Lexikon der Syndrome und Fehlbildungen

Springer
Berlin
Heidelberg
New York
Hongkong
London
Mailand
Paris
Tokio

R. Witkowski · O. Prokop
E. Ullrich · G. Thiel

Lexikon der Syndrome und Fehlbildungen

Ursachen, Genetik, Risiken

Mit 370 Abbildungen und 28 Tabellen

7. vollständig überarbeitete und aktualisierte Auflage

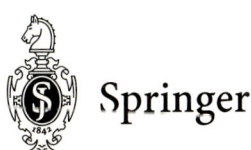

PROF. DR. REGINE WITKOWSKI
Bitburger Straße 24
13088 Berlin

PROF. DR. DR. H. C. MULT. OTTO PROKOP
Humboldt- Universität Berlin.
Institut für gerichtliche Medizin
Hannoversche Straße 6
10115 Berlin

PROF. DR. EVA ULLRICH
Zur Beckersmühle 2
16837 Dorf Zechlin

PROF. DR. GUNDULA THIEL
Fachärztin für Humangenetik
Schönstraße 90
13086 Berlin

1.-4. Auflage erschienen unter dem Titel «Wörterbuch für die genetische Familienberatung»
©Akademieverlag GmbH, Berlin

ISBN 3-540-64796-1 5 Auflage Springer-Verlag Berlin Heidelberg New York
ISBN 3-540-64796-1 6. Auflage Springer-Verlag Berlin Heidelberg New York
ISBN 3-540-44305-3 7. Auflage Springer-Verlag Berlin Heidelberg New York

Die Deutsche Bibliothek - CIP-Einheitsaufnahme

Dieses Werk ist urheberrechtlich geschützt. Die dadurch begründeten Rechte, insbesondere die der Übersetzung, des Nachdrucks, des Vortrags, der Entnahme von Abbildungen und Tabellen, der Funksendung, der Mikroverfilmung oder der Vervielfältigung auf anderen Wegen und der Speicherung in Datenverarbeitungsanlagen, bleiben, auch bei nur auszugsweiser Verwertung, vorbehalten. Eine Vervielfältigung dieses Werkes oder von Teilen dieses Werkes ist auch im Einzelfall nur in den Grenzen der gesetzlichen Bestimmungen des Urheberrechtsgesetzes der Bundesrepublik Deutschland vom 9. September 1965 in der jeweils geltenden Fassung zulässig. Sie ist grundsätzlich vergütungspflichtig. Zuwiderhandlungen unterliegen den Strafbestimmungen des Urheberrechtsgesetzes.

Springer-Verlag Berlin Heidelberg New York
Ein Unternehmen der BertelsmannSpringer Science+Business Media GmbH

© Springer-Verlag Berlin Heidelberg 2003
Printed in Germany

Die Wiedergabe von Gebrauchsnamen, Warenbezeichnungen usw. in diesem Werk berechtigt auch ohne besondere Kennzeichnung nicht zu der Annahme, dass solche Namen im Sinne der Warenzeichen- und Markenschutzgesetzgebung als frei zu betrachten wären und daher von jedermann benutzt werden dürften.

Produkthaftung: Für Angaben über Dosierungsanweisungen und Applikationsformen kann vom Verlag keine Gewähr übernommen werden. Derartige Angaben müssen vom jeweiligen Anwender im Einzelfall anhand anderer Literaturstellen auf ihre Richtigkeit überprüft werden.

Umschlaggestaltung: de'blik, Berlin
Satz: wiskom e.K., Friedrichshafen, und Frank Krabbes, Heidelberg
Druck und Bindung: Mercedes-Druck, Berlin
Gedruckt auf säurefreiem Papier   SPIN: 10890562   14/3109 - 5 4 3 2 1 0

Geleitwort

Dieses „Lexikon" ist kein Lexikon, es ist mehr: Ratgeber und Nachschlagewerk zugleich. Es richtet sich an den Spezialisten ebenso wie den Arzt für Allgemeine Medizin. Die Bedeutung genetisch (mit)bedingter Krankheiten wird gemeinhin unterschätzt, weil sie im medizinischen Alltag scheinbar wenig in Erscheinung treten. Das Fehlen familiären Auftretens ist aber nicht zuletzt eine Folge der geringen Kinderzahl. Tatsächlich betreffen genetisch (mit)bedingte Krankheiten Personen aller Altersstufen und können die Funktion sämtlicher Organe und Gewebe beeinträchtigen, so dass sie in allen medizinischen Fachgebieten eine Rolle spielen. Heute sollte daher jeder Arzt auf die Erkennung dieser Krankheitsgruppe vorbereitet sein.

Die Besonderheit genetisch bedingter Krankheiten bringt es mit sich, dass hierbei auch die Familie zu berücksichtigen ist. Dies ist eine neue Dimension in der meist auf den einzelnen Patienten orientierten Medizin. In diesem Werk finde ich daher neben der Beschreibung des klinischen Bildes, Angaben zu Ätiologie und Familiarität sowie prognostische und therapeutische Hinweise in Verbindung mit weiterführender Literatur. Genau so wichtig aber ist, dass der Arzt zugleich seine eigenen Grenzen erkennen kann und weiß, wann er mit einem Facharzt für Humangenetik zusammenarbeiten muss.

In den zurückliegenden Jahren wurden wöchentlich etwa 20 neue Gene mit Krankheitswert identifiziert. Wie kann ein so kleines Autorenteam diesem außerordentlichen Wissenszuwachs gerecht werden? Die Antwort ist einfach: Dieses Werk basiert auf sechs vorangegangenen Auflagen, die die Entwicklung der medizinischen Genetik der letzten drei Jahrzehnte aufgenommen haben und ist zugleich Ausdruck der kontinuierlich prägenden Gestaltungskraft durch die Erstautorin. Dem Springer-Verlag ist die herausgeberische Leistung zu danken. Diese 7. Auflage wird von den bisherigen Nutzern dringend erwartet. Es ist zu wünschen, dass sie auch viele neue Freunde findet.

Prof. Dr. Karl Sperling

Vorwort zur 7. Auflage

In der Zeit zwischen der 6. und der vorliegenden Auflage des Lexikons ist das Internationale Humangenetik-Projekt mit der Sequenzierung des Genoms des Menschen praktisch abgeschlossen worden. Es hat weniger neue und schnelle genetische Therapiemöglichkeiten eröffnet als vielmehr tiefere Einsichten in die Grundlagen von Merkmalsausbildung und Krankheitsentstehung geliefert. Die wesentliche Erkenntnis dabei war die der Komplexität des Geschehens. Für die Erklärung des Phänotyps als dritter Dimension reicht die Analyse der vergleichsweise einfachen zweidimensionalen Struktur der DNA nicht aus. Ihre Kenntnis kann aber die Grundlage sein für die wissenschaftliche Aufarbeitung auf der wesentlich komplexeren RNA- und Proteinebene. Die traditionelle Vorstellung von einer direkten Genotyp-Phänotyp-Korrelation - ein Gen eine Eigenschaft -, die auch zu den Illusionen über eine erfolgreiche Gentherapie geführt haben, endeten bereits mit der Sequenzanalyse einzelner Gene noch vor den Misserfolgen in der praktischen Anwendung.

Allele, d.h. Mutationen eines Gens, verursachen nicht nur quantitative Unterschiede auf biochemischer und klinischer Ebene, sondern sind in der Lage, in Abhängigkeit von betroffener Domäne oder vom Motiv verschiedene Qualitäten zu bedingen. Ein Gen vermag mit seinen Allelen, so hat sich herausgestellt, überraschend unterschiedliche Krankheiten oder Fehlbildungen zu verursachen wie aber auch homologe bzw. verwandte Sequenzen, z.B. Homeoboxen, verschiedener Gene zu einander ähnlichen pathogenetischen Verschiebungen führen können. Das bereits im Laufe des letzten Jahrzehnts eingesetzte "Lumping and Splitting", d.h. das Zusammenführen unterschiedlicher Krankheitsbilder aufgrund gleicher genetischer Grundlagen, vor allem aber die Auflösung traditioneller Entitäten in einzelne, jeweils auf Mutationen unterschiedlicher Gene beruhende Typen findet damit eine exakte wissenschaftliche Basis. Dem Nutzer wird eine Häufung von Querverweisen auffallen, die beibehaltene ursprüngliche Entitäten aufgrund nunmehr festgestellter Ähnlichkeiten oder Übereineinstimmungen der genetischen Grundlagen vernetzen. Auch bislang noch als "polygen" bedingt umschriebene Krankheiten sind einer genaueren Analyse zugänglich geworden und erweisen sich zunehmend als heterogene Gruppen von einzelnen seltenen, vielfach durch populationsspezifische Mutationen bedingten Entitäten. Ein komplexes physiologisches Merkmal wie etwa Blutdruck, Krebs oder Sehvermögen, das auf dem Zusammenspiel und dem Gleichgewicht einer großen Anzahl von Genen und Systemen beruht, wird durch die Mutation jeweils eines einzelnen der beteiligten Gene gestört. Die populationsgenetischen Aspekte dieser Einsichten, die Ausbreitung von Allelen mit ihren Trägern entlang von alten Heer- und Handelsstraßen und historischen wie rezenten Wanderungswegen oder die Häufigkeit von Allelen in Isolaten geben Anlass, auch über die Frequenz- und Inzidenz-Angaben nachzudenken.

Das Lexikon um diese sich aus der Sequenzierung des Genoms des Menschen für die medizinische Praxis ergebenden Erkenntnisse zu erweitern, war vordringliches Anliegen der Neuauflage. In diesem Sinne wurden auch neue, bisher nur vereinzelt beschriebene Entitäten aufgenommen, erfahrungsgemäß wird häufiger und leichter diagnostiziert, was bereits erwähnt wurde.

Mit der Popularisierung des genetischen bzw. humangenetischen Wissens durch die Medien und zunehmendem Interesse und der Akzeptanz durch Öffentlichkeit, Patienten und Selbsthilfegruppen muss auch über die Terminologie nachgedacht werden. Begriffe wie "Mongoloidismus" oder "Schwachsinn" sind inzwischen weitgehend ersetzt worden. Die traditionellen, wissenschaftlich aber falschen und bekanntlich belasteten Bezeichnungen "Erbkrankheit" oder "erblich" für einen Gegenstand des Phänotyps, oft diskriminierend und schockierend für die Betroffenen, werden ebenfalls zunehmend verlassen, wie auch im anglo-amerikanischen Sprachgebrauch das "hereditary" durch "genetic" oder "familial" ersetzt wird. Noch nicht aufgegeben im Rahmen dieser Auflage wegen ihrer terminologischen Präzision, obwohl bereits kritisiert, wurde die traditionelle genetische Unterscheidung zwischen "Familie" (2 Generationen, Eltern und Kind) und Sippe (alle Generationen über die Familie hinaus). Auch im Englischen unterscheidet man zwischen "family" und "pedigree". Natürlich wird man Patienten bzw. Ratsuchenden gegenüber nicht unkommentiert von "Sippe" sprechen, wie man auch manche andere Fachausdrücke beim Umgang mit Patienten ohne ausdrückliche Erklärung vermeidet. Aufgegeben wurden aber aus ähnlichem Grund auf vielseitigen Hinweis und nicht ohne Bedauern die wohldefinierten Begriffe "Minderwuchs" und "Zwergwuchs" (im Englischen weiterhin verwendet). Nun sind alle "kleinwüchsig", von sehr klein bis zur unteren Grenze der Durchschnittsgröße.

Ein Problem waren die Literaturangaben. Einerseits sollte auf grundlegende und vielseitig orientierende alte Literaturzitate nicht verzichtet werden, andererseits war auch der Wissenszuwachs zu dokumentieren, zumal in der letzten Auflage häufig nach den Belegen von Angaben gefragt wurde. Allmählich ist jedoch hier die Grenze zu Disproportionen bei manchen Stichworten erreicht. Im Interesse der Aktualität wurde auf Buchzitate weitgehend verzichtet. Bei den Zeitschriftenartikeln mag man das Übergewicht an englischsprachiger Literatur bemerken, auch deutsche, französische und überhaupt europäische und vor allem aber außereuropäische Autoren publizieren Wichtiges oder als wichtig Erachtetes fast ausschließlich in englischsprachigen (auch deutschen) Zeitschriften. Trotzdem muss mit Patienten deutsch gesprochen werden. Deshalb wurde versucht, Bezeichnungen und Termini, die aus dem Englischen kommen und nur so existieren, eine deutsche Entsprechung bzw. Übersetzung zu geben, auch wenn es teilweise nicht sehr elegant aussieht.

Die Autoren danken dem Springer-Verlag, insbesondere Herrn Dr. Mager, für die Initiative und die Möglichkeit einer Neuauflage, und seinen Mitarbeitern, Frau Dr. Blago, Herrn Krabbes, Frau Daugherty, Frau Wehle für die sachkundige Kooperation und das prompte und sensible Eingehen auf alle Wünsche und Hinweise der Autoren. Wir danken auch Herrn Professor Dr. Sperling und Frau Dr. Christoph für die Vermittlung beim Zustandekommen der Auflage. Ersterer hat außerdem in dankenswerter Weise die Arbeit technisch und durch Ratschläge unterstützt. Zu danken haben wir auch allen Kollegen, die Stichworte bearbeitet oder erstellt und Hinweise zur Verbesserung gegeben haben, und den Bildautoren für ihr wertvolles wieder zur Verfügung gestelltes Material.

Im Namen der Autoren
Regine Witkowski

März 2003

Vorwort zur 1. Auflage

In der Humangenetik überschneidet sich das große Gebiet der Medizin mit dem der Biologie, und es läßt sich historisch verfolgen, wie die erfreulichen Fortschritte der Humangenetik in den letzten Jahren auf einer glücklichen Synthese biologischer und medizinischer Forschungsarbeiten beruhen. Die Fragen, die von betroffenen Familien, Erziehern und Ärzten unmittelbar aus der Praxis zur Familienberatung gestellt werden, erfordern deshalb Antworten, die auf biologischem und medizinischem Wissen in gleicher Weise basieren.

Unseren Ärzten wird während des Studiums neben dem biologischen auch ein genetisches Grundwissen vermittelt, das jedoch in Anbetracht der geringen Erfahrungen vielfach nicht ausreicht, den weiten Weg von der theoretischen Erkenntnis bis zur praktischen Anwendung zu überbrücken. Hier eine Hilfestellung zu geben, ist eines der Anliegen dieses Buches.

Der einführende allgemeine Teil soll dabei weniger ein kurzer Leitfaden der Humangenetik sein – dafür gibt es gegenwärtig ausgezeichnete Monografien -, sondern er ist dazu gedacht, Vergessenes aus der Zeit des Studiums wieder ins Gedächtnis zu rufen und den Umgang mit dem Wörterbuch zu erleichtern. Diesem Zweck dient auch eine Erläuterung von wichtigen genetischen Fachausdrücken auf den letzten Seiten.

Bei der Aufstellung und Behandlung des Schemas, unter dem wir jeweils die einzelnen Stichwörter abgehandelt haben, hatten wir sowohl den in der Familienberatung tätigen Spezialisten, der in einer zentralen Stelle ein breites Spektrum von Spezialfällen und -fragen zu behandeln hat, als auch den ja häufig mit entsprechenden Problemen zuerst konfrontierten Haus- bzw. Spezialarzt der unterschiedlichsten Disziplinen im Auge. Bei Geburt eines Kindes z.B. mit einem bestimmten Mißbildungssyndrom will das Buch neben der Information über Erblichkeit und Erbgang sowie daraus resultierenden Risikoziffern für Verwandte eine Orientierung über den zu erwartenden Krankheitswert und damit zusammenhängend die Behandlungschancen (und nur das, es sind weder unter „Krankheitswert" eine vollständige Symptomatik, also eine Hilfestellung zur Diagnosefindung zu erwarten noch unter „Therapiemöglichkeiten" spezielle Therapiehinweise) sowie über die Verbreitung und über mögliche genetische Spezialuntersuchungen und -maßnahmen vermitteln, alles Gesichtspunkte, die für den letztlich zu gebenden Rat von entscheidender Wichtigkeit sind.

Die Literaturangaben sind aus mehreren Gründen zwangsläufig unvollständig. Bei der Auswahl, die wir treffen mußten, haben wir vor allem Arbeiten berücksichtigt, die in irgendeiner Weise für den familienberaterisch Tätigen hilfreich sein können, nach Möglichkeit Übersichtsarbeiten für den nicht in dem speziellen medizinischen Fachgebiet Eingearbeiteten, sowie unter Vernachlässigung älterer Arbeiten vor allem neuere Literaturstellen, an Hand derer dann erstere aufgefunden werden können. Bei der Fülle der Literatur, die sich über viele Fachzeitschriften verteilt, sind wir sicher an einigen Stellen nicht immer „up to date". Deshalb äußern wir die Bitte, sachkundige Leser mögen uns durch Zusendung ihrer Veröffentlichungen unterstützen oder einen Rat erteilen, wo wir in einer weiteren Auflage erweitern sollten. Von uns aus sind wir auf der anderen Seite gern bereit, Interessenten weitere Spezialliteratur anzugeben.

Eine Auswahl mußte auch hinsichtlich der behandelnden Krankheitsbilder getroffen werden. Als Grundlage haben wie dafür den Katalog von V.A. McKusick, „Mendelian inheritance in man" sowie „Die klinischen Syndrome" von B. Leiber und G. Olbrich verwendet, zwei Werke, die uns auch in anderer Hinsicht bei der Abfassung des Buches sehr hilfreich waren. Generell nicht berücksichtig und eventuell für eine spätere Auflage vorgesehen haben wir Syndrome oder Mißbildungen, an deren Zustandekommen genetische Faktoren gar keine oder nur eine untergeordnete Rolle spielen, deren nosologische Abgrenzung noch weitgehend unklar ist oder aus deren Verbreitung hervorgeht, daß sie wahrscheinlich nur bei einer Familie bzw. ganz wenigen Merkmalsträgern aufgetreten sind.

In bezug auf die Nomenklatur haben wir, dem Charakter des Buches als Nachschlagewerk entsprechend, die gebräuchlichsten Benennungen vorgezogen und unter anderen Synonymen bzw. Eponymen jeweils auf die entsprechende Darstellung verwiesen.

Der Leser wird das Anliegen dieses Buches rasch und schon beim einfachen Durchblättern erkennen. Es ist völlig frei von utopischen Betrachtungen zur Manipulation des Erbgutes im Sinne einer falsch verstandenen Eugenik, einer Rassen- oder Typenlehre. Wenn der Leser hier oder dort eine gewisse Zurückhaltung beobachtet, etwa hinsichtlich der heterologen Insemination, so kann das nur als Bemühen angesehen werden, Argumente „für" oder „gegen" im humanistischen Sinne aufzufangen oder soweit aus dieser Sicht abzuleiten, zur Diskussion zu stellen.

Nicht weil es üblich, sondern weil es uns ein besonderes Anliegen ist, danken wir allen unseren Lehrern und Freunden, die uns in die Gebiete der medizinischen Genetik, der Humangenetik, der Pharmakogenetik, Zytogenetik und Serogenetik eingeführt haben. Für die Durchsicht von Manuskriptteilen, wertvolle Verbesserungen und Ergänzungen sowie Hinweise sind wir vor allem folgenden Kollegen zu Dank verpflichtet: Den Herren Professoren G. Dörner, A. Knapp, K. Nissler, G. Rabending und G. Uhlenbruck sowie den Damen und Herren Doktoren H. Barthelmes, D. Biesold, Franziska Götz, H. Grychtolik, K. Harnack, U. Haustein, F.H. Herrmann, Dorle Kettner, K.F. Mahler, V. Steinbicker, T. Thormann, J. Witte und Rosi Zabel wie auch den Herren E. Kasten und S. Rinas.

Auch unseren Mitarbeitern sagen wir Dank sowie dem Akademie-Verlag, besonders den Herren H. Pöche und K. Abel, die in subtiler Weise und sachkundig die Manuskriptbearbeitung und Gestaltung gelenkt haben.

Regine Witkowski
Otto Prokop

Inhaltsverzeichnis

	Aufgaben, Möglichkeiten und theoretische Grundlagen der genetischen Familienberatung	1
1.	Genetisch bedingte und mitbedingte Störungen – Beteiligung genetischer Faktoren am Krankheitsgeschehen	3
2.	Genetische Diagnostik und Risikoeinschätzung	7
2.1	Monogenie	8
2.1.1	Heterogenität: Expressivität, Penetranz, Allelie, Heterogenie	9
2.1.2	Monogene (monomere, MENDELsche) Erbgänge	14
2.2	Polygenie	18
2.3	Sichtbare Anomalien des Karyotyps bzw. der Chromosomen	20
2.4	Genetische Untersuchungslabors	23
3.	Schlussfolgerungen aus der Risikoeinschätzung im Beratungsgespräch	24
4.	Maßnahmen bei hohem genetischem Risiko	26
	Bildautoren	29
	Lexikalischer Teil	31
	Fachwort- und Abkürzungserklärung	1339

Aufgaben, Möglichkeiten und theoretische Grundlagen der genetischen Familienberatung

1 Genetisch bedingte und mitbedingte Störungen – Beteiligung genetischer Faktoren am Krankheitsgeschehen

Seitdem es mit Hilfe der Antibiotika in der Mitte des vorigen Jahrhunderts gelungen ist, bakterielle Infektionen des Menschen weitgehend zu beherrschen und damit die Morbidität und Mortalität von Infektionskrankheiten stark zu vermindern, und seitdem auch andere exogen bedingte, vor allem Ernährungskrankheiten aufgrund neuerer Erkenntnisse viel von ihrer Schicksalhaftigkeit verloren haben, treten genetische Krankheitsursachen mehr in den Mittelpunkt des ärztlichen und gesundheitspolitischen Interesses. Statistische Erhebungen aus den letzten beiden Jahrzehnten ergaben, dass in Mitteleuropa ca. 5% der Kinder mit einem vorwiegend oder teilweise genetisch bedingten Defekt geboren werden, dass ein großer Teil der Todesfälle im Kindesalter durch derartige Schäden verursacht wird und dass unter den Erwachsenen 50% an einer zumindest von genetischen Faktoren mitbedingten Störung leiden. Indem es also der modernen Medizin gelang, exogen bzw. im weitesten Sinne umweltbedingte Krankheiten unter Kontrolle zu bringen, blieb ein Komplex von Syndromen, Fehlbildungen und Prädispositionen bisher noch wenig beeinflusst, an deren Entstehung vorwiegend genetische Faktoren beteiligt sind. Dabei lässt sich die getroffene Unterscheidung zwischen umwelt- und genetisch bedingt nur noch in den Extremen aufrechterhalten, etwa bei den durch Unterernährung bedingten Zuständen auf der einen und den Chromosomopathien auf der anderen Seite. Dazwischen liegt ein breites Spektrum, beginnend bei den Infektionskrankheiten und endend mit umweltlabilen, genetisch bedingten Störungen, bei denen eine im Vordergrund stehende Umweltnoxe in deutlicher Abhängigkeit von der Prädisposition des Individuums wirkt (Pest-, Cholera- und Grippe-Epidemien) oder als auslösende Komponente auch zu einer als genetisch bedingt geltenden Krankheit gehört. Da sich jede Krankheit an einem genetisch kontrollierten biologischen Substrat abspielt, lässt sich eine Grenze hier nicht ziehen. Darin liegt ein Grund dafür, den alten Begriff der Erbkrankheiten zu verlassen und durch den der genetisch bedingten und mitbedingten Krankheiten zu ersetzen. Dieser Begriff erweist sich ohnehin als falsch, denn nicht Merkmale, Eigenschaften oder Krankheiten, sondern nur Erbanlagen, d.h. Gene bzw. Chromosomen, werden vererbt. Er ist außerdem missverständlich, da er traditionell „erblich" mit „familiär gehäuft" gleichsetzt und damit nicht nur den Einsichten der modernen Humangenetik widerspricht, sondern besonders in der Familienberatung zu verhängnisvollen Konsequenzen führen kann: Genetisch bedingte Defekte, z.B. autosomal rezessive Stoffwechseldefekte oder auf dominanten Neumutationen beruhende Fehlbildungen werden als solche nicht erkannt, wenn sie sporadisch auftreten, das Wiederholungsrisiko in einer Sippe wird überschätzt, der Arzt wird beim Gebrauch des Begriffes gegenüber Patienten und Angehörigen bei sporadischen Fällen unglaubwürdig, Betroffene fühlen sich diskriminiert und „schuldig". Der mit diesen Voraussetzungen vertraute Arzt hat gelernt, genetisch bedingte Schäden nicht mehr als Schicksal einiger weniger „belasteter" Familien anzusehen, sondern allgemein mit einer genetischen Komponente bei Ursache und Verlauf von Krankheiten zu rechnen. Je mehr außerdem in einer sozial orientierten Gesellschaft jeder Mensch die gleichen optimalen geistigen und körperlichen Entwicklungsmöglichkeiten hat, je mehr also gesellschaftlich-soziale Hemmfaktoren zur Realisierung potentieller Fähigkeiten und Talente wegfallen, desto mehr treten anlagebedingte Besonderheiten und Eigenheiten in den Vordergrund. So gesehen gibt es kaum Entwicklungsstörungen, bei deren Zustandekommen oder Verlauf genetische Faktoren keine Rolle spielen. Selbst die Heilung extrem umweltbedingter Defekte wie Traumen oder Knochenbrüche wird von individuell unterschiedlichen genetischen Gegebenheiten mitbestimmt.

Diese genetische Komponente der Krankheitsentstehung liegt im Gegensatz zu den Umweltfaktoren meist bereits zu Beginn der Embryogenese irreversibel fest, pflanzt sich auf jede Zelle fort und kann schon in der Embryogenese zu Schäden führen. Darin liegen die spezifische Problematik und die Aufgaben für die medizinisch-genetische Forschung und Praxis. Ein Syndrom z.B., dessen schwere Skelettfehlbildungen bereits in der Zygote determiniert, von der Embryonalperiode an existieren, kann weniger ein Gegenstand einer effektiven Therapie als vielmehr nur der Prophylaxe sein. Ein vergleichsweise größerer Spielraum ergibt sich bei Krankheitsbildern, bei denen auf genetischer Grundlage Umweltfaktoren entweder auslösend oder modifizierend wirken. Wenn also auch nicht jeder genetisch bedingte Defekt in gleicher Weise schwer und schicksalhaft sein muss, so steht doch wegen der verhältnismäßig geringen therapeutischen Beeinflussbarkeit bei vielen genetisch bedingten Schäden die Prophylaxe im Mittelpunkt aller Überlegungen.

Die Verfasser sind sich der Gefahr der Fehlinterpretation solcher prophylaktischer Maßnahmen bewusst, zumal in der Vergangenheit unter dem Vorwand genetischer Indikationen schwere Verbrechen begangen wurden. Es ist jedoch darauf hinzuweisen, dass, abgesehen von der Unvereinbarkeit der damaligen „eugenischen" Maßnahmen mit den ethischen Grundsätzen einer humanistischen Gesellschaft, eine Einteilung der Menschen in solche mit defekten oder „minderwertigen" Genen und solche mit „hochwertigem", besonders vermehrungswürdigem Erbgut unwissenschaftlich und theoretisch nicht haltbar ist. Die in den letzten Jahren bekannt gewordene genetische Heterogenität und Individualität des Genoms lässt auf ein Spektrum von potentiell nachteiligen Genen bei jedem Menschen schließen. Jeder phänotypisch gesunde Mensch besitzt autosomal rezessive Gene, die im Falle der Homozygotie zu schweren Schädigungen führen. Von diesem Gesichtspunkt aus gibt es keinen Menschen, der mehr als andere geeignet wäre, eine genetisch „hochwertige" Nachkommenschaft hervorzubringen. Menschen, die man an der Fortpflanzung z. T. auch heute noch hindern zu müssen glaubt, sind meistens homozygote Träger solcher Gene. Sie sind generell nicht mehr belastet als andere, bei ihnen wird nur die Belastung für eine bestimmte Störung erkennbar. Ihre Kinder werden mit hoher Wahrscheinlichkeit die Krankheit nicht aufweisen, und es gibt auch keinen Grund, eine Anhäufung des Gens in der Population zu befürchten. Bei der durchschnittlichen Frequenz rezessiver nachteiliger Allele ist selbst dann, wenn solche Homozygoten die gleiche effektive Fruchtbarkeit wie gesunde Menschen haben, nicht mit einer beängstigenden Erhöhung der genetischen Belastung zu rechnen, da sich die Frequenz der homozygot Geschädigten lediglich in einem Zeitraum von mehreren hundert Jahren verdoppeln würde. Außerdem ist damit zu rechnen, dass innerhalb solcher großer Zeiträume therapeutische Maßnahmen gefunden werden, die entsprechenden Leiden, die heute bereits mit dem Überleben und der vollen Fortpflanzungsfähigkeit ihrer Träger vereinbar sind, weitgehend den Schrecken nehmen.

„Eugenische" Gesichtspunkte, die den Genbestand betreffen und dem Interesse von Betroffenen entgegenstehen können, spielen also in der genetischen Prophylaxe, wie sie

in der Form der Familienberatung betrieben wird, keine Rolle. Das Anliegen ist einerseits, abwendbare Leiden und Tragödien, die mit der Geburt eines schwer geschädigten Kindes verbunden sind, zu vermeiden und andererseits da hilfreich zur Verfügung zu stehen, wo bei Verwandten solcher Patienten teilweise ebenso belastende und häufig unbegründete Befürchtungen und Vorbehalte im Hinblick auf die nächste Generation bestehen. Damit sind zugleich die beiden Situationen gekennzeichnet, denen sich der familienberaterisch tätige Genetiker oder Arzt am häufigsten gegenübersieht:
a. In einer Familie existiert ein geschädigtes Kind, und das Risiko für weitere Kinder der gleichen Eltern soll eingeschätzt werden.
b. Eine genetische Belastung für eine bestimmte Krankheit ist in der Sippe bekannt, und es steht die Frage, ob eine Ehe eingegangen werden soll bzw. welches Risiko für Kinder aus der betreffenden Paarung besteht.

Trotz aller Erklärungen und Einsichten drängt sich bei den Betroffenen weiterhin die Frage auf nach dem letzten Warum, nach dem Ursprung und der Ursache von Mutationen, besonders von autosomalen und chromosomalen Neumutationen. Umweltfaktoren oder im weitesten Sinne Fehlverhalten sind als Ursachen theoretisch ausgeschlossen, was auch die praktische Erfahrung und epidemiologische Untersuchungen bestätigt haben. Außerdem existiert das Genom , besonders auch das des Menschen, von Anfang an in einer hochmutagenen Umwelt aus Viren, Strahlen (einschließlich Tageslicht, kosmischer, Erd- und Wärmestrahlung) und Chemikalien, deren Intensität durch zivilisatorische Einflüsse nur in einem zu vernachlässigendem Maße verstärkt wird. Im Genom und seiner Umgebung, den Zellen und Organismen, müssen also Schutzmechanismen enthalten sein, die es vor solchen Faktoren abschirmen bzw. deren Wirkung aufheben. Derartige Mechanismen sind vielfältig und beginnen mit der Blockierung der DNA-Replikation und Zellteilung, während derer das Genom besonders schützenswert ist; denn nur die replizierende und sich teilende Zelle ist gefährdet. Das betrifft vor allem die Keimbahn. Vorstufen der Eizellen teilen sich, doppelt durch den mütterlichen und kindlichen Organismus geschützt, nur bis ins Fetalstadium und bleiben so unverändert bis eine nach der anderen nach 12 bis 50 Jahren reift und in eine weitere meiotische Teilung eintritt. Auch somatische Zellen stellen ihre Teilungen weitgehend ein, wenn sie ein mutagener Faktor, etwa Strahlung, trifft. Verantwortlich dafür sind spezielle Gene und Genprodukte, z.B. das Tumor-Protein 53 (TP53), die den Zellzyklus kontrollieren und blockieren, ein ganzes System von Reparaturmechanismen in Gang setzen und wenn diese nicht greifen, die Zelle kontrolliert zum Absterben bringen (Apoptose). Wo solche Mechanismen nicht mehr funktionieren, d.h., Reparatur- und andere dafür zuständige Gene mutiert sind, stirbt die Zelle unkontrolliert ab oder entartet und wird potentiell zur Krebszelle und Ausgangspunkt für Tumorwachstum.
    Die Frage eines Betroffenen, warum ihn eine Mutation mit allen ihren Konsequenzen ereilt hat, ist mit den folgenden Mechanismen zu erklären: Das Genom existiert natürlicherweise in einer hoch mutagenen Umwelt und alles spricht dafür, dass die Mutationsrate auf Gen- und chromosomaler Ebene wesentlich höher ist, als ursprünglich angenommen wurde. Mehrere Millionen Eizellen werden im weiblichen Organismus angelegt, kaum 400 kommen während der Reproduktionsphase der Frau zur Reifung, wahrscheinlich das Ergebnis eines Selektionsvorganges. Im männlichen Organismus

werden Milliarden Spermien gebildet, laufend, ohne Ruheperiode vorher, dafür sind offensichtlich der Selektionsdruck noch größer und die Quantität daran beteiligter Genprodukte, z.B. von TP53, erhöht. Sind auf diese Weise die befruchtungsfähigen Gameten bereits ein Selektionsprodukt, so hat sich herausgestellt, dass die zustande kommenden Zygoten bzw. frühen Embryonen noch zu einem großen Teil genetisch schadhaft und nicht entwicklungsfähig sind. Etwa 70% haben eine mikroskopisch erkennbare Chromosomenaberration., der Anteil monogener Mutationen kann nur indirekt vermutet werden. Die meisten dieser Embryonen sterben sehr früh ab. Übrig bleiben fast ausnahmslos solche mit Aberrationen von Chromosomen mit den wenigsten essentiellen Genen, d.h. Trisomien des kleinsten Chromosoms 21 und der Geschlechtschromosomen sowie Duplikationen und Deletionen verhältnismäßig kleiner Regionen anderer Chromosomen. Auch von diesen ist wahrscheinlich noch ein großer Teil nicht entwicklungsfähig. Mit Trisomie 21 z.B. überleben nicht einmal die Hälfte der Embryonen bis zur Geburt und von Embryonen mit dem Karyotyp 45,X (ULLRICH-TURNER-Syndrom höchstens 5%. Für Genmutationen ist ein ähnlicher Selektionsdruck anzunehmen. Das heißt, von einem breiten Spektrum ursprünglich angelegter Mutationen ist nur ein kleiner Teil, der mit den klinisch relativ leichtesten Störungen, mit dem Überleben des Embryos vereinbar.

2 Genetische Diagnostik und Risikoeinschätzung

Im Zentrum der Beratung steht die Risikoeinschätzung, deren Ergebnis dem Ratsuchenden zu vermitteln ist. Sie setzt eine genaue Kenntnis der Ätiologie des befürchteten bzw. beim Probanden vorliegenden Krankheitsbildes voraus. In den meisten Fällen reicht eine klinische Diagnose zur Klärung dieser Frage nicht aus, da klinisch einheitliche Krankheitsbilder in ihren genetischen Grundlagen unterschiedlich sein können und ätiologisch einheitliche Krankheiten jeweils äußerst selten auftreten. Es genügt also nicht, z.B. eine angeborene Taubheit festzustellen, da diese sowohl teratogen verursacht als auch genetisch bedingt sein und unterschiedlichen Erbgängen folgen kann. Voraussetzung jeder weiteren erbprognostischen Aussage wird die genaue Feststellung des vorliegenden klinischen und schließlich genetischen Typs sein. Andererseits kann auch die Kenntnis des Erbganges bzw. der Familienanamnese wesentlich zur Diagnose beitragen. Hornhautdystrophien im Kindesalter z.B. können traumatisch bedingt sein. Lässt sich jedoch der gleiche Schaden auch in der Aszendenz feststellen, gelingt meistens die Einordnung in eine der monogen bedingten klinischen Formen. Nicht immer muss jedoch eine positive Familienanamnese auf eine genetische Ursache hinweisen. Wiederholtes Auftreten einer Krankheit in einer Geschwisterschaft kann auch durch eine Infektion der Mutter (Syphilis, Toxoplasmose), durch Geburtstraumen infolge anatomischer Besonderheiten der Mutter oder durch Blutgruppenunverträglichkeit bedingt sein. Auch das Vorkommen des gleichen Schadens in aufeinanderfolgenden Generationen ist möglicherweise Ausdruck der gleichen Umweltbedingungen: Psychische Fehlhaltungen aufgrund von Milieuschäden; Adipositas durch familiäre Essgewohnheiten. Umgekehrt ist bei autosomal rezessiv bedingten Syndromen eine positive Familienanamnese nur innerhalb einer Geschwisterschaft zu erwarten, falls keine wiederholte Konsanguinität in der Sippe vorliegt. Bei den gegenwärtig in Mitteleuropa üblichen geringen Kinderzahlen tritt hier überhaupt nur 1/3 der Fälle von autosomal rezessiv bedingten Störungen familiär auf. Ähnliches gilt für schwere bzw. letale autosomal dominante Leiden, von denen viele nur sporadisch vorkommen. Eines der wichtigsten statistischen Verfahren zur Klärung einer genetischen Ätiologie war in der Vergangenheit die Zwillingsmethode. Da eineiige Zwillinge ein weitgehend identisches Erbgut besitzen, während sich zweieiige hinsichtlich ihres Genbestandes lediglich wie Geschwister verhalten, kann ein statistischer Vergleich der Übereinstimmung (Konkordanz) der Merkmalsausbildung zwischen ein- und zweieiigen Zwillingen einen Aufschluss über die genetische Grundlage des Merkmals geben. Eine hohe Konkordanzrate bei eineiigen Zwillingen und eine niedrige bei zweieiigen spricht für monogenen Erbgang. Annähernd gleiche Konkordanzraten lassen auf eine exogene Ursache schließen.

Die neuen molekularen Methoden haben für monogen bedingte Merkmale und Störungen Zwillingsuntersuchungen weitgehend abgelöst. Es ist nicht mehr nötig, allein von familiärem Vorkommen und phänotypischen Erscheinungen auf das Gen oder die Mutation zu schließen, wenn das Gen selbst einer Untersuchung zugängig ist. Die Differenzierung auf Gen- bzw. DNA-Ebene ist dabei meistens weitergehender als sie bisher auf klinischem Niveau war. In einem weiteren aufwendigen Schritt muss dann eine Genotyp-Phänotyp-Korrelation ermittelt werden, wie sie im Rahmen der Eigen- und Familienprognostik für die Familienberatung wünschenswert ist. Dazu sind umfangreiche Studien und die intensive Arbeit des Klinikers sowohl bei der Erstellung von Stammbäumen als auch bei der akribischen Befunderhebung notwendig. Es beginnt bei der Erhebung großer Stammbäume für die Auffindung von Genen und vor allem rezessiven Mutationen. Hier leisten Ärzte und Genetiker außereuropäischer Länder mit intakten Großfamilien entscheidende Beiträge. Dadurch sind in den letzten Jahren eine Fülle neuer Krankheitsbilder oder Varianten und Typen bereits abgegrenzter Entitäten ermittelt und in ihrer genetischen Grundlage analysiert worden. Zum Teil handelt es sich um private, *„private"*, Mutationen, die sich nur mit einer Sippe ausgebreitet haben und auf einen Founder bzw. eine Foundermutation zurückgehen. Sie finden sich z.B. bei der Retinopathia pigmentosa, den spinozerebellären Ataxien oder anderen neuromuskulären Erkrankungen wie auch bei Skelettfehlbildungen oder Hörstörungen. Aus der diesbezüglichen Literatur und den Namen der Autoren lässt sich unschwer erkennen, wie sich die Wissenschaftler aus arabischen, südamerikanischen, südost- und fernöstlichen Ländern sehr schnell bereichernd in die medizinische Genetik eingeführt haben.

Die Möglichkeit, Zusammenhänge herzustellen zwischen klinischem Typ und zugrunde liegender Mutation hat zu unerwarteten Ergebnissen geführt. Allele eines Gens können zu verschiedenen klinischen Merkmalen führen je nach dem, ob nur ein Nukleotid ausgetauscht ist, eine Inframe- oder Frameshift-Mutation vorliegt, die eine oder andere Domäne bzw. Sequenz betroffen ist, gar kein oder ein verändertes Genprodukt entsteht und ob schließlich nach traditioneler Vorstellung die Mutation innerhalb der Grenzen des Gens bleibt oder sie sich darüber hinaus über weitere Sequenzen und Gene erstreckt (contiguous gene syndrome). So sind z.B. für unterschiedliche Mutationen des Gens für Lamin A/C, ein Protein der Kernmembran, 7 bisher als unterschiedlich angesehene Krankheitsbilder bekannt, eine Muskeldystrophie, zwei Typen der Muskelatrophie, eine Kardiomyopathie, eine Lipodystrophie, eine mandibulo-akrale Dystrophie und eine „private" algerische Muskelerkrankung. Andererseits können als bislang einheitlich angesehene Krankheitsbilder auf Mutationen unterschiedlicher Gene beruhen, bei der Retinopathia pigmentosa z.B. sind es bereits über 25, bei der isolierten Taubheit über 50, es besteht Heterogenie.

2.1 Monogenie

Aus der Zuordnung einer Störung zu einem Syndrom oder einer Fehlbildung, für die die genetische Grundlage bekannt ist, können Risikoziffern abgeleitet werden. Am leichtesten gelingt das, wenn es sich um einen der einfachen monogenen MENDELschen Erbgänge handelt, bei denen jeweils nur ein Gen betroffen bzw. mutiert ist. Phänotypisch bedeutet eine Mutation in der Mehrzahl der Fälle einen Nachteil für ihren Träger, d.h. Normal- oder „Wild-Typ"-Allele sind bis auf wenige Ausnahmen (Heterozygotenvorteil z.B. Sichelzell-Merkmal) dem mutierten Allel überlegen. Wenn ein Gen mutiert, die DNA eines bestimmten Abschnittes verändert ist, wird das von diesem Genort codierte Polypeptid nicht oder nicht normal synthetisiert. Je nach der Rolle, die das betroffene Eiweiß in der Ontogenese bzw. im Stoffwechsel spielt, manifestiert sich die Störung phänotypisch in einem umschriebenen Merkmal oder einem Komplex von Symptomen (Pleiotropie). Krankheiten mit bekannter Kausalkette von der Mutation über den phänotypischen Basisdefekt am primär entstehenden Polypeptid und die sekundären biochemischen Veränderungen bis zum klinischen Symptom bilden gegenwärtig noch die Ausnahme, z.B. Hämoglobinopathien oder Bindegewebs-(Kollagen-)defekte. Bei vielen Stoffwechselkrankheiten und auch einigen anderen Störungen ist der Basisdefekt bekannt, nicht aber die Pathogenese. Sie werden als Syndrome bezeichnet.

Die Schwere und die Komplexität von Störungen bzw. Fehlbildungen sagen nichts über Art und Umfang einer Mutation aus. Eine zu schweren klinischen Erscheinungen führende Mutation kann nur ein Nukleotid in der DNA betreffen, was den Austausch einer Aminosäure an einer entscheidenden Stelle des Polypeptids oder einen Abbruch bei der Polypeptidketten-Synthese bewirkt (Punktmutation), sie kann jedoch auch in der quantitativen Veränderung tausender von Genen, z.B. bei Trisomien, bestehen.

2.1.1 Heterogenität: Expressivität, Penetranz, Allelie, Heterogenie

Die aus den MENDELschen Erbgängen (autosomal dominant, autosomal rezessiv, X-chromosomal dominant, X-chromosomal rezessiv) abzuleitenden Risikoziffern stellen statistische Erwartungswerte dar, die in jedem einzelnen Beratungsfall nur als Grundlage für die Einschätzung individuellen Wahrscheinlichkeiten dienen können und in Abhängigkeit von den genetischen Besonderheiten der jeweils vorliegenden Krankheit und den Gegebenheiten in der Familie einer Modifizierung und Präzisierung bedürfen. Abweichungen von den MENDELschen Erwartungswerten haben unterschiedliche Ursachen. Eine verminderte Penetranz, d.h. weniger Merkmals- oder Anlageträger als statistisch zu erwarten, kann z.B. auf gametisch oder intrauterin letaler Wirkung des Allels, variabler Expressivität oder Einfluss anderer Gene beruhen. Damit zusammenhängend ist eine auf klinischer Ebene festgestellte unterschiedliche Expressivität ebenfalls auf den genetischen Hintergrund, aber auch auf Allelie im betroffenen Genort, unterschiedliche parentale Herkunft des Gens (Imprinting), Veränderungen der ursprünglichen Mutation (Repeatsequenz-Expansion), unterschiedlichen Umfang einer Mutation über die Grenzen eines Gens hinaus (contiguous gene syndrome) oder Heterogenie zurückzuführen. Herabgesetzte Penetranz und variable Expressivität sind generell nicht befriedigende Hilfsbegriffe bei Abweichungen von den MENDELschen Erwartungswerten, auf die aber in der Praxis der Risikoeinschätzung nicht verzichtet werden kann. Autosomal dominanter Erbgang mit herabgesetzter Penetranz bedeutet z.B., dass in Ausnahmefällen gesunde, merkmalsfreie Überträger vorkommen, interfamiliär variable Expressivität, dass in unterschiedlichen Sippen mit unterschiedlichen genetischen Grundlagen für ein klinisches Krankheitsbild zu rechnen ist.

Die Wiederholung einer Mutation in gleicher Weise am gleichen Ort (*site*) innerhalb eines Gens ist bei Tausenden von Nukleotiden, aus denen es besteht, nicht sehr wahrscheinlich. Folglich hat jede Sippe ihre eigenen spezifischen Mutationen, und Träger eines identischen Allels sind mit hoher Wahrscheinlichkeit miteinander verwandt. Die Person, bei der die Mutation ursprünglich aufgetreten ist, kann viele Generationen zurückliegen. Zum Beispiel stammt ein großer Teil der Träger des Gens für das Tay-Sachs-Syndrom wahrscheinlich von einem Angehörigen des Ostjudentums (Ashkenasim) ab, der vor etwa 600 Jahren in der Ukraine gelebt hat. Das gleiche gilt für die etwa 8.000 Porphyrie-Kranken weißen Südafrikaner, deren Herkunft sich von einem holländischen Siedlerehepaar des 17. Jahrhunderts ableiten lässt. Die Porphyrie ist gleichzeitig ein Beispiel für die genetische Heterogenität klinisch gleichartiger Krankheitsbilder bei nichtverwandten Personen, indem praktisch jede Sippe ihre eigene „private" Porphyrie hat. Allerdings ist auch das andere Extrem bekannt geworden: Bei allen bisher daraufhin untersuchten Personen mit Achondroplasie (Parrot-Syndrom) ließ sich dieselbe Mutation im selben Codon des Gens nachweisen, obwohl es sich meistens um Neumutationen handelte. In solchen Fällen liegt entweder ein Hot Spot vor, d.h. eine primäre Häufung von Mutationen in einem bestimmten DNA-Abschnitt oder ein ganz spezifischer Effekt, wobei andere Mutationen des Gens zu anderen klinischen Symptomen (in dem Beispiel zu Hypochondroplasie), nicht zu klinischen Erscheinungen oder zu frühembryonal letalen Schäden führen.

Gegenwärtig befinden wir uns in der Phase des „*Lumping and Splitting*" (Zusammenwerfen und Spalten), d.h. mehr oder weniger unerwartet erweisen sich unterschiedliche Krankheitsbilder als genetisch zusammengehörig auf Mutationen des selben Gens beruhend, und bisher einheitliche Krankheitsbilder können durch Mutationen in unterschiedlichen Genen bedingt sein (Heterogenie, s. z.B. multiple cartilaginäre Exostosen; Hirschsprung-Syndrom; Waardenburg-Syndrom, Retinopathia pigmentosa). Diese Einsichten und die Tatsache, dass sich aus der Kenntnis der molekulargenetischen Grundlage nicht nur prognostische und familienprognostische sondern zunehmend auch therapeutische Konsequenzen ableiten lassen, wie es heute bereits bei der Leukämie oder bestimmten Stoffwechseldefekten der Fall ist, lässt die grundlegende Bedeutung der Genetik für die Entwicklung der Medizin und für die medizinische Praxis erkennen. Schon jetzt sehen sich der praktisch tätige Arzt aber auch Krankenkassen und andere geldgebende Organisationen vor die Notwendigkeit gestellt, die genetischen Diagnosemöglichkeiten zu kennen und umzusetzen.

Die Erscheinung der Heterogenie erklärt das Auftreten gesunder Kinder in Ehen zwischen zwei Homozygoten für eine autosomal rezessive Störung, z.B. für Albinismus oder Taubheit. Es handelt sich dann bei den Eltern um Mutationen jeweils eines anderen Genortes und bei den Kindern um Doppelheterozygote. Besteht Heterogenie für eine Krankheit mit unterschiedlichen Erbgängen, so muss meistens bei der rezessiven Form mit einer schwereren Manifestation auf klinischer Ebene gerechnet werden (z.B. Xeroderma pigmentosum). Das leuchtet zunächst ein, da bei Trägern eines autosomal dominanten Defektes im Gegensatz zu denen mit einer autosomal rezessiven Störung noch ein Normalallel und damit ein normales Genprodukt – wenn auch nicht in ausreichender Menge – vorhanden ist. Rein formal ist die Grenze zwischen rezessiv und dominant hier fließend bzw. subjektiv. Der Definition nach manifestiert sich ein rezessives Gen auf klinischer Ebene nur im homozygoten Zustand. Heterozygote sind gesund. Bei extrem schwerer rezessiver Genwirkung oder auf biochemischer Ebene sind jedoch klinische Symptome bei Heterozygotie nicht ganz auszuschließen. Diese Symptome folgen dann formal einem dominanten Erbgang, und schwere Krankheitserscheinungen bei Homozygoten lassen sich als „Homozygotie-Effekt" eines dominanten Gens interpretieren. Für derartige Grenzfälle, bei denen die Einstufung als rezessiv oder dominant eine Ermessensfrage ist, kennt die klassische Genetik den nicht sehr hilfreichen Begriff des intermediären Erbganges.

Entwicklungsphysiologisch betrachtet bedeuten rezessiv, für Aufrechterhaltung der normalen Entwicklung oder Funktion reicht die Hälfte der normalen Gendosis, d.h. ein Normalallel aus, dominant, die Dosis zweier Normalallele ist notwendig oder ein heterozygot verändertes Polypeptid stört die Funktion des normalen Genproduktes desselben Genortes. Ein solcher Dominant-Negativ-Effekt tritt bei der Bildung multimerer Polypepetide ein, z.B. beim trimeren Kollagen, wenn eine eingebaute fehlerhafte Prokollagen-Kette die Synthese einer funktionsfähigen Kollagenfaser stört. Die erste Bedingung (rezessiv) gilt bis auf wenige Ausnahmen, wenn es sich bei dem primären Genprodukt um ein Enzymeiweiß, letztere, wenn es sich um ein Nichtenzymeiweiß („Strukturprotein", Membranbestandteile, Transportproteine, Kollagenvorstufe usw.) handelt. Entsprechend wird man die oben ausgesprochene definitorische Entscheidung treffen, sobald der Basisdefekt bekannt ist (s. z.B. EHLERS-DANLOS-Syndrom).

Bei bestimmten Krankheiten oder auch im individuellen Fall lässt sich nicht immer entscheiden, ob der variablen Expressivität multiple Allelie, Heterogenie, die Wirkung von Umweltfaktoren zusammen mit einem Suszeptibilitäts-Gen, die Beteiligung anderer Gene, Imprinting oder besondere Mutationstypen wie z.B. Repeatsequenz-Expansion zugrunde liegen. Speziell die Unterscheidung zwischen monogen mit variabler Expressivität und herabgesetzter Penetranz und heterogen mit Beteiligung unterschiedlicher Hauptgene kann schwer fallen (Beispiel Colitis ulcerosa). In den letzten Jahren hat die Molekulargenetik durch Kopplungsuntersuchungen und Sequenzanalyse bei vielen derartigen Störungen zur Klärung beigetragen. Berücksichtigt man jedoch die unüberschaubar große Anzahl der möglichen und auch schon nachgewiesenen phänotypisch bzw. klinisch sich potentiell verschieden manifestierenden Allele in einem Genort (bei manchen Genen sind bereits mehrere hundert bekannt) und die Wahrscheinlichkeit von Compound-Heterozygoten zwischen diesen mit der Konsequenz weiterer klinischer Zwischenformen, kommt der Einteilung in Syndrome oder Krankheiten zwar als einem phänotypischen Ordnungsprinzip noch eine Bedeutung und Notwendigkeit zu, vom genetischen Gesichtspunkt aus muss sie jedoch als weitgehend artifiziell und nur mit Vorbehalten und Vorsicht als Grundlage für genetische Schlussfolgerungen und Risikoeinschätzungen geeignet angesehen werden.

Wenn man trotzdem, wie in dem vorliegenden Buch, in Ermangelung eines besseren nosologischen Einteilungsprinzips, noch weitgehend vom rein symptomatisch abgegrenzten Syndrom ausgeht, muss man sich in jedem Falle der potentiellen Heterogenität entsprechender Symptomenkomplexe bewusst sein, auch wenn unter „Genetik" nicht jeweils das „heterogen" vermerkt ist. Der Benutzer sollte beachten, dass z.B. eine autosomal dominante Neurofibromatose v. RECKLINGHAUSEN oder ein MARFAN-Syndrom bei jeweils nicht verwandten Patienten mit großer Wahrscheinlichkeit auf nicht identischen Mutationen beruhen und sich eine gewisse Übereinstimmung in der Symptomatik („Diagnose-Kriterien") zunächst nur auf die klinische Ebene bezieht. „Obligate" Symptome wie auch der „Lehrbuchfall" werden auf diese Weise immer seltener und das Fehlen (auch wenn es sich um obligate oder Bezeichnungs-gebende Symptome handelt, z.B. „Kampomele Dysplasie ohne „Kampomelie) oder das zusätzliche Auftreten eines oder mehrerer Symptome müssen im Einzelfall nicht gegen die klinische Diagnose sprechen. Zugleich ist die Alternative der Zuordnung eines zusätzlichen Symptoms oder Symptomenkomplexes zu einem (für eine andere Population) schon beschriebenen Syndrom oder die Deklaration eines „neuen" Syndroms gewöhnlich vorläufig, solange nicht die molekulargenetische Grundlage geklärt ist. In diesen Zusammenhang gehört auch das Problem der erbprognostischen Einschätzung polysymptomatischer Krankheitsbilder, die bevorzugt oligosymptomatisch vorkommen. Das MELKERSSON-ROSENTHAL-Syndrom z.B. tritt in seiner Symptomentrias von angioneurotischem Ödem einer Gesichtshälfte, rezidivierender Fazialisparese und Faltenzunge überwiegend sporadisch auf. Betrachtet man jedoch die Teilsymptome, so lässt sich ein unregelmäßig autosomal dominanter Erbgang feststellen. Eine ähnliche Situation besteht, wenn beschriebene Symptome einesteils isoliert, in anderen Sippen jedoch miteinander kombiniert auftreten, wie etwa beim WILDERVANCK-Syndrom, das eine Kombination aus STILLING-TÜRK-DUANE-Syndrom, KLIPPEL-FEIL-Syndrom und Taubheit darstellt, oder beim van-den-BOSCH-Syndrom, einer Kombination von X-chromosomaler Anhidrose, Chorioideremie, Skelettdysplasien, Debilität und Akrokeratosis verruciformis. Bei letzterem hat sich nachweisen lassen, dass es sich um eine Mutation eng gekoppelter Gene handelt (Mikrodeletion, contiguous gene syndrome). Es kann aber auch bei solchen Erscheinungen eine variable Expressivität aufgrund multipler Allelie unter Einbeziehung unterschiedlicher „Normalallele" vorliegen.

Für die familienberaterische Praxis bedeuten diese Phänomene der Heterogenität die Notwendigkeit, nicht nur in den Schlussfolgerungen, sondern bereits in den vorangestellten Erhebungen in jeder Familie individuell vorzugehen, möglichst viele, auch als „gesund" geltende Verwandte eines Probanden zum Ausschluss von Mikrosymptomen und subklinischen Merkmalen zu untersuchen und einen möglichst alle verfügbaren Daten erfassenden Stammbaum zu erheben. Es empfiehlt sich im Interesse gezielter Untersuchungen und Befunde, soweit wie möglich für die Erhebung wichtige Sippenmitglieder selbst in Augenschein zu nehmen und nur, wenn keine Möglichkeit dazu besteht, sich auf Aussagen von Verwandten zu verlassen. In einem Stammbaum können auch psysiologische monogen bedingte Merkmale hilfreich sein, vor allem wenn aufgrund einer Kopplung eine sichere Frühdiagnose zu erwarten ist. Solche Kopplungsgruppen oder Haplotypen werden mit der in der Gegenwart bekannten Sequenz des Humangenoms und der sich rasch vervollkommnenden Genkarte des Menschen in ständig steigender Anzahl bekannt, weshalb diese Untersuchungen auch für die Familienberatung Bedeutung erlangen und bekannte Genorte in dem vorliegenden Buch unter „Genetik" mit verzeichnet sind.

Erhebung des Stammbaumes bzw. der Sippentafel:
Für die Technik der Erhebung einer Familienanamnese nach genetischen Gesichtspunkten über einen Stammbaum und die Erfassung relevanter Daten gibt es Regeln und Symbole, die im Interesse der Übersichtlichkeit und Vergleichbarkeit verwendet werden sollten (Abb. 1).

Zur Kennzeichnung einer Ehe sind die Symbole der Partner durch einen waagerechten Strich zu verbinden.

Jede aufgeführte Geschwisterschaft muss vollständig und nach der Geburtenfolge von links nach rechts aufgeführt werden. Fehlen entsprechende Informationen, sollte das gekennzeichnet werden. Totgeburten und Fehlgeburten können von Wichtigkeit sein und sollten nicht vergessen werden. Aus dem Stammbaum muss auch hervorgehen, ob eingetragene Personen verheiratet sind und Kinder haben.

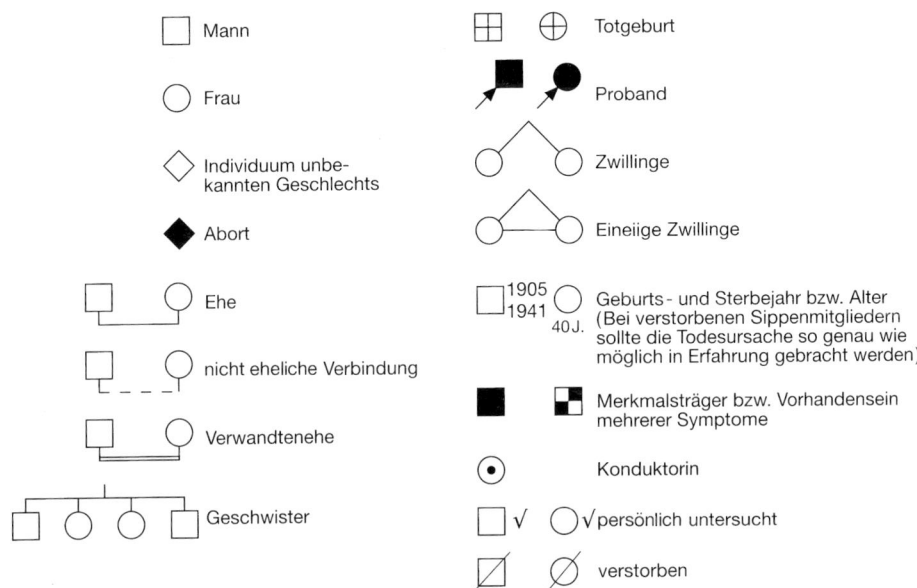

Abb. 1. Bei der Stammbaum-Erhebung übliche Symbole

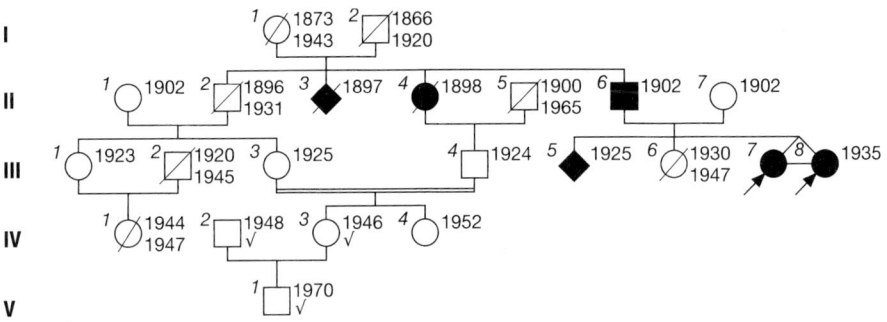

Abb. 2. Beispiel einer Sippentafel

Die einzelnen Generationen werden, von den ältesten beginnend, mit römischen Ziffern und Personen einer Generation von links nach rechts mit arabischen Ziffern bezeichnet (Abb. 2).

2.1.2 Monogene (monomere, MENDELsche) Erbgänge

2.1.2.1 Autosomal dominanter Erbgang
Ein dominantes Gen manifestiert sich im heterozygoten Zustand auf klinischer Ebene. Krankheiten mit autosomal dominantem Erbgang werden, sofern sie nicht letal sind oder die Fertilität ihrer Träger beeinflussen, in aufeinanderfolgenden Generationen angetroffen und ihre Anlagen von Merkmalsträger zu Merkmalsträger weitervererbt.

Durch eine dominante Mutation bedingte letale (d.h. der Träger stirbt vor Erreichen des fortpflanzungsfähigen Alters) Störungen treten gewöhnlich sporadisch auf, da sie bei jedem Träger durch Neumutation entstehen und nicht auf Kinder übergehen können. Der Nachweis einer solchen autosomal dominanten Neumutation fällt bei unbekannter Diagnose im individuellen Falle schwer, spielt aber in der Familienberatung nur im Sinne des Ausschlusses anderer Ursachen eine Rolle, da nicht mit der Wiederholung innerhalb der Familie zu rechnen ist. Für Geschwister eines Probanden besteht kein erhöhtes Risiko, denn Neumutationen treten mit hoher Wahrscheinlichkeit erst während der Gametogenese ein und betreffen deshalb als einmaliges Ereignis nur wenige Gameten, von denen nur eine zur Befruchtung kommt. Sie wiederholen sich also nicht. Das Auftreten mehrerer Merkmalsträger in einer Geschwisterschaft spricht somit gegen einen autosomal dominanten Erbgang, sofern das Merkmal in der Aszendenz noch nicht aufgetreten ist. Ausnahmen bilden elterliche Mosaike. In diesem Falle ist die Mutation in einem schwachen Mosaik, das auch die Gonaden betreffen kann, bereits bei einem Elternteil vorhanden, ohne dass die Mutation auf klinischer Ebene wirksam wird.

Wichtig ist die Feststellung einer autosomal dominanten Neumutation zum Ausschluss anderer Ursachen für das sporadische Auftreten einer familienanamnestisch bislang unbekannten Störung mit anderen familienprognostischen Konsequenzen: autosomal rezessiv, X-chromosomal, durch Chromosomenaberration oder teratogen bedingt. Autosomal dominant bedingte Syndrome, deren Träger fortpflanzungsfähig sind, können familiär oder auch zunächst sporadisch infolge einer Neumutation auftreten. Bei relativ häufigen familiären autosomal dominant bedingten Krankheiten wie z.B. der Neurofibromatose v. RECKLINGHAUSEN oder dem MARFAN-Syndrom beruhen etwa 30–50% der Fälle auf Neumutationen. Theoretisch wird beim autosomal dominanten Erbgang das Allel auf jedes Kind mit einer Wahrscheinlichkeit von 50% vererbt, bei etwa 50% der Kinder wird also das Merkmal wieder auftreten. Sind beide Eltern Anlageträger, sind 3/4 der Kinder betroffen und davon 1/3 homozygot. Ein dominantes Allel wirkt homozygot meistens wesentlich schwerer bzw. letal (Homozygotie-Effekt), selbst wenn es bei Heterozygoten nur zu relativ leichten klinischen Erscheinungen führt (z.B. Steatocystoma multiplex, homozygot letal; PARROT-Syndrom, homozygot nicht lebensfähig), was vor Verbindungen zwischen Merkmalsträgern auch harmloser dominanter Störungen in Betracht gezogen werden muss.

Charakteristika und Konsequenzen eines autosomal dominanten Erbganges:
1. Merkmalsfreie Überträger kommen nur in Ausnahmefällen vor.
2. Der Anteil an Neumutationen, d.h. von Fällen mit negativer Familienanamnese, erhöht sich mit der Schwere der Krankheit. Im Extrem (Letalmutation) handelt es sich bei jedem Fall um eine Neumutation.

3. Handelt es sich bei dem Probanden um einen sporadischen Fall, besteht für weitere Kinder derselben Eltern kein erhöhtes Risiko, falls kein Gonadenmosaik in der Elterngeneration vorliegt.
4. Ein statistisches Risiko von 50% besteht für alle Kinder aus einer Verbindung eines heterozygoten Merkmalsträgers mit einer Normalperson.
5. Bei Verbindungen zwischen Merkmalsträgern ist für Kinder mit 25%iger Wahrscheinlichkeit mit unverhältnismäßig schwerer Symptomatik zu rechnen.
6. Für erbprognostische Aussagen müssen im Hinblick auf eine mögliche variable Expressivität auch klinisch offensichtlich normale Sippenangehörige auf Mikro- und Teilsymptome untersucht werden.

2.1.2.2 Autosomal rezessiver Erbgang

Ein autosomal rezessiv wirksames Allel manifestiert sich nur im homozygoten Zustand, d.h. nur, wenn beide homologe Gene eines Locus durch ein mutiertes Allel besetzt sind, kommt es zu klinischen Erscheinungen. Ein Auftreten klinischer Symptome in der nächsten Generation kann somit nur erfolgen, wenn der entsprechende Partner ebenfalls homozygoter oder heterozygoter Träger des Allels ist. Die Wahrscheinlichkeit für das Zusammentreffen zweier Träger des gleichen Allels liegt aufgrund ihrer geringen Frequenz in der Population niedrig. Sie erhöht sich jedoch, wenn beide Partner miteinander verwandt sind. Je seltener eine rezessiv bedingte Krankheit, desto höher ist die Konsanguinitätsrate. Deshalb treten rezessiv bedingte Störungen vermehrt bei Verwandtenverbindungen und somit in Isolaten auf, in denen aus geografischen, religiösen, ethnischen oder sozialen Gründen eine erhöhte Inzuchtrate besteht. Beispiele für eine Häufung rezessiv bedingter Syndrome bieten einige Gebirgstäler oder Religionsgemeinschaften, besonders in Nordamerika (Mennoniten, Amish). Es liegt andererseits an der Besonderheit bestimmter Merkmale, dass ihre Träger vorzugsweise untereinander Partnerschaften eingehen (Paarungssiebung). Auf diese Weise heiraten z.B. Personen mit prälingualer Taubheit oder Kleinwüchsige vorwiegend untereinander. Ein erhöhtes Risiko für Kinder besteht nur dann, wenn es sich auch genetisch um die gleiche Störung, d.h. die Mutation eines identischen Gens handelt, z.B. bei der derselben Form der Taubheit oder Blindheit. Lässt sich das ausschließen, besteht kaum ein erhöhtes Risiko für die nächste Generation.

Es ist einer der optimistischen Gesichtspunkte der genetischen Beratung, dass durch Auflösung der Isolate in der Neuzeit und durch den Abbau von enthnischen, sozialen und religiösen Schranken eine verstärkte Bevölkerungsdurchmischung stattfindet, von der eine Senkung der Häufigkeit rezessiv bedingter Störungen erwartet werden kann.

Die Wahrscheinlichkeit, mit der aus der Ehe zweier Heterozygoter ein homozygotes Kind und damit ein Merkmalsträger hervorgeht, liegt bei 1:4. Ebenso groß ist die Chance für jedes Kind, homozygot normal zu sein, während für Heterozygotie eine Wahrscheinlichkeit von 50% besteht. Kommt es in Sippen, in denen bereits Merkmalsträger auftraten, zu Verbindungen zwischen Homozygoten und/oder Heterozygoten, wie das häufig in Inzuchtgebieten geschieht, kann das Merkmal in mehreren Generationen manifest werden. Diese Erscheinung, als Pseudodominanz bezeichnet, muss von echter Dominanz mit anderem Risiko unterschieden werden. In den entsprechenden Sippen fällt eine Häufung von merkmalsfreien Überträgern auf.

Ein Problem für die Familienberatung sind die phänotypisch gesunden Heterozygoten. Existiert in einer Familie ein homozygoter Merkmalsträger, müssen beide Eltern als (obligat) heterozygot für dieses Gen angesehen werden. Für die Geschwister der Eltern besteht dann eine Wahrscheinlichkeit von 50%, ebenfalls Anlagenträger zu sein. Ein Nachweis anhand von Mikrosymptomen oder Stoffwechselauffälligkeiten gelingt bei einem zunehmenden Anteil von Syndromen mit Hilfe klinischer, vor allem aber biochemischer sowie auch molekulargenetischer Methoden. Dabei ist eine genaue Bestimmung des Begriffes „rezessiv" vorzunehmen, der im engeren Sinne das Fehlen jeglicher Merkmalsausbildung bei Heterozygoten beinhaltet. In der modernen Verwendung des Begriffes bezieht sich diese Definition nur auf die klinische Ebene, eine Merkmalsausbildung auf biochemischem Niveau erfolgt dagegen in den meisten Fällen, da ja auch das rezessive Gen phänotypisch meist ein, wenn auch fehlerhaftes, phänotypisches Produkt codiert und exprimiert.

Heterozygotentests lassen sich bei einem großen Teil der Stoffwechselkrankheiten und auch bei Syndromen und Symptomen, bei denen Störungen auf biochemischer Ebene bekannt sind, durchführen. Ist das Gen oder der Genort bekannt, kann unter bestimmten Voraussetzungen (Kenntnis der sippenspezifische Kopplung und/oder Mutation) molekulargenetisch eine Heterozygotie nachgewiesen bzw. ausgeschlossen werden. Das gleiche gilt auch für die molekulargenetische pränatale Diagnostik. Da jedes der über 5.000 bekannten monogenen Krankheitsbilder sehr selten ist und jeweils eines spezifischen, kostenaufwendigen Tests bedarf, ist die molekulargenetische Analyse an spezifische Zentren gebunden, in die das Untersuchungsmaterial, meistens EDTA-Blut oder die bereits präparierte DNA, einschließlich des Ergebnisses von Voruntersuchung und genauer Familiendaten eingesandt werden kann. Hier ist meistens der Kontakt mit einer Genetischen Beratungsstelle notwendig, die über Kenntnis solcher Zentren jeweils für eine bestimmte Krankheit im In- und Ausland verfügt (siehe auch 2.4). Bei Störungen, in denen solche Untersuchungen keine verlässlichen Kriterien liefern, muss in jedem Fall das Risiko für Kinder aus Verbindungen zwischen potentiellen Heterozygoten beachtet werden, d.h. von 25% ausgegangen werden.

Charakteristika und Konsequenzen eines autosomal rezessiven Erbganges:
1. Konsanguinität der Eltern spricht für autosomal rezessiven Erbgang.
2. Autosomal rezessiv bedingte Störungen treten gewöhnlich nur innerhalb einer Generation auf, wobei Geschwister statistisch in einem Verhältnis von 1: 2:1 (homozygot normal, heterozygot, homozygot krank) betroffen sind. Das Risiko für jedes Kind aus einer Ehe von zwei Heterozygoten liegt somit bei 1: 4.
3. Kinder von Merkmalsträgern sind nur dann gefährdet, wenn der Partner ebenfalls Anlagenträger ist. Aus Verbindungen zwischen zwei Homozygoten im selben Genort gehen 100%, zwischen einem Homozygoten und einem Heterozygoten statistisch 50% betroffene Kinder hervor.
4. Bei Verwandtenverbindungen besteht ein erhöhtes Risiko für die Kinder, in der Aszendenz vorausgegangene Verwandtenverbindungen erhöhen das Risiko nicht.
5. Stoffwechselkrankheiten, d.h. Krankheiten, deren Basisdefekt in einem veränderten Enzymprotein besteht, folgen bis auf wenige Ausnahmen einem (autosomal oder X-chromosomal) rezessiven Erbgang.
6. In den in Mitteleuropa üblichen durchschnittlich 2- bis 3-Kinder-Ehen treten 2/3 der autosomal rezessiven Störungen sporadisch auf.

2.1.2.3 X-chromosomale Erbgänge

Nach einer von der Engländerin Mary LYON 1961 aufgestellten und inzwischen bestätigten Hypothese wird ein großer Teil der Gene eines der beiden X-Chromosomen bei der Frau schon während der frühen Embryogenese irreversibel inaktiviert (LYON-Effekt). Da von Zelle zu Zelle unterschiedlich, wahrscheinlich zufallsgemäß eines der beiden X-Chromosomen aktiv bleibt, stellt der weiblich Organismus ein Mosaik aus zwei hinsichtlich ihres aktiven X-Chromosoms verschiedenen Zelllinien dar. Es ist also zu erwarten, dass bei der Frau ein rezessives Gen in durchschnittlich der Hälfte der Zellen wirksam wird, da das entsprechende homologe dominante Gen inaktiv bleibt. Trotzdem ist eine Unterscheidung zwischen dominantem und rezessivem Erbgang gerechtfertigt, wobei sich jedoch ein X-chromosomal rezessives Gen im heterozygoten Zustand phänotypisch deutlicher manifestiert als ein autosomales. Der stochastische Charakter der Inaktivierung des X-Chromosoms während der frühen Embryogenese impliziert die Möglichkeit einer ungleichen Verteilung. Im Extrem kommt es zum Überwiegen eines Klons im Mosaik und damit zur klinischen Manifestation X-chromosomal rezessiv bedingter Krankheiten bei Frauen. Auf diese Weise hat sich z.b. das Auftreten von Hämophilie A, FABRY-Syndrom oder Muskeldystrophie vom Typ DUCHENNE im weiblichen Geschlecht erklären lassen. Am anderen Ende des Spektrums kann eine ungleiche Inaktivierung bei Konduktorinnen einen Heterozygoten-Nachweis erschweren bzw. das Ergebnis verfälschen.

X-chromosomal dominante Störungen verlaufen gewöhnlich entsprechend der LYON-Hypothese bei heterozygoten Frauen leichter als bei Hemizygoten, für die sie häufig Letalfaktoren darstellen.

Verdacht auf einen X-chromosomalen Erbgang besteht immer dann, wenn nur oder überwiegend ein Geschlecht betroffen ist. Eine Unterscheidung zwischen X-chromosomalen und autosomalen Störungen mit geschlechtsbegrenzter bzw. -unterschiedlicher Manifestation kann jedoch schwer fallen, vor allem, wenn es sich um Störungen handelt, von denen bisher nur wenige Probanden bekannt sind oder die die Fortpflanzungsfähigkeit ihrer Träger beeinträchtigen. Vorwiegend männliche Merkmalsträger treten auch bei autosomalen Erbgängen mit bevorzugter Manifestation im männlichen Geschlecht auf. Eine Differenzierung zwischen autosomal und X-chromosomal gelingt am sichersten aufgrund der „Vater-Sohn-Vererbung", die für X-chromosomale Gene ausgeschlossen ist, da ein Mann von den Geschlechts-Chromosomen nur das Y-Chromosom an Söhne vererbt. Männliche Merkmalsträger haben mit homozygot gesunden Partnerinnen nur gesunde Söhne und heterozygote Töchter. Dieses Kriterium entfällt bei der Unterscheidung zwischen X-chromosomal dominantem und autosomal dominantem Erbgang. Deshalb konnte z.B. beim BLOCH-SULZBERGER-Syndrom zunächst nicht mit Sicherheit ein autosomaler Erbgang ausgeschlossen werden. Handelt es sich um X-chromosomale Vererbung mit Letalität im männlichen Geschlecht, muss theoretisch das Geschlechtsverhältnis der Geschwister von Merkmalsträgerinnen zur weiblichen Seite hin verschoben sein, was sich jedoch erst anhand einer größeren Anzahl bekannter Fälle ermitteln ließ.

Der distale Teil des kurzen Armes des X-Chromosoms (pter-p21) ist von der Lyonisation ausgespart und dem kurzen Arm des Y-Chromosoms homolog: pseudoautosomale Region. Hier lokalisierte Gene bzw. ihre Mutationen verhalten sich wie autosomale Gene, z.B. Gene für das Knochenwachstum (LÉRI-WEILL-Syndrom), die geistige Entwicklung oder das Lymphsystem, weshalb sich auch Personen mit Polysomie X von solchen mit normalem Karyotyp unterscheiden.

Da die meisten der bisher bekannten X-chromosomalen Störungen auf rezessiven Mutationen beruhen, treten sie vorwiegend bei Hemizygoten, d.h. im männlichen Geschlecht auf. Die Vererbung der Mutation erfolgt über gesunde heterozygote Frauen. Deren Söhne sind mit 50%iger Wahrscheinlichkeit gesund und die Töchter wiederum mit 50%iger Wahrscheinlichkeit Konduktorinnen. Die Diagnostik solcher Konduktorinnen erfolgt nach dem gleichen Prinzip wie beim Heterozygotennachweis autosomal rezessiver Störungen. Sie gelingt im Prinzip aufgrund des Lyon-Effektes leichter, besonders wenn der Nachweis auf Zellebene anhand der einzelnen Zelllinien erfolgen kann, zeigt aber ansonsten größere Überschneidungen zwischen homozygot Normalen und Heterozygoten.

Ausschließlich männliche Merkmalsträger sind natürlich auch bei Y-chromosomalem (holandrischem) Erbgang zu erwarten, da die Frau kein Y-Chromosom besitzt. Bisher konnten jedoch beim Menschen abgesehen von die Geschlechtsdetermination und die Spermienentwicklung beeinflussenden noch keine phänotypisch auffälligen Mutationen der wenigen Y-chromosomalen Gene, die keine homologe Entsprechung auf dem X-Chromosom haben, mit Sicherheit nachgewiesen werden.

Charakteristika und Konsequenzen eines X-chromosomalen Erbganges:
1. Den meisten X-chromosomal bedingten Syndromen liegt ein rezessiv wirksames Gen zugrunde, so dass vorwiegend männliche Merkmalsträger vorkommen.
2. Die Anlagen werden über meist erscheinungsfreie Frauen (Konduktorinnen) vererbt. Eine Vater-Sohn-Vererbung ist ausgeschlossen.
3. Vom Merkmalsträger wird das entsprechende Allel auf alle Töchter übertragen, deren Söhne mit jeweils 50% Wahrscheinlichkeit Merkmalsträger und deren Töchter mit 50%iger Wahrscheinlichkeit Konduktorinnen sind.
4. Kinder beiderlei Geschlechts eines Mannes mit einem X-chromosomal rezessiven Defekt sind klinisch gesund.

2.2 Polygenie

Nach bisheriger Meinung liegt einem großen Teil der familiär auftretenden aber nicht einem MENDELschen Erbgang folgenden Störungen nicht die Mutation nur eines Gens sondern mehrerer Gene zugrunde. Die Risikoziffern werden dabei unübersichtlich, da nicht feststeht, wie viel Gene am Zustandekommen des entsprechenden Merkmals beteiligt sind. An die Stelle der bei den monogenen Erbgängen aus den MENDELschen Regeln ableitbaren Wahrscheinlichkeitswerte treten deshalb bei polygenen Erbmodi empirische Risikoziffern, die für jedes Krankheitsbild bzw. Syndrom speziell ermittelt werden müssen. Dazu sind möglichst große auslesefreie Untersuchungsreihen notwendig. Während monogene Defekte jeweils in sehr geringer Frequenz vorkommen, gehören die als polygen bedingt angesehenen Störungen zu den häufigeren Krankheiten des Menschen (z.B. Diabetes mellitus, Atopien, Schizophrenie). Sie haben meistens in ihrer phänotypischen

Manifestation eine Umweltkomponente und erweisen sich also als multifaktoriell bedingt, d.h. auch abhängig von intrauterinen oder postnatalen Milieufaktoren. Diese können Komponenten der normalen Umwelt sein: Nahrungsbestandteile, ubiquitäre infektiöse Agenzien, physikalische Faktoren (z.B. Sonnenlicht) oder andersartiger Stress, die von der Mehrheit der Menschen toleriert werden, bei einzelnen jedoch aufgrund ihrer polygenen Disposition krankheitsauslösend oder -unterhaltend wirken. Bei genauer Kenntnis solcher Krankheitsbilder lösen sie sich jedoch zunehmend wiederum in viele seltene monogene Störungen auf (z.B. Schizophrenien, Epilepsie, Diabetes und andere Autoimmunkrankheiten). Am weitesten ist eine solche Analyse bereits bei „der" angeborenen Taubheit und auch beim Diabetes mellitus gediehen. Die schon immer im individuellen Fall nicht sehr befriedigenden empirischen Risikoziffern erweisen sich dann als statistische Durchschnittswerte aus einer Gruppe vorwiegend autosomal und X-chromosomal rezessiver Einheiten. Sicher ist der Normalzustand, etwa die normale Sinnesfunktion, der normale Blutglukose-Spiegel oder Blutdruck durch eine Vielzahl von Genen und Faktoren bestimmt, was aber nur sehr bedingt umkehrbar ist. Der Ausfall nur eines der beteiligten Gene oder Faktoren ist in der Lage, die Störung zu verursachen oder auszulösen. Mit der wachsenden Kenntnis solcher Gene bzw. Mutationen, wurde der Begriff der Suszeptibilitäts-Gene eingeführt, d.h. Gene bzw. Allele, die selbst nicht direkt die Krankheit bedingen, aber auf der Grundlage einer Disposition jedes für sich allein die Krankheit spezifisch auslösen und unterhalten können. Entsprechende Mutationen stellen als Polymorphismen auch in der Durchschnittsbevölkerung bei Normalpersonen keine Ausnahme oder Besonderheit dar.

Aus der Beteiligung mehrerer bis vieler Gene oder auch jeweils nur eines Allels aus einem Spektrum unterschiedlicher Allele mit verschieden schwerer phänotypischer Wirkung lassen sich die Normalverteilung der klinischen Merkmalsausbildung ohne scharfe Grenzen zum Normalen, die Geschlechtsunterschiedlichkeit, eine hohe Konsanguinitätsrate der Eltern und eine hohe Konkordanzrate bei Zwillingen erklären.

Daneben ist eine Gruppe von Krankheiten zu erkennen, die weitgehend primär als umweltbedingt gilt (z.B. Infektionen, Arzneimittelunverträglichkeiten), deren Schwere, Häufigkeit und Verlauf jedoch genetisch beeinflusst werden. Allein die genetisch bedingten Blutgruppen vermögen bereits die Infektanfälligkeit zu beeinflussen und haben wahrscheinlich für das Überleben eines Teils der Bevölkerung in den Zeiten großer Seuchen (Pest, Cholera, Pocken) eine Rolle gespielt.

2.3 Sichtbare Anomalien des Karyotyps bzw. der Chromosomen

Seit 1956 gelingt es mit Hilfe spezieller Präparationsmethoden, die Chromosomen des Menschen lichtmikroskopisch einzeln erkennbar darzustellen. Auf diese Weise lassen sich numerische oder strukturelle Aberrationen nachweisen, die klinischen Auffälligkeiten unterschiedlicher Schwere zugrunde liegen können. Die lichtmikroskopisch feststellbaren morphologischen Anomalien bewegen sich dabei in Dimensionen von durchschnittlich Hunderten bis Tausenden von Genen. Selbst mit den hochauflösenden Banding-Verfahren an sehr langen Prometaphase-Chromosomen (High-Resolution-Methode) noch feststellbare strukturelle Aberrationen (partielle Trisomien und Monosomien) haben theoretisch einen Umfang von je nach Größe mehreren bis etwa 100 Genen. Erst in der letzten Zeit gelingt es, mit molekulargenetischen bzw. molekularzytogenetischen Methoden, d.h. Fluoreszenz-in-situ-Hybridisierung (FISH) und Hybridisierung mit Einzellocus-Sonden an Chromosomen und im Interphasekern auf Gen-Niveau vorzudringen. Dabei sind die Verteilung der Aberrationen in den Chromosomen nicht homogen und die DNA-Abschnitte, die jeweils ein Gen ausmachen, unterschiedlich lang, so dass im Extremfall eine lichtmikroskopisch feststellbare Mikrodeletion in einer genarmen (heterochromatischen) Region nicht viel größer sein kann als die eines sehr langen Gens. Mit konventionellen zytogenetischen Methoden auf ein einzelnes Gen zu schließen, gelingt in Ausnahmefällen dann, wenn dieses im Rahmen z.B. einer Translokation im Bruchpunktbereich liegt und ein dadurch bedingter Funktionsausfall phänotypisch wirksam wird.

Die konstitutionellen Chromosomenaberrationen entstehen offenbar genau wie die spontanen Genmutationen vorwiegend während der Gametogenese, seltener während der ersten Teilungen der Zygote. Da numerische Chromosomenaberrationen meistens letal wirken oder die Fertilität ihrer Träger beeinträchtigen, ist ein familiäres Vorkommen nur in Ausnahmefällen zu befürchten.

Für die Risikoeinschätzung bei chromosomal bedingten Syndromen ist folgendes zu beachten
1. Kommt ein Patient mit einer numerischen Chromosomenaberration zur Fortpflanzung, sind theoretisch die Chromosomenaberration und der entsprechende Phänotyp bei 50% seiner Nachkommen ebenfalls zu erwarten. Bisher ist die Fertilität nur von Frauen mit DOWN-Syndrom, mit Triplo-X-Syndrom und ausnahmsweise mit ULLRICH-TURNER-Syndrom sowie von Männern mit YY-Syndrom bekannt. Während das Verhältnis von trisom zu normal bei Kindern von Müttern mit DOWN-Syndrom etwa den Erwartungszahlen entspricht, haben Triplo-X-Frauen und 47,XYY-Männer fast ausschließlich normale Kinder.
2. Strukturelle Chromosomenaberrationen können über klinisch gesunde Personen in balancierter Form vererbt werden. Tritt z.B. eine reziproke Translokation auf, so bleibt zunächst die Gesamtmenge des Chromosomenmaterials erhalten, die Translokation ist balanciert und prägt sich phänotypisch nicht aus. Das gilt auch für die Sonderform der ROBERTSON-Translokation, bei der zwei akrozentrische Chromosomen unter Verlust ihrer kurzen Arme in ihren Zentromeren fusionieren. Bei der Gametenbildung ist jedoch bei reziproker Translokation je nach Verteilung der Translokations-Chromosomen während der Reduktionsteilung mit verschiedenen Möglichkeiten zu rechnen:
    a. Jeweils Nullisomie für den einen und Disomie für den anderen translozierten Chromosomenabschnitt (partielle Nullisomie und partielle Disomie der beteiligten Chromosomen).
    b. Balancierte Translokation wie in der Elterngeneration.
    c. Normaler Karyotyp.

Bei der ROBERTSON-Translokation gehen jeweils die kurzen Arme ohne phänotypische Auswirkung verloren. Es entstehen theoretisch nullisome Gameten für das eine oder das andere beteiligte Chromosom, Disomie für den langen Arm eines der beteiligten Chromosomen sowie Gameten mit wiederum balancierter Translokation oder mit den normalen Chromosomen.

Schwere phänotypische Störungen sind vor allem durch numerische und unbalancierte strukturelle Aberrationen der Autosomen zu erwarten. Da Monosomie ganzer Chromosomen gewöhnlich bereits intrauterin letal wirkt, ist bei Kindern von Eltern mit balancierter ROBERTSON-Translokation nur mit trisomem, balanciertem oder normalem Karyotyp zu rechnen und zwar theoretisch in einem Verhältnis 1:1:1. Tatsächlich lassen sich bei statistischen Untersuchungen jedoch weniger Kinder mit einer unbalancierten Translokation feststellen, vor allem wenn der Vater Translokationsträger ist. Wahrscheinlich findet bereits eine gametische Selektion gegen die Chromosomenaberration statt. Tritt eine Translokation zwischen homologen Chromosomen ein, existiert also gar kein entsprechendes normales homologes Chromosom, ist die Bildung normaler oder balancierter Gameten und damit die Geburt normaler Kinder unmöglich. In solchen Fällen, in denen das Risiko für die Nachkommenschaft, schwer geschädigt zu sein, gleich 100% beträgt, müssen bei Kinderwunsch andere Möglichkeit vorgestellt werden (Adoption, heterogene Insemination, s.u.).

Die Gefahr des Vorliegens einer balancierten Translokation bei den Eltern und anderen Verwandten von Patienten mit einer Chromosomopathie ist immer zu erwägen. In der Praxis wird deshalb immer eine Chromosomenanalyse indiziert sein, wenn sich eine komplexe angeborene, nicht progrediente Störung anders nicht erklären, d.h. in ein monogen bedingtes Syndrom einordnen lässt. Das gilt vor allem bei familiärem Vorkommen, wobei die Merkmalsträger mehrere Verwandtschaftsgrade auseinanderliegen und infolge unterschiedlicher meiotischer Verteilung der Translokations-Chromosomen unterschiedliche Symptome aufweisen können. Dem DOWN-Syndrom liegt in 2–3% der Fälle eine Translokation zugrunde. Da einfache Trisomien mit erhöhtem Risiko bei Kindern Spätgebärender (ab 35 Jahren) auftreten, eine Vererbung jedoch unabhängig vom Alter der Eltern vor sich geht, sollte auf jeden Fall vor der Risikoeinschätzung bei jungen Eltern von Kindern mit DOWN-Sydrom mit Hilfe der Chromosomenanalyse eine Translokation ausgeschlossen werden. Grundsätzlich ist jedoch immer eine Chromosomenanalyse anzuraten, da sich klinisch eine einfache nicht von einer Translokationstrisomie unterscheiden lässt. Dabei sollten z.B. bei Auftreten eines DOWN-Syndroms beide Eltern und/oder der Proband untersucht werden. Ersteres erweist sich bei feststehender klinischer Diagnose oft als zweckmäßiger, da eine Blutentnahme bei Neugeborenen häufig auf Schwierigkeiten stößt. Es sollte aus psychologischen Gründen Wert darauf gelegt werden, dass beide Eltern zur Untersuchung erscheinen. Erfahrungsgemäß besteht bei den durch die Geburt eines geschädigten Kindes psychisch stark belasteten Ehepartnern und deren Familien häufig die Tendenz, einen „Schuldigen" zu suchen. Dieser Haltung muss nicht nur bei den Chromosomopathien nachhaltig dadurch vorgebeugt werden, dass beide Partner in gleicher Weise als potentielle Überträger angesehen werden. Ergeben sich bei den Eltern normale Karyotypen, bei dem Kind jedoch eine Translokation und ist die Vaterschaft sicher, kann von einer de-novo-Translokation mit nicht erhöhtem Wiederholungsrisiko ausgegangen werden. Haben jedoch ein Elternteil und das Kind die

Translokation, liegt das empirische Risiko für Geschwister des Probanden in Abhängigkeit von der Art der Translokation, der beteiligten Chromosomen und des betroffenen Elternteils zwischen 5 und 100%. Beim familiären DOWN-Syndrom beträgt es z.B. im Falle einer 14q21q-Translokation 4%, wenn der Vater und 10%, wenn die Mutter Translokationsträger ist. Handelt es sich um eine 21q22q-Translokation, bewegt es sich ebenfalls in diesen Grenzen, während es bei einer 21q21q-Translokation immer 100% ist. Die Erwartungswerte für andere Translokationen lassen sich theoretisch analog dem Beispiel des DOWN-Syndroms ableiten. Häufig erweisen sich die Verhältnisse jedoch als komplizierter und müssen unter Beachtung der Möglichkeiten eines Crossing-overs in translozierten Abschnitten und der intrauterinen Letalität bestimmter Translokationen aus dem jeweils vorliegenden Karyotyp individuell abgeleitet werden. Diese Aufgabe kommt dem Zytogenetiker zu. Dem in der Beratung tätigen Genetiker bleibt es vorbehalten, die Wahrscheinlichkeit für weitere Kinder der Eltern und anderer potentieller Translokationsträger in der Sippe beim Vorliegen einer strukturellen Aberration zu erkennen und darauf aufmerksam zu machen.

Bei einfacher Trisomie liegt das Risiko für weitere Geschwister eines Merkmalsträgers nur unwesentlich über den normalen Erwartungswerten für Eltern des entsprechenden Alters. Vom 35., bestimmt aber vom 40. Lebensjahr der Mutter an steigt das Risiko für die Geburt eines Kindes mit Trisomie. Darauf sollte aufmerksam gemacht werden.

Die Ursache für die Fehlverteilung (Nondisjunction) der Chromosomen während der Meiose bzw. für Chromosomenbrüche und nachfolgende -umbauten ist in einer Instabilität des genetischen Materials zu sehen. Der größte Teil der gebildeten Gameten und auch noch über die Hälfte der Zygoten beim Menschen haben eine Chromosomenanomalie (s.o.). Sie fallen bis auf wenige Ausnahmen einer gametischen bzw. postzygotischen Selektion zum Opfer. Nur die Zygoten oder frühen Embryonen sind entwicklungsfähig, deren Chromosomen normal oder nur an relativ kleinen und nicht essentiellen Regionen geschädigt oder trisom sind. Deshalb liegen den chromosomal bedingten Syndromen Anomalien nur bestimmter Chromosomen bzw. Chromosomenabschnitte zugrunde. Die Geburt eines chromosomal geschädigten Kindes ist also nicht die Folge einer durch eine Noxe induzierten Aberration sondern einer nicht vollkommenen Selektion während der Embryogenese. Für den individuellen Fall betroffener Eltern kann das nur als Zufallsereignis interpretiert werden. Die Vermittlung dieses Sachverhaltes ist schwierig und verlangt mehr Geduld, Einfühlungsvermögen und Überzeugungskraft als die einfacher Ursache-Wirkungs-Beziehungen, wie sie ursprünglich in der Annahme exogener verursachender Noxen postuliert wurden.

Charakteristika chromosomal bedingter Syndrome und sich daraus ergebende Schlussfolgerungen:
1. Da an sichtbaren Chromosomenaberrationen eine unterschiedlich große Anzahl von Genen beteiligt sein kann, entstehen phänotypisch Syndrome unterschiedlicher Schwere, die von komplexen Entwicklunsstörungen des nicht lebensfähigen Neugeborenen bis zu kaum erkennbaren Normabweichungen reichen können.
2. Indikation für eine Chromosomenanalyse ist deshalb jede diagnostisch unklare angeborene, nicht progrediente physische und/oder psychische Auffälligkeit.

3. Bei einfachen Aneuploidien ist das Risiko für Geschwister eines Merkmalsträgers gegenüber Kindern von Eltern des gleichen Alters nicht oder nur unwesentlich erhöht.
4. Im Falle einer Translokation oder anderer struktureller Aberrationen liegt das durchschnittliche Risiko für Kinder eines Trägers, eine verhängnisvolle unbalancierte Translokation zu erben, bei bis zu 10%, handelt es sich um eine Translokation zwischen homologen Chromosomen, bei 100%.
5. Translokationsträger sollten für weitere Schwangerschaften auf die Möglichkeit der pränatalen Diagnostik hingewiesen werden.
6. Die Wahrscheinlichkeit des Auftretens einer Aneuploidie steigt mit dem Gebäralter der Mutter.

2.4 Genetische Untersuchungslabors

Zytogenetische Routine- und Spezial-Untersuchungen werden in jedem Humangenetischen oder Medizinisch genetischen Institut und in den meisten genetischen Beratungs-Praxen durchgeführt.
Für molekulargenetische Untersuchungen stehen wegen der Unterschiedlichkeit der Krankheitsbilder und der jeweils erforderlichen Spezialmethoden meistens nur wenige Laboratorien, z.T. überhaupt nur eine Institution in Deutschland oder im europäischen Raum zur Verfügung. Der Berufsverband Medizinische Genetik e.V. veröffentlicht in der Zeitschrift Medizinische Genetik regelmäßig aktualisierte Adressenlisten von Genetischen Beratungseinrichtungen und alphabetisch nach Krankheiten und Orten sortierte Listen der molekulargenetischen Diagnostik in Deutschland und den Nachbarländern. Die Listen können auf den Webseiten unter *www.bvmedgen.de* und *www.gfhev.de* angefordert werden.

3 Schlussfolgerungen aus der Risikoeinschätzung im Beratungsgespräch

Die aus den MENDELschen Gesetzen ableitbaren, empirisch gewonnenen oder aufgrund der Kenntnis des Karyotyps ermittelten Risikoziffern bilden die Grundlage für alle erbprognostischen Einschätzungen. Sie erfahren über die Methoden zu ihrer weiteren Präzisierung, wie biochemische und mikrosymptomatische Heterozygoten-Nachweise sowie zusätzliche genetische Daten hinaus noch wichtige Ergänzungen. Wesentlich ist in diesem Zusammenhang die Kenntnis der Häufigkeit und Verbreitung einer entsprechenden Störung in der Bevölkerung. Bei nachgewiesener Heterozygotie für eine rezessive, im homozygoten Zustand schwer schädigende Mutation nimmt z.b. die Wahrscheinlichkeit, auf einen in gleicher Weise heterozygoten Partner zu treffen und geschädigte Kinder zu bekommen, mit der Häufigkeit des Gens in der Bevölkerung zu. Eine Einschätzung wird also durch die Kenntnis über Verbreitung des Gens, Häufungsgebiete usw. erleichtert. Nicht bei jeder genetisch bedingten Störung hat der damit befasste Zweig der Humangenetik, die Populationsgenetik, bereits entsprechende Anhaltspunkte ermitteln können. Teilweise müssen grobe Einschätzungen bzw. die Anzahl der in einem gewissen Zeitraum publizierten Fälle Anhaltspunkte liefern.

Die Häufigkeit der Träger eines Merkmals oder eines Syndroms in einer Population wird als Frequenz bezeichnet und in Verhältniszahlen angegeben (1:3.000). Diese Frequenzwerte spiegeln jedoch die Häufigkeit nur dann richtig wider, wenn eine annähernd normale Lebenserwartung besteht und das Merkmal nicht erst im hohen Alter manifest wird. In letzterem Falle ist die Angabe einer Erkrankungswahrscheinlichkeit in der Bevölkerung vorzuziehen. Bei Krankheiten mit verminderter Lebenserwartung sollte die Inzidenz ermittelt werden, d.h. die Häufigkeit des Auftretens der Störung unter Neugeborenen (ebenfalls in Verhältniszahlen). Bei dominanten Störungen entspricht die Frequenz der Merkmalsträger nahezu der der Heterozygoten, da Homozygote kaum auftreten. Für rezessiv bedingte Merkmale und Krankheiten lässt sich die Heterozygotenfrequenz nach dem HARDY-WEINBERGschen Gesetz $a^2 + 2ab + b^2$ aus der Frequenz bzw. Inzidenz der Homozygoten (b^2) ableiten, wobei $2ab$ die Heterozygotenfrequenz und a^2 die Frequenz der homozygot Gesunden bedeuten. Danach liegt z.B. die Heterozygotenfrequenz eines Defektes mit der Häufigkeit von 1:10.000 bei ca. 1:50. Da in jedem Genom jeweils zwei homologe Gene vorliegen, beträgt die Heterozygotenfrequenz das Doppelte der Genfrequenz. Die Epidemiologie, vor allem von Infektionskrankheiten, kennt noch den Begriff der Prävalenz, der bereits vorhandene und neu hinzukommende Kranke in einem bestimmten Zeitraum ins Verhältnis zur Gesamtpopulation setzt. Für Häufigkeitsangaben über genetisch bedingte Störungen lässt sich dieser Begriff selten verwenden.

Bei wenigen, meist autosomal dominanten Störungen liegen Angaben zur Mutationsrate vor. Sie bedeuten die Anzahl der Neumutationen pro Genort und Generation und liegen im Bereich von 10^{-5}–10^{-6}. Im Lichte der Aufklärung der molekulargenetischen Grundlagen der Mutationen ergeben sich Modifikationen des Begriffes der anhand von Trägern von Neumutationen ermittelten Mutationsrate. Sie bezieht sich nicht mehr auf den Genort, sondern auf bestimmte Allele eines Gens, die sich phänotypisch in gleichartigen lebensfähigen Mutanten manifestieren. Die tatsächliche Häufigkeit von Mutationen des entsprechenden Gens ist dabei wesentlich höher, da alle zu weiteren Normalallelen (silent- und sense-Mutationen), zu schweren, frühembryonal und embryonal letalen sowie klinisch stark abweichenden Phänotypen führenden Mutationen unberücksichtigt bleiben. Exakte Angaben sind deshalb nur in Ausnahmefällen möglich: Wenn bisher die Neumutationsrate des „Gens" für das PARROT-Syndrom mit 10^{-6} angenommen wurde, so wissen wir heute, dass sich diese nur auf ein Triplett bezieht und bei etwa 1:25.000 liegt. Andere Mutationen in diesem Gen führen zu Hypochondroplasie, einem Typ der Kraniostenose oder zur thanatophoren Dysplasie. Trotz dieser Einschränkung gilt weiterhin die Feststellung, dass die Mutationsrate, d.h. die Anzahl der Neumutationen mit dem Zeugungsalter der Männer leicht ansteigt.

Die Entscheidung, die der zu Beratende schließlich trifft, wird außer von den beschriebenen Erwartungswerten wesentlich vom Krankheitswert der zu befürchtenden Störung abhängen. Ein Risiko gilt entsprechend einer groben Einschätzung als hoch, wenn es bei oder über 10%, als niedrig, wenn es unter 1% liegt. Nicht in jedem Fall wird eine hohe Wahrscheinlichkeit für das Wiederauftreten eines Merkmals bedenklich erscheinen. Andererseits wird auch ein geringes Risiko um so schwerer wiegen, je ernster das zu erwartende Leiden ist und je weniger therapeutische Ansatzpunkte bestehen. Hier wird in genauer Kenntnis des Krankheitsbildes und seiner Prognose eine eingehende Unterrichtung des zu Beratenden notwendig. Bei autosomal dominant bedingten Leiden kann einer der Partner häufig selbst aus eigener Erfahrung mit der Krankheit deren Zumutbarkeit abschätzen.

4 Maßnahmen bei hohem genetischen Risiko

Es ist verständlich, dass die Furcht vor der Geburt eines behinderten Kindes vor allem in Familien, in denen bereits ein solcher Fall existiert oder wenn aus anderen Gründen Gefahren gesehen werden, zum dominierenden Faktor wird und – auch durch das tatsächliche Risiko nicht gerechtfertigt – zum Verzicht auf eigene Kinder bzw. Wunsch nach Abbruch einer Schwangerschaft führen kann.

Situationen eines tatsächlich erhöhten, nicht genau einschätzbaren und auch aus psychologischen Gründen überbewerteten Risikos bedeuteten noch bei Erscheinen der 1. Auflage dieses Buches für den Berater die Zustimmung zu freiwilliger Kinderlosigkeit oder Abruptio. Die inzwischen eingeführten Methoden zur pränatalen Diagnostik bieten jetzt bei einer Anzahl von Störungen eine Alternative. Mit Hilfe der Chorionbiopsie können das Geschlecht des Kindes, chromosomale Störungen und auch ein Teil der Enzymopathien sowie andere monogen bedingte Syndrome vor Vollendung der 12. Schwangerschaftswoche zytogenetisch, biochemisch oder molekulargenetisch festgestellt werden. Diese Störungen sowie andere Fehlbildungen lassen sich während des 2. Trimenons mit den gleichen Methoden aus dem Fruchtwasser sowie durch bildgebende Verfahren und α-Fetoprotein-Bestimmung erkennen. Das Spektrum der so pränatal diagnostizierbaren Krankheiten wächst ständig, so dass der Anteil der Fälle, in denen für die Gegenwart und die Zukunft ein Verzicht auf eigene Kinder erwogen wird, merklich abnimmt.

Ergibt sich bei der pränatalen Diagnostik ein positiver Befund, kann die Frau auch nach der 12. Schwangerschaftswoche noch einen Antrag auf Abbruch der Schwangerschaft stellen, der einer Facharztkommission vorgelegt wird. Eine Zustimmung entsprechend § 218 des Strafgesetzbuches der Bundesrepublik Deutschland ist bei vorhersehbarer schwerster Belastung der Mutter durch die Behinderung des Kindes zu erwarten. Die pränatale Diagnostik hat sich jedoch seit ihren Anfängen vor etwa 3 Jahrzehnten aus ihrer engen Zielstellung der Vermeidung von Schwangerschaftsabbrüchen und freiwilliger Kinderlosigkeit in Situationen eines hohen, nicht genauer zu präzisierenden Risikos zu einer Fürsorge- und was die Ultrasonographie angeht – zu einer Routineuntersuchung entwickelt, die in erster Linie der Führung der Schwangerschaft und Geburt und in einigen Fällen auch der prä- und perinatalen Therapie dient. Dieser mehrfachen und unumstrittenen Indikation ist bei der genetischen Beratung Rechnung zu tragen, wenn eine invasive und sehr aufwendige pränatale Diagnostik erwogen wird und vorzubereiten ist. Der Wunsch nach Interruptio im Falle einer Schädigung des Kindes wird individuell sehr unterschiedlich geäußert und steht nicht immer in Relation zur Schwere des befürchteten Krankheitsbildes. Nicht in jedem Fall wird deshalb ein Labor bereit sein, eine Untersuchung mit dieser Zielsetzung durchzuführen. Für die anderen erwähnten Indikationen haben sich entsprechende Analysen jedoch als hilfreich erwiesen.

In der genetischen Beratung muss auch zu anderen Möglichkeiten Stellung genommen werden, wenn Betroffene entsprechende Wünsche äußern. Bei der Adoption sollte auf ein Kind orientiert werden, das das Säuglingsalter bereits überschritten hat und somit in seiner Entwicklung einschätzbar ist. Dadurch wird vermieden, dass Eltern, die wegen des Risikos einer Schädigung auf eigene Kinder verzichten, ein anderes Risiko eingehen. Für Auskünfte und Einleitung eines Verfahrens der Annahme an Kindes Statt (Adoption) sind die Jugendämter zuständig.

Bei dem Wunsch nach in Deutschland ebenfalls gesetzlich geregelter irreversibler Kontrazeption sowie nach heterologer Insemination, In-vitro-Befruchtung (IvF) oder Intrazelluläre Spermien-Injektion (ICSI) wird man zurückhaltend sein und nach eingehender genetischer Diagnostik und Beratungen das weitere Vorgehen dem Gynäkologen oder Andrologen überlassen.

Bei allen Erwägungen und einzuleitenden Schritten muss die völlige Freiwilligkeit der Frau bzw. der Betroffenen oder Ratsuchenden gesichert sein. Der Beratende wird und sollte in der Regel nicht weitergehen, als die Situation genau zu schildern und die Möglichkeiten sowie Risiken aufzuzeigen. Eine Entscheidung fällt der Betroffene selbst. Von auf diese Weise verantwortungsvoll geführten Personen bzw. Partnern ist zu erwarten, dass sie nicht gegen das eigene Wohl und das ihrer Kinder und ihrer Familie handeln.

Bildautoren

Dr. Britta Belitz
Institut für Medizinische Genetik der
Charité, Humboldt-Universität zu Berlin

Dr. Liane Borbolla
Dept of Cytogenetics "William Soler",
Pediatric Hospital and Neonatal Unit
«Enrique Carrera» General Hospital,
Havanna, Kuba

Dr. St. Braun
Bad Bevensen

Prof. Dr. G. Cobet
Institut für Medizinische Genetik der
Charité, Humboldt-Universität Berlin

Prof. Dr. J.-P. Fryns
Zentrum für Humangenetik der
Universität Leuven, Belgien

Prof. Dr. Dr. Herrmann
Institut für Medizinische Genetik der
Ernst-Moritz-Arndt-Universität
Greifswald

Professor Dr. W. Hoffmann
Kinderklinik der Medizinischen
Akademie Erfurt †

Dr. Denise Horn
Institut für Humangenetik der Charité,
Humboldt-Universität zu Berlin

Prof. Dr. E. Kleihauer
Kinderklinik der Universität Ulm

Prof. Dr. Hannelore Körner
Institut für Medizinische Genetik der
Charité, Humboldt-Universität zu Berlin

Prof. Dr. B. G. Kousseff
Dept. Pediat. and Genet., University of
South Florida, Tampa, FL, USA

Ursula Kroll
Kinderpoliklinik des Städtischen Krankenhauses im Friedrichshain, Berlin

Professor Dr. Dr. Kulozik
Klinik und Poliklinik für Kinderheilkunde der Charité, Humboldt-Universität
zu Berlin

Prof. Dr. J. Kunze
Institut für Humangenetik der Charité,
Humboldt-Universität zu Berlin

Professor Dr. W. Küster
Zentrum für Hautkrankheiten, Klinik für
Dermatologie, Universität Marburg

Prof. Dr. U. Langenbeck
Institut für Humangenetik, Klinikum der
Universität Frankfurt am Main

Dr. Marianne Meisel-Stosiek
Dermatologische Klinik der Universität
Erlangen-Nürnberg

B. Müller
Kinderklinik des Städtischen Krankenhauses im Friedrichshain, Berlin

Dr. D. Müller
Institut für Medizinische Genetik
des Klinikums Chemnitz

Prof. Dr. Charlotte Opitz
Zentrum für Zahnmedizin der Charité,
Humboldt-Universität zu Berlin

Prof. Dr. J. Reimann
Augenklinik der Charité, Humboldt-
Universität zu Berlin

Prof. Dr. Rott
Institut für Humangenetik der
Universität Erlangen-Nürnberg

Prof. Dr. T. Salamon
Sarajewo, Bosnien †

Dr. C. Salinas
Div. Craniofac. Genet., Medical University
of South Carolina, Charleston, SC, USA

Prof. Dr. Dr. U. W. Schnyder
Universitäts-Hautklinik, Zürich, Schweiz

Prof. Dr. Gesa Schwanitz
Institut für Humangenetik der
Universität Bonn

Dr. G. Seidlitz
Institut für Medizinische Genetik der
Ernst-Moritz-Arndt-Universität
Greifswald

Edith Thiele
Klinik und Poliklinik für Geburtshilfe
und Frauenheilkunde der Charité,
Humboldt-Universität zu Berlin

Dr. Siegrid Tinschert
Institut für Medizinische Genetik der
Charité, Humboldt-Universität zu Berlin

Dr. M. Urban
Institut für Medizinische Genetik der
Charité, Humboldt-Universität zu Berlin †

Marion Vogt
Institut für Medizinische Genetik der
Charité, Humboldt-Universität zu Berlin

Dr. M. Voss
Poliklinik Leinefelde

Prof. Dr. K. Zerres
Institut für Humangenetik der
Universität Bonn

Lexikalischer Teil

A

AAA-Syndrom
▶ Achalasie

AAGENAES-Syndrom
▶ Gallengangsatresie, intrahepatische

AARSKOG-Syndrom,
AARSKOG-SCOTT-Syndrom, Fazio-Digito-Genitales (FDG) Syndrom, Fazio-Genitale Dysplasie

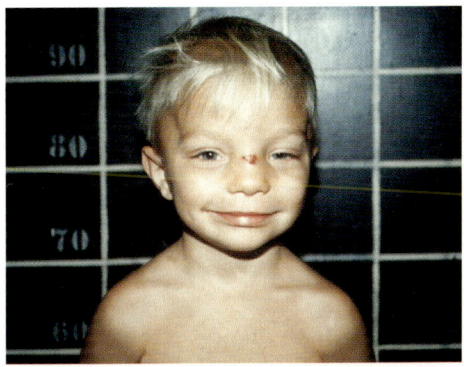

AARSKOG-SYNDROM. Flaches Gesicht mit betonter Stirn. Hypertelorismus, flacher Nasenrücken (S. Tinschert)

Genetisch bedingter Fehlbildungskomplex auf der Grundlage einer Genmutation.
Zugrunde liegt bei dem Typ 1 ein Defekt eines Rho/Rac-Guanin-Nukleotid-Austausch-Faktors (GEF), wodurch die Aktivität einer 21p-GTPase vermindert ist (FDG1). Der Zusammenhang mit der klinischen Symptomatik ergibt sich aus der daraus resultierenden eingeschränkten Zell-, speziell Fibroblastenaktivität, vor allem bei der enchondralen und Membranossifikation während der Skelettentwicklung.

Krankheitswert
Makrozephalus mit hoher, dreieckiger Stirnhaargrenze, antimongoloider Lidspalte, Hypertelorismus, Ptosis, Blepharophimose, Knollennase und hypoplastischen Ohrmuscheln. Rundes Gesicht, kurzer Hals. Hypoplastische Maxillen. Kleinwuchs. Typisch schalförmig abnorme Skrotalhaut. Fakultativ angedeutete, häutige Syndaktylie, kurze, breite Hände und Füße, Kryptorchismus und Hernien, Überstreckbarkeit der Gelenke. Meistens leichtere Symptomatik im weiblichen Geschlecht. Fertilität nicht gestört.

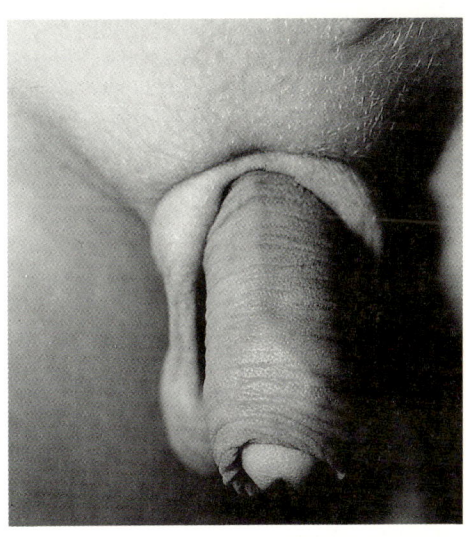

AARSKOG-SYNDROM. Peniskrotale Anomalie: Schalförmige, die Peniswurzel umfassende Hautfalte, "Schalskrotum". (J.P. Fryns)

Therapiemöglichkeiten
Lediglich symptomatische Korrekturen möglich.

Aase-Syndrom

Häufigkeit und Vorkommen
Seit Erstbeschreibung 1970 mehr als 100 Fälle bekannt. Sporadisch und familiär in mehreren Generationen.

Genetik
Heterogen. X-chromosomal, Genorte: Xp11.21 (*FDG1*), z.T. nur geistige Behinderung; autosomal dominant, 2q13-21 (*FDG2*) mit Vater-Sohn-Vererbung und geschlechtsunterschiedlicher Expressivität. Bei einem arabischen AARSKOG-artigen Syndrom (Typ Kuwait) autosomal rezessiver Erbgang.

Familienberatung
Auf Teil- bzw. Mikrosymptome bei scheinbar normalen weiblichen Verwandten von Merkmalsträgern muss geachtet werden. Differentialdiagnose zum ▶ *ROBINOW-Syndrom* notwendig.

Literatur
Leber, R.R., M.May, S.Pouls et al., Non-syndromatic X-linked mental retardation associated with a missense mutation (P312L) in the FGD1 gene. Clin. Genet. *61* (2002) 139–145.

Porteous, M.E.M., A.Curtis, S.Lindsay et al., The gene for AARSKOG syndrome is located between DXS255 and DXS566 (Xp11.2-Xq13). Genomics *14* (1992) 298–301.

Teebi, A.S., J.K.Rucquoi and M.S.Meyn, AARSKOG syndrome: Report of a family and discussion of nosology. Am.J.Med.Genet. *46* (1993) 501–509.

Zheng, Y., D.J.Fischer, M.F.Santos et al., The faciogenital dysplasia gene product FGD1 functions as a Cdc42Hs-specific guanine-nucleotide exchange factor. J.Biol.Chem. *52* (1996) 33169–33172.

OMIM 100050, 227330, 305400

AASE-Syndrom

Genetisch bedingte erythropoetische Insuffizienz auf der Grundlage einer Genmutation.

Der Basisdefekt ist unbekannt (Defekt der Erythrozytenvorstufen? Nichtansprechbarkeit auf Erythropoetin?).

Krankheitswert
Angeborene Anämie bei normaler Granulozyto- und Thrombozytopoese, Spontanremission im 2. Lebensjahrzehnt. Triphalangealer Daumen. Fakultativ Lippen-Kiefer-Gaumen-Spalte.

Therapiemöglichkeiten
Im Kindesalter Bluttransfusionen und Kortikosteroide erfolgreich, später keine Therapie notwendig.

Häufigkeit und Vorkommen
Seit Erstbeschreibung 1969 über 12 Geschwister- und Einzelfälle publiziert.

Genetik
Autosomal rezessiver Erbgang, Allelie mit DIAMOND-BLACKFAN-Syndrom im Genort 19q13?

Familienberatung
Differentialdiagnose zu ▶ *FANCONI-Anämie*, ▶ *DIAMOND-BLACKFAN-Syndrom* und ▶ *Thrombopenie-Radiusaplasie-Syndrom* anhand des typischen Daumens und der isolierten Insuffizienz der Erythropoese nötig. Grenze zum ▶ *DIAMOND-BLACKFAN-Syndrom* unscharf, wahrscheinlich sind zwei ursprünglich unter dieser Diagnose publizierte Fälle mit triphalangealem Daumen dem AASE-Syndrom zuzurechnen. Eigenständigkeit des Syndroms wird angezweifelt.

Literatur
D'Avanzo, M., V.Pistoia, R.Santinelli et al. Heterogeneity of the erythropoietic defect in two cases of AASE-SMITH syndrome. Pediat.Hematol.Oncol. *11* (1994) 189–195.

Hurst, J.A., M.Baraitser and B.Wonke, Autosomal dominant transmission of congenital erythroid hypoplastic anemia with radial abnormalities. Am.J.Med.Genet. *40* (1991) 482–484.

Muis, N., F.A.Beemer, P.van Dijken and J.M.Klep-de Pater, The AASE syndrome. Eur.J.Pediat. *145* (1986) 153–157.

Pfeiffer, R.A. und E.Ambs, Das AASE-Syndrom: autosomal rezessiv vererbte, konnatal insuffiziente Erythropoese und Triphalangie des Daumens. Mschr.Kinderheilk. *131* (1983) 235–237.

OMIM 205600

AASE-SMITH-Syndrom

DANDY-WALKER-Anomalie, Gaumenspalte, Gangstörungen, Kontrakturen großer und kleiner Gelenke, Talipes equinovarus. Seit Erstbeschreibung 1968 drei Familien bekannt, autosomal dominanter Erbgang. Identisch mit dem Gordon-Syndrom (▶ *Arthrogryposis multiplex congenita, DA3/II*)?

Literatur
Becker, K and M.Splitt, A family with distal arthrogryposis and cleft palate: possible overlap between GORDON syndrome and AASE-SMITH syndrome. Clin.Dysmorph.*10* (2001) 41–45.

OMIM 147800

ABCD-Syndrom
▶ HIRSCHSPRUNG-Krankheit

ABDERHALDEN-FANCONI-Syndrom,
Zystinose, Aminosäurediabetes, LIGNAC-Syndrom

Genetisch bedingter Stoffwechseldefekt auf der Grundlage einer Genmutation.
Der Gendefekt manifestiert sich in einer Ablagerung freien Zystins in den Lysosomen von Granulozyten, Cornea-, Knochenmark-, Nieren-, retikuloendothelialen und anderen Zellen. Zugrunde liegt eine Störung des Transportmechanismus für Zystin, und in geringerem Umfang auch für andere Aminosäuren, durch die Lysosomenmembran infolge des Defektes des lysosomalen Membranproteins Cytinosin (*CTNS*). Die klinische Symptomatik und die biochemischen Verschiebungen erklären sich durch Zelluntergang in den betroffenen Organen und die Entstehung unphysiologischer Metabolite.

Krankheitswert
Bei der infantilen Form Erstmanifestation klinischer Symptome etwa vom 6. Lebensmonat an. Erbrechen, Missgedeihen, Wachstumsretardation (Hypothyreose), Infektanfälligkeit, Hornhauttrübung, Retinopathie mit Photophobie. Später rachitische Knochenveränderungen. Tod meist infolge einer chronischen interstitiellen Nephritis durch Nierenversagen vor dem 8. Lebensjahr. Bei einer gutartigen, adulten Form Zystinkristalle lediglich in Cornea (kristalline Hornhautdystrophie), Leukozyten und Knochenmark. Juveniler Typ intermediär mit Erstmanifestation im Pubertätsalter, Photophobie, Retinopathie, Kopfschmerz. Glomerulonephritis und Nierensteine selten. Später neurologische Ausfallserscheinungen und Pankreasinsuffizienz.

Therapiemöglichkeiten
Symptomatische Behandlung des gestörten Elektrolythaushaltes, anabole Steroide sowie zystin- und methioninarme Nahrung und hohe Dosen von Vitamin D lebensverlängernd. Perorale Gaben von Cysteamin vom frühen Kindesalter an zur Ausschwemmung des Zystins können die Ausprägung des Syndroms verhindern. Nierentransplantation nur in Hinblick auf die renale Symptomatik erfolgreich. Mitunter Keratoplastik zur Besserung der Augensymptomatik notwendig.

Häufigkeit und Vorkommen
Inzidenz etwa 1:200.000–100.000. Ein Typ offenbar keltisch-irischer Provenienz mit hoher Inzidenz im französisch sprechenden Teil Kanadas endemisch. Sporadische und Geschwisterfälle.

Genetik
Autosomal rezessiver Erbgang. Allelie der drei Typen wird auf Grund fehlender biochemischer Komplementation in entsprechenden Hybridzellen angenommen. Genort 17p13 (*CTNS*).

Familienberatung
Differentialdiagnose zur ▶ *Nephronophthise FANCONI*, zum ▶ *DE-TONI-DEBRÉ-FANCONI-Syndrom*, und bei den nicht renalen Typen zur kristallinen Hornhautdystrophie notwendig. Nachweis und Heterozygotentest durch Bestimmung der Zystinkristalle bzw. des Zystingehaltes in peripheren Leukozyten, Konjunktiva-Bioptaten und Fibroblasten. Nach dem selben Prinzip auch pränatale Diagnostik aus kultivierten Fruchtwasserzellen und Chorionbioptaten möglich. Glukos-, Aminoazid- und Hyperphosphaturie nur bei infantilem Typ.

Abduktionsparese des Larynx, familiäre isolierte

Literatur

Attard, M., G.Jean, L.Forestier et al., Severity of phenotype in cystinosis varies with mutations in the *CTNS* gene: predicted effect on the model of cytinosin. Hum.Mol.Genet. *8* (1999) 2507–2514.

Gahl,W.A., G.F.Reed, J.G.Thoene et al., Cysteamine therapy for children with nephropathic cystinosis. New Engl.J.Med. *316* (1987) 971–977.

Gahl,W.A. and F.Tietze, Lysosomal cystine transport in cystinosis variants and their parents. Pediat.Res. *21* (1987) 193–196.

McDowell, G., T.Isogai, A.Tanigami et al., Fine mapping of the cystinosis gene using an integrated genetic and physical map of a region within human chromosome band 17p13. Biochem. Mol.Med. *58* (1996) 135–141.

Phornphutkul, Ch., Y.Anikster, M.Huizing et al, The promotor of a lysosomal membrane transporter gene, *CTNS*, bind Sp-1, shares sequences with the promotor of an adjacent gene, *CARKL*, and causes cystinosis if mutated in a critical region. Am.J. Hum.Genet. *69* (2001) 712–721.

Smith, M.L., O.L.Pellett, M.M.J.Cass et al., Prenatal diagnosis of cystinosis utilizing chorionic villous sampling. Prenatal Diagn. *7* (1987) 23–26.

Town, M., G.Jean, S.Cherqui et al., A novel gene encoding an integral membrane protein is mutated in nephropathic cystinosis. Nature Genet. *18* (1998) 319–324.

OMIM 219750, 219800, 219900

Abduktionsparese des Larynx, familiäre isolierte,
PLOTT-Syndrom

Genetisch bedingte Einschränkung der Abduktionsfunktion der Mm.crico-arytaenoidei des Kehlkopfes durch Störung im Bereich des Nucleus ambiguus.
Stridor bereits im Neugeborenenalter. Oligophrenie, möglicherweise als Folge der häufigen Atemnotzustände. Androtropie, nur wenige Sippen bekannt. Vorwiegend X-chromosomaler Erbgang, in mehreren Sippen autosomal dominant. Genaue Familienanamnese und Differentialdiagnose zu anderen Formen X-chromosomaler geistiger Behinderung (▶ *MARTIN-BELL-Syndrom;* ▶ *Intelligenzdefekte*) wichtig. Störung der Adduktionsfunktion nur von einer Sippe beschrieben, autosomal dominant. Siehe auch ▶ *Rekurrensparese;* ▶ *Larynxatresie.*

Literatur

Cunningham, M.J., R.D.Eavey and D.C.Channon, Familial vocal cord dysfunction. Pediatrics *76* (1985) 750–753.

Gacek, R.R., Hereditary abductor vocal cord paralysis. Ann. Otol. *85* (1987) 90–93.

Manaligod, J.M. and R.J.H.Smith, Familial laryngeal paralysis. Am.J.Med.Genet. *77* (1998) 277–280

Schinzel, A., E.Hof, P.Dangel and W.Robinson, Familial congenital laryngeal abductor paralysis: different expression in a family with one male and three females affected. J.Med.Genet. *27* (1990) 715–716.

OMIM 150260, 308850

ABERCROMBIE-Syndrom
▶ Amyloidosen

ABERFELD-Syndrom
▶ SCHWARTZ-JAMPEL-Syndrom

Abetalipoproteinämie,
Akanthozytose, BASSEN-KORNZWEIG-Syndrom; Hypobetalipoproteinämie, ANDERSON-Syndrom

Genetisch bedingtes Malabsorptions-Syndrom durch eine Lipidstoffwechselstörung auf der Grundlage einer Genmutation.
Mutationen im Gen für das β-Apolipoprotein (*APOB*) manifestieren sich in einem Fehlen einer Apolipoprotein-Fraktion und damit einer Verminderung von Apolipoprotein-B-haltigen Chylomikronen sowie Low- und Very-low-density-Lipoproteinen im Plasma. Ursächlich handelt es sich um eine Störung bei der Synthese des β-Apolipoproteins oder eines mikrosomalen Triglyzerid-Transferproteins (MTP) in Leber, Niere und anderen Organen, wodurch die gastrointestinale Absorption von Lipiden vermindert ist. Ein Energie-Mangel und das Fehlen von β-Apoprotein-haltigen Lipoproteinen, die eine Rolle als Carrier für Carotinoide bzw. für Vitamin A sowie bei der Absorption des Anti-

oxidans Vitamin E und beim Transport der Nahrungsfette vom Darm zu den Geweben (Lymphpassage) spielen, erklären die klinische Symptomatik. Auch der Membrandefekt der Erythrozyten lässt sich aus der Lipoproteinstoffwechselstörung ableiten (▶ *Ataxie mit Vitamin-E-Mangel*). Bei Hypobetalipoproteinämie Synthese eines veränderten β-Apolipoproteins und lediglich verminderte Serum-Betalipoprotein- und Cholesterol-Konzentration.

Krankheitswert
Erstmanifestation des Leidens im ersten Lebensjahr. Fettmalabsorption mit Erbrechen und Steatorrhoe, körperliche Entwicklungsverzögerung bei normaler geistiger Entwicklung, Akanthozytose mit mäßiger Anämie. Neurologische Ausfallserscheinungen, vor allem Muskelatrophie und cerebelläre Ataxie. Retinopathia pigmentosa, Visusverschlechterung, Nystagmus. Leicht progredienter Verlauf, herabgesetzte Lebenserwartung. Bei der Hypobetalipoproteinämie leichtere Symptomatik ohne Akanthozytose und neurologische Symptome. Gegenüber der Durchschnittsbevölkerung wahrscheinlich erhöhte Lebenserwartung (verminderte Arteriosklerose-Neigung).

Therapiemöglichkeiten
Symptomatische Behandlung, keine großen Heilungsaussichten. Fettarme Diät und Substitution mit fettlöslichen Vitaminen (Vitamine A, E und K), Coenzym Q10 und ungesättigten Fettsäuren können zur Besserung von Teilsymptomen führen.

Häufigkeit und Vorkommen
Seit Erstbeschreibung 1950 über 50, z.T. Geschwisterfälle, publiziert, davon auffällig viele Juden. Androtropie. Etwa die Hälfte der Fälle stammt aus Verwandtenverbindungen.

Genetik
Autosomal rezessiver Erbgang. Genorte: 2p24 (*APOB*); des Transferproteins 4q22–24 (*MTP*); ein weiterer Genort 3p22–21.1. Durch unterschiedliches Splicing in *ABOB* entstehen die im Darm und die in der Leber synthetisierten Formen. Es besteht Allelie mit der Hypobetalipoproteinämie und einer Form der Hyperlipoproteinämie Typ II. Zahlreiche Allele und Compound-Heterozygote bekannt. Aufgrund der klinischen Erscheinungen bei Heterozygoten wird die Hypobetalipoproteinämie als autosomal dominant bedingt definiert, wobei Homozygote klinisch keine wesentlichen Unterschiede zu Patienten mit Abetalipoproteinämie zeigen. In selteneren Fällen beruht der Mangel an β-Lipoprotein jedoch auf der Mutation jeweils eines anderen die Sekretion oder den Transport beeinflussenden Gens (ANDERSON-Syndrom).

Familienberatung
Differentialdiagnose wichtig: Elektrophoretischer Nachweis der Abetalipoproteinämie bereits aus Nabelschnurblut möglich. Heterozygotentest nach demselben Prinzip. Differentialdiagnose zum ▶ *FRIEDREICH-Syndrom* und zu ▶ *Ataxie bei Vitamin-E-Mangel* notwendig. Siehe auch ▶ *Akanthozytose, adulte*; ▶ *MCLEOD-Syndrom*.

Literatur
Facio, S., A.Sidoli, A.Vivenzio et al., A form of familial hypobetalipoproteinaemia not due to a mutation in the apolipoprotein B gene. J.Intern.Med. *229* (1991) 41–47.

Heath, K.E., l.-A.Luong, I.V.Leonad et al., The use of a high informative CA repeat polymophism within the abetalipoproteinaemia locus (4q22-23). Prenatal Diagn. *17* (1997) 1181–1186.

Hegele, R.A. and B.A.Miskie, Acanthocytosis in a patient with homozygous familial hypobetalipoproteinemia due to a novel *APOB* splice site mutation. Clin.Genet. *61* (2002) 101–103.

Lodi, R., R.Rinaldi, A.Gaddi et al., Brain and skeletal muscle bioenergetic failure in familial hypobetalipoproteinemia. J.Neurol.Neurosurg.Psychiatry *62* (1997) 574–580.

Young, S.G., B.Bihain, L.M.Flynn et al., Asymptomatic homozygous hypobetalipoproteinemia associated with apolipoprotein B45.2. Hum.Molec.Genet. *3* (1994) 741–744.

Yuan, B, R.Neuman, S.H.Duan et al., Linkage of a gene for hypobetalipoproteinemia to chromosome 3p21.1.-22. Am.J.Hum.Genet. *66* (2000) 1699–1704.

OMIM 107730, 157147, 200100, 246700

Ablatio falciformis
▶ Retinaablösung, primäre

Ablepharon-Makrostomie-Syndrom

Kombination von Ablepharon oder verkürzten Augenlidern mit fehlenden Augenbrauen und -wimpern, großem Mund durch erweiterte Mundwinkel, verdickte, trockene, gefurchte Haut, Ohrmuscheldysplasie, Hypothelie oder Athelie und Genitaldysplasien. Kamptodaktylie. Fehlende Lanugobehaarung, spärliche Kopf- und Körperbehaarung. Schwerhörigkeit, Sprachentwicklungsstörungen, psychomotorische Entwicklung meistens normal. Kleinwuchs. Allelie mit dem ▶ BARBER-SAY-S. ?
Komplikationen durch fehlenden Lidschluss, nicht immer chirurgisch behebbar.
Seit Erstbeschreibung 1977 12 Patienten bekannt. Autosomal rezessiver oder aufgrund einer Teilmanifestation bei dem Vater zweier Patienten autosomal dominanter Erbgang vermutet. Isoliertes Ablepharon bisher nur von wenigen sporadischen Fällen beschrieben, autosomal dominante Mutation vermutet (Chromosom 18q?). Differentialdiagnostisch siehe auch ▶ NEU-LAXOVA-Syndrom, ▶ FRASER-Syndrom, ▶ BARBER-SAY-Syndrom.

Literatur

David, A., A.Gordeeff, J.Baduoal and J.Delaire, Macrostomia, ectropion, atrophic skin, hypertrichosis: another observation. Am.J.Med.Genet. *39* (1991) 112–115.
Ferras, V.E.F., D.G.Melo, S.E.Hansing et al., Ablepharonmacrostomia syndrome: first report of familial occurrence. Am.J.Med.Genet. *94* (2000) 281–283
McCarthy, G.T. and C.M.West, Ablepharon macrostomia syndrome. Dev.Med.Child Neurol. *19* (1977) 659–672.
Pelegrino, J.E., R.E.Schnur, L.Boghosian-Sell et al., Ablepharon macrostomia syndrome with associated cutis laxa: possible localization to 18q. Hum. Genet. *97* (1996) 532–536.
Stevens, C.A. and L.A.Sargent, Ablepharon-Macrostomia syndrome. Am.J.Med.Genet. *107* (2002) 30–37.

OMIM 200110

Aborte, Infertilität

Spontan- bzw. habituelle Aborte werden induziert 1. allein über den mütterlichen Organismus, vor allem bei erhöhter Blutgerinnungsneigung der Mutter, die Störung kann bereits die Implantation des frühen Embryos betreffen: ▶ Faktor-V-Mangel (Faktor Leiden); ▶ Protein-C-Mangel (APC-Resistenz); ▶ Fibrinogen-Varianten; ▶ Antithrombin-Defekte; ▶ Thrombophilie. Entsprechende medikamentöse Behandlung (Aspirin und Heparin) kann erfolgreich sein. 2. durch eine Unverträglichkeit zwischen kindlichem und mütterlichem Organismus (vor allem bei HLA- und Blutgruppenunverträglichkeiten, z.B. werden bei ABO-Inkompatibilität etwa 18% der Früchte bereits in der ersten Schwangerschaftshälfte abgestoßen) und 3. durch meist genetisch bedingte Entwicklungsstörungen des Embryos oder Feten.
Nach neuesten Erkenntnissen führt wahrscheinlich nur <1/3 der Konzeptionen zur Geburt, wobei über die Hälfte der ursprünglich entstandenen Zygoten eine Chromosomenaberration aufweist. 15–20% der bekannten Schwangerschaften enden mit Spontanabort, vorwiegend während des ersten Trimenons. Davon sterben etwa 90% in der 3.–7. Schwangerschaftswoche ab. 66% dieser Aborte lassen sich mit erkennbaren Chromosomenaberrationen erklären. Zwischen der 8. und 10. Woche liegt der Anteil chromosomal bedingter Aborte bei 23%. Vor der 3. Schwangerschaftswoche ist ein entsprechender Nachweis nicht möglich.
97% der chromosomal bedingten Aborte beruhen auf numerischen, nicht familiären Chromosomenaberrationen (▶ *Trisomien*, ▶ *Triploidien*, ▶ *Blasenmolen*). So sterben z.B. 49 von 50 Embryonen mit dem Karyotyp 45,X (▶ ULLRICH-TURNER-Syndrom) und mindestens 1/6 der Embryonen mit dem Karyotyp 47,XX,+21 oder 47,XY,+21 (DOWN-Syndrom) ab. Beide Eltern haben dabei gewöhnlich einen normalen Karyotyp. Die Genommutation entsteht entweder während der Gametogenese (vorwiegend Nondisjunction in der Meiose I) oder während der ersten postzygotischen Kernteilungen. ▶ *Triploidien* sind meistens paternaler Herkunft (Dispermie). Nur bei strukturellen Chromosomenaberrationen muss mit Familiarität, d.h. Vorliegen der Aberration bei einem Elternteil und weiteren Familienmitgliedern gerechnet werden.

Familienberatung

Nach 2 oder 3 Fehlgeburten und Ausschluss gynäkologischer, blutgerinnungsphysiologischer und immunologischer Abortursachen Chromosomenanalyse mit Spezialmethoden indiziert: Bei etwa 3% der Fälle von wiederholten Frühaborten wird bei einem Elternteil (Verhältnis Mütter: Väter ist 2:1) eine strukturelle Aberration gefunden, das ist ca. 6mal mehr als in der Durchschnittsbevölkerung. Aus der Art der Aberration lässt sich jeweils erkennen, mit welcher Wahrscheinlichkeit mit weiteren Aborten und mit der Geburt gesunder oder geschädigter Kinder zu rechnen ist. Bei hohem Risiko für die Geburt geschädigter Kinder sollte eine pränatale Diagnostik in Betracht gezogen werden. Sind beide homologen Chromosomen an der Aberration beteiligt (z.B. ROBERTSON-Translokation), ist die Geburt normaler Kinder ausgeschlossen. In den meisten Fällen von Frühaborten lässt sich jedoch keine gynäkologische oder genetische Ursache erkennen. Dazu gehören die durch Blutgerinnungsneigung der Mutter bedingten und wahrscheinlich auch die Fälle von früher, schwerer Blastogenesestörung mit hohem Wiederholungsrisiko.

Literatur

Boue, J., A.Boue, and P.Lazar. Retrospective and prospective epidemiological studies of 1500 karyotyped human abortions. Teratology *12* (1975) 11–26.

Hoesli, I.M., I.Walter-Göbel, S.Tercanli and W.Holzgreve, Spontaneous fetal loss rates in a non-selected population. Am.J.Med.Genet. *100* (2001) 106–109.

Marteai, T., H.Drake, M.Reid et al., Counselling following diagnosis of fetal abnormality: A comparison between German, Portuguese and UK geneticists. Eur.J.Hum.Genet. *2* (1994) 96–102.

Opitz, J., Blastogenesis and the "Primary fields" in human development. Birth Defects: OAS *29* (1993) 3–37.

Tharapel, A.T., S.A.Tharapel and R.M.Bannerman, Recurrent pregnancy losses and parental chromosome abnormalities: A review. Br.J.Obstet.Gynecol. *92* (1985) 899–914.

ABT-LETTERER-SIWE-Syndrom,
hämophagozytäre maligne infektiöse Retikuloendotheliose; Histiozytose-X-Syndrom; eosinophiles Granulom, disseminierte Lipidgranulomatose, OMENN-Syndrom, Familiäre Hämophagozytäre Histiozytose (FAS)

Gruppe neoplastischer Histiozytosen unterschiedlicher Ätiologie.

Bei den unter verschiedenen Krankheitsbezeichnungen beschriebenen Krankheitsbildern besteht eine histiozytäre Infiltration bzw. Proliferation in unterschiedlichen Geweben bzw. Organen noch unklaren Charakters mit Hyperimmunglobulinämie (infektiös?, neoplastisch?, autoimmunologisch?, genetisch?, graft-versus-host-Reaktion nach materno-fetaler Transfusion?, Cytokin-Regulationsstörung?). Abzutrennen sind eine spezifische, autoimmun bedingte Form (Autoimmun-lymphoproliferatives Syndrom, ALS, CANALE-SMITH-Syndrom, OMIM 601859), bei dem ein Autoantigen, das Apoptosis-Antigen, *APT1, FAS1, FAS2* (OMIM 134637) betroffen ist, sowie das OMENN-Syndrom (Familiäre Eosinophile Retikulose, FER), bei dem Gene der V(D)J-Rekombinations-Aktivierung (*RAG1*) mit involviert sind. ▶ *Lymphoproliferatives Syndrom, X-chromosomales*; ▶ *Sea-blue-Histiozytose.*

Krankheitswert

Erstmanifestation klinischer Erscheinungen im ersten oder zweiten Lebensjahr. Fieberschübe, allgemeine Lymphknotenschwellung. Anämie, Panzytopenie, Hepatosplenomegalie. Dyspnoe. Alopezie, Purpura und exsudative Hauterscheinungen, Diarrhoe sowie dysproportionierter Kleinwuchs und schwere Immuninsuffizienz (OMENN-Syndrom). Destruktive Veränderungen des Skeletts und verschiedener Organe. Teilweise Gehirn mitbetroffen und mit neurologischen Symptomen beginnend. Meistens rasch progredient verlaufend und innerhalb weniger Wochen zum Tode führend. Abgrenzung gegenüber als HAND-SCHÜLLER-CHRISTIAN-S. bezeichneter Histiozytose klinisch und genetisch umstritten. Eine seltene autosomal rezessive Histiozytose mit Infiltration vor allem des Knochenmarks wird von den einzelnen Autoren unterschiedlich entweder abgetrennt oder als Variante des ALS aufgefasst ('hämophagozytäre Retikulose'). Das gleiche gilt auch für eine teilweise generalisierte, lymphohistiozytäre Form der Infiltration ("eosinophiles Knochengranulom") mit wesentlich besserer Prognose. Beim CANALE-SMITH-Syndrom hämolytische Anämie und Thrombozytopenie mit Splenomegalie und intermittierender Lymphadenopathie im Kindesalter, später Besserung aber Neigung zu Lymphomen und anderen Neoplasmen.

Acanthosis nigricans, benigne

Therapiemöglichkeiten
Kortikosteroide, Antibiotika und Zytostatika (Vinblastin) mit unterschiedlichem Erfolg. Knochenmarktransplantation kann erfolgreich sein.

Häufigkeit und Vorkommen
Einzelne Formen unterschiedlich sporadisch oder bei Geschwistern auftretend. Inzidenz etwa 1:50.000.

Genetik
Heterogen. Über die Ätiologie und die Abgrenzungen innerhalb der Gruppe der Histiozytosen besteht noch keine völlige Einigkeit. Die Art des familiären Vorkommens in Geschwisterschaften spricht zunächst nicht gegen die oft vermutete infektiöse Genese. Da das Syndrom jedoch auch bei völlig getrennt aufwachsenden Geschwistern vorkommt und in Anbetracht einer hohen Konsanguinitätsrate der Eltern, wird ein autosomal rezessiver, in einigen Familien ein X-chromosomaler Erbgang für wahrscheinlich gehalten (Genort Xq25). Im malignen Stadium gehäuft Chromosomenaberrationen, besonders des Chromosoms 17(p13), in Knochenmarkzellen. Genorte: 9q21.3–22 (*FAS1*); 10q24.1 (*FAS2*); 11p13 (*RAG1* und 2).

Familienberatung
Häufig intra vitam nicht diagnostiziert. In Anbetracht der Schwere des Krankheitsbildes besondere medizinisch-genetische Betreuung in betroffenen Geschwisterschaften notwendig.

Literatur
Fisher, G.H., F.J.Rosenberg, S.E.Straus et al., Dominant interfering Fas gene mutations impair apoptosis in a human autoimmune lymphoproliferative syndrome. Cell *81* (1995) 935–946.

Glastre, C. et D.Rigal, Le syndrome d'OMENN. Pédiatrie *45* (1990) 301–305.

Stark, B., C.Hershko, N.Rosen et al., Familial hemophagocytic lymphohistiocytosis (FHLH) in Israel. Cancer *54* (1984) 2109–2121.

Straus, S.E., M.Lenardo and J.M.Puck, The CANALE-SMITH syndrome. New Engl.J.Med. *336* (1997) 1457

OMIM 246400, 267700, 312500, 134637, 179615, 601859, 602787, 603552

Acanthosis nigricans, benigne

Genetisch bedingte Dermatose auf der Grundlage einer Genmutation.
Der Basisdefekt bei isolierter A. ist unbekannt. In Kombination mit insulinresistentem Diabetes, Hirsutismus und Hyperinsulinismus liegt ein Insulin-Rezeptordefekt zugrunde.

Krankheitswert
Erstmanifestation bei Geburt oder im Kindesalter bis zur Pubertät. Konfluierende hyperpigmentierte und hyperkeratotische papulöse Herde an der Haut, vor allem in den großen Beugefalten, teilweise nur in den Achseln, kann jedoch auch auf den ganzen Körper übergreifen. Verstärkte Erscheinungen während der Pubertät, danach Besserung z.T. bis zur völligen Abheilung. Gutartig. Bei einem Teil der Fälle Ovarinsuffizienz, Virilisation, Adipositas und insulinresistenter Diabetes mellitus bei Hyperinsulinismus und Endorganresistenz gegen Insulin. Bei dieser Form häufig noch andere endokrine Störungen sowie Hör- und Sehstörungen (▶ ALSTRÖM-*Syndrom*). A. mit ektodermaler Dysplasie (LELIS-Syndrom) bisher von 8 sporadischen Fällen beschrieben.

Therapiemöglichkeiten
Symptomatisch konservativ. An exponierten Stellen eventuell Dermabrasio.

Häufigkeit und Vorkommen
Mehr als 75 eindeutig gesicherte Fälle aus allen Kontinenten beschrieben. Davon etwa die Hälfte familiär. A.n. mit insulinresistentem Diabetes bei Weißen seltener beschrieben als bei anderen Rassen.

Genetik
Der Erbgang ist unregelmäßig, am besten mit autosomal dominant zu umschreiben. Penetranz unvollständig. Expressivität intra- und vor allem interfamiliär variabel. Kombination mit Diabetes mellitus Typ 2 ebenfalls autosomal dominant. Genort des Insulinrezeptors 19p13.3 (*INSR*), A. bei Kraniostenose ▶ CROUZON-*Syndrom*, Genort 4p16 (*FGFR3*). Siehe auch ▶ ALSTRÖM-*Syndrom*, ▶ *Lipodystrophie, generalisierte angeborene*.

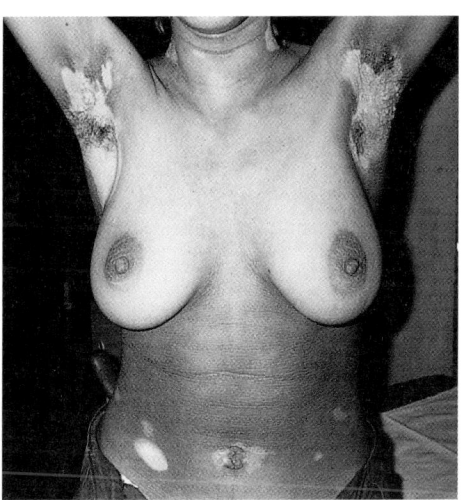

Acanthosis nigricans, benigne. Dunkle, samtartig verdickte und vergröberte Haut im Bereich von Gesicht, Hals, Nacken und Abdomen. Inselartige Areale normal pigmentierter Haut mit verrukös-papillomatösen Veränderungen im Axillenbereich.

Familienberatung

Differentialdiagnose zu anderen Formen der Acanthosis (A.n. maligna, Pseudoacanthosis nigricans mit Adipositas und endokrinen Störungen) wichtig. Siehe auch ▶ ALSTRÖM-Syndrom, ▶ Lipodystrophie, angeborene generalisierte (LAWRENCE-Syndrom), ▶ Cutis verticis gyrata. Abgrenzung zu Dermatosen mit ähnlichen Hauterscheinungen (Ichthyosis hystrix, Verrucosen usw.) oft schwierig. Die nur mit Karzinomen zusammen (Adenokarzinome) auftretende A.n. maligna unterscheidet sich vor allem durch ein meist späteres Manifestationsalter. Bei ihr wurde familiäres Auftreten nur im Rahmen der Grundkrankheit festgestellt.

Literatur

Boor, R., J.Herwig, J.Schrezenmeir et al., Familial insulin resistant diabetes associated with acanthosis nigricans, polycystic ovaries, hypogonadism, pigmentary retinopathy, labyrinthine deafness, and mental retardation. Am.J. Med.Genet. *45* (1993) 649–653.

Burke, J.P., R.Dugggirata, D.E.Hale et al., Genetic basis of acanthosis nigricans in Mexican Americans and its association with phenotypes related to type 2 diabetes. Hum.Genet. *106* (2000) 467–472.

Moller, D.E., O.Cohen, Y.Yamaguchi et al., Prevanlence of mutations in the insulin receptor gene in subjects with features of the type A syndrome of insulin resistance. Diabetes *43* (1994) 247–255.

Steiner, C.E., M.L. Cintra and A.P. Marques-de-Faria, Ectodermal dysplasia with acanthosis nigricans (LELIS syndrom). Am.J.Med.Genet. *113* (2002) 381–384.

Tasjian, D. and M.Jarrat, Familial acanthosis nigricans. Arch.Derm. *120* (1984) 1351–1354.

OMIM 100600, 100170, 147670

Aceruloplasminämie

Von wenigen sporadischen und Geschwisterfällen beschriebene autosomal rezessive Ceruloplasmin-Defizienz im Serum infolge einer Kupfer-Eisen-Stoffwechselstörung. Es kommt zur Hämosiderose in unterschiedlichen Geweben, vor allem in ZNS, Basalganglien, Pankreas, Leber und Retina, aus deren Untergang sich die klinischen Erscheinungen ableiten lassen. Erstmanifestation im 4. oder 5. Lebensjahrzehnt: Choreoathetose, cerebelläre Ataxie, Dysarthrie. Diabetes mellitus, Retinadegeneration. Nachweis und Differentialdiagnose zu WILSON-Syndrom, Hämochromatose und MENKES-Syndrom molekulargenetisch und biochemisch anhand von Serumceruloplasmin-Bestimmung bei niedrigem Bluteisen- und -kupferspiegel sowie hoher Ferritinkonzentration. Genort 3q21-25 (*CP*, Ceruloplasmin).

Literatur

Okamoto, N., S.Wada, T.Oga et al., Hereditary ceruloplasmin deficiency with hemosiderosis. Hum.Genet. *97* (1996) 755–758.

Yoshida, K., K.Furihata, S.Taketa et al., A mutation in the ceruloplasmin gene is associated with systemic hemosiderosis in humans. Nature Genet. *5* (1995) 267–272.

Yazaki, M., K.Yoshida, A.Nakamura et al., A novel splicing mutation in the ceruloplasmin gene responsible for hereditary ceruloplasmin deficieny with hemosiderosis. J.Neurol.Sci. *156* (1998) 30–34.

OMIM 117800

Achalasie

Funktionell oder anatomisch bedingte Verengung des Mageneinganges unterschiedlicher Ätiologie.
Der Basisdefekt bei den genetisch bedingten Formen ist unbekannt (Fibrillin-Synthesestörung?). Beim komplexen AAA-Syndrom besteht eine ACTH-Resistenz und damit Insuffizienz der Nebennieren. Zugrunde liegt der Defekt eines *WD*-Repeat-haltigen Regulatorproteins (Aladin, **A**lacrimie, **A**chalasie, **A**drenale **I**nsuffizienz, OMIM 605378).

Krankheitswert
Erstmanifestation klinischer Erscheinungen im Erwachsenen-, seltener im Kindes- oder Säuglingsalter. Kardiospasmus bzw. terminale Ösophagusstenose führen zu Erweiterung der Speiseröhre, schwerer Dysphagie und Erbrechen mit Aspirationen und pulmonalen Komplikationen. Lebensbedrohliche Zustände. Beim ALLGROVE-Syndrom Erstmanifestation im Kindesalter mit lebensbedrohlichen Episoden von Hypoglykämie aufgrund einer ACTH-resistenten Nebenniereninsuffizienz: AAA (**A**chalasie, **A**lacrimie und ADDISON-Symptomatik oder ALADIN-Syndrom (**A**lacrimie, **A**chalasie, **A**drenale **I**nsuffizienz, Neurologische Störungen).

Therapiemöglichkeiten
Spasmolytika, chirurgische Korrekturen mit gutem Erfolg.

Häufigkeit und Vorkommen
Sporadische und Geschwisterfälle beschrieben. Über 70 Patienten mit ALLGROVE-Syndrom bekannt, Foundereffekt in Nordafrika.

Genetik
Zumindest für einen Teil der Fälle ist autosomal rezessiver Erbgang gesichert. A. mit Mikrozephalie, Achalasie-Mikrozephalie-Syndrom (OMIM 200450) seit 1978 von etwa 10 sporadischen und Geschwister-Fällen beschrieben, autosomal rezessiv. AAA-Syndrom, ALLGROVE-Syndrom, Genort 12q13 (*AAAS*), in einigen Sippen nur Teilsymptomen, z.B. A. mit Alacrimie, s.a. ▶ *Alacrimia congenita*; ▶ *Nebenierenrindeninsuffizienz*.

Familienberatung
Rechtzeitige Diagnose wichtig. Nachweis röntgenologisch (Befund kann normal sein) oder durch Ösophagusmanometrie. Mit Wiederholung innerhalb einer Geschwisterschaft muss vor allem in Verwandtenverbindungen gerechnet werden. A. im Kindesalter kann auf Nebennierenrindeninsuffizienz hinweisen.

Literatur
Handschug, K., S.Sperling, S.-J.K.Yoon et al., Triple A syndrome is caused by mutations in a new WD-repeat protein. Hum.Molec.Genet. *10* (2001) 283–290.

Kasirga, E., F.Özkinay, S.Tütümcüoglu, S.Aydogdu et al., Four siblings with achalia, alacrimia and neurological abnormalities in a consanguineous family. Clin.Genet. *49* (1996) 296–299.

Kreuz, F.R., S.Nolte-Buchholtz, F.Fackler and R.Behrens, Another case of achalasia-microcephaly syndrome. Clin.Dysmorph. *8* (1999) 295–297.

O'Brien, C.J. and H.L.Smart, Familial coexistence of achalasia and non-achalasic oesophageal dysmotility: Evidence for a common pathogenesis. Gut *33* (1992) 1421–1423.

Weber, A., T.F.Wienker, M.Jung et al., Linkage of the gene for the triple A syndrome to chromosome 12q13 near the type II keratin gene cluster. Hum. Molec.Genet. *5* (1996) 2061–2066.

OMIM 200400, 200440, 200450, 231550

ACHARD-Syndrom,
Arachnodaktylie

Genetisch bedingte umschriebene chondroossäre Hyperplasie der Akren auf der Grundlage einer Genmutation.
Der den Erscheinungen zugrunde liegende Basisdefekt ist unbekannt.

Krankheitswert
Es bestehen pathogenetische, wahrscheinlich aber keine genetischen Beziehungen zum MARFAN-Syndrom. Allgemeine Bindegewebsschwäche. Spinnenfingrigkeit, Luxationen und Subluxationen sowie laterale Luxationen der Patellae, Überstreckbarkeit der Hand- und Fußgelenke, Retrogenie. Ohne klinische Bedeutung. Bei einem Teil der Fälle Dysostosen des Hand- und Fußskeletts und der Hirnschädel- und Mandibulaknochen.

Therapiemöglichkeiten
Nicht notwendig.

Häufigkeit und Vorkommen
Schwer einschätzbar, da klinische Abgrenzung zum BEALS-HECHT-Syndrom und zum MARFAN-Syndrom unsicher. Kombination von MARFANoidem Habitus mit Kraniostenose und Abdominalhernien von 7 sporadischen Fällen beschrieben, s.a. ▶ SHPRINTZEN-GOLDBERG-Syndrom.

Genetik
Unregelmäßig autosomal dominanter Erbgang mit unvollständiger Penetranz oder Polygenie werden angenommen. Die Eigenständigkeit als Syndrom ist anzuzweifeln.

Familienberatung
Kein Gegenstand familienberaterischer Betreuung. Differentialdiagnose zu SHPRINTZEN-GOLDBERG-Syndrom, MARFAN- und BEALS-HECHT-Syndrom (normale Größe, Kopfform) notwendig.

Literatur
Duncan, P.A., The ACHARD syndrome. Birth Def., Orig.Art.Ser. *11* (1975) 69–73.
Lacombe, D. and J.Battin, MARFANoid features and craniosynostosis: report of one case and review. Clin.Dysmorphol. *2* (1993) 220–224.
Saal, H., D.I.Bulas, J.Fonda Allen, G.Vezina and D.Walton, Patient with craniosynostosis and MARFANoid phenotype (SHPRINTZEN-GOLDBERG syndrome) and cloverleaf skull. Am.J.Med.Genet. *57* (1995) 573–578.

OMIM 182212

Acheirie

▶ Acheiropodie;
▶ Ektrodaktylie

Acheiropodie

Genetisch bedingte Hand- und Fußlosigkeit auf der Grundlage einer Genmutation.

Der Basisdefekt ist unbekannt. Die Symptomatik wird durch eine Deletion in dem *C7orf2*-Gen der Maus homologen *LMBR1* (**L**imb **M**egion 1) verursacht.

Krankheitswert
Starke Behinderung durch Fehlen von Händen und Füßen sowie Reduktion von Unterarm- und Unterschenkelknochen. Wahrscheinlich hohe intrauterine Mortalität.

Therapiemöglichkeiten
Orthopädische Betreuung, Prothesen.

Häufigkeit und Vorkommen
Fast ausschließlich von 22 Geschwisterschaften mit hoher Konsanguinitätsrate wahrscheinlich portugiesischer Provenienz in Brasilien (Bahia) bekannt (Frequenz 1:250.000).

Genetik
Autosomal rezessiver Erbgang. Genort 7q36 (LMBR1, OMIM 605522) Vollständige Penetranz. Die Bezeichnung A. ist reserviert für den Brasilianischen Typ, der charakterisiert ist durch Hypoplasie von Radius und Ulna einschließlich des Ellenbogengelenkes und durch variable distale Reduktion der Tibia und Fibulaaplasie bei vorhandenem Kniegelenk.

Familienberatung
Für Europa nur differentialdiagnostisch zu bestimmten Embryopathien (Thalidomidschäden usw.) und komplexeren Fehlbildungs-Syndromen (▶ *Aglossie-Adaktylie-Syndrom*) wichtig. Siehe auch ▶ *Peromelie*; ▶ *Aplasia cutis congenita*.

Literatur
Escamilla, M.A., M.C.DeMille, E.Benavides et al., A minimalistic approach to gene mapping: locating the gene for acheiropodia by homozygosity analysis. Am.J.Hum.Genet. *66* (2000) 1995–2000.
Freire-Maia, A., N.Freire-Maia, N.E.Morton et al., Genetics of acheiropodia (the handless and footless families of Brazil. VI.). Formal genetic analysis. Am.J.Hum.Genet. *27* (1975) 521–527.
Morey, M.A. and R.R.Higgins, Ectro-amelia associated with an interstitial deletion of 7q. Am.J.Med.Genet. *99* (1990) 35–95.

OMIM 200500

Achondrogenesis, Anosteogenesis

Genetisch bedingte Knorpelwachstumsstörungen auf der Grundlage jeweils einer Genmutation.
Unter der Bezeichnung Achondrogenesis werden unterschiedliche Fehlbildungskomplexe und Basisdefekte beschrieben:
Bei Typ A handelt sich um ein an der Entwicklung des Knochens beteiligtes Signalprotein in den Chondrozyten (Cartilage Derived Morphogenetic Protein 1, CDMP-1, Wachstums-Differenzierungsfaktor 5, *TGFβ*), dessen Sekretion aus der Zelle unterbleibt, was auch die Sekretion verwandter Proteine beeinflusst, so dass die enchondrale Ossifikation gestört ist. Bei Typ BI die ist die Synthese der Knorpel-Proteoglykane (Sulfatierungs-Defekt der Proteo- und damit der Glykosaminoglykane durch einen Defekt des Diastrophische-Dysplasie-Sulfat/Chlorid-Transportproteins DTDST der Zellmembran in die Proteoglykane der Chondrozyten und Fibroblasten) gestört. Bei Typ BII besteht ein Defekt der an der Entwicklung des Knochens beteiligten α1-Kette des TypII-Kollagens, das durch TypI- und TypIII-Kollagen ersetzt ist, was den Defekt jedoch funktionell nicht kompensieren kann. Eine Beteiligung von *HOX*- oder *PAX*-Genen bei einigen Fällen ist nicht auszuschließen (▶ *Pseudothalidomid-Syndrom*).

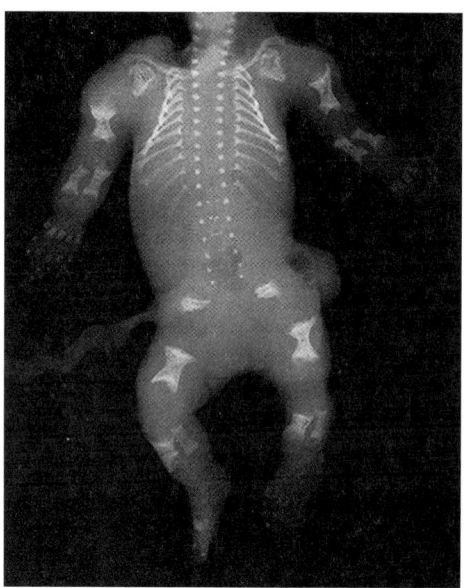

Achondrogenesis. Fetogramm, 4. Schwangerschaftsmonat: Starke Verkürzung der langen Röhrenknochen, becherförmige Metaphysen, schwer dysplastische Schulterblätter und Beckenschaufeln. Platyspondylie. (M. Urban)

Häufigkeit und Vorkommen

Seit Erstbeschreibung 1952 durch GREBE mehr als 65 sporadische und Geschwisterfälle bekannt, davon von 6 Sippen mit 21 betroffenen Geschwisterschaften aus einer Provinz in Brasilien. Daneben einzelne Fälle auch in Europa, Indien, Argentinien und wahrscheinlich auch Vietnam (ursprünglich als Kriegsfolge durch Agent-Orange bei exponierten Müttern angesehen) beschrieben.

Genetik

Autosomal rezessive Punktmutation mit dominant negativer Wirkung durch Heterodimerbildung des veränderten CDMP-1 mit verwandten morphogenetischen Proteinen. Allelie (0-Mutation) zur ebenfalls autosomal rezessiven Akromesomelen Chondrodysplasie Typ HUNTER-THOMPSON (OMIM 201250) sowie zur Brachydaktylie C und zum DUPAN-Syndrom (▶ *Fibula-Anomalien*). Hypochondrogenesis verschiedenen Grades ist offensichtlich Ausdruck von variabler Expressivität verschiedener rezessiver Allele bei Homozygotie oder (Compound-) Heterozygotie. Genort 20q11.2 (*CDMP-1*).

Typ A. GREBE-Chondrodysplasie;
Achondrogenesis Typ GREBE (Brasilianischer Typ, Typ GREBE-QUELCE-SALGADO, OMIM 200700):

Krankheitswert
Hochgradige, nach distal zunehmende Hypoplasie der Extremitäten und Extremitätengelenke bei normaler Ausbildung des Rumpf- und Schädelskeletts. Finger und Zehen können als Stummel mit Nägeln angelegt sein, z.T. postaxiale Polydaktylie. Mildere Form als Hypochondrogenesis bezeichnet: Postaxiale Polydaktylie, Brachydaktylie, Flexionskontrakturen der Finger, Fehlbildungen des Fußskeletts.

Therapiemöglichkeiten
Unbekannt.

Familienberatung
Heterozygote molekulargenetisch und röntgenologisch an verkürzten Metacarpalia und -tarsalia sowie Mittelphalangen erkennbar. Pränatale Diagnostik durch Ultraschall innerhalb des 2. Trimenons möglich.

Typ B. Achondrogenesis, letale

Zwei Typen einer schweren Chondrodysplasie: Typ I (IA und IB): Typ PARENTI-FRACCARO-HOUSTON-HARRIS (OMIM 200600, 600972) Typ II: Typ FRACCARO-LANGER-SALDINO (OMIM 200610)

Krankheitswert
Totgeborene oder nicht lebensfähige Neugeborene. Kleinwuchs, stark verkürzte Extremitäten bei fehlender Verknöcherung vor allem des Achsenskeletts. Kopf normal groß. Häufig Hydramnion. Diaphysäre Konstriktionen der langen Röhrenknochen. Septierung des Knorpels (Hyperplasie von Bindegewebszellen). Bei Typ BII Extremitätenknochen z.T. nur noch amorphe Masse, ausnahmsweise Polydaktylie (Grenze zu den Thoraxdystrophie-Polydaktylie-Syndromen unscharf). Bei Typ BI zusätzlich Ossifikationsstörungen der Schädelknochen, multiple Rippenfrakturen. Lange Röhrenknochen kurz und gebogen.

Therapiemöglichkeiten
Unbekannt.

Häufigkeit und Vorkommen
56 Geschwister- und sporadische Fälle, häufig aus Verwandtenverbindungen, beschrieben.

Genetik
Heterogen. Jeweils autosomal rezessiver Erbgang. Genorte: Typ BI 5q31-33 (*DTDST*), Allelie mit der diastrophischen und dem Typ I der metatropischen Dysplasie und der ▶ *Atelosteogenesis Typ II*; Typ BII 12q13.11-13.2 (*COL2A1*), Allelie mit ▶ *Dystrophia spondylo-epiphysaria congenita* SPRANGER-WIEDEMANN; ▶ KNIEST-Syndrom, ▶ MARSHALL-Syndrom (STICKLER-Syndrom), ▶ *Hypochondrogenesis*.

Familienberatung
Pränatale Diagnostik durch Ultrasonografie und Amniofetografie innerhalb des 2. Trimenons möglich. Differentialdiagnose zu schweren Formen von ▶ *Hypophosphatasie*, ▶ *Osteogenesis imperfecta*, ▶ PARROT-*Syndrom*, ▶ *Pseudothalidomid-Syndrom* und ▶ *thanatophorer Dysplasie* röntgenologisch wichtig. Siehe auch ▶ *Thoraxdystrophie-Polydaktylie-Syndrom*.

Literatur
Bogaert, R., G.E.Tiller, M.A.Weis et al., An amino acid substitution (Gly 953-Glu) in the collagen alpha1(II) chain produces hypochondrogenesis. J.Biol.Chem. *267* (1992) 22422–22526.

Cai, G., M.Nakayama, Y.Hiraki and K.Ozono, Mutational analysis of the *DTDST* gene in a fetus with achondrogenesis type 1B. Am.J.Med.Genet. *78* (1998) 58–60.

Cormier-Daire, V., R.Savarirayan, R.S.Lachman et al, „Baby Rattle" pelvis dysplasia. Am.J.Med.Genet. *100* (2001) 37–42.

Costa, T., G.Ramsby, F.Cassia, K.-R.Peters et al., GREBE syndrome: Clinical and radiographic findings in affected individuals and heterozygous carriers. Am.J.Med.Genet. *75* (1998) 523–529.

Curtis, D., Heterozygote expression in GREBE Chondrodysplasia. Clin.Genet. *29* (1986) 455–456.

Eyre, D.R., M.P.Upton, F.D.Shapiro et al., Nonexpression of cartilage type II collagen in a case of LANGER-SALDINO achondrogenesis. Am.J.Hum.Genet. *39* (1986) 52–67.

Faiyaz-Ul-Haque, M., W.Ahmad, A. Wahab et al., Frameshift mutation in the Cartilage-Derived Morphogenetic Protein 1 (CDMP1) gene and severe acromesomelic chondrodysplasia resembling GREBE-type chondrodysplasia. Am.J.Med.Genet. *111* (2002) 31–37.

Kulkarni, M.L., B.Kumar and A. Nasser, GREBE syndrome: a very severely affected case. J.Med.Genet. *32* (1995) 326–327.

Langer, L.O., J.Cervenka and M.Camargo, A severe autosomal recessive acromesomelic dysplasia, the HUNTER-THOMPSON type, and comparison with the GREBE type. Hum.Genet. *81* (1989) 323–328.

Lin, A.E., P.G.Wheeler and R.Smith, GREBE syndrome in Vietnamese sisters: not Agend Orange. Clin.Genet. *59* (2001) 25–27.

Superti-Furga, A., A defect in the metabolic activation of sulfate in a patient with achondrogenesis type IB. Am.J.Hum.Genet. *55* (1994) 1137–1145.

Achondroplasie

Superti-Furga, A., Achondrogenesis type IB. J.Med. Genet. *33* (1996) 957-961.

Thomas, J.T., M.W.Kilpatrick, K.Lin et al., Disruption of human limb morphogenesis by a dominant negative mutation in CDMP-1. Nature Genet. *7* (1997) 58–64.

Thomas, J.T., K.Lin, M.Nandedkar et al., A human chondrodysplasia due to a mutation in a TGF-β superfamily. Nature Genet. *12* (1996) 315–317.

OMIM 200600, 200610, 200700, 200710

Achondroplasie
▶ Parrot-Syndrom

Achromatopsie
▶ Farbenblindheit, totale

Acne inversa,
Hidradenitis suppurativa, Perifolliculitis capitis, Akne-Triade, Akne-Tetrade

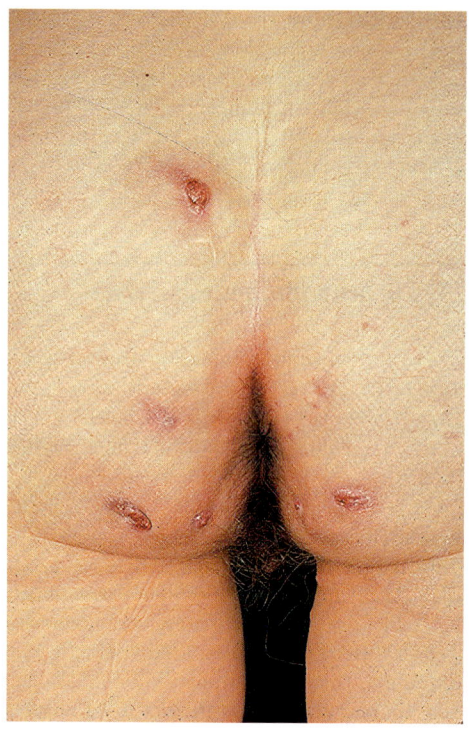

Acne inversa. Acne inversa in typischer Lokalisation an Gesäß und Rima ani. (W. Küster)

Genetisch bedingte Hauterkrankung auf der Grundlage einer Genmutation.
Den Entzündungen der Talgdrüsen und terminalen Haarfollikel liegt eine follikuläre Retentionshyperkeratose zugrunde, für die ein Basisdefekt (Lipidstoffwechsel-Störung der Haut?) unbekannt ist. Es kommt zu Rupturen der Follikel und Fettsäuren-unterstütztem bakteriellem Befall, Fremdkörpergranulomen und abszedierender Fistelbildung.

Krankheitswert
Erstmanifestation der schweren Talgdrüsen- und Haarfollikel-Akne auf dem Boden von Komedonen im ersten Lebensjahrzehnt. Lokalisation vor allem in den großen Hautfalten und am behaarten Kopf unter Aussparung des Gesichtes: Axillär, perianal, perigenital, submammär. Starke Belastung durch großflächige Eiterungen und Abszesse.

Therapiemöglichkeiten
Chirurgische Sanierung der Herde mit vorübergehendem Erfolg.

Häufigkeit und Vorkommen
Seit Erstbeschreibung 1907 und näherer Definition 1951 meist sporadische aber auch familiäre Fälle in mehreren Generationen bekannt.

Genetik
Autosomal dominanter Erbgang.

Familienberatung
Wegen zu offensichtlichen Dunkelziffer sorgfältige familienanamnestische Erhebungen notwendig. Von vollständiger Penetranz muss ausgegangen werden. Differentialdiagnose zu Acne conglobata anhand der Lokalisation möglich. Siehe auch PAPA.

Literatur
Küster,W., O.Rödder-Wehrmann und G.Plewig, Acne inversa. Pathogenese und Genetik. Hautarzt *42* (1991) 2–4

Melnik, B. und G.Plewig, Neue lipidchemische Aspekte der follikulären Verhornungsstörung bei Acne vulgaris. Z. Hautkr. *63* (1988) 591–396.

Rödder-Wehrmann, O., W.Küster und W.Plewig, Acne inversa. Diagnose und Therapie. Hautarzt *42* (1991) 5–8.

OMIM 142690

Acne
s.a.
▶ PAPA

Acrocallosal syndrome
▶ Akro-callosum-Syndrom

Acrokeratosis papulosa inversa
▶ Akrokeratoelastoidosis

ACTH, Nichtansprechbarkeit auf
▶ Nebennierenrindeninsuffizienz

Acusticus-Neurinom
▶ Neurofibromatose 2

Acyl-CoA-Dehydrogenase-Mangel,
Multipler CoA-Dehydrogenase-Mangel, Ethylmalonazidurie

Genetisch bedingte Mitochondriopathie auf der Grundlage einer Genmutation.
Der Gendefekt manifestiert sich in einer Aktivitätsminderung jeweils einer von vier Acyl-CoA-Dehydrogenasen. Dadurch ist die β-Oxidation von Fettsäuren der entsprechenden spezifischen Kettenlänge in den Mitochondrien und damit deren Abbau gestört. Betroffen sind die mittel- (C6-C14, Medium-chain acyl-CoA Dehydrogenase, MCAD), langkettigen (vor allem C16-C18, LCAD) oder sehr langkettigen (>C18, VLCAD), vereinzelt auch kurzkettige (Methylbutyryl-CoA-Dehydroenasedefekt, α-Methylbutyrylglycinurie, OMIM 600301) Fettsäuren.

Es kommt zur Ablagerung in verschiedenen Organen, vor allem in der Leber und im Muskel, zu einem ursächlich noch nicht geklärten Carnitin-Mangel (s.a. ▶ *Carnitin-Mangel-Myopathie*), zur Hypoglykämie und zum Abbau auf Nebenwegen (Omegaoxidation) mit Ausscheidung von Dicarbonsäuren im Urin. Siehe auch ▶ *Glutarazidurie (Typ IIa)* und ▶ *3-Hydroxyacyl-CoA-Reduktase-Mangel*.

Krankheitswert
Erstmanifestation klinischer Erscheinungen je nach Typ bzw. Länge der betroffenen Fettsäuren unterschiedlich im Neugeborenen- und Kindesalter (lang- und mittellangkettige, mit hypertropher Kardiomyopathie und geringer Lebenserwartung) bis Erwachsenenalter (leichtere Form ohne Azidose, kurzkettige Fettsäuren). Hypoglykämische Anfälle bis zum Koma, Lethargie, Muskelhypotonie, chronische Myopathie. Hyperammonämie, Leberverfettung. Das Krankheitsbild entspricht teilweise dem des REYE-Syndroms und kann in den ersten Jahren ohne bis dahin auffällige Symptome zum plötzlichen Kindstod führen.

Therapiemöglichkeiten
Alimentäre Vermeidung der Hypoglykämie wichtig. Fettarme, kohlenhydratreiche Diät mit befriedigendem Erfolg. In einem Teil der Fälle können L-Carnitin- und Riboflavin-Gaben die Anfälle verhindern helfen. In Notsituationen Glukoseinfusion.

Häufigkeit und Vorkommen
Seit Erstbeschreibung 1976 mehrere Geschwisterschaften und sporadische Fälle publiziert. Offensichtlich häufig nicht diagnostiziert. Inzidenz 1:20.000–10.000. Meistens Gen für die MCAD (*ACDM*) betroffen.

Genetik
Heterogen. Jeweils autosomal rezessiver Erbgang. Wahrscheinlich gehört ein Teil der Fälle mit carnitinrefraktärer systemischer ▶ *Carnitin-Mangel-Myopathie* hierher. Genorte: 10q25-26 (*ACDS*, kurzkettige, OMIM 606885), 11q25 (*ACAD8* = *MCAD*, kurz-/Verzweigtkettige, OMIM 604773), 1p31 (*ACDM*, mittelkettige, OMIM 607008), 2q34-35 (*ACDL*, langkettige, OMIM 210460), 17p13 (*ACDVL*, sehr langkettige Fettsäuren, OMIM 201475, neonatale Form).

Die Ethylmalonazidurie (Ethylmalonenzephalopathie, OMIM 602473) mit Petechien, Akrozyanose, chronischer Diarrhoe und Hirnfehlbildungen beruht offensichtlich auf einem anderen Basisdefekt.

Familienberatung
Verdachtsdiagnose bei nichtketotischen hypoglykämischen Anfällen und REYE-Syndrom. Nachweis molekulargenetisch nach Screening auf Aminoazidurie (Nachweis einer Phenylpropionylglyzin-Ausscheidung an Stelle von Hippursäure nach Phenylpropionsäure-Belastung (Aminosäureausscheidung kann auch normal sein) sowie Enzymaktivitätsbestimmung in Fibroblasten und Leukozyten. Nach dem gleichen Prinzip Heterozygoten-Nachweis möglich. Pränatale Diagnostik durch Messung der CAD-Aktivität im Chorionbioptat und in kultivierten Fruchtwasserzellen durchführbar. Früherkennung kann lebensrettend sein. Geschwister von plötzlich verstorbenen Kindern (▶ *Kindstod, plötzlicher*) sollten vorsorglich auf entsprechende Störungen untersucht werden.

Literatur
Bennett, M.J., P.M.Coates, D.E.Hale et al., Analysis of abnormal urinary metabolites in the newborn period in medium-chain acyl-CoA dehydrogenase. J.Inherit.Metab.Dis. *13* (1990) 707–715.
Gregersen, M., B.S.Andresen, P.Bross et al., Molecular characterization of medium-chain acyl-CoA dehydrogenase (MCAD) deficiency: identification of a lys329 to glu mutation in the MCAD gene, and expression of inactive mutant enzyme protein in E.coli. Hum.Genet. *86* (1991) 545–551.
Iolascon, A., T.Parrella, S.Perrotta et al., Rapid detection of medium chain acyl-CoA dehydrogenase gene mutations by non-radioactive, single strand conformation polymorphism minigels. J.Med.Genet. *31* (1994) 551–554.
Kemp, M.P., B.B.Little, R.O.Bost and D.B.Dawson, Whole blood levels of dodecanoic acid, a routinely detectable forensic marker for genetic disease often misdiagnosed as sudden infant death syndrome (SIDS): MCAD deficiency. Am.J.Forensic Med. Pathol. *17* (1996) 79–82.
Naito, E., Y.Indo and K.Tanaka, Identification of two variant short chain acyl-coenzyme A dehydrogenase alleles, each containing a different point mutation in a patient with short chain acyl-coenzyme A dehydrogenase deficiency. J.Clin.Invest. *85* (1990) 1575–1582.

Nowaczyk, M.J.M., S.I.Blaser and J.T.R.Clarke, Central nervous system malformations in ethylmalonic encephalopathy. Am.J.Med.Genet. *75* (1998) 292–296.
Treem, W.R., C.A.Stanley. D.E.Hale et al., Hypoglycemia, hypotonia, and cardiomyopathy: the evolving clinical picture of long-chain acyl-CoA dehydrogenase deficiency. Pediatrics *87* (1991) 328–333.
Vianey-Saban, C., P.Divry, M.Brivet et al., Mitochondrial very-long-chain acyl-coenzyme A dehydrogenase deficiency: clinical characteristics and diagnostic considerations in 30 patients. Clin.Chim.Acta *269* (1998) 43–62.
Zschocke, J., A.Schulze, M.Lindner et al., Molecular and functional characterisation of mild MCAD deficieny. Hum.Genet. *108* (2001) 404–408.

OMIM 201450, 201460, 201470, 201475, 602473, 604773

Adaktylie
▶ Ektrodaktylie;
▶ Acheiropodie

Adaktylie-Aglossie-Syndrom
▶ Aglossie-Adaktylie-Syndrom

ADAM-Sequenz
▶ Schnürfurchenbildung

ADAMS-OLIVER-Syndrom
▶ Aplasia cutis congenita

ADDISON-Syndrom
▶ Nebennierenrindeninsuffizienz, angeborene

Adenin-Phosphoribosyltransferase-Mangel

Störung des Purinstoffwechsels, die bei Homozygoten zur Urolithiasis (nicht eingebautes

Adenin wird zu unlöslichem 2,8-Dihydroxyadenin oxidiert) bereits im Kindesalter führt. Therapie mit Allopurinol und purinarmer Diät erfolgreich.

Bisher etwa 183 Fälle, vor allem aus Japan, beschrieben, Heterozygotenfrequenz 1%, abgesehen von dem häufigeren endemischen japanischen Typ (Allel *APRT-J*). Mindestens sieben Allele mit entsprechenden Compound -Heterozygoten bekannt. Genort 16q24 (APRT). Nachweis enzymatisch, anhand einer erhöhten Adenin-Ausscheidung im Urin und durch Inkorporation von radioaktiv markiertem Adenin in Erythrozyten. Nach diesem Prinzip und durch in-vitro-Kultivierung von Lymphozyten mit 2,6-Diaminopurin (APRT-abhängiges Zytotoxin) Heterozygotennachweis möglich.

Literatur

Hakoda, M., H.Yamanaka, N.Kamatani and N.Kamatani, Diagnosis of heterozygous states for adenine phosphoribosyltransferase based on detection of in vivo somatic mutants in blood T cells: Application to screening of heterozygotes. Am.J.Hum.Genet. *48* (1991) 536–545.

Menardi, C., R.Schneider, F.Neuschmid-Kaspar et al., Human APRT deficiency: Indication for multiple origins of the most common caucasian mutation and detection of a novel type of mutation involving intrastrand-templated repair. Hum.Mutation *10* (1997) 251–255.

Taniguchi, A., M.Hakoda, H.Yamanaka et al., A germline mutation abolishing the original stop codon of the human adenine phosphoribosyltransferase (APRT) gene leads to complete loss of the enzyme protein. Hum.Genet. *102* (1998) 197–202.

Zöllner, N. and U.Gresser, Nephrolithiasis in twins with APRT-deficiency. Stones as a marker of an inborn error of metabolism. Bildgebung Imaging *57* (1990) 64–66.

OMIM 102600

Adenoma sebaceum

Gutartige Neoplasie der Talgdrüsen unterschiedlicher Ätiologie.

Als A.s. (PRINGLE) bezeichnetes Fibroangiom des Gesichtes, symptomatisch bei tuberöser ▶ *Sklerose*. Isoliertes Auftreten im 5. bis 6. Lebensjahrzehnt kann auf familiäre Krebsneigung hindeuten: Endometrium-Karzinom, Adenokarzinom oder gastrointestinale Tumoren. Bei diesbezüglich positiver Familienanamnese sollten Vorsorgeuntersuchungen durchgeführt werden.

Literatur

Tschang, T.P., E.Poulos, C.K.Ho and T.T.Kuo, Multiple sebaceous adenomas and intestinal malignant disease: A case report with chromosomal analysis. Hum.Path. *7* (1976) 589–594.

OMIM 191100

Adenomatose, endokrine, familiäre, Typ I,
WERMER-Syndrom, Polyadenomatose Typ I, Multiple Endokrine Neoplasien (MEN1)

Genetisch bedingte Adenomatose bzw. Drüsenhyperplasie auf der Grundlage einer Suppressorgenmutation.

Es entwickeln sich Adenome bzw. Hyperplasien unterschiedlicher hormonaler Aktivität und Lokalisation: Parathyreoidea, Inselzellen, Adenohypophyse, Nebenniere, Mukosa. Die klinische Symptomatik lässt sich aus der Hypersekretion der beteiligten Drüsen ableiten. Der Basisdefekt betrifft ein Menin genanntes Protein mit unbekannter Funktion. Keimbahnmutationen des entsprechenden Gens (*MEN1*) kommen auch bei sporadischen Fällen von Tumoren der Parathyreodea und beim familiären Hyperparathyreoidismus vor.

Krankheitswert

Erstmanifestation klinischer Erscheinungen meistens im 2. oder 3. Lebensjahrzehnt, seltener im Kindesalter. In 95% der Fälle primärer Hyperparathyreoidismus, Pankreastumoren zwischen 30 und 80% der Fälle. Hypergastrinismus mit gastrointestinalen Beschwerden, Hyperazidität und Ulcera (ZOLLINGER-ELLISON-Syndrom). Hypophysentumoren in 50 bis 70% der Fälle mit Hypophyseninsuffizienz und dysregulatorischen Ausfallserscheinungen, Gonadenatrophie. Gesichtsfeldeinengung. Nierenkoliken. Metastasierung selten. 80% der Merkmalsträger sterben an Pankreastumoren.

Adenomatose, endokrine familiäre, Typ IIA und IIB

Therapiemöglichkeiten

Je nach Beteiligung einzelner Drüsensysteme unterschiedliche symptomatische Behandlung bzw. chirurgische Maßnahmen mit meist vorübergehendem Erfolg. H2-Rezeptoren-Antagonisten bei Gastrinomen erfolgreich. Früherkennung wichtig.

Häufigkeit und Vorkommen

Über 220 Fälle publiziert. Frequenz 1:5.000-1.000. Große Sippen mit Merkmalsträgern in aufeinanderfolgenden Generationen beschrieben.

Genetik

Autosomal dominanter Erbgang. Genort 11q13 (*MEN1*, *SCG2*), entsprechende Mutationen kommen auch bei anderen sporadischen neuroendokrinen Tumoren vor, z.B. bei Aldosteronproduzierenden adrenokortikalen Tumoren. Tumorentstehung durch konstitutionelle rezessive Suppressorgen-Mutation und einen zweiten somatischen Mutationsschritt im gleichen Locus (Heterozygotie-Verlust, LOH). Genetische Beziehungen zu klinisch und nosologisch nicht immer eindeutig abgrenzbaren Syndromen (▶ ZOLLINGER-ELLISON-*Syndrom*, Hyperparathyreoidismus – oligosymptomatische Formen?) lassen sich z.T. erkennen. Symptomatische Überschneidungen mit den Typen II und III kommen vor.

Familienberatung

Differentialdiagnose zu anderen genetisch bedingten Adenomatosen (s. Typ II), zu Ulcus duodeni und ventriculi anderer Genese, zum isolierten, sporadischen ZOLLINGER-ELLISON-Syndrom und zum primären ▶ *Hyperparathyreoidismus* wichtig. Beginnt meist monoglandulär mit Hyperparathyreoidismus. Mit einer intrafamiliär relativ konstanten Beteiligung verschiedener Drüsen kann gerechnet werden. Beim Auftreten eines Merkmalsträgers sollten prophylaktisch auch erscheinungsfreie Verwandte engmaschig untersucht werden. Früherkennung mit Hilfe endokrinologischer Screeningmethoden und präsymptomatische Diagnostik gefährdeter Anlageträger in betroffenen Familien molekulargenetisch möglich.

Literatur

Agarwal, S.K., M.B.Kestner, L.V.Debelenko et al., Germline mutations of the MEN1 gene in familial multiple endocrine neoplasia type 1 and related states. Hum.Molec.Genet. *6* (1997) 1169–1175.

Bassett, J.H.D., S.A.Forbes, A.A.J.Pannett et al., Characterization of mutations in patients with multiple endocrine neoplasia type 1. Am.J.Hum.Genet. *62* (1998) 232–244.

European Consortium on MEN1, Linkage disequilibrium studies in multiple endocrine neoplasia type 1 (MEN1). Hum.Genet. *100* (1997) 657–665.

Jung, R.T., A.M.Grant, M.Davie et al., Multiple endocrine adenomatosis (type I) and familial hyperparathyroidism. Postgrad.Med.J. *54* (1978) 92–94.

Lamers, C.B., J.T.Buis and J.van Tongeren, Secretion stimulated serum gastrin levels in hyperparathyroid patients from families with multiple endocrine adenomatosis type I. Ann.Intern.Med. *86* (1977) 719–724.

Manickam, P., S.C.Guru, L.V.Debelenko et al., Eighteen new polymorphic markers in the multiple endocrine neoplasia type 1 (MEN1) region. Hum. Genet. *101* (1997) 102–108.

Peters, H., G.Pape, D.Völker et al., Klinik und molekulargenetische Diagnostik des MEN1 Syndroms. Medgen *10* (1998) 287–289.

Stuhrmann, M., Der direkte Gentest beim familiären medullären Schilddrüsenkarzinom und bei MEN-Syndromen. Nachweis von Mutationen in *RET*-Proto-Onkogenen erspart Screening-Untersuchungen. Fortschr.Med. *113* (1995) 25–28.

OMIM 131100

Adenomatose, endokrine familiäre, Typ IIA und IIB,
SIPPLE-Syndrom, Multiple endokrine Neoplasien (MEN2A und MEN2B)

Genetisch bedingte Adenomatose auf der Grundlage einer Genmutation.
Zugrunde liegt die Mutation eines *RET*-Protoonkogens, das einen Transmembran-Protein-Tyrosinkinase-Rezeptor codiert, der u.a. eine transformierende Wirkung auf Zellen aus der Neuralleiste (parafolliculäre Zellen der Schilddrüse und andere chromaffine Zellen) ausübt. Der pathogenetische Zusammenhang mit der Tumorentstehung ist noch nicht klar.

Krankheitswert

Erstmanifestation klinischer Erscheinungen meist im 2. oder 3. Lebensjahrzehnt, seltener im Kindesalter. Kombination aus medullärem Schilddrüsenkarzinom, Phäochromozytomen und Nebenschilddrüsen-Adenomen: MEN2. Medulläres Schilddrüsenkarzinom (100% der Betroffenen), Phäochromome (bei 50%), oft beidseitig, aber nicht immer synchron und Nebenschilddrüsen-Adenome (bei ca. 20%) in mehreren oder allen Nebenschilddrüsen: MEN2A (Kombination bei 80% der Familien. Bei 15% der Familien Sonderform mit isoliert auftretenden Schilddrüsen-Karzinomen: FMTC (Familial Medullary Thyroid Carcinoma). Wesentlich aggressivere Sonderform mit zusätzlichen mukokutanen Neuromen und MARFAN-oidem Habitus (5 - 6% der Familien, davon 40 bis 60% Neumutationen): MEN2B, WAGENMANN-FROBOESE-Syndrom oder MEN3.

Therapiemöglichkeiten

Thyreoidektomie und chirurgische Entfernung der Phäochromozytome mit vorübergehendem Erfolg. Früherkennung wichtig.

Häufigkeit und Vorkommen

Über 200 Fälle beschrieben. Frequenz 1:5.000-1.000. Sowohl von Typ IIA als auch von Typ IIB Sippen mit Merkmalsträgern in aufeinanderfolgenden Generationen bekannt.

Genetik

Jeweils autosomal dominanter Erbgang. Genetische Beziehungen zum isolierten papillären Schilddrüsen-Ca, zum ▶ *Phäochromozytom* und zum familiären Schilddrüsenadenom bestehen über beteiligte Mutationen des *RET*-Protoonkogens. Sippenspezifische Überschneidungen der Typen I und II kommen vor. Das medulläre Schilddrüsen-Ca. tritt häufig auch isoliert familiär im Sinne eines autosomal dominanten Erbganges auf. Aktivierung durch DNA-Rearrangement im *RET*-Protoonkogen wird vermutet (Zwei-Mutationen-Theorie, ▶ *Krebs*). Genort für *RET*, MEN II und III sowie medulläres Schilddrüsen-Ca. (OMIM 155420) und einen Typ des ▶ *HIRSCHSPRUNG-Syndroms*: 10q11.2. Allelie verschiedener klinisch abgrenzbarer Typen. Ein weiteres verursachendes Suppressorgen für die erwähnten endokrinen Neoplasien liegt in 1p36-p35.

Familienberatung

Differentialdiagnose zur endokrinen Adenomatose Typ I molekulargnetisch und anhand der beteiligten Organe, zum isolierten Phäochromozytom (meist einseitig), zum isolierten, nicht familiären Schilddrüsenadenom (einseitig, später manifest) und zum primären Hyperparathyreoidismus wichtig. Präsymptomatischer Nachweis und Erfassung latenter Merkmalsträger molekulargenetisch (Nachweis von *RET*-Mutationen) oder durch Calcitonin-Bestimmung nach Pentagastrin-Stimulation bzw. Ca-Infusion im Serum möglich. Bei Auftreten eines Merkmalsträgers sollten auch gesunde Verwandte im Hinblick auf prophylaktische Maßnahmen untersucht werden. Prophylaktische Thyreoidektomie schon im Kindesalter wird empfohlen. Mit einer intrafamiliären Konstanz des Untertyps und der klinischen Erscheinungen kann gerechnet werden.

Literatur

Boccia, L.-M., J.S.Green, C.Joys et al., Mutation of RET codon 768 is associated with the FMTC phenotype. Clin.Genet. *51* (1997) 81–85.

Donis-Keller, H., S.Dou, D.Chi et al., MEN 2A and FMTC. Hum.Mol.Genet. *2* (1993) 851–856.

Höppner, W., Molekulargenetische Diagnostik der multiplen endokrinen Neoplasie Typ 2A und 2B. medgen *10* (1998) 290–292.

Howe, J.R., T.C.Lairmore, S.K.Mishra et al., Improved predictive test for MEN2 using flanking dinucleotide repeats and RFLPs. Am.J.Hum.Genet. *51* (1992) 1430–1442.

Morrison, P.J. and N.C.Nevfin, Multiple endocrine neoplasia type 2B (mucosal neuroma syndrome, WAGENMANN-FROBOESE syndrome. J.Med.Genet. *33* (1996) 779–782.

Pausova, Z., E.Soliman, N.Amizuka et al., Role of the *RET* proto-oncogene in sporadic hyperparathyroidism and in hypoparathyroidism of multiple endocrine neoplasia type 2. J.Clin.Endocrinol.Metab. *81* (1996) 2711–2718.

Williamson, C., A.A.J.Pannnet, J.T.Pang et al., Localisation of a gene causing endocrine neoplasia to a 4 cM region on chromosome 1p35-p36. J.Med.Genet. *34* (1997) 617–619.

Xue, F., H.Yu, L.H.Mauer et al., Germline *RET* mutations in MEN 2A and FMTC and their detection by simple DNA diagnostic tests. Hum.Molec.Genet. *3* (1994) 635–638.

OMIM 162300, 171400

Adenomatose
▶ Lentigines (CARNEY-Syndrom)

Adenosin-Desaminase-Mangel

Genetisch bedingte Purinstoffwechselstörung auf der Grundlage einer Genmutation.
Der Gendefekt manifestiert sich in einem Fehlen der Adenosin-Desaminase in blutbildenden und anderen Geweben. Dadurch entsteht ein Stoffwechselblock bei der Umwandlung von Adenosin in Inosin mit Anhäufung von Adenin und 2'Desoxyadenosin im Zytoplasma. Durch die Speicherung dieser Metaboliten wird vor allem die T-Zell-Reifung, -Proliferation und -Funktion gestört, woraus sich die klinische Symptomatik erklärt.

Krankheitswert
Erstmanifestation klinischer Erscheinungen innerhalb der ersten Lebenstage oder -wochen. Schweres Combiniertes Immun-Defizit-Syndrom (SCID) mit rezidivierenden Infekten, vor allem des Respirationstraktes. Leichte Skelettdysplasien. Sekundär Hypothermie und Hypoglykämie. Tod innerhalb weniger Wochen.

Therapiemöglichkeiten
Stammzell- und allogene Knochenmarktransplantation aussichtsreich. Eventuell auch Transplantation von fetaler Leber bzw. Thymus erfolgreich. Gaben von Desoxycytidin und gereinigten Enzymen unbefriedigend. Neuerdings Versuche einer Gentherapie nicht gelungen bzw. abgebrochen.

Häufigkeit und Vorkommen
Genfrequenz ca. 1:10.000. Wahrscheinlich liegt etwa 50% der Fälle mit schwerem kombiniertem Immunmangel-Syndrom ein Adenosin-Desaminase-Mangel zugrunde.

Genetik
Autosomal rezessiver Erbgang. Genort 20q13.11 (*ADA*). Heterogen, mehrere Allele bekannt.

Familienberatung
Nachweis anhand der fehlenden Transformierbarkeit der Lymphozyten und der fehlenden Adenosin-Desaminase-Aktivität im Erythrozytenhämolysat (Stärkegel-Elektrophorese oder Spektrophotometrie). Nach dem gleichen Prinzip Heterozygoten-Nachweis möglich. Differentialdiagnose zu anderen schweren kombinierten ▶ *Immundefekten* wichtig. Screeningtest fluorometrisch aus Blut (Filterpapiermethode). Pränatale Diagnostik durch Bestimmung der Adenosin-Desaminase aus Chorionbioptaten oder kultivierten Fruchtwasserzellen.

Literatur
Aitken, D.A., D.H.Gilmore, C.A.Frew et al., Early prenatal investigation of a pregnancy at risk of adenosine deaminase deficiency using chorionic villi. J.Med.Genet. 23 (1986) 52–54.

Hirschhorn, R., Adenosine deaminase deficiency. Immunodefic. Rev.2/3 (1990) 175–198.

Hogerbrugge, P.M., J.J.H.Blessing, J.M.Vossen and D.Valerio, Treatment of adenosine deaminase deficiency. Biodrugs 9 (1998) 87–93.

OMIM 102700

Adenosin-Triphosphatase-Mangel

Genetisch bedingter Enzymdefekt auf der Grundlage einer Genmutation.
Durch eine verminderte Aktivität der ATPase kommt es zu einer Störung der ATP-Spaltung und damit des Energiestoffwechsels (Atmungskette) der Zelle, die sich vor allem an den Erythrozyten auswirkt.

Krankheitswert
Chronische nichtsphärozytäre hämolytische Anämie, kaum klinisch relevant.

Therapiemöglichkeiten
Meist unnötig, eventuell Splenektomie.

Häufigkeit und Vorkommen
Seit Erstbeschreibung 1964 nur wenige Fälle publiziert.

Genetik
Heterogen. Mehrere gewebespezifische Isoenzyme können betroffen sein. Autosomal dominanter Erbgang.

Familienberatung
Differentialdiagnose zu anderen hämolytischen Anämien notwendig. Bei Homozygotie (Verwandtenverbindungen) sind schwere Erscheinungen zu erwarten.

Literatur
Hanel, H.K. and J.Cohn, Adenosin-triphosphatase deficiency in a family with non-spherocytic hemolytic anaemia. Scand.J. Haemat. 9 (1972) 28-35.

Harvald, B., K.H.Hanel, R.Squires, and J.Trap-Jensen, Adenosine-triphosphatase deficiency in patients with non-spherocytic hemolytic anemia. Lancet *1964/II* 18-19.

OMIM 102800

Adenylsuccinyl-Lyase-Mangel

Genetisch bedingter Enzymdefekt auf der Grundlage einer Genmutation.
Es bestehen eine verminderte Aktivität der bifunktionellen Adenylsuccinyl-Lyase (ADSL) und damit Defekte des Purinstoffwechsels. Die Purin-Synthese und die Bildung von AMP im Purinnukleotid-Zyklus sind gestört. Die klinische Symptomatik lässt sich damit in Verbindung bringen.

Krankheitswert
Erstmanifestation neurologischer Symptome innerhalb der ersten Lebensmonate. Psychomotorische Retardation und epileptische Anfälle unterschiedlicher Schwere. Hypotonie. Aggressives Verhalten. Autismus. Autoaggression mit Selbstmutilation. Lebenserwartung je nach Schwere wenige Wochen bis Jahrzehnte.

Therapiemöglichkeiten
Unbekannt.

Häufigkeit und Vorkommen
Seit Erstbeschreibung 1984 etwa 50 sporadische und Geschwisterfälle bekannt.

Genetik
Erbgang autosomal rezessiv. Genort 22q13.1-13.2 (*ADSL*).

Familienberatung
Nachweis anhand der erhöhten Succinylaminoimidazolcarbamid-Ribosid- und Succinyladenosin-Werte in den Körperflüssigkeiten bei Fällen mit schwerer geistiger Retardation, Autismus und Epilepsie wichtig. Enzymbestimmung in unterschiedlichen Geweben unter Beachtung gewebespezifischer Unterschiede möglich.

Literatur
Kmoch, S., H.Hartmannová, B.Stiburková et al., Human adenosylsuccinyl lyase (ADSL), cloning and characterization of full-length cDNA and its isoform, gene structure and molecular basis for ADSL deficiency in six patients. Hum.Molec.Genet. *9* (2000) 1501-1513.

Race, V., S.Marie, M.-F.Vincent and G.Van den Berghe, Clinical biochemical and molecular genetic correlations in adenylsuccinyl lyase deficiency. Hum.Molec.Genet. *9* (2000) 2159-2165.

Marie, S., V.Race, M-F-Nasogne et al., Mutation of a nuclear respiratory factor 2 binding site in the 5´untranslated region of the ADSL gene in three patients with adenylsuccinate lyase deficiency. Am.J. Hum.Genet. *71* (2002) 14-21.

OMIM 103050

Adhalinopathien
▶ Muskeldystrophie, Glieder-Gürtel-Typ

ADIE-Syndrom

Genetisch bedingte neurologische Reaktionsstörung auf der Grundlage einer Genmutation. Der Basisdefekt und die Art des neurologischen Substrates (umschriebene Degeneration von spinalen Ganglienzellen?) sind noch unklar.

Krankheitswert
Harmlose, stationäre Störung der Pupillen- und Extremitätenreflexe. Hypersensibilität der Pupillen gegenüber cholinergen Stoffen. Teilweise leichte Ermüdbarkeit und Parästhesien. Teilsymptom des ▶ RILEY-DAY-*Syndroms*.

Therapiemöglichkeiten
Keine spezielle Therapie notwendig.

Adipositas

Häufigkeit und Vorkommen
Frauen sind etwa viermal häufiger betroffen als Männer. Vorkommen in aufeinanderfolgenden Generationen.

Genetik
Nicht genetisch bedingte Fälle umweltbedingt durch Traumen, Infektionen und Intoxikationen ausgelöst. Primäre Form mit autosomal dominantem Erbgang. Genort 4q2.

Familienberatung
Kein Gegenstand familienberaterischer Betreuung.

Literatur
Harriman, D.G.F. and H.Garland, The pathology of ADIE's syndrome. Brain. *91* (1968) 401–418.
Vogir, R., A propos de syndrome d'ADIE. Rev.Neurol. *132* (1976) 869–872.

OMIM 103100

Adipositas
▶ Fettsucht

Adipositas dolorosa
▶ DERCUM-Syndrom

Adoleszentenkyphose
▶ SCHEUERMANN-Syndrom

Adrenogenitale Syndrome, angeborene,
Nebennierenrindenhyperplasie, Hyperaldosteronismus

Genetisch bedingte Enzymdefekte auf der Grundlage von Genmutationen.
Die Gendefekte manifestieren sich in verschiedenen Störungen der Cortisol-(17-Hydroxycorticosteron)-Synthese aus 17-Hydroxypregnenolon bzw. Cholesterol oder des Cortisol-Metabolismus. Eine zu niedrige Blut-Cortisol-Konzen-

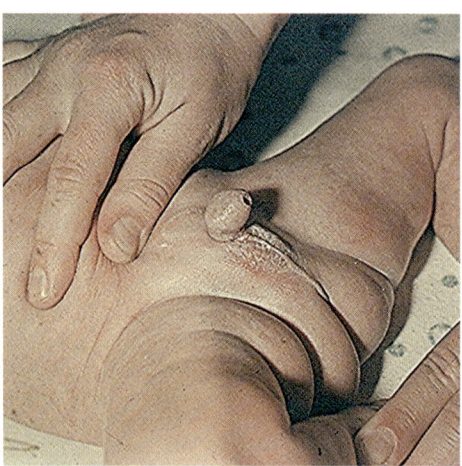

Adrenogenitale Syndrome, angeborene. Weiblicher Säugling. Pseudohermaphroditismus femininus mit vermännlichtem Genitale.

tration bedingt eine Verschiebung in der hypothalamischen Regulation der Hypophysenfunktion. Dadurch kommt es über einen feedback-Mechanismus zur permanent erhöhten Ausscheidung von adrenocorticotropem Hormon (ACTH), das das Wachstum und die Funktion der Nebennierenrinde stimuliert. Je nach Lage des Syntheseblocks, wobei auch die Aldosteronsynthese betroffen sein kann (▶ Hypoaldosteronismus), ensteht dabei durch Überproduktion eine Anhäufung verschiedener Cortisolvorstufen und deren Kataboliten (Androstendion, Androgene, Renin-Angiotensin). Die klinische Symptomatik ergibt sich aus der relativen Nebennierenrindeninsuffizienz für die Cortisol-Synthese bei je nach Enzymdefekt unterschiedlicher kompensatorischer Erhöhung der Androgen- und Aldosteron-Synthese.

Krankheitswert
Makrogenitosomie, Pubertas praecox und Kleinwuchs mit kräftiger Muskulatur bei Knaben, Vermännlichung und Kleinwuchs mit Adipositas bei Mädchen. Man unterscheidet klinisch und pathogenetisch 3 Haupttypen, zwischen denen es jedoch verschiedene Übergangs- und Kombinationsformen gibt. Zwei weitere Formen können dem AGS zugeordnet werden. Nach der Häufigkeit sind das:
▶ Einfache, virilisierende Nebennierenrindenüberfunktion. Defekt der 21-Hydroxylase bzw. des Cytochroms P-450-C21, *CYP21* (Typ

Adrenogenitale Syndrome

III): Durch vermehrte Androgenausschüttung kommt es bei Mädchen zu einem angeborenen Pseudohermaphroditismus femininus mit Vermännlichung des äußeren Genitales von der leichten Klitorishypertrophie bis zu fast typisch männlichen Formen. Bei Knaben zunächst nicht auffälliger hypogonadotroper Hypogonadismus. In den ersten Lebensjahren Wachstum und Skelettreifung beschleunigt. Pseudopubertas praecox besonders auffällig mit etwa 5 Jahren. Später Kleinwuchs durch vorzeitigen Epiphysenschluss. Häufig überdurchschnittliche Intelligenz. Bei Mädchen Ausbleiben der Brustentwicklung und der Menarche. Neigung zu lesbischem Verhalten. Mindestens zwei unterschiedliche Schweregrade mit (zusätzliche Aldosteron-Synthesestörung) und ohne Salzverlust-Syndrom. Erbrechen, Hypoglykämie und lebensbedrohliche Zustände (ADDISON-Krisen) vor allem im Säuglingsalter. Daneben spätmanifeste (Pubertät) "kryptische" Form beschrieben (Hirsutismus bei Frauen).
- Nebennierenrindenhyperplasie durch 17,20-Lyase oder 17α-Hydroxylase bzw. Cytochrom-P-450-C17-Mangel, *CYP17* (Typ V): Bluthochdruck. Da die Estrogen-Synthese mitbetroffen ist, primäre Amenorrhoe und fehlende weibliche sekundäre Geschlechtsmerkmale. Pseudohermaphroditismus.
- Salzverlust-Syndrom. Defekt der 3-β-Hydroxysteroid-Dehydrogenase, HSD3B2 (Typ II): Da vom Stoffwechselblock auch die Testosteronsynthese betroffen ist, kommt es häufig nur zu einer geringen angeborenen Virilisierung bei Mädchen und zu Hypogenitalismus (Hypospadie) bei Knaben. Im Vordergrund stehen eine Störung der Aldosteronsynthese und damit die perinatal häufig tödlichen Salzverlusterscheinungen (Form des ▶ *Hypoaldosteronismus*).
- Lipidhyperplasie der Nebennieren, Defekt der 20,22-Desmolase bzw. des Cytochroms P-450-C11A1, *CYP11A1* (Typ I) durch Mutation des Gens für ein Steroidogen-Akut-Regulatorisches Protein (SARP), das indirekt die Rate der Pregnelolon-Synthese erhöht: Schwerste klinische Erscheinungen durch Störung der 5-Pregnenolon-Synthese aus Cortisol und damit der Aldosteron-Synthese sowie der Androgen-Synthese in Testes und Nebennieren (▶ *Nebennierenrindeninsuffizienz, angeborene*). Durch die generelle Störung der adrenalen und gonadalen Steroidsynthese ohne Therapie geringe Lebenserwartung der Neugeborenen. Hypospadie oder weibliches äußeres Genitale auch bei Knaben. OMIM 600617.
- Hypertensive Nebennierenüberfunktion. Defekt der 11β-Hydroxylase und der Steroid-18-Hydroxylase/Aldosteronsynthase/Cortisonmethyloxidasen bzw. des Cytochroms P-450-C11B1 und -18B2, Fusion der gekoppelten Gene *CYP11B1* und CYP11B2 (Typ IV = Hyperaldosteronismus Typ I): Durch verstärkte Synthese von Aldosteron (primärer Glukokortikoid-sensitiver Hyperaldosteronismus) arterieller Hochdruck. Bei zusätzlich erhöhter Sekretion von Desoxycorticosteron (verminderte Corticosteron-Methyloxidase-Aktivität) kommt es zur Salzretention. Kortikoid-Therapie erfolgreich. Eine Korrelation der Schwere der Hypertonie mit der der Vermännlichung besteht nicht. Pseudohermaphroditismus femininus. Pubertas praecox bei Knaben. Autosomal dominanter Erbgang. OMIM 103900. Hyperaldosteronismus Typ II, z.T. bei Aldosteronomen. Glukokortikoidresistent. Autosomal dominanter Erbgang.

Das genetisch bedingte AGS ist angeboren, Erstmanifestationen im Pubertätsalter sind selten (z.B. interkurrent meist nach Infekten auftretendes Salzmangel-Syndrom mit Hypertonie).

Therapiemöglichkeiten
Dauersubstitution mit Hormonen von cortisolartiger Wirkung (Cortison, Hydrocortison, Dexamethason, Prednison) mit sehr gutem Erfolg. Eventuell pränatale Therapie im 3. Trimenon möglich. Bei Typen mit Ovarialinsuffizienz Östrogensubstitution bei Frauen notwendig.

Häufigkeit und Vorkommen
Meistens im weiblichen Geschlecht beschrieben (2/3 bis 3/4), wahrscheinlich da bei Knaben wesentlich schwerer zu diagnostizieren. Regional offensichtlich unterschiedliche Frequenz. Populationsgenetische Erhebungen in umschriebenen Gebieten erbrachten folgende Inzidenzwerte: USA 1:67.000 (Heterozygote 1:128), Schweiz 1:5.000 (Heterozygote 1:35), Alaska 1:1.481 (Heterozygote 1:20, Genfrequenz 0,026), Isolat der Yupik-Eskimos im Südwesten Alaskas 1:490 (He-

terozygote 1:11, Genfrequenz 0,055). In Abhängigkeit von der Population weisen 75–90% der Fälle den Haupttyp III (Inzidenz 1:10.000) auf. Typ IV ist am zweithäufigsten, die anderen Typen I, II und V (Foundereffekt bei niederländisch-norddeutsch-ukrainisch-kanadischen Mennoniten) nur von wenigen Sippen bekannt.

Genetik
Autosomal rezessiver Erbgang. Heterogenie, genetische Beziehungen zwischen den einzelnen Typen bestehen nicht. Das Gen für die 21-Hydroxylase liegt in duplizierter Form, d.h. mit einem Pseudogen 21-OHase-A, vor. Es besteht eine Kopplung mit dem MHC (Genort 6p21) und ein Kopplungsungleichgewicht mit einzelnen Allelen (A 3, BW 47, DR 7); bei ¼ der Fälle Deletion des Gens z.T. unter Einbeziehung des flankierenden C4-Locus). Bei der kryptischen Form wahrscheinlich Duplikation des 21-OHase-B-Locus. Genorte: Typ I: 8p11.2, Typ II: 1p13.1, Typ III: 6p21.3, Typ IV = Typ I Hyperaldosteronismus, autosomal dominant: 8q21-22, Typ II Hyperaldosteronismus, autosomal dominant: 7p22; Typ V: 10q24.

Familienberatung
Frühdiagnose (z.B. anhand einer erhöhten Androgenkonzentration in Plasma und Urin) wichtig und bei Salzmangel-Syndrom meist wesentlich für lebenserhaltende Therapie. Geschlechtsbestimmung anhand des Kerngeschlechts bei Pseudohermaphroditismus femininus in den ersten Lebenstagen für Namensgebung, soziale und juristische Einordnung betroffener Mädchen notwendig. Nachweis und Differentialdiagnose der einzelnen Formen anhand des klinischen Bildes, der Hormonwerte im Serum und der Hormonausscheidung. Ausschluss eines durch Hormongaben an die Mutter während der Schwangerschaft induzierten oder eines durch einen autosomal rezessiven Aromatasemangel bedingten Pseudohermaphroditismus femininus wichtig. Heterozygote bei 21-Hydroxylase-Mangel anhand der erhöhten Pregnantriol-Ausscheidung nach ACTH-Stimulation erkennbar. Pränatale Diagnostik durch 17-Hydroxyprogesteron-Bestimmung im Fruchtwasser ab 11. Schwangerschaftswoche möglich. Beim 21-Hydroxylase-Mangel pränatale Diagnostik und Heterozygoten-Nachweis auch anhand der Kopplung mit dem HLA-Locus oder molekulargenetisch möglich. Bei Typ IV Nebennierenhyperplasie ab 2. Trimenon ultrasonografisch erkennbar. Neugeborenen-Screening durch Radioimmunoassay auf 17-Hydroxyprogesteron im Blut durchführbar. Siehe auch ▶ STEIN-LEVENTHAL-*Syndrom*.

Literatur
Geller, D.H., R.J.Auchus, B.B.Mendonca and W.L.Miller, The genetic and functional basis of isolated 17,20-lyase deficiency. Nature Genet. *17* (1997) 201–205.

Haglund-Stengler, B., E.M.Ritzen, J.Gustafsson and H.Luthman, Haplotypes of the steroid 21-hydroxylase gene region encoding mild steroid 21-hydroxylase deficiency. Proc.Nat.Acad.Sci.USA *88* (1991) 8352–8356.

Harada, N., H.Ogawa, M.Shozu and K.Yamada, Genetic studies to characterize the origin of the mutation in placental aromatase deficieny. Am.J.Hum.Genet. *51* (1992).

Joehrer, K., St.Geley, E.M.C.Strasser-Wozak et al., CYP11B1 mutations causing non-classical adrenal hyperplasia due to 11β-hydroxylase deficiency. Hum.Molec.Genet. *6* (1997) 1829–1834.

Lafferty, A.R., D.J.Torpy, M.Stowasser et al., A novel genetic locus for low renin hypertension: familial hyperaldosteronism type II to chromosome *7* (7p22). J.Med.Genet. 37 (2000) 831–835.

Lifton, R.P., R.G.Dluhy, M.Powers et al., A chimaeric 11-β-hydroxylase/aldosterone synthase gene causes glucocorticoid-remediable aldosteronism and human hypertension. Nature *355* (1992) 262–265.

Nishi, Y. and T.Tezuka, Mild adrenal 3-β-hydroxysteroid dehydrogenase deficiency in children with accelerated growth, premature pubarche and/or hirsutism. Europ.J.Pediat. *151* (1992) 19–23.

Rosler, A., N.Weshler, E.Leiberman et al., 11-β-hydroxylase deficiency congenital adrenal hyperplasia: update of prenatal diagnosis. J.Clin Endocr. Metab. *66* (1988) 830–838.

Scaroni, C., A.Biason, G.Carpene et al., 17-α-hydroxylase deficiency in three siblings: short- and long-term studies. J.Endocr.Invest. *14* (1991) 99–108.

Yanase, T., E.R.Simpson and M.R.Waterman, 17-α-hydroxylase/17,20-lyase deficiency: from clinical investigation to molecular definition. Endocr.Rev. *12* (1991) 91–108.

Yokoyama, Y., M.Teraoka, K.Tsuji et al., Rapid screening method to detect mutations in CYP21, the gene for 21-hydroxylase. Am.J.Med.Genet. *94* (2000) 28–1.

OMIM 201710, 201810, 201910, 202010, 202110

Adrenoleukodystrophie,

SIEMERLING-CREUTZFELDT-Syndrom, SCHILDER-ADDISON-Syndrom, Adreno-testiculo-leukomyeloneuropathischer Komplex, Adrenomyeloleukodystrophie

Genetisch bedingte Gruppe von ▶ Peroxisomopathien auf der Grundlage einer Genmutation. Es liegen ein völliges Fehlen der Peroxisomen (Neonatale A.) durch Ausfall eines an der peroxisomalen Biogenese beteiligten Membranproteins (ALDP =ATP-Binding Casette-Transporter, ABCD1) oder eine Synthesestörung einzelner peroxisomaler Enzyme oder Importproteine (Peroxine) zugrunde. Dadurch kommt es zum Ausfall der Aktivität aller oder einzelner Enzyme oder zur Störung des Proteinimports vom Zytosol in die Peroxisomen. Der Ausfall führt zur Störung unterschiedlicher Stoffwechselwege. Bei der neonatalen A. ist ein peroxisomales PTS-Rezeptorprotein PEX5 oder eines der 13 bisher bekannten Proteine (Peroxine) betroffen, die an der Biogenese der Peroxisomen beteiligt sind: PEX10, Complementationsgruppe CG7 = B (▶ Cerebro-Hepato-Renales Syndrom). Mit dem Ausfall mehrerer Enzyme und damit Stoffwechselwege kommt es zu schweren klinischen Erscheinungen. Bei einzelnen Formen steht die gestörte β-Oxidation der langkettigen Fettsäuren (verminderte Aktivität vor allem von Lignoceroyl-CoA-Ligase und Acyl-CoA-Oxidase, ALDP) im Vordergrund. Aus dem hohen Anteil der langkettigen gesättigten Fettsäuren (C24–C30 vorwiegend Ester der Hexaconsäure) in den Cholesterolestern verschiedener Organe, vor allem im Hirn und in der Nebenniere, und einem Produktmangel bei der Fettsäure-Synthese lässt sich die klinische Symptomatik erklären.

Krankheitswert

Erstmanifestation klinischer Erscheinungen im Säuglingsalter (neonatale und pseudoneonatale A.), während des ersten Lebensjahrzehnts (infantile A.) oder postpubertär, bei der adulten Adrenomyeloneuropathie auch nach dem 15. Lebensjahr. Neonatale A.: Neurologische Ausfallserscheinungen mit epileptischen Anfällen. Sistieren der psychomotorischen Entwicklung. Zeichen einer Nebennierenrindeninsuffizienz (Hyperpigmentierung), Infektanfälligkeit. Kraniofaziale Auffälligkeiten. Tod innerhalb der ersten Lebensjahre. Bei den anderen Formen progrediente spastische Paraplegie, spinocerebelläre Ataxie und andere neurologische Ausfallserscheinungen. Klinische Zeichen einer Nebennierenrindeninsuffizienz (ADDISON-Syndrom) und einer Zerebralsklerose. Hypogonadismus. Progredient, schlechte Prognose.

Therapiemöglichkeiten

Diätetische Vermeidung der Aufnahme ungesättigter langkettiger Fettsäuren und Glyceroltrioleatgaben mit unklaren Erfolgsaussichten. Bei spätmanifesten Formen Gaben von Fluorocortison und Hydrocortison mit Teilerfolgen. Frühzeitige Knochenmarktransplantation partiell und Gaben von Lovastatin und 4-Phenyl-Butyrat aussichtsreich.

Häufigkeit und Vorkommen

Mehrere 100 Fälle beschrieben. Mit Ausnahme der neonatalen A. mit relativ leichten Symptomen bei Frauen, nur Knaben bzw. Männer betroffen, Inzidenz 1:20.000 bei Knaben. Häufigste der Peroxisomopathien.

Genetik

Neonatale und pseudoneonatale (vergrößerte Peroxisomen, Defekt der Acyl-CoA-Oxidase bzw. -Dehydrogenase, OMIM 264470) A. autosomal rezessiv bedingt. Genorte: der neonatalen A. 7q11.23 (PEX10) und 12p13 (PEX5 = PXR1), Allelie mit jeweils einer Form des ▶ Cerebro-Hepato-Renalen Syndroms, die anderen Formen X-chromosomal bedingt. Genort Xq28 (ABCD1), klinisch 6 Formen unterschieden, von sehr schwer bis klinisch unauffällig beschrieben, die gemeinsam in einer Sippe auftreten können, wahrscheinlich bedingt durch kompensatorische Wirkung anderer peroxisomaler Proteine (ALDR, PMPP70). Andere Ursachen für diese Erscheinung ungeklärt: Umwelteinflüsse?

Familienberatung

Diagnostik anhand des MRT. Differentialdiagnose der neonatalen A. vor allem zum ZELLWEGER-Syndrom (▶ Cerebro-Hepato-Renales Syndrom) wichtig: Bei diesem bestehen qualitativ gleichartige biochemische Anomalien, allerdings in milderer Form, keine Nebennieren-Symptomatik, aber Zystennieren. Biochemischer und pränataler Nachweis ▶ *Cerebro-Hepato-Renales Syndrom*. X-chromosomale Formen molekulargenetisch und anhand der Speicherung sehr langkettiger Fettsäuren in unterschiedlichen Geweben, kultivierten Hautfibroblasten und Fruchtwasserzellen nachweisbar. Differentialdiagnose zu anderen Leukodystrophien und zur ▶ *Enzephalitis periaxialis diffusa* enzymatisch, anhand des klinischen Bildes und tomografischer Untersuchungen möglich. Heterozygote nur bei den X-chromosomalen Formen erkennbar: Speicherung langkettiger Fettsäuren in kultivierten Zellen und im Plasma. In Anbetracht der Schwere der Symptomatik ist das hohe Risiko bei Knabengeburten durch Konduktorinnen zu beachten.

Literatur

Corzo, D., W.Gibson, K.Johnson et al., Contiguous deletion of the X-linked adrenoleukodystrophy gene (ABCD1) and DXS1357E: A novel neonatal phenotype similar to peroxisomal biogenesis disorder. Am.J.Hum.Genet. 70 (2002) 1520–1531.

Gartner, J., A.Braun, A.Holzinger et al., Clinical and genetic aspects of X-linked adrenoleukodystrophy. Neuropediatrics 29 (1998) 3–13.

Marynen, P., M.Fransen, P.Raeymaekers et al., The gene for the peroxisomal targeting signal import receptor (PXR1) is located on human chromosome 12p13, flanked by TPI1 and D12S1089. Genomics 30 (1995) 366–368.

Mosser, J., Y.Lutz, M.E.Stoeckel et al., The gene responsible for adrenoleukodystrophy encodes a peroxisomal membrane protein. Hum.Mol.Genet. 3 (1994) 263–271.

Uichiyama, M., Y.Hata and S.Tada, MR imaging of adrenoleukodystrophy. Neuroradiology 33 (1991) 25–29.

OMIM 202370, 264470, 300100

Adreno-testiculo-leukomyelo-neuropathischer Komplex
▶ Adrenoleukodystrophie

ADULT-Syndrom (Akro-Dermato-Ungual-Lakrimo-Tooth-Syndrom)
▶ Lippen-Kiefer-Gaumen-Spalte und Spalthand und -fuß

Adynamia episodica hereditaria
▶ Periodische Paralyse, hyperkaliämische

AEC-Syndrom
▶ Ankyloblepharon-Ektodermal-Clefting-Syndrom

Affektive Psychose,
Manisch-depressive Psychose
(unter Mitarbeit von ZERBIN-RÜDIN, München)

Auf genetischer Grundlage unter Beteiligung von Umweltfaktoren entstehende, phasisch verlaufende, endogene Psychose.
Der pathogenetische Weg vom Gendefekt bis zur klinischen Symptomatik ist noch unklar. Eine biochemische Genese (Störung im Serotonin- und/oder Noradrenalin-Stoffwechsel oder -Transportsystem?) ist anzunehmen, wobei unterschiedliche Stoffwechseldefekte vermutet werden. Eine genaue Analyse ist bis jetzt an der Heterogenität und unklaren, nur anhand klinischer Kriterien zu treffenden Abgrenzung (▶ *Schizophrenie*) und Systematik des Krankheitsbildes gescheitert.

Krankheitswert
Klinisch werden 2 Formen unterschieden: 1. Rein depressiv (unipolar). Erstmanifestation etwa ab Anfang des 3. Lebensjahrzehnts. Prämorbid häufig Typus melancholicus mit Zwanghaftigkeit, Leistungszwang und Anhänglichkeit. Gynäkotropie 1,2:2. Manisch-depressiv (bipolar, eine manische Phase genügt für Definition). Erstmanifestation etwa ab Ende des 3. Lebensjahrzehnts. Prämorbid unauffällig, höchstens hypomanisch. In unterschiedlich schweren Phasen von etwa 6 Monaten verlaufend mit verschieden starker Beeinträchtigung von Allgemeinbefinden und Leistungsfähigkeit. Kann in ständige Pflegebedürftigkeit übergehen. Große Suizidgefahr. Lebenserwartung etwa um 15% herabgesetzt.

Therapiemöglichkeiten

Je nach Symptomatik prophylaktisch antriebssteigernde oder sedierende Antidepressiva (Trizyklika, Monoaminooxidase-Hemmer) und Lithiumverbindungen, Neuroleptika als Adjuvantia. Arbeitstherapie, Psychotherapie, Elektroheilkrampftherapie, Schlafentzugstherapie.

Häufigkeit und Vorkommen

Regional und temporär – wahrscheinlich teilweise subjektiv-diagnostisch und definitionsbedingt – stark schwankend. Erkrankungswahrscheinlichkeit danach für bipolare Formen durchschnittlich 1%, für den unipolaren rein depressiven Typ bis zu 7%.

Genetik

Vermutlich heterogen. Uni- und bipolare Formen zeigen einige genetische Unterschiede, lassen sich jedoch nicht scharf trennen, sondern kommen in den Familien gemeinsam vor. Konkordanz der eineiigen Zwillinge 62–80% (je nach Studie), der zweieiigen Zwillinge 17%. Das Erkrankungsrisiko aller Verwandten ersten Grades (also Eltern und Kinder) beträgt im Mittel 10–20%, was auf Heterogenie bzw. eine multifaktorielle Genese hindeutet (Amish/USA). Erkrankungen in mehreren Generationen sprechen in einigen Sippen für die Beteiligung eines dominanten Hauptgens. In großen Sippen jeweils beschriebene Beteiligung bestimmter Chromosomenregionen ließen sich nicht sicher reproduzieren und galten nicht für andere Sippen, was für Heterogenie bzw. für eine komplexe Grundlage spricht: Xq28 (Synaptobrevin-like?, OMIM 300053), Xq27, Xq24–25 (Kopplung von bipolarer Psychose vereinzelt auch mit X-chromosomalen Genen wie Farbenblindheit, Faktor IX, G6PD oder Xg-Blutgruppe), 4p16, 4q35, 5q35 (Dopamin-Transport-Protein, *DAT1*), 6p24, 11p15 (Kopplung mit dem Gen für Insulin β, Tyroxinhydroxylase?), Chromosom 8, 12p23, 13q13, 15q11, 16p13, 18p, 18q21.1 (mit instabiler CTG-Repeatsequenz-Expansion des Gens für ein Transkriptions-Regulator-Gen *SEF2-1*), 21q22. Umwelteinflüsse spielen offensichtlich eine Rolle, ihre Art ist unbekannt.

Familienberatung

Bei der Risikoeinschätzung ist man weitgehend auf individuelle familienanamnestische Daten angewiesen. Das empirische Risiko für eine affektive Psychose liegt für die Kinder zweier betroffener Eltern bei über 50%, bei einem erkrankten Elternteil bei 15–20%, für die Geschwister eines Kranken bei 10–24%. In Familien mit nur depressiven Kranken gelten eher die unteren Werte, bei Vorkommen auch bipolarer Psychosen die oberen. Das Risiko ist umso höher je niedriger das familiäre Erkrankungsalter ist und je mehr Merkmalsträger in einer Sippe auftreten. Bei nicht auf Lithium ansprechenden Formen soll das Risiko für Verwandte ersten Grades wesentlich unter 10% liegen. Für Enkel, Nichten, Neffen, Vettern und Basen eines Kranken ist das Erkrankungsrisiko gegenüber der Normalbevölkerung nur gering erhöht, etwa auf das Doppelte, sofern die Eltern gesund sind. Die Beratung hat außer den empirischen Risikoziffern auch die klinische Form, Schwere, therapeutische Beeinflussbarkeit der Krankheit und die Gesamtsituation der Familie zu berücksichtigen. Von einigen Autoren wird vor Lithium-Behandlung während der drei ersten Schwangerschaftsmonate wegen einer eventuellen Gefahr der Entstehung von Herzfehlbildungen beim Kind gewarnt.

Literatur

Adams, L.J., P.B.Mitchell, S.L.Fielder et al., A susceptibility locus for bipolar disorders on chromosome 4q35. Am.J.Hum.Genet. *62* (1998) 1084–1091.

Baron, A., M.P.Piccardi and M.Del Zompo, Is bipolar disorder linked to Xq28? Nature Genet. *6* (1994) 224.

Breschel, T.S., M.G.McInnis, R.L.Margolis et al., A novel, heritable, expanding CTG repeat in an intron of the SEF2-1 gene on chromosome 18q21.1. Hum.Molec.Genet. *6* (1997) 1855–1863.

Craddock, N. and I.Jones, genetics of bipolar disorders. J.Med.Genet. *36* (1999) 585–594.

Hebebrand, J. and K.Henninghausen, A critical analysis of data presented in eight studies favouring X-linkage of bipolar illness with special emphasis on formal genetic aspects. Hum.Genet. *90* (1992) 289–293.

MacKinnon, D.F., K.R.Jamison and J.R.DePaulo, Genetics of manic depressive illness. Annu.Rev.Neurosci. *20* (1997) 355–373.

Müller, D.J., T.G.Schulze, E.Jahnes et al., Association between a polymorphism in the pseudoautosomal X-linked gene SYBL1 and bipolar affective disorder. Am.J.Med.Genet./Neuropsychiat.Genet. *114* (2002) 74–78.

Nöthen, M.M., M.Rietschel und P.Propping, Genetik der bipolaren affektiven Erkrankungen. Med.Genet. *10* (1998) 394–397.

Afibrinogenämie

Risch, N. and D.Botstein, A manic depressive history. Nature Genet. *12* (1996) 351–353.

Sadovnick, A.D., R.A.Remick, R.Lam et al., Mood disorder service genetic database: Morbidity risks for mood disorders in 3,942 first-degree relatives of 671 index cases with single depression, recurrent depression, bipolar I, or bipolar II. Am.J.Med.Genet. *54* (1994) 132–140.

Serretti, A., F.Macciardi, M.Verga et al., Tyrosine hydroxylase gene associated with depressive symptomatology in mood disorder. Am.J.Med.Genet. *81* (1998) 127–130.

Stoltenberg, S.F. and M.Burmeister, Recent progress in psychiatric genetics - some hope but nor hype. Hum.Molec.Gent. *9* (2000) 927–935.

Zerbin-Rüdin, E., Genetik. In: Kisker, K.P., H.Lauter, J.E.Meyer, C.Müller und E.Stromgren: Psychiatrie der Gegenwart. Bd.5, 3.Aufl., S.137–164. Springer-Verl. Berlin, Heidelberg, New York, London, Paris, Tokyo 1987.

OMIM 125480

Afibrinogenämie,
Faktor-I-Mangel

Genetisch bedingte Blutgerinnungsstörung auf der Grundlage einer Genmutation.
Der Gendefekt manifestiert sich in einem fast vollständigen Mangel an Fibrinogen im Blut durch Mutation des Gens der Fibrinogen-α-Kette (*FGA*). Dadurch kann sich kein Fibrin bilden, und die Blutgerinnung unterbleibt. Bis zu einem gewissen Grade kann kompensatorisch ein Wundverschluss durch Thrombozyten erfolgen. Siehe auch ▶ *Fibrinogen-Varianten*.

Krankheitswert
Von Geburt an hämorrhagische Diathese: Meläna, Nabelschnurblutungen. Später Komplikationen durch verstärkte Blutung aus kleinen Wunden, weiterhin nach Zahnextraktionen und operativen Eingriffen. Innere Blutungen bzw. zerebrale Hämorrhagien seltener, normaler Menstruationsverlauf. Lebenserwartung herabgesetzt. Abortneigung bei Merkmalsträgerinnen.

Therapiemöglichkeiten
Plasma- und Bluttransfusionen. Fibrinogeninfusionen wegen Gefahr der Antikörperbildung nur begrenzt möglich.

Häufigkeit und Vorkommen
Frequenz etwa 1:1.000.000. Genfrequenz 1:1.000. Bisher über 75 Fälle beschrieben. 40% der Patienten stammen aus Verwandtenverbindungen.

Genetik
Autosomal rezessiver Erbgang. Genort des Fibrinogen-Clusters aus den Genen für die α-, β- und γ-Untereinheiten (Hexamer) 4q31.

Familienberatung
Differentialdiagnose zu anderen Blutgerinnungsstörungen, zu Dysfibrinogenämien oder Hypofibrinämie (▶ *Fibrinogen-Varianten*) und zur erworbenen fibrinolytischen Afibrinogenämie durch Bestimmung der Fibrinogenkonzentration bzw. der Halbwertszeit von ^{131}J-Fibrinogen. Bei Heterozygoten nicht immer nachweisbare Verminderung der Fibrinogenkonzentration. Früherkennung bei Geburt durch verlängerte Nabelblutung.

Literatur
Hadnagy, Cs. and A.Jaklovszky, Vier Fälle von kongenitaler Afibrinogenämie. Klin.Pädiat. *187* (1975) 471–476.

Neerman-Arbez, M., P.de Moerloose, A.Honsberger et al., Molecular analysis of the fibrinogen gene cluster in 16 patients with congenital afibrinogenemia: novel truncation mutations in the *FGA* und *FGG* genes. Hum.Genet. *108* (2001) 237–240.

OMIM 134820, 202400

AGAMANOLIS-Syndrom
▶ Kohlehydratmangel-Glykoprotein-Syndrome

Agammaglobulinämie Typ Schweiz,
Immundefizienz 4 (IMD4), Severe Combined Immune Deficiency (SCID)

Genetisch bedingte Störung des zellulären und des humoralen Abwehrsystems auf der Grundlage einer Genmutation.

Der Gendefekt manifestiert sich in einem Fehlen der lymphoiden Stammzellen, schwerer Lymphopenie mit Ausbleiben der B- und T-Zellfunktion und damit Mangel an Serumglobulinen, vor allem der wichtigen Immunglobuline. Der Basisdefekt besteht in einem Defekt der γ- (γc-) Untereinheit der Lymphokin-Rezeptoren, vor allem von IL-2R, ▶ *Immuninsuffizienz, schwere kombinierte mit Leukopenie*.

Krankheitswert
Angeboren. Tonsillen- und Thymushypoplasie. Die Immunreaktionen sowohl vom Sofort- als auch vom Spättyp sind gestört, dadurch Anfälligkeit gegenüber Virus-, Bakterien- und Pilzinfektionen (Candidiasis). Tod infolge von rezidivierenden Infektionen meistens in den ersten Lebensjahren. In einigen Fällen klinische Zeichen einer leichten metaphysären Ossifikationsstörung (▶ *PARROT-Syndrom*) sowie ektodermale Dysplasie. Neigung zu Leukosen.

Therapiemöglichkeiten
Immunglobulin- und Antibiotika-Gaben ohne Erfolg. Thymusimplantation oder Knochenmarktransplantation erfolgversprechend.

Häufigkeit und Vorkommen
Seltener als der ▶ *Typ BRUTON*. Vorwiegend bei Knaben.

Genetik
X-chromosmaler Erbgang. (▶ *Immuninsuffizienz, schwere, kombiniert mit Leukopenie*, OMIM 300400). Genort der γc-Kette Xq13.1 (*IL2RG*). Klinisch nicht zu unterscheiden sind autosomal rezessiver Typen der SCID mit Mutationen einzelner Rezeptoren, z.B. im Genort 5p13 (*IL7R*). Es wird allgemein angenommen, dass auch die meisten der "erworbenen" Formen auf genetischer Basis entstehen und spätmanifeste Fälle einer genetisch bedingten A. (▶ *Hypogammaglobulinämie*) darstellen. Eine Neigung zu Chromosomenbrüchen beruht wahrscheinlich auf der Einwirkung von Viren und kann mit der Tendenz zur malignen Entartung im Zusammenhang stehen. Abzugrenzen sind intrauterin infektiös oder immunologisch (graft-versus-host-Reaktion mütterlicher Lymphozyten) bedingte Thymushypo- oder -aplasien.

Familienberatung
Nachweis durch immunelektrophoretische Darstellung der Immunglobuline, negativen Rosettentest, fehlende Isoantikörper (Blutgruppen-Reaktionen), Tuberkulin- und Transplantationsreaktionen sowie anhand der Lymphopenie. Differentialdiagnose zu anderen Formen (▶ *Immundefekte*) eventuell anhand der Familienanamnese. Pränatale Diagnostik durch Nachweis fehlender HLA-Expression auf Fruchtwasserzellen möglich. In Anbetracht der schlechten Prognose besonders medizinisch-genetische Betreuung in betroffenen Familien notwendig.

Literatur
Buckley, R.H., R.I.Schiff, S.E.Schiff et al., Human severe combined immunodeficiency: genetic, phenotypic, and functional diversity in one hundred eight infants. J.Pediatr. *130* (1997) 378–387.

Durandy, A., N.Cerf-Bensussan, J.Dumez and C.Griscelli, Prenatal diagnosis of severe combined immunodeficiency with defective synthesis of HLA molecules. Prenatal Diagn. *7* (1987) 27–34.

Friedrich, W., S.F.Goldmann, W.Ebel et al., Severe combined immunodeficiency: treatment by bone marrow transplantation in 15 infants using HLA-haploidentical donors. Eur.J.Pediat. *144* (1985) 125–130.

Leonard, W.J., M.Noguchi, S.M.Russel and O.W. McBride, The molecular basis of X-linked severe combined immunodeficiency: The role of the interleukin-2 receptor gamma chain as a common gamma chain, gamma (c). Immunol.Rev. *138* (1994) 61–89.

Puck, J.M., Molecular and genetic basis of X-linked immunodeficiency disorder. J.Clin.Immunol. *14* (1994) 81–89.

Pepper, A.E., R.H.Buckley, T.N.Small and J.M.Puck, Two mutational hotspots in the interleukin-2 receptor γ-chain gene causing human X-linked severe combined immunodeficiency. Am.J.Hum. Genet. *57* (1995) 564–571.

Puck, J.M., S.M.Deschenes, J.C.Porter et al., The interleukin-2 receptor gamma chain maps to Xq13.1 and is mutated in X-linked severe combined immunodeficiency, SCIDX1. Hum.Mol.Genet. *2* (1993) 1099–1104.

OMIM 300400

Agammaglobulinämie, X-chromosomale,

Antikörpermangel-Syndrom Typ BRUTON, AGMX1 und AGMX2, Severe Combined Immunodeficiency (SCID, X-SCID)

Genetisch bedingte Störung der Serumeiweiß-Synthese auf der Grundlage einer Genmutation. Der Gendefekt manifestiert sich in einem Mangel von Immunglobulinen, vor allem von IgG, IgA und IgM, und von Plasmazellen bei Funktionsfähigkeit des thymusabhängigen, zellvermittelten Immunsystems vom verzögerten Typ. Der Basisdefekt betrifft die Reifung normaler Prä-B-Lymphozyten im Knochenmark zu zirkulierenden Plasmazellen durch einen Defekt der zellspezifischen zytoplasmatischen (BRUTONschen) Tyrosinkinase (BTK) oder bei einem autosomal rezessiven Typ einer **Janus Associierten Kinase** (JAK3, Leukozyten-Protein-Tyrosinkinase), die an der Signaltransduktion der Interleukinrezeptoren (yc-Komponente, ▶ *Agammaglobulin Typ Schweiz*) während der Hämopoese beteiligt ist. Die unreifen B-Lymphozyten vermögen nur unvollständige H-Ketten ohne den V(H)-Anteil zu synthetisieren. Die Anzahl der peripheren B-Zellen schwankt von normal bis sehr gering ohne erkennbaren Zusammenhang mit der jeweiligen Mutation.

Krankheitswert

Vom 4. bis 6. Lebensmonat an Anfälligkeit vor allem gegenüber bakteriellen Infektionen, gehäuftes Auftreten von Entzündungen der Luftwege, Bronchopneumonien, Otitiden, Arthritiden u.a. Ohne Therapie Tod bereits im Kindesalter. Transitorische und erworbene (meist nach dem 30. Lebensjahr) Formen mit besserer Prognose. Neigung zu Leukämien. Septikämien. Schlechte Wundheilungstendenz.

Therapiemöglichkeiten

Plasmainfusionen. Antibiotika- und Immunglobulingaben mit vorübergehendem, gutem Erfolg.

Häufigkeit und Vorkommen

Inzidenz 1:1 Mill. bis 1:500.000. Über 200 überwiegend männlichen Merkmalsträger bekannt.

Genetik

X-chromosomaler Erbgang. Genorte: Xq21.3-22 (*BTK*), vereinzelt auch Xp22, Protoonkogen der *SRC*-Familie für die Prä-B-Zell-Reifung (Tyrosinkinase als Signaltransduktor). Bei Konduktorinnen wird das die Mutation tragende X-Chromosom vorrangig inaktiviert. Autosomal rezessiver Typ Genort 19p13.1 (*JAK3*, OMIM 600173). Es wird angenommen, dass auch die meisten der "erworbenen" Formen auf genetischer Basis entstehen und z.t. nur spätmanifeste Fälle des Antikörpermangel-Syndroms (▶ *Hypogammaglobulinämie*) darstellen.

Familienberatung

Nachweis durch immunelektrophoretische Darstellung der Immunglobuline und fehlende Isoantikörper (Blutgruppen-Reaktionen). Tuberkulin- und Transplantationsreaktionen normal. Differentialdiagnose zu symptomatischen Formen wichtig. Konduktorinnennachweis molekulargenetisch bei einem Teil der Sippen möglich. Nach dem gleichen Prinzip pränatale Diagnostik bei Knabenschwangerschaften durchführbar.

Literatur

Allen R.C., R.G.Nachtman, H.M.Rosenblatt and J.W.Belmont, Application of carrier testing to genetic counseling for X-linked agammaglobulinemia. Am.J.Hum Genet. *94* (1954) 25–35.

Conley, M.E., D.Mathias, J,Treadaway et al., Mutations in *BTK* in patients with presumed X-linked Agammaglobulinemia. Am.J.Hum.Genet. *62* (1998) 1034–1043.

Gaspar, H.B., T.Lester, R.J.Levinsky and C.Kinnon, BRUTON´s tyrosine kinase expression and activity in X-linked agammaglobulinaemia (XLA): the use of protein analysis as a diagnostic indicator of XLA. Clin.Exp.Immunol. *111* (1998) 334–338.

Journet, O., A.Durandy, M.Doussau et al., Carrier detection and prenatal diagnosis of X-linked agammaglobulinemia. Am.J.Med.Genet. *43* (1992) 885–887.

Macchi, P., A.Villa, S.Giliani et al., Mutations of Jak-3 gene in patients with autosomal severe combined immune deficiency (SCID). Nature *377* (1995) 65–68.

Morena, M.de la, R.N.Haire, Y.Ohta et al., Predominance of sterile immunoglobulin transcripts in a female phenotypically resembling BRUTON´s agammaglobulinemia. Europ.J.Immun. *25* (1995) 809–815.

Schumacher, R.F., P.Mella, R.Badolato et al., Complete genomic organization of the human JAK3 gene and mutation ananlysis in severe combined immunodeficiencty by single strand conformation polymorphism. Hum.Genet. *106* (2000) 73–79.

Vetrie, D., I.Vorechovsky, P.Sideras et al., The gene involved in X-linked agammaglobulinaemia is a member of the src family of protein-tyrosin kinase. Nature *361* (1993) 226–233.

OMIM 300300, 300310

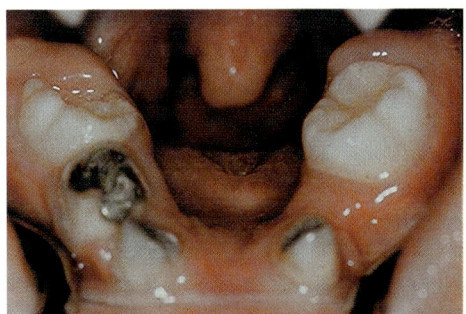

Aganglionose
▶ Hirschsprung-Krankheit

Aglossie-Adaktylie-Syndrom,
Oroakrales Syndrom, Hypoglossie-Hypodaktylie-Syndrom

Fehlbildungs-Syndrom auf der Grundlage einer Disruptions-Sequenz.

Krankheitswert
Hypoplasie der Zunge unterschiedlichen Grades, meist im Rahmen einer Mikrognathie. Bei schweren Formen Syngnathie mit Hypoplasie der Mandibula. Zahnanomalien. Schwere Fehlbildungen der oberen und unteren Extremitäten, beginnend am distalen Humerus bzw. Femur. Peromelie bis Fehlen einzelner Strahle, asymmetrisch. Syndaktylien. Splenogonadale Fusion. Normale Intelligenz.

Therapiemöglichkeiten
Prothetische und kieferorthopädische Versorgung sowie Sprecherziehung notwendig.

Häufigkeit und Vorkommen
Erstbeschreibung wahrscheinlich schon 1718. Über 100, ausschließlich sporadische Fälle bekannt.

Genetik
Verschiedene Ursachen werden diskutiert: Am wahrscheinlichsten Disruptions-Sequenz infolge von intrauterinen Gefäßverschlüssen bei ursprünglich monochorer Zwillingsschwangerschaft (und Blutgerinnungsstörung?, autosomal

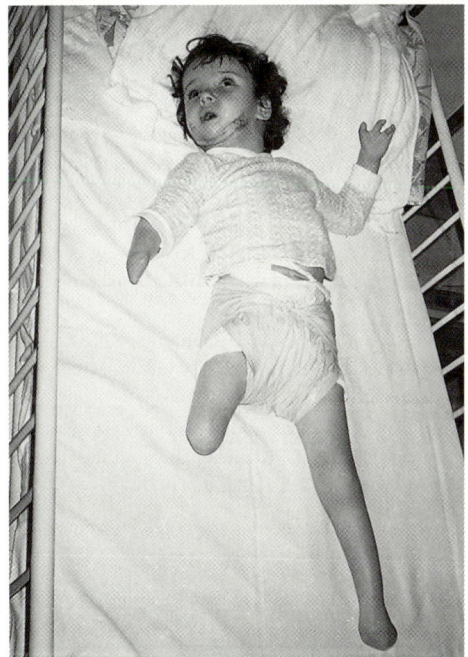

Aglossie-Adaktylie-Syndrom o. und u. Mikrostoma und extrem unterentwickelter Alveolarbogen mit Aglossie. (Ch. Opitz). Asymmetrische transversale Reduktionsanomalien der oberen Extremitäten.

dominante Neumutationen oder autosomal rezessiver Erbgang (Konsanguinität der Eltern in mindestens 3 Fällen).

Familienberatung
Differentialdiagnose zur von wenigen Fällen beschrieben, autosomal rezessiven postaxialen, akrofazialen Dysostose (Mikrogenie, Gaumenspalte, Lidkolobome, mesomeler Kleinwuchs, ▶ Genée-Wiedemann-*Syndrom*), zum Adams-Oliver-Syndrom (▶ *Aplasia cutis congenita*),

zum ▶ *Oro-Fazio-Digitalen Syndrom* sowie zu anderen Formen der Zungenhypoplasie und der ▶ *Ektrodaktylie* wichtig. Abgrenzung zum HANHART-Syndrom II unsicher. Das Wiederholungsrisiko für Geschwister und Kinder von Merkmalsträgern kann aufgrund des sporadischen Vorkommens bisher bekannter Fälle als gering eingeschätzt werden.

Literatur

Al-Sanna´a, N, I.Adatia and A.S.Teebi, Transverse limb defects associated with aorto-pulmonary vascular abnormalities: vascular disrupton sequence or atypical presentation of ADAMS-OLIVER-syndrome. Am.J.Med.Genet. *94* (2000) 400–404.

De Smet, L. and W.Schollen, Hyoglossia-hypodactyly syndrome: report of 2 patients. Genet.Counsel. *12* (2001) 347–352.

Martinez-Frias, M.L., M.J.Garzia-Mazario, C.Feito Caldas et al., High maternal fever during gestation and severe congenital limb disruptions. Am.J.Med.Genet. *98* (2002) 201–203.

Schmitt, K., R.Fries, L.Hohenauer, Z.Rosic und R.Stalder, Das Oro-Akrale Syndrom. Mschr.Kinderheilk. *129* (1981) 245–247.

Tuncbilek, E., C.Yalcin and M.Atasun, Aglossia-adactylia syndrome (special emphasm on the inheritance pattern). Clin. Genet. *11* (1977) 421–423.

OMIM 103300

Agnathie,
Otozephalie, Dysgnathie

Fehlen von Ober- und Unterkiefer meist im Rahmen eines Felddefektes zusammen mit ▶ *Holoprosenzephalus*. Bei Otozephalie nur mandibuläre Agnathie oder schwere Hypognathie mit Synotie der Ohrmuscheln, Mikrostomie und Hypoglossie. Pathogenetisch werden Entwicklungsstörungen der beiden bzw. nur des ersten Kiemenbogens durch einen Defekt der Neuralleiste angenommen. Ätiologisch wahrscheinlich heterogen, teratogene (Theophyllin bei Asthma?) und auch genetische Ursachen werden vermutet. Bei Agnathie mit weiteren komplexen Fehlbildungen Chromosomenaberrationen beschrieben. 17 Fälle von Dysgnathie bekannt. Meist nicht lebensfähig. In einem leichteren Fall Mutter mit gleicher Symptomatik.

Literatur

Erlich, M.S., M.L.Cunningham and L.Hudgins, Transmission of the dysgnathia complex from mother to daughter. Am.J.Med.Genet. *95* (2000) 269–274.

Ibba, R.M., M.A.Zoppi, M.Floris et al., Otocephaly: Prenatal diagnosis of a new case and ethiopathogenetic considerations. Am.J.Med.Genet. *90* (2000) 427–429.

Krassikoff, N. and G.S.Sekhon, Familial agnathia-holoprosencephaly caused by an inherited unbalanced translocation and not autosomal recessive inheritance. Am.J.Med.Genet. *34* (1989) 255–257.

OMIM 202650

Agranulozytose, infantile familiäre,
KOSTMANN-Syndrom, congenitale Neutropenie, infantile familiäre Neutropenie

Genetisch bedingte Störung der Granulozytenbildung auf der Grundlage einer Genmutation. Es besteht ein Defekt bei der Granulozytenreifung mit Entwicklungsstopp auf der Stufe der Promyelozyten, der in vitro durch Gaben schwefelhaltiger Aminosäuren kompensiert werden kann. Eine normale Neutrophilen-Entwicklung wird durch den **Granulozyten-Colonie-Stimulierenden Faktor (GCSF)** erreicht, so dass der Basisdefekt im Mangel dieses Faktors oder seines Rezeptors vermutet wird. Eine Abwehrschwäche betrifft nur bakterielle Infektionen. Bei einer anderen Form mit umfassenderem Immundefekt und Störung sowohl der Myelo- als auch der Lymphopoese ist offenbar bereits die Stammzelle betroffen (▶ *Agammaglobulinämie Typ Schweiz*).

Krankheitswert

Erstmanifestation klinischer Erscheinungen innerhalb der ersten Lebenswochen. Neigung zu eitrigen Infektionen der Haut und der Schleimhäute, Furunkulosen, Abszessen, auch der Lungen, Stomatitiden und Blepharitiden, Fieberschübe. Schlechte Prognose, Tod in etwa ¾ der Fälle bereits vor Vollendung des 3. Lebensjahres.

Therapiemöglichkeiten

Antibiotikagaben mit unbefriedigendem Erfolg. Plasmatransfusionen und Knochenmarktransplantationen oder Gaben von menschlichem Granulozyten-Kolonie-stimulierendem Faktor (GCSF) erfolgreich, wobei es bei einem Teil der Patienten nach mehreren Jahren zu Hypomineralisierung der Knochen sowie zu Myelodysplasie oder Akuter Myeloischer Leukämie kommt. Die Ursache hierfür ist umstritten, Therapiefolge oder pleiotroper Mutationseffekt?

Häufigkeit und Vorkommen

Selten, seit Erstbeschreibung 1956 wurden Geschwisterschaften vor allem aus den skandinavischen Ländern publiziert, Foundereffekt in Nordschweden. Hohe Konsanguinitätsrate der Eltern.

Genetik

Autosomal rezessiver Erbgang. Genort 19p13.3 (*GCSFR*, CSF-Rezeptor). Zu klinisch ähnlichen Erscheinungen kommt es bei einem Defekt der Neutrophilen-Elastase (*ELA2*) mit autosomal dominantem Erbgang, ebenfalls in 19p13.3 (*ELA2*) (▶ *Neutropenie, zyklische*).

Familienberatung

Nachweis und Differentialdiagnose zu anderen ▶ *Neutropenien* und exogen bedingten Agranulozytosen sowie hypoplastischen Anämien anhand des Blutbildes (meistens völliges Fehlen der Granulozyten bei Monozytose und Eosinophilie) und des Knochenmarkausstriches (Fehlen fast aller Elemente der neutrophilen Reihe). Heterozygote eventuell an Differenzierungsstörungen der myeloischen Reihe in in-vitro-Knochenmark-Kulturen erkennbar.

Literatur

Daghistani, D., J.Jimenez, S.R.Toledano et al., Congenital neutropenia: A case study. Am.J.Pediatr.Hematol.Oncol. *12* (1990) 210–214.

Dale, D.C., R.E.Person, A.A.Bolyard et al., Mutations in the gene encoding neutrophil elastase in congenital and cyclic neutropenia. Blood *96* (2000) 2317–2322.

Freedman, M.H., M.A.Bonilla, C.Fier et al., myelodysplasia syndrome and acute myeloid leukemia in patients with congenital neutropenia receiving G-CSF therapy. Blood *96* (2000) 429–436.

Iselius, L. and K.H.Gustavson, Spatial distribution of the gene for infantile genetic agranulocytosis. Hum.Hered. *34* (1984) 358–363.

OMIM 202700, 130130

Agranulozytose, rezidivierende
▶ Neutropenie, zyklische

Agyrie
▶ Lissenzephalie

Ahornsirup-Syndrom
Leuzinose

Genetisch bedingter Stoffwechseldefekt auf der Grundlage einer Genmutation.

Der Gendefekt äußert sich in einer verminderten Aktivität des α-Ketoacid-Dekarboxylasekomplexes und damit einer Störung der oxidativen Dekarboxylierung beim Abbau der verzweigtkettigen Aminosäuren Valin, Leucin und Isoleucin. Es kommt zu deren Anreicherung in den Körperflüssigkeiten. Ob dadurch eine toxische Wirkung auf das Zentralnervensystem eintritt oder ein Mangel an bestimmten essentiellen Endprodukten (Cerebronsäuren), die zerebralen Ausfälle bedingt, ist noch unklar.

Krankheitswert

Beim klassischen A. Manifestation einer schweren zentralnervösen Schädigung der bei Geburt unauffälligen Kinder in den ersten Lebenstagen. Apathie, Krämpfe, Atemstörungen, ketazidotisches Koma, Erbrechen, Muskelhypotonie, schließlich Enthirnungsstarre. Lebenserwartung meistens nur wenige Monate, bei milderen Verlaufsformen auch über ein Jahr. Weiterhin eine leichtere, intermediäre und eine relativ gutartige, intermittierende Form mit neurologischen Erscheinungen (Ataxie u.a.) nur bei Infekten oder in Stresssituationen mit Gefahr sekundärer Hirnschädigung und lebensbedrohlicher Zustände.

Therapiemöglichkeiten

Diätetische Behandlung mit einer valin-, leucin- und isoleucinarmen Nahrung mit unterschiedlichem Erfolg, vom Schweregrad des Stoffwechseldefektes und vom Beginn der Therapie im

Neugeborenenalter abhängig. In Notsituationen Infusionen oder auch Peritoneal-Dialyse. Ein Teil der Fälle spricht sehr gut auf Vitamin-B1-Gaben an (verminderte Affinität der Dekarboxylase zu Thiamin-Pyrophosphat).

Häufigkeit und Vorkommen
Wegen des frühen Todes der Kinder wahrscheinlich oft nicht diagnostiziert. Inzidenz auf 1:100.000 bis 1:10.000 geschätzt.

Genetik
Heterogen, autosomal rezessiver Erbgang. Beim intermittierenden und beim intermediären A.-S. besteht eine Restaktivität für den Abbau von zwei der drei verzweigtkettigen Aminosäuren. Molekulargenetisch lassen sich mindestens 5 Typen unterscheiden, wobei der Enzymkomplex aus vier Proteinen besteht: E1α (Genort 19q13.1-13.2), E1β (Genort 6p22-p21), E2 (thiaminresponsiv, Aryltransferase, Genort 1p13), E3. Compound-Heterozygote bekannt.

Familienberatung
Diagnose im Neugeborenenalter anhand des charakteristischen Harngeruches und im GUTHRIE-Test (erhöhte Serum-Leuzin-Konzentration) ermöglicht sofortige Diättherapie. Nachweis und Differentialdiagnose anhand der Leuzin-Dekarboxylase-Aktivität in Leukozyten. Nach dem gleichen Prinzip mit Hilfe ^{14}C-markierter verzweigtkettiger Aminosäuren pränatale Diagnostik in kultivierten Fruchtwasserzellen möglich. Mindestens drei verschiedene Heterozygotentests bekannt. Medizinische Betreuung und Prophylaxe in betroffenen Familien wichtig.

Literatur
Herring, W.J., S.Litwer, J.L.Weber and D.J.Danner, Molecular genetic basis of maple syrup urine disease in a family with two defective alleles for branched chain acyltransferase and localization of the gene to human Chromosome 1. Am.J.Hum. Genet. *48* (1991) 342–350.

Nobokuni,Y., H.Mitsubuchi, F.Endo et al., Maple sirup urine disease. Complete primary structure of the E1β subunit of human branched chain α-ketoacid dehydrogenase complex deduced from the nucleotide sequence and a gene analysis of patients with this disease. J.Clin.Invest. *86* (1990) 242–247.

Peinemann, F. and D.J.Danner, Maple syrup urine disease 1954 to 1993. J.Inherit.Metab.Dis. *17* (1994) 3–15.

OMIM 248600, 248610, 248611

AICARDI-Syndrom

Genetisch bedingter neurologischer Symptomenkomplex auf der Grundlage einer Genmutation. Der zu den Erscheinungen führende Basisdefekt ist unbekannt.

Krankheitswert
Angeboren. Corpus-callosum-Agenesie oder -Hypoplasie mit Hirnheterotopien. Frühkindliche Spasmen, Blick-Nick-Salaam-Krämpfe, Myoklonien und geistige Retardation. Charakteristische EEG-Auffälligkeiten. Mikrozephalus. Spezifische Chorioretinopathie in Form scharf begrenzter "lakunärer" Aussparungen in Pigmentepithel und Retina, Kolobome und andere Augenanomalien. Fakultativ Plagiozephalus und Gesichts-Asymmetrie, Wirbel- und Rippenanomalien.

Therapiemöglichkeiten
Symptomatische Korrekturen mit unbefriedigendem Erfolg.

Häufigkeit und Vorkommen
Seit Erstbeschreibung 1965 über 100 fast ausschließlich weibliche bzw. 47,XXY-Fälle bekannt. Die ursprünglich als WEYERS-THIER-Syndrom bezeichnete ▶ *Okulo-Aurikulo-Vertebrale Dysplasie* gehört z.T. in den Formenkreis des AS.

Genetik
X-chromosomal dominanter Erbgang mit Letalität der Hemizygoten wird vermutet. Genort Xp22.3. Bei Deletionen können der Genort für das ▶ *GOLTZ-GORLIN-Syndrom* und einer ▶ *Mikrophthalmie* mit linearen Hautdefekten einbezogen sein und Symptome dieser Syndrome auftreten (contiguous gene syndrome).

Familienberatung
Nachweis und Differentialdiagnose (Toxoplasmose-Fetopathie, andere Formen der Corpuscallosum-Agenesie) anhand der Augenhintergrundsveränderungen und des Computertomogrammes. Wahrscheinlich handelt es sich bei den Merkmalsträgerinnen jeweils um Neumutationen, so dass kein Wiederholungsrisiko in einer Geschwisterschaft besteht.

Literatur

Brondum-Nielsen, K., M.Anvret et al., AICARDI syndrome: Early neuroradiological manifestations and results of DNA studies in one patient. Am.J.Med. Genet. *38* (1991) 65–68.

Gedik, Y., E.Erduran, Y.Aslan et al., AICARDI syndrome: A variant example with new clinical findings. Genet. Counsel. *4* (1993) 281–283.

Hoag, H.M., S.A.M.Taylor, A.M.V.Duncan and M.M.Khalifa, Evidence that skewed X inactivation is not needed for the phenotypic expression of AICARDI syndrome. Hum.Genet. *100* (1997) 459–464.

Hoyt, C.S., F.Billson, R.Ouvrier and G.Wiese, Ocular features of AICARDI's syndrome. Arch.Ophthal. *96* (1978) 291–295.

OMIM 304050

AICARDI-GOUTIÉRES-Syndrom
▶ Enzephalopathie mit zerebraler Verkalkung und Leukodystrophie

---

AIDS,
Aquired Immune Deficiency Syndrome

Es besteht eine Abwehrschwäche gegenüber dem HIV-1-Virus. Die Ursachen dafür sind nur zum Teil klar. Interindividuelle Unterschiede lassen sich sowohl in der Anfälligkeit gegenüber dem verursachenden HIV-1-Virus als auch in der Latenzzeit bzw. der klinischen Manifestation erkennen. Es bestehen sowohl Beziehungen zum HLA- und zum Komplement-System, als auch zu unterschiedlichen Formen des Virus. Das Virus befällt primär T-Lymphozyten, Monozyten und Makrophagen, wobei die Infektion von HIV-1-Corezeptoren, CD4, **Chemokin-Co-rezeptor-Proteinen** (*CMBKR* oder *CCR5*, *CCR3*, *CCR4* und *CCR2*, Genort 3p21.3) und Chemokinvarianten (**S**tomal cell-**D**erived **F**actor 1, *SDF-1*, Genort 10q11.1) auf der Zelloberfläche vermittelt wird. Resistenz bzw. eine verminderte Anfälligkeit gegenüber HIV-1 und protrahierter Verlauf bestehen bei Mutationen der entsprechenden Rezeptorgene. Bei Homozygotie des Allels *CCR5-δ32* z.B. besteht vollständige Resistenz, bei Heterozygotie eine verminderte Anfälligkeit und verlängerte Latenzzeit. Homozygotenfrequenz (*CCR5-δ32*) bei Europiden 1%, Heterozygotenfrequenz 11%, in anderen Rassen ist das Allel seltener.

Literatur

Alvares, V., C.López-Larrea and E.Coto, Mutational analysis of the CCR5 and CCR4 genes (HIV-1 coreceptors) in resistance to HIV-1 infection and AIDS development among intravenous drug users. Hum.Genet. *102* (1998) 483–486.

Cameron, P.U., S.A.Mallal, M.A.H.French and R.L.Dawkins, Major histocompatibility complex genes influence the outcome of HIV infection: Ancestral haplotypes with C4 null alleles explain diverse HLA associations. Hum.Immunol. *29* (1990) 282–295.

Grimaldi, R, N.Shindo, A.X.Acosta et al., Prevalence of the CCR5δ32 mutation in Brazilian populations and cell susceptibility to HIV-1 infection. Hum.Genet. *111* (2002) 102–104.

Kaplan, C., J.Y.Muller, C.Doinel et al., HLA-associated susceptibility to acquired immune deficiency syndrome in HIV-1-seropositive subjects. Hum.Hered. *40* (1990) 290–298.

Louie, L.G., Are human genes risk factors for AIDS Nature Genet. *7* (1994) 456–457.

Martin, M.P., X.Gao, J.-H.Lee et al., epistatic interaction between KIR3DS1 and HLA-B delays the progression to AIDS. Natur Genet. *21* (2002) 429–433.

Quillent, C., E.Oberlin, J.Braun et al., HIV-1-resistance phenotype conferred by combination of two seperate inherited mutations of CCR5 gene. Lancet *351* (1998) 14–18.

Smith, M.W., M.Dean, M.Carrington et al., Contrasting genetic influence of CCR2 and CCR5 variants on HIV infection and disease progression. Science *277* (1997) 959–965.

Stephens, J.C., D.E.Reich, D.B.Goldstein et al., Dating the origin of the CCR5-δ32 AIDS-resistence allele by the coalescence of haplotypes. Am.J.Hum.Genet. *62* (1998) 1507–1515.

Winkler, C., W.Modi, M.W.Smith et al., Genetic restriction of AIDS pathogenesis by an SDF-1 chemokine gene variant. Science *279* (1998) 389–393.

Ainhum-Syndrom,
Dactylolysis spontanea

Außerhalb Europas, vor allem bei Afrikanern und auch bei Indern vorkommende Spontan-

Akanthozytose, adulte

amputation der Kleinzehe. Familiäres Vorkommen beschrieben, wahrscheinlich autosomal dominanter Erbgang. Beginnt in den ersten Lebensjahren mit keratotischer Verdickung der Digitoplantarfurche und endet mit Abschnürung und Akroosteolyse der Zehe. Siehe auch ▶ *neurogene Akroosteolyse*; ▶ *Keratosis palmoplantaris hereditaria mutilans (VOHWINKEL)*.

Literatur

Horwith, M.T. and I.Tunick, Ainhum, report of six cases in New York. Arch.Derm.Syph. *36* (1937) 1058–63.

Spinzig, E.W., Ainhum. Its occurrence in the United States. Am.J.Roentgenol. *42* (1939) 246.

OMIM 103400

Akanthozytose, adulte,

LEVINE-CRITCHLEY-Syndrom, Choreo-Akanthozytose, Neuroakanthozytose

Genetisch bedingter Membrandefekt auf der Grundlage einer Genmutation.

Der Gendefekt betrifft ein Strukturprotein unklarer Funktion (Transport-Glykoprotein der Erythrozytenmembran, Band3-Protein oder anderes Membranprotein), wodurch es bei etwa 15% der peripheren Erythrozyten zu den typischen dornförmigen Ausziehungen kommt. Der pathogenetische Zusammenhang mit den anderen Symptomen ist noch unklar, ein entsprechender Membrandefekt der Nervenzellen (Basalganglien, Putamen, Nucleus caudatus) ist anzunehmen. Bei einer weiteren Form ist wahrscheinlich ein Sorting-Protein (CHAC, Chorea-Acanthose, Chorein) betroffen, das sowohl an der Erythropoese beteiligt ist als auch in Zellen des Zentralnervensystems exprimiert wird. Anomalien des Lipidstoffwechsels wie bei der klassischen Akanthozytose (▶ *Abetalipoproteinämie*) liegen offensichtlich nicht vor.

Krankheitswert

Erstmanifestation der Symptome im Erwachsenenalter. Neurologische Ausfallserscheinungen mit Muskelatrophien, epileptischen Anfällen, Tics, PARKINSONismus, choreatischen Bewegungsformen und Ataxie. Akanthozytose mit hämolytischer Anämie ▶ *MCLEOD-Syndrom*.

Therapiemöglichkeiten

Keine spezifische Behandlung bekannt.

Häufigkeit und Vorkommen

Bisher nur wenige Familien beschrieben. Wahrscheinlich infolge eines Selektionsvorteils (Malaria) häufiger in Südostasien.

Genetik

Autosomal rezessiver Erbgang mit Manifestation hämatologischer Symptome bei Heterozygoten: Semidominanz. Genorte: 9q21 (*CHAC*, Chorein); 17q21-22 (Band3-Protein), Allelie zur Ovalozytose (▶ *DRESBACH-Syndrom*)?

Familienberatung

Differentialdiagnose zur ▶ *Abetalipoproteinämie* anhand der Normolipoproteinämie, zu Vitamin-E-Malabsorptionszuständen (mit Retinopathie) und zur Chorea HUNTINGTON anhand der Erythrozytenform wichtig. Siehe auch ▶ *MCLEOD-Syndrom*. Erbgang nur familienanamnestisch zu ermitteln. Bei Heterozygoten für autosomal rezessive A. typische Erythrozyten erkennbar.

Literatur

Kay, M.M.B., Band 3 in aging and neurological disease. Ann.NY.Acad.Sci *621* (1991) 179–204.

Rampoldi, L., C.Dobson-Stone, J.P.Rubio et al., A conserved sorting-associated protein is mutant in chorea-acanthosis. Nature Genet. *28* (2001) 119–120.

Rubio, J.P., A.Danek, C.Stone et al., Choreo-acanthosis: genetic linkage to chromosome 9q21. Am.J.Hum. Genet. *61* (1997) 899–908.

Sakai, T., H.Iwashita and M.Kakugawa, Neuroacanthocytosis syndrome and choreoacanthocytosis (LEVINE-CRITCHLEY syndrome). Neurology *35* (1985) 1679.

Spitz, M.C., J.Jankovic and J.M.Killian, Familial tic disorder, PARKINSONism, motor neuron disease, and acanthocytosis: a new syndrome. Neurology *35* (1985) 366–370.

Ueno, S., Y.Maruki, M.Nakamura et al., The gene encoding a newly discovered protein, chorein, is mutated in chorea-acanthosis. Nature Genet. *28* (2001) 121–122.

OMIM 100500, 109270, 200150

Akanthozytose
s.a.
▶ Abetalipoproteinämie

Akatalasie,
Akatalasämie; TAKAHARA-Krankheit

Genetisch bedingter Enzymdefekt auf der Grundlage einer Genmutation.
Der Gendefekt manifestiert sich als peroxisomaler Katalasemangel in allen Geweben und den Erythrozyten. Katalase ist ein wichtiges Antioxidans. In geringen Mengen noch nachweisbare Katalase zeigt qualitative Unterschiede zu der bei Normalpersonen. Das z.B. von Bakterien in der Mundhöhle (vor allem Streptococcus viridans) produzierte H_2O_2 kann dadurch nicht abgebaut werden und wirkt zersetzend auf Gewebe, vor allem der Mundschleimhaut und der Gefäße, sowie auf Hämoglobin, woraus sich die klinische Symptomatik erklärt.

Krankheitswert
Fast ausschließlich bei der in Japan auftretenden Form kommt es zu klinischen Erscheinungen: Ulzerationen der Mund- und Nasenschleimhaut, Alveolarpyorrhoe und Gangrän der Mundschleimhaut (TAKAHARA-Krankheit des Kindesalters). Wahrscheinlich auch essentielle Hypertonie. In Europa meist ohne klinische Erscheinungen.

Therapiemöglichkeiten
Wenn nötig, lokale Katalasebehandlung oder Bluttransfusion erfolgreich.

Häufigkeit und Vorkommen
Regional sehr verschieden. In Japan Heterozygoten-Frequenz 1:10.000 bis 1:70. In Europa etwa 1:25.000.

Genetik
Autosomal rezessiver Erbgang. Genort 11p13. Den bisher bekannten elektrophoretisch und klinisch unterschiedlichen Varianten liegt multiple Allelie zugrunde.

Familienberatung
Nachweis anhand der herabgesetzten Katalaseaktivität (8%) in Erythrozyten und kultivierten Fibroblasten. Bei Heterozygoten Katalaseaktivität vermindert bis normal. In Europa kein Gegenstand familienberaterischer Betreuung, da ohne klinische Symptome.

Literatur
David, H. und P.Reinke, Peroxisomale Erkrankungen – eine neue Gruppe von Organellenerkrankungen auf der Basis der Erkenntnisse der modernen Zellularpathologie. Zschr.Klin.Med. *43* (1988) 459–468.
Jiang, Z., J.M.Akey, J.Shi et al., A polymorphism in the promotor region of catalse is asociated with blood pressure levels. Hum.Genet. *109* (2001) 95–98.
Kittur, S., J.W.M.Hoppener, S.E.Antonarakis et al., Linkage map of the short arm of human chromosome 11: location of the genes for catalase, calcitonin and insulinlike growth factor II. Proc.Nat.Acad.Sci.USA *82* (1985) 5064–5067.
Ogata, M., Acatalasia. Hum.Genet. *86* (1991) 331–334.

OMIM 115500

AKESSON-Syndrom
▶ Cutis verticis gyrata

Akinesie-Sequenz, fetale
▶ Arthrogryposis multiplex congenita

Akne-Driade, Akne-Tetrade
▶ Acne inversa

Akro-callosum-Syndrom,
Acrocallosal syndrome, SCHINZEL-Acrocallosales Syndrom, akrofaziale postaxiale Dysostose

Genetisch bedingtes Fehlbildungs-Syndrom auf der Grundlage einer Genmutation.
Der den Hirn- und Skelettanomalien zugrunde liegende Defekt ist unbekannt.

Krankheitswert
Hypo- oder Agenesie des Corpus callosum mit Oligophrenie, Arachnoidalzysten, post- und/oder präaxiale (Großzehen) Polydaktylie an Füßen und

Akrodentale Dysostose

teilweise auch an Händen, Syndaktylien. Kraniale Dysmorphie, hohe gewölbte Stirn, Hypertelorismus. Kleinwuchs. Fakultativ Hernien, Gaumensegelanomalien, Hypogenitalismus u.a.

Therapiemöglichkeiten
Unbekannt.

Häufigkeit und Vorkommen
Seit Erstbeschreibung 1979 35 meist sporadische Fälle bekannt.

Genetik
Aufgrund von Geschwisterschaften und mehrerer Fälle aus Verwandtenverbindungen wird autosomal rezessiver Erbgang angenommen. Genort 12p13.3-p11.2?

Familienberatung
Differentialdiagnose zum autosomal dominanten ▶ GREIG-Syndrom (Allelie?) und zum ▶ Hydrolethalus-Syndrom notwendig, anhand der Corpus-callosum-Anomalie im CT möglich.

Literatur
Koenig, R., U.Woelki, K.-H.Grzeschik and S.Fuchs, Spectrum of the acrocallosal syndrome. Am.J.Med. Genet. *108* (2002) 7–11.
Pereira, S.C.S., C.M.G.Rocha, M.L.Guion-Almeida and A. Richieri-Costa, Postaxial acrofacial dysostosis: Report on two patients. Am.J.Med.Genet. *44* (1992) 274–279.
Pfeiffer, R.A., G.Legat and U.Trautmann, Acrocallosal syndrome in a child with de novo inverted tandem duplication 12p11.2-p13.3. Ann.Genet. *35* (1992) 41–46.
Turolla, L., M.Clementi and R.Tenconi, How wide is the clinical spectrum of the acrocallosal syndrome? J.Med.Genet. *27* (1990) 516–518.

OMIM 200990

Akrodentale Dysostose
▶ CURRY-HALL-Syndrom

Akrodermatitis enteropathica,
BRANDT-Syndrom

Genetisch bedingte Dermatose auf der Grundlage einer Genmutation.

Der Gendefekt manifestiert sich in einem Zinkmangel aufgrund einer Störung der gastrointestinalen Zinkresorption und des Zinktransportes. Zugrunde liegt der Defekt eines zinkbindenden Transportproteins (Pipecolensäure). Die klinische Symptomatik erklärt sich aus der verminderten Aktivität von Enzymen mit Zink als Coenzym.

Krankheitswert
Erstmanifestation meistens während des Abstillens. Schubweise schwere Hauterscheinungen vor allem an Körperöffnungen und Akren mit Beteiligung der Schleimhäute und Sekundärinfektionen. Ausfall des Kopfhaares sowie der Augenwimpern und -brauen. Nagelveränderungen. Periodisch auftretende Durchfälle infolge von Kolitiden. Psychische und physische Retardation. Atrophien. Ohne Therapie chronischer Verlauf.

Therapiemöglichkeiten
Zinkgaben (Zink-Pipecolinat, Zinksulfat, Zinkoxid) führen zur Normalisierung.

Häufigkeit und Vorkommen
Seit Erstbeschreibung 1942 über 200 Fälle von allen Erdteilen und großen Rassen bekannt.

Genetik
Autosomal rezessiver Erbgang. Variable Expressivität. Genort 8q24.3 (*SLC39A4*, Transportprotein für Zink). Der ursprünglich aufgrund einer Homologie zu einem Locus bei der Maus vermuteter Genort 15q15-21 (*SLC30A4* = *ZNT4*) hat sich nicht bestätigt.

Familienberatung
Rechtzeitige Diagnose (Zinkbestimmung im Serum) und Therapie wichtig. Differentialdiagnose zur ▶ Colitis ulcerosa notwendig.

Literatur
Küry, S., M.-C.Devilder, H.Avet-Loiseau et al., Expression pattern, genomic structure and evaluation of the SLC30A4 gene as a candidate for acrodermatitis enteropathica. Hum.Genet. *109* (2001) 178–185.
Küry, S., B.Dréno, St.Bézieau et al., Identification of SLC39A4, a gene involved in acrodermatitis enteropathica. Nature Genet. *31* (2002) 239–240.
Ohlsson, A., Acrodermatitis enteropathica: reversibility of cerebral atrophy with zinc therapy. Acta Pediat. Scand. *70* (1981) 269–273.

Wang, K, E.W.Pugh, S.Griffen et al., Homozygosity mapping places the Acrodermatitis enteropathica gene on chromosomemal region 8q24.3. Am.J. Hum.Genet. *68* (2001) 1055–1060.

OMIM 201100

Akro-Dermato-Ungual-Lakrimal-Tooth-Syndrom (ADULT)
▶ Lippen-Kiefer-Gaumen-Spalte mit Spalthand und -fuß

Akrodysgenitaler Zwergwuchs
▶ Genito-Palato-Kardiales Syndrom

Akrodysostose

▶ *Periphere Dysostose* unklarer Ätiologie und Pathogenese.

Krankheitswert
Angeboren. Faziale Dysostose mit kurzer Nase (Nasenknochen- und -knorpel-Hypoplasie), relativer Progenie und offenem Mund. Brachyphalangie, -metakarpie und -metatarsie, relativ lange Großzehe. Meistens geistige Retardation. Bei einem Teil der Fälle Schwerhörigkeit. Disproportionierter Kleinwuchs.

Therapiemöglichkeiten
Nicht bekannt.

Häufigkeit und Vorkommen
Seit Erstbeschreibung 1968 bzw. Abgrenzung des Syndroms 1971 von der ▶ *peripheren Dysostose* über 30 sporadische Fälle bekannt. In mindestens drei Familien Merkmalsträger in zwei Generationen.

Genetik
Das erhöhte durchschnittliche Zeugungsalter der Väter sporadischer Fälle sowie die Art des familiären Vorkommens sprechen für autosomal dominanten Erbgang. Siehe auch ▶ *Dysostose, maxillo-nasale*.

Familienberatung
Differentialdiagnose zum Pseudopseudo- und Pseudohypoparathyreoidismus (▶ *Osteodystrophia hereditaria* ALBRIGHT) notwendig. In den ersten Lebensmonaten punktförmige Verkalkungen der Epiphysen (epiphyseal stippling) röntgenologisch erkennbar. Zapfenepiphysen. Ein erhöhtes Wiederholungsrisiko innerhalb der Geschwisterschaft eines Patienten besteht nicht, wenn beide Eltern keine Symptome aufweisen.

Literatur
Hernandez, M., A.Miranda and S.Kofman-Alfaro, Acrodysostosis in two generations: an autosomal dominant syndrome. Clin.Genet. *39* (1991) 376–382.

Viljoen, D. and P.Beighton, Epiphyseal stippling in acrodysostosis. Am.J.Med.Genet. *38* (1991) 43–45.

OMIM 101800

Akrodysplasia epiphysaria
▶ THIEMANN-Syndrom

Akrodysplasie, spondylo-mesomele mit Dislokationen und Immundefekt
▶ ABT-LETTERER-SIWE-Syndrom;
▶ SCHIMKE-Syndrom

Akroelastoidosis
▶ Akrokeratoelastoidosis

Akrofaziale Dysostose mit Catania-Brachydaktylie
▶ Dysostose, akrofaziale, mit Catania-Brachydaktylie

Akrofaziale Dysostose Typ Patagonien
▶ Dysostose, akrofaziale, mit Catania-Brachydaktylie

Akrofaziale Dysostose, postaxiale, Typ GENÉE-WIEDEMANN
▶ GENÉE-WIEDEMANN-Syndrom

Akrofaziale Dysostose, postaxiale, Typ MILLER
▶ GENÉE-WIEDEMANN-Syndrom

Akrofaziale Dysostose, postaxiale
▶ Acro-callosum-Syndrom;
▶ CURRY-HALL-Syndrom

Akrofaziale Dysostose, präaxiale, Typ NAGER
▶ NAGER-Syndrom

Akrofaziale Dysostosen

Übersicht s. Opitz, J.M., F.Mollica, G.Sorge et al., Acrofacial dysostoses: Review and report of a previously undescribed condition: The autosomal or X-linked dominant Catania form of acrofacial dysostosis. Am.J.Med.Genet. 47 (1993) 660–678.

Akro-Fronto-Fazio-Nasale Dysplasie
▶ NAGUIB-RICHIERI-COSTA-Syndrom

Akrogerie,
GOTTRON-Syndrom

Genetisch bedingter Bindegewebsdefekt auf der Grundlage einer Genmutation.
Der Kollagen- und Hyaluronsäuregehalt in den betroffenen Hautpartien ist vermindert. Anhaltspunkte für einen generellen Defekt der Kollagensynthese oder der Glukosaminoglykane bestehen nicht. Der Basisdefekt ist unbekannt.

Krankheitswert
Erstmanifestation in den ersten Lebensjahren. Vor allem an den Akren Hautatrophie mit Schwund des Fettgewebes. Teilweise Beteiligung der Magenschleimhaut. Mikrogenie, Akromikrie, Elastosis perforans. Chronischer, gutartiger Verlauf.

Therapiemöglichkeiten
Symptomatisch-konservative Behandlung befriedigend.

Häufigkeit und Vorkommen
Seit Erstbeschreibung 1941 etwa 70 Fälle ausschließlich europäischer Provenienz publiziert, darunter zweimal Geschwister und zwei Familien mit Merkmalsträgern in aufeinanderfolgenden Generationen. Abgrenzung gegenüber dem EHLERS-DANLOS-Syndrom Typ IV nicht in allen Fällen klar.

Genetik
Autosomal rezessiver Erbgang noch nicht sicher.

Familienberatung
In früher Kindheit Differentialdiagnose zum HUTCHINSON-GILFORD-Syndrom und zum ▶ EHLERS-DANLOS-Syndrom Typ IV notwendig.

Literatur
Blaszcyk, M., A.Depaepe, L.Nuytinck et al., Acrogeria of the GOTTRON type in a mother and son. Europ.J. Derm. 10 (2000) 36–40.
Boullie, M.-C., P.Y.Vénencie, E.Thomine et al., Syndrome d'EHLERS-DANLOS type IV à type d'acrogéria. Ann.Derm.Vénérol. 113 (1986) 1077–1085.
Greally, J.M., L.Y.Boone, S.G.Lenkey et al., Acromegageria: a spectrum of "premature aging" syndrome. Am.J.Med.Genet. 44 (1992) 334–339.
Konohana, A., S.Miyakawa, S.Tajima and T.Nishikawa, Decreased collagen and hyaluronic acid content in lesional skin of acrogeria. Dermatologica 172 (1986) 241–244.

OMIM 201200

Akro-Kardio-Faziales Syndrom

Fehlbildungskomplex aus Lippen-/Gaumenspalte, angeb. Herzfehler, Ohrmuscheldysplasie,

Ektrodaktylie (Spalthand), Hornhauttrübung und Kleinwuchs.
Bisher 2 Geschwister und ein sporadischer Fall aus einer Verwandtenehe bekannt. Autosomal rezessiv?

Literatur
Guion-Almeida, M.L., R.M.Zechi-Ceide and A.Richieri-Costa, Cleft lip/palate, abnormal ears, ectrodactyly, congenital heart defect, and growth retardation: definition of the acro-cardio-facial syndrome. Clin.Dysmorphol. 9 (2000) 269–272.

OMIM 600460

Akrokeratoelastoidosis,
Akroelastoidosis, Acrokeratosis papulosa inversa, Collageneous plaques of the hands

Palmoplantarkeratose auf der Grundlage einer Genmutation.
Der den umschriebenen Veränderungen der elastischen Fasern zugrunde liegende Defekt ist unbekannt.

Krankheitswert
Papulöse, verruköse Hyperkeratose der Handinnenflächen und Fußsohlen, selten auf Hand- und Fußrücken, Finger und Zehen übergreifend. Hyperhidrose. Subjektive Beschwerden gering.

Therapiemöglichkeiten
Symptomatische Behandlung mit unbefriedigendem Erfolg.

Häufigkeit und Vorkommen
Seit Erstbeschreibung 1953 wenige Fälle vor allem aus Südamerika und eine große Sippe mit Merkmalsträgern in vier Generationen aus Mitteleuropa publiziert.

Genetik
Autosomal dominanter Erbgang mit unvollständiger Penetranz und variabler Expressivität. Genort 2q?

Familienberatung
Differentialdiagnose zu juvenilen Warzen, kutaner Amyloidose und zu den Palmoplantarkeratosen (▶ *Keratosen*) notwendig. Berufsberatung wichtig.

Literatur
Greiner, J., J.Krüger, L.Palden, E.G.Jung and F.Vogel, A linkage study of acrokeratoelastoidosis: possible mapping to chromosome 2. Hum.Genet. 63 (1983) 222–227.

OMIM 101850

Akrokeratosis verruciformis (HOPF)

Genetisch bedingte Dermatose auf der Grundlage einer Genmutation.
Den Hauterscheinungen liegt offensichtlich eine Virusinfektion zugrunde, für die eine spezielle Anfälligkeit besteht.

Krankheitswert
Erstmanifestation im Neugeborenen- oder frühen Kindesalter, selten nach der Pubertät. Hyperkeratotische Hornhautpapeln an Hand- und Fußrücken, teilweise auch an Unterarmen und -schenkeln, seltener bis zu den Knien und Ellenbogen und auf Stirn und Nacken übergreifend. Bei einigen Fällen leichte Intelligenzdefekte.

Therapiemöglichkeiten
Symptomatische Behandlung mit wenig Erfolg.

Häufigkeit und Vorkommen
Über 60 meist familiäre Fälle beschrieben.

Genetik
Heterogenie. Im Rahmen des Van-den-BOSCH-Syndroms X-chromosomal rezessiv. Genort (Deletion) Xq21.3-q22. Meist jedoch autosomal dominanter Erbgang (Genort 12q?).

Familienberatung
Abgrenzung zur ▶ *Keratosis follikularis* DARIER schwierig, gemeinsames Vorkommen innerhalb einer Sippe beschrieben. A.v. kann im Rahmen des Van-den-BOSCH-Syndroms auftreten, dem eine über dieses Gen hinausgehende Mikrodeletion im langen Arm des X-Chromosoms zugrunde liegt (▶ *Nebennierenrindeninsuffizienz, angeborene*). Differentialdiagnose zur ▶ *Keratosis*

palmoplantaris papulosa BUSCHKE-FISCHER-BRAUER notwendig.

Literatur
Herndon, J.H.Jr. and J.D.Wilson, Acrokeratosis verruciformis (HOPF) and DARIER's disease. Genetic evidence for a unitary origin. Arch.Derm. 93 (1966) 305–310.

Van den Bosch, J., A new syndrome in three generations of a Dutch family. Ophthalmologica 137 (1959) 422–423.

OMIM 101900, 314500

Akromegaloide-Facies-Syndrom

Seit Erstbeschreibung 1985 2 Sippen und mehrere sporadische Fälle bekannt. Typische akromegaloide Symptome nur im Gesicht, Hypertrichose. Gingiva-Hyperplasie. Endokrinium unauffällig. Autosomal dominant. Abgrenzung zur Pachydermoperiostose nicht sicher.

Literatur
Hughes, H.E., P.J.McAlpin, D.W.Cox et al., An autosomal dominant syndrome with „acromegaloid" features and thickened oral mucosa. J.Med.Genet. 22 (1984) 119–125.

Zelante, L., P.Gasparini, A.Savoia et al., A new case of Acromegaloid Facial Appearance (AFA) syndrome with an expanded phenotype. Clin.Dysmorphol. 9 (2000) 221–222.

OMIM 102150

Akromelalgie, familiäre,
Restless-legs-Syndrom (RLS), WITTMAACK-EKBOM-Syndrom

Genetisch bedingte Parästhesie auf der Grundlage einer Genmutation.
Der den Erscheinungen zugrunde liegende Defekt ist unbekannt. Transmitter-Störungen werden vermutet.

Krankheitswert
Beginn im Pubertätsalter. Aufgrund der Parästhesien in den Beinen unwillkürliche Bewegungen in Ruhelage. Schlafstörungen durch rhythmische Muskelzuckungen. Teilweise schmerzhaft. Selten Zuckungen des gesamten Körpers. Gutartig, aber progredient.

Therapiemöglichkeiten
Sedativa, Transmittervorstufen, Levodopa und Pergolit (Parkotil®) mit gutem Erfolg.

Häufigkeit und Vorkommen
Inzidenz 2–5%, etwa ½ der Fälle familiär.

Genetik
Autosomal dominanter Erbgang. Genort 12q12-21? Variable Expressivität.

Familienberatung
Erkrankungswahrscheinlichkeit für Verwandte 1. Grades wird empirisch mit ca. 20%, für Verwandte 2. Grades mit 4% angegeben. Von der Gutartigkeit und den Therapiemöglichkeiten kann ausgegangen werden.

Literatur
Kock, N., B.Culjkovic, S.Maniak et al., Mode of inheritance and susceptibility locus for restless legs syndrome, on chromosome 12q. Am.J.Hum.Genet. 71 (2002) 205-208.

Mignot, E., Behavioral genetics '97. Genetics of narcolepsy and other sleep disorders. Am.J.Hum.Genet. 60 (1997) 1289–1302.

Trenkwalder, C., Restless Legs Syndrom, Klinik, Differentialdiagnose, Neurophysiologie, Therapie. Springer-Verlag Heidelberg 1998.

Trenkwalder, C., V.Colladoso-Seidel, T.Gasser and W.H.Oertel, Clinical symptoms and possible anticipation in a large kindred of familial restless legs syndrome. Mov. Disord. 11 (1997) 389–394.

Walters, A.S., D.Picchietti, W.Hening and A.Lazzarini, Variable expressivity in familial restless legs syndrome. Arch.Neurol. 47 (1990) 1219–1220.

OMIM 102300

Akromesomele Chondrodysplasie
HUNTER-THOMPSON
▶ Achondrogenesis Typ A

Akromikrie-Dysplasie
▶ Dysplasie, geleophysische

Akroosteolyse, neurogene,
Hereditary Sensory and Autonomic Neuropathy Typ II (HSAN II), familiäre sensorische radikuläre Neuropathie (HSRN)

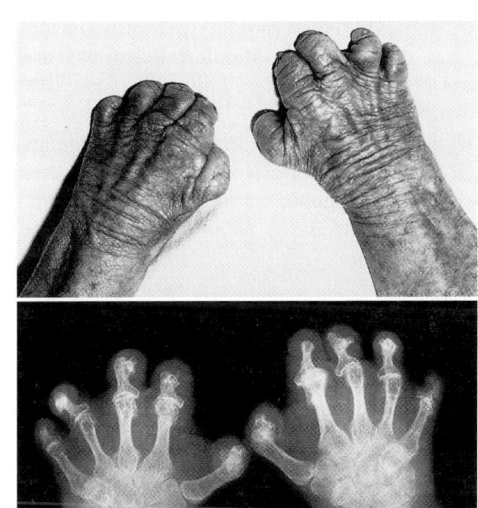

Akroosteolyse, neurogene. Osteolytischer Verlust der Phalangen, proximal fortschreitend. Deformierte Rest-Grundphalangen. Beteiligung der distalen Ulnaepiphysen. (J.P. Fryns)

Genetisch bedingte Akropathie auf der Grundlage einer Genmutation.
Der den Erscheinungen zugrunde liegende Defekt betrifft zumindest in einem Teil der Fälle das LAMIN A/C.

Krankheitswert
Erstmanifestation im späten Kindesalter, selten früher oder später. Überstreckbare Gelenke. Gewöhnlich an den Füßen schubweise, meist einseitig beginnende Geschwürbildung mit Zerstörung und Sequestrierung der darunter liegenden Knochen und Defektheilungen führen allmählich zu verschiedenartigen Fußdeformitäten. Bei schweren Formen Schädelknochen mitbetroffen. Oberflächensensibilität und Schmerzempfindung je nach Typ herabgesetzt oder normal. Verminderung der Leistungsfähigkeit, sonst keine besonderen Beschwerden. Lebenserwartung z.T. herabgesetzt.

Therapiemöglichkeiten
Symptomatische Behandlung mit unbefriedigendem Erfolg.

Häufigkeit und Vorkommen
Frequenz etwa 1:2.500. Androtropie 2:1. Überwiegend familiäres Vorkommen. Vom HAJDU-CHENEY-Syndrom seit Erstbeschreibung 1948 über 40 familiäre und sporadische Fälle bekannt.

Genetik
Heterogenie. Sowohl autosomal dominanter (HSRN, OMIM 102500) als auch autosomal rezessiver (HSAN II, Typ GIACCAI, OMIM 201300, ▶ Neuropathie, sensorische progressive des Kindesalters) Erbgang kommen vor. Bei dominantem Erbgang herabgesetzte Penetranz. Expressivität im weiblichen Geschlecht schwächer, intrafamiliär relativ konstant, wobei die klinische Abgrenzung einzelner syndromatischer Typen noch unsicher ist: HAJDU-CHENEY-Syndrom oder Arthro-Dento-Osteo-Dysplasie (OMIM 102500): Bindegewebsschwäche, Gelenkschlaffheit, früher Zahnverlust mit Malokklusion, Osteoporose, Dolichozephalus, klaffende Schädelnähte, basale Impressionen, Schallleitungsschwerhörigkeit, Kamptomelie, Kleinwuchs, charakteristische Fazies, Osteo- und Akro-Pseudoosteolysen; autosomal dominanter Erbgang. Kraniomandibuläre Dermatodysostose oder Mandibulo-Akrale-Dysplasie (OMIM 248370), Genort 1q21.2 (*LMNA*, OMIM 601154), Allelie zum Typ HAUPTMANN-TANNHAUSER der Muskeldystrophie DREIFUSS-EMERY, dem ▶ *Typ IB der Gliedergürtel-Muskeldystrophie*, der familiären partiellen Lipodystrophie KOEBERLING-DUNNIGAN (▶ *Lipodystrophie, generalisierte angeborene*), der ▶ *neuralen Muskelatrophie Typ IIB1* und der ▶ *dilatativen Kardiomyopathie* mit Reizleitungsstörungen. Siehe auch ▶ *Pyknodysostosis*; ▶ *Neuropathie, sensorische (HSN Typ I)*; ▶ *Ainhum-Syndrom*; ▶ *WINCHESTER-Syndrom*.

Familienberatung
Anhand familienanamnestischer Daten Feststellung des jeweils vorliegenden Erbganges

Akroosteolyse

wichtig. Mit einer familienspezifischen Konstanz der klinischen Manifestationsweise und des Manifestationsalters kann gerechnet werden. Früherkennung vor Erscheinen der ersten klinischen Symptome eventuell röntgenologisch möglich. Beim HAJDU-CHENEY-Syndrom Differentialdiagnose zum Cornelia-de-LANGE-Syndrom notwendig. Siehe auch ▶ *Analgie*; ▶ *Osteoporose*.

Literatur

Brennan, A.M. and R.M.Pauli, HAJDU-CHENEY syndrome: Evolution of phenotype and clinical problems. Am.J.Med.Genet. *100* (2001) 292–310.

Crifasi, P.A., M.C.Patterson, D.Bonde and V.V.Michelis, Severe HAJDU-CHENEY syndrome with upper airway obstruction. Am.J.Med.Genet. *70* (1997) 261–266.

Kaler, S.G., R.L.Geggel and A.Sadeghi-Nejad, HAJDU-CHENEY syndrome associated with severe cardiac valvular and conduction disease. Dysmorphology *4* (1990) 43–47.

Karrer, S. and M.Landthaler, Initial acro-osteolysis ulcero-mutilans in two brothers with hereditary type I motor sensory neuropathy. Eur.J.Derm. *6* (1996) 11–13.

Kozlowski, K., A.Barylak, F.Eftekhari et al., Acroosteolysis. Problems of diagnosis – Report of four cases. Pediat.Radiol. *8* (1979) 79–86.

Novelli, G., A.Muchir, F.Sanguiolo et al., Mandibuloacral dysplasia is caused by a mutation in LMNA-encoding lamin A/C. Am.J.Hum.Genet. *71* (2002) 426–431.

Tudisco, C., G.Canepa, G.Novelli and B.Dallapiccola, Familial mandibuloacral dysplasia: Report of an additional patient. Am.J.Med.Genet. *94* (2000) 237–241.

OMIM 102400, 102500, 201300

Akroosteolyse

s.a.
▶ Osteolyse, familiäre carpotarsale

Akro-Oto-Okuläres Syndrom

Von zwei Geschwistern und zwei sporadischen Fällen beschriebene wahrscheinlich autosomal rezessive Kombination von Brachydaktylie mit partieller Syndaktylie, Thenar- und Hypothenarhypoplasie, Palmarkeratose, gemischter Schwerhörigkeit, Pseudopapillödem, Blepharophimose, Hypotelorismus und typischer Fazies.

Literatur

Bertola, D.R., L.M.Wolf, H.V.Toriello and M.L.Netzloff, Acro-Oto-Ocular syndrome: further evidence for a new autosomal rezessive disorder. Am.J.Med.Genet. *73* (1997) 442–446.

OMIM 264475

Akropathie, ulcero-mutilierende

▶ Neuropathie, familiäre radikuläre sensorische

Akro-Pektoro-Vertebrale Dysplasie

▶ F-Syndrom

Akro-Reno-Okuläres Syndrom

▶ STILLING-TÜRK-DUANE-Syndrom

Akro-Renales Syndrom, Akro-Reno-Utero-Mandibuläres Syndrom

Von höchstens 10 sporadischen und Geschwisterfällen beschriebener akro-renaler Fehlbildungskomplex mit unterschiedlicher Einbeziehung fazialer Symptome (Mikrogenie, Gaumenspalte, Augenanomalien) und Uterusdysplasie im weiblichen Geschlecht. Autosomal rezessiver Erbgang wird angenommen. Nicht lebensfähige Neugeborene. In mehreren Sippen Kombination von ▶ *STILLING-TÜRK-DUANE-Syndrom* mit anderen Auffälligkeiten der Augen sowie Nieren- und Genitalfehlbildungen und/oder Schwerhörigkeit, Präaurikularanhänge und Defekte des radialen Strahles (OKIHIRO-Syndrom, OMIM 126800, Akro-Reno-Okuläres Syndrom, OMIM 102490), mindestens fünf Familien mit Merkmalsträgern in zwei oder drei Generationen bekannt, autosomal dominanter Erbgang, Genort 20q13.13-13.2 (*SALL4*). Es handelt sich zusammen mit dem ▶ *Akro-Oto-Okulären Syndrom* um eine Gruppe sich symptomatisch überschneidender Entitäten noch unklarer Genese, z.T. wird contiguous gene syndrome angenommen.

Literatur

Aalfs, C.M., M.J.van Schooneveld, E.M.van Keulen and R.C.M.Hennekam, Further delineation of the acro-renal-ocular syndrome. Am.J.Med.Genet. 62 (1996) 276–281.

Collins, A., M.Baraitser and M.Pembrey, OKIHIRO syndrome: Thenar hypoplasia and DUANE anomaly in three generations. Clin.Dysmorphol. 2 (1993) 237–240.

Evans, J.A., S.Phillips, M.Reed and B.N.Chodirker, Severe acro-renal-uterine-mandibular syndrome. Am.J.Med.Genet. 93 (2000) 67–78.

Keymolen, K., R.Van Damme-Lombaerts, A.Verloes and J.P.Fryns, Distal limb dificiencies, oral involvement, and renal defect: report of a third patient and confirmation of a distict entity. Am.J.Med.Genet. 93 (2000) 19–21.

McGowam, K.F. and R.A.Pagon, OKIHIRO syndrome. Am.J.Med.Genet. 51 (1994) 89.

Stoll, C., Y.Alembik and B.Dott, Association of a DUANE anomaly with mental retardation, cardiac and urinary abnormalities: a new autosomal recessive condition?. Ann.Genet. 37 (1994) 207–209.

OMIM 102490, 126800

Akroskyphodysplasie, metaphysäre

Genetisch bedingte metaphysäre Chrondrodysplasie auf der Grundlage einer Genmutation. Ein Basisdefekt ist unbekannt.

Krankheitswert

Angeborener disproportionierter Kleinwuchs durch Dysplasie vor allem der langen Röhrenknochen der unteren Extremitäten: Schüsselförmige, die Epiphysen umgreifende Metaphysen des distalen Femurs und der proximalen Tibia mit vorzeitigem Epiphysenschluss, lange Röhrenknochen verkürzt. Coxa valga, Tibia vara. Schwere Brachydaktylie, Brachymetatarsie und -karpie, Zapfenepiphysen. Fakultativ Intelligenzminderung.

Therapiemöglichkeiten

Lediglich orthopädische Korrekturen möglich.

Häufigkeit und Vorkommen

Abgrenzung des Syndroms 1991 aufgrund von zwei sporadischen und zwei Geschwisterfällen. Zwei weitere sporadische Fälle mit ähnlichen Skelettdysplasien und Alopecia universalis congenita als Trichoskyphodysplasie abgetrennt.

Genetik

Wahrscheinlich autosomal rezessiver Erbgang.

Familienberatung

Differentialdiagnose zur ▶ *Akrodysostose* und aufgrund einer ähnlichen Fazies auch zur ▶ *Achondrodysplasie* wichtig.

Literatur

Verloes, A., M.LeMerrer, J.-P.Farriaux and P.Maroteaux, Metaphyseal acroscyphodysplasia. Clin. Genet. 39 (1991) 362–369.

Vichi, G.F., M.Pacini, R.Jenuso et al., Una nuova displasia spondilo-metafisaria? Descrizione di un caso. Riv. Ital.Pediatr. 12 (1986) 772–775.

OMIM 250215

Akrozephalopolysyndaktylie

▶ Akrozephalosyndaktylie;
▶ ELEJADE-Syndrom I

Akrozephalosyndaktylie,

APERT-Syndrom, Akrozephalopolysyndaktylie

Genetisch bedingte Kombination von Akrozephalie und Syndaktylie auf der Grundlage einer Genmutation.
Basisdefekte betreffen die Fibroblastenwachstumsfaktor-Rezeptoren (FGFR, Rezeptor-Tyrosinkinasen) 1 und 2 oder den Fibroblastenwachstumsfaktor 8 (*FGF8*). Eine Mutation in *FGFR3* kann ebenfalls zu isolierter oder syndromatischer Kraniosynostose mit intrafamiliär unterschiedlichen Auffälligkeiten des peripheren Extremitätenskeletts führen. Beim SAETHRE-CHOTZEN-Syndrom sind ein Helix-Loop-Helix-Transkriptionsfaktor (*TWIST*, Terminus aus der Drosophila-Genetik) oder FRGR3 betroffen.

Akrozephalosyndaktylie

Krankheitswert
Kraniofaziale Dysostose meist durch vorzeitigen Schluss der Schädelnähte. Unterschiedlich starke Behinderung durch knöcherne oder häutige Syndaktylien, seltener Polysyndaktylien. Häufig sekundäre Ausfälle z.B. durch Einengung der Hirnnervenausgänge und geistige Behinderung. Nach klinischer Ausprägung und weiteren Fehlbildungen werden verschiedene Syndrome unterschieden.

- I. APERT-Syndrom: Akrozephalus, schwere Syndaktylie (Löffelhände). Häufigster Typ. Vereinzelt Polydaktylie.
- II. APERT-CROUZON-Syndrom, VOGT-Syndrom: Leichtere Form, CROUZON-artige Schädelkonfiguration. Nur wenige sporadische Fälle bekannt.
- III., IV. SAETHRE-CHOTZEN-Syndrom: Asymmetrischer Schädel, Brachyzephalus, milde Syndaktylien, zahlreiche fakultative Fehlbildungen. Mehrere große Sippen mit Merkmalsträgern in bis zu fünf Generationen bekannt. Milde Form mit Zapfenepiphysen von den Amish und aus Australien beschrieben: JACKSON-WEISS-Syndrom.
- V. PFEIFFER-Syndrom: Breite Daumen und Großzehen (Delta-Endphalangen). Mehrere Sippen beschrieben. Drei Typen abgegrenzt: mit (Typ 2, sporadisch, meist nicht lebensfähig) und ohne Kleeblattschädel und Ankylose der Ellenbogengelenke. Verbindend sind die typischen ersten Strahle.

Akrozephalopolysyndaktylien:
- I. NOACK-Syndrom: Akrozephalus, präaxiale Polydaktylie an Füßen, Syndaktylie. Mehrere familiäre Fälle beschrieben. Wahrscheinlich dem PFEIFFER-Syndrom zugehörig (gemeinsames Vorkommen in einer Sippe).
- II. CARPENTER-Syndrom: Akrozephalus, Polydaktylie der Hände, Polysyndaktylie der Füße. Mehrere Geschwisterschaften beschrieben. Hierher gehörig wahrscheinlich auch das SUMMITT-Syndrom mit vorspringender Sutura metopica, Brachypolydaktylie und Adipositas (OMIM 272350) und das GOODMAN-Syndrom (OMIM 201020) mit Kamptopolydaktylie und Ulnardeviation.
- III. ▶ ELEJADE-Syndrom.

Therapiemöglichkeiten
Chirurgische Korrekturen vor allem der Extremitätenfehlbildungen mit unbefriedigendem

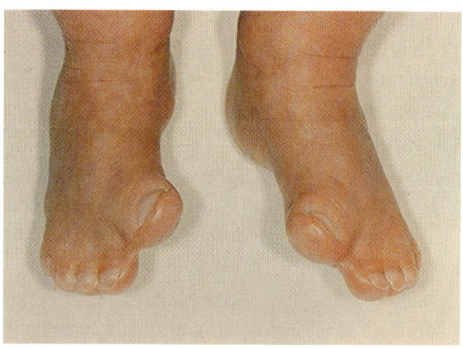

Akrozephalosyndaktylie Typ I. Syndaktylien an den Füßen mit gemeinsamer Nagelplatte, verbreiterte Großzehen in Varusstellung.

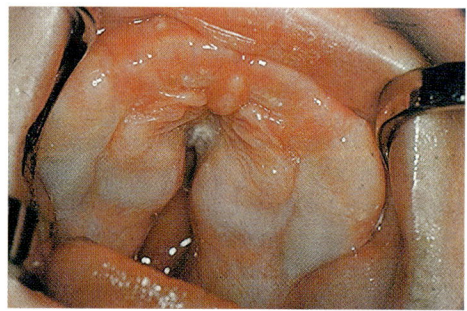

Akrozephalosyndaktylie Typ I. Gaumenspalte. (Ch. Opitz)

se wichtig, wahrscheinlich jedoch ohne Einfluss auf intellektuelle Entwicklung.

Häufigkeit und Vorkommen
Inzidenz etwa 1:10.000. Überwiegend sporadische Fälle. Die Mutationsrate steigt mit dem Zeugungsalter des Vaters, Neumutationen betreffen fast nur das väterliche Gen. Bei leichterer Symptomatik (PFEIFFER-Syndrom, SAETHRE-CHOTZEN-Syndrom, NOACK-Syndrom) Merkmalsträger in mehreren aufeinanderfolgenden Generationen. Inzidenz des APERT-Syndroms 1:65.000, des SAETHRE-CHOTZEN-Syndroms ca. 1:30.000.

Genetik
Jeweils autosomal dominant bedingt. Nur CARPENTER-Syndrom, GOODMAN- und SUMMITT-Syndrom autosomal rezessiv. Genorte, jeweils mit Allelie zur isolierten Kraniostenose: APERT-Syndrom 10q25.3-26 (*FGFR2*, meist S252W oder P253R), Allelie mit JACKSON-WEISS-Syndrom, CROUZON-Syndrom und einem Teil der Patien-

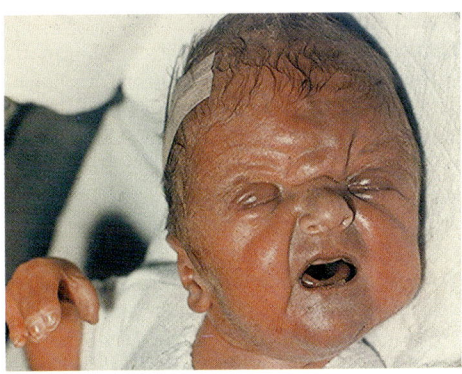

Akrozephalosyndaktylie Typ I. Neugeborenes: Turmschädel, hohe steile Stirn, supraorbitale Querfurche, antimongoloider Lidachsenverlauf, breiter eingezogener Nasenrücken, Löffelhand.

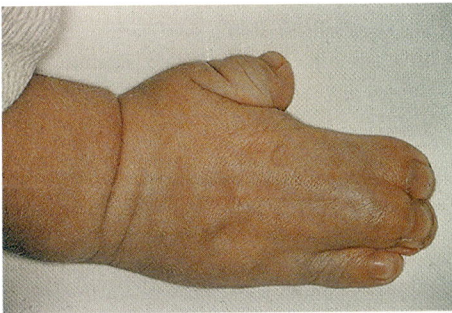

Akrozephalosyndaktylie Typ I. Syndaktylie der Hand ("Löffelhand").

ten mit schwerem PFEIFFER-Syndrom (Exon IIIa oder IIIc); leichtere Fälle von PFEIFFER-Syndrom ebenfalls *FGFR2* oder 8p12-p11.2 (*FGFR1*) und 10q25 (*FGF8*), SAETHRE-CHOTZEN-Syndrom 7p22-p21 (*TWIST*, Allelie mit dem ROBINOW-SORAUF-Syndrom mit doppeltem Hallux) oder 4p16 (*FGFR3*). Die bisherige klinische Einteilung überschneidet sich mit den genetischen Entitäten. Etwa 1/5 der daraufhin untersuchten Patienten mit A. wiesen strukturelle – allerdings verschiedenartige – Chromosomenaberrationen auf.

Familienberatung

Das Risiko für Verwandte von sporadischen Fällen ist gegenüber der Normalbevölkerung kaum erhöht. In seltenen Fällen werden Merkmalsträger selbst Kinder haben. Dann ist mit einem Risiko von 50% zu rechnen, wobei von einer intrafamiliären Konstanz des Typs trotz Variabilität der Merkmalsausprägung ausgegangen werden kann. Bei Typ V Differentialdiagnose zum ▶ *RUBINSTEIN-TAYBI-Syndrom* notwendig.

Literatur

Ades, L.C., J.C.Mulley, I.P.Senga et al., JACKSON-WEISS syndrome: clinical and radiological findings in a large kindred and exclusion of the gene from 7p21 and 5qter. Am.J.Med.Genet. *51* (1994) 121–130.

Bellus, G.A., K.Gaudenz, E.H.Zackai et al., Identical mutations in three different fibroblast growth factor receptor genes in autosomal dominant craniosynostosis syndromes. Nature Genet.*14* (1996) 174–176.

Brueton, L.A., L.van Herwerden, K.A.Chotai and R.M.Winter, The mapping of a gene for craniosynostosis: evidence for linkage of the SAETHRE-CHOTZEN syndrome to distal chromosome 7p. J.Med.Genet. *29* (1992) 681–685.

Chun, K., A.S.Teebi, J.H.Jung et al., Genetic analysis of patients with the SAETHRE-CHOTZEN-phenotype. Am.J.Med.Genet. *110* (2002) 136–143.

Cohen, M.M.Jr., PFEIFFER syndrome update, clinical subtypes, and guidelines for differential diagnosis. Am.J.Med.Genet. *45* (1993) 300–307.

Cohen, M.M., JACKSON-WEISS syndrome. Am.J.Med.Genet. *100* (2001) 325–329.

Dollfus, H., P.Biswas, G.Kumaramanickavel et al., SAETHRE-CHOTZEN syndrome: Notable intrafamilial phenotypic variability in a large family with Q28X *TWIST* mutation. Am.J.Med.Genet. *109* (2002) 218–225.

Gernet, S.V., A.Golla, Y.Ehrenfels et al., Genotype - phenotype analysis in APERT syndrome suggests opposite effects of the two recurrent mutations on syndactyly and outcome of craniofacial surgery. Clin.Genet. *57* (2000) 137–139.

Jabs, E.W., Toward understanding the pathogenesis of craniosynostosis through clinical and molecular correlates. Clin.Genet. *53* (1998) 79–86.

Kunze, J., M.Hudler and B.Fritz, Identification of a frameshift mutation in the gene *TWIST* in a family affected with ROBINOW-SORAUF syndrom. J.Med.Genet. *36* (1999) 650–652.

Lefort, G., P.Sarda, C.Humeau and D.Rieu, APERT syndrome with partial preaxial polydactyly. Genet. Couns. *3* (1992) 107–109.

Howard, T.D., W.A.Paznekas, E.D.Green et al., Mutations in *TWIST*, a basic helix-loop-helix transcription factor, in SAETHRE-CHOTZEN syndrome. Nature Genet. *15* (1997) 36–41.

Akrozyanose, familiäre

Moloney, D.M., S.F.Slaney, M.Oldridge et al., Exclusive paternal origin of new mutations in APERT syndrome. Nature Genet. *13* (1996) 48–53.

Muenke, M., U.Schell, A.Hehr et al., A common mutation in the fibroblast growth factor receptor 1 gene in PFEIFFER syndrome. Nature Genet. *8* (1994) 269-274.

Niemann-Seyde, S.C., S.W.Eber and B.Zoll, SAETHRE-CHOTZEN syndrome (ACS III) in four generations. Clin.Genet. *40* (1991) 271–276.

Paznekas, W.A., M.L.Cunningham, T.D.Howard et al., Genetic heterogeneity of SAETHRE-CHOTZEN syndrome, due to *TWIST* and *FGFR* mutations. Am.J.Hum.Genet. *62* (1998) 1370–1380.

Pierquin, G., R.Seligmann and N.Van Regemorter, Familial occurrence of SUMMITT syndrome or a variant example of CARPENTER syndrome? Genet.Couns. *3* (1992) 101–105.

Prevel, C.D., B.L.Epple and McCarthy, M., Acrocephalosyndactyly syndromes: A review. J.Craniofac.Surg. *8* (1997) 279–285.

Priolo, M., Mlerone, M.Baffio et al., PFEIFFER syndrome type 2 associated with a single amino acid deletion in the *FGFR2* gene. Clin.Genet. *58* (2000) 81–83.

Sarimski, K., Children with APERT syndrome: Behavioural problems and familial stress. Dev.Med. Child Neurol. *40* (1998) 44–49.

Teebi, A.S., S.Kennedy, K.Chun and P.N.Ray, Severe and mild phenotypes in PFEIFFER syndrome with splice acceptor mutation in exon IIIc of *FGFR2*. Am.J.Med.Genet. *107* (2002) 43–47.

Wilkie, A.O.M., Craniosynostosis: genes and mechanisms. Hum.Molec.Genet. *95* (1997) 1647–1656.

OMIM 101200, 101400, 101600, 201000,

Akrozyanose, familiäre
Meist Teilsysmptom des ▶ EHLERS-DANLOS-Syndroms

Alacrimia congenita,
angeborene Tränenlosigkeit

Mangel bzw. Fehlen von Tränenflüssigkeit unterschiedlicher Ätiologie.
Es liegen entweder Aplasie bzw. Hypoplasie der Tränendrüsen, ein Defekt der Sekretionsnerven oder Dysplasie der entsprechenden Kerngebiete zugrunde. Ein Basisdefekt ist unbekannt.

Krankheitswert
Erstmanifestation klinischer Erscheinungen im ersten Lebensjahr. Meist beidseitiger Tränenmangel, führt sekundär zu Konjunktivitiden, Keratokonjunktivitiden sowie zu Stellungsanomalien der Lider und Wimpern und damit zur Gefährdung des Auges und der Sehfähigkeit. Isoliert oder mit weiteren Sekretionsanomalien vorkommend. Häufig kombiniert mit Ptosis, Paresen, Di- oder Tristichiasis, Epikanthus und anderen Anomalien des Augenbereiches. Teilsymptom von ALLGROVE-Syndrom (▶ *Achalasie*), RILEY-DAY-Syndrom, BERNDORFER-Syndrom (▶ *Spalthand mit oder ohne Spaltfuß*), ▶ Branchio-Okulo-Fazialem Syndrom, ▶ Lakrimo-Aurikulo-Dento-Digitalem Syndrom, ▶ SJÖGREN-*Syndrom* und ▶ anhidrotischer ektodermaler Dysplasie.

Therapiemöglichkeiten
Schutz des Auges durch lokale Vitamingaben ohne nachhaltigen Erfolg. Je nach Typ mikrochirurgische Eingriffe möglich.

Häufigkeit und Vorkommen
Sehr selten. Über 15 gesicherte Fälle von isolierter A.c. beschrieben, meistens sporadisch. Fehlen der Tränenpünktchen mit Aplasie der Speicheldrüsen familiär, Merkmalsträger in mehreren Generationen.

Genetik
Heterogen. In einer Geschwisterschaft sprechen Konsanguinität und Mikrosymptome beim Vater für autosomal rezessiv bedingte Fehlanlage der Kerngebiete. Hypoplasie der Tränendrüsen wahrscheinlich autosomal dominant bedingt. Alacrimie durch fehlende Tränenpünktchen und Aplasie der Speicheldrüsen in mehreren Sippen ebenfalls autosomal dominant bedingt.

Familienberatung
Ausschluss symptomatischer Formen wichtig. Das Risiko für Verwandte ersten Grades eines Merkmalsträgers kann in Anbetracht des überwiegend sporadischen Vorkommens als gering eingeschätzt werden.

Literatur
Ferreira, A.P.S., R.S.Gomez, W.H.Castro et al., Congenital absence of lacrimal puncta and sylivary glands: Report of a Brazilian family and review. Am.J.Med.Genet. *94* (2000) 32–34.

Hegab, S.M. and S.A.Al-Mutawa, Congenital hereditary autosomal recessive alacrimia. Ophthal.Genet. *17* (1996) 35–38.

Milunsky, J.M., V.W.Lee, B.S.Siegel and A.Milunsky, Agenesis or hypoplasia of major salivary and lacrimal glands. Am.J.Med.Genet. *37* (1990) 371–374

Mondino, B.J. and S.J.Brown, Hereditary congenital alacrimia. Arch.Ophthal. *94* (1976) 1478–1480.

Wiedemann, H.R., Salivary gland disorders and heredity. Am.J.Med.Genet. *68* (1997) 222–224.

OMIM 103420

Alagille-Syndrom
▶ Dysplasie, arteriohepatische

Alaktasie
▶ Laktose-Intoleranz

Aland-Insel-Augenkrankheit
▶ Albinismus oculi

Al-Awadi/Raas-Rothschild-Syndrom,
Gliedmaßen-Becken-Hypoplasie/Aplasie-Syndrom, Fuhrmann-Syndrom

Seit Erstbeschreibung 1985 von wenigen sporadischen Fällen und Geschwisterschaften sowie von mehreren Generationen einer Inzucht-Sippe vorwiegend aus dem orientalischen Raum (außerhalb dieses Gebietes 4 Fälle bekannt) beschriebenes Fehlbildungs-Syndrom: Symmetrische Extremitätenfehlbildungen mit Ulna- und Fibulaaplasie und Femurhypoplasie, Beine schwerer betroffen als Arme. Thoraxdystrophie, Beckenfehlbildungen, Fehlbildungen im Urogenital-System, kraniofaziale Dysmorphie, Nageldystrophien. Hohe Konsanguinitätsrate der Eltern, autosomal rezessiver Erbgang. Differentialdiagnostisch ▶ *Achondrogenesis*; ▶ *Femur-Anomalien*; ▶ *Fibula-Anomalien*; ▶ *Pseudothalidomid-Syndrom*.

Literatur
Camera, G., G.Ferraiolo, D.Leo et al., Limb/pelvis-hypoplasia/aplasia syndrome (AL-AWADI/RAAS-ROTHSCHILD syndrome): report of two Italian sibs and further confirmation of autosomal recessive inheritance. J.Med.Genet. *30* (1993) 65–69.

Farag, T.I., S.A.Al-Awadi, M.J.Marafie et al., The newly recognized limb/pelvis-hypoplasia/aplasia syndrome: report of a Bedouin patient and review. J.Med.Genet. *30* (1993) 62–64.

Genuardi, M., P.Gasparini, G.Neri and L.Zelante, Limb-pelvis hypoplasia/aplasia: a discrete entity in the fibuloulnar developmental field complex. Am.J.Med.Genet. *68* (1997) 190–194.

Kumar, D., M.B.Duggan, R.F.Mueller and G.Karbani, Familial aplasia/hypoplasia of pelvis, femur, fibula, and ulna with abnormal digits in an inbred Pakistani muslim family: A possible new autosomal recessive disorder with overlapping manifestations of the syndromes of FUHRMANN, AL-AWADI and RAAS-ROTHSCHILD. Am.J.Med.Genet. *70* (1997) 107–113.

OMIM 276820, 601849

Albers-Schönberg-Syndrom,
Osteopetrosis, Osteosclerosis fragilis generalisata, Marmorknochenkrankheit

Genetisch bedingte Osteosklerose auf der Grundlage einer Genmutation.

Es besteht eine Funktionsstörung der Osteoklasten mit verminderter Resorption des präformierten Knorpels und Knochens, vor allem der Spongiosa, vermehrter Compacta und Einengung des Markraumes langer Röhrenknochen. Ein Basisdefekt ist bekannt für Typ 1 (Chloridionenkanal ClCN7) und Typ 2 (Untereinheit 1, TCIRG1, der Osteoklasten-spezifische Protonenpumpe der Vakuolen, VPP. Typ 5 ▶ *Azidose, renale tubuläre II.*

Krankheitswert
Mindestens sechs klinisch distinkte vor allem nach röntgenologischen Gesichtspunkten abgegrenzte Typen:
1. Osteopetrosis tarda (ALBERS-SCHÖNBERG-Syndrom II). Allmählich einsetzende, in ¾ der Fälle symptomlos verlaufende, herdförmige Sklerosierung der Knochen. Nur zufällig anhand von Röntgenaufnahmen festgestellt.

Albers-Schönberg-Syndrom

Bei den Patienten kann es zu Rücken-, Knochen- und Kopfschmerz, Osteomyelitiden, Knochenbrüchigkeit, Anämie, Zahnanomalien und Optikusatrophie kommen. Abgrenzung zur Osteopoikilose unklar (OMIM 166600).

2. Osteopetrosis maligna. Angeboren. Anämie infolge der Knochenmarkdysfunktion, Hepatosplenomegalie. Hohe Knochenbrüchigkeit, Makrozephalus. Verlust der Seh- und Hörfähigkeit. Gehstörungen, Sepsis und Knochennekrosen. Tetanie. Tod im Kindesalter an Blutungen oder Infektionen (OMIM 259700).
3. Osteopetrosis, letalis. Von 2 Feten mit multiplen Frakturen und erhöhter Knochendichte in utero beschrieben. Homozygote von Typ 1?
4. Intermediärer Typ, ALBERS-SCHÖNBERG-Syndrom I, mit Überlebenszeit bis etwa 20 Jahre, vorwiegend Schädelknochen betroffen. Progenie mit mandibulärer Osteomyelitis, Zahnkaries, Hörverlust und Erblindung durch Optikusatrophie (OMIM 259710).
5. Osteopetrose mit tubulärer Azidose (GUIBAUD-VAINSEL-Syndrom): Mangel der Carboanhydrase II. Zerebrale Verkalkungen mit Oligophrenie (OMIM 259730). ▶ *Azidose, renale tubuläre II*.
6. Osteosklerose Typ STANESCU: Erstmanifestation im Kindesalter. Knochenbrüchigkeit, Kleinwuchs, Platyspondylie, Coxa vara, Brachydaktylie.

Daneben wird eine Osteosklerose des Achsenskeletts und der proximalen Femur- und Humerusanteile abgegrenzt. Im Kindesalter mit Rückenschmerzen beginnend: Osteomesopyknosis. Sippen mit Merkmalsträgern in mehreren Generationen bekannt, autosomal dominanter Erbgang (OMIM 166450). Letale, pränatale Osteosklerose ▶ *BLOMSTRAND-Chondrodysplasie*.

Therapiemöglichkeiten

Ca-arme, P-reiche Diät in Kombination mit Kortikosteroiden, Parathormon und γ-Interferon im frühen Kindesalter je nach Typ mit unterschiedlichem Erfolg. Splenektomie und eventuell Knochenmarktransplantation im Hinblick auf hämatologische Symptomatik erfolgreich.

Häufigkeit und Vorkommen

Weltweit verbreitet. Frequenz 1:100.000–20.000 (Typ 2 häufigster Typ, 50% der Fälle). Mehrere hundert Fälle publiziert. Typ 4 nur von wenigen Fällen, Typ 5 vorwiegend von Arabern und Typ 6 von 5 Sippen beschrieben.

Genetik

Heterogen. Allgemein wird angenommen, dass es sich bei den klinischen Typen um selbstständige genetische Einheiten mit autosomal dominantem (Typen 1 und 6) bzw. rezessivem Erbgang (Typ 2, 3, 4 und 5) handelt. Typen 1 und 4 Genort 16p13.3 (*ClCN7*), dominant negativ Effekt, Loss-of-function-Heterozygoten ohne klinische Erscheinungen. Dominanz-Effekt: Homozygote Anlagenträger haben die schwere, frühkindliche „rezessive" klinische Form. Vom Typ 2 nach der Beteiligung von Wirbel- und Schädelknochen nochmals 2 klinische Typen gleicher Schwere unterschieden, Genort 11q13 (*TCIRG1* = *ATP6I*, H^+-ATPase). Typ 5 Genort 8q22 (*CA2*, Carboanhydrase II, OMIM 259730), Allelie mit der renalen tubulären ▶ *Azidose II*.

Familienberatung

Beim gutartigen Typ gute Prognose außer bei Homozygotie. Ein Nachweis ist bis auf Typ 5 nur röntgenologisch möglich. Differentialdiagnose zu ▶ *Hyperostosis corticalis generalisata*, ▶ *ENGELMANN-Syndrom*, ▶ *PYLE-Syndrom*, *Osteopoikilose*, ▶ *Pyknodysostose*, ▶ *Sklerosteose* und ▶ *Osteogenesis imperfecta* und zu exogen bedingten Osteosklerosen notwendig. Pränatale Diagnostik röntgenologisch oder ultrasonografisch anhand der verstärkten Knochenzeichnung je nach Typ ab 2. Trimenon möglich. Heterozygotentest bei Typ 5 durch quantitative Bestimmung der Carboanhydrase II in Erythrozyten-Lysaten in Gegenwart eines selektiven Inhibitors der Carboanhydrase I.

Literatur

Al-Rasheed, S.A., O.Al-Mohrij, N.Al-Jurayyan et al., Osteopetrosis in children. Int.J.Clin.Pract. *52* (1998) 15–18.

Campos-Xavier, A.B., J.M.Saraiva, L.M.Ribeiro et al., Chloride channel 7 (CLCN7) gene mutations in intermediate autosomal recessive osteopetrosis Hum.Genet. *112* (2003) 209–216.

Frattani, A., P.J.Orchard, C.Sobacci et al., Defects in *TCIRG1* subunit of the vacuolar proton pump are responsible for a subset of human autosomal recessive osteopetrosis. Nature Genet. *25* (2000) 343–344.

Gandelman Horovitz, D.D., J.G.B.Neto et al., Autosomal dominant osteosclerosis type STANESCU: The third family. Am.J.Med.Genet. *57* (1995) 605–609.

Heaney, C., H.Shalev, K. Elbedour et al., Human autosomal recessive osteopetrosis maps to 11q13, a position predicted by comparative mapping of the murine osteosclerosis (*oc*) mutation. Hum.Molec. Genet. *7* (1998) 1407–1410.

Van Hul, W., J.Bollerslev, J.Gram et al., Localization of a gene for autosomal dominant osteopetrosis (ALBERS-SCHÖNBERG disease) to chromosome 1p21. Am.J.Hum.Genet. *61* (1997) 363–369.

Gerritson, E.J.A., J.M.Vossen, A.Fasth et al., Bone marrow transplantation for autosomal recessive osteopetrosis. J.Pediatr. *125* (1994) 896–902.

Sobacchi, C, A.Frattini, P.Orchard et al., The mutational spectrum of human malignant autosomal recessive osteopetrosis. Am.Molec.Genet. *10* (2001) 1767–1773.

Yoshida, H., S.-I.Hayashi, T.Kunisada et al., The murine mutation osteopetrosis is in the coding region of the macrophage colony stimulating factor gene. Nature *345* (1990) 442–444.

OMIM 166450, 166600, 259700, 259710, 259720, 259730

Albinismus,
NOACH-Syndrom

Genetisch bedingte Pigmentarmut oder Pigmentlosigkeit von Haut, Haar und Augen. Nach einer anderen Definition ist der Albinismus eine Gruppe von die Pigmentzellen betreffenden Stoffwechseldefekten, die charakterisiert ist durch Anomalien des Auges, Pigmentarmut oder Pigmentlosigkeit und neuroanatomische Auffälligkeiten: NOACH-Syndrom: **N**euroanatomische Auffälligkeiten, **O**rthoptische Anomalien, **A**bwesenheit des Macula- und Foveareflexes, **C**ongenitaler Nystagmus, **H**ypopigmentierung. Nach dieser Definition sind albinotische Haut und Augen keine obligaten Symptome mehr.
Klassifikation nach WITKOP et al. (1978):

Albinismus, okulokutaner (OCA):
▶ Albinismus totalis I, Tyrosinase-negativer Albinismus (OCA1)
▶ Albinismus totalis II, Tyrosinase-positiver Albinismus (OCA2)
▶ Albinoidismus, Gelbtyp, ▶ *Albinismus totalis I*
▶ ▶ CHEDIAK-HIGASHI-*Syndrom*
▶ ▶ HERMANSKY-PUDLAK-*Syndrom*
▶ CROSS-Syndrom, ▶ *Okulozerebrales Syndrom*
▶ Albinoidismus, okulokutaner, nur in einer Sippe

Albinismus, okulärer
▶ Albinismus, okulärer, X-chromosomaler (OA1)
▶ Albinimus, okulärer, autosomal rezessiver (OA2)
▶ FORSIUS-ERIKSSON-Syndrom, ▶ *Albinismus oculi.*

Häufigkeit und Vorkommen
Bereits aus dem Altertum bekannt (Noah wird in apokryphen Schriften der Bibel als Albino beschrieben: "NOACH"-Syndrom). Inzidenz aller Typen weltweit auf 1:20.000 bis 15.000 eingeschätzt, Heterozygotenfrequenz 1–2 %.

Literatur
Van Dorp, D.B., Albinism, or the NOACH syndrome. Clin. Genet. 31 (1987) 228–242.

Aquaron, R., Oculocutaneous albinism in Cameroon. A 15 year follow-up study. Ophthalmic Paediatr. Genet. *11* (1990) 255–263.

Albinismus, Gelbtyp
▶ Albinismus totalis I

Albinismus Typ III,
Braun-Rot-Albinismus

▶ Albinismus totalis I

Albinismus oculi

Genetisch bedingte, auf das Auge beschränkte Pigmentierungsstörungen jeweils auf der Grundlage einer Genmutation.
Der Basisdefekt betrifft bei A.o.I (OA1) ein Membranglykoprotein, G-Protein gebundner Rezeptor (**G**-Protein **C**oupled **R**eceptor, *GPCR*)

Albinismus oculi

der Melanosomen, wodurch deren Biogenese (Riesenmelanosomen) oder der Tyrosintransport und damit die Melanin-Synthese gestört sind. Typisch sind hier grobe Melaninstrukturen in den Hautmelanozyten. Bei den rezessiven Formen liegen Allele der Loci für den ▶ *A. totalis I oder II* (Tyrosinase, Protein P) vor.

Krankheitswert

Pigmentarmut bis -losigkeit der Retina. Herabgesetzte Sehschärfe, Lichtscheu, Nystagmus und Kopftremor (Typ NETTLESHIP-FALLS). Bei einem zuerst von den Aland-Inseln beschriebenen Typ (FORSIUS-ERIKSSON-Typ, Aland-Insel-Augenkrankheit, inkomplette, angeborene stationäre Nachtblindheit) zusätzlich Astigmatismus, gestörte Dunkeladaption, Myopie und Protanomalie, Iris normal pigmentiert. Oregon-Augenkrankheit mit Strabismus, Myopie, Astigmatismus und Nachtblindheit.

Therapiemöglichkeiten

Keine spezifische Therapie bekannt.

Häufigkeit und Vorkommen

Frequenz in Europa etwa 1:55.000 (OA1) bis 20.000, regional gehäuft. Weltweit verbreitet. Bis auf seltene Ausnahmen nur im männlichen Geschlecht.

Genetik

Heterogen. X-chromosomaler Erbgang (Typ NETTLESHIP-FALLS und OA1, OMIM 300500). Bei weiblichen Heterozygoten abgeschwächte Manifestation in Form von fleckförmigen Pigmentierungsanomalien des Augenhintergrundes und eines gerade noch messbaren Nystagmus. Genort des klassischen OA1 Xp22.32 (*GPCR*). Teilsymptom eines contiguous gene syndrome mit einer Form von im Erwachsenenalter manifester sensorineuraler Schwerhörigkeit (▶ *Albinismus und Taubheit*). Weitere Genorte: Xp22.32, Allelie zu einer Form der ▶ *Nachtblindheit*; Xp21, Oregon-Augenkrankheit, mit Glycerol-Kinase-Gen gekoppelt, Allelie zur Retinpathia pigmentosa 3? Xp11.4-cen, FORSIUS-ERIKSSON-Typ, im Gegensatz zu dem klassischen okulären Albinismus keine nachweisbare Kopplung mit dem Xg-Locus. Es sind jeweils bei Einzelfamilien, weitere Formen des okulären Albinismus mit wechselnden Begleitsymptomen beschrieben worden. Sehr selten autosomal rezessiv (OA2, Frauen ebenfalls betroffen). Genorte: 6q13-15; 15q11-13 (*OAS2* = *TYRP*, Protein P), Allelie mit dem A. totalis II.

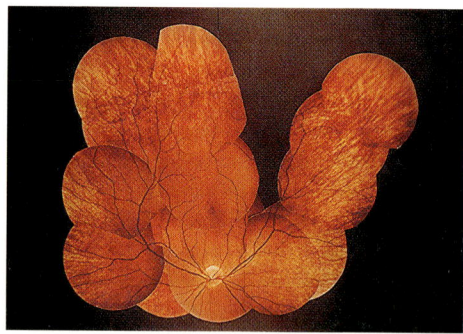

Albinismus oculi. Augenhintergrund bei Konduktorin: Periphere Pigmentunregelmäßigkeiten. (H.-D. Rott)

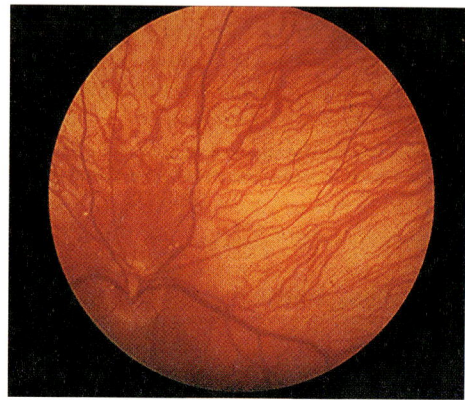

Albinismus oculi. Augenhintergrund: Deutlich durchscheinende Aderhautgefäße bedingt durch fehlendes Pigmentepithel. (J. Reimann)

Familienberatung

Konduktorinnennachweis molekulargenetisch und außer beim FORSIUS-ERIKSSON-Typ aufgrund der Augenhintergrundsanomalien und durchscheinender Irides sowie typischer Makromelanosomen im Hautbioptat möglich. Nur bei männlichen Mitgliedern einer Familie auftretender Nystagmus kann als Hinweis auf okulären Albinismus dienen. Beim autosomal rezessiven okulären Albinismus Heterozygote an abgeschwächter Symptomatik erkennbar. Differentialdiagnose zu X-chromosomalen Formen anhand weiblicher Merkmalsträger und normaler Melanosomen in der Haut und zu Formen mit Taubheit notwendig.

Literatur

d´Addio, M., A.Pizzigoni, M.T.Bassi et al., Defective intracellular transport and processing of *OA1* is a major cause of ocular albinism type 1. Hum.Molec. Genet. *9* (2000) 3011–3018.

Alitalo, T., T.A.Kruse, H. Forsius et al., Localization of the Aland Island eye disease locus to the pericentric region of the X chromosome by linkage analysis. Am.J.Hum.Genet. *48* (1991) 31–34.

Bassi, M.T., A.A.B.Bergen, M.C.Wapenaar et al., A submicroscopic deletion in a patient with isolated X-linked ocular albinism (OA1). Hum.Molec.Genet. *3* (1994) 647–648.

Bergen, A.A.B., E.J.Schuurman, L.I.Van den Born et al., Carrier detection in X-linked ocular albinism of the NETTLESHIP-FALLS type by DNA analysis. Clin.Genet. *41* (1992) 135–138.

Kagore, F. and P.M.Lund, Oculocutaneous albinism among schoolchildren in Harare, Zimbabwe. J. Med.Genet. *32* (1995) 859–861.

Oetting, W.S., New insights into ocular albinism type 1 (OA1): Mutations and polymorphisms of the *OA1* gene. Hum.Mutat. *19* (2002) 85–92.

Pillers, D.-A.M., W.K. Seltzer, B.R.Powel et al., Negative-configuration electroretinogram in Oregon eye disease: Consistent phenotype in Xp21 deletion syndrome. Arch.Ophtalmol. *11* (1993) 1558–1563.

Schiaffino, M.V., C.Baschirotto, G.Pellegrini et al., The ocular albinism type I gene product is a membrane glycoprotein localized to melanosoms. Proc.Natl. Acad.Sci.USA *93* (1996) 9055–9060.

Schnur, R.E., M.Gao, P.E.Wick et al., *OA1* mutations and deletions in X-linked ocular albinism. Am.J. Hum.Genet. *62* (1998) 800–809.

OMIM 203310, 300500, 300600, 300650, 310500

Albinismus, partieller;
Piebald-Albinismus

Genetisch bedingte Pigmentierungsanomalie auf der Grundlage einer Genmutation.
Als Basisdefekt ließ sich zumindest bei einer Form ein durch die Mutation des *KIT*-Protoonkogens bedingter Mangel eines Rezeptors für die Tyrosinkinase des Mast- und Stammzell-Wachstumsfaktors nachweisen. Es kommt zu einer Störung der Melanoblastenproliferation oder -migration aus der frühembryonalen Neuralleiste, woraus sich die Symptomatik ab-

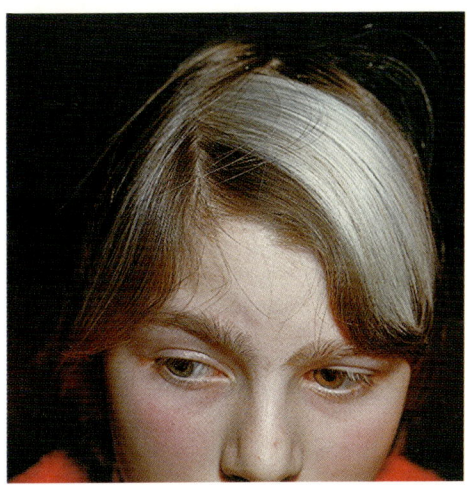

Albinismus, partieller. Weiße Haarsträhne im Bereich des medianen Vorderkopfes und der Wimpern.

leiten lässt. Bei den meisten Formen besteht eine Reifungsstörung der Melanozyten.

Krankheitswert

Angeborene weiße Haarsträhne, meist median auf dem Vorderkopf. Kombiniert mit pigmentlosen Arealen der Gesichtsmitte, an Brust, Abdomen und Extremitäten als Piebald-Albinismus bekannt. Weiße Stirnlocke mit Beteiligung der Augenbrauen und der Nase: Poliosis circumscripta. Seltener weiße Hinterhauptssträhne. Heterochromia iridum. Symptomatisch bei ▶ WAARDENBURG-KLEIN-*Syndrom* (Migrationsdefekt).

Therapiemöglichkeiten
Unbekannt.

Häufigkeit und Vorkommen
Heterogen. Piebald-Albinismus von Schwarzafrikanern aber auch von einzelnen europäischen und indianischen Sippen beschrieben. Andere jeweils spezifische Kombinationsformen sehr selten. Meistens Merkmalsträger in aufeinanderfolgenden Generationen. Bei sporadischem Vorkommen übererwartungsgemäß häufig mit ▶ HIRSCHSPRUNG-*Krankheit* assoziiert.

Genetik
Autosomal dominanter Erbgang. Genort 4q12.3 (*KIT*, OMIM 164920), Allelie zur Mastzellleukämie und zur ▶ *Urticaria pigmentosa*. Bei den

Albinismus totalis I

einzelnen Kombinationsformen handelt es sich jeweils um genetisch abgegrenzte Einheiten, wobei auch contiguous-gene-Deletionen vorkommen, z.B. unter Einbeziehung des Genortes für den Thrombozyten-synthetisierten Wachstumsfaktor-Rezeptor (*PDGFRA*, α-Kette). Die albinotische Hinterhaupssträhne ist autosomal rezessiv oder X-chromosomal bedingt. Kombination von p.A. mit angeborener Taubheit (WOOLF-DOLOWITZ-ALDOUS-Syndrom, ZIPRKOWSKI-MARGOLIS-Syndrom, s.a. ▶ *Albinismus und Taubheit*, OMIM 300700) X-chromosomal bedingt mit Hörminderung bei Heterozygoten, Genort Xq24-26.

Familienberatung

Außer einer Sonnenempfindlichkeit leukodermer Areale mit Neigung zu Epitheliomen bestehen keine Beeinträchtigungen. Weiße Haarsträhne muss nicht kosmetisch störend sein. Differentialdiagnose zu Vitiligo und diffusen Pigmentierungsstörungen bei genetischen Mosaiken (▶ *Incontinentia pigmenti ITO*) notwendig.

Literatur

Fleischmann, R.A., Human piebald trait resulting from a dominant negative mutant of the c-kit membrane receptor gene. J.Clin.Invest. 89 (1992) 1713–1717.

Syrris, P., N.M.Malik, V.A.Murday et al., Three novel mutations of the proto-oncogene *KIT* cause human piebaldism. Am.J.Med.Genet. 95 (2000) 79–81.

Winship, I., K.Young, R.Martell et al., Piebaldism: an autonomous autosomal dominant entity. Clin.Genet. 39 (1991) 330–337.

OMIM 172800, 164920, 300700

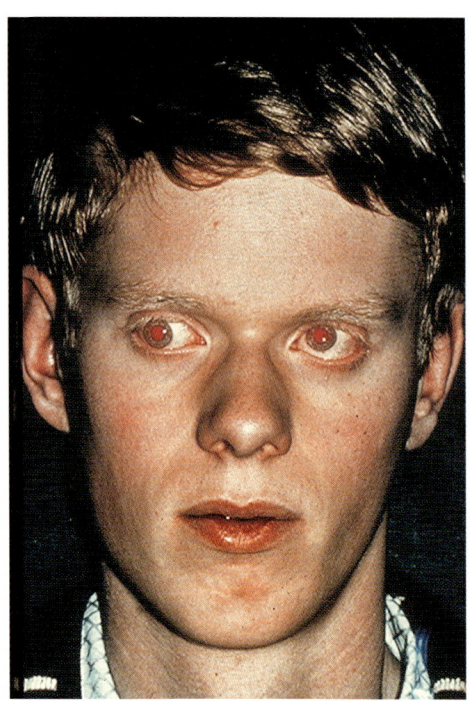

Albinismus totalis I. Pigmentloses Auge: Blaurötliche Irisfarbe, Pupille und Augenhintergrund rot aufleuchtend bei Lichteinfall. (U.W. Schnyder)

Albinismus totalis I,
Okulo-cutaner Albinismus I (OCA1)

Genetisch bedingter Enzymdefekt auf der Grundlage einer Genmutation.
Der Gendefekt manifestiert sich in einem Mangel an Tyrosinase in den Melanozyten. Dadurch unterbleibt die Oxidation des Tyrosins zum Dihydroxyphenylalanin (Dopa) und weiter zum Dopachinon, so dass kein Melanin gebildet wird. Anatomisches Substrat für den Nystagmus ist wahrscheinlich eine Anomalie im Chiasma opticum. Bei Typ 3 besteht ein Defekt eines **T**yrosinase-**R**elated **P**roteins (TRP1) und bei Typ 4 eines **M**embran-gebundenen **T**ransport-**p**roteins (MATP).

Krankheitswert

Unpigmentierte, weiße bis rosafarbig durchscheinende Haut. Fehlen von Pigment im Auge. Der Fundus oculi leuchtet bei gewöhnlichem Tageslicht rot auf. Durch abnorme Transparenz der Iris, diffuse Belichtung des Augenhintergrundes sowie durch Anomalien des N. opticus unscharfes Sehen und Lichtempfindlichkeit. Nystagmus. Weißes Haar. Starke Irritabilität der Haut bei UV-Einstrahlung mit entsprechender Karzinom-Neigung. Bei einer differentialdiagnostisch zu beachtenden Form von Hypopigmentierung ("Gelbtyp"), Albinismus totalis (Typ 3), setzt eine Pigmentierung von Haut und Haar im 1. Lebensjahr ein. Ein "Brauntyp" (Typ 4) bei Schwarzafrikanern besteht in aufgehellter Hautfarbe, hellbraunem Haar, hellen Irides mit Nystagmus und Visusminderung.

Albinismus totalis II

Therapiemöglichkeiten
Symptomatisch prophylaktisch durch Schutz der Haut und der Augen vor Sonneneinstrahlung. Kosmetische Maßnahmen aus psychologischen Gründen wichtig.

Häufigkeit und Vorkommen
Regional und rassenbedingt unterschiedlich. In Europa etwa 1:30.000, in Irland 1:15.000, bei Schwarzafrikanern 1:40.000. Heterozygotenfrequenz 1–2%. Gekoppelt mit ▶ *Kleinhirnhypoplasie*? Typ 3 vor allem aus einem religiösen Isolat (Amish) in Nordamerika, Typ 4 aus Nigeria bekannt. Die verschiedenen phänotypischen Abstufungen des Pigmentverlustes beruhen auf unterschiedlichen Allelen.

Genetik
Autosomal rezessiver Erbgang. Seltene Angaben über dominante Vererbung beruhen wahrscheinlich auf Pseudodominanz. Bei dem klinischen Syndrom des Albinismus totalis handelt es sich um Heterogenie, wobei ▶ *A.t. I und II* die beiden Haupttypen darstellen. Aus Verbindungen zwischen Merkmalsträgern der beiden Typen gehen überwiegend normale Kinder hervor: Doppelheterozygote. Aus dieser Erscheinung erklärt sich die hohe Konsanguinitätsrate bei A.t. in Gebieten, in denen Typ I und II gemeinsam vorkommen. Für Typ 3 (OMIM 203290) und Typ 4 ist der jeweilige Genort noch unbekannt. Bei Typ I bedingen unterschiedliche Mutationen unterschiedliche Tyrosinase-Restaktivitäten, die klinisch zu ähnlichen Formen führen können wie Typ 3 und Typ 4. Genort 11q14-21 (*TYR*), Allelie mit dem Rottyp der Südafrikaner. Typ 4 identisch mit Albinismus oculi der Weißen? A.t. bei Corpus-callosum-Agenesie, Katarakt, Kardiomyopathie, primordialer Kleinwuchs, geistige Behinderung und Infektanfälligkeit (VICI-Syndrom, ca. 10 sporadische und Geschwisterfälle bekannt) autosomal rezessiv. In einer Geschwisterschaft A.t. mit verminderter Knochendichte wahrscheinlich auch autosomal rezessiv.

Familienberatung
Nachweis und Differentialdiagnose zu anderen Typen anhand des Haarbulbus-Testes: Bei Inkubation des Haarbulbus in einer konzentrierten Tyrosin-Lösung bilden die vorhandenen Prämelanosomen kein Melanin, wohl aber mit Tyrosinase. Heterozygote meistens an hypopigmentierter, leicht durchscheinender Iris und typisch verminderter Pigmentierung des Augenhintergrundes erkennbar. Pränatale Diagnostik möglich aber ohne erkennbare Konsequenzen. Nachweis des Typs 3 im Erwachsenenalter anhand des persistierenden okulären Albinismus und des Nystagmus. Das Risiko für Kinder aus Verbindungen zwischen Homozygoten oder Heterozygoten verschiedenen Typs des A.t. ist gering. Differentialdiagnose zum CHEDIAK-HIGASHI-Syndrom und zum ▶ HERMANSKY-PUDLAK-*Syndrom* notwendig.

Literatur
Chiyonobu, T., T.Yoshihara, Y.Fukushima et al., Sister and brother with VICI syndrome: Agenesis of the corpus callosum, albinism, and recurrent infections. Am.J.Med.Genet. *109* (2002)61–66.

Manga, P., J.G.R.Kronberg, N.F.Box et al., Rufous oculocutaneous albinism in South African blacks is caused by mutations in the *TYR1* gene. Am.J.Hum.Genet. *61* (1997) 1095–1101.

Newton, J.M., O.Cohen-Barak, N.Hagiwara et al., Mutations in the human ortholog of the mouse underwhite gene (uw) underlie a new form of oculocutaneous albinism, OCA4. Am.J.Hum.Genet. *69* (2001) 981–988.

Oetting, W.S. and R.A.King, Molecular basis of type I (tyrosinase-related) oculocutaneous albinism: Mutations and polymorphisms of the human tyrosinase gene. Hum.Mutat. *2* (1993) 1–6.

OMIM 203100, 203280 203290

Albinismus totalis II,
Albinoidismus, Okulo-cutaner Albinismus II (OCA2)

Genetisch bedingter Defekt des Tyrosin-Stoffwechsels auf der Grundlage einer Genmutation. Im Gegensatz zum Albinismus totalis I besteht eine normale Tyrosinase-Aktivität in den vorhandenen Prämelanozyten. Zugrunde liegt eine Synthesestörung eines Transmembrantransportproteins P u.a. für Tyrosin (TYRP1). Daraus resultiert ein Melaninsynthesedefekt, die Oxidation des Tyrosins zum Dopachinon ist gestört, wodurch eine normale Eumelaninbildung unterbleibt, während nur das hellere Phäomelanin gebildet wird, das sich mit wachsendem Lebensalter anreichert.

Krankheitswert
Klinisch kaum vom Typ I unterschieden bis auf die Existenz pigmentierter Nävi. Im frühen Kindesalter Pigmentarmut der Augen, der Haut und des Haares. Mit steigendem Lebensalter treten Pigmentierung der Pupillenränder ein und eine leichte Färbung der Haut und der Haare. Leichter Nystagmus und Photophobie. Häufig Strabismus. Neigung zu Hautkarzinomen.

Therapiemöglichkeiten
Symptomatisch prophylaktisch durch Schutz der Haut und der Augen vor Sonneneinstrahlung.

Häufigkeit und Vorkommen
Regional und rassenbedingt unterschiedlich. Unter Europäern ca. 1:36.000, bei schwarzen Südafrikanern etwa 1:14.000, bei Hopi-Indianern 1:277. Hohe Konsanguinitätsrate.

Genetik
Autosomal rezessiver Erbgang. Bei dem klinischen Syndrom des Albinismus totalis handelt es sich um Heterogenie, wobei ▶ *A.t. I* und II die beiden Haupttypen darstellen. Aus Verbindungen zwischen Merkmalsträgern der beiden Typen gehen überwiegend normal pigmentierte Kinder hervor: Durch diese Erscheinung der Doppelheterozygotie erklärt sich die hohe Konsanguinitätsrate beim A.t. Genort 15q11.2-12 (Protein P, *TYRP1*), wahrscheinlich in das contiguous gene syndrome bei ▶ ANGELMAN- und PRADER-WILLI-Syndrom involviert. Allelie zu einer Form des ▶ *A. oculi*, zum Braun-Albinismus der Südafrikaner und wahrscheinlich auch zu dem endemischen Albinismus des Cuña-Indianer (Panama). Die hohe Frequenz (0,7%) dieses A. erklärt sich hier durch einen Heterozygotenvorteil infolge höhere Heiratschancen der helleren Individuen. Compound-Heterozygote zwischen diesem und dem Typ A. II sind ebenfalls albinotisch mit leichter Pigmentierung und ohne Nystagmus. Allelie in *TYRP1* besteht auch zum braunen (BOCA) und einem Teil auch zum roten (ROCA) okulokutanen Albinismus der Afrikaner bzw. der Afrikaner und der Papuas in Neuguinea.

Familienberatung
Nachweis und Differentialdiagnose zum Typ I anhand des Haarbulbustestes. Bei Inkubation des Haarbulbus in einer konzentrierten Tyrosin-Lösung bilden die vorhandenen Prämelanosomen Melanin. Heterozygote meistens an Pigmentierungsanomalien der Iris erkennbar, bei einem Teil der Fälle auch an abnormer Diaphanie der Skleren. Das Risiko für Kinder aus Verbindungen zwischen Homozygoten oder Heterozygoten verschiedenen Typs des A.t. ist gering.

Literatur
Kedda, M.A., G.Stevens, P.Manga et al., The tyrosinase-positive oculocutaneous albinism gene shows locus homogeneity on chromosome 15q11-q13 and evidence of multiple mutations in Southern African negroids. Am.J.Hum.Genet. *54* (1994) 1078–1084.

Manga, P., J.G.R.Kronberg, A.Turner et al., In Southern Africa, brown oculocutaneous albinism (BOCA) maps to the *OCA2* locus on chromosome 15q: *P*-gene mutations identified. Am.J.Hum.Genet. *68* (2001) 782–787.

Ramsay, M., M.-A.Colman, G.Stevens et al., The tyrosinase-positive oculocutaneous albinism locus maps to chromosome 15q11.2-q12. Am.J.Hum.Genet. *51* (1992) 879–884.

OMIM 203200

Albinismus und Taubheit

Jeweils in einer Sippe oder wenigen Familien beschrieben sind unterschiedliche Kombinationen: Okulärer Albinismus und andere Anomalien des Sehorgans und vestibuläre Schwerhörigkeit, Opticus-Hypoplasie, Lentigines – Autosomal dominanter Erbgang (OMIM 103470).

Okulärer Albinismus und spätmanifeste sensorineurale Schwerhörigkeit – X-chromosomaler Erbgang, contiguous-gene-Deletion, Genort Xp22.3 (OMIM 300650).

Albinismus (totale Hypopigmentierung) und Taubheit (TIETZ-Syndrom) – Autosomal rezessiver (OMIM 220900) oder dominanter Erbgang (OMIM 103500), Allelie mit einer Form der Mikrozephalie und dem WAARDENBURG-Syndrom Typ WS2A (Genort 3p13, *MITF*, **M**ikrophthalmie-**T**ranskriptions**f**aktor).

Partieller Albinismus und Taubheit (WOOLF-DOLOWITZ-ALDOUS- oder ZIPRKOWSKI-MARGOLIS-Syndrom) – X-chromosomaler Erbgang (Genort Xq24-26, OMIM 300700, ▶ *Albinismus partieller*).

Auch beim okulokutanen und okulären ▶ *Albinismus* bestehen neben den Auffälligkeiten im Verlauf der optischen Nervenfasern klinisch meist stumme Anomalien des akustischen Hirnstammes bzw. des N. acusticus.

Literatur
Amiel, J., P.M.Watkin, M.Tassabehji et al., Mutation of the *MITF* gene in albinism-deafness syndrome (TIETZ syndrome). Clin.Dysmorphol. *7* (1998) 17–20.

Smith, S.D., P.M.Kelly, J.B.Kenyon and D.Hoover, TIETZ syndrome (Hypopigmentation deafness) caused by mutation of *MITF*. J.Med.Genet. *37* (2000) 446–448.

Winship, I.M., M.Babaya and R.S.Ramescar, X-linked ocular albinism and sensorineural deafness: Linkage to Xp22.3. Genomics *18* (1993) 444–445.

Albinoidismus
▶ Albinismus totalis II

ALBRIGHT-Syndrom,
Polyostotische fibröse Dysplasie, MCCUNE-ALBRIGHT-Syndrom, Monoostotische fibröse Dysplasie

Postzygotisches Mosaik einer Genmutation. Der sektoralen Anordnung und variablen Ausprägung der Symptome liegt ein postzygotisch entstandenes Mosaik zugrunde. Betroffen ist das Gen für die α-Untereinheit des membrangebundenen, Guaninnukleotid-bindenden N-(Gs-α)-Proteins (*GNAS1*), das die Aktivierung der hormonsensitiven Adenylatcyclase vermittelt. Es kommt zu Aktivitäts-Abweichungen (permanente konstitutive Aktivität mit zumeist verstärkter Stoffwechsel- und Proliferationsrate der Osteoblasten), woraus sich die Fibrose erklären lässt.

Krankheitswert
Erstmanifestation im Kindesalter. Klinische Zeichen einer lokalisierten fibrösen Knochendysplasie. In der Region der betroffenen Knochen umschriebene, den BLASCHKO-Linien folgende Hyperpigmentation der Haut. Individuell unterschiedliche endokrine Überfunktionen autonomen Charakters (Sexual-, Schilddrüsen- und Wachstumshormone, Prolaktin mit entsprechenden klinischen Symptomen. Pubertas praecox (5. bis 8. J.) im weiblichen Geschlecht, Akromegalie u.a. Unterschiedlich starke Beeinträchtigung durch Knochenschmerzen und -brüchigkeit und Defomierungen (JAFFÉ-LICHTENSTEIN-Syndrom).

Therapiemöglichkeiten
Lediglich symptomatische Behandlung möglich.

Häufigkeit und Vorkommen
Bis auf wenige Ausnahmen nur sporadisches Vorkommen. Gynäkotropie. Mehr als 150 Fälle mit dem Vollbild des Syndroms beschrieben. Familiäres Vorkommen nicht gesichert.

Genetik
Die Schwere der Symptomatik hängt offensichtlich vom Stadium der Ontogenese ab, in dem die Mutation eingetreten ist, und damit von der regionalen Anordnung und dem Anteil der Zelllinien. Aufgrund der sektorialen Anordnung und der Schwere der Symptome ist anzunehmen, dass ein Überleben des Embryos bzw. des Feten nur im Mosaik mit normalen Zellen möglich ist. Bei generalisierten und familiären Fällen müssen Allele (siehe Osteodystrophia hereditaria ALBRIGHT) mit leichterer klinischer Manifestation und dominanter Genwirkung sowie Imprinting-Effekte des unterschiedlich gespleißten Gens angenommen werden. Genort 20q13.11 (*GNAS1*). Mit der Osteodystrophia hereditaria ALBRIGHT (Typ 1A) besteht Allelie, wobei die Mutationen eine verminderte Aktivität der Adenylatcyclase und damit eine andere klinische Symptomatik bewirken. Die Beziehungen zu dem von etwa 40 ebenfalls sporadischen Fällen mit ähnlicher Symptomatik beschriebenen MAZABRAUD-Syndrom sind unklar.

Familienberatung
Aufgrund der bisher bekannten Fälle ist mit familiärem Vorkommen nur bei dem seltenen generalisierten Typ zu rechnen. Differentialdiagnose zur Osteopoikilose und zum ▶ *Hyperparathyroidismus* notwendig.

Albright-Butler-Bloomberg-Syndrom

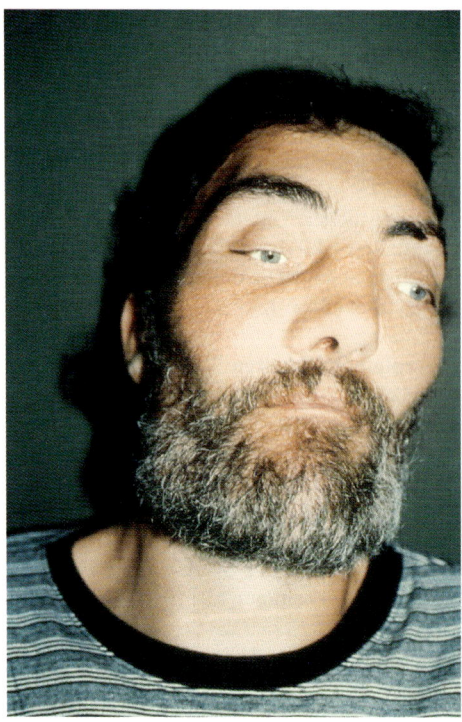

ALBRIGHT-Syndrom. Auffällige Gesichtsform, aufgetriebene Maxillaregion durch fibröse Knochendysplasie. (S. Tinschert)

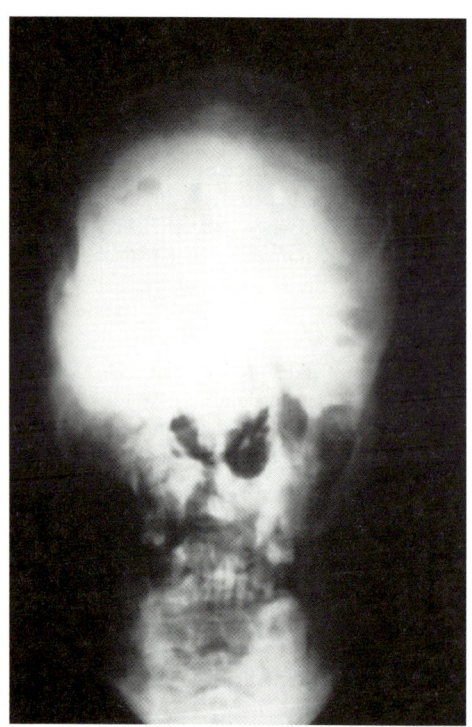

ALBRIGHT-Syndrom. Im Röntgenbild erscheinen Hyperostose und Sklerose der Schädelknochen. (S. Tinschert)

Literatur

Bonthron, D.T., B.E.Hayward, V.Moran and L.Strain, Characterization of *TH1* and *CTSZ*, two non-imprinted genes downstream of *GNAS1* in chromosome 20q13. Hum.Genet. *107* (2000) 165–175.

Cohen, M.M.Jr., Fibrous dysplasia is a neoplasm. Am.J.Med.Genet. (2001) 290-293

Faivre, L., A.Nivelon-Chevallier, M.L.Kottler et al., MAZABRAUD syndrome in two patients: clinical overlap with MCCUNE-ALBRIGHT syndrome. Am.J.Med.Genet. 99 (2001) 132-136.

Happle, R., The MCCUNE-ALBRIGHT syndrome: a lethal gene surviving by mosaicism. Clin.Genet. *29* (1986) 321–324.

Kitoh, H. and Y.Yamada, Different genotype of periosteal and endosteal cells of a patient with polyostotic fibrous dysplasia. J.Med.Genet. *36* (1999) 724–725.

Lee, P.A., C.van Dop and C.J.Migeon, MCCUNE-ALBRIGHT syndrome. Long-term follow-up. J.Am.Med.Ass. *256* (1986) 2980–2984.

Pfeffer, S., E.Molina, P.Feuillan and T.R.Simon, McCune-Albright syndrome: The pattern of scintigraphic abnormalities. J.Nucl.Med. *31* (1990) 1474–1478.

Schwindinger, W.F., C.A.Francomano and M.A.Levine, Identification of a mutation in the gene encoding the α-subunit of the stimulatory G protein of adenylyl cyclase in MCCUNE-ALBRIGHT syndrome. Proc.Natl.Acad.Sci.USA *89* (1992) 5152–5156.

OMIM 174800

ALBRIGHT-BUTLER-BLOOMBERG-Syndrom
▶ Hypophosphatämie

ALDERsche Granulozytenanomalie

Klinisch harmlose Anomalie der Granulozyten in Form eosinophiler bzw. azurophiler körniger Einschlüsse. Bei einem Teil der Fälle Veränderung der Myeloperoxidase in den Granulozyten (s.a. ▶ *Candidiasis*)

Bisher nur wenige Familien beschrieben. Autosomal dominanter Erbgang. Genort der Myeloperoxidase 17q23.1 (*MPO*). Eine morphologische Entsprechung stellt die REILLYsche Leukozytenanomalie bei Patienten mit Mukopolysaccharidosen und Lipidosen dar.

Literatur
Presentley, B. ALDER anomaly accompanied by a mutation of the myeloperoxidase structural gene. Acta Haematol. 75 (1986) 157–159.

OMIM 103800

ALECALO-Syndrom
▶ Tricho-Rhino-Phalangic-Syndrom Typ II

Aleukie, kongenitale
▶ Immuninsuffizienz, schwere, kombiniert mit Leukopenie

ALEXANDER-Syndrom

Genetisch bedingte Enzephalopathie auf der Grundlage einer Genmutation.
Pathogenetisch lässt sich eine massive Degeneration astrozytärer Gliazellen mit Ablagerung eosinophiler Substanzen erkennen. Der Basisdefekt betrifft ein saures Protein der Gliafibrillen.

Krankheitswert
Erstmanifestation im 1. Lebensjahr. Makro-/Hydrozephalus. Retardation der psychomotorischen Entwicklung. Hypotonie. Epileptische (JACKSON-) Anfälle. Ataxie, Gehunfähigkeit, Spastizität, Reflexanomalien. Oligophrenie. Progredienz. Sekundär Muskelhypotrophie. Tod innerhalb des ersten Lebensjahrzehnts.

Therapiemöglichkeiten
Unbekannt.

Häufigkeit und Vorkommen
Seit Erstbeschreibung 1949 nur wenige sporadische und Geschwisterfälle bekannt.

Genetik
Autosomal rezessiver Erbgang. Genort 17q21 (*GFAP*, Glial Fibrillary Acidic Protein, OMIM 137780).

Familienberatung
Differentialdiagnose zum Hydrozephalus (tomografisch), den Gangliosidosen und zur Spongiösen ▶ *Degeneration des Zentralnervensystems* aufgrund der normalen Laborwerte und charakteristischer ROSENTHAL-Fibrillen in den Astrozyten wichtig.

Literatur
Araki, Y., S.Mori, M.Kanoh et al., Congenital hemicerebral arterial ectasia complicating unilateral megalencephaly. Br.J.Radiol. 60 (1987) 395–400.
Barbier, F., A.Filla, F.A.de Falco and G.A.Buscaino, ALEXANDER's disease. A clinical study with computerized tomographic scans of the first two Italian cases. Acta Neuropath. 35 (1980) 1–9.
Rodriguez, D., F.Gauthier, E.Bertini et al., Infantile ALEXANDER disease: spectrum of *GFAP* mutations and genotype-phenotype correlation. Am.J.Hum. Genet. 69 (2001) 1134–1140.

OMIM 203450

Alexie
▶ Dyslexie

ALIBERT-BAZIN-Sydrom
▶ Mycosis fungoides

Alkalose, angeborene, mit Chlorid-Diarrhoe;
Chloriddiarrhoe

Genetisch bedingte Störung des Chloridhaushaltes auf der Grundlage einer Genmutation.
Der Gendefekt manifestiert sich in einer erhöhten Chloridausscheidung im Stuhl durch eine intestinale Chloridmalabsorption im Austausch für Bikarbonationen. Zugrunde liegt der Defekt eines intestinalen Anionentransportproteins: Congenital Chloride Diarrhea/Down-Regulated-

Alkalose, hypokaliämische

in-Adenoma Protein, CCD/DRA der Epithelzellen von Ileum, Colon und Prostata. Es kommt zu einer schweren Störung des Elektrolythaushaltes im Blut und zur Alkalose.

Krankheitswert
Pränatal Hydramnion. Häufig Frühgeburt, kein Mekonium. Anhaltende Diarrhoe unterschiedlicher Schwere, teilweise lebensbedrohlich. Kompliziert durch angeborene Gefäßveränderungen und arterielle Hypertonie.

Therapiemöglichkeiten
Gaben von Prostaglandin-Synthase-Hemmern und lebenslange Substitution des Wasser-, NaCl- und KCl-Verlustes, zunächst intravenös, später oral, im Hinblick auf normale körperliche und geistige Entwicklung wichtig und erfolgreich.

Häufigkeit und Vorkommen
Seit Erstbeschreibung mehr als 70 Geschwister- und sporadische Fälle publiziert, davon etwa die Hälfte aus Finnland (Founder-Effekt), mehrere aus Polen. Wahrscheinlich häufig nicht erkannt.

Genetik
Autosomal rezessiver Erbgang. Genort 7q31 (*CLD/DRA* = *SLC26A3*).

Familienberatung
Differentialdiagnose zu Alkalosen anderer Genese (▶ BARTTER-*Syndrom*) durch Chloridnachweis im Stuhl. Früherkennung im Hinblick auf sofortige Therapie wichtig.

Literatur
Booth, I.W., G.Stange, H.Murer, T.R.Fenton and P.J.Milla, Defective jejunal brush-border Na+/H+ exchange: a cause of congenital secretory diarrhoea. Lancet *1985/I* 1066–1069.

Höglund, P., Molecular genetics of congenital chloride diarrhoea. Academic dissertation, Helsinki 1997, 64 S.

Höglund, P., P.Sistonen, R.Norio et al., Fine mapping of the congenital diarrhea gene by linkage disequilibrium. Am.J.Hum.Genet. *57* (1995) 95–102.

Höglund, P., S.Haila, J.Socha et al., Mutations of the down-regulated in adenoma (*DRA*) gene cause congenital chloride diarrhoea. Nature Genet. *14* (1996) 316–319.

Höglund, P., S.Haila, K.-H.Gustavson et al., Clustering of private mutations in the congenital chloride diarrhea/down-regulated in adenoma gene. Hum. Mutat. *11* (1998) 321–327

Holmberg, C., J.Perheentupa, K.Launiala and N.Halleman, Congenital chloride diarrhoea. Clinical analysis of 21 Finnish patients. Arch.Dis.Childh. *52* (1977) 255–267.

OMIM 214700

Alkalose, hypokaliämische
▶ BARTTER-Syndrom

Alkaptonurie

Genetisch bedingter Stoffwechseldefekt auf der Grundlage einer Genmutation.

Der Gendefekt manifestiert sich im Fehlen des die Homogentisinsäure abbauenden Enzyms **Homogentisinsäure-1,2-Dioxigenase (HGD)** in Leber und Niere. Daraufhin wird die im Phenylalanin-Tyrosin-Abbau anfallende Homogentisinsäure zum großen Teil direkt mit dem Urin ausgeschieden oder in biochemisch noch nicht genau definierter, polymerisierter Form als Pigment in bradytrophen Geweben, vor allem im Gelenkknorpel, abgelagert (Ochronose).

Krankheitswert
Erstmanifestation der Ochronose und etwas später einer Arthrose vor allem der großen Gelenke etwa zwischen 20. und 30. Lebensjahr. Später oft Osteoporose. Langsam progrediente arthrotische Beschwerden führen zur Leistungsminderung und Invalidität. Lebenserwartung nicht vermindert.

Therapiemöglichkeiten
Diätetische Behandlung im Hinblick auf den Verlauf unwirksam. Gentherapeutische Maßnahmen in Vorbereitung.

Häufigkeit und Vorkommen
Bereits seit mehreren Jahrhunderten bekannt, bisher mehr als 300 Fälle publiziert (ältester Nachweis bei einer ägyptischen Mumie). Frequenz 1:1 Mill. bis 1:200.000.

Alkoholismus

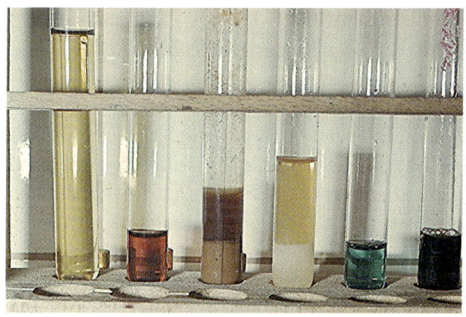

Alkaptonurie. Einfacher Nachweis der vermehrten Homogentisinsäureausscheidung (Röhrchen von links nach rechts): Frischer, normal gefärbter Harn; spontane Braunfärbung nach Luftkontakt; kaffeebrauner Niederschlag nach Zusatz oxidierender Substanzen; weißer Niederschlag mit 2,4-Dinitrophenylhydrazin; Blaufärbung mit $FeCl_3$; Niederschlag schmutzig braun – BENEDIKTsche Reduktionsprobe.

Genetik
Autosomal rezessiver Erbgang. In einzelnen Familien bietet sich das Bild einer dominanten Vererbung, was möglicherweise als Pseudodominanz infolge Konsanguinität zu deuten ist. Genort 3q21-23 (*HGD*).

Familienberatung
Heterozygotennachweis nur molekulargenetisch möglich. Diagnose im Kindesalter anhand der typischen Schwarzfärbung des Urins bei längerem Stehen oder im alkalischen Milieu und durch Nachweis der ausgeschiedenen Homogentisinsäure. Differentialdiagnose zur Ochronose anderer Genese und zum rheumatischen Formenkreis notwendig. Wichtig ist zu wissen, dass A. durch längere Chinondampfexposition (Fotoindustrie) vorgetäuscht werden kann.

Literatur
Albers, S.E., S.J.Bozena, L.F.Glass and N.A.Denske, Alkaptonuria and ochronosis: Case report and review. J.Am. Acad.Dermatol. 27 (1992) 609–614.

Beltrán-Valero de Bernabé, D., B.Granadino, I.Chiarelli, B.Porfirio et al., Mutation and polymorphism analysis of the human homogentisate 1,2 dioxygenase gene in alkaptonuria patients. Am.J.Hum.Genet. 62 (1998) 776-784

La Du, B.N.Jr., Are we ready to try to cure alkaptonuria? Am.J.Hum.Genet. 62 (1998) 765–767.

OMIM 203500

Alkoholismus

Suchtleiden mit Beteiligung genetischer Faktoren. Es bestehen individuelle Unterschiede in Gewohnheitsbildung, Toleranz und Sensibilität insbesondere gegenüber Ethanol (aber auch anderen Alkoholen), die auf einem Polymorphismus der 7 Alkoholdehydrogenasen (ADH) und Azetaldehyddehydrogenasen (ALDH), vor allem in der Leber, sowie auf Unterschieden im dopaminergen Übertragungssystem (Rezeptorbildung) beruhen. Die Alkoholdehydrogenase zeigt je nach genetischem Typ gegenüber den einwertigen Alkoholen Substratunterschiede. Hauptursache für den Typ des Rauschzustandes, der Intoxikationen, der Folgezustände und der vegetativen Beschwerden (Flushing, Nausea, u.a.) ist außer Ethanol selbst dessen Abbauprodukt Azetaldehyd. Dieses unterliegt einem genetisch gesteuertem Abbau durch 4 Isoenzyme. Zur verlängerten Wirksamkeit kommt es offensichtlich bei Vorliegen der ALDH2. Azetaldehyd entsteht auch auf einem Nebenweg mit Hilfe von Katalase aus Ethanol, so dass je nach genetischen Mustern verschiedene Intoleranztypen zu erwarten sind. Genaue Korrelationen zwischen den Enzymaktivitäten, der Tendenz zu erhöhter Azetaldehydkonzentration im Blut und A. lassen sich jedoch noch nicht durchgehend erkennen. Beteiligt sind offensichtlich auch postsynaptische Rezeptoren und deren Modifikatoren im Hippocampus, die individuelle Sensitivität und Verhalten gegenüber Alkohol mitbestimmen (▶ *Sucht*).

Krankheitswert
Klinisch werden je nach Gewohnheitsbildung, Abhängigkeit, Toleranz und Sensibilität mindestens 5 Typen unterschieden. Prognostisch ungünstig mit Tendenz zur Chronizität und schweren physischen und sozialen Folgeerscheinungen: Delirium tremens, Tremor, Leberzirrhose, WERNICKE-Syndrom, KORSAKOW-Syndrom, Demenz usw.

Therapiemöglichkeiten
Komplexbehandlung (Entziehungskuren, insbesondere mit Nootropika, Disulfiram, Psychotherapie, Psychagogie und Soziotherapie) mit oft unbefriedigendem Erfolg und hoher Rückfallquote. Neurologische und internistische Be-

Alkoholismus

handlung der Sekundärschäden (Neuritiden, Pankreasschäden, Anämien usw.) wichtig.

Häufigkeit und Vorkommen
Regional sehr unterschiedlich. Weltweit 75% der Abhängigkeiten, in Ländern ohne andere Drogen entsprechend höher. Je nach Fassung des Begriffes in Mitteleuropa Frequenz der Abhängigkeit auf 2–5% eingeschätzt. Familiär gehäuft. Androtropie. Selten in Ostasien, Süd- und Mittelamerika, in ethnischen Gruppen mit primär oder reaktiv niedriger mitochondrialer ALDH-Aktivität (Allele für ALDH2, ALDH3 sowie ALDH2) und Neigung zu Flushing (Aversion gegen Alkohol).

Genetik
Heterogen unter Beteiligung unterschiedlicher genetischer Faktoren. Exposition sowie begünstigende Einflüsse der sozialen Umwelt vermögen zwar starken Alkoholgenuss, jedoch nicht den Übergang zu Abhängigkeit und Sucht zu erklären. Untersuchungen an großen Sippen, Zwillingen (Konkordanz bei eineiigen Zwillingen durchschnittlich 45%, bei zweieiigen 25%) sowie bei Adoptivkindern und den Verwandten aus Alkoholikerfamilien lassen auf eine genetische Disposition schließen, die in Enzympolymorphismen beim Alkoholabbau und unterschiedlichen Stoffwechselreaktionen eine genetisch-biochemische Erklärung findet. Eine entscheidende Bedeutung kommt in einigen Populationen der ADH2 und der ALDH2 zu. Die Azetaldehyddehydrogenase der Leber ist ein Dimer, dessen Untereinheiten von 5 unterschiedlichen Genorten kodiert werden. Es besteht teilweise eine Kreuzabhängigkeit mit Opiaten und anderen Drogen, die noch nicht geklärt ist und eventuell auf einer opiatartigen Wirkung oder der Bildung gemeinsamer Rezeptoren von Azetaldehyd-Kondensationsprodukten (z.B. μ-Opoid-Rezeptor-System) beruht. Ein Zusammenhang mit dem dem γ-Amino-Buttersäure-Rezeptor GABARβ1 (Genort 4p12) sowie dem Dopamin-D(2)-Rezeptor hat sich jedoch nicht bestätigt. Genorte der Alkoholdehydrogenase: 4q21-23 (*ADH*-Cluster), der Azetaldehyddehydrogenasen: 9p13 (*ALDH5*), 12q24.2 (*ALDH2*), 17p11.2 (*ALDH3*). Für enzephalopathische Folgeerscheinungen im Sinne des WERNICKE-KORSAKOW-Syndroms besteht offensichtlich eine stoffwechselbedingte Disposition (Hydroxylase-Polymorphismen, ▶ *Enzephalopathie, nekrotisierende, infantil-subakute*).

Familienberatung
Erhöhtes empirisches Risiko besteht vor allem für männliche Verwandte eines Merkmalsträgers: männliche Verwandte 1. Grades 20–50%, weibliche etwa 5%. Dabei erweist sich familiärer Alkoholismus unabhängig von Umwelt- und Milieufaktoren als schwerer und prognostisch ungünstiger als bei sporadischem Auftreten. Prophylaktische Vermeidung von begünstigenden Umweltsituationen und Alkoholexposition schon im Kindes- und Jugendalter wichtig. Alkoholikerinnen sollten im Hinblick auf Fehlbildungen bei den Kindern (▶ *embryo-fetales Alkohol-Syndrom*) vor Schwangerschaften auf die Gefahren aufmerksam gemacht werden.

Literatur
Ball, D.M. and R.M.Murray, Genetics of alcohol misuse. Br.Med.Bull. *50* (1994) 18-35.

Goate, M.A. and H.J.Edenberg, The genetics of alcoholism. Curr.Opin.Genet.Devel. *8* (1998) 282–286.

Guze, S.B., The genetics of alcoholism: 1997. Clin.Genet. *52* (1997) 398–403.

Heath, A.C. and N.G.Martin, Genetic influences on alcohol consumption patterns and problem drinking: results from the Australian NH&MRC Twin Follow-up Survey. Ann.NY.Acad.Sci. *708* (1995) 16–256.

Muramatsu, T., W.Zu-Chen, F.Yi-Ru et al., Alcohol and aldehyde dehydrogenase genotypes and drinking behavior of Chinese living in Shanghai. Hum.Genet. *96* (1995) 151–154.

National Institute of Alcohol Abuse and Alcoholism, Edit., The genetics of alcoholism. Alcohol Health and Research World *19* (1995) 161–256.

Reich, T., A.Hinrichs, R.Culverhouse and L.Bierut, Genetic studies of alcoholism and substance dependence. Am.J.Hum.Genet. *65* (1999) 599–605.

Sander, T., H.Harms, H.Rommelspacher et al., Possible allelic association of a tyrosine hydroxylase polymorphism with vulnerability to alcohol-withdrawal delirium. Psychiatr.Genet. *8* (1998) 13–17.

Takashita, T., X.Yang and K.Morimoto, The ALDH2 genotype, alcohol intake, and liver-function biomarkers among Japanese male workers. Hum.Genet. *106* (2000) 589–593.

Tu, G.-C. and Y.Israel, Alcohol consumption by Orientals in North America is predicted largely by a single gene. Behav.Genet. *25* (1995) 59–66.

OMIM 103780, 300900

Alkohol-Syndrom, embryo-fetales,
Alkohol-Embryo-Fetopathie

Embryopathisches Fehlbildungssyndrom auf vorwiegend exogener Grundlage.
Von der Schwangeren genossener Alkohol gelangt über die Plazenta in den kindlichen Kreislauf, wo er durch die Alkoholdehydrogenase in der Leber nur gering abgebaut wird. Es kommt zu Vergiftungserscheinungen im Zentralnervensystem und zu einer Störung der Hirnentwicklung durch Bindung an die Neurone, Blockierung der Glutamat-Rezeptoren und Aktivierung von GABA-Rezeptoren in einer sensiblen Entwicklungsphase der Synapsenbildung und zur Apoptose von Neuronen. Außerdem ist offensichtlich die Proteinsynthese in der Leber vermindert. Die klinische Symptomatik lässt sich daraus ableiten.

Krankheitswert
Prä- und postnatale Dystrophie unterschiedlicher Schwere, primordialer Kleinwuchs. Kardiovaskuläre Anomalien, vor allem Stenosen und Ventrikel-Septum-Defekt in etwa 50% der Fälle. Kraniofaziale Dysmorphie mit Blepharophimose, Epikanthus, Ptosis, Retrogenie, kurzer Nase, schmalen Lippen, verstrichenem Philtrum, Mikrostomie und gewölbter Stirn. Mikrozephalus. Geistige Retardation, Beeinträchtigung des Hörvermögens und damit der Sprachentwicklung. Zahlreiche fakultative Dysplasien wie Gaumenspalte, Oberkieferhypoplasie, Genitalanomalien, Hämangiome, Mamillenhypoplasie, Hernien u.a. Perinatale Mortalität bis zu 20%.

Therapiemöglichkeiten
Nur symptomatische Behandlung möglich. Beachtung des eingeschränkten Hörvermögens und logopädische Betreuung können für die geistige Entwicklung hilfreich sein, die geistigen Schäden jedoch nicht völlig beheben.

Häufigkeit und Vorkommen
Inzidenz weltweit auf durchschnittlich 1:500 eingeschätzt. Alkohol gilt gegenwärtig als bedeutendste teratogene Substanz. Familiäre Häufung.

Genetik
Trotz der offensichtlich exogenen Ursache besteht keine enge Korrelation zwischen Menge des

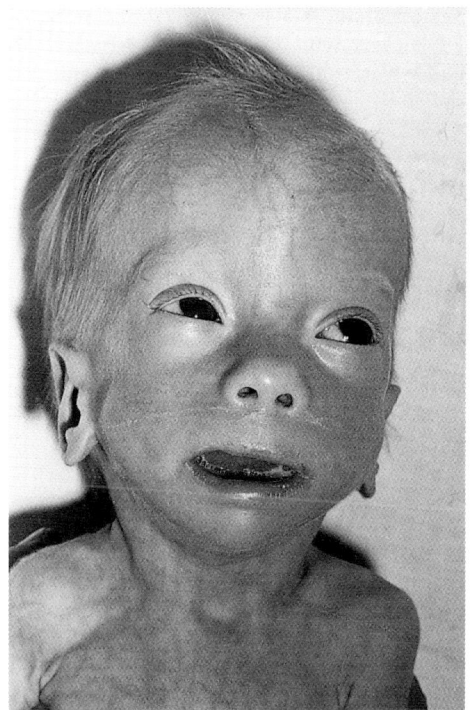

Alkohol-Syndrom, embryo-fetales. Ausgeprägte Dystrophie, fehlendes subkutanes Fettpolster. Kraniofaziale Dysmorphie: tief angesetzte dysplastische Ohrmuschel, weiter Augenabstand, eingezogene Nasenwurzel, aufwärts gerichtete Nase. Langes verstrichenes Philtrum, schmales oberes Lippenrot. Inguinalhernien beidseits. (B. Müller)

während der Schwangerschaft genossenen Alkohols und klinischer Symptomatik des Kindes. Als wesentlich hat sich eine Abbauschwäche der mütterlichen Leber für Ethanol erwiesen, die aufgrund einer Vorschädigung oder aber eines genetischen Polymorphismus bestehen kann. Dadurch weisen die Kinder von nur etwa 30% der Alkoholikerinnen das Syndrom auf und zwar mit einer intrafamiliären Konstanz.

Familienberatung
Gefahr für Kinder von Alkoholikerinnen besteht nur bei ständigem (100g/die und mehr) Alkoholgenuss während der Schwangerschaft. Mit wachsender Schwere der Symptomatik innerhalb der Geschwisterfolge muss gerechnet werden. Eine eigentlich genetische Schädigung besteht nicht. Alkoholgenuss des Mannes spielt keine Rolle. Differentialdiagnose zu genetisch bedingten Syndromen und anderen Embryo-Fetopathien wichtig: ▶ *EDWARDS-Syndrom*, ▶*Noo-*

NAN-*Syndrom*, ▶*Dubowitz-Syndrom*, ▶*Smith-Lemli-Opitz-Syndrom*, ▶*Röteln-*, ▶*Hydantoin-* und ▶*Warfarin-Embryopathie*. Frauen mit therapieresistentem Alkoholismus sollten vor Schwangerschaften gewarnt werden.

Literatur
Blum, A. und H.Loser, Diagnose der Alkoholembryopathie. Dtsch.Med.Wschr. *120* (1995) 184–189.
Church, M.W. and J.A.Kaltenbach, Hearing, speech, language, and vestibular disorders in the fetal alcohol syndrome: A literature review. Alcohol.Clin. Res. *21* (1997) 495–512.
Grummer, M.A. and R.D.Zachman, Prenatal ethanol consumption alters the expression of cellular retinol binding protein and retinoic acid receptor mRNA in fetal rat embryo and brain. Alcohol.Clin.Exp.Res. *19* (1995) 1376–1381.
Ikonomidou, Ch., P.Bittigau, M.J.Ishimaru et al., Ethanol-induced apoptotic neurodegeneration and fetal alcohol syndrome. Science *287* (2000) 1056–1060.

Allan-Herndon-Dudley-Syndrom
▶ Kleinhirnhypoplasie

van Allen-Myhre-Syndrom
Wahrscheinlich schwere Form des ▶ Goltz-Gorlin-Syndroms

Allergien
▶ Atopien

Allgrove-Syndrom
▶ Achalasie

Alloalbuminämie
▶ Bisalbuminämie

Alopecia areata
Herdförmiger Haarausfall unklarer Ätiologie.

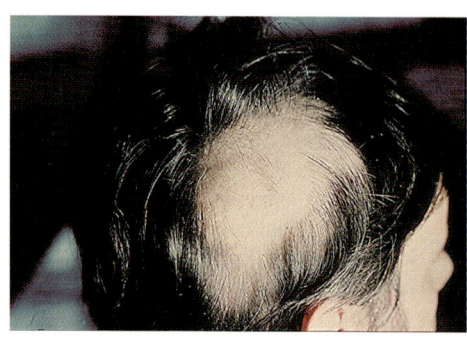

Alopecia areata. Herdförmiger Haarausfall. (M. Voß)

Der den Erscheinungen zugrunde liegende Defekt ist unbekannt. Ein Einfluss immunologischer bzw. autoimmunologischer Faktoren ist erkennbar.

Krankheitswert
Erstmanifestation in allen Lebensaltern möglich. Plötzlicher vorübergehender, rezidivierender oder permanenter Haarausfall. Meist runde, scharf begrenzte Herde auf dem Kopf. In schweren Fällen totaler Ausfall aller Körperhaare (A.a. decalvans, A.a. maligna, A.a. totalis). Teilweise mit Nageldystrophie oder Vitiligo einhergehend. Isoliert nur kosmetisch störend, syndromatisch bei Autoimmunerkrankungen.

Therapiemöglichkeiten
Kortikosteroide und externe lokale Behandlung wegen der Nebenwirkungen mit zweifelhaftem Erfolg. Fotochemotherapie aussichtsreich. Meistens Spontanremissionen.

Häufigkeit und Vorkommen
Schwer feststellbar. Frequenz auf 1:5.000 bis 1.000, nach anderen Angaben wahrscheinlich wegen einer hohen Dunkelziffer auf 1:60 eingeschätzt. Etwa 20% der Fälle kommen familiär vor. Von allen Erdteilen beschrieben.

Genetik
Familiäre Disposition zur A.a. im Sinne eines autosomal dominanten Erbganges mit starker inter- und intrafamiliärer Variabilität. Es besteht sicher eine Heterogenität. In einer Familie angeborene focale A. mit Defekt des Anagen-Telogen-Überganges bei der Haarentwicklung beschrieben (OMIM 104110). Autoantikörper im Serum gegen Haarfollikel und eine

Assoziation zu Genen des HLA-Komplexes lassen sich teilweise nachweisen. Ob es auch eine erworbene, nicht genetisch bedingte A.a. gibt, ist noch unklar. Bei kindlicher A. lässt sich in etwa ½ der Fälle eine Assoziation zu ▶ *Atopien* erkennen.

Familienberatung

Differentialdiagnose zu infektiös (Pyodermien, Tinea, Typhus, Syphilis usw.) oder toxisch (Thallium, Zytostatika) bedingter A. sowie zur ▶ *Hypotrichosis congenita* anhand der scharfen Begrenzung der Herde und des totalen Ausfalls innerhalb der Herde wichtig. Die typische, auf wenige Kopfherde beschränkte A.a. hat eine gute Prognose. Abgrenzung zu verschiedenen Formen der Hypotrichose und Alopecia congenita universalis nicht immer eindeutig.

Literatur

Happle, R., Alopecia areata. In: Braun-Falco, O. u. Mitarb., Fortschritte der praktischen Dermatologie und Venerologie XI. Springer-Verl. Berlin, Heidelberg, New York 1986.

Küster, W. and R.Happle, The inheritance of common baldness: two be or not two. J.Am.Acad.Derm. *11* (1984) 921–926.

McMichael, A.J., The genetic epidemiology and autoimmune pathogenesis of alopecia areata. J.Europ.Acad.Dermatol. Venerol. *9* (1997) 36–43.

Van der Steen, H.Traupe, H.Happle et al., The genetic risk for alopecia areata in first degree relatives of severely affected patients: an estimate. Acta Derm. Venerol. *72* (1992) 373–375.

OMIM 104000, 104100

Alopecia congenita universalis,
Atrichie, angeborene

Nur von wenigen Sippen beschriebene angeborene oder frühkindlich manifeste autosomal dominante oder rezessive totale Haarlosigkeit ohne weitere Symptome. Ätiologisch heterogen. Autosomal rezessiv: Alopecia universalis congenita, Genort 8p22-21 (*ALUNC*, OMIM 203655), s.a. ▶ *Hypotrichosis congenita*. Populäre Atrichie, Genort 8p12 (*HR*, Hairless, OMIM 209500), primäre Haarzyklusstörung durch einen Transkriptionsfaktor HR, der den Haarzyklus reguliert, auch X-chromosomal (OMIM 300042) bedingt. In einzelnen Sippen Kombination mit Epilepsie, Oligophrenie mit oder ohne Mikrozephalus genetisch und klinisch heterogen, autosomal rezessiv (OMIM 203600, 203650); mit Skelettdysplasien, Kontrakturen und Oligophrenie (MOYNAHAN-Syndrom, OMIM 203550); mit Pyorrhoe autosomal dominant bedingt (SHOKEIR-Syndrom, OMIM 104130). Für weitere Sippen mit ähnlicher Kombination ohne Pyorrhoe bzw. mit Skelettanomalien, Hypogonadismus, Immundefekten, Nagelanomalien und Kleinwuchs jeweils autosomal rezessiver Erbgang wahrscheinlich. A.t. mit Ichthyose und Pseudohermaphroditismus masculinus (Steroid-17-Hydroxysteroid-Dehydrogenase-Mangel) sowie Opticus-Atrophie und Zahnretention autosomal rezessiv. Siehe auch ▶ *Ektodermale Dysplasie*; ▶ *GAPO*. Nur auf das Kopfhaar beschränkte, im Kindesalter beginnende A. ▶ *Hypotrichosis congenita*.

Literatur

Ahmad, W., M.Faiyaz ul Haque, V.Brancolini et al., Alopecia universalis associated with a mutation in the human hairless gene. Science *279* (1998) 720–724.

Ahmad, W., A.Zlotogorski, A.A. Panteleyev et al., Genomic organization of the human hairless gene (*HR*) and identification of a mutation underlying congenital atrichia in an arab palestinian family. Genomics *56* (1999) 141–148.

Atasu, M., A.Dumlu and S.Ozbayrak, Almost complete absence of the scalp and body hair in association with oligodontia and zygodactylous palmar triradii. Clin.Dysmorphol. *10* (2001) 269–272.

Devriendt, K., H.Van den Berghe and J.P.Fryns, Alopecia-mental retardation syndrome associated with convulsions and hypogonadotropic hypogonadism. Clin.Genet. *49* (1996) 6–9.

Hanning V.L. and G.E.Tiller, Alopecia/mental retardation syndrome. Am.J.Med.Genet. *58* (1995) 123–124.

Idmore, C., M.Baraitser, E.M.Brett et al., Alopecia, mental retardation, epilepsy and microcephaly in two cousins. Clin.Dysmorph. *1* (1992) 79–84.

Kauschansky, A., M.Shohat, M.Frydman et al., Syndrome of alopecia totalis and 17-hydroxysteroid dehydrogenase deficiency. Am.J.Med.Genet. *76* (1998) 28–31.

Nöthen; M.M., S.Cichon, I.R.Vogt et al., A gene for universal congenital alopecia maps to chromosome 8p21-22. Am.J.Hum.Genet. *62* (1998) 386–390.

Alopecia praematura

Pignata, C., M.Fiore, V.Guzzetta et al., Congenital alopecia and nail dystrophy associated with severe functional T-cell immunodeficiency in two sibs. Am.J.Med.Genet. *65* (1996) 167–170.

Timar, L., A.E.Czeizel and P.Koszo, Association of SHOKEIR syndrome (congenital universal alopecia, epilepsy mental subnormality and pyorrhea) and giant pigmented nevus. Clin.Genet. *44* (1993) 76–78.

Van Gelderen, H.H., Syndrome of total alopecia, multiple skeletal anomalies, shortness of stature, and mental deficiency. Am.J.Med.Genet. *13* (1982) 383–387.

OMIM 104130, 203550, 203650, 203655, 300042

Alopecia praematura,
androgenetische Alopezie, Glatze

Genetisch bedingte Haarwuchsstörung unter Beteiligung hormoneller Faktoren.
Es besteht eine durch Androgene auslösbare Störung des Haarzyklus (verfrühter Beginn des Telogenstadiums nach verkürztem Anagenstadium), die zu einem typisch lokalisierten, irreversiblen Ausfall des Kopfhaares führt. Ein Basisdefekt ist unbekannt.

Krankheitswert
Erstmanifestation unterschiedlich nach der Pubertät. Bei Männern völlige Haarlosigkeit unterschiedlichen Ausmaßes im Temporal- und Scheitelbereich, wobei die Haare hinter den Ohren und im Okzipitalbereich erhalten bleiben. Bei Frauen in dieser Form sehr selten, häufiger käppchenförmig oder Alopecia diffusa. Nur kosmetisch von Bedeutung.

Therapiemöglichkeiten
Prophylaktische Maßnahmen (antiseborrhoische Behandlung, chirurgische Eingriffe) mit zweifelhaftem Erfolg. Haarwurzeltransplantation möglich.

Häufigkeit und Vorkommen
Bei den einzelnen Rassen unterschiedlich, am wenigsten häufig bei der mongoloiden Rasse. In Europa meistens bei Seborrhoikern, einer Normalverteilungskurve in der Population folgend, Inzidenz altersabhängig bis zu 80%.

Genetik
Heterogen, kein bekannter Erbgang erkennbar. In Abhängigkeit von Androgenen als Realisationsfaktoren unterschiedliche Manifestation in beiden Geschlechtern. Bei Frauen manifestiert sich die A. als echte Glatze offensichtlich nur im homozygoten Zustand eines Hauptgens, man kann also insofern von einem autosomal rezessiven Erbgang bei Frauen sprechen. Bei weiblichen Heterozygoten besteht häufig eine diffuse Alopezie (androgenetische diffuse Alopezie, Alopezie vom männlichen Typ), die allerdings auch anderer Ätiologie sein kann.

Familienberatung
Differentialdiagnose zu anderen Formen der Alopezie und zur ▶ *Hypotrichose* (Rarefizierung der Haaranlagen) sowie zu den Ektodermalen Dysplasien notwendig. Die Wahrscheinlichkeit der Ausbildung einer A.p. steigt mit der Anzahl der betroffenen Verwandten und ist am höchsten, wenn eine weibliche Merkmalsträgerin in der Familie existiert.

Literatur
Baer, R.L., Erfahrungen mit Mimoxidil. In: Braun-Falco und W.B.Schill, Fortschritte der praktischen Dermatologie und Venerologie. XI, Springer-Verl. Berlin, Heidelberg, New York 1987.

Bergfeld, W.F., Androgenic alopecia: An autosomal dominant disorder. Am.J.Med.Genet. *98* (1995), Suppl. 5A–95.

Rook, A. and K.Dawber, Diseases of hear and scalp. Blackwell, Oxford, 2. Aufl. 1991, S.136.

OMIM 109200

Alopecia simplex
▶ Hypotrichosis congenita

Alopezie, androgenetische
▶ Alopecia praematura;
▶ Hypotrichosis congenita

Alopezie
▶ Epidermolysis bullosa

ALPERS-Syndrom,
Poliodystrophia cerebri progressiva

Genetisch bedingte Degeneration der Hirnrinde auf der Grundlage einer mitochondrialen Mutation.
Die Mutation betrifft die Atmungskette (nur postnatale Form), wodurch es zur Degeneration von Neuronen kommt.

Krankheitswert
Erstmanifestation und klinische Erscheinungen in den ersten Lebensmonaten bzw. -jahren meist nach Infektionen oder sonstiger Belastung. Bei einer akuten neonatalen Form pränataler Beginn mit fetaler Akinesie. Mikrozephalie, Krampfanfälle, neurologische Ausfallserscheinungen und Lähmungen. Exitus nach rasch progredientem Verlauf innerhalb von zwei Jahren nach Auftreten der ersten Symptome häufig bei völliger Enthirnungsstarre oder im Status epilepticus. Bei einigen Fällen Leberzirrhose.

Therapiemöglichkeiten
Unbekannt.

Häufigkeit und Vorkommen
Bisher nur wenige Familien und Einzelfälle beschrieben. Die nosologische Abgrenzung des Syndroms zu syndromatischen hirnatrophischen Prozessen bei unterschiedlichen Stoffwechselkrankheiten ist retrospektiv nicht vollkommen möglich.

Genetik
Autosomal rezessiver oder mitochondrialer Erbgang, starke Variabilität. ▶ *Mitochondriopathien.*

Familienberatung
Je geringer das Lebensalter bei Erstmanifestation der Symptome ist, mit einem desto schnelleren Verlauf ist zu rechnen. Ein Risiko besteht nur für Kinder von Anlagenträgerinnen und bei der angeborenen Form für Geschwister. Die Schwere der Erscheinungen ist sehr variabel. Besondere medizinisch-genetische Betreuung und Prophylaxe in entsprechenden Familien notwendig.

Literatur
Frydman, M., E.Jager-Roman, L.de Vries et al., ALPERS progressive infantile neonatal form with findings of the fetal akinesia syndrome. Am.J.Med.Genet. *47* (1993) 31–36.
Hart, Z.H., C.-H.Chang, E.V.D.Perrin et al., Familial poliodystrophy, mitochondrial myopathy, and lactate acidemia. Arch.Neurol. *34* (1977) 180–185.
Moller, P., H.J.Christen, E.Wilichowski and F.Hanefeld, Progressive neural degeneration of childhood with liver diseases (Morbus ALPERS). Mschr.Kinderhk. *142* (1994) 863–867.

OMIM 203700

α1-Antichymotrypsin-Mangel
▶ α1-Antitrypsin-Mangel

α1-Antitrypsin-Mangel,
familiäres Lungenemphysem

Genetisch bedingter Serumprotein-Defekt auf der Grundlage von Genmutationen.
Der Gendefekt manifestiert sich in einem Mangel an α1-Antitrypsin entweder durch eine verminderte Syntheserate oder durch Synthese eines α1-Antitrypsins mit geringer Aktivität bzw. Stabilität in der Leber. Bei der Z-Variante ist wahrscheinlich die Sekretion aus den Hepatozyten gestört. Dadurch können aus Leukozyten und Makrophagen bei Entzündungen in der Lunge freigesetzte Proteasen (Elastase) voll wirksam werden und das Lungengewebe angreifen. Auf die gleiche Weise oder aus der Ansammlung inaktiven veränderten Enzymeiweißes im endoplasmatischen Retikulum der Hepatozyten erklären sich die Leberveränderungen. Die verminderte Aktivität eines anderen Protease-Inhibitors, des α1-Antichymotrypsins führt zusätzlich zu einer Neigung zu generalisierter Osteoarthritis. Antioxidantien, auch endogene wie z.B. Oxigenasen, wirken protektiv.

Krankheitswert
Es liegt vor allem bei Homozygoten für das Z-Allel und bei SZ-Heterozygoten eine Disposition zu degenerativen Veränderungen von

α1-Antitrypsin-Mangel

Lunge und Leber vor. Ausgelöst durch das Rauchen kommt es vorwiegend bei Männern im 3.-4. Lebensjahrzehnt zu chronischer Bronchitis, Lungenemphysem und asthmatischen Anfällen sowie durch Alkoholgenuss zu Leberzirrhose, die häufig bereits im 5. Lebensjahrzehnt zum Tode führen. Spätere Manifestation und protrahierter Verlauf bei Nichtrauchern. Bei 10-20% der Z-Homozygoten Cholestase und Hepatitis schon bei Neugeborenen, unklarer Ikterus und Pruritus im 1. Lebensjahr, portaler Hochdruck, Hepatitis, Asthma, intrahepatische Cholestase und Leberzirrhose bei 10% der Fälle im Kindesalter. Glomerulonephritis. Neigung zu Hepatomen (vor allem ZM-Heterozygote). Über die Gefährdung anderer Heterozygoter liegen unterschiedliche Angaben vor.

Therapiemöglichkeiten

Vor allem Prophylaxe bronchopulmonaler Entzündungen wichtig: Rauchverbot, Antibiotika. Substitution durch langdauernde α1-Antitrypsin-Infusionen führt zur biochemischen Normalisierung. Klinische Langzeitwirkung noch unklar. In Zukunft Besserung durch Lebertransplantation?

Häufigkeit und Vorkommen

Homozygotenfrequenz 1:4.000, Heterozygoten-Frequenz in Europa 1:10. Frequenz des Z-Allels 1:50. In anderen Rassen selten.

Genetik

Für α1-Antitrypsin und α1-Antichymotrypsin liegt ein Protein-Polymorphismus vor. Genort 14q24.3-14q32.3 (*PI*, Protein-Inhibitor; *PCI*, Protein-C-Inhibitor). Multiple Allelie des α1-Antitrypsin-Locus: Normalallel M, schwere Form Z-Allel (bei Homozygoten 10-20% der normalen α1-Antitrypsin-Serumkonzentration), intermediär S-Allel, wobei letzteres nur bei Compound-Heterozygotie SZ (ca. 1/3 der normalen Serumkonzentration), nicht bei Homozygotie zu klinischen Erscheinungen führen kann. ZM-Heterozygote haben nur eine geringe, durch Rauchen verstärkte Emphysem-Neigung. Neben diesen häufigsten noch weitere 70 seltene Allele bekannt, Punktmutationen und Deletionen. Verstärkend wirkt wahrscheinlich ein Mangel an Antioxydantien, speziell an Häm-Oxygenase-1 (HO-1).

Familienberatung

Nachweis bereits im frühen Kindesalter bei Hetero- und Homozygoten anhand der Trypsin-Inhibitions-Kapazität des Serums, molekulargenetisch oder durch isoelektrische Fokussierung möglich. Bei Neugeborenen Differentialdiagnose zu ▶ *arteriohepatischer Dysplasie* und intrahepatische ▶ *Gallengangsatresie* wichtig. Pränatale Diagnostik mit Hilfe entsprechender oligomerer DNA-Sonden an Chorionbioptaten oder kultivierten Fruchtwasserzellen sowie durch isoelektrische Fokussierung von fetalem Serum durchführbar. Genaue Aufklärung betroffener Familien, vor allem über die Gefahren des Rauchens, und Diagnose schon im Kindesalter wichtig. Nicht immer lässt sich eine enge Korrelation zwischen PI-Typ bzw. Serumkonzentration, Rauchgewohnheiten und Schwere der klinischen Erscheinungen erkennen, weitere Umwelt- und genetische Faktoren werden vermutet.

Literatur

Braun, J., S.Welle, J.Van Wees et al., Dauersubstitution bei homozygotem α1-Antitrypsin-Mangel. Einfluß auf das Proteinasen-Antiproteinasen-Gleichgewicht in Plasma und Sputum. Dtsch.Med.Wschr. *115* (1990) 889-894.

Carrell, R.W., D.A.Lomas, S.Sidhar and R.Foreman, α1-antitrypsin deficiency: a conformational disease. Chest *110/6* (1997) 243-247.

Poller, W., J.-P.Faber and K.Olek, Highly variable clinical course in α1-antitrypsin deficiency - use of polymerase chain reaction for the detection of rare deficiency alleles. Klin.Wschr. *68* (1990) 857-863.

Sakkas, L.I., D.G.Macfarlane, H.Bird et al., Association of osteoarthritis with homozygosity for a 5,8 kb Taq 1 fragment of the α1-antichymotrypsin gene. Brit.J.Rheumatol. *29* (1990) 245-248.

Silverman, E.K., J.D.Mosley, L.J.Palmer et al., Genome-wide linkage analysis of severe, early-onset chronic obstructive pulmonary disease: airflow obstruction and chronic bronchitis phenotypes. Hum.Molec.Genet. *11* (2002) 623-632.

Yamada, N., M.Yamaya, S.Okinaga et al., Microsatellite polymorphism in the heme-oxigenase-1 promotor is associated with susceptibility to emphysema. Am.J.Hum.Genet. *66* (2000) 187-195.

OMIM 107400, 107280

α-Fetoprotein, persistierendes

Genetisch bedingtes Persistieren der α-Fetoprotein-Synthese bis ins Erwachsenenalter. Ohne klinische Erscheinungen. Autosomal dominanter Erbgang. Genort 4q11-13 (AFP). Für die pränatale Diagnostik ist eine genetisch bedingte Variabilität des AFP-Spiegels zu beachten. Erhöhung aber auch Verminderung der Konzentration im mütterlichen Serum muss nicht auf kindliche Schäden hinweisen, wenn die Konzentration im Fruchtwasser normal ist. Ein verminderter AFP-Spiegel im Serum ist deshalb nicht als Hinweis auf DOWN-Syndrom des Kindes über zu bewerten bzw. umstritten. Eine Erhöhung der AFP-Konzentration kann auch durch eine verstärkte Expression bedingt sein (OMIM 104155). Differentialdiagnose zu sekundärem Anstieg der AFP-Konzentration wichtig: Leberschäden bei LOUIS-BAR-Syndrom, Hepatom, chronischem Alkohol-Konsum u.a.

Literatur
McVey,J .H., K.Michaelides, L.P.Hansen et al., *AGA substitution in an HNF1 binding site in the human α-fetoprotein gene is associated with the hereditary persistence of α-fetoprotein (HPAFP).* Hum.Mol. Genet. *2* (1993) 379–384.

OMIM 104150

α2-Plasmin-Inhibitor-Defekt,
Miyasato-Krankheit

Von mehreren Fällen seit 1978 vor allem aus Japan beschriebene Blutgerinnungsstörung mit verlängerter posttraumatischer Blutung und Ekchymosen. Medikamentös beeinflussbar. Autosomal rezessiver Erbgang, Genort 17p13 (*PLI*). Heterozygote im Plasmin-Inhibitationstest erkennbar.

Literatur
Kato, A., S.Hirosawa, S.Toyota et al., *Localization of the human alpha2-plasmin inhibitor gene (PLI) to 17p13.* Cytogenet.Cell Genet. *62* (1993) 190–191.

Kluft, C., H.K.Nieuwenhuis, D.C.Rijken et al., *α2-antiplasmin Enschede: dysfunctional α2-antiplasmin molecule associated with an autosomal recessive hemorrhagic disorder.* J.Clin.Invest. *80* (1997) 1391–1400.

OMIM 262850

ALPORT-Syndrom,
Nephropathie mit Taubheit

Genetisch bedingte Kombination von Nephropathie und Innenohrschwerhörigkeit auf unterschiedlicher genetischer Grundlage.
Den verschiedenen klassischen Typen liegt eine Veränderung der Basalmembran der Glomeruli, der Linsenkapsel und des Innenohrs zugrunde, die in einer verminderten Bindungskapazität des Typ-IV-Kollagens besteht: α1-, -2-, -3-, -4-, -5- oder -6-Kette. Im weiteren Sinne werden dem ALPORT-Syndrom verschiedene Typen der genetisch bedingten Glomerulonephritis zugeordnet.

Krankheitswert
Erstmanifestation klinischer Erscheinungen im männlichen Geschlecht meistens vom 2. Lebensjahrzehnt an. Progrediente Nephritis bis zur terminalen Niereninsuffizienz mit sensorineuraler Schwerhörigkeit (50%) und teilweise Sehbeschwerden (15%) durch Lenticonus, Katarakt, Sphärophakie und weißfleckiger Makulaveränderung. Nach Verlauf der Nephritis und Beteiligung extrarenaler Symptome 6 klinisch-genetische Typen unterschieden. Klassische juvenile Typen I und II mit sensorineuraler Hochfrequenz-Schwerhörigkeit und später Visusverlust; adulter Typ III mit progredienter Schwerhörigkeit; Typ IV mit Niereninsuffizienz ohne Schwerhörgkeit; Typen V und VI mit Schwerhörigkeit und Makrothrombopenie. Progredienter Verlauf, ohne Therapie Tod durch Nierenversagen bei Schrumpfniere und Urämie meistens im 3.–4. Lebensjahrzehnt. Im weiblichen Geschlecht vor allem bei den X-chromosomalen Formen leichterer bis subklinischer Verlauf, an Hämaturie erkennbar oder bei einem Typ mit Leiomyomen von Ösophagus und Vulva.

Therapiemöglichkeiten
Symptomatische Behandlung der Nephropathie einschließlich Dialyse erfolgreich lebensverlängernd. Nierentransplantation mit befriedigendem Erfolg, bei etwa ¼ der transplantierten Patienten Tranplantatabstoßung infolge von Antikörpern gegen die glomeruläre Basalmembran.

Alport-Syndrom

Häufigkeit und Vorkommen
Frequenz ca. 1:5.000. 85% der Fälle gehören dem klassischen X-chromosomalen und 10–15% dem autosomal rezessiven Typ an. Große Sippen mit Merkmalsträgern in bis zu 7 aufeinanderfolgenden Generationen beschrieben. Vorwiegend im männlichen Geschlecht diagnostiziert.

Genetik
Heterogenie und multiple Allelie der Kollagen-Gene: TypIV-Kollagen α1- und -2-Ketten, Genort 13q33-34 (*COL4A1*, *COL4A2*), autosomal dominant; α3- und -4-Ketten, Genort 2q35-37 (*COL4A3*, *COL4A4*), autosomal rezessiv, selten dominant sowie α5- (klassischer X-chromosomaler Typ) und -6-Ketten, Genort Xq21.3-22 (*COL4A5*, *COL4A6*). Im gleichen Genort Deletionen in *COL4A5* bis *A6*: Nephritis ohne Hörschaden, ALPORT-Syndrom Typ IV sowie Leiomyomatosen der Vulva und des Ösophagus und Katarakt, auch im weiblichen Geschlecht (X-chromosomal dominant). Daneben existieren Formen der Nephritis mit immunologischer Pathogenese ohne Hör- und Sehdefekt und ohne Hämaturie (Genort 1q21, OMIM 161900) und zwei autosomal dominante Formen mit generell besserer Prognose und gleicher Schwere und Frequenz in beiden Geschlechtern ohne Visusverlust, Schwerhörigkeit kann als einziges klinisches Symptom auftreten: Mit Makrothrombozytopenie, Proteinurie, Leukozyteneinschlüssen (MAY-HEGGLIN-Anomalie, DÖHLE-artige Körperchen), Linsenanomalien und Schwerhörigkeit, FECHTNER-Syndrom (OMIM 153640), Genort 22q11.2 (*MYH9*, Myosin, schwere Kette 9, OMIM 160775), Allelie mit EPSTEIN-Syndrom (ohne Leukozyteneinschlüsse, OMIM 153650), ▶ *MAY-HEGGLIN-Syndrom*, dem isolierten autosomal dominanten Typ DFNA17 der Taubheit sowie mit dem SEBASTIAN-Syndrom (Makrothrombozytopenie ohne ALPORT-Symptomatik, OMIM, 605249). X-chromosomale Formen lassen sich an Leiomyomen des Ösophagus erkennen. Zusätzliche nicht typische Symptome kommen auf der Grundlage von Mikrodeletionen über das Gen hinaus vor (contiguous gene syndrome), z.B. ALPORT-Syndrom, Mentale Retardation, Mittelgesichtshypoplasie, Elliptozytose (AMME, unter Einbeziehung einer Kaliumkanal-Untereinheit, OMIM 300194), Genort Xq22.3 (unter Beteiligung eines Kaliumionenkanal-ähnlichen Protein-Gens *KCNE1L* und des Gens für die Fettsäure-CoA-Ligase-4 *FCAL4* u.a.).

Familienberatung
Familienanamnestische Feststellung des jeweiligen Erbganges wichtig. Nachweis anhand des Nierenbioptats (Glomerulonephritis, interstitielle Nephritis, Pyelonephritis, charakteristische Schaumzellen, dünne glomeruläre Basalmembran) und molekulargenetisch. Differentialdiagnose der einzelnen Formen (▶ *Glomerulopathie mit Fibrinspeicherung*; ▶ *Nephrotisches Syndrom*) und zur ▶ *benignen familiären Hämaturie* anhand der Familienanamnese und der klinischen Besonderheiten wichtig. Früherkennung latenter Merkmalsträger und Nachweis klinisch gesunder Merkmalsträgerinnen bzw. Heterozygoter X-chromosomal rezessiver Formen häufig anhand einer Hämaturie und Proteinurie, wobei die gutartige familiäre Hämaturie im Kindesalter ein ähnliches histologisches Bild bietet und ebenfalls auf einer *COL4A4*-Mutation beruhen kann. X-chromosmales A. an Katarakt und Leiomyomen und die Makrothrombozytopenie-Formen an Leukozyteneinschlüssen erkennbar. Mit einer starken intra- und interfamiliären Variabilität der klinischen Erscheinungen muss gerechnet werden, indem gelegentlich nur Teilsymptome (Nephropathie, Schwerhörigkeit) auftreten. Bei erbprognostischen Einschätzungen sollten auch klinisch gesunde Verwandte nephrologisch und audiometrisch untersucht werden. Merkmalsfreie Überträger kommen vor. Trotzdem ist die Prognose im männlichen Geschlecht generell schlecht. Bei den X-chromosomalen Formen pränatale Diagnostik bei erwiesenen Knabenschwangerschaften molekulargenetisch möglich. Eine besondere medizinische Betreuung von Merkmalsträgerinnen sollte während der Schwangerschaft vorgenommen werden, da mit einer Verschlimmerung zu rechnen ist.

Literatur
Antiganc, C., J.Zhou, M.Sanak et al., ALPORT syndrome and diffuse leiomyomatosis: Deletions in the 5'end of the *COL4A5* collagen gene. Kidney Int. 42 (1992) 1178–1183.

Barker, D.F., J.C.Denison, C.L.Atkin, Efficient detection of ALPORT syndrome *COL4A5* mutations with multiplex genomic PCR-SSCP. Am.J.Med.Genet. 98 (2001) 148–160.

Brody, H.A., R.A.Chole, G.C.Griffin and J.G.White, Macrothrombocytopenia and progressive deafness: a new genetic syndrome. Am.J.Otol. *13* (1992) 507–511.

Freson, K., G.Matthijs, Ch.Thys et al., Different substitutions at residue D218 of the X-linked transcription factor GATA1 lead to altered clinical severity of macrothrombocytopenia and anemia and are associated with variable skewed X inactivation. Hum.Molec.Genet. *11* (2002) 147–152.

Heath, K.E., A.Campos-Barros, A.Toren et al., Nonmuscle myosin heavy chain IIA mutation define a spectrum of autosomal dominant macrothrombocytopenias: MAY-HEGGLIN anomaly and FECHTNER, SEBASTIAN, EPSTEIN, and ALPORT-like syndromes. Am.J.Hum.Genet. *69* (2001) 1033–1045.

Hudson, B.G., R.Kalluri, S.Gunwar et al., The pathogenesis of ALPORT syndrome involves type IV collagen molecules containing the α-(IV) chain: Evidence from anti-GBM nephritis after renal transplantation. Kidney Int. *42* (1992) 179–187.

Jonsson, J.J., ALPORT syndrome, mental retardation, midface hypoplasia, and eliptocytosis: a new X-linked contiguous gene deletion syndrome? J.Med.Genet. *35* (1998) 273–278.

Kashtan, C.E., R.J.Butkowski, M.M.Kleppel et al., Posttransplant anti-glomerular basement membrane nephritis in related males with ALPORT syndrome. J.Lab.Clin.Med. *116* (1990) 508–515.

Lemmink, H.H., C.H.Schröder, L.A.H.Monnens and H.J.M.Smeets, The clinical spectrum of type IV collagen. Hum.Mutat. *9* (1997) 477–499.

Meloni, I., M.Muscettola, M.Raynaud et al., *FACL4*, encoding fetty acid-CoA-ligase 4, is mutated in nonspecific X-linked mental retardation. Nature Genet. *30* (2002) 436–439.

Meloni, I, F.Vitelli, L.Pucci et al., ALPORT syndrome and mental retardation: clinical and genetic dissection of the contiguous gene deletion syndrome in Xq22.3 (ATS-MR). J.Med.Genet. *39* (2002) 359–365.

Piccini, M., F.Vitelli, M.Seri et al., *KCNE*-like gene is deleted in AMME contiguous gene syndrome: identification and characterization of the human and mouse homologs. Genomics *60* (1999) 251–257.

Seri, M, R.Cusano, R.Ravazzolo et al., EPSTEIN syndrome: another renal disorder with mutations in the nonmuscle myosin heavy chain 9. Hum.Genet. *110* (2002) 182–186.

Toren, A., N.Amariglio, G.Rozenfeld-Granot et al., Genetic linkage of autosomal-dominant ALPORT syndrome with leukocyte inclusion and macrothrombocytopenia (FECHTNER syndrome) to chromosome 22q11-13. Am.J.Hum.Genet. *65* (1999) 1711–1717.

OMIM 104200, 153640, 153650, 161900, 203780, 301050, 303630

ALS
▶ Lateralsklerose, amyotrophische
▶ ABT-LETTERER-SIWE-Syndrom

ALSTRÖM-Syndrom

Genetisch bedingte komplexe Entwicklungsstörung mit Retinadegeneration auf der Grundlage einer Genmutation.
Der den Erscheinungen zugrunde liegende Defekt (Endorganresistenz gegenüber Peptidhormonen?) ist unbekannt.

Krankheitswert
Erstmanifestation klinischer Erscheinungen im frühen Kindesalter. Dilatative Kardiomyopathie, Erblindung durch Retinadystrophie (zentraler Sehverlust). Nystagmus. Sensorineurale Ertaubung. Hypogonadismus und Hypothyreoidismus. Hyperurikämie, z.T. Hyperlipidämie, Diabetes mellitus Typ II, Hyperinsulinämie und Acanthosis nigricans. Adipositas, Kleinwuchs. Leicht progrediente Niereninsuffizienz. Zahlreiche fakultative Symptome. Lebenserwartung herabgesetzt.

Therapiemöglichkeiten
Symptomatische Behandlung mit unbefriedigendem Erfolg.

Häufigkeit und Vorkommen
Seit Erstbeschreibung 1959 über 78 sporadische und Geschwisterfälle publiziert. Endemisch in Nordamerika.

Genetik
Autosomal rezessiver Erbgang. Genetische Beziehungen zum LAURENCE-MOON-BIEDL-BARDET-Syndrom bestehen offenbar nicht. Abgetrennt wird eine Symptomenkombination ohne Niereninsuffizienz mit Oligophrenie (contiguous gene syndrome?), ebenfalls autosomal rezessiv bedingt. Genort 2p13-p12 (*ALMS1*), Funktion des Gens unbekannt.

Alström-Hallgren-Syndrom

Familienberatung
Differentialdiagnose im frühen Kindesalter erschwert durch Ähnlichkeit zu ▶ USHER-*Syndrom* und ▶ BARJON-LESTRADET-LABANGE-*Syndrom* und vor allem zum LAURENCE-MOON-BIEDL-BARDET-Syndrom (keine Oligophrenie und keine Polydaktylie) wichtig. Differentialdiagnostisch s.a. ▶ *Kardiomyopathie, dilatative*; ▶ LEBER-*Syndrom*; ▶ *Retinopathia pigmentosa*.

Literatur
Boor, R., J.Herwig, J.Schrezenmeir et al., Familial insulin resistant diabetes associated with acanthosis nigricans, polycystic ovaries, hypogonadism, pigmentary retinopathy, labyrinthine deafness, and mental retardation. Am.J.Med.Genet. *45* (1994) 649–653.

Collin, G.B., J.D.Marshall, A.Ikeda et al., Mutations in ALMS1 cause obesity, type 2 diabetes and neurosensory degenration in ALSTRÖM syndrome. Nature Genet. *31* (2002) 74–77.

Hearn, T., G.L.Renforth, C.Spalluto et al., Mutation of ALMS1, a large gene with a tandem repeat encoding 47 amino acids, causes ALSTRÖM syndrome. Nature Genet. *31* (2002) 79–83.

Marshall, J.D., M.D.Ludman, S.E.Shea et al., Genealogy, natural history, and phenotype of ALSTRÖM syndrome in a large Acadian kindred and three additional families. Am.J.Med.Genet. *73* (1997) 150–161.

OMIM 203800

ALSTRÖM-HALLGREN-Syndrom
▶ USHER-Syndrom

ALVES-Syndrom
▶ Arthrogryposis multiplex congenita

ALZHEIMER-Syndrom,
präsenile und senile Demenz

Diffuse Hirnatrophie auf unterschiedlicher genetischer Grundlage.
Der Gendefekt manifestiert sich in neuritischen extrazellulären Plaques und einer zerebrovaskulären Amyloidose auf der Grundlage der Nicastrin/γ-Sekretase-vermittelten und Cytokinin-verstärkten (u.a. TNF) Synthese eines unphysiologischen, extrazellulären, niedrigpolymeren, unlöslichen β-Amyloid-Peptids (βA4-Amyloid, Aβ, AD1) aus seiner seiner Vorstufe (Membran-Amyloid-Präkursor-Protein, βAPP), in einer Akkumulation von α- und β-Synucleinen als Bestandteil sowohl des zerebrovaskulären als auch des Plaque-Amyloids und von Synthesestörungen spezieller Membranproteine (frühmanifeste Form, Präsenilin 1 und 2, AD3, AD4). Synergistisch über einen ähnlichen Mechanismus wirken eine α1-Antichymotrypsin-Variante und ein Cystein-Proteinase-Defekt (Bleomycinhydroxylase) sowie wahrscheinlich das α2-Makroglobulin. Intrazellulär aggregieren Zytoskelettfilamente zu helikalen Proteinfasern (intraneurale neurofibrilläre Vernetzungen, Neurofibrillenbündel, Tangles, Hauptbestandteil: Hyperphosphoryliertes mikrotubuläres Protein Tau). Die klinische Symptomatik lässt sich von dem dadurch bedingten diffusen neuralen Zelluntergang ableiten. Aluminium-Ionen beschleunigen möglicherweise den Neuronenausfall, induzieren ihn jedoch nicht. Bei der Ausschleusung des βA4-Proteins aus der Zelle spielt das Apolipoprotein E eine Rolle, das normalerweise an der Clearance von Plasmacholesterin beteiligt ist und vor allem in der Variante ε4 an die β-Amyloidpeptide in den filamentösen Ablagerungen bindet und deren Polymerisation stimuliert (AD2). Durch einen ε-Polymorphismus lässt sich auch eine nichtfamiliäre Altersform erklären (potentieller Risikofaktor), AD5. Nicht alle Fälle sind damit erklärbar, weitere Amyloidprotein-Defekte werden für spätmanifeste Formen diskutiert.

Krankheitswert
Erstmanifestation klinischer Erscheinungen intrafamiliär relativ konstant bei familiären frühmanifesten Formen vor und bei spätmanifesten Formen nach dem 60. Lebensjahr, teilweise auch wesentlich früher, wobei die nosologische Zuordnung zum A.S. nicht ganz klar ist. Beginnt mit Gedächtnisstörungen und anderen Symptomen kortikaler Demenz und endet mit völligem geistigem Verfall. Epileptische Anfälle und spastische Paraparesen kommen vor. Tod zwischen 1 und 15 Jahren nach Auftreten der ersten Symptome meistens bei kachektischem körperlichem Verfall, teilweise Enthirnungsstarre. Chronisch progredienter Verlauf.

Therapiemöglichkeiten

Verlauf bisher therapeutisch kaum zu beeinflussen. Azetylcholinesterase-Hemmer führen zu symptomatischer Besserung. In Zukunft hofft man auf die prophylaktische Wirkung von Sekretase-Hemmern, β-Amyloid-Impfung, Amyloidabbauenden Enzyme (Neprolysin), Antioxidantien (Vitamin E und C), Metall-Chelatbildnern oder Cholesterol-senkenden Mitteln (Statine).

Häufigkeit und Vorkommen

Wahrscheinlich regional verschieden, wegen unsicherer differentialdiagnostischer Abgrenzung und Abhängigkeit von der allgemeinen Lebenserwartung retrospektiv schwer einschätzbar. Häufigste Demenzform: Etwa 2/3 aller primären Demenzfälle. In den USA als vierthäufigste Todesursache eingeschätzt. Inzidenz bei >65-Jährigen 6%, bei >80-Jährigen 10%, bei >90-Jährigen 50%. 10–15% familiäre Fälle. 90% der Patienten weisen die sporadische, Amyloid-bedingte klassische Form auf. Von den frühmanifesten familiären Formen beruhen 5% auf Mutationen im *APP*-Gen, >50% der Fälle auf Mutationen des Präsenilin1-Gens (AD3). In einer großen Sippe von Wolga-Deutschen in den USA Mutation des Presenilin2-Gens (AD4). Sippen mit Merkmalsträgern in bis zu 9 Generationen beschrieben.

Genetik

Heterogen. Senilem und präsenilem A.S. (AD1 und AD2) liegen unterschiedliche nicht allele Mutationen und Polymorphismen zugrunde. Spätmanifestes A.S. kann sich wahrscheinlich auch durch altersbedingte, in der normalen Schwankungsbreite liegende Amyloidablagerung oder mitochondriale Mutationen (z.B. np4336) entwickeln. Die disponierende ApoE-Lipoproteinvariante (ε4) kommt homozygot bei etwa 4% der weißen Bevölkerung vor. Autosomal dominanter Erbgang familiärer frühmanifester bzw. präseniler Formen (Familiäre Alzheimer-Disease, FAD; Promotor-Alzheimer-Disease, PAD, beide stressbeeinflussbar). Die Synthese des Plaque- bzw. Amyloidose-verursachenden β-Amyloid-Präkursor-Proteins (APP) beruht auf einer Überexpression, d.h. Trisomie oder Duplikation bzw. bei etwa 5% der frühmanifesten familiären Fälle (etwa 20 Sippen bekannt) auf einer Mutation des Gens für die Vorstufe des βA4 Amyloids (*APP*, OMIM 107760, Allelie mit der ▶ *Amyloidose Typ VI*) im Chromosomenabschnitt 21q11.2-q21 oder eines benachbarten Gens, α-Sekretin (AD1). Die typischen zentralnervösen Plaques lassen sich auch bei älteren Patienten mit DOWN-Syndrom (Trisomie 21) nachweisen.
Weitere Genorte:
14q24.3 (*S182, PSEN1, PS1*, Präsenilin-1, OMIM 104311 und wahrscheinlich α1-Antichymotrypsin), frühmanifestes A.S., AD3, >50% der frühmanifesten Fälle);
1q31-42 (*STM2, PSEN2, PS2*, Präsenilin-2, OMIM 600759), homologer Locus, AD4 der Wolga-Deutschen, Foundereffekt durch Einwanderung um 1760, teilweise spätmanifest.
17q11.2 (Protein Tau);
19q12-13.2 (*APOE*, OMIM 197741, ε4-Allel und ε3-Allel mit A.S.-fördernder und ε2-Allel mit protektiver Wirkung), AD2, beteiligte Apolipoprotein-E-Typen als Risikofaktoren für meist sporadische Früh- und Späterkrankung;
12p11.23-q13.12 (*A2M*, α2-Makroglobulin), ein mit der Altersform (AD5) assoziierter Genort?, neuerdings angezweifelt; Transkriptionsfaktor LBP?
4q2 (*SNCA*, α-Synuklein) und 5q35 (β-Synuklein, *SNCB*);
1q23 (*NCSTN*, Nicastrin).

Familienberatung

Die Schwierigkeit für erbprognostische Einschätzungen besteht in dem späten Manifestationsalter. Früherkennung durch Kombination von unterschiedlichen Nachweismethoden der einzelnen biochemischen bzw. molekulargenetischen Komponenten (spezifische molekulargenetische Sonden des Chromosomenbereiches 21q11, Apolipoprotein-E-Varianten), nicht als Screening-Methode zu empfehlen, aber als High-Risk-Screening in speziellen Familien mit nachgewiesenem autosomal dominantem Erbgang möglich. Risikoziffern sollten auf der Grundlage eines autosomal dominanten Erbganges mit unvollständiger Penetranz errechnet werden (empirisches Risiko für Geschwister etwa 3%). Eine Androtropie besteht neueren Untersuchungen nach wahrscheinlich nicht, desgleichen hat sich die angenommene Kopplung mit dem MN-Blutgruppenlocus nicht bestätigt. Differentialdiagnose zum ▶ *PICK-Syndrom* intra vitam schwierig, hirnhistologische Untersuchungen jedoch eindeutig. Siehe auch ▶ *mem-*

Alzheimer-Syndrom

branöse Lipodystrophie; Arteriopathie ▶ mit subkortikaler Multiinfarktdemenz; ▶ PARKIN-SON-*Syndrom*.

Literatur

Alvares, V., I.F.Mata, P.Gonzalez et al., Association between the TNFα-308 A/G polymorphism and the onset-age of ALZHEIMER disease. Am.J.Med.Genet./ Neuropschiat.Genet. *114* (2002) 574–577.

Blacker, D., M.A.Wilcox, N.M.Laird et al., Alpha-2 macroglobulin is genetically associated with ALZHEIMER disease. Nature Genet. *19* (1998) 357–361.

Breitner, J.C.S., Clinical genetics and genetic counseling in ALZHEIMER's disease. J.Geriatr.Psychiatry *25* (1992) 229–246.

Chartier-Harlin, M.-C., F.Crawford, H.Houldem et al., Early ALZHEIMER's disease caused by mutations at codon 717 of the β-amyloid precursor protein gene. Nature *353* (1991) 844–846.

Chartier-Harlin, M.C., M.Parfitt, S.Legrain et al., Apolipoprotein E, eta4 allele as a major risk factor for sporadic early and late-onset forms of ALZHEIMER's disease: analysis of the 19q13.2 chromosomal region. Hum.Molecul.Genet. *3* (1994) 569–574.

Crook, R., A.Verkkoniemi, J.Perez-Tur et al., A variant of ALZHEIMER´s disease with spastic paraparesis and unusual plaques due to deletion of exon 9 of presinilin 1. Nature Med. *4* (1998) 452–455.

Cruts, M., C.M.van Duijn, H.Backhoven et al., Estimation of the genetic contribution of presenilin-1 and -2 mutations in a opulation-based study of presenile ALZHEIMER disease. Hum.Molec.Genet. *7* (1998) 43–51.

Dermaut, B., J.Theus, K.Sleeger et al., The gene encoding nicastrin, a major γ-secretase component, modifies risk for familial early-onset ALZHEIMER disease in a Dutch population-based sample. Am.J.Hum.Genet. *70* (2002) 1568–1574.

Felsenstein, K.M., L.W.Hunihan and S.B.Roberts, Altered cleavage and secretion of a recombinant β-APP bearing the Swedish familial ALZHEIMER's disease mutation. Nature Genetics *6* (1994) 251–255.

Haass, C., C.A.Lemere, A.Capell et al., The Swedish mutation causes early-onset ALZHEIMER's disease by β-secretase cleavage within the secretory pathway. Nature Med. *1* (1996) 1291–1296.

Heijmans, B.T., P.E.Slagboom, J.Gussekloo et al., Assoziation of *APOE* ε2/ε3/ε4 and promotor gene variants with dementia but not cardiovascular mortality in old age. Am.J.Med.Genet. *107* (2002) 201–208.

Hu, Q, B.H.Cool, B.Wang, A candidate molecular mechanism for the association of an intronic polymorphism of *FE65* with resistance to very late onset dementia of the ALZHEIMER type. Hum.Molec.Genet. *11* (2002) 465–475.

Hutchin, T. and G.Cortopassi, A mitochondrial DNA clone is associated with increased risk for ALZHEIMER disease. Proc.Natl.Acad.Sci.USA *92* (1995) 6892–6895.

Hutton, M. and J.Hardy, The presenilins and ALZHEIMER's disease. Hum.Molec.Genet. *6* (1997) 1619–1646.

Jacquemont, M.-L., D.Campion, V.Hahn et al., Spastic paraparesis and atypical dementia caused by *PSEN1* mutation (P264L), responsible for ALZHEIMER´s disease. J.Med.Genet. *39* (2002) e2.

Jakes, R., M.G.Spillantini and M.Goedert, Identification of two distinct synucleins from human brain. FEBS Lett. *345* (1994) 27–32.

Kamboh, M.I., D.K.Snaghera, R.E.Ferrell and S.T.DeKosky, *APOE*4*-associated ALZHEIMER's disease is modified by α1-antichymotrypsin polymorphism. Nature Genet. *10* (1995) 486–488.

Lambert, J.C., L.Goumidi, F.Wavrant-De Vrièze et al., The transcriptional factor *LBP-1c/CP2/LSF* gene on chromosome 12 is a genetic determinant of` ALZHEIMER`s disease. Hum.Molec.Genet. *9* (2000) 2275–2280.

Lendon, C.l., F.Ashall and A.M.Goate, Exploring the etiology of ALZHEIMER disease using molecular genetics. JAMA *277* (1997) 825–831

Levy-Lahad, E., P.Poorkaj, K.Wang et al., Genomic structure expression of STM2, the chromosome 1 familial ALZHEIMER disease gene. Genomics *34* (1996) 198–204.

Monoya, S.E., C.E.Aston, S.T.DeKosky et al., Bleomycinhydrolase is associated with risk of sporadic ALZHEIMER´s disease. Nature Genet. *18* (1998) 211–212.

Olson, J.M., K.A.B.Goddard and D.M.Dudek, A second locus for very-late-onset ALZHEIMER disease: a genome scan reveals linkage to 20p and epistasis between 20p and the amyloid precursor protein region. Am.J.Hum.Genet. *71* (2002) 154–161.

Relkin, N.R., R.Tanzi, J.Breitner et al., Apolipoprotein E genotyping in ALZHEIMER's disease. Lancet *347* (1996) 1091–1095.

Poduslo, S.E., B.Shook, E.Dringalenko and X.Yin, Lack of association of the two polymorphisms in alpha-2 macroglobulin with ALZHEIMER disease. am.J.Med.Genet. *110* (2002) 30–35.

Sandbrik, R und U.Müller, Molekulargenetik der ALZHEIMER-Krankheit. Med.Genet. *10* (1998) 378–382.

Schellenberg, G.D., T.D.Bird, E.M.Wijsman et al., Genetic linkage evidence for a familial ALZHEIMER's disease on locus 14. Science *258* (1992) 668–671.

OMIM 104300, 104310, 104311, 104760, 602096

Tsakalos, N., F.H.Jordaan, J.J.F.Taljaard and S.F. Hough, A previously undescribed ectodermal dysplasia of the tricho-odonto-onychial subgroup in a family. Arch.Derm. *122* (1986) 1047–1053.

OMIM 104350, 113700

Amastie,
Athelie, Fehlen der Brustwarzen und -drüsen

Aplasie im Brustbereich unklarer Ätiologie und Pathogenese.

Krankheitswert
Angeborene ein- oder beidseitige Aplasie oder Hypoplasie der Brustdrüsen und/oder -warzen. Symptomatisch bei Pektoralis-Defekten (▶ PO-LAND-*Syndrom*), ▶ FINLEY-*Syndrom*, anhidrotischer ▶ *ektodermaler Dysplasie* (Tricho-Odonto-Onycho-Dysplasie) und verschiedenen familienspezifischen komplexen Auffälligkeiten.

Therapiemöglichkeiten
Unbekannt.

Häufigkeit und Vorkommen
Sehr selten. Meist sporadisch, jedoch Sippen mit A. in aufeinanderfolgenden Generationen oder in Geschwisterschaften beschrieben.

Genetik
Die Art des familiären Vorkommens spricht bei einigen Sippen für autosomal rezessiven oder dominanten (X-chromosomalen?) Erbgang.

Familienberatung
Differentialdiagnose zu symptomatischen Formen der A. wichtig. Bei isolierter Amastie besteht kein Anlass zu familienberaterischer Betreuung.

Literatur
Edwards, M.J., D.McDonald, P.Moore and J.Rae, Scalp-ear-nipple syndrome: additional manifestations. Am.J.Med.Genet. *50* (1994) 247–250.

Mathews, J., Bilateral absence of breasts. NY St.J.Med. *74* (1974) 87–89.

Rich, M.A., A.Heimler, L.Waber and W.A.Brock, Autosomal dominant transmission of ureteral triplication and bilateral amastia. J.Urol. *137* (1987) 102–105.

Amaurosis congenita,
Typen LEBER I-VII,
Rindenblindheit, Retina-Aplasie

Genetisch bedingte, angeborene tapetoretinale Degeneration auf der Grundlage einer Genmutation. Heterogene Gruppe von schweren, frühkindlichen Retinadystrophien. Die Basisdefekte betreffen vorwiegend die Retina. Deshalb besteht vielfach Allelie zu anderen Retinadystrophien wie der Retinopathia pigmentosa, der Hemeralopie und der Zapfen/Stäbchendystrophie. Es handelt sich um Proteine, die am Vitamin-A-Stoffwechsel (RPE65, Typ II, OMIM 180069), an der Funktion der Photorezeptoren der retinalen Phototransduktion (Rodopsin, Typ V, **Gu**anylat-Cyclase 2D, *GUCY2D*, OMIM 204000), an der Protein-Protein-Interaktion einschließlich in der Hypophyse (Arylhydrocarbon Interacting Protein-Like 1, *AHIL1*) oder an der embryonalen Retinaentwicklung (Transkriptionsprotein, Cone-Rod homeobox, *CRX*, OMIM 602225) beteiligt sind. Es kommt entweder zur Aplasie oder zur Degeneration der Photorezeptoren, woraus sich die klinische Symptomatik erklärt.

Krankheitswert
Angeborene Blindheit oder extreme Schwachsichtigkeit aufgrund von Retinaaplasien bzw. Defekten der Photorezeptor-Funktion. Daneben meist Katarakt, Enophthalmie und Keratokonus. Hyperopie, Photophobie. Nystagmus in 75% der Fälle. Fehlbildungen anderer Organe (z.B. Nieren, ▶ *Reno-Retinale Dysplasie*) sowie neurologische Symptome oder Oligophrenie in etwa 30% der Fälle.

Therapiemöglichkeiten
Unbekannt.

Häufigkeit und Vorkommen
Inzidenz 1:300.000. Viele hundert, meist familiäre Fälle beschrieben. 10% aller Fälle von

Amaurosis Typ Leber

Blindheit im Kindesalter, 5% aller Fälle von genetisch bedingter Retinadystrophie.

Genetik

Vorwiegend autosomal rezessiver, ausnahmsweise dominanter (Typen II und III OMIM 120970, 179900, 180069) Erbgang. Genetisch ist die A.c. uneinheitlich. Es besteht Heterogenie unter Beteiligung von mindestens 7 Loci, darunter 17p13.1 (Typ I, *GUCY2D* = *RETGC1*, OMIM 600179), Allelie mit CORD5 (▶ *Retinadystrophie*); 14q11 (*RPGRIP1*, Retinitis-Pigmentosa-GTPase-Regulator-Interagierendes Protein-1, OMIM 605446); 1p31 (Typ II, *RPE65*, Retina-Pigment-Epithel-spezifisches Protein, OMIM 180069), Allelie mit einem Typ der juvenilen ▶ *Retinadystrophie*; 19q13.3 (Typ III, *CRX*, OMIM 120970, 204000, 602225), Allelie mit CORD2, einer Form der Makuladystrophie und der Retinopathia pigmentosa RP11; 17p13.1 (Typ IV, *AIPL1*, Photorezeptor-/Pineal-exprimiert, OMIM 604392), Allelie mit einem Typ der Retinadystrophie; 3q21-24 (Typ V, Rhodopsin), Allelie zu Retinopathia pigmentosa RP4 und zu einem Typ der Hemeralopie; 6q11-16 (Typ VI); 1q31-32.1 (Typ VII, *RGS16*, Regulator des G-Protein-Signals = *CRB1*, Crubs-homologes Protein-1, OMIM 604210), Allelie mit der Retinopathia pigmentosa RP12. Je nach Typ Allelie zu weiteren Typen der ▶ *Retinopathia pigmentosa*, der ▶ *Hemeralopie* und der ▶ *Retinadystrophie*.

Familienberatung

Verdachtsdiagnose im Säuglingsalter anhand der Blindheit, des digito-okulären Zeichens (Drücken der Kinder mit den Fingern auf die Augen) und des ERG bei normalem Fundus. Unterscheidung der verschiedenen Formen nur z.T. anhand von Begleitsymptomen möglich. Differentialdiagnose zu anderen Formen der angeborenen Blindheit und zur ▶ *Retinopathia pigmentosa* funduskopisch und zur Achromatopsie anhand der REG-Anomalien schon im frühen Kindesalter wichtig. Keratokonus und Nystagmus können im frühen Kindesalter auf die A.c. hinweisen. Aufgrund der Heterogenie können aus einer Verbindung von zwei homozygoten Merkmalsträgern normalsichtiger Kinder hervorgehen. Dabei darf es sich nicht um Mutationen des gleichen Locus handeln (Verwandtenverbindungen).

Literatur

Camuzat, A., H.Dollfus, J.-M.Rozet et al., A gene for LEBER's congenital amaurosis maps to chromosome 17p. Hum.Molec.Genet. *4* (1995) 1447–1452.

Cremers, F.P.M., J.A.J.M. van den Hurk and A.I.den Hollander, Molecular genetics of LEBER congenital amaurosis. Hum.Molec.Genet. *11* (2002) 1169–1176.

Dryja, T.P., S.M.Adams, J.L.Grimsby et al., Null *RPGRIP1* alleles in patients with LEBER congenital amaurosis. Am.J.Hum.Genet. *68* (2001) 1295–1298.

Hollander, A.I.den, J.R.Heckenlively, L.I. van den Born et al., LEBER congenital amaurosis and retinitis pigmentosa with coats-like exsudative vasculopathy are associated with mutations in the crumbs homoloque 1 (*CRB1*) gene. Am.J.Hum.Genet. *69* (2001) 198–203.

Lambert, S.R., S.Sherman, D.Taylor et al., Concordance and recessive inheritance of LEBER congenital amaurosis. Am.J.Med.Genet. *46* (1993) 275–277.

Marlhens, F., X.Bareil, J.-M.Griffoin et al., Mutations in *RPE65* cause LEBER's congenital amaurosis. Nature Genet. *17* (1997) 139–140.

Perrault, I., J.M.Rozet, P.Calvas et al., Retinal-specific guanylate cyclase gene mutations in LEBER's congenital amaurosis. Nature Genet. *14* (1996) 461–464.

Rivolta, C., I.L.Berson and T.P.Dryja, Dominant LEBER congenital amaurosis, cone-rod degeneration, and retinitis pigmentosa caused by mutant version of the transcription factor *CRX*. Hum.Mut. *18* (2001) 488–489.

Spruy, J.van der, J.P.Chapple, B.J.Clark et al., The LEBER congenital amaurosis gene product AIPL1 is localized exclusively in rod photoreceptors of the adult human retina. Hum.Molec.Genet. *11* (2002) 823–831.

OMIM 179900, 180069, 204000, 204100

Amaurosis Typ LEBER

s.a.
▶ Leber-Syndrom

Amaurotische Idiotien, familiäre

Gruppe ursprünglich nur aufgrund der klinischen Symptomatik abgegrenzter genetisch bedingter ▶ *Lipidosen*. Nach den Speichersubstanzen unterscheidet man ▶ *Gangliosidosen* und ▶ *Ceroid-Lipofuszinosen*.

Ambras-Syndrom
▶ Hypertrichose

Amelie, Tetraamelie
▶ Pseudothalidomid-Syndrom

Amelogenesis imperfecta
▶ Zahnschmelzdefekte

Amelo-Onycho-Hypotrichotisches Syndrom
▶ Zahnschmelzdefekte

Aminoazolaminazidurie
▶ Carnosinurie

Aminopterin-Syndrom, Pseudoaminopterin-Syndrom

Embryopathisches Fehlbildungs-Syndrom auf intrauterin exogener Grundlage.
Aminopterin und Methotrexat wirken als Folsäure-Antagonisten zytostatisch und, während der Schwangerschaft verabreicht, unter bestimmten Umständen teratogen. Neuerdings wurde ein Aminopterin-Syndrom-ähnliches Syndrom (ASSA) beschrieben, das vergleichbare Symptome aufweist, wahrscheinlich aber genetisch bedingt ist. Seine Pathogenese ist unbekannt.

Krankheitswert
Kraniofaziale Dysostose mit verzögerter Ossifikation der Schädelknochen und spätem Schluss der Fontanellen, Synostose im Bereich der Lambda- und der Kranznaht sowie fakultativ Hydrozephalus. Typische Fazies durch Hypertelorismus, seitlich stark zurückweichende Stirnhaargrenze, flache Orbitae, eckig hochgezogene Augenbrauen, große Nase, Mikrogenie und Gaumenanomalien. Kryptorchismus. Kleinwuchs. Anomalien des distalen Extremitätenskeletts. Intelligenz nicht immer vermindert.

Therapiemöglichkeiten
Unbekannt.

Häufigkeit und Vorkommen
Mehrere Fälle nach missglücktem Versuch einer Abortinduktion mit Hilfe von Aminopterin beschrieben. Daneben wenige sporadische und Geschwisterfälle bekannt, bei denen eine intrauterine Einwirkung von Folsäure-Antagonisten auszuschließen war: Pseudo-Aminopterin-Syndrom, Aminopterin-Syndrom sine Aminopterin (ASSA).

Genetik
Für Fälle, die nicht auf teratogene Noxen zurückgehen (ASSA), wird ein autosomal rezessiver Erbgang angenommen.

Familienberatung
Eingehende anamnestische Differenzierung zwischen Aminopterin-Syndrom und Aminopterin-Syndrom-ähnlichem Syndrom notwendig. Siehe auch ▶ *JUBERG-HAYWARD-Syndrom*.

Literatur
Fraser, F.C., R.A.Anderson, J.I.Mulvihill and M.Preus, An aminopterin-like syndrome without aminopterin (ASSA). Clin.Genet. 32 (1987) 28–34.

Garicia-Minaur, S., and M.Pilar-Botella, Further case of aminopterin syndrome sine aminopterin in a Spanish child. Am.J.Med.Genet. 95 (2000) 320–324.

Warkany, J., Aminopterin and methotrexate: folic acid deficiency. Teratology 18 (1978) 353–357.

Krajewska-Walasek, M. Aminopterin syndrome sine aminopterin (ASSA) syndrome in two siblings: further delineation of the syndrome and review of the literature. Genet. Counsel. 5 (1994) 345–355.

OMIM 600325

Aminosäurediabetes
▶ ABDERHALDEN-FANCONI-Syndrom

AMME (ALPORT-Syndrom, Mentale Retardation, Mittelgesichtshypoplasie, Elliptozytose)
▶ ALPORT-Syndrom

Amish brittle hair syndrome
▶ BIDS-Syndrom

Amnionruptur-Sequenz, frühzeitige
▶ Schnürfurchenbildung

Amputation, intrauterine
▶ Schnürfurchenbildung

Amyloidosen,
ABERCROMBIE-Syndrom

Genetisch bedingte Proteindefekte auf der Grundlage von Genmutationen.
Der Gendefekt manifestiert sich in perikollagenen (Typen I und II) oder periretikulären Ablagerungen unphysiologischer Protein-Mukopolysaccharid-Komplexe in unterschiedlichen Organen, wodurch es zu Gefäßschäden, zur Degeneration peripherer Nerven und zur Funktionsbeeinträchtigung dieser Organe mit den entsprechenden klinischen Symptomen kommt. Die Zusammensetzung des Amyloids und der Basisdefekt sind je nach Typ unterschiedlich und nur zum Teil bekannt: abnormes Transthyretin (in der Leber synthetisiertes Serum-Transportprotein, thyroxinbindendes Präalbumin, Typen I-III (OMIM 176300), VII, IX, X, XI sowie Appalachen-, jüdischer und Maryland- bzw. MAHLOUDJI-Typ); Apolipoprotein A1 (OMIM 104751, 107680) Typ IV; abnorme Spurenproteine: Cystatin C, Cysteinprotease-Hemmer, Typ VIA; cerebrales β-Amyloid-Präkurser-Protein βAPP (▶ ALZHEIMER-Syndrom) mit Beteiligung von Gerinnungsfaktoren, Typ VIB; Gelsolin, Typ V; Fibrinogen-α-Kette (OMIM 134820) oder Lysozym (OMIM 153450), heterogener Typ VIII (OMIM 105200); Serumamyloide. Die vormals nach klinischen und epidemiologischen Gesichtspunkten abgegrenzten Typen entsprechen nicht mehr vollkommen den biochemischen und molekulargenetischen Befunden. Überschneidungen bzw. Gemeinsamenkeiten der genetischen Grundlagen kommen vor, weshalb man z.T. von der Typeneinteilung abgegangen ist.

Krankheitswert
Bei den einzelnen Typen der Amyloidose handelt es sich zum großen Teil um jeweils regional begrenzt oder nur bei einer Sippe vorkommende, biochemisch und genetisch unterschiedliche Krankheitsbilder mit klinisch voneinander abweichender Symptomatik. Folgende Haupttypen sind bekannt:
Typ I, portugiesischer Typ, Amyloid-Neuropathie, Typ ANDRADE: Erstmanifestation zwischen 2. und 6. Lebensjahrzehnt, gewöhnlich im männlichen Geschlecht im 4. und im weiblichen Geschlecht im 5. Lebensjahrzehnt. Polyneuropathie mit Analgesie, Parästhesien und Muskelatrophien, von den unteren Extremitäten ausgehend. Hautulzerationen. Störungen der gastrointestinalen und Blasenfunktion. EKG-Anomalien. Glaskörpertrübung. Rasch progredienter Verlauf, Tod nach etwa 10 Jahren (OMIM 176300).
Typ II, Indiana-Schweizer Typ, Typ RUKAVINA: Erstmanifestation vom 2. bis 7. Lebensjahrzehnt. Neurologische Ausfallserscheinungen vor allem an den oberen Extremitäten, Glaskörpertrübung, Karpaltunnel-Syndrom, Kardiomyopathie. Chronisch progredienter Verlauf über mehrere Jahrzehnte. Wie auch bei Typ I leichteres Erscheinungsbild im weiblichen Geschlecht (OMIM 176300).
Typ III, dänischer Typ, kardialer Typ: Erstmanifestation im 4. Lebensjahrzehnt mit Bradykardie, Herzvergrößerung und Herzschwäche. Tod innerhalb weniger Jahre (OMIM 176300).
Andere klinische Typen mit jeweils meist auf einzelne Sippen beschränktem Vorkommen:
Typ IV, neuro-nephropathische A., Van-ALLEN-Typ, Iowa-Typ (OMIM 107680).
Typ V, finnischer Typ, Typ MERETOJA, mit Hornhautdystrophie, Hautveränderungen und Hirnnervenparesen (OMIM 137350).
Typ VI, Cystatin-C-Amyloidangiopathie, isländischer Typ (VIA) und β-Amyloidprotein-De-

fekt, holländischer Typ (VIB) mit A. der Hirnarterien und zerebralen Blutungen (OMIM 105150, 137350).

Typ VII, Ohio- oder okuloleptomeningealer Typ: Demenz, Apoplex-Neigung, Visusverlust, Hörverlust, zerebrale Blutungen (OMIM 105210).

Typ VIII, deutscher-amerikanischer, renaler, viszeraler nichtneuropathischer Typ, Typ OSTERTAG. Splenomegalie, Nephrose (OMIM 105200).

Typ IX, japanischer Typ, wahrscheinlich mit Typ I identisch (OMIM 176300). Nach einer anderen Systematik wird unter Typ IX die kutane Amyloidose (▶ *Lichen amyloidosis*) verstanden.

Typ X, Schwedischer Typ, endemisch in Nordschweden (Norbotten, Västerbotten). Typisch ist Sehverlust durch Amyloid-bedingte Glaskörpertrübung (OMIM 176300).

Typ XI, ungarischer meningocerebrovaskulärer Typ mit Transthyretin-Ablagerungen in leptomeningealen Gefäßen, cerebrospinalen Geweben, Spinalganglien, peripheren Nerven, Herz und Nieren. Demenz, Ataxie, Hörverlust, Migräne-artige Anfälle.

TYP XII, amerikanischer, renaler Typ.

Siehe auch ▶ *Hornhautdystrophie, gittrige*; ▶ *MUCKLE-WELLS-Syndrom*; ▶ *Mittelmeerfieber*; ▶ *Kälte-Urtikaria*; ▶ *Lichen amyloidosis*; ▶ *ALZHEIMER-Syndrom*.

Therapiemöglichkeiten

Lebertransplantation kann die Progredienz der klinischen Erscheinungen aufhalten. Gaben von Resochin oder Methotrexat mit unterschiedlichem Erfolg. Dimethylsulfoxid- (DMSO-)Behandlung erfolgversprechend.

Häufigkeit und Vorkommen

Typ I: Endemisch in einer portugiesischen Provinz und bei Auswandererfamilien von da in Brasilien. Große Sippen auch in Mittel- und Nordeuropa sowie in Japan. Mehr als 1.000 Fälle beschrieben.

Typ II: In Amerika bei Schweizer und deutschen Auswandererfamilien (zwei Sippen mit über 150 Merkmalsträgern).

Typ III: In Nordeuropa und Amerika.

Genetik

Die hier beschriebenen Amyloidosen werden gewöhnlich als autosomal dominant bedingte Syndrome von anderen Krankheitsbildern mit primärer A. (Mittelmeerfieber u.a.) abgetrennt. Heterogenie. Teilweise Homozygotie-Effekt im Sinne eines autosomal rezessiven Erbganges. Die Mutationen betreffen jeweils Gene, deren Produkte Vorstufen der abgelagerten Amyloide darstellen. Innerhalb der wichtigsten Typen besteht multiple Allelie z.B. des Transthyretin-Gens, Genort 18q11.2-12.1 (*TTR*, Typ I-III, portugiesischer, Schweizer und dänischer Typ sowie Typen VII, IX-XI OMIM 176300); Serum-Amyloid-A2, Apolipoprotein A-I 11p15.1 (*SAA2*, Typ IV, OMIM 104751, 107680); 11q23-25 (*APLP2*, Amyloid-β-Präkursor-Protein-like Protein-2, OMIM 104776); Gelsolin 9q32-34 (*APLP1*, Amyloid-β-Präkursor-Protein-like Protein-1,Typ V, OMIM 104740, 137350), Allelie mit der ▶ *gittrigen Hornhautdystrophie*?; Cystatin-1 20q13.3 (*CST1*, Typ VIA, OMIM 105150, 123855); β-Amyloid-Präkursor-Protein 21q21 (*APP*, Typ VIB, OMIM 104760, 137350), Allelie mit einem Typ des ALZHEIMER-Syndroms; Apolipoprotein A-II 1q21-23 (*APOA2*, Typ XII, OMIM 107670). Weitere renale heterogene Typen 4q31 (Fibrinogen α, Typ VIII OMIM 134820, 135940) und Chromosom 12 (*LYZ*, Lysozym, OMIM153450)

Familienberatung

Für Mitteleuropa unbedeutend. Pränatale, Früh- und Differentialdiagnose immunologisch und molekulargenetisch möglich. Differentialdiagnose zu anderen bzw. sekundären Amyloidosen bei chronischen Infekten, Immundefekten und Neoplasmen für erbprognostische Einschätzung wichtig.

Literatur

Abrahamson, M., S.Jonsdottir, I.Olafsson et al., Hereditary cystatin C amyloid angiopathy: identification of the disease-causing mutation and specific diagnosis by polymerase chain reaction based analysis. Hum.Genet. 89 (1992) 377–380.

Almeida, M.R., I.Longo Alves, Y.Sasaki et al., Prenatal diagnosis of familial amyloidotic polyneuropathy: Evidence for an early expression of the associated transthyretin methionine 30. Hum.Genet. 85 (1990) 623–626.

Benson, M.D., J.J.Liepnieks, M.Yazaki et al., A new human hereditary amyloidosis: the result of a stop-codon mutation in the apolipoprotein AII gene. Genomics 72 (2001) 272–277.

Amyloidose, cutane

Davis, J. and W.E.van Nostrand, Enhanced pathologic properties of Dutch-type mutant amyloid β-protein. Proc.Natl.Acad.Sci.U.S. *93* (1996) 2996–3000.

Li, S., J.L.Sobell and S.S.Sommer, From molecular variant to disease: Initial steps in evaluating the association of thransthyretin M with disease. Am.J.Hum.Genet. *50* (1992) 29–41.

Mascarenhas Saraiva, M.J., Thransthyretin mutations in hyperthyroxinemia and amyloid disease. Hum. Mutat. *17* (2001) 493–503.

Maury, C.P.J., J.Kere, R.Tolvanen and A.De la Chapelle, Homozygosity for the Asn187 Gelsolin mutation in Finnish-type familial amyloidosis is associated with severe renal disease. Genomics *13* (1992) 902–903.

Skare, J., H.Yazici, E.Erken et al., Homozygosity for met30 transthyretin gene in a Turkish kindred with familial amyloidotoxic polyneuropathy. Hum.Genet. *86* (1990) 89–90.

Uemichi, T., J.J.Liepnieks, F.Alexander and M.D.Benson, The molecular basis of renal amyloidosis in Irish-American and Polish-Canadian kindreds. Q.Mon.J.Assoc.Phys. *89* (1996) 745–750.

Amyloidose, cutane,
X-chromosomale retikuläre Pigmentierungsstörung Typ PARTINGTON

Von 2 großen Sippen aus Kanada und Malta beschriebene X-chromosomale Pigmentierungsstörung, im männlichen Geschlecht netzartig, bei Frauen den BLASCHKO-Linien folgend. Bei Knaben Hornhautdystrophie, frühkindliche Colitis ulcerosa und Infektionsneigung, Missgedeihen, Lebenserwartung gering. Sekundär cutane Amyloideinlagerungen. Symptomatische Behandlung mit vorübergehendem Erfolg. Genort Xp22-p21.

Literatur
Gedeon, A.K., J.C.Mulley, H.Kozman et al., Localisation of the gene for X-linked reticulate pigmentary disorder with systemic manifestations (PDR), previously known as X-linked cutaneous amyloidosis. Am.J.Med.Genet. *52* (1994) 75–78.

OMIM 301220

Amyloidose, renale
▶ Amyloidosen, Typ VIII

Amylopektinose
▶ Glykogenose Typ IV

Amyotonia congenita
▶ Muskelatrophie, spinale, infantile, progressive

Amyotrophie, neuralgische
▶ Polyneuropathie mit Neigung zu Druckparesen

Amyotrophie, skapuloperoneale,
▶ Muskelatrophie, spinale, skapuloperoneale

Analatresie
▶ Anus imperforatus

Analbuminämie

Genetisch bedingter Stoffwechseldefekt auf der Grundlage einer Genmutation.
Der Gendefekt manifestiert sich in einem Fehlen des Serumalbumins. Es kommt dadurch zur kompensatorischen Erhöhung der α- und β-Lipoprotein-Konzentrationen. Erhöht sind außerdem die Werte für $α_1$-Antitrypsin, Coeruloplasmin, Haptoglobin, $α_2$-Makroglobulin, Transferrin und IgM.

Krankheitswert
Kaum klinische Symptome. Selten geringe Ödemneigung und Ermüdbarkeit bei Frauen.

Therapiemöglichkeiten
Meist unnötig, eventuell Plasmaalbumin-Infusionen.

Häufigkeit und Vorkommen
Bis 1978 14 Fälle beschrieben, davon 9 aus Verwandtenverbindungen.

Genetik
Autosomal rezessiver Erbgang. Genort 3q11-13.

Familienberatung
Heterozygote nicht erkennbar. Subklinischer Verlauf.

Literatur
Minchiotti, L., S.Watkins, J.Madison et al., Structural characterization of four genetic variants of human serum albumin associated with alloalbuminemia in Italy. Eur.J.Biochem. *247* (1997) 476–482.

Murray, J.C., C.M.Demopulos, R.M.Lawn and A.G.Motulsky, Molecular genetics of human serum albumin: restriction enzyme length polymorphisms and analbuminemia. Proc.Nat.Acad.Sci.USA *80* (1983) 5951–5955.

OMIM 103600

Analgie, angeborene, Insensitivity to pain,
Analgesie

Genetisch bedingte Schmerzunempfindlichkeit auf der Grundlage einer Genmutation. Es bestehen Störungen in der Funktion der afferenten spinalen oder peripheren Nerven (Insensibilität) durch Verlust der A- oder C-Nervenfasern oder Spinalganglien (OMIM 210300, s.a. ▶ *Neuropathie, sensorische, HSN Typ II* und ▶ *Neuropathie familiäre radikuläre sensorische, HSN Typ III, HSAN Typ I*) bzw. der zerebralen Perzeption (Schmerzindifferenz). Zugrunde liegen Stoffwechseldefekte (▶ *LESCH-NYHAN-Syndrom*, ▶ *RILEY-DAY-Syndrom*, ▶ *Amyloidosen*) oder Defekte eines Tyrosinkinase-aktiven Nervenwachstumsfaktor-Rezeptors TRKA = NTRK1 (*NTRK1/NGFR*, *p75*) der Neuronen sympathischer und sensorischer Spinalganglien (▶ *Neuropathie, sensorische, mit Anhidrose*, ▶ *HSAN Typ IV*, ▶ *Familiäre Dysautonomie Typ II*, OMIM 256800). Das entsprechende Signalsystem vermittelt normalerweise die Schmerzempfindung.

Krankheitswert
Angeborenes Unvermögen zur Schmerzempfindung führt vor allem im Kleinkindalter laufend zu Verletzungen wie Bisswunden, Verbrennungen mit schlechter Heilungstendenz, Gelenküberbeanspruchung, Knochenbrüchen, Osteomyelitis und traumatischen Verstümmelungen. Gefahr durch Ausfall des Schmerzsignals besonders auch bei inneren Erkrankungen. Anhidrose, geistige Behinderung. Lebenserwartung generell herabgesetzt, es sind jedoch auch sehr alte Patienten bekannt geworden. Bei Schmerzindifferenz (zentralnervös) Tastsinn, Temperaturempfindung und die meisten Reflexe erhalten.

Therapiemöglichkeiten
Unbekannt. Eventuell Opiatrezeptorantagonisten zur Veränderung der Schmerzschwelle erfolgreich.

Häufigkeit und Vorkommen
Bisher etwa 65 gesicherte Fälle beschrieben, meist Geschwister. Etwa 1/10 der Patienten stammt aus Verwandtenverbindungen.

Genetik
Heterogen. Autosomal rezessiver Erbgang der Form mit Anhidrose, Genort 1q21-22 (*TRKA*, OMIM 191315) oder dominanter Erbgang. Bei Schmerzinsensibilität spricht Vorkommen in aufeinanderfolgenden Generationen für dominanten Erbgang.

Familienberatung
Differentialdiagnose zur symptomatischen A. (▶ *sensorische Neuropathien*, ▶ *RILEY-DAY-Syndrom*, ▶ *neurogene Akroosteolyse*) wichtig. Genaue Aufklärung der Patienten vom Kindesalter an über aus der Schmerzunempfindlichkeit resultierende Gefahren kann die Gewöhnung an bestimmte Vorsichtsmaßnahmen und Verhaltensregeln unterstützen, so dass sich die Gefährdung mit zunehmendem Alter vermindert. Ein Nachweis Heterozygoter anhand einer herabgesetzten Schmerzempfindlichkeit ist wegen der an sich schon großen Variabilität zweifelhaft. Bei der Entbindung von Merkmalsträgerinnen besondere Vorsicht notwendig, da infolge der Schmerzlosigkeit die Wehentätigkeit nicht entsprechend registriert wird.

Literatur
Indo, Y., M.Tsuruta, Yayashida et al., Mutations in the *TRKA/NGF* receptor gene in patients with congenital insensitivity to pain with anhidrosis. Nature Genet. *13* (1996) 485–488.

Landrieu, P., G.Said and C.Allaire, Dominantly transmitted congenital indifference to pain. Ann.Neurol. *27* (1990) 574–578.

Shatzky, S., S.Moses, J.Levy et al., Congenital insensitivity to pain with anhidrosis (CIPA) in Israeli-bedouins: genetic heterogeneity, novel mutations in the TRKA/NGF receptor gene. Clinical findings, and result of nerve conduction studies. Am.J.Med. Genet. *92* (2000) 353–360

Trush, D.C., Congenital insensitivity to pain. A clinical, genetic, and neurological study of four children from the same family. Brain *96* (1973) 369–386.

OMIM 147530, 243000, 256800

Analphalipoproteinämie
▶ Tangier-Syndrom;
▶ Lecithin-Cholesterol-Acyltransfease-Mangel

Anämien, hämolytische (Übersicht)

1 Enzymopathien, nichtsphärozytäre hämolytische Anämien
1.1 ▶ *Glukose-6-Phosphat-Dehydrogenase-Mangel*
1.2 6-Phosphoglukonat-Dehydrogenase-Mangel, nur wenige Fälle (OMIM 172200)
1.3 ▶ *Glutathion-Synthase-Mangel* der Erythrozyten, nur wenige Fälle, z.T. Faba-Bohnen-induziert (OMIM 231900)
1.4 Glutathion-Peroxidase-Mangel (OMIM 138320)
1.5 γ-Glutamylcystein-Synthase-Mangel, nur wenige Fälle
1.6 Hexokinase-Mangel, u.a. bei ▶ FANCONI-Anämie
1.7 ▶ *Glukosephosphat-Isomerase-Mangel*
1.8 Phosphofruktokinase-Mangel der Erythrozyten (OMIM 171850), nur wenige Fälle
1.9 ▶ *Triosephosphat-Isomerase-Mangel*
1.10 Glyzeroaldehyd-3-Phosphat-Dehydrogenase-Mangel, nur wenige Fälle (OMIM 138400)
1.11 ▶ *Phosphoglyzerat-Kinase-Mangel der Erythrozyten*
1.12 2,3-Diphosphoglyzerat-Mutase-Mangel (Polyglobulie), wenige Familien (OMIM 222800)
1.13 ▶ *Pyruvat-Kinase-Mangel*
1.14 Ribosephosphat-Pyrophosphokinase-Mangel, wenige Fälle
1.15 Adenyl-Kinase-Mangel, wenige Fälle (OMIM 103000)
1.16 ▶ *Adenosintriphosphat-Phosphatase-Mangel*
1.17 Laktat-Dehydrogenase-Mangel (OMIM 150000)
1.18 Pyrimidin-5-Nukleosidase-Mangel
1.19 ▶ *Glutathion-Reduktase-Mangel*

2 Hämoglobinopathien
2.1 Quantitative: ▶ *Thalassämien*
2.2 Qualitative: ▶ *Hämoglobine, anomale,* ▶ *Sichelzell-Anämie*
2.3 ▶ *Anämie, hypochrome, sideroblastische*

3 Membrandefekte und Gestaltveränderungen der Erythrozyten
3.1 ▶ *Sphärozytose*
3.2 Elliptozytose, ▶ DRESBACH-*Syndrom*
3.3 Akanthozytose, ▶ *Abetalipoproteinämie*
3.4 ▶ *Stomatozytose*

4 ▶ Porphyrien

Anämie, familiäre hämolytische
▶ Sphärozytose

Anämie, hämolytische autoimmunologische

Hämolytische Anämie unklarer Ätiologie.
Die idiopathische, hämolytische Anämie auf autoimmuner Grundlage wird gewöhnlich als nicht genetisch bedingt angesehen. Vereinzelte Geschwistererkrankungen bei positiven Autoimmun-Reaktionen in der Elterngeneration (Hyperimmunglobulinämie) sprechen jedoch für eine Beteiligung genetischer Faktoren bzw. wahrscheinlicher für die Existenz einer autosomal rezessiven Form. Serologische Untersuchungen bei Verwandten der Probanden sind also anzuraten. Siehe auch ▶ *Autoimmunkrankheiten*.

Literatur
Toolis, F., A.C.Parker, A.White and S.Vrbaniak, Familial autoimmune heamolytic anaemia. Brit.Med.J. 1977/I 1392.

OMIM 205700

Anämie, hämolytische, mit mehrkernigen Erythroblasten;
primäre kongenitale dyserythropoetische Anämie

Genetisch bedingte dyserythropoetische Anämien.
Der Basisdefekt ist für drei Typen unterschiedlich (Kernspindel-Defekt?, Membrandefekt der Erythroblasten?). Bei Typ II, HEMPAS liegt ein α-Mannosidase II-Mangel zugrunde. Megaloblastenanämie s.a. ▶ *Anämie, Thiamin-responsive*. Bei einem vierten Typ mit Thrombocytopenie ist ein bei der Differenzierung von Erythrozyten und Megakaryozyten beteiligter GATA bindender Transkriptionsfaktor GATA1 betroffen.

Krankheitswert
Es werden je nach Morphologie der Erythroblasten drei Typen unterschieden: megablastoid mit Kernbrücken (I), vielkernig (II oder HEMPAS: Hereditary, Erythroblastic Multinuclearity with Positive Acidified-Serum test) sowie vielkernig mit Gigantoblasten (III). Erstmanifestation klinischer Erscheinungen im Kindesalter. Chronische Anämie mit Splenomegalie. Icterus prolongatus im Neugeborenenalter. Sklerenikterus. Hämochromatose. Bei dem Typ mit Thrombozytopenie Anämie im männlichen Geschlecht bereits pränatal, Konduktorinnen zeigen höchstens eine Thrombozytopenie.

Therapiemöglichkeiten
Nur bei akuten Zuständen Bluttransfusionen nötig. Bei Typ I und II bringen Splenektomie und Phlebotomien Besserung. Typ III nicht therapiebedürftig. Bei X-chromosomaler Form Bluttransfusion schon pränatal im männlichen Geschlecht notwendig.

Häufigkeit und Vorkommen
Von jedem Typ familiäre und sporadische Fälle, insgesamt über 100, bekannt. Am häufigsten Typ II beschrieben, vom Typ III höchstens 4 Familien, vom Typ I etwa 25 Geschwister- und sporadische Fälle publiziert.

Genetik
Typ I und II autosomal rezessiv, Typ III autosomal dominant bedingt. Der 4. Typ X-chromosomal. Genorte: Typ I: 15q15.1-15.3; Typ II: 20q11.2 (α-Mannosidase, OMIM 154582); Typ III: 15q22.1; Xp21-p11 (*GATA1*).

Familienberatung
Nachweis anhand einer Makrozytose, einer Kernbrückenbildung bzw. mehrkerniger Erythroblasten im Knochenmark und bei Typ II auch durch Säurehydrolyse der Erythrozyten. Hautzellen normal. Heterozygote bei Typ II immunologisch nachweisbar (Lyse mit Anti-I-Antikörpern). Relativ gute Prognose bei Typen I - III, bei der X-chromosomalen Form besondere prä- und postnatale Betreuung männlicher Feten wichtig.

Literatur
Fukuda, M.N., K.A.Masri, A.Dell et al., Incomplete synthesis of N-glycans in congenital dyserythropoietic anemia type II caused by a defect in the gene encoding α-mannosidase II. Proc.Nat.Acad.Sci. USA *87* (1990) 7443–7447.

Gasparini, P., E.M.Del Giuduce, J.Delaunay et al., Localization of the congenital dyserythropoietic anamia II locus to chromosome 20q11.2 by genome wide search. Am.J.Hum.Genet. *61* (1997) 1112–1116.

Nichols, K.E., J.D.Crispino, M.Poncz et al., Familial dyserythropoietic anaemia and thrombocytopenia due to an inherited mutation in *GATA1*. Nature Genet. *24* (2000) 266-269.

Ohisalo, J.J., J.Vitala, R.Lintula and T.Ruutu, A new congenital dyserythropoietic anaemia. Brit.J.Haemat. *68* (1988) 111–114.

Wickramasinkhe, S.N., V A.Wahlin, D.Anstee et al., Observations on two members of the Swedish family with congenital dyserythropoietic anaemia, type III. Europ.J.Haematol. *50* (1993) 213–221.

Quattrin, N., Dyserythropoetische Anämien. Schweiz. Med.Wschr. *105* (1975) 65–69.

OMIM 105600, 224100, 224120, 305370.

Anämie, hypochrome pyridoxinresponsive
▶ Anämie, hypochrome sideroblastische familiäre

Anämie, hypochrome sideroblastische familiäre,

sideroachrestische A., hypochrome pyridoxinresponsive A.

Genetisch bedingte hypochrome Anämie auf der Grundlage einer Genmutation.
Der Gendefekt manifestiert sich meistens in einer Störung des ersten Schrittes der Hämsynthese durch Mangel an Eythrozyten-δ-Aminolävulinsäure-Synthase (ALAS2). Dadurch kommt es zu einer erhöhten Bluteisenkonzentration und zur Ablagerung von Eisen in Erythroblasten (Sideroblasten) und verschiedenen Organen sowie zur kompetitiven Hemmung für die Blutbildung notwendiger Enzyme, woraus sich die klinischen Symptome erklären lassen.

Krankheitswert

Erstmanifestation klinischer Erscheinungen im frühen Kindesalter. Chronische Anämie. Klinische Symptome der Hämochromatose, meist im Kindesalter zum Tode führend. Hepatosplenomegalie. In etwa 7% der Fälle in Leukose übergehend. Bei einer Form mit gleichem Basisdefekt spinocerebelläre Ataxie (OMIM 301310). Siehe auch ▶ *Porphyrie, akute hepatische*.

Therapiemöglichkeiten

Vermeidung von Eisengaben, eisenhaltiger Kost und Bluttransfusionen. Ein Teil der Fälle spricht auf Vitamin-B_6-Gaben an. Weiterhin Behandlung mit anderen Vitaminen, Desferrioxamin, Folaten und Androgenen sowie durch Aderlass und Splenektomie mit unterschiedlichem, meist unbefriedigendem Erfolg.

Häufigkeit und Vorkommen

Bisher überwiegend männliche Merkmalsträger (etwa 65) aus wenigen Sippen beschrieben.

Genetik

Heterogen. Fraglicher autosomal rezessiver und X-chromosomaler Erbgang. Genort der ALAS2 Xp11.2. Kopplungsuntersuchungen haben aber für die A. und für die Form mit Ataxie einen Genort der Phosphoglyzeratkinase (▶ *Phosphoglyzeratkinase-Mangel*) auf Xq13 erbracht. Genetische Beziehungen zur primären Hämochromatose werden vermutet, obwohl in den wenigen Sippen mit wahrscheinlich autosomal rezessivem Erbgang keine Kopplung mit dem Genort für Hämochromatose nachgewiesen werden konnte. A. mit Pankreasfibrose und Myopathie (▶ PEARSON-*Syndrom*) beruht auf mitochondrialen Mutationen (z.B. Deletion nt4977 und darüber hinaus, Atmungskette betroffen, OMIM 557000, s.a. ▶ KEARNS-SAYRE-*Syndrom*) in einem am System der oxidativen Phosphorylierung beteiligten Gen.

Familienberatung

Nachweis und Differentialdiagnose zur Hämochromatose und zu sekundären oder nicht genetisch bedingten hypochromen und sideroblastischen Anämien (toxische, infektiöse, myelodysplastische, eiseninduzierte) sowie zu den Thalassämien anhand der Sideroblasten im Knochenmarkpunktat und durch qualitative Hämoglobinbestimmung wichtig. Bei erworbenen sideroblastischen Anämien häufig numerische Chromosomenaberrationen in Knochenmarkzellen. Eine bisher nur in wenigen Fällen gesicherte, pyridoxinresponsive autosomal rezessive, hypochrome Anämie mit Hyperferrikämie lässt sich ex juvantibus aufgrund der guten Ansprechbarkeit auf Pyridoxin ausschließen. Konduktorinnen an einer mikrozytären, hypochromen Erythrozyten-Population erkennbar. Beim PEARSON-Syndrom besteht nur ein Risiko für Nachkommen weiblicher Merkmalsträger, wobei hier das gleiche Basenpaar wie beim KEARNS-SAYRE-Syndrom betroffen sein kann (gewebespezifische Expression?).

Literatur

Casademont, J., A.Barrientos, F.Cardellach et al., Multiple deletions of mtDNA in two brothers with sideroblastic anemia and mitochondrial myopathy and in their mother. Hum.Molec.Genet. *3* (1994) 1945–1949.

Jardine, P.E., P.D.Cotter, S.A.Johnson et al., Pyridoxine-refractory congenital sideroblastic anaemia with evidence for autosomal inheritance: exclusion of linkage to ALAS2 at Xp11.21 by polymorphism analysis. J.Med.Genet. *31* (1994) 213–218.

Larsson, N.-G., H.G.Eiken, H.Boman et al., Lack of transmission of deleted mtDNA from a woman with KEARNS-SAYRE syndrome to her child. Am.J. Hum.Genet. *50* (1992) 360–363.

Raskind, W.H., E.Wijsman, R.A.Pagom et al., X-linked sideroblastic anemia and ataxia: Linkage to phosphoglycerate kinase at Xq13. Am.J.Hum.Genet. *48* (1991) 335–341.

Rötig, A., T.Bourgeron, D.Chretien, P.Rustin and A.Munnich, Spectrum of mitochondria DNA rearrangements in the PEARSON marrow-pancreas syndrome. Hum.Molec.Genet. *4* (1995) 1327–1330.

OMIM 205950, 206000, 301300, 301310, 557000

Anämie, kongenitale hypoplastische
▶ DIAMOND-BLACKFAN-Syndrom

Anämie, perniziöse
▶ Perniziöse Anämie

Anämie, Thiamin-responsive,
Megaloblasten-Anämie, ROGERS-Syndrom

Genetisch bedingte Megaloblasten-Anämie auf der Grundlage einer Genmutation.
Der Basisdefekt betrifft ein Thiamin-Transportprotein (**Solute Carrier SLC19A2**). Dadurch sind der Tranport von Thiamin durch die Zellmembran und die intrazelluläre Phosphorylierung (Atmungskette Komplex I) gestört. Die Funktion des Vitamin B_1 als Koenzym erklärt die komplexe Symptomatik.

Krankheitswert
Erstmanifestation im Kindesalter. ROGERS-Syndrom: Megalo-Sideroblasten-Anämie, Diabetes mellitus und sensorineurale Schwerhörigkeit. Fakultativ Herzfehler und neurologische Ausfallserscheinungen.

Therapiemöglichkeiten
Dauertherapie mit Vitamin B_1 mit im Hinblick auf die einzelnen Symptome unterschiedlichem, generell jedoch gutem Erfolg.

Häufigkeit und Vorkommen
Seit Erstbeschreibung 1969 Geschwisterschaften aus mehr als 10 Familien aus unterschiedlichen, vor allem Inzuchtpopulationen publiziert.

Genetik
Autosomal rezessiver Erbgang. Genort 1q23.3 (*SLC19A2*).

Familienberatung
Frühzeitige Diagnostik und sofortige Therapie wichtig. Bei Heterozygoten können Mikro- oder Teilsymptome (Schwerhörigkeit, Diabetes mellitus) erkennbar sein. Differentialdiagnose zum pathogenetisch und klinisch ähnlichen WOLFRAM-Syndrom (▶ *DIDMOAD*) anhand des anderen Genortes wichtig.

Literatur
Neufeld, E.J., H.Mandel, T.Raz et al., Localization of the gene for thiamine-responsive megaloblastic anemia syndrome, on the long arm of chromosome 1, by homozygosity mapping. Am.J.Hum.Genet. *61* (1997) 1335–1341.

Raz, T., V.Labay, D.Baron et al., The spectrum of mutations, including four novel ones, in the thiamin-responsive megaloblastic anamia gene *SLC19A2* of eight families. Hum.Mutat. *16* (2000) 37–43.

Rindi, G., C.Patrini, U.Laforenza et al., Further studies on erythrozyte thiamine transport and phosphorylation in seven patients with thiamine-responsive megaloblastic anemia. J.Inherit.Metab.Dis. *17* (1994) 667–677.

Scharfe, C., M.Hauschild, T.Klopstock et al., A novel mutation in the thiamine responsive megaloblastic anaemia gene SLC19A2 in a patient with deficiency of respiratory chain complex I. J.Med.Genet. *37* (2000) 669–673.

OMIM 249270

Anämie
s.a.
▶ Folatstoffwechselstörungen

ANDERMANN-Syndrom
▶ Corpus-callosum-Agenesie

ANDERSEN-Syndrom
▶ Periodische Paralyse, hypokaliämische

ANDERSEN-Syndrom
▶ Pankreasfibrose, zystische

ANDERSEN-Syndrom
▶ Glykogenose Typ IV

ANDERSON-Syndrom
▶ Abetalipoproteinämie

Androgenese
▶ Blasenmole

Anenzephalus
▶ Neuralrohrdefekte

Aneurysma dissecans
▶ MARFAN-Syndrom

Aneurysma der Aorta abdominalis
▶ Aortenaneurysma, abdominelles

Aneurysma, intrakranielles,
BERRY-Aneurysma, Subarachnoidalblutung, familiäre

Genetisch bedingte Aneurysmen auf der Grundlage einer Genmutation.
Der Basisdefekt der nicht syndromatischen intrakraniellen Aneurysmen wird in einer Synthesestörung des Typ-III-Kollagens (α1-Kette) oder des Elastins vermutet, was sich jedoch bisher nur bei wenigen Fällen bestätigt hat.

Krankheitswert
Zunächst und bei geringem Umfang meist symptomlos bestehend. Gefahr der Ruptur (20-25%) vor allem im Erwachsenenalter, subarachnoidale oder intrazerebrale Hämorrhagien oft (50-60%) mit tödlichem Ausgang. Vorwiegend in der Hirnbasis lokalisiert. In etwa 7% der Fälle mit Zystenbildung der Niere (und Leber) kombiniert (Teilsymptom des ▶ EHLERS-DANLOS-Syndroms Typ IV, und des adulten Typs der Zystennieren. Siehe auch ▶ PHACE; ▶ Aortenaneurysma, abdominelles.

Therapiemöglichkeiten
Meistens vor Ruptur chirurgisch (stereotaktisch, radiochirurgisch) korrigierbar. Behandlung der Hämorrhagien mit unterschiedlichem Erfolg je nach Schwere und Lage.

Häufigkeit und Vorkommen
Inzidenz auf bis zu 1:200 aus Autopsiematerial eingeschätzt, angiographisch 3–6:100. Davon ist bei 2%/Jahr mit Rupturen zu rechnen. Häufung in einer kanadischen Provinz. Familiäres Vorkommen gleichartiger Aneurysmen bei Zwillingen, Geschwistern oder in aufeinanderfolgenden Generationen erst in letzter Zeit auch ohne Anhaltspunkt für autosomal dominante Zystennieren oder EHLERS-DANLOS-Syndrom wiederholt beschrieben. Antizipation klinischer Manifestation bei familiärem Vorkommen bekannt. Multiple i.A. häufiger familiär als solitäre mit Bevorzugung des weiblichen Geschlechts.

Genetik
Autosomal dominanter Erbgang bei multiplen i.A. und im Rahmen der autosomal dominanten Zystennieren. Bei Kollagen-TypIII-Synthesestörung Allelie mit dem EHLERS-DANLOS-Syndrom Typ IV und mit einer Form des Aortenaneurysmas (OMIM 120180). Heterogen. Genort 2q31.1-32 (COL3A1). Ein weiterer Genort 7q11.2 (ELN, Elastin)? Bluthochdruck im Zusammenhang mit dem ACE-(Angiotensin Converting Enzyme-)Polymorphismus könnte die Gefahr der Ruptur vergrößern. Differentialdiagnostisch s.a. ▶ Angiomatose, neurokutane.

Familienberatung
Diagnose angiografisch, computertomografisch oder magnetresonanztomografisch. Auf Zystennieren und Symptome eines EHLERS-DANLOS-Syndroms ist in jedem Fall zu achten. Untersuchung gesunder Verwandter eines Merkmalsträgers, besonders bei multiplen Aneurysmen und positiver Familienanamnese, für fami-

lienprognostische Einschätzung und chirurgische Prophylaxe wichtig. Mit einer intrafamiliär relativen Gleichartigkeit der Ausprägung, Lokalisation und des Alters bei Komplikationen kann gerechnet werden.

Literatur
Bromberg, J.E.C., R.J.E.Rinkel, A.Algra et al., Familial subarachnoid hemorrhage: Distinctive features and patterns of inheritance: Ann.Neurol. 38 (1996) 929–934.

Keramatipour, M., R.S.McConnell, P,Kirkpatrick et al., The *ACEI* allele is associated with increased risk for ruptured intracranial aneurysms. J.Med.Genet. 37 (2000) 498–500.

Kuivaniemi, H., D.J.Prockop, Y.Wu et al., Exclusion of mutations in the gene for type III collagen (COL3A1) as a common cause of intracranial aneurysm or cervical artery dissections: Results from sequence analysis of the coding sequences of type III collagen from 55 unrelated patients. Neurology 43 (1993) 2652–2658.

Leblanc, R., Familial cerebral aneurysm. Can.J.Neurol.Sci. 24 (1997) 191–199.

Mathieu, J., G.Hebert, L.Perusse et al., Familial intracranial aneurysms: Recurrence risk and accidental aggregation study. Can.J.Neurol.Sci. 24 (1997) 326–331.

Ohaegbulam,S.C., M.Dujovny, J.I.Ausman et al., Ethnic distribution of intracranial aneurysms. Acta Neurochir. 106 (1990) 132–135.

Onda, H., H.Kasuya, T.Yonayama et al., Genomwide-linkage and haplotype-associated studies map intracranial aneurysm to 7q11. Am.J.Hum.Genet. 69 (2001) 804–819.

Rokainen, A., J.Hernesniemi, M.Puranen et al., Familial intracranial aneurysms. Lancet 349 (1996) 380–384.

Souhami, L., A.Olivier, E.B.Podgorsak et al., Radiosurgery of cerebral arteriovenous malformations with the dynamic stereotactic irradiation. Int.J. Radiat.Oncol.Biol.Phys. 19 (1990) 775–782.

OMIM 105800, 120180

Aneurysmen durch Arterienschwäche,
Arterial Tortuosity

Defekt des elastischen Anteils des Bindesgewebes, vor allem der Arterien, mit unklarem Basisdefekt.

Krankheitswert
Erstmanifestation klinischer Erscheinungen im ersten Lebensjahrzehnt. Cutis laxa, Gelenkeschwäche oder Kontrakturen, Arachnodaktylie. Typische Fazies mit antimongoloider Lidspalte, Retrogenie und Keratokonus. Stark herabgesetzte Lebenserwartung durch Anomalien des elastischen Anteils der Arterienwände, Streckung und dadurch typische Windungen und Drehungen einschließlich der Aorta, der Pulmonalarterie und der Herzkranzgefäße. Aneurysmen, Rupturen und Stenosen. Sekundär pulmonaler Hochdruck, Herzfehler. Gastrointestinale Atrophien und Nekrosen. Inguinalhernien.

Therapiemöglichkeiten
Konservative Behandlung erfolglos.

Häufigkeit und Vorkommen
Seit Erstbeschreibung über 10 sporadische und Geschwisterfälle publiziert.

Genetik
Autosomal rezessiver Erbgang wird aufgrund der Geschwisterfälle und der Konsanguinität der Eltern angenommen.

Familienberatung
Differentialdiagnose zum ▶ EHLERS-DANLOS-Syndrom und zum ▶ LARSEN-Syndrom anhand typischer Windungen und der Histologie arterieller Gefäße notwendig. Elastin und Kollagen Typ I und III normal.

Literatur
Francheschini, P., A.Guala, D.Licata et al., Arterial tortuosity syndrome. Am.J.Med.Genet. 91 (2000) 141–143.

Pletcher, B.A., J.E.Fox, R.A.Boxer et al., Four sibs with arterial tortuosity: Description and review of the literature. Am.J.Med.Genet. 66 (1966) 121–128.

Rasooly, R., J.M.Gomori and D.BenEzra, Arterial tortuosity and dilatation in LARSEN syndrome. Neuroradiology 30 (1988) 258–260.

OMIM 208050

ANGELMAN-Syndrom,
Happy-Puppet-Syndrom

Diffuse Hirnatrophie auf der Grundlage einer Genmutation.

Angelman-Syndrom

Betroffen ist das imprintierte Gen für die **Ubiquitin-Proteinligase E3AP** (*UBE3A*) und damit die Ubiquitin-abhängige Proteolyse.

Krankheitswert
Angeboren. Makrostomie, Progenie, großer Zahnabstand. Typischer brachyzephaler Mikrozephalus. Schwere psychomotorische Retardation, kein Sprachansatz, Erethismus. Anfälle inadäquaten Lachens und lachender Gesichtsausdruck. Progredientes Anfallsgeschehen mit typischen EEG-Anomalien. Paroxysmale Zungenprotrusion. Extrapyramidale Bewegungsstörungen, ataktische puppenartige Bewegungen. Bei einem Teil der Patienten helle Komplexion.

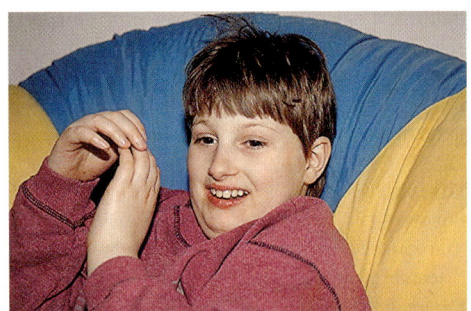

ANGELMAN-Syndrom. Typischer Gesichtsausdruck. (S. Tinschert)

Therapiemöglichkeiten
Keine wirksame Therapie bekannt.

Häufigkeit und Vorkommen
Inzidenz auf 1:20.000 bis 1:16.000 eingeschätzt. Seit Erstbeschreibung 1965 mehr als 100 Fälle bekannt, darunter mehrere Geschwisterschaften.

Genetik
Bei 2/3 der Patienten lassen sich zytogenetisch und molekulargenetisch Deletionen im Bereich 15q11-q13 des mütterlichen Chromosoms, z.T bei Translokationen, im Sinne eines contiguous gene syndrome nachweisen. Die helle Komplexion bei einem Teil der Patienten weist auf eine Einbeziehung eines Gens für Albinismus hin (Gen *P*, ▶ *Albinismus totalis II*). 2–5% der Patienten haben eine paternale uniparentale Disomie 15. Bei den anderen liegt eine Genmutation vor, bei 8–11% in 15q11.13 (*UBE3A*) und ca. 5% in einem Imprinting-Center. Es handelt sich um dieselbe Chromosomenregion wie beim ▶ PRADER-WILLI-*Syndrom*, wobei das ANGELMAN-Syndrom durch eine *UBE3A*-Mutation oder einen Defekt der Imprinting-Erneuerung des mütterlichen Allels während der Gametogenese zustande kommt: Mutation eines Imprimators innerhalb eines Imprinting-Zentrums, wodurch das normalerweise aktive mütterliche Gen wie das väterliche imprimiert und methyliert wird (ca. 25% der familiären Fälle). Es lässt sich dabei zwar eine biallele Expression nachweisen, die durch das Imprinting normalerweise bedingte Spezifikation des Genproduktes unterbleibt jedoch. Dadurch und durch Mosaike werden auch das Vorkommen von Teilsymptomen bei Müttern und das Auftreten von unterschiedlich schwer betroffenen Merkmalsträgern in mehreren Generationen im Sinne eines autosomal dominanten Erbganges mit variabler Expressivität erklärt. Imprinting im väterlichen Chromosom ▶ PRADER-WILLI-*Syndrom*.

Familienberatung
Erstes klinisches Zeichen im Säuglingsalter kann eine Hypopigmentierung sein. Nachweis einer Mikrodeletion selten zytogenetisch, eher molekularzytogenetisch und auf molekularer Ebene mit entsprechenden Sonden auf dem von der Mutter stammenden Chromosom 15 in 2/3 der Fälle möglich. Seltene uniparentale Disomie des väterlichen Gens ist zu beachten. Empirisches Wiederholungsrisiko in Geschwisterschaften generell 2%, bei nachgewiesener mütterlicher Deletion 15fach höher. Ist die Deletion familiär (z.B. in Form einer zunächst balancierten Translokation) besteht für Kinder männlicher Anlageträger ein Risiko für PRADER-WILLI-Syndrom. Unterschiedliche Imprinting-Mutationen an der DNA-Methylierung erkennbar. In solchen Fällen kann das Wiederholungsrisiko für Geschwister in Abhängigkeit von der Mutation von nicht erhöht bis zu 50% sein. Pränatale Diagnostik molekulargenetisch oder zytogenetisch bei Kenntnis der genetischen Grundlage beim Indexpatienten möglich. Differentialdiagnose zu ▶ RETT-*Syndrom* und ▶ *Folatstoffwechselstörungen* (▶ *Methylentetrahydrofolat-Reduktase-Mangel*) bei Fällen ohne erkennbare Mutation in 15q11-13 wichtig.

Literatur
Bürger, J., K.Buiting, B.Dittrich et al., Different mechanisms and recurrent risk of imprinting in ANGELMAN syndrome. Am.J.Hum.Genet. *61* (1997) 88–93.

Dittrich, B., K.Buiting, B.Korn et al., Imprint switching on human chromosome 15 may involve alternativ transcripts of the *SNRPN* gene. Nature Genet. *14* (1996) 163–170.

Fung, D.C.Y., B.Yu, K.F.Cheong et al, *UBE3A* "mutations" in two unrelated and phenotypically different ANGELMAN syndrome patients. Hum.Genet. *102* (1988) 487–492.

Kishino, T., M.Lalande and J.Wagstaff, UBE3A/E6-AP mutations cause ANGELMAN syndrome. Nature Genet. *15* (1997) 70–73.

Malzac, P., H.Webber, A.Moncla et al., Mutation analysis of *UBE3A* in ANGELMAN syndrome patients. Am.J.Hum.Genet. *62* (1998) 1353–1360.

Matsuura, T., J.S.Sutcliffe, P.Fang et al., De novo truncating mutations in E6-AP ubiquitin-protein ligase gene (UBE3A) in ANGELMAN syndrome. Nature Genet. *15* (1997) 74–77.

Poyatos, D., M.Guitart, C.Brun et al., Severe phenotype in ANGELMAN syndrome resulting from paternal isochromosome 15. J.Med.Genet. Online 2002; 39:e4–e4.

Webb,T., S.Malcolm, M.E.Pembrey and J.Clayton-Smith, Inheritance of parental chromosomes 15 in ANGELMAN syndrome – implications for the family. Genet.Couns. *4* (1993) 1–6.

Williams, C.A., A.Lossie, D.Driscoll and R.C.Philips Unit, ANGELMAN syndrome: Mimicking conditions and phenotypes. Am.J.Med.Genet. *101* (2001) 59–64.

OMIM 105830, 601623

Angiohämophilie
▶ V. WILLEBRAND-JÜRGENS-Syndrom

Angiokeratoma corporis diffusum
▶ FABRY-Syndrom;
▶ SEITELBERGER-Syndrom

Angiomatose, neurokutane,
Cutaneo-meningo-spinale Angiomatose, Hämangiomatose, COBB-Syndrom; Gefäßfehlbildungen, cavernöse, familiäre des ZNS und der Retina, Cerebrale Capilläre Malformation (CCM) (unter Mitarbeit von Tinschert, Berlin).

Genetisch bedingte Fehlbildung der Blutgefäße auf der Grundlage einer Genmutation. Traditionell werden noch die Begriffe Angiomatose und Hämangiomatose verwendet, obwohl es sich nicht um tumoröse Wucherungen, sondern um Fehlbildungen handelt.

Basisdefekt und Pathogenese der multiplen Gefäßfehlbildungen sind nur zum Teil bekannt. Es besteht eine Entwicklungsstörung der glatten Muskulatur der Gefäßwände auf der Grundlage eines Defektes im Endothel-Wachstumsfaktor-Ligenden- und -Rezeptorsystem (Rezeptor-Tyrosinkinase, TIE2). ▶ *Gefäßfehlbildungen, venöse*. Bei der CCM1 ist wahrscheinlich mit dem Genprodukt KRIT1, das mit einem RAS-ähnlichen (**R**AS-Related **P**rotein, RARP, *KREV1*) Tumorsuppressor reagiert, die Signaltransduktion bei der Gefäßentwicklung gestört.

Krankheitswert
Angeboren. Multiple arterio-venöse Gefäßfehlbildungen der Haut verschiedener Körperregionen sowie des Spinalkanals und des Hirns. Lebensbedrohliche Zustände durch Gefäßrupturen und Raumforderung: Paraplegien, Hemiparesen, Blutungen. Cerebrale cavernöse Malformationen (CCM) können klinisch symptomlos bestehen, bei 50% der Anlageträger jedoch besonders nach dem 4. Lebensjahrzehnt Komplikationen in Form von epileptischen Anfällen, Migräne oder lebensbedrohlich Hirnblutungen, Apoplexneigung und neurologischen Folgeerscheinungen hervorrufen, in einem Teil der Familien unter Beteiligung der Retina. Bei der CCM1 zusätzlich hyperkeratotische kutane kapillär-venöse Malformationen.

Therapiemöglichkeiten
Resektion störender Herde, auch im Spinalkanal und bei cerebralen Gefäßfehlbildungen je nach Ausprägung und Lokalisation oft nur beschränkt möglich. Alternativ laserchirurgische oder radiologische Intervention.

Häufigkeit und Vorkommen
Jeweils mehrere Sippen mit Merkmalsträgern in aufeinanderfolgenden Generationen mit unterschiedlicher Beteiligung von Haut und ZNS bekannt. Frequenz 1:250 bis 1:150, cavernöse Fehlbildungen relativ häufig in amerikanisch-spanischen Familien (CCM1).

Genetik
Heterogen. Autosomal dominanter Erbgang. Abgrenzung der Entitäten nicht sicher. Starke

intrafamiliäre Variabilität. Deshalb sind auch unter den Verwandten scheinbar sporadischer Fälle meistens subklinische Merkmalsträger. Genorte: 7q22 (*CCM1* = *KRIT1*, OMIM 604214), Allelie mit der **H**yperkeratotischen **C**utanen **C**apillär-**V**enösen **M**alformation, HCCVM; 7p15-13 (*CCM2*, OMIM 603284); 3q25.2-27 (*CCM3*, 603251); der neurokutanen Angiomatose 9p21-13.2 (*TIE2*), Allelie mit den venösen ▶ *Gefäßfehlbildungen*. Differentialdiagnose zu den echten kapillären Hämangiomen wichtig: meist sporadisch, selten autosomal dominant, ein Genort 5q31-33.

Familienberatung
Differentialdiagnostik zum ▶ OSLER-*Syndrom*, zum intrakraniellen Aneurysma und zum ▶ *v. HIPPEL-LINDAU-Syndrom* anhand fehlender Augenbeteiligung und Thrombozytopenie notwendig. Siehe auch ▶ *Blue-Rubber-Bleb-Nevus-Syndrom*; ▶ *multiple Glomustumoren*. Nachweis zerebral durch bildgebende Verfahren. Bei der neurokutanen A. sind Teil- und Mikrosymptome wichtig. Kutane Gefäßfehlbildungen können auf spinale im gleichen Dermatom hinweisen. Familienprognostische Angaben sind nur hinsichtlich der Wahrscheinlichkeit, nicht aber der Größe und Lokalisation und somit der Schwere der Belastung zu machen. Bei zunächst sporadischen Fällen muss auf klinisch stummes Vorkommen bei Verwandten geachtet werden. Prophylaktische Behandlung störender bzw. gefahrbringender vaskulärer Fehlbildungen sollte erwogen werden.

Literatur
Baraitser, P. and C.Shieff, Cutaneomeningo-spinal angiomatosis: the syndrome of COBB. A case report. Neuropediatrics *21* (1990) 160–161.
Blei, F., J.Walter, S.J.Orlow and D.A.Marchuk, Familial segregation of hemangiomas and vascular malformations as an autosomal dominant trait. Arch.Derm. *134* (1998) 718–722.
Craig, H.D., M.Günel, O.Caped et al., Multilocus linkage identifies two new loci for a MENDELian form of stroke, cerebral cavernous malformation, at 7p15-13 and 3q25.2-27. Hum.Molec.Genet. *7* (1998) 1851–1958.
Eerola, I., K.H.Plate, R.Spiegel et al., *KRIT1* is mutated in hyperkeratotic cutaneous capillary-venous malformation associated with cerebral capillary malformation. Hum.Molec.Genet. *9* (2000) 1351–1355.

Laberge-le Couteulx, S., H.H.Jung, P.Labauge et al., Truncating mutations in *CCM1*, encoding KRIT1, cause hereditary cavernous angiomas. Nature Genet. *23* (1999) 189–192.
Polymeropoulos, M.H., O.Hurko, F.Hsu et al., Linkage of the locus for cerebral caverous hemangiomas to human chromosome 7q in four families of Mexican-American descent. Neurology *48* (1997) 752–757.
Verlaan, D.J., A.M.Sieel and G.A.Rouleau, *KRIT1* missense mutation lead to splicing errors in cerebral cavernous malformation. Am.J.Hum.Genet. *70* (2002) 1564–1567.
Zawistowski, J.S., I.G.Serebriiski, M.F.Lee et al., KRIT1 association with integrin-binding protein ICAP-1: a new direction in the elucidation of cerebral cavernous malformation (CCM1) pathogenesis. Hum.Molec.Genet. *11* (2002) 389–396.

OMIM 106070, 116860

Angiomatosis KAPOSI
▶ Kaposi-Syndrom

Angiomatosis retinocerebellosa
▶ v. HIPPEL-LINDAU-Syndrom

Angioneurotisches Syndrom
▶ QUINCKE-Syndrom

Aniridie,
Irisaplasie

Genetisch bedingtes partielles oder totales Fehlen der Regenbogenhaut auf unterschiedlicher Grundlage.
Der Hemmungsfehlbildung (11. bis 12. Embryonalwoche) liegt in 90% der Fälle von einfacher A. ein Defekt eines DNA-bindenden transkriptionsregulatorischen Proteins der paired-box-Gen-Familie zugrunde (*PAX6*), das an der Migration neuronaler Zellen im Gehirn und der Entwicklung des Auges beteiligt ist.

Aniridie

Krankheitswert
Visusbeeinträchtigung durch Lichtscheu, Blendungserscheinungen, Nystagmus. Meist kompliziert durch Refraktionsanomalien, Hypermetropie, Katarakt, Myopie, Glaukom, Hornhauttrübung oder seltener durch Linsenluxation. Herabgesetztes Riechvermögen und leichte subklinische Hirnfehlbildungen. Häufig kombiniert mit ▶ WILMS-Tumor. Weitere beschriebene familiäre Kombinationen im Sinne eines contiguous gene syndrome: WILMS-Tumor, A., intersexuelles Genitale und geistige Retardation (WAGR-Syndrom), ▶ WILMS-Tumor; A. und Aplasie der Patella (OMIM 106220), A. und komplexe Dysplasie des Auges ▶ Okulo-Dento-Digitales Syndrom. Von totaler Aniridie bis zum Iriskolobom oder lediglich leichter Irishypoplasie alle Übergänge möglich.

Therapiemöglichkeiten
Lediglich palliative Behandlung möglich.

Häufigkeit und Vorkommen
Frequenz ca. 1:95.000. Auftreten in aufeinander folgenden Generationen beschrieben. Kombination mit ▶ WILMS-Tumor seit Erstbeschreibung 1953 in etwa 1/5 der Fälle festgestellt.

Genetik
Heterogen. In der Mehrzahl der Fälle autosomal dominanter Erbgang mit herabgesetzter (90%) Penetranz und variabler Expressivität. Genort 11p13 (PAX6, Aniridie Typ II). Es besteht Allelie mit der autosomal dominanten Keratitis (OMIM 148190), die vor allem die Hornhaut betrifft, sich aber in Teilsymptomen mit denen der A. überschneidet. Allelie weiterhin mit einer Form der angeborenen Katarakt, der isolierten Hypoplasie der Fovea centralis und vermutlich auch mit der ▶ PETERSschen Defektbildung: Bei Homozygotie bzw. Compound-Heterozygotie schwere craniofaziale Fehlbildungen und Anophthalmie. Ein zweiter Genort in 2p (Aniridie Typ I) hat sich nicht bestätigt. Abzutrennen sind Formen der X-chromosomalen (von zwei russischen Familien bekannt, OMIM 308500) oder einer autosomal dominanten Irishypoplasie, Genort 4q25 (RIEG1 = PITX2), Allelie zu ▶ RIEGER-Syndrom und zur Iridogoniodysgenesie (▶ PETERS-Plus-Syndrom; ▶ Glaukom). Die Kombination mit WILMS Tumor (WAGR, Aniridie Typ IV), mit Debilität (Typ III) sowie mit anderen Auffälligkeiten erklärt sich aus einer Mikrodeletion unterschiedlichen Umfangs im kurzen Arm des Chromosoms 11 (contiguous gene syndrome) mit oder ohne Mutation homologer DNA-Sequenzen. Kombination von partieller A. (scheinbar ständig geweitete Pupillen) mit Ataxie und Debilität (GILLESPIE-Syndrom) sowie mit Zahnstellungsanomalien, Ectopia lentis und Debilität wahrscheinlich autosomal rezessiv bedingt, anderer Genort (aufgrund eines Falles mit X;11p12-Translokation in 11p12 vermutet). Irishypoplasie mit Glaukom ▶ Glaukom.

Familienberatung
Feststellung der jeweiligen genetischen Grundlage notwendig. Nachweis der Deletion in 11p13 mit speziellen zytogenetischen Methoden nicht immer möglich. In solchen Fällen molekulargenetischer oder -zytogenetischer Ausschluss im Hinblick auf Risiko für WILMS-Tumor notwendig. Nach dem gleichen Prinzip pränatale Diagnostik an Chorionbioptaten oder Fruchtwasserzellen durchführbar. Bei Ausschluss einer Deletion oder bei Vorliegen einer Chromosomentranslokation mit einem Bruchpunkt in 11p13 ist das Risiko für WILMS-Tumor gering. Trotzdem ist im Kindesalter eine engmaschige Ultraschall-Überwachung auf WILMS-Tumor bei allen A.-Patienten indiziert. Von einer starken intrafamiliären Variabilität der Symptomatik, vor allem der Folgeerscheinungen, muss ausgegangen werden.

Literatur
Axton, R., I.Hanson, S.Danes et al., The incidence of PAX6 mutation in patients with simple aniridia: an evaluation of mutation detection in 12 cases. J.Med Genet. 34 (1997) 279–286.

Courteney-Harris, R.G. and P.P.Mills, Aniridia and deafness: An inherited disorder. J.Laryngol.Otol. 104 (1990) 419–420.

Glaser, T., L.Jepeal, J.G.Edwards et al., PAX6 gene dosage effect in a family with congenital cataracts, aniridia, anophthalmia and central nervous system defects. Nature Genet. 8 (1994) 463–471.

Gronskov, K., J.Olsen, A.Sand et al., Population-based risk estimation of WILMS tumor in sporadic aniridia. A comprehensive mutation screening prcedure of PAX6 identifies 80% of mutations in aniridia. Hum. Genet. 109 (2001) 11–18.

Anisokorie

Héon, E., B.P.Sheth, J.W.Kalenak et al., Linkage of autosomal dominant iris hypoplasia to the region of the RIEGER syndrome locus (4q25). Hum.Molec. Genet. *4* (1995) 1435–1439.

Martha, A.D., R.E.Ferrell and G.F.Saunders, Nonsense mutation in the homeobox region of the aniridia gene. Hum.Mutat. *3* (1994) 297–300.

Martha, A.D., R.E.Ferrell, H.Minth-Hittner et al., Paired box mutations in familial and sporadic aniridia predicts truncated aniridia proteins. Am.J. Hum.Genet. *54* (1994) 801–811.

Mirzayans, F., W.G.Pearce, I.M.McDonald and M.A.Walter, Mutation of the *PAX6* gene in patients with autosomal dominant keratitis. Am.J.Hum. Genet. *57* (1995) 539–548.

Nelson, J., M.Flaherty and P.Grattan-Smith, GILLESPIE syndrome. A report of two further cases. Am.J. Med.Genet. *71* (1997) 134–138.

Prosser, J. and V.van Heyningen, *PAX6* mutations reviewed. Hum.Mutat. *11* (1998) 93–108.

OMIM 106200, 106210, 106220, 106230, 206700

Ohishi, M., S.Kai. S.Ozeki and H.Tashiro, Alveolar synechia, ankyloblepharon, and ectodermal disorders: An autosomal rezessive disorder? Am.J.Med. Genet. *38* (1991) 13–15.

Seres-Santamaria, A., J.L.Arimany and F. Muniz, Two sibs with cleft palate, ankyloblepharon, alveolar synechiae, and ectodermal defects: a new syndrome? *30* (1993) 793–795.

OMIM 106250, 106260

Ankyloglossum
▶ Gaumenspalte

Ankyloglossum-superius-Syndrom
▶ Oro-Fazio-Digitales Syndrom

Anodontie
▶ Zahnunterzahl

Anisokorie
▶ Mikrokorie

Ankyloblepharon filiforme

Meistens im Rahmen komplexer Syndrome mit Häufung von Spalten im Lippen-Kiefer-Gaumen-Bereich vorkommend. Ankyloblepharon filiforme adnatum, ▶ *Lippen/Gaumen-Spalte*, Unterlippenfisteln, ▶ *ektodermale Dysplasie* (Nagelhypoplasie, Alopezie/Wollhaare, Hypodontie), ▶ *Ankyloblepharon-Ektodermale-Dysplasie-Spalten- (Clefting-) Syndrom*, AEC- oder HAY-WELLS-Syndrom, wahrscheinlich unterschiedlich je nach Teilsymptomen autosomal dominant oder rezessiv, Genort 3q27 (*P63*), Allelie zum EEC-Syndrom (ADULD, ▶ *Lippen-Kiefer-Gaumen-Spalte mit Spalthand und -fuß* und zum ▶ *Limb-Mammary-Syndrom*.

Literatur
McGrath, J.A., P.H.G.Duijf, v.Doetsch et al., HAY-WELLS syndrome is caused by heterozygous missense mutations in the *SAM* domain of *P63*. Hum. Molec.Genet. *10* (2001) 221–229.

Anonychie, angeborene,
Onychodystrophie

Genetisch bedingte Störung des Nagelplattenwachstums auf der Grundlage von Genmutationen.
Basisdefekte sind unbekannt (für DOOR 2-Oxoglutarat-Decarboxylase-Defizienz?).

Krankheitswert
Angeborene totale oder partielle Nagellosigkeit an Händen und/oder Füßen, meist syndromatisch. Begleitsymptome: Brachydaktylie (B), Ektrodaktylie, Alopezie, Anomalien der Zähne, Hörverlust, Lymphödem u.a. Heterogenes Krankheitsbild. Störend vor allem in kosmetischer Hinsicht. Teilsymptom von Embryofetopathien (▶ *Hydantoin-Syndrom*). Siehe auch ▶ *ANTLEY-BIXLER-Syndrom*, ▶ *Steatocytoma multiplex*.

Therapiemöglichkeiten
Keine spezifische Behandlung bekannt.

Häufigkeit und Vorkommen
Für die einzelnen klinischen Typen sind jeweils nur einzelne bzw. wenige Familien oder Solitärfälle bekannt.

Genetik
Heterogenie. Autosomal dominant, selten autosomal rezessiv bedingt. Für die angeborene Anonychie mit Ektrodaktylie möglicherweise Kopplung mit dem Lutheran-Blutgruppen-Locus. Kombination von Hyponychie, Innenohrschwerhörigkeit und Strabismus convergens: FEINMESSER-ZELIG-Syndrom oder DOOR: **D**eafness (Schwerhörigkeit), **O**steo-**O**nychodystrophie, **R**etardation, hohe 2-Oxoglutarat-Ausscheidungsrate im Urin, autosomal rezessiv bedingt, OMIM 22050, ebenso A. mit Mikrozephalie und normaler Intelligenz. Anonychie der 4. und 5. Strahle und Nagelhypoplasie der 1. bis 3. Strahle der Hände und komplette Anonychie der Zehen mit Hypo- oder Aplasie der distalen Phalangen (COOKS-Syndrom) autosomal dominant bedingt. Von bisher 5 Fällen beschriebene Oto-Onycho-Peroneale Dysplasie mit Ohrmuscheldysplasie, Nagelhypoplasie und Skelett-Dysplasie im Schultergürtelbereich wahrscheinlich autosomal rezessiv bedingt. Congenital **O**nychodysplasie des Zeigefingers (**I**ndex-**F**inger) und Brachydaktylie (COIF) autosomal dominant, vor allem von Japanern beschrieben, ISO-KIKUCHI-Syndrom. S.a. ▶ *Brachydaktylie Typ B*.

Familienberatung
Da sich die einzelnen Typen klinisch wenig unterscheiden, muss bei familienprognostischen Überlegungen besonders auf den jeweils familienspezifischen Erbgang geachtet werden. Differentialdiagnose zur ▶ *Brachydaktylie B*, zum ▶ *Nagel-Patella-Syndrom*, zum ▶ *Digito-Reno-Cerebralen Syndrom*, zu den ▶ *Ektodermalen Dysplasien* und zum ▶ *Hydantoin-Syndrom* und anderen ▶ *Embryofetopathien* wichtig. Die Schwere der Belastung hängt von der weiteren Symptomatik ab.

Literatur
Bos, C.J.M., P.F.Ippel and F.A.Beemer, DOOR syndrome: additional case and literature. Clin.Dysmorphol. *3* (1994) 15–20.

Devriendt, K., D.Stoffelen, R.Pfeiffer et al., Oto-onycho-peroneal syndrome: confirmation of a syndrome. J.Med.Genet. *35* (1998) 508–509.

Felix, T.M., S.deMenezes Karam, V.A.Della-Rosa and A.M.S.Machado Moraes, DOOR syndrome: report of three additional cases. Clin.Dysmorphol. *11* (2002) 133–138.

Francheschini, P., D.Licata, A.Guala et al., Peculiar facial appearance and generalized brachydactyly in a patient with congenital onychodysplasia of the index fingers (ISO-KIKUCHI-syndrome) Am.J.Med.Genet. *98* (2001) 330–335.

Kumar, D. and R.K.Levick, Autosomal dominant onychodystrophy and anonychia with type B brachydactyly and ectrodactyly. Clin.Genet. *30* (1986) 219–225.

Malhoudji, M. and M.Amidi, Simple anonychia. Further evidence for autosomal recessive inheritance. J.Med.Genet. *8* (1971) 478–480.

Nevin, N.C., P.S.Thomas, D.J.Eedy and C.Sheperd, Anonychia and absence/hypoplasia of distal phalanges (COOKS syndrome): report of a second family. J.Med.Genet. *32* (1995) 638–641.

Prais, D, P.Merlob and G.Horev, COIF syndrome: the diversity of clinical and radiological findings. Am.J.Med.Genet. *107* (2002) 179.

Teebi, A.S., and P.Kaurah, Total anonychia congenita and microcephaly with normal intelligence: a new autosomal-recessive syndrome? Am.J.Med.Genet. *66* (1996) 257–260.

OMIM 106900, 106990 107000, 206800, 220500

Anophthalmie

Angeborene Fehlbildung heterogener Ätiologie, z.T. auf der Grundlage von Homeobox-Gen-Mutationen.
Der Basisdefekt betrifft bei mindestens 2 Typen Homeobox-Gen-Produkte (Transkriptionsfaktoren) und bei einem Typ das Transmittersystem (Syntaxin).

Krankheitswert
Ein- oder beidseitige Augenlosigkeit, meist durch Fehlen ektodermaler Elemente der Augenanlage. Kombination mit anderen Fehlbildungen, vor allem im Kopfbereich. Weiterhin Muskelhypotonie, Hexadaktylie, Intelligenzminderung u.a. Infolge der Begleitfehlbildungen Lebenserwartung herabgesetzt. A. mit fehlenden 5. Zehen, Syndaktylie der 4. und 5. Metakarpalia, z.T. weitere Dysplasien des Extemitätenskeletts, Taub-

heit, Gaumenspalte, Oligophrenie: WAARDEN-BURG-Anophthalmie-Syndrom (OMIM 206920), mit schwereren Extremitätenfehlbildungen: Ophthalmo-Akromelie-Syndrom. A. mit Lungen-Hypoplasie unterschiedlicher Schwere: MATTHEW-WOOD-Syndrom. Anophthalmie-plus-Syndrom (FRYNS): Extreme Mikrophthalmie mit beidseitiger oro-okulärer Spalte, Choanalatresie und weiteren cephalen Fehlbildungen von drei Fällen beschrieben, Ursache unbekannt. A./Mikrophthalmie mit Fehlbildungen der Nase und des ZNS (Hydrozephalus) von 7 sporadischen Fällen bekannt: Cerebro-Okulo-Nasales Syndrom. A. mit Ösophagusatresie und Genitalfehlbildungen im männlichen Geschlecht: AEG-Syndrom. Siehe auch ▶ *Ösophagus-Atresie.*

Therapiemöglichkeiten
Lediglich in einzelnen Fällen kosmetisch-prothetische Korrektur möglich.

Häufigkeit und Vorkommen
Echte primäre beidseitige Anophthalmie sehr selten, seit dem 16. Jahrhundert über 70 Fälle, darunter mehrere Geschwisterfälle, meist bei Konsanguinität der Eltern, beschrieben. Auftreten einer isolierten ein- und beidseitigen A. in mehreren Generationen publiziert. Häufig totgeborene oder nur kurze Zeit lebensfähige Kinder. In 80% der Fälle Teilsymptom komplexer Fehlbildungs-Syndrome, in 25% der Fälle Chromosomopathien. MATTHEW-WOOD-Syndrom von drei sporadischen und zwei Geschwisterfällen bekannt. Vom WAARDENBURG-Anophthalmie-Syndrom 8 Sippen vorwiegend aus der Türkei, vom Ophthalmo-Akromelie-Syndrom 30 sporadische und Geschwisterfälle und vom AEG-Syndrom 7 sporadische Fälle bekannt.

Genetik
Autosomal rezessiver Erbgang der primären A. und des Ophthalmo-Akromelie- bzw. WAARDENBURG-Anophthalmie-Syndroms. A. mit kraniofazialer Dysplasie durch Homozygotie oder Compoundheterozygotie eines *PAX6*-Allels in 11p13 bedingt, Allelie zu ▶ *PETERSscher Defektbildung,* autosomal dominanter Keratitis und zur ▶ *Aniridie.* A. und hypophysäre Störungen autosomal dominant bedingt, Genorte: 2p21-p16 (**Sine oculis homeobox**, *SIX3*), Allelie zu einem Typ der Holoprosenzephalie 2 (HPE2), 14q22.3-23 (*SIX6*, OMIM 601205). 16p11.2 (*STX1B*, Syntaxin 6, OMIM 601485). In einer Sippe mit mehreren Generationen X-chromosomaler Erbgang (Genort Xq27). Bei syndromatischen Formen häufig Chromosomenaberrationen.

Familienberatung
Für erbprognostische Einschätzungen Differentialdiagnose zur Mikrophthalmie (häufig dominant oder X-chromosomal bedingt) notwendig, jedoch pathogenetisch nicht immer gerechtfertigt und intra vitam schwer abgrenzbar: Sind palpatorisch, ultrasonografisch oder röntgenologisch Rudimente erkennbar, die eventuell Bewegungen mitmachen, gilt das als ▶ *Mikrophthalmie.* Als solche ist erbprognostisch auch einseitige Augenlosigkeit einzuschätzen, wenn auf der anderen Seite Mikrophthalmie vorliegt. Eine Embryopathie (Rubeolen, Toxoplasmose der Mutter) muss ausgeschlossen werden. Die genetisch bedingte Anophthalmie ist vorwiegend beidseitig. Siehe auch ▶ *LENZ-Syndrom* (Mikrophthalmie) und ▶ *Kryptophthalmie* (*FRASER-Sydrom*) sowie ▶ *NORRIE-Syndrom.*

Literatur
Arroyo, I., M.J.Garcia, C.E.Cimadevilla et al., Bilateral anophthalmia, esophageal atresia, and right cryptorchidism: A new entity? Am.J.Med.Genet. *43* (1992) 686–687.

Ercal, D. and B.Say, Cerebro-oculo-nasal syndrome: another case and review of the literature. Clin.Dysmorphol. *7* (1998) 139–141.

Cogulu, Ö., F.Ozkinay, C.Gündüz et al., WAARDENBURG anophthalmia syndrome: report and review. Am.J.Med.Genet. *90* (2000) 173–174.

Guion, M.L., N.M.Kokitsu-Nakata and A.Richieri-Costa, Clinical variability in cerebro-oculo-nasal syndrome: report on two additional cases. Clin. Dysmorphol. *9* (2000) 253–257)

Menetrey, C., V.Belin, S.Odent et al., Bilateral anophthalmia and oesophageal atresia in a newborn female: a new case of the Anophthalmia-Oesophageal-Genital (AEG) syndrome. Clin.Dysmorphol. *11* (2002) 139–140.

Prosser, J. and V.van Heyningen, *PAX6* mutation reviewed. Hum.Mutat. *11* (1998) 93–108.

Seller, M.J., T.B.Davis, C.N.Fear et al., Two sibs with anophthalmia and pulmonary hypoplasia (the MATTHEW-WOOD syndrome). Am.J.Med.Genet. *62* (1996) 227–229.

Sensi, A., C.Incorvaia, A.Sebastiani and E.Calzolari, Clinical anophthalmos in a family. Clin.Genet. *32* (1987) 156–159.

Tekin, M., E.Tutar, S.Arsan et al., Ophthalmo-Acromelic syndrome: Report and review. Am.J.Med.Genet. *90* (2000) 150–154.

Warburg, M., H.Jensen, J.U.Prause et al., Anophthalmia-microphthalmia-oblique clefting syndrome: Confirmation of the FRYNS anophthalmia syndrome. Am.J.Med.Genet. *73* (1997) 36–40.

OMIM 206900, 206920, 301590

Anorchie, angeborene

Angeborene Hodenlosigkeit des Mannes unklarer Ätiologie und Pathogenese.

Aufgrund einer normalen somatotypischen und psychischen Geschlechtsentwicklung nimmt man pathogenetisch eine pränatale Atrophie ursprünglich normal funktionierender Hoden an.

Krankheitswert
Ein- oder beidseitiges Fehlen der Hoden. Im Unterschied zur reinen ▶ *Gonadendysgenesie* normale männliche Geschlechtsdifferenzierung und somatische präpuberale Geschlechtsentwicklung möglich.

Therapiemöglichkeiten
Testosteronsubstitution mit gutem Erfolg hinsichtlich Skelettreifung und Pubertätsentwicklung.

Häufigkeit und Vorkommen
Frequenz auf 1:5.000 eingeschätzt, unter Kryptorchismusfällen 1:180. Sporadische, selten differentialdiagnostisch nicht ganz klare Geschwisterfälle. Diskordanz bei eineiigen Zwillingen beschrieben. Ein- und beidseitige A. innerhalb einer Geschwisterschaft vorkommend.

Genetik
In Sippen mit familiärem Vorkommen wahrscheinlich Beteiligung autosomal rezessiver oder X-chromosomaler Faktoren (▶ *reine Gonadendysgenesie*). Karyotyp normal 46,XY.

Familienberatung
Abgrenzung zur reinen ▶ *Gonadendysgenesie* aufgrund des männlichen Phänotyps und zum ▶ *Pseudohermaphroditismus masculinus* anhand der normalen Entwicklung der WOLFFschen Gänge. Testosteronsekretion mit HCG nicht stimulierbar. Wird doch Testosteron gebildet, sollte chirurgisch auf Kryptorchismus oder ektopische LEYDIGzellen untersucht werden. Das Wiederholungsrisiko für Brüder von Merkmalsträgern kann als gering eingeschätzt werden.

Literatur
Ansley Green, A., M.Zachmann, R.Illig et al., Congenital anorchia in childhood: a clinical, endocrine, and therapeutic evaluation of twenty one cases. Clin.Endocrinol. *5* (1976) 381–391.

Hall, J.G., A.Morgan, and R.M.Blizzard, Familial congenital anorchia. Birth Def., Orig.Art.Ser. *11* (1975) 115–119.

Steward, H., B.Kerr, P.Tomlin et al., Sibs with developmental delay, hirsutism and nail hypoplasia: a new syndrome. Clin Dysmorphol. *9* (2000) 241–246.

OMIM 273250

Anorexia nervosa; Bulimia nervosa

Chronische Appetitlosigkeit bzw. Essstörungen vorwiegend weiblicher Jugendlicher unklarer Ätiologie.

Es besteht eine Störung zerebro-hypothalamo-hypophysärer Regulationsmechanismen unter Einbeziehung von Fress-, Sättigungs- und Fressmotivationszentren im Hypothalamus und Verminderung der Gonadotropin-Ausschüttung der Hypophyse. Häufig bestehen Anorexia und Bulimie nebeneinander. Ein Basisdefekt sowie die Pathogenese sind unklar. Die Trennung von Zuständen am äußersten Extrem der Körpergewicht-Normalverteilung ist wie bei der Adipositas unsicher.

Krankheitswert
Erstmanifestation meist innerhalb des 2. Lebensjahrzehnts. Starker Gewichtsverlust bis zu Kachexie und lebensbedrohlichen Zuständen durch Verweigerung der Nahrungsaufnahme bzw. Heißhungerperioden mit ausgelöstem Er-

Anorexia nervosa

brechen. Amenorrhoe. Auffällige Lanugobehaarung, Bradykardie. Stimmungslabilität, Antriebsstörungen, Depressionen und Suizidgefahr. Gestörtes Trieberleben. Gute Selbstheilungstendenz nach 1 bis 2 Jahren.

Therapiemöglichkeiten
Psychotherapeutische Maßnahmen mit unterschiedlichem Erfolg. Spontanheilungstendenz.

Häufigkeit und Vorkommen
In Europa Inzidenz unter jungen Mädchen etwa 1:200, in Entwicklungsländern seltener. Vereinzelt auch im männlichen Geschlecht. Vorwiegend sporadisch, Familiarität unter Einbeziehung anderer Essstörungen kommt vor. In weniger als 50% der eineiigen und etwa 95% der zweieiigen Zwillinge diskordant.

Genetik
Heterogen. Neben unklaren Umwelt- und kulturell-sozialen Faktoren lässt sich eine genetische Komponente anhand der Zwillingsbefunde und einer in 5% der Fälle positiven Familienanamnese sowohl bei den offenbar primär hypothalamisch verursachten als auch bei den als neurotisch einzustufenden Formen erkennen. Eine genetisch bedingte Neigung zu Essstörungen ist anzunehmen, ein Suszeptibilitäts-Gen wird im Chromosom 1(p) für Anorexia und 10(p) für Bulimie vermutet. Auch bei gonosomal bedingter Gonadendysgenesie (▶ ULLRICH-TURNER-Syndrom) kommen Anorexia-artige Zustände vor.

Familienberatung
Differentialdiagnose zu affektiven Psychosen, Phobien und neurotischen Zwangshaltungen sowie zu durch interne Erkrankungen bedingtem Gewichtsverlust und Störungen der geregelten Nahrungsaufnahme wichtig. Differentialdiagnose zu Zuständen bei cystischer Pankreasfibrose ist zu beachten. Eventuell Ausschluss einer gonosomalen Anomalie durch Chromosomenanalyse notwendig. Mit einem um das 6fache (3%) gegenüber der Durchschnittsbevölkerung erhöhtem Risiko für Verwandte 1. Grades einer Merkmalsträgerin muss gerechnet werden.

Literatur
Bulik, C.M., B.Devlin, S.-A.Bacanu et al., Significant linkage on chromosome 10p in families with bulimia nervosa. Am.J.Hum.Genet. 72 (2003) 200–207.

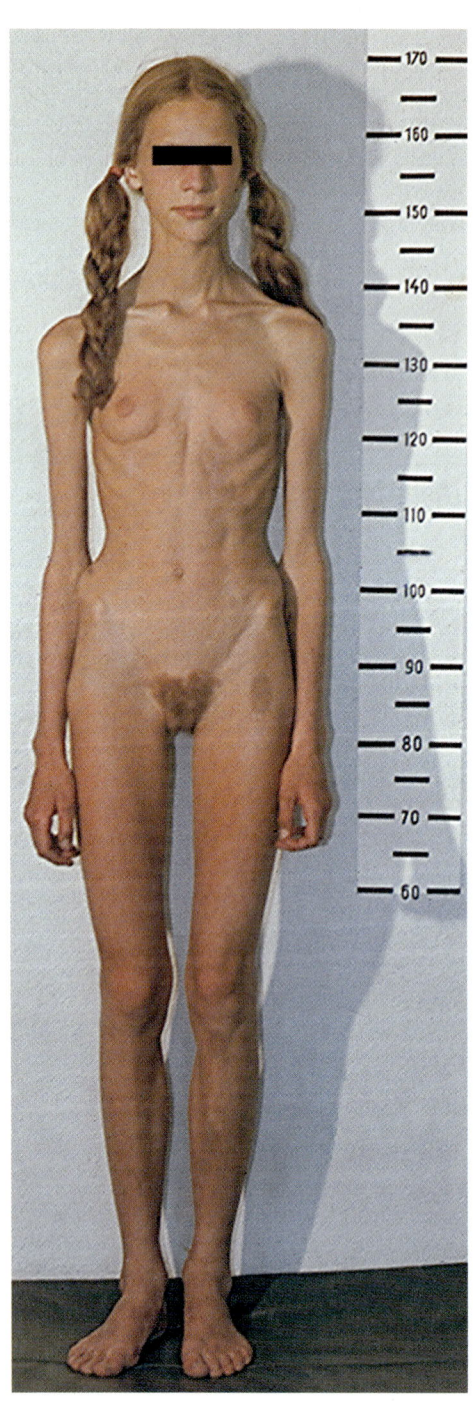

Anorexia nervosa. 14jähriges Mädchen, Pubertätsstadium TANNER 4. Gewicht 35 kg bei altersentsprechender Körpergröße.

Elbadawy, M.H.F., M.J.Cliffe and P.T.James., A monocygotic twin pair discordant for anorexia nervosa. Can.J.Psychiatr. *30* (1985) 544–545.

Gorwood, P., M.Bouvard, M.C.Mouren-Simeoni et al., Genetics and anorexia nervosa: A review of candidate genes. Psychiatr.Genet. *8* (1998) 1–12.

Grice, D.E., K.A.Halmi, M.M.Fichter et al., Evidence for a susceptibility gene for anorexia nervosa on chromosome 1. Am.J.Hum.Genet. *70* (2002) 787–792.

Halmi, K., J.L.Katz, G.Gorczinski and H.Werner, Anorexia nervosa and gonadal dysgenesis; further evidence of a relationship. Arch.Gen.Psychiat. *34* (1977) 332–335.

Hebebrand, J. and H.Remschmidt, Anorexia nervosa viewed as an extreme weight condition: Genetic implication. Hum.Genet. *95* (1995) 1–11.

Hebebrand, J., A.Hinney and H.Remschmidt, Genetik der Anorexia nervosa. Med.Genet. *10* (1998) 412–414.

Pumariega, A.J., J.Pursell, A.Spock and J.D.Jones, Eating disorders in adolescence with cystic fibrosis. Am.J. Child. Psychiatr. *25* (1986) 269–275.

Stein, D., L.R.Lilienfeld, K.Plotnikov et al., Familial aggregation of eating disorders: Results from a controlled family study of bulimia nervosa. Int.J.Eating Disord. *26* (1999) 211–215.

Suematsu, H., T.Kuboki and E.Ogata, Anorexia nervosa in monozygotic twins. Psychother.Psychosom. *45* (1986) 46–50.

Walsh, B.T. and M.J.Devlin, Eating disorders: Progress and problems. Science *280* (1998) 1387–1390.

OMIM 606788, 607499

Anosmie; Riechfähigkeit, Geruchssinn

Fehlen des Geruchssinnes unterschiedlicher Ätiologie.

Der genetisch bedingten A. liegt eine Aplasie des Lobus olfactorius zugrunde, für die ein Basisdefekt unbekannt ist. Die verschiedenen Riechqualitäten werden durch G-Protein-gekoppelte Rezeptorgene (OR) mit einer mit Transmitter- und Hormon-Rezeptoren homologen Transmembran-Domäne vermittelt.

Krankheitswert

Angeborenes Fehlen oder allmählicher Verlust des Riechvermögens, allgemein oder nur für bestimmte Geruchsqualitäten. Sekundär bei intrakraniellen Tumoren, nach Traumen, Intoxikationen oder Infekten. Symptomatisch beim ▶ KALLMANN-Syndrom. Es sind über 200 über das gesamte Genom (außer dem Y-Chromosom) verteilte, geclusterte Rezeptorgene (60% davon Pseudogene) bekannt, die unterschiedliche Geruchsqualitäten vermitteln (OMIM 164342, 600578, 603232).

Therapiemöglichkeiten

Für primäre A. unbekannt.

Häufigkeit und Vorkommen

Selten diagnostiziert, wahrscheinlich oft nicht erkannt. Sippen mit Merkmalsträgern in aufeinanderfolgenden Generationen beschrieben. Androtropie. Frequenz bei Einbeziehung von Hyposmie und partieller A. auf 1:20–15 geschätzt.

Genetik

Heterogenie: Autosomal dominanter Erbgang mit variabler Expressivität. Anosmie und Hyposmie kommen gemeinsam in einer Sippe vor. In einigen Fällen rezessiver Erbgang vermutet. Auftreten der A. nur im männlichen Geschlecht ohne Vater-Sohn-Vererbung spricht in manchen Familien für X-chromosomalen Erbgang. Dabei ist die genetische Abgrenzung gegenüber dem KALLMANN-Syndrom unscharf, da die gleiche Region auf dem kurzen Arm des X-Chromosoms betroffen ist: Xp22.3 (Bestandteil eines contiguous gene syndrome?). Über eine herabgesetzte effektive Fruchtbarkeit bei Männern mit familiärer A. wird in der Literatur mehrfach berichtet.

Familienberatung

Bei sporadischen Fällen müssen exogene Ursachen für die A. ausgeschlossen werden. Differentialdiagnose zum KALLMANN-Syndrom (Hypogonadismus) notwendig. In Anbetracht der Harmlosigkeit kein Gegenstand der Familienberatung.

Literatur

Assouline, S., M.I.Shevell, R.J.Zatorre et al, Children who can´t smell the coffee: isolated congenital anosmia. J.Child Neurol. *13* (1998) 168–172.

Francke, U., Microdeletions and Mendelian phenotype. In: Vogel, F. and K.Sperling, Human Genetics. Proc. 7th Intern. Congr. Berlin 1986, Springer-Verl. Berlin, Heidelberg, New York, London, Paris, Tokyo 1987. S. 201–210.

Anosteogenesis

Giglio, S., V.Calvari, G.Gregto et al., Heterozygous submicroscopic inversions involving olfactory receptor-gene cluster mediate the recurrent t(4:8)(p16;p23) translocation. Am.J.Hum.Genet. *71* (2002) 276–285.

Gilad, Y., D.Segre and K. Skorecki, Dichotomy of single-nucleotide polymorphism haplotypes in olfactory receptor genes and pseudogenes. Nature Genet. *26* (2000) 221–224.

Glusman, G., A.Bahar, D.Sharon et al., The olfactory receptor gene superfamily: data missing, classification, and nomenclature. Mammalian Genome *11* (2000) 1016–1023.

Lygonis, C.S., Familiar absence of olfaction. Hereditas *61* (1969) 413–416.

Wissell Enechy, D. and E.J.Amoore, Odour blindness to musk: Simple recessive inheritance. Nature *242* (1973) 271–273.

OMIM 107200, 207000, 301700

Anosteogenesis
▶ Achondrogenesis

ANOTHER-Syndrom
▶ Ektodermale Dysplasie, anhydrotische

Anotie
▶ Mikrotie

Anpassungsstörungen, respiratorische der Frühgeborenen
▶ Surfactant-Defekte

Antikörpermangel-Syndrom
▶ Agammaglobulinämie;
▶ Immundefekte

Antisyndrome

Syndrome, die eine gegensätzliche Merkmalsausprägung jeweils eines anderen Syndroms aufweisen. Der Begriff wurde für Chromosomopathien, speziell für Monosomien konzipiert, die Chromosomen betrafen, von denen bereits ein Trisomie-Syndrom bekannt war. Beispiele: DOWN-Syndrom (Trisomie 21) mit mongoloider Lidspalte, Hypotonie, Epikanthus, kleinen Ohren - Anti-Syndrom (Monosomie 21) mit antimongoloider Lidspalte, Hypertonie, Blepharochalasis, großen Ohren; Katzenaugen-Syndrom mit Tetrasomie und DiGEORGE-Syndrom mit Monosomie in 22q11.2.

Eine solche gegensätzliche Ausprägung lässt sich nicht bei allen Merkmalen und nur in sehr beschränktem Maße bei anderen Trisomie-Monosomie-Paaren erkennen. Die Genotyp-Phänotyp-Beziehungen sind offensichtlich zu komplex, um zu einer solchen Anti-Symptomatik zu führen. Der Begriff wird deshalb kaum noch gebraucht.

Literatur
Reisman, L.E., Anti-mongolism. Studies in an infant with a partial monosomy of the 21 chromosome. Lancet 1966/II 394–397.

Richmond, H.G., P.Cacarthur and F.Hunter, A "G" deletion syndrome. Antimongolism. Acta Paediat.Scand. *62* (1973) 216–220.

Antithrombin-Defekte

Genetisch bedingte Gerinnungsstörungen auf der Grundlage einer Genmutation.

Die Konzentration aktiven Thrombins (Faktor II, ▶ *Hypoprothrombinämie*) im Blut ist infolge eines Defektes des Antithrombins (Antithrombin-Faktor III, Kofaktor I des Heparins) erhöht, selten erniedrigt. Aus der dadurch bedingten vermehrten oder verminderten Fibrinfreisetzung lassen sich die klinischen Erscheinungen erklären. Siehe auch ▶ *Protein-C-Mangel*.

Krankheitswert
Bei erhöhter Antithrombin-Konzentration verstärkte Blutungsneigung. Verminderte Antithrombin-Aktivität führt zu Thrombophilie mit rezidivierenden Thrombophlebitiden sowie Apoplex- und Embolie-Gefahr, vor allem nach Traumen und Operationen vom 1. Lebensjahrzehnt an sowie während und nach Schwangerschaften.

Therapiemöglichkeiten
Bei Antithrombin-Mangel prophylaktische Gaben von Antikoagulantien der Cumarin-Gruppe (nicht während der Schwangerschaft! ▶ WARFARIN-*Syndrom*) oder von biochemisch bzw. gentechnisch gewonnenem Antithrombin. Behandlung von Thrombosen mit Streptokinasen mit gutem Erfolg. Herabgesetzte Wirksamkeit von Heparin bei Antithrombin-III-Mangel muss beachtet werden.

Häufigkeit und Vorkommen
Jeweils Vorkommen in mehreren aufeinanderfolgenden Generationen beschrieben. Antithrombin-Mangel wahrscheinlich häufig unerkannt bestehend, Frequenz ca. 1:2.000, unter Patienten mit rezidivierender Thrombose 1:50–30.

Genetik
Multiple Allelie. Genort 1q23-q25 (*AT3*). Über 30 verschiedene Punktmutationen und Deletionen bekannt. Meistens bereits bei Heterozygoten klinische Erscheinungen im Sinne eines autosomal dominanten Erbganges.

Familienberatung
Differentialdiagnose zu anderen familiären hämorrhagischen Diathesen und auch Thrombosen (▶ *Throbophilie*; ▶ *Plasminogenmangel*; ▶ *Fibrinvarianten*; ▶ *Protein-C-Mangel*; ▶ *Faktor V Mutation Leiden*; ▶ *Hypoprothrombinämie*) und Nachweis anhand der Antithrombinzeit und mit immunologischen Methoden notwendig. Frühzeitige Erkennung eines Antithrombin-Mangels kann lebenswichtig sein. Bei Anlageträgern besondere prophylaktische Maßnahmen wichtig. Bei Frauen mit Antithrombin-III-Mangel sind östrogenhaltige Kontrazeptiva zu vermeiden. Gefährdung besonders während der Schwangerschaft (s.a. ▶ WARFARIN-*Syndrom*). Präsymptomatische bzw. pränatale Diagnostik molekulargenetisch möglich.

Literatur
Blajchman, M.A., An overview of the mechanism of action of antithrombin and its inherited deficiency states. Blood Coagul.Fibrinolysis 5 Suppl. 1 (1994) S5–S11.

Blajchman, M.A., R.C.Austin, F.Fernandez-Rachubinski and W.P.Sheffield, Molecular basis of inherited human antithrombin deficiency. Blood *80* (1992) 2159–2171.

Dürr, C., A.Hinney, C.Luckenbach et al., Genetic studies of antithrombin III with IEF and ASO hybridization. Hum.Genet. *90* (1990) 457–459.

Rosendaal, F.R., H.Hejboer, E.Briet et al., Mortality in hereditary antithrombin-III- deficiency 1830-1989. Lancet *337* (1991) 260–262.

OMIM 107300, 207300

Antley-Bixler-Syndrom

Genetisch bedingtes Fehlbildungs-Syndrom auf der Grundlage einer Genmutation.
Basisdefekt und Pathogenese sind unbekannt, Defekt des Fibroblasten-Wachstumsfaktor-Rezeptors 2, FGFR2? Cholesterol-Synthesestörung?

Krankheitswert
Angeboren. Typische, trapezförmige Schädelkonfiguration mit Synostosen der Koronar- und der Lambdanaht, Mittelgesichtshypoplasie und Proptosis, birnenförmige Nase. Choanalatresie oder -stenose mit Dyspnoe. Humero-radiale oder radio-ulnare Synostose. Arachno- und Kamptodaktylie. Anonychie. Verbiegung von Femora und Ulnae. Perinatale Spontanfrakturen. Geringe Lebenserwartung durch respiratorische Komplikationen, Urogenitalfehlbildungen vor allem im weiblichen Geschlecht und Herzfehler. Bei Überleben des Säuglingsalters (1/3 der Fälle) jedoch bessere Prognose. Sekundär geistige und Entwicklungsretardation, nicht obligat.

Therapiemöglichkeiten
Außer konservativen und chirurgischen Korrekturen nichts bekannt.

Häufigkeit und Vorkommen
Seit Erstbeschreibung 1975 mehr als 30 sporadische und Geschwisterfälle, z.T. bei Konsanguinität der Eltern, publiziert. Gynäkotropie.

Genetik
Autosomal rezessiver Erbgang. Bei mehreren differentialdiagnostisch nicht ganz sicheren, schweren Fällen heterozygote Mutation des *FGFR2*-Gens nachgewiesen, Genort 10q26, autosomal dominant? Allelie zum PFEIFFER-Syndrom Typ 2? ▶ *Akrozephalosyndaktylie V.*

Anus imperforatus

Familienberatung
Differentialdiagnose zur ▶ *Osteogenesis imperfecta*, ▶ *Akrozephalosyndaktylie* und ▶ *kamptomelen Dysplasie* notwendig. Pränatale Diagnostik ultrasonografisch möglich.

Literatur
Antley, R.A. and D.Bixler, Development in the trapezoidocephaly – multiple synostosis syndrome. Am.J.Med.Genet. *14* (1983) 149–150.

Bottoro, L., G.Cinalli, P.Laburne et al., Le syndrome d'ANTLEY-BIXLER. Déscription de deux nouveaux cas et révue de la literature. Elements prognostiques et thérapeutiques. Ann.Chir.Lat.Estet. *42* (1997) 48–55.

Chun, K., J.Siegel-Bartelt, D.Chitayat et al., *FGFR2* mutation associated with clinical manifestations consistent with ANTLEY-BIXLER syndrome. Am.J. Med.Genet. *77* (1998) 219–224.

Hassell, S. and M.G.Butler, ANTLEY-BIXLER syndrome: report of a patient and review of the literature. Clin.Genet. *46* (1994) 372–376.

Kelley, R., L.E.Kratz, R.L.Glaser et al., Abnormal sterol metabolism in a patient with ANTLEY-BIXLER syndrome and ambiguous genitalia. Am.J.Med.Genet. *110* (2002) 95–102.

Kito, H., H.Nogami, T.Oki et al., ANTLEY-BIXLER syndrome: A disorder characterized by congenital synostosis of the elbow joint and the cranial suture. J.Pediatr.Orthop. *16* (1996) 243–246.

Poddevin, F., B.Delobel, P.Courreges and M.Bayart, ANTLEY-BIXLER syndrome: Case report and review of the literature. Genetic Counsel. *6* (1995) 241–246.

OMIM 207410

Anus imperforatus,
Analatresie

Angeborene Hemmungsfehlbildung heterogener Ätiologie, überwiegend Teilsymptom komplexer Syndrome.
Ein Basisdefekt für die nichtsyndromatische Form ist unbekannt.

Krankheitswert
Verschiedene Schweregrade von der einfachen Analatresie in Form eines persistierenden häutigen Analverschlusses bis zur Rektumstenose mit fehlender Analmuskulatur und Aftergrübchen sowie Anomalien der kaudalen Wirbelsäulenanteile. Allgemeine Ileus-Symptomatik führt ohne Behandlung, vor allem im männlichen Geschlecht, innerhalb kurzer Zeit zum Tode des Neugeborenen. Bei Mädchen Überleben durch Rekto-Vaginal-Fistel möglich. Häufig weitere Auffälligkeiten: A. und Iriskolobom ▶ *Katzenaugen-Syndrom*. A., Triphalangie, Hypoplasie oder Duplikation von Daumen und Großzehe, Schwerhörigkeit, Ohrmuscheldysplasien, urogenitale Fehlbildungen, Präaurikularanhänge und Onychodystrophie (TOWNES-BROCKS-Syndrom oder **Radial-Ear-Anal-Renale Dysplasie, REAR,** OMIM 107480); Wirbel-(Vertebrale) Anomalien, **A**nus imperforatus, **T**racheo-ösophageale Fistel, Ösophagus- (engl. **E**sophageal) Atresie, **R**adiusaplasie, präaxiale Polydaktylie und **R**enale Anomalien treten häufig kombiniert auf: ▶ *VATER-Assoziation*, **O**mphalozele-**E**xotrophy-**I**mperforierter Anus-**S**pinaldefekte OEIS ▶ *Omphalozele*. Siehe auch ▶ *FG-Syndrom*; ▶ *PALLISTER-HALL-Syndrom*; ▶ *CHARGE-Assoziation*; ▶ *BALLER-GEROLD-Syndrom*; ▶ *BARTSOCAS-PAPAS-Syndrom*.

Therapiemöglichkeiten
Beseitigung des häutigen Verschlusses bzw. chirurgische Korrektur der Atresia recti mit je nach Schwere und anatomischen Gegebenheiten unterschiedlichem Erfolg, jedoch im Neugeborenenalter lebenserhaltend.

Häufigkeit und Vorkommen
Etwa 1/3 der Fälle isoliert, 2/3 syndromatisch. Isolierte A. meistens sporadisch, bei familiärem Vorkommen hauptsächlich Knaben betroffen. Analektopie mit angeborener Analfistel überwiegend im weiblichen Geschlecht. Übererwartungsgemäß häufig bei eineiigen Zwillingen (diskordant). Kombinationen mit anderen Fehlbildungen vielfach familiär. Vom TOWNES-BROCKS-Syndrom seit Erstbeschreibung 1972 mehrere Sippen mit zusammen über 50 Merkmalsträgern publiziert, Inzidenz 1:250.000.

Genetik
Die Beteiligung genetischer Faktoren am Zustandekommen des isolierten A. lässt sich nur für die Atresia ani simplex nachweisen. Bei dieser Form liegt offensichtlich ein X-chromosomaler, sehr selten ein autosomal rezessiver Erbgang vor. In einzelnen Familien im Rahmen von

Fehlbildungskomplexen, z.B. TOWNES-BROCKS-Syndrom oder REAR meist autosomal dominant bedingt mit variabler Expressivität. Genorte: TOWNES-BROCKS-Syndrom 16q12.1 (*SALL1*, Transkriptionsfaktor, OMIM 602218). Einer charakteristischen Kombination von A. mit Schalscrotum und Hypospadie liegt meistens eine sichtbare Chromosomendeletion im Bereich 13q32.2-qter zugrunde.

Familienberatung

Jedes Neugeborene mit A. sollte auf weitere Fehlbildungen der VATER-Assoziation, auf Chromosomenaberrationen und auf Augenanomalien (▶ *Katzenaugen-Syndrom*) untersucht werden. Entsprechende Symptome bei Verwandten können für die erbprognostische Einschätzung von Wichtigkeit sein. Bei der isolierten Atresia ani simplex wird die Wahrscheinlichkeit für die Geburt eines Merkmalsträgers in der Geschwisterschaft eines männlichen Probanden empirisch mit 1:20–10 angegeben. Handelt es sich um ein Mädchen mit A., liegt das Risiko niedriger. Diagnostisch hinweisend bei TOWNES-BROCKS-Syndrom können "Satyrohren", Hypoplasie des dritten Strahles der Füße und eine perineale Raphe zwischen Orificium und Scrotum sein.

Literatur

Bartsch, O., U.Kuhnle, L.L.Wu, E.Schwinger and G.K.Hinkel, Evidence for a critical region for penoscrotal inversion, hypospadias, and imperforate anus within chromosomal region 13q32.2q34. Am.J.Med.Genet. *65* (1996) 218–221.

Cuschieri, A. and EUROCAT Working group. Desciptive epidemiology of isolated anal anomalies: A survey of 4.6 million births in Europe. Am.J.Med.Genet. *103* (2001) 207–215.

Kohlhase, J., *SALL1* mutations in TOWNES-BROCKS syndrome and related disorders. Hum.Mutat. *16* (2000) 460–466.

Martinez-Frias, M.L., E.Bermejo and E.Rodriguez-Pinilla, Anal atresia, vertebral, genital, and urinary tract anomalies: A primary polytopic developmental field defect identified through an epidemiologic analysis of associations. Am.J.Med.Genet. *95* (2000) 169–173.

Serville, F., D.Lacombe, R.Saura et al., TOWNES-BROCKS syndrome in an infant with translocation t(5;16). Genet.Couns. *4* (1993) 109–112.

Tunell, W.P., J.C.Austin, P.D.Barnes and A.Reynolds, Neurological evaluation of sacral abnormalities in imperforate anus complex. J.Pediat.Surg. *22* (1987) 58–061.

de Vries-van der Weerd, M.-A.C.S., P.J.Willems, H.M.Mandema and L.P.Penkate, A new family with TOWNES-BROOKS syndrome. Clin.Genet. *34* (1988) 195–200.

OMIM 107480, 207500, 301800

Aortenaneurysma, abdominelles

Aneurysmen der Aorta abdominalis unterschiedlicher Ätiologie.

Der Basisdefekt familiärer Formen ist noch unklar, wahrscheinlich heterogen: Synthesestörung der α-Kette des Typ-III-Kollagens (gleiche Pathogenese wie Aneurysmen anderer Lokalisation, ▶ *Aneurysma, intrakranielles*), Kupfer-Stoffwechselstörung, veränderte Aktivität der Typ IV-Kollagenase, Fibrillin-Defekt (*EGF*-ähnliche Domäne).

Krankheitswert

Überwiegend symptomlos bestehend oder klinische Symptome meistens vom 6. Lebensjahrzehnt an: Abdominalschmerz, Pulsationen. In Abhängigkeit von der Größe Gefahr von Dissektionen und meistens tödlicher Rupturen vom 2. Lebensjahrzehnt an. Seltener thorakales A. mit gleichem Risiko für plötzlichen Tod. Sternumdefekte können auf A. hinweisen. In bisher drei sporadischen Fällen Kombination mit Sternumdefekten, supraumbilikaler Raphe und Gefäßfehlbildungen im Gesicht: ▶ *PHACE*.

Therapiemöglichkeiten

Prophylaktische Aneurysmektomie mit gutem Erfolg.

Häufigkeit und Vorkommen

Inzidenz mit dem Alter bis auf über 1% ansteigend. Meist sporadisch. Familiäres Vorkommen jedoch bei eineiigen Zwillingen und bei mehr als 50 Sippen mit Merkmalsträgern in Geschwisterschaften und aufeinanderfolgenden Generationen bekannt. Androtropie 8:1.

Aortenaneurysma

Genetik

Die Art des familiären Vorkommens in entsprechenden Sippen spricht für autosomal rezessiven, dominanten mit herabgesetzter Penetranz oder X-chromosomalen Erbgang. Bei der Typ-III-Kollagen-Synthesestörung (OMIM 120180) Allelie mit dem EHLERS-DANLOS-Syndrom Typ IV und dem ▶ *intrakraniellen Aneurysma*. Genorte: 2q31.1.-32 (*COL3A1*); 20q11.2-q13.1 (TypIV-Kollagenase); 15q21.1 (*FBN1*, Fibrillin-I), Allelie zum bzw. symptomatisch bei MARFAN-Syndrom.

Familienberatung

Diagnostik und frühzeitige chirurgische Korrektur können im Hinblick auf die Gefahr von Rupturen lebenserhaltend sein. Nachweis ultrasonografisch und bei familiären Fällen z.T. molekulargenetisch möglich. Bei Risikopersonen engmaschige Überwachung ratsam. Differentialdiagnose zu atheromatösen (Hyperlipoproteinämie) oder infektiösen (Syphilis) Gefäßveränderungen sowie Ausschluss eines ▶ *MARFAN-* oder ▶ *EHLERS-DANLOS-Syndroms* notwendig Siehe auch ▶ *Sternumfehlbildungen,* ▶ *PHACE*. Bei etwa 1/5 der Fälle besteht eine positive Familienanamnese. Das Risiko für Verwandte ersten Grades ist durchschnittlich um das ca. 20fache erhöht. Prophylaktische Untersuchung von symptomlosen Verwandten eines Probanden deshalb wichtig. Bei familiärem A. ist mit früheren und schwereren Symptomen zu rechnen als bei sporadischen Fällen.

Literatur

Francke, U., M.A.Berg, K.Tynanet al., A Gly1127Ser mutation in an EGF-like domain of the fibrillin-1 gene is a risk factor for ascending aortic aneurysma and dissection. Am.J.Hum.Genet. *56* (1995) 1287–1296.

Limet, R., Le risque familial de l'anevrisme de l'aorte abdominale et ses consequences pour l'organisation d'un depistage selectif. J.Mal.Vasc. *20* (1995) 285–287.

Loosemore, T.M., A.H.Child and J.A.Dormandy, Familial abdominal aortic aneurysms. J.Roy.Soc.Med. *81* (1988) 472–473.

Majumbder, P.P., P.L.St.Jean, R.E.Ferrell et al., On the inheritance of abdominal aortic aneurysm. Am.J.Hum.Genet. *48* (1991) 164–170.

Verloes, A., N.Sakalihasan, L.Koulischer and R. Limet, Aneurysms of the abdominal aorta: Familial and genetic aspects in three hundred thirteen pedigrees. J.Vasc.Surg. *21* (1995) 646–655.

OMIM 100070, 120180

Aortenaneurysma
s.a.
▶ MARFAN-Syndrom

Aortenbogen-Syndrom,
TAKAYASU-Syndrom

Vor allem in Japan und anderen Teilen Asiens vorkommende obliterierende Arteriitis im Bereich der Aortenbogenäste mit Blutdruckunterschieden zwischen unterer und oberer Körperhälfte und Pulslosigkeit an Armen und Hals. Schlechte Prognose. Gynäkotropie. Therapie mit Kortikosteroiden. Für Europa bedeutungslos. Ätiologie sowie Beteiligung genetischer Faktoren unklar: Assoziation zu HLA-B, Autoimmunkrankheit? Tuberkulöser Prozess? Familiäres Vorkommen beschrieben.

Literatur

Numano, F., I.Ischisa, U.Kishi et al., TAKAYASU's disease in twin sisters. Possible genetic factors. Circulation *58* (1978) 173–177.

Kimura, A., H.Kitamura, Y.Data and F.Numano, Comprehensive analysis of HLA genes in TAKAYASU arteriitis in Japan. Int.J.Cardiol. *54*/Suppl. (1996) 65–73.

OMIM 207600

Aortenisthmusstenose

Kardiovaskuläre Anomalie unklarer Ätiologie. Es besteht eine Verengung der Aorta vor (präduktaler, infantiler Typ) oder nach Abgang (postduktaler, adulter Typ) des Ductus BOTALLI. Ein Basisdefekt ist unbekannt

Krankheitswert
Infantiler Typ angeboren, Blutfluss in die distale Aorta mit Zeichen einer schweren kardiovaskulären Insuffizienz. Lebenserwartung gering. Beim adultem Typ Blutfluss in die unteren Extremitäten über die A. subclavia und den Kollateralkreislauf mit besserer Prognose. Dazwischen alle Schweregrade möglich. Meist kombiniert mit anderen Herzfehlern. Kann auch klinisch symptomlos bestehen.

Therapiemöglichkeiten
Medikamentöse Behandlung und Resektion der Stenose mit unterschiedlichem Erfolg.

Häufigkeit und Vorkommen
Inzidenz ca. 0,05 %, etwa 1/12 aller Kranken mit angeborenem Herzfehler. Teilweise familiär. Eine behauptete jahreszeitliche Häufung der Inzidenz lässt sich nicht in allen Studien nachweisen.

Genetik
Aufgrund des familiären Vorkommens ist eine heterogene Grundlage anzunehmen, wobei eine jahreszeitliche Häufung auf eine exogene Komponente (Infektion der Mutter?) schließen lassen könnte. Vereinzelt spricht das Vorkommen von Merkmalsträgern in mehreren Generationen für autosomal dominanten Erbgang.

Familienberatung
Nachweis durch Aortographie, Echokardiographie oder MRT. Das empirische Risiko für Geschwister liegt bei etwa 1:200 und steigt mit jedem Merkmalsträger, wobei auch andersartige Herzfehler auftreten können. Mit einer großen intrafamiliären Variabilität der Schwere und der Folgeerscheinungen muss gerechnet werden. Ausgeschlossen werden müssen chromosomale (45,X; 47,XXY u.a.) und embryopathische Ursachen (Röteln, ▶ *Embryofetopathien*) sowie monogen bedingte Syndrome mit A. als Teilsymptom: ▶ *MARFAN-Syndrom*, ▶ *ELLIS-VAN-CREVELDT-Syndrom*, ▶ *HOLT-ORAM-Syndrom*.

Literatur
Deluca, S.A., Coarctation of the aorta. Am.Fam.Phys. *42* (1990) 1285–1288.

Germoni, S., G.Sabatino, R.Mingarelli and B.Dallapiccola, Coarctation of the aorta, interrupted aortic arch, and hypoplastic left heart syndrome in three generations. J.Med.Genet. *30* (1993) 328–329.

Tikkanen, J. and O.P.Heinonen, Risk factors for coarctation of the aorta. Teratology *47* (1993) 565–572.

OMIM 120000

Aortenstenose, subvalvuläre
▶ Kardiomyopathie, familiäre idiopathische

Aortenstenose, supravalvuläre isolierte; WILLIAMS-BEUREN-Syndrom, FANCONI-SCHLESINGER-Syndrom, idiopathische Hyperkalzämie, Elfin-face-Syndrom

Genetisch bedingte kardiovaskuläre Anomalie auf der Grundlage einer Genmutation. Der Fehlbildung liegt eine (Tropo-)Elastin-Synthese-Störung (OMIM 130160, 185500) zugrunde. Aus der verminderten Bindegewebselastizität großer Gefäße und wahrscheinlich lokal verstärkter Zellproliferation lässt sich die klinische Symptomatik z.T. ableiten. Beim WILLIAMS-BEUREN-Syndrom (OMIM 194050) handelt es sich um ein contiguous gene syndrome durch interfamiliär relativ einheitliche Mikrodeletion von ca. 1,6 Mb infolge Crossing over weitgehend homologer repititver flankierender Sequenzen. Einbezogen sind neben dem Gen für das Elastin (*ELN*) weitere mindestens 20 Gene. Das Fehlen der Gefäßsymptomatik bei einigen Fällen lässt auf die Bedeutung der dem Elastin benachbarten Gene für die Merkmalsausprägung beim WB-Syndrom schließen.

Krankheitswert
Angeboren. Je nach Ausprägung der Stenose subklinisch bestehend bis zu sehr schwerem Verlauf. Klinische Symptome einer Herzschwäche, teilweise kompliziert durch Pulmonalarterienstenosen (65%) sowie Hypoplasie der Aorta und der Arteria pulmonalis (40%). Herabgesetzte Lebenserwartung, bei einem Drittel der Fälle letal. Symptomatisch beim MARFAN-Syndrom. Typische Kombinationen (20%) von

Aortenstenose, supravalvuläre isolierte

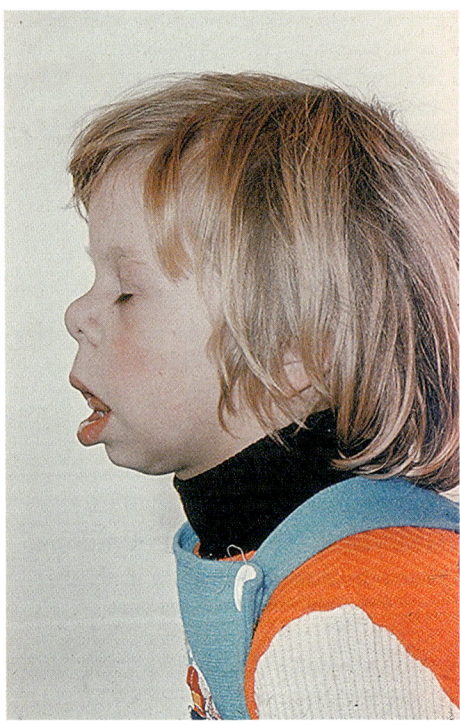

Aortenstenose, supravalvuläre isolierte; WILLIAMS-BEUREN-Syndrom. Typisches Profil durch Mittelgesichtshypoplasie und große Unterlippe. (Ch. Opitz)

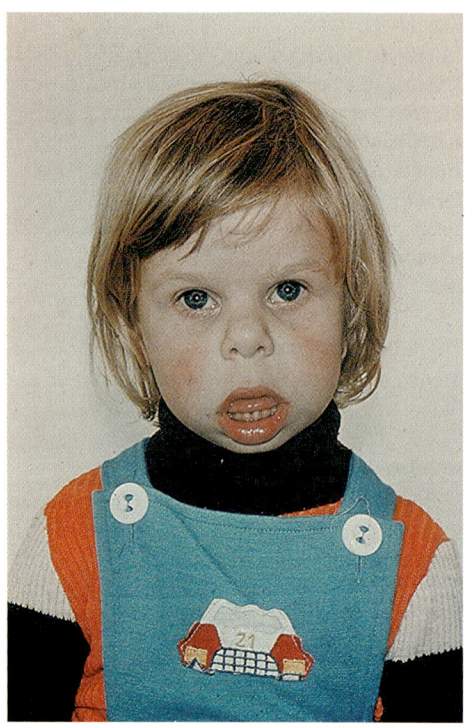

Aortenstenose, supravalvuläre isolierte; WILLIAMS-BEUREN-Syndrom. So genanntes Kobold-Gesicht: Mittelgesichtshypoplasie mit kurzen Lidspalten, vermindertem Augenabstand, breiter Nasenwurzel, aufwärtsgerichteten Naseneingängen. Langes Philtrum, breiter Mund, füllige hängende Unterlippe, volle Wangen. Offener Biss und mangelhafter Mundverschluss durch Vorverlagerung der Zunge. Hypoplastische Zähne. (Ch. Opitz)

Aortenstenose, kraniofazialen Anomalien ("elfin face"), Kleinwuchs, Muskelhypotonie, Inguinalhernien, pränatal verstärkter Hautfaltenbildung, Missgedeihen, Osteosklerosen, Kalkeinlagerungen in verschiedenen Geweben (Hyperkalzämie), Malokklusion, Mikrodontie, eingeschränkter Supination. Ängstlich aber kontaktfreudig, raue Stimme, Empfindlichkeit gegenüber lauten Geräuschen (musikalisch, sehr musikliebend). Geistige Retardation (IQ ca. 50, vermindertes Wahrnehmungsvermögen, verbal sehr gewand) und körperliche Retardation: WILLIAMS-BEUREN-Syndrom, FANCONI-SCHLESINGER-Syndrom.

Häufigkeit und Vorkommen

Inzidenz auf 1:30.000 geschätzt. Über 300 Fälle beschrieben, davon die Hälfte familiär mit Merkmalsträgern in bis zu 5 aufeinanderfolgenden Generationen. Mehrere hundert meist sporadische Fälle sind dem WILLIAMS-BEUREN-Syndrom zuzuordnen. Inzidenz 1:50.000 bis 20.000. Vorkommen in mehreren Generationen und konkordantes Vorkommen bei eineiigen Zwillingen bekannt.

Therapiemöglichkeiten

Symptomatische Behandlung der Herzsymptomatik mit unbefriedigendem Erfolg. In schweren Fällen Angioplastik lebenserhaltend. Bei WILLIAMS-BEUREN-Syndrom psychologische Betreuung und Förderung der musikalischen Begabung wichtig.

Genetik

Autosomal dominanter Erbgang der isolierten supravalvulären Aortenstenose mit herabgesetzter (60%) Penetranz und variabler Expressivität. Bei einem Teil der sporadischen Fälle handelt es sich wahrscheinlich um Neumutationen. Beim WILLIAMS-BEUREN-Syndrom chromosomale Mikrodeletion (ca. 1,6 Mb, Haploinsuffizienz) unter Einbeziehung des Elastin-Gens, Genort 7q11.23 (*ELN*) sowie der Gene für den Replikationsfaktor C (Untereinheit 2, *RFC2*), Syntaxin 1A (*STXA1*), ein Transmembranrezeptorprotein (*FZD3* = *FZD9*), ein Huntingtin-Verbindungsprotein (*HIP1*), einen vermuteten Transkriptionsfaktor (*WBSCR11*), die Phosphoserin-Phosphatase, eine *LIM*-Kinase (*LIMK1*), die für die kognitiven Störungen (visuell-räumlich, Parietallappen betroffen) verantwortlich gemacht wird, wahrscheinlich ein Gen, das sprachliche Fähigkeiten kontrolliert (▶ *Dysphasie*), ein Gen für die intrazelluläre Signaltransduktion sowie eines väterlich imprimierten rezessiven Gens für Größenwachstum und weitere etwa 10 Gene. Keine genetische Beziehung besteht zur isolierten subvalvulären A.

Familienberatung

Diagnostik mit EKG, echokardiographisch und anhand des Elastin-Defektes (Chromosomen-in-situ-Hybridisation mit Elastin-Sonde). Für erbprognostische Einschätzung Erfassung klinisch unauffälliger Merkmalsträger anhand leichter Stenosierung wichtig. Ein hohes Risiko für Verwandte 1. Grades von Patienten besteht nur bei der isolierten supravalvulären Aortenstenose, und zwar wird es empirisch für Geschwister sporadischer Fälle mit 1:4, bei positiver Familienanamnese mit 1:3 und für Kinder von Merkmalsträgern mit 1:2 angegeben. Beim WILLIAMS-BEUREN-Syndrom supravalvuläre Aortenstenose nicht obligat, teilweise nur distale Stenosen der Lungenarterie. Eine charakteristische Fazies mit vollen Wangen und hängender Unterlippe, Sakralfurchen, Iris stellata und überdurchschnittlich lange Daumenendglieder sowie echodichte Nieren (Nephrokalzinose) können als diagnostischer Hinweis dienen (ca. 50% der Fälle). Im Säuglingsalter teilweise Persistieren einer in der Fetalperiode bestehenden Hyperkalzämie. Mit großer inter- bzw. intrafamiliärer Variabilität der Merkmalsausbildung muss gerechnet werden. Differentialdiagnose zum ▶ *NOONAN-Syndrom* und zur ▶ *Hypothyreose* notwendig.

Literatur

Ashkenas, J., WILLIAMS syndrome start making sense. Am.J.Hum.Genet. *59* (1996) 756–761

Curran, M.E., D.L.Atkinson and A.K. Ewart, The elastin gene is disrupted by a translocation associated with supravalvular aortic stenosis. Cell *73* (1993) 159-168.

Francke, U., WILLIAMS-BEUREN syndrome: genes and mechanisms. Hum.Molec.Genet. *8* (1999) 1947–1954.

Mari, A., F.Amati, R.Mingarelli et al., Analysis of the elastin gene in 60 patients with clinical diagnosis of WILLIAMS syndrome. Hum.Genet. *96* (1995) 444-448.

Lenhoff, H.M., P.P.Wang, F.Freenberg and U.Bellugi, WILLIAMS syndrome and the brain. Scient. Amer. (1997) 42–47.

Monaco, A.P., Human genetics: Dissecting WILLIAMS syndrome. Curr.Biol. *6* (1996) 196–197.

Morris, C.A. and J.C.Carey, Three diagnostic signs in WILLIAMS syndrome. Am.J.Med.Genet. *6*/Suppl. (1990) 100–101.

Olson,T.M., V.V.Michels, N.M.Lindor et al., Autosomal dominant supravalvular aortic stenosis: localization to chromosome 7. Hum.Molec.Genet. *2* (1993) 869–873.

Osborne L.R., T.Campbel, A.Daradlich et al., Identification of a putative transcription factor gene (*WBSCR11*) that is commonly deleted in WILLIAMS-BEUREN syndrome. Genomic *57* (1999) 279–284.

Tassabehji, M., K.Metcalfe, D.Donnai et al., Elastin. Genomic structure and point mutations in patients with supravalvular aortic stenosis. Hum.Molec. Genet. *6* (1997) 1029–1036.

Urban, Z., S.Riazi, T.L.Seidl et al., Connection between elastin haploinsufficiency and increased cell proliferation in patients with supravalvular aortic stenosis and WILLIAMS-BEUREN-syndrome. Am.J. Hum.Genet. *71* (2002) 30–44.

Wedemeyer, N., R.Peoples, H.Himmelbauer et al., Localization of the human *HIP1* gene close to the elastin (*ELN*) locus on 7q11.23. Genomics *46* (1997) 313–315.

Wu, Y-Q, B.A.Bejjani, L.-C.Tsui et al., Refinement of the genomic structure of *STX1A* and mutation analysis in nondeletion WILLIAMS sndrome patients. Am.J.Med.Genet. *109* (2002) 121–124.

OMIM 185500, 194050

APECED

▶ Endokrinopathie, juvenile familiäre

APERT-Syndrom
▶ Akrozephalosyndaktylie

APERT-CROUZON-Syndrom
▶ Akrozephalosyndaktylie

Aphalangie
▶ Ektrodaktylie

Aplasia cutis congenita

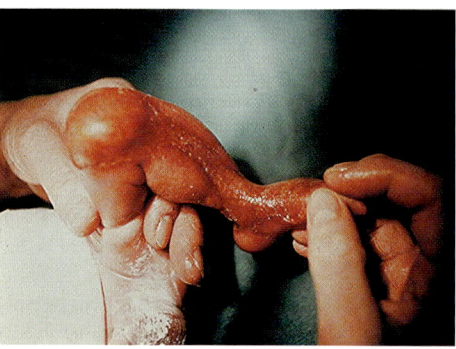

Aplasia cutis congenita. Großer streifenförmiger Hautdefekt an der Vorderseite von Unterschenkel und Fuß (Neugeborenes). (W. Küster)

Angeborener Ektodermdefekt unterschiedlicher Ätiologie.
Der der genetisch bedingten A.c.c. zugrunde liegende Defekt ist unklar. Bei einem Teil der Fälle Disruptionssequenz oder Restzustand intrauteriner epidermaler Blasen vermutet.

Krankheitswert
Umschriebene Hautdefekte unterschiedlichen Ausmaßes, z.T. mit Beteiligung des darunterliegenden Knochens. Meist im Bereich der Mittellinie oder symmetrisch am Kopf (Typ I), seltener (5–10%) an den Extremitäten oder am Stamm (Typ II), an Kopf und Extremitäten (Typ III), oder mit Epidermolysis bullosa kombiniert (Typ IV). Häufig im Rahmen von Fehlbildungskomplexen. Komplettes Fehlen der Haut und des Unterhautgewebes wahrscheinlich eigenständiger Ätiopathogenese bisher von einem nicht lebensfähigen Neugeborenen mit Choanalatresie, Anus imperforatus Lungen- und anderen Dysplasien beschrieben.

Therapiemöglichkeiten
Selbstheilungstendenz durch Vernarbung. Eventuell plastische Deckung zur Vermeidung von Blutungen und Meningitiden ratsam.

Häufigkeit und Vorkommen
Seit Erstbeschreibung 1767 über 500 Fälle beschrieben. Meist sporadisch, jedoch auch Geschwisterschaften und einzelne Sippen mit Merkmalsträgern in mehreren aufeinanderfolgenden Generationen bekannt. Vom ADAMS-OLIVER-Syndrom seit Erstbeschreibung 1945 über 90 sporadische und Geschwisterfälle sowie Fälle in aufeinanderfolgenden Generationen publiziert.

Genetik
Heterogen. Zum großen Teil wahrscheinlich intrauterin durch lokale Infarkte im Sinne einer Disruptionssequenz bedingt. Intauterin exogen bedingt durch Virusinfektionen oder Methimazol? Überzufallsgemäß häufig bei ▶ PÄTAU-Syndrom und WOLF-Syndrom (▶ *Deletions-Syndrome des kurzen Armes eines Chromosoms Nr. 4*). Isolierte A.c.c. auf der Mittellinie des Kopfes autosomal dominant (OMIM 107600). Die Art des familiären Vorkommens spricht außerdem in vereinzelten Sippen für autosomal rezessiven Erbgang (OMIM 207700). Kombination mit Fehlbildungen autosomal dominant mit variabler, intrafamiliär aber relativ konstanter Expressivität: A.c.c. mit transversalen Extremitätendefekten wahrscheinlich auf der Grundlage verschiedener vaskulärer Komplikationen: Aphalangie, Syndaktylie, Hemimelie der unteren Extremitäten, vaskuläre Komplikationen, ADAMS-OLIVER-Syndrom (OMIM 100300); zusätzlich mit ZNS-Anomalien, Cutis marmorata und dilatierten Kopfvenen, autosomal rezessiv? (OMIM 219250); A.c.c. mit Epibulbärdermoiden, Blasenexstrophie und Pigmentierungsstörungen, im Verlaufe des Kindesalters Entstehung von Riesenzellgranulomen und Fibromen, bisher 8 Fälle bekannt, Okulo-Ektodermales Syndrom (OMIM 600268); A.c.c. mit Pylorusstenose, CARMI-Syndrom (OMIM 226730), sowie A.c.c. mit Augenanomalien, autosomal rezes-

siv? (OMIM 226730); s.a. ▶ *Peromelie*; ▶ *A.c.c. mit Polydaktylie* oder ▶ *Spalthand* (OMIM 181250). A.c.c. mit Epidermolysis bullosa mit oder ohne Pylorus- oder Ösophagusatresie s. ▶ *E.b. mit Pylorusatresie*, s.a. ▶ *E.b. dystrophica* BART (3.4.) und ▶ *E.b. des Neugeborenen*; ▶ JOHANSEN-BLIZZARD-*Syndrom*; ▶ SETLEIS-*Syndrom*; ▶ *Foramina parietalia permagna. Typ I*; ▶ FINLEY-*Syndrom*.

Familienberatung

Ausschluss exogener Ursachen notwendig. Bei stummer Familienanamnese kann das Risiko für Verwandte 1. Grades als gering angesehen werden. Liegen noch andere Auffälligkeiten vor, muss auf Mikrosymptome bei Verwandten untersucht und ein autosomal rezessiver Erbgang in Betracht gezogen werden. Die Beratung in familiären Fällen richtet sich nach der Schwere des Defektes. Beim ADAMS-OLIVER-Syndrom häufig nur Teilsymptome bei Geschwistern.

Literatur

Bamforth, J.S., P.Kaurah, J.Byrne and P.Ferreira, ADAMS-OLIVER syndrome: A family with extreme variability in clinical expression. Am.J.Med.Genet. *49* (1994) 393–396.

Elliott, A.M. and A.S.Teebi, Further examples of autosomal dominant transmission of nonsyndromic aplasia cutis congenita. Am.J.Med.Genet. *73* (1997) 495–496.

Fullana, F., M.Gonzáles, M.Nó and V.Gonzáles-Mestre, Aplasia cutis congenita of the scalp in five successive generations of one family. Plast.Reconstr.Surg. *95* (1995) 214–315.

Park, M.-S., S.-H.Hahn, Ch.-H.Hong et al., Extensive form of aplasia cutis congenita: a new syndrome?. J.Med.Genet. *35* (1998) 609–911.

Pereira-da-Silva, L., F.Leal, G.Cassiano Santos et al., Clinical evidence of vascular abnormalities at birth in ADAM-OLIVER syndrome: Report of two further cases. Am.J.Med.Genet. *94* (2000) 75–76.

Sybert, V.P., Aplasia cutis congenita: A report of 12 new families and review of the literature. Pediat. Derm. *3* (1985) 1–14.

Toriello, H.V., Y.Lacassie, P.Droste and J.V.Higgins, Provisionally unique syndrome of ocular and ectodermal defects in two unrelated boys. Am.J.Med.Genet. *45* (1993) 764–766.

Ünay, B., S.Ü.Sarici, D.Gül et al., ADAMS-OLIVER syndrome: further evidence for autosomal recessive inheritance. Clin.Dysmorphol. *10* (2001) 223–225.

OMIM 100300, 107600, 181250, 207700, 219250

Apoplex

Eine der häufigsten Ursachen für Altersdemenz, Erkrankungswahrscheinlichkeit von 1:5 bis 1:4 bei über 50jährigen in den Industrieländern mit der dritten Stelle in Todesursachenstatistiken. Androtropie.
Apoplex im Zusammenhang mit hämorrhagischen oder ischämischen Grundkrankheiten ▶ *Arteriopathie mit subcorticaler Multiinfarkt-Demenz (CADASIL)*; ▶ MELAS; ▶ OSLER-*Syndrom*; ▶ *Amyloidosen (Typ VI)*; ▶ *Faktor-V-Mangel*, ▶ EHLERS-DANLOS-*Syndrom (Typ IV)*; ▶ *Zystennieren (Erwachsenen-Typ)*; ▶ MARFAN-*Syndrom*; ▶ *Angiomatose, neurokutane*; ▶ *Hyperlipoproteinämie*. Die Ursachen sind heterogen, außer den sekundären und syndromatischen Formen wird die Wirkung von Suszeptibilitätsgenen vermutet, z.B. *STRK1* mit Genort 5q12 in der Isländischen Population.

Literatur

Gretarsdottir, S., S.Sveinbjörnsdottir, H.H.Jonsson et al., Localization of a susceptibility gene for common forms of stroke to 5q12. Am.J.Genet. *70* (2002) 593–603.

Günel, M. and R.P.Lifton, Counting strokes. Nature Genet. *13* (1996) 384–385.

Pullicino, P., S.Greenberg and M.Trevisan, Genetic stroke risk factors. Curr.Opin.Neurol. *10* (1997) 58–63.

APPELT-GERKEN-LENZ-Syndrom
▶ Pseudothalidomid-Syndrom

Apple-Peel-Intestinale Atresie
▶ Darmatresien

Apraxie, okulomotorische,
COGAN-Syndrom II

Störung der willkürlichen horizontalen Augenbewegung auf unklarer genetischer Grundlage.

Apraxie, okulomotorische

Der isolierten okulomotorischen Apraxie liegt wahrscheinlich ein umschriebener Hirndefekt unklarer Pathogenese zugrunde. Bei einer Form der okulären Apraxie mit Ataxie (AOA1) besteht eine Defizienz eines ubiquitär exprimierten Einzelstrang-Reparatur-Enzyms Aprataxin.

Krankheitswert

Erstmanifestation in den ersten Lebensjahren. Unfähigkeit, horizontale willkürliche und Fixierungsbewegungen des Auges auszuführen. Sekundär Schleuderbewegungen, unsicherer Gang, Leseschwierigkeiten und statomotorische Retardation bei normaler Intelligenz. Davon abgesehen keine Beeinträchtigungen. Nur ausnahmsweise andere Bewegungsstörungen (Nystagmus, leichte Ataxien). Im Erwachsenenalter z.T. Besserung bis Normalisierung. Symptomatisch bei einem Typ des ▶ GAUCHER-*Syndroms* (Typ Norrbotten) und beim WIEACKER-WOLFF-Syndrom (OMIM 314580) mit Einbeziehung des Gesichts- und Zungenbereiches und angeborener, langsam progredienter distaler Muskelatrophie, und Kontrakturen an den Füßen, progredient, später auch an anderen Gelenken sowie progrediente Oligophrenie und Dysarthrie. Frühmanifeste Ataxie mit Okulomotorischer Apraxie sowie axonale Neuropathie und Choreoathetose AOA1 zusätzlich mit Hypoalbuminämie und Hypercholesterolämie von mehreren portugiesischen und japanischen (Early-Onset Cerebellar Ataxia-Hypoalbuminemia, EOCA-HA) Sippen bekannt.

Therapiemöglichkeiten

Unbekannt.

Häufigkeit und Vorkommen

Seit Erstbeschreibung 1952 mehr als 50 Fälle bekannt, darunter mindestens 8 Sippen mit mehreren Merkmalsträgern in einer oder zwei Generationen. Androtropie. AOA seit Erstbeschreibung 1988 vor allem in Inzuchtgebieten in Portugal, EOCA-HA in Japan.

Genetik

Aufgrund von Geschwisterfällen und konkordanten Zwillingen bei Konsanguinität der Eltern kann ein autosomal rezessiver Erbgang angenommen werden. Ataxie mit okulomotorischer Apraxie und Choreoathetose (OMIM 208920) autosomal rezessiv. Genorte: 9p13 (*AOA1, EOCA-HA*, Zinkfinger-Protein Aprataxin); 9q34 (*AOA2*). WIEACKER-WOLFF-Syndrom (bisher eine Sippe) X-chromosomal bedingt. Genort Xp11.3-q13.

Familienberatung

Nachweis aufgrund der plötzlichen, vom Gegenstand sich abwendenden Kopfbewegung beim Fixierungsversuch. Familienanamnestische Erhebungen bei der isolierten Form müssen eine Normalisierungstendenz im Erwachsenenalter berücksichtigen, so dass Merkmalsträger retrospektiv nicht mit Sicherheit ausgeschlossen werden können. Differentialdiagnose zu erworbenen (Hirnläsionen, nicht isoliert) und syndromatischen Formen, besonders bei AOA („Ataxia-Teleangiektasia like syndrome") und zum ▶ LOUIS-BAR-*Syndrom* anhand fehlender Chromosomenbrüche und Immuninsuffizienz sowie anderer extraneurologischer Symptome notwendig.

Literatur

Hannan, M.A., D.Sigut, M. Waghray and G.G.Gascon, Ataxia-ocular motor apraxia syndrome: an investigation of cellular radiosensitivity of patients and their families. J.Clin.Genet. *31* (1994) 953–956.

Kloos, D.-U., S.Jakubiczka, T.Wienker, G.Wolff and P.Wieacker, Localization of the gene for WIEACKER-WOLFF syndrome in the pericentromeric region of the X chromosome. Hum.Genet. *100* (1997) 426–430.

Németh, A.H., E.Buchova, E.Dunne et al., Autosomal recessive cerebellar ataxia with oculomotor apraxia (ataxia-telangiectasia like syndrome) is linked to chromosome 9q34. Am.J.Hum.Genet. *67* (2000) 1320–1326.

Moreira, M.-C., C.Barbot, N.Tachi et al. Homozygosity mapping of Portuguese and Japanese forms of ataxia-oculomotor apraxia to 9p13, and evidence for genetic heterogeneity. Am.J.Hum.Genet. *68* (2001) 501–508.

Moreira, M.-C., C.Barbot, N.Tachi et al., The gene mutated in ataxia-ocular apraxia 1 encodes the new HIT/Zn-finger protein aprataxin. Nature Genet. *29* (2001) 189–192.

Zee, S., R.D.Yee, and H.S.Singer, Congenital ocular motor apraxia. Brain *100* (1977) 581–599.

OMIM 208920, 257550, 314580

Aprosenzephalie
▶ Neuralrohrdefekte;
▶ XK-Syndrom

Aptyalismus
▶ Speicheldrüsenerkrankungen

Aquäduktstenose
▶ Hydrozephalus

Arachnodaktylie
▶ Achard-Syndrom

Arachnodaktylie mit Kontrakturen
▶ Beals-Hecht-Syndrom

ARC-Syndrom
▶ Arthrogryposis multiplex congenita

Argininämie
▶ Hyperargininämie

Argininbernsteinsäure-Syndrom

Genetisch bedingter Enzymdefekt auf der Grundlage einer Genmutation.
Der Gendefekt manifestiert sich in einem Mangel an Argininsuccinase (Argininsuccinat-Lyase) in Leber, Nieren, anderen Organen und in Erythrozyten. Dadurch erfolgt kein Abbau der Argininbernsteinsäure zu Arginin und Fumarsäure (vorletzter Schritt im Krebs-Zyklus). Ob die klinische Symptomatik durch Ansammlung von Argininbernsteinsäure (schwere Hyperammonämie) und ihrer Metaboliten (Citrullin, Glutamin, Glutaminsäure, Alanin) in den Körperflüssigkeiten und Organen oder durch Argininmangel im Gehirn bedingt ist, kann noch nicht entschieden werden. Die Haarwuchsstörung lässt sich durch Mangel an Arginin erklären, da es normalerweise zu fast 10% im Keratin enthalten ist.

Krankheitswert
Manifestation der Krankheit einige Tage bis Monate nach Geburt häufig unter dem Bild einer Septikämie. Trinkschwäche, Lethargie, präorbitale Ödeme, Hepatomegalie, Ataxie, Krampfanfälle, Haardystrophie (Trichorrhexis nodosa, Alopecia areata). Psychomotorische Retardation, Oligophrenie. Bei Heterozygoten Neigung zu Migräne-Anfällen durch hohe Blutammoniak-Konzentration.

Therapiemöglichkeiten
Diätetische Behandlung mit proteinarmer, Arginin-angereicherter Kost erfolgreich. Austauschtransfusionen.

Häufigkeit und Vorkommen
Seit Erstbeschreibung 1958 über 30 Fälle bekannt.

Genetik
Autosomal rezessiver Erbgang. Genort 7cen-q11.2 (*ASL*), Allelie zwischen Argininsuccinase und Argininsuccinat-Lyase noch unklar. Intrafamiliär konstant unterschiedlich schwere Formen (neonatal maligne, spätmanifest chronisch) auf der Grundlage verschiedener Allele.

Familienberatung
Verdachtsdiagnose aufgrund einer Hyperammonämie sowie der Haar- und Nageldystrophie. Frühdiagnose durch Argininbernsteinsäure-Bestimmung im Urin. Heterozygoten-Nachweis anhand einer intermediären Argininsuccinase-Aktivität in Erythrozyten und Fibroblasten und einer erhöhten Argininbernsteinsäure-Ausscheidung im Urin möglich. Pränatale Diagnose durch Bestimmung der Argininsuccinase-Aktivität (Mikromethode mit ^{14}C-Citrullin) in Chorionbioptaten und kultivierten Fruchtwasserzellen sowie durch chromatografische Argininbernsteinsäure-Bestimmung im Fruchtwasser.

Arginin: Glycin-Amidintransferase-Mangel

Literatur
Pijpers, L., W.J.Kleijer, A.Reuss et al., Transabdominal chorionic villus sampling in a multiple pregnancy at risk of argininosuccinic aciduria: a case report. Am.J.Med.Genet. *36* (1990) 449–450

Simard, L., W.E.O'Brien and R.R.McInnes, Argininosuccinate lyase deficiency: Evidence for heterogeneous structural gene mutations by immunoblotting. Am.J.Hum.Genet. *39* (1986) 38–51.

OMIM 207900

Arginin: Glycin-Amidintransferase-Mangel

Seit Erstbeschreibung 1996 von wenigen sporadischen und Geschwisterfällen bekannter Defekt des Creatin-Metabolismus. Die aus dem Creatin-Mangel resultierende Energie-Defizienz betrifft vor allem das ZNS und die Muskulatur mit Epilepsie, geistiger Retardation, Muskelschwäche und extrapyramidalen Symptomen. Durch orale Creatin-Substitution erfolgreich therapierbar. Nachweis enzymatisch in Fibroblasten und Leukozyten. Erbgang autosomal rezessiv. Genort 15q15.3.

Literatur
Item, C.B., S.Stöckler-Ipsiroglu, C.Stromberger et al., Arginin:glycin amidinotransferase deficiency: the third inborn error of creatine metabolism in humans. Am.J.Hum.Genet. *69* (2001) 1127–1133.

OMIM 602360

Arhinenzephalie
▶ Holoprosenzephalie

Arhinie
▶ Fronto-Nasale Dysplasie

Arnold-Chiarische Fehlbildung
▶ Hydrozephalus

Aromatase-Mangel
▶ Adrenogenitale Syndrome

Arterial Tortuosity
▶ Aneurysmen durch Arterienschwäche

Arterienverkalkung, infantile,
idiopathische Atherosklerosis

Angeborene kardiovaskuläre Verkalkung auf der Grundlage einer Genmutation.
Der Basisdefekt wird in den Elastinfibrillen vermutet. Die biochemischen Beziehungen zur ▶ supravalvulären Aortenstenose bzw. zum Williams-Beuren-Syndrom sind unklar. Sekundär kommt es zur Verkalkung (eisenhaltiges Ca-Hydroxyapatit) aller großen und mittleren Arterien, Zerstörung aller Schichten und Obliteration des Lumens durch Proliferation der Intima, woraus sich die klinische Symptomatik ableitet.

Krankheitswert
Angeboren. Anfälle. Neigung zu Myokardinfarkten sowie lebensbedrohlichen renalen (Bluthochdruck) und zentralnervösen Komplikationen bereits in den ersten Lebensmonaten. Lebenserwartung ohne Therapie nur wenige Tage bis Monate. Spontanremission beschrieben.

Therapiemöglichkeiten
Gaben von Diphosphonaten führen bei den meisten Fällen zur klinischen Normalisierung.

Häufigkeit und Vorkommen
Seit Erstbeschreibung 1901 über 80 sporadische und Geschwisterfälle bekannt.

Genetik
Autosomal rezessiver Erbgang wird angenommen.

Familienberatung
Frühdiagnose während der ersten Lebenstage vor Einsetzen irreversiber Herzfehler im Hinblick auf sofortige Therapie wichtig. Infolge der Seltenheit häufig nicht intra vitam erkannt.

Diagnose röntgenologisch und ultrasonographisch anhand der kalzifizierten Arterien in den Extremitäten möglich. Pränatal echokardiographisch und an Ergüssen sowie der Verkalkung großer Arterien sichtbar. Siehe auch ▶ *Enzephalopathie mit zerebralen Verkalkungen* und ▶ *Leukodystrophie*.

Literatur
Stuart, G., C.Wren and H. Bain, Idiopathic infantile arterial calcification in two siblings: failure of treatment with diphosphonate. Brit.Heart J. *64* (1989) 156–159.

Van Dyck, M., W.Proesmans, E.Van Hollebekeet et al., Idiopathic infantile arterial calcification with cardiac, renal and central nervous system involvement. Eur.J.Pediatr. *148* (1989) 374–377.

OMIM 208000

Arteriopathie mit subcorticaler Multiinfarkt-Demenz und Leukenzephalopathie,
Multiinfarkt-Demenz, Enzephalopathie, vasculäre, chronisch-familiäre, Cerebrale autosomal dominante Arteriopathie mit subcortikalen Infarkten und Leukenzephalopathie (CADASIL), Präsenile Demenz mit spastischer Paralyse

Genetisch bedingte vaskuläre Systemerkrankung auf der Grundlage einer Genmutation. Der Basisdefekt für die rezidivierenden kleinen, meist subkortikalen Infarkte und die granuläre Degeneration (glatte Gefäßmuskulatur) kleiner, vorwiegend Hirnarterien wird im Versagen der Rezeptorfunktion eines NOTCH-Signalransduktions-Systems (NOTCH3-Rezeptor) vermutet.

Therapiemöglichkeiten
Unbekannt.

Krankheitswert
Erstmanifestation meistens im 5. oder 6. Lebensjahrzehnt. Lokale Ischämie mit vorübergehenden Ausfallserscheinungen wie Kopfschmerz, Paresen, Parästhesien, Gesichtsfeldausfälle, Pseudobulbärparalyse und Neigung zu Apoplexie und Verhaltensstörungen. Progredienz zu Demenz und schwerer neurologischer Symptomatik kommt vor.

Häufigkeit und Vorkommen
Nach dem ALZHEIMER-Syndrom wahrscheinlich häufigste Altersdemenz. Große Sippen beschrieben.

Genetik
Autosomal dominanter Erbgang. Genort 19p12 (*NOTCH3*). Ein Teil der Fälle mit familiärer hemiplegischer Migräne gehört wahrscheinlich hierher, da beide Erkrankungen altersabhängig gemeinsam in einer Sippe vorkommen können und das Gen bei beiden in 19p12 lokalisiert wurde.

Familienberatung
Diagnose durch bildgebende Verfahren: Diffuse subkortikale Veränderungen oder anhand elektronenmikroskopisch sichtbarer Gefäßveränderungen im Hautbioptat. Differentialdiagnose zu einer klinisch ähnlichen, früher manifesten und schwereren rezessiven Form mit unklarem Basisdefekt wichtig: CARASIL.

Literatur
Bermann, M., M.Ebke, Y.Yuan et al., Cerebral autosomal dominant arteriopathy with subcortical infarcts and leukoencephalopathy (CADASIL): A morphological study of a German family. Acta Neuropathol. *92* (1996) 341–350.

Clair, D.St., J.Bolt, St.Morris and D.Doyle, Hereditary multi-infarct dementia unlinked to chromosome 19q12 in a large Scottish pedigree: evidence of probable locus heterogeneity. J.Med.Genet. *32* (1995) 57–60.

De Lange, R.P.J., J.Bolt, E.Reid et al., Screening British CADASIL families for mutations in the *NOTCH3* gene. J.Med.Genet. *37* (2000) 224–225.

Ducros, A., T.Nagy, S.Alamowitch et al., Cerebral autosomal dominant arteriopathy with subcortical infarcts and leukoencephalopathy, genetic homogeneity, and mapping of the locus within a 2-cM interval. Am.J.Hum.Genet. *58* (1996) 171–181.

Hutchinson, M., J.O'Riordan, M.Javed et al., Familial hemiplegic migraine and autosomal dominant arteriopathy with leukoencephalopathy (CADASIL). Ann.Neurol. *38* (1995) 817–824.

Joutel, A., C.Corpechot, A.Ducros et al., NOTCH3 mutations in CADASIL, a hereditary adult-onset condition causing stroke and dementia. Nature *383* (1996) 707–710.

Arteriosklerose

Ruchoux, M.-M. and C.-A.Maurage, CADASIL: Cerebral autosomal dominant arteriopathy with subcortical infarcts and leukoencephalopathy. J.Neuropathol.Exp.Neurol. *56* (1997) 947–964.

Tournier Lasserve, E., A.Joutel, J.Melki et al., Cerebral autosomal dominant arteriopathy with subcortical infarcts and leucencephalopathy maps to chromosome 19q12. Nature Genet. *3* (1993) 256–295.

OMIM 125310

Arteriosklerose
▶ Koronarsklerose

Arthritis, pyogene sterile
▶ PAPA

Arthritis urica
▶ Gicht

Arthrochalasis multiplex congenita
▶ Gelenke-Schlaffheit

Arthro-Dento-Osteo-Dysplasie
▶ Akroosteolyse, neurogene

Arthrogryposis multiplex congenita,
Arthrogryposis-Sequenz, GUERIN-STERN-Syndrom

Syndromatische, angeborene, nicht progrediente, vorwiegend weichteilbedingte Gelenkekontrakturen verschiedener Körperpartien unterschiedlicher Ätiologie. Es handelt sich um keine ätiopathogenetische Einheit, sondern lediglich um eine anhand der multiplen angeborenen gleichartigen Kontrakturen zusammengefasste Gruppe von Sequenzen.

Die weichteilbedingte Funktionslosigkeit von Gelenken einschließlich entsprechender Kontrakturen kann beruhen auf fetalen Anomalien des Kapsel- und Bindegewebsapparates, myopathisch, neuropathisch oder intrauterin-exogen bedingter Bewegungsarmut (durch Virusinfektion?, intrauterine mechanische Behinderungen, z.B. nach misslungener Intervention Fruchtwasserverlust, Verletzung von Gefäßen und Leitungsbahnen), embryotoxischen Medikamenten (Misoprostol?) oder der Wirkung mütterlicher Autoantikörper gegen einen fetalen Azetylcholin-Rezeptor (▶ *Myasthenien*). Basisdefekte für die einzelnen Typen der isolierten A.m.c. bzw. der Gelenkekontrakturen als Teilsymptom komplexer Syndrome sind nur z.T. bekannt. Die Klassifikation erfolgt nach der Pathogenese, der Art der betroffenen Gelenke sowie nach den Begleitsymptomen.

Krankheitswert

Die vorgeburtliche und angeborene Bewegungslosigkeit führt sekundär zu weiteren Dysmorphien.

1. Neurogene A.m.c., Neuroarthromyodysplasie: Oligomotorische Neuropathie. Das pathologische Substrat sind die spinalen Vorderhornzellen. Vorwiegend Knie und Ellenbogen betroffen. Bei schweren Formen Atemmuskulatur beteiligt, Hypotonie, Mikrogenie, Skoliose, Tod häufig bereits perinatal infolge von Dyspnoe. OMIM 208100, 301830. Abzutrennen ist eine neurogene A.m.c. bei ▶ *spinaler Muskelatrophie*.

2. A.c. mit Lungenhypoplasie, PENA-SHOKEIR-Syndrom I, Pseudo-Trisomie-18-Syndrom, Fetale Akinesie-Sequenz (OMIM 208150): Multiple Ankylosen, Kamptodaktylie, faziale Anomalien, Lungenhypoplasie. Fakultativ Herz mit betroffen, Pterygien. Hydramnion, kurze Nabelschnur. Schwer behinderte oder nicht lebensfähige Neugeborene. Bei Überleben der ersten Lebensjahre normale geistige Entwicklung möglich, Makrozephalus, keine Anomalien der Hirnstruktur, durch Antiazetylcholinrezeptor-Antikörper der Mutter bedingt? Eine perinatal letale Form (HERVA) mit pränatal progredienter Neuropathie, Hydrops, dünnen Röhrenknochen und Rippen, sowie Dislokation in Hüft- und Kniegelenken von mehreren Geschwisterschaften in Finnland beschrieben (OMIM 253310). Siehe auch MARDEN-WALKER-Syndrom; Osteokraniosynostose; Myasthenien.

3. Kuskokwim-Syndrom: Vor allem Knie- und Fußgelenke betroffen. OMIM 208200.
4. Amyeloplastische neurogene (spinale Vorderhornzellen), periphere ("klassische") A.m.c.: Multiple Gelenkbeteiligung, Innenrotation der Schultern, Extension der Ellenbogen, Flexionsstellung der Handgelenke, Klumpfuß. Kraniofaziale Auffälligkeiten, rundes Gesicht, Kieferhypoplasie, Hämangiome. Lungenhypoplasie. Bei über 60% der Fälle sind alle vier Extremitäten betroffen. Überzufällig häufig mit Gastroschisis, Darm- und Bauchmuskelatresien sowie monozygoter Zwillingsschwangerschaft (diskordant). OMIM 108110.
5. Distale A.m.c. (DA): Vorwiegend Sehnen im Bereich der distalen Extremitätengelenke betroffen, ohne primäres neurologisches und/oder muskuläres Substrat. Relativ gut auf physiotherapeutische Maßnahmen ansprechend. Bis auf Typ DA1 (Typ I) mit zusätzlichen Symptomen (Typ II), die aber, nicht immer der angegebenen Klassifikation nach HALL folgend, auch gemeinsam innerhalb einer Sippe oder bei einem Patienten auftreten können. Diagnostisch wichtig sind neben der typischen Ulnardeviation und Kamptodaktylie der Finger fehlende oder hypoplastische Interphalangealfurchen.
   - DA1, Typ I: Bei Geburt fest geballte Faust mit typischer, der beim EDWARDS-Syndrom ähnlicher Fingerhaltung, auffälliger Handfurchenverlauf. Klumpfuß. Keine weiteren Symptome. Inzidenz 1:50.000 bis 1:10.000. Ein Genort 9p1-q2. OMIM 108120, 301830.
   - DA2: Ulnardeviation der Finger und Kamptodaktylie (Windmühlenflügelstellung). Fußstellunganomalien. Hüften, Knie, Ellenbogen und Schultern seltener betroffen. Hypomimie, kurzer Hals (▶ FREEMAN-SHELDON-Syndrom). OMIM 193700.
   - DA2A schwere Formen mit multipler Gelenkbeteiligung und Kalkablagerungen in Muskeln und ZNS (OMIM 208110, 208155), s.a. Arterienverkalkung, infantile.
   - DA2B mit milderer Symptomatik.
   - DA3, Typ II: AASE-SMITH-Syndrom, GORDON-Syndrom, MOLDENHAUER-GORDON-Syndrom (NIELSEN-Syndrom). Typ IIA: Klumpfuß, Kamptodaktylie, Kleinwuchs, Gaumenspalte. Typ IIB: Kleinwuchs, kurzer Hals, Ptosis, Hypomimie, Augenanomalien, glatte Finger mit Aplasie der Beugefurchen. OMIM 108140, 114300.
   - DA4: ▶ Nichtvertebrogene Skoliose
   - DA5: Mit Ophthalmoplegie und Ptose. OMIM 108145.
   - DA6: Mit sensorineuralem Hörverlust OMIM 108200.
   - DA7: Mit ▶ Trismus, ▶ Trismus-Pseudokamptodaktylie-Syndrom, HECHT-Syndrom. Pseudokamptodaktylie und Debilität. OMIM 158300
   - DA8: ▶ Pterygium-Syndrom, multiples. OMIM 178110.
   - DA9: Arachnodaktylie, angeborene, kontrakturale. OMIM 121050, ▶ BEALS-HECHT-Syndrom.
6. Myogene A.m.c.: Bei allen pränatal manifesten Muskeldystrophien möglich. Typ TORIELLO-BAUSERMAN: Dünnes Skelett mit durchscheinenden Rippen, Hydramnion und Hydrops. Weitere Fehlbildungen.
7. Arthrogryposis multiplex congenita mit Kontrakturen und postnatal manifester Osteogenesis imperfecta (BRUCK-Syndrom, OMIM 259450). Intelligenz normal, Kyphoskoliose und schwerste Behinderungen infolge der Knochenbrüche.
8. Arthrogryposis multiplex congenita mit Dermopathie: Dünne, durchscheinende, rissige Haut, Knochendysplasie, große Fontanellen, typische Fazies. Totgeburten. Autosomal rezessiv (▶ Dermopathie, restrictive).

Weitere Symptomenkombinationen mit unterschiedlichen Erbgängen sind in einzelnen Sippen beschrieben. Kombination mit Ikterus und Nierendysplasie ▶ Nephronophthise FANCONI. Kombination von A. mit ektodermaler Dysplasie wahrscheinlich autosomal rezessiv bedingt, wenige sporadische Fälle beschrieben: ALVES-Syndrom, Tricho-Okulo-Dermo-Vertebrale Dysplasie.

Therapiemöglichkeiten
Chirurgische Korrekturen sowie orthopädische und physiotherapeutische Maßnahmen mit vom Typ abhängigem, unterschiedlichem Erfolg.

Häufigkeit und Vorkommen
1. Vorwiegend Geschwisterfälle beschrieben.

Arthrogryposis multiplex congenita

2. Etwa 60 Geschwister- und sporadische Fälle bekannt, Inzidenz etwa 1:12.000. Typ (HERVA) mit über 40 Fällen endemisch in Finnland.
3. Endemisch bei Eskimos des Kuskokwim-Deltas.
4. Nur sporadische Fälle bekannt.
5. Von den einzelnen Typen jeweils mehrere sporadische und familiäre Fälle beschrieben.
6. Bisher nur wenige sporadische und Geschwisterfälle beschrieben.
7. Seit Erstbeschreibung 1897 nur 8 sporadische Fälle bekannt.
8. Etwa 30 sporadische und Geschwisterfälle bekannt.

Genetik

1. Heterogen. Meistens autosomal rezessiver, in einigen Sippen X-chromosomaler Erbgang. Genorte: 5qter (endemisch bei Arabern in Israel); Xp11.3-q11.2; bei Assoziation mit ▶ *spinaler Muskelatrophie* wahrscheinlich Allelie zu letzterer im Survival-Motor-Neuron-Gen (*SMN*) in 5q13.
2. Aufgrund von Geschwisterfällen autosomal rezessiver Erbgang vermutet, wahrscheinlich aber meistens durch klinisch relevante oder präsymptomatische Myasthenia gravis der Mutter (▶ *Myasthenien*, Antiacetylcholinrezeptoren-Antikörper) bedingt.
3. Autosomal rezessiver Erbgang.
4. Keine genetische Ursache bekannt.
5. Jeweils autosomal rezessiver oder dominanter Erbgang mit variabler Expressivität und verminderter Penetranz. Genorte: 11p15.5 (DA2B), 9p12-q12 (DAB1), Allelie mit DA2A? Eine von mindestens drei Sippen beschriebene Kombination von Windmühlenflügelstellung der Finger, adduziertem Daumen und Tintenlöscherfüßen (Digito-Talare Dysmorphie, OMIM 126050) autosomal dominant bedingt.
6. Meist entsprechend der Grunderkrankung autosomal rezessiver oder X-chromosomaler Erbgang. Schwere letale X-chromosomale A. ▶ *Muskelatrophie, spinale infantile progressive*.
7. und 8. Jeweils autosomal rezessiv.

Syndromatisch beim ARC-Syndrom (Arthrogrypose, **R**enale tubuläre Azidose, **C**holestase sowie Fieberanfälle, Diarrhoe, abnorme Thrombozyten-Morphologie und Missgedeihen), autosomal rezessiv in Pakistanischen Inzuchtfamilien.

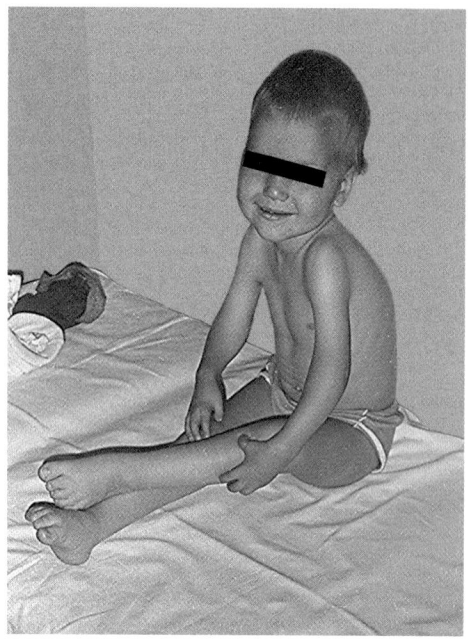

Arthrogryposis multiplex congenita. Amyeloplastische neurogene Form: Alle vier Extremitäten betroffen. Innenrotation der Schulter.

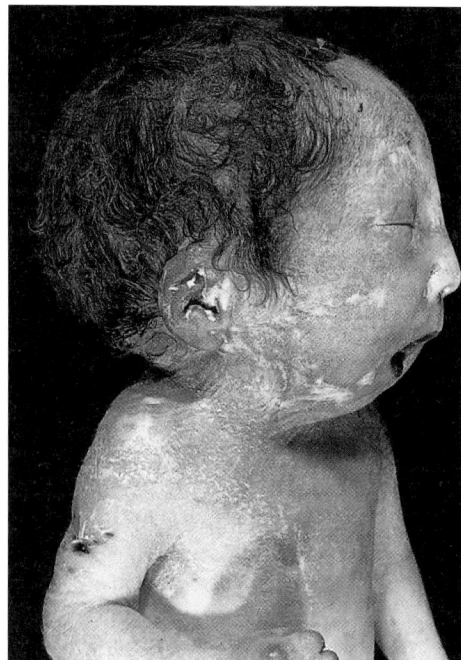

Arthrogryposis multiplex congenita. PENA-SHOKEIR-Syndrom, Totgeburt. (J.P. Fryns)

Familienberatung

Die A.m.c. ist als Sequenz bzw. als ätiologisch unspezifisches Symptom anzusehen, das aus einer unterschiedlich verursachten fetalen neurogenen oder myogenen muskulären Inaktivität resultiert. Zur Differentialdiagnose zwischen den angeführten idiopathischen und symptomatischen Formen müssen folglich fast alle angeborenen Myopathien und Muskelatrophien (Unterscheidung im EMG oder im CT anhand der Degeneration bzw. Atrophie der Muskulatur), ein oligohydramnionbedingter intrauteriner Bewegungsmangel (Oligohydramnion, Uterusdysplasie), eine (teilweise klinisch symptomlose) mütterliche Myasthenie durch Autoantikörper oder eine teratogene Störung (intrauterine Infektionen, Alkoholembryofetopathie) in Erwägung gezogen werden. Eine röntgenologische, klinische und neurologische Differentialdiagnose ist auch zu angeborenen Kontrakturen bei Pterygium-Syndrom, BEALS-HECHT-Syndrom, FREEMAN-SHELDON-Syndrom, LARSEN-Syndrom, Osteochondrodysplasien (Diastrophische Dysplasie, Metatropische Dysplasie, Kamptomele Dysplasie, KNIEST-Syndrom, SCHWARTZ-JAMPEL-Syndrom, EDWARDS-Syndrom, kong. univ. Muskelhypoplasie Typ KRABBE u.a.), ▶ *Osteogenesis imperfecta*, ▶ *Trismus-Pseudokamptodaktylie-Syndrom* und zum ▶ *Pseudothalidomid-Syndrom* notwendig. Siehe auch ▶ *Kamptodaktylie*, ▶ WINCHESTER-*Syndrom*, ▶ JUBERG-*Syndrom*, ▶ *Syndrom des adduzierten Daumens*. Das Wiederholungsrisiko richtet sich nach dem Erbgang der Grunderkrankung und dem Ergebnis der Familienanamnese. Je nach Typ unterschiedliche ultrasonografische Möglichkeiten der pränatalen Diagnostik (Oligohydramnion, Hydramnion, Bewegungsarmut, Stellungsanomalien).

Literatur

Bamshad, M., W.S.Watkins, R.K.Zenger et al., A gene for distal arthrogryposis type I maps to the pericentromeric region of chromosome 9. Am.J.Hum.Genet. *55* (1994) 1153–1158.

Bamshad, M., L.B.Jorde and J.C.Carey, A revisted and extended classification of the distal arthrogryposes. Am.J.Med.Genet. *65* (1996) 277–281.

Brueton, L.A., S.M.Huson, P.M.Cox et al., Asymptomatic maternal myasthenia as a cause of PENA-SHOKEIR phenotype. Am.J.Med.Genet. *92* (2000) 1–6.

Burglen, L., J.Amiel, L.Viollet et al., Survival motor neuron gene deletion in the arthrogryposis multiplex congenita-spinal muscular atrophy association. J.Clin.Invest. *98* (1996) 1130–1132.

Hall, J.G., Arthrogryposis associated with unsuccessful attemps at termination of pregnancy. Am.J.Med.Genet. *63* (1996) 293–300.

Hall, J.G., S.D.Reed and G.Greene, The distal arthrogryposis: Delineation of new entities. Review and nosologic discussion. Am.J.Med.Genet. *11* (1982) 185–239.

Hall, J.G., S.D.Reed, C.I.Scott et al., Three distinct types of X-linked arthrogryposis seen in 6 families. Clin.Genet. *21* (1982) 81–97.

Kantaputra, P.N., P.Chalidapong and P.Visrutaratna, Digitotalar dysmorphism with craniofacial and other new associated abnormalities. Clin.Dysmorphol. *10* (2001) 171–175.

Krakowiak, P.A., J.F.Bohnsack, J.C.Carey and M.Bamshad, Clinical analysis of a variant of FREEMAN-SHELDON syndrome (DA2B). Am.J.Hum.Genet. *76* (1998) 93–98.

Kobayashi, H., L.Baumbach, T.C.Matise et al., A gene for a severe lethal form of X-linked arthrogryposis (X-linked infantile spinal muscular atrophy) maps to human chromosome Xp11.3-q11.2. Hum.Molec.Genet. *4* (1995) 1213–1216.

McPherson, E. and M.Clemens, BRUCK syndrome (Osteogenesis imperfecta with congenital joint contractures): Review and report on the first North American case. Am.J.Med.Genet. *70* (1997) 28–31.

Shohat, M., R.Lotan, N.Magal et al., A gene for arthrogryposis multiplex congenita neuropathic type is linked to D5S394 on chromosome 5qter. Am.J.Hum.Genet. *61* (1997) 1139–1143.

Schrander-Stumpel, C.T.R.M., J.P.Fryns, J.J.P.Schrande and J.Vles, Distal arthrogryposis, specific facial dysmorphism and psychomotor retardation: A recognizable entity in surviving patients with the fetal akinesia deformation sequence. Genet. Counsel. *2* (1991) 659–675.

Stratton, R.F., R.J.Jörgenson and I.C.Krause, Possible second case of tricho-oculo-dermo-vertebral (ALVES) syndrome. Am.J.Med.Genet. *46* (1993) 313–315.

Stoll, C., Y.Alembik et B.Dott, Arthrogryposis distale familiale de type I. Ann.Génét. *39* (1996) 75–80.

Tanami, M.G., N.Magal, G.J.Halpern et al., Fine mapping places the gene for arthrogryposis multiplex congenita neuropathic type between D5S394 and D5S2069 on chromosome 5qter. Am.J.Med.Genet. *104* (2001) 152–156.

A | Arthrogryposis-multiplex-congenita-Muskelatrophie-Assoziation

Verloes, A., P.Dodinval, M.Ch.Retz, J.-P.Schaaps and L.Koulischer, A hydropic fetus with translucent ribs, arthrogryposis multiplex congenita and congenital myopathy: etiological heterogeneity of A.M.C., TORIELLO-BAUSERMAN type? Genetic Counselling 2 (1991) 63–66.

Verloes, A., N.Mulliez, M.Gonzales et al., Restrictive dermopathy, a lethal form of arthrogryposis multiplex with skin and bone dysplasias: Three new cases and review of the literature. Am.J.Med.Genet. 43 (1992) 539–547.

Vuopala, K. and R.Herva, Lethal congenital contracture syndrome: further delineation and genetic aspects. J.Med.Genet. 31 (1994) 521–527.

Arthrogryposis-multiplex-congenita-Muskelatrophie-Assoziation
▶ Muskelatrophie, spinale infantile progrediente

Arthro-Ophthalmopathie
▶ STICKLER-Syndrom

Arthropathie-Kamptodaktylie-Syndrom
▶ Kamptodaktylie (JACOBS-Syndrom)

Arylsulfatase-A-Mangel; Arylsulfatase-A-Pseudomangel
▶ Leukodystrophie, metachromatische

ASCHER-Syndrom,
Blepharochalasis und Doppellippe

Komplex noch nicht miteinander in einen pathogenetischen Zusammenhang zu bringender Symptome unklarer Ätiologie.
Der Basisdefekt ist unbekannt (rheumatisch?).

Krankheitswert
Erstmanifestation im Kindesalter. Rezidivierende Oberlid- und Oberlippenödeme. Schleimhautduplikation der Oberlippe. Struma ohne nachweisbare endokrine Begleiterscheinungen.

Therapiemöglichkeiten
Chirurgische Korrekturen besonders am Oberlid, wenn Ulcera corneae auftreten. Kortikosteroidgaben mit unterschiedlichem Erfolg.

Häufigkeit und Vorkommen
Selten, meist familiär.

Genetik
Autosomal dominanter Erbgang. Variable Expressivität.

Familienberatung
In der näheren Verwandtschaft eines Merkmalsträgers können Teilsymptome auftreten. Differentialdiagnostisch s.a. ▶ MELKERSSON-ROSENTHAL-Syndrom.

Literatur
Barnett, M.L., L.L.Bosshardt and A.F.Morgan, Double lip and double lip with blepharochalasis (ASCHER's syndrome). Oral Surg. 34 (1972) 727–733.

OMIM 109900

Aspartylglukosaminurie

Genetisch bedingte Stoffwechselstörung auf der Grundlage einer Genmutation.
Der Gendefekt manifestiert sich in einer verminderten Aktivität der lysosomalen N-Aspartyl-β-Glukosamin-Amidohydroxylase (Aspartylglukosaminidase). Dadurch kommt es zu einer Störung des Glykoproteinabbaus, zur vermehrten Ausscheidung von Aspartylglukosamin im Harn und zur lysosomalen Speicherung von Aspartylglukosamin sowie einer unphysiologischen Substanz ("Aspartyl-Oligosaccharid") in Leber, Nieren und ZNS, woraus sich die klinische Symptomatik zum Teil ableiten lässt. Sekundäre Veränderungen des Bindegewebes entstehen wahrscheinlich als Folge von Verschiebungen in der Kupfer- und Zink-Bilanz.

Krankheitswert
Erstmanifestationen klinischer Erscheinungen im frühen Kindesalter. Sprach- und psychomo-

torische Retardation, Mukopolysaccharidose-artige Erscheinungen durch Skelettanomalien (Flachwirbel, Skoliose, Veränderungen der Röhrenknochen) und kraniofaziale Dysmorphien mit hängenden Wangen, dicker Nase, Kurzhals, Makrozephalus und Schädelasymmetrie. Infektanfälligkeit. Viszeromegalie.

Therapiemöglichkeiten
Unbekannt.

Häufigkeit und Vorkommen
Über 200 Fälle aus Finnland (Inzidenz 1:3.300, 1 von 18 bekannten Allelen, Founder-Effekt) und mehr als 40 Fälle außerhalb Finnlands (Europa, Amerika, Japan) bekannt.

Genetik
Autosomal rezessiver Erbgang. Genort 4q32-33 (*AGA*, **A**spartyl-**G**lukos-**A**minidase).

Familienberatung
Nachweis und Screening-Tests durch Bestimmung von Aspartylglukosamin im Urin. Differentialdiagnose vor allem gegenüber ▶ *Mukopolysaccharidosen* und ▶ *Mukolipidosen* notwendig. Heterozygotentest enzymatisch an Lymphozyten und im Serum. Nach dem gleichen Prinzip sowie molekulargenetisch pränatale Diagnostik in Chorionbioptaten, Fruchtwasser und kultivierten Fruchtwasserzellen möglich.

Literatur
Ikonen, E., M.Baumann, K.Gron et al., Aspartylglucosaminuria: cDNA encoding human aspartylglucosaminidase and the missense mutation causing the disease. EMBO *10* (1991) 51–58.

Park, H., M.B.Vettese, A.H.Fensom et al., Characterization of three alleles causing aspartylglycosaminuria: Two from a British family and one from an American patient. Biochem.J. *290* (1993) 735–741.

Saarela, J., M.Laine, C.Oinonen et al., Molecular pathogenesis of a disease: structural consequences of aspartylglucosaminuria mutations. Hum.Molec.Genet. *10* (2001) 983–995.

OMIM 208400

ASP-Assoziation
▶ Currarino Assoziation

Asperger-Syndrom

Infantile Form des ▶ *Autismus* auf unklarer genetischer Grundlage. Aufgrund einer Translokation t (17; 19)(p13.3; p11) Genort zunächst in einem der beteiligten Bruchpunkte angenommen. Aufgrund der klinischen Variabilität und der unklaren Differentialdiagnose mehrere Suszeptibilitätsgene vermutet, am wahrscheinlichsten in 7q31, Allelie zu einer Form der ▶ *Dysphasie*? Weiter Kandidaten-Loci in 3q25-27, 1q21-22, 2q u.a.

Literatur
Annerén, G., N.Dahl, U.Uddenfeldt and L.-O.Janols, Asperger syndrome in a boy with balanced de novo translocation: t(17;19)(p13.3;p11). Am.J.Med.Genet. *56* (1995) 330–331.

Fein, D., B.Pennington, P.Markowitz et al., Toward a neuropsychological model of infantile autism: are the social deficits primary? J.Am.Acad.Child Psychiatry *25* (1986) 198–212.

Folstein, S.E. and B.Rosen-Sheidley, Genetics of autism: complex aetiology for a heterogeneous disorder. Nature Rev.Genet. *2* (2001) 943-955.

OMIM 209850

Aspirin-Überempfindlichkeit

Pharmakologischer Defekt auf der Grundlage einer Genmutation.
Der Gendefekt manifestiert sich in einer Störung der hydrolytischen Spaltung des Aspirins (Azetylsalizylsäure) durch die Aspirin-Esterase in Salizylsäure und Essigsäure. Dadurch kommt es zu einer verlängerten pharmakologischen Wirkungszeit des Aspirins, das außerdem die Darmschleimhaut angreift und die Blutungszeit verlängert.

Krankheitswert
Gastrointestinale Beschwerden nach Einnahme von Aspirin. Pharmakogenetische Wirkung durch Verstärkung der Blutungsneigung beim Hermansky-Pudlak-Syndrom (▶ *Albinismus totalis I*), v. Willebrand-Jürgens-Syndrom und anderen hämorrhagischen Diathesen, durch Bronchospasmen bei Asthmatikern und

von Urtikaria-Neigung bei Patienten mit Rhinitis vasomotorica.

Therapiemöglichkeiten
Entfallen. Vermeidung von Aspirin und anderen Azetylsalicylsäure-haltigen Medikamenten (u.a. Acesal®).

Häufigkeit und Vorkommen
Selten festgestellt. Gynäkotropie.

Genetik
Autosomal rezessiver, je nach Grundkrankheit auch vereinzelt X-chromosomal dominanter Erbgang.

Familienberatung
Kein Gegenstand familienberaterischer Betreuung. Bei Personen mit Blutungsneigung (auch subklinischer) und anderen disponierenden Störungen sollten allerdings Azetylsalizylsäurehaltige Medikamente vermieden werden. Unklare Blutungen (Darmbluten) oder Asthmaanfälle nach Aspirinmedikation können auf eine latente Grundkrankheit hinweisen.

Literatur
Seltipane, G.A. and R.K.Puddupakkam, Aspirin intolerance. III. Subtypes, familial occurrence, and cross reactivity with tartrazine. J.Allergy Clin.Immunol. 56 (1975) 215–221.

Asplenie-Syndrom
▶ IVEMARK-Syndrom

Asthma bronchiale
▶ Atopien

ASTLEY-KENDALL-Syndrom
▶ Hydrops

Asymmetric-crying-facies-Syndrom
▶ Kardio-Faziales Syndrom

Ataxie; Heredo-Ataxie,
Pierre-MARIE-Syndrom

Zentralnervös bedingte Störung der Bewegungskoordination unterschiedlicher Ätiologie. Es handelt sich entweder um ein Symptom fast aller Systemerkrankungen des ZNS mit Beteiligung des Cerebellums, des Hirnstammes und des Rückenmarkes oder um eigenständige Störungen der cerebellären Funktionen bzw. der afferenten und/oder efferenten Leitungsbahnen. Die zugrunde liegende Degeneration kann sich je nach Typ auch auf Pons, Olive und spinale Leitungsbahnen erstrecken. Basisdefekte für die isolierten Ataxien sowie konstante biochemische Abweichungen sind bei einem Teil der Formen noch unbekannt. Eine Typendifferenzierung erfolgt zunächst nach neurologischen Gesichtspunkten aufgrund der betroffenen Hirnbezirke. Sie wird durch die große genetisch-ätiologische Heterogenität klinisch relativ einheitlicher Formen erschwert, wodurch es zu Überschneidungen und unscharfen Grenzen zwischen den einzelnen Typen kommt. Vom genetischen Standpunkt aus sind viele dieser Ataxie-Syndrome wieder heterogen, wobei sich an manchen dominanten Typen mit regionaler Häufung und über viele Generationen zu verfolgenden Verwandtschaftsbeziehungen erkennen lässt, dass sie jeweils auf eine Mutation zurückzuführen und damit sippenspezifisch sind („private Mutationen"). Für die genetische Beratung sind deshalb genaue familienanamnestische Erhebungen und Vorsicht bei Vergleichen zwischen sicher nicht verwandten betroffenen Sippen geboten.

System nach neurologischen Gesichtspunkten:
1. Spinale Symptomatik steht im Vordergrund:
   ▶ *FRIEDREICH-Syndrom*, ▶ *MARINESCO-SJÖGREN-Syndrom*, ▶ *Spinocerebelläre Ataxie mit Ophthalmoplegie*, ▶ *ROUSSY-LEVY-Syndrom*, Spinocerebelläre Ataxie mit hypochromer, sideroblastischer ▶ *Anämie*, spastische ▶ *Ataxie*, autosomal rezessive spinocerebelläre Ataxie mit Vitamin-E-Mangel, infantile spinocerebelläre Ataxie, endemisch in Finnland, Genort 10q23.3.-24.1.

2. Cerebelläre (Cortex) Symptomatik steht im Vordergrund: ▶ *Spinocerebelläre Ataxien*, ▶ *LOUIS-BAR-Syndrom*, späte ▶ *Kleinhirn-*

Atrophie, autosomal dominante retinale Zapfen-Dystrophie mit Ataxie ▶ *Cerebellare Ataxie Typ* MENZEL; ▶ *Aceruloplasminämie*, autosomal rezessive Cayman-Ataxie (Cayman = Westindische Insel), Genort 19p13.3. X-chromosomale angeborene Ataxie, Genort Xp11.21-q24.

3. Pontocerebelläre und extrapyramidale Symptomatik steht im Vordergrund: ▶ *Cerebelläre Ataxie Typ* MENZEL *und Typ* DÉJÉRINE-THOMAS, ▶ *Olivo-ponto-cerebelläre Ataxie Typ* BECKER (1971), ▶ *Spinocerebelläre Ataxien*.

4. Cerebelläre (Nucleus) und extrapyramidale Symptomatik steht im Vordergrund: ▶ *REFSUM-Syndrom*, Dysäquilibrium-Syndrom (nicht progrediente angeborene Ataxie bei Zerebralparese, autosomal rezessiv, in skandinavischen und nordamerikanischen Isolaten, OMIM 224050), familiäre spastische ▶ *Ataxie*, periodische, episodische Ataxien, ▶ *Kleinhirn-Atrophie*, späte, ▶ *Kleinhirn-Hypoplasie*, X-chromosomale (Xq21) angeborene cerebelläre Atrophie mit Oligophrenie, Muskelhypoplasie, spastischer Paraplegie, Dysarthrie (ALLAN-HERNDON-DUDLEY-Syndrom, OMIM 309600), allel mit X-chromosomaler angeborener nicht progredienter cerebellärer A. (Xp11.21-q24)? X-chromosomale progrediente Schwerhörigkeit, Optikusatrophie mit Visusverlust bis zur Blindheit, frühkindlicher Ataxie, spastischer Paraplegie, Oligophrenie bei 2 großen Sippen aus Norwegen und den Niederlanden beschrieben, OMIM 301790; autosomal rezessive cerebelläre Ataxie mit okulomotorischer Apraxie (Ataxie-Telangiectasie-artiges Syndrom) ▶ *Apraxie, okulomotorische*; autosomal rezessive cerebelläre Ataxie mit sensorineuraler Schwerhörigkeit und hypergonadotropem Hypogonadismus (RICHARD-RUNDLE-Syndrom, OMIM 245100).

Einzelne, jeweils nur für eine Sippe bzw. Region beschriebene Heredoataxien s.a. Literatur.
Ataxie als Teilsymptom eines komplexen, genetisch bedingten Syndroms s.
▶ *Abetalipoproteinämie*,
▶ *Adrenoleukodystrophie*,
▶ *Ahornsirup-Syndrom*,
▶ *Akanthozytose*,
▶ ALEXANDER-*Syndrom*,
▶ *Amyloidosen*,
▶ *hypochrome sideroblastische Anämie*,
▶ ANGELMAN-*Syndrom*,
▶ *Apraxie*,
▶ *Argininbernsteinsäure-Syndrom*,
▶ BEHR-*Syndrom*,
▶ BIEMOND-*Syndrom*,
▶ *Biotinidase-Mangel*,
▶ *multipler Carboxylase-Mangel*,
▶ *Cerebelläre Ataxien* (DÉJÉRINE-THOMAS; MENZEL),
▶ *Ceroidlipofuszinosen*,
▶ COGAN-*Syndrom I*,
▶ *COACH-Assoziation*,
▶ *Corpus-callosum-Agenesie*,
▶ *Cranio-Cerebello-Cardiale Dysplasie*,
▶ CREUTZFELDT-JAKOB-*Syndrom*,
▶ *Dentato-Rubro-Pallido-*LUIS*ische Atrophie*,
▶ *nekrotisierende Enzephalopathie*,
▶ *Erythrokeratodermia figurata variabilis*,
▶ FAHR-*Syndrom*,
▶ FRIEDREICH-*Syndrom*,
▶ FLYNN-AIRD-*Syndrom*,
▶ *Gangliosidosen*,
▶ *Glukosephosphat-Isomerase-Mangel*,
▶ *Glutathionreduktase-Mangel*,
▶ *Glutathionsynthase-Mangel*,
▶ GÓMES-LÓPEZ-HERNÁNDES-*Syndrom*,
▶ *reine Gonadendysgenesie* (PERRAULT-*Syndrom*),
▶ *Kohlenhydratmangel-Glykoprotein-Syndrom*,
▶ *metachromatische Leukodystrophie*,
▶ HARTNUP-*Syndrom*,
▶ HUNT-*Syndrom*,
▶ *Hydrozephalus*,
▶ *Hyperammonämie-Syndrom*,
▶ JOUBERT-*Syndrom*,
▶ KEARNS-SAYRE-*Syndrom*,
▶ *Kleinhirn-Atrophie*,
▶ *Kleinhirn-Hypoplasie*,
▶ KRABBE-*Syndrom*,
▶ MENKES-*Syndrom*,
▶ LOUIS-BAR-*Syndrom*,
▶ MARINESCO-SJÖGREN-*Syndrom*,
▶ *Mukolipidosen*, ▶ *Muskelatrophien*,
▶ *Myoklonusepilepsie*,
▶ NIEMANN-PICK-*Syndrom*,
▶ *Okulo-Dentales Syndrom*,
▶ *Okulo-Zerebrales Syndrom*,
▶ *Ophthalmoplegie*,
▶ *Opticus-Atrophie*,
▶ PELIZAEUS-MERZBACHER-*Syndrom*,

Ataxie, autosomal dominante (ADCA) Typ I

- Purin-Nukleosidphosphat-Mangel,
- Pyruvatdehydrogenase-Mangel,
- Pyruvatkinase-Mangel,
- REFSUM-Syndrom,
- Retinopathia pigmentosa,
- RETT-Syndrom,
- ROUSSY-LÉVY-Syndrom,
- Sea-blue-Histiozytose,
- spastische Spinalparalysen,
- STARGARDT-Syndrom,
- Taubheit,
- USHER-Syndrom,
- hypercholesterolämische Xanthomatose.

Pathogenetisch sind bei der syndromatischen A. neben den angeführten Ursachen noch zu beachten toxische (Alkohol), panneoplastische (Lungen-Ca.), metabolische (mitochondriale), endokrine (Hypothyreose), infektiöse (Enzephalitis) und Malabsorptions-Geschehen.

Literatur

Arts, W.F.M., M.C.B.Sengers and J.L.Slooff, X-linked ataxia, weakness, deafness, and loss of vision in early childhood with fatal course. Ann.Neurol. *33* (1993) 535–539.

Bertine, E., V.des Portes, G.Zanni et al., X-linked congenital ataxia: A clinical and genetic study. Am.J.Med.Genet. *92* (2000) 53–56.

Marzouki, N., S.Belal, C.Benhamida et al., Genetic analysis of early onset cerebellar ataxia with retained tendon reflexes in four Tunesian families. Clin.Genet. *59* (2001) 257–262.

Mégarbané, A., V.Deloague, M.M.Ruchoux et al., New autosomal recessive cerebellar ataxia disorder in a large inbred Lebanese family. Am.J.Med.Genet. *101* (2001) 135–141.

Neuhauser, G. and J.M.Opitz, Autosomal recessive syndrome of cerebellar ataxia and hypogonadotropic hypogonadism. Clin. Genet. *7* (1975) 426–434.

Nicolaides, P., R.E.Appleton and A.Freyer, Cerebellar ataxia, areflexia, pes cavus, optic atrophy, and sensorineural hearing loss (CAPOS): a new syndrome. J.Med.Genet. *33* (1996) 419–421

Nystuen, A., P.J.Benke, J.Merren, E.M.Stone and V.C.Sheffield, A cerebellar ataxia locus identified by DNA pooling to search for linkage disequilibrium in an isolated population from the Cayman Islands. Hum.Molec.Genet. *5* (1996) 525–531.

Rasmussen, F., K.-H.Gustavson, V.R.Sara and Y.Floderus, The dysequilibrium syndrome: a study of the etiology and pathogenesis. Clin.Genet. *27* (1985) 191–195.

Schöls, L., S.Szymanski, S.Peters et al., Genetic background of apparently idiopathic sporadic cerebellar ataxia. Hum.Genet. *107* (2000) 132–137.

Schwartz, C.E., J.Ulmer, A.Brown et al., ALLAN-HERNDON syndrome. II. Linkage to DNA markers in Xq21. Am.J.Hum.Genet. *47* (1990) 454–458.

Ataxie, autosomal dominante (ADCA) Typ I

- Cerebelläre Ataxie Typ MENZEL;
- Spinocerebelläre Ataxie Typ 1 (SCA1)

Ataxie, autosomal dominante (ADCA) Typ II

- Spinocerebelläre Ataxie Typ 7 (SCA7)

Ataxie, autosomal dominante (ADCA) Typ III

- Spinocerebelläre Ataxie Typen 5, 6 10, 11

Ataxie, episodische,
Ataxie, paroxysmale

Heterogene Gruppe autosomal dominanter oder rezessiver neurologischer Störungen in Form kurzzeitiger Anfälle von Ataxie, meist ausgelöst durch Stress.

EA-1 (OMIM 160120): Defekt der α1-Untereinheit des Kaliumionen-Kanals 1. Beginnend im 1. oder 2. Lebensjahrzehnt. Sekunden bis Minuten dauernde Anfälle von Ataxie, Dysarthrie und Myokymie. Autosomal dominant, Genort 12p13 (*KCN1A4*).

EA-2 (OMIM 108500): Genetisch und klinisch heterogen. Mehrstündige bis -tägige Ataxie mit unterschiedlichen Begleiterscheinungen: Diplopie, Vertigo, Nystagmus, auf Azetazolamid ansprechend. *CAG*-Repeat-Expansion im Gen der α1- und der β4-Untereinheit des Kalziumionen-

Kanals 4, Genort 2q22-23 *CACN4A1, CACN4B4*), Allelie mit der idiopathischen generalisierten Epilepsie. Bei einer weiteren Form mit Choreoathetose und Spastizität, Genort 19p13 (*CACN1A1*), Kalziumionenkanal α1, Allelie zu hemiplegischer u.a. Migräne-Typen, zu periodischen Absencen und zur ▶ *Spino-cerebellären Ataxie 6*. Wahrscheinlich ein weiterer Kaliumkanal betroffen, Genort 1p21-p13.3 (*KCN1A3*? β-Clathrin-Ionenkanal?, Allelie zur paroxysmalen ▶ *Choreoathetose*).

Literatur
Auburger, G., T.Ratzlaff, A.Lunkes et al., A gene for autosomal dominant paroxysmal choreoathetosis/spasticity (CSE) maps to the vicinity of a potassium channel gene cluster on chromosome 1p, probably within 2cM between D1S443 and D1S197. Genomics *31* (1996) 90–94.
Browne, D.L., S.T.Gancher, J.G.Nutt et al., Episodic ataxia/myokymia syndrome is associated with point mutations in the human potassium channel gene, *KCNA1*. Nature Genet. *8* (1994) 136–140.
Jodice, C., E.Mantuano, L.Venetiano et al., Episodic ataxia type 2 (EA2) and spinocerebellar ataxia type 6 (SCA6) due to CAG repeat expansion in the *CACN1A* (CACNL1A4) gene on chromosome 19p. Hum.Molec.Genet. *6* (1997) 1973–1978.
Kurlemann, G., I.Hörnig und D.G.Palm, Familiäre periodische Ataxie. Mschr.Kinderheilk. *136* (1988) 462–463.
Ophof, R.A., G.T.Terwindt, M.N.Vergouwe et al., Familial hemiplegic migraine and episodic ataxia type-2 are caused by mutations in the Ca^{2+} channel gene CACNL1A4. Cell *87* (1996) 543–552.
Scheffer, H., E.R.P.Brunt, G.J.J.Mol et al., Three novel *KNCA1* mutations in episodic ataxia type I families. Hum.Genet. *102* (1998) 464–466.

OMIM 108500, 114205, 160120, 601042

von Charlevoix-Saguenay (ARSACS) mit über 300 Fällen endemisch in der kanadischen Provinz Quebec, Genort 13q11 (Chaperon-Protein Sacsin, *SACS*, OMIM 270550, 604490); autosomal dominanter Typ mit klinischer Manifestation im 1.-3. Lebensjahrzehnt, leichterem Verlauf und normaler Lebenserwartung, endemisch auf Neufundland, Genort 12p13 (*SAX1*). Spätmanifeste (5.-6. Lebensjahrzehnt) Typen mit oder ohne Miosis autosomal dominant bedingt. Mehrere Sippen beschrieben. Differentialdiagnose zur multiplen Sklerose wichtig.

Literatur
Bouchard, J.P., A.Barbeau, R.Bouchard and R.W.Bouchard, Autosomal recessive spastic ataxia of Charlevoix-Saguenay. Canad.J.Neurol.Sci. *5* (1978) 61–69.
Dick, D.J., P.K.Newman and P.G.Cleland, Hereditary spastic ataxia with congenital miosis: four cases in one family. Br.J.Ophthal. *67* (1983) 97–101.
Engert, J.C., P.Bérubé, J.Mercier et al., ARSACS, a spastic ataxia common in northern Québec, is caused by mutations in a new gene encoding an 11.5-kb ORF. Nature Genet. *24* (2002) 120–125.
Engert, J.C., C.Doré, J.Mercier et al., Autosomal recessive spastic ataxia of Charlevoix-Saguenay (ARSACS): High-resolution physical and transcript map of the candidate region in chromosome region 13q11. Genomics *62* (1999) 156–164.
Hogan, G.R. and M.L.Banman, Familial spastic ataxia: occurrence in childhood. Neurology *27* (1977) 520–526.
Koenig, M., G.Sirugo et F.Duclos, Génétique moleculaire et ataxies héréditaires. Rev.Neurol. *149* (1993) 698–702.
Meijer, I.A., C.K.Hand, K.K.Grewal et al., A locus for autosomal dominant hereditary spastic ataxia, SAX1, maps to chromosome 12p13. Am.J.Hum.Genet. *70* (2002) 763–769.

OMIM 108600, 108650, 270550

Ataxie, familiäre spastische

Nosologisch noch nicht genau abgegrenzte, genetisch bedingte Formen der spinocerebellären Ataxie, bei denen eine Spastizität der Beine im Vordergrund steht. Gehbeschwerden, Dysarthrie, geistiger Verfall. Herabgesetzte Nervenleitgeschwindigkeit, hypermyelinisierte Nervenfasern der Retina. Infantiler Typ autosomal rezessiv. Autosomal rezessive spastische Ataxie

Ataxie mit Hypogonadismus
▶ Kleinhirn-Atrophie;
▶ Gonadendysgenesie, reine

Ataxie mit okulomotorischer Apraxie und Choreoathetose
▶ Apraxie okulomotorische

Ataxie mit Retinitis pigmentosa und neurogener Schwäche

Mitochondrial bedingt (nt8993), ▶ MERRF

Ataxie mit Vitamin-E-Mangel (AVED)

Genetisch bedingte Spinocerebelläre Ataxie auf der Grundlage einer Genmutation. Der Basisdefekt besteht in einer Störung der Synthese des α-Tokopherol-Transferproteins und damit der Inkorporation in die VLD-Lipoproteine und Sekretion normal intestinal absorbierten α-Tokopherols durch die Leber in die Blutbahn. Aus der Unterversorgung (etwa 10% des Normalwertes) peripherer Organe, vor allem des Nervensystems, mit Vitamin E (Antioxidans) erklärt sich die klinische Symptomatik (▶ Abetalipoproteinämie).

Krankheitswert
Erstmanifestation im ersten oder zweiten Lebensjahrzehnt. Progrediente cerebelläre Ataxie, Dysarthrie, Reflexanomalien. Verlust sensorischer Fähigkeiten, Verlust von Lage- und Vibrationssinn, Diadochokinese. Zum Teil Kardiomyopathie. Ohne Therapie Rollstuhlpflichtigkeit im dritten Lebensjahrzehnt und verminderte Lebenserwartung.

Therapiemöglichkeiten
Gaben von Vitamin E in hohen Dosen (1000mg/die) können das Auftreten klinischer Symptome verzögern oder verhindern bzw. zur einer Besserung führen.

Häufigkeit und Vorkommen
Vor allem in Nordafrika und anderen Mittelmeerländern. In Mitteleuropa selten.

Genetik
Autosomal rezessiver Erbgang. Genort 8q13 (*TTP1*).

Familienberatung
Biochemische Differentialdiagnose zu dem klinisch ähnlichen FRIEDREICH-Syndrom und zur Abetalipoproteinämie sowie frühzeitige Diagnose im Hinblick auf die Therapiemöglichkeit wichtig.

Literatur
Cavalier, L., K.Ouahchi, H.J.Kayden et al., Ataxia with isolated vitamin E deficiency: Heterogeneity of mutations and phenotype variability in a large number of families. Am.J.Hum.Genet. *62* (1998) 301–310.

DiDonato, St., Can we avoid AVED? Nature Genet. *9* (1995) 106–107.

Ouahchi, K., M.Arita, H.Kayden et al., Ataxia with isolated vitamin E deficiency is caused by mutations in the α-tocopherol transfer. Nature Genet. *9* (1995) 141–145.

OMIM 277460

Ataxie-Panzytopenie-Syndrom

Von wenigen Fällen bzw. Inzuchtfamilien beschriebene autosomal dominant bedingte frühkindliche cerebelläre Atrophie mit Ataxie und späterer Panzytopenie bei Monosomie 7 im Knochenmark. Zum Teil erhöhte Spontan-Chromosomenaberrationsrate. Differentialdiagnose zum ▶ LOUIS-BAR-*Syndrom* unsicher.

Literatur
Gonzales-del-Angel, A., M.Cervera, L.Gomez et al., Ataxia-Pancytopenia syndrome Am.J.Med.Genet. *90* (2000) 252–254.

Ataxie-Teleangiektasie-artiges Syndrom
▶ Apraxie, okulomotorische, AOA

Ataxie-Teleangiektasie-Syndrom
▶ LOUIS-BAR-Syndrom

Atelosteogenesis,
Riesenzell-Chondrodysplasie, Spondylo-Humero-Femorale Hypoplasie

Mikromele Dysplasie mit schweren Ossifikationsstörungen vor allem von Humerus, Femur, Wirbelkörpern und Handskelett. Lange Röhrenknochen nicht immer angelegt. Totgeborene. Subluxationen bzw. Dislokationen, Klumpfüße, Gaumenspalte, eingesunkene Nasenwurzel, maxillo-mandibuläre Hypoplasie, Tracheomalazie, Lungenhypoplasie. 1982 abgegrenzt, bisher mehr als 20 vorwiegend sporadische Fälle bekannt.

Es werden 3 Typen unterschieden, wobei der Typ AT-I (PIEPKORN-Syndrom, OMIM 108720) offensichtlich mit der von KOZLOWSKI bei 3 sporadischen Fällen beschriebenen Bumerang-Dysplasie (OMIM 112310, bumerangförmige Tibia, Ulna, Femur und Radius) identisch ist. Ausschließlich Knaben bekannt, darunter einmal Onkel-Neffe-Erkrankung, X-chromosomal rezessiv? Ein autosomal rezessiver Typ AT-II (OMIM 256050, Typ De la CHAPELLE, neonatale ossäre Dysplasie, 11 Fälle bekannt, Genort 5q31-35 (*DTDST*, Diastrophische-Dysplasie-Sulfat-Transporter in die Proteoglykane des Knorpels), Allelie zur Achondrogenesis Typ IB und zur diastrophen sowie dem Typ I der metatropischen ▶ *Dysplasie*, teilweise dieselbe Mutation d.h. Identität) mit V-förmigem Humerus, abgespreiztem Daumen und abweichendem Ossifikationsmuster sowie ein Typ AT-III (OMIM 108721) mit Skoliose der Wirbelsäule ohne die sonst typischen vielkernigen Riesenchondrozyten werden noch unsicher abgegrenzt (▶ *Oto-Palato-Digitales Syndrom II?*). Siehe auch ▶ MELNICK-NEEDLES-*Syndrom*.

Pränatal im Ultrasonogramm erkennbar. Beziehungen zum ▶ *Thoraxdystrophie-Polydaktylie-Syndrom* und zum ▶ *Oto-Palato-Digitalen Syndrom* noch nicht klar.

Literatur

Bejjani, B.A., K.C.Oberg, I.Wilkins et al., Prenatal ultrasonographic description and postnatal pathological findings in atelosteogenesis. Am.J.Med.Genet. *79* (1998) 392–395.

Canki-Klain, N., V.Stanescu, R.Stanescu et al., Lethal short limb dwarfism with dysmorphic face, omphalocele and severe ossification defect: PIEPKORN syndrome or severe "boomerang dysplasia"? Ann. Genet. *35* (1992) 129–133.

Hunter, A.G.W. and B.F.Carpenter, Atelosteogenesis I and boomerang dysplasia: a question of nosology. Clin.Genet. *39* (1991) 471–480.

Newbury-Ecob, R., Atelosteogenesis type 2. J.Med. Genet. *35* (1998) 49–53.

Nishimura, G., T.Horiuchi, O.H.Kim and Y.Sasamoto, Atypical skeletal changes in otopalatodigital syndrome type II: Phenotypic overlap among otopalatodigital syndrome type II, Boomerang dysplasia, atelosteogenesis type I and type III, and lethal male phenotype of MELNICK-NEEDLES syndrome. Am.J. Med.Genet. *73* (1997) 132–138.

Nores, J.A., S.Rotmensch, R.Romero et al., Atelosteogenesis type II: Sonographic and radiological correlation. Prenatal Diagn. *12* (1992) 741–753.

Schrander-Stumpel, C., M.Havenith, E.V.D.Linden et al., De la CHAPELLE dysplasia (atelosteogenesis type II): case report and review of the literature. Clin. Dysmorphol. *3* (1994) 318–327.

Winship, I., B.Cremin and P.Beighton, Boomerang dysplasia. Am.J.Med.Genet. *36* (1990) 440–443.

OMIM 108720, 108721, 256050

Athelie
▶ Amastie

Atherosklerose, idiopathische
▶ Arterienverkalkung, infantile

Athetose, idiopathische doppelseitige
▶ VOGT-Syndrom

Athyreose,
Schilddrüsenagenesie, Kretinismus

Defekt der embryonalen Schilddrüsenentwicklung unterschiedlicher Ätiologie.

Das partielle oder totale Fehlen von Schilddrüsengewebe kann auf der Wirkung mütterlicher Antikörper oder auf einer fetalen Thyreotropinresistenz der Schilddrüsenanlagen (Defekt des Thyreotropinrezeptors TRβ1) beruhen. Die rezeptorbedingte Thyreotropinresistenz betrifft weiterhin schilddrüsenspezifische Transkriptionsfaktoren (TTF1 und TTF2, ligandenbindende Domänen) und das Genprodukt von *PAX8*. Dadurch sind nicht nur die ontogenetische Ent-

Atkin-Flatz-Syndrom

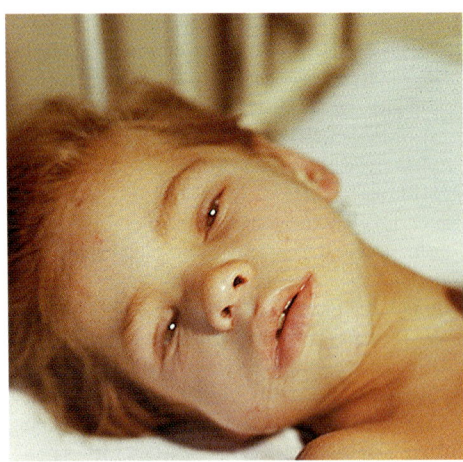

Athyreose. Myxödemkoma bei einem 13jährigen Jungen: Bewusstsein getrübt, Körpertemperatur 31°C, trockene Haut, breites Gesicht, wulstige Lippen.

wicklung der Schilddrüse sondern auch ihre Funktion beeinträchtigt. Es kommt zur Hypoplasie und sekundärer Dysgenesie (s.a. ▶ *Hypothyreose*).

Krankheitswert
Erstmanifestation klinischer Erscheinungen bei Geburt. Je nach vorhandenem Schilddrüsengewebe leichte bis schwerste Zeichen einer Hypothyreose. Keine Struma. Zystische Hypoplasie bei Kindern und Hemithyreoidea, teilweise mit ipsilateraler Nierenagenesie und Kryptorchismus.

Therapiemöglichkeiten
Rechtzeitige ständige hormonelle Substitution mit gutem Erfolg.

Häufigkeit und Vorkommen
Meist sporadisch. Familiäres Auftreten selten. Gynäkotropie 1:4.

Genetik
Heterogen. Bei sporadischen Fällen kein Anhaltspunkt für genetische Grundlage. In einzelnen Sippen autosomal rezessiv bedingt (DEBRE-SEMELAIGNE-Syndrom mit Myotonien und Pseudohypertrophie der Muskulatur). In Abhängigkeit von der betroffenen Domäne wird auch eine schwere autosomal dominante Form mit nahezu Athyreose bei Homozygotie vermutet. Hemithyreoidea (*PAX8*) mit reno-genitaler Symptomatik autosomal dominant bedingt. Genorte: 3p24.1-p22 (*TR4*, TRβ1, *ERBA2*, OMIM 190160, 601426); 2q12-14 (*PAX8*, OMIM 167415); 14q13 (*TTF1*, OMIM 600635); 9q22 (*TTF2*), mit Gaumenspalte.

Familienberatung
Sofortige Diagnose bei Geburt und Therapie wichtig. Das Risiko für Geschwister eines Merkmalsträgers kann in Anbetracht des meist sporadischen Vorkommens als gering angesehen werden, wenn sich bei der Mutter keine Schilddrüsenantikörper nachweisen lassen. Differentialdiagnose zu Formen der ▶ *Hypothyreose* bei Thyreotropin- oder Thyreotropin-Releasing-Hormon-Mangel wichtig.

Literatur
Clifton-Bligh, R.J., J.M.Wentworth, P.Heinz et al., Mutation fo the gene encoding human *TTF-2* associated with thyroid agenesis, cleft palate and choanal atresia. Nature Genet. *19* (1998) 399–401.

Castanet, M., S.-M.Park, A.Smith et al., A novel loss-of-function mutation in *TTF-2* is associated with congenital hypothyroidism, thyroid agenesis and cleft palate. Hum.Molec.Genet. *11* (2002) 2951–2059.

De Felice, M., C.Ovitt, E.Biffali et al., A mouse model for hereditary thyroid dysgenesis and cleft palate. Nature Genet. *19* (1998) 395–397.

Greig, W.R., A.S.Henderson, J.A.Boyle et al., Thyroid dysgenesis in two pairs of monozygotic twins in a mother and a child. J.Clin.Endocrin. *26* (1966) 1309–1311.

Maenpaa, J., Congenital hypothyroidism. Aetiological and clinical aspects. Arch.Dis.Child. *46* (1972) 914–917.

Perry, R., C.Heinrichs, P.Bourdoux et al., Discordance of monozygotic twins for thyroid dysgenesis: implication for screening and for molecular pathophysiology. J.Clin.Endocr.Metab. *87* (2002) 4072–4077.

OMIM 218700

ATKIN-FLATZ-Syndrom
▶ MARTIN-BELL-Syndrom

Atopien,
Neurodermitis disseminata, endogenes Ekzem; Asthma; Rhinitis pollinosa

Genetisch bedingte Disposition zu bestimmten allergischen Erkrankungen auf heterogener Grundlage.
Bei Sensibilisierung mit Allergenen, meist über die Schleimhäute des Respirationstraktes, kommt es durch Vermittlung immunregulierender Faktoren (HLA-System, Cytokine: Interleukine und Interleukin-Rezeptoren 4 und 13) der T-Zellen, vor allem bei Asthma, zu einer erhöhten Produktion von IgE durch die Immunoblasten (z.T. bei IgA-Mangel). Das auf Mastzellen und Granulozyten fixierte IgE bzw. die T-Zell-Rezeptoren (β-Kette) verbinden sich mit dem Allergen. Dieser Vorgang führt über einen Releasing-Faktor (p23) zu einer Freisetzung von Histamin, Serotonin und anderen H-Substanzen und damit zu Hyperreaktivität mit Spasmen und Obstruktionen der Bronchien sowie Gefäßerweiterungen und Ödemen. Beteiligt sind wahrscheinlich auch Major-Basic-Proteine der Eosinophilen mit zytotoxischen Eigenschaften.

Krankheitswert
Verschiedene klinisch und genetisch verwandte und kombiniert auftretende Formen: Atopisches Ekzem, Asthma bronchiale, konstitutionelles Kinderekzem, Urtikaria sowie Rhinitis allergica bzw. pollinosa und vasomotorica (Heuschnupfen). Erstmanifestationsalter unterschiedlich im 1.-2. Lebensjahrzehnt. Schub- bzw. anfallsweise auftretend. Chronischer Verlauf. Verminderte Leistungsfähigkeit und Beeinträchtigung des Wohlbefindens und der Lebensqualität. Bei Asthma bronchiale herabgesetzte Lebenserwartung (Status asthmaticus lebensbedrohlich).

Therapiemöglichkeiten
Lokale bzw. symptomatische Behandlung mit Kortikosteroiden, Bronchospasmolytika und maritimen Kuren bringen nur vorübergehende Besserung. Bei Ekzem γ-Linolensäure erfolgversprechend. β-Rezeptorenblocker, Aspirin und Parasympathomimetika können Asthmaanfälle verstärken oder auslösen.

Häufigkeit und Vorkommen
Frequenz regional und ethnisch stark unterschiedlich,
Durchschnittlich für Europa:
Asthma bronchiale   10:100
Rhinitiden   12:100
Neurodermitis   1:100

Die in den letzten Jahren in Industrieländern beobachtete starke Zunahme der Häufigkeit wird auf die intensivierte Infektionsprophylaxe im Kindesalter zurückgeführt. Umweltallergene (Hausstaubmilben, Tierhaare) wurden wahrscheinlich in der Vergangenheit in ihrer Bedeutung für Atopien überschätzt.
Häufig kombiniert bei einem Patienten oder einer Familie auftretend (die in der Literatur hierzu angegebenen Werte schwanken zwischen 9 und 50%). Je nach Typ leichte Bevorzugung eines Geschlechts (Asthma androtrop, Ekzem gynäkotrop). Erhöhte Konkordanzrate eineiiger gegenüber zweieiigen Zwillingen. Stumme Familienanamnese bei etwa 30% der Fälle. Häufigste chronische Erkrankung des Kindesalters in Europa.

Genetik
Es bestehen genetische Beziehungen zwischen den Atopie-Typen. Heterogenie mit jeweils einem Haupt- bzw. Suszeptibilitätsgen und Schwellenwerteffekt. Die Art der Beteiligung einzelner Loci bestimmt dabei offensichtlich den Typ der Atopien und ist regional bzw. ethnisch sehr unterschiedlich. Eine wichtige Rolle spielen Gewebsantigene: Mehr als 80% der Patienten mit atopischem Asthma sind z.B. homozygot für HLA-W6 (gegenüber einer normalen Frequenz von 30%). Von dieser genetisch beeinflussten Form ist die allergische Alveolitis zu unterscheiden, die durch eine wiederholte heftige Inhalation von Bakterien (thermophile Bakterien – "Farmerlunge") ausgelöst wird. Die Anzahl der in verschiedenen Populationen mit neuen Genom-Screeningmethoden oder durch Identifizierung unterschiedlicher an der Regulation der IgE-Konzentration im Serum beteiligter Gene festgestellter Suszeptibilitätsgene ist unübersehbar und z.T. widersprüchlich. Eine wahrscheinlich nicht repräsentative Auswahl: 1p32 (Athma); 2q13 (Interleukin-1); 3p24.2-22; 3q21 (vor allem bei Neurodermitis), 5p15 (Neurodermitis); 5q31-33 (Asthma: Cytokin-Cluster, *IL4*, *IL13*; Granulo-

zyten-Makrophagen-Colonie-stimulierender Faktor *CSF*; β2-Adrenerger Rezeptor *ADRB2*), 6p21 (Asthma bei Europiden, HLA, TNFα, Thrombozyten-Aktivierungsfaktor-Azetylhydroxylase, *PAFAH2*; Interleukin-4-Rezeptor, *IL4R*); 7p15-p14; 7q35 (β-Kette des T-Zell-Rezeptors, *TCRB*); 8p23 (Asthma); 11p15; 11q13 (IgE, β-Untereinheit des IgE-High-affinity-Rezeptors, *FCER1B*); 11q21 (Asthma bei Afrikanern); 12q21-23 (Asthma, γ-Interferon und hohe Serum-IgE-Konzentration); 13q13-14 (Neurodermitis, FcεRiβ); 14q11 (Neurodermitis, *TCRA*, TCRα); 14q24 (*AS1*) und 15q13 (Asthma); 16p12.1-11.2 (Interleukinrezeptor *IL4RA*); 17q21.1 (Neurodermitis); 18q21 (Neurodermitis); 19q13.3 (*TGFβ1*, Asthma); 21q21. Dabei besteht ein erheblicher Unterschied je nach Population bzw. Erdteil. Es werden Antikörper gegen Umweltallergene gebildet, die Erkrankung selbst hängt weniger von Art und Schwere der Allergenbelastung als von der genetisch bedingten individuellen Disposition ab. Bei der Erwachsenenform des Asthmas sind wahrscheinlich bis zu 45% auch heterozyote Mutationen des Gens für die ▶ *Cystische-Pankreasfibrose* beteiligt.

Familienberatung

Bei erbprognostischen Einschätzungen sind alle Typen zu berücksichtigen und zu werten. Für Verwandte ersten Grades von Merkmalsträgern werden folgende empirischen Risikoziffern angegeben: Bei bestehendem atopischem Ekzem Erkrankungswahrscheinlichkeit für eine Atopie 1:4, für atopisches Ekzem 1:6. Bei Asthma 1:8 für Atopien insgesamt, für Asthma 1:12, für atopisches Ekzem 1:20, wobei bei weiblichen Probanden die Werte etwas höher liegen. Haben beide Eltern Asthma, liegt das Risiko bei etwa 29% für Söhne und 11% für Töchter. Nachweis anhand des Histamintestes und des RAST (Radio-Allergo-Sorbent-Test) auf zirkulierenden IgE-Antikörper.

Literatur

Barnes, K.C., J.D.Neely, D.L.Duffy et al., Linkage of asthma and total serum IgE concentration to markers on chromosome 12q: Evidence from Afro-Caribbean and Caucasian populations. Genomics *37* (1996) 41–50.

Bradley, M., C.Söderhäll, H.Luthman et al., Susceptibility loci for atopic dermatitis on chromosomes 3, 13, 15, 17 and 18 in a Swedish population. Hum. Molec.Genet. *11* (2002) 1539–1548.

Collaborative Study on Genetics in Asthma, A genome-wide search for asthma susceptibility loci in ethnically diverse populations. Nature Genet. *15* (1997) 389–392.

Diepgen, T.L. and M.Blettner, Analysis of familial aggregation of atopic eczema and other diseases by odd ratio regression models. J.Invest.Dermatol. *106* (1996) 977–981.

Doull, I.J.M., S.Lawrence, M.Watson et al., Allelic association of gene markers on chromosome 5q and 11q with atopy and bronchial hyperresponsiveness. Am.J.Respir.Crit.Care Med. *153* (1996) 1280–1284.

Fölster-Holst, R., H.W.Moises, L.Yang et al., Linkage between atopy and the IgE high-affinity receptor gene at 11q13 in atopic dermatitis families. Hum. Genet. *102* (1998) 236–239.

Hall, I.P., Edit., Genetics of asthma and atopy. Karger 1996.

Hamshere, M., S.Cross, M.Daniels et al., Transcript map of a 10-Mb region of chromosome 19: a source of genes for human disorders, including candidates for genes involved in asthma, heart defects, and eye development. Genomics *63* (2000) 425–429.

Kauppi, P., K.Lindblad-toh, P.Sevon et al., A second-generation association study of the 5q31 cytokine gene cluster and the interleukin-4 receptor in Asthma. Geneomics *77* (2001) 35–41.

Laing, I.A., J.Goldblatt, E.Eber et al., A polymorphism of the CC16 gene is associated with an increased risk of asthma. J.Med.Genet. *35* (1998) 463–467.

Lázaro, C., R.deCid, J.Sunyer et al., Missense mutations in the cystic fibrosis gene in adult patients with asthma. Hum.Mutat. *14* (1999) 510–519.

Liggett, S.B., Polymorphism of the β2-adrenergic receptor and asthma. Am.J.Respir.Crit.Care Med. *156*/Suppl. 4 II (1997) 156–162.

Mao, X.-Q., T.Shirakawa, M.Kawai et al., Association between asthma and an intragenic variant of CC16 on chromosome 11q13. Clin.Genet. *53* (1998) 54–56.

Meyers, D.A., D.S.Postma, C.I.M.Panhuysen et al., Evidence for a locus regulating total serum IgE levels mapping to chromosome 5. Genomics *23* (1994) 464–470.

Nickel, R., U.Wahn, N.Hizawa et al., Evidence for linkage of chromosome 12q15-q24.1 markers to high total serum IgE concentrations in children of the German multicenter allergy study. Genomics *46* (1997) 159–162.

Noguchi, E., M.Shibasaki, T.Arinami et al., Evidence for linkage between asthma/atopy in childhood and chromosome 5q31-q33 in a Japanese population. Am.J.Respir.Crit.Care Med. *156* (1997) 1390–1393.

Noguchi, E., M.Shibasaki, T.Arinami et al., Evidence for linkage between the development of asthma in childhood and the T-cell receptor ß chain in Japanese. Genomics *47* (1998) 121–124.

Ober, C., N.J.Cox, M.Abney et al., Genome-wide search for asthma susceptibility loci in a founder population. Hum.Molec.Genet. *7* (1998) 1393–1398.

Rosenwasser, L.J. and L.Borish, Genetics of atopy and asthma: the rationale behind promotor-based candidate gene studies. Am.J.Respir.Crit.Care Med. 156/Suppl.4 II (1997) 152–155.

Thomas, N.S., J.Wilkinson and S.T.Holgate, The candidate region approach to the genetics of asthma and allergy. Am.J.Respir.Crit.Care.Med. 156/4 II Suppl. (1997) 144–151.

Xu, J., D.A.Meyers, C.Ober et al., Genomewide screen and identification of gene-gene interactions for asthma-susceptibility loci in three U.S.populations: Collaboratory study on genetics of asthma. Am.J.Hum.Genet. *68* (2001) 1437–1446.

OMIM 145500, 147050, 208550, 600807

ATP:3-Phosphoglycerat-1-Phosphotransferase-Mangel
▶ Phosphoglyzeratkinase-Mangel

Atransferrinämie,
Hypotransferrinämie

Proteindefekt auf der Grundlage einer Genmutation.

Der Basisdefekt besteht in einer verminderten Syntheserate von Transferrin in der Leber und einem dadurch bedingten Mangel des Glykoproteins im Serum. Dadurch kommt es zu einer Störung des Eisentransfers in die Erythrozyten, zur Störung des Eisentransportes im gesamten Körper und zur Organsiderose, woraus sich die klinische Symptomatik erklärt.

Krankheitswert
Unterschiedlich schwere hypochrome Anämie von Säuglings- oder Kindesalter an. Bei einigen Fällen außerdem Infektanfälligkeit, Kleinwuchs, Hypospadie, Hämochromatose und allgemeine Entwicklungsverzögerung.

Therapiemöglichkeiten
Parenterale Humantransferrin-Gaben mit vorübergehendem gutem Erfolg.

Häufigkeit und Vorkommen
Seit Erstbeschreibung 1961 nur wenige Fälle bekannt.

Genetik
Autosomal rezessiver Erbgang. Unterschiedliche Transferrin-Konzentrationen aufgrund von Allelie bewirken die unterschiedliche Schwere der klinischen Erscheinungen. Identität mit dem Transferrin-Locus in 3q21 23 (*TF*) noch unklar. Eine Variante, C3, wirkt wahrscheinlich bei Rauchern protektiv gegenüber Lungenkrebs.

Familienberatung
Nachweis und Heterozygotentest durch immunologische Serum-Transferrin-Bestimmung. Ausschluss einer Nephrose, die für Hypotransferrinämie ursächlich sein kann, sowie von anderen Hämochromatosen (s.a. ▶ *Hämochromatose, primäre ideopathische*) und der hypochromen sideroblastischen ▶ *Anämie* notwendig. Die familienberaterische Einschätzung muss die Schwere der Erscheinungen in der jeweils vorliegenden Sippe berücksichtigen.

Literatur
Beckman, L.E., G.F.Van Landeghem, S.Sikström and L.Beckman, DNA polymorphism and haplotypes in the human transferrin gene. Hum.Genet. *102* (1998) 141–144.

Hayashi, A., Y.Wada, T.Suzuki and A.Shimizu, Studies on familial hypotransferrinemia: Unique clinical course and molecular pathology. Am.J.Hum.Genet. *53* (1993) 201–213.

OMIM 209300

Atrichia congenita papulosa
▶ Alopecia congenita universalis

Atrioventrikularkanal, Defekt des

Komplette oder partielle Persistenz des embryonalen Atrioventrikularkanals mit unterschiedlich schweren Defekten der Atrioventrikularklappen.

Krankheitswert

Angeboren. Bei kompletter Form häufig Tod im frühen Säuglingsalter. Partieller AV-Kanal-Defekt meistens nicht lebensbedrohlich, unterschiedliche Schwere bis zu klinisch unauffälligen Mitralklappenanomalien. Teilsymptom bei Chromosomopathien (▶ DOWN-Syndrom), ▶ KARTAGENER-Syndrom bzw. des ▶ IVEMARK-Syndrom, ▶ HOLT-ORAM-Syndrom, ▶ Vorhofseptumdefekt.

Therapiemöglichkeiten

Bei partiellen Formen chirurgische Korrektur erfolgreich.

Häufigkeit und Vorkommen

Etwa 3% der isoliertem angeborenen Herzfehler. Inzidenz 1:3.000. Bei 40% der Kinder mit DOWN-Syndrom und bei anderen Chromosomopathien. Häufig familiär in mehreren Generationen. 24% der Fälle ohne weitere Auffälligkeiten.

Genetik

Eine heterogene Grundlage wird für die meisten Fälle angenommen, wobei das familiäre Vorkommen in einigen Sippen für autosomal dominanten Erbgang mit variabler Expressivität und verminderter Penetranz spricht. Genorte: 1p31-p21; 3p25. Komplette, partielle und klinisch symptomlose Formen können gemeinsam innerhalb einer Sippe auftreten.

Familienberatung

Nachweis durch EKG, pränatal durch Doppler-Sonografie. Das statistische Erkrankungsrisiko für Kinder eines Merkmalsträgers liegt bei 10% und steigt mit jedem Merkmalsträger in der Familie. Für familienprognostische Aussagen sind auch klinisch gesunde Verwandte kardiologisch zu untersuchen.

Literatur

Amati, F., A.Mari, R.Mingarelli et al., Two pedigrees of autosomal dominant artioventricular canal defect (AVCD). Exclusion from the critical region on 8p. Am.J.Med.Genet. *57* (1995) 483–488.

Digilio, M.C., B.Marino, M.P.Cicini et al., Risk of congenital heart defects in relatives of patients with atrioventricular canal. Am.J.Dis.Child *147* (1993) 1295–1297.

Green, E.K., M.D.Priestley, J.Waters e al., Detailed mapping of a congenital heart disease gene in chromosome 3p25. J.Med.Genet. *37* (2000) 581–587.

Pierpont, M.E.M, R.R.Markwald and A.E.Lin, Genetic aspects of atrioventricular septal defects. Am.J.Med.Genet. *97* (2000) 289–296.

Rein, A.J.J.T., Genetic of conotruncal malformations: Further evidence of autosomal recessive inheritance. Am.J.Med.Genet. *50* (1994) 302–303.

OMIM 600309

Atrophia areata der Retina
▶ Makuladegeneration, familiäre vitelliforme

Atrophia bulborum hereditaria
▶ NORRIE-Syndrom

Atrophia gyrata chorioideae et retinae (FUCHS)

Genetisch bedingte Atrophie der Chorioidea und der Retina sowie des Pigmentepithels auf der Grundlage einer Genmutation.

Der zu den Veränderungen führende Basisdefekt ist unbekannt.

Krankheitswert

Erstmanifestation klinischer Erscheinungen im Kindesalter. Nachlassen der Sehschärfe, Gesichtsfeldeinengung, Kurzsichtigkeit und Nachtblindheit. Langsam progredient durch allmähliche Ausbreitung der ringförmigen Atrophie unter Aussparung des hinteren zentralen Augenabschnittes.

Therapiemöglichkeiten

Antikoagulantien sowie Vitaminpräparate ohne befriedigenden Erfolg.

Häufigkeit und Vorkommen

Sehr selten, meist sporadische oder Geschwisterfälle.

Genetik

Autosomal rezessiver Erbgang. Eine genetische Beziehung zur ALDERschen Granulations-Anomalie der Leukozyten, wie vorübergehend angenommen, besteht offenbar nicht. Das vereinzelte Vorkommen der Atrophie in 2 aufeinanderfolgenden Generationen kann als Ausdruck einer variablen Expressivität oder als Pseudodominanz gedeutet werden. Es kann sich aber auch um die autosomal dominant progrediente, bifocale Chorio-Retinale Atrophie handeln. Allelie oder Identität der beiden Krankheitsbilder? Genort 6q11-16.2? oder Identität bzw. Allelie mit der gyrierten ▶ Chorio-Retinalen Atrophie bei Ornithinämie in 10q26?

Familienberatung

Differentialdiagnose wegen der unklaren Stellung des Krankheitsbildes schwierig. Eine Hyperornithinämie sowie Formen der ▶ Retinadystrophie sollten ausgeschlossen werden.

Literatur

Douglas, A.A., I.Waheed and C.T.Wyse, Progressive bifocal chorio-retinal atrophy: a rare familial disease of the eye. Brit.J.Ophthal. 52 (1968) 742–751.

François, J., F.Barbier et A.de Ruock, A propos des conducteurs du gène de l'atrophia gyrata chorioideae et retinae de Fuchs. Acta Genet.Med.Gemell. 15 (1986) 34–35.

Kelsell, R.E., B.F.Godley, K.Evans et al., Localization of the gene for progressive bifocal chorioretinal atrophy (PBCRA) to chromosome 6q. Hum.Molec. Genet. 4 (1995) 1653–1656.

OMIM 258870, 229900

Atrophia musculorum spinalis pseudomyopathica

▶ Muskelatrophie, spinale juvenile Kugelberg-Welander

Atrophodermia follicularis,

BAZEX-Syndrom (bearbeitet von SALAMON †, Sarajewo)

Genodermatose auf der Grundlage einer Genmutation.

Der Basisdefekt für die follikulären Atrophien und anderen Hauterscheinungen ist unbekannt.

Krankheitswert

Bereits bei der Geburt bestehende (trichterförmige) Follikelatrophie am Rücken und an den Extremitätenstreckseiten bis Hand- und Fußrücken. Hypotrichose des Kopfhaares, spärliche Augenbrauen und Wimpern, rarefizierte Körperbehaarung. Vom späten Kindesalter an Trichoepitheliome und multiple Basaliome im Gesicht, milienähnliche Papeln im Gesicht, am Stamm und in den großen Beugefalten. Vor allem kosmetische Beeinträchtigung.

Therapiemöglichkeiten

Chirurgische Abtragung der Tumoren.

Häufigkeit und Vorkommen

Etwa 50 Fälle aus Westeuropa, Finnland und den USA bekannt. Familiär.

Genetik

X-chromosomal dominanter (Genort Xq24-27) und für die finnischen Fälle autosomal dominanter Erbgang werden angenommen. Symptomatisch beim X-chromosomal dominanten Typ (HAPPLE) der ▶ Chondrodystrophia punctata. In einer arabischen Geschwisterschaft bei Konsanguinität der Eltern zusätzlich Ichthyose: Autosomal rezessiv?

Familienberatung

Differentialdiagnose zu anderen follikulären Keratosen und zum ▶ Basalzellnävus-Syndrom sowie Feststellung des jeweiligen Erbganges wichtig.

Literatur

Lestringant, G.G., W.Küster, P.M.Frossard and R.Happle, Congenital ichthyosis, follicular atrophoderma, hypotrichosis, and hypohidrosis. Am.J. Med.Genet. 75 (1998) 186–189.

Atrophodermia vermiculata

Plosila, M., R.Kiistala and K.M.Niemi, The BASEX syndrome: follicular atrophoderma with multiple basal cell carcinomas, hypotrichosis, and hypohidrosis. Clin.Exp.Dermat. *6* (1981) 31–41.

Vabres, P., D.Lacomb, L.G.Rabinowitz et al., The gene for BAZEX-DUPRÉ-CHRISTOL syndrome maps to chromosome Xq. J.Invest.Dermatol. *105* (1995) 87–91.

OMIM 301845

Atrophodermia vermiculata

Genetisch bedingte Hautveränderungen auf der Grundlage von Genmutationen.
Der den Hauterscheinungen zugrunde liegende Basisdefekt ist unbekannt.

Krankheitswert
Erstmanifestation im Kindesalter. Harmlose, nävoide furchige Hautveränderungen auf den Wangen mit verschiedenen Begleitsymptomen: Pseudokomedonen, Pigmentflecken, Follikulitiden. Kommt symptomatisch bei Neurofibromatose v. RECKLINGHAUSEN, EISENMENGER-Syndrom und angeborenen Herzfehlern vor.

Therapiemöglichkeiten
Kosmetische Behandlung mit geringem Erfolg.

Häufigkeit und Vorkommen
Selten. Sporadische und Geschwisterfälle.

Genetik
Autosomal rezessiver Erbgang. Das Vorkommen in mehreren aufeinanderfolgenden Generationen bei einzelnen Sippen spricht allerdings auch für die Existenz einer autosomal dominanten Form.

Familienberatung
In Anbetracht der Gutartigkeit keine familienberaterische Bedeutung.

Literatur
Korn-Heydt, G.E., Erbliche Aplasien, Hyperplasien und Tumoren. In: Jadassohn,J., Handbuch der Haut- und Geschlechtskrankheiten, Bd. VII, Springer-Verl., Berlin, Heidelberg, New York 1966.

OMIM 209700

Aufmerksamkeitsdefizit-Hyperaktivitäts-Syndrom (ADHS)

Psychische Auffälligkeit des Kindesalters, wahrscheinlich auf der Grundlage einer genetischen Disposition.
Weder exogene noch genetische Faktoren allein vermögen die Verhaltensauffälligkeiten zu erklären. Störungen im dopaminergen-noradrenergen Transmittersystem werden vermutet.

Krankheitswert
Erstmanifestation im Schulalter. Verhaltensauffälligkeiten, Konzentrationsschwäche. Hyperaktivität, Unruhe, Impulsivität. Besserung nach wenigen Jahren oder im Erwachsenenalter. Gefahr des Überganges in Abhängigkeiten.

Therapiemöglichkeiten
Psychologische Betreuung und Psychotherapie aussichtsreich. In hartnäckigen Fällen ergänzende medikamentöse Therapie: Dopaminerges Amphetamin Methylphenidat (Ritalin®) nach genauer fachärztlicher Einstellung in Mindestdosen. Nebenwirkungen noch umstritten.

Häufigkeit und Vorkommen
Familiär gehäuft. Frequenz unter Schulkindern nach einer kanadischen Studie bei Knaben 9%, bei Mädchen 3%.

Genetik
Eine familiäre Häufung kann auf frühkindliche Umwelteinflüsse oder genetische Grundlagen hinweisen. Ein klassischer Erbgang ist nicht zu erkennen. Wahrscheinlich bestehen unterschiedliche Abweichungen im dopaminergen Transmittersystem, an denen unterschiedliche Suszeptibilitätsgene beteiligt sein können, z.B. Mutationen der Dopamin-β-Hydroxylase (DβH), die den Schritt vom Dopamin zum Norepinephrin katalysiert, Genort 9q34 (*NBH*) oder ein Gen für ▶ Dyslexie, Genort 6p21.3 (*DYX2*), bei dem eine Komorbidität auf der Grundlage pleiotroper Allele vermutet wird. Weitere diskutierte Genorte 2q24 und 16p13.

Familienberatung
Differentialdiagnose zu andersartigen Störungen im Sozialverhalten wichtig. Ein erhöhtes genetisches Risiko für Geschwister ist nicht zu er-

kennen. Rechtzeitige psychologische Betreuung wichtig.

Literatur
Barr, C.L., J.Kroft, Y.Feng et al., The norepinephrine transporter gene and attention-deficit Hyperactivity disorder. Am.J.Med.Genet. (Neuropsychiat.Genet.) *114* (2002) 255–259.

Faraone, S.V., Report of the Third International Meeting of the Attantion-Deficit Hyperactivity Disorder Molecular Network. Am.J.Med.Genet. (Neuropsychiat.Genet.) *114* (2002) 272–276.

Fisher S.E., C.Francks, J.T.McCracken et al., A genomewide scan for loci involved in attention-deficit/hyperactivity disorder. Am.J.Hum.Genet. *70* (2002) 1182–1196.

Mill, J., S.Curran, L.Kent et al., Association study of a SNAP-25 microsatellite and attention deficit hyperactivity disorder. Am.J.Med.Genet. (Neuropsychiat.Genet.) *114* (2002) 269–271.

Roman, T., M.Schmitz, G.Polanczyk et al., Further evidence for the association between attention-deficit/hyperactivity disorder and the dopamin-β-hydroxylase gene. Am.J.Med.Genet. *114* (2002) 154–158.

Willcutt, E.G., B.F.Pennington, S.D.Smith et al., Quantitative trait locus for reading disability on chromosome 6p is pleiotropic for attention-deficit hyperactivity disorder. Am.J.Med.Genet. (Neuropsychiat.Genet.) *114* (2002) 260–268.

Augenfarbe

Die Farbe und die Verteilung des Irispigments wurde bisher als polygen verursacht angesehen, neuerdings lassen sich jedoch monogene Formen erkennen (genauer ▶ *Haar-/Hautfarbe*): Genort 16q24-14.3 (*MC1R*), autosomal dominante Allele für Eumelanin, rezessive Allele für Phämelanin, d.h. Rothaarigkeit bis blonde Töne (HCL2, **Hair Color**) und Hellhäutigkeit, helle Augenfarbe und Epheliden. Die Art des familiären Vorkommens bzw. der Zusammensetzung der Melanosomen lässt sich in Abhängigkeit von den *MC1R*-Varianten bzw. dem zugrundeliegenden *MC1R*-Allel generell wegen multipler Allelie und vielfältiger Compound-Heterzyoten entweder mit autosomaler Dominanz, Kodominanz oder mit Rezessivität vereinbaren, so dass entweder rezessiver Erbgang mit gelegentlicher Manifestation bei Heterozygoten oder (wahrscheinlicher) dominanter Erbgang mit epistatischer Wirkung der Eumelanosomen-induzierenden Allele für schwarzes oder braunes Pigment (HCL3) diskutiert wird. Ein modifizierendes rezessives Gen für braune Augenfarbe, Allel *HCL3 = BCL3* (**Brown Color**) = BEY2 (**Brown Eyes**) wird in 15q11-21 (*TYRP1* Transmembranproteins P für Tyrosin, ▶ *Albinismus totalis II*) vermutet, ein dominantes für grün/blaue Augenfarbe im Chromosom 9 (*HCL1*).

Literatur
Eiberg, H. and J.Mohr, Assignment of genes coding for brown eye colour (BEY2) and brown hair colour (HCL3) on chromosome 15q. Eur.J.Hum.Genet. *4* (1997) 237–241.

Eiberg, H and J.Mohr, Major genes of eye color and hair color linked to LU and SE. Clin.Genet. *31* (1987) 186–191.

OMIM 113750, 227240

Auriculo-Condyläres Syndrom (ACS)

Seit Erstbeschreibung einer Sippe 1998 von weiteren familiären und sporadischen Fällen bekannte Kombination von Ohrmuscheldysplasie („Fragezeichen-Ohren"), Hypotonie und Fehlbildung des temporo-condylären Gelenks des Ramus mandibulae. Wahrscheinlich autosomal dominant.

Literatur
Divizia, M.T., A.Cordone, M.Bado et al., Auriculocondylar syndrome or new syndrome? Clin.Dysmorphol. *11* (2002) 143–144.

Priolo, M., M.Lerone, L.Rosaia et al., Question mark ears, temporo-mandibular joint malformation and hypotonia: auriculo-condylar syndrome or a distinct entity? Clin.Dysmorphol. *9* (2000) 277–280.

OMIM 602483

Australia-Antigen,
Australia-Serum-Hepatitis, Hepatitis B

Spezielle Form der Virus-Hepatitis, wahrscheinlich auf der Grundlage einer genetisch mitbedingten Disposition.

Im Serum entsprechender Patienten finden sich elektronenmikroskopisch nachweisbare virusartige Partikel, für die früher auch eine vertikale Infektion (diaplazentarer Übergang von der Mutter auf das Kind) vermutet wurde.

Krankheitswert
Hepatitis, die bei "Homozygoten" zur Chronifizierung neigen soll. Gefahr der Leberzirrhose. Nicht selten subklinisch verlaufend.

Therapiemöglichkeiten
Unbekannt.

Häufigkeit und Vorkommen
Regional sehr unterschiedlich. Australia-Antigen-positive Personen in Europa bis etwa 1%. 1964 erstmalig in Australien nachgewiesen. In tropischen Gegenden teilweise endemisch (Frequenz bis 1:20).

Genetik
Beteiligung genetischer Faktoren unklar. Das Antigen kann durch Körperflüssigkeiten (Blut, Speichel, Urin) übertragen werden. Genetisch bedingte, immunologische Abwehrschwäche? Es lassen sich mehr als 4 definierte Typen des Hepatitis-B-Antigens mit unterschiedlicher geografischer Verbreitung und klinischer Auswirkung unterscheiden. Häufung bei Krankheitsbildern mit Abwehrschwäche: DOWN-Syndrom, Leukosen.

Familienberatung
Nachweis mit Anti-AuSH-Seren von Mensch, Pferd oder Kaninchen durch Präzipitationsmethoden oder Radioimmunassay (RIA). Frauen können das Antigen (virusartige Partikel) oder das Virus wahrscheinlich nicht diaplazentar übertragen (typenabhängig?). Infektionsschutz in der Umgebung von Patienten notwendig.

Literatur
Blumberg, B.S., A.I.Sutnick, W.T.London and I.Millman, Australia antigen and hepatitis. New Engl.J. Med. *283* (1979) 349.

Couroucé-Pauty, A.-M., A.Plancon and J.P.Souler, Distribution of HBsAg subtypes in the world. Vox.Sang. *4* (1983) 197–199.

OMIM 209800

Autismus

Heterogene Gruppe von Psychosen des Kindesalters, denen eine Störung der sozialen Kommunikation sowie stereotype, repetitive Interessen- und Verhaltensauffälligkeiten gemeinsam sind. Zugrunde liegen unterschiedliche hirnorganische Vorschädigungen oder partielle Hirnreifungsstörungen (vor allem des Neocerebellums, partielle Kleinhirn-Hypoplasie, Lobuli VI und VII?), wobei auch schwere Informationsdefizite und schwere Vernachlässigung mit Reizarmut der Umgebung zum Zustandsbild des Autismus führen können. Ein einheitlicher biologischer Basisdefekt ist unbekannt. Für einen Teil der Fälle wird eine erhöhte Vulnerabilität des ZNS, z.B. in Form einer verminderten Resistenz gegenüber Virusinfektionen oder ein Zusammenhang mit dem Transmitterstoffwechsel (Serotonin, γ-Aminobuttersäure) vermutet.

Krankheitswert
Erstmanifestation meistens innerhalb der ersten Lebensjahre (frühinfantiler und infantiler Autismus, s.a. ▶ *ASPERGER-Syndrom*). Störung der sozialen Bezüge und Kommunikation mit Kontaktarmut und repetitiven bzw. stereotypen Verhaltensweisen. Sensorische Teilleistungsschwäche (optisch, kognitiv, emotional, sozial, akustisch). Hypomimie. Dyspraxie, Spracharmut. Autistisches Verhalten ist Teilsymptom des RETT-Syndroms, des ▶ *MARTIN-BELL-Syndroms* und z.T. auch der Tuberösen Sklerose, des PRADER-WILLI-Syndroms und des ANGELMAN-Syndroms. In ca. 75 % der Fälle Oligophrenie und durchschnittlich in 1/5 Anfälle. EEG-Auffälligkeiten. Im Laufe des Kindesalters Symptomenwandel: Angst- und Erregungszustände, Übergang in depressive Psychose oder Schizophrenie. Teilweise aber auch Normalisierung. Grenze zur kindlichen Schizophrenie unscharf.

Therapiemöglichkeiten
Psychotherapie und medikamentöse Behandlung einzelner Symptome mit unterschiedlicher Prognose.

Häufigkeit und Vorkommen
Inzidenz am Ende des ersten Lebensjahrzehnts etwa 1:2.500, selten familiär. Androtropie 4:1. Über 50% der eineiigen Zwillinge konkordant,

zweieiige Zwillinge diskordant. Abgrenzung zu syndromatischem A. retrospektiv nicht immer sicher. Teilweise familiär, Sprachdefekte bzw. Retardation der Sprachentwicklung bei Verwandten von Merkmalsträgern. ▶ *MARTIN-BELL-Syndrom*: Etwa 15% der Jungen mit dem Syndrom haben Symptome autistischen Verhaltens.

Genetik

Heterogen. Unterschiedliche genetische Faktoren werden für die verschiedenen Formen vermutet. Ein monogen, paternal imprimierter A. wird von einem Gen in 7q31.2-31.3 codiert (an der Entwicklung des Hirnstammes beteiligtes *HOX1?*), in der Region, in der auch ein Gen für die Sprech- und Sprachentwicklung liegt (*SPCH1* ▶ *Dysphasie, isolierte*). Der Zusammenhang beider ist noch unklar, methodisch bedingt, Kopplung oder Allelie? Weiterhin Duplikation 15q11-q13mat (Imprinting: die Mutation wird nur klinisch manifest, wenn sie das von der Mutter geerbte Chromosom 15 betrifft), B3-Untereinheit des γ-Aminobuttersäure-A-Rezeptors, *GABRB3*?. Weitere Genorte: 6q16, 1p, 1q21-22, 3q25-27, 2q, 8, 16p, 19p, wobei sich bisher noch keine Candidaten-Gene bestätigt haben. Monogen im Rahmen von Syndromen. Grundlage des autistischen Verhaltens bei MARTIN-BELL-Syndrom noch unklar: Selbstständiges Gen in Xq27 oder Teilmanifestation eines pleiotropen Gens? Das gleiche gilt für das RETT-Syndrom.

Familienberatung

Differentialdiagnose zur Schizophrenie und zum MARTIN-BELL-Syndrom (Chromosomenanalyse, molekulargenetischer Nachweis, Computertomographie des Cerebellums) wichtig. Molekularzytogenetischer Nachweis bzw. Ausschluss einer Dupplikation 15q11-31 kann versucht werden. Das Risiko für Verwandte eines Merkmalsträgers mit isoliertem A. kann in Anbetracht des meist sporadischen Auftretens empirisch als gering eingeschätzt werden. Es liegt für Geschwister eines Mädchens mit idiopathischem A. bei ca. 15%, eines Knaben bei 7%.

Literatur

Alarcón, M., R.M.Cantor, J.Liu et al., Evidence for a language quantitative trait locus on chromosome 7q in multiplex autism families. Am.J.Hum.Gent. *70* (2002) 60–71.

Bailey, A., A.LeCouteur, I.Gottesman et al., Autism as a strongly genetic disorder: Evidence from a British twin study. Psychol.Med. *25* (1995) 63–77.

Buxbaum, J.D., J.M.Silverman, C.J.Smith et al., Evidence for a susceptibility gene for autism on chromosome 2 and for genetic heterogeneity. Am.J.Hum.Genet. *68* (2001) 1514–1520.

Cook, E.H., Jr., V.Lindgren, B.L.Lebenthal et al., Autism or atypical autism in maternally but not paternally derived proximal 15q duplication. Am.J.Hum.Genet. *60* (1997) 928–934.

Courchesne, E., R.Yeung-Courchesne, G.A.Press et al. Hypoplasia of cerebellar vermal lobules VI and VII in autism. New Engl.J.Med. *318* (1988) 1349–1354.

Greenberg, D.A., S.E.Hodge, J.Sowinski and D.Nicoll, Excess of twins among affected sibling pairs with autistic implication for etiology of autism. Am.J.Hum.Genet. *69* (2001) 1062–1067.

Hallmayer, J., D.Spiker, L.Lotspeich et al., Male-to-male transmission in extended pedigrees with multiple cases of autism. Am.J.Med.Genet. *67* (1996) 13–18.

International Molecular Genetic Study of Autism Consortium, A full genome screen for autism with evidence for linkage to a region on chromosome 7q. Hum.Molec.Genet. *7* (1998) 571–578.

Karnebeek, C.D.M. van, I.van Gelderen, G.J.Nijhof et al., An aetiological study of 25 mentally retardet adults with autism. J.Med.Genet. *39* (2002) 205–213.

Klauck, S.M., A.Poustka und F.Poustka, Genetik des Autismus. Med.Genet. *10* (1998) 409–411.

Lamb, J.A., J.Moore, A.Bailey et al., Autism: recent molecular genetic advances. Hum.Molec.Genet. *9* (2000) 861–868.

Philippe, A., M.Guilloud-Bataille, M.Martinez et al., Analysis of ten candidate genes in autism by association and linkage. Am.J.Med.Genet. (Neuropsych.Genet.) *114* (2002) 126–128.

Rodier, P.M., Autismus, ein Defekt im Stammhirn ist ein Symptom, wenn nicht Ursache der schweren Behinderung. Spektrum der Wissensch. (2000) 56–62

Schroer, R.J., M.C.Phelan, R.C.Michaelis et al., Autism and maternally derived aberrations of chromosome 15q. Am.J.Med.Genet. *76* (1998) 327–336.

Shao, Y, K.L.Raiford, C.M.Wolpert et al., Phenotypic homogeneity provides increased support for linkage on chromosome 2 in autistic disorder. Am.J.Hum.Genet. *70* (2002) 1058–1061.

Swillen, A., H.Hellemans, J.Steyaert and J.-P.Fryns, Autism and genetics: High incidence of specific genetic syndromes in 21 autistic adolescents and adults living in two residential homes in Belgium. Am.J.Med.Genet. *67* (1996) 315–316.

Autoimmunkrankheiten

Yardin, C., F.Esclaire, C.Laroche et al., Should the chromosome region 15q11q13 be tested systmatically by FISH in the case of autistic-like syndrome? Clin.Genet. *61* (2002) 10–313.

OMIM 209850

Autoimmunkrankheiten,
autoallergische Krankheiten (unter Mitarbeit von ZIEGLER, Berlin)

Es liegt eine Störung im Immunsystem vor, entweder in Form einer Reaktion auf körpereigene Stoffe, denen gegenüber keine Toleranz besteht (organspezifische Autoimmunität), oder einer falschen Reaktion auf Stoffe, gegen die der Organismus normalerweise tolerant ist (nichtorganspezifische Autoimmunität). Beteiligt ist die humorale und/oder zellständige Immunabwehr. Zur Dysregulation kann es durch Einwirkung von Eiweiß und Polysacchariden (Viren, Bakterien) sowie anderen Noxen kommen, wodurch die Interferon-sezernierenden T-Lymphozyten stimuliert und die genetisch determinierte HLA-DR-Expression veranlasst werden. Je nach Reaktion mit den verschiedenen Rezeptoren der Helfer-T-Zellen werden dadurch die Plasmazellen zur Synthese unterschiedlicher Autoantikörper angeregt: z.B. gegen Schilddrüsenzellen – v. BASEDOW-Syndrom; gegen Thyreoglobulin – HASHIMOTO-Syndrom; gegen Intrinsic-Faktor – Perniziöse Anämie; gegen Nebennierenrindengewebe – ADDISON-Syndrom; gegen Inselzellen – Typ-I-Diabetes-mellitus; gegen Synovia – Polyarthritis; gegen verschiedene Zellkernbestandteile – Lupus erythematodes, Sklerodermie, Rheumatoid-Arthritis, SJÖGREN-Syndrom. Eine Tendenz zu familiärem Auftreten ist bei den meisten A. erkennbar, lässt sich jedoch nicht mit einem bestimmten Erbgang umschreiben. Siehe auch ▶ *Endomyokardfibrose*, ▶ *Polycythaemia rubra vera*, ▶ *Purpura*, ▶ *Myasthenien*.

Literatur
Hall, R., S.G.Owen and G.A.Smart, Paternal transmission of thyroid autoimmunity. Lancet 1964/II 115.

Roitt, I.M., Leitfaden der Immunologie. Steinkopff Verlag Darmstadt 1984.

OMIM 109100

Autoimmun-Syndrom
▶ Endokrinopathie, juvenile familiäre

Autoimmun-Immunmangel-Syndrom
▶ Enteropathie, autoimmune

AXENFELD-Syndrom
▶ RIEGER-Syndrom

Azetylneuraminsäure-Speicherkrankheit
▶ Sialurie

Azidose, renale tubuläre I, distale

Genetisch bedingte Störung auf der Grundlage einer Genmutation.

Es besteht eine verminderte Ausscheidung von Anionen durch die Nieren (distale Tubuli) infolge eines Defektes eines Natriumionenkanals (SLC4A1, „Säureaustauscher" AE1). Es kommt zur Verschiebung des Säure-Basen-Gleichgewichtes mit Hyperchloridämie, Hypokaliämie, Hypokalzämie sowie Hyperkalziurie und entsprechenden klinischen Erscheinungen. Bei Kombination der schweren Form mit sensorineuraler Schwerhörigkeit ist die Aktivität einer Untereinheit einer ATPase-Protonenpumpe (H^*ATPase, Untereinheit ATP6B1) der apikalen Nierentubuli vermindert und es besteht ein H^r-Mangel in der Endolymphe der Cochlea. Bei der schweren Form ohne Schwerhörigkeit ist eine weitere Untereinheit betroffen (ATP6N1A).

Krankheitswert
Erstmanifestation vom Säuglingsalter an, kann aber auch bis ins Erwachsenenalter symptomlos bleiben. Azidose, Erbrechen, Exsikkose, Polyurie, Fieber, Dystrophie. Zerebrale Verkalkungen, Osteopetrose. Wachstumsverzögerung. Später Osteomalazie mit Verbiegung der langen Röhrenknochen. Nephrokalzinose, Nephrolithiasis. Neigung zu hypokalzämischen tetani-

schen oder hypokaliämischen paralytischen Anfällen. Teilweise Innenohrschwerhörigkeit.

Therapiemöglichkeiten
Frühzeitige diätetische Behandlung mit basischen Speisen sowie Ausgleich mit Gaben von Na-Zitrat im Sinne einer Prophylaxe klinischer Erscheinungen erfolgreich. Ein Teil der Fälle spricht auf Zink-Gaben an. Bei bereits manifesten Nieren- und Skeletterscheinungen nur noch unbefriedigende symptomatische Behandlung.

Häufigkeit und Vorkommen
Mehrere große Sippen mit Merkmalsträgern in aufeinanderfolgenden Generationen publiziert. Kombination mit Schwerhörigkeit von über 50 sporadischen und Geschwisterfällen beschrieben.

Genetik
Heterogen. Autosomal dominanter Erbgang der spätmanifesten, milden Form. Genort 17q22 (*SLC4A1* = *AE1*). Schwere frühkindliche autosomal rezessive distale Renale Tubuläre Azidosen: Mit und ohne Schwerhörigkeit, rdRTA1 und -2, Genorte: 7q33-34 (*ATP6B1*–rdRTA1, *ATP6NA1*–rdRTA2).

Familienberatung
Nachweis anhand der Kationenausscheidung im Urin und der hohen Serum-Chlorid-Werte. Differentialdiagnose zur transitorischen alimentär bedingten A. des Neugeborenen notwendig. Siehe auch ▶ ALBERS-SCHÖNBERG-Syndrom; ▶ DE-TONI-DEBRÉ-FANCONI-Syndrom; ▶ *Periodische Paralyse, hypokaliämische*; ▶ *Laktose-Intoleranz*. Feststellung latenter Fälle und besondere medizinische Betreuung entsprechender Familien im Hinblick auf Frühdiagnose und Therapie wichtig.

Literatur
Chaabani, C.H., A.Hadj-Khlil, N.Ben-Dhia and H.Braham, The primary hereditary form of distal renal tubular acidosis: clinical and genetic studies in a 60-member kindred. Clin.Genet. 45 (1994) 194–199.

Dunger, D.B., D.P.Benton and A.R.Cain, Renal tubular acidosis and nerve deafness. Arch.Dis.Child 55 (1980) 221 225

Karet, F.E., K.E.Finberg, A.Nayir et al., Localization of a gene for autosomal recessive distal renal tubular acidosis with normal hearing (rdRTA2) to 7q33-34. Am.J.Hum.Genet. 65 (1999) 1656–1665.

Karet, F.E., F.J.Gainza, A.Z.Gyory et al., Mutations in the chloride-bicarbonate exchanger gene *AE1* cause autosomal dominant but not recessive distal renal tubular acidosis. Proc.Natl.Acad.Sci.USA 95 (1998) 6337–6342.

Pintos-Morell, G., R.Haas, C.Prondanos et al., Cytochrome c oxidase deficiency in muscle with dicarboxylic aciduria and renal tubular acidosis. J.Child Neurol.5 (1990) 147–152.

Smith, A.N., J.Skaug, K.A.Choate et al., Mutations in ATP6N1B, encoding a new kidney vacuolar proton pump 116-kD subunit, cause recessive distal renal tubular acidosis with preserved hearing. Nature Genet. 26 (2000) 71–75.

Stoll, C., A.Gentine and J.Geisert, Siblings with congenital renal tubular acidosis and nerve deafness. Clin.Genet. 50 (1996) 235–239.

OMIM 179800, 267300, 602722

Azidose, renale tubuläre II,
LIGHTWOOD-ALBRIGHT-Syndrom

Genetisch bedingte Funktionsstörung der distalen Nierenubuli auf der Grundlage einer Genmutation.

Es besteht eine verminderte Rückresorption von Bicarbonat-Ionen durch die proximalen Nierentubuli durch eine Funktionsstörung der Carboanhydrasen, vor allem II und IV. Der genaue Charakter einzelner Formen ist noch unklar. Autoimmunerkrankung? Siehe auch ▶ ALBERS-SCHÖNBERG-*Syndrom* (r.t.A. bei Osteopetrose). Aus der Verschiebung des Säure-Basen-Gleichgewichtes erklärt sich die klinische Symptomatik.

Krankheitswert
Erstmanifestation klinischer Erscheinungen vom Kindesalter an. Azidose, Erbrechen, Exsikkose, Polyurie, Fieber. Osteopetrose, später Osteomalazie mit Pseudorachitis, Anorexie. Neigung zu hypokalzämischen paroxysmalen Lähmungen, Nierensteinen und durch Nephrokalzinose bedingter Niereninsuffizienz. Renaler

Kleinwuchs. Teilsymptom der ▶ *Nephronophthise* FANCONI.

Therapiemöglichkeiten
Frühzeitige diätetische Behandlung mit basischen Speisen im Sinne einer Prophylaxe klinischer Manifestationen erfolgreich. Später nur noch unbefriedigende symptomatische Behandlung.

Häufigkeit und Vorkommen
Selten, teilweise Geschwisterfälle. Androtropie.

Genetik
Heterogen. X-chromosomaler (unsicher) oder autosomal rezessiver Erbgang (s.a. ▶ *Glomerulopathie mit Fibronektin-Speicherung*). Genorte: Drei gekoppelte Carboanhydrasen 8q22 (*CA1, CA2, CA3*), Allelie z.T. mit der Osteopetrose mit tubulärer Azidose (▶ ALBERS-SCHÖNBERG-*Syndrom Typ 5*); Carboanhydrase IV: 17q23 (*CA4*).

Familienberatung
Nachweis anhand der Azidurie und hoher Bicarbonat-Werte im Urin sowie hoher Serumchlorid-Werte. Differentialdiagnose zur A.r.t. I auch anhand des Erbganges. Besondere medizinische Betreuung entsprechender Familien im Hinblick auf Frühdiagnose und Therapie wichtig.

Literatur
Aramaki, S., I.Yoshida, M.Yoshida et al., Carbonic anhydrase II deficiency in three unrelated Japanese patients. J.Inherit.Metab.Dis. *16* (1993) 982–990.

Beechey, C., S.Tweedie, N.Spurt et al., Mapping of mouse carbonic anhydrase-3, Car-3: Another locus in the homologous region of mouse chromosome 3 and human chromosome 8. Genomics 6 (1990) 692–696.

OMIM 312400, 267200

Azidose, renale tubuläre III
▶ Glomerulopathie mit Fibronektin-Speicherung

Azorenkrankheit
▶ Spinocerebelläre Ataxie Typ 3

Azyl-CoA-Dehydrogenase-Defekt
▶ Acyl-CoA-Dehydrogenase-Defekt
▶ Adrenoleukodystrophie

Azyltransferase-Defekt
▶ Kardiomyopathie (BARTH-Syndrom)

Azyl...
s.a.
▶ Acyl

B

BADS
▶ Hirschsprung-Krankheit

Bakwin-Eiger-Syndrom
▶ Hyperostosis corticalis deformans juvenilis

Balkan-Nephropathie,
danubische endemische Nephropathie

Chronisches Nierenleiden unklarer Ätiologie. Es besteht eine Schädigung der Nierentubuli, die auf die Glomeruli übergreifen kann. Ursächliche Mykotoxin-Vergiftungen (z.B. Ochratoxin A) werden vermutet.

Krankheitswert
Erstmanifestation im Erwachsenenalter. Progrediente Niereninsuffizienz. Lebenserwartung herabgesetzt.

Therapiemöglichkeiten
Nieren- bzw. Urämiebehandlung mit unbefriedigendem Erfolg. Eventuell Nierentransplantation.

Häufigkeit und Vorkommen
Endemisch in benachbarten Gebieten Bulgariens, Rumäniens und Serbiens. Familiär gehäuft.

Genetik
Beteiligung genetischer Faktoren unklar (Gen in 3q25?). Die familiäre Häufung wird auf allgemeine Umweltbedingungen (Toxine), Lebensgewohnheiten oder eine Virusinfektion zurückgeführt.

Familienberatung
Eine B.-N. braucht nur in der entsprechenden Balkanregion differentialdiagnostisch in Erwägung gezogen zu werden. Es besteht eine Prolinurie. Mit einem erhöhten Risiko für Verwandte von Merkmalsträgern muss gerechnet werden.

Literatur
Dotchev, D., H.Hungerland, N.Liappis and K.Oyanagi, Hyperaminoazidurie und Dysaminoazidurie bei der Endemischen (Balkan-) Nephropathie. Münch.Med.Wschr. *116* (1974) 363–368.

Manolova, Y., G.Manolov, L.Parvanova et al., Induction of characteristic chromosomal aberrations, particularly X-trisomy, in cultured human lymphocytes treated by ochratoxin A, a mycotoxin implicated in Balkan endemic nephropathy. Mutat.Res. *231* (1990) 143–149.

Toncheva, D. and T.Dimitrov, Genetic predisposition to Balkan endemic nephropathy. Nephron *72* (1996) 564–569.

OMIM 124100

Balken-Agenesie
▶ Corpus-callosum-Agenesie

Baller-Gerold-Syndrom

Kraniosynostose und Radiusfehlbildungen auf der Grundlage einer Genmutation
Der zugrunde liegende Basisdefekt ist unbekannt.

Krankheitswert
Angeborener Turrizephalus oder Trigonozephalus durch vorzeitige Verknöcherung der Koronar- und anderer Schädelnähte. Radiushypo- bis -aplasie mit Reduktion des Daumens und weitere Dysplasien des Handskeletts. Kleinwuchs. Anus imperforatus, Verlagerung des Anus. Fakultativ weitere Organfehlbildungen.

Banki-Syndrom

Therapiemöglichkeiten
Frühzeitige chirurgische Korrekturen können hilfreich sein.

Häufigkeit und Vorkommen
Seit Erstbeschreibung 1950 durch BALLER mehr als 20 sporadische und Geschwisterfälle, z.T. aus Verwandtenehen, bekannt.

Genetik
Autosomal rezessiver Erbgang.

Familienberatung
Symptomatik sehr variabel. Abgrenzung deshalb gegenüber der VATER-Assoziation, dem SAETHRE-CHOZEN-Syndrom, der FANCONI-Anämie, dem ROTHMUND-THOMSON-Syndrom und leichten Formen des ROBERTS-Syndrom nicht immer klar, nur aufgrund fehlender Chromosomenaberrationen (Zentromer-Fission bei ROBERTS-Syndrom und Chromosomenbrüche bei FANCONI-Anämie) und fehlender Mutationen in *TWIST* und *FGFR3* durchführbar. Trotzdem wird die Eigenständigkeit des Syndroms angezweifelt.

Literatur
Méggarbané, A., I.Melki, N.Souraty et al., Overlap between BALLER-GEROLD and ROTHMUND-THOMSON syndrome. Clin.Dysmorphol. 9 (2000) 303–305.

OMIM 218600

BANKI-Syndrom

▶ Synostosen von Hand- und/oder Fußwurzelknochen

BANNAYAN-ZONANA-Syndrom,
BANNAYAN-RILEY-RUVALCABA-Syndrom,
BANNAYAN-RILEY-SMITH-Syndrom,
RUVALCABA-MYRHE-SMITH-Syndrom

Hamartöse Polypose auf der Grundlage einer Suppressorgen-Mutation.
Betroffen ist eine Phosphatase des Threonin-Tyroxin-Stoffwechsels: Phosphatase- und Tensin-homolog auf Chromosom **10**, PTEN, die als Wachstumsfaktor-Antagonist wirkt.

Krankheitswert
Angeboren. Gutartige, dysorganisierte Hyperplasien: Subcutane und viszerale Lipome, juvenile hamartöse intestinale Polypen, Gefäßdysplasien. Makrozephalus. Thyreoiditis vom HASHIMOTO-Typ. Pigmentflecken der Makula und des Penis. Muskelschwäche. Psychomotorische Retardation. Klinisch sehr variabel.

Therapiemöglichkeiten
Nur symptomatische Korrekturen möglich.

Häufigkeit und Vorkommen
Seit Erstbeschreibung unter den verschiedenen Syndrombezeichnungen über 50 Fälle bekannt, davon eine Sippe mit 12 Merkmalsträgern.

Genetik
Autosomal dominanter Erbgang. Genort 10q22-23 (*PTEN* = *MMAC1* – Mutated in Multiple Advanced Cancers 1 = *TEP1* – TGFβ-regulated and Epithelial cell-enriched Phosphatase 1), Allelie mit dem ▶ Cowden-Syndrom (z.T. identische Mutation) und dem ▶ LHERMITTE-DUCLOS-Syndrom und einem Teil der Fälle mit juveniler ▶ Polyposis coli. Nicht in allen Fällen lässt sich allerdings eine Keimbahnmutation nachweisen, Mosaik? Somatische Mutationen von *PTEN* sind auch an der Entstehung von Tumoren beteiligt: Glioblastom, Prostata-Ca., Mamma-Ca., Melanom u.a.

Familienberatung
Neigung zu malignen Tumoren ist im Unterschied zum COWDEN-Syndrom nicht zu erwarten. Differentialdiagnose zum COWDEN-Syndrom nur klinisch möglich, da identische Mutationen zugrunde liegen können. Siehe auch ▶ Makrozephalus.

Literatur
Carethers, J.M., F.B.Furnari, A.F.Zigman et al., Absence of *PTEN/MMAC* germ-line mutations in sporadic BANNAYAN-RILEY-RUVALCABA syndrome. Cancer Res. 58 (1998) 2724–2726.

Gorlin, R.J., M.M.Cohen, L.M.Codon and B.A.Burke, BANNAYAN-RILEY-RUVALCABA syndrome. Am.J.Med.Genet. 44 (1992) 307–314.

Marsh, D.J., P.L.M.Dahia, Z.Zheng et al., Germline mutations in *PTEN* are present in BANNAYAN-ZONANA syndrome. Nature Genet. 16 (1997) 333–335.

Marsh, D.J., J.B.Kum, K.L.Lunetta et al., *PTEN* mutation and genotype-phenotype correlations in BANNAYAN-RILEY-RUVALCABA syndrome suggest a single entity with Cowden syndrome. Hum.Molec. Genet. *8* (1999) 1461–1472

Zigman, A.R., J.E.Lavine, M.C.Jones et al., Localization of the BANNAYAN-RILEY-RUVALCABA syndrome gene to chromosome 10q23. Gastroenterology *113* (1997) 1433–1437.

OMIM 153480

BARAITSER-BURN-Syndrom
▶ MOHR-Syndrom

BARAITSER-WINTER-Syndrom

Autosomal rezessiv bedingte Kombination von Iriskolobom, Ptosis, Hypertelorismus und psycho-physischer Retardation. Grenze zum NOONAN-Syndrom unscharf.

Literatur
Baraitser, M. and R.M.Winter, Iris coloboma, ptosis, hypertelorism, and mental retardation: a new syndrome. J.Med. Genet. *25* (1988) 41–43.

Verlois, A., Iris coloboma, ptosis, hypertelorismus, and mental retardation: BARAITSER-WINTER syndrome or NOONAN syndrome? J.Med.Genet. *30* (1993) 425–426.

OMIM 243310

BARBER-SAY-Syndrom

Seit Erstbeschreibung 1982 von vier Fällen bekannte Kombination von ▶ *Hypertrichose*, Hautatrophie, Hypothelie, Genitaldysplasie, Hypertelorismus, dicker Nasenspitze mit hypoplastischen Alae nasi, Ektropium und Makrostomie unbekannter Ursache. Identisch bzw. Allelie mit dem ▶ *Ablepharon-Makrostomie-Syndrom*? Mutter-Sohn-Vererbung und Konsanguinität der Eltern lassen unterschiedliche Erbgänge zu.

Literatur
Mazzanti, L., R.Bergamaschi, I.Neri et al., BARBER-SAY syndrome: Report of a new case. Am.J.Med.Genet. *78* (1998) 188–191.

Santana, S.M., F.P.Alvarez, J.L.Frias and M.-L.Martinez-Frias, Hypertrichosis, atrophic skin, ectropion, and macrostomia (BARBER-SAY syndrome): Report of a new case. Am. J.Med.Genet. *47* (1993) 20–23.

Sod, R., G.Izbizky and M.Cohen-Salama, Macrostomia, hypertelorism, atrophic skin, severe hypertrichosis without ectropion: Milder form of BARBER-SAY syndrome. Am.J.Med.Genet. *73* (1997) 366–367.

OMIM 209885

BARJON-LESTRADET-LABANGE-Syndrom
▶ DIDMOAD

BARNES-Syndrom
▶ Dysostose, Scapulo-Iliacale (Thoraco-Laryngo-Pelvis-Dysplasie)

BARRAQUER-SIMONS-Syndrom
▶ Lipodystrophie, generalisierte angeborene

DE-BARSY-Syndrom
▶ DE-BARSY-Syndrom

BART-Syndrom
▶ Epidermolysis bullosa hereditaria 3.4.

BART-PUMPHREY-Syndrom
▶ Leukonychie

BARTH-Syndrom
▶ Kardiomyopathie, hypertrophische familiäre idiopathische;
▶ Endokardfibroelastose

Bartsocas-Papas-Syndrom

Seit Erstbeschreibung 1972 (1600?) von mehr als 10 sporadischen und Geschwisterfällen bekanntes, meist perinatal letales Fehlbildungs-Syndrom mit Nierenagenesie, Zwerchfelldefekten, Ösophagusatresie, Analatresie, Kniepterygium, Spaltbildungen im Lippen-Kiefer-Gaumen-Nasen-Bereich u.a. Wahrscheinlich autosomal rezessiv bedingt. Ein zugrunde liegender genereller Epitheldefekt wird angenommen.

Literatur
Hennekam, R.C.M., J.Huber and D.Varied. BARTSOCAS-PAPAS syndrome with internal anomalies: Evidence for a more generalized epithelial defect or a new syndrome? Am.J.Med.Genet. 53 (1994) 102–107.

Martinez-Frias, M.L., J.L.Frias, I.Vazquez and J.Fernandez, BARTSOCAS-PAPAS syndrome: Three familial cases from Spain. Am.J.Med.Genet. 39 (1991) 34–37.

Turnpenny, P.T. and R.Hole, The first description of lethal pterygium syndrome with facial clefting (BARTSOCAS-PAPAS syndrome) in 1600. J.Med.Genet. 37 (2000) 314–315.

OMIM 263650

Bartter-Syndrom,
hypokaliämische Alkalose

Genetisch bedingte hypokaliämische Salzverlust-Tubulopathie.

Es bestehen unterschiedliche tubuläre Defekte der Nieren mit Hyperplasie der interstitiellen reno-medullären (juxtaglomerulären) Zellen, einem Defekt der Kalium-Rückresorption, hypokaliämischer Alkalose, sekundär prä- und postnatalem Salzverlust-Syndrom, einer stark vermehrten Prostaglandin-, Renin- und Aldosteronsynthese bei teilweise erhöhter Prostaglandin- und Chloridausscheidung, Hyper- oder Hypokalziurie. Der Basisdefekt betrifft entweder ein Thiazid-sensitives **Na-Cl-Cotransporterprotein** (NCCT2, *SLC12A3*) mit Hypokalziurie sowie Hypomagnes- und Hypokaliämie (GITELMAN-Syndrom, OMIM 263800) oder ein **Na-K-2Cl-Cotranporterprotein** (NKCC2, *SLC12A1*, hypercalciurisches pränatales BARTTER-Syndrom Typ I, Hyperprostaglandin-E-Syndrom) bzw. den entsprechenden renalen ATP-sensitiven **Kaliumionenkanal** (KCNA2, KCNA1, ROMK, *KCNJ1*) mit Hyperkalziurie und Nephrokalzinose (prenatale hypercalziurische Form, Hyperprostaglandin-E-Syndrom, klassisches BARTTER-Syndrom, Typ II, OMIM 241200), woraus sich die klinische Symptomatik z.T. erklärt. Eine vergleichbare Symptomatik ohne Nephrokalzinose entsteht durch eine Störung des renalen spannungsregulierten **Chloridkanals** (*CLCNKB*), BARTTER-Syndrom Typ III. Beim BARTTER-Syndrom mit sensineuraler Schwerhörigkeit (Typ IV) ist der Basisdefekt unbekannt.

Krankheitswert
Erstmanifestation klinischer Erscheinungen pränatal bzw. vom ersten Lebensjahr an (klassisches BARTTER-Syndrom): Vorgewölbte Stirn, Exophthalmie, große Ohren und dreieckige Gesichtsform, Ödeme, Hypertonie. Beim pränatalen BARTTER-Syndrom bereits pränatal Hydramnion, Frühgeburtlichkeit, im Neugeborenenalter lebensbedrohlich mit Polyurie und Polydipsie, Salzverlust, Erbrechen, Fieber, Missdeihen, Hypotonie, später Dehydratation, Kachexie, Kleinwuchs mit rachitischen Knochendeformationen und Nephrokalzinose. Blutdruck nicht erhöht. Beim GITELMAN-Syndrom im Erwachsenenalter Muskelschwäche, Hypertonie und Neigung zu Tetanien. Bei einer frühkindlichen Form zusätzlich Schwerhörigkeit (benachbartes Gen einbezogen?).

Therapiemöglichkeiten
Kaliumchlorid-Infusionen und andere Maßnahmen zur Korrektur der Hypokaliämie mit unterschiedlichem Erfolg. Gaben von Aspirin, Indomethacin und anderen Prostaglandinsynthese-Hemmern führen je nach Typ zur biochemischen und klinischen Normalisierung.

Häufigkeit und Vorkommen
Seit Erstbeschreibung 1962 etwa 200 Geschwisterschaften und sporadische Fälle bekannt. In den USA vorwiegend bei Afrikanern.

Genetik
Heterogen. Jeweils autosomal rezessiver Erbgang wird vermutet. Genort des GITELMAN-Syndroms 16q12-13 (*SLC12A3*); BARTTER-

Syndrom Typ I: 15q15-21.1 (*SLC12A1*); Typ II: 11q24 (*KCNJ1*); Typ III: 1p36 (*CLCNKB* und *A*); Typ IV 1p34-p31 (*BSND*, BARTTER-Syndrom, Sensineurale Taubheit), infantile Form, gekoppelt mit einem Typ der ▶ *Taubheit* (DFNA2).

Familienberatung
Nachweis und Differentialdiagnose zu anderen Alkalosen anhand einer erhöhten Prostaglandinausscheidung im Urin, des Hyperaldosteronismus bei normalen Blutdruckwerten und der Hypokaliämie. Siehe auch ▶ *Periodische Paralyse, hypokaliämische,* ▶ *Pseudoaldosteronismus,* ▶ *Hypomagnesämie.* Heterozygote eventuell an einer prostaglandinbedingten Verminderung der Thrombozytenaggregation erkennbar. Pränatale Diagnostik bei Hydramnion durch Chlorid- und Aldosteronbestimmung im Fruchtwasser möglich. Früherkennung im Hinblick auf sofortige Therapie und Vermeidung irreversibler Schäden wichtig.

Literatur
Birkenhäger, R., E.Otto, M.J.Schürmann et al., Mutation of *BSND* causes BARTTER syndrome with sensorineural deafness and kidney failure. Nature Genet. 29 (2001) 310–313.

Brennan, T.M.H., D.Landau, H.Shalev et al., Linkage of infantile BARTTER syndrome with sensorineural deafness to chromosome 1p. Am.J.Hum.Genet. 62 (1998) 355–361.

Kurtz, C.L., L.Karolyi, H.W.Seyberth et al., A common *NKCC2* mutation in COSTA Rican BARTTER´s syndrome patients: Evidence for a founder effect. J.Am.Soc.Nephrol. 8 (1997) 1706–1711.

Landau, D., H.Shalev, M.Ohaly and R.Carmi, Infantile variant of BARTTER syndrome and sensorineural deafness. Am.J.Med.Genet. 59 (1995) 454–459.

Lemmink, H.H., L.P.W.J.van den Heuvel, H.A. van Dijk et al., Linkage of GITELMAN syndrome to the thiazide-sensitive sodium-chloride cotransporter gene with identification of mutations in Dutch families. Pediatr.Nephrol. 10 (1996) 403–407.

Simon, D.B., C.Nelson-Williams, M.J.Bia et al., GITELMAN's variant of BARTTER's syndrome, inherited hypokaliaemic alkalosis, is caused by mutations in the thiazide-sensitive Na-Cl cotransporter. Nature Genetics 12 (1996) 24–30.

Shalev, H., M.Ohaly, I.Meizner and R.Carmi, Prenatal diagnosis of BARTTER syndrome. Prenatal. Diagn. 14 (1994) 996–998.

Simon, D.B., F.E.Karet, J.M.Hamdan et al., BARTTER's syndrome, hypokaliaemic alkalosis with hypercalciuria, is caused by mutations in the Na-K-2Cl cotransporter NKCC2. Nature Genet. 13 (1996) 183–188.

Simon, D.B., F.E.Karet, J.Rodriguez-Soriano et al., Genetic heterogeneity of BARTTER's syndrome revealed by mutations in the K^+ channel, ROMK. Nature Genet. 14 (1996) 152–156.

Simon, D.B., R.S.Bindra, T.A.Mansfield et al., Mutations in the chloride channel gene, *CLCNKB*, cause BARTTER´s syndrome type III. Nature Genet. 17 (1997) 171–178.

OMIM 209930, 241200, 263800, 601678

Basalganglienverkalkung
▶ FAHR-Syndrom; Enzephalopathie mit zerebraler Verkalkung und Leukodystrophie

Basalzellnävus-Syndrom,
GORLIN-GOLTZ-Syndrom

Genetisch bedingter Symptomenkomplex auf der Grundlage einer Suppressorgen-Mutation. Pathogenetisch wird ein Defekt in einem Signaltransduktions-System vermutet, wobei das Genprodukt als Rezeptor für Hedgehog-Proteine ausfällt.

Krankheitswert
Erstmanifestation vom 2. Lebensjahrzehnt an. Multiple nävoide Basalzellepitheliome der Haut und z.T. auch anderer Organe, besonders an sonnenlichtexponierten Stellen. Odontogene Kieferkeratozysten, Wirbel- und Rippenfehlbildungen mit Skoliose. Augenanomalien, Telekanthus. Brachymetakarpie, zystische Veränderungen an den Phalangen. Milien, Komedonen, Epidermoid-Zysten, palmare und plantare Fisteln. Verkalkungen, besonders im Bereich der Falx cerebri. Fakultativ weiterhin Corpus-callosum-Agenesie, kranio-faziale Fehlbildungen, Hypogenitalismus, Oligophrenie. Meistens starke Beeinträchtigung der Leistungsfähigkeit und des Wohlbefindens. Zahlreiche weitere fakultative Symptome. Herabgesetzte Lebenserwartung, vor allem durch Neigung zu unterschied-

lichen Neoplasmen: Meningeome, Fibrome, Fibrosarkome, Karzinome u.a.

Therapiemöglichkeiten
Neben symptomatisch-konservativer Behandlung 5-Fluoruracil-Gaben erfolgreich. Retinoide sollen im Hinblick auf die Hautsymptomatik prophylaktisch wirken.

Häufigkeit und Vorkommen
Seit Erstbeschreibung 1960 durch GORLIN und GOLTZ über 250 Fälle publiziert. 30–50% der Patienten haben eine Neumutation. Neumutationsrate mit Alter des Vaters ansteigend. Frequenz ca. 1:60.000.

Genetik
Autosomal dominanter Erbgang. Stark variable Expressivität. Genort 9q22.3-q3.1 (Tumorsuppressorgen *PTCH1*, dem Drosophila-patched-Gen, *Ptc*, homolog, Allelie mit der Xerodermapigmentosum-A-Komplementationsgruppe?).
In kultivierten Zellen gehäuft unspezifische Chromosomenaberrationen (Brüche usw.). Unilaterale lineare nävoide Basalzell-Karzinome beruhen vermutlich auf somatischen Mutationen des selben Gens mit Heterozygotieverlust (▶ *Krebs*). Eine Überschneidung von Teilsymptomen mit dem NOONAN-Syndrom ist in ihrer Ursache noch unklar.

Familienberatung
In Anbetracht der Schwere des Krankheitsbildes ständige Betreuung und Prophylaxe in den betroffenen Familien notwendig. Aufgrund einer erhöhten Radiosensibilität ist jede medizinische Strahlenexposition der Patienten zu vermeiden.

Literatur
Bonifas, J.M., J.W.Bare, R.L.Kerschmann et al., Parental origin of chromosome 9q22.3-q31 lost in basal cell carcinomas from basal cell nevus syndrome patients. Hum.Mol.Genet. *3* (1994) 447–448

Gailani, M.R., S.J.Bale, D.J.Leffel et al., Developmental defects in GORLIN syndrome related to a putative tumor suppressor gene on chromosome 9. Cell *69* (1992) 111–117.

Grubben, C., J.P.Fryns, E.Smeets and H.Van den Berghe, NOONAN phenotype in the basal cell nevus syndrome. Genet. Counsel. *2* (1991) 47–54.

Kimonis, V.E., A.M.Goldstein, B.Pastakia et al., Clinical manifestations in 105 persons with nevoid basal cell carcinoma syndrome. Am.J.Med.Genet. *69* (1997) 299–308.

Linss, G., E.Gebel, A.Reis et al., Localisation of the gene defect for the naevoid basal cell carcinoma syndrome (GORLIN-GOLTZ syndrome) and other cytological investigations in one family. Eur.J.Dermatol. *6* (1996) 262–263.

Wicking, C., S.Gillies, I.Smyth et al., De novo mutations of the patched gene in nevoid basal cell carcinoma syndrome help to define the clinical phenotype. Am.J.Med.Genet. *73* (1997) 304–307.

OMIM 109400

BASAN-Syndrom
▶ Ektodermale Dysplasie, hidrotische

v.BASEDOW-Syndrom,
GRAVES-Syndrom, Thyreotoxikose, Hyperthyreoidismus

Multifaktoriell bedingte organspezifische endokrine ▶ *Autoimmunkrankheit* unter Beteiligung genetischer Faktoren.
Es besteht eine Hyperthyreose mit Hypersekretion von Thyroxin und Trijodthyronin in der Schilddrüse bei gestörter hypothalamisch-hypophysärer Steuerung. Pathogenetisch liegt ein Toleranzdefekt gegenüber Thyreozyten vor bei Autoantikörper-Bindung an stimulierende TSH-Rezeptoren. Zusammen mit Allelen des MHC-Locus (bestimmten HLA-II-Typen) regen die Thyreozyten unabhängig vom bedarfabhängigen Regelkreis die Hormonsynthese und -se-

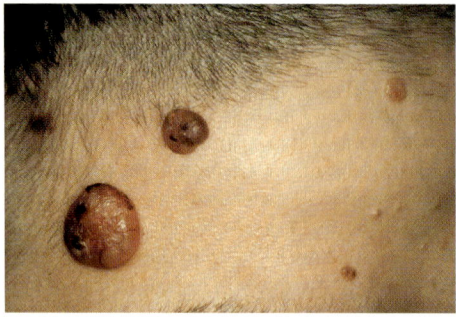

Basalzellnävus-Syndrom. Multiple, z. T. erhabene Basalzellnävi im Stirnbereich. (Ch. Opitz)

kretion an. Ein spezifisches Autoantigen ist verschiedenen Metaboliten-Transportproteinen homolog, wie z.B. Adenin-Nucleotid-Translokatoren, Phosphat-Transportprotein und Wasserstoffionen-Freisetzungs-Protein (Hydrogenion uncoupling protein). Es lässt sich ein Zusammenhang mit dem zytotoxischen T-Lymphozyten-Antigen-4 (TLA-4) und bestimmten HLA-DR-Typen erkennen, die auch von Schilddrüsenzellen exprimiert werden und wahrscheinlich die Wirkung noch unbekannter Gene im Hinblick auf eine Stimulation der Schilddrüsensekretion begünstigen. Siehe auch ▶ HASHIMOTO-*Syndrom*. Eine nicht autoimmunologische Form beruht auf der Mutation des Thyreotropinrezeptor-Gens, was zu einer konstitutiven Aktivierung des zyklischen AMP führt.

Krankheitswert
Erstmanifestation meistens im 5. bis 6. Lebensjahrzehnt. Struma, Exophthalmie, Tremor mit Übererregbarkeit, Tachykardie bis zur Herzinsuffizienz. Starke Beeinträchtigung des Allgemeinbefindens und der Leistungsfähigkeit. Maligne Entartung selten. Spontanremission in etwa einem Drittel der Fälle. Angeborene bzw. pränatale Hyperthyreose selten, meist bei Kindern von Müttern mit v.BASEDOW-Syndrom durch diaplazentaren Übergang von stimulierenden Autoantikörpern: Lebensbedrohliche Zustände im Neugeborenenalter, jedoch mit guter Langzeitprognose.

Therapiemöglichkeiten
Thyreostatika in Verbindung mit kleinen Dosen von Schilddrüsenhormonen mit Erfolg. Eventuell Thyreoidektomie oder Radiotherapie.

Häufigkeit und Vorkommen
Meist sporadisch, Vorkommen in Geschwisterschaften und aufeinanderfolgenden Generationen sowie konkordant bei 20–30% der eineiigen Zwillinge beschrieben, familiäres Vorkommen des Vollbildes des Syndroms jedoch selten. Gynäkotropie 1:6, Inzidenz bei Frauen 4–8:1.000.

Genetik
Die Art der Beteiligung genetischer Faktoren lässt sich mit einer genetischen bedingten Disposition bzw. mit autosomal dominant bei 80%iger Penetranz umschreiben. Als beeinflussend bzw. auslösend können hormonale Faktoren (Klimakterium) sowie physische und psychische Reize und Belastungen angesehen werden. Heterogen, verschiedene Formen und Rassen zeigen unterschiedliche Assoziationen zu HLA-Typen und Suszeptibilitätsgenen, wobei es genetisch-autoimmunologische Überschneidungen mit anderen Autoimmunkrankheiten gibt. HLA-DR-Typen: Europide besonders HLA-DR3 (für Ophthalmopathie HLA-B8), Negride HLA-DRW6. Genorte: 14q31 (TSH-Rezeptor, häufigster Typ I), autosomal dominante angeborene Hyperthyreose; 20q13.11 (Typ II); Xp22 (Typ III); 2q31-33 (zytotoxisches TLA-4); 10q21.3-22.1 (weiteres spezifisches Autoantigen); 18q21 (schwere Formen, auch bei IDDM6, Lupus erythematodes und Rheumatoid-Arthritis). Es bestehen genetische Beziehungen (gemeinsames Vorkommen in einer Familie) und klinische Überschneidungen mit dem ▶ HASHIMOTO-*Syndrom*.

Familienberatung
Differentialdiagnose zu Hyperthyreose bei Adenomen oder Thyreoiditis sowie zur Hyperthyreose bei TSH-Rezeptormangel (▶ *Hypothyreose durch relativen oder absoluten Thyreotropin-Mangel*) anhand des TSH-Blutspiegels und des Nachweises von TSH-Rezeptor-Antoantikörpern nötig. Teilweise lassen sich bei klinisch gesunden, euthyreoten Verwandten von Merkmalsträgern Anomalien des Schilddrüsenstoffwechsels und Schilddrüsenantikörper nachweisen. Bei Verwandten gehäuft Schilddrüsen- oder andere Autoimmunerkrankungen. Das Risiko für Verwandte 1. Grades von Patienten wird auf nicht höher als 1:10 eingeschätzt. Mit verminderter Fertilität und erhöhter Abortrate bei Merkmalsträgerinnen muss gerechnet werden. Prophylaktische Gaben von Steroiden in den letzten zwei Schwangerschaftsmonaten bei erhöhtem IgG-Spiegel der Mutter ist anzuraten. Sofortige perinatale medikamentöse Therapie bei angeborenem B.-S. notwendig. Eventuell Austauschtransfusion.

Literatur
Bahn, R.S., C.M.Dutton, A.E.Heufelder and G.Sarker, A genomic point mutation in the extracellular domain of the thyrotropin receptor in patients with GRAVE's ophthalmopathy. J.Clin.Endocrin.Metab. *78* (1994) 256–260

Brix, T.H., K.I.Kyrl and L.Hegedus, What is the evidence of genetic factors in the etiology of GRAVES´s disease? A brief review. Thyroid *8* (1999) 627–634.

Kopp, P., J.L.Jameson and T.F.Roe, Congenital nonautoimmune hyperthyroidism in a nonidentical twin caused by a sporadic germline mutation in the thyrotropin receptor gene. Thyroid *7* (1997) 765–770.

Krude, H., H.Biebermann, H.P.Krohn et al., Congenital hyperthyroidism. Exp.Clin.Endocrinol.Diabetes *105* /Suppl.4 (1997) 6–11.

Rossi, E., R.Zarrilli and O.Zuffardi, Regional assignment of the gene coding for a human GRAVES' disease autoantigen to 10q21.3-q22.1. Hum.Genet. *90* (1993) 653–654.

Tomer, Y., G.Barbesino, M.Keddache et al., Mapping of a major susceptibility locus for GRAVES' disease (GD-1) to chromosome 14q3. J.Clin.Endocrinol. Metab. *82* (1997) 1645–1648.

Vaidya, B., H.Imrie, P.Perros et al., Evidence of a new GRAVES disease susceptibility locus at chromosome 18q21. Am.J.Hum.Genet. *66* (2000) 1710–1714.

Zamani, M., M.Spaepen, M.Bex et al., Primary role of the HLA class II DRB1*o301 allele in GRAVES disease. Am.J.Med.Genet. *95* (2000) 432–437.

Zhang, Z.-G., J.R.Wall and N.F.Bernard, Tissue distribution and quantification of a gene expressing a 64-kDa antigen associated with thyroid-associated ophthalmoplegy. Clin.Immun.Immunopath. *80* (1996) 236–244.

OMIM 275000

BASSEN-KORNZWEIG-Syndrom
▶ Abetalipoproteinämie

BATTEN-Syndrom
▶ Ceroid-Lipofuszinose

Bauchdeckenaplasie-Syndrom,
Prune-belly-Syndrom

Fehlbildungskomplex im Bereich des Abdomens unklarer Ätiologie.
Pathogenetisch wird primär eine Harnröhrenstenose oder eine andere Ursache für die Bla-

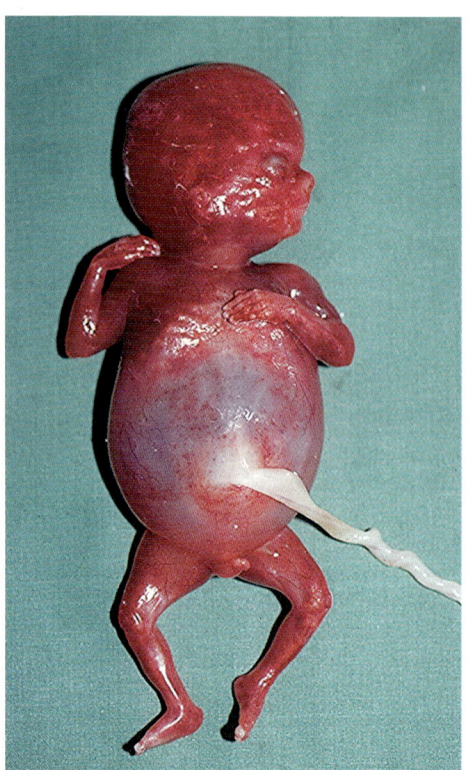

Bauchdeckenaplasie-Syndrom. Fetus aus dem 2. Schwangerschaftstrimenon. Bauchmuskelaplasie. Durchsichtige Bauchdecke. (M. Urban)

sendilatation angenommen, durch die es zur Dehnung der fetalen Bauchdecken und Aplasie der Muskulatur in diesem Bereich kommt.

Krankheitswert
Dünne Bauchdecken infolge angeborener Bauchmuskelaplasie. Hydroureter und Hydronephrose. Oligohydramnion. Blasendilatation. Kryptorchismus. Fakultativ Fehlbildungen des Neuralrohres. Stark herabgesetzte Lebenserwartung: 20% der bekannt gewordenen Fälle waren Totgeborene oder starben in den ersten Lebenswochen, 50% innerhalb der ersten zwei Jahre meistens infolge rezidivierender Harnwegsinfektionen, Überleben bis ins Erwachsenenalter jedoch möglich.

Therapiemöglichkeiten
Keine spezifische Behandlung bekannt; Prophylaxe aufsteigender Infektionen wichtig, chirurgische Korrekturen vereinzelt möglich.

Häufigkeit und Vorkommen

Über 200 Fälle beschrieben, davon nur 18 weibliche. Meist sporadisch, selten Geschwisterfälle. Inzidenz unter Lebendgeborenen ca. 1:30.000. Übererwartungsgemäß häufig bei Neugeborenen bzw. Feten mit numerischen Chromosomenaberrationen (Trisomie 13, 18, 21, Monosomie X).

Genetik

Die Beteiligung genetischer Faktoren ist unklar. Autosomal dominanter (isolierte Fälle – Neumutationen), autosomal rezessiver (Geschwisterschaften) oder X-chromosomaler (Androtropie) Erbgang werden diskutiert, wobei auch die Möglichkeit einer nicht genetisch bedingten, intrauterinen Entwicklungsstörung noch offen ist. Wahrscheinlich heterogen. Zu unterscheiden ist das ▶ Megacystis-Mikrokolon-Hypoperistaltik-Syndrom.

Familienberatung

Das Risiko einer Wiederholung in einer betroffenen Familie bzw. Geschwisterschaft ist als gering einzuschätzen, wobei das Risiko für Knaben etwas höher liegt. Pränatale Diagnostik durch Sonografie möglich.

Literatur

Boyd, P.A., A.Bhattacharjee, S.Gould et al., Outcome of prenatally diagnosed anterior abdominal wall defects. Arch.Dis.Child.Fetal Neonat.Ed. 78 (1998) 209–213.

Merati, P., M.Protino, I.Ciralli and M.Busacca, The prune belly syndrome: A familial case. New Trends Gynaecol. Obstet. 2 (1986) 359–361.

OMIM 100100

Bauchwandkomplex
▶ Gastroschisis

BAZEX-Syndrom
▶ Atrophodermia follicularis

BBB-Syndrom,
Hypertelorismus-Hypospadie-Syndrom, OPITZ-G/BBB-Syndrom, Okulo-Genito-Laryngeales Syndrom

Genetisch bedingte Kombination kraniofazialer und genitaler Fehlbildungen auf der Grundlage einer Genmutation

Ein Typ, das BBB-Syndrom, des vorübergehend als einheitlich angesehenen, ätiologisch heterogenen Fehlbildungskomplexes OPITZ-G/BBB-Syndroms beruht auf der Mutation eines Gens in der instabilen pseudoautosomalen Region des X-Chromosoms. Sein Produkt (B-Box-Ringfinger-Protein, Midin1 – Midline defect) ist ein Microtubuli-assoziiertes Protein (Ubiquitin-Ligase) und als solches an der Funktion der Mikrotubuli und damit wahrscheinlich an der Zellproliferation und Entwicklung bevorzugt des Mittellinienfeldes beteiligt, woraus sich die klinische Symptomatik ableiten lässt.

Krankheitswert

Angeboren. Schwere bis milde Mittelliniendefekte: DANDY-WALKER-Anomalie, Cisterna magna und 4. Ventrikel vergrößert, Corpus-callosum-Hypoplasie, Hypertelorismus, Telekanthus, breite, hohe Nasenwurzel, Spaltbildungen im Lippen-Kiefer-Gaumen-Larynx-Bereich. Ohrmuscheldysplasie. Kraniale Asymmetrie, Brachyzephalus. Herzfehler. Geistige Retardation und neurologische Auffälligkeiten. Hypospadie unterschiedlichen Grades und Kryptorchismus. Rektusdiastase. Im weiblichen Geschlecht wesentlich leichtere Symptomatik, meistens lediglich Telekanthus und Hypertelorismus.

Therapiemöglichkeiten

Chirurgische Korrekturen einzelner Fehlbildungen mit befriedigendem Erfolg.

Häufigkeit und Vorkommen

Über 30 Fälle aus Sippen mit Merkmalsträgern in aufeinanderfolgenden Generationen beschrieben.

Genetik

Heterogen. Vorübergehend wurden das BBB-Syndrom und das G-Syndrom aufgrund klinischer Überschneidungen und des gemeinsamen Vorkommens in einer Sippe als eine Einheit angesehen. Inzwischen unterscheidet man wegen unterschiedlicher Genorte und Erbgänge wieder wie OPITZ ursprünglich das X-chromosomale ▶ *BBB-Syndrom* vom autosomalen ▶ *G-Syndrom*. Genort Xp22.3 (*MID1*). Leichtere Manifestation im weiblichen Geschlecht.

Familienberatung

Differentialdiagnose zum G-Syndrom anhand eines hohen Nasenrückens und der bei dieser fehlenden tracheo-ösophagealen Symptomatik klinisch nicht immer sicher, aber wichtig wegen der unterschiedlichen Familienprognose. In betroffenen Familien besteht ein erhöhtes Risiko vor allem für Knaben. Differentialdiagnostisch s.a. ▶ *NAGUIB-RICHIERI-Syndrom*.

Literatur

Cox, T.C., L.R.Allen, L.L.Cox et al., New mutations in *MID1* provide support for loss of function as the cause of X-linked OPITZ syndrome. Hum.Molec.Genet. *9* (2000) 2553–2562.

Jacobson, Z., J.Glickstein, T.Hensle and R.W.Marion, Further delineation of the OPITZ G/BBB syndrome: Report of an infant with complex congenital heart disease and bladder exstrophy, and review of the literature. Am.J.Med.Genet. *78* (1998) 294–299.

Robin, N., G.J.Feldman, A.L.Aronson et al., OPITZ syndrome is genetically heterogeneous, with one locus on Xp22, and a second locus on 22q11.2. Nature Genet. *11* (1995) 459–461.

Tar, A., A.Ion, J.Sólyom et al., Hypertelorism and hypospadias associated with a de novo apparently balanced translocation between 8q22.3-23 and 20p13. Am.J.Med.Genet. *68* (1997) 231–235.

Trockenbacher, A., V.Suckow, J.Foerster et al., *MID*, mutated in OPITZ syndrome, encodes an ubiquitin ligase that targets phosphatase 2A for degradation. Nature Genet. *29* (2001) 287–290

Zotto, L.D., N.A.Quaderi, R.Elliott et al., The mouse *mid1* gene: implication for the pathogenesis of OPITZ syndrome and the evaluation of the mammalian pseudoautosomal region. Hum.Molec.Genet. *7* (1998) 489–499.

OMIM (145410), 300000

BCD-Syndrom

▶ Blepharo-Cheilo-Dontie-Syndrom

BEALS-HECHT-Syndrom,
Arachnodaktylie mit Kontrakturen, Congenitale Contrakturelle Arachnodaktylie, CCA-Syndrom

Genetisch bedingte Bindegewebserkrankung auf der Grundlage einer Genmutation
Der Gendefekt manifestiert sich in der Synthese eines defekten Fibrillins 2. Aus dem Funktionsverlust dieses Glykoproteins als Komponente der Elastin-assoziierten Mikrofibrillen erklärt sich die klinische Symptomatik.

Krankheitswert

Angeboren. Arachnodaktylie mit Flexionskontrakturen von Fingern und Zehen. In etwa 70% der Fälle auch Ellenbogen-, Knie- und Hüftgelenke, seltener Schultern und Füße betroffen. Faltige Verformung der Ohrmuscheln ("Knautschohren"). Kyphoskoliose (Dolichostenomelie). Hypoplasie der Wadenmuskulatur. Intelligenz normal. Bei etwa 13% der Fälle angeborene Herzfehler. Seltener okuläre Refraktionsanomalien und Kolobome. Prognose besser als bei MARFAN-Syndrom, meist normale Lebenserwartung. Sehr schwere Formen mit Herzbeteiligung kommen allerdings vor. Die Kontrakturen bessern sich im Laufe des Kindesalters und sind beim Erwachsenen nicht mehr hemmend.

Therapiemöglichkeiten

Symptomatische Therapie, vor allem physiotherapeutische Maßnahmen, mit im Hinblick auf die Kontrakturen gutem Ergebnis. Zum Teil chirurgische Korrekturen an den großen Gelenken nötig und erfolgreich.

Häufigkeit und Vorkommen

Seit Abgrenzung vom MARFAN-Syndrom 1968 mehr als 30 Sippen mit Merkmalsträgern in aufeinanderfolgenden Generationen beschrieben. Wahrscheinlich gehören viele früher als MARFAN-Syndrom beschriebene Fälle, darunter auch der Originalpatient von MARFAN (1896), zu diesem Syndrom.

Genetik

Autosomal dominanter Erbgang mit inter- und intrafamiliär variabler Expressivität. Wahrscheinlich heterogen: Schwere, letale Form autosomal rezessiv bedingt. Genort 5q23-31 (*FBN2*), 10 Allele bekannt. Schwere letale Form: 9q34. Abzutrennen ist wahrscheinlich eine Form mit Kontrakturen der Fingergelenke und typischer Fazies: Blepharophimose, evertierte Lippen, große Ohren (VAN-DEN-ENDE-GUPTA-Syndrom).

Familienberatung
Differentialdiagnose zum ▶ ACHARD- und zum ▶ MARFAN-Syndrom anhand fehlender Arthrochalasis, typischer vaskulärer und okulärer Symptome sowie der normalen Intelligenz, einer adduzierten Daumenhaltung, der Ohrmuschel-Dysplasie und einer Hypoplasie der Wadenmuskulatur wichtig. Siehe auch ▶ *Arthrogryposis multiplex congenita*, ▶ *Homozystinurie* und ▶ MARSHALL-Syndrom. Ein hohes Risiko besteht nur für Kinder von Merkmalsträgern, wobei in Anbetracht einer stark variablen Merkmalsausbildung auch Personen mit Mikrosymptomen als Anlageträger anzusehen sind.

Literatur
Babcock, D., C.Gasner and U.Francke, A single mutation that results in an Asp to His substitution and partial exon skipping in a family with congenital contractural arachnodactyly. Hum.Genet. *103* (1998) 22–28.
Belleh, S., G.Zhou, M.Wang et al., Two novel fibrillin-2 mutations in congenital contractural arachnodactyly. Am.J.Med.Genet. *92* (2000) 7–12.
Phadke, S.R., R.Gulati and S.S.Agarwal, Further delineation of a new (Van den ENDE-GUPTA) syndrome of blepharophimose, contractural arachnodactyly, and characteristic face. Am.J.Med.Genet. *77* (1998) 16–18.
McKusick,V.A., The defect in MARFAN syndrome. Nature *352* (1991) 279–281.
Safarazi, R., P.Tsipouras, F.Ramirez and D.W.Hollister, Linkage of MARFAN syndrome and a phenotypically related disorder to two different fibrillin genes. Nature *352* (1991) 330–331.
Viljoen, D., Congenital contractural arachnodactyly (BEALS syndrome) J.Med.Genet. *31* (1994) 640–643.
Wang, M., C.L.Cloericuzio and M.Godfrey, Familial occurrence of typical and severe lethal congenital contractural arachnodactyly caused by missplicing of exon 34 of Fibrillin-2. Am.J.Hum.Genet. *59* (1996) 1027–1034.

OMIM 121050

BEAN-Syndrom
▶ Blue-Rubber-Bleb-Nevus-Syndrom

BEARE-STEVENSON-NEVIN-Syndrom
▶ Cutis verticis gyrata

v.BECHTEREW-v.STRÜMPELL-MARIE-Syndrom
▶ Spondylitis ankylopoetica

Becken-Schulter-Dysplasie
▶ Dysostose, Scapulo-Iliacale

BECKER-Nävus-Syndrom
▶ Naevi pigmentosi

BECKWITH-WIEDEMANN-Syndrom
▶ WIEDEMANN-Syndrom

BEHÇET-Syndrom

Chronisch rezidivierende Entzündungen der Augen sowie der Mund- und Genitalregion unklarer Ätiologie.
Als Basis für die primär wahrscheinlich nicht infektiösen Entzündungen werden disponierende Gene im MHC-Komplex für immunologische (autoimmunologische?) Störungen angenommen.

Krankheitswert
Erstmanifestation klinischer Erscheinungen im Erwachsenenalter. Schmerzhafte Iridozykliti-den, auf Fundus, Glaskörper und Tränendrüsen übergreifend, in 80% der Fälle zu Visusverlust bzw. Blindheit führend. Aphthen an Mund- und Genitalschleimhaut. Erytheme und Hämorrhagien der Haut. In etwa 20% der Fälle durch Lungenbeteiligung, interne Hämorrhagien, Throm-

bophlebitiden und Meningoenzephalitis zum Tode führend.

Therapiemöglichkeiten
Entzündungshemmende Behandlung mit geringem, vorübergehendem Erfolg.

Häufigkeit und Vorkommen
Sporadische Fälle überwiegen. Familiäres Auftreten einer besonders schweren Form über mehrere Generationen mehrmals beschrieben. Dabei eine Assoziation mit HLA-B5. Gehäuft in Südeuropa, Südasien („Seidenstraßenkrankheit") und Japan. Androtropie.

Genetik
Es besteht offensichtlich eine genetische Disposition, zu der bestimmte Gewebsantigene (HLA-B51, HLA-Bw35, MIC-A) beitragen. Eine vertikale Übertragung erfolgt vorwiegend über Frauen, die merkmalsfrei und HLA-B51-negativ sein können. Ein mit denen des MHC-Komplexes gekoppelter Locus wird als verursachend diskutiert.

Familienberatung
Familienanamnestische Erhebungen wichtig. Ein Risiko besteht bei positiver Familienanamnese vor allem für Nachkommen weiblicher Familienmitglieder. Bei Verwandten eines Merkmalsträgers gehäuft Teilsymptome, vor allem Aphthen.

Literatur
Bird, S. and J.A.Stewart, Genetic analysis of families of patients with BEHÇET's syndrome: Data incompatible with autosomal recessive inheritance. Plast.Reconstr.Surg. 77 (1986) 650–653.

Goolamali, S.K., S.J.Comaish, F.Hassanyeh and A.Stephens, Familial BEHÇET's syndrome. Br.J. Derm. 95 (1986) 637–642.

Mizuki, N., H.Inoko, K.Sugimura et al., RFLP analysis in the TNF-β gene and the susceptibility to alloreactive NK cells in BEHÇET's disease. Invest.Ophthalmol.Visual.Sci. 33 (1992) 3084–3090.

Mizuki, N., M.Ota, M.Kimura et al., Triplet repeat polymorphism in the transmembrane region of the MICA gene: A strong association of six GST repetitions with BEHÇET disease. Proc.Natl.Acad.Sci. U.S.A. 94 (1997) 1298–1303.

OMIM 109650

BEHR-Syndrom;
komplizierte familiäre Optikusatrophie

Genetisch bedingter neurologischer Symptomenkomplex auf der Grundlage einer Genmutation.
Der Basisdefekt für die degenerativen Erscheinungen (Stoffwechselstörung?) ist unklar.

Krankheitswert
Erstmanifestation klinischer Erscheinungen vom dritten Lebensjahr an. Visusverschlechterung und Gesichtsfeldeinengung durch Optikusatrophie, Skotome und Makulaveränderungen, selten zur vollkommenen Erblindung führend. Reflexanomalien, leichte Ataxie und Spastizität. Blasenschwäche. Oligophrenie. Zunächst progredient, später stationär.

Therapiemöglichkeiten
Symptomatisch konservative Behandlung durch Physiotherapie und Medikamente unbefriedigend.

Häufigkeit und Vorkommen
Seit Erstbeschreibung 1909 etwa 40 Fälle gesichert.

Genetik
Heterogen. Autosomal rezessiver Erbgang. In einzelnen Familien Heterozygoten-Manifestation im Sinne eines dominanten Erbgangs. In einer großen arabischen Sippe X-chromosomal bedingt.

Familienberatung
Differentialdiagnose zu anderen Optikusatrophien anhand der neurologischen Erscheinungen wichtig. Ein zu beachtendes Risiko besteht bei Europiden nur für Geschwister von Merkmalsträgern. Heterozygote eventuell an Mikrosymptomen erkennbar.

Literatur
Neetens, A. and J.J.Martin, The hereditary familial optic atrophies. Neuroophthalmology 6 (1986) 277–297.

OMIM 210000

BELL-Syndrom
▶ Fazialisparese

BENCZE-Syndrom
▶ Hemihypertrophie, idiopathische

BERARDINELLI-Syndrom
▶ Lipodystrophie, generalisierte angeborene

BERBERICH-Syndrom
▶ Kardiomyopathie, hypertrophische, familiäre idiopathische

BERGER-Syndrom
▶ IgA-Nephropathie

BERLIN-Syndrom
▶ NAEGELI-Syndrom

(Claude-) BERNARD-HORNER-Syndrom
▶ HORNER-Syndrom

BERNARD-SOULIER-Syndrom,
Riesenthrombozyten-Syndrom, kongenitale Thrombozytendystrophie

Genetisch bedingte Blutgerinnungsstörung auf der Grundlage einer Genmutation. Der Gendefekt manifestiert sich in einem Defekt des Rezeptors für den v.WILLEBRAND-Faktor (Defekt der α-Kette des Glykoproteins Ib bzw. des Ib/IX/V-Komplexes) der Thrombozytenmembran, wodurch die Reaktion mit dem Faktor VIII (v.WILLEBRAND-Protein) und damit die Thrombozytenaggregation und -adhäsivität gestört sind. Die klinische Symptomatik lässt sich davon ableiten.

Krankheitswert
Erstmanifestation klinischer Erscheinungen im frühen Kindesalter. Neigung zu Blutungen der Haut und der Schleimhäute, des Magen-Darmtraktes, der Nieren und anderer innerer Organe sehr unterschiedlicher Schwere, z.T. zum Tode führend.

Therapiemöglichkeiten
Unterschiedlich schwere Formen entweder therapieresistent, auf Plasmatransfusion oder Medikamente (Vasopressin-Derivate) ansprechend oder nicht behandlungsbedürftig.

Häufigkeit und Vorkommen
Selten. Sporadische und Geschwisterfälle beschrieben.

Genetik
Autosomal rezessiver Erbgang. Die klinisch unterschiedlich schweren Formen beruhen auf multipler Allelie, z.T. Manifestation bei Heterozygoten im Sinne eines autosomal dominanten Erbganges. Genort 17pter-p12 (*GP1BA*, α-Kette des Glykoproteins Ib).

Familienberatung
Nachweis anhand der Riesen-Thrombozyten und verschiedener Gerinnungstests (verlängerte Blutungszeit, normale Retraktionszeit). Differentialdiagnose zum ▶ *v.WILLEBRAND-JÜRGENS-Syndrom* und zu anderen ▶ *Thrombasthenien* wichtig. Die Beratung richtet sich nach der Schwere der Erscheinungen bei dem Probanden. Pränatale Diagnostik durch immunologische Bestimmung der Glykoproteinkomponente Ib in fetalen Thrombozyten. Nach dem gleichen Prinzip Heterozygotentestung möglich.

Literatur
DeMarco, L., M.Mazzucato, F.Fabris et al., Variant BERNARD-SOULIER syndrome type BOLZANO. A congenital bleeding disorder due to a structural and functional abnormality of the platelet glycoprotein Ib-IX complex. J.Clin.Invest. 86 (1990) 25–31.

Finch, C.N., J.L.Miller, V.A.Lyle and R.I.Handin, Evidence that an abnormality in the glycoprotein Ib α gene is not the cause of abnormal platelet function in a family with classic BERNARD-SOULIER disease. Blood 75 (1990) 2357–2362.

Li, C., S.E.Martin and G.J.Roth, The genetic defect in two well-studied cases of BERNARD-SOULIER syndrome: A point mutation in the fifth leucine-rich repeat of platelet glycoprotein Ib α. Blood 86 (1995) 3805–3814.

Suzuki, K., T.Hayashi, A.Yahagi et al., Novel point mutation in the leucine-rich motif of the platelet glycoprotein IX associated BERBARD-SOULIER syndrome. Brit.J.Haematol. 99 (1997) 794–800.

OMIM 231200

BERNDORFER-Syndrom
▶ Lippen-Kiefer-Gaumen-Spalte mit Spalthand und -fuß

BERNHEIMER-SEITELBERGER-Syndrom
▶ GM_2-Gangliosidose

BERRY-Aneurysma
▶ Aneurysma, intrakranielles

BESNIER-BOECK-SCHAUMANN-Syndrom
▶ Morbus BOECK

BESSEL-HAGEN-Syndrom
▶ Exostosen, multiple cartilaginäre

BEST-Syndrom
▶ Makuladegeneration, familiäre

Beukes's familiäre Hüftdysplasie
▶ Hüftgelenksluxation

BICKERS-ADAMS-Syndrom
▶ Hydrozephalus infolge einer Aquäduktstenose

BIDS-Syndrom,
Trichothiodystrophie, Brittle hair syndrome, Trichorrhexis nodosa mit Oligophrenie, Tricho-Dermo-Dysplasie

Genetisch bedingter neurokutaner Symptomenkomplex auf der Grundlage einer Genmutation.
Bei einem Teil der Patienten (Typ A und C) besteht eine Störung im Transkriptions/Reparatur-Faktor-IIH-Komplex (TFIIH, Helicase, Excisions-Reparatur-Complex C, *ERCC*) und damit der Transkription und der Exzisionsreparatur. Die weitere Pathogenese ist unbekannt. Ein verminderter Schwefel- und Cystin- und ein erhöhter Kupfer- und Zinkgehalt der Haarmatrix weisen auf eine Proteinsynthesestörung hin.

Krankheitswert
Angeboren, Nagel- und Haarwachstumsstörungen (Trichorrhexis nodosa) z.T. unter Einbeziehung von Wimpern und Sekundärbehaarung, Debilität, Subfertilität und Kleinwuchs (**B**rittle hair, **I**ntellectual impairment, **D**ecreased fertility, **S**hort stature: BIDS), ichthyotische Hautveränderungen mit Aussparung der Beugeregionen großer Gelenke. Typische Fazies mit Retrogenie, schmalem Mittelgesicht, Zahnstellungsanomalien und abstehenden Ohren. In drei Familien in Oberitalien Assoziation mit Fotosensibilität (Sonnenlicht, UV-Strahlen), verminderte β-Globin-Synthese mit leichter Thalassämie. Tricho-Odonto-Onycho-Dysplasie. Keine Neigung zu Neoplasien. Eine Form ohne Ichthyose: Haar-Hirn-Syndrom.

Therapiemöglichkeiten
Keine spezifische Therapie bekannt. Bei Fotosensibilität Schutz vor Sonneneinstrahlung notwendig.

Häufigkeit und Vorkommen
Neben einer großen Sippe mit über 20 Merkmalsträgern aus einem Inzuchtgebiet in Nordamerika (Amish) sporadische und Geschwisterfälle mit leicht unterschiedlicher Symptomatik unter verschiedenen Syndrom-Bezeichnungen aus unterschiedlichen Populationen bekannt: TAY-Syndrom (ursprünglich China, mit erythrodermischer Ichthyose), POLLITT-Syndrom (Schottland), Sabina-hair-Syndrom (Mexiko),

Amish brittle hair syndrome, hair brain syndrome (ohne Ichthyose), Onychotrichodysplasie mit Neutropenie.

Genetik
Heterogen. Mindestens zwei Komplementationsgruppen. Autosomal rezessiver Erbgang. Bei der Fotosensibilität der italienischen Fälle (BIDS Typ A) besteht Allelie zum ▶ *Xeroderma pigmentosum Typ D* und zum ▶ COCKAYNE-*Syndrom Typ C* (Compound-Heterozygote, zwei Untereinheiten von TFIIH), bei BIDS Typ C zu ▶ *Xeroderma pigmentosum Typ B* und zum ▶ COCKAYNE-*Syndrom Typ A*. Bei Typ B des BIDS-Syndroms verminderte TFIIH-Konzentration aber keine Mutation, Instabilität? Bei Formen mit Hypogonadismus wird Allelie oder Kopplung mit dem ▶ MARINESCO-SJÖGREN-*Syndrom* (contiguous gene syndrome?) vermutet. Genorte: Typ A 19q13 (*ERCC2*); Typ C 2q21 (*ERCC3*).

Familienberatung
Diagnostik und Differentialdiagnostik zu anderen Syndromen mit Haarwachstumsstörungen (s.a. ▶ *Monilethrix*) und zum Xeroderma pigmentosum molekulargenetisch, anhand des klinischen Bildes und der typischen biochemischen und morphologischen (licht- und elektronenmikroskopischen) Haaranomalien.

Literatur
Botta, E., T.Nardo, A.R.Lehmann et al., Reduced level of the repair/transcription factor TFIIH in trichothiodystrophy. Hum.Molec.Genet. 11 (2000) 2919–2928.
Broughton, B.C., H.Steingrimsdottir, C.A.Weber and A.R.Lehmann, Mutations in the xeroderma pimentosum group D DNA repair/transcription gene in patients with trichothiodystrophy. Nature Genet. *7* (1994) 189–194.
Cleaver, J.E., L.H.Thompson, A.S.Richardson and J.C.States, A summary of mutations in the UV-sensitive disorders: Xeroderma pigmentosum, COCKAYNE syndrome, and Trichothiodystrophy. Hum. Mutat. *14* (1999) 9–22
Itin, P.H. and M.R.Pittelkow, Trichothiodystrophy: Review of sulfur-deficient brittle hair syndromes and association with the ectodermal dysplasias. J.Am.Acad.Dermatol. *22* (1990) 705–717.
Stary, A. and A.Sarin, The genetic basis of xeroderma pigmentosum and trichothiodystrophy syndromes. Cancer Surv. *26* (1996) 155–171.
Stefanini, M., P.Lagomarsini, S.Giliani et al., Genetic heterogeneity of the repair defect associated with trichothiodystrophy. Carcinogenesis *14* (1993) 1101–1105.
Tolmie, J.L., D.de Berker, R.Dawber et al., Syndromes associated with trichothiodystrophy. Clin.Dysmorphol. *3* (1994) 1–14.
Viprakasit, V., R.J.Gibbons, B.C.Broughton et al., Mutations in the general transcription factor TFIIH result in β-thalassaemia in individuals with trichothiodystrophy. Hum.Molec.Genet. *10* (2001) 2797–2802.
Weeda, G., E.Eveno, I.Donker et al., A mutation in the *XPB/ERCC3* DNA repair transcription gene, associated with trichothiodystrophy. Am.J.Hum.Genet. *60* (1997) 320–329.

OMIM 211390, 234050, 242170, 258360, 275550

BIEDL-BARDET-Syndrom
▶ LAURENCE-MOON-BIEDL-BARDET-Syndrom

BIEMOND-Syndrom I
▶ Myopathia distalis tarda hereditaria (WELANDER)

BIEMOND-Syndrom II
▶ LAURENCE-MOON-BIEDL-BARDET-Syndrom;
▶ Kolobom der Makula, Chorioidea und Retina

BIERMER-Syndrom
▶ Perniziöse Anämie

BINDER-Syndrom
▶ Dysostose, maxillo-nasale

BILGINTURAN-Syndrom
▶ Brachydaktylie-Minderwuchs-Hypertonie-Syndrom

Biotinidase-Mangel,
multipler spätmanifester Carboxylase-Mangel
(unter Mitarbeit von COBET, Berlin)

Genetisch bedingte Organazidopathie auf der Grundlage einer Genmutation.
Der Gendefekt manifestiert sich in einer verminderten Aktivität der Biotinidase. Dadurch ist die Biotin-Rückgewinnung aus Biotinylpeptiden und Biotinyllysin (Biocytin) gestört. Es kommt zur Funktionseinschränkung biotinabhängiger Enzyme (Pyruvat-Carboxylase, Propionyl-CoA-Carboxylase, Methylcrotonyl-CoA-Carboxylase), woraus sich die weiteren biochemischen Verschiebungen und die klinische Symptomatik ableiten lassen.

Krankheitswert
Erstmanifestation klinischer Erscheinungen innerhalb der ersten Lebensmonate. Entwicklungsretardation mit Ataxie und anderen neurologischen Ausfallserscheinungen. Epileptische Anfälle. Ekzematische Hautveränderungen, Alopezie. Schwerhörigkeit. Ohne Therapie rasch progredient.

Therapiemöglichkeiten
Gaben von Biotin führen zur biochemischen und klinischen Normalisierung. Symptomatik außer sensorineuralen Störungen reversibel.

Häufigkeit und Vorkommen
Inzidenz auf 1:30.000–15.000 eingeschätzt.

Genetik
Autosomal rezessiver Erbgang. Genort 3p25 (*BTD*). Siehe auch ▶ *Carboxylase-Mangel, multipler neonataler, Biotin-responsibler.*

Familienberatung
Früherkennung und Differentialdiagnose (z.B. zu schweren Formen der Mukopolysaccharidose II) im Hinblick auf Therapiemöglichkeiten wichtig. Über 50% der Fälle haben jeweils eine von zwei der >60 bekannten Mutationen. Neugeborenen-Screening im Rahmen der Testung auf Phenylketonurie möglich: Nachweis durch Bestimmung der Biotinidase-Aktivität im Serum (eingetrockneter Kapillarbluttropfen) prä- und postnatal. Heterozygotentest unsicher.

Literatur
Hymes, J., C.M.Stanley and B.Wolf, Mutations in BTD causing biotinidase deficiency. Hum.Mutation *18* (2001) 375–381.

Pomponio, R.J., T.R. Reynolds, H. Cole et al., Mutational hotspot in the human biotinidase gene causes profound biotinidase deficiency. Nature Genet. *11* (1995) 96–98.

Sander, J. und C.Niehaus, Ergebnisse einer Pilotstudie für ein Neugeborenen-Screening auf angeborenen Biotinidasemangel. Mschr.Kinderheilk. *134* (1986) 729–732.

Taitz, L.S., J.V.Leonard and K.Bartlett, Long-term auditory and visual complications of biotinidase deficiency. Early Hum.Dev. *11* (1985) 325–331.

Warner-Rogers, J., S.E.Waisbren and H.L.Levy, Cognitive function in early treated biotinidase deficiency; Follow-up of children detected by newborn screening. Screening *4* (1995) 125–130.

Wolf, B., K.Norrgard, R.J.Pomponio et al., Profound biotinidase deficiency in two asymptomatic adults. Am.J.Med.Genet. *73* (1997) 5–9.

OMIM 253260

BIRT-HOGG-DUBÉ-Syndrom

Genodermatose auf der Grundlage einer Genmutation.
Der Basisdefekt für die Hamartose ist unbekannt.

Krankheitswert
Erstmanifestation heller epithelialer hamartöser follikulärer Papeln (Fibrofollikulome) in der Haut der oberen Körperhälfte einschließlich des Gesichtes am Ende des dritten Lebensjahrzehnts. Trichodiscome, Achrocordone. Teilweise Lungenzysten und Pneumothorax sowie Nierentumoren (Oncocytome) und Colonpolypen.

Therapiemöglichkeiten
Keine spezifische dermatologische Therapie bekannt. Tumorprophylaxe wichtig.

Häufigkeit und Vorkommen
Seit Erstbeschreibung 1977 mehrere Sippen mit Merkmalsträgern in mehreren Generationen publiziert.

Genetik
Autosomal dominanter Erbgang mit verminderter Penetranz. Genort 17p11.2 (Follikulin).

Familienberatung
Nachweis histologisch. Hautsymptome können auf die Gefahr von Neoplasmen hinweisen.

Literatur
Nickerson, M.L., M.B.Warren, J.R.Toro et al., Mutations in a novel gene lead to kidney tumors, lung wall defects, and benign tumors of the hair follicle in patients with the BIRT-HOGG-DUBE syndrome. Cancer Cell 2 (2002) 157–164.

Scalvenzi, M., G.Argenziano, E.Sammarco et al., Hereditary multiple fibrofolliculomas, trichodiscomas aned acrochordons: Syndrome of BIRT-HOGG-DUBE. J.Eur.Acad.Dermatol.Vernerol. 11 (1998) 45–47.

Schmidt, L.S., M.B.Warren, M.L.Nickerson et al., BIRT-HOGG-DUBÉ syndrome, a genodermatosis associated with spontaneous pneumothorax and kidney neoplasia, maps to chromsome 17p11.2. Am.J.Hum.Genet. 69 (2001) 876–882.

Toro, J.R., Y.O.Shevchenko, J.G.Compton and S.J.Bale, Exclusion of PTEN, CTNNB1, and PTCH as candidate genes for BIRT-HOGG-DUBE syndrome. J.Med.Genet. 39 (2002) e10.

OMIM 135150

Bisalbuminämie,
Alloalbuminämie

Klinisch bedeutungsloses Auftreten einer Albuminvariante im Serum. Es handelt sich um eins von mehreren bekannten Genprodukten (Alloalbumine, Paralbumine), die sich zueinander kodominant verhalten und einen Polymorphismus bilden. Zugrunde liegt multiple Allelie. Genort 4q11-13 (ALB). Da keine klinischen Symptome bestehen, handelt es sich bei den bisher festgestellten Merkmalsträgern jeweils um Zufallsbefunde. Die Frequenzen sind deshalb unbekannt. Eine Häufung besteht offenbar bei einigen Indianerstämmen.

Literatur
Galliano, M., L.Minchiotti, F.Porta et al., Mutations in genetic variants of human serum albumin found in Italy. Proc.Nat.Acad.Sci.USA 87 (1990) 8721–8725.

Madison, J., K.Arai, Y.Sakamoto et al., Genetic variants of serum albumin in Americans and Japanese. Proc.Nat.Acad.Sci.USA 88 (1991) 9853–9857.

OMIM 103600

BIXLER-Syndrom,
Hypertelorismus-Microtie-Clefting- (HMC-) Syndrom

Bisher ca. 10 sporadische und Geschwisterfälle beschrieben. Lippen- und/oder Gaumenspalte, Hypertelorismus, Mikrotie. Autosomal rezessiver Erbgang.

Literatur
Amiel, J., L.Faivre, R.Marianowski et al., Hypertelorism-Microtia-Clefting syndrome (BIXLER syndrome): report of two unrelated cases. Clin.Dysmorphol. 10 (2001) 15–18.

OMIM 239800

BJÖRNSTAD-Syndrom
▶ Pili torti

BK-Mole-Syndrom
▶ Melanom, malignes

BLACKFAN-DIAMOND-Syndrom
▶ DIAMOND-BLACKFAN-Syndrom

Blasenmole,
Mola hydatidosa, Parthenogenese

Genetisch bedingte Entartung der Plazenta durch eine Anomalie bei der Zygotenbildung. Der Trophoblast besteht aus diploiden Zellen, deren Chromosomen in 80% der Fälle diandrisch, d.h. ausschließlich väterlicher Herkunft sind: Androgenese, Befruchtung einer kernlosen Eizelle durch zwei Spermien (Dispermie, etwa 25% der Fälle; heterozygot, Karyotyp 46,XX, 46,YY oder 46,XY) oder durch ein diploides Spermium. Da infolge des Imprintings während der normalen Embryogenese die Entwicklung des Trophoblasten vorwiegend unter dem Einfluss des väterlichen Haplotyps steht und die des Embryos unter dem des mütterlichen, unterbleibt die Entwicklung frühembryonal angelegter kindlicher Anteile der Frucht bei Hypertrophie des Trophoblasten mit zystischer Degeneration der Villi. Trotzdem kann bei totaler oder partieller B. ein Fetus vorhanden sein (3-4% der Fälle): Zwillingsschwangerschaft. Eine partielle B. entwickelt sich bei diandrischer ▶ *Triploidie* mit zwei väterlichen und einem mütterlichen Chromosomensatz.

Kommt es dagegen zur Digynie (Parthenogenese) oder Trigynie (46,XX oder 69,XXX), indem bei der Oogenese eine Zellteilung während der Meiose I (heterozygot) oder II unterbleibt oder nach der regelrechten Meiose eine Duplikation des haploiden Chromosomensatzes der Oozyte eintritt, verbleibt und teilt sich diese innerhalb des Ovars. Meist entsteht ein gutartiges reifes, zystisches Gewebe aus allen drei Keimblättern. In 1% der Fälle (vorwiegend bei Heterozygotie) mit verbliebenem embryonalem Gewebe entstehen ▶ *Teratome*.

Ein erhöhtes Wiederholungsrisiko in nachfolgenden Schwangerschaften besteht bei der angegebenen Pathogenese nicht. In Ausnahmefällen familiären Vorkommens rezidivierender biparentaler Molen wird ein verursachendes rezessives maternales Gen in 19q13.3-13.4 vermutet. Gefahr des invasiven Wachstums und der malignen Entartung (Chorionepitheliom) besonders bei kompletter B. mit homodiandrischem Genotyp (46,XX): 3-5% der Fälle (1000fach erhöht gegenüber mit normaler Geburt oder Spontanabort endenden Schwangerschaften).

Differentialdiagnose zum hydropisch degenerativen Abort wichtig. Pränatale Diagnose anhand erhöhten βhCG und durch Chorionbiopsie kann bei partieller B. eine Triploidie (69,XXY, 69,XXX) oder bei totaler oder partieller B. ein "Mosaik" durch Chimärismus (bei Zwillingsschwangerschaft normal diploid/androgen diploid) erbringen.

Literatur

Changanti, R.S.K., P.R.K.Koduru, R.Chakraborty and W.B. Jones, Genetic origin of a trophoblastic choriocarcinoma. Cancer Res. *50* (1990) 6330-6333.

Helwani, M.N., M.Seoud, L.Zahed et al., A familial case of recurrent hydatiform molar pregnancies with biparental genomic contribution. Hum.Genet. *105* (1999) 112-115.

Surti, U., A.E.Szulman, K.Wagner, M.Leppert and S.J.O. Brien, Tetraploid partial hydatiform moles: two cases with a triple paternal constitution and a 92,XXXY karyotype. Hum.Genet. *72* (1986) 15-21.

Taillon-Miller, P., I.Bauer-Sardina, H.Zakeri et al., The homozygous complete hydatiform mole: a unique resourse for genomic studies. Genomics *46* (1997) 307-3010.

Vejerslev, L.O., R.A.Fisher, U.Surti, and N.Wake, Hydatiforme mole: parental chromosome aberrations in partial and complete moles. J.Med.Genet. *24* (1987) 613-615.

OMIM 231090

BLAU-Syndrom
▶ Granulomatose, letale, des Kindesalters

Blausinnstörung
▶ Farbenblindheit, partielle

Blau-Zapfen-Monochromasie, Blausichtigkeit
▶ Farbenblindheit, totale

Blepharochalasis und Doppellippe
▶ ASCHER-Syndrom

Blepharo-Cheilo-Dontie-Syndrom,
ELSCHNIG-Syndrom, BCDS

Interindividuell variable Kombination von Euryblepharon, Ektropium, Lagophthalmus, Ptosis, Distichiasis, dicken Augenbrauen mit Synophrys, doppelter Spalte im Lippen-Gaumen-Bereich, Progenie, Oligo- und Mikrodontie (kegelförmige Zähne), und evertierter Unterlippe. Kleinwuchs, Muskelhypotonie. Abgrenzung zum GENÉE-WIEDEMANN-Syndrom nicht klar. Mehrere Sippen mit Merkmalsträgern z.T. nur mit Teilsymptomen in aufeinanderfolgenden Generation publiziert, autosomal dominanter Erbgang.

Literatur

Gorlin, R.J., H.Zellweger, M.Waziri Curtis et al., Blepharo-Cheilo-Dontic (BCD) syndrome. Am.J.Med. Genet. *65* (1996) 109–112.

Guion-Almeida, M.L., E.S.O.Rodini, N.M.Kokitsu-Nakata and D.Bologna-Amantini, Blepharo-cheilodontic (BCD) syndrome: report on four new patients. Am.J.Med.Genet. *76* (1998) 133–136.

OMIM 210745

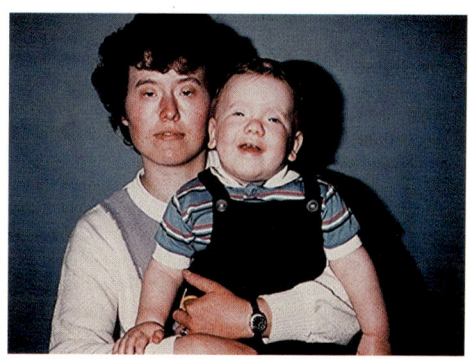

Blepharophimose. Gleichartige Merkmalsausprägung bei Mutter und Kind. (W. Küster)

Blepharo-Naso-Faziales Syndrom
▶ Blepharophimose

Blepharophimose,
BPES

Genetisch bedingte Dysplasie der Augenlider auf der Grundlage einer Genmutation. Basisdefekt betrifft einen Forkhead-Transkriptionsfaktor (FOXL2) und teilweise gekoppelte Gene (contiguous gene syndrome).

Krankheitswert

Angeborene Blepharophimose mit Telecanthus, Ptosis der Augenlider und Epicanthus inversus (BPE). Bei einem Teil der weiblichen Patienten Sterilität (Typ I. Ovarialinsuffizienz, primäre und sekundäre Amenorrhoe). Häufig weitere Auffälligkeiten: Syndaktylien, z.T partielle Holoprosenzephalie mit einzelnem mittleren Schneidezahn. Charakteristische Fazies mit auffälliger kurzer Nase, schmalen Lippen, kleinem Mund, Überstreckbarkeit der Gelenke, Gaumenspalte, urogenitalen Fehlbildungen, Dysplasie der Ohrmuscheln, Schwerhörigkeit, Zahnhypoplasie, Entwicklungsretardation und Hypotonie: OHDO-Syndrom. Lippen-Gaumen-Spalte, Distichiasis Oligodontie und Ektropium: ▶ *Blepharo-Cheilo-Dontie-Syndrom (ELSCHNIG-Syndrom)*, ▶ *Blepharophimose mit Herzfehler, Hypothyreose und Oligophrenie:* ▶ *YOUNG-SIMPSON-Syndrom;* ▶ *MALOUF-Syndrom;* ▶ *MARDEN-WALKER-Syndrom;* ▶ *BEALS-HECHT-Syndrom.*

Therapiemöglichkeiten

Keine korrekturbedürftige Behinderung durch isolierte B. Lokale Botulinum-A-Injektion mit zweifelhaftem Erfolg.

Häufigkeit und Vorkommen

Seit Erstbeschreibung des BPE-Syndrom im vorigen Jahrhundert mehrere hundert Fälle, z.T. aus großen Sippen mit Merkmalsträgern in bis zu 6 Generationen bekannt. Androtropie. Von OHDO (OMIM 249620) und YOUNG-SIMPSON-Syndrom bisher jeweils nur wenige sporadische und Geschwisterfälle, z.T. bei Konsanguinität der Eltern, beschrieben.

Genetik

Autosomal dominanter Erbgang. Bei der Form ohne weibliche Infertilität (BPES Typ II) verminderte Penetranz. Allelie beider Typen z.T. in Form eines contiguous gene syndrome. Die Vielfalt der Symptomatik erklärt sich teilweise durch Einbeziehung weiterer Gene (*SOX14* ?) in eine Mikrodeletion. Genort 3q22.2-25.1 (*BPES = FOXL2*). Ein zweiter Genort 7p15-p14? YOUNG-SIMPSON-Syndrom wahrscheinlich autosomal rezessiv bzw. ebenfalls durch Mikrodeletion bedingt. OHDO-Syndrom unklar, aufgrund von Vorkommen in zwei Generationen autosomal rezessiver Erbgang neuerdings angezweifelt. Blepharophimose mit Kleinwuchs, Muskelhypotonie, Ptose, Progenie, dicken Augenbrauen und Synophrys ▶ *Blepharo-Cheilo-Dontie-Syndrom.* Zwei weitere faziale Dysmorphien, bei denen eine Blepharophimose im Vordergrund steht, wurden bei Einzelfällen bzw. -familien beschrieben ohne gesicherten Erbgang: Nablus-

Masken-Gesichts-Syndrom und Blepharo-Naso-Faziales Syndrom.

Familienberatung

Bis auf die Infertilität lediglich kosmetische Beeinträchtigung. Im frühen Kindesalter Differentialdiagnose zu symptomatischen Formen (▶ *Ptosis*; ▶ *Cerebro-Okulo-Fazio-Skelettales Syndrom*) notwendig. Beim OHDO-Syndrom Differentialdiagnose zur ▶ *Alkohol-Embryofetopathie* wichtig. Die Belastung kann als gering eingeschätzt werden.

Literatur

Allanson, J., Nablus mask-like facial syndrome. Am.J. Med.Genet. *102* (2001) 212-213.

Biesecker, L.G., The OHDO blepharophimosis syndrome: A third case. J.Med.Genet. *28* (1991) 131-134.

Bonthron, D.T., K.M.Barlow, A.M.Burt and D.G.D. Barr, Parental consanguinity in the blepharophimosis, heart defect, hypothyroidism, mental retardation syndrome (YOUNG-SIMPSON syndrome). J.Med.Genet. *30* (1993) 255-256.

Cai, T., D.A.Tagle, X.Xia et al., A novel case of unilateral blepharophimosis syndrome and mental retardation associated with de novo trisomy for chromosome 3q. J.Med.Genet. *34* (1997) 772-776.

Clayton-Smith, J., M.Krajewska-Walasek, A.Fryer and D.Donnai, OHDO-like blepharophimosis syndrome with distinctive facies, neonatal hypotonia, mental retardation and hypoplastic teeth. Clin.Dysmorphol. *3* (1994) 115-120.

Costa, T., R.Pashby, M.Huggins and T.E.Teshima, Deletion 3q in two patients with blepharophimosis-ptosis-epicanthus inversus syndrome (BPES). J. Pediatr.Ophthalmol. Strabismus *35* (1998) 271-276.

Cunniff, C., M.Curtis., S.J.Hassed and H.E.Hoyme, Blepharophimosis. A causally heterogeneous malformation frequently associated with developmental disabilities. Am.J.Med.Genet. *75* (1998) 52-54.

De Beere, E., M.J.Dixon, K.W.Small et al., Spectrum of *FOXL2* gene mutations in blepharophimosis-ptosis-epicanthus inversus (BPES) families demonstrates a genotype-phenotype correlation. Hum. Molec.Genet. *10* (2001) 1591-1600.

Frydman, J,M., H.A.Cohen, G.Karmon and H.Savir, Autosomal recessive blepharophimosis, ptosis, V-esotropia, syndactyly and short stature. Clin.Genet. *41* (1992) 57-61.

Fujita, H., J.Meng, M.Kawamura et al., Boy with a chromosome del(3)(q12q23) and blepharophimosis syndrome. Am. J. Med.Genet. *44* (1992) 434-436.

Maw, M., B.Kar, J.Biswas et al., Linkage of blepharophimosis syndrome in a large Indian pedigree to chromosome 7p. Hum.Molec.Genet. *5* (1996) 2049-2054.

Mhanni, A.A., A.J.Dawson and A.E.Chudley, Vertical transmission of the OHDO blepharophimosis syndrome. Am.J.Med.Genet. *77* (1998) 144-148.

Pashayan, H., S.Pruzansky and A.Putterman, A family with Blepharo-Naso-Facial malformation. Am.J. Dis.Child *125* (2000) 407-408.

Rasmussen, M. and P.Stromme, Congenital ptosis and blepharophimosis in a mentally retarded girl: a new case of OHDO syndrome? Clin.Dysmorphol. *7* (1998) 61-63.

Rausch, A., U.Trautmann und R.A.Pfeiffer, Deletion 3p25 als eine wenig bekannte Ursache der syndromalen Blepharoptose. Monatsschr.Kinderheilk. *143* (1995) 979-982.

Teebi, A.S., Nablus mask-like facial syndrome. Am.J.Med.Genet. *95* (2000) 407-408.

OMIM 110100, 210745, 249620

Blepharoptosis

▶ Ptosis des Oberlides, familiäre;
▶ Fibrose, angeborene, der extraokulären Augenmuskulatur

Blindheit

▶ Amaurose

BLOCH-SULZBERGER-Syndrom,
Incontinentia pigmenti

Genetisch bedingter ektodermaler Symptomenkomplex auf der Grundlage einer Genmutation. Der Basisdefekt besteht in einem Mangel an dem Zytokin IKK-γ, das den Transkriptionsfaktor NFκB mit mehreren Target-Genen aktiviert und zum Zellkern transloziert.

Krankheitswert

Erstmanifestation im Neugeborenenalter. Netz- und streifenförmige, den BLASCHKO-Linien folgende Pigmentierungsanomalien nach vorausgegangenen entzündlich-erythematösen Effloreszenzen der Haut besonders an Stamm und

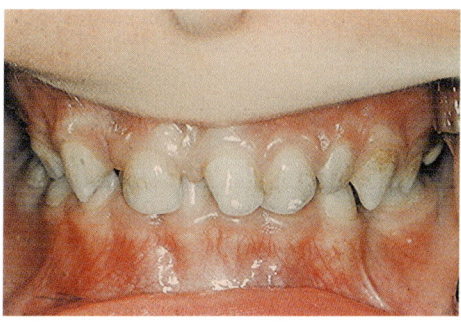

BLOCH-SULZBERGER-Syndrom. Zahnnichtanlagen und Formanomalien im Milchgebiss. (Ch. Opitz)

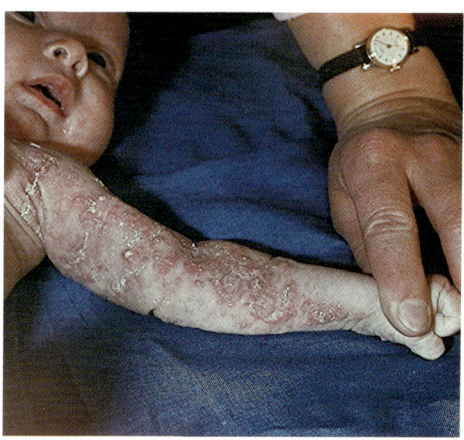

BLOCH-SULZBERGER-Syndrom. Entzündliches Initialstadium im Neugeborenenalter mit Erythemen, Papeln und Plaques, Blasen- und Krustenbildung, bandförmig gruppiert.

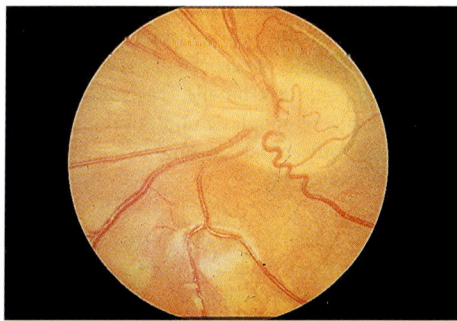

BLOCH-SULZBERGER-Syndrom. Pseudogliombildung rechtes Auge. (J. Reimann)

Extremitäten. Im Erwachsenenalter blassen die Pigmentierungsanomalien ab und verschwinden. Bei ca. ¼ der Fälle Haar- (Alopecia diffusa) und Nagelwachstumsstörungen und/oder Visusminderung durch Augenveränderungen (Strabismus, Pseudogliom u.a. Retinadystrophien, Katarakte usw.). Anomalien der Zahnstellung und -entwicklung, Mikrodontie. In etwa der Hälfte der Fälle Beteiligung des ZNS: Debilität, Lähmungen, Krampfanfälle.

Therapiemöglichkeiten
Keine spezifische Therapie bekannt.

Häufigkeit und Vorkommen
Frequenz ca. 1:75.000, meist familiär, Typ I sporadisch. Bis 1975 355 weibliche und 6 männnliche (bis 1998 49 männliche) Fälle vom Typ II beschrieben.

Genetik
X-chromosomaler Erbgang mit Letalität der Hemizygoten. Weibliche Embryonen überleben nur, da das betroffene Chromosom offenbar selektiv inaktiviert wird. Genort Xq28 (*IP2* = *IKKγ* = *NEMO*). Die spezifische Anordnung der Pigmentflecken auf der Haut entspricht den Vorstellungen der LYON-Hypothese über die phänotypische Manifestation X-chromosomaler Gene im homogametischen Geschlecht. Sehr schwere Schädigung des hämopoetischen Systems und perinataler Tod bei Überleben männlicher Feten. Bei früher beschriebenen männlichen Fällen handelt es sich wahrscheinlich zum großen Teil um ein ▶ NAEGELI-*Syndrom*, CHILD-Syndrom, Patienten mit ▶ KLINEFELTER-*Syndrom* (5 Fälle), um nicht letal wirkende Allele (Duplikationen) oder um eine ▶ *Incontinentia pigmenti achromians ITO* bzw. andere Mosaik-Fälle. Patienten, für die das nicht zutrifft, können bei Ausschluss einer X-chromosomalen numerischen Anomalie als "Durchbrenner" angesehen werden, wobei Halbchromatiden-Mutation während der Gametogenese als Ursache diskutiert wird (ausschließlich mit negativer Familienanamnese). Sporadische weibliche Fälle mit X-chromosomalen Translokationen im Genort Xp11.21 (zwei funktionell aktive X-chromosomale Allele?) und ähnlichen Pigmentstörungen ohne die typische Symptomatik des BSS werden von einigen Autoren als IP1 bezeichnet.

Familienberatung
Für erbprognostische Einschätzungen zytogenetischer Ausschluss des sporadischen Typs IP1

durch Chromosomenanalyse und Differentialdiagnose zum autosomal dominanten NAEGELI-Syndrom und im Neugeborenenalter zur ▶ *Hyperostosis corticalis infantilis* sowie bei Pseudogliom zum Retinoblastom und zur primären Retinaablösung notwendig. Mit starker intrafamiliärer Variabilität der Schwere der klinischen Erscheinungen bei Uniformität der Symptome ist zu rechnen, so dass Merkmalsträgerinnen häufig Töchter mit schwerer Symptomatik haben, da für Frauen mit leichteren klinischen Erscheinungen bessere Heiratschancen bestehen. Da die Pigmentanomalien nach dem 20. Lebensjahr verschwinden und außerdem auch vorher nicht bei allen Patientinnen bestehen, müssen andere Symptome, vor allem die Gebissanomalien, als diagnostische Kriterien herangezogen werden. Bei männlichen Probanden sollte eine Gonosomenanomalie ausgeschlossen werden. Pränatale molekulargenetische Diagnostik bei nachgewiesener IP2 molekulargenetisch möglich.

Literatur

Aradhya, S., H.Woffendin, T.Jankins et al., A recurrent deletion in the ubiquitously expressed *NEMO* (*IKKγ*) gene accounts for the vast majority of incontinentia pigmenti mutations. Hum.Molec.Genet. *10* (2001) 2171–2179.

Bitoun, P., C.Philippe, M.Chrif et al., Incontinentia (type 1) and X;5 translocation. Ann.Genet. *35* (1992) 51–54.

Curtis, A.R.J., S.Lindsay, E.Boye et al., A study of X-chromsome activity in two incontinentia pigmenti families with probable linkage to Xq28. Eur.J.Hum.Genet. *2* (1994) 51–58.

Hatchwell, E., Hypomelanosis of ITO and X;autosome translocations: a unifying hypothesis. J.Med.Genet. *33* (1996) 177–183.

Jewett, T., P.S.Hart, P.N.Rao and M.J.Pettenati, A case revisited: Recent presentation of incontinentia pigmenti in association with a previously reported X;autosome translocation. Am.J.Med.Genet. *69* (1997) 96–97.

Landau Roberts, J., B.Morrow, C.Vega-Rich et al., Incontinentia pigmenti in a newborn male infant with DNA confirmation. Am.J.Med.Genet. *75* (1998) 159–163.

Mansour, S., H.Woffendin, S.Mitton et al., Incontinentia pigmenti in a surviving male is accompanied by hypohidrotic ectodermal dysplasia and recurrent infection. Am.J.Med.Genet. *99* (2001) 172–177.

Scheurle, A.E., Male cases of incontinentia pigmenti: Case report and review. Am.J.Med.Genet. *77* (1998) 201–218.

Sybert, V.P., Incontinentia pigmenti nomenclature. Am.J.Hum.Genet. *55* (1994) 209–210.

OMIM 308300, 308310

BLOMSTRAND-Chondrodysplasie,
sklerotische Chondrodysplasie

Seit Erstbeschreibung 1985 von 4 nicht verwandten Fällen und zwei Geschwistern sowie von Feten jeweils aus Verwandtenverbindungen bekannte, autosomal rezessive perinatal letale Chondrodysplasie mit Hydrops fetalis, beschleunigtem Knochenalter, vorzeitiger Dentition, hoher Knochendichte, ossifiziertem Larynx, kurzen dicken Rippen, Mikromelie, Malrotation des Darmes, Lungenhypoplasie und Mikrogenie. Parathormonstoffwechsel-Störung?

Literatur

Hollander, N.S.den, H.J.van der Harten, C.Vermeij-Keers et al., First-trimester diagnosis of BLOMSTRAND lethal osteochondrodysplasia. Am.J.Med.Genet. *73* (1997) 345–350.

Leroy, J.G., G.Keersmaeckers, M.Coppens et al., BLOMSTRAND lethal osteochondrodysplasia. Am.J.Med.Genet. *33* (1996) 84–89.

Oostra, R.J., H.J.van der Harten, W.P.H.A.Riinders et al., Blomstrand osteochondrodysplasia: three novel cases and histological evidence for heterogeneity. Virchows Arch. *436* (2000) 28–35.

Wvsolmerski, J.J., S.Cormier, W.M.Philbrick et al., Absence of functional type 1 parathyroid hormone (PTH)/PTH-related protein receptors in humans is associated with abnormal breast development and tooth impaction. J.Clin.Endocrin.Metab. *86* (2001) 1788–1794.

Young, I.D., J.M.Zuccollo and N.J.Broderick, A lethal dysplasia with generalised sclerosis and advanced skeletal maturation: BLOMSTRAND chondrodysplasia? J.Med.Genet. *30* (1993) 155–157.

OMIM 215045

BLOOM-Syndrom

Genetisch bedingtes Chromosomen-Bruch-Syndrom auf der Grundlage einer Genmutation.

Zugrunde liegt eine Störung der DNA-Replikation durch Fehlen einer Helicase (*BLM = RECQL = RECQ2*). Es besteht eine radioresistente (bei Strahlenexposition der Zellen nicht gedrosselte) DNA-Synthese und eine Genominstabilität durch eine verstärkte Rekombinationsneigung mit vermehrtem somatischem homologem Crossing over und den daraus resultierenden Chromosomenbrüchen, quadriradialen Translokationsfiguren und auf das Hundertfache erhöhter Schwesterchromatiden-Austausch-Rate (SCE). Intragenische Rekombinationen können bei Compoundheterozygoten zur somatischen Komplementation und Reversion zum Normalgen führen.

Krankheitswert
Niedriges Geburtsgewicht und Kleinwuchs durch ständigen Zelluntergang. An Lupus erythematodes erinnernde, teleangiektatische Erytheme mit hochgradiger Fotosensibilität. Mikrozephalus, Vogelgesicht. Neigung zu akuten Leukämien und anderen Neoplasmen, vor allem Lymphomen und Karzinomen des Gastrointestinaltraktes und der Mammae auch bei gesunden Heterozygoten. Infektanfälligkeit (vor allem IgA- und IgM-Titer erniedrigt) mit bleibender Dyspnoe. Neigung zu Diabetes mellitus. Aspermie bzw. im weiblichen Geschlecht Subfertilität. Verminderte Lebenserwartung.

Therapiemöglichkeiten
Symptomatisch-konservative Behandlung, Gaben von Wachstumshormon unbefriedigend. Bei der Chemotherapie von Neoplasmen sind alkylierende Verbindungen zu vermeiden und eine hohe Sensibilität gegenüber ionisierenden Strahlen zu beachten.

Häufigkeit und Vorkommen
Seit Erstbeschreibung 1954 über 160 Fälle bekannt, vor allem bei Juden vorkommend (1/3 der Fälle, Founder-Effekt bei Ashkenasim, Heterozygoten-Frequenz 1:107). Androtropie 4:1.

Genetik
Autosomal rezessiver Erbgang. Es besteht eine auffällige, durch Chemikalien verstärkte Neigung zu Chromosomenbrüchen und Schwesterchromatid-Austausch (SCE) in kultivierten Lymphozyten und Knochenmarkzellen ("Chromosomenbruch-Syndrom", s.a. ▶ LOUIS-BAR-*Syndrom* und ▶ FANCONI-*Anämie*), die durch Kokultivierung mit normalen Zellen korrigiert wird. Genort 15q26.1 (*RECQL*). Die Mutationsrate ist auf das 30- bis 100fache erhöht. Intragenische Reversion nur bei Compoundheterozygoten möglich. Heterozygote Eltern mit verschiedenen Allelen haben deshalb weniger betroffene Kinder als (konsanguine) Eltern mit identischen Allelen (Foundereffekt bei Ashkenasim).

Familienberatung
Diagnose im frühen Kindesalter anhand des geringen Geburtsgewichtes, der Fotosensibilität, der Chromosomenbrüche, der durch somatisches Crossing-over homologer Chromosomen entstandenen quadriradialen, symmetrischen Reunionsfiguren und der erhöhten SCE-Rate der Chromosomen möglich. Hinweisend können auch über/unterpigmentierte „Zwillingsflecken" der Haut sein. Differentialdiagnose zu DUBOWITZ-Syndrom und embryo-fetalem Alkohol-Syndrom wichtig. Bei den Patienten und deren Verwandten muss die Neigung zu Leukosen und Tumoren und mit Erreichen des Erwachsenenalters zu Diabetes mellitus beachtet werden. Charakteristische Chromosomenbrüche bei Heterozygoten nicht feststellbar. Pränatale Diagnostik anhand der erhöhten SCE-Frequenz in kultivierten Chorion- und Fruchtwasserzellen möglich. Siehe auch ▶ ROTHMUND-THOMSEN-*Syndrom*, ▶ WERNER-*Syndrom*, ebenfalls mit Helicase-Defekten.

Literatur
Chisholm, C., M.J.Bray and L.B.Karns, Successful pregnancy in a woman with BLOOM syndrome. Am. J.Med.Genet. 69 (2001) 136–138.

Ellis, N.A. and J.German, Molecular genetics of BLOOM's syndrome. Hum.Molec.Genet. 5 (1996) 1457–1463.

Mori, S., N.Kondo, F.Motoyoshi et al., Diabetes mellitus in a young man with BLOOM's syndrome. Clin. Genet. 38 (1990) 387–390.

Shiraishi, Y., Nature and role of high sister chromatid exchange in BLOOM syndrome cells: Some cytogenetic and immunological aspects. Cancer Genet. Cytogenet. 50 (1990) 175–187.

Straughen, J.E., J.Johnson, D.McLaren et al., A rapid method for detecting the predominant Ashkenazi Jewisch mutation in the BLOOM´s syndrome gene. Hum.Mutat. 11 (1998) 175–178.

OMIM 210900

BLOUNT-Syndrom
▶ Tibia vara

Blue-diaper-Syndrom,
Indikanurie

Genetisch bedingtes Malabsorptions-Syndrom auf der Grundlage einer Genmutation.
Der Gendefekt manifestiert sich in einer Störung der intestinalen Tryptophanresorption. Dadurch kommt es zum bakteriellen Abbau des Tryptophans und durch Kondensation der Kataboliten zur Bildung von Indikanfarbstoffen, die die Windeln blau färben. Gleichzeitig bestehen eine Hyperkaliämie und eine Nephrokalzinose, die wahrscheinlich auch resorptionsbedingt sind.

Krankheitswert
Erstmanifestation im Neugeborenenalter. Unklare Fieberschübe, Infektneigung, Obstipation, Missgedeihen. Tod innerhalb weniger Tage oder Wochen.

Therapiemöglichkeiten
Unbekannt.

Häufigkeit und Vorkommen
Bisher seit Erstbeschreibung 1964 nur wenige Fälle bekannt.

Genetik
Wahrscheinlich autosomal rezessiver Erbgang.

Familienberatung
Diagnose und Differentialdiagnose auf Grund der Windelfärbung. In Anbetracht der Schwere des Krankheitsbildes besondere Betreuung und Prophylaxe in betroffenen Familien wichtig.

Literatur
Drummond, K.N., A.F.Michael, R.A.Ulstrom and R.A.Good, The blue diaper syndrome. Familial hypercalcemia with nephrocalcinosis and indicanuria. A new familial disease, with definition of the metabolic abnormality. Am.J.Med. *37* (1964) 928.

Libit, S.A., R.A.Ulstrom and D.Doeden, Fecal pseudomonas aeroginosa as a cause of the blue diaper syndrome. J.Pediatr. *81* (1972) 546–547.

OMIM 211000

Blue-Rubber-Bleb-Nevus-Syndrom,
BEAN-Syndrom

Genetisch bedingte Blutgefäß-Naevi auf der Grundlage einer Genmutation.
Es handelt sich um Gefäßnävi der Haut, häufig kombiniert mit venösen ▶ *Gefäßfehlbildungen* durch Störung des Endothel-Wachstumsfaktor-, -Rezeptor- oder -Ligandensystems mit Rarifizierung der glatten Muskulatur der Gefäßwände.

Krankheitswert
Multiple angeborene Gefäßnaevi der Haut und Schleimhäute, häufig kombiniert mit Gefäßfehlbildungen unterschiedlichen Ausmaßes des Intestinaltraktes, anderer innerer Organe und im Zentralnervensystem. Eine dadurch bedingte Neigung zu intestinalen, häufig okkulten Blutungen kann sekundär zu Anämien mit lebensbedrohlichen Zuständen führen. Zentralnervös bedingte neurale Ausfallserscheinungen unterschiedlicher Schwere. Subkutane, gummiartige, zystische, blaue Naevi namensgebend.

Therapiemöglichkeiten
Symptomatische Behandlung der Hauterscheinungen und der Blutungen.

Häufigkeit und Vorkommen
Bisher nur wenige sporadische Fälle und mehrere Sippen mit dem Syndrom in 3 bzw. 5 aufeinanderfolgenden Generationen beschrieben.

Genetik
Autosomal dominanter Erbgang mit unvollständiger Penetranz. Genort 9p21 (*TIE2*, Rezeptor-Tyrosinase 2)? ▶ *Gefäßfehlbildungen, venöse*.

Familienberatung
Differentialdiagnose zu verschiedenen Hamartosen (z.B. ▶ STURGE-WEBER-*Syndrom*), zum ▶ v.HIPPEL-LINDAU-*Syndrom* und zum ▶ OSLER-*Syndrom* notwendig. Kutane Naevi können als Hinweis auf gastrointestinale und zerebrale Beteiligung angesehen werden. Nachweis intrazerebraler Gefäßanomalien mit Verkalkungen computertomografisch möglich. Ständige Betreuung betroffener Familien zur Prophylaxe und Behandlung der Blutungen wichtig. Siehe

auch ▶ *Angiomatose, neurokutane*; ▶ *multiple Glomustumoren*.

Literatur
Folkman, J. and P.A.D'Amore, Blood vessel formation: What is its molecular basis? Cell *87* (1996) 1153-1155.

Ohishi, M., Y.Higuchi and M.Kagimoto, Multiple facial hemangioma and iron-deficiency anaemia: Blue Rubber Bleb Nevus Syndrome. Head and Neck Surg. *7* (1985) 249-254.

Satya-Murti, S., S.Navada and F.Eames, Central nervous system involvement in Blue Rubber Bleb Nevus Syndrome. Arch. Neurol. *43* (1986) 1184-1186.

OMIM 112200

Blutgruppenunverträglichkeit,
Icterus gravis neonatorum, Morbus haemolyticus neonatorum

Auf einer immunologischen Unverträglichkeit der Blutgruppen des Kindes und der Mutter beruhende Fetopathie.

Es handelt sich um keinen genetischen Defekt, sondern um eine Immunisierung der Mutter während der Schwangerschaft durch normal ausgeprägte Blutgruppenantigene des Kindes. Dabei erfolgt eine Bildung von Antikörpern – meist vom Typ IgG, seltener vom Typ IgA, sehr selten IgM –, die diaplazentar in den kindlichen Organismus übergehen und hier eine Neugeborenen-Erythroblastose auslösen.

Krankheitswert
Je nach Schwere der einsetzenden Immunreaktionen, die sich bei Rh-Inkompatibilität mit jeder blutgruppenunverträglichen Schwangerschaft steigert, unterschiedliche Symptomatik einer Erythroblastosis fetalis:
1. Fehlgeburt, Partus praematurus, ohne anatomischen Befund.
2. Mazeration.
3. Hydrops universalis congenitus mit Mazeration ante oder kurz post partum.
4. Hydropisches, aber lebendes Kind.
5. Icterus gravis mit subkutanen Blutungen, Hepato- und Splenomegalie, Kernikterus und neurologischen Störungen. Blutbildveränderungen.
6. Anaemia neonatorum, oft erst einige Tage post partum.
7. Icterus neonatorum "praecox".
8. Spätere zerebrale Störungen (in 12% der Fälle nach Kernikterus). Ursache ist das Bilirubin, das eine starke Affinität zu den Ganglienzellen vorwiegend des Pallidums, aber auch anderer Regionen hat: Opisthotonus, Tonuswechsel der Extremitäten, Krampfanfälle, Grimassieren, Somnolenz, Cri cerebral, Nystagmus, Atemstörungen.
9. Cirrhosis hepatis infantum.
10. Hepatomegalia bzw. Splenomegalia infantum.
11. Pankreasfibrose.
12. Restzustände: Oligophrenie verschiedenen Grades, choreatische Zustandsbilder, spastische Lähmungen, Erethismus, Hörstörungen, epileptische Anfälle.

Therapiemöglichkeiten
Milderung oder Verhinderung der Symptomatik durch intrauterine Transfusion oder Austauschtransfusion bei Neugeborenen. Prophylaktische Gaben von Immunglobulin IgG-Anti-D an die Mutter innerhalb von 24 Stunden nach der Geburt des ersten Rh-positiven Kindes verhindern die Anti-Rh-Bildung (Immunparalyse, negativer Feedback-Mechanismus) und damit eine erhöhte Gefahr für das nächste Kind. Vorsicht bei rh-negativen Frauen im Falle von Bluttransfusionen (stets rh-Blut)!

Häufigkeit und Vorkommen
Inzidenz in Abhängigkeit von den Rh+/Rh-(rh) oder anderen inkompatiblen Paarungen in der Bevölkerung ca. 4:1.000. Eine entsprechende Konstellation, Mann Rh+, Frau rh–, liegt in Mitteleuropa in ca. jeder 6.-7. Verbindung vor, zu einer manifesten Erythroblastose kommt es jedoch nur in etwa 5% solcher Paarungen.

Genetik
Rhesus-System (klassischer Faktor Rh_0 bzw. nach FISHER-RACE "D"): In der überwiegenden Anzahl der Fälle ist die Mutter rh-negativ (cde/cde). Das Kind ist dann Rh-positiv und zwar heterozygot, R2r (cDE/cde), R1r (CDe/cde), Ro (cDe/cde), R_zr (CDE/cde) usw. In Ausnahmefällen kommt es zur Immunisierung durch Rh'(C) oder Rh"(E) oder durch Rh_1 (CD) bzw. Faktor Rh_2 (DE), wobei die Mutter rh-negativ oder Rh-

positiv sein kann: z.B. CDe/cde-Mutter kann Anti-E (Rh") bilden. Es ist auch eine Immunisierung der Mutter durch die Faktoren hr' (c) oder hr" (e) möglich (die Mutter ist Rh-positiv, während der Vater des Kindes negativ oder positiv sein kann, Hr-Fälle mit Umkehrung der klassischen Rh-Konstellation).

AB0-System: Eine Immunisierung kann stattfinden, wenn die Mutter die Blutgruppe 0 und das Kind die Blutgruppe A oder B haben, wobei die Mutter dann Immunanti-A bzw. -B bildet. Die übrigen Systeme, wie KELL, DUFFY, KIDD, LUTHERAN u.a. spielen eine geringe Rolle, aber eine Immunisierung durch mehrere Faktoren ist möglich, z.B. Rh und KELL, Rh und Fy (DUFFY) oder sehr selten AB0 und Rh usw.

Familienberatung

Früherkennung wichtig. Dazu bereits intrauterine Diagnostik bei Verdachtsfällen im 3. Trimenon und eventuell intrauterine Transfusion notwendig. Therapeutische Maßnahmen spätestens bei Neugeborenen (Austauschtransfusion) können Spätsymptome verhindern. Bei Blutgruppengleichheit oder -verträglichkeit von Mutter und Kind im AB0-System ist mit einer verstärkten Rh-Immunisierung zu rechnen; AB0-Unverträglichkeit mildert oder verhindert letztere in der Regel. Diagnostik während der Schwangerschaft: Antikörperbestimmung im Serum der Mutter nach verschiedenen Testverfahren und Diagnostik aus dem Fruchtwasser. Prophylaxe bei Geburt eines entsprechenden Kindes für weitere Schwangerschaften wichtig. Hat die Mutter bereits Antikörper, und ist der Vater heterozygot (z.B. $R_1 r$), kann das nächste Kind Rh+ (gefährdet) oder rh– (ungefährdet) sein. Bei einer erneuten Schwangerschaft sollten eine Überwachung, pränatale Diagnostik (Liley-Schema) und intrauterine Therapie angeboten werden. Bei Homozygotie des Vaters sind nur gefährdete Kinder zu erwarten. Entsprechend Beratung bzw. Anwendung aller therapeutischen Möglichkeiten notwendig.

Literatur

Brouwers, H.A.A., I.van Ertbruggen, G.P.J.Alsbach et al., What is the best predictor of the severity of AB0-haemolytic disease of the newborn? Lancet 1988/II 641–644.

Gerencer, M., Z.Singer, S.Pfeifer et al., HLA and red blood group antigen in pregnancy disorders. Tissue Antigens 32 (1988)130–138.

Bluthochdruck,

Hypertension, Arterielle essentielle Hypertonie

Erhöhter Blutdruck unterschiedlicher Ätiologie. Die Pathogenese des B. ist heterogen, von verschiedenen endogenen (zentralnervösen, endokrinen, renalen und vaskulären) und exogenen (Ernährungs- und Lebensweise, Stress, Bewegung, Infektionen) Faktoren beeinflusst, wobei der kausale Zusammenhang mit gefundenen anatomisch-pathologischen Substraten häufig noch nicht geklärt ist. Bei der essentiellen Hypertonie lassen sich unterschiedlich Beziehungen zu gestörten Na-Li-Transport- und -Resorptionsmechanismen, zu Hyperlipoproteinämien (Lipoprotein-Lipase-Defekt) sowie zu Kallikrein-Exkretion, α-Adducin, β2-Adrenergem Rezeptor, G-Protein-β-Untereinheit, β-γ-Untereinheiten des epithelialen Na-Kanals, Angiotensinogen- (Aktivität des Angiotensin-Converting Enzyms, ACE) und Renin-Plasmakonzentration (verminderte Aktivität der Aldosteronsynthase, erhöhte pränatale Glukokortikoid-Exposition) sowie spezifische, Interleukin-1 bedingte Infektanfälligkeiten bzw. Infektions-provozierte Interleukin-Aktivität (vor allem gegenüber *Chlamydia pneumoniae*) erkennen. Siehe auch ▶ *Adrenogenitale Syndrome CYB11B2*, ▶ *Hyperaldosteronismus*, ▶ *Brachydaktylie-Minderwuchs-Hypertonie-Syndrom*.

Krankheitswert

Erstmanifestation klinischer Erscheinungen meist im Erwachsenenalter. Subjektive Beschwerden durch Schwindelanfälle, Kopfschmerz usw. Beeinträchtigung der Lebenserwartung und der Leistungsfähigkeit durch Sekundär- oder Begleiterscheinungen: Gefäßveränderungen, Niereninsuffizienz, Herzinfarkt, Apoplexie-Neigung, Augenhintergrundsveränderungen usw.

Therapiemöglichkeiten

Je nach Art des B. sehr unterschiedliche Therapiemaßnahmen mit ebenso unterschiedlichen

Tabelle 1.
Bluthochdruck. Empirisches Risiko für Eltern mit Hypertonie (nach MIYAO et al.)

Blutdruck der Eltern	Anzahl der Familien	Anzahl der Kinder	davon hypertonisch
normal x normal	248	308	54
hypert. x normal	153	218	72
hypert. x hypert.	70	91	41

Erfolgschancen. Meist lebenslange Behandlung notwendig. Prophylaktische Maßnahmen in Form von Diät und Verhaltensweisen wichtig. Eine Form des Hyperaldosteronismus spricht auf Glukokortikoide an.

Häufigkeit und Vorkommen

Regional unterschiedlich. Lebenslange Erkrankungswahrscheinlichkeit in Mitteleuropa auf 30% eingeschätzt, dabei ist zu beachten, dass die Übergänge zur Normotension fließend und die Abgrenzung unscharf sind. Frühmanifester (unter 60 J.) B. meist familiär gehäuft aber selten im Sinne eines autosomal dominanten Erbganges.

Genetik

Aufgrund des familiären Vorkommens, der Ergebnisse von Zwillingsuntersuchungen und Untersuchungen an Adoptivpersonen nehmen die meisten Autoren eine multifaktorielle Disposition an, wobei die verschiedenen Umwelteinflüsse (Stress-Situationen, Ernährungsfehler, Lebensgewohnheiten) sowie endogene Faktoren (Endokrinium, Adipositas, Nierenerkrankungen, Schwangerschaft, Altersabnutzungen) auf heterogener genetischer Grundlage eine auslösende bzw. den Verlauf beeinflussende Rolle spielen. Ein monogener (autosomal dominanter) Erbgang, wie von verschiedenen Autoren aufgrund von Familienbeobachtungen postuliert wird, ist bei der Heterogenität des Krankheitsbildes für einzelne Familien nicht auszuschließen. Seltene monogene Formen oder Assoziationen bzw. Polymorphismen werden diskutierte im Zusammenhang mit Mutationen im Renin-Gen (Genort 1q32), Typ2; dem Angiotensin-I-Converting-Enzym (Genort 7q23, *ACE*); dem Angiotensin-II-Rezeptor-Gen (Genort Xq22-23); dem Gen für das α-Adducin (renaler Hochdruck (Genort 4p16.3), den Genen für Angiotensin-II- bzw. Aldosteronsynthese (Genorte: autosomal dominanter Hypoaldosteronismus, 8q21-22, TypI; 7p22 TypII, ▶ *Adrenogenitale Syndrome*) und den amiloridsensitiven Na-Kanal (*SCNN1*) im distalen Nephron (3 Untereinheiten, Genorte 16p13-p12 und 12p, LIDDLE-Syndrom, ▶ *Pseudohypoaldosteronismus*) sowie dem Angiotensinogen-Gen (Genort 1q42-43) und dem Interleukin-1-Gencluster (Genort 2q14). Siehe auch ▶ *Phäochromozytom*; ▶ *Azidose, tubuläre*; ▶ *Zystennieren*; ▶ *Adrenogenitales Syndrom*; ▶ *Präeklampsie*; ▶ *Brachydaktylie-Minderwuchs-Hypertonie-Syndrom*.

Familienberatung

Aus Tabelle 1, einer Aufstellung japanischer Autoren (MIYAO et al.), lassen sich Risikoziffern ableiten. Familienberaterische Konsequenzen ergeben sich daraus jedoch nur selten. Für die erbprognostische Einschätzung müssen Primärerkrankungen (z.B. anatomische Besonderheiten, Nierenschäden, Gicht, Endokrinopathien) ausgeschlossen und die genetisch-ätiologische Heterogenität beachtet werden. Früherkennung vor klinischer Manifestation teilweise auf biochemischem Niveau möglich und für Prophylaxe wichtig.

Literatur

DeWan, A.T., D.K.Arnett, L.D.Atwood et al., A genome scan for renal function among hypertensives: the HyperGEN study. Am.J.Hum.Genet. *68* (2001) 136–144.

Cusi, D., M.L.Melz, C.Barlassina et al., Genetic models of arterial hypertension – role of tubular ion transport. Pediatr.Nephrol. *7* (1993) 865–870

Kurtz, T.W. and M.A.Spence, Genetics of essential hypertension. Am.J.Med. *94* (1993) 77–84.

Lafferty, A.R., D.J.Torpy, M.Stowasser et al., A novel genetic locus for low renin hypertension: familial hyperaldosteronism type II to chromosome 7 (7p22). J.Med.Genet. *37* (2000) 831–835.

Lifton, R.P., Genetic determinants of human hypertension. Proc.Natl.Acad.Sci. *92* (1995) 8545-8551.

Bluthochdruck, pulmonaler primärer

Lin, B., J.Nasir, H.McDonald et al., Genomic organization of the human α-adducin gene and its alternatively spliced isoforms. Genomics *2* (1995) 93–99.

Lin, R.C.Y. and B.J.Morris, Association analysis of polymorphisms at the interleukin-1 locus in essential hypertension. Am.J.Med.Genet. *107* (2002) 311–316.

Williams, B.R., S.C.Hunt, S.J.Hasstedt et al., Multigenic human hypertension: Evidence for subtypes and hope for haplotypes. J.Hypertens. *8* (1990) Suppl.7, 39–46.

Williams, B.R., S.C.Hunt, P.N.Hopkins et al., Tabulations and expectations regarding the genetics of human hypertension. Kidney Int.Suppl. *44* (1994) S57–S64.

Wu, S.-Y., C.S.J.Fann, Y.S.Jou et al., Association between markers in chromosomal region 17q23 and young onset hypertension: a TDT study. J.Med.Genet. *39* (2002) 42–44.

OMIM 106150, 106180, 145500, 179820

Bluthochdruck, pulmonaler primärer;
primäre pulmonale Hypertonie

Erhöhter Blutdruck unterschiedlicher Ätiologie in den Lungengefäßen.
Bei einem Teil der Fälle bestehen angeborene Dysplasien der Lungen bzw. Lungengefäße mit Verschluss kleiner Arterien, Thrombenbildung und Spasmen. Dabei und bei Formen anderer Genese ist ein Basisdefekt meist unbekannt. Bei einer seltenen familiären Form ist die Signaltransduktion der Endothel- und glatten Muskelzellen der Lungenarterien betroffen durch einen Defekt eines Typ-II-Rezeptors des TGF-β (Transforming Growth Factor): BMPR2 (Bone Morphogenetic Protein Type II Rezeptor).

Krankheitswert
Erstmanifestation klinischer Erscheinungen beim essentiellen PPB im Kindesalter: Atemnot bei Belastung, wachsende Beeinträchtigung der körperlichen Leistungsfähigkeit, Rechtsherz-Insuffizienz. Klinische Zeichen eines Lungenödems. Innerhalb weniger Monate oder Jahre zum Tode führend. Erwachsenenform mit protrahiertem Verlauf.

Therapiemöglichkeiten
Gefäßerweiternde Mittel und Antikoagulation sowie Prostacycline mit unterschiedlichem Erfolg.

Häufigkeit und Vorkommen
Meist sporadisch. Familiärer PPB in etwa 6% der Fälle, Sippen mit Merkmalsträgern in aufeinanderfolgenden Generationen oder in einer Geschwisterschaft beschrieben. Gynäkotropie.

Genetik
Genetische Untersuchungen sprechen bei etwa 10% der Fälle für die Existenz eines autosomal dominanten Typs mit herabgesetzter Penetranz durch unterschiedlich beeinflussende bzw. auslösende Faktoren: Appetitzügler, Infektionen, unterschiedliche Primärerkrankungen. Genort der autosomal dominanten Form mit einem großen Anteil sporadischer Fälle: 2q31 (*PPH1* = *BMPR2*). Bei den Fällen mit Tod im frühen Kindesalter handelt es sich um besonders bösartige autosomal rezessive Formen (z.B. gefäßbedingte persistierende pulmonale Hypertension des Neugeborenen). Später manifeste Formen unterschiedlicher Schwere und Mortalität wahrscheinlich heterogen.

Familienberatung
Nachweis anhand der Druckerhöhung in der Lunge, durch Herzkatheterisierung und Lungen-Arteriografie. Ausschluss einer erworbenen Gerüsterkrankung der Lunge (z.B. durch Appetitzügler), eines sekundären pulmonalen Hochdrucks (bei Kardiomyopathien, Koronarsklerose, Mitralstenose, Gefäßdysplasien, Ventrikelseptumdefekt u.a. Vitien, Fibrosen) sowie bei gleichzeitig bestehenden Skelett-Anomalien eines ▶ HOLT-ORAM-*Syndroms* notwendig. Bei der genetisch-gefäßbedingten persistierenden pulmonalen Hypertension des Neugeborenen sind durch Hypoxie, Asphyxie, Herzfehler, Pneumonie, hyaline Membranen und Aspiration bedingte sekundäre Formen auszuschließen. Von einer intrafamiliär relativ konstanten Schwere der Symptomatik kann ausgegangen werden. Hohes Risiko für Geschwister eines frühmanifesten sporadischen Falles.

Literatur
Cassal, H.B., M.Malone, A.J.Petros and R.M.Winter, Familial persistent pulmonary hypertension of the newborn resulting from misalignment of the pulmonary vessels (congenital alveolar capillar dysplasia). J.Med.Gent. *35* (1998) 58–60.

Deng, Z., J.H.Morse, S.L.Slager et al., Familial primary pulmonary hypertension (gene *PPH1*) is caused by mutations in the bone morphogenic protein receptor II gene. Am.J.Hum.Genet. *67* (2000) 737–744.

Fried, R., G.Flakovsky, J.Newburger et al., Pulmonary arterial changes in patients with ventricular septal defects and severe pulmonary hypertension. Pediat.Cardiol. *7* (1986) 147–154.

Machado, R.D., M.W.Pauciulo, N.Fretwell et al., A physical and transcript map based upon refinement of the critical interval for *PPH1*, a gene for familial primary pulmonary hypertension. Genomics *68* (2000) 220–228.

Machado, R,D., M.W.Pauciulo, F.R.Thomson et al., *BMPR2* haploinsufficiency as inherited molecular mechanism for primary pulmonary hypertension. Am.J.Hum.Genet. *68* (2001) 92–102.

Nichols, W.C., D.L.Koller, B.Slovis et al., Localization of the gene for familial primary pulmonary hypertension *15* (1997) 277–280.

Reeves, J.T., K.M.Gheen and D.B.Badesch, Variability in pulmonary hypertension: Possible importance of genetic factors. Eur.Respir.Rev. *5* (1995) 255–258.

OMIM 178600, 265380, 265400

Bobble-head-doll-Syndrom
▶ Wackelkopfpuppen-Syndrom

BOECKsche Sarkoidose
▶ Morbus BOECK

BOFS
▶ Branchio-Okulo-Faziales Syndrom

van-BOGAERT-BERTRAND-Typ
▶ Spongiöse Degeneration des ZNS

Bohoroor
▶ Spinalparalysen, spastische

BOHRING-OPITZ-Syndrom
▶ C-Syndrom

BOICHIS-Syndrom
▶ Renal-Retinale Degeneration

BONNAIRE-Syndrom
▶ Foramina parietalia permagna

BONNET-BLANC-DECHAUNE-Syndrom
▶ Hemihypertrophie

BONNEVIE-ULLRICH-Syndrom
▶ NOONAN-Syndrom

BÖÖK-Syndrom
▶ Ergrauen des Kopfhaares;
▶ LITTLE-Syndrom

BOR-Syndrom
▶ Branchio-Oto-Renales Syndrom

BÖRJESON-FORSSMAN-LEHMANN-Syndrom

Genetisch bedingtes Oligophrenie-Syndrom auf der Grundlage einer Genmutation.
Zugrunde liegt die Mutation eines Plant-Homeo-Domän-Zinkfinger-Gens (*PHDF6*). Die Pathogenese ist noch unklar.

Krankheitswert
Erstmanifestation klinischer Erscheinungen im ersten Lebensjahr. Psychomotorische Retardation. Epileptiforme Anfälle. Typisches Erscheinungsbild mit vollem rundem Gesicht, Ptosis, großen Ohren und großer Zunge. Mikrozephalus, Stammfettsucht, kurzer Hals und Kleinwuchs. Hy-

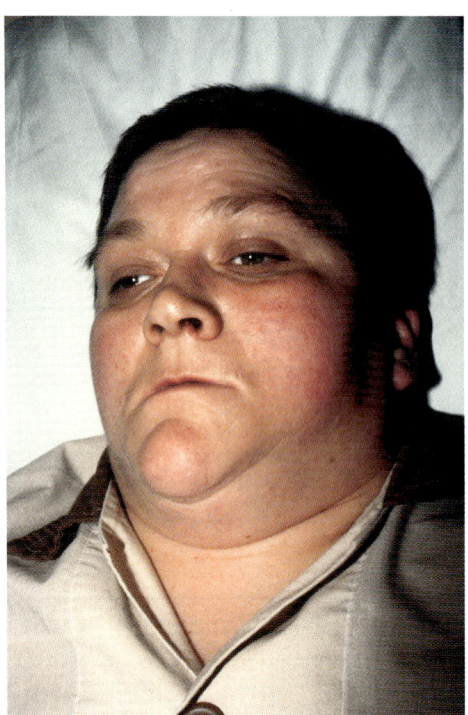

BÖRJESON-FORSSMAN-LEHMANN-Syndrom. Faziale Auffälligkeiten. Mikrozephalie, volles rundes Gesicht mit Betonung von Maxillar- und Kinnregion. Ptosis. Hals kurz. Adipositas. (S. Tinschert)

perkyphose. Hypogenitalismus. Generell leichtere Symptomatik im weiblichen Geschlecht. Konduktorinnen sind fertil.

Therapiemöglichkeiten
Unbekannt.

Häufigkeit und Vorkommen
Seit Erstbeschreibung 1962 ca. 20 Fälle publiziert.

Genetik
X-chromosomal dominanter Erbgang. Genort Xq26-27 (PHDF6).

Familienberatung
Differentialdiagnose zu MARTIN-BELL-Syndrom, PRADER-WILLI-Syndrom, LAURENCE-MOON-BIEDL-BARDET-Syndrom, COHEN-Syndrom und COFFIN-LOWRY-Syndrom wichtig.

Literatur

Ardinger, H.H., J.W.Hanson and H.U.Zellweger, BORJESON-FORSSMAN-LEHMANN syndrome: further delineation in five cases. Am. J.Med.Genet. *19* (1984) 653–664.

Dereymaeker, A.-M., J.P.Fryns, M.Hoefnagels et al., The BORJESON-FORSSMAN-LEHMANN syndrome. A family study. Clin. Genet. *29* (1986) 317–320.

Gedeon, A.K., H.M.Kozman, H.Robinson et al., Refinement of the background genetic map of Xq26-q27 and gene localisation for BÖRJESON-FORSSMAN-LEHMANN syndrome. Am.J.Med.Genet. *64* (1996) 63–68.

Gecz, J., E.Baker, A.Donnelly et al., Fibroblast growth factor homologous factor 2 (*FGF2*): Gene structure, expression and mapping to the BÖRJESON-FORSSMAN-LEHMANN syndrome region in Xq26 delineated by a duplication breakpoint in a BFL-like patient. Hum.Genet. *104* (1999) 56–63.

Lower, K.M., G.Turner, B.A. Kerr et al., Mutations in PHF6 are associated with BORJESON-FORSSMAN-LEHMANN syndrome. Nature Genet. *32* (2002) 661–665.

OMIM 301900

BORK-Syndrom
▶ Wollhaare

Bornholmer Krankheit
▶ Myopie

van-den-BOSCH-Syndrom
▶ Nebennierenrindeninsuffizienz, angeborene;
▶ Chorioideremie

BOSMA-Sequenz
▶ KALLMANN-Syndrom

BOUCHER-NEUHÄUSER-Syndrom
▶ Spino-cerebelläre Ataxie mit Hypogonadismus und chorioretinaler Dystrophie

BOURNEVILLE-Syndrom
▶ Tuberöse Sklerose

BOWEN-Carcinom
▶ Epidermodysplasia verruciformis

BOWEN-CONRADI-Syndrom
▶ Hydrolet(h)alus-Syndrom

BPES-Syndrom
▶ Blepharophimose

BRACHMANN-DE-LANGE-Syndrom
▶ CORNELIA-DE-LANGE-Syndrom

Brachydaktylie

Gruppe genetisch bedingter Fehlbildungen des distalen Extremitätenskeletts auf der Grundlage einer Genmutation.
Der Basisdefekt ist noch nicht für alle Typen bekannt.

Krankheitswert
Verschiedene klinisch und röntgenologisch unterscheidbare Typen der Kurzfingrigkeit (Klassifikation nach BELL 1951):
- A_1 (OMIM 112500, FARABEE, DRINKWATER): Die Grundphalangen von Daumen und Großzehe sowie die Mittelphalangen aller anderen Finger und Zehen verkürzt. Andere leichte Skelettfehlbildungen, Kleinwuchs.
- A_2 (OMIM 112600, 211369): Mesophalangen nur des Zeigefingers bzw. der 2. Zehe verkürzt.
- A_3 (OMIM 112700): Brachymesophalangie und Klinodaktylie des Kleinfingers.
- A_4 (OMIM 112800): Brachymesophalangie des 2. und 5. Fingers und einiger Zehen (wahrscheinlich wie auch A_5 zu A_1).
- A_5 (OMIM 112900): Mittelphalangen der 2.–5. Finger fehlen.
- A_6 (OMIM 112910): Mittelphalangen an Händen und Füßen hypo- oder aplastisch. Mesomeler Kleinwuchs.
- A_7 (Smorgasbord): Symptome von A_2 und D sowie Symphalangie, aufwärtsweisende Großzehen.
- B (OMIM 113000): Schwerste Form (MACKINDER-Typ): An Händen und Füßen Mittel- und Endphalangen stark verkürzt, teilweise fehlend. Syndaktylie. Nageldysplasien (▶ *Anonychie*: DOOR). Syndromatisch bei SORSBY-apikale-Dysplasie (▶ *Kolobom der Makula, Chorioidea und Retina*), COFFIN-SIRIS-Syndrom, FRYNS-Syndrom, GORLIN-CHAUDRY-MOSS-Syndrom, Septo-optischer Dysplasie (▶ *Optikusatrophie*), SAY-Syndrom.
- C (OMIM 113100): Verschiedenartige Fehlbildungen der Finger- und Zehenknochen, vor allem der 2. und 3. Strahle. Genetisch heterogen.
- D (OMIM 113200): Verkürzung und Verbreiterung der Endphalangen von Daumen und Zehen. Meist symptomatisch (RUBINSTEIN-Syndrom, HOLT-ORAM-Syndrom usw.).
- E (OMIM 113300): Meist asymmetrische Brachymetakarpie und -tarsie unter stark variierender Beteiligung der einzelnen Strahle. Kleinwuchs, Oligophrenie. Heterogen, variable Begleitsymptome. Siehe auch ▶ *Fibula-Anomalien*, ▶ *POLAND-Syndrom*, ▶ *Osteodystrophia hereditaria ALBRIGHT*.

Belastend für den Patienten sind vor allem der Typ B sowie durch die schweren Begleitsymptome der Typ E. Inzwischen ist die Klassifikation von TEMTAMY auf 45 Typen erweitert worden, die meistens nur in einer Sippe in Assoziationen mit unterschiedlichen anderen Fehlbildungen vorkommen (OMIM 112430, 112440, 112450, 113301).

Therapiemöglichkeiten
Spezifische Behandlung unbekannt.

Häufigkeit und Vorkommen
Verbreitet und von unterschiedlichen Rassen und Erdteilen beschrieben sind vor allem der Typ A1, A3, B und D. Die anderen wurden nur bei einzelnen Familien beobachtet.

Genetik
Autosomal dominanter Erbgang mit vollständiger Penetranz. Heterogenie. Es bestehen keine

genetischen Beziehungen zwischen den einzelnen Typen. FARABEE erkannte 1903 in dem Typ A_1 zum ersten Mal eine autosomal dominant bedingte Anomalie beim Menschen. Symptomenkombinationen mit Typ B in einzelnen Familien auch rezessiv bedingt. Genorte: Typ A_1, heterogen 2q35-36 (*IHH* Indian hedgehog), 5p13.3-13.2; Typ B 9q22 (*ROR2* – ROBINOW-Rezeptor-Tyrosinkinase 2, Allelie zum ▶ *ROBINOW-Syndrom*); Typ C 20q11.2 (*CDMP1*, Cartilage Derived Morphogenetic Protein 1 = GDF5 (OMIM 601146), Allelie mit der Typ HUNTER-THOMPSON der ▶ *akromesomelen Chondrodysplasie*, dem DU PAN-Syndrom (▶ *Fibula-Anomalien*) und der Achondrogenesis Typ A); Typ E (2q35-37, Zelloberflächen-Heparansulfat-Proteoglycan *GPC1*, Glypican 1?, OMIM 600395).

Familienberatung

Die Beratung hat die Schwere des jeweils vorliegenden Typs zu berücksichtigen. Belastend können nur die Typen B und E sein. Differentialdiagnose zu ▶ *Osteodystrophia hereditaria* ALBRIGHT, ▶ *Pyknodysostose*, Zustand nach intrauteriner Amputation und Akroosteolyse wichtig. Syndromatische Formen siehe auch ▶ *ROBINOW-Syndrom*, CARNEVALE-*Syndrom* (▶ *Daumen, triphangealer*), ▶ *Brachyphalangie-Minderwuchs-Hypertonie-Syndrom*, ▶ *Mikrozephalie-Mesobrachyphalangie-Syndrom*. Verkürzung der Endphalangen kann auch auf die Einwirkung intrauterin exogener Faktoren hinweisen. Siehe auch ▶ *Hydantoin-Syndrom*, ▶ *Warfarin-Syndrom*, ▶ *Rötelnembryofetopathie*.

Literatur

Armour, C.M., M.E.M.McCready, A.Baig et al., A novel locus for brachydactyly type A1 on chromosome 5p13.3-p13.2. J.Med.Genet. *39* (2002) 184–185.

Galjaard, R.J.H., L.I.van der Ham, N.A.S.Posch et al., Differences in complexity of isolated brachydactyly type C cannot be attributed to locus heterogeneity. Am.J.Med.Genet. *98* (2001) 256–262.

Gao, B., J.Guo, C.She et al., Mutations in *IHH*, encoding Indian hedgehog, cause brachydactyly type A-1. Nature Genet. *28* (2001) 386–388.

Lenz, W. und F.Majewski, Fehlbildungen der Gliedmaßen. In: SCHINZ, Radiologische Diagnostik in Klinik und Praxis. Bd.VI/2. Aufl. Thieme-Verl. Stuttgart New York 1991. S. 936–948.

Oldridge, M., A.M.Fortuna, M.Maringa et al., Dominant mutations in *ROR2*, encoding an orphan receptor tyrosine kinase, cause brachydactyly type B. Nature Genet. *24* (2000) 275–27.

Raff, M.L., K.A.Leppig, J.C.Rutledge et al., Brachydactyly type A1 with abnormal menisci and scoliosis in three generations. Clin.Dysmorphol. *7* (1998) 29–34.

Robin, N.H., M.Gunay-Aygun, A.Polinkovsky et al., Cinical and locus heterogeneity in brachydactyly C. Am.J.Med.Genet. *68* (1997) 369–377.

Schwabe, G.C., S.Tinschert, C.Buschow et al., Distinct mutations in the receptor tyrosin kinase gene *ROR2* cause brachydactyly type B. Am.J.Hum.Genet. *67* (2000) 822–81.

Slavotinek, A. and J.Clayton-Smith, Brachydactyly type B: case report and further evidence for clinical heterogeneity. Clin.Dysmorphol. *8* (1999) 165–171.

Slavotinek, A. and D.Donnai, A boy with severe manifestations of type A1 brachydactyly. Clin.Dysmorphol. *7* (1998) 21–27.

Syrrou, M., K.Keymolen, K.Devriendt et al., Glypican 1 gene. Good candidate for brachydactyly. Am.J.Med.Genet. *108* (2002) 310–314.

Temtamy, S.A. and V.A.McKusick, The genetics of hand malformations. Alan R.Liss, Inc. New York 1978.

Brachydaktylie-Minderwuchs-Hypertonie-Syndrom,
BILGINTURAN-Syndrom

Von einer türkischen, einer englischen sowie einer spanischen Sippe und wahrscheinlich auch einem japanischen Fall beschriebene autosomal dominante Merkmalskombination. Brachydaktylie aller Finger und Zehen mit Brachymetatarsie und -carpie. Zapfenepiphysen. Proportionierter Kleinwuchs. Hypertonie. Genort 12p12.2-p11.2.

Literatur

Chitayat, D., A.Grix, J.W.Balfe et al., Brachydactyly-short stature-hypertension (BILGINTURAN) syndrome: report on two families. Am.J.Med.Genet. *73* (1997) 279–285.

Grange, D.K., I.C.Balfour, S.Chen and E.G.Wood, Familial syndrome of progressive arterial occlusive disease consistent with fibromuscular dysplasia, hypertension, congenital cardiac defects, bone fragility, brachydactyly, and learning disability. Am.J.Med.Genet. *75* (1998) 469–480.

Schuster, H., T.F.Wienker, S.Bahring, N.Bilginturan et al., Severe autosomal dominant hypertension and brachydactyly in a unique Turkish kindred maps to chromosome 12. Nature Genet. *13* (1996) 98–100.

OMIM 112410

Brachymetakarpales Zwergwuchs-Syndrom
▶ Osteodystrophia hereditaria ALBRIGHT

Brachyolmie,
Brachyrachie

Kleinwuchs durch generalisierte Platyspondylie und Skoliose. Mukopolysaccharidose? Lange Röhrenknochen meist unauffällig, höchstens leichte epiphysäre oder metaphysäre Dysplasien im Sinne einer Dysplasia spondyloepiphysaria tarda. Heterogen, autosomal rezessiv (Typ TOLEDO mit Hornhauttrübung; Typ HOBAEK; Typ MAROTEAUX) oder dominant. Seit Erstbeschreibung nur wenige Sippen publiziert.

Literatur
Gardner, J. and P.Beighton, Brachyolmia: An autosomal dominant form. Am.J.Med.Genet. *49* (1994) 308–312.

Grain, L., O.Duke, G.Thompson and E.G.Davies, TOLEDO type brachyolmia. Arch.Dis.Child *71* (1995) 448–449.

Hoo, J.J. and M. Oliphant, Two sibs with brachyolmia type HOBAEK: five year follow-up through puberty. Am.J.Med.Genet. *116* (2003) 80–84.

OMIM 113500, 271530, 271630

BRAILSFORD-Syndrom
▶ Dysostose, periphere

Branchio-Okulo-Faziales Syndrom
(BOFS)

Genetisch bedingtes Fehlbildungs-Syndrom auf der Grundlage einer Genmutation. Basisdefekt und Pathogenese sind unklar (NADH-Ubichinon-Oxidoreduktase-Defekt?).

Krankheitswert
Echte oder Pseudospalte der Oberlippe (breites, dickes Philtrum), breite Nasenwurzel mit flacher Nasenspitze, Atresie der Tränenkanäle. Länglich vernarbte Kiemenspaltenfisteln hinter dysplastischen, abstehenden Ohren und Schwerhörigkeit. Hämangiomatöse Orbitalzysten. Aurikular- und Lippenfisteln. Myopie, Katarakte, Mikrophthalmie, z.T. mit Kolobomen, Anophthalmie. Nierenhypo- oder -dysplasien. Selten präaxiale Polydaktylie. Primordialer Kleinwuchs. Ergrauen des Kopfhaares vom 2. Lebensjahrzehnt an. Intelligenz normal. Unterschiedliche klinische Schwere bis zu einer perinatal letalen Form. Siehe auch ▶ *Oro-Fazio-Skelettales Syndrom*.

Therapiemöglichkeiten
Lediglich leichte Korrekturen notwendig und möglich.

Häufigkeit und Vorkommen
Mindestens 5 Sippen mit 20 Merkmalsträgern in aufeinanderfolgenden Generationen und mehr als 20 sporadische Fälle bekannt.

Genetik
Autosomal dominanter Erbgang mit voller Penetranz und variabler Expressivität noch nicht ganz sicher, da Geschwisterfälle bei merkmalsfreien Eltern vorkommen. Siehe auch ▶ *Okulo-Zerebro-Kutanes Syndrom*.

Familienberatung
Bei Anlageträgern können nur Teilsymptome vorhanden sein. Beziehungen zum ▶ *Okulo-Zerebro-Kutanen* und zum ▶ *Branchio-Oto-Renalen Syndrom* unklar (Allelie hat sich nicht bestätigt). Differentialdiagnostisch wichtig sind Hautdefekte am Hals und präaurikulär.

Literatur
Fielding, D.W. and A.E.Fryer, Recurrence of orbital cysts in the branchio-oculo-facial syndrome. J.Med.Genet. *29* (1992) 430–431.

Legius, E., J.P.Fryns and H.Van den Berghe, Dominant branchial cleft syndrome with characteristics of both branchio-oto-renal and branchio-oculo-facial syndrome. Clin.Genet. *37* (1990) 347–350.

Branchio-Oto-Renale Dysplasie

Lin, A.E., R.J.Gorlin, I.W.Lurie et al., Further delineation of the branchio-oculo-facial syndrome. Am.J.Med.Genet. 56 (1995) 42–59.
Vincent, C., V.Kalatzis, S.Abdelhak et al., BOR and BOF syndromes are allelic defects of EYA1. Eur.J.Hum.Genet. 5 (1997) 242–246.

OMIM 113620

Branchio-Oto-Renale Dysplasie
BOR-Syndrom, MELNICK-FRASER-Syndrom

Genetisch bedingte Kombination von Fehlbildungen des äußeren und des Innenohrs (Cochlea, Typ MONDINI), Präaurikular- und Halsfisteln und -zysten und Zystennieren bzw. anderen Nierendysplasien auf der Grundlage einer Genmutation. Basisdefekt betrifft das Produkt des Gens EYA1 (homolog zu dem Eye-absent gene von Drosophila), das an der Entwicklung des Auges und des Metanephros beteiligt ist.

Krankheitswert
Symptomatik sehr variabel, häufig nur Teilsymptome vorhanden. Angeborene sensorineurale, konduktive oder gemischte Innenohr- und Schallleitungsschwerhörigkeit. Ohrmuscheldysplasien. Teilweise Gesichtsasymmetrie. Klinische Symptome von ▶ Nierendysplasien unterschiedlicher Schwere, z.T. mit pränatalem Oligohydramnion. Geschmacksinduzierte Lakrimation (Anomalie des VII. Hirnnervs) oder andere Anomalien des Tränensystems. Präaurikularanhänge, Halsfisteln. Überbiss.

Therapiemöglichkeiten
Lediglich symptomatische Korrekturen mit in Abhängigkeit von der Schwere der Erscheinungen unterschiedlichem Erfolg.

Häufigkeit und Vorkommen
Seit Erstbeschreibung 1967 mehr als 130 meist familiäre Fälle bekannt. Wahrscheinlich häufig nicht diagnostiziert. Inzidenz auf 1:40.000 geschätzt, etwa 2% der Taubheitsfälle im Kindesalter.

Genetik
Autosomal dominanter Erbgang, variable Expressivität. Genort 8q13.3 (EYA1), Allelie mit dem ▶ FÁRA-CHLUPÁCKOVA-HRIVNÁCKOVÁ-Syndrom, bei dem ein contiguous gene syndrome unter Einbeziehung von EYA1 vorliegt. Bei weiteren Mikrodeletionen Kombination mit dem ▶ Tricho-Rhino-Phalangie-Syndrom oder mit dem ▶ STILLING-TÜRK-DUANE-Syndrom und einer autosomal dominanten Form des Hydrozephalus (contiguous gene syndrome). Rolle weiterer EYA-Gene unklar. Genorte: EYA2 20q13.1; EYA3 1p36. Ein weiterer Genort in 1q31?

Familienberatung
Präaurikularfisteln und breite, hohe Stirn können bei Neugeborenen das Syndrom anzeigen. Differentialdiagnose zur Okulo-Aurikulo-Vertebralen Dysplasie notwendig. Pränatale Diagnostik eventuell anhand der Nierensymptomatik ultrasonografisch möglich.

Literatur
Abdelhak, S., V.Kalatzis, R.Heilig et al., Clustering of mutations responsible for branchio-oto-renal (BOR) syndrome in the eyes absent homologous region (eyaHR) of EYA1. Hum.Molec.Genet. 6 (1997) 2247–2255.

Gu, J.Z., M.J.Wagner, E.A.Haan and D.E.Wells, Detection of a megabase deletion in a patient with Branchio-Oto-Renal syndrome (BOR) and Tricho-Rhino-Phalangeal syndrome (TRPS): Implication for mapping and cloning the BOR gene. Genomics 31 (1996) 201–205.

Gu, J.Z., X.Lin and D.E.Wells, The human B22 subunit of the NADH-ubiquinone oxidoreductase maps to the region of chromosome 8 involved in branchio-oto-renal syndrome. Genomics 35 (1996) 6–10.

Kumar, S., K.Deffenbacher, H:A.M.Marres et al., Genomewide search and genetic localization of a second gene associated with autosomal dominant branchio-oto-renal syndrome: clinical and genetic implications. Am.J.Hum.Genet. 66 (2000) 1715–1720.

Lin, A.E., R.Doherty and D.Lea, Letter to the Editor: Branchio-oculo-facial and Branchio-oto-renal syndromes are distinct entities. Clin.Genet. 41 (1992) 221–222.

Vincent, C., V.Kalatzis, S.Compain et al., A proposed new contiguous gene syndrome on 8q consists of branchio-oto-renal (BOR) syndrome, DUANE syndrome, a dominant form of hydrocephalus and trapeze aplasia; implication for mapping of the BOR gene. Hum.Molec.Genet. 3 (1994) 1859–1866.

Wang, Y., K.Treat, R.J.Schroer et al., Localization of Branchio-oto-renal (BOR) syndrome to a 3Mb region of chromosome 8q. Am.J.Med.Genet. *51* (1994) 169–175.

OMIM 113650, 601653

Brandt-Syndrom
▶ Akrodermatitis enteropathica

Brauer-Syndrom
▶ Dysplasie, fokale faziale dermale

BRESEK/BRESHECK-Syndrom

Von zwei Halbbrüdern mit derselben Mutter beschriebene wahrscheinlich X-chromosomale Symptomenkombination aus Hirn- (**B**rain) Anomalien, **R**etardation der geistigen Entwicklung und des Wachstums, **E**ktodermaler Dysplasie, **S**kelett-Fehlbildungen, **H**IRSCHSPRUNG-Syndrom, Ohr- (**E**ar-) Deformitäten mit Schwerhörigkeit, Spalt- (**C**left-) Gaumen, **K**ryptorchismus und Nieren- (**K**idney-) Dysplasie bzw. Hypoplasie.

Literatur
Reish, O., R.J.Gorlin, M.Hordinsky et al., Brain anomalies, redardation of mentality and growth, ectodermal dysplasia, skeletal malformations, HIRSCHSPRUNG disease, ear deformities and deafness, eye hypoplasia, cleft palate, cryptorchism, and kidney dysplasia/hypoplasia (BRESEK/BRESHECK): New X-linked syndrome? Am.J.Med.Genet. *68* (1997) 389–390.

OMIM 300404

Brittle-hair-Syndrom
▶ BIDS-Syndrom

Brody-Syndrom

Pseudomyotone Funktionsstörung der Skelettmuskulatur. Die Relaxation der Muskeln vor allem der Extremitäten und der Augenlider unterbleibt nach Anstrengung, es kommt zu Krämpfen und Versteifung. Zugrunde liegt ein Defekt der schnellreagierenden Sarco-Endo-Plasma-Retikulum-Ca^{++}-ATPase 1 (*SERCA1 = ATP2A1*). Dadurch ist die Ca^{++}-Aufnahme im sarcoplasmatischen Reticulum nach Kontraktion vermindert, woraus sich die klinische Erscheinung einer gestörten Relaxation erklärt. Autosomal rezessiver Erbgang, Genort 16p12.2-p12.1 (*SERCA1*). Differentialdiagnostisch s.a. ▶ *Periodische Paralysen*.

Literatur
Brody, I.A, Muscle contracture induced by exercise. A syndrome attributable to decreased relaxing factor. New Engl.J.Med. *281* (1969) 187–192.

Odermatt, A., K.Barton, V.K.Khanna et al., The mutation of Pro^{789} to Leu reduces the activity of the fast-twitch skeletal muscle sarco(endo)plasmic reticulum Ca^{2+} ATPase (SERCA1) and is associated with BRODY disease. Hum.Genet. *106* (2000) 482–491.

Odermatt, A., P.E.M.Taschner, V.K.Khanna et al., Mutations in the gene-coding *SERCA1*, the fast-twitch skeletal muscle sarcoplasmic reticulum Ca^{2+} ATPase, are associated with BRODY disease. Nature Genet. *14* (1996) 191–194.

OMIM 108730, 601003

Bronchiektasen, angeborene;
WILLIAMS-CAMPBELL-Syndrom; Bronchomalazie

Dysplasie der Bronchien unklarer Ätiologie. Es besteht eine Entwicklungsstörung des Bronchialknorpels, wodurch es zu den Bronchiektasen und zum Kollabieren der Bronchien bei Exspiration kommt.

Krankheitswert
Erstmanifestation klinischer Erscheinungen innerhalb des 1. Lebensjahres. Je nach Beteiligung unterschiedlicher Bronchienäste asthmaartige Dyspnoe mit Erstickungsgefahr. Tod häufig inner-

halb der ersten Lebensjahre, später bessere Prognose. Später manifeste Bronchiektasen meistens bei cystischer Pankreasfibrose oder postinfektiös.

Therapiemöglichkeiten
Symptomatische Behandlung der Atemschwierigkeiten mit unbefriedigendem Erfolg.

Häufigkeit und Vorkommen
Bisher familiäres Vorkommen der isolierten Bronchomalazie und primärer Bronchiektasen jeweils von wenigen Geschwisterschaften beschrieben.

Genetik
Jeweils autosomal rezessiver Erbgang wird vermutet. Keine genetische Beziehung zwischen beiden Krankheiten erkennbar.

Familienberatung
Differentialdiagnose zum Bronchialasthma und zu Bronchiektasen bei Lungendestruktion nach infektiösen Bronchopneumonien und Tuberkulose sowie bei zystischer ▶ *Pankreasfibrose* wichtig. Siehe auch ▶ *Yellow-nail-Syndrom*, ▶ KARTAGENER-*Syndrom*, ▶ *spondylo-nasale Dysplasie*.

Literatur
Davis, P.B., V.S.Hubbard, K.McCoy and L.M.Taussig, Familial bronchiectasis. J.Pediat. *102* (1983) 177–185.
Wayne, K.S. and L.M .Taussig, Probable familial congenital bronchiectasis due to cartilage deficiency (WILLIAMS-CAMPBELL-Syndrom). Am.Rev.Resp. Dis. *114* (1976) 15–22.

OMIM 211400, 211450

Bronchomalazie
▶ Bronchiektasen, angeborene

BROOKEsche Tumoren
▶ Epithelioma adenoides cysticum

BROWN-VAN-LAERE-Syndrom
▶ Bulbärparalyse, progressive

BRUCK-Syndrom
▶ Arthrogryposis multiplex congenita

BRUGADA-Syndrom
▶ Herztod, plötzlicher nächtlicher

BRUNZELL-Syndrom
▶ Lipodystrophie, generalisierte angeborene

Brustkrebs,
Mammakarzinom

Krebs der Brustdrüse unterschiedlicher Ätiologie.
Pathogenese ▶ *Krebs*. Den familiären Formen liegen Mutationen unterschiedlicher Suppressorgene zugrunde, die sowohl in den Zellzyklus eingreifen als auch über assoziierte Proteine an Reparaturvorgängen der DNA bzw. Reaktion auf DNA-Schäden beteiligt sein können.

Krankheitswert
Erstmanifestation von Tumoren beim familiären B. durchschnittlich eher als beim sporadischen, d.h. bereits im 4. Lebensjahrzehnt bzw. vor dem Klimakterium. Vorwiegend beidseitig mit multiplen Primärtumoren, z.T. auch der Ovarien, und Tendenz zur Metastasierung. Überlebenschancen auch bei Früherkennung und Behandlung dadurch geringer als bei unilateralem sporadischem B.

Therapiemöglichkeiten
Exstirpation des Tumorgewebes oder Ablatio mammae und Ektomie der regionalen Lymphknoten. Radiologische und chemotherapeutische Nachbehandlung lebensverlängernd. Gegebenenfalls Hormontherapie. Der Wert der prophylaktischen Einnahme von Tamoxifen für Frauen mit hohem Risiko ist umstritten. Immuntherapie mit monoklonalen Antikörpern gegen Oberflächen-Antigene der Krebszellen (z.B. mit Herceptin gegen HER2-Protein) ist wahrscheinlich gegenwärtig nur bei einem sehr kleinen Teil der Patientinnen wirksam.

Häufigkeit und Vorkommen

Erkrankungswahrscheinlichkeit für Frauen in Mitteleuropa und Nordeuropa bis zum 80. Lebensjahr etwa 10%, hier zwischen dem 34. und 54. Lebensjahr bei Frauen häufigste Todesursache. Seltener in Asien und Afrika mit Ausnahme hochindustrialisierter Länder. Sporadisch oder in etwa 10% der Fälle auffällig familiär gehäuft. Von der familiären Form können auch sippenspezifisch Männer betroffen sein.

Genetik

Heterogen. Meist sporadisches Auftreten. Die Art des familiären Vorkommens in etwa 5–10% der Fälle (meist vor dem 5. Lebensjahrzehnt manifest, bilateral) lässt sich mit autosomal dominantem oder polygenem Erbgang vereinbaren. Dabei sind unterschiedliche Mutationen bzw. Heterozygotie-Verluste von Suppressorgenen als Ursache und Amplifikationen und Aktivierungen von Oncogenen an der Progredienz beteiligt. Bei etwa 2/3 der familiären Fälle nachweisbare Mutationen der Brustkrebs-Suppressor-Gene *BRCA1*, Genorte: 17q12-21 (mehr als 450 Allele bekannt, 45% der familiären Fälle), Neigung auch zu Ovarialkrebs sowie *BRCA2*, Genort 13q12-13 (mehr als 250 Allele bekannt, 20% der familiären Fälle, auch für männlichen B., etwas spätere Manifestation, selterner Ovarialkrebs). Familiärer B. auch bei Keimbahnmutationen des *ATM* (Ataxia-Teleangiectatica-Gens ▶ *LOUIS-BAR-Syndrom*), Genort 11q22-23; *PTEN*, Genort 10q22-23 (▶ *Cowden-Syndrom*) und *TP53*, Genort 17p13.1 (▶ *LI-FRAUMENI-Syndrom*). Weiterhin beteiligt an der Tumorprogression sind u.a. Mutationen folgender, nicht für den B. spezifische Gene: *INT-6* (8q22-23, Mäuse-Tumorvirus-Integrations-Stelle), *ERBB-2*, *MYC*, *HRAS*, *Rb-1*, z.T. auch Estrogen-Rezeptorgene der Chromosomenregionen 1p35-p31, 1q23-32, 6q, 10q23; 16q12-24.3, 22q13.1; 11p15.2-p15.1 (dem Suppressorgen *tsg101* homologes Suppressorgen *TSG101*). 17p13.3: (*TP53*) ist ein entscheidendes Suppressorgen für einen frühmanifesten familiären Brust- und Ovarialkrebs-Typ und bei ca. 1% der familiären Fälle biallel mutiert. Die Mutationen in *TP53* spielen z.T. auch bei der Ätiologie anderer Krebstypen eine Rolle und erklären deshalb die erhöhte Frequenz von Ovarial-, Lungen-, Kolon-, Corpus- und Prostata-Karzinomen (▶ *Krebs-Familien-Syndrom*, ▶ *LI-FRAUMENI-Syndrom*), Leukämie und Weichteil-Sarkomen in entsprechenden Sippen. Zu Brustkrebs neigen auch Männer mit KLINEFELTER-Syndrom. Siehe auch ▶ *Adenomatose, endokrine hereditäre*. Sekundäre Chromosomenanomalien können den Selektionsvorteil der Krebs-Zellen verstärken. Bei sporadischen Fällen von B. wird nur äußerst selten eine der bekannten disponierenden Mutationen gefunden.

Familienberatung

Bei negativer Familienanamnese Risiko für Verwandte 1. Grades einer Merkmalsträgerin 2–3fach (prämenopausisch, unilateral) bzw. 8–9fach (prämenopausisch, bilateral) erhöht, wobei auch eine Neigung zu bestimmten anderen Karzinomtypen besteht. Das Risiko für Töchter von Merkmalsträgerinnen mit positiver Familienanamnese liegt bei etwa 30%. Sind Mutter und Schwester betroffen, ist die Erkrankungswahrscheinlichkeit gegenüber der Durchschnittsbevölkerung auf das 50fache erhöht. Bei LI-FRAUMENI-Syndrom muss von einem Risiko von 50% für Töchter von Merkmalsträgerinnen ausgegangen werden. Ein Test auf *BRCA1*- und *BRCA2*-Mutationen sollte nur bei offensichtlicher Familiarität und mit genetischer bzw. psychologischer Beratung durchgeführt werden. Das Erkrankungsrisiko bei Frauen mit positivem Testergebnis beträgt für B. durchschnittlich 80% bei BRCA. Das Problem einer prophylaktischen Entfernung der Mammae und bei *BRCA1* und *BRCA2*-Mutationen auch der Ovarien bei positivem Testergebnis muss in Abhängigkeit von der individuellen Situation gesehen werden (nicht alle Anlageträgerinnen erkranken, keine Garantie für vollständige Entfernung). Bei Frauen mit erhöhtem Risiko entsprechender familiärer Typen Orientierung auf besondere prophylaktische Maßnahmen und engmaschige Vorsorgeuntersuchung (Selbstuntersuchung, bildgebende Verfahren) wichtig.

Literatur

Berry, D.A. and G.Parmigiani, Assessing the benefits of testing for breast cancer susceptibility genes: A decision analysis. Breast Dis. *10* (1998) 115–125.

Ford, D., D.F.Easton, D.T.Bishop et al., Risks of cancer in BRCA1-mutation carriers. Lancet 1994/I 692–695.

Hamann, U., M.Häner, U.Stosiek et al., Low frequency of *BRCA1* germline mutations in 45 German breast/ovarian cancer families. J.Med.Genet. *34* (1997) 884–888

Li, L. X.Li, U.Francke and S.N.Cohen, The *TSG101* tumor susceptibility gene is located in chromosome 11 band p15 and is mutated in human breast cancer. Cell *83* (1997) 143–154.

Miyazaki, S., A.Imatani, L.Ballard et al., The chromosome location of the human homolog of the mouse mammary tumor-associated gene *INT6* and its status in human breast carcinomas. Genomics *46* (1997) 155–158.

Peelen, T., R.S.Cornelis, M.van Vliet et al., The majority of 22 Dutch high-risk breast cancer families are due to either *BRCA1* of *BRCA2*. Eur.J.Hum.Genet. *4* (1996) 225–230.

Rimer, B.K., J.Sugarman, E.Winer et al., Informed consent for *BRCA1* and *BRCA2* testing. Breast.Dis. *10* (1998) 99–114.

Seitz, S., K.Rohde, E.Bender et al., Strong indication for a breast cancer susceptibility gene on chromosome 8p12-p22: linkage analysis in German breast cancer families. Oncogene *14* (1997) 741–743.

Stratton, M.R., Recent advances in understanding of genetic susceptibility to breast cancer. Hum.Molec.Genet. 5 (1996) 1515–1519.

Zhang, H., G.Tombline and B.L.Weber, *BRCA1*, *BRCA2*, and DNA damage response: Collision or Collusion? Cell *92* (1998) 433–436.

OMIM 114480, 211410

Brustwarzen und -drüsen, Fehlen der
▶ Amastie

BRUTONsche Sekelettdysplasie
▶ KNIEST-Syndrom

van-BUCHEM-Syndrom
▶ Hyperostosis corticalis generalisata

Bulbärparalyse, progressive,
FAZIO-LONDE-Syndrom,
BROWN-VAN-LAERE-Syndrom

Paralyse motorischer Hirnnerven unklarer Ätiologie.

Es besteht eine Atrophie der motorischen Anteile vor allem der Kerne des Hypoglossus, des Vagus (FAZIO-LONDE-Typ) sowie des Fazialis und des Glossopharyngeus (Typ BROWN-VIOLETTO-VAN-LEARE), wofür ein Basisdefekt unbekannt ist.

Krankheitswert
Erstmanifestation klinischer Erscheinungen im Kindesalter (FAZIO-LONDE-Syndrom). Sprachverfall, Ophthalmoplegie, Kau-, Schluck- und Atembeschwerden bei Atrophie der entsprechenden Muskulatur. Tremor. Beim Typ BROWN-VIOLETTO-VAN-LAERE Hörverlust. Innerhalb weniger Jahre zum Tode führend. Bei protrahiertem Verlauf ▶ *Lateralsklerose, amyotrophische*.

Therapiemöglichkeiten
Keine wirksame Therapie bekannt.

Häufigkeit und Vorkommen
Meist sporadisch, vereinzelt in Geschwisterschaften oder aufeinanderfolgenden Generationen. Wegen der Heterogenität des Krankheitsbildes und der schweren Abgrenzbarkeit unterschiedlich eingeschätzt.

Genetik
Heterogen. Je nach Vorkommen wird für einzelne Familien autosomal rezessiver oder dominanter Erbgang der Bulbärparalysen angenommen. Sporadische Fälle unklar. Da sich die Patienten gewöhnlich nicht fortpflanzen, ist autosomal dominante Neumutation nicht ausgeschlossen. Die Grenzen zur Amyotrophischen Lateralsklerose mit vorwiegend bulbärer Symptomatik sind klinisch unscharf, genetische Beziehungen bestehen jedoch offenbar nicht. Bei der adulten B., der B. mit Ophthalmoplegie (autosomal dominant), der B. mit Taubheit (pontobulbäre Paralyse, Typ BROWN-VIOLETTO-VAN-LAERE, autosomal rezessiv), dem Typ FAZIO-LONDE (autosomal rezessiv) sowie der X-chromosomal bedingten B. (Japan) handelt es sich wahrscheinlich um eigene nosologische Einheiten jeweils einer oder weniger Familien. Siehe auch ▶ *Muskelatrophie, spinale, Typ KENNEDY*.

Familienberatung
Genaue Differentialdiagnose (Neoplasmen, amyotrophische Lateralsklerose) und famili-

enanamnestische Erhebungen zur Feststellung des Erbganges notwendig. Bei sporadischen Fällen ist von einem 25%igen Risiko für Geschwister auszugehen.

Literatur
Magli, A., R.Fusco, E.Chiosi and G.DelBono, Inheritance of Brown's syndrome. Ophthalmologica 192 (1986) 82–87.

Mégarbané, A., I.Desguerres, E.Rizkallah et al., Brown-Violetto-Van Laere syndrome in a large inbred Lebanese family: confirmation of autosomal recessive inheritance? Am.J.Med.Genet. 92 (2000) 117–121.

Zerres, K., Klassifikation und Genetik spinaler Muskelatrophien. Thieme Verlag Stuttgart 1989.

OMIM 211500, 211530

Bulimie
▶ Anorexia nervosa

Bumerang-Dysplasie
▶ Atelosteogenesis

Buphthalmus
▶ Glaukom, kongenitales

Bürger-Grütz-Syndrom
▶ Hyperlipoproteinämie Typ I

Burke-Syndrom
▶ Shwachman-Syndrom

Burkitt-Lymphom

Lymphom, das wahrscheinlich auf der Grundlage einer Oncogen-Aktivierung durch somatische Chromosomenmutationen entsteht. In den Lymphomzellen lässt sich in 75–80% der Fälle eine reziproke Chromosomentranslokation t(8;14)(q24;q32.33) und in 15% der Fälle t(2;8)(p12;q24) oder t(8;22)(q24;q11.12) nachweisen. Die verstärkte Teilungsrate der Lymphozyten ist mit einer Aktivierung des Protooncogens c-MYC durch ein infolge der Translokation benachbartes, in den B-Lymphozyten hochaktives Gen für jeweils eine Immunglobulinkette zu erklären: 2p12 (κ-Kette), 14q32.33 (schwere Kette), 22q11.12 (λ-Kette). Sekundär können nach andere Aberrationen zum Selektionsvorteil der Zellen beitragen. Die meisten B.-L. zeigen außerdem Epstein-Barr-Virus-Antigenität, die jedoch nur indirekt in einem ursächlichen Zusammenhang mit der Lymphomentstehung stehen dürfte.

Krankheitswert
Erstmanifestation von Lymphomen meist bereits im Kindesalter. Betroffen sind Kieferknochen, Leber, Milz, Gastrointestinaltrakt, Urogenitalsystem, Respirationstrakt, Mesenterium u.a. Schlechte Prognose vor allem bei Beteiligung von Knochenmark und ZNS.

Therapiemöglichkeiten
Zytostatikagaben in Anfangsstadien können zur vollständigen Remission führen. Bei Befall von Knochenmark und Zentralnervensystem nur geringe Erfolge.

Häufigkeit und Vorkommen
Endemisch in feuchtwarmen Gebieten des tropischen Afrika. In Europa und Amerika selten. Das "weiße" B.-L. unterscheidet sich vom afrikanischen durch ein späteres Erstmanifestationsalter (11.–12. Lebensjahr, Afrikaner: 7.–9. Lebensjahr), durch Überwiegen der abdominellen Symptomatik und durch den EBV-Titer. Familiäres Vorkommen sehr selten.

Genetik
Als somatische Mutation ist die Translokation nicht erblich. Eine geringe familiäre Häufung lässt jedoch auf eine Beteiligung genetischer Faktoren an einer Prädisposition schließen.

Familienberatung
Zur Differentialdiagnose kann die Chromosomenanalyse der Lymphomzellen herangezogen werden. Die EBV-Titer sind bei den afrikani-

schen Patienten generell höher als bei amerikanischen und europäischen. Mit einem erhöhten Risiko für Verwandte eines Merkmalsträgers muss gerechnet werden.

Literatur

Albert, T., B.Urlbauer, F.Kohlhuber et al., Ongoing mutations in the N-terminal domain of c-MYC affect transactivation in BURKITT's lymphoma cell lines. Oncogene *9* (1994) 759–763.

Salawu, L., O.A.Fatusi, F.Kemi-Ritimi et al., Familial BURKITT´s lymphoma in Nigerians. Ann.Trop.Paediatr. *17* (1997) 375–379.

Zur Stadt, U., A.Reiter, K.Welte und K.-W.Sykora, Nachweis der Translokation t(8;14)(q24;q32) in kindlichen BURKITT-Lymphomen mittels der „long distance"-Polymerase-Ketten-Reaktion: Eine neue Methode zur Diagnostik vonBURKITT-Lymphomen. Klin.Pädiatr. *205* (1997) 165–171.

BURN-BARAITSER-Syndrom
▶ Oro-Fazio-Digitale Syndrome

BUSCHKE-OLLENDORFF-Syndrom,
Osteopoikilose mit disseminierter Dermatofibrose, Dermatoosteopoikilose, Dermatofibrosis lenticularis disseminata mit Osteopoikilose

Genetisch bedingte Form der Osteopoikilose auf der Grundlage einer Genmutation.
Es besteht ein allgemeiner Bindegewebsdefekt, von dem vor allem die elastischen Fasern der Haut betroffen sind. Der Basisdefekt (Elastin-Synthesestörung?) ist unbekannt.

Krankheitswert

Erstmanifestation vom 2. Lebensjahrzehnt an. Gruppierte, hautfarben-gelbliche flache Papeln der Haut an Stamm und Extremitäten. Meist symptomlose herdförmige Verdichtungen in Knochen fast des gesamten Skeletts. Makrozephalus, Hypertelorismus, Gaumenspalte. Teilweise Gelenkbeschwerden und Schwerhörigkeit. Zahlreiche interfamiliär unterschiedliche weitere Symptome.

Therapiemöglichkeiten

Wenn nötig symptomatische Behandlung der Hauterscheinungen.

Häufigkeit und Vorkommen

Über 100 familiäre (60%) und sporadische Fälle beschrieben. Sippen mit Merkmalsträgern in mehreren aufeinanderfolgenden Generationen bekannt. Gynäkotropie 1:2.

Genetik

Autosomal dominanter Erbgang oder aufgrund des Geschlechtsverhältnisses, leichterer Symptomatik im weiblichen Geschlecht und des familiären Auftretens X-chromosomaler Erbgang vermutet. Starke intra- und interfamiliäre Variabilität der Merkmalsausbildung.

Familienberatung

Differentialdiagnose zum ▶ *Pseudoxanthoma elasticum* und zu verschiedenen Formen von Xanthomen anhand der röntgenologischen Knochenveränderungen (▶ *Osteopoikilose*) wichtig. Die Prognose kann generell als günstig angesehen werden.

Literatur

Verbox, J. and R.Graham, BUSCHKE-OLLENDORFF syndrome - Disseminated dermatofibrosis with osteopoikilosis. Clin.Exp.Derm *11* (1986) 17–26.

Giro, M.G., M.Duvic, L.T.Smith et al., BUSCHKE-OLLENDORFF syndrome associated with elevated elastin production by affected skin fibroblasts in culture. J.Invest.Derm. *99* (1992) 129–137.

Walpole, I.R. and P.J.Manners, Clinical considerations in BUSCHKE-OLLENDORFF syndrome. Clin. Genet. *37* (1990) 59–63.

OMIM 166700

Butyrylcholesterase-Mangel
▶ Succinylcholin-Überempfindlichkeit

Byler-Syndrom
▶ Gallengang-Aplasie, intrahepatische

C

3C-Syndrom
▶ Dysplasie, Cranio-Cerebello-Cardiale

C5-Mangel-Syndrom
▶ LEINER-Syndrom

C-Syndrom,
Trigonozephalie OPITZ, OPITZ-Trigonozephalie-Syndrom

Meist frühkindlich letaler Symptomenkomplex mit Herzfehler, Trigonozephalus bei prominenter Sutura metopica (Synostose der Sutura metopica), breiter Nase, Epicanthus, Gaumenanomalien, Hämangiom an der Stirn, Dysplasien des Urogenitalsystems, distalen Extremitätenfehlbildungen, primordialem Kleinwuchs und Gelenkekontrakturen. Oligophrenie. Therapeutisch nur symptomatische Korrekturen möglich, erfolgreiche Operationen der Schädelnahtsynostosen beschrieben. Seit Erstbeschreibung 1969 über 30 sporadische und Geschwisterfälle publiziert, letztere differentialdiagnostisch angezweifelt. Heterogen, Abgrenzung als nosologische und genetische Einheit unsicher, verbindend ist wahrscheinlich ein Mittellinienfelddefekt. Abgetrennt wird ein von ca. 10 sporadischen Fällen beschriebenes C-artiges Syndrom (BOHRING-OPITZ-Syndrom) mit zusätzlich Lippen- und/oder Gaumenspalte, Retinadysplasie, Exophthalmus und weiteren Auffälligkeiten.
Bei einem Teil der Fälle ließ sich eine Chromosomenaberration nachweisen, für andere sporadische Fälle wird eine Mikrodeletion angenommen. Überschneidungen in der klinischen Symptomatik bestehen z.B. mit partiellen Trisomien 3q, 3p, partiellen Monosomien 4p- (▶ *Trigonozephalie*; ▶ *Deletions-Syndrom des kurzen Armes eines Chromosoms 4*), 11q23-qter (▶ *JACOBSEN-Syndrom*) u.a. und dem Oro-Fazio-Digitalen Syndrom Typ VI (gemeinsames Vorkommen in einer Geschwisterschaft, ▶ *MOHR-Syndrom*). Für familienprognostische Aussagen sollte immer eine Chromosomenaberration ausgeschlossen werden (High-resolution-Technik, FISH). Isolierter ▶ *Trigonozephalus* ebenfalls meist sporadisch. Androtropie (3:1). Kann auf ▶ *Valproat-Embryofetopathie* hinweisen.

Literatur
Brunner, H.G., J.P.van Tintelen and R.J.de Boer, BOHRING syndrome. Am.J.Med.Genet. 92 (2000) 366–368.
Cleper, R., A.Kauschansky, I.Varsano and M.Frydman, VARADY syndrome (OFD VI) or OPITZ trigonocephaly syndrome: Overlapping manifestations in two cousins. Am.J.Med.Genet. 47 (1993) 451–455.
Glickstein, J., J.Krasik, D.Garcia Caride and R.W.Marion, "C" trigonosephaly syndrome: Report of a child with agenesis of the corpus callosum and tetralogy of FALLOT, and review. Am.J.Med.Genet. 56 (1995) 215–218.
Lajeune, E., M.Le Merrer, D.Marchac and D.Renier, Syndromal and nonsyndromal primary trigonocephaly: Analysis of a series of 237 patients. Am.J.Med.Genet. 75 (1998) 211–215.
McGaugham, J., S.Aftimos and P.Oei, Trisomy of 3pter in a patient with apparent C (trigonocephaly) syndrome. Am.J.Med.Genet. 94 (2000) 311–315.
Nakane, T., T.Kubota, Y.Fukushima et al., OPITZ trigonocephaly C-like syndrome, or BOHRING-OPITZ syndrome. Another Example. Am.J.Med.Genet. 92 (2000) 361–362.
OPITZ-trigonocephaly ©-like syndrome, or BOHRING-OPITZ syndrome: Anoter example. Am.J.Med.Genet. 92 (2000) 361–362.

Stratton, R.F., N.J.Sykes and T.W.Hassler, C syndrome with apparently normal development. Am.J. Med.Genet. *37* (1990) 460–462.

Zampino, G., C.Di Rocco, G.Butera et al., Am.J.Med. Genet. *73* (1997) 484–488.

OMIM 211750

CACCHI-RICCI-Syndrom
▶ Markschwammniere

CADASIL,
Cerebrale autosomal dominante Arteriopathie mit subcorticalen Infarkten und Leukenzephalopathie

▶ Arteriopathie mit subkortikaler Multiinfarkt-Demenz

Café-au-lait-Flecken

Meistens Frühsymptom einer ▶ *Neurofibromatose v.*RECKLINGHAUSEN und des WATSON-Syndroms (▶ NOONAN-*Syndrom*). Ausnahmsweise auch ohne weitere Symptome familiär vorkommend. Autosomal rezessiver oder dominanter Erbgang. Siehe auch ▶ *Naevi pigmentosi*; ▶ Sea-blue-Histiozytose.

Literatur
Brunner, H.G., T.Hulsebos, P.M.Steijlen et al., Exclusion of the neurofibromatosis 1 locus in a family with inherited café-au-lait spots. Am.J.Med.Genet. *46* (1993) 472–474.

Charrow, J., R.Listernick and K.Ward, Autosomal dominant multiple cafe-au-lait spots and neurofibromatosis-1: evidence of no-linkage. Am.J.Med. Genet. *45* (1993) 606–608.

OMIM 114030

CAFFEY-SILVERMAN-Syndrom
▶ Hyperostosis corticalis infantilis

Calcinose, tumoröse
▶ Lip(o)idocalcinosis progrediens

Calcinose
s.a.
▶ Kalzinose

CALVÉ-LEGG-PERTHES-Krankheit,
Osteochondrosis deformans coxae juvenilis, Coxa plana, PERTHES-Syndrom

Vorwiegend exogen bedingte aseptische Epiphysen-Nekrose des Femur.
Als Ursache für die familiäre Osteochondrose werden eine mangelhafte vaskuläre Versorgung von Femurkopf und Schenkelhals oder Dauerbrüche im Kindesalter durch Überbelastung oder verminderte Belastbarkeit in dieser Region angenommen. Ein Basisdefekt ist unbekannt.

Krankheitswert
Erstmanifestation im Kindesalter. Allmählich einsetzende, schmerzhafte, bei der familiären Form meist beidseitige Einschränkung der Beweglichkeit im Hüftgelenk. Hinken. Zunehmende Gehschwierigkeiten. Gefahr des Übergangs in eine Primärarthrose. Symptomatisch bei ▶ *Mukopolysaccharidose Typ VI*; ▶ *Dysplasia epiphysaria multiplex* und ▶ *Dysplasia spondylo-epiphysaria tarda*.

Therapiemöglichkeiten
Orthopädische Behandlung mit Schienung und Entlastung des Hüftgelenkes in frühen Stadien mit gutem Erfolg.

Häufigkeit und Vorkommen
Inzidenz etwa 1:4.000. Überwiegend sporadisch, Geschwisterschaften und Sippen mit Merkmalsträgern in aufeinanderfolgenden Generationen jedoch beschrieben. Androtropie, vor allem bei sporadischen Fällen.

Genetik
Offensichtlich heterogen. Die Art des familiären Vorkommens spricht für eine Beteiligung gene-

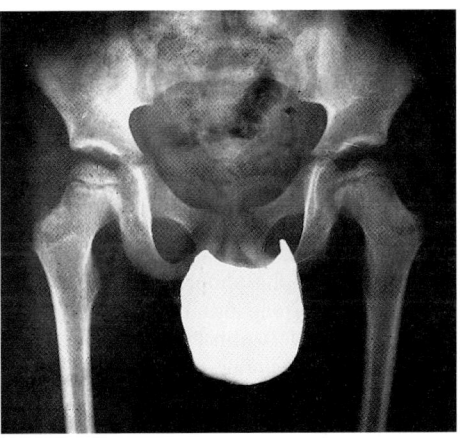

CALVÉ-LEGG-PERTHES-Krankheit. Deutliche Abplattung, Sklerosierung und beginnende Fragmentierung der linken Femurepiphyse. (St. Braun)

tischer Faktoren, z.B. ▶ *Faktor V-Leiden* u.a. Thrombophilie-Faktoren, wobei ein einheitlicher Erbgang nicht erkennbar ist. Von einem Teil der Autoren werden jede genetische Ursache verneint und die Familiarität auf gleichartige Umweltbelastungen innerhalb der Sippe zurückgeführt.

Familienberatung
Ausschluss exogener Ursachen notwendig: Vorausgegangene Frakturen, Hüftluxationen, Hormonbehandlungen. Differentialdiagnostisch müssen auch monogen bedingte Hüftgelenkserkrankungen (▶ *Epiphysiolysis capitis femoris*, u.a.) ausgeschlossen werden. Das empirische Risiko wird in Abhängigkeit von den diagnostischen und nosologischen Kriterien unterschiedlich eingeschätzt: Risiko unabhängig von Geschlecht und Ein- und Beidseitigkeit für Kinder nicht erhöht, wenn nur ein Elternteil erkrankt ist, oder nur bei Beidseitigkeit erhöht. Risiko für Geschwister erhöht und zwar für Brüder und Schwestern einer Probandin 7,3% bzw. 1,6% und für Brüder und Schwestern eines männlichen Probanden 5,9% resp. 1,4%.

Literatur
Hall, J., Genetic aspects of PERTHES' disease: A critical review. Clin.Orthop.Relat.Res. *209* (1986) 100–114.
Harper, P.S., B.J.Brotherton and D.Cochlin, Genetic risks in PERTHES' disease. Clin.Genet. *10* (1976) 178–182.

OMIM 150600

Camptodactylie-Arthropathie-Coxa-vara-Pericarditis-Syndrom
▶ Kamptodaktylie

CAMURATI-ENGELMANN-Syndrom
▶ ENGELMANN-Syndrom

CANAVAN-Syndrom
▶ Spongiöse Degeneration des ZNS

Candidiasis, chronische mukokutane, Moniliasis

Chronische Candidiasis auf Grund einer genetisch bedingten Resistenzschwäche gegenüber *Candida albicans* sowie Trichophytum und Microsporum der Haut.
Der genetisch bedingten chronischen C. können unterschiedliche Defekte zugrunde liegen:
1. Agammaglobulinämie (▶ *Agammaglobulinämie Typ Schweiz*)
2. Störung des zellvermittelten Immunsystems im Rahmen der juvenilen familiären ▶ *Endokrinopathie* und des ▶ *Hypoparathyreoidismus*
3. Störung der Leukozytenfunktion durch einen Defekt der Nicotin-Adenin-Dinukleotid (NADH)-Oxidase (▶ *letale Granulomatose des Kindesalters*).
4. Störung der Leukozytenfunktion durch einen Defekt der Myeloperoxidase. Autosomal rezessiv bedingt. Manifest besonders bei Diabetikern (Mykosen). Vor allem aus Norditalien bekannt. Genort 17q21-22. Siehe auch ▶ ALDERsche *Granulozytenanomalie*. OMIM 254600.
5. Störungen der Thymusfunktion bzw. Thymusaplasie (▶ DI-GEORGE-*Syndrom*).
6. Dystrophie des oralen Epithels durch einen latenten Gewebeeisen-Mangel unklarer Genese. Meistens ohne Anämie. Autosomal rezessiv bedingt? Korrigierbar durch orale und parenterale Eisengaben.
7. Störung der Lymphozytenfunktion durch Defekte der Transformation, durch Lym-

phokin-Mangel u.a. Jeweils Einzelbeobachtungen, wahrscheinlich autosomal rezessiv bedingt. OMIM 212050.
8. Immundefekt mit Schilddrüsenerkrankung, autosomal dominant. Genort 2p.
9. Autosomal dominante oder rezessive Form ohne erkennbare Grunderkrankung. Existenz einer spätmanifesten familiären Resistenzminderung gegenüber Candida auf fraglich genetischer Grundlage ist noch unklar, in mindestens einer Sippe autosomal dominanter Erbgang beobachtet (OMIM 114580).

Therapiemöglichkeiten
Entsprechend der Grunderkrankung. Weiterhin Gaben von Azolen mit gutem Erfolg.

Literatur
Atkinson, T.P., A.A.Schäffer, B.Grimbacher et al., An immune defect causing dominant chronic mucocutaneous candidiasis and thyroid disease maps to chromosome 2p in a single family. Am.J.Hum.Genet. *69* (2001) 791–803.

Higgs, J.M., Chronic mucocutaneous candidiasis: Iron deficiency and the effect of therapy. Proc.Roy.Soc. Med. *66* (1973) 802–804.

Nauseef, W.M., S.Brigham and M.Cogley, Hereditary myeloperoxidase deficiency due to a missense mutation of arginine 569 to tryptophan. J.Biol.Chem. *269* (1994) 212–216.

Zaki, S.R., G.E.Austin, W.C.Chan et al., Chromosomal localization of the human myeloperoxidase gene by in situ hybridization using oligonucleotide probes. Genes, Chromosomes Cancer *2* (1990) 266–270.

Canities praematura
▶ Ergrauen des Kopfhaares

CANTRELLsche Pentalogie
▶ Thoraco-Abdominales Syndrom

CANTU-Syndrom
▶ Keratosen, palmoplantare, 1.9.;
▶ Hypertrichosis universalis

CAPDEPONT-Syndrom,
Dentinogenesis imperfecta

Genetisch bedingte Zahndysplasie auf der Grundlage einer Genmutation.
Der Basisdefekt betrifft bei Typ I die α2-Kette des Typ-I-Kollagens der Dentinmatrix. Bei den Typen II und III besteht eine Synthesestörung des **D**entin-**S**ialo**p**hospho**p**roteins (DSPP), aus dem durch Spaltung das Dentin-Sialoprotein und das saure Dentin-Phosphoprotein der Odontoblasten hervorgehen.

Krankheitswert
Anomalien im Aufbau des Dentins in beiden Dentitionen führen zum Abbrechen des Schmelzes, blaugrauer oder brauner, opaleszierender Verfärbung, schnellem Abkauen und schließlich vorzeitigem Verfall der Zähne. Pulpa-Obliterationen. Isoliert bei den klassischen Typen SHIELDS II (OMIM 125490) und III (OMIM 125500) oder syndromatisch (Typ I) bei ▶ *Osteogenesis imperfecta* und GOLDBLATT-Syndrom (kombiniert mit spondylo-epimetaphysärer Dysplasie, Kleinwuchs, Osteoporose und Gelenkeschlaffheit, OMIM 187260, 601668). Dentin-Dysplasie (Typ III) ohne Verfärbung in der zweiten Dentition. Da *DSPP* auch im Innenohr exprimiert wird, kommt es in einigen Fällen auch zur Schwerhörigkeit.

Therapiemöglichkeiten
Keine spezifische Behandlung bekannt.

Häufigkeit und Vorkommen
Frequenz 1:7.000–6.000. Merkmalsträger in bis zu 6 aufeinanderfolgenden Generationen. Bisher ein Homozygoter bekannt. Typ III endemisch in einem ("Branntwein"-) Isolat in den USA.

Genetik
Heterogen. Autosomal dominanter Erbgang. Genorte: Typ I 7q21.3-22.1 (Allelie mit der ▶ *Osteogenesis imperfecta*); Typ II und III 4q13-21.3 (*DSPP*), Allelie mit dem Typ DFNA19 der Taubheit. Variable Expressivität. Selten Schwerhörigkeit. Allelie des Typ II mit dem milderen Typ III. Kopplung mit der idiopathischen ▶ *Paradontose*. GOLDBLATT-Syndrom autosomal rezessiv bedingt.

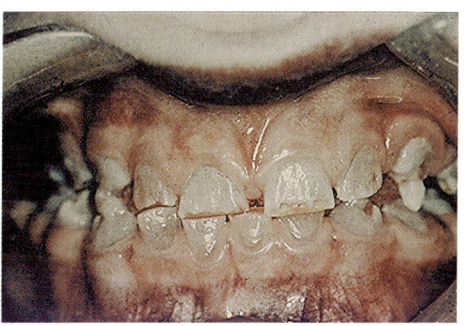

CAPDEPONT-Syndrom. Defekte von Zahnschmelz und Dentin, gelblich-bräunliche Verfärbung und keilförmige Defekte im Seitenzahnbereich. (Ch. Opitz)

Familienberatung
Ständige stomatologische Betreuung und Ausschöpfung prophylaktischer Möglichkeiten in betroffenen Familien wichtig. Siehe auch ▶ Dentinhypoplasie.

Literatur
Aplin, H., K.L.Hirst, A.H.Crosby and M.J.Dixon, Mapping of the human dentin matrix acidic phosphoprotein gene (*DMP1*) to the Dentinogensis imperfecta type II critical region at chromosome 4q21. Genomics *30* (1995) 347–349.

Bonaventura, J. R.Stanescu, V.Stanescu et al., Type II collagen defect in two sibs with the GOLDBLATT syndrome, a chondrodysplasia with dentinogenesis imperfecta, and joint laxity. Am.J.Med.Genet. *44* (1992) 738–753.

Dean, J.A., J.K.Hartsfield Jr. and T.C.Hart, Dentin dysplasia, type II linkage to chromosome 4q. J.Craniofac.Genet.Dev.Biol. *17* (1997) 172–177.

Ranta, H., P.-L.Lukinmaa and J.Knif, Dentin dysplasia type II: Absence of type III collagen in dentin. J.Oral Pathol.Med. *19* (1990) 160–165.

Xiao, S., C.Yu, X.Chou et al., Dentinogenesis imperfecta with or without progressive hearing loss is associated with distinct mutations in *DSPP*. Nature Genet. *27* (2001) 201–205.

Zhang, X., J.Zhao, C.Li, et al., *DSPP*mutation in dentinogenesis imperfecta SHILDS type II Nature Genet. *27* (2001) 151–152.

OMIM 125420, 125485, 125490

CAPUTE-RIMOIN-KONIGSMARK-Syndrom
▶ Lentigines

Carboxylase-Mangel, multipler neonataler Biotin-responsiver,
Holocarboxylase-Synthetase-Mangel
(unter Mitarbeit von COBET, Berlin)

Genetisch bedingter Enzymdefekt auf der Grundlage einer Genmutation.
Der Gendefekt manifestiert sich in einem Aktivitätsverlust der **Holo**carboxylase-Synthetase (HLCS) mit verminderter Biotinaffinität, wodurch das Biotin als Coenzym in physiologischen Konzentrationen nicht ausreichend an biotinabhängige Carboxylasen (Pyruvat-Carboxylase, Propionyl-CoA-Carboxylase, Methylcrotonyl-CoA-Carboxylase, Acetyl-CoA-Carboxylase) angelagert werden kann. Die biochemischen Abweichungen mit Störungen der Fettsäurensynthese, schwerer Azidose und Organazidurie und die klinische Symptomatik lassen sich davon ableiten. Siehe auch ▶ *Biotinidase-Mangel*.

Krankheitswert
Erstmanifestation klinischer Erscheinungen im Neugeborenenalter. Erbrechen, Missgedeihen, Hypotonie, Lethargie. Epileptiforme Anfälle, Ataxie und andere neurologische Ausfallserscheinungen. Ekzematische Hautveränderungen, Keratokonjunktivitis. Alopezie. Infektanfälligkeit.

Therapiemöglichkeiten
Sofortige Normalisierung nach Biotingaben. Dauertherapie mit hohen Dosen erfolgreich. Pränatale Therapie durch hohe Dosierung über die Mutter möglich, aber nicht notwendig und umstritten.

Häufigkeit und Vorkommen
Über 50 sporadische und Geschwisterfälle beschrieben. Wahrscheinlich nicht immer erkannt.

Genetik
Autosomal rezessiver Erbgang. Genort 21q22.1 (*HLCS*), kritische Region für das DOWN-Syndrom.

Familienberatung
Suspekt für die Erkrankung sind Neugeborenen-Laktazidose und Hyperammonämie in Kombination mit der klinischen Symptomatik

vorzugsweise im Neugeborenenalter. Nachweis durch Bestimmung der Holocarboxylase-Synthetase-Aktivität in kultivierten Fibroblasten, Aktivitätsbestimmung von Carboxylasen mit und ohne Biotin im Bestimmungsmedium in Leukozyten oder gaschromatografisch anhand der Organazidurie. Differentialdiagnose zu anderen Organazidurien, zu isolierter Defizienz einzelner Carboxylasen und zum ▶ *Biotinidase-Mangel* wichtig. Heterozygoten-Nachweis biochemisch nicht möglich. Pränatale Diagnostik durch Bestimmung der organischen Säuren im Fruchtwasser und der mitochondrialen Carboxylasen-Aktivität in kultivierten Fruchtwasserzellen. Mit Biotingaben an die Schwangere ist eine erfolgreiche pränatale Therapie möglich.

Literatur

Blouin, J.L., G.Duriaux Sail and S.E.Antonarakis, Mapping of the human holocarboxylase synthetase gene (*HCS*) to the DOWN syndrome critical region of chromosome 21q22. Ann.Genet. *39* (1996) 185–188.

Holme, B., C.-E.Jacobson and B.Kristiansson, Biotin-responsive multiple carboxylase deficiency in an 8-year-old boy with normal serum biotinidase, and fibroblast holocarboxylase-synthase activities. J.Inherit.Metab.Dis. *11* (1988) 270–276.

Morrone, A., S.Malvagia, M.A.Donati et al., Clinical findings and biochemical and molecular analysis of four patients with holocarboxylase synthetase deficiency. Am.J.Med.Genet. *111* (2002) 10–18.

Suormala, T., B.Fowler, C.Jakobs et al., Late-onset holocarboxylase synthetase-deficiency. Eur.J.Pediatr. *15* (1998) 570–575.

Wolf, B., Disorders of Biotin Metabolism. In Scriver, C.R., W.S.Beaudet, W.S.Sly and D.Valle (Eds.), The Metabolic and Molecular Bases of Inherited Disease. McGraw-Hill, New Yoek, 7th Edit. 1997, S.3151–3177.

Yang, X., Y.Aoki, O.Sakamoto et al., Structure of human holocarboxylase synthetase gene and mutation spectrum of holocarboxylase synthetase deficiency. Hum.Genet. *109* (2001) 526–534.

OMIM 253270

Carboxylase-Mangel, multipler spätmanifester
▶ Biotinidase-Mangel

Cardio-Facio-Cutaneous Syndrome
▶ Kardio-Fazio-Kutanes Syndrom

CAREY-FINEMAN-ZITER-Syndrom

Von vier Fällen, darunter zwei Geschwistern, beschriebene, wahrscheinlich autosomal rezessive Kombination von angeborener stationärer Myopathie (Hypotonie), Missgedeihen, Ophthalmoplegie, MÖBIUS-Sequenz und Pierre-ROBIN-Sequenz.

Literatur
Schimke, R.N., D.L.Collins and J.M.Hiebert, Congenital nonprogressive myopathy with MOBIUS and ROBIN sequence – The CAREY-FINEMAN-ZITER syndrome: A confirmatory report. Am.J. Med.Genet. *46* (1993) 721–723.

OMIM 254950

CARMI-Syndrom
▶ Aplasia cutis congenita

CARNEVALE-Syndrom
▶ Daumen, triphalangealer

CARNEY-Syndrom, CARNEY-Komplex
▶ Lentigines

Carnitin-Mangel-Myopathie,
Lipidspeicher-Myopathie, Systemischer Carnitin-Mangel.

Genetisch bedingte Lipidspeichermyopathie auf der Grundlage einer Genmutation.
Der Gendefekt manifestiert sich in einem Mangel an Carnitin (γ-Trimethyl-Amino-Hydroxybutyrat) in der Muskelzelle. Es handelt sich entweder um einen Biosynthese-Defekt des Carnitins in der Leber (systemischer Carnitin-Man-

gel, s.a ▶ *Acyl-CoA-Dehydrogenase-Mangel*), eine Störung der intestinalen Resorption, der tubulären Rückresorption von Carnitin oder des aktiven Transportes von Carnitin in die Muskelzelle (erhöhte Dichte der Rezeptoren für Carnitin-Antagonisten) oder durch die Mitochondrienmembran (organischer Na-Ionen-abhängiger Carnitin-Azylcarnitin-Transporter OCTN2, CLC22A5). Das Carnitin ist beim Transport der langkettigen Fettsäuren aus dem Zytoplasma durch die Mitochondrienmembran beteiligt. Bei seinem Fehlen unterbleibt die β-Oxidation vor allem der langkettigen Fettsäuren innerhalb der Mitochondrien. Es kommt zur Bildung von Lipidvakuolen (Triglyzeride) in den Typ-I-Muskelfasern, zur Erhöhung der Fettsäurekonzentration im Plasma, zu Störungen der Energiebilanz und auf klinischer Ebene zu myopathischen Erscheinungen.

Krankheitswert
Erstmanifestation klinischer Erscheinungen innerhalb der ersten Lebensjahre. Gefahr plötzlichen Kindstodes. Langsam progrediente Muskelschwäche mit/ohne Kardiomyopathie und -megalie. Hepatomegalie. Azidose, hypoketotische Hypoglykämie. Tod ohne Therapie meist innerhalb des 2. oder 3. Lebensjahrzehnts. Beim systemischem Carnitin-Mangel zusätzlich Brechattacken („REYE-Syndrom"), Lethargie, Missgedeihen. Leichte Formen mit lediglich Myalgien im Erwachsenenalter kommen vor.

Therapiemöglichkeiten
Perorale Carnitingaben führen beim systemischen Carnitin-Mangel zur sofortigen Normalisierung. Bei der Carnitin-Mangel-Myopathie zusätzlich fettarme, kohlenhydratreiche Diät oder Prednison-Gaben erfolgreich.

Häufigkeit und Vorkommen
Über 20 sporadische und Geschwisterfälle publiziert.

Genetik
Autosomal rezessiver Erbgang. Den pathogenetisch unterschiedlichen Typen liegt Heterogenie zugrunde. Genorte: für die Transport-Störung 15q11-13; für das Carnitin-Transportprotein 5q31.1-32 (CLC22A5). Siehe auch ▶ *Carnitin-Palmitoyltransferase-Mangel*, ▶ *Acyl-CoA-Reduktase-Mangel*, ▶ *3-Hydroxyacyl-CoA-Reduktase-Mangel*, ▶ *Neutralfett-Speicherkrankheit*.

Familienberatung
Nachweis histochemisch anhand der Lipidspeicherung und der Carnitinwerte in Plasma oder Muskelbioptat bei erhöhter Fettsäurekonzentration im Plasma sowie elektronenmikroskopisch anhand vergrößerter Mitochondrien, vermehrter Peroxisomen, der Lipidvakuolen und einer Atrophie von Typ-1-Muskelfasern. Heterozygote an verminderten Carnitin-Werten im Muskel erkennbar. Pränatale Diagnostik bei einer Form biochemisch durch Bestimmung der Transporteraktivität in Fruchtwasserzellen oder kultivierten Chorionzellen möglich. Früherkennung im Hinblick auf einzuleitende Therapie wichtig. Differentialdiagnose zu anderen ▶ *Hypoglykämien* und ▶ *Kardiomyopathien* notwendig.

Literatur
Christodoulou. J., S.H.Teo, J.Hammond et al., First prenatal diagnosis of the carnitine transporter defect. Am.J.Med.Genet. *66* (1996) 21–24.

Huizing, M., V.Iacobazzi, L.Lodewijk et al., Cloning of the human carnitine-acylcarnitine carrier cDNA and identification of the molecular defect in a patient. Am.J.Hum.Genet. *61* (1997) 1239–1245.

Nezu, J., I.Tamai, A.Oku et al., Primary systemic carnitine deficiency is caused by mutations in a gene encoding sodium ion-dependent carnitin transporter. Nature Genet. *21* (1999) 91–93.

Wang, Y., F.Taroni, B.Garavaglia and N.Longo, Functional analysis of mutations in the SCTN2 transporter causing primary carnitin deficiency: Lack of genotype-phenotype correlations. Hum.Mutat. *16* (2000) 401–407.

OMIM 212138, 212140, 212160

Carnitin-Mangel
▶ Glutarazidurie

Carnitin-Palmitoyltransferase-Mangel,
Lipidspeicher-Myopathie

Genetisch bedingter Enzymdefekt auf der Grundlage einer Genmutation.

Carnitin-Palmitoyltransferase-Mangel

Der Gendefekt manifestiert sich in einem Mangel an Carnitin-Palmitoyltransferase (CPT I oder II in der äußeren (II) oder inneren I) Mitochondrien-Membran. Dadurch kommt es zu einer Störung des Carnitin-vermittelten Transportes langkettiger Fettsäuren vom Zytoplasma in die Mitochondrien der Muskel- und/oder Leberzellen und des oxidativen Abbaus, zur Ablagerung von Triglyceriden in Plasmavakuolen, Bildung toxischer Nebenprodukte und zur Störung der Energiebilanz der Muskelzellen, aus der sich die klinische Symptomatik ableitet. Siehe auch ▶ *Carnitin-Mangelmyopathie*, ▶ *3-Hydroxyacyl-CoA-Reductase-Mangel, Acyl-CoA-Reductase-Mangel*.

Krankheitswert

Erstmanifestation klinischer Erscheinungen vom frühen Kindesalter an, teilweise schon pränatal mit periventriculären und Nierenzysten. Muskelkrämpfe und -schmerzen, besonders nach Anstrengung oder Fasten, gefolgt von Myoglobinurie. Herzrhythmusstörungen. Hypoketotische Hypoglykämien. Durch Infekte ausgelöste Symptomatik eines REYE-Syndroms. Zystennieren. Frühkindliche hepatokardiomuskuläre Form lebensbedrohlich mit Gefahr des plötzlichen Kindstodes. Im späteren Lebensalter muskuläre Form, bei Vermeidung von Provokation leichtere Symptomatik.

Therapiemöglichkeiten

Hochkalorische, kohlenhydratreiche und fettarme Diät sowie Vermeidung von Hungerzuständen und starker körperlicher Anstrengung mit sehr gutem Erfolg. In Notsituationen können Glukoseinfusion und Triglyceridgaben hilfreich sein.

Häufigkeit und Vorkommen

Seit Erstbeschreibung 1970 über 100 sporadische und Geschwisterfälle publiziert.

Genetik

Heterogen. Autosomal rezessiver Erbgang. Die verursachenden Enzyme unterscheiden sich in der Lokalisation an der Mitochondrienmembran und ihre Allele bzw. Isoenzyme jeweils in der organspezifischen Expression und der klinischen muskulären oder hepatischen Symptomatik. Der CPT-II-Mangel kann zur schweren infantilen Form oder einer später manifesten leichteren Form (abhängig wahrscheinlich von Stoffwechselzwischenprodukten) führen. Genorte: Typ I 22q13.3 (*CPT1A*, Leber-Typ), 11q13.1-13.5 (*CPT1B*, Muskel-Typ); Typ II 1p32 (*CPT2*).

Familienberatung

Nachweis anhand der Myoglobinurie bei Hyperammonämie, erhöhten Transaminasen- und Fettsäurewerten im Plasma und der Palmitoyltransferase-Aktivität in Muskelbioptaten, z.T. auch in Fibroblasten und Leukozyten. Nach dem gleichen Prinzip Heterozygoten-Nachweis möglich. Heterozygote eventuell an leichter Muskelschwäche erkennbar. Eine interfamiliär relativ konstante Schwere der Erscheinungen kann vorausgesetzt werden. Differentialdiagnose zu anderen Peroxisomopathien (z.B. ZELLWEGER-Syndrom, Glutarazidämie) sowie zum WOLMAN-Syndrom und zur Neutralfett-Speicherkrankheit notwendig.

Literatur

Bonnefont, J.-P., F.Taroni, P.Cavadini et al., Molecular analysis of carnitine-palmitoyltransferase II deficiency with hepatocardiomuscular expression. Am.J.Hum.Genet. *58* (1996) 971–978.

Britton, C.H., D.W.Mackey, V.Esser et al., Fine chromosome mapping of the genes for human liver and muscle carnitine palmitoyltransferase I (*CPT1A*) and (*CPT1B*). Genomics *40* (1987) 209–211.

Demaugre, F., J.-P.Bonnefont, M.Colonna et al., Infantile form of carnitine palmitoyltransferase II deficiency with hepatomuscular symptoms and sudden death: physiopathological approach to palmitoyltransferase II deficiencies. J.Clin.Invest. *87* (1991) 859–864.

Elpeleg, O.N., C.Hammerman, A.Saada et al., Antenatal presentation of carnitin palmitoyltransferase II deficiency. Am.J.Med.Genet. *102* (2001) 183–187.

Kaufmann, P., M.El-Schahawi and S.DiMauro, Carnitine palmitoyltransferase II deficiency: diagnosis by molecular analysis of blood. Mol.Cell.Biochem. *174* (1997) 237–239.

Kieval, R., A.Sotrel and M.E.Weinblatt, Chronic myopathy with a partial deficieny of the carnitine palmitoyl transferase deficiency. Arch.Neurol. *46* (1989) 575–576.

Wataya, K., J.Akanuma, P.Cavadini et al., Two *CPT2* mutations in three Japanese patients with carnitine palmitoyltransferase II deficiency: Functional analysis and association with polymorphic haplotypes and two clinical phenotypes. Hum.Mutat. *11* (1998) 377–386.

OMIM 255110, 255120

Carnosinurie, Carnosinämie,
Aminoazolaminazidurie

Genetisch bedingte Störung des Histidinstoffwechsels auf der Grundlage einer Genmutation. Der Gendefekt manifestiert sich in einer verminderten Carnosinase-Aktivität im Serum. Dadurch kommt es zur Störung des Histidin-Stoffwechsels mit Ausscheidung der Dipeptide Carnosin und Anserin im Harn. Der Zusammenhang zwischen der Stoffwechselstörung und der klinischen Symptomatik ist noch nicht klar. Es besteht eine hohe Homocarnosin-Konzentration im Liquor.

Krankheitswert
Erstmanifestation im frühen Kindesalter. Schwere progrediente zerebrale Ausfallserscheinungen mit geistiger Behinderung und myoklonischen Krampfanfällen sowie Augenhintergrundsveränderungen.

Therapiemöglichkeiten
Unbekannt.

Häufigkeit und Vorkommen
Seit Erstbeschreibung 1967 nur wenige sporadische und Geschwisterfälle bekannt.

Genetik
Autosomal rezessiver Erbgang.

Familienberatung
Heterozygote eventuell an erhöhter Carnosin-Ausscheidung erkennbar.

Literatur
Terplan, K.L. and H.L.Cares, Histopathology of the nervous system in carnosinase enzyme deficiency with mental retardation. Neurology *22* (1972) 644–655.

OMIM 212200

CAROLI-Syndrom
▶ Leberfibrose, angeborene

CARPENTER-Syndrom
▶ Akrozephalosyndaktylie

CARPENTER-WAZIRI-Syndrom
▶ Thalassämie, X-chromosomale

CARRARO-Syndrom
▶ Taubheit (Tabelle, VI.F); Tibia-Aplasie

Cataracta
▶ Katarakt

Cartilaginäre Exostose
▶ Exostose, cartilaginäre

CATCH22

Akronym für Cardiac, Abnormal facies, Thymic hypoplasia, Cleft palate, Hypoplasia. Contiguous gene syndrome in 22q11.2, das bei ganzer Länge der Deletion oder einer verminderten Expression von gemeinsam regulierten Genen (*Ubiquitin-FD1L*) zu einer Kombination von ▶ DI-GEORGE-Syndrom, ▶ *Velo-Kardio-Fazialem Syndrom* und conotruncaler Kardiopathie führt. Aufgrund klinischer Überschneidungen und Assoziationen mit Mutationen in 22q11.2 werden diese Syndrome sowie Kardio-Faziales Syndrom (CAYLER-Syndrom), KOUSSEFF-Syndrom (Spina bifida, Ventrikel-Septum-Defekt, Gaumenspalte), der autosomale Typ von GBBB-Syndrom (▶ *BBB-Syndrom*) und das Syndrom der fehlenden Pulmonalklappen sowie aufgrund der Genlokalisation möglicherweise auch das KENNY-CAFFEY-Syndrom (mit Parathormonmangel und Skelettauffälligkeiten) und die FALLOTsche Tetralogie bei

Catel-Hempel-Syndrom

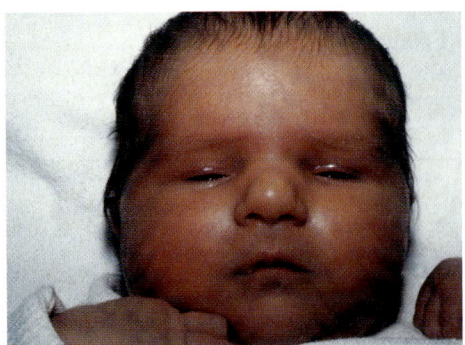

CATCH22. Kraniofaziale Dysmorphien, enge Lidspalten, mandibuläre Hypoplasie, tief angesetzte Ohren. (Ch. Opitz)

gemeinsamem Auftreten zu dem klinischen Spektrum des CATCH22 zusammengefasst. Merkmalsträger in aufeinanderfolgenden Generationen in über 20% der Fälle im Sinne eines autosomal dominanten Erbganges meistens über Frauen bekannt. Die unterschiedliche, überschneidende und auch intrafamiliär sehr variable Symptomatik von frühkindlich letal bis gering belastend bei z.T. der selben molekulargenetischen Grundlage lässt sich durch einen unterschiedlichen Umfang von Mikrodeletionen nicht völlig erklären. Da alle beteiligten Gene (über 25, u.a. die Di-GEORGE-Critical-Region-Gene *DGCR 1-6*, das Ubiquitin fusion degratation 1 protein *FDL1*, ein Citrat-Transporter-Gen und ein Clathrin-artiges Signaltransduktions-Gen) ein gleichartiges Expressionsmuster in den betroffenen Organen zeigen, werden die Wirkung eines gemeinsamen Regulatorgens (*Ubiquitin-FD1L, DGC45L*?) mit Positionseffekt und Cis-Wirkung oder eine Disruptionssequenz bei der Neuralrohrzell-Migration angenommen. Die selbe Region ist auch am ▶ *Katzenaugen-Syndrom* beteiligt, wo es zu einer drei- oder vierfachen Dosis der betroffenen Gene kommt.

Literatur
Dallapiccola, B., A.Pizzuti and G.Novelli, How many breaks do we need to CATCH on 22q11? Am.J.Hum.Genet. *59* (1996) 7–11.

Hall, J., CATCH 22. J.Med.Genet. *30* (1993) 801–802.

McDermid, H.E. and B.E.Morrow, Genomic disorders on 22q11. Am.J.Hum.Genet. *70* (2002) 1077–1088.

Maschhoff, K.L. and H.S. Baldwin, Molecular determinants of neural crest migration. Am.J.Med.Genet. *97* (2000) 280–288.

Ryan, A.K., J.A.Goodship, D.I.Wilson et al., Spectrum of clinical features associated with interstitial chromosome 22q11 deletions: a European collaboratory study. J.Med.Genet. *34* (1997) 798–804.

Seller, M.J., S.Mohammed, J.Russel and C.Ogilvie, Microdeletion 22q11.2, KOUSSEFF syndrome and spina bifida. Clin.Dysmorphol. *11* (2002) 113–115.

Sabry, M.A., M.Zaki, S.J.Abdul Hassan et al., KENNY-CAFFEY syndrome is part of the CATCH22 haploinsufficiency cluster. J.Med.Genet. *35* (1998) 31–36.

OMIM 188400

CATEL-HEMPEL-Syndrom
▶ SCHWARTZ-JAMPEL-Syndrom

CATEL-MANZKE-Syndrom

Eine von 13 männlichen, überwiegend sporadischen Fällen und zwei Schwestern sowie zwei weiteren weiblichen Fällen beschriebene Kombination von PIERRE-ROBIN-Anomalie, angeborenem Herzfehler und akzessorischem Metakarpale (proximale Phalange?) des Zeigefingers. Weitere leichte Fehlbildungen des peripheren Extremitätenskeletts. Charakteristische Fazies mit vollen Wangen. Erbgang noch unklar.

Literatur
Dignan, P.St.J., W.Martin and E.J.Zenni Jr., PIERRE-ROBIN anomaly with an accessory metacarpal of the index fingers. Clin.Genet. *29* (1986) 168–173.

Thompson, E.M., R.M.Winter and M.J.H.Williams, A male infant with the CATEL-MANZKE syndrome and dislocatable knees. J. Med.Genet. *23* (1986) 271–274.

Wilson, G.N., T.E.Kind and G.S.Brooshire, Index finger hyperphalangy and multiple anomalies: CATEL-MANZKE syndrome? Am.J.Med.Genet. *46* (1993) 176–179.

OMIM 302380

Cat-eye-Syndrom
▶ Katzenaugen-Syndrom

Catlin-Mal
▶ Foramina parietalia permagna

CAYLER-Syndrom
▶ Kardio-Faziales Syndrom, CATCH22

CCA-Syndrom
▶ BEALS-HECHT-Syndrom

CCC-Syndrom
▶ Dysplasie, cranio-cerebello-cardiale

CCCE
▶ Gaumenspalte

CDG-Syndrom
▶ Kohlenhydratmangel-Glykoprotein-Syndrome

Cebozephalie
▶ Holoprosenzephalie

CENANI-LENZ-Syndrom, CENANI-Syndaktylie

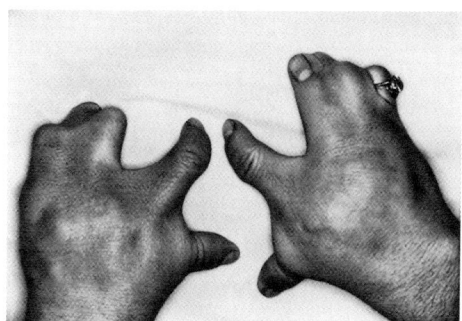

CENANI-LENZ-Syndrom. Brachysyndaktylie der Hände. (J. Kunze)

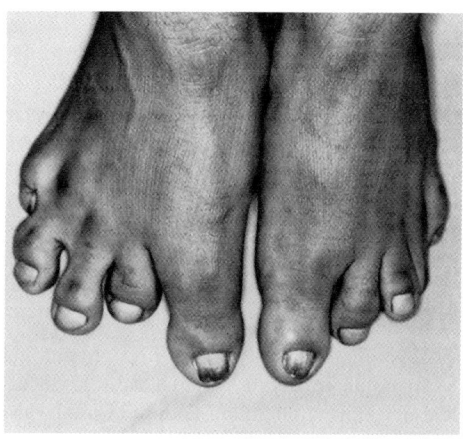

CENANI-LENZ-Syndrom. Unregelmäßige Brachymetatarsie im Fußskelett. (J. Kunze)

Genetisch bedingte Fehlbildung des peripheren Extremitätenskeletts auf der Grundlage einer Genmutation.
Der Basisdefekt sowie die Pathogenese sind unbekannt.

Krankheitswert
Starke Behinderung durch totale Syndaktylie an den Händen mit Fusionen der Metakarpalia. Starke Verkürzung und Synostose von Radius und Ulna. Untere Extremitäten weniger stark betroffen.

Therapiemöglichkeiten
Kaum chirurgische Korrektur möglich.

Häufigkeit und Vorkommen
Seit Erstbeschreibung 1967 ca. 22 sporadische und Geschwisterfälle publiziert.

Genetik
Autosomal rezessiver Erbgang.

Familienberatung
Differentialdiagnose zur Akrozephalosyndaktylie an Hand der normalen Schädelkonfiguration wichtig. Pränatale Diagnostik ultrasonografisch oder amniofetografisch möglich.

Literatur
Baccelli, C., F.R.Goodman, J.P.Scambler and R.M.Winter, CENANI-LENZ syndrome with renal hypoplasia is not linked to *FORMIN* or *GREMLIN*. Clin.Genet. 59 (2001) 203–205

Pfeiffer, R.A. and M.Meisel-Stosiek, Present nosology of the CENANI-LENZ type of syndactyly. Clin.Genet. *21* (1982) 74–79.

Seven, M., A.Yüksel, A.Özkilic et al., A variant of CENANI-LENZ type syndactyly. Genet.Counsel. *1* (2000) 41–47.

OMIM 212780

Central-core-Myopathie, Zentralfibrillen-Myopathie

Genetisch bedingte Myopathie auf der Grundlage einer Genmutation.

Der pathologischen Veränderung zentraler Myofibrillen in der Muskelfaser liegt bei einem Teil der Fälle ein Defekt des Ryanodin-Rezeptors1 (RYR1, Kalziumionen-Kanal der Sarcoplasma-Membranen) in den Skelettmuskeln zugrunde, s.a. ▶ *Hyperpyrexie*.

Krankheitswert

Angeboren. Muskelschwäche und -hypotonie (Amyotonia congenita, "floppy baby"), vor allem der Extremitäten, auf andere Muskelgruppen übergreifend. Stationär oder sehr langsam progredient. Verspätetes Laufenlernen, Kontrakturen der Extremitätengelenke, Skoliose, Einschränkung der Leistungsfähigkeit. In Abhängigkeit von der Mutation Neigung zur malignen Hyperthermie.

Therapiemöglichkeiten

Bisher keine effektive Therapie bekannt. Chirurgische Korrektur der Kontrakturen mit befriedigendem Erfolg (besondere Maßnahmen bei Anästhesie notwendig!).

Häufigkeit und Vorkommen

Seit Erstbeschreibung 1956 über 30 Fälle bekannt. Merkmalsträger in mehreren aufeinanderfolgenden Generationen beschrieben.

Genetik

Das familiäre Vorkommen spricht für autosomal dominanten Erbgang, wobei unregelmäßige Dominanz mit Vorkommen klinisch normaler Anlageträger nicht ausgeschlossen ist. Genort 19q13.1 (*RYR1*), allel bzw. identisch mit einen Typ der ▶ *Hyperpyrexie*. Die genetischen Beziehungen zu anderen Muselhypotonien sind noch unklar. Gemeinsames Vorkommen von C.c.M. und ▶ *Nemaline Myopathie* in einer Familie beschrieben. Siehe auch ▶ *Multicore Myopathie*.

Familienberatung

Differentialdiagnose zu anderen angeborenen Myopathien (anhand der verminderten Phosphorylaseaktivität der Muskeln und des histologischen Bildes in Muskelbioptaten) notwendig. Biochemische Anomalien auch bei klinisch gesunden Anlageträgern nachweisbar. Hyperthermiegefahr bei Anästhesie muss beachtet werden.

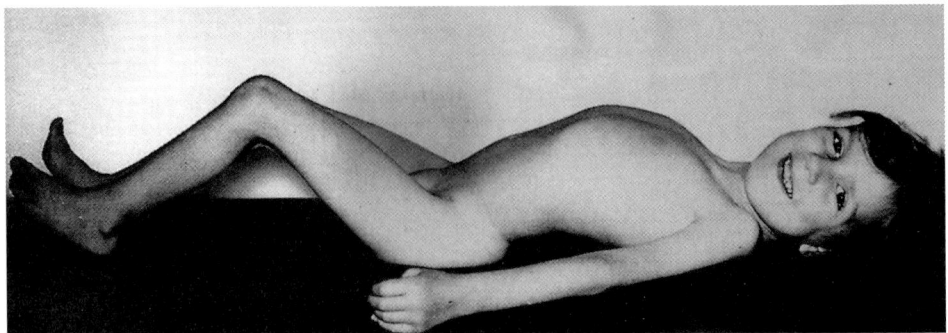

Central-core-Myopathie. 6jähriges Mädchen, angeborene Muskelhypotonie mit Hüft-, Knie- und Fußgelenkbeugekontrakturen. (W. Hoffmann †, F.H. Herrmann)

Literatur

Monnier, N., N.B.Romero, J.Lerale et al., Familial and sporadic forms of central core disease are associated with mutations in the C-terminal domain of the skeletal muscle ryanodine receptor. Hum.Molec. Genet. *10* (2001) 2581–2592.

McCarthy, T.V., K.A.Quane and P.J.Lynch, Ryanodine receptor mutations in malignant hyperthermia and Central Core Disease. Hum.Mutat. *15* (2000) 410–417.

Quane, K.A., J.M.S.Healy, K.E.Keating et al., Mutations in the ryanodine receptor gene in central core disease and malignant hyperthermia. Nature Genet. *5* (1993) 51–55.

Romero, N.B., Y.Nivoche, J.Lunardi et al., Malignant hyperthermia and central core disease: analysis of two families with heterogeneous clinical expression. Neuromuscular Disord. *3* (1993) 547–551.

OMIM 117000, 180901

Cephalo-Polysyndaktylie-Syndrom
▶ GREIG-Syndrom

Ceramid-Laktosid-Lipidose
▶ DAWSON-Syndrom

Cerebelläre Ataxie Typ DÉJÉRINE-THOMAS,
DÉJÉRINE-THOMAS-Syndrom, Typ FICKLER-WINKLER, Olivo-Ponto-Cerebelläre Atrophie II (OPCA II)

Olivo-ponto-cerebellare Atrophie unklarer Ätiologie.
Als Basisdefekt wird eine Synthesestörung des Peripheren Myelinprotein 22 (*PM*22) vermutet.

Krankheitswert
Erstmanifestation im 5.–6. Lebensjahrzehnt, schnell ad exitum führend. Cerebelläre Ataxie entsprechend der vom Typ MENZEL, allerdings ohne Symptome einer spinalen Beteiligung.

Therapiemöglichkeiten
Symptomatisch-konservative Behandlung unbefriedigend. Thyreotropin-Releasing-Hormon-Gaben führen zu keiner merklichen klinischen Besserung.

Häufigkeit und Vorkommen
Nach BECKER bis 1966 20 gesicherte Fälle beschrieben, davon zweimal Geschwister.

Genetik
Unklar, autosomal rezessiver Erbgang oder Heterogenie werden diskutiert. Ein Zusammenhang mit dem Gen für die autosomal dominante neurale, peroneale Muskelatrophie Typ 1A und die ▶ *Polyneuropathie* mit Neigung zu Druckparesen in Chromosom 17p11.2 wird vermutet (Compound-Heterozygote von Allelen mit Duplikation und Deletion?). Bei einzelnen Familien nosologisch abzugrenzender Typ mit Albinismus und autosomal dominantem Erbgang. Siehe auch ▶ *C.A. Typ* MENZEL.

Familienberatung
Die Schwierigkeit liegt in der Differentialdiagnose zu anderen cerebellären Ataxien, besonders zum Typ MENZEL, die autosomal dominant bedingt sind. Abgrenzung anhand des klinischen Bildes, des durchschnittlich späteren Manifestationsalters und des sporadischen Auftretens unsicher. Differentialdiagnostisch sollten zunächst molekulargenetisch die ▶ *Spinocerebellären Ataxien 1–8* und eine ▶ *Prion-Krankheit* (s.a. ▶ *CREUTZFELDT-JAKOB-Syndrom*) ausgeschlossen werden. Siehe auch ▶ *Kleinhirnrindenatrophie, späte;* ▶ *Cerebelläre Ataxie Typ* MENZEL; ▶ *Olivo-Ponto-Cerebelläre Ataxie.* Bei eindeutigen Fällen besteht kaum ein Risiko für Kinder von Merkmalsträgern.

Literatur

Bamezai, B., S.A.Hussain, S.Misra and A.K.Thacker, Cerebellar ataxia and total albinism. Clin.Genet. *31* (1987) 178–181.

Filla, A., G.De Michele, M.A.Maggio et al., Acute double-blind trial with thyrotropin-releasing hormone (TRH) in inherited ataxias. Med.Sci.Res. *16* (1988) 1177–1178.

OMIM 258300

Cerebelläre Ataxie Typ HOLMES
▶ Kleinhirnatrophie, späte

Cerebelläre Ataxie Typ MENZEL,
Typ Pierre-MARIE, Olivo-Ponto-Cerebelläre Atrophie I (OPCA I)

Gruppe genetisch bedingter olivo-ponto-cerebellärer Atrophien auf der Grundlage jeweils einer Genmutation.
Der der Atrophie zugrunde liegende Defekt (Glutamatdehydrogenase-Mangel?) ist noch unklar.

Krankheitswert
Erstmanifestation im 3.–5. Lebensjahrzehnt, selten früher oder später. Stark variables klinisches Bild, wahrscheinlich in Abhängigkeit von Ausmaß und Lokalisation der Atrophie. Cerebelläre Ataxie mit Gangstörungen, unwillkürlichen Bewegungen, Sprachstörungen, Nystagmus, Akinesien, Störung der Blasenfunktion. Es können auch Muskelatrophien und spastische Erscheinungen im Vordergrund stehen. Allmählich Verlust der Gehfähigkeit und der Sprache. Tod innerhalb weniger Jahre bis Jahrzehnte. In einigen Sippen Erblindung durch Retinadegeneration.

Therapiemöglichkeiten
Symptomatisch-konservativ, unbefriedigend.

Häufigkeit und Vorkommen
Neben differentialdiagnostisch gegenüber dem Typ DÉJÉRINE-THOMAS nicht genau abgrenzbaren sporadischen Fällen und Familien bisher mindestens 13 größere gesicherte Sippen aus Europa und den USA beschrieben.

Genetik
Heterogen. Autosomal dominanter Erbgang (autosomal dominante cerebelläre Ataxien, ADCA nach HARDING). Eine nosologische Abgrenzung der rein ponto-cerebellären Ataxien (ADPCA) gegenüber den aufgrund der Genlokalisation neuerdings definierten autosomal dominanten ▶ *Spinocerebellären Ataxien* (SCA) gelingt retrospektiv nur schwer, da die Systematik nach HARDING auf klinisch-pathologischen Kriterien beruhte. Es ist anzunehmen, dass alle Formen mit dem Genort 6p24.2-p23.05 (ADCA I) allel bzw. identisch mit der ▶ *SCA1* sind. Die Kombination von OPCA (Olivo-Ponto-Cerebeläre Ataxie) mit Retinadegeneration, Makuladegeneration und externer Ophthalmoplegie (OPCA III, ADCA II, OMIM 164500) entspricht ▶ *SCA7* (Genort 3p21.1-p14.1). ADPCA (ADCA III) entspricht der ▶ *SCA6*, Genort 19p13.2-13.1 und wahrscheinlichauch der "reinen cerebellären Ataxie" Typ HOLMES (▶ *Kleinhirnatrophie, späte, Typ HOLMES* OMIM 117210). Außerhalb stehen z.b. ein weiterer Typ, der von wenigen Sippen beschriebenen autosomal dominanten OPCA Typ IV (SCHUT-HAYMAKER) OMIM 164600, Genort 16q (SCA4?) und der Typ V (SCA5?), Genort 11p12-q12. Wenige Sippen mit frühmanifester, langsam progredienter Symptomatik lassen sich als X-chromosomal bedingt abgrenzen (OMIM 302500, 302600). Eine angeborene schwere autosomal rezessive pontocerebelläre Ataxie mit progredienter Mikrozephalie ▶ *Kleinhirnhypoplasie*. Siehe auch weitere autosomal rezessive Formen: OPCA Typ II, Cerebelläre Ataxie Typ DÉJÉRINE-THOMAS; Cerebelläre Ataxie mit Hypogonadismus (OMIM 212840). Weitere jeweils für eine Sippe spezifische Assoziationen sind bekannt.

Familienberatung
Eine starke inter- und auch intrafamiliäre Variabilität der Symptomatik muss beachtet werden. Deshalb Differentialdiagnose zu anderen cerebellären (Typ HOLMES) und spinocerebellären Ataxien meist nur molekulargenetisch sicher. Kann auch unter dem Bilde einer multiplen Sklerose ablaufen. Sporadische Fälle können im Hinblick auf ihre mögliche Zuordnung zum ▶ *DÉJÉRINE-THOMAS-Syndrom* familienprognostisch günstiger beurteilt werden. Cerebelläre Ataxie und Foto-Myoklonie ▶ *Myoklonusepilepsie Typ HARTUNG*.

Literatur
Benomar, A., E.Le Guern, A.Durr et al., Autosomal-dominant cerebellar ataxia with retinal degeneration (ADCA type II) is genetically different from ADCA type I. Ann.Neurol. *35* (1994) 439–444).

Krols, L., J.-J. Martin, G.David et al., Refinement of the locus for autosomal dominant cerebellar ataxia type II to chromosome 3p21.1-14.1. Hum.Genet. *99* (1997) 225–232.

Young, I.D., Lethal olivopontocerebellar hypoplasia with dysmorphic features in sibs. J.Med.Genet. *29* (1992) 733–735.

OMIM 164400

Cerebelläre Ataxie, periodische
▶ Ataxie, periodische

Cerebello-Parenchymale Störung Typ I
▶ Kleinhirnatrophie, späte

Cerebello-Parenchymale Störung Typ IV
▶ JOUBERT-Syndrom

Cerebello-Parenchymale Störung Typ V
▶ HUNT-Syndrom

Cerebello-Parenchymale Störung Typ VI
▶ Cowden-Syndrom (LHERMITTE-DUCLOS-Syndrom)

Cerebello-Trigemino-Dermale Dysplasie,
GÓMES-LÓPEZ-HERÁNDEZ-Syndrom

Sei Erstbeschreibung 1979 von 8 sporadischen Fällen beschriebene Kombination von cerebellärer Ataxie (Rhombenzephalosynapsis), Trigeminushypoplasie, Alopezie, Mittelgesichtshypoplasie, Hornhauttrübung und Retardation der psychophysischen Entwicklung mit Oligophrenie. Tod im ersten oder zweiten Lebensjahrzehnt. Ätiopathogenese unbekannt.

Literatur
Brocks, D., M.Irons, A.Sadeghi-Najad et al., GOMEZ-LOPEZ-HERNANDEZ syndrome: Expansion of the phenotype. Am.J.Med.Genet. 95 (2000) 405–408.

Munoz, R., M.V., A.C.Santos, C.Graziado and J.M.Pina-Neto, Cerebello-trigeminal-dermal dysplasia. (GÓMEZ-LÓPEZ-HERNÁNDEZ syndrome): Description of three new cases and review. Am.J.Med.Genet. 72 (1997) 34–39.

OMIM 601853

Cerebraler Gigantismus,
SOTOS-Syndrom

Makrosomie-Syndrom unklarer Ätiologie und Pathogenese.
Der Basisdefekt betrifft einen Transkriptionsfaktor NSD1 (Nuclear Receptor-Set-Domain Protein-1).

Krankheitswert
Erstmanifestation klinischer Erscheinungen innerhalb des ersten Lebensjahres, Besserung im späteren Lebensalter. Hohes Geburtsgewicht (>97.Perzentile), Dolichozephalus, Megalozephalus mit hoher, breiter Stirn, Hypertelorismus, Gigantismus mit Akromegalie, akzeleriertes Knochenwachstum und beschleunigtes Knochenalter. Im frühen Kindesalter Hypotonie mit verlangsamter Entwicklung der Motorik. Geistige Retardation nicht obligat (83%), meist normale Intelligenz im Erwachsenenalter. Gehäuft Herzfehler, Neigung zu Diabetes mellitus und Neoplasmen.

Therapiemöglichkeiten
Spezielle Förderung geistiger und körperlicher Fertigkeiten mit guter Prognose.

Häufigkeit und Vorkommen
Seit Erstbeschreibung 1964 über 200 Fälle publiziert, darunter 10 Familien, wobei die Familiarität aufgrund der Normalisierungstendenz der Symptomatik im Laufe des Kindesalters wahrscheinlich häufig übersehen wird. Mehrere Geschwisterschaften und Sippen mit Merkmalsträgern in aufeinanderfolgenden Generationen beschrieben. Bisher mehr als 6 sporadische und Geschwisterfälle mit NEVO-Syndrom bekannt, davon 5 von Arabern.

Genetik
Autosomal dominanter Erbgang. Von einigen Autoren aufgrund des Auftretens bei Geschwis-

tern und eineiigen Zwillingen autosomal rezessiver Erbgang vermutet, wobei die Differentialdiagnose nicht immer sicher ist, z.B. NEVO-Syndrom: zusätzlich generelle Ödematose des Neugeborenen, Muskelhypotonie, Gelenkekontrakturen, lange spindelförmige Finger, Hand- und Fußgelenk-Instabilität, Kyphose und Osteoporose. Genort 5q35 (*NSD1* OMIM 606681), Allelie z.T. mit dem ▶ WEAVER-*Syndrom*. Bei einem Teil der Fälle neuerdings fragiles X-Chromosom festgestellt (fra Xq27, ▶ MARTIN-BELL-*Syndrom*). CG mit Syndaktylie, Gefäßfehlbildungen und Cutis marmorata ▶ *Cutis marmorata*.

Familienberatung
Differentialdiagnose zum Gigantismus bei ▶ WIEDEMANN-*Syndrom*, ▶ WEAVER-*Syndrom*, isoliertem autosomal dominanten Makrozephalus, ALEXANDER-Syndrom, CANAVAN-Syndrom sowie zu MARTIN-BELL-Syndrom, MARFAN-Syndrom, SIMPSON-GOLABI-BEHMEL-Syndrom und Zustand bei Hypophysentumor anhand des klinischen Bildes notwendig. Bei gesicherter Diagnose ist die gute Prognose zu berücksichtigen.

Literatur
Al-Gazali, L.I., D.Bakalinova, E.Varady et al., Further delineation of NEVO syndrome. J.Med.Genet. *34* (1997) 366-370.
Blackett, P.R., M.A.Coffman, G.B.Schaefer and O.M.Rennert, Case report: Dominantly inherited childhood gigantism resembling SOTOS syndrome. Am.J.Med.Sci. *297* (1989) 181-185.
Cole, T.R.P. and H.E.Hughes, SOTOS syndrome: A study of the diagnostic criteria and natural history. J.Med.Genet.*31* (1994) 20-32.
Dumic, M., D.Vukelic, V.Plavsic et al., NEVO syndrome. Am.J.Med.Genet.*76* (1998) 67-70.
EISS-Informationsblatt der Eltern-Initiative SOTOS-Syndrom, Das SOTOS-Syndrom. Mainz 1996, 4 S.
Faivre, L., G.Viot, M.Prieur et al., Apparent SOTOS syndrome (cerebral gigantism) in a child with trisomy 20p11.2-p12.1 mosaicism. Am.J.Med.Genet. *91* (2000) 273-279.
Hilderink, B.G.M. and H.G.Brunner, NEVO syndrome. Clin.Dysmorphol. *4* (1995) 319-323.
Imaizumi, K., J.Kimura, M.Matsuo et al., SOTOS syndrome associated with a de novo balanced reciprocal translocation t(5;8)(q35;q24.1). Am.J.Med. Genet. *107* (2002) 58-60.

Kurotaki, N., K.Imaizumi, N.Harada et al., Haploinsufficiency of NSD1 causes SOTOS syndrome. Nature Genet. *30* (2002) 365-366.
Scarpa, P., R.Faggiolo and A.Voghenzi, Familial SOTOS syndrome: Longitudinal study of two additional cases. Genet.Counsel. *5* (1994) 155-159.
Wajntal, A. and C.P.Koiffmann, Chromosome aberrations in SOTOS syndrome. Clin.Genet. *40* (1991) 472.

OMIM 117550

Cerebralparese
▶ LITTLE-Syndrom

Cerebro-Costo-Mandibuläres Syndrom,
Rippen-Lücken-Syndrom

Genetisch bedingter Fehlbildungskomplex auf der Grundlage einer Genmutation.
Der zugrunde liegende Basisdefekt ist unbekannt.

Krankheitswert
Wachstumsverzögerung bei normalem Geburtsgewicht, Mikrozephalus. Charakteristische Öffnung im harten Gaumen bei Fehlen des weichen Gaumens und der Uvula. Glossoptosis, Mikroretrogenie. Rippendysplasie und Wirbelanomalien (Skoliose) bedingen zunehmende Dyspnoe und Herzfunktionsstörungen. Dadurch wahrscheinlich sekundär geistige Retardation, Tod meistens innerhalb der ersten Lebensjahre. Symptomatisch bei ▶ *Trisomie 8*.

Therapiemöglichkeiten
Antibiotische und chirurgische Behandlung der Dyspnoe sowie Sondenernährung mit unbefriedigendem Erfolg.

Häufigkeit und Vorkommen
Seit Abgrenzung des Syndroms 1966 mehr als 50 sporadische und Geschwisterfälle bekannt.

Genetik
Autosomal rezessiver oder aufgrund des Vorkommens in zwei Generationen bei leichter

Hennekam, R.C.M., F.A.Beemer, W.A.R.Hulibers et al., The cerebro-costo-mandibular syndrome: third report of familial occurrence. Clin.Genet. *28* (1985) 118–121.

Hennekam, R.C.M. and R.Goldschmeding, Complete absence of rib ossification, micrognathia and ear anomalies: extreme expressions of cerebro-costo-mandibular syndrome? Eur.J.Hum.Genet. *6* (1998) 71–74.

Leroy,J.G., E.A.Deros, L.J.van den Bulcke and N.S. Robbe, Cerebro-costo-mandibular syndrome with autosomal dominant inheritance. J.Pediat. *99* (1981) 441–443.

OMIM 117650

Cerebro-Facio-Thorakale Dysplasie
▶ Dysostose, spondylocostale

Cerebro-Fronto-Nasale Dysplasie
▶ Fronto-Nasale Dysplasie

Cerebro-Hepato-Renales Syndrom (ZELLWEGER),
ZELLWEGER-Syndrom

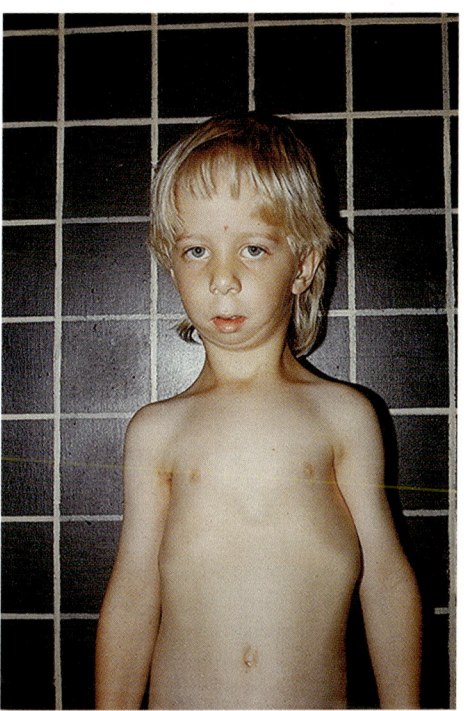

Cerebro-Costo-Mandibuläres Syndrom. Mandibulahypoplasie. Thoraxdeformität infolge der Rippendysplasien. (S. Tinschert)

Symptomatik autosomal dominanter Erbgang werden angenommen.

Familienberatung
Differentialdiagnose zu anderen ▶ *spondylocostalen Dysostosen* röntgenologisch anhand der typischen Verknöcherungslücken in den dorsalen Rippenanteilen. Differentialdiagnostisch s.a. ▶ *RAINE-Syndrom*. Erkennbarkeit von Heterozygoten an Teil- oder Mikrosymptomen unsicher. Pränatale Diagnostik bei Verdachtsdiagnose ultrasonografisch möglich.

Literatur
Drossou-Agakidou, V., A.Andreou, V.Soubassi-Griva and M.Pandouraki, Cerebromandibular syndrome in four sibs, two pairs of twins. J.Med.Genet. *28* (1991) 704–707.

van der Ende, J.J., C.Schrander-Stumpel, E.Rupprecht et al., The cerebro-costo-mandibular syndrome: seven patients and review of the literature. Clin. Dysmorphol. *7* (1998) 87–95

Genetisch bedingte peroxisomale Erkrankungen auf der Grundlage einer Genmutation.
Es handelt sich um eine Störung der peroxisomalen Biogenese mit Verlust der Peroxisomen-Funktionen in Leber, Niere und anderen Organen durch Ausfall eines Peroxisomen-Membranproteins (Peroxin 3, *PEX3*) der Complementationsgruppe G oder um einen Defekt des Proteinimports vom Zytosol in die Peroxisomen (*PEX1*). Es kommt sekundär zum Ausfall der Aktivität von mindestens fünf peroxisomalen Enzymen mit Störungen unterschiedlicher Stoffwechselwege: Metabolismus der Gallensäuren in der Leber, β-Oxidation sehr langkettiger Fettsäuren, Plasmalogensynthese, Lysinabbau über Pipecolinsäure usw. Im Vordergrund steht ein Ausfall der Verzweigtketten-Acyl-CoA-Oxidase (BRCACOX, OMIM 601641) mit toxischer Speicherung verzweigtkettiger Fettsäuren und Gallensäurenmetaboliten. Die klinische Symptomatik lässt sich davon ableiten. Diagnostisch

Cerebro-Hepato-Renales Syndrom (Zellweger)

abzutrennen sind klinisch ähnliche Syndrome mit den gleichen Stoffwechselstörungen, bei denen aber Peroxisomen morphologisch nachweisbar sind (Pseudo-ZELLWEGER-Syndrom; 3-Oxoacyl-CoA-Thiolase-Mangel; Hyperpipecolazidämie, REFSUM-Syndrom).

Krankheitswert
Angeboren. Allgemeine Muskelhypotonie. Hepatosplenomegalie mit Siderose in Leber und Milz. Polyzystische Nierendegeneration. Lungenhypoplasie. In einigen Fällen kardiovaskuläre Fehlbildungen oder Thymusdysplasie. Epileptiforme Anfälle. Charakteristischer mongoloider Gesichtsausdruck mit hoher Stirn. Schwere psychomotorische Retardation. Tod meist innerhalb der ersten Lebensmonate. Aufgrund der Heterogenie und multiplen Allele besteht ein breites klinisches Spektrum, wobei klinisch die schweren Formen gewöhnlich dem ZELLWEGER-Syndrom und die leichtesten dem REFSUM-Syndrom zugeordnet wurden.

Therapiemöglichkeiten
Unbekannt.

Häufigkeit und Vorkommen
Seit Erstbeschreibung 1964 über 100 Geschwister- und sporadische Fälle bekannt. Inzidenz auf 1:100.000 eingeschätzt. Retrospektive Differentialdiagnose zwischen ZELLWEGER-Syndrom und Hyperpipecolazidämie sowie Pseudo-ZELLWEGER-Syndrom nicht immer sicher.

Genetik
Autosomal rezessiver Erbgang. Heterogen, mehr als 12 Complementationsgruppen bzw. Proteine, Peroxine (PEX) und Rezeptorproteine sind an der Biogenese der Peroxisomen beteiligt. Mindestens drei davon sind Membranproteine, bei deren Fehlen keine Peroxisomen entstehen, der Rest sind Importproteine. Eine genaue Genotyp-Phänotyp-Korrelation lässt sich nicht erkennen, sowohl Membran- als auch Importproteindefekte ergeben das Bild des ZELLWEGER-Syndroms. In die „PEX"-Systematik und -Nomenklatur sind auch peroxisomale Enzyme und Signalrezeptoren (PEX5, PEX7) eingegangen. Die Systematik ist noch nicht abgeschlossen und die Terminologie z.T. uneinheitlich. Es besteht teilweise Allelie, z.B. zwischen einer Komplementationsgruppe des ZELLWEGER-Syndroms 1, Hyperpipecolazidämie, der neonatalen Adronoleukodystrophie und dem infantilen ▶ REFSUM-Syndrom bei Mutationen von PEX1. Genorte: Komplementationsgruppe (CG1) A, ZELLWEGER-Syndrom 1: 1p22-21 (PEX1, Membranprotein, OMIM 170995); B (CG7): 7q11.23 (PEX10, OMIM 602859), Allelie mit einem Teil der Fälle von neonataler Adrenoleukodystrophie; C (CG4): 6p21 (Peroxisomen Assambley-Faktor 2, PAF2 = PEX6, OMIM 604098); D, Pseudo-ZELLWEGER-Syndrom: 3p14.3 (BRCACOX, PEX16, OMIM 603360); F (CG5, CGX): 8q21 (PAF1 = PEX2, OMIM 170993); G, ZELLWEGER-Syndrom 2: 6q23-24 (PEX3, OMIM 603164), Allelie mit einem Teil der Fälle von infantilem REFSUM-Syndrom; H: 12p13 (PTS-Rezeptor, PEX5, 600414), Allelie mit einer Form der ▶ Adrenoleukodystrophie.

Familienberatung
Differentialdiagnose zu anderen ▶ Peroxisomopathien und zum SMITH-LEMLI-OPITZ-Syndrom wichtig. Von diagnostischer Bedeutung sind punktförmige Verkalkungen in den Epiphysenbereichen der Knie- und Hüftgelenke (Differentialdiagnose zu der ebenfalls peroxisomalen Chondrodystrophia punctata notwendig!), die Pipecolinsäure-Konzentration in Blut, Liquor und Urin, verminderter Plasmalogengehalt der Zellen sowie der elektronenmikroskopische Ausschluss von Peroxisomen in Hepatozyten und kultivierten Fibroblasten. Pränatale Diagnostik an kultivierten Chorion- oder Fruchtwasserzellen: Erhöhter Gehalt langkettiger Fettsäuren, verminderte Plasmalogenkonzentration und verminderte Aktivität der Acyl-CoA:DHAP-Transferase; elektronen- und immunfluoreszenzmikroskopisch keine Peroxisomen erkennbar.

Literatur
Baumgart, E., J.C.T.Vanhooren, M.Fransen et al., Molecular characterization of the human peroxisomal branched-chain acyl-CoA oxidase: cDNA cloning, chromosomal assignment, tissue distribution, and evidence for the absense of the protein in ZELLWEGER syndrome. Proc.Natl.Sci.USA 93 (1996) 13748–13753.

Clayton, P.T., B.D.Lake, M.Hjelm et al., Bile acid analysis in 'pseudo-ZELLWEGER' syndrome: clues to the defect in peroxisomal β-oxidation. J.Inherit.Metab. Dis. 11 Suppl.2 (1988) 165–168.

Distel, B., R.Erdmann, S.J.Gould, et al., A unified nomenclature for peroxisome biogenesis factors. J.Cell Biol. 135 (1996) 1–3

Fitzpatrick, D.R., ZELLWEGER syndrome and associated phenotypes. J.Med.Genet. *33* (1996) 863–868.
Gärtner,J., W.Kearns, C.Rosenberg et al., Localization of the 70-kDa peroxisomal membrane protein to human 1p21-p22 and mouse 3. Genomics *15* (1993) 412–414.
Shimozawa, N., Y.Suzuki, Z.Zhang et al., Identification of *PEX* as the gene mutated in a ZELLWEGER syndrome patient lacking peroxisomal remnant structures. Hum.Molec.Genet. *9* (2000) 1995–1999.
Singh, I., R.G.Voigt, F.G.Sheikh et al., Biochemical features of a patient with ZELLWEGER-like syndrome with normal PTS-1 and PTS-2 peroxisomal protein import system: A new peroxisomal disease. Biochem.Mol.Med. *61* (1997) 198–207.
Stanczak, H., K.Kremser, A.K.Singh at al., Complementation in ZELLWEGER syndrome: Biochemical analysis of newly generated peroxisomes. Hum. Hered. *42* (1992) 172–178.
Walter, C., J.Ootjes, P.A.Mooijer et al., Disorders of peroxisome biogenesis due to mutation in *PEX1*: Phenotype and PEX1 protein levels. Am.J.Hum. Genet. *69* (2001) 35–48.
Waterham, H.R. and J.M.Cregg, Peroxisome biogenesis. BioEssays *19* (1997) 57–66.

OMIM 214100, 214110, 239400, 261510

Cerebro-Muskuläre Dystrophie
▶ Muskeldystrophie, konnatale progrediente, Typ FUKUYAMA

Cerebro-Okulo-Dento-Auriculo-Skelettales Syndrom,
CODAS-Syndrom

Dysplasie-Komplex aus Katarakt, Ptosis, Zahnschmelzanomalien, Ohrmuschelauffälligkeiten, epiphysärer Dysplasie und angedeuteter Spaltnase bei Entwicklungsretardation. Von drei sporadischen Fällen aus Kanada und Brasilien beschrieben. Autosomal rezessiver Erbgang vermutet.

Literatur
Innes, M., A.E.Chudley, M.H.Reed et al., Third case of cerebral, ocular, dental, auricular, skeletal anomalies (CODAS) syndrome, further delineating a new malformation syndrome. First report of an affected male and review of literature. Am.J.Med.Genet. *102* (2001) 44–47

OMIM 600373

Cerebro-Oculo-Facio-Skelettales Syndrom,
COFS-Syndrom, PENA-SHOKEIR-Syndrom II

Genetisch bedingter Fehlbildungskomplex auf der Grundlage einer Genmutation.
Zugrunde liegt zumindest bei einem Teil der Fälle ein Defekt einer Helicase, die an der transkriptionsgebundenen DNA-Nukleotid-Excissions-Reparatur beteiligt ist (Excissions-Reparatur Complementation beim Chinesischen Hamster, ERCC6 ▶ COCKAYNE-*Syndrom*).

Krankheitswert
Angeboren. Mikrozephalus. Partielle Corpus-callosum-Agenesie mit entsprechenden neuralen Ausfallserscheinungen. Ca-Ablagerungen im Gehirn. Faziale Dysmorphie durch Mikrophthalmie, Blepharophimose, z.T. Katarakt und Optikusatrophie, vorspringende Nase, große Ohren und Mikroretrogenie. Angeborene Muskeldystrophie, Hypotonie. Nierenfunktionsstörungen mit Hydramnion oder Oligohydramnion. Kamptodaktylie. Flexionskontrakturen im Sinne einer Arthrogryposis multiplex. Klumpfüße (rocker-bottom-Füße). Kyphose, Osteoporose, Missgedeihen. Abgrenzung zum ▶ NEU-LAXOVA-*Syndrom* mit schwerer pränataler Retardation, Ödemen, kurzem Hals und ektodermaler Dysplasie bei nicht lebensfähigen Neugeborenen vor allem aufgrund fehlender Hauterscheinungen möglich.

Therapiemöglichkeiten
Außer symptomatischen Korrekturen nichts bekannt.

Häufigkeit und Vorkommen
Seit Erstbeschreibung 1974 über 20 sporadische und Geschwisterfälle mit COFS-Syndrom – meistens aus Verwandtenverbindungen – bekannt. Die Anzahl der bekannten Fälle mit NEU-LAXOVA-Syndrom liegt in der gleichen Größenordnung.

Genetik
Autosomal rezessiver Erbgang. Ob es sich beim NEU-LAXOVA-Syndrom um die gleiche geneti-

Cerebro-Okuläre Dysgenesie

sche Grundlage, um Allelie oder Heterogenie handelt, ist noch nicht geklärt. Ein frühmanifestes ▶ COCKAYNE-Syndrom kann unter der gleichen Symptomatik verlaufen. Ein Genort 10q11-22, *ERCC6*, Allelie mit dem COCKAYNE-Syndrom B (CSB) und ▶ *Xeroderma pigmentosum Typ DeSANCTIS-CACCHIONE*.

Familienberatung
Differentialdiagnose zu anderen Dystrophie-Syndromen (▶ *Arthrogryposis multiplex congenita*; ▶ *Deletions-Syndrome des Chromosoms Nr. 18*; ▶ *COCKAYNE-Syndrom*) wichtig. In Anbetracht der Schwere der klinischen Erscheinungen in betroffenen Familien spezielle Betreuung und Prophylaxe notwendig. Pränatale Diagnose durch Ultrasonografie möglich.

Literatur
Casteels, I., A. Wijnants, P. Casaer et al., Cerebro-oculo-facial-skeletal (COFS) syndrome. The variability of presenting symptoms as a manifestation of two subtypes? Genet. Counsel. 2 (1991) 43–46.

Temtamy, S.A., M.A.Megiud, A.Mahmoud et al., COFS syndrome with familial 1;16 translocation. Clin.Genet. 50 (1996) 240–243.

OMIM 214150

Cerebro-Okuläre Dysgenesie
▶ WARBURG-Syndrom

Cerebro-Okulo-Nasales Syndrom
▶ Anophthalmie

Cerebro-Okulo-Dystrophie-/ Muskeldystrophie-Syndrom
▶ WARBURG-Syndrom;
▶ Muskeldystrophie, konnatale progrediente, Typ FUKUYAMA

Cerebro-Osseo-Digitales Syndrom
▶ NEU-LAXOVA-Syndrom

Cerebro-Renales Syndrom, Cerebro-Reno-Digitales Syndrom
▶ ELEJALDE-Syndrom I; ▶ MECKEL-Syndrom

Ceroid-Lipofuszinosen, neuronale,
Amaurotische Idiotien

Gruppe genetisch bedingter Lipidosen jeweils auf der Grundlage einer Genmutation.

Es handelt sich um vorwiegend lysosomale Nichtgangliosid-Speicherkrankheiten der Neuronen als Folge einer gestörten Proteolyse. Der Gendefekt manifestiert sich in einer generellen Akkumulation sudanophiler, autofluoreszierender, unlöslicher Lipigmente, deren Zusammensetzung aus Ceroid und Lipofuszinen (unter Beteiligung von Saposin bei Typen a und d oder einer Untereinheit der mitochondrialen ATP-Synthase bei Typ c) noch unklar ist. Der Basisdefekt betrifft beim klassisch-spätinfantilen Typ (CLN2) eine lysosomale Tripeptidyl-Peptidase, beim infantilen Typ (CLN1) und einer Variante des juvenilen Typs mit histologischem Bild des infantilen Typs die lysosomale Palmitoylprotein-Thioesterase 2 (PPT2) mit entsprechender Akkumulation des Lipigmentes in charakteristischen curvilinearen und Fingerprintstrukturen in Zellen des Gehirns und anderer Gewebe und beim juvenilen Typ und beim Finnischen spätinfantilen Typ (CLN3 und CLN5) lysosomale N-Glykosyl-Polypeptide unbekannter Funktion. Für die anderen Typen ist der jeweils zugrunde liegende Defekt (Störung der Peroxidation ungesättigter Fettsäuren?) noch unbekannt. Die klinische Symptomatik leitet sich aus dem Zelluntergang in den betroffenen Geweben ab.

Krankheitswert
Nach dem Alter, bei der klinischen Manifestation und der Art der Symptome unterscheidet man vier Haupttypen, in die sich jedoch nicht alle Fälle und regionalen Formen einordnen lassen, so dass nach klinischen Gesichtspunkten bisher 12 Varianten erkennbar sind.

a) Infantiler, finnischer Typ, CLN1, (SANTAVUORI-HALTIA, OMIM 256730, 214200): Granuläre Lipopigmentablagerungen in Neuronen, Skelettmuskelzellen und Monozyten. Erstmanifestation klinischer Erscheinungen innerhalb der ersten beiden Lebensjahre mit psychischer Retardation, Ataxie, Muskelhypotonie, Sehverlust und myoklonischen Anfällen. Sekundärer Mikrozephalus. Kontrakturen. Tod meist bis zum 7. Lebensjahr unter vollkommenem geistigen und körperlichen Verfall.

b) Spätinfantiler Typ, CLN2, (DOLLINGER-JANSKY-BIELCHOWSKY, OMIM 204500): Kurvilineare Ceroid-Lipofuscin-Ablagerungen in Neuronen, anderen neuroektodermalen Zellen, Lymphozyten und Muskelzellen. Erstmanifestation klinischer Erscheinungen zwischen dem 3. und 6. Lebensjahr. Epileptiforme Anfälle. Zerebromuskuläre Degeneration. Tod nach vier bis acht Jahren.

c) Juveniler Typ, CLN3, (BATTEN-SPIELMEYER-VOGT-SJÖGREN, OMIM 204200): "Fingerprint"- und kurvilineare Ablagerungen in Neuronen und anderen neuroektodermalen Zellen. Erstmanifestation klinischer Erscheinungen im 6. bis 10. Lebensjahr. Sehverlust, Wesensänderung, epileptiforme Anfälle. Kyphoskoliose. Progredienter Verlauf.

d) Adulter Typ, CLN4, (KUFS, OMIM 204300): Kurvilineare Ceroid-Lipofuszin-Ablagerungen wie bei Typ b. Erstmanifestation klinischer Erscheinungen im 2.–4. Lebensjahrzehnt. Epileptische Anfälle, Myoklonusepilepsie, neurologische Ausfallserscheinungen, Gangstörungen, Sehverlust, geistiger Verfall.

e) Finnischer spätinfantiler Typ, CNL5 (OMIM 256731)

f) Spätinfantiler, West-Indischer Typ, CLN6 (OMIM 601780)

g) Türkischer spätmanifester Typ, CLN7 (OMIM 600143)

h) Progrediente Epilepsie mit mentaler Retardation, EPMR, CLN8 (OMIM 600143). Beginnt zwischen dem 6. und dem 11. Lebensjahr mit Grand-mal-Anfällen. Später geistige Behinderung.

Eine von zwei Familien bekannte angeborene Form (NORMAN-WOOD-Syndrom) mit sehr geringer Lebenserwartung ist in ihrer Stellung noch unklar.

Eine neuere Klassifikation unterscheidet nach biochemischen, klinischen und genetischen Gesichtspunkten zwei autosomal rezessive infantile Typen, zwei autosomal rezessive juvenile Typen, zwei autosomal rezessive und einen dominanten adulten Typ sowie eine Gruppe von 15 atypischen Subtypen. Siehe auch ▶ HERMANSKY-PUDLAK-Syndrom.

Therapiemöglichkeiten
Unbekannt.

Häufigkeit und Vorkommen
Inzidenz zusammen etwa 1:50.000 bis 1:25.000.

Typ a): Seit Erstbeschreibung 1973 mehr als 100 Fälle vorwiegend aus Skandinavien bekannt. In Finnland Inzidenz 1:20.000, in einer Region 1:1.500, außerhalb Finnlands 50 Fälle.

Typ b): Etwa 50 Fälle beschrieben. Abgrenzung zur generalisierten ▶ Gangliosidose retrospektiv bei einigen Fällen nicht gesichert. Häufung auf Neufundland (Kanada).

Typ c): Häufigste der Ceroidlipofuszinosen. Über 200 Fälle vor allem aus Nordeuropa beschrieben. In Schweden Inzidenz etwa 1:25.000, Heterozygotenfrequenz 1:100, in einem finnischen Isolat 1:10. Häufigste neurodegenerative Erkrankung des Kindesalters.

Typ d): Seit Erstbeschreibung 1925 mehr als 70 Fälle bekannt.

Typ e): Endemisch in Finnland, Foundereffekt.

Typ f): Endemisch in Costa Rica (Foundereffekt spanischer Einwanderer).

Typ g): Endemisch in der Türkei.

Typ h): Endemisch in Nordfinnland.

Genetik
Jeweils autosomal rezessiver Erbgang. Bei Typ d auch autosomal dominanter Erbgang beschrieben. Genetische Beziehungen zwischen den Typen c und d sind noch nicht ganz auszuschließen. Genorte: Typ a 1p32 (*CLN1*); Typ b 11p15 (*CLN2*); Typ c 16p12.1 (*CLN3*); Typ d unbekannt; Typ e 13q21.1–32 (*CLN5*), Typ f 15q21–23 (*CLN6*); eine Variante 1p32, Allelie in *CLN1*; Typ h 8p23 (*CLN8*); Variante des juvenilen Typs 6p21.3 (*PPT2*).

Familienberatung
Nachweis, Differentialdiagnose und bei spätmanifesten Typen auch Frühdiagnose elektronen-

mikroskopisch anhand spezifischer Ceroid-Lipofuszin-Ablagerungen in Konjunktiva-, Muskel-, Nerven-, Haut- oder Schleimhautbioptatzellen und Lymphozyten sowie typischer ERG- und EEG-Anomalien. Computertomografische Frühsymptome sind cerebelläre Atrophie und Erweiterung des 4. Ventrikels. Lipidvakuolen in Lymphozyten teilweise auch bei Heterozygoten nachweisbar. Pränatale Diagnostik durch elektronenmikroskopischen Nachweis der charakteristischen Einschlüsse in kultivierten Fruchtwasserzellen und in Chorionbioptaten und bei den Typen mit bekanntem Genort molekulargenetisch kann versucht werden.

Literatur

Gardiner, M., A.Sandford, M.Deadman et al., BATTEN disease (SPIELMEYER-VOGT disease, juvenile onset neural ceroid-lipofuscinosis) gene (CLN3) maps to human chromosome 16. Genomics 8 (1990) 387–390.

Isosomppi, J., J.Vesa, A.Jalanko et al., Lysosomal localization of the neuronal ceroid lipofuscinosis CLN5 protein. Hum.Molec.Gent. 11 (2002) 885–891.

Järvelä, I., J.Schleutker, L.Haataja et al., Infantile form of neuronal ceroid lipofuscinosis (CLN1) maps to the short arm of chromosome 1. Genomics 9 (1991) 170–173.

Järvelä, I., H.M.Mitchinson, P.B.Munroe et al., Rapid diagnostic test for the major mutation underlying BATTEN disease. J.Med.Genet. 33 (1996) 1041–1042.

Järvelä, I., M.Sainio, T.Rantamäki et al., Biosynthesis and intracellular targeting of the CLN3 protein defective in BATTEN-disease. Hum.Molec.Genet. 7 (1998) 85–90.

Liu, C.-G., D.E.Sleat, R.J.Donnelly and P.Lobel, Structural organization and sequence of CLN2, the defective gene in classical late infantile neuronal ceroid lipofuscinosis. Genomics 50 (1998) 206–212.

Mitchinson, H.M., S.L.Hofmann, C.B.P.Becerra et al., Mutations in the palmitoyl-protein thioesterase gene (PPT; CLN1) causing juvenile neuronal ceroid lipofuszinosis with granular osmophilic deposits. Hum.Molec.Genet. 7 (1998) 291–297.

Munroe, P.B., J.Rapola, H.M.Mitchison et al., Prenatal diagnosis in BATTEN's disease. Lancet 347 (1996) 1014–1015.

Ranta, S., Y.Zhang, B.Ross et al., The neuronal lipofuscinoses in human EPMR and mnd mutant mice are associated with mutations in CLB8. Nature Genet. 23 (1999) 233–237.

Rapola, J., R.Salonen, P.Ammala and P.Santavuori, Prenatal diagnosis of the infantile type of neuronal ceroid lipofuscinosis by electron microscopic investigation of human chorionic villi. Prenatal Diagn. 10 (1990) 553–559.

Savukoski, M., T.Kickars, V.Holmberg et al., CLN5, A novel gene encoding a putative transmembrane protein mutated in Finnish variant late infantile neuronal ceroid lipofuscinosis. Nature Genet. 19 (1998) 286–289.

Sharp, J.D., R.B.Wheeler, B.D.Lake et al., Loci for classical and a variant late infantile neuronal ceroid lipofuscinosis map to chromosomes 11p15 and 15q21-23. Hum.Molec.Genet. 6 (1997) 591–595.

Soyombo, A.A., W.Yi and S.L.Hofmann, Structure of the human palmitoyl-protein thioesterase-2 gene (PPT2) in the major histocompatibility complex on chromosome 6p21.3. Genomics 56 (1999) 208–216.

Tachner, P.E.M., N.Devos and M.H.Breuning, Rapid determination of the major deletion in the BATTEN disease gene CLN3 by allel specific PCR. J.Med.Genet. 34 (1997) 955–956.

Vesa, J., E.Hellsten, L.A.Verkruyse et al., Mutation in the palmitoyl protein thioesterase gene causing infantile neuronal ceroid lipofuscinosis. Nature 376 (1995) 586–587.

OMIM 214200

Ceruloplasmin-Defizienz
▶ Aceruloplasminämie

CERVENKA-Syndrom
▶ Hyaloideo-Retinale Degeneration, Typ WAGNER

Cervico-Oculo-Acusticus-Syndrom
▶ WILDERVANCK-Syndrom

CFC-Syndrom
▶ Kardio-Fazio-Kutanes-Syndrom

Chanarin-Dorfman-Syndrom
▶ Neutralfett-Speicherkrankheit

CHANDS
▶ Wollhaare

Char-Syndrom

Persistierender Ductus arteriosus Botallo mit typischer Fazies: Ptosis, tiefsitzende Ohren, kurzes Philtrum, aufgeworfene Lippen. Zweigliedriger 5. Finger mit Fehlen einer Interphalangealfurche, leichte Lernbehinderung. Der Basisdefekt betrifft einen in den Zellen der Neuralleiste exprimierten Transkriptionsfaktor TFAP2B. Seit Erstbeschreibung 1978 mindestens fünf Familien mit Merkmalsträgern in mehreren Generationen bekannt. Autosomal dominanter Erbgang. Genort 6p21.1-p12 (*TFAP2B*).

Literatur
Char, F., Peculiar facies with short philtrum, duck-bill lips, ptosis and low-set ears - a new syndrome? BD/OAS *XIV/6B* (1978) 303–305

Slavotinek, A., J.Clayton-Smith and M.Super, Familial patent ductus arteriosus: A further case of Char syndrome. Am.J.Med.Genet. *71* (1997) 229–232.

Sweeney, E., A.Fryer and M.Walters, Char syndrome: a new family and review of the literature emphasising the presence of symphalangism and the variable phenotype. Clin.Dysmorphol. *9* (2000) 177–182.

Zhao, F., C.G.Weismann, M.Satoda et al., Novel *TFAP2B* mutations cause Char syndrome provide a genotype phenotype correlation. Am.J.Hum.Genet. *69* (2001) 695–703.

OMIM 169100

Charcot-Syndrom
▶ Lateralsklerose, amyotrophische

Charcot-Marie-Tooth-Syndrom
▶ Muskelatrophie, neurale peroneale

CHARGE-Assoziation,
Hall-Hittner-Syndrom

Gemeinsames Auftreten mehrerer Fehlbildungen unklarer Ätiologie.
Pathogenetisch liegt wahrscheinlich eine Störung in der achten Schwangerschaftswoche zugrunde. Neuerdings wird bei einem Teil der Fälle mit konstanter Symptomatik eine einheitliche Ursache im Sinne eines Syndroms angenommen.

Krankheitswert
Colobome im Iris-Chorioidea-Bereich, angeborene Herzfehler unterschiedlicher Ausprägung, Atresie der Choanen, Retardation der Entwicklung, Genitalhypoplasie, Ohr- (engl. Ear-) Anomalien mit gemischter Schwerhörigkeit (Tab. IV. E), außerdem überzufallsgemäß häufig Beteiligung unterschiedlicher Hirnnerven, Spaltbildungen im Lippen-Gaumen-Bereich, Mikrozephalus, Arhinenzephalie, Ösophagusanomalien, Urogenitalfehlbildungen, Syndaktylie u.a. Geringe Lebenserwartung.

Therapiemöglichkeiten
Nur unerhebliche Korrekturen und lebensverlängernde Maßnahmen möglich.

Häufigkeit und Vorkommen
Seit Erstbeschreibung 1979 und retrospektiv über 100 bis auf wenige Ausnahmen sporadische Fälle bekannt, bei denen mehrere der Hauptsymptome gemeinsam auftraten. Frequenz ca. 1:15.000–1:10.000. Konkordantes Auftreten bei eineiigen Zwillingen und erhöhtes durchschnittliches väterliches Zeugungsalter beschrieben.

Genetik
Wahrscheinlich heterogen. Die wenigen familiären Fälle lassen keinen Schluss auf eine einheitliche genetische Ursache zu. Mikrodeletionen in den Chromosomenregionen 3p, 22q11.2 und Duplikation 14q22-24.3 sowie Translokation t(2;7)(p14;q21.11) wurden beschrieben. Contiguous gene syndrome oder jeweils autosomal dominante Neumutationen? Chromosomenbefunde und klinische Überschneidungen lassen genetische Beziehungen zum CATCH22 und zum ▶ *Katzenaugen-Syndrom* vermuten.

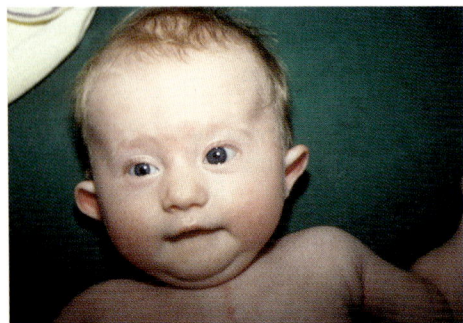
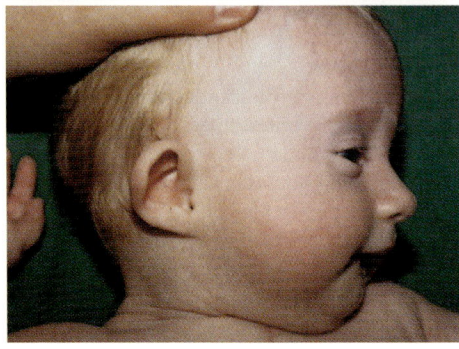

CHARGE-Assoziation. Rechtsseitige Mikrophthalmie mit Iriskolobom. Tief angesetzte dysplastische Ohrmuscheln. (Ch. Opitz)

Familienberatung

Die Eigenprognose hängt von der Anzahl und der Art der beteiligten Fehlbildungen ab, wobei mindestens drei der Kardinalsymptome eine Einordnung rechtfertigen. In Anbetracht des meist sporadischen Vorkommens ist das Wiederholungsrisiko bei normalem Chromosomenbefund innerhalb einer Sippe als gering einzuschätzen.

Literatur

Devriendt, K., A.Swillen and J.-P.Fryns, Deletion in chromosome region 22q11 in a child with CHARGE association. Clin.Genet. *52* (1998) 408–410.

Edwards, B.M., L.A.Van Riper and P.R.Kileny, Clinical manifestations of CHARGE association. Int.J.Pediatr.Otorhinolaryngol. *33* (1995) 23–42.

Ghalili, K., H.J.Issenberg, N.J.Freeman and R.F.Brodman, Isolated left carotid artery in CHARGE association: Diagnosis and repair. Ann.Thorac.Surg. *50* (1990) 130–132.

Graham, J.M.Jr., A recognizable syndrome within CHARGE association: HALL-HITTNER syndrome. Am.J.Med.Genet. *99* (2001) 120–123.

Harris, J., E.Robert and B.Kallan, Epidemiology of choanal atresia with special reference to the CHARGE association. Pediatrics *99* (1997) 393–396.

Murofushi, T., R.A.Ouvrier, G.D.Parker et al., Vestibular abnormalities in CHARGE association. Ann.Otol.Rhinol.Laryngol. *106* (1997) 129–134.

North, K.N., B.L.Wu, B.N.Cao et al., CHARGE association in a child with de novo inverted duplication (14)(q22-24.3). Am.J.Med.Genet. *57* (1995) 610–614.

Tellier, A.L., V.Cormier-Daire, V.Abadie et al., CHARGE syndrome: Report of 47 cases and review. Am.J.Med.Genet. *76* (1998) 402–409.

OMIM 214800

Charlevoix-Syndrom
▶ Corpus-callosum-Agenesie

CHEDIAK-HIGASHI-Syndrom, STEINBRINCK-HIGASHI-Syndrom

Genetisch bedingter Stoffwechseldefekt auf der Grundlage einer Genmutation.

Der Basisdefekt betrifft ein subzelluläres Membranprotein, woraus sich die Symptome zum Teil erklären lassen: Defekt der Killerzellen, eine gesteigerte Phagozytose-Aktivität der Granulozyten bei eingeschränkter Chemotaxis und bakterizider Funktion sowie eine verminderte Aktivität verschiedener granulozytärer lysosomaler Enzyme. Die intrazelluläre Vesikelbildung ist gestört, um den Zellkern sammeln sich Riesen-Lysosomen. Es kommt zu einer Insuffizienz des zellständigen Immunsystems mit Störung der Killerzellfunktion und zu Pigmentierungsstörungen in Form einer Akkumulation von Melanosomen in den Melanozyten (unterbrochener Transport in die Keratinozyten) und Pigmentaggregaten im Haarschaft, wobei die Melaninsynthese in den abnormen Melanozyten normal ist. Ätiopathogenetisch abzutrennen ist das klinisch ähnliche GRISCELLI-Syndrom (OMIM 214450), bei dem ein Gen des T-Zellsystems (*RAB27A*) mit verstärkter T-Lymphozyten- und Makrophagen-Aktivierung (Hämophagozytäres Syndrom) betroffen sind.

Krankheitswert

Partieller Albinismus (Silberhaar) mit Photophobie und Nystagmus. Allgemeine Hyperhidrose, Hepatosplenomegalie. Neigung zu pyogenen Infektionen durch zunehmende Abwehrschwäche der Leukozyten und zu malignen Lymphomen. Blutungsneigung mit Anämie. Periphere Neuropathie. Lebenserwartung stark herabgesetzt. Tod meist an Sepsis im mittleren Kindesalter, seltener mildere Form mit Lebenserwartung teilweise bis ins Erwachsenenalter.

Therapiemöglichkeiten

Symptomatische Therapie vor allem der Infektionen mit Antibiotika ohne gute Prognose quoad vitam. Immunglobulin- und Kortikosteroid-Gaben mit unterschiedlichem Erfolg. Knochenmarktransplantation erfolgreich und lebensrettend.

Häufigkeit und Vorkommen

Bisher über 100 Fälle vorwiegend europäischer oder japanischer Provenienz beschrieben.

Genetik

Autosomal rezessiver Erbgang. Genorte: 1q43 (*CHS1*), homolog zu beige (*bg*) bei der Maus; GRISCELLI-Syndrom 15q21 (*RAB27A*), homolog zu *dilute lethal* bei der Maus.

Familienberatung

Nachweis anhand spezifischer Anomalien des Blutbildes und lysosomaler, peroxidasepositiver granulärer Einschlüsse in Granulo- und Lymphozyten. Heterozygote lassen sich an Granula in kultivierten Lymphozyten erkennen. Beim GRISCELLI-Syndrom charakteristischer partieller Albinismus mit mikroskopisch erkennbarer Pigmentklumpung des Haarschaftes, Granulozytenmorphologie normal. Differentialdiagnose zu ▶ *ELEJADE-Syndrom II*, ▶ *HERMANSKY-PUDLAK-Syndrom* und zu anderen Immundefekten wichtig. Pränatale Diagnostik aus fetalem Blut molekulargenetisch oder anhand der vergrößerten Lysosomen in Fruchtwasser- und Chorionzellen. Aufgrund der schlechten Prognose familienberaterische Betreuung in den betroffenen Familien notwendig.

Literatur

Anikster, Y., M.Huizing, P.D.Anderson et al., Evidence that GRISCELLI syndrome with neurological involvement is caused by mutations in *RAB27A*, not *MYO5A*. Am.J.Hum.Genet. *71* (2002) 407–414.

Diukman, R., S.Tanigawara, M.J.Cowan and M.S.Golbus, Prenatal diagnosis of CHEDIAK-HIGASHI syndrome. Prenatal Diagn. *12* (1992) 877–885.

Karim, M.A., K.Suzuki, K.Fukai et al., Apparent genotype-phenotype correlation in childhood, adolescent, and adult CHEDIAK-HIGASHI syndrome. Am.J.Med.Genet. *108* (2002) 16–22.

Ménaché, G., E.Pastural, J.Feldmann et al., Mutations in *RAB27A* cause GRISCELLI syndrome associated with haemophagocytic syndrome. Nature Genet. *25* (2000) 173–177.

Nagle, D.L., M.A.Karim, E.A.Wolf et al., Identification and mutation analysis of the complete gene for CHEDIAK-HIGASHI syndrome. Nature Genet. *14* (1996) 307–311.

Pastural, E., F.J.Barrat, R.Dufourcq-Lagelouse et al., GRISCELLI disease maps to chromosome 15q21 and is associated with mutations in the Myosin-Va gene. Nature Genet. *16* (1997) 289–292.

Virelizier, J.L., A.Lagrue, A.Durandy et al., Reversal of natural killer defect in a patient with CHEDIAK-HIGASHI syndrome after bone-marrow transplantation. New Engl.J.Med. *306* (1982) 1055–1056.

OMIM 214450, 214500

CHEMKE-Syndrom
▶ WARBURG-Syndrom

Chemotaxisstörungen der Neutrophilen
▶ Neutrophilen-Funktionsstörungen

CHENEY-Syndrom
▶ Akroosteolyse, neurogene

Cherubismus

Genetisch bedingte fibröse Dysplasie der Kieferknochen auf der Grundlage einer Suppressorgen-Mutation.

Der Basisdefekt für die lokalen Störung bei der mesenchymalen Knochenbildung betrifft ein SH3-bindendes Protein SH3BP2 der Osteoblasten mit Regulatorfunktion für c-ABL. Die Beschränkung der Symptomatik auf Mandibula und Maxilla und die Regression nach der Pubertät sind noch nicht erklärt.

Krankheitswert
Erstmanifestation gewöhnlich im zweiten Lebensjahr. Fibrös-zystische Auftreibungen vor allem der Unter- weniger der Oberkieferknochen bedingen eine charakteristische Fazies und können zu Funktionseinschränkungen im Kieferbereich führen. Teilweise Anomalien der Zahnstellung und vorzeitiger Zahnverlust. Häufig auch Zysten in den vorderen Anteilen der Rippen nachweisbar. Nach 2- bis 3jähriger Progredienz Stillstand und allmähliche Normalisierung der klinischen Erscheinungen bis zum 3. Lebensjahrzehnt. Keine Beeinträchtigung im Erwachsenenalter.

Therapiemöglichkeiten
Bei Funktionseinschränkungen chirurgische Knochenkorrektur. Stomatologische Betreuung.

Häufigkeit und Vorkommen
Bis 1969 91 z.T. familiäre Fälle beschrieben, möglicherweise werden leichte Fälle häufig gar nicht auffällig.

Genetik
Autosomal dominanter Erbgang mit variabler Expressivität. Genort 4p16.3 (*SH3BP2*). Penetranz im männlichen Geschlecht 100%, im weiblichen etwa 60%. Teilsymptom des wesentlich schwereren autosomal rezessiven RAMON-Syndroms (OMIM 266270) mit Gingiva-Fibromatose, Rheumatoid-Arthritis, Augenhintergrundsveränderungen, Epilepsie und Oligophrenie.

Familienberatung
Differentialdiagnose zu Neoplasmen (▶ *Kieferdysplasie, fibroostotische*) und zur infantilen ▶ *Hyperostose* wichtig. Im Unterschied dazu gute Prognose. Restsymptome nach dem 30. Lebensjahr meistens nicht mehr nachweisbar.

Literatur
Khalifa, M.C. and R.A.Ibrahim, Cherubism. J.Laryngol.Otol. *102* (1988) 568–570.

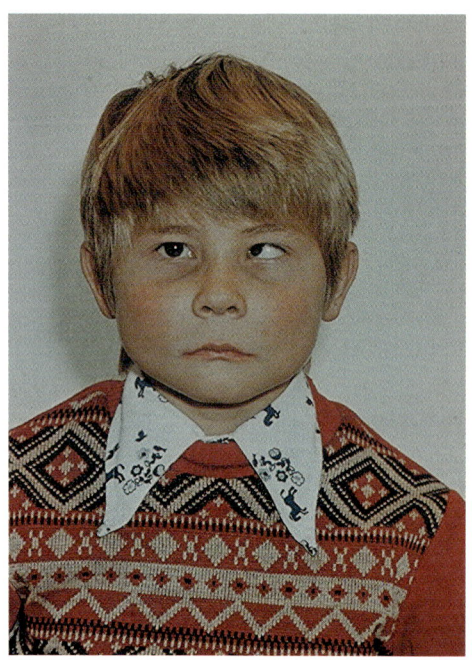

Cherubismus. Charakteristische Gesichtsveränderungen durch fibröse Wucherungen im Kieferbereich: Verbreitertes Untergesicht und vorgewölbte Wangen. (Ch. Opitz)

Parkin, B. and C. Law, AXENFELD anomaly and retinal changes in RAMON syndrome: Follow-up of two sibs. Am.J.Med.Genet. *104* (2001) 131–134

Pina-Neto, J.M., A.F.C.Moreno, R.L.Silva et al., Cherubism, gingival fibromatosis, epilepsy, and mental retardation (RAMON syndrome) with rheumatoid arthritis. Am.J.Med.Genet.*25* (1986) 433–441.

Pina-Neto, J.M., N.Vieira de Souza, M.A.S.L.Velludo et al., Retinal changes and tumorigenesis in RAMON syndrome: Follow-up of a Brazilian family. Am.J.Med.Genet. *77* (1998) 43–46.

Stiller, M., M.Urban, W.Goldner et al., Craniosynostosis in cherubism. Am.J.Med.Genet. *95* (2000) 325–331

Ueki, Y., V.Tiziani, C.Santanna et al., Mutations in the gene encoding cABL-binding protein *SH4BP* cause cherubism. Nature Genet. *28* (2001) 125–126.

OMIM 266270, 118400

CHILD-Syndrom
▶ Chondrodysplasia punctata

Chimäre
▶ Blasenmole

CHIME
▶ Kolobom der Makula, Choriodea und Retina

CHITTY-Syndrom
▶ RIEGER-Syndrom

Chlorid-Diarrhoe
▶ Alkalose

Choanalatresie

Angeborener Verschluss der Choanalöffnung durch Persistenz der embryonalen bukko-nasalen Membran unklarer Ätiologie.
Der Basisdefekt für die Fehlbildung ist unbekannt.

Krankheitswert
Ein- oder beidseitiger Verschluss der Choanen führt zu Atemschwierigkeiten bei Neugeborenen. Es kann zu Asphyxien und vor allem bei beidseitigem Defekt während der Nahrungsaufnahme zu lebensbedrohlichen Zuständen kommen. Auffällig häufig (mehr als 50%) kombiniert mit anderen Fehlbildungen, teilweise syndromatisch, z.B. bei chromosomal bedingten Symptomenkomplexen, Akrozephalosyndaktylie, COFFIN-SIRIS-Syndrom, SCHINZEL-GIEDION-Syndrom, CROUZON-Syndrom, LENZ-MAJEWSKI-Syndrom, FRANCESCHETTI-Syndrom oder bei der Thalidomid-Embryopathie und bei Anti-Hyperthyreose-Medikation (Carbimazol, bei Mb. Basedow, ▶ *Methimazol-Fetopathie*) an die Schwangere?. Sekundäre Anosmie. Siehe auch ▶ *VATER-Assoziation,* ▶ *CHARGE-Assoziation*.

Therapiemöglichkeiten
Im Neugeborenenalter bei schweren Fällen Magensonde und andere Maßnahmen zur Gewährleistung der Mundatmung oft lebenserhaltend. Nach wenigen Wochen haben sich die Kinder an Mundatmung gewöhnt. Später chirurgische Freilegung des Atemweges durch die Nase.

Häufigkeit und Vorkommen
Inzidenz 1:5.000–2.500, 2/3 der Fälle einseitig, vorwiegend rechts. Etwa 50% der Fälle haben weitere Auffälligkeiten, davon erfüllt ein kleiner Teil mindestens drei Kriterien der ▶ *CHARGE-Assoziation*. Meist sporadische Fälle, 12mal familiäres Vorkommen, davon 5mal in 2 oder 3 aufeinanderfolgenden Generationen beschrieben. Gynäkotropie 1:2.

Genetik
Ätiologie heterogen, monogen und 6% der Fälle chromosomal bedingt. Die Art des familiären Vorkommens spricht bei den meisten Sippen für autosomal rezessiven, seltener dominanten Erbgang mit herabgesetzter Penetranz, wobei Pseudodominanz oder Polygenie nicht auszuschließen sind. Expressivität variabel. Eine Kombination von Ch. mit Herzfehler, Schwerhörigkeit, Makrotie, kurzer Lidspalte und Hypertelorismus wahrscheinlich autosomal rezessiv bedingt (Genort 18p? contiguous gene syndrome?).

Familienberatung
Früherkennung bei unklaren Asphyxien lebenswichtig. Nachweis durch Sondierung und Rhinoskopie. Bei Geburten therapeutische Vorbereitungen notwendig. Entsprechende Informationen sollten betroffenen Familien gegeben werden.

Literatur
Barwell, J., G.F.Fox, J.Round et al., Choanal atresia: the result of maternal thyrotoxicosis or fetal Carbimazol? Am.J.Med.Genet. *111* (2002) 55–56.

Burn, J., C.McKeon, J.Wagget et al., New dysmorphic syndrome with choanal atresia in siblings. Clin. Dysmorphol. *1* (1992) 137–144.

Ferguson, J.L. and H.B.Neel III, Choanal atresia: Treatment trends in 47 patients over 33 years. Ann. Otol.Rhinol. Laryngol. *98* (1989) 110–112.

Harris, J., E.Robert and B.Kallan, Epidemiology of choanal atresia with special reference to the CHARGE association. Pediatrics *99* (1997) 393–396.

Toriello, H.V. and J.V.Higgins, A boy with choanal atresia and cardiac defect: BURN-MCKEOWN syndrome?. Clin.Dysmorphol. *8* (1999) 143–145.

Wilson, L.C., B.A.Kerr, R.Wilkinson et al., Choanal atresia and hypothelia following methimazole exposure in utero. A second case. Am.J.Med.Genet. 75 (1998) 220–222.

OMIM 214800

Cholesterolose, Cholestanolose, zerebro-tendinäre
▶ Xanthomatose, zerebro-tendinäre

Cholestase
▶ Gallengang-Atresie;
▶ Leberfibrose, angeborene

Cholestase, intrahepatische, in der Schwangerschaft
▶ Gallengang-Atresie, intrahepatische

Cholesterolester-Speicherkrankheit
▶ WOLMAN-Syndrom

(Pseudo-)Cholinesterase-Mangel
▶ Succinylcholin-Überempfindlichkeit

Chondrocalcinosis,
Kalzium-Gicht

Genetisch bedingte Gelenkerkrankung auf der Grundlage einer Genmutation.
Der zu den Gelenkerscheinungen führende Basisdefekt ist unbekannt; wahrscheinlich handelt es sich nicht um eine Störung des Kalzium- oder Phosphatstoffwechsels. Es liegt eine Anomalie der Knorpelgrundsubstanz vor mit Kalkeinlagerungen in den fibrösen und hyalinen Gelenkknorpeln und Kalziumpyrophophatkristall-Ausfällungen in der Synovialflüssigkeit. Dadurch kommt es zu synovialen Reizerscheinungen nach Art eines "Pseudogicht-Syndroms".

Krankheitswert
Erstmanifestation im 3.–5. Lebensjahrzehnt. Mehrjähriger, chronisch-progredienter Verlauf. Schweregrad sehr unterschiedlich von leichten, nur ein Gelenk betreffenden gichtartigen Arthralgien über schubweise auftretende schwere exsudativ arthritische Formen bis zur Generalisierung. Rückenschmerzen. Im späteren Leben durch degenerative Knorpelveränderungen in Arthrosis deformans ausmündend. Vor allem Ellbogen- Knie- und Handgelenke betroffen. Bei einer selteneren Form mit Kalziumhydroxyapatit-Einlagerungen sind vor allem die Wirbelsäule und die kleinen Extremitätengelenke betroffen.

Therapiemöglichkeiten
Symptomatisch konservative Behandlung (Zytostatika, Kortikosteroide, Phenylbutazon usw.) mit unterschiedlichem Erfolg.

Häufigkeit und Vorkommen
Seit Erstbeschreibung 1957 250 Fälle publiziert mit regionaler Häufigkeit in Isolaten. Familiäres Vorkommen in bis zu 8 Generationen beschrieben.

Genetik
Autosomal dominanter Erbgang mit unregelmäßiger Penetranz und variabler Expressivität, selten autosomal rezessiv. Der interfamiliär variablen Schwere der Erscheinungen liegt Heterogenie zugrunde. Genorte: Ohne Gelenkdeformitäten und schwere Arthritis 5p15.1 (*CCAL1*, OMIM 118600), mit frühmanifester Osteoarthritis 8q (*CCAL2* = *ANKH* in Analogie zu einem Gen bei der Maus humanes Ankylose-Gen, OMIM 600687).

Familienberatung
Nachweise röntgenologisch meist erst Jahre nach klinischer Manifestation anhand der den Gelenkekonturen folgenden, innen parallelen Kalkschatten, besonders an den Menisci und in anderen großen Gelenken sowie der doppelbrechenden Kalziumpyrophosphat-Kristalle in der Synovialflüssigkeit. Mit Frühinvalidität muss gerechnet werden. Differentialdiagnose zu syndromatischen Formen (Hypoparathyreoidismus u.a.) wichtig. Bei einer selteneren, ebenfalls autosomal dominant bedingten Form mit ähnli-

chen klinischen Erscheinungen Ablagerung von Hydroxyapatit-Kristallen.

Literatur

Andrew, L.J., V.Brancolini, L.Serra de la Pena et al., Refinement of the chromosome 5p for familial calcium pyrophosphate dihydrate deposition disease. Am.J.Hum.Genet. *64* (1999) 136–144.

Balsa, A., W.Martin-Mola, T.Gonzalez et al., Familial articular chondrocalcinosis in Spain. Ann.Rheum. Dis. *49* (1990) 531–535.

Eshel, G., A.Gulik, N.Halperin et al., Hereditary chondrocalcinosis in an Ashkenazi Jewish family. Ann Rheum.Dis. *49* (1990) 528–530.

Marcos, J.C., M.A.de Benyacar, O.Garcio-Monteo et al., Idiopathic familial chondrocalcinosis due to apatite crystal deposition. Am.J.Med. *71* (1981) 557–564.

Serrano de la Pena, R.L., T.Gallardo, A.Simmons et al., Physical map and characterization of transcripts in the candidate interval for familial chondrocalcinosis at chromosome 5p15.1 Genomics *62* (1999) 177–183.

OMIM 118600, 118610

Chondrodysplasia fetalis hyperplastica
▶ Dyplasie, metatropische

Chondrodysplasia metaphysaria
▶ Knorpel-Haar-Hypoplasie, Typ MCKUSICK

Chondrodysplasia punctata,
CONRADI-HÜNERMANN-Syndrom, Chondrodystrophia calcificans congenita

Genetisch bedingte Osteochondrodysplasien, deren verbindendes Symptom eine punktförmige Verkalkung des Knorpels pränatal und frühpostnatal ist, jeweils auf der Grundlage einer Genmutation.

Der Störung der Knorpel- und Knochenentwicklung liegen beim klassischen rhizomelen Typ I (RCDP) fehlerhafte Peroxisomenbildung durch Mutation des Gens *PEX7* (Peroxin-7 Complementationsgruppe 11) für den Rezeptor eines peroxisomalen Matrixproteins (Typ II, Peroxismales Targeting-Signal, Importprotein) zugrunde und damit/oder eine relative Aktivitätsminderung mehrerer Enzyme, vor allem der Alkyl-CoA-Dihydroxyazetonphosphat-Acyltransferase und der Alkyldihydroxyacetonphosphat-Synthase sowie verminderte Phytansäure-α-Oxidation und Störung des peroxisomalen Thiolase-Importes. Dadurch ist u.a. die Plasmalogen-Synthese gestört. Daraus erklären sich die Defekte bei der Carboxylierung von Knochenproteinen und die biochemischen Ähnlichkeiten zu anderen ▶ *Peroxisomopathien*. Bei einer X-chromosomal rezessiven Form (CPXI) besteht eine Defizienz der Arylsulfatase E im GOLGI-Apparat. Da Cumarine (Warfarin) als Vitamin-K-Antagonisten außer der Blutgerinnung die Aktivität der Arylsulfatse E vermindern und die Knochenkalzifikation stören, erklärt sich die Ähnlichkeit der Symptomatik mit der des ▶ *Warfarin-Syndroms*. Der Basisdefekt für die X-chromosomal dominante C.p. (CONRADI-HÜNERMANN-HAPPLE-Syndrom CPXII) betrifft die Cholesterol-Biosynthese durch einen Defekt des Ca^{2+}-Antagonisten Emopamil-bindendes Protein (EBP), das auch als 3β-Hydroxysteroid-δ8,δ7-Isomerase wirkt. Das klinisch ähnliche strikt einseitige CHILD-Syndrom wird auf eine Störung im gleichen Stoffwechselweg durch Defekt einer 3β-Hydroxysteroid-Dehydrogenase (NADH-Steroiddehydrogenase-like Protein NSDHL) verursacht.

Krankheitswert

Klinische Zeichen der epiphysären Dysplasie, vor allem an den proximalen langen Röhrenknochen mit Verkürzung, Verbiegung und Bewegungseinschränkung von Geburt an. Verkürzung der Endphalangen. Anomalien des Gesichtsschädels mit Sattelnase, an ▶ *BINDER-Syndrom* erinnernd. Beim rhizomelen (RCDP, OMIM 215100) und dem X-chromosomal dominanten Typ (CPXII, OMIM 302960) Cataracta congenita und ichthyosiforme erythrodermische Hautveränderungen. Eine wahrscheinlich ebenfalls X-chromosomal dominante Form zeigt auffällige Asymmetrien wie einseitige Katarakt und streifig-wellenförmig angeordnete (LYON-Effekt) erythrodermatische Ichthyose im Säuglingsalter, die in ichthyotische, folliculäre Atrophodermie mit narbiger Alopezie übergeht: CHILD-Syndrom: Congenital Hemidysplasia with Ichthyosiform Erythroderma and Limb Defects, OMIM 308050. Prognose im 1. Lebensjahr schlecht, später leichte Besserung der Symptomatik. Beim Typ CONRADI-HÜNERMANN häufig nur geistige Retardation, Kleinwuchs und typische Fazies. Kann auch unauffällig bestehen. Bisher zwei sporadische Fälle mit Verkürzung von Humerus und Metacarpalia beschrieben: Humero-metacarpaler Typ.

Therapiemöglichkeiten
Symptomatische Korrekturen im beschränkten Umfang möglich.

Häufigkeit und Vorkommen
Seit Erstbeschreibung 1914 mehrere 100 Fälle bekannt, darunter Geschwisterschaften und Sippen mit Merkmalsträgern in mehreren Generationen. Etwa ¼ der Fälle sind X-chromosomal bedingt. Vom CHILD-Syndrom mehr als 20 Fälle bekannt, davon mindestens 2 männliche Merkmalsträger.

Genetik
Den verschiedenen klinischen Erscheinungsformen liegen unterschiedliche Mutationen im Sinne einer Heterogenie zugrunde. Die hohe Konsanguinitätsrate der Eltern (etwa 50% der Fälle) und häufige Geschwisterfälle sprechen bei den schweren, rhizomelen Typen (Genort 6q21-22.2, *PEX7*) und einem Typ mit Brachytelephalangie (OMIM 602497) für autosomal rezessiven Erbgang. Bei generell leichterer Symptomatik (Typ CONRADI-HÜNERMANN, OMIM 118650) und einem Typ mit Verkürzung von 2. und 3. Metacarpale sowie Tibia und z.T. Humerus (OMIM 118651) jeweils autosomal dominanter Erbgang. Zwei X-chromosomale Typen rezessiv bedingt: Typ CURRY mit Brachydaktylie und ▶ *Maxillo-fazialer Dysostose BINDER* (OMIM 302940) und der Arylsulfatase-E-Mangel-Typ (OMIM Typ CDPXI, 302950) im Genort Xp22.31 an der Grenze zur pseudoautosomalen Region, teilweise unter Einbeziehung des Gens für die Steroidsulfatase, was die Ichthyose erklärt (▶ *Ichthyose, X-chromosomale*). Weitere benachbarte Genorte können in eine Mikrodeletion involviert sein: KALLMANN-Syndrom, Intelligenzminderung, geschlechtsdeterminierender Faktor TDF, Kleinwuchs: contiguous gene syndrome. Ein X-chromosomaler Typ (Typ CDPXII, CONRADI-HÜNERMANN-HAPPLE, OMIM 302960), Genort Xp11.23-p11.22 (*EBP*) ist wie das unilaterale CHILD-Syndrom (OMIM 308050) Genort Xq28 (*NSDHL*) dominant bedingt, offenbar meist mit Letalität der Hemizygoten. Die seltenen männlichen Patienten haben einen normalen 46,XY-Karyotyp (frühe somatische Mutation?).

Familienberatung
Differentialdiagnose zur Warfarin-Embryopathie und vor allem beim rhizomelen Typ zum ▶ *Cerebro-Hepato-Renalen-Syndrom* mit ähnlichen Verkalkungsherden des Knorpels im Neugeborenenalter und zu anderen Peroxisomopathien wichtig. Nachweis an Hand kleinster, röntgenologisch erfassbarer Kalkeinlagerungen in Knorpelgeweben (gut sichtbar im Calcaneus bei seitlicher Röntgenaufnahme des Fußes) während des Säuglingsalters möglich. Für erbprognostische Überlegungen ist die familienanamnestische Sicherung des jeweiligen Erbganges von Wichtigkeit. Auf Grund von Überschneidungen können die beiden Haupttypen häufig klinisch nicht eindeutig differenziert werden. Auf Mikro- und Teilsymptome in der Aszendenz muss besonders geachtet werden. Pränatale Diagnostik beim rhizomelen Typ ultrasonografisch und biochemisch (Plasmalogen-Bestimmung in kultivierten Chorion- und Fruchtwasserzellen) möglich. Beim X-chromosomalen Typ molekulargenetische pränatale Diagnostik bei Feten des betroffenen Geschlechtes durchführbar. Konduktorinnen an radial-streifiger Katarakt erkennbar.

Literatur
Aughton, D.J., R.I. Kelley, A.Metzenberg et al., X-linked dominant chondrodysplasia punctata (CDPX) caused by single gene mosaicism in a male. Am.J.Med.Genet. 116 (2003) 255–260.

Buheitel, G. und R.A.Pfeiffer, CHILD-Syndrom. Monatsschr. Kinderheilk. 143 (1995) 572–575.

Fryburg, J.S. and T.E.Kelly, Chondrodysplasia punctata, humero-metacarpal type: A. Second case. Am. J.Med.Genet. 64 (1996) 493–496.

Has, C., L.Bruckner-Tuderman, D.Müller et al., The CONRADI-HÜNERMANN-HAPPLE syndrome (CDPX2) and emopil binding protein: novel mutations, and somatic and gonadal mosaicism. Hum.Molec.Genet. 9 (2000) 1951–1955.

Happle, R., X-gekoppelte dominante Chondrodysplasia punctata. Mschr.Kinderhk. 128 (1980) 203–207.

Heikoop, J.C., R.J.A.Wanders, A.Strijkland et al., Genetic and biochemical heterogeneity in patients with the rhizomelic form of chondrodysplasia punctata – a complementation study. Hum.Genet. 89 (1992) 439–444.

Hosenfeld, D. and H.-R.Wiedemann, Chondrodysplasia punctata in an adult recognized as vitamin K antagonist embryopathy. Clin.Genet. 35 (1989) 376–381.

Motley, A.M., P.Brites, L.Gerez et al., Mutational spectrum in the *PEX7* gene and functional analysis of mutant alleles in 78 patients with rhizomelic chondrodysplasia punctata type 1. Am.J.Hum.Genet.70 (2002) 612–626.

Motley, A.M., E.H.Hettema, E.M.Hogenhout et al., Rhizomelic chondrodysplasia punctata is a peroxisomal protein targeting disease caused by a non-functional PTS2 receptor. Nature Genet. 15 (1997) 377–380.

Ofman, R., E.H.Hettema, E.M.Hogenhout et al., Acyl-CoA:Dihydroxyacetonephosphat acyltransferase: Cloning of the cDNA and resolution of the molecular basis in rhizomelic chondrodysplasia punctata type 2. Hum.Molec.Genet. 7 (1998) 847–853.

Sutphen, R., M.J.Amar, B.G.Kousseff and K.E.Toomey, XXY male with X-linked dominant chondrodysplasia punctata (HAPPLE syndrome). Am.J.Med.Genet. 57 (1995) 489–492.

Van Maldergem, L., M.Espeel, F.Roels et al., X-linked recessive chondrodysplasia punctata with XY translocation. Hum.Genet. 87 (1991) 661–664.

Wilson., C.J. and S.Aftimos, X-linked dominant chondrodysplasia punctata: A peroxisomal disorder? Am.J.Med.Genet. 78 (1998) 300–302.

Zizka, J., J.Charvat, A.Baxova et al., Brachytelephalangic chondrodysplasia punctata with distinctive phenotype and normal karyotype. Am.J.Med.Genet. 76 (1998) 213–216.

Chondrodysplasia punctata mit Hydrops
▶ Hydrops fetalis

Chondrodysplasie
▶ PARROT-Syndrom

Chondrodysplasie, akromesomele HUNTER-THOMPSON
▶ Achrondrogenesis Typ A

Chondrodyplasie, rhizomele
▶ Chondrodysplasia punctata

Chondrodysplasie, sklerotische
▶ BLOMSTRAND-Chondrodysplasie

Chondrodysplasie
s.a.
▶ Metaphysäre Chondrodysplasie;
▶ Parrot-Syndrom

Chondrodystrophia calcificans congenita
▶ Chondrodysplasia punctata

Chondrodystrophia myotonica
▶ SCHWARTZ-JAMPEL-Syndrom

Chondroektodermale Dysplasie
▶ ELLIS-VAN-CREVELD-Syndrom

Chorea HUNTINGTON
▶ HUNTINGTON-Syndrom

Choreo-Akanthozytose
▶ Akanthozytose, adulte

Choreoathetose, paroxysmale,
MOUNT-REBACK-Syndrom, Familiäre Paroxysmale Dyskinesie Typ I (FPD1)

Von wenigen großen Sippen beschriebene Formen episodischer unwillkürlicher Bewegungen der Extremitäten und des Gesichts ohne Bewusstseinsausfall, ausgelöst durch Stress, Müdigkeit, Alkohol, Kaffee, Schreck und Angstzustände. Erstmanifestation im Kindesalter, Besserung im Erwachsenenalter. Dauer der Anfälle etwa 5 Minuten, mehrmals am Tag. Autosomal dominanter Erbgang, Genorte: Dystone Form 2q34 (*FPD1*, Mount-Reback-Syndrom), Gen für ein Anionen-Austauschprotein (*SLC2C*); spastische Form mit Ataxie und Myokymie 1p21-p13.3 (β-Clathrin-Ionenkanal?, Kaliumionenkanal, *KCA1*); infantile Anfälle mit Choreoathetose bzw. paroxysmalen Dyskinesien, Genort 16p12.1-p11.2 (OMIM 128200), Allelie mit der ▶ *benignen familiären infantilen Epilepsie* und der paroxysmalen kinesiogenen Choreoathetose. Differentialdiagnose zu einer ebenfalls autosomal dominanten Bewegungsinduzierten paroxysmalen Choreoathetose mit Spastizität, Genort 1q, notwendig, ▶ *Torsionsdystonie*, sowie zu infektiös- oder drogeninduzierten periodischen Dyskinesien. Siehe auch ▶ *Hyperekplexie*; ▶ *periodische Paralysen*; ▶ *episodische Ataxie* (z.T. Allelie?); ▶ *QT-Syndrom*; ▶ *Pyruvatdehydrogenase-Mangel*. Unterschiedlich antiepileptisch, medikamentös (Carboanhydrase-Hemmer, Azetazolamid) oder physiotherapeutisch beherrschbar.

Literatur
Auburger, G., T.Ratzlaff, A.Lunkes et al., A gene for autosomal dominant paroxysmal choreoathetosis/spasticity (CSE) maps to the vicinity of a potassium channel gene cluster on chromosome 1p, probably within 2 cM between D15443 and D1S197. Genomics *31* (1996) 90–94.

Fouad, G.T., S.Servidei, S.Durcan et al., A gene for familial paroxysmal dyskinesia (FPD1) maps to chromosome 2q. Am.J.Hum.Genet. *58* (1996) 135–145.

Hofele, R. and G.Auburger, Gene locus *FDP1* of the dystonic Mount-Reback type of autosomal-dominant paroxysmal choreoathetosis. Neurology *49* (1997) 1252–1256.

Klein, C und P.Vieregge, Nichtepileptische paroxysmale Bewegungsstörungen. Nervenarzt *69* (1998) 647–659

Muller, U., D. Steinberger and A.H.Nemeth, Clinical and molecular genetics of primary dystonias. Neurogenetics *1* (1998) 165–177.

Raskind, W.H., T.Bolin, J.Wolff et al., Further localization of a gene for paroxysmal dystonic choreoathetosis to a 5-cM region on chromosome 2q34. Hum.Genet. *102* (1998) 93–97.

OMIM 118800

Chorioidea-Sklerose

Sklerose der Aderhaut unterschiedlicher Ätiologie.
Der Basisdefekt der sklerotischen Veränderungen ist unbekannt.

Krankheitswert
Visusverschlechterung vom späten Kindesalter an durch zentrale, peripapilläre oder generalisierte Sklerose der Aderhaut. Progredienz je nach Typ unterschiedlich.

Therapiemöglichkeiten
Keine wirksame Therapie bekannt.

Häufigkeit und Vorkommen
Die nicht altersbedingte Ch.S. ist sehr selten. Bei generalisierter Ch.S. Sippen mit Merkmalsträgern in aufeinanderfolgenden Generationen und bei zentraler Ch.S. vor allem Geschwisterschaften neben sporadischen Fällen beschrieben.

Genetik
Offensichtlich heterogen. Die Art des familiären Vorkommens der zentralen und der peripapillären Ch.S. spricht gewöhnlich für autosomal rezessiven, seltener dominanten Erbgang, während die generalisierte Ch.S. autosomal dominant bedingt ist. Die Existenz eines X-chromosomalen Typs ist wegen der unsicheren differentialdiagnostischen Abgrenzung zur ▶*Retinopathia pigmentosa* und zur ▶*Chorioideremie* unklar.

Familienberatung
Nachweis und Differentialdiagnose gegenüber der Retinopathia pigmentosa durch Elektroretinografie und Adaptometrie oft unsicher. Eine

Beratung muss von dem in der entsprechenden Familie jeweils vorliegenden Typ ausgehen. Heterozygote eventuell an subklinischen Symptomen erkennbar.

Literatur
Krill, A.E. and D.B.Archer, KRILL's Hereditary Retinal and Choroidal Diseases. Harper and Row, New York, San Francisco, London 1977.

Verraz, R. Heredofamilial central choroidal sclerosis. Arch.Sci.Med. *126* (1969) 875–880.

OMIM 215500

Chorioideremie,
Progressive tapeto-chorioideale Degeneration

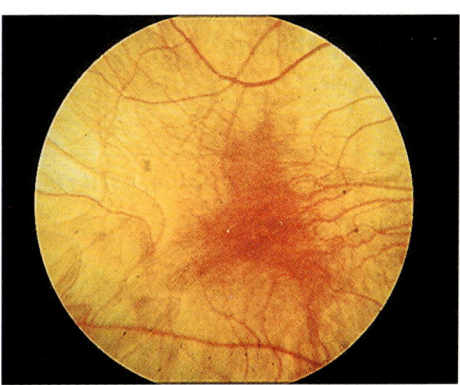

Chorioideremie. Augenhintergrund: Atrophie von Retina und Chorioidea. Makulainsel. (J. Reimann)

Genetisch bedingte Dystrophie der Chorioidea auf der Grundlage einer Genmutation.
Der Basisdefekt besteht in einer Synthesestörung einer Untereinheit (REP1) eines Geranyltransferase-Isoenzyms (GGTA) in der Retina. Die Pathogenese ist noch unklar.

Krankheitswert
Aufgrund der bald nach Geburt einsetzenden Retina- und Chorioidea-Atrophie progredienter Sehverlust, Nachtblindheit und Gesichtsfeldeinengung bis zur Erblindung im späteren Erwachsenenalter. In einer Familie Kombination von Ch. mit geistiger Retardation, Akrokeratosis verruciformis, Nebennierennieren-Insuffizienz (Glycerolkinase-Defizienz) und anhidrotischer ektodermaler Dysplasie: van-den-BOSCH-Syndrom (OMIM 314500)

Therapiemöglichkeiten
Unbekannt.

Häufigkeit und Vorkommen
Klinische Symptome nur im männlichen Geschlecht. Über 400 meist familiäre Fälle beschrieben, davon stammen mindestens 100 aus dem Gebiet von Salla in Finnland (Founder-Effekt aus dem 17. Jahrh.).

Genetik
X-chromosomaler Erbgang mit abgeschwächter bis subklinischer Symptomatik (periphere Fundusveränderungen ohne Beeinträchtigung des Sehvermögens) bei Konduktorinnen. Es besteht Sequenzhomologie mit einem Gen in 1q32-41 (USHER-IIA-Gen?). Genort Xq22-q22.3 (*REP1, Rab Escort Protein-1*), beim van-den-BOSCH-Syndrom Mikrodeletion und Einbeziehung mehrerer Gene (contiguous gene syndrome, OMIM 314500), bei einer anderen Sippe (mit Adipositas) Genort für die X-chromosomale Taubheit DFN3 beteiligt (OMIM 303110).

Familienberatung
Früherkennung molekulargenetisch und fluoreszenzangiografisch aufgrund der Augenhintergrundsveränderungen. Konduktorinnennachweis funduskopisch ab 10. Lebensjahr möglich. Differentialdiagnose zur Retinopathia pigmentosa notwendig. Pränatale Diagnostik molekulargenetisch bei männlichen Feten durchführbar.

Literatur
Cremers, F.P.M., D.J.R.Van De Pol, L.P.M.Van Kerkhoff et al., Cloning of a gene that is rearranged in patients with choroideremia. Nature *347* (1990) 674–677.

Cremers, F.P.M, C.M.Molloy, D.J.R.van de Pol et al., An autosomal homologue of the choroideremia gene colocalizes with the USHER syndrome type II locus on the distal part of chromosome 1q. Hum. Molec.Genet. *1* (1992) 71–75.

Van den Hurk, J.A.J.M., T.J.R. Van de Pol, C.M.Molloy, et al., Detection and characterization of point mutations in the chorioderemia candidate gene by PCR-SSCP analysis and direct DNA sequencing. Am.J.Hum.Genet. *50* (1992) 1195–1202.

OMIM 303100

Chorionepitheliom
▶ Blasenmole

Chorio-Retinale Atrophie, gyrierte,
Hyperornithinämie

Genetisch bedingte chorio-retinale Degeneration auf der Grundlage einer Genmutation. Der Gendefekt manifestiert sich in einem Mangel an Ornithin-Ketoazidaminotransferase in der Mitochondrienmatrix. Daraus resultiert eine Störung des Ornithin-Stoffwechsels und eine 10- bis 20fache Erhöhung der Ornithinkonzentration in den Körperflüssigkeiten. Der Zusammenhang mit der Augensymptomatik ist noch unklar. Durch den Enzymdefekt ist wahrscheinlich die Kreatin- und Kreatinin-Synthese im Muskel vermindert. Es kommt zur Atrophie der Typ-II-Muskelfasern und zu granulären Ablagerungen in den Zellen, woraus sich die Muskelschwäche erklärt.

Krankheitswert
Erstmanifestation klinischer Erscheinungen im 2.–3. Lebensjahrzehnt. Nachtblindheit. Progrediente Gesichtsfeldeinengung durch fleckförmige, scharf begrenzte chorio-retinale Degeneration. Später Katarakte. Leichte Muskelschwäche.

Therapiemöglichkeiten
Argininarme Diät soll die Ornithinkonzentration senken. Kreatinsubstitution führt zur Besserung der Muskelsymptomatik. Bei einem Teil der Fälle (bisher eine von 50 bekannten Mutationen des zugrundeliegenden Gens) Besserung durch Vitamin-B_6-Gaben.

Häufigkeit und Vorkommen
Bei etwa 100 sporadischen und Geschwisterfällen mit Aderhautdystrophie Hyperornithinämie nachgewiesen, davon ein großer Teil aus Finnland. Erstbeschreibung 1939.

Genetik
Autosomal rezessiver Erbgang. Heterogen, bei den Vitamin-B_6-responsiven und -refraktären Typen handelt es sich um Allelie. Genort 10q26.

Siehe auch ▶ *Atrophia gyrata chorioideae et retinae* FUCHS.

Familienberatung
Diagnose und Differentialdiagnose anhand der Hyperornithinämie und der gesteigerten Ornithin-Synthese in transformierten Lymphozyten. Nach dem gleichen Prinzip Heterozygotentest möglich. Differentialdiagnose zu anderen Formen der Hyperornithinämie aufgrund der fehlenden klinischen Hyperammonämie-Symptomatik (▶ *Hyperammonämie*).

Literatur
Mashima, Y., A.Murakami, R.G.Weleber et al., Nonsense-codon mutations of the ornithine aminotransferase gene with decreased levels of mutant mRNA in gyrate atrophy. Am.J.Hum.Genet. *51* (1992) 81–91.

Mashima, Y., T.Shiono and G.Inana, Rapid and efficient molecular analysis of gyrate atrophy using denaturing gradient gel electrophoresis. Invest.Ophthalmol.Vis.Sci. *35* (1994) 1065–1070.

Wirtz, M.K., N.G.Kennaway and R.G.Weleber, Heterogeneity and complementation analysis of fibroblasts from vitamin B6 responsive and non-responsive patients with gyrate atrophy of the choroid and retina. J.Inherit.Metab.Dis. *8* (1985) 71–74.

OMIM 258870

Chorio-Retinale Atrophie, progressive bifokale
▶ Makuladegeneration, familiäre vitelliforme

Chorio-Retinale Degeneration
▶ Hyaloideo-Retinale Degeneration

Chorio-Retinale Dystrophie
▶ DESBUQUOIS-Syndrom

CHOTZEN-Syndrom
▶ Akrozephalosyndaktylie

Christmas-Krankheit
▶ Hämophilie B

CHRIST-SIEMENS-TOURAINE-Syndrom
▶ Ektodermale Dysplasie, anhidrotische

Chromosomen-Bruch-Syndrome,
Chromosomen-Instabilitäts-Syndrome

Heterogene Gruppe von Syndromen, denen gemeinsam ist:
- Erhöhte spontane Chromosomen-Bruch-Rate nach in-vitro- Kultur der Zellen, verstärkt durch die Einwirkung von ionisierenden Strahlen und chemischen Mutagenen vom Typ der Radiomimetica (Bleomycin) oder alkylierenden Substanzen (Mitomycin M).
- Immunschwäche und Neigung zu Neoplasmen.
- Autosomal rezessiver Erbgang.

Dazu gehören ▶ BLOOM-Syndrom, ▶ FANCONI-Anämie und ▶ LOUIS-BAR-Syndrom mit Nijmegen-Bruch-Syndrom, SEEMANOVA-Syndrom II bzw. SPERLING-WEGNER-Syndrom (Berlin-Bruch-Syndrom). Eine erhöhte Chromosomen-Instabilität lässt sich auch bei anderen Syndromen mit DNA-Reparaturdefekten oder Immunmangel feststellen, ▶ Xeroderma pigmentosum, ▶ COCKAYNE-Syndrom, ▶ BIDS, ▶ WERNER-Syndrom, ▶ Agammaglobulinämie, ▶ Basalzell-Nävus-Syndrom.

Literatur
Ishikawa, S., M.Ishikawa, T.Tokuda et al., Japanese family with an autosomal dominant chromosome instability syndrome: a new neurodegenerative disease? Am.J.Med.Genet. *94* (2000) 265–270.

Jaspers, N.G.J., R.D.F.Taalman and C.Baan, Patients with an inherited syndrome characterized by immunodeficiency, microcephaly and chromosomal instability: genetic relationship to ataxia teleangiectasia. Am.J.Hum.Genet. *43* (1988) 66–73.

Matsuura, S., E.Ito, H.Tauchi et al., Chromosomal instability syndrome of total premature chromatid separation with mosaic variegated aneuploidy is defective in mitotic-spindle checkpoint. Am.J. Hum.Genet. *67* (2000) 483–486.

Seemanová, E., E.Passarge, D.Benesková et al., Familial microcephaly with normal intelligence, immunodeficiency, and risk for lymphoreticular malignancies: a new autosomal recessive disorder. Am.J. Med.Genet. *20* (1985) 639–648.

Sperling, K., Analisi dell'eterogeneita nell'uomo. Prospettive in Pediatria *49* (1983) 53–66.

Chromosomopathien,
chromosomal bedingte Syndrome

Genetisch bedingte komplexe Fehlbildungen oder Normabweichungen auf der Grundlage einer numerischen oder strukturellen Chromosomenaberration.
Während die Anzahl der bei Lebendgeborenen möglichen verschiedenen numerischen Aberrationen begrenzt ist, gibt es eine unüberschaubare Vielfalt struktureller Aberrationen. Erstere entstehen durch Nondisjunction von Chromosomen während der Gametogenese (Meiose) oder auch bei den ersten Teilungen der Zygote (Genommutationen), letztere durch Chromosomenbrüche und -umstrukturierungen (Chromosomenmutationen). Ursachen für die in der Keimbahn mit hoher Frequenz eintretenden Chromosomenaberrationen sind unbekannt. Der größte Teil der chromosomal aberranten Früchte stirbt bereits während der Embryonalperiode ab (▶ Aborte). Ein Überleben bis zur Geburt ist nur bei numerischen Aberrationen bestimmter Chromosomen und bei balancierten strukturellen Aberrationen oder unbalancierten Aberrationen geringen Umfangs bzw. genetisch nicht essentieller Chromosomenabschnitte möglich.
Auf klinischer Ebene manifestieren sich Chromosomenaberrationen in einem Komplex vorwiegend unspezifischer Defekte, deren Diagnose bis auf wenige Ausnahmen immer der Chromosomenanalyse bedarf.
Eine besondere Gruppe der strukturellen Chromosomenaberrationen sind die an oder unterhalb der Grenze des mikroskopischen Auflösungsvermögens liegenden Mikrodeletionen bzw. durch Translokationen bedingten Mutationen auf Genebene. Durch Mikrodeletionen sind meistens mehrere gekoppelte Gene betroffen (früher als "Blockmutation" postuliert), von denen sich jedes allein bereits durch

Chromosomopathien

eine Mutation in einem klinischen Krankheitsbild manifestieren kann. Bei gemeinsamer Deletion kommt es dann zu einer Syndromkombination: ▶ *contiguous gene syndrome*.

Numerische Chromosomenaberrationen:
Autosomal:
- ▶ *Trisomie 8*
- Trisomie 13 (D_1, ▶ PÄTAU-*Syndrom*)
- Trisomie 18 (▶ EDWARDS-*Syndrom*)
- Trisomie 21 (▶ DOWN-*Syndrom*)

Gonosomal:
Monosomie X (▶ ULLRICH-TURNER-*Syndrom*)
- Polysomie X (▶ *Triplo-X-Frau*; ▶ *Tetra-X-Frau*)
- XXY-Gonosomenstatus (▶ KLINEFELTER-*Syndrom*)
- Polysomie Y (▶ *YY-Syndrom*)

Strukturelle Chromosomenaberrationen:
Aus der Fülle der in den letzten Jahren bekannt gewordenen, teilweise sippenspezifischen Aberrationen manifestieren sich nur wenige in einer für eine syndromatische Abgrenzung ausreichend spezifischen Symptomkombination. Im Rahmen dieses Buches sollen nur wenige Beispiele behandelt werden:
- Partielle Monosomie 4p (▶ *Deletions-Syndrom des kurzen Armes eines Chromosoms 4*)
- Partielle Monosomie 5p (▶ *Cri-du-chat-Syndrom*)
- Partielle Trisomie 9p (▶ *Syndrom der partiellen Trisomie eines Chromosoms 9*)
- Partielle Monosomie 18 (▶ *Deletions-Syndrome des Chromosoms 18*)
- Tetrasomie 22p (▶ *Katzenaugen-Syndrom*)
- Mikrodeletionen 22p (▶ *CHATCH22*; ▶ DI-GEORGE-*Syndrom*, ▶ *Velo-Kardio-Faziales Syndrom*)
- Tetrasomie 12p (▶ PALLISTER-KILLIAN-*Syndrom*)
- Somatische strukturelle Chromosomenaberrationen s.a. ▶ *Krebs*; ▶ *Leukosen*

Zum Nachschlagen über das gesamte Spektrum der beim Menschen bekannten strukturellen Chromosomenaberrationen sei auf entsprechende Monographien verwiesen (BORGAONKAR, SCHINZEL, für Leukämie und Tumoren MITELMAN).

Familienberatung
Eine Risikoeinschätzung setzt immer die durch Chromosomenanalyse gewonnene Kenntnis des Chromosomenstatus (Karyotyp) beim Probanden voraus, da auch klinisch diagnostizierbaren Chromosomopathien verschiedene, in ihrem Risiko unterschiedliche Chromosomenaberrationen zugrunde liegen können (z.B. ▶ DOWN-*Syndrom*). Das Spektrum der klinischen Auswirkung der verschiedenen Chromosomenaberrationen reicht vom schweren letalen Fehlbildungskomplex bis zu unauffälligen psychischen und/oder somatischen Abweichungen. Entsprechend weit spannt sich die Indikation für die Chromosomenanalyse. Eine Chromosomenanalyse sollte durchgeführt werden:

1. Bei allen bekanntermaßen chromosomal bedingten Syndromen zum Ausschluss familiärer Formen, sofern eine erbprognostische Fragestellung besteht: Kinderwunsch der Eltern oder naher Verwandter.
2. Aus diagnostischen Gründen bei unklaren Fehlbildungskomplexen, Retardationen, Intersexualitätsformen, Genitalfehlbildungen sowie Sterilität oder Infertilität unbekannter Ursache.
3. Bei bestimmten als monogen bekannten Syndromen und Störungen, bei denen die Möglichkeit besteht, die Mutation mit Spezialmethoden (high resolution, molekularzytogenetische Methoden) nachzuweisen und damit diagnostische und familienprognostische Aussagen zu präzisieren. ▶ *contiguous gene syndromes*, ▶ *Tricho-Rhino-Phalangie-Syndrom II*, ▶ BURKITT-*Lymphom*, ▶ *Aniridie*.

Wiederholungsrisiko für numerische Aberrationen ▶ *entsprechende Syndrome*. Ein Wiederholungsrisiko muss vor allem bei Vorliegen einer strukturellen Aberration in Betracht gezogen werden. Die Höhe des Risikos richtet sich nach der Art der Aberration in der Elterngeneration und muss jeweils individuell aus dem Karyotyp ermittelt werden. Strukturelle Aberrationen können über Normalpersonen in balancierter Form vererbt werden. Die Untersuchung gesunder Familienangehöriger ist deshalb notwendig. Meistens liegen De-novo-Aberrationen vor, die Eltern haben einen normalen Karyotyp, und es besteht kein erhöhtes Risiko für Geschwister der Probanden.

Literatur

Borgaonkar, D.S., Chromosomal Variation in Man. A Catalog of Chromosomal Variants and Anomalies. 8th Edit. Wiley-Liss, New York, Chichester, Brisbane, Toronto, Singapore 1997.

Mitelman, F., Catalog of Chromosome Aberrations in Cancer´98. Wiley-Liss, New York, Chichester, Brisbane, Toronto, Singapore 1998.

Schinzel, A., Catalogue of Unbalanced Chromosome Aberrations in Man. Walter de Gruyter, Berlin, New York, Second Edit. 2001.

CHUDLEY-McCULLOUGH-Syndrom

Von zwei Geschwisterschaften beschriebene Taubheit mit Hydrozephalus (Obstruktion des Foramen MUNRO). Erbgang autosomal rezessiv.

Literatur

Lemire, E.G. and G.P.Stoeber, CHUDLEY-McCULLOUGH syndrome: bilateral sensorineural deafness, hydrocephalus, and other structural brain abnormalities. Am.J.Med.Genet. *90* (2000) 127–130.

OMIM 604213

CHZAM
▶ Dysplasia, cleidocranialis

Cirrhose, infantile
▶ WILSON-Syndrom

Citrullinurie-Syndrom,
Citrullinämie

Genetisch bedingter Stoffwechseldefekt auf der Grundlage einer Genmutation. Der Gendefekt äußert sich in einer stark verminderten Aktivität (veränderte Kinetik; verminderte Synthese-Rate) der Argininsuccinat-Synthetase (ASS) in Fibroblasten (Leber und Niere) und Blutzellen, wodurch es im Harnstoffzyklus zur Störung der Katalyse von Citrullin, Aspartat und ATP zu Argininsuccinat, AMP und Pyrophosphat und damit zur Ansammlung von Citrullin in Blut und Harn und nach Eiweißaufnahme zu einer Hyperammonämie kommt (neonatale oder klassische Formen I und III, OMIM 215700). Letztere wirkt toxisch auf das Zentralnervensystem. Sekundär entsteht durch Störung der renalen Rückresorption eine Aminoazidurie. Beim Erwachsenen-Typ II (OMIM 603471) ist ein mitochondriales Ca-bindendes, in der Leber exprimiertes Transportprotein, Citrin (SLC25A13) betroffen.

Krankheitswert

Erstmanifestation des Leidens in den ersten Lebenswochen (Typen I und III). Epileptiforme und komatöse Anfälle, Brechattacken, fortschreitende Retardation und Oligophrenie. Lebenserwartung gering. Aus Japan die bei Europiden nur von wenigen Fällen bekannte adulte Form beschrieben (Typ II).

Therapiemöglichkeiten

Leichte Besserung durch eiweißarme Diät. In Krisensituationen Rehydratations-Therapie.

Häufigkeit und Vorkommen

Seit Erstbeschreibung 1962 mehr als 200 sporadische und Geschwisterfälle bekannt. Wahrscheinlich oft nicht erkannt. 20 Fälle von CTLN2-Defizienz aus Japan beschrieben, Frequenz dort 1:20.000.

Genetik

Autosomal rezessiver Erbgang. Heterogen, mit unterschiedlicher Restaktivität der allelen Formen. Molekulargenetisch lassen sich auf mindestens 14 Chromosomen Argininbernsteinsäure-Synthase-Gene feststellen. Wahrscheinlich handelt es sich bis auf zwei um Pseudogene. Loci für aktive Gene: 9q34 (*ASS, CTLN1*, Typen I, abnormale Kinetik und III, verminderte Syntheserate), 7q21.3 (*SLC25A13*, Citrin, *CTLN2*).

Familienberatung

Frühdiagnose anhand des Nachweises von Citrullin in Urin und Blut. Heterozygotentest auf die gleiche Weise nach Eiweißbelastung möglich. Früh einsetzende diätetische Behandlung wichtig. Pränatale Diagnostik biochemisch aus Chorionbioptaten, Fruchtwasser oder kultivierten fetalen Zellen oder molekulargenetisch möglich.

Literatur

Issa, A.R.A., G.Yadav and A.S.Teebi, Intrafamilial phenotypic variability in citrullinaemia: Report of a family. J.Inherit.Metab.Dis. *11* (1988) 306–307.

Kakinoki, H., K.Kobayashi, H.Terazono et al., Mutations and DNA diagnoses of classical citrullinemia. Hum.Mutat. *9* (1997) 250–259.

Northrup, H., A.L.Beaudet and W.E.O'Brien, Prenatal diagnosis of citrullinaemia: Review of a 10-year experience including recent use of DNA analysis. Prenatal Diagn. *10* (1990) 771–779.

Yasuda, T., N.Yamaguchi, K.Kobayashi et al., Identification of two novel mutations in the SLC25A13 gene and detection of seven mutations in 102 patients with adult-onset type II citrullinemia. Hum. Genet. *107* (2000) 537–454.

OMIM 215700, 215720

CLARKE-Syndrom
▶ Keratose, palmoplantare, mit Ösophaguskarzinom

CLOUSTON-Syndrom
▶ Ektodermale Dysplasie, hydrotische

COACH-Assoziation, COACH-Syndrom

Cerebelläre und Vermeshypo/aplasie, Oligophrenie, angeborene Ataxie, Colobom und angeborene Leber- (Hepatic) Fibrose sowie Niereninsuffizienz. Bisher 7 sporadische und Geschwisterfälle bekannt. Autosomal rezessiv bedingt. Grenze zum ▶ JOUBERT-Syndrom nicht ganz klar.

Literatur

Foel, D., C.August, M.Frosch et al., Early detection of severe cholestatic hepathopathy in COACH syndrome. Am.J.Med.Genet. *111* (2002) 429–434.

Kumar, S. and R.Rankin, Renal insufficiency is a component of COACH syndrome. Am.J.Med.Genet. *61* (1996) 122–126.

Verloes, A. and C.Lambotte, Further delineation of a syndrome of cerebellar vermis hypo/aplasia, oligophrenia, congenital ataxia, coloboma, and hepatic fibrosis. Am.J.Med.Genet. *32* (1989) 227–232.

OMIM 216360

CoA-Dehydrogenase-Mangel
▶ Acyl-CoA-Dehydrogenase-Mangel

COATS-Krankheit,
COATS-Teleangiektasie
▶ NORRIE-Syndrom

COBB-Syndrom
▶ Angiomatosis, neurokutane

COCKAYNE-Syndrom

Genetisch bedingter Komplex von Entwicklungsstörungen auf der Grundlage einer Genmutation. Gilt zusammen mit dem Typ DeSANCTIS-CACCIONE als Variante des ▶ Xeroderma pigmentosum.

Der Basisdefekt betrifft die transkriptionsgebundene DNA-Nukleotid-Exzisions-Reparatur (NER, Transcription-Coupled Repair, TCR) des transcribierten DNA-Stranges, Transkriptionfaktor IIH (wahrscheinlich ATPase mit Helicase-Domänen) mit den Genen *ERCC3* bei CSA; *ERCC6* für CSB; *ERCC2* für CSC und *ERCC8* für einen weiteren Typ. Genetische Beziehungen in Form von Allelie und Beteiligung des gleichen Helicase-Motivs bestehen zum BIDS-Syndrom Typ A und C und zum ▶ *Xeroderma pigmentosum B, D und G.* Chromosomenbruch-Syndrom. Im Vordergrund steht eine Sensibilität auf DNA- und Zellebene gegenüber UV-Strahlen, die Chromosomenbrüche, eine erhöhte Schwester-Chromatid-Austausch-(SCE-)Rate, Persistieren der DNA-Replikation und RNA-Synthese nach UV-Strahlenwirkung sowie Zelltod in vitro induzieren. Die Störungen sind durch Nikotinsäureamid-Adenin-Dinucleotid (NAD) z.T. reversibel, so dass pathogenetisch die Beteiligung einer NAD-Synthesestörung durch ein abnormes Purin vermutet wird. Histologisch lässt sich neben perivaskulären Verkalkungen eine segmentale Demyelinisie-

rung peripherer Nerven erkennen. Siehe auch
▶ Xeroderma-pigmentosum-COCKAYNE-Syndrom.

Krankheitswert
Erstmanifestation des Leidens bei Geburt (Typ CSB), im 2. Lebensjahr (Typ CSA und Typ CSC) oder später nach bis dahin normaler Entwicklung. Disproportionierter Kleinwuchs mit Skelettdeformitäten, Gelenkekontrakturen, Ganganomalien, Mikrozephalus und Kachexie. Retinopathia pigmentosum, Taubheit, Oligophrenie, z.T. Xeroderma-pigmentosa-artige Fotosensibilität der Haut. Keine Infektanfälligkeit und Neigung zu Neoplasmen. Hypogonadismus. Neigung zu Karies. Vorzeitiges Altern mit Arteriosklerose. Vollbild der Krankheit beim klassischen Typ (A) meistens bis zum 10. Lebensjahr entwickelt, Tod gewöhnlich im 2. Lebensjahrzehnt.

Therapiemöglichkeiten
Außer Lichtschutz und symptomatisch konservativer Behandlung nichts bekannt.

Häufigkeit und Vorkommen
Bisher über 140 Fälle aus über 40 Familien beschrieben, davon etwa 2/3 Knaben. Alle bisher bekannten betroffenen Familien stammen aus Europa (vorwiegend England). 80% der Fälle gehören dem Typ CSB an. Acht Fälle mit zusätzlich Symptomen von Xeroderma pigmentosum (XP-B, XP-D): CSC. Xeroderma-COCKAYNE-Komplex ▶ Xeroderma pigmentsum, XP-G.

Genetik
Autosomal rezessiver Erbgang. Expressivität bei beiden Geschlechtern gleich. Heterogen. Der Nachweis von mindestens 3 Komplementationsgruppen in vitro lässt auf Heterogenie der klassischen (CSA) und der angeborenen (CSB) Form schließen, wobei ein weiterer Typ (OMIM 216410) neuerdings wieder dem Xeroderma pigmentosum zugerechnet wird (XPG). Genorte: 2q21, CSA (ERCC3), Allelie mit BIDS-Syndrom Typ C und Xeroderma pigmentosum Typ B; 10q11-21, CSB (ERCC6), Allelie mit Cerebro-Okulo-Fazio-Skelettalem Syndrom und Xeroderma pigmentosum Typ DeSANCTIS-CACCHIONE (OMIM 1335101); 19q13, CSC (ERCC2), Allelie zu BIDS-Syndrom Typ A und Xeroderma pigmentosum Typ D; 13q32-33, Xeroderma-pigmentosum-COCKAYNE-Komplex (ERCC5) = Xeroderma

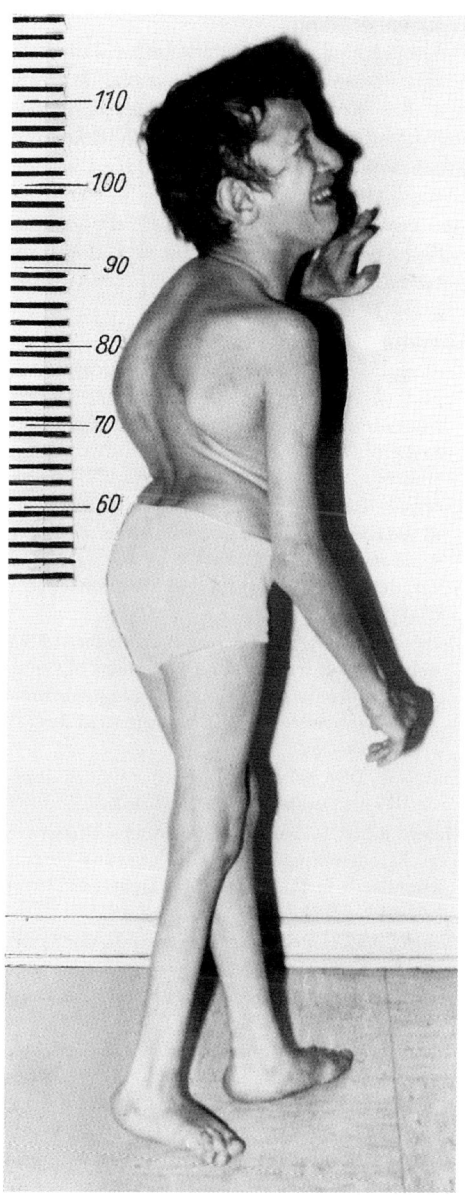

COCKAYNE-Syndrom. 18jähriger Junge, disproportioniert kleinwüchsig, Kyphoskoliose. Große Hände und Füße, relativ lange Extremitäten. Charakteristisches schmales, "alt" wirkendes Gesicht. (J. Kunze)

pigmentosum Typ G (OMIM 133530); Chromosom 5 (ERCC8). Die klinischen Unterschiede zwischen den einzelnen Typen werden durch die Allelie und eine Korrelation zur Rest-DNA-Reparaturkapazität z.T. verwischt.

Familienberatung

Heterozygote bisher nicht erkennbar. Pränatale Diagnostik an Hand der UV-Sensibilität (Verlust der Koloniebildungsfähigkeit und der RNA-Synthese von kultivierten Chorion- und Fruchtwasserzellen). Differentialdiagnose zu Cerebro-Okulo-Fazio-Skelettalem Syndrom und Xeroderma pigmentosum (z.T. dieselbe genetische Grundlage) sowie zum BIDS-Syndrom notwendig.

Literatur

Cleaver, J.E., L.H.Thompson, A.S.Richardson and J.C.States, A summary of mutations in the UV-sensitive disorders: Xeroderma pigmentosum, COCKAYNE syndrome, and Trichothiodystrophy. Hum.Mutat. *14* (1999) 9–22

Cotella, S., T.Nardo, E.Botta et al., Identical mutations in the *CSB* gene associated with either COCAYNE syndrome or the DeSANCTIS-CACCIONE variant of xeroderma pigmentosum. Hum.Molec.Genet. *9* (2000) 1171–1175.

Dianov, G.L., J.-F.Houle, N.Iyer et al., Reduced RNA polymerase II transcription in extracts of COCKAYNE syndrome and Xeroderma pigmentosum/COCKAYNE syndrome cells. Nucleic Acid Res. *25* (1997) 3636–3642.

Ellis, N.A., DNA helicases in inherited human disorders. Genet.Develop. *7* (1997) 354–363.

Hamel, B.C.J., A.Raams, A.R.Schuitema-Dijkstra et al., Xeroderma pigmentosum-COCKAYNE syndrome complex: a further case. J.Med.Genet. *33* (1996) 607–610.

Itoh, T., J.E.Cleaver and M.Yamaizumi, COCKAYNE syndrome complementation group B associated with xeroderma pigmentosum phenotype. Hum. Genet. *57* (1996) 176–179.

Lehmann, A.R., A.F.Thompson, S.A.Harcourt et al., COCKAYNE's syndrome: correlation of clinical features with cellular sensitivity of RNA synthesis to UV irradiation. J.Med.Genet. *30* (1993) 679–682.

Mallery, D.L., B.Tanganelli, S.Colella et al., Molecular analysis of mutations in the CSB (*ERCC6*) gene in patients with COCKAYNE syndrome. Am.J.Hum.Genet. *62* (1998) 77–85.

Stefanini, M., H.Fawcett, E. Botta et al., Genetic analysis of twenty-two patients with Cockayne syndrome. Hum.Genet. *97* (1996) 418–423.

Vermeulen, W., J.Jaeken, N.G.J.Jaspers et al., Xeroderma pigmentosum complementation group G associated with COCKAYNE syndrome. Am.J.Hum.Genet. *53* (1993) 185–192.

OMIM 216400, (216410), 216411

CODAS
► Cerebro-Okulo-Dento-Auriculo-Skelettales Syndrom

COFFIN-LOWRY-Syndrom

Genetisch bedingtes Oligophrenie-Syndrom auf der Grundlage einer Genmutation.
Der Basisdefekt betrifft eine Wachstumsfaktor-induzierte und damit Transkriptionsfaktor-aktivierende ribosomale Serosin-Threonin-Protein-6-Kinase (RSK2, S6-Kinase 2) und damit die Protein-Synthese. Es kommt zu Störungen des Zellwachstums, wovon sich die Symptomatik z.T. ableiten lässt.

Krankheitswert

Balkenhypoplasie sowie Frontal- und Temporallappenatrophie mit Oligophrenie, IQ bei männlichen Patienten 50. Typische Fazies durch massiven quadratischen Hirnschädel bei relativ kleinem Gesichtsschädel, antimongoloide Lidachsenstellung, breite Nasenwurzel mit Telekanthus, dicken Supraorbitalwülsten und Hypertelorismus. Ptosis, volle Lippen, großer offener Mund sowie pränatale Dentition, später Zahnstellungsanomalien und -unterzahl. Überstreckbarkeit der Gelenke, Cutis laxa, Hernien. Kyphoskoliose, Kielbrust. Kleinwuchs. Große Hände mit dick ansetzenden und nach distal konisch verschmälerten Fingern und kleinen Endphalangen. Coxa valga. Große Fontanelle persistiert bis zum Ende des 2. Lebensjahres. Fakultativ Herzfehler. Schwerhörigkeit. Freundliche Stimmungslage.

Therapiemöglichkeiten

Keine spezifische Therapie bekannt. Physiotherapeutische Maßnahmen können Folgen einer Bindegewebsschwäche mildern.

Häufigkeit und Vorkommen

Seit Erstbeschreibung 1966 über 100 Fälle beschrieben aus mehr als 30 Familien von Europa, Asien und Afrika. Gynäkotropie.

Genetik

X-chromosomaler Erbgang. Genort Xp22.2-p22.1 (*RSK2*). Abgeschwächte Symptomatik im

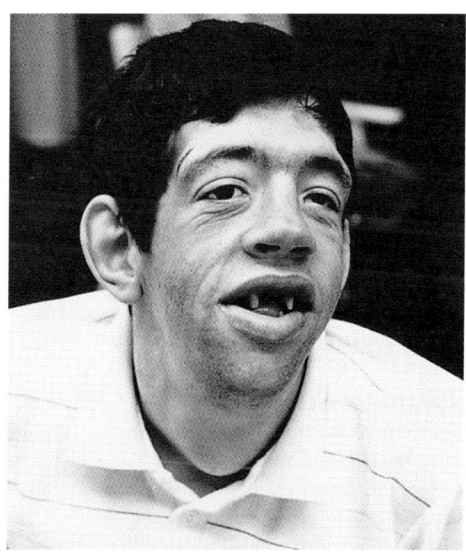

COFFIN-LOWRY-Syndrom. Erscheinungsbild im Erwachsenenalter: Grobe Gesichtszüge, evertierte volle Lippen, antimongoloide Lidachsenstellung, tief angesetzte große Ohrmuscheln. Telecanthus, charakteristische Nasenform. (J.P. Fryns)

Plomp, A.S., C.E.M.De Die-Smulders, P.Meinecke et al., COFFIN-LOWRY syndrome: Clinical aspects at different ages and symptoms in female carriers. Genet.Counsel. *6* (1995) 259–268.

Trivier, E., D.DeCesare, S.Jacquot et al., Mutations in the kinase Rsk-2 asociated with COFFIN-LOWRY syndrome. Nature *384* (1996) 567–570.

Zeniou, M., S.Pannetier, J.-P.Fryns and A.Hanauer, Unusual splice-site mutations in the *RSK2* gene and suggestion of genetic heterogeneity in COFFIN-LOWRY syndrome. Am.J.Hum.Genet. *70* (2002) 1421–1433.

OMIM 303600

COFFIN-SIRIS-Syndrom,
Fünfter-Finger-Syndrom

Syndrom aus multiplen Anomalien und Oligophrenie unklarer Ätiologie und Pathogenese.

Krankheitswert
Postnataler Kleinwuchs. Muskelhypotonie unterschiedlichen Grades, leichter Mikrozephalus. Hypoplasie oder Aplasie der Endphalangen und der 5. Strahle der Hände, häufig auch der Füße. Nagelhypoplasie. Kurze dicke Nase. Spärliches Kopfhaar bei genereller Hypertrichose. Oligophrenie. Zahlreiche fakultative Symptome wie Choanalatresie, Präaurikularanhänge und Gaumenspalte. Neigung zu Infekten.

Therapiemöglichkeiten
Keine spezifische Therapie bekannt.

Häufigkeit und Vorkommen
Seit Erstbeschreibung 1970 über 60 sporadische und Geschwisterfälle bekannt, einige Fälle allerdings retrospektiv nicht sicher. Gynäkotropie 1:3.

Genetik
Autosomal rezessiver Erbgang, in einer Sippe autosomal dominanter Erbgang angenommen. Genort aufgrund zweier Fälle mit Chromosomentranslokation in 7q32-34 vermutet. Submikroskopische Chromosomenaberration nicht ausgeschlossen.

weiblichen Geschlecht. Ein autosomaler zweiter Genort wird in 10q25.1-25.3 vermutet.

Familienberatung
Zytogenetische Untersuchung zum Ausschluss einer Chromosomenanomalie notwendig. Konduktorinnen sind meist an abgeschwächter Symptomatik zu erkennen und molekulargenetisch feststellbar. Pränatale Diagnostik ebenfalls molekulargenetisch möglich. Differentialdiagnose zu BÖRJESON-FORSSMAN-LEHMANN-Syndrom wichtig.

Literatur
Hunter, A.G.W., COFFIN-LOWRY syndrome: A 20-year follow-up and review of long-term outcomes. Am.J.Med.Genet. *111* (2002) 345–355.

Jacquot, S., K.Merienne, D.De Cesare et al., Mutation analysis of the *RSK2* gene in COFFIN-LOWRY patients. Extensive allelic heterogeneity and high rate of de novo mutations. Am.J.Hum.Genet. *63* (1998) 1631–1640.

McCandless, S.E., S.Schwartz, S.Morrison et al., Adult with an interstitial deletion of chromosome 10 del(10)(q25.1q25.3): Overlap with COFFIN-LOWRY syndrome. Am.J.Med.Genet. *95* (2000) 93–98.

Familienberatung
Differentialdiagnose zu ▶ *Hydantoin-Syndrom*, ▶ *Cornelia-de-LANGE-Syndrom*, ▶ *Cranio-Cere-*

bello-Cardialer Dysplasie und ▶ COFFIN-LOWRY-Syndrom und Ausschluss einer Chromosomenanomalie (besonders partielle Trisomie 9p) notwendig. Empirisches Wiederholungsrisiko für Geschwister 10%.

Literatur

Fleck, B.J., A.Pandya, L.Vanner et al., COFFIN-SIRIS syndrome: Review and presentation of new cases from a questionaire study. Am.J.Med.Genet. *99* (2001) 1–7.

Fryns, J.P., On the nosology of the Cornelia de LANGE and COFFIN-SIRIS syndrome. Clin.Genet. *29* (1986) 262–267.

Levy, P. and M.Baraitser, COFFIN-SIRIS syndrome. J.Med.Genet. *28* (1991) 338–341.

McGhee, E.M., C.J.Klump, S.M.Bitts et al., Candidate region for COFFIN-Siris syndrome at 7q32-34. Am.J.Med.Genet. *93*(2000) 241–243.

OMIM (228920), 135900

COFS-Syndrom
▶ Cerebro-Okulo-Fazio-Skelettales Syndrom

COGAN-Syndrom I

Wahrscheinlich autoimmun bedingte systemische Vaskulitis. Erstmanifestation im 1. bis 3. Lebensjahrzehnt. Visusverlust durch rezidivierende Keratitis auf der Grundlage einer epithelialen Hornhautdystrophie. Hörverlust. Ataxie, Nystagmus, Schwindelanfälle. Arthritis, Polychondritis. Progredient, ohne rechtzeitige Therapie zu schweren Behinderungen führend. Familiarität siehe ▶ Autoimmunkrankheiten. Bei leichten Formen nur rezidivierende Hornhauterosionen ab drittem Lebensjahrzehnt oder subklinisch bestehend.

Literatur

Podder, S. and R.C.Shepherd, COGAN's syndrome: A rare systemic vasculitits. Arch.Dis.Child. *71* (1994) 163–164.

OMIM 121820

COGAN-Syndrom II
▶ Apraxie, okulomotorische

COHEN-Syndrom

Genetisch bedingtes Retardierungs-Syndrom auf der Grundlage einer Genmutation. Basisdefekt und Pathogenese (Bindegewebsstörung?) sind unbekannt.

Krankheitswert

Bei Geburt unauffällig. Retardation der psychomotorischen und sprachlichen Entwicklung. Sistieren des Schädelwachstums, Mikrozephalus. Muskelhypotonie, überstreckbare Gelenke. Strabismus, Chorio-retinale Dystrophie und andere Augenfehler können zur Blindheit führen. Bei Korrektur bessere geistige Entwicklung. Typische Fazies durch antimongoloide Lidachsenstellung, Protrusion im Zwischenkieferbereich, Hypoplasie des Oberkiefers und entsprechende Zahnstellungsanomalien, kurzes Philtrum und offener Mund mit großen vorstehenden Schneidezähnen. Schmale Hände und Füße mit langen schmalen Fingern und Zehen. Stammfettsucht, Striae distensae. Leichte Leuko- und Granulozytopenie mit Infektneigung. Häufig Kleinwuchs. Pubertas tarda, Fertilität im männlichen Geschlecht jedoch beschrieben. Oligophrenie, autistische Verhaltensweisen. Zahlreiche fakultative Symptome und Folgeerscheinungen.

Therapiemöglichkeiten

Keine spezifische Therapie bekannt. Kieferorthopädische Behandlung ist anzuraten. Der Kleinwuchs kann durch Wachstumshormon-Gaben erfolgreich behandelt werden.

Häufigkeit und Vorkommen

Seit Erstbeschreibung 1973 mehr als 100 sporadische und Geschwisterfälle bekannt. Wahrscheinlich häufig nicht diagnostiziert. Gehäuft bei Finnen (COH1, ca. 1/3 der bekannten Fälle) und mit fraglich eigenem Phänotyp bei Juden und anderen Nicht-Finnen (COH2).

Genetik

Autosomal rezessiver Erbgang. Heterogenie? Ein Genort 8q22-23 (COH1) Beziehungen zum

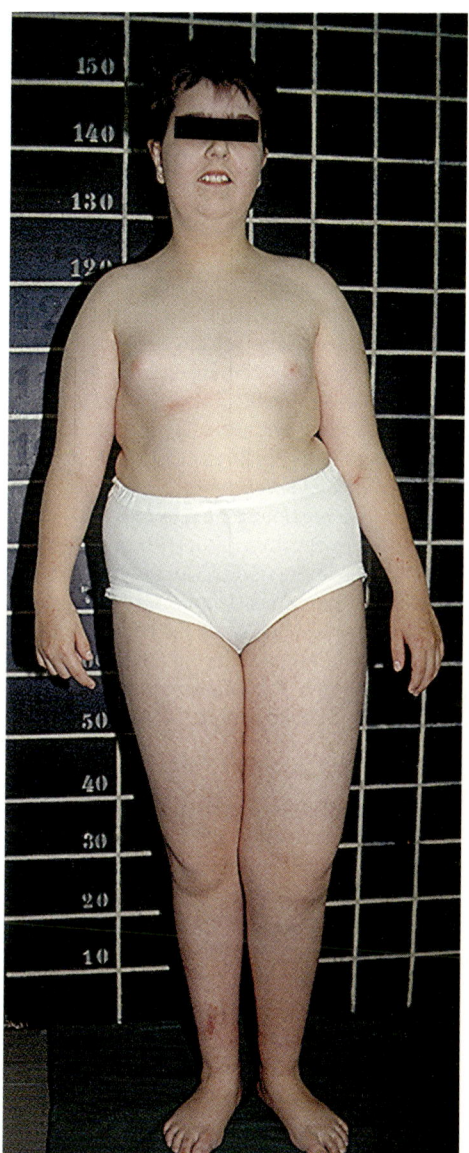

COHEN-Syndrom. Adipositas. Große obere Schneidezähne, kurzes Philtrum. (S. Tinschert)

PRADER-WILLI-Syndrom noch unklar (weitere Region in 15q12 betroffen?). Wahrscheinlich Allelie zum MIRHOSSEINI-HOLMES-WALTON-Syndrom (2mal 2 Geschwisterfälle OMIM 268050).

Familienberatung
Differentialdiagnose zu anderen Oligophrenie-Syndromen mit Adipositas (▶ PRADER-WILLI-Syndrom, ▶ LAURENCE-MOON-BIEDL-BARDET-Syndrom, ▶ BÖRJESON-FORSSMAN-LEHMANN-Syndrom) sowie zum ▶ KBG-Syndrom anhand der typischen Fazies möglich. Frühe Behandlung der Augensymptomatik kann die Retardation der psycho-physischen Entwicklung mildern.

Literatur
Chandler, K.E. and J. Clayton-Smith, Does a Jewish type of COHEN syndrome truly exist? Am.J.Med.Genet. *111* (2002) 453–454.

Fryns, J.P., E.Legius, K.Devriendt et al., COHEN syndrome: the clinical symptoms and stigmata at a young age. Clin.Genet. *49* (1996) 237–241.

Horn, D., A.Krebsová, J.Kunze and A.Reis, Homozygosity mapping in a family with microcephaly, mental retardation, and short stature to a COHEN syndrome region on 8q21.3-8q22.1: redefining a clincal entity. Am.J.Med.Genet. *92* (2000) 285–292.

Kivitie-Kallio, S. and R.Norio, COHEN syndrome: essential features, natural history and heterogeneity. Am.J.Med.Genet. *102* (2001) 125–135.

Kolehmainen, J., R.Norio, S.Kivitie-Kallio et al., Refined mapping of the COHEN syndrome gene by linkage disequilibrium. Eur.J.Hum.Genet. *5* (1997) 206–213.

Kondo, I., S.Nagataki and N.Miyagi, The COHEN syndrome: Does mottled retina separate a Finnish and a Jewish type? Am.J.Med.Genet. *37* (1990) 109–113.

Massa, G., L.Dooms and M.Vanderschueren-Lodeweyckx, Growth hormone deficiency in a girl with the COHEN syndrome. J.Med.Genet. *28* (1991) 48–50.

Tahvanainen, E., R.Norio, E.Karila et al., COHEN syndrome gene assigned to the long arm of chromosome 8 by linkage analysis. Nature Genet. *7* (1994) 201–204.

OMIM 216550

COIF-Syndrom
▶ Anonychie, angeborene

COLE-CARPENTER-Syndrom

Seit Erstbeschreibung 1987 von fünf sporadischen Fällen beschriebene unterschiedliche

Symptomkombinationen, denen progrediente Knochenbrüchigkeit, Kraniosynostose, Hydrozephalus, auffällige Fazies und schwere Entwicklungsretardation gemeinsam sind. Als Entität noch nicht sicher abgegrenzt.

Literatur

Amor, D.J., R.Savarirayan A.S.Schneider and A.Bankier, New case of COLE-CARPENTER syndrome. Am.J. Med.Genet 92 (2000) 273–277.

OMIM 112240

Colitis ulcerosa,
unspezifische hämorrhagische Proktokolitis, Inflammatory Bowel Disease (IBD)

Chronische Entzündung von Mukosa und Submukosa des Kolons und des Rektums unklarer Ätiologie und Pathogenese.
Es werden unterschiedliche immunologische Vorgänge in der Darmschleimhaut (Autoimmunreaktion oder Immunantwort auf ein unbekanntes Pathogen?, abnorme Immunreaktion auf Helicobacter?, NO-vermittelt verstärkte Apoptose?) als Ursachen vermutet. Die klinische Symptomatik erklärt sich aus der chronischen Entzündung mit Entwicklung von Kryptitiden, Abszessen und Ulcera.

Krankheitswert

Erstmanifestation meist um das 30. Lebensjahr, seltener im Kindesalter. Abdominalschmerz, Diarrhoen. Anämie, Cholangitis. Starke Beeinträchtigung des Allgemeinbefindens und der Leistungsfähigkeit. Chronisch-progredient, Gefahr der Osteoporose. Die Schwere der Erscheinungen steht in negativer Korrelation zum Erstmanifestationsalter. Gefahr unterschiedlicher Komplikationen und der Malignisierung (50% der Patienten haben nach 25 Jahren Malignome), herabgesetzte Lebenserwartung.

Therapiemöglichkeiten

Spezielle Diät und medikamentöse Behandlung mit Cyclosporin, Salazosulfapyridin, Kortikosteroiden und Salicylsäure-haltigen Medikamenten mit befriedigendem Erfolg. Osteoporose-Prophylaxe wichtig.

Häufigkeit und Vorkommen

Inzidenz regional unterschiedlich, in Mitteleuropa etwa 1:2.000, in den letzten Jahrzehnten steigend. Konkordantes Vorkommen bei eineiigen Zwillingen wiederholt beschrieben. Etwa 3,5% der Fälle haben eine positive Familienanamnese für Colitis ulcerosa oder ▶ CROHN-Syndrom.

Genetik

Aufgrund gleichartiger Symptome bei Verwandten bzw. Zwillingen wird eine heterogene Disposition mit einem Hauptgen angenommen. Es bestehen genetische Beziehungen zum ▶ CROHN-Syndrom, zur Spondylitis ankylopoetica und eine positive Assoziation mit HLA-B27 und HLA-Bw35. Kandidatenregionen für Colitis ulcerosa liegen epidemiologisch unterschiedlich auf den Chromosomenregionen 1p36, 3p, 4q, 5q31-33, 6p (IBD3), 7q, 12p13.2-q24 (IBD2), 14q11-12 (IBD4C), 19p13. Sie sind z.T. identisch mit denen des CROHN-Syndroms, Unterschiede rechtfertigen jedoch neben der Klinik die Unterscheidung von C.u. und CROHN-Syndrom innerhalb der inflammatorischen Darmerkrankungen. Überzufallsgemäß häufig bei ULLRICH-TURNER-Syndrom.

Familienberatung

Differentialdiagnose zu mikrobiell bedingten Enteritiden wichtig. Das empirische Wiederholungsrisiko für Verwandte eines erwachsenen Merkmalsträgers liegt bei 4% (C.u. und CROHN-Syndrom), sind weitere Merkmalsträger in der Familie, entsprechend höher. Es steigt mit sinkendem Erstmanifestationsalter. Gemeinsames Vorkommen von C.u. und CROHN-Syndrom in einer Familie bzw. bei einem Patienten lässt auf genetische Beziehungen zwischen beiden Krankheitseinheiten schließen. Während und nach einer Schwangerschaft muss generell nicht mit einer Verschlechterung des Zustandes gerechnet werden, der Konzeptionstermin sollte allerdings möglichst in eine Remissionsphase gelegt werden. Eine negative Auswirkung der Krankheit und bei sachgemäßer Anwendung der Medikamente auf das Kind ist erfahrungsgemäß nicht zu befürchten.

Literatur

Cahill, R.J., C.J.Foltz, J.G.Fox et al., Inflammatory bowel disease: an immunity-mediated condition triggered by bacterial infection with Helicobacter hepaticus. Infections and immunity (1997) 3126–3131.

Cho, J.H., D.L.Nicolae, L.H.Gold et al., Identification of novel susceptibility loci for inflammatory bowel disease on chromosome 1p, 3q, and 4q: Evidence for epistasis between 1p and IBD1. Proc.Natl.Acad.Sci.USA 95 (1998) 7502–7507

Lashner, B.A., A.A.Evans, J.B.Kirsner and S.B.Hanauer, Prevalence and incidence of inflammatory bowel disease in family members. Gastroenterology 91 (1986) 1346–1400.

Orholm, M., L.Iselius, T.I.A.Sorensen et al., Investigation of inheritance of chronic inflammatory bowel disease by complex segregation analysis. Br.Med.J. 306 (1993) 20–24.

Orholm, M., P.Munkholm, E.Langholz et al., Familial occurrence of inflammatory bowel disease. New.Engl.J.Med. 324 (1991) 84–88.

Stokkers, P.C.F., B.E.Van Aken, N.Basoski et al., Five markes in the interleukin 1 family in relation to inflammatory bowel disease. Gut 43 (1998) 33–39.

OMIM 191390, 266600, 601456

Collagenous plaques of the hands
▶ Akrokeratoelastoidosis

Colon-Karzinom
▶ Polyposis intestinalis I;
▶ DUBOWITZ-Syndrom;
▶ Krebs-Familien-Syndrom

Complement-Mangel-Syndrom
▶ LEINER-Syndrom

Complement-System-Defekte
(bearbeitet GESERICK, Berlin)

Gegenwärtig sind etwa 40 Gene bekannt, welche C-Komponenten, -Untereinheiten, -Rezeptoren oder -Regulatoren steuern. Sie bilden drei bedeutsame Gencluster: Die Regulatoren der Complement-Aktivation (RCA), den Major Histocompatibility Complex (MHC) Klasse III und den Membran Attack Complex (MAC). Die Proteine des Complement-Systems im Plasma spielen in einer kaskadenartigen Reaktion von mehr als 20 Komponenten eine entscheidende Rolle beim Funktionieren der Abwehrmechanismen (Leukozytenfunktion) gegen Fremdeiweiß im Zusammenhang mit physiologischen und pathologischen Immunprozessen. Genetisch bedingter Mangel einzelner Komponenten führt deshalb zu Abwehrschwächen und Entzündungen bzw. zu klinischen Symptomen, die bei ▶ Autoimmunkrankheiten vorkommen. Gegenwärtig sind für fast alle Proteine des Komplementsystems, d.h. für die 11 klassischen Komponenten, die Komponenten des alternativen Aktivierungsweges ("alternative" Proteine: Properdin, Faktor B, Faktor D), die Kontroll- oder Regulatorproteine (C1-Inaktivator, Faktor I, Faktor H) und Komplementrezeptoren (CR1, CR3) genetische Defektzustände durch Genmutationen oder -deletionen bekannt. Es liegen entweder eine Mutation des jeweiligen Strukturgens (z.B. Null-Allele) oder regulatorisch bedingte Konzentrationsminderungen zugrunde. Klinische Erscheinungen treten unterschiedlich bei Homozygoten oder Heterozygoten auf, so dass von einem dominanten oder seltener rezessiven Erbgang gesprochen werden kann. Therapeutische Frischplasma-Infusionen bei den einzelnen Defekten sind unterschiedlich erfolgreich.

C1, Defekt des C1-Inaktivators (C1 INA) ▶ QUINCKE-Syndrom.

Mangel der Untereinheiten C1r (OMIM 216950), C1q (OMIM 120550) und C1s: Kutane und Nierensymptome eines ▶ Lupus erythematodes, Vaskulitis mit Angioödem, rezidivierende Infektionen, Glomerulonephritis.

Autosomal rezessiv, jeweils wenige Geschwisterschaften bekannt. Genorte: 12p13; 1q; 1p36.3-p34.1 (C1q).

C2 (OMIM 217000): Bei heterozygotem Mangel (Frequenz etwa 1–2%) keine klinischen Erscheinungen oder wie bei etwa 1/3 der Homozygoten Symptome von LE, Glomerulonephritis und Rheumatoid-Arthritis, weiterhin Dermatomyositis, Vaskulitis, Purpura und rezidivierende Infektionen, z.B. Meningitis.. Homozygotenfrequenz etwa 1:20.000. Kopplung mit dem HLA-System. Genort 6p21.3.

C3 (OMIM 120700) und Rezeptoren (OMIM 120650, 120620): Schwere bakterielle Infek-

tionen, Arthralgien, Exantheme, Glomerulonephritis. Genort 19p13.2-13.11.
C4 (OMIM 120790, 120810, 120820, 1210830): L.E., Purpura, Infektionen, Glomerulonephritis. Kopplung mit dem HLA-System. Genorte: 1q,. 6p21.3, (C2, C4 und Faktor B gehören zum MHC-Klasse-III-Gen-Cluster).
C5 (OMIM 120900): L.E. Bakterielle Infektionen durch gestörte Opsonisation (Meningitiden, ▶ LEINER-*Syndrom*). Autosomal dominant. Genort 9q22-23.
C6 (OMIM 217050): Dermatomyositis. Meningitiden, Neigung zu Neisseria-Infektionen. Purpura, Exantheme. Autosomal rezessiv. Genort 5p13.
C7 (OMIM 217070): Immunschwäche (Neisseria-Infektionen). L.E., Meningococcen-Infektion, Glomerulonephritis. Autosomal rezessiv. Enge Kopplung oder identischer Genort mit C6: 5p13.
C8 (OMIM 120950): Neisseria-Infektionen, L.E., Glomerulonephritis. Menigitiden. Autosomal rezessiv. Genort 1p32.
C9 (OMIM 120940): Keine klinischen Erscheinungen. Genort 5p13. Die terminalen Proteine C6, C7 und C9 werden von dem *MAC*-Gen-Cluster gesteuert.
Properdin-System (OMIM 138470, 312060): Schwere rezidivierende Infektionen, vor allem bakterielle Meningitiden. Autosomal dominanter (Genort 6p21.3, Faktor B) oder X-chromosomaler Erbgang (Xp11.3-p11.23, Properdin).
Kontrollproteine: Schwere rezidivierende Infektionen. Faktor I, C3-Inaktivator (OMIM 217030): Pyogene Infektionen, autosomal rezessiv (Genort 4q25). Faktor H (OMIM 134370): IgA-Nephropathie, hämolytische Urämie, Vaskulitiden (Genort 1q32).
CR1 und CR2 (OMIM 120620): L.E. Paroxysmale Hämoglobinurie. Genort 1q32. Hier liegen weitere Gene des RCA-Gen-Clusters, z.B. für das C4-binding-protein (C4bp).
CR3 (OMIM 120620): Pyogene Infektionen, L.E. Genort 1q32.

Literatur

Fijen, C.A.P., R.Van den Bogaard, M.R.Daha et al., Carrier detection by microsatellite haplotyping in 10 properdin type 1-deficient families. Eur.J.Clin. Invest. *26* (1996) 902–906.

Schneider, P.M. and R.Würzner, Complement genetics: Biological implementations of polymorphisms and deficiencies. Immunology today *20* (1999) 2–6.
Schneider, P.M., C.Ritter, G.Mauff and R.Würzer (Eds.), Proceedings of the VIII th Complement Genetics Workshop and Conference, Special Issue, Vol. 15, Karger, Basel (1999).

Conradi-Hünermann-Syndrom
▶ Chondrodysplasia punctata

Contergan-Embryopathie
▶ Thalidomid-Embryopathie

Contiguous gene syndromes

Syndrome, die auf einer übergreifenden Mutation, meist Mikrodeletion, mehrerer gekoppelter Gene im submikroskopischen bzw. nur molekularzytogenetisch erkennbaren (FISH-Technik) Bereich beruhen, ▶

Retinoblastom
PRADER-WILLI-*Syndrom*
ANGELMAN-*Syndrom*
Lissenephalie (MILLER-DIEKER-*Syndrom*)
DI-GEORGE-*Syndrom*
SMITH-MAGENIS-*Syndrom*
Tricho-Rhino-Phalangie-Syndrom II (LANGER-GIEDION-*Syndrom*)
Thalassämie
Dysplasie, arterio-hepatische (ALAGILLE-*Syndrom*)
GREIG-*Syndrom*
Fazialisparese (MOEBIUS-*Syndrom*)
Velo-Kardio-Faziales Syndrom I (SHPRINTZEN-*Syndrom*)
Holoprosenzephalie
RUBINSTEIN-TAYBI-*Syndrom*
Aortenstenose, supravalvuläre (WILLIAMS-BEUREN-*Syndrom*)
CATCH22
Exostosen, multiple cartilaginäre
WILMS-*Tumor*
WIEDEMANN-*Syndrom*

Cooks-Syndrom
▶ Anonychie

Cori-Syndrom
▶ Glykogenose Typ III

Cornea plana

Genetisch bedingte fetale Entwicklungsanomalie im Hornhautbereich auf der Grundlage einer Genmutation.
Der Basisdefekt für die abnorm geringe Krümmung der Hornhaut betrifft beim autosomal rezessiven Typ ein Proteoglykan, Keratocan (KERA) das zusammen mit Kollagen die Transparenz der Cornea gewährleistet.

Krankheitswert
Angeboren. Sehverlust durch Refraktionsanomalien, extreme Hyperopie. Bei einer schweren Form ▶ *Sklerocornea*, Hornhauttrübung und andere Anomalien, teilweise Glaukom und Blindheit. Frühzeitiger Arcus senilis.

Therapiemöglichkeiten
Wenn nötig, Keratoplastik mit gutem Erfolg.

Häufigkeit und Vorkommen
Etwa 60 Fälle der schweren autosomal rezessiven Form aus Finnland beschrieben. Außerhalb Skandinaviens außerordentlich selten.

Genetik
In zwei finnischen und mehreren amerikanischen und mitteleuropäischen Sippen autosomal dominanter Erbgang einer klinisch relativ milden Form (CNA1). Sonst autosomal rezessiver Erbgang (CNA2). Genort 12q21 (CNA2, *KERA*).

Familienberatung
Familienanamnestische Feststellung des jeweils vorliegenden Erbganges wichtig. In Anbetracht der Erfolge der Keratoplastik günstige Prognose.

Literatur
Eriksson, A.W., W.Lehmann and H.Forsius, Congenital cornea plana in Finland. Clin.Genet. *4* (1973) 301–310.

Pellegata, N.S., J.L.Dieguez-Lucena, T.Joensuu et al., Mutations in *KERA*, encoding keratocan, cause cornea plana. Nature Genet. *25* (2000) 91

Sigier-Villanueva, A., E.Tahvanainen, S.Lindh et al., Autosomal dominant cornea plana: Clinical findings in a Cuban family and a review of the literature. Ophthalmic Genet. *18* (1997) 55–62.

Tahvanainen, E., H.Forsius, E.Karila et al., Cornea plana congenita gene assigned to the long arm of chromosome 12 by linkage analysis. Genomics *26* (1995) 290–293.

OMIM 121400, 217300

Cornelia-de-Lange-Syndrom,
Brachmann-de-Lange-Syndrom, Status degenerativus Amstelodamensis

Komplex multipler Fehlbildungen unklarer Ätiologie und Pathogenese.

Krankheitswert
Charakeristische Fazies durch Anomalien des Schädels, Überbehaarung, mongoloiden Lidachsenverlauf, Synophrys und tiefsitzende Ohren. Reduktionsfehlbildungen des distalen Extremitätenskeletts bis zur Klumphandstellung und Ulna-/Radiusaplasie. Primordialer Kleinwuchs. Oligophrenie. Weitere fakultative Skelettfehlbildungen. Lebenserwartung herabgesetzt.

Therapiemöglichkeiten
Nur symptomatisch, keine spezielle Behandlung bekannt. Intensive Förderung kann die Intelligenzentwicklung positiv beeinflussen.

Häufigkeit und Vorkommen
Über 300 Fälle publiziert. Inzidenz auf 1:60.000–1:10.000 eingeschätzt. Teilweise familiär in Geschwisterschaften und aufeinanderfolgenden Generationen, wobei der betroffene Elternteil nur leichte Symptome zeigt.

Genetik
Es wird angenommen, dass es sich um ein uneinheitliches, polyätiologisches Fehlbildungs-Syndrom handelt, wobei die nosologische Abgrenzung noch unsicher ist. Die Geschwisterfälle sprechen für autosomal rezessiven Erb-

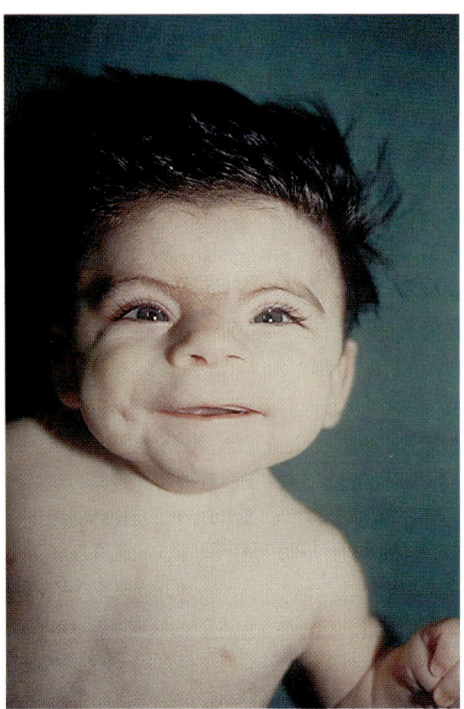

CORNELIA-DE-LANGE-Syndrom. Charakteristische Fazies: Synophrys, antevertierte Nasenbodenebene und langes Philtrum.

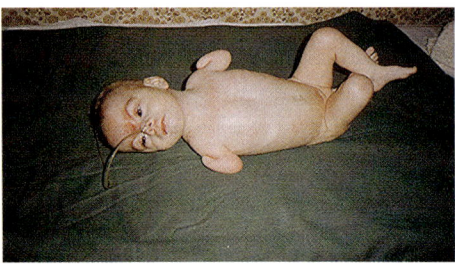

CORNELIA-DE-LANGE-Syndrom. Extreme Reduktion des oberen Extremitätenskeletts.

gang. In 8 Familien zeigt ein Elternteil Symptome des C: Autosomal dominanter Erbgang mit variabler Expressivität? Sporadische Fälle können als dominante Neumutationen gedeutet werden. Allerdings ist eine nicht genetische Ursache für eine embryonale Entwicklungsstörung beim C. noch nicht auszuschließen. Bei etwa ¼ der daraufhin untersuchten Patienten wurden Chromosomenanomalien, Extrachromosomen oder strukturelle Aberrationen festgestellt. Diese Anomalien waren bei den einzel-

nen Patienten unterschiedlich mit Bevorzugung des Chromosoms 3 und kamen teilweise auch bei unauffälligen Verwandten vor. Ein Zusammenhang lässt sich nur mit Aberrationen (Translokationen, Deletionen, Duplikation) in 3q26.3 (HOX-Gen *SHOT*?, *CDL1*?) und weniger wahrscheinlich in 14q32 erkennen. Schwer erkennbare Deletionen als Ursache für die Entstehung des C. bei anderen Fällen oder aber eine Prädisposition zu Chromosomenanomalien bei Bestehen eines C. werden diskutiert.

Familienberatung

Genaue familienanamnestische Erhebungen notwendig. Dabei ist auf Mikrosymptome (z.B. Spina bifida occulta) in der Aszendenz zu achten. Das empirische Risiko für Geschwister eines Merkmalsträgers liegt zwischen 2 und 5 %. Bei den Patienten sollte eine Chromosomenanalyse durchgeführt werden. Differentialdiagnose zu ▶ *Trimethadion-Syndrom*, ▶ *Oto-Palato-Digitalem Syndrom*, ▶ *PETERS-Plus-Syndrom*, ▶ *Trisomie 4pter-p12* (anderer Langzeitverlauf) und ▶ *COFFIN-SIRIS-Syndrom* wichtig.

Literatur

Allen, M.I.van, G.Filippi, J.Siegel-Bartelt et al, Clinical variability within BRACHMANN-DE LANGE syndrome: a proposed classification system. Am.J. Med.Genet. *47* (1993) 947–958.

Blaschke, R.J., A.P.Monaghan, S.Schiller et al., *SHOT*, a *HOX*-related homeobox gene, is implicated in craniofacial, brain, heart, and limb development. Proc.Nat.Acad.Sci. *95* (1998) 2406–2411.

Fryns, J.-P., Partial trisomy 4p and BRACHMANN-de LANGE syndrome. Am.J.Med.Genet. *95* (2000) 406.

Holder, S.E., L.M.Grimsley, R.W.Palmer et al., Partial trisomy 3q causing mild Cornelia-de-LANGE phenotype. J.Med.Genet. *31* (1994) 150–152.

McKenney, R.R., F.F.B.Elder, J.Garcia and H.Northrup, BRACHMANN-DE-LANGE syndrome: Autosomal dominant inheritance and male-to-male transmission. Am.J.Med.Genet. *66* (1996) 44–49.

OMIM 122470

Corneo-Dermato-Ossäres Syndrom
▶ Keratosen, palmoplantare 2.13

Corpus-callosum-Agenesie,
Balken-Agenesie

Genetisch bedingte Fehlbildung des Gehirns heterogener Ätiologie und Pathogenese

Krankheitswert
Erstmanifestation im frühen Kindesalter. Klinisch sehr unterschiedlich. Schwere Schädigung der Kinder durch Störung der geistigen und körperlichen Entwicklung mit neurologischen Ausfallserscheinungen, Ataxie, Thermoregulationsstörungen und Krampfanfällen bis nahezu völlige Symptomlosigkeit möglich. Makro- oder Mikrozephalus. Hypertelorismus. Meistens kombiniert mit anderen Fehlbildungen. Oft syndromatisch, z.B. bei Anomalien der Chromosomen 8, 13 oder 18. Siehe auch ▶ MENKES-Syndrom, ▶ AICARDI-Syndrom, ▶ Akro-callosum-Syndrom, ▶ FG-Syndrom. Kombination mit Pierre-ROBIN-Sequenz, fazialen Dysmorphien und anderen Auffälligkeiten von 6 Fällen beschrieben: ▶ TORIELLO-CAREY-Syndrom. C.c.A. mit Albinismus totalis und Infektanfälligkeit: VICI-Syndrom. C.c.A. gehört zur Symptomatologie von mehr als 70 Syndromen.

Therapiemöglichkeiten
Keine spezielle Behandlung bekannt.

Häufigkeit und Vorkommen
Meistens sporadisch oder bei Geschwistern beschrieben. Inzidenz 3–7:1.000. In 8% der Fälle mit Chromosomopathien. Spezieller Typ mit Quadriparese, Brachycephalus, Ptosis, Strabismus, Oligophrenie und progredienter motorischer Neuropathie endemisch (Founder-Effekt) in der Provinz Charlevoix in Kanada (Charlevoix-Syndrom, ANDERMANN-Syndrom, OMIM 218000).

Genetik
X-chromosomaler (s.a. ▶ AICARDI-Syndrom) oder autosomal rezessiver Erbgang. ANDERMANN-Syndrom, VICI-Syndrom und TORIELLO-CAREY-Syndrom autosomal rezessiv bedingt. Genorte: 8p23-p21, Xp22, Xq28 (cerebrales Adhäsions-Molekül L1, ▶ CRASH-Syndrom; ▶ Hydrozephalus durch Aquäduktstenose; ▶ Daumen, Syndrom des adduzierten), ANDERMANN-Syndrom 15q13-15 (KCC3, KCl-Transporter).

Familienberatung
Nachweis und pränatale Diagnose durch Magnetresonanz- und Computertomografie. Bei sporadischen Fällen von isolierter C.c.A. wird die Risikoziffer für weitere Merkmalsträger in der Geschwisterschaft statistisch mit 1:10 angegeben. Differentialdiagnose zu syndromatischen Formen wichtig. Das Wiederholungsrisiko ist abhängig von der Grundkrankheit.

Literatur
Andermann, E., F.Andermann, S.Carpenter et al., Agenesis of the corpus callosum with sensorimotor neuropathy: a new autosomal recessive malformation syndrome with high frequency in Charlevoix County. Birth Def., Orig.Art.Ser. *13*/3 B (1977) 232–233.

Blum, A., M.Andre, P.Droulle et al., Prenatal echographic diagnosis of corpus callosum agenesis. The Nancy experience 1982-1989. Genet.Counsel. *1* (1990) 115–126.

Naritomi, K., Y.Chinen and Y.Asato, Agenesis of corpus callosum in three sibs. Jpn.J.Hum.Genet. *42* (1997) 539–541.

OMIM 217980, 217990, 218000, 304100

COSTEFF-Syndrom
▶ 3-Methylglutaconylazidurie;
▶ Opticusatrophie, isolierte (OPA3)

COSTELLO-Syndrom

Kombination aus Kleinwuchs, relativem Makrozephalus, psychomotorischer Retardation, Anal-, Nasen- und Larynxpapillomen, dicken Lippen und Makroglossie. Neigung zu Blasen-Karzinom und Rhadomyosarcomen. Herzrhythmusstörungen. Ektodermale Dysplasie mit Kräuselhaar, Nageldystrophie, dünnem Zahnschmelz, Hypertrichose, Palmoplantarkeratose und Cutis laxa der Hände und Füße mit tiefer Furchung. Dunkle Komplexion. Heitere Gemütslage.

Zugrunde liegt eine Synthesestörung elastischer Bindegewebsfibrillen durch ein Funktonsdefizit eines elastinbindenden Proteins, das für die Se-

kretion und die intrazelluläre Anordnung des Tropoelastins notwendig ist.
Erstbeschreibung 1970. Seitdem ca. 40 sporadische und zweimal Geschwisterfälle bekannt. Autosomal rezessiver Erbgang nicht gesichert, Genort 22q11, Kopplung mit Neurofibromatose 2?
Differentialdiagnose zu ▶ *Leprechaunismus*, ▶ *Noonan-Syndrom* und ▶ *Kardio-Fazio-Kutanem Syndrom* notwendig.

Literatur
Costello, J.M., Costello syndrome: Update on the original cases and commentary. Am.J.Med.Genet. 62 (1996) 199–201.

Gripp, K.W., C.I.Scott Jr., L.Nicholson et al., Five additional Costello syndrome patients with rhabdomyosarcoma: Proposal for a tumor screening protocol. Am.J.Md.Genet. 108 (2002) 80–87.

Hinek, A., A.D.Smith, E.M.Cutiongco et al., Decreased elastin deposition and high proliferation of fibroblasts from Costello syndrome are related to functional deficiency in the 67-kD elastin-binding protein. Am.J.Hum.Genet. 66 (2000) 859–872.

Mori, M., T.Yamagata, Y.Mori et al., Elastic fiber degeneration in Costello syndrome. Am.J.Med.Genet. 61 (1996) 304–309.

Okamoto, N., H.Chiyo, K.Imai et al., A Japanese patient with the Costello syndrome. Hum.Genet. 93 (1994) 605-606.

Pratesi, R., M.Santos and I.Ferrari, Costello syndrome in two Brazilian children. J.Med.Genet. 35 (1998) 54–57.

Zampino, G., P.Mastroiacov, R.Ricci et al., Costello syndrome: Further clinical delineation, natural history, genetic definition, and nosology. Am.J.Med. Genet. 47 (1993) 176–183.

OMIM 218040

Costo-Mandibuläres Syndrom
▶ Cerebro-Costo-Mandibuläres Syndrom

Costo-Vertebrale Dyplasie
▶ Dysostose, spondylocostale

COVESDEM-Syndrom
▶ Dysostose, spondylocostale

Cowden-Syndrom,
multiple Hamartome

Genetisch bedingte Hamartose auf der Grundlage einer Genmutation.
Der Gendefekt manifestiert sich in multiplen neuroektodermalen Tumoren. Bei dem zugrunde liegenden Gen (Phosphatase- und Tensin-homolog deletiert auf Chromosom 10, *PTEN* = Mutiert in Multiplen fortgeschrittenen - Advanced - Carcinomen, *MMAC1* = TGFβ-regulierte und Epithelzell-angereicherte Phosphatase, *TEP1*) handelt es sich um ein Tumorsuppressor-Gen mit Phophatase-Aktivität des Genproduktes für den Threonin-Tyrosin-Stoffwechsel, das normalerweise Zellzyklus-stopp und Apoptose induziert.

Krankheitswert
Erstmanifestation im 1. bis 3. Lebensjahrzehnt: Progredient, zunächst unauffällige verruköse, papulöse oder lichenoide Haut- und Schleimhautveränderungen. Faziale Tricholemmome, orale Papillome. Fibroadenome der Brust und der Schilddrüse. Gefahr der Malignisierung vom 5. Lebensjahrzehnt an. Gutartige Polypose des Gastrointestinaltraktes. Lokale Hyperkeratosen der Palmae und Plantae. Das Zentralnervensystem kann beteiligt sein: geistige Retardation, Tremor, Epilepsie bzw. EEG-Auffälligkeiten, Meningeome, Makrozephalus. Gangliöse Hamartose (Gangliozytome) des Cerebellums mit entsprechenden klinischen Symptomen: Lhermitte-Duclos-Syndrom, Cerebello-Parenchymale Störung Typ VI.

Therapiemöglichkeiten
Abtragung störender Tumoren mit im Hinblick auf Rezidive vorübergehendem Erfolg.

Häufigkeit und Vorkommen
Frequenz 1:200.000. Wahrscheinlich häufig übersehen. Seit Erstbeschreibung 1963 mehrere Sippen mit Merkmalsträgern in bis zu 4 Generationen bekannt. Gynäkotropie 1:6. Lhermitte-Duclos-Syndrom meist sporadisch, seit Erstbeschreibung 1920 etwa 40 Fälle bekannt.

Genetik

Autosomal dominanter Erbgang. Intrafamiliäre Variabilität, Antizipation? Allelie mit dem LHERMITTE-DUCLOS-Syndrom aufgrund gemeinsamen Vorkommens in mehreren Generationen einer Sippe vermutet sowie mit dem ▶ BANNAYAN-ZONANA-Syndrom und mit einem Teil der juvenilen gastrointestinalen ▶ Polyposis-Fälle. Genort 10q22-23. PTEN ist als Suppressorgen mit Keimbahn- und somatischen Mutationen an unterschiedlichen Carcinomen beteiligt: Brustkrebs, Prostata-Ca., Glioblastom, Nieren- und Schilddrüsen-Karzinom, Melanom u.a.

Familienberatung

Differentialdiagnose zu Verrucae vulgares und Verrucae planae sowie zur Fibromatose des Zahnfleisches, zu anderen Formen der Schilddrüsenerkrankung, zum ▶ Proteus-Syndrom und zur ▶ Polyposis intestinalis wichtig. Hamartome können auf eine juvenile Polyposis coli hinweisen. Differentialdiagnose zum gutartigen BANNAYAN-ZONANA-Syndrom nur anhand klinischer Symptome (lediglich Makrozephalie und Schilddrüsen-Symptomatik gemeinsam) möglich, da z.T. identische Mutationen zugrunde liegen. Die Hamartome selbst sind als gutartig anzusehen, wobei bei weiblichen Merkmalsträgern jedoch wegen der Gefahr eines Mamma-Karzinoms engmaschige Vorsorgeuntersuchungen angebracht sind.

Literatur

Eng. Ch., Will the real Cowden syndrome please stand up: revisted diagnostic criteria. J.Med.Genet. 37 (2000) 828–830.

Eng, Ch., V.Murday, S.Sael et al., Cowden syndrome and LHERMITTE-DUCLOS disease in a family: a single genetic syndrome with pleiotropy? J.Med.Genet. 31 (1994) 458–461.

Eng, C., Genetics of Cowden syndrome: Through the looking glass of oncology. (Review). Int.J.Oncol.12 (1998) 701–710.

Fackenthal, J.D., D.J.Marsh, A.-L.Richardson et al., Male breast cancer in Cowden syndrome patients with germline PTEN mutations. J.Med.Genet. 38 (2001) 159–164.

Hansen, A.M.N., W.H.Suys and J.P.Fryns, Cowden syndrome: report of a large family with macrocephaly and increased severity of signs in subsequent generations. Clin.Genet. 44 (1993) 281–286.

Liaw, D., D.J.Marsh, J.Li, P.L.M.Dahia et al., Germline mutations of the PTEN gene in Cowden disease, an inherited breast and thyroid cancer syndrome. Nature Genet. 16 (1997) 64–67.

Nelen, M-R., G.W.Padberg, E.A.J.Peeters et al., Localization of the gene for Cowden disease to chromosome 10q22-23. Nature Genet. 13 (1996) 114–116.

Tsou, H.C., D.H.-F.Teng, X.L.Ping et al., The role of MMAC1 mutation in early-onset breast cancer: causative in association with Cowden syndrome and excluded in BRCA1-negative cases. Am.J.Hum. Genet. 61 (1997) 1036–1043.

Tsuchiya, K.D., G.Wiesner, S.B.Cassidy et al., Deletion 10q23.2-q23.33 in a patient with gastrointestinal juvenile polyposis and other features of a Cowden-like syndrome. Genes Chromosomes Cancer 21 (1998) 113–118.

OMIM 158350

Coxa plana
▶ CALVE-LEGG-PERTHES-Syndrom

Podo-Patella-Syndrom
▶ Patella-Aplasie, Patella-Hypoplasie

Cranio-Cerebello-Cardiale Dysplasie
▶ Dysplasie, cranio-cerebello-cardiale

Cranium bifidum
▶ Foramina parietalia permagna

CRASH-Syndrom

Syndrom-Familie, die auf Mutationen des Gens für das cerebrale Adhäsions-Molekül L1-CAM der neuronalen Zellen beruht. Dazu gehören Corpus-callosum-Hypo/Agenesie, geistige **R**etardation, **A**dduzierter Daumen, **S**pastische Paraplegie und **H**ydrozephalus, beschrieben unter folgenden Krankheitsbezeichnungen: X-chromosomaler ▶ Hydrozephalus durch Aquäduktstenose (BICKERS, ADAMS), MASA (▶ *Daumen, Syndrom des adduzierten*), X-chromosomale komplizierte, spastische ▶ *Paraplegie 1* und X-chromosomale ▶ *Corpus-callosum-Agenesie*. In Abhängigkeit von der Art der Mutation besteht Allelie für die Teilsymptome als auch den gesamten Komplex, wobei jedoch das klinische Bild auch innerhalb einer Familie sehr variabel sein kann. Genort Xq28.

Literatur
Yamasaki, M., P.Thompson and V.Lemon, CRASH syndrome: Mutations in *L1CAM* correlate with severity of the disease. Neuropediatrics 28 (1997) 175–178.

OMIM 303350, 308840

Creatinmangel-Syndrom
▶ Guanidinazetat-Speicherkrankheit

CREST
▶ Sklerodermie

CREUTZFELDT-JAKOB-Syndrom
(CJD, CJ), spastische Pseudosklerose, disseminierte Enzephalopathie, Kortiko-Striato-Spinale Degeneration; GERSTMANN-STRÄUSSLER-Scheinker-Syndrom (GSS)

Auf einer Genmutation beruhende oder infektiös bedingte Prion-Erkrankung.
Spongiforme Enzephalopathie, wahrscheinlich auf der Grundlage einer subakuten Infektion mit einem ubiquitär im endoplasmatischen Retikulum synthetisierten, bisher nur in einer Proteinkomponente bekannten Phosphatidyl-Inositol-verankerten, membrangebundenen Sialoglykoprotein der Prionen (Proteineous infectious agent, PrP^c). Pathogen wirkt danach ein sterisch verändertes nuclease-, protease- und hitzeresistentes Wirtsprotein (Amyloid-Vorstufe, Prionen-Protein PrP, 27-30kD, Scrapie- oder Rinderwahnsinn-Protein, PrP^{Sc}), das durch infektions- oder posttranslatorische mutationsbedingte Konformationsänderung aus PrP^c hervorgeht und zu extrazellulären strukturierten Ablagerungen, den typischen Plaques im Gehirn und zu Spongiose und Gliose führt. Es kommt zu Deafferentiation und zum Absterben der Nervenzellen. Nach der allgemein akzeptierten Hypothese von PRUSINER ist das PrP^{Sc} alleiniges infektiöses Agens, ohne Nukleinsäure-Komponente. Bei Mutation im Priongen (*PRNP*) entstehen drei klinisch und histopathologisch nicht immer klar gegeneinander abgrenzbare allele Krankheitsbilder: CREUTZFELDT-JAKOB-Krankheit (CJ), ▶ *Familiäre Fatale Insomnie* (FFI) mit selektiver thalamischer Demenz und GERSTMANN-STRÄUSSLER-SCHEINKER-Syndrom (GSS) mit charakteristischen Plaques. Eine vierte Form der Prionerkrankungen, die bei einem Stamm in Neuguinea endemische Kuru, ist ausschließlich infektionsbedingt. Außerdem kann eine als ALZHEIMER-Syndrom imponierende Erkrankung durch PrP^{Sc} bedingt sein.

Krankheitswert
Erstmanifestation klinischer Erscheinungen meistens zwischen dem 3. und 8. Lebensjahrzehnt. Schwäche bis Starre der unteren Extremitäten. Myoklonien, Amyotrophie, Ataxie. Sprechschwierigkeiten und Schluckbeschwerden. Verschiedenartige andere neurologische Ausfallserscheinungen. Schlafstörungen bis zur Insomnie. Persönlichkeitsverfall bis zur Demenz. Progredienter Verlauf, Tod innerhalb weniger Monate oder Jahre. In wenigen Sippen führt die Mutation desselben Nukleotids zu Insomnie, Dysautonomie und motorischer Insuffizienz (▶ *Familiäre Fatale Insomnie*).

Therapiemöglichkeiten
Keine wirksame Therapie bekannt.

Häufigkeit und Vorkommen
Frequenz 1:1 Mill. Beim CJ sind 85% sporadische Fälle. Geschwisterschaften und Sippen mit Merkmalsträgern in bis zu 11 aufeinanderfolgenden Generationen von CJ und GSS-Syndrom beschrieben. Nur wenige Sippen weltweit bekannt, Neumutationsrate offensichtlich sehr gering. Kuru epidemieartig aus Neuguinea bekannt, seit Änderung infektionsgefährdender Begräbniszeremonien abnehmende Häufigkeit.

Genetik

Trotz möglicher infektiöser Genese (Kuru, iatrogen, Affenversuch) zeigen etwa 15% der CJ-Fälle und alle FFI- und GSS-Fälle einen autosomal dominanten Erbgang, wobei aufgrund eines auch intrafamiliär stark variierenden Erstmanifestationsalters bis ins 8. Lebensjahrzehnt gesunde Anlagenträger vorkommen können. Beide Formen, die infektiöse und die genetisch bedingte, sind infektiös. Die genetische Grundlage klinisch und histopathologisch unterschiedlicher Prionopathie-Typen besteht in bisher mindestens 24 unterschiedlichen Mutationen im einzigen codierenden Exon des *PRNP*, die sowohl als Oktopeptid-Repeat als auch als Punktmutation nachgewiesen wurden. Ein intragenischer Polymorphismus soll außerdem modifizierend wirken. Bei den unterschiedlichen Mutationen im PrP-Gen lassen sich noch keine genauen Korrelationen zum histopathologischen Bild und zur klinischen Symptomatik – Insomnie, Spastische Paraparese, Dysautonomie – erkennen, wobei dieselbe Mutation intrafamiliär und in unterschiedlichen Sippen mit unterschiedlichen Prionerkrankungen korreliert. Die zunächst klinisch getroffene Einteilung in CJ, GSS und FFI lässt sich deshalb nicht immer aufrechterhalten. Sporadische Fälle einschließlich der mit Kuru besitzen meist kein PrP^{Sc}-Allel, hier erfolgt eine Konversion durch infektiöses PrP^{Sc}. Zu klären ist, ob es sich bei den frühmanifesten sporadischen Fällen vor allem in England um eine Infektion durch Prionen vom Rind (Bovine spongiforme Encephalopathie, BSE) handelt, da auch bei familiärem CJ in der Vergangenheit Erkrankungen im 3. Lebensjahrzehnt vorkamen und die Anzahl der Erkrankten wesentlich unter der nach der BSE-Epidemie befürchteten liegt. Genort 20pter-p12. Beim dem dem CJ klinisch ähnlichen GSS-Syndrom mit autosomal dominantem Erbgang und Punktmutationen im Gen für das PrP wurde ebenfalls eine Infektiosität von Hirngewebe durch Prionen nachgewiesen. Klinisch steht beim GSS-Syndrom am Anfang eine Ataxie im Vordergrund, histopathologisch sind Amyloid-Plaques in verschiedenen Hirnpartien charakteristisch.

Familienberatung

Differentialdiagnose zu membranöser ▶ *Lipodystrophie*, ▶ ALZHEIMER-*Syndrom* und ▶ PARKINSON-*Syndrom* notwendig. Nachweis intra vitam nur bei mutationsbedingten Formen molekulargenetisch sicher. Nach dem gleichen Prinzip pränatale Diagnostik möglich. Histopathologisch typische Plaques, Gliose und spongiforme Degeneration nur autoptisch erkennbar, es kann aber auch das typische Bild einer Olivo-Ponto-Cerebellären Atrophie bestehen. Beim GSS kann von einer relativen intrafamiliären Konstanz des Erstmanifestationsalters und des Verlaufs ausgegangen werden, das CJ ist dagegen sehr variabel. Eine Ansteckung durch Patienten mit genetisch bedingter oder infektiös erworbener Prion-Erkrankung ist nur über Hirn- und Augengewebe und eventuell Lymphdrüsen und Milz zu befürchten (iatrogen in der Vergangenheit durch Hornhaut- und Hirnhauttransplantationen und Wachstumshormon-Gaben aus Hypophysen Verstorbener). Das Risiko für Verwandte eines Merkmalsträgers ist beim CJ mit stummer Familienanamnese im Hinblick auf das meist sporadische Vorkommen als gering anzusehen, ein Mutationsnachweis ist jedoch Voraussetzung für eine sichere familienprognostische Einschätzung. Bei präsymptomatischer Gendiagnostik intensive psychologische Vorbereitung notwendig. Es muss mit einer bis zu 7jährigen Inkubationszeit gerechnet werden. Infektiosität durch Prionen von Tieren mit entsprechender Erkrankung (Kühen und Nagetieren) für den Mensch ist unklar, für Scrapie bei Schafen aufgrund jahrhundertelanger Erfahrung auszuschließen.

Literatur

Bertoni, J.M., P.Brown, L.G.Goldfarb et al., Familial CREUTZFELDT-JAKOB disease (codon 200 mutation) with supranuclear palsy. J.Am.Med.Assoc. *268* (1992) 2413–2415.

Bosque, P.J., C.L.Vnencak-Jones, M.D.Johnson et al., A PrP gene codon 178 base substitution and a 24-bp interstitial deletion in familial CREUTZFELDT-JAKOB disease. Neurology *42* (1992) 1864–1870.

Kitamoto, T., N.Amano, Y. Terao et al., A new inherited prion disease (PrP-P105L mutation) showing spastic paraparesis. Ann.Neurol. *34* (1993) 808–813.

Kretschmar, H.A., P.Kufer, G.Riethmuller et al., Prion protein mutation at codon 102 in an Italian family with GERSTMANN-STRAUSSLER-SCHEINKER syndrome. Neurology 42 (1992) 809–810.

Kretzschmar, H.A. and O.Windl, Spongiforme Enzephalopathien. In Rieß, O. und L.Schöls (Hrsg.) Neurogenetik. Molekulargenetische Diagnostik neurologischer Erkrankungen. Verl. W.Kohlhammer Stuttgart. 2. Aufl. 2002, 145–155.

Palmer, M.S., S.P.Mahal, T.A.Campbell et al., Deletions in the prion protein gene are not associated with CJD. Hum.Molec.Genet. 2 (1993) 541–544.

Palmer, M.S. and J.Collinge, Mutations and polymorphisms in the prion protein gene. Hum.Mut. 2 (1993) 168–173.

Petersen, R.B., M.Tabaton, L.Berg et al., Analysis of the prion protein gene in thalamic dementia. Neurology 42 (1992) 1859–1863.

Prusiner, S.B. and M.R.Scott, Genetics of prions. Annu.Rev.Genet. 31 (1997) 139–157.

Speer, M.C., D.Goldgaber, L.G.Goldfarb et al., Support of linkage of GERSTMANN-STRÄUSSLER-SCHEINKER syndrome to prion protein gene on chromosome 20p12-pter. Genomics 9 (1991) 366–368.

OMIM 123400, 137440, 176640, 245300

Cri-du-chat-Syndrom,
Katzenschrei-Syndrom, LEJEUNE-Syndrom

Fehlbildungskomplex auf der Grundlage einer Chromosomenmutation.
Es liegt eine Deletion (Stückverlust) am kurzen Arm eines Chromosoms 5 und damit partielle Monosomie dieses Chromosoms vor. Die Ursache für die Deletion kann eine balancierte Translokation oder andere strukturelle Aberration bei einem der Eltern sein. Der pathogenetische Zusammenhang mit der klinischen Symptomatik ist noch unklar.

Krankheitswert

Niedriges Geburtsgewicht. Kraniofaziale Dysmorphie mit Mikrozephalus und Hypertelorismus. Schwere Retardation der psychischen und motorischen Entwicklung. Charakteristisches katzenartiges Schreien im frühen Kindesalter. Zahlreiche andere fakultative Anomalien. Überleben bis ins Erwachsenenalter möglich.

Therapiemöglichkeiten

Bis auf geringe symptomatische Korrekturen nichts bekannt.

Häufigkeit und Vorkommen

Wahrscheinlich oft nicht erkannt. Frequenz auf 1:50.000 geschätzt. Gynäkotropie 1:5. In 10% der Fälle liegt eine balancierte Chromosomentranslokation bei einem Elternteil vor.

Genetik

Die Deletion besteht entweder in einem einfachen Stückverlust unterschiedlicher Länge (46,XY,5p- oder 46,XX,5p-, 90% der Fälle), der in seltenen Fällen zur Ringbildung führt (46,XY,r5 oder 46,XX,r5), durch intragenische Inversion des Chromosoms 5 in der Elterngeneration oder in Form einer Translokation eines Chromosoms 5 mit einem anderen Chromosom, besonders der C- oder der G-Gruppe. Eine solche Inversion oder Translokation ist gewöhnlich ursprünglich reziprok und balanciert, d.h. es findet ein Stückaustausch innerhalb des Chromosoms oder zwischen zwei Chromosomen statt ohne Stückverlust und ohne Wirkung auf den Phänotyp. Erst wenn es während der Reifeteilung zu Crossing over unter Beteiligung des invertierten Abschnittes oder zur getrennten Vererbung der Translokations-Chromosomen kommt, wird die Balance gestört, und es kommt zum effektiven Stückverlust. Da die Patienten mit Cri-du-chat-Syndrom selbst nicht fortpflanzungsfähig sind, kann eine Vererbung nur im Falle einer Inversion oder Translokation, und zwar über klinisch gesunde Träger einer balancierten strukturellen Aberration stattfinden. Die kritische Region für die Symptomatik ist in 5p15.3-p15.2.

Familienberatung

Nachweis durch Chromosomenanalyse. Bei normalem Karyotyp beider Eltern besteht kein erhöhtes Risiko für weitere Geschwister eines Merkmalsträgers. Im Falle einer Translokation ist das Risiko nur erhöht, wenn sich diese auch bei einem Elternteil nachweisen lässt. Es sollte dann bei weiteren Schwangerschaften auf die Möglichkeit einer pränatalen Diagnostik hingewiesen werden. Häufig lässt sich bei klinischer Verdachtsdiagnose die Chromosomenanomalie nicht nachweisen. Das kann vor allem bei älteren Kindern an der unsicheren klinischen Diagnose in Ermangelung charakteristischer Symptome liegen. Klinisch normalen Kindern aus Familien mit einer Translokation sollten im Hinblick auf eigene Nachkommenschaft im Erwachsenenalter ebenfalls eine zytogenetische Untersuchung angeboten werden.

Literatur

Borgaonkar, D.S., Chromosomal Variation in Man. A Catalog of chromosomal Variants and Anomalies. 8th Edit. Wiley-Liss, New York, Chichester, Brisbane, Toronto, Singapore 1997.

Ceruti Mainardi, P., C.Perfumo, A.Cali et al., Clinical and molecular characterisation of 80 patients with 5p deletion: genotype-phenotype correlation. J. Med.Genet. *38* (2001) 151–158.

Overhauser, J., X.Huang, M.Gersh et al., Molecular and phenotypic mapping of the short arm of chromosome 5: sublocalization of the critical region for the cri-du-chat syndrome. Hum.Molec.Genet. *3* (1994) 247–252.

Schinzel, A., Catalogue of Unbalanced Chromosome Aberrations in Man, W. de Gruyter, Berlin, New York, Sekond Edit. 2001.

OMIM 123450

CRIGLER-NAJJAR-Syndrom,
familiärer nichthämolytischer Ikterus

Genetisch bedingter Enzymdefekt auf der Grundlage einer Genmutation.
Der Gendefekt manifestiert sich als totaler (Typ I) oder partieller (Typ II, ▶ GILBERT-LEREBOULLET-*Syndrom*) Mangel an lysosomaler Bilirubin-Uridin-5'Diphosphat-Glucuronyltransferase (Isoenzym 1, UGT1A1, GNT1) in der Leber, wodurch die für die Ausscheidung des Bilirubins in der Galle notwendige Konjugation von Bilirubin mit Glucuronsäure und damit die Detoxifikation vermindert ist oder unterbleibt. Die klinische Symptomatik erklärt sich aus einer starken Konzentration des unkonjugierten Bilirubins im Serum und aus dessen toxischer Wirkung auf das Zentralnervensystem.

Krankheitswert

Erstmanifestation eines starken, persistierenden Ikterus (Bilirubinwerte 0,34–0,51 mmol/l) innerhalb der ersten Lebenstage. In den nächsten Wochen oder Monaten auftretende schwere, in etwa 70% der Fälle sehr schnell zum Tode führende neurologische Symptomatik infolge Kernikterus (Typ I). Bei Eintritt der zentralnervösen Störung jenseits des ersten Lebensjahres Überleben und leichterer Verlauf mit neurologischer Normalisierung möglich (Typ II, Bilirubinwerte 0,15–0,23 mmol/l). Lebenslang persistierender Ikterus.

Therapiemöglichkeiten

Wiederholte Austauschtransfusionen im Neugeborenenalter bei einer Hyperbilirubinämie ab 0,34 mmol/l notwendig. Phenobarbitalgaben und Fototherapie (Blaulichtbestrahlung) meist nur bei Typ II erfolgreich. Therapie lebenslang notwendig. Für Typ I bei Überleben der ersten Jahre Lebertransplantation hilfreich.

Häufigkeit und Vorkommen

Über 100 Fälle von allen Erdteilen beschrieben. Androtropie 3:2.

Genetik

Heterogen. Autosomal rezessiver (Typ I und teilweise Typ II) oder dominanter (Typ II) Erbgang. Das Gen codiert durch unterschiedliche z.T. überlappende codierende Sequenzen mit gemeinsamen Exons und dominant negativer Genwirkung einen Komplex von 6 Isoenzymen, was die Variabilität der klinischen Symptomatik und eine klinische Mikrosymptomatik bei Heterozygoten erklärt. Genort 2q37 (*UGT1A1*). Allelie zum ▶ GILBERT-LEREBOULLET-*Syndrom* (weitgehend mit Typ II identisch).

Familienberatung

Frühdiagnose auf Grund des Ikterus durch Bestimmung der Konzentration unkonjugierten Bilirubins im Serum bei normaler Leberfunktion. Zur Differentialdiagnose (konjugierte H., ▶ ROTOR-*Syndrom*, ▶ DUBIN-JOHNSON-*Syndrom*) und Bestimmung des Typs weitere Tests (Glucuronyltransferase-Aktivität) nötig. Heterozygotennachweis anhand einer herabgesetzten Salizylglucuronat-Bildung nach Natriumsalizylat-Belastung. Heterozygotennachweis und pränatale Diagnostik molekulargenetisch möglich. Medizinische Betreuung in Anbetracht der Schwere des Krankheitsbildes in den betroffenen Familien wichtig.

Literatur

Adachi, Y., T.Kamisako, O.Koiwai et al., Genetic background of constitutional unconjugated hyperbilirubinemia. Int.Hepatol. Commun. 5 (1996) 297–307.

Iolascon, A., A.Meloni, B.Coppola and M.C.Rosaletti, CRIGLER-NAJJAR syndrome II resulting from three different mutations in the bilirubin uridine 5´-diphosphate-glucuronosyltransferase (*UGT1A1*) gene. J.Med.Genet. *37* (2000) 712–713.

Moghrabi, N., D.J.Clarke, B.Burchell and M.Boxer, Cosegregation of intragenic markers with a novel mutation that causes CRIGLER-NAJJAR syndrome type I: Implication in carrier detection and prenatal diagnosis. Am.J.Hum.Genet. *53* (1993) 722–729.

Nowicki, M.J. and J.R.Poley, The hereditary hyperbilirubinaemias. Bailliere´s Clin.Gatroenterol. *12* (1998) 355–367.

Ritter, J.K., M.T.Yeatman, P.Ferreira and I.S.Owens, Identification of a genetic alteration in the code for bilirubin UDP-glucuronyltransferase in the UGT1 gene complex of a CRIGLER-NAJJAR type I patient. J.Clin.Invest. *90* (1992) 150–155.

OMIM (143500), 191740, 218800

CRISWICK-SCHEPENS-Krankheit

▶ Vitreo-Retinopathie, exsudative neovaskuläre inflammatorische

---

CROHN-Syndrom,

Ileitis ulcerosa, Ileitis regionalis, Ileocolitis CROHN, Inflammatory Bowel Disease (IBD)

Chronisch-entzündliche Darmerkrankung auf multifaktorieller Grundlage
Unspezifische, regional-segmentale oder plurisegmentale transmurale Cytokin- und Chemokin-vermittelte überschießende Entzündungsreaktion der Mukosa des Ileums, seltener des Duodenums, des Jejunums und des Kolons mit Aktivierung von Monozyten, Lymphozyten und Granulozyten. Autoimmunkrankheit?, unkonventionelle immunologische Reaktion auf ein unbekanntes infektiöses Agens – Helicobacter?, infektiöse Komponente der Ätiologie umstritten: Masern-Virus?, Mykobakterien?, Sarkoidose?, Nahrungsmittelallergie?, mangelnde post-oxidative Detoxifikation durch Glutathion-S-Transferase-Mangel? Die klinische Symptomatik erklärt sich aus der zu Ulcera führenden chronischen Entzündung der Darmschleimhaut sowie der mesenterialen Lymphbahnen und -knoten. Pathophysiologisch besteht eine enge Beziehung zur ▶ *Colitis ulcerosa*.

Krankheitswert

Erstmanifestation im Erwachsenen-, seltener im Kindesalter. Schubweise verlaufende segmentale transmurale Entzündung des gesamten Intestinaltrakts; häufigste Lokalisationen: Terminales Ileum (70–80%), Colon (50%), Rektum (60–80%). Durchfälle, rechtsseitige abdominelle Schmerzen. Komplikationen durch Stenosen, Abszesse und Fisteln (in Haut, Darm, andere Hohlorgane). Extraintestinale Manifestationen: Uveitis/Iritis, Arthritis, entzündliche Hautveränderungen (Erythema nodosum, seltener Pyoderma gangraenosum). Leber-, Lungen-, Pankreas oder Nierenbeteiligung sind selten. Fieber, Anämie. Malabsorptions-Symptome. Zunächst chronisch progredient. Besserung mit zunehmendem Alter. Besonders schwere Erscheinungen bei niedrigem Erstmanifestationsalter.

Therapiemöglichkeiten

Konservativ. Kalorien-, eiweiß-, mineralstoff- und vitaminreiche Diät, Vitamin-B12-Substitution. Cyclosporin-A-Gaben teilweise erfolgreich. Im Schub: Kortikosteroide, Azathioprin, Methotrexat, Salazosulfapyridine (bei Colonbeteiligung), 5-Aminosalizylate, Antikörper. Osteoporoseprophylaxe mit Vitamin D, parenterale Ernährung mit befriedigendem Erfolg. Remissionserhaltung mit Azathioprin, postoperativ auch 5-Aminosalizylate möglich. Operation bei Komplikationen: Fistel- und Stenosenresektion, sparsame Resektion bei chronisch aktivem Verlauf.

Häufigkeit und Vorkommen

Inzidenz regional unterschiedlich, in Mitteleuropa etwa 1:3.000, Nord- (hoch) bis Süd- (niedrig) -Gradient in Europa, in den letzten Jahren steigend. Konkordanz bei eineiigen, auch getrennt lebenden Zwillingen wiederholt beschrieben, Konkordanzrate (56% vs. 4%). Androtropie. Etwa 11% der Fälle haben eine positive Familienanamnese für C., Dermatitis herpetiformis oder Colitis ulcerosa.

Genetik

Aufgrund der gleichartigen Symptome bei Verwandten bzw. Zwillingen wird eine heterogene oder verminderte penetrant autosomal rezessive Disposition im Sinne eines rezessiven Hauptgens angenommen. Genetische Beziehungen zur ▶ Colitis ulcerosa, zur ▶ Spondylitis ankylopoetica, zur Dermatitis herpetiformis und eventuell auch über einen gemeinsamen auslösenden Umweltfaktor zur multiplen ▶ Sklerose unklar. Überzufallsgemäß häufig bei ULLRICH-TURNER-Syndrom. Bestimmte MHC-Allele wirken begünstigend: HLA-A2 (10fach erhöhte Wahrscheinlichkeit), DQA1 und DQB1, in 95% der Patienten mit C. und fast 100% mit Dermatitis herpetiformis als Heterodimer. Eine negative Assoziation besteht zu HLA-A11. Kandidatengene für das Crohn-Syndrom liegen nach den Kopplungsbefunden geografisch-regional unterschiedlich auf den Chromosomenabschnitten 1p36, 1p26, 3p35-p31, 3q, 4q, 5q31 (IBD5, Cytokin-Gen-Cluster), 6p (IBD3), 7q, 12p13.2-q24 (IBD2), 14q11-12 (IBD4C), 16p13-12 (IBD1, NOD2, CARD15, selten bei Colitis ulcerosa), 19p13. Sie sind z.T. identisch mit denen der Colitis ulcerosa, Unterschiede rechtfertigen jedoch neben der Klinik und Histologie die Unterscheidung von C.u. und CROHN-Syndrom innerhalb der inflammatorischen Darmerkrankungen.

Familienberatung

Abgrenzung gegen Colitis ulcerosa und andere Differentialdiagnosen durch klinische, endoskopische, histologische und radiologische Kriterien. Nachweis röntgenologisch und angiografisch. Das empirische Risiko für Verwandte 1. Grades eines Merkmalsträgers liegt bei 3% (C. und Colitis ulcerosa), sind mehrere Merkmalsträger vorhanden, entsprechend höher, wobei Dermatitis herpetiformis als genetisches Äquivalent in die Berechnung einzubeziehen ist und sich eine Antizipation (steigende Inzidenz und damit der tendenziell frühere Krankheitsbeginn bei Kindern von Betroffenen) und Progression vorwiegend über die paternale Linie erkennen lässt (Repeatsequenz-Expansion?). Bei Europiden ist das Risiko für Nachkommen weiblicher Merkmalsträger höher. In und nach einer Schwangerschaft ist generell keine Verschlechterung des Zustandes zu erwarten, vor allem wenn der Konzeptionstermin in einer Remissionsphase liegt. Eine negative Auswirkung der Krankheit oder der Medikamente auf das Kind ist erfahrungsgemäß nicht zu befürchten.

Literatur

Akolkar, P.N., B.Gulwani-Akolkar, D Heresbach et al., Differences in risk of CROHN´s disease in offspring of mothers and fathers with inflammatory bowel disease. Am.J.Gastroenterol. 92 (1997) 2241–2244.

Balas, A., J.L.Vicario, A.Zambrano et al., Absolute linkage of celiac disease and dermatitis herpetiformis to HLA-DQ. Tissue Antigens 50 (1997) 52–56.

Cho, J.H., D.L.Nicolae, L.H.Gold et al., Identification of novel susceptibility loci for inflammatory bowel disease on chromosome 1p, 3q, and 4q: Evidence for epistasis between 1p and IBD1. Proc.Natl.Acad.Sci.USA 95 (1998) 7502–7507

Hugot, J.-P., P.Laurent-Puig, C.Gower-Rousseau et al., Mapping of a susceptibility locus for CROHN's disease on chromosome 16. Nature 379 (1996) 821–823.

IBD Intenational genetics consortium, International collaboration provides convincing linkage replication in complex disease through analysis of a large pooled data set: CROHN disease and chromosome 16. Am.J.Hum.Genet. 68 (2001) 1165–1171.

Küster, W., L.Pascone, J.Purrmann et al., The genetics of CROHN disease: Complex segregation analysis of a family study with 265 patients with CROHN disease and 5,387 relatives. Am.J.Med.Genet. 32 (1989) 105–108.

Lawrance, I.C., C.Fiocchi and S.Chakravarti, Ulcerative colitis and CROHN´s disease: distinct gene expression profiles and novel susceptibility candidate genes. Hum.Molec.Genet. 10 (2001) 445–456.

Orholm, M., L.Iselius, T.I.A.Sorensen et al., Investigation of inheritance of chronic inflammatory bowel disease by complex segregation analysis. Br.Med.J. 306 (1993) 20–24.

Polito, II J.M., R.C.Rees, B.Child et al., Preliminary evidence for genetic anticipation in CROHN's disease. Lancet 347 (1996) 798–800.

OMIM 266600

CRONKHITE-CANADA-Syndrom,
Polyposis gastrointestinalis

Symptomenkomplex mit Adenomatose unbekannter Ätiologie.

Cross-Syndrom

Der Basisdefekt für die einzelnen, zunächst nicht in einen pathogenetischen Zusammenhang zu bringenden Symptome ist unklar.

Krankheitswert
Erstmanifestation im späten Kindes- oder Erwachsenenalter. Diffuse Pigmentierungsanomalien der Haut und der Schleimhäute. Nageldystrophie, Haarausfall. Klinische Zeichen einer generalisierten schweren gastrointestinalen entzündlichen Polypose mit entsprechenden Sekundärerscheinungen und Beschwerden (▶ *Polyposis intestinalis*). Schlechte Prognose, herabgesetzte Lebenserwartung.

Therapiemöglichkeiten
Wirksame Therapie unbekannt, eventuell chirurgische Maßnahmen.

Häufigkeit und Vorkommen
Seit Erstbeschreibung 1955 nur wenige, ausschließlich sporadische Fälle bekannt.

Genetik
Kein Anhaltspunkt für genetische Ursache. Eine autosomal dominante (somatische?) Mutation ist nicht auszuschließen.

Familienberatung
Differentialdiagnose zu autosomal dominant bedingten gastrointestinalen Polyposen sowie zum ▶ *Cowden-Syndrom* aufgrund des klinischen Bildes und der Familienanamnese (Ausschluss einer Polypose bei Verwandten 1. Grades) wichtig. Ein erhöhtes Risiko für Verwandte bei Auftreten eines Merkmalsträgers besteht im Hinblick auf das sporadische Vorkommen nicht.

Literatur
Kohler, P.M., M.M.Kyan and J.W.Feulon, Diffuse gastrointestinal polyposis with ectodermal changes. CRONKHITE-CANADA syndrome. Radiology *103* (1972) 689–594.

OMIM 175500

Cross-Syndrom
▶ Okulo-Zerebrales Syndrom mit Hypopigmentierung

CROUZON-Syndrom,
Dysostosis craniofacialis

Genetisch bedingte kraniofaziale Dysostose auf der Grundlage einer Genmutation.
Der Basisdefekt für die verfrühte Verknöcherung der Schädelnähte betrifft den Fibroblasten-Wachstumsfaktor-Rezeptor 2 (*FGFR2*, dritte Immunglobulindomäne), bei C. mit Acanthosis nigricans den Fibroblasten-Wachstumsfaktor-Rezeptor 3 (*FGFR3*).

Krankheitswert
Infolge prämaturer Nahtsynostosen Turmschädel und charakteristisches Aussehen der Patienten. Fortschreitende Augenveränderungen, Exophthalmie und Kompressionsatrophie des N. opticus können zur Erblindung führen. Neigung zu Otitis media und Hörverlust. Hypoplasie des Oberkiefers mit Zahnstellungsanomalien, Papageienschnabelnase. Symptome zunehmender intrakranieller Drucksteigerung: Kopfschmerzen, epileptiforme Anfälle usw. Teilweise Oligophrenie. Leichte Formen können auch symptom- bzw. komplikationslos bestehen.

Therapiemöglichkeiten
Symptomatische Behandlung einzelner Erscheinungen bzw. chirurgische Korrekturen der Schädelsynostosen und der Maxillahypoplasie vor dem 6. Lebensjahr (Shunt-Operation) unbefriedigend.

Häufigkeit und Vorkommen
Inzidenz etwa 1:25.000. Neben sporadischen Fällen (40%) eindrucksvolle Sippen mit zahlreichen Merkmalsträgern in mehreren aufeinanderfolgenden Generationen bekannt. Neumutationen nehmen mit dem Zeugungsalter des Vaters zu. Vorkommen bei mehreren Kindern merkmalsfreier Eltern vereinzelt von differentialdiagnostisch nicht ganz sicheren Fällen beschrieben.

Genetik
Autosomal dominanter Erbgang, variable Expressivität. Bei mehreren betroffenen Kindern nachweislich gesunder Eltern wird bei gesicherter Diagnose ein Keimbahnmosaik angenommen. Ein ebenfalls autosomal dominant bedingtes Pseudo-CROUZON-Syndrom mit starken Impressiones digitatae und leicht abweichenden fazialen Dysmorphien ist nur unsicher abzu-

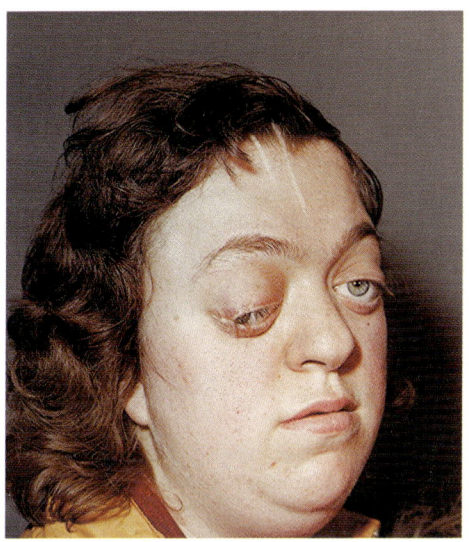

CROUZON-Syndrom. Turmschädel mit hohem Stirnbein und flachem Occiput. Flache, weit auseinanderstehende Orbitae, Exophthalmus, Augenmuskellähmungen. Maxillahypoplasie, Prognathie. Zustand nach Entlastungskraniotomien.

trennen. Genorte: 10q25-26, *FGFR2*, Allelie zu JACKSON-WEISS-Syndrom (▶ *Kraniostenose*), PFEIFFER-Syndrom und APERT-Syndrom (▶ *Akrozephalosyndaktylie*), BEARE-STEVENSON-Syndrom (▶ *Cutis verticis gyrata*); 4p16 (*FGFR3*, speziell Ala391E), Allelie mit SAETHRE-CHOZEN-Syndrom und PARROT-Syndrom.

Familienberatung

Differentialdiagnose zu den ▶ *Akrozephalosyndaktylien* und den ▶ *Kraniostenosen* notwendig. Aufgrund der unterschiedlichen Expressivität scheinbar normale Anlageträger an Mikrosymptomen erkennbar. Nachweis solcher Mikrosymptome für erbprognostische Einschätzungen in betroffenen Familien oder bei Auftreten sporadischer Fälle wichtig. Lassen sich bei den Eltern eines sporadischen Merkmalsträgers keine Anomalien feststellen, kann von einem empirischen Risiko von 1:30 für weitere Kinder mit C. ausgegangen werden. Früherkennung und sofortige Operation sind anzuraten.

Literatur

Navarrete, C., R.Pena, R.Penaloza and F.Salamenca, Germinal mosaicism in CROUZON syndrome. A family with three affected siblings of normal parents. Clin.Genet. *40* (1991) 29–34.

Preston, R.A., J.C.Post, B.J.B.Keatset et al., A gene for CROUZON craniofacial dysostosis maps to the long arm of chromosome 10. Nature Genet. *7* (1994) 149–152.

Rollnick, B.R., Germinal mosaicism in CROUZON syndrome. Clin. Genet. *33* (1988) 145–150.

Schweitzer, D., J.M.Graham, R.S.Lachman et al., Subtle radiographic findings of achondroplasia in patients with CROUZON syndrome with acanthosis nigricans due to an Ala391Glu substitution in FGFR3. Am.J.Med.Genet. *98* (2001) 75–91.

Steinberger, D., F.Vriend, J.B.Mulliken and U.Müller, The mutations in FGFR2-associated craniosynostoses are clustered in five structural elements of immunoglobulin-like domain III of the receptor. Hum.Genet. *102* (1998) 145–150.

OMIM 123500

CUMMING-Syndrom
▶ Dysplasie, kamp(t)omele

Cumurati-Engelmann-Syndrom
▶ ENGELMANN-Syndrom

CURRARINO-Triade,
komplexe Sakrum-Defekte, ASP-Assoziation (Anorektal, Sakrokokzygeal, Präsakral)

Genetisch bedingter Fehlbildungskomplex auf der Grundlage einer Genmutation.
Der Basisdefekt betrifft ein Non-Homeobox-Gen *HLXB9*. Pathogenetisch wird eine Störung bei der Endoderm-Neuroektoderm-Trennung vermutet.

Krankheitswert

Anorektale Stenosen oder Atresien mit chronischer Obstipation vom Säuglingsalter an. Sakro-kokzygeale Defekte, Hemisakrum S2–S5 ("Scimitar-Sakrum"). Präsakraler Tumor in Form einer vorderen Meningozele, eines Teratoms oder einer Zyste (ASP). Gefahr der Harnwegeinfektion und der Meningitis durch Fisteln in Spinalkanal- und Enddarmbereich. Selten Anus imperforatus. Maligne Entartung selten. Weitere fakultative Fehlbildungen im Urogenitalbereich. Kann auch klinisch unauffällig existieren und erst durch Komplikationen bei der Entbindung auffallen.

Therapiemöglichkeiten
Operative Korrektur, wobei zwischen der Gefahr von Komplikationen vor allem bei Entbindungen und dem Operationsrisiko abgewogen werden muss.

Häufigkeit und Vorkommen
Seit Erstbeschreibung 1981 über 50, z.T. familiäre Fälle mit dem Vollbild oder Teilsymptomen in aufeinanderfolgenden Generationen bekannt.

Genetik
Autosomal dominanter Erbgang mit variabler Expressivität. Klinisch unauffällige Anlageträger kommen vor. Genort 7q36 (*HLXB9*), Allelie mit einer Form der ▶ *Kaudalen Dysplasie*.

Familienberatung
Frühdiagnose aufgrund der Obstipation durch Röntgenaufnahme und CT im Hinblick auf die notwendige Behandlung wichtig. Pränatale Diagnostik mit Hilfe bildgebender Verfahren. Merkmalsträger müssen mit einem 50%igen Risiko für ihre Kinder rechnen, wobei Merkmalsausbildung und Komplikationen intrafamiliär unterschiedlich sein können. Bei Auftreten eines Merkmalsträgers sollten Verwandte auf Teilsymptome untersucht werden.

Literatur
Crameri, J.A., W.D.A.Ford and L.I.Morris, Familial triad of anorectal, sacrococcygeal and presacral anomalies that includes sacrococcygeal teratomas. Pediat.Surg.Int. *10* (1995) 350–353.

Hagan, D.M., A.J.Ross, T.Strachan et al., Mutation analysis and embryonic expression of the *HLXB9* CURRARINO syndrome gene. Am.J.Hum.Genet. *66* (2000) 1504–1515.

Holthusen, W., T.Birtel, J.Brinkmann u. Mitarb., Die CURRARINO-Triade. Fortschr.Röntgenstr. *143* (1985) 83–89.

Lynch, S.A., Y.Wang, T.Strachan et al., Autosomal dominant sacral agenesis: CURRARINO syndrome. *37* (2000) 561–566.

Nagai, T., R.Katoh, T.Hasegawae et al., CURRARINO triad (anorectal malformation, sacral bony abnormality and presacral mass) with partial trisomy of chromosomes 13q and 20p. Clin.Genet. *45* (1994) 272–273.

OMIM 176450

CURRY-HALL-Syndrom

Von mehreren Sippen unter unterschiedlichen Bezeichnungen beschriebene autosomal dominante Kombination aus postaxialer Polydaktylie, Zahnanomalien und Onychodystrophie, wahrscheinlich identisch mit der akrodentalen ▶ *Dysostose* (WEYERS), Genort 4p16?, Allelie mit dem ▶ *Ellis-van-CREVELD-Syndrom*? Überschneidungen der teilweise auftretenden Mittellinien-Symptomatik bestehen auch mit dem ▶ *CURRY-JONES-Syndrom*.

Literatur
Howard, T.D., A.E.Guttmacher, W.McKinnon et al., Autosomal dominant postaxial polydactyly, nail dystrophy, and dental abnormalities map to chromosome 4p16, in the region containing the ELLIS-van CREVELD syndrome locus. Am.J.Hum.Genet. *61* (1997) 1405–1412.

Roubicek, M. and J.Spranger, WEYERS akrodental dysostosis in a family. Clin.Genet. *26* (1984) 287–290

Shapiro, S.D., R.J.Jorgenson and C.F.Salinas, CURRY-HALL syndrome. Am. J.Med.Genet. *17* (1984) 579–583.

OMIM 193530

CURRY-JONES-Syndrom

Von fünf sporadischen Fällen beschriebener Fehlbildungskomplex aus asymmetrischer Kraniostenose, Corpus-callosum-Agenesie, präaxialer Polysyndaktylie und umschriebenen Hautatrophien. Ätiopathogenese unklar. Siehe auch ▶ *CURRY-HALL-Syndrom*.

Literatur
Temple, I.K., D.M.Eccles, R.M.Winter et al., Craniofacial abnormalities, agenesis of the corpus callosum, polysyndactyly and abnormal skin and gut development – the CURRY-JONES syndrome. Clin.Dysmorphol. *4* (1995) 116–129.

OMIM 601707

CURSCHMANN-STEINERT-Syndrom
▶ Dystrophia myotonica

CUSHING-Syndrom, primär adrenales noduläres

Genetisch bedingte Endokrinopathie auf der Grundlage einer Genmutation
Es besteht eine ACTH-unabhängige noduläre Hyperplasie der Nebenniere. Aus der erhöhten Cortison-Synthese lässt sich die Symptomatik ableiten.

Krankheitswert
Erstmanifestation in allen Lebensaltern möglich. Typische CUSHING-Symptomatik. Teilsymptom des autosomal dominanten CARNEY-Syndroms (▶ *Lentigines*).

Therapiemöglichkeiten
Totale Adrenalektomie mit befriedigendem Erfolg.

Häufigkeit und Vorkommen
Mehrere Geschwisterschaften und sporadische Fälle beschrieben.

Genetik
Autosomal rezessiver Erbgang wird aufgrund der Geschwisterschaften vermutet.

Familienberatung
Diagnostik anhand des typischen klinischen Bildes bereits im Kindesalter möglich und wegen der Behandlungsbedürftigkeit notwendig. Nachweis anhand eines normalen ACTH-Spiegels unter der Nachweisgrenze und eines nicht mit Dexamethason supprimierbaren hohen Cortisolspiegels sowie vergrößerter Nebennieren (Ultraschall). Differentialdiagnose zu Prednison-induzierten Formen wichtig. Für Einschätzung des Wiederholungsrisikos Differentialdiagnose notwendig. Von einem intrafamiliär relativ konstanten Erstmanifestationsalter kann ausgegangen werden.

Literatur
Findley, J.C., L.R.Sheeler, W.C.Engeland and D.C.Aron, Familial adrenocorticotropin-independent CUSHING's syndrome with bilateral macronodular adrenal hyperplasia. J.Clin.Endocrin.Metab. 76 (1993) 189–191.
Minami, S., H.Sugihara, J.Sato et al., ACTH independent CUSHING's syndrome occurring in siblings. Clin.Endocrinol. 44 (1996) 483–488.

OMIM 219080

CUSHING-Symphalangie
▶ Fazio-Audio-Symphalangie-Syndrom

Cutis laxa,
generalisierte Elastolyse, Dermatochalasis

Genetisch bedingte Elastolyse der Haut auf der Grundlage einer Genmutation.
Heterogen. Die Art des zu der Veränderung der elastischen Fasern führenden Basisdefektes ist in vielen Fällen noch unbekannt. Einem X-chromosomalen Typ liegt ein Lysyloxidase-Defekt zugrunde.

Krankheitswert
Meistens syndromatisch bei verschiedenen Syndromen auftretend (ULLRICH-TURNER-S., EHLERS-DANLOS-S., Geroderma osteodysplasticum u.a.). Bei der idiopathischen Form drei Typen unterscheidbar:
1. Frühinfantile Cutis laxa (Generalisierte Elastolyse): Erstmanifestation klinischer Erscheinungen im Säuglingsalter. Außer der schlaffen Haut Lungenemphysem, Hernien, kardiovaskuläre Anomalien, Divertikel des Gastrointestinaltraktes, durch rarefiziertes subkutanes Gewebe vorstehende Oberflächenvenen, Anomalien der Harnwege. Tod häufig bereits innerhalb der ersten Lebensjahre. OMIM 219100.
2. Cutis laxa unter Aussparung der Gesichtshaut. Kleinwuchs, angeborene Hüftluxation und allgemeine Gelenkeschlaffheit mit entsprechenden Sekundärerscheinungen. Später Schluss der großen Fontanelle. Retardation der motorischen Entwicklung (C.l. mit Knochendystrophie). OMIM 219200. Siehe auch ▶ *Faltenhaut-Syndrom (Typ* DEBRÉ).
3. Gutartige, spätmanifeste Cutis laxa: Erstmanifestation im Kindes- oder Erwachsenenalter. Isolierte Cutis laxa mit geringer oder ohne Beteiligung anderer Organe. Vor allem Gesichts- und Nackenhaut betroffen (greisenhafte Fazies). Blepharochalasis, Lidektropien. Raue Stimme. OMIM 123700.

Therapiemöglichkeiten
Unbekannt.

Häufigkeit und Vorkommen
1. Über 25 sporadische und Geschwisterfälle publiziert.
2. 17 Fälle bekannt, davon höchstens 3 weibliche. Mindestens 5 Fälle Saudi-arabischer Provenienz. Andere Form in beiden Geschlechtern vorkommend.
3. Mehrere Sippen mit Merkmalsträgern in aufeinanderfolgenden Generationen beschrieben.

Genetik
1. Autosomal rezessiver Erbgang, OMIM 219100.
2. Autosomal rezessiv mit Knochendystrophie, OMIM 219200. Konsanguinität der Eltern eines Teils der Patienten und Teilsymptome bei einer Mutter, Genort 5q24-25. Eine X-chromosomale Form (Lysyloxidase-Defizienz) allel zum Typ V des EHLERS-DANLOS-Syndroms, OMIM 304150.
Eine schwere Form, autosomal rezessiv, Genort 14q31 (*FBLN5*, Fibulin 5).
3. Heterogen. Im Hinblick auf das Überwiegen weiblicher Merkmalsträger und sehr schwere Symptomatik bei Knaben autosomal dominanter (Elastin-Defekt, OMIM 123700) oder X-chromosomal dominanter Erbgang mit Semiletalität männlicher Anlagenträger (Cu-Transportstörung), Allelie zum ▶ MENKES-Syndrom, bzw. zum ▶ EHLERS-DANLOS-Syndrom Typ IX, ohne Okzipitalhorn, Genort Xq13.3 (*ATP7A*) vermutet.

Gutartige spätmanifeste C.l. autosomal dominant bedingt (OMIM 123700).
Symptomatisch:
▶ *De-BARSY-Syndrom*
C.l. mit Symptomatik des ▶ *Leprechaunismus* autosomal rezessiv bedingt (OMIM 147670).
C.l.-MARFAN-Syndrom mit Laminin-Synthesestörung ▶ *MARFAN-Syndrom* (OMIM 150240).
C.l. mit Kleinwuchs, Oligophrenie und Nasenpapillomen, ▶ *COSTELLO-Syndrom*, autosomal rezessiv bedingt (OMIM 218040).

Familienberatung
Die Art des Erbganges muss aus der Familienanamnese und der spezifischen klinischen Symptomatik ermittelt werden. Das Risiko für Geschwistererkrankungen sporadischer Fälle wird mit 1:8 angegeben. Differentialdiagnose zum ▶ EHLERS-DANLOS-Syndrom, zum ▶ Faltenhaut-Syndrom und zu einer wahrscheinlich (auto)immunologisch bedingten, erworbenen, generellen Elastolyse notwendig. Siehe auch ▶ LENZ-MAJEWSKI-Syndrom, ▶ COFFIN-LOWRY-Syndrom.

Literatur
Damkier, A., F.Bandrup and H.Starklint, Cutis laxa: autosomal dominant inheritance in five generations. Clin.Genet. *39* (1991) 321–329.
Davies, S.J. and H.E.Hughes, COSTELLO syndrome: natural history and differential diagnosis of cutis laxa. J.Med.Genet. *31* (1994) 486–489.
Khakoo, A., R.Thomas, R.Trompeter et al., Congenital cutis laxa and lysyl oxidase deficiency. Clin.Genet. *51* (1997) 109–114.
Loeys, B., L.van Maldergem, G.Mortier et al., Homozygosity for a missense mutation in fibulin-5 (*FBLN5*) results in severe form of cutis laxa. Hum. Molec.Genet. *11*(2002) 149–152.
Ogur, G., M.Yuksel-Apak and M.Demiryont, Syndrome of congenital cutis laxa with ligamentous laxity and delayed development: Report of a brother and sister from Turkey. Am.J.Med.Genet. *37* (1990) 6–9.
Tassabehji, M., K.Metcalfe, J.Hurst et al., An elastin gene mutation producing abnormal tropoelastin and abnormal elastic fibres in a patient with autosomal dominant cutis laxa. Hum.Mol.Genet. *7* (1998) 1021–1028.
Van Maldergem, L., E.Vamos, I.Liebaers et al., Severe congenital cutis laxa with pulmonary emphysema. A family with three affected sibs. Am.J.Med.Genet. *31* (1988) 455–464.

Cutis marmorata teleangiectatica congenita,
VAN-LOHUIZEN-Syndrom

Von wenigen sporadischen und Geschwisterfällen beschriebene angeborene gutartige Anomalie der Gefäßentwicklung vorwiegend des Integumentes. Marmoriert-levide bis dunkel-bläuliche Hautfärbung, Teleangiektasien, Phlebektasien. Hautatrophien, Ulcerationen und andere Sekundärerscheinungen. In etwa 30% der Fälle noch andere Auffälligkeiten (▶ *Hemihypertrophie*, ▶ *Nävus flammeus*, Bindegewebsdefekte, neurologische Auffälligkeiten, Lymphangiektasien, Syndaktylien u.a.). Mosaik einer Letalmutation? Makrozephalus-Cutis marmorata-teleangiectatica-congenita-Syndrom mit Cutis laxa, Syn- und Polydaktylie, Makrosomie und Hemihypertrophie: 28 ausschließlich sporadische Fälle beschrieben. Siehe auch ▶ *Proteus-Syndrom*, ▶ KLIPPEL-TRENAUNAY-*Syndrom*.

Literatur

Baralle, D. and H.Firth, A case of the new overgrowth syndrome – Macrocephaly with cutis marmorata, haemangioma and syndactyly. Clin.Dysmorphol. *9* (2000) 209–211.

Kang, B.D., D.J.Kim, J.H.Hong et al., A case of cutis marmorata telangiectatica congenita. Ann.Dermatol. *8* (1996) 43–46.

Kolde, G and R.Happle, Cutis marmorata teleangiectatica congenita (Van-Lohuizen-Syndrom). Hautarzt *38* (1985) 101–103.

Moore, C.A., H.V.Toriello, D.N.Abuelo et al., Macrocephaly-cutis marmorata telangiectatica congenita: a distinct disorder with developmental delay and connective tissue abnormalities. Am.J.Med.Genet. *70* (1997) 67–73.

Pehr, K. and B.Moraz, Cutis marmorata telangiectatica congenita with congenital hypothyroidism. Pediatr.Dermatol. *10* (1993) 6–11.

Robertson, S.P., M.Gattas, M.Rogers and L.C.Adès, Macrocphaly – cutis marmorata telangiectatica congenita: report of five patients and a review of the literature. Clin.Dysmorphol. *9* (2000) 1–9.

OMIM 219250

Cutis marmorata

s.a.
▶ Hemihypertrophie

Cutis verticis gyrata,
AUDRY-Syndrom

Genetisch bedingte Hautanomalie auf der Grundlage einer Genmutation.
Der Basisdefekt ist nur für das BEARE-STEVENSON-Syndrom bekannt und betrifft da den Fibroblastenwachstumsfaktor-Rezeptor 2 (FGFR2).

Krankheitswert

Verdickung und Furchung der Haut, vor allem im Bereich des behaarten Kopfes. Idiopathisch, sekundär nach bestimmten Hautkrankheiten oder syndromatisch in Verbindung mit anderen Fehlbildungen vorkommend: C. mit Oligophrenie bei Mikrozephalus, genereller Unterentwicklung des Gehirns, Epilepsie und EEG-Anomalien, Hypotrichose, spastische Tetraplegie, Augenfehlbildungen und Blindheit (OMIM 219300), C. mit Akromegalie und Leukom der Cornea (ROSENTHAL-KLÖPFER-Syndrom, OMIM 102100), C. mit Akanthosis nigricans, Kraniostenose, Nagelhypoplasie, Papillomatosen des Kopfes, Hautanhängen besonders in den großen Hautfalten, Choanalatresie, Proptose, genitoanalen und anderen Anomalien (BEARE-DODGE-NEVIN-Syndrom, BEARE-STEVENSON-Syndrom, OMIM 123790). Siehe auch ▶ *Pachydermoperiostosis*.

Therapiemöglichkeiten

Symptomatische Behandlung.

Häufigkeit und Vorkommen

Von jeder Form jeweils nur wenige Fälle beschrieben. Inzidenz 1:3 Mill. (weiblich) bis 1:100.000 (männlich).

Genetik

In Verbindung mit Oligophrenie autosomal rezessiver (Genort 16), seltener X-chromosomaler Erbgang (in Kombination mit Oligophrenie und Schilddrüsenaplasie AKESSON-Syndrom, OMIM 304200). Beim ROSENTHAL-KLÖPFER-Syndrom autosomal dominanter Erbgang. Vom-BEARE-STEVENSON-Syndrom 11 vorwiegend sporadische Fälle bekannt, autosomal dominante Neumutationen, Genort meist 10q25.3-26 (*FGFR2*, *FGFR1* kommt vor), Allelie mit ▶ *Akrozephalosyndaktylie Typ I* und *Typ II*, ▶ CROUZON-*Syndrom* und einem Teil der Fälle von ▶ PFEIFFER-*Syndrom* und mit ▶ *Kraniostenose* (▶ JACKSON-WEISS-*Syndrom*).

Familienberatung

Familienanamestische und syndromologische Feststellung syndromatischer und familiärer Formen wichtig. Die Beratung richtet sich nach der Schwere der Erscheinungen und dem Wiederholungsrisiko.

Cyklopie

Literatur

Dahir, G.A., L.K.Miller and M.G.Butler, Survey of mentally retarded males for cutis verticis gyrata and chromosomal fragile sites. Am.J.Med.Genet. *44* (1992) 118–119.

Farah, S., T.I.Farag, M.A.Sabry et al., Cutis verticis gyrata-mental deficiency syndrome: report of a case with unusual neuroradiological findings. Clin.Dysmorphol. *7* (1998) 131–134.

Hall, B.D., R.G.Cadle, M.Golabi et al., BEARE-STEVENSON cutis gyrata syndrome. Am.J.Med.Genet. *44* (1992) 82–89.

Rascioli, T., S.Flanagan, R.J.Mortimore et al., Premature calvarial synostosis and epidermal hyperplasia (BEARE-STEVENSON-syndrome-like anomalies) resulting from a P250R missense mutation in the gene encoding fibroblast growth factor receptor 3. Am.J.Med.Genet. *101* (2001) 187–194.

Yano, S. and Y.Watanabe, Association of arrhythmia and sudden death in macrocephaly-cutis marmorata telangectatica congenita syndrome. Am.J.Med.Genet. *102* (2001) 149–152.

OMIM 102100, 219300, 304200

Cyklopie

Polyätiologische Fehlbildung des Mittelgesichtes. Ausschließlich bei Totgeborenen oder nicht lebensfähigen Neugeborenen.
Extreme Holoprosenzephalie. Bei einem Teil der Fälle mit weiteren Fehlbildungen bestehen eine Trisomie 13 (▶ *PÄTAU-Syndrom*) oder andere Chromosomenanomalien. Familiär zusammen mit Holoprosenzephalie bei Chromosomentranslokationen vorwiegend unter Beteiligung der Bereiche 7q34-36 und 2p22 vorkommend. Ob bei den vor 1975 beschriebenen Geschwisterfällen unerkannte Chromosomen-Aberrationen bzw. -Mosaike, ein autosomal rezessiver Erbgang oder nichtgenetische Faktoren (Cytomegalie-Embryofetopathie) vorgelegen haben, ist unklar. Siehe auch ▶ *Holoprosenzephalie*.
Vorwiegend von sporadischen Fällen oder Zwillingen beschrieben. Inzidenz 1:100.000.
Die Familienprognose muss sich auf den Chromosomenbefund stützen. Bei Ausschluss kann empirisch von einem geringen Wiederholungsrisiko ausgegangen werden. Pränatale Diagnostik durch Sonografie möglich.

Literatur

Schmidt, R., R.Boos und W.Schmidt, Diagnose einer Holoprosenzephalie mit Zyklops des Feten. Geburtsh.Frauenhk. *46* (1986) 470–472.

Sperber, G.H., E.S.Johnson, L.Honore and G.A.Machin, Holoprosencephalic synophthalmia (cyclopia) in an 8 week fetus. J.Craniofac.Genet. Dev.Biol. *7* (1987) 7–18.

OMIM 236100

Cylindrome
▶ Epithelioma adenoides cysticum

Cystathioninurie

Genetisch bedingter Stoffwechseldefekt auf der Grundlage einer Genmutation.
Der Gendefekt äußert sich in einer Verminderung der Cystathioninase-Aktivität (Cystathionin-γ-Lyase), die bei einem Teil der Fälle durch eine Veränderung des Koenzyms Pyridoxal-5-Phosphat bedingt ist. Es kommt dadurch zu einer Anreicherung von Cystathionin und Methionin in den Körperflüssigkeiten und zu einer Cystathionin-Ausscheidung im Harn bis zu täglich 0,5 g. Der Zusammenhang des Stoffwechseldefektes mit der klinischen Symptomatik ist z.T. noch unklar.

Krankheitswert

Leichte angeborene Auffälligkeiten, Intelligenzminderung. Thrombozytopenie, Urolithiasis. Lebenserwartung wahrscheinlich nicht oder nur gering herabgesetzt. Teilweise auch ohne klinische Symptome verlaufend.

Therapiemöglichkeiten

Methioninarme Diät. Pyridoxingaben per os vermindern die Cystathioninausscheidung im Urin, über Beeinflussung der klinischen Symptomatik ist wenig bekannt. Bei einer Vitamin-B_6-resistenten Form ist das Apoenzym betroffen.

Häufigkeit und Vorkommen
Seit der Erstbeschreibung 1959 sind über 20 Fälle bekannt geworden. Frequenz in Mitteleuropa ca. 1:18.000.

Genetik
Autosomal rezessiver Erbgang. Heterogenie. Genort der Cystathioninase auf dem Chromosom 16.

Familienberatung
Heterozygotennachweis aufgrund einer herabgesetzten Methionintoleranz. Pränatale Diagnostik durch Bestimmung der Cystathioninase-Aktivität in kultivierten Fruchtwasserzellen, ohne Konsequenzen, nicht indiziert. Früherkennung im Kleinkindesalter möglich durch Nachweis der Cystathioninausscheidung mit Nitroprussidnatrium und nachfolgende papierchromatografische Trennung. Ausscheidung von Cystathionin im Urin ist allerdings auch eine Begleiterscheinung anderer Krankheitsbilder (Glykogenosen, Hepatom u.a.).

Literatur
Pascal, T.A., G.E.Gaull, N.C.Beratis et al., Cystathionase deficiency: evidence for genetic heterogeneity in primary cystathioninuria. Pediat.Res. 12 (1978) 125–133.

Scott, C.R., S.W.Dassel, S.H.Clark, C.Chiangteng and K.Swedberg, Cystathionemia: A benign genetic condition. J.Pediat. 76 (1970) 571–577.

OMIM 219500

Cystatin C
▶ Amyloidosen

Cystinose
▶ ABDERHALDEN-FANCONI-Syndrom

Cystinurie

Genetisch bedingte Resorptionsstörung auf der Grundlage einer Genmutation.

Zugrunde liegt die Synthesestörung eines Transportproteins (rBAT/SLC3A1, Typ 1 oder SLC7A9, Typen 2 und 3) für Cystin und dibasische Aminosäuren in den Epithelzellen der proximalen Nierentubuli. Dadurch kommt es zu einer Störung der tubulären Rückresorption und einer fehlenden oder verminderten intestinalen Resorption von Cystin, Lysin, Arginin und Ornithin. Die dadurch bedingte Vermehrung dieser Aminosäuren im Urin (Tagesausscheidung bis zu mehreren Gramm) führt zeitweise zu größerer Harnkonzentrierung (besonders nachts), zum Ausfallen der am wenigsten wasserlöslichen Aminosäure Cystin und dadurch zur Steinbildung. Nach dem Permeationsmuster der Aminosäuren lassen sich drei Typen unterscheiden.

Krankheitswert
Urolithiasis. Cystinsteine bereits im Kindesalter, aber auch wesentlich später nach langer Beschwerdefreiheit bei etwa 70% der Personen mit Cystinurie. Komplikationen durch entsprechende Sekundärerscheinungen: Infektionen der ableitenden Harnwege, Nierenkoliken usw. Teilweise geringer Kleinwuchs und Intelligenzminderung. Lebenserwartung herabgesetzt.

Therapiemöglichkeiten
Erfolgreiche Prophylaxe der Steinbildung durch große Trinkmengen, Alkalisierung des Urins, methioninarme Diät. Gaben von Penicillamin bzw. dessen Derivaten in Kombination mit Vitamin B_6 und Mercapto-Propionyl-Glycin mit Erfolg.

Häufigkeit und Vorkommen
Erstbeschreibung 1908 durch GARROD. Eine der häufigsten bekannten monogenen Stoffwechselkrankheiten. Frequenz etwa 1:1000–600. Am häufigsten ist der Typ 1.

Genetik
Typ 1 autosomal rezessiver Erbgang, Typen 2 und 3: Unvollständig rezessiver Erbgang (Teilmanifestation bei Heterozygoten). Während bei Typ 1 die intestinale Resorption für die vier genannten Aminosäuren fast völlig fehlt, ist sie bei Typ 2 für Cystin auf 1/3 und bei Typ 3 auf 2/3 der Norm vermindert. Genorte: 2p16.3 (*SLC3A1*, Typ 1); 19q13.1 (*SLC7A9*, Typen 2 und 3).

Familienberatung

Nachweis anhand der Aminosäuren-Ausscheidung im Urin. Die einzelnen Typen lassen sich biochemisch nur bei Heterozygoten unterscheiden. Heterozygotennachweis nur bei den Typen 2 und 3 anhand einer vermehrten Ausscheidung von Cystin und Lysin (bei Typ 2 mehr als bei Typ 3) möglich. Bei Heterozygoten muss mit Cystinsteinbildung gerechnet werden. Früherkennung (halbautomatischer chromatografischer Screeningtest) und ärztliche Betreuung im Hinblick auf prophylaktische Behandlung wichtig.

Literatur

Bisceglia, L., M.J.Calonge, A.Totaro et al., Localization, by linkage analysis, of the cystinuria type III gene to chromosome 19q13.1. Am.J.Hum.Genet. *60* (1997) 611–616.

Gasparini, P., M.J.Calonge, L.Bisceglia et al., Molecular genetics of cystinuria: Identification of four new mutations and seven polymorphisms, and evidence for genetic heterogeneity. Am.J.Hum.Genet. *57* (1995) 781–788.

Ginglian, R., I.Ferrari and L.J.Greene, Heterozygous cystinuria and urinary lithiasis. Am.J.Med.Genet. *22* (1985) 703–715.

International Cystinuria Consortium: Group A, Functional analysis of mutations in *SLC7A9*, and genotype-phenotype correlation in non-type I cystinuria. Hum.Molec.Genet. *10* (2001) 305–316.

Palacin, M., C.Mora, J.Chillaron et al., The molecular basis of cystinuria: The role of the *rBAT* gene. Amino Acids. *11* (1996) 225–246.

Parvari, R., I.Brodyansky, O.Elpeleg et al., A recessive contiguous gene deletion on chromosome 2p16 associated with cystinuria and a mitochondrial disease. Am.J.Hum.Genet. *69* (2001) 869–875.

Pras, E., N.Arber, I.Aksentijevich et al., Localization of a gene causing cystinuria to chromosome 2p. Nature Genet. *6* (1994) 415–419.

OMIM 220100

Cystische Fibrose

▶ Pankreasfibrose, zystische

Cytochrom-C-Oxidase-Mangel;
mitochondriale und neurogastrointestinale Enzephalomyopathie; Myoglobinurie

Genetisch bedingter mitochondrialer Enzymdefekt auf der Grundlage einer Genmutation.
Die Cytochrom-C-Oxidase ist ein Enzymkomplex (Komplex IV der Atmungskette) aus mindestens 13 Untereinheiten, von denen 3 mitochondrial codiert werden. Mutationen können unterschiedliche Loci betreffen und die Aktivität der Isoenzymkomplexe in verschiedenen Geweben bzw. Organen vermindern. Es handelt sich um den letzten Schritt des Elektronentransportes in der inneren Mitochondrienmembran, bei dem aus Cytochrom C molekularer Sauerstoff für die oxidative Phosphorylierung freigesetzt wird. Die klinische Symptomatik erklärt sich aus dem Energiedefizit in den unterschiedlichen Organen.

Krankheitswert

Es stehen entweder myopathische (Rhabdomyolyse), enzephalopathische, enzephalomyopathische (LEIGH-Syndrom, ▶ *Enzephalopathie, nekrotisierende*), nephropathisch-tubuläre (Rückresorptionsstörungen, Azidosen) oder hepatische Symptome im Vordergrund. Erstmanifestation klinischer Erscheinungen vom Säuglingsalter an. Trinkschwäche, Missgedeihen, psychomotorische Retardation, Hyperthermie, Laktazidose, Hyperammonämie. Sattelnase, Strabismus, Balkonstirn. Muskelhypotonie, Kardiomyopathie. Dysphagie, Ataxie, Retinopathie. Dyspnoe. Geringe Lebenserwartung. Je nach betroffener Untereinheit kann die Muskelsymptomatik im Vordergrund stehen: Myoglobinurie, Krämpfe. Siehe auch ▶ *Myopathie, mitochondriale*.

Therapiemöglichkeiten

Besserung eventuell durch Langzeitgaben von CoQ 10. Nierensymptomatik kann durch Dialyse behoben werden.

Häufigkeit und Vorkommen

Meist Geschwister oder über weibliche Patienten verwandte Merkmalsträger in mehreren Generationen mit interfamiliär unterschiedlicher Symptomatik beschrieben.

Genetik

Heterogen, mitochondrialer Erbgang mit ausschließlich weiblichen Überträgern oder autosomal rezessiver, vereinzelt auch dominanter Erbgang. Siehe auch ▶ *Mitochondriopathien*. Von den 10 nukleären sind bisher 4 Genorte bekannt: 9q34 (*SURF-1*) – LEIGH-Symptomatik (▶ *LEIGH-Syndrom*) steht im Vordergrund, OMIM 25600; 22q13 (*SCO2*, Synthese der Cytochrom-C-Oxidase) – Fatale Infantile, Cardio-Enzephalopathie (FICEM); 17p11 (*SCO1*) – Hepatoenzephalopathie; 17p13.1-q11.1 (*COX10*, Farnesyltransferase) – Leukodystrophie, Tubulopathie.

Familienberatung

Unterscheidung autosomal rezessiver und mitochondrialer Mutationen notwendig. Differentialdiagnose zu anderen Myopathien (▶ *Myopathie, mitochondriale*) anhand der Laktazidose-, zur nekrotisierenden Enzephalopathie, zu toxisch (Alkohol, Medikamente), traumatisch oder infektiös bedingter Rhabdomyolyse und den Organazidurien durch Bestimmung der Cytochrom-C-Oxidase-Aktivität in Thrombozyten und Fibroblasten verschiedener Gewebe wichtig. Nach dem gleichen Prinzip und molekulargenetisch pränatale Diagnostik möglich. Aufgrund der Heterogenie und der Heterosomie der mutierten Mitochondrien sowohl inter- als auch intraindividuell (verschiedene Organe können unterschiedliche Anteile mutierter Mitochondrien haben) muss mit unterschiedlicher Schwere der Symptomatik und unterschiedlicher Symptomatik bis zur Symptomlosigkeit (mehr als 30% normale Mitochondrien) gerechnet werden. Ein Risiko besteht bei der mitochondrialen Form nur für Kinder von Anlageträgerinnen.

Literatur

Ciafaloni, E., F.M.Santorelli, S.Shanske et al. Maternally inherited LEIGH syndrome. J.Pediatr. *122* (1993) 419–422.

Jaksch, M., I.Ogilvie, J.Yao et al., Mutations in *SCO2* are associated with a distinct form of hypertrophic cardiomyopathy and cytochrome c oxidase deficiency. Hum.Molec.Genet. *9* (2000) 795–801.

Munaro, M., V.Tiranti, D.Sandonà et al., A single cell complementation class is common to several cases of cytochrome c oxidase-defective LEIGH's syndrome. Hum.Molec.Genet. *6* (1997) 221–228.

Pastores, G.M., F.M.Santorelli, S.Shanske et al., LEIGH syndrome and hypertrophic cardiomyopathy in an infant with a mitochondrial DNA point mutation (T8993G). Am.J.Med.Genet. *50* (1994) 265–271.

Tatuch, Y., J.Christodoulou, A.Feigenbaum et al., Heteroplasmic mtDNA mutation (T-G) at 8993 can cause LEIGH disease when the percentage of abnormal mtDNA is high. Am.J.Hum.Genet. *50* (1992) 852–858.

Tiranti, V., K.Hoertnagel, R.Carozzo et al., Mutations of *SURF-1* in LEIGH disease associated with cytochrome c oxidase deficiency. Am.J.Hum.Genet. *63* (1998) 1609–1621.

Valnot, I., J-C.v.Kleist-Retzow, A.Barrientos et al., A mutation in the human heme A:farnesyltransferase gene (*COX10*) causes cytochrome c oxidase deficiency. Hum.Molec.Genet. *9* (2000) 1245–1249

OMIM 220110, 25600, 516050

D

DAENTL-Syndrom
▶ Femur-Anomalien

Daktylolysis spontanea
▶ Ainhum-Syndrom

DANDY-WALKER-Syndrom
▶ Hydrozephalus bei Atresie des Foramen MAGENDIE

DARIER-WHITE-Syndrom
▶ Keratosis follicularis DARIER

Darmatresien

Atresien verschiedener Darmabschnitte unterschiedlicher Ätiologie.
Es bestehen multiple Atresien im gesamten Darm oder eine Atresie bzw. hochgradige Stenose von Teilen entweder des Duodenums (z.T. Pylorus beteiligt) oder des Jejunums (Apfelschalen-Phänomen bei Atresie des Mesenteriums, OMIM 243605) oder des Ileums oder von Ileum und Jejunum, in 5% des Colons. Die Unterbrechung ist entweder membranös oder komplett mit oder ohne bindegewebige Brücken. Ein Basisdefekt ist unbekannt. Pathogenetisch gibt es mehrere Erklärungsmöglichkeiten.

Krankheitswert
Vor der Geburt Hydramnion. Erbrechen, Meteorismus, Stuhlverhaltung vom ersten Lebenstag an. Häufig noch andere Fehlbildungen oder schwerer Immundefekt. Pränatal ultrasonografisch auffällige D. kann auf Bestehen eines DOWN-Sndroms hinweisen (double-bubble-Phänomen). Teilsymptom des ▶ MODED.

Therapiemöglichkeiten
Chirurgische Anastomosierungen innerhalb der ersten Lebenstage mit unterschiedlichem, von der Schwere des Defektes abhängigem Erfolg.

Häufigkeit und Vorkommen
Inzidenz 1:500–400. Vorkommen in Geschwisterschaften beschrieben, vorwiegend bei Kindern aus Verwandtenverbindungen. Gehäuft beim DOWN-Syndrom. Polyatresie bei bisher etwa 20 Geschwister- und sporadischen Fällen vor allem aus französisch-kanadischen Familien bekannt. Apfelschalen-Atresie häufig in Geschwisterschaften.

Genetik
Heterogen. Sowohl für die Duodenumatresie wie für Atresien anderer Dünndarmabschnitte und die multiplen Darmatresien lässt sich zumindest bei einem Teil der Fälle autosomal rezessiver Erbgang nachweisen, wobei offensichtlich keine genetische Beziehung zwischen den einzelnen Typen besteht. Apfelschalen-Atresie mit Mikrozephalus und Augenanomalien wahrscheinlich ebenfalls autosomal rezessiv bedingt.

Familienberatung
Nachweis röntgenologisch. Differentialdiagnose zu Stenosen (z.B. bei der zystischen ▶ Pankreasfibrose) und im frühen Kindesalter zur ▶ Pylorusstenose notwendig. Bei der erbprognostischen Einschätzung muss zunächst von einem autosomal rezessiven Erbgang ausgegangen werden. Pränatale Diagnose mittels Ultraschall im 2. Trimenon möglich.

Literatur

Güngör, N., S.Balci, F.C.Tanyel and S.Gögüs, Familial intestinal polyatresia syndrome. Clin.Genet. *47* (1995) 245–247.

Harris, J., B.Kallen and E.Robert, Descriptive epidemiology of alimentary tract atresia. Teratology *52* (1995) 15–29.

Imaizumi, K., J.Kimura, M.Masuno et al., Apple-peel intestinal atresia associated with balanced reciprocal translocation t(2;3)(q1.3;p24.2)mat. Am.J.Hum. Genet. *87* (1999) 434–435.

Kim, S., S.Yedlin and O.Idowu, Colonic atresia in monozygotic twins. Am.J.Med.Genet. *91* (2000) 204–206.

Moreno, L.A., F.Gottrand, D.Turck et al., Severe combined immunodeficiency syndrome associated with autosomal recessive familial multiple gastrointestinal atresias: Study of a family. Am.J.Med. Genet. *37* (1990) 143–146.

Slee, J. and J.Goldblatt, Further evidence for a syndrome of "apple peel" intestinal atresia, ocular anomalies and microcephaly. Clin.Genet. *50* (1996) 260–262.

Stromme, P., E.Dahl, T.Flagge and H.Stene-Johansen, Apple-peel intestinal atresia in siblings with ocular anomalies and microcephaly. Clin.Genet. *44* (1993) 208–210.

Stromme, P. and W.Andersen, Developmental aspects in apple peel intestinal atresia-ocular anomalies-microcephaly syndrome. Clin.Genet. *52* (1997) 133.

Yagel, S., J.Zlotogora, H.Kanetti and R.Voss, Fetal duodenal obstruction. A high risk indicator for DOWN's syndrome. Acta Obstetr.Gynecol.Scand. *67* (1988) 465–466.

OMIM 223400, 243150, 243600, 243605

Daumen, Syndrom der adduzierten

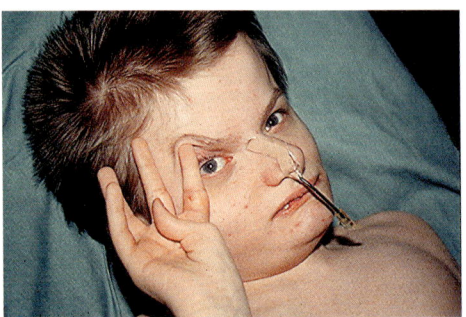

Daumen, Syndrom der adduzierten. Typische Daumenhaltung bei MASA-Syndrom (CRASH-Syndrom). Hydrozephale Schädelkonfiguration. (S. Tinschert)

Von einer Inzuchtsippe in Nordamerika und wenigen sporadischen Fällen beschriebenes Dysmyelinisations-Syndrom des ZNS mit Mikrozephalus, Kraniostenose, Gaumenspalte, Arthrogryposis, Herzfehler und Schluckbeschwerden durch velopharyngeale Insuffizienz, dessen hinweisendes Symptom der schwer reponierbare adduzierte Daumen ist. Tod im frühen Kindesalter infolge von Dyspnoe. Autosomal rezessiver Erbgang (OMIM 201550).

Adduzierter Daumen-Klumpfuß-Syndrom mit kraniofazialen Dysmorphien von drei Kindern aus zwei Verwandtenehen beschrieben, wahrscheinlich autosomal rezessiv.

Isolierte Adduktion des Daumens durch Funktionsstörung des M. extensor (OMIM 314100) und MASA-Syndrom (**M**entale Retardation, teilweise mit Hydrozephalus, **A**phasie, **S**chlurfender Gang und **A**dduzierter Daumen) X-chromosomal, GAREIS-MASON-Syndrom, Genort Xq28, Allelie mit dem ▶ *Hydozephalus* infolge Aquäduktstenose und zu einen Typ der X-chromosomalen spastischen ▶ *Spinalparalyse*. Basisdefekt: Synthesestörung eines Neuralzellen-Adhäsionsmoleküls (L1-CAM). Siehe auch ▶ *CRASH-Syndrom* (OMIM 303350).

Differentialdiagnose zu anderen syndromatischen Formen z. B. bei Mittelhirninsuffizienz, ▶ *Arthrogryposis multiplex congenita* oder Hydrozephalus notwendig. Diagnostisch hinweisend ist im frühen Kindesalter ein abnormer MORO-Reflex.

Literatur

Blauth, W. und S.Pede, Der Pollex flexus congenitus. Z.Orthop.Grenzgeb. *130* (1992) 169–174.

Dundar, M., S.Kurtoglu, B. Elmas et al., A case with adducted thumb and club foot syndrome. Clin.Dysmorphol. *10* (2001) 291–293.

Israel, J., A.Sommer, C.Stevens et al., The spectrum of "complicated spastic paraplegia, MASA syndrome and X-linked hydrocephalus". Contribution of DNA linkage analysis in genetic counseling of individual families. Genet.Counsel. *5* (1994) 1–10.

Miranda, A., J.C.Zenteno, E.Santiago and S.Kofman-Alfaro, Autosomal dominant inheritance of adducted thumbs and other digital anomalies. Clin.Genet. *54* (1998) 83–85.

Modavsky, M., T.Lerman-Sagie, M.Kutai et al., Heterogeneity in adducted thumbs sequence. Am.J. Med.Genet. *70* (1997) 114–117.

Schrander-Stumpel, C., E.Legius, J.P.Fryns and J.J.Cassiman, MASA syndrome: New clinical features and linkage analysis using DNA probes. J. Med.Genet. *27* (1990) 688–692.

Vits, L., G.Van Camp, P.Coucke et al., MASA syndrome is due to mutations in the neural cell adhesion gene L1-CAM. Nature Genet. *7* (1994) 408–412.

Daumen, triphalangealer

Daumenfehlbildung unterschiedlicher Ätiologie. Basisdefekt und Pathogenese sind unklar.

Krankheitswert
Dreigliedrigkeit eines opponierbaren oder nicht opponierbaren Daumens. Einseitig oder beidseitig, nicht immer von einer Duplikation des Zeigefingers zu unterscheiden. Meistens noch andere Anomalien: präaxiale ▶ *Polydaktylie*, ▶ *Spalthand*, ▶ *Ektrodaktylie der Füße*, ▶ *Tibiaaplasie*, ▶ *Syndaktylie*: Triphalangealer-Daumen-Polysyndaktylie-Tibia-Hemimelie-Komplex (OMIM 190605, 188770). Symptomatisch beim ▶ *AASE-Syndrom*; ▶ *SANDROW-Syndrom* und beim ▶ *HOLT-ORAM-Syndrom*. Behinderungen im Hinblick auf die Greiffähigkeit der Hand.

Therapiemöglichkeiten
Bei Komplikationen chirurgische Korrektur möglich.

Häufigkeit und Vorkommen
Über 100 Fälle beschrieben. Sporadisch und in aufeinanderfolgenden Generationen.

Genetik
Heterogen. Isoliert (nicht opponierbar) und bei Polydaktylie des Daumens, mit Brachy- und Ektrodaktylie (CARNEVALE-Syndrom) sowie in Kombination mit Anus imperforatus, Schwerhörigkeit, Onychodystrophie und anderen peripheren Extremitätenfehlbildungen autosomal dominant bedingt (▶ *Anus imperforatus*; ▶ *TOWNS-BROCKS-Syndrom*). Kombination mit angeborener hypoplastischer Anämie und Herzfehler (▶ *AASE-Syndrom*), mit angeborener

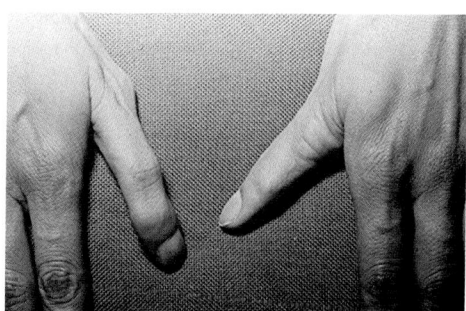

Daumen, triphalangealer. Fingerähnlicher, opponierbarer Daumen. (J. Kunze)

Schwerhörigkeit und Onychodystrophie sowie mit Innenohrschwerhörigkeit und Thrombasthenie (GLANZMANN) autosomal rezessiv bedingt, Genort 7q3-qter. Triphalangealer-Daumen-Polysyndaktylie-Tibia-Hemimelie-Komplex autosomal dominant, Genort 7q36, Allelie mit dem Typ HAAS der Syndaktylie, *HOXD13*? Siehe auch ▶ *Polydaktylie*; ▶ *Lakrimo-Aurikulo-Dento-Digitales Syndrom*; ▶ *SANDROW-Syndrom*.

Familienberatung
Triphalangie des Daumens kann harmlos sein oder auf komplexere Fehlbildungen hinweisen. Verwandte eines Merkmalsträgers mit verschiedenen Formen der Polydaktylie oder Syndaktylie sind als Anlagenträger anzusehen.

Literatur
Balci, S., M.Demirtas, B.Civelek et al., Phenotypic variability of triphalangeal thumb-polysyndactyly syndrome linked to chromosome 7q36. Am.J.Med. Genet. *87* (1999) 399–406

Heutink, P., J.Zguricas, L.van Oosterhout et al., The gene for triphalangeal thumb maps to the subtelomeric region of chromosome 7q. Nature Genet. *6* (1994) 287–291.

Qazi, Q. and E.G.Kassner, Triphalangeal thumb. J.Med.Genet. *25* (1988) 505–520.

Radhakrishna, U., J.-L.Blouin, J.V.Solanki et al., An autosomal dominant triphalangeal thumb: Polysyndactyly syndrome with variable expression in a large Indian family maps to 7q36. Am.J.Med. Genet. *66* (1996) 209–215.

Silengo, M.C., M.Biagioli, G.L.Bell et al., Triphalangeal thumb and brachyectrodactyly syndrome. Confirmation of autosomal dominant inheritance. Clin. Genet. *31* (1987) 13–18.

Tsukurov, O., A..Boehmer, J.Flynn et al., A complex bilateral polysyndactyly disease locus maps to chromosome 7q36. Nature Genet. *6* (1994) 282–286.

OMIM 190500, 190600, 190605, 190650, 190680

DAVID-O'CALLAGHAN-Syndrom
▶ VATER-Assoziation

DAVIDENKOW-Syndrom
▶ Muskelatrophie, skapuloperoneale spinale

DAWSON-Syndrom,
Laktosylceramidose, Ceramid-Laktosid-Lipidose

Bei einem Patienten mit NIEMANN-PICK-Syndrom Typ C irrtümlich vermuteter, jedoch nicht bestätigter Stoffwechseldefekt.

Literatur
Wenger, D.A., M.Sattler, C.E.Clark et al., Lactosyl ceramidosis: normal activity for two lactosyl ceramide beta-galactosidases. Science *188* (1975) 1310–1312.

OMIM 245500

De-BARSY-Syndrom,
DE-BARSY-MOENS-DIERCKX-Syndrom

Genetisch bedingter Bindegewebsdefekt auf der Grundlage einer Genmutation.
Es besteht eine Degeneration elastischer Fasern, für die ein Basisdefekt unbekannt ist.

Krankheitswert
Erstmanifeststion im 1. Lebensjahr. Cutis laxa mit Atrophie der Haut und des Unterhautfettgewebes sowie Pigmentierungsanomalien. Progeroides Greisengesicht mit zunächst vorgewölbter Stirn. Später Mikrozephalus, Hornhauttrübung, Katarakt oder andere Augenanomalien. Taurodontie in beiden Dentitionen. Makrotie. Überstreckbarkeit der kleinen Gelenke. Allgemeine Dystrophie mit Kleinwuchs und progredienter psychomotorischer Retardation. Muskelhypotonie, Choreo-Athetose (EEG-Anomalien) und Grimassieren.

Therapiemöglichkeiten
Behandlung einzelner Symptome mit unbefriedigendem Erfolg.

Häufigkeit und Vorkommen
Seit Erstbeschreibung 1968 ca. 20 sporadische und Geschwisterfälle publiziert.

Genetik
Aufgrund der Geschwisterfälle ist autosomal rezessiver Erbgang zu vermuten.

Familienberatung
Differentialdiagnose zu anderen Symptomenkombinationen mit ▶ *Cutis laxa*, zu ▶ LENZ-MAJEWSKI-*Syndrom* und ▶ *Geroderma osteodysplasticum* notwendig.

Literatur
Kunze, J., F. Majewski, Ph.Montgomery et al., DeBARSY syndrome - an autosomal recessive, progeroid syndrome. Eur.J.Pediat. *144* (1985) 348–354.
Rochele, R. und M.Beck, Augenbefunde beim De-BARSY-Syndrom. Klin.Mbl.Augenhk. *187* (1985) 36–38.

OMIM 219150

DEBRÉ-SEMELAIGNE-Syndrom
▶ Athyreose

Defekt-(Chromosom-)11-Syndrom
▶ Exostosen, multiple kartilaginäre; ▶ Foramina parietalia permagna; ▶ JACOBSEN-Syndrom; ▶ POTOCKI-SHAFFER-Syndrom

Degeneration, kortikostriato-spinale
▶ CREUTZFELDT-JAKOB-Syndrom

De-GROUCHY-Syndrom
▶ Deletions-Syndrome des Chromosoms 18

Déjérine-Sottas-Syndrom
▶ Neuropathie, hypertrophische, neurale, Typ Déjérine-Sottas

Déjérine-Thomas-Syndrom
▶ Cerebelläre Ataxie Typ Déjérine-Thomas

De-la-Chapelle-Dysplasie
▶ Ateleosteogenesis

De-la-Tourette-Syndrom
▶ Gilles-de-la-Tourette-Syndrom

Deletion-22q-Syndrome
▶ Velo-Kardio-Faziales Syndrom I

Deletions-Syndrome des kurzen Armes eines Chromosoms 4
Wolf-Syndrom, Wolf-Hirschhorn-Syndrom

Fehlbildungskomplex auf der Grundlage einer Chromosomenmutation.
Es liegt eine Deletion am kurzen Arm des Chromosoms 4 und damit eine partielle Monosomie dieses Chromosoms vor. Die Ursache für die Deletion sowie der pathogenetische Zusammenhang mit der uncharakteristischen klinischen Symptomatik sind noch unklar.

Krankheitswert
Niedriges Geburtsgewicht. Kleinwuchs. Schwere psychomotorische Retardation. Hypotonie der Muskulatur. Typischer trigonozephaler Mikrozephalus, kraniofaziale Dysmorphie mit Hypertelorismus, antimongoloider Lidspalte, Epikanthus, breiter Nase, Mikrogenie, Präaurikularanhängen. Daumenhypoplasie. Prominente Glabella (wie bei antiken Kriegshelmen). Hypospadie im männlichen Geschlecht. Zahlreiche fakultative Fehlbildungen. Lebenserwartung herabgesetzt. 1/3 der Kinder stirbt in den ersten

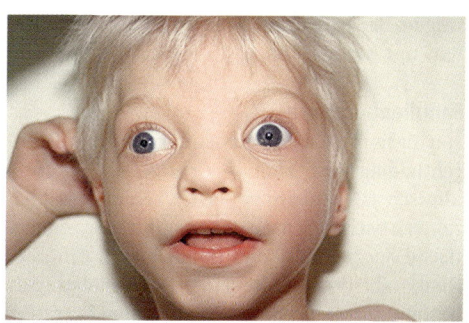

Deletions-Syndrome des kurzen Armes eines Chromosoms 4. Typische Fazies mit Augenbrauenverlauf entsprechend einem griechischen Helm. (S. Tinschert)

beiden Lebensjahren, vorwiegend an Infekten oder kardialer Dekompensation (Herzfehler u.a.). Überleben bis zum Erwachsenenalter und normale Lebensführung jedoch möglich.

Therapiemöglichkeiten
Unbekannt.

Häufigkeit und Vorkommen
Seit Abgrenzung 1965 über 120 Fälle beschrieben. Wahrscheinlich häufig nicht erkannt.

Genetik
Die Deletion lässt sich als einfacher Stückverlust (46,XX,4p- oder 46,XY,4p-) erkennen, der in einigen Fällen auch zur Ringbildung 46,XX,r(4) oder 46,XY,r(4) führt. Familiarität durch balancierte Translokation selten. Für die klinische Symptomatik sind Gene im Abschnitt 4p16.3 in Sinne eines contiguous gene syndrome ausschlaggebend (Wolf-Hirschhorn-Syndrom-Candidaten-Gene, *WHSC, LETM1* bis *FGFR3*). Meist ist das vom Vater stammende Chromosom 4 betroffen. Die Deletion muss nicht immer zytogenetisch nachweisbar sein. In der gleichen Region liegt die submikroskopische Deletion des Pitt-Rogers-Danks-Syndroms (▶ *Mikrozephalus*), was die überlappende Symptomatik erklärt. Beide Syndrome werden neuerdings als Einheit angesehen, mit leichterer Symptomatik (normale Mundform und Glabella) beim Pitt-Rogers-Danks-Syndrom. Betroffen kann auch ein Gen für das ▶ *Ellis-van-Creveld-Syndrom* und die akrodentale ▶ *Dysostose Weyers* sein. Bei Deletion 4p13-12 kommt es zu einer abweichenden Symptomatik: kleine Augen, mongoloide Lidspalte, kurze Hände und Finger, Cubitus

valgus. Bei Fällen mit Ringchromosom 4 meistens nur Kleinwuchs.

Familienberatung
Nachweis durch Chromosomenanalyse. Differentialdiagnose zum ▶ *Cri-du-chat-Syndrom* klinisch (Daumenhypoplasie, Fehlen des charakteristischen Schreiens) oder durch zytogenetische Spezialmethoden möglich. Ein erhöhtes Risiko für Verwandte eines Merkmalsträgers besteht nur, wenn die Chromosomenaberration in balancierter Form bei einem Elternteil bzw. in der Aszendenz vorliegt.

Literatur
Altherr, M.R., T.J.Wright, K.Denison et al., Delimiting the WOLF-HIRSCHHORN syndrome critical region to 750 kilobase pairs. Am.J.Med.Genet. *70* (1997) 47–53.

Battaglia, A. and J.C.Carey, WOLF-HIRSCHHORN syndrome and PITT-ROGERS-DANKS syndrome. Am.J. Med.Genet. *75* (1998) 541.

Endele, S., M.Fuhry, S.-J.Pak et al., *LETM1*, a novel gene encoding a putative EF-Hand Ca^{2+}-binding protein, flanks the WOLF-HIRSCHHORN syndrome (WHS) critical region and is deleted in most WHS patients. Genomics *60* (1999) 218–225.

Estabrooks, L.L., A.N.Lamb, A.S.Aylsworth et al., Molecular characterisation of chromosome 4p deletions resulting in WOLF-HIRSCHHORN syndrome. J.Med.Genet. *31* (1994) 103–107.

Kant, S.G., A.Van Haeringen, E.Bakker et al., PITT-ROGERS-DANKS syndrome and WOLF-HIRSCHHORN syndrome are caused by a deletion in the same region on chromosome 4p16.3. J.Med.Genet. *34* (1997) 569–572.

Petit, P., J.Schmit, H.Van den Berghe and J.P.Fryns, On two patients with and without the classical WOLF-HIRSCHHORN syndrome (WHS) sharing the same chromosome 4p16.3 specific probe deletion: evidence of contiguous gene deletion syndrome. Clin.Genet. *50* (1996) 19–22.

Schinzel, A., Catalogue of Unbalanced Chromosome Aberrations in Man, W. de Gruyter, Berlin, New York, Sekond Edit. 2001.

Thies, U., E.Back, G.Wolff et al., Clinical, cytogenetic and molecular investigations in three patients with WOLF-HIRSCHHORN syndrome. Clin.Genet. *42* (1992) 201–205.

Tranebjaerg, L., A.Petersen, K.Hove and M.Mikkelsen, Clinical and cytogenetic studies in a large (4;8) translocation family with pre- and postnatal WOLF syndrome. Ann.Genet. *27* (1984) 224–229.

Wright, T.J., M.Clemens, O.Quarrell and M.R.Altherr, WOLF-HIRSCHHORN and PITT-ROGERS-DANKS syndromes caused by overlapping 4p deletions. Am.J. Med.Genet. *75* (1998) 345–350.

OMIM 194190, 262350

Deletions-Syndrom des kurzen Armes eines Chromosoms 5
▶ Cri-du-chat-Syndrom

Deletions-Syndrome des Chromosoms 18,
De-GROUCHY-Syndrom

Fehlbildungskomplexe auf der Grundlage jeweils einer Chromosomenmutation. Es liegen Deletionen (Stückverlust) am kurzen (De-GROUCHY-Syndrom I) oder/und langen (De-GROUCHY-Syndrom II) Arm des Chromosoms 18 und damit partielle Monosomien zugrunde. Die Ursache für die Deletion sowie der pathogenetische Zusammenhang mit der klinischen Symptomatik sind noch unklar.

Krankheitswert
Deletion des kurzen Armes (18p-): niedriges Geburtsgewicht, okuläre und orbitale Dysmorphien, große Ohren, Retrogenie, Ptosis, Zahnanomalien. Trichterbrust. Retardiertes Knochenalter, schwere geistige Retardierung.
Deletion des langen Armes 18q22-23: somatische Hypotrophie, hypophysär bedingter Kleinwuchs, Mikrozephalus, Muskelhypotonie, mongoloide Fazies, Gehörgangstenose oder -atresie, Augenfehlbildungen, spindelförmige Finger, Stellungsanomalien der Zähne. Geistige und körperliche Retardierung. Immundefizienz mit Autoimmun-Symptomatik.
Ringchromosom 18 mit Deletion des langen und des kurzen Armes (r18): Kombination von Symptomen bei Deletion des langen und des kurzen Armes.

Therapiemöglichkeiten
Nur geringfügige symptomatische Korrekturen möglich.

Häufigkeit und Vorkommen
Seit Erstbeschreibung 1964 bzw. 1963 jeweils mehr als 100 Fälle bekannt.

Genetik
Die Deletion besteht meist in einem einfachen Stückverlust, seltener in Form einer Translokation des Chromosoms 18 mit einem anderen Chromosom. Eine solche Translokation ist ursprünglich reziprok und balanciert, d.h. es findet ein Stückaustausch zwischen zwei Chromosomen oder eine perizentrische Inversion statt ohne Stückverlust und ohne Auswirkung auf den Phänotyp. Erst wenn während der Reifeteilung die beiden Translokationschromosomen getrennt weitervererbt werden oder ein crossing over im invertierten Abschnitt eintritt, wird die Balance gestört, und es kommt zum effektiven Stückverlust. Da die Merkmalsträger selbst offenbar nicht fortpflanzungsfähig sind, kann eine Vererbung nur im Falle einer reziproken Translokation oder einer Inversion, und zwar über klinisch normale Träger einer balancierten Anomalie stattfinden. Kenntnisse über wichtige Gene im kritischen Chromosomenabschnitt 18q23 liegen noch nicht vor.

Familienberatung
Nachweis und Differentialdiagnose (z.B. zum Cerebro-Okulo-Fazio-Skelettalen Syndrom) aufgrund der uncharakteristischen klinischen Symptomatik nur durch Chromosomenanalyse möglich. Eine enge Beziehung zwischen der Quantität und Qualität der phänotypischen Anomalien und dem Umfang der Deletion lässt sich nicht erkennen. Bei einfacher Deletion und normalem Karyotyp der Eltern oder bei Ringchromosomen 18 besteht kein erhöhtes Risiko für weitere Geschwister eines Merkmalsträgers. Im Falle einer Translokation oder Inversion ist das Risiko nur erhöht, wenn sich diese auch bei einem Elternteil nachweisen lässt. Es sollte dann auf die Möglichkeit der pränatalen Diagnostik bei weiteren Schwangerschaften hingewiesen werden. Klinisch unauffällige Kinder aus Familien mit Translokationen oder Inversionen sind ebenfalls potentielle Träger der balancierten Chromosomenaberration.

Literatur
Andler, W., A.Heuveldop and T.Polichronidou, Endokrinologische Störungen bei Deletionen des Chromosoms 18. Mschr.Kindhk, *140* (1992) 303–306

Cody, J.H., D.E.Hale, Z.Brkanac et al., Growth hormone insufficiency associated with haploinsufficiency at 18q23. Am.J.Med.Genet. *71* (1997) 420–425.

Felding, I., U.Kristofferson, H.Sjöström and O.Noren, Contribution to the 18q- syndrome. A patient with del(18)(q22.3qter). Clin. Genet. *31* (1987) 206–210.

Kline, A.D., M.E.White, R.Wapner et al., Molecular analysis of the 18q- syndrome - and correlation with phenotype. Am.J.Hum.Genet. *5* (1993) 895–907.

Schinzel, A., Catalogue of Unbalanced Chromosome Aberrations in Man, W. de Gruyter, Berlin, New York, Sekond Edit. 2001.

OMIM 601808

Deletions-Syndrom des langen Armes des Chromosoms 11
▶ JACOBSEN-Syndrom

Deletions-Syndrom im kurzen Arm des Chromosoms 11
▶ POTOCKI-SHAFFER-Syndrom

DELLEMAN-Syndrom
▶ Okulo-Zerebro-Kutanes Syndrom

DEMARQUAY-RICHET-Syndrom
▶ Lippen-Kiefer-Gaumen-Spalte mit Unterlippenfisteln

Demenz, frontotemporale,
Frontallappen-Demenz, Disinhibitions-Demenz-PARKONSONismus-Amyotrophie-Komplex, Pallido-ponto-nigrale Degeneration, multiple System-Taupathie

Genetisch bedingte Altersdemenz auf der Grundlage einer Genmutation.
Zugrunde liegt die Ablagerung abnormaler Mikrotubulin-Assoziierter Filamente aus dem hypophosphorlierten Protein Tau (MAPT) in Neuro-

Demenz, frontotemporale

nen. Aus dem dadurch bedingten Zelluntergang mit Gliose und Spongiose lässt sich die Frontallappen-Atrophie (Degeneration des Neokortex und der subkortikalen Nuklei) und die klinische Symptomatik ableiten. Die genauen pathogenetischen Zusammenhänge sind noch unklar.

Krankheitswert
Erstmanifestation im 5.–6. Lebensjahrzehnt unterschiedlich mit Verhaltens-, Gleichgewichts- und Gangstörungen, Dysphagie, Nackensteife, Apathie oder Depression, Verlust der Sprechfähigkeit, Demenz, Apraxie, PARKINSON-Symptomatik. Tod nach 10 bis 20 Jahren.

Therapiemöglichkeiten
Keine wirksame Behandlung bekannt.

Häufigkeit und Vorkommen
Seit Abgrenzung in den letzten 15 Jahren große Sippen mit Merkmalsträgern aus mehreren Generationen bekannt. Retrospektiv von anderen ähnlich verlaufenden Demenz-Formen (z.B. ▶ PICK-Syndrom) nicht zu unterscheiden. Frequenz unter präsenilen Demenzfällen auf 3–10% geschätzt.

Genetik
Autosomal dominanter Erbgang. Genort 17q21.11 (Protein Tau, 6 Isoformen durch alternatives Splicen und Repeatpolymorphismen?). Mit dem Disinhibitions-Demenz-PARKINSONismus-Amyotrophie-Komplex bzw. einer Form der amyotrophischen Lateralsklerose mit Demenz und PARKINSONismus, der pallido-ponto-nigralen Degeneration (schnell progredient verlaufendes PARKINSON-Syndrom), einer Form des ALZHEIMER-Syndroms, und der familiären progressiven subcortikalen Gliose besteht wahrscheinlich Allelie (jeweils eine oder wenige Sippen beschrieben). Unterschieden werden unspezifische familiäre Demenz-Formen ohne bekanntes biochemisches oder anatomisches Substrat, ein weiterer Genort 3p11-q11, autosomal dominant. Für über 50% der Fälle sind Genort und Basisdefekt unbekannt.

Familienberatung
Differentialdiagnose zu anderen degenerativen Demenzformen wie CREUTZFELDT-JAKOB-Syndrom und ALZHEIMER-Syndrom (keine Plaques, Gedächtnis und räumliche Orientierung relativ gut erhalten), PARKINSON-Syndrom, HUNTINGTON-Syndrom und zum PICK-Syndrom (keine PICKsche-Einschlusskörperchen) sowie weiteren Taupathien (supranukleäre Parese, kortikobasale Degeneration) und zur Schizophrenie notwendig.

Literatur
Bird, T.D., E.M.Wijsman, D.Nochlin et al., Chromosome 17 and hereditary dementia: Linkage studies in three non-ALZHEIMER families and kindreds with late-onset FAD. Neurology 48 (1997) 949–954.

Brown, J., A.Ashworth, S.Gydesen et al., Familial non-specific dementia maps to chromosome 3. Hum. Molec.Genet. 4 (1995) 1625–1628.

Foster, N.L., K.Wilhelmsen, A.A.F.Sima et al., Frontotemporal dementia and PARKINSONism linked to chromosome 17: A consensus conference. Ann. Neurol. 41 (1997) 706–715.

Froelich, S., H.Houlden, P.Rizzu et al., Construction of a detailed physical and transcript map of the FTDP-17 candidate region on chromosome 17q21. Genomics 60 (1999) 129–136.

Heutink, P., Untangling tau-related dementia. Hum. Molec.Genet. 9 (2000) 979–986

Heutink, P., M.Stevens, P.Rizzu et al., Hereditary frontotemporal dementia is linked to chromosome 17q12-q22: a genetic and clinicopathological study of three Dutch families. Ann.Neurol. 41 (1997) 150–159.

Lund and Manchester Groups, Clinical and neuropathological criteria for frontotemporal dementia. J.Neurol.Neurosurg.Psychiat. 57 (1994) 416–418.

Murell, J.R., D.Koller, T.Foroud et al., Familial multiple tauopathy with presenile dementia is located to chromosome 17. Am.J.Hum.Genet. 61 (1997) 1131–1138.

Petersen, R.B., M.Tabaton, S.G.Chen et al., Familial progressive subcortical gliosis. Neurology 45 (1996) 1062–1067.

Rizzu, P., J.C.Van Swieten, M.Joosse et al., High prevalence of mutations in the microtubule-associated protein Tau in a population study of frontotemporal dementia in the Netherlands. Am.J.Hum.Genet. 64 (1999) 414–421.

Spillantini, M.G., T.D.Bird and B.Ghetti, Frontotemporal dementia and PARKINSONism linked to chromosome 17: A new group of tauopathies. Brain Pathol. 8 (1998) 387–402.

Wijker, M., Z.K.Wszolek, E.C.H.Wolters et al., Localization of the gene for rapidly progressive autosomal dominant PARKINSONism and dementia with pallido-ponto-nigral degeneration to chromosome 17q21. Hum.Mol.Genet. 5 (1996) 151–154.

OMIM 105550, 601630

Demenz, präsenile und senile
▶ ALZHEIMER-Syndrom;
▶ Prion-Krankheiten (CREUTZFELDT-JAKOB-Syndrom);
▶ HUNTINGTON-Syndrom;
▶ PARKINSON-Syndrom (Disinhibitions-Syndrom);
▶ PICK-Syndrom;
▶ Lipodystrophie, membranöse;
▶ Artheriopathie mit subkortikaler Multiinfarkt-Demenz

De-MORSIER-KALLMANN-Syndrom
▶ KALLMANN-Syndrom;
▶ Optikusatrophie

DENT-Syndrom, DENT-FRIEDMAN-Syndrom
▶ Nephronophthise FANCONI

Dentato-Rubro-Pallido-LUYsische Atrophie,
SMITH-Syndrom; Haw-River-Syndrom

Genetisch bedingte neurologische Erkrankung auf der Grundlage einer Genmutation.
Der Basisdefekt betrifft die Synthese eines veränderten Proteins, "Atrophin 1", in den Neuronen. Es besteht eine Degeneration des dento-rubralen und des pallido-LUYsischen Systems im ZNS. Zugrunde liegt eine instabile Repeatsequenz-Expansion (*CAG*-Repeat für Glutaminsäure) im verursachenden, meist vom Vater geerbten Gen (Imprinting), die sich in der veränderten Synthese des Genproduktes manifestiert.

Krankheitswert
Erstmanifestationsalter sehr variabel vom 1. bis zum 7. Lebensjahrzehnt, meistens im frühen Erwachsenenalter. Cerebelläre Ataxie, Myoklonusepilepsie, choreatische und dystonische Bewegungen, Demenz. Progredient. Bei Frühmanifestation stehen die Anfälle, später die Bewegungsanomalien im Vordergrund.

Therapiemöglichkeiten
Unbekannt.

Häufigkeit und Vorkommen
Vor allem aus Japan und von einer afro-amerikanischen Sippe am Haw-River in den USA beschrieben, Merkmalsträger in mehreren Generationen.

Genetik
Repeatsequenzexpansions-Syndrom (*CAG*) mit autosomal dominantem Erbgang und stark variabler Expressivität. Repeatsequenzverlängerung, Progression und Antizipation bei Vererbung über den Vater. Das Allel wird auf mehr als 50% der Nachkommen vererbt. Genort 12p13.31, Allelie mit dem Haw-River-Syndrom. Normale Repeatsequenzlänge: 8–25, bei Patienten 49–75 Repeats. Die Repeatsequenzlänge ist umgekehrt proportional dem Erstmanifestationsalter.

Familienberatung
Nachweis und pränatale Diagnostik molekulargenetisch anhand der Repeatsequenzlänge möglich. Das Ausmaß der Repeatsequenzverlängerung korreliert mit der Schwere der Erscheinungen. Differentialdiagnose zu anderen Myoklonusepilepsien und zur Chorea HUNTINGTON notwendig.

Literatur
Burke, J.R., M.S.Wingfield, K.E.Lewis et al., Haw-river syndrome: DentatorubropallidoLUYsian atrophy (DRPLA) in an African-American family. Nature Genet. *7* (1994) 521–524.

Ikeuchi, T., S.Igarashi, Y.Takiyama et al., Non-Mendelian transmission in dentatorubral-pallidoLUYsian atrophy and MACHADO-JOSEPH disease: The mutant allele is preferentially transmitted in male meiosis. Am.J.Med.Genet. *58* (1996) 730–733.

Margolis, R.L., S.-H.Li, W.S.Young et al., DRPLA gene (Atrophin-1) sequence and mRNA expression in human brain. Mol.Brain Res. *36* (1996) 219–226.

Nagafuchi, S., H.Yanagisawa, K.Sato et al., Dentatorubral and pallidoLUYsian atrophy, expansion of an unstable CAG trinucleotide on chromosome 12p. Nature Genet. *6* (1994) 14–18.

OMIM 125370

Dentindysplasie
▶ Dentinhypoplasie

Dentinhypoplasie, Dentindysplasie

Genetisch bedingte Anomalien der Zahnhartsubstanz auf der Grundlage einer Genmutation. Der zugrunde liegende Basisdefekt besteht in einem Defekt des **Dentin-Matrix-Proteins I (DMP1)** bei Typ 1 und bei Typ II in einer Synthesestörung des **Dentin-Sialo-Phospho-Proteins (DSPP)** als Vorstufe des **Dentin-Sialo-Proteins (DSP)** und des **Dentin-Phospho-Proteins**.

Krankheitswert
Beide Dentitionen betroffen. Hypoplasie der Zahnwurzeln einschließlich Pulpa und Wurzelkanälen ohne morphologische Auffälligkeiten der Krone. Rascher Zahnverfall und -verlust (Typ I). Bei bisher 4 Sippen braune und durchscheinende Zähne in der 1. und Obliteration der Pulpa durch Dentinhypertrophie in der 1. und 2. Dentition, z.T. Schwerhörigkeit (Dentindysplasie Typ II).

Therapiemöglichkeiten
Keine spezielle Behandlung bekannt. Prothesen notwendig.

Häufigkeit und Vorkommen
Sehr selten. Große Sippen mit Merkmalsträgern in aufeinanderfolgenden Generationen bekannt. Bei einer Sippe mit Typ I zusätzlich Sklerosierung der langen Röhrenknochen und leichte Skelettanomalien beschrieben.

Genetik
Heterogen. Autosomal dominanter Erbgang. Genorte: Typ I 4q21 (*DMP1*); Typ II 4q13-21, Allelie zu den Typen II und III des ▶ CAPDEPONT-Syndroms und zum Typ DFNA39 der ▶ Taubheit.

Familienberatung
Differentialdiagnose zum CAPDEPONT-Syndrom durch Allelie unscharf. Ständige stomatologische Betreuung betroffener Familien notwendig.

Literatur
Aplin, H.M., K.L.Hirst, A.H.Crosby and M.J.Dixon, Mapping of the human dentin matrix acidic phosphoprotein gene (DMP1) to the dentinogenesis imperfecta type II critical region at chromosome 4q21. Genomics *30* (1995) 347–349.

Ciolla, B., S.L.Bahn and G.L.Coviea, Radiographic manifestations of an unusual combination type I and type II dentin dysplasia. Oral Surg.Oral Med. Oral Path. *45* (1978) 317–322.

Eastman J.R., M.Melnick, and L.I.Goldblatt, Focal odontoblastic dysplasia: Dentin dysplasia type III? Oral Surg. Oral Med. Oral.Path. *44* (1977) 909–914.

MacDougall, M., B.R.DuPont, D.Simmons and R.J.Leach, Assignment of DMP1 to human chromosome 4 band q21 by in situ hybridization. Cytogenet. Cell Genet. *74* (1996) 189.

Morris, M.E. and R.H.Augsburger, Dentin dysplasia with sclerotic bone and skeletal anomalies inherited as an autosomal dominant trait. A new syndrome. Oral.Surg. *43* (1977) 267–283.

OMIM 125400, 125420, 125440

Dentinogenesis imperfecta
▶ CAPDEPONT-Syndrom

DENYS-DRASH-Syndrom
▶ WILMS-Tumor; ▶ FRASIER-Syndrom

Depressionen
▶ Affektive Psychose

DERCUM-Syndrom, Adipositas dolorosa

Genetisch bedingte Lipomatose auf noch nicht genau bekannter genetischer Grundlage. Der den Erscheinungen zugrunde liegende Defekt ist unbekannt.

Krankheitswert
Erstmanifestation im 3. bis 4. Lebensjahrzehnt. Zirkumskripte Hypertrophie des subkutanen Fettgewebes an Stamm und Extremitäten. Schmerzhaft. Verschiedene Begleiterscheinungen wie Pruritus, Depressionen u.a.

Therapiemöglichkeiten
Keine spezifische Behandlung bekannt.

Häufigkeit und Vorkommen
Etwa 30 Familien und zahlreiche Einzelfälle beschrieben. Gynäkotropie 1:6.

Genetik
Die Art des familiären Vorkommens spricht für autosomal dominanten Erbgang mit unvollständiger Penetranz und variabler geschlechtsunterschiedlicher Expressivität.

Familienberatung
Differentialdiagnose zu anderen ▶ *Lipomatosen* wichtig.

Literatur
Cantu, J.M., E.Ruiz, M.Jimenez et al., Autosomal dominant inheritance in adipositas dolorosa (DERCUM's disease). Humangenetik *18* (1973) 89–91.

OMIM 103200

Dermatitis herpetiformis
▶ Zöliakie

Dermatochalasis
▶ Cutis laxa

Dermatodysostose, kraniomandibuläre
▶ Akroosteolyse, neurogene

Dermatofibrosis lenticularis disseminata mit Osteopoikilie
▶ BUSCHKE-OLLENDORFF-Syndrom

Dermatomyositis
▶ Polymyositis

Dermatosis papulosa nigra

Chronische Dermatose unklarer Ätiologie.

Krankheitswert
Langsam progredient entstehende Papeln vor allem auf der Haut der oberen Gesichtshälfte. Keine Beeinträchtigung der Leistungsfähigkeit und der Lebenserwartung.

Therapiemöglichkeiten
Unbekannt.

Häufigkeit und Vorkommen
Vor allem in der schwarzen Bevölkerung Amerikas und Afrikas. Frequenz hier bis zu 35%. Seltener bei Asiaten und Indianern. Bei Weißen so gut wie gar nicht vorkommend.

Genetik
Die Art des familiären Vorkommens in einigen Sippen spricht für autosomal dominanten Erbgang. Exogene Ursachen können jedoch noch nicht mit Sicherheit ausgeschlossen werden.

Familienberatung
Für Europa bedeutungslos. Nosologische Zugehörigkeit zum Formenkreis der seborrhoischen Keratosen wird diskutiert.

Literatur
Harter, P. et J.M.Mascaro, La dermatosis papulosa nigra de CASTELLANI. Derm.Trop. *3* (1964) 55–57.

OMIM125600

Dermatoosteopoikilose
▶ BUSCHKE-OLLENDORFF-Syndrom

Dermatosparaxis
▶ EHLERS-DANLOS-Syndrom Typ VII B

Dermolysis of the newborn, transient bullous
▶ Epidermolysis bullosa des Neugeborenen

Dermopathie, restriktive

Genetisch bedingte Störung der epidermalen Morphogenese auf der Grundlage einer Genmutation.

Es liegt ein Defekt bei der Hautdifferenzierung vor, der wahrscheinlich auf einem abnormen Aufbau der Zellmatrix mit veränderten Bindungsverhältnissen des Kollagens und einer gestörten Interaktion zwischen epidermalen und mesenchymalen Zellen beruht. Dabei spielen Integrine als Transmembran-Rezeptoren eine Rolle. Die Hautanhangsgebilde sind mit betroffen.

Krankheitswert
Pränatal manifest straff wirkende dünne, steife, irritable Haut mit Akinesie-Deformations-Sequenz (▶ *Arthrogryposis multiplex congenita,* 8.). Flexionskontrakturen. Hydramnion, Chorangiose. Entwicklungsretardation mit Frühgeburtlichkeit. Durchscheinende, erweiterte Hautgefäße, klaffende Fontanellen, schmale Lidspalten, offener, kleiner Mund. Lungenhypoplasie. Lebenserwartung gering, meist nicht lebensfähige Neugeborene.

Therapiemöglichkeiten
Unbekannt.

Häufigkeit und Vorkommen
Seit Erstbeschreibung 1985 mehr als 30 sporadische und Geschwisterfälle bekannt.

Genetik
Autosomal rezessiver Erbgang.

Familienberatung
Nachweis histologisch. Pränatal an Hydramnion und anhand der Histologie von Hautbioptaten nach der 22. SSW zu erkennen.

Literatur
Dean, J.C.S., E.S.Gray, K.N.Stewart et al., Restrictive dermopathy: a disorder of skin differentiation with abnormal integrin expression. Clin.Genet. *44* (1993) 287–291.

Happle ,R., J.H.S.Stekhoven, B.C.J.Hamel et al., Restrictive dermopathy in two brothers. Arch.Dermatol. *128* (1992) 232–235.

Hoffmann, R., M.Lohner, N.Bohm et al., Restrictive dermopathy: A lethal congenital skin disorder. Eur.J.Pediatr. *152* (1993) 95–98.

Mau, U., H.Kendziorra, P.Kaiser and H.Enders, Restrictive Dermatopathy: Report and review. Am.J.Med.Genet. *70* (1997) 179–185.

Verloes, A., N.Mulliez, M.Gonzales et al., Restrictive dermatopathy, a lethal form of arthrogryposis multiplex with skin and bone dysplasias. Three new cases and review of the literature. Am.J.Med.Genet. *43* (1992) 539–547.

OMIM 275210

Dermotrichie-Syndrom
▶ Ichthyose, X-chromosomal rezessive

Derry-Syndrom
▶ Gangliosidose, generalisierte spätinfantile

Desbuquois-Syndrom,
Dyssegmentale Dysplasie

Genetisch bedingte Osteochondrodysplasie auf der Grundlage einer Genmutation.

Der Basisdefekt betrifft beim Typ SILVERMAN-HANDMAKER ein **H**epa**ran**sulfat-**P**roteo**g**lykan, „Perlecan" (HSPG2) der Basalmembranen und der extrazellulären Matrix vor allem des Knorpels. Durch die Veränderungen sind Zellwachstum und Differenzierung in den betroffenen Geweben gestört.

Krankheitswert
Primordialer proportionierter Kleinwuchs. Ossifikationsdefekte der Wirbelsäule bzw. Aniso- und Platyspondylie. Verkürzte lange Röhrenknochen mit erweiterten Metaphysen. Dysplastisches Becken. Endgröße höchstens 1 m. Kontrakturen, Überstreckbarkeit und Luxationsneigung der Gelenke. Leichte Retardation der psychomotorischen und sprachlichen Entwicklung. Typisches karpales und tarsales Verknöcherungsmuster, bis zum Ende des 1. Lebensjahres erkennbar: Akzeleriert, akzessorische Ossifikations-Kerne. Flaches Gesicht mit eingesunkener Nasenwurzel und knollige Nasenspitze. Gaumenspalte, Glaukom, Herzfehler.

Therapiemöglichkeiten
Keine spezielle Behandlung bekannt.

Häufigkeit und Vorkommen
Seit Erstbeschreibung 1966 über 30 sporadische und Geschwisterfälle publiziert.

Genetik
Aufgrund von Geschwisterfällen wird autosomal rezessiver Erbgang angenommen. Genort 1p36.1-35 (*HSPG2*). Symptomatik variabel. Der frühkindlich letale Typ HANDMAKER-SILVERMAN und der Typ ROLLAND-DESBUQUOIS sind nicht sicher gegeneinander abzugrenzen, wahrscheinlich Allelie. Allelie besteht auch mit dem ▶ SCHWARTZ-JAMPEL-*Syndrom*.

Familienberatung
Abgrenzung zum ▶ LARSEN-*Syndrom* aufgrund des Kleinwuchses und der Retardation sowie zu anderen Fällen von mikromelem Kleinwuchs mit akzelerierter karpaler Ossifikation vor allem zum ▶ CATEL-MANZKE-*Syndrom* unsicher. Differentialdiagnose bei älteren Kindern auch zum ▶ KNIEST-*Syndrom* wichtig (kein Kollagen-IIA1-Defekt). Pränatale Diagnostik ultrasonographisch erst nach der 30. Schwangerschaftswoche sicher.

Literatur
Aleck, K.A., A.Grix, C.Clericuzio et al., Dyssegmental dysplasias: clinical, radiographic, and morphologic evidence of heterogeneity. Am.J.Med.Genet. 27 (1987) 295–312.

Majewski, F. und J.Spranger, Dyssegmentale Dysplasie Typ ROLLAND-DESBUQUOIS. Med.Genetik 6 (1994) 15–19.

Meinecke, P., B.Grenier, E.Schaefer and P.Maroteaux, Micromelic dwarfism with vertebral and metaphyseal abnormalities and advanced carpotarsal ossification: Another observation. Am.J.Med.Genet. 32 (1989) 432–434.

d´Órey, M.C., M.Mateus, H.Guimaraes et al., Dyssegmental dysplasia: A case report of a ROLLAND-DESBUQUOIS type. Pediatr.Radiol. 27 (1997) 948–950.

Prabhu, V.G., C.Kozma, C.A.Leftridge et al., Dyssegmental dysplasia SILVERMAN-HANDMAKER type in a consanguineous Druze Lebanese family. Natural history. Am.J.Med.Genet. 75 (1998) 164–170.

Shohat, M., R.Lachman, H.E.Gruber et al., DESBUQUOIS syndrome: Clinical, radiographic, and morphologic characterization. Am.J.Med.Genet. 52 (1994) 9–18.

OMIM 224400, 224410, 251450

Desminopathie
▶ Myopathia distalis hereditaria

Desmoid-Krankheit, familiäre
▶ Polyposis intestinalis I

Desmosterolose

Genetisch bedingte Stoffwechselkrankheit auf der Grundlage einer Genmutation. Es besteht ein Defekt der Cholesterol-Biosynthese durch verminderte Aktivität der 3β-Hydroxysterol-δ^{24}-Reduktase (DHCR24). Es kommt zur generalisierten Akkumulation von 7-Dehydrocholesterol und zum Cholesterolmangel, woraus sich die klinische Symptomatik ableiten lässt. Es ist der gleiche Stoffwechselweg wie beim SMITH-LEMLI-OPITZ-Syndrom betroffen, entsprechend erklärt sich die Ähnlichkeit in der Symptomatik: Intersexuelles Genitale, schwere Entwicklungsstörung, Mikrozephalus, auffällige Alveolar-Leiste, Lungenhypoplasie. Weiterhin generalisierte Osteosklerose, kurze Extremitäten. Genort 1p33-p31.1 (*DHCR24*). Abgrenzung zum ▶ RAINE-*Syndrom* (OMIM 259775) noch nicht ganz klar. Bisher nur wenige Fälle bekannt. Autosomal rezessiv. Heterozygote an erhöhtem Plasma-Desmosterol-Spiegel erkennbar.

Literatur
FitzPatrick, D.R., J.W.Keeling, M.J.Evans et al., Clinical phenotype of desmosterolosis. Am.J.Med.Genet. 75 (1998) 145–152.

Waterham, H.R., J.Koster, G.J.Romeijn et al., Mutations in the 3ß-hydroxysterol-δ^{24}-reductase gene cause desmosterolosis, an autosomal disorder of cholesterol biosynthesis. Am.J.Hum.Genet. 69 (2001) 685–694.

OMIM 125650, 602398

De-TONI-DEBRÉ-FANCONI-Syndrom,
Gluko-Amino-Phosphat-Diabetes, renales FANCONI-Syndrom, Reno-Tubuläres Syndrom (FANCONI)

Genetisch bedingte Tubulopathie auf der Grundlage einer Genmutation.

Der Gendefekt manifestiert sich in einer (enzymatisch bedingten?) Nierenfunktionsstörung mit histologischem Substrat in den proximalen Tubuli, die vor allem in einer Verminderung der tubulären Rückresorption von Glukose, Aminosäuren und Phosphat mit Hypophosphat- und -kaliämie sowie Proteinurie besteht, woraus sich die klinischen Symptome ableiten lassen.

Krankheitswert
Infantiler Typ: Erstmanifestation im 2. bis 3. Lebensjahr. Missgedeihen mit Erbrechen und Fieberschüben. Vitamin-D-resistente Rachitis, Kleinwuchs, chronische tubuläre Azidose. Tod meist noch im Kindesalter (Niereninsuffizienz). Adulter Typ: Erstmanifestation im Erwachsenenalter bis ins 5. Lebensjahrzehnt. Kein Kleinwuchs, klinisch milderer Verlauf als beim infantilen Typ, normale Lebenserwartung. Osteomalazie mit Neigung zu Frakturen, Polydipsie, Muskelhypotonie, polyarthritische Erscheinungen.

Therapiemöglichkeiten
Phosphat- und Alkali-Substitution und hohe Dosen Vitamin D können beim infantilen Typ lebensverlängernd und beim adulten Typ normalisierend wirken. Bei fortgeschrittenem Stadium Dialyse und Nierentransplantation notwendig.

Häufigkeit und Vorkommen
Über 50 Fälle, vor allem aus Europa, beschrieben. Familiär, Vorkommen in mehreren Generationen beim adulten Typ bekannt.

Genetik
Heterogen. Autosomal rezessiver Erbgang mit variabler Expressivität beim infantilen Typ. Adulter Typ autosomal dominant bedingt. Keine genetischen Beziehungen zwischen infantilem und adultem Typ. Nosologisch noch nicht vollkommen abgegrenzt.

Familienberatung
Frühdiagnose und Nachweis anhand der Glukos-, Protein- und Aminoazidurie und der Vitamin-D-resistenten Rachitis. Differentialdiagnose zum ▶ ABDERHALDEN-FANCONI-Syndrom anhand der fehlenden Zystinose, zu den isolierten renalen ▶ Azidosen, zur X-chromosomalen ▶ Hypophosphatämie und zu den syndromatischen Formen notwendig. Heterozygote eventuell an einer geringen Aminoazidurie erkennbar. Besonders beim infantilen Typ medizinisch-genetische Betreuung in betroffenen Familien notwendig.

Literatur
Bartsocas, C.S., J.Bernstein, S.Orloff et al., A familial syndrome of growth retardation, severe FANCONI-type renal disease, and glomerular changes. Int.J. Pediat.Nephrol. 7 (1986) 101–106.

OMIM 134600 (227700, 227800)

Deuteranomalie, Deuteranopie
▶ Farbenblindheit, partielle

DEVERGIE-Syndrom
▶ Pityriasis rubra pilaris

Diabetes insipidus, hypophysärer, primär zentraler

Genetisch bedingte Endokrinopathie auf der Grundlage einer Genmutation.
Der Gendefekt manifestiert sich als kompletter oder partieller Mangel an antidiuretischem Hormon (ADH, Vasopressin) durch Synthesestörung des Arginin-Vasopressins (AVP) in der Hypophyse. Es kommt dadurch in der Niere zum Ausbleiben der tubulären Wasserrückresorption und der Urinkonzentrierung, woraus sich die klinische Symptomatik erklärt. Der Mangel an verfügbarem Vasopressin kann auch auf einem Rezeptordefekt im Hypothalamus (Pitreszin-Resistenz, OMIM 304900), auf Autoimmunprozessen gegen Vasopressin oder auf anatomischen Anomalien im Hypothalamus-Hypophysen-Bereich beruhen. Daneben symptomatischer exogener D.i. durch Zerstörung (Trauma) des Hypothalamus.

Krankheitswert
Manifestation des Leidens im Säuglingsalter. Polyurie, Polydipsie (3–20 l/die), unklare Fie-

berschübe. Exsikkose häufig lebensbedrohlich. Als Folge Retardation und Oligophrenie. Typische Fazies mit Hypertelorismus, kurzer dicker Nase und langem Philtrum. Teilsymptom des ▶ DIDMOAD.

Therapiemöglichkeiten
Diätetische Behandlung zur Minderung der Hyperosmolarität des Plasmas in Form von eiweißarmer, hochkalorischer Nahrung, Zufuhr hypoosmolarer Flüssigkeiten, eventuell durch Infusion. Substitution mit Vasopressin (Hypophysenhinterlappenpräparate, neuerdings synthetisches 1-**D**esamino-8-**d**-**A**rginin-**V**asopressin, Desmopressin, DDAVP) und Saluretikagaben mit gutem Erfolg.

Häufigkeit und Vorkommen
Über 100 Fälle publiziert. Sippen mit Merkmalsträgern in mehreren aufeinanderfolgenden Generationen beschrieben.

Genetik
Heterogen. Erbgang autosomal rezessiv oder dominant, Genort 20pter-p12.21 (*AVP-NPII*, **A**rginin-**V**asopressin-**N**euro**p**hysin); Pitreszin-Resistenz X-chromosomal.

Familienberatung
Früherkennung durch Polyurie und Durstfieber bei Säuglingen. Nachweis und Differentialdiagnose zum ▶ *renalen D.i.* durch Ansprechen auf ADH und Arginin-Vasopressin-Bestimmung im Plasma. Frühzeitige Einstellung auf therapeutische Maßnahmen wichtig. Wegen der Gefahr lebensbedrohlicher Zustände müssen Behandlungsmöglichkeiten ständig vorhanden sein. Medizinische Überwachung der Neugeborenen in den betroffenen Familien notwendig.

Literatur
Biesenbach, G., W.Tulzer, R.Kramer und J.Zazgornik, Hereditärer zentraler Diabetes insipidus mit komplettem und inkomplettem ADH-Mangel. Aktuel. Endokrinol. Stoffwechsel *10* (1989) 63–65.

Ito, M., Y.Mori, Y.Oiso and H.Saito, A single base substitution in the coding region for neurophysin II associated with familial central diabetes insipidus. J. Clin.Invest. *87* (1991) 725–728.

OMIM 125700, 192340, 304900

Diabetes insipidus renalis

Genetisch bedingter Defekt der Nierentubuli auf der Grundlage einer Genmutation.

Die Mutation manifestiert sich in einem renalen **A**rginin-**V**asopressin-**T**yp2-**R**ezeptor-Defekt (AVPR2) und damit einer Nichtansprechbarkeit der Tubuli auf das antidiuretische Hormon (ADH, Arginin-Vasopressin, Typ I) der Hypophyse oder seltener in einem Postrezeptor-Defekt des Plasma-Arginin-Vasopressin-regulierten Wassertransportkanals Aquaporin-2 der Sammelkanalzellen (Typ II). Die Niere verliert dadurch ihre Fähigkeit zur tubulären Wasserrückresorption bzw. zur Urinkonzentrierung, woraus sich die klinische Symptomatik mit Exsikkose und Hypernatriämie erklärt.

Krankheitswert
Manifestation des Leidens in den ersten Lebenstagen. Unklare Fieberschübe, Polyurie, Polydipsie, Erbrechen, Obstipation, schlechtes Gedeihen, geistige und statische Retardation. Tod meistens im Säuglings- oder Kleinkindalter. Bei Überleben häufig Oligophrenie.

Therapiemöglichkeiten
Diätetische Behandlung zur Minderung der Hyperosmolarität des Plasmas in Form von eiweißarmer, hochkalorischer Nahrung, Zufuhr hypoosmolarer Flüssigkeiten eventuell durch Infusionen. Saluretika. Pitreszin, Hydrochlorothiazid, Indomethazin. Die seltenen weiblichen Patienten sprechen sehr schlecht auf die Therapie an.

Häufigkeit und Vorkommen
Bisher etwa 200 gesicherte Fälle publiziert. Sippen mit Merkmalsträgern in mehreren Generationen bekannt. Endemisch in Neuschottland (Heterozygotenfrequenz bis zu 6%) durch einen schottischen Foundereffekt. Typ II wesentlich seltener.

Genetik
Fast ausschließlich männliche Merkmalsträger beschrieben. X-chromosomaler Erbgang bei variabler Expressivität im weiblichen Geschlecht in Abhängigkeit von der Lyonisation (Methylierung) des Genortes (Typ I, Genort Xq28, *AVPR2*). Aquaporin-2-Defekt autosomal rezes-

siv bedingt mit Bevorzugung des männlichen Geschlechtes (Typ II, Genort 12q13, *AQP2*).

Familienberatung
Früherkennung durch Polyurie und Durstfieber bei Säuglingen. Präsymptomatische molekulargenetische Diagnostik im Hinblick auf Prävention von Dehydradationsfolgen wichtig. Nachweis und Differentialdiagnose zum ▶ *hypophysären D.i.* durch Nichtansprechen auf ADH und zur Nephronophthise FANCONI. Frühzeitige Einstellung auf therapeutische Maßnahmen für geistige Entwicklung wichtig. Wegen der Gefahr lebensbedrohlicher Zustände müssen Behandlungsmöglichkeiten ständig vorhanden sein. Medizinische Überwachung der Neugeborenen in den betroffenen Familien notwendig.

Literatur
Canfield, M.C., B.K.Tamarappoo, A.M.Moses et al., Identification and characterization of aquaporin-2 water channel mutations causing nephrogenic diabetes insipidus with partial vasopressin response. Hum.Molec.Genet. *6* (1997) 1865–1871.

Hochberg, Z., A.van Lieburg, L.Even et al., Autosomal recessive nephrogenic diabetes insipidus caused by an aquaporin-2 mutation. J.Clin.Endocrin.Metab. *82* (1997) 686–68.

Jans, D.A., B.A.Van Oost, H.H.Ropers and F.Fahrenholz, Derivatives of somatic cell hybrids which carry the human gene locus for nephrogenic diabetes insipidus (NDI) express functional vasopressin renal V2-type receptors. J.Biol.Chem. *265* (1990) 15379–15382.

Nomura, Y., K.Onigata, T.Nagashima et al., Detection of skewed X-inactivation in two female carriers of vasopressin type 2 receptor gene mutation. J.Clin. Endocrin.Metab. *82* (1997) 3434–3437.

Oksche, A., R.Schulein, J.Dickson und W.Rosenthal, Moleculargenetische Diagnostik des congenitalen nephrogenen Diabetes insipidus. Med.Genet. *6* (1994) 389–391.

Rocha, J.L., E.Friedmann, W.Boson et al., Molecular analyses of the vasopressin type 2 receptor and aquaporin-2 genes in Brazilian kindreds with nephrogenic diabetes insipidus. Hum.Mutat. *14* (1999) 233–239.

Tsukaguchi, H., H.Matsubara, S.Aritaki et al., Two novel mutations in the vasopressin V2 receptor gene in unrelated Japanese kindreds with nephrogenic diabetes insipidus. Biochem.Biophys.Res. Commun. *172* (1993) 1000–1010.

Willcutts, M., E.Feiner and P.C.White, Autosomal recessive familial neurohypophyseal diabetes insipidus with continued secretion of mutant weakly active vasopressin. Hum.Molec.Genet. *8* (1999) 1303–1307.

OMIM 125800, 222000, 107777, 304800

Diabetes mellitus,
Zuckerkrankheit

Ätiopathogenetisch heterogene Stoffwechselkrankheit auf unterschiedlichen genetischen Grundlagen.

Es besteht eine erhöhte Plasma-Glukosekonzentration durch relativen (Typ II, Nicht Insulin-abhängigen, Dependent, Diabetes mellitus, NIDDM) oder absoluten Mangel (Typ I, IDDM) an Insulin, das eine sowohl die Glykogensynthese als auch den intrazellulären Kohlenhydrat- und Eiweißtransport fördernde Funktion ausübt und an unterschiedlichen Syntheseprozessen im Protein- und Lipidstoffwechsel beteiligt ist.

Der Insulin-abhängige (engl. Dependent) Diabetes Mellitus (IDDM, OMIM 222100, juveniler Diabetes) kann bedingt sein: Durch Störung der Insulin-Sekretion der Pankreas-β-Zellen, durch T-Zell-regulierte, β-Zellen-zerstörende Autoimmunerkrankung assoziiert mit bestimmten Klasse-II-HLA-Typen (DRB1, DPB1 und DQβ1, *IDDM1*) sowie mit anderen disponierenden Genen, wie z.B. Interleukine als Stimulatoren für die γ-Interferonsynthese durch T- und Killerzellen, Insulinantagonisten (Glucagon, OMIM 138030 und Glucagon-ähnliche Peptide und ihre Rezeptoren), nach vorangegangenen Infektionen, durch persistierende Antigene bzw. Superantigene der Inselzell-Membran, durch Peptide viraler oder endogener Provenienz gegen Helferzellen u.a. Autoantikörper induzieren die Bildung von entsprechenden immunkompetenten Lymphozyten gegen Insulin, Insulinrezeptoren, Inselzellen und andere endokrine Organe (polyglandulär, ▶ *Endokrinopathie, juvenile endokrine Typ II*, ▶ SCHMIDT-*Syndrom*, OMIM 269200).

In etwa 5% der Fälle ist der D.m. frühmanifest: Insulin-Mangel-Diabetes durch eine herabgesetzte Synthese- bzw. Sekretionsrate, beschleunigten Abbau, einen Defekt des insulinabhängigen Glukosetransportes (Transportprotein; Glucokinase) oder eine Insulin-Synthesestörung manifestiert sich bei Kindern oder Jugendlichen unter 25 Jahren als MODY (Maturity Onset Diabetes of the Young).

Der nicht insulinabhängige D.m. (NIDDM, Erwachsenen-Diabetes, OMIM 125853), meist in Form des "Altersdiabetes", entsteht ebenfalls heterogen auf der Grundlage unterschiedlicher Stoffwechselwege und Suszeptibilitäts-Gene durch verminderte Ansprechbarkeit (Blockierung, seltener unterschiedliche Störungen der Synthese der Rezeptoren oder des Insulinrezeptor-Substrates, die entweder eine verminderte Anzahl der Rezeptoren oder deren Funktion betreffen) der Erfolgsorgane auf Insulin bzw. der Inselzellen auf Sekretionsreize. Eine verwandte Gruppe bilden die komplexen Insulinresistenz-Syndrome (▶ ALSTRÖM-*Syndrom,* ▶ *generalisierte Lipodystrophie,* ▶ *Leprechaunismus,* ▶ USHER-*Syndrom*) z.T. mit Acanthosis nigricans auf der Grundlage eines primären oder sekundären (mit Akromegalie) Defektes von Insulin-Rezeptoren (OMIM 147670). NIDDM kann auch auf einem Defekt von Kalziumkanaluntereinheiten sowie Produkten mitochondrialer Gene in Leber und Pankreas beruhen, die den ersten Schritt der Umwandlung (Phosphorylierung) von Glukose in Glykogen katalysieren (meist mit Schwerhörigkeit verbunden). Inselzellaplasie durch *HOX*-Gen-Mutation *PAX4PY* führt zu komplexen syndromatischen Störungen mit Dysplasie im Zwischenhirnbereich, angeborenem D.m. und Kleinwuchs, ▶ DIDMOAD.

Die klinische Symptomatik erklärt sich aus der Hyperglykämie und aus den Folgeerscheinungen vor allem an den Gefäßen. Die Neigung zu Hypertonie und diabetischer Nephropathie hat ebenfalls eine bisher noch unklare genetisch-multifaktorielle Komponente, wobei sicher Mutationen bzw. Polymorphismen im Angiotensinogen-Angiotensin-Komplex eine Rolle spielen.

Krankheitswert

Erstmanifestation klinischer Erscheinungen je nach Typ unterschiedlich akut im 1. oder 2. Lebensjahrzehnt (Typ I, IDDM, "juveniler" D.m.) oder später meist chronisch (Typ II). Teilweise lange ohne auffällige klinische Symptome bestehend (Prädiabetes, verminderte Glukosetoleranz). Polydipsie, Polyurie, Abgeschlagenheit. Allmählich einsetzende Mikroangiopathien und angiopathische Veränderungen vor allem an Herz, Niere, Augenhintergrund und Extremitäten führen sekundär zu Mikroaneurysmen, Retinopathien bis zur Erblindung, Glomerulosklerose (KIMMELSTIEL-WILSON-Syndrom) mit schwerer Niereninsuffizienz, Hypertonie, vorzeitiger Arteriosklerose, Polyneuropathien, schlechter Wundheilung, Gangrän u.a. Vor allem bei früh manifestem Typ I herabgesetzte Leistungsfähigkeit und Lebenserwartung. Mit Frühinvalidität muss gerechnet werden. Je nach Typ unterschiedliche weitere Begleit- und Sekundärerscheinungen: ▶ *Acanthosis nigricans*, Pseudoakromegalie u.a. Neonataler D.m. (Hyperglykämie) innerhalb des ersten Lebensmonats manifest, insulinbedürftig, in 50% der Fälle kommt es innerhalb von 6 Monaten zur Remission mit Disposition zu Typ II im Erwachsenenalter, ▶ *Diabetes mellitus neonataler transienter des Neugeborenen*).

Therapiemöglichkeiten

Je nach Typ unterschiedlich. Speziell eingestellte Diät, körperliche Tätigkeit, Verhinderung von Übergewicht wichtig. Orale Antidiabetika (Glukosidasehemmer, Sulfonamide, Guanidin-Derivate, Sulfonylharnstoffe) und Insulinsubstitution bei guter Einstellung mit befriedigendem Erfolg. Symptomatische Behandlung der Sekundärerscheinungen kann den fortschreitenden Prozess höchstens verlangsamen. Bei IDDM immunmodulierende oder immunsuppressive Therapie mit Ciamexon, Cyclosporin A und monoklonalen Antikörpern gegen Interleukinrezeptoren erfolgversprechend.

Häufigkeit und Vorkommen

1% der Weltbevölkerung leidet an D.m. Regional sehr unterschiedlich. In Völkern mit Mangelernährung seltener manifest als bei guter oder Überernährung. Davon MODY 2–4%. Trotz der herabgesetzten effektiven Fruchtbarkeit der Merkmalsträger haben diese offenbar in der Vergangenheit mit häufigen Hungerperioden einen Selektionsvorteil aufgrund einer verminderten Hypoglykämieneigung bei Unterernährung gehabt. Frequenz in Mitteleuropa ca. 2%, bei Personen unter dem 20. Lebensjahr 0,2%, Erkrankungswahrscheinlichkeit jenseits des 45. Lebensjahrs 10–20%, regional noch höher: Pima Indianer. Meist Typ II. Frequenz des Typs I 0,3%. Gynäkotropie. Konkordanzrate bei Zwillingen 0,6 (EZ):0,12 (ZZ), bei Altersdiabetes nahezu 100%.

Genetik

Heterogen, ca. 100 unterschiedlich verursachte Formen der insulinbedingten Hyperglykämie bekannt.

Diabetes mellitus

Beim Typ I Familiarität im Sinne einer heterogen bedingten Disposition mit entscheidender Umweltkomponente: Übergewichtigkeit, hormonelle Verschiebungen, Schwangerschaft. Unterschiedliche Genorte beteiligt: 6p21.3 (*IDDM1*, MHC), 5q33-34 (*IDDM18*, Interleukin 12), 7p22 autoimmunologisch bedeutsames Inselzell-Protein; Xp21.1.-p11.4 u.a.

Beim Typ II neben dem Insulinlike-growth-factor2-Rezeptor (6q26, *IGF2R* OMIM, 147280) und dem Insulingen (11p15.5, *INS, IDDM*) mit einer Vielzahl von Allelen und unterschiedlichen Compound-Heterozygoten, die ein vermindert aktives Insulin oder ein nicht spaltbares bzw. weitersynthetisierbares Proinsulin bedingen, OMIM 125852, 176730), eine ständig wachsende Anzahl von mindestens 20 Suszeptibilitätsgenen beschrieben, die z.T. nur für eine umschriebene Population Bedeutung haben: 15q26 (*IDDM3*, OMIM 600317); 11q13 (*IDDM4*, OMIM 600319); 6q24-27 (*DDM5*, OMIM 600320); 18q21 (*IDDM6*, OMIM 601941); 2q31-36 (*IDDM7*; Insulinrezeptor-Substrat-Gene, *IRS1* und *IRS2*, OMIM 147545, 600321, 600797); 6q27 (*IDDM8, PBCA*, Pankreas-β-Cell-Agenesie, neonataler Dm, OMIM 600883); 10p11-q11 (*IDDM10, GAD2*, Glutaminsäure-Dekarboxylase-2, OMIM 138275, 601942); 14q32 (*IDDM11*, schwere Immunglobulinkette, OMIM 601942); 6p21 (*IDDM12*, HLA); 2q34 (*IDDM13*, OMIM, 601318); 6q21 (*IDDM15*, OMIM 601666); 5q33-34 (*IL12B*, Interleukin 12). Weiterhin 2q36-37 (*GCG*, Glucagon, OMIM138030); 3q26.1-26.3 (*GLUT2, SLC2A2*, **Gl**ukose-Transportprotein-2, OMIM 138160); 2q37 (*NEUROD1* = *BETA2*, Helix-loop-Helix-Transkriptionsfaktor, **Neu**rogener Differenzierungsfaktor 1); 20q12-13.1 (*TCF14*, Transcriptions-Faktor 14 = *HNF4*, Hepatic Nuclear Factor 4, OMIM 600382, s.a. MODY1); 7q32 (β-Kette des T-Zell-Rezeptors); 11p15.1 (*SUR1*, Sulfonylharnstoff-**R**ezeptor eines Pankreas-Kalium-Kanals, OMIM 600509); 6q22-24 (▶ *Transienter neonataler D.m.*).

Typ II umfasst weitere monogene Formen (autosomal rezessiv, autosomal dominant, vereinzelt auch mitochondrial), wobei jedoch in der Mehrzahl der spätmanifesten Fälle keine Monogenie vorliegt und Hilfshypothesen notwendig sind. Genorte für beteiligte Suszeptibilitätsgene sind offensichtlich je nach regionalem Typ unterschiedlich: 2q (Mexiko, *NIDDM1*); 2q37.3 (*CAPN10*, Calpain 10, OMIM 605286); 20q12-13.11 (Mitteleuropa); 12q24.2 (Nordeuropa, *NIDDM2*, nicht allel zu MODY1); 17p13, (*GLUT4, SLC2A4*, Glukose-Transportprotein-4, OMIM 138190); 17q25 (*GCGR*, Glucagon-Rezeptor); 19p13.3 (*INSR*, **Ins**ulin-Rezeptor, Hypernsulinismus und Insulinresistenz, OMIM 147670, 262190), NIDDM oder IDDM, Allelie mit ▶ *Acanthosis nigricans* sowie RABSON-MENDENHALL-Syndrom (polyzystische Ovarien, Maskulinisierung, Hirsutismus, kraniofazialer und Zahnanomalien bei starker Kariesneigung, Lipodystrophie, OMIM 262190) und mit Leprechaunismus. Siehe auch ▶ *Lipodystrophie, generalisierte, angeborene;* ▶ *Endokrinopathie, juvenile familiäre.* Insulinresistenter NIDDM mit kardiovaskulären Erscheinungen und Urikämie, metabolisches Syndrom X, wahrscheinlich heterogen, als Einheit neuerdings angezweifelt. Mitochondriale Formen (OMIM 520000) mit matroklinem Erbgang meist mit weiteren Störungen, z.B. NIDDM mit Schwerhörigkeit (nt G3243C, tRNA^{leu}, OMIM 590050), s.a. ▶ *MELAS*.

Offensichtlich bestehen pathogenetische Beziehungen zwischen den Typen I und II, indem eine diabetische Stoffwechsellage während der Schwangerschaft bei späterem Typ I einen Diabetes Typ II des Kindes begünstigt.

Genorte für den autosomal dominanten heterogenen MODY (**M**aturity **O**nset **D**iabetes of the **Y**oung):

- MODY1 (Hepatozyten-Nukleus-Faktor-4α, HNF4α, Transkriptionfaktor, Hormon-Rezeptor, Defekt der glukosestimulierten Insulinsekretion), NIDDM oder IDDM, Genort 20q12-13.1 (*HNF4A* OMIM 125850);
- MODY2 (**Gl**ucokinase, *GCK*, Glucose-Oberflächen-Sensor der ß-Zellen.), NIDDM, Genort 7p15 (OMIM 125851, 138079);
- MODY3 (**T**ranscriptions-**F**aktor-**1**, *TCF1* = Hepatic Nuclear Faktor-1α, *HNF1A* in den Inselzellen); NIDDM oder IDDM, Genort 12q24.2 (*HNF1A*);
- MODY4 (Pankreas-Homeodomäne-Transkriptionfaktor, **I**nsulin-**P**romotor-**F**aktor-**1**, der die Pankreas-Entwicklung und die Expression von Genen im den Inselzellen, vor allem von Insulin, reguliert), Genort 12q24.2 (*IPF1*), Allelie zum permanenten Typ des ▶ *Diabetes mellitus des Neugeborenen.*
- MODY5 (**T**ranscription-**F**aktor-**1**, *TCF2* = Hepatic Nuclear Faktor-1β, *HNF1B*). Mit Niereninsuffizienz und Genitalfehlbildungen.

Familienberatung

Nachweis anhand der erhöhten Glukosewerte in Blut und Urin sowie aufgrund der Ketonurie. Screening-Test mit Hilfe von Teststreifen erfolgreich. Abgrenzung einer nichtdiabetischen verminderten Glukose-Toleranz im Alter, des renalen D. bei Jugendlichen, einer transitorischen diabetischen Stoffwechselstörung während des 1. Lebensjahres sowie des durch Kortikosteroid-Behandlung bedingten "Steroiddiabetes" notwendig. Für erbprognostische Einschätzungen und zur Einleitung prophylaktischer Maßnahmen Feststellung von Autoimmunerkrankungen bei Verwandten von Merkmalsträgern mit Typ I und von verminderter Glukose-Toleranz bei Typ II und Erkennung von Merkmalsträgern mit "latentem Diabetes" vor biochemischer und klinischer Manifestation wichtig, jedoch häufig schwierig: Provokationstests, Kinder diabetischer Eltern, Mütter übergewichtiger Neugeborener, neuerdings genomisch durch Bestimmung disponierender MHC-Haplotypen. Diabetikerinnen sind vor und während einer Schwangerschaft optimal einzustellen, da Komplikationen nicht auszuschließen sind (▶ *kaudale Dysplasie*). Besondere geburtshelferische Maßnahmen notwendig. Mit einer gesteigerten Fehlbildungsrate (3–4mal höher als in der Durchschnittsbevölkerung) muss bei Kindern schlecht eingestellter diabetischer Mütter gerechnet werden, die perinatale Sterblichkeit ist dabei deutlich erhöht (Infusionspumpe, Betreuung wichtig). Verdopplung der Großzehen beim Kind kann ein Hinweiszeichen für D.m. der Mutter sein. Gefährdet sind auch Kinder von Müttern mit juvenilem und mit diätetisch nicht zu beherrschendem D.m. Vorsicht mit bestimmten Medikamenten (z. B. Thiazide, Disalunil®), die blutzuckersteigernd wirken. Das empirische Risiko für Kinder von Merkmalsträgern mit einem juvenilen Diabetes wird mit 1:4 und für Geschwister mit 1:10 angegeben. Das Risiko erhöht sich, wenn noch weitere Merkmalsträger in der Geschwisterschaft oder Verwandtschaft existieren. Leidet ein Elternteil an einem frühmanifesten Diabetes, kann das Risiko für Geschwister von Merkmalsträgern auf 1:10 (jugendlicher D.) bzw. 1:5 eingeschätzt werden. Aus einer Verbindung zwischen zwei Diabetikern gehen durchschnittlich 20% diabetische Kinder hervor. Bei Verwandten von Merkmalsträgern lässt sich oft eine abnorme Kohlenhydrattoleranz nachweisen, ohne dass es sich dabei mit Sicherheit um einen latenten Diabetes handeln muss. Bei familiär auftretendem Altersdiabetes liegt die Erkrankungswahrscheinlichkeit für Verwandte eines Merkmalsträgers höher als beim juvenilen D., jedoch bestehen kaum prognostische Bedenken. Es sollte aber auf die Notwendigkeit einer entsprechenden vernünftigen Lebensführung hingewiesen werden. Kinder mit HLA-DR3 und -DR4 haben ein 5%iges Risiko, an IDDM zu erkranken.

Literatur

Affholter, J.A., C.-L.Hsieh, U.Francke and R.A.Roth, Insulin-degrading enzyme: Stable expression of the human complementary DNA, characterization of its protein product, and chromsomal mapping of the human and mouse gene. Mol.Endocrinol. *4* (1990) 1125–1135.

Becker, F., K.Helmke, K.Seggwiss et al., Inselzell(ICA)- und Insulin(IAA)- sowie andere Autoantikörper als Marker der Autoimmunität von Typ 1-Diabetikern und ihren Verwandten 1. Grades. Aktuel.Endokrinol.Stoffwechsel *10* (1989) 37–41.

Bowden, D.W., G.Akos, C.B.Rothschild et al., Linkage analysis of maturity-onset diabetes of the young (MODY): Genetic heterogeneity and nonpenetrance. Am.J.Hum.Genet. *50* (1992) 607–618.

Busch, C.P. and R.A.Hegele, Genetic determinants of type 2 diabetes mellitus. Clin.Genet. *60* (2001) 243–254.

Cavan, D., S.Bain and A.Barnett, The genetics of type I (insulin dependent) diabetes mellitus. J.Med.Genet. *29* (1992) 441–446.

Cook, J.T.E., A.T.Hattersley, P.Christopher et al., Linkage analysis of glucokinase gene with NIDDM in Caucasian pedigrees. Diabetes *41* (1992) 1496–1500.

Dib, K., J.P.Whitehead, P.J.Humphreys et al., Impaired activation of phosphoinositide 3-kinase by insulin in fibroblasts from patients with severe insulin resistance and pseudoacromegaly: a disorder characterized by selective postreceptor insulin resistance. J.Clin.Invest. *101* (1998) 1111–1120.

Field, L.L., R.Tobias and T.Magnus, A locus on chromosome 15q26 (IDDM3) produces susceptibility to insulin-dependent diabetes mellitus. Nature Genet. *8* (1994) 189–194.

Field, L.L., R.Tobias, G.Thomson and S.Plon, Susceptibility to insulin-dependent diabetes mellitus maps to a locus (*IDDM11*) on human chromosome 14q24.3-q31. Genomics *33* (1996) 1–8.

Frayling, T.M., M.P.Bulman, M.Appleton et al., A rapid screening method for hepatocyte nuclear factor 1 alpha frameshift mutations; prevalence in maturity-onset diabetes of the young and late-onset non-insulin dependent diabetes. Hum.Genet. *101* (1997) 351–354.

Fullerton, S.M., A.Bartoszewicz, G.Ybazeta et al., Geographic and haplotype structure of candidate type 2 diabetes-susceptibility variants at the *CALPAIN-10* locus. Am.J.Hum.Genet. *70* (2002) 1096–1106

Groop, L.C., M.Kankuri, C.Schalin-Jantti et al., Association between polymorphism of the glycogen synthase gene and non-insulin-dependent diabetes mellitus. New Engl.J.Med. *328* (1993) 10–14.

Hattersley, A.T., R.C.Turner, M.A.Permutt et al., Linkage of type 2 diabetes to the glucokinase gene. Lancet 1992/I 1307–1310.

Horikawa, Y., N.Oda, N.J.Cox et al., Genetic variation in the gene encoding calpain-10 is associated with type 2 diabetes mellitus. Nature Genet. *26* (2000) 163–167.

Longo, N., S.D.Langly, L.D.Griffin and L.J.Elsas II, Reduced mRNA and a nonsense mutation in the insulin-receptor gene produce heritable severe insulin resistance. Am.J.Hum.Genet. *50* (1992) 998–1007.

Martinez-Frias, M.L., Epidemiological analysis of outcomes of pregnancy in diabetic mothers: Identification of the most characteristic and most frequent congenital anomalies. Am.J.Med.Genet. *51* (1994) 108–113.

Mishra, S.K., C.Helms, D.Dorsey et al., A 2-cM genetic linkage map of human chromosome 7p that includes 47 loci. Genomics *12*(1992) 326–334.

Owerbach, D. and K.H.Gabbay, Localization of a type I diabetes susceptibility locus to the variable tandem repeat region flanking the insulin gene. Diabetes *42* (1993) 1708–1714.

Parving, H.-H., L.Tarnow and P.Rossing, Genetics of diabetic nephropathy. J.Am.Soc.Nephrol. *7* (1996) 2509–2517.

Poulton, J., J. Luan, V.Macaulay et al., Type 2 diabetes is associated with a common mitochondrial variant: evidence from a population-based case-control study. Hum.Molec.Genet. *11* (2002) 1581–1583.

Sosa-Pineda, B., K.Chowdhury , M.Torres et al., The *PAX4PY* gene is essential for differentation of insulin ß cells in the mammalian pancreas. Nature *386* (1997) 399–402.

Taylor,S.I., Lilly lecture: Molecular mechanisms of insulin resistance: Lessons from patients with mutations in the insulin-receptor gene. Diabetes *41* (1992) 1473–1490.

Van den Ouweland, J.M.W., H.H.P.J.Lemkes, R.C.Trembath et al., Maternally inherited diabetes and deafness is a distinct subtype of diabetes and associates with a single point mutation in the mitochondrial tRNA (Leu^{UUR}) gene. Diabetes *43* (1994) 746–751.

Yamagata, K., N.Oda, P.J.Kaisaki et al., Mutations in the hepatocyte nuclear factor-1α-gene in maturity-onset diabetes of the young (MODY3). Nature *384* (1996) 455–458.

Yamagata, K., H.Furuta, N.Oda et al., Mutations in the hepatocyte nuclear factor-4α-gene in maturity-onset diabetes of the young (MODY1). Nature *384* (1996) 458–460.

Ziereisen, F., W.Courtens, A.Clercx and N.Perlmutter, Maternal diabetes and fetal malformations. Pediat. Radiol. *27* (1997) 945–947.

Diabetes mellitus neonataler transienter des Neugeborenen

Schwere lebensbedrohliche neonatale Hyperglykämie mit Hyperglukosurie ohne Ketonurie. Normalisierung unter Insulingaben innerhalb der ersten Lebensmonate bei etwa 50% der Fälle. Pränatale Wachstumsretardation, Makroglossie und Dystrophie. Neigung zu nichtimmunologischem insulinabhängigem Diabetes mellitus im späten Kindes- oder Erwachsenenalter. Hernien. Ursächlich wird eine Retardation der Pankreasentwicklung auf der Grundlage einer Duplikation bzw. paternalen uniparentalen Isodisomie (Imprinting) im Genort 6q24 vermutet, die aber nicht in jedem Fall nachweisbar ist. Differentialdiagnose zur Pankreasagenesie (▶ *Pankreasanomalien*) anhand normaler Pankreasenzym-Sekretion im Hinblick auf Therapie wichtig. Zu unterscheiden ist die permanente Form des D.m. des Neugeborenen durch Defizienz der **Glucoki**nase (Genort 7p14, *GCK*, MODY2, ▶ *Diabetes mellitus*) oder des **Insulin-Promotor-Faktors** (Genort 12q24.2, *IPF1*, MODY4, Diabetes mellitus). Siehe auch ▶ *WOLCOTT-RALLISON-Syndrom* (Dysplasia epiphysaria multiplex).

Inzidenz etwa 1:400.000

Literatur

Gardner, R.J., D.O.Lamont, A.J.Mungall et al., Paternal uniparental disomy of chromosome 6 and transient neonatal diabetes mellitus. Clin.Genet. *54* (1999) 322–325.

Mackay, D.J.G., A.-M.Coupe, J.P.H.Shield et al., Relaxation of imprinted expression of ZAK and HYMAI in a patient with transient neonatal diabetes mellitus. Hum.Genet. *110* (2002) 139–144.

Marquis, E., J.J.Robert, C.Bouvattier et al., Major difference in aetiology and phenotypic abnormalities between transient and permanent neonatal diabetes. J.Med.Genet. *39* (2002) 370–374.

Vanelli, M., A.DeFanti, S.Cantoni et al., Transient neonatal diabetes mellitus: a relapse after 10 years of complete remission. Acta Diabetol. *31* (1994) 116–118.

Temple, I.K., R.J.Gardener, D.O.Robinson et al., Further evidence for an imprinted gene for neonatal diabetes localised to chromosome 6q22-q23. Hum.Molec.Genet. *5* (1996) 117–1124.

Whithford, M.L., A.Narenda, M.P.White et al., Paternal uniparental disomy for chromosome 6 causes transient neonatal diabetes. J.Med.Genet. *34* (1997) 167–168.

OMIM 601410

Diabetes, lipoatrophischer
▶ Lipodystrophie, generalisierte angeborene

DIAMOND-BLACKFAN-Syndrom,
kongenitale hypoplastische Anämie

Angeborene Störung der Erythropoese heterogener Ätiologie.
Der der isolierten Erythroblastopenie zugrunde liegende Defekt betrifft in einem Teil der Fälle ein ribosomales Protein (RPS19).

Krankheitswert
Erstmanifestation klinischer Erscheinungen innerhalb des 1. Lebensjahres. Langsam progrediente makrozytäre Anämie. Erhöhte Werte des fetalen Hämoglobins. Appetitlosigkeit. Bei 1/3 der Fälle weitere unterschiedliche Symptome: Charakteristischer Gesichtsausdruck mit Hypertelorismus und dicker Nasenspitze, Herzfehler, Fehlbildungen des oberen Extremitätenskeletts und des Urogenitaltraktes, Hypogonadismus, Mikrozephalie. Gelegentlich Retardation der geistigen und körperlichen Entwicklung. Lebenserwartung herabgesetzt. Im Erwachsenenalter Neigung zu Hämosiderose und Leukosen.

Therapiemöglichkeiten
Regelmäßige Blut- bzw. Erythrozytentransfusionen sowie Gaben von Kortikosteroiden, Androgenen und IL-3 mit individuell unterschiedlichem vorübergehendem gutem, Knochenmarktransplantation mit bleibendem Erfolg.

Häufigkeit und Vorkommen
Über 100 Fälle publiziert. Bis auf wenige Ausnahmen sporadisch. Eine Sippe mit Merkmalsträgern in 3 Generationen bekannt. Inzidenz etwa 1:200.000.

Genetik
Erbgang unklar. Wahrscheinlich heterogen. Von den einzelnen Autoren unterschiedlich als autosomal rezessiv, dominant oder als exogen bedingt (postinfektiös) angesehen. Ein Genort (25% der Fälle): 19q13.2 (*RPS19*), z.T. Mikrodeletionen mit erweiterter Symptomatik: Makrozephalus, Hypotonie, psychomotorische Retardation. Ein weiterer Genort wird in 8p23 vermutet. Abgrenzung zur ▶ FANCONI-*Anämie* und zum ▶ *AASE-Syndrom* nicht immer scharf: Allelie?

Familienberatung
Differentialdiagnose zu anderen Anämien molekulargenetisch sowie an Hand des Blutausstrichs und des Knochenmarkpunktates sowie einer erhöhten Anthranylsäure-Ausscheidung im Urin und einer erhöhten Adenosindesaminase-Konzentration in Erythrozyten. Auf Grund des meist sporadischen Vorkommens kann das Risiko für Verwandte eines Merkmalsträgers als gering eingeschätzt werden. Kein klinischer Unterschied zwischen sporadischen und familiären Formen.

Literatur
Carow, C.E., F.Hangoc, S.H.Cooper et al., Mast cell growth factor (s-kit ligand) supports the growth of human multipotential progenitor cells with a high replicating potential. Blood *78* (1991) 2216–2221.

Draptschinskaya, N., P.Gustavsson, B.Andersson et al., The gene encoding ribosomal protein S19 is mutated in DIAMOND-BLACKFAN anaemia. Nature Genet. *21* (1999) 169–175.

Gustavsson, P., T.-N.Willig, A.van Haeringen et al., DIAMOND-BLACKFAN anaemia: genetic homogeneity for a gene on chromosome 19q13 restricted to 1,8 Mb. Nature Genet. *16* (1997) 368–3771.

Janov, A.J., T.Leong, D.G.Nathan and E.C.Guinan, DIAMOND-BLACKFAN anemia: Natural history und sequelae of treatment. Medicine *75* (1996) 77–87.

Viskochil, D.H., J.C.Carey, B.E.Glader et al., Congenital hypoplastic (DIAMOND-BLACKFAN) anemia in seven members of one kindred. Am.J.Med.Genet. *35* (1990) 251–256.

OMIM 105650, 205900

Reifen, R.M., E.Cutz, A.M.Griffith et al., Tufting enteropathy: a newly recognized clinicopathological entity with refractory diarrhoe in infants. Gastroenterol.Nutr. *18* (1994) 379–385.

Small, D.M., Point mutations in the ileal bile salt transporter cause leaks in the enterohepatic circulation leading to severe chronic diarrhea and malabsorption. J.Clin.Invest. *99* (1997) 1807–1808.

Straussberg, R., R.Shapiro, J.Amir et al., Congenital intractable diarrhea of infancy in Iraqi jews. Clin. Genet. *51* (1997) 98–101.

OMIM 222470, 601295

Diaphragma-Agenesie
▶ Zwerchdefekte

Diarrhoe, angeborene, therapierefraktäre

Zwei familiäre Typen sind bekannt, eine auf Autoimmunität gegen Enterozyten oder T-Zellen beruhend sowie eine autosomal rezessive durch Mangel von Gallensäuren in den Enterozyten des Dünndarms. Dadurch kommt es zu einer Störung der Resorption vor allem von Fetten und fettlöslichen Vitaminen, woraus sich die klinische Symptomatik erklärt. Das Defizit von Gallensäuren kann bedingt sein u.a. durch eine Synthesestörung in der Leber (Natrium-Gallensäure-Cotransporter-Gen *SLC10A1* auf Chromosom 14q) oder einen Defekt der Reabsorption im Dünndarm (**Natrium/Gallensäure-Cotransporter-Protein**, Genort 13q33, *NCTP2*, *SLC10A2*). Endemisch bei irakischen Juden in Israel. Bei dem autoimmunen Typ Zytostatikatherapie mit geringem Erfolg, bei dem anderen parenterale Ernährung notwendig. Steatorrhoe, Malabsorptions-Symptomatik. Lebenserwartung sehr unterschiedlich, Tod im Kindesalter meist an Sepsis, kann auch klinisch weitgehend unauffällig verlaufen. Siehe auch ▶ *Chlorid-Diarrhoe*.

Literatur
Dawson, P.A. and P.Oelkers, Bile acid transporter. Curr.Opin.Lipid. *6* (1995) 109–114.

DIDMOAD (Diabetes insipidus, Diabetes mellitus, Optic Atrophy, Deafness),
BARJON-LESTRADET-LABANGE-Syndrom, Optiko-Oto-Diabetisches Syndrom, WOLFRAM-Syndrom

Genetisch bedingter Symptomenkomplex auf unterschiedlicher nukleärer oder mitochondrialer Grundlage.
Der den unterschiedlichen Störungen zugrunde liegende Basisdefekt betrifft entweder ein *HOX*-Genprodukt (*PAX4PY*) mit Dysplasien im Zwischenhirn oder eine mitochondrial (WOLFRAM-Syndrom) und/oder nukleär bedingte Störung im Energiestoffwechsel der Atmungskette (oxidative Phosphorylierung), wobei ein nukleär bedingter Defekt von Reparaturprozessen der mitochondrialen DNA (Transmembranprotein *Wolframin*) vermutet wird. Ein Teil der Symptome lässt sich durch Degenerationsprozesse im Zwischenhirnbereich (Hypothalamus-Thalamus) erklären.

Krankheitswert
Erstmanifestation klinischer Erscheinungen unterschiedlich innerhalb des 1. Lebensjahrzehntes. Sehverlust auf 1/300–1/100 durch Optikusatrophie, sensorineurale Schwerhörigkeit, juveniler Diabetes mellitus (▶ *Taubheit, Tab.III.L*). Hypophysärer ▶ *Diabetes insipidus* mit Polydipsie und Polyurie. Starke Beeinträchtigung des Wohlbefindens und der Leistungsfähigkeit. Neuropsychiatrische Störungen im Erwachsenenalter auch bei Heterozygoten. Lebenserwartung unterschiedlich stark herabgesetzt.

Therapiemöglichkeiten
Symptomatische Behandlung mit unbefriedigendem Erfolg. Besserung von Teilsymptomen durch Vitamin-B_1-Gaben?

Häufigkeit und Vorkommen
Seit Erstbeschreibung 1938 bzw. Abgrenzung des Syndroms 1964 über 170 Geschwister- und sporadische Fälle publiziert. Frequenz etwa 1:800.000, unter juvenilen Diabetikern 1:150.

Genetik
Wahrscheinlich heterogen. Mitochondrialer und/oder autosomal rezessiver Erbgang, Genort 4p16.1 (*WFS1*, Wolframin), Allelie mit autosomalen Typen nichtsyndromatischer Schwerhörigkeit DFNA6, 14 und 38 (▶ *Taubheit*). In einer Sippe mit etwas abweichender Symptomatik (kein Diabetes insipidus, dafür Oberbauchbeschwerden) Genort 4q22-24. Leichte Teilmanifestation bei Heterozygoten. Die Variabilität der Merkmalsausbildung lässt sich bei Mitochondriopathien durch Heterosomie bzw. -plasmie erklären, wobei es sowohl hinsichtlich der betroffenen Sequenzen als auch der Symptomatik Überschneidungen mit dem ▶ *LEBER-Syndrom* gibt. In betroffenem Gewebe liegt der Anteil von mitochondrialer DNA mit Deletionen bei 85–90% (gesundes Gewebe bzw. Normalpersonen 1–10%), gesteuert von der rezessiven Mutation in 4p16.1 (intergenomischer Kommunikations-Defekt). Eine schwache Assoziation mit dem HLA-DR2-Locus lässt sich erkennen. Differentialdiagnose zur ätiopathogenetisch und klinisch ähnlichen Thiamin-responsiven ▶ *Anämie* (Megaloblastenanämie) anhand des anderen Genortes wichtig.

Familienberatung
Differentialdiagnose zu klinisch ähnlichen Syndromen mit Hör- und Sehverlust (▶ *USHER-Syndrom*, ▶ *ALSTRÖM-Syndrom*) anhand des Diabetes insipidus und des Erstmanifestationsalters wichtig. Heterozygote bzw. präsymptomatische Anlagenträger an Teil- oder Mikrosymptomen (juveniler Diabetes mellitus) erkennbar. In Anbetracht der Schwere der Erscheinungen besondere Betreuung betroffener Familien wichtig. Mit intra- und interfamiliärer Variabilität des Erstmanifestationsalters und der Ausprägung der Symptome ist zu rechnen.

Literatur
Barrett, T.G. and S.E.Bundey, WOLFRAM (DIDMOAD) syndrome. J.Med.Genet. *34* (1997) 838–841.

Barrientos, A., V.Volpini, J.Casademont et al., A nuclear defect in the 4p16 region predisposes to multiple mitochondrial DNA deletions in families with WOLFRAM syndrome. J.Clin.Invest. *97* (1996) 1570–1576.

Hofmann, S., R.Bezold, M.Jaksch et al., Analysis of the mitochondrial DNA from patients with WOLFRAM (DIDMOAD) syndrome. Mol.Cell.Biochem. *174* (1997) 209–213.

Inoue, H., Y.Tanizawa, J.Wasson et al., A gene encoding a transmembrane protein is mutated in patients with diabetes mellitus and optic atrophy (WOLFRAM syndrome). Nature Genet. *20* (1998) 143–146.

Khamin, F., J.Kirk, F.Latif and T.G.Barret, WFS1/Wolframin mutations, WOLFRAM syndrome and associated diseases. Hum.Mutat. *17* (2001) 357–367.

Strom, T.M., K.Hörfnagel, S.Hofmann et al., Diabetes insipidus, diabetes mellitus, optic atrophy and deafness (DIDMOAD) caused by mutations in a novel gene (*wolframin*) coding for a predicted transmembran Protein. Hum.Molec.Genet. *7* (1998) 2021–2028.

Swift, R.G., D.B.Sandler and M.Swift, Psychiatric findings in WOLFRAM syndrome homozygotes. Lancet 1990/I, 667–669.

Vendrell. J., F.Ercilla, A.Faundez et al., Analysis of the contribution of the HLA system to the inheritance in the WOLFRAM syndrome. Diabet.Res.Clin.Pract. *22* (1994) 175–180.

Young, T.-L., E.Ives, E.Lynch et al., Non-syndromic progressive hearing loss *DFNA38* is caused by heterozygous missense mutation in the WOLFRAM syndrome gene *WFS1*. Hum.Molec.Genet. *10* (2001) 2509–2514.

OMIM 222300, 598500

Diffuse Sklerose, familiäre chronische
▶ PELIZAEUS-MERZBACHER-Syndrom

DI-GEORGE-Syndrom,
Thymusaplasie-Syndrom

Genetisch bedingte Aplasie oder Hypoplasie der 3. und 4. Kiemenspalte mit Entwicklungsstörung von Thymus, Nebenschilddrüse und Aortenbogen auf der Grundlage einer Mikrodeletion.

Die indivuduell unterschiedlichen Mikrodeletionen betreffen mehrere Gene einschließlich eines Homeobox-Gens bzw. jeweils eines Gens für ein Transkriptions-Kontrollprotein (*HIRA*), einen weiteren Transkriptionsfaktor (T-Box-Gen, *TBX1*), ein Zinkfingerprotein (*ZNF74*), eines Gens für ein Ubiquitin fusion degradation 1 protein (*UFD1L*), eines Gens, das dem für die schwere Kette des Clathrins verwandt ist und mehrerer anderer bisher in der Bedeutung ihres Produktes beim Menschen noch unklarer Gene: Contiguous gene syndrome.

Pathogenetisch besteht eine wahrscheinlich von der Neuralleiste ausgehende embryonale Entwicklungshemmung des Thymus und der Parathyreoidea. Es kommt zur Hypokalzämie und zur Funktionseinschränkung des zellständigen thymusabhängigen Immunsystems der Lymphozyten. Das Clathrin-Gen wird vorwiegend in der Muskulatur exprimiert, seine Deletion bedingt wahrscheinlich die velopharyngeale Symptomatik und die Muskelschwäche (▶ *CATCH22*; ▶ *Velo-Kardio-Faziales Syndrom*). Eine genaue Zuordnung einzelner betroffener Gene zu bestimmten Symptomen ist bisher nicht gelungen.

Krankheitswert

▶„*CATCH22*": Cardiac defect, Abnormal facies, Thymic hypoplasia, Cleft palate, Hypocalcaemia, 22q11-deletion. Schwere Tetanien im Neugeborenenalter. Entwicklungsstillstand. Neigung zu Candidiasis und bakteriellen Infektionen, vor allem Otitiden. Humorales Abwehrsystem intakt. Typische Fazies mit antimongoloider Lidachsenstellung, kurzen Lidspalten, Mikrogenie, kleinem Mund, kurzem Philtrum und tiefsitzenden Ohrmuscheln. Persistierender Truncus arteriosus und andere kardiovaskuläre Fehlbildungen. Tod ohne Therapie meistens in den ersten Lebensmonaten. Hypoplasie des Thymus mit charakteristischer Fazies (nach Oligohydramnion), abnormaler Lungenlappen, intestinaler Malrotation, Anus imperforatus und Aplasie der Cauda pancreatis von wenigen Fällen als Thymo-Renal-Anal-Pulmonales Syndrom beschrieben. Je nach genetischer Grundlage weitere fakultative Symptome.

Therapiemöglichkeiten

Kalzium-Substitutionstherapie erfolgreich gegen Tetanie. Vitamin-D-Gaben. Implantation fetalen Thymusgewebes intramuskulär im Hinblick auf die immunologische Symptomatik aussichtsreich.

Häufigkeit und Vorkommen

Seit Erstbeschreibung 1965 über 170 Fälle bekannt, darunter Geschwisterschaften bzw. Sippen mit Merkmalsträgern in 2 Generationen. Inzidenz 1:4000.

Genetik

Bei 90% der daraufhin untersuchten Fälle war zytogenetisch oder molekulargenetisch eine Deletion im Bereich 22q11.2 nachweisbar (DGS1). Es sind bisher molekulargenetisch mehr als 6 betroffene Gene z.T. unklarer Funktion in der Bande 22q11.21 identifiziert worden (contiguous gene syndrome bei CATCH22, wobei übereinstimmend bei über 100 verschiedenen Deletionen eine Region von 300 kb betroffen ist.). Dabei handelt es sich um den gleichen Bereich wie beim ▶ *Velo-Kardio-Fazialen Syndrom* bzw. ▶ *SHPRINTZEN-Syndrom* und bei Fällen von angeborenem Herzfehler (▶ *FALLOTsche Tetralogie*). Da auch symptomatische Überschneidungen dieser Syndrome vorkommen, wird "Allelie" bzw. Identität angenommen. Der gleiche Chromosomenbereich führt tetrasom möglicherweise zum Katzenaugen-Syndrom (Anti-Syndrom). Offensichtlich jedoch heterogen, weitere Genbereiche werden in 9q11-33 (Duplikation), 10p13 (DGS2, s.a. ▶ *Hypoparathyreoidismus*), 17p13 und 4q21.3-25 vermutet. Familiäres Vorkommen im Sinne eines autosomal dominanten Erbganges bei klinisch leichter Ausprägung in mehr als 25% der Fälle, vorwiegend über weibliche Anlagenträger.

Familienberatung

Frühzeitige Differentialdiagnose zu anderen Krampfleiden (▶ *primärer Hypoparathyreoidismus*) und Störungen des Abwehrsystems (▶ *Agammaglobulinämie*) sowie zu ▶ *Akrodermatitis enteropathica*, embryo-fetalem ▶ *Alkoholsyndrom*, Retinoidembryofetopathie. Ca-Therapie wichtig. Besondere Vorsichtsmaßnahmen bei Impfungen notwendig, BCG- und andere Impfungen sowie Bluttransfusionen sind zu vermeiden. Bei Vorliegen einer Chromosomendeletion (Nachweis durch In-situ-Hybridisierung) ist eine pränatale Diagnostik in Chorionzotten- oder kultivierten Fruchtwasserzellen möglich. Das Wiederholungsrisiko innerhalb einer Sippe geht aus der Art der Deletion (meist über balancierte Translokation vererbt) hervor.

Literatur

Chieffo, C., N.Garvey, W.Gong et al., Isolation and characterization of a gene from the DiGEORGE chromosomal region homologous to the mouse *tbx1* gene. Genomics *43* (1997) 267–277.

Daw, S.C.M., C.Taylor, M.Kraman et al., A common region of 10p deleted in DiGEORGE and velocardiofacial syndromes. Nature Genet. *13* (1996) 458–461.

Desaze, C., P.Scambler, M.Prieur et al., Routine diagnosis of DiGEORGE syndrome by flourescent in situ hybridization. Hum.Genet. *90* (1993) 663–665.

Driscoll, D.A., M.L.Budarf and B.S.Emanuel, A genetic etiology for Di GEORGE syndrome: Consistent deletions and microdeletions of 22q11. Am.J.Hum.Genet. *50* (1992) 924–933.

Lindsay, E.A., E.L.Harvey, P.J.Scambler and A.Baldini, *ES2*, a gene deleted in DiGEORGE syndrome, encodes a nuclear protein and is expressed during early mouse development, where it shares an expression domain with Goosecoid-like gene. Hum. Molec.Genet. *7* (1998) 629–635.

Llevadot, R., P.Scambler, X.Estivill and M.Pritchard, Genomic organization of *TUPLE1/HIRA*: a gene implicated in DiGEORGE syndrome. Mammal.Genome. *7* (1996) 911–914.

Pizzuti, A., G.Novelli, A.Ratti et al., *UFD1L*, a developmentally expressed ubiquitination gene, is deleted in CATCH22 syndrome. Hum Molec.Genet. *6* (1997) 259–265.

Revassard, P., F.Cote, B.Grondin et al., *ZNF74*, a gene deleted in DiGeorge syndrome, is expressed in human neural crest-derived tisuues an foregut endoderm epithelia. Geneoms *62* (1999) 82–85.

Ryan, A.K., J.A.Goodship, D.I.Wilson et al., Spectrum of clinical features associated with interstitial chromosome 22q11 deletions: a European collaboratory study. J.Med.Genet. *34* (1997) 798–804.

Schuffenhauer, S., P.Lichter, P.Peykar-Derakhshandreh et al., Deletion mapping on chromosome 10p and definition of a critical region for the second DeGEORGE syndrome locus (DGS2). Eur.J.Hum.Genet. *6* (1998) 213–225.

Wilson, D.I., J.Burn, P.Scambler and J.Goodship, DiGEORGE syndrome: part of CATCH22. J.Med.Genet. *30* (1993) 852–856.

Sutherland, H.F., R.Wadey, J.M.McKie et al., Identification of a novel transcript disrupted by a balanced translocation associated with DiGEORGE syndrome. Am.J.Hum.Genet. *59* (1996) 23–31.

OMIM 188400

Digito-Reno-Cerebrales Syndrom,
ERONEN-Syndrom

Wahrscheinlich genetisch bedingtes Fehlbildungs-Syndrom auf der Grundlage einer Genmutation.
Der Basisdefekt ist unbekannt.

Krankheitswert

Hypo- oder Aplasie der distalen Phalangen an Händen und Füßen. Nierendysplasien (Doppelniere, Zystenniere) oder Nierenagenesie. Ventrikelerweiterung, Mikrozephalus, epileptische Anfälle, Optikusatrophie. Auffällige Fazies mit hoher, breiter Stirn und kurzer, dicker Nase. Schwerer Entwicklungsrückstand, Lebenserwartung gering.

Therapiemöglichkeiten

Unbekannt.

Häufigkeit und Vorkommen

Seit Erstbeschreibung 1985 eine Sippe mit mehreren Merkmalsträgern sowie sporadische Fälle publiziert.

Genetik

Autsomal dominant oder rezessiv? Intrauterin exogen bedingt nicht ausgeschlossen.

Familienberatung

Differentialdiagnose zu Hydantoin- und anderen Embryofetopathien, DOOR (identisch?, ▶ *angeborene Anonychia*), ▶ COFFIN-SIRIS-Syndrom und YUNIS-VARON-Syndrom (▶ *Dysplasia cleidocranialis*) notwendig. Pränatale Diagnostik durch Ultraschallfeindiagnostik im 2. Trimenon möglich. Hohe Ausscheidungsraten von 2-Oxoglutarat beschrieben.

Digito-Talare Dysmorphie

Literatur
Le Merrer, M.D.A., F.Goutieres, and M.L.Briard, Digito-reno-cerebral syndrome: confirmation of ERONEN-Syndrome. Clin.Genet. *42* (1992) 196–198.
Lurie, I.W., G.I.Lazjuk, I.A.Korotkova and E.D.Cherstvoy, The cerebro-reno-digital syndromes: a new community. Clin.Genet. *39* (1991) 104–113.

OMIM 222760

Digito-Talare Dysmorphie
▶ Arthrogryposis multiplex congenita (5.)

DiGuglielmo-Krankheit
▶ Polycythemia rubra vera

Dihydrofolat-Reduktase-Mangel
▶ Folatstoffwechselstörungen

Dihydropyrimidin-Dehydrogenase-Mangel,
Thymin-Uracilurie, familiäre Pyridinämie, Fluoracil-Sensitivität

Pharmakogenetischer Defekt des Thymin-, Uracil- und 5-Fluorouracil-Abbaus durch Dihydropyrimidin-Dehydrogenase-Mangel. Bei Heterozygotie zunächst harmlose Pyrimidinuracilurie, jedoch erhöhtes Risiko bei Gaben von 5-Fluoracil zur Krebstherapie. Bei 50% der Homozygoten epileptische Anfälle. Schwere allgemeine Erkrankungserscheinungen bis zu comatösen Zuständen bei 5-Fluoracil-Therapie. Über 20 sporadische und Geschwisterfälle vorwiegend aus Verwandtenehen beschrieben. Genort 1p22 (*DPD*).

Literatur
Brockstedt, M., C.Jakobs, L.M.E.Smit et al., A new case of dihydropyrimidin dehydrogenase deficiency. J. Inherit.Metab. Dis.*13* (1990) 121–124.

Vreken, P., A.B.P.van Kuilenburg, R.Meinsma and A.H.van Gennip, Dihydropyridine dehydrogenase (DPD) deficiency: identification and expression of missense mutations C29R, R886H and R235W. Hum.Genet. *101* (1997)333–338.

OMIM 274270

Dimethylglycin-Dehydrogenase-Mangel
▶ Trimethylaminurie

Diplegie des N. facialis
▶ Fazialisparese, angeborene

Disaccharid-Intoleranz II und III
▶ Laktose-Intoleranz

Disinhibitions-Syndrom
▶ Parkinson-Syndrom

Disinhibitions-Demenz-Parkinsonismus-Amyotrophie-Komplex
▶ Demenz, frontotemporale;
▶ Amyotrophe Lateralsklerose

Disorganisations-Syndrom

Fehlen großer Teile einer Körperhälfte ohne oder einschließlich innerer Organe (Akardius?), Wirbelfehlbildungen, Hamartome, Extremitätenduplikation, Gastroschisis und andere Fehlbildungen. Analoge Mutation zu der des "*Disorganisation*"-Gens der Maus? Autosomal dominant? Differentialdiagnose zu Schnürfurchen-Sequenzen (▶ *Schnürfurchen-Bildung*) notwendig. Siehe auch ▶ *Kartagener-Syndrom*; ▶ *Okulo-Zerebro-Kutanes Syndrom*.

Literatur

Carranza, A., E.Gilbert-Barness, F.Madrigal and J.M. Opitz, Complete absence or deficiency of one half of the body. Am.J.Med.Genet. *76* (1998) 197–201

Naguib, K.K., M.S.Hamoud, E.S.Khalil and M.Y.El-Khalifa, Human homologue for the mouse mutant disorganisation: Does it exist? J.Med.Genet. *28* (1991) 138–139.

Robin, N.H., O.O.Adewale, D.McDonald-McGinn et al., Human malformations similar to those in the mouse mutation disorganization (Ds). Hum.Genet. *92* (1993) 461–464.

OMIM 223200

Distichiasis,
Tristichiasis

Genetisch bedingte Anomalien der Wimpernanlagen auf der Grundlage von Genmutationen. Der Basisdefekt ist unklar. Beim Lymphödem-Distichiasis-Syndrom ist ein Forkhead-Transkriptionsfaktor (FOXC2) betroffen.

Krankheitswert

Hinter der normalen Wimpernreihe (aus der Mündung der MEIBOM´schen Drüsen oder davor – Pseudodistichiasis) entwickelt sich noch eine zweite bzw. dritte. Teilweise Beeinträchtigung durch mechanische Reizung der Hornhaut und durch Ektropien. Meist im Rahmen von Syndromen. Kombination mit hyperplastischer Lymphödematose und anderen Augenfehlern (Mikroblepharie, Lagophthalmus, Platyonychie, Myopie oder Hyperopie) sowie fakultativ Herzfehlern und Gaumenspalte, Lymphödem-Distichiasis-Syndrom, TOST-Syndrom. Erstmanifestation des Lymphödems (Hyperplasie) frühestens im 2. Lebensjahrzehnt. In bisher einer Sippe nur mit kardiovaskulären Anomalien kombiniert. Siehe auch ▶ *Blepharo-Cheilo-Dontie-Syndrom*; ▶ *fokale faziale dermale Dysplasie*.

Therapiemöglichkeiten

Wenn nötig, chirurgische Korrektur.

Häufigkeit und Vorkommen

Neben isolierten Fällen wiederholt Sippen mit Merkmalsträgern in mehreren aufeinanderfolgenden Generationen beschrieben.

Genetik

Autosomal dominanter Erbgang. Lymphödem-Distichiasis-/TOST-Syndrom ebenfalls autosomal dominant mit herabgesetzter Penetranz und verminderter Expressivität (z.T. nur Distichiasis) im männlichen Geschlecht, Genort 16q24.3 (*FOXC2*). Keine genetisch-pathogenetische Beziehung zu familiären Lymphödem.

Familienberatung

Von einer nur geringen Belastung kann ausgegangen werden. Differentialdiagnose des Lymphödem-Distichiasis-Syndroms zum familiären ▶ *Lymphödem* wichtig.

Literatur

Bell, R., G.Brice, A.H.Child et al., Analysis of lymphoedema-distichiasis families for *FOXC2* mutations reveals small insertions and deletions throughout the gene. HumGenet. *108* (2001) 546–551.

Chen, E., S.K.Larabell, J.M.Daniels and S.Goldstein, Distichiasis-lymphedema syndrome. Tetralogy of FALLOT, chylothorax, and neonatal death. Am.J.Med.Genet. *66* (1996) 273–275

Dale, R.F., Primary lymphoedema when found with distichiasis is of the type defined as bilateral hyperplasia by lymphography. J.Med.Genet. *24* (1987) 170–171.

Erickson, R.P., S.L.Dagenais, M.S.Caulder et al., Clinical heterogeneity in lymphoedema-distichiasis with *FOXC2* truncating mutations. J.Med.Genet. *18* (2001) 761–766.

Goldstein, S., Q.H.Qasi, J.Fitzgerald et al., Distichiasis, congenital heart defects, and mixed peripheral vascular anomalies. Am.J.Med.Genet. *20* (1985) 283–294.

Temple, I.K. and J.R.O.Collin, Distichiasis-lymphoedema syndrome: a family report. Clin.Dysmorphol. *3* (1994) 139–142.

OMIM 126300, 126320, 153400, 190800

DOLOWITZ-ALDOUS-Syndrom
▶ Albinismus, partieller

DONOHUE-Syndrom
▶ Leprechaunismus

DOOR
▶ Anonychie, angeborene

Doughnut-Läsion des Schädels

Meistens symptomlos bestehende runde (doughnut: Pfannkuchen) Verdickungen mit sklerotischen Rändern der Schädelknochen. Röntgenologisch nachweisbare weitere Auffälligkeiten der Knochenstruktur sowie Kariesneigung, Osteoporose mit Knochenbrüchigkeit und erhöhter Aktivität der alkalischen Phosphatase kommen vor. Wenige Fälle bekannt. Familiäres Vorkommen spricht für autosomal dominanten Erbgang.

Literatur
Aube, L., M.Vallières et M.Lemay, Lésions en beignet de la voute cranienne: une dysplasie osseuse héréditaire. J.Can.Ass.Radiol. *39* (1988) 204–208.
Baumgartner, D., I.Gassner, W. Sperl et al., Calvaria „doughnut lesions": clinical spectrum of the syndrome, report on a case, and review of the literature. Am.J.Med.Genet. *99* (2001) 238–243.
Calavita, N., K.Kozlowski, G.la Vecchia et al., Calvarial doughnut lesions with osteoporosis, multiple fractures, dentinogenesis imperfecta, and tumorous changes in the jaws. Austr.Radiol. *18* (1984) 226–231.

OMIM 126550

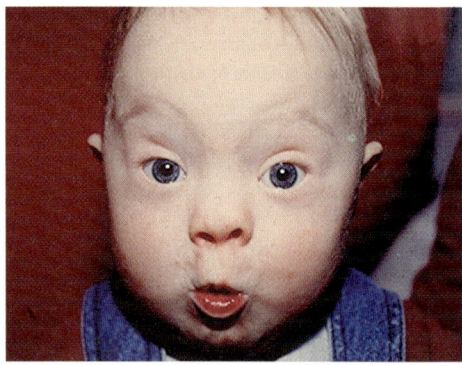

Down-Syndrom. Typische Fazies bei Down-Syndrom. (S. Tinschert)

Down-Syndrom,
Morbus Langdon-Down, Mongoloidismus, Trisomie 21

Symptomenkomplex mit Oligophrenie auf der Grundlage einer numerischen Chromosomenanomalie.
Es liegt eine Trisomie des Chromosoms 21 zugrunde, die durch Nondisjunction (Nichtauseinanderweichen homologer Chromosomen) während einer mitotischen oder meiotischen (meistens Meiose I) Kernteilung oder über eine Robertson-Translokation entsteht. Die Ursachen für das Nondisjunction bzw. die Translokation sowie der Zusammenhang der Merkmalsausbildung mit der Trisomie sind noch unklar. In der für das Down-Syndrom kritischen

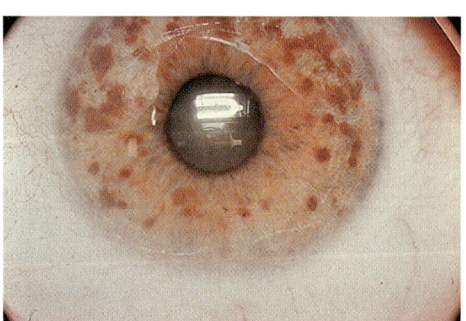

Down-Syndrom. Brushfieldsche Flecke der Iris.

Chromosomenregion 21q22.1-22.3 sind bisher mehrere Gene identifiziert worden, deren Produkte an der klinischen Symptomatik beteiligt sein können: Superoxiddismutase, ein Leucin-Zipper-Transkriptions-Faktor (*BACH1*), Gen „Minibrain" (*MNB*), Down-Syndrom-Zelladhäsions-Molekül (*DSCAM*, Immunglobulin, normalerweise wahrscheinlich an der Entwicklung des Nervensystems beteiligt), ein die Expression des Hirschsprung-Syndroms modifizierender Faktor, eine durch Thyrosinphosphorylation regulierte Kinase (*DYPK*), ein Kaliumkanal (*KCNJ6*), die Lanosterol-Synthase (*LSS*), ein Purkinje-Zell-Protein (*PCP4*), die Holocarboxylase (▶ *Carboxylase-Mangel*), das β-Amyloid-Präkursor-Protein u.a.

Krankheitswert
Verdacht bereits bei der Geburt aufgrund des charakteristischem Aspekts: Makroglossie (Lingua plicata), Epikanthus, schräge Lidachsen,

Down-Syndrom

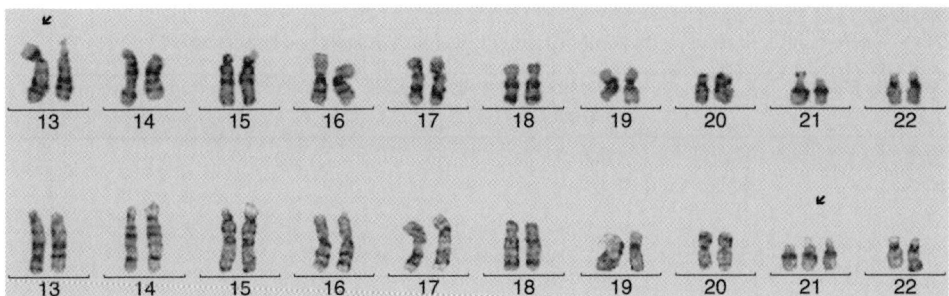

Down-Syndrom. Karyotypausschnitt bei familiärer Form: hier Translokation 13/21: 46,XX,der(13;21)(q10;q10),+21. Unten: Freie Trisomie 47,XX,+21. (A. Radach und E. Schümann)

Myopie, Keratokonus. Kurzschädel, breiter Nacken, clownartige Rötung der Wangen, Anomalien der Ohrmuschel. Hypotonie der Muskeln und Überstreckbarkeit der Gelenke. Im männlichen Geschlecht Hypogenitalismus und Sterilität. Häufig angeborene Herzfehler. Pankreasanomalien. Neigung zu Infekten. In etwa 75% der Fälle geistige Behinderung schwersten, in 20% schweren, in 5% leichten Grades. Neigung zu Leukosen (kindliche Leukosen, besonders akute Leukose, bei Patienten mit D.S. 20mal häufiger als bei anderen Kindern). Lebenserwartung herabgesetzt: Etwa 45% der Patienten erreichen gegenwärtig das 60. Lebensjahr (gegenüber 86% in der übrigen Bevölkerung). Zahlreiche fakultative Symptome.

Therapiemöglichkeiten

Durch besondere Förderung und Ausnutzung der vorhandenen Bildungsfähigkeit kann eine Sonderschulreife und später geschützte Erwerbstätigkeit bei einem Teil der Patienten erreicht werden. Infektionsschutz und engmaschige Leukämie-Kontrolle notwendig. Zinksulfatgaben sollen die Abwehrlage bessern und das Größenwuchs fördern. Physiotherapie. Medikamentöse Behandlung z.B. mit 5-Hydroxytryptophan und Vitaminen kann körperliche Symptome gering beeinflussen, bleibt aber offensichtlich ohne Wirkung auf die intellektuellen Fähigkeiten. Zelltherapie ohne Effekt.

Häufigkeit und Vorkommen

Inzidenz weltweit etwa 1:700–600, geringe Androtropie. Frequenz der freien Trisomie mit dem Gebäralter der Mutter ansteigend. Familiäres Vorkommen bis auf wenige Ausnahmen nur bei Translokations-Trisomie.

Genetik

Die Patienten haben anstatt der üblicherweise 46 Chromosomen 47, wobei ein zusätzliches Chromosom in der Gruppe G, nach internationaler Übereinkunft als Nr. 21 bezeichnet, vorhanden ist. Diese reguläre Trisomie liegt in etwa 94% der Fälle vor. Bei etwa 2% der Patienten setzt sich der Körper aus Zellen mit 47 Chromosomen und solchen mit normalem Karyotyp zusammen: Mosaik. In 4% der Fälle besteht eine Translokation des überzähligen Chromosoms mit einem anderen Autosom (meistens in Form einer Fusion in der Zentromer-Region akrozentrischer Chromosomen, ROBERTSON-Translokation), oder es erfolgt eine Duplikation des langen Armes eines Chromosoms 21 zu einem Isochromosom. Es sind dann zwar scheinbar nur 46 Chromosomen vorhanden, wobei jedoch eine funktionelle bzw. effektive Trisomie 21 besteht. Vererbt werden kann die freie Trisomie 21 nur durch Merkmalsträger selbst, und zwar durch weibliche, da bei männlichen Patienten Infertilität besteht. Das theoretische Risiko für Kinder von Frauen mit D.S. liegt bei 50%. Tatsächlich haben von den ersten bekannt gewordenen 24 Kindern solcher Frauen 9 ein DOWN-Syndrom. Besteht bei einem klinisch normalen Elternteil ein Mosaik, so können je nach dessen quantitativer Zusammensetzung mehrere Kinder eine Trisomie haben. Familiarität tritt außerdem bei Translokationstrisomie auf, wobei theoretisch je ¼ der Kinder eines phänotypisch normalen Trägers einer balancierten Translokation (45 Chromosomen, wovon eins aus einem Chromosom 21 und einem anderen Autosom besteht) trisom, monosom, normal oder wiederum Träger einer balancierten Translokation sind. Die empirischen Werte weichen

Tabelle 4.
DOWN-Syndrom. Alter der Mutter im Vergleich zum Risiko (nach REDDING und HIRSCHHORN)

Alter der Mutter	Risiko für Geburt eines Kindes mit Kinder mit D.S.	Risiko für weitere Kinder mit D.S.
20 J.	1:1500	1:500
25 J.	1:1350	
30 J.	1:750	1:250
35 J.	1:380	
37 J.	1:250	1:200
39 J.	1:150	
40 J.	1:100	1:100
43 J.	1:50	
45 J.	1:30	1:20

jedoch stark von diesem Verhältnis ab, da Monosomie immer und Trisomie offensichtlich in mehr als 50% der Fälle bereits in frühen Stadien der Keimesentwicklung letal wirken. Neben diesen bereits gut durchschaubaren Vererbungsmodi lässt sich in einigen wenigen Familien eine ihrer Natur nach noch nicht geklärte Neigung (autosomal rezessiv? durch eine erhöhte Schilddrüsenantikörper-Konzentration oder klinisch unauffällige Strukturvarianten anderer Autosomen bedingt?) zum Nondisjunction und damit zu Trisomien bzw. zu Mosaiken erkennen. Als ausschlaggebend für die klinische Symptomatik gilt der Chromosomenabschnitt 21q22.1.

Familienberatung

(Siehe auch Einführung). Klinische Diagnostik vor allem bei Neugeborenen unsicher. Eine Beratung muss von den zytogenetischen Befunden der Chromosomenanalyse ausgehen. Liegt bei einem sporadischen Fall eine freie Trisomie 21 und bei den Eltern ein normaler Karyotyp vor, so ist das Risiko für Geschwister und andere Verwandte nur gering erhöht gegenüber Kindern anderer Eltern des gleichen Alters. Es steigt lediglich mit dem Gebäralter der Mutter, und zwar signifikant vom 35. Lebensjahr (Tabelle 4) an. Besteht in der Elterngeneration oder bei den Probanden ein Mosaik, so unterscheidet sich das empirische Risiko kaum von dem bei regulärer Trisomie. Die Translokations-Trisomie zeigt in ihrer Inzidenz keine Abhängigkeit vom Alter der Eltern, so dass sie unter Kindern junger Eltern relativ häufiger auftritt als unter denen von Spätgebärenden. Deshalb ist beim Auftreten eines Kindes mit Trisomie 21 eine Chromosomenanalyse vor allem dann notwendig, wenn es sich um junge Eltern handelt und noch weiterer Kinderwunsch besteht. Im Falle einer Translokation D;21 haben die Eltern in ca. 50% und G;21 in 80–90% der Fälle einen normalen Karyotyp. Diese De-novo-Translokationen erhöhen das Risiko für weitere Geschwister nur ganz gering. Auf ein erhöhtes Risiko sollte aber hingewiesen werden, wenn sich bei einem Elternteil eine Translokation nachweisen lässt. Handelt es sich um eine Translokation D;21 oder 21;22, so liegt das empirische Risiko für Kinder bei 5–10%, wenn die Mutter, und bei 2–3%, wenn der Vater Translokationsträger ist. Klinisch normale Kinder solcher Eltern sollten ebenfalls auf die Möglichkeit einer zytogenetischen Untersuchung nach der Pubertät hingewiesen werden. Liegt eine Translokation 21;21 bzw. ein Isochromosom 21q bei einem Elternteil vor, so werden alle Kinder Träger einer effektiven Trisomie 21 und damit eines D.S. sein. Zusammenfassend ergibt sich, dass ein beachtswert erhöhtes Risiko nicht besteht, wenn es sich bei dem Probanden um eine reguläre Trisomie handelt, die Familienanamnese stumm ist, bei beiden Eltern eine Chromosomenanomalie (Mosaik) mit einer gewissen Wahrscheinlichkeit durch Chromosomenanalyse ausgeschlossen werden kann und die Mutter das 34. Lebensjahr noch nicht überschritten hat. Liegt das Risiko höher als 0,5%, sollte bei eingetretener Schwangerschaft auf die Möglichkeit einer pränatalen Diagnostik hingewiesen werden. Ultrasonographisch festgestellte verdickte Nackenfalten (dorso-nuchales Ödem) in der 12./13. Schwangerschaftswoche und choroidale Plexuszysten können auf eine Trisomie beim Feten hinweisen. Ein in dieser Weise unauffälliger Ultraschall-Befund kann das theoretische Risiko um etwa 80% verringern, aber nicht ausschließen. So genannte mongoloide Stigmata (Mikrosymptome) bei ansonsten normalen Eltern und Verwandten können nicht als Hinweis auf Familiarität gewertet werden. Im Falle eines Mosaiks bei dem Probanden ist nicht immer mit klinisch milderer Symptomatik zu rechnen. Das zytogenetisch feststellbare Verhältnis von trisomen zu normalen Zellen korreliert nur ganz grob mit der Schwere der Symptome.

Literatur

Antonarakis, S.E., P.A.Adelsberger, M.B.Petersen et al., Analysis of DNA polymorphisms suggests that most de novo dup(21) chromosomes in patients with DOWN syndrome are isochromosomes and not translocations. Am.J.Hum.Genet. *47* (1990) 968–972.

Baird, P.A. and A.D.Sadovnick, Life expectancy in DOWN syndrome adults. Lancet 1988/II 1354–1356.

Borgaonkar, D.S., Chromosomal Variation in Man. A Catalog of Chromosomal Variants in Man. 8th Edit., Wiley-Liss. New York, Chichester, Brisbane, Toronto, Singapore 1997.

Lau, T.K., H.Y.M.Fung, M.S.Rogers and K.L.Cheung, Racial variation in incidence of trisomy 21. Survey of 57,742 Chinese deliveries. Am.J.Med.Genet. *75* (1998) 386–388.

Cabin, D.E., K.Gardiner and H.R.Reeves, Molecular genetic characterization and comparative mapping of the human CP gene. Somatic Cell Molec.Genet. *22* (1996) 167–177.

James, R.S., K.Ellis, D.Pettay and P.A.Jacobs, Cytogenetic and molecular study of four couples with multiple trisomy 21 pregnancies. Eur.J.Hum.Genet. *6* (1998) 207–212.

Napolitano, ., G.Palka, S.Grimaldi et al., Growth delay in DOWN syndrome and zinc sulphate supplementation. Am.J. Med.Genet. *46* (1990) Suppl. 7, 63–65.

Ohira, M., N.Seki, T.Nagase et al., Characterization of a human homolog (*BACH1*) of the mouse *bach1* gene encoding a BTB-basic leucine zipper transcription factor and its mapping to chromosome 21q22.1. Genomics *47* (1998) 300–306.

Peleg, D. and J.Yankowitz, Choroid plexus cysts and aneuploidy. J.Med.Genet. *35* (1998) 554–557.

Pellisier, M.C., M.Lafage, N.Philip et al., Trisomy 21q22.3 and DOWN's phenotype correlation evidenced by in situ hybridization. Hum.Genet. *80* (1988) 277–281.

Schinzel, A., Catalogue of Unbalanced Chromosome Aberrations in Man, W. de Gruyter, Berlin, New York, Sekond Edit. 2001.

Song, W.-J., L.R.Sternberg, C.Kasten-Sportes et al., Isolation of human and murine homologues of the Drosophila minibrain gene: human homologue maps to 21q22.2 in the DOWN syndrome „critical region". Genomics *38* (1996) 331–339.

Strippoli, P., L.Lenzi, M.Petrini et al., A new gene family including *DSCR1* (DOWN syndroms candidate region 1) and *ZAKI-4* : Characterisation from yeast to human and identification of *DSCR1*-like 2, a novel human member (*DSCR1L2*). Genomics *64* (1999) 252–253.

Yamakawa, K., Y.-K-Hui, M.A.Haendel et al, *DSCAM*: a novel member of the immunoglubulin superfamily maps in a DOWN syndrome region and is involved in the delvelopment of the nervous system. Hum.Molec.Genet. *7* (1998) 227–237.

DRASH-Syndrom
▶ WILMS-Tumor

Drepanozyten-Anämie
▶ Sichelzell-Anämie

DRESBACH-Syndrom,
Elliptozytose, Ovalozytose

Genetisch bedingte Anomalien der Erythrozyten auf der Grundlage einer Genmutation. Die Mutation manifestiert sich in unterschiedlichen Membranlipid- oder -proteindefekten: Spektrin-α- und -β-Ketten, Bande-3-Glykoprotein (**Solute Carrier 4**, SLC4A1) und Protein-Bande 4.1 der Erythrozytenmembran, sehr selten ist auch Glykophorin C/D verändert. Verformung sowie herabgesetzter Widerstandsfähigkeit und Lebensdauer der Erythrozyten. Siehe auch ▶ *Sphärozytose*; ▶ *Stomatozytose*.

Krankheitswert

Hinsichtlich des Schweregrades intra- und interfamiliär, z.T. variable und populationsspezifische Formen:

1. Fast ohne klinische Symptomatik verlaufend (über 80% der Fälle),

2. Leichte Hämolyse mit Ikterus, Ovalozytose,
3. Hämolytische Anämie, die besonders im frühen Kindesalter bedrohlich werden kann. Teilweise Schädeldeformitäten, Zahnstellungsanomalien, Ulcus cruris u.a. Homozygote mit schwerer bis perinatal letaler Sympomatik.

Therapiemöglichkeiten
Wenn notwendig, Bluttransfusionen und Splenektomie erfolgreich.

Häufigkeit und Vorkommen
Frequenz etwa 1:5.000–2.500. Von allen größeren Rassen beschrieben. In Malariagebieten (z.B. auf Südseeinseln, Nordafrika) teilweise gehäuft: Erhöhte Resistenz gegenüber Plasmodien.

Genetik
Autosomal dominanter Erbgang. Heterogenie und multiple Allelie. Spektrin ist ein Heterodimer aus α- und β-Ketten, die weiter Tetramere bilden. Durch Mutationen kann sowohl die Dimer- als auch die Tetramer-Bildung gestört sein. Genorte: Elliptozytose Typ 2, 1q21-23 (α-Spektrin-Kette, *SPTA1*), Allele zur Sphärozytose III; Typ 3, 14q23-24.2 (β-Spektrin-Kette, *SPTB*), Allele zur Sphärozytose I; Typ 4 Ovalzyose der Malayen 17q21-qter *(SLC4A1)*; Typ 1, 1pter-p32 *(EPB41,*Erythrozyten-Protein-Bande P4.1), Kopplung mit dem Rh-Blutgruppensystem. Andere Erythrozyten-Membranproteine seltener beteiligt. Die Schwere der klinischen Erscheinungen hängt weniger vom betroffenen Protein als vom Grad der Synthesestörung ab.

Familienberatung
Nachweis anhand des Blutausstriches. Bei leichten Formen mit Spektrin-Defekt kann es bei Compound-Heterozygoten mit einem Silent-Allel (α-Spektrin) zu schweren Erscheinungen in der nächsten Generation kommen. Davon abgesehen ist die Familienprognose gut, wenn nicht noch andere Blutkrankheiten vorliegen. Bei Typ 3 ist eine besondere Betreuung der Familien anzuraten. Für Kinder aus Partnerschaften zwischen Heterozygoten des gleichen Typs sind mit einer Wahrscheinlichkeit von 1:4 schwere klinische Erscheinungen zu erwarten.

OMIM 130500, 130600, 182860, 182870, 109270, 109280

Drusen, hereditäre, der Netzhaut
▶ Retinadegeneration Typ DOYNE

DSAP
▶ Porokeratosis MIBELLI

D₁ Trisomie
▶ PÄTAU-Syndrom

DUANE-Syndrom
▶ STILLING-TÜRK-DUANE-Syndrom

DUBIN-JOHNSON-Syndrom,
konstitutioneller nichthämolytischer Ikterus, Hyperbilirubinämie Typ II

Genetisch bedingte hepatobiliäre Transportstörung auf der Grundlage einer Genmutation. Der Gendefekt manifestiert sich in einem Defekt des multispezifischen Transportersystems (ATB-Binding Casette, ABCC2-Transporter, Multidrug-Resistenz-Protein 2, canalicular Multispecific Organic Anion Transport *cMOAT*) für organische Anionen in den Hepatozyten und damit in einer herabgesetzten Sekretionsfähigkeit der Leber für bestimmte Stoffe, vor allem für konjugiertes Bilirubin und andere Farbstoffe. Diese gelangen ins Plasma und in den Harn. Ein braunes, nicht genauer bekanntes Pigment reichert sich außerdem in den Leberzellen an.

Krankheitswert
Erstmanifestation meistens im Kindes- und Jugendalter. Gutartiger Ikterus mit wenig Beschwerden, z.T. anfallsartiger Abdominalschmerz. Teilweise Verschlimmerung in der Schwangerschaft. Übererwartungsgemäß häufig kombiniert mit ▶ *Faktor-VII-Mangel*.

Therapiemöglichkeiten
Keine spezielle Therapie bekannt.

Häufigkeit und Vorkommen
Seit Abgrenzung 1954 über 150 Fälle publiziert. Vor allem bei persischen Juden und in einem japanischen Inzuchtgebiet vorkommend. Inzidenz regional unterschiedlich, bis 1:1.300 angegeben, wahrscheinlich häufiger, selten diagnostiziert.

Genetik
Autosomal rezessiver Erbgang. Allelie zum ▶ ROTOR-Syndrom? Genort 10q24.

Familienberatung
Nachweis durch Leberbiopsie und anhand einer erhöhten Koproporphyrin-I-Ausscheidung im Urin (90%). Heterozygote eventuell am Anteil von Koproporphyrin I an der Koproporphyrin-Ausscheidung (30%) und an klinischen Mikrosymptomen erkennbar. Berücksichtigung geringerer Belastbarkeit bei medizinischen Eingriffen und Warnung vor Alkoholabusus, Kontrazeptiva usw. notwendig. Differentialdiagnose zu ikterischen Erscheinungen anderer Genese (Leberkrebs, s.a. ▶ Gallengangsatresien, ▶ andere Hyperbilirubinämien, ▶ Blutgruppenunverträglichkeit, ▶ Porphyrien) wichtig.

Literatur
Bremmelgaard, A., L.Ranek, E.Hage and N.Tygstrup, Congenital intrahepatic cholestasis with pigment deposits and abnormal bile acid metabolism. A variant of DUBIN-JOHNSON's syndrome? Liver *7* (1987) 31–37.

Cohen, L., R.E.Kirsch and M.R.Moore, Porphobilinogen deaminase and synthesis of porphyrin isomers in the DUBIN-JOHNSON's syndrome. S.Afr.Med.J. *70* (1986) 36–39.

Wada, M., S.Toh, K.Taniguchi et al., Mutations in the canalicular multispecific organic anion transport (*cMOAT*) gene, a novel ABC transporter, in patients with hyperbilirubinemia II/DUBIN-JOHNSON syndrome. Hum.Molec.Genet. *7* (1998) 203–207.

OMIM 237500

DUBOWITZ-Krankheit
▶ Muskelatrophie, spinale infantile progressive Typ II

DUBOWITZ-Syndrom
Genetisch bedingtes Fehlbildungs-Syndrom auf der Grundlage einer Genmutation
Ein Basisdefekt ist unbekannt.

Krankheitswert
Intrauterine Dystrophie. Kleinwuchs, Missgedeihen, kraniofaziale Dysmorphien mit Mikrozephalus, vorgewölbter Stirn, Hypertelorismus, breitem Mund, Mikro-Retrogenie, Epikanthus, Ptosis, Blepharophimose, breiter Nase und großen, tiefsitzenden Ohren. Gelenkschlaffheit, Syndaktylie der Zehen. Fakultativ ekzematische oder ichthyosiforme Hautveränderungen in den großen Beugefalten und im Gesicht. Dünnes Frontalhaar. Hyperaktivität. Geistige Retardation nicht obligat. Auffällige hohe oder rauhe Stimme. Kryptorchismus. Immundefekte, Neigung zu Malignomen, inbesondere Kolon-Ca, Leukosen und Lymphomen.

Therapiemöglichkeiten
Nur symptomatische Korrekturen mit unbefriedigendem Erfolg möglich.

Häufigkeit und Vorkommen
Seit Erstbeschreibung 1965 über 140 Fälle, darunter mehrere Geschwisterschaften bekannt.

Genetik
Autosomal rezessiver Erbgang. Heterogen?

Familienberatung
Differentialdiagnose vor allem zum BLOOM-Syndrom und zum embryo-fetalen ▶ *Alkoholsyndrom* wichtig.

Literatur
Hochreutener, H., A.Schinzel und K.Baerlocher, Das DUBOWITZ-Syndrom: ein Dysmorphie-Syndrom mit Entwicklungsrückstand, transitorischem Kleinwuchs, hyperaktivem Verhalten und atopischer Dermatitis. Mschr.Kinderheilk. *138* (1990) 689–691.

Tsakahara, M. and J.Opitz, DUBOWITZ syndrome: Review of 141 cases including 36 previously unreported patients. Am.J.Med.Genet. *63* (1996) 277–289.

OMIM 223370

DUCHENNE-Syndrom
▶ Muskeldystrophie, infantile progressive, Typ DUCHENNE

Ductus arteriosus (BOTALLO), offener

Persistieren der Verbindung zwischen Arteria pulmonalis und Aorta unterschiedlicher Ätiologie. Ein Basisdefekt für die Hemmungsfehlbildung (Persistieren der embryofetalen Verbindung zwischen Arteria pulmonalis und Aorta descendens) beim isolierten offenen D. BOTALLO ist unklar. Eine Homeobox-Gen-Mutation (*HOXA*) wird vermutet.

Krankheitswert
Angeboren. Klinische Zeichen eines Herzfehlers. Verminderte Leistungsfähigkeit. Meist bei komplexen Herzfehlern oder syndromatisch.

Therapiemöglichkeiten
Chirurgische Korrektur bzw. Verschluss durch Katheter mit gutem Erfolg.

Häufigkeit und Vorkommen
Inzidenz 1:2000. Isolierter offener D. BOTALLO meist sporadisch, jedoch Sippen mit Merkmalsträgern in aufeinanderfolgenden Generationen beschrieben. In diesen Fällen charakteristische Fazies. Gynäkotropie 2 : 1. Häufig nach Rötelnembryopathie, bei Chromosomenanomalien (ULLRICH-TURNER-Syndrom, EDWARDS-Syndrom, DOWN-Syndrom) oder anderen genetisch bedingten Syndromen (NOONAN-Syndrom, HOLT-ORAM-Syndrom, CHAR-Syndrom u.a.).

Genetik
Das familiäre Vorkommen in einigen Sippen macht für diese einen autosomal dominanten Erbgang wahrscheinlich. Genort 12q24?, 6p21.1.-p12 (*TFAP2B*, Helicase der Neuralleiste)? ▶ *CHAR-Syndrom*. In anderen Fällen besteht möglicherweise eine heterogen bedingte Disposition.

Familienberatung
Nachweis anhand typischer Herzgeräusche bzw. angiografisch. Ausschluss weiterer Dysplasien wichtig, ▶ *CHAR-Syndrom*. Das Risiko für Geschwister eines sporadischen Falles mit isoliertem offenem D. BOTALLO wird empirisch auf 1:40 eingeschätzt. Es liegt etwas höher für Kinder von männlichen Merkmalsträgern oder wenn bereits ein Fall in der Familie existiert. Sind zwei Geschwister oder ein Elternteil und ein Kind betroffen, erhöht sich das Risiko für weitere Kinder auf 1:10.

Literatur
Davidson, H.R., A large family with patent ductus arteriosus and unusual facies. J.Med.Genet. *30* (1992) 503–505.

Mani, A., S.-M.Meraji, R.Houshyar et al., Finding genetic contributions to sporadic disease: a recessive locus at 12q24 commonly contributes to patent ductus arteriosus. Proc.Nat.Acad.Sci. *99* (2002) 15054–15059.

Sletten, L.J. and M.E.M.Pierpont, Familial occurrence of patent ductus arteriosus. Am.J.Med.Genet. *57* (1995) 27–30.

OMIM 607411

Ductus venosus, persistierender

Persistieren der venösen Verbindung zwischen Nabelvene und Vena cava inferior über die ersten beiden Lebenswochen hinaus. Kann zu einen Shunt der Pfortader und zu schweren Störungen der Leberfunktion führen. Chirurgische Korrektur führt zur Normalisierung. Früherkennung wichtig. Ohne Therapie Lebenserwartung gering. Ätiopathogenese unklar, Geschwistererkrankungen beschrieben.

Literatur
Uchino, T., F.Endo, S.Ikeda et al., Three brothers with progressive hepatic dysfunction and severe hepatic steatosis due to a patent ductus venosus. Gastroenterology *110* (1996) 1964–1968.

OMIM 601466

DUHAMEL-Anomalie
▶ Sirenomelie

Duncan-Syndrom
▶ Lymphoproliferatives Syndrom

DUNNIGAN-Syndrom
▶ Lipodystrophie, generalisierte angeborene

Duodenum-Atresie
▶ Darmatresien

DU-PAN-Syndrom
▶ Fibula-Defekte

DUPUYTREN-Syndrom,
DUPUYTRENsche Kontraktur

Genetisch bedingte Palmarfibrose auf der Grundlage einer Genmutation.
Es besteht eine Fibrose der Aponeurosis palmaris. Der Basisdefekt wird in der Synthese veränderter Fibronectin- und Laminin-Ketten durch die Myofibroblasten der Palma vermutet.

Krankheitswert
Erstmanifestation gewöhnlich im Erwachsenenalter. Fixierte Beugehaltung mehrerer Finger (bevorzugt 4. und 5.), meist symmetrisch an beiden Händen. Häufig Korrelation mit fibrösen Fingerknöchelpolstern ("Knuckle Pads"), teilweise auch mit ▶ DE-LA-PEYRONIE-Syndrom und Neigung zu Keloiden. Keine Beeinträchtigung der Lebenserwartung.

Therapiemöglichkeiten
Chirurgische Korrektur erfolgreich.

Häufigkeit und Vorkommen
Unter Einbeziehung milder Formen Frequenz etwa 1:6 bei älteren Männern. Bei Frauen seltener (Geschlechtsverhältnis 6:1). Familiär gehäuft.

Genetik
Wegen der hohen Frequenz Erbgang schwer feststellbar, autosomal dominanter Erbgang wird aber angenommen. Herabgesetzte Penetranz und variable Expressivität mit relativer Begrenzung der Manifestation auf das männliche Geschlecht. Die genetischen Grundlagen für Korrelationen mit anderen Symptomen und die Beziehungen zur kongenitalen generalisierten ▶ Fibromatose sind unklar.

Familienberatung
Differentialdiagnose zu erworbenen Hohlhandschwielen, posttraumatischen sowie neurogenen Veränderungen und Tumoren notwendig. In Anbetracht des geringen Krankheitswertes und der guten Korrigierbarkeit kein Anlass für familienberaterische Bedenken.

Literatur
Atasu, M. and N.Ozdemir, DUPUYTREN's contracture in two families. Hacettepe Bull.Med.Surg. *12* (1979) 35–41

Young, I.D. and R.W.Fortt, Familial fibromatosis. Clin. Genet. *20* (1981) 211–216.

OMIM 126900

DYGGVE-MELCHIOR-CLAUSEN-Syndrom,
Pseudo-MORQUIO-Syndrom Typ I

Wahrscheinlich genetisch bedingte Mukopolysaccharidose auf der Grundlage einer Genmutation.
Es besteht eine Störung des Glykoprotein-Mukopolysaccharid-Stoffwechsels aufgrund eines Sulfatase- und/oder Pronase-Mangels mit erhöhter Hyaluronsäureausscheidung, was mit der an die Mukopolysaccharidosen I und IV erinnernden Symptomatik im Zusammenhang steht.

Krankheitswert
Erstmanifestation klinischer Erscheinungen im ersten Lebensjahr. Disproportionierter Kleinwuchs. Platyspondylie. Beeinträchtigung vor allem durch Anomalien des Achsenskeletts und verminderte Beweglichkeit der großen Gelenke. Klauenfinger. Progrediente geistige Retardation. Form mit normaler Intelligenz als SMITH-MCCORT-Syndrom abgegrenzt.

Therapiemöglichkeiten
Nur symptomatische Korrekturen möglich.

Dysäquilibrium-Syndrom

Häufigkeit und Vorkommen
Seit Erstbeschreibung 1958 bzw. 1962 über 35 vor allem skandinavische, später auch arabische Fälle bekannt, darunter eine Geschwisterschaft aus einer Onkel-Nichte-Ehe.

Genetik
Autosomal rezessiver Erbgang. Heterogen. Genort 18q12, Allelie mit dem SMITH-CORT-Syndrom (OMIM 607326). In einer Sippe mit X-chromosomalem Erbgang Diagnose nicht gesichert.

Familienberatung
Röntgenologische und biochemische Differentialdiagnose zu anderen Mukopolysaccharidosen und spondyloepiphysären Dysplasien notwendig.

Literatur
Beighton, B., DYGGVE-MELCHIOR-CLAUSEN syndrome. J.Med.Genet. *27* (1990) 512–515.

Dyggve, H.V., J.C.Clausen and S.C.Rastogi, The DYGGVE-MELCHIOR-CLAUSEN (DMC) syndrome. A 15 year follow up and a survey of the present clinical and chemical findings. Neuropediatrics *8* (1977) 429–442.

Ehtesham, N., R.M.Cantor, L.M.King et al., Evidence that SMITH-McCORT dysplasia and DYGGVE-MELCHIOR-CLAUSEN dysplasia are allelic disorders that result from mutations in a gene on chromosome 18q12. Am.J.Hum.Genet. *71* (2002) 947–951.

Nakamura, K., T.Kurokawa, A.Nagano et al., DYGGVE-MELCHIOR-CLAUSEN syndrome without mental retardation (SMITH-McCORT Dysplasia): Morphological findings in the growth plate of the iliac crest. Am.J.Med.Genet. *72* (1997) 11–17.

Schlaepfer, R., S.Rampini und U.Wiesmann, Das DYGGVE-MELCHIOR-CLAUSEN Syndrom: Fallbeschreibung und Literaturübersicht. Helv.Pädiat.Acta *36* (1981) 543–559.

OMIM 223800, 304950

Dysäquilibrium-Syndrom
▶ Ataxie (4)

Dysautonomie
▶ RILEY-DAY-Syndrom

Dysbetalipoproteinämie
▶ Hyperlipoproteinämie Typ III;
▶ Abetalipoproteinämie

Dyscephalia oculo-mandibulo-facialis
▶ HALLERMANN-STREIFF-Syndrom

Dyschondroplasie
▶ Knochenchondromatose

Dyschondrosteose
▶ LERI-WEILL-Syndrom

Dyschromatose, symmetrische; Dyschromatose, universelle,
Retikuläre Akropigmentation von Dohi

Bisher vorwiegend von japanischen Patienten (>150 Fälle) beschriebene fleckförmige Pigmentierungsanomalien (Hyper- und Hypopigmentierung) des Integumentes. Wahrscheinlich je nach Lokalisation drei unterschiedliche Typen, meistens Extremitäten betroffen. Autosomal dominant oder rezessiv bedingt (Pseudodominanz?).

Literatur
Alfadley, A., A.Al Ajlan, B.Hainau et al., Reticulate acropigmentation of Dohi. A case report of autosomal recessive inheritance. J.Am.Acad.Derm. *43* (2000) 113–117.

Oyama, M., H.Shimizu, Y.Ohata et al., Dyschromatosis symmetrica hereditaria (reticulate acropigmentation of Dohi): report of a Japanese family with the condition and a literature review of 185 cases. Brit.J.Derm. *140* (1999) 491–496.

Patrizi, A., V.Manneschi, V.Pini et al., Dyschromatosis symmetrica hereditariy associated with idiopathic torsion dystonia: a case report. Acta Derm venerol. *74* (1994) 135–137.

OMIM 127400, 127500

Dysencephalia splanchnocystica
▶ MECKEL-Syndrom

Dysendokrinismus
▶ Leprechaunismus

Dysferlinopathie
▶ Muskeldystrophie, Gliedergürtel-Typ IIB;
▶ Myopathia distalis hereditaria (MYOSHI-Syndrom)

Dysfibrinogenämie
▶ Fibrinogen-Varianten

Dysgammaglobulinämie Typ I,
Immundefizienz 3 (IMD3), Hyper-IgM-Syndrom

Genetisch bedingtes Antikörpermangel-Syndrom auf der Grundlage einer Genmutation. Die Mutation manifestiert sich in einem Defekt des CD40-Liganden auf den T-Zellen, der die Bindung des CD40 an die B-Zellen vermittelt. Es kommt zu einer Störung des Switchings des Gens für die schweren Ketten des IgM in den B-Zellen, einer Verminderung der T-Zell-Reaktion auf entsprechende Antigene und damit der Synthese der Immunglobuline vom Typ IgG, IgE und IgA, meist bei erhöhtem IgM-Spiegel. Die klinische Symptomatik erklärt sich aus dem Fehlen wirksamer Antikörper.

Krankheitswert
Im Säuglings- oder Kindesalter manifest werdende Abwehrschwäche mit Neigung zu Infekten sowie lokalen und opportunistischen Infektionen. Rezidivierende Otitiden, Pneumonien und Entzündungen der Luftwege. Stomatitiden. Neutropenie. Schwere Beeinträchtigung und lebensbedrohliche Erkrankungen auch durch Sekundärerscheinungen wie Cholangitis und neurologischen Komplikationen. Keine Isoantikörper. Neigung zu frühen Neoplasmen.

Therapiemöglichkeiten
Antibiotika- und Immunglobulingaben mit vorübergehendem guten Erfolg.

Häufigkeit und Vorkommen
Sporadische und Geschwisterfälle. Androtropie.

Genetik
X-chromosomaler Erbgang, Genort Xq26 (*CD40LG*).

Familienberatung
Frühzeitige Erkennung und Differentialdiagnose zur zystischen ▶ *Pankreasfibrose* und anderen Antikörpermangelkrankheiten (▶ *Agammaglobulinämie*, ▶ *Hypogammaglobulinämie*) wichtig.

Literatur
Banatvala, N., J.Davies, M.Kanariou et al., Hypogammaglobulinaemia associated with normal or increased IgM (the hyper IgM syndrome): A case series review. Arch.Dis.Child. *71* (1994) 150–152.

Callard, R.E., R.J.Armitage, W.C.Fanslow and M.K. Spriggs, CD40 ligand and its role in X-linked hyper-IgM syndrome. Immunol. Today *14* (1993) 559–564.

Notarangelo, L., O.Paroliniu, A.Albertini et al., Analysis of X-chromosome inactivation in X-linked immunodeficiency with hyper-IgM (HIGM1): evidence for involvement of different hematopoietic cell lineages. Hum.Genet. *88* (1991) 130–134.

Padayachee, M., R.J.Levinsky, C.Kinnon et al., Mapping of the X-linked form of hyper IgM syndrome (HIGM1). J.Med.Genet. *30* (1992) 202–205.

OMIM 308230

Dysgammaglobulinämie Typ II;
IgA-Mangel, selektiver

Antikörpermangel heterogener Ätiologie. Die Pathogenese des isolierten Mangels an Immunglobulinen vom Typ A bei z.T. ebenfalls erniedrigtem IgM- und normalem oder erhöhtem IgG-Titer ist unterschiedlich (Autoimmunvorgänge, Synthese- oder Sekretionsstörung durch B-Lymphozyten und Plasmazellen, Mangel an synthetisierenden Zellen u.a.). Entsprechend unterschiedlich ist die klinische Symptomatik.

Dysgammaglobulinämie Typ III

Krankheitswert
Heterogen. Überwiegend ohne klinische Erscheinungen bestehend. Bei verschiedenen Krankheitsbildern besteht ein Mangel an IgA, ohne dass bis jetzt ein einheitlicher kausaler Zusammenhang erkennbar ist: ▶ Zöliakie, ▶ perniziöse Anämie, rezidivierende Infekte, ▶ Atopien, ▶ Chromosomopathien, ▶ LOUIS-BAR-Syndrom.

Therapiemöglichkeiten
Unnötig.

Häufigkeit und Vorkommen
Frequenz etwa 1:500. Sporadische Fälle sowie Vorkommen bei Geschwistern oder in aufeinanderfolgenden Generationen beschrieben. Häufigster Immundefekt des Menschen.

Genetik
Heterogen. Autosomal dominanter oder rezessiver Erbgang ist in einzelnen Familien erkennbar. D II lässt sich auch bei verschiedenen Chromosomenaberrationen, vor allem bei Patienten mit ▶ Deletions-Syndromen des Chromosoms 18 feststellen. Korrelationen bestehen auch zu den Chromosomen 14 (Gen für die schweren Ketten der Immunglobuline) und 6 (HLA-System).

Familienberatung
Ausschlaggebend sind nicht der nachgewiesene Mangel oder das Fehlen von IgA, sondern die Schwere der bei den Patienten bestehenden klinischen Erscheinungen bzw. die Neigung zu bestimmten Infektionskrankheiten.

Literatur
Ashman, R.F., F. M.Schaffer, J.D.Kemp et al., Genetic and immunologic analysis of a family containing five patients with common-variable immune deficiency or selective IgA deficiency. J.Clin.Immunol. *12* (1992) 406–414.
Cunningham-Rundles, C., Genetic aspects of immunoglobulin A deficiency. Adv.Hum.Genet. *19* (1990) 235–266).

OMIM 137100

Dysgammaglobulinämie Typ III
▶ LOUIS-BAR-Syndrom

Dysgnathie
▶ Agnathie

Dyskeratose, intraepithaliale hereditäre benigne

Vorwiegend von Indianern in North Carolina/USA beschriebene Plaque-Bildungen der Conjunctiva und der Mundschleimhaut. Erytheme („Rotauge"). Hyperkeratosen, Akanthosen. Mehrere Familien mit Merkmalsträgern in aufeinanderfolgenden Generation beschrieben, Erbgang autosomal dominant. Genort 4q35, Duplikation. Histologische Differentialdiagnose zu malignen Hyperkeratosen wichtig.

Literatur
Allingham, R.R., B.Seo, E.Rampersaud et al., A duplication in chromosome 4q35 is associated with hereditary benign intraepithelial dyskeratosis. Am.J. Hum.Genet. *68* (2001) 491–494.

OMIM 127600

Dyskeratosis congenita
▶ ZINSSER-ENGMAN-COLE-Syndrom

Dyskeratosis follicularis DARIER
▶ Keratosis follicularis DARIER

Dyskranio-Pygo-Phalangie-Syndrom
▶ ULLRICH-FEICHTIGER-Syndrom

Dyskinesie, paroxysmale
▶ Choreoathetose, paroxysmale

Dyslexie, spezifische (Lesestörung),
Alexie (Wortblindheit);
Legasthenie (Lese-Rechtschreibe-Störung)

Umschriebene Lese- und Schreib-Störung bzw. -Unfähigkeit unterschiedlicher Ätiologie.

Dyslexie, spezifische (Lesestörung)

Der Basisdefekt sowie bei Legasthenie auch das neurologische bzw. anatomisch-pathologische Substrat sind unbekannt. Eine Alexie (Symbolagnosie) bei ausreichendem Sehvermögen kann durch Störung der Bahnen zwischen Sehsphäre und Schläfenlappen (linker Gyrus angularis) angeboren oder erworben sein. Dyslexie entwickelt sich gewöhnlich durch linksseitige Parietalhirnerkrankung.

Krankheitswert
Unfähigkeit verschiedenen Ausmaßes, Silben und Worte zu lesen und meistens auch zu schreiben: Unterschiedliche Komponenten: Phonem-Erkennung, phonologische Entzifferung, Objekt-Benennung, Wort-Erkennung, Buchstabierung, Vokabular. Intelligenz, kognitive und Lernfähigkeiten nicht beeinträchtigt, häufig überdurchschnittlich mit Spezialbegabungen. Teilweise kombiniert mit Linkshändigkeit oder Sprachstörungen. Meist leichtere Formen, die bei Erwachsenen intelligenzmäßig kompensiert und nur durch Spezialprüfungen erkennbar werden. Gefahr von Minderwertigkeitsgefühl und sekundären Neurosen im Schulalter. Ob eine Neigung zu dem ▶ Aufmerksamkeitsdefizit-Hyperaktivitäts-Syndrom bei einem Teil der Kinder mit D. deshalb als sekundär anzusehen ist oder eine genetische Beziehung zwischen beiden auf der Grundlage eines gemeinsamen Suszeptibilitätsgens (Chromosom 6p21.3) besteht, ist unklar. Meist auch Sprach- und Sprechprobleme.

Therapiemöglichkeiten
Intensives Üben eventuell in Spezialklassen und -schulen sowie psychologische Betreuung können entscheidend sein.

Häufigkeit und Vorkommen
Je nach Fassung der Begriffe unterschiedlich mit 1:5000 bis 1:5 angegeben (durchschnittlich 1:10), fließender Übergang zum Normalzustand. 5–10% der Schulkinder zeigen eine Leseschwäche. Konkordanz bei eineiigen Zwillingen 84%, bei zweieiigen 29%. Androtropie.

Genetik
Offensichtlich heterogen, wobei die Einteilung in Dyslexie, Alexie und Legasthenie nur von einem Teil der Autoren anerkannt wird. Die Art des familiären Vorkommens in den meisten Sippen spricht für autosomal dominanten Erbgang der angeborenen Legasthenie. Wahrscheinlich genetisch und pathogenetisch heterogene Grundlage unter Beteiligung dominanter Hauptgene z.B. in 6p21.3 (*DYX2*, Phonologische Entzifferung) und 15q21 (*DYX1*, Buchstaben- und Wort-Erkennungs-Typ) sowie weitere Gene auf den Chromosomen 1p36-p34, 2p16-p15 (*DYX3*) und 3. Aufgrund gemeinsamen Vorkommens wird ein Einfluss von *DYX2* auch auf das Aufmerksamkeitsdefizit-Hyperaktivitäts-Syndrom vermutet. Versuche, aufgrund von Assoziationen genetische Beziehungen z.B. zum Diabetes mellitus oder zu Autoimmunerkrankungen zu finden, haben zu keinem überzeugenden Ergebnis geführt, was z.T. mit der Heterogenität der D. erklärt wird. Erworbene Lese- und Rechtschreibeschwäche meistens symptomatisch bei verschiedenen Formen der Demenz oder exogen bedingt.

Familienberatung
Differentialdiagnose zu unspezifischen bzw. sekundären Formen der Leseunfähigkeit bei Oligophrenie bzw. Neurosen sowie zur einfachen Schreib-Leseschwäche notwendig. Früherkennung und entsprechende schulische Erziehung und Berufsberatung sowie psychologische Führung zur Vermeidung von Minderwertigkeitskomplexen wichtig. Ein erhöhtes Risiko für Geschwister von 35–60% besteht, wenn es sich um eine schwere Form handelt und wenn D. bereits in der Elterngeneration aufgetreten ist. Das Risiko für Kinder steigt ebenfalls mit der Schwere der Erscheinungen bei den Eltern.

Literatur
Bisgaard, M.L., H.Eiberg, N.Möller, Dyslexia and chromosome 15 heteromorphism: negative score in a Danish material. Clin.Genet. *32* (1987) 118–119.

Grimm, T., M.N.Noethen und G.Schulte-Körne, Zur Genetik der Legasthenie. Sprache Stimme Gehör *22* (1998) 8–12.

Grimm, T. und A. Warnke, Legasthenie. In Rieß, O. und L. Schöls (Hrsg.), Neurogenetik. Molekulargenetische Diagnostik neurologischer und psychiatrischer Erkrankungen. Verl. W. Kohlhammer, Stuttgart. 2. Aufl. 2002, S. 285–289.

Grogorenko, E.L., F.B.Wood, M.S.Meyer et al., Susceptibility loci for distinct components of developmental dyslexia on chromosomes 6 and 15. Am.J. Hum.Genet. *60* (1997) 27–39.

Dysmorphia mandibulo-oculo-facialis

Nopola-Hemmi, J., B.Myllyluoma, T.Haltia et al., A dominant gene for developmental dyslexia on chromosome 3. J.Med.Genet. *38* (2001) 658–664.

Schulte-Körner, G., M.N.Nöthen und H.Remschmidt, Zur Genetik der Lese- und Rechtschreibestörung (Legasthenie). Medizinische Genetik *10* (1998) 402–405.

Schulte-Körner, G., T.Grimm, M.N.Nöthen et al., Evidence for linkage of spelling disability to chromosome 15. Am.J.Hum.Genet. *63* (1998) 279-282.

Rosenberger, P.B., Dyslexia – is it a disease? New Engl. J.Med. *326* (1992) 192–193.

Shaywitz, S.E., M.D.Escobar, B.A.Shaywitz et al., Evidence that dyslexia may represent the lower tail of a normal distribution of reading ability. New Engl. J.Med. *326* (1992) 145-150.

Wolff, P.H. and I.Mengailis, Family pattern of developmental dyslexia: Clinical findings. Am.J.Med. Genet. *54* (1994) 122–131.

Wolff, P.H., I.Mengailis, M.Obregon and M.Bedrosian, Family pattern of developmental dyslexia, part II: Behavioural phenotypes. Am.J.Med.Genet. *60* (1995) 494–505.

OMIM 127700, 600202, 604254

Dysmorphia mandibulo-oculo-facialis
▶ Hallermann-Streiff-Syndrom

Dysosteosklerose

Genetisch bedingte Anomalie der Knochenstruktur auf der Grundlage einer Genmutation. Der Basisdefekt unbekannt.

Krankheitswert

Erstmanifestation klinischer Symptome im Kindesalter. Kleinwuchs durch Platyspondylie. Knochenbrüchigkeit. Kraniotubuläre Dysmorphien, intrazerebrale Verkalkungen. Teilweise Hirnnervenparese mit Erblindung und Ertaubung. Bei einem Teil der Fälle Hautatrophien, Nagelanomalien, Zahnschmelzdefekte und psychomotorischer Entwicklungsstillstand (Osteo-Dermo-Neurologisches Syndrom).

Therapiemöglichkeiten

Symptomatische Korrekturen mit unbefriedigendem Erfolg.

Häufigkeit und Vorkommen

Etwa 15, vorwiegend Geschwisterfälle beschrieben.

Genetik

Autosomal rezessiver Erbgang. In einer Sippe mit ausschließlich männlichen Merkmalsträgern wahrscheinlich X-chromosomal bedingt.

Familienberatung

Differentialdiagnose zu ▶ Albers-Schönberg-Syndrom, ▶ Osteogenesis imperfecta, ▶ Pyknodysostose und zur ▶ Kranio-Metaphysären Dysplasie röntgenologisch anhand der typischen Osteosklerose.

Literatur

Chitayat, D., K.Silver and E.M.Azouz, Skeletal dysplasia, intracerebral calcifications, optic atrophy, hearing impairment, and mental retardation: Nosology of dysosteosclerosis. Am.J.Med.Genet. *43* (1992) 517–523

OMIM 224300

Dysostose, akrodentale (Weyers)

Syndrom aus postaxialer Hexadaktylie, Zahnstellungs- und -formanomalien (tonnenförmig) sowie prominenter Antihelix und Onychodysplasie. Seit Erstbeschreibung 1952 nur wenige sporadische Fälle und vier Sippen mit Merkmalsträgern in mehreren Generationen bekannt. Genort 4p16, autosomal dominanter Erbgang mit variabler Expressivität. Allelie oder Heterozygotenmanifestation des Gens für das ▶ Ellis-van-Creveld-Syndrom (EVC)? Siehe auch ▶ Deletions-Syndrom des Chromosoms 4. Wahrscheinlich identisch mit dem ▶ Curry-Hall-Syndrom.

Literatur
Howard, T.D., A.E.Guttmacher, W.McKinnon et al., Autosomal dominant postaxial polydactyly, nail dystrophy, and dental abnormalities map to chromosome 4p16, in the region containing the ELLIS-van CREVELD syndrome locus. Am.J.Hum.Genet. *61* (1997) 1405–1412.
Roubicek, M. and J.Spranger, WEYERS acrodental dysostosis in a family. Clin.Genet. *26* (1984) 587–590.
Shapiro, S.D., R.J.Jorgenson and F.C.Salinas, CURRY-HALL syndrome. Am.J.Med.Genet. *17* (1984) 579–583.

OMIM 193530, 604831

Dysostose, akrofaziale, Typ Palagonien
▶ Dysostose, akrofaziale mit Catania-Brachydaktylie

Dysostose, akrofaziale Typ RICHIERI-COSTA und PEREIRA

Außer einem französischen Fall nur aus Brasilien bekannt: Mikrogenie, gespaltene Mandibel oder untere Alveolarleiste. Hand- und Fußfehlbildungen.
Autosomal rezessiver Erbgang.

Literatur
Walter-Nicolet, E., A.Coeslier, S.Joriot et al., The RICHIERI-COSTA and PEREIRA form of acrofacial dystostosis: First case in a non-Brasilian infant. Am.J.Med.Genet. *87* (1999) 430–433.

Dysostose, akrofaziale postaxiale, MILLER
▶ GENÉE-WIEDEMANN-Syndrom

Dysostose, akrofaziale mit Catania-Brachydaktylie

1993 erstmalig von einer Sippe in zwei Generationen aus Sizilien beschriebene autosomal dominante milde akrofaziale Dysostose, mit Brachydaktylie, Kariesneigung, primordialem Kleinwuchs, Hypogenitalismus und Oligophrenie. In einem anderen Ort auf Sizilien a.D. mit Oligodontie und normaler Intelligenz (Typ Palagonien, OMIM 601829), autosomal dominant oder X-chromosomal bedingt.

Literatur
Wulfsberg, E.A., A.B.Campbell, I.W.Lurie and K.R.Eanet, Confirmation of the Catania brachydactylous type of acrofacial Dysostosis: Report of a second family. Am.J.Med.Genet. *63* (1996) 554–557.
Opitz, J.M., F.Mollica, G.Sorge et al., Acrofacial dysostoses: Review and report of a previously undescribed condition: The autosomal dominant Catania form of acrofacial dysostosis. Am.J.Med.Genet. *47* (1993) 660–678.
Sorge, G., l.Pavone, A.Polizzi et al., Another „new" form, the Palagonia type of acrofacial dysostosis in a Sicilian family. Am.J.Med.Genet. *67* (1997) 388–394.

OMIM 101805, 601829

Dysostose, akrofaziale präaxiale
▶ NAGER-Syndrom

Dysostose, Akro-Fronto-Fazio-Nasale
▶ Fronto-Nasale Dysplasie

Dysostose, akrokraniofaziale
▶ Trigonozephalus

Dysostose, enchondrale, Typ NIERHOFF-HÜBNER, NIERHOFF-HÜBNER-Syndrom

Schwere, letale Dysostose des Neugeborenenalters, wahrscheinlich zum Typ a) der ▶ *Hypophosphatasie* gehörig.

Literatur
Rupprecht, E. und E.Dörfel, Enchondrale Dysostose Typ NIERHOFF-HÜBNER bei 3 Geschwistern. Arch. Kinderhk. *173* (1966) 64–73.

Dysostose, Kranio-Fronto-Nasale
▶ Kraniostenose

Dysostose, Mandibuläre, mit Ektrodaktylie
▶ Ektrodaktylie

Dysostose, Mandibulo-Faziale
▶ FRANCESCHETTI-Syndrom;
▶ TORIELLO-Syndrom

Dysostose, Mandibulo-Faziale Typ NAGER
▶ NAGER-Syndrom

Dysostose, Maxillo-Nasale,
BINDER-Syndrom

Umschriebene Dysostose unklarer Ätiologie und Pathogenese (pränatal durch Medikamenten-Einnahme der Mutter induziert? ▶ *Hydantoin-Embryofetopathie*).

Krankheitswert
Angeborene nasomaxilläre Hypoplasie meistens unter Beteiligung des Sinus frontalis. Dadurch charakteristische Fazies mit antimongoloider Lidachsenstellung, relativer Progenie und breiter Nasenwurzel. Zum Teil Dysplasie der Halswirbelsäule und Hypoplasie der Endphalangen. Zahnstellungsanomalien, Malocclusion.

Therapiemöglichkeiten
Kieferorthopädische Behandlung mit gutem Erfolg.

Häufigkeit und Vorkommen
Überwiegend sporadisch. Vereinzelt familiäres Vorkommen in aufeinanderfolgenden Generationen beschrieben.

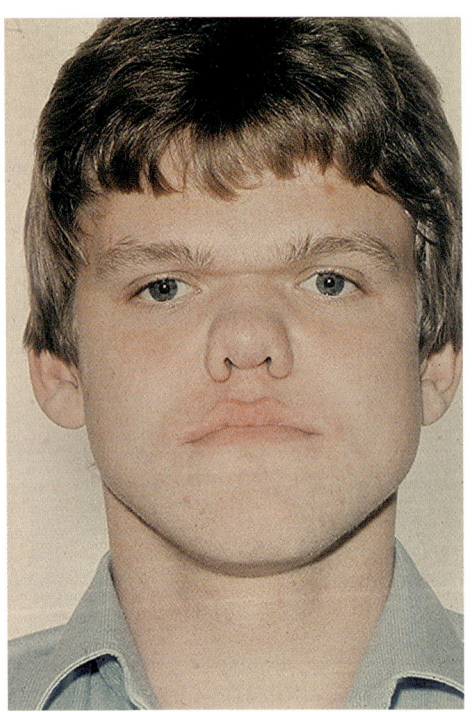

Dysostose, Maxillo-Nasale. Hypoplastischer, in sagittaler Ebene verkürzter Oberkiefer, dadurch bedingte Pseudoprogenie. Antimongoloide Lidachsenstellung, kleine flache Nase, tief eingezogene Nasenwurzel, Nares nach vorn gerichtet. Einengung der Nasengänge durch kurzen und breiten Nasensteg. (Ch. Opitz)

Genetik
Wahrscheinlich ätiologisch heterogen. Erwachsenen-Bild der Chondrodysplasia punctata, des Hydantoin- und des Warfarin-Syndroms? Für die familiären Fälle wird autosomal dominanter Erbgang angenommen.

Familienberatung
Differentialdiagnose zu Syndromen mit ähnlicher Fazies im Säuglings- und Kleinkindesalter notwendig: ▶ *MARSHALL-Syndrom,* ▶ *Chondrodysplasia punctata,* ▶ *Warfarin-Syndrom.* Nosologisch nicht scharf abgegrenzt von der ▶ *Akrodysostos.* Gute Prognose, kaum belastend.

Literatur
Horswell, B.B., A.D.Hohnes, J.S.Barnett and B.A.Levant, Maxillonasal dysplasia (BINDER's syndrome): A critical review and case study. J.Oral Maxillofac. Surg. *45* (1987) 114–122.

Quarrell, O.W.J., M.Koch and H.E.Hughes, Maxillonasal dysplasia (BINDER´s syndrome. J.Med.Genet. 27 (1990) 384–387.

Roy-Doray, B., A.Geraudel, Y.Alembik and C.Stoll, BINDER syndrome in a mother and her son. Genet. Counsel. 8 (1997) 227–233.

OMIM 155050

Dysostose, multiple polytope
▶ LERI-Syndrom

Dysostose, periphere;
periphere Dysplasie; BRAILSFORD-Syndrom

Genetisch bedingte epiphysäre Dysostosen vorwiegend der Phalangen auf der Grundlage einer Genmutation. Ein Basisdefekt ist unbekannt.

Krankheitswert
Erstmanifestation klinischer Erscheinungen vom 4. bis 6. Lebensjahr. Verformung der Finger und Zehen mit Zapfenepiphysen und entsprechender Dysplasie der Metaphysen der Interphalangealgelenke, z.T. auch des Hüftgelenkes. Wenig schmerzhaft, außer Bewegungseinschränkungen keine Beeinträchtigung. Kleinwuchs. Unterschiedliche Schwere mit fließenden Übergängen zum Normalen. 1968 wurde die ▶ Akrodysostose als eigene nosologische Einheit mit weiteren Symptomen außerhalb des peripheren Extremitäten-Skeletts von der peripheren Dysostose abgetrennt.

Therapiemöglichkeiten
Keine spezifische Therapie bekannt.

Häufigkeit und Vorkommen
Symptomatisch bei mehreren Syndromen (Tricho-Rhino-Phalangie-S., ELLIS-VAN-CREVELD-S., Akrodysostose). Isolierte p. D. meistens subklinisch. Frequenz etwa 1:20. Merkmalsträger in aufeinanderfolgenden Generationen und auch in Geschwisterschaften vorkommend.

Genetik
Heterogen. Autosomal dominanter oder rezessiver Erbgang.

Familienberatung
Starke intra- und interfamiliäre Variabilität der Merkmalsausbildung muss beachtet werden. Differentialdiagnose zum THIEMANN-Syndrom röntgenologisch und aufgrund des späteren Manifestationsalters notwendig.

Literatur
Brooks, A.P. and R.Wynne-Davies, A family with diaphyseal aclasias and peripheral dysostosis. J.Med. Genet. 17 (1980) 277–280.

OMIM 170700

Dysostose, Scapulo-Iliacale,
Becken-Schulter-Dysplasie, Thorax-Pelvis-Dysplasie, Thoraco-Laryngo-Pelvis-Dysplasie, BARNES-Syndrom, KOSENOW-Syndrom

Heterogene Gruppe von jeweils Einzelbeobachtungen oder wenigen Fällen mit Beckenhypoplasie und Dysostosen im Schulter-Thoraxbereich. Fakultativ weitere Skelett-Dysplasien, Augen- und Larynx-Anomalien. Unterschiedlich autosomal dominanter oder rezessiver Erbgang vermutet.

Literatur
Amor, D.J., F.Jensen and S.P.Hauser, Autosomal dominant inheritance of scapuloiliac dysostosis. Am.J.Med.Genet. 95(2000) 507–509.

Marik, I., J.Grochova and K.Kozlowski, Thoracic-pelvic dysostosis. 9 (2000) 285–287.

OMIM 169550, 260660

Dysostose, spondylocostale,
Spondylocostale Dysplasie, Spondylothorakale Dysplasie, Costovertebrale Dysplasie, COVESDEM-Syndrom, JARCHO-LEVIN-Syndrom, Occipito-Facio-Cervico-Thoraco-Abdomino-Digitale Dysplasie, Polydysspondylie

Heterogene Gruppe von costo-vertebralen Segmentierungsanomalien vorwiegend auf der Grundlage einer Genmutation.
Bei einem Teil der Fälle besteht eine Störung im Notch-Signalsystem durch einen Defekt des Liganden Delta-like3 (DLL3) und damit eines Faktors bei der Somiten- bzw. Wirbelbildung.

Dysostose, spondylocostale

Krankheitswert
Angeboren. Meistens ist die gesamte Wirbelsäule betroffen. Vor allem Hemi- und Blockwirbelbildungen mit Skoliose oder Kyphoskoliose, disproportioniertem Kleinwuchs, kurzem, in der Beweglichkeit eingeschränktem Hals, kurzem, prominentem Thorax und abstehenden Schulterblättern sowie anderen Sekundärerscheinungen unterschiedlicher Schwere. Rippenunterzahl und -fusionen. Gewöhnlich keine neurologischen Ausfälle. Schmerzhaft. Dyspnoe kann schon im Säuglingsalter zum Tode führen. In anderen Fällen Lebenserwartung kaum herabgesetzt und relativ geringe Beeinträchtigung. Costo-Vertebrale Segmentations-Defekte mit Mesomelie und spezifischer Fazies: COVESDEM-Syndrom (OMIM 268310) sowie mit Ventrikelerweiterung, Oligophrenie und auffälliger Fazies: Cerebro-Facio-Thorakale Dysplasie (OMIM 213980) wahrscheinlich eigenständige Syndrome. Siehe auch ▶ Synostosen von Hand- und/oder Fußwurzelknochen.

Therapiemöglichkeiten
Behandlung der Sekundärerscheinungen mit unbefriedigendem Erfolg.

Häufigkeit und Vorkommen
Seit Erstbeschreibung 1938 mehr als 170 Fälle aus Geschwisterschaften und Sippen mit Merkmalsträgern in mehreren aufeinanderfolgenden Generationen sowie sporadische Fälle publiziert. Offenbar Häufung des JARCHO-LEVIN-Syndroms auf Puerto Rico.

Genetik
Heterogen. Es lässt sich eine autosomal rezessive (meist als spondylocostale und spondylothorakale D. oder JARCHO-LEVIN-Syndrom bezeichnet, OMIM 277300) von einer autosomal dominanten (costovertebrale D., OMIM 122600) Form unterscheiden. Klinisch sind die Grenzen zwischen den Formen unscharf, wobei die schweren, im frühen Kindesalter zum Tode führenden Fälle meist den autosomal rezessiven Typen zuzuordnen sind. Genort 19q13.1-13.3 (DLL3, JARCHO-LEVIN-Syndrom). Die Ätiologie sporadischer Fälle ist unklar, da auch exogene Ursachen (Disruptionssequenz) diskutiert werden. COVESDEM-Syndrom und Cerebro-Facio-Thorakale Dysplasie autosomal rezessiv bedingt, Genort 9q22 (ROR2, OMIM 602337), Alle-

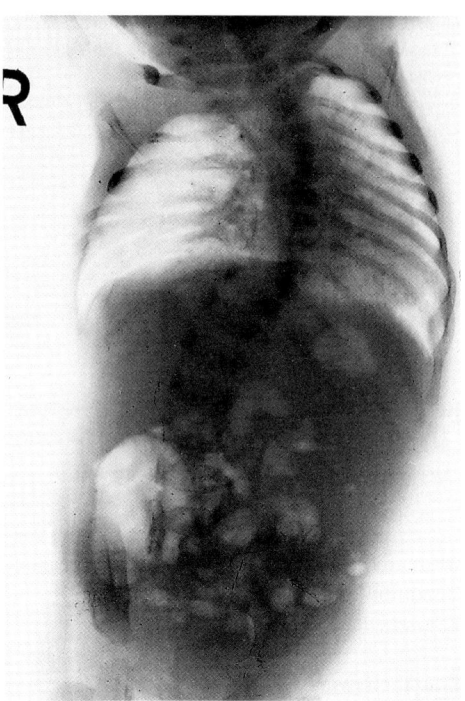

Dysostose, spondylocostale. Thoraxdysplasie, Keil- und Blockwirbelbildung im Bereich der BWS, vorwiegend rechtsseitige Rippenfehlbildungen. Kyphoskoliose, disproportionierter Kleinwuchs.

lie mit dem ▶ ROBINOW-Syndrom (schwere, rezessive Form) und der ▶ Brachydaktylie B.

Familienberatung
Differentialdiagnose zur Skoliose anderer Genese und zum KLIPPEL-FEIL-Syndrom wichtig. Siehe auch ▶ Cerebro-Costo-Mandibuläres Syndrom. Genaue familienanamnestische Erhebungen für Risikoeinschätzung notwendig. Von einer intrafamiliär relativ konstanten Merkmalsausprägung kann ausgegangen werden. Pränatale Diagnostik ab Ende des 2. Trimenons sonografisch möglich.

Literatur
Buhlman, M.P., K.Kusumi, T.M.Frayling et al., Mutations in the human Delta homologue, DLL3, cause axial skeletal defects in spondylocostal dysostosis. Nature Genet. 24 (2000) 438–441.

Crow, Y.J., J.L.Tolmie, K.Rippard et al. Spondylocostal dysostosis associated with a 46,XX,+15,dic(6;15)(q25;q11.2) translocation. Clin.Dysmorphol. 6 (1997) 347–350.

Kozanoglu, S.M. and E.Atila, Identical twins with an autosomal recessive form of spondylocostal dysostosis. Clin. Genet. *41* (1992) 290–292.

Mortier, G.R., R.S. Lachman, M.Bocian and D.L.Rimoin, Multiple vertebral segmentation defects: Analysis of 26 patients and review of the literature. Am.J.Med.Genet. *61* (1996) 310–319.

Pascual-Castroviejo, I., J.M.Syntoyala, V.Lopez-Martin et al., Cerebro-facio-thoracic dysplasia: report of three cases. Dev.Med. Child.Neurol. *17* (1993) 343–351.

Philip, N., A.Guala, A.Moncla et al., Cerebrofaciothoracic dysplasia: a new family. J. Med.Genet. *29* (1992) 497–500.

Romeo, M.G., D.Distefano, D.DiBella et al., Familial JARCHO-LEVIN syndrome. Clin.Genet. *39* (1991) 253–259.

OMIM 122600, 213980, 268310, 272460, 277300, 601809

Dysostose, Thorax-Larynx-Pelvis
▶ Dysostose, Scapulo-Iliacale

Dysostosis craniofacialis
▶ CROUZON-Syndrom

Dysostosis enchondralis metaphysaria (Murk JANSEN)
▶ Metaphysäre Chondrodysplasie Typ JANSEN

Dysostosis maxillo-facialis

Genetisch bedingte Dysplasie vor allem des ersten Kieferbogens auf der Grundlage einer Genmutation.
Basisdefekt und Pathogenese sind unbekannt.

Krankheitswert
Hypoplasie vor allem des Oberkiefers. Typische Fazies durch relative Progenie, schmales Mittelgesicht mit dicker Unterlippe und antimongolo-

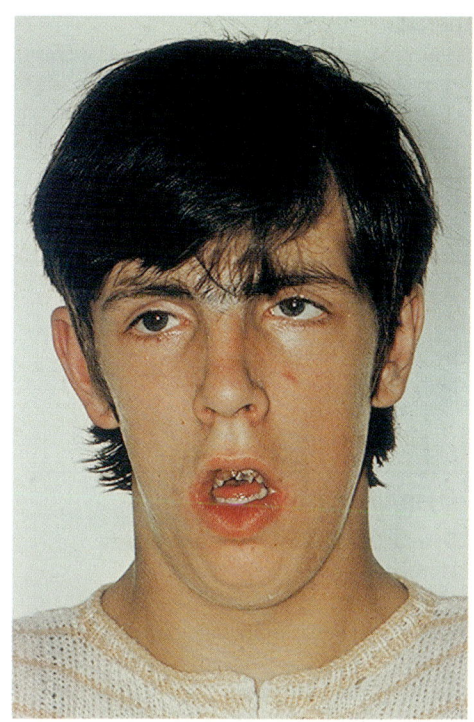

Dysostosis maxillo-facialis. Schmales Gesicht durch Hypoplasie der Ober- und Unterkiefer. Erhebliche transversale Einengung des Oberkiefers, offener Biss. (Ch. Opitz)

ider Lidspalte (Jochbeinhypoplasie). Offener Biss. Sprachstörungen.

Therapiemöglichkeiten
Kieferorthopädische Behandlung mit befriedigendem Erfolg.

Häufigkeit und Vorkommen
Mehrere Sippen mit Merkmalsträgern in aufeinanderfolgenden Generationen bekannt.

Genetik
Autosomal dominanter Erbgang.

Familienberatung
Differentialdiagnose zum FRANCESCHETTI-Syndrom notwendig. Bei frühzeitigem Behandlungsbeginn ist der Grad der Behinderung gering. Siehe auch ▶ *Chrondrodysplasia punctata*.

Literatur

Melnick, M. and J.R.Eastman, Autosomal dominant maxillofacial dysostosis. Birth Def., Orig.Art.Ser. *13* (1977) 39–44.

OMIM 155000

Dysostose
s.a.
▶ Dysplasie;
▶ Dysplasia

Dysphasie, isolierte,
Dyspraxie, verbale, Sprech- und Sprachstörungen

Sprech- und Sprachschwäche unterschiedlicher Ätiologie

Basisdefekt betrifft zumindest in einem Teil der familiären Fälle ein Transkriptionsfaktor-Protein (**F**orkhead B**ox**-**P**rotein **2**, FOXP2). MRT-Befunde sprechen für ein Substrat in der Hemisphären-Differenzierung mit Funktionsstörung im Neostriatum.

Krankheitswert
Angeborene Störung der Sprech- und Sprachentwicklung und orofazialer Bewegungsabläufe bei meistens normaler Intelligenz. Lebenslang Artikulations-(verbale Dyspraxie) bzw. Sprechschwäche, schwer- bis unverständliche Sprache, Unvermögen grammatikgemäße Sätze oder Wortbildungen zu formulieren. Häufig Dyslexie und Schwierigkeiten bei der inhaltlichen Verarbeitung gehörter und gelesener Sprache (Sprachverständnis). Starke soziale Beeinträchtigung. Siehe auch ▶ *Stottern*.

Therapiemöglichkeiten
Logopädische Behandlung mit unbefriedigendem Erfolg.

Häufigkeit und Vorkommen
Inzidenz im frühen Schulalter ca. 1:35. Familiär gehäuft, wobei innerhalb einer Familie bzw. Geschwisterschaft auch normal Sprechende vorkommen. Syndromatisch bei unterschiedlichen Formen der Oligophrenie. Androtropie, schwerere Erscheinungen im männlichen Geschlecht.

Genetik
Die Art des familiären Vorkommens spricht in einigen Sippen mit isolierter D. für zumindest eine autosomal dominante Form. Ein beteiligter Genort 7q31 (*SPCH1* = *FOXP2*, OMIM 606354), Allelie mit einer Form des ▶ *Autismus*? genetische Beziehungen zum WILLIAMS-BEUREN-Syndrom (▶ *Aorthenstenose, supravalvuläre*)? Weitere, autosomal rezessive, Genorte werden in 19q, 13q21 und 16q vermutet.

Familienberatung
Bei Kleinkindern Ausschluss neurologischer Störungen (▶ *Autismus*, ▶ *Cerebralparese*, angeborene ▶ *Suprabulbärparese*), anatomischer Sprachhemmnisse (Gaumenspalte u.a.) sowie Taubheit und psycho-soziale Ursachen wichtig. Differentialdiagnose zu syndromatischen Formen (z.B. ▶ *MARTIN-BELL-Syndrom*) notwendig. Ein Risiko besteht in betroffenen Familien vor allem für Knaben.

Literatur

Andrew, S., Communicating a new gene vital for speech and language. Clin.Genet. *61* (2002) 97–100.

Bartlett, C.W., J.F.Flax, M.W.Logue et al., A major susceptibility locus for specific language impairment is located on 13q21. Am.J.Hum.Genet. *71* (2001) 45–55

Billard, C., A.Toutain, M.-L.Loisel et al., Genetic basis of developmental dysphasia. Report of eleven familial cases in six families. Genet.Counsel. *5* (1994) 22–23.

Fisher, S.E., F.Vargha, K.E.Watkins et al., Localisation of a gene implemented in a severe speech and language disorder. Nature Genet.*18* (1998) 168–170.

Gopnik, M., Feature-blind grammar and dysphasia. Nature *344* (1990) 715.

Robinson, R.J., Causes and associations of severe and persistent specific speech and language disorders in children. Dev.Med.Child Neurol. 33 (1991) 943–962.

Lai, C.S.L., S.E.Fisher, J.A.Hurst et al., The *SPCH1* region on human 7q31: Genomic characterization of the critical interval and localization of translocations associated with speech and language disorder. Am.J.Hum.Genet. *67* (2000) 357–368.

Lai, C.S.L. A forkhead-domain gene is mutated in a severe speech and language disorder. Nature *413* (2001) 519–523.
SLI Consortium, A genomwide scan identifies two novel loci involved in specific language impairement. Am.J.Hum.Genet. *70* (2002) 384–398.
Whitehurst, G.J., D.S.Arnold, M.Smith et al., Family history in developmental expressive language delay. J.Speech Hear.Res. *34* (1991) 1150–1157.

OMIM 127750, 600117, 602081, 606711, 606712, 607134,

Dysplasie, Akrozephalo-Polysyndaktyle
▶ ELEJALDE-Syndrom I

Dysplasia cleidocranialis,
SCHEUTHAUER-MARIE-SAINTON-Syndrom

Genetisch bedingte Ossifikationsstörung auf der Grundlage einer Genmutation.
Den Störungen der Knochenbildung liegt ein Defekt eines Transkriptionsaktivators (Osteoblastenspezifischer Core-Binding-Faktor $\alpha 1$, OSF2/CBFA1 = **Run**t-related Transcriptionsfaktor 2, *RUNX2*, für Faktoren der Osteoblastendifferenzierung, alkalische Phosphatase, Kollagen Typ I, Osteopontin, Osteochondrin) zugrunde, wodurch die verlangsamte desmale Knochenbildung erklärt wird.

Krankheitswert
Angeborene, quoad vitam harmlose Skelettanomalien: Totale oder partielle Aplasie der Schlüsselbeine, Ossifikationsstörung des Schädelskeletts mit multiplen Schaltknochen, persistierender Fontanelle, Makrozephalus, typisch vorgewölbter Stirn, Hypoplasie des Oberkiefers und Dentitionsanomalien mit Zahnüberzahl, Anomalien des Achsenskeletts mit Kleinwuchs und klaffender Schambein-Symphyse, Gelenkeschlaffheit, Neigung zu Kyphoskoliose und Trichterbrust. Unterschiedlich schwere Symptomatik, verspäteter Zahndurchbruch kann einziges Merkmal sein. Bei einem schweren Typ zusätzlich Mikrozephalie, Hypomineralisierung des Skeletts, Hypoplasie der 1. Strahle und dis-

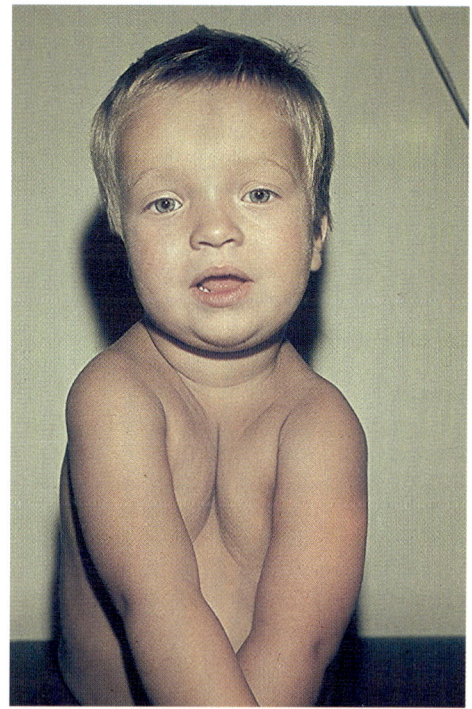

Dysplasia cleidocranialis. Dreijährige Patientin: Abnorm bewegliche eckige Schultern, fehlende Supraklavikulargruben durch Fehlen der Claviculae. Großer Hirnschädel, persistierende große Fontanelle, auslaufend in rinnenförmige Vertiefung zwischen prominenten Stirnhöckern. Hypertelorismus.

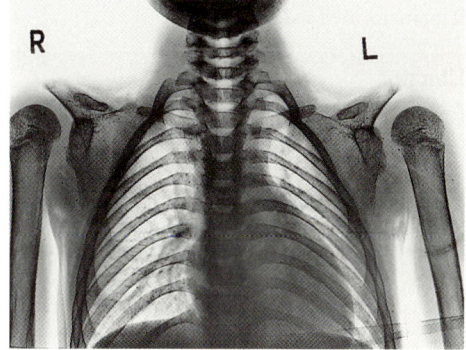

Dysplasia cleidocranialis. Aplasie der Claviculae.

taler Phalangen anderer Zehen und Finger, Hypotrichose, Mikrogenie, unscharf abgesetzte, schmale Lippen und tracheo-laryngo-pulmonale Hypoplasie: YUNIS-VARON-Syndrom.

Therapiemöglichkeiten
Orthopädisch und stomatologisch konservative Behandlung ausreichend.

Häufigkeit und Vorkommen
Über 600 Fälle beschrieben, teilweise aus großen Sippen mit Merkmalsträgern in mehreren aufeinanderfolgenden Generationen. 1/3 der Fälle beruht auf Neumutation. Vom YUNIS-VARON-Syndrom seit Erstbeschreibung 1980 16 sporadische und Geschwisterfälle vorwiegend aus Verwandtenehen bekannt.

Genetik
Autosomal dominanter Erbgang mit variabler Expressivität. Genort 6p21.1 (*OSF2/CBFA1* = *RUNX2*, p57), Allelie mit isolierter Zahnüberzahl. Genort eines weiteren Syndroms mit Clavicula-Hypoplasie, fronto-nasalen Auffälligkeiten und Mikrogenie in 8q22. YUNIS-VARON-Syndrom autosomal rezessiv bedingt (lysosomale Speicherkrankheit?).

Familienberatung
Das Syndrom wird als relativ harmlos angesehen, so dass im Hinblick auf die meist normale Intelligenz der Merkmalsträger und die Prognose kaum familienberaterische Betreuung nötig ist. Bei Merkmalsträgerinnen häufig Schnittentbindungen notwendig. Im Säuglingsalter Differentialdiagnose röntgenologisch vor allem zur Osteogenesis imperfecta und zu verschiedenen Rachitisformen wichtig.

Literatur
Adés, L.C., L.L.Morris, M.Richardson et al., Congenital heart malformation in YUNIS-VARON syndrome. J.Med.Genet. *30* (1993) 788–792.

Chitayat, D., K.A.Hodgkinson and W.M.Azouz, Intrafamilial variability in cleidocranial dysplasia: a three generation family. Am.J.Med.Genet. *42* (1992) 298–303.

Cohen, M.Jr., *RUNX* genes, neoplasia, and cleidocranial dysplasia. Am.J.Med.Genet. *104* (2001) 185–188.

Faivre, L., V.Cormier-Daire, D.Geneviève et al., A novel syndrome with dwarfism, poorly muscled build, absent clavicles, humeroradial fusion, slender bones, oligodactyly and microgenathia. Clin. Dysmorphol. *10* (2001) 181–184.

Feldmann, G.J., N.H.Robin, L.A.Brueton et al., A gene for cleidocranial dysplasia maps to the short arm of chromosome 6. Am.J.Hum.Genet. *56* (1995) 938–943.

Mundlos, S., Cleidocranial dysplasia: clinical and molecular genetics. J.Med.Genet. *36* (1999) 177–182.

Mundlos, S., F.Otto, C.Mundlos et al., Mutations involving the transcription factor CBF1 cause cleidocranial dysplasia. Cell *89* (1997) 773–779.

Verloes, A. and S.Lesenfants, New syndrome: clavicle hypoplasia, facial dysmorphism, severe myopia, single central incisor and peripheral neuropathy. Clin.Dysmorphol. *10* (2001) 29–31.

Walch, E., M.Schmidt, R.E.Brenner et al., YUNIS-VARON syndrome: Evidence for lysosomal storage disease. Am.J.Med.Genet. *95* (2000) 157–160.

OMIM 119600, 216330, 216340

Dysplasia diaphysaria hereditaria progrediens
▶ ENGELMANN-Syndrom

Dysplasia epiphysaria hemimelica,
TREVOR-Krankheit, benignes Osteochondrom

Meist eine Extremität und eine Epiphysenregion oder einen Tarsal- bzw. Karpal-Knochen betreffendes, asymmetrisch verstärktes Knorpelwachstum. Bevorzugt beteiligt sind Fußwurzelknochen, distaler Femur, distale und proximale Tibia. In schweren Fällen ist die andere Extremität mitbetroffen, in Ausnahmefällen Veränderungen auch an den übrigen Extremitäten. Schwellung und Deformation der entsprechenden Gelenke, Bewegungseinschränkung, Schmerzen. Längenwachstum vermindert, seltener verstärkt (▶ *Hemihypertrophie*). Bisher etwa 90 ausschließlich sporadische Fälle beschrieben. Androtropie 3:1. Embryopathie? Lokale Mutation, Mosaik eines Knorpel-Wachstumsfaktor-Gens? Kann bereits bei Geburt röntgenologisch nachweisbar sein. Differentialdiagnose zur idiopathischen Hemihypertrophie wichtig. Siehe auch ▶ *Proteus-Syndrom*.

Literatur
Connor, J.M., F.T.Horan and P.Beighton, Dysplasia epiphysealis hemimelica. A clinical and genetic study. J.Bone Joint Surg. *65*B (1983) 350–354.

Hinkel, G.K. und E.Rupprecht, Hemihypertrophie als Leitsymtom einer Dysplasia epiphysealis hemimelica. Klin.Pädiatr. *201* (1989) 58–62.

OMIM 216340, 127800, 600211

Dysplasia epiphysaria multiplex,
multiple epiphysäre Dysplasie, Spondylo-Epimetaphysäre Dysplasie Typ RIBBING-FAIRBANK, RIBBING-FAIRBANK-Syndrom

Gruppe genetisch bedingter Ossifikationsstörungen auf der Grundlage jeweils einer Genmutation. Der Basisdefekt betrifft die Synthese entweder eines Cartilaginären Oligomeren Matrix-Proteins des Knorpels (COMP, Typ I, RIBBING-FAIRBANK) oder eine veränderte α2-Kette oder α3-Kette des Typ-IX-Kollagens (Typen II und III) in der extrazellulären Matrix des Knorpels. Mutationen im Gen für die diastrophische Dysplasie (*DTDST*) und im Matrilin-3-Gen (*MATN3*) sowie im Gen für die α1-Kette des Typ-IX-Kollagens können ebenfalls zum Bild der DEM führen.

Krankheitswert
Erstmanifestation klinischer Erscheinungen im Kindesalter. Einschränkung der Bewegungen und Schmerzen in den Gelenken durch Dysplasie der Epiphysen. Vor allem Hüft-, Knie-, Fuß- und Fingergelenke betroffen. Progredient, Osteoarthrochondritis und Osteochondritis dissecans des Knies, zu Gehbeschwerden und schließlich Gehunfähigkeit mit Coxarthrose führend. Klumpfuß und geteilte Patella kommen vor. Häufig Rückenschmerzen und Kyphose durch Wirbelanomalien. Kleinwuchs nicht obligat. Brachydaktylie.

Therapiemöglichkeiten
Physiotherapeutische Maßnahmen können den Verlauf protrahieren. Später Arthroplastik bzw. Hüftprothesen notwendig.

Häufigkeit und Vorkommen
Häufigste der spondylo-epiphysären Dysplasien. Sippen mit Merkmalsträgern in mehreren aufeinanderfolgenden Generationen beschrieben.

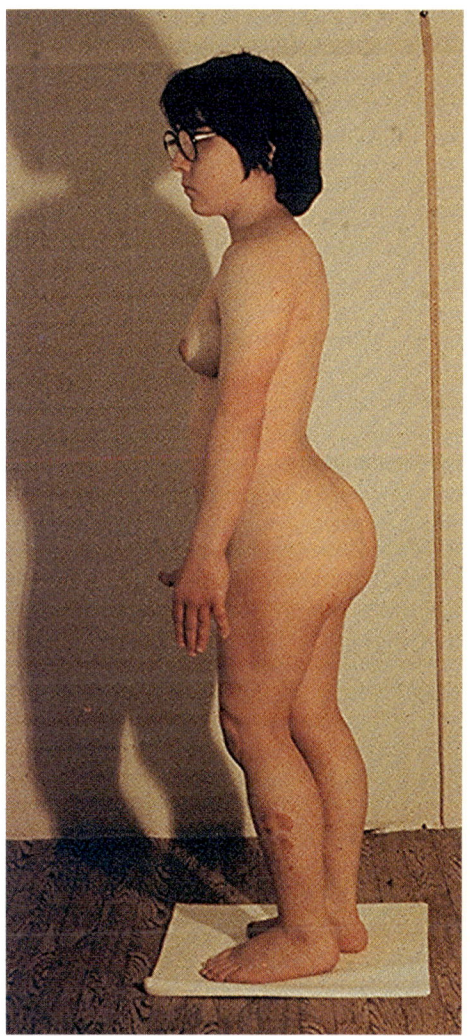

Dysplasia epiphysaria multiplex. Disproportionierter Kleinwuchs, Endgröße 134 cm. Lendenhyperlordose, Knie- und Hüftgelenkskontrakturen.

Genetik
Heterogen. Autosomal dominanter Erbgang. Genorte 19p13.2 (*COMP*, Punktmutationen in der Calmodulin-artigen Domäne, Typ I), Allelie mit der ▶ *pseudoachondroplastischen Dysplasia spondyloepiphysaria*; 1q32 (Typ II, *COL9A2*), Allelie zur ▶ *pseudoachondroplastischen spondylo-epiphysären Dysplasie*; 20q13.3 (*COL9A3*, Typ III); 2p24-p23 (Typ V, *MATN3*), Allelie zum v. WILLEBRAND-JÜRGENS-Faktor A; 6q13 (*COL9A1*, Typ VI). Rezessiver Typ allel zur ▶ *diaphysaren Dysplasie*, Genort 5q31-33 (Typ

IV, *DTDST* = SLC26A2). Ebenfalls autosomal rezessiv bedingt Kombination mit Mikrozephalus, Kleinwuchs und Nystagmus (LOWRY-WOOD-Syndrom, OMIM 226960); Kombination mit frühkindlichem Diabetes mellitus, Leber- und Niereninsuffizienz, Osteoporose und geistiger Behinderung, WOLCOTT-RALLISON-Syndrom (OMIM 226980), Genort 2p12 (*EIF2AK3*, Eukaryonten-Translations-Initiations-Faktor 2α-Kinase 3). In einem Fall Deletion 15q11-12 beschrieben. Mit Makrozephalie und auffälliger Fazies autosomal rezessiv, Genort 15q16. Siehe auch ▶ *Hüftgelenkluxation*; ▶ *Tricho-Rhino-Phalangie-Syndrom*.

Familienberatung

Differentialdiagnose zur Hypothyreose, zu anderen spondylo-epiphysären und peripheren epiphysären (▶ *Akrodysostose*; ▶ *periphere Dysostose*) Dysplasien, zur angeborenen Hüftluxation und zum ▶ *CALVÉ-LEGG-PERTHES-Syndrom* röntgenologisch anhand der typischen multiplen Epiphysen-Dysplasien und relativ leichten Wirbelveränderungen sowie aufgrund der meist positiven Familienanamnese notwendig. Von einer interfamiliären Variabilität der Schwere (milde Form: Typ RIBBING; schwere Form: Typ FAIRBANK) und verschiedener Begleitsymptome bei weitgehender intrafamiliärer Konstanz der Symptomatik kann ausgegangen werden. Frühe Erkennung im Hinblick auf Einleitung adäquater therapeutischer Maßnahmen wichtig. Bei der Berufsberatung sollte auf geringe körperliche Beanspruchung orientiert werden.

Literatur

Ballo, R., M.D.Briggs, D.H.Cohen et al., Multiple epiphyseal dysplasia, RIBBING type: A novel point mutation in the *COMP* gene in a South African family. Am.J.Med.Genet. *68* (1997) 396–400.

Bayoumi, R., K.Saar, Y.-A.Lee et al., Localisation of a gene for an autosomal recessive syndrome of macrocephaly, multiple epiphyseal dysplasia, and distinct facies to chromosome 15q26. J.Med.Genet. *38* (2001) 369–373.

Briggs, M.D. S.M.G.Hoffman, L.M.King et al., Pseudoachondroplasia and multiple epiphyseal dysplasia due to mutations in the cartilage oligomeric matrix protein gene. Nature Genet. *10* (1995) 330–336.

Chapman, K.I., G.T.Mortier, K.Chapman et al., Mutations in the region encoding the von WILLEBRAND factor A domain of matrilin-3 are associated with multiple epiphyseal dysplasia. Nature Gene. *28* (2001) 393–397.

Deléphin, M., Nicolino, T.Barrett et al., EIF2AK3, encoding translation initiation factor-2α kinase 3, is mutated in patients with WOLCOTT-RALLISON syndrome. Nature Genet. *25* (2000) 406–409.

Kozlowski,K. and R.Middleton, Spondylo-epiphyseal dysplasia RIBBING-FAIRBANK type. Report of three cases. Aust. Radiol. *22* (1978) 167–272.

Mourik, J.B.A.van, B.C.J.Hamel and E.C.M.Mariman, A large family with multiple epiphyseal dysplasia linked to *COL9A2* gene. Am.J.Med.Genet. *77* (1998) 234–240.

Stewart, F.J., D.J.Carson, P.S.Thomas et al., WOLCOTT-RALLISON syndrome associated with congenital malformations and a mosaic deletion 15q11-12. Clin.Genet. *49* (1996) 152–155.

Yamamoto, T., J.Tohyama; T-Koeda et al., Multiple epiphyseal dysplasia with small head, congenital nystagmus, hypoplasia of corpus callosum, and leukonychia totalis: A variant of LOWRY-WOOD syndrome? Am.J.Med.Genet. *56* (1995) 6–9.

OMIM 132400, 226900, 600204, 600969, 600310,

Dysplasia renofacialis
▶ Oligohydramnion-Syndrom

Dysplasia spondylo-epiphysaria, pseudoachondroplastische,
Pseudoachondroplasie (MAROTEAUX-LAMY)

Genetisch bedingte Dysostose auf der Grundlage einer Genmutation.
Der Basisdefekt betrifft eine kalziumbindende, Calmodulin-artige Domäne eines Cartilaginären Oligomeren Matrix-Proteins der extrazellulären Matrix des Knorpels (COMP), in einigen unsicheren Fällen auch die α2-Kette des Typ-IX-Kollagens (COL9A1).

Krankheitswert

Erstmanifestation einer Wachstumsretardation der Extremitäten nach normaler Entwicklung im 2. Lebensjahr. Skoliose, Platyspondylie, Kleinwuchs (Endgröße 110–120 cm), Genua

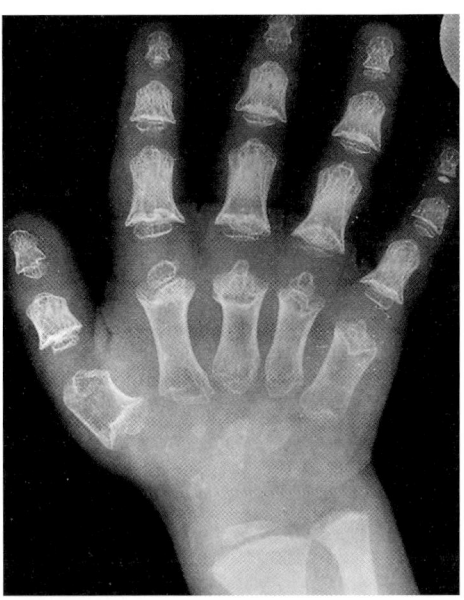

Dysplasia spondylo-epiphysaria, pseudoachondroplastische. Kurze breite Hände mit epiphysären Entwicklungsstörungen. (St. Braun)

valga, kurze massive Hände und Füße, Verkürzung vor allem der proximalen langen Extremitätenknochen, kurze, breite Finger, spezifischer Gang durch Bewegungseinschränkungen. Anomalien der Lendenwirbelkörper mit ausgeprägter Lordose. Normale Intelligenz.

Therapiemöglichkeiten
Symptomatisch-orthopädische Behandlung mit unbefriedigendem Erfolg. Sekundäre arthrotische Veränderungen können prophylaktisch gemildert werden.

Häufigkeit und Vorkommen
Eine der häufigsten spondylo-meta-epiphysären Dysplasien. Seit Abgrenzung 1959 über 40 z.T. familiäre Fälle beschrieben, wahrscheinlich oft nicht diagnostiziert oder zum ▶ PARROT-Syndrom gerechnet.

Genetik
Autosomal dominanter (Typ III) oder rezessiver (?) Erbgang. Heterogenie. Existenz eines ursprünglich abgegrenzten autosomal dominanten Typs I und eines rezessiven Typs II unsicher. Genorte: 19p13.2 (*COMP*), Allelie zur multiplen epiphysären ▶ *Dysplasie Typ I* (Deletionen oder Insertionen in der Calmodulin-artigen Domäne); 1q32 (*COL9A2*), Allelie zur multiplen epiphysären Dysplasie Typ II. Aufgrund eines Falles mit Translokation ein weiterer Genort in 11q21-22.2 vermutet.

Familienberatung
Differentialdiagnose zu PARROT-Syndrom und ▶ *Mukopolysaccharidose Typ IV* aufgrund fehlender kraniofazialer Skelettanomalien, des späteren Manifestationsalters und der ausgeprägteren epi-metaphysären Symptome bzw. der geringen Körpergröße und der Kollagenbiochemie. Unterscheidung einzelner Typen anhand klinischer und röntgenologischer Kriterien unsicher und wahrscheinlich durch allele Überschneidungen mit der multiplen epiphysären Dysplasie nicht durchführbar.

Literatur
Briggs, M.D., S.M.G.Hoffman, L.M.King et al., Pseudoachondroplasia and multiple epiphyseal dysplasia due to mutations in the cartilage oligomeric matrix protein gene. Nature Genet. *10* (1995) 330–336.
Hecht, J.T., C.A.Francomano, M.D.Briggs et al., Linkage of typical pseudoachondroplasia to chromosome 19. Genomics *18* (1993) 561–566.
Ikegawa, S., H.Ohashi, F.Hosoda et al., Pseudoachondroplasia with de novo deletion [(del(11)(q21q22.2)]. Am.J.Med.Genet. *77*(1998) 356–359.
Mabuchi, A., N.Haga, T.Ikeda et al., Novel mutation in exon 18 of cartilage oligomeric matrix protein gene causes a severe pseudoachondroplasia. Am.J.Med. Genet. *104* (2002) 135–139.
McKeand, J., J.Rotta and J.T.Hecht, Natural history of pseudoachondroplasia. Am.J.Med.Genet. *63* (1996) 406–410.

OMIM 177150, 177170, 264150

Dysplasia spondylo-epiphysaria congenita SPRANGER-WIEDEMANN, SPRANGER-WIEDEMANN-Syndrom

Genetisch bedingte Osteochondrodysplasie auf der Grundlage einer Genmutation.
Den Entwicklungsstörungen des Skeletts liegt eine Synthesestörung der α1-Kette des Typ-II-Kollagens seltener des Typ X-Kollagens zugrunde.

Krankheitswert
Angeboren. Disproportionierter Kleinwuchs. Lendenlordose und Ganganomalien aufgrund von Wirbelanomalien (Platyspondylie u.a.), Beckendeformitäten und Dysplasie der rumpfnahen Epiphysen mit schweren Hüftdysplasien. Hernien. Teilweise Myopie, Netzhautablösung und andere Augenfehler. Innenohrschwerhörigkeit. Normale Intelligenz. Progrediente Arthrosen und entsprechende Behinderungen in den betroffenen Gelenken bei Erwachsenen. Thoraxdysplasien mit kurzen Rippen können zur Dyspnoe führen.

Therapiemöglichkeiten
Orthopädische Behandlung kann die Symptomatik mildern.

Häufigkeit und Vorkommen
Seit Abgrenzung des Krankheitsbildes 1966 über 60 Fälle – z.T. retrospektiv – gesichert.

Genetik
Autosomal dominanter oder rezessiver Erbgang. Der variablen Merkmalsausbildung liegt wahrscheinlich multiple Allelie zugrunde. Für Geschwisterfälle wird ein seltener autosomal rezessiver Typ vermutet. Genort 12q13 (*COL2A1*), Allelie zu ▶ *KNIEST-Syndrom*, ▶ *STICKLER-Syndrom*, ▶ *Achondrogenesis IIB*, ▶ *Hypochondro-genesis* sowie zur ▶ *Dysplasia spondylo-epiphysaria congenita* und zur ▶ *Spondylo-epi-metaphysären Dysplasie (KOZLOWSKI)*. Siehe auch ▶ *Hüftgelenkluxation*.

Familienberatung
Röntgenologischer oder molekulargenetischer Nachweis und Differentialdiagnose zu den spondylo-epi-metaphysären und den anderen spondylo-epiphysären Dysplasien (Hände, Füße, Schädel sowie Skelett des Schultergürtels und der Rippen) notwendig. Siehe auch ▶ *spondylo-meta-epiphysäre Dysplasie mit Osteoarthritis*. Ein erhöhtes Risiko besteht bei positiver Familienanamnese nur für die Nachkommenschaft der Merkmalsträger selbst. Nachweis und pränatale Diagnostik molekulargenetisch möglich. Berufsberatung wichtig.

Literatur
Cole, W.G., R.K.Hall and J.G.Rogers, The clinical features of spondyloepiphyseal dysplasia congenita resulting from the substitution of glycine 997 by serine in the alpha1(II) chain of type II collagen. J.Med.Genet. *30* (1993) 27–35.

Harrod, M.J.E., J.M.Friedman, G.Currarino et al., Genetic heterogeneity in spondyloepiphyseal dysplasia congenita. Am.J.Med.Genet. *18* (1984) 311–320.

OMIM 120140 (183900), 313400

Dysplasia spondylo-epiphysaria tarda

Genetisch bedingte Osteochondrodysplasie auf der Grundlage einer Genmutation.
Der Basisdefekt betrifft das Protein Sedlin (SEDL), das zu einem Komplex von Transportproteinen (TRAPP) vom Endoplasmatischen Retikulum zum GOLGI-Apparat gehört und an der enchondralen Ossifikation beteiligt ist. Seltene autosomale Formen beruhen wahrscheinlich auf der Synthesestörung von Kollagenen (▶ *STICKLER-Syndrom*).

Krankheitswert
Erstmanifestation klinischer Erscheinungen im Schulalter. Disproportionierter Kleinwuchs (130–160 cm), kurzer Hals und Rumpf. Kyphose infolge Platyspondylie und anderer Anomalien der Wirbelkörper. Leichte epiphysäre Dysplasie. Trichterbrust. Keine weiteren Komplikationen.

Therapiemöglichkeiten
Orthopädische Behandlung führt zur Milderung der Symptome. Hüftprothesen mit vorübergehendem Erfolg.

Häufigkeit und Vorkommen
Inzidenz etwa 1:600.000. Seit Erstbeschreibung 1939 etwa 40 Sippen mit ausschließlich männlichen Merkmalsträgern in mehreren Generationen und Geschwisterfälle bekannt. Androtropie.

Genetik
Heterogen. X-chromosomaler Erbgang mit intrafamiliär variabler Expressivität. Genort Xp22.31-22.12 (*SEDL*). Bei wenigen Fällen mit einer ebenfalls spätmanifesten, nosologisch abgrenzbaren Form autosomal dominanter (OMIM 184100) oder rezessiver (Pseudorheumatische Dysplasie, Typ TOLEDO, Typ HOBAEK, OMIM 208230, 271630, 171530, ▶ *Brachyolmie*) Erbgang. Siehe auch ▶ *Hüftgelenkluxation*.

Dysplasia spondylo-epi-metaphysaria

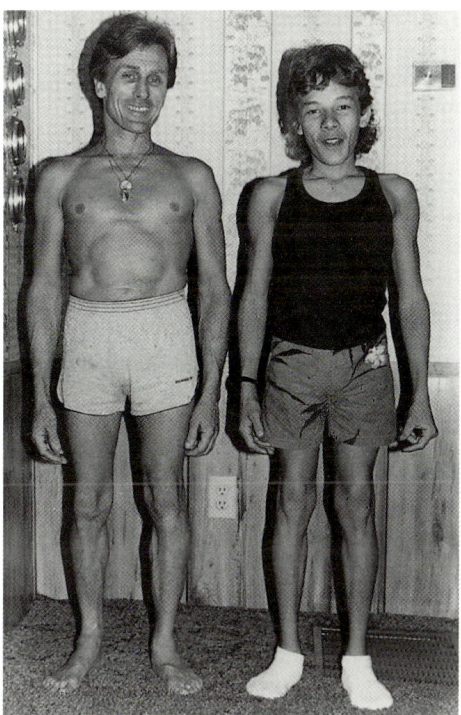

Dysplasia spondylo-epiphysaria tarda. Disproportionierter Kleinwuchs mit kurzem Rumpf und relativ langen Extremitäten (Onkel und Neffe, Körpergröße 155 und 141 cm). (B.G. Kousseff)

Familienberatung

Differentialdiagnose zur ▶ *Dysplasia epiphysaria multiplex* (z.T. allel) anhand der Wirbelsymptomatik zur ▶ *spondylo-epiphysären Dysplasie* mit Osteoarthritis und zur ▶ *Rheumatoid-Arthritis* (röntgenologisch nicht zu unterscheiden) wichtig. Im Säuglingsalter sind im Unterschied zur ▶ *congenitalen s.e.D.* noch keine röntgenologischen Symptome erkennbar. Für die erbprognostische Einschätzung familienanamnestische oder molekulargenetische Feststellung des Erbganges notwendig. Konduktorinnen bei der X-chromosomalen Form radiologisch und klinisch nicht erkennbar.

Literatur

El-Shanti, H.E., H.Z.Omari and H.I.Qubain, Progressive pseudorheumatoid dysplasia: report of a family and review. J.Med.Genet. *34* (1997) 559–563.

Gedeon, A.K., G.E.Tiller, M.Le Merrer et al., The molecular basis of X.linked spondyloepiphyseal dysplasia tarda. Am.J.Hum.Genet. *68* (2001) 1386–1397.

MacKenzie, J.J., J.Fitzpatrick, P.Babyn et al., X linked spondyloepiphyseal dysplasia: a clinical, radiological, and molecular study of a large kindred. J.Med.Genet. *33* (1996) 823–828.

Schantz, K., P.E.Andersen and P.Justesen, Spondyloepiphyseal dysplasia tarda. Report of a family with autosomal dominant transmission. Acta Orthop.Scand *59* (1988) 716–719.

Takahashi, T., I. Takahashi, S. Tsuchida et al., An SEDL gene in a Japanese kindred of X-linked spondyloepiphyseal dysplasia tarda. Clin. Genet. *61* (2002) 319–320

OMIM 120140, 184100, 271600, 271630, 271530, 313400

Dysplasia spondylo-epiphysaria

s.a.
- ▶ Mukopolysaccharidose Typ IV;
- ▶ Dysplasie, spondylo-epi-metaphysäre;
- ▶ SCHIMKE-Syndrom;
- ▶ Mukolipidose Typ III;
- ▶ DYGGVE-MELCHIOR-CLAUSEN-Syndrom

Dysplasia spondylo-epi-metaphysaria mit Dentinogenesis imperfecta und Gelenkeschlaffheit (GOLDBLATT-Syndrom)

▶ CAPDEPONT-Syndrom

Dysplasia spondylo-epi-metaphysaria; Dysplasia spondylo-metaphysaria (KOZLOWSKI)

Genetisch bedingte Ossifikationsstörung auf der Grundlage einer Genmutation.

Der Basisdefekt für den Typ Strudwick, den Typ Namaqualand und andere autosomal dominante Formen besteht in einer Synthesestörung der α1-Kette des Typ-II-Kollagens. Die klinisch-nosologischen Grenzen zur Dysplasia spondyloepiphysaria congenita sowie innerhalb der Gruppe der spondylo-metaphysären Dysplasien sind unscharf.

Dysplasia

Krankheitswert
Erstmanifestation klinischer Erscheinungen in den ersten Lebensjahren. Entwicklungsstörungen vor allem des Achsenskeletts mit Platyspondylie und Kyphoskoliose sowie der Beckenknochen und des proximalen Femurabschnittes. Bewegungseinschränkungen. Disproportionierter Kleinwuchs, Coxa vara, Genua valga. Fakultativ Gaumenspalte und Myopie.

Therapiemöglichkeiten
Physiotherapeutische Maßnahmen vom Kindesalter an werden empfohlen.

Häufigkeit und Vorkommen
Seit Abgrenzung 1966 des Typs KOZLOWSKI über 30 Fälle bekannt. Wahrscheinlich oft als MORQUIO-Syndrom oder KNIEST-Syndrom diagnostiziert. Meist sporadisch vorkommend, aber auch Sippen mit Merkmalsträgern in zwei aufeinanderfolgenden Generationen oder isoliert bei Geschwistern beschrieben. Einzelne, in ihrer Symptomatik und den beteiligten Skelettpartien unterschiedliche Formen jeweils nur von wenigen Fällen bzw. einer Sippe publiziert (▶ *spondylo-epi-metaphysäre Dysplasie* mit Gelenkeschlaffheit oder mit Hypotrichose (▶ *Dysplasie, spondylo-epi-metaphysäre mit Hypotrichose*).

Genetik
Heterogen. Autosomal dominanter (angeborene spondylo-epi-metaphysäre Dysplasie Typ Strudwick *COL2A1*, OMIM 120140; Typ SUDCLIFF), rezessiver (Typ KOZLOWSKI, OMIM 271650; Indianischer, Irapa-Typ, spondylo-epi-metaphysäre Dysplasie mit Gelenkeschlaffheit u.a., OMIM 271650), in einer Sippe mit differentialdiagnostisch unklarer Form X-chromosomaler Erbgang (OMIM 600097). Genorte: 12q13.11-13.2 (*COL2A1*, Typ-II-Kollagen), Allelie zu Achondrogenesis BII, Hypochondrogenesis, Dysplasia spondylo-epiphysaria congenita, KNIEST-Syndrom, STICKLER-Syndrom, spondylo-epi-metaphysärer Dysplasie mit vorzeitiger Osteoarthritis, WAGNER-Syndrom und einem weiteren autosomal dominanten Typ (Missouri-Typ, OMIM 125255). Siehe auch ▶ *metatropische Dysplasie*; ▶ *Metaphysäre Chondrodystrophie Typ* SCHMID, ▶ *SEMD mit Gelenkeschlaffheit*, ▶ ROIFMAN-*Syndrom*, GOLDBLATT-Syndrom (▶ CAPDEPONT-*Syndrom*).

Familienberatung
Früherkennung wegen der sofort einzuleitenden therapeutischen Maßnahmen wichtig. Familienanamnestische Feststellung des Erbganges und Differentialdiagnose zu anderen Platyspondylie-Syndromen, vor allem zur ▶ *Mukopolysaccharidose Typ IV*, sowie zu den ▶ *Spondylo-epiphysären Dysplasien* und den ▶ *metaphysären (Chondro-) Dysplasien* molekulargenetisch und röntgenologisch anhand typisch gefleckter Metaphysen (vor allem der Ulna und Fibula) ab Schulalter notwendig. Nachweis molekulargenetisch möglich. Bei weiblichen Merkmalsträgern muss mit der Notwendigkeit von Schnittentbindungen gerechnet werden.

Literatur
Anderson, C.E., D.O.Sillence, R.S.Lachman, K.Toomey, M.Bull, J.P.Dorst and D.L.Rimoin, Spondylometaepiphyseal dysplasia, Strudwick type. Am.J. Med.Genet. *13* (1982) 243–256.

Gertner, J.M., M.P.Whyte, P.H.Dixon, et al., Linkage studies of a Missouri kindred with autosomal dominant spondyloepimetaphyseal dysplasia (SEMD) indicate genetic heterogeneity. J.Bone Miner.Res. *12* (1997) 1204–1209.

Kozlowski, K., B.E.Prokop, J.S.Scougall et al., Spondylo-metaphyseal dysplasia (report of a case of common type and three cases of "new varieties"). Röfo *130* (1979) 222–230.

OMIM 120110, 120140, 120260, 125255, 184250, 271650, 271665, OMIM 600097

Dysplasia
s.a.
▶ Dysplasie;
▶ Dysostose

Dysplasie, akromesomele Typ MAROTEAUX

Genetisch bedingte Osteochondrodysplasie auf der Grundlage einer Genmutation.
Der zugrunde liegende Basisdefekt betrifft das Cartilage Derived Morphogenic Protein-1 (CDMP1).

Krankheitswert
Primordialer, disproportionierter Kleinwuchs (Endgröße bis 120 cm). Kurze Extremitäten, kurze, breite Füße durch Verkürzung der distalen Röhrenknochen. Platyspondylie. Beweglichkeit der Gelenke kaum eingeschränkt. Verminderte Pronation und Supination durch Subluxation des Radiusköpfchens. Im Erwachsenenalter Gefahr von Spinalstenosen.

Therapiemöglichkeiten
Bisher keine Beeinflussung des Größenwachstums möglich.

Häufigkeit und Vorkommen
Seit Erstbeschreibung 1971 etwa 30 sporadische und Geschwisterfälle bekannt. Weiterhin Foundereffekt auf St. Helena.

Genetik
Autosomal rezessiver Erbgang. Genort 20q11.2 (CDMP1), Allelie zum Typ HUNTER-THOMPSON der ▶ Achondrogenesis, zur Brachydaktylie C und zum DUPAN-Syndrom.

Familienberatung
Differentialdiagnose zur akromesomelen Chondrodysplasie Typ HUNTER-THOMPSON und zur ▶ Achondrogenesis Typ I (GREBE) aufgrund der Wirbelanomalien und der Röhrenknochen sowie zu den ▶ peripheren Dysostosen, den ▶ spondylo-epiphysären Dysplasien und zur ▶ Akrodysostose molekulargenetisch und röntgenologisch nach Beginn der Knochenreifung und anhand der geringen Gelenkbeteiligung bei normalen Epi- und Metaphysen wichtig.

Literatur
Hunter, A.G.W. and M.W.Thompson, Acromesomelic dwarfism: description of a patient and comparison with previously reported cases. Hum.Genet. 34 (1976) 107–113.

Ianakiev, P., M.W.Kilpatrick, M.J.Daly et al., Localization of an acromesomelic dysplasia on chromosome 9 by homozygosity mapping. Clin.Genet. 57 (2000) 278–283.

Kant, S.G., A.Polinkovsky, S.Mundlos et al., Acromesomelic dysplasia MAROTEAUX type maps to human chromosome 9. Am.J.Hum.Genet. 63 (1998) 155–162.

Langer, L.O., J.Cervenka and M.Camargo, A severe autosomal recessive acromesomelic dysplasia, the HUNTER-THOMPSON type, and comparison with the GREBE type. Hum.Genet. 81 (1989) 323–328.

OMIM 201250, 601146

Dysplasie, arteriohepatische,
ALAGILLE-Syndrom

Genetisch bedingtes Dysplasie-Syndrom auf der Grundlage einer Genmutation. Betroffen ist ein Transmembran-Rezeptorprotein im Notch-Signalsystem (Notch-Rezeptor-Ligand, ABC-Transporter), das den Zell-Zell-Kontakt vermittelt. Das entsprechende Gen JAG1 ist dem Jagged1-Gen der Ratte homolog.

Krankheitswert
Angeborene, nicht progrediente intrahepatische Gallengangshypoplasie mit Cholestase, sekundär verminderter Pankreasenzymsekretion, Ikterus mit Pruritus, Xanthomen und Gedeihstörungen. Embryotoxon. Hepatomegalie, portaler Hochdruck. Typische Fazies durch dreieckiges, älter wirkendes Gesicht, spitzes Kinn, dicke Nase, große Ohren, gewölbte Stirn, ikterisches Kolorit und Hypertelorismus. Hypodontie. Pulmonalarterien- und Pulmonalklappenstenose. Schmetterlingswirbel. Lebensbedrohliche Zustände im Kindesalter durch Komplikationen infolge der Herz- und Lebersymptomatik. Gefahr eines Leberzellkarzinoms. Fakultativ Nierendysplasie, zu Niereninsuffizienz führend. Okuläre Anomalien meist auf den hinteren Augenabschnitt beschränkt. Geistige Behinderung.

Therapiemöglichkeiten
Konservative Behandlung der Cholestase (Cholestyramin, Enzyminduktion mit Barbituraten), Triglyzerid-, Vitamin- und Pankreasenzymsubstitution sowie Diät mit guter Prognose. Eventuell Shunt-Operation und in schweren Fällen Lebertransplantation notwendig.

Häufigkeit und Vorkommen
Seit Erstbeschreibung über 80 sporadische und familiäre Fälle bekannt. Inzidenz 1:70.000–50.000.

Dysplasie, costovertebrale

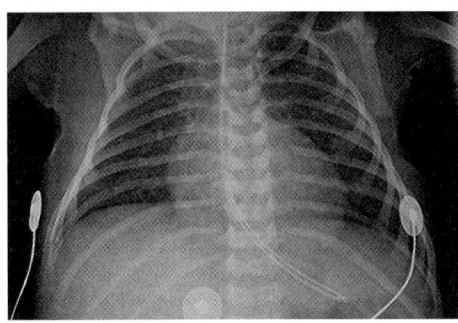

Dysplasie, arteriohepatische. Spaltwirbel. (M. Urban)

Genetik
Autosomal dominanter Erbgang. Stark variable Expressivität, kann klinisch symptomlos oder in Teilsymptomen bestehen. Hohe Neumutationsrate (15–50%). Genort 20p12.1-p11.23 (*JAG1* = *JAGGED1*, teilweise Mikrodeletion eng gekoppelter Gene: Contiguous gene syndrome), Allelie mit einem autosomal dominanten Typ des ▶ FALLOT-*Syndroms*.

Familienberatung
Differentialdiagnose zu anderen Syndromen mit Cholestase bzw. Ikterus (▶ *Gallengangsaplasien*, ▶ *Cerebro-Hepato-Renales Syndrom*, ▶ α1-*Antitrypsin-Mangel*) und zur cystischen Pankreasfibrose wichtig. Nachweis intra vitam aufgrund der klinischen Symptome, der Familienanamnese und molekulargenetisch möglich. Von einer intrafamiliär stark variierenden Schwere der Symptomatik muss ausgegangen werden.

Literatur
Anad, F., J.Burn, D.Matthews et al., ALAGILLE syndrome and deletion of 20p. J.Med.Genet. *27* (1990) 729–737.

Dhorne-Pollet, S., J.-F.Deleuze, M.Hadchouel and C.Bonaiti-Pellié, Segregation analysis of ALAGILLE syndrome. J.Med.Genet. *31* (1994) 453–457.

Krantz, I.D., D.A.Piccoli and N.B.Spinner, ALAGILLE syndrome. J.Med.Genet. *34* (1997) 152–157.

Oda, T., A.G.Alkahloun, B.L.Pike et al., Mutations in the human *Jagged1* gene are responsible for ALAGILLE syndrome. Nature Genet. *16* (1997) 235–242.

Schulte-Bockholt, A., M.Gebel, C.Wittekind et al., Das ALAGILLE-Syndrom im Erwachsenenalter. Dtsch. Med.Wschr. *115* (1990) 1276–1279.

OMIM 118450

Dysplasie, costovertebrale
▶ Dysostose, spondylocostale

Dysplasie, Cranio-Cerebello-Cardiale,
3C-Syndrom, RITSCHER-SCHINZEL-Syndrom

Genetisch bedingtes Fehlbildungs-Syndrom auf der Grundlage einer Genmutation. Der Basisdefekt ist unbekannt.

Krankheitswert
Angeboren. DANDY-WALKER-Fehlbildung (Hydrozephalus), Kleinhirnhypoplasie mit Ataxie. Kraniofaziale Dysmorphien mit relativ kleinem Gesichtsschädel, ausladender Stirn, klaffender Fontanelle, Gaumenspalte und Hypertelorismus. Muskelhypotonie, Herzfehler in Form eines Vorhofseptumdefektes. Knochenreifung verzögert, Kleinwuchs (Wachstumshormon-Defizienz). Hypoplasie der Endphalangen. Multiple weitere Fehlbildungen und Dysplasien.

Therapiemöglichkeiten
Unbekannt.

Häufigkeit und Vorkommen
Seit Erstbeschreibung 1987 mindestens 20 Fälle aus 9 Familien beschrieben.

Genetik
Autosomal rezessiver Erbgang. Bei einem Fall Deletion 1q44-ter, heterogen?

Familienberatung
Differentialdiagnose zu ähnlichen Fehlbildungs-Syndromen anhand der klinischen Symptomatik notwendig, ▶ *JOUBERT-Syndrom*, ▶ *COFFIN-SIRIS-Syndrom*, ▶ *ELLIS-VAN-CREVELD-Syndrom*.

Literatur
Guerrieri, F.and G.Neri, An additional patient with the 3C syndrome. Clin.Genet. *41* (1992) 263–265.

Hoo, J.J., M.Kreiter, N.Halverson and A.Perszyk, 3C (Cranio-Cerebello-Cardiac) syndrome: A recently delineated and easily recognizable congenital malformation syndrome. Am.J.Med.Genet. *52* (1994) 66–69.

Kosaki, K., C.J.Curry, E.Roeder and K.L.Jones, RITSCHER-SCHINZEL (3C) syndrome: Documentation of the phenotype. Am.J.Med.Genet. 68 (1997) 421–427.

Orstavik, K.H., A.G.Bechensteen, D.Fugelseth and W.Orderud, Sibs with RITSCHER-SCHINZEL (3C) syndrome and anal malformations. Am.J.Med.Genet. 75 (1998) 300–303.

Ritscher, D., A.Schinzel, E.Boltenhauser et al, DANDY-WALKER-like malformation, congenital heart defect and craniofacial abnormalities. Am.J.Med.Genet. 33 (1989) 280–281.

OMIM 220210

Dysplasie, diaphysäre
▶ ENGELMANN-Syndrom

Dysplasie, diastrophische,
LAMY-MAROTEAUX-Syndrom

Genetisch bedingte Osteochondrodysplasie auf der Grundlage einer Genmutation.
Der Basisdefekt besteht in einer Synthesestörung eines zur Familie der Anionentransporter gehörenden Sulfat-Transportproteins in die Proteoglykane des Knorpels. Dadurch kommt es zu einem Defekt in der Knorpelmatrix, aus dem sich die klinische Symptomatik ableiten lässt.

Krankheitswert
Disproportionierter Kleinwuchs (140 cm Endgröße). Gelenkekontrakturen, proximale Symphalangie, Mikromelie, Klumpfüße, Sandalenlücke, tief angesetzter überstreckbarer Daumen. Schon im Kleinkindesalter Skolioseneigung, später meist schwere Kyphoskoliose mit entsprechenden Komplikationen. Ohrmuscheldysplasie (im Säuglingsalter "Blasenohren", später "Blumenkohlohren"). Gaumenspalte. Allmähliche Progredienz: Einschränkung der Beweglichkeit der großen Gelenke, Streckkontrakturen, sekundär Hüftgelenkveränderungen, dadurch Geh- und Sitzbeschwerden, kardio-pulmonale Störungen. Schlechte Prognose im Neugeborenenalter (Glossoptosis), Lebenserwartung herabgesetzt. Mehrere Fälle mit etwas abweichender schwerer Symptomatik, normalen Ohrmuscheln, Platyspondylie und Gelenkedislokationen (Ellenbogen, Knie, proximale Interphalangealgelenke) sowie Dyspnoe (Tracheochondromalazie) und Herzfehlern, als meist perinatal letale Pseudodiastrophische Dysplasie Typ BURGIO abgetrennt (OMIM 264180).

Therapiemöglichkeiten
Frühzeitig einsetzende orthopädische Behandlung und chirurgische Korrekturen mit unbefriedigendem Erfolg.

Häufigkeit und Vorkommen
Seit Abgrenzung 1960 über 200 (84 Familien aus Finnland) sporadische, Geschwister- und Zwillingsfälle beschrieben, davon etwa 20 intrafamiliär konstant mit perinatal letaler Form.

Genetik
Autosomal rezessiver Erbgang, variable Expressivität bis lediglich isolierter Klumpfuß und verbreiterte Metaphysen bei Anlagenträgern. Genort 5q31-33 (**Diastrophische-Dysplasie-Sulfat-Transport-Protein**, *DTDST = SLC26A*), Allelie mit der ▶ *Achondrogenesis Typ BI*, dem Typ I der metatropischen ▶ *Dystrophie* und mit der ▶ *Atelosteogenesis Typ II* (z.T. dieselbe Mutation, d.h. Identität beider Syndrome). Pseudodiatrophische Dysplasie auf anderer, noch unbekannter genetischer Grundlage.

Familienberatung
Differentialdiagnose zu anderen Kleinwuchs-Syndromen und zur ▶ *Arthrogryposis multiplex* bei Säuglingen vor allem anhand typischer Skelettanomalien mit nach karpal weisendem Daumen (hitch-hiker-Daumen) und der extraossären Symptome wichtig. Abgrenzung innerhalb der Gruppe der auf *DTDST*-Mutationen beruhenden Syndrome wegen allelischer Überschneidungen unscharf. Bei Merkmalsträgerinnen Schnittentbindung notwendig. Pränatale Diagnostik sonografisch an Hand der Mikromelie und molekulargenetisch möglich.

Literatur
Canki-Klain, N., V.Stanescu, P.Bebler and P.Maroteaux, Pseudodiastrophic dysplasia evolution with age and management. Report of two new cases and review of the literature. Ann.Genet. 33 (1990) 129–136.

Dysplasie, dolichospondyläre

Fischetto, R., F.Causio, G.Corso et al., Pseudodiastrophic dysplasia type BURGIO in a newborn. Am.J.Med.Genet. *71* (1997) 222–225.

Hastbacka, J., I.Kaitila, P.Sistonen and A.De la Chapelle, Diastrophic dysplasia gene maps to the distal long arm of chromosome 5. Proc.Natl.Acad. Sci.USA *87* (1990) 8056–8059.

Hastbacka, J., R.Salonen, P.Laurila et al., Prenatal diagnosis of diastrophic dysplasia with polymorphic DNA markers. J.Med.Genet. *330* (1993) 265–268.

OMIM 222600, 264180

Dysplasie, dolichospondyläre
▶ MMM-Syndrom

Dysplasie, dyssegmentale
▶ DESBUQUOIS-Syndrom

Dysplasie, ektodermale
▶ Ektodermale Dysplasie

Dysplasie, epiphysäre
▶ Dysplasia epiphysaria multiplex;
▶ Hüftgelenksluxation

Dysplasie, fibromuskuläre, der Arterien

Arterielle Verschlusskrankheit auf der Grundlage einer Genmutation. Der Basisdefekt ist unbekannt (Typ-III-Kollagen-Synthesestörung?).

Krankheitswert
Bereits vom Kindesalter an kommt es in Abhängigkeit von den betroffenen Gefäßen (Carotis, Hirn-, Koronar- Mesenterial-, Iliacal-, Nierenarterien) zu Migräne, Bluthochdruck, Claudicatio, Infarkt- und Apoplexieneigung. Seh- und Hörverlust kommen vor. Kann aber auch lange symptomlos bleiben. Lebenserwartung herabgesetzt.

Therapiemöglichkeiten
Keine wirksame Therapie bekannt.

Häufigkeit und Vorkommen
Mehrere Sippen mit Merkmalsträgern in aufeinanderfolgenden Generationen beschrieben. Krankheitsbild und Familiarität wahrscheinlich oft nicht erkannt.

Genetik
Autosomal dominanter Erbgang mit stark variabler Expressivität. Genetische Beziehungen zu Aneurysmenbildungen (▶ *Aneurysmen, intracranielle*) und zur ▶ *Neurofibromatose* unklar. Auf das Gefäßsystem beschränkte Neurofibromatose? In einer Geschwisterschaft zusätzlich Herzfehler, Hypertonie, Brachysyndaktylie und Osteogenesis imperfecta: Contiguous gene syndrome? Ein Genort 2q31.1-32 (*COL3A1*, α1-Kette des Typ-III-Kollagens).

Familienberatung
Bei familienanamnestischen Erhebungen ist auf plötzliche Todesfälle und klinisch gesunde Anlagenträger zu achten. Nachweis durch Computertomografie und andere bildgebende Verfahren sowie histologisch möglich. Differentialdiagnose zur lokalen Neurofibromatose 1, zu ▶ *MARFAN-Syndrom* und ▶ *Moya-Moya* notwendig. Siehe auch ▶ *Migräne, idiopathische*.

Literatur
Grange, D.R., I.C.Balfour, S.Chen and E.G.Wood, Familial syndrome of progressive arterial occlusive disease consistent with fibromuscular dysplasia, hypertension, congenital cardiac defects, bone fragility, brachysyndactyly, and learning disabilities. Am.J.Med.Genet. *75* (1998) 469–480.

Kousseff, B.G. and E.F.Gilbert-Barness, "Vascular neurofibromatosis" and infantile gangrene. Am.J. Med.Genet. *34* (1989) 221–226.

Petit, H., B.Bouchez, A.Destee and J.Clarisse, Familial form of fibromuscular dysplasia of the internal carotid artery. J.Neuroradiol. *10* (1993) 15–22.

OMIM 135580

Dysplasie, fibröse, polyostotische
▶ ALBRIGHT-Syndrom

Dysplasie, fokale faziale dermale,
BRAUER-Syndrom; SETLEIS-Syndrom

Bitemporale narbig-naevoide Defekte der Cutis. Basisdefekt und Pathogenese sind unbekannt.

Krankheitswert
Angeboren. Umschriebene narbige Veränderungen der Haut vor allem an den Schläfen ("Geburtszangennarben") seltener am Kinn oder auf der Stirn. Distichiasis der Ober-, Astichiasis der Unterlider, dünnes Kopfhaar, Pigmentierungsanomalien, Kinnkerbe, urogenitale Dysplasien. Bei einigen Fällen noch andere Dysplasien im Gesicht wie Cutis laxa, Facies leontina, vorstehendem Nasensteg, Knollennase, vertikaler Furche unter der Unterlippe und seitlich rarefizierte Augenbrauen (SETLEIS-Syndrom).

Therapiemöglichkeiten
Unnötig.

Häufigkeit und Vorkommen
Erstbeschreibung 1963. Große Sippen mit Merkmalsträgern in bis zu fünf Generationen bekannt. Daneben isolierte Geschwisterschaften oder sporadische Fälle. SETLEIS-Syndrom endemisch in Puerto Rico, meist Geschwisterschaften.

Genetik
Wahrscheinlich heterogen. Autosomal dominanter oder rezessiver Erbgang. SETLEIS-Syndrom als autosomal rezessiv eingeschätzt, BRAUER-Syndrom als autosomal dominant. Inzwischen gemeinsames Vorkommen der beiden Syndrome in einer Sippe beschrieben, wobei sich die Symptome überschneiden.

Familienberatung
Bei isolierter D. Differentialdiagnose zu bei Zangengeburt erworbenen Narben wichtig.

Literatur
Al-Gazali, l.I. and J.Al-Talabani, SETLEIS syndrome: autosomal recessive or dominant inheritance? Clin. Dysmorphol. 5 (1996) 249–253.

Di Lernia, V., I.Neri and A.Patrizi, Focal facial dermal dysplasia: Two familial cases. J.Am.Acad.Dermatol. 25 (1991) 389–391.

McGaughran, J. and S.Aftimos, SETLEIS syndrome: three new cases and a review of the literature. Am.J. Med.Genet. 111 (2002) 376–380.

Masuno, M., K.Imaizumi, Y.Makita et al., Autosomal dominant inheritance of SETLEIS syndrome. Am.J. Med.Genet. 57 (1995) 57–60.

OMIM 136500, 227260

Dyplasie, Fronto-Fazio-Nasale
▶ Fronto-Fazio-Nasale Dysplasie

Dysplasie, fronto-metaphysäre,
GORLIN-COHEN-Syndrom

Genetisch bedingte kraniotubuläre Dysplasie auf der Grundlage einer Genmutation. Der Basisdefekt für die Skelett- und Bindegewebsanomalien ist unbekannt.

Krankheitswert
Angeborener Makrozephalus mit charakteristischer helmförmiger Kopfform, auffälligen hyperostotischen Supraorbitalwülsten und relativ kleinem Gesichtsschädel. Zahlreiche andere, vor allem kraniale, spinale und diaphysäre Knochendysplasien und fakultative Symptome. Zahnunterzahl, -form- und -stellungsanomalien. Eunuchoide Körperproportionen. Generelle leichte Muskelhypoplasie und -hypotonie. Beschwerden vor allem durch Flexionskontrakturen und Bewegungseinschränkungen der großen Gelenke. Schwere Skoliose. Progrediente Schwerhörigkeit (▶ Taubheit, Tab. VI.Q).

Therapiemöglichkeiten
Möglichst frühzeitige physiotherapeutische Behandlung kann die Gelenke-Symptomatik in ihrer Progredienz aufhalten und bessern.

Häufigkeit und Vorkommen
Seit Erstbeschreibung 1969 über 20 Fälle bekannt, dabei in mehreren Sippen Vorkommen in aufeinanderfolgenden Generationen.

Dysplasie, fronto-metaphysäre

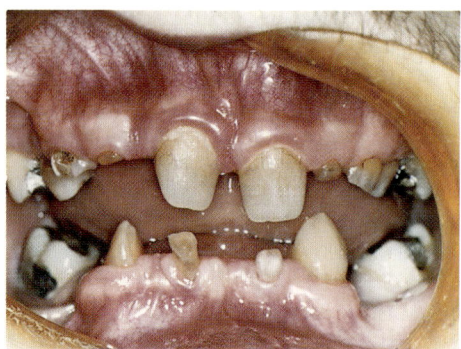

Dysplasie, fronto-metaphysäre. Oligodontie, persistierende Milchzähne. (Ch. Opitz)

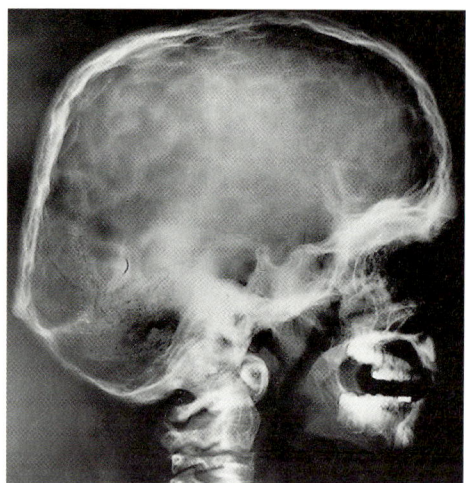

Dysplasie, fronto-metaphysäre. Helmähnliche Schädelform, Schädelmaße über der Norm. Wulstbildung supraorbital und okzipital, vermehrte Impressiones gyrorum, fehlende Frontalsinus, Mandibulahypoplasie, abnorm geformter Dens epistrophei.

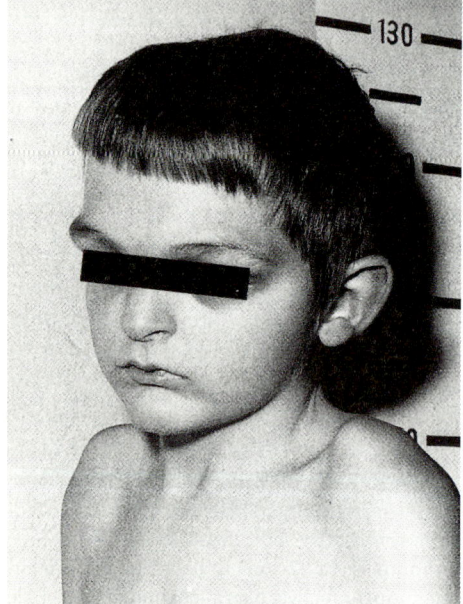

Dysplasie, fronto-metaphysäre. 6jähriger Patient. Auffällige Supraorbitalwülste. Relativ kleiner Gesichtsschädel.

Genetik

X-chromosomaler Erbgang mit Teilmanifestation im weiblichen Geschlecht. Genort Xp28, Allelie mit ▶ *Oto-Palato-Digitalem Syndrom* und ▶ *MELNICK-NEEDLES-Syndrom* vermutet und zur Fronto-Oto-Palato-Digitalen Dysplasie zusammengefasst.

Familienberatung

Differentialdiagnose vor allem zum ▶ *PYLE-Syndrom* und zur kranio-metaphysären ▶ *Dysplasie* anhand der charakteristischen kraniofa-

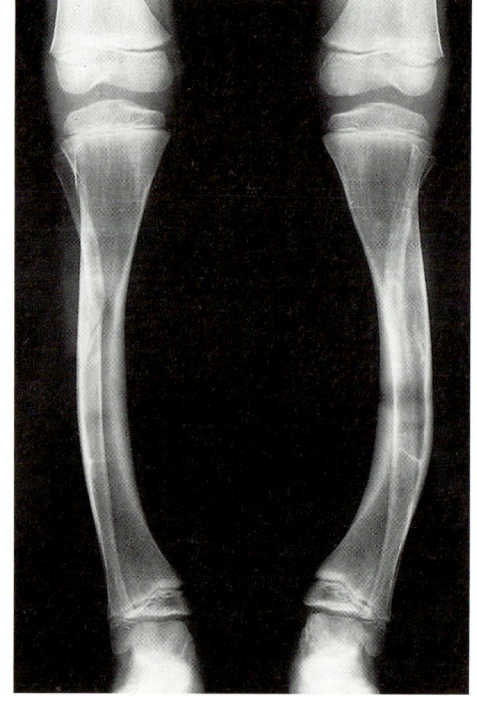

Dysplasie, fronto-metaphysäre. Verbreiterte Metaphysen der gebogenen Unterschenkelknochen, dünne Kortikalis, Osteoporose.

zialen Dysmorphien und der röntgenologischen Besonderheiten wegen der unterschiedlichen Erbgänge wichtig. Im weiblichen Geschlecht besteht eine generell leichtere, z.T. nur subklinische Symptomatik.

Literatur

Pagon, R.A., J.B.Beckwith and B.H.Ward, Calvarial hyperostosis: a benign X-linked recessive disorder. Clin.Genet. *29* (1986) 73–78.

Park,J.M., E.A.Contreras and R.R.Garcia, Mitral valve prolapse in a patient with frontometaphyseal dysplasia. Clin. Pediat. *25* (1986) 469–471.

Superti-Furga, A. and F.Gimelli, Fronto-metaphyseal dysplasia and the oto-palato-digital syndrome. Dysmorphology. Clin.Gen. *1* (1987) 2–5.

OMIM 305620

Dysplasie, Fronto-Nasale
▶ Frontonasale Dysplasie

Dysplasie, Fronto-Oto-Palato-Digitale
▶ Oto-Palato-Digitales Syndrom;
▶ MELNICK-NEEDLES-Syndrom;
▶ Dysplasie, fronto-metaphysäre

Dysplasie, geleophysische; Akromikrie-Dysplasie

Seit Erstbeschreibung 1971 von über 20 sporadischen und Geschwisterfällen beschriebene Form des Kleinwuchses mit Brachydaktylie, Osteoporose, Knochenbrüchigkeit, Hüftluxation, Gelenkekontrakturen, Cutis laxa und typischem, "glücklichem" Gesichtsausdruck (volle Wangen, langes Philtrum, kurze Lidspalten). Progrediente Hepatosplenomegalie und Kardiomyopathie. Tracheo-respiratorische Komplikationen kommen vor. Normale Intelligenz. Typische Dübel-förmige Einbuchtungen der Metaphysen in die Epiphysen der langen Röhrenknochen. Mukopolysaccharidartige Speichersubstanzen in den Zellen von Herz, Trachea und Leber lassen eine lysosomale Speicherkrankheit vermuten (Mukopolysaccharidose? Glykoproteinose?). Tod meist im 1. oder 2. Lebensjahrzehnt durch Herzversagen oder Tracheaverengung. Autosomal rezessiver Erbgang. Ätiopathogenetische Ähnlichkeit oder Identität mit der seit 1986 von über 20 meist sporadischen Fällen beschriebenen Akromikrie-Dysplasie (OMIM 102370) und dem MOORE-FEDERMAN-Syndrom (OMIM 127200), allerdings ohne die Speichersubstanz, den fazialen Aspekt und die metaphysäre Dysplasie, wird vermutet, wobei der für diese Syndrome angenommene autosomal dominante Erbgang und die bessere Prognose zu beachten sind. Siehe auch ▶ WEILL-MARCHESANI-*Syndrom*; ▶ *Geroderma osteodysplasticum*.

Literatur

Eich, G.F., B.Steinmann, J.Hodler et al., Metaphyseal peg in geroderma osteodysplasticum. A new genetic bone marker and a specific finding? Am.J.Med. Genet. *63* (1996) 62–67.

Faivre, L., M.Le Merrer, C.Baumann et al., Acromicric dysplasia: long term outcome and evidence of autosomal dominant inheritance. J.Med.Genet. *38* (2001) 745–749.

Hennekam, R.C.M., Y.Van Bever and J.W.E.Oorthuys, Acrimicric dysplasia and geleophysic dysplasia: Similarities and differences. Eur.J.Pediatr. *155* (1996) 311–314.

Rossner, E.M., A.R.Wilkinson, J.A.Hurst et al., Geleophysic dysplasia: A report of three affected boys - Prenatal ultrasound does not detect recurrence. Am.J.Med.Genet. *58* (1995) 217–221.

Poltz, B.F., H.Stöß, F.Henschke et al., Clinical and ultrastructural findings in three patients with geleophysic dysplasia. Am.J.Med.Gent. *63* (1996) 50–54.

Shohat,M., H.E.Gruber, R.A.Pagon et al., Geleophysic dysplasia: A storage disorder affecting the skin, bone, liver, heart, and trachea. J.Paediatr. *117* (1990) 227–232.

Winter, R.M., M.A.Patton, J.Challener et al., MOORE-FEDERMAN syndrome and acromicric dysplasia: are they the same entity? J.Med.Genet. *26* (1989) 320–325.

Wraith, J.E., A.Bankier, C.W.Chow et al., Geleophysic dysplasia. Am.J.Med.Genet. *35* (1990) 153–156.

OMIM 102370, 127200, 231050

Dysplasie, immuno-ossäre
▶ SCHIMKE-Syndrom

Dysplasie, kamp(t)omele

Genetisch bedingte Osteochondrodysplasie auf der Grundlage der Mutation eines pleiotropen Homeobox-Gens *SOX9*.
Das *SOX9*-Genprodukt ist als Transkriptionsfaktor an der Skelettentwicklung (Chondrozytendifferenzierungs-Faktor, Regulation der Kollagen-Typ-II-Expression in den Chondrozyten) und der Hodenentwicklung beteiligt.

Krankheitwert
Zu 90% lebensfähige, kleinwüchsige Neugeborene mit typischer Biegung der Tibia und anderer langer Röhrenknochen. Makrokranium. Kraniofaziale Dysmorphien, flaches Gesicht, ausladende Stirn, Mikrogenie, Gaumenspalte (Pierre-ROBIN-Anomalie) und tiefsitzende Ohren. Schmale Beckenschaufeln, Hüftluxation. Nur 11 Rippenpaare, Glockenthorax. Zyanose infolge Tracheobronchomalazie und Lungenhypoplasie. Multiple Fehlbildungen des Achsenskeletts, des ZNS und der inneren Organe. Hypoplastische Scapulae. Bei etwa ¾ der Fälle mit dem Karyotyp 46,XY weibliche oder intersexuelle bzw. bisexuelle Gonaden- und Genitalentwicklung. Tod innerhalb der ersten Lebenswochen an Dyspnoe (Tracheobronchomalazie).

Therapiemöglichkeiten
Unbekannt.

Häufigkeit und Vorkommen
Seit Abgrenzung des Syndroms 1971 etwa 100 Fälle beschrieben. Beim Vater von drei Geschwistern mit k.D. Gonadenmosaik nachgewiesen.

Genetik
Autosomal dominanter Erbgang. Heterogen. Klinisch wird neuerdings vom klassischen ("Langknochen"-)Typ ein Typ mit stark verkürzten langen Röhrenknochen abgegrenzt, von dem es wiederum eine Unterform mit Kraniosynostose gibt. Das selbe Allel kann in Geschwisterschaften unterschiedlich starke Feminisierung bewirken. Genort 17q24.3-25.1. Das *SOX9*-Gen gehört zu den *SRY*-verwandten Genen (sex-determinating region Y) und bedingt auch die Knochensymptomatik. Die Kampomelie wird nicht mehr als obligates Symptom angesehen ("akampomele kampomele Dysplasie", ebenfalls *SOX9*-Mutation). Nosologisch abzutrennen ist wahrscheinlich das ursprünglich 1971 von zwei Schwestern beschriebene vermutlich mitochondrial oder autosomal rezessiv bedingte STÜVE-WIEDEMANN-Syndrom mit kurzen gebogenen Röhrenknochen, breiten Metaphysen, Ateminsuffizienz, anfallsweise Hyperthermie und normalem männlichen Genitale. K. mit Zystennieren, Polysplenie, Heterotaxie und Nackenblase: CUMMING-Syndrom, autosomal rezessiv (OMIM 211890).

Familienberatung
Differentialdiagnose zu anderen neonatal letalen Osteochondrodysplasien (▶ *Achondrogenesis*, thanatophore ▶ *Dysplasie*), zu Osteogenesis imperfecta, ANTLEY-BIXLER-Syndrom und Hypophosphatasie sowie zu symptomatischen Formen der ▶ *Kampomelie* (Tabelle) notwendig. Nachweis und pränatale Diagnostik durch Ultraschall ab 2. Trimenon und molekulargenetisch möglich.

Literatur
Cameron, F.J., R.M.Hageman, C.Cooke-Yarborough et al., A novel germ line mutation in *SOX9* causes familial campomelic dysplasia and sex reversal. Hum.Molec.Genet. *10* (1996) 1625–1630.

Chabrol, B., S.Sigaudy, V.Paquis et al., STÜVE-WIEDEMANN sydrome and defects of the mitochondrial respiratory chain. Am.J.Med.Genet. *72* (1997) 222–226.

Foster, J.W., M.A.Dominguez-Steglich, S.Guioli et al., Campomelic dysplasia and autosomal sex reversal caused by mutations in an SRY-related gene. Nature *372* (1994) 525–530.

Friedrich, U., E.Schaefer and P.Meinecke, Campomelic dysplasia without overt campomelia. Clin.Dysmorph. *1* (1992) 172–178.

Kozlowski, K. and R.Tenconi, STÜVE-WIEDEMANN dysplasia in a 3½-year-old boy. Am.J.Med.Genet. *63* (1996) 17–19.

Ming, J.E., D.M.McDonald-McGinn, R.I.Markowitz et al., Heterotaxia in a fetus with campomelia, cervical lymphocele, polysplenia, and multicystic dysplastic kidneys: Expanding the phenotype of CUMMING syndrome. Am.J.Med.Genet. *73* (1997) 419–424.

Moog, U., N.J.G.Jansen, G.Scherer and C.T.R.M. Schrander-Stumpel, Acampomelic campomelic syndrome. Am.J.Med.Genet, *104* (2001) 239–245.

Ninomiya, S., K.Narahara, K.Tsuji et al., Acampomelic campomelic syndrome and sex reversal associated with de novo t(12;17) translocation. Am.J.Med.Genet. *56* (1995) 31–34.

OMIM 114290, 211970, 211990

Dysplasie, kranio-diaphysäre
▶ Dysplasie, Kranio-Tubuläre;
▶ LENZ-MAJEWSKI-Syndrom

Dysplasie, kranio-ektodermale,
SENSENBRENNER-Syndrom

Seit Erstbeschreibung 1975 von 12 sporadischen und Geschwisterfällen beschriebene autosomal rezessive ektodermale Dysplasie mit charakteristischen Knochendysplasien: Dolichozephalie mit ausladender Stirn, Rhizomelie, Pectus excavatum, Kleinwuchs, Tubulopathie. Volle Wangen. Zahlreiche weitere Symptome.

Literatur
Amar, M.J.A., R.Sutphen and B.G.Kouseff, Expanded phenotype of cranioectodermal dysplasia (SENSENBRENNER syndrome). Am.J. Med.Genet. *70* (1997) 349–352.

Eke, T., F.Woodruff and I.D.Young, A new oculorenal syndrome: Retinal dystrophy and tubulointerstitial nephropathy in cranioectodermal dysplasia. Brit.J. Ophthalmol. *80* (1996) 490–491.

Tsimaratos, M., E.Berard, S.Sigaudy et al., Chronic renal failure and cranioectodermal dysplasia: a further step. Pediatr.Nephrol. *11* (1997) 785–786.

Tsimaratos, M., J.Sarles, S.Sigaudy and N.Philip, Renal and retinal involvement in the SENSENBRENNER syndrome. Am.J.Med.Genet. *77* (1998) 337.

OMIM 218330

Dysplasie, kranio-fronto-nasale
▶ Kraniostenose

Dysplasie, kranio-metaphysäre (JACKSON),
Craniometaphysäre Dysplasie (CMD)
(bearbeitet von TINSCHERT, Berlin)

Genetisch bedingte kraniotubuläre Dysplasie auf der Grundlage einer Genmutation.
Ein Basisdefekt betrifft ein dem Gen für die progrediente Ankylose der Maus (*ank*) homologes Gen ANKH, ein Membrantransport-Protein für anorganisches Pyrophosphat. Durch Mutationen kommt es zu Störungen der Calcifikation und Resorption sowie verstärkter Mineralisation des Knochens.

Krankheitswert
Erstmanifestation klinischer Erscheinungen z.T. bereits bei Geburt. Hyperostosen und Sklerosen der Schädelknochen mit fehlenden Paranasalsinus führen zunächst zur Erschwerung der Nasenatmung und später durch Einengung von Nerven- und Gefäßkanälen in einigen Fällen zu Hörverlust (▶ *Taubheit, Tab. VI.M*) und Paresen, selten zu Sehverlust (Optikusatrophie). Keulenförmige Auftreibung der Metaphysen der langen Röhrenknochen, Genua valga, Tibiaverformung. Verdickung von Rippen und Schlüsselbeinen, auffallende Supraorbitalwülste. Bei schwerer Ausprägung durch Einengung des Foramen magnum Rückenmarkskompression mit Paresen, Hydrozephalus, Bewusstlosigkeit, kann zum Tode führen.

Therapiemöglichkeiten
Chirurgische Nervendekompression mit unterschiedlichem Erfolg.

Häufigkeit und Vorkommen
Etwa 100 sporadische oder familiäre Fälle, die meisten aus 5 großen Sippen mit der leichten und etwa 10 Fälle mit der schweren Form beschrieben.

Genetik
Heterogen. Genorte: autosomal dominante Form 5p15.2-p14.1 (*ANKH*); milde autosomal

Dysplasie, kranio-meta-diaphysäre

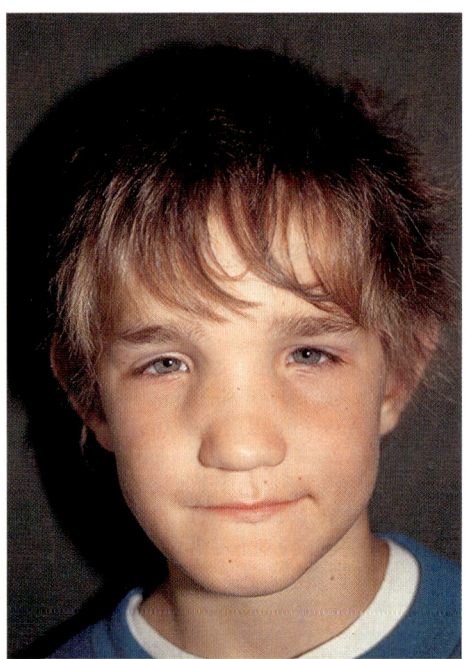

Dysplasie, kranio-metaphysäre (JACKSON). Hypertelorismus, verbreiterte Nasenwurzel und Paranasalregion. (S. Tinschert)

Iughetti, P., L.Garcia Alonso, W.Wilcox et al., Mapping of the autosomal recessive (AR) craniometaphyseal dysplasia locus to chromosome region 6q21-22 and confirmation of genetic heterogeneity for mild AR spondylocostal dysplasia. Am.J.Med. Genet. 95 (2000) 482–491.

Nürnberg, P., S.Tinschert, M.Krug et al., The gene for autosomal dominant craniometaphyseal dysplasia maps to chromosome 5p and is distinct from growth hormone-receptor gene. Am.J.Hum.Genet. 61 (1997) 918–923.

Nürnberg, P., H.Thiele, D.Chandler et al., Heterozygous mutation in *ANKH*, the ortholog of the mouse progressive ankylosis gene, results in craniometaphyseal dysplasia. Nature Genet. 28 (2001) 37–41.

Reichenberger, E., V.Tiziani, S.Watanabe et al., Autosomal dominant craniometaphyseal dysplasia is caused by mutations in the transmembrane Protein ANK. Am.J.Hum.Genet. 68 (2001) 1315–1320.

Tinschert, S. and H.S.Braun, Craniometaphyseal dysplasia in six generations of a German kindred. Am.J.Med.Genet. 77 (1998) 175–181.

Yamamoto, T., N.Kurihara, K.Yamaoka et al., Bone marrow-derived osteoclast-like cells from a patient of osteocloast-reactive vacuolar proton pump. J.Clin.Invest. 91 (1993) 362–367.

OMIM 123000, 218400

rezessive Form 6q21-22; autosomal rezessive schwere Form unsicher.

Familienberatung

Differentialdiagnose röntgenologisch zu anderen ▶ *Kranio-tubulären Dysplasien*, vor allem zum ▶ *PYLE-Syndrom* und zur ▶ *frontometaphysären Dysplasie* notwendig. Charakteristisch ist eine Prominenz der Paranasalregion, insbesondere im Bereich der Nasenwurzel. Mikro- und Teilsymptome in der Aszendenz können für die Feststellung des jeweils vorliegenden Erbganges und damit für die Risikoeinschätzung von Wichtigkeit sein. Bei sporadischen Fällen mit schwerer Symptomatik muss für Geschwister von Merkmalsträgern von einem 25%igen Risiko ausgegangen werden.

Literatur

Beighton, P., Craniometaphyseal dysplasia (CMD), autosomal dominant form. J.Med.Genet. 32 (1995) 370–374.

Dysplasie, kranio-meta-diaphysäre; Dysplasie, kranio-tubuläre
▶ Dysplasien kranio-tubuläre

Dysplasie, kyphomele

Bei seit Erstbeschreibung 1983 etwa 15 sporadischen und Geschwisterfällen beschriebenes angeborenes Kleinwuchs-Syndrom mit Platyspondylie und kurzen, gebogenen langen Röhrenknochen, besonders Femora betroffen. Mikrognathie und Mittelgesichtshypoplasie, langes Philtrum. Metaphysäre Dysplasie, eingeschränkte Gelenkebeweglichkeit. Autosomal rezessiver Erbgang. Differentialdiagnose im Neugeborenenalter vor allem zur ▶ *Osteogenesis imperfecta* (Allelie? symptomatische Überschneidungen mit Typ IV), zum Femur-Hypoplasie-auffällige-Fazies-Syndrom (▶ *Femur-*

Anomalien) und zur kampomelen ▶ *Dysplasie* wichtig. Geringe Lebenserwartung.

Literatur
Chen, C.-P., S.-R.Chern, S.-L.Shih et al., Kyphomelic dysplasia in two sib fetuses. J.Med.Genet. *35* (1998) 65–69.
Prasad, C., B.Cramer, C.Pushpanathan et al., Kyphomelic dysplasia: a rare form of semilethal skeletal dysplasia. Clin.Genet. *58* (2000) 390–395.
Turnpenny, P.D., E.M.Dakwar and F.N.Boulos, Kyphomelic dysplasia: the first 10 cases. J.Med.Genet. *27* (1990) 269–272.

OMIM 211350

Dysplasie, mandibulo-akrale
▶ Akroosteolyse, neurogene

Dysplasie, mesomele
Im Vordergrund stehen Dysplasien und Verkürzung von Unterarm und/oder Unterschenkel:
▶ Typ LANGER ▶ *Zwergwuchs, mesomeler, Typ LANGER*
▶ LERI-WEILL-Syndrom
▶ NIEVERGELT-Syndrom
▶ Typ REINHARDT-PFEIFFER ▶ *Fibula-Aplasie*
▶ Typ WERNER ▶ *Tibia-Aplasie*
▶ ROBINOW-Syndrom
▶ Typ KOZLOWSKI-REARDON ▶ *Synostosen* s.a. ▶ *Fibula-Anomalien*

Dysplasie, metaphysäre
▶ PYLE-Syndrom;
▶ Metaphysäre Chondrodysplasie

Dysplasie, metatropische,
Chondrodysplasia fetalis hyperplastica

Genetisch bedingte spondylo-meta-epiphysäre Dysplasie auf der Grundlage einer Genmutation. Der Basisdefekt besteht in einer Synthesestörung eines Sulfat-Transportproteins (Diastrophische-Dysplasie-Sulfat-Tranport-Protein, *DTDST*, Typ I). Dadurch ist die Sulfurierung der Proteoglykane in der Knorpelmatrix vermindert, woraus sich die klinischen Erscheinungen ableiten lassen. Bei Sippen mit autosomal dominantem Erbgang und klinischen Zeichen eines ▶ *KNIEST-Syndroms* (D.m. Typ II) kann auch eine Typ-II-Kollagensynthese-Störung zugrunde liegen.

Krankheitswert
Angeboren. Zunächst nur Mikromelie und langer Thorax, später Proportionswandel. Klinische Zeichen einer progredienten Dysplasie des Achsen- und Extremitätenskeletts (Aniso- bzw. Platyspondylie, verkürzte lange Röhrenknochen) meistens mit schwerer Kyphoskoliose und Bewegungseinschränkung. Disproportionierter Kleinwuchs (Endgröße ca. 125 cm). Typische Körperhaltung. Verminderte Lebenserwartung durch Dyspnoe.

Therapiemöglichkeiten
Frühzeitige orthopädische Maßnahmen mit unbefriedigendem Erfolg.

Häufigkeit und Vorkommen
Seit Abgrenzung 1966 über 50 Patienten, darunter auch Geschwisterfälle, gesichert. Gehäuft in Finnland. Typ II vorher schon von KNIEST (1952) beschrieben: Metatropischer Zwergwuchs II oder ▶ *KNIEST-Syndrom.*

Genetik
Heterogen, autosomal dominanter (Typ II, klinisch nicht sicher abgegrenzt zum KNIEST-Syndrom und anderen Kollagen-Typ-II-Dysplasien) oder autosomal rezessiver Erbgang einer nicht letalen (m.D. Typ I) und einer perinatal letalen (Typ III, "KNIEST-artigen") Form. Genorte: Typ I 5q31-33 (*DTDST*), Allelie zu diastrophischer ▶ *Dysplasie,* ▶ *Achondrogenesis Typ BI* und zur ▶ *Atelosteogenesis Typ II*; Typ II 12q13.11-13.2 (*COL2A1*), Allelie zu KNIEST-Syndrom, Achondrogenesis Typ BII, Hypochondrogenesis, Dysplasia spondylo-epiphysaria congenita, Dysplasia spondylo-epi-metaphysaria u.a.

Familienberatung
Differentialdiagnose zu anderen Osteochondrodysplasien (Achondroplasie, spondylo-epiphysäre Dysplasien, KNIEST-Syndrom und Muko-

polysaccharidose Typ IV) molekulargenetisch, röntgenologisch anhand von Platyspondylie, einer Beckendysplasie ("Schneckenbecken", OMIM 269250), verbreiterten Metaphysen und damit Gelenken sowie der charakteristisch verkürzten langen Röhrenknochen und von Begleitfehlbildungen (schwanzartige Verlängerung des kokzygealen Anteils der Wirbelsäule, Überstreckbarkeit der Finger) wichtig.

Literatur
Beck, M., M.Rubicek, J.G.Rogers et al., Heterogeneity of metatropic dysplasia. Eur.J.Pediat. *140* (1983) 23–237.
Boden, S.D., F.S.Kaplan, M.D.Fallon et al., Metatropic dwarfism. Uncoupling of enchondral and perichondral growth. J.Bone Jt.Surg. Ser.A *69* (1987) 174–184.
Hastbacka, J., A.De la Chapelle, M.M.Mahtani et al., The diastrophic dysplasia gene encodes a novel sulfate transporter: Positional cloning by fine-structure linkage disequilibrium mapping. Cell *78*(1994) 1073–1087.

OMIM 156530, 156550, 245160, 245190, 250600

Dysplasie, multiple epiphysäre
▶ Dysplasia epiphysaria multiplex

Dysplasien, Kranio-Tubuläre

1. ▶ *PYLE-Syndrom*
2. ▶ *Kranio-Metaphysäre Dysplasie Typ JACKSON*
3. Kranio-Diaphysäre Dysplasie: Wenige, differentialdiagnostisch unklare Fälle. Eine Geschwisterschaft sowie Konsanguinität der Eltern eines sporadischen Falles sprechen für autosomal rezessiven Erbgang (OMIM 218300). In einer anderen Sippe mit etwas abweichender Symptomatik Mutter-Kind-Vererbung beschrieben (OMIM 122860). Eigenständigkeit unsicher.
   ▶ *LENZ-MAJEWSKI-Syndrom*.
4. ▶ *Dysosteosklerose*
5. ▶ *Okulo-Dento-Digitales Syndrom*
6. SCHWARTZ-LELEK-Syndrom: Zwei differentialdiagnostisch angezweifelte sporadische Fälle (OMIM 269300)
7. ▶ *Fronto-Metaphysäre Dysplasie*

8. Kranio-Meta-Diaphysäre Dysplasie, Schaltknochen-Typ ("wormian bone"-Typ). Bisher nur eine Geschwisterschaft aus einer Verwandtenverbindung bekannt.

Literatur
Langer, L.O., P.W.Brill, E.Afshani et al., Radiographic features of craniometadiaphysial dysplasia, wormian bone type. Skeletal Radiol. *20* (1991) 37–41.
Thuirnau, G.R., S.A.Stein, G.B.Schaefer et al., Management and outcome of two pregnancies in a woman with craniodiaphyseal dysplasia. Am.J.Perinatol. *8* (1991) 56–61.

Dysplasie, occipito-facio-cervico-thoraco-abdomino-digitale
▶ Dysostose, spondylo-costale

Dysplasie, osteoglyphische (osteoglophonische)

Von etwa 10 vorwiegend südafrikanischen Fällen beschriebene, wahrscheinlich autosomal dominant bedingte Knochendysplasie mit Kraniostenose (Plagiozephalus, Kleeblattschädel), zystischen Erweiterungen der Diaphysen nur im Kindesalter, Kampomelie, progredienter Erweiterung der Rippen und verspäteter Dentition. Retardation der Entwicklung und lebensbedrohliche Respirationsstörungen nur im frühen Kindesalter. Gefahr von Frakturen. Kleinwuchs. Differentialdiagnose zur kampomelen Dysplasie anhand der normalen Vertebrae, flacher Orbitae, einer Mittelgesichtshypoplasie und der Kraniostenose notwendig. Erhöhtes Zeugungsalter der Väter sporadischer Fälle, Vater-Sohn-Erkrankung beschrieben. Differentialdiagnose zu Hypophosphatasie und Knochenchondromatose wichtig.

Literatur
Beighton, P., Osteoglophonic dwarfism. Pediatr.Radiol.*10* (1966) 46–50.
Sklower Brooks, S., G.Kassner et al., Osteoglophonic dysplasia: review and further delineation of the syndrome. Am.J.Med.Genet. 66 (1996) 154–162.

OMIM 166250

Dysplasie, oto-spondylo-megaepiphysäre
▶ MARSHALL-Syndrom

Dysplasie, periostale (PORAK und DUVANTE)
▶ Osteogenesis imperfecta tarda Typ III

Dysplasie, polyostotische fibröse
▶ ALBRIGHT-Syndrom

Dysplasie, pseudodiastrophische
▶ Dysplasie, diastrophische

Dysplasie, pseudorheumatische progressive, spondylo-epiphysäre
▶ Dysplasie, spondylo-epiphysäre mit Osteoarthritis

Dysplasie, septo-optische
▶ KALLMANN-Syndrom;
▶ Optikusatrophie

Dysplasie, spondylo-epi-metaphysäre mit Gelenkeschlaffheit (SEMDJL)

Bei bisher 20 Patienten beschriebene, unter weißen Südafrikanern mitteleuropäischer Herkunft endemische (Founder-Effekt, 14 Generationen ins 17. Jahrh. zurückverfolgbar) Form des Kleinwuchses mit schwerer Instabilität der Wirbelsäule, Auffälligkeiten im Becken- und Hüftbereich, Klumpfuß, Brachydaktylie, Skoliose und Gelenkeinstabilität und -deformationen. Typische Fazies mit langem Philtrum, vorstehenden Augen, teilweise Gaumenspalte. Blaue Skleren. Tod an Komplikationen meistens im Kindes- oder frühen Erwachsenenalter. Autosomal rezessiv bedingt. Siehe auch ▶ *Dysplasia spondylo-epi-metaphysaria*.

Literatur
Beighton, P., Spondyloepimetaphyseal dysplasia with joint laxity (SEMDJL). J.Med.Genet. *31* (1994) 136–140.
Pina-Neto, J.M., H.L.A.Defino, M.L.Guedes and S.M.Jorge, Spondyloepimetaphyseal dysplasia with joint laxity (SEMDJL): A Brazilian case. Am J.Med. Genet. *6* (1996) 131–133.
Torrington, M. and P.Beighton, The ancestry of spondyloepimetaphyseal dysplasia with joint laxity (SEMDJL) in South Africa. Clin.Genet. *39* (1991) 210–213.

OMIM 271640

Dysplasie, spondylo-epi-metaphysäre mit Hypotrichose

Von einer Sippe beschrieben, autosomal dominant bedingte angeborene Hypotrichose mit rhizomelem Kleinwuchs. Differentialdiagnose zur ▶ *Knorpel-Haar-Hypoplasie* notwendig. Siehe auch ▶ *Dysplasia spondylo-epi-metaphysaria*.

Literatur
Whyte, M.P., D.J.Petersen and W.H.McAlister, Hypotrichosis with spondyloepimetaphyseal dysplasia in three generations: A new autosomal dominant syndrome. Am.J.Med.Genet. *36* (1990) 288–291.

OMIM 183849

Dysplasie, spondylo-epi-metaphysäre mit Myotonie
▶ SCHWARTZ-JAMPEL-Syndrom

Dysplasie, spondylo-epiphysäre mit Osteoarthritis,
Pseudorheumatoid-Dysplasie, progrediente, Dysplasie, pseudorheumatische

Von mehreren großen vorwiegend mediterranen Sippen (Inzidenz in Metteleuropa 1:1 Mill.) beschriebene frühzeitig einsetzende

Osteoarthritis bei spondylo-epiphysärer Dysplasie. Erstmanifestation klinischer Erscheinungen im Vor- und frühen Schulalter. Knorpelverlust. Schmerzhafte Versteifung und Schwellung der Finger- und Handgelenke ohne Weichteilbeteiligung und entzündliche Komponente. Später Knie, Wirbelsäule, Hüftgelenk und andere große Gelenke betroffen. Im Erwachsenenalter Gelenkeplastiken notwendig. Leichter Klein- oder Hochwuchs mit Platyspondylie und anderen Wirbelanomalien. Brachydaktylie. Genort 6q22.3 (WISP3, Matrixprotein der Chondrozyten, Zellwachstums- und Differenzierungsfaktor). Autosomal rezessiver Erbgang. Röntgenologische Differentialdiagnose zur Rheumatoid-Arthritis, zur spondylo-epimetaphysären Dysplasie mit vorzeitiger Osteoarthritis (▶ *Dysplasia spondylo-epiphysaria tarda* und ▶ *Dysplasia spondylo-epi-metaphysaria* KOZLOWSKI) und zur ▶ SCHEUERMANN-*Krankheit* notwendig.

Literatur

Bleasel, J.E., D.Holderbaum, V.Mallock et al., Hereditary osteoarthritis with mild spondyloepiphyseal dysplasia: Are there "hot spots" on COL2A1? J.Rheumatol. *23* (1996) 1594–1598.

Fischer, J., J.A.Urtizberea, S.Pavek et al., Genetic linkage of progressive pseudorheumatoid dysplasia fo a 3-cM interval of chromosome 6q22. Hum.Genet. *103* (1998) 60–64.

Hurvitz, J.R, W.M.Suwairi, W.Van Hul et al., Mutations in the CCN gene family member WISP3 cause progressive pseudorheumatoid dysplasia. Nature Genet. *23* (1999) 94–98.

OMIM 208230

Dysplasie, spondylo-metaphysäre, Typ SEDAGHATIAN, Typ Shiraz

Von seit Erstbeschreibung 1980 mehr als 11 vorwiegend Geschwisterfällen zunächst aus dem nahen Osten beschriebener perinatal letaler rhizomeler Kleinwuchs aufgrund einer schweren metaphysären Dysplasie mit multiplen Skelettauffälligkeiten, typisch relativ langer Fibula, Nierendysplasie und schwerem Herzfehler. Autosomal rezessiver Erbgang.

Literatur

Elçioglu, N. and Ch.M.Hall, Spondylometaphyseal dysplasia - SEDAGHATIAN type. Am.J.Med.Genet. *76* (1998) 410–414.

Kerr, B., V.Smith, R.Patel et al., Spondylometaphyseal dysplasia SEDAGHATIAN type associated with letal arrhytmia and normal intrauterine growth in three siblings. Clin.Dysmorphol. *9* (2000) 167–172.

Koutouby, A., J.Habibullau and F.A.Moinuddin, Spondylometaphyseal dysplasia: SEDAGHATIAN type. Am.J.Med.Genet. *90* (2000) 199–202.

Peeden, J.N.Jr., D.L.Rimoin, R.S.Lachman et al., Spondylometaphyseal dysplasia, SEDAGHATIAN type. Am.J.Med.Genet. *44* (1992) 651–656.

OMIM 250220

Dysplasie, spondylo-nasale,
Spondylo-Nasale Dysplasie mit Striären Veränderungen der Metaphysen (SPONASTRIME)

Von seit 1983 etwa 20 sporadischen und Geschwisterfällen beschriebene, autosomal rezessive spondylo-epi-metaphysäre Dysplasie mit Sattelnase und striär gezeichneten Metaphysen. Kleinwuchs, Skoliose Subglottis-Stenose, Tracheobroncho-Malazie, Mittelgesichtshypoplasie, relative Makrozephalie. Mukopolysaccharidose? Differentialdiagnose zum Valproat-Syndrom wichtig.

Literatur

Langer, L.O.Jr., R.K.Beals, St.LaFranchi et al., SPONASTRIME dysplasia: Five new cases and review of nine previously published cases. Am.J.Med.Genet. *63* (1996) 20–27.

Masuno, M., G.Nishimura, M.Adachi et al., SPONASTRIME dysplasia: Report on a female patient with severe skeletal changes. Am.J.Med.Genet. *66* (1996) 429–432.

Offiah, A.C., M.Lees, R.M.Winter and C.M.Hall, Sponastrime dysplasia: presentation in infancy. J.Med.Genet. *38* (2001) 889–893.

Umpaichitra, V., R.Wallerstein and S.Castells, Sponastrime dysplasia with abnormal urinary glycosaminoglycans and growth hormone unresponsiveness. Clin Dysmorphol. *11* (2002) 53–56.

OMIM 271510

Dysplasie, spondyloperiphere

Von seit Erstbeschreibung 1977 17 spradischen und familiären Fällen aus 3 Sippen beschriebene, autosomal dominante chondroossäre spondylo-epiphysäre Dysplasie mit Platyspondylie, Kleinwuchs, Brachymetakarpie und -daktylie, kurzer Ulna, Dysplasie der Hüft- und Handgelenke. Teilweise noch andere Merkmale.
▶ *Dysostose, periphere* (Allelie?).

Literatur
Sorge, G., M.Ruggieri and R.S.Lachman, Spondyloperipheral dysplasia. Am.J.Med.Genet. *59* (1995) 139–142.

OMIM 271700

Dysplasie, thanatophore

Genetisch bedingte Osteochondrodysplasie auf der Grundlage einer Genmutation.

Das Basisdefekt besteht bei Typ 1 und 2 in einer Synthesestörung des Fibroblasten-Wachstumsfaktor-Rezeptors 3 (FGFR3). Dadurch kommt es über eine konstitutive Aktivierung des Rezeptors zu einer Veränderung des Fibroblasten-Wachstumsfaktor-induzierten Ca-Signals und einer Verminderung der Tyrosinkinase-Aktivität und damit zu einer Störung der Proliferations- und Differenzierungsaktivität in der Knorpelwachstumszone mit Beeinträchtigung der enchondralen Ossifikation, aus der sich die klinischen Erscheinungen erklären.

Krankheitswert
Angeborener disproportionierter Kleinwuchs mit Mikromelie, relativ normaler Rumpflänge, großem Kopf und Anomalien der Wirbelkörper. Vom klassischen Typ 1 mit gebogenen Femora werden folgende Typen unterschieden: Typ 2 mit Kleeblattschädel sowie mehrere nach geographischen Termini bezeichnete letale Platyspondylie-Syndrome (Typen Torrance; San-Diego; Luton, Glasgow) mit verkürztem Rumpf und Hals und geraden Femora (entspricht der ▶ *Achondrogenesis Typ BII*?) Herzfehler, Dyspnoe. Die Lebensfähigkeit nach der Geburt beträgt nur wenige Stunden bis Tage, längste bisher beschriebene Lebensdauer allerdings 9 Jahre.

Therapiemöglichkeiten
Unbekannt.

Häufigkeit und Vorkommen
Überwiegend sporadisch. Wenige Geschwisterfälle und konkordante eineiige Zwillinge beschrieben. Inzidenz: 1:20.000.

Genetik
Meist durch autosomal dominante Neumutation bedingt (Typ 1). Genort 4p16.3 (*FGFR3*), Allelie mit Achondroplasie (▶ *PARROT-Syndrom*), dem ▶ *CROUZON-Syndrom* mit Acanthosis nigricans, der isolierten Coronar-Synostose (▶ *Kraniosynostose*) und der ▶ *Hypochondroplasie*. Daneben allele, klinisch etwas abweichende Typen mit autosomal rezessivem Erbgang, z.B. t.D. mit Kleeblattschädel (Typ 2, Mutation K650Q oder M); Glasgow-Variante (homozygote Achondroplasie? OMIM 273680). Genetische Grundlage der anderen letalen Platyspondylie-Typen unklar.

Familienberatung
Differentialdiagnose zu anderen Kleinwuchs-Syndromen (▶ *JEUNE-Syndrom*, homozygote ▶ *Achondroplasie*, ▶ *Achondrogenesis*, ▶ *Hypophosphatasie*), röntgenologisch und molekulargenetisch möglich, bei allelen Formen allerdings unscharf. Das empirische Risiko für Geschwister eines Merkmalsträgers liegt bei 1:50. Bei t.D. mit Kleeblattschädel muss bei der Risikoeinschätzung von einem autosomal rezessiven Erbgang ausgegangen werden.

Literatur
Baker, K.M., D.S.Olson, C.O.Harding and R.M.Pauli, Long-term survival in typical thanathophoric dysplasia type I. Am.J.Med.Genet. *70* (1997) 427–436.

Nishimura, G., T.Iwasawa, R.Fukuzawa et al., Variability of platyspondylic lethal chondrodysplasia: another case report. Clin.Dysmorphol. *7* (1998) 195–200.

Su, W., S.C. Kitikawa, N.Xue et al., Activation of stat1 by mutant fibroblast growth-factor receptor in thanatophoric dysplasia type II dwarfism. Nature *386* (1997) 288–292.

Dysplasie, ventriculo-radiale

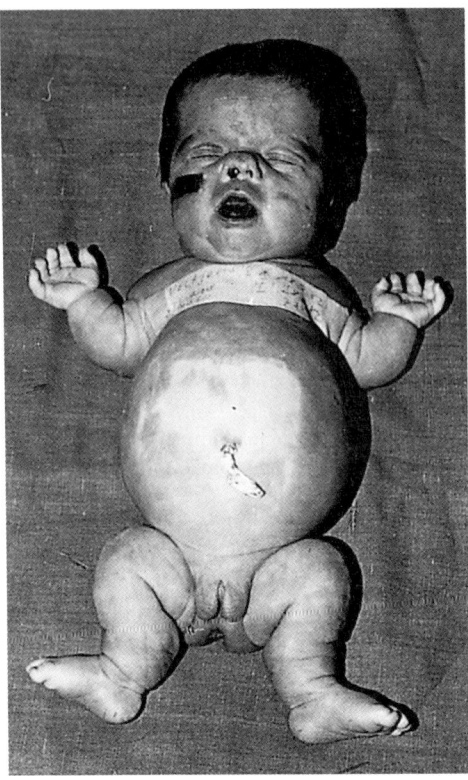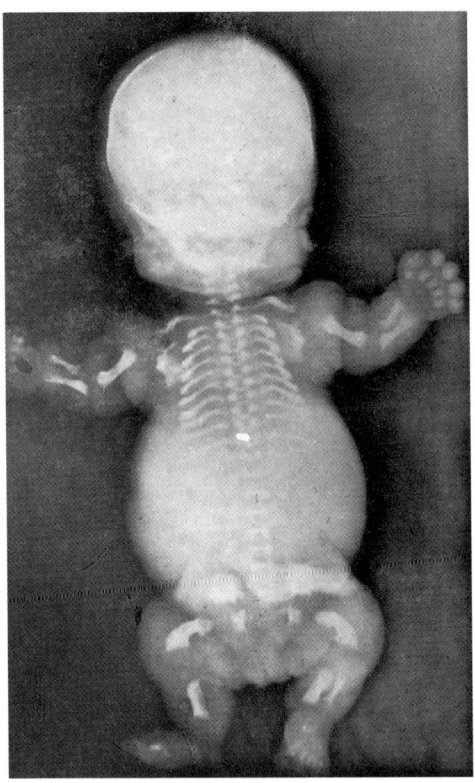

Dysplasie, thanatophore. Hochgradige Mikromelie, typische Hampelmannstellung. Relativ großer Schädel, kraniofaziale Dysmorphie: Breite vorgewölbte Stirn, eingezogene Nasenwurzel, kleine Nase. Annähernd normal großer Rumpf, enger Thorax. Hand- und Fußskelett verkürzt, Weichteilmantel der Extremitäten gewulstet. (D. Müller)

Van der Harten, H.J., J.T.J.Brons, P.F.Dijkstra et al., Some variants of lethal neonatal short-limbed platyspondylic dysplasia: a radiological ultrasonographic, neuropathological and histopathological study of 22 cases. Clin.Dysmorphol.2 (1993) 1–19.

OMIM 151210, 187600, 187601 270230, 273680

Dysplasie, ventriculo-radiale
▶ Holt-Oram-Syndrom

Dysplasie-Gigantismus-Syndrom
▶ Simpson-Golabi-Behmel-Syndrom

Dyspraxie, verbale
▶ Dysphasie, isolierte

Dysprothrombinämie
▶ Hypoprothrombinämie

Dyssegmentale Dysplasie
▶ Desbuquois-Syndrom

Dysstasie, areflektorische
▶ Roussy-Lévy-Syndrom

Dyssynergia cerebellaria myoclonica
▶ HUNT-Syndrom

Dyssynostose, kraniofaziale
▶ Kraniostenose

Dystelephalangie,
KIRNERsche Deformität

Isolierte lokale Osteodystrophie auf der Grundlage einer Genmutation.
Der Basisdefekt ist unbekannt.

Krankheitswert
Erstmanifestation im Kindesalter. Progrediente metaphysäre volare Verkümmerung des Endgliedes des 5. Fingers, beidseitig oder einseitig rechts. Harmlos. In einem schweren Fall Homozygotie vermutet. Syndromatisch beim SILVER-RUSSEL-Syndrom und bei komplexeren Fehlbildungs-Syndromen. Siehe auch ▶ *Kamptodaktylie*.

Therapiemöglichkeiten
Unnötig, jedoch chirurgische Korrektur möglich.

Häufigkeit und Vorkommen
Frequenz 1:400. Wahrscheinlich oft unbeachtet bestehend, Gynäkotropie. Sippen mit Merkmalsträgern in aufeinanderfolgenden Generationen beschrieben. Einseitige D. vorwiegend sporadisch.

Genetik
Autosomal dominanter Erbgang mit unvollständiger Penetranz.

Familienberatung
Differentialdiagnose röntgenologisch anhand einer diaphysären Einschnürung und einer Gelenkanomalie des Endgliedes der 5. Fingers. Familienberaterisch bedeutungslos.

Literatur
Chrzanowska, K., A.Kowalska and K.Kozlowski, Syndromic dystelephalangie. Clin Dysmorphol. *11* (2002) 103–105.

David, T.J. and R.L.Burwood, The nature and inheritance of KIRNER's deformity. J.Med.Genet. *9* (1972) 430–433.

Dykes, R.G., KIRNER's deformity of the little finger. J.Bone Jt.Surg. B *60* (1976) 58-60.

Würfel, A., S.Hofmann-v.Kapherr und U.M.Schuchard, Die KIRNER-Deformität. Klin.Pädiatr. *207* (1995) 354–355.

OMIM 128000

Dystonia musculorum deformans
▶ Torsions-Dystonie

Dystonie-PARKINSON-Syndrom
▶ PARKINSON-Syndrom

Dystonie-Taubheits-Syndrom
▶ Taubheit (Tabelle, V/K)

Dystonie
▶ Choreoathetose, paroxysmale

Dystrophia bullosa hereditaria
▶ Epidermolysis bullosa hereditaria 1.5.

Dystrophia dermo-chondro-cornealis
▶ FRANÇOIS-Syndrom

Dystrophia mesodermalis congenita hereditaria
▶ WEILL-MARCHESANI-Syndrom

Dystrophia myotonica,
STEINERT-Syndrom, CURSCHMANN-STEINERT-Syndrom, dystrophische Myotonie,

Genetisch bedingte Kombination von Myopathie und Neuropathie auf der Grundlage einer Genmutation.
Den klinischen Erscheinungen liegt eine CTG-Repeatsequenzexpansion im Gen für eine Myotonin-Protein-Kinase (*DMPK*, cAMP-abhängige Proteinkinase, *DMAHP*) zugrunde. Dadurch kommt es zu einer Veränderung der benachbarten DNA-Struktur und der Expression entsprechender Gene sowie auf mRNA-Ebene zu einem Dominant-negativ-Effekt (Beeinträchtigung der normalen RNA durch die des mutierten Alleles), so dass keine oder nur eine geringe Menge des Proteins gebildet wird. Die weitere Pathogenese ist noch unklar. Es bestehen biochemische Beziehungen zum ▶ *Hyperparathyreoidismus*.

Krankheitswert
Erstmanifestation vom 2.–4. Lebensjahrzehnt mit Katarakt und myotonischen Erscheinungen (verstärkt durch Kälte) vor allem der Extremitäten- sowie der Kau- und Zungenmuskulatur. Sprachstörungen. Muskelatrophie vom Gesicht absteigend, teilweise generalisierend. Beteiligung der Herz- und Zwerchfellmuskeln. Herzrhythmusstörungen, teilweise noch vor Manifestation anderer Symptome. Sensibilitätsstörungen. Endokrine Störungen vor allem der Gonaden mit Hodenatrophie, Oligo- und Aspermie bzw. Menstruationsanomalien. Insulinresistenter Diabetes mellitus. Fettgewebsschwund, Reflexanomalien, Sehstörungen verschiedener Ursache. Klumpfuß. Neigung zu Gallen- und Nierensteinen. Charakteristische Stirnglatze bei Männern. Demenz, Wesensänderung. Stark herabgesetzte Leistungsfähigkeit mit Frühinvalidität. Lebenserwartung herabgesetzt (durchschnittlich 50 Jahre). Die Abtrennung von zwei klinisch-genetisch eigenständigen Typen mit unterschiedlichem Erstmanifestationsalter (4–25 Jahre und 20–60 Jahre) ist noch umstritten. Kinder mit neonataler D.m. ("Floppy infants" nach Hydramnion), fazialer Diplegie, Trinkschwäche, dünnen Rippen, Zwerchfellhochstand, allgemeiner Retardation, Klumpfuß und Dyspnoe fast ausschließlich von betroffenen,

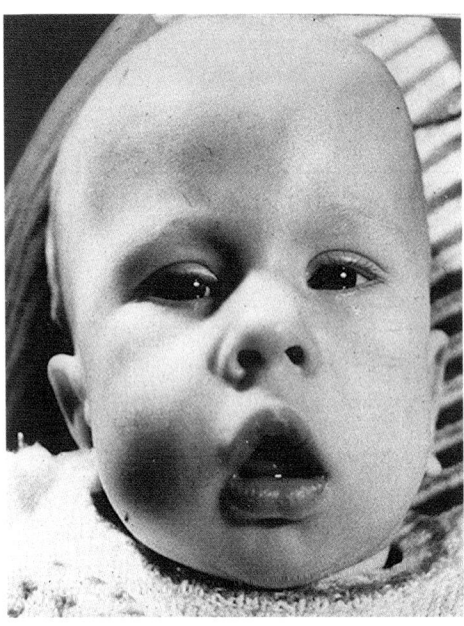

Dystrophia myotonica. Neonatale Form: Kind einer betroffenen Mutter. Angeborene Muskelhypotonie, mimikloses Gesicht mit dreieckförmigem Mund "Facies myotonica". (W. Hoffmann †, F.H. Herrmann)

Therapiemöglichkeiten
Keine spezielle Therapie bekannt, symptomatische Behandlung mit unbefriedigendem Erfolg. Schrittmacherimplantation kann die kardiale und Testosteron-Medikation die endokrinologische Symptomatik bessern.

Häufigkeit und Vorkommen
Häufigste Muskeldystrophie des Erwachsenenalters. Frequenz 1:20.000–8.000, regional unterschiedlich. Weltweit verbreitet, von allen größeren Rassen beschrieben. Sippen mit Merkmalsträgern in bis zu 5 aufeinanderfolgenden Generationen bekannt. Ein Viertel aller Fälle soll auf Neumutationen beruhen.

Genetik
Autosomal dominanter Erbgang mit stark variabler Expressivität und verminderter Penetranz. Genort 19q13.3 *DMPK*, Dystrophia Myotonica Protein Kinase, OMIM 605370, DM1), Kopplung mit den Genorten für Sekretor-Merkmal, Lutheran-Blutgruppe, Peptidase C, Complement 3 und Apolipoprotein CII sowie dem

Dystrophia myotonica

Insulinrezeptor, woraus sich der insulinresistente Diabetes mellitus erklärt. Die klinisch beobachtete Anteposition und Progression (bei Kindern von Merkmalsträgern frühere und schwerere klinische Manifestation als in der Elterngeneration) hat sich als Folge einer Vervielfältigung (normal 5–35, adulte Form 50 bis über 1000 Repeats, neonatale Form bis etwa 2000 Repeats) einer instabilen CTG-Sequenz im 3'-Ende des Myotonin-Kinase-Gens innerhalb der Generationsfolge von Anlagenträgerinnen erklären lassen: Repeatsequenzexpansion. Die Anzahl der Repeats steigt meist mit jeder Generation und vermindert sich in seltenen Fällen. Es besteht eine somatische Instabilität der Größe der Repeatsequenz, woraus sich wahrscheinlich die unscharfe Relation zwischen diagnostizierter Repeatsequenz-Länge (meist in Lymphozyten) und Schwere der klinischen Erscheinungen erklärt. Allerdings lässt sich nicht bei allen Fällen mit schwerer neonataler Form, die immer eine betroffene Mutter und nur in wenigen Ausnahmefällen einen betroffenen Vater haben, eine Repeatsequenzverlängerung nachweisen, was auf andersartige Ursachen hinweist. Von 40 daraufhin untersuchten Fällen hatte nur einer einen ebenfalls betroffenen Vater mit Repeatsequenzverlängerung, wobei besonders lange Repeatsequenzen wahrscheinlich nur über die Mutter vererbt werden können. Ein zweiter Locus für einen klinisch nicht abweichenden Typ (DM2, THORNTON-GRIGGS-MOXLEY-Krankheit, OMIM 602668) liegt in 3q13.3-24 (CCTG-Repeatsequenz-Expansion im Intron 1 eines Zinkfingerproteins, ZNF9, PROMM, **P**roximale **M**yotone **M**yopathie, OMIM 602668). Unklar ist auch noch die Grundlage eines später manifesten autosomal dominanten benignen Oberschenkel-betonten Typs anderer Pathogenese mit Genort ebenfalls in 3q (OMIM 600109, ▶ *proximale myotone Myopathie*) sowie eines rezessiven und klinisch etwas abweichenden sowie eines angeborenen letalen Typs (Allelie durch andersartige Mutation im Gen?).

Familienberatung

Anteposition und Progression bei Kindern können anhand der unterschiedlichen Anzahl der Repeats beim betroffenen Elternteil eingeschätzt werden. Eine Repeatanzahl von 35–80 bedeutet meistens in jungen Jahren Symptomlosigkeit, bei Frauen aber ein hohes Risiko für die Kinder. Pränatale Diagnostik und Eigenprognose nach dem gleichen Prinzip möglich. Kinder von Merkmalsträgern weisen je nach dem, ob die Mutter bereits Symptome aufweist oder noch symptomlos ist, zu 80% (alle Anlagenträger) bis 20% eine angeborene oder letale D.m. auf. Eine angeborene Form kann auf subklinische D.m. bei der Mutter hinweisen. Differentialdiagnose zu anderen Myopathien (▶ *zentronukleäre Myopathie*) sowie frühmanifesten ▶ *Myotonien* und Früherkennung (2. Lebensjahrzehnt) meist schon anhand der Katarakte und des EMG und EKG möglich. Im Kindesalter sollen Merkmalsträger an dünnen Rippen zu erkennen sein. Mit einer starken intrafamiliären Variabilität der Merkmalsausbildung muss gerechnet werden, oft sind nur Teilsymptome (Katarakt, EMG-Anomalien) vorhanden. Für erbprognostische Einschätzungen deshalb genaue molekulargenetische Untersuchung (Feststellung der Anzahl der Repeats bei Beachtung des Mosaikstatus in Erwachsenen) auch klinisch gesunder Familienangehöriger wichtig. Lebensbedrohliche Zustände bei Neugeborenen von Merkmalsträgerinnen durch Dyspnoe, Hypotonie und Schluckstörungen kommen vor. Bei weiblichen Merkmalsträgern muss mit Komplikationen bei der Entbindung gerechnet werden. Generell ist Vorsicht bei der Anwendung von Anästhetika und Muskelrelaxantien wegen Hyperpyrexie-Gefahr geboten.

Literatur

De Di-Smulders, C.E.M., H.J.M.Smeets et al, Paternal transmission of congenital myotonic dystrophy. J. Med.Genet. *34* (1997) 930–933.

Eger, K., W.J.Schulte-Mattler und S. Ziertz, Proximale myotone Myopathie (PROMM). Nervenarzt *68* (1997) 839–844.

Fokstuen, S., J.Myring, C.Evans and P.S.Harper, Presymptomatic testing in myotonic dystrophy: genetic counselling approaches. J.Med.Genet. *38* (2001) 846–893

Harper, P.S., Myotonic dystrophy, 2nd Edit. W.Saunders and Co London 1989.

Moxley, III R.T., Proximal myotonic myopathy: Mini-review of a recently delineated clinical disorder. Neuromuscular Disord. *6* (1996) 87–93.

Myring, J., A.L.Meridith, H.G.Harley et al., Specific molecular prenatal diagnosis for the CTG mutation in myotonic dystrophy. J.Med.Genet. *29* (1992) 785–788.

Ranum, L.P.W., P.F.Rasmussen et al., Genetic mapping of a second myotonic dystrophy locus. Nature Genet. *19* (1998) 196–198.

Savkur, R.S., A.V.Philips and T.A.Cooper, Aberrant regulation of insulin receptor alternative splicing is associated with insulin resistance in myotonic dystrophy. Nature Genet. *29* (2001) 40–47.

Sutherland, G.P., Myotonic dystrophy: from linkage with secretor status to mutation detection. Clin. Genet. *43* (1993) 273–275.

Suthers, G.K., S.M.Huson and K.D.Davies, Instability versus predictability: the molecular diagnosis of myotonic dystrophy. J.Med.Genet. *29* (1992) 761–765.

Wang, J., E.Pegoraro, E.Menegazzo et al., Myotonic dystrophy: evidence for a possible dominant-negative RNA mutation. Hum.Molec.Genet. *4* (1995) 599–606.

Zeesman, S., N.Carson and D.T.Whelan, Paternal transmission of the congenital form of myotonic dystrophy type 1: a new case and review of the literature. Am.J.Med.Genet. *107* (2002) 222–226

OMIM 160900

Dystrophie, apikale (SORSBY)
▶ Kolobom der Makula, Chorioidea und Retina

Dystrophie, neuro-axonale im Kindesalter
▶ SEITELBERGER-Syndrom

Dystrophie, spätinfantile neuronale
▶ HALLERVORDEN-SPATZ-Syndrom

E

E-Trisomie
▶ EDWARDS-Syndrom

EASTMAN-BIXLER-Syndrom
▶ Kardio-Fazio-Renales Syndrom

EATON-MCKUSICK-Syndrom
▶ Tibia-Aplasie

EBSTEIN-Syndrom,
EBSTEIN-Anomalie

Angeborene Herzfehlbildung unklarer Ätiologie.
Es besteht eine Verlagerung der Trikuspidalklappe in Richtung der Herzspitze und eine Fehlbildung der Klappensegel. Aus der resultierenden Verkleinerung des rechten Ventrikels und der funktionellen Vergrößerung des Vorhofs sowie dem meistens bestehenden Vorhofseptumdefekt erklärt sich die klinische Symptomatik.

Krankheitswert
Je nach Schwere der Fehlbildung Erstmanifestation klinischer Erscheinungen im 1. oder 2. Lebensjahrzehnt. Dyspnoe bei körperlicher Belastung. Tachykardien, teilweise Zyanose. Verlauf unterschiedlich, subklinisch bis zu ausgeprägten Zyanosen und herabgesetzter Lebenserwartung. Gefahr plötzlichen Herztodes. Bei 1/3 der Fälle noch andere Herzfehler und bei etwa 20% der Fälle extrakardiale Fehlbildungen.

Therapiemöglichkeiten
Bei einem Teil der Fälle chirurgische Korrektur möglich bzw. notwendig.

Häufigkeit und Vorkommen
Inzidenz etwa 1:25.000, überwiegend sporadisch. Mehrere Familien mit Merkmalsträgern in 2 Generationen beschrieben.

Genetik
Heterogenie mit Schwellenwerteffekt einzelner Suszeptibilitäts-Gene, für einige Familien auch autosomal rezessiver Erbgang werden angenommen. Beteiligte Genorte in 9p11 und 11q21-23?

Familienberatung
Nachweis anhand typischer Herzgeräusche sowie angiografisch, röntgenologisch, Dopplersonografisch bzw. im EKG. Pränatale Diagnostik durch Doppler-Sonografie möglich. Aufgrund des meist sporadischen Vorkommens kann das Risiko für Verwandte eines Merkmalsträgers als gering eingeschätzt werden. Kinder von Merkmalsträgerinnen neigen zu Frühgeburtlichkeit, etwa 6% haben einen Herzfehler.

Literatur
Celermajer, D.S., C.Bull, J.A.Till et al., EBSTEIN's anomaly: Presentation and outcome from fetus to adult. J.Am.Coll.Cardiol. 23 (1994) 170–176.
Connolly, H.M. and C.A.Warnes, EBSTEIN's anomaly: outcome of pregnancy. J.Am.Coll.Cardiol. 23 (1994) 1194–1198.
Correa-Villasenor, A., C.Ferencz, C.A.Neill et al., EBSTEIN's malformation of the tricuspid valve: Genetic and environmental factors. Teratology 50 (1994) 137–147.
DeLonley-Debeney, M.-C.Blois, D.Bonnet et al., EBSTEIN anomaly associated with rearrangements of chromosomal region 11q. Am.J.Med.Genet. 80 (1998) 157–159.

McIntosh, N., D.Chitayat, M.Bardanis and J.-C.Fouron, EBSTEIN anomaly: report of a familial occurrence and prenatal diagnosis. Am.J.Med.Genet. *42* (1992) 307–309.

OMIM 224700

Ectopia lentis
▶ Linsenektopie

EDDOWE-Syndrom
▶ Osteogenesis imperfecta tarda

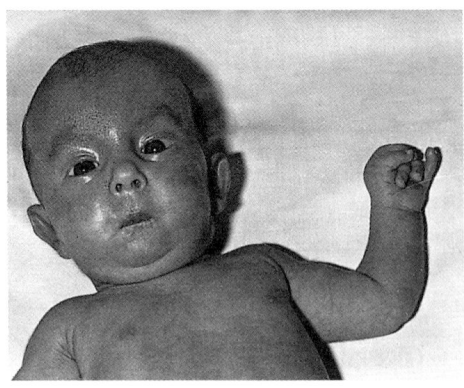

EDWARDS-Syndrom. Kleiner Mund, Mikroretrogenie. Dolichocephalus, dysplasische Ohren. Charakteristische Fingerstellungsanomalie.

EDWARDS-Syndrom,
Trisomie 18, Trisomie E

Fehlbildungskomplex auf der Grundlage einer numerischen Chromosomenanomalie.
Es liegt eine Trisomie des Chromosoms 18 (Trisomie E; 47,XY,+18 oder 47,XX,+18) zugrunde, die durch Nondisjunction (Nichtauseinanderweichen homologer Chromosomen) während einer mitotischen oder meiotischen Kernteilung entsteht. Die Ursachen für das Nondisjunction und der genaue pathogenetische Zusammenhang mit der klinischen Symptomatik sind noch unklar.

Krankheitswert
Charakteristischer Fehlbildungskomplex aus kraniofazialen Anomalien mit weit ausladendem Hinterkopf, kleinem Mund und Unterkiefer, tiefsitzenden dysplastischen Ohrmuscheln. Schildthorax. Schwere Herzfehler. Charakteristische "Tintenlöscher"-Füße. Muskelhypertonus. Anomalien des distalen Extremitätenskeletts. Augenfehlbildungen. Vielfältige fakultative Symptome. Niedriges Geburtsgewicht. Schwerer Entwicklungsrückstand. Tod gewöhnlich innerhalb der ersten Monate nach Geburt, nur etwa 12% der Kinder überleben das 1. Lebensjahr.

Therapiemöglichkeiten
Außer symptomatisch-konservativer Behandlung nichts bekannt.

Häufigkeit und Vorkommen
Inzidenz unterschiedlich mit 1:10.000–3.000 angegeben. Gynäkotropie: ca. 75% der Patienten sind Mädchen.

Genetik
Die Patienten haben anstatt der normalen 46 Chromosomen 47, wobei ein zusätzliches Chromosom in der Gruppe E, nach internationaler Übereinkunft als Nr. 18 bezeichnet, vorhanden ist. Eine solche freie Trisomie liegt in der überwiegenden Mehrzahl der Fälle vor. Außerordentlich selten setzt sich der Körper der Patienten aus Zellen mit 47 Chromosomen und solchen mit einem normalen Karyotyp zusammen: Mosaik. Ebenso selten besteht eine Translokation des überzähligen Chromosoms auf ein anderes, meist der D- oder C-Gruppe. Es sind dann zwar scheinbar nur 46 Chromosomen vorhanden, wobei jedoch eines davon neben dem ursprünglichen noch einen großen Teil eines E-Chromosoms enthält: Funktionelle oder effektive Trisomie E. Dabei kann Familiarität auftreten, indem die Translokation balanciert über klinisch unauffällige Anlageträger weiter vererbt wird. Neben diesen bereits gut durchschaubaren Verhältnissen lässt sich in einigen wenigen Sippen eine ihrer Natur nach noch nicht geklärte Neigung zum Nondisjunction und damit zu Trisomien erkennen (Keimbahn-Mosaik?). Bei einer auffälligen Anzahl von in der letzten Zeit publizierten Kindern

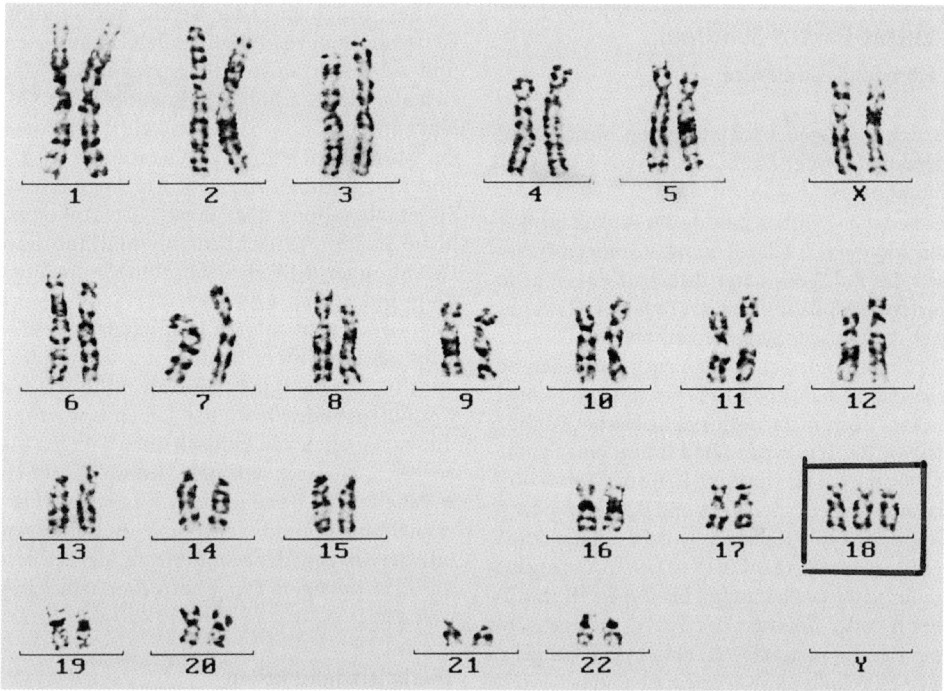

EDWARDS-Syndrom. Karyotyp 47,XX,+18 (M. Vogt)

mit dem klinischen Bild eines EDWARDS-Syndroms ließ sich keine Chromosomenanomalie nachweisen, ▶ *Arthrogryposis multiplex congenita* (Pseudo-Trisomie-18-Syndrom, PENA-SHOKEIR-Syndrom I)

Familienberatung

Siehe auch Einführung und ▶ *DOWN-Syndrom*. Nachweis anhand der Chromosomenanalyse. Liegt bei einem sporadischen Fall eine freie Trisomie oder ein Mosaik vor, so ist das Risiko für Geschwister und andere Verwandte nur sehr gering erhöht gegenüber Kindern anderer Mütter des gleichen Alters. Es steigt aber mit dem Gebäralter der Mutter an. Die Translokationstrisomie zeigt in ihrer Inzidenz keine Abhängigkeit vom Gebäralter. Sie erhöht das Risiko für Geschwister eines Probanden nur dann auf etwa 10%, wenn sie sich auch bei einem Elternteil nachweisen lässt. Klinisch normale Kinder solcher Eltern sollten im Hinblick auf eigene Nachkommenschaft bei Erreichen des Erwachsenenalters auf entsprechende Risiken hingewiesen werden.

Literatur

Borgaonkar, D.S., Chromosomal Variation in Man. A Catalog of Chromosomal Variants and Anomalies. 8th Edit. Wiley-Liss, New York, Chichester, Brisbane, Toronto, Singapore 1997.

Schinzel, A., Catalogue of Unbalanced Chromosome Aberrations in Man, W. de Gruyter, Berlin, New York, Second Edit. 2001.

EEC-Syndrom

▶ Lippen-Kiefer-Gaumen-Spalte mit Spalthand und -fuß

EEG-Anomalien

▶ Epilepsie

EHLERS-DANLOS-Syndrom,
Fibrodysplasia elastica

Gruppe von genetisch bedingten Mesenchymdefekten auf der Grundlage jeweils einer Genmutation. Es bestehen Synthesedefekte der Prokollagenketten (dominant) oder Reifungsstörungen (rezessiv) des Kollagens unter Beteiligung auch anderer extrazellulärer Proteine (Tenascin X), woraus sich die klinische Symptomatik ableiten lässt. Ursprünglich unterschied man nach klinischen Gesichtpunkten mehr als 10 Typen mit unterschiedlichen, noch nicht restlos aufgeklärten Basisdefekten. Bei den Typen I und II liegt eine Synthesestörung der α1- bzw. α2-Kette des Typ-V-Kollagens vor, bei Typen VIIA und B einer α- oder β-Kette des Typ-I-Kollagens (Allelie mit der Osteogenesis imperfecta, EHLERS-DANLOS/Osteogenesis-imperfecta-Phänotyp), bei Typen III und IV der α- oder β-Ketten des Typ-II-Kollagens, bei der Dermatosparaxis VII) besteht ein Mangel an Typ-I-Prokollagen-N-Proteinase und bei Typ VI eine verminderte Aktivität der Lysyloxidase (s.a. ▶ *Cutis laxa*). Dadurch unterbleibt die Abspaltung der aminoterminalen Propeptide von den Proα1- und Proα2-Ketten des Typ-I-Kollagens und damit die Reifung bzw. die extrazelluläre Quervernetzung des Kollagens und des Elastins durch oxidative Desaminierung von Lysin- und Hydrolysin. Bei Typ IX besteht eine Störung des Cu-Transportes durch Defekt einer P-Typ-ATPase (*ATP7A* ▶ *Cutis laxa*). Dieser Typ, Okzipitalhorn-Syndrom, wird neuerdings zum ▶ MENKES-*Syndrom* gestellt. Die neue Klassifikation nach genetischen Gesichtspunkten fasst Typen mit gleichem Basisdefekt zusammen, wobei eine Korrelation zum klinischen Typ nicht immer zu sehen ist. Danach wurden die ursprünglichen Typen I (gravis) und II (mitis) zum klassischen Typ 1, III zu Typ 2, IV zu Typ 3, VI zu Typ 4, VII A und B zu Typ 5, VII C zu Typ 6, V, VIII und X sind zum Typ 7 zusammengefasst mit unklarer Stellung bzw. bei nur einzelnen Familien beobachtet. Im folgenden ist die Nummerierung nach der neuen Klassifikation in arabischen Ziffern daneben gesetzt.

Krankheitswert

Angeborene Hyperelastizität und Vulnerabilität der Haut mit zigarettenpapierartigen Narben. Brüchigkeit der Gefäße mit Neigung zu pseudotumorös verkalkenden Hämatomen und zu Aneurysmen. Überstreckbarkeit der Gelenke durch erhöhte Dehnbarkeit der Gelenkkapseln und -bänder sowie Hypotonie der Muskulatur führen zu Luxationen (Hüft- und Kniegelenke). Hernien. Am Auge Ptosis, Spontanluxation der Linse, Keratokonus, blaue Skleren. Je nachdem, ob die Haut- und Gelenk- oder die Gefäßsymptomatik im Vordergrund stehen und nach der Schwere erfolgte ursprünglich nach klinischen Gesichtspunkten die Unterscheidung in die mindestens 10 Typen. Dabei sind die Schwere des Krankheitsbildes bzw. die Lebenserwartung unterschiedlich von klinisch unauffälligen bis zu sehr schweren Formen (Komplikationen ▶ Tabelle). Es bestehen z.T. klinische Überschneidungen und genetische Beziehungen mit der Osteogenesis imperfecta, da bei beiden das Kollagen Typ I betroffen sein kann bzw. ist.

Therapiemöglichkeiten

Nur symptomatische Behandlung möglich. Bei Operationen besondere Vorsichtsmaßnahmen notwendig wegen Blutungsneigung und schlechter Heilungstendenz. Bei einigen Typen können Vitamin-Gaben zur leichten Besserung führen.

Häufigkeit und Vorkommen

Von allen größeren Rassen, vor allem aber von Weißen westeuropäischer Provenienz bekannt. Frequenz 1:550.000–5.000. Vorwiegend Typen I, II/1 und III/2, die anderen Typen jeweils nur von einer (Typ V/7, Typ X/7) oder wenigen Sippen beschrieben. Dermatosparaxis von Schafen, Kühen, Katzen und Hunden bekannt. Beim Menschen bisher von den Typen VIIA/5 und VIIB/5 Merkmalsträger in aufeinanderfolgenden Generationen, vom Typ VIIC/6 sporadische Fälle beschrieben.

Genetik

Heterogen (s. Tabelle). Die einzelnen ursprünglichen Typen sind in sich wiederum heterogen auf Grund der unterschiedlichen Zusammensetzung der betroffenen Kollagenfasern aus verschiedenen Prokollagen-Ketten und genetischen Defekten auf verschiedenen Stufen der Prokollagensekretion und -reifung. Autosomal dominanter Er-

Ehlers-Danlos-Syndrom

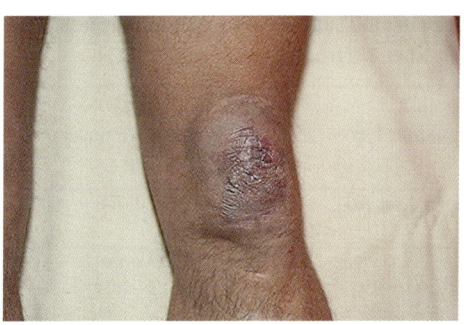

EHLERS-DANLOS-Syndrom. Narbenbildung am Knie, "Zigarettenpapier-Narben". (S. Tinschert)

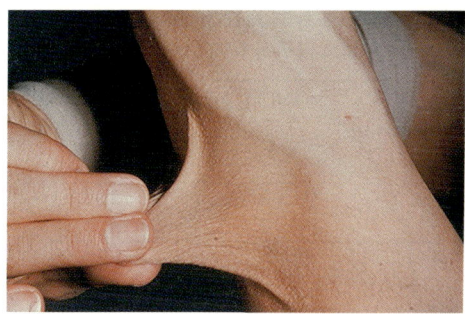

EHLERS-DANLOS-Syndrom. Cutis laxa. Die Haut ist dünn, abnorm dehnbar und zipfelförmig abhebbar. Durch rarefizierte Subkutis überdeutliches oberflächliches Venensystem. (U.W. Schnyder)

bang, Typen VI/4 und VIIC/6 autosomal rezessiv und Typ V/7 sowie ein unklassifizierter progeroider Typ X-chromosomal. Für die Typen I und II/1 besteht Allelie. Allelie besteht auch der Typen VIIA und B/5 mit der Osteogenesis imperfecta (OMIM 120150, 120160) sowie Typ IV/3 mit dem ▶ *Aortenaneurysma* (OMIM 120180) und den ▶ *intrakraniellen Aneurysmen*. Durch Beteiligung der einzelnen Prokollagenketten an verschiedenen Kollagentypen und sekundäre Kompensationsvorgänge hat die Mutation eines Prokollagen-Gens eine komplexe phänotypische Wirkung. Nach der 1997 eingeführten, am Basisdefekt und den klinischen Leitsymptomen orientierten Klassifikation (BEIGHTON et al.) sind Typ I und Typ II (gravis und mitis) zum klassischen Typ (1) zusammengefasst, Typ III wurde zum hypermobilen (2), Typ IV zum arteriell-ekchymotischen (3), Typ VI zum okulo-skoliotischen (4) und die Typen VIIA und VIIB zum Arthrochalasie-Typ (5), Typ VIIC zum Dermatosparaxis-Typ (6), Typ V zum X-chromosomalen EDS, Typ VIII zum Parodontitis-Typ (7), Typ IX zum Okzipitalhorn-Typ des ▶ *MENKES-Syndroms*, Typ X zum Fibronektin-Mangel-Typ (7), Typ XI zum familiären Hypermobilitäts-Syndrom. Weiterhin wird ein Progerie-EDS-Syndrom (OMIM 130070) abgegrenzt. Siehe auch ▶ *Gelenkeschlaffheit* (ohne Haut-Symptomatik, EDS Typ XI). Ein weiterer noch unklassifizierter wahrscheinlich autosomal rezessiver Typ beruht auf der Synthesestörung das extrazellulären Matrixproteins Tenascin X (OMIM 600261) mit Genort 6p21.3 (*TNXB*), das die Kollagen-Ablagerung durch die Hautfibroblasten reguliert

Familienberatung

Von einer relativen intrafamiliären Konstanz des klinischen Typs kann ausgegangen werden. Bei Schwangerschaften besondere geburtshelferische Betreuung wegen der Gefahr von Frühgeburten, Rupturen der Eihäute (Typen IV/3 und VI4) und Hämorrhagien sowie Verschlechterung der Gelenksymptomatik wichtig. Der Gefahr, dass die Patienten aufgrund ihrer Gelenksymptomatik als Kinder zu bestimmten Leistungssportarten herangezogen werden, ist zu begegnen. Die Beratung muss von familienanamnestischen Daten ausgehen, wobei Homozygotie (Kinder aus Partnerschaften zwischen Blutsverwandten bzw. Anlagenträgern des gleichen Typs) ein erhöhtes Erkrankungsrisiko und Gefahr schwerer Symptomatik für die Kinder bedeutet. Bei einigen dominanten Typen pränatale Diagnostik molekulargenetisch in Chorionbioptaten und Fruchtwasserzellen möglich (Gefahr wegen erhöhter Verletzlichkeit der Eihäute!). Bei Typ VI/4 durch Enzymbestimmung in Fibroblasten Heterozygotentest und pränatale Diagnostik durchführbar. Differentialdiagnose zu ▶ *LARSEN-Syndrom*, ▶ *MARFAN-Syndrom* und bei Typ VII/6, 7 zur ▶ *Osteogenesis imperfecta* notwendig.

Literatur

Beighton, P., A.De Paepe, B.Steinmann et al., EHLERS-DANLOS syndrome: Revised nosology, Villefranche, 1997. Am.J.Med.Genet. 77 (1998) 31–37.

Burch, G.H., Y.Gong, W.Liu et al., Tenascin-X is associated with EHLERS-DANLOS syndrome. Nature Genet. 17 (1997) 104–108.

Ehlers-Danlos-Syndrom

EHLERS-DANLOS-Syndrom. Charakteristika von zehn Typen des EHLERS-DANLOS-Syndroms (ursprüngliche Systematik nach PEIRIS, 1977), neue Numerierung in arabischen Ziffern.

Typ-Bezeichnung	Typ I/1, gravis	Typ II/1 mitis, hypermobiler Typ	Typ III/2, benigner Typ	Typ IV/3 A,B,C,D ekchymotischer SACK-B.-Typ	Typ V X-chromosomaler Typ
OMIM	130000	130010	130020 120180	130050, 225350, 225360	305200
Basis-Defekt	Typ-V-Kollagen-Def., α1- und α2-Kette	Typ-V-Kollagen-Def., α1 und α2-Kette	Typ-III-Kollagen-Def., α1-Kette, β1-Kette	Typ-III-Kollagen, α1-Kette	Mangel an Lysyl-oxidase
Erbgang Genort	Autosomal dominant 9q34	Autosomal dominant 9q34	Autosomal dominant 2q31	Autosomal rezessiv oder dominant 2q31	X-chromosomal
Klinik Haut	klassische EDS-Symptomatik schwere Überdehnbarkeit, Brüchigkeit und Vulnerabilität, Zigarettenpapiernarben	klassische EDS-Symptomatik leichte Überdehnbarkeit, Brüchigkeit und Vulnerabilität, Zigarettenpapiernarben	klassische EDS-Symptomatik minimale Überdehnbarkeit, Brüchigkeit und Vulnerabilität, Zigarettenpapiernarben	Klassisches EDS Akrogeroide, dünne, blasse Haut mit prominentem Venennetz, schwere Vulnerabilität	beträchtliche Dehnbarkeit, Brüchigkeit, Variable Vulnerabilität
Gelenke	schwere generalisierte Überstreckbarkeit	geringe Überstreckbarkeit, häufig auf die Finger beschränkt	generalisierte, beträchtliche Überstreckbarkeit	Gelenkeschlaffheit gering, beschränkt auf die Finger	geringe Überstreckbarkeit
andere Zeichen	vorzeitige Membranrupturen des betroffenen Fetus. Gefahr von Gefäß- und Darmrupturen	Knorpel betroffen, Varikose	BARLOW-Syndrom (Mitralklappen flattern), Gefäße und Darm beteiligt	Rupturen des Darms und großer Gefäße. Progeroide Erscheinung. Elastosis perforans serpiginosa	

Fujimoto, A., W.R.Wilcox and D.H.Cohn, Clinical, morphological, and biochemical phenotype of a new case of EHLERS-DANLOS syndrome type VIIC. Am.J.Med.Genet. 68 (1997) 25–28.

Golfier, F., S.Peyol, J.Attia-Sobol et al., Hypermobility type of EHLERS-DANLOS syndrome: influence of pregnancies. ClinGenet. 60 (2001) 240–241.

Hämäläinen, E.-R., R. Kemppainen, T.Pihlajaniemi and K.I.Kivirikko, Structure of the human lysyl oxidase gene. Genomics 17 (1993) 544–548.

Hamel, B.C.J., G.Pals, C.H.A.M. Engels et al., EHLERS-DANLOS syndrome and type III collagen abnormalities: A variable clinical spectrum. Clin.Genet. 53 (1998) 440–446.

Hausser, I. and I.Anton-Lamprecht, Differential ultrastructural aberrations of collagen fibrils in EHLERS-DANLOS types I-IV as a means of diagnostics and classification. Hum.Genet. 3 (1994) 394–407.

Hautala, T., M.G.Byers, R.L.Eddy et al., Cloning of human lysyl hydroxylase: Complete cDNA-derived amino acid sequence and assignment of the gene (PLOD) to chromosome 1p36.3-p36.2. Genomics 13(1992) 62–69.

Hautala, T., J.Heikkinen, K.I.Kivirikko and R.Myllylä, A large duplication in the gene for lysyl hydroxylase accounts for the type VI variant of EHLERS-DANLOS syndrome in two siblings. Genomics 15 (1993) 399–404.

Loughin, J., C.Irven, L.J.Hardwick et al., Linkage of the gene that encodes the α1 chain of type V collagen (COL5A1) to type II EHLERS-DANLOS sydrome. Hum.Molec.Genet. 4 (1995) 1649–1651.

Nuytinck, L., M.Feund, L.Lagae et al., Classical EHLERS-DANLOS syndrome caused by a mutation in type I collagen. Am.J.Hum.Genet. 66 (2000) 1398–1402.

Typ VI/4 Okulärer, skoliotischer Typ	Typ VII/5 A, B, C C/6, Arthro-chalasis 130060, 225401	Typ VIII/7 Peridontose-Typ	(Typ IX) Okzipitalhorn-Typ	Typ X/7 mit Fibronektindefekt
225400		130080	304150	225310
Lysylhydroxylase-Defizienz, Prokolla-gen-Reifung gestört	Typ-I-Kollagen-Def. α1 und α2-Kette; (C) Allel. Osteog.imp.	Typ-I-Kollagen-Synthese-Störung?	Cu-Transport-ATPase (ATP7A)	Fibronektin-1, gestörte Thrombozytenfunktion
Autosomal rezessiv 1p36.3-p36.2	Autosomal rezessiv oder dominant 17q21.3, 7q22.1	Autosomal dominant 17q21.31, 7q22.1?	X-chromosomal Xq13.3 Allelie zu MENKES-S.	Autosomal rezessiv 2q34
geringe Hautbeeinträchtigung	geringer Grad von Verletz- und Überdehnbarkeit	Vulnerabilität, Zigarettenpapiernarben	leichte Überdehnbarkeit	leichte Überdehnbarkeit
mäßige Überstreckbarkeit	Frakturen, schwere Gelenkeschlaffheit, angeborene Dislokationen	Gelenkeschlaffheit	mäßige Überstreckbarkeit aller Finger gelenke	mäßige Überstreckbarkeit
schwere Skoliose, Vulnerabilität von Sklera,Cornea und/ oder Netzhautablösung nach minim. Trauma. Vorzeitige Ruptur der Eihäute bei betroffenem Fetus	Kleinwuchs, Exostosen, Hyperostosen des Schädels	Schwere Parodontosen, mit vorzeitigem Zahnverlust	Okzipitalhörner (Exostosen) und andere Skelettanomalien. Blasendivertikel. Diarrhoe	leichte Blutungsneigung

Pousi, B., T.Hautala, J.C.Hylandet al. Compound heterozygote patient with EHLERS-DANLOS syndrome type VI has a deletion on one allele and a splicing defect in the other allele of the lysyl hydroxylase gene. Hum.Mutat. *11* (1998) 55–61.

Raff, M., W.J.Craigen, L.T.Smith et al., Partial *COL1A2* gene duplication produces fetures of osteogenesis imperfecta and EHLERS-DANLOS type VII. Hum. Genet. *106* (2000) 19–28.

Schwarze, U., W.I Schievink, E.Petty et al., Haploinsufficiency for one *COL3A1* allele of type III procollagen results in a phenotype similar to the vascular form of EHLERS-DABLOS syndrome, EHLERS-DANLOS syndrome type IV. Am.J.Hum.Genet. *69* (2001) 989–1001.

Stoler, J.M., B Bromley, M.A. Castro et al., Separation of amniotic membrane after amniocentesis in an individual with the classic form of EDS and haploinsufficiency for *COL5A1* expression. Am.J.Med. Genet. *101* (2001) 174–177.

Nicholls, A.C., D.Valler, S.Wallis and F.M.Pope, Homozygosity for a splice site mutation of the *COL1A2* gene yields a non-functional proα2(I) chain and an EDS/OI clinical phenotype. J.Med. Genet. *38* (2001) 132–135.

OMIM 120180, 130000, 130010, 130020, 130050, 130060, 130080, 130090, 225310, 225320, 225350, 225360, 225400, 225410, 304150, 305200

Einschlusskörper-Myopathie,
Quadrizepsaussparungs-Myopathie

Vor allem von persischen und anderen Juden mittelöstlicher Provenienz beschriebene progrediente Gliedergürtel-Muskelschwäche des Erwachsenenalters unter charakteristischer

Aussparung des Quadrizeps. Erstmanifestation im 3. bis 5. Lebensjahrzehnt. Langsam progredient, zu Respirationsinsuffizienz führend. Typische geränderte („rimmed") Vakuolen in den Muskelzellen. Namensgebend sind Einschlüsse in der Muskelzelle, die Pathogenese ist unklar. Genort 9p13-p12 (*GNE*, UDP-N-Azetylglukosamin-2-Epimerase/N-Azetylmannosamin-Kinase), Allele mit der distalen Myopathie mit geränderten Vakuolen (▶ *Myopathia distalis hereditaria*)? Foundermutation bei Juden, andere Mutationen in anderen Regionen. Differentialdiagnostisch s.a. ▶ *Einschlusskörper-Myositis*.

Literatur

Eisenberg, I., N.Avidan, T.Potikha et al., The UDP-N-acetylglucosamine 2-epimerase/N-acetylmannosamine kinase gene is mutated in recessive hereditary inclusion body myopathy. Nature Genet. *29* (2001) 83–87

Koffman, B.M., K.Sivakumar, T.Simonis et al., HLA allele distribution distinguishes sporadic inclusion body myositis from hereditary inclusion body myopathies. J.Neuroimmunol. *84* (1998) 139–142.

Mitrani-Rosenbaum, S., Z.Argov, A.Blumenfeld et al., Hereditary inclusion body myopathy maps to chromosome 9p1-9q1. Hum.Molec.Genet. *5* (1996) 159–163.

OMIM 147420, 600737

Einschlusskörper-Myositis

Vorwiegend sporadisch auftretende entzündliche Myopathie. Erstmanifestation klinischer Erscheinungen im 3. Lebensjahrzehnt. Progrediente Muskelschwäche, Reflexanomalien und Dysphagie. Histologisch charakterisiert durch entzündliche Infiltrate, Vakuolen und typische Zytoplasmaeinschlüsse in den Muskelfasern. Eine Sippe mit Merkmalsträgern in zwei Generationen lässt auf autosomal dominanten Erbgang schließen, wobei in den betroffenen Geweben die Mitochondrien auffällig viele klonal expandierende Deletionen aufweisen. Diese entstehen somatisch und sind offensichtlich wie bei der progressiven externen ▶ *Ophthalmoplegie* und bei normalen Alterungsvorgängen indirekt durch einen noch unbekannten Faktor (intergenomische Kommunikation. Sauerstoffradikale? Zu mitochondrialen Mutationen disponierender autosomal codierter Faktor?) bedingt. Eine HLA-Assoziation (DR und DQ) lässt außerdem eine autoimmunologische Komponente vermuten. Siehe auch ▶ *Einschlusskörper-Myopathie*.

Literatur

Kaukonen, J.A., P.Amati, A.Suomalainen et al., An autosomal dominant locus predisposing to multiple deletions of mtDNA on chromosome 3p. Am.J.Hum.Genet. *58* (1996) 763–769.

Koffman, B.M., K.Sivakumar, T.Simonis et al., HLA allele distribution distinguishes sporadic inclusion body myositis from hereditary inclusion body myopathies. J.Neuroimmunol. *84* (1998) 139–142.

Moslemi, A.-R., C.Linberg and A.Oldfors, Analysis of multiple mitochondrial DNA deletions in inclusion body myositis. Hum.Mutat. *10* (1997) 383–386.

OMIM 147421

Ekbom-Syndrom
▶ Mitochondriopathie

Ektodermale Dysplasien

Gruppe von die Epidermis und ihre Anhangsgebilde betreffenden Dysplasien. Bisher 175 Entitäten abgegrenzt, davon 15 in der Tricho-Onycho-Subgruppe. Nach einer Zusammenstellung von Witkop et al. (1975) lassen sich bei 37 Syndromen Haar-, Zahn-, Nagel- und Schweißdrüsenanomalien erkennen. Es werden eine Gruppe A mit mindestens 135 Formen, bei denen mindestens 2 der 4 Hauptsymptome vorhanden sind, von einer Gruppe B mit nur einem typischen Symptom unterschieden. Übersichten s. Pinheiro & Freie-Maia (1994); Eine neuere Symptomatik auf der Grundlage von Basisdefekten s. Priolo & Laganà (2001): Die Einteilung in Gruppe 1 mit TNF- oder NF-κB-Signalsytemstörungen und Gruppe 2 mit Connectin-Defekten entspricht etwa der in anhydrotisch-hypohydrotische und hydrotische ektodermale Dysplasien.

Literatur

Pinheiro, M. and N.Freire-Maia, Hair-nail dysplasia - A new autosomal dominant ectodermal dysplasia. Clin.Genet. *41* (1992) 296–298.

Dies., Ectodermal Dysplasias: A clinical classification and a causal review. Am.J.Med.Genet. *53* (1994) 153–162.

Priolo, M and C.Laganà, Ectodermal dysplasias: a new clinical-genetic classification. J.Med.Genet. *38* (2001) 579–585.

Witkop, C.J.Jr., L.J.Brearly and W.C.Gentry jr., Hypoplastic enamel, onycholysis, and hypohidrosis inherited as an autosomal dominant trait. A review of ectodermal dysplasia syndromes. Oral Surg. *89* (1975) 71–86.

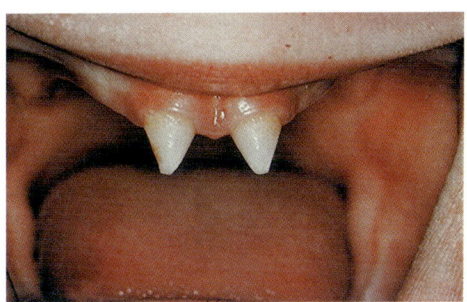

Ektodermale Dysplasie, anhidrotische (hypohidrotische). Oligodontie. (Ch. Opitz)

Ektodermale Dysplasie, anhidrotische (hypohidrotische),
CHRIST-SIEMENS-TOURAINE-Syndrom, ED1

Genetisch bedingter Komplex von Ektodermdefekten auf der Grundlage einer Genmutation. Es besteht eine Hypoplasie der Hautanhangsgebilde und z.T. auch der Schleimhäute des Respirations- sowie des Gastrointestinaltraktes. Zugrunde liegt die Synthesestörung eines an der epithelial-mesenchymalen Signaltransduktion beteiligten Transmembranproteins, Ectodysplasin A (EDA, X-chromosomal) aus der Familie der **T**umor-**N**ekrosis-**F**aktor-Liganden (TNF) oder eines TNF-Rezeptors (EDAR, DL, autosomal). Bei der Form mit schwerer Immundefizienz ist das NFκB- (**N**ukleärer **F**aktor **κB**-) Signalsystem bei der T- und B-Zellfunktion gestört durch Defekt der regulatorischen Einheit (NEMO, *IKBKG*). Eine Beteiligung des Epidermis-Wachstumsfaktors (EGF) wird vermutet.

Krankheitswert
Angeboren. Hypotrichose des Kopfhaares, der Augenbrauen und der Wimpern. Dystrophie der Finger- und Zehennägel. Milchzähne vereinzelt, bleibende Zähne selten angelegt. Wärmeunverträglichkeit durch Aplasie der Schweißdrüsen. Bei Säuglingen und Kleinkindern Gefahr des plötzlichen Todes durch Hyperpyrexie. Hypoplasie der Talg-, Schleim- und Brustdrüsen. Teilweise ▶ *Alacrimie*. Neigung zu entzündlichen Veränderungen des oberen Respirationstraktes. Charakteristische Fazies durch Sattelnase und Wulstlippen. Palmare und plantare Hyperkeratosen. Kleinwuchs. Überwiegend Männer betroffen. Bei Frauen meistens nur leichtere Zahndysplasien, regionales Fehlen der Schweißdrüsen und verminderte Brustentwicklung.

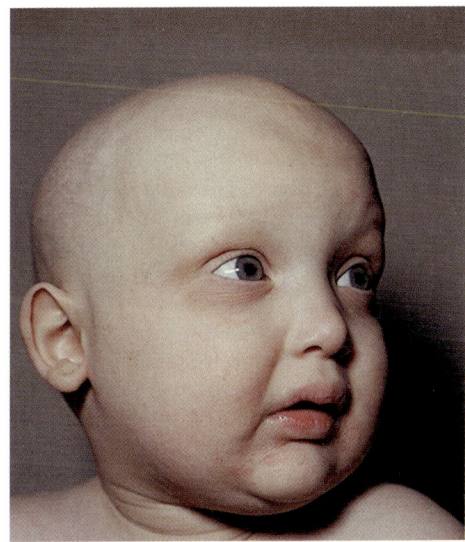

Ektodermale Dysplasie, anhidrotische (hypohidrotische). Charakteristische Fazies: Vorgewölbte Stirn, verstärkte Supraorbitalwülste, kleine Nase, wulstige Lippen. Maskenartige Pigmentierung der feingefältelten Lidhaut. Abstehende dysplastische Ohren, kaum Kopfhaar, fehlende Augenbrauen, wenig Wimpern. (Ch. Opitz)

Therapiemöglichkeiten
Keine zur Besserung führende Behandlung bekannt. Prophylaxe durch Vermeidung aller Situationen, die zur Überhitzung führen können, wichtig. Zahnprothesen schon im Kindesalter nötig.

Häufigkeit und Vorkommen
Regional unterschiedlich, über 300 männliche Fälle beschrieben. Häufigste der ektodermalen Dysplasien. Inzidenz unter männlichen Neugeborenen etwa 1:100.000. Bei Frauen ganz selten.

Ektodermale Dysplasie, anhidrotische (hypohidrotische)

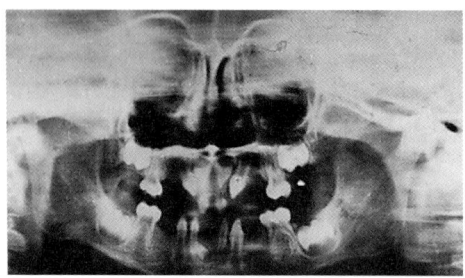

Ektodermale Dysplasie, anhidrotische. Zahnanomalien und -nichtanlagen. (Ch. Opitz)

Genetik

Heterogenie. In der Mehrzahl X-chromosomaler Erbgang (Typ CHRIST-SIEMENS-TOURAINE und Typ LENZ mit leichterer Symptomatik). Genort Xq13.1 (*EDA*). Differentialdiagnose zu verschiedenen Formen der ▶ *Alopezie*, ▶ *Hypotrichose*, ▶ *Oligodontien* und ▶ *Dentindefekten* notwendig. Die schwache, sehr variable Merkmalsausbildung im weiblichen Geschlecht lässt sich mit der LYON-Hypothese erklären. Bei einer großen Hindusippe beschrieb schon DARWIN den Vererbungsmodus und die Klinik sehr treffend. Daneben vereinzelt Sippen mit jeweils spezifisch unterschiedlicher Schwere der gleichen Symptomatik und autosomal dominantem oder rezessivem Erbgang, EDA3, Genort 2q11-13 (*EDAR*, OMIM 129490, 224900), wobei Frauen die volle Symptomatik zeigen. Unterschiedliche weitere Symptome mit unbekanntem Genort, z.T. nur von wenigen Fällen bzw. Sippen beschrieben: Mit Corpus-callosum-Agenesie und Hypothyreose; OMIM 225040, mit Hypothyreose und Infektneigung durch Bronchialzilien-Dysplasie, OMIM 225050, ▶ *ANOTHER-Syndrom* (Alopezie, Nageldystrophie, Ophthalmologische Komplikationen, Dysfunktion der Thyreoidea, Hypohidrose, Epheliden, Enteropathie, Infektionen des Respirationstraktes). Mit Fehlbildungen des peripheren Extremitäten-Skeletts ▶ *Lippen-Kiefer-Gaumen-Spalte mit Spalthand*; ▶ *hypohidrotische ektodermale Dysplasie mit Immuninsuffizienz und mit Osteopetrose* (OMIM 300291) X-chromosomal, Genort Xq28 (IKKγ, NEMO), Allelie mit Typ 2 des ▶ *BLOCH-SULZBERGER-Syndrom*. Siehe auch ▶ *Ektodermale Dysplasie Typ RAPP-HODGKIN*.

Familienberatung

Eine Beeinträchtigung des Wohlbefindens und der Leistungsfähigkeit bei kaum herabgesetzter Lebenserwartung muss beachtet werden. Feststellung des Erbganges in den betreffenden Familien wichtig. Die Unterscheidung zwischen autosomaler und X-chromosomaler Form ist in Anbetracht fehlender Unterschiede in der klinischen Ausprägung bei Knaben nur genetisch durch Ausschluss der X-chromosomalen Mutation oder familienanamnestisch anhand weiblicher Merkmalsträger möglich. Pränatale Diagnostik bei nachweislich X-chromosomalem Typ und männlichen Feten molekulargenetisch möglich. Genetische Betreuung betroffener Sippen und Früherkennung im Hinblick auf Vermeidung lebensbedrohlicher Hyperthermien im Säuglingsalter wichtig. Nachweis durch Schwitztest bei Kindern und starke körperliche Anstrengung (Sport) können zum Kreislaufkollaps führen oder tödlich enden. Heterozygote Frauen bei X-chromosomalem Erbgang durch verminderte Schwitzfähigkeit, Zahn- und dermatoglyphische Anomalien sowie das irreguläre Verteilungsmuster der Schweißdrüsenöffnungen (den BLASCHKO-Linien folgend entsprechend dem LYON-Effekt) mit der Jod-Stärke-Reaktion und Infrarot-Scanning erkennbar. Bei Neugeborenen typisches Schälen der Haut.

Literatur

Ferguson, B.M., N.S.T.Thomas, F.Munoz et al., Scarity of mutations detected in families with X linked hypohidrotic ectodermal dysplasia: diagnostic implications. J.Med.Genet. *35* (1998) 112–115.

Happle, R. and P.J.Frosch, Manifestation of the lines of BLASCHKO in women heterozygous for X-linked hypohidrotic ectodermal dysplasia. Clin.Genet. *27* (1985) 468–471.

Kere, J., A.K.Srivastava, O.Montonen et al., X-linked anhidrotic (hypohidrotic) ectodermal dysplasia is caused by mutation in a novel transmembrane protein. Nature Genet. *13* (1996) 409–411.

Munoz, F., F.Lestrigant, V.Sybert et al., Definitive evidence for an autosomal recessive form of hypohydrotic ectodermal dysplasia clinically indistinguishable from the more common X-linked disorder. Am.J.Hum.Genet. *61* (1997) 94–100.

Pinheiro, F., J.Penna and N.Freire-Maia, Two other cases of ANOTHER syndrome? Family report and update. Clin.Genet. *35* (1989) 237–242.

Ektodermale Dysplasie, hidrotische

Vogt, B.R., H.Traupe and H.Hamm, Congenital atrichia with nail dystrophy, abnormal facies, and retarded psychomotor development in two siblings: A new autosomal recessive syndrome? Pediat. Derm. 5 (1988) 236–242.

Zonana, J., J.Gault, K.J.P.Davies et al., Detection of a molecular deletion at the DXS732 locus in a patient with X-linked hypohydrotic ectodermal dysplasia (EDA), with the identification of a unique junctional fragment. Am.J.Hum.Genet. 52 (1993) 78–84.

Zonana, J., M.E.Elder, L.C.Schneider et al., A nowel X-linked disorder of immune deficiency and hypohydrotic ectodermal dysplasia is allelic to Incontinentia pigmenti and due to mutations in *IKK-gamma* (*NEMO*). Am.J.Hum.Genet. 67 (2000) 1555–1562.

OMIM 129490, 224900, 305100

Ektodermale Dysplasie, hidrotische,
CLOUSTON-Syndrom, ED2

Genetisch bedingter Komplex von Ektodermdefekten auf der Grundlage einer Genmutation. Der Basisdefekt betrifft ein **Gap-Junction-Protein β** (GJB6), das als Connexin30 eine Rolle beim Zell-Zell-Kontakt spielt.

Krankheitswert
Angeboren. Hypotrichose, dünnes brüchiges Haar oder Alopecia totalis. Palmare und plantare Hyperkeratosen (Typ CLOUSTON). Finger- und Zehennägel dünn oder verdickt mit Längsstreifen. Nicht obligat Zahndysplasien und verspätete Dentition. Hyperpigmentierung. Lebenserwartung nicht herabgesetzt. Kombination mit Spaltbildungen im Lippen-Kiefer-Gaumen-Bereich, Hypospadie, Pterygien und Syndaktylien (ZLOTOGORA-OGUR-Syndrom, Typ Margarita) ▶ *Lippen-Kiefer-Gaumen-Spalte mit Spalthand und -fuß*. Kombinationen mit Innenohrschwerhörigkeit (HELWEG-LARSEN-Syndrom) autosomal rezessiv, mit Aplasie der Papillarleisten (BASAN-Syndrom, OMIM 129200) autosomal dominant bedingt.

Therapiemöglichkeiten
Keine spezifische Therapie möglich. Symptomatische Korrekturen unbefriedigend.

Häufigkeit und Vorkommen
Frequenz 1:100.000. Neben isolierten Fällen etwa 26 Familien beschrieben, darunter eine große nordamerikanisch-kanadisch-schottische Sippe französischer Provenienz mit Merkmalsträgern in 7 aufeinanderfolgenden Generationen. Auch bei Schwarzafrikanern und Ostasiaten vorkommend.

Genetik
Autosomal dominanter Erbgang, Typ CLOUSTON, ED2, Genort 13q11 (*GJB6*), mit Lippen-Gaumen-Spalte, ED4 (Margarita-Insel-Form, Genort 11q23, OMIM 225060). Weitere ektodermale Dysplasien ohne Schweißdrüsenanomalien z.T. mit Palmoplantarkeratosen, mesodermaler Beteiligung und unterschiedlichen Begleitsymptomen werden zur Tricho-Odonto-Untergruppe der ektodermalen Dysplasien zusammengefasst. Dazu zählen unterschiedliche, teilweise sippenspezifische nosologische Einheiten: Dermo-Odonto-Dysplasie, autosomal dominant (OMIM 125640); Tricho-Odonto-Onycho-Dysplasie heterogen, autosomal rezessiv (OMIM 275450), Tricho-Odonto-Onycho-Dystrophie mit Amastie bzw. Athelie autosomal dominant (OMIM 129510, 181270); Pilo-Dentale Dysplasie mit Hyperopie autosomal rezessiv (OMIM 262020); mit Dentes natales, OMIM 601345); Pilo-Dento-Ungulare Dysplasie (Typ TAJARO-PINHEIRO). Kombination mit Schwerhörigkeit, fazialen Dysplasien und Augenanomalien ▶ *MARSHALL-Syndrom*. Siehe auch ▶ *Ektodermale Dysplasie Typ RAPP-HODGKIN*; ▶ *COSTELLO-Syndrom*; ▶ *NAEGELI-Syndrom*, ▶ *Pili torti*.

Familienberatung
Differentialdiagnose zur ▶ *anhidrotischer E.D.*, Hypotrichosen und isolierten Zahnanlagestörungen (▶ *Zahnunterzahl*), ▶ *Kardio-Fazio-Kutanem Syndrom* und ▶ *BIDS-Syndrom* wichtig. Bei erbprognostischen Einschätzungen muss von einer starken inter- und intrafamiliären Variabilität der Merkmalsausbildung und der Schwere des Krankheitsbildes ausgegangen werden. Feststellung des Erbganges innerhalb der Gruppe der Tricho-Odonto-Onycho-Dysplasie notwendig. Obwohl keine großen Beschwerden und Einschränkungen der Leistungsfähigkeit vorliegen, ist die starke subjektive Beeinträchtigung durch den kosmetischen Eindruck der Symptome zu berücksichtigen.

Literatur

Christianson, A.L. and S.Fourie, Family with autosomal dominant hydrotic ectodermal dysplasia: a previously unrecognised syndrome? Am.J.Med. Genet. *63* (1997) 549–553.

Hassed, S.J., J.M.Kincannon and F.L.Arnold, CLOUSTON syndrome: An ectodermal dysplasia without significant dental findings. Am.J.Med.Genet. *61* (1996) 274–276.

Lamartine, J., A.Pitaval, P.Soularue et al., A 1,5-Mb map of the hidrotic ectodermal dysplasia (CLOUSTON syndrome) gene region on human chromosome 13q11. Genomics *67* (2000) 232–236.

Mégarbané, A., Z.Noujeim, M.Fabre and V.M.Der Kaloustian, New form of hydrotic ectodermal dysplasia in a Lebanese family. Am.J.Med.Genet. *75* (1998) 196–199.

Pinheiro, M., N.Freire-Maia and A.J.Roth, Tricho-odontoonychial dysplasia - a new meso-ectodermal dysplasia. Am.J. Med.Genet. *15* (1983) 67–70.

Pinheiro, M., D.V.Freire-Maia, E.Miranda et al., Trichodermodysplasia with dental alteration: an apparently new genetic ectodermal dysplasia ot the tricho-odonto-onychial subgroup. Clin.Genet. *29* (1986) 332–336.

Tajara, E.H., M.Pinheiro and N.Freire-Maia, Pilodentoungular dysplasia with microcephaly. A new ectodermal dysplasia/malformation syndrome. Am.J. Med.Genet. *26* (1987) 153–156.

Taylor, T.D., S.J.Hayflick, W.McKinnon et al., Confirmaton of linkage of CLOUSTON syndrome (hydrotic ectodermal dysplasia) to 13q11-q12.1 with evidence for multiple independent mutations. J.Invest.Dermatol. *111* (1998) 83–85.

Tsakalos,N., F.H.Jordaan, J.J.F.Taljaard and S.F. Hough, A previously undescribed ectodermal dysplasia of the tricho-odonto-onychial subgroup in a family. Arch.Derm. *122* (1986) 1047–1053.

Turnpenny, P.D., D.C.De Silva, D.W.Gregory, E.S. Grey and J.C.S.Dean, A four generation hydrotic ectodermal dysplasia family: an allelic variant of CLOUSTON syndrome? Clin.Dysmorphol. *4* (1995) 324–333.

OMIM 129500

Ektodermale Dysplasie, Typ RAPP-HODGKIN,
RAPP-HODGKIN-Syndrom

Genetisch bedingte ektodermale Dysplasie auf der Grundlage einer Genmutation.

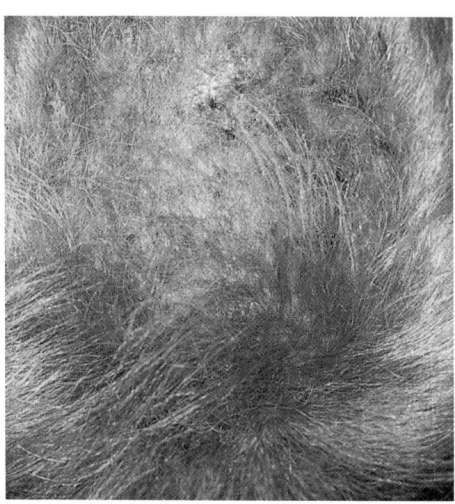

Ektodermale Dysplasie, Typ RAPP-HODGKIN. Wirres, z.T. weißes Haar bei einem Kind. Herde von Alopezie und Kopfhautnarben. (Carlos F. Salinas)

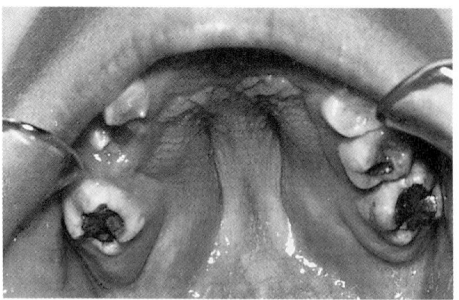

Ektodermale Dysplasie, Typ RAPP-HODGKIN. Submuköse Gaumenspalte. (Carlos F. Salinas)

Basisdefekt und Pathogenese sind unbekannt.

Krankheitswert

Angeboren. Trockene, dünne Haut, Hypotrichose (Pili torti bzw. canaliculi) und Hypoplasie anderer Hautanhangsorgane: Onychodystrophie. Zahnanomalien und Kariesneigung. Typische Fazies durch schmale Nase, kleinen Mund, Lippen- und/oder Gaumenspalte. Durch Hypohidrose Gefahr der Hyperthermie im frühen Kindesalter. Tränengangsdysplasien. Neigung zu Otitiden und Konjunktivitiden. Fakultativ Syndaktylien und Hypospadie.

Therapiemöglichkeiten

Lediglich symptomatische Behandlung mit unbefriedigendem Erfolg.

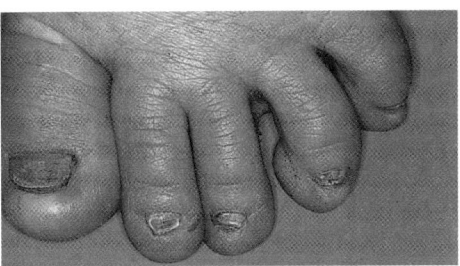

Ektodermale Dysplasie, Typ RAPP-HODGKIN. Dysplastische Zehennägel. (Carlos F. Salinas)

Häufigkeit und Vorkommen
Seit Erstbeschreibung 1968 mehr als 6 Sippen mit Merkmalsträgern in aufeinanderfolgenden Generationen bekannt.

Genetik
Autosomal dominanter Erbgang.

Familienberatung
Differentialdiagnose zu anderen Typen der ektodermalen Dysplasie und Familienanamnese zur Feststellung des Erbganges wichtig. Früherkennung in Hinblick auf Vermeidung hyperthermischer Zustände notwendig.

Literatur
Breslau-Siderius, E.J., A.P.M.Lavrijsen, F.W.A.Otten et al., The RAPP-HODGKIN syndrome. Am.J.Med.Genet. *38* (1991) 107–110.

Kantaputra, P.N., C.Pruksachat-Kunakorn and P.Vanittanakom, RAPP-HODGKIN syndrome with palmoplantar keratoderma, glossy tongue, congenital absence of lingual frenum and subungual caruncles: Newly recognized findings. Am.J.Med.Genet. *79* (1998)343–346.

Rodoni, E.O.S., J.A.S.Freitas and A.Richieri-Costa, RAPP-HODGKIN syndrome: Report of a Brazilian family. Am.J.Med.Genet. *36* (1990) 463–466.

OMIM 129400

Ektodermale Dysplasie-Ectrodaktylie-Makuladystrophie-Syndrom,
EEM-Syndrom

Seit Erstbeschreibung 1956 von wenigen Geschwister- und sporadischen Fällen beschriebene autosomal rezessive Haar- und Nagelwachstumsstörungen mit Makuladystrophie, Kleinwuchs, geistiger Retardation und unterschiedlichen Skelettanomalien der Finger.

Literatur
Senecky, Y., G.J.Halpern et al., Ektodermal dysplasia, ectrodactyly and macular dystrophy (EEM syndrome) in siblings. Am.J.Med.Genet. *101* (2001) 195–197.

OMIM 225280

Ektrodaktylie,
terminale Aphalangie, Adaktylie, Acheirie

Angeborene transverse Dysplasie des Handskeletts heterogener Ätiologie.

Meist nicht genetisch bedingtes asymmetrisches Fehlen von Fingern und Zehen bzw. Finger- und Zehengliedern (Disruptions-Sequenz?). Bei einigen Sippen mit symmetrischer E. jedoch unregelmäßig autosomal dominant, vereinzelt auch rezessiv bedingt (▶ *Spalthand und -fuß*). Erbprognosen müssen von familienanamnestischen Erhebungen ausgehen, wobei auf klinisch normale, nur röntgenologisch erkennbare Merkmalsträger und eine starke intrafamiliäre Variabilität zu achten ist. Genorte: 7q21-22 (Spalthand/-fuß-Deformität, SHFD1 Hox-Gene *DLX5* oder 6?), Allelie mit ▶ *Spalthand*; bei komplexen Fehlbildungen mit (asymmetrischer) E. aufgrund struktureller Chromosomen-Aberrationen Beteiligung von Genen in 6q16.-22.2 und 10q24-25 vermutet. Contiguous gene syndrome der E. mit Retrogenie und Ohrdysplasien (Ektrodaktylie-Mandibuläre Dysostose) sowie Kleinwuchs, urogenitalen Fehlbildungen und Fehlbildungen des peripheren Extremitätenskeletts durch Mikrodeletion in 7q21.3-22.1; mit ektodermaler Dysplasie urogenitalen Fehlbildungen und Gaumenspalte 19p13.1-q13.1, Grenze zum EEC-Syndrom und zum ADULT-Syndrom (▶ *Acro-Dermato-Ungual-Lacrimal-Tooth-Syndrom*, OMIM 103285, ▶ *Lippen-Kiefer-Gaumen-Spalte mit Spalthand und -fuß*) unscharf. Kombination mit Tibia-Agenesie (OMIM 119100) autosomal rezessiv oder dominant? Für konstante E. bestimmter Finger und symmetrische Formen s.a. ▶ *Spalt-*

hand. Differentialdiagnose zu ▶ *Hydantoin-Syndrom*, Amputation durch ▶ *Schnürfurchenbildung,* ▶ *Aglossie-Adaktylie-Syndrom* und zur ▶ *Brachydaktylie B* notwendig. Kombination von E. mit spastischer Paraplegie und Oligophrenie (JANCAR-Syndrom) wahrscheinlich autosomal rezessiv bedingt.

Literatur
Correa-Cerro, L., D.Garcia-Cruz, L.Diaz-Catanos et al., Délétion interstitièlle 6q16.2q22.2 chez un enfant ayant une ectrodactylie. Ann.Génét. *39* (1996) 105-109.
Lenz, W. und F.Majewski, Fehlbildungen der Gliedmaßen. In: SCHINZ, Radiologische Diagnostik in Klinik und Praxis. Bd.VI/2. Aufl. Thieme-Verl. Stuttgart New York 1991. S. 984-1012.
Morey, A.M., and R.R.Higgins, Ectro-amelia syndrome associated with an interstitial deletion of 7q. Am.J.Med.Genet. *35* (1990) 95-99.
Nunes, M.E., R.A.Pagon, C.J.Disteche and J.P.Evans, A contiguous gene deletion syndrome at 7q21-q22 and implications for a relationship between isolated ectrodactyly and syndromic ectrodactyly. Clin.Dysmorphol. *3* (1994) 277-286.
O´Quinn, J.R., R.S.M.Hennekam, L.B.Jorde and M.Bamshad, Syndromic ectrodactyly with severe limb ectodermal, urogenital, and palatal defects maps to chromosome 19. Am.J.Hum.Genet. *62* (1998) 130-135.
Rivera, H., J.Sanchez-Corona, V.R.Burgos-Fuentes and M.J.Melendez-Ruiz, Deletion of 7q22 and ectrodactyly. Genet.Counsel. *2* (1991) 27-31.
Roberts, S.H., H.E.Hughes, S.J.Davies and A.L.Meredith, Bilateral split hand and split foot malformation in a boy with a de novo interstitial deletion of 7q21.3. J.Med.Genet. *28* (1991) 479-481.
Turnpenny, P.D., A.W.Johnston, J.C.S.Dean et al., Ectrodactyly-mandibulo-facial dysostosis: case report and delineation of an entity. Clin.Dysmorphol. *1* (1992) 103-109.
Witters, I., K.Devriendt, Ph. Moerman et al., Bilateral tibial agenesis with ectrodactyly (OMIM 119100): further evidence for autosomal recessive inheritance. Am.J.Med.Genet. *104* (2001) 209-213.

OMIM 129810, 103285, 129900, 225300

Ektrodaktylie-Mandibulo-Faziale Dysostose
▶ Ektrodaktylie

Ekzem, endogenes
▶ Atopien

Elastolyse, generalisierte
▶ Cutis laxa

ELDRIDGE-BERLIN-MCKUSICK-MONEY-Syndrom
▶ Myopie;
▶ Taubheit (Tabelle IV.C)

ELEJALDE-Syndrom I,
Akrozephalo-Polysyndaktyle Dysplasie

Von bisher vier übereinstimmenden nicht lebensfähigen Fällen und einem etwas abweichenden Neugeborenen beschriebenes autosomal rezessives Cerebro-Reno-Digitales Syndrom mit Makrosomie, Kraniosynostose, Polydaktylie, Nierendysplasie und Omphalozele. Siehe auch ▶ MECKEL-*Syndrom*. Differentialdiagnostisch ▶ *Akrozephalopolysyndaktylie*.

Literatur
Nevin, N.C., B.Herron and M.J.Armstrong, An 18 week fetus with ELEJALDE syndrome (acrocephalopolydactylous dysplasia). Clin.Dysmorphol. *3* (1997) 180–184.
Thornton, C.M. and F.Stewart, ELEJALDE syndrome: a case report. Am.J.Med.Genet. *69* (1997) 406–408.

OMIM 200995

ELEJALDE-Syndrom II,
Melanolysosomen-Krankheit, neuroektodermale

Seit Erstbeschreibung 1977 von etwa 12 Fällen beschriebenes neuroektodermales Syndrom mit frühkindlichen Anfällen, neurologischen Ausfällen bis zur Quadroplegie, Pigmentierungsanomalien (Silberhaar, helle Komplexion durch Anomalien der Melanosomen), Nystagmus und Sehverlust. Verlust intellektueller Fähigkeiten und Tod im Kindesalter. Autosomal rezessiver Erbgang, Basisdefekt unbekannt. Differentialdiagnose zum ▶ CHEDIAK-HIGASHI-Syndrom bzw. ▶ GRISCELLI-Syndrom anhand des normalen Immunstatus.

Literatur
Ivanovich, J., S.Mallory et al., 12-year-9old male with ELEJALDE syndrome (neuroectodermal melanolysosomal disease). Am.J.Med.Genet. 38 (2001) 313–316.

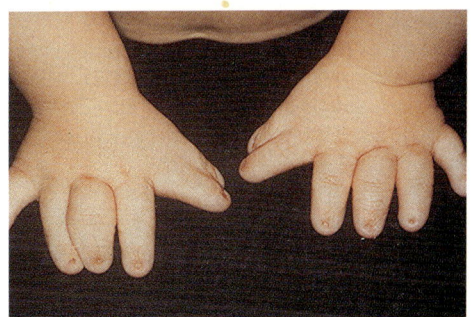

ELLIS-VAN-CREVELD-Syndrom. Hexadactylie, Nagelhypoplasien. (Ch. Opitz)

Elephantiasis congenita hereditaria
▶ Lymphödem, familiäres

Elfin-face-Syndrom
▶ Aortenstenose, supravalvuläre, isolierte

Elliptozytose
▶ DRESBACH-Syndrom

ELLIS-VAN-CREVELD-Syndrom,
Chondroektodermale Dysplasie

Genetisch bedingte Osteochondrodysplasie auf der Grundlage einer Genmutation.
Der Basisdefekt ist unbekannt.

Krankheitswert
Disproportionierter, angeborener Kleinwuchs, Mikromesomelie und Fehlbildungen des distalen Extremitätenskeletts mit Polydaktylie, Exostosen, Fusion von Os capitatum und hamatum. Nageldysplasien, Hypodontie mit Pseudospalte der Oberlippe durch dickes Frenulum zwischen Oberlippe und Gaumen, Alopezie. In 60% der Fälle angeborene Herzfehler (vor allem Vorhofseptum-Defekt), Lebenserwartung dann stark herabgesetzt. Oligophrenie. Hypogenitalismus.

Therapiemöglichkeiten
Symptomatisch-konservative Behandlung. Chirurgische Korrektur des Herzfehlers mit unterschiedlichem Erfolg.

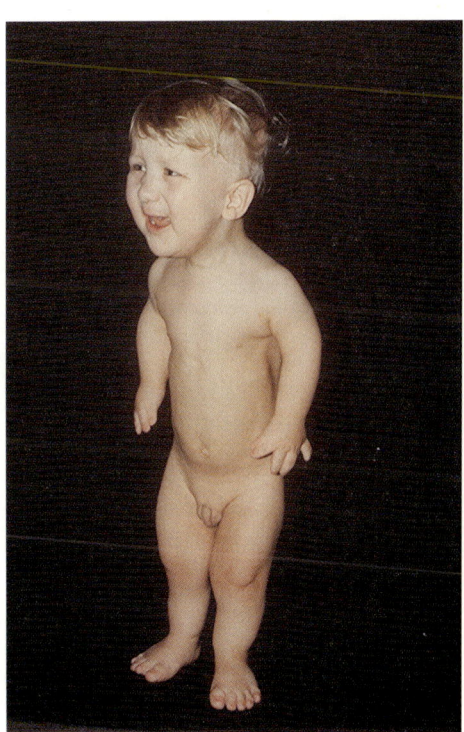

ELLIS-VAN-CREVELD-Syndrom. Disproportionierter Kleinwuchs. Schmaler Thorax. (Ch. Opitz)

Häufigkeit und Vorkommen
Über 80 Fälle beschrieben, davon 40 Geschwisterschaften aus einem Isolat in Pennsylvania (Amish; alle gehen zurück auf Samuel King, eingewandert 1744). Vor allem von Europäern, weiterhin bei Afrikanern und Arabern bekannt.

Elschnig-Syndrom

Genetik
Autosomal rezessiver Erbgang mit voller Penetranz. Genort 4p16 (*EVCI* und *EVCII*), Allelie mit der autosomal dominanten akrodentalen ▶ *Dysostose* (WEYERS)?, Heterozygotenmanifestation? Eng benachbarte Gene?

Familienberatung
Diagnose bereits bei Geburt möglich. Mikro- und Teilsymptome (Polydaktylie) bei Heterozygoten selten. Normale Kinder von Merkmalsträgern sind bekannt. Grenzen zum ▶ JEUNE-*Syndrom* unscharf, genaue Differentialdiagnose bei Neugeborenen notwendig. Differentialdiagnostisch s.a. ▶ *Dysostose, akrodentale* (WEYERS); ▶ *Cranio-Cerebello-Cardiale Dysplasie*; ▶ KAUFMANN-MCKUSICK-*Syndrom*. Pränatale Diagnostik molekulargenetisch und während des 2. Trimenons durch Ultrasonografie möglich.

Literatur
Howard, T.D., A.E.Guttmacher, W.McKinnon et al., Autosomal dominant postaxial polydactyly, nail dystrophy, and dental abnormalities map to chromosome 4p16, in the region containing the ELLIS-VAN CREVELD syndrome locus. Am.J.Hum.Genet. *61* (1997) 1405–1412.

Polymeropoulos, M.H., S.E.Ide, M.Wright et al., The gene for ELLIS-VAN CREVELD syndrome is located on chromosome 4p16. Genomics *35* (1996) 1–5.

Taylor, G.A., C.E.Jordan, S.K.Dorst and J. P.Dorst, Polycarpaly and other anormalities of the wrist in chondroectodermal dysplasia: The ELLIS-VAN-CREVELD syndrome. Radiology *151* (1984) 393–396.

Torrente, I., M.Mangino, A.DeLuca et al., First-trimester prenatal diagnosis of ELLIS-VAN-CREVELD syndrome using linked microsatellite markes. Prenatal Diagn. *18* (1998) 504–506.

Zangwill, K.M., D.K.B.Boal and R.L.Ladda, DANDY-WALKER malformation in ELLIS-VAN-CREVELD syndrome. Am.J.Med.Genet. *31* (1988) 123–129.

OMIM 225500, (602363), 604831, 607261

ELSCHNIG-Syndrom
▶ Blepharo-Cheilo-Dontie-Syndrom

Embryofetopathien,
TORCH (Toxoplasmose und andere – „Other" – : Röteln, Cytomegalie, Herpes)

▶ *Aminopterin-Syndrom*;
▶ *Alkohol-Syndrom, embryofetales*;
▶ *Choanalatresie*;
▶ *Retinoid-Embryofetopathie*;
▶ *Misoprostol-Embryofetopathie*;
▶ *Hydantoin-Syndrom*;
▶ *Warfarin-Syndrom*;
▶ *Minamato-Krankheit*;
▶ *Trimethadion-Syndrom*;
▶ *Zytostatika-Embryofetopathie*;
▶ *Röteln-Embryofetopathie*;
▶ *Valproat-Syndrom*;
▶ *Zytomegalie-Virus-Embryofetopathie*.

Bei Varicella-Zoster-Virus-Infektion der Schwangeren ist das Risiko für eine Embryofetopathie gering. Coffein soll kardiovaskuläre Schäden bei einem Äquivalent von >7 Tassen Kaffee/die auslösen. Über die Folgen mütterlichen Fiebers im 2.–5. Schwangerschaftsmonat gibt es nur kasuistische Vermutungen. Antiepileptika s.a. ▶ *Epilepsie*. An der Harmlosigkeit perikonzeptionell und in der ersten Hälfte der Schwangerschaft verabreichter Vitaminpräparate und Folsäure zur Prophylaxe von Spaltbildungen beim Kind wird nach neueren Studien gezweifelt, eine Bestätigung fehlt jedoch.

Literatur
Übersicht bei: Polifka, J.E. and J.M.Friedman, Clinical teratology: Identifying teratogenic riscs in humans. Clin.Genet. *56* (1999) 409–420.

Dean J.C.S., H.Hailey, S.J.Moore et al., Long term health and neurodevelopment in children exposed to antiepileptic drugs before birth. J.Med.Genet. *39* (2002) 251–259.

Dolk, H. and P.McElhatton, Assessing epidemiological evidence for the teratogenic effects of anticonvulsant medications. J.Med.Genet. *39* (2002) 243–244

Gilbert-Barnes, E., Maternal caffein and its effect on the fetus. Am.J.Med.Genet. *93* (2000) 253.

Holmes, L.B., Teratogen-induced limb defects. Am.J.Med.Genet. *112* (2002) 297–303.

Shaw, G.M., L.Croen, K.Toderoff and M.M.Tolarova, Periconceptional intake of vitamin supplements and risk of multiple congenital anomalien. Am.J.Med.Genet. *93* (2000) 188–193.

Shorvon, S., Antiepileptic drug therapy during pregnancy: the neurologist´s perspective. J.Med.Genet. 39 (2002) 248–250

OMIM 251290

Encephalitis periaxialis diffusa
▶ Adrenoleukodystrophie

Encephalopathie, vaskuläre chronisch-familiäre
▶ Arteriopathie mit subakuter Multiinfarkt-Demenz

Enchondromatose, multiple
▶ Knochenchondromatose

Endokardfibroelastose,
endokardiale primäre Fibroelastose

Genetisch bedingte primäre Kardiomyopathie auf der Grundlage einer Genmutation. Der Basisdefekt der Fibroelastose des Endo- und z.T. auch des Myokards ist nicht in allen Fällen klar. Mitochondriale Anomalien (Tafazzin $G4,5$, Creatintransport-Protein) lassen sich bei einigen Fällen von E. mit Neutropenie (BARTH-Syndrom, ▶ *Kardiomyopathie, Typ 1*) elektronenmikroskopisch nachweisen.

Krankheitswert
Erstmanifestation klinischer Erscheinungen im Säuglings- bis mittleren Kindesalter. Progredienter Verlauf, meist unter dem Bild einer Linksherzhypertrophie zum Tode führend. Tachykardie, Aortenstenose, Kardiomegalie, Ödeme. Häufig noch andere kardiovaskuläre Anomalien. Überleben bis ins Erwachsenenalter auch bei frühmanifester E. unter moderner Therapie möglich.

Therapiemöglichkeiten
Digitalis-Langzeitmedikation zufriedenstellend. Frühzeitige chirurgische Korrektur und Prostaglandingaben erfolgreich.

Häufigkeit und Vorkommen
Selten, in der Mehrzahl sporadische und Geschwisterfälle. Vorkommen in aufeinanderfolgenden Generationen bekannt.

Genetik
Offensichtlich heterogen. In der Mehrzahl der Fälle autosomal rezessiver (Typ 2) oder dominanter Erbgang. Daneben mitochondrialer (?) und X-chromosomaler Erbgang (Typ 1 mit Methylglukagonazidurie, BARTH-Syndrom) bei mindestens 6 Sippen beschrieben. Genort Xq28,1 (*TAZ*, Tafazzin). Siehe auch ▶ *Endomyokardfibrose*.

Familienberatung
Pränatal ab 6. Schwangerschaftsmonat echokardiografisch feststellbar. Frühzeitige Diagnose im Hinblick auf sofortige Therapie wichtig. Nicht alle Fälle können als genetisch bedingt angesehen werden. Genaue familienanamnestische Erhebungen zur Feststellung des Erbganges und Differentialdiagnose zu syndromatischen Formen bei unterschiedlichen Stoffwechseldefekten und Myopathien notwendig. Empirisches Risiko für Geschwister eines sporadischen Merkmalsträgers 10%, sind mehrere Patienten in der Geschwisterschaft, 25%. Je geringer das Erstmanifestationsalter ist, mit einer desto schwereren Manifestationsform muss gerechnet werden.

Literatur
Fixter, D.E., R.B.Cole, M.H.Paul, M.Lev and D.A.Girod, Familial occurrence of the contracted form of endocardial fibroelastosis. Am.J.Cardiol. 26 (1970) 208–213.

Hodgson, S., A.Child and M.Dyson, Endocardial fibroelastosis: Possible X-linked inheritance. J.Med.Genet. 24 (1987) 210–214.

Opitz, J.M., Genetic aspects of endocardial fibroelastosis. Am.J.Med.Genet. 11 (1982) 92–96.

OMIM 226000, 226100, 302060, 305300

Endokrinopathie, juvenile familiäre autoimmune,
WHITAKER-Syndrom, Polyglanduläres Autoimmun-Syndrom, Autoimmun-Polyendokrinopathie-Candidiasis-Ektodermal-Dystrophie (APECED)

Genetisch bedingte Dysplasien endokriner Drüsen auf der Grundlage einer Genmutation.

Endokrinopathie, juvenile familiäre autoimmune

Es bestehen hochgradiger Hypoaldosteronismus, Hypothyreoidismus und Hypoparathyreoidismus bei partieller oder totaler Atrophie der entsprechenden endokrinen Drüsengewebe und Versagen des zellvermittelten Immunsystems. Betroffen ist beim Typ I wahrscheinlich ein als **Auto**immun-**Re**gulator (AIRE) fungierender Tranktriptionsfaktor. Bei dem seltenen X-chromosomalen Typ liegt eine Mutation eines **F**orkhead-Winged-Helix **P**roteins (FOXP3) zugrunde. Pathogenetisch werden für die organspezifischen Autoimmunvorgänge vorausgegangene Infektionen (Hepatitis) oder eine toxische bzw. immunologische Reaktion auf Moniliasis diskutiert.

Krankheitswert

Erstmanifestation klinischer Symptome im Kindesalter, meistens mit chronischer Moniliasis (mukokutane Candidiasis). Klinische Symptome von Hypothyreoidismus und -parathyreoidismus sowie Gonadendysgenesie. Addisonismus mit perniziöser Anämie. Zahnschmelzdefekte, Nageldystrophie, Alopezie, chronische Hepatitis und Malabsorption. Progredienter Verlauf. Tod teilweise schon im Kindesalter unter dem Bild eines ADDISON-Syndroms. Von diesem Typ I werden 2 weitere Typen abgetrennt. Typ II: Symptome des ADDISON-Syndroms, Ovaratrophie, Vitiligo, Alopezie, Myasthenie und autoimmunbedingte Thyreoiditis mit perniziöser Anämie und/oder Diabetes mellitus, ohne Hypoparathyreose und Candidiasis (SCHMIDT-Syndrom), vorwiegend bei Frauen ab 3. Dezennium. Typ III: Autoimmunbedingte Hypothyreose (▶ *B. HASHIMOTO-Syndrom*) und andere Endokrinopathien ohne ADDISON-Symptomatik. Siehe auch ▶ *Nebenniereninsuffizienz*. Ein weiterer, frühkindlicher, Typ von **P**olyendokrinopathie mit **I**mmuninsuffizienz, Ekzem, hämolytischer Anämie und therapieresistenter **D**iarrhoe, Tod meistens im frühen Kindesalter ist **X**-chromosomal bedingt (XPID).

Therapiemöglichkeiten

Symptomatische Behandlung der Moniliasis, eventuell Transferfaktor-Gaben erfolgreich. Hormonsubstitution, Kortikosteroide, Zytostatika, Behandlung des Hypopara- und Hypothyreoidismus mit unbefriedigendem Erfolg.

Häufigkeit und Vorkommen

Über 300 Fälle beschrieben, davon mehr als 50 vom Typ I aus Finnland. Typ III gehäuft unter iranischen Juden. Neben sporadischen Fällen vorwiegend familiäres Vorkommen.

Genetik

Das familiäre Vorkommen meist bei Geschwistern lässt sich zunächst sowohl mit den diskutierten Pathogenesemechanismen als auch mit autosomal rezessivem (Typen I und III) oder dominantem (Typ II) Erbgang vereinbaren. Typ I bisher einzige Autoimmunkrankheit mit monogenem Erbgang. Konsanguinität der gesunden Eltern betroffener Geschwister wurde beschrieben. Genorte: Typ I 21q22.3 (*AIRE*); XPID Xp11.23-q13.3 (*FOXP3*).

Familienberatung

Frühdiagnose teilweise aufgrund der Moniliasis möglich. Im Laufe des Lebens muss ständig mit dem Erscheinen neuer Symptome gerechnet werden, lebenslange Betreuung der Merkmalsträger deshalb notwendig. Differentialdiagnose zu anderen Formen der ▶ *Nebennierenrindeninsuffizienz* und des ▶ *Hypoaldosteronismus und -parathyreoidismus* durch Nachweis von Autoantikörpern wichtig.

Literatur

Aaltonen, J., P.Björses, L.Sandkuijl and J.Perheentupa, An autosomal locus causing autoimmune disease: autoimmune polyglandular disease type I assigned to chromosome 21. Nature Genet. *8* (1994) 83–87

Ahonen, P., S. Myllarniemeo, I.Sipila and J.Perheentupa, Clinical variation of autoimmune polyendocrinopathy-candidiasis-ectodermal dystrophy (APECED) in a series of 68 patients. New Engl.J. Med. *322* (1990) 1829–1836.

Bennet, C.L., R.Yoshioka, H.Kiyosawa et al., X-linked syndrome of polyendocrinopathy, immune dysfunction, and diarrhea maps to Xp11.23-Xq13.3. Am.J.Hum.Genet. *66* (2000) 46–468.

Björses, P., M.Halonen, J.J.Palvimo et al., Mutations in the *AIRE* gene: effects on subcellular location and transactivation function of the autoimmune polyendocrinopathy-candidiasis-ectodermal dystrophy protein. Am.J.Hum.Genet. *66* (2000) 378–392.

Nagamine, K., P.Peterson, H.S.Scott et al., Positional cloning of the APECED gene. Nature Genet. *17* (1997) 393–397.

Zlotogora, J. and M.S.Shapiro, Polyglandular autoimmune syndrome type I. J.Med.Genet. 29 (1992) 824–826.

OMIM 240300, 269200, 263620, 304790, 304930

Endomyokardfibrose

Familiär auftretende primäre Kardiomyopathie. Ursprünglich vorwiegend aus Afrika bekannt, dort regional mit unterschiedlicher Häufigkeit vorkommend, z.T. häufigste Herzerkrankung. Der Basisdefekt ist unklar, wobei eine Autoimmunreaktion angenommen wird. Erstmanifestationsalter und Verlauf unterschiedlich, innerhalb weniger Tage bis Jahre zum Tode führend. In Europa sekundär bei verschiedenen frühmanifesten Myokarderkrankungen unterschiedlicher Ätiologie. Siehe auch ▶ *Endokardfibroelastose*.

Literatur
Meyer, H.G., Familiäre Endomyokardfibrose des linken Ventrikels. Med.Klin. *69* (1974) 1493–1499.

Patel, A.K., J.L.Ziegler, P.G.D'Arbella and K.Somers, Familial cases of endomyocardial fibrosis in Uganda. Br.Med.J. 1971/II 331–334.

ENGELMANN-Syndrom,
CAMURATI-ENGELMANN-Syndrom, Osteopathia hyperostotica (scleroticans) multiplex infantilis, Dysplasia diaphysaria hereditaria progrediens; multiple diaphysäre Dysplasie, RIBBING-Syndrom

Genetisch bedingte sklerotische diaphysäre Hyperostose durch eine corticale Sklerose der langen Röhrenknochen und des Schädels auf der Grundlage einer Genmutation.
Der Basisdefekt für die Knochenveränderungen betrifft einen **T**ransforming **G**rowth **F**actor (TGF-β1), der an der Formbildung des Knochens beteiligt ist.

Krankheitswert
Erstmanifestation klinischer Erscheinungen vom Kindesalter an. Progrediente schmerzhafte hyperostotische Knochenveränderungen, beginnend an den Diaphysen der langen Röhrenknochen zunächst der Unterschenkel, führen zusammen mit Muskelschwäche zu Gehschwierigkeiten. Später auf andere Skelettteile übergehend, Gefahr der Taubheit (▶ *Taubheit*, Tab. VI.H) und Erblindung durch Einengung der entsprechenden Hirnnervenkanäle. Verschiedenartige weitere Sekundärerscheinungen. Disproportioniert lange Extremitäten, Muskelschwäche. Kontrakturen der großen Gelenke.
RIBBING-Syndrom (OMIM 601477) nach der Pubertät manifest, asymmetrisch beginnend und auf die langen Röhrenknochen beschränkt, proportioniert.

Therapiemöglichkeiten
Kortikosteroidgaben bewirken klinische und röntgenologische Normalisierung, als Nebeneffekt kommt es jedoch zu Kleinwuchs.

Häufigkeit und Vorkommen
Von allen größeren Rassen beschrieben. Häufig sporadisch; familiäres Vorkommen in mehreren Generationen beschrieben. RIBBING-Syndrom nur von wenigen sporadischen und Geschwisterfällen bekannt.

Genetik
Wahrscheinlich heterogen. ENGELMANN-Syndrom autosomal dominant, wobei klinisch und röntgenologisch merkmalsfreie Anlagenträger vorkommen. Genort 19q13.1-13.3. (*TGFB1*). Das Auftreten des RIBBING-Syndroms in Geschwisterschaften spricht für autosomal rezessiven bzw. in Abhängigkeit von der Definition auch für unvollständig dominanten Erbgang, da gelegentlich auch Teilsymptome in der Elterngeneration erkennbar sind. Ätiopathogenetische Einheit der beiden Syndrome wird aufgrund röntgenologischer und histologischer Unterschiede noch angezweifelt, neuerdings allerdings gemeinsames Vorkommen in einer Sippe beschrieben. Für einen weiteren, von etwa 15 Fällen beschriebenen autosomal dominanten Typ, CAMURATI-ENGELMANN-Syndrom II (Hyperostosis generalisata mit Streifung der Knochen), mit leichter bis subklinischer Symptomatik wird ebenfalls Allelie vermutet.

Familienberatung
Klinische Differentialdiagnose zu anderen Osteosklerosen oft schwierig. Genaue familienanamnestische Erhebungen mit röntgenolo-

gischem Ausschluss von Mikrosymptomen bei gesunden Familienangehörigen wichtig. Neuerdings molekulargenetischer Nachweis möglich. Bei stummer Familienanamnese ist das Risiko für weitere Geschwister bzw. Kinder eines Merkmalsträgers aufgrund des meist sporadischen Vorkommens als gering einzuschätzen. Mit einer starken intrafamiliären Variabilität der Merkmalsausbildung muss gerechnet werden.

Literatur

Campos-Xavier, A.B., J.M.Saraiva, R.Savarirayan et al., Phenotypic variability at the TGF-β1 locus in CAMURATI-ENGELMANN disease. Hum.Genet. *109* (2001) 653–658.

Clybouw, C., S.Desmyttere, M.Bonduelle and A.Piepsz, CAMURATI-ENGELMANN disease: Contribution of bone scintigraphy to genetic counseling. Genet.Couns.*5* (1994) 195–198.

Janssens, K., R.Gershoni-Baruch, E.Van Hul et al., Localisation of the causing diaphyseal dysplasia CAMURATI-ENGELMANN to chromosome 19q13. J.Med.Genet. *37* (2000) 245–249.

Makita, Y., G.Nishimura, S.Ikegawa et al., Intrafamilial phenotypic variability in ENGELMANN disease (ED): Are ED and RIBBING disease the same entity? Am.J.Med.Genet. *91* (2000) 153–156.

Nishimura, G., H.Nishimura, Y.Makita et al., CAMURATI-ENGELMANN disease II: Progressive diaphyseal dysplasia with striation of the bones. Am.J.Med.Genet. *107* (2002) 5–11.

Seeger, L.L., K.C.Hewel, L.Yao et al., RIBBING disease (multiple diaphyseal sclerosis): imaging and differential diagnosis. Am.J.Roentgen. *167* (1996) 689–694.

Weickert, H., H.Lehr und H.-St.Braun, Diaphysäre Dysplasie (CAMURATI-ENGELMANN). Z.Orthop. *121* (1983) 653–774.

OMIM 131300

ENGEL-v. RECKLINGHAUSEN-Syndrom
▶ Hyperparathyreoidismus

Enterokinase-Mangel
▶ Trypsinogenmangel-Syndrom

Enuresis nocturna

Bettnässen unterschiedlicher Ätiologie und Ausprägung.
Häufig exogen bzw. milieubedingt, durch Infektionen, urogenitale Fehlbildungen oder psychosomatisch verursacht (sekundäre, rezidivierende E., Typ 2). Bei der primären, chronischen Form (Typ 1) wird eine Dysregulation oder eine Synthesestörung des antidiuretischen Hormons mit Polyurie und gleichbleibend hoher Urinproduktion auch nachts angenommen.

Krankheitswert
Nächtliches Bettnässen ohne obligate Begleiterscheinungen. Erstmanifestation des Typ 1 im Frühkindes- oder Kindesalter, später Besserung bzw. Verschwinden, Typ 2 nach einer erscheinungsfreien Periode von mindestens 6 Monaten einsetzend.

Therapiemöglichkeiten
Milieuwechsel, suggestive Maßnahmen, Flüssigkeitsbeschränkung, medikamentöse Behandlung (Diuretika am Vormittag, Ephedrin am Nachmittag, abends Sedativa) und Blasentraining mit unterschiedlichem Erfolg. Beim Typ 1 Vasopressin-Analoga (Desmopressin) erfolgreich. Hohe Spontanheilungstendenz, Persistenz im Erwachsenenalter bei 1–2% der Fälle. Typ 2 weitgehend therapieresistent.

Häufigkeit und Vorkommen
Frequenz im Kindesalter etwa 1:10. Typ 1 familiär. Androtropie 3:1.

Genetik
Bei sekundärer E. heterogene Grundlage unter Mitwirkung dominanter Allele und geschlechtsbegrenzender Faktoren. Väter und Brüder der Patienten zu etwa 30–40%, Mütter und Schwestern zu 20% betroffen. Erkrankungsrisiko für Verwandte von Patienten mit früh manifester E.n. relativ hoch. Typ 1 autosomal dominant, vereinzelt auch autosomal rezessiv bedingt. Genorte: 13q14.1-2, 12q13-21, 22q11, 8q.

Familienberatung
Bei Sippenuntersuchungen sind Umweltfaktoren zu berücksichtigen. Es ist weiterhin darauf zu achten, dass pathogenetische Beziehungen

mancher Formen zu Epilepsie und anderen Krampfleiden bestehen. Stammen die Partner aus betroffenen Familien, ist das Risiko für Kinder hoch. Mit intrafamiliärer Konstanz der Ausprägung bzw. der Heilungstendenz kann gerechnet werden.

Literatur

Arnell, H., K.Hjälmas, M.Jägervall et al., The genetics of primary nocturnal enuresis: inheritance and suggestion of a second major gene on chromosome 12q. J.Med.Genet. *34* (1997) 360–365.

Eiberg, H., I.Berendt and J.Mohr, Assignment of dominant inherited nocturnal enuresis (ENUR1) to chromosome 13q. Nature Genet. *10* (1995) 354–356.

Gontard, A.v., Genetik der Enuresis nocturna. Med.Genet. *10* (1998) 415–416.

Hogg, R.J. and D.Husmann, The role of family history in predicting response to desmopressin in nocturnal enuresis. J.Urol. *150* (1993) 444–445.

OMIM 600631, 600808

Enzephalomyopathie, mitochondriale; Enzephalomyopathie, neurogastrointestinale

▶ Cytochrom-C-Oxidase-Mangel;
▶ Ophthalmoplegie;
▶ Myopathie, mitochondriale;
▶ mDNA-Depletion-Myopathie

Enzephalopathie, akute cerebelläre

▶ Myoklonusepilepsien

Enzephalopathie, disseminierte

▶ CREUTZFELDT-JAKOB-Syndrom

Enzephalopathie, infantile familiäre

▶ Enzephalopathie mit zerebraler Verkalkung und Leukodystrophie

---

Enzephalopathie, nekrotisierende infantil-subakute,
LEIGH-Syndrom

Genetisch bedingte Degeneration bestimmter Abschnitte des Zentralnervensystems (Hirnstamm, Dienzephalon, Basalganglien) und der peripheren Leitungsbahnen auf der Grundlage unterschiedlicher Genmutationen.
Verschiedene Stoffwechselstörungen führen zum klinischen Bild der n.E. Bei einem Teil der Fälle besteht eine Störung des Thiaminstoffwechsels durch einen Hemmfaktor der Thiaminpyrophosphat-Thiamintriphosphat-Phosphoryltransferase oder der Thiamintriphosphat-Adenosintriphosphat-Transferase. Es kommt zur Speicherung von Thiamin-Pyrophosphat in Hirnzellen und zur Degeneration von bestimmten Hirnpartien. Eine gleichartige Störung des Thiamin-Stoffwechsels entsteht offenbar bei entsprechend disponierten Alkoholikern auf der Grundlage eines Transketolase-Polymorphismus in Form des WERNICKE-Syndroms (WERNICKE-KORSAKOW-Syndrom, OMIM 277730). Einer anderen Form der n.E. liegt ein Pyruvat-Carboxylase-Defekt (▶ *Pyruvatdehydrogenase-Mangel*) in der Leber zugrunde. Gemeinsamer Koenzym-Defekt? Zu Symptomen der n.E. kommt es auch bei ▶ *Cytochrom-C-Oxidase-Mangel* und anderen Störungen der oxidativen Phosphorylierung. Dabei können nukleäre (*SURF1*) oder mitochondriale Mutationen (ATPase-Gen 6, *T8993G* und *C*, sowie eine tRNA^{Lys}-Gen-Mutation (*A8344G*) zugrunde liegen.

Krankheitswert

Erstmanifestation klinischer Erscheinungen innerhalb der ersten Lebensjahre, selten später. Inappetenz, allgemeine Schwäche, Paresen, Verlust des Seh- und Hörvermögens. Kardiomyopathie. Laktazidose. Ataxie, Anfälle bis zu völligem geistigen und körperlichen Verfall. Lebensbedrohliche (Schlaf-)Apnoen. Tod innerhalb weniger Monate.

Therapiemöglichkeiten

Hohe Dosen von Vitamin B_1 bzw. Thiaminderivaten (Thiaminpropylsulfid, Tetrahydrofurfurolsulfid) sowie von Lipoinsäure führen z.T. zur biochemischen, weniger zur klinischen Besserung.

Enzephalopathie, mitochondriale

Häufigkeit und Vorkommen
Seit Erstbeschreibung 1951 über 90, teilweise Geschwisterfälle, bekannt. Androtropie.

Genetik
Heterogen. Autosomal rezessiver oder mitochondrialer (matrokliner) Erbgang. Für einzelne Sippen X-chromosomaler Erbgang nicht auszuschließen. Ein Genort 9q34 (*SURF1*).

Familienberatung
Screening im CT möglich. Nachweis und Heterozygotentest eventuell anhand der Hemmung der Thiamin-Triphosphat-Synthese durch Urin der Anlageträger (Glykoprotein als Hemmfaktor). Differentialdiagnose zur Enzephalopathie Typ WERNICKE (durch Thiamin-Mangel bei chronischem Alkoholgenuss, Unterernährung oder Malabsorption bedingt) anamnestisch und anhand der unterschiedlichen Beteiligung verschiedener Hirnpartien notwendig. Differentialdiagnostisch siehe auch ▶ *Pyruvatdehydrogenase-Mangel*, ▶ *Cytochrom-C-Oxidase-Mangel*, ▶ *Mitochondriopathien*. Je nach Basisdefekt unterschiedliche pränatale Diagnostikverfahren möglich.

Literatur
Adickes, E.D., B.A.Buchler and W.G.Sauger, Familial lethal sleep apnea. Hum.Genet. 73 (1986) 39–43.

Benke, P.J., J.C.Parker Jr., M.-L.Lubs et al., X-linked LEIGH's syndrome. Hum.Genet. 62 (1982) 52–59.

Nixon, P.F., M.J.Kaczmarek, J.Tate et al., An erythrocyte transketolase isoenzyme pattern associated with the WERNICKE-KORSAKOFF syndrome. Europ.J.Clin.Invest. 14 (1984) 278–281.

Schoffner, J.M., P.M.Fernhoff, N.S.Krawiecke et al., Subacute necrotizing encephalopathy: oxidative phosphorylation defect and the ATPase 6 point mutation. Neurology 42 (1992) 2168–2174.

Sperl, W., E.Rumpl, F.Rittlinger et al., Diagnostische Kriterien bei der klassischen infantilen subakuten nekrotisierenden Enzephalomyelopathie (LEIGHT´s disease). Klin.Pädiat. 201 (1989) 86–92.

Enzephalopathie, mitochondriale
▶ Myopathie, mitochondriale

Enzephalopathie, progressive mit Hypsarrhytmie und Optikusatrophie (PEHO)

Von mehreren Patienten aus Finnland beschriebene Symptomenkombination des frühen Kindesalters. Wahrscheinlich autosomal rezessiv.
▶ *PEHO*.

Enzephalopathie, vaskuläre chronisch-familiäre
▶ Arteriopathie mit subakuter Multiinfarkt-Demenz

Enzephalopathie mit zerebraler Verkalkung und Leukodystrophie,
infantile familiäre Enzephalopathie, AICARDI-GOUTIÈRES-Syndrom

Von mehreren Geschwisterschaften beschriebene autosomal rezessive frühkindliche progrediente Enzephalopathie mit Basalganglienverkalkung, Leukodystrophie, Lymphozytose und erhöhtem Interferon-α-Spiegel in der Zerebrospinalflüssigkeit, schweren myopathischen Erscheinungen, postnataler progredienter Mikrozephalie und Infektneigung. Innerhalb weniger Jahre zum Tode führend. Ein Genort 3p21 (*AGS1*), wahrscheinlich heterogen. Abrenzung zum ▶ *FAHR-Syndrom* nicht ganz klar, Differentialdiagnose zum Pseudo-TORCH (▶ *Embryofetopathien*) wichtig. Siehe auch ▶ *Arterienverkalkung, infantile*.

Literatur
Boldhauser, E., M.Steinlein, C.Boesch et al., Magnetic resonance imaging in infantile encephalopathy with cerebral calcification and leukodystrophy. Neuropediatrics 22 (1991) 33–35.

Crow, Y.J., A.P.Jackson, E.Roberts et al., AICARDI-GOUTIÈRES syndrome displays genetic heterogeneity with one locus (*AGS1*) on chromosome 3p21. Am.J.Hum.Genet. 67 82000) 213–221.

McEntagart, M., H.Kamel, P.Lebon and M.D.King, AICARDI-GOUTIÈRES syndrome: An expanding phenotype. Neuropediatrics 29 (1998) 163–167.

OMIM 225750

Eosinophilie, familiäre

Autosomal dominant bedingte periphere (1.500/µl) und Knochenmark-Hypereosinophilie unklarer Pathogenese. Differentialdiagnose zu sekundärer E. bei Neoplasmen, Parasiten-Infektionen (Helminthen) notwendig. Seit Ende des vorigen Jahrhunderts bekannt. Genort 5q3-33.

Literatur
Lin, A.Y., T.B.Nutman, D.Kaslow et al., Familial eosinophilia: Clinical and laboratory results on a U.S. kindred. Am.J.Med.Genet. *76* (1998) 229–237.

Rioux, J.D., V.A.Stone et al., Familial eosinophilia maps to the cytokine gene cluster on human chromosomal region 5q31-q33. Am.J.Hum.Genet. *63* (1998) 1086–1094.

OMIM 131400

Epheliden
▶ Haarfarbe

Epidermodysplasia verruciformis,
Verrucosis generalisata aut disseminata, LEWAN-DOWSKI-LUTZ-Syndrom (bearbeitet von VOSS, Leinefelde)

Familiär gehäufte Disposition zu Papillomavirus-Infektionen (HPV 4, 5, 8, 14, 17, 20). Ein Basisdefekt für die HPV-spezifische Immunschwäche ist nicht bekannt.

Krankheitswert
Erstmanifestation in früher Kindheit. Infektion mit verschiedenen Papovavirus-Typen, die zu unterschiedlichen Krankheitsbildern führen: HPV3 (bei ca. 70% der Patienten): Dichtstehende, disseminierte, flache Warzen, vorwiegend in lichtexponierten Hautarealen. Gutartiger Verlauf. HPV 4 und 5: Rote oder rotbraune Flecke, teilweise an Pityriasis versicolor erinnernd. Häufig maligne Entartung (Morbus BOWEN, BOWEN-Karzinom), besonders an Handrücken und im Gesicht.

Therapiemöglichkeiten
Keine spezifische Therapie bekannt. Wegen der Gefahr der malignen Entartung regelmäßige Überwachung und Exzision der Präkanzerosen bzw. Karzinome notwendig. Röntgen- und UV-Bestrahlung sind zu vermeiden.

Häufigkeit und Vorkommen
Meistens Solitärfälle, familiäres Vorkommen jedoch bekannt. Europäer, Afrikaner und Asiaten.

Genetik
Erbgang autosomal rezessiv. Genort für drei Suszeptibilitätsgene 17q25 (*EV1*, *EVER1*, *EVER2*), wahrscheinlich Membranproteine. In bisher einer Sippe mit Beteiligung von Finger- und Zehennägeln X-chromosomal dominanter Erbgang vermutet.

Familienberatung
Virusdiagnostik zur Einschätzung der Prognose notwendig. Ständige prophylaktische Betreuung der betroffenen Personen wichtig. Diese virusbedingte Dermatose ist nicht ansteckend, so fanden sich z.B. bei Ehepartnern von Merkmalsträgern keine typischen Hautveränderungen.

Literatur
Ramoz, N., L.-A. Rueda, B. Bouadjar et al., Mutations in two adjacent novel genes are associated with epidermodysplasia verruciformis. Nature Genet. *32* (2002) 579–581

Tepavac, A., A.Cerkez und V.Basic, Epidermodysplasia verruciformis-ähnliche Genodermatose mit Veränderungen der Nägel. Hautarzt *38* (1987) 525–531.

OMIM 226400

Epidermolysis bullosa hereditaria
(bearbeitet von VOSS, Leinefelde)

Bei den bullösen Epidermolysen treten spontan oder nach geringfügiger mechanischer Belastung Blasen an Haut und Schleimhäuten auf. Die mindestens 19 in dieser Gruppe zusammengefassten, sich klinisch z.T. überlappenden Krankheiten können nach der Lokalisation der Spaltbildung im dermoepithelialen Grenzbereich (elektronenmikroskopische Befunde), nach der Art der Abheilung sowie nach Basisdefekt, Genort und Erbgang klassifiziert werden. Nach dem Basisdefekt, folglich der Lokalisation der primären, zur Spalt- und Blasenbildung führenden Diskontinuitäten in der Haut und damit nach ätiopathogenetischen Gesichtspunkten lassen sich folgende drei große Gruppen voneinander abtrennen:

1. Epidermolysis bullosa simplex: Vorwiegend Mutationen in den Keratin-Typ I (sauer, K9–20) und -Typ II (basisch, K14)-Genen oder im Plectin-Gen, dessen Produkt, ein Zytoskelett-assoziiertes Protein, das die intermediären Keratinfilamente mit den Desmosomen und Hemidesmosomen der Epithel- und z.T. auch der Muskelzellen verankert. Die veränderte Keratin-Bildung oder -verankerung in den Keratozyten der Epidermis führt zur Lyse der Basalzellen und damit zur Spaltbildung innerhalb der Epidermis (epidermolytische Blase, intraepidermale Blasenbildung). Eine ähnliche Störung in der Zytoskelett-Struktur und -Funktion wird im Sarkolemm vermutet. Allelie im wesentlichen in zwei Genclustern.

1.1. ▶ *Epidermolysis bullosa simplex (KÖBNER)*
1.2. ▶ *Epidermolysis bullosa simplex (WEBER-COCKAYNE)*
1.3. Epidermolysis bullosa simplex – Typ Ogna (OMIM 131950, 601282): Autosomal dominanter Erbgang. Genort 8q24.13 (Plectin, *PLCT*), Allelie mit dem Typ 1.8. Beschrieben in einer großen Sippe in dem Ort Ogna (Südwestnorwegen) mit fast 100 Merkmalsträgern: Saisonabhängige Verletzlichkeit der Haut schon konnatal, Blasen an Händen und Füßen ab 5. Lebensjahr, besonders im Sommer Blutungen an Extremitäten und Onychogrypose der Großzehennägel. Kopplung mit dem Locus für die Erythrozyten-Glutamat-Pyruvat-Transaminase.
1.4. Epidermolysis bullosa simplex mit kleinfleckiger Pigmentierung (OMIM 131960, 148040): Autosomal dominanter Erbgang, Genort 12q13 (Keratin-Typ II/K5, *KRT5*), Allelie mit den Typen 1.1., 1.2. und 1.6. Nur von wenigen Familien bzw. Fällen beschrieben. Klinisches Bild wie bei der Epidermolysis bullosa simplex (KÖBNER), zusätzlich hyper- und hypopigmentierte

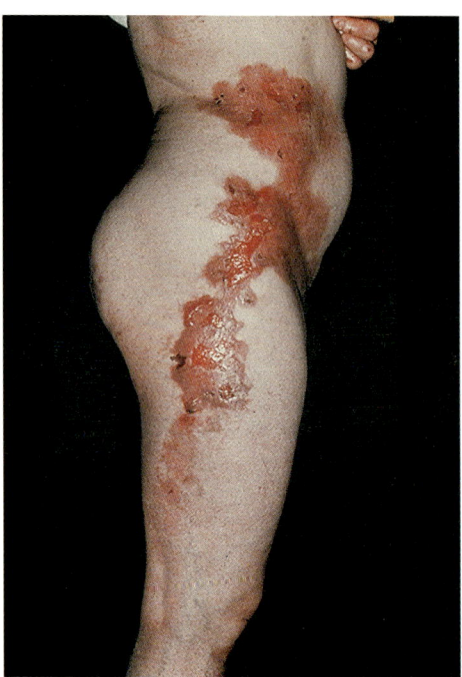

Epidermolysis bullosa hereditaria. Epidermolysis bullosa dystrophica inversa (GEDDE-DAHL): Flächenhafte Blasenbildung an Stamm und Extremitäten. (U.W. Schnyder)

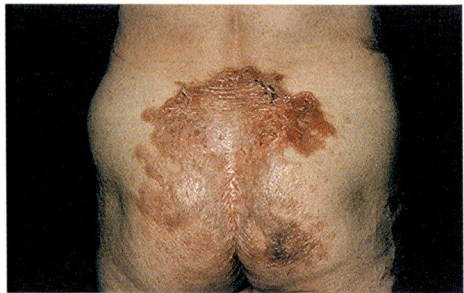

Epidermolysis bullosa hereditaria. Epidermolysis bullosa dystrophica inversa (GEDDE-DAHL): Flächenhafte Blasenbildung präsakral. Geringe Abheilungstendenz. (U.W. Schnyder)

Flecken, besonders an den Extremitäten dichtstehend in großen Arealen, schon konnatal, noch im mittleren Erwachsenenalter sichtbar. Anomalien der Nagelform, Allelie mit der von wenigen Sippen beschriebenen akrokeratotischen Poikilodermie (KINDLER-Syndrom) wird vermutet, die mit pustulösen Blasen an Händen und Füßen im Säuglingsalter beginnt und über ekzematische Erscheinungen in Hautatrophien, Poikilodermie und Pustelbildung übergeht. Ebenfalls autosomal dominant, OMIM 173650.

1.5. Epidermolysis bullosa simplex – Typus maculatus (MENDES-DaCOSTA). Dystrophia bullosa hereditaria – Typus Amsterdam (OMIM 302000): X-chromosomal, letal im männlichen Geschlecht. Genort Xq27.3-qter. Generalisiert pemphigoide intraepitheliale Blasen, Hypo- und Depigmentierung. Nagelanomalien bei konisch zulaufenden Fingern. Proportionierter Kleinwuchs, Mikrozephalus mit geistiger Behinderung. Eine Sippe in den Niederlanden.

1.6. Epidermolysis bullosa herpetiformis DOWLING-MEARA: (OMIM 131760, 148040, 148066). Genorte: 17q12-21 (*KRT14*), Keratin Typ I/K14 oder 12q13 (*KRT5*), Keratin Typ II/K5), Allelie mit den Typen 1.1, 1.2. und 1.4. Defekt der intermediären Keratinfilamente. Autosomal dominant. Während der ersten Lebensmonate manifeste herpetiforme Blasen am gesamten Integument einschließlich der Schleimhäute. Eine der schwersten E.b. simplex-Formen, bei Wärme und mit zunehmendem Alter Besserung.

1.7. Epidermolytische Palmoplantarkeratose (OMIM 144200) Genort 17q21.-21.2, (Keratin Typ I/K9 (*KRT9*). Autosomal dominant. Auf die Palmae und Plantae begrenzt epidermolytische Hyperkeratose (▶ *Keratosis palmoplantaris* VÖRNER, UNNA-THOST, GREITHER).

1.8. Epidermolysis bullosa mit progredienter Muskeldystrophie und neurologischen Ausfallserscheinungen (OMIM 226670). Autosomal rezessiver Erbgang. Genort 8q24.13 (Plectin, *PLKT*), Allelie mit dem Typ Ogna. Blasenbildung bei Neugeborenen an Händen und Füßen, später Kopf, Gesicht und Rumpf nach mechanischen Traumen. Erstmanifestation der progredienten neuromuskulären Erscheinungen in den ersten Lebensjahren. Lebenserwartung herabgesetzt. Nachweis auf Protein-Ebene (Protein-truncation-Test).

1.9. ▶ *Erythrodermia congenitalis ichthyosiforme bullosa* (BROCQ)

2. Epidermolysis bullosa junctionalis. Junktiolytische Blasen durch Spaltbildung in der dermal-epidermalen Basalmembran bzw. Lamina lucida durch Defekte der Hemidesmosomen-Verankerung. Zugrunde liegen Synthesestörungen des Verankerungsfilament-Proteins der Hemidesmosomen Laminin-5 (LAMB3, LAMA3, LAMC2) mit dem Zellmatrix-Rezeptorproteinkomplex Integrin, bestehend aus verschiedenen α- oder β-Ketten des Integrin-Komplexes Laminin-α (α6β4-Integrin), der eine Rolle bei der Zelladhäsion und -migration spielt. Die Grenze zu den dystrophischen Formen ist unscharf, z.B. können die Typen 2.4 und 2.5 auch dahin gestellt werden.

2.1. ▶ *Epidermolysis bullosa junctionalis* (HERLITZ-PEASRSON)

2.2. Epidermolysis bullosa junctionalis – Typus Disentis (OMIM 226650). Autosomal rezessiver Erbgang. Allelie mit 2.5? Bisher etwa 20 Fälle aus einem Ort am Oberrhein (Disentis) und den USA bekannt. Seit Geburt junktionale Blasen. Abheilung mit Erythemen, Atrophien und Hyperpigmentierung; Nagelanomalien. Frühzeitiger Zahnverlust oder Zahnschmelzhypoplasien, Alopezie. Differentialdiagnose zu anderen Formen der E.b. elektronen- oder immunfluoreszenzmikroskopisch. Prognose quoad vitam günstig.

2.3. Epidermolysis bullosa atrophicans localisata. Wahrscheinlich autosomal rezessiver Erbgang. Bisher nur eine Patientin beschrieben: Blasenbildung auf Fußsohlen und Unterschenkel-Streckseiten beschränkt.

2.4. Epidermolysis bullosa junctional atrophicans inversa. Blasenbildung und Atrophien an Stamm, Hals und Beinen sowie der Mund- und Ösophagusschleimhaut. Autosomal rezessiver Erbgang. OMIM 226450.

2.5. Epidermolysis junctionalis, benigne atrophische. Autosomal rezessiver Erbgang. Allelie mit dem Typ 2.1? Benigne Epidermolysis bullosa atrophicans generalisata mitis (OMIM 226650). Basisdefekt: α-Kette des Typ-XVII-Kollagens (*COL17A1*, Gen für das 180-kDa Antigen des bullösen Pemphigoids, BPAG2), Genort 10q24.3.

Eine zweite Form wahrscheinlich auf der Grundlage einer Laminin-Genmutation (*LAMB3*) in 1q32. Mehr als 20 Fälle bekannt, darunter eine große Österreichische Sippe.

2.6. Epidermolysis bullosa junctionalis mit Duodenal- oder Pylorusatresie (OMIM 226730). Autosomal rezessiver Erbgang. Basisdefekt: α6β4-Integrin, Genort 17q11-gter (*ITGB4*), Bestandteil des α6β4-Laminin-Rezeptors. Allelie mit ▶ *E.b.j.* HERLITZ-PEARSON. Wenige Fälle bekannt. Meist Tod im frühen Säuglingsalter. Bei Überleben starke Beeinträchtigung durch Beteiligung des Urogenitalsystems oder spontane Besserung.

3. Epidermolysis bullosa dystrophica: Dermatolytische Blasenbildung unterhalb der Lamina densa durch Defekte der Verankerungsfibrillen in der Basalmembran. Vorwiegend Mutationen des Gens für die α-Kette des Typ-VII-Kollagen, Genort 3p21 (*COL7A1*).

3.1. ▶ *Epidermolysis bullosa dystrophica* (PASINI)

3.2. ▶ *Epidermolysis bullosa dystrophica dominans* (COCKAYNE-TOURAINE)

3.3. Epidermolysis bullosa praetibialis (OMIM 131850): Autosomal dominanter Erbgang. Allelie mit Typ 3.1. und 3.4. Erstmanifestation subbasaler, narbig abheilender Blasen im zweiten Lebensjahrzehnt.

3.4. Epidermolysis bullosa dystrophica (BART), Epidermolysis bullosa and congenital localized absence of skin, BART-Syndrom (OMIM 132000): Autosomal dominanter Erbgang mit vollständiger Penetranz und großer Variabilität. Allelie mit 3.1 und 3.3 (*COL7A1*). Seit Erstbeschreibung 1966 drei Sippen (Minneapolis und Faröer-Inseln) und mehrere Einzelfälle bekannt. Konnatal, Epidermisdefekt ("absence of skin", Hautadnexe erhalten, also keine Aplasia cutis!), fast ausschließlich an einer unteren Extremität Blasen in den ersten Lebensmonaten mit Abheilung ohne Narben. Sistieren der Blasenbildung in den ersten Lebensmonaten bzw. -jahren, aber in derselben Sippe auch bis zum 42. Lebensjahr; Atrophien und Nagelanomalien ebenfalls bis ins Erwachsenenalter. Die gute Prognose ist entscheidend für die Familienberatung. Zahlreiche Solitärfälle publiziert, die neuerdings als ▶ *E.b. des Neugeborenen* abgegrenzt werden.

3.5. Transient bullous dermolysis of the newborn ▶ *Epidermolysis bullosa des Neugeborenen.*

3.6. ▶ *Epidermolysis bullosa dystrophica polydysplastica* (HALLOPEAU-SIEMENS)

3.7. Epidermolysis bullosa dystrophica ulcero-vegetans (NICOLAS-MOUTOT-CHARLET-Syndrom): Autosomal rezessiver Erbgang. Allelie mit den anderen Formen. Etwa 20 Fälle bekannt. Androtropie. Blasenbildung schon konnatal oder in den ersten Lebensjahren. Im 2. Lebensjahrzehnt wachsen aus den postbullösen Erosionen pilzartige Knoten, die nach einiger Zeit geschwürartig zerfallen. Lebenserwartung herabgesetzt.

3.8. Epidermolysis bullosa dystrophica inversa (GEDDE-DAHL, OMIM 226450): Autosomal rezessiv. Angeboren, dann aber in früher Kindheit Blasenbildung sehr selten, jedoch Keratitis corneae, Zahnschmelzdefekte und Nageldystrophien. Nach 3–5 Jahren erneut Blasenbildung, auf inguinale, perianale, axilläre Areale und den Hals begrenzt (inverse Lokalisation). Auffallend schlechte oder sogar fehlende Abheilung, immer ohne Milien. Prognose ungünstig wegen möglicher Ösophagus- und Analstrikturen.

3.9. Epidermolysis bullosa dystrophica progressiva (GEDDE-DAHL, OMIM 226500). Autosomal rezessiver Erbgang, bisher nur bei vier Familien in Norwegen beobachtet. Erstmanifestation der Blasenbildung vom 5. bis 8. Lebensjahr. Abheilung anfangs ohne Narben und Milien, im 2. Lebensjahrzehnt Hautatrophien an den Extremitäten und Gelenkekontrakturen, keine Syndaktylie. Totaler Nagelverlust, Atrophie der Zungenpapillen, Zahnschmelzdefekte. Meist angeborene, langsam progrediente Schwerhörigkeit (▶ *Taubheit*, Tab. III.O).

Literatur

Chavanas, S., Y.Gache, J,Vailly et al., Splicing modulation of integrin β4 pre-mRNA carrying a branch point mutation underlies epidermolysis bullosa with pyloric atresia undergoing spontaneous amelioration with aging. Hum.Molec.Genet. *8* (1999) 2097–2105.

Christiano, A.M., J.Y.-Y.Lee, W.J.Chen et al., Pretibial epidermolysis bullosa: genetic linkage to *COL7A1* and identification of a glycine-to-cysteine substitution in the triple-helical domain of type VII collagen. Hum.Molec.Genet. *4* (1995) 1579–1583.

Christiano, A.M., B.J.Bart, E.H.Epstein Jr. and J.Uitto, Genetic basis of BART's syndrome: A glycine substitution mutation in the type VII collagen gene. J.Invest.Dermatol. *106* (1996) 778–780.

Eady, R.A.J., Epidermolysis bullosa: To split and to lump. Pediatr.Dermatol. *9* (1992) 361–364.

Fine, J.-D., E.A.Bauer, R.A.Briggaman et al., Revisted clinical and laboratory criteria for subtypes of inherited epidermolysis bullosa. J.Am.Acad.Derm. *24* (1991) 119–135.

Gache, Y., S.Chavanas, J.P.Lacour et al., Defective expression of plectin/HD1 in epidermolysis bullosa simplex with muscular dystrophy. J.Clin.Invest. (*97*) (1996) 2289–2298.

Holbrook, K.A., R.Wapner, J.Jackson and N.Zaeri, Diagnosis and prenatal diagnosis of epidermolysis bullosa herpetiformis (DOWLING-MEARA) in a mother, two affected children, and an affected fetus. Prenatal Diagn. *12* (1992) 725–739.

Humphries, M.M., D.M.Sheils, G.J.Farrar et al., A mutation (Met-Arg) in the type I keratin (K14) gene responsible for autosomal dominant epidermolysis bullosa simplex. Human Mutation *2* (1993) 37–42.

Korga, B.P. and T.Krieg, The molecular basis for inherited bullous disease. J.Mol.Med. *74* (1996) 59–70.

Maman, E., E.Maor, L.Kachko and R.Carmi, Epidermolysis bullosa, pyloric atresia, aplasia cutis congenita: Histopathological delineation of an autosomal recessive disease. Am.J.Med.Genet. *78* (1998) 127–133.

McGrath, J.A., T.Darling, B.Gatalica et al., A homozygous deletion mutation in the 180-kDa bullous pemphigoid antigen (*BPAG2*) in a family with generalized atrophic benign epidermolysis bullosa. J.Invest.Dermatol. *106* (1996) 771–774.

Nakano, A., S.Chiou, L.Pulkkinen et al., Laminin 5 mutations in junctional epidermolysis bullosa: molecular basis of HERLITZ vs. non-HERLITZ phenotypes. Hum.Genet. *110* (2002) 41–51.

Pulkinen, L., M.F.Jonkman, J.A.McGrath et al., *LAMB3* mutations in generalized atrophic benign epidermolysis bullosa: Consequences at the mRNA and protein levels. Lab.Invest. *78* (1998) 859–867.

Smith, F.J.D., R.A.J.Eady, I.M.Leigh et al., Plectin deficiency results in muscular dystrophy with epidermolysis bullosa. Nature Genet. *13* (1996) 450–457.

Valari, M.D., R.J.Phillips, B.D.Lake and J.I.Harper, Junctional epidermolysis bullosa and pyloric atresia: A distinct entity. Clinical and pathological studies in five patients. Br.J.Dermatol. *133*(1995) 732–736.

Wijker, M., M.J.L.Ligtenberg, F.Schoute et al., The gene for hereditary bullous dystrophy, X-linked macular type, maps to the Xq27.3-qter region. Am.J.Hum.Genet. *56* (1995) 1096–1100.

Zelickson, B., K.Matsumara, D.Kist et al., BART's syndrome: Ultrastructure and genetic linkage. Arch. Dermatol. *131* (1995) 663–668.

Epidermolysis bullosa atrophicans generalisata gravis

▶ Epidermolysis bullosa junctionalis (HERLITZ-PEARSON)

Epidermolysis bullosa des Neugeborenen,

Transient bullous dermolysis of the newborn
(bearbeitet von Voss, Leinefelde)

Genodermatose auf der Grundlage einer Genmutation.

Der Basisdefekt ist unklar (Synthesestörung der α1-Kette des Typ-VII-Kollagens?) Es besteht eine subbasale Spaltbildung der Haut im Sinne eine E.b. dystrophica. Von HASHIMOTO wurden diese Solitärfälle als Entität von der Epidermolysis bullosa dystrophica – Typus BART (▶ *Epidermolysis bullosa hereditaria*, Tab. 3.4) abgegrenzt.

Krankheitswert

Konnatale Epidermisdefekte fast ausschließlich an nur einer unteren Extremität, wobei es sich höchstwahrscheinlich um Erosionen nach Blasenbildung handelt und im Unterschied zur Aplasia cutis congenita die Hautadnexe erhalten sind. Blasen der Haut und Mundschleimhaut nur in den ersten Lebensjahren mit Abheilung ohne Narben, teilweise mit zarter Atrophie und Milienbildung. Nagelaplasien bzw. Deformierungen, vor allem der Großzehen- und Daumennägel.

Therapiemöglichkeiten
Extern antibiotische Behandlung der großen konnatalen Erosion. Eröffnung und Desinfektion der Blasen bzw. Erosionen. Phenytoin ohne positiven Effekt.

Häufigkeit und Vorkommen
Es wurden mehrere Solitärfälle in Nordamerika beschrieben, außerdem je ein Fall in Südafrika und in Mitteleuropa.

Genetik
Unklar, die Beziehung zur Epidermolysis bullosa dystrophica (BART) bleibt zu klären.

Familienberatung
Differentialdiagnose zur eventuell ähnlichen ▶ Epidermolysis bullosa junctionalis HERLITZ-PEARSON im Neugeborenenalter wichtig.

Literatur
Hashimoto, K., M.Matsomoto and D.Iacobelli, Transient bulous dermolysis of the newborn, Arch. Derm. *121* (1985) 1429–1438.

Voss, M., Epidermolysis bullosa dystrophica BART (BART-Syndrom). Hautarzt *36* (1985) 351–353.

OMIM 123000, 131705

Epidermolysis bullosa dystrophica (PASINI),
Epidermolysis bullosa hereditaria et albopapulosa (unter Mitarbeit von VOSS, Leinefelde)

Genodermatose auf der Grundlage einer Genmutation.
Der Gendefekt manifestiert sich in einer subbasalen Blasenbildung mit verminderter Anzahl der Verankerungsfibrillen. Zugrunde liegt eine Synthesestörung der α1-Kette des Typ-VII-Kollagens.

Krankheitswert
Erstmanifestation im Neugeborenenalter oder in den ersten 2 Lebensjahren. Blasenbildung vor allem an den Akren und der Mundschleimhaut. Abheilung mit atrophischen Narben und Milien. Im 2. Lebensjahrzehnt in der vorderen und hinteren Schweißrinne (nicht in den Arealen der Blasenbildung!) kleine harte weißliche Papeln, die langsam größer werden. Haare und Zähne unauffällig.

Therapiemöglichkeiten
Symptomatische Behandlung mit unbefriedigendem Erfolg.

Häufigkeit und Vorkommen
Über 40 Fälle publiziert, dabei Sippen mit Merkmalsträgern in mehreren Generationen.

Genetik
Autosomal dominanter Erbgang. Genort 3p21.3 (*COL7A1*), Allelie zu ▶ *Epidermolysis bullosa dystrophica dominans* COCKAYNE-TOURAINE, ▶ *E.b. praetibialis* und zum Typ HALLOPEAU-SIEMENS. Gemeinsames Vorkommen dieser Epidermolyseformen innerhalb derselben Sippe beschrieben.

Familienberatung
Nachweis, pränatale und Differentialdiagnose molekulargenetisch, elektronen- und immunfluoreszenzmikroskopisch möglich.

Literatur
Al-Imara, A.J.Richards, R.A.J.Eady et al, Linkage of autosomal dominant dystrophic epidermolysis bullosa in three British families to the marker *D3S2* close to the *COL7A1* locus. J.Med.Genet. *29* (1992) 381–382.

Christiano, A.M., G.Anhalt, S.Gibbons et al., Premature termination codons in the type VII collagen gene (*COL7A1*) underlie severe, mutilating recessive dystrophic epidermolysis bullosa. Genomics *21* (1994) 160–168.

Christiano, A.M., L.M.Rosenbaum, L.C.Chung-Honet et al, The large non-collagenous domain (*NC-1*) of type VII collagen is amino-terminal and chimeric. Homology to cartilage matrix protein, the type III domains of fibronectin and the A domain of von WILLEBRAND factor. Hum.Molec. Genet. *1* (1992) 475–481.

Dunnill, M.G.S., C.H.Rodeck, A.J.Richards et al., Use of type VII collagen gene (A1) markers in prenatal diagnosis of recessive dystrophic epidermolysis bullosa. J.Med.Genet. *32* (1995) 749–750.

OMIM 120120, 131750

Epidermolysis bullosa dystrophica dominans (COCKAYNE-TOURAINE),
Epidermolysis bullosa dystrophica localisata (sive) hyperplastica (überarbeitet von Voss, Leinefelde)

Genodermatose auf der Grundlage einer Genmutation.
Der Gendefekt manifestiert sich in einer subbasalen Blasenbildung, aufgrund der rudimentären Struktur und verminderten Anzahl der Verankerungsfibrillen durch eine Synthesestörung der α1-Kette des Typ-VII-Kollagens.

Krankheitswert
Erstmanifestation in den ersten Lebensjahren. Blasenbildung in mechanisch belasteten Hautarealen der Extremitäten und im Genitalbereich. Abheilung mit Atrophie, teilweise auch mit keloidartigen Bindegewebshyperplasien. Schleimhautbeteiligung. Nagelanomalien, gelegentlich palmoplantare Hyperhidrose. Lebenserwartung nicht herabgesetzt.

Therapiemöglichkeiten
Vermeidung mechanischer Reizung der Haut. Symptomatische Behandlung mit unbefriedigendem Erfolg.

Häufigkeit und Vorkommen
Mehrere 100 Fälle beschrieben, darunter 2 große Sippen in Skandinavien.

Genetik
Autosomal dominanter Erbgang mit vollständiger Penetranz. Genort 3p21.3 (COL7A1), Allelie mit anderen dystrophischen Typen: Epidermolysis bullosa dystrophica (PASINI), E.b. praetibialis und zum Typ HALLOPEAU-SIEMENS.

Familienberatung
Nachweis elektronen- und immunfluoreszenzmikroskopisch. Ernstliche eigenprognostische Bedenken bestehen nicht, wobei es allerdings bei Homozygotie (Kinder zweier Merkmalsträger) zu sehr schweren Erscheinungen kommen kann. Nach Pubertät und Schwangerschaft ist mit Besserung zu rechnen. Von intrafamiliärer Variabilität der Merkmalsausprägung und des Verlaufs muss ausgegangen werden.

Literatur
Bouwes Bavinck, J., A.von Haeringen, D.Rutter and J.G.van der Schroeff, Autosomal dominant epidermolysis bullosa dystrophica: are the COCKAYNE-TOURAINE, the PASINI, and the BART-types different expressions of the same mutant gene? Clin.Genet. *31* (1987) 416–424.

Fine, J.-D., R.A.J.Eady, M.L.Levy et al., Prenatal diagnosis of dominant and recessive dystrophic epidermolysis bullosa: Application and limitations in the use of KF-1 and LH 7: 2 monoclonal antibodies and immunofluorescence mapping technique. J.Invest. Derm. *91* (1988) 465–471.

Järvikallio, A., L.Pulkkinen and J.Uitto, Molecular basis of dystrophic epidermolysis bullosa: mutations in the type VII collagen gene (COL7A1). Hum.Mutat. *10* (1997) 338–347.

OMIM 120120

Epidermolysis bullosa dystrophica generalisata
▶ Epidermolysis bullosa dystrophica polydysplastica (HALLOPEAU-SIEMENS)

Epidermolysis bullosa dystrophica localisata (sive) hyperplastica
▶ Epidermolysis bullosa dystrophica dominans (COCKAYNE-TOURAINE)

Epidermolysis bullosa dystrophica polydysplastica (HALLOPEAU-SIEMENS),
Epidermolysis bullosa dystrophica generalisata (bearbeitet von Voss, Leinefelde)

Genodermatose auf der Grundlage einer Genmutation.
Der Gendefekt manifestiert sich in einer Störung der Synthese oder der Sekretion des Typ-VII-Kollagens (Hauptbestandteil der Verankerungsfibrillen) durch die Keratozyten der Basalmembran der Epidermis oder (Typus inversus) in der vermehrten Synthese einer strukturell veränderten, aber biologisch aktiven Kollagenase, die wahrscheinlich zum verstärkten Abbau des Kollagens der Verankerungsfibrillen der

Epidermolysis bullosa dystrophica polydysplastica (Hallopeau-Siemens)

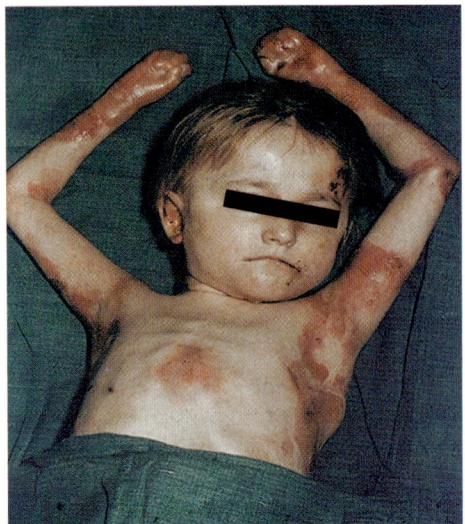

Epidermolysis bullosa dystrophica polydysplastica (HALLOPEAU-SIEMENS). Nach langjährigem Prozess ausgedehnte Narben, Pseudomutilationen und Syndaktylien.

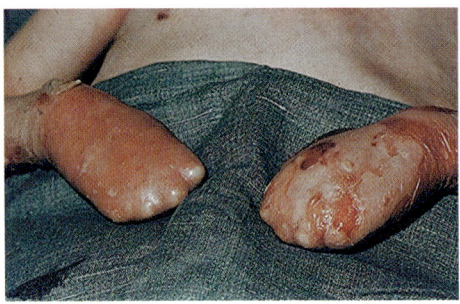

Epidermolysis bullosa dystrophica polydysplastica (HALLOPEAU-SIEMENS). Narben und Syndaktylien der Hände.

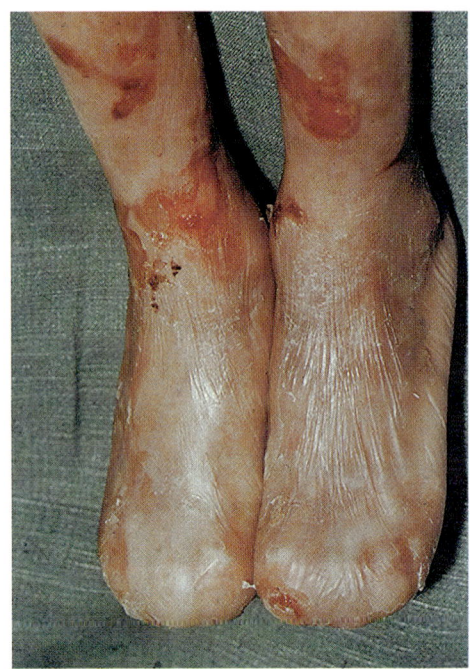

Epidermolysis bullosa dystrophica polydysplastica (HALLOPEAU-SIEMENS). Narben und Syndaktylien der Füße.

Epidermiszellen führt, wodurch es zur dermatolytischen Blasenbildung kommt.

Krankheitswert

Erstmanifestation im Neugeborenenalter. Subbasale Blasenbildung am ganzen Körper, vor allem an den Extremitäten, teilweise nach mechanischer Reizung der Haut. Abheilung mit Narbenbildung, Pigmentierungsanomalien, Milienbildung und Verstümmelung mit Syndaktylien. Schleimhautbeteiligung führt zu Augendefekten, Ösophagusstenosen, schmerzhaften Läsionen in der Mundhöhle und am Genitale. Nageldystrophien. Fakultativ Haar- und Zahndystrophien. Erosionen der Cornea. Hyperhidrose.

Kleinwuchs. Lebenserwartung stark herabgesetzt.

Therapiemöglichkeiten

Keine Besserung durch Diphenylhydantoin-Langzeitbehandlung (Hemmung der Kollagenase). Kortikosteroidgaben mit vorübergehendem Erfolg. Desinfektion und Versorgung der Erosionen. Prothetische Versorgung der Zahndystrophien wegen Blasenbildung der Mundschleimhaut problematisch.

Häufigkeit und Vorkommen

Regional unterschiedlich, in einigen Isolaten Amerikas und Europas relativ häufig. Von allen größeren Rassen beschrieben.

Genetik

Autosomal rezessiver Erbgang mit intrafamiliär stark schwankender Expressivität. In Isolaten Pseudodominanz beobachtet. Heterogen. Genort 3p21.3 (*COL7A1*), Allelie mit anderen dystrophischen Typen: Epidermolysis bullosa dystrophica (PASINI), E.b. praetibialis und Typ COCKAYNE-TOURAINE.

Epidermolysis bullosa junctionalis (Herlitz-Pearson)

Familienberatung
Differentialdiagnose zu anderen Epidermolysis-bullosa-Formen wichtig. Mit starker intrafamiliärer Variabilität der Merkmalsausprägung muss gerechnet werden. Heterozygote nur molekulargenetisch erkennbar. Pränatale Diagnostik molekulargenetisch und elektronenmikroskopisch an fetalen Hautbioptaten möglich. In Anbetracht der Schwere des Krankheitsbildes besondere medizinisch-genetische Betreuung betroffener Familien wichtig.

Literatur
Christiano, A.M., G.G.Hoffman, X. Zhang et al., Strategy for identification of sequence variation in the *COL7A1* and a novel 2-bp deletion mutation in recessive dystrophic epidermolysis bullosa. Hum. Mutat. *10* (1997) 408–414.

Travis, S.P.L., J.A.McGrath, A.J.Turnbull et al., Oral and gastrointestinal manifestations of epidermolysis bullosa. Lancet *340* (1992) 1505–1506.

OMIM 120120, 226600

Epidermolysis bullosa hereditaria et albopapuloidea
▶ Epidermolysis bullosa dystrophica (Pasini)

Epidermolysis bullosa hereditaria tarda
▶ Epidermolysis bullosa simplex (Weber-Cockayne)

Epidermolysis bullosa junctionalis
(Herlitz-Pearson),
Epidermolysis bullosa letalis, Epidermolysis bullosa atrophicans generalisata gravis, Herlitz-Syndrom (unter Mitarbeit von Voss, Leinefelde)

Genodermatose auf der Grundlage einer Genmutation. Junktionale Blasenbildung in der Basalmembran. Der Basisdefekt besteht in einer Synthesestörung des Laminin 5 (vor allem α3-, seltener β3- oder γ2-Untereinheiten), eines heterotrimeren Glykoproteins der Lamina lucida (Verankerungsfibrillen) oder des α6β4-Integrins (β4-Untereinheit) der Hemidesmosomen. Die klinischen Erscheinungen lassen sich davon ableiten.

Krankheitswert
Konnatale Ulzerationen an den Extremitäten. Später Blasen an Haut und Schleimhäuten (Cavum oris, Trachea, Bronchien und Ösophagus), die ohne Narben und Milien, aber erst innerhalb von Monaten abheilen. Durch paronychiale Lokalisation der Blasen Nageldystrophien und Ausfallen der Nägel. Deformitäten, Verfärbungen der Zähne und frühzeitige Karies. Bei bakteriellen Sekundärinfektionen Protein- und Elektrolytverlust sowie schwere Anämie. Tod meistens im Säuglingsalter. In einigen Familien zusätzlich Pylorusatresie und Ureter-Stenose (Integrin-Defekt), Besserung mit steigendem Lebensalter.

Therapiemöglichkeiten
Sorgfältige Pflege vor allem im Hinblick auf bakterielle und mykotische Infektionen. Systemisch hochdosiert Glukokortikoide nur zeitlich begrenzt möglich.

Häufigkeit und Vorkommen
Über 100 Fälle beschrieben, darunter mehrere aus einer großen Sippe in einem religiösen Isolat (Pseudodominanz) in den USA. Häufig Konsanguinität der Eltern.

Genetik
Heterogen. Autosomal rezessiver Erbgang. Genorte: 17q11-gter (*ITGB4*); 18p11.3 (*LAMA3*); 1q25-31 (*LAMC2*) und 1q32 (*LAMB3*), Doppelheterozygotie mit sehr schweren Erscheinungen. Allelomorphe bzw. Compoundheterozygote mit z.T. leichterer Symptomatik, meist unter anderer Bezeichnung bekannt: Allelie mit E.b.j. mit Atresien (Tab. 2.6).

Familienberatung
Differentialdiagnose vor allem zur ebenfalls sehr schweren ▶ *E.b. dystrophica polydysplastica* (Halloppeau-Siemens), bei der Hände und Füße schwerer betroffen sind und Narben sowie Milien auftreten, und zur junktionalen ▶ *E.b. atrophicans generalisata mitis Disentis* (▶ *E.b. hereditaria 2.2*) mit günstigerer Prognose wichtig. Heterozygote molekulargenetisch erkennbar. In Anbetracht der Schwere

Epidermolysis bullosa letalis

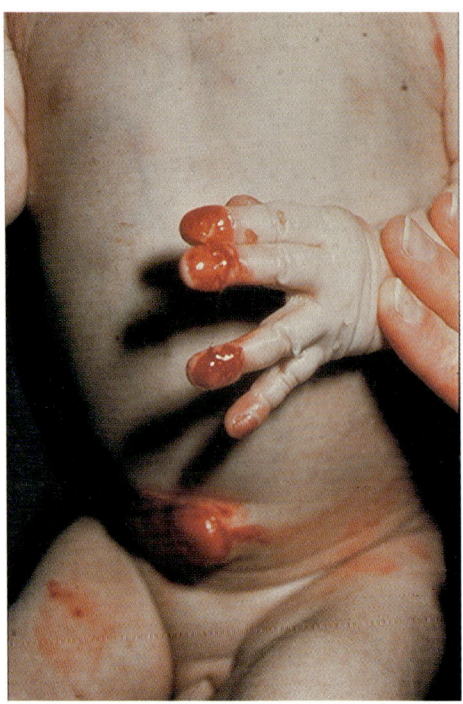

Epidermolysis bullosa junctionalis (HERLITZ-PEARSON). Kongenitale Ulzeration im Bereich der Fingerspitzen, Blasenbildung im Nabelbereich. (U.W. Schnyder)

der Krankheit besondere medizinische Prophylaxe und Betreuung der betroffenen Familien notwendig. Pränatale Diagnostik molekulargenetisch oder mit Hilfe von monoklonalen Antikörpern oder elektronenmikroskopisch im 2. Trimenon anhand defekter Hemidesmosomen des Epithels im dermo-epidermalen Grenzbereich von fetaler Haut- oder Amnionbioptaten sowie durch Western-Blot-Nachweis von Laminin-5 in der Amnionflüssigkeit möglich.

Literatur

Achiron, R., O.Gamiel-Pinchas, S.Engelsberg et al., Aplasia cutis congenita associated with epidermolysis bullosa and pyloric atresia: The diagnostic role of prenatal ultrasonography. Prenatal Diagn. *12* (1992) 765–771.

Aberdam, D., M.-F.Galliano, J.Vailly et al., HERLITZ's junctional epidermolysis bullosa is linked to mutations in the gene (*LAMC2*) for the γ2 subunit of nicein/kalinin (LAMININ-5). Nature Genetics *6* (1994) 299–304.

Christiano, A.M., L.Pulkkinen, R.A.J.Eady and J.Uitto, Compound heterozygosity for nonsense and missense mutations in the *LAMB3* gene in nonlethal junctional epidermolysis. J.Invest.Dermatol. *106* (1996) 775–777.

Floeth, M. and L.Bruckner-Tuderman, Digenic junction epidermolysis bullosa: Mutation in *COL17A* and *LAMB3* genes. Am.J.Hum.Genet. *65* (1999) 1530–1537.

Hausser, I. and I.Anton-Lamprecht, Prenatal diagnosis of genodermatoses by ultrastructural diagnostic markers in extra-embryonic tissues: Defective hemidesmosomes in amnion epithelium of fetuses affected with epidermolysis bullosa HERLITZ type (an alternative prenatal diagnosis in certain cases). Hum.Genet. *85* (1990) 367–375.

Marinkovich, M.P., G.Meneguzzi, R.E.Burgeson et al., Prenatal diagnosis of HERLITZ junctional epidermolysis bullosa by amniocentesis. Prenatal Diagn. *15* (1995) 1027–1034.

Nakano, A., S.Chiou, L.Pulkkinen et al., Laminin 5 mutations in junctional epidermolysis bullosa: molecular basis of HERLITZ vs non-HERLITZ phenotypes. Hum.Genet. *110* (2002) 41–51.

Pulkkinen, L., A.M.Christiano, T.Airenne et al., Mutations in the γ2 chain gene (*LAMC2*) of kalinin/laminin 5 in the junctional forms of epidermolysis bullosa. Nature Genet. *6* (1994) 293–298.

Pulkkinen, L., F.Bullrich, P.Czarnecke et al., Maternal uniparental disomy of chromosome 1 with reduction to homozygosity of the *LAMB3* Locus in a patient with HERLITZ junctional epidermolysis bullosa. Am.J.Hum.Genet. *61* (1997) 611–619.

OMIM 147558, 150292, 226700

Epidermolysis bullosa letalis
▶ Epidermolysis bullosa junctionalis (HERLITZ-PEARSON)

Epidermolysis bullosa manuum et pedum aestivalis
▶ Epidermolysis bullosa simplex (WEBER-COCKAYNE)

Epidermolysis bullosa simplex (KÖBNER)

Genodermatose auf der Grundlage einer Genmutation.
Den Hautveränderungen liegt ein Synthese-Defekt des Keratins TypII/K5 oder TypI/K14 in den Basalzellen zugrunde. Dadurch kommt es zur Störung der Tonofibrillenbildung (Keratinfilamente) und zur Basalzell-Lyse mit Blasenbildung.

Krankheitswert

Erstmanifestation im Neugeborenenalter oder bis zur Vollendung des 1. Lebenshalbjahres. Je später der Beginn der Blasenbildung, desto mehr sind diese nur an den Extremitäten lokalisiert. Vor allem in der warmen Jahreszeit Bildung traumatisch (Druck, Reibung) induzierter, schmerzhafter, intraepidermaler, epidermolytischer Blasen an allen mechanisch belasteten Hautarealen. In schweren Fällen ist auch die Mundschleimhaut befallen. Abheilung ohne Narbenbildung, teilweise mit vorübergehender Hyperpigmentierung und Milienbildung. Nägel, Zahnschmelz und Haare unauffällig.

Therapiemöglichkeiten

Vor allem Vermeidung mechanischer Reizung der Haut, z.B. durch weiches Schuhwerk, sowie frühzeitige Eröffnung der Blasen und Desinfektion der Erosionen. In der warmen Jahreszeit Versuch mit Chlorochin, in schweren Fällen Kortikosteroide.

Häufigkeit und Vorkommen

Häufigste aller Epidermolysen. Inzidenz etwa 1:50.000. Große Sippen mit Merkmalsträgern in bis zu 8 aufeinanderfolgenden Generationen beschrieben. Alle größeren Rassen betroffen.

Genetik

Heterogen. Autosomal dominanter Erbgang mit hoher Penetranz. Homozygote Merkmalsträger bisher nicht bekannt. Verschiedene Keratin-Genorte können betroffen sein: 17q12-21 (Keratin Typ I/K14, *KRT14*), 12q11-13 (Keratin Typ II/

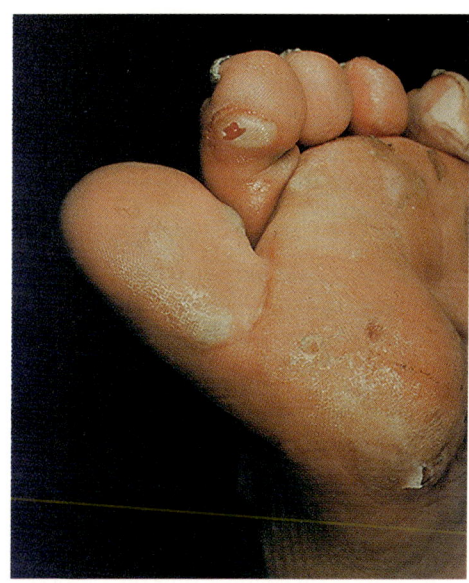

Epidermolysis bullosa simplex (KÖBNER). Druckbedingte Blasen, die ohne Narben abheilen. (M. Voß)

K5, *KRT5*). Allelie zum Typ WEBER-COCKAYNE, zum Typ DOWLING-MEARA und anderen E.b. simplex-Typen.

Familienberatung

Intrafamiliäre Konstanz der Merkmalsausprägung bei interfamiliärer Variabilität. Außer den störenden und oft schmerzhaften Blasen und Erosionen besteht keine Beeinträchtigung der Entwicklung, der Intelligenz und des Allgemeinbefindens. Berufsberatung ratsam (sitzende Tätigkeit). Differentialdiagnose zu E.b. simplex Typ Ogna (▶ *Epidermolysis bullosa hereditaria 1.3*) wichtig.

Literatur

McKenna, K.E., A.E.Hughes, E.A.Bingham and N.C.Nevin, Linkage of epidermolysis bullosa simplex to keratin gene loci. J.Med.Genet. 29 (1992) 568–570.

Stephens, K., A.Zlotogorski et al., Epidermolysis bullosa simplex: A keratin 5 mutation is a fully dominant allele in epidermal cytoskeleton function. Am.J.Hum.Genet. 56 (1995) 577–587.

OMIM 131900, 148040, 148066

Epidermolysis bullosa simplex
(WEBER-COCKAYNE),
Epidermolysis bullosa hereditaria tarda, Epidermolysis bullosa manuum et pedum aestivalis, WEBER-COCKAYNE-Syndrom (überarbeitet von VOSS, Leinefelde).

Genodermatose auf der Grundlage einer Genmutation.
Der intraepidermalen Blasenbildung liegt eine Störung der epidermalen Keratin-Filamente durch einen Keratinsynthese-Defekt (Keratin Typ I/K14 oder Typ II/K5) zugrunde. Es kommt zur Basalzell-Lyse und zur Blasenbildung.

Krankheitswert
Erstmanifestation im Kindesalter oder auch erst in der Adoleszenz. Intraepidermale (epidermolytische) Blasenbildung in der Wärme nach mechanischem Reiz, vor allem an den Füßen, weniger an den Händen. Missverhältnis zwischen dem Grad der mechanischen Belastung und der massiven Blasenreaktion. Abheilung ohne Narben.

Therapiemöglichkeiten
Vermeidung von Druck oder Reibung der Haut an Händen und Füßen, z.B. weiches, bequemes Schuhwerk. Kühlung der betroffenen Hautpartien kann Blasenbildung verhindern.

Häufigkeit und Vorkommen
Neben isolierten Fällen mehrere große Sippen beschrieben, vor allem in Europa und Amerika. Androtropie.

Genetik
Heterogen. 2 Keratinloci auf den Chromosomen 17q12-q21 (Typ I/K14, *KRT14*) und 12q11-13 (Typ II/K5, *KRT5*) können betroffen sein. Es handelt sich um die selben Keratin-Gene (Allelie) wie bei der ▶ *Epidermolysis bullosa simplex* KÖBNER und ▶ *E.b.s.* DOWLING-MEARA. In etwa der Hälfte der bekannten Sippen regelmäßig dominant mit Beginn stets im 2. Lebensjahr, in den anderen Familien unregelmäßig dominant oder rezessiv (schwere Form), hier Erstmanifestation variabel bis zum Ende des 2. Lebensjahrzehnts.

Familienberatung
Homozygotie (Kinder aus Verbindungen zwischen Merkmalsträgern) kann zu sehr schweren Erscheinungen führen. Berufsberatung wichtig (sitzende Tätigkeit). Im übrigen gutes Allgemeinbefinden.

Literatur
Corden, L.D., J.E.Mellerio, M.J.Gratian, R.A.J.Eady, J.I.Harper et al., Homozygous nonsense mutation in helix of K14 causes severe recessive epidermolysis bullosa simplex. Hum.Mutat. 11 (1998) 279–285.

McKenna, K.E., A.E.Hughes, E.A.Bingham and N.C.Nevin, Linkage of epidermolysis bullosa simplex to keratin gene loci. J.Med.Genet. 29 (1992) 568–570.

OMIM 131800, 148040, 148066

Epidermolytic hyperkeratosis
▶ Epidermolysis bullosa simplex 1.7

Epilepsie; Anfälle, epileptische

Heterogene Gruppe zerebraler Anfallsleiden komplexer Ätiologie.
Neben genetisch-anatomischen Ursachen (*HOX*-Gen-Mutationen, Hirnentwicklungsstörungen, bewirken meisens eine komplexe Symptomatik: *OTX, EMX;* Ionenkanal-Gene, Gene für Enzym- und für Signalsysteme (*WNT8B*) sowie für neuronale Untereinheiten der Nikotin-Acetylcholin-Rezeptoren spielen Hirnschäden anderer Art (perinatale Schäden, Traumen, Entzündungen, Intoxikationen, Tumoren) und akzidentielle krampfauslösende Faktoren (Fotostimulation, Emotion, Alkohol, Schlafentzug, biologische Rhythmen, Stoffwechselvorgänge) eine im Einzelfall unterschiedliche Rolle in der konditionalen Genese epileptischer Anfälle. Von den Epilepsien als chronischer Funktionsstörungen des Gehirns mit abnormaler elektrischer Aktivität der Neuronen werden die epileptischen Anfälle auf der Grundlage von frühkindlichen und kindlichen Entwicklungsstörungen mit abweichender motorischer Aktivität abgetrennt. Epileptische Anfälle sind ein Symptom der meisten Hirnerkrankungen.

Krankheitswert

Altersgebundene kleine Anfälle. Erstmanifestation in einem bestimmten Lebensalter (LENNOX-GASTAULT-Syndrom, Blick-, Nick- Salaam-Krämpfe, myoklonisch-astatische Anfälle, pyknoleptische und juvenile Absencen, Impulsiv-Petit-mal). Einige benigne, z.T. febrile Formen der Anfälle werden nur innerhalb der ersten Lebensmonate manifest, überwiegend nicht in Epilepsie übergehend und ohne Spätfolgen. Nicht altersgebundene (kleine psychomotorische und neokortikale Anfälle) Epilepsien mit großen Anfällen meist während des Kindesalters manifest. In 20–30% der Fälle zusätzlich psychische Störungen (Wesensänderungen, Demenz, akute Psychosen, postparoxysmale Dämmerzustände, reaktive Störungen). In jedem Fall Beeinträchtigung von Wohlbefinden, Lebensqualität und Leistungsfähigkeit. Erschwerte soziale Einordnung.

Therapiemöglichkeiten

Medikamentöse antikonvulsive Differentialtherapie mit Phenobarbital, Primidon, Diphenylhydantoin, Carbamazepin, Ethosuximid, Natrium-Valproat u.a. Eine autosomal rezessive neonatale Form spricht auf Pyridoxin an (Pyridoxin-responsive E., OMIM 266100). Daneben psychotherapeutische, sozialtherapeutische und rehabilitative Maßnahmen mit unterschiedlichem Erfolg. In Einzelfällen chirurgische Therapie erfolgreich. Vom Typ abhängig können 60–80% der Patienten anfallsfrei werden.

Häufigkeit und Vorkommen

Frequenz etwa 1:200, darunter progrediente, stationäre und spontan heilende Formen. Inzidenz benigner febriler Anfälle des Kindesalters 2–5%. Frequenz einer individuell oder altersbedingt gesteigerten Krampfbereitschaft, die unter der Einwirkung zusätzlicher Faktoren (Infekte, Schlafentzug) zur klinischen Manifestation (Okkasionskrämpfe) führt, ca. 1:20. Mindestens einen Anfall im Leben haben etwa 4% der Bevölkerung. Androtropie.

Genetik

Heterogen. In den meisten Fällen heterogen bedingte Anfallsbereitschaft unter Beteiligung mitbedingender oder auslösender Umweltfaktoren. Daneben gibt es eine Vielzahl von chromosomal oder monogen verursachten Erkrankungen des Gehirns, zu deren Symptomatik epileptische Anfälle bzw. eine Anfallsdisposition gehören und/oder die sich zumindest zeitweilig auf klinischer Ebene in Anfällen äußern. Jedes dieser Syndrome ist sehr selten, häufig nur von einer Familie Sippe beschrieben („private" Formen), so dass die syndromatischen und monogenen Epilepsien lediglich 2% der Fälle ausmachen. Handelt es sich dabei um Stoffwechselkrankheiten, ist der Erbgang meistens autosomal oder X-chromosomal rezessiv. *HOX*-Genmutationen bewirken meist autosomal dominante Entwicklungsstörungen des Gehirns.

Genorte für die autosomal dominanten familiären generalisierten benignen neonatalen Formen mit (OMIM 601087) oder ohne febrile Anfälle (EBN, FEB) und für klinisch stumme Niedervolt-EEG-Merkmale:

- 20q13.3-15 (*KCNQ2*, Kaliumionenkanal), EBN3, BFNC1 (benigne familiäre neonatale Convulsionen) OMIM 121200;
- 8q13-24 (*KCNQ3*), EBN2, FEB1, BFNC2, OMIM 121200;
- 5p15.1q11.2 (pericentrische Inversion), BFNC3;
- 5q14-15, FEB4

Für die autosomal dominanten generalisierten Epilepsien mit febrilen Convulsionen, GEFS plus, OMIM 604236:

- 19q13.1 (*SCN1B*, ß1-Untereinheit des spannungsregulierten Natriumkanals), GEFS+3, FEB2, BFIC1), OMIM 600235, 601064;
- 2q24-32 (*SCN1A*) GEFS+2, FEB3, OMIM 604233, BFIC3, OMIM 606052;
- 5q31.1-33.1 (*GABRG2*,γ2-Untereinheit des Gamma-Aminobuttersäure-A-Rezeptors), GEFS+ mit Absencen.

Für (benigne) autosomal dominante generalisierte Formen:

- 2q22-23 (*CACNB4*, OMIM 601949);
- 16p12-q12 (*CACNA1A*), BFIC2, generalisierter infantiler Typ, z.T. mit paroxysmaler Choreoathetose, Allelie mit der hemiplegischen Migräne, der kinesiogenen paroxysmalen Choreoathetose und Typ 6 der Spino-cerebellären Ataxie, OMIM 602066, 605751;
- 15q14, häufige benigne kindliche Epilepsie mit zentrotemporalen Spikes (Rolando-Epilepsie mit Sprachstörungen, OMIM 601085;
- 8p24 (*WNT8B*?), in Finnland endemische rezessive generalisierte kindliche "Nordische" Form mit tonisch-klonischen Anfällen und

später einsetzender geistiger Retardation (progrediente Epilepsie des späten Kindesalters mit Demenz). In dieser Region liegen offensichtlich noch mehr zur Epilepsie disponierende Gene: Seltene autosomal dominante fokale (partielle) Temporallappen-Epilepsien;
- 5q31, Pyridoxin-responsive generalisierte neonatale Epilepsie, OMIM 226100;
- 8q24, Epilepsie in Form häufiger Absencen des Kindes- bis frühen Erwachsenenalters, OMIM 600131;
- Xq27.3-28, Allelie mit dem ▶ *MASA-Syndrom* (neurales Adhäsionsmolekül L1)? und der subcorticalen Band-Heterotopie (neuronaler Migrationsdefekt für die X-chromosomal dominante bilaterale periventrikuläre Heterotopie mit Oligophrenie, ▶ *Lissenze-phalie* (s.a. ▶ *Tuberöse Sklerose*);
- Xq22.3, Allelie mit der X-chromosomalen ▶ *Lissenzephalie* und der familiären, über gesunde Männer vererbten E. mit geistiger Retardation des weiblichen Geschlechts (Protektion durch homologe Y-chromosomale Sequenzen?).

Autosomal Dominante Nächtliche Frontallappen-Epilepsien (ADNFE, OMIM 600513):
- 19q (*CHRNA4*, α4-Untereinheit des neuronalen Nicotinacetylcholin-Rezeptors), NFLE (Nocturne Frontal-Lappen-Epilepsie), OMIM 161764;
- 20q13.2-13.3 (*CHRNA4*, α4-Untereinheit des neuronalen Nikotin-Acetylcholin-Rezeptors); NFLE1
- 15q14 (*CHRN*, weitere Untereinheit), NFLE2;
- 1p21 (*CHRNB2*, β2-Untereinheit), NFLE3.
- 10q24 (*LGI1*), autosomal dominante partielle Epilepsie mit Hörstörungen, idiopathische Lateral- oder Temporallappen-Epilepsie (ADPEAF).
- 6p21.3, Juvenile Absencen, Untertyp der idiopathischen generalisierten Epilepsie (keine Hirnläsionen und keine Stoffwechseldefekte).

Epilepsie mit infantilen Spasmen bei geistiger Retardation: Xp22.13 (*ARX*, Homeobox-Gen), OMIM 308350.

Siehe auch ▶ *Myoklonusepilepsien*; ▶ *paroxysmale Choreoathetose*, ▶ *Zahnschmelzdefekte (KOHLSCHÜTTER-TONZ-Syndrom)*. Wahrscheinlich sind die Gene für die monogenen Formen auch an der Verursachung von Formen subklinischer Anfallsbereitschaft beteiligt.

Familienberatung

Nachweis und Frühdiagnose klinisch und an Hand des EEG. Differentialdiagnose "symptomatischer" Epilepsien notwendig. Bei einem großen Teil dieser Störungen können epileptische Anfälle zumindest im Initialstadium das auffälligste Symptom sein. Die Risikoeinschätzung für Verwandte eines Merkmalsträgers erfolgt dann entsprechend dem Erbgang der Grundkrankheit (s.a. Tabellen). Ergibt sich kein Anhaltspunkt für Monogenie, eine zugrunde liegende Chromosomenaberration oder eine rein exogene Ursache (traumatisch, toxisch, infektiös), muss von einer multifaktoriellen Genese ausgegangen werden (so genannte idiopathische, genuine oder kryptogene Epilepsien). Empirisch ist dann das Risiko für Kinder von Epileptikern durchschnittlich mit 4–8% und für Geschwister mit 4% einzuschätzen (detaillierte Angaben s. Tabellen). Auch bei so genannten "Residualepilepsien" nach offensichtlicher Einwirkung exogener Faktoren muss ein leicht erhöhtes empirisches Risiko im Sinne einer erhöhten Anfallsbereitschaft für Verwandte beachtet werden. Fieberkrämpfe (OMIM 121210) des frühen Kindesalters (tonisch-klonisch) haben eine relativ gute Prognose, indem sie nur in 10–15% der Fälle in ein Anfallsleiden ausmünden. Umgekehrt tritt bei 65–76% der späteren Epileptiker der erste Anfall vor Vollendung des 4. Lebensjahres ein. Differentialdiagnose zum prognostisch schlechteren, auch später vorkommenden "komplizierten" Fieberkrampf wichtig. Bei eindeutiger Diagnose stellt der frühkindliche Fieberkrampf zwar einen Hinweis auf eine erhöhte Anfallsbereitschaft dar, erhöht das Risiko für Verwandte jedoch nicht so stark wie die meisten anderen Anfallsformen.

Bei Sippenuntersuchungen ist darauf zu achten, dass auch einzelne Formen der EEG-Veränderungen (bei etwa 40% der Verwandten 1. Grades), von Kinderkrämpfen, Enuresis nocturna, Pavor nocturnus sowie bestimmten Psychopathien als Äquivalente der Epilepsie genetische Hintergründe haben. Bei der generalisierten "zentrenzephalen", Frontallappen- und der Temporallappen-Epilepsie zeigen z.B. 30% der Verwandten 1. Grades irgendwann im Leben – vorwiegend zwischen der 3. und 20. Lebensjahr – spezifische Abweichungen im EEG, nur etwa 12% haben jedoch selbst Anfälle. Andererseits sind EEG-Anomalien bei Verwandten von

Epilepsie. Risikoziffern nach Dodinval (1974)

Epilepsie-Typ des Probanden	Erstmanifestationsalter	Risiko für Geschwister des Probanden in %	Risiko für Kinder des Probanden in %
"Idiopathische" Epilepsie		1,5–5; wenn beide Eltern gesund sind, niedrig, erhöht, wenn ein Elternteil betroffen ist	3–6
Generalisierte primäre und sekundäre ("zentrenzephale") Epilepsie mit EEG-Anomalien (Spikes and Waves 3/s)	1.–2. Lebensjahr, selten später	8, wenn ein Elternteil betroffen ist, 13 für den gleichen Epilepsie-Typ. 12 bei gesunden Eltern für alle Anfallstypen	8 12
Fokaler, temporaler Typ mit EEG-Anomalien (Spikes)	1.–2. Lebensjahrzehnt	wie bei subkortikaler Epilepsie	
Petit-mal-Myoklonien mit EEG-Anomalien Spikes und/oder Spikes and Waves	2. Lebensjahrzehnt	Brüder: Schwestern: männliche Probanden 2,1 2,3 weibliche Probanden 7,7 8,7 beide Geschlechter 4,2 4,6	Söhne: Töchter: - 9,7 9,7 34,4 1,8 9,8

Epilepsie. Modifizierte Risikoziffern für generalisierte Epilepsie unter Berücksichtigung des Manifestationsalters (nach METRAKOS and METRAKOS 1966):

Generelles Wiederholungsrisiko	8%
Erstmanifestation bei betroffenem Elternteil <2 ½ J.	10%
Erstmanifestation bei betroffenem Elternteil >2 ½ J.	6%
1 Geschwister und 1 Elternteil betroffen <2 ½ J.	13%
1 Geschwister und 1 Elternteil betroffen >2 ½ J.	7%
Erkrankungsrisiko, wenn im 1. Lebensjahr kein Anfall auftritt	6%
Erkrankungsrisiko, wenn bis zum 6. Lebensjahr kein Anfall auftritt	2%
Erkrankungsrisiko, wenn bis zum 10. Lebensjahr kein Anfall auftritt	1%
Erkrankungsrisiko, wenn das EEG vom 5.–15. Lebensjahr normal ist	1%

Merkmalsträgern in ihrer Bedeutung als Indikator für eine familiäre Disposition durch ihre starke Altersabhängigkeit nur von begrenzter Bedeutung (außer bei Fotosensibilität). Daneben gibt es physiologische EEG-Merkmale, die autosomal dominant bedingt sind und keine Korrelation zum Krankheitsgeschehen zeigen (OMIM 130180 130190, 139200, 130300, 130400, z.B. in Genort 20q13.2-13.3). Mit einer intrafamiliären Variabilität sowohl des Anfallstyps als auch der Schwere muss gerechnet werden. Nach KOCH bestehen bei Ratsuchenden keine zu beachtenden Risiken bei Schwangerschaften, wenn bei zentrenzephaler E. der Frau der Partner und dessen Familie gesund sind (keine latente Anfallsbereitschaft) und nach Beratung durch einen Neurologen nicht mit einer Verschlimmerung des Krampfleidens der Frau durch die Schwangerschaft zu rechnen ist. Gravidität muss die E. nicht beeinflussen (Mehrzahl), kann aber verschlechtern oder mildern. Einer Abruptio kann zugestimmt werden, wenn bei früherer Schwangerschaft Verschlimmerung der E. auftrat oder bei bestehender Schwangerschaft die Anfallshäufigkeit ansteigt bzw. psychische Störungen fortschreiten. Antiepileptika, besonders solche auf Hydantoinbasis, und kombiniert verabreicht, können teratogen wirken, wobei aber auch Anfälle während der Schwangerschaft als mitverantwortlich für die erhöhte Fehlbildungsrate bei Kindern von Epileptikerinnen gelten (s.a. ▶ *Hydantoin-Syndrom*). Eine Einstellung auf nur ein Medikament mit zusätzlichen Folsäuregaben sollte deshalb möglichst noch vor Eintritt einer Schwangerschaft angestrebt werden.

Literatur

Bievert, C., B.C.Schroeder, C.Kubisch et al.,A potassium channel mutation in neonatal human epilepsy. Science *279* (1998) 403–406.

Bird, D.T., Major patterns of human inheritance: Relevance to the epilepsies. Epilepsia *35* Suppl. (1994) S2–S6.

Charlier, C., N.A.Singh, S.G.Ryan et al., A pore mutation in a novel KQT-like potassium channel gene in an idiopathic epilepsy family. Nature Genet. *18* (1998) 53–55.

Delgado-Escueta, A.V., J.M.Serratosa, A.Liu et al., Progress in mapping human epilepsy genes. Epilepsia *35*/Suppl 1 (1994) S29–S40.

Fabisiak, K. and R.P.Erickson, A familial form of convulsive disorder with or without mental retardation limited to females: Extension of a pedigree limits possible genetic mechanisms. Clin.Genet. *38* (1990) 353–358.

Fink, J.M., W.B.Dobyns, R.Guerrini and B.A.Hirsch, Identification of a duplication of Xq28 associated with bilateral periventricular nodular heterotopia. Am.J.Hum.Genet. *61* (1997) 379–387.

Heils, A. und H.Lerche, Epilepsie. In: Rieß, O. und L.Schöls (Hrsg.) Neurogenetik. Molekulargenetische Diagnostik neurologischer und psychiatrischer Erkrankungen. Verlag Kohlhammer, Stuttgart, 2. Aufl. 2002, S. 253–271.

Hirvasniemi, A., H.Lang, A.E.Lehesjoki and J.Leisti, Northern epilepsy syndrome: an inherited childhood onset epilepsy with associated mental deterioration. J.Med.Genet. *31* (1994) 177–182.

Jardine, P.E., M.A.Clarke and M.Super, Familial bilateral periventricular nodular heterotopy mimics tuberous sclerosis. Arch.Dis.Child. *74* (1996) 244–246.

Johnson, E.W., J.Dubovsky, S.S.Rich et al., Evidence for a novel gene for familial febril convulsions, FEB2, linked to chromosome 19p in an extended family from the Midwest. Hum.Mol.Genet. *7* (1998) 63–67.

Leppert, M., V.E.Anderson, T.Quattlebaum et al., Benign familial neonatal convulsions linked to genetic markers on chromosome 20. Nature 337 (1989) 647–648.

Nulman, I., D.Solnik, D.Chitayat et al., Findings in children exposed in utero to phenytoin and carbamazepin monotherapy: Independent effects of epilepsy and medications. Am.J.Med.Genet. *68* (1997) 18–24.

Ottman, R., N.Risch, W.A.Hauser et al., Localization of a gene for partial epilepsy to chromosome 10q. Nature Genet. *9* (1995) 56–61.

Ryan, S.G., M.Wiznitzer, C.Hollmann et al., Benign familial neonatal convulsions: Evidence for clinical and genetic heterogeneity. Ann.Neurol. *29* (1991) 469–473.

Ryan, S., P.Chance, C.-H-Zou et al., Epilepsy and mental retardation limited to females: an X-linked dominant disorder with male sparing. Nature Genet. *17* (1997) 92–95.

Steinlein, O., C.Fischer, R.Keil et al., D20S19, linked to low voltage EEG, benign neonatal convulsions, and FANCONI anaemia, maps to a region of enhanced recombination and is localized between CpG islands. Hum.Molec.Genet. *1* (1992) 325–330.

Szepetowski, P., J.Rochette, P.Berquin et al., Familial infantile convulsions and paroxysmal choreoathetosis: A new neurological syndrome linked to the pericentromeric region of human chromosome 6. Am.J.Hum.Genet. *61* (1997) 889–898.

Wallace, R.H., S.F.Berkovic, R.A.Howell et al., Suggestion of a major gene for familial febrile convulsions mapping to 8q13-21. J.Med.Genet. *33* (1996) 308–312.

Zra, F., A.Bianchi, G.Avanzini et al., Mapping of genes predisposing to idiopathic generalized epilepsy. Hum.Molec.Genet. *4* (1995) 1201–1207.

EPILOIA (Epilepsie, low Intelligenz, Adenoma sebaceum)
▶ Tuberöse Sklerose

Epiphysäre Dysplasie
▶ Dysplasia epiphysaria multiplex

Epiphysiolysis capitis femoris

Funktionsstörung der Femurkopf-Epiphyse wahrscheinlich unterschiedlicher Ätiologie.

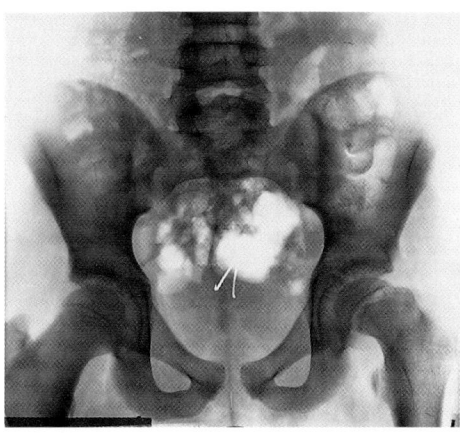

Epiphysiolysis capitis femoris. Akuter Femurkopfkappenabrutsch links: Verbreiterte unregelmäßig begrenzte Epiphysenfuge, Metaphysenstruktur des Schenkelhalses aufgelockert, niedrige strahlendurchlässige Femurkalotte in Fehlstellung. (S. Tinschert)

Krankheitswert

Erstmanifestation klinischer Erscheinungen zu Beginn des Pubertätsalters. Schmerzhafte Verschiebung der proximalen Femurepiphyse, die ohne Behandlung zu schwerer Coxarthrose führen kann. Hüfthinken.

Therapiemöglichkeiten

Physiotherapeutische Maßnahmen, Osteotomie oder Fixierung des Femurkopfes durch Nagelung können vollkommene Normalisierung der Gelenkefunktion bewirken.

Häufigkeit und Vorkommen

Frequenz unterschiedlich 1:100.000–20.000. Überwiegend (>90%) sporadisch, jedoch Auftreten in aufeinanderfolgenden Generationen beschrieben. Wahrscheinlich häufig nicht diagnostiziert. Androtropie.

Genetik

Bei familiärem Vorkommen autosomal dominanter Erbgang mit verminderter Penetranz. Sporadische Fälle werden als Phänokopien oder als Folge einer variablen Expressivität eines autosomal dominanten Gens angesehen. Siehe auch
▶ *Hüftgelenksluxation*; ▶ *Dysplasia epiphysaria multiplex*; ▶ *Spondyloepiphysäre Dysplasien*;
▶ *CALVÈ-LEGG-PERTHES-Syndrom*.

Familienberatung

Früherkennung im Hinblick auf Therapiechancen wichtig. Für Geschwister sporadischer Fälle liegt das empirische Risiko bei 5%. Kindliche Verwandte eines Merkmalsträgers sollten deshalb auf subklinische Symptome untersucht werden. Unter entsprechenden Voraussetzungen gute Prognose.

Literatur

Beck, E., Ein Beitrag zum familiären Vorkommen der Epiphysiolysis capitis femoris. Z.Orthop. *105* (1986) 112–118.

Kelsey, J.L., Epidemiology of slipped capital femoris epiphysis: a review of the literature. Pediatrics *51* (1973) 1042–1044.

OMIM 182260

Epithelioma adenoides cysticum,
SPIEGLER-BROOKEsche Tumoren, BROOKE-Syndrom

Genetisch bedingte multiple Tumoren der Haut auf der Grundlage einer Suppressorgen-Mutation.
Ein Basisdefekt für die von den apokrinen und exokrinen Hautanhangsdrüsen ausgehenden Tumoren betrifft ein Cytoskelett-assoziiertes Protein (CYLD1):

Krankheitswert

Erstmanifestation im Pubertätsalter. Multiple gutartige Basalzelltumoren des behaarten Kopfes, des Halses, seltener am übrigen Körper. Klinisch entweder SPIEGLERsche Cylindrome oder BROOKEsche Epitheliome (Trichoepitheliome, vorwiegend im Gesicht), auf dem behaarten Kopf als "Turban-Tumoren". Häufig assoziiert mit anderen Epitheliomen, Syringomen usw. Maligne Entartung selten.

Therapiemöglichkeiten

Wenn nötig, chirurgische Abtragung bzw. chirurgisch-plastischer Ersatz der Kopfhaut oder Elektrokoagulation einzelner Tumoren.

Häufigkeit und Vorkommen

Mehrere hundert Fälle, teilweise aus großen Sippen mit Merkmalsträgern in bis zu 5 aufeinan-

Epithelioma adenoides cysticum

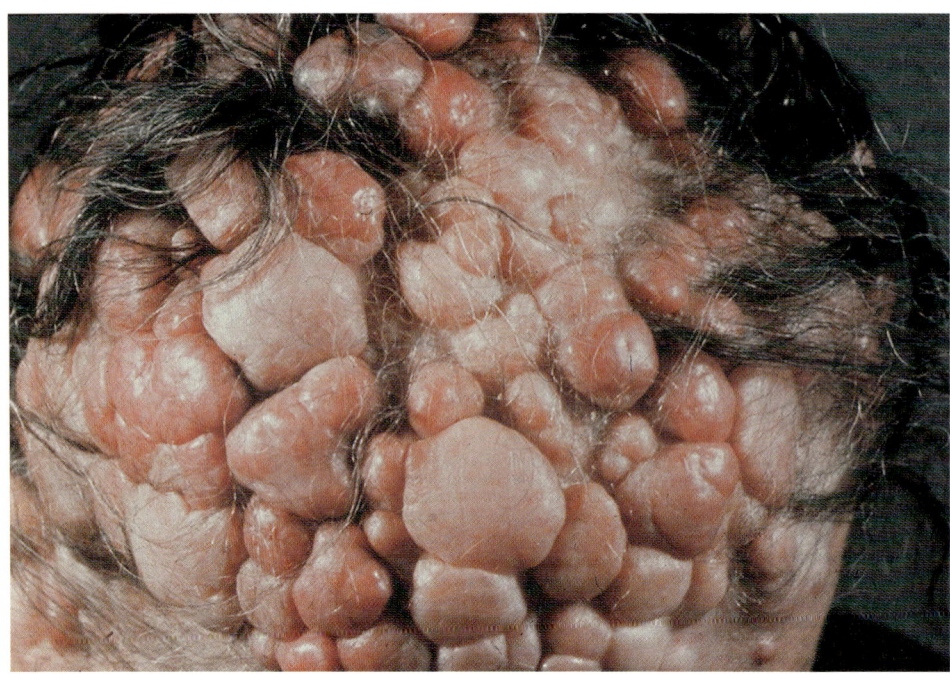

Epithelioma adenoides cysticum. Multiple derbe rötliche Geschwülste der Kopfhaut (SPIEGLERsche Cylindrome), sog. "Turban-Tumor". (U.W. Schnyder)

derfolgenden Generationen beschrieben. Vor allem in Europa beobachtet. ¾ der Fälle sind Frauen.

Genetik

Autosomal dominanter Erbgang mit herabgesetzter Penetranz und Expressivität im männlichen Geschlecht. Homozygote Merkmalsträger im Sinne eines Gen-Dosis-Effektes schwerer betroffen als Heterozygote. GARTLER u. Mitarb. wiesen anhand der Glukose-6-Phosphat-Dehydrogenase den pluricellulären Ursprung der Tumoren nach. Genorte: 16q12-13 (*CYLD1*,Tumor-Suppressorgen, Cylindrome, Cylindromatose), genetisch abzutrennen sind die Trichoepitheliome mit Genort 9p21 (OMIM 601606).

Familienberatung

In Anbetracht der Gutartigkeit der Erscheinungen selten Gegenstand der Familienberatung. Die Tumoren können allerdings auf Grund ihrer Lokalisation kosmetisch störend wirken.

Literatur

Balkom, I.D.C.van and R.C.M.Hennekam, Dermal eccrine cylindromatosis. J.Med.Genet. *31* (1994) 321–324.

Biggnell, G.R., W.Warren, S.Sael et al., Identification of the familial cylindromatosis tumour-suppressor gene. Nature Genet. *25.*(2000) 160–168.

Biggs, P.J., R.Wooster, D.Ford, P.Chapman et al., Familial cylindromatosis (turban tumour syndrome) gene localised to chromosome 16q12-q13: evidence for its role as a tumour suppressor gene. Nature Genet. *11* (1995) 441–443.

Geffner, R.E., J.B.Goslen and D.J.Santa Cruz, Linear and dermatomal trichoepitheliomas. J.Invest.Dermat. *87* (1986) 326–329.

Guillot, B., L.Buffière, G.Barnéon et al., Tricho-épithéliomes multiples, cylindromes, grains de milium, une entité. Ann.Derm.Vénérol. *114* (1987) 175–182.

Harada, H., K.Hashimoto and M.S.H.Ko, The gene for multiple familial trichoepithelioma map to chromosome 9p21. J.Invest.Dermatol. *107* (1996) 41–43.

OMIM 123850, 132700, 313100

Epitheliomatose FERGUSON-SMITH

Multiple Pseudoepitheliome der Haut auf der Grundlage einer Genmutation.
Der Basisdefekt für das neoplastische Geschehen ist unbekannt.

Krankheitswert
Erstmanifestation im 2. Lebensjahrzehnt, selten später. Multiple, nacheinander auftretende Tumoren vor allem des Gesichts und der Extremitäten. Gutartig, Spontanheilung unter Narbenbildung jeweils innerhalb von ca. 6 Monaten. Maligne Entartung selten.

Therapiemöglichkeiten
Wenn nötig, Röntgentherapie oder chirurgische Abtragung einzelner Tumoren.

Häufigkeit und Vorkommen
Seit Erstbeschreibung 1934 etwa 130 Fälle bekannt vorwiegend aus Europa, 62 Fälle allein aus West-Schottland, wahrscheinlich auf eine einzige Mutation zurückgehend (Foundereffekt).

Genetik
Die E. im engeren Sinne ist autosomal dominant bedingt, wobei allerdings die nosologische Abgrenzung zum offensichtlich nicht familiären singulären Keratoakanthom noch nicht gelungen ist. Genort 9q22-31.

Familienberatung
Differentialdiagnose zum Spinaliom wichtig. Prognostisch bestehen keine Bedenken.

Literatur
Goudie, D.R., M.A.R.Yuille, M.A.Leversha et al. Multiple self-healing squamous epitheliomas (ASS1) mapped to chromosome 9q22-q31 in families with common ancestry. Nature Genet. *3* (1993) 165–169.

OMIM 132800

Epithelnaevus-Syndrom
▶ Naevus sebaceus JADASOHN

EPSTEIN-Sydrom
▶ ALPORT-Syndrom

ERB-CHARCOT-Syndrom
▶ Spinalparalysen, spastische

ERB-CHARCOT-v. STRÜMPELL-Syndrom
▶ Spinalparalysen, spastische

ERB-GOLDFLAM-Syndrom
▶ Myasthenien

ERB-Syndrom
▶ Muskeldystrophie, Schultergürtel-Typ

Ergrauen des Kopfhaares,
Canities praematura

Erworbene Pigmentlosigkeit des Haares unterschiedlicher Ätiologie.
Ein Basisdefekt ist unbekannt, die Pathogenese ist umstritten.

Krankheitswert
Ergrauen des Haares. Heterogenes Geschehen:
a) Symptomatisch bei verschiedenen Syndromen, z.B. ▶ *Branchio-Okulo-Faziales Syndrom*; ▶ *WERNER-Syndrom*, ▶ *WAARDENBURG-KLEIN-Syndrom*, ▶ *Perniziöse Anämie*. BÖÖK-Syndrom: Bisher nur bei einer Sippe in 4 Generationen beschrieben: Aplasie der Prämolaren, palmoplantare Hyperhidrose und Canities praematura (PHC-Syndrom, OMIM 112300).
b) Physiologisch bei älteren Menschen einsetzend.
c) Schon im 2. Lebensjahrzehnt einsetzendes Ergrauen des Kopfhaares, Canities praematura (OMIM 139100).
d) Frühzeitiges Ergrauen einer Haarsträhne, meist auf dem Vorderkopf (Piebald-Merkmal, ▶ *Albinismus, partieller*).

Therapiemöglichkeiten
Unbekannt.

Genetik
a) BÖÖK-Syndrom autosomal dominant bedingt.
b) Der Zeitpunkt des Einsetzens und die Geschwindigkeit des Ergrauens zeigen eine gewisse intrafamiliäre Konstanz, die auf Heterogenie mit Beteiligung eines dominanten Hauptgens schließen lässt.
c) Die wenigen bisher beschriebenen Sippen zeigten einen autosomal dominanten Erbgang, z.T. mit Geschlechtsabhängigkeit.
d) Autosomal dominanter Erbgang. Genort 4q12.

Familienberatung
Erübrigt sich.

Literatur
Böök, J.A., Clinical and genetical studies of hypodontia. Premolar aplasia, hyperhidrosis, and canities prematura. A new hereditary syndrome in man. Am.J.Hum.Genet. *2* (1950) 240–263.

Johnson, J and I.R.Jackson, Light is a dominant mouse mutation resulting in premature cell death. Nature Genet. *1* (1992) 226–229.

Eronen-Syndrom
▶ Digito-Reno-Cerebrales Syndrom

Erythema palmare et plantare (Lane),
Palmar-Syndrom, Red hands

Genetisch bedingtes Erythem auf der Grundlage einer Genmutation.
Der Basisdefekt für die umschriebenen Kapillaranomalien ist unbekannt.

Krankheitswert
Angeborenes oder von Kindheit an bestehendes Erythem der Handflächen und zum Teil der Fußsohlen. Stationär, keine Beeinträchtigung des Wohlbefindens und der Lebenserwartung.

Therapiemöglichkeiten
Unbekannt.

Häufigkeit und Vorkommen
Sehr selten, seit Erstbeschreibung 1929 ca. 30 Fälle publiziert, davon etwa die Hälfte familiär.

Genetik
Autosomal dominanter Erbgang mit unvollständiger Penetranz und variabler Expressivität.

Familienberatung
Keine Belastung, kein Gegenstand der Familienberatung.

Literatur
Schnyder, U.W., Erbliche Gefäßmäler, Teleangiektasien und Lymphödeme. In: Jadassohn,J., Handbuch der Haut- und Geschlechtskrankheiten, Springer-Verl. Berlin, Heidelberg, New York 1966.

OMIM 133000

Erythrämie
▶ Polycythaemia rubra vera

Erythrocytosis benigna
▶ Polycythaemia benigna

Erythroderma ichthyosiforme, nichtbullöses
▶ Neutralfettspeicherkrankheit;
▶ Ichthyosis congenita

Erythrodermia congenitalis ichthyosiformis bullosa (Brocq),
Epidermolytic hyperkeratosis, dominante Ichthyose mit granulöser Degeneration (bearbeitet von Voss, Leinefelde)

Genodermatose auf der Grundlage einer Genmutation.
Die Mutation betrifft ein Gen für das Keratin Typ II/K1 oder Typ I/K10. Es kommt zur Verklumpung der Keratinfibrillen (Tonofibrillen) in den Keratinozyten, zu suprabasaler Zytolyse,

Erythrodermia congenitalis ichthyosiformis bullosa (Brocq)

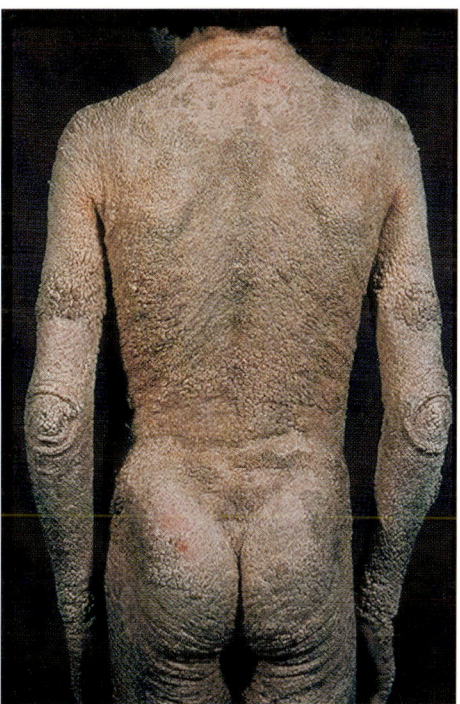

Erythrodermia congenitalis ichthyosiformis bullosa (BROCQ). Blasenbildung und großflächige Hyperkeratosen. (U.W. Schnyder)

intraepidermaler Blasenbildung und zur Proliferationshyperkeratose.

Krankheitswert

Erstmanifestation bei Geburt mit großflächiger, blasiger Epidermisablösung (Bild eines "verbrühten" Kindes). Später schubweise Blasenbildung, besonders in mechanisch belasteten Arealen, narbenlose Abheilung. Im Kindesalter nachlassende Blasenbildung, Übergang in das klinische Bild einer Ichthyosis congenita mit trockenen, streifigen, z.T. auch hystrixartigen Hyperkeratosen, besonders an Stamm und großen Beugen. Häufig Palmoplantarkeratosen. Neigung zu sogar letal verlaufenden Infektionen, die einen dermatogenen penetranten Fötor verursachen, der die Patienten zusätzlich bei der sozialen Integration behindert. Im Erwachsenenalter Differentialdiagnose zur Ichthyosis congenita oft nur histologisch möglich.

Therapiemöglichkeiten

Extern symptomatische Behandlung (antimikrobiell, keratolytisch und fettend) ohne nachhaltigen Erfolg. Eine perorale Retinoidtherapie kann neue Blasenbildung provozieren. Im Neugeborenenalter Kortikosteroide mit vorübergehendem Erfolg.

Häufigkeit und Vorkommen

Die Frequenz wird auf 1:1 Mill.–1:300.000 geschätzt. Familiär, wobei auch Geschwister erkranken können, ohne dass die Eltern Symptome zeigen, oder sporadisch (50% der Fälle).

Genetik

Autosomal dominanter Erbgang mit verminderter Penetranz. Die starke Variabilität der klinischen Erscheinungen beruht auf Allelie in den beiden Keratin-Genen. Große Anzahl von Solitärfällen, die wahrscheinlich auf Neumutationen zurückgehen. Genort 12q11-13 (*KRTN1*) oder 17q12-21 (*KRTN10*). Angeborene ichthyosiforme E. ohne Blasen mit später einsetzender Myopathie und Lipidvakuolen in Leukozyten und Fibroblasten ▶ *Neutralfett-Speicherkrankheit*.

Familienberatung

Differentialdiagnose im frühen Kindesalter zur ▶ *Epidermolysis bullosa simplex* und zur Neutralfett-Speicherkrankheit klinisch, histologisch und molekulargenetisch notwendig. Bei der medizinisch-genetischen Betreuung sind die normale Fertilität sowie eine um etwa 50% erniedrigte Penetranz zu berücksichtigen. Pränatale Diagnostik elektronenmikroskopisch anhand fetaler Hautbioptate und molekulargenetisch möglich.

Literatur

Pulkkinen, L., A.M.Christiano, R.G.Knowlton and J.Uitto, Epidermolytic hyperkeratosis (bullous congenital ichthyosiform erythroderma). Genetic linkage to chromosome 12q in the region of the type II keratin gene cluster. J.Clin.Invest. *91* (1993) 357–361.

Syder, A.J., Q.-C. Yu, A.S.Paller et al., Genetic mutations in the K1 und K10 genes of patients with epidermolytic hyperkeratosis. Correlation between location and disease severity. J.Clin.Invest. *93* (1994) 1533–1542.

OMIM 113800, 139350, 148080, 275630

Erythrodermia congenitalis progressiva symmetrica (GOTTRON)
▶ Erythrokeratodermia figurata variabilis

Erythrodermie, letale angeborene
▶ LEINER-Syndrom

Érythrodermie congénitale ichthyosiforme sèche (BROCQ)
▶ Ichthyosis congenita

Erythrokeratodermia figurata gyratum repens
▶ Erythrokeratodermia figurata variabilis

Erythrokeratodermia figurata variabilis,
MENDES-DA-COSTA-Syndrom, Erythrokeratodermia congenitalis progressiva symmetrica DARIER-GOTTRON

Genodermatose auf der Grundlage einer Genmutation.
Der Basisdefekt für die Parakeratosen betrifft die Connexine 31 und 30.3, Bestandteil der interzellulären Verbindungkanäle (Connexons, Gap-Junction-Hemikanäle) und bei einer Form wahrscheinlich das Loricrin im Stratum corneum.

Krankheitswert
Von Geburt an bestehende scharf begrenzte großflächige erythematöse Plaques an Extremitäten, Stamm, Hals und Gesicht, innerhalb von Stunden im Auftreten und in der Lokalisation wechselnd. Zum Teil exogen (Kälte, Stress usw.) ausgelöst oder beeinflusst. Daneben konstante, hyperkeratotische Herde an den großen Gelenken. Selten Nagelveränderungen. Gelegentlich Juckreiz. Vor allem jedoch kosmetische Beeinträchtigung. In einer großen Sippe in Kanada bei 25 Merkmalsträgern mit spätmanifester Ataxie assoziiert (OMIM 133190).

Therapiemöglichkeiten
Symptomatische Behandlung ohne nachhaltigen Erfolg.

Häufigkeit und Vorkommen
Über 100 Fälle beschrieben. Davon mehrere große Sippen mit Merkmalsträgern in bis zu 6 Generationen. Vom Typ DARIER-GOTTRON seit Erstbeschreibung 1911 etwa 30 familiäre Fälle bekannt.

Genetik
Heterogen. Autosomal dominanter Erbgang mit voller Penetranz und variabler Expressivität. Genorte: 1p35.1 (*GJB3* und *GJB4*), Connexine 31 (E.f. variabilis) und 30.3 (E. gyratum repens, nur Erythem), Allelie mit einer Form der autosomal dominanten Taubheit (DFNA2) und 1q21 (*LOR*) Loricrin (E. progressiva symmetrica), Allelie mit der Keratosis palmoplantaris hereditaria mutilans VOHWINKEL.

Familienberatung
Es besteht eine starke interfamiliäre Variabilität der Erscheinungen. Pränatale Diagnostik molekulargenetisch möglich. Die erhebliche subjektive Beeinträchtigung bei an sich quoad vitam guter Prognose muss berücksichtigt werden.

Literatur
Di., W.-L., J.Monypenny, J.E.A., Common et al., Defective trafficking and cell death is characteristic of skin disease-associated connexin 31 mutations. Hum.Molec.Genet. *11* (2002) 2005–2014.

Ishida-Yamamoto, A., J.A.McGrath, H-M.Lam et al., The molecular pathology of progressive symmetric erythrokeratoderma: a frameshift mutation in the Loricrin gene and pertubation in the cornified cell envelope. Am.J.Hum.Genet. *61* (1997) 581–589.

Macari, F., M.Landau, P.Cousin et al., Mutation in the gene for Connexin 30.3 in a familiy with erythrokeratodermia variabilis. Am.J.Hum.Genet. *67* (2000) 1296–1301.

MacFARLANE, A.W., S.J.Chapman and J.L.Verbov, Is erythrokeratoderma one disorder? A clinical and ultrastructural study of two siblings. Brit.J.Derm. *124* (1991) 487–491.

Richard, G., N.Brown, L.E.Smith et al., The spectrum of mutations in erythrokeratodermias – novel and de novo mutations in *GJB3*. 106 (2000) 321–329.

Salomon, T. und O.Lazovic-Tepavac, Ein Fall von Erythrokeratodermia variabilis. Hautarzt 36 (1985) 522–525.

OMIM 133190, 133200, 152445, 602036, 603324, 605425

Erythrokeratolysis hiemalis,
Wintererythem, keratolytisches

Vor allem von Südafrikanischen Afrikanern (Oudtshoorn-Krankheit) und auch von einer deutschen Sippe beschriebene gutartige Palmoplantar-Keratose mit zyklischem Erythem und Hyperkeratosen, die besonders in der kalten Jahreszeit zu periodischer Blasenbildung und Schälen der betroffenen Hautanteile führt. Erstmanifestation im Kindesalter. Basisdefekt unbekannt. Autosomal dominanter Erbgang. Genort 8p23-p22.

Literatur
Findley, G.M. and J.G.Morrison, Erythrokeratolysis hiemalis - keratolytic winter erythema or "Oudtshoorn skin". Br.J.Dermatol. 98 (1978) 491–495.

Starfield, M., H.Ch.Hennies, M.Jung et al., Localization of the gene causing keratolytic winter erythema to chromosome 8p22-23, and evidence for a founder effect in South African Africaans-speakers. Am.J.Hum.Genet. 61 (1997) 370–378.

OMIM 148370

Erythroleukämie
▶ Polycythaemia rubra vera

ESCHER-HIRT-Syndrom
▶ Taubheit (Tab. II.B)

ESCOBAR-Syndrom
▶ Pterygium-Syndrom

Ethylmalonazidurie, Ethylmalonenzephalopathie
▶ CoA-Dehydrogenase-Mangel, multipler

EULENBURG-Syndrom
▶ Paramyotonia congenita

Eunuchoidismus, familiärer;
Pseudoeunuchoidismus, Pseudo-KLINEFELTER-Syndrom, Inkompletter Pseudohermaphroditismus masculinus, Typ I

Genetisch bedingte Endokrinopathie auf der Grundlage einer Genmutation.
Dem Eunuchoidismus können verschiedene Formen des hypophysären Hypogonadotropismus zugrunde liegen: Fehlen nachweisbaren Gonadotropins beim hypogonadotropen Hypogonadismus (▶ KALLMANN-Syndrom), von LH oder LHR beim "Fertilen Eunuchoidismus" (PASQUALINI-Syndrom, OMIM 152760, 227200). Es kommt zu einer sekundären inkretorischen Insuffizienz der Gonaden, aus der sich die klinische Symptomatik erklärt. Beim Pseudo-Eunuchoidismus des Mannes besteht dagegen eine inkomplette Nichtansprechbarkeit der Erfolgsorgane auf Testosteron bei normaler oder erhöhter Gonadotropin- und Testosteron-Konzentration (Androgenrezeptor-Defekt, REIFENSTEIN-Syndrom, s.a. ▶ Testikuläre Feminisierung).

Krankheitswert
Erstmanifestation klinischer Erscheinungen im Kindesalter. Hochwuchs. Neigung zur Fettleibigkeit. Spärliche Entwicklung der sekundären Geschlechtsmerkmale. Später Osteoporose. Hypogonadismus bzw. primäre Amenorrhoe. Infertilität bei Aspermie oder Oligospermie. Beim "fertilen" Eunuchoidismus Spermiogenese vorhanden, Grenze zum Normalen unscharf, herabgesetzte effektive Fruchtbarkeit. Pseudoeunuchoide mit unterschiedlichen Graden einer Dysplasie des äußeren Genitales: Fast weibliches äußeres Genitale mit Scrotum bifidum, bei Entwicklung der WOLFFschen Gänge (LUBS-Syndrom); Hypospadie und Hypogonadismus (GIL-

BERT-DREYFUS-Syndrom, OMIM 307300); perineo-skrotale Hypospadie (REIFENSTEIN-Syndrom, OMIM 312300, 313700); Sterilität bei normalem Genitale und Gynäkomastie (ROSENWATER-Syndrom, OMIM 306500).

Therapiemöglichkeiten
Frühzeitige hormonelle Substitution kann erfolgreich sein (nicht beim Pseudoeunuchoidismus).

Häufigkeit und Vorkommen
Idiopathischer fertiler E. sehr selten, Geschwisterfälle und Vater-Sohn-Vererbung beschrieben.

Genetik
Heterogen. Fertiler Eunuchoidismus autosomal rezessiv oder dominant bedingt (Genort für das LHR-Hormon 8p21-p11.2), teilweise mit geschlechtsbegrenzter Manifestation bei Männern. Beim Pseudoeunuchoidismus X-chromosomaler Erbgang, wobei genetische Beziehungen zwischen den auch klinisch nicht ganz klar gegeneinander abgrenzbaren Syndromen bestehen: Gemeinsames Vorkommen innerhalb einer Sippe lässt unterschiedliche Epressivität eines Allels oder multiple Allelie vermuten. Genort des Androgenrezeptors Xq12, Allelie zur ▶ *Testikulären Feminisierung*.

Familienberatung
Differentialdiagnose zu symptomatischem und exogen (nach infektiöser – z.B. Mumps – oder traumatischer Hodenatrophie) bedingtem Eunuchoidismus sowie ▶ KLINEFELTER-*Syndrom* durch zytogenetische Untersuchung, Hormonbestimmungen und Hodenhistologie möglich. Früherkennung und hormonelle Substitution vor dem Pubertätsalter wichtig.

Literatur
Chaussain, J.L., J.E.Toublanc, J.Feingold et al., Mode of inheritance in familial cases of primary gonadotropic deficiency. Horm.Res. *29* (1988) 202–206.

Gast, A., F.Neuschmid-Kaspar, H.Klocker and A.B.C.Cato, A single amino acid exchange abolishes dimerisation of the androgen receptor and causes REIFENSTEIN syndrome. Mol.Cell Endocrinol. *111* (1995) 93–98.

Klocker, H., F.Kaspar, J.Eberle et al., Point mutation in the DNA binding domain of the androgen receptor in two families with REIFENSTEIN syndrome. Am.J.Hum.Genet. *50* (1992) 1318–1327.

Makler, W., M.Glezermann, and B.Lunenfeld, The fertile eunuch syndrome. An isolated LEYDIG cell failure? Andrologica *9* (1977) 163–170.

OMIM 152760, 227200

Evans-Myopathie
▶ Hyperpyrexie-Syndrom, malignes

Exomphalos-Makroglossie-Gigantismus-Syndrom
▶ WIEDEMANN-Syndrom

Exostosen, multiple kartilaginäre,
BESSEL-HAGEN-Krankheit

Genetisch bedingte Störung der en- und perichondralen Verknöcherung auf der Grundlage von Suppressorgen-Mutationen
Der zu den Anomalien der Knochenentwicklung führende Basisdefekt betrifft wahrscheinlich Glykosyltransferasen, die an der Synthese von Heperansulfat-Proteoglykanen beteiligt sind.

Krankheitswert
Erstmanifestation klinischer Erscheinungen vom 3.–6. Lebensjahr an, selten früher. Multiple (bis zu 1.000) bis über walnussgroße Knochenauswüchse besonders an den Epiphysenlinien an Knie- und Fußgelenken, Handskelett, proximalem Femur, Beckenkamm und Rippen. Kleinwuchs, Beschwerden unterschiedlich. Komplikationen durch Gelenkebeteiligung, Nervenkompressionen und Gefäßläsionen möglich. Progredient bis zum Ende des allgemeinen Knochenwachstums. Maligne Entartung zu Osteochondromen oder Chondrosarcomen in etwa 0,5–2% der Fälle (nicht bei EXT3). Diagnostisch hinweisend ist die Aplasie des Capitulum radii. Mit Oligophrenie (Multiple Exostosen, Mentale Retardation – MEMR) ▶ *Tricho-Rhino-Phalangie-Syndrom II*.

Therapiemöglichkeiten
Wenn nötig, chirurgische Abtragung.

Exostosen, multiple kartilaginäre

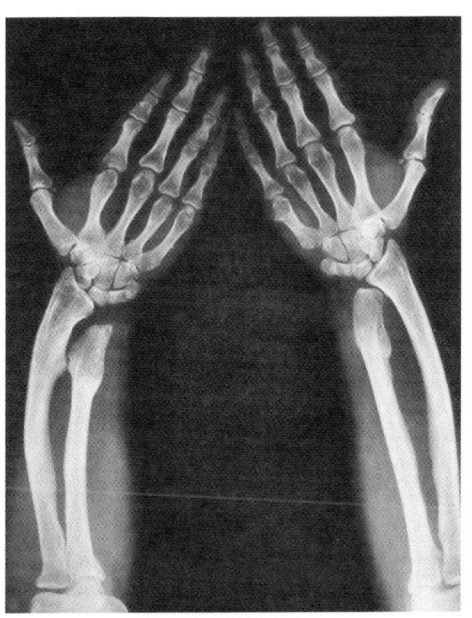
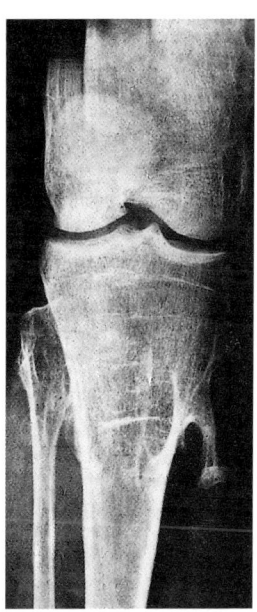

Exostosen, multiple kartilaginäre. Unterarmdeformierung und Ulnardeviation der Hände durch Aplasie der distalen Ulnepiphysen und lokale Exostosen.

Exostosen, multiple kartilaginäre. Häufigste Lokalisation im Metaphysenbereich der Kniegelenke.

Häufigkeit und Vorkommen

Frequenz in der europäischen Bevölkerung ca. 1:50.000, davon 40% EXT1. Regional unterschiedlich, in Guam z.B. 1:1000. Neumutationsrate mit dem Alter der Eltern leicht ansteigend. Androtropie 10:7.

Genetik

Autosomal dominanter Erbgang mit geschlechtsabhängiger Manifestation und stark variabler Expressivität. Männer sind aufgrund der hormonalen Steuerung des Knochenwachstums stärker betroffen als Frauen. Genorte (weitgehende Sequenzhomologie): 8q24.1 (OMIM 133700, EXT1, klinisch schwerste Form, beteiligt an einem contiguous gene syndrome, MEMR, ▶ Tricho-Rhino-Phalangie-Syndrom II); 11p12-p11.2 (OMIM 133701, EXT2, kann zusammen mit den Genen für das WAGR-Syndrom (▶ WILMS-Tumor) sowie für kraniofazialen Dysmorphien, geistiger Retardation, Foramina parietalia permagna an contiguous gene syndromes beteiligt sein, DEFECT11-Syndrom, ▶ POTOCKI-SHAFFER-Syndrom, OMIM 601224); 19p13-p11 (EXT3, OMIM 600209), weiterhin Gene mit homologen Sequenzen (EXTL = EXT-like) von denen bisher noch keine Mutationen in multiplen Exostosen nachgewiesen wurden: 1p36.1 (OMIM 601738, EXTL1); 1p12-p11 (OMIM 602411, EXTL2); 2q24-31 (EXTL2B); 8p21-p12 (EXTL3). Somatische Mutationen in den Contiquous-Gene-Syndrome-Regionen auf den Chromosomen 8 und 11 (Suppressorgen-Mutationen, Heterozygotieverlust) können sporadische isolierte Chondrosarkome verursachen.

Familienberatung

Ständige medizinisch-chirurgische Betreuung betroffener Familien notwendig. Klinisch unauffällige Merkmalsträger teilweise röntgenologisch an Aplasie des Radiuskopfes erkennbar. Eine starke intrafamiliäre Variabilität der Lokalisation und Schwere der Erscheinungen muss beachtet werden. Vor allem im Kindesalter Differentialdiagnose zur Fibrodysplasia ossificans progressiva, zur Knochenchondromatose, zum Tricho-Rhino-Phalangie-Syndrom und zur wesentlich selteneren ebenfalls autosomal dominanten ▶ Metachondromatose des Kindesalters wichtig: Nur peripheres Extremitätenskelett betroffen, mit Knochenchondromatose, Spontanregression im Erwachsenenalter. Pränatale Diagnostik während des 1. Trimenons bei Kenntnis des betroffenen Genortes molekulargenetisch möglich.

Literatur

Cook, A., W.Raskind, S.H.Blanton et al., Genetic heterogeneity in families with hereditary multiple exostoses. Am.J.Hum.Genet. *53* (1993) 71–79.

Francannet, C., A.Cohen-Tanugi, M.Le Merrer et al., Genotype-phenotype correlations in hereditary multiple exostoses. J.Med.Genet. *38* (2001) 430–434.

Le Merrer, M., L.Legeai-Mallet, P.M.Jeannin et al., A gene for hereditary multiple exostoses maps to chromosome 19p. Hum.Molec.Genet. *3* (1994) 717–722.

Le Merrer, M., K.B.Othmane, V.Stanescu et al., The gene for hereditary multiple exostoses does not map to LANGER-GIEDION region (8q23-q24). J.Med.Genet. *29* (1992) 713–715.

Ligon, A.H., L.Potocki, l.G.Shaffer et al., Gene for multiple exostoses (*EXT2*) maps to 11(p11.2p12) and is deleted in patients with a contiguous gene syndrome. Am.J.Med.Genet. *75* (1998) 538–540.

McGaughran, J.M., H.B.Ward and D.G.R.Evans, WAGR syndrome and multiple exostoses in a patient with del(11)(p11.2p14.2). J.Med.Genet. *32* (1995) 823–824.

Van Hul, W., W.Wuyts, J.Hendrickx et al., Identification of a third *EXT-like* gene (*EXTL3*) belonging to the *EXT* family. Genomics *47* (1998) 230–237.

Wise, C.A., G.A.Clines, H.Massa et al., Identification and localization of the gene for EXTL, a third member of the exostoses gene family. Genome Res. *7* (1997) 10–16.

Wuyts, W. and W.Van Hul, Molecular basis of multiple exostoses: Mutations in the EXT1 and EXT2 genes. Hum.Mutat. *15* (2000) 220–227.

OMIM 133700, 133701, 600209, 601738, 602411,

Exostose, subunguale DUPUYTREN

Schmerzhafte heterotope Ossifikation unter dem Nagel des Großzehs. Gutartig, selten entartend, mit klonalen Chromosomenaberrationen. Führt zu Schwellungen und Zerstörung des Nagelbettes. Entfernung erfolgreich. Differentialdiagnose zu Malignomen (Osteom, Melanom) und zur Exostose wichtig.

Literatur

Dal Cin, P., P.Pauwels, L.J.Poldermans et al., Clonal chromosomal abnormalities in so-called DUPUYTREN´s subungual exostosis. Genes chromosomes & Cancer *24* (1999) 162–164.

OMIM 603656

Extremitäten-Bauchwand-Komplex
▶ Gastroschisis

F

F-Syndrom,
Akro-Pektoro-Vertebral Dysplasie

Von mehr als 30 Patienten aus 4 Sippen beschriebener autosomal dominant bedingter Fehlbildungskomplex aus Synostosen von Hand- und Fußwurzelknochen, Syndaktylie vorwiegend der Strahle 1 und 2 oder Polysyndaktylie mit knöcherner Verbindung und schweren metatarsalen Fehlbildungen, Dysplasien des Sternums und Wirbelanomalien. Intrafamiliäre Variabilität der Merkmalsausprägung. Heterogen? Genort 7q36 (*SHH* Sonic hedghog oder *LMBR1*, Sonic-hedgehog-Regulator?)

Literatur
Camera, G., A.Camera, S.Pozzolo et al., F-syndrome (F-form of acro-pectoro-vertebral dysplasia): Report on a second family. Am.J.Med.Genet. *57* (1995) 472–475.

Dundar, M., T.M.Gordon, I.Ozyazgan, et al., A novel acropectoral syndrome maps to chromosome 7q36. J.Med.Genet. *38* (2001) 304–309.

OMIM 102510, 605967

FABRY-Syndrom,
Angiokeratoma corporis diffusum universale (FABRY)

Genetisch bedingte Sphingolipidose auf der Grundlage einer Genmutation.
Der Gendefekt manifestiert sich in einem Mangel an wahrscheinlich unterschiedlichen lysosomalen α-Galaktosidase-A-Isoenzymen (GLA). Dadurch kommt es zu einem Stoffwechselblock und zur Ansammlung der Glykolipide Ceramidtri- und -dihexosid vor allem in den Blutgefäßen der Niere, der Haut, des Myokards, in den Darmwänden und im Gehirn. Die klinischen Erscheinungen lassen sich durch diese Ablagerungen und durch die generalisierte Gefäßbeteiligung erklären.

Krankheitswert
Erstmanifestation zwischen 5. und 10. Lebensjahr meist mit Angiomen und Hyperkeratosen. Später Parästhesien, Kopf- und Abdominalschmerzen. Herabgesetzte Leistungsfähigkeit. Im 3. Lebensjahrzehnt Anzeichen von Herz- und vor allem Niereninsuffizienz, die im 4. oder 5. Lebensjahrzehnt zum Tode führen. Ischämien und Infarkte auch in anderen Organen. Hypertonie, Hornhauttrübungen. Bei Frauen selten schwere klinische Manifestationen.

Häufigkeit und Vorkommen
Bisher über 200 Fälle beschrieben. Vorwiegend bei Europiden.

Therapiemöglichkeiten
Neuerdings enzymatische Substitution (gereinigte oder rekombinante α-Galaktosidase A) bzw. Plasmatransfusionen mit guten Ergebnissen hinsichtlich einer biochemischen Normalisierung und klinischen Besserung. Kortikosteroide bewirken vorübergehende Besserung, Vitamin E und Triclopidin können über eine Hemmung der Thrombozytenaktivität die Gefäßsymptomatik mildern.

Genetik
X-chromosomaler Erbgang. Bei den interfamiliär etwas unterschiedlichen Krankheitsbildern handelt es sich um multiple Allelie. Klinisch lassen sich 3 Typen unterscheiden, davon ist der eine ohne Hauterscheinungen. Genort Xq22.1 (*GLA*).

Familienberatung
Früherkennung an Hautsymptomen und der Di- und Trihexosidausscheidung im Urin möglich.

Nachweis molekulargenetisch oder durch Ceramidtrihexosidase-Bestimmung in Darmschleimhautbioptaten und durch Ceramidhexosid-Bestimmung in Urinsediment und Plasma. Heterozygotennachweis nach dem gleichen Prinzip oder aufgrund einer Hornhauttrübung (Cornea verticillata), einer verminderten α-Galaktosidase-Aktivität bzw. des veränderten Verhältnisses von N-Acetyl-β-Glukosaminidase : α-Galaktosidase in Tränenflüssigkeit, Leukozyten, Plasma sowie Haarfollikelzellen oder vermehrter Ceramiddi- und -trihexosidausscheidung im Urin. Pränatale Diagnostik bei erwiesenen Knabenschwangerschaften molekulargenetisch oder durch α-Galaktosidase-Bestimmung in Chorionbioptaten und kultivierten Fruchtwasserzellen möglich. Differentialdiagnose zu anderen Syndromen mit Angiokeratomen (spätmanifeste ▶ *Gangliosidosen*; ▶ *Fukosidosen*, SCHINDLER-Syndrom II, ▶ *SEITELBERGER-Syndrom*) wichtig. Von einer relativen intrafamiliären Konstanz der Merkmalsausbildung kann ausgegangen werden.

Literatur

Caggana, M., G.A.Ashley, R.J.Desnick and C.M.Eng, FABRY disease: Molecular carrier detection and prenatal diagnosis by analysis of closely linked polymorphisms at Xq22.1. Am.J.Med.Genet. *71* (1997) 329–335.

Eng, C., M.Banikazemi, R.E.Gordon et al., A phase ½ clinical trial of enzyme replacement in FABRY-disease: Pharmacokinetic, substrate clearance, and safety studies. Am.J.Genet. *68* (2001) 711–722.

Kornreich, R., D.F.Bishop and R.J.Desnick, Alpha-galactosidase A gene rearrangement causing FABRY disease. Identification of short direct repeats at breakpoints in an Alu-rich gene. J.Biol.Chem. *265* (1990) 9319–9326.

Ploos van Amstel, J.K., R.P.M.Jansen, J.G.N.de Jong et al., Six novel mutations in the α-galactosidase A gene in families with FABRY disease. Hum.Molec. Genet. *3* (1994) 503–505.

OMIM 301500

FAHR-Syndrom,
Gefäßverkalkung, nichtarteriosklerotische idiopathische zerebrale, Familiäre isolierte Stammganglienverkalkung

Nichtarteriosklerotische symmetrische Verkalkung im Bereich der Stammganglien, vorwiegend im Globus pallidus und in anderen Hirnregionen wahrscheinlich heterogener Ätiologie. Der Basisdefekt für die extrazelluläre, vorwiegend perivaskuläre Einlagerung eines Glykoprotein-Glukosaminoglykan-Calciumsalz-Eisen-Gemischs in die Stammganglien (lokale Disruption der Blut-Hirn-Schranke? Calciumstoffwechselstörung? Paraproteinose? Endokrinopathie? relativer oder absoluter Parathormonmangel?) ist bis auf bei einer spätmanifesten Form unbekannt. Bei dieser ist eine Untereinheit des eisenspeichernden Ferritins betroffen. Eine Störung der Nebenschilddrüsenfunktion oder eine Endorganresistenz gegenüber Parathormon liegt offensichtlich nicht vor.

Krankheitswert

Erstmanifestation klinischer Erscheinungen vom frühen Kindes- oder Erwachsenenalter an, dominante Form zwischen 30 und 60 Jahren. Dystonie, Dysarthrie, Hyperkinesen, Rigor, Tremor. Spastische Paresen. Epileptiforme Anfälle. Apoplexien. Demenz, psychotische Verhaltensweisen und Persönlichkeitsverfall. Progredienter Verlauf. Innerhalb von Wochen oder Jahren zum Tode führend.

Therapiemöglichkeiten

Lediglich symptomatische Behandlung der neurologischen Symptomatik mit unbefriedigendem Erfolg.

Häufigkeit und Vorkommen

Meistens sporadisch. Über 50 familiäre Fälle publiziert. Mehrere Sippen mit Merkmalsträgern in aufeinanderfolgenden Generationen und auch Geschwisterschaften beschrieben.

Genetik

Heterogen. Die intrafamiliär relative Konstanz des Manifestationsalters, der Begleitsymptome und der Merkmalsausprägung bei den familiären Fällen lässt auf verschiedene ätiologische Typen schließen, mit unterschiedlich autosomal rezessivem (progredient mit Kleinwuchs, Mikrozephalus und Retinadegeneration) oder dominantem (z.T. leichtere spätmanifeste Formen) Erbgang. Abgrenzung zur ▶ *Enzephalopathie mit cerebraler Verkalkung und Leukodystrophie* bzw. zur familiären autosomal dominanten idiopathischen Hirnverkalkung mit klinischer Spätmanifestation in Form von PARKIN-

SONismus, Demenz und Ataxie (OMIM 114100) noch unklar. Genorte: 14q11-21; 19q13.3 (*FTL*, Ferritin, leichte Untereinheit).

Familienberatung

Nachweis computertomografisch, autoptisch oder röntgenologisch ("Hirnsteine") anhand der Verkalkung. Differentialdiagnose zu ▶ COCKAYNE-*Syndrom*; ▶ *Hypoparathyreoidis-mus*; ▶ PARKINSON-*Syndrom*; X-chromosomalem ▶ FRIED-*Syndrom* und zur ▶ *Osteodystrophia hereditaria* ALBRIGHT sowie familienanamnestische Feststellung des Erbganges wichtig. Eine symptomatische Basalganglienverkalkung kommt bei mehr als 30 Krankheitsbildern vor, u.a. bei Stoffwechselstörungen und postinfektiösen Zuständen, bei Normalpersonen zu etwa 0,7%. Gesunde Verwandte eines Merkmalsträgers sollten computertomografisch auf intrakranielle Verkalkungen untersucht werden. Bei stummer Familienanamnese und isoliertem FS kann das Risiko für Verwandte eines Merkmalsträgers aufgrund des überwiegend sporadischen Vorkommens als gering eingeschätzt werden.

Literatur

Billard,C., O.Dulac, J.Bouloche et al., Encephalopathy with calcifications of the basal ganglia in children. A reappraisal of FAHR's syndrome with respect to 14 new cases. Neuropediatrics *20* (1989) 12–19.

Curtis A.R.J., C.Fey, C.M.Morris et al., Mutation in the gene encoding ferritin leight polypeptide causes dominant adult-onset basal ganglia disease. Nature Genet. *28* (2001) 350–356.

Geschwind, D.H., M.Loginov and J.M.Stern, Identification of a locus on chromosome 14 for idiopathic basal ganglia calcification (FAHR disease). Am.J. Hum.Genet. *65* (1999) 764–772.

Kobari, M., S.Nogawa, Y.Sugimoto and Y.Fukuuchi, Familial idiopathic brain calcification with autosomal dominant inheritance. Neurology *48* (1997) 645–649.

OMIM 114100, 213600

Faktor-I-Mangel
▶ Afibrinogenämie

Faktor-II-Mangel
▶ Hypoprothrombinämie

Faktor-V-Mangel,
Parahämophilie, OWREN-Syndrom; Thrombophilie durch APC-Resistenz

Genetisch bedingte Blutgerinnungsstörungen auf der Grundlage einer Genmutation.

Der Gendefekt manifestiert sich in einem Mangel an Proakzelerin (Faktor V, Kofaktor für den Faktor Xa, Rezeptor für Faktor Xa an der Thrombozyten-Membran). Dadurch ist die Thrombinbildung aus Prothrombin gestört, und es kommt zur ungenügenden Umwandlung von Fibrinogen zu Fibrin. Bei einer anderen Faktor-V-Anomalie (Faktor-V-Leiden) ist eine Domäne des Gens betroffen, die als Kofaktor für Protein C wirkt und die Wirkung des Aktivierten ▶ *Proteins C* herabsetzt (APC-Resistenz, OMIM 188055). Dadurch kommt es zu einer erhöhten Gerinnungs- und damit Thromboseneigung. Den gleichen Effekt hat eine mutative Veränderung des Faktors V, die seine Halbwertszeit verlängert (OMIM 134400).

Krankheitswert

Erstmanifestation in den ersten Lebensjahren. Im Vergleich zu anderen Gerinnungsanomalien harmlose posttraumatische Blutungsneigung, besonders nach Zahnextraktionen. Gelegentlich Hämarthrosen, Menorrhagien, Epistaxis. Übererwartungsgemäß oft kompliziert durch gleichzeitiges Bestehen eines Faktor-VIII-Mangels (verminderte Aktivität des Inhibitors von Protein C). Bei der APC-Resistenz gegenteiliges Krankheitsbild mit Thrombophilie, nicht nur bei Traumen, Operationen, Infektionen, Gravidität usw, plötzliche lebensbedrohliche Situationen vor allem durch Lungenembolie, Apoplexie und Herzinfarkt bereits vom jungen Erwachsenenalter an. Abortneigung. Im Neugeborenen- und frühen Kindesalter auch bei Heterozygoten Gefahr nicht zerebrovaskulärer oder zerebrovaskulärer Komplikationen mit Apoplexie, Hemiplegie und Anfällen.

Therapiemöglichkeiten

In Notsituationen Frischplasmatransfusion mit gutem Erfolg. Bei APC-Resistenz Gaben von aktiviertem Protein C, gewöhnlich reichen jedoch allgemeine antithrombotische Maßnahmen als Prophylaxe vor allem nach Operationen, bei langer Liegedauer, Schwangerschaften (Cave

▶ *Warfarin-Syndrom*!) usw. aus. Auflösung von Thromben durch Heparininfusion. Prophylaktische Langzeitgaben oraler Antikoagulantien wie Warfarin oder Dikumarol wegen der Gefahr von Blutungen umstritten. Antikonzeptiva auf Hormonbasis sind zu vermeiden, da sie die Thrombosegefahr um ein Vierfaches erhöhen. Bei Abortneigung Gaben von Heparin und Aspirin.

Häufigkeit und Vorkommen
Frequenz auf etwa 1:1 Mill. geschätzt, weltweit verbreitet. Etwa 100 Fälle bekannt, davon ca. aus Japan. APC-Resistenz Frequenz regional unterschiedlich, bei Europiden bis zu 5%, Heterozygotenfrequenz 2–7%, in Schweden und Zypern noch höher. (Selektionsvorteil durch geringere Blutung bei Geburten oder erleichterte Nidation?), selten bei Afrikanern, nicht bei Asiaten und Indianern. Wahrscheinlich häufig nicht erkannt, aber bei etwa 40% der Fälle von tiefen Venenthrombosen nachweisbar. Bei Asiaten wahrscheinlich unbekannt, deshalb traditionell längere Bettruhe nach Geburten und Operationen als bei Europiden, bei denen Thrombosen zu befürchten sind. Kombination von Faktor-V- und Faktor-VIII-Mangel vor allem bei sephardischen und orientalischen Juden.

Genetik
Autosomal rezessiver Erbgang mit fehlender bis geringer Manifestation bei Heterozygoten. Genort 1q23 (*F5*). APC-Resistenz und andere Formen der Faktor-V-bedingten Thrombophilie in Abhängigkeit von der Definition autosomal dominant (subklinische Manifestation) oder rezessiv (schwere Erscheinungen). Kombination eines sekundären Faktor-V- und Faktor-VIII-Mangels (Transport-Lektin-Defekt: MR60/ERGIC53, *LMAN1*) ebenfalls autosomal rezessiv bedingt, Genort 18q21.3-22.

Familienberatung
Nachweis molekulargenetisch und anhand der verlängerten Prothrombinzeit, die sich nach Zugabe von adsorbiertem Plasma normalisiert. Nach demselben Prinzip Heterozygotentest möglich. Therapiemöglichkeiten müssen ständig vorhanden sein. APC-Resistenz an aktivierter Thromboplastinzeit und molekulargenetisch nachweisbar. Heterozygote und Homozygote für verminderte Aktivität des Faktor-V-Leiden sollten vor langer Ruhigstellung der Beine (z.B. bei langen Flügen in engen Flugzeugen) gewarnt werden. Wiederholte Aborte können auf einer APC-Resistenz der Frau beruhen, ohne dass klinische Symptome einer Thrombophilie bekannt sind.

Literatur
Appleby, R.D. and R.J.Olds, The inherited basis of venous thrombosis. Pathology *29* (1997) 341–347.

Bauer, K.A., Hypercoagulability – a new factor in the protein C anticoagulant pathway. New Engl.J.Med. *330* (1994) 566–567.

Quere, I. et J.Emmerich, Les nouvelle causes de thrombophilie constitutionelle. Rev.Med.Interne *18*/Suppl.6 (1997) 626–635.

Schulman, S., S.Granqvist, M.Holmström et al., The duration of oral anticoagulant therapy after a second episode of venous thromboembolism. New Engl.J.Med. *336* (1997) 393–397.

Sifontes, M.T., R.Nuss, S.P.Hunger et al., Activated protein C resistance and the factor V Leiden mutation in children with thrombosis. Am.J.Hematol. *57* (1998) 29–32.

Svensson, P.J. and B.Dahlback, Resistance to activated protein C as a basis for venous thrombosis. New Engl.J.Med. *330* (1994) 517–522.

Thorarensen, O., S.Ryan, J.Hunter and D.P.Younkin, Factor V Leiden mutation: an unrecognised cause of hemiplegic cerebral palsy, neonatal stroke and placental thrombosis. Ann.Neurol. *42* (1997) 372–375.

OMIM 134400, 188055, 22730, 227310, 227400

Faktor-VII-Mangel,
Hypoprokonvertinämie

Genetisch bedingte Blutgerinnungsstörung auf der Grundlage einer Genmutation.

Der Gendefekt manifestiert sich in einer Störung des Aktivatorsystems von Vitamin-K-abhängigem Prokonvertin (Faktor VII), das über den Faktor X zusammen mit Faktor V den Prothrombinaktivator bildet. Dadurch wird nur ungenügend Prothrombin in Thrombin umgewandelt und es kommt klinisch zur gesteigerten

Blutungsneigung, wobei die meisten Blutgerinnungstests keine Anomalien anzeigen.

Krankheitswert
Erstmanifestation klinischer Erscheinungen meist im Neugeborenenalter. Schwere, an die klassische Hämophilie erinnernde Blutungsneigung, beginnend oft schon mit Nabelschnurblutungen. Intramuskuläre, subarachnoidale und intraartikuläre Blutungen. Nach Traumen oft lebensbedrohliche Zustände. Hyperbilirubinämie. Bei Heterozygoten Neigung zu Epistaxis, verstärkten posttraumatischen Blutungen und Menorrhagien.

Therapiemöglichkeiten
Regelmäßige Blut- und Serumtransfusionen mit hinreichendem, vorübergehendem Erfolg. Prophylaxe mit menschlichem Plasma-Prothrombin-Aktivator vor chirurgischen und zahnärztlichen Eingriffen wichtig.

Häufigkeit und Vorkommen
Frequenz auf etwa 1:40.000 geschätzt. In der Vergangenheit Differentialdiagnose zum Faktor-X-Mangel allerdings unsicher.

Genetik
Heterogen. Da Heterozygote leichte klinische Erscheinungen aufweisen können, ist die Einstufung des Erbganges als autosomal rezessiv, intermediär oder dominant abhängig vom jeweiligen Allel und eine Frage der Definition. Genort 13q34 (*F7*). Häufig kombiniert mit Faktor-X-Mangel: Gemeinsame Vorstufe? Mikrodeletion? Aktivatormangel des FVII autosomal dominant bedingt, Genort 8p23.3-p23.1 (*F7R*, Faktor-VII-Regulator).

Familienberatung
Nachweis molekulargenetisch und anhand der Einstufen-Prothrombinzeit (Differentialdiagnose zum Faktor-X-Mangel durch Zugabe von Schlangengiftpräparaten). Nach demselben Prinzip auch Heterozygotennachweis möglich. Differentialdiagnose zur Hämophilie und zu nicht genetisch bedingter Blutungsneigung (bei Nephropathien usw.) wichtig. In Anbetracht der Schwere des Leidens besondere medizinisch-genetische Prophylaxe und Betreuung in den betroffenen Familien notwendig.

Literatur
Fort, J.A., L.Oher, A.C.Pefkarou and E.Escalon, Update on factor VII deficiency. Int.Pediatr. *12* (1997) 216–219.

Furie, B and B.C.Furie, Molecular and cellular biology of blood coagulation. New Engl.J.Med. *326* (1992) 800–806.

Kuzel, T., D.Green, S.D.Stulberg and J.Baron, Arthropathy and surgery in congenital factor VII deficiency. Am.J. Med. *84* (1988) 771–774.

Pfeiffer, R.A., R.Ott, S.Gilgenkrantz and P.Alexandra, Deficiency of coagulation factors VII and X associated with deletion of a chromosome 13(q34): evidence from two cases with 46,XY,t(13;Y)(q11;q34). Hum.Genet. *62* (1982) 358–360.

OMIM 134430, 134450, 227500

Faktor-VIII-Mangel
▶ Hämophilie A;
▶ v. WILLEBRAND-JÜRGENS-Syndrom

Faktor-IX-Mangel
▶ Hämophilie B

Faktor-X-Mangel,
Stuart-Prower-Faktor-Defekt

Genetisch bedingte Blutgerinnungsstörungen auf der Grundlage einer Genmutation.
Der Gendefekt manifestiert sich im Mangel oder Defekt eines Vitamin-K-abhängigen Faktors, der zusammen mit Faktor VII den Prothrombinaktivator bildet (Faktor X). Dadurch ist die Thrombinbildung aus Prothrombin gestört.

Krankheitswert
Erstmanifestationsalter und Schwere unterschiedlich. Posttraumatische Hämorrhagien. Nasen-, Schleimhaut-, intramuskuläre und gastrointestinale Blutungen. Hämarthrosen, schwere Menorrhagien, z.T. schon bei Neugeborenen zerebro-meningeale Hämorrhagien mit lebensbedrohlichen Zuständen und Hydrozephalus. Hämatome. Hämatemesis. Nabelschnurblutungen können Frühsymptome sein.

Therapiemöglichkeiten
Regelmäßige Substitution mit Faktor-X-Präparaten mit vorübergehenden Erfolgen.

Häufigkeit und Vorkommen
Frequenz auf ca. 1:1 Mill. geschätzt. Seit Erstbeschreibung 1956 mehr als 50 Familien beschrieben.

Genetik
Heterozygote zeigen eine milde klinische bis subklinische Manifestation. Die Einstufung des Erbganges als autosomal rezessiv, dominant oder intermediär ist deshalb eine Frage der Definition. Genort 13q34 (*F10*). Es handelt sich bei den verschiedenen Sippen um unterschiedliche Strukturdefekte des Faktors X (multiple Allelie). Häufig kombiniert mit einem Mangel an dem eng gekoppelten Faktor ▶ *VII* (gemeinsame Vorstufe? Mikrodeletion gekoppelter Gene?). Es besteht eine weitgehende Übereinstimmung der DNA-Sequenzen für Faktor X, Faktor VIII und ▶ *Protein C*.

Familienberatung
Nachweis bei Hetero- und Homozygoten anhand der Einstufen-Prothrombinzeit (Differentialdiagnose zum Faktor-VII-Mangel durch Zugabe von Schlangengift-Präparaten). Differentialdiagnose zu hämorrhagischen Diathesen anderer Ursache wichtig. Homozygotie sollte vermieden werden. Pränatale Diagnostik molekulargenetisch möglich.

Literatur
Gilgenkrantz, S., M.E.Briquel, E.Andre et al., Structural genome of coagulation factors VII and X located on 13q34. Ann.Genet. *29* (1986) 32–35.

Millar, D.S., L.Elliston, P.Deex et al., Molecular analysis of the genotype-phenotype relationship in factor X deficiency. Hum.Genet. *106* (2000) 249–257

Tracy, F.B. and K.G.Mann, Abnormal formation of the prothrombinase complex: Factor V deficiency and related disorders. Hum.Pathol. *18* (1987) 162–169.

Wieland, K., D.S.Millar, C.B.Grundy et al., Molecular genetic analysis of factor X deficiency: Gene deletion and germline mosaicism. Hum.Genet. *86* (1991) 273–278.

OMIM 134530, 227600

Faktor-XI-Mangel,
PTA-Mangel, Hämophilie C, ROSENTHAL-Syndrom

Genetisch bedingte Blutgerinnungsstörung auf der Grundlage einer Genmutation.

Der Gendefekt manifestiert sich in einem Mangel eines mit anderen Faktoren (Fletcher-Faktor, Plasma-Präkallikrein) zusammen die Blutthrombokinase aktivierenden Faktors (Faktor XI, ROSENTHAL-Faktor), wodurch es zu einer Störung der Thrombinbildung kommt. Antikörper gegen Faktor XI nur bei transfundierten Patienten nachweisbar.

Krankheitswert
Meistens leichte posttraumatische Blutungsneigung, vor allem nach Zahnextraktion. Epistaxis. Bei leichten Formen erst nach großen chirurgischen Eingriffen oder Traumen manifest. Hämarthrosen selten. Symptomatisch bei ▶ *NOONAN-Syndrom*.

Therapiemöglichkeiten
Wenn nötig Bluttransfusionen oder Plasmapherese.

Häufigkeit und Vorkommen
Regional verschieden. Vor allem bei Juden festgestellt. Wahrscheinlich häufig unauffällig verlaufend. Weltweit verbreitet, etwa 200 Fälle bekannt.

Genetik
Multiple Allelie unterschiedlich schwerer Formen. Genort 4q35 (*F11*), Kopplung mit dem Fletcher-Faktor. Die Gene des Fletcher-Faktors und des Faktors XI sind durch Duplikation auseinander hervorgegangen und zeigen weitgehende Sequenzgleichheit. Heterozygote zeigen eine milde klinische bis subklinische Manifestation. Die Einstufung des Erbganges als autosomal rezessiv, dominant oder intermediär ist deshalb eine Frage der Definition bzw. hängt vom Allel ab.

Familienberatung
Nachweis molekulargenetisch und anhand der Thrombokinasebildung (Thromboplastin-Test) nach Ausschluss des Fehlens anderer Faktoren durch Zugabe von Hämophilie-A- und -B-Serum. In Anbetracht der geringen Beeinträchti-

gung ist höchstens bei Homozygotie (Kinder von zwei Merkmalsträgern) Vorsicht geboten.

Literatur
Asakai, R., E.W.Davie and D.W.Chung, Organization of the gene for human factor XI. Biochemistry 26 (1987) 7221–7228.
Bolton-Maggs, P.H.B., B.Young Wan-Yin et al., Inheritance and bleeding in factor XI deficiency. Br.J.Haemat. 69 (1988) 521–528.
Meijers, J.C.M., E.C.Davie and D.W.Chung, Expression of human blood coagulation factor XI type III deficiency. Blood 79 (1992) 1435–1440.
Musclow, C.E., H.Goldenberg, E.P.Bernstein and D.Abbott, Factor XI deficiency presenting as hemarthrosis during pregnancy. Am.J.Obstet.Gynecol. 157 (1987) 178–179.
Tarumi, T., D.Martincic, J.A.Whitlock et al., Conserved worldwide linkage disequilibrium in the human factor XI gene. Genomics 70 (2000) 269–272.

OMIM 229000, 264900

Faktor-XII-Mangel,
HAGEMAN-Syndrom

Genetisch bedingte Blutgerinnungsstörung auf der Grundlage einer Genmutation.
Der Gendefekt manifestiert sich im Mangel eines mit anderen Faktoren (z.B. Fletcher-Faktor) zusammen die Thrombokinase aktivierenden Faktors (Faktor XII, HAGEMAN-Faktor), wodurch es zu einer Störung der Thrombinbildung kommt. Zu einem relativen Faktor-XII-Mangel kann es auch durch einen Defekt des Präkallikreins (Fletcher-Faktor, Cofaktor des HAGEMAN-Faktors) kommen.

Krankheitswert
Klinisch symptomlos, verlängerte Gerinnungszeit. Höchstens gering erhöhte Blutungsneigung nach Traumen und chirurgischen Eingriffen. Bei Frauen Abortneigung?

Therapiemöglichkeiten
Unnötig, auch bei operativen Eingriffen.

Häufigkeit und Vorkommen
Etwa 150 Fälle beschrieben, wahrscheinlich häufig übersehen. Daneben mehrere Familien mit nachgewiesenem Fletcher-Faktor-Mangel publiziert.

Genetik
Heterozygote zeigen eine geringe Verminderung des HAGEMAN- bzw. des Fletcher-Faktors. Die Einstufung als autosomal dominant, rezessiv oder intermediär ist deshalb eine Frage der Definition und außerdem abhängig vom Allel. Offenbar heterogen. Genorte: 5q33-qter (*F12*); Fletcher-Faktor 4q35 (*KLK3*, Kallikrein).

Familienberatung
Diagnose meist zufällig im Rahmen von Routineuntersuchungen des Gerinnungsstatus. In Anbetracht der geringen klinischen Symptomatik familienberaterisch bedeutungslos.

Literatur
Bouma, B.N., D.M.Kerbiriou, J.Baker and J.H.Griffin, Characterization of a variant prekallikrein, prekallikrein Long Beach, from a family with mixed cross-reacting material-positive and cross-reaction material-negative prekallikrein deficiency. J.Clin.Invest. 78 (1986) 170–176.
Sano, M., H.Saito, T.Sugihara et al., Hereditary HAGEMAN factor (factor XII) deficiency: Report of three families and review of the literature published in Japan. Acta Haematol. Jpn.49 (1986) 1275–1281.

OMIM 234000, 229000

Faktor-XIII-Mangel,
Fibrinase-Mangel

Genetisch bedingte Blutgerinnungsstörungen auf der Grundlage einer Genmutation.
Der Gendefekt manifestiert sich im Mangel der aktiven Komponente (Dimer der A-Untereinheiten) des Fibrin-stabilisierenden Faktors (β_2-Glykoprotein, Faktor XIII). Dadurch ist die intramolekulare Quervernetzung des Fibrins gestört. Die B-Untereinheiten dienen als Stabilisator für das A-Dimer.

Krankheitswert
Erstmanifestation bei Geburt. Verstärkte Nabelschnurblutung. Posttraumatische Hämorrhagien, schlechte Wundheilungstendenz. Subdurale und cerebro-meningeale Blutungen mit lebensbedroh-

lichen Zuständen. Hämarthrosen ohne nachfolgende Gelenkveränderungen. Subfertilität.

Therapiemöglichkeiten
Plasma- oder Bluttransfusionen mit vorübergehendem Erfolg. Lebenslange prophylaktische Faktor-XIII-Substitution (Konzentrate) hilfreich.

Häufigkeit und Vorkommen
Außer sporadischen Fällen seit Erstbeschreibung 1960 mehr als 10 Familien vorwiegend aus der Schweiz und Finnland bekannt. Über 100 Fälle publiziert.

Genetik
Autosomal rezessiver Erbgang. Genorte: A-Untereinheiten 6p25-p24 (*F13A*), B-Untereinheiten 1q31-32.1 (*F13B*).

Familienberatung
Nachweis anhand der Löslichkeit des Fibringerinnsels in Monochloressigsäure oder Harnstofflösung sowie durch Fibrin-Elektrophorese. Nach diesem Prinzip auch Monojodessigsäuretoleranztest zum Nachweis von Heterozygoten. Andere Blutgerinnungstests sind negativ. Frühdiagnose im Hinblick auf prophylaktische Behandlung zur Vermeidung lebensgefährlicher Zustände wichtig. Pränatale Diagnostik molekulargenetisch oder gerinnungsphysiologisch aus fetalem Blut möglich.

Literatur
Abbondanzo, S.L., J.E.Gootenberg, R.S.Lofts and R.A.McPherson, Intracranial hemorrhage in congenital deficiency in factor XIII. Am.J.Pediat.Hemat.Oncol. *10* (1988) 65–68.

Anwar, R., K.J.A.Miloszewski and A.F.Markham, Identification of a large deletion, spanning exons 4 to 11 of the human factor XIIIA gene, in a factor XIII-deficient family. Blood *91* (1998) 149–153.

Webb,G.C., M.Coggan, A.Ichinose and P.G.Board, Localization of the coagulation factor XIII B subunit gene (*F13B*) to chromosome bands 1q31-32.1 and restriction fragment length polymorphism at the locus. Hum.Genet. *81* (1989) 157–160.

OMIM 134570, 134580

FALLOTsche Tetralogie,
FALLOT-Syndrom

Kombination von Herzfehlern auf genetischer Grundlage.
Die Basisdefekte der ätiologisch heterogenen Entwicklungsstörung des Herzens sind zum großen Teil unbekannt. Bei einem Typ liegt wahrscheinlich ein Defekt eines Transmembran-Rezeptorproteins im Notch-Signalsystem (Notch-Rezeptor-Ligand, ABC-Transporter) vor, das den Zell-Zell-Kontakt vermittelt.

Krankheitswert
Angeboren. Aufgrund eines vierfachen Herzfehlers (Ventrikelseptumdefekt, Pulmonalstenose, Rechtsherzhypertrophie und Dextraposition der Aorta) schwere klinische Erscheinungen mit Zyanose und asphyktischen Anfällen nach geringen Anstrengungen. Kleinwuchs. Lebenserwartung ohne Therapie gering. Häufig noch andere Dysplasien und kardiovaskuläre Anomalien. Übererwartungsgemäß häufig beim ▶ DI-GEORGE-*Syndrom*. Teilsymptom des FÁRA-CHLOPÁCKOVA-HRIVNÁCKOVÁ-Syndroms. In einer Geschwisterschaft mit Glaukom assoziiert.

Therapiemöglichkeiten
Chirurgische Korrektur der Herzfehler möglichst im frühen Kindesalter erfolgreich.

Häufigkeit und Vorkommen
Inzidenz etwa 1:1000. Meist sporadisch vorkommend, 2–3% der Fälle familiär, wobei häufig bei Verwandten nur Teilsymptome vorhanden sind. Etwa 14% aller Kinder mit angeborenem Herzfehler haben eine F.T. Androtropie.

Genetik
Heterogen. Seltene, besonders syndromatische Formen können autosomal dominant oder rezessiv bedingt sein. Bei einem Teil der Fälle Mikrodeletion in 22q11 und 22q12 (oligosymptomatische Form des DI-GEORGE-Syndroms bzw. ▶ *CATCH22*), in diesem Bereich wird ein verursachendes Gen vermutet. Eine autosomal dominante Form, Genort 20p12.1-p11.23 (*JAG1*), Allelie zum ALAGILLE-Syndrom (▶ *Dysplasie, arteriohepatische*).

Familienberatung

Eine Deletion in 22q11 sollte molekularzytogenetisch ausgeschlossen werden. Findet sich eine solche Deletion, ist die Wiederholungswahrscheinlichkeit für Geschwister gering, wenn die Chromosomen der Eltern keine Auffälligkeiten aufweisen. Das empirische Risiko für Geschwister eines Merkmalsträgers ohne Mikrodeletion liegt bei 1% (für Herzfehler generell bei 2,5%), für Kinder bei 8%. Befinden sich zwei Merkmalsträger in einer Geschwisterschaft, steigt das Risiko für Geschwister auf 10%. Generell sind Verwandte weiblicher Merkmalsträger mehr gefährdet als die männlicher. Auf Teilsymptome bei Verwandten muss geachtet werden. Früherkennung in Hinblick auf Therapie wichtig.

Literatur

Bindewald, B., H.Ulmer and U.Muller, FALLOT complex: severe mental, and growth retardation: a new autosomal recessive syndrome? Am.J.Med.Genet. *50* (1994) 173–176.

Calzolari, A., A.Turchette, G.Biondi et al., Rehabilitation of children after total correction of tetralogy of FALLOT. Int.J.Cardiol.*28* (1990) 151–158.

Eldadah, Z.A., A.Hamosh, N.J.Blery et al., Familial tetralogy of FALLOT caused by mutation in the *JAGGED1* Gene. Hum.Molec.Genet. *10* (2001) 163–169.

Kessler-Icekson, E.Birk, A.Y.Wientraub et al., Association of tetralogy of FALLOT with distinct region of del22q11.2. Am.J.Med.Genet. *107* (2002) 294–298.

Pankau, R., W.Siekmeyer and R.Stoffregen, Tetralogy of FALLOT in three sibs. Am.J.Med.Genet. *37* (1990) 532–533.

Trainer, A.H., N.Morrison, A.Dunlop et al., Chromosome 22q11 microdeletions in tetralogy of FALLOT. Arch. Dis.Child.*74* (1996) 62–63.

OMIM 187500, 601127

Faltenhaut-Syndrom,
Wrinkly-skin-Syndrom

Genetisch bedingter Mesenchymdefekt auf der Grundlage einer Genmutation. Der Basisdefekt ist unbekannt (Störung der Kollagen- oder Elastinsynthese?).

Krankheitswert

Erstmanifestation klinischer Erscheinungen im Neugeborenenalter. Auffällig faltige und unelastische Haut an Händen und Füßen, später auch an anderen Körperpartien mit Aussparung des Gesichtes. Verstärkte Palmar- und Plantarfurchung. Muskelhypoplasie. Blaue Skleren. Keratokonus. Schwerhörigkeit durch Otosklerose. Spondylolisthesis. Kardiovaskuläre Anomalien. Mikrozephalus. Oligophrenie.

Therapiemöglichkeiten

Symptomatische Korrektur bzw. Behandlung mit unterschiedlichem Erfolg.

Häufigkeit und Vorkommen

Seit Erstbeschreibung 1973 mehrere Geschwisterschaften bekannt. Etwa 10 Fälle aus der früheren Literatur können hier eingeordnet werden. Meistens Konsanguinität der Eltern.

Genetik

Autosomal rezessiver Erbgang. Klinische Überschneidungen mit dem ▶ *Geroderma osteodysplasticum* und einem Typ der ▶ *Cutis laxa*, identisch, Allelie?

Familienberatung

Differentialdiagnose zu anderen systemischen Bindegewebsdefekten wie EHLERS-DANLOS-Syndrom (Histologie, Erbgang), Osteogenesis imperfecta (Knochenbrüchigkeit), Cutis laxa (Beteiligung der Gesichtshaut), Nagel-Patella-Syndrom u.a. notwendig. Histologische Veränderungen betreffen die elastischen Fasern.

Literatur

Al-Gazali, L.I., L.Sztriha, F.Skaff and D.Haas, Gerodermia osteodysplastica and wrinkly skin syndrome: are they the same? Am.J.Med.Genet. *101* (2001) 213–220.

Casamassima, A.C., S.K.Wesson, C.J.Conlon, and F.H.Weiss, Wrinkly skin syndrome: Phenotype and additional manifestations. Am.J.Med.Genet. *27* (1987) 885–893.

Kreuz, F.R. and B.H.Wittwer, Del(2q) – cause of wrinkly skin syndrome? Clin.Genet. *43* (1993) 132–138.

Hurowitz, S.A., A.Baumgarten and R.M.Goodman, The wrinkly skin syndrome: a report of a case and review of the literature. Clin.Genet. *38* (1990) 307–313.

OMIM 278250

Faltenzunge
▶ Lingua plicata

FAMM-Syndrom
▶ Melanom,
▶ Naevi pigmentosi

FANCONI-Anämie,
Panmyelopathie FANCONI

Genetisch bedingte Panmyelophthise auf der Grundlage einer Genmutation.
Der Gendefekt manifestiert sich in einer vorwiegend mesenchymalen Entwicklungsstörung, von der sich die Symptomatik zum großen Teil ableiten lässt. Die Basisdefekte sind in den einzelnen Komplementationsgruppen unterschiedlich. Sie betreffen Plasmaproteine, die zusammen mit den Brustkrebsgenen *BRCA1* und *BRCA2* an einem Rekombinations-Reparatur-Komplex beteiligt sind, der über einen Zellzyklusstop in der G_2-Phase Doppelstrangbrüche und Quervernetzungen der DNA erkennt und repariert. Dabei besteht Identität des Gens *FAD1* mit dem Brustkrebsgen *BRCA2*. Mutationen der beteiligten Gene führen zu einer erhöhten Chromosomen-Bruchneigung, wahrscheinlich auch in den Telomeren, einer Destabilisierung des Genoms, einer verminderten durchschnittlichen Überlebenszeit der Zellen und zur malignen Entartung.

Krankheitswert
Erstmanifestation klinischer Erscheinungen außer den angeborenen Fehlbildungen vom Kindesalter an. Makrozytäre Anämie und Thrombopenie myelopathischen Ursprungs, Hyperpigmentation, in 75% der Fälle angeborene Skelettdysplasien vor allem der oberen Extremitäten (Daumen- und z.T. Radiushypoplasie, Polydaktylie), Nieren- und Augenfehlbildungen, Mikrozephalus, Kleinwuchs, Hypogenitalismus, Hypogonadismus im männlichen Geschlecht, teilweise Oligophrenie. Erstmanifestation meist in Form einer Blutungsneigung nach Infekten bei Mädchen ungefähr im 9., bei Knaben im 7. Lebensjahr. Progredienter Verlauf, verminderte Lebenserwartung. Neigung zu Infekten, Leukosen (vor allem AML), Haut- und Schleimhauttumoren und anderen Malignomen bereits in Kindesalter (10% der Fälle).

Therapiemöglichkeiten
Kombinierte Androgen- (Oxymetholon) Kortikosteroid-Therapie führt zu Remissionen. Daneben Bluttransfusionen (Nabelschnurblut-Transplantation) und Antibiotika-Gaben notwendig. In schweren Fällen Knochenmarktransplantation oder Nabelschnurblutgaben hilfreich, jedoch mit hoher Komplikationsrate (Graft-versus-host-Reaktion). Blutstillende Maßnahmen können lebenserhaltend sein.

Häufigkeit und Vorkommen
Inzidenz regional unterschiedlich 1:450.000 bis 1:125.000, Heterozygotenfrequenz 0,5%. Bisher mehrere hundert Fälle – darunter nur wenige Schwarzafrikaner – aus allen Kontinenten beschrieben. Androtropie 6:4. ¾ der Fälle gehören dem Typ A, jeweils 1/8 den Typen D und E an.

Genetik
Autosomal rezessiver Erbgang. Heterogenie. 7 Komplementations-Gruppen (A–G, wobei sich D als heterogen erwiesen hat, D1 allel zu B ist, und H zu A gekommen ist) mit noch unklaren Korrelationen zu Rest-Reparaturkapazität und klinischer Ausprägung: Intrafamiliär konstante leichte Formen mit relativ gutartigem Verlauf und geringen Fehlbildungen und sehr schwere Formen mit Frühmanifestation der hämatologischen Symptomatik. Es besteht eine Neigung zu Chromosomenbrüchen in kultivierten Lymphozyten, Fibroblasten und Knochenmarkzellen, verstärkt in Gegenwart alkylierender clastogener Substanzen: Diepoxybutan, Mitomycin C, Psoralen + UV-Licht u.a. Diese Erscheinung fehlt bei einem Teil der Fälle (nicht-klassische F.-A. oder Mosaike). Genorte: 16q24.3 (*FAA*, OMIM 603467, häufigster Typ); 9q22.3 (*FAC*, OMIM 227645); 13q12 (*FAD1*, *FAB*, *BRCA2*, OMIM 227660); 3p25.3 (*FAD2*, OMIM 227646); 6p21,3 (*FAE*, OMIM 600901); 11p15 (*FAF*, OMIM 603467); 9p13 (*FAG*).

Familienberatung
Diagnose anhand der Zellzyklus-Analyse und von Chromosomenaberrationen und vor allem der Diepoxybutan- und Mitomycin-verstärkten

Chromosomenbrüche in Blut- und Knochenmarkzellen, der Fehlbildungen bei etwa 1/3 der Patienten (Daumenanomalien) in Kombination mit charakteristischen hämatologischen Symptomen (Persistenz von HbF) noch vor klinischer Manifestation der Panmyelophthise möglich. Differentialdiagnose zu anderen Fällen mit den typischen Fehlbildungen (VATER-Assoziation) und Plasmaprotein-, z.T. auch hämatologischen Auffälligkeiten (BLACKFAN-DIAMOND-Syndrom, AASE-Syndrom) anhand der Chromosomenbrüche in kultivierten Lymphozyten und Fibroblasten wichtig. Gehäuftes Vorkommen von Mikro- und Einzelsymptomen in der Verwandtschaft. Bei Patienten und Verwandten muss auf die Neigung zu Leukosen und anderen Blastomatosen geachtet werden. In-vitro-Fibroblasten der Merkmalsträger haben unter dem Einfluss bestimmter Viren (SV 40) eine auffällige Tendenz zur Zell-Transformation. Diese Erscheinung lässt sich eventuell als Heterozygotennachweis verwenden. Pränatale Diagnostik anhand der gehäuften Chromosomenbrüche vom ersten Trimenon an in kultivierten Chorionzotten- und Fruchtwasserzellen mit und ohne Diepoxybutan möglich. Von einer relativen intrafamiliären Konstanz des Erstmanifestationsalters und der Schwere der Erscheinungen kann ausgegangen werden. Die Differentialdiagnose anderer ebenfalls autosomal bedingter Panmyelophthisen mit der gleichen klinischen Symptomatik erfolgt aufgrund der genetischen Befunde.

Literatur

Auerbach, A.D., Z.Min, R.Gosh et al., Clastogen-induced chromosomal breakage as a marker for first trimester prenatal diagnosis of FANCONI anemia. Hum.Genet. *73* (1986) 86–88.

Callén, E., E.Samper, M.J.Ramirez et al., Breaks at telomers and TRF2-independent end fusions in FANCONI anemia. Hum.Molec.Genet. *11* (2002) 439–444.

Deeg, H.J., G.Cocie, G.Schoch et al., Malignancies after marrow transplantation for aplastic anemia and FANCONI anemia: a joint Seattle and Paris analysis of results in 700 patients. Blood *87* (1996) 386–392.

Joenje, H. (EUFAR), FANCONI anaemia complementation groups in Germany and The Netherlands. Hum.Genet. *97* (1996) 280–282.

Joenje, H., M.Levitus, Q.Waisfisz et al., Complementation analysis in FANCONI anemia: Assigment of the reference FA-H patient to group A. Am.J.Hum.Genet. *67* (2000) 759–762.

Joenje, H, A.B.Ostra, M.Wijker et al., Evidence for at least eight FANCONI anemia genes. Am.J.Hum.Genet. *61* (1996) 479–482.

Kalb, R. und H.Höhn, Caretaker-Gene: Schutz vor exogener und endogener DNA-Schädigung. Med. Genet. *2* (2002) 11–16.

Liu, J.M., M.Buchwald, C.E.Walsh and N.S.Young, FANCONI anemia and novel strategies for therapy. Blood *84* (1994) 3995–4007.

Mann, W.R., V.S.Venkatraj, R.G.Allen et al., FANCONI anemia: Evidence for linkage heterogeneity on chromosome 20q. Genomics *9* (1991) 329–337.

Milner, R.D.G., F.Khallouf, R.Gibson et al., A new autosomal recessive anomaly mimicking FANCONI's anaemia phenotype. Arch.Dis.Child. *68* (1993) 101–103.

Rosselli, F., J.Sanceau, J.Wietzerbin and E.Moustacchi, Abnormal lymphokine production: a novel feature of the genetic disease FANCONI anemia. Hum. Genet. *89* (1992) 42–48.

Saar, K., D.Schindler, R.-D.Wegner et al., Localisation of a FANCONI anaemia gene to chromosome 9p. Europ.J.Hum.Genet. *6* (1998) 501–508.

Wegner, R.-D., I.Henrichs, H.Joenje and T.Schroeder-Kurth, FANCONI anemia complementation group E: clinical and cytogenetic data of the first patient. Clin.Genet. *50* (1996) 479–482.

de Winter, J.P., F.Léveillé, C.G.M. van Berkel et al., Isolation of a cDNA representing the FANCONI anemia complementation group E gene. Am.J.Hum. Genet. *67* (2000) 1306–1308.

OMIM 227650, 227660, 276450, 276460, 602956

FANCONI-BICKEL-Syndrom

Genetisch bedingte hepato-renale Glykogen-Speicherkrankheit auf der Grundlage einer Genmutation. Der Basisdefekt betrifft ein Glukose-Galaktose-Transportprotein in der Leber (SLA2A2). Die Symptomatik mit Aminoazid- und Glukosurie, Galactose- und Glukose-Intoleranz, nephrotischem Syndrom, Rachitis und Kleinwuchs lässt sich davon ableiten. Seit Erstbeschreibung 1949 109 Geschwister- und sporadische Fälle aus 88 Familien bekannt. Autosomal rezessiver Erbgang. Genort des **Glu**kose-**Transportproteins 2** 3q26.1-26.3 (*GLUT2* = *SLC2A2*, **Solute Carrier**).

Fanconi-Prader-Syndrom

Literatur
Santer, R., S.Groth, M.Kinner et al., The mutation spectrum of the facilitative glucose transporter gene SLC2A2 (GLUT2) in patients with FANCONI-BICKEL syndrome. Hum.Genet. *110* (2002) 21–29.

Santer, R., R.Schneppenheim, A.Dombrowski, H.Götze and B.Steinmann, Mutations in *GLUT2*, the gene for liver-type glucose transporter, patiens with FANCONI-BICKEL syndrome. Nature Genet. *17* (1997) 324–346.

OMIM 227810

FANCONI-PRADER-Syndrom
▶ Nebennierenrindeninsuffizienz, angeborene

FANCONI-SCHLESINGER-Syndrom
▶ Aortenstenose, supravalvuläre isolierte

FANCONI-Syndrom, renales
▶ DE-TONI-DEBRÉ-FANCONI-Syndrom

FÁRA-CHLUPÁCKOVA-HRIVNÁCKOVÁ-Syndrom,
Oto-Fazio-Cervikales Syndrom

Genetisch bedingtes Taubheits-Syndrom auf der Grundlage einer Genmutation.
Neuerdings von der ▶ *Branchio-Oto-Renalen Dysplasie* (BOR-Syndrom) anhand weniger, z.T. familiärer Fälle abgetrennter autosomal dominanter Symptomenkomplex. Ein Basisdefekt ist unbekannt.

Krankheitswert
Angeborene Schallleitungsschwerhörigkeit. Typische lange Fazies mit eingesunkener Nasenwurzel, langer Nase, hohem Gaumen, großen abstehenden dysplastischen Ohren, lang wirkendem Hals sowie präaurikulären und Halsfisteln. Hängende Schultern, nach unten lateral verlagerte Scapulae und Claviculae. Kleinwuchs. Leichte geistige Behinderung.

FALLOTsche Tetralogie. Differentialdiagnostisch zum BOR-Syndrom bestehen keine Nierenfehlbildungen und Tränengangsstenosen.

Therapiemöglichkeiten
Keine wirksame Therapie bekannt.

Häufigkeit und Vorkommen
Nur eine Sippe mit Merkmalsträgern in aufeinanderfolgenden Generationen und sporadische Fälle bekannt.

Genetik
Autosomal dominanter Erbgang. Genort 8q13-21, Contiguous gene syndrome unter Einbeziehung des Gens *EYA1* und damit Allelie zur Branchio-Oto-Renalen Dysplasie, womit sich die symptomatischen Überschneidungen erklären.

Familienberatung
Differentialdiagnose zu anderen Formen der angeborenen Taubheit notwendig (▶ *Taubheit*, Tab. II.C).

Literatur
Dellapiccola, B. and R. Mingarelli, Otofaciocervical syndrome: a sporadic patient supports splitting from the branchio-oto-renal syndrome. J.Med. Genet. *32* (1995) 816–818.

Fára, M., V.Chlupacková and J.Hrivnácková, Dismorphia oto-facio-cervicalis familiaris. Arch.Chir. Plast. *9* (1967) 255–268.

Rickard, S., M.Parker, W.van´t Hoff et al., Oto-facio-cervical (OFC) syndrome is a contiguous gene deletion syndrome involving *EYA1*: molecular analysis confirms allelism with BOR syndrome and further narrows the DUANE syndrome critical region to 1cM. Hum.Genet. *108* (2001) 398–403

OMIM 166780

Farbenblindheit, partielle,
Blausinnstörung, Tritanopie, Tritanomalie

Genetisch bedingte Störung des Zapfenapparates der Netzhaut auf der Grundlage einer Genmutation.

Der Tritanopie liegt eine Aplasie oder Degeneration der Zapfen für den blauen Bereich bei Synthesestörung der Apo-Komponente der Fotorezeptoren in der Retina (Blau-Cone-Pigment, BCP, blau-sensibles Opsin, Sehpigment für den blauen Bereich, 400–500 nm, des sichtbaren Lichtes) zugrunde.

Krankheitswert
Angeborene Blindheit (Tritanopie mit verminderter Sehschärfe) oder herabgesetzte Empfindlichkeit (Tritanomalie, häufig mit Nystagmus) für blaues und gelbes Licht. Keine Belastung für die Merkmalsträger.

Therapiemöglichkeiten
Unbekannt und unnötig.

Häufigkeit und Vorkommen
Frequenz in Europa 1:12.000–500.

Genetik
Heterogen. Vorwiegend autosomal dominant, seltener rezessiv bedingte Tritanopie: Genort 7q31.3-32 (*BCP*). Vereinzelt auch X-chromosomaler Erbgang bei Tritanomalie durch Deletion oder Fehlregulation der Protan- und Deuteranopie-Gene vermutet. Genort Xq28.

Familienberatung
Nachweis durch Anomaloskopie. Abgrenzung zur autosomal dominanten isolierten Optikusatrophie nicht immer sicher. Differentialdiagnose elektroretinografisch im blau-sensiblen Bereich möglich. Eine Blausinnstörung kann eventuell Hinweis auf andere pathologische Vorgänge (▶ *Optikusatrophie*) sein, für sich selbst hat sie keinerlei Krankheitswert.

Literatur
Deeb, S.S., D.T.Lindsey, Y.Hibiya et al., Genotypephenotype relationships in human red/green colorvision defects: molecular and psychophysical studies. Am.J.Hum.Genet. *51* (1992) 687–700.

Fitzgibbon, J., B.Appukuttan, S.Gayther et al., Localisation of the human blue cone pigment gene to chromosome band 7q31.3-32. Hum.Genet. *93* (1994) 79–80.

Weitz, C.J., Y.Miyake, K.Shinzyto et al., Human tritanopia associated with two amino acid substitutions in the blue-sensitive opsin. Am.J.Hum.Genet. *50* (1992) 489–507.

OMIM 190900, 304000

Farbenblindheit, partielle,
Grünblindheit, deutane Reihe, Deuteranopie, Deuteranomalie

Genetisch bedingter Defekt der Retinazapfen auf der Grundlage einer Genmutation. Der Farbsehstörung liegt eine Synthesestörung der Apo-Komponente (Opsin) des Rezeptorproteins der Retinazapfen für den grünen Wellenbereich des Lichtes (500–565 nm) zugrunde. Dadurch sind nur die Zapfen für den roten und blauen Absorptionsbereich aktiv. Sind die Zapfen sowohl für den grünen als auch den roten Wellenbereich betroffen, werden nur blau, d.h. keine Farbdifferenzen und damit Farblosigkeit empfunden (Blau-Zapfen-Monochromasie, ▶ *Farbenblindheit, totale*).

Krankheitswert
Verschiedene Grade von relativer Deuteranomalie über Deuteranomalie, extreme Deuteranomalie bis zur Deuteranopie (Grünschwäche bis Grünblindheit) jeweils angeboren und intrafamiliär konstant. Außer gewissen Einschränkungen bei der Berufswahl kaum Belastung für die Merkmalsträger.

Therapiemöglichkeiten
Unbekannt.

Häufigkeit und Vorkommen
Regional verschieden. In Europa weisen etwa 8%, in Japan 4–6%, unter den Malayen 4%, den nordamerikanischen Afrikanern 3,5%, den Schwarzafrikanern und den Indianern 2,5% aller Männer einen Defekt im Rot-Grün-Farbsehen auf, davon betrifft etwa ¾ die deutane Reihe (in Europa 1% Deuteranopie und 5% Deuteranomalie). Bei Frauen ist die Frequenz geringer als theoretisch erwartet: 0,4% der europäischen Frauen weisen einen Defekt im Rot-Grün-Sehen auf, da nicht allelomorphe Compound-Heterozygote (Doppel-Heterozygote) normal farbtüchtig sind.

Genetik
Bei der deutanen Reihe handelt es sich um eine Deletion des Gens für das grüne Sehpigment in

einer 5'Grün-Rot- oder seltener eine Grün-Rot-Grün-Hybridgen-Bildung. Genort Xq28 (*GCP*, Grün-Cone-Pigment). Der Grad der Farbsinnminderung und die Beteiligung protanoper Elemente hängt von den betroffenen Introns und den weiteren vorhandenen Normalgenen ab. Daraus ergibt sich ein selteneres Vorkommen eines Rot-Grün-Defektes bei Frauen, als man ursprünglich an der Genfrequenz von 8% erwartete, da nur Frauen, die in beiden homologen Sequenzbereichen einen entsprechenden Ausfall haben, eine Farbschwäche aufweisen. Formal gesehen ist das Normalallel dominant gegenüber den Deuteranomalie-Allelen und diese sind dominant über das Deuteranopie-Allel.

Familienberatung

Nachweis anhand pseudoisochromatischer Tafeln oder am Anomaloskop. Heterozygote Frauen teilweise mittels verschiedener Farbunterscheidungsteste erkennbar. Rot-grün-blinde Frauen müssen eventuell auf Vorliegen einer gonosomalen Anomalie (Karyotyp 46,XXq-, 45,X oder 46,XY) überprüft werden. Die Farbsehstörungen besitzen keinen Krankheitswert.

Literatur

Deeb, S.S., D.T.Lindsey, Y.Hibiya et al., Genotype-phenotype relation in human red/green color-vision defects: Molecular and psychophysical studies. Am.J.Hum.Genet. *51* (1992) 687–700.

Drumond-Borg, M., S.S.Deeb and A.G.Motulsky, Molecular patterns of X chromosome-linked color vision genes among 134 men of European ancestry. Proc.Nat.Acad.Sci.USA *86* (1989) 983–987.

Jagla, W.M., H.Jägle, T.Hayashi et al., The molecular basis of dichromatic color vision in males with multiple red and green visual pigment genes. Hum. Molec.Genet. *11* (2002) 2–32.

OMIM 303800

Farbenblindheit, partielle,
Rotblindheit, protane Reihe, Protanopie, Protanomalie

Genetisch bedingter Defekt der Retinazapfen auf der Grundlage einer Genmutation. Der Farbsehstörung liegt eine Synthesestörung des Apoproteins (Opsin) des roten Sehpigments (Rezeptorprotein) für den roten Wellenbereich des Lichtes (620–700 nm) zugrunde. Dadurch sind nur die Zapfen für den grünen und blauen Absorptionsbereich aktiv.

Krankheitswert

Verschiedene Grade von relativer Protanomalie über Protanomalie, extreme Protanomalie bis zur Protanopie (Rotschwäche bis Rotblindheit) jeweils angeboren und intrafamiliär konstant. Außer gewissen Einschränkungen bei der Berufswahl kaum Belastung für die Merkmalsträger.

Therapiemöglichkeiten

Unbekannt.

Häufigkeit und Vorkommen

Regional verschieden. In Europa weisen 8%, in Japan 4–6%, unter den Malayen 4%, den nordamerikanischen Afrikanern 3,5%, den Schwarzafrikanern und den Indianern 2,5% aller Männer einen Defekt im Rot-Grün-Farbsehen auf, davon betrifft etwa ¼ die protane Reihe (in Europa 1% Protanopie und 1% Protanomalie). Bei Frauen ist die Frequenz geringer als dieser Wert theoretisch erwarten lässt: 0,4% der europäischen Frauen haben einen Defekt im Rot-Grün-Sehen, da nichtallelomorphe Compound-Heterozygote normal farbtüchtig sind.

Genetik

Bei der protanen Reihe handelt es sich um Hybridgen-Bildung zwischen Genen des roten und des grünen Sehpigmentes (5'Grün-Rot-Hybrid-Color-Protein), wobei der Grad der Farbsinnminderung und Beteiligung einer deutanen Komponente von den betroffenen Introns und den noch vorhandenen Normalgenen abhängt. Genort Xq28 (*GRHCP*). Daraus ergibt sich ein selteneres Vorkommen eines Rotgründefektes bei Frauen, als man ursprünglich annahm, da nur Frauen, die in beiden homologen Sequenzbereichen entsprechende Ausfälle haben, eine Farbsehschwäche aufweisen. Formal gilt das Normalallel in seiner Wirkung als dominant über Protanomalie-Allele und diese sind dominant gegenüber dem Allel für Protanopie.

Familienberatung

Nachweis an Hand pseudoisochromatischer Tafeln oder am Anomaloskop. Heterozygote Frauen mittels verschiedener Farbunterscheidungsteste erkennbar. Rot-grün-blinde Frauen müssen eventuell auf Vorliegen eines 46,XXq-, 46,XYq- oder 45,X-Karyotyps überprüft werden. Da die Anomalie keinen Krankheitswert besitzt, ist sie kein Gegenstand familienberaterischer Betreuung.

Literatur

Deeb, S.S., D.T.Lindsey, Y.Hibiya et al., Genotype-phenotype relation in human red/green color-vision defects: Molecular and psychophysical studies. Am.J.Hum.Genet. *51* (1992) 687–700.

Drumond-Borg, M., S.S.Deeb, and A.G.Motulsky, Molecular patterns of X chromosome-linked color vision genes among 134 men of European ancestry. Proc.Nat.Acad.Sci.USA *86* (1989) 983–987.

OMIM 303900

Farbenblindheit, totale,
Tagblindheit, Achromatopsie, Blau-Zapfen-Monochromasie, Stäbchen-Monochromasie

Genetisch bedingter Defekt des Zapfenapparates der Netzhaut auf der Grundlage einer Genmutation.

Bei der Achromatopsie besteht eine Funktionsstörung oder eine Dystrophie der Retina-Zapfen. Ersterer liegt ein Defekt der Fototransduktion der von den Rezeptoren aufgenommenen Farbreize durch Mutation in Genen für einen cGMP-regulierten Kationenkanal (α3-Untereinheit, *CNGA3*; β3-Untereinheit, *CNGB3*) zugrunde. Bei der subtotalen Blauzapfen-Monochromasie besteht wahrscheinlich eine Synthesestörung der Obsine bzw. Farbrezeptorproteine für große Bereiche des sichtbaren Lichtes (500–700 nm) mit Restaktivität der Zapfen für den blauen Bereich (400–500 nm).

Krankheitswert

Angeboren. Schwere Sehstörung. Tagblindheit, d.h. da nur Stäbchensehen vorhanden ist, sehen die Patienten besser im Dunkeln als bei vollem Tageslicht. Meistens herabgesetzte Sehschärfe, Photophobie, Nystagmus und andere Augenanomalien. Bei einem anderen Typ (partielle totale F., unvollständige Achromatopsie, Blau-Monochromasie, Zapfenhypoplasie mit Farbsehresten, langsam progredient mit Makula-Veränderungen im Alter.

Therapiemöglichkeiten

Nur konservative Maßnahmen bekannt.

Häufigkeit und Vorkommen

Frequenz etwa 1:100.000. Mehrere hundert Fälle aus z.T. großen Sippen mit Merkmalsträgern in mehreren Generationen aus Inzuchtgebieten (Skandinavien) bekannt.

Genetik

Heterogen. Autosomal rezessiver (OMIM 216900) oder selten dominanter (OMIM 180020) Erbgang. In einem pazifischen Insel-Isolat mit Myopie kombiniert (Allelie? OMIM 262300). Grenze zur ▶ *Retinadegeneration* nicht ganz scharf. Bei X-chromosomalen Formen (meist Blau-Monochromasie, OMIM 303700) können außerdem Mutationen im X-chromosomalen Gencluster für die Apoproteine (Opsine) oder für das Rezeptorprotein selbst vorliegen, während das autosomale Blau-Opsin erhalten ist. Genorte: 1p13 (*GNAT2*, α-Untereinheit des G-Proteins Transducin), 2q11 (*CNGA3*), 8q21 (*CNGB3 = ACHM3*), 3q22-21 (Rhodopsin), 6q25-26, 14 (?), Xp21-p11, Xq28 (*GRHCP, GRP*), Allelie zu Protanopie und Deuteranopie.

Familienberatung

Abgeschwächte Symptomatik bei Heterozygoten (ERG). Genaue Diagnostik und Prophylaxe in den betroffenen Familien wichtig. Differentialdiagnostisch und nosologisch abzugrenzen ist eine diffuse Zapfendegeneration der Makula, die entweder isoliert autosomal dominant oder in einer Kombination mit Leberdegeneration und Unterfunktion verschiedener endokriner Systeme (Retino-Hepato-Endokrines Syndrom, OMIM 268040) autosomal rezessiv bedingt ist.

Literatur

Ayyagari, R., L.E.Kakuk, E.L.Bingham, Spectrum of color gene deletions and phenotype in patients with blue cone monochromacy. Hum.Genet. *107* (2000) 75–82.

Drummond-Borg, M., S.Deeb, and A.G.Motulsky, Molecular basis of abnormal red-green color vision: A family with three types of color vision defects. Am.J.Hum.Genet. *43* (1988) 675–683.

Kohl, S., B.Baumann, M.Broghammer et al., Mutations in the *CNGB3* gene encoding the β-subunit of the cone photoreceptor cGMP-gated channel are responsible for achromatopsia (*ACHM3*) linked to chromosome 8q21. Hum.Molec.Genet. *9* (2000) 2107–2116.

Kohl, S., B.Baumann, T.Rosenberg et al., Mutations in the cone photoreceptor G-Protein α-subunit gene *GNAT2* in patients with achromatopsia. Am.J.Hum.Genet. *71* (2002) 422–425.

Kohl, S., T.Marx, I.Giddings et al., Total colourblindness is caused by mutations in the gene encoding the α-subunit of the cone photoreceptor cGMP-gated cation channel. Nature Genet. *19* (1998) 257–260.

Ladekjaer-Mikkelsen, T.Rosenberg and A.L.Jorgenson, A new mechanism in blue cone monochromatism. Hum.Genet. *98* (1996) 403–408.

Nathans, J., I.H.Maumenee, E.Zrenner et al., Genetic among bluecone monochromats. Am.J.Hum.Genet. *53* (1993) 987–1000.

Wissinger, B., D.Gamer, H.Jäger et al., *CNGA3* mutations in hereditary cone photoreceptor disorders. Am.J.Hum.Genet. *69* (2000) 722–737.

Wissinger, B., H.Jagle, S.Kohl et al., Human rod monochromacy and mapping of a photoreceptor expressed candidate gene on chromosome 2q11. Genomics *51* (1998) 325–331.

Zrenner, E., S.Magnussen und B.Lorenz, Blauzapfenmonochromasie: Diagnose, genetische Beratung und optische Hilfsmittel. Klin.Mbl.Augenheilk. *193* (1988) 510–517.

OMIM 180020, 216900, 262300, 268040, 303700

FARBER-Syndrom,
Lipogranulomatose FARBER

Genetisch bedingte Sphingolipidose auf der Grundlage einer Genmutation.

Der Gendefekt manifestiert sich in einer verminderten Aktivität der lysosomalen sauren Ceramidase (ASAH, N-Acylsphingosin-Amidohydroxylase), die normalerweise Ceramid in Sphingosin und Fettsäuren hydrolysiert. Es kommt zur Ablagerung von Ceramid im Hirn und in anderen Organen. Die klinische Symptomatik erklärt sich als direkte und sekundäre Folge des Zellunterganges in den betroffenen Geweben.

Krankheitswert

Erstmanifestation in den ersten Lebenswochen. Ernährungsschwierigkeiten, geistige und körperliche Retardation. Subkutane und periartikuläre schmerzhafte Lipogranulome, progrediente erythematöse, häufig posttraumatische Schwellungen und Deformationen der Gelenke mit schmerzhaften Kontrakturen. Zunehmende, durch Granulome bedingte Larynxkonstriktion mit Atemschwierigkeiten und Heiserkeit. Hepatosplenomegalie mit Histiozytose, z.T. Herz, Lunge und Lymphknoten beteiligt. Tod innerhalb der ersten 4 Lebensjahre. Bei einer intermediären und einer milden Form protrahierter Verlauf mit Überleben bis ins 2. Lebensjahrzehnt.

Therapiemöglichkeiten

Unbekannt.

Häufigkeit und Vorkommen

Seit Erstbeschreibung 1952 etwa 30 sporadische und Geschwisterfälle, z.T. aus Verwandtenverbindungen, publiziert.

Genetik

Autosomal rezessiver Erbgang. Genort 8p22-p21.3 (*ASAH*).

Familienberatung

Differentialdiagnose zu juveniler ▶ Rheumatoidarthritis und anderen Granulomatosen durch geringe Beteiligung des RES wichtig. Nachweis durch Messung der Ceramidase-Aktivität in Leukozyten, Serum und kultivierten Hautfibroblasten. Nach dem gleichen Prinzip pränatale Diagnostik und Heterozygotentestung möglich. Zwischen der Restaktivität des Enzyms und der Verlaufsform lassen sich keine Korrelationen erkennen. In Anbetracht der Schwere des Leidens medizinisch-genetische Betreuung in betroffenen Familien nötig.

Literatur

Bär, J., T.Linke, K.Ferlinz et al., Molecular analysis of acid ceramidase deficiency in patients with FARBER disease. Hum.Mutat. *17* (2001) 199–209.

Jameson, R.A., P.J.L.Holt and J.H.Kean, FARBER's disease (lysosomal acid ceramidase deficiency). Ann. Rheum.Dis. *46* (1987) 254–261.

Pellisier, J.F., M.Berard-Badier and N.Pinsard, FARBER's disease in two siblings, sural nerve and subcutaneous biopsies by light and electron microscopy. Acta Neuropathol. *72* (1986) 178–188.

Van Echten, G., A.Klein, T.Linke et al., Turnover of endogeneous ceramide in cultured normal and FARBER fibroblasts. J.Lipid Res. *38* (1997) 2569–2579.

OMIM 228000

Favismus
▶ Glukose-6-Phosphat-Dehydrogenase-Mangel

Fazialisparese, angeborene;
MOEBIUS-Syndrom (MOEBIUS-Sequenz); BELL-Syndrom, Diplegie des N. facialis

Lähmung bzw. Schwäche des N. facialis und anderer motorischer Hirnnerven unklarer Ätiologie.

Als pathologisch-anatomisches Substrat für eine chronische Parese wurde Aplasie der motorischen Kerne von N. facialis, z.T. auch N. Abducens und N. Hypoglossus durch eine *HOXB1*-Genmutation vermutet oder eine Disruptionssequenz, die ursächlich die Subclavia, aber auch andere Gefäße (MOEBIUS-Syndrom) betrifft. Der Basisdefekt für die genetisch bedingten Formen liegt in einem durch die *HOX*-Genmutation veränderten Transkriptionsfaktor, der die Migration motorischer Neuronen im Bereich des N. facialis beeinflusst.

Krankheitswert
Ein- oder beidseitig, häufig bereits bei Geburt bestehend. Neben der Fazialisparese häufig noch andere Gesichtsnerven betroffen: MOEBIUS-Syndrom mit Amimie, Nervus-abducens-Lähmungen. Die Amimie führt zu Schwierigkeiten bei der sozialen Einordnung und Depressionen bis zum Suizid. Sekundär (Sequenz) Hemiatrophia faciei, Augen- und Ohrfehlbildungen mit Sehstörungen und Schwerhörigkeit, weiterhin fakultativ Arthrogryposis, Kontrakturen und Skelettdysplasien, die zusammen mit den Komplikationen (Gefährdung des Auges durch Lagophthalmus, Ektropien usw.) jeweils

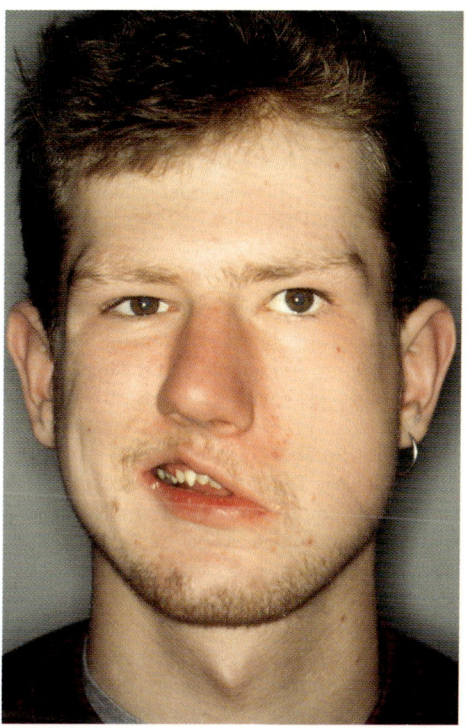

Fazialisparese, angeborene. Gesichtsasymmetrie durch linksseitige Fazialisparese. (Ch. Opitz)

den Grad der Schädigung von sehr schwerer bis zu kaum merklicher Beeinträchtigung bestimmen. Erworbene rezidivierende Fazialisparese (BELL-Syndrom) auf anderer pathogenetischer Grundlage. Fazialisparese, Café-au-lait-Flecken, Hypotrichose, Kariesneigung, Hörverlust und Mikrotie: JOHNSON-McMILLIN-Syndrom, OMIM 147770; Paradoxe Innervation der Gesichtsnerven (beim Lachen weinerliches Gesicht), Hypogenitalismus und Fehlinnervation des Urogenitalsystems mit Infektionen, Hydronephrose und Enuresis: Urofaziales Syndrom, OCHOA-Syndrom, OMIM 236730.

Therapiemöglichkeiten
Chirurgische bzw. symptomatisch-konservative (Schutz des Auges usw.) Behandlung mit unterschiedlichem Erfolg. Psychologische Betreuung wichtig.

Häufigkeit und Vorkommen
Über 90% der Fälle von angeborener F. und von MOEBIUS-Syndrom sporadisch, daneben jedoch

Sippen mit familiärem Vorkommen beschrieben. Die isolierte angeborene F. und die komplexe Form (MOEBIUS-Syndrom) können gemeinsam in mehreren aufeinanderfolgenden Generationen auftreten. BELL-Syndrom gehäuft familiär. OCHOA-Syndrom endemisch in Kolumbien, wenige Fälle aus anderen Ländern, u.a. aus Deutschland bekannt.

Genetik
Ätiologie unterschiedlich. Die Art des familiären Vorkommens spricht für Heterogenie. Unregelmäßig autosomal dominanter Erbgang bei Mikrodeletion (contiguous gene syndrome). Genorte: 13q12.2.-13 (*MBS1*, OMIM 157900), 3q21-22 (*MBS2*, OMIM 601471), 10q21.3-22.1, 1p22 und für sporadische Fälle Disruptions-Sequenz nach embryo-fetalem Verschluss pontiner Hirngefäße werden angenommen, wobei auch hier genetische Ursachen nicht auszuschließen sind. Bei Geschwisterfällen und Konsanguinität der Eltern ist autosomal rezessiver Erbgang zu vermuten. Es bestehen genetische Beziehungen zwischen isolierten und kompletten Formen. Für rezidivierende Fazialisparese wird eine autosomal dominante Disposition zu einer spezifischen Reaktion auf exogene Einflüsse diskutiert. JOHNSON-MC-MILLIN-Syndrom wahrscheinlich autosomal dominant bedingt; OCHOA-Syndrom autosomal rezessiv bedingt, Genort 10q23-24. Unilaterale myogene Fazialisparese ▶ *Kardio-Faziales Syndrom*. MÖBIUS-Syndrom mit Pierre-ROBIN-Sequenz ▶ *CAREY-FINEMAN-ZITER-Syndrom*.

Familienberatung
Differentialdiagnose zu ▶ *MELKERSSON-ROSENTHAL-Syndrom*; ▶ *CAREY-FINEMAN-ZITER-Syndrom*; CHITTY-Syndrom (▶ *RIEGER-Syndrom*) und zu anderen angeborenen okulären Myopathien (nur die Augenmuskeln betroffen) notwendig. Erbprognosen müssen von familienanamnestischen Daten und von der Schwere der Begleiterscheinungen ausgehen. Ausschluss von Mikrosymptomen bei unauffälligen Verwandten eines Merkmalsträgers dabei wichtig. Für Geschwister sporadischer Fälle von MOEBIUS-Syndrom besteht ein empirisches Wiederholungsrisiko von etwa 2%.

Literatur
Amit, R., Familial juvenile onset of BELL's palsy. Eur. J.Pediat. *146* (1987) 608-609.

Bavinck, J.N.B. and D.D.Werner, Subclavian artery supply disruption sequence: Hypothesis of a vascular etiology for POLAND, KLIPPEL-FEIL, and MOEBIUS syndrome. Am.J.Med.Genet. *23* (1986) 903-918.

Chauvre, X., C.Missirian, P.Malzac et al., Genetic homogeneity of the urofacial (OCHOA) syndrome confirmed in a new French family. Am.J.Med.Genet. *95* (2000) 10-12.

Garcia-Minaur, S., F.Oliver, J.M.Yanez et al., Three new European cases of urofacial (OCHOA) syndrome. Clin.Dysmorphol. *10* (2001) 165-170.

Kremer, H., L.P.Kuyt, B.van den Helm et al., Localization of a gene for MÖBIUS syndrome to chromosome 3q by linkage analysis in a Dutch family. Hum.Molec.Genet. *5* (1996) 1367-1371.

Kumar, D., MOEBIUS syndrome. J.Med.Genet. *27* (1990) 122-126.

St.Charles, S., F.J. DiMario Jr. and M.L.Grunnet, MOEBIUS sequence: Further in vivo support for the subclavian artery supply disruption sequence, Am J. Med.Gcnet. *47* (1993) 289-293.

Verzijl, H.T.F., B.van den Helm, B.Veldman et al., A second gene for autosomal dominant MOEBIUS syndrome is localized to chromosome 10q, in a Dutch family. Am.J.Hum.Genet. *65* (1999) 752-756.

OMIM 134100, 134200, 147770, 157900, 157901, 236730

Fazio-Audio-Symphalangie-Syndrom,
Symphalangie-Brachydaktylie-Syndrom, WL-Syndrom, STRASBURGER-HAWKINS-ELDRIDGE-Syndrom, CUSHING-Symphalangie; HERRMANN-Syndrom

Multiple Synostosen auf der Grundlage einer Genmutation.
Der Basisdefekt für die Skelettdysplasien betrifft wahrscheinlich eine morphogenetisches Protein des Knorpels (Noggin).

Krankheitswert
Typische Fazies mit schmaler Oberlippe und breiter walzenförmiger Nase ohne Wölbung der Nares. Progrediente Schallleitungsschwerhörigkeit (▶ *Taubheit*, Tab. VI.A). Proximale Symphalangie der 2. bis 4. Strahle sowie Hypoplasie oder Aplasie der Mittel- und Endphalangen sowie Nägel an Fingern und Zehen. Hypoplasie der Thenar- und Hypothenar-Muskula-

tur. Häutige Syndaktylien. Synostosen von Hand- und Fußwurzelknochen (und Wirbelkörpern, Typ HERRMANN der multiplen ▶ *Synostosen*), kurzes Metakarpale I, Luxation des Radiusköpfchens. Genua valga, Pectus excavatum. Wirbelfusionen und andere vertebrale Anomalien können zu Wirbelkanal-Stenosen führen.

Therapiemöglichkeiten
Chirurgische Korrektur im Schallleitungssystem eventuell erfolgreich.

Häufigkeit und Vorkommen
Mehrere Sippen mit Merkmalsträgern in aufeinanderfolgenden Generationen und sporadische Fälle beschrieben.

Genetik
Autosomal dominanter Erbgang. Heterogen. Genort 17q21-22 (*NOG*), Allelie mit anderen Formen der multiplen Synostosen. Ebenfalls autosomal dominant bedingt sind das von STRASBURGER et. al. sowie von KONIGSMARK und GORLIN beschriebene Syndrom, bei dem die faziale Symptomatik fehlt sowie eine Form mit KLIPPEL-FEIL-Sequenz. Allelie?

Familienberatung
Differentialdiagnose zum POLAND-Syndrom anhand der Symmetrie der Symphalangie und der Schwerhörigkeit wichtig. Siehe auch ▶ *Symphalangie*; ▶ *Synostosen von Hand- oder/und Fußwurzelknochen*; ▶ *Brachydaktylie C*.

Literatur
Higashi, K. and S.Inoue, Conductive deafness, symphalangism and facial abnormalities: the WL syndrome in a Japanese family. Am.J.Med.Genet. *16* (1985) 105–109.

Hurvitz, S.A., R.M.Goodman, M.Hertz et al., The facio-audio-symphalangism syndrome: report of a case and review of the literature. Clin.Genet. *28* (1985) 61–68.

Pfeiffer, R.A., H.D.Rott and W.Angerstein, An autosomal dominant facio-audio-symphalangism syndrome with KLIPPEL-FEIL anomaly: A new variant of multiple synostoses. Genet. Counsel. *1* (1990) 133–140.

Polymeropoulos, M.H., J.Poush, J.R.Rubinstein and C.A.Francomano, Localization of the gene (*SYM1*) for proximal symphalangism to human chromosome 17q21-q22. Genomics *27* (1995) 225–229.

OMIM 185800, 186500

Fazio-Digito-Genitales-Syndrom
▶ AARSKOG-Syndrom

Fazio-Fronto-Nasale Dysplasie
▶ Fronto-Nasale Dysplasie

Fazio-Genitale Dysplasie
▶ AARSKOG-Syndrom

Fazio-Kardio-Muskulo-Skelettales Syndrom

Von einer Sippe aus Uruguay beschriebenes X-chromosomal rezessives schweres muskuloskelettales Syndrom.

Literatur
Quadrelli, R, A.Vaglio, S.Reyno et al., Uruguay Facio-Cardio-Musculo-Skeletal syndrome. A novel X-linked recessive disorder. Am.J.Med.Genet. *95* (2000) 247–265.

OMIM 300280

Fazio-Kardio-Renales Syndrom
▶ Kardio-Fazio-Renales Syndrom

FAZIO-LONDE-Syndrom
▶ Bulbärparalyse, progressive

Fazio-Okulo-Akustiko-Renales Syndrom
▶ REGENBOGEN-DONNAI-Syndrom

Fazio-Palato-Ossäres Syndrom
▶ Oto-Palato-Digitales Syndrom II

Fazio-Skeleto-Genitales Syndrom
▶ AL AWADI/RAAS-ROTHSCHILD-Syndrom

Fazio-Thorako-Skelettales Syndrom
▶ Guadalajara-Kamptodaktylie-Syndrom

Febrile Anfälle
▶ Epilepsie

FECHTNER-Syndrom
▶ ALPORT-Syndrom

FEINGOLD-Syndrom
▶ MODED

FEINMESSER-ZELIG-Syndrom
▶ Anonychie, angeborene

FELTY-Syndrom
▶ Rheumatoid-Arthritis

Femur-Anomalien

Aplasie, Hypoplasie oder Dysplasie des Femurs unterschiedlicher Ätiologie und Pathogenese. Meistens mit Dysplasien der oberen Extremitäten assoziiert, im Rahmen von Entwicklungsfelddefekten der Beckenregion oder von komplexen Syndromen auftretend (s.a. ▶ *Kampomelie*, ▶ *Omodysplasie*, ▶ LÉRI-WEILL-Syndrom).

Krankheitswert
Angeboren. Von milden und z.T. subklinisch bestehenden Teildefekten, Dysostosen des Schenkelhalses (Coxa vara) über Verkrümmungen bis zu Hypoplasien und subtotaler Aplasie unterschiedliche Schweregrade und Behinderungen. Gefahr sekundärer Veränderungen, Komplikationen, Pseudarthrosen und Arthrosen. Meist noch andere Dysostosen und Dysplasien.

Therapiemöglichkeiten
Orthopädisch-chirurgische Maßnahmen mit von der Schwere des Defekts abhängigem, unterschiedlichen Erfolg.

Häufigkeit und Vorkommen
Überwiegend sporadisch. Gleichartige Defekte bei Geschwistern oder in mehreren Generationen vorwiegend im Rahmen umrissener Syndrome.

Genetik
F. als Teilsymptom von Syndromen autosomal dominant, rezessiv oder teratogen (Thalidomidembryopathie) verursacht. Femur-Fazies-Syndrom, Femur-Hypoplasie-auffällige-Fazies-Syndrom (DAENTL-Syndrom, OMIM 134780) mit stark verkürzten oder fehlenden Femora, Dysplasien der Beckenregion, Klumpfüßen und typischem Gesichtsausdruck durch kurze, plumpe Nase, mongoloide Lidspalte, langes Philtrum, dünne Oberlippe, Pierre-ROBIN-Anomalie und dysplastische Ohrmuscheln. Bei schweren Fällen Hirnheterotopien. Seit Erstbeschreibung 1975 20 vorwiegend weibliche Fälle bekannt, bis auf wenige Ausnahmen sporadisch auftretend, heterogen, autosomal dominant bedingt oder durch diabetische Stoffwechsellage der Mutter induziert (gehäuft bei Kindern von Diabetikerinnen, Überschneidungen mit der Kaudalen ▶ *Dysplasie*)? Femur-Fibula-Ulna-Syndrom ▶ *Fibula-Anomalien*; s.a. ▶ *AL-AWADI/RAAS-ROTHSCHILD-Syndrom*.

Familienberatung
Frühe Diagnostik und sofortige Behandlung zur Vermeidung von Folgeschäden wichtig. Diffe-

rentialdiagnostisch müssen monogen bedingte syndromatische Formen beachtet werden.

Literatur
Campbell, F. and G.M.Vujanic, Bilateral femoral agenesis in femoral facial syndrome in a 19-week-old fetus. Am.J.Med.Genet. *72* (1997) 315–318.
Connor, J.M., P.S.Rae, and R.A.C.Connor, Monozygotic twins concordant for congenital short femur. J.Med.Genet. *23* (1986) 363–364.
DePalma, L., P.H.Duray and V.R.Popeo, Femoral hypoplasia – unusual facies syndrome: autopsy findings in an unusual case. Pediat.Pathol. *5* (1986) 1–8.
Gillerot, Y., C.Fourneau, T.Willems and L.van Maldergem, Lethal femoral-facial syndrome: a case with unusual manifestation. J.Med.Genet. *34* (1997) 518–519.
McDermot, K.D., S.C.Roth, C.Hall and R.M.Winter, Epiphyseal dysplasia of the femoral head, mild vertebral abnormality, myopia, and sensoneural deafness: report of a pedigree with autosomal dominant inheritance. J.Med.Genet. *24* (1987) 602–608.
Riedel, F. and U.Froster-Iskenius, Caudal dysplasia and femoral hypoplasia - unusual facies syndrome: different manifestations of the same disorder? Eur.J.Pediat. *144* (1985) 80–82.
Robinow, M., J.Sonek, L.Buttino and A.Veghte, Femoral-facial syndrome – prenatal diagnosis – autosomal dominant inheritance. Am.J.Med.Genet. *57* (1995) 397–399.

OMIM 134780, 228200

Femur-Fazies-Syndrom
▶ Femur-Anomalien

Femur-Fibula-Ulna-Syndrom
▶ Fibula-Anomalien

Femur-Hypoplasie-auffällige-Fazies-Syndrom
▶ Femur-Anomalien

Fenestrae parietales symmetricae
▶ Foramina parietalia permagna

Fetal-face-Syndrom
▶ ROBINOW-Syndrom

Fettleibigkeit,
Adipositas, Macrosomia adiposa

Gleichmäßig übernormal starke Zunahme des Körperfettes.
Ätiologie sehr unterschiedlich. Zum Teil exogen bedingt durch übermäßige Nahrungszufuhr und Bewegungsarmut. Daneben durch Stoffwechselanomalien, in der Hauptsache durch hormonale Störungen der Ess- und Appetitregulation infolge von leptininduzierten oder mutativen Aktivitätsveränderungen von Prohormon-Convertase1, Präpro-Opiomelanocortin (POMC) und Folgeprodukten wie ACTH, β-Endorphin und Melanozyten-stimulierende Hormon (MSHα) mit Auswirkung auf den Melanocortin-4-Rezeptor (MCA-R, OMIM 15541), die Nebennierenfunktion und die Pigmentierung. Daneben oder damit zusammenhängend bestehen Anomalien des Glukosestoffwechsels und Hyperinsulinismus (essentielle F.), des Fettstoffwechsels (LDL-Rezeptordefekt bei F. mit Hypertonie) oder weitere Störung des energetischen Regelkreises zwischen Nahrungsaufnahme und Kalorienverwertung. Die Koordination erfolgt über den Hypothalamus durch das Adipozytenhormon Leptin (*OB* – Obesity) und seine Rezeptoren (*OBR*) mit unterschiedlichen gewebespezifischen Spleiß-Isoformen, das eine lipostatische Wirkung über Energie- (ATP-) liefernde mitochondriale Membran-Transportproteine (Uncopling proteins, UCP 1 und 2) im Fettgewebe und als Regulator des Fetteinbaus und des Sättigungsgefühls fungiert. Seine Wirkung auf den hypothalamisch-hypophysären Regulationsmechanismus erklärt auch den Hypogonadismus und die diabetische Stoffwechsellage bei entsprechenden Syndromen. Beteiligt sind außerdem Faktoren, die die Adipozytendifferenzierung beeinflussen (z.B. Peroxismen-Proliferator-aktivierter Rezeptor γ2 –

PPAR2). Symptomatisch bei ▶ *PRADER-WILLI-Syndrom*, ▶ *ALSTRÖM-Syndrom*, ▶ *Osteodystrophia hereditaria* ALBRIGHT, ▶ *VASQUEZ-Syndrom*, URBAN-ROGERS-MEYER-Syndrom (▶ *PRADER-WILLI-Syndrom*). Siehe auch ▶ *DERCUM-Syndrom*.

Krankheitswert
Körpermassen-Index >35. Selten angeboren (bei Diabetes mellitus der Mutter, monogene oder symptomatische Formen: Makrosomia adiposa congenita). Bestimmte Lebensalter disponieren in Abhängigkeit vom Endokrinium zum Fettansatz: Pubertät, Klimakterium. Prognose bestimmt durch Neigung zu Sekundärerscheinungen wie Diabetes mellitus, Hypertonie, Herz- und Gefäßkrankheiten, Überbelastungserscheinungen des Bewegungsapparates, Pankreatitis usw. Mortalität steigt mit dem Grad der Übergewichtigkeit. Bei monogenen Formen z.T. Hellhäutig- und Rothaarigkeit (▶ *Haarfarbe*)

Therapiemöglichkeiten
Prophylaxe durch körperliches Training und vernünftige Essgewohnheiten. Spezielle kausale Diäten, die im Prinzip alle auf verminderter Zufuhr der zur F. führenden Nahrungskomponenten beruhen, nicht immer erfolgreich. In schweren Fällen partielle Magenresektion oder medikamentöse Behandlung („Anti-Fett-Pille" Xenical®).

Häufigkeit und Vorkommen
Schwer einschätzbar, da fließende Übergänge zur Normalgewichtigkeit bestehen und auch letztere von den einzelnen Schulen unterschiedlich beurteilt wird. Ebenso unterschiedlich sind die Meinungen über die Rolle exogener Faktoren.

Genetik
Studien an Zwillingen und adoptierten Kindern haben übereinstimmend eine heterogene Disposition zur F. und dem speziellen Fettverteilungstyp ergeben. Genetisch unterschiedlich ist offensichtlich auch die Neigung zu Sekundärerkrankungen. Eine Korrelation ist vor allem zum Gewicht der Mutter erkennbar und spricht außerdem für einen Einfluss des mütterlichen Ernährungszustandes während der Schwangerschaft. Familiäres Vorkommen muss nicht vordergründig auf genetische Ursachen hindeuten, sondern kann durch familienspezifische Essgewohnheiten und Verhaltensweisen bedingt sein. Andererseits lässt sich eine genetisch bedingte Norm des Körpermassenindex und des Fettverteilungstyps kaum durch äußere Faktoren beeinflussen. Formen der primären, mit einem Stoffwechseldefekt zusammenhängenden F., Leptin- und Leptin-Rezeptordefekt autosomal dominant oder rezessiv bedingt. Genorte für monogene Formen: Leptin 7q31.3 (*OB*); 1p31 (*OBR*); 4q13 (*UCP1*); 11q13 (*UCP2* und 3); 11p15.5 (*INS, IGF2*, Insulin, Inulin-like Growth Factor 2); 2p23.2 (*POMC*, αMSH); 19p13.2-p13.1 (*LDLR*); 18q21.3-22 (*MC4-R*), 20q11-13; 4p15; 10p. Weitere mindestens 10 beteiligte Gene werden vermutet.

Familienberatung
Differentialdiagnose zu monogen bedingten und symptomatischen Formen wichtig: Angeborene Übergewichtigkeit kann auf einen latenten Diabetes mellitus der Mutter hindeuten. Leptin vorwiegend im Fettgewebe nachweisbar. Symptomatisch bei Inselzellkarzinom, Hypothyreose, Hyperglukokortizismus (CUSHING-S.), zentral bedingter Polyphagie (z.B. ▶ *LAURENCE-MOON-BIEDL-BARDET-Syndrom*, ▶ *PRADER-WILLI-Syndrom*), MOMO usw. Unterscheidung auch zu durch Wasserretention, Kortikosteroidtherapie sowie andere Hormongaben, Ödeme, Aszites und Myxödem bedingter Übergewichtigkeit notwendig. Bei Aufklärung und eingehender diätetischer Beratung betroffener Familien bestehen in der überwiegenden Mehrzahl der Fälle keine erbprognostischen Probleme, wobei eine genaue Diagnose der vorliegenden Form Voraussetzung ist.

Literatur
Beales, P.L. and Kopelman, Obesity genes. Clin.Endocrin. *45* (1996) 373-378.

Bouchard,C., Génétique et obésité chez l'homme. Diabète Métabol. *14* (1988) 407-413.

Bouchard, C., A.Tremblay, J.-P. Despres et al., The response to long-term overfeeding in identical twins. New Engl.J.Med. *322* (1990) 1477-1482.

Challis, G.G., L.E.Pritchard, J.W.M.Creemers, A missense mutation disrupting a dibasic prohormone processing site in pro-opiomelanocortin (POMC) increases susceptibility to early-onset obesity through a novel molecular mechanism. Hum. Molec.Genet. *11* (2002) 1997-2004.

Clement, K., C.Garner, J.Hager et al., Indication for linkage of the human *OB* gene region with extreme obesity. Diabetes *45* (1996) 687–690.

Clement, K., A. Basdevant, G.Guy-Grand et P.Froguel, Genetique et obesité. Sang.Thromb.Vaiss. *9* (1997) 487–496.

Comuzzi, A.G. and D.B.Allison, The search for human obesity genes. Science *280* (1998) 1374–1377.

Depres, J.-P., S.Moorjani, P.J.Lupien et al., Genetic aspects of susceptibility of obesity and related dyslipemias. Mol.Cell.Biochem. *113* (1992) 151–169.

Editorial, Obesity: Nature or nurture ? Nutr.Rev. *49* (1990) 21–22.

Flier, J.S. and E.Maratos-Flier, Obesity and the hypothalamus: Novel peptides for new pathways. Cell *92* (1998) 437–440.

Jackson, R.S., J.W.M.Creemers, S.Ohagi et al., Obesity and impaired prohormone processing associated with mutations in the human prohormone convertase 1 gene. Nature Genet. *16* (1997) 303–310.

Krude, H., H.Biebermann, W.Luck et al., Severe early-onset obesity, adrenal insufficiency and red hair pigmentation caused by *POMC* mutations in humans. Nature Genet. *19* (1998) 155–158.

Lecomte, E., B.Herbeth, V.Nicaud et al., Segregation analysis of fat mass and fat-free mass with age- and sex-dependent effects: The Stanislas family study. Genet.Epidemiol. *14* (1997) 51-62.

Leonhardt, U., U.Ritzel und G.Ramadori, Leptin, ob-Rezeptor und Adipositas. Leber Magen Darm *27* (1997) 11–14.

Lönquist, F., P.Arner, L. Nordfors and M.Schalling, Overexpression of the obese (ob) gene in adipose tissue of human obese subjects. Nature Med. *1* (1995) 950–953.

Mattevi, V.S., C.E.A.Coimbra Jr., R.V.Santos et al., Association of the low-density lipoprotein receptor gene with obesity in native American population. Hum.Genet. *106* (2000) 546–552.

Ristow, M., D.Müller-Wieland, A.Pfeiffer et al., Obesity associated with a mutation in a genetic regulator of adipocyte differentiation. New Engl.J.Med. *339* (1998) 953–959.

Roberts, S.B. and A.S.Greenberg, The new obesity genes. Nutr.Rev. *54* (1996) 41–49.

Sörensen, T.I.A. and A.J.Stunkard, Does obesity run in families because of genes ? An adoption study using silhouettes as a measure of obesity. Acta Psychiatr.Scand.Suppl. *87* (1993) 67–72.

Sörensen, T.I.A., C.Holst and A.J.Stunkard, Adoption study of environmental modification of the genetic influences on obesity. Int.J.Obes. *22* (1998) 73–81.

Stone, S., V.Abkevich, S.C.Hunt et al., A major predisposition locus for severe obesity, at 4p15-p14. Am.J.Hum.Genet. *70* (2002) 1459–1468.

Strobel, A., T.Issad, L.Camoin et al., A leptin missense mutation associated with hypogonadism and morbid obesity. Nature Genet. *18* (1998) 213–215.

Yeo, G.S.H., I.S.Farooqi, S.Aminian et al., A frameshift mutation in *MC4R* associated with dominantly inherited human obesity. Nature Genet. *20* (1998) 111–112

OMIM 155541, 164160, 257500, 601665

Fettsäure-β-Oxydations-Defekte, mitochondriale
▶ Mitochondriopathien

Feuermäler
▶ Naevi teleangiectatici

FEUERSTEIN-MIMS-Syndrom
▶ Naevus sebaceus JADASSOHN

FÈVRE-LANGEPIN-Syndrom
▶ Lippen-Kiefer-Gaumenspalte mit Unterlippenfisteln,
▶ Pterygium-Syndrom

FFU-Syndrom
▶ Fibula-Anomalien

FFI
▶ Insomnie, Familiäre Fatale

FG-Syndrom

Genetisch bedingtes Fehlbildungs-Syndrom auf der Grundlage einer Genmutation.

FGD-Syndrom

Der Basisdefekt ist unbekannt.

Krankheitswert
Angeboren. Muskelhypotonie. Analstenose oder Anus imperforatus. Schwere Obstipationen durch gastrointestinale Anomalien. Partielle Corpus-callosum-Agenesie mit geistiger Retardation und epileptiformen Anfällen. Gelenkekontrakturen, gebeugte Hüfte. Herzfehler. Typische Fazies mit Hypertelorismus, hoher Stirn, auffälligem Wirbel vorn temporal, langem Philtrum, ständig offenem, wasserspeierartigem Mund (offener Biss) und starkem Speichelfluss. Megacystis. Kleinwuchs, Makrozephalus mit klaffender Fontanelle und Kraniostenosen (Trigonozephalus). Zahnstellungsanomalien. Kamptodaktylie V, Syndaktylie 2./3. Finger. Muskelhypotonie, charakteristisch verlangsamte Bewegungen. Bei einem Teil der Patienten Schwerhörigkeit. Lebenserwartung gering.

Therapiemöglichkeiten
Symptomatische Korrekturen mit unbefriedigendem Erfolg.

Häufigkeit und Vorkommen
Seit Erstbeschreibung 1974 mindestens 40 männliche Patienten in Europa und Amerika bekannt.

Genetik
Offensichtlich heterogen. X-chromosomaler Erbgang, Genorte: Xq12-21.31 (FGS1); Xq11 (FGS2); Xp22,3 (FGS3); Xp11.4-p11.3 (FGS4). Ein autosomales Gen wird in 22q13.3-qter vermutet.

Familienberatung
Diagnostisch hinweisend sind Fingerbeerenpolster. Differentialdiagnose zu ähnlichen Fehlbildungskomplexen wichtig (▶ MENKES-Syndrom, ▶ Anus imperforatus, ▶ Corpus-callosum-Agenesie). Typische toxoplasmoseartige Hirnhistologie. Konduktorinnen eventuell an Mikro- oder Teilsymptomen erkennbar (Hypertelorismus, Stirnhaarwirbel, Zahnstellungsanomalien). Konduktorinnen-Nachweis und pränatale Diagnostik z.T. auch molekulargenetisch möglich. In entsprechenden Familien sollte auf das Risiko für Knaben und auf die Möglichkeit der pränatalen Geschlechtsdiagnostik hingewiesen werden.

Literatur
Briault, S., R.Hill, A.Shrimpton et al., A gene for FG syndrome maps in the Xq12-q21.31 region. Am.J.Med.Genet. *73* (1997) 87–90.

Briault, S., L.Villard, U.Rogner et al., Mapping of the X chromosome inversion breakpoints (inv(X)(q11q28)) associated with FG syndrome: A second FG locus (FGS2)? Am.J.Med.Genet. *95* (2000) 178–181.

Pilusi, G., M.Carella, M.D´Avanzo et al., Genetic heterogeneity of FG syndrome: a fourth locus (FGS4) maps to Xp11.4-p11.3 in an Italian family. Hu.Genet. *112* (2003) 178–185.

Thompson, E.M., B.N.Harding, B.D.Lake and S.C. Smith, Necropsy findings in a child with FG syndrome. J.Med.Genet. *23* (1986) 372–373.

OMIM 305450

FGD-Syndrom
▶ AARSKOG-Syndrom

Fibrinase-Mangel,
▶ Faktor-XIII-Mangel

Fibrinogen-Varianten,
Dysfibrinogenämien, Parafibrinogenämien

Genetisch bedingte Strukturdefekte des Fibrinogens auf der Grundlage von Genmutationen. Der Gendefekt manifestiert sich im Auftreten chemisch abnormen Fibrinogens, das Störungen bei der Sekretion aus den Leberzellen oder in der Reaktion mit Thrombin bzw. mit den Thrombozytenrezeptoren und damit der Fibrinbildung aufweist, woraus sich die Anomalien bei der Blutgerinnung erklären.

Krankheitswert
Erstmanifestation im Säuglingsalter. Je nach Art der Parafibrinogenämie leichte bis subklinische Formen. Keine bis starke ("Detroit") Blutungsneigung, schlechte Wundheilung. Neigung zu Thrombophlebitiden und posttraumatischen Embolien bei kompensatorischem Gefäßverschluss durch Thrombozyten. Thromboseneigung kann auch bei erhöhter oder paradoxerweise erniedrigter Gerin-

nungsbereitschaft vorkommen. Bei Merkmalsträgerinnen Abortneigung durch gestörte Plazentation.

Therapiemöglichkeiten
Wenn nötig, Blut- und Plasmatransfusionen; begrenzt wegen Antikörperbildung.

Häufigkeit und Vorkommen
Bisher über 70 unterschiedliche Varianten aus mehr als 100 Familien in Europa und Amerika beschrieben.

Genetik
Autosomal dominanter Erbgang. Das Fibrinogen ist ein Hexamer aus drei unterschiedlichen Untereinheiten, die von drei eng gekoppelten Genen codiert werden. Genort des Clusters 4q31 (*FBA*, *FBB*, *FBG*, α-, β- und γ-Untereinheiten). Bei den unterschiedliche Varianten (genannt nach dem Entdeckungsort: Parma, Paris, Baltimore, Zürich, Cleveland, Detroit usw.) handelt es sich meistens um Punktmutationen der beteiligten Gene (s.a. ▶ *Afibrinogenämie*).

Familienberatung
Differenialdiagnose zur ▶ *Afibrinogenämie* und zu anderen Formen mit hämorrhagischen Diathesen und der ▶ *Thrombophilie* notwendig. Nachweis anhand immunologischer und enzymatischer Fibrinogenbestimmungsmethoden (Gerinnungs-Tests). Feststellung der in betroffenen Familien konstanten Parameter der Dysfibrinogenämie wichtig. Ständige Betreuung der Patienten notwendig. Die medizinisch-genetischen Maßnahmen müssen sich nach der jeweiligen Schwere des Krankheitsbildes richten. Zu unterscheiden sind erworbene Dysfibrinogenämien, vor allem bei Leberprozessen.

Literatur
Bithell, T.C., Hereditary dysfibrinogenemia. Clin. Chem. *31* (1985) 509–516.
Haverkate, F., J.Koopman, C.Kluff et al., Fibrinogen Milano II: A congenital dysfibrinogenaemia associated with juvenile arterial and venous thrombosis. Thromb.Haemostasis *55* (1986) 131–135.
Humphries, S.E., M.Cook, M.Dubowitz et al., Role of genetic variation at the fibrinogen locus in determination of plasma fibrinogen concentration. Lancet *1987/I* 1452–1454.

OMIM 134820, 134830, 134850

Fibroangiomatose, angeborene biliäre
▶ Leberfibrose, angeborene;
▶ Zystenleber, familiäre;
▶ Zystennieren, autosomal rezessive

Fibrochondrogenesis

Seit Erstbeschreibung 1978 von 9 sporadischen und Geschwisterfällen z.T. aus Verwandtenehen beschriebene neonatal letale Chondrodysplasie. Primordialer rhizomeler Kleinwuchs durch stark verkürzte lange Röhrenknochen mit breiten Metaphysen und Platyspondylie. Typische Fazies durch klaffende vordere Fontanelle, langes Philtrum und Mikrogenie. Auffällige horizontale Spalten in den birnenförmigen Wirbelkörpern. Charakteristische fibröse Veränderungen der Chondrozyten. Autosomal rezessiver Erbgang.

Literatur
Al-Gazali, L.I., D.Bakalinova, M.Bakir and A.Dawodu, Fibrochondrogenesis: clinical and radiological features. Clin.Dysmorphol. *6* (1997) 157–163.
Hunt, N.C.A. and G.D.Vujanic, Fibrochondrogenesis in a 17-week fetus: A case expanding the phenotype. Am.J.Med.Genet. *75* (1998) 326–329.

OMIM 228520

Fibrodysplasia elastica
▶ EHLERS-DANLOS-Syndrom

Fibrodysplasia ossificans progressiva,
Myositis ossificans progressiva, MÜNCHMEYER-Syndrom

Genetisch bedingter Symptomenkomplex auf der Grundlage einer Genmutation.
Der Basisdefekt für die Knochen- und Muskelveränderungen ist unbekannt: Störung im Noggin-Signalsystem mit verstärkter Bildung des Knochenmorphogenese-Protein 4? oder De-

fizienz seines Antagonisten Noggin? (nicht bestätigt).

Krankheitswert
Charakteristische angeborene Fehlbildungen der Finger und Zehen (Brachydaktylie des Daumens, Klinodaktylie, auffällig kleine Großzehen, Halux valgus. Ab frühem Kindesalter führen enchondrale Verknöcherungen des Bindegewebes in Muskeln, Faszien und Sehnen zu anfallsweisen Schmerzen und zu Versteifungen, die vom Hinterkopf ausgehen und nach kaudal fortschreiten. Progredienz teilweise bis zur völligen Bewegungsunfähigkeit im 2. oder 3. Lebensjahrzehnt. Schwerhörigkeit. Zahnstellungsanomalien, Hypogenitalismus. Stark herabgesetzte Lebenserwartung.

Therapiemöglichkeiten
Gaben von ACTH und Physiotherapie mit geringem, vorübergehendem Erfolg. Der Prozess kann durch EHDP (Äthyl-1-Hydroxy-1,1-Diphosphonat) verlangsamt werden.

Häufigkeit und Vorkommen
Bereits aus dem 17. Jahrh. bekannt. Über 600, zum großen Teil sporadische Fälle beschrieben, jedoch Sippen mit Merkmalsträgern in 2 oder 3 Generationen publiziert. Die Neumutationsrate nimmt mit dem Zeugungsalter des Vaters zu.

Genetik
Autosomal dominanter Erbgang. Variable Expressivität. Genort 4q27-31.

Familienberatung
Frühdiagnose anhand der Extremitätenfehlbildungen und des EMG möglich. Fortpflanzungsfähigkeit von wenigen, relativ leichten Fällen beschrieben. Charakteristische Teil- und Mikrosymptome bei nahen Verwandten außerordentlich selten. Differentialdiagnose zu den multiplen cartilaginären ▶ *Exostosen*, zur progredienten ▶ *Lipidcalcinose* und zum ▶ *Tricho-Rhino-Phalangie-Syndrom II* wichtig.

Literatur
Bruni, L., P.Giammaria, M.C.Tozzi et al., Fibrodysplasia ossificans progressiva. An 11-year-old boy treated with a diphosphonate. Acta Paediatr.Scand. 79 (1990) 994-998.

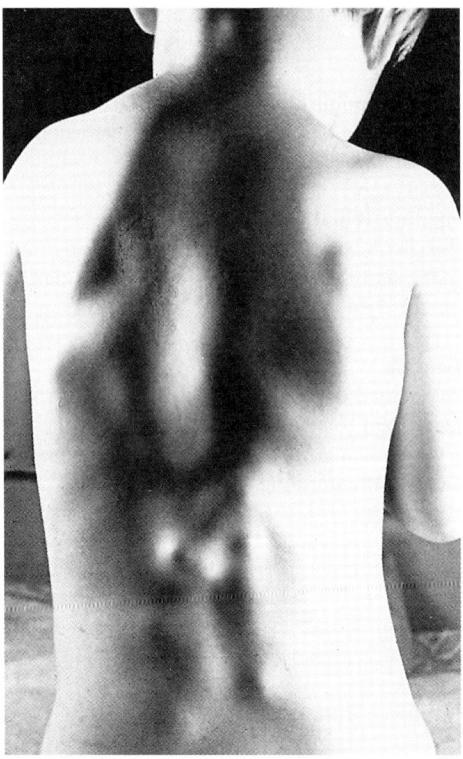

Fibrodysplasia ossificans progressiva. Ausgedehnte Verknöcherungen entlang der Wirbelsäule (4jähriger Knabe). (W. Hoffmann †, F.H. Herrmann)

Buyse, G., J.Silberstein, N.Goemans and P.Caser, Fibrodysplasia ossificans progressiva: Still turning into wood after 300 years. Eur.J.Pediatr. 154 (1995) 694-699.

Connor, J.M., H.Skirton and P.W.Lunt, A three generation family with fibrodysplasia ossificans progressiva. J. Med.Genet. 30 (1993) 687-689.

Janoff, H.B., M.Muenke, L.O.Johnson et al., Fibrodysplasia ossificans progressiva in two half-sisters: evidence for maternal mosaicism. Am.J.Med.Genet. 61 (1996) 320-324.

Kaplan, F.S., W.McCluskey, G.Han et al., Genetic transmission of fibrodysplasia ossificans progressiva. J.Bone Jt.Surg.Ser.A 75 (1993) 1214-1220.

Lanchoney, T.F., E.A.Olmsted, E.M.Shore et al., Characterization of bone morphogenic protein 4 receptor in fibrodysplasia ossificans progressiva. Clin.Orthop.Relat.Res. 346 (1998) 38-45.

Xu, M.-Q., G.Feldman, M.Le Merrer, Linkage exclusion and mutational analysis of *noggin* gene in patients with fibrodysplasia ossificans progressiva (FOP) Clin.Genet. 58 (2000) 291-298.

OMIM 135100

Fibroelastose, endokardiale primäre
▶ Endokardfibroelastose

Fibromatose des Zahnfleisches,
Gingiva-Hyperplasie

Genetisch bedingte Bindegewebsanomalie auf der Grundlage einer Genmutation.
Ein Basisdefekt für das verstärkte Wachstum des Zahnfleisches ist unbekannt. Ein mutiertes Gen ist homolog dem *Son of sevenless-1* (*SOS1*).

Krankheitswert
Erstmanifestation in den ersten Lebensjahren. Gutartige, fokale oder generalisierte bindegewebige Verdickung des Zahnfleisches, z.B. durch Gingivitiden. Verspäteter Zahndurchbruch, z.T. Zahnstellungsanomalien und Malokklusion. Meist verbunden mit anderen Anomalien: Palmoplantarkeratose, Hypertrichose, Verdickung der Gesichtshaut, Schwerhörigkeit, Hornhautdystrophie u.a. andere Fehlentwicklungen. Beeinträchtigung des Kauvorganges und des Allgemeinbefindens. Besserung nach Zahnextraktion. Lebenserwartung nicht herabgesetzt. In einigen Fällen Kombination mit Mikrophthalmie, Athetose und schwerer Oligophrenie: CROSS-Syndrom (▶ *Okulo-Zerebrales Syndrom*). Kombination mit Hypertrichose und Fibroadenomen der Mammae: ▶ *Cowden-Syndrom*; mit Hypertrichose, groben Gesichtszügen, Nageldysplasie, Hepatomegalie, Gelenkeschlaffheit und Debilität: ZIMMERMANN-LABAND-Syndrom.

Therapiemöglichkeiten
Symptomatische Behandlung. Zahn- oder Gingivaexzision mit vorübergehendem, im Erwachsenenalter gutem Erfolg.

Häufigkeit und Vorkommen
Meist größere Sippen beschrieben mit Merkmalsträgern in bis zu 5 Generationen, aber auch sporadisch auftretend.

Genetik
Heterogen. Autosomal dominanter Erbgang mit fast vollständiger Penetranz. Existenz eines autosomal rezessiven Typs mit besonders schwerer Symptomatik noch umstritten. Genorte: 2p13-16, 2p21(*SOS1*), Typ 1; 5q13-22 (*GINGF2*), Typ 2. Manifestation einer Hypertrichose intra- und interfamiliär sehr variabel. Möglicherweise handelt es sich bei Fibromatose und Hypertrichose um eng gekoppelte Merkmale. In einer größeren Sippe kombiniert mit frühmanifester sensorineuraler Schwerhörigkeit (JONES-Syndrom, OMIM 135550) sowie Kombination mit distaler Hypophalangie (LABAND-Syndrom) ebenfalls autosomal dominant bedingt. ZIMMERMANN-LABAND-Syndrom (OMIM 135500) unklar autosomal dominant oder rezessiv. F. mit Makrozephalus, buschigen Augenbrauen, Synophrys, Hypertelorismus, flacher Nase und hypoplastischen Nares wahrscheinlich autosomal rezessiv. Da auch die individuelle Reaktion auf auslösende Pharmaka (Antiepileptika, Antihypertensiva, Immunsuppressiva) unterschiedlich ist, wird hier ebenfalls eine genetische Komponente angenommen. Siehe auch
▶ *Cherubismus (RAMON-Syndrom);*
▶ *Zahnretention, multiple familiäre;*
▶ *Mukolipidosen;*
▶ *Leprechaunismus;*
▶ *Mannosidose.*

Familienberatung
Differentialdiagnose zu durch Antiepileptika (Hydantoin, Phenytoin), Ca-Blocker und Cyclosporin provozierten Gingiva-Hyperplasien und zum ▶ *Cherubismus* wichtig. Siehe auch
▶ *Fibromatose, kongenitale generalisierte.*

Literatur
Chodirker, B.N., A.E.CHudley, M.A.Toffler, and M.H.Reed, Brief clinical report: ZIMMERMAN-LABAND syndrome and profound mental retardation. Am.J.Med.Genet. 25 (1986) 543–547.

Goldblatt, J. and S.L.Singer, Autosomal recessive gingival fibromatosis with distinctive facies. Clin.Genet. 42 (1992) 306–308.

Göhlich-Ratmann, G., A.Lackner, J.Schaper et al., Syndrome of gingival hypertrophy, hirsutism, mental retardation and brachymetacarpia in two sisters: specific entity or variant of a described condition? Am.J.Med.Genet. 95 (2000) 241–246.

Gorlin, R.J., Focal palmoplantar and marginal gingiva hyperkeratosis: a syndrome. Birth Def., Orig.Art. Ser. *12* (1986) 543–547.

Hart, T.C., D.Pallos, D.W.Bowden et al., Genetic linkage of hereditary gingival fibromatosis to chromosome 2p21. Am.J.Hum.Genet. (1998) 876–878.

Hart, T.C., Y.Zhang, M.C.Corry et al., A mutation in the *SOS1* gene causes hereditary gingival fibromatosis type 1. Am.J.Hum.Genet. *70* (2002) 943–954.

Robertson, S.P., H.Lipp and A.Bankier, ZIMMERMANN-LABAND syndrome in an adult. Long-term follow-up of a patient with vascular and cardiac complications. Am.J.Med.Genet. *78* (1998) 160–164.

Xiao, S., L.Bu, L.Zhu et al., A new locus for hereditary gingival fibromatosis (*GINGF2*) maps to 5q13-q22. Genomics *74* (2001) 180–185.

OMIM 135300, 135400, 135500, 135550

Fibromatose, infantile systemische
▶ Lipoidproteinose

Fibromatose, juvenile hyaline
▶ Lipoidproteinose

Fibromatose, kongenitale generalisierte,
infantile Myofibromatose

Multiple Mesenchymzellwucherungen mit nachfolgender Hyalinablagerung unklarer Ätiologie.
Der Basisdefekt der Fibromatose ist unbekannt.

Krankheitswert
Angeboren oder bis ins Erwachsenenalter manifest. 50–100 fibromatöse Tumoren in Haut, Muskulatur (Herz), Skelettsystem und inneren Organen, wahrscheinlich gutartig, stationär und zu Spontanremission neigend. Trotzdem durch Funktionsstörung der Atemwege und innerer Organe bei etwa 50% der Fälle innerhalb der ersten Lebensmonate zum Tode führend. Mit zunehmendem Lebensalter und bei einer eigenen Form mit ausschließlich kutanem Befall (Konnatale multiple Myofibrome – ohne Pigmentanomalien) bessere Prognose. DUPUY-TRENsche Kontrakturen.

Therapiemöglichkeiten
Kortikosteroide, Zytostatika und Bestrahlung im Hinblick auf das niedrige Lebensalter der Patienten ungeeignet. Chirurgische Abtragung einzelner Tumoren bei der Tendenz zu Spontanremissionen aussichtsreich.

Häufigkeit und Vorkommen
Seit Abgrenzung 1954 über 35 Fälle, darunter mehrere Geschwisterschaften (auch Halbgeschwister), gesichert. Vorkommen in aufeinanderfolgenden Generationen beschrieben.

Genetik
Die Art des familiären Vorkommens lässt noch keinen sicheren Schluss auf den Erbgang zu und schließt auch die teilweise angenommene Virus-Ätiologie nicht aus. Von einzelnen Autoren in verschiedenen Sippen unterschiedlich als autosomal dominant oder rezessiv bedingt angesehen. Abzutrennen ist die bei etwa 15 Fällen beschriebene juvenile hyaline Fibromatose mit Osteolysen, Gingivahyperplasie, postnatal entstehenden großen Tumoren vor allem im Kopfbereich und autosomal dominantem Erbgang.

Familienberatung
Diagnose anhand des klinischen Bildes und der Histologie. Differentialdiagnose zur Neurofibromatose 1 v. RECKLINGHAUSEN, zu solitären Fibromatosen, zu diffuser infantiler Fibromatose, zu kongenitaler Polyfibromatose, Hamartosen sowie anderen gut- und bösartigen Bindegewebstumoren notwendig. Mit einer Wiederholung in der Geschwisterschaft bei Auftreten eines Merkmalsträgers muss gerechnet werden.

Literatur
Bracko, M., I.Cindro and R.Golough, Familial occurrence of infantile myofibromatosis. Cancer *69* (1992) 1294–1299.

Fayad,M.N., A.Yacoub, S.Salman et al., Juvenile hyaline fibromatosis: two new patients and review of the literature. Am.J.Med.Genet. *26* (1987) 123–131.

Narchi, H., Four half-siblings with infantile myofibromatosis (sic): a case for autosomal-recessive inheritance. (Letter) Clin.Genet. *59* (2001) 134–135.

OMIM 228550

Fibrose, angeborene, der extraokulären Augenmuskulatur,
kongenitale Ophthalmoplegie, Blepharoptosis und fehlende Augenbewegung

Heterogene Gruppe genetisch bedingter umschriebener neurogener Muskelschwäche auf der Grundlage jeweils einer Genmutation. Es liegen eine Fibrose, Insertionsdefekte und dadurch eine Funktionsschwäche der extraokulären Augenmuskulatur im Bereich der 3., 4. und 5. Hirnnervenkerne vor. Der Basisdefekt ist nur für einen Typ bekannt: Transkriptionsfaktor ARIX.

Krankheitswert
Angeboren. Meist beidseitige Fixierung der Augenstellung mit Blick nach unten durch Bewegungsunvermögen in horizontaler und vertikaler Richtung. Kompensatorische Kopfhaltung leicht zurückgebeugt und kompensatorische Kopfbewegungen. Blepharoptosis und -phimose. Strabismus.

Therapiemöglichkeiten
Chirurgische Korrektur vor allem der Ptose mit unbefriedigendem Erfolg.

Häufigkeit und Vorkommen
Seit Erstbeschreibung einer Sippe 1879 mehrere Sippen mit Merkmalsträgern in bis zu 4 Generationen publiziert.

Genetik
Heterogen. Genorte: 12p11-q12 (klassischer Typ I, OMIM 135600) autosomal dominanter Erbgang; 11q13.1 (*ARIX = PHOX2A*, **P**aired **Ho**meobox **2**A, Typ II, OMIM 602078), autosomal rezessiver Erbgang. Abzugrenzen ist eine weitere autosomal dominante Form, bei der nur die vertikale Augenbewegung gestört ist: Genort 16q24.2-24.3 (Typ III, OMIM 604361, 600638).

Familienberatung
Familienanamnestische Feststellung des Erbganges und Differentialdiagnose zu anderen Formen der ▶ *Ophthalmoplegie*, zum ▶ STILLING-TÜRK-DUANE-*Syndrom* und zu symptomatischen Formen (▶ *CHITTI-Syndrom*, ▶ *RIEGER-Syndrom*) anhand des Verlaufes und der Begleitsymptome notwendig. Merkmalsträger der Typen I und III können den Grad der potentiellen Belastung ihrer Nachkommen aus eigener Erfahrung abschätzen.

Literatur
Boergen, K.P., B.Lorenz und J.Muller-Hocker, Das kongenitale Fibrose-Syndrom. Überlegungen zur Ätiologie, Genetik und chirurgischen Therapie. Monatsbl.Augenheilk. *127* (1990) 118–122.

Engle, E.C., I.Marondel, W.A.Houtman et al., Congenital fibrosis of the extraocular muscles (autosomal dominant congenital external ophthalmoplegia): Genetic homogeneity, linkage refinement, and physical mapping on chromosome 12. Am.J.Hum.Genet.*17* (1995) 1086–1094.

Gillies, W.E., A.J.Harris, A.M.V.Brooks et al., Congenital fibrosis of the vertically acting extraocular muscles: A new group of dominantly inherited ocular fibrosis with radiologic findings. Ophthalmology *102* (1995) 607–612.

Mackey, D.A., W.-M.Chan, C.Chan et al., Congenital fibrosis of the vertically acting extraocular muscles maps to the *FEOM3* locus. Hum.Genet. *110* (2002) 510–512.

OMIM 135700, 602078

Fibröse Dysplasie, polyostotische
▶ ALBRIGHT-Syndrom

Fibula-Anomalien

Aplasie, Hypoplasie, Verbiegung ("Serpentin-Fibula") oder Dysplasie der Fibula bis zum Fehlen von Tibia, Femur, Ulna und Beckenknochen (Gliedmaßen-Becken Hypoplasie/Aplasie) unterschiedlicher Ätiologie und Pathogenese, meist im Rahmen von Entwicklungsfeld-Defekten der Extremitätenanlagen.

Krankheitswert
Gehstörungen und z.T. schwere Behinderung infolge Luxation der Sprunggelenke, Verkür-

Fibula-Anomalien

zung und Fehlstellungen: Klump- und Spitzfuß, Antekurvatur der Tibia. Fehlen oder Hypoplasie der entsprechenden Randstrahle der Füße. Teilweise Patellahypoplasie. Häufig Hypoplasie der Wadenmuskulatur. Grübchenförmige Hauteinziehung über der Tibia. Sippenspezifisch können weitere Fehlbildungen bestehen, z.B. Fibuladefekte mit Femurverbiegung, Ulnaaplasie, Gliedmaßen-Becken-Hypoplasie, und Oligodaktylie unterschiedlicher Schwere (FUHRMANN-Syndrom, OMIM 228930, ▶ AL-AWADI/RAAS-ROTHSCHILD-Syndrom; ▶ LERI-WEILL-Syndrom) oder mit Brachy- und Ektrodaktylie (DuPAN-Syndrom, OMIM 228900). Syndromatisch auch bei REINHARDT-PFEIFFER-Syndrom und Olidaktylie-Syndrom Typ WEYERS (Hypoplasie von Ulna und Fibula), dem ▶ Femur-Fibula-Ulna-Syndrom (FFU-Syndrom, OMIM 191400), Kampomeler ▶ Dysplasie, ▶ ELLIS-van-CREVELD-Syndrom und ▶ NIEVERGELT-Syndrom.

Therapiemöglichkeiten
Orthopädisch-chirurgische Korrekturen mit unbefriedigendem Erfolg.

Häufigkeit und Vorkommen
Isolierte F. sporadisch, meist einseitig: 80% sind Fibula-Aplasien. Dextro- und Androtropie. Bei 1/3 der Patienten weitere Fehlbildungen anderer Körperregionen und Organe. Häufigster Defekt langer Röhrenknochen. Bei symmetrischen Formen meist Begleitfehlbildungen bekannt.

Genetik
Für isolierte einseitige F. und das meist asymmetrische Femur-Fibula-Ulna-Syndrom keine genetische Ursache erkennbar, Disruptions-Sequenz?, ontogenetisch frühe somatische Mutation? REINHARDT-PFEIFFER-Syndrom autosomal dominant bedingt (s.a. ▶ NIEVERGELT-Syndrom). Im Rahmen von Syndromen (z.B. FUHRMANN-Syndrom, AL-AWADI/RAAS-ROTHSCHILD-Syndrom) autosomal rezessiv bedingt mit stark variabler Expressivität. DuPAN-Syndrom autosomal rezessiv oder dominant, Genort 20q11.2 (CDMP1, Cartilage Derived Morphogenetic Protein 1, Signalprotein in den Chondrozyten, Wachstums-Differenzierungsfaktor 5,

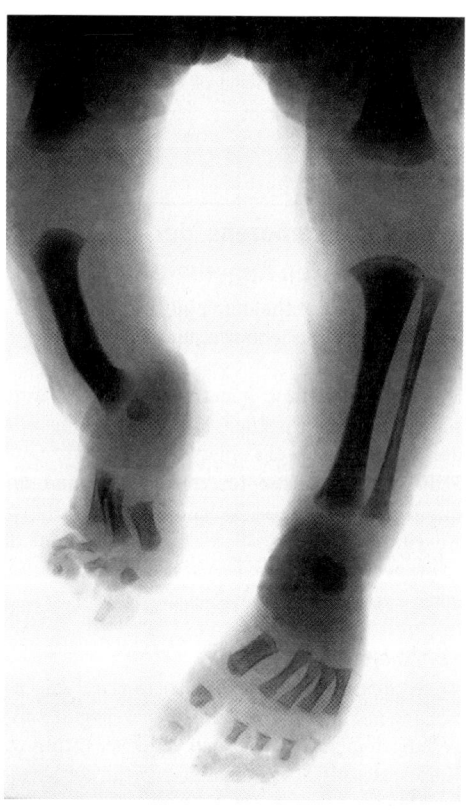

Fibula-Anomalien. Verkürzung, Valgusstellung und Antekurvation des rechten Unterschenkels. Hautgrübchen auf dem Krümmungsscheitelpunkt. Fuß hypoplastisch, in Valgus- und Spitzfußstellung. Oligodaktylie.

$TGF\beta$), Allelie mit der ▶ Achondroplasie Typ GREBE und dem HUNTER-THOMPSON-Syndrom. Das Serpentin-Fibula-Zystennieren-Syndrom gehört wahrscheinlich zum HAJDU-CHENEY-Syndrom (▶ Akroosteolyse, neurogene) – Allelie?

Familienberatung
Schwere Formen bereits pränatal ultrasonografisch erkennbar. Das Risiko für Verwandte eines Merkmalsträgers ist bei isolierter asymmetrischer F. nicht erhöht. Fibula-Anomalien können auf eine komplexere Symptomatik hinweisen.

Literatur
Ahmad, M., H.Abbas, A.Wahab and S.Haque, Fibular hypoplasia and complex brachydactyly (DU PAN syndrome) in an inbred Pakistani kindred. Am. J.Med.Genet. 36 (1990) 292–296.

Faiyas-Ul-Haque, M., W.Ahmad, S.H.E.Zaidi et al., Mutation in the cartilage-derived morphogeneic protein-1 gene in a kindred affected with fibular hypoplasia and complex brachydactyly (Du Pan syndrome). Clin.Genet. *61* (2002) 454–458.

Fryns, J.P., Serpentine fibula syndrome: a variant clinical presentation of Hajdu-Cheney syndrome?. Clin.Dysmorphol. *6* (1997) 287–288.

Fuhrmann, W., A.Fuhrmann-Rieger and F.de Sousa, Poly-, syn- and oligodactyly, aplasia or hypoplasia of fibula, hypoplasia of pelvis, and bowing of femora in three sibs - a new autosomal recessive syndrome. Eur.J.Pediat. *133* (1980) 123–129.

Genuardi, M., M.Zollino, A.Bellussi et al., Brachy/ectrodactyly and absence or hypoplasia of the fibula: An autosomal dominant condition with low penetrance and variable expressivity. Clin.Genet. *38* (1990) 321–326.

Lenz, W., M.Zygulska and J.Horst, FFU complex: an analysis of 491 cases. Hum.Genet. *91* (1993) 347–356.

Ramos, F.J., B.S.Kaplan, R.D.Bellah et a., Further evidence that the Hajdu-Cheney syndrome and the „Serpentine fibula-polycystic kindney syndrome" are a single entitiy. Am.J.Med.Genet. *78* (1998) 474–481.

Rosser, E.M., N.P.Mann, C.M.Hall and R.M.Winter, Serpentine fibula syndrome: expansion of the phenotype with three affected siblings. Clin.Dysmorphol. *5* (1996) 105–113.

Fieber, periodisches

- ▶ Mittelmeerfieber;
- ▶ Muckle-Wells-Syndrom;
- ▶ Kälte-Urticaria (Multisystem-Entzündungs-Krankheit);
- ▶ Mevalonazidurie

Filippi-Syndrom

▶ Syndaktylie

Fine-Lubinsky-Syndrom

Von vier sporadischen Fällen bekannte Kombination von Mikrostomie, Katarakt, flachem Gesicht mit hypoplastischen Nares und langem Philtrum, Oligodontie, Zahnhypoplasie, Schwerhörigkeit, Kraniostenose (Brachyzephalie) und Debilität. Ätiologie unklar. Embryofetopathie?

Literatur

Ayme S. and N.Philip, Fine-Lubinsky syndrome: a fourth patient with brachycephaly, deafness, cataract, microstomia and mental retardation. Clin. Dysmophol. *5* (1996) 55–60.

Suthers, G.K., A.E.Earle and S:M.Huson, A distinctive syndrome of brachycephaly, deafness, cataracts and mental retardation. Clin.Dysmorphol. *2* (1995) 342–345.

OMIM 601353

Fingerknöchelpolster,
Knuckle-Pads

Lokale Hautverdickung auf nicht genau bekannter genetischer Grundlage.
Der Basisdefekt ist unbekannt.

Krankheitswert
Fibröse Knoten oder Plaques über den Gelenken der Streckseite der Finger, seltener der Zehen. Gutartig, können auch durch mechanischen Druck induziert sein. Meist bei ▶ Du-Puytrenscher Kontraktur vorkommend. Bei zwei Familien auch als Bestandteil eines dominant bedingten Symptomenkomplexes mit ▶ Leukonychie, Palmoplantarkeratose und Taubheit (Schwann-Syndrom, Bart-Pumphrey-Syndrom, OMIM 149200) beschrieben.

Therapiemöglichkeiten
Nicht notwendig.

Häufigkeit und Vorkommen
Siehe ▶ Dupuytrensche Kontraktur, wahrscheinlich oft nicht auffallend.

Genetik
Autosomal dominanter Erbgang mit unvollständiger Penetranz wird angenommen. Die genetische Grundlage der Assoziation zur Dupuytrenschen Kontraktur ist unklar.

Familienberatung
Kein Anlass für genetische Familienberatung.

Fingernägel, Syndrom der gelben

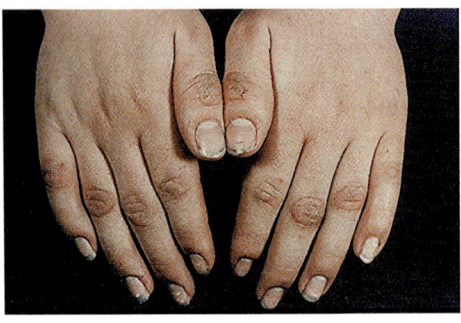

Fingerknöchelpolster. Hautverdickungen über den Fingerknöchelchen. (M. Voß)

Literatur

Crosby, E.F. and R.H.Vidurrizaga, Knuckle pads, leukonychia, deafness, and keratosis palmoplantaris: report of a family. Johns Hopkins Med.J. *139* (1976) 90–92.

Ramer, J.C., D.B.Vasily and R.L.Ladda, Familial leukonychia, knuckle pads, hearing loss and palmoplantar hyperkeratosis: an additional family with BART-PUMPHREY syndrome. J.Med.Genet. *31* (1994) 68–71.

Wise, D., Hereditary disorders of connective tissue. In: Jadassohn,J., Handbuch der Haut- und Geschlechtskrankheiten, Springer-Verl. Berlin, Heidelberg, New York 1966.

OMIM 149100

Fingernägel, Syndrom der gelben
▶ Yellow-nail-Syndrom

FINLEY-Syndrom,
FINLEY-MARKS-Syndrom, SEN (Scalp Ear Nipples)

Von mehreren Sippen und sporadischen Fällen (zusammen 30 Fälle) beschriebene autosomal dominant bedingte Kombination von Aplasie der Brustwarzen und anderen ektodermalen Dysplasien, Dysplasie der Nieren und ableitenden Harnwege, Kopfhautdefekt, Hypertelorismus und Ohrmuscheldysplasie. Katarakt. Keine geistige Behinderung. Lebenserwartung normal.

Literatur

Finley, A.Y. and R.Marks, A hereditary syndrome of lumpy scalp, odd ears and rudimentary nipples. Brit.J.Dermatol. *99* (1978) 423–430.

Plessis, G., M.Le Treust and M.Le Merrer, Scalp defect, absence of nipples, ear anomalies, renal hypoplasia: another case of FINLAY-MARKS syndrome. Clin. Genet. *52* (1997) 231–234.

Piccard, C., S.Conderc, T.Scojaei et al., Scalp-ear-nipple (FINLEY-MARKS) syndrome. A familial case with renal involvement. Clin.Genet. *56* (1999) 170–172.

OMIM 181270

Fischaugen-Krankheit
▶ Lecithin-Cholesterol-Acetyltransferase-Mangel

Fischgeruch-Syndrom
▶ Trimethylaminurie

FISHMAN-Syndrom
▶ Lipomatose, encephalokraniokutane

FLEISCHER-Syndrom
▶ Hypogammaglobulinämie

Fletcher-Faktor-Mangel
▶ Faktor-XII-Mangel

Floating-Harbor-(Homburg-) Syndrom,
PELLETIER-LEISTI-Syndrom

Seit 1973 von mehr als 20 sporadischen und Geschwisterfällen beschriebene Kombination von Verzögerung der Sprachentwicklung, nasaler Sprache, primordialem Kleinwuchs (auf Wachstumshormon ansprechend) sowie dreieckigem Gesicht mit tiefliegenden Augen, großer, knolliger Nase, schmaler Oberlippe, großem Mund, Retrogenie, Synostosis der Sutura metopica und langen Wimpern. Differentialdiagnose zum SILVER-RUSSEL-Syndrom vor allem wegen der Fazies, zum RUBINSTEIN-TAYBI-Syndrom anhand der normalen Daumen und der Intelligenzentwicklung sowie zum SHPRINTZEN-Syndrom anhand der fehlenden velo-palatalen und kardialen Symptomatik. Wahrscheinlich autosomal rezessiv bedingt.

Literatur

Fryns, J.P., A.Kleczkowska, J.Timmermans and H.van den Berghe, The Floating-Harbor syndrome: two affected siblings. Clin.Genet. *50* (1996) 217–219.

Hersh, J.H., K.R.Groom, F.F.Yen and G.D.Verdi, Changing phenotype in Floating-Harbor syndrome. Am.J.Med.Genet. *76* (1998) 58–61.

Houlston, R.S., A.L.Collins, N.R.Dennis and I.K.Temple, Further observations in the Floating-Harbor. Clin.Dysmorphol. *3* (1994) 143–149.

Majewski, F. and H.G.Lenard, The Floating-Harbor syndrome. Eur.J.Pediatr. *150* (1991) 250–252.

OMIM 136140

Floppy-baby
▶ Central-core-Myopathie

Fluoracil-Sensitivität
▶ Dihydropyrimidin-Dehydrogenase-Mangel

FLYNN-AIRD-Syndrom
▶ Taubheit (Tab. IV.B)

FOARD
▶ REGENBOGEN-DONNAI-Syndrom

Fokale dermale Hypoplasie
▶ GOLTZ-GORLIN-Syndrom

Folatstoffwechselstörungen

Gruppe von Störungen, die zu einem Folsäuredefizit führen. Folsäure spielt als Vitamin (Coferment) vor allem bei der Purin- und Pyrimidinbiosynthese und im Aminosäurestoffwechsel eine Rolle. Die bei den unterschiedlichen Folatstoffwechselstörungen relativ einheitliche Symptomatik lässt sich davon ableiten.

1. Folatmalabsorption (OMIM 229050): Störung der gastrointestinalen Folatabsorption oder des Folattransportes auf der Grundlage eines Folatrezeptordefektes. Megaloblastenanämie von den ersten Lebenstagen an. Geistige Retardation, epileptiforme Anfälle, Athetose. Klinische und biochemische Normalisierung durch Folsäuregaben intramuskulär oder in hohen Dosen oral. Wenige sporadische und Geschwisterfälle beschrieben. Autosomal rezessiv bedingt. Genort 11q13. Nachweis durch Bestimmung der Folatkonzentration in den Körperflüssigkeiten.

2. Enzymopathien: Schwere klinische Demyelinisationserscheinungen. Jeweils autosomal rezessiver Erbgang. Dihydrofolat-Reduktase-Mangel (DHFR, OMIM 126060), Genort 5q11.1-q13.3; Methyl-Tetrahydrofolat-Cyclohydrolase-Mangel (MTHFD, OMIM 172460); 5,10-Methylen-Tetrahydrofolat-Reduktase-Mangel (MTHFR, OMIM 236250), Genort 1p36.3; ▶ *Homozystinurie*, Disposition zu Neuralrohrdefekten und Okklusiven Arterienerkrankungen und Koronarsklerose; Homocystein-Methyltransferase-Mangel (OMIM 151570); Glutamat-Formiminotranferase-Mangel (OMIM 229100).

Pränatale Diagnostik durch Enzymbestimmung in kultivierten Fruchtwasserzellen möglich.

Bisher sind von jeder der genetisch bedingten Folatstoffwechselstörungen nur wenige Fälle bzw. Sippen beschrieben worden. Ob subklinische Abweichungen im Folatstoffwechsel bei der Frau (Heterozygotie) zu Extremitätenfehlbildungen und ▶ *Neuralrohrdefekten* des Kindes disponieren, ist noch unklar.

Literatur

Ragoussis, J., G.Senger, J.Trowsdale and I.G.Campbell, Genomic organization of the human folate receptor genes on chromosome 11q13. Genomics *14* (1992) 423–430.

Rozen, R., Molecular genetic aspects of hyperhomocysteinemia and its relation to folic acid. Clin. Invest.Med. *19* (1996) 171–178.

Urbach, J., A.Abrahamov and N.Grossowicz, Congenital isolated folic acid malabsorption. Arch.Dis. Child. *62* (1987) 78–80.

Yates, J.R.W., M.A.Ferguson-Smith, A.Shenkin et al., Is disordered folate metabolism the basis for the genetic predisposition to neural tube defects? Clin. Genet. *31* (1987) 279–287.

FÖLLING-Syndrom
▶ Phenylketonurie

Foramina parietalia permagna,
Fenestrae parietales symmetricae, Catlin-Marks, BONNAIRE-Syndrom

Genetisch bedingte Dysplasie der Ossa parietalia auf der Grundlage einer Genmutation.
Der Basisdefekt der lokalen Ossifikationsstörung betrifft zwei an der Entwicklung der Schädelknochen beteiligte Produkte von Meta- bzw. Non-Homeobox-Genen: *MSX2* und *ALX4*.

Krankheitswert
Angeboren. Membranös verschlossene, im Erwachsenenalter ca. 5 cm große ovale, ein- oder beidseitige Öffnungen in den Scheitelbeinen. Mongoloide Lidachsenstellung. Ohne klinische Bedeutung. In einer Sippe in 3 aufeinanderfolgenden Generationen Kombination mit Ptosis. Teilweise noch andere Schädelknochen beteiligt (Cranium bidifum). Symptomatisch in Kombination mit Brachymikrozephalie und multiplen Exostosen im Rahmen eines contiguous gene syndrome in 11p11.2, ▶ POTOCKI-SHAFFER-*Syndrom*.

Therapiemöglichkeiten
Unnötig.

Häufigkeit und Vorkommen
Mehrere Sippen mit Merkmalsträgern in bis zu 5 aufeinanderfolgenden Generationen beschrieben. Etwa 200 Fälle publiziert. Frequenz 1:25.000. Androtropie.

Genetik
Autosomal dominanter Erbgang. Genorte: 11p11.2 (*ALX4*), bei POTOCKI-SHAFFER-Syndrom = ▶ *DEFECT11-Syndrom* (OMIM 601224, 605420) weitere benachbarte Genorte betroffen (Mikrodeletion, contiguous gene syndrome); 5q34-35 (*MSX2*), Allelie zum Typ Boston der ▶ *Kraniosynostose*.

Familienberatung
Nicht-symptomatische F.p.p. familienberaterisch bedeutungslos. Auf die Gefährlichkeit von Traumen und Infektionen im Bereich der Ossa parietalia sollte hingewiesen werden.

Literatur
Little, B.B., K.A.Knoll, V.R.Klein and K.B.Heller, Hereditary cranium bifidum and symmetric parietal foramina are the same entity. Am.J.Med.Genet. *35* (1990) 453–458.

Shaffer, L.G., J.T.Hecht, D.H.Ledbetter and F.Greenberg, Familial interstitial deletion 11(p11.12p12) associated with parietal foramina, brachymicrocephaly, and mental retardation. Am.J.Med.Genet. *45* (1993) 581–583.

Wu, Y.-Q., J.L.Badano, C.McCaskill et al., Haploinsufficiency of *ALX4* as a potential cause of parietal foramina in the 11p11.2 contiguous gene deletion syndrome. Am.J.Hum.Genet. *67* (2000) 1327–1332.

Wuyts, W., W.REARDON, S.Preis et al., Identification of mutations in the *MSX2* homeobox gene in families affected with foramina parietalia permagna. Hum.Molec.Genet. *9* (2000) 1251–1255.

OMIM 168500

FORBES-Syndrom
▶ Glykogenose Typ III

FORNEY-ROBINSON-PASCOE-Syndrom
▶ Taubheit (Tab. VIII.D)

FORSIUS-ERIKSSON-Typ des Albinismus
▶ Albinismus oculi

FOTHERGILL-Syndrom
▶ Trigeminusneuralgie

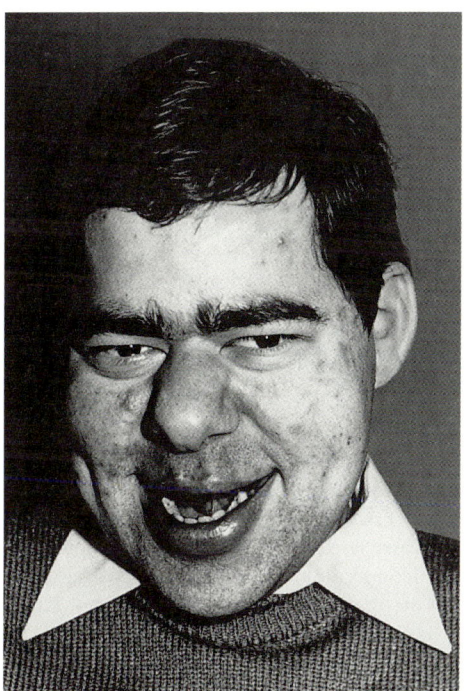

FOUNTAIN-Syndrom. Grobe Gesichtszüge mit dicken Lippen und Wangen. (J.P. Fryns)

FOURMAN-FOURMAN-Syndrom
▶ Schwerhörigkeit und Präaurikularanhänge

FRACCARO-LANGER-SALDINO-Syndrom
▶ Achondrogenesis Typ BII

Fragile-X-Syndrom
▶ MARTIN-BELL-Syndrom

Fragezeichenohr
▶ Auriculo-Condylares Syndrom

FRANCESCHETTI-Syndrom,
Mandibulo-Faziale Dysostose,
TREACHER-COLLINS-Syndrom

Genetisch bedingter Komplex von Fehlbildungen auf der Grundlage einer Genmutation.
Der Basisdefekt betrifft ein an der kranio-fazialen Entwicklung beteiligtes Nukleo-Phosphoprotein Treacle.

Krankheitswert
Angeborene Fehlbildungen vor allem im Kieferbereich mit Mikrogenie, Mikrotie, Gehörgangsaplasie und Schwerhörigkeit bis Taubheit (Tab. VI.C). Typische Fazies durch antimongoloide Lidachsenstellung und Unterlidkolobom. Große intra- und interfamiliäre Variabilität hinsichtlich der Art und der Schwere der Fehlbildungen. Klinisch werden verschiedene Formen unterschieden (komplett, inkomplett, abortiv, atypisch), die sich jedoch genetisch nicht voneinander abgrenzen lassen, d.h. gemeinsam in einer Familie vorkommen können. Siehe auch ▶ NAGER-Syndrom.

Häufigkeit und Vorkommen
Über 155 Fälle publiziert. Teilweise familiär in aufeinanderfolgenden Generationen. Neumutationen mit dem Alter des Vaters zunehmend.

FOUNTAIN-Syndrom

Bisher von zwei Geschwisterschaften und einem sporadischen Fall beschriebenes Syndrom aus schwerer geistiger Retardation, epileptischen Anfällen, angeborener Taubheit (Tab. VI.S), kurzen breiten Händen und Füßen, dicken Schädelknochen, Kyphose und typischer Fazies mit dicken Wangen und Lippen. Autosomal rezessiver Erbgang.

Literatur
Fountain,R.B., Familial bone abnormalities, deaf mutism, mental retardation, and skin granuloma. Proc. Roy.Soc. Med. 67 (1974) 878–879.

Fryns,J.P., A.Dereymaeker, M.Hoefnagels and H.Van den Berghe, Mental retardation, deaf mutism, skeletal abnormalities and coarse face with full lips. Confirmation of the FOUNTAIN syndrome. 7th ICHG Berlin 1986, Abstr. GI.28. S.255.

OMIM 229120

Franceschetti-Jadassohn-Syndrom

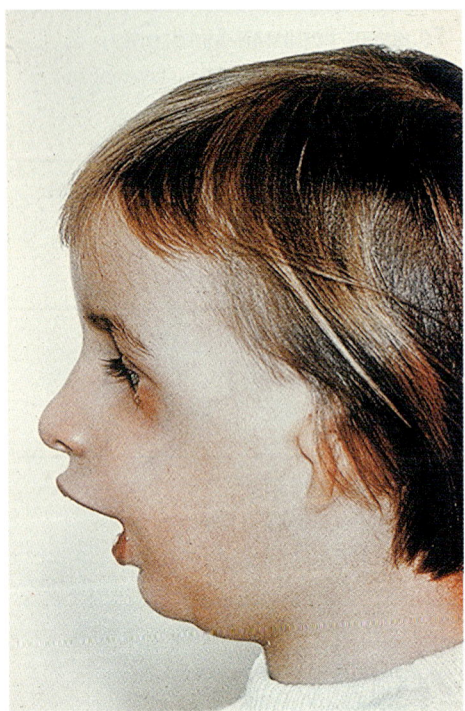

FRANCESCHETTI-**Syndrom**. Wimpernaplasie der Unterlider, Jochbeinhypoplasie, eingesunkene Wangen, Mikrotretrognathie und Mikrotie. (Ch. Opitz)

Therapiemöglichkeiten
Symptomatische Korrekturen unbefriedigend, chirurgische Korrekturen kompliziert durch erschwerte Intubation.

Häufigkeit und Vorkommen
Inzidenz etwa 1:50.000. Mehr als 60% der Fälle beruhen wahrscheinlich auf Neumutationen.

Genetik
Autosomal dominanter Erbgang, variable Expressivität. Geschwisterfälle mit negativer Familienanamnese kommen vor: autosomal rezessive Form? Penetranz unterschiedlich, weibliche Merkmalsträger haben einen höheren Anteil von Kindern mit F. als männliche. Genort 5q32-33.1 (*TCOF1*, TREACHER-COLLINS-FRANCESCHETTI, Treacle, OMIM 606847).

Familienberatung
Differentialdiagnose zum ▶ NAGER-*Syndrom* mit Extremitätenfehlbildungen, zu ▶ *Dysostosis maxillo-facialis*, ▶ *Chondrodysplasia punctata* und zu ▶ *Okulo-Aurikulo-Vertebraler Dysplasie* notwendig. Auf die intrafamiliäre Variabilität in der Merkmalsausprägung muss geachtet werden, wobei innerhalb einer Geschwisterschaft aber nicht in aufeinanderfolgenden Generationen weitgehende Übereinstimmung besteht. Das empirische Risiko für weitere Merkmalsträger in der Geschwisterschaft eines sporadischen Falles wird mit 1:20 angegeben. Pränatale molekulargenetische Diagnostik mit Hilfe flankierender Marker möglich.

Literatur
Dixon, M.J., TREACHER-COLLINS syndrome. Hum. Molec.Genet. *5* (1996) 1391–1396.

Dixon, J., C.Brakebusch, R.Fässler and M.J.Dixon, Increased levels of apoptosis in the perfusion neural folds underlie the craniofacial disorder, TREACHER-COLLINS syndrome. Hum.Molec.Genet. *9* (2000) 1473–1480.

Jabs, E.W., X.Li, C.A.Coss et al., Mapping the TREACHER-COLLINS syndrome to locus 5q31.3-33.3. Genomics *11* (1991) 193–198.

Murty, P.S., P.Hazarika, B.Rajshekhar and G.K.Hebbar, Familial TREACHER-COLLINS syndrome. J. Laryngol.Otol. *102* (1988) 620–622.

TREACHER-COLLINS Syndrome Colllaborative Group, Positional cloning of a gene involved in the pathogenesis of TREACHER COLLINS syndrome. Nature Genet. *12* (1998) 130–136.

OMIM 154500, 248390

FRANCESCHETTI-JADASSOHN-Syndrom
▶ NAEGELI-Syndrom

FRANÇOIS-Syndrom,
Dystrophia dermo-chondro-cornealis

Genetisch bedingte Lipidose auf der Grundlage einer Genmutation.
Der zu den Lipidablagerungen und den anderen Anomalien führende Stoffwechseldefekt ist unklar.

Krankheitswert
Erstmanifestation klinischer Erscheinungen im Kindesalter. Visuseinschränkung durch Hornhauttrübung. Beeinträchtigung durch osteochondrale Veränderungen des distalen Extremitätenskeletts. Xanthome der Haut an den Fingern, Ellenbogen, Ohrmuscheln, der Nase, u.a. Intelligenz und Lebenserwartung normal.

Therapiemöglichkeiten
Symptomatisch-chirurgische Korrekturen mit befriedigendem Erfolg.

Häufigkeit und Vorkommen
Seit Erstbeschreibung 1949 wenige Geschwisterschaften und sporadische Fälle publiziert.

Genetik
Autosomal rezessiver Erbgang.

Familienberatung
Differentialdiagnose zu den Mukopolysaccharidosen Typ I und II und zu anderen Syndromen mit Xanthomatosen bzw. Hornhautdystrophien notwendig.

Literatur
Caputo, R., N.Sambvani, M.Monti et al., Dermochondrocorneal dystrophy (FRANÇOIS syndrome): report of a case. Arch.Derm. *124* (1988) 424–428.
Ruiz Maldonado, R., L.Tanayo et E.Valasques. Dystrophie dermo-chondro-cornéenne familiale (syndrome de FRANÇOIS). Ann.Derm.Vénérol. *104* (1977) 475–478.

OMIM 221800

FRANÇOIS-Syndrom
s.a.
▶ Kryptophthalmie

FRANK-TEMTAMY-Syndrom
▶ Megalocornea

FRANKLIN-Krankheit
▶ Plasmozytom

FRASER-Syndrom
▶ Kryptophthalmie

FRASIER-Syndrom
Kombination von XY-Gonadendysgenesie (Streak-Gonaden) mit entsprechender Neigung zu operationsbedürftigen Gonadoblastomen und progredienter Glomerulopathie. Proteinurie und Nephhrotisches Syndrom im Kindes- oder frühen Ersachsenenalter. Nierentransplantation erfolgreich. Differentialdiagnose zum WAGR-Syndrom (▶ WILMS-*Tumor*, ▶ DENYS-DRASH-*Syndrom*) anhand des fehlenden WILMS-Tumors aufgrund einer Allelie unsicher, nur molekulargenetisch möglich: *WT1*-Gen: Splice-site-Mutation im Intron 9. Genort 11p13, Allelie mit WILMS-Tumor und DENYS-DRASH-Syndrom.

Literatur
Barbaux, S., P.Niaudet, M.-C.Gubler et al., Donor splice-site mutations in *WT1* are responsible for FRASIER syndrome. Nature Genet. *17* (1997) 467–470.
Kikuchi, H., A.Takata, Y.Akasaka et al., Do intron mutation affecting splicing of *WT1* exon 9 cause FRASIER syndrome? J.Med.Genet. *35* (1998) 45–48.
Klamt, B., A.Koziell, F.Poulat et al., FRASIER syndrome is caused by defective alternative splicing of *WT1* leading to an altered ratio of *WT1+/-KTS* splice isoforms. Hum.Molec.Genet. *7* (1998) 709–714.
Kohsaka, T., M.Tagawa, Y.Kakekoshi et al., Exon 9 mutations in the *WT1* gene, without influencing KTS splice isoforms, are also responsible for FRASIER syndrome. Hum.Mutet. *14* (1999) 466–470.
Poulat, F., D.Morin, A.König et al., Distinct molecular origins for DENYS-DRASH and FRASIER syndromes. Hum.Genet. *91* (1993) 285–286.

OMIM 136680

FREEMAN-SHELDON-Syndrom,
Kranio-Karpo-Tarsale Dystrophie, Whistling face syndrome

Genetisch bedingte Arthrogrypose auf der Grundlage einer Genmutation.

Der zu dem Symptomenkomplex führende Basisdefekt (Myopathie?) ist unbekannt.

Krankheitswert

Charakteristisches Aussehen durch Hypomimie, tiefliegende Augen mit Ptosis und Hypertelorismus, Blepharophimose, flaches Gesicht, kleinen gespitzten Mund, langes Philtrum und Spalten der Nasenflügel, Trismus, Kamptodaktylie mit Windmühlenflügelstellung der Finger, Klumpfuß: Distale multiple Arthrogrypose nicht obligat (DA2, ▶ *Arthrogryposis multiplex congenita, Typ 2*), Skoliose. Teilweise Spina bifida. Intelligenz und Lebenserwartung meistens nicht eingeschränkt.

Therapiemöglichkeiten

Eventuell chirurgische Korrekturen und physiotherapeutische Behandlung mit gutem Erfolg.

Häufigkeit und Vorkommen

Seit Erstbeschreibung 1938 mehr als 100 Fälle publiziert, davon die Hälfte sporadisch und mehrere Familien mit Merkmalsträgern in zwei aufeinanderfolgenden Generationen.

Genetik

Autosomal dominanter Erbgang mit intrafamiliär variabler, generell leichterer Symptomatik als bei den sporadischen Fällen. Die Grenze zum Typ 1 der distalen Arthrogryposis multiplex congenita besteht nur in der fazialen Symptomatik und ist unscharf (Allelie?). Neuerdings wird auch die Existenz eines autosomal rezessiven Typs diskutiert (in zwei Familien Geschwisterfälle bei Konsanguinität der gesunden Eltern), dem wahrscheinlich ein Teil der sporadischen Fälle zuzurechnen ist. Genort einer nicht ganz typischen milderen Form (DA2B) 11p15.5.

Familienberatung

Differentialdiagnose zur distalen Arthrogrypose (nosologische Abgrenzung unscharf) und zum ▶ *Trismus-Pseudokamptodaktylie-Syndrom* wichtig. Diagnostisch bedeutsam ist eine H-förmige Furche unter der Unterlippe. Ist ein Elternteil eines Probanden betroffen, kann von autosomal dominantem Erbgang ausgegangen werden. Bei sporadischen Fällen besteht ein Wiederholungsrisiko für Geschwister.

Literatur

Dallapiccola, B., A.Giannotti, A.Lembo and L.Sagui, Autosomal recessive form of whistling face syndrome in sibs. Am.J.Med.Genet. *33* (1989) 542–544.

Krakowiak, P.A., J.R.O'Quinn, J.F.Bohnsack et al., A variant of FREEMAN-SHELDON syndrome maps to 11p15.5-pter. Am.J.Hum.Genet. *60* (1997) 426–432.

Krakowiak, P.A., J.F.Bohnsack, J.C.Carey and M.Bamshad, Clinical analysis of a variant of FREEMAN-SHELDON syndrome (DA2B). Am.J.Med.Genet. *76* (1998) 93–98.

Sanchez, J.M. and O.P.Kaminker, New evidence for genetic heterogeneity of the FREEMAN-SHELDON syndrome. Am.J.Med.Genet. *25* (1986) 507–511.

Toydemir, P.B., R.Toydemir and I.Bokesoy, Whistling face phenotype without limb abnormalities. Am.J.Med.Genet. *86* (1999) 86–87.

OMIM 277720, 193700

FRIED-Syndrom,
MRX21

Von einer großen schottischen Sippe beschriebene geistige Retardation mit Hydrozephalus (Ventrikeldilatation), spastischer Diplegie, Basalganglienverkalkung und leichter Gesichtsdysmorphie. Differentialdiagnose zu MASA (▶ *Hydrozephalus*) und FAHR-Syndrom notwendig. X-chromosomal rezessiv, Genort Xp22-p21.3 (*IL1RAPL*, **IL1**-**R**eceptor **A**ccessory-like **P**rotein, OMIM 300206).

Literatur

Fried, K., X-linked mental retardation and/or hydrozephalus. Clin.Genet. *3* (1974) 258–263.

Strain, L., A.F.Wright and D.T.Bonthron, FRIED syndrome is a distinct X linked mental retardation syndrome mapping to Xp22. J.Med.Genet. *34* (1997) 535–540.

FRIEDREICH-Syndrom,
FRIEDREICHsche Ataxie

Heredo-Ataxie auf der Grundlage einer Genmutation.

Es besteht eine Degeneration im Bereich des Cerebellums, der Pyramidenbahn und der Medulla oblongata, durch eine Synthesestörung eines am Eisen- oder Eisen-Schwefel-Transport beteiligten Mitochondrien-Proteins (Frataxin, X25, mit Phosphatidylinositol-4-Phosphat-5-Kinase-Aktivität?). Es kommt über einen Aconitase-Mangel und mangelnde Aktivität eines mitochondrialen Eisen-Schwefel-Proteins zu einer Störung der Eisenhomeostase und zu Eisenablagerungen in den Mitochondrien z.B. des Herzmuskels, woraus sich die Herz-Symptomatik erklärt. Ein Zusammenhang mit einer Störung der synaptischen Transmission wird vermutet. Zumindest bei einer nosologisch nicht klar abgegrenzten Form besteht ein selektiver Vitamin-E-Mangel bei normaler Fettabsorption (▶ *Ataxie mit Vitamin-E-Mangel*).

Krankheitswert

Erstmanifestation meistens zwischen 4. und 20. Lebensjahr (im Durchschnitt mit 12 Jahren), selten früher oder später, innerhalb einer Geschwisterschaft relativ konstant. Spino-cerebelläre Ataxie, Nystagmus, Sprachstörungen, Reflexanomalien. Charakteristische Fußdeformität (Hohlfuß, FRIEDREICHscher Fuß). Langsam progrediente Kyphoskoliose, Muskelatrophien, Wesensveränderungen, Demenz Hypertrophe Kardiomyopathie (in 50% der Fälle Todesursache). Häufig Diabetes mellitus. Bei etwa 5% Sehverlust durch Optikus-Atrophie und sensorineuraler Hörverlust (▶ *Taubheit*, Tab. V.H). Lebenserwartung durchschnittlich 30-40 Jahre. Neuerdings klinisch leichtere frühmanifeste cerebelläre Ataxie ohne Diabetes und Herzfehler mit besserer Prognose unterschieden (s.a. ▶ *Cerebelläre Ataxie Typ* MENZEL, ▶ *Spinocerebelläre Ataxien*).

Therapiemöglichkeiten

Symptomatisch-konservative Behandlung ohne große Erfolge. Cholinerge Medikamente eventuell erfolgreich.

Häufigkeit und Vorkommen

Von allen Erdteilen beschrieben. Frequenz nach schwedischen Angaben 1:30.000–25.000, in Mitteleuropa 1:75.000. Effektive Fruchtbarkeit wegen geringer Heiratschancen niedrig. Übererwartungsgemäß hohe Konsanguinitätsrate der Eltern. Gehäuft in umschriebenen nordamerikanischen Populationen französischer Provenienz.

Genetik

Autosomal rezessiver Erbgang, variable Expressivität. Es besteht eine Compound-Heterozygotie, Homozygotie oder Heterozygotie unter Beteiligung eines Allels mit einer instabilen intragenischen Repeatsequenz-Expansion (GAA)n von 66 bis über 1.300. 94% der Patienten sind Repeatexpansions-Homozygote. Die Repeatanzahl liegt normalerweise zwischen 7 und 29. Die Schwere der Erscheinungen einschließlich eines frühen Manifestationsalters korreliert mit der Anzahl der Repeats. Verschiedene vom klassischen Typ abweichende, häufig auf eine Sippe beschränkte spinocerebelläre Ataxien mit unterschiedlichen Begleitsymptomen werden teilweise unter dem Oberbegriff FRIEDREICHsche Ataxie zusammengefasst, eine genaue Abgrenzung der FA im engeren Sinne ist erst von der noch nicht abgeschlossenen molekulargenetischen Systematik der Ataxien zu erwarten. In einzelnen Sippen auch autosomal dominanter Erbgang eines dem F. sehr ähnlichen Symptomenkomplexes mit späterem Beginn und leichterem Verlauf bekannt. Eine klinisch leichter verlaufende autosomal dominante Form der cerebellären Ataxie mit erhaltenen Sehnenreflexen hat 1981 erstmals HARTUNG beschrieben, sie hat sich als Typ 7 der ▶ *Spinocerebellären Ataxien* erwiesen. Die genetische Grundlage der klinischen Heterogenität ergibt sich erst allmählich aus den molekulargenetischen Befunden. Genorte des klassischen Typs, auch in seiner spätmanifesten Form: 9q13 (*X25*), des Typs mit selektivem ▶ *Vitamin-E-Mangel*: 8q13 (*TTP1*, α-Tokopherol-Transferprotein), einer autosomal dominanten infantilen finnischen Form mit weiteren neurologischen Ausfallserscheinungen (OMIM 136600, Ophthalmoplegie, Schwerhörigkeit, Athetose, Optikusatrophie, Epilepsie und Hypogonadismus im weiblichen Geschlecht): 10q23.3-24.1, ▶ *Spinocerebelläre Ataxie Typ 8*?

Familienberatung

Bei erbprognostischen Einschätzungen kann von einer gewissen intrafamiliären Konstanz des Erstmanifestationsalters und der Schwere der Merkmalsausbildung ausgegangen werden. Nachweis des Typs nur molekulargenetisch möglich. Die Anzahl der Repeats korreliert mit der Schwere der Erscheinung und umgekehrt mit dem Erstmanifestationsalter. Bei Vererbung über den Vater kann eine Verkürzung und über die Mutter eine Verlängerung oder Verkürzung stattfinden. Die Repeatsequenzlänge unter Geschwistern ist durch diese meiotische Instabilität unterschiedlich, bei Heterozygoten gewöhnlich größer als bei Homozygoten. Pränatale Diagnostik und Heterozygotennachweis molekulargenetisch möglich. Differentialdiagnose zu anderen Ataxien, besonders zur Ataxie mit Vitamin-E-Mangel und zur ▶ Abetalipoproteinämie im Hinblick auf therapeutische Maßnahmen wichtig.

Literatur

Carvajal, J.J., M.A.Pook, M.dos Santos et al., REICH's ataxia gene encodes a novel phosphatidylinositol-4-phosphate 5-kinase. Nature Genet. 14 (1996) 157–162.

Campuzzano, V., L.Montermini, Y.Lutz et al., Frataxin is reduced in FRIEDREICH ataxia patients and is associated with mitochondrial membranes. Hum. Molec.Genet. 6 (1997) 1171–1780.

Chió, A., L.Orsi and M.P.Schiffer, Early onset cerebellar ataxia with retained tendon reflexes: Prevalence and gene frequency in an Italian population. Clin. Genet. 43 (1993) 207–211.

Doerflinger, N., C.Linder, K.Ouahchi et al., Ataxia with vitamin E deficiency: Refinement of genetic localisation and analysis of linkage disequilibrium by using new markers in 14 families. Am.J.Hum.Genet. 56 (1995) 1116–1124.

Duclos, F., U.Boschert, G.Sirugo et al., Gene in the region of the FRIEDREICH ataxia locus encodes a putative transmembrane protein expressed in the nervous system. Proc.Natl.Acad.Sci.USA 90 (1993) 109–113.

Filla, A., G.De Michele, G.Caruso et al., Genetic data and natural history of FRIEDREICH's disease: A study of 80 Italian patients. J.Neurol. 237 (1990) 345–351.

Juvonen, V., S.-M.Kulmala, J.Ignatius et al., Dissecting the epidemiology of a trinucleotide repeat disease – example of FRDA. 110 (2002) 36–40.

Monrós, E., M.D.Moltó, F.Martínes et al., Phenotype correlation and intergenerational dynamics of the FRIEDREICH ataxia GAA tinucleotide repeat. Am.J. Hum.Genet. 61 (1997) 101–110.

Nikali, K., A.Suomalainen, J.Terwilliger et al., Random search for shared chromosomal regions in four affected individuals: The assignment of a new hereditary ataxia locus. Am.J.Hum.Genet. 56 (1995) 1088–1095.

Puccio, H., and M.Koenig, Recent advances in the molecular pathogenesis of FRIEDREICH ataxia. Hum. Molec.Genet. 9 (2000) 887–892.

Schols, l., G.Amoiridis, H.Przuntek et al., FRIEDREICH´s ataxia. Revision of the phenotype according to molecular genetics. Brain 120 (1997) 2131–2140.

Rötig, A., P.de Lomlay, D.Chretien et al., Aconitase and mitochondrial iron-sulfur protein deficiency in FRIEDREICH ataxia. Nature Genet. 17 (1997) 215–217.

Wood, N.W., Diagnosing FRIEDREICH´s ataxia. Arch. Dis.Child. 78 (1998) 204–207.

OMIM 229300, 229310

FROMONT-Anomalie
▶ Polydaktylie

Frontallappen-Epilepsie, nächtliche
▶ Epilepsie

Fronto-Digitales Syndrom
▶ GREIG-Syndrom

Fronto-Fazio-Nasale Dysplasie (Dysostose)

Seit Erstbeschreibung 1981 von 8 sporadischen und Geschwisterfällen bekanntes Syndrom mit paramedianen unilateralen Spalten der Nase und des Augenlides. S-förmige Lidbegrenzung, Blepharophimose, Lagophthalmus, Kolobome, Epibulbäre Dermoide. Mikrophthalmie, Lippenspalte, Enzephalozelen des Hinterhauptes und intracranielle Lipome kommen vor. Wahrscheinlich autosomal rezessiv bedingt, in einem Fall bestand eine Translokation t(8;12)(q22;q21). Differentialdiagnose zu Amnionruptur-Sequenz (▶ Schnürfurchenbildung, 2.), ▶ Fronto-Nasaler Dysplasie, ▶ Okulo-Aurikulo-Vertebraler Dysplasie und zu isolierter Spaltbildung im Lippen-Kiefer-Gaumen-Bereich wichtig.

Literatur

Gollop, T.R., M.M.Kiota, R.M.M.Martins et al., Frontofacionasal dysplasia: evidence for autosomal recessive inheritance. Am.J.Med.Genet. 19 (1994) 301–305.

Habecker-Green, J., R.Naeem, R.M.Scott et al., De novo translocation (8;12) and frontofacionasal dysplasia in a newborn boy. Am.J.Med.Genet. 94 (2000) 179–183.

Suthers, G., D.David and B.Clark, Fronto-facio-nasal dysplasia. Clin.Dysmorphol. 6 (1997) 245–249.

Fronto-Metaphysäre Dysplasie
▶ Dysplasie, fronto-metaphysäre

Fronto-Nasale Dysplasie,
DE-MYER-Syndrom, Mittelgesichtsspalten-Syndrom

Komplex von Mittelgesichts- und z.T. Hirnfehlbildungen mit Sequenz-Charakter wahrscheinlich unterschiedlicher Ätiologie.

Krankheitswert
Angeborene mediane Gesichtsspalte unterschiedlicher Schwere: Spaltnase bis Nasenhypo- oder -aplasie, Dysplasie des Nasenknorpels, Hypertelorismus. Verschiedenartige Beteiligung benachbarter Regionen: Frontales Cranium bifidum, Gaumenspalte, Holoprosenzephalie, Lippenspalte. Arhinenzephalie, Corpus-callosum-Agenesie, Mikro- bis Anophthalmie und andere Augenfehlbildungen, Lippen-Kiefer-Gaumen-Spalte. Polydaktylie und Kranznaht-Synostose. Differentialdiagnostisch nicht sicher abgrenzbar. Bei bisher 15 Patienten mit ähnlicher Gesichtsspalte, Kleinwuchs, Dysplasien des Urogenitaltraktes und unterschiedliche andere Auffälligkeiten beschrieben: MALPUECH-Syndrom OMIM 248340).

Therapiemöglichkeiten
Chirurgische Korrekturen mit von der Schwere der Defekte abhängigem Erfolg.

Häufigkeit und Vorkommen
Etwa 100 Fälle publiziert. Bis auf wenige Sippen als sporadisch beschrieben, wobei familiäres Vorkommen bei verminderter Expressivität im männlichen Geschlecht nicht immer ausgeschlossen ist.

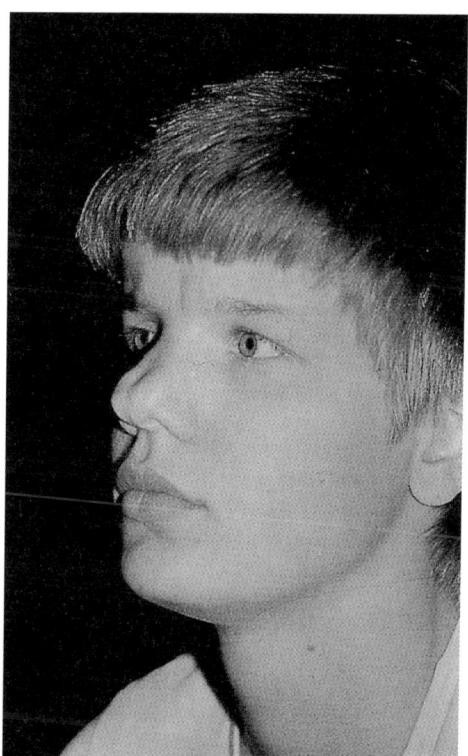

Fronto-Nasale Dysplasie. Hypertelorismus, niedrig-breiter Nasenrücken mit Längskerbung bis zur Nasenspitze. (Ch. Opitz)

Genetik
Es handelt sich um kein einheitliches Syndrom im ätiologischen Sinne, sondern um ein morphologisch abgegrenztes Fehlbildungsspektrum, das der Ausprägung nach in vier Typen eingeteilt wird und mit verschiedenartigen anderen Defekten kombiniert sein kann. Dabei spricht familiäres Vorkommen in 2 Sippen unsicher für autosomal dominanten (Kranio-Fronto-Nasale Dysostose, ▶ *Kraniostenose*), autosomal rezessiven (OMIM 229400) oder X-chromosomaler Erbgang mit Allelenunverträglichkeit und schwerer Manifestation nur bei Heterozygoten. Ein von RUPPRECHT und MAJEWSKI abgegrenztes Syndrom mit Arhinie, ▶ *PETERSscher Defektbildung* bzw. Mikrophthalmie, Choanalatresie und Gaumenspalte autosomal dominant mit variabler Expressivität stellen die Autoren außerhalb der Fronto-Nasalen Dysplasie. Kombination mit Polydaktylie und Kranz-

nahtsynostose autosomal dominant (OMIM 136760) oder X-chromosomal dominant mit Letalität im männlichen Geschlecht (OMIM 305645)? Kombination mit Augenanomalien, Lippen-Gaumen-Spalte, Kamptobrachydaktylie und anderen Skelettdysplasien autosomal rezessiv bedingt (Akro-Fronto-Fazio-Nasale Dysplasie, ▶ *NAGUIB-RICHIERI-COSTA-Syndrom*, OMIM 201181), ohne Skelettanomalien, ▶ *Fronto-Fazio-Nasale Dysplasie,* ▶ *Fazio-Fronto-Nasale Dysplasie.* Ausgeprägter Hypertelorismus mit Ptosis, starken Augenbrauen und Nabelanomalien ohne Nasenspalte (TEEBI-Hypertelorismus) wahrscheinlich autosomal dominant. MALPUECH-Syndrom autosomal rezessiv bedingt (OMIM 248340), aufgrund klinischer und radiologische Überschneidungen Allelie mit dem ▶ *JUBERG-HAYWARD-Syndrom* vermutet. Okulo-Aurikulo-Fronto-Nasale Dysplasie mit zusätzlichen Symptomen der ▶ *Okulo-Aurikulo-Vertebralen Dysplasie* autosomal rezessiv (14 sporadische und Geschwisterfälle bekannt). Mit dilatierten VIRCHOW-ROBIN-Spalten (Zysten und periventriculäre Heterotopien der grauen Substanz), großem Mund, breiter Nase, Hypertelorismus (SENER-Syndrom, OMIM 606156): Bisher nur sporadische Fälle bekannt. Siehe auch ▶ *Holoprosenzephalie,* ▶ *Cerebro-Fronto-Faziale Dysplasie.*

Familienberatung
Differentialdiagnose zu ▶ *GREIG-Syndrom*; spondylo-nasaler ▶ *Dysplasie*; ▶ *Valproat-Syndrom* und den ▶ *Oro-Fazio-Digitalen Syndromen* notwendig. Aufgrund des überwiegend sporadischen Vorkommens kann das Wiederholungsrisiko für Geschwister als niedrig angesehen werden (mit Ausnahme des MALPUECH-Syndroms), vorausgesetzt, bei Verwandten des Probanden sind Mikrosymptome, z.B. Fehlen eines vorderen Schneidezahnes, verminderter Bitemporaldurchmesser, ausgeschlossen. Eine starke interfamiliäre Variabilität der Merkmalsausprägung muss beachtet werden.

Literatur
Crisponie, G., A.R.Marras and A.Corrias, Two sibs with MALPUECH syndrome. Am.J.Med.Genet. *86* (1999) 294–299.

Fryburg, J.S., and K.Y.Lin, Frontonasal dysplasia in two successive generations. Am.J.Med.Genet. *46* (1993) 712–714.

Fryer, A.E., Child with fronto-facio-nasal dysplasia, HIRSCHSPRUNG's disease and hypospadias. Clin. Dysmorphol. *2* (1993) 120–122.

Guion-Almeida, M.L. and A.Richieri-Costa, Frontonasal dysplasia, macroblepharon, eyelid colobomas, ear anomalies, macrostomia, mental retardation and CNS structural anomalies: defining the phenotype. Clin.Dysmorphol. *10* (2001) 81–86.

Kapusta, L., H.G.Brunner and B.C.J.Hamel, Craniofrontonasal dysplasia. Eur.J.Pediatr. *51* (1992) 837–841.

Lynch, S.A., K.Hall, S.Precious et al., Two further cases of SENER syndrome: frontonasal dysplasia and dilated VIRCHOW-ROBIN spaces. J.Med.Genet. *37* (2000) 166–170.

Natarjan, U., M.Baraitser, K.Nicolaides and C.Gosden, Craniofrontonasal dysplasia in two male sibs. Clin.Dysmorphol. *2* (1993) 360–364.

Richieri-Costa, A., M.L.Guion-Almeida and N.A.B. Pagnan, Acro-fronto-facio-nasal dysostosis: Report of a new Brazilian family. Am.J.Med.Genet. *44* (1992) 800–802.

Ruprecht, K.W. und F.Majewski, Familiäre Arhinie mit PETERsscher Anomalie und Kiefermissbildungen, ein neues Fehlbildungssyndrom? Klin.Mbl.Augenheilk. *172* (1978) 708–715.

Selicorni, A., MALPUECH syndrome: a possible relationship with the WOLF-HIRSCHHORN/PITT-ROGER-DANKS phenotype. Am.J.Med.Genet. *95* (2000) 291.

Toriello, H.V., J.V.Higgins and R.Mann, Oculoauriculofrontonasal syndrome: report of another case and review of differential diagnosis. Clin.Dysmorph. *4* (1995) 338–346.

Toriello, H.V. and K.Delp, TEEBI hypertelorismus syndrome: report of a third family. Clin.Dysmorphol. *3* (1994) 335–339.

OMIM 136760, 161480, 203000, 305620

Fronto-Okuläres Syndrom
▶ Trigonozephalus

Frontotemporale Demenz
▶ Demenz, frontotemporale

Fronto-Oto-Palato-Digitale Osteodysplasie

▶ MELNICK-NEEDLES-Syndrom I;
▶ Fronto-metaphysäre Dysplasie und Oto-Palato-Digitales Syndrom II, neuerdings zur
▶ Fronto-Oto-Palato-Digitalen Osteodysplasie zusammengefasst (Allelie?).

Fruktosämie

▶ Fruktose-Intoleranz

Fruktose-Intoleranz,
Fruktosämie

Genetisch bedingter Enzymdefekt auf der Grundlage einer Genmutation.
Der Gendefekt manifestiert sich in einer verminderten Aktivität der Fruktose-1-Phosphataldolase B in der Leber, den Lymphozyten, den Nieren und der Darmschleimhaut oder nur in der Leber. Dadurch kann Fruktose-1,6-Phosphat nicht weiter zu Fruktose-6-Phosphat abgebaut werden. Es kommt zum Anstau von Fruktose-1-Phosphat und über eine kompetitive Hemmung des Glykogenabbaus und der Glukoneogenese zu schweren Hypoglykämien, aus denen sich die klinische Symptomatik weitgehend erklärt. Außerdem besteht eine erniedrigte organische Phosphatkonzentration im Blut. Zu entsprechenden biochemischen Erscheinungen kommt es auch bei Fruktose-1,6-Biphosphatase-Mangel.

Krankheitswert

Erstmanifestation mit dem Abstillen bzw. mit dem ersten Genuss von Obst und gesüßten Speisen. Symptome einer Hypoglykämie: Schweißausbrüche, Tremor, Erbrechen, Krämpfe vor allem bei frühem Abstillen, zunehmende Gedeihstörungen, Azidose, Nierenschaden mit Aminoazidurie. Im Säuglingsalter Neigung zu Hämorrhagien, Gefahr plötzlichen Kindstodes. Teilweise Austauschtransfusions-bedürftiger Icterus prolongatus neonatorum. Hepatomegalie, Schockzustände, zerebrale Schäden. Mit zunehmendem Lebensalter offenbar Steigerung der Fruktosetoleranz. Leicht bis subklinisch verlaufende Fälle sind bekannt, vor allem bei Fruktose-1,6-Diphosphatase-Mangel. Keine Karies der Zähne.

Therapiemöglichkeiten

Fruktose-, Saccharose- und Sorbit-freie Nahrung führt zur anhaltenden Besserung bzw. vollkommenen Normalisierung der klinischen und subklinischen Symptome. Vermeidung von Hungerzuständen, in Notsituationen Glukoseinfusion. Cave Fruktose- und Sorbitol-Infusionen! Bei den Patienten besteht eine angeborene Aversion gegen süße Speisen.

Häufigkeit und Vorkommen

Seit Erstbeschreibung über 70 Fälle publiziert. Inzidenz ca. 1:23.000. Fruktose-1,6-Diphosphatase-Mangel seltener.

Genetik

Autosomal rezessiver Erbgang. Heterogen. Multiple Allelie unterschiedlich schwerer Formen. Genorte: 9q21.3-22.2 (*ALDOB* Aldolase B), der 9q22.2-22.3 (*FBP1*, **F**ructose-1,6-**B**iphosphatase).

Familienberatung

Rechtzeitiges Erkennen im Säuglingsalter und entsprechende Diät außerordentlich wichtig. Fruktoseinfusionen können tödlich sein! Nachweis durch vorsichtige parenterale Fruktose-Belastung und Fruktose-Bestimmung im Urin oder durch Enzymbestimmung in Leukozyten nicht in allen Fällen aussagekräftig. Screening eventuell mit dem GUTHRIE-Test (Methionin) oder molekulargenetisch auf das wichtigste Allel durchführbar. Heterozygotentest und pränatale Diagnostik molekulargenetisch möglich. Differentialdiagnose zu anderen Kohlenhydratunverträglichkeiten notwendig.

Literatur

Adams, A., C.Reden and S.Menahem, Characterization of human fructose-1,6-biphosphate in control and deficient tissues. J.Inherid. Metab.Dis. *13* (1990) 829–848.

Ali, M., P.Rellos and T.M.Cox, Hereditary fructose intolerance. J.Med.Genet. *35* (1998) 353–365.

Brooks, C.C. and D.R.Tolan, A partially active mutant aldolase B from patients with hereditary fructose intolerance. FASEB J. *8* (1994) 107–113.

Fruktose-1,6-Biphosphatase-Mangel

Cross, N.C.P., D.R.Tolan, and T.M.Cox, Catalytic deficiency of human aldolase B in hereditary fructose intolerance caused by a common missense mutation. Cell 53 (1988) 881–885.

Kajihara, S., T.Mukai, Y.Arai et al., Hereditary fructose intolerance caused by a nonsense mutation of the aldolase B gene. Am.J.Hum.Genet. *47* (1990) 562–567.

Kikawa, Y., M.Inuzuka, B.Y.Jin et al., Identification of genetic mutation in Japanese patients with fructose-1,6-biphosphatase deficiency. Am.J.Hum. Genet. *61* (1997) 852–861.

Kopelt, B., A.P.Poge, P.Müller et al., Molekularbiologische Untersuchung und diagnostische Konsequenzen bei einer Familie mit hereditärer Fruktoseintoleranz. Monatsschr.f.Kinderhk. *144* (1996) 383–386.

Labrune, P., S.Chatelon, P.Huguet and M.Odieve, Unusual cerebral manifestation in hereditary fructose intolerance. Arch.Neurol. *47* (1990) 1234–1244.

OMIM 229600, 229700

Häufigkeit und Vorkommen
Selten beschrieben, da gewöhnlich nur durch Zufall aufgefunden. Reihenuntersuchungen ergaben eine Inzidenz von ca. 1:120.000.

Genetik
Autosomal rezessiver Erbgang. Genort 2p23.3-p23.2 (*KHK*, Ketohexokinase)

Familienberatung
Familienberaterisch bedeutungslos.

Literatur
Bonthron, D.T., N.Brady, I.A.Donaldson and B.Steinmann, Molecular basis of essential fructosuria: molecular cloning and mutational analysis of human ketohexokinase (fructokinase) Hum.Molec.Genet. *3*(1994) 1627–1633.

OMIM 229800

Fruktose-1,6-Biphosphatase-Mangel
▶ Fruktose-Intoleranz

Fruktosurie,
Lävulosurie

Genetisch bedingter Enzymdefekt auf der Grundlage einer Genmutation.
Der Gendefekt manifestiert sich in einem Mangel an Fruktokinase (Ketohexokinase) in der Leber. Dadurch unterbleibt die Phosphorylierung zu Fruktose-1-Phosphat und in Fett- und Muskelgewebe auch zu Fruktose-6-Phosphat und damit der Abbau der Fruktose. Es kommt zu einem Anstieg der Blutfruktose-Konzentration und zur Fruktosurie.

Krankheitswert
Der Stoffwechseldefekt besteht ohne klinische Symptome.

Therapiemöglichkeiten
Unnötig.

FRYNS-Syndrom

Genetisch bedingter Symptomenkomplex auf der Grundlage einer Genmutation.
Ein Basisdefekt ist unbekannt.

Krankheitswert
Pränatal Hydramnion. Nicht lebensfähige Neugeborene bzw. Totgeborene durch posterolaterale Zwerchfellagenesie, Hydrops, Chylothorax, Lungenhypoplasie und schwere Anomalien des Gastrointestinaltraktes. Herzfehler, Corpus-callosum-Agenesie und andere Hirnfehlbildungen. Kraniofaziale Dysmorphien, grobe Gesichtszüge, Makrostomie, Lippen-Gaumen-Spalte. Mikroretrogenie. Schmaler Thorax mit weitstehenden hypoplastischen Mamillen. Periphere Extremitätenhypoplasie, Brachytelephalangie mit Nagelhypoplasie, Dysplasien des Urogenitalsystems mit Uterus bicornis bzw. AARSKOG-ähnlichem Skrotum. Fakultativ Hygroma colli und multiple Pterygien.

Therapiemöglichkeiten
Chirurgische Korrektur des Zwerchfelldefektes mit unbefriedigendem Erfolg.

Häufigkeit und Vorkommen

Seit Erstbeschreibung 1978 mehr als 50 Geschwister- und sporadische Fälle bekannt. Eine entsprechende Symptomenkombination kommt gehäuft bei Chromosomopathien vor: Trisomie 13, Trisomie 18, strukturelle Aberrationen unterschiedlicher anderer Chromosomen. Inzidenz unter perinatalen Todesfällen 4:100.

Genetik

Die Geschwisterfälle und die Konsanguinität der Eltern sprechen für autosomal rezessiven Erbgang. Wahrscheinlich heterogen.

Familienberatung

Differentialdiagnose zu anderen ▶ *Zwerchfellanomalien*, zu chromosomal bedingten Fehlbildungskomplexen (▶ *PALLISTER-KILLIAN-Syndrom*) und zum ▶ *PERLMAN-Syndrom* notwendig. Abgrenzung zum ▶ *Pterygium-Syndrom* nicht ganz klar. Pränatale Diagnostik durch Sonografie ab 20. SSW möglich. α-Fetoprotein-Konzentration in Fruchtwasser und mütterlichem Serum erhöht.

Literatur

Cunniff, C., K.L.Jones, H.M.Saal and H.J.Stern, FRYNS syndrome: an autosomal recessive disorder associated with craniofacial anomalies, diaphragmatic hernia, and distal digital hypoplasia. Pediatrics 85 (1990) 499–504.

Dean, J.C.S., D.A.Couzin, E.S.Gray et al., Apparent FRYNS' syndrome and aneuploidy: evidence for a disturbance of the midline developmental field. Clin.Genet. 40 (1991) 349–352.

Kershisnik, M.M., C.M.Craven, A.L.Jung et al., Osteochondrodysplasia in FRYNS syndrome. Am.J.Dis.Child. 145 (1991) 656–660.

Pinar, H., M.W.Carpenter, D.Abuelo and D.B.Singer, FRYNS syndrome: a new definition. Pediatr.Pathol. 14 (1994) 467–478.

Veldman, A., R.Schlösser, A.Allendorf et al., Bilateral congenital diaphragmatic hernia: differentiation between PALLISTER-KILLIAN and FRYNS syndromes. Am.J.Med.Genet. 111 (2002) 86–87.

Willems, P.J., G.H.A.Keersmaekers, K.E.Dom et al., FRYNS syndrome without diaphragmatic hernia? Am.J.Med.Genet. 41 (1991) 255–257.

OMIM 229850

FUHRMANN-Syndrom

▶ Fibula-Anomalien,
▶ AL-AWADI/RAAS-ROTHSCHILD-Syndrom

Fukosidose

Genetisch bedingte Mukolipidose auf der Grundlage einer Genmutation.

Der Gendefekt manifestiert sich in einer verminderten Aktivität der lysosomalen α-L-Fukosidase-Isoenzyme in Leber, Nieren, Lungen, Gehirn und Leukozyten. Dadurch kommt es zu einer Speicherung fukosereicher Glykosaminoglykane, Glykolipide und Sphingolipide in den Geweben der entsprechenden Organe, woraus sich die verschiedenen klinischen Symptome ableiten lassen.

Krankheitswert

Mindestens zwei klinisch und nach Beteiligung der verschiedenen Isoenzyme unterschiedliche Typen.

Typ I: Erstmanifestation klinischer Erscheinungen im frühen Kindesalter. An die ▶ *Mukopolysaccharidose Typ I* erinnernde klinische Symptomatik. Hyperhidrose. Schwere psychomotorische Retardation und progrediente Hypotonie der Muskulatur, epileptiforme Anfälle, später spastische Tetraplegie, eingeschränkte Beweglichkeit der Gelenke. Typische grobe Gesichtszüge. Kardiomegalie. Neigung zu Infekten. Visceromegalie. Tremor. Tod im 1. Lebensjahrzehnt.

Typ II: Erstmanifestation einer dem ▶ *FABRY-Syndrom* entsprechenden Augen- und Hautsymptomatik (Angiokeratoma corporis diffusum) vom 4. Lebensjahr an. Mildere psychomotorische Retardation. Leichte multiple Dysostose. Überleben bis ins 2., seltener 3. Lebensjahrzehnt möglich.

Therapiemöglichkeiten

Symptomatische Korrekturen unbefriedigend. Eventuell Knochenmarktransplantation erfolgreich.

Häufigkeit und Vorkommen

Seit Erstbeschreibung 1966 mehrere Hundert Geschwister- und sporadische Fälle von beiden Typen publiziert. Regional gehäuft.

Fukuyama-Syndrom

Genetik
Autosomal rezessiver Erbgang. Genort 1p36.1-p34.1 (*FUCA*, α-L-Fukosidase, Gewebe-Fukosidase), Kopplung mit dem Rh-Locus; eine für das Krankheitsbild bedeutungslose Plasma-Fukosidase ist gekoppelt mit dem MHC (6p). Eine Korrelation der unterschiedlichen Schwere der klinischen Erscheinungen mit einem Allel bzw. mit der messbaren Enzym-Restaktivität lässt sich nicht erkennen, beide Formen kommen gemeinsam innerhalb einer Familie vor (Compound-Heterozygote).

Familienberatung
Differentialdiagnose zu den Mukopolysaccharidosen und zum FABRY-Syndrom anhand der Fukose- und Glykosaminoglykan-Ausscheidung im Urin (Keratansulfat erhöht, Chondroitinsulfat vermindert), der Speichersubstanz in den Zellen und der Bestimmung der α-L-Fukosidase (Tränenflüssigkeit, Fibroblasten) notwendig. Nach dem gleichen Prinzip pränatale Diagnostik und Heterozygotentest möglich. Differenzierung der beiden Typen anhand der erhöhten Na-Cl-Konzentration im Schweiß bei Typ I und der klinischen Symptomatik.

Literatur
Cragg, H., M.Williamson, E.Young et al., Fucosidosis: Genetic and biochemical analysis of eight cases. J.Med.Genet. *34* (1997) 105–110.

Willems, P.J., R.Gatti, J.K.Darby et al., Fucosidosis revisted: A review of 77 patients. Am.J.Med.Genet. *38* (1991) 111–131.

Williamson, M., H.Cragg, J.Grant et al., A 5'splice site mutation in fucosidosis. J.Med.Genet. *30* (1993) 218–223.

Yang, M., H.Allen and R.A.DiCioccio, Pedigree analysis of Alpha-L-fucosidase gene mutations in a fucosidosis family. Biochim.Biophys.Acta Mol.Basis Dis. *(182)* (1993) 245–249.

OMIM 230000

FUKUYAMA-Syndrom
▶ Muskeldystrophie, kongenitale progrediente, Typ FUKUYAMA

Fumarase-Mangel,
Fumarathydrase-Mangel

Genetisch bedingte Enzymopathie (Organazidopathie) auf der Grundlage einer Genmutation.
Der Gendefekt manifestiert sich in einer Aktivitätsminderung der mitochondrialen und/oder der löslichen Fumarase (Fumarathydratase). Dadurch kann die Fumarsäure im Zitronensäurezyklus nicht zu Apfelsäure hydratisiert werden. Aus dem Rückstau von Fumarsäure und Bernsteinsäure sowie aus sekundären Stoffwechselverschiebungen kann die klinische Symptomatik abgeleitet werden.

Krankheitswert
Erstmanifestation klinischer Erscheinungen pränatal mit Hydramnion und Hydrozephalus oder innerhalb der ersten Lebensmonate. Missgedeihen, Spasmen, Muskelhypotonie. Mikrozephalus mit Symptomen einer zerebralen Atrophie. Entwicklungsstillstand. Tod meistens bereits im 1. Lebensjahr.

Therapiemöglichkeiten
Diätetische Beeinflussung der Stoffwechselstörung ohne entscheidenden Erfolg.

Häufigkeit und Vorkommen
Bisher nur wenige sporadische und Geschwisterfälle z.T. aus Verwandtenverbindungen beschrieben.

Genetik
Autosomal rezessiver Erbgang. Die lösliche und die mitochondriale Fumarase werden wahrscheinlich von einem Gen codiert: 1q42.1 (*FH*, Fumarat-Hydratase), Allelie mit einem Typ der multiplen ▶ *Leiomyome*? Die molekulargenetischen Grundlagen von Isoenzym-Entstehung und unterschiedlichen Aktivitäts-Minderungen sind noch unklar.

Familienberatung
Nachweis anhand der Organazidurie (Fumarsäure, Bernsteinsäure, Milchsäure) und der verminderten Fumarase-Aktivität in Fibroblasten. Nach dem gleichen Prinzip pränatale Diagnostik möglich.

Literatur

Bourgeron, T., D.Cretien, A.Rotig et al., Molecular characterization of fumarase deficiency in two children with progressive encephalopathy Am.J.Hum. Genet. 53 (1993) A891.

Remmes, A.M., H.Rantala, J.K.Hiltunen et al., Fumarase deficiency: two siblings with enlarged cerebral ventricles and polyhydramnios in utero. Pediatrics 89 (1992) 730–734.

Zinn, A.B., D.S.Kerr and C.L.Hoppel, Fumarase deficiency: a new cause of mitochondrial encephalopathy. New Engl. J.Med. 315 (1986) 469–475.

OMIM 136850

Fundus flavimaculatus

Genetisch bedingte Makuladystrophie auf der Grundlage einer Genmutation.
Der Basisdefekt für die Degeneration des Pigmentepithels besteht in einer Synthesestörung des Peripherin/RDS (Gen *TUB*) oder des Interphotorezeptor-Matrix-Proteoglykans 1 (IMPG1). Bei der Form mit Makuladystrophie besteht ein Defekt eines spezifischen Transportersystems der Retina (ATB-Binding Casette der Retina, ABCR = ABCA4).

Krankheitswert

Erstmanifestation klinischer Erscheinungen im 2. Lebensjahrzehnt. Auffällige Visusverschlechterung, Farbsehschwäche, Photophobie, Hemeralopie, nach einer gewissen Zeit nur noch langsam progredient. Relativ gute Langzeitprognose.

Therapiemöglichkeiten

Keine spezielle Therapie bekannt.

Häufigkeit und Vorkommen

Etwa 50, meist Geschwisterfälle, gesichert. Konsanguinität bei einigen Eltern beschrieben.

Genetik

Heterogen. Vorwiegend autosomal rezessiver Erbgang, selten autosomal dominant. Häufig zusammen mit bzw. altersabhängige klinische Variante des ▶ STARGARDT-*Syndrom*. Genorte: 6p21.3-p21.1 (*TUB*, Tubulin β, Peripherin/ RDS, Retina-Dystrophie Slow), Allelie mit einer weiteren Form der ▶ *Makuladystrophie*, einer Form der ▶ *Retinodystrophie* (CORD4) und einer Form der ▶ *Retinopathia pigmentosa* (RP7); 6q13-q15, (IMPG1), Nord-Carolina-Typ der ▶ *Makula-Dystrophie*, Allelie zu einem Typ des ▶ STARGARDT-*Syndroms* (STGD3) und zur progressiven bifocalen ▶ *Retinadystrophie*; 1p22.1-p21 (*ABCR*), Allelie mit jeweils einer Form des STARGARDT-Syndroms (STGD1), der autosomal rezessiven Retinadystrophie (CORD3) und der Retinopathia pigmentosa (RP19).

Familienberatung

Diagnose aufgrund gelblicher, unregelmäßiger und unscharf begrenzter Flecke im Bereich des hinteren Augenpols einschließlich der Makula und der Papille. Differentialdiagnose zu anderen fleckförmigen Veränderungen des Augenhintergrundes mit Verminderung der zentralen Sehschärfe (s.a. ▶ STARGARDT-*Syndrom*) fluoreszenzangiografisch möglich. Auf diese Weise eventuell auch klinisch normale Heterozygote erkennbar.

Literatur

Gehring, A., U.Felbor, R.E.Kelsell et al. Assessment of the interphotoreceptor matrix proteoglycan-1 (IMPG1 gene localised to 6q13-15 in autosomal dominant STARGARDT-like disease (ADSTGD), progressive bifocal chorioretinal atrophy (PBCRA), and North Carolina macular dystrophy (MCDR1). J.Med.Genet. 35 (1998) 641–645.

Isashiki, Y. and N.Ohba, Fundus flavimaculatus: polymorphic retina change in siblings. Br.J.Ophthal. 64 (1985) 522–524.

Schneider, T. and E.Zrenner, Rod-cone interaction in patients with fundus flavimaculatus. Br.J.Ophthal. 71 (1987) 762–765.

OMIM 248200, 179605

Fundusdystrophie, exsudative, zystische (SORSBY)

▶ Makuladegeneration, familiäre vitelliforme

Fünfter-Finger-Syndrom

▶ COFFIN-SIRIS-Syndrom;
▶ GENÉE-WIEDEMANN-Syndrom

G

G-Syndrom,
OPITZ-FRIAS-Syndrom, Hypospadie-Dysphagie-Syndrom, OPITZ-G/BBB-Syndrom

Genetisch bedingter Mittellinien-Felddefekt auf der Grundlage einer Genmutation oder als Teil eines komplexen contiguous-gene-Syndroms (▶ CATCH22).
Der Basisdefekt ist unbekannt.

Krankheitswert
Angeboren. Kraniofaziale Dysmorphie mit Hypertelorismus, flachem Nasenrücken (Sattelnase), tiefsitzenden Ohren und klaffender Fontanelle. Corpus-callosum-Agenesie, cerebellare Hypoplasie. Andere Mittelliniendefekte des Schädels. Herzfehler, Hypospadie sowie andere Genitalanomalien. Analatresie. Geistige Retardation. Fakultativ Lippen-Kiefer-Gaumen-Spalte.

Therapiemöglichkeiten
Symptomatische Korrekturen mit unbefriedigendem Erfolg.

Häufigkeit und Vorkommen
Seit Erstbeschreibung 1969 mehr als 135 Fälle aus 20 Sippen mit Merkmalsträgern in bis zu 4 Generationen publiziert. Androtropie. Im weiblichen Geschlecht leichtere Symptomatik. Vater-Sohn-Vererbung nachgewiesen.

Genetik
Noch nicht vollkommen geklärt. Autosomal dominanter Erbgang mit leichterer Manifestation im weiblichen Geschlecht wird angenommen. Genetische Beziehungen zu VATER-Assoziation und ▶ BBB-Syndrom unklar, da entsprechende Merkmalsträger gemeinsam innerhalb einer Sippe vorkommen sollen. Neuerdings werden G-Syndrom und BBB-Syndrom wieder als unterschiedliche Entitäten angesehen, nachdem sie aufgrund klinischer Überschneidungen und scheinbar gemeinsamen Vorkommens in einer Familie zum G/BBB (OPITZ-G/BBB-Syndrom) zusammengefasst worden waren. Als einzige differentialdiagnostische Merkmale gelten eine laryngo-tracheo-ösophageale Spalte und die Nasenform beim BBB-Syndrom, wofür es allerdings auch Ausnahmen gibt. Genort 22q11.2, der Zusammenhang mit der Mikrokrodeletion in diesem Bereich (▶ CATCH22, ▶ DI-GEORGE-Syndrom bzw. ▶ Velo-Kardio-Faziales Syndrom) ist noch unklar, klinisch bestehen fließende Übergänge. Weitere vermutete Genorte: 5p13-p12?, 8q22.3-23?

Familienberatung
Familienanamnestische Feststellung des Erbganges und Differentialdiagnose zur nosologisch nicht ganz klar abgegrenzten ▶ VATER-Assoziation und zum BBB-Syndrom wegen des unterschiedlichen Risikos für Geschwister und Kinder notwendig. Auf die Gefahr der Aspiration bei Säuglingen muss geachtet werden.

Literatur
Cordero, J.F. and L.B.Holmes, Phenotypic overlap of the BBB and G syndromes. Am.J.Med.Genet. 2 (1978) 145–152.

Robin, N., G.J.Feldman, A.L.Aronson et al., OPITZ syndrome is genetically heterogeneous, with one locus on Xp22, and a second locus on 22q11.2. Nature Genet. 11 (1995) 459–461.

Robin, N.H., J.M.Opitz and M.Muenke, OPITZ G/BBB syndrome: clinical comparison of families linked to Xp22 and 22q, and a review of the literature. Am.J. Med.Genet. 62 (1996) 305–317.

Tar, A., A.Ion, J.Sólyom et al., Hypertelorism and hypospadias associated with a de novo apparently balanced translocation between 8q22.3-23 and 20p13. Am.J.Med.Genet. 68 (1997) 231–235.

Young, I.D., R.Dalgleish, E.H.MacKay and U.M.MacFadyan, Discordant expression of the G syndrome in monozygotic twins. Am.J.Med.Genet. 29 (1988) 863–869.

OMIM 145410, (300000)

Galaktosämie Typ I,
Galaktokinase-Mangel

Genetisch bedingter Enzymdefekt auf der Grundlage einer Genmutation.
Der Gendefekt manifestiert sich in einem Mangel an Galaktokinase. Dadurch kann die Galaktose nicht über Galaktose-1-Phosphat zu Glukose umgebaut werden. Es kommt zu Galaktosämie, Galaktosurie und Hypoglykämie. Über einen Stoffwechselnebenweg wird Galaktose zu Galaktit, einem sechswertigen Alkohol reduziert, dessen Akkumulation in der Linse über eine Störung des Hydratations- und Elektrolyt-Gleichgewichts zur Trübung führt.

Krankheitswert
Progrediente Entwicklung einer schweren Cataracta lentis vom frühen Kindesalter an führt unbehandelt zur Erblindung. Leberschäden. Fakultativ Intelligenzdefekte. Epileptiforme Anfälle und im Erwachsenenalter psychischer Verfall.

Therapiemöglichkeiten
Diätetische Behandlung vor allem im Kleinkindesalter durch milch- (laktose-) und galaktosearme Kost erfolgreich. Dementsprechend Ernährung mit Sojabohnenpräparaten günstig. Auch für Heterozygote laktosearme Ernährung im Hinblick auf Vermeidung einer Linsentrübung vorteilhaft.

Häufigkeit und Vorkommen
Seit Erstbeschreibung 1965 nur wenige Fälle aus etwa 16 Familien bekannt. Inzidenz auf 1:50.000 eingeschätzt.

Genetik
Autosomal rezessiver Erbgang. Genort 17q21-22 (*GALK1*). Es besteht eine enge Kopplung mit dem Gen für Thymidinkinase, deren Aktivität ebenfalls vermindert sein kann (Mikrodeletion?), sowie zur α-Kette des Typ-I-Kollagens und zum Wachstumshormon-Gencluster.

Familienberatung
Früherkennung innerhalb der ersten Lebenswochen anhand von Hypergalaktosämie und Galaktosurie im Hinblick auf die notwendige Therapie wichtig, jedoch schwierig, da sich die Linsentrübung im Säuglingsalter schleichend und irreversibel entwickelt. Deshalb Screening mit GUTHRIE-Test notwendig. Nachweis und Differentialdiagnose zur ▶ *Galaktosämie Typ II* durch Messung der Erythrozyten-Galaktokinase- im Verhältnis zur -Transferase-Aktivität. Nach demselben Prinzip Heterozygotentest. Für Heterozygote und Kinder von Müttern mit niedriger Galaktokinase-Aktivität besteht ebenfalls die Gefahr einer Katarakt-Entwicklung. Pränatale Diagnostik durch Bestimmung der Galaktokinase-Aktivität in kultivierten Fruchtwasserzellen. Aufgrund der Therapieerfolge bei guter Unterrichtung und medizinischer Betreuung entsprechender Familien keine Indikation für pränatale Diagnostik.

Literatur
Lee, R.T., C.L.Peterson, A.F.Calman et al., Cloning of a human galactokinase gene (*GK2*) on chromosome 15 by complementation in yeast. Proc.Nat. Acad.Sci. 89 (1992) 10887–10891.

Schoen, R.C., S.H.Cox and R.P.Wagner, Thymidinekinase activity of cultured cells from individuals with inherited galactokinase deficiency. Am.J. Hum.Genet. 36 (1984) 815–822.

OMIM 230200

Galaktosämie Typ II

Genetisch bedingter Stoffwechseldefekt auf der Grundlage einer Genmutation.
Der Gendefekt manifestiert sich als Galaktose-1-Phosphat-Uridyltransferase-Mangel, wodurch eine ungenügende Umwandlung von Galaktose in Glukose erfolgt. Die dadurch bedingte Ansammlung von Galaktose-1-Phosphat und Galaktose in den Zellen wirkt über eine kompetitive Hemmung weiterer Enzyme toxisch, wodurch die Symptomatik des Syndroms im frühen Kindesalter erklärt wird. Im späteren Leben kann der Galaktoseabbau über einen Nebenweg erfolgen, was

zur Milderung des Leidens führt. Das über einen Stoffwechselnebenweg entstehende Galactit kann wie bei Typ I eine Linsentrübung verursachen.

Krankheitswert
Manifestation der Krankheit bereits intrauterin. Meistens schwere Verlaufsformen mit Erbrechen, Ikterus, Gedeihstörungen, Hypoglykämien und ohne Therapie Tod im 1. Lebensjahr. Linsentrübung, Schädigung innerer Organe, besonders der Leber und der Nieren mit Aminoazidurie. Im weiblichen Geschlecht häufig hypergonadotroper Hypogonadismus mit Subfertilität. Verschlechterung des Zustandes bei Schwangerschaften und Stillen durch die damit verbundene Laktose-Synthese. Intelligenzdefekte und Verhaltensstörungen. Es kommen auch leichtere bis fast symptomlos verlaufende Formen vor, z.B. DUARTE-Variante, Restenzymaktivität 50%. Siehe auch ▶ Galaktosämie Typ I.

Therapiemöglichkeiten
Bei Früherkennung galaktosearme Diät (Sojabohnenpräparate, milchfrei) im Säuglingsalter lebenserhaltend. Körperliche Entwicklung verlangsamt, geistig wird der Durchschnitt selten erreicht. Trotz Therapie häufig Hypogonadismus und neurologische Ausfallserscheinungen. Bei guter Therapie-Einstellung können einige Symptome wie z.B. beginnende Linsentrübungen wieder verschwinden, wobei allerdings allmählich einsetzende neurologische Komplikationen im Erwachsenenalter nicht ganz auszuschließen sind.

Häufigkeit und Vorkommen
Mehrere 100 Fälle publiziert, Inzidenz 1:30.000 bis 12.000. Genfrequenz der DUARTE-Variante auf 6:100 geschätzt. Nach verschiedentlich durchgeführten Reihenuntersuchungen ergibt sich eine Heterozygotenhäufigkeit, die höher ist als die bei der Frequenz homozygoter Merkmalsträger erwartete. Wahrscheinlich handelt es sich bei einem Teil dieser "Heterozygoten" um Homozygote mit leichterem Galaktose-1-Phosphat-Uridyltranferase-Defekt bzw. um Compound-Heterozygote.

Genetik
Autosomal rezessiver Erbgang. Genort 9p13 (GALT). Androtropie fraglich. Auffällig niedrige Konsanguinitätsrate in betroffenen Familien. Starke intrafamiliäre Variabilität der Schwere auf Grund von multipler Allelie.

Familienberatung
Für eine erfolgreiche Therapie Früherkennung und Differentialdiagnose zu anderen Galaktosämie-Typen und zum ▶ Kohlehydratmangel-Glykoprotein-Syndrom unbedingt notwendig. Dazu Suchtest entsprechend dem bei der Phenylketonurie nach GUTHRIE in der ersten Lebenswoche. Zur Vermeidung einer intrauterinen Schädigung durch diaplazentaren Galactoseübertritt wird für homo- und heterozygote Anlageträgerinnen während der Schwangerschaft eine galactosearme Diät angeraten. Nachweis und Heterozygotentest durch Bestimmung der Uridyltransferase-Aktivität der Erythrozyten. Pränatale Diagnostik anhand der verminderten Galactose-1-Phosphat-Uridyltransferase-Aktivität in nicht kultivierten Fruchtwasser- und Chorionzottenzellen und der Galactitkonzentration im Fruchtwasser möglich, wobei eine Abruptio bei positivem Befund besonders nach der 12. Schwangerschaftswoche im Hinblick auf die Aussichten einer perinatal einsetzenden Therapie umstritten ist. Auf die Gefährdung von homozygoten und z.T. auch heterozygoten Anlageträgerinnen durch Schwangerschaften sollte allerdings aufmerksam gemacht werden. Anderweitig nicht erklärbare Katarakt bei Neugeborenen kann auf G. der Mutter hinweisen.

Literatur
Leslie, N.D., E.B.Immerman, J.E.Flach et al., The human galactose-1-phosphate uridyltransferase gene. Genomics 14 (1992) 474–480.

Reinhardt, J.K.V., The molecular genetic basis of galactosemia. Int.Pediatr. 8 (1993) 110–113.

Segel, S., The enigma of galactosemia. Int.Pediatr 7 (1992) 75–82.

Waggoner, D.D., N.R.M.Buist and G.N.Donnell, Long-term prognosis in galactosaemia: Results of a survey of 350 cases. J.Inherit.Metab.Dis. 13 (1990) 802–818.

OMIM 230400

Galaktosämie Typ III

Genetisch bedingter Stoffwechseldefekt auf der Grundlage einer Genmutation.

Galaktosialidose

Zugrunde liegt ein Mangel an Uridin-Diphosphat-Galaktose-4-Epimerase. Dadurch ist die reversible Umwandlung von UDP-Galaktose in UDP-Glukose gestört, und es kommt bei Milchernährung (Säuglingsalter) zu einer hohen Blut-Galaktosekonzentration. Die Ausprägung klinischer Symptome unterbleibt, wenn sich der Enzymmangel auf Zellen des peripheren Blutes beschränkt (periphere G.).

Krankheitswert
Bei Erythrozyten-UDPG-4-Epimerase-Mangel keine oder nur leichte klinische Symptome (Typ I). Bei schwerem, generellem Epimerase-Mangel in allen Geweben Symptomatik wie bei ▶ Galaktosämie Typ II.

Therapiemöglichkeiten
Wenn nötig, ▶ Galaktosämie Typ II. Bei generellem Epimerase-Mangel ist die Prognose allerdings trotz Therapie ungünstig. Da Galaktose essentiell für die Synthese von Glyko-Verbindungen ist, ist eine gewisse Galaktose-Zufuhr mit der Nahrung notwendig.

Häufigkeit und Vorkommen
Seit Erstbeschreibung 1972 bzw. 1981 nur wenige, zufällig bei Screeninguntersuchungen von Säuglingen gefundene Fälle mit Erythrozyten-Epimerase-Defekt sowie mindestens 7 Fälle mit generellem UDPG-4-Epimerase-Mangel bekannt.

Genetik
Autosomal rezessiver Erbgang. Genort 1pter-p32 (*GALE*, Galactose-4´-Epimerase). Die molekulargenetische Grundlage für die unterschiedliche Expression der beiden allelen Formen ist unklar. Klinische Zwischenformen haben sich als Compound-Heterozygote erwiesen.

Familienberatung
Familienberaterische Betreuung nur bei der Form mit generellem Epimerase-Mangel abgebracht. Biochemische Diagnostik aus Erythrozyten kann nur die benigne Form nachweisen, für die schwere Form ist die Untersuchung anderer Zellen notwendig. Molekulargenetischer Nachweis wichtig. Heterozygotentest und pränatale Diagnostik möglich.

Literatur
Bowling, F.G., D.K.B.Fraser, A.E.Clague et al., A case of uridine diphosphate galactose-4-epimerase deficiency detected by neonatal screening for galactosaemia. Med.J.Austr. *144* (1986) 150–151.

Henderson, J.M., S.M.Huguenin, T.M.Cowan et al., A PCR-based method for detecting known mutations in the human UDP galactose-4´epimerase gene associated with epimerase-deficiency galacosemia. Clin.Genet. *60* (2001) 350–355.

Quimby, B.B., A.Alano, S.Almashanu et al., Characterization of two mutations associated with epimerase-deficiency galactosaemia, by use of a yeast expression system for human UDP-galactose-4-epimerase. Am.J.Hum.Genet. *61* (1997) 590–598.

Sandharwalla, I.B., J.E.Wraith, C.Bridge et al., A patient with severe type of epimerase deficiency galactosaemia. J.Inherit.Metab.Dis. *11* (1988)/Suppl. 249–251.

Wohlers, T.M., N.C.Christacos, M.Harreman and J.L.Fridovich-Keil, Identification and characterization of a mutation, in the human UDP-galactose-4´epimerase gene, associated with generalized epimerase deficiency galactosemia. Am.J.Hum.Genet. *64* (1999) 462–470.

OMIM 230350

Galaktosialidose
▶ Mukolipidosen

α-Galaktosidase-B-Defekt
▶ SEITELBERGER-Syndrom

Gallenblasen-Agenesie

Embryonale Hemmungsfehlbildung unklarer Ätiologie.
Es fehlt die Gallenblase, wobei die intrahepatischen Gallengänge angelegt sind.

Krankheitswert
Erstmanifestation klinischer Erscheinungen im Erwachsenenalter. Unspezifische Oberbauchbeschwerden, Symptome einer Gallenkrankheit. Kann auch lebenslang symptomlos bestehen.

Komplikationen durch Cholangitis oder Cholelithiasis. Teilsymptom komplexer Fehlbildungen.

Therapiemöglichkeiten
Wenn nötig konservativ. Erfolge chirurgischer Eingriffe unklar.

Häufigkeit und Vorkommen
Seit Erstbeschreibung im Altertum über 220 Fälle publiziert. Frequenz bei Erwachsenen (Sektionen) etwa 1:3.000, bei Kindern 1:300. Familiäres Vorkommen in Sippen mit Merkmalsträgern in mehreren Generationen bekannt.

Genetik
Wahrscheinlich autosomal dominanter Erbgang.

Familienberatung
Nachweis durch Cholezystografie, Ultrasonografie oder Laparotomie. Aufgrund des geringen Krankheitswertes ist die isolierte G. kein Gegenstand der Familienberatung.

Literatur
Jackson, R.J. and D.McClellan, Agenesis of the gallbladder. A cause of false-positive ultrasonography. Am.J.Surg. 55 (1989) 36–44.

Wilson, J.E. and J.E.Deitrick, Agenesis of the gallbladder: case report and familial investigation. Surgery 99 (1986) 106–108.

OMIM 137040

Gallengangatresie, extrahepatische,
Extrahepatische Cholestase

Hemmungsfehlbildung unklarer Ätiologie und Pathogenese.

Krankheitswert
Icterus prolongatus im Neugeborenenalter. Hepatomegalie. Bei totaler Atresie ohne Therapie innerhalb kurzer Zeit zum Tode führend. Häufig kombiniert mit anderen schweren gastrointestinalen, kardiovaskulären oder renalen Fehlbildungen.

Therapiemöglichkeiten
Chirurgische Korrektur mit gutem Erfolg.

Häufigkeit und Vorkommen
Inzidenz 1:30.000 bis 15.000. Etwa die Hälfte der Fälle ohne weitere Auffälligkeiten. Überwiegend sporadisch, Geschwisterfälle jedoch beschrieben.

Genetik
Zumindest für einen Teil der Fälle wird autosomal rezessiver Erbgang vermutet. Es bestehen wahrscheinlich genetisch-pathogenetische Beziehungen zur angeborenen Hepatitis und zur intrahepatischen ▶ G. Gehäuft bei zystischer ▶ *Pankreasfibrose*, Zytomegalie-Fetopathie und bei ▶ *Blutgruppenunverträglichkeit*.

Familienberatung
Ausschluss einer Listeriose wichtig. Nachweis bei chronischem Ikterus im frühen Säuglingsalter durch Leberbiopsie und Laparoskopie. Differentialdiagnose zur ▶ *Hepatitis neonatorum* mit höherem Wiederholungsrisiko für Geschwister notwendig. Siehe auch ▶ KARTAGENER-*Syndrom*. Intra- und extrahepatische G. können gemeinsam bei einem Patienten auftreten. Das Wiederholungsrisiko für Geschwister eines Merkmalsträgers kann in Anbetracht des vorwiegend sporadischen Auftretens als gering eingeschätzt werden.

Literatur
Carmi, R., C.A.Magee, C.A. Neill and F.M.Karrer, Extrahepatic biliary atresia and associated anomalies: etiologic heterogeneity suggested by distinctive patterns of association. Am.J.Med.Genet. 45 (1993) 683–693.

Cunningham, M.L. and V.P.Sybert, Idiopathic extrahepatic biliary atresia: Recurrence in sibs in two families. Am.J.Med.Genet. 31 (1988) 421–426.

Danesino, C., E.Spadoni and A.Buzzi, Familial biliary atresia. Am.J.Med.Genet. 85 (1999) 195.

Greenholz, S.K., J.R.Lilly, R.H.Shikes and R.J.Hall, Biliary atresia in the newborn. J.Pediat.Surg. 21 (1986) 1147–1148.

Ilyina, E.G., Klinisch-genetische Analyse angeborener Gallengang-Atresien (russisch). Genetika 21 (1988) 741–747.

OMIM 210500

Gallengangatresie, intrahepatische, progrediente,
Progrediente Familiäre Intrahepatische Cholestase (PFIC), Gallenganghypoplasie

Gallenabflussstörung unterschiedlicher Ätiologie. Es besteht eine Cholestase infolge einer z.T. fibrotischen Dysplasie der terminalen intrahepatischen Gallenwege. Betroffen sind Transport-**M**ulti**d**rug-**R**esistenz-Glykoproteine (MDR = ABCB-Transporterproteine, ABCB4 und 11) der Hepatozyten (PFIC II, mit erhöhter γ-Glutamyltransferase-Aktivität, PFIC III, OMIM 171060, 602347) oder eine für die Zusammensetzung der Galle, d.h. die Gallensäure-Synthese bzw. Gallensalzsekretion verantwortliche P-Typ-ATPase (PFIC I).

Krankheitswert
Mit steigendem Erstmanifestationsalter an Schwere abnehmende unterschiedliche klinische Typen. Unterscheidung in eine **B**enigne, **R**ezividierende stationäre **I**ntrahepatische **C**holestase (BRIC, SUMMERSKILL-Syndrom, OMIM 243300) mit Erstmanifestation im 1.–3. Lebensjahrzehnt, eine **P**rogrediente frühmanifeste **F**amiliäre **I**ntrahepatische **C**holestase (PFIC I, Byler-Syndrom 1 und Byler-Krankheit OMIM 211600) sowie eine weitere Byler-ähnliche Form (PFIC II, Byler-Syndrom 2), und eine schwere, bereits intrauterin manifeste Form bei IC der Mutter während der Schwangerschaft (PFIC III). Cholestase und rezidivierender Ikterus mit Pruritus und erhöhten Serum-Bilirubin- und -Phosphatase-Werten. Verdauungsstörungen mit Missgedeihen und Malabsorptionssymptomen, vor allem Rachitis und Hämorrhagien (Synthesestörung von Prothrombin durch Vitamin-K-Mangel) durch mangelhafte Resorption fettlöslicher Vitamine. Pseudozirrhotische Leberveränderungen und rezidivierende Cholangitiden. Portaler Hochdruck. Zum Teil kombiniert mit Nierenfunktionsstörungen aufgrund ähnlicher Veränderungen in den Nieren (OMIM 210550, s.a. ▶ *Zystennieren*; ▶ *Leberfibrose, angeborene*), Arthrogryposis und/oder mit Rechtsherzhypertrophie. Lebenserwartung bei angeborener G. nur wenige Monate bis Jahre. Symptomatisch bei der arteriohepatischen Dysplasie. Eine Form der östrogen-provozierten intrahepatischen Cholestase mit Pruritus und leichtem Ikterus tritt nur für die Dauer der Schwangerschaften vom 3. Trimenon an auf. Benigne rezidivierende Cholestase ohne Gallengangsveränderungen mit erhöhten Serum-Gallensäuren-Werten, schwerem Pruritus und Spontanheilung jeweils nach Wochen oder Monaten nicht progredient.

Therapiemöglichkeiten
Diätetische bzw. Substitutionstherapie und Phenobarbital-Gaben können zur Besserung führen. Lebertransplantation eventuell erfolgreich. Eine durch Ovulationshemmer provozierte intrahepatische Cholestase ist zu beachten.

Häufigkeit und Vorkommen
Meist sporadisch, selten bei Geschwistern. Eine frühmanifeste autosomal rezessive Form endemisch in einem religiösen Isolat in Nordamerika (Byler-Krankheit, PFICI, Byler-Syndrom 1, OMIM 211600, 243300), in einer Population in Irland sowie bei Grönland-Eskimos (Cholestasis familiaris groenlandica). In Kombination mit Lymphödemen endemisch in Norwegen (Norwegischer Typ, AAGENAES-Syndrom, OMIM 214900). Inzidenz etwa 1:22.000, davon ¾ der Fälle ohne extrahepatische Auffälligkeiten. Intrahepatische Cholestase der Schwangerschaft in mehreren Sippen in aufeinanderfolgenden Generationen beschrieben, endemisch in einem Gebiet in Chile.

Genetik
Heterogen. Die Geschwisterfälle sprechen für die Existenz mehrerer autosomal rezessiver unterschiedlich schwerer Formen. Genorte: 18q21 (*PFICI*, OMIM 211600), PFIC1; 2q24 (*ABCB11* = BSEP, **B**ile **S**alt **E**xport **P**ump, OMIM 601847), mittelöstliche progrediente Form PFICII, Byler-Syndrom 2; 7q21.1 (P-Glykoprotein-3, *MDR3*, = *ABCB4*, OMIM 171060, 602347), PFIC II, Intrahepatische Cholestase der Schwangerschaft autosomal dominant bedingt, männliche Anlagenträger sind vollkommen erscheinungsfrei. Genetische Grundlagen bzw. Beteiligung genetischer Faktoren der meisten Fälle und der autosomal rezessiven BRIC (OMIM 243300) unklar, Allelie mit PFICI?

Familienberatung
Differentialdiagnose zu Hyperbilirubinämien und Cholestasen anderer Genese (zystische

Gallengangatresie, intrahepatische, progrediente

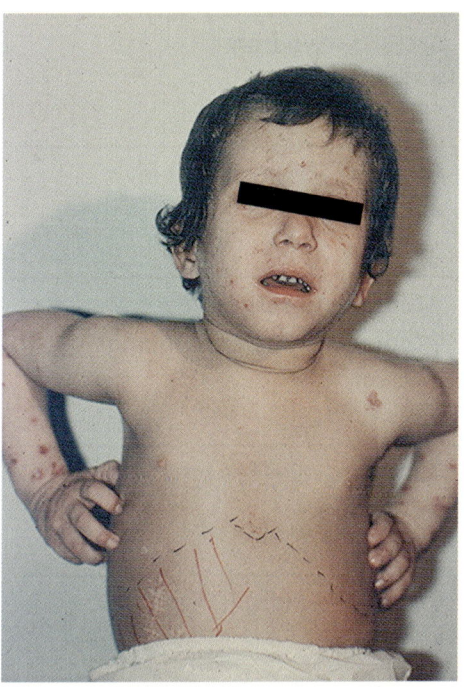

Gallengangatresie, intrahepatische, progrediente. Hepatosplenomegalie, Pruritus.

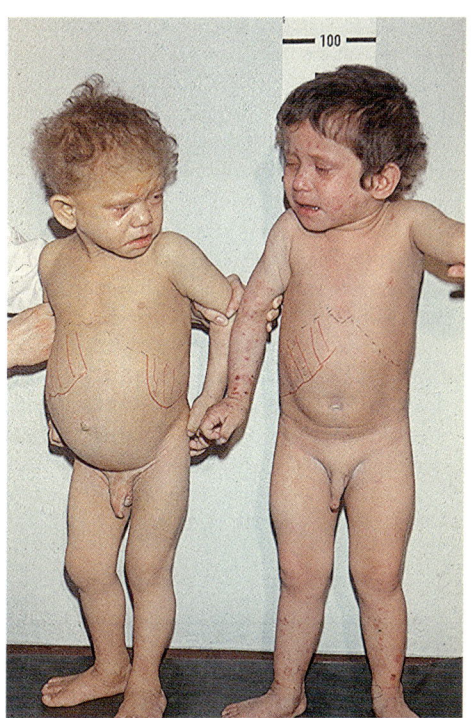

Gallengangatresie, intrahepatische, progrediente. Geschwister mit angeborener intrahepatischer Gallengangshypoplasie. Hepatischer Kleinwuchs, gelbbräunliches Hautkolorit. Haare und Nägel dystrophisch. Hepatosplenomegalie. Pruritus.

Pankreasfibrose, arteriohepatische Dysplasie, Hepatitis, α_1-Antitrypsin-Mangel, extrahepatische Atresien, arteriohepatische Dysplasie) anhand von Leberbioptaten, speziellen Leberfunktionstests (Cholesterol und GGT normal) und der Cholangiografie notwendig. Interkurrent können bei der rezidivierenden Form die Leberfunktionstests normal sein. Das Risiko für Geschwister eines Merkmalsträgers mit isolierter G. liegt bei stummer Familienanamnese bei etwa 9%, wenn kein Anhaltspunkt für autosomal rezessiven Erbgang (klinische und biochemische Mikrosymptome bei den Eltern) vorliegt. Bei der Cholestase der Schwangerschaft (PFIC III) erscheinungsfreie Anlageträgerinnen durch Östrogenprovokation und an Cholelithiasis erkennbar.

Literatur

Arnell, H., A.Nemeth, G.Annerén and N.Dahl, Progressive familial intrahepatic cholestasis (PFIC): evidence for genetic heterogeneity by exclusion of linkage to chromosome 18q21-q22. Hum.Genet. *100* (1997) 378–381.

Bull, L.N., M.J.T.van Eijk, L.Pawlikowska et al., A gene encoding a P-type ATPase mutated in two forms of hereditary cholestasis. Nature Genet. *18* (1998) 219–224.

Dirocco, M., F.Callea, B.Pollice et al., Arthrogryposis, renal dysfunction and cholestasis syndrome: Report of five patients from three Italian families. Eur.J.Pediatr. *154* (1995) 835–839.

Dixon, P.H., N.Weerasekera, K.J.Linton et al., Heterozygous *MDR3* missense mutation associated with intrahepatic cholestasis of pregnancy: evidence for a defect in protein trafficking. Hum.Molec.Genet. *9* (2000) 1209–1217.

Eiberg, H. and I.-M.Nielsen, Linkage studies of cholestasis familiaris Groenlandica/Byler-like disease with polymorphic protein and blood group markers. Hum.Hered. *43* (1993) 250–253.

Eloranda, M.-L., S.Heinonen, T.Mononen and S.Saarikoski, Risk of obstetric cholestasis in sisters of index patients. Clin.Genet. *60* (2001) 42–45.

Gallensteine

Hirvioja, M.-L. and S.Kivinen, Inheritance of intrahepatic cholestasis of pregnancy in one kindred. Clin. Genet. *43* (1993) 315–317.

Morris, A.A.M., J.S.S.Sequeira, M.Malone and S.F.Slaney, Parent-child transmission of infantile cholestasis with lymphoedema (AAGENAES syndrome). J.Med.Genet. *34* (1997) 852–853.

Sinke, R.J., V.E.H.Cariton, J.A.Juijn et al., Benign recurrent intrahepatic cholestasis (*BRIC*): evidence of genetic heterogeneity and delineation of the BRIC locus to a 7-cM interval between D18S69 and D18S64. Hum.Genet. *100* (1997) 382–387.

Strautnieks, S.S., A.F.Kagalwalla, M.S.Tanner et al., Identification of a locus for progressive familial intrahepatic cholestasis *PFIC2* on chromosome 2q24. Am.J.Hum.Genet. *61* (1997) 630–631.

OMIM 211600, 214900, 243300, 147480

Gallensteine

Familiäre Häufung: Verwandte 1. Grades haben ein Erkrankungsrisiko von etwa 15% gegenüber 3,6% in der Durchschnittsbevölkerung. Eine Abhängigkeit von der Ernährungs- und Lebensweise lässt sich nicht erkennen, allerdings besteht bei Cholesterin-Steinen ein Zusammenhang mit der Zusammensetzung der Serumlipide (disponierende Apolipoproteine). An der Entstehung von Calcium-Steinen sind wahrscheinlich Allelomorphe eines Vitamin-D-Rezeptors beteiligt. Kindliche G. können auf einen Stoffwechseldefekt hinweisen.

Literatur

Jachman, S.V., A.S.Kibel, C.A.Ovuworie et al., Familieal calcium stone disease. TagI polymorphism and the vitamin-D-receptor. J.Endocrinol. *13* (1999) 31–316.

Jiang, H.T., Z.Suo and S.Zhang, Apolipoprotein B-100 gene *Xba I* polymorphism and cholesterol gallstone disease. Clin.Genet. *57* (2000) 304–308.

Sarin, S.K., V.S.Negi, R.Dewan et al., High familial prevalence of gallstones in the first-degree relatives of gallstone patients. Hepatology *22* (1995) 138–141.

OMIM 600803

GALLOWAY-Syndrom
▶ Mikrozephalus

GALLOWAY-MOWAT-Syndrom
▶ Lissenzephalie

γ-Glutamyltranspeptidase-Mangel; γ-Glutamyltransferase-Mangel
▶ Glutathionurie

Gammopathie (Typ IgG)
▶ Plasmozytom

GAMSTORP-Syndrom
▶ Periodische Paralyse, hyperkaliämische

Gangliosidosen

Genetisch bedingte lysosomale Speicherkrankheiten (▶ *Lipidosen*) auf der Grundlage jeweils einer Genmutation.

Der Gendefekt manifestiert sich im Mangel eines Enzyms des Gangliosid-Katabolismus oder der Gangliosid-Biosynthese (GM_3-Gangliosidose). Dadurch kommt es zur Ansammlung von Mono- oder Disialogangliosiden (GM_1- und GM_2-Sphingolipide) und Glykoproteinen in den Lysosomen. Der daraus resultierende Zelluntergang betrifft vor allem Neuronen und viszerale Gewebe, woraus sich die klinische Symptomatik ableitet. Pränatal besteht häufig ein Hydrops. Siehe auch ▶ *KRABBE-Syndrom*.

Gangliosidose, generalisierte infantile,

LANDING-Syndrom, GM_1-Gangliosidose Typ 1, neuroviszerale Lipidose

Genetisch bedingter Enzymdefekt auf der Grundlage einer Genmutation.

Der Gendefekt manifestiert sich im Mangel an lysosomalen sauren β-Galaktosidasen A (B und C), die durch Galaktose-Abspaltung sowohl am Abbau der Ganglioside (Abspaltung der terminalen Galaktosyl-1-3-Bindung) als auch der Glykosaminoglykane (Abspaltung der terminalen Galaktosyl-1-4-Bindung) beteiligt sind. Es kommt zur Speicherung von Mono-Sialogangliosid (GM_1) und Ceramidtetrahexosid vor allem in Gehirn, Leber und Milz und von galaktosereichen sauren Glykosaminoglykanen besonders in der Leber und der Niere. Die klinische Symptomatik erklärt sich als primäre und sekundäre Folge des Zellunterganges in den betroffenen Geweben. Die Unterschiede in der Merkmalsausprägung der GM_1-Gangliosidosen beruhen auf unterschiedlicher Substratspezifität der β-Galaktosidasen.

Krankheitswert
Erstmanifestation im Neugeborenenalter. Entsprechend der biochemischen Grundlage Kombination von Gangliosid- und Mukopolysaccharid-Speicherkrankheit: Schwere Hirndegenerationserscheinungen mit Demenz und Blindheit bei Optikusatrophie. Nierenfunktionsstörungen. Hepatosplenomegalie. Skelettanomalien entsprechend denen beim HURLER-Syndrom (▶ *Mukopolysaccharidose Typ I*). Tod innerhalb der ersten 2 Lebensjahre.

Therapiemöglichkeiten
Unbekannt.

Häufigkeit und Vorkommen
Panethnisch. Seit Erstbeschreibung 1964 bis 1969 40 Fälle bekannt.

Genetik
Autosomal rezessiver Erbgang. Heterogen. Genorte: 3p21.33 (*GLB1*, β-Galaktosidase I) und 22q13.1 (*GLB2*, protektives Protein oder β-Galaktosidase II). Allelie mit dem spätinfantilen Typ 2 und der ▶ *Mukopolysaccharidose IV B* sowie einem Typ der ▶ *Mukolipidose* (GOLDBERG-Syndrom).

Familienberatung
Von diagnostischer Bedeutung ist ein kirschroter Fleck der Makula. Differentialdiagnose zur spätmanifesten GM_2-Gangliosidose Typ 2 nur klinisch (späte Manifestation, keine HURLER-Symptomatik und Hepatomegalie) möglich. Nachweis durch β-Galaktosidase-Bestimmung in Körperflüssigkeiten und Fibroblastenkulturen. Nach demselben Prinzip und molekulargenetisch Heterozygotentest und pränatale Diagnostik aus Chorionbioptat- und Fruchtwasserzellen. In Anbetracht der Schwere des Krankheitsbildes besondere medizinisch-genetische Prophylaxe in betroffenen Familien notwendig.

Literatur
Beratis, N.G., A.Varvariguo-Frimas, S.Beratis and S.L.Sklower, Angiokeratoma corporis diffusum in GM_1 gangliosidosis. Clin.Genet. *36* (1989) 59–64.

Nishimoto, J., E.Nanba, K.Inui et al., GM_1-gangliosidosis (genetic β-galactosidase deficiency): identification of four mutations in different clinical phenotypes among Japanese patients. Am.J.Hum.Genet. *49* (1991) 566–574.

Osjima, A., K.Yoshida, M. Shimmoto et al., Human β-galactosidase gene mutation in MORQUIO disease. Am.J.Med.Genet. *49* (1991) 1091–1093.

OMIM 230500, 256540

Gangliosidose, generalisierte spätinfantile,
DERRY-Syndrom, GM_1-Gangliosidose Typ 2

Genetisch bedingte ▶ *Lipidose* auf der Grundlage einer Genmutation.

Der Gendefekt manifestiert sich in einem Mangel an lysosomalen sauren β-Galaktosidasen (B und C), die durch Galaktose-Abspaltung sowohl am Abbau der Ganglioside (Abspaltung der terminalen Galaktosyl-1-3-Bindung) als auch der Glykosaminoglykane (Abspaltung der terminalen Galaktosyl-1-4-Bindung) beteiligt sind. Es kommt zur Speicherung von Monosialogangliosid (GM_1) und Ceramidtetrahexosid im Gehirn, sowie galaktosereichen sauren Glykosaminoglykanen vorwiegend in Leber und Niere. Die klinische Symptomatik erklärt sich als primäre und sekundäre Folge des Zellunterganges in den betroffenen Geweben.

Krankheitswert
Erstmanifestation klinischer Erscheinungen von der 2. Hälfte des 1. Lebensjahres an. Sistieren der psychomotorischen Entwicklung, Ata-

xie, spastische Tetraplegie. Zunehmend epileptiforme Anfälle. Diffuse Angiokeratome. Optikusatrophie, Erblindung. Enthirnungsstarre und Verfall. Tod innerhalb des 1. Lebensjahrzehnts. Nach der Speichersubstanz werden noch ein juveniler und ein adulter Typ der GM_1-Gangliosidose (Typen 3 und Typ 4) mit wesentlich leichterer, vorwiegend extrapyramidaler (Dysarthrie, Ganganomalien) und Skelettsymptomatik (Wirbeldeformationen) sowie Spastizität, ohne geistige Retardation unterschieden.

Therapiemöglichkeiten
Unbekannt.

Häufigkeit und Vorkommen
Seit Erstbeschreibung 1968 über 20 Fälle publiziert.

Genetik
Autosomal rezessiver Erbgang. Genorte: 3p21.33 (*GLB1*, β-Galaktosidase I) und 22q13-qter (protektives Protein oder β-Galaktosidase II?). Den verschiedenen β-Galaktosidasen liegen offensichtlich Allele desselben Locus zugrunde, wobei die Typeneinteilung noch unsicher nach unterschiedlichen Kriterien vorgenommen wird: Klinisch, Enzymaktivität mit unterschiedlichen Substraten, Oligosaccharide im Urin. Allelie mit Typ 1 und der Mukopolysaccharidose Typ IVB.

Familienberatung
Von diagnostischer Bedeutung ist ein kirschroter Fleck der Makula. Differentialdiagnose zu anderen Gangliosidosen biochemisch (Oligosaccharid-Chromatografie im Urin, Galaktosid-Bestimmung in Leukozyten) und zum ▶ *LANDING-Syndrom* anhand der Klinik möglich. Nach dem gleichen Prinzip und molekulargenetisch pränatale Diagnostik aus Chorionbioptaten und Fruchtwasserzellen möglich. In Anbetracht der Schwere des Krankheitsbildes besondere medizinisch-genetische Prophylaxe in betroffenen Familien notwendig.

Literatur
Guazzi, G.C., I.D'Amore, F.Van Hoof et al., Type 3 (chronic) GM_1 gangliosidosis presenting as infanto-choreo-athetotic dementia, without epilepsy, in three sisters. Neurology 38 (1988) 1124–1127.

Nishimoto, J., E.Nanba, K.Inui Et al., GM_1-gangliosidosis (genetic β-galactosidase deficiency): identification of four mutations in different clinical phenotypes among Japanese patients. Am.J.Hum.Genet. 49 (1991) 566–574.

OMIM 230600, 250650

Gangliosidose
s.a.
▶ GM-Gangliosidose

GAPO,
Größenretardation, Alopezie, Pseudoanodontie, Optikusatrophie

Genetisch bedingtes Progerie-Syndrom auf der Grundlage einer Genmutation.
Basisdefekt und Pathogenese für eine zugrunde liegende Bindegewebs-Speicherkrankheit (Mukopolysaccharidose?) sind unbekannt.

Krankheitswert
Erstmanifestation klinischer Erscheinungen im 1. Lebensjahr. Kleinwuchs. Alopezie. Mittelgesichtshypoplasie mit hoher, gewölbter Stirn und klaffender Fontanelle. Mikrozephalus. Zahnretention. Dicke, schlaffe Haut. Visusverlust durch Optikusatrophie, Myopie, Glaukom, Keratokonus u.a. Oligophrenie. Hypogonadismus. Lebenserwartung herabgesetzt.

Therapiemöglichkeiten
Unbekannt.

Häufigkeit und Vorkommen
Seit Erstbeschreibung 1947 etwa 18 sporadische und Geschwisterfälle, teilweise aus Verwandtenverbindungen, bekannt.

Genetik
Autosomal rezessiver Erbgang.

Familienberatung
Differentialdiagnose zu anderen Progerie-Syndromen (▶ *HUTCHINSON-GILFORD-Syndrom*) und Formen der ▶ *Optikusatrophie* wichtig.

Literatur

Hennekam, R.C.M. and E.G.C.M.Renckens-Wennen, Acquired alopecia, mental retardation, short stature, microcephaly, and optic atrophy. J.Med.Genet. *27* (1990) 635–636.

Manouvrier-Hanu, S., C.Largilliere, M.Benalioua et al., The GAPO syndrome. Am.J.Med.Genet. *26* (1987) 683–688.

Meguid, N.A., H.H.Afifi, M.I.Ramzi et al., GAPO syndrome: first egyptian case with ultrastructural changes in the gingiva. Clin.Genet. *52* (1997) 110–115.

Sandgren, G., GAPO syndrome: a new case. Am.J.Med.Genet. *58* (1995) 87–90.

Wajntal, A., C.P.Koiffmann, B.B.Mendonca et al., GAPO syndrome (McKusick 230740) – A connective tissue disorder: Report of two affected sibs and on the pathologic findings in the older. Am.J.Med.Genet. *37* (1990) 213–223.

OMIM 230740

GARDNER-Syndrom
▶ Polyposis intestinalis III

GARDNER-SILENGO-WACHTEL-Syndrom
▶ Genito-Palato-Kardiales Syndrom

GAREIS-MASON-Syndrom
▶ Daumen, Syndrom des adduzierten

Gargoylismus
▶ Mukopolysaccharidose Typ I

Gastroschisis

Embryo-fetaler ungedeckter Bauchwanddefekt lateral der Nabelschnur unklarer Ätiologie. Wegen vorkommender Assoziation mit Darmatresien, Abdominalamyoplasie und anderen Bauchmuskeldefekten wird zumindest für einen Teil der Fälle eine Disruptionssequenz angenommen. In ca. 15% noch andere Auffälligkeiten. In der Ausprägung nicht immer von ▶ *Omphalozele* abgrenzbar, ätiologisch-pathogenetisch wahrscheinlich verschieden. Aufgrund jahreszeitlicher Schwankungen der Inzidenz (durchschnittlich 1:10.000) und einer Häufung bei Kindern von jungen Müttern werden unbekannte mitverursachende Umweltfaktoren (Ernährungsfehler während der Schwangerschaft?) vermutet. Gynäkotropie bei Fällen mit Spina bifida. Für G., Enzephalocele, Spalte im Lippen-Kiefer-Gaumen-Bereich und Extremitätenfehlbildungen (Bauchwand-Komplex, "Extremitäten-Bauchwand-Komplex") unterschiedliche nicht genetische Ursachen angenommen: Frühembryonaler Defekt der Keimscheibe oder der Keimblattbildung, Amnionruptur mit Schnürfurchenbildung oder Disruptionssequenz. Ein erhöhtes Wiederholungsrisiko für Verwandte 1. Grades bzw. Geschwister besteht bei isolierter G. in Anbetracht des überwiegend sporadischen Vorkommens nicht. Siehe aber ▶ *WIEDEMANN-Syndrom* und ▶ *Velo-Kardio-Faziales Syndrom*. Pränatale ultrasonografische Diagnostik für Geburtsführung und sofortige chirurgische Maßnahmen wichtig.

Literatur

Al Tawil, K. and G.L.Gillam, Gastroschisis: 13 year's experience at ACH Melbourne. J.Paediatr.Child Health *31* (1995) 553–556.

Calzolari, E., F.Bianchi, H.Dolk, M.Milan and EUROCAT Working Group, Omphalocele and gastroschisis in Europe: A survey of 3 million births 1980–1990. Am.J.Med.Genet. *58* (1995) 187–194.

Goldbaum, G., J.Daling and S.Milham, Risk factors for gastroschisis, Teratology *42* (1990) 397–403.

Martínez-Frías, M.L., Clinical and epidemiological characteristics of infants with body wall complex with and without limb deficiencies. Am.J.Med.Genet. *73* (1997) 170–175.

Martínez-Frías, M.L., E.Bermejo and E.Rodríguez-Pinilla, Body stalk defects, body wall defects, amniotic bands with and without body wall defects, and gastroschisis: comparative epidemiology. Am.J.Med.Genet. *92* (2000) 13–18.

Muraji, T., C.Tsugawa, E.Nishijima et al., Gastroschisis: a 17-year experience. J.Pediatr.Surg. *24* (1989) 343–345.

Torfs, C.P., P.K.Lam, D.M.Schaffer and R.J.Brand, Association between mother's nutrient intake and their offspring's risk of gastroschsis. Teratology *58* (1998) 241–250.

Sipes, S., C.P.Weiner, D.R.Sipes II et al., Gastroschisis and omphalocele: Does either antenatal diagnosis or route of delivery make a difference in prenatal outcome? Obstet.Gynecol. *76* (1990) 195–199.

Wang, P., T.H.Beaty, M.J.Khoury et al., Genetic-epidemiologic study of omphalocele and gastroschisis: Evidence for heterogeneity. Am.J.Med.Genet. *44* (1992) 668–675.

OMIM 230750

GAUCHER-Syndrom

Genetisch bedingte Sphingolipidose auf der Grundlage einer Genmutation.

Der Gendefekt manifestiert sich in einem Mangel an lysosomaler Glukocerebrosidase (saure Ceramid-β-Glukosidase) in verschiedenen Organen (Restaktivität bei infantilem Typ 1%, bei adultem Typ 15%). Dadurch ist der Abbau von Glykolipiden, vor allem aus den Erythrozyten bzw. von Gangliosid aus den Nervenzellen gestört, und es kommt zur Ablagerung von Glukocerebrosiden (Glukosylceramid, Glukosylsphingosin), vorwiegend in Zellen des retikuloendothelialen Systems von Leber, Milz, Knochenmark mit Hypoimmunglobulinämie und des Gehirns. Die klinische Symptomatik erklärt sich aus dem dadurch bedingten Zelluntergang. Außerdem sind – wahrscheinlich sekundär – im Zusammenhang mit den Skelettanomalien die Werte der sauren Phosphatase im Serum erhöht.

Krankheitswert

Nach Erstmanifestation und klinischem Verlauf, in Abhängigkeit von der Restaktivität der β-Glukosidase, 3 Typen unterschieden:
Chronisch-adulter, nicht neuropathischer Typ I: Erstmanifestation vom Kindesalter an, häufig mit arthritischen Beschwerden bis zur Rollstuhlabhängigkeit. Hepatosplenomegalie, abdominale Verdrängungserscheinungen. Anämie, Leuko- und Thrombozytopenie. Geistig unauffällig. Lebenserwartung nicht auffällig vermindert.
Infantiler, akut neuropathischer Typ II: Hepatosplenomegalie, schwere Gedeihstörungen, Kardiomyo- und Nephropathie, progrediente neurologische Ausfallserscheinungen durch Hirnatrophie und Tod meist innerhalb des ersten Lebensjahres. Skelettanomalien, Spontanfrakturen. Panzytopenie. In schweren Fällen pränatale Manifestation und perinataler Tod.
Subakut neuropathischer, juveniler Typ III (u.a. Typ Norbotten mit extremer Hepatosplenomegalie und Apraxie): Beginnend im Kindesalter. Protrahierter Verlauf und – je nach Höhe des Erstmanifestationsalters – abgeschwächte Symptomatik. Hepatosplenomegalie, Ernährungsstörungen, Hyperpigmentierung der Haut und der Skleren. Knochenveränderungen mit Neigung zu Spontanfrakturen. Beteiligung des Zentralnervensystems: Verhaltensstörungen, epileptiforme Anfälle, Ataxie, Demenz.

Therapiemöglichkeiten

Bluttransfusionen. Medikamentöse Behandlung, Röntgentherapie ohne überzeugenden Erfolg. Milzexstirpation bei adultem Typ befriedigend. Eventuell Knochenmark- oder Nierentransplantation. Neuerdings Substitution durch Infusion von Mannose-gekoppelter Glukozerebrosidase (Plazentaextrakt oder gentechnisch hergestellt, Ceredase®) erfolgreich.

Häufigkeit und Vorkommen

Häufigste der lysosomalen Speicherkrankheiten, von allen größeren Rassen beschrieben. Mehrere 100 Fälle gesichert. Typ I vor allem bei Juden vorkommend (Inzidenz unter Ashkenasim 1:2.500, Heterozygoten-Frequenz 1:13). Typ III mit extremer Hepatosplenomegalie endemisch in Nordschweden (Norrbotten, Foundereffekt).

Genetik

Autosomal rezessiver Erbgang. Intra- und interfamiliäre Variabilität. Genort 1q21 (*GBA*), Kopplung mit dem Pyruvatkinase-Locus. Aufgrund von Teilmanifestationen im heterozygoten Zustand wird ein adulter Typ in Abhängigkeit von der Definition gelegentlich auch als autosomal unvollständig dominant angesehen. Innerhalb von 3 klinischen Haupttypen besteht Allelie durch unterschiedliche Punkt- und andere Mutationen (bisher ca. 80 identifiziert) des Gens sowie durch Hybridgenbildung mit einem benachbarten Pseudogen. Dadurch und durch unterschiedliche Compound-Heterozygote verwischen sich die Unterschiede zwischen den ursprünglich klinisch abgegrenzten Typen sowie die Korrelationen zu den Restaktivitäten der Ceramid-β-Glukosidase und den einzelnen

Punktmutationen bzw. Gendeletionen, obwohl die 3 häufigsten Mutationen Korrelationen mit der klinischen Ausprägung zeigen. Atypisches GS ▶ *Prosaposin-Mangel*.

Familienberatung

Früherkennung latenter Fälle und Heterozygotennachweis durch Feststellung charakteristischer GAUCHER-Zellen im Blut und im Knochenmark, durch Bestimmung der Sphingolipide im Urinsediment sowie durch Bestimmung der β-Glukosidase-Aktivität in Leukozyten, Urin, Haarschaftzellen, Organbioptaten (Leber, Milz) oder kultivierten Hautfibroblasten. Biochemische Identifikation der Ceramid-β-Glukosidase-Varianten mit Hilfe der Elektrophorese aus Fibroblasten-Extrakten, genauer molekulargenetisch möglich. Nach den gleichen Prinzipien und durch Enzymbestimmung in Chorionbioptaten pränatale Diagnostik durchführbar. Differentialdiagnose anhand der GAUCHER-Zellen in Blut und Knochenmark gegenüber NIEMANN-PICKschen Schaumzellen und Zellformen bei der CML schwierig. Mit einer starken Variabilität der klinischen Symptomatik muss gerechnet werden. Molekulargenetische Diagnostik möglich, wobei sich keine verlässliche Korrelation zwischen speziellen Mutationen (Allelen) und der Schwere der klinischen Symptomatik erkennen lässt. Für Merkmalsträgerinnen sind während der Schwangerschaft besondere Betreuungsmaßnahmen (eventuell Bluttransfusion usw.) notwendig.

Literatur

Barranger, J.A., R.O.Rice, J.Dungigan et al., GAUCHER´s disease: Studies of gene transfer to haematopoietic cells. Baillere´s Clin.Heamatol. *10* (1997) 765–778.

Erikson, A., C.G.Groth, J.-E.Mansson et al., Clinical and biochemical outcome of marrow transplantation for GAUCHER disease of the Norrbottnian type. Acta Paediatr. Scand. *79* (1990) 680–685.

Grabowski, G.A., S.Gatt and M.Horowitz, Acid β-glucosidase: Enzymology and molecular biology of GAUCHER disease. Crit. Rev.Biochem.Mol.Biol. *25* (1990) 385–414.

Levy-Lahad, E. and A.Zimran, GAUCHER´s disease: Genetic counselling and population screening. Bailliere´s Clin.Haematol. *10* (1997) 779–792.

Petrides, P. und P.le Coutre, Morbus GAUCHER, Klinik und Stand der molekulargenetischen Diagnostik. Med.Genetik *9* (1997) 495–500.

Rockah, R., R.Narinsky, M.Frydman et al., Linkage disequilibrium of common GAUCHER disease mutations with a polymorphic site in the pyruvate kinase (*PKLR*) gene. Am.J.Med.Genet. *78* (1998) 233–236.

Sibille, A., C.M.Eng, S.J.Kim et al., Phenotype/genotype correlation in GAUCHER disease type I: Clinical and therapeutic implications. Am.J.Hum.Genet. *52* (1993) 1094–1101.

Sidransky, E., N.Tayebi, B.K.Stubblefield et al., The clinical, molecular, and pathological characterisation of a family with two cases of lethal perinatal type 2 GAUCHER disease. J.Med.Genet. *33* (1996) 132–136.

Sidransky, E., A.Bottler, B.Stubblefield and E.I.Ginns, DNA mutational analysis of type 1 and type 3 GAUCHER patients: How well do mutations predict phenotype. Hum.Mutat. *3* (1994) 25–28.

OMIM 230800, 230900, 231000

Gaumenspalte ohne Lippen- und Kieferspalte

Fehlbildung auf unterschiedlicher genetischer Grundlage.

Die Ursachen für den ungenügenden Gaumenschluss sind unterschiedlich und zum großen Teil unbekannt. Ein Zusammenhang mit mehreren Loci im Sinne einer Disposition wird vermutet. Dazu gehören das Gen für den **T-Box**-Transkriptionsfaktor TBX22 und wahrscheinlich ein weiteres Homeobox-Gen *MSX1*. Gesichert wurde bei einem seltenen Typ ein X-chromosomales hochkonservatives Ring-Kanal-Gen, homolog dem Gen *kelch*.

Krankheitswert

Angeborene Gaumenspalte verschiedenen Ausmaßes mit entsprechender Beeinträchtigung der Lebensfähigkeit. Bei Säuglingen und Kleinkindern vor allem Schwierigkeiten bei der Nahrungsaufnahme. Meistens mit anderen Fehlbildungen kombiniert, wobei jedoch zwischen den einzelnen Symptomenkomplexen und Spalt-Typen (▶ *Lippen-Kiefer-Gaumen-Spalte,* ▶ *Pierre-ROBIN-Anomalie,* ▶ *Lippen-Kiefer-Gaumen-Spalte mit Unterlippenfisteln*) selten genetische Beziehungen bestehen. Hohe perinatale Mortalität. Teilweise submukös unauffällig bestehend.

Gaumenspalte ohne Lippen- und Kieferspalte

Therapiemöglichkeiten
Chirurgische Korrektur möglich.

Häufigkeit und Vorkommen
Inzidenz etwa 2–6,5:10.000, bei Afrikanern offenbar seltener, bei Indianern häufiger. Bei über 50% der Fälle isolierte, nichtsyndromatische Spalte mit vorwiegend sporadischem Vorkommen. Leichte Gynäkotropie: 44,5:55,5. Etwa ¼ der Fälle haben eine positive Familienanamnese. Frequenz unauffälliger submuköser G. auf 1:1.200 geschätzt. Große Sippen mit Gaumenspalte und Ankyloglossum beschrieben (Island, USA, Kanada). Teilsymptom von etwa 170 Syndromen.

Genetik
Nur in wenigen Sippen monogener, X-chromosomal oder autosomal rezessiver Erbgang einer isolierten G. erkennbar. Die Mehrzahl der Fälle wahrscheinlich heterogen unter Beteiligung vor allem rezessiver Gene. Inwieweit in einzelnen Fällen auslösende teratogene Faktoren bei entsprechender individueller genetischer Disposition im Vordergrund stehen, ist noch unklar. Verdächtigt werden: 5-Fluorouracil, Retinoide, Hydrocortison, Antiepileptika, Epilepsie der Mutter. Ein nachweislich erhöhtes Risiko (4fach) besteht empirisch jedoch nur für Kinder von Epileptikerinnen. Bei den Medikamenten gibt es Hinweise lediglich aus Tierversuchen. Genetische Beziehungen zu den Lippen-Kiefer-Gaumen-Spalten bestehen nur insofern, als in seltenen Fällen die Gaumenspalte im Sinne einer herabgesetzten Expressivität als Teilsymptom einer komplexen Spaltbildung auftreten kann (▶ *Lippen-Kiefer-Gaumen-Spalten*). Zahlreiche, meist sippenspezifische Symptomenkombinationen mit Spaltgaumen monogen, d.h. autosomal dominant, autosomal rezessiv oder X-chromosomal bedingt, z.B. Gaumenspalte mit Ankyloglossum (bei Männern, bei Frauen meist nur Ankyloglossum, X-chromosomal semidominant), Genort Xq21.3 (*KLHL4*, Kelch-like); weitere Genorte: Xq21 (*TBX22*, T-Box-Transkriptionsfaktor, OMIM 303400 mit Ankyloglossum); 4p16-p13 (*MSX1*?), nicht syndromatisch, autosomal dominant, Allelie mit einem Typ der Lippen-Kiefer-Gaumen-Spalte mit multiplen oralen Synechien autosomal dominant (OMIM 119550); mit Hypotelorismus und Hypospadie (SCHILBACH-ROTT-Syndrom) ebenfalls autosomal dominant (OMIM 164220); mit Omphalozele (OMIM 258320) oder mit Herzfehler, Ektrodaktylie und Genitalanomalien (Cleft palate, Cardiac defect, Genital anomalies, and Ectrodactyly CCGE) autosomal rezessiv bedingt.

Familienberatung
Die Wahrscheinlichkeit für eine Wiederholung innerhalb einer Geschwisterschaft liegt bei 1,8 bis 2,3%, wenn bei Eltern und Verwandten keine Spalten vorkommen (gespaltene Uvula kann als Mikrosymptom angesehen werden). Falls bei Verwandten (außer Eltern) Spaltbildung auftritt, erhöht das die Wahrscheinlichkeit auf 5–6%, und wenn ein Elternteil betroffen ist, auf etwa 17%. Kinder von Merkmalsträgern sind mit etwa 7%, Tanten, Onkel, Neffen und Nichten mit weniger als 1% und Vettern und Basen 1. Grades mit weniger als 0,5% Wahrscheinlichkeit ebenfalls betroffen. Ankyloglossum im weiblichen Geschlecht kann ein genetisches Äquivalent einer X-chromosomalen Gaumenspalte sein. Es ist darauf zu achten, dass eine isolierte Gaumenspalte auch als Teilsymptom eines anderen Syndroms (Lippen-Kiefer-Gaumen-Spalte mit Unterlippenfisteln) mit dominantem Erbgang und variabler Expressivität auftreten kann und dann erbprognostisch anders zu beurteilen ist. Differentialdiagnose und familienanamnestische Erhebungen sind also wichtig.

Literatur
Braybrook, C., K.Doudney, A.C.B.Marçano et al., The T-box transcription factor gene *TBX22* is mutated in X-linked cleft palate and ankyloglossia. Nature Genet. *29* (2001) 179–183.

Braybrook, C., G.Warry, G.Howell et al., Identification and characterization of *KLHL4*, a novel human homologue of the *Drosophila klech* gene that maps within the X-linked cleft palate and ankyloglossia (CPX) critical region. Genomics *72* (2001) 128–136.

Christensen, K. and L.E.Mitchell, Familial recurrence-pattern analysis of nonsyndromic isolated cleft palate A Danish registry study. Am.J.Hum.Genet. *58* (1996) 182–190.

Clementi, M., R.Tenconi, P.Forabosco et al., Inheritance of cleft palate in Italy. Evidence for a major autosomal recessive locus. Hum.Genet. *100* (1997) 204–209.

Gianotti, A., M.C.Digilio, R.Mingarelli and B.Dallapiccola, An autosomal recessive syndrome of cleft palate, cardiac defect, genital anomalies, and ectrodactyly (CCGE). J.Med.Genet. *32* (1995) 72–74.

Gorski, S.M., K.J.Adams, P.H.Birch et al., The gene responsible for X-linked cleft palate (CPX) in a British Columbia native kindred is localized between *PGK1* and *DXYS1*. Am.J.Hum.Genet. *50* (1992) 1129–1136.

Hecht, J.T., J.B.Mulliken and S.H.Blanton, Evidence for a cleft palate only locus on chromosome 4 near *MSX1*. Am.J.Med.Genet. *110* (2002) 406–407.

Ivens, A., F.E.Moore, J.Chambers et al., X-linked cleft palate: the gene is located between polymorphic DNA markers *DXY12* and *DXS17*. Hum.Genet. *78* (1988) 356–358.

Joss, S.K., W.Paterson, M.D.C.Donaldson and J.L.Tolmie, Cleft palate, hypotelorism, and hypospadias: SCHILBACH-ROTT syndrome. Am.J.Med.Genet. *113* (2002) 105–107.

Rollnick, B.R. and C.I.Kaye, MENDELian inheritance of isolated non-syndromatic cleft palate. Am.J.Med.Genet. *24* (1986) 465–473.

OMIM 119540, 303400

Gefäßfehlbildungen, venöse

Störungen der Angiogenese unterschiedlicher Ursachen.

Zugrunde liegt eine verminderte Bildung oder ein Fehlen der glatten Muskulatur der Gefäßwände infolge von Störungen im Endothel-Wachstumsfaktor-Liganden- und -Rezeptor-System (Endothelzell-spezifische Rezeptor-Tyrosinkinase 2, TIE2, Fibroblasten- und Endothel-Wachstumsfaktor, Angiopoetin-1). Die Überaktivität der Rezeptor-Tyrosinkinase 2 für gefäßbildende Wachstumsfaktoren führt zu einem verstärkten Endothelwachstum. Durch das Ungleichgewicht zwischen Endothel einerseits und Perizyten sowie defizienter glatter Muskulatur der Gefäßwände andererseits kommt es zu einer Erweiterung der mit normalem Endothel ausgekleideten venösen Gefäße.

Krankheitswert

Angeborene, meist im späteren Leben manifeste, umschriebene unregelmäßige venöse oder lymphatisch-venöse Gefäßerweiterungen mit Thrombosen und Gefäßektasien. Zum Teil schmerzhaft. Kann symptomlos bestehen, initial ästhetisch oder mechanisch störend sein, intrazerebral zu Kopfschmerz und neurologischen Ausfallserscheinungen und in inneren Organen zu lebensbedrohlichen Blutungen führen. Eigenständig sind die intraossären Gefäßfehlbildungen der kraniofazialen Region: Erstmanifestation im Kindesalter. Vor allem Kieferknochen betroffen. Progredient bis zu lebensbedrohlichen Zuständen bei Blutungen, vor allem nach Zahnextraktion.

Therapiemöglichkeiten

Je nach Lokalisation und Belastung unterschiedliche Methoden der Entfernung möglich: Exzision, Laser-Fotokoagulation, Sklerotherapie (Alkohol u.a.), Embolisation.

Häufigkeit und Vorkommen

Überwiegend singulär, sporadisch, multiple Form jedoch in großen Sippen mit Merkmalsträgern in mehreren Generationen bekannt. Inzidenz etwa 1:500.

Genetik

Autosomal dominanter Erbgang der multiplen Formen, zu den wahrscheinlich auch das ▶ *Blue-Rubber-Bleb-Nevus-Syndrom* gehört. Beziehungen bestehen offensichtlich zum ▶ KLIPPEL-TRENAUNAY-, ▶ STURGE-WEBER- und ▶ MAFFUCCI-*Syndrom*. Ein Genort 9p21 (*TIE2*, Rezeptor-Tyrosinkinase, OMIM 600195), venöse Malformationen der Haut und Schleimhäute (OMIM 600195), Allelie mit dem Blue-Rubber-Bleb-Nevus-Syndrom? Bei sporadischem Vorkommen wahrscheinlich somatische Mutation. Pathogenetische Beziehungen zu den kapillären Hämangiomen bisher nicht nachweisbar. Siehe auch ▶ *multiple Glomustumoren*; ▶ *Angiomatose, neurokutane*; ▶ KASABACH-MERRITT-*Syndrom*; ▶ *Naevi teleangiectatici*; ▶ OSLER-*Syndrom*. Intraossäre Gefäßfehlbildungen der kraniofazialen Region: Wenige sporadische und Geschwisterfälle, z.T. aus Verwandtenehen, sprechen für autosomal rezessiven Erbgang.

Familienberatung

Genaue frühzeitige Diagnose und Differentialdiagnose zu den Hämangiomen und arterio-venösen Fehlbildungen sowie Osler-Syndrom und KASABACH-MERRITT-Syndrom notwendig. Siehe auch ▶ *Sternumdefekte*, ▶ *PHACE*. Bei Auftreten von G. im Integument ist eine Kontrolle innerer Organe anzuraten. Für intraossäre Gefäßfehlbildungen der kraniofazialen Region Differentialdiagnose zum ▶ *Cherubismus* nötig. Hinweisend können neurologische Symptome, umschriebener Muskelschmerz und umschriebene Skelettveränderungen sein.

Literatur

Blei, F., J.Walter, S.J.Orlow and D.A.Marchuk, Familial segregation of hemangiomas and vascular malformations as an autosomal dominant trait. Arch. Dermatol. *134* (1998) 718–722.

Calvert, J.T., T.J.Riney, C.D.Kontos et al., Allelic and locus heterogeneity in inherited venous malformations. Hum.Molec.Genet. *8* (1999) 1279–1289.

Cohen, M.M., Vasculogenesis, angiomatosis, hemangiomas, and vascular malformations. Am.J.Med. Genet. *108* (2002) 265–274.

Folkman, J. and P.A.D'Amore, Blood vessels formation: What is the basis? Cell *87* (1996) 1153–1155.

Hand, J.L. and I.J.Frieden, Vascular birthmarks of infancy: resolving nosologic confusion. Am.J.Med. Genet. *108* (2002) 257–264.

Gallione, C.J., K.A.Pasyk, L.M.Boon et al., A gene for familial venous malformations maps to chromosome 9p in a second large kindred. J.Med.Genet. *32* (1995) 197–199.

Vargel, I., B.E.Cil and N.Er, Hereditary intraosseous vascular malformations of the craniofacial region. An apparently novel disorder. Am.J.Med.Genet. *109* (2002) 22–35.

Vikkula, M., M.B.Boon, K.L.Carraway III et al., Vascular dysmorphogenesis caused by an activating mutation in the receptor tyrosine kinase TIE2. Cell *87* (1996) 1181–1190.

OMIM 600195

Gefäßverkalkung, nichtarteriosklerotische idiopathische zerebrale
▶ FAHR-Syndrom

Gehör, absolutes

Fähigkeit, ohne Hilfsmittel und direkt, gehörte Töne in ihrer Höhe und Qualität zu erkennen. Familiäres Vorkommen in Form einer Disposition beschrieben, jedoch ohne erkennbaren Erbgang. Unsichere Korrelation zu bestimmten Hirnregionen, zu Gehörfunktionen, Musikalität und anderen geistigen Fähigkeiten. Begünstigt, aber nicht allein erreichbar durch frühes musikalisches Training. Häufiger bei Asiaten als bei Europäern.

Literatur

Baharloo, S., S.K.Service, N.Risch et al., Familial aggregation of absolute pitch. Am.J.Hum.Genet. *67* (2000) 755–758.

Drayna, D., A.Manichaikul, M.DeLange et al., Genetic correlates of musical pitch recognition in humans. Science 291 (2001) 1969–1972.

Gregersen, P.K., E.Kowalsky, N.Kohn and E.W.Marvin, Absolute pitch: Prevalence, ethnic variation, and estimation of the genetic component. Am.J. Hum.Genet. 65 (1999) 911–913.

Zatorre, R.J., D.W.Perry, C.A.Beckett et al., Functional anatomy of musical processing in listeners with absolute pitch and relative pitch. Proc.Nat.Acad.Sci. *95* (1998) 3172–3177.

Gelenke-Schlaffheit,
Arthrochalasis multiplex congenita, EHLERS-DANLOS-Syndrom, Typ XI

Schlaffheit der Gelenkbänder auf heterogener genetischer Grundlage.
Zugrunde liegen unterschiedliche, z.T. in ihrem Basisdefekt noch nicht aufgeklärte Störungen der Prokollagen-Synthese, -Sekretion und -Reifung.

Krankheitswert
Angeborene Schlaffheit der Gelenke, entweder komplikationslos bestehend oder zu Luxationen und Dislokationen besonders der Hüft- und/oder Schultergelenke, seltener der Patellae und der Kniegelenke führend. Neigung zu Zwerchfellhernien. Teilsymptom des ▶ ACHARD-Syndroms, des ▶ LARSEN-Syndroms, des ▶ Geroderma osteodysplasticum, des GOLDBLATT-Syndroms (▶ CAPDEPONT-Syndrom) u.a. Mit einer Besserung bei zunehmendem Lebensalter kann gerechnet werden.

Therapiemöglichkeiten
Prophylaktische orthopädische Betreuung. Eventuell chirurgische Korrekturen der Luxationsneigung.

Häufigkeit und Vorkommen

Infolge eines fließenden Überganges zum Normalen schwer einschätzbar. Frequenz mit ca. 1:20 angegeben, extreme G. jedoch wesentlich seltener.

Genetik

Offensichtlich heterogen. Monogene Formen autosomal dominant bedingt. Vom ▶ EHLERS-DANLOS-Syndrom abgetrennt wegen fehlender Hautsymptomatik. Formen mit vorwiegenden Luxationen der Schultergelenke oder der Patella (ehem. Typ XI des EHLERS-DANLOS-Syndroms, OMIM 169000) autosomal dominant bedingt. Allgemein dürfte jedoch die Beweglichkeit der Gelenke von vielen Faktoren abhängen.

Familienberatung

Differentialdiagnose besonders zum EHLERS-DANLOS-Syndrom anhand fehlender Haut-Symptome nötig. Von einer intrafamiliären Konstanz hinsichtlich der betroffenen Gelenke kann ausgegangen werden. Prophylaxe von Luxationen und Dislokationen vom frühen Kindesalter an wichtig, in diesem Sinne auch Berufsberatung zu empfehlen.

Literatur

Borochowitz, Z., M. Soudry and D.G.Mendes, Familial recurrent dislocation of patella with autosomal dominant mode of inheritance. Clin.Genet.*33* (1988) 1–4.

Garcia-Cruz, D., S.Cano-Colin, J.Sánchez-Corona et al. Clinical, morphological and biochemical features in the familial articular hypermobility syndrome (FAHS): a family study. Clin.Genet. *53* (1998) 108–113.

Horton,W.A., D.L.Collins, A.A.DeSmet et al., Familial joint instability syndrome. Am.J.Med.Genet. *6* (1980) 221–228.

Lewkonia,R.M., Hypermobility of joints. Arch.Dis.Child. *62* (1987) 1–2.

OMIM 147900, 169000

Gelenkrheumatismus
▶ Rheumatisches Fieber;
▶ Rheumatoid-Arthritis

GELINEAU-Syndrom
▶ Narkolepsie

GEMSS
▶ WEILL-MARCHESANI-Syndrom

GENÉE-WIEDEMANN-Syndrom,
postaxiale akrofaziale Dysostose MILLER, MILLER-Syndrom

Nach OPITZ polytoper Felddefekt. Akrofaziale Dysostose mit typischer Fazies (Zahn-Hypoplasie, Ektropium des Unterlides, Mikrogenie, Gaumenspalte, tassenhenkelförmige Ohren) und Aplasie oder Hypoplasie des 5. Strahles aller vier Extremitäten, teilweise auch Hypoplasie der Ulnae. Zahlreiche fakultative Fehlbildungen, vorwiegend des Skeletts. Schwerhörigkeit. Bisher über 35 sporadische und Geschwisterfälle bekannt. Autosomal rezessiver Erbgang. Differentialdiagnose zum ▶ NAGER-Syndrom, Blepharo-Cheilo-Donti-Syndrom und zum COFFIN-SIRIS-Syndrom notwendig. In einer Familie zusätzlich Segmentationsanomalien der Wirbelsäule sowie Defekte des 1. Strahls, wahrscheinlich autosomal dominant.

Literatur

Chrzanowska, K. and J.P.Fryns, MILLER postaxial acrofacial dysostosis. The phenotypic changes with age. Genet.Counsel. *4* (1993) 131–133.

Neumann, L., J.Pelz and J.Kunze, A new observation of two cases of acrofacial dysostosis type GENÉE-WIEDEMANN in a familiy - remarks on the mode of inheritance: Report of two sibs. Am.J.Med.Genet. *64* (1996) 556–562.

Robinow, M. and H.Chen, GENÉE-WIEDEMANN syndrome in a family. Am.J.Med.Genet. *37* (1990) 293.

OMIM 263750

Geniospasmus
▶ Tremor

Genito-Palato-Kardiales Syndrom, GARDNER-SILENGO-WACHTEL-Syndrom, Akrodysgenitaler Zwergwuchs

Kombination aus urogenitalen Dysplasien mit Gonadendysgenesie, Zystennieren und Hypospadie. Mikrogenie, fakultativ Spaltbildung im Lippen-Kiefer-Gaumen-Bereich sowie schweren kardiovaskulären Fehlbildungen. Bisher etwa 15 sporadische und Geschwisterfälle beschrieben, wahrscheinlich autosomal rezessiv bedingt. Abgrenzung zum ▶ SMITH-LEMLI-OPITZ-Syndrom II und zum ▶ PALLISTER-HALL-Syndrom unsicher anhand der fehlenden Polydaktylie.

Literatur
Greenberg, F., M.V.Gresick, R.J.Carpenter et al., The GARDNER-SILENGO-WACHTEL or genito-palato-cardiac syndrome: Male pseudohermaphroditism with micrognathia, cleft palate and conotruncal cardiac defect. Am.J.Med.Genet. *26* (1987) 59–64.

OMIM 231060.

Genito-Patella-Syndrom
▶ Patella-Aplasie, Patella-Hypoplasie

GERHARDT-Syndrom
▶ Rekurrensparese des Larynx, familiäre isolierte

Geroderma osteodysplasticum

Vorwiegend bei Sippen aus der Schweiz (Erstbeschreibung 1949) und einem nordafrikanischen Isolat sowie sporadischen Fällen beschrieben (zus. 20 Fälle). Autosomal rezessiv bedingte Symptomenkombination von disproportioniertem Kleinwuchs, spondylo-epiphysärer Dysplasie, Gelenkeschlaffheit, Cutis laxa, Faltenhaut, typischer Fazies mit Progenie, Hypotelorismus, dicker Nasenspitze und großen Zähnen ("Walt-Disney-Zwerg") sowie Knochenbrüchigkeit infolge Osteoporose. Als Basisdefekt wird eine Störung des Aktivatorprotein-1-Transkriptionsfaktors für die Zellproliferation und -differenzierung vermutet. Klinische Abgrenzung zu geleophysischer ▶ Dysplasie, ▶ De-BARSY-Syndrom und ▶ Faltenhaut-Syndrom unscharf, identisch? Allelie?

Literatur
Al-Gazali, L.I., Sztriha, L., F.Skaff and D.Haas, Gerodermia osteodysplastica and Wrinkly skin syndrome. Am.J.Med.Genet. *101* (2001) 213–220.

Al-Torki, N.A., S.A. Al-Awadi, L.Cindro-Heberie and M.A.Sabry, Gerodermia osteodysplastica in a Bedouin sibship: further delineation of the syndrome. Clin.Dysmorphol. *6* (1997) 51–55.

Hall, B.D., Geroderma osteodysplasticum: a rare autosomal recessive connective tissue disorder with either variability or heterogeneity or both. Proc. Greenwood Genet.Center *2* (1983) 101–102.

Lustmann, J., O.Nahlieli, D.Harary et al., Gerodermia osteodysplastica: Report on two patients and surgical correction of facial deformity. Am.J.Med.Genet. *47* (1993) 261–267.

Ramer, J.C. and R.L.Kletsky, Syndrome identification case report 146: Report of a male with features overlapping geroderma osteodysplasticum and mandibuloacral dysplasia. Dysmorphology. Clin. Genet. *4* (1990) 66–78.

OMIM 231070

Geruchssinn
▶ Anosmie

GERSTMANN-STRÄUSSLER-SCHEINKER-Syndrom
▶ CREUTZFELDT-JAKOB-Syndrom

Geschmackssinn
▶ Schmeckfähigkeit

Gesichtsatrophie
▶ Hemiatrophia faciei

Gestose
▶ Präeklampsie/Eklampsie

Giant axonal neuropathy
▶ Neuropathie mit Riesenaxonen

Gicht,
Arthritis urica

Durch Störungen des Purin- bzw. Harnsäure-Stoffwechsels bedingte Arthropathie auf unterschiedlicher genetischer Grundlage. Es besteht eine Erhöhung der Harnsäurekonzentration in den Körperflüssigkeiten bzw. verschiedenen Geweben, bedingt bei primärer G. durch Überproduktion oder verminderte Ausscheidung von Harnsäure (verminderte Aktivität der Glutaminase, Hypoxanthin-Guanin-Phosphoribosyl-Transferase und anderer Enzyme; erhöhte Erythrozyten-5-Phosphoribosyl-Transferase-Konzentration oder Phosphoribosyl-Pyrophosphat-Synthetase-Aktivität), bei sekundärer Gicht durch quantitative Störung des Purinstoffwechsels. Dabei lagern sich Urate (Tophi) in verschiedenen, vor allem periartikulären Bindegeweben ab (Ausfällung durch Glykosaminoglykane), die zu den verschiedenen klinischen Symptomen führen.

Krankheitswert
Erstmanifestation vom 20. bis 50. (Frauen) Lebensjahr. An Häufigkeit und Schwere zunehmende Schmerzattacken, in chronische, polytope Arthritis mit Gelenkdeformierungen übergehend. Durch vielfältige Organschädigungen (Herz, Gefäße, Nieren, Cornea) herabgesetzte Lebenserwartung. Nephrolithiasis.

Therapiemöglichkeiten
Prophylaxe durch purinarme Kost sowie Vermeidung von Alkohol, üppigem Essen und die Harnsäureausscheidung hemmenden Medikamenten (z.B. Salizylate) fraglich. Bei akuten Anfällen Colchizin, Dauerbehandlung mit Urikosurika (z.B. Anturan) oder die Harnsäuresynthese kompetitiv hemmenden Mitteln (Allopurinol) erfolgreich.

Häufigkeit und Vorkommen
Regional und temporär unterschiedlich, wahrscheinlich von Essgewohnheiten bzw. Ernährungslage (Fleischgenuss) abhängig. Bei Männern etwa 9mal häufiger als bei Frauen. In Europa bei Männern Erkrankungswahrscheinlichkeit bis zu 3%.

Genetik
Heterogen. Die Manifestation der G. wird weitgehend von der Urikämie bestimmt, wobei die Harnsäurekonzentration des Blutes jedoch von mehreren Faktoren (Synthese- und Ausscheidungsrate, Aktivität metabolischer und katabolischer, z.T. X-chromosomal gesteuerter Enzyme, Lipidstoffwechsel usw.) abhängt. Für die Mehrzahl der Fälle ist deshalb eine heterogene Grundlage anzunehmen. Die Bevorzugung des männlichen Geschlechts erklärt sich aus der Beteiligung X-chromosomaler Gene bzw. aus den normalerweise schon höher liegenden Harnsäurewerten im Blut des Mannes (2,6-6,8 mg%; gegenüber 2-6,3 mg% bei der Frau), wodurch die zur Gicht führende Schwelle schneller erreicht wird. Es existieren jedoch auch seltene monogen X-chromosomal bedingte Typen, z.B. erhöhte Aktivität der **Phosphoribosyl-Pyroposphat-Synthetasen I und II** (Genorte: Xq22-24 und Xp22.3-22.2 *PRPS1*, *PRPS2*), **Hypoxanthin-Guanin-Phophoribosyl-Transferase-Mangel** (Genort Xq27, *HPRT*, z.B. Allel Ashville zu dem des ▶ LESCH-NYHAN-*Syndroms*). Andere Faktoren (Essgewohnheiten, Fettsucht, Alkoholismus, vermehrter Zellzerfall z.B. bei Leukose) können auslösend wirken.

Familienberatung
Differentialdiagnostisch sollten Glykogenosen der Typen I und VII ausgeschlossen werden. Latente Merkmalsträger vor der Pubertät anhand der Harnsäurewerte im Blut nicht erkennbar. Differentialdiagnosen zu sekundären Hyperurikämien bei Niereninsuffizienz, hämolytischen Anämien usw. notwendig. Mit merkmalsfreien, biochemisch aber meist erkennbaren weiblichen Überträgern muss gerechnet werden. Ob ein Hinausschieben des Manifestationsalters durch diätetische Maßnahmen, Kosteinschränkung usw. möglich ist, ist sehr fraglich, wahrscheinlich abzulehnen.

Literatur

Becker, M.A., S.A.Heidler, G.I.Bell et al., Cloning of cDNAs for human phosphoribosylpyrophosphate synthetase 1 and 2 and X-chromosome localization of *PRPS1* and *PRPS2* genes. Genomics *8* (1990) 555–561.

Curto, R., E.O.Voit and M.Cascante, Analysis of abnormalities in purine metabolism leading to gout and to neurological dysfunctions in man. Biochem.J. *329* (1998) 477–487.

Davidson, B.L., M.Pashforoush, W.N.Kelley and T.D.Palella, Human hypoxanthin-guanine phosphoribosyltransferase deficiency: the molecular defect in a patient with gout (HPRT-Ashville) J.Biol.Chem. *264* (1989) 520–525.

OMIM 138900, 308000, 311850, 311860

GIEDION-LANGER-Syndrom
▶ Tricho-Rhino-Phalangie-Syndrom Typ II

---

v. GIERKE-Syndrom
▶ Glykogenose Typ I

GILBERT-DREYFUSS-Syndrom
▶ Eunuchoidismus, familiärer

GILBERT-LEREBOULLET-Syndrom,
Icterus intermittens juvenilis, Hyperbilirubinämie, unkonjugierte Typ II

Genetisch bedingter Stoffwechseldefekt der Leberzellen auf der Grundlage einer Genmutation. Der Gendefekt manifestiert sich in einer unkonjugierten Hyperbilirubinämie durch partiellen Mangel an Bilirubin-Uridin-5'diphosphatglucuronyl-Transferase (▶ CRIGLER-NAJJAR-S.) in der Leber, wodurch die für die Ausscheidung des Bilirubins in der Galle notwendige Konjugation von Bilirubin mit Glucoronsäure und damit die Detoxifikation vermindert wird. Daraus erklärt sich die verzögerte Clearance des Bilirubins aus dem Blut. Die Hyperbilirubinämie kann sekundär zu Hämsynthesestörungen führen, woraus sich z.T. porphyrieähnliche Symptome ableiten.

Krankheitswert
Erstmanifestation des Ikterus im Kindesalter, ausgeprägter im 2. Lebensjahrzehnt. Neigung zu gastrointestinalen Beschwerden und Ermüdbarkeit. Teilweise Beeinträchtigung der Leistungsfähigkeit. Hyperbilirubinämie kann jedoch auch völlig symptomlos bestehen.

Therapiemöglichkeiten
Diätetische Maßnahmen. Wenig körperliche Anstrengung. Fototherapie (Blaulicht) und Phenobarbituratgaben führen zur Normalisierung, der Wert einer Langzeittherapie ist jedoch umstritten. Nikotinsäure kann die Hyperbilirubinämie verstärken.

Häufigkeit und Vorkommen
Mehr als 400 Fälle publiziert.

Genetik
Autosomal unregelmäßig dominanter Erbgang bzw. autosomal dominanter Erbgang mit unvollständiger Penetranz durch dominant negative Genwirkung (mindestens 6 in ihren codierenden Sequenzen überlappende Isoenzyme): Transferase-Aktivität bei Heterozygoten etwa 30%. Allelie zum ▶ CRIGLER-NAJJAR-Syndrom, weitgehend mit dessen Typ II identisch. Genort 2q37 (*UGT1A1*, Uridin-5'diphosphat**g**lucuronyl-Transferase). Nichtpathogene Allele können zusammen mit ebensolchen für Glukose-6-Phosphatdehydrogenase (G6PD) einen Icterus neonatorum prolongatus bedingen.

Familienberatung
Nachweis anhand erhöhter indirekter Serumbilirubin-Werte (0,15–0,23 mmol/l, verstärkt durch Nikotinsäure) bei normalen Leberfunktionstesten und Gallenfarbstoffausscheidungen. Differentialdiagnose zu schweren, autosomal rezessiven Formen des UGT1-Mangels (CRIGLER-NAJJAR-Syndrom I) wichtig. Die Prognose ist vergleichsweise gut.

Literatur
Adachi, Y., T.Kamisako, O.Koiwai et al., Genetic background of constitutional unconjugated hyperbilirubinemia. Int.Hepatol. Commun. *5* (1996) 297–307.

Editorial, GILBERT's syndrome – More questions than answers. Lancet 1987/I 1071.

Kaplan, M., P.Renbaums, E.Levy-Lahad et al., GILBERT syndrome and glucose-6-phosphate dehydrogenase deficiency. A dose-dependent genetic interaction crucial to neonatal hyperbilirubinemia. Proc.Nat.Acad.Sci USA 94 (1997) 12128–12132.

Kadakol, A., B.S.Sappal, S.S.Ghosh et al., Interaction of coding region mutations and GILBERT-type promotor abnormality of the UGT1A1 gene causes moderate degrees of unconjucated hyperbilirubinaemia and may lead to neonatal kernicterus. J.Med.Genet, 38 (2001) 244–249.

OMIM 143500

GILLES-De-la-TOURETTE-Syndrom

Motorisch-verhaltensmäßiges Anfallsgeschehen unklarer genetischer Grundlage.
Der Basisdefekt für die neurologischen Auffälligkeiten (Störung im Transmitterbereich? Dopamin-D4- oder D2-Rezeptordefekt, Cannabinoid-Rezeptor1? bzw. Serotonin-Stoffwechselstörung?) ist unbekannt. Ein pathologisches Substrat wird im Nucleus caudatus vermutet.

Krankheitswert

Erstmanifestation mit unwillkürlichen, Tic-artigen Bewegungen und Grimassieren zwischen dem 2. und 15. Lebensjahr. In etwa 50% der Fälle auf andere Körperteile übergreifend. Abnormes Vokalisieren, in 50% der Fälle Koprolalie, die als einziges Symptom mit zunehmendem Alter spontan verschwindet, in 20% der Fälle Echolalie. Nur z.T. voluntativ zu beherrschen. Fortschreitende Wesensänderung mit Verhaltensstörungen, Aggressivität und Autoaggressivität (Selbstmutilationen bei etwa 50% der Fälle). Die Symptome sistieren während des Schlafes und nehmen bei Angst an Schwere zu. Andere neurologische Funktionen und Intelligenz nicht obligat eingeschränkt. Im Säuglingsalter werden Schlafapnoe und plötzlicher Kindstod vermutet.

Therapiemöglichkeiten

Neuroleptika (Haloperidol, Primazid, Fluphenatin) vermögen die Anfälle bei den meisten Patienten zu reduzieren. Delta-9-Dehydrocannabinol erfolgversprechend.

Häufigkeit und Vorkommen

Frequenz in Abhängigkeit von den noch nicht ganz klaren diagnostischen Kriterien auf 1:10.000 (Männer) bis 1:1000 (Frauen) eingeschätzt, gehäuft bei Juden, kaum bei Schwarzafrikanern, bei Mozart vermutet. Große Sippen, mehrere 100 Fälle, beschrieben, wobei etwa die Hälfte der Patienten eine positive Familienanamnese für das Syndrom oder für andere Tics aufweist. Konkordantes Vorkommen bei eineiigen Zwillingen beschrieben, allerdings mit sehr unterschiedlicher Schwere der Erscheinungen.

Genetik

Die Art des familiären Vorkommens spricht zunächst für autosomal dominanten Erbgang, allerdings macht eine stark verminderte Penetranz Hilfshypothesen notwendig. Danach liegt entweder Heterogenie mit Beteiligung mehrerer Hauptgene (Dopamin-β-Hydroxylase, Dopamin-Transporter1) oder unvollständige Dominanz vor, wobei 2/3 der Fälle heterozygote Anlagenträger sind bzw. Heterozygote entsprechend einem Imprinting-Effekt unterschiedliche psychische Auffälligkeiten zeigen. Vermutete Gene in 11q23, 18q2.3, 7q31 (IMMP2L, Innere-Mitochondrienmembran-Peptidase Untereinheit 2).

Familienberatung

Differentialdiagnose zu einem autosomal dominant bedingten Schmerzparoxysmus im Trigeminusbereich (▶ Trigeminusneuralgie) notwendig. Bei der Familienprognose muss von der autosomal dominanten Vererbung eines sippenspezifischen Hauptgens in Abhängigkeit von der jeweils vorliegenden Familienanamnese ausgegangen werden. Dabei sind Verwandte mit vorübergehender Tic-Symptomatik als Anlagenträger zu werten. Bei Vererbung über die Mutter liegt das Erkrankungsalter niedriger als über den Vater. Das empirische Wiederholungsrisiko liegt für Brüder eines Merkmalsträgers bei etwa 11%, für Schwestern bei 5%. Mit einer guten therapeutischen Beeinflussbarkeit ist zu rechnen, so dass auch bei hohem Risiko von der Möglichkeit einer eventuell möglichen molekulargenetischen pränatalen Diagnostik nur in Ausnahmefällen Gebrauch gemacht werden sollte.

Literatur

Boghosian-Sell, L., D.E.Comings and J.Overhauser, Tourette syndrome in a pedigree with a 7;18 translocation: Identification of a YAC spanning the translocation breakpoint at 18q22.3. Am.J.Hum.Genet. *59* (1996) 999–1005.

Comings, D.E., Blood serotonin and tryptophan in Tourette syndrome. Am.J.Med.Genet. *36* (1990) 418–430.

Curtis, D., M.M.Robertsomn and H.M.D.Gurling, Autosomal dominant gene transmission in a large kindred with Gilles de la Tourette syndrome. Brit.J.Psychiatry *160* (1992) 845–849.

Gelernter, J., A.J.Pakstis, D.J.Pauls et al., Gilles de la Tourette syndrome is not linked to D2-Dopamine receptor. Arch.Gen.Psychiatry *47* (1990) 1073–1077.

Lichter, D.G., L.A.Jackson and M.Schacht, Clinical evidence of genomic imprinting in Tourette's syndrome. Neurology *45* (1995) 924–928.

Mérette, C., A.Brassard, A.Potvin et al., Significant linkage for Tourette syndrome in a large French Canadian family. Am.J.Hum.Genet. *67* (2000) 1008–1013.

Petek, E., C.Windpassinger, J.B.Vincent et al, Disruption of a novel gene (*IMMP2L*) by a breakpoint in 7q31 associated with Tourette syndrome. Am.J.Hum.Genet. *68* (2001) 848–858.

Thompson, M., D.E.Comings, L.Feder et al., Mutation screening of the dopamine D1 receptor gene in Tourette´s syndrome and alcohol dependent patients. Am.J.Med.Genet. *81* (1998) 241–244.

Tourette Syndrome Association International Consortium for Genetics, A complete genome screen in sib pairs affected by Gilles de la Tourette syndrome. Am.J.Hum.Genet. *65* (1999) 1428–1436.

OMIM 137580

Gillespie-Syndrom
▶ Aniridie

Gingivahyperplasie
▶ Fibromatose des Zahnfleisches

Gitelman-Syndrom
▶ Bartter-Syndrom

Glanzmann-Syndrom
▶ Thrombasthenie, familiäre

Glasknochenkrankheit
▶ Osteogenesis imperfecta

Glatze
▶ Alopecia praematura

Glaukom, primäres

Heterogene Gruppe von Defekten des Nervus opticus (retinale Ganglienzellen) meist bei anatomischen Veränderungen der vorderen Augenkammer und erhöhtem Augeninnendruck auf unterschiedlicher genetischer Grundlage.

Es bestehen entweder Veränderungen im Bereich des Kammerwinkels (geschlossener Kammerwinkel GLC2) und des Trabekelwerkes oder Zirkulationsstörungen innerhalb des Auges (Uveitis, offener Kammerwinkel, Glaucoma chronicum simplex, Iridogoniodysplasie, GLC1), die meistens zu erhöhtem Augeninnendruck in Korrelation mit Apoptose retinaler Ganglienzellen, zu irreversiblen Schädigungen des Sehnerven und peripherem Visusverlust führen. Ein Basisdefekt für eine juvenile glukokortikoid-abhängige Form (GLC1A) bei offenem Kammerwinkel besteht in Sekretionsdefekten eines Proteins in den Interzellularraum an der Basis der Iris (**T**rabecular meshwork **I**nduced **G**lucocorticoid **R**esponse, TIGR oder Myocillin), das in hoher Konzentration das trabekuläre Netzwerk undurchlässig macht, indem es die Zwischenräume verklebt und so zu einer schmerzlosen, aber den N. opticus schädigenden Steigerung des Augeninnendruckes und damit zum Visusverlust führt. Ein weiterer Basisdefekt betrifft das Cytochrom P4501B1 (*CYP1B1*). Fehlbildungen der vorderen Augenkammer entstehen auch infolge einer Störung einwandernder Zellen aus der Neuralleiste auf der Grundlage von Homeobox-Genmutationen: Iridogoniodysgenesien durch Defekte von Forkhead-Transkriptionsfaktor (FKHL7), Pituitary **H**omeobox 2 (PTX2).

Glaukom, primäres

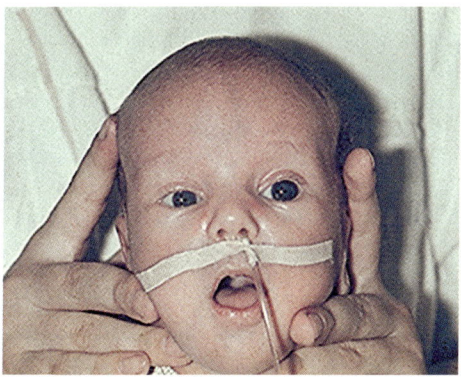

Glaukom, primäres. Weite Lidspalte und vergrößerter Bulbus links.

Krankheitswert

Nach dem Erstmanifestationsalter werden unterschieden: 2 angeborene oder bis zum 3. Lebensjahr manifeste Typen mit Buphthalmus (GLC3A, GLC3B), z.T. mit Irishypoplasie; ein juveniler Typ mit offenem Kammerwinkel und Erstmanifestation im Kindes- bis frühem Erwachsenenalter (GLC1A, OMIM 137760) und drei primäre spätmanifeste Typen (GLC1B, GLC1C, GLC1D) mit offenem Kammerwinkel und ohne, nur geringer oder starker Druckerhöhung. Allmählich einsetzende und vom Patienten zunächst nicht bemerkte (G. simplex) oder seltener akute, anfallsweise auftretende und mit erheblichen Beschwerden einhergehende Steigerung des Augeninnendruckes, Druckexkavation der Papille und Atrophie des N. opticus führen über andere sekundäre Schädigungen zur Verschlechterung des Sehvermögens mit Gesichtsfeldausfällen und schließlich zur Erblindung. Teilweise, vor allem bei unilateralem G., geht eine Uveitis voraus. Sehen von Regenbogenfarben und Nebelschleiern. Starke Kopfschmerzen mit Magenbeschwerden und Brechreiz. Frühinvalidität. Je früher die klinische Manifestation, desto schneller progredient und schwerer ist der Verlauf. Angeborenes G. mit kraniofazialer Dysmorphie und Skelettdysplasien bisher unklarer Ursache bei bisher 5 Fällen aus zwei Sippen bekannt.

Therapiemöglichkeiten

Bei Formen mit offenem Kammerwinkel eventuell chirurgische Eingriffe (Iridektomie, Goniotomie, Sklerotomie usw.) notwendig. Spätmanifeste Formen sprechen auf Augeninnendruck-senkende konservative und medikamentöse Behandlung (β-Rezeptorenblocker, ein Prostaglandin: Latanoprost®) an.

Häufigkeit und Vorkommen

Inzidenz der angeborenen Formen 1:10.000 bis 1:1.250 (in Inzuchtpopulationen), Frequenz der spätmanifesten Formen jenseits des 40. Lebensjahres bis zu 2%, große Familien mit Merkmalsträgern in aufeinanderfolgenden Generationen bekannt. Häufig Teilsymptom komplexer Syndrome. In den Industrieländern zweithäufigste Ursache für Erblindung.

Genetik

Eine klinische Unterscheidung von monogenem juvenilem (Erstmanifestation im 2. bis 4. Lebensjahrzehnt) und chronisch-adultem G. (Erstmanifestation jenseits des 35. Lebensjahres) mit offenem Kammerwinkel lässt sich genetisch nicht immer nachvollziehen, da sie gemeinsam innerhalb einer Familie vorkommen können, d.h. Allelie besteht. Angeborene Formen autosomal rezessiv (OMIM 231300), juvenile (Iridogoniodysplasie, OMIM 137750) und spätmanifeste Formen meist autosomal dominant, juvenile Iridogoniodysplasie seltener auch rezessiv (OMIM 231500) bedingt. Da der Augeninnendruck durch verschiedene Faktoren kontrolliert wird, ist auch ein ebenso vielfältiges genetisches Schädigungsmuster zu erwarten. Glaucoma chronicum simplex ist in den einzelnen Familien unterschiedlich, meistens wahrscheinlich rezessiv oder autosomal dominant bedingt (20% der Fälle) mit herabgesetzter Penetranz. Es besteht außerdem ein pharmakogenetischer Polymorphismus in der Normalbevölkerung. Genorte: Autosomal rezessive angeborene Formen GLC3A 2p22-p21 (*CYP1B1*, OMIM 601771), Allelie mit einer Form der ▶ PETERS-schen *Defektbildung* und GLC3B, 1p36; GLC1B 2p21.1-q13 (*CYP1B1*, Allelie mit GLC3A, OMIM 137716, 601771); autosomal dominante Goniodysgenesie mit Irisdysplasie (Iridogoniodysgenesie, OMIM 137600) sowie jeweils eine Form des juvenilen und des spätmanifesten G. 6p25 (*FOXC1*, **Forkhead Box C1**, Transkriptions-Faktor = *FKHL7*, Allelie mit einer Form des ▶ RIEGER-*Syndroms*, OMIM 601090); GLC1A primäres, juveniles glukokortikoidinduzierbares G. mit offenem Kammerwinkel, geschlechtunterschiedliche Expression, z.T. Symptomatik nur bei Heterozygoten, nicht bei Homozygoten ("metabolische Interferenz") 1q23-25.2 (*MYOC* Myocilin = *TIGR* Trabekuläres Netzwerk Induzierbare Glukokortikoid-Response, OMIM 601652); GLC1C 3q21-24 (Metallo-Endopeptidase?, 601682);. GLC1D 8q23 (OMIM 602429), GLC1E 10p15-p14 (OMIM 602432); GLC1F 7q35-36 (OMIM 603383); eine weitere Iridogoniodysgenesie 4q25 (*PTX2*, **P**ituitary Homeobox **2**), OMIM 601542, Allele mit dem Rieger-Syndrom, RIEG1, einer Form der Petersschen Defektbildung und zur Irishypoplasie, ▶ *Aniridie*).

Familienberatung

Frühdiagnose im Hinblick auf eine rechtzeitige Therapie und Differentialdiagnose zu symptomatischen, sekundären (nach Verletzung, Infektionen usw.) und exogen-embryopathischen Formen wichtig. Bei Säuglingen weisen Tränenträufeln, Fotophobie und Blepharospasmus auf Bestehen eines G. hin. Klinisch normale potentielle Merkmalsträger sollten deshalb ständig ophthalmologisch überwacht werden. Für erbprognostische Einschätzungen Feststellung des jeweils vorliegenden Erbmodus notwendig. Heterozygote und latente Merkmalsträger eventuell anhand eines erhöhten intraokulären Druckes nach Provokation mit Steroiden erkennbar. Bei den angeborenen rezessiven Formen besteht ein Risiko für Kinder nur, wenn beide blinde Eltern Anlagenträger für denselben genetischen Typ sind. Genaue genetische Differentialdiagnose deshalb wichtig. Juvenile und Spätformen überschneiden sich in ihren Erstmanifestationsaltern bei großer intra- und interfamiliärer Variabilität des Erkrankungsalters und des Verlaufs. Eine ständige ophthalmologisch-genetische Betreuung betroffener Familien sollte durchgeführt werden. Siehe auch ▶ *Rieger-Syndrom*; ▶ *Optikusatrophie*.

Literatur

Bejjani, B.A., R.A.Lewis, K.F.Tomey et al., Mutations in *CYP1B1*, the gene for cytochrome P4501B1, are the predominant cause of primary congenital glaucoma in Saudi Arabia. Am.J.Hum.Genet. *62* (1998) 325-333.

Clépet, C., H.J.G.Dauwerse, C. Desmaze et al., A 10 cM YAC contig spanning GLC1A, the primary open-angle glaucoma locus at 1q23-q25. Eur.J.Hum.Genet. *4* (1996) 250-259.

Friedman, J.S. and M.A.Walter, Glaucoma genetics, present and future. Clin.Genet. *55* (1999) 71-79

Hafez, M., E.E.Moustafa, T.H.Mokpel et al., Evidence of HLA-linked susceptibility gene(s) in primary congenital glaucoma. Dis.Markers *8* (1990) 191-197.

Jordan, T., N.Ebenezer, R.Manners et al., Familial glaucoma iridogoniodysplasia maps to a 6p25 region implicated in primary congenital glaucoma and iridogoniodysgenesis anomaly. Am.J.Hum. Genet. *61* (1997) 882-888.

Lehmann, O.J., N.D.Ebenezer, T.Jordan et al., chromosome duplication involving the Forkhead Transkription Factor gene *FOXC1* causes iris hypoplasia and glaucoma. Am.J.Hum.Genet. *67* (2000) 1129-1135.

Martin S.N., J.Sutherland, A.V.Levin et al., Molecular characterisation of congenital glaucoma in a consanguineous Canadian community: a step towards preventing glaucoma blindness. J.Med.Genet. *37* (2000) 422-427.

Mabuchi, F., Z.Yamagata, K.Kashiwagi et al., Analysis of myocilin gene mutations in Japanese patients with normal tension glaucoma and primary open-angel glaucoma. Clin.Genet. *59* (2001) 263-268.

Mears, A.J., F.Mirzayans, D.B.Gould and W.G.Pearce, Autosomal dominant iridogoniodysgenesis anomaly maps to 6p25. Am.J.Hum.Genet. *59* (1996) 1321-1327.

Megabané, A., K.Tumey and G.Wakim, Congenital glaucoma, limb deformities, skeletal dysplasia, and facial anomalies of another family. Am.J.Med.Genet. *73* (1997) 67-71.

Michels-Rautenstrauß, K., Ch.Mardin und B.Rautenstrauß, Der aktuelle Stand der Molekulargenetik der Glaukome. Medgen *10* (1998) 491-495.

Mirzayans, F., A.J.Mears, S.-W.Guo et al., Identification of the human chromosomal region containing the iridogoniodysgensis anomaly locus by genomic-mismatch scanning. Am.J.Hum.Genet. *61* (1997) 111-119.

Morissette, J., G.Cote, J.-L.Anctil et al., A common gene for juvenile and and adult-onset primary open-angle glaucomas confirmed on chromsome 1q. Am.J.Hum.Genet. *56* (1995) 1431-1442.

Morissette, J., C.Clépet, S. Moisan et al., Homozygotes carrying an autosomal dominant *TIGR* mutation do not manifest glaucoma. Nature Genet. *19* (1998) 319-321.

Nishimura, D.Y., R.E.Swiderski, W.L.M.Alward et al., The forkhead transiption factor gene *FKHL7* is responsible for glaucoma phenotypes which map to 6p25. Nature Genet. *19* (1998) 140-147.

Raymond, V., Molecular genetics of the glaucomas: Mapping of the first five "GLC" loci. Am.J.Hum. Genet. *60* (1997) 272–277.

Sarfarazi, M., Recent advances in molecular genetics of glaucomas. Hum.Molec.Genet. *6* (1997) 1667–1677.

Sheffield, V.C., E.M.Stone, W.L.M.Alward et al., Genetic linkage of familial open angle glaucoma to chromosome 1q21-q31. Nature Genet. *4* (1993) 47–50.

Stoilov, I., A.N.Akarsu and M.Sarfarazi, Identification of three different truncating mutations in cytochrome P4501B1 (*CYP1B1*) as the principal cause of primary congenital glaucoma (buphthalmos) in families linked to the GLC3A locus on chromosome 2p21. Hum.Molec.Genet. *6* (1997) 641–647.

Stoilova, D., A Child, G.Brice et al., Identification of a new *"TIGR"* mutation in a family with juvenile-onset primary open angle glaucoma. Ophthalm.Genet. *18* (1997) 109–118.

Stone, E.M., J.H.Fingert, W.L.M.Alward et al., Identification of a gene that causes primary open angle glaucoma. Science *275*(1997) 668–670.

Trifan, O.C., E.I.Traboulsi, D.Stoilova et al., A third locus (*GLC1D*) for adult-onset primary open-angle glaucoma maps to the 8q23 region. Am.J.Ophthalmol. *126* (1998) 17–28.

Vincent, A.L., G.Billingsley, Y.Buys et al., Digeneic inheritance of early-onset glaucoma: CYP1B1, a potential modifier gene. Am.J.Hum.Genet. *70* (2002) 448–460.

Wiggs, J.L., R.R.Allingham, A.Hossain et al., Genome-wide scan for adult onset primary open angle glaucoma. Hum.Molec.Genet. *9* (2000) 1100–1117.

OMIM 137600, 137750, 137760, 231300, 231400, 231500, 601682, 602429; 602432

Glaukom-Linsenektopie-Mikrospherophakie-Steifheit-Minderwuchs-Syndrom
▶ Weill-Marchesani-Syndrom

Gliedmaßen/Becken-Hypoplasie/Aplasie-Syndrom
▶ Al-Awadi/Raas-Ruthschild-Syndrom

Gliome, Gliomatose

Heterogene Gruppe gliomatöser Hirntumoren unklarer Ätiologie und Pathogenese.

Krankheitswert
Erstmanifestation klinischer Erscheinungen in Abhängigkeit vom Tumortyp in allen Lebensaltern möglich. Bei Kindern und jüngeren Erwachsenen überwiegen gutartige, wegen der Lokalisation im Hirnstamm jedoch prognostisch ungünstige Gliome. Mit zunehmendem Lebensalter werden maligne Formen häufiger, bevorzugte Lokalisation ist das Großhirn. Häufig epileptische Anfälle. Hohe Rezidivrate. Am günstigsten ist die Prognose bei Astrozytomen Grad 1 und 2, infaust bei den malignen Glioblastomen (Grad 4).

Therapiemöglichkeiten
Durch invasives Wachstum oft keine Totalextirpation möglich. Bei juvenilen Gliomen aufgrund einer meist tiefen Lokalisation und der funktionellen Bedeutung des umgebenden Gewebes chirurgisch schwer zugänglich und nicht vollständig zu entfernen. Strahlentherapie und erste gentherapeutische Versuche bisher ohne Erfolg.

Häufigkeit und Vorkommen
Etwa die Hälfte der Tumoren des ZNS, zweithäufigste Tumorerkrankung im Kindesalter. Prävalenz bei Erwachsenen 1:20.000, davon 50% Gliome. Symptomatisch bei ▶ *Neurofibromatose* (NF1 und NF2), ▶ *Tuberöser Sklerose*, Li-Fraumeni-*Syndrom*, ▶ Turcot-*Syndrom*.

Genetik
Familiäres Vorkommen nur in Ausnahmefällen bei Keimbahnmutation eines Tumorsuppressorgens. Vorzugsweise somatische Mutationen verschiedener, z.T. noch unbekannter Tumor-Suppressor- und Onkogene im Rahmen komplexer Aberrationen insbesondere der Chromosomen bzw. Chromosomenarme 1, 7, 9, 10, 11, 12, 13q, 17p, 19q und 22. Häufig sind die Gene *EGFR* (Epidermis-Wachstumsfaktor-Rezeptor, Genort 17p12.3-p12.1); *PTEN* (Phosphatase- und Tensin-homolog deletiert auf Chromosom 10q23 = *MMA1C* Mutiert in Multiplen fortge-

schrittenen - Advanced - Carcinomen); *BAI1-3* (Hirn-spezifische Angiogenese-Inhibitoren, Genort 8q24), *CDKN2/TP16* (Genort 12p14), *CDK4* (Genort 9q21) und *GLI* (Genort 12q13.2-13.3) betroffen.

Familienberatung
Mit einem leicht erhöhten Wiederholungsrisiko für Verwandte eines Merkmalsträgers muss nur im Rahmen syndromatischer Formen gerechnet werden. Verwandte sollten nur dann langfristig auf die Entstehung von G. untersucht werden (CT, MRT), wenn mehr als ein Merkmalsträger in der Sippe aufgetreten ist. Molekulargenetische Diagnostik vorläufig nur von akademischem Interesse.

Literatur
Burger, P.C. and S.B.Green, Patient age, histologic features, and length of survival in patients with glioblastoma multiforme. Cancer 59 (1987) 1617–1625.
Kleihues, P., P.C.Berger and B.W.Scheithauer, The new WHO classification of brain tumors. Brain Path. 3 (1993) 255–268.
Louis, D.N., A molecular genetic model of astrocytoma histopathology. Brain Path. 7 (1997) 755–764.
van Meir, E.G., P.J.Polverini, V.R.Chazin et al., Release of an inhibitor of angiogenesis upon induction of wild type p53 expression in glioblastoma cells. Nature Genet. 8 (1994) 171–176.

OMIM 137800, 601969

Gliose, progressive subcorticale
▶ Demenz, frontotemporale

Globoidzell-Leukodystrophie
▶ Krabbe-Syndrom

Glomerulonephritis
▶ IgA-Nephropathie

Glomerulopathie mit Fibronektinspeicherung

Genetisch bedingte Nierenerkrankung auf der Grundlage einer Genmutation
Es besteht eine membranproliferative Glomerulonephritis mit extensiver subendothelialer Fibronektinablagerung in der Niere, wofür ein Basisdefekt unbekannt ist.

Krankheitswert
Chronische Niereninsuffizienz mit Albuminurie, Hämaturie, Renaler tubulärer Azidose IV und renalem Bluthochdruck. Im 2. bis 5. Lebensjahrzehnt zum Tode führend.

Therapiemöglichkeiten
Keine wirksame Therapie bekannt. Nach Nierentransplantation kommt es erneut zur Ablagerung von Fibronektin ausschließlich in der Niere.

Häufigkeit und Vorkommen
Seit Abgrenzung des Syndroms 1995 mindestens 6 Sippen mit Merkmalsträgern in mehreren Generationen bekannt.

Genetik
Autosomal dominanter Erbgang. Genort 1q32.

Familienberatung
Nachweis anhand des Nierenbioptates: Vergrößerte Glomeruli mit Fibronektinablagerungen.

Literatur
Hildebrandt, F., B.Strahm, A.Prochoroff et al., Glomerulopathy associated with predominant fibronectin deposits: Exclusion of the genes for fibronectin, villin and desmins as causative genes. Am.J.Med.Genet. 63 (1996) 323–327.
Strom, E.H., G.Banfi, R.Krapf et al., Glomerulopathy associated with predominant fibronectin deposits: A newly recognized hereditary disease. Kidney Int. 48 (1995) 163–170.
Vollmer, M., M.Kremer, R.Ruf et al., Molecular cloning of the critical region for glomerulopathy with fibronectin deposits (GFND) and evaluation of candidate genes. Genomics 68 (2000) 127–135.

OMIM 137950, 601894

Glomerulosklerose, fokale segmentale, familiäre

Glomerulopathie auf der Grundlage einer Genmutaton.

Neben der fokalen segmentalen Glomerulosklerose als Endzustand von chronischen Nierenerkrankungen gibt es eine primäre familiäre Form, die wahrscheinlich wiederum genetisch heterogen ist. Ein Basisdefekt betrifft bei einem Typ das α-Actinin-4, das das Actin des Zytoskeletts der glomerulären Podozyten bindet. Aus einem Defekt lässt sich die klinische Symptomatik ableiten.

Krankheitswert
Erstmanifestation klinischer Erscheinungen im Kindes- und frühen Erwachsenenalter. Proteinurie, Nephrose, Nierenversagen.

Therapiemöglichkeiten
Dialyse, Nierentranplantation

Häufigkeit und Vorkommen
Von Europäern und Afrikanern bekannt. Sippen mit Merkmalsträgern in mehreren Generationen bekannt.

Genetik
Die Art des familiären Vorkommens spricht unterschiedlich für autosomal rezessiven oder dominanten Erbgang. Genorte: Autosomal dominant 11q21-24 (FSGS2), 19q23 (*ACTN4*, FSGS1, OMIM 603278); autosomal rezessiv 1q.

Familienberatung
Nachweis histologisch anhand des Nierenbioptates und molekulargenetisch. Differentialdiagnose zu ALPORT-Syndrom, juveniler Nephronophthise und ▶ *Familiärem Nephrotischem Syndrom* wichtig.

Literatur
Kaplan, J.M., S.H.Kim, K.N.North, Mutations in *ACTN4*, encoding α-actinin-4, cause familial focal segmental glomerulosclerosis. Nature Genet. 24 (2000) 251–255.

Winn, M.P., P.J.Conlon, K.L.Lynn et al., Linkage of a gene causing familial focal segmental glomeruloclerosis to chromosome 11 and further evidence of genetic heterogeneity. Genomics 58 (1999) 113–120.

OMIM 603278, 603965

Glomerulosklerose
s.a.
▶ Nephrotisches Syndrom, familiäres

Glomerulozystische Nieren, hypoplastische
▶ Zystennieren, autosomal dominante, adulte

Glomustumoren, multiple,
Paragangliome, Chemodektome

Genetisch bedingte meist gutartige neuroektodermale Tumoren der parasympathischen Ganglien auf der Grundlage einer Genmutation. Der Basisdefekt für die Glomuszellwucherung betrifft Untereinheiten des mitochondrialen Komplexes II (Cytochrom b558): Succinat**dehy**drogenase **B, C** und **D** (SCHB, SDHC, SDHD). Der Zusammenhang mit der klinischen Symptomatik ist unklar.

Krankheitswert
Erstmanifestation zwischen dem 2. und 7. Lebensjahrzehnt. Über den ganzen Körper verstreute oder lokal gehäuft, bevorzugt an Hals und Kopf, am häufigsten an der Bifurkation der Carotis, meist schmerzlose kavernöse Tumoren. Teilweise mit Phäochromozytom (Phäochromozytom-Paragangliom-Syndrom). Gutartig. Können symptomlos bestehen, Metastasierung möglich.

Therapiemöglichkeiten
Bei Behinderung chirurgische Entfernung oder Laser-Behandlung.

Häufigkeit und Vorkommen
Frequenz 1:100.000 bis 1:30.000. Wesentlich seltener als die schmerzhaften solitären Glomustu-

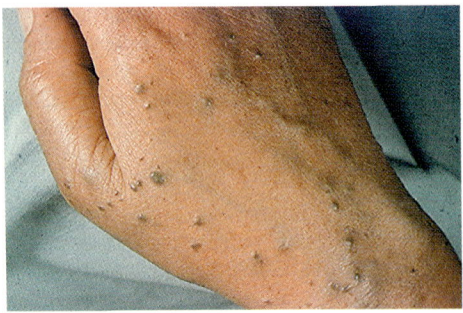

Glomustumoren, multiple. Gruppiert auftretende multiple Glomustumoren im Bereich der Hand: Zahlreiche kleine blaue Geschwülste in der Haut. (U.W. Schnyder)

moren. Einige Sippen mit Merkmalsträgern in bis zu 5 aufeinanderfolgenden Generationen. Wahrscheinlich häufig nicht diagnostiziert.

Genetik
Etwa 50% der Fälle familiär. Die Art des familiären Vorkommens spricht für autosomal dominanten Erbgang mit geschlechtsunterschiedlicher Penetranz und variabler Expressivität. Infolge eines Imprinting-Effektes sind Kinder weiblicher Anlageträger merkmalsfrei. Keimbahn- und bei sporadischen Fällen auch somatische Mutationen. Genorte: 11q22.3-23 (*PGL1* = *SDHB*, OMIM 168000), Allelie zu einem Typ des ▶ Phäochromozytoms, 11q13.1(*PGL2* = *SDHD*, OMIM 601650), 1q21(*PGL3* = *SDHC*, OMIM 605373).

Familienberatung
Klinische molekulargenetische oder histologische Differentialdiagnose (Glomuszellhyperplasie) zu sporadischen singulären G., ▶ kavernösen Hämangiomen, ▶ Blue-Rubber-Bleb-Nävus-Syndrom und diffusen Phlebektasien notwendig. Siehe auch ▶ venöse Gefäßfehlbildungen.

Literatur
Austuti, D., F.Latif, A.Dallol et al., Gene malformations in the succinate dehydrogenase subunit SDHB cause susceptibility to familial pheochromocytoma and to familial paraganglioma. Am.J. Hum.Genet. 69 (2001) 49–54.

Barnes, L. and S.A.Ester, Laser treatment of hereditary multiple glomus tumors. J.Dermatol.Surg.Oncol. 12 (1986) 912–915.

Baysal, B.E., J.E.Willett-Brozick, E.C.Lawrence et al., Prevalence of *SDHB, SDHC,* and *SDHD* germline mutations in clinic patients with head and neck paragangliomas. J.Am.Med.Genet. 39 (2002) 178–183.

Marimam, E.C.M., S.E.C.van Beersum, C.W.R.J.Cremers et al., Fine mapping of a putatively imprinted gene for familial non-chromaffin paragangliomas to chromosome 11q13.1. Hum.Genet. 95 (1995) 56–62.

Milunsky, J., A.L.DeStefano, X-L.Hunag et al., Familial Paragangliomas: Linkage to chromosome 11q23 and clinical implications. Am.J.Med.Genet. 72 (1997) 66–70.

Oosterwijk, J.C., J.C.Jansen, E.M.van Schothorst et al., First experiences with genetic counselling based on predictive DNA diagnosis in hereditary glomus tumours (paragangliomas). J.Med.Genet. 33 (1996) 379–383.

Tran, L.P., V.Velanovich and C.R.Kaufmann, Familial multiple glomus tumors: Report of a pedigree and literature review. 32 (1994) 89–92.

Schothorst, E.M.van, J.C.Jansen et al., Founder effect at PGL1 in hereditary head and neck paraganglioma families from The Netherlands. Am.J.Hum. Genet. 63 (1998) 468–473.

Struycken, P.M., C.W.R.Cremers, E.C.M.Mariman et al., Glomus tumours and genomic imprinting: Influence of inheritance along paternal or maternal line. Clin.Otolaryng.Allied Sci. 22 (1997) 71–76.

Van Gils, A.P.G., A.G.I.Van der Mey, R.P.L.M.Hoogma et al., MRI screening of kindred at risk of developing paragangliomas: Support for genomic imprinting in hereditary glomus tumours. Brit.J.Cancer 65 (1992) 903–907.

OMIM 138000, 168000

Gloomy-Face-Syndrom
▶ MMM-Syndrom

Gluko-Amino-Phosphat-Diabetes
▶ DE-TONI-DEBRÉ-FANCONI-Syndrom

Glukoglyzinurie
▶ Glyzinurie

Glukokortikoid-Mangel, angeborener
▶ Nebennierenrindeninsuffizienz

Glukose-Galaktose-Malabsorptions-Syndrom

Genetisch bedingtes Malabsorptions-Syndrom auf der Grundlage einer Genmutation.
Der Gendefekt manifestiert sich in einer Synthesestörung eines intestinalen Na+/Glukose-Transport-Proteins (Sodium-Glukose-Transporter, SGTL1) in den Schleimhautzellen der Dünndarmwand. Die durch die Transportstörung anfallende Glukose und Galaktose im Darmlumen, die z.T. aus enzymatisch gespaltenen Disacchariden stammen, werden dadurch nicht resorbiert. Durch bakteriellen Abbau entstehende Säuren (vor allem Milch- und Essigsäure) verschieben den pH-Wert des Stuhls nach der sauren Seite. Es kommt zu starkem Wassereinstrom durch die Darmwand. Aus diesen Vorgängen erklären sich die schweren intestinalen Erscheinungen.

Krankheitswert
Erstmanifestation in den ersten Lebenstagen. Schwere Verdauungsstörungen, Diarrhoe und Fieber führen in wenigen Wochen zu lebensbedrohlichen Zuständen. Überleben bis ins Kindes- bzw. Erwachsenenalter ohne Therapie selten.

Therapiemöglichkeiten
Strenge milch-, zucker- und stärkearme Diät kann das Krankheitsbild erheblich verbessern. Fruktose und Xylose werden als einzige Kohlenhydrate vertragen. Die Kohlenhydrattoleranz steigt mit wachsendem Lebensalter etwas an.

Häufigkeit und Vorkommen
Seit Erstbeschreibung 1962 über 50 sporadische und Geschwisterfälle publiziert. Wahrscheinlich oft nicht erkannt.

Genetik
Autosomal rezessiver Erbgang. Genort 22q13.1 (*SGTL1*). Allelie mit der ▶ *Glukosurie*?

Familienberatung
Nachweis anhand von Kohlenhydratbelastungs- und Resorptionstesten sowie molekulargenetisch. Frühzeitige Diagnose und Differentialdiagnose (Alaktasie, andere Arten der Malabsorption bzw. Kohlehydratintoleranz) wichtig. Heterozygotentest durch Messung der Glukose-Transport-Kapazität in Jejunum-Bioptaten (keine Glukose-Konzentrierung während einer einstündigen Inkubation). Sofortiges Absetzen der Muttermilchernährung und Einleitung diätetischer Maßnahmen sind lebensrettend. Betroffene Familien müssen entsprechend unterrichtet und betreut werden.

Literatur
Igarashi,Y., N.Ohkochi, A.Kikula et al., Diagnosis of congenital glucose-galactose malabsorption by measuring sugar- and amino-acid-evoked potential differences in jejunum in vivo. J.Pediat.Gastroenterol.Nutr. 5 (1986) 899–901.

Kanai,Y., W.S.Lee, G.You et a., The human kidney low affinity Na+/glucose cotransporter *SGLT2*: Delineation of the major renal reabsorption mechanism for D-glucose. J.Clin.Invest.93 (1994) 397–404.

Wright, E.M., E.Turk, B.Zabel et al., Molecular genetics of intestinal glucose transport. J.Clin.Invest. 88 (1991) 1435–1440.

OMIM 182380

Glukose-6-Phosphat-Dehydrogenase-Mangel,
Favismus

Genetisch bedingter Enzymdefekt auf der Grundlage einer Genmutation.
Der Gendefekt manifestiert sich in einer Verminderung der Glukose-6-Phosphat-Dehydrogenase-Aktivität (G6PD) vor allem in den Erythrozyten. Dadurch kommt es zu einer Störung des Glukose-6-Phosphat-Abbaus über den Pentoseweg und damit zu einer verminderten Produktion des Coenzyms $NADPH_2$, das eine Rolle bei der Stablisierung des reduzierten Glutathions spielt. Auf diese Weise entsteht eine Störanfälligkeit der Glykolyse, die vor allem in älteren Erythrozyten bei Einwirkung bestimmter oxydationsfördernder Substanzen evident wird und zum hämolytischen Zerfall führt.

Krankheitswert
Man kennt bisher über 300, meist regional begrenzt auftretende Varianten der G6PD. Die Stabilitäts- bzw. Aktivitätsminderung der meisten dieser Isoenzyme (nur bei wenigen, z.B.

G6PD-Hectoen, besteht eine erhöhte Aktivität) ist unterschiedlich, und damit variiert die Schwere des Krankheitsbildes. Bei den beiden Haupttypen besteht noch eine Aktivität von 3 - 4% (mediterraner Typ, in Mittelmeerländern und bei der mongoloiden Rasse) bzw. 15% (afrikanischer Typ) des Normalwertes. Bei Einwirkung bestimmter Medikamente und Verbindungen und zusätzlich beim mediterranen Typ (Favismus) bei Genuss und Berührung von Faba-Bohnen und andersartigem Kontakt zu Fabaceen kommt es zur hämolytischen Krise, deren Schwere durch die Art des G6PD-Defektes und durch andere genetische und peristatische Faktoren (Blutglukose-Konzentration, Infektionen) bestimmt wird und stark variiert. Nach akuten Phasen, die schon bei Neugeborenen auftreten können, mit verschiedenen vor allem Oberbauchbeschwerden, Anämie und Ikterus folgt jeweils eine mehrmonatige Refraktärzeit.

Therapiemöglichkeiten
Bluttransfusion nur selten bei lebensbedrohlichen Zuständen notwendig. Prophylaxe der Krisen durch Vermeidung auslösender Medikamente bzw. des Kontaktes mit bestimmten Fabaceen (z.B. Genuss von Hülsenfrüchten) wichtig.

Häufigkeit und Vorkommen
Frequenz je nach Typ in den Bevölkerungsgruppen sehr unterschiedlich. In Mitteleuropa weniger als 1%, in europäischen Mittelmeerländern 3–30%, unter amerikanischen männlichen Afrikanern 10–13%, unter Ostasiaten bei 4%. Das gehäufte Vorkommen in bestimmten Regionen wird auf einen Selektionsvorteil der Merkmals- bzw. Anlagenträger zurückgeführt, der auf einer verminderten Malaria- (eventuell auch Pest-) Morbidität bzw. Mortalität beruht.

Genetik
X-chromosomaler Erbgang. Genort Xq28 (G6PD), multiple Allelie. Die Mutation hat meistens dominanten Charakter, d.h. auch weibliche Heterozygote zeigen eine klinische Manifestation, die allerdings leichter verläuft als bei männlichen Hemizygoten.

Familienberatung
Nachweis anhand der Glutathion-Instabilität, der G6PD-Aktivität und der HEINZ-Körper-Bildung der Erythrozyten. Heterozygotentest durch Nachweis zweier verschiedener Erythrozyten-Populationen im Blutausstrich mit Nilblau-Sulfat. Pränatale Diagnostik molekulargenetisch und durch G6PD-Bestimmung aus kultivierten Fruchtwasserzellen möglich. Genaue Belehrung der Patienten über zu meidende Substanzen wichtig. Es handelt sich um Antimalariamittel, Sulfonamide, Antipyretika, Analgetika sowie um Saubohnen und andere Hülsenfrüchte.

Literatur
Corcoran, C.M., V.Calabro, G.Tamagnini et al., Molecular heterogeneity underlying the G6PD Mediterranean phenotype. Hum.Genet. *88* (1992) 688–690.

OMIM 305900

Glukosephosphat-Isomerase-Mangel,
Phosphohexose-Isomerase-Mangel, Phosphoglukose-Isomerase-Mangel

Genetisch bedingter Enzymdefekt auf der Grundlage einer Genmutation.

Die Mutation manifestiert sich in einer verminderten Glukosephosphat-(Phosphohexose-) Isomerase-Aktivität (GPI) in Erythrozyten und z.T. auch in Leukozyten und im Plasma. Dadurch kommt es zu einer Störung der Glykolyse (zweiter Schritt des EMBDEN-MEYERHOF-Weges) und damit des Energiehaushaltes der Erythrozyten, woraus sich die klinische Symptomatik ableiten lässt. Bei einem anderen Typ besteht ein Glukosephosphat-Isomerase- (Neuroleukin-) Mangel auch in anderen Geweben mit einer generalisierten Symptomatik.

Krankheitswert
Lebenslange, nichtsphärozytäre hämolytische Anämie unterschiedlicher Schwere. Bei generalisiertem (GPI)-Mangel Muskelschwäche, Gallensteine, Abwehrschwäche, Ataxie und Oligophrenie. Ein totaler (GPI)-Mangel (homozygote Deletion) wirkt wahrscheinlich bereits intrauterin letal.

Therapiemöglichkeiten
Bluttransfusion mit vorübergehendem Erfolg. Besserung durch Splenektomie.

Häufigkeit und Vorkommen
Etwa 40 sporadische oder Geschwisterfälle beschrieben. Wahrscheinlich dritthäufigster der bisher bekannten, zur angeborenen nichtsphärozytären hämolytischen Anämie führenden Enzymdefekte.

Genetik
Autosomal rezessiver Erbgang. Genort 19q13.1 (*GPI*). Es besteht ein Polymorphismus für Glukose-Phosphat-Isomerase. Wahrscheinlich unterscheiden sich alle bisher beschriebenen Familien bzw. Fälle in den zugrunde liegenden Allelen.

Familienberatung
Differentialdiagnose zu anderen erythrozytären Enzymdefekten mit Anämie, vor allem zum Glukose-6-Phosphat-Dehydrogenase-Mangel, notwendig. Screeningteste bekannt. Heterozygoten-Nachweis aufgrund einer verminderten Enzymaktivität. Von einer intrafamiliär relativ konstanten Schwere der Anämie kann ausgegangen werden. Pränatale Diagnostik molekulargenetisch und durch Enzymbestimmung in Chorionbioptaten und kultivierten Fruchtwasserzellen möglich.

Literatur
Eber, S.W., M.Gahr, M.Lakomek et al., Clinical symptoms and biochemical properties of three new glukosephosphate isomerase variants. Blut *53* (1986) 21–28.

Lusis, A.J., C.Heinzmann, R.S.Sparkes et al., Regional mapping of human chromosome 19: Organization of genes for plasma lipid transport (APOC1, -C2 and E and LDLR) and the genes C3, PEPD and GPI. Proc.Nat.Acad.Sci.USA *83* (1986) 3929–3933.

Mohrenweiser, H.W., P.Wade and K.H.Wurzinger, Characterization of a series of electrophoretic and enzyme activity variants of human glucose-phosphate isomerase. Hum.Genet. *75* (1987) 28–31.

Walker, J.I.H., D.M.Layton, A.J.Bellingham et al., DNA sequence abnormalities in human glucose 6-phosphate isomerase deficiency. Hum.Molec.Genet. *2* (1993) 327–329.

OMIM 172400

Glukosurie, renale isolierte

Genetisch bedingte Tubulusfunktionsstörung auf der Grundlage einer Genmutation.

Der Gendefekt manifestiert sich in einer Erniedrigung der Nierenschwelle für Glukose in Form einer verminderten oder fehlenden (0-Typ) Rückresorption (Glukosetransportstörung in den proximalen Tubuli?). Eine Synthesestörung eines Na+/Glukose-Transportproteins wird angenommen.

Krankheitswert
Biochemisch schon im Säuglingsalter nachweisbar. Bei Erwachsenen 30–60 g Glukoseausscheidung im Urin pro die bei normalen Blutzuckerwerten. Klinisch meist symptomlos, Schwächegefühle mit Schwindelanfällen und Schweißausbrüchen. Wahrscheinlich keine Beziehungen zum Diabetes mellitus. Stationär, Lebenserwartung normal.

Therapiemöglichkeiten
Unnötig, außerdem bisher therapeutisch nicht zu beeinflussen.

Häufigkeit und Vorkommen
Frequenz ca. 1:3.000.

Genetik
Milde Form bei Heterozygoten, schwere Form bei Homozygoten bzw. Compound-Heterozygoten. Der Erbgang wird deshalb in Abhängigkeit von der Definition von den einzelnen Autoren unterschiedlich mit autosomal dominant, intermediär oder unvollständig rezessiv beurteilt. Wahrscheinlich multiple Allelie oder Heterogenie. Allelie mit dem ▶ *Glukose-Galaktose-Maladsorptions-Syndrom* im Gen für das Na+/Glukose-Transporter-Protein in 22q12-13 (*SGLT1*) oder 16p11.2 (*SGLT2*)?

Familienberatung
Nachweis anhand der Thiosulfat- und Glukose-Clearance (nach den Clearance-Werten Unterscheidung in drei Typen 0, A und B, die jedoch unscharf ist). Differentialdiagnose zu anderen nephrogenen Störungen und zu Diabetes mellitus wichtig: Normale Blutglukose- und Tolbutamid-Test-Werte. Bei gesicherter Diagnose bestehen keine Bedenken hinsichtlich der Prognose.

Literatur
Bagga, A., V.Shankar, A.Moudgil and R.N.Srivastava, Type 0 renal glucosuria. Acta Paediat.Scand. *80* (1991) 116–119.

Brodehl, J., B.S.Oemar and P.F.Hoyer, Renal glucosuria. Pediat.Nephrol. *1* (1987) 502–508.
Kanai, Y., W.S.Lee, G.You et al., The human kidney low affinity Na+/glucose cotransporter SGLT2: Delineation of the major renal reabsorption mechanism for D-glucose. J.Clin.Invest.*93* (1994) 397–404.

OMIM 182380, 182381, 233100

β-Glukuronidase-Mangel
▶ Mukopolysaccharidose Typ VII

Glutamat-Formiminotransferase-Mangel
▶ Folatstoffwechselstörung

Glutarazidurie, Glutarazidämie

Genetisch bedingte Organazidämien und -urien auf der Grundlage von Genmutationen.
Der Gendefekt manifestiert sich in einer Störung beim oxidativen Abbau der Fettsäuren und der Aminosäuren Lysin, Tryptophan und Hydroxylamin durch eine verminderte Aktivität der mitochondrialen **Glutaryl:Crotonyl-CoA-Dehydrogenase** (GCDH, Typ I), der α- und β-Untereinheit eines Elektronen-Transflavoproteins (ETFA, ETFB, Typen IIa und IIb) oder der Elektronen-Transfer-Flavoprotein:Ubichinon-Oxidoreduktase (ETFDH Typ IIc). Es kommt zum Rückstau von Glutarsäure (Typ I) bzw. Glutarsäure und anderen organischen Säuren im Blut, zu hypoketotischer Hypoglykämie und Hyperammonämie. Die klinische Symptomatik lässt sich aus einer Gliose, Neuronenverlust der Basalganglien mit Lipidspeicher-Myopathie, der Azidose und den anderen Stoffwechselverschiebungen ableiten. Siehe auch ▶ *Acyl-CoA-Dehydrogenase-Mangel*.

Krankheitswert
Erstmanifestation klinischer Erscheinungen in den ersten Lebenstagen (Typen IIa und IIc) oder -monaten mit enzephalitisartigen Symptomen. Makrozephalus, Symptome einer fronto-temporalen Atrophie. Intercurrente Infektionen. Bei Typ I Missgedeihen, Muskelhypotonie, schlaffe Lähmung, epileptiforme Anfälle, psychomotorische Retardation, Ataxie und choreiforme Bewegungsanomalien. Tod innerhalb der ersten Lebensjahre. Bei Typ IIb klinische Symptome einer Hypoglykämie und Azidose, Dyspnoe und Erbrechen. Lebensbedrohliche Zustände bei Infektionen. Überleben über das 2. Lebensjahrzehnt hinaus bei adäquater Diät und Therapie möglich. Ähnliche Symptomatik bei Typ IIa, jedoch fulminanter Verlauf mit Zeichen einer pränatalen Schädigung von Leber (Fettleber, Cholestase), Hirn (Pachygyrie), Pankreas und Niere (subkortikale Nierenzysten, Dysplasie des Kelchsystems), einer Lungenhypoplasie sowie kraniofaziale Dysplasien.

Therapiemöglichkeiten
Lysin- und tryptophanfreie Diät sowie Gaben von Riboflavin, Carnitin und kohlenhydratreicher Kost führen zur biochemischen und teilweise auch zur klinischen Besserung.

Häufigkeit und Vorkommen
Vom Typ I etwa 100, vom Typ IIa ca. 10 und vom Typ IIb über 20 Geschwister- und sporadische Fälle beschrieben.

Genetik
Heterogenie. Außer Typ IIb jeweils autosomal rezessiver Erbgang. Starke intrafamiliäre Varibilität der Schwere der klinischen Erscheinungen. Genorte: Typ I 19p13.2 (*GCDH*); Typ IIa 15q23-25 (*ETFA*) mehr als 60 unterschiedliche Mutationen bekannt; Typ IIb 19p13.2 (*ETFB*), autosomal dominant; Typ IIc 4q32-qter (*ETFDH*).

Familienberatung
Verdachtsdiagnose durch einen charakteristischen, an Schweißfüße erinnernden Uringeruch sowie leukodystrophische Bilder im CT. Nachweis und Differentialdiagnose zu anderen ▶ *Organazidurien* und den Glykogenosen anhand der Glutarazid- und 3-Hydroglutarazidurie (mehrere g/die), einer Azylkarnitin-Bestimmung aus eingetrockneten Blutstropfen und der Aktivität der entsprechenden Enzyme in Leukozyten und Fibroblasten. Nach dem gleichen Prinzip Heterozygotentest möglich. Pränatale Diagnostik durch Bestimmung der orga-

nischen Säuren im Fruchtwasser und der Enzymaktivitäten in Chorionbioptaten und Fruchtwasserzellen.

Literatur
Bell, R.B., A.K.W.Brownell, C.R.Roe et al., Electron transfer flavoprotein:ubiquinone oxidoreductase (ETF:QO) deficiency in an adult. Neurology *40* (1990) 1779-1782.

Colombo, I., F.Finocchiaro, B.Garavaglia et al., Mutations and polymorphisms of the gene encoding the β-subunit of the electron tranfer flavoprotein in three patients with glutaric acidemia type II. Hum.Mol.Genet. *3* (1994) 429-435.

Freneaux, E., V.C.Sheffield, L.Molin et al., Glutaric acidemia type II. Heterogeneity in β-oxidation flux, polypeptide synthesis, and complementary DNA mutations in the α-subunit of electron tranfer flavoprotein in eight patients. J.Clin.Invest. *90* (1992) 1679-1686.

Goodman, S.I., D.W.Stein, S.Schlesinger et al., Glutaryl-CoA dehydrogenase mutations in glutaric acidemia (Type I): review and report of thirty novel mutations. Hum.Mutat. *12* (1998) 141-144.

Hauser, S.E.P. and H.Peters, Glutaric aciduria type 1: An underdiagnosed cause of encephalopathy and dystonia-dyskinesia syndrome in children. J.Paediat.Child Health *34* (1998) 302-304.

Haworth, J.C., F.A.Booth, A.E.Chudley et al., Phenotypic variability in glutaric aciduria type I: Report of fourteen cases in five Canadian Indian kindreds. J.Pediatr. *118* (1991) 52-58.

Trefz, F.-K., Fall des Monats: Glutarazidurie Typ I. Laborjournal des zfs *9* (1998) 82-84.

Yamaguchi, S., T.Orii, Y.Suzuki et al., Newly identified forms of electron transfer flavoprotein deficiency in two patients with glutaric aciduria type II. Pediatr.Res. *29* (1991) 60-63.

OMIM 130410, 231670, 231675, 231680,

Glutathionreduktase-Mangel;
hämolytische Anämie bei Glutathionreduktase-Mangel

Genetisch bedingte Enzymschwäche auf der Grundlage einer Genmutation.

Der Gendefekt manifestiert sich in einer verminderten Glutathionreduktaseaktivität in Blut- und anderen Zellen, die auf einem Mangel des Apoenzyms bzw. Cofaktors (Flavin-Adenin-Dinukleotid) beruhen kann. Dadurch kommt es zur verstärkten Oxidation von SH-Gruppen der Zelleiweiße, besonders bei Einwirkung von oxidationsfördernden Substanzen. Dieser Prozess betrifft vor allem die Erythrozyten, deren Zerfall zu den charakteristischen klinischen Erscheinungen führt.

Krankheitswert
Erstmanifestation einer Retikulozytose und einer leichten Methämoglobinämie im 1. Lebensjahr. Gewöhnlich latent verlaufend. Bei Provokation durch bestimmte Medikamente und z.T. auch Genuss von Faba-Bohnen schwere hämolytische Anämie und Panzytopenie. Hämatologische Veränderungen ohne Provokation sowie zentralnervöse Störungen mit Ataxie und epileptischen Anfällen selten.

Therapiemöglichkeiten
Pharmakogenetische Prophylaxe durch Vermeidung aller die Glutathionreduktion hemmenden Medikamente (Antimalaria-Mittel, Sulfonamide) und chemischer Substanzen. Splenektomie oder Flavin-Adenin-Dinukleotid-Gaben können zur Besserung führen.

Häufigkeit und Vorkommen
Heterozygotenfrequenz in Europa 1,9:100. Homozygotenfrequenz 9:100.000.

Genetik
Heterogen. Leichte Manifestation bei Heterozygoten, definitionsabhängig autosomal rezessiver oder dominanter Erbgang. Anhand der Enzymaktivität mindestens 2 Typen (A und B) unterschieden. Allelie? Cofaktor-Defekt noch umstritten. Genort der Glutathionreduktase 8p21.1 (*GSR*).

Familienberatung
Erkennung latenter Merkmalsträger im Hinblick auf die Vermeidung bestimmter, die klinischen Erscheinungen provozierender Medikamente und Nahrungsmittel wichtig. Genaue Belehrung betroffener Familien über diese Stoffe notwendig. Heterozygote lassen sich anhand der Enzymaktivität in den Erythrozyten sowohl von homozygoten Merkmalsträgern als auch von Gesunden unterscheiden. Weitere Heterozygotentests: Elektrophoretischer Nachweis der

Glutathionsynthase-Mangel

Veränderungen des Enzymeiweißes, HEINZ-Körper-Test.

Literatur
Jensen, P.K.A., C.Junien and A.de la Chapelle, Gene for glutathione reductase localized to subband 8p21.1. Cytogenet. Cell.Genet. *37* (1984) 487.

Loos, H., D.Roos, R.Weening and J.Houwerzigl, Familial deficiency of glutathion reductase in human blood cells. Blood *48* (1976) 53–62.

OMIM 138300

Glutathionsynthase-Mangel,
Glutathion-Mangel, Oxoprolinurie, Pyroglutaminazidurie

Genetisch bedingter Enzymdefekt auf der Grundlage einer Genmutation.
Der Gendefekt manifestiert sich in einer verminderten Aktivität der Glutathionsynthase (GSS) oder der Gamma-Glutaminyl-Cystein-Synthase (OMIM 230450) in den Erythrozyten bzw. in Erythrozyten und anderen Zellen. Dadurch kommt es zu einer verminderten Syntheserate von Glutathion aus Glutaminsäure, Cystein und Glycin. Der Glutathionmangel führt zum vorzeitigen Zerfall der Erythrozyten und Neuronen. Beim Glutathionsynthase-Mangel entsteht z.T. zusätzlich über einen Feedback-Mechanismus vermehrt γ-Glutamylcystein, das zu 5-Oxoprolin konvertiert und eine 5-Oxoprolinurie (Pyroglutaminazidurie, OMIM 266130) bedingt. Bei Synthese eines normal aktiven, aber instabilen Glutathions kommt es zum Glutathionmangel nur in den Erythrozyten und zur isolierten nichtsphärozytären Anämie (OMIM 231900).

Krankheitswert
Hämolytische Anämie, Icterus neonatorum prolongatus, angeboren oder vom frühen Kindesalter an. Azidose. Bei einem Teil der Patienten Oligophrenie, Epilepsie und spinocerebelläre Ataxie im Erwachsenenalter. Lebenserwartung von der Schwere abhängig, bei schweren Formen nur wenige Wochen. Bei leichten Formen nur Erythrozyten betroffen.

Therapiemöglichkeiten
Bikarbonatgaben beheben die Azidose. Biochemische und eventuell auch klinische Besserung durch N-Azetyl-Cystein- oder Glyzylmonoethylester-Substitution.

Häufigkeit und Vorkommen
Jeweils nur wenige Geschwisterschaften beschrieben.

Genetik
Heterogen. Autosomal rezessiver Erbgang. Genorte: 20q11.2 (*GSS*, Glutathion-Synthetase), 6p12 (*GLCLC*, Gamma-Glutaminyl-Cystein-Synthetase), Allelie der unterschiedlich schweren Formen.

Familienberatung
Nachweis und Heterozygotentest anhand der Enzymbestimmungen in Erythrozyten. Differentialdiagnose zu anderen Anämien mit zentralnervöser Symptomatik wichtig (Glutathionreduktase-Mangel; Phosphoglyzerat-Kinase-Mangel; Triphosphat-Isomerase-Mangel). Pränatale Diagnostik durch 5-Oxoprolin-Bestimmung im Fruchtwasser und durch Enzymaktivitätsmessung in den Fruchtwasserzellen möglich.

Literatur
Dahl, N., M.Pigg, E.Ristoff et al., Missense mutations in the human glutathione synthetase gene result in severe metabolic acidosis, 5-oxoprolinuria, hemolytic anemia and neurological dysfunction. Hum. Molec.Genet. *6* (1997) 1147–1152.

Divry, P., F.Roulaud-Parrot, C.Dorche et al., 5-Oxoprolinuria (glutathione synthetase deficiency): a case with neonatal presentation and rapid outcome. J.Inherit.Metab.Dis. *14* (1991) 341–344.

Robertson, P.L., D.N.Buchanan and J.Muenzer, 5-Oxoprolinuria in an adolescent with chronic metabolic acidosis, mental retardation, and psychosis. J.Pediat. *118* (1991) 92–95.

Spielberg, S.P., M.D.Garrick, L.M.Corash, Biochemical heterogeneity in glutathione synthetase deficiency. Clin.Invest. *61* (1978) 1417–1420.

Shi, Z.-Z., G.M.Habib, W.J.Rhead et al., Mutations in the glutathione synthetase gene cause 5-oxoprolinuria. Nature Genet. *14* (1996) 361.

OMIM 230450, 231900, 266130

Glutathionurie,
**Gamma-Glutamyltranspeptidase-Mangel,
Gamma-Glutamyltransferase-Mangel**

Der Defekt manifestiert sich in einer Störung des Abbaus von Glutathion in der Leber. Es kommt zu einer erhöhten Konzentration in Blut und Urin. Der Zusammenhang mit klinischen Symptomen ist unklar. Selten nachgewiesen. Genort Mehrere Gene in 22q11.1-13.1(*GGT*).

Literatur
Morris, Ch., C.Courtay, A.Guerts van Kessel et al., Localization of a γ-glutamyl-transferase-related gene family on the chromosome 22. Hum.Genet. **91** (1993) 31–36.

OMIM 231950

Glycerolkinase-Mangel

Genetisch bedingter Stoffwechseldefekt auf der Grundlage einer Genmutation.
Mutationen im Gen für die Glycerolkinase (GK) führen zu einer Störung der Phosphorylierung von Glycerol zu Glycerol-3-Phosphat und damit des Kohlehydrat/Fettstoffwechsels, besonders der Glykolyse, der Glykogen- und der Glykolipid-Synthese. Es kommt nur bei einem Teil der Fälle zu Dekompensationen der entsprechenden Stoffwechselwege, wovon sich die klinische Symptomatik ableiten lässt.

Krankheitswert
Meistens asymptomatisch. Bei einem Teil der Fälle vom Kindes- oder Jugendalter an anfallsweise Stoffwechseldekompensation und Hypoglykämie bis zum Coma. Schweißausbrüche vor allem nach körperlicher Anstrengung und vor den Mahlzeiten. Syndromatisch in einem contiguous gene syndrome (Van den BOSCH-Syndrom, ▶ *Nebenniereninsuffizienz*) mit Symptomen der Muskeldystrophie Typ DUCHENNE und der Nebenniereninsuffizienz.

Therapiemöglichkeiten
Vermeidung von Hungerphasen wichtig. In Notsituationen Glukoseinfusion mit gutem Erfolg.

Häufigkeit und Vorkommen
Familien mit Merkmalsträgern in mehreren Generationen beschrieben. Wahrscheinlich häufig nicht erkannt.

Genetik
X-chromosomaler Erbgang, inter- und intrafamiliäre Variabilität der Schwere der Erscheinungen. Genort Xp21.3 (*GK*). Konduktorinnen sind merkmalsfrei. Eine Genotyp-Phänotyp-Korrelation zwischen dem benignen, dem infantilen und dem juvenilen Typ mit der Art der Mutation ist nicht feststellbar. Beim komplexen Typ contiguous gene syndrome unter Einbeziehung der Gene *DMD* und *DAX* (Muskeldystrophie und Nebenniereninsuffizienz).

Familienberatung
Nachweis biochemisch anhand von Hyperglycerolämie, Glycerolurie und einer Pseudo-Hypertriglyceridämie (Differentialdiagnose zu Hypertriglyceridämie bei Hyperlipoproteinämien!). sowie molekulargenetisch. Komplexer Typ mit zytogenetischen Spezialmethoden erkennbar. Bei rechtzeitige Diagnose und Einleitung prophylaktischer Maßnahmen bestehen keine familienprognostischen Bedenken. Männliche Familienangehörige sollten prophylaktisch auf Gefahren aufmerksam gemacht werden.

Literatur
Dipple, K.M., Y.-H.Zhang, B.-L.Huang et al., Glycerol kinase deficiency: Evidence for complexity in a single gene disorder. Hum.Genet. **109** (2001) 55–62.
Sargent, C.A., A.Kidd, S.Moore et al., Five cases of isolated glycerol kinase deficiency, including two families: failure to find genotype:phenotype correlation. J.Med.Genet. **37** (2000) 434–441.

OMIM 307030

Glykanose
▶ Kohlenhydratmangel-Glykoprotein-Syndrome

Glykogenosen

Genetisch bedingte Glykogenspeicherkrankheiten, jeweils auf der Grundlage einer Genmutation.

Zugrunde liegen Stoffwechselstörungen des Glykogens, der tierischen Speicherform der Kohlenhydrate in Form eines energiereichen, verzweigtkettigen Glukosepolymers. Die verschiedenen Genmutationen manifestieren sich jeweils in einem Defekt eines am Glykogenstoffwechsel beteiligten Enzyms in der Leber und/oder in der Muskulatur. Dadurch kommt es zur mangelhaften Glukose-Mobilisierung sowie zur Ablagerung von Glykogen oder eines glykogenähnlichen Polymers (Typ IV) in diesen Organen, woraus sich die klinische Symptomatik ableiten lässt. Bisher sind bis zu 12 Glykogenose-Typen abgegrenzt worden. Jedoch besteht nur für die Typen I bis VII Einmütigkeit. Ab Typ VIII gibt es Unterschiede der einzelnen Schulen, wobei für manche Typen bisher nur Einzelfälle bekannt sind.

Die Differentialdiagnose innerhalb der Gruppe der Glykogenosen erfolgt klinisch und aufgrund der Enzymbestimmungen in den einzelnen Geweben.

Literatur
Howell, R. R., Continuing lessons from glycogen storage diseases. New Engl.J.Med. *324* (1991) 55–56.

Klein, D., Genetik in der medizinischen Praxis, Thieme-Verl. Stuttgart, New York 1988, S.289–291.

Glykogenose Typ I,
v. GIERKE-Syndrom

Genetisch bedingter Enzymdefekt auf der Grundlage einer Genmutation.

Der Gendefekt manifestiert sich als Mangel an Glukose-6-Phosphatase (G6P, Typ a) oder eines Glukose-6-Phosphat-Carriers (Translocase) vom Plasma in das endoplasmatische Retikulum (G6PT, Typ b) in der Leber und weniger bedeutungsvoll in der Niere und im Darm. Zwischen den Typen b und c besteht Allelie. Wahrscheinlich ist bei Typ d ein Glukose-Carrier betroffen. Es kommt zur Störung des Glykogen-Abbaus und zu einer vermehrten Glykogenablagerung vor allem in Leber, Niere und Thrombozyten, woraus sich die klinische Symptomatik erklärt. Bei dem Typ b besteht außerdem eine Störung des Calcium-Stoffwechsels.

Krankheitswert
Erstmanifestation in den ersten Lebensjahren. Verlauf sehr unterschiedlich, Tod nach wenigen Jahren oder Überleben mit leichter klinischer und biochemischer Besserung, ausnahmsweise symptomlos bestehend. Hypoglykämien und Azidose. Sekundär Gicht (Hyperurikämie) und Niereninsuffizienz. Retardation der körperlichen Entwicklung. Kleinwuchs. Adipositas und Xanthome (Hypertriglyzeridämie). Muskelhypotonie. Neutropenie und Störung der Phagozytenfunktion mit chronischer Colitis und Infektanfälligkeit bei Typ b. Blutungsneigung, komatöse und Krampfanfälle. Hepatosplenomegalie und Leberadenome.

Therapiemöglichkeiten
Symptomatische Behandlung durch fettarme und eiweißreiche Diät sowie Glukagon- oder Adrenalingaben. Kontinuierliche Kohlenhydratzufuhr, eventuell in Form von Glukoseinfusionen. Gichtprophylaxe durch Behandlung der Hyperurikämie. Gelegentlich Nierentransplantation notwendig. Maisstärke in Kombination mit Pankreasenzymen im Säuglingsalter zur Vermeidung von Hypoglykämien hilfreich. Die bei Typ b im Vordergrund stehende Dysfunktion der Neutrophilen kann mit Lithiumgaben oder Granulozyten-Kolonie stimulierendem Faktor (GCSF) gemildert werden.

Häufigkeit und Vorkommen
Über 100 Fälle publiziert. Häufigste Glykogenose mit etwa 1/3 aller Fälle, davon 80–90% Typ a. Inzidenz ca. 1:300.000.

Genetik
Autosomal rezessiver Erbgang. Heterogenie. Der G6P-Komplex besteht aus mehreren Proteinkomponenten, die jeweils betroffen sein können, was zu den unterschiedlichen Typen führt. Genorte: Typ a 17q21 (*G6P*); Typ b 11q23 (*G6PT*); Typ c 11q23 (*G6PT*).

Familienberatung
Differentialdiagnose zur Xanthomatose, zu den anderen Glykogenosen, zur ▶ *Glutarazidurie* und bei Typ b zum ▶ *CROHN-Syndrom* wichtig. Nachweis durch Phosphatase-Bestimmung in Leberbioptaten. Heterozygotentest anhand des Glykogengehaltes der Thrombozyten. Pränatale Diagnostik durch Messung der Glukose-6-Phosphatase-Aktivität nach Induktion mit Dibutyryl-cAMP in kultivierten Fruchtwasserzellen. Ständige medizinische Betreuung kindli-

cher Patienten notwendig. Bei Überleben bis ins Kindesalter ist mit einer Besserung des Leidens nach der Pubertät zu rechnen.

Literatur

Baochuan, L., H.Hiraiwa, C.-J.Pan et al., Type-1c glycogen storage disease is not caused by mutations in the glucose-6-phosphatase transport gene. Hum. Genet. *105* (1999) 515–517.

Burchell, A. and l.Gibb, Diagnosis of type 1b and 1c glycogen storage disease. J.Inherit.Metab.Dis. *14* (1991) 305–307.

Chen, Y.-T., J.I.Scheinman, H.K.Park et al., Amelioration of proximal renal tubular dysfunction in type I glycogen storage disease with dietary therapy. New Engl.J.Med. *310* (1990) 590–593.

Couper, R., J.Kapelushnik and A.M.Griffiths, Neutrophil dysfunction in glycogen storage disease Ib: Association with CROHN's-like colitis. Gastroenterology *100* (1991) 549–554.

Fenske, C.D., S.Jeffery, J.L.Weber et al., Localisation of the gene for glycogen storage disease type 1c by homozygosity mapping to 11q. J.Med.Genet. *35* (1998) 369–372.

Gerin, I., M.Veiga-da-Cunha, Y.Achouri et al., Sequence of a putative glucose 6-phosphate translocase, mutated in glycogen storage disease type Ib. Febs Lett. *419* (1997) 235–238

Kilpatrick, L., B.-Z.Garty, K.F.Lundquist et al., Impaired metabolic function and signaling defects in phagocytic cells in glycogen storage disease type 1b. J.Clin.Invest. *86* (1990) 196–202.

Schroten, H., J.Roesler, T.Breitenbach et al., Granulocyte and granulocyte-macrophage colony-stimulating factors for treatment of neutropenia in glycogen storage disease type 1b. J.Pediat. *119* (1991) 748–754.

Smit, G.P.A., The long-term outcome of patients with glykogen storage disease type Ia. Europ.J.Pediat. *152*/Suppl.I(1993) 52–55.

OMIM 232200, 232210, 232220, 232240, 602671

Glykogenose Typ II,
POMPE-Syndrom

Genetisch bedingter Enzymdefekt auf der Grundlage einer Genmutation.
Der Gendefekt manifestiert sich als Mangel an lysosomaler 1,4-α-Glukosidase (GAA, saure Maltase) in Herz, Leber, Haut und Skelettmuskulatur. Dadurch kommt es zur Störung der Hydrolyse der α-1,4- und -1,6-Gruppen und damit des Abbaus von Glykogen und zur Ablagerung eines unphysiologischen Glykogens in verschiedenen Organen, woraus sich die klinische Symptomatik erklärt.

Krankheitswert

Erstmanifestation des Leidens in den ersten Lebensmonaten. Herzvergrößerung und -insuffizienz, starke Hypotonie der Muskulatur. Missgedeihen, Krampfanfälle, Oligophrenie, Neigung zu Hypoglykämie und Azidose. Tod gewöhnlich noch im 1. Lebensjahr (Typ IIa). Spätinfantiler und juveniler Typ leichter und protrahiert verlaufend mit dominierender Muskelsymptomatik (Typen IIb und c). Diagnostisch wichtig kann Makroglossie sein. Adulter Typ beginnt im 3. Lebensjahrzehnt unter dem Bilde einer langsam progredienten Myopathie im Beckengürtelbereich (Ermüdbarkeit, Schmerzen) und bleibt auf proximale Extremitätenmuskulatur beschränkt, z.T. ▶ *WOLFF-PARKINSON-WHITE-Syndrom* und Dyspnoe.

Therapiemöglichkeiten

Keine sichere Therapie bekannt. Eventuell kann Organtransplantation zur Besserung führen. Besondere Vorsicht bei Behandlung mit Narkosemitteln (▶ *Hyperpyrexie-Syndrom*, malignes; Succinylcholin-Überempfindlichkeit) notwendig. Enzymsubstitution noch im experimentellen Stadium. Bei spätmanifesten Typen soll eine eiweißreiche, kohlenhydratarme Diät die Progredienz verlangsamen.

Häufigkeit und Vorkommen

Seit Abgrenzung 1933 über 100 Fälle publiziert.

Genetik

Autosomal rezessiver Erbgang. Genort 17q25.2-25.3 (*GAA*). Den einzelnen Typen liegt eine Vielzahl von Allelen bzw. Mutationen des 1,4-Glukosidase-Gens zugrunde, wobei allerdings nicht immer eine Korrelation zwischen Restaktivität des Enzyms und der Schwere der klinischen Escheinungen zu erkennen ist.

Familienberatung

Nachweis anhand der Serum-Kreatinkinase und der 1,4-Glukosidasebestimmung in verschiedenen Geweben bzw. in Lymphozyten. Nach dem gleichen Prinzip Heterozygotentest. Pränatale Diagnostik molekularbiologisch oder durch immunologische Bestimmung der sauren α-Glukosidase in Chorionzotten oder durch Enzymbestimmung in kultivierten und nicht kultivierten Fruchtwasserzellen. Bei den Typen b und c Differentialdiagnose zu Myopathien und Kardiomyopathien anderer Pathogenese notwendig. Mit unterschiedlich schweren Formen innerhalb einer Familie muss gerechnet werden.

Literatur

Hermanns, M.M.P., M.A.Kroos, J.A.M.Smeitink et al., Glykogen storage disease type II: Genetic and biochemical analysis of novel mutations in infantile patients from Turkish ancestry. Hum Mutat. *11* (1998) 209–215.

Martin-Touaux, E., J.P.Puech, D.Chateau et al., Muscle as a putative producer of acid α-glucosidase for glycogenosis type II gene therapy. Hum.Molcc.Genet. *11* (2002) 1637–1645.

Martiniuk, F., M.Mehler, S.Tzall et al., Extensive genetic heterogeneity in patients with acid alpha glucosidase deficiency as detected by abnormalities of DNA and mRNA. Am.J.Hum.Genet. *47* (1990) 73–78.

Raben, N., R.C.Nichols, C.Boerkoel and P.Plotz, Genetic defects in patients with glycogenosis type II (acid maltase deficiency). Muscle Nerve 1995 *18*/Suppl.3, 70–74.

Suzuki, Y., A.Tsuji, K.Omura et al., Km mutant of acid α-glucosidase in a case of cardiomyopathy without signs of skeletal muscle involvement. Clin.Genet. *33* (1988) 376–385.

OMIM 232300

Glykogenose Typ III,
Forbes-Syndrom, Grenzdextrinose, Cori-Syndrom

Genetisch bedingter Enzymdefekt auf der Grundlage einer Genmutation.

Der Gendefekt manifestiert sich als Mangel an **Amylo-1,6-Glukosidase-** (AGL) oder 1,4-Glukantransferase-Aktivität des **Debranching-Enzymes** (GDE), entweder in der Leber und in Blutzellen oder zusätzlich noch in der Muskulatur (Herz). Es kommt zur Störung des Glykogenabbaus und zur Anreicherung eines verzweigungsreichen Glykogens in den entsprechenden Organen, die eine milde klinische Symptomatik bedingt. Beschleunigter Abbau von Purinnukleotiden im beanspruchten Muskel führt zur Hyperurikämie.

Krankheitswert

Manifestation klinischer Erscheinungen in den ersten Lebensjahren. Symptome wie bei Glykogenose Typ I, allerdings milder, mit Hepatomegalie (Typ IIIa) oder nur Lebersymptomatik (Typ IIIb). Bei einem Teil der Fälle Symptome einer Kardiomyopathie, Muskelschwäche und peripheren Neuropathie. Nach der Pubertät oft vollkommen symptomlos bestehend.

Therapiemöglichkeiten

Eiweiß- und fettreiche sowie kohlenhydratarme Diät erfolgreich. Zur Vermeidung von Hypoglykämien sind Gaben von Maisstärke zu empfehlen.

Häufigkeit und Vorkommen

Seit Erstbeschreibung 1953 nur wenige Fälle mit Sicherheit in Europa nachgewiesen. Häufiger (1:5.500) bei Juden nordafrikanischer Herkunft (Sephardim): Foundereffekt.

Genetik

Autosomal rezessiver Erbgang. Genort 1p21 (*AGL, GDE*), Allelie beider Typen. 6 Isoenzyme durch alternatives Spleißen des *AGL* bedingen eine starke klinische Variabilität.

Familienberatung

Nachweis durch spezifizierten Glukagon-Test und durch in-vitro-Bestimmung des spezifischen Enzymdefektes an Leukozyten. Heterozygote eventuell an der Amylo-1,6-Glukosidase-Aktivität im Muskelbioptat erkennbar. Pränatale Diagnostik durch Bestimmung der Amylo-1,6-Glukosidase-Aktivität in Chorionbioptaten und kultivierten Fruchtwasserzellen möglich.

Literatur

Gremse, D.A., J.C.Bucuvalas and W.F.Balisteri, Efficacy of cornstarch therapy in type III glycogen storage disease. Am.J.Clin.Nutr. *52* (1990) 671–674.

Lucchiari, S., I.Fogh, A.Prelle et al., Clinical and genetic variability of glycogen storage disease type IIIa: Seven novel *AGL* gene mutations in the Mediterranean area. Am.J.Med.Genet. *109* (2002) 183–190.

Momoi, T., H.Sano, C.Yamanaka et al., Glycogen storage disease type III with muscle involvement: reappraisal of phenotypic variability and prognosis. Am.J.Med.Genet. *42* (1992) 696–699.

Yang, B.-Z., J.-H.Ding, B.I.Brown and Y.-T.Chen, Definitive prenatal diagnosis for type III glycogen storage disease. Am.J.Hum.Genet. *47* (1990) 735–739.

OMIM 232400

Glykogenose Typ IV,
Amylopektinose, ANDERSEN-Syndrom

Genetisch bedingter Enzymdefekt auf der Grundlage einer Genmutation.
Der Gendefekt manifestiert sich in einem Mangel an Amylo-1,4-1,6-Glykosyl-Transferase, die bei der Glykogensynthese an der Bildung von Verzweigungen (Glykogen-Branching-Enzym (GBE1) beteiligt ist. Es entsteht ein seitenkettenarmes Glykogen, das Ähnlichkeiten zum Amylopektin zeigt und von glykogenspaltenden Enzymen nur schwer angegriffen werden kann. Dadurch kommt es zur intrazellulären Ablagerung in verschiedenen Organen, vor allem in der Leber. Die klinische Symptomatik wird als Gewebereaktion auf das unphysiologische Glykogen erklärt.

Krankheitswert
Erstmanifestation meistens im frühen Kindesalter. Hepatosplenomegalie. Progrediente, rasch zum Tode führende Leberzirrhose. Muskelhypotonie, Kardiomyopathie. Portale Hypertonie.

Therapiemöglichkeiten
Lebertransplantation mit unsicherem Erfolg.

Häufigkeit und Vorkommen
Etwa 6% aller Glykogenose-Fälle. Bisher ca. 40 sporadische und Geschwisterfälle gesichert.

Genetik
Autosomal rezessiver Erbgang. Eine mildere sowie unterschiedliche leber- oder muskelbetonte Verlaufsformen beruhen auf multipler Allelie. Genort 3p12 (*GBE1*).

Familienberatung
Nachweis anhand der spezifischen Zelleinschlüsse mit Jod (Blaufärbung). Pränatale Diagnostik und Heterozygotentest durch Bestimmung der Glykosyl-Transferase-Aktivität in kultivierten Fruchtwasser- und Chorionzellen bzw. in Erythrozyten möglich.

Literatur
Brown, B.I. and D.H.Brown, Branching enzyme activity of cultured amniocytes and chorionic villi: Prenatal testing for type IV glycogen storage disease. Am.J.Hum.Genet. *44* (1989) 378–381.

Ferguson, I.T., M.Mahon and W.J.K.Cumming, An adult case of ANDERSON's disease – type IV glycogenosis: a clinical histochemical, ultrastructural and biochemical study. J.Neurol. Sci. *60* (1983) 337–351.

Guerra, A.S., O.F.van Diggelen, F.Carneiro et al., A juvenile variant of glycogenosis IV (ANDERSON disease). Eur.J.Pediat. *145* (1986) 179–181.

Schroder, J.M., R.May, Y.S.Shin et al., Juvenile hereditary polyglucosan body disease with complete branching enzyme deficiency (type IV glycogenosis). Acta Neuropath.*85* (1993) 419–430.

Selby, R., T.E.Starzl, E.Yunis et al., Liver transplantation for type IV glycogen storage disease. New Engl. J.Med. *324* (1991) 39–42.

OMIM 232500

Glykogenose Typ V,
McARDLE-Syndrom

Genetisch bedingter Enzymdefekt auf der Grundlage einer Genmutation.
Der Gendefekt manifestiert sich in unterschiedlicher Aktivitätsminderung von Isoenzymen der Muskelphosphorylase (PYGM), die die α-1,4-Glykosyl-Gruppen des Glykogens unter Freisetzung von Glukose-1-Phosphat abspaltet. Dadurch kommt es zur Störung des Glykogenabbaus, zu einer mehrfachen Erhöhung des Glykogengehaltes der Muskeln und zu der speziellen Symptomatik des Syndroms.

Glykogenose Typ VI

Krankheitswert
Erstmanifestation klinischer Erscheinungen unterschiedlich vom Säuglingsalter bis zum 6. Lebensjahrzehnt in Form von Hypotonie, Schmerzen und schneller Ermüdbarkeit der Muskeln. Myoglobinurie. Kardiale Dekompensationserscheinungen. Später Neigung zu Muskelkrämpfen und schließlich zunehmender Leistungsabfall und Muskeldystrophie. Körperliche Anstrengung wird nicht vertragen.

Therapiemöglichkeiten
Eiweißreiche Diät, blutzuckersteigernde Maßnahmen und Vermeidung körperlicher Anstrengung mit vorübergehendem Erfolg. Ruhe führt zur schnellen Besserung.

Häufigkeit und Vorkommen
Selten. Sporadische und Geschwisterfälle.

Genetik
Multiple Allelie. Autosomal rezessiver Erbgang unterschiedlich schwerer Formen. In einer Sippe 5 Merkmalsträger in 3 Generationen: Kann als autosomal dominanter Erbgang oder besonders schwere rezessive Form mit Heterozygotenmanifestation definiert werden (OMIM 153460). Genort 11q13 (*PYGM*).

Familienberatung
Nachweis und Differentialdiagnose, vor allem zur Glykogenose Typ VII (Erythrozyten-Isoenzym) molekulargenetisch oder durch Messung der Phosphorylase-Aktivität in Muskelbioptaten. Heterozygotennachweis nach dem gleichen Prinzip oder anhand von kurzen, schmerzhaften Krämpfen oder MRT-Besonderheiten, die durch Muskelanstrengung hervorgerufen werden. Vermeidung körperlicher Anstrengung und Berufsberatung wichtig.

Literatur
Kubisch, C., E.M.Wicklein and T.J.Jentsch, Molecular diagnosis of McARDLE disease: Revisted genomic structure of the myophosphorylase gene and identification of a novel mutation. Hum.Mutat. *12* (1998) 27–32.

Schmidt, B., S.Servidai, A.A.Gabbai et al., McARDLE's disease in two generations: Autosomal recessive transmission with manifesting heterozygote. Neurology *37* (1987) 1558–1561.

Servidei, S., S.Shanske, M.Zeviani et al., McARDLE's disease: Biochemical and molecular genetic studies. Ann.Neurol. *24* (1988) 774–781.

Tsujino, S., S.Shanska, I.Nonaka and S.DiMauro, The molecular genetic basis of myophosphorylase deficiency (McARDLE's disease). Muscle Nerve 1995 *18*/Suppl.3, 23–27.

Vorgerd, M., C.Kubisch, B.Burwinkel et al., Mutation analysis in myophosphorylase deficiency (McARDLE's disease). Ann.Neurol. *43* (1998) 326–331.

OMIM 232600, 153460

Glykogenose Typ VI,
HERS-Syndrom, Leberglykogenose

Genetisch bedingter Enzymdefekt auf der Grundlage einer Genmutation.
Der Gendefekt manifestiert sich als Phosphorylase-Mangel in der Leber und in Leukozyten (PYGL). Es kommt zu einer Störung des Glykogenabbaus, zu erhöhten Glykogenablagerungen, vor allem in der Leber, und damit zu der charakteristischen klinischen Symptomatik. Siehe auch ▶ *Glykogenose Typ VIII*.

Krankheitswert
Erstmanifestation im Kindesalter. Hepatomegalie, leichter Kleinwuchs, Hypoglykämien. Lebenserwartung gering herabgesetzt. Zum Teil spontane Besserung nach dem Pubertätsalter.

Therapiemöglichkeiten
Nicht notwendig.

Häufigkeit und Vorkommen
Frequenz etwa 1:200.000.

Genetik
Heterogen. Autosomal rezessiver Erbgang. Genorte: 14q21-22 (*PYGL*), eine andere Komponente des Phosphorylase-Komplexes Xp22.2-p22.1 (s.a. ▶ *Glykogenose Typ VIII*).

Familienberatung
Nachweis durch Bestimmung der Phosphorylase-Aktivität in Leberbioptaten, Thrombozyten und Leukozyten (20–30% der normalen Aktivität) und anhand des Glukagontestes. Nach dem gleichen Prinzip Heterozygotentest. Bei Hetero-

zygoten weiterhin z.T. leichte Vergrößerung und Glykogenose der Leber. Differentialdiagnose zur ▶ *Glykogenose Typ VIII* anhand der normalen Phosphorylase-Kinase-Aktivität in der Leber wichtig.

Literatur
Chang, S., M.J.Rosenberg, H.Morton et al., Identification of a mutation in liver glycogen phosphorylase in glycogen storage disease type VI. Hum.Molec. Genet. *7* (1998) 865–870.

Dahan,N., C.Baussan, N.Moatti and A.Lemonnier., Use of platelets, mononuclear and polymorphonuclear cells in the diagnosis of glycogen storage disease type VI. J.Inherit.Metab. Dis. *11* (1988) 253–260.

OMIM 232700

Glykogenose Typ VII,
Typ TARUI

Genetisch bedingter Enzymdefekt auf der Grundlage einer Genmutation.

Der Gendefekt manifestiert sich in einer verminderten Syntheserate der M(uskel)-Untereinheit der Erythrozyten-**Phosphofruktokinase** (PFKM). Dadurch kommt es zu einer Störung des Glykogenabbaus (Umwandlung von Fruktose-6-Phosphat in Fruktose-1,6-Diphosphat) und zur starken Erhöhung des Glykogen-, Glukose-6-Phosphat- und Fruktose-6-Phosphat-Gehaltes in der Muskulatur. Die klinische Symptomatik erklärt sich aus der Hypoglykämie und dem Energiedefizit der Muskeln.

Krankheitswert
Erstmanifestation klinischer Erscheinungen im Kindesalter, Hypotonie und schnelle Ermüdbarkeit der Muskulatur. Bei körperlicher Anstrengung Muskelkrämpfe, Myoglobinurie und kardiale Dekompensationserscheinungen. Später Muskeldystrophie. Stark herabgesetzte Leistungsfähigkeit. Hyperurikämie und leichte hämolytische Anämie.

Therapiemöglichkeiten
Körperliche Anstrengung muss vermieden werden. Blutzuckersteigernde Maßnahmen führen nur vorübergehend zur Besserung, wobei Glukoseinfusionen eher einen gegenteiligen Effekt haben können.

Häufigkeit und Vorkommen
Seit Erstbeschreibung 1965 nur wenige Einzel- bzw. Geschwisterfälle vor allem jüdischer Provenienz publiziert.

Genetik
Autosomal rezessiver Erbgang. Genort 12q13.3 (*PFKM*), Allelie mit einer Form des Nicht-Insulin-abhängigen ▶ *Diabetes mellitus* (NIDDM).

Familienberatung
Die Symptomatik entspricht weitgehend der der Glykogenose Typ V, da derselbe Stoffwechselweg in der Muskulatur betroffen ist. Differentialdiagnose auch zu den ▶ *Myasthenien* notwendig. Heterozygotentest anhand einer verminderten Phosphofruktokinase-Aktivität in den Erythrozyten möglich.

Literatur
Haller, R.G. and S.F.Lewis, Glucose-induced exertional fatigue in muscle phosphokinase deficiency. New Engl.J.Med. *324* (1991) 364–369.

Howard, T.D., G.Akots and D.W.Bowden, Physical and genetic mapping of the musclephosphofructokinase gene (*PFKM*): Reassignment to human chromosome 12. Genomics *34* (1996) 122–127.

Mineo,I., N.Kono, N.Hara et al., Myogenic hyperuricemia. A common pathophysiologic feature of glycogenosis types III, V and VII. New Engl.J.Med. *317* (1987) 75–80.

Nakajima, H., N.Kono, T.Yamasaki et al., Genetic defect in muscle phosphofructokinase deficiency. Abnormal splicing of the muscle phosphofructokinase gene due to a point mutation at the 5'-splice site. J.Biol.Chem. *265* (1990) 9392–9395.

Raben, N., J.B.Sherman, E.Adams et al., Various classes of mutations in patients with phosphofructokinase deficiency (TARUI's disease). Muscle Nerve *18*/ Suppl. 3 (1995) 35–38.

Tsujino, S., S.Servidei, P.Tonin et al., Indentification of three novel mutations in Non-Ashkenazi Italian patients with muscle phosphofructokinase deficiency. Am.J.Hum.Genet. *54* (1994) 812–819.

OMIM 232800

Glykogenose Typ VIII

Genetisch bedingter Enzymdefekt auf der Grundlage einer Genmutation.
Der Gendefekt manifestiert sich in einer verminderten Aktivität der **Ph**osphorylase-**K**inase- (PHK-) Isoenzyme in der Leber und bei der häufigeren Form in Blutzellen (Typ VIIIa) oder in der Leber, der Muskulatur und den Leukozyten (Typ VIIIb), oder in Leber, Niere und Testes oder nur im Herzmuskel (Typ VIIIc). Dadurch kommt es zu geringen Störungen des Glykogenabbaus, aus denen sich die klinische Symptomatik ableiten lässt. Siehe auch ▶ *Glykogenose Typ VI* (gleicher Stoffwechselweg).

Krankheitswert
Harmloseste der bisher beschriebenen Glykogenosen. Im Kindesalter Wachstums- und motorische Retardation. Puppengesicht, Hepatomegalie und leichte Hypoglykämie, verschwinden nach der Pubertät. Kaum merkliche Muskelschwäche, mit dem Alter aber zunehmend. Sonst keine Beeinträchtigung. Es gibt allerdings auch Allele, die eine Leberzirrhose schon im Kindesalter verursachen.

Therapiemöglichkeiten
Unnötig. Dextrothyroxin führt zur biochemischen Normalisierung.

Häufigkeit und Vorkommen
Seit Erstbeschreibung 1961 von Typ b nur wenige Familien, bei Typ a ausschließlich Knaben publiziert, häufigste Leberglykogenspeicherkrankheit des Menschen, ¼ aller Glykogenose-Fälle, Inzidenz 1:100.000.

Genetik
Heterogenie für 2 Isoenzyme, wobei unterschiedlich drei der vier Untereinheiten eines Tetramers, $(\alpha\beta\gamma\delta)_4$, betroffen sein können: Typen: *PHKA1*, muskuläre Form (α-Untereinheit betroffen); *PHKA2*, *PHKB*, Leber/Muskelform (β-Untereinheit betroffen, in allen Geweben exprimiert), *PHKG2*, Muskel/Herz/Hirn-Form (γ-Untereinheit betroffen); *PHKD*, *CALMI*, Calmodulin, Muskelform und Testisform (δ-Untereinheit betroffen). Autosomal rezessiv oder X-chromosomal bedingt. Genorte: Xp22 (*PHKA1*) α-Untereinheit; 22q22 (*PHKG2*), γ-Untereinheit; 16q12-13 (*PHKB*), β-Untereinheit; 14q24-31 (*PHKD, CALMI*), δ-Untereinheit. Isoformen durch differentielles Spleißing.

Familienberatung
Nachweis biochemisch aus Leber- bzw. Muskelbiopsie. Ein Teil der Fälle mit Typ a zeigt keine Aktivitätsminderung des betroffenen Enzyms im In-vitro-Test aus Blutzellen. Nachweis und Differentialdiagnose der einzelnen Typen z.T. molekulargenetisch möglich. Aufgrund der guten Prognose meist kein Gegenstand der Familienberatung, allerdings sind die vereinzelten schweren Leber-Formen zu beachten.

Literatur
Burwinkel, B., L.Amat, R.G.F.Gray et al., Variability of biochemical and clinical phenotype in X-linked liver glycogenosis with mutations in the phosphorylase kinase *PHKA2* gene. Hum.Genet. *102* (1998) 423–429.

Burwinkel, B., A.J.Maichele, O.Aagenaes et al., Autosomal glycogenosis of liver and muscle due to phosphorylase kinase deficiency is caused by mutations in the phosphorylase kinase β subunit (*PHKB*). Hum.Mol.Genet. *6* (1997) 1109–1115.

Burwinkel, B., M.S.Tanner and M.W.Kilimann, Phosphorylase kinase deficient liver glycogensosis: progression to cirrhosis in infancy associated with *PHKG2* mutations (H144Y and L225R). J.Med.Genet. *37* (2000) 376–377.

Dahan,N., C.Baussan, N.Moatti and A.Lemonnier, Use of platelets, mononuclear and polymorphunuclear cells in the diagnosis of glycogen storage disease type VI. J.Inherit.Metab. Dis. *11* (1988) 253–260.

Hendrickx, J., E.Dams, P.Coucke et al., X-linked liver glycogenosis type II (XLG II) is caused by mutations in *PHKA2*, the gene encoding the liver α-subunit of phosphorylase kinase. Hum.Mol.Genet. *5* (1996) 647–652.

Maichele, A.J., B.Burwinkel, I.Maire et al., Mutations in the testis/liver isoform of the phosphorylase kinase γ-subunit (*PHKG2*) cause autosomal liver glycogenosis in the *gsd* rat and in humans. Nature Genet. *14* (1996) 337–341.

OMIM 261750, 306000

Glykokoll-Syndrom
▶ Hyperglyzinämie

Glykoproteinosen
▶ Mukopolysaccharidosen

Glykoprotein-Syndrom, kohlenhydratdefizientes
▶ Kohlenhydratmangel-Glykoprotein-Syndrome

Glyzinose
▶ Hyperglyzinämie

Glyzinurie,
Glukoglyzinurie, Iminoglyzinurie Typ II

Genetisch bedingte Tubulusfunktionsstörung (Defekt der tubulären Rückresorption) auf der Grundlage einer Genmutation.
Ein fest umrissenes Krankheitsbild der G. existiert nicht. Es ist anzunehmen, dass sie meistens unerkannt bleibt, da sie häufig symptomlos verläuft. Nur wenige Familien beschrieben. Merkmalsträger meist in mehreren Generationen im Sinne eines dominanten Erbganges. Es besteht eine Neigung zu glyzinreichen Nierensteinen. Kombinationen mit anderen Defekten (Schwerhörigkeit, Oligophrenie) waren wahrscheinlich zufällig. Bei einem Teil der beschriebenen Fälle handelt es sich um Heterozygote für das ▶ *Iminoglyzinurie-Gen* (Typ I). Siehe auch ▶ *Hyperglyzinämie*.

OMIM 138500

GM$_1$-Gangliosidose
▶ Gangliosidose, generalisierte

GM$_2$-Gangliosidose,
familiäre frühkindliche amaurotische Idiotie, TAY-SACHS-Syndrom; SANDHOFF-Syndrom

Genetisch bedingte ▶ *Lipidose* auf der Grundlage einer Genmutation.

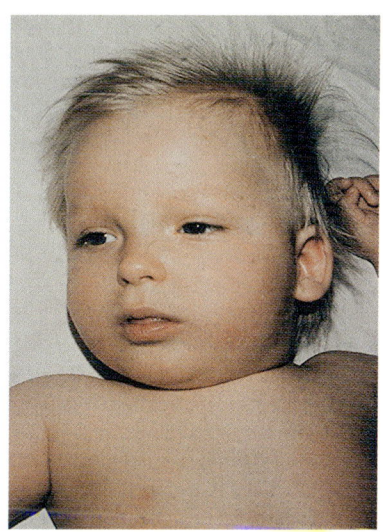

GM$_2$-Gangliosidose. SANDHOFF-Syndrom: HURLER-ähnliche Fazies, Entwicklungsstillstand, Erblindung. Alter 1 4/12 Jahre. (G. Seidlitz)

Der Gendefekt manifestiert sich bei einzelnen GM$_2$-Gangliosidosen unterschiedlich im Mangel an β-Hexosaminidase-Isoenzymen (β-N-Acetylhexosaminidase): Hexosaminidase A (*HEXA*, TAY-SACHS-Syndrom, OMIM 272800) und/oder Hexosaminidase B (*HEXB*, SANDHOFF-Syndrom, OMIM 268800). Dadurch unterbleibt die Abspaltung der terminalen N-Acetyl-Galaktosamin-Gruppe von dem Gangliosid GM$_2$ sowie von den Glykosaminoglykanen und damit deren Abbau. Es kommt zur Speicherung von Disialogangliosid (GM$_2$) in den Geweben, vor allem in Ganglienzellen, von sauren Mukopolysacchariden und beim SANDHOFF-Syndrom außerdem von Globosid (neutrales Glykosphingolipid) auch in Niere, Herz und anderen Organen. Aus dem dadurch bedingten Untergang von Nerven- und Muskelzellen erklären sich die klinische Symptomatik von Gangliosidosen sowie Mukopolysaccharidosen und sekundäre biochemische Verschiebungen im Plasma.

Krankheitswert
Erstmanifestation beim SANDHOFF-Syndrom innerhalb der ersten Lebenswochen, beim TAY-SACHS-Syndrom etwas später. Psychomotorische Retardation und Verfall, Erblindung, Paralyse, Makrozephalus. Bei SANDHOFF-Syndrom außerdem kardiale Symptome und HURLER-ähnliche Fazies. Tod im 2. bis 3. Lebensjahr. So-

wohl vom TAY-SACHS-Syndrom (GM$_2$-Gangliosidose Typ I) und vom SANDHOFF-Syndrom (Typ II) sind später manifeste leichtere juvenile Formen ohne Erblindung (Typ III BERNHEIMER-SEITELBERGER und Typ IV) bekannt (OMIM 230700, 230710).

Therapiemöglichkeiten
Unbekannt. Bei spätmanifesten Formen sollten Antidepressiva vermieden werden.

Häufigkeit und Vorkommen
Bemerkenswerte Häufigkeit des TAY-SACHS-Syndroms bei Juden ursprünglich osteuropäischer Herkunft (Ashkenasim): Inzidenz 1:6000, Heterozygotenfrequenz 1:30 bis 15. 80% der Fälle beruhen hier auf einem identischen Allel: eine Mutation bei den Ashkenasim vor etwa 50–80 Generationen. Foundereffekt ebenfalls in einem französisch-kanadischen Isolat mit überdurchschnittlicher Inzidenz. Bei Nichtjuden Inzidenz etwa 1:500.000, Heterozygotenfrequenz 1:330. Konsanguinitätsrate hier sehr hoch. Populationsgenetische Daten lassen den Schluss auf einen Selektionsvorteil heterozygoter Anlageträger gegenüber Normalpersonen zu, der allerdings seiner Natur nach (Infektionsresistenz?) unklar ist. Gegenwärtig etwa 80 Allele bekannt. SANDHOFF-Syndrom bei Juden nicht gehäuft.

Genetik
Autosomal rezessiver Erbgang mit leicht variabler Expressivität. Den 4 Typen liegt multiple Allelie in 2 Loci zugrunde. Hexosaminidasen sind Hexamere aus 2 unterschiedlichen Ketten: Hexosaminidase A: Aus je 3 α-Ketten (Genort 15q22-q25) und β-Ketten (Genort 5q13), Hexosaminidase B: (β)$_6$, . Bei den Typen I und III bestehen Mutationen des α-, bei den Typen II und IV des β-Locus. Bei einem weiteren spätmanifesten Typ liegt eine Mutation in einem 3. Genort vor, der ein Aktivator-Protein (*GM2A*) für die Hexosaminidasen codiert, Genort 5q31.3-33.1 (OMIM 272750). Bei einem Defekt dieses Proteins ist die Aktivität beider Hexosaminidasen verändert, Gangliosidose Typ AB.

Familienberatung
Frühdiagnose anhand ophthalmologischer (kirschroter Fleck der Makula) und enzymologischer Befunde. Screening-Test in bestimmten Populationen durch Hexosaminidase-Bestimmung in Blutproben, Tränenflüssigkeit oder Speichel auch zur Feststellung Heterozygoter verwendbar. Heterozygotennachweis aufgrund erhöhter Oxidationsfähigkeit und erniedrigter Phosphofruktoaldolase- sowie Hexosaminidasewerte (fluorometrische Aktivitätsmessung, geht nicht bei Schwangeren, Diabetikern und therapierten Neurotikern) sowie anhand heterochromatischer Einschlüsse in kultivierten Fibroblasten. Pränatale Diagnostik molekulargenetisch sowie durch Bestimmung der Hexosaminidasen in Chorionbioptaten im 1. Trimenon bzw. in Fruchtwasserzellen oder selektiv der Hexosaminidase A im Fruchtwasser vom 4. Schwangerschaftsmonat an.

Literatur

Hechtman, P., F.Kaplan, J.Bayleran et al., More than one mutant allele causes infantile TAY-SACHS disease in French-Canadians. Am.J.Hum.Genet. *47* (1990) 815–822.

Landels, E.C., I.H.Ellis, A.H.Fenson et al., Frequency of the Tay-Sachs disease splice and insertion mutations in the UK Ashkenazi Jewish population. J.Med.Genet. *28* (1991) 177–180.

Mahuran, D.J., B.L.Triggs-Raine, A.J.Feigenbaum and R.A.Gravel, The molecular basis of TAY-SACHS disease: Mutation identification and diagnosis. Clin.Biochem. *23* (1990) 409–415.

Myerowitz, R., TAY-SACHS disease-causing mutation and neutral polymorphisms in the HexA gene. Hum.Mutat. *9* (1997) 195–20.

Paw, B.H., M.M.Kaback and E.F.Neufeld, Molecular basis of adult-onset and chronic G(M2)gangliosidoses in patients of Ashkenazi Jewish origin: substitution of serine for glycine at position 269 of the α-subunit of β-hexosaminidase. Proc.Nat.Acad. Sci. USA *86* (1989) 2413–2417.

Petroulakis, E., Z.Cao, J.T.R.Clarke et al., W474C amino acid substitution affects early processing of the α-subunit of β-hexosaminidase A and is associated with subacute GM$_2$ gangliosidosis. Hum.Mutat. *11* (1998) 432–442.

Schroder, M., D.Schnabel, R.Hurwitz et al., Molecular genetics of GM$_2$-Gangliosidosis AB variant: a novel mutation and expression in BHK cells. Hum.Genet. *92* (1993) 437–440.

OMIM 230700, 230710, 268800, 272750, 272800

GM₃-Gangliosidose,
Hämatosid-Sphingolipodystrophie

Genetisch bedingte ▶ *Lipidose* auf der Grundlage einer Genmutation.
Der Gendefekt manifestiert sich in einer Störung der Gangliosid-Biosynthese durch verminderte Aktivität der GM₃-UDP-N-Acetylgalaktosaminyltransferase. Dadurch kommt es zum Fehlen höherer Ganglioside (GM₁ und GM₂) und zur Speicherung von GM₃-Gangliosid (Hämatosid) in Hirn-, Leber- und anderen Geweben mit entsprechenden Störungen der Organfunktionen.

Krankheitswert
Erstmanifestation klinischer Erscheinungen innerhalb der ersten Lebenstage. Sistieren der psychomotorischen Entwicklung, Makroglossie, dicke, schlaffe Haut, Hirsutismus, grobe Gesichtszüge, Gingivahypertrophie, große Hände und Füße, Hepatosplenomegalie. Inguinalhernien. Tod innerhalb des 1. Lebensjahres.

Therapiemöglichkeiten
Unbekannt.

Häufigkeit und Vorkommen
Bisher nur wenige, ausschließlich männliche Patienten beschrieben

Genetik
X-chromosomaler Erbgang wird vermutet.

Familienberatung
Nachweis dünnschichtchromatografisch anhand der Ganglioside in Hirn- oder Lebergewebe (Bioptat). In Anbetracht der Schwere der Erscheinungen genetische Betreuung entsprechender Familien wichtig.

Literatur
MacLaren,N.K., S.R.Max, M.Cornblath et al., GM₃-gangliosidosis: a novel human sphingolipodystrophy. Pediatrics 57 (1976) 106–110.

OMIM (305650, hat sich nicht bestätigt, gestrichen)

GOEMINNE-Syndrom
▶ Tortikollis

GOLABI-ROSEN-Syndrom
▶ SIMPSON-GOLABI-BEHMEL-Syndrom

GOLDBERG-Syndrom
▶ Mukolipidosen; Gangliosidose, generalisierte, infantile

GOLDBERG-MAXWELL-Syndrom
▶ Testikuläre Feminisierung

GOLDBERG-SHPRINTZEN-Syndrom
▶ HIRSCHSPRUNG-Syndrom

GOLDBLATT-Syndrom
▶ CAPDEPONT-Syndrom

GOLDENHAR-Syndrom
▶ Okulo-Aurikulo-Vertebrale Dysplasie

GOLDMANN-FAVRE-Syndrom
▶ Hyaloideo-Tapetoretinale Degeneration, Typ GOLDMANN-FAVRE

GOLDSTON-Syndrom
▶ MECKEL-Syndrom

GOLLOP-WOLFGANG-Komplex
▶ Tibia-Aplasie

GOLTZ-GORLIN-Syndrom,
Fokale dermale Hypoplasie

Genetisch bedingte Kombination von ekto- und mesodermalen Defekten auf der Grundlage einer Genmutation.
Der Basisdefekt ist unbekannt.

Krankheitswert
Angeboren. Umschriebene atrophische, hyperpigmentierte Herde der Haut, teilweise durch subkutane Fettzellansammlungen vorgewölbt. Onychodystrophie. Alopezie im temporalen Kopfbereich. Multiple schwere Augenfehler (Kolobome, Mikrophthalmie usw.). Fehlbildungen des Handskeletts (Syndaktylie, Polydaktylie, Ektrodaktylie) und der Schädelknochen. Schleimhautpapillome, Zahnhypoplasien. Oligophrenie. Kleinwuchs. Meistens noch andere fakultative Fehlbildungen.

Therapiemöglichkeiten
Nur symptomatische Korrekturen möglich.

Häufigkeit und Vorkommen
Seit Erstbeschreibung 1963 über 50 Fälle publiziert, davon eine Sippe mit Merkmalsträgerinnen in 4 aufeinanderfolgenden Generationen. Bis auf wenige Ausnahmen nur im weiblichen Geschlecht nachgewiesen.

Genetik
X-chromosomal dominanter Erbgang mit Letalität der Hemizygoten wird angenommen, wobei in Anbetracht männlicher Merkmalsträger und eines Falles mit terminaler Deletion 9q32-qter autosomaler Erbgang in einigen Familien noch nicht sicher auszuschließen ist bzw. Hilfshypothesen (Halbchromatidenmutation, Mosaizismus) notwendig sind. Genort Xp22.31. Syndromatische Überschneidungen mit der ▶ *Mikrophthalmie* mit linearen Hautdefekten und mit dem ▶ AICARDI-*Syndrom*, beide in der gleichen Chromosomenregion. Contiguous gene syndrome oder Allelie? Identisch mit van-ALLEN-MYHRE Syndrom (zwei Fälle, schwere angeborene Form)?

Familienberatung
Durch die Letalität im männlichen Geschlecht häufig Aborte in betroffenen Geschwisterschaften. Differentialdiagnostisch kann eine charakteristische Streifung der metaphysären Knochenregionen im Röntgenbild hilfreich sein. Differentialdiagnose zum ▶ *Okulo-Zerebro-Kutanen Syndrom* wichtig. Aufgrund der Schwere des Krankheitsbildes besondere medizinisch-genetische Betreuung in entsprechenden Familien notwendig. Gelegentlich Mikro- und Teilsymptome bei weiblichen Verwandten von Patientinnen. Diese müssen erbprognostisch als Merkmalsträgerinnen angesehen werden.

Literatur
Belosta, M., D.Trespiolli, E.Ghiselli et al., Focal dermal hypoplasia: Report of a family with 7 affected women in 3 generations. Eur.J.Dermatol. *6* (1996) 678–679.

Gundus, I. and I.Erden, Focal dermal hypoplasia (GOLTZ´s syndrome). Ophthalmic Genet. *18* (1997) 143–149.

Hancock, S., P.Peyde, C.Fong et al., Probable identity of GOLTZ syndrome and Van ALLEN-MYHRE syndrome: evidence from phenotype evolution. Am.J. Med.Genet. *110* (2002) 370 379.

Temple, I.K., P.MacDowall, M.Baraitser and D.J.Atherton, Focal dermal hypoplasia (GOLTZ syndrome). Arch.Derm. *86* (1990) 180–187.

Wettke-Schäfer, R. and G.Kantner, X-linked dominant inherited disease with lethality in hemizygous males. Hum.Genet. *64* (1983) 1–23.

OMIM 305600

GOMBO-Syndrom
▶ MYHRE-Syndrom

GÓMES-LÓPES-HERNÁNDES-Syndrom
▶ Cerebello-Trigemino-Dermale Dysplasie

Gonadenagenesie
▶ Gonadendysgenesie

Gonadendysgenesie, gemischte

Störung der Gonadenentwicklung unterschiedlicher Ätiologie.

Zugrunde liegt meistens ein Chromosomenmosaik. Die seitenungleiche Gonadenentwicklung lässt sich mit einer entsprechenden Verteilung der unterschiedlichen Zelllinien und einer lokalen Induktion der Gonadenentwicklung erklären. Der HY-Nachweis eines männlich terminierenden Genes (SRY) des Testes-determinierenden Faktors (TDF) kann negativ sein, auch bei Vorliegen testikulären Gewebes. Meist hypergonadotroper Hypogonadismus.

Krankheitswert

Seitenunterschiedlich Gonadendysgenesie in Form von fehlender oder Streak-Gonade auf der einen und Gonadenentwicklung (meist testikuläre Strukturen) auf der anderen Seite. Differenzierung von WOLFFschen bzw. MÜLLERschen Gängen ebenfalls seitenungleich, der Gonade entsprechend. Somatische und genitale Entwicklung intersexuell, in weiblicher Richtung wie bei ULLRICH-TURNER-Syndrom oder zu reiner ▶ *Gonadendysgenesie*, kann jedoch auch nahezu unauffällig weiblich (z.T. mit Klitorishypertrophie) und auch ganz vereinzelt männlich sein. Primäre Amenorrhoe, Sterilität. Bei mehr als 50% der Fälle entwickeln sich Gonadentumoren: gemischte, hormonaktive oder reine Keimzelltumoren (Dysgerminome), seltener Chorion-Ca, Teratome u.a.

Therapiemöglichkeiten

Wegen der Gefahr der malignen Entartung ist die Entfernung der Gonaden bereits bis zum 2. Lebensjahrzehnt mit entsprechender hormoneller Substitution vor allem in Fällen mit Y-Chromosom wichtig. Eventuell plastische Chirurgie des äußeren Genitales hilfreich.

Häufigkeit und Vorkommen

Mehr als 100 ausschließlich sporadische Fälle publiziert.

Genetik

Chromosomenmosaike meistens mit einer 45,X-Zelllinie: 45,X/46,XY, 45,X/46,XX usw. Bei Fällen mit nur einer Zelllinie besteht der Verdacht auf ein kryptisches, aus technischen Gründen nicht nachweisbares Mosaik (s.a. ▶ *Gonadendysgenesie, reine*).

Familienberatung

Nachweis durch Chromosomenanalyse möglichst aus Zellen verschiedener Körperregionen bzw. Keimblätter. Eine Korrelation zwischen Anteil der einzelnen Zelllinien und der genitalen Entwicklung lässt sich meist nicht erkennen. Ein Wiederholungsrisiko für Verwandte eines Merkmalsträgers besteht nicht. Differentialdiagnose zu anderen Intersexualitätsformen (▶ *Pseudohermaphroditismus masculinus*) im Hinblick auf die Gefahr der Entwicklung von Gonadentumoren und entsprechende Operationsindikation wichtig.

Literatur

Borer, J.G., V.W.Nitti and K.I.Glassberg, Mixed gonadal dysgenesis and dysgeneic male pseudohermaphroditism. J.Urol. 153 (1995) 1267–1273.

Mendez, J.P., A.Ulloa-Aguirre, S.Kofman-Alfaro et al., Mixed gonadal dysgenesis: Clinical, cytogenetic, endocrinological, and histopathological findings in 16 patients. Am.J.Med.Genet. 46 (1993) 263–267.

Rehder, H., Gonadentumoren bei Intersexualität, Gynäkologie 9 (1976) 30–38.

Rohatgi, M., P.S.N.Menon, I.C.Verma and J.K.Iyengar, The presence of intersexuality in patients with advanced hypospadias and undescended gonades. J.Urol. 137 (1987) 263–267.

Gonadendysgenesie, reine, komplette,
SWYER-Syndrom, Testikuläres Regressions-Syndrom, Agonadismus

Genetisch bedingte Störung der Gonadenentwicklung auf unterschiedlicher genetischer Grundlage.

Es besteht eine Atrophie bzw. Degeneration der Gonadenanlagen (bis zur scheinbaren "Gonadenagenesie"). Zugrunde liegt entweder das Fehlen oder eine Dysregulation eines die Entwicklung der primordialen bipotenten Gonadenanlage über Prä-SERTOLI-Zellen während der 7./8. Embryonalwoche in männlicher Richtung stimulierenden Faktors (Testes-determinierender Faktor, TDF) oder eine Nichtansprechbarkeit der Anlage gegenüber diesem Faktor oder gegenüber Hypophysenhormonen (FSH-Rezeptor-Defekt). Dadurch kommt es nur zur Ausbildung bindegewebiger Stränge (Streak-Gona-

Gonadendysgenesie, reine, komplette

den) anstelle der hormonaktiven Gonaden, woraus sich die klinische Symptomatik erklärt. Bei Agenesie der SERTOLI-Zellen wird kein Anti-MÜLLER-Hormon gebildet, so dass das innere (Tuben, Uterus, Vagina) wie auch das äußere Genitale bei Fehlen der Androgene weiblich bleibt. Zu ähnlichen Symptomen führen eine durch einen Defekt des LH-Rezeptors bedingte LEYDIGzellhypoplasie sowie weitere, autosomal bedingte Störungen. Da die somatische und psychische Geschlechtsentwicklung in männlicher Richtung durch das in den Testes synthetisierte Testosteron determiniert wird, kommt es bei dessen Fehlen auch bei chromosomal männlichen Individuen zur Ausbildung eines weiblichen Somatotyps und weiblichem Selbstidentifizierungsgeschlecht.

Krankheitswert
Gewöhnlich erst im Pubertätsalter auffällig. Primäre Amenorrhoe, Ausbleiben der sekundären Geschlechtsentwicklung, fehlende oder schwache Entwicklung der Brustdrüsen, Hypoplasie der äußeren Geschlechtsorgane, rarefizierte Scham- und Axillarbehaarung. Normal- oder Hochwuchs bei eunuchoiden Körperproportionen. Osteoporose-Neigung. Ab 1. Lebensjahrzehnt Gefahr der Entwicklung von Gonadentumoren. Siehe auch ▶ *Pseudohermaphroditismus masculinus*.

Therapiemöglichkeiten
Hormonsubstitution (Östrogene, Gestagene) im Hinblick auf eine Entwicklung der sekundären Geschlechtsmerkmale und Osteoporose-Prophylaxe erfolgreich. Wegen eines hohen Risikos für maligne Entartung der Streak-Gonaden (Dysgerminom, Gonadoblastom) sollten sie prophylaktisch exstirpiert werden.

Häufigkeit und Vorkommen
Über 200 Fälle publiziert. Meist bei gleichgeschlechtigen Geschwistern aus Verwandtenverbindungen. Überwiegend im chromosomal weiblichen Geschlecht. Isolierte XY-Gonadendysgenesie unterschiedlichen Grades familiär in mehreren Generationen.

Genetik
Heterogen. Die männliche Geschlechtsdetermination erfolgt durch einen Y-chromosomal codierten Testes-determinierenden Faktor (TDF, OMIM 480000): Genort Yp11.2 (*SRY*, bei ca. 1/3 der XY-Gonadendysgenesie). Ein analoges Gen liegt auf dem kurzen Arm des X-Chromosoms (Xp22.11–21.2, *SRX*, TGFX) (pseudoautosomale homologe terminale Bereiche). Verursachend wirken Mutationen in diesem Bereich (etwa 15% der Fälle) und weiterer durch einen nukleären Rezeptor (Steroidogener Faktor 1, *FTZ-F1*, *DTM1*, SF-1) regulierter Transkriptionsfaktoren (*DAX1* u.a.) sowie in *SRY*-verwandten autosomalen Genen für entsprechende Membrangebundene Rezeptoren (*SOX*-Gene). Genorte: 2p21-p16 (*FSHR*, **F**ollikel**s**timulierender **H**ormon-**R**ezeptor, OMIM 136435), autosomal rezessiv; 9p24.1-p23.3 (*FTZ-F1*, *DTM1*), Steroidogener Faktor 1; 11p13 (*WT1*) WILMS-Tumor-Gen; 17q24.3-25.1 (*SOX9*), ▶ *kampomele Dysplasie*; Xp21.3-21.2 (*DAX1*, *DSS*), **D**osis-**S**ensitiver **S**exreversal-Locus der primären Gonadenanlagen. Entweder gonosomaler (XX-Typ; XY-Typ – SWYERS-Syndrom, OMIM 233420, 306100, 480000) oder autosomal dominanter? oder rezessiver Erbgang (OMIM 233300). In letzteren Fällen meist komplexe Symptomatik: XX-Gonadendysgenesie mit sensorineuraler Schwerhörigkeit (z.T. bei männlichen Anlageträgern mit normalen Gonaden) und neurologischen Ausfallserscheinungen (cerebelläre Ataxie) autosomal rezessiv bedingt: PERRAULT-Syndrom (OMIM 233400, s.a. ▶ *Kleinhirnatrophie Typ HOLMES*); Agonadismus mit komplettem Fehlen MÜLLERscher und WOLFFscher Derivate (KENNERKNECHT-Syndrom), z.T. bei einseitiger Lungen- und Lungenarterienhypoplasie, Dextrokardie und Zwerchfellhernie und äußerlich intersexuellen oder weiblichen XX- und XY-Individuen autosomal rezessiv bedingt (OMIM 202660). Partielle Gonadendysgenesie mit Minifasikulationen autosomal rezessiv, Genort 12q12-13.1 (*DHH*, **D**esert **H**edgehog). Siehe auch ▶ *Gonadendysgenesie, gemischte*; ▶ *Hermaphroditismus, echter*; ▶ *XX-Mann*; ▶ *FRASIER-Syndrom*.

Familienberatung
Chromosomenanalyse notwendig. Nachweis und Differentialdiagnose (▶ *Pseudohermaphroditismus masculinus*) durch Laparotomie: Fibröse Stränge ohne Keimzellen oder dysgenetische Keimzellreste an Stelle der Gonaden, *SRY*- und -Rezeptor-Bestimmung, Gonadotropinausscheidung erhöht, sehr geringe Östrogen- bzw. Tes-

tosteronwerte. Familienberaterische Konsequenzen ergeben sich aufgrund der späten Erkennbarkeit und der Infertilität der Patienten selbst nicht, für Geschwister ist von einem 25%igem Wiederholungsrisiko auszugehen. Dabei sind nichtgenetische Ursachen auszuschließen: Infektionen, Infiltrationen. Siehe auch ▶ ULLRICH-TURNER-*Syndrom*. Im Gegensatz zu diesem ist die Gefahr maligner Tumoren im Bereich der dysgenetischen Gonaden vor allem bei Merkmalsträgern mit männlichem Karyotyp zu beachten. Frühdiagnose im Kindesalter deshalb wichtig.

Literatur

Aittomäki, K., The genetics of XX gonadal dysgenesis. Am.J.Hum.Genet. *54* (1994) 844–851.

Amor, D.J., M.B.Delatyski, R.J.McKinley Gardner and E.Storey, New variant of familial cerebellar ataxia with hypergonadotopic hypogonadism and sensorineural deafness. Am.J.Med.Genet. *99* (2001) 29–33.

Gottschald, M.E., S.B.Coker and L.A.Fox, Neurological anomalies of PERRAULT syndrome. Am.J.Med.Genet. *65* (1996) 274–276.

Jakubiczka, S. und P.F.Wieacker, Male-to-female sex reversal und Pseudohermaphroditismus masculinus. Medgen *13* (2001) 10–20

Kennerknecht, I., W.Sorgo, R.Oberhoffer et al., Familial occurrence of agonadism and multiple internal malformations in phenotypically normal girls with 46,XX and 46,XY karyotypes respectively: A new autosomal rezessive syndrome. Am.J.Med.Genet. *47* (1993) 1166–1170.

Le Caignec, S. Baron, McElreavey et al., 46, XY gonadal dysgenesis: Evidence for autosomal dominant transmission in a large kindred. Am.J.Med.Genet. *116* (2003) 37–43.

Lukusa, T., J.P.Fryns, A.Kleczkowska et al., Role of gonadal dysgenesis in gonadoblastoma induction in 46,XY pure gonadal dysgenesis and testicular feminization syndromes. Genet. Counsell. *2* (1991) 9–16.

Mcdonald, M.T., W.Flejter, S.Sheldon et al., XY sex reversal and gonadal dysgenesis due to 9p24 monosomy. Am.J.Med.Genet. *73* (1997) 321–326.

McElreavey, K. and M.Fellous, Sex-determining genes. Trends Endocrinol.Metab. *8* (1997) 342–345.

Mendonca, B.B., A.S.Barbosa, I.J.P.Arnhold et al., Gonadal agenesis in XX and XY sisters: Evidence for the involvement of an autosomal gene. Am.J.Med.Genet. *52* (1994) 39–43.

Meyers, C.M., J.A.Boughman, M.Rivas et al., Gonadal (ovarian) dysgenesis in 46,XX individuals: Frequency of the autosomal recessive form. Am.J.Med.Genet. *63* (1996) 518–524.

Springler, H., P.J.Albert, M.Schmid und J.Müller, Maligner Keimzelltumor bei XY-Gonadendysgenesie (SWYER-Syndrom). Geburtshilfe Frauenheilk. *50* (1990) 488–490.

OMIM 2026600, 233300, 233400, 233420, 306100, 480000

Gonadendysgenesie-Syndrom
▶ ULLRICH-TURNER-Syndrom

GOODMAN-Syndrom
▶ Akrozephalosyndaktylie

GORDON-Syndrom
▶ Arthrogryposis multiplex congenita
▶ Pseudohypoaldosteronismus

GORHAM-Syndrom
▶ Osteolyse, hereditäre

GORLIN-CHAUDHRY-MOSS-Syndrom

Angeboren. Kleinwuchs, Mittelgesichtshypoplasie, kleine Augen, antimongoloide Lidachsenstellung, Schalleitungsschwerhörigkeit, schmaler hoher Gaumen, Zahnstellungs- und -formanomalien, Malokklusion, tiefsitzende Haarbegrenzungslinie, Hypertrichose, Synostose der Kranznaht, Brachyzephalus, Hypoplasie der distalen Phalangen. Von zwei Schwestern und zwei weiteren sporadischen weiblichen Fällen beschrieben, autosomal rezessiv?

Literatur
Ippel, P.F., R.J.Gorlin, W.Lenz et al., Craniofacial dysostosis, hypertrichosis, genital hypoplasia, ocular, dental, and digital defects: Confirmation of the GORLIN-CHAUDHRY-MOSS syndrome. Am.J.Med. Genet. *44* (1992) 518–522.

OMIM 233500

GORLIN-COHEN-Syndrom
▶ Dysplasie, Fronto-Metaphysäre

GORLIN-GOLTZ-Syndrom
▶ Basalzellnävus-Syndrom

GORLIN-OLD-ANDERSON-Syndrom
▶ Ektodermale Dysplasie, anhidrotische

GOTTRON-Syndrom
▶ Akrogerie

---

v. GRAEFE-SJÖGREN-Syndrom
▶ Retinopathia pigmentosa

Granulom, eosinophiles
▶ ABT-LETTERER-SIWE-Syndrom

Granulomatose, letale, des Kindesalters

Genetisch bedingte Störung der Abwehrfunktion auf der Grundlage einer Genmutation. Unterschiedliche Gendefekte betreffen vorwiegend das NADPH-Oxidase-System der Granulozyten. Dadurch ist die Sauerstoffaktivierungs- und -transportkette und damit die Superoxid-Produktion gestört, so dass phagozytierte Katalase-positive Mikroorganismen nicht verdaut werden können. Der Mechanismus ist noch nicht vollkommen aufgeklärt. Folgende Komponenten der NADPH-Oxidase (Phagozytenoxidasen) können betroffen sein: Im Cytosol $p47^{phox}$ und $p67^{phox}$, membrangebunden 22^{phox} und $gp91^{phox}$.

Krankheitswert
Erstmanifestation in den ersten Lebenswochen, bei selteneren Formen im späteren Kindesalter. Multiple rezidivierende Lymphadenitiden, Mykosen, Dermatitiden, Osteomyelitiden sowie Infekte des Respirations-, Gastrointestinal- und Urogenitaltraktes. Progrediente Hepatosplenomegalie, Dyspnoe, pulmonale Hypertonie infolge der Durchsetzung der entsprechenden Organe mit Epitheloidzellgranulomen. Tod meistens in den ersten Lebensjahren. Bei milderen Formen im Erwachsenenalter in Lungenfibrose, kutanen Lupus erythematodes, Polyarthritis und Glomerulonephritis übergehend.

Therapiemöglichkeiten
Antibiotika, Immunseren wenig wirksam. γ-Interferon und Sulfamethoxazol-Trimethoprim-Gaben können leicht lebensverlängernd wirken. Knochenmarktransplantation aussichtsreich.

Häufigkeit und Vorkommen
Überwiegend bei Knaben, 60–65% der Fälle sind X-chromosomal rezessiv bedingt. Sippenspezifisch auch beide Geschlechter betroffen.

Genetik
Heterogenie. X-chromosomaler Erbgang. Genort Xp21.1 (membrangebundene β-Kette des Cytochrom B-Komplexes, *CYBB* (b558), ($gp91^{phox}$). Kopplung mit Muskeldystrophien, Kell-Blutgruppensystem, Xg-Blutgruppe und Retinopathia pigmentosa. Daneben mehrere autosomal rezessive Formen vorwiegend mit normalen Cytochrom-B-Werten Genorte: 7q11.23 ($p47^{phox}$, *NCF1*, Neutrophilen-Cytosol-Faktor); 1q25 ($p67^{phox}$, *NCF2*); 16q24 ($p22^{phox}$, Cytochrom A, *CYBB* b245) sowie klinisch ähnlich 19p13.3 (Proteinase 3, Typ WEGENER, OMIM 177020) und eine autosomal dominante Form mit Arthritis, Kamptodaktylie, Ekzem und Uveitis (BLAU-Syndrom, OMIM 186580), Genort 16p12-q21.

Familienberatung

Nachweis des X-chromosomalen Typs anhand der NADH-Oxidase-Messung in den Granulozyten: Nitroblau-Tetrazol verfärbt sich nicht oder bei Konduktorinnen nur in einem Teil der Granulozyten. Nach dem gleichen Prinzip und durch Cytochrom-B-Bestimmung Heterozygotentest und pränatale Diagnostik aus fetalem Blut bei erwiesenen Knabenschwangerschaften möglich. Konduktorinnen außerdem an Neigung zu kutanem Lupus erythematodes, Fotosensibilität und aphthöser Stomatitis erkennbar. Heterozygotest und pränatale Diagnostik bei autosomal rezessiven Formen molekulargenetisch und durch Enzymbestimmungen möglich. Siehe auch ▶ *Neutrophilen-Funktionsstörung*.

Literatur

Dinauer, M.C., E.A.Pierce, G.A.P.Bruns et al., Human neutrophil cytochrome b light chain (p22-phox). Gene structure, chromosomal location, and mutations in cytochrome-negative autosomal recessive chronic granulomatous disease. J.Clin. Invest. *86* (1990) 1729–1737.

Ezekowitz, R.A.B., C.A.Sieff, M.C.Dinauer et al., Restoration of phagocyte function by interferon-gamma in X-linked chronic granulomatous disease at the level of a progenitor cell. Blood *76* (1990) 2443–2448.

Francke, U., C.-L.Hsieh, B.E.Foellmer et al., Genes for two autosomal recessive forms of chronic granulomatous disease assigned to 1q25 (NCF2) and 7q11.23 (NCF1). Am.J.Hum.Genet. *47* (1990) 483–492.

Manouvrier-Hanu, S., B.Puech, F.Piette, BLAU syndrome of granulomatous arthritis, iritis, and skin rash: A new family and review of the literature. Am.J.Med.Genet. *76* (1998) 217–221.

Rae, J, P.S.Newburger, M.C.Dinauer et al., X-linked chronic granulomatous disease: mutations in the *CYBB* gene encoding the gp91-*phox* component of respiratory-burst oxidase. Am.J.Hum.Genet. *62* (1998) 1320–1331.

Rodaway, A.R.F., C.G.Teahan, C.M.Casimir et al., Characterization of the 47-kilodalton autosomal chronic granulomatous disease protein: Tissue-specific expression and transcriptional control by retinoid acid. Mol.Cell.-Biol. *10* (1990) 5388–5396.

Roos, D., The genetic basis of chronic granulomatous disease. Immunol.Rev. *138* (1994) 121–157.

Tromp, G., H.Kuivaniemi, S.Raphael et al., Genetic linkage of familial granulomatous inflammatory arthritis, skin rash, and uveitis to chromosome 16. Am.J.Hum.Genet. *59* (1996) 1097–1107.

OMIM 177020, 186580, 233690, 233710, 306400 306400

Granulosis rubra nasi

Genetisch bedingte lokal begrenzte Dermatose auf der Grundlage einer Genmutation. Der Basisdefekt sowie die Pathogenese sind noch unklar.

Krankheitswert

Erstmanifestation im Kindesalter. Hyperhidrose, Schwellung, rötliche Verfärbung mit Papeln und Bläschen sowie Juckreiz der Nase. Rückbildung meist im Pubertätsalter, kann aber auch persistieren.

Therapiemöglichkeiten

Symptomatische Behandlung mit vorübergehendem Erfolg.

Häufigkeit und Vorkommen

Neben sporadischen Fällen etwa 20 Geschwisterschaften sowie 60 Sippen mit Merkmalsträgern in bis zu 4 aufeinanderfolgenden Generationen beschrieben.

Genetik

Autosomal dominanter Erbgang mit verminderter Penetranz nachgewiesen. Daneben kann aufgrund der Geschwisterfälle noch ein autosomal rezessiver Typ vermutet werden.

Familienberatung

Familienberaterische Bedenken bestehen auf Grund der Gutartigkeit und der Spontanheilungstendenz nicht. Differentialdiagnose zu ähnlichen Erscheinungen bei Leukosen notwendig.

Literatur

Korn-Heyd,G.E., Erbliche Aplasien, Hyperplasien und Tumoren. In: Jadassohn, J., Handbuch der Haut- und Geschlechtskrankheiten. Ergänzungswerk, Bd. VII, Springer-Verl. Berlin, Heidelberg, New York 1966.

OMIM 139000

Granulozytopenie, periodische familiäre
▶ Neutropenie, zyklische

Grauer Star
▶ Katarakt

GRAVES-Syndrom
▶ v. BASEDOW-Syndrom

Grazile-Knochen-Dysplasie
▶ Osteokraniostenose

GREBE-Chondrodysplasie
▶ Achondrogenesis Typ A

GREBE-QUELCE-SALGADO-Syndrom
▶ Achondrogenesis Typ A

GREENBERG-Dysplasie
▶ Hydrops fetalis

GREENFIELD-Syndrom
▶ Leukodystrophie, metachromatische

GREGG-Syndrom
▶ Röteln-Embryofetopathien

GREIG-Syndrom,
Cephalo-Polysyndaktylie-Syndrom, Fronto-Digitales Syndrom

Genetisch bedingte Kombination von Hand- und Schädelfehlbildungen auf der Grundlage einer Genmutation.
Ein Basisdefekt betrifft einen Transkriptionsfaktor der *GLI*-(dupliziert im **Gli**om)Zinkfinger-Genfamilie: *GLI3*.

Krankheitswert
Prä- und postaxiale Polysyndaktylie der Hände, präaxiale Polysyndaktylie der Füße. Große, breite, gewölbte Stirn mit Hypertelorismus und breiter Nasenwurzel. Normale Intelligenz.

Therapiemöglichkeiten
Chirurgische Korrekturen der Handfehlbildungen sind möglich.

Häufigkeit und Vorkommen
Seit Erstbeschreibung 1926 mehrere Sippen mit Merkmalsträgern in bis zu 4 Generationen und sporadische Fälle bekannt. Über 50 Fälle publiziert.

Genetik
Autosomal dominanter Erbgang. Variable Expressivität. Genort 7p13 (*GLI3*, Punktmutationen), Allelie mit der postaxialen Polydaktylie A, einer Form der präaxialen Polydaktylie Typ 4 und dem ▶ *PALLISTER-HALL-Syndrom* Bei schweren Formen in sporadischen Fällen kann ein contiguous gene syndrome unter Einbeziehung benachbarter Gene vorliegen.

Familienberatung
Differentialdiagnose zur Akrozephalopolysyndaktylie und zum ▶ *Akrocallosum-Syndrom* (Zugehörigkeit zum contiguous gene syndrome wird teilweise vermutet) notwendig. Mit intrafamiliär unterschiedlicher Schwere der Erscheinungen und interfamiliär unterschiedlicher Symptomatik muss gerechnet werden.

Literatur
Ausems, M.G.E.M., P.F.Ippel and P.A.W.A.Renardel de Lavalette, GREIG cephalopolysyndactyly syndrome in a large family: a comparison of the clinical signs with those described in the literature. Clin. Dysmorphol. 3 (1994) 21–30.

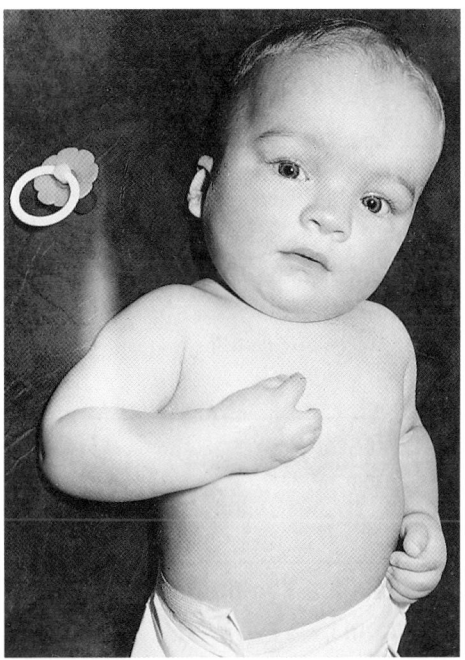

GREIG-Syndrom. Kennzeichnende kraniofaziale Dysmorphie: Breite gewölbte Stirn, Hypertelorismus und breite flache Nasenwurzel. Postaxiale Polysyndaktylie der Hände. (J.P. Fryns)

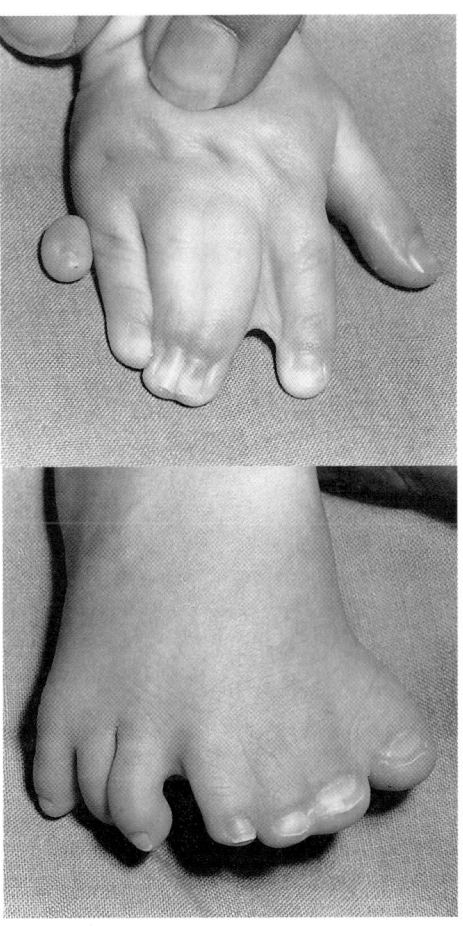

GREIG-Syndrom. a und b. Postaxiale Polysyndaktylie der Hände, präaxiale Polysyndaktylie der Füße. (J.P. Fryns)

Kang, S., M.Rosenberg, V.D.Ko and L.G.Biesecker, Gene structure and allelic expression assay of the human *GLI3* gene. Hum.Genet. *101* (1997) 154–157.

Wagner, K., P.M.Kroisel and W.Rosenkranz, Molecular and cytogenetic analysis in two patients with microdeletions of 7p and GREIG syndrome: Hemizygosity for *PGAMS* and *TCRG* genes. Genomics *8* (1990) 487–491.

Wild, A., M.Kalff-Suske, A.Vortkamp et al., Point mutations in human *GLI3* cause GREIG syndrome. Hum.Molec.Genet. *6* (1997) 1979–1984.

Williams, P.G., J.H.Hersh, Y.F.F.Yen et al., GREIG cephalopolysyndactyly syndrome: altered phenotype of a microdeletion syndrome due to the presence of a cytogenetic abnormaliy. Clin.Genet. *52* (1997) 436–441.

OMIM 145400, 165214, 175700

GREITHER-Syndrom
▶ Keratosis palmoplantaris progrediens et transgrediens

Grenzdextrinose
▶ Glykogenose Typ III

GRISCELLI-Syndrom
▶ CHEDIAK-HIGASHI-Syndrom

GROB-Syndrom
▶ Oro-Fazio-Digitales Syndrom (I)

GRÖNBLAD-STRANDBERG-Syndrom
▶ Pseudoxanthoma elasticum

DE-GROUCHY-Syndrom
▶ Deletions-Syndrome des Chromosoms 18

GRUBER-Syndrom
▶ MECKEL-Syndrom

Grünblindheit
▶ Farbenblindheit, partielle

Grüner Star
▶ Glaukom

Guadalajara-Kamptodaktylie-Syndrom I,
Fazio-Thorako-Skeletales Syndrom

Von 5 Patienten aus 2 Familien beschriebenes autosomal rezessives Syndrom mit primordialem Kleinwuchs, Kamptodaktylie, Brachyzephalie, Trichterbrust, fazialen Dysmorphien (flaches Gesicht, Epicanthus, Telecanthus, kurze Nase, verstrichenes Philtrum, Zahnstellungsanomalien), psychomotorischer Retardation und epileptischen Anfällen.
Davon abgetrennt wurde 1985 das Guadalajara-Kamptodaktylie-Syndrom II zusätzlich mit Hüftluxation, Genitalhypoplasie, hypoplastischen Patellae, Klumpfuß, Mikrozephalus und anderen Skelettauffälligkeiten. Ebenfalls autosomal rezessiv.

Literatur
Cantú, J.M., D.Garcia-Cruz, J.Gil-Viera et al., Guadalajara camptodactyly syndrome type II. Clin.Genet. *28* (1985) 54–60.
Figuera, L.E., M.L.Ramierez-Duenas, D.Garcia-Cruz et al., Guadalajara camptodactyly syndrome type I. A coroborative family. Clin.Genet. *43* (1993) 11–15.
Zechi-Ceide, R.M., M.L.Guion-Almeida and A.Richiari-Costa, Guadalajara camptodactyly syndrome type I: report on a new case, Clin.Dysmorphol. *11* (2002) 129–132.

OMIM 211910, 211920

Guanidinazetat-Speicherkrankheit

Genetisch bedingte Stoffwechselkrankheit auf der Grundlage einer Genmutation
Der Basisdefekt besteht in einer Defizienz der Guanidinazetat-Methyltransferase (GAMT) in Leber und Nieren. Dadurch kommt es zu einer Akkumulation von Guanidinazetat im Gehirn bei verminderter Konzentration von Creatin und Creatinphosphat im Muskel, wodurch die Energie-Bilanz des Muskels gestört ist und sich die klinische Symptomatik erklärt. Bei einem weiteren Creatinmangel-Syndrom ist ein Creatin-Neuro-Transportprotein (SLC6A8, Solute Carrier 6A8, OMIM 300036) betroffen.

Krankheitswert
Angeborene Muskelhypotonie, progrediente extrapyramidale Bewegungsstörungen, epileptiforme Anfälle. Leichte geistige und Sprachretardation, auch bei Konduktorinnen.

Therapiemöglichkeiten
Gaben von Creatinmonophosphat führen zur biochemischen und klinischen Besserung.

Häufigkeit und Vorkommen
Bisher nur wenige Familien beschrieben.

Genetik
Erbgang autosomal rezessiv, Genort 19p13.3 (*GAMT*) oder X-chromosomal, Genort Xq28 (SLC6A8).

Familienberatung
Nachweis biochemisch anhand der Creatininausscheidung im Urin oder der Guanidinazetat-Konzentration in Urin und Plasma sowie magnetresonanzspektroskopisch.

Literatur
Salomons, G.S., S.J.M. van Dooren, N.M.Verhoeven et al., X-linked creatin-transporter gene (*SLC6A8*) defect: a new creatine-deficiency syndrome. Am.J. Hum.Genet. *68* (2001) 1497–1500.
Stöckler, S., D.Isbrandt, F.Hanefeld et al., Guanidinoacetate methyltransferase deficiency: The first inborn error of creatine metabolism in man. Am.J. Hum.Genet. *58* (1996) 914–922.

OMIM 300036, 601240

GUERIN-STERN-Syndrom

▶ Arthrogryposis multiplex congenita

GUIBAUD-VAINSEL-Syndrom

▶ ALBERS-SCHÖNBERG-Syndrom

GURRIERI-Syndrom

Von vier Geschwistern und einem sporadischen Fall in Italien beschriebenes autosomal rezessives Syndrom aus geistiger Behinderung, Epilepsie, Kleinwuchs und multiplen Dysplasien des Achsenskeletts.

Literatur

Battaglia, A., E.Orsitto and G.Gibilisco, Mental retardation, epilepsy, short stature, and skeletal dysplasia: confirmation of the GURRIERI syndrome. Am.J. Med.Genet. 44 (1992) 314–320.

OMIM 601187

GUSTAVSON-Syndrom

Von einer großen Sippe in Schweden beschriebene schwere X-chromosomal rezessive Oligophrenieform mit Optikusatrophie, Blindheit, Taubheit, Mikrozephalus, kraniofazialer Dysmorphie, Spastik, Epilepsie und Einschränkung der Gelenkebeweglichkeit. Lebenserwartung gering. Genort Xq26.

Literatur

Gustavson, K.-H., A.G.Malmgren, N.Dahl, C.-G.Ljundgren and H.Bäckman, A new X-linked syndrome with severe mental retardation, severely impaired vision, severe hearing defect and early death. Am.J.Med.Genet. 45 (1993) 654–658.

OMIM 309555

Gynäkomastie

Brustentwicklung unterschiedlicher Ätiologie beim Manne.
Es liegt eine bindegewebige Hyperplasie unter Beteiligung von Drüsengewebe vor, für die die Ursachen erst zum Teil geklärt sind. Bei einer Form besteht eine verstärkte Aromatisierung der 17-Ketosteroide im Plasma und damit eine erhöhte Synthese von Östrogenen aus Androgenen, bei einer anderen ein Defekt der Testosteronrezeptoren.

Krankheitswert

Erstmanifestation im Pubertätsalter. Isolierte G. lediglich mechanisch oder kosmetisch störend. Meistens symptomatisch bei der spinalen ▶ Muskelatrophie Typ KENNEDY, ▶ Eunuchoidismus, ▶ KLINEFELTER-Syndrom und anderen ▶ Chromosomopathien, Hypogonadismus, Leberzirrhose, Adenomen bzw. exogen bedingt durch Östrogenbehandlung, Hungerperioden u.a.

Therapiemöglichkeiten

Wenn nötig, chirurgische Abtragung.

Häufigkeit und Vorkommen

Transitorisch angedeutet während der Pubertät bei etwa einem Drittel der Knaben. Frequenz bei Männern ca. 1:10.000, davon etwa 6% familiär.

Genetik

Die Art des familiären Vorkommens der primären Gynäkomastie spricht für X-chromosomalen (OMIM 306500, s.a. ▶ Eunuchoidismus, familiärer: ROSENWATER-Syndrom) oder autosomal dominanten (Rezeptordefekte, OMIM 139300) bei einzelnen Geschwisterschaften auch für autosomal rezessiven (verstärkte Aromatisierung, OMIM 107910) Erbgang.

Familienberatung

Differentialdiagnose zu Syndromen mit G. als Teilsymptom (▶ Eunuchoidismus, familiärer), zu Pseudogynäkomastie (z.B. bei ▶ Neurofibromatose v. RECKLINGHAUSEN) und zu sekundären Formen der Gynäkomastie (Tumoren!) notwendig. Vor der Pubertät manifeste G. weist auf ▶ Pubertas präcox oder hormonell aktive Tumoren hin. Bei isolierter G. und normalem männlichen Karyotyp (Chromosomenanalyse!)

kann mit normaler Fertilität gerechnet werden; familienberaterisch bedeutungslos.

Literatur

Berkovitz,G.D., A.Guerami, T.R.Brown et al., Familial gynecomastia with increased extraglandular aromatization of plasma carbon 19-steroids. J.Clin.Invest. *75* (1985) 1763–1769.

Vague,J., J.Nicolino, J.C.Carrigues, J.Berthet, P.Marriq et H.Roux, Les gynécomasties familiales. Ann.Endocrin. *26* (1965) 129–134.

OMIM 107910, 139300, 306500

H

Haar, unkämmbares
► Wollhaare;
► Hypotrichose

Haar-/Hautfarbe

Physiologische Pimentierung von Haar und Haut auf genetischer Grundlage.
Die Haarfarbe hängt von der Zusammensetzung des Haarpigmentes aus Eu- (schwarz/braun) und Phäomelanin (gelb oder rot) ab, die in Eu- und Phäomelanosomen aus Pro-Opiomelanocortin (POMC) synthetisiert werden. Welche Melanosomen bzw. Melanine in den Melanozyten gebildet werden, bestimmt das α-Melanozyten-stimulierende Hormon (α- oder β-MSH) durch Bindung an seinen Rezeptor (MSHR = MS1-R, G-Protein-gekoppelter Rezeptor, OMIM 155555), dessen homologes Gen (*mc1r*) in der Fellfärbung von Carnivoren und Feliden eine Rolle spielt. Eine Bindung des Rezeptors an ein Signalprotein (Agouti-Signal-Protein, ASIP OMIM 600201) blockiert die Eumelanin-Synthese, es entsteht Phäomelanin. Allele von *MSHR* und von *ASIP* beeinflussen diese Bindung und damit die Haar- und Hautfarbe. Siehe auch ► *Augenfarbe*.

Krankheitswert
Genetisch programmierte, im Laufe der Kindheit meist von hell nach dunkler wechselnde oder angeborene schwarze Haarfarbe. Rothaarigkeit teilweise später braun nachdunkelnd, häufig kombiniert mit Epheliden. Höchstens kosmetische Beeinträchtigung möglich, die regional und kulturgeschichtlich sehr unterschiedlich empfunden wird. Allerdings wird von Allelen des die Farbe entscheidenden Melanocortin1-Rezeptor-Gens und des Agouti-Sinalproteins auch eine Neigung zu Melanomen und Nichtmelanom-Hautkarzinomen (Basalzell-Karzinome) gesteuert, weitgehend unabhängig von der Pigmentierung der Haut.

Therapiemöglichkeiten
Keine kausale Beeinflussung möglich.

Häufigkeit und Vorkommen
In den einzelnen Rassen verschieden. In Europa Frequenz der Rothaarigkeit 1–2:100 unter Schulkindern, 1:20 unter Vorschulkindern.

Genetik
Die Genetik der Haarpigmentierung wird erst in der letzten Zeit klarer. Genort 16q24-14.3 (*MC1R*), autosomal dominante Allele für Euchromatin, rezessive Allele für Phäomelanin, d.h. Rothaarigkeit bis blonde Töne (HCL2) und Hellhäutigkeit, helle Augenfarbe und Epheliden. Die Art des familiären Vorkommens bzw. der Zusammensetzung der Melanosomen lässt sich in Abhängigkeit von den MS1R-Varianten bzw. dem zugrundliegenden *MC1R*-Allel generell wegen multipler Allelie und vielfältiger Compound-Heterzyoten entweder mit autosomaler Dominanz, Kondominanz oder mit Rezessivität vereinbaren, so dass entweder rezessiver Erbgang mit gelegentlicher Manifestation bei Heterozygoten oder (wahrscheinlicher) dominanter Erbgang mit epistatischer Wirkung der Eumelanosomen-induzierenden Allele für schwarzes oder braunes Pigment (HCL3) diskutiert wird. Ein modifizierendes rezessives Gen für braune Haar- und auch Augenfarbe (Allel *HCL3*, *BCL3*, Hair Color, Brown Eye BEY) wird in 15q11-21 vermutet (*TYRP1*, Transmembranprotein P für Tyrosin (► *Albinismus totalis II*), ein dominantes Allel in 9p23 (*HCL1*, OCA3, Okulo-Cutaner Albinismus 3, ► *Albinismus totalis*). In seltenen Fällen von Rothaarigkeit ist die Synthese der Vorstufe von αMSH, Pro-Opiomelanocortin (POMC) gestört, dessen veränderte adrenocorticotrope Wirkung außerdem eine Adipositas verursachen kann (► *Fettleibigkeit*).

Familienberatung
Familienberaterisch bedeutungslos bis auf Hinweis auf Hautkrebsgefahren.

Literatur
Bastiaens, M., J.ter Huurne, N.Gruis et al., The melanocortin-1-receptor gene is the major freckle gene. Hum.Molec.Genet. *10* (2001) 1701-1708.

Bastiaens, M., J.ter Huurne, C. Kielich et al., Melanocortin-1 receptor gene variants determine the risk of nonmelanoma skin cancer independently of fair skin and red hair. Am.J.Hum.Genet. *68* (2001) 884–894.

Box, N.F., J.R.Wyeth, L.E.O´Gorman et al., Characterization of melanocyte stimulating hormone receptor variant alleles in twins with red hair. Hum. Molec.Genet. *6* (1997) 1891-1897.

Eiberg, H. and J.Mohr, Major locus for red hair color linked to MNS blood groups on chromosome 4. Clin.Genet. *32* (1987) 125-128.

Eiberg, H. and J.Mohr, Assignment of genes coding for brown eye colour (BEY2) and brown hair colour (HCL3) on chromosome 15q. Eur.J.Hum.Genet. *4* (1997) 237-241.

Flanagan H., E. Healy, A. Ray et al., Pleiotropic effects of the melanocortin 1 receptor (*MC1R*) gene on human pigmentation. Hum.Molec.Genet. *9* (2000) 2531–2537.

Healy, E., S.A. Jordan, P.S. Budd et al., Functional variation of *MC1R* alleles from red-haired individuals. Hum.Molec.Genet. *10* (2001) 2397–2402.

Spitz, R.A., A study in scarlet. Nature Genet. *11* (1995) 225-226.

Swoyer, J., S. Panossian et al., A polymorphism in the agouti signaling protein gene is associated with human pigmentation. Am.J.Gene. *70* (2002) 770–775.

OMIM 113750, 155555, 176830, 203200, 227220, 266300, 601800

Haar-Hirn-Syndrom
▶ BIDS-Syndrom

ter HAAR-Syndrom

Anhand von 4 Fällen aus einer großen Sippe vom ▶ MELNICK-NEEDLES-Syndrom abgegrenztes autosomal rezessives Syndrom aus generalisierter Knochendysplasie mit irregulärer Begrenzung von Cortex und Metaphysen, gebogenen langen Röhrenknochen, Kleinwuchs, Zahnstellungsanomalien, vollen Wangen und leichtem Exophthalmus. Angeborenes Glaukom, angeborener Herzfehler. Seit Erstbeschreibung 1982 6 Fälle bekannt.

Literatur
Wallenstein, R., Ch.I.Scott Jr. and L.Nicholson, Extended survival in a new case of ter HAAR syndrome: Further delineation of the syndrome. Am.J. Med.Genet. *70* (1997) 267-272.

OMIM 600330

HADDAD-Syndrom
▶ ONDINE-Syndrom

HAGEMAN-Syndrom
▶ Faktor-XII-Mangel

HAILEY-HAILEY-Syndrom
▶ Pemphigus chronicus benignus vulgaris

HAIM-MUNK-Syndrom
▶ Keratosis palmoplantaris mit Peridontiopathie

Hair-brain syndrome
▶ BIDS-Syndrom

Hairless women
▶ Testikuläre Feminisierung

HAJDU-CHENEY-Syndrom
▶ Akroosteolyse, neurogene

HAKOLA-NASU-Syndrom
▶ Lipodystrophie, membranöse

HALL-RIGGS-Syndrom

Multiple congenitale Anomalien-/Mentale Retardierungs-Syndrom, 1975 erstmalig bei Geschwistern beschrieben, eine weitere Geschwisterschaft 2000.

Literatur
Silengo, M. and R.Rigardetto, HALL-RIGGS syndrome: a possible second family? J.Med.Genet. 37 (2000) 886-889.

HALLGREN-Syndrom
▶ Retinopathia pigmentosa

HALLERMANN-STREIFF-Syndrom,
Dysmorphia mandibulo-oculo-facialis, Dyscephalia oculo-mandibulo-facialis

Genetisch bedingte mandibulo-okulo-faziale Dysmorphie auf der Grundlage einer Genmutation. Ein Basisdefekt ist unbekannt.

Krankheitswert
Vogelgesichtigkeit, Mikrozephalus, Mikrogenie, Zahnschmelzdefekt, überzählige Zähne, Mikrophthalmie und Cataracta congenita. Hypoplasie von Rippen und Schlüsselbeinen, proportionierter Kleinwuchs. Hautatrophie, Teleangiektasien, Hypotrichose, Hypohidrose, Hypogenitalismus, Brachyphalangie, Symphalangie. Komplikationen durch Tracheomalazie und Verengung der oberen Luftwege.

Therapiemöglichkeiten
Nur symptomatische Korrekturen möglich.

Häufigkeit und Vorkommen
Neben sporadischem Vorkommen Geschwisterfälle, konkordante eineiige Zwillinge sowie Auftreten von Teilsymptomen (Katarakt) in mehreren Generationen beschrieben. Etwa 100 Fälle publiziert.

Genetik
Autosomal rezessiver Erbgang, seltener Heterozygotenmanifestation im Sinne eines dominanten Erbganges. Bei einigen Fällen auch autosomal dominante Neumutation vermutet. Möglicherweise heterogen.

Familienberatung
Differentialdiagnose zum ▶ Okulo-Dento-Digitalen Syndrom und zum ▶ HUTCHINSON-GILFORD-Syndrom notwendig. In Anbetracht der Schwere der Fehlbildungen besondere medizinisch-genetische Betreuung in betroffenen Familien notwendig. Klinisch gesunde Verwandte eines Merkmalsträgers sollten auf Mikrosymptome, besonders auf Katarakt untersucht werden.

Literatur
Cohen, M.M.Jr., HALLERMANN-STREIFF syndrome: a review. Am.J.Med.Genet. 41 (1991) 488-499.

Haarow, M.J. and J.M.Friedman, Congenital cataracts in mother, sister, and son of a patient with HALLERMANN-STREIFF syndrome: Coincidence or clue? Am.J.Med.Genet. 41 (1991) 500-501.

Robinow, M., Respiratory obstruction and cor pulmonale in the HALLERMANN-STREIFF syndrome. Am.J.Med.Genet. 41 (1991) 521-523.

OMIM 234100

HALLERVORDEN-Syndrom,
spätinfantile neuro-axonale Dystrophie, Neurodegeneration, Panthotenkinase-assoziierte

Genetisch bedingte Degeneration im Zentralnervensystem auf der Grundlage einer Genmutation. Als Basisdefekt wird eine **Pan**thotenatkinase (PANK2) im Zentralnervensystem vermutet. Dadurch kommt es zur Anreicherung von Cystein und Glutathion-Cystein-Disulfid vor allem im Globus pallidus, in der Substantia nigra, der Medulla oblongata bis ins Rückenmark und zum Mangel an α-Aminobuttersäure. Das akkumulierte Cystein wirkt als Chelatbildner für Eisenionen. Es besteht eine Eisenablagerung im Gehirn, vorwiegend in den Basalganglien. Die dabei entstehenden freien Radikale wirken toxisch auf die Hirnsubstanz, woraus sich die neurodegenerative Symptomatik ableitet.

Krankheitswert
Erstmanifestation im 1. Lebensjahrzehnt häufig durch Equinovarusstellung der Füße, Antriebs-

armut und Versagen der externen Augenmuskulatur. Progredient verlaufende neurologische Ausfallserscheinungen wie Sprach- und Sehstörungen, epileptiforme Anfälle, choreatiforme oder athetotische Bewegungsstörungen, Optikusatrophie, Retinaveränderungen, Dystonie, Demenz bis zum völligen körperlichen und geistigen Verfall. Lebenserwartung höchstens 30 Jahre. Seltene frühkindliche Fälle mit besonders schwerem und schnellem Verlauf.

Therapiemöglichkeiten
Nichts bekannt.

Häufigkeit und Vorkommen
Über 50, vorwiegend Geschwisterfälle gesichert. Von allen größeren Rassen beschrieben.

Genetik
Autosomal rezessiver Erbgang. Variable Expressivität. Genort 20p13-p12.3 (*PANK2*), Allelie mit einem Typ des ▶ SEITELBERGER Syndroms.

Familienberatung
Frühdiagnose wichtig: MRT, elektronenmikroskopisch erkennbare osmophile granuläre Einschlüsse in Buffy-coat- und Knochenmarkzellen. Differentialdiagnose zum SEITELBERGER-Syndrom unsicher aufgrund des höheren Erstmanifestationsalters und des klinischen Bildes. Von einem intrafamiliär relativ konstanten Krankheitsverlauf kann ausgegangen werden. Pränatale molekulargenetische Diagnostik kann versucht werden. In Anbetracht der Schwere des Krankheitsbildes medizinische Betreuung entsprechender Familien notwendig.

Literatur
Morphy, M.A., J.A.Feldman and G.Kilburn, HALLERVORDEN-SPATZ disease in a psychiatric setting. J.Clin.Psychiatry 50 (1989) 66-68.

Taylor, T.D., M.Litt, P.Kramer et al., Homozygosity mapping of HALLERVORDEN-SPATZ syndrome to chromosome 20p12.3-p13. Nature Genet. *14* (1996) 479-481.

Zhou, B., K.Westaway, B.Levinson et al., A novel pantothenate kinase gene (*PANK2*) is defective in HALLERVORDEN-SPATZ syndrome. Nature Genet. *28* (2001) 345-349.

Zupank, M.L., R.W.M.Chun and E.F.Gilbert-Barness, Osmophilic deposits in cytosomes in HALLERVORDEN-SPATZ syndrome. Pediatr.Neurol. 6 (1990) 349-352

OMIM 234200, 606157

HALLGREN-Syndrom
▶ Retinopathia pigmentosa

Halspterygium-Syndrom
▶ NOONAN-Syndrom

Halsrippen

Fehlbildung des 7. Halswirbels in Form der unterschiedlich starken Verlängerung der Wirbelquerfortsätze. Ein- oder beidseitig. Klinisch meist unauffällig, schwere neurovaskuläre Komplikationen jedoch möglich.
Familiäres Vorkommen in mehreren Generationen beschrieben. Autosomal dominanter Erbgang mit stark variabler Expressivität.

Literatur
Schapera, J., Autosomal dominant inheritance of cervical ribs. Clin.Genet. *31* (1987) 386-388.

OMIM 117900

Hämangiom-Thrombozytopenie-Syndrom
▶ KASABACH-MERRITT-Syndrom

Hämangiomatosis
▶ Angiomatosis, neurokutane
▶ Gefäßfehlbildungen, venöse;
▶ v. HIPPEL-LINDAU-Syndrom

Hamartome, multiple
▶ Cowden-Syndrom

Hämatosid-Sphingolipodystrophie
▶ GM_3-Gangliosidose

Hämaturie, familiäre benigne

Autosomal dominant bedingte klinisch symptomlose Hämaturie.

Hämaturie infolge einer Anomalie (verminderte Stärke) der Basalmembran der Glomeruli und des Innenohres. Zugrunde liegen bei einem Teil der Patienten Synthesestörungen der α3- und α4-Ketten des Typ-IV-Kollagens.
Sippen mit Merkmalsträgern in mehreren Generationen im Sinne eines autosomal dominanten Erbganges beschrieben. Es kann eine subklinische oder manifeste sensorineurale Schwerhörigkeit bestehen. Differentialdiagnose zum autosomal dominanten ▶ ALPORT-Syndrom für erbprognostische Einschätzungen anhand der fehlenden Nephritis (im vorklinischen Stadium an elektronenmikroskopischen oder immunologischen Veränderungen der Basalmembran in den Glomeruli aus Nierenbioptaten erkennbar) wichtig, wobei Allelie besteht und die Grenze genetisch in Abhängigkeit von Mutation und Geschlecht nicht scharf zu ziehen ist: H., H. mit Schwerhörigkeit und ALPORT-Syndrom kommen in einigen Sippen gemeinsam vor. Genort 2q36-37 (*COL4A3*, *COL4A4*). Hämaturie kann bei weiblichen Merkmalsträgern mit ALPORT-Syndrom das einzige Symptom sein und auf das Syndrom hinweisen. Differentialdiagnose zur ▶ *Hämoglobinurie* notwendig.

Literatur

Blumenthal, S.S., C.Fritsche and J.Lehmann, Jr., Establishing the diagnosis of benign familial hematuria. The importance of examining the urine sediment of family members. J.Am.Med.Ass. *259* (1988) 2263-2266.

Tiebosch, A.T.M.G., P.M.Frederik, P.J.C.van Breda Vriesman et al., Thin basement-membrane nephropathy in adults with persistent hematuria. New Engl. J.Med. *320* (1989) 14-18.

OMIM 141200

HAMMAN-RICH-Syndrom
▶ Lungenfibrose, familiäre diffuse

Hämochromatose, neonatale
▶ Hepatitis neonatorum, familiäre

Hämochromatose, primäre idiopathische,
TROISIER-HANOT-CHAUFFARD-Syndrom, Riesenzellhepatitis

Genetisch bedingter Defekt des Eisenstoffwechsels auf der Grundlage einer Genmutation.
Es liegt eine funktionelle Störung der retikuloendothelialen Zellen im Zusammenhang mit der Eisenverwertung vor. Ein Basisdefekt wird in einer Dysregulation des Membrantransportes des Eisens in der Duodenalschleimhaut vermutet. Zugrunde liegen Mutationen in einem MHC-artigen Gen (*MHC-H*), für einen Transferrin-Rezeptor 2 (*FER2*) oder ein Eisen-Transportprotein (Ferroportin). Die klinische Symptomatik erklärt sich aus einer erhöhten intestinalen Eisenresorptionsrate und einer toxischen peroxidativen Eisenbelastung in Form von Hämosiderin und Ferritin mit Zelltod in verschiedenen Organen, vor allem in Leber, Pankreas und Herz.

Krankheitswert
Erstmanifestation klinischer Erscheinungen meistens nach dem 4. Lebensjahrzehnt (adulte H.), bei selteneren Formen pränatal oder im Neugeborenenalter (letale perinatale H., ▶ *neonatale H.*) oder bei Jugendlichen (juvenile H). Lebenserwartung herabgesetzt. Kann lange bzw. lebenslang symptomlos bestehen, Prognose bessert sich mit steigendem Erstmanifestationsalter. Überpigmentierung (Hämosiderose) der Haut, Leberparenchymschäden mit Übergang in Zirrhose und Gefahr maligner Entartung. Pankreasfibrose, Diabetes mellitus. Anämie. Herzattacken. Arthrosen. Abdominalschmerz. Abgeschlagenheit. Potenz- und Libido-Verlust. Bei der juvenilen H. Hypogonadismus. Erythrozytenstoffwechselstörungen können die Symptomatik verstärken. Bei einer schweren pränatal bereits manifesten Eisenspeicherkrankheit mit unklarem Basisdefekt bereits intrauterine Wachstumsretardation, Hydramnion und Plazentahypertrophie. Postnatal therapieresistente Diarrhoe, Ikterus und

Hämochromatose, primäre idiopathische

Hepatomegalie. Geringe Lebenserwartung: Tricho-Hepato-Enterisches Syndrom.

Therapiemöglichkeiten

Eisenarme Diät, Vermeidung von Alkohol. Aderlässe. Bei Beginn vor klinischer Manifestation Therapie erfolgreich.

Häufigkeit und Vorkommen

Inzidenz einschließlich symptomloser Fälle bei Europiden etwa 1:400–300, Heterozygotenfrequenz 1:10, Androtropie nur bei der Erwachsenenform (5:1). Bei Nichteuropiden selten. Bei Europiden wahrscheinlich Foundereffekt, 90% der Homozygoten haben die Mutation C282Y. Nur ein kleiner Teil der Homozygoten hat klinische und 50% subklinische Symptome. Meistens sporadische und Geschwisterfälle, jedoch Sippen mit einer großen Anzahl asymptomatischer Anlagenträger beschrieben. Die Häufigkeit des Gens erklärt sich wahrscheinlich aus einem Selektionsvorteil unter alimentären Eisenmangelbedingungen.

Genetik

Heterogen. Den nach Erstmanifestationsalter, Prognose und Symptomatik unterschiedlichen Formen der H. liegen verschiedenartige biochemische Störungen mit unterschiedlichen Gewebeeisen-, Serumferritin- und Transferrin-Sättigungswerten und unterschiedlichen Genorten zugrunde. Autosomal rezessiver Erbgang mit verminderter Penetranz im weiblichen Geschlecht infolge der Menstruationsblutungen. Genorte: Erwachsenenform 6p21.13 (*HFE*, HFE1, OMIM 235200), multiple Allelie, Assoziation mit HLA-A3 und B7 (Mitteleuropa) sowie B14 (Nordeuropa); juvenile Form 1q21 (HFE2, OMIM 602390); eine weitere rezessive Form 7q22 (*TFR2*, HFE3, OMIM 604250). Autosomal dominante Form Genort 2q32 (*SLC11A3*, Solute Carrier 11A3 = Ferroportin, HFE4, OMIM 606069). Vereinzelt auch andere regionale autosomal dominante Erwachsenenformen ohne Beziehung zu den bekannten Genorten bekannt. Abgrenzung der letalen neonatalen Form gegenüber der familiären ▶ *Hepatitis neonatorum* nicht in allen Fällen sicher. Gemeinsames Vorkommen mit der sideroblastischen ▶ *Anämie* lässt auf genetische Beziehungen zwischen beiden Syndromen schließen. Tricho-Hepato-Enterisches Syndrom (OMIM 222470) wahrscheinlich autosomal rezessiv. Ein in einem afrikanischen Gebiet endemisches Hämosiderose-Syndrom zeigt keine Korrelation zur HLA-Region. Eine starke Belastung durch ein traditionell selbstgebrautes Bier zusammen mit einem Transferrin-Polymorphismus werden als Ursache vermutet.

Familienberatung

Frühdiagnose vor klinischer Manifestation und Einleitung prophylaktischer Maßnahmen wichtig. Nachweis und Differentialdiagnose zu hepato- und hämatogenen Formen der Hämosiderose, zur familiären Hepatitis neonatorum und zur ▶ *Sphärozytose* anhand einer erhöhten Serumeisen- und -ferritinkonzentration, der Transferrinsättigung sowie des Leberbioptats möglich. Nachweis molekulargenetisch. Massenscreening ist in Vorbereitung bzw. versuchsweise eingeführt. Verdacht auf neonatale H. besteht bei allen Fällen von frühkindlicher Leberzirrhose. Für erbprognostische Einschätzungen müssen auch klinisch gesunde Familienangehörige im Hinblick auf einen symptomlosen Verlauf untersucht werden. Alkoholgenuß kann die klinischen Erscheinungen auslösen oder verschlimmern. Aufklärung der betroffenen Familien über diätetische Prophylaxe und Tumorrisiko wichtig. Heterozygote für die autosomal rezessiven Formen, besonders Raucher, haben ein erhöhtes Risiko für Herzinfarkt und Bluthochdruck.

Literatur

Adams. P.C., A.E.Kertesz and L.S.Valberg, Clinical presentation of hemochromatosis: A changing scene. Am.J.Med.Genet. *90* (1991) 445-449.

Camaschella, C., A.Roetto, A.Cali et al., The gene *TFR2* is mutated in a new tye of haemochromatosis mapping to 7q22. Nature Genet. *25* (2000) 14-15.

Camaschella, C., A.Roetto, M.Cicilano et al., Juvenile and adult hemochromatosis are distinct genetic disorders. Eur.J.Hum.Genet. *5* (1997) 371-375.

Dalhoj, J., H.Kiaer, P.Wiggers et al., Iron storage disease in parents and sibs of infants with neonatal hemochromatosis: 30-year follow-up. Am.J.Med. Genet. *37* (1990) 342-345.

Feder, J.N., A.Gnirke, W.Thomas et al., A novel MHC class I-like gene is mutated in patients with hereditary haemochromatosis. Nature Genet. *13* (1996) 399-408.

Ferrell, L., K.Schmidt, V.Sheffield and S.Packman, Neonatal hemochromatosis: Genetic counselling based on retrospective pathologic diagnosis. Am.J. Med.Genet. *44* (1992) 429-433.

Gorduek, V., J.Mukiibi, S.J.Hasstedt et al., Iron overload in Africa: interaction between a gene and dietary iron content. New Engl.J.Med. *326* (1992) 95-100.

Moirand, R., D.Guyader, M.H.Mendler et al., HFE-based re-evaluation of heterozygous hemochromatosis. Am.J.Med.Genet. *111* (2002) 356-361.

Mura, C., J.-B.Nousbaum, P.Verger et al., Phenotype-genotype correlation in haemochromatosis subjects. Hum.Genet. *101* (1997) 101-271.

Njajou, O.I., N.Vaessen, M.Joosse et al., A mutation in SLC11A3 is associated with autosomal dominant hemochromatosis. Nature Genet. *28* (2001) 213-214.

Verloes, A., J.Lombet, Y.Lambert et al., Tricho-Hepato-Enteric syndrome: further delineation of a distinct syndrome with neonatal hemochromatosis phenotype, intractable diarrhoea and hair anomalies. Am.J.Med.Genet. *68* (1997) 391-395.

OMIM 235200, 602390

Hämoglobine, abnorme,
Hämoglobinopathien
(unter Mitarbeit von KULOZIK, Berlin)

Genetisch bedingte Proteindefekte, meistens auf der Grundlage von Punktmutationen oder DNA-Deletionen.

Anomale Hämoglobine meistens durch Austausch einer Aminosäure, seltener durch Verlust oder zusätzlichen Einbau einer Aminosäure oder ganzer Aminosäuresequenzen mindestens einer der zwei unterschiedlichen (α- oder β- selten auch δ- oder γ-Globinketten des Hämoglobinheterotetramers. Deletionen ▶ *Thalassämien*. Ob sich aus diesen Veränderungen der Primärstruktur Folgen für das strukturelle oder funktionelle Gefüge des gesamten Hämoglobinmoleküls ergeben, hängt von der Position und von der Art der Veränderung ab. Die meisten Mutationen bleiben klinisch stumm. Pathophysiologische Relevanz erhalten Globinkettenveränderungen mit verstärkter Aggregatneigung (z.B. HbS, ▶ *Sichelzellkrankheit*), Präzipitationsneigung mit Innenkörperbildung (Einschlußkörperbildung, z.B. Hb Köln, Hb Zürich), Erhöhung oder Erniedrigung der Sauerstoffaffinität oder mit irreversibler Sauerstoffbindung (HbM, ▶ *Methämoglobinämie-Syndrom, hämoglobinopathisches*). Außerdem gibt es instabile Varianten mit dem klinischen Bild der Thalassämie. Überschneidungen mit der Thalassämie ergeben sich außerdem bei Mutationen, die die Genexpression quantitativ verändern (z.B. HbE, Hb Knossos, Hb Lepore).

Krankheitswert
Die Varianten mit Aggregationsneigung führen zu Gefäßverschlußkrisen und zu einer chronischen hämolytischen Anämie (▶ *Sichelzellkrankheit*), die mit Präzipitationsneigung zu einer angeborenen hämolytischen Innenkörperanämie, mit erhöhter Sauerstoffaffinität zu Polyglobulie und Sauerstoffbindungsdefekte zu Zyanose (Methämoglobinämie). Bei zusätzlich gestörter verminderter Syntheserate Kettenimbalance und damit klinisch Thalassämie. Je nach Typ symptomlos bestehend bzw. nur unter bestimmten Umweltbedingungen manifest, leichte bis lebensbedrohliche Symptome bis zur Letalität.

Therapiemöglichkeiten
Je nach Krankheitswert keine Therapie erforderlich, symptomatische Maßnahmen, bei schwerer Symptomatik Knochenmarktransplantation. Gentherapie in Vorbereitung.

Häufigkeit und Vorkommen
Regionale Häufung einzelner Mutanten (vor allem HbS, HbC und HbE) in Malariagebieten West- und Ostafrikas und des Mittelmeerraums (HbS, HbC) sowie Südostasiens (HbE) durch Heterozygotenvorteil (▶ *Sichelzellkrankheit*). Heterozygotenfrequenz bis zu 1/3. Bisher mehr als 500 verschiedene abnorme Hämoglobine bekannt (etwa 200 Mutationen für die α-Kette, 425 für die β-Kette, 30 für die δ-Kette und 35 der γ-Kette (▶ *Hämoglobin F*), davon die meisten nur in einer Population, einer Sippe oder bei wenigen Merkmalsträgern festgestellt. In Mitteleuropa werden die meisten Hämoglobinopathien durch instabile Hämoglobine bedingt. Inzidenz aller abnormen H. zusammen in Mitteleuropa auf 1:200 geschätzt, darunter nur ganz vereinzelt pathologische Formen.

Genetik
Bei den häufigsten Hb-Mutanten entwickeln sich klinische Symptome nur bei Homozygoten:

Hämoglobin F, postnatale Persistenz von

Autosomal rezessiver Erbgang, bei erhöhter Präzipitationsneigung und bei veränderter Sauerstoffaffinität jedoch autosomal dominanter Erbgang. Genorte: α- und ζ-Ketten: 16p13.3; β-, γ-, ε- und δ- Ketten: 11p15.5. Relevant sind nur Mutanten der α-, β- und γ-Ketten.

Familienberatung
Abhängig von der Schwere des klinischen Bildes. HEINZ-Körper können ein erster und einfacher Hinweis auf instabile Hämoglobine sein. Nachweis durch hämatologische Routinediagnostik und Hb-Elektrophorese. Pränatale Diagnostik molekulargenetisch aus Chorionbioptaten und Fruchtwasserzellen oder durch Hb-Analyse aus fetalem Blut möglich.

Literatur
Kulozik, A.E., Hemoglobin variants and the rarer hemoglobin disorders. In Lilleyman, J.S., I.M.Hann and P.Blanchet, Edit., Pediatric hematology. 2nd Edit, Churchill, Livingstone London 1999.

Pannell, E.J., The beta-globin locus contral region versus gene therapy vectors: a struggle for expression. Clin.Genet. 59 (2001) 17-24.

Hämoglobin F, postnatale Persistenz von,
(bearbeitet von KULOZIK)

Genetisch bedingte Varianten bzw. Defekte der Hämsynthese.
Während der Ontogenese werden nacheinander unterschiedliche Hämoglobine durch Beteiligung jeweils zweier unterschiedlicher Globinkettenpaare an der Tetramerstruktur gebildet. Alle embryonalen, fetalen und adulten Hämoglobine zeigen einen allosterischen kooperativen Effekt gegenüber Sauerstoff und dienen dem Sauerstofftransport. Die embryonalen Hämoglobine Gower I bzw. II und Portland sind Tetramere der α- bzw. α-ähnlichen ζ- und der β-ähnlichen ε- und γ-Globinketten. Fetales Hb hat eine dem adulten HbA sehr ähnliche Struktur und unterscheidet sich von diesem lediglich in 39 Aminosäuren der γ-Kette. Diese Aminosäuresubstitutionen erklären Unterschiede in der elektrophoretischen Beweglichkeit und in der Sauerstoffaffinität, die bei HbF durch eine geringere Affinität zum 2,3-Diphosphoglyzerat erhöht ist. Hämoglobine sind als Sauerstofftransporter an den jeweiligen Sauerstoffdruck mit

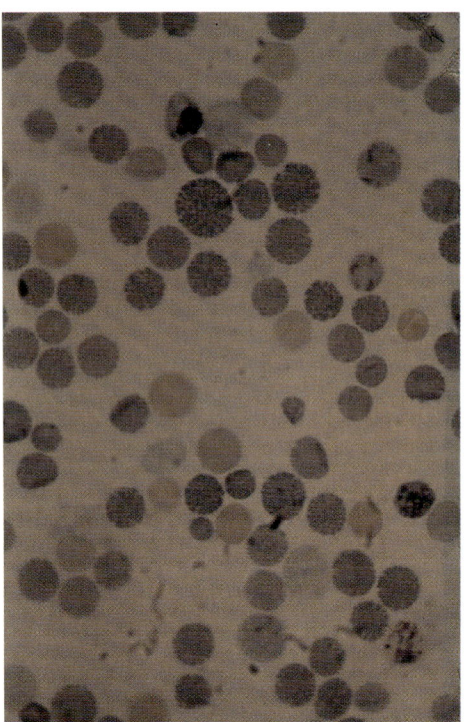

Hämoglobin F. Blutausstrich, Brillantkresylblau-Färbung: HbF-haltige Erythrozyten. (K. Kleihauer)

einer spezifischen allosterischen Sauerstoffbindungskapazität angepasst. Der Übergang (switching) von der γ- zur β-Ketten-Synthese hängt vom ontogenetischen Alter der erythroiden Stammzellen ab und erfolgt etwa zur Geburt. Er wird epigenetisch gesteuert vom β-Globinkomplex und den Promotoren der fetalen γ- und adulten β-Globingene. Das switching kann entweder durch Punktmutationen der γ-Globinpromotoren oder durch Deletion der β- und δ-Globingene beeinflußt werden. In Abhängigkeit von der Stärke der postnatalen persistierenden Synthese von fetalem Hb und dem Anteil HbF-synthetisierender Erythroblasten ist die HbF-Persistenz pan- oder heterozellulär.

Krankheitswert
Gewöhnlich keine klinischen Erscheinungen, wenn keine Synthesestörung anderer Hämoglobine vorliegt. Bei Homozygoten Mikrozytose und z.T. leichte Symptome einer Thalassämie. Eine Hb-F-Persistenz kann die Symptomatik bei Hämoglobinopathien und Thalassämien

mildern (Bindung überschüssiger α-Ketten) oder vollkommen kompensieren.

Therapiemöglichkeiten
Nicht notwendig.

Häufigkeit und Vorkommen
Panzelluläre Form vorwiegend bei Westafrikanern und ihren amerikanischen Nachfahren, heterozelluläre Form vor allem in Verbindung mit Sichelzellerkrankung und der β-Thalassämie bei Indern und im vorderen Orient, aber auch in anderen Regionen. Symptomatisch bei ▶ *PÄTAU-Syndrom* und der CML. Siehe auch ▶ *Thalassämie-Syndrome*; ▶ *Sichelzellanämie*.

Genetik
Autosomal dominanter Erbgang. Genort 11p15.5 β-Globingen-Komplex. Die molekulargenetische Grundlage ist heterogen: Bei der panzellulären Hb-F-Persistenz entweder Deletionen der β- und δ-Ketten-Gene oder Promotor- bzw. Switching-Region-Mutationen der beiden γ-Globingene. Bei der heterozellulären Hb-F-Persistenz regulieren offensichtlich ein mit dem γ-Ketten-Gen eng gekoppeltes Gen bzw. andere benachbarte oder Promotor-Sequenzen oder ein übergeordnetes Regulatorgen den Anteil Hb-F-synthetisierender Retikulozyten.

Familienberatung
Nachweis durch Hb-Analyse. Familienberaterisch unbedenklich, in Zusammenhang mit Sichelzellerkrankung oder β-Thalassämie kann die HbF-Persistenz als klinisch mildernder Faktor gewertet werden. Differentialdiagnose zur Sichelzellanämie und Thalassämie notwendig.

Literatur
Kulozik, A.E., E.Kohne und E.Kleihauer, Die molekulare Grundlage der hereditären Persistenz fetalen Hämoglobins (HbFH) und des Hämoglobinschaltmechanismus: Ein Beitrag zur klinischen Bedeutung unter besonderer Berücksichtigung der Carfu δβ°-Thalassämie. Monatsschr.Kinderheilk. *136* (1988) 751-757.

Thein, S.L., M.Sampietro, K.Rohde et al., Detection of a major gene for heterocelllular hereditary persistence of fetal hemoglobin after accounting for genetic modifiers. Am.J.Hum.Genet. *54* (1994) 214-228.

Winichagoon, P., S.Fucharoen, P.Wilairat et al., Nondeletional type of hereditary persistence of fetal haemoglobin: Molecular characterization of three unrelated Thai *HPFH*. Brit.J.Haematol. *87* (1994) 797-804.

OMIM 141749, 142200, 142250, 142470

Hämoglobin-H-Krankheit
▶ Thalassämie

Hämoglobin-S-Krankheit
▶ Sichelzell-Anämie

Hämoglobinurie, paroxysmale nocturne

Genetisch bedingter intravaskulärer hämolytischer Zerfall der Erythrozyten auf der Grundlage einer Genmutation.

Der Basisdefekt besteht in einer Störung des Glycosyl-Phosphatidylinositol-Komplexes (**P**hospha**t**idyl-**I**nositol-**G**lycan **A**, PIG-A), der Zelloberflächen-Proteine (z.B. CD55 und CD59) in der Zellmembran der Erythrozyten und anderer geformter Elemente des Blutes verankert. Dadurch sind diese Zellen der zerstörenden Wirkung des Complement-Systems ausgesetzt, was die intravaskuläre Hämolyse und durch Beteiligung der Thrombozyten die Neigung zu Thrombosen erklärt. Es ist immer nur ein Teil der Blutzellen im Sinne einer clonalen Entwicklung betroffen, wobei wahrscheinlich ein zweiter Faktor (aplastische Anämie) einen Selektionsvorteil verleiht.

Krankheitswert
Erstmanifestation klinischer Erscheinungen vom späten Kindesalter an. Hämolytische Krisen mit erythrozytenfreier Hämoglobinurie. Neigung zur Kapillar-Thrombosen. Neigung zu Anämie und Leukämie.

Therapiemöglichkeiten
Meistens nicht behandlungsbedürftig.

Häufigkeit und Vorkommen
Inzidenz auf 1:1 Mill. bis 1:100.000 geschätzt, sporadisch. Androtropie.

Genetik
Somatische X-chromosomal dominante Mutationen im blutbildenden Gewebe (multipotente

hämatopoetische Stammzelle) werden angenommen. Genort Xp22.1(*PIG-A*). Ein autosomaler Genort 11p13 (*CD59*).

Familienberatung
Nachweis durch Hämolyse-Tests. Differentialdiagnose zur ▶ *Kältehämoglobinurie* und zur ▶ *Hämaturie* notwendig. Als Zeichen einer somatischen Mutation in der Hämopoese kann die H. ein Prodrom für eine sich auf dieser Grundlage entwickelnde aplastische Anämie, Panzytopenie oder Leukämie sein. Engmaschige Betreuung entsprechender Patienten ist deshalb anzuraten.

Literatur
Bessler, M. and P.Hillmen, Somatic mutation and clonal selection in the pathogenesis and in the control of paroxysmal nocturnal hemoglobinuria. Semin.Hematol. *35* (1998) 149–167.

Bessler, M., P.Hillmen, L.Longo et al., Genomic organization of the X-linked gene (*PIG-A*) that is mutated in paroxysmal nocturnal haemoglobinuria and of a related autosomal pseudogene mapped to 12q21. Hum.Molec.Genet. *3* (1994) 751–757.

Hillmen, P., M.Bessler, J.Bungey and L.Luzzatto, Paroxysmal nocturnal hemoglobinuria: Correction of abnormal phenotype by somatic cell hybridization. Somatic Cell Mol.Genet. *19* (1993) 123–129.

Luzzatto, L., M.Bessler and B.Rotoli, Somatic mutations in paroxysmal nocturnal hemoglobinuria: A blessing in disguise? Cell *88* (1997) 1–4.

Ostendorf, T., C.Nischan, J.Schubert et al., Heterogeneous *PIG-A* mutations in different cell lineages in paroxysmal nocturnal hemoglobinuria. Blood *85* (1995) 1640–1646.

OMIM 107269, 107271, 311770

Hämolytisch-urämisches Syndrom, familiäres

Hämolytische Anämie des Kindesalters unklarer Ätiologie.
Es lassen sich strukturelle Anomalien des Nieren-Endothels erkennen. Ihr Zusammenhang mit der klinischen Symptomatik ist unklar. Der Basisdefekt betrifft bei einem Teil der Fälle ein mit der Complement-Aktivierung (C3) im Zusammenhang stehendes Plasma-Protein (Faktor H), dessen verminderte Aktivität eine Hypocomplementämie bedingt und u.a. die Infektanfälligkeit erklärt.

Krankheitswert
Erstmanifestation klinischer Erscheinungen im Kindesalter. Rezidivierende hämolytische Anämie, Diarrhoe und Blutstühle. Thrombozytopenie. Tod noch im Kindesalter an akutem Nierenversagen. Teilweise durch Virusinfektionen ausgelöst.

Therapiemöglichkeiten
Unbekannt. Hämodialyse wenig aussichtsreich.

Häufigkeit und Vorkommen
Vorwiegend Geschwistererkrankungen. Gehäuft in bestimmten Regionen Südamerikas, Südafrikas und im Westen der USA. In Europa mit Ausnahme der Niederlande bedeutungslos.

Genetik
Wahrscheinlich ätiologisch heterogen. Für endemische Fälle wird aufgrund der Gleichzeitigkeit der Geschwistererkrankungen und Vorkommen in zwei Generationen eine infektiöse Genese (Virus?, E. coli?) angenommen. Zum Teil identisch mit der thrombozytischen ▶ *Purpura*? Daneben wird ein genetischer, autosomal rezessiver oder dominanter Typ ohne Diarrhoe mit sehr schlechter Prognose und ohne regionale Häufung vermutet. Genort des Faktor H 1q32 (*FH*).

Familienberatung
Mit einem erhöhten Risiko für Geschwister muss gerechnet werden. Heterozygote eventuell an Erythrozyten- und Thrombozytenanomalien (Megathrombozyten) erkennbar.

Literatur
Martin, D.L., K.L.MacDonald, K.E.White et al., The epidemiology and clinical aspects of the hemolytic uremic syndrome in Minnesota. New Engl.J.Med. *323* (1990) 1161-1167.

Mattoo, T.K., M.A.Mahmood, M.S.Al-Harbi and I.Mikail, Familial recurrent hemolytic-uremic syndrome. J.Pediat. *114* (1989) 814-816.

Pérez-Caballero, D., C.Gonzáles-Rubio, M.E.Gallardo et al., Clustering of missense mutations in the c-terminal region of factor H in atypical hemolytic uremic syndrome. Am.J.Hum.Genet. *68* (2001) 478-484.

Warwicker, P., T.H.J.Goodship, R.L.Donne et al., Genetic studies into inherited and sporadic hemolytic uremic syndrome. Kidney Int. 53 (1998) 836-844.

Ying, L., Y.Katz, M.Schlesinger et al., Complement factor H gene mutation associated with autosomal recessive atypical hemolytic uremic syndrome. Am.J.Hum.Genet. 65 (1999) 1538-1546.

OMIM 134317, 235400

Hämophilie A, Faktor-VIII-Mangel

Genetisch bedingte Blutgerinnungsstörung auf der Grundlage einer Genmutation.
Der Gendefekt manifestiert sich in einer verminderten Aktivität des in der Leber synthetisierten antihämophilen Globulins A (Faktor VIII, β-Globulin) im Plasma durch einen Defekt des Aktivatorsystems, der aktiven Komponente des Makromoleküls, während das inerte Trägerprotein (Defekt beim ▶ v. WILLEBRAND-JÜRGENS-Syndrom) intakt ist. Dadurch sind die Thromboplastin- und schließlich die Fibrinbildung gestört.

Krankheitswert
Erstmanifestation im frühen Kindesalter. Posttraumatische Hämorrhagien, besonders nach Zahnextraktionen. Schleimhautblutungen und Nasenbluten. Hämarthrosen mit nachfolgenden Gelenkveränderungen, innere Blutungen. Starke Beeinträchtigung, herabgesetzte Lebenserwartung. In 25% der Fälle allerdings mildere klinische Formen mit einer Faktor-VIII-Aktivität bis zu 20% der Norm.

Therapiemöglichkeiten
Prophylaxe wichtig: Vermeidung von Traumen, entsprechende Operationsvorbereitungen. Lokale Behandlung sowie Plasma-, Frischblut- und Faktor-VIII-Infusionen in Kombination mit Cyclophosphamid und IgG mit vorübergehendem Erfolg. Neuerdings Gaben von gentechnisch gewonnenem Faktor VIII erfolgreich und sicherer in Hinblick auf die Gefahr von Virusübertragung. Gentherapie noch nicht eingesetzt. Bei leichten Formen dDAVP-Gaben (1-Deamino-8-D-Arginin-Vasopressin) erfolgversprechend.

Häufigkeit und Vorkommen
Häufigste der Blutgerinnungskrankheiten. Erstbeschreibung schon vor mehr als 1000 Jahren in

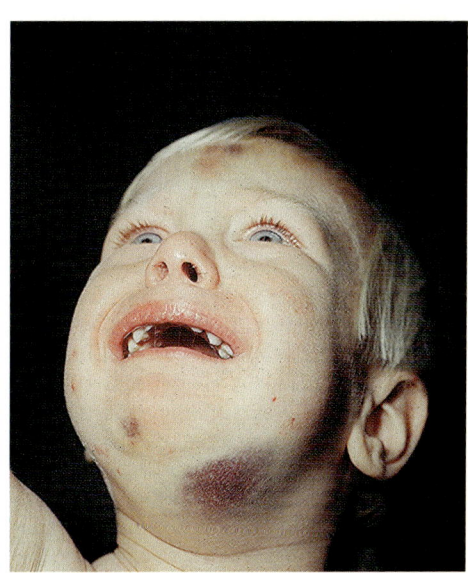

Hämophilie A. Hämatom nach Zahnextraktion.

jüdischen Schriften. Inzidenz und Genfrequenz im männlichen Geschlecht ca. 1:5.000. Bei Frauen nur sehr wenige Fälle bekannt. Etwa jeder 5. Fall stellt eine Neumutation dar. Mutationen treten wahrscheinlich über doppelt so häufig in der männlichen wie in der weiblichen Keimbahn auf. Daraus ergibt sich, dass Mütter sporadischer Fälle zu 80–90% Konduktorinnen sind und in der Geschwisterschaft sporadischer Fälle noch weitere Merkmalsträger bzw. Heterozygote auftreten können. Kombinierter Faktor-V- und Faktor-VIII-Mangel nur von wenigen Sippen beschrieben.

Genetik
X-chromosomaler Erbgang. Genort Xq28 (F8C). Den durch verschiedene Schweregrade bzw. unterschiedliche Restaktivität des Faktors VIII gekennzeichneten, intrafamiliär konstanten Typen liegen unterschiedliche Genmutationen bzw. Mikrodeletionen zugrunde. Bisher über 60 Punktmutationen, Deletionen und Insertionen bekannt, molekulargenetisch nachweisbar. Hämophilie A bei nachweislich chromosomal normalen Frauen erklärt sich unterschiedlich entweder durch starke Expressivität des entsprechenden Allels, durch Homozygotie oder durch ungleiche LYONisation. Kombinierter Faktor-V- und Faktor-VIII-Mangel autosomal rezessiv bedingt.

Hämophilie B

Familienberatung

Nachweis und Differentialdiagnose durch Gerinnungstests unter Zusatz von Plasma von Personen mit anderen bekannten Gerinnungsdefekten. Heterozygotentest durch Bestimmung des antihämophilen Faktors (bei Konduktorinnen weit streuend, durchschnittlich bei 50% der Norm) im Verhältnis zum immunologisch aktiven Genprodukt mit meist hinlänglicher Sicherheit oder molekulargenetisch. Beim Auftreten eines sporadischen Falles für erbprognostische Einschätzung Heterozygotentest bei der Mutter wichtig, da mit der Neumutation bereits beim Großvater zu rechnen ist und dadurch ein Risiko von 50% für weitere Söhne bestehen kann. Pränatale Diagnostik bei nachgewiesen männlichen Früchten und Konduktorinnen-Nachweis molekulargenetisch aus Chorionbioptaten und Fruchtwasserzellen oder durch Bestimmung der Faktor-VIII-Aktivität im (fetalen) Blut möglich und im Hinblick auf Planung geburtshelferischer Maßnahmen angezeigt. Bei Frauen mit H. sollte eine Chromosomenanalyse durchgeführt werden, da bei solchen Patienten eine Gonosomenanomalie vorliegen kann: Karyotyp 46,XY (Pseudohermaphroditismus masculinus), 45,X, partielle Deletion eines X-Chromosoms usw. Das Leiden hat in der letzten Zeit infolge verbesserter Therapiemöglichkeiten viel von seinem Schrecken verloren. Es ist mit einer Zunahme der bis jetzt bei ca. 25% liegenden effektiven Fruchtbarkeit betroffener Männer und damit eventuell auch von weiblichen Homozygoten zu rechnen. Für Partnerinnen männlicher Merkmalsträger ist ein Heterozygotentest angezeigt.

Literatur

Herrmann, F.H., Edit., Herrmann, F.H. et al., Gene Diagnosis of inherited Bleeding Disorders. 6. Greifswalder Hämophilie-Tagung 2001. Pabst Science Publishers, S. 13–53.

Millar, D.S., B.Zoll, U.Martinowitz, V.V.Kakkar and D.N.Cooper, The molecular genetics of haemophilia A: Screening for point mutations in the factor VIII gene using the restriction enzyme TaqI. Hum.Genet. *87* (1991) 607-612.

OMIM 306700

Hämophilie B,
Christmas-Krankheit, Faktor-IX-Mangel

Genetisch bedingte Blutgerinnungsstörung auf der Grundlage einer Genmutation.
Der Gendefekt manifestiert sich in einer verminderten Aktivität der Plasma-Thromboplastin-Componente (PTC-Faktor, Faktor IX, antihämophiles Globulin B) des Thromboplastins, bedingt durch einen Defekt des dazugehörigen Aktivatorsystems oder eine Mutation der Promotorregion des Gens. Dadurch sind die Thromboplastin- und schließlich die Fibrinbildung gestört.

Krankheitswert

Klinische Erscheinungen wie bei ▶ *Hämophilie A*, jedoch im allgemeinen etwas leichter verlaufend. Verschiedene, intrafamiliär konstante Schweregrade.

Therapiemöglichkeiten

Prophylaxe wichtig: Vermeidung von Traumen, entsprechende Vorbereitungen bei Operationen und Zahnextraktionen. Lokale Behandlung. Transfusionen von Plasma und Frischblut mit nachhaltigerem Erfolg als bei Hämophilie A. Außerdem Infusion von Faktor-IX-Konzentrat und Blutkonserven möglich. Substitution neuerdings mit Hilfe gentechnisch gewonnenen Faktors IX. Somatische Gentherapie in Vorbereitung.

Häufigkeit und Vorkommen

Inzidenz und Genfrequenz im männlichen Geschlecht ca. 1:25.000. Nur ausnahmsweise bei Frauen, z.B. bei X-Chromosomen-Anomalien, ungleichmäßiger LYONisation oder Homozygotie. Etwa jeder 15. Fall beruht auf Neumutation.

Genetik

X-chromosomaler Erbgang. Genort Xq26-q27 (*F9*). Den durch verschiedene Schweregrade bzw. biochemische Varianten gekennzeichneten Typen liegen unterschiedliche Punktmutationen, Insertionen oder Deletionen zugrunde. Bisher über 100 Allele bekannt.

Familienberatung

Nachweis und Differentialdiagnose durch Gerinnungstests unter Zusatz von Plasma von Personen mit anderen bekannten Gerinnungsdefekten. Heterozygotentest durch Bestimmung des Faktors IX im Serum. Heterozygote auch anhand von Hautblutungen und molekulargenetisch erkennbar. Bei Frauen mit H. sollte eine Chromosomenanalyse zur Verifizierung des chromosomalen Geschlechts durchgeführt werden, da bei solchen Patienten eine Gonosomenanomalie vorliegen kann: Karyotyp 46,XY (Pseudohermaphroditismus masculinus), 45,X usw. Für Partnerinnen männlicher Merkmalsträger ist ein Heterozygotentest angezeigt. Pränatale Diagnostik molekulargenetisch aus Chorionbioptaten und Fruchtwasserzellen bei vorher nachgewiesenen männlichen Früchten möglich, kann für Entscheidungen bei der Entbindung und für die Neugeborenenversorgung wichtig sein.

Literatur

Herrmann, F.H., Edit., Herrmann, F.H. et al., Gene Diagnosis of inherited Bleeding Disorders. 6. Greifswalder Hämophilie-Tagung 2001. Pabst Science Publishers, S. 13–53.

Matsushita, T., M.Tanimoto, K.Yamamoto et al., DNA sequence analysis of three inhibitor-positive hemophilia B patients without gross deletion: Identification of four novel mutations in factor IX gene. J.Lab.Clin.Med. *116* (1990) 492-497.

Poort, S.R., E.Briet, R.M.Bertina and P.H.Reitsma, Two mutations of the factor IX gene including a donor splice consensus deletion and a point mutation in a Dutch patient with severe hemophilia B. Thromb.Haemostasis *64* (1990) 379-384.

OMIM 306900

Hämophilie C
▶ Faktor-XI-Mangel

Hämorrhoiden
▶ Variköser Symptomenkomplex

Hand-Fuß-Uterus-Syndrom,
HFU-Syndrom, Hand-Fuß-Genital-Syndrom, HFG-Syndrom

Genetisch bedingte Symptomenkombination auf der Grundlage einer *HOX*-Genmutation.

Der Basisdefekt betrifft als Homeobox-Genprodukt einen Transkriptionsfaktor, der an der Entwicklungsregulation der Extremitäten und des Genitaltraktes beteiligt ist.

Krankheitswert
Angeboren. Kurze Hände und Füße durch Brachymetakarpie bzw. -tarsie. Kurze Daumen und 5. Finger sowie 2.–5. Zehen. Daumenanomalien. Uterus duplex im weiblichen und Hypospadie im männlichen Geschlecht. Harnwegsanomalien mit Gefahr aufsteigender Infektionen und anderer Komplikationen.

Therapiemöglichkeiten
Chirurgische Korrekturen möglich.

Häufigkeit und Vorkommen
Seit Erstbeschreibung 1970 familiäres Vorkommen in aufeinanderfolgenden Generationen oder in Geschwisterschaften (10 Familien) sowie 1 sporadischer Fall bekannt.

Genetik
Autosomal dominanter Erbgang mit variabler Expressivität. Genort 7p15-p14.2 (*HOXA13*), z.T. Poly-A-Expansion, Allelie mit einem Typ der Synpolydaktylie (▶ *Syndaktylie*).

Familienberatung
Nachweis im Vorschulalter röntgenologisch anhand der typischen Skelettveränderungen (charakteristische Fusion von Karpal- bzw. Tarsalknochen) möglich. Differentialdiagnose zum ▶ *Oto-Palato-Digitalen Syndrom* wichtig.

Literatur

Donnerfeld, A.E., D.S.Schrager and S.L.Corson, Update on a family with hand-foot-genital syndrome: Hypospadias and urinary tract abnormalities in two boys from the fourth generation. Am.J.Med. Genet. *44* (1992) 482-484.

Mortlock, D.P. and J.W.Innis, Mutations of *HOXA13* in hand-foot-genital syndrome. Nature Genet. *15* (1997) 179-180.

Utsch, B., K.Becker, D.Brock et al., A novel stable polyalanine (poly (A) expansion in the *HOXA13* gene associated with hand-foot-genital syndrome: proper function of poly(A)-harboring transcription factor depends an a critical repeat length. Hum.Genet. *110* (2002) 488-494.

Händigkeit

OMIM 140000

Bevorzugung einer Hand, meistens der rechten, bei Tätigkeiten. Rechtshänder sind auch in der Regel Rechtsfüßer und Rechtsäuger. Für die Erklärung des Phänomens gibt es unterschiedliche, z.T. einander widersprechende Theorien. Da Kinder und Eltern, nicht aber Kinder und Pflege- bzw. Adoptiveltern, übererwartungsgemäß häufig in ihrer Händigkeit übereinstimmen, wird eine genetische Disposition im Sinne einer multifaktoriellen Genese angenommen. Ein beteiligter Genort wird in der pseudoautosomalen Region des X- und des Y-Chromosoms vermutet. Weltweit sind etwa 90% der Menschen wahrscheinlich schon seit frühen Entwicklungsperioden der Menschheit Rechtshänder. Linkshändigkeit kann deshalb im technologischen Sinne von Nachteil, in Kampfsituationen (auch beim Sport) aber von Vorteil sein, so dass sich Selektionsnach- und -vorteile in der Menschheitsgeschichte wahrscheinlich ausgeglichen haben. Häufig vermutete Beziehungen zwischen Händigkeit, besonders Linkshändigkeit, und IQ bzw. bestimmten geistigen Fähigkeiten (Flugzeugführer) und zur Lebenserwartung haben sich nicht bestätigen lassen. Wahrscheinlich bestand jedoch eine erhöhte effektive Fitness.

Eine Umerziehung von Links- auf Rechtshändigkeit ist im frühen Kindesalter grundsätzlich möglich, vom psychologisch-pädagogischen Standpunkt aus jedoch umstritten.

Gegenstand für die Familienberatung ist die Linkshändigkeit, wenn keine weiteren Auffälligkeiten bestehen, nicht.

Literatur

Annett, M, Handedness as a continuous variable with dextral shift: Sex, generation, and family handedness in subgroups of left- and right-handers. Behav.Genet. *24* (1994) 51-63.

Boklage, C.E., Invited editorial essay: Twinning, non-righthandedness and fusion malformations: Evidence for heritable causal elements held in common. Am.J.Med.Genet. *28* (1987) 67-84.

Corballis, M.C., K.Lee, I.C.McManus and T.J.Crow, Location of the handedness on the X and Y chromosomes. Am.J.Med.Genet. Neuropsychiatr.Genet. *67* (1996) 50-52.

Porac, C., Genetics vs. environmental contributions to human handedness: Insights gained from studying individuals with unilateral hand injuries. Behav.Genet. *25* (1995) 447-455.

Raymond, M., D.Pontier, A.-B.Dufour and A.P.Moller, Frequency-dependent maintenance of lefthandedness in humans. Proc.Roy.Soc. London B Biol.Sci. *263* (1997) 1627-1633.

OMIM 139900

HAND-SCHÜLLER-CHRISTIAN-Syndrom
▶ ABT-LETTERER-SIWE-Syndrom

HANHART-Syndrom I
▶ Vogelkopf-Zwergwuchs

HANHART-Syndrom II,
Peromelie mit Kieferfehlbildung

Fehlbildungssyndrom unklarer Ätiologie. Der Basisdefekt ist unbekannt.

Krankheitswert

Starke Behinderung durch ▶ *Peromelie*. Vogelgesicht durch Hypoplasie des Unterkiefers und Opisthodontie.

Therapiemöglichkeiten

Lediglich prothetische Versorgung möglich.

Häufigkeit und Vorkommen

Seit Erstbeschreibung 1950 nur wenige differentialdiagnostisch unklare Fälle z.T. aus Verwandtenverbindungen und eine Geschwisterschaft bekannt.

Genetik

Genetische Ursache umstritten. Von HANHART auf Grund der Familienanamnese seiner Fälle und der Ähnlichkeit zur autosomal rezessiven Akroteriasis congenita des Rindes autosomal rezessiver Erbgang vermutet.

Familienberatung

Differentialdiagnose zu anderen Gliedmaßenhypoplasien (▶ *Peromelie*) und zu Amputation

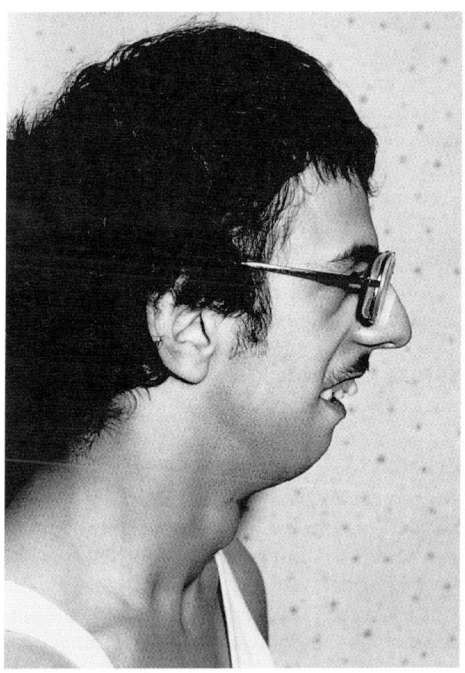
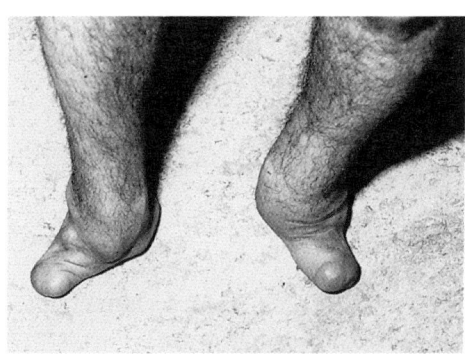
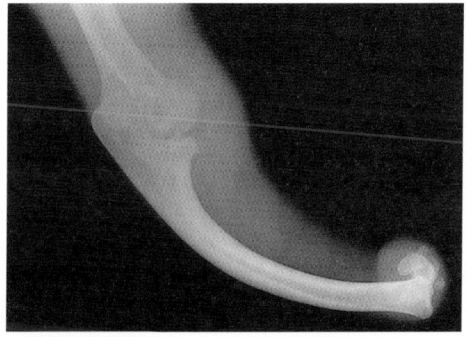

Hanhart-Syndrom II. "Vogelgesicht" durch Mikrogenie und vorspringende Nase. Zahnstellungsanomalien. (J.P. Fryns)

Hanhart-Syndrom II. Symmetrische Peromelie aller Extremitäten. (J.P. Fryns)

nach ▶ *Schnürfurchenbildungen* wichtig. Neuerdings wird Identität mit dem ▶ *Aglossie-Adaktylie-Syndrom* vermutet, wobei allerdings beim HS II die Zunge normal ist. Siehe auch ▶ *Vogelkopf-Zwergwuchs*.

Literatur

Bokesoy, C. and E.Deniz, Oromandibular limb hypogenesis/Hanhart´s syndrome: possible drug influence on the malformation. Clin.Genet. *24* (1983) 47-49.

Buttiens, M. and J.-P.Fryns, Hanhart syndrome in siblings. 7th ICHG Berlin 1986, Abst. Gl.59, S. 274.

Chandra-sekhar, H.K., M.Sachs and V.Siverls, Hanhart´s syndrome with special reference to temporal bone findings. Ann.Oto.Rhino.Laryng. *96* (1987) 309-314.

DeSmet, D. and W.Schollen, Hypoglossia-hypodactyly syndrome: Report of 2 patients. Genet.Counsel. *12* (2001) 347–352.

OMIM 103300

Hansen-Syndrom
▶ Lepra

Happle-Syndrom
▶ Chondrodysplasia punctata

Happy-Puppet-Syndrom
▶ Angelman-Syndrom

Harbitz-Müller-Syndrom
▶ Hyperlipoproteinämie Typ II

Harboyan-Syndrom
▶ Hornhautdystrophie, bandförmige primäre

HARD, HARD-E-Syndrom
▶ WARBURG-Syndrom

Harlekinfetus
▶ Ichthyosis congenita gravis

HARRIS-OSBORNE-Syndrom
▶ HOLT-ORAM-Syndrom

Hartnup-Syndrom

Genetisch bedingte Membrantransportstörung für Aminosäuren auf der Grundlage einer Genmutation.
Die Mutation manifestiert sich als Defekt der renalen und intestinalen Transportfunktion in Form einer Störung der intestinalen Resorption und der tubulären Rückresorption von Methionin, Tryptophan und anderen essentiellen und nichtessentiellen neutralen Aminosäuren. Dadurch kommt es einerseits zu einer Aminoazidurie und andererseits über den bakteriellen Abbau des Tryptophans und Resorption der Abbauprodukte im Darm zu einer (nicht obligaten) Indolazidurie. Der durch diese Vorgänge bedingte Mangel an Tryptophan und anderen Aminosäuren im Blut führt über die Verminderung der endogenen Nikotinsäurebildung zu Pellagra-ähnlicher Symptomatik. Die Anhäufung von Indolverbindungen im Blut lässt eine Lichtdermatose entstehen.

Krankheitswert
Manifestation des Leidens im frühen Kindesalter, Höhepunkt etwa im 10. Lebensjahr, später Tendenz zur Besserung. Durch Sonnenstrahlung ausgelöste pellagroide Hauterscheinungen, cerebelläre Ataxie, Gehstörungen, Nystagmus, familiäre Tendenz zu Kopfschmerzen und Meningismus. Oligophrenie bei etwa einem Drittel der Fälle. Bei einem zweiten Typ Erstmanifestation zwischen dem 6. und 10. Lebensjahr, lediglich Hauterscheinungen. Bei einer weiteren Form können die biochemischen Veränderungen lebenslang ohne klinische Erscheinungen bestehen.

Therapiemöglichkeiten
Es ist mit Besserung der Symptomatik mit fortschreitendem Alter zu rechnen. Gaben von Nikotinsäureamid (Vorstufe für nikotinsäurehaltige Koenzyme) und Breitbandantibiotika, Vitamin B_6 sowie eiweißreiche Kost mit noch umstrittenem Erfolg. Schutz vor UV-Licht wichtig.

Häufigkeit und Vorkommen
Seit Erstbeschreibung 1956 über 80 Patienten aus 30 Familien bekannt. Nach den Ergebnissen von Screening-Untersuchungen Frequenz etwa 1:15.000, meistens klinisch symptomlos und dadurch nicht erkannt.

Genetik
Autosomal rezessiver Erbgang. Die unterschiedliche Schwere der klinischen Erscheinungen wird mit multipler Allelie oder wahrscheinlicher mit der Wirkung anderer Gene, die die Aminosäurebilanz beeinflussen, sowie mit Einflüssen der Nahrungszusammensetzung oder mit Heterogenie erklärt. Ein Genort 5p15.

Familienberatung
Diagnose im frühen Kindesalter anhand der Indikanprobe im Harn und der Aminoazidurie. Differentialdiagnose zu den ▶ Porphyrien wichtig. Heterozygotentest unbekannt. Prophylaktische Betreuung der Patienten im Kindesalter wichtig. Von einer relativen intrafamiliären Konstanz der klinischen Erscheinungen kann ausgegangen werden. Kinder von Merkmalsträgerinnen sind nicht gefährdet, da der Aminosäuretransport in der Plazenta normal ist.

Literatur
Nozaki, J., M.Dakeishi, T.Ohura et al., Homozygosity mapping to chromosome 5p15 of a gene responsible for Hartnup disorder. Biochem.Biophys.Res. Comm. *284* (2001) 255-260.

Schmidtke, K., W.Endres, A.Roscher et al., Hartnup syndrome, progressive encephalopathy and allo-albuminaemia: a clinico-pathological case study. Europ.J.Pediat. *151* (1992) 899-903.

Scriver, C.R., B.Mahon, H.L.Levy et al., The Hartnup phenotype: Mendelian transport disorder, multifactorial disease. Am.J.Med.Genet. *40* (1987) 401-412.

OMIM 234500

HARZFELD-Syndrom
▶ Mikrotie;
▶ Lippen-Kiefer-Gaumen-Spalte

HASHIMOTO-Syndrom,
Struma lymphomatosa, lymphomatöse Thyreoiditis

Endokrine Autoimmunkrankheit unklarer Ätiologie.
Es besteht eine chronische Thyreoiditis mit Neigung zur Hypothyreose, wobei sich häufig zellständige Autoantikörper gegen Thyreoglobulin, organspezifische Peroxidase und den TSH-Rezeptor sowie HLA-exprimierende Thyreozyten nachweisen lassen.

Krankheitswert
Erstmanifestation klinischer Erscheinungen meist bei Frauen im 5. Lebensjahrzehnt. Schmerzhafte, sich allmählich vergrößernde Struma oder Schilddrüsenatrophie. Klinische Zeichen einer Hyper- oder Hypothyreose. Teilweise Vitiligo und andere Autoimmunkrankheiten. Kombination von lymphozytärer Thyreoiditis, Diabetes mellitus und Nebennierenrindeninsuffizienz (SCHMIDT-Syndrom ▶ *Nebennierenrindeninsuffizienz, angeborene*).

Therapiemöglichkeiten
Langzeittherapie mit L-Thyroxin mit unterschiedlichem Erfolg. Eventuell chirurgische Behandlung notwendig.

Häufigkeit und Vorkommen
Durch verbesserte Diagnostik zunehmend häufig erkannt. Häufigste Ursache für erworbene Erwachsenen-Hypothyreose. Meist familiär bei Geschwistern (konkordant bei eineiigen Zwillingen) und in bis zu 3 Generationen. Gynäkotropie. Bei 25% der Verwandten 1. Grades eines Merkmalsträgers bestehen hypo-, hyper- oder euthyreote Funktionsstörungen der Schilddrüse.

Genetik
Die Art des familiären Vorkommens bei Schwestern und/oder Verwandten 1. und 2. Grades sowie bei Zwillingen lässt sich mit einem einfachen Erbgang nicht vereinbaren. Heterogene Ursachen unter Beteiligung genetischer und anderer Faktoren werden angenommen. Suszeptibilitäts-Gene in 1p32.1-31.3, 13q32, 12q22 und 8q23-24 nachgewiesen. Es besteht eine Assoziation zu HLA-DR 3 und 5, Genort 6p21.3. Mindestens ein HLA-DR-gekoppeltes Gen (*AITD1*, Auto-Immun Thyroid Disease 1) bewirkt offensichtlich eine Disposition zu der organspezifischen Autoimmunreaktion. Siehe auch ▶ *Autoimmunität*. Zum Teil lassen sich genetische Beziehungen (gemeinsames Vorkommen in einer Familie) zum ▶ *v. BASEDOW-Syndrom*, zum insulinabhängigen Diabetes und zu anderen Endokrinopathien im Sinne einer familiären Neigung zu organspezifischer Autoimmunität feststellen.

Familienberatung
Differentialdiagnose zu anderen Struma-Syndromen, Hyper- und Hypothyreosen sowie zu Karzinomen sonografisch (verminderte Echogenität), zytologisch (Feinnadelbioptat: charakteristische lympho-plasmozytäre Infiltration), immunologisch (Schilddrüsenantikörper) und szintigrafisch (verminderte Radionuklid-Speicherung im entzündeten Gewebe). Bei Verwandten 1. Grades werden durchschnittlich vermehrt Schilddrüsenantikörper gefunden, was jedoch wegen deren hoher Frequenz in der Bevölkerung wenig Aussagekraft besitzt. Empirisch wird das Risiko für Verwandte 1. Grades auf 1:10 geschätzt, für organspezifische Autoimmunkrankheiten überhaupt liegt es noch höher. Familienberaterische Konsequenzen ergeben sich daraus jedoch in Anbetracht des hohen Erstmanifestationsalters und des unregelmäßigen Erbganges nicht.

Literatur
Alkhateeb, A., G.L.Stetler, W.Old et al., Mapping of an autoimmunity susceptibility locus (*AIS1*) to chromosome 1p31.3-p32.2. Hum.Molec.Genet. *11* (2002) 661-667.

McIntosh, R., P-Watson and A.Weetman, Somatic hypermutation in autoimmune thyroid disease. Immunol.Rev. *162* (1998) 219-231.

Phillips, D., S.McLachlan, A.Stephenson et al., Autosomal dominant transmission of autoantibodies to thyroglobulin and thyroid peroxidase. J.Clin.Endocr.Metab.*70* (1990) 742-746.

Phillips, D., L.Prentise, M.Upadhyaya et.al., Autosomal dominant inheritance of autoantibodies to thyroid peroxidase and thyreoglobulin – studies in families non selected for autoimmune thyroid disease. J.Clin.Endocr.Metab. *72* (1991) 973-975.

Rapoport, B., Approaching on understanding of the genetic basis for autoimmune thyroid disease. Arch.Intern.Med. *147* (1987) 213.

Rose, N.R. and C.L.Burek, Genetic predisposition to thyroid autoimmune disease: Introduction. Mt.Sinai J.Med. *53* (1986) 3-5.

Sakai, K., S.Shirasawa, N.Ishikawa et al., Identification of susceptibility loci for autoimmune thyroid disease to 5q31-q33 and HASHIMOTO´s thyroiditis to 8q23-q24 by multipoint affected sib-pair linkage analysis in Japanese. Hum.Molec.Genet. *13* (2001) 1379-1386.

Wick, G., K.Hala, H.Wolf et al., The role of genetically determined primary alterations of the target organ in the development of spontaneous autoimmune thyroiditis in obese strain chickens Immunol.Rev. *94* (1986) 113-136.

OMIM 140300

HASPESLAGH-Syndrom

Ursprünglich von HASPESLAGH et al. 1985 bei einer Sippe beschriebene Kombination von Trigonozephalie, Epicanthus, hypoplastischem Oberkiefer, kleinem Mund und Retrogenie. Pterygien, Pectus excvatum. Hypospadie. Oligophrenie. Bedingt durch familiäre 6q/9p-Chromosomentranslokation: Partielle Monosomie 6q, partielle Trisomie 9p. Weitere zwei Sippen mit ähnlicher klinischer Symptomatik beschrieben.

Literatur

Devriendt, K, The HASPESLAGH syndrome (MIM 177980) is caused by an unbalanced reciprocal 6q/9p translocation. Clin.Genet. *57* (2000) 83–85.

Haspeslagh, M., J.P.Fryns, A. de Muelenaere et al., Mental retardation with pterygia, shortness and distinct facial appearance: a new MCA/MR syndrome. Clin.Genet. *28* (1985) 550-555.

OMIM 177980

HAUPTMANN-THANNHÄUSER-Syndrom
▶ Muskeldystrophie, Typ DREIFUSS-EMERY

Hautdysplasie, fokale faziale symmetrische
▶ Dysplasie, fokale faziale dermale

Hauteinschnürungen, multiple gutartige ringförmige
▶ Syndrom der multiplen gutartigen ringförmigen Hauteinschnürungen

Haw River-Syndrom
▶ Dentato-Rubro-Pallido-LUYsische Atrophie

Hawkinsinurie

Genetisch bedingte Organazidopathie auf der Grundlage einer Störung des Tyrosinstoffwechsels durch verminderte Aktivität der 4-Hydroxyphenylpyruvat-Hydroxylase. Im Urin werden erhöhte Mengen von Hydroxyphenylbernsteinsäure, Hydroxyphenylmilchsäure und Hydroxyphenylessigsäure neben Hawkinsin (Dihydroxycyclohexenyl-Essigsäure) ausgeschieden. Durch toxische Stoffwechselprodukte kommt es nach frühem Abstillen zur Azidose mit Missgedeihen, Sphärozytose und Hepatomegalie. Phenylalanin- und Tyrosin-arme Diät führt zu Normalisierung. Nach dem ersten Lebensjahr Erscheinungsfreiheit auch ohne Diät. Zunächst aus Australien bekannt. Mehrere Sippen mit Merkmalsträgern in aufeinanderfolgenden Generationen beschrieben. Autosomal dominanter Erbgang.

Literatur

Borden, M., J.Holm, J.Leslie et al., Hawkinsinuria in two families. Am.J.Med.Genet. *44* (1992) 52-56.

OMIM 140350

Hay-Wells-Syndrom
▶ Ankyloblepharon filiforme

Heberden-Arthrose,
Osteoarthrose der Fingergelenke

Genetisch bedingte Osteoarthrose auf der Grundlage einer Genmutation.

Der Basisdefekt für die degenerativen Veränderungen (HEBERDEN-Knötchen) an den Fingergelenken ist unbekannt.

Krankheitswert
Erstmanifestation klinischer Erscheinungen im 6. Lebensjahrzehnt. Schmerzhafte Arthrose der distalen Fingergelenke mit zeitweise geröteten, knötchenförmigen Schwellungen. Zum Teil auf benachbarte Gelenke übergreifend mit Generalisierungstendenz.

Therapiemöglichkeiten
Keine spezifische Therapie bekannt.

Häufigkeit und Vorkommen
Ausgeprägte Gynäkotropie. In Mitteleuropa Inzidenz unter Frauen über 50 Jahre fast 30%, bei Männern 3%.

Genetik
Autosomaler Erbgang. Rezessive Genwirkung (Manifestation nur bei Homozygotie) im männlichen Geschlecht und dominante Genwirkung bei Frauen werden vermutet. Expressivität offensichtlich hormonell beeinflusst. Penetranz jenseits des 70. Lebensjahres 100%. Genort in 2q12-13 (*IL1R1?*) vermutet.

Familienberatung
Differentialdiagnose zu andersartigen, klinisch ähnlichen Gelenkerkrankungen, vor allem zur Gicht, und zu rheumatischen Erscheinungen notwendig. Entsprechend dem Erbgang besteht ein hohes Risiko vor allem für Töchter betroffener Männer. Familienberaterische Konsequenzen ergeben sich jedoch im Hinblick auf das hohe Manifestationsalter und die relativ geringe Belastung nicht.

Literatur
Leppäviuori, J., U.Kugala, J.Kinnunen et al., Genom scanning for predisposing loci for distal interphalangeal joint osteoarthritis. Evidence for a locus on 2q. Am.J.Hum.Genet. *65* (1999) 1060-1067.

Stecher, R.M., HEBERDEN´s nodes: A clinical description of the osteo-arthritis of the finger joints. Ann.Rheum.Dis.*14* (1955) 1-10

Theile, H., U.Irlenbusch und Th.Schaller, Zur Genetik der HEBERDEN-Arthrose. Zschr. Klin. Med. *44* (1989) 1487-1489.

OMIM 140600

Hecht-Syndrom
▶ Trismus-Pseudokamptodaktylie-Syndrom

Hegglin-Syndrom
▶ MAY-HEGGLIN-Anomalie

Helicase-Defekte
▶ BLOOM-Syndrom;
▶ ROTHMUND-THOMSOM-Syndrom;
▶ WERNER-Syndrom

Heimler-Syndrom
▶ Taubheit, Tab. VIII J

Helweg-Larsen-Syndrom
▶ Ektodermale Dysplasie, anhidrotische

Hemeralopie, familiäre

Genetisch bedingte Nachtblindheit auf der Grundlage einer Genmutation.

Es besteht eine neurogene Störung des Stäbchensehens bei normaler Retinastruktur. Basisdefekte betreffen Komponenten der Fototransduktions-Kaskade, u.a. das Rhodopsin, die α-, β- oder γ-Untereinheiten der Photorezeptor-

Hemeralopie, familiäre

cGMP-Phosphodiesterase (*PDE*, Typ Rambusch in Dänemark, Typ Nougaret in Frankreich), das Guanin-bindende Protein (*GNAT*, Zapfentransduzin), den **R**etinitis-**p**igmentosa **G**TP-**R**egulator (*RPGR*), die α-Untereinheit eines spannungsregulierten Calciumkanals (*CACNA1F*), das Nyctalopin (*NYX*, Glykosyl-Phosphatitylverankertes Proteoglycan) oder die Rhodopsinkinase (▶ OGUCHI-*Syndrom*).

Krankheitswert
Erstmanifestation klinischer Erscheinungen meistens im frühen Kindesalter. Nachtblindheit. Stationär oder progredient. Kann ein frühes Stadium der Retinopathia pigmentosa sein. Je nach genetischem Typ zusätzlich progrediente Gesichtsfeldausfälle bis zur Blindheit, Strabismus oder verschiedene Grade der Myopie (Angeborene stationäre Nachtblindheit CSNB1) und/oder Hyperopie (CSNB2) und damit Beeinträchtigung des Tagsehens. Inkomplette stationäre Nachtblindheit (Oregon-Augenkrankheit; Typ FORSIUS-ERIKSSON, OMIM 300600) ▶ *Albinismus oculi*.

Therapiemöglichkeiten
Symptomatische Behandlung vor allem der Myopie mit unbefriedigendem Erfolg.

Häufigkeit und Vorkommen
Meist symptomatisch bzw Frühstadium bei Retinopathia pigmentosa, ▶ *chorioretinalen Dysplasien* und anderen Augenerkrankungen oder bei Vitamin-A-Mangel. Idiopathische H. bei großen Sippen in bis zu 11 Generationen und bei Geschwisterschaften beschrieben.

Genetik
Heterogenie. Autosomal dominanter Erbgang der isolierten stationären H. und der H. mit Erblindung (Allelie?). Genorte: 3q21-22 (*RHO*, Rhodopsin), Allelie (bzw. Vorstadium) zu einer Form der ▶ *Retinopathia pigmentosa* (RP4) und der ▶ *Amaurosis congenita* LEBER Typ V; OMIM 180380); 3p21 (*GNAT1*); 4p16.3 (*PDEB*, cGMP-Phophodiesterase β, OMIM 163500, 180072), *CSNB3*, Allelie zur Retinopathia pigmentosa. H. mit Myopie, Nystagmus und herabgesetzter Sehschärfe vorwiegend X-chromosomal (OMIM 310500, 300071), inkomplette und komplette, stationäre H., Genorte Xp11.3 (*NYX*), CSNB1, Allelie zur Retinopathia pigmentosa (RP2). Beziehungen zur Aland-Insel-Krankheit, FORSIUS-ERIKSSON-Syndrom noch unklar, Xp11.4-p11.3; Incomplette CSNB2: Xp21.1 (*RPGR*), Allelie zur Retinopathia pigmentosa (RP3) und zu einer Form des Albinismus oculi (Oregon-Krankheit, ▶ *Albinismus oculi*); Xp11.23 (*CACNA1F*). In einzelnen Sippen H. mit Myopie auch autosomal rezessiv bedingt.

Familienberatung
Nachweis und Differentialdiagnose einzelner klinisch einheitlicher Typen elektroretinografisch, zum ▶ OGUSHI-*Syndrom* funduskopisch möglich. Genaue familienanamnestische Feststellung des Erbganges und Differentialdiagnose zu symptomatischer bzw. exogen (postinfektiös, alimentär) bedingter H. notwendig. Die Beratung richtet sich nach dem Grad der Behinderung des Tagsehens, wobei bei einzelnen Typen prognostisch die Möglichkeit des Überganges in Retinopathia pigmentosa zu beachten ist.

Literatur
Bech-Hansen, N.T., M.J.Naylor, T.A. Maybaum et al., Loss-of-function mutations in a calcium-channal $α_1$-subunit gene in Xp11.23 cause incomplete X-linked congenital stationary night blindness. Nature Genet. *19* (1998) 264-267.

Bech-Hansen, N.T., M.J.Naylor, T.A. Maybaum et al., Mutations in *NYX*, encoding the leucine-rich proteoglycan nyctalopin, cause X-linked complete congenital stationary night blindness. Nature Genet. *26* (2000) 319-325.

Berger, W., G.van Duijnhoven, A.Pinckers et al., Linkage analysis in a Dutch family with X-linked recessive congenital stationary night blindness (XL-CSNB). Hum.Genet. 95 (1995) 67-70.

Boycott, K.M., T.A.Maybaum, M.J.Naylor et al., A summary of 20 *CACNA1F* mutations identified in 36 families with incomplete X-linked congenital stationary night blindness, and characterization of splice variants. Hum.Genet. *108* (2001) 91-97.

Gal, A., S.Xu, Y.Piczenik et al., Gene for autosomal dominant congenital stationary night blindness maps to the same region as the gene for the β-subunit of the rod photoreceptor cGMP phosphodiesterase (PDEB) in chromosome 4p16.3. Hum.Molec Genet. *3* (1994) 323-325.

Pearce, W.G., M.Reedyk and S.G.Coupland, Variable expressivity in X-linked congenital night blindness. Canad.J.Ophthal. *25* (1990) 3-10.

Strom, T.M., G.Nyakatura, E.Apfelstedt-Sylla et al., An L-type calcium-channel gene mutated in incomplete X-linked congenital stationary night blindness. Nature Genet. *19* (1998) *260-263.*

OMIM 163500, 180380, 180072, 257270, 310500, 300071

Hemeralopie
▶ OGUCHI-Syndrom;
▶ Retinopathia pigmentosa

Hemiatrophia faciei progressiva,
v. ROMBERG-Krankheit,
PARRY-v.-ROMBERG-Syndrom

Erworbene einseitige Atrophie von Weichteilen und Schädelknochen des Gesichtes unklarer Ätiologie und Pathogenese (umschriebene Virusinfektion?, somatische Mutation?).

Krankheitswert
Erstmanifestation im Kindesalter. Halbseitige Hyperpigmentierung der Gesichtshaut, Sistieren des Knochen- und Weichteilwachstums in diesem Bereich, progrediente Atrophie des subkutanen Fettgewebes, der Haut und der Muskeln. Umschriebener Ausfall von Kopfhaar, Augenbrauen und Wimpern. Komplikationen durch kontralaterale epileptische Anfälle, Neuralgien und Augenbeteiligung. Kann auf Schulter und Arm übergreifen.

Therapiemöglichkeiten
Eine Beeinflussung des Prozesses gelingt nicht. Lediglich kosmetische Korrekturen möglich.

Häufigkeit und Vorkommen
Seit Erstbeschreibung in der 1. Hälfte des 19. Jahrhunderts über 750 Fälle bekannt. Gynäkotropie 2:3. Bei etwa 5% der Fälle auch die andere Gesichtshälfte betroffen. Berichte über familiäres Vorkommen werden angezweifelt (Diagnose meist unzureichend gesichert). Bei hemifazialer Mikrosomie Sippen mit Merkmalträgern in mehreren Generationen beschrieben.

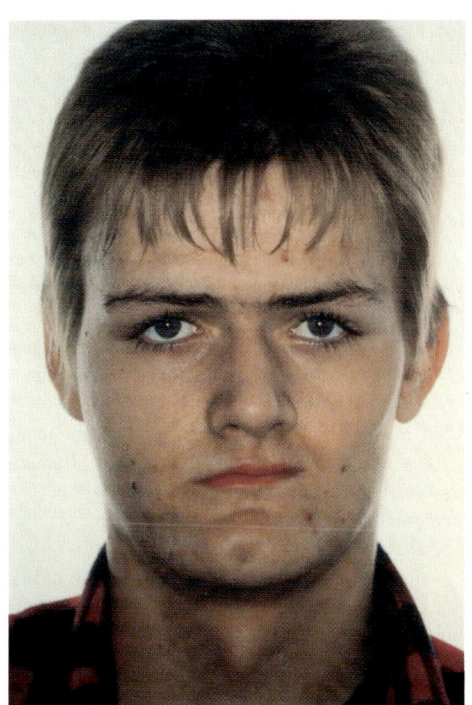

Hemiatrophia faciei progressiva. Asymmetrisches Gesicht durch linksseitige Atrophien im Weichteil- und Knochenbereich. (Ch. Opitz)

Genetik
Wahrscheinlich heterogen. Bei familiären Fällen mit zu vermutendem autosomal dominantem oder rezessivem Erbgang Diagnose unsicher. Für sporadisches Auftreten werden lokale, schleichende Virusinfektionen oder andere exogene Ursachen angenommen. Differentialdiagnostisch ist eine beschriebene Hemimaxillofaziale Dysplasie unbekannter Ursache mit fazialer Hypertrichose, unilateraler Hyperplasie der Maxilla und Zahnanomalien zu beachten. Bei hemifazialer Mikrosomie mit komplexer Symptomatik meistens Chromosomen-Mosaike nachgewiesen. Für einen Teil der Familien mit hemifazialer Mikrosomie Genort in 14q32 vermutet.

Familienberatung
Differentialdiagnose zur angeborenen hemifazialen Hypoplasie oder Mikrosomie, meist unter Einbeziehung anderer Körperpartien auf der Grundlage von Chromosomenmosaiken, zu ▶ *Okulo-Aurikulo-Fazialen Dysplasie*, ▶ WILDERVANCK-*Syndrom* und zur Hemihypertrophie notwendig. Das Risiko für Verwandte von

Merkmalsträgern kann empirisch als gering eingeschätzt werden.

Literatur

Johnson, G.S. and A.B.Zinn, Enamel defects: A developmental marker for hemifacial microsomia. Am.J. Med.Genet. *36* (1990) 444-448.

Kelberman, D., J.Tyson, D.C-Chandler et al., Hemifacial microsomia: progress in understanding the genetic basis of a complex malformation syndrome. Hum.Genet. *109* (2001) 638-345.

Küster, W. und F.Majewski, Hemiatrophia faciei progressiva – eine genetisch bedingte Störung? Dtsch.Z.Mund-Kiefer-Gesichts-Chir. *7* (1982) 466-470.

Leão, M. and M.L.Ribeiroda Silva, Progressive hemifacial atrophy with agenesis of the head of the caudate nucleus. J.Med.Genet. *31* (1994) 969-971.

Lewkonia, R.M. and R.B.Lowry, Progressive hemifacial atrophy (PARRY-ROMBERG syndrome) report with review of genetics and nosology. Am.J.Med. Genet. *14* (1983) 385-387.

Menges-Wenzel, F.-M., G. Kurlemann und J.II.Pawlowitzki, Hemiatrophia faciei progressiva (PARRY-ROMBERG-Syndrom). Mschr.Kinderheilk. *141* (1993) 922-924.

de Ravel, T.J.L., E.Legius, H.Brems et al, Hemifacial microsomia in two patients further supporting chromosomal moaicism as a causative factor. Clin. Dysmorphol. *10* (2001) 263-267.

OMIM 141300

Hemifaziale Mikrosomie
▶ Hemiatrophia faciei

Hemi-3H-Syndrom
▶ Hemihypertrophie, idiopathische

Hemihypertrophie, idiopathische

Halbseitiger umschriebener Riesenwuchs unklarer Ätiologie.
Es handelt sich um eine heterogene Form des Überwuchses, die vor allem die Extremitäten betrifft. Der Basisdefekt für die frühembryonale Entwicklungsanomalie ist unbekannt.

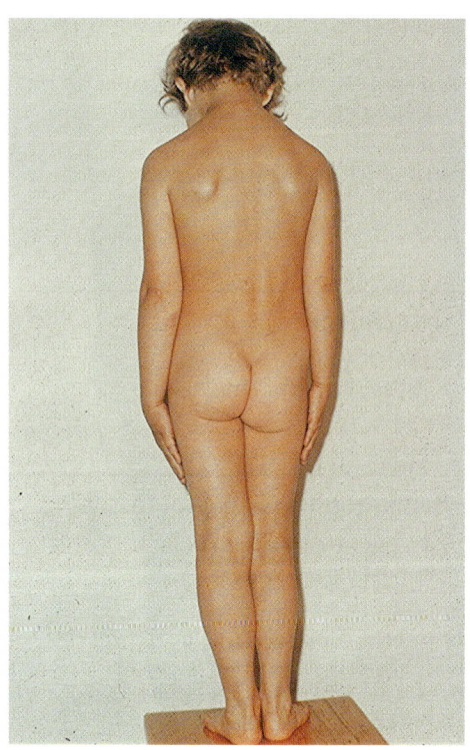

Hemihypertrophie, idiopathische. Hemihypertrophie li.

Krankheitswert

Idiopathische H. angeboren. Unilateraler Überwuchs einer Körperhälfte mit Kopf, Stamm und Extremitäten ohne Haut- und vaskuläre Beteiligung oder Nävi. Zu unterscheiden ist einseitiger, meist linksseitiger Riesenwuchs unter Massenzunahme mehrerer Gewebe vor allem der Extremitäten oder distalen Extremitätenabschnitte (keilförmig; partiell die Randstrahle betreffend; radialer bzw. tibialer Typ) und auch des Rumpfes und des Kopfes (▶ *Proteus-Syndrom*). Asymmetrie mit Größenwachstum nicht zunehmend. Beeinträchtigung durch idiopathische H. meist gering, jedoch häufig Begleitsymptome: angeborene Herzfehler, Nierendysgenesien, Syndaktylie, Oligophrenie, Zahnschmelzdefekte und bei einer Form multiple Lipome. Symptomatisch bei verschiedenen Systemerkrankungen (STURGE-WEBER-S., Proteus-Syndrom, WIEDEMANN-Syndrom, KLIPPEL-TRENAUNAY-Syndrom, Neurofibromatose1 v.RECKLINGHAUSEN). Neigung zu Nephroblastomen (3% der Fälle, ▶ *WILMS-Tumor*). Komplikation durch Skoliose.

Therapiemöglichkeiten
Wenn nötig chirurgische Korrektur je nach Form mit unterschiedlichem Erfolg. Orthopädische Betreuung zur Vermeidung sekundärer Schäden notwendig, z.B. Dehnung einer Extremität.

Häufigkeit und Vorkommen
Seit Erstbeschreibung 1939 über 200 Fälle, darunter 8 Geschwisterschaften und Sippen mit Merkmalsträgern in mehreren Generationen bekannt. Frequenz etwa 1:100.000. Hemi-3-Syndrom (Hemihypertrophie, Hemihypästhesie, Hemiareflexie) bisher nur von wenigen sporadischen Fällen bekannt. Hemihypertrophie anderer Körperteile sehr selten, z.B. Hemihypertrophia faciei mit oder ohne Strabismus von 3 Sippen mit Merkmalsträgern in aufeinanderfolgenden Generationen (BENCZE-Syndrom, OMIM 133900, 141350) und sporadischen Fällen beschrieben. Riesenwuchs sporadisch, ▶ *Proteus-Syndrom*.

Genetik
Heterogen. Die Art des familiären Vorkommens in einigen Sippen spricht für autosomal rezessiven oder unregelmäßig dominanten Erbgang. Das Auftreten von WILMS-Tumor bei einigen Fällen lässt ein contiguous gene syndrome in 11p13 oder 11p15.5-p13 (s.a. ▶ *WIEDEMANN-Syndrom*) mit regional verstärkter Aktivität des Insulin-like growth factor 2 (IGF2) vermuten. In anderen Fällen Chromosomenmosaike nachgewiesen, z.B. diploid/triploid. Meistens jedoch normaler Karyotyp, wobei kryptisches Mosaik nicht auszuschließen ist. Hemihypertrophia faciei mit oder ohne Strabismus und Amblyopie autosomal dominant bedingt (OMIM 141350). Umschriebener Riesenwuchs (▶ *Proteus-Syndrom*) wahrscheinlich durch somatische Mutation verursacht. Siehe auch ▶ *Cutis marmorata teleangiectatica congenita*.

Familienberatung
Differentialdiagnose zu syndromatischen und partiellen Riesenwuchsformen, zum Proteus-Syndrom sowie zur Hemihypotrophie wichtig. Siehe auch ▶ *SILVER-RUSSEL-Syndrom*, ▶ *ALBRIGHT-Syndrom*, ▶ *Dysplasia epiphysaria hemimelica*. Familienanamnestische Erhebungen notwendig. In der Aszendenz von Merkmalsträgern häufig bestimmte Fehlbildungen (ossäre Strukturveränderungen, Syndaktylien) sowie Aborte und Totgeburten feststellbar. Bei sporadischen Fällen von idiopathischer H. erbprognostisches Risiko gering. Im Kindesalter sollte die Gefahr eines WILMS-Tumors beachtet werden.

Literatur
Biesecker, L.G., K.F.Peters, T.N.Darling et al., Clinical differentiation between Proteus syndrome and hemihyperplasia: Description of a distinct form of hemihyperplasia. Am.J.Med.Genet. *79* (1998) 311-318.

Hoyme, H.E., L.H.Seaver, K.L.Jones et al., Isolated hemihyperplasia (hemihypertrophy): report of a prospective multicenter study of the incidence of neoplasia and review. Am.J.Med.Genet. *79* (1998) 274-278.

Nudlema, K., E.Andermann, F.Andermann et al., The hemi 3 syndrome: hemihypertrophy, hemihypaesthesia, hemiareflexia and scoliosis. Brain *107* (1984) 533-546.

Stoll, C., Y.Alembik, J.P.Steib and A.de Saint-Martin, Twelve cases with hemihypertrophy: etiology and follow up. Genet. Counsel. *4* (1993) 119-126.

Tong, M.-K., E.Thompson, R.Keenan et al., A child with hemimegalencephaly, hemihypertrophy, macrocephaly, cutaneous vascular malformation, psychomotor retardation and intestinal lymphangiectasia - a diagnostic dilemma. Clin.Dysmorphol. *8* (1999) 283-286.

OMIM 235000

Hemi-3-Hypertrophie
▶ Hemihypertrophie, idiopathische

Hemihypertrophie
s.a.
▶ Proteus-Syndrom

Hemimaxillofaziale Dysplasie
▶ Hemiatrophia faciei progressiva

Hemivertebrae, familiäre
▶ Skoliose

HEMPAS
▶ Anämie, hämolytische, mit mehrkernigen Erythroblasten

HEMRI
▶ Spondylitis ankylopoetica

HENNEKAM-Syndrom,
Lymphangiectasie-Lymphödem-Syndrom

Seit Erstbeschreibung 1989 von bisher 12 sporadischen und Geschwisterfällen beschriebene Dysplasie des Lymphsystems mit intestinalen Lymphangioektasien, Lymphödemen der Extremitäten, charakteristerischer Fazies und leichter geistiger Retardation. Hypoproteinämie, Hypogammaglobulinämie, Hypocalzämie, Thrombozytopenie. Epileptische Anfälle. Nierendysplasien. Autosomal rezessiver Erbgang. Abgrenzung zu einem bei drei Geschwistern und einem sporadischen Fall beobachteten Komplex aus Hydrops fetalis, Chylothorax, angeborenen Lymphangiektasien der Lungen und Lymphödem des Gesichts und der Beine unklar. Differentialdiagnose zu familiärem Lymphödem (▶ QUINCKE-Syndrom), NOONAN- und ULLRICH-TURNER-Syndrom und aufgrund der Fazies zum DOWN-Syndrom notwendig.

Literatur
Angle, B. and J.H.Hersh, Expansion of the phenotyp in HENNEKAM syndrome: A case with new manifestation. Am.J.Med.Genet. *71* (1997) 211-214.

Cormier-Daire, V., S.Lyonnet, A.Lehnert et al., Craniosynostosis and kidney malformation in a case of HENNEKAM syndrome. Am.J.Med.Genet. *57* (1995) 66-68.

Hennekam, R.C.M., R.A.Geerdink et al., Autosomal recessive intestinal lymphangiectasia and lymphedema with facial anomalies and mental retardation. Am.J.Med.Genet. *34* (1989) 593-600.

Jaquemont, S., S.Barbarot, M.Bocéno et al., Familial congenital pulmonary lymphangectasia, non-immune hydrops fetalis, facial and lower limb lymphedema: confirmation of NJOLSTAD´s report. Am.J.Med.Genet. *93* (2000) 264-268.

Scarcella, A., A.De Lucia, M.B.Pasquariello and P.Gambardella, Early death in two sisters with HENNEKAM syndrome. Am.J.Med.Genet. *93* (2000) 181-183.

OMIM 235510

Hepatitis neonatorum, familiäre,
Riesenzellhepatitis, neonatale; neonatale Hämochromatose

Polyätiologische akute Entzündung der Leber beim Neugeborenen.
Es kann eine intrauterine Virusinfektion (Hepatitis B) zugrunde liegen. Nicht alle Fälle lassen sich jedoch damit erklären (Hepatitis-Antigen bei einem Teil der Mütter nachweisbar). Transplazentarer Übergang von mütterlichen antinukleären Faktoren (Lupus erythematodes) und anderen Antikörpern kommt vor. Unterschiedliche, genetisch bedingte Stoffwechseldefekte kommen als Ursache in Frage, z.B. Synthesestörungen der Gallensäuren (δ-4-3-Oxosteroid-5β-Reduktase-Mangel u.a.)

Krankheitswert
Schwere Hepatitis mit Cholestase im Neugeborenenalter. Pränatal Oligohydramnion, Plazenta-Ödeme und Wachstumsretardation. Persistierender Ikterus. Tod meistens im 1. Lebensjahr im hepatischen Koma infolge portalen Hochdrucks, einer sekundären Leberzirrhose oder Lebernekrose. Eine schwere Form mit Eisenablagerungen in verschiedenen Organen führt z.T. schon zum Tod in utero.

Therapiemöglichkeiten
Perorale Gaben von Gallensäuren führen bei einem Teil der Fälle zur Normalisierung.

Häufigkeit und Vorkommen
Über 100 sporadische und Geschwisterfälle beschrieben.

Genetik
Wahrscheinlich überwiegend infektiös oder autosomal rezessiv bedingt. Genetische Beziehungen zur Erwachsenen- ▶ *Hämochromatose* und zur sideroblastischen hypochromen ▶ *Anämie* bestehen offenbar nicht. Gegenüber der neonatalen letalen Hämochromatose jedoch nicht sicher abgrenzbar.

Familienberatung

Differentialdiagnose zu ▶ α_1-Antitrypsin-Mangel, ▶ Gallengangsatresien und ▶ NIEMANN-PICK-Syndrom Typ C, ZELLWEGER-Syndrom (▶ Dysplasie, cerebro-hepato-renale), neonatalem ▶ Lupus erythematodes notwendig anhand der Siderose und Riesenzell-Transformation der Leberzellen im Bioptat. Ausschluss einer chromosomalen Ursache (▶ EDWARDS-Syndrom) und einer pränatalen Virusinfektion auch bei Geschwisterfällen wichtig. Auch symptomlose Mütter sollten auf Hepatitis B und einen erhöhten Blut-Eisenspiegel untersucht werden. Das empirische Risiko für Geschwister eines sporadischen Falles liegt bei etwa 15%, also unter dem bei autosomal rezessivem Erbgang. Geschwistererkrankung sind auch durch einen nicht genetischen mütterlichen Faktor erklärbar.

Literatur

Clayton, P.T., J.V.Leonard, A.M.Lawson et al., Familial giant cell hepatitis associated with synthesis of 3β7αdihydroxy- and 3β7α12α-trihydroxy-5-cholenoic acid. J.Clin.Invest. 79 (1987) 1031–1038.

Dalhoj, J., H.Kiaer, P.Wiggers et al., Iron storage disease in parents and sibs of infants with neonatal hemochromatosis: 30-year follow-up. Am.J.Med. Genet. 37 (1990) 342–345.

Kelly, A.I., P.W.Lunt, F.Rodrigues et al., Classification and genetic features of neonatal haemochromatosis: a study of 27 affected pedigrees and molecular analysis of genes implicated in iron metabolism. J. Med.Genet. 38 (2001) 599–610.

Setchell, K.D.R., F.J.Suchy, M.B.Welsh et al., δ4-3-oxo-steroid 5β-reductase deficiency described in identical twins with neonatal hepatitis. A new inborn error in bile acid synthesis. J.Clin.Invest.82 (1988) 2148–2157.

OMIM 231100, 235555

Hepato-Zerebrale Degeneration
▶ WILSON-Syndrom

Heredo-Ataxie
▶ Ataxie

Heredopathia atactica polyneuritiformis
▶✦ REFSUM-Syndrom

Heredopathia ophthalmo-oto-encephalica
▶ MARINESCO-SJÖGREN-Syndrom

HERLITZ-Syndrom
▶ Epidermolysis bullosa junctionalis (HERLITZ-PEARSON)

HERMANSKY-PUDLAK-Syndrom

Genetisch bedingte Symptomentrias aus okulokutanem Albinismus, Thrombopathie und ceroidartiger Pigmentablagerung in den retikuloendothelialen Zellen auf der Grundlage einer Genmutation.

Der Basisdefekt für die zunächst nicht in einen Zusammenhang zu bringenden Erscheinungen betrifft bei einem Typ ein subcelluläres Membranprotein (CD63, Granulophysin, Pallidin, β3A-Untereinheit des Adaptor-Komplex 3, ADTB3A?) der Melanosomen, Thrombozyten und Lysosomen. Auch bei drei anderen Typen mit unbekanntem Baisdefekt ist wahrscheinlich die Membranstruktur der Zellorganellen in Thrombozyten, Lysosomen und Melanosomen verändert, woraus sich die klinische Symptomatik z.T. ableiten lässt.

Krankheitswert

Okulokutaner tyrosin positiver Albinismus; thrombopathische hämorrhagische Diathese, vor allem in Form von Epistaxis, verstärkt durch Aspirin. Bei Typ 1 ab 3. Dezennium progrediente, diffuse, bilaterale interstitielle Lungenfibrose und Neigung zu diffusen Kolitiden (Ceroidlipofuszin-Ablagerungen). Lebenserwartung herabgesetzt. Typ 3 leichtere Symptomatik, Typ 2 intermediär.

Therapiemöglichkeiten

Vitamin-E-Gaben und synthetische Vasopressin-Derivate bei Hämorrhagien erfolgreich.

Lungensymptomatik mit Kortikosteroiden kaum zu beeinflusssen. Symptomatische Behandlung der Kolitiden.

Häufigkeit und Vorkommen

Seit Erstbeschreibung 1959 mehr als 230 sporadische und Geschwisterfälle vorwiegend aus Puerto Rico (Inzidenz 1:1.800) und einem Schweizer Isolat bekannt. Foundereffekt. Im übrigen Amerika und Europa selten.

Genetik

Heterogenie. Autosomal rezessiver Erbgang. Genorte: 10q23.1-23.3 (*HPS1*), HPS1, vorwiegend in Puerto-Rico, OMIM 604982; Chromosom 5 (*ATDB3A*), HPS2, OMIM 603401, nur wenige Fälle bekannt; 3q24 (*HPS3*), HPS3, ebenfalls vorwiegend Puerto-Rico, europäische Fälle bekannt, OMIM 606118; 22q11.2-22.2 (*HPS4, le, light ear*), HPS4, OMIM 606682.

Familienberatung

Differentialdiagnose zum ▶ *Albinismus totalis I* und zum CHEDIAK-HIGASHI-Syndrom anhand der Blutungsneigung und pigmentierter Makrophagen sowie einer normalen Leukozytenfunktion notwendig. Siehe auch ▶ *Ceroidlipofuszinosen (spätmanifeste)*. Heterozygote an verminderter Thioredoxin-Reduktase-Aktivität in Hautbioptaten erkennbar. Bei zusätzlichen Fehlbildungen ▶ JACOBSEN-*Syndrom*.

Literatur

Anikster, Y. M.Huizinger, J.White et al., Mutation of a new gene causes a unique form of HERMANSKY-Pudlak syndrome in a genetic isolate of central Puerto Rico. Nature Genet. *28* (2001) 376–379.

Berz, F., M.Weiss und B.H.Belohradsky, Albinismus, Thrombopathie, Zeroidspeicherkrankheit - HERMANSKY-PUDLAK-Syndrom. Übersicht und Beschreibung mit Immundefekt. Klin.Paediatr. *208* (1996) 83–87.

Fuzkai, K., J.Oh, E.Frenk et al., Linkage disequilibrium mapping of the gene for HERMANSKY-PUDLAK syndrome to chromosome 10q23.1-q23.3. Hum. Molec.Genet. *4* (1995) 1665–1669.

Gahl, W.A., M.Brantly, M.I.Kaiser-Kupfer et al., Genetic defects and clinical characteristics of patients with a form of oculocutaneous albinism (HERMANSKY-PUDLAK syndrome). New Engl.J.Med. *338* (1998) 1258–1264

Hazelwood, S., V.Shotelersuk, S.C.Wildenberg et al., Evidence for locus heterogeneity in Puerto Ricans with HERMANSKY-PUDLAK syndrome. Am.J.Hum. Genet. *61* (1997) 1088–1094.

Huizing, M., Y.Anikser, D.L.Fitzpatrick et al., HERMANSKY-PUDLAK syndrome type 3 in Ashkenasi jews and other non-Puerto-Rican patients with hypopigmentation and patelet storage-pool deficiency. Am.J.Hum.Genet. *69* (2001) 1002–1005.

Oh, J., T.Bailin, K.Fukai et al., Positional cloning of a gene for HERMANSKY-PUDLAK syndrome, a disorder of cytoplasmic organelles. Nature Genet. *14* (1996) 300–306.

Sultz, J., K.Haussinger, W.Wockel und G.Hübner, HERMANSKY-PUDLAK-Syndrom bei zwei Brüdern mit Lungenfibrose. Pneumologie Sonderh. *44* (1990) 563–564.

Suzuki, T., W.Li, Q.Zhang et al., The gene mutated in Cocoa mice, carrying a defect of organelle biogenesis, is a homologue of the human HERMANSKY-PUDLAK syndrome. Genomics *78* (2001) 30–35.

Wijermans, P.W. and D.B.Van Dorp, HERMANSKY-PUDLAK syndrome: Correction of bleeding time by 1-desamino-8D-arginine vasopressin. Am.J.Hematol. *30* (1989) 154–157.

OMIM 203300

Hermaphroditismus, echter

Zweigeschlechtigkeit der Gonaden eines Individuums unterschiedlicher Ätiologie.

In einem Individuum entwickeln sich sowohl Hoden- als auch Ovarialgewebe entweder in getrennten Gonaden oder als Ovotestes bzw. Testovarien. Bei einem kleinen Teil der Fälle lassen sich unterschiedliche Zellen (Mosaik) mit und ohne Y-Chromosom nachweisen. Ein solches Mosaik entsteht entweder durch Doppelbefruchtung von Ei und Polkörper mit zwei Spermien (Dispermie, Chimärismus) oder aus einem 47,XXY-Karyotyp durch Nondisjunction bzw. durch den Verlust eines X-Chromosoms in der einen und eines Y-Chromosoms in der anderen Tochterzelle bei einer der ersten postzygotischen Kernteilungen. Bei den meisten Patienten liegt ein einheitlicher 46,XX- vereinzelt auch 46,XY-Karyotyp vor. Die Induktion der Entwicklung der primären Gonadenanlage in männlicher Richtung erfolgt entweder durch ein auf ein X-

Hermaphroditismus, echter

Chromosom transloziertes Y-chromosomales Gen (Gen für den Testes derminierenden Faktor TdF, (*SRY*-Region, vergl. XX-Mann) oder bei XY-Hermaphroditen durch (somatische) Mutation und damit unvollständige Wirkung dieses Gens.

Krankheitswert

Gonadenkonstellation unterschiedlich: Beidseitig (25%) oder einseitig (50%) Ovotestes, Ovotestis und Ovar, Ovotestis und Testis, Ovar und Testis. Entsprechend unterschiedlich sind die Differenzierungsrichtung der inneren und äußeren Sexualorgane sowie die meist gestörte Entwicklung der sekundären Geschlechtsmerkmale. Ein breites Spektrum vom weiblichen über alle intersexuellen Zwischenstufen bis zum männlichen Erscheinungsbild ist möglich. Befruchtungsfähige Oozyten bzw. Spermien sind nur in Ausnahmefällen zu erwarten. Bisher eine erfolgreiche Schwangerschaft bei beidseitigen Ovotestes und dem Mosaik 46,XX/46,XY beschrieben. Eine Spermiogenese ist in etwa 12% der untersuchten Testes und Ovulation in 50% der Ovotestes feststellbar. Gefahr der Entstehung von Dysgerminomen und Gonadoblastomen bei Hermaphroditen mit Y-Chromosomen.

Therapiemöglichkeiten

Hormonelle Substitution in einer der beiden Richtungen eventuell möglich. Chirurgische Korrekturen unbefriedigend. Wegen der Gefahr der Malignisierung wird prophylaktische Gonadektomie in Fällen mit Y-Chromosom empfohlen.

Häufigkeit und Vorkommen

Über 350 Fälle publiziert. Sporadisch, lediglich beim XX-Typ kommen familiäre und Geschwisterfälle vor. Bei Europiden XX-Typ, bei Ostasiaten XY-Typ überwiegend.

Genetik

Heterogen. Ein Chromosomen-Mosaik, meist 46,XX/46,XY, lässt sich bei weniger als der Hälfte der Fälle nachweisen. Einige wenige davon haben jeweils 2 hinsichtlich bestimmter Blutgruppeneigenschaften unterschiedliche Erythrozytenpopulationen, was auf Dispermie (▶ *Chimärismus*) schließen lässt. Hermaphroditen, bei denen kein Mosaik gefunden wird, haben meistens den Karyotyp 46,XX und können HY-positiv sein. Dazu gehören auch die bisher bekannten Geschwisterfälle. Dem Hermaphroditismus mit skrotalen Ovotestes und ansonsten normalem inneren und äußeren Genitale liegt offensichtlich eine autosomal rezessiv bedingte Testosteronsynthese-Störung zugrunde. Vorkommen von ▶ *XX-Männern* zusammen mit echten Hermaphroditen in mehreren Generationen ohne nachweisbare Y-chromosomale Sequenzen mit Vererbung sowohl über Frauen als auch über Männer spricht für gemeinsame Ätiologie.

Familienberatung

Nachweis und Differentialdiagnose zu den verschiedenen Formen der Intersexualität (▶ *Pseudohermaphroditismus masculinus*) zytogenetisch, molekulargenetisch (*SRY*) und anhand der Gonadenhistologie möglich. Frühdiagnose im Hinblick auf Tumorprävention wichtig. Resektion von Hoden oder Ovarialgewebe fördert nicht die kontrasexuelle Entwicklung. Ein Risiko – empirisch auf 1:10 eingeschätzt – für weitere Geschwister eines Merkmalsträgers besteht nur bei einem einheitlichen Karyotyp 46,XX. Möglichst frühzeitige pädagogisch-psychologische Betreuung ist anzuraten. Das soziale Geschlecht sollte weitgehend entsprechend den Wünschen des Patienten nach genauer psychiatrischer bzw. psychologischer Untersuchung festgelegt werden.

Literatur

Giltay, J., T.Bunt, F.A.Beemer et al., Polymorphic detection of a parthenogenetic maternal and double paternal contribution to a 46,XX/46,XY hermaphrodite. Am.J.Hum.Genet. 62 (1998) 937–940.

Kuhnle, U., H.P.Schwarz, U.Lohrs et al., Familial true hermaphroditism: Paternal and maternal transmission of true hermaphroditism (46,XX) and XX maleness in the absence of Y-chromosomal sequences. Hum.Genet. 92 (1993) 571–576.

Luks, F.I., F.Hansbrough, D.H.Klotz Jr. et al., Early gender assignment in true hermaphroditism. J.Pediatr.Surg. 23 (1988) 1122–1126.

Mittwoch, U., Ethnic differences in testis size: A possible link with the cytogenetics of true hermaphroditism. Hum.Reprod. 3 (1988) 445–449.

Modan-Moses, D., T.Litmanovitch, S.Rienstein et al., True hermaphroditism with ambiguous genitalia due to a complicated mosaic karyotype: Clinical features, cytogenetic findings, and literature review. Am.J.Med.Genet. 116 (2003) 300–303.

Talerman, A., M.S.Verp, E.Senekjian et al., True hermaphrodite with bilateral ovotestes, bilateral gonadoblastomas and dysgerminomas, 46,XX/46,XY karyotype, and a successful pregnancy. Cancer *66* (1990) 2668–2672.

Torres, L., M.López, J.Pablo Méndez et al., Molecular analysis in true hermaphrodites with different karyotypes and similar phenotypes. Am.J.Med. Genet. *63* (1996) 348–355.

OMIM 235600

HERNANDEZ-Syndrom

Von vier Geschwistern 1982 und einem sporadischen Fall beschriebene Kombination aus Adipositas, psychomotorischer Retardation und typischer Fazies mit dicker Nasenspitze aus Südamerika. Wahrscheinlich autosomal rezessiv.

Literatur

Gusmao Melo, D., A.Xavier Acosta and J.Monteiro de Pina-Neto, Syndrome of psychomotor retardation, bulbous nose, and epilepsy (HERNANDEZ syndrome): A Brazilian case. Clin.Dysmorphol. *8* (1999) 301–303.

HERRICK-Syndrom
▶ Sichelzellanämie

HERRMANN-Syndrom
▶ Fazio-Audio-Symphalangie-Syndrom: Taubheit (Tab.VI.A)

HERRMANN-AGUILAR-SACKS-Syndrom
▶ Taubheit (Tab.V.C)

HERRMANN-PALLISTER-Syndrom
▶ KBG-Syndrom

HERS-Syndrom
▶ Glykogenose Typ VI

Herzfehler, angeborene

Ätiologisch heterogene Gruppe von kardiovaskulären Fehlbildungen:
1. 15% der Fälle isoliert, heterogen:
   - ▶ *Vorhof-Septum-Defekt,*
   - ▶ *Ventrikel-Septum-Defekt,*
   - ▶ *Atrioventrikularkanal, Defekt des,*
   - ▶ *Aortenstenose,*
   - ▶ *Aortenisthmusstenose,*
   - ▶ *angeborene Pulmonalstenose,*
   - ▶ *FALLOTsche Tetralogie,*
   - ▶ *Transposition der großen Gefäße,*
   - ▶ *Kardiomyopathien.*
2. Teilsymptome von Chromosomopathien, ca. 5–12% der angeborenen Herzfehler:
   - ▶ *DOWN-Syndrom,*
   - ▶ *EDWARDS-Syndrom,*
   - ▶ *PÄTAU-Syndrom,*
   - ▶ *Deletions-Syndrome.*
3. Teilsymptom monogen bedingter Syndrome, ca. 1% der Fälle:
   - ▶ *MARFAN-Syndrom,*
   - ▶ *EHLERS-DANLOS-Syndrom,*
   - ▶ *HOLT-ORAM-Syndrom,*
   - ▶ *KARTAGENER-Syndrom,*
   - ▶ *DI-GEORGE-Syndrom,*
   - ▶ *NOONAN-Syndrom* u.a.
4. Ganz vereinzelt isoliert monogen bedingt. Bisher vorwiegend Mutationen von an der Herzentwicklung beteiligten Homeobox-(Transkriptionsfaktor-) Genen bekannt: Genort 5q35 (*NKX2-5*); 5q34 (*CSX*, herzspezifisches Homeoboxgen), ▶ *Vorhof-Septum-Defekt*; 11q13.2-13.4 (*CATF1*, Cardialer Transkriptionsfaktor 1)
   - ▶ *Kardiomyopathie, hypertrophische.*
5. Teilsymptome von Virusembryofetopathien, ca. 1,5% der Fälle:
   - ▶ *Röteln-Embryopathie,*
   - ▶ *Zytomegalie-Virus-Embryopathie.*
6. Teilsymptom von weiteren teratogenen Fehlbildungs-Syndromen:
   - ▶ *Thalidomid-Syndrom,*
   - ▶ *Alkoholembryofetopathie,*
   - ▶ *Hydantoin-Syndrom,*

Inzidenz innerhalb der letzten beiden Jahrzehnte weltweit wahrscheinlich wegen genauerer Erfassung von 60–80 auf 120–130:10.000 angestiegen, intrauterin im 2. Trimenon 3–5%. Das empirische Wiederholungsrisiko allgemein liegt zwischen 0,5 und 3%. Bei 90% der Fälle ist die Familienanamnese stumm, das Risiko für Kinder von Eltern mit Herzfehler liegt je nach Typ und Geschlecht bei 2 bis 7%.

Literatur

Becker, T.A., R.Van Amber, J.H.Moller and M.E.Pierpont, Occurrence of cardiac malformations in relatives of children with transposition of the great arteries. Am. J.Med.Genet. 66 (1996) 28–32.

Lin, A.E. and M.E.Pierpont, Heart development and genetic aspects of cardiovascular malformations. Am.J.Med.Genet. 97 (2001) 235–237.

Loffredo, C.A., Epidemiology of cardovascular malformations: Prevalence and risk factors. Am.J.Med.Genet. 97 (2000) 319–325.

Romano-Zelekha, O., R.Hirsch, L.Blieden et al., The risk for congenital heart defects in offspring of indiviuals with congenital heart defects. Clin.Genet. 59 (2001) 32329.

Rose,V., R.J.M.Gold, G.Lindsay and M.Allen, A possible increase in the incidence of congenital heart defects among the offspring of affected parents. J.Am. Coll.Cardiol. 6 (1985) 376–382.

Herz-Hand-Syndrom
▶ HOLT-ORAM-Syndrom

Herzinfarkt
▶ Koronar-Insuffizienz;
▶ Hyperlipoproteinämie

Herzkrankheit
▶ Kardiomyopathie, familiäre idiopathische

Herztod, plötzlicher, nächtlicher, Brugada-Syndrom

Vor allem aus Südostasien bekannter plötzlicher Herztod meist während des Schlafes bei gesunden Männern unter 50 Jahren, in Europa Inzidenz auf 1:10.000 eingeschätzt. Diffuse EKG-Veränderungen (ST-Streckenerhöhung) bei strukturell unauffälligem Herz. Autosomal dominanter Erbgang. Ein Genort 3p21 (SCN5A, α-Untereinheit eines Cardialen Natriumkanals), Allelie mit dem Typ LQT3 der ▶ Taubheit mit Störungen der Herzfunktion.

Literatur

Gerull, B., Pers. Mitteilung, Berlin 2003.

Priori, S.G., C.Napolitano, M.Gasparini et al., Natural history of BRUGADA syndrome: insight for risk stratification and management. Circulation 105 (2002) 1342–1347.

Vatta, M., R.Dumaine, G.Varghese et al., Genetic and biochemical basis of sudden unexplained nocturnal death syndrome (SUNDS), a disease allic to BRUGADA syndrome. Hum.Molec.Genet. 11 (2002) 337–347.

OMIM 600163, 601140

Herzvergrößerung, familiäre
▶ Kardiomyopathie, familiäre idiopathische

Heterochromia iridum, Heterochromasia iridis

Sektoriell unterschiedliche (H. iridis) oder seitenungleiche (H. iridum) Pigmentierung der Iris unklarer Ätiologie.

An der Pigmentierung der Iris sind sympathische Nervenfasern beteiligt, weshalb viele Fälle von H. ("Sympathikus-Heterochromien") auf einer Schädigung des Sympathikus beruhen (z.B. im zervikalen Segment durch Geburtstrauma). Siehe auch ▶ HORNER-Syndrom.

Krankheitswert

Syndromatisch bei ▶ HORNER-Syndrom, partiellem ▶ Albinismus, ▶ WAARDENBURG-Syndrom u.a. Isoliertes Auftreten ohne Krankheitswert.

Therapiemöglichkeiten
Unnötig.

Häufigkeit und Vorkommen
Frequenz wegen der großen Variabilität und der Harmlosigkeit nicht bekannt.

Genetik
Heterogen. Das Vorkommen der isolierten H. in mehreren Generationen spricht für autosomal dominanten Erbgang. Meistens jedoch wahrscheinlich syndromatisch, durch somatische Mutation oder nicht genetisch bedingt.

Familienberatung
Isolierte H. ist kein Gegenstand der Familienberatung.

Literatur
Byrne, P. and C.Clough, Hypochromia iridis in acquired HORNER´s syndrome. J.Neurol.Neurosurg.Psychiat. 55 (1992) 413

Sorsby, A., Ophthalmic Genetics. Butterworth, London 1970.

OMIM 142500

Heterotaxie
▶ KARTAGENER-Syndrom

Heterotopie, periventrikuläre
▶ Epilepsie;
▶ Tuberöse Sklerose;
▶ Lissenzephalie

Heterotopie, subkortikale
▶ Lissenzephalie

HEUBNER-HERTER-Syndrom
▶ Zöliakie

Heuschnupfen
▶ Atopien

HFG-Syndrom, HFU-Syndrom
▶ Hand-Fuß-Uterus-Syndrom

HHH-Syndrom
▶ Hyperammonämie-Syndrom

Hidradenitis suppurativa
▶ Acne inversa

Hidradenome
▶ Syringome

Hiob-Syndrom,
Job's syndrome

Frühkindlich beginnende Neigung zu rezidivierenden Infektionen vor allem mit *Staphylococcus aureus*: Dermatitiden, Hautabszesse, Lungenabszesse, Infektionen der Atemwege; mukokutane Candidiasis. Bei Europiden helle Komplexion und Rothaarigkeit. Offensichtlich heterogen. Unterschiedliche Störungen der Chemotaxis und Phagozytose der Neutrophilen. Hypoimmunglobulinämie A. Pathogenetischer Zusammenhang mit einer Hyperimmunglobulinämie E und Abgrenzung zu Formen des endogenen Ekzems (▶ *Atopien*) unklar. Therapieresistent. Differentialdiagnose zur chronischen ▶ *Granulomatose* notwendig.

Geschwisterfälle sowie Sippen mit Merkmalsträgern in mehreren Generationen sprechen sowohl für autosomal rezessive als auch für dominante Formen. Ein Typ mit Symptomen der Osteogenesis imperfecta und kraniofazialen Dysmorphien beruht wahrscheinlich auf einer Mikrodeletion oder -duplikation (contiguous gene syndrome) in 17q25.

Literatur
Dreskin, S.C., P.K.Goldsmith and J.L.Gallin, Immunoglobulins in the hyperimmunoglobulin E and recurrent infection (Job's syndrome): deficiency of anti-Staphylococcus aureus immunoglobulin. Am.J.Clin.Invest. 75 (1985) 26–34.

Kamei, R. and P.J.Honig, Neonatal Job's syndrome featuring a vesicular eruption. Pediat.Derm. 5 (1988) 75–82.

Lui, R.C. and R.I.Inculet, Job's syndrome: A rare cause of recurrent lung abscess in childhood. Ann.Thorac.Surg. *50* (1990) 992–994.

OMIM 147060, 243700

v. HIPPEL-LINDAU-Syndrom,
Angiomatosis retinocerebellosa

Genetisch bedingte polytope Angiomatosen auf der Grundlage einer Suppressorgen-Mutation. Der Basisdefekt betrifft ein Transkriptionsprotein (Elongationskomplex), das wahrscheinlich durch das Genprodukt des dem v. HIPPEL-LINDAU-Syndrom zugrunde liegenden Gens (*VHL*) gebunden und gehemmt wird (Tumorsuppression). Bei Heterozygotie-Verlust in diesem Gen kommt es zum Tumorwachstum.

Krankheitswert
Erstmanifestation klinischer Erscheinungen je nach Sitz der Tumoren und Typ unterschiedlich im 2. oder 3. Lebensjahrzehnt. Hämangioblastome im Gehirn (vor allem Kleinhirn, v. HIPPEL-Syndrom) und Hämangiome im Rückenmark: LINDAU-Syndrom. Beim v. HIPPEL-LINDAU-Syndrom Angiome der Retina in etwa 50% der Fälle. Weiterhin Phäochromozytome (50%), Nierenzell-Carcinome bzw. Hypernephrome, Hämangioblastome in verschiedenen inneren Organen und im Zentralnervensystem (Cerebellum), Zysten vor allem des Pankreas und der Nieren. Sekundärerscheinungen führen zu starker Beeinträchtigung des Allgemeinbefindens und der Leistungsfähigkeit sowie zu verminderter Lebenserwartung: Neurale Ausfallserscheinungen, Retinadegeneration, Erblindung, Hypertension, Hämorrhagien, Polyzythämie, Malignome. Meistens nur Teilsymptome, kann auch vollkommen symptomlos bestehen. Lebenserwartung nicht immer herabgesetzt.

Therapiemöglichkeiten
Symptomatisch-konservative Behandlung, eventuell Bestrahlung einiger Tumoren. Chirurgische Entfernung von Kleinhirnangiomen, Fotokoagulation sowie Laser- und Kryotherapie der Retinaangiome, Nephrektomie usw. mit unterschiedlichem Erfolg.

Häufigkeit und Vorkommen
Frequenz auf 1:36.000 eingeschätzt. Mehrere hundert Fälle aus allen größeren Rassen beschrieben. Androtropie. Sippen mit Merkmalsträgern in mehreren aufeinanderfolgenden Generationen bekannt.

Genetik
Autosomal dominanter Erbgang mit fast vollständiger Penetranz. In 20% der Fälle Neumutationen. Heterozygotieverlust (LOH) oder somatische Inaktivierung des zweiten Allels durch Methylierung in Tumoren. Gute Allel-abhängige Genotyp-Phänotyp-Korrelation, intrafamiliäre Konstanz des Typs. Isolierte Angiomatosis retinae ebenfalls autosomal dominant bedingt. Genort 3p26-p25 (*VHL*), Allelie zum Nierenzell-Ca. (somatische Mutation, OMIM 193300) und einem Teil der Fälle von Phäochromozytom (als 4. Typ des Syndroms angesehen).

Familienberatung
Diagnose und Differentialdiagnose vor allem zum OSLER-Syndrom und zur neurokutanen ▶ *Angiomatose* (ohne Augensymptomatik) röntgenologisch, computer- und magnetresonanztomografisch. Nachweis molekulargenetisch. Früherkennung, vor allem durch die frühmanifesten retinalen Angiome oder ZNS-Hämangioblastome und Differentialdiagnose im Hinblick auf Früherkennung weiterer Tumoren entscheidend. Präsymptomatischer Nachweis bzw. pränatale Diagnostik molekulargenetisch möglich und für engmaschige Beobachtung in Hinblick auf frühzeitige Therapie wichtig. Manifestationsalter einzelner Symptome unterschiedlich. Ein Symptom genügt bei positiver Familienanamnese zur Verifizierung eines Anlagenträgers. Hämangioblastome im Jugendalter können auch bei sporadischem Auftreten auf das Syndrom hinweisen (Neumutation). Ständige medizinische Betreuung betroffener Familien und prophylaktische Tumorsuche (Nieren, Kleinhirn, Rückenmark!) notwendig. Bei klinisch unauffälligen Verwandten eines Merkmalsträgers sollte regelmäßig auf Phäochromozytome und andere Teilsymptome untersucht werden.

Literatur
Duan, D.R., A.Pause, W.H.Burgess et al., Inhibition of transcription elongation by the *VHL* tumor suppressor protein. Science *259* (1995) 1402–1405.

Friedrich, C.A., Genotype-phenotype correlation in von HIPPEL-LINDAU syndrome. Hum.Molec.Genet. 10 (2001) 763–767.

Hes, F.J., S.McKee, M.J.B.Taphoorn, Cryptic von HIPPEL-LINDAU disease: germline mutation in patients with haemangioblastoma. J.Med.Genet. 37 (2000) 939–943

Kaelin, W.G.Jr., O.Iliopoulos, K.M.Lonergan and M.Ohh, Function of the von HIPPEL-LINDAU tumour suppressor protein. J.Intern Med. 234 (1998) 535–539.

Maddock, I.R., A.Moran, W.R.Maher et al., A genetic register for von HIPPEL-LINDAU disease. J.Med.Genet. 33 (1996) 120–127.

Maher, E.R., E.Bentley, S.J.Payne et al., Presymptomatic diagnosis of von HIPPEL-LINDAU disease with flanking DNA markers. J.Med.Genet. 29 (1992) 902–905.

Meléndez, B., S.Rodríguez-Perales, B.Martinez-Delgado et al., Molecular study of a new family with hereditary renal cell carcinoma and a translocation t(3;8)(p13;q24.1). Hum.Genet. 112 (2003) 186–189.

Neumann, H.P.H. and O.D.Wistler, Clustering of features of von HIPPEL-LINDAU syndrome: evidence for a complex genetic locus. Lancet 337 (1991) 1052–1054.

Richards, F.M., P.A.Crossey, M.E.Phipps et al., Detailed mapping of germline deletion of the von HIPPEL-LINDAU disease tumour suppressor gene. Hum.Molec.Genet. 3 (1994) 595–598.

Richards, F.M., A.R.Webster, R.McMahin et al., Molecular genetic analysis of von HIPPEL-LINDAU disease. J.Intern.Med. 243 (1998) 527–533.

Prowse, A.H., A.R.Webster, F.M.Richards et al., Somatic inactivation of the VHL gene in von HIPPEL-LINDAU disease tumor. Am.J.Hum.Genet. 60 (1997) 765–771.

OMIM 193300

Hirn-Knochen-Fett-Krankheit
▶ Lipodystrophie, membranöse

Hirnsklerose, akute diffuse infantile familiäre
▶ KRABBE-Syndrom

Hirnsklerose, familiäre diffuse
▶ Leukodystrophie, metachromatische

Hirntumoren
▶ Gliome

HIRSCHSPRUNG-Krankheit,
JIRASEK-ZUELZER-WILSON-Syndrom, Megakolon-Syndrom, Aganglionose

Genetisch mitbedingte Innervationsstörungen des Kolons auf der Grundlage jeweils einer Genmutation.

Die Symptomatik des Megakolon-Syndroms erklärt sich aus der angeborenen A- oder Hypogenesie des Plexus myentericus mit Fehlen von Ganglienzellen des Darmes. Zugrunde liegen auf Defekten übergeordneter regulatorischer Faktoren beruhende Störung der neuronalen Migration aus der embryonalen Neuralleiste. Betroffen sind u.a. das Endothelin-Rezeptor-vermittelte Signalsystem mit dem Endothelin-3 (END3), Endothel-Converting-Enzym (ECE1) und dem Endothelin-Rezeptor B (ENDRB), dem Neuturin (NTN) sowie das RET-Protoonkogen-Produkt (Tyrosinkinase-Rezeptor) mit seinem Liganden Glial cell line-derived neurotropic factor – GDNF (gehört zur Wachstumsfaktor-β-Familie, TGF-β) bzw. einer seiner Rezeptoren (GFRα-2) sowie ein DNA-bindendes Transportprotein (PAX3) oder ein Zinkfinger-Homeobox-Produkt (ZFHB1B = Smad Interacting Protein 1, SMAD1). Beim ▶ WAARDENBURG-Syndrom und verwandten Pigmentierungsanomalien besteht offensichtlich ein analoger pathogenetischer Mechanismus, woraus sich ein gemeinsames Vorkommen bzw. das gemeinsame Auftreten mit umschriebenem Albinismus (▶ Albinismus, partieller), Blindheit und Taubheit erklärt (Albinismus, Black lock, Cell migration Disorder, ABCD-Syndrom, BADS-Syndrom). Einem Teil der Fälle mit WAARDENBURG-SHA-Syndrom kann außerdem eine SOX10-Genmutation zugrunde liegen. Bei der syndromatischen Form der neuronalen intestinalen Pseudoobstruktion mit oder ohne offenem Ductus arteriosus und Thrombopenie besteht ebenfalls eine auf *SOX10*-Mutationen beruhende Differenzierungsstörung mit Hypoplasie lokaler Ganglien und des Plexus mesentericus oder eine viszerale ▶ *Myopathie*, die auch die Blasenmuskulatur betrifft. Siehe auch ▶ *Megacystis-Megakolon-Hypoperistaltik-Syndrom*.

Krankheitswert

Erstmanifestation im Neugeborenenalter. Schwere Obstipationen, Dilatation des Darmes im Zusammenhang mit einer Dauerkontraktur des Sphincter ani tertius, Dolichokolon. Dadurch Trinkschwäche und Missgedeihen. Ohne chirurgischen Eingriff Überleben nur selten möglich. Je nach Größe des beteiligten Darmabschnittes unterschiedlicher Schweregrad des Leidens. Schwerste Form auch als JIRASEK-ZUELZER-WILSON-Syndrom bezeichnet. Bei der syndromatischen Pseudoobstruktion verkürzter Darm, Malrotation und Pylorushypertrophie. Beim WAARDENBURG-SHA-Syndrom H. mit Symptomen des WAARDENBURG-Syndroms. H. mit Hypoventilation (HADDAD-Syndrom) ▶ ONDINE-*Syndrom*. Segmentale Aganglose, submuköse Gaumenspalte, Mikrozephalus und Debilität: GOLDBERG-SHPINTZEN-Syndrom (OMIM 235730).

Therapiemöglichkeiten

Chirurgische Korrektur bei rechtzeitiger Diagnose und sofortigem Eingriff erfolgreich: Mortalität 2–7%.

Häufigkeit und Vorkommen

Inzidenz 1:10.000–2.000, durchschnittlich 1:5.000. Androtropie 3,45:1. 4–20% der Fälle familiär, darunter auch das GOLDBERG-SHPINTZEN-Syndrom. Vorkommen in 2 Generationen ist beschrieben. 50% der familiären und bis zu 20% der sporadischen Fälle beruhen auf Mutationen im *RET*-Gen.

Genetik

Heterogen. Die Tatsache, dass in einem großen Krankengut 3,6% der Geschwister der Patienten ebenfalls Merkmalsträger waren und Konkordanz bei den untersuchten eineiigen Zwillingen gegenüber Diskordanz bei zweieiigen sprechen für eine genetische Grundlage der H.-K. Kinder von Merkmalsträgern sind bisher nur wenig bekannt, da die chirurgische Korrektur erst seit 1948 ein Überleben bis ins zeugungsfähige Alter gestattet. Etwa 50% der familiären und 20% der sporadischen Fälle beruhen auf einer autosomal dominanten Mutation mit verminderter Penetranz und variabler Expressivität (Mikrosymptome bei klinisch gesunden Familienmitgliedern), das WAARDENBURG-SHA-Syndrom ist autosomal rezessiv mit Teilsymptomen bei Heterozygoten und der Rest wird als autosomal rezessiv oder polygen bedingt eingeschätzt unter Beteiligung von Allelen der erwähnten Gene und exogener Faktoren. ABCD-Syndrom autosomal rezessiv. Genorte: 10q11.2, HSCR1 (*RET*-Protoonkogen, verminderte Aktivität, Allelie zur Adenomatose Typ 2A und 2B, zu einer Form des ONDINE-Syndroms und zum isolierten familiären medullären Schilddrüsen-Adenom mit aktiviertem *RET*-Onkogen); 19q13.3 (*NTN*); 2q35 (*PAX3*, ▶ WAARDENBURG-KLEIN-*Syndrom*); 13q22, HSCR2 (*ENDRB*, Endothelin-B-Rezeptor); 1p36.1 (*ECE1*,Endothelin-Converting-Enzym) und 20q13.2 (*END3*, Endothelin-3), WAARDENBURG-SHA-Syndrom); 22q13 (*SOX10*); 5p13-p12 (*GDNF*); 10q25 (*GDNFRA*) und 2q22-23 (*SIP1* = *ZFHX1B*, Zinkfinger-Homeobox-1B, MOWAT-WILSON-Syndrom): Geschwister- oder sporadische Fälle, mit Mikrozephalie, geistiger Retardation und typischer Fazies). Ein übererwartungsgemäß häufiges Vorkommen der H.-K. beim DOWN-Syndrom (6% der Fälle) steht eventuell mit einem beteiligten Gen in 21q22 im Zusammenhang (HSCR3), wobei auch bei anderen Chromosomopathien eine Agangliose auftreten kann. Als fakultatives Symptom kommt sie auch bei mehr als 30 monogenen Syndromen vor. In mehreren Familien Geschwisterschaften mit unterschiedlichen weiteren wahrscheinlich zufällig assoziierten Fehlbildungen bzw. Dysplasien wird autosomal rezessiver (OMIM 234730, 234735, 235740, 235760) oder X-chromosomaler (OMIM 306980) Erbgang vermutet. Die syndromatische Form der neuronalen intestinalen Pseudoobstruktion mit Pylorushypertrophie und Malrotation ist meistens autosomal dominant (OMIM 155310, dominante viszerale Myopathie) oder rezessiv (OMIM 243180, rezessive Innervierungsstörung), selten X-chromosomal rezessiv bedingt, Genort Xq28. GOLDBERG-SHPRINTZEN-Syndrom autosomal rezessiv (OMIM 235730).

Familienberatung

Die Differentialdiagnose zu viszeralen ▶ *Myopathien* und der Zusammenhang mit dem WAAR-

DENBURG-Syndrom sind zu beachten. Das Risiko für Geschwister von weiblichen Patienten ist höher (durchschnittlich 7,2%) als von männlichen (durchschnittlich 2,6%), es bewegt sich zwischen 0,6% für Schwestern eines leichten männlichen Falles und 18% für Brüder eines schwer betroffenen Mädchens und hängt auch von der Länge des betroffenen Darmabschnittes ab. Bei erbprognostischen Aussagen ist auf Mikrosymptome (röntgenologisch) bei klinisch normalen Verwandten und auf die Schwere des Krankheitsbildes bei Merkmalsträgern zu achten. Sehr schwere Formen haben gegenüber leichteren eine schlechtere Familienprognose bzw. ein höheres Wiederholungsrisiko für Geschwister. Pränatale Diagnostik ultrasonografisch möglich.

Literatur

Amiel, J., and S.Lyonnet, HIRSCHSPRUNG disease, associated syndromes, and genetics: a review. J.Med.Genet. 38 (2001) 729–739.

Auricchio, A., V.Brancolini, G.Casari et al., The locus for a novel syndromatic form of neuronal intestinal pseudoobstruction maps to Xq28. Am.J.Hum.Genet. 58 (1996) 743–748.

Auricchio, A., F.Casari, A.Steiena and A.Ballabio, Endothelin-B receptor mutations in patients with isolated HIRSCHSPRUNG disease from an in-inbred population. Hum.Molec.Genet. 5 (1996) 351–354.

Bidaud, C., R.Salomon, G.Van Camp et al., Endothelin-3 gene mutation in isolated and syndromic HIRSCHSPRUNG disease. Eur.J.Hum.Genet. 5 (1997) 247–251.

Bolk Gabriel, S., R.Salomon, A.Pelet et al., Segregation at three loci explains familial and population risk in HIRSCHSPRUNG disease. Nature Genet. 31 (2002) 89–92.

Decker, R.A., M.L.Peacock and P.Watson, HIRSCHSPRUNG disease in MEN 2A: Increased spectrum of RET exon 10 genotypes and strong genotype-phenotype correlation. Hum.Molec.Genet. 7 (1998) 129–134.

Fryer, A.E., GOLDBERG-SHPRINTZEN syndrome: report of a new family and review of the literature. Clin. Dysmorphol. 7 (1998) 97–101.

Gross, A., J.Kunze, R.F.Maier et al., Autosomal-recessive neural crest syndrome with albinism, black lock, cell migration disorder of the neurocytes of the gut, and deafness: ABCD-syndrome. Am.J. Hum.Genet. 56 (1995) 322–326.

Hofstra, R.M.W., J.Osinga, G.Tan-Sindhunata et al, A homozygous mutation in the endothelin-3 gene associated with a combined WAARDENBURG type 2 and HIRSCHSPRUNG phenotype (SHAH-WAARDENBURG syndrome). Nature Genet. 12 (1996) 445–447.

Hofstra, R.M.W., J.Osinga and C.H.C.M.Buys, Mutations in HIRSCHSPRUNG disease: When does a mutation contribute to the phenotype. Eur.J.Hum.Genet. 5 (1997) 180–185.

Mowat, D.R., G.D.H.Croaker, D.T.Crass et al., HIRSCHSPRUNG disease, microcephaly, mental retardation, characteristic facial features: Delineation of a new syndrome and identification of a locus at chromosome 2q22-q23. J.Med.Genet. 35 (1998) 617–623.

Passarge, E., Dissecting HIRSCHSPRUNG disease. Nature Genet. 31 (2002) 11–12.

Pingault, V., N.Bondurand, K.Kuhlbrodt et al., SOX10 mutations in parents with WAARDENBURG-HIRSCHSPRUNG disease. Nature Genet. 18 (1998) 171–173.

Pingault, V., M.Girard, N.Bondurand et al., SOX10 mutations in chronic intestinal pseudo-obstruction suggest a complex physiopathologic mechanism. Hum.Genet. 111(2002) 198–206.

Russel, C.A., C.A.Russel, K.Fenger and E.Niebuhr, Familial occurrence of HIRSCHSPRUNG's disease. Clin. Genet. 45 (1994) 231–235.

Salomon, R., T.Attié, A.Pelet et al., Germline mutations of the RET ligand GDNF are not sufficient to cause HIRSCHSPRUNG disease. Nature Genet. 14 (1996) 345–347.

Skopnik, H., U.Beudt, G.Steinau et al., HIRSCHSPRUNG disease: Paternal transmission to a son. Eur.J.Pediatr. 152 (1993) 467–468.

Wakamatsu, N., Y.Yamada, K.Yamada et al., Mutations in SIP1, encoding Smad interacting protein-1 cause a form of HIRSCHSPRUNG disease. Nature Genet. 27 (2001) 369–370.

Zweier, C., B.Albrecht, B.Mitulla et al., „MOWAT-WILSON" syndrome with and without HIRSCHSPRUNG disease is a distinct, recognizable multiple congenital anomalies-mental retardation syndrome caused by mutations in the zink finger homeobox 1B gene. Am.J.Med.Genet. 108 (2002) 177–181.

OMIM 142623, 155310, 164761, 234730, 234735, 235740, 235760, 243180, 306980

Hirsutismus

Überbehaarung vom Typ der männlichen terminalen sekundären Geschlechtsbehaarung. Meist von der Pubertät an durch erhöhte Androgensynthese bei Nebennieren- und Ovarialtumoren, CUSHING-Syndrom, Adrenogenitalem Syndrom, Insulinresistenz (Insulin-Rezeptor-Defekt, ▶ *Diabetes mellitus*), ▶ STEIN-LEVENTHAL-*Syndrom* und/oder bei erhöhter Androgen-Rezeptoraktivität der Erfolgsorgane sowie durch Medikamente mit androgener Wirkung (anabole Steroide, Androgen-Therapie) bedingt. Erbgang bzw. Wiederholungsrisiko entsprechen dann dem der Grundkrankheit. In seltenen Fällen autosomal dominanter Erbgang des isolierten H. mit Vorkommen in mehreren aufeinander folgenden Generationen ohne feststellbare Androgenwirkung. Vor allem kosmetische Beeinträchtigung. Für Therapie (mechanische Entfernung; Antiandrogene, Kontrazeptiva, Glukokortikoide) und prognostische Einschätzung Ausschluss von Tumoren, Feststellung der Ursache und Differentialdiagnose wichtig. Siehe auch ▶ *Hypertrichose*.

Literatur
Heiner, J.S., G.A.Greendale, A.K.Kawakami et al., Comparison of a GnRH agonist and low dose oral contraceptive given alone or together in the treatment of hirsutism. J.Clin.Endocrinol.Metab. *80* (1995) 3412–3418.

Rittmaster, R.S., Hirsutism. Lancet *349* (1997) 191–195.

Roux, S., Y.Morel, I.Gorin et J.P.Escande, Hirsutisme. Deux observations familiales de déficit en 21-hydroxylase. Ann.Dermatol.Venereol. *122* (1995) 697–700.

Histidinämie-Syndrom

Genetisch bedingte Stoffwechselstörung auf der Grundlage einer Genmutation.
Der Gendefekt manifestiert sich in einem Block beim Histidinabbau, z. B. durch Mangel an Histidase (Histidin-Deaminase), wodurch es zur Ansammlung von Histidin im Plasma kommt. Das Histidin wird zum Teil auf Seitenwegen abgebaut, entsprechende Metaboliten, wichtig vor allem die Imidazolbrenztraubensäure, lassen sich im Urin nachweisen. Der Zusammenhang der biochemischen Verschiebungen mit der klinischen Symptomatik ist noch unklar.

Krankheitswert
Erstmanifestationsalter und Schwere klinischer Erscheinungen unterschiedlich. Leichte Defekte in Form retardierter Sprachentwicklung. Intelligenzdefekte nicht obligat. Kleinwuchs, helle Komplexion. Lebenserwartung nicht herabgesetzt. Bei einem Teil der Betroffenen hat die Symptomatik Ähnlichkeit mit der des MARFAN-Syndroms. Wahrscheinlich meist symptomlos bestehend.

Therapiemöglichkeiten
Symptomatische Korrektur der Sprachstörungen durch Sprecherziehung erfolgversprechend. Eine Histidinmangeldiät in Form ergänzter Eiweißhydrolysate wird empfohlen.

Häufigkeit und Vorkommen
Inzidenz nach verschiedenen Screening-Untersuchungen 1:35.000–10.000 (Isolat in Kanada).

Genetik
Heterogen. Autosomal rezessiver Erbgang. Seltener dürfte eine autosomal dominante Form vorkommen, die sich biochemisch wahrscheinlich von der rezessiven abgrenzen lässt. Genort der Histidase 12q22-23 (*HAL*, *HSTD*).

Familienberatung
Früherkennung durch Screeningtest mit FeCl3 oder nach GUTHRIE (Verwechslungsmöglichkeit mit FÖLLING-S.) in Kombination mit Dünnschichtchromatografie. Möglichst früh einsetzende Behandlung mit Histidinmangeldiät sollte versucht werden. Heterozygotennachweis durch Bestimmung der Histidase-Aktivität in der Hornschicht der Haut nach ZANNONI und LA DU, im Leberbioptat oder im Belastungstest. Histidinämie kann auch bei symptomarmen Frauen zu geistiger Beeinträchtigung beim Kind führen. Von der Histidinämie zu unterscheiden ist die bisher nur von einer Geschwisterschaft beschriebene Histidinurie, die auf einem intestinalen (Malabsorption) und renalem Transportdefekt für Histidin beruht. Ein Zusammenhang mit bei 2

Merkmalsträgern aufgetretener Myoklonusepilepsie ist unwahrscheinlich.

Literatur

DeBraekeleer, M., Hereditary disorders in Saguenay-Lac-St-Jean (Quebec, Canada). Hum.Hered. 41 (1991) 141–146.

Lam, W.K., M.A.Cleary, J.E.Wraith and J.H.Walter, Histidinaemia: a benign disorder. Arch.Dis.Childh. 74 (1996) 343–346.

Nyhan, W.S. and S.Hilton, Histidinuria: defective transport of histidine. Am.J.Med.Genet. 44 (1992) 458–461.

Taylor, R.G., J.Garcia-Heras, S.J.Sadler et al., Localization of histidase to human chromosome region 12q22-24 and mouse chromosome region 10C2D1. Cytogenet. Cell Genet. 56 (1991) 178–182).

OMIM 235800, 235830

Histidinurie
▶ Histidinämie-Syndrom

Histiozytose-X-Syndrom
▶ ABT-LETTERER-SIWE-Syndrom

H-Ketten-Krankheit
▶ Plasmozytom

HLA-Assoziationen

Gesicherte Assoziationen zwischen Merkmalen des HLA-Komplexes und Krankheiten (▶ Tabelle auf folgender Seite).

HMSN
▶ Muskelatrophie, neurale peroneale

Hodentumoren

Häufigste Tumoren bei Männern (1:500) zwischen 15 und 40 Jahren in Westeuropa: Seminome, Teratome und andere testikuläre Tumoren heterogener Ursache. Ätiologie ▶ Krebs. Familiäres Vorkommen sowohl in Geschwisterschaften, z.T. bei Konsanguinität der Eltern, als auch in aufeinanderfolgenden Generationen beschrieben. Risikofaktoren: Kryptorchismus, Infertilität, Gonadendysgenesie, KLINEFELTER-Syndrom und positive Familienanamnese für Keimzell-Tumoren. Brüder und Söhne von Männern mit H. haben ein 8–10fach, Väter und Söhne ein 4fach erhöhtes Risiko zu erkranken. Ein erhöhtes Risiko für Söhne von Merkmalstägern besteht vor allem bei beidseitigem H. Vermuteter Genort eines Suszeptibilitäts-Gens Xq27. Zytogenetische Untersuchungen haben im Tumorgewebe von Seminomen, Teratomen und ihren Metastasen Trisomien und Tetrasomie 12p in Form eines Isochromosoms i(12)(p10) und sekundär noch andere Chromosomenaberrationen erbracht. Der Zusammenhang mit einem Gen auf Chromosom 12p ist unklar. Bei rechtzeitiger Diagnose, chirurgischer Entfernung und Chemotherapie gute Prognose auch für wieder einsetzende Spermiogenese eines unilateral verbliebenen Hodens bei einseitigem H. Ein erhöhtes Risiko der Nachkommen für genetische Schäden ist nicht zu erkennen und zu erwarten.

Literatur

van Echten, J., W.S.van der Vloedt, M.van de Pol et al., Comparison of the chromosomal pattern of primary testicular nonseminomas and residual mature teratomas after chemotherapy. Cancer Genet.Cytogenet. 97 (1997) 59–67.

Korn, W.M., D.E.M.Olde Weghuis, R.F.Suijkerbuijk et al., Detection of chromosomal DNA gains and losses in testicular germ cell tumors by comparative genomic hybridization. Genes, Chromosomes & Cancer 17 (1996) 78–87.

Malek, N.P., J.Casper, L.H.J.Looijenga et al., Quantification of additional short arms of chromosome 12 in germ cell tumours using the polymerase chain reaction. Eur.J.Cancer Part A 33 (1997) 1488–1494.

Patel, S.R., L.K. Kvols and R.L.Richardson, Familial testicular cancer: Report of six cases and review of the literature. Mayo Clin.Proc. 65 (1990) 804–808.

Tabelle: HLA-assoziierte Krankheiten

Krankheit	HLA- Eigenschaft	Häufigkeit unter Merkmalsträgern	Häufigkeit in der Population	Risiko für Träger der HLA-Eigenschaften
Spondylitis ankylopoetica	HLA-B 27	90%	9%	91fach
REITER-Syndrom	HLA-B 27	78–80%	9%	37fach
Narkolepsie	HLA-DR 2	99%	ca. 25%	200fach
IDDM (▶ Diabetes mellitus)	HLA-DR 3 HLA-DR 4	49% 72%	21% 24%	4,3fach 9,1fach
Hämochromatose	HLA-A 3	76%	28,5%	8,2fach
Multiple Sklerose	HLA-DR 2	60%	ca. 25%	3,5fach
Zöliakie	HLA-DR 3	79%	21%	11,6fach
Dermatitis herpetiformis	HLA-DR 3	82%	21%	17,3fach
Chronisch progressive Hepatitis	HLA-DR 3	55%	21%	4,4fach
Psoriasis vulgaris	HLA-Cw 6	56%	15%	8,2fach

Rapley, E., G.P.Crockford, D.Teare et al., Localization to Xq27 of a susceptibiliy gene for testicular germ-cell tumours. Nature Genet. 24 (2000) 197–202.

OMIM 273300

HODGKIN-Lymphom
▶ Lymphogranulomatose

van-der-HOEVE-Syndrom
▶ Osteogenesis imperfecta Typ LOBSTEIN

HÖHLE-BRAUN-Syndrom
▶ PYLE-Syndrom

HOLMES-GANG-Syndrom
▶ Thalassämie, X-chromosomale

Holocarboxylase-Synthetase-Mangel
▶ Carboxylase-Mangel, multipler neonataler, biotinresponsiver

Holoprosenzephalie, alobäre (lobäre, semilobäre),
Arhinenzephalie; Cebozephalie; Holoprosenzephalie-Sequenz

Mittellinien-Entwicklungsfeld-Defekte des Kopfes heterogener Ätiologie.

Es handelt sich um Entwicklungsstörungen des embryonalen Endhirns (4.–6. Embryonalwoche), die im wesentlichen in einem Ausbleiben der Prosenzephalonteilung und in damit im Zusammenhang stehenden Dysgenesien bestehen. Basisdefekte betreffen bei HPE2 ein Homeobox-Gen-Produkt (SIX3), bei HPE3 das Produkt des Sonic-Hedgehog-Genes (SHH), das an der Segmentierung des ZNS, der Somiten und der Extremitätenachse beteiligt ist oder bei HPE4 einen Transkriptions-Faktor des NODAL-Neuralaxen-Entwicklungssystems, Corepressor von SMAD2 (TGIF, **TG**-Interacting **F**actor) oder bei HPE5 einen Zinkfinger-Transkription-Faktor ZIC2.

Holoprosenzephalie, alobäre (lobäre, semilobäre)

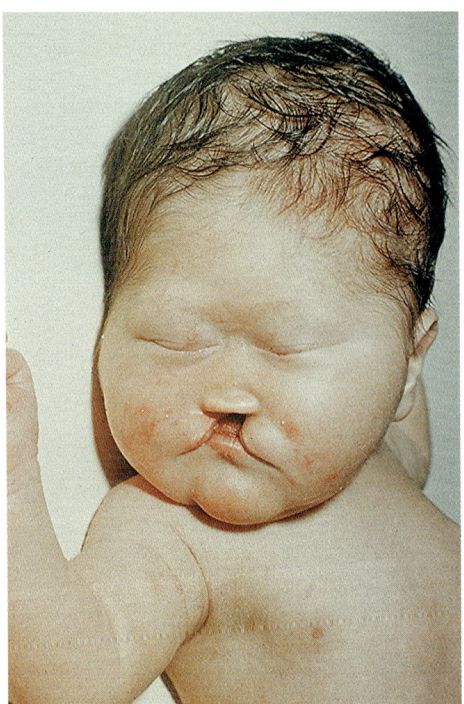

Holoprosenzephalie, alobäre. Gesichtsfehlbildung mit Augenengstand, Nasenhypoplasie, Nasenseptumaplasie und Lippen-Kiefer-Gaumenspalte.

Krankheitswert

Sehr unterschiedlich. Lobäre, semilobäre bis zur alobären H (HPS1 Cebozephalie, Arhinenzephalie, Arhinie und ▶ *Cyklopie* Hypotelorismus. Schwere, mit der Gehirnfehlbildung in Zusammenhang stehende neurologische Ausfallserscheinungen. Hypsarrhythmie, tonisch-klonische Krämpfe. Mediane Pseudospalte im Lippen-Kiefer-Gaumen-Bereich. Mikrozephalus. Agenesie von Corpus callosum und Hypophyse. Mikrophthalmie mit Kolobomen (alobäre H.), vielfach nur Teilsymptome bis sehr leichte Formen mit lediglich Hypotelorismus oder nur einem zentralen Schneidezahn. Von diesem Typ 1 wird ein Typ 2 mit extrazephalen Begleitfehlbildungen abgegrenzt, wobei die Grenzen allerdings unscharf sind und eine mehr ätiologisch orientierte Systematik versucht wurde: mit Polydaktylien sowie Fehlbildungen der Nieren und des kardio-vaskulären Systems, ▶ *PÄTAU-Syndrom* und ▶ *Deletions-Syndrome des Chromosoms 18*. Tod in den ersten Lebensmonaten. Bei anderen Fällen isolierte Agenesie des Processus olfactorius mit Mikro- und Trigonozephalus und Hypotelorismus (▶ *KALLMANN-Syndrom*). Siehe auch ▶ *Corpus-callosum-Agenesie*; ▶ *Akro-callosum-Syndrom*. Fakultatives Teilsymptom von etwa 50 Syndromen. Kann in leichten Formen auch unauffällig mit Mikrozephalus, zentralem oberen mittleren Schneidezahn u.a. bestehen.

Therapiemöglichkeiten

Keine wirksame Therapie bekannt.

Häufigkeit und Vorkommen

Inzidenz 1:16.000, unter Embryonen 1:250. Typ I überwiegend sporadisch, jedoch Geschwisterfälle und Merkmalsträger in mehreren Generationen wiederholt beschrieben. In mehr als 90% der Fälle noch weitere Fehlbildungen (Typ II). Gynäkotropie. Gehäuft bei Kindern sehr junger Mütter. In einzelnen Sippen auch Merkmalsträger in mehreren Generationen beobachtet. Dabei reicht das Spektrum der Symptomatik intrafamiliär von einem einzelnen oberen mittleren Schneidezahn über Hypotelorismus bis zur Cyklopie. Sporadisch oder familiär, bei 50% der Kinder mit Typ II Trisomie 13, Deletion 18, Aberrationen anderer Chromosomen oder monogene Grundlage.

Genetik

Heterogen. Die Einteilung in 5 Typen nach klinischen Gesichtspunkten erscheint weder klinisch noch genetisch berechtigt, da sich die Symptomatik überschneidet und auch die genetische Grundlage keine Korrelation erkennen lässt, es handelt sich um Mikrodeletionen, Duplikationen oder Genmutationen der gleichen Loci. Die Typen sind deshalb nur durch die Genorte begründet (OMIM 142946).
Genotyp:
▶ 21q22.3 (HPE1), alobäre H bis Cyklopie, autosomal rezessiv, Geschwisterfälle bekannt. Der Typ 1 ist heterogen, Geschwisterfälle können auch durch balancierte Chromosomenaberrationen bei den Eltern bedingt sein, intrafamiliär sehr variabel, Grenzen zur ▶ *Fronto-Nasalen Dysplasie* unscharf (OMIM 236000);
▶ 2p21 (*SIX3*, HPE2, OMIM 603714), Mittellinien-Spalt-Syndrom, mit geistiger Retardation, Mikrozephalus, Lippen-Kiefer-Gaumen-Spalte, Hypotelorismus, Skelettanomalien und chronischer Obstipation, familiär mit Mikrosymptomen (Hypotelorismus, ein

zentraler oberer Schneidezahn) in mehreren Generationen, autosomal dominant (OMIM 157170);
▶ 7q36 (*hSHH*, HPE3, OMIM 600725) autosomal dominant, meist Mikrodeletion;
▶ 18p11.3 (*TGIF*, HPE4, OMIM 603073);
▶ 13q32 (*ZIC2*, HPE5);
▶ 14q11-13.

Teilsymptom von contiguous gene syndromes, z.B. del(2)(p21), dup(3)(pter-p24), del(7)(q36), del(18p11.3), del(21)(q22.3). Pseudo-Trisomie-13-Syndrom (Holoprosenzephalie-Polydaktylie-Syndrom, ▶ PÄTAU-*Syndrom*, OMIM 264480). Agnathie-Holoprosenzephalie-Syndrom (OMIM 202650) und Holoprosenzephalie mit Lippen-Kiefer-Gaumenspalte, Mikrophthalmie, Arhinie, Radiusaplasie u.a. (STEINFELD-Syndrom, OMIM 184705) in Teilsymptomen wahrscheinlich jeweils durch unbalancierte Chromosomenaberrationen bedingt.

Bei Tieren exogen induzierbar durch Alkaloidgaben während der ersten Graviditätswochen (Pflanze Veratrum californicum – Schaf; Vincarosacea-Alkaloide – Ratte). Beim Menschen disponieren mütterlicher Diabetes mellitus, Virusembryofetopathien, Toxoplasmose und andere teratogene Noxen zu H. X-chromosomaler Erbgang (?, mit fetaler Akinesie, OMIM 306990) beschrieben. Siehe auch ▶ *Fronto-Nasale Dysplasie*.

Familienberatung

Nachweis computertomografisch. Es sollte in jedem Fall eine Chromosomenanalyse durchgeführt werden. Die Erbprognose richtet sich nach deren Ergebnis: Strukturelle Chromosomenaberrationen können balanciert über gesunde Anlagenträger vererbt werden (▶ *Chromosomopathien*). Bei normalem Karyotyp und stummer Familienanamnese sollte von einem autosomal rezessiven oder dominanten Erbgang ausgegangen werden, wobei Verwandte mit Schädeldysmorphien oder Anomalien im Schneidezahnbereich als Merkmalsträger gewertet werden müssen. Pränatale Diagnose ultrasonografisch ab 2. Trimenon möglich.

Literatur

Cohen M.M. and K.Shiota, Teratogenesis of holoprosencephaly. Am.J.Med.Genet. *109* (2002) 1–15.

Cohen, M.M., Problems in the definition of holoprosencephaly. Am.J.Med.Genet. *103* (2001) 183–187.

Croen, L.A., G.M.Shaw and E.J.Lammer, Risk factors for cytogenetically normal holoprosencephaly in california: a population-based case control study. Am.J.Med.Genet. *90* (2000) 320–325.

Frints, S.G.M., E.F.P.M.Schoenmakers, E.Smeets et al., De novo 7q36 deletion. Breakpoint analysis and types of holoprosencephaly. Am.J.Med.Genet. *75* (1998) 153–158.

Gurrieri, F., B.J.Trask, G.Van den Engh et al., Physical mapping of the holoprosencephaly critical region on chromosome 7q36. Nature Genet. *3* (1993) 247–251.

Lehmann, L., D.H.Zaleski, W.G.Sanger and E.D.Adickes, Holoprosencephaly associated with an apparent isolated 2q37.1-2q37.3 deletion. Am.J.Med.Genet. *100* (2001) 179–181.

Lurie, I.W., H.G.Ilyina, L.V.Podleschuk et al., Chromosome 7 abnormalities in parents of children with holoprosencephaly and hydronephrosis. Am.J.Med.Genet. *35* (1990) 286–288.

Muenke, M., L.J.Bone, H.F.Mitchell et al., Physical mapping of holoprosencephaly critical region in 21q22.3, exclusion of *SIM2* as a candidate gene for holoprosencephaly, and mapping of *SIM2* to a region of chromosome 21 important for DOWN syndrome. Am.J.Hum.Genet. *57* (1995) 1074–1079.

Nothen, M.M., G.Knopfle, H.-J.Fodisch and K.Zerres, STEINFELD syndrome: report of a second family and further delineation of a rare autosomal dominant disorder. Am.J.Med.Genet. *46* (1993) 467–470.

Olsen, C.L., J.P.Hughes, L.G.Youngblood and M.Sharpe-Stimac, Epidemiology of holoprosencephaly and phenotypic characteristics of affected children: New York State, 1984 - 1989. Am.J.Med.Genet. *73* (1997) 217–226.

Pauli, R.M., J.C.Pettersen, S.Arya and E.F.Gilbert, Familial agnathia-holoprosencephaly. Am.J.Med.Genet. *14* (1983) 677–698.

Roessler, E., E.Belloni, K.Gaudenz et al., Mutations in the C-terminal domain of sonic hedgehog cause holoprosencephaly. Hum.Molec.Genet. *6* (1997) 1847–1853.

Vance, G.H., C.Nickerson, I.Sarnat et al., Molecular cytogenetic analysis of patients with holoprosencephaly and structural rearrangements of 7q. Am.J.Med.Genet. *76* (1998) 51–57.

OMIM 142945, 236100, 306990

HOLTERMÜLLER-WIEDEMANN-Syndrom,
Kleeblattschädel-Syndrom

Kraniofaziale Dysmorphie unklarer Ätiologie. Dyszephalie infolge eines Entwicklungsfelddefektes der Mittellinie mit Synostosen an verschiedenen Schädelnähten und Gefäßanomalien. Basisdefekt und Pathogenese sind unbekannt.

Krankheitswert
Schwere progrediente und zum Tode führende trigonale Auftreibung des Schädels. Es werden nach Art der Begleitfehlbildungen 3 Typen des Kleeblattschädel-Syndroms unterschieden: 1. Thanatophore ▶ Dysplasie mit Kleeblattschädel, perinatal letal. 2. Kleeblattschädel mit Syndaktylien, Klumpfüßen und Ankylosen des schädelfernen Skeletts. Lebenserwartung wenige Monate, Typ LÖSCHGE. 3. Isolierter Kleeblattschädel, Typ HOLTERMÜLLER-WIEDEMANN. Lebenserwartung mehrere Jahre.

Therapiemöglichkeiten
Keine wirksame Therapie bekannt. Kraniotomien verbessern die Prognose kaum.

Häufigkeit und Vorkommen
Bisher ca. 30 Fälle vom Typ 1, ca. 30 Fälle vom Typ 2 und über 50 Fälle vom Typ 3 gesichert, meist in Sippen deutscher Provenienz. Bis auf eine Geschwisterschaft sporadisch. Auffällig niedriges durchschnittliches Gebäralter der Mütter.

Genetik
Wahrscheinlich entsprechend den verschiedenen klinischen Typen ätiologisch heterogen. Autosomal dominante Neumutation oder rezessiver Erbgang (Typ 1 und 2) werden vermutet. Eventuell auch intrauterin exogen bedingt.

Familienberatung
In Anbetracht des meist sporadischen Vorkommens der bisher bekannten Fälle kann das Risiko für eine Wiederholung in einer betroffenen Sippe als minimal angesehen werden. Differentialdiagnose zu syndromatischen Formen wichtig, ▶ thanatophore Dysplasie. Pränatale Diagnostik ab 2. Trimenon durch Sonografie möglich.

Literatur
Langer, L.O.Jr., S.S.Yang, J.G.Hall et al., Thanatophoric dysplasia and cloverleaf skull. Am.J.Med. Genet. Suppl. 3 (1987)167–179.

Müller,J., M.Schöndube, U.Wrassmann et al., Das Kleeblattschädel-Syndrom (Typ LÖSCHGE). Z.Klin. Med. 44 (1989) 1591–1596.

OMIM 148800

HOLT-ORAM-Syndrom,
Herz-Hand-Syndrome

Genetisch bedingte Fehlbildungskombination auf der Grundlage einer Genmutation. Der Basisdefekt für die zunächst noch nicht in einen pathogenetischen Zusammenhang zu bringenden Fehlbildungen des Herzens und des Handskeletts betrifft einen Transkriptionsfaktor, Produkt eines T-Box-Gens (*TBX5*, homolog zu einem der Brachyurie-Gene der Maus), der an der Steuerung der embryonalen Hand- und Herzentwicklung beteiligt ist.

Krankheitswert
Klinische Folgen eines Vorhofseptum- und Ventrikelseptum-Defektes mit Arrhythmie und Bradykardie. Andere kardiovaskuläre Dysplasien seltener: FALLOTsche Tetralogie, isolierte Pulmonalarterien-Hypoplasie, Mitralklappenprolaps, Reizleitungsstörungen. Fehlbildungen des oberen Extremitätenskeletts, meist radialer Strahl betroffen: Daumenaplasie, Triphalangie, bis schwere Anomalien einschließlich der langen Röhrenknochen und des Schultergürtels möglich. Lebenserwartung allgemein gut, richtet sich nach der Schwere des Herzfehlers.

Therapiemöglichkeiten
Symptomatische Behandlung der Herzfehler, chirurgische Korrekturen an den Extremitäten.

Häufigkeit und Vorkommen
Inzidenz 1:100.000. Neben sporadischen Fällen (85% Neumutationen) seit 1960 mehrere größere Sippen mit Merkmalsträgern in bis zu 5 aufeinanderfolgenden Generationen beschrieben. Über 200 Fälle publiziert.

Genetik

Autosomal dominanter Erbgang mit hoher Penetranz und variabler Expressivität. Genort 12q23-24.1 (*TBX5*, eng gekoppelt mit *TBX3* für ▶ SCHINZEL-*Syndrom*), Allelie mit isoliertem Vorhof- oder Septumdefekt. Ein zweiter Genort in 14q23-q24.2 nicht bestätigt. Keine Korrelation zwischen Mutation und klinischem Typ erkennbar. In einzelnen Sippen zeigt die Skelettsymptomatik größere intrafamiliär konstante Besonderheiten, so dass man ein Herz-Hand-Syndrom II mit Radiusbeteiligung (LEWIS-Syndrom) und III mit Reizleitungsstörung (TABATZNIK-Syndrom) mit dem gleichen Erbgang abgetrennt hat. Hierher gehört wahrscheinlich auch die ventrikulo-radiale Dysplasie (HARRIS-OSBORNE-Syndrom) mit Ventrikelseptum-Defekt, Pulmonalarterien-Hypoplasie und Radiusdefekten.

Familienberatung

Differentialdiagnose zu isolierten ▶ *Vorhof-Septum-Defekten* und embryopathischen Fehlbildungen anhand der Dysplasien des Extremitätenskeletts wichtig. Eine starke intrafamiliäre Variabilität der Merkmalsausbildung muss berücksichtigt werden. Anlagenträger mit Teilsymptomen (nur Herzfehler oder Handskelettdysplasien) kommen vor, wobei das Risiko für ein Vollbild des Syndroms bei Verwandten nicht vermindert ist. Pränatale Diagnostik ultrasonografisch und echokardiografisch möglich.

Literatur

Basson, C.T., G.S.Cowley, S.D.Soloman et al., The clinical and genetic spectrum of the HOLT-ORAM syndrome (heart-hand syndrome) New Engl.J.Med. *330* (1994) 885–891.

Bonnet, D., A.Pelet, L.Legeai-Mallet et al., A gene for HOLT-ORAM syndrome maps to the distal long arm of chromosome 12. Nature Genet. *6* (1994) 405–408.

Li, Q.Y., R.A.Newbury-Ecob, J.A.Terrett et al., HOLT-ORAM syndrome is caused by mutations in *TBX5*, a member of the brachyury (T) gene family. Nature Genet. *15* (1997) 21–29.

Najjar, H., M.Mardini, R.Tabbaa and W.L.Nyhan. Variability of the HOLT-ORAM syndrome in Saudi individuals. Am.J.Med.Genet. *29* (1988) 815–855.

Newbury, R.A., R.Leanage, J.A.Raeburn and I.D. Young, HOLT-ORAM syndrome: a clinical genetic study. J.Med.Genet. *33* (1996) 300–307.

Silengo, M.C., M.Biaglioli, A.Guala et al., Heart-hand syndrome II. A report of TABATZNIK syndrome with new findings. Clin.Genet. *38* (1990) 105–113.

Terrett, J.A., R.Newbury-Ecob, G.S.Cross et al., HOLT-ORAM syndrome is a genetically heterogeneous disease with one locus mapping to human chromosome 12q. Nature Genet. *6* (1994) 401–404.

Yang, J., D.Hu, J.Xia, Three novel *TBX5* mutations in Chinese patients with HOLT-ORAM syndrome. Am.J.Med.Genet. *92* (2000) 237–240.

OMIM 142900, 601620

HOLZGREVE-WAGNER-REHDER-Syndrom
▶ Oligohydramnion-Syndrom

Homocystein-Methyltransferase-Mangel
▶ Folatstoffwechselstörungen

Homosexualität

Polyätiologisch bedingte sexuelle Neigung zum eigenen Geschlecht.

Neben Umweltfaktoren wird als Ursache der H. eine endogene Komponente angenommen. Es handelt sich dabei wahrscheinlich um eine fetale, vom somatotypischen Geschlecht abweichende Hypothalamusdifferenzierung, z.T. unter genetischer Steuerung und hormoneller Vermittlung, z.B. bei heterozygotem bzw. nichtklassischem homozygoten 21-Hydroxylase-Mangel (▶ *Adrenogenitale Syndrome*). Biologisches Substrat in Form von Kerngrößen im vorderen Hypothalamus nachweisbar.

Krankheitswert

Schwierigkeiten bei der sozialen Einordnung können zu sekundären psychischen bzw. neurotischen Erscheinungen führen. Syndromatisch bei Frauen mit ▶ *Adrenogenitalem Syndrom*.

Therapiemöglichkeiten

Therapiebedürftigkeit wird angezweifelt. Bei festgelegter Haltung therapieresistent. In latenten Fällen psychologische Betreuung und Psychotherapie mit unterschiedlichem Erfolg.

Homozystinurie

Häufigkeit und Vorkommen
Frequenz etwa 2:100, unter Geschwistern von Merkmalsträgern etwa 9%. Konkordanzrate bei Zwillingen ca. 2:1 (eineiig:zweieiig). Die Wahrscheinlichkeit der H. soll mit dem Gebäralter und psychischer Belastung während der Schwangerschaft der Mutter steigen. Tendenz zur Familiarität erkennbar.

Genetik
Ätiologisch im Hinblick auf die unterschiedlich große Rolle der exogenen Faktoren sehr verschiedene Typen. Eine genetisch bedingte Familiarität lässt sich vor allem bei den mehr endogenen Formen beobachten. Hier konnte bei eineiigen Zwillingen eine 100%ige Konkordanz gegenüber weniger als 50% bei zweieiigen festgestellt werden. Wegen des engen Zusammenwirkens exogener und endogener Faktoren und wegen des offensichtlich heterogenen Charakters lässt sich ein Vererbungstyp nicht angeben. Beteiligte Gene in Xq28 und Yq11 vermutet.

Familienberatung
Psychosoziale Betreuung während der Pubertät ist zu empfehlen. Eventuell Prophylaxe der Begleitsymptomatik in entsprechenden Familien, z.B. bei 21-Hydroxylasemangel (▶ *Adrenogenitale Syndrome*).

Literatur
Bailey, J.M. and A.P.Bell, Familiality of female and male homosexuality. Behav.Genet. *23* (1993) 313–322.

Barley, J.M., K.Pillard, K.Danwood et al., A family history study of sexual orientation using independent samples. Behav.Genet. *29* (1999) 79–86.

Bailey, J.M. and D.S.Benishay, Familial aggregation of female sexual orientation. Am.J.Psychiat. *150* (1993) 272–277.

Blanchard, R. and D.F.Bogaert, Additive effects of older brothers and homosexual brothers in the prediction of marriage and cohabitation. Behav.Genet. *27* (1997) 45–52.

Eckert, E.D., T.J.Bouchard, J.Bohlen and L.L.Hewston, Homosexuality in monozygotic twins reared apart. Br.J.Psychiat. *148* (1986) 421–425.

Hamer, D.H., S.Hu, V.L. Magnuson et al., A linkage between DNA markers on the X chromosome and male sexual orientation. Science *261* (1993) 321–327.

Le Vay, S., A difference in hypothalamic structure between heterosexual and homosexual men. Science *235* (1991) 1034–1037.

Swaab, D.F. and M.A.Hofman, An enlarged suprachiasmatic nucleus in homosexual men. Brain Res. *537* (1990) 141–148.

OMIM 306995

Homozystinurie

Genetisch bedingte Enzymopathien auf der Grundlage von Genmutationen.

Der Gendefekt manifestiert sich in einer verminderten Aktivität von Cystathionin-β-Synthase (OMIM 236200), vereinzelt auch von N^5-Methyltetrahydrofolat-Homozystin-Methyltransferase bzw. ihres Kofaktors Methylcobalamin (Methionin-Synthase-Reduktase, OMIM 236270, 250940) oder 5,10-Methylentetrahydrofolat-Reduktase (OMIM 236250). Dadurch kommt es zu einem Block im Folat- und Homozystinstoffwechsel und zum Auftreten bzw. zur Ansammlung von Homozystein, Homozystin, Homozystinsäure und Methionin in Körperflüssigkeiten und Geweben. Zu einer Vitamin-B12-responsiblen Homozystinurie mit Megaloblastenanämie kommt es auch bei Störungen des Cobalamin-Stoffwechsels (OMIM 236270, s.a. ▶ *Methylmalonazidurie*). Ob die klinischen Symptome dadurch (Störung der Synthese der sauren Glykosaminoglykane) oder durch das Fehlen von Cystin sowie Cystathionin und deren Folgeprodukten vor allem im Gehirn bzw. durch verminderte Methylierung biogener Amine bedingt sind, ist noch unklar. Die Bindegewebssymptomatik lässt sich durch Interferenzwirkung der Sulfhydrylgruppen des Homozysteins bei der Quervernetzung des Kollagens erklären. Daneben bestehen Störungen in der Gerinnungskaskade.

Krankheitswert
Erstmanifestation der einzelnen klinischen Erscheinungen unterschiedlich vom Neugeborenen- bis zum Pubertätsalter. Bei etwa 2/3 der Merkmalsträger mit Synthase-Defekt Intelligenzminderung bis zur Oligophrenie sowie psychomotorische und neurologische Störungen mit epileptiformen Anfällen, Erethismus, Desorientiertheit und schizoidem Verhalten. Augenveränderungen (Linsenluxation, Cataracta congenita, Optikus-Atrophie usw.). Thrombose- und Apoplexieneigung, Gerinnungsstörun-

Homozystinurie

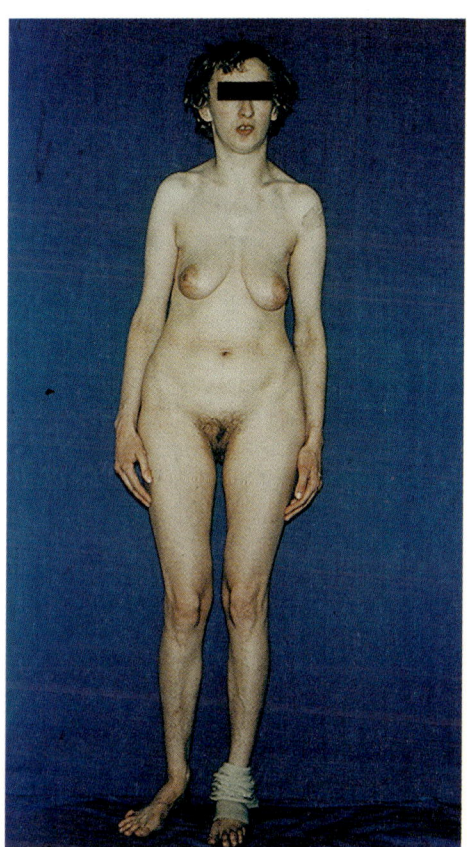

Homozystinurie. Hochwuchs und Arachnodaktylie. Schmales Gesicht, spärliches Haar. Durchscheinende Venenzeichnung an den Oberschenkeln. (G. Seidlitz)

gen mit Thromboembolien (Herzkranzgefäße nicht betroffen). Osteoporose, Skelettdysplasien, Skoliose und Hochwuchs wie beim ▶ MARFAN-Syndrom. Lebenserwartung herabgesetzt (durchschnittlich 30 Jahre), bei schwerster Form Tod infolge der gehäuften Gefäßverschlüsse innerhalb der ersten Lebensjahre. Generell lässt sich eine frühmanifeste infantile, pyridoxin-refraktäre Form mit schwerer Symptomatik von einer oligosymptomatischen, milden juvenilen Form, die auf Vitamin B6 anspricht, unterscheiden. Bei Heterozygoten kommt es wahrscheinlich zu präsenilen arteriellen und cerebrovaskulären Komplikationen.

Therapiemöglichkeiten
Neben einer symptomatischen Korrektur der somatischen Defekte ist bei der spätmanifesten Form eine diätetische Behandlung mit methioninarmer, folsäure-, pyridoxin-, zystein- und zystinreicher Kost und Betain-Gaben im frühen Kindesalter erfolgreich. Eventuell Argininfusionen. Vitamin B_6 als Koferment der Cystathionin-Synthase oder intramuskuläre Hydroxycobalamininjektionen und Trimethylglycin (Betain) bewirken bei einem Teil der Fälle eine Besserung der bereits manifesten klinischen Symptomatik. Methyltetrahydrofolat-, Methyltransferase- und -Reduktase-Defekte sprechen auf 5-Formyl-Tetrahydrofolat- und ebenfalls Pyridoxin-Gaben an.

Häufigkeit und Vorkommen
Seit Erstbeschreibung 1962 mehrere 100 Fälle bekannt. Wahrscheinlich häufiger als erkannt, regional nach der Phenylketonurie häufigste Aminosäure-Stoffwechselstörung, in Mitteleuropa offensichtlich seltener, Inzidenz mit 1:250.000 bis 20.000 angegeben. Ungefähr 0,3% der Fälle von Oligophrenie werden auf Homozystinurie zurückgeführt.

Genetik
Autosomal rezessiver Erbgang. Heterogenie. Genort der **C**ystathionin-β-**S**ynthase 21q22 (*CBS*), der **M**ethylen**t**etra**h**ydrofolat-**R**eduktase 1p36.3 (*MTHFR*), der **M**ethionin-**S**ynthase-**R**eduktase 5p15.3-p15.2 (*MSR*). Allelie der pyridoxinresponsiven und -refraktären Formen in Abhängigkeit von der Restaktivität des Enzyms. Bei Heterozygoten z.T. Neigung zu zerebralen arteriellen Verschlüssen und Thromboembolien.

Familienberatung
Nachweis und Differentialdiagnose, vor allem zum MARFAN-Syndrom und BEALS-HECHT-Syndrom molekulargenetisch und durch Methionin- und Homozystin-Bestimmung in Plasma und Urin. Nach demselben Prinzip Heterozygotentest nach Methioninbelastung und durch Enzymbestimmung in Hautfibroblasten (Lymphozyten) möglich. Zur erfolgreichen Durchführung einer diätetischen Behandlung ist eine Früherkennung auch bei symptomlosen Kleinkindern anzustreben. Screeningtest halbautomatisch durch chromatografischen Nachweis SH- und SS-haltiger Aminosäuren. Sicherung der Diagnose durch Nachweis der Homozystinausscheidung mit Nitroprussidnatrium (auch als Suchtest) möglich. Pränatale Diagnostik anhand von Cystathionin-

Synthase-Aktivitäts-Messungen in Chorionbioptaten und kultivierten Fruchtwasserzellen. Medizinische Überwachung Neugeborener in betroffenen Familien wichtig.

Literatur

Guttormsen, A.B., P.M.Ueland, W.D.Kruger et al., Disposition of homocysteine in subjects heterozygous for homocystinuria due to cystathionine β-synthase deficiency: relationship between genotype and phenotype. Am.J.Med.Genet. *100* (2001) 204–213.

Harding, C.O., G.Arnold, L.A.Barness et al.,, Functional methionine synthase deficiency due to cblF disorder: A report of two patients and a review. Am.J.Med.Genet. *71* (1997) 384–390.

Isolato, P.A., G.A.Wells and J.G.Donnelly, Neonatal and fetal methylenetetrahydrofolate reductase: genetic polymorphisms: an examination of C677T and A1298C mutations. Am.J.Hum.Genet. *67* (2000) 986–990.

Marquet, J., B.Cadefaux, J.B.Bonnefont et al., Methylenetetrahydrofolate reductase deficiency: Prenatal diagnosis and family studies. Prental.Diagn. *14* (1994) 29–33.

Motulsky, A.G., Nutritional ecogenetics: Homocysteine-related arteriosclerotic vascular disease, neural tube defects, and folic acid. Am.J.Hum.Genet. *58* (1996) 17–20.

Tsai, M.Y., U.Garg, N.S.Key et al., Molecular and biochemical approaches in the identification of heterozygotes for homocystinuria. Atherosclerosis *122* (1996) 69–77.

Visy, J.M., P.Le Coz, B.Chadefaux et al., Homocystinuria due to 5,10-methylenetetrahydrofolate reductase deficiency revealed by stroke in adult siblings. Neurology *41* (1991) 1313–1315.

Watkins, D., M.ru, H.-Y.Hwang et al., Hyperhomocysteinemia due to methionine synthase deficiency, cblG: Structure of the *MTR* gene, genotype diversity, and recognition of a common mutation, P1173L. Am.J.Hum.Genet. *71* (2002) 143–153.

OMIM 236200, 236250, 236270, 250940

Honigwaben-Dystrophie Typ WAARDENBERG-JONKERS der Cornea

▶ Hornhautdystrophie, ringförmige, Typ REISS-BÜCKLERS

HORNER-Syndrom,
(Claude-) BERNARD-HORNER-Syndrom

Okulärer Symptomenkomplex vorwiegend exogener Ursache.
Eine Schädigung (eventuell geburtstraumatisch) des sympathischen Grenzstranges im Hals- und Brustabschnitt führt zu einer parasympathischen Gegeninnervation und zu der typischen Symptomentrias.

Krankheitswert
Miosis mit Mikrokorie, Enophthalmie und Ptosis, meist einseitig, ohne subjektive Beschwerden. Teilweise mit Heterochromasia iridum.

Therapiemöglichkeiten
Sofern das H. als Folge von Bronchialkarzinomen, Mediastinaltumoren, Oesophagusdivertikeln oder Schilddrüsentumoren auftritt, muss das Grundleiden behandelt werden, sonst kaum behandlungsbedürftig.

Häufigkeit und Vorkommen
Überwiegend sporadische, nicht genetisch bedingte Fälle. In einzelnen Sippen Vorkommen in mehreren Generationen.

Genetik
Es existiert offenbar neben der exogen bedingten Form ein sehr seltener, autosomal dominanter Typ.

Familienberatung
Familienanamnestische Erhebungen zur Feststellung des Typs notwendig, falls keine exogene Ursache erkennbar ist. Kein Gegenstand der genetischen Familienberatung.

Literatur

Hageman, G., P.F.Ippel and F.C.A.M.te Nijenhuis, Autosomal dominant congenital HORNER´s syndrome in a Dutch family. J.Neurol.Neurosurg.Psychiat. *55* (1992) 28–30.

Sorsby, A., Ophthalmic genetics. Butterworth London 1970.

OMIM 143000

Hornhautdystrophie, angeborene hereditäre (MAUMENEE),
Congenitale Hereditäre Endotheliale Dystrophie (CHED)

Genetisch bedingte endothelial verursachte Dystrophie des Hornhautstromas auf der Grundlage einer Genmutation.
Zugrunde liegt wahrscheinlich eine Homeoboxgen-Mutation (VSX1).

Krankheitswert
Erstmanifestation der Hornhauttrübung im Neugeborenenalter, leichtere Form im Kindesalter. Klinisch mehrere, nicht gegeneinander abgrenzbare endotheliale Formen. Durch die ödematöse Trübung meist nur schwaches Sehvermögen, leicht progredient, teilweise mit Glaukom oder Nystagmus. Beginnt mit Photophobie. In einer Geschwisterschaft aus einer Verwandtenehe Kombination mit sensorineuraler Schwerhörigkeit. Kann auch mit anderen extraokulären Defekten kombiniert sein.

Therapiemöglichkeiten
Keratoplastik mit unterschiedlichem Erfolg.

Häufigkeit und Vorkommen
Bisher nur wenige Sippen, teilweise mit Merkmalsträgern in bis zu 4 aufeinanderfolgenden Generationen oder Geschwisterschaften beschrieben.

Genetik
Heterogen. Meistens autosomal rezessiver Erbgang mit geschlechtsverschiedener Penetranz. Genort 20p13 (*CHED2*). Autosomal dominante familiäre später manifeste Form 20q11 (*CHED1*, VSX1), Allelie mit der polymorphen endothelialen ▶ *Hornhautdystrophie*, Typ KOEPPE ? und einem Typ des ▶ *Keratokonus*.

Familienberatung
Differentialdiagnose zu geburtstraumatisch (nicht beidseitig), infektiös (z. B. bei Lues connata, Rubeola-Infektion) und durch Stoffwechseldefekte (nicht angeboren) bedingter Hornhauttrübung notwendig. Besondere ophthalmologische Betreuung betroffener Kinder wichtig.

Literatur
Callaghan, M., C.K.Hand, S.M.Kennedy et al., Homozygosity mapping and linkage analysis demonstrate the autosomal recessive congenital hereditary endothelial dystrophy (CHED) and autosomal dominant CHED are genetically distinct. Br.J.Ophthalmol. *83* (1999) 115–119.

Hand, C.K., D.L.Harmon, S.M.Kennedy et al., Localization of the gene for autosomal recessive congenital hereditary endothelial dystrophy (CHED2) to chromosome 20 by homozygosity mapping. Genomic *61* (1999) 1–4.

Héon, E., W.D.Mathers, W.L.M.Alward et al., Linkage of posterior polymorphous corneal dystrophy to 20q11. Hum.Molec.Genet. *4* (1995) 485–488.

Kirkness, C.M., A.McCartney, N.S.C.Rice et al., Congenital hereditary corneal oedema of MAUMENEE: Its clinical features, management and pathology. Br.J.Ophthal. *71* (1987) 130–144.

Mashima,Y, T.Hido, S.Akiya and Y.Uemura, Specular microscopy of posterior polymorphous endothelial dystrophy. Ophthal.Pediat.Genet. *7* (1986) 101–107.

OMIM 121700, 217700

Hornhautdystrophie, bandförmige primäre

Genetisch bedingte epitheliale Hornhautdegeneration auf der Grundlage einer Genmutation. Der Basisdefekt (Störung des Kalziumstoffwechsels?) ist unbekannt.

Krankheitswert
Erstmanifestation der Hornhauttrübung oft schon bei Geburt, meistens bis zum Pubertätsalter, Visusverschlechterung verschiedenen Grades. Bandförmige Hornhauttrübung durch Kalzium-Inkrustation der BOWMANschen Membran kommt auch syndromatisch vor (▶ *Hypophosphatasie*, ▶ *Hyperkalzämie*, ▶ *Rheumatoidarthritis*).

Therapiemöglichkeiten
Keratoplastik.

Häufigkeit und Vorkommen
Bisher wenige Familien bekannt, von HARBOYAN-Syndrom Geschwisterfälle aus drei Familien.

Hornhautdystrophie, gefleckte

Genetik
Heterogen. Autosomal rezessiver, autosomal dominanter und X-chromosomaler Erbgang beschrieben. Dabei endemische Formen, z.B. Sphäroidale b.h. autosomal rezessiv (OMIM 217500, 217520), Kombination mit Schwerhörigkeit autosomal dominant (OMIM 121450) oder rezessiv (HARBOYAN-Syndrom, Genort 20p13, OMIM 217400, ▶ Taubheit, Tab. IV.O) bedingt.

Familienberatung
Familienanamnestische Erhebungen und Differentialdiagnose zu symptomatischen Formen wichtig.

Literatur
Abramovicz, M.J., J.Albuquerque-Silva and A.Zanen, Corneal dystrophy and perceptive deafness (HARBOYAN syndrome): CDPD1 maps to 20p13. J.Med. Genet. 39 (2002) 110–112.

Hida,T., K.Kigasawa, E.Tanaka et al., Primary band-shaped spheroidal degeneration of the cornea: Three cases from two consanguineous families. Br.J.Ophthal. 70 (1986) 347–353.

Magli, A., L.Capasso, T.Foa et al., A further observation of corneal dystrophy and perceptive deafness in two siblings. Ophthalmic Genet. 18 (1997) 87–91.

OMIM 217500

Hornhautdystrophie, gefleckte
(FRANÇOIS-NEETENS)

Genetisch bedingte Hornhautdystrophie auf der Grundlage einer Genmutation. Es besteht eine fleckförmige Trübung des Hornhautstromas mit abnormen Glykosaminoglykan-speichernden Keratozyten. Die Störung liegt in einem Syntheseschritt vom Keratan zum Keratansulfat und betrifft auch den Knorpel.

Krankheitswert
Die schon im frühen Kindesalter vorhandenen, ca. ½ mm großen Flecken nehmen im Laufe des Lebens nur leicht an Zahl, nicht aber an Größe zu und beeinträchtigen das Sehvermögen nicht, z.T. zentrale Hornhauttrübung.

Therapiemöglichkeiten
Unnötig.

Häufigkeit und Vorkommen
Seit Erstbeschreibung 1956 über 70 Fälle, z. T. aus Sippen mit Merkmalsträgern in mehreren aufeinanderfolgenden Generationen publiziert. Wahrscheinlich häufig unbemerkt bestehend.

Genetik
Autosomal dominanter Erbgang, Allelie zum Typ GROENOUW II in 16q22?

Familienberatung
Bei Kleinkindern Differentialdiagnose zu anderen Hornhautdystrophien nötig. In Anbetracht fehlender Beeinträchtigung kein Gegenstand der Familienberatung.

Literatur
Edward, D.P., E.J.-M.Thonar, M.Srinivasan et al., Macular dystrophy of the cornea: A systemic disorder of keratan sulfate metabolism, Ophthalmology 97 (1990) 1194–1200.

OMIM 121850

Hornhautdystrophie, gittrige,
Gelatinetropfen-artige Hornhautdystrophie

Genetisch bedingte Amyloidose des Hornhautstromas auf der Grundlage einer Genmutation. Heterogen. Zugrunde liegt ein Defekt der β-Untereinheit eines Beta-induzierten Transformierenden Wachstumsfaktors (TGFBI) und damit eines Keratoepithelins in Hornhautepithel- und Stromazellen, wodurch es zur extrazellulären Ablagerung von Amyloiden und zu deren Präzipitation im Stroma kommt. Typ II syndromatisch bei ▶ Amyloidose Typ V Gensolin-Gen betroffen.

Krankheitswert
Erste klinische Erscheinungen im Pubertätsalter, progredient verlaufend bis zu schweren Beeinträchtigungen des Sehvermögens im fünften und sechsten Lebensjahrzehnt. Kompliziert durch Narben infolge häufiger Ulzerationen sowie durch Glaukome.

Therapiemöglichkeiten
Keratoplastik mit unterschiedlichem Erfolg.

Häufigkeit und Vorkommen
Über 50 Familien sowie Einzelfälle beschrieben. In Japan Frequenz etwa 1:30.000, in Europa seltener. Ein eigenständiger Typ kombiniert mit granulärer H. endemisch in einer italienischen Region mit einer Sippe auch deutscher Provenienz (Typ Avellino).

Genetik
Interfamiliär unterschiedliche Ausdehnung der Amyloidose je nach Typ I (OMIM 122200) oder II (Finnischer Typ, OMIM 105120), autosomal dominant oder japanischer Typ III, autosomal rezessiv (OMIM 204870). Allelie mehrerer Formen mit unterschiedlichem Erstmanifestationsalter. Genorte: Typ I: 5q31 (*BIGH3 = TGFBI*, OMIM 601692). Allelie zum Granulären Typ GROENOUW I, Typ REIS-BÜCKLERS und dem granulär-gittrigen Typ Avellino. Typ II: 9q32-34 (Gensolin), Allelie zum finnischen Typ der ▶ Amyloidose, oligosymptomatische Form? Typ III 1p32 (*M1S1*, Turorassoziiertes Antigen), japanische Amyloidose.

Familienberatung
Wegen der späten klinischen Manifestation und der zu erwartenden Arbeitsunfähigkeit Aufklärung in entsprechenden Familien, vor allem hinsichtlich der Berufswahl, wichtig.

Literatur
Mubier, F.L., E.Korvatska, A.Djemai et al., Kerato-epithelin mutations in four 5q31-linked corneal dystrophies. Nature Genet. *15* (1997) 247–251.

Ren, Z., P.-Y Lin, G.K.Klintworth et al., Allelic and locus heterogeneity in autosomal recessive gelatinous drop-like corneal dystrophy. Hum.Genet. *110* (1992) 568–577.

Rosenwasser, G.O.D., B.M.Sucheski, N.Rosa et al., Phenotypic variation in combined granular lattice (Avellino) corneal dystrophy. Arch.Ophthalmol. *111* (1993) 1546–1552.

Stone, E.M., W.D.Mathers, G.O.D.Rosenwasser et al., Three autosomal dominant corneal dystrophies map to chromosome 5q. Nature Genet. *6* (1994) 47–51.

OMIM 122200, 204870

Hornhautdystrophie Typ Avellino
▶ Hornhautdystrophie, gittrige

Hornhautdystrophie, granuläre, Typ GROENOUW I

Genetisch bedingte Dystrophie des Hornhautstromas auf der Grundlage einer Genmutation. Zugrunde liegt ein Defekt der β-Untereinheit eines Beta-induzierten Transformierenden Wachstumsfaktors (TGFBI) und damit eines Keratoepithelins in Hornhautepithel- und Stromazellen, wodurch es zur extrazellulären Ablagerung von Amyloiden und zu deren Präzipitation im Stroma und zur Hornhauttrübung kommt.

Krankheitswert
Beginn der Erkrankung etwa im 5.. Lebensjahr mit weißen Flecken im Zentrum der Cornea, z.T. oberflächlich, später Ausbreitung mit weißlichen kalkigen Strahlen. Klinische Erscheinungen vom Pubertätsalter an. Allmählich fortschreitende Hornhauttrübung bei lange Zeit gutem Sehvermögen. Zeitweise schmerzhafte Erosionen. Später Katarakt.

Therapiemöglichkeiten
Wenn nötig Keratoplastik mit gutem Erfolg.

Häufigkeit und Vorkommen
Etwa 50 Sippen beschrieben, sporadische Fälle selten.

Genetik
Autosomal dominanter Erbgang. Genort 5q31 (*BIGH3 = TGFBI*, OMIM 601692). Allelie zu den Typen Avellino, REIS-BÜCKLERS und der gittrigen Hornhautdystrophie.

Familienberatung
Differentialdiagnose zum rezessiven Typ GROENOUW II anhand der Familienanamnese für erbprognostische Einschätzungen wichtig. Kein Gegenstand der genetischen Beratung.

Literatur
Eiberg, H., H.U.Moller, I.Berendt and J.Mohr, Assignment of granular corneal dystrophy GROENOUW type I (CDGG1) to chromsome 5q. Eur.J.Hum.Genet. *2* (1994) 132–138.

Gregory, C.Y., K.Evans and S.S.Bhattacharya, Genetic refinement of the chromosome 5q lattice corneal dystrophy type I locus to within a 2 cM interval. J. Med.Genet. *32* (1995) 224–226.

Moller, H.U., Granular corneal dystrophy GROENOUW type I. Clinical aspects and treatment. Acta Ophthalmol. *68* (1990) 384–389.

Munier, F.L., E.Korvatska, A.Djemai et al., Kerato-epithelin mutations in four 5q31-linked corneal dystrophies. Nature Genet. *15* (1997) 247–251.

OMIM 121900

Literatur
Badr, I.A., S.Basaffar, M.Jabak and M.D.Wagoner, MEESMANN corneal dystrophy in a Saudi Arabian family. Am.J.Ophthalmol. *125* (1998) 182–186.

Irvine, A.D., L.D.Corden, O.Swensson et al., Mutations in cornea-specific keratin K3 or K12 genes cause MEESMANN's corneal dystrophy. Nature Genet. *16* (1997) 184–187.

OMIM 122100

Hornhautdystrophie, juvenile epitheliale, Typ MEESMANN

Genetisch bedingte Dystrophie des Hornhautepithels auf der Grundlage einer Genmutation. Der zu den Erscheinungen führende Basisdefekt betrifft die Hornhaut-spezifischen Keratine Typ II/3 oder Typ I/12 im Hornhautepithel. Dadurch kommt es zur erhöhten Verletzlichkeit des vorderen Hornhautepithels, woraus sich die klinische Symptomatik erklärt.

Krankheitswert
In den ersten Lebensjahren einsetzende, vom Stroma ausgehende punktförmige Veränderungen des Corneaepithels und der BOWMANschen Membran. Sehvermögen kaum beeinträchtigt, wenn nicht durch Narben in der Folge von Keratitiden.

Therapiemöglichkeiten
Nicht erforderlich.

Häufigkeit und Vorkommen
Mehrere Sippen beschrieben, darunter eine in Schleswig-Holstein mit 118 Merkmalsträgern in 4 Generationen, die ihre Herkunft von einem Vorfahren aus dem 17. Jahrhundert ableiten (Foundereffekt).

Genetik
Autosomal dominanter Erbgang. Dominant-negativ-Mutation. Genorte: 12q12-14 (*KRT3*), 17q12-21(*KRT12*).

Familienberatung
Im Hinblick auf die gute Prognose kein Gegenstand der Familienberatung.

Hornhautdystrophie, kristalline, Typ SCHNYDER

Genetisch bedingte Hornhauttrübung auf der Grundlage einer Genmutation. Zugrunde liegt wahrscheinlich eine Lipoprotein-Stoffwechselstörung, die vor allem die Keratozyten betrifft. Die Trübung entsteht durch subepitheliale Ablagerung von nadelförmigen Phospholipiden, veresterten und unveresterten Cholesterol-Kristallen sowie von Phospholipiden im vorderen zentralen Hornhautstroma.

Krankheitswert
Erstmanifestation im frühen Kindesalter, langsam zentrifugal fortschreitende Corneatrübung mit verhältnismäßig geringer Visusminderung. Arcus lipoides. In einzelnen Sippen unterschiedliche extraokuläre Abnormitäten. Syndromatisch auch bei bekannten Stoffwechselkrankheiten vorkommend (ABDERHALDEN-FANCONI-Syndrom; Lecithin-Cholesterol-Acyltransferase-Mangel) und bei Makroglobulinämie WALDENSTRÖM.

Therapiemöglichkeiten
Keratoplastik mit vorübergehendem Erfolg. Der Effekt einer cholesterolarmen Diät ist umstritten.

Häufigkeit und Vorkommen
Über 100 familiäre und Einzelfälle beschrieben.

Genetik
Autosomal dominanter Erbgang. Genort 1p36-p34.1.

Familienberatung
Frühdiagnose anhand von Lipidablagerungen in Hautfibroblasten und prophylaktische Be-

handlung sollten versucht werden. Für familienprognostische Einschätzungen Differentialdiagnose zu sekundären und nicht monogenen Formen (bei Myelom, Gicht) sowie zum ABDERHALDEN-FANCONI-Syndrom wichtig.

Literatur
Battisti, C., M.T.Dotti, A.Malandrini et al., SCHNYDER corneal crystalline dystrophy: description of a new family with evidence of abnormal lipid storage in skin fibroblasts. Am.J.Med.Genet. 75 (1998) 35–39.

Lisch,W., E.G.Weidle, C.Lisch et al., SCHNYDER's dystrophy. Progression and metabolism. Ophthalmic Paediat.Genet. 7 (1986) 45–56.

Wherman, A.M., T.J.Hudsun J.M.Andresen et al., The gene for SCHNYDER's crystalline corneal dystrophy maps to human chromosome 1p34.1-p36. Hum. Molec.Genet. 5 (1996) 1667–1672.

OMIM 121800

Hornhautdystrophie, makuläre I und II, Typ GROENOUW II,
Typ FEHR

Genetisch bedingte Dystrophie des Hornhautstromas auf der Grundlage einer Genmutation. Der Gendefekt manifestiert sich in einer lokalen Verminderung einer Kerato-Proteoglykan-Synthase-Aktivität (N-Acetylglukosamin-6-Sulfotransferase (CHST6) in der Cornea. Dadurch kommt es zu einer Störung des Keratosulfat-Abbaus und zu dessen Ablagerung zwischen den Hornhautlamellen, woraus sich die klinische Symptomatik ableitet.

Krankheitswert
Vom 1. Lebensjahrzehnt an fortschreitende, vom Zentrum ausgehende und sich in Strahlen ausbreitende Trübung der Cornea mit zunehmender Beeinträchtigung des Sehvermögens und Erblindungsgefahr vom 5. Lebensjahrzehnt an. Zeitweise schmerzhafte Erosionen.

Therapiemöglichkeiten
Keratoplastik mit unterschiedlichem Erfolg.

Häufigkeit und Vorkommen
Etwa 50 Familien beschrieben.

Genetik
Autosomal rezessiver Erbgang. Genort 16q22 (*CHST6*), Allelie zweier Typen, die sich nur biochemisch (Keratansulfat im Serum) und in der Art der Mutationen (Punktmutation; Deletion) unterscheiden.

Familienberatung
Molekulargenetische oder biochemische Differentialdiagnose zum dominanten Typ GROENOUW I und zur gittrigen Hornhauttrübung für erbprognostische Einschätzung wichtig.

Literatur
Akama, T.O., K.Nishida, J.Nakayama et al., Macular corneal dystrophy type I and type II are caused by distinct mutations in a new sulphotransferase gene. Nature Genet. 26 (2000) 237–240.

Patrinely, J.R., K.R.Wilhelmus and R.L.Front, Macular corneal dystrophy with corneal stromal thinning. Cornea 5 (1986) 61–62.

Vance, J.M., F.Jonasson, F.Lennon et al., Linkage of a gene for macular corneal dystrophy to chromosome 16. Am.J.Hum.Genet. 58 (1996) 757–762.

OMIM 217800

Hornhautdystrophie, posteriore polymorphe endotheliale, Typ KOEPPE

Genetisch bedingte Erosionen des Hornhautepithels auf der Grundlage einer Genmutation. Der Basisdefekt betrifft die α2-Kette des Typ-VIII-Kollagens des posterioren Hornhaut-Endothels, wodurch es zu Kollagenablagerungen auf der Descemetschen Membran kommt, z.T. auf Kammerwinkel übergreifend, epithelial verändert mit Bläschen in den unteren Hornhautschichten, was die klinischen Erscheinungen erklärt. Bei einer anderen Form liegt eine Mutation eines Homeobox-Gens (*VSX1*) zugrunde.

Krankheitswert
Eine wahrscheinlich angeborene Degeneration der DESCEMETschen Membran und der hinteren Stromaanteile der Cornea beeinträchtigen das Sehvermögen meistens wenig. Gefahr der Erblindung nur bei Komplikationen durch Keratokonus, iridocorneale Adhäsionen mit Glaukom und epithelartigen retrocornealen Membranbildungen.

Hornhautdystrophie, ringförmige, Typ Reis-Bücklers

Therapiemöglichkeiten
Keratoplastik nur in Fällen ohne iridocorneale Adhäsionen erfolgreich.

Häufigkeit und Vorkommen
Nur wenige Sippen mit zahlreichen Merkmalsträgern in bis zu 5 aufeinanderfolgenden Generationen beschrieben. Gynäkotropie.

Genetik
Autosomal dominanter Erbgang. Starke intra- und interfamiliäre Variabilität der Schwere, merkmalsfreie Anlageträger kommen vor. Genorte: 1p34.3.-p32 (*COL8A2*), Allelie mit der hereditären congenitalen Epitheldystrophie und der Hornhautdystrophie Typ FUCHS (▶ *Hornhauterosion, rezidivierende familiäre*); 20p11-q12 (*VSX1*), mit Keratokonus, Allelie zum isolierten Keratokonus und zur angeborenen ▶ *Hornhautdystrophie Typ* MAUMENEE.

Familienberatung
Familienberaterische Betreuung bestehen im Hinblick auf die Gutartigkeit des Prozesses und die Korrigierbarkeit von Komplikationen bei guter ophthalmologischer Versorgung nicht notwendig.

Literatur
Biswas, S., F.L.Munier, J.Yardley et al., Missense mutations in *COL8A2*, the gene encoding the α2 chain of the type VIII collagen, cause two forms of corneal endothelial dystrophy. Hum.Molec.Genet. *10* (2001) 2415–2423.

Héon, E., A.Greenberg, K.K.Kopp et al., *VSX1*: A gene for posterior polymorphous dystrophy and keratoconus. Hum.Molec.Genet. *11* (2002) 1029–1036.

Mashima,Y. T.Hida, S.Akiya and Y.Uemura, Specular microscopy of posterior polymorphous endothelial dystrophy. Ophthalmic Paediat.Genet. *7* (1986) 101–107.

OMIM 122000

Hornhautdystrophie, ringförmige, Typ REIS-BÜCKLERS,
Typ THIEL-BEHNKE, Honigwaben-Dystrophie,
Typ WAARDENBURG-JONKERS

Genetisch bedingte Dystrophie der BOWMANschen Membran der Cornea auf der Grundlage einer Genmutation.

Zugrunde liegt bei einer Form ein Defekt der β-Untereinheit eines Transkriptionsfaktors und damit eines Keratoepithelins (TGFB1 = BIGH3) in Hornhautepithel- und Stromazellen, wodurch es zur extrazellulären Ablagerung von Amyloiden und zu deren Präzipitation im Stroma kommt.

Krankheitswert
Erstmanifestation vom 5. Lebensjahr an. Von der BOWMANschen Membran ausgehend schmerzhafte Ulzerationen unter Beteiligung des Hornhautstromas führen zu landkartenförmigen (nicht ringförmigen!) Trübungen und zu Visusverschlechterungen bis zu 1/100. Rezidivierend, progredienter Verlauf. Spätmanifestationen kommen vor.

Therapiemöglichkeiten
Keratoplastik mit unterschiedlichem meist vorübergehendem Erfolg, später Epithelabrasionen im Transplantat.

Häufigkeit und Vorkommen
Bei mehreren Sippen in 3 bis 4 Generationen beschrieben. Typ II bei einer großen Sippe in Schleswig-Holstein beschrieben.

Genetik
Autosomal dominanter Erbgang. Unvollständige Penetranz. Genort Typ I 5q31, (*BIGH3 = TGFBI*, OMIM 601692), Allelie zum Granulären Typ GROENOUW I, dem Typ Avellino und der gittrigen H. Typ II, THIEL-BEHNKE 10q24 (OMIM 602082), honigwabenförmige Hornhautdystophie.

Familienberatung
Unterrichtung der betroffenen Familien wichtig.

Literatur
Mubier, F.L., E.Korvatska, A.Djemai et al., Kerato-epithelin mutations in four 5q31-linked corneal dystrophies. Nature Genet. *15* (1997) 247–251.

Stewart, h.S., A.E.Ridgway, M.J.Dixon et al, Heterogeneity in granular corneal dystrophy: Identification of three causative mutations in the TGFBI (BIGH3) gene – lessons for corneal amyloidogenesis. Hum.Mutat. *14* (1999) 126–132.

Winkelman, J.E. und J.W.Detteman, REIS-BÜCKLERS Hornhautdystrophie und die Rolle der BOWMANschen Membran. Klin.Mbl.Augenheilk. *155* (1969) 380–387.

Yee, R.W., L.S.Sullivan, H.T.Lai et al., , Linkage mapping of THIEL-BEHNKE corneal dystrophy (CDB2) to chromosome 10q23-q24. Genomics *46* (1997) A296.

OMIM 121900

Hornhautdystrophie Typ FUCHS
▶ Hornhautdystrophie, rezidivierende familiäre

Hornhauterosionen, rezidivierende familiäre,
Endothel-Dystrophie Typ FUCHS

Genetisch bedingte Erosionen des Hornhautepithels auf der Grundlage einer Genmutation. Der Basisdefekt betrifft die α2-Kette des Typ-VIII-Kollagens des posterioren Hornhaut-Endothels, wodurch es zu Kollagenablagerungen auf der Descemetschen Membran und zur Hornhauttrübung kommt.

Krankheitswert
Erstmanifestation vom 4. bis 6. Lebensjahr. Kleine Bläschen im Corneaepithel bei allmählicher Verdickung und Trübung des Hornhautparenchyms, besonders im Zentrum. Rezidivierende schmerzhafte Erosionen mit Narbenbildung und Beeinträchtigung des Sehvermögens.

Therapiemöglicheiten
Wenn notwendig Keratoplastik.

Häufigkeit und Vorkommen
Etwa 10 Sippen beschrieben.

Genetik
Autosomal dominanter Erbgang. Genort 1p34.3.-p32 (*COL8A2*), Allelie mit der posterioren polymorphen Hornhautdystrophie Typ KÖPPE.

Familienberatung
Ständige ophthalmologische Betreuung betroffener Familien notwendig.

Literatur
Biswas, S., F.L.Munier, J.Yardley et al., Missense mutations in *COL8A2*, the gene encoding the α2 chain of the type VIII collagen, cause two forms of corneal endothelial dystrophy. Hum.Molec.Genet. *10* (2001) 2415–2423.

Gottsch, J.D., A.L.Bowers, E.H.Margulies et al., Serial analysis of gene expression in the corneal endothelium of FUCHS' dystrophy. Invest.Ophthal.Vis.Sci. *44* (2003) 594–599.

OMIM 136800

Hornhauttrübung
s.a.
▶ Mukolipidose IV;
▶ Lecithin-Cholesterol-Acyltransferase-Mangel (Fischaugenkrankheit);
▶ Okulo-Dento-Digitales Syndrom

HOWARD-YOUNG-Syndrom

Von bisher drei Fällen beschriebene Kombination von schwerem Mikrozephalus mit präaxialer Polydaktylie und anderen Fehlbildungen. Aufgrund der Konsanguinität der Eltern autosomal rezessiver Erbgang angenommen.

Literatur
Collignon, P., N.Philip, G.Simonin et al., Dysmorphology report: On the association of microcephaly and preaxial polydactyly. Another example of HOWARD-YOUNG syndrome. Genet.Counsell. *3* (1992) 221-222.

HOWEL-EVANS-Syndrom
▶ Keratosis palmaris et plantaris mit Ösophaguskarzinom

HSAN
▶ Neuropathie, familiäre radikuläre sensorische (HSAN I);
▶ Akroosteolyse, neurogene (HSAN II);
▶ RILEY-DAY-Syndrom (HSAN III);
▶ Neuropathie, sensorische mit Anhydrose (HSAN IV)

HSN

▶ Neuropathie, sensorische progressive, des Kindesalters

HSN I

▶ Neuropathie, familiäre radikuläre sensorische

HSRN

▶ Akroosteolyse, neurogene

Hüftgelenksluxation,
angeborene Hüftluxation

Multifaktoriell bedingte Anomalie des Hüftgelenks auf heterogener Grundlage.
Der H. liegt gewöhnlich eine Hüftdysplasie in Form einer zu flachen Hüftgelenkspfanne und/oder eine allgemeine Bindegewebsschwäche (Kollagen-Defekte) mit Gelenke-Schlaffheit zugrunde. Seltener bestehen Anomalien der Femurkopfepiphysen. Disponierend wirkt weiterhin eine Beckenendlage des Kindes in utero.

Krankheitswert
Alle Schweregrade von leichten subklinischen Gelenkdeformationen bis zu schweren Gangstörungen, die in unbehandelten Fällen noch durch sekundäre Gelenkveränderungen verstärkt werden können. Syndromatisch bei Bindegewebskrankheiten: ▶ EHLERS-DANLOS-Syndrom, ▶ MARFAN-Syndrom, ▶ Gelenkeschlaffheit. Siehe auch ▶ Dysplasia spondyloepiphysaria; ▶ Dysplasia epiphysaria multiplex; ▶ Epiphysiolysis capitis femoris.

Therapiemöglichkeiten
Frühzeitige orthopädische Maßnahmen im Säuglingsalter führen meistens zur Normalisierung, so dass chirurgische Eingriffe bzw. Hüftprothesen selten notwendig werden.

Häufigkeit und Vorkommen
In Europa Inzidenz etwa 3%, in Afrika und Asien sehr selten. Gynäkotropie 1:5,4.

Genetik
Heterogenie wird angenommen, da die Neigung des Pfannendaches multifaktoriell determiniert ist. Dafür spricht auch die Konkordanzrate bei Zwillingen: 51:5%. Eine Gelenke-Schlaffheit ist wahrscheinlich ebenfalls heterogen bedingt, wobei ein unvollständig dominanter Erbgang in einigen Sippen nicht auszuschließen ist. In einer südafrikanischen weißen Sippe (Beukes' familiäre Hüftdysplasie, OMIM 142669) und in einer weiteren großen südafrikanischen Sippe (Namaqualand-Typ der spondylo-epi-metaphysären Dysplasie Defekt der α1-Kette des Typ-II-Kollagens, Allelie mit ▶ KNIEST-Syndrom, ▶ Achondrogenesis Typ IIB, ▶ Hypochondrogenesis u.a. in Genort 12q13.1-13.2, OMIM 120140). Isolierte Dysplasie der Femurkopfepiphysen mit klinischer Manifestation im Kindesalter autosomal dominant bedingt. Die intrauterine Lage des Kindes stellt eine exogene Komponente dar.

Familienberatung
Differentialdiagnostisch sollten syndromatische monogene Formen wie ▶ EHLERS-DANLOS- oder ▶ MARFAN-Syndroms sowie spondylo-epi-metaphysäre ▶ Dysplasien, später ▶ CALVÉ-LEGG-PERTHES-Syndrom und ▶ Epiphysiolysis capitis femoris ausgeschlossen werden. Für familienanamnestische Erhebungen und bei Risikofällen Feststellung subklinischer Formen auch bei klinisch unauffälligen Verwandten eines Merkmalsträgers notwendig. Das empirische Risiko ist für Verwandte männlicher Merkmalsträger erhöht. Frühdiagnose im Säuglingsalter und sofortige Therapie wichtig. Familienberaterische Betreuung im Hinblick auf die guten Therapieerfolge nicht notwendig.

Literatur
Cilliers, H.J. and P.Beighton, Beukes familial hip dysplasia: An autosomal dominant entity. Am.J.Med. Genet. 36 (1990) 386–390.

Fuhrmann, F. und W.Vogel, Genetische Familienberatung. Springer-Verl. Heidelberg, Berlin, New York 1968.

Sher, C., R.Ramesar, R.Martell et al., Mild spondyloepiphyseal dysplasia (Namaqualand type): genetic linkage to the type II collagen gene (COL2A1) Am.J.Hum.Genet. 48 (1991) 518–524.

OMIM 142700

Humero-Radiale Synostose

Angeborene Ankylose des Ellenbogengelenkes unterschiedlicher Ätiologie.
Der Basisdefekt ist unbekannt.

Krankheitswert
Behinderung durch Unbeweglichkeit im Ellenbogengelenk, ein- oder beidseitig. Teilweise kombiniert mit anderen Fehlbildungen der oberen Extremitäten und des übrigen Skeletts. Syndromatisch beim PFEIFFER-Syndrom (▶ Akrozephalosyndaktylie).

Therapiemöglichkeiten
Chirurgisch-prothetisch mit unbefriedigendem Erfolg.

Häufigkeit und Vorkommen
Über 50 Fälle beschrieben, davon mehr als die Hälfte sporadisch. In mindestens 4 Sippen Auftreten in aufeinanderfolgenden Generationen, weiterhin Geschwisterfälle aus Verwandtenverbindungen erscheinungsfreier Eltern bekannt.

Genetik
Heterogen. Die Art des familiären Vorkommens lässt unterschiedlich auf autosomal dominanten oder rezessiven Erbgang schließen. Eine entsprechende Grundlage ist auch für einen Teil der sporadischen Fälle, vor allem bei bilateraler H. anzunehmen. Die Ursache für einseitige H. ist unklar (somatische Mutation?, intrauterin exogene Faktoren?, Disruptions-Sequenz?).

Familienberatung
Familienanamnestische Erhebungen zur Feststellung des jeweils vorliegenden Erbganges notwendig. Bei sporadischen Fällen sprechen Einseitigkeit und Hypoplasie von Ulna und Hand mit Ektrodaktylie für ein sehr geringes Wiederholungsrisiko bei Verwandten 1. Grades. Beidseitigkeit spricht für genetische Ursachen. Jedoch wurden bei autosomal rezessiver H.R.S. bisher keine Handfehlbildungen und bei autosomal dominant bedingten Formen keine Ektrodaktylie beschrieben.

Literatur
Pfeiffer, R.A. and C.Braun-Quentin, Genetic nosology and counseling of humeroradial synostosis. Genet. Counsel. 5 (1994) 269–274.

Ramer, J.C. and R.L.Ladda, Humero-radial synostosis with ulnar defects in sibs. Am.J.Med.Genet. 33 (1989) 176–179.

OMIM 143050, 236400

HUNT-Syndrom,

Dyssynergia cerebellaria myoclonica, Ramsay-HUNT-Syndrom, UNVERRICHT-LUNDBORG-Syndrom (Mediterraner Typ), Cerebello-Parenchymale Störung V

Genetisch bedingte Myoklonusepilepsie mit cerebellären Symptomen auf der Grundlage einer Genmutation.

Es liegt eine primäre Atrophie (Degeneration) vor allem des Nucleus dentatus vor, die auch auf andere Anteile des Kleinhirns und auf das Rückenmark übergreifen kann. Der Basisdefekt betrifft eine verminderte Syntheserate des Cystatin-B (CSTB), eines Cystein-Proteinase-Hemmers.

Krankheitswert
Erstmanifestation im Kindesalter mit Myoklonien, später Epilepsie und/oder cerebelläre Ataxie. Verschiedene andere cerebelläre Ausfallserscheinungen. Progredienter Verlauf mit raschem Verlust der Gehfähigkeit. Wesensveränderungen meist nur relativ schwach ausgeprägt. Die Unterscheidung zweier klinischer Typen mit oder ohne Epilepsie ist noch umstritten. Bei einer klinisch ähnlichen Form Kombination des Vollbildes des H. mit mitochondrialer ▶ Myopathie und ▶ KEARNS-SAYRE-Syndrom.

Therapiemöglichkeiten
Sedativa mit Teilerfolgen.

Häufigkeit und Vorkommen
Etwa 200 Fälle beschrieben. Vorwiegend aus dem Mittelmeerraum einschließlich Nordafrika bekannt.

Hunter-Syndrom

Genetik
Autosomal rezessiver oder dominanter Erbgang. Genort 21q22.3 (*CSTB*). Patienten mit und ohne Epilepsie bzw. Ataxie können in einer Familie vorkommen. Allelie zur Myoklonusepilepsie, baltischer Typ UNVERRICHT-LUNDBORG (▶ *Myoklonusepilepsie, progressive*).

Familienberatung
Genaue familienanamnestische Erhebungen zur Feststellung des Erbganges wichtig. Differentialdiagnose zu anderen Myoklonusepilepsien (stärkerer geistiger Verfall), zu den spätmanifesten Ceroidlipofuszinosen, bei Japanern zur Dentato-Rubro-Pallido-LUYsischen Atrophie und zum FRIEDREICH-Syndrom (EEG) notwendig. Mit starker intrafamiliärer Variabilität und mit dem Auftreten von lediglich Teilsymptomen ist zu rechnen. Patienten mit rezessivem H. bzw. die meisten sporadischen Fälle erkranken generell schwerer als die mit autosomal dominantem H.

Literatur
Genton, P., C.Dravet, D.Viallat et al., La maladie d'UNVERRICHT-LUNDBORG (type myoclonus mediterranéen): Modèle de maladie a transmission autosomique récessive. Boll.LegaItal.Epilessia *79-80* (1993) 67–68.

OMIM 213400

Hunter-Syndrom
▶ Mukopolysaccharidose Typ II

Hunter-Fraser-Syndrom
▶ HUNTER-MCALPIN-Syndrom

Hunter-Mac-Murray-Syndrom
▶ VATER-Assoziation

Hunter-McAlpine-Syndrom,
Hunter-Fraser-Syndrom

Von 4 Sippen (6 Fälle) beschriebene autosomal dominante Symptomkombination aus Kraniostenose, Mikrozephalus, Kleinwuchs, kurzer birnenförmiger Nase und kleinem Mund, Zahnschmelzhypoplasie, Oligophrenie, Brachydaktylie und Zapfenepiphysen. Genort 17q23.1-24.2?

Literatur
Ades, L.C., L.L.Morris, D.A.Simpson and E.A.Hann, HUNTER-MCALPINE syndrome: report of a third family. Clin.Dysmorphol. *2* (1993) 123–130.
Thomas, J.A., D.K.Manchester, K.E.Prescott et al., HUNTER-MCALPINE craniosynostosis phenotype associated with skeletal anomalies and interstitial deletion of chromosome 17q. Am.J.Med.Genet. *62* (1996) 372–375.
Van Maldergem, L., Y.Gillerot, N.Perlmutter et al., Mental retardation, short stature, almond-shaped eyes, small downturned mouth and coned epiphyses: A new case of HUNTER-FRASER syndrome. Am.J.Med.Genet. *37* (1990) 283–285.

OMIM 601379

Hunter-Thompson-Syndrom
▶ Achondrogenesis Typ A

Huntington-Syndrom,
Chorea HUNTINGTON, Veitstanz

Genetisch bedingte progrediente Hirnatrophie auf der Grundlage einer Genmutation.
Der Basisdefekt besteht in der veränderten Synthese eines Proteins noch unklarer Funktion, Huntingtin (HD), aufgrund einer Sequenzvermehrung des Repeats CAG (Repeatsequenzexpansion) und ergänzend wahrscheinlich auch des benachbarten Repeats CCG im zugrunde liegenden Gen. Durch die CAG-Sequenzexpansion wird eine Angreifbarkeit des Genproduktes durch eine Cystein-Protease (Apopain) erhöht, was zu einer verstärkten Apoptose führt. Nach einer anderen Hypothese erhöht die vermehrte

Glutamin-Synthese durch die vergrößerte CAG-Repeatsequenz die Stimulation des Glutamat-Rezeptors. Neuerdings ist man der Meinung, dass das überlange Polyglutamin in dem kodierten Polypeptid zu Aggregationen und zu fasrigen Ablagerungen in den Zellkernen der Neuronen führt. Von deren Untergang lässt sich die klinische Symptomatik ableiten

Krankheitswert

Erstmanifestation meist im 4. oder 5. Lebensjahrzehnt. Hyperkinetische Bewegungsstörungen, Gang- und Sprachstörungen. Schwere Wesensveränderungen, Psychosen, Demenz und körperlicher Verfall. Davon zu unterscheiden ist ein gutartiger juveniler bzw. infantiler nicht progredienter Typ mit Erstmanifestation im 1. Lebensjahrzehnt ohne Demenz, Lähmungen und extrapyramidale Symptomatik. Gefahr sekundärer Verhaltensstörungen und Schwierigkeiten bei der sozialen Einordnung (Schule usw.) aufgrund der Hyperkinesen. Eine weitere frühkindliche HUNTINGTON-artige Erkrankung mit Erstmanifestation im 4.–5. Lebensjahr progredient, mit schlechter Prognose, Dystonie, PARKINSONismus, pyramidalen Störungen, Anfällen und Demenz.

Therapiemöglichkeiten

Symptomatische Behandlung wenig effizient. Eventuell erreichen neu entwickelnde Therapiemethoden über Beeinflussung des Tryptophan- und Chinolinsäurestoffwechsels (Syntheseblock, alternative Abbauwege, Hemmung der Chinolinsäureaufnahme durch Neuronen) eine Verlangsamung des Verlaufs.

Häufigkeit und Vorkommen

Frequenz: 1:100.000–10.000. Meist Merkmalsträger in mehreren Generationen bekannt, Neumutationen sehr selten nachgewiesen. Alle überseeischen Fälle lassen sich wahrscheinlich von wenigen europäischen Einwandererfamilien ableiten. Vom frühmanifesten gutartigen Typ mehrere große Sippen beschrieben.

Genetik

Autosomal dominanter Erbgang. Genort 4p16.3 (*HD*). Die Anzahl der CAG-Repeats im Normalallel liegt zwischen 11 und 35, bei Erkrankung zwischen 40 und 85, bei der schweren im Kindesalter manifesten Form über 85 bis 100. Die Repeatsequenzlänge ist somatisch stabil, in der (vor allem männlichen) Keimbahn aber instabil, so dass es zur Expansion und damit zu früherer und schwererer klinischer Manifestation (Antizipation und Progression) bei Kindern männlicher Merkmalsträger kommen kann. Neumutationen sind außerordentlich selten und betreffen meistens das väterliche Chromosom mit einer ursprünglichen Repeatanzahl im Grenzbereich. Es fällt eine rasche Ausbreitung des Syndroms ausgehend von wenigen betroffenen Familien in vergangenen überschaubaren Generationen auf. In den letzten Jahrzehnten Rückgang der Häufigkeit, wahrscheinlich infolge freiwilliger Geburtenbeschränkung in betroffenen Familien. Für Heterozygotenvorteil im fortpflanzungsfähigen Alter liegt kein Anhaltspunkt vor. Benigne stationäre, im Kindesalter manifeste Chorea (OMIM 118700) ebenfalls autosomal dominant bedingt, wahrscheinlich heterogen: interfamiliär unterschiedlich mit und ohne Repeatsequexpansion oder anderer Genort 14q12-22 (*TITF-1*, Homeobox-Gen, Transkriptionsfaktor u.a. an der Basalganglienentwicklung beteiligt); 20p? Frühkindliche progrediente HUNTINGTON-ähnliche Erkrankung autosomal rezessiv oder dominant? Genort 4p15.3. Erbgang einer auf das Kindesalter beschränkten Chorea mit monokulärem horizontalem Nystagmus und persistierender peripherer Katarakt unklar, von 2 Brüdern beschrieben. Siehe auch ▶ *Akanthozytose, adulte (Choreo-Akanthozytose).*

Familienberatung

Die große Schwierigkeit für die familienprognostische Einschätzung beim H. liegt in dem späten Manifestationsalter. Vor dem Erscheinen der ersten klinischen Symptome, d.h. meistens im fortpflanzungsfähigen Alter, lassen sich Anlagenträger nur molekulargenetisch an einer verlängerten Repeatsequenz über 40 CAG-Repeats hinaus erkennen. Die präsymptomatische Diagnostik ist nach einer internationalen Konvention wegen ihrer potentiell schweren psychischen Konsequenzen für den Patienten nur nach mehrmonatiger psychologischer Betreuung und bei gesicherter Nachbetreuung durchführbar. Unter diesen Bedingungen kann auch eine pränatale Diagnostik durchgeführt werden. Eine postnatale Diagnostik ist erst auf Wunsch der Risikoperson nach der Pubertät statthaft. Die

Wahrscheinlichkeit, nicht Anlagenträger zu sein und somit gesunde Nachkommen zu haben, steigt bei erscheinungsfreien Personen mit dem Überschreiten des aus den Familiendaten bekannten durchschnittlichen Erstmanifestationsalters. Dabei ist ein durchschnittlich späterer Krankheitsbeginn zu beobachten, wenn die Mutter Anlagenträger war. Bei Vererbung über den Vater muss mit Frühmanifestation (je nach Repeatsequenzlänge beim Vater 1.–3. Dezennium) gerechnet werden. Bei scheinbar sporadischen Fällen ist nachzuprüfen, ob potentielle Merkmalsträger in der Elterngeneration vor dem Manifestationsalter verstorben sind oder ob bei einem Elternteil (Vater!) eine Repeatsequenzverlängerung im Grenzbereich 30–38 Repeats vorliegt. In diesem Fall besteht ein Risiko für Geschwister von Merkmalsträgern. Von einer Korrelation zwischen Repeatlänge und Erstmanifestationsalter bzw. Verlauf kann nur sehr grob ausgegangen werden. Differentialdiagnose zur gutartigen Form molekulargenetisch und computertomografisch möglich (keine Atrophien im kaudalen und im parieto-temporo-okzipitalen Bereich). Bei etwa 5% der Fälle lässt sich keine Veränderung am Huntingtin-Gen nachweisen. Hier handelt es sich z.T. um differentialdiagnostisch abzutrennende oder zumindestens klinisch abweichend verlaufende Fälle. Die Frage, ob es sich dabei um Mutanten eines zweiten Genortes handelt, ist noch offen.

Literatur

Andrew, S.E., Y.P.Goldberg, B.Kremer et al., HUNTINGTON disease without CAG expansion: Phenocopies or errors in assignment? Am.J.Hum.Genet. 54 (1994) 852–863.

Dose, M., Klinische Diagnostik und Therapie bei Anlagenträgern der HUNTINGTONschen Krankheit. Med.Genet. 9 (1997) 570–578.

Goldberg, Y.P., D.W.Nicholson, D.M.Rasper et al., Cleavage of huntingtin by apopain, a proapoptotic cystein protease, is modulated by the polyglutamine tract. Nature Genet. 13 (1996) 442–449.

Kambouris, M., S.Bohlega, A.Al-Tahan and B.F.Meyer, Localization of the gene for a novel autosomal recessive neurodegenerative HUNTINGTON-like disorder to 4p15.3. Am.J.Hum.Genet. 66 (2000) 445–452.

Rieß, O., Morbus Huntington. In Rieß, O. und L.Schöls (Hrsg.) Neurogenetik. Molekulargenetische Diagnostik neurologischer Erkrankungen. Springer-Verl. Berlin, Heidelberg 1998, S. 223–231.

Tyler, A., R.Walker, L.Went and N.Wexler, Guidlines for the molecular genetics predictive test in HUNTINGTON's disease. J.Med.Genet. 31 (1994) 555–559.

Wheeler, P.G., W.B.Dobyns, D.A.Plager and F.D.Ellis, Familial remitting chorea, nystagmus, and cataracts. Am.J.Med.Genet. 47 (1993) 1215–1217.

OMIM 118700, 143100, 215450

HURIEZ-Syndrom
▶ Keratosen, palmoplantare 2.9

HURLER-Syndrom
▶ Mukopolysaccharidose Typ I

HUTCHINSON-GILFORD-Syndrom,
Progerie;
WIEDEMANN-RAUTENSTRAUCH-Syndrom

Bereits im frühen Kindesalter einsetzende körperliche Vergreisungsprozesse auf der Grundlage einer Genmutation.

Der Basisdefekt liegt wahrscheinlich in einer Elastinsynthesestörung bzw. erhöhten Elastase-Aktivität. Es lässt sich für verschiedene Enzyme eine Aktivitätsminderung feststellen, die jedoch wie auch eine erhöhte Hyaluronsäureausscheidung im Urin als sekundär angesehen werden muss.

Krankheitswert

Erstmanifestation im 1. Lebensjahr. Progrediente Vergreisung im Kindesalter mit teilweise sklerodermieartiger Gerodermie, Aplasie des subkutanen Fettgewebes, Arteriosklerose, Ergrauen und Ausfall des Kopfhaares bei frühkindlichem Wachstumsstillstand und meistens normaler Intelligenz. Prognose sehr schlecht, Tod im 1. oder 2. Lebensjahrzehnt, meist infolge der Koronarsklerose. Neuerdings werden mehrere sporadische Fälle mit abweichender Progerie-artiger Symptomatik und z.T. höherer Lebenserwartung beschrieben, deren Ätiologie noch unklar ist. Progeroid-Syndrome, u.a. angeborene pseudohydrozephale Progerie mit

Hutchinson-Gilford-Syndrom

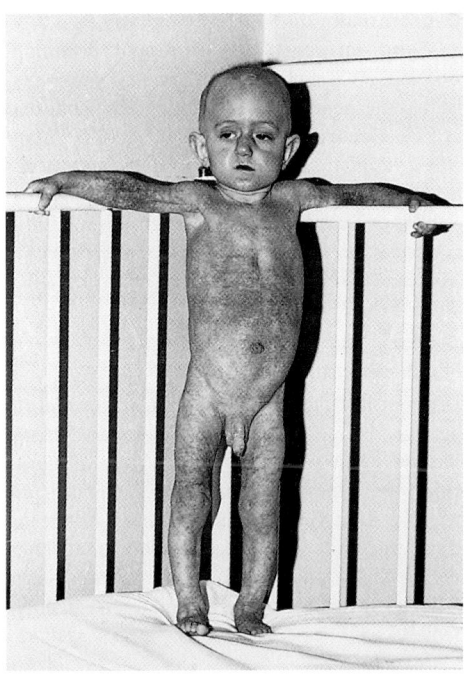

HUTCHINSON-GILFORD-Syndrom. Kleinwuchs, Sklerodermie- und Cutis-marmorata-ähnliche Hautveränderungen des subkutanen Fettgewebes. Rarefizierte Kopfbehaarung.

Dentes natales, Hypotrichose, vermindertem subkutanen Fettgewebe und Fettpolster in der Gesäßgegend, Tod meistens im frühen Kindesalter: WIEDEMANN-RAUTENSTRAUCH-Syndrom.

Therapiemöglichkeiten
Nichts bekannt.

Häufigkeit und Vorkommen
Über 60 Fälle gesichert, vor allem von Europiden, aber auch Afrikanern und Arabern. Meist sporadisch, Auftreten bei Geschwistern jedoch beschrieben. Vom WIEDEMANN-RAUTENSTRAUCH-Syndrom seit Erstbeschreibung 1977 21 sporadische und Geschwisterfälle bekannt.

Genetik
Familiäres Vorkommen (Geschwister) sowie Blutsverwandtschaft der Eltern (etwa 6%) lassen einen autosomal rezessiven Erbgang vermuten. Von einigen Autoren wird jedoch aufgrund eines durchschnittlich erhöhten Zeugungsalters des Vaters jeweils autosomal dominante Neumutation angenommen. Genort 1q32? Bei wenigen sporadischen Fällen zusätzlich Kleinwuchs, Schwerhörigkeit, Intelligenzminderung und multiple Pigmentnaevi: ▶ MULVIHIL-SMITH-Syndrom. WIEDEMANN-RAUTENSTRAUCH-Syndrom autosomal-rezessiv bedingt.

Familienberatung
Differentialdiagnose zum ▶ HALLERMANN-STREIFF-Syndrom; ▶ LENZ-MAJEWSKI-Syndrom; ▶ DE-BARSY-Syndrom; ▶ ZINSSER-ENGMAN-COLE-Syndrom; ▶ GAPO; ▶ Ablepharon-Makrostomie-Syndrom; ▶ MULVIHILL-SMITH-Syndrom; ▶ MENKES-Syndrom und ▶ COCKAYNE-Syndrom wichtig. Das empirische Wiederholungsrisiko innerhalb einer Geschwisterschaft liegt aufgrund des meist sporadischen Auftretens unter dem bei autosomal rezessivem Erbgang (<25%). Pränatale Diagnostik anhand spezifischer Wachstumsdynamik von Fruchtwasserzellen unsicher.

Literatur
Giannotto, A., M.C.Digilio, M.Mingarelli et al., Progeroid syndrome with characteristic facial appearance and hand anomalies in father and son. Am.J. Med.Genet. 73 (1997) 227–229.

Giro, M. and J.M.Davidson, Familial co-segregation of the elastin phenotype in skin fibroblasts from HUTCHINSON-GILFORD progeria. Mech.Ageing Dev. 70 (1993) 163–176.

Harjacek, M., D.Batinic, V.Sarnavka et al., Immunological aspects of progeria (HUTCHINSON-GILFORD syndrome) in a 15-month-old child. Eur.J.Pediatr. 150 (1990) 40–42.

Lewis, M., PRELP, collagen, and a theory of HUTCHINSON-GILFORD progeria. Ageing Res.Rev. 2 (2003) 95–105.

Monu, J.U.V., L.B.O Banka-Coker and Y.Fatunde, HUTCHINSON-GILFORD progeria syndrome in siblings. Report of three new cases. Skeletal Radiol. 19 (1990) 585–590.

Parkash, H., S.S.Sidhu and R.N.Deshmukh, HUTCHINSON-GILFORD progeria: Familial occurrence. Am.J. Med.Genet. 36 (1990) 431–433.

Rauthenstrauch, Th., F.Snigula und H.-R.Wiedemann, Neonatales Progeroid-Syndrom (WIEDEMANN-RAUTENSTRAUCH) – Eine follow-up-Studie. Klin.Paediat. 206 (1994) 440–443.

Toriello, H.V., WIEDEMANN-RAUTENSTRAUCH syndrome. J.Med.Genet. 27 (1990) 256–257.

OMIM, 176670, 176690, 264090, 601811, 601812

Hyalinosis cutis et mucosae
▶ Lipoidproteinose

Hyaloide Membran, Krankheit der
▶ Surfaktant-Defekte

Hyaloideo-Retinale Degeneration Typ WAGNER

Genetisch bedingte Glaskörper-Degeneration auf der Grundlage einer Genmutation. Es besteht eine Anomalie der extrazellulären Matrix des Auges. Kein einheitlicher Basisdefekt. Beim Typ II besteht ein Defekt der α1-Kette des Typ-II-Kollagens, beim KNOBLOCH-Syndrom ein Defekt der α1-Kette des Typ-XVIII-Kollagens, das als Angiogenesehemmer am Retinaaufbau und am Neuralrohrverschluss beteiligt ist.

Krankheitswert
Erstmanifestation im Kindesalter. Durch Glaskörper- und Retinaveränderungen zentrale Skotome bei zunächst normaler Sehschärfe. Häufig Myopie und Gefahr präseniler Katarakte. Langsam progredienter Verlauf, z.T. Erblindung durch Netzhautablösung. Kombination mit Myopie, Makula-Anomalien, Enzephalo-/Meningozele und anderen Mittelliniendefekten des Schädels bei normaler Intelligenz: KNOBLOCH-Syndrom (OMIM 267750).

Therapiemöglichkeiten
Symptomatisch-konservative Behandlung der Netzhautablösung, Retinopexie und Kontaktlinsen sowie Koagulation proliferierender Gefäße mit unbefriedigendem Erfolg.

Häufigkeit und Vorkommen
Seit 1930 mehrere große Sippen in Europa, zusammen etwa 120 Fälle, beschrieben. Vom KNOBLOCH-Syndrom seit Erstbeschreibung 1971 23 Geschwister- und sporadische Fälle publiziert.

Genetik
Heterogen. Autosomal dominanter Erbgang mit variabler Expressivität. In Kombination mit Gaumenspalte und Kieferhypoplasie (CERVENKA-Syndrom) ebenfalls autosomal dominant bedingt. Wahrscheinlich eigenes Krankheitsbild ohne genetische Beziehung zur isolierten H.R.D. Genorte: 12q13.11-13.2, COL2A1, WAGNER-Syndrom 2, Allelie mit dem Typ I des STICKLER-Syndroms; 5q14.3, WGN1, WAGNER-Syndrom 1 u.a., Allelie mit der erosiven Vitreoretinopathie, Basisdefekt unbekannt, Versican? 21q22.3 (COL18A1) KNOBLOCH-Syndrom, autosomal rezessiv bedingt.

Familienberatung
Differentialdiagnose zu anderen, autosomal rezessiven bzw. X-chromosomalen Hyalo-Retinopathien (▶ NORRIE-Syndrom, Vitreo-Retinopathie), ▶ Retinoschisis und ▶ Chroioideremie wichtig. Zum Teil bestehen durch die Allelie bedingt fließende Übergänge zu syndromatischen Formen. Prophylaktische ophthalmologische Betreuung der betroffenen Familien ist zu empfehlen.

Literatur
Bondey, S.E. and A.T.Leffler, Retinal degeneration and midline submucous cleft of the palate (WAGNER-CERVENKA syndrome). Birth Def., Orig.Art.Ser. 10 (1974) 342–343.

Brown, D.M., R.A.Fraemiger, M.Hergersberg et al., Genetic linkage of WAGNER disease and erosive vitreoretinopathy to chromosome 5q13-14. Arch. Ophthalmol. 113 (1995) 671–675.

Fitch, N., Update on the MARSHALL-SMITH-WEAVER controversy. Am.J.Med.Genet. 20 (1985) 559–562.

Fryer, A.E., M.Upadhyaya, M.Littler et al., Exclusion of COL2A1 as a candidate gene in a family with WAGNER-STICKLER syndrome. J.Med.Genet. 27 (1990) 91–93.

Laurato Serté, A., V.Sossi, A.A.Camargo et al., Collagen XVIII, containing an endogenous inhibitor of angiogenesis and tumor growth, plays a critical role in the maintenance of retinal structure and in neural tube closure (KNOBLOCH syndrome). Hum. Molec.Genet. 9 (2000) 2051–2058.

Perveen, R., N.Hart-Holden, M.J.Dixon et al., Refined genetic and physical localization of the WAGNER disease (WGN1) locus and the genes CRTL1 and CSPG2 to a 2- to 2.5-cM region of chromosome 5q14.3. Genomics 57 (1999) 219–226.

Sertié, A.l.L., M.Quimby, E.S.Moreira et al., A gene which causes severe ocular alterations and occipital encephalocele (KNOBLOCH syndrome) is mapped to 21q22.3. Hum.Molec.Genet. 5 (1996) 843–847.

OMIM 120140, 120328, 143200, 267750

Hyaloideo-Retinale Degeneration
▶ Retinoschisis, juvenile;
▶ NORRIE-Syndrom;
▶ Retinadegeneration;
▶ Vitreo-Retinopathie, exsudative, neovaskuläre inflammatorische

Hyaloideo-Tapetoretinale Degeneration, Typ GOLDMANN-FAVRE

Genetisch bedingte Glaskörper-Degeneration auf der Grundlage einer Genmutation. Der Basisdefekt betrifft einen nukleären Rezeptor (NR2E3).

Krankheitswert
Erstmanifestation im Kindesalter. Durch Glaskörper- und Netzhautdegeneration (Netzhautablösung und -ödeme, Retinopathia pigmentosa, Makulaveränderungen) progrediente Visusverschlechterung und Gesichtsfeldeinengung. Nachtblindheit. Komplikation durch Katarakte.

Therapiemöglichkeiten
Keine spezifische Therapie bekannt.

Häufigkeit und Vorkommen
Seit Erstbeschreibung 1958 nur wenige Geschwister- und sporadische Fälle bekannt.

Genetik
Autosomal rezessiver Erbgang. Genort 15q23 (NR2E3).

Familienberatung
Differentialdiagnose zu anderen, autosomal dominanten bzw. X-chromosomalen, Hyalo-Retinopathien (▶ NORRIE-Syndrom; ▶ Vitreo-Retinopathie) notwendig. Prophylaktische ophthalmologische Betreuung betroffener Familien wichtig.

Literatur
Carr, R.E. and I.M.Siegel, The vitreo-retinal degenerations. Arch.Ophthal. 84 (1970) 436–445.

Fiore, C. et A.Ricci, La dégénérescence hyaloidéo-tapéto-rétinienne de GOLDMANN-FAVRE. Arch.Ophthal. 36 (1976) 127–136.

Haider, N.B., S.G.Jacobson, A.V.Cideciyan et al., Mutation of a nuclear receptor gene NR2E3, causes enhanced S. cone syndrome, a disorder of retinal cell fate. Nature Genet. 24 (2000) 127–131.

OMIM 268100

Hyaluronidase-Defizienz, Hyaluronsäure-Speicherkrankheit
▶ Mukopolysaccharidose Typ IX

Hydantoin-Syndrom,
Hydantoin-Barbiturat-Embryofetopathie

Embryo-fetopathisches Fehlbildungssyndrom auf vorwiegend exogener Grundlage. Antikonvulsiva der Hydantoin-Gruppe (z.B. Phenytoin, Phenylhydantoin) sowie Valproat, allein oder in Kombination mit Barbituraten, Primidon u.a. während der Schwangerschaft verabreicht, können wahrscheinlich auf der Grundlage einer genetischen Disposition eine teratogene Schädigung des Kindes auslösen. Die genetische Disposition besteht u.a. in einer verminderten Fähigkeit zur Detoxikation von Hydantoin-Metaboliten (z.B. Arenoxid, verminderte Aktivität der Epoxid-Hydroxylase) durch den mütterlichen Organismus. Das Auftreten des Syndroms bei Kindern von nicht epileptischen Müttern, denen aus kardiologischen Gründen Phenytoin verordnet worden war, spricht gegen eine ursächliche Rolle der Epilepsie selbst bzw. von Anfällen während der Schwangerschaft.

Krankheitswert
Hypoplasie der Endphalangen und der Nägel von Fingern und Zehen. Kraniofaziale Dysmorphie mit Mikrozephalus, Furchenbildung der Frontalnaht, Hypertelorismus, breiter Nasenwurzel, Epikanthus und Ptosis – mit BINDER-

Hydranenzephalus

Syndrom identisch (▶ *Dysostose, maxillo-nasale*)? Hernien, Scrotum bifidum. Prä- und postnataler Wachstumsrückstand. Debilität bzw. Lernschwierigkeiten in der Schule durch Beeinträchtigung kognitiver Fähigkeiten.

Therapiemöglichkeiten
Symptomatische Behandlung einzelner Symptome unbefriedigend. Prophylaktische Folsäure- sowie Vitamin-K- und -D-Gaben sollen die embryotoxische Wirkung der Antiepileptika mildern.

Häufigkeit und Vorkommen
Bei etwa 7–10% der Kinder von Epileptikerinnen, die während der Schwangerschaft mit Hydantoinen und/oder Antikonvulsiva auf Barbituratgrundlage behandelt wurden.

Genetik
Eine genetische Disposition wird aufgrund einer fehlenden Korrelation zwischen Auftreten und Schwere des Syndroms einerseits und Stärke und Dauer der Exposition andererseits sowie der genetisch bedingten Aktivitätsminderung einiger Enzyme bei Müttern von Patienten angenommen. Für die Phenytoin-Hydroxylation besteht ein Polymorphismus, so dass je nach dessen individueller Abbau-Geschwindigkeit eine unterschiedliche Gefährdung zu erwarten ist.

Familienberatung
Differenzierung der Antikonvulsiva-induzierten von anderen Fehlbildungen bei Kindern von Epileptikerinnen notwendig. Einzelfehlbildungen wie isolierte Herzfehler oder Lippen-Kiefer-Gaumen-Spalte kommen ebenfalls bei diesen gehäuft vor, stehen jedoch offenbar nicht mit der Behandlung im Zusammenhang und werden eher als Folgen von Grand-mal-Anfällen während der Schwangerschaft gedeutet. Beweisend für das Syndrom ist nur die Anamnese. Epileptikerinnen mit Kinderwunsch sollten möglichst noch vor Eintritt einer geplanten Schwangerschaft auf eine Medikation eingestellt werden, die einerseits die Gefahr für Anfälle so niedrig wie möglich hält und andererseits hydantoin- bzw. barbiturathaltige Medikamente vermeidet. Als schädlich wird vor allem die Kombination beider Medikamentengruppen angesehen. Als besonders geeignet hat sich Carbamazepin erwiesen, wobei eine Folatsubstitution in der Frühschwangerschaft empfohlen wird. Siehe auch ▶ *Trimethadion-Syndrom*; ▶ *Valproat-Embryofetopathie*. Differentialdiagnose zu ▶ AARSKOG-*Syndrom*, ▶ NOONAN-*Syndrom*, ▶ ULLRICH-TURNER-*Syndrom*, ▶ COFFIN-SIRIS-*Syndrom* und embryo-fetalen ▶ Alkohol-*Syndrom* notwendig.

Literatur
Bühler, B.A., V.Rao and R.H.Finnell, Biochemical and molecular teratology of fetal hydantoin syndrome. Neurol.Clin. *12* (1994) 741–748.

Chodirker, B.N., A.E.Chudley, M.H.Reed and T.V.N. Persand, Brief clinical report: Possible prenatal hydantoin effect in a child born to a nonepileptic mother. Am.J.Med.Genet. *27* (1987) 373–378.

Holmes, L.B., E.A.Harvey, K.S.Brown et al., Anticonvulsant teratogenesis: I. A study design for newborn infants. Teratology *49* (1994) 202–207.

Howe, A.M., A.H.Lipson, L.J.Sheffield et al., Prenatal exposure to phenytoin, facial development, and a possible role for vitamin K. Am.J.Med.Genet. *58* (1995) 238–244.

Samren, E.B., C.M.van Duijn, S.Koch et al., Maternal use of antiepileptic drugs and the risk of major congenital malformations: A joint European prospective study of human teratogenesis associated with maternal epilepsy. Epilepsia *38* (1997) 981–990.

Hydranenzephalus
▶ Neuralrohrdefekte

Hydrolet(h)alus-Syndrom,
SALONEN-HERVA-NORIO-Syndrom

Genetisch bedingtes Dysplasie-Syndrom auf der Grundlage einer Genmutation. Basisdefekt und Pathogenese sind unbekannt.

Krankheitswert
Hydrocephalus externus, häufig mit Corpus-callosum-Agenesie und Deformation des Os occipitale. Postaxiale Polydaktylie der Hände und charakteristischer Hallux duplex. Hypoplasie der Mandibula mit Mittelgesichtshypoplasie. Pränatal schweres Hydramnion. Totgeborene oder nicht lebensfähige Neugeborene.

Therapiemöglichkeiten
Unbekannt.

Häufigkeit und Vorkommen
Seit Erstbeschreibung 1981 durch SALONEN mehr als 50 Geschwister- und sporadische Fälle aus Finnland bekannt. Inzidenz in Ostfinnland ca. 1:20.000. Außerhalb Finnlands selten publiziert.

Genetik
Autosomal rezessiver Erbgang. Genort 11q23-25.

Familienberatung
Wegen der symptomatischen Überschneidungen mit der dem EDWARDS-Syndrom (typische Fingerhaltung) und anderen Chromosomopathien Chromosomenanalyse notwendig. Differentialdiagnose und nosologische Abgrenzung zum ▶ MECKEL-Syndrom unscharf: andersartige Polydaktylie, keine Zystennieren, keine Enzephalozele. Das gleiche gilt für das in der Religionsgemeinschaft der amerikanischen Hutterer endemische BOWEN-CONRADI-Syndrom (Hypospadie, keine Polydaktylie) und das ▶ *Akrocallosum-Syndrom*. Pränatale Diagnostik ultrasonografisch möglich.

Literatur
Anyana-Yeboa, K., M.Collins, W.Kupsky et al., Hydrolethalus (SALONEN-HERVA-NORIO) syndrome: Further clinicopathological delineation. Am.J.Med. 26 (1987) 988–997.
Gupta, A., and S.R.Phadke, BOWEN-CONRADI syndrome in an Indian infant: first non Hutterite case. Clin.Dysmorphol., 10 (2001) 155–156.
Le Marec, P.E., M.Roussey, R.Walbaum et al., Le phénocopie de la trisomie 18: une maladie autosomique récessive? Arch.Franc.Pediat. 38 (1981) 253–259.
Müjgan Aynaci, F., H.Mocan, E.Erduran and Y.Gedik, Hypospadias as a new congenital anomaly in BOWEN-CONRADI syndrome. Genet.Counsel. 5 (1994) 369–371.
Pryde, P.G., F.Qureshi, M.Hallak et al., Two consecutive hydrolethalus syndrome-affected pregnancies in a nonconsanguinous black couple: discussion of problems in prenatal differential diagnosis of midline malformation syndromes. Am.J.Med.Genet. 46 (1993)537–541.
Salonen, R. and R.Herva, Hydrolethalus syndrome. J.Med.Genet. 27 (1990) 756–759.

OMIM 211180, 236680

Hydrometrokolpos-Syndrom
▶ KAUFMAN-MCKUSICK-Syndrom

Hydronephrose

Nierendysplasie heterogener Ätiologie.
Meist erworben durch Abflussbehinderung des Urins oder syndromatisch bei Fehlbildungs-Syndromen (▶ *Bauchdeckenaplasie-Syndrom*, ▶ *LAURENCE-MOON-BIEDEL-BARDET-Syndrom*, ▶ *JOHANSEN-BLIZZARD-Syndrom*) vorkommend. Isolierte angeborene (meist einseitig linke) familiäre H. durch Obstruktion der pelvo-ureteralen Verbindung. Nicht immer klinisch manifest, chirurgisch korrigierbar, Spontanremission häufig. Seit Ultraschalluntersuchungen möglich sind, vermehrt beobachtet.
Autosomal dominanter Erbgang mit unvollständiger Penetranz in einigen Sippen gesichert. Wahrscheinlich heterogen, ein Genort in 6p23.1 (HLA?). Risiko für Geschwister sporadischer Fälle 1:50. Pränatal ultrasonografisch erkennbar. Wert pränataler Behandlung durch Drainage umstritten. Sofortige postnatale chirurgische Korrekturen schwerer Formen wichtig. H. mit partieller Fazialisparese (OCHOA-Syndrom, Urofaziales Syndrom ▶ *Fazialisparese*, OMIM 236730) autosomal rezessiv bedingt.

Literatur
Flake, A.W., M.R.Harrison, L.Sauer et al., Ureteropelvic obstruction in the fetus. J.Pediat.Surg. 21 (1986) 1057–1063.
Helin, I. and P.-H.Persson, Prenatal diagnosis of urinary tract abnormalities by ultrasound. Pediatrics 78 (1986) 879–883.
Izquierdo, L., M.Porteous, P.G.Pramo and J.M. Connor, Evidence for genetic heterogeneity in hereditary hydronephrosis caused by pelvi-ureteric junction obstruction with one locus assigned to chromosome 6p. Hum.Genet. 89 (1992) 557–560.
McHale, D., M.E.M.Porteous, J.Wentzel and J.Burn, Further evidence of genetic heterogeneity in hereditary hydronephrosis. Clin.Genet. 50 (1996) 491–493.

Santavá, A., A.Utikalová, A.Bártová et al., Familial hydronephrosis unlinked to the HLA complex. Am.J.Med.Genet. *70* (1997) 118–120.

OMIM 143400, 236730

Hydrophthalmus
▶ Glaukom, kongenitales

Hydrops fetalis

Polyätiologisches Zustandsbild Neugeborener. Ursachen: ▶ *Blutgruppenunverträglichkeit*, Chromosomenaberrationen (45,X u.a.); intrauterine Infektionen; fetale kardiovaskuläre Defekte und andere viszerale Fehlbildungen; Mehrlingsschwangerschaft; lysosomale Speicherkrankheiten (Mukopolysaccharidosen, Gangliosidosen u.a., meist autosomal rezessiv). Komplexe Fehlbildungs-Syndrome, z.B. prä- oder perinatal letale Kombination aus Hydrops, Makrozephalus, Thoraxdystrophie und Rhizomelie mit ektopischer Kalzifikation und mottenfraßartiger Ossifikation der stark verkürzten langen Röhrenknochen, fakultativ Polydaktylie durch einen Defekt im Sterolmetabolismus (3β-Oxysteroid-δ^{14}Reduktase-Defizienz): GREENBERG-Dysplasie, autosomal rezessiv (OMIM 215140), seit Erstbeschreibung 1988 7 nicht lebensfähige Neugeborene oder Feten bekannt, z.T. Konsanguinität der Eltern.

Literatur

Bonduelle, M., W.Lissens, A.Goossens et al., Lysosomal storage disease presenting as transient or persistent hydrops fetalis. Genetic Counsel. *2* (1991) 227–232.

Boyd, P.A. and J.W.Keeling, Fetal hydrops. J.Med. Genet. *29* (1992) 91–97.

Chitayat, D., H.Gruber, B.J.Mullen et al., Hydropic-ectopic calcification-moth-eaten skeletal dysplasia (GREENBERG dysplasia): Prenatal diagnosis and further delineation of a rare genetic disorder. Am.J. Med.Genet. *47* (1993) 272–277.

Jauniaux, E., Diagnosis and management of early non-immune hydrops fetalis. Prenatal Diagn. *17* (1997) 1261–1268.

Machin, A.G., Hydrops Revisted: Literature, Reviews of 1414 Cases Published in the 1980s. Am.J.Med. Genet. *34* (1989) 366–390.

Steiner, R.D., Hydrops fetalis: role of the geneticist. Semin.Perinatol. *19* (1995) 516–524.

Trajkovski, Z., M.Vrcakovski, J.Saveski and Z.S.Gucev, GREENBERG dysplasia (hydrops-ectopic calcification – moth-eaten skeletal dysplasia): Am.J.Med. Genet. *111* (2002) 415–419.

OMIM 215140, 236750,

3-Hydroxyacyl-CoA-Dehydrogenase-Mangel (HADHB)

Genetisch bedingter Enzymdefekt auf der Grundlage einer Genmutation.

Der Basisdefekt besteht in einem Mangel an einem dreifunktionellen Enzym des Fettsäure-Abbaus. Dadurch ist die mitochondriale β-Oxidation vor allem der langkettigen Fettsäuren gestört. Es kommt zur erhöhten Konzentration von Stoffwechselzwischenprodukten und zu einem Carnitinmangel, woraus sich die klinischen Erscheinungen ableiten lassen.

Krankheitswert

Rasch progrediente, teilweise in den ersten Lebenswochen zum Tode führende Ernährungsstörungen im Sinne eines ▶ *REYE-Syndroms*. Hypoglykämien, Azidose, Lethargie, Koma. Periphere Neuropathien, Muskelschwäche, vor allem Kardiomyopathie; Retinadystrophie mit Visusverlust. Gefahr plötzlichen Kindstodes. Siehe auch ▶ *Makrozephalus*; ▶ *BANNAYAN-RUVALCABA-Syndrom*.

Therapiemöglichkeiten

Diätetische Behandlung mit Triglyzerid (mittel-langkettig)-angereicherter Nahrung mit gutem Erfolg.

Häufigkeit und Vorkommen

Mehrere Geschwisterschaften und sporadische Fälle beschrieben.

Genetik

Autosomal rezessiver Erbgang. Genort α- und β-Untereinheit 2p23 (*HADHB*).

Familienberatung

Differentialdiagnose zum Acetyl-CoA-Mangel und zu ▶ Carnitinmangel-Myopathien anderer Genese sowie zu ▶ Carnitin-Palmityltransferase-Mangel notwendig. Nachweis durch Analyse der langkettigen Fettsäuren im Urin und durch Enzymbestimmungen in kultivierten Fibroblasten.

Literatur

Bertini, E., C.Dionisi-Vici, B.Garavaglia et al., Peripheral sensory-motor polyneuropathy, pigmentary retinopathy and fatal cardiomyopathy in long-chain 3-hydroxy-acyl-CoA dehydrogenase deficiency. Eur.J.Pediat. 151 (1992) 121–126.

Duran, M., R.J.A.Wanders, J.P. de Jager et al., 3-Hydroxydicarbonic aciduria due to long-chain 3-hydroxyacyl-coenzyme A dehydrogenase deficiency associated with sudden neonatal death: protective effect of medium-chain triglyceride treatment. Eur. J.Pediat. 150 (1991) 190–195.

Jackson, S., K.Bartlett, J.Land et al., Long-chain 3-hydroxyacyl-CoA dehydrogenase: a cause of lethal myopathy and cardiomyopathy in early childhood. Pediat.Res. 28 (1990) 657–662.

Schaefer, J., S.Jackson, D.J.Dick and D.M.Turnbull, Trifunctional enzyme deficiency: adult presentation of a unusually fatal beta-oxidation defect. Ann.Neurol. 40 (1996) 597–602.

Yang, B.-Z., H.H.Q.Heng, J.-H.Ding and C.R.Roe, The genes for the alpha and beta subunits of the mitochondrial trifunctional protein are both located in the same region on human chromosome 2p23. Genomics 37 (1996) 141–143.

OMIM 143450

3-Hydroxyisobutyrazidurie

Genetisch bedingte Organazidurie auf der Grundlage einer Genmutation

Betroffen ist der Valin-Metabolismus durch eine verminderte Aktivität der 3-Hydroxyisobuttersäure-Dehydrogenase oder der Methylmalonsemialdehyd-Dehydrogenase. Dadurch kommt es zu einer Störung des Abbaus zu Proprionyl-CoA., zu Laktazidose, Ketazidose und verminderter Carnitin-Konzentration. Die klinische Symptomatik lässt sich zum Teil davon ableiten.

Krankheitswert

Erstmanifestation klinischer Erscheinungen im Neugeborenenalter. Sehr variabel von schweren Störungen der Hirnentwicklung (Lissenzephalie, Verkalkungen), Mikrozephalie, fazialen Auffälligkeiten und Ket- sowie Lactazidose, Missgedeihen und geringer Lebenserwartung über mildere Formen einer Organazidurie mit leichten Dysmorphien bis zu normaler geistiger und körperlicher Entwicklung und lediglich episodischen Brechattacken.

Therapiemöglichkeiten

Valinarme Diät und Carnitin-Substitution mit je nach Schwere unterschiedlichem Erfolg.

Häufigkeit und vorkommen

Mehrer Geschwisterfälle beschrieben. Differentialdiagnostisch nicht immer eindeutig.

Genetik

Autosomal dominanter Erbgang.

Familienberatung

Diagnose anhand der Blutbiochemie und des Ausscheidungsmusters organischer Säuren. Pränatale Diagnostik durch Bestimmung des 3-Hydroxyisobutyrats im Fruchtwasser. Die Schwere der klinischen Erscheinungen korreliert nicht mit der Menge der 3-Hydroxybuttersäure-Ausscheidung im Urin und kann innerhalb einer Familie unterschiedlich sein.

Literatur

Shield, J.P.H., R.Gough, J.Allen and R.Newbury-Ecob, 3-Hydroxyisobutyric aciduria: phenotypic heterogeneity within a single family. Clin.Dysmorphol. 10 (2001) 189–191.

OMIM 236795

Hydroxykinureninurie
▶ Knapp-Komrower-Syndrom

Hydroxy-3-Methylglutarylazidurie,
3-Hydroxy-3-Methylglutaryl-CoA-Lyase-Mangel

Genetisch bedingte Organazidurie auf der Grundlage einer Genmutation.

Betroffen ist der letzte Schritt des Leuzinabbaus. Siehe auch ▶ *Ahornsirup-Syndrom*, Isovalerianazidämie, β-Methylkrotonylazidurie. Durch eine verminderte Aktivität der 3-Hydroxy-3-Methylglutaryl-CoA-Lyase (HMGCL) unterbleibt die Spaltung von 3-Hydroxy-Methylglutaryl-CoA zu Azetyl-CoA und Azetessigsäure und die Bildung von Ketokörpern. Es kommt zur Ausscheidung von 3-Hydroxy-Methylglutarylsäure und anderen unphysiologischen Säuren sowie zur Hypoglykämie. Die klinische Symptomatik lässt sich daraus ableiten. Zu ähnlichen Erscheinungen kommt es bei einem Mangel an 3-Hydroxy-3-Methylglutaryl-CoA-Synthase (HMGCS2) in den Mitochondrien.

Krankheitswert
Erstmanifestation hypoglykämischer Anfälle und einer Azidose innerhalb der ersten Lebensjahre. Hyperammonämie mit einem als REYE-Syndrom bekannten Zustandsbild. Erbrechen, Missgedeihen. Hepatomegalie (Leberverfettung), muskuläre Hypotonie, Makrozephalus. Lebenserwartung ohne Diät gering, Gefahr plötzlichen Kindstodes. Mit wachsendem Lebensalter abnehmende Hypoglykämieneigung.

Therapiemöglichkeiten
Leuzinfreie, kohlenhydratreiche Ernährung kann bei guter Einstellung biochemische und klinische Normalisierung bewirken. Unter dieser Voraussetzung normale Entwicklung möglich.

Häufigkeit und Vorkommen
Seit Erstbeschreibung 1970 mehrere unterschiedlich schwere sporadische und Geschwisterfälle aus verschiedenen ethnischen Gruppen, darunter einer Beduinen-Sippe mit Merkmalsträgern in 4 Generationen (Pseudodominanz) publiziert. HMG-CoA-Synthase-Defizienz bei drei Fällen nachgewiesen.

Genetik
Autosomal rezessiver Erbgang. Die interfamiliär unterschiedliche Schwere des Verlaufs lässt sich mit multipler Allelie erklären. Genorte: 1pter-p33 (*HMGCL*); 1p13-12 (*HMGCS2*).

Familienberatung
Nachweis und Heterozygotentestung anhand der Säureausscheidung (Gaschromatografie) im Urin sowie durch spektrofotometrische Enzymbestimmung in Leukozyten und Fibroblasten notwendig. Nach dem gleichen Prinzip pränatale Diagnostik aus Chorionbioptaten und kultivierten Fruchtwasserzellen möglich. Früherkennung und sofortige Therapie kann lebensrettend sein.

Literatur
Aledo, R., J.Zschocke, J.Pié et al., Genetic basis of mitochondrial HMG-CoA synthase deficiency. Hum. Genet. *109* (2001) 19–23.

Barash, V., H.Mandel, S.Sella and R.Geiger, 3-hydroxy-3-methylglutaryl-coenzyme A lyase deficiency: Biochemical studies and family investigation of four generations. J.Inherit.Metab.Dis. *13* (1990) 156–164.

Casale, C.H., N.Casals, J.Pie et al., A nonsense mutation in the exon 2 of the 3-hydroxy-3-methylglutaryl coenzyme A lyase (HL) gene producing three mature mRNAs is the main cause of 3-hydroxy-3-methylglutaric aciduria in European Mediterranean patients. Arch.Biochem.Biophys. *349* (1998) 129–137.

Ribes, A., P.Briones, M.A.Vilaseca, R.Baraibar and J.M.Gairi, Sudden death in an infant with 3-hydroxy-3-methylglutaryl-CoA lyase deficiency. J.Inherit.Metab.Dis. *13* (1990) 752–753.

OMIM 246450, 600234

3-Hydroxy-3-Methylglutaryl-CoA-Reduktase
▶ Hypolipoproteinämie Typ II

Hydroxyprolinämie

Genetisch bedingter Enzymdefekt auf der Grundlage einer Genmutation.

Der Gendefekt manifestiert sich in einem Mangel an Hydroxyprolinoxidase, wodurch der Hydroxyprolinabbau gestört, der Prolinstoffwechsel jedoch normal ist. Es kommt zu einer starken Hydroxyprolinausscheidung im Urin und zur erhöhten Blut-Hydroxyprolinkonzentration. Ein Zusammenhang mit den klinischen Symptomen ist noch nicht klar.

Krankheitswert
Bei einem Teil der Betroffenen geistige Retardation. Schwerhörigkeit (▶ *Taubheit*, Tab. VIII.E). In anderen Familien Fehlen jeglicher klinischer Symptome. Möglicherweise heterogen.

Therapiemöglichkeiten
Unbekannt.

Häufigkeit und Vorkommen
Seit Erstbeschreibung 1965 nur einzelne Familien bekannt.

Genetik
Autosomal rezessiver Erbgang.

Familienberatung
Nachweis anhand der erhöhten Hydroxyprolinkonzentration in Serum und Harn. Nach dem gleichen Prinzip eventuell Heterozygotentest möglich. Differentialdiagnose zur Hyperprolinämie II notwendig. Es ist zu vermuten, dass bei der von EFRON u. Mitarb. beschriebenen, stark geschädigten Patientin noch ein anderer Defekt bestand, da sie aus einer Geschwisterpaarung stammte und isolierte Hydroxyprolinämie weitgehend symptomlos verläuft.

Literatur
Efron, M.L., E.M.Bixby and C.V.Pryles, Hydroxyprolinemia II. A rare metabolic disease due to deficiency of enzyme 'hydroxyproline oxidase'. New Engl.J. Med. 272 (1965) 1299–1309.

Pelkonen, R. and K.I.Kivirikko, Hydroxyprolinemia. An apparently harmless familial metabolic disorder. New Engl.J.Med. 283 (1970) 451–456.

OMIM 237000

Hydroxy-Pyruvat-Reduktase-Defizienz
▶ Hyperoxalurie II

Hydrozephalus bei Atresie des Foramen MAGENDIE und des Foramen LUSCHKAE,
DANDY-WALKER-Syndrom

Genetisch bedingter Hydrozephalus wahrscheinlich auf der Grundlage einer Genmutation. Es besteht eine (primäre oder sekundäre?) Atresie des Vermis cerebelli, des Foramen MAGENDIE und des Foramen LUSCHKAE mit Liquorstauung vor allem im 4. Ventrikel und damit ein Hydrozephalus. Der Basisdefekt ist unbekannt. Pathogenetisch heterogen, meist assoziiert mit anderen Störungen im Sinne eines Entwicklungsfeld-Defektes im Bereich der Mittellinie.

Krankheitswert
Angeboren. Progredienter Hydrozephalus mit cerebellären und auch spinalen Ausfallserscheinungen, Tetraplegie. Häufig Corpus-callosum-Agenesie. Bei einem Teil der Fälle Hydramnion, angeborene Herzfehler, Nierendysplasien und Spalten im Lippen-Kiefer-Gaumen-Bereich (▶ *Dysplasie, cranio-cerebello-cardiale*) oder Polydaktylie (OMIM 220220) bzw. andere Auffälligkeiten des peripheren Extremitätenskeletts (OMIM 220219). Ungünstige Prognose, Lebenserwartung herabgesetzt.

Therapiemöglichkeiten
Chirurgische Korrektur der Abflussbehinderung (Ventrikulotomie, Erweiterung der Foramina, ventrikulo-peritonealer Shunt) mit unterschiedlich gutem Erfolg.

Häufigkeit und Vorkommen
Etwa 4 % aller Fälle von Hydrozephalus. Sporadische und Geschwisterfälle beschrieben. Syndromatisch u.a. bei MECKEL-Syndrom, WARBURG-Syndrom, Chromosomopathien, Embryofetopathien und Neuralrohrdefekten.

Genetik
Heterogen. Aufgrund des Auftretens bei Geschwistern autosomal rezessiver Erbgang vermutet. Mit Skelettfehlbildungen ebenfalls autosomal rezessiv. Atresie des Foramen LUSCHKAE und Beteiligung der Basalganglien (OMIM 304340) sowie cerebelläre Agenesie (OMIM 307010) jeweils X-chromosomal bedingt. Genort Xq26-28. Gehäuft bei Chromosomopathien (z.B. Trisomie 18).

Familienberatung
Nachweis intra vitam durch bildgebende Verfahren, pränatal ultrasonografisch. Für erbprognostische Einschätzungen autoptische Differentialdiagnose zu anderen Hydrozephalus-Typen, zu ▶ *JOUBERT-Syndrom*, Cranio-ce-

rebello-cardialer ▶ *Dysplasie* u.a. und Ausschluss weiterer syndromatischer Formen (Chromosomenanalyse) wichtig. Bei gesicherter Diagnose und isoliertem D.W.S. empirisches Wiederholungsrisiko für Geschwister eines sporadischen Falles 1–5 %, steigt mit weiteren Merkmalsträgern in der Sippe. Risikoeinschätzung im Rahmen von komplexen Syndromen entsprechend deren Wiederholungswahrscheinlichkeit. Pränatale Diagnose ist im Hinblick auf Führung der Schwangerschaft, Festlegung von Geburtstermin und geburtshelferischen sowie sofortigen therapeutischen Maßnahmen wichtig.

Literatur

Duffner, F., DANDY-WALKER-Syndrom. Krankheitsbild, Diagnose und Behandlung. AsbH-Brief *2* (2002) 14–17.

Murray, J.C., J.A.Johnson and T.D.Bird, DANDY-WALKER malformation: etiologic heterogeneity and empiric recurrence risks. Clin.Genet. *28* (1985) 272–283.

Pettigrew, A.L., L.G.Jackson and D.H.Ledbetter, New X-linked mental retardation disorder with DANDY-WALKER malformation, basal ganglia disease, and seizures. Am.J.Med.Genet. *38* (1991) 200–207.

Raimondi, A.J., K.Sato and S.Takeyoshi, The DANDY-WALKER Syndrome. Karger-Verl. Basel 1984.

Wakeling, E.L., M.Jolly, N.M.Fisk et al., X-linked inheritance of DANDY-WALKER variant. Clin.Dysmorphol. *11* (2002) 15–18.

OMIM 220200, 220219, 304340

Hydrozephalus infolge einer Aquäduktstenose, familiärer,
BICKERS-ADAMS-Syndrom, L1-Syndrom

Genetisch bedingter Hydrozephalus auf der Grundlage einer Genmutation.
Es besteht eine Stenose des Aquaeductus cerebri (SYLVII) wodurch es zur intrakraniellen Liquoransammlung und damit zur Ventrikelerweiterung und zum Hydrozephalus kommt. Untersuchungen am Feten lassen auch einen Mechanismus in umgekehrter Richtung möglich erscheinen: Ein primärer Hydrozephalus verursacht eine Aquäduktstenose. Der Basisdefekt besteht in einer Synthesestörung eines Neuralzell-(Cell)-Adhäsions-Glykoprotein-Moleküls, (L1-CAM), das für die Migration und Differenzierung der Neuronen von Bedeutung ist.

Krankheitswert

Erstmanifestation klinischer Erscheinungen in den ersten Lebenstagen. Rasche Vergrößerung des Schädelumfangs, klaffende Schädelnähte. Hypoplastische Daumen mit Adduktionsstellung infolge einer Hypo- oder Aplasie des M. extensor. Starke Retardation der körperlichen und geistigen Entwicklung, neurologische Ausfallserscheinungen, spastische Paraplegie. Lebenserwartung gering.

Therapiemöglichkeiten

Dekompression durch ventrikulo-peritonealen Shunt und frühzeitige chirurgische Korrektur der Stenose kann erfolgreich sein. Intrauterine Drainage umstritten.

Häufigkeit und Vorkommen

Ca. 30% der angeborenen Hydrozephalus-Fälle haben eine Aquäduktstenose, 2% sind monosymptomatisch. Familiäre Form bis auf wenige Ausnahmen nur im männlichen Geschlecht vorkommend. Inzidenz 1:30.000 männliche Geburten. Über 30 Sippen mit Merkmalsträgern in mehreren Generationen beschrieben.

Genetik

X-chromosomaler Erbgang der familiären A. Genort Xq27.3-28 (*L1CAM*) Allelie mit der X-chromosomalen spastischen ▶ *Spinalparalyse*, der X-chromosomalen ▶ *Corpus-callosum-Agenesie* und einer Form des adduzierten ▶ *Daumens* einschließlich des MASA-Syndroms. Siehe auch ▶ *CRASH-Syndrom*. In wenigen Sippen auch autosomal rezessiver Erbgang nachgewiesen. Genort 6q25? Ursache sporadischer Fälle heterogen. Syndromatisch bei Retinoid- und Virus-Embryofetopathien, Chromosomopathien, u.a.

Familienberatung

Differentialdiagnose zum Hydrozephalus anderer Ätiologie intra vitam anhand der typischen Stellungsanomalie des Daumens, einer kraniofazialen Asymmetrie, paradoxer Plantarreflexe und Spastizität der Beine. Pränatal ultrasonografisch meist nicht erkennbar, molekulargenetisch anhand der *L1*-Mutation nachweisbar. Positive Familienanamnese mit vorausgegangenen Fällen mit H. bei Knaben kann hinweisend sein. Autoptischer Nachweis im Hinblick auf Familienprognose notwendig. Pränatale Diagnostik und Konduktorinnen-Nachweis nur molekulargenetisch möglich. Bei männlichen Patienten mit unspezifischer geistiger Retardation muss differentialdiagnostisch das CRASH-Spektrum in Betacht gezogen werden. Ein MRT mit der Fragestellung Hydrozephalus bzw. Corpus-callosum-Agenesie sollte erwogen werden.

Literatur

Barros-Nunes, P. and F.Rivas, Autosomal recessive congenital stenosis of aqueduct of SYLVIUS. Genet. Couns. 4 (1993) 19–23.

Du, J.-S., L.Bason, H.Woffendin et al., Somatic and germ line mosaicism and mutation origin for a mutation in the *L1* gene in a family with X-linked hydrocephalus. Am.J.Med.Genet. 75 (1998) 200–202.

Fransen, E., G.van Camp, R.D'Hooge et al., Genotype-phenotype correlation in L1 associated diseases. J. Med.Genet 35(1998) 399–404.

Haverkamp, F., A.Kramer, H.Fahnenstich und K.Zerres, X-chromosomal rezessiver Hydrocephalus internus: Ein eigenständiges Krankheitsbild? Klin.Pädiatr. 208 (1996) 93–96.

Koh, S and R.G.Boles, Cerebral aquaeductstenosis as a presentation of deletion 6q25-qter. Clin.Genet. 53 (1998) 317–318.

Jouet, M., E.Feldman, J.Yates et al., Refining the genetic location of the gene for X linked hydrozephalus within Xq28. J.Med.Genet. 30 (1992) 214–217.

Jouet, M. and S.Kenwrick, Gene analysis of L1neural cell adhesion molecule in prenatal diagnosis of hydrocephalus. Lancet 1995/I 161–162.

Strain, L., C.M.Gosden, D.J.H.Brock and D.T.Bonthron, Genetic heterogeneity in X-linked hydrocephalus: Linkage to markers within Xq27.3. Am.J. Hum.Genet. 54 (1994) 236–243.

Vits, L., G.Van Camp, P.Coucke et al., MASA syndrome is due to mutations in the neural cell adhesion gene *L1CAM*. Nature Genet. 7 (1994) 408–4013.

Weller, S. and J.Gärtner, Genetic and clinical aspects of X-linked hydrocephalus (L1 disease): Muttion in the *L1CAM* gene. Hum.Mutat. 18 (2001) 1–12.

OMIM 307000, 303350, 308840, 312900

Hydrozephalus infolge ARNOLD-CHIARIscher Fehlbildung, angeborener

Hydrozephalus unterschiedlicher Ätiologie. Infolge einer Hemmungsfehlbildung im cerebellospinalen Übergangsfeld mit Verlagerung der Medulla oblongata in den Wirbelkanal unterschiedlicher Genese kommt es zur Störung der Liquorzirkulation und damit zum Hydrozephalus.

Krankheitswert

Vorwiegend Hydrozephalus internus (besonders des 3. Ventrikels). Erstmanifestation klinischer Erscheinungen im frühen Kindesalter. Neurologische Ausfallserscheinungen vor allem im Bereich der kaudalen Hirnnerven und des Cerebellums. Störungen des Gesichtssinnes, Spasmen, epileptiforme Anfälle. Starke Kopfschmerzen. Sehr unterschiedliche Schweregrade. Lebenserwartung durchschnittlich herabgesetzt. Die ARNOLD-CHIARIsche Fehlbildung kann aber auch jahrzehntelang symptomlos bestehen. Häufig kombiniert mit Spina bifida.

Therapiemöglichkeiten

Neurochirurgische Korrektur der ARNOLD-CHIARIschen Fehlbildung in frühen Stadien mit gutem Erfolg.

Häufigkeit und Vorkommen

Inzidenz etwa 1:1.500 bis 1.000. Leichte Gynäkotropie. Meistens sporadisch. Geschwisterschaften und konkordante eineiige Zwillinge beschrieben.

Genetik

Für einige Geschwisterschaften wird autosomal rezessiver Erbgang vermutet. Meistens jedoch wahrscheinlich heterogen unter Beteiligung endogen-teratogener Faktoren. Es bestehen genetische und ätiologische Beziehungen zu anderen Defekten des Neuralrohres: Spina bifida, Meningozele, Anenzephalie.

Familienberatung

Differentialdiagnose zu exogen bedingtem H. infolge raumfordernder oder infektiöser Prozesse (Toxoplasmose) sowie zum Hydrozephalus infolge einer Aquäduktstenose und zum Makrozephalus (PARROT-Syndrom, Mukopolysaccharidose Typ I und II) notwendig. Nachweis ventrikulo- und tomografisch (MRT). Bei erbprognostischen Einschätzungen müssen sowohl Spina bifida bzw. Meningozele als auch Anenzephalie als genetische Äquivalente des H. gewertet werden (▶ *Neuralrohrdefekte*). Dabei ergeben sich folgende empirische Risikoziffern: Für Geschwister eines Merkmalsträgers bei stummer Familienanamnese, wenn bereits normale Kinder geboren wurden, 1:40, nach vorausgegangenen Spontanaborten oder Geburten von Kindern mit Neuralrohrdefekten 1:25. Das Risiko steigt mit jedem weiteren betroffenen Kind oder Spontanabort.

Literatur
Gilbert, J.N., K.L.Jones, L.B.Rorke et al., Central nervous system anomalies associated with meningomyelocele, hydrocephalus and the ARNOLD-CHIARI-malformation: Reappraisal of theories regarding the pathogenesis of posterior neural tube closure defect. Neurosurgery *18* (1986) 559–564.

Raynor, R.B., The ARNOLD-CHIARI-malformation. Spine *11* (1986) 343–344.

OMIM 207950

Hydrozephalus
s.a.
- ▶ Neuralrohrdefekte;
- ▶ WARBURG-Syndrom

Hygroma colli
- ▶ ULLRICH-TURNER-Syndrom

Hyperaktivitätsstörungen-Aufmerksamkeitsdefizit
- ▶ Aufmerksamkeitsdefizit-Hyperaktivitäts-Syndrom

Hyperaldosteronismus
- ▶ Adrenogenitale Syndrome;
- ▶ Bluthochdruck, arterieller

Hyper-α-Lipoproteinämie

Genetisch bedingte Erhöhung der High-density-Lipoprotein-Konzentration im Plasma.
Schon im Nabelschnurblut durch Messung des High-density-Lipoproteins nachweisbar. Ohne klinische Symptome bestehend, soll im Gegenteil vor Arteriosklerose schützen und damit die durchschnittliche Lebenserwartung erhöhen. Siehe auch ▶ *Abetalipoproteinämie*, ▶ *Langlebigkeit*. Eine pathogenetische Grundlage in Form eines verminderten Cholesterolester-Transfers zwischen High- und Low-density-Lipoproteinen (Mangel an Cholesterylester-Transferprotein, Anreicherung an Apo-E-reichem HDL-Varianten des Angiotensin-converting Enzyms, Mangel an Apolipoprotein-bindendem Protein) lässt sich zumindest für einen Teil der Fälle nachweisen. Mehrere große Sippen mit Merkmalsträgern in aufeinanderfolgenden Generationen beschrieben. Heterogen. Autosomal dominant oder rezessiv bedingt. Genorte: 2q37 (*HDLBP*, High-Density-Lipoprotein-Bindendes Protein); 16q12-21 (*CETP*, Cholesteryl-Ester-Transfer-Protein). Heterozygote molekulargenetisch nachweisbar. Syndromatisch bei multipler symmetrischer ▶ *Lipomatose (MADELUNG)*.

Literatur
Bockxmeer, F.M.van, ApoE and ACE genes: impact on human longevity. Nature Genet. *6* (1994) 4–5.

Inazu, A., J.Koizumi, T.Haraki et al., Rapid detection and prevalence of cholesteryl ester transfer protein deficiency caused by an intron 14 splicing defect in hyperalphalipoproteinemia. Hum.Genet. *91* (1993) 13–16

Schächter, F., D.Cohen and T.Kirkwood, Prospects for the genetics of human longevity. Hum.Genet. *91* (1993) 519–526.

Xia, Y.-R., I.Klisak, R.S.Sparkes et al., Localization of the gene for high-density lipoprotein binding protein (HDLBP) to human chromosome 2q37. Genomics *16* (1993) 524–525.

Yamashita, S., D.L.Sprecher, N.Sakai et al., Accumulation of apolipoprotein E-rich high density lipoproteins in hyperalphalipoproteinemic human subjects with plasma cholesteryl ester transfer protein deficiency. J.Clin.Invest. *86* (1990) 688–695.

OMIM 143470

Hyperammonämie-Syndrom,
Ornithinämie, Hyperammonämie

Genetisch bedingte Enzymopathien auf der Grundlage von Genmutationen.

Die Gendefekte äußern sich als Stoffwechselblock des Harnstoffzyklus, vorwiegend durch verminderte Aktivität der mitochondrialen Ornithintranscarbamylase (OTC, Ornithinämie, OMIM 311250) oder bei einem anderen Typ der mitochondrialen Carbamylphosphat-Synthase (CPS1, OMIM 237300) bzw. des Aktivators N-Azetylglutamatsynthetase (NAGS, OMIM 237310) in Leber und Jejunum bzw. nur in der Leber. Dadurch kommt es zu einer Anreicherung von Ammoniak in Blut und Liquor bei normalen Harnstoffwerten. Die Symptomatik lässt sich weitgehend durch eine toxische Ammoniakwirkung auf die Gehirnentwicklung erklären. Eine resultierende Erhöhung des Glutamingehaltes führt zu einer Aktivierung des Pyrimidinstoffwechsels und damit sekundär zur Ausscheidung von Orotsäure, Uridin und Urazil im Urin. Siehe auch ▶ *Argininbernsteinsäure-Syndrom*, ▶ *Hyperargininämie*. Bei einem weiteren Defekt des Harnstoffzyklus (Defekt der **Or**nithin-**A**mino**t**ransferase, OAT) und Störung des Ornithintransportes in die Mitochondrien (mitochondrialer **Orn**ithin**t**ransporter, ORNT1) besteht neben einer Hyperammonämie und Hyperornithinämie eine Homocitrullinurie (HHH-Syndrom, OMIM 238970). Ornithinämie durch Ornithin-Ketoazidaminotransferase s.a. ▶ *Chorio-Retinale Atrophie, gyrierte*.

Krankheitswert

Erstmanifestation in den ersten Lebenswochen oder bei der Ornithinämie je nach Restaktivität ab der 2. Hälfte des 1. Lebensjahres. Proteinintoleranz, spastisches Zustandsbild mit Hyperreflexie und Tendenz zu hepatischem Koma und zerebralen Krampfanfällen mit hochgradiger Oligophrenie. Muskelhypotonie und Hypothermie. Bei Säuglingen z.T. Blutungsneigung. Progredienter Verlauf. Lebenserwartung bei Ornithinämie im männlichen Geschlecht gering, im weiblichen Geschlecht normale Entwicklung möglich. Bei einem Teil der Fälle mit 20% Restaktivität der Ornithintranscarbamylase wird ein als ▶ *REYE-Syndrom* bekannten Zustandsbild vermutet. Heterozygote sollen zu zyklischem "psychogenem" Erbrechen neigen. Leichterer Verlauf beim HHH-Syndrom.

Therapiemöglichkeiten

Eiweißarme Diät und Zitronen-, Ketoglutar- und Carbamylglutamat bzw. Glutaminsäure- sowie Arginingaben mit unsicherem Erfolg. In Notsituationen parenterale stickstofffreie Ernährung und Injektion von Arginin, Na-Benzoat und -Phenylazetat sowie Dialyse. Antibiotische Einschränkung der Darmflora, entsprechende Substitution und Ansiedlung von Lactobacillus acidophilus erfolgversprechend. Na-Valproatgaben (Antiepileptikum) können bei Transferase-Mangel die Symptomatik akut verstärken. Eventuell Lebertransplantation erfolgreich.

Häufigkeit und Vorkommen

Seit Erstbeschreibung 1962 über 100 Fälle publiziert. Wahrscheinlich häufig noch nicht diagnostiziert. Unter 6.000 oligophrenen Kindern wurden 32 mit Hyperammonämie unterschiedlicher Genese festgestellt. Vom HHH-Syndrom sind etwa 15 Fälle bekannt.

Genetik

Heterogen. X-chromosomal dominant, Genort Xp21.1 (*OTC*) oder autosomal rezessiv, Genorte: 2q35 (*CPS1*); 10q26 (*OAT*); 13q14 (*ORNT1*). Jeweils später manifeste, leichtere Formen beruhen auf Allelie.

Familienberatung

Nachweis und Heterozygotentest anhand der Orotsäure-Ausscheidung im Urin nach Allopurinol- oder Proteinbelastung und aufgrund frühkindlicher Proteinintoleranz sowie durch Enzymbestimmung in Leberbioptaten. Pränatale Diagnostik durch Enzymbestimmung und molekulargenetisch in Chorionbioptaten und kultivierten Fruchtwasserzellen möglich. Nach demselben Prinzip auch Heterozygoten-Nachweis durchführbar. Die angegebenen Therapiemöglichkeiten sind zu versuchen. Konduktorinnen sollte im Hinblick auf mögliche Schädigung des Feten während der Schwangerschaft eine eiweißarme, argininreiche Kost verordnet werden.

Literatur

Berrez, J.-M., O.Bardot, M.-C.Thiard et al., Molecular analysis of a human liver mitochondrial ornithin transcarbamylase deficiency. J.Inherit.Metab.Dis. *14* (1991) 29–36.

Feldmann, D., J.-M.Rozet, A. Pelet et al., Site specific screening for point mutations in ornithine transcarbamylase deficiency. J.Med.Genet. *29* (1992) 471–475.

Gray, R.G.F., A.Green, S.Hall and C.McKeown, Prenatal exclusion of the HHH syndrome. Prenatal Diagn. *15* (1995) 474–476.

Grompe, M., C.T.Caskey and F.G.Fenwick, Improved molecular diagnostics for ornithine transcarbamylase deficiency. Am.J.Hum.Genet. *48* (1991) 212–222.

OMIM 237300, 237310, 238970, 311250

Hyperammonämie
▶ Hyperargininämie

Hyperargininämie

Genetisch bedingter Enzymdefekt auf der Grundlage einer Genmutation.
Der Gendefekt manifestiert sich in einer verminderten Aktivität der Arginase vor allem in der Leber (Isoenzym 1, ARG1). Eine dadurch bedingte Induktion der Isoenzym-2-Synthese in der Niere wirkt nur gering kompensatorisch. Es kommt zu einer Störung des Argininabbaus zu Ornithin und Harnstoff (Harnstoffzyklus), zur Hyperarginin- und -ammonämie, zur erhöhten Argininausscheidung im Urin sowie zu einer verminderten Konzentration von Ornithin und Citrullin im Plasma. Die klinischen Symptome lassen sich z. T. von diesen biochemischen Verschiebungen ableiten.

Krankheitswert
Erstmanifestation klinischer Erscheinungen in den ersten Lebensmonaten. Erbrechen, Missgedeihen. Spastische Diplegie mit Reflexanomalien, EEG-Anomalien und epileptiforme Anfälle. Fieberschübe. Athetose. Schwere geistige Retardation. Überleben bis ins Erwachsenenalter möglich.

Therapiemöglichkeiten
Gentechnische Versuche einer Transduktion entsprechenden genetischen Materials durch Viren sind gescheitert. Proteinarme Diät bzw. synthetische Proteingemische mit Benzoatgaben in einem Teil der Fälle in Abhängigkeit von der Mutation erfolgreich.

Häufigkeit und Vorkommen
Seltenster und perinatal am geringsten lebensbedrohlicher Enzymdefekt des Harnstoffzyklus. Seit Erstbeschreibung 1969 ca. 8 Geschwisterschaften und mehrere sporadische Fälle bekannt.

Genetik
Autosomal rezessiver Erbgang. Genort 6q23 (*ARG1*). Die Prognose und die Therapiechancen richten sich nach der Art der Mutation.

Familienberatung
Nachweis und Heterozygotentest durch Bestimmung der Plasma-Arginin-Konzentration. Pränatale Diagnostik durch Bestimmung der Leber-Arginase-Aktivität in fetalem Blut und mit molekulargenetischen Methoden möglich.

Literatur
Grody, W.W., D.Klein, A.E.Dodson et al., Molecular genetic study of human arginase deficiency. Am.J. Hum.Genet. *50* (1992) 1281–1290.

Haraguchi, Y., J.M.R.Apaicio, M.Takiguchi et al., Molecular basis of argininemia. Identification of two discrete frame-shift deletions in the liver-type arginase gene. J.Clin.Invest. *86* (1990) 347–350.

Iyer, R., C.P.Jenkinson, J.G.Vockley et al., The human arginases and arginase deficiency. J.Inherit.Metab. Dis. *21*/Suppl. 1 (1998) 86–100.

Uchino, T., S.E.Snyderman, M.Lambert et al., Molecular basis of phenotypic variation in patients with argininemia. Hum.Genet. *96* (1995) 255–260.

OMIM 207800

Hyper-β-Lipoproteinämie
▶ Hyperlipoproteinämie Typ II

Hyperbilirubinämie I
▶ CRIGLER-NAJJAR-Syndrom;
▶ GILBERT-LEREBOULLET-Syndrom

Hyperbilirubinämie II
▶ DUBIN-JOHNSON-Syndrom;
▶ ROTOR-Syndrom

Hyperbilirubinämie, idiopathische, Typ ROTOR
▶ ROTOR-Syndrom

Hypercholesterolämie, familiäre
▶ Hyperlipoproteinämie Typ II

Hypercholinesterolämie mit Hyperlipämie
▶ Hyperlipoproteinämie Typ III

Hyperchylomikronämie
▶ Hyperlipoproteinämie Typ I

Hyperdontie,
Zahnüberzahl

Zahnüberzahl vorwiegend in der zweiten Dentition. Komplikationen lediglich in Form von Stellungsanomalien oder Malokklusion. Keine weitere Behinderung. In einigen Sippen autosomal dominant bedingt, z. T. mit geschlechtsunterschiedlicher Expression. Symptomatisch bei ▶ *Polyposis intestinalis III*, ▶ *Dysplasia cleidocranialis*, ▶ HALLERMANN-STREIFF-*Syndrom* und ▶ *Oro-Fazio-Digitalem Syndrom*. Z. kann ein Hinweis auf diese Syndrome sein.

Literatur
Jarvinen,S., Formation of multiple supernummerary teeth in early teenage. A case report. Proc.Finn. Dent.Soc. 72 (1976) 132–134.

OMIM 187100

Hyperekplexie,
Stiff-baby-Syndrom, Stiff-man-Syndrom, KOK-Syndrom, Schreckkrankheit

Inadäquate Beantwortung akustischer und taktiler Reize auf der Grundlage einer Genmutation.
Der Basisdefekt betrifft die postsynaptische neurale Transmission und besteht in einer Synthesestörung der α1- oder β-Untereinheit des heteropentameren inhibitorischen strychninsensitiven Glyzin-Rezeptors (GLR) mit einer verminderten Affinität zu einem Agonisten (major-Typ), der als Untereinheit eines Chloridionen-Kanals in Teilen des ZNS fungiert, woraus sich die klinische Symptomatik erklaren lässt.

Krankheitswert
Verminderte Aktivität und Hypertonie bis generalisierte Starre der Skelettmuskulatur im Neugeborenenalter (Stiff baby), allmählich nachlassend. Im späteren und Erwachsenenalter durch Erschrecken über plötzliche laute Geräusche oder taktile Reize induzierbar (Stiff man), Bewusstsein erhalten. Hirnstamm-Hyperreflexie, nächtliche Myoklonien. Leichte motorische Retardation, Neigung zu Hernien. Bei einer wahrscheinlich eigenständigen minor-Form keine Starre-Reaktion. Angst vor plötzlichen lauten Geräuschen wegen starken Missempfindens beim Erschrecken.

Therapiemöglichkeiten
Spricht sehr gut auf Myolytika (Clonazepam) an. Antiepileptika können die Symptomatik verstärken.

Häufigkeit und Vorkommen
Seit Erstbeschreibung 1958 mehrere große Sippen nordeuropäischer Provenienz und aus Japan bekannt. Über 100 Fälle beschrieben. Leichte Fälle ohne Starre-Reaktion wahrscheinlich wegen fließender Grenze zum Normalen meist nicht registriert.

Genetik
Autosomal dominanter oder rezessiver Erbgang. Genorte: 5q32-35 (*GLRA1*, OMIM 138491); 4q31.3 (*GLRB*, OMIM 138492). Identität mit dem Stiff-man-Syndrom (OMIM 184850).

Hyperferritinämie

Familienberatung
Schnelle Diagnose im Neugeborenenalter und sofortige Therapie wegen der Gefahr plötzlichen Kindstodes wichtig. Differentialdiagnose zu epileptischen Anfällen im Hinblick auf Medikation wichtig. Auslösende Faktoren sind lebenslang zu vermeiden.

Literatur
Hayashi, T., H.Tachibana and T.Kajii, Hyperekplexia: pedigree studies in two families. Am.J.Med.Genet. *40* (1991) 138–143.

Langosch, D., B.Laube, N. Rundstrom et al., Decreased agonist affinity and chlorid conductance of mutant glycine receptors associated with human hereditary hyperekplexia. Embo J. *13* (1994) 4223–4228.

Nigro, M.A. and H.N.Lim, Hyperekplexia and sudden neonatal death. Pediatr.Neorol. *8* (1992) 221–225.

Park, C., W.Falls, J.H.Finger et al., Deletion in *Catna2*, encoding αN-catenin, causes cerebellar and hippocampal lamination defects and impaired startle modulation.

Rees, M.I., T.M.Lewis, J.B.J.Kwok, Hyperekplexia associated with compound heterozygote mutations in the β-subunit of the human inhibitory glycine receptor *(GLRB)*. Hum.Molec.Genet. *11* (2002) 853–860.

Rees, M.I., T.M.Lewis, B.Vafa et al., Compound heterozygosity and nonsense mutations in the α1-subunit of the inhibitory glycine receptor in hyperekplexia. Hum.Genet. *109* (2001) 267–270.

Ryan, S.G., M.J.Dixon, M.A.Nigro et al., Genetic and radiation hybrid mapping of the hyperekplexia region on chromosome 5q. Am.J.Hum.Genet. *51* (1992) 1334–1343.

Shiang, R., S.G.Ryan, Y.-Z.Zhu et al., Mutations in the alpha1 subunit of the inhibitory glycine receptor cause the dominant neurologic disorder hyperekplexia. Nature Genet. *5* (1993) 351–357.

Tijsen, M.A.J., R.Shiang, J.Van Deutekom et al., Molecular genetic reevaluation of the Dutch hyperekplexia family. Arch.Neurol. *52* (1995) 578–582.

OMIM 138491, 149400, 184850

Hyperferritinämie

Genetisch bedingte Ferritin-Synthesestörung auf der Grundlage einer Genmutation.

Bei den bisher bekannten Fällen ist das Gen für die leichte Kette, L-Untereinheit (FTL), betroffen. Durch eine verminderte zytoplasmatische Bindungskapazität für Eisen kommt es auf der Eisen-regulierten Translationsebene zu einer verstärkten Synthese von Ferritin, zu einer Hyperferritinämie bei normalem Eisenspiegel und infolge einer intrazellulären Akkumulation zu einer Linsentrübung. Mutationen im Gen für die schweren Kette verursachen wahrscheinlich eine bei Nichteuropäern vorkommende Hämosiderose (s.a. ▶ *Hämochromatose*).

Krankheitswert
Progrediente bilaterale Katarakt vom ersten Lebensjahrzehnt an (Cataracta pulverulenta). Visusverlust. Weiter keine klinischen Erscheinungen.

Therapiemöglichkeiten
Katarakt-Operation mit gutem Erfolg. Keine Venaesektio, da keine erhöhte Eisenbelastung!

Häufigkeit und Vorkommen
Bisher mehr als 3 Sippen mit Merkmalsträgern in mehreren Generationen bekannt.

Genetik
Autosomal dominanter Erbgang. Genorte: L-Untereinheit 19q13.3 (*FTL*), H-Untereinheit 11q13 (*FTH*), mehrere Pseudogene.

Familienberatung
Differentialdiagnostik zu anderen Typen der ▶ *Katarakt* und zum Zustand bei erhöhter Eisenbelastung (▶ *Hämochromatose*; ▶ *sideroblastische Anämie*) wichtig.

Literatur
Arnold, J.D., A.D.Mumford, J.O.Lindsay et al., Hyperferritinaemia in the absence of iron overload. Gut *41* (1997) 408–410.

Beaumont, C., P.Laneuve, I.Devaux et al., Mutation in the iron responsive element of the L ferritin mRNA in a family with dominant hyperferritinaemia and cataract. Nature Genet. *11* (1995) 444–446.

Kato, J., K.Fujikawa, M.Kanda et al., A mutation, in the iron-responsive element of H ferritin mRNA, causing autosomal dominant iron overload. Am.J.Hum.Genet. *69* (2001) 191–197.

Martin, M.E., S.Fargion, P.Brissot et al., A point mutation in the bulge of the iron-responsive element of the L ferritin gene in two families with the hereditary hyperferritinemia-cataract syndrome. Blood 91 (1998) 319–323.

OMIM 134790

Hyperglukagonämie

Genetisch bedingte Erhöhung der Glukagonkonzentration im Blut auf der Grundlage einer Genmutation.
Der Gendefekt manifestiert sich wahrscheinlich in der Synthese eines unphysiologischen hochmolekularen immunreaktiven Glukagons (GCG) in den Alpha-Zellen der LANGERHANSschen Inseln (Splicing-Defekt des Präglukagon-Gens?).

Krankheitswert
Symptomlos bestehend.

Therapiemöglichkeiten
Unnötig.

Häufigkeit und Vorkommen
Mehrere Sippen mit Merkmalsträgern in aufeinanderfolgenden Generationen beschrieben.

Genetik
Autosomal dominanter Erbgang. Genort 2q36-q37 (*GCG*).

Familienberatung
Differentialdiagnose zum Zustand bei glukagonsezernierendem Inselzelltumor (Glukagonom) sowie bei Hyperglukagonämie infolge von Infekten, Ketoazidose, Hypoglykämie und Nierenerkrankung (verminderte Clearance) notwendig. Eine Abgrenzung sollte auch gegenüber der endokrinen hereditären ▶ *Adenomatose Typ II* getroffen werden. Bei biochemischer Sicherung besteht kein Anlass zu familienberaterischen Bedenken.

Literatur
Schroeder, W.T., L.C.Lopez, M.E.Harper and G.F.Saunders, Localization of the human glucagon gene (GCG) to the segment 2q36-37. Cytogenet.Cell Genet. *38* (1984) 76–79.

OMIM 138030

Hyperglyzinämie,
Glyzinose, Glykokoll-Syndrom, Propionazidämie, Iminoglyzinurie Typ II

Genetisch bedingte Enzymdefekte auf der Grundlage von Genmutationen.
Mutationen in mehreren Genorten können der Hyperglyzinämie zugrunde liegen, die sich bei den nichtketotischen Formen als Defekt im mitochondrialen Glyzin-Abbau-System aus vier Komponenten, Protein T (GCST, Aminomethyltransferase, OMIM 238310), Protein H (GCSH, OMIM 238330), Protein P (GCSP, Glyzin-Dekarboxylase, OMIM 238300, finnischer Typ) und Protein L (GCSL, OMIM 238331) oder bei den ketotischen Formen an mitochondrialer biotinabhängiger Propionyl-CoA-Carboxylase (PCC, α- und β-Untereinheiten des Heteropolymers, Typ I und II der ketotischen H. oder Propionazidämie) manifestieren. Dadurch kommt es durch Störung des Katabolismus verzweigtkettiger Aminosäuren, Cholesterol und ungeradzahliger Fettsäuren entweder zur isolierten Hyperglyzinämie mit Hyperglyzinurie und Hypoxalurie oder zu einer Hyperglyzinämie und Hyperammonämie mit Ketoazidose infolge einer Akkumulation organischer Säuren als Abbauprodukte ungeradzahliger und verzweigtkettiger Aminosäuren. Die Biochemie und der Zusammenhang mit der klinischen Symptomatik sind noch nicht vollkommen geklärt. Vermutet wird eine intrazelluläre Kalzium-Akkumulation im Gehirn durch eine Glyzin-bedingte Aktivierung des N-Methyl-D-Aspartat-Rezeptors. Zur nichtketotischen H. mit Glycerinazidurie kommt es auch bei verminderter Aktivität der Glyceratkinase (OMIM 220120) sowie bei der ▶ *Isovalerianazidämie*.

Krankheitswert
Erstmanifestation im Neugeborenenalter oder beim Abstillen. Klinische Symptomatik sehr unterschiedlich. Lethargie, Missgedeihen, Spastizität, Krampfneigung. Mikrozephalus. Geringe Lebenserwartung. Tod meist in den ersten Lebensjahren. Überleben des frühen Kindesalters bei beiden Formen möglich. Bei Erreichen des späten Kindesalters Oligophrenie. Bei den Formen

mit Ketoazidose zusätzlich Erbrechen, komaartige Zustände, Neutro- und Thrombozytopenie mit Infektneigung. Verschlechterung durch Zufuhr ketogener Aminosäuren (Leuzin, Isoleuzin, Threonin, Valin und Methionin, nicht Glyzin). Eine Korrelation der Schwere der Erscheinungen und der Oligophrenie mit dem jeweiligen Basisdefekt ist nicht erkennbar und hängt sowohl vom Zeitpunkt des Einsetzens und der Qualität der Therapie als auch wahrscheinlich von den häufig zu beobachtenden Hirnfehlbildungen ab (Corpus-callosum-Agenesie u.a.).

Therapiemöglichkeiten
Milderung der Hyperglyzinämie durch Gaben von Benzoesäure, Carnitin und Azetylsalizylsäure sowie der Ketoazidose durch eiweißarme, mit unschädlichen Aminosäuren (Glutamin) angereicherte Diät. Erfolg je nach Typ der H. unterschiedlich. Rehydratation nach Exsikkose. Ein Teil der Fälle mit Ketoazidose (Typ II) spricht auf Biotin an.

Häufigkeit und Vorkommen
Von den verschiedenen Typen zusammen etwa 120 sporadische und Geschwisterfälle, vorwiegend mit Protein-P- und Protein-T-Defekt beschrieben. Foundereffekte lassen sich in Finnland (nichtketotische H.), einem nordamerikanischen Isolat und in Grönland (Inuit, ketotische H.) erkennen.

Genetik
Jeweils autosomal rezessiver Erbgang. Heterogenie, keine genetischen Beziehungen zwischen beiden Hauptformen, die wieder in sich heterogen sind. Das mitochondriale Glyzin-Abbau-System besteht aus mehreren Komponenten, von denen bisher Defektmutationen in 2 unterschiedlichen Genorten bekannt sind (T-Protein und P-Protein). Die Propionyl-CoA-Carboxylase ist ein Dodekamer aus 2 unterschiedlichen Ketten. Mutationen in beiden Genorten führen zur ketotischen H. oder Propionazidämie I und II. Genorte: 9p24-p23 (*GCSP*); 3p21.2-p21.2 (*GCST*); 13q32 (*PCCA*), α-Kette und 3q21-22 (*PCCB*), β-Kette (OMIM 232000, 232050) der Propionyl-CoA-Carboxylase. Siehe auch ▶ *Iminoglyzinurie*.

Familienberatung
Differentialdiagnose (▶ *Glyzinurie*, ▶ *Isovalerianazidämie*) durch Nachweis der Hyperglyzinämie und der erhöhten Plasma-Propionat-Konzentration wichtig. Bei Heterozygoten werden z.T. intermediäre Werte gefunden. Pränatale Diagnostik je nach betroffenem Enzym molekulargenetisch oder durch enzymatische Bestimmung des Glyzinabbaus in Chorionbioptaten und kultivierten Fruchtwasserzellen möglich. Bei der nichtketotischen G. Bestimmung des Verhältnisses Glyzin:Serin im Fruchtwasser neuerdings als unzuverlässig angesehen. In den betroffenen Familien in Anbetracht der schlechten Prognose des Krankheitsbildes besondere medizinisch-genetische Betreuung notwendig.

Literatur
Gravel, R.A., B.R.Akerman, A.M.Lamhonwah et al., Mutations participating in interallelic complementation in propionic acidemia. Am.J.Hum.Genet. *55* (1994) 51–58.

Kure, S., K Narisawa and K.Tada, Structural and expression analyses of normal and mutant mRNA causes nonketotic hyperglycinemia. Biochem.Biophys.Res.Commun. *174* (1991) 1176–1182.

Kure, S., M.Takayanagi, K.Narisawa et al., Identification of a common mutation in Finnish patients with nonketotic hyperglycinemia. J.Clin.Invest. *90* (1992) 160–164.

Ravn, K., M.Chloupkova, E.Christensen et al., High incidence of propionic acidemia in Greenland is due to a prevalent mutation, 1540insCCC, in the gene for the β-subunit of propionyl CoA carboxylase. Am.J.Hum.Genet. *67* (2000) 203–206.

Richard, E., L.R.Desviat, B.Pérez et al., Three novel splice mutations in the PCCA gene causing identical exon skipping in propionic acidemia patients. Hum.Genet. *101* (1997) 93–96.

Tata, K. and S.Kure, Non-ketotic hyperglycinaemia: Molecular lesion, diagnosis and pathophysiology. J.Inherit.Metab.Dis. *16* (1993) 691–703.

Ugarte, M., C.Pérez-Cerdá, P.Rodriquez-Pombo et al., Overview of mutations in the *PCCA* and *PCCB* genes causing propionic acidemia. Hum.Mutat. *14* (1999) 275–282.

Van Hove, J.L.K., P.Kishnani, J.Muenzer et al., Benzoate therapy and carnitin deficiency in non-ketotic hyperglycinemia. Am.J.Med.Genet. *59* (1995) 444–453.

Yorifuji, T., M.Kawai, J.Muroi et al., Unexpectedly high prevalence of the mild form of propionic acidemia in Japan: presence of a common mutation and possible clinical implications. Hum.Genet. *111* (2002) 161–165.

OMIM 220120, 23200, 232050, 238300, 238310, 238330, 238331, 606054

Hyper-IgA
▶ IgA-Nephropathie

Hyper-IgD-Syndrom
▶ Mevealonazidämie;
▶ Mittelmeerfieber

Hyper-IgM-Syndrom
▶ Dysgammaglobulinämie Typ I

Hyperimmunglobulinämie
▶ Makroglobulinämie WALDENSTRÖM

Hyerimmunglobulinämie E
▶ Hiob-Syndrom

Hyperinsulinismus
▶ Diabetes mellitus

Hyperkalzämie,
familiäre benigne; hypokalziurische Hyperkalzämie

Autosomal dominante, vorwiegend gutartig verlaufende Störungen der Ca-Resorption bzw. des Kalzium-Stoffwechsels meist mit reaktivem Hyperparathyreoidismus. Hornhautdystrophie, Chondrokalzinose und Pankreatitis können vorkommen. Differentialdiagnose zu idiopathischen Hyperparathyreoidismus und bei Neugeborenen zum WILLIAMS-BEUREN-Syndrom (▶ Aortenstenose, supravalvuläre isolierte) anhand eines nur leicht erniedrigten Serumphosphat-Spiegels, fast normaler Parathormon-Konzentration im Plasma und normaler bis leicht erniedrigter Kalzium-Exkretion. Genorte:

Typ I 3q21-24 (*CASR*, **C**alzium-**S**ensorisches **R**ezeptorprotein), Allelie zur Hyperkalziurie; Typ II 19p13.3 (*HHC2 = FHH2*) Allelie zu Formen von ▶ *Hypoparathyreoidismus* und ▶ *Hyperparathyreoidismus*.

Literatur
Chou, Y.-H. W., M.R.Pollak, L.M.Brandi et al., Mutations in the human Ca^{2+}-sensing receptor gene that cause familial hypocalciuric hypercalcemia. Am.J. Hum.Genet. *56* (1995) 1075–1079.

Heath, H. III, C.E.Jackson, B.Otterud and M.F.Leppert, Genetic linkage analysis in familial benign (hypocalciuric) hypercalcemia: evidence for locus heterogeneity. Am.J.Hum.Genet. *53* (1993) 193–200.

Trump, D., M.P.Whyte, C.Wooding et al., Linkage studies in a kindred from Oklahoma, with familial benign (hypocalciuric) hypercalcaemia (FBH) and developmental elevations in serum parathyroid hormone levels, indicate a third locus. Hum.Genet. *96* (1995) 183–187.

OMIM 145981

Hyperkalzämie, neonatal
▶ Blue-diaper-Syndrom;
▶ Hyperparathyreoidismus, primärer;
▶ Aortenstenose, supravalvuläre isolierte (WILLIAMS-BEUREN-Syndrom)

Hyperkalziurie

Zugrunde liegen bei der normokalzämischen Hyperkalziurie ein Defekt des nierenspezifischen Chloridionenkanals 5 (CLCN5) und bei der hypokalzämischen H. des Ca^{2+}-Sensorischen-Rezeptorproteins (CASR) und damit eine erhöhte Pumpaktivität in der Parathyreoidea und der Niere, wodurch die Regulation der Parathormonsekretion und der Ca-Rückresorption in der Niere gestört sind. Die Symptomatik lässt sich von der Störung des Kalziumtransportes ableiten.

Es besteht eine familiäre, lebenslang meist symptomlos bleibende Hyperkalziurie vorwiegend bei normaler Parathormon-Konzentration und Hypermagnesämie. Große Sippen mit Merkmalsträgern in mehreren Generationen bekannt. Autosomal dominant, bei Homozygotie schwerer primärer Hyperparathyreoidismus im Neugeborenenalter. Heterogen. Genorte: 3q21-24 (*CASR*), Allelie mit der familiären benignen Hyperkalzämie und mit Formen des ▶ *Hyper-* und des ▶ *Hypoparathyreoidismus*; eine Form mit Allelie zum Hyperparathyreodismus und zur multiplen endokrinen ▶ *Adenomatose I* in 11q13? Genort für Hyperkalziurie mit Urolithiasis ohne Hyperkalzämie: Xp11.22 (*CLCN5*), Allelie zum DENT-Syndrom (▶ *Nephronophthise FANCONI*), zur ▶ *Hypophosphatämie Typ II* und zur niedrigmolekularen Proteinurie der Japaner. Genort der autosomal dominanten familiären idiopathischen absorptiven H. mit Ca-Oxalatsteinen (erhöhte intestinale Ca-Absorption): 4q33-qter (*CLCN3*).

Literatur
Imamura, K., H.Tonoke, K.Wakui et al., 4q33-qter deletion and absorptive hypercalciuria: Report of two unrelated girls. Am.J.Med.Genet. **78** (1998) 52–54.

Lloyd, S.E., W.Gunther, S.H.S.Pearce et al., Characterization of renal chloride channel, *CLCN5*, mutations in hypercalciuric nephrolithiasis (kidney stones) disorder. Hum.Mol.Genet. **6** (1997)1233–1239.

OMIM 143870, 143880, 145980, 300008, 600580

Hyperkeratosis follicularis et parafollicularis in cutem penetrans
▶ KYRLE-Syndrom

Hyperkeratosis lenticularis perstans (FLEGEL)

Genodermatose auf der Grundlage einer Genmutation.
Der Basisdefekt für die keratotischen Hautveränderungen ist unklar. Erhöhte UV-Sensibilität der Haut?

Krankheitswert
Erstmanifestation vom 4. bis 7. Lebensjahrzehnt. Gutartige rötliche bis braune keratotische Papeln auf Fuß- und Handrücken, auf Unterschenkel, Arme und z.T. auch Stamm übergehend. Zum Teil Pruritus, sonst keine Beschwerden.

Therapie
Fotochemotherapie (PUVA) kann Juckreiz mildern (Cave UV-Strahlen!).

Häufigkeit und Vorkommen
Seit Erstbeschreibung 1958 insgesamt etwa 90 Fälle bekannt. 2 Sippen mit Merkmalsträgern in bis zu 3 Generationen beschrieben.

Genetik
Autosomal dominanter Erbgang. Beziehungen zum ▶ *KYRLE-Syndrom* unklar.

Familienberatung
Differentialdiagnose zu anderen Keratosen und zu Verrucae planae anhand der Lokalisation und des histologischen Bildes notwendig. Familienanamnestische Erhebungen gestalten sich durch das hohe Erstmanifestationsalter und die Unauffälligkeit der Erscheinungen schwierig. Kein Gegenstand der Familienberatung.

Literatur
Rosdahl I. and K.Rosen, Hyperkeratosis lenticularis perstans: Report on three cases. Acta Derm.-Venerol. **65** (1985) 562–564.

OMIM 144150

Hyperkeratosis penetrans
▶ KYRLE-Syndrom

Hyperlipidämie, essentielle familiäre
▶ Hyperlipoproteinämie Typ I; Typ IV

Hyperlipidämien
▶ Hyperlipoproteinämien

Hyperlipoproteinämien,
Hyperlipidämien
(unter Mitarbeit von H. Knoblauch, Berlin)

Es besteht eine erhöhte Lipidkonzentration im Blut. Da die Lipide in ihrer Transportform im Plasma an Eiweiße gebunden sind, ist das gleichbedeutend mit Hyperlipoproteinämie. Bisher sind 9 verschiedene Apolipoproteine beim Menschen bekannt mit folgenden Genloci: ApoA-II 1q21-q23; ApoB 2pter-2p24; ApoA-I, ApoC-III und ApoA-IV 11q23, ApoE, ApoC-I, ApoD und ApoC-II 19q. Nach der elektrophoretischen Wanderungsgeschwindigkeit und der Sedimentationsgeschwindigkeit in der Ultrazentrifuge lassen sich verschiedene Klassen von Lipoproteinen unterscheiden. Je nach Konzentration dieser Lipoproteine im Plasma kann man 5 Typen der Hyperlipoproteinämien erkennen (nach FREDRICKSON u. Mitarb. Typ I, IIa und IIb–V). Eine neuere Einteilung berücksichtigt allein die Lipidkomponente (Cholesterole, Triglyceride) und wird den genetisch-ätiologischen Gegebenheiten mehr gerecht, als das alte Schema.

Nach der in der Praxis noch weitgehend verwendeten Klassifikation nach FREDRICKSON gibt es bisher 5 Typen.

Diese Einteilung geht von der Untersuchung von Infarktpatienten und deren Verwandten aus, umfasst also nur Hyperlipidämien, die zu Koronarsklerose (▶ *Koronarinsuffizienz*) führen. Eine Zuordnung der Patienten zu den einzelnen Typen, d.h. z.B. eine Differenzierung von Typ 1 und Typ 5 lässt sich anhand von Laborwerten allein nicht durchführen. Deshalb und aufgrund einer besseren Aussagekraft hinsichtlich der Prognose wird in der Praxis noch weiterhin das Einteilungsprinzip nach FREDRICKSON bevorzugt und in diesem Buch auch noch beibehalten. Gerade die molekulargenetischen Untersuchungen haben allerdings gezeigt, dass bei gleichem genetischen Defekt unterschiedliche Typen nach FREDRICKSON auftreten können und somit keine eindeutige Zuordnung der Typen nach FREDRICKSON zum Genotyp möglich ist. Da die elektrophoretisch feststellbare Lipoproteinzusammensetzung im Blut außer von genetischen noch von Nahrungs- und anderen Faktoren abhängt, besteht jedoch nur eine ungenaue Korrelation der Typen von Hyperlipidämien der neuen Klassifikation zu den Hyperliproteinämie-Typen von FREDRICKSON. Eine gegenseitige Zuordnung gelingt nur ungefähr oder gar nicht.

Die Konzentration der einzelnen Lipoproteine im Blut hängt u.a. von folgenden genetischen Faktoren ab: Enzymen (Lipoproteinlipase, ▶ *Hypolipoproteinämie Typ I*; hepatische Lipase, Lecithin-Cholesterol-Acyltransferase), Transferproteinen (Cholesterylester-Transferprotein, Phospholipid-Transferprotein) und Rezeptoren (DL-Rezeptor, ▶ *Hypolipoproteinämie Typ II*; Scavenger-Rezeptoren u.a.). Siehe auch ▶ *Koronarinsuffizienz*.

Literatur
Fredrickson, D.S., Plasma lipoproteins: miscellar models and mutants. Trans.Ass.Am.Phys. *82* (1969) 68–86.

Humphries, S.E., Familial hypercholesterolaemia as an example of early diagnosis of coronary artery disease risk by DNA techniques. Br.Heart J. *56* (1986) 201–205.

Mahley, R.W., K.H.Weisgaber, T.L.Innerarity et al., Genetic defects in lipoprotein metabolism. Elevation of atherogenic lipoproteins caused by impaired catabolism. J. Am.Med.Ass. *265* (1991) 78–80.

Steinmetz, A. und J.R.Schäfer, Sekundäre Fettstoffwechselstörungen, metabolisches Syndrom und familiär kombinierte Hyperlipidämie. Wien.Med. Wschr. *144* (1994) 299–307.

Thompson, G.R., Primary hyperlipidaemia. Br.Med. Bull *46* (1990) 986–1004.

Hyperlipoproteinämie Typ I,
Hyperchylomikronämie, BÜRGER-GRÜTZ-Syndrom, essentielle familiäre Hyperlipidämie, familiärer Lipoprotein-Lipase-Defekt, fettinduzierte Hypertriglyzeridämie
(unter Mitarbeit von H. Knoblauch, Berlin)

Genetisch bedingter Enzymdefekt auf der Grundlage einer Genmutation.

Der Gendefekt manifestiert sich in einer verminderten Aktivität der Lipoprotein-Lipase (LPL) oder ihres Aktivators (Apolipoprotein, C-II, ApoCII) an der Oberfläche der Kapillarendothelien und im Plasma. Dadurch unterbleibt die Hydrolyse der Triglyceride der Plasma-Chylomikronen und die Weiterleitung der freigesetzten Fettsäuren in die Gewebe. Es kommt zur der Ansammlung im Serum (Chylomikronen) und über eine Ablagerung von Neutralfetten in verschiedenen Geweben zu der charakteristischen klinischen Symptomatik.

Krankheitswert
Die gefährlichste Manifestation ist die Pankreatitis. Erste Symptome im Kindesalter: Abdominelle Koliken mit Fieber, Nausea. Eruptive tuberöse Xanthome unterschiedlicher Größe in der Haut. Hepatosplenomegalie, Augenhintergrundsveränderungen (Lipaemia retinalis) ohne klinische Konsequenzen. Herzinfarkt-Gefahr fraglich. Symptome weitgehend Nahrungsfett-induziert. Bei Heterozygoten alters- und nahrungsabhängige subklinische Hypertriglyzeridämie wahrscheinlich mit Arterio- bzw. Koronarskleroseneigung (umstritten).

Therapiemöglichkeiten
Hypertriglyceridämie und z.T. auch die klinischen Symptome verringern sich unter fettarmer, mit mittellangkettigen Triglyzeriden angereicherter Kost und Alkoholabstinenz.

Häufigkeit und Vorkommen
Über 60 gesicherte Fälle publiziert. Frequenz ca. 1:1 Mill., Häufung in einer französisch-kanadischen Population mit 1:5.000 (Foundereffekt).

Genetik
Autosomal rezessiver Erbgang, Typ Ic autosomal dominant. Heterogenie: Genorte: 8p22 (*LPL*); 19q13.3 (*APOC2*). Drei Typen unterschieden: I, kein LPL messbar; II, LPL nicht im Präheparin-, nur im Postheparin-Plasma messbar; LPL im Pre- und Postheparinplasma messbar.

Familienberatung
Differentialdiagnose zu anderen Formen der Hyperlipoproteinämie wichtig. Neugeborene und ältere erscheinungsfreie Merkmalsträger können durch milchig trübes Serum auffallen. Nachweis molekulargenetisch oder durch elektrophoretische Lipoproteinbestimmung (Hyperchylomikronämie im Nüchternplasma, Hypertriglyzeridämie, erhöhte Plasma-VLDL-, -Cholesterol- und Apolipoprotein-B-Konzentration, LDL- und HDL-Cholesterol im Blut vermindert). Heterozygotentest anhand der Serumlipide nach Fett-Belastung und durch Messung der Lipoproteinlipase-Aktivität bzw. des ApoC-II im Serum. Frühdiagnose und Differentialdiagnose zu Cholezystitis, Pankreatitis und andersartigen anfallartigen Abdominalbeschwerden im Interesse der Vermeidung überflüssiger operativer Eingriffe notwendig.

Literatur
Anwar, R., J.W.L.Puntis and A.F.Markham, A new mutation in the human lipoprotein lipase gene causing familial hyperchylomicronaemia. J.Clin.Pathol.Mol.Pathol. *50* (1997) 221–223.

Mailly, F., J.Palmen, D.-P.R.Muller et al., Familial lipoprotein lipase (LPL) deficiency: A catalogue of LPL gene mutations identified in 20 patients from the UK, Sweden, and Italy. Hum.Mutat. *10* (1997) 465–473.

Monsalve, M.V., H.Henderson, G.Roederer et al., A missense mutation at codon 188 of the human lipoprotein lipase gene is a frequent cause of lipoprotein lipase deficiency in persons of different ancestries. J.Clin.Invest. *86* (1990) 728–734.

Normand, T., J.Bergeron, T.Fernandez-Margallo et al., Geographic distribution and genealogy of mutation 207 of the lipoprotein lipase gene in the French Canadian population of Québec. Hum.Genet. *89* (1992) 671–675.

Oka, K., G.T.Tkalcevic, T.Nakano et al., Structure and polymorphic map of human lipoprotein lipase gene. Acta Gene Struct.Expr. *1049* (1990) 21–26.

Schuster, B., E.Trowitzsch und W.Andler, Primäre Hyperlipoproteinämie Typ I im Neugeborenenalter. Klin.Pädiat. *202* (1990) 355–360.

Wilson, D.E., M.Emi, P.-H.Iverius et al., Phenotypic expression of heterozygous lipoprotein lipase deficiency in the extended pedigree of a proband homozygous for a missense mutation. J.Clin.Invest. *86* (1990) 735–750.

OMIM 207750, 238600, 118830

Hyperlipoproteinämie Typ II,
HARBITZ-MÜLLER-Syndrom, Hyper-β-Lipoproteinämie, familiäre Hypercholesterolämie, Hypercholesterolämische Xanthomatose
(unter Mitarbeit von H. Knoblauch, Berlin)

Genetisch bedingte Störung des Fettstoffwechsels auf der Grundlage einer Genmutation. Der Gendefekt manifestiert sich in einer Funktionsstörung oder einem Fehlen des Zelloberflä-

Hyperlipoproteinämie Typ II

chenrezeptors für Low-Density-Lipoprotein (LDLR) der Leber. Dadurch kommt es zu Störungen des Cholesterol-Transportes in die Zellen und die Lysosomen und dort des feed-back-Mechanismus für die Cholesterol-Synthese (HDL) mit erhöhtem Cholesterolspiegel. Es unterbleibt die Repression der 3-Hydroxy-3-Methylglutaryl-CoA-Reduktase, die die Cholesterol-Synthese reguliert. Die klinische Symptomatik erklärt sich durch eine Lipidablagerung in verschiedenen Organen, vor allem durch xanthomatöse Gefäßveränderungen. Zur Hypercholesterolämie mit Störungen desselben Stoffwechselweges und den gleichen klinischen Erscheinungen kommt es auch durch Mutationen im Apolipoprotein-B-100-Gen (OMIM 107730).

Krankheitswert

Bei Homozygoten Erstmanifestation in den ersten Lebensjahren. Xanthome der Haut und Sehnen und Xanthelasmata palbebrae. Migräne, Arteriosklerose mit Infarktgefahr bereits in der Kindheit. Arcus corneae. Zum Teil Hyperurikämie, arthritische Erscheinungen, Cholezystitis. Bei Heterozygoten leichtere Symptomatik, Lebenserwartung vermindert (50% der Patienten sterben vor dem 60. Lebensjahr, wobei allerdings Hypertonie und Rauchen die Gefäßveränderungen begünstigen. Seit 1970 ein Typ b mit Glukoseintoleranz abgetrennt.

Therapiemöglichkeiten

Entsprechende Lebensführung wichtig. Medikamentöse (Nikotinsäure, HMG-CoA-Reduktasehemmer, Cholestyramin, Sitosterin) und diätetische (cholesterolarme, kohlenhydrat- und pflanzenfetthaltige Kost). Rechtzeitige Diagnose für Behandlungerfolg und adäquate Behandlung mit befriedigendem bis gutem Erfolg. Plasmapherese kann lebensverlängernd wirken. Neuerdings wird Gentherapie durch Ersatz des Rezeptorgens versucht.

Häufigkeit und Vorkommen

In Amerika und Europa häufigste Hyperlipidämie, in Asien wahrscheinlich seltener. Typ a und b etwa gleich häufig. Heterozygoten-Frequenz in Mitteleuropa 1:500, unter Infarktpatienten jünger als 60 Jahre 1:20.

Genetik

Autosomal dominanter Erbgang. Genort 19p13.1-13.3 (*LDLR*, OMIM 606945) lokalisierte Gen für den LDL-Rezeptor. Die 18 Exons zeigen Sequenzhomologien mit denen verschiedener Proteine (Faktor IX, GF-Präkursor, C9 usw.). Es besteht multiple Allelie. Ein großer Teil der "Homozygoten" erweist sich molekulargenetisch als Compound-Heterozygote. Mehr als 600 unterschiedliche Punktmutationen und Deletionen sind bekannt. Der zunächst klinisch und biochemisch abgegrenzten Hyperlipoproteinämie II können auch Mutationen anderer Loci, z.B. des Apolipoproteins B-100 (*APOB*, Genort 2p24) zugrunde liegen. Weitere Genorte: 1p34.1-p32 und für eine autosomal rezessive Hypercholesterolämie 15q25-26. Siehe auch ▶ *Xanthomatose, zerebro-tendinäre*, anderer Stoffwechselweg.

Familienberatung

Differentialdiagnose zu sekundärer H. (Schilddrüsenstörungen, multiples Myelom, Nephrosen, alimentär usw.) notwendig. Früherkennung wegen prophylaktischer Diät bereits ab 1. Lebensjahr (Nabelschnurblut) wichtig. Nachweis anhand der Lipoproteine und der Cholesterolkonzentration im Plasma unsicher. In entsprechenden Familien fällt eine Häufung von Herzinfarkten auf. Bei Partnerschaften zwischen homo- bzw. auch heterozygoten Merkmalsträgern liegt das Risiko für schwerste homo- oder compound-heteozygote Symptomatik bei Kindern bei 50%. Früherkennung und pränatale Diagnostik molokulargenetisch oder durch Messung der Oleat-Inkorporation in Cholesterolester in speziell kultivierten Fruchtwasserzellen durchführbar. Die Prognostik wird durch eine starke intrafamiliäre Variabilität der Schwere bzw. Lebenserwartung erschwert.

Literatur

Ciccarese, M., A.Pacifico, G.Tonolo et al., A new locus for autosomal recessive hypercholesterolemia maps to human chromosome 15q25-q26. Am.J. Hum.Genet. 66 (2000) 453–460.

Friday, K.E., R.A.Failor, M.T.Childs and E.L.Bierman, Effects of n-3 and n-6 fatty acid-enriched diets on plasma lipoproteins and apolipoproteins in heterozygous familial hypercholesterolemia. Arterioscleros. Thromb. 11 (1991) 47–54.

Humphries, S.E., A.M.Kessling, B.Horsthemke et al., A common DNA polymorphism of the low density lipoprotein (LDL) receptor gene and its use in diagnosis. Lancet 1985/I, 1003–1005.

Koivisto, U.-M., Molecular genetics of familial hypercholesterolemia: Common and rare mutations of the low density lipoprotein receptor gene. Academic Dissertation, Helsinki 1997, 50 S.

Lelli, N., M.Ghisellini, S.Calandra et al., Duplication of exons 13, 14 and 15 of the LDL-receptor gene in a patient with heterozygous familial hypercholesterolemia. Hum.Genet. *86* (1991) 359–362.

Nissen, H., A.B.Hansen, P.Guldberg et al., Evaluation of a clinically applicable mutation screening technique for genetic diagnosis of familial hypercholesterolemia and familial defective apolipoprotein B. Clin.Genet. *53* (1998) 433–439.

Sandset, P.M., H.Lund, J.Norseth et al., Treatment with hydroxymethylglutaryl-coenzyme A reductase inhibitors in hypercholesterolemia induces changes in the component of the extrinsic coagulation system. Arterioscleros. Thromb. *11* (1991) 138–145.

Schuster, H., G.Rauh, B.Kormann et al., Familial defective apolipoprotein B-100. Comparison with familial hypercholesterolemia in 18 cases detected in Munich. Arteriosclerosis *10* (1990) 577–581.

OMIM 107730, 143890, 144400

Hyperlipoproteinämie Typ III,
Hypercholesterolämie, Dysbetalipoproteinämie, normo- oder hyperlipämische
(unter Mitarbeit von H. Knoblauch, Berlin)

Genetisch bedingte Störung des Fettstoffwechsels auf unklarer genetischer Grundlage.

Es besteht eine Isoform (90% der Fälle) oder ein Defekt des Apolipoproteins E (APOE), Ligand für die Rezeptor-vermittelte Clearance von Triglycerid-reichen Lipoproteinen, mit veränderter Rezeptor-Affinität. Dadurch kommt es zu einer Störung des Transports von Cholesterol in die Zelle und die Lysosomen und damit zur Anreicherung von VLDL (β-Very Low Density Lipoprotein, ▶ *Hypolipoproteinämie Typ II*) im Plasma. Ein niedriger Cholesterolwert in den Lysosomen führt zusätzlich zu einer Dysregulation der Cholesterolsynthese über eine verminderte Inaktivierung der 3-Hydroxy-3-Methylglutaryl-CoA-Reduktase und damit bei der hyperlipämischen Dysbetalipoproteinämie zur Hypercholesterolämie. Für die Ausprägung der klinischen Symptomatik sind weitere Faktoren im Sinne einer multifaktoriellen Genese notwendig. Es kommt durch Lipidablagerungen vor allem in der Haut und in den Sehnen und zu xanthomatösen Gefäßveränderungen.

Krankheitswert
Erstmanifestation der klinischen Symptome in Abhängigkeit vom Geschlecht und von weiteren Risikofaktoren im 3. oder 4. Lebensjahrzehnt. Tuberoeruptive Xanthome der Haut und über Strecksehnen. Periphere und koronare arteriosklerotische Gefäßveränderungen. Lebenserwartung kann vermindert sein. Gefahr der Altersdemenz?

Therapiemöglichkeiten
Medikamentöse (Fibrate, HMG-CoA-Reduktase-Hemmer, Nicotinsäure) und vor allem diätetische (kohlehydrat- und cholesterolarme, pflanzenfettreiche Kost) Behandlung führen bei einem Teil der Fälle zur Besserung. Kohlehydrate induzieren eine Hyperlipoproteinämie. In der Menopause können Estrogengaben hilfreich sein.

Häufigkeit und Vorkommen
Frequenz ca. 1:500.000, seit Abgrenzung 1967 über 70 Fälle gesichert, darunter eine große Sippe mit Merkmalsträgern in aufeinanderfolgenden Generationen.

Genetik
Genort 19q13.3 (*APOE*), Allele betreffen die Rezeptor-bindende Region des Moleküls. Heterozygotie, Homozygotie und Compoundheterozygotie zeigen keine direkte Korrelation zum klinischen Bild und den biochemischen Werten. Die meisten Patienten (95%) haben homozygot ein Allel ε2, Homozygotie für diese Allele kommt aber auch zu 1% in der weißen Normalbevölkerung vor, wobei nur 4% der ε2-Homozygoten eine Dysbetalipoproteinämie zeigen. Die phänotypische Manifestation hängt von der Wirkung weiterer Gene (z.B. Rezeptorgen) und von anderen Faktoren wie Alter, Gonadotropin- und Schilddrüsenhormonkonzentration (Rezeptor-Affinität) ab, so dass der Erbgang sippenunterschiedlich als polygen, autosomal re-

zessiv oder autosomal dominant umschrieben werden kann. Allelie zu einer Form des ▶ ALZHEIMER-*Syndroms* (Allel ε4).

Familienberatung
Relativ gutartiges, z.T. prophylaktisch durch Diät zu beeinflussendes Krankheitsbild, Nachweis molekulargenetisch oder durch Ultrazentrifugation und nachfolgende elektrophoretische Auftrennung der Plasmalipoproteine. Frühzeitige Diagnose im Kindesalter im Hinblick auf Therapie wichtig, wobei die Abgrenzung zum Typ IV nicht klar ist, beide Typen können gemeinsam in einer Sippe vorkommen. Screeningtest aus Nabelschnurblut möglich. Symptomatisch bei Hypothyreose und Diabetes mellitus.

Literatur
Feusner, G. S.Piesch, J.Dobmeyer and C.Fischer, Genetics of type III hyperlipoproteinemia. Genet.Epidemiol. *14* (1997) 283–297.

Feussner, G., V.Feussner, M.M.Hoffmann et al., Molecular basis of type III hyperlipoproteinemia in Germany. Hum.Mutat. *11* (1998) 417–423.

Heijmans, B.T., P.E.Slagboom, J.Gussekloo et al., Association of *APOE* ε2/ε3/ε4 and promotor gene variants with dementia but not cardiovascular mortality in old age. Am.J.Med.Genet. *107* (2002) 201–208.

Lohse, P., H.B.Brewer III, M.S.Meng et al., Familial apoliproptotein E deficiency and type III hyperlipoproteinemia due to a premature stop codon in the apolipoprotein E gene. J.Lipid.Res. *33* (1992) 1583–1590.

OMIM 107741

Hyperlipoproteinämie Typ IV,
kohlenhydratinduzierbare Hypertriglyzeridämie, kombinierte Hyperlipidämie
(unter Mitarbeit von H. Knoblauch, Berlin)

Genetisch bedingte Störung des Fettstoffwechsels auf der Grundlage einer Genmutation. Der Gendefekt manifestiert sich in einer VLDL-Erhöhung auf unterschiedlicher Grundlage, verbunden mit einer Erhöhung der Triglyzerid- und/oder Cholesterol-Konzentration im Plasma. Ob es sich dabei um eine Überproduktion von ApoB durch die Leber oder um die Synthese sehr triglyceridreicher VLDL-Partikel im Fall der familiären Hyperglyzeridämie handelt, ist unklar. Zur Differenzierung wird die ApoB-Konzentration gemessen. Die klinische Symptomatik erklärt sich aus den Lipidablagerungen in verschiedenen Organen und durch xanthomatöse Gefäßveränderungen. Die familiäre kombinierte Hyperlipidämie kann bei einer Person nacheinander unterschiedliche biochemische Bilder bieten und damit die Grenze der H.Typ IV verlassen, was das Schema nach FREDRICKSON zusätzlich infrage stellt.

Krankheitswert
Manifestation der Hyperlipoproteinämie im Kindesalter, der klinischen Symptome gewöhnlich im 3. Lebensjahrzehnt. Kaum Neigung zu Adipositas. Mit zunehmendem Alter abnehmende Kohlenhydrattoleranz und Übergang zu insulinresistentem Diabetes mellitus. Hepatosplenomegalie. Xanthome. Bluthochdruck, Arteriosklerose mit Infarktgefahr, gering herabgesetzte Lebenserwartung. Symptomatisch bei Typ-II-Diabetes mellitus.

Therapiemöglichkeiten
Medikamentöse (Clofibrat, HMG-CoA-Reduktasehemmer Simvastatin, Nikotinsäure, Neomycin) und vor allem diätetische (kohlenhydrat- und cholesterolarme sowie pflanzenfettreiche Kost, Gewichtsbegrenzung) Behandlung führen zur Besserung.

Häufigkeit und Vorkommen
Wahrscheinlich häufigste der Hyperlipoproteinämien, wobei aber nur ein Teil als idiopathische, der andere Teil als symptomatische (Diabetes, Hypothyreose, Nephrose usw.) oder exogen (alimentär, Stress) bedingte Hyper-Prä-β-Lipoproteinämie anzusehen ist. Prävalenz 1–2:100, mindestens 10% der jungen Infarktpatienten haben eine H. Typ IV.

Genetik
Heterogen. Beteiligung genetischer Faktoren unklar. Je nach Größe der VLDL-Partikel wurde ein autosomal dominanter Typ B von einem multifaktoriellen selteneren Typ A unterschieden. Es lässt sich jedoch in Familienstudien kein autosomal dominanter Erbgang erkennen, was auf die Heterogenität der beteiligten Gene zurückgeführt wird. Es bestehen genetische Bezie-

hungen zu den Typen III und V sowie zur Hypertriglyceridämie (OMIM 145750): Anderer Manifestationstyp auf verwandter genetischer Grundlage? Suszeptibilitäts-Genorte: 1q21-23; 1p36.2; 16q; 19q;15q.

Familienberatung
Differentialdiagnose im Hinblick auf Diät wichtig (kohlehydratinduzierbare Hyperlipidämie). Für Erbprognose Nachweis der primären H. durch elektrophoretische Lipoproteinbestimmung notwendig.

Literatur
Austin, M.A., J.D.Brunzell, W.L.Fitch and R.M.Krauss, Inheritance of low density lipoprotein subclass patterns in familial combined hyperlipidemia. Arteriosclerosis *10* (1990) 520–530.

Bredie, S.J.H., P.N.M.Demacker and A.F.H.Stelenhoef, Metabolic and genetic aspects of familial combined hyperlipidaemia with emphasis on low-density lipoprotein heterogeneity. Eur.J.Clin.Invest. *27* (1997) 802–811.

Kissebah, A.H., S.Alfarsi and D.J.Evans, Low density lipoprotein metabolism in familial combined hyperlipoproteinemia: evidence for a new lipoprotein phenotypic expression. Arteriosclerosis *4* (1984) 614–624.

Pajukanta, P., I.Nuotio, J.D.Terwilliger et al., Linkage of familial combined hyperlipoproteinemia to chromosome 1q21-q23. Nature Genet. *18* (1998) 369–373.

OMIM 144250, 144600, 145750

Hyperlipoproteinämie Typ V,
kalorieninduzierbare Hypertriglyzeridämie
(unter Mitarbeit von H. Knoblauch, Berlin)

Genetisch bedingte Störung des Fettstoffwechsels auf unklarer genetischer Grundlage.
Der genetische Defekt manifestiert sich in einer Vermehrung der Chylomikronen (Triglyzeride), der freien Fettsäuren und des Prä-β-Lipoproteins im Plasma. Nach den biochemischen Befunden handelt es sich damit um eine Kombination der Hyperlipoproteinämien der Typen I und IV, die Symptomatik ergibt jedoch ein eigenes abgegrenztes Krankheitsbild.

Krankheitswert
Erstmanifestation der klinischen Symptome zwischen 20. und 30. Lebensjahr, seltener bereits im Kindesalter. Abdominalschmerz, eruptive Xanthome, Hepatosplenomegalie, abnorme Glukose-Toleranz, Neigung zu Typ-II-Diabetes mellitus und Adipositas. Augenhintergrundsveränderungen. Leichte arteriosklerotische Gefäßveränderungen. Pankreatitis und z.T. polyneuropathische Erscheinungen.

Therapiemöglichkeiten
Gewichtsbeschränkung; kalorienarme, eiweißreiche Kost führt zur Besserung. Einstellung schwierig, da dieser Typ der H. sowohl fett- als auch kohlenhydratinduzierbar ist. Erfolg medikamentöser Behandlung fraglich. Vermeidung von Kontrazeptiva auf Steroidbasis ist zu empfehlen.

Häufigkeit und Vorkommen
Nicht selten, in den meisten Fällen jedoch symptomatisch (Diabetes, Pankreatitis) oder exogen z.B. durch Kontrazeptiva, Alkoholabusus bedingt.

Genetik
Heterogen. Autosomal rezessiver Erbgang wird diskutiert. Es besteht eine enge genetische Verwandtschaft zu den Typen I, II und IV der H., möglicherweise sind die gleichen Loci beteiligt.

Familienberatung
Differentialdiagnose zu anderen Hyperlipoproteinämien und zu sekundären Formen wichtig für Diäteinstellung. Elektrophoretischer Nachweis anhand des Lipoproteinmusters. Vermeidung von Alkohol notwendig.

Literatur
François, J., F.Lentini, P.Hoste and R.Rottiers, Genetic study of hyperlipoproteinaemia types IV and V. Clin.Genet. *12* (1977) 202–207.

OMIM 144650

Hyperlysinämie,
Lysin-Intoleranz, Lysinurie

Genetisch bedingte Stoffwechseldefekte auf der Grundlage von Genmutationen.

Unterschiedliche Störungen können zugrunde liegen. Es besteht eine starke Anhäufung von Lysin in den Körperflüssigkeiten, die einerseits auf der Blockierung des Lysinabbaus (Lysin-α-Ketoglutarat-Reduktase-/Saccharopin-Dehydrogenase-Mangel, OMIM 238700, 268700 oder α-Aminoadipin-Semialdehyd-Synthase, AASS) und andererseits auf einer Störung der Lysinabsorption (periodische, nahrungsabhängige H., Lysindehydrogenase-Mangel, OMIM 238710) oder des Lysineinbaus bei der Proteinsynthese (Lysinintoleranz, L-Lysin-NAD-Reduktase-Mangel in der Leber, OMIM 247900) u.a. beruhen kann. Es kommt zu einer kompetitiven Hemmung der Arginase im Harnstoffzyklus. Dadurch unterbleibt die Harnstoffsynthese. Die klinische Symptomatik erklärt sich aus der daraus resultierenden Hyperammonämie. Siehe auch ▶ *Lysin-Protein-Intoleranz.*

Krankheitswert
Erstmanifestation im Neugeborenenalter, beim Abstillen oder in den ersten Lebensjahren. Bei Hyperlysinämie Krampfanfälle, Erbrechen, körperliche und später psychosexuelle Retardation. Muskel- und Bänderschwäche. Anämie. Hepatosplenomegalie. Lysin- und zum Teil auch Saccharopinurie. Kann auch klinisch symptomlos bestehen. Bei Lysinintoleranz Aversion gegenüber eiweißreicher Nahrung, Brechanfälle, Spastizität, komatöse Zustände. Lebenserwartung herabgesetzt.

Therapiemöglichkeiten
Eiweißarme Diät führt vor allem bei Lysinintoleranz zur Besserung.

Häufigkeit und Vorkommen
Seit Erstbeschreibung 1964 jeweils über 10 Fälle bekannt.

Genetik
Autosomal rezessiver Erbgang. Es besteht eine Allelie zur Saccharopinurie, da die Lysin-Ketoglutarat-Reduktase auch eine Saccharopin-Dehydrogenase-Aktivität entwickelt (2 Stoffwechselschritte beim Lysinabbau). Es handelt sich um ein bifunktionelles Enzym mit Lysin-Ketoglutarat-Reduktase- und Saccharopin-Dehydrogenase-Aktivität: α-Aminoadipin-Semialdehyd-Synthase, Genort 7q31.3 (*AASS*). Lysinintoleranz und Absorptionsdefekt ebenfalls autosomal rezessiv bedingt.

Familienberatung
Heterozygotentest durch Bestimmung von Lysin sowie der beiden anderen dibasischen Aminosäuren in Blut und Urin nach Belastung möglich. Differentialdiagnose zur Lysin-Protein-Intoleranz anhand der Hyperlysinämie. Das Vorkommen gesunder Personen mit Hyperlysinämie spricht dafür, dass diese auch ohne schwere Defekte ablaufen kann. Trotzdem medizinisch-genetische Prophylaxe in betroffenen Familien notwendig.

Literatur
Dancis, J., J.Hutzler, M.G.Ampola et al., The prognosis of hyperlysinemia: an interim report. Am.J.Hum.Genet. *35* (1983) 438–442.

Oyanagi, K.L., T.Aoyama, A.Tsuchiyama et al., A new type of hyperlysinemia due to a transport defect of lysine into mitochondria. J.Inherit.Metab.Dis. *9* (1986) 313–316.

Sacksteder, K.A., B.J.Biery, J.C.Morrell et al., Identification of the α-aminoadipic semialdehyde synthase gene, which is defective in familial hyperlysinemia. Am.L.Hum.Genet. *66* (2000) 1736–1743.

OMIM 238700, 238710, 238750, 247900, 247950

Hypermethioninämie,
Hypermethioninämie

Genetisch bedingter Enzymdefekt auf der Grundlage einer Genmutation.

Der Gendefekt manifestiert sich in einer verminderten Aktivität der ATP-L-Methionin-S-Adenosyltransferase I/III (MAT1A) in der Leber. Dadurch kommt es zur Anreicherung von Methionin und Methionin-Metaboliten in Blut und Urin. Die Symptomatik reicht von unauffällig bis zu schweren zentralnervösen Störungen bei unterschiedlichen Allelen und symptomlosen Bestehen, wahrscheinlich durch Kompensation mit einem in Leber und anderen Geweben exprimierten Isoenzym (MAT2A). Eine Hypermethioninämie besteht auch bei Homozystinurie, Tyrosinämie und anderen Aminosäurestoffwechselstörungen.

Krankheitswert
Besteht bis auf wenige Ausnahmen mit neurologischen Ausfallserscheinungen symptomlos.

Therapiemöglichkeiten
Methioninarme Diät kann die Methioninämie mildern.

Häufigkeit und Vorkommen
Seit Erstbeschreibung 1965 nur wenige familiäre und sporadische Fälle bekannt, meistens im Rahmen von Neugeborenen-Aminoazidurie-Screenings gefunden.

Genetik
Autosomal rezessiver Erbgang. Es existieren mindestens 3 Isoenzyme der Methionin-Adenosyltransferase mit unterschiedlicher Gewebe-Aktivität. Genprodukt ist eine Untereinheit (MAT1A), die dimer oder tetramer die Methionin-Adenyltransferase III und I bildet. Autosomal dominanter Erbgang durch dominant negativen Effekt im dimeren oder tetrameren Molekül kommt vor. Genotee: 10q22 (*MAT1A*); 2q11.2 (*MAT2A*)

Familienberatung
Diagnose anhand eines typischen Körpergeruches nach gekochtem Kohl (α-Keto-8-Methionylbuttersäure) und der erhöhten Aminosäure-, besonders Methionin-Ausscheidung. Differentialdiagnose zur Tyrosinämie wichtig.

Literatur
Chamberlin, M.E., T.Ubagai, S.H.Mudd et al., Methionine adenosyltransferase I/III deficiency: Novel mutations and clinical variations. Am.J.Hum. Genet. *66* (2000) 347–355.

Hazelwood, S., I.Bernardi, V.Shotelersuk et al., Normal brain myelination in a patient homozygous for a mutation that encodes a severely truncated methionine adenosyltransferase I/III. Am.J.Med.Genet. *75* (1998) 395–400.

Labrune, P., J.L.Perignon, M.Rault et al., Familial hypermethioninemia partially responsive to dietary restriction. J.Pediat. *117* (1990) 220–226.

Nagao, M. and K.Oyanagi, Genetic analysis of isolated persistent hypermethioninemia. Acta Paediat.Jpn. Overs.Ed. *39* (1997) 601–606.

Ubagai, T., K.-J.Lei, S.Hunang et al., Molecular mechanisms of an inborn error of methionine pathway: methionine adenosyltransferase deficiency. J.Clin. Invest. *96* (1995) 1943–1947.

OMIM 250850, 161468

Hyperornithinämie
▶ Chorio-Retinale Atrophie, gyrierte;
▶ Hyperammonämie-Syndrom

Hyperostose, endostale
▶ Hyperostosis corticalis generalisata

Hyperostose, kranio-diaphysäre
▶ LENZ-MAJEWSKI-Syndrom

Hyperostosis corticalis deformans juvenilis,
BAKWIN EIGER-Syndrom, Osteochalasia desmalis familiaris, juveniles PAGET-Syndrom; chronische konnatale idiopathische Hyperphosphatasie

Genetisch bedingte Ossifikationsstörung auf der Grundlage einer Genmutation.
Der Basisdefekt für die Dysostose betrifft wahrscheinlich einen Tumor-Nekrosis-Faktor-Rezeptor (TNFRSF11B). Es besteht eine Hyperphosphatasie bei normalen Ca- und P-Konzentrationen im Serum und erhöhter Glyzyl- und Prolylhydroxyprolinausscheidung im Urin.

Krankheitswert
Erstmanifestation klinischer Erscheinungen in den ersten Lebensjahren. Verdickung der Knochen, vor allem der Schädel- und langen Röhrenknochen mit Osteoporose, abnormer Brüchigkeit und starker Verkrümmung der Extremitäten. Großer Kopfumfang. Platyspondylie. Verzögerung der statischen Entwicklung. Skelettdeformitäten erinnern an das ▶ *PAGET-Syndrom*.

Therapiemöglichkeiten
Orthopädisch-symptomatisch. Eventuell Calcitonin-Gaben erfolgreich.

Häufigkeit und Vorkommen
Neben sporadischen Fällen mehrere Geschwisterschaften unter verschiedenen Krankheitsbezeichnungen und mit noch nicht einheitlich abgegrenzter Symptomatik aus Amerika und Europa beschrieben.

Genetik
Autosomal rezessiver Erbgang. Genort 8q24 (*TNFRSF11B*, Osteoprotegerin, OMIM 602643).

Familienberatung
Nachweis und Differentialdiagnose zu anderen kortikalen Hyperostosen, zum ▶ ALBERS-SCHÖN-BERG-Syndrom und zu leichten Formen der Osteogenesis imperfecta anhand der klinisch-röntgenologischen Symptomatik (diffuse Knochenbeteiligung, Erstmanifestationsalter) und der Hyperphosphatasämie und Hyperhydroxyprolinämie sowie -urie. Bei Heterozygoten röntgenologisch Mikrosymptome festgestellt.

Literatur
Ohmori, H., Y.Makita, M.Funamizu et al., Linkage and association analysis of the osteoprotegerin gene locus with human osteoporosis. J.Hum.Genet. 47 (2002) 400–406.

Perez-Vicente, J.A., E.Rodriguez de Castro, J.Lafuente et al., Autosomal dominant endosteal hyperostosis. Clin.Genet. 31 (1987) 161–169.

Spindler, A., A.Berman, C.Mautalen et al., Chronic idiopathic hyperphosphatasia: report of a case treated with pamidronate and a review of the literature. J.Rheumat. 19 (1992) 642–645.

Whyte, M.P., S.E.Olbrecht, P.M.Finnegan et al., Osteoprotegerin deficiency and juvenile PAGET's disease. New Engl.J.Med. 347 (2002) 175–184.

OMIM 239000

Hyperostosis corticalis generalisata,
VAN-BUCHEM-Syndrom, Hyperphosphatasaemia tarda, endostale Hyperostose

Genetisch bedingte kraniotubuläre Hyperostose auf der Grundlage einer Genmutation. Der Basisdefekt für die Knochenwachstumsanomalien (vermehrte Osteoblastenbildung? Stoffwechselstörung?) ist unklar. Es besteht eine Hyperphosphatasie (nicht bei Typ WORTH) bei normaler Ca- und Phosphat-Konzentration im Serum.

Krankheitswert
Erstmanifestation klinischer Erscheinungen meist nach dem Pubertätsalter. Allmählich mit akromegaloidem Wachstum und endostaler Hyperostose an der Kinnpartie beginnend, auf andere Knochen (Schädel, lange Röhrenknochen, Rippen, Schlüsselbeine) übergehend. Progrediente Hirndrucksymptomatik, Hirnnervenkompression mit sich verstärkender sensorineuraler Schwerhörigkeit und Sehstörungen (Optikusatrophie), Exophthalmie, Makrozephalus. Schwere Beeinträchtigung der Leistungsfähigkeit. Lebenserwartung herabgesetzt.

Therapiemöglichkeiten
Symptomatische Behandlung unbefriedigend. Kausale Therapie unbekannt.

Häufigkeit und Vorkommen
Neben sporadischen Fällen und Auftreten in mehreren aufeinanderfolgenden Generationen Geschwisterschaften aus Europa und Amerika beschrieben. Vom Typ Van BUCHEM etwa 30 Fälle mit Foundereffekt in den Niederlanden, vom Typ WORTH etwa 50, meist familiäre Fälle publiziert.

Genetik
Heterogen. Autosomal rezessiver Erbgang. Vereinzelt auch autosomal dominant (Typ WORTH) bei leichterer, oft auf den Kieferbereich beschränkter klinischer Symptomatik aber genereller Knochenstreifung („striations"). Genort 17q12-21 (*SOST*, Skleosteose; *THRA1*, Schilddrüsenhormon-Rezeptor α1? *MEOX1*, Mesenchym-Homeobox 1?). Allelie zur ▶ *Sclerosteose*.

Familienberatung
Erbprognostisch wichtige Frühdiagnose vor klinischer Manifestation und Differentialdiagnose zu anderen kortikalen Hyperostosen anhand der erhöhten Serum-Phosphatase-Konzentration und röntgenologischer Veränderungen der Schädel- und langen Röhrenknochen ab 3. Lebensjahr möglich. (s.a. ▶ *Sclerosteose mit Handfehlbildungen*, ▶ *ENGELMANN-Syndrom* und ▶ *ALBERS-SCHÖNBERG-Syndrom*). Nach demselben Prinzip muss nach fraglichen Mikrosymptomen bei potentiellen Heterozygoten gesucht werden. Der Typ WORTH kann klinisch und biochemisch völlig symptomlos bleiben, endostale Sklerose jedoch röntgenologisch an vielen Skelettpartien erkennbar.

Literatur

Adés, L.C., L.L.Morris, R.Burns and E.A.Haan, Neurological involvement in WORTH type endosteal hyperostosis: Report of a family. Am.J.Hum.Genet. *51* (1994) 46–50.

Fryns, J.P. and H.van den Berghe, Facial paralysis at the age of 2 month as a first clinical sign of van BUCHEM disease (endosteal hyperostosis). Europ.J. Pediat. *147* (1988) 99–100.

Van Hul, W., W.Balermans, E.Van Hul et al., Van BUCHEM disease (Hyperostosis corticalis generalisata) maps to chromosome 17q12-q21. Am.J.Hum. Genet. (1998) 373–385.

Staehling-Hampton, K., S.Proll, B.W.Paeper et al., A 52-kb deletion in the *SOST-MEOX1* intergenic region on 17q12-q21 is associated with van BUCHEM disease in the Dutch population. Am.J.Med.Geent. *110* (2002) 144–152.

OMIM 144750, 239100

Hyperostosis corticalis infantilis,
CAFFEY-Syndrom,
CAFFEY-SILVERMAN-Syndrom

Frühmanifeste Hyperostose auf der Grundlage einer Genmutation.
Es besteht eine multifokale entzündliche Skeletterkrankung, für die ein Basisdefekt unbekannt ist (angeborene Thrombozytose?).

Krankheitswert
Erstmanifestation klinischer Erscheinungen innerhalb der ersten Lebenswochen. Vorübergehende rezidivierende entzündliche schmerzhafte Weichteilschwellungen über den betroffenen Extremitäten- und Schädelknochen. Fieberschübe. Hyperostosen der Scapulae, Rippen, Claviculae, Mandibulae und Diaphysen der langen Röhrenknochen (Ulna, Tibia), z.T. schon pränatal ultrasonografisch erkennbar. Reversibel, Normalisierung bis zum 2. Lebensjahrzehnt. Krümmung vorzugsweise der Tibiae, ebenfalls mit Besserungstendenz. Seltene schwere angeborene Form meist letal.

Therapiemöglichkeiten
In schweren Fällen Gaben von Vitamin D, Calcitonin und Anabolika mit im Hinblick auf die Selbstheilungstendenz unklarem Effekt. Antibiotika-Gaben sind kontraindiziert.

Häufigkeit und Vorkommen
Seit Erstbeschreibung 1945 mehr als 250 Fälle bekannt. Sporadisch sowie bei Geschwistern und großen Sippen mit Merkmalsträgern in mehr als 3 aufeinanderfolgenden Generationen beschrieben.

Genetik
Wahrscheinlich heterogen. Autosomal dominanter Erbgang mit unvollständiger Penetranz oder autosomal rezessiver Erbgang. Existenz einer klinisch etwas abweichenden sporadischen Form (vor allem Mandibula, Ulna, Clavicula und im Unterschied zur familiären Form Rippen und Scapulae betroffen) nicht ganz sicher.

Familienberatung
Nachweis und Differentialdiagnose zu anderen kortikalen Hyperostosen, zu ▶ *Hydroxyprolinämie*, Osteomyelitis und im Säuglingsalter bei Mädchen zum ▶ BLOCH-SULZBERGER-*Syndrom* röntgenologisch und klinisch notwendig. Für erbprognostische Einschätzungen sind genaue familienanamnestische Erhebungen wichtig. Ultrasonografische und röntgenologische pränatale Diagnostik im 3. Trimenon möglich.

Literatur

Borochowitz, Z., D.Gozal, I.Misselevitch et al., Familial CAFFEY's disease and late recurrence in a child. Clin.Genet. *40* (1991) 329–335.

Drinkwater, B.M., J.P.Crino, J.Garcia et al., Recurrent severe infantile cortical hyperostosis (CAFFEY disease) in siblings. Prenat. Diagn. *17* (1997) 773–776.

Turnpenny, P.D., R.Davidson, E.J.N.Stockdale et al., Severe prenatal infantile cortical hyperostosis (CAFFEY's disease). Clin.Dysmorphol.*2* (1993) 81–86.

OMIM 114000

Hyperostosis frontalis interna
▶ MORGAGNI-Syndrom

Hyperostosis generalisata mit Knochenstreifung (CAMURATI-ENGELMANN-Syndrom II)
▶ ENGELMANN-Syndrom

Hyperoxalurie, primäre Typ I,
Oxalose I

Genetisch bedingte Peroxisomopathie auf der Grundlage einer Genmutation.
Der Gendefekt manifestiert sich in einer Störung des Glyzinstoffwechsels in der Leber. Durch eine fehlende oder fehlerhafte Wirksamkeit in den Peroxisomen bzw. ein Mistargeting der peroxisomalen **Alanin:G**lyoxylat-Amino**t**ransferase (AGXT) in die Mitochondrien kann das endogen entstehende Glyoxylat nicht in Glyzin umgewandelt werden. Es kommt zum vermehrten Abbau zu Oxalsäure und zum Rückstau von Glykolsäure. Die klinische Symptomatik erklärt sich aus der Azidurie und der Ablagerung von Ca-Oxalat-Kristallen in verschiedenen Geweben. Siehe auch ▶ *Hyperoxalurie Typ II*.

Krankheitswert
Erstmanifestation im Säuglings- oder Kindesalter, selten später. Oxalurie, Ca-Oxalat-Nierensteine und Nephrokalzinose. Progrediente Niereninsuffizienz bis zum Nierenversagen. Renale Osteodystrophie, sekundärer Hyperparathyreoidismus. Gefäßkomplikationen, kardiale, ophthalmologische und zerebrale Symptome. Durch Ablagerung von Oxalaten in entsprechenden Geweben Einschränkung der Gelenkebeweglichkeit und Retinopathie. Tod bei der infantilen Form nach wenigen Jahren. Bei Spätmanifestation bessere Prognose.

Therapiemöglichkeiten
Symptomatische Behandlung der Niereninsuffizienz. Medikamentöse (Orthophosphat, Vitamin-B_6-)Therapie nicht in allen Fällen befriedigend. Nieren-Transplantation mit vorübergehendem, Lebertransplantation mit bleibendem Erfolg.

Häufigkeit und Vorkommen
Über 300 Fälle beschrieben. Auffällige Androtropie.

Genetik
Autosomal rezessiver Erbgang. Allelie unterschiedlich schwerer Formen. Die Restaktivität der Aminotransferase steht im umgekehrten Verhältnis zur Schwere der Erscheinungen. Genort 2q37.3 (*AGXT*).

Familienberatung
Nachweis molekulargenetisch und durch Enzymbestimmung im Leberbioptat und anhand der Oxalsäure-, Glykolsäure- oder L-Glykolsäure- (unphysiologisch) Ausscheidung im Urin. Differentialdiagnose zur ▶ *Hyperoxalurie Typ II* notwendig. Heterozygotennachweis nur molekulargenetisch sicher. Pränatale Diagnostik durch Enzymbestimmung im fetalen Leberbioptat, molekulargenetisch und durch Säurebestimmung im Fruchtwasser möglich. In Anbetracht der schlechten Prognose medizinische Betreuung und Prophylaxe in den betroffenen Familien besonders wichtig.

Literatur
Danpure, C.J., P.R.Jennings and R.W.E.Watts, Enzymological diagnosis of primary hypoxaluria type I by measurement of hepatic alanine:glyoxalate aminotransferase activity. Lancet 1987/I 289–291.

Leiper, J.M. and C.J.Danpure, A unique molecular basis for enzyme mistargeting in primary hyperoxaluria type 1. Clin.Chim.Acta *266* (1997) 39–50.

Purdue, P.E., Y.Takada and C.J.Danpure, Identification of mutations associated with peroxisome-to-mitochondrian mistargeting of alanine/glyoxalate aminotransferase in primary hyperoxaluria type I. J.Cell.Biol. *111* (1990) 2341–2351.

Schnakenburg, C.v., S.A.Hulton, D.V.Milford et al., Variable presentation of primary hyperoxaluria type 1 in 2 patients homozygous for a novel combined deletion and insertion mutation in exon 8 of the *AGXT* gene. Nephron *78* (1998) 485–488.

Theodossiadis, P.G., T.R.Friberg, D.N.Panagiotidis et al., Choroidal neovascularization in primary hyperoxaluria. Am.J.Ophthal. *134* (2002) 134–137.

Welt, R., W.Doden und G.Thiers, Augen- und Hautmanifestation bei endogener Oxalose des protrahierten Typs (Verlaufsbeobachtung). Klin.Mbl.Augenheilk. *189* (1986) 158–161.

OMIM 259900

Hyperoxalurie, primäre Typ II,
Oxalat-Nierensteine, Oxalose II

Defekt des Glyoxylatstoffwechsels auf genetischer Grundlage.
Der Gendefekt manifestiert sich in einer Hyperoxalurie, die zur Oxalatsteinbildung in den

Hyperparathyreoidismus, primärer

Nieren führt. Zugrunde liegt eine Defizienz Glycerat-Hydroxy-Pyruvat-Reduktase (GRHPR), wodurch die Reduktion von Glyoxalat zu Glyolat, von Hydroxypyruvat zu Glycerat und die Oxidation von D-Glycerat zu Hydroxypyruvat gestört sind. Die klinische Symptomatik erklärt sich aus der Hyperoxalurie. Siehe auch ▶ *Hyperoxalurie Typ I*.

Krankheitswert
Erstmanifestation im Kindesalter. Rezidivierende Urolithiasis, durch die es zur progredienten Niereninsuffizienz kommen kann. Dadurch herabgesetzte Lebenserwartung, jedoch wesentlich bessere Prognose als Typ I.

Therapiemöglichkeiten
Chirurgische und medikamentöse Behandlung der Urolithiasis erfolgreich. Dialyse und Nierentransplantation ohne nachhaltigen Erfolg.

Häufigkeit und Vorkommen
Über 30 sporadische und Geschwisterfälle mit monogener H. Typ II bekannt. Frequenz von Oxalat-Steinleiden einschließlich solcher anderer Ursache bei Männern 1:15, bei Frauen 1:40.

Genetik
Autosomal rezessiver Erbgang mit bevorzugter Manifestation im männlichen Geschlecht. Genort 9p12-q12 (*GRHPR*).

Familienberatung
Differentialdiagnose wichtig: Andere häufigere Formen der Oxalat-Urolithiasis mit Ausnahme der ▶ *H. Typ I* ohne vermehrte Oxalsäure- und Glykolatausscheidung. Bei familienprognostischen Überlegungen ist mit merkmalsfreien weiblichen Überträgern zu rechnen, erkennbar eventuell an erhöhten Oxalsäurewerten im Urin. Knaben sind in betroffenen Familien besonders gefährdet.

Literatur
Cramer, S.C., P.M.Ferree, K.Lin et al., The gene encoding hydroxypyruvate reductase (GRHPR) is mutated in patients with primary hyperoxaluria type II. Hum.Molec.Genet. *8* (1999) 2063–2069.

Sergeant, L.E., G.W.deGroot, L.A.Dilling et al., Primary oxaluria type 2 (L-glyceric aciduria): a rare cause of nephrolithiasis in children. J.Pediat. *118* (1991) 912–914.

Webster, K.E., P.M.Ferree, R.P.Holmes and S.D.Cramer, Identification of missense, nonsense and deletion mutations in the *GRHPR* gene in patients with primary hyperoxaluria type II (PH2). Hum.Genet. *107* (2000) 176–185.

OMIM 260000, 604296

Hyperparathyreoidismus, primärer,
Ostitis fibrosa generalisata, Osteodystrophia fibrosa generalisata, ENGEL-v. RECKLINGHAUSEN-Syndrom

Überproduktion von Parathormon unterschiedlicher Ätiologie.

Es besteht eine Überproduktion von Parathormon aufgrund entweder eines Epithelkörperchenadenoms oder einer -hyperplasie (HRPTI). Zugrunde liegen eine Zellzyklusstörung mit polyclonalem oder nodulärem monoclonalem Wachstum, maligner Entartung und unbekanntem Basisdefekt oder eine Mutation des Vitamin-D-Rezeptors und damit eine Störung der Regulation der Parathyreoidea-Funktion. Die Hyperplasie kann reaktiv entstehen (stark erniedrigte Calcitonin-Konzentration?, Phosphatstoffwechselstörung) oder möglicherweise von der Hypophyse induziert sein. Bei einer weiteren, z.T. schweren hypokalziurisch-hyperkalzämischen neonatalen Form sind die Aktivität des Ca^{2+}-Fühler-Proteins (**Ca-sensorisches Rezeptorprotein, CASR**) in Parathyreoidea und Niere und damit die Regulation der Parathormonsekretion und der Ca-Rückresorption verändert. Es kommt zur (hypokalziurischen) ▶ *Hyper-kalzämie* (s.a. ▶ *Metaphysäre Chondrodysplasie Typ JANSEN*) mit Entkalkung der Knochen und zur Hypophosphatämie, woraus sich die klinischen Erscheinungen ableiten.

Krankheitswert
Erstmanifestation vom 2.–4. Lebensjahrzehnt. Generalisierte oder umschriebene monostotische Ostitis fibrosa cystica. Progrediente perichondrale Verkalkungen und osteoporotische Knochenveränderungen ("braune Knochen" mit multinukleären Osteoclasten) mit Kyphoskoliose, Pseudarthrosen, Frakturneigungen, Skelettdeformitäten. Unsicherheit und Einschränkung der Bewegungen. Hypotonus der

Muskulatur. Pankreatitis, gastrointestinale Beschwerden, Abdominalkrisen. Nephrokalzinose und Nephrolithiasis, progrediente Niereninsuffizienz. Oft kombiniert mit anderen Endokrinopathien, Grenze zur endokrinen, hereditären ▶ Adenomatose I nicht scharf. Geringe Neigung zu Neoplasmen außerhalb des Endokriniums. Symptomatisch bei ▶ Dystrophia myotonica. Bei angeborenem bzw. neonatalem H. schwere hypocalciurischer Hypercalcämie mit tubulärer Azidose, Hypotonie, Nahrungsverweigerung und Missgedeihen, später Muskelschwäche bis Tetraparese und kraniofaziale Dysmorphie. Abzugrenzen ist das maligne Hyperparathyreoidismus-Kiefertumor-Syndrom (HRPTII) des Erwachsenenalters mit Kiefertumoren und Nierenhamartomen oder -zysten.

Therapiemöglichkeiten
Frühzeitige subtotale Parathyreoidektomie aussichtsreich und bei der angeborenen Form lebenserhaltend. Symptomatische Behandlung der Nephropathie und der Skelettsymptomatik unbefriedigend.

Häufigkeit und Vorkommen
Meist sporadisch, reaktiv bedingt durch Hypokalzämie (chron. Nierenerkrankung, Rachitis usw.). Auftreten in bis zu 5 aufeinanderfolgenden Generationen beschrieben. Frequenz des pr. H. auf ca. 1:7.000 eingeschätzt. Angeborener H. seltener, Geschwisterfälle bekannt. Gynäkotropie.

Genetik
Heterogen. H. auf der Grundlage einer Epithelkörperchenhyperplasie autosomal dominant, wobei subklinische bis schwere klinische Erscheinungen im Sinne eines rezessiven Erbganges (neonataler H.) bestehen können. Die Art des familiären Vorkommens sowohl von Adenomen als auch primären Hyperplasien spricht in einigen Sippen für autosomal dominanten Erbgang auf der Grundlage von Suppressorgenmutationen. Teilsymptom der endokrinen hereditären ▶ Adenomatosen I und IIA. Für die autosomal dominante Kombination von H. mit Carcinoiden und Prolactinomen (ohne Inselzell-Tumoren) besteht wahrscheinlich Allelie mit der endokrinen hereditären ▶ Adenomatose Typ I in 11q13. Genort des HRPTII: 1q25-31 (HRPT2, Tumorsuppressorgen), Allelie mit dem autosomal dominanten H. mit Neigung zu Nebenschilddrüsen-Ca und fibroossären Kiefertumoren (OMIM 145001). Genort des Parathormons 11p15.4-15.1, des Ca^{2+}-sensitiven Rezeptors (CASR) 3q21-24, autosomal rezessiver Erbgang, bei Heterozygoten ▶ Hyperkalzämie im Sinne eines autosomal dominanten Erbganges. Ein weiteres Gen in 19p13.3 (Allelie mit der Hyperkalzämie). Siehe auch ▶ metaphysäre Chondrodystrophie Typ JANSEN. Beziehungen zur Dystrophia myotonica unklar.

Familienberatung
Nachweis anhand der hypokalziurischen Hyperkalzämie und der Phosphatausscheidung nach Kalzium-Infusion sowie der perichondralen Verkalkungen. Genaue Differenzierung in sekundäre oder primäre Formen mit familienanamnestischen Erhebungen notwendig. Differentialdiagnose zu anderen Knochenerkrankungen (Knochenchondromatose, JAFFE-LICHTENSTEIN-Syndrom, Osteogenesis imperfecta) sowie zur endokrinen hereditären ▶ Adenomatose wichtig. Früherkennung vor klinischer Manifestation durch Kalzium-Bestimmung im Serum möglich. Bei frühkindlicher rezessiver Form Heterozygote an Hyperkalzämie und Hypokalziurie erkennbar, wobei es allerdings auch eine gutartige, autosomal dominant bedingte hypokalziurische ▶ Hyperkalzämie gibt (Allelie, Heterozygote).

Literatur
Carpten, J.D., C.M.Robbins, A.Villablanca et al., HRPT2, encoding parafibromin, is mutated in hyperparathyroidism-jaw tumor syndrome. Nature Genet. 32 (2002) 584–588.

Karling, T., A.Kindmark, P.Hellman et al., Vitamin D receptor genotypes in primary hyperparathyroidism. Nature Med. 1 (1995) 1309–1311.

Nishiyama, S., S.Tomoeda, F.Inoue et al., Self-limited neonatal familial hyperparathyroidism associated with hypocalciuria and renal tubular acidosis in three siblings. Pediatrics 86 (1990) 421–427.

Petty, E.M., J.S.Green, S.J.Marx et al., Mapping the gene for hereditary hyperparathyroidism and prolactinoma (MEN I^{Burin}) to chromosome 11q: Evidence for a founder effect in patients from Newfoundland. Am.J.Hum.Genet. 54 (1994) 1060–1066.

Scabó, J., B.Heath, V.M.Hill et al., Hereditary hyperparathyroidism-jaw tumor syndrome: The endocrine tumor gene HRPT2 maps to chromosome 1q21-q31. Am.J.Hum.Genet. 56 (1995) 944–950.

Shan, L., Y.Nakamura, M.Nakamura et al., Genetic alterations in primary and secondary hyperparathyroidism. Pathol.Int. *48* (1998) 569–574

Tominaga, Y. and H.Takagi, Molecular genetics of hyperparathyroid disease. Curr.Opin.Nephrol.Hypertens. *5* (1996) 336–341.

Tonoki, H., K.Narahara, T.Matsumoto and N.Niikawa, Regional mapping of the parathyroid hormone gene (PTH) by cytogenetic and molecular studies. Cytogenet.Cell Genet. *56* (1991) 103–104.

OMIM 145000, 145001, 145980, 239200

Hyperphenylalaninämie
▶ Phenylketonurie

Hyperphosphatasaemia tarda
▶ Hyperostosis corticalis generalisata

Hyperphosphatasie, chronische kongenitale idiopathische
▶ Hyperostosis corticalis deformans juvenilis

Hyperpigmentation der Augenlider

Familiäre umschriebene Pigmentierungsanomalien auf der Grundlage einer Genmutation. Der Basisdefekt ist unbekannt.

Krankheitswert
Hyperpigmentierung der Augengegend unterschiedlichen Umfangs. Harmlos.

Therapiemöglichkeiten
Nicht notwendig.

Häufigkeit und Vorkommen
Mehrere große Sippen mit Merkmalsträgern in bis zu 6 Generationen bekannt. Wahrscheinlich häufig unbeachtet bestehend.

Genetik
Autosomal dominanter Erbgang.

Familienberatung
Kein Gegenstand der Familienberatung.

Literatur
Anguilera Diaz, L., Génétique des hyperpigmentations bi-palpébrales. Ann.Dermatol.Syphilogr. *99* (1972) 403–408.

OMIM 145100

Hyperpipecolazidämie und -urie
▶ Cerebro-Hepato-Renales Syndrom (ZELLWEGER)

Hyperproinsulinämie, familiäre

Genetisch bedingter Defekt der Insulin-Biosynthese auf der Grundlage einer Genmutation. Es besteht eine erhöhte Konzentration an immunreaktivem Proinsulin im Plasma. Zugrunde liegen Mutationen im Proinsulingen, die einen Syntheseblock von Proinsulin zu Insulin (Spaltung in die A- und B-Kette gestört) bedingen.

Krankheitswert
Symptomlos bestehend. Keine Symptome einer Hypoglykämie, selten einer diabetischen Stoffwechsellage. Reaktiver normoglykämischer Hyperinsulinismus.

Therapiemöglichkeiten
Unnötig.

Häufigkeit und Vorkommen
Mehrere Sippen mit Merkmalsträgern in bis zu 4 Generationen beschrieben. Wahrscheinlich häufig nicht erkannt.

Genetik
Autosomal dominanter Erbgang. Genort 11p15.1 (*INS*).

Familienberatung
Differentialdiagnostisch ▶ *Hypoglykämie*. Kein Gegenstand der Familienberatung.

Literatur

Barbetti, F., N.Raben, T.Kadowaki et al., Two unrelated patients with familial hyperproinsulinemia due to a mutation substituting histidine for arginine at position 63 in the proinsulin molecule: Identification of the mutation by direct sequencing of genomic deoxyribonucleic acid amplified by polymerase chain reaction. J.Clin.Endocrinol.Metab. *71* (1990) 164–169.

Collinet, M., M.Berthelon, P.Benit et al., Familial hyperproinsulinaemia due to a mutation substituting histidine for arginine at position 65 in proinsulin: Identification of the mutation by restriction enzyme mapping. Eur.J.Pediatr. *157* (1998) 456–460.

Yano, H., N.Kitano, M.Morimoto et al., A novel mutation in the human insulin gene giving rise to hyperproinsulinemia (proinsulin Kyoto). J.Clin.Invest. *89* (1992) 1902–1907.

OMIM 176730

Hyperprolinämie-Syndrom

Genetisch bedingter Enzymdefekt auf der Grundlage einer Genmutation.

Die Mutationen zweier verschiedener Gene können zur Hyperprolinämie führen. Typ I manifestiert sich als Prolinoxidase- (PRODH) und Typ II als δ₁-Pyrrolin-5-Carboxylsäure-Dehydrogenase-Mangel (P5CDH). Es resultieren eine erhöhte Plasma-Prolinkonzentration, eine Iminoglyzinurie und eine Ausscheidung von Delta1-Pyrrolin-Metaboliten. Der Zusammenhang mit der klinischen Symptomatik konnte bisher noch nicht geklärt werden. Siehe auch ▶ *Iminoglyzinurie Typ I*.

Krankheitswert.

Typ I: Nicht obligate leichte geistige Retardation, Krampfanfälle, Innenohrschwerhörigkeit (▶ *Taubheit*, Tab.VII.B), renale Funktionsstörungen, Infektanfälligkeit.

Typ II: Oligophrenie nicht obligat, Krämpfe, Prolinkonzentration im Plasma 4mal höher als bei Typ I. Kann auch syndromatisch bestehen.

Therapiemöglichkeiten

Eventuell prolinarme Diät im Kindesalter erfolgreich.

Häufigkeit und Vorkommen

Seit Erstbeschreibung 1962 nur wenige Geschwisterschaften publiziert (6 Familien mit Typ I).

Genetik

Wahrscheinlich autosomal rezessiver Erbgang, wobei allerdings bei Typ I die Nierensymptomatik einem dominanten Vererbungsmodus folgt. Heterogenie. Die genetischen und biochemischen Beziehungen zu ▶ *Hydroxyprolinämie*, ▶ *Hyperglyzinämie* und ▶ *Glyzinurie* sind nicht in allen Sippen vollkommen klar. Genorte: 22q11.2 (*PRODH*, bei CATCH beteiligt): 1p36 (*P5CDH*).

Familienberatung

Nachweis anhand der Serumprolinwerte und der Aminosäureausscheidung im Urin (bei Typ II außer Prolin Hydroxyprolin und Glyzin). Heterozygotentest durch Prolin-Bestimmung in Serum und Urin nach Belastung möglich. In der Verwandtschaft betroffener Geschwister Häufung von nephrologischen (Typ I) oder neurologischen Teilsymptomen.

Literatur

Farriaux, J.P. and J.L.Dhondt, Type I hyperprolinemia: a study of the intestinal absorption of proline, hydroxyproline and glycine. Pediat.Res. *10* (1976) 550–552.

Geraghty, M.T., D.Vaughn, A.J.Nicholson et al., Mutations in the delta-1-pyrroline 5-carboxylase dehydrogenase gene cause type II hyperprolinemia. Hum.Molec.Genet. *7* (1998) 1411–1415.

Goodman, B.K., J.Rutberg, W.W.Lin et al., Hyperprolinaemia in patients with deletion (22)(q11.2) syndrome. J.Inherit.Metab.Dis. *23* (2000) 847–848.

Merrill, M.J., G.C.Yeh and J.M.Phang, Purified human erythrocyte pyrroline-5-carboxylate reductase: preferential oxidation of NADPH. J.Biol.Chem. *264* (1989) 9352–9358.

OMIM 239500, 239510, 606811

Hyperpyrexie-Syndrom, malignes,
maligne Hyperthermie; KING-Syndrom KING-DENBOROUGH-Syndrom (unter Mitarbeit von ZSCHIESCHANG/Berlin)

Pharmakogenetischer Defekt auf der Grundlage einer Genmutation.

Hyperpyrexie-Syndrom, malignes

Es besteht eine Überempfindlichkeit gegenüber Triggersubstanzen wie Inhalationsnarkotika (Halothan, Methoxyfluran, Äther, Enfluran) allein oder in Verbindung mit depolarisierenden Muskelrelaxantien vom Typ des Succinylcholins, die sich in Stoffwechselentgleisungen äußert. Zugrunde liegt bei etwa 50% der Patienten eine Regulationsstörung des Ca-Transportes durch einen Ryanodinrezeptor1-Defekt (Ca^{2+}-Release-Kanal des sarkoplasmatischen Retikulums des Skelettmuskels, *RYR1*, MHS1). Darüber hinaus Defekte anderer Ryanodin-Rezeptoren (*RYR2, RYR3*) als Modifikatoren? Weitere Membranprotein-Defekte der Muskelzelle wurden angenommen bzw. sind nachgewiesen: α-Untereinheit des Natriumionenkanals 4 (*SCN4A*, MHS2); α-Untereinheiten (*CACNL2A, CACNL1AS* und *CACNL1A3*, MHS3, MHS5 und MHS6) des Dihydropyridin-sensitiven spannungsregulierten Calciumkanals (VDCC, Dihydropyridin-Rezeptor). Daraus erklärt sich die Beziehung zu den Myopathien und zu den dyskaliämischen ▶ *Periodischen Paralysen*. Es kommt nach Einwirkung entsprechender Faktoren akut und schnell oder auch mit Verzögerung von mehreren Stunden zum exzessiven Anstieg der Ca-Ionen-Konzentration im Sarkoplasma der Muskelzelle mit Kontrakturen, starkem Energieverbrauch und schnellem Anstieg der Körpertemperatur, woraus sich Hypoxie, Hypercapnie und metabolische Azidose erklären. Offensichtlich neigen zur Hyperpyrexie alle Muskeldystrophien, bei denen ein Membrandefekt der Muskelzelle besteht. Einem nicht genetisch bedingten, symptomatischen Typ (malignes neuroleptisches Syndrom, akute febrile Katatonie) liegt wahrscheinlich eine vorausgegangene Schädigung des ZNS zugrunde (Radikuliditen, Enzephalopathien durch perinatale Anoxie). Siehe auch ▶ *Succinylcholin-Überempfindlichkeit*.

Krankheitswert

Nach Anwendung der Pharmaka, teilweise auch bei Virusinfektionen oder Stress sofortiger schneller (fulminanter Verlauf) oder mit einer Verzögerung von mehreren Stunden eintretender Anstieg der Körpertemperatur bis zu 43°C mit Kontrakturen der Skelettmuskulatur. Metabolische Azidose, Tachykardien. In etwa 60% der Fälle ohne sofortige Therapie Herzversagen und Tod. Im Säuglingsalter Ursache plötzlichen Herztodes. Häufig leichte Myopathie ("Evans-Myopathie"), Muskelhypertonie, Hernien, Hüftluxation, Kyphoskoliose bei prädisponierten Personen. Meistens erst durch einen Anästhesie-Zwischenfall erkannt. Symptomenkomplex aus Anästhetika-, Stress- oder Trauma-induzierter Hyperthermie, dysmorpher Fazies (Ptose, Mikrogenie, antimongoloide Lidachsen, Zahnstellungsanomalien, tiefsitzende Ohren, Halspterygium), Kleinwuchs, myopathischer Muskelhypotonie, Kryptorchismus, Pectus carinatum, Kyphose und Lenden-Hyperlordose: KING- oder KING-DENBOROUGH-Syndrom. Abgrenzung zum ▶ *NOONAN-Syndrom* noch unklar.

Therapiemöglichkeiten

Bei Zwischenfällen sofortige intravenöse Gaben von Dantrolen in hohen Dosen (Hydantoinderivat), Beatmung des Patienten unter erhöhter Sauerstoffzufuhr, Kühlung und Azidosekorrektur mit gutem Erfolg.

Häufigkeit und Vorkommen

Frequenz 1:50.000–10.000. In den letzten Jahren abnehmend durch Übergang zu anderen Narkosemitteln. Große Sippen mit Merkmalsträgern in aufeinanderfolgenden Generationen beschrieben. Vorwiegend (mehr als 50% der Fälle) MHS1. KING-DENBOROUGH-Syndrom bisher nur bei sporadischen Fällen festgestellt.

Genetik

Autosomal dominanter Erbgang. Heterogenie. Genorte: MHS1 19q13.1 (*RYR1*), Allelie mit der ▶ *Central-Core-Myopathie*; MHS2 17q23.1 (*SCN4A*), Allelie mit der Hyperkaliämischen ▶ *Periodischen Paralyse*, der ▶ *Paramyotonia congenita* und der ▶ *Myotonia congenita* BECKER; MHS3 7q21.1 (*CACLN2A*); MHS4 3q13.1 (nur eine Sippe); MHS5 15q14-15 (*CACNA1S*), MHS6 1q32, (*CACNL1A3*?, Allelie mit der hypokaliämischen ▶ *Periodischen Paralyse*) oder 5p, wahrscheinlich heterogen. KING-DENBOROUGH-Syndrom wahrscheinlich auch autosomal dominant bedingt. H. tritt intrafamiliär konstant mit oder ohne Kontrakturen auf.

Familienberatung

H. kann Ursache familiärer Fälle von plötzlichem Kindstod sein. Wichtig ist die familien- und eigenanamnestische Erkennung von Merkmalsträgern, bevor es zu Zwischenfällen kommt. Bei vielen lässt sich bioptisch eine subklinisch bestehende, klinisch nur selten in leichten Symptomen manifeste Myopathie nachweisen, die sich auch in einer gesteigerten Serum-Creatinkinase-Aktivität äußert. Ein erhöhtes Risiko besteht auch bei Personen und deren Verwandten mit anderen Myopathien (Muskeldystrophien!), Muskelkontrakturen, Myotonia congenita, orthopädischen Anomalien, Strabismus oder Hernien. Nachweis mit Hilfe des In-vitro-Kontrakturtests an Muskelbioptaten mit Halothan oder Coffein wegen der Belastung des Patienten und der Durchführbarkeit nur in spezialisierten Zentren und bei konkretem Verdacht sinnvoll. Neuerdings invasiver Test anhand einer lokalen pCO_2-Erhöhung durch Coffein-Injektion. Molekulargenetische präsymptomatische Diagnostik bei Verwandten von Merkmalsträgern nicht immer sicher wegen der Heterogenität des Basisdefektes. Ein Screening-Test mit Hilfe der Serum-Creatinkinase (CK)-Bestimmung ist unbefriedigend, da die Werte auch aus anderen Gründen erhöht sein können. Vorsorgeuntersuchung bei Verwandten eines sicheren Merkmalsträgers wichtig, Anwendung alternativer Anästhesiemaßnahmen ist anzustreben. Unter den angeführten Voraussetzungen keine Belastung.

Literatur

Anetseder, M., M.Hager, C.R.Müller and N.Roewer, Diagnosis of susceptibility to malignant hyperthermia by use of a metabolic test. Lancet 359 (2002) 1579–1580.

Ball, S.P. and K.J.Johnson, The genetics of malignant hyperthermia. J.Med.Genet. 30 (1993) 89–93.

Chitayat, D., K.A.Hodgkinson, O.Ginsburg et al., KING syndrome: A genetically heterogenous phenotype due to congenital myopathies. Am.J.Med.Genet. 43 (1992) 954–956.

Deufel, T., A.Golla, D.Ales et al., Evidence for genetic heterogeneity of malignant hyperthermia susceptibility. Am.J.Hum.Genet. 50 (1992) 1151–1161.

Fagerlund, T.H., H.Ording, D.Bendixen et al., Discordance between malignant hyperthermia susceptibility and RYR1 mutation C1840T in two Scandinavian MH families exhibiting this mutation. Clin.Genet. 52 (1997) 416–421.

Gericke, G.S. and H.Isaacs, An association between certain congenital abnormalities and the malignant hyperthermia trait. S.Afr.Med.J. 77 (1990) 570–575.

Graham, G.E., K.Silver, V.Arlet and V.M.Ter Kaloustian, KING syndrome: further clinical variability and review of the literature. Am.J.Med.Genet. 78 (1998) 254–259.

McCarthy, T.V., K.A.Quane and P.J.Lynch, Ryanodine receptor mutations in malignant hyperthermia and Central Core Disease. Hum.Mutat. 15 (2000) 410–417.

Moslehi, R., S.Langlois, I.Yam and J.M.Friedman, Linkage of malignant hyperthermia and hyperkalemic periodic paralysis to the adult skeletal muscle sodium channal (SCN4A) in a large pedigree. Am.J.Med.Genet. 76 (1998) 21–27.

Robinson, R.L., N.Monnier, W.Wolz et al., A genome wide search for susceptibility loci in three European malignant hyperthermia pedigrees. Hum.Molec.Genet. 6 (1997) 953–961.

OMIM 145600, 154275, 154276, 180901, 600467, 601887, 601888

Hypersarkosinämie-Syndrom,
Hypersarkosinurie

Genetisch bedingter Enzymdefekt auf der Grundlage einer Genmutation.

Der Gendefekt manifestiert sich über einen Mangel an mitochondrialer Sarkosindehydrogenase (SARD) der Leber in einer erhöhten Sarkosinkonzentration in Blut, Urin, Hirn und in der Leber. Der Zusammenhang mit der klinischen Symptomatik ist noch unklar. Wahrscheinlich ist der Dehydrogenase-Mangel nicht der einzige Enzymdefekt, der zur Sarkosinämie führt.

Krankheitswert
Die Hypersarkosinämie verlief bei den bisher bekannt gewordenen betroffenen Familien unterschiedlich: angeborene schwere Retardation mit Tod im 2. Lebensjahr, Blindheit, leichte Retardierung oder symptomlos.

Therapiemöglichkeiten
Nichts bekannt bzw. nicht nötig.

Häufigkeit und Vorkommen
Seit Erstbeschreibung 1965 nur etwa 50 Fälle bekannt. Inzidenz auf 1:350.000 eingeschätzt, höhere Frequenz in einer Region in Kanada.

Genetik
Offensichtlich heterogen. Jeweils autosomal rezessiver Erbgang mit unterschiedlicher klinischer Symptomatik. Ein Genort 9q33-34 (*SARD*).

Familienberatung
Nachweis durch chromatografische Bestimmung von Sarkosin im Urin oder durch Leberbiopsie. Differentialdiagnostischer Ausschluss einer Sarkusinurie bei ▶ *Glutarazidurie II* und schwerem Folsäuremangel notwendig. Der Inhalt der Beratung richtet sich nach der Schwere der Symptome beim Probanden. Von einer intrafamiliären Konstanz der Merkmalsausbildung kann ausgegangen werden.

Literatur
de Braekeleer, M., Hereditary disorders in Saguenay-Lac-St.Jean (Quebec, Canada). Hum.Hered. *41* (1991) 141–146.

Eschenbrenner, M. and M.Schuman Jorns, Cloning and mapping of the cDNA for human sarosine dyhydrogenase, a flavoenzyme defective in patients with sarcosinemia. Genomics *59* (1999) 300–308.

Kang, E.S., J.Seyer, T.Todd and C.Herrera, Variability in the phenotypic expression of abnormal sarcosine metabolism in a family. Hum.Genet. *64* (1983) 80–85.

Meissner, T. and E.Mayatepek, Sarcosinaemia in a patient with severe progressive neurological damage and hypertrophic cardiomyopathy. J.Inher.Metab. Dis. *20* (1997) 717–718.

OMIM 268900, 604455

Hypersomnie
▶ Narkolepsie

Hypertelorismus-Hypospadie-Syndrom
▶ BBB-Syndrom

Hypertelorismus-Mikrotie-Clefting-Syndrom
▶ BINDER-Syndrom

Hypertension
▶ Bluthochdruck

Hyperthecose
▶ STEIN-LEVENTHAL-Syndrom

Hyperthermie, maligne
▶ Hyperpyrexie-Syndrom, malignes

Hyperthreoninämie
▶ Amaurosis congenita

Hyperthyreoidismus
▶ v. BASEDOW-Syndrom

Hyperthyroxinämie
▶ Struma, euthyreote knotige

Hypertonie, arterielle essentielle
▶ Bluthochdruck

Hypertonie, intrakranielle benigne,
Pseudotumor cerebri

Intrakranielle Druckerhöhung wahrscheinlich auf genetischer Grundlage.
Die Pathogenese ist unklar (Zusammenhang mit dem Endokrinium?).

Krankheitswert
Erstmanifestation klinischer Erscheinungen im 2. Lebensjahrzehnt. Anfallsweise Zeichen einer intrakraniellen Druckerhöhung: Kopfschmerz, Sehverlust (Papillenödem, sekundär Optikusatrophie). Adipositas.

Therapiemöglichkeiten
Prednison-Gaben mit gutem Erfolg.

Häufigkeit und Vorkommen
Mehrere Geschwisterfälle beschrieben. Gynäkotropie. Teilweise ausgelöst oder verstärkt durch Gravidität.

Genetik
Autosomal rezessiver Erbgang noch unsicher.

Familienberatung
Ausschluss anderer Ursachen einer intrakraniellen Druckerhöhung wichtig. Trotz Familiarität kann im Hinblick auf eine gute Prognose die Gefährdung Verwandter eines Merkmalsträgers als gering angesehen werden.

Literatur
Traviesa, D.C., R.P.Schwartzman, J.S.Glaser and P.Savino, Familial benign intracranial hypertension. J.Neurol.Neurosurg.Psychiat. 39 (1976) 420–423.

OMIM 243200

Hypertonie, primäre pulmonale
▶ Bluthochdruck, pulmonaler primärer

Hypertonie, proteinurische
▶ Präeklampsie/Eklampsie

Hypertrichosis universalis,
Hypertrichosis lanuginosa, Ambras-Syndrom
(unter Mitarbeit von SALAMON †, Sarajewo)

Genetisch bedingte generalisierte Überbehaarung des Körpers auf der Grundlage einer Genmutation.
Der Gendefekt manifestiert sich in einer Störung des Haarwechsels, wobei die Sekundärbehaarung ausbleibt und die Lanugobehaarung persistiert. Ein Basisdefekt (Glykosaminoglykan-Stoffwechselstörung?) ist unbekannt.

Krankheitswert
Angeboren. Lanugoartige Überbehaarung vor allem im Gesicht und an den Ohren, kann generalisiert mit Ausnahme von Palmae und Plantae das gesamte Integument bedecken. Verschwindet innerhalb der ersten Lebensjahre oder besteht lebenslang: "Hundemenschen", vereinzelt "Affenmenschen" (Ambras-Syndrom, OMIM 145701). Meistens mit Zahnunterzahl und ▶ *Fibromatose des Zahnfleisches* (OMIM 135400) kombiniert. Vor allem kosmetisch störend. Zahlreiche fakultative Anomalien. Hypertrichosis vera lokalisiert im Sinne einer verstärkten Sekundärbehaarung, z.B. Hypertrichose der Ohrmuscheln (OMIM 139500, 425500), der Augenbrauen, Ellenbogen (OMIM 139600), der Handflächen und Fußsohlen (OMIM 139650), der vorderen Halspartie, des Nasenrückens oder im Rahmen komplexer Auffälligkeiten (mit Oligophrenie, Nageldysplasien, Adipositas). Bei Männern vom Pubertätsalter an. Symptomatisch als Hypertrichosis dysraphica meist in der Lumbalregion bei Spina bifida. H. mit Kardiomegalie, typischer Fazies und Skelettdysplasien (breite Rippen, Platyspondylie, Coxa valga, Auftreibung der distalen Metaphysen und Megaepiphysen der langen Röhrenknochen): CANTU-Syndrom (OMIM 239850, 307150); H. mit angeborener Cataract und mentaler Retardation (CAHMR) autosomal rezessiv (OMIM 211770); H. mit Amaurosis congenita (204110) autosomal rezessiv. Siehe auch ▶ BARBER-SAY-Syndrom.

Therapiemöglichkeiten
Unbekannt. Epilationen mit unbefriedigendem Erfolg.

Häufigkeit und Vorkommen
Bereits seit dem 16. Jahrhundert (Gonzales-Familie, Ambras-Typ) bekannt. Bisher mehr als 45 Fälle beschrieben, davon 26 familiär aus 9 Sippen. Vorwiegend bei Europiden, aber auch bei Asiaten. CANTU-Syndrom von einer Sippe mit Merkmalsträgern in fünf Generationen und mehreren weiteren Fällen beschrieben. Teilsymptom von etwa 50 Syndromen.

Genetik
Offensichtlich heterogen. Wahrscheinlich jeweils sippenspezifische Mutationen, für die ein autosomal dominanter Erbgang mit unterschiedlicher Penetranz und Expressivität angenommen werden kann. Ein Genort auf Grund zweier Fälle mit Inversionen im Chromosom 8 in 8q22 vermutet (Typ Ambras). CANTU-Syndrom X-chro-

mosomal mit leichter, fleckförmiger Manifestation (LYON-Effekt) im weiblichen Geschlecht, Genort Xq24-27.1 (OMIM 307150) oder autosomal dominant (OMIM 114620). Von 6 Geschwister- und sporadischen Fällen beschriebene angeborene Hypertrichose, Makrosomie, Kardiomegalie und multiple leichte Skelettdysplasien autosomal rezessiv bedingt.

Familienberatung
Es kann von der völligen Gutartigkeit der H. ausgegangen werden, wobei allerdings die schwere subjektive Beeinträchtigung durch den ästhetischen Effekt vor allem im weiblichen Geschlecht zu berücksichtigen ist. Differentialdiagnose zu Hirsutismus anhand des normalen Androgenspiegels und zur Hypertrichose bei generalisierter ▶ *Lipodystrophie*, ▶ *Porphyrie*, ▶ *Mukopolysaccharidosen* und ▶ *Fibromatose des Zahnfleisches* sowie zu ebenfalls familiären partiellen Hypertrichosen umschriebener Hautpartien notwendig. Siehe auch ▶ *BARBER-SAY-Syndrom*; ▶ *GORLIN-CHAUDHURI-MOSS-Syndrom*.

Literatur
Balducci, R., V.Toscano, B.Tedeschi et al., A new case of Ambras syndrome associated with paracentric inversion (8) (q12;q22). Clin.Genet. *53* (1998) 466–468.

Baumeister, F.A.M., J.Egger, M.T.Schildhauer and S.Stengel-Rutkowski, Ambras syndrome: delineation of a unique hypertrichosis universalis congenita and association with balanced pericentric inversion (8)(p11.2q22) Clin.Genet. *44* (1993) 121–128.

Braddock, S.R., K.L.Jones, L.M.Bird et al., Anterior cervical hypertrichosis: a dominantly inherited isolated defect. Am.J.Med.Genet. *55* (1995) 498–499.

Concolino, D., S.Formicola, G.Camera and P. Strisciuglio, Congenital hypertrichosis, cardiomegaly, and osteochondrodysplasia (Cantú syndrome): A new case with unusual radiologic findings. Am.J.Med.Genet. *92* (2000) 191–194.

Flannery, D.G., S.M.Fink, G.Francis and P.A.Gilman, Hypertrichosis cubiti. Am.J.Med.Genet. *32* (1989) 482–483.

Figura, L.E., M.Pandolfo, W.W.Dunne et al., Mapping of the congenital generalized hypertrichosis locus to chromosome Xq24-q27.1. Nature Genet. *10* (1995) 202–208.

Garcia-Cruz, L.E.Figuera and J.M.Cantu, Inherited hypertrichoses. Clin.Genet. *61* (2002) 321–329.

Irvine, A.D., O.M.Dolam, D.R.Hadden et al., An autosomal dominant syndrome of acromegaloid facial appearance and generalised hypertrichosis terminalis. J.Med.Genet. *33* (1996) 972–974.

Lazalde, B., R.Sánchez-Urbina, I.Nuno-Arana et al., Autosomal dominant inheritance in CANTÚ syndrome (congenital hypertrichosis, osteochondrodysplasia, and cardiomegaly). Am.J.Med.Genet. *94* 2000) 421–427.

Nevin, N.C., H.C.Mulholland and P.S.Thomas, Congenital hypertrichosis, cardiomegaly and mild osteochondrodysplasia. Am.J.Med.Genet. *66* (1996) 33–38.

Padrige, J.W., Congenital hypertrichosis lanuginosa: neonatal shaving. Arch.Dis.Child. *62* (1987) 623–625.

Pavone, L., R.Rizzo, M.Ruggieri and G.Sorge, Hypertrichosis, coarse face, brachydactyly, obesity and mental retardation. Clin.Dysmorphol. *5* (1996) 223–229

Rosser, E.M., H.Kaariainen, J.A.Hurst et al., Three patients with the osteochondrodysplasia and hypertrichosis syndrome – CANTU syndrome. Clin.Dysmorphol. *7* (1998) 79–85.

OMIM 139500, 139600, 139650, 145700, 145701, 307150, 425500

Hypertriglyzeridämie, fettinduzierte
▶ Hyperlipoproteinämie Typ I

Hypertriglyzeridämie, kalorieninduzierbare
▶ Hyperlipoproteinämie Typ V

Hypertriglyzeridämie, kohlenhydratinduzierbare
▶ Hyperlipoproteinämie Typ IV

Hypertrypsinämie des Neugeborenen
▶ Pankreasfibrose, zystische;
▶ Pankreatitis, familiäre chronisch rezidivierende verkalkende

Hyperurikose
▶ LESCH-NYHAN-Syndrom;
▶ Gicht

Hypervalinämie,
Hypervalinurie, Valinämie

Genetisch bedingter Enzymdefekt auf der Grundlage einer Genmutation.
Der Gendefekt manifestiert sich in einem Mangel an Valin-Ketoisovaleriansäure-Transaminase, wodurch die verzweigtkettige Aminosäure Valin nicht abgebaut werden kann. Es kommt zu einer isolierten Erhöhung der Valinkonzentration in Serum und Urin.

Krankheitswert
Erstmanifestation klinischer Erscheinungen in den ersten Lebensmonaten: Erbrechen, Schläfrigkeit, Gedeihstörungen. Muskelhypotonie, Hyperkinesen, Nystagmus. Erblindung, geistige Retardation. Lebenserwartung gering.

Therapiemöglichkeiten
Valinarme Diät führt zur biochemischen und klinischen Besserung, bleibt jedoch ohne Einfluss auf die bereits vorhandene zentralnervöse Symptomatik.

Häufigkeit und Vorkommen
Seit Erstbeschreibung 1963 mehrere Fälle publiziert.

Genetik
Autosomal rezessiver Erbgang.

Familienberatung
Differentialdiagnose zum Ahornsirup-Syndrom und zur Isovalerianazidämie wichtig. Nachweis und Heterozygotentest chromatografisch anhand der Hypervalinämie und -urie bei normalen Leuzin- und Isoleuzinwerten. Pränatale Diagnostik durch Transaminase-Bestimmung in Chorionbioptaten und kultivierten Fruchtwasserzellen möglich.

Literatur
Reddi, O.S., S.V.Reddy and K.R.S.Redely, A sibship with hypervalinemia. Hum.Genet. *39* (1977) 139–142.

OMIM 277100

Hypoaldosteronismus,
isolierter

Genetisch bedingte Störung der Aldosteron-Synthese auf der Grundlage einer Genmutation.
Der Gendefekt manifestiert sich in einem Mangel an 11-Hydroxylase-, 18-Hydroxylase- (Corticosteron-Methyloxidase, Typ I) bzw. 18-Dehydrogenase- (Corticosteron-Methyloxidase, Typ II) Aktivität des P450C11B2-Komplexes (CYP11B2). Dadurch kommt es zur Störung jeweils eines der letzten Syntheseschritte des Aldosterons aus Progesteron. Die klinische Symptomatik erklärt sich aus einem Mangel an Aldosteron, vor allem dem Ausbleiben der Wirkung auf die Nierentubuli (Hyperkaliämie, Hyponatriämie). Siehe auch ▶ *Adrenogenitale Syndrome*.

Krankheitswert
Erstmanifestation eines Salzverlust-Syndroms meist im Rahmen von Infektionen im Neugeborenenalter mit unterschiedlich schweren Dehydratations-Symptomen, Brech- und Fieberattacken, Missgedeihen. Kleinwuchs. Mit steigendem Lebensalter Besserung bis zur vollkommenen Remission.

Therapiemöglichkeiten
DOCA- und 9-α-Fluorocortisol-Gaben erfolgreich. Kochsalzreiche Diät, in Krisen Na-Infusionen mit gutem Erfolg.

Häufigkeit und Vorkommen
Sporadische und Geschwisterfälle beschrieben.

Genetik
Heterogen. Zunächst autosomal rezessiver Erbgang angenommen. Aufgrund der unterschiedlichen Schwere der teilweise auf das Säuglingsalter beschränkten Erscheinungen lässt sich bei manchen Eltern jedoch eine Manifestation retrospektiv nicht mehr ausschließen, so dass in Abhängigkeit von der Definition auch eine autosomal dominante Mutation vermutet wird. Genort 8q22 (*CYP11B2*).

Hypoalphalipoproteinämie

Familienberatung
Frühdiagnose und sofortige Therapie wichtig. Differentialdiagnose zum ▶ *Pseudohypoaldosteronismus*, zur juvenilen familiären ▶ *Endokrinopathie* und zu den ▶ *Adrenogenitalen Syndromen* anhand der 18-OH-Corticosteron- und Aldosteronwerte in Urin und Plasma und der normalen Genitalbefunde notwendig. Bei adäquaten Therapiebedingungen kann von einer günstigen Prognose ausgegangen werden.

Literatur
Hauffa, B.P., J.Solyo, E.Glaz et al. Severe hypoaldosteronism due to corticosterone methyloxidase type II deficiency in two boys: Metabolic and gas chromatography-mass spectrometry studies. Eur.J.Pediatr. *150* (1991) 149–153.

Pascoe, L., K.M.Curnow, L.Slutsker et al., Mutations in the human *CYP11B2* (aldosterone synthase) gene causing corticosterone methyloxidase II deficiency. Proc.Nat.Acad.Sci.USA *89* (1992) 4996 5000.

Peter, M., K.Bringer, S.L.S.Drop and W.G.Sippell, Molecular genetic study in two patients with congenital hypoaldosteronism (types I and II) in reaction to previously published hormonal studies. Eur.J.Endocrinol. *139* (1998) 96–100.

OMIM 124080 203400

Hypoalphalipoproteinämie
▶ Lecithin-Cholesterol-Acyltransferase-Mangel;
▶ Koronarinsuffizienz

Hypobetalipoproteinämie
▶ Abetalipoproteinämie

Hypochondrogenesis
▶ Achondrogenesis

Hypochondroplasie

Genetisch bedingte Osteochondrodysplasie auf der Grundlage einer Genmutation. Zugrunde liegt eine Mutation des Gens für den Fibroblastenwachstumsfaktor-Rezeptor 3 (FGFR3, Rezeptor-Tyrosinkinase). Aus dessen Synthesestörung in den Chondrozyten lässt sich die klinische Symptomatik ableiten.

Krankheitswert
Im frühen Schulalter manifester, leicht disproportionierter Kleinwuchs mit relativ langem Rumpf, kurzen Extremitäten und kurzen, breiten Händen und Füßen. Geringe Lendenhyperlordose und Gelenkschlaffheit. Fakultativ Intelligenzdefekte.

Therapiemöglichkeiten
Keine spezifische Behandlung bekannt.

Häufigkeit und Vorkommen
Über 50 Fälle gesichert. Früher nosologisch nicht vom PARROT-Syndrom abgetrennt, wahrscheinlich häufiger als dieses. Sippen mit Merkmalsträgern in aufeinanderfolgenden Generationen beschrieben. Gynäkotropie.

Genetik
Autosomal dominanter Erbgang. Allelie zu ▶ *PARROT-Syndrom*, zu ▶ *CROUZON-Syndrom* mit ▶ *Acanthosis nigricans* u.a. Formen der Kraniostenose und der ▶ *Thanatophoren Dysplasie*. Genort 4p16.3 (*FGFR3*).

Familienberatung
Differentialdiagnose zum PARROT-Syndrom und anderen Formen des Kleinwuchses (▶ *Dysplasia spondylo-epiphysaria*) aufgrund des von der Körpergröße abgesehen normalen äußeren Erscheinungsbildes und der nur diskreten röntgenologischen Veränderungen (Becken, Schädel, Tibia und Fibula normal, keine Dreizack-Stellung der Finger) notwendig, jedoch wegen alleler Überschneidungen nicht immer ganz sicher. Beeinträchtigungen bestehen kaum, bei Homozygotie (Verbindungen zwischen Merkmalsträgern) allerdings sehr schwere Symptomatik. Bei Verbindungen zwischen Partnern mit genetisch unterschiedlichen Kleinwuchstypen bis auf das allele PARROT-Syndrom ist nicht mit schwerer Symptomatik bei Kindern zu rechnen. Bei schwangeren Merkmalsträgerinnen eventuell Schnittentbindung notwendig.

Literatur

Hilbert, M, K.Hilbert, J.Spranger et al., Hypochondroplasie, Achondroplasie, und thanatophore Dysplasie als Folge von Mutationen des Fibroblastenwachstumsfaktor-Rezeptor-3-Gens (*FRG3*). Monatsschr.Kinderheilk. *146* (1998) 687–691.

Le Merrer, M., F.Rouseau, L.Legeai-Mallet et al., A gene for achondroplasia-hypochondroplasia maps to chromosome 4p. Nature Genet. *6* (1994) 318–321.

Prinster, C., P.Carrera, M.Del Machino et al., Comparison of clinical-radiological and molecular findings in hypochondroplasia. Am.J.Med.Genet. *75* (1998) 109-112.

Sommer, A., T.Young-Wee and T.Frae, Achondroplasia-hypochondroplasia complex. Am.J.Med.Genet. *26* (1987) 949–957.

OMIM 146000

Hypodontie
▶ Zahnunterzahl

Hypogammaglobulinämie, primäre (erworbene)

Genetisch bedingte Störung der Immunglobulin-Synthese auf der Grundlage von Genmutationen. Der genetische Defekt manifestiert sich in einer erniedrigten Konzentration einer oder mehrerer Immunglobulin-Fraktionen im Serum (Störung der T- und/oder B-Lymphozyten-Differenzierung oder -Membranstruktur?), woraus sich die klinische Symptomatik ableiten lässt.

Krankheitswert
Erstmanifestation klinischer Erscheinungen im späten Kindesalter. Rezidivierende Infektionen der Luftwege, der Ohren und der Haut. Verlauf subklinisch bis chronisch.

Therapiemöglichkeiten
Gaben von Breitbandantibiotika sowie von Immunglobulinen in größeren Intervallen mit gutem Erfolg.

Häufigkeit und Vorkommen
Heterozygotenfrequenz für jedes der relevanten Immunglobuline auf 1:5 eingeschätzt. Androtropie.

Genetik
Heterogen. Der Synthesestörung einer der H-Ketten von IgG_1, IgG_2, IgG_3 oder der IgM-Klasse bzw. anderer Anteile der Immunglobuline liegt die Mutation eines jeweils gesonderten autosomalen Gens zugrunde. Rezessive Allele können homozygot und mit sehr variabler Expressivität auch heterozygot eine verminderte Syntheserate der entsprechenden Fraktion bewirken. Weiterhin Struktur- oder Regulatorgene (OMIM 308210, Xp22-p11) der Immunglobuline oder Oberflächenproteine der Lymphozyten betroffen (OMIM 308220). Die starke Variabilität sowohl der biochemischen Werte als auch der Schwere der klinischen Erscheinungen erklärt sich durch Heterogenie bzw. Beteiligung mehrerer Gene. In mehreren Sippen mit hypophysärem Kleinwuchs (Wachstumshormonmangel) assoziiert, wahrscheinlich ebenfalls X-chromosomaler Erbgang (FLEISCHER-Syndrom, OMIM 307200), Genort Xq21.3-22?, Deletion eng gekoppelter Gene für Kleinwuchs und Agammaglobulinämie?

Familienberatung
Differentialdiagnose zu den ▶ *Agammaglobulinämien*, zu anderen Antikörper-Mangel-Syndromen sowie zu verschiedenen ▶ *Dysgammaglobulinämien* anhand des Erstmanifestationsalters und des Immunglobulin-Titers im Serum (MANCINI-Technik) notwendig. Bei deren Ausschluss bestehen bei guter medizinischer Betreuung kaum Belastungen.

Literatur

Conley, M.E., A.W.Burks, A.W.Herrod and J.M.Puck, Molecular analysis of X-linked agammaglobulinemia with growth hormone deficiency. J.Pediat. *119* (1991) 392–397.

Farrington, M., L.S.Grosmaire, S.Nonoyama et al., CD40 ligand expression is defective in a subset of patients with common variable immunodeficiency. Proc.Nat.Acad.Sci. *91* (1994) 1099–1103.

Heiner, D.C., IgG subclass deficiencies: identification and treating patients at risk. Vox Sang. *51*/Suppl. (1986) 57–62.

OMIM 240500, 307200, 308210, 308220

Hypoglossie-Hypodaktylie-Syndrom
▶ Aglossie-Adaktylie-Syndrom

Hypoglykämie, essentielle

Genetisch bedingte Stoffwechselanomalie auf unterschiedlicher genetischer Grundlage.
Es können verschiedene, z.T. noch unbekannte genetische Stoffwechseldefekte zugrunde liegen: Nachgewiesen wurde eine verminderte Glukoneogenese aufgrund eines Mangels an Glykogensynthase (GYS2, OMIM 138571) in der Leber. Weiterhin kann die Hypoglykämie auf einer erhöhten Aktivität der Glucokinase (GCK, OMIM 138079, 601920) oder der Glutamatdehydrogenase (GLUD1, mit Hyperammonämie, mitochondriales Matrixenzym, OMIM 138130), auf einer verminderten mitochondrialen Fettsäure-Oxidation (z.B. bei Carnitin-Palmitoyltransferase-1 Defizienz); auf einer familiären, ihrer Natur nach noch nicht vollkommen geklärten, erhöhten Protein- bzw. Leuzin-Stimulierbarkeit der Insulinausschüttung durch Leuzin und seine Metaboliten, auf einer permanenten hormonalen Stimulation oder bei der persistierenden hyperinsulinämischen H. des frühen Kindesalters auf einem Hyperinsulinismus (OMIM 256450) durch Versagen der glukoseregulierten Insulinausschüttung aufgrund eines Defekts des ATP-abhängigen β-Zell-Kaliumionenkanals (KCNJ11, Kaliumionen-Komplex ABCC8-Transporter) des Pankreas, bestehend aus dem Sulfonylharnstoff-Rezeptor (SUR, OMIM 600509) und einer eng gekoppelten Untereinheit eines Kalium-Kanals, KIR6.2 (OMIM 600937) beruhen. In anderen Fällen wird eine protrahierte Insulinwirksamkeit infolge eines Blockes bei dessen Abbau (Insulinase-Mangel) vermutet. Siehe auch
▶ *Glykogenosen*;
▶ *Fruktoseintoleranz*;
▶ WIEDEMANN-*Syndrom*;
▶ *Acyl-CoA-Dehydrogenase-Mangel*;
▶ *Hydroxymethylglutarazidurie*;
▶ *Pankreasanomalien*;
▶ *Glutarazidurie*;
▶ *Galaktosämie*;
▶ *Carnitinmangel-Myopathie*;
▶ *Adenomatose, endokrine familiäre*;
▶ *Carnitin-Palmityltransferase-Mangel*;
▶ *Nebenniereninsuffizienz*.

Krankheitswert
Erstmanifestation klinischer Erscheinungen meist innerhalb der ersten Lebenswochen oder -jahre, häufig nach Infektionen und bei Umstellung auf proteinreiche Ernährung. Tremor, Heißhunger, Kopfschmerzen, Abgeschlagenheit, Hirnatrophie, psychische Störungen (Aggressivität) bis zum Coma hypoglycaemicum und zu lebensbedrohlichen Zuständen. Gefahr schwerer irreversibler Schädigungen des Zentralnervensystems. Mit wachsendem Lebensalter vermindert sich die Hypoglykämie-Neigung.

Therapiemöglichkeiten
Je nach Form häufige, protein- und fettarme, kohlenhydratreiche Mahlzeiten oder Fruchtzuckergaben nach eiweißhaltigen Mahlzeiten (bei leuzininduzierter H.) oder Gaben von ACTH bzw. Diazoxid erfolgreich. Mit Normalisierung noch im Kindesalter kann unter Therapie gerechnet werden. Bei nicht auf Medikamente ansprechender persistierender hyperinsulinämischer H. des frühen Kindesalters partielle Pankreasresektion umstritten.

Häufigkeit und Vorkommen
Glykogensynthase-Defekt bisher nur von wenigen Familien bekannt. Über 60 Fälle von leuzininduzierter H. publiziert. Inzidenz des Hyperinsulinismus 1:4.000, wahrscheinlich höher in einigen jüdischen und arabischen Populationen. Eine verlängerte Insulinwirksamkeit soll bei etwa der Hälfte der Fälle von H. bestehen.

Genetik
Heterogenie. Glykogensynthase-Mangel und hyperinsulinämische H. (OMIM 256450) autosomal rezessiv. Glukokinase-Defekt (OMIM 138079, milde Form, auf Diazoxid ansprechend) und H. mit Hyperammonämie autosomal dominant bedingt. Genorte: 11p15.1 (*SUR*; *KIR6.2*, Untereinheiten von KCNJ11) mit maternalem Imprintingeffekt, peristierende hyperinsulinämische Hypoglykämie; 7p15-p13 (*GCK*); 10q23.3 (*GLUD1*); 12p12.2 (*GYS2*). Erbgang der anderen Defekte noch nicht vollkommen klar, wahrscheinlich autosomal rezessiv, selten autosomal dominant.

Familienberatung
Nachweis und Differentialdiagnose zu symptomatischer Hypoglykämie anhand der Blutglukose- und -laktose-Konzentrationen bzw. der Glukosetoleranz nach Belastung und Leuzingaben. Ausschluss einer sporadischen Inselzellhy-

perplasie oder eines -karzinoms bzw. -adenoms und anderer symptomatischer Formen sowie bei Neugeborenen eines Diabetes mellitus der Mutter notwendig. Früherkennung und sofortige Therapie im Hinblick auf die Vermeidung von Hirnschäden wichtig. Bei Glykogensynthase-Defekt Heterozygote biochemisch nachweisbar. Pränatale Diagnostik bei Hyperinsulinismus molekulargenetisch möglich. Besondere medizinisch-genetische Betreuung entsprechender Familien ist anzuraten.

Literatur

Glaser, B., K.C.Chiu, R.Anker et al., Familial hyperinsulinism maps to chromosome 11p14-15.1, 30 cM centromeric to the insulin gene. Nature Genet. *7* (1994) 184–188.

Glaser, B., J.Furth, C.A.Stanley et al., Intragenic single nucleotide polymorphism. Haplotype analysis of *SUR1* mutations in familial hyperinsulinism. Hum. Mutat. *14* (1999) 23–29.

Glaser, B., P.Kesavan, M.Heyman et al., Familial hyperinsulinism caused by an activating glukokinase mutation. New Engl.J.Med. *338* (1998) 226–230.

Gobin, S., J.-P.Bonnefont, C.Prip-Buus et al., Organization of the liver carnitine palmitoyltransferase 1 gene (*CPT1A*) and identification of novel mutations in hypoketotic hypoglycaemia. Hum.Genet. *111* (2002) 179–189.

Kukuvivits, A., C.Deal, L.Arbour and C.Polychronakos, An autosomal dominant form of familial persistent hyperinsulinemic hypoglycemia in infancy, not linked to the sulfonylurea receptor locus. J.Clin. Endocrinol.Metab. *82* (1997) 1192–1194.

Meissner, T., B.Beinbrech and E.Mayatepek, Congenital hyperinsulinism: Molecular basis of a heterogeneous disease. Hum.Mutat. *13* (1999) 351–361.

Nestorowicz, A., B.Glaser, B.A.Wilson et al., Genetic heterogeneity in familial hyperinsulinism. Hum. Molec.Genet. *7* (1998) 1119–1128.

Santer, R., M.Kinner, M.Passarge et al., Novel missense mutations outside the allosteric domain of glutamate dehydrogenase are prevalent in European patients with the congenital hyperinsulinism-hyperammonemia syndrome. Hum.Genet. *108* (2001) 66–71.

Thomas, P.M., G.J.Cote, N.Wohlk et al., Mutations in the sulfonylurea receptor gene in familial persistent hyperinsulinemic hypoglycemia of infancy. Science *268* (1995) 426–429.

Thomas, P.M., Y.Ye and E.Lightner, Mutation of the pankreatic islet inward rectifier Kir6.2 also leads to familial persistent hyperinsulinemic hypoglycemia of infancy. Am.J.Hum.Genet. *56* (1995) 416–421.

Thornton, P.S., M.S.Satin-Smith, K.Herold et al., Familial hyperinsulinism with apparent autosomal dominant inheritance. Clinical and genetic differences from the autosomal recessive variant. J.Pediatr. *132* (1998) 9–14.

OMIM 101820, 138079, 240600, 240800, 240900, 256450, 601820

Hypogonadismus, hypogonadotroper
▶ KALLMANN-Syndrom

Hypokalzämie

Es besteht eine auf einem Defekt des **k**alzium**s**ensorischen **R**ezeptor-Proteins (CASR) beruhende hyperkalziurische Hypokalzämie. Dadurch kommt es zu einer Dysregulation der Parathormon-Sekretion und zum klinischen Bild eines sekundären ▶ *Hypoparathyroidismus* bei normalem Serum-Parathormon-Spiegel. Gaben von Vitamin D verstärken die Symptomatik bis zur Nephrokalzinose und zum Nierenversagen. Autosomal dominanter Erbgang. Genort 3q13.3-21(*CASR*), Allelie zu einer Form des Hyperparathyreodismus und zur hypokalzämischen ▶ *Hyperkalziurie*. Differentialdiagnose zum ▶ *Hypoparathyreodismus*, zur ▶ *Hypomagnesämie*, zur ▶ *Osteodystrophia hereditaria* ALBRIGHT und zur normokalzämischen ▶ *Hyperkalziurie* wichtig.

Literatur

Pearce, S.H.S., C.Willimson, O.Kior et al., A familial syndrome of hypocalcemia with hypercalciuria due to mutations in the calcium-sensing receptor. New Engl.J.Med. *335* (1996) 1115–1122.

Hypomagnesämie

Genetisch bedingter Stoffwechseldefekt auf der Grundlage einer Genmutation.

Der Gendefekt manifestiert sich in einer pathologisch niedrigen Blutmagnesiumkonzentration, die auf eine intestinale Absorptionsstörung oder bei einem anderen Typ auf eine Störung des intra-extrazellulären Magnesium-Kalzium-Gefälles bzw. der tubulären Rückresorption in der Niere mit erhöhtem Kalziumverlust zurückzuführen ist. Zugrunde liegt der Defekt eines Transient Receptor Potential Channel (TRPC) für Kalzium und Magnesium in den intestinalen und tubulären Epithelzellen. Es kommt sekundär zu Hyperkalziurie, Hypokalzämie und Hyperphosphatämie. Die klinischen Erscheinungen lassen sich aus den biochemischen Verschiebungen erklären. Hypomagnesämie mit Hypokalzämie und Hypokaliämie (GITELMAN-Syndrom, OMIM 263800) ▶ BARTTER-Syndrom.

Krankheitswert
Primäre H. in den ersten Lebenswochen manifest. Schwere, ohne Therapie innerhalb kurzer Zeit zum Tode führende Tetanie und Spasmen. Bei anderen Formen tetanische Anfälle, Tremor, Unruhe, Nephro- und Chondrokalzinose oder lediglich episodische karpopedale Spasmen. Symptomatisch bei WHIPPLE-Syndrom, ▶ CROHN-Syndrom, ▶ Colitis ulcerosa, ▶ Zöliakie und anderen chronischen Darmerkrankungen.

Therapiemöglichkeiten
Tägliche orale Magnesiumgaben führen bei einem Teil der Patienten schnell zur völligen biochemischen und klinischen Normalisierung. Bei einer anderen Form Kalziumgaben erfolgreich. Absorptionsstörungen erfordern Injektionen.

Häufigkeit und Vorkommen
Seit Erstbeschreibung 1965 etwa 50 sporadische oder Geschwisterfälle bekannt.

Genetik
Heterogen. Autosomal rezessiver oder dominanter (benigne, episodische Form) Erbgang. Genorte: 9q22.2 (*TRPM6*, OMIM 602014) mit sekundärer Hypokalzämie; 11q23, autosomal dominanter isolierter renaler Magnesiumverlust.

Familienberatung
Frühzeitige Diagnose und Differentialdiagnose zu anderen ▶ Hypokalzämien anhand erhöhter Mg-Werte im Urin und Therapie wichtig. Heterozygote an einer leichten Hypomagnesämie nur unsicher erkennbar, da diese auch andere Ursachen haben kann. Bei entsprechenden Therapiemöglichkeiten und Prophylaxe keine weitere Belastung.

Literatur
Dudin, K.I. and A.S.Teebi, Primary hypomagnesemia. A case report and literature review. Eur.J.Pediat. *16* (1987) 303–305.

Geven, W.B., L.A.H.Monnens, J.L.Willems et al., Isolated autosomal recessive renal magnesium loss in two sisters. Clin.Genet. *32* (1987) 398–402.

Geven ,W.B., L.A.H.Monnens, J.L.Willems et al., Renal magnesium wasting in two families with autosomal dominant inheritance. Kidney Int. *31* (1987) 1140–1444.

Schlingmann, K.-P., S.Weber, M.Peters et al., Hypomagnesemia with secondary hypocalcemia is caused by mutations in *TRPM6*, a new member of *TRPM* gene family. Nature Genet. *31* (2002) 166–169.

Walder, R.Y., H.Shalev, T.M.H.Brennan et al., Familial hypomagnesemia maps to chromosome 9q, not to the X chromosome: genetic linkage mapping and analysis of a balanced translocation breakpoint. Hum.Molec.Genet. *6* (1997) 1491–1497.

Walder, R.Y., D.Landau, P.Meyer et al., Mutation of *TRPM6* causes familial hypomagnesemia with secondary hypocalcemia. Nature Genet. *31* (2002) 171–174.

OMIM 248250, 307600, 602014

Hypomelanosis ITO
▶ Incontinentia pigmenti achromians ITO

Hypoparathyreoidismus, primärer isolierter

Genetisch bedingte Synthesestörung von Parathormon auf unterschiedlicher genetischer Grundlage.
Bei einem Teil der Fälle besteht eine Aplasie oder Dysplasie bzw. kompensatorische Hyperplasie der Nebenschilddrüsen, in einigen Familien auch eine Mutation im Parathormon-Gen. Durch eine unphysiologische niedrige Parathormonkonzentration kommt es zu Hypokalzämie und zu Hyperphosphatämie, aus der sich die klinische

Hypoparathyreoidismus, primärer isolierter

Symptomatik erklärt. Bei einem anderen Typ besteht eine erhöhte Sensität des kalziumsensorischen Rezeptorproteins (CASR) und damit eine verminderte Parathormon-Sekretion mit Hyperkalziurie und renalen Komplikationen (s.a. ▶ *Hypokalzämie*; ▶ *Hyperkalziurie*).

Krankheitswert

Erstmanifestation in den ersten Lebenswochen oder im Kindesalter. Tetanie unterschiedlicher Schwere, ohne Therapie oft lebensbedrohliche Zustände und Missgedeihen. Gefahr der Verwechslung mit epileptischen Anfällen! Katarakte. Teilweise mit Thymusaplasie (▶ DI-GEORGE-*Syndrom*) oder Nebennierenrindeninsuffizienz, ADDISON-Symptomatik und Moniliasis kombiniert (▶ *Endokrinopathie*) sowie mit Niereninsuffizienz und sensineuraler Schwerhörigkeit. Schwere Form mit Kleinwuchs, lebensbedrohlichen Infekten, Gastroenteritis, Mikrozephalus, fazialen Dysmorphien und Oligophrenie (OMIM 241410). Daneben existiert auch ein Typ mit relativem H. in Form einer Nichtansprechbarkeit der Erfolgsorgane auf Parathormon mit heterotoper Weichteilverkalkung und Hyperphosphatämie bei erhöhter Nierenschwelle für Phosphate.

Therapiemöglichkeiten

Gaben von Vitamin D2, Calcitrol oder Parathyreoidea-Extrakten bzw. synthetischen Parathormonen mit zufriedenstellendem Erfolg.

Häufigkeit und Vorkommen

Über 60 sporadische und Geschwisterfälle bekannt. Oft Konsanguinität der Eltern. Vorkommen in aufeinanderfolgenden Generationen beschrieben. Androtropie.

Genetik

Heterogenie. X-chromosomaler infantiler Typ mit frühkindlicher Manifestation und schwererer klinischer Symptomatik letal (Genort Xq26-27). Juveniler durch Parathormon-Defekt bedingter Typ autosomal rezessiv, Genort des Parathormons: 11p15.4-p15.3. H. mit komplexer Symptomatik ebenfalls autosomal rezessiv oder sporadisch, Teilsymptom des DI-GEORGE-Syndroms, Genort 22q11 (s.a. ▶ *CATCH22*). Ein weiterer autosomal rezessiver Typ der Araber mit Retardation der Entwicklung und Dysmor-phien (HRD), SANJAD-SAKATI-Syndrom 1q42-43 (OMIM 241410). Autosomal dominant bedingter isolierter H. kann fast asymptomatisch bestehen, Genort 10p13. Kombination von H., sensorineuraler Taubheit und Nierendysplasie (OMIM 146255) ebenfalls autosomal dominant, Genort 10p15-p14 (*GATA3*, GATA-bindendes Protein), DI-GEORGE-Region II, OMIM 146255, contiguous gene syndrome? Genort 3q13 (*CASR* ▶ *Hyperparathyreoidismus*), Allelie zu Formen des ▶ *Hyperparathyreoidismus*, der ▶ *Hyperkalziurie* und der ▶ *Hypokalzämie*. Der bisher nur aus dem vorderen Orient beschriebener Typ mit angeborenem extremem Kleinwuchs, Entwicklungsretardation und typischer Fazies autosomal rezessiv bedingt.

Familienberatung

Feststellung des in der jeweiligen Familie vorliegenden Erbganges, Nachweis anhand von Verkalkungen im Gehirn (CT), Differentialdiagnose (keine Autoantikörper) und sofortige Therapie wichtig. Eine Basalganglienverkalkung kann symptomlos bleiben. Beim X-chromosomalen Typ sind Knaben besonders gefährdet. H. bei Neugeborenen durch Hyperparathyreoidismus der Mutter muss ausgeschlossen werden. Siehe auch ▶ *KENNY-Syndrom*; ▶ *Osteodystrophia hereditaria* ALBRIGHT; ▶ *FAHR-Syndrom*; ▶ *Hypophosphatämie*; ▶ *Lipoidcalcinosis, progrediente*.

Literatur

Al-Gazali, L.I. and A.Dawodu, The syndrome of hypoparathyroidism, severe growth failure, developmental delay and distincive facies. Clin.Dysmorphol. 6 (1997) 233–237.

Hasegawa, T., Y.Hasegawa, T.Aso et al., HDR syndrome (Hypoparathyroidism, sensorineural deafness, renal dysplasia) associated with del10(p13). Am.J.Med.Genet. 73 (1997) 416–418.

Hershkovitz, E., S.Shaltin, J.Levy et al., The new syndrome of congenital hypoparathyroidism associated with dysmorphism, growth retardation, and developmental delay. Isr.J.Med.Sci. 31 (1995) 293–297.

Muller, J.E., J.J.Shields and B.K.Saha, Characterization of two novel polymorphisms at the human parathyroid hormone gene locus. Hum.Genet. 88 (1992) 589–592.

Muroya, K., T.Hasegawa, Y.Ito et al., GATA3 abnormalities and the phenotypic spectrum of HDR syndrome. J.Med.Genet. 38 (2001) 74–380.

Parvari, R., E.Hershkovitz, A.Kanis et al., Homozygosity and linkage-disequilibrium of the syndrome of congenital hypoparathyroiditism, growth and mental retardation, and dysmorphism to a 1-cM interval on chromosome 1q42-43. Am.J.Hum.Genet. *63* (1998) 163–169.

Sanjad, S.A., N.A.Sakati, Y.K.Abu-Osba et al., A new syndrome of congenital hypoparathyoidism, severe growth failure, and dysmorphic features. Arch.Dis. Child. *66* (1991) 193–196.

Teebi, A., Hypoparathroidism, retarded growth and develoment, and dysmorphism or SANJAD-SAKARI syndrome: an arab disease reminiscent of KENNY-CAFFEY syndrome. J.Med.Genet. *37* (2000) 145.

Tonoki, H., K.Narahara, T.Matsumoto and N.Niikawa, Regional mapping of the parathyroid hormone gene (PTH) by cytogenetic and molecular studies. Cytogenet.Cell Genet. *56* (1991) 103–104.

OMIM 146200, 146255, 168450, 241400, 241410, 307700

Hypophosphatämie,
Vitamin-D-resistente Spätrachitis, Phosphatdiabetes, ALBRIGHT-BUTLER-BLOOMBERG-Syndrom, hypophosphatämische familiäre Rachitis

Genetisch bedingte Stoffwechseldefekte auf der Grundlage jeweils einer Genmutation.

Der Gendefekt manifestiert sich in einer stark verminderten Serumphosphat- und -kalzium-Konzentration bei vermehrter Phosphatausscheidung im Urin. Es bestehen eine Störung der parathormonabhängigen tubulären Rückresorption oder eine verminderte intestinale P- oder Ca-Absorption mit reaktivem Hyperparathyreoidismus und eine chronischen Hypokalzämie sowie Enzymdefekte bei der Umwandlung des Vitamins D in die aktive Form (Cholecalciferol in 1,25-Hydroxycholcalciferol, Typ I) durch eine verminderte Endopeptidase-Aktivität (Phosphat-regulierendes Protein mit Homologien zu Endopeptidasen auf dem X-Chromosom – PEX) in Knochen und Zähnen mit entsprechend verminderter Peptidhormon-Aktivierung oder eine Endorganresistenz aufgrund eines Defektes der hormonbindenden Domäne des Vitamin-D-Rezeptors (Chloridionenkanal 5) gegenüber 1,25-Dihydroxycholecalciferol in Darm, Niere, Knochen sowie Nebenschilddrüse (Vitaminresistente Rachitis Typ II, s.a. ▶ *Pseudomangelrachitis, hypokalzämische*). Bei der autosomal dominanten Form ist ein Fibroblasten-Wachstumsfaktor (FGF23, OMIM 193100) betroffen. Der Zusammenhang mit den Ossifikationsstörungen ist noch unklar.

Krankheitswert

Erstmanifestation klinischer Erscheinungen im Alter von einem Jahr. Osteomalazie mit schmerzhaften rachitischen Skelettveränderungen, Schädeldeformitäten. Dentin-Defekte. Metaphysäre Dysplasie, O-Beine, Kleinwuchs. Komplikationen durch Einengung des Wirbelkanals, Arthrosen, Spondylose und Innenohrschwerhörigkeit (▶ *Taubheit*, Tab. VI.R). Alopezie. Bei Typ II Nephrocalcinose und Nierenfunktionsstörungen. Besserung der Erscheinungen mit Verlangsamung und Ende des physiologischen Knochenwachstums. Neuerdings gutartige und spätmanifeste Formen mit Neigung zu Knochenfrakturen und -schmerz ohne -Verkrümmungen beschrieben. Sekundäre Hypophosphatämische Osteomalazie

Therapiemöglichkeiten

Lebenslange Phosphat- (2g organisches P/die) und 1,25-Dihydroxycholecalciferol- bzw. Vitamin-D-Medikation mit gutem Erfolg, bei frühem Einsatz vollkommene Heilung, allerdings Gefahr der Nephrokalzinose. Eventuell chirurgische Korrekturen von Knochenveränderungen notwendig.

Häufigkeit und Vorkommen

Häufigste Form der genetisch bedingten Rachitis, Inzidenz 1:20 vorwiegend im männlichen Geschlecht mit klinischen Erscheinungen verlaufend.

Genetik

X-chromosomal dominanter Erbgang mit generell milder bis subklinischer Symptomatik im weiblichen Geschlecht, Genort Xp22.1 (*PEX = PHEX*, Typ I) und X-chromosomal rezessiv Xp11.22 (*CLCN5*, Typ II), mit Hyperkalziurie und normalem Vitamin-D-Stoffwechsel, Allelie zum DENT-Syndrom (▶ *Nephronophthise FANCONI*) zur isolierten ▶ *Hyperkalziurie*, zu einem Typ mit Urolithiasis, der Proteinurie der Japaner und zur X-chromosomalen hyperkalziurischen Nephrolithiasis. Stark variable Expressivität. In einzelnen Sippen autosomal dominanter Erbgang einer klinisch milderen Form, Genort 12p13.3 (*FGF23*) und autosomal rezessiver Erbgang bei schwerer H. (OMIM 241520) mit Hyperkalziurie durch sekundären Hypoparathyreoidismus (OMIM 241530), Genort 12q14, siehe auch ▶ *Pseudomangelrachitis, hypokalzämische*. Zu unterscheiden ist eine tumorbedingte erworbene Hypophosphatämie mit ähnlicher Symptomatik durch einen vom Tumor sezernierten, die Phosphatausscheidung erhöhenden Faktor (Martix Extrazelluläres Phosphoglykoprotein, MEPE?): Onkogene Hypophosphatämische Osteomalazie (OHO).

Familienberatung

Nachweis anhand der niedrigen Serumphosphatwerte (bereits vor klinischer Manifestation ab 3. Lebensmonat erkennbar). Nach demselben Prinzip Heterozygotentest möglich. Bei Konduktorinnen röntgenologisch Mikrosymptome am Skelett feststellbar. Pränatale Diagnostik und Heterozygotentest des Typs I molekulargenetisch und des Typs II durch Nachweis des Rezeptordefekts an Fruchtwasserzellen möglich. Besondere medizinisch-genetische Betreuung betroffener Familien im Hinblick auf eine Früherkennung und wirksame Frühtherapie wichtig.

Literatur

ADHR Consortium, Autosomal dominant hypophosphataemic rickets is associated with mutation in *FGF23*. Nature Genet. 26 (2000) 345–352.

Argiro, L., M.Desbarats, F.H.Glorieux and B.Ecarot, *MEPE*, The gene encoding a tumor-secreted protein in oncogenic hypophosphatemic osteomalacia, is expressed in bone. Genomics 74 (2001) 342–351.

Bolino, A., M.Devoto, G.Enia et al., Genetic mapping in the Xp11.2 region of a new form of X-linked hypophosphatemic rickets. Eur.J.Hum.Genet. 1 (1993) 269–279.

Econs, M.J., P.T.McEnery, F.Lennon and M.C.Speer, Autosomal dominant hypophosphatemic rickets is linked to chromosome 12p13. J.Clin.Invest. 100 (1997) 2653–2657.

HYP Corsortium, A gene (*PEX*) with homologies to endopeptidases is mutated in patients with X-linked hypophosphatemic rickets. Nature Genet. 11 (1995) 130–136.

Kristjansson, K., A.R.Rut, M.Hewison et al., Two mutations in the hormone binding domain of the vitamin D receptor cause tissue resistance to 1,25-dihydroxyvitamin-D3. J.Clin.Invest. 92 (1993) 12–16.

Malloy, P.J., Z.Hochberg, D.Tisano et al., The molecular basis of hereditary 1,25-dihydroxyvitamin D3 resistant rickets in seven related families. J.Clin.Invest. 86 (1990) 2071–2079.

Oudet, C., D.Martin-Coignard, S.Pannetier et al., A second family with XLRH displays the mutation S244L in the *CLCN5* gene. Hum.Genet. 99 (1997) 781–784.

Reusz, G.S., P.F.Hoyer, M. Lucas et al., X linked hypophosphataemia: Treatment, height gain and nephrocalcinosis. Arch.Dis.Child. 65 (1990) 1125–1128.

Sabbag, Y., A.O.Jones and H.S.Tenenhouse, *PHEXdb*, a locus-specific database for mutations causing X-linked hypophosphatemia. Hum.Mutat. 16 (2000) 1–6.

Weisman, Y., N.Jaccard, C.Legum et al., Prenatal diagnosis of vitamin D-dependent rickets, type II: Response to 1,25-dihydroxyvitamin D in amniotic fluid cells and fetal tissues. J.Clin.Endocrinol.Metab. 71 (1990) 937–943.

OMIM 146350, 193100, 241520, 241530, 307800, 307810

Hypophosphatasie,
RATHBUN-Syndrom

Genetisch bedingte Störung der Knochenmineralisation auf der Grundlage einer Genmutation.

Der Gendefekt manifestiert sich in einer verminderten Aktivität der gewebeunspezifischen alkalischen Phosphatase in Serum, Knochen, Knorpel, Leber und Niere bei normaler oder leicht erhöhter Aktivität des intestinalen Isoenzyms. Dadurch unterbleibt offensichtlich der Abbau von Pyridoxal-5-Phosphat und Phosphoethanolamin, das im Urin ausgeschieden wird. Außerdem besteht eine erhöhte Parathormonausschüttung. Es kommt zur Hyperkalzämie mit der entsprechenden Nierensymptomatik. Der Zusammenhang mit den Knochenmineralisationsstörungen ist wie die physiologische Funktion der alkalischen Phosphatase noch unklar. Bei einer allelen, als Pseudohypophosphatasie bezeichneten Form besteht eine normale Phosphatase-Aktivität ge-

Hypophosphatasie

genüber dem artefiziellen Substrat 4-Methylumbelliferylphosphat, jedoch infolge einer veränderten Substratspezifität nicht gegenüber den natürlichen Substraten.

Krankheitswert
Klinisch 6 unterschiedliche Formen:
a) Erstmanifestation schon in utero röntgenologisch nachweisbar. Schwere Mineralisationsdefizite bzw. rachitische Veränderungen der Schädel- und Extremitätenknochen sowie der Wirbelkörper und Rippen. Bei der neonatalen Form meist Tod durch intrakranielle Blutungen und Ateminsuffizienz.
b) Infantile Form mit Krampfanfällen. Nierensteine und Niereninsuffizienz, Kleinwuchs, Dystrophie, Störung der Herzfunktion. Asphyxie und Infektanfälligkeit führen zum Tod in den ersten Lebensjahren. Dysostosis enchondralis Typ NIERHOFF-HÜBNER wahrscheinlich hierher gehörig (RUPPRECHT 1971, pers. Mitteilung). Ein weiterer pränatal manifester „benigner" Typ mit besserer Langzeitprognose.
c) Erstmanifestation im 3. oder 4. Lebensjahr. Rachitische Knochenveränderungen, vorzeitiger Zahnverlust (Defekt des Zements) in beiden Dentitionen. Hornhautdystrophie. Neigung zu Knochenbrüchen. Prognose quoad vitam besser.
d) Erstmanifestation im späten Kindes- oder im Erwachsenenalter. Leichte Symptomatik bis nahezu symptomlos. Vorzeitiger Zahnverlust, Neigung zu Knochenbrüchen.
e) Odontohypophosphatasie. Lediglich frühmanifeste Paradontitis.

Therapiemöglichkeiten
Vitamin-D-resistent. Orthophosphatgaben ohne Erfolg. Plasmapherese mit unterschiedlichen Ergebnissen. Orthopädisch-chirurgische Korrektur der Knochendeformitäten, orthopädisch-symptomatische Behandlung. Antibiotikaschutz.

Häufigkeit und Vorkommen
Seit Erstbeschreibung 1948 mehr als 200 Fälle publiziert. Inzidenz in Europa ca. 1:100.000. Häufig nicht diagnostiziert.

Genetik
Autosomal rezessiver Erbgang der Formen a) außer der pränatalen benignen H. und b). Erwachsenenform und pränatal benigen Form autosomal dominant bedingt, Heterozygotenmanifestation? Allelie der Formen a), b) und c), Homo- oder Compoundheterozygotie. Genort 1p36.1-p34 (*TNSALP*, **T**issue-**N**on-**S**pecific **A**lkaline **P**hosphatase). Zusammenhang mit Mutationen des Genortes nicht in jedem Fall klar, z.T. wird noch eine Aktivitätsminderung der Phosphatase auf biochemischem Niveau vermutet.

Familienberatung
Differentaldiagnose zur thanatophoren ▶ *Dysplasie* und zur ▶ *Metaphysären Chondrodysplasie Typ* JANSEN wichtig. Nachweis anhand der auf 15–1% erniedrigten alkalischen Phosphatasewerte im Serum und der stark erhöhten Phospho-Ethanolamin-Konzentration in Serum und Urin. Nach demselben Prinzip Heterozygotennachweis möglich. Heterozygote auch an messbar verringerter Knochendichte, vorzeitigem Zahnverlust und eventuell erhöhtem Plasmaphosphatspiegel erkennbar. Pränatale Diagnostik ab 1. Trimenon molekulargenetisch und durch Bestimmung der alkalischen Phosphatase in Chorionbioptaten und ab 2. Trimenon ultrasonografisch möglich. Von einer intrafamiliären Konstanz des klinischen Typs kann ausgegangen werden. Aufgrund der Allelie und Compoundheterozygotie ist die Zuordnung zu einem autosomal rezessiven oder dominanten Erbgang nicht immer sicher, was bei der Familienprognose beachtet werden sollte. Starke Belastungen bestehen vor allem bei den Typen a) und b).

Literatur
Chodirker, B.N., D.Roy, C.R.Greenberg et al., Computer assisted analysis of hand radiographs in infantile hypophosphatasia carriers. Pediat.Radiol. *21* (1991) 216–219.

Fallon, M.D., S.L.Teidelbaum, R.S.Weinstein et al., Hypophosphatasia: clinicopathologic comparison on the infantile, childhood and adult forms. Medicine *63* (1984) 12–24.

Fedde, K.N., D.E.C.Cole and M.P.Whyte, Pseudohypophosphatasia: Aberrant localization and substrate specificity of alkaline phosphatase in cultured skin fibroblasts. Am.J.Hum.Genet. *47* (1990) 776–783.

Henthorn, P.S., M.Raducha, K.N.Fedde et al., Different missense mutations at the tissue-nonspecific phosphatase gene locus in autosomal recessively inherited forms of mild and severe hypophosphatasia. Proc.Nat.Acad.Sci. *89* (1992) 9924–9928.

Mornet, E., A.Taillander, S.Peyramaure et al., Identification of fifteen novel mutations of the tissue-nonspecific alkaline phosphatase (*TNSALP*) gene in European patients with severe hypophosphatasia. Eur.J.Hum.Genet. 6 (1998) 308–314.

Sergi, C., E.Mornet, J.Troeger and T.Voigtlaender, Perinatal hypophosphatasia: Radiological, pathology and molecular biology studies in a family harboring a splicing mutation (N400S) in the tissue-nonspecific alkaline phosphatase (TNSALP) gene. Am.J.Med.Genet. *103* (2001) 235–240.

Vandervijver, N., C.E.M.De Di-Smulders, J.P.M.Offermans et al., Lethalhypophosphatasia, spur type.Genet.Counsel. *9* (1998) 205–209.

OMIM 146300, 171760, 241500, 241510

Hypopituitarismus I und II
▶ Zwergwuchs-Syndrom, hypophysäres

Hypopituitarismus III und IV
▶ Panhypopituitarismus

Hypoplasia musculorum generalisata congenita
▶ Muskelhypoplasie, congenitale universelle, Typ KRABBE

Hypoplasie, fokale dermale
▶ GOLTZ-GORLIN-Syndrom

Hypoprokonvertinämie
▶ Faktor-VII-Mangel

Hypoprothrombinämie,
Faktor-II-Mangel, Dysprothrombinämie

Genetisch bedingte Blutgerinnungsstörung auf der Grundlage einer Genmutation.
Der Gendefekt manifestiert sich in einer verminderten Syntheserate des Prothrombins (Typ I) oder der Synthese eines biologisch inaktiven Prothrombins (Typ II, Dysprothrombinämie). Dadurch kann nicht genug aktives Thrombin gebildet werden, und es kommt zur ungenügenden Umwandlung von Fibrinogen in Fibrin, woraus sich die Blutungsneigung erklärt.

Krankheitswert
Erstmanifestation der klinischen Erscheinungen in den ersten Lebensjahren. Verstärkte Nabelschnurblutung und posttraumatische Blutungsneigung; intramuskuläre Blutungen, Epistaxis, gastrointestinale Hämorrhagien, Menorrhagien, Hämarthrosen unterschiedlicher Schwere bis zur Symptomlosigkeit. Heterozygote mit milden klinischen Symptomen: Epistaxis, Menorrhagien.

Therapiemöglichkeiten
Je nach Höhe des noch bestehenden Prothrombingehaltes in Notsituationen oder regelmäßig Frischplasmatransfusionen mit gutem Erfolg.

Häufigkeit und Vorkommen
Bis 1970 mehr als 10 Familien und wenige sporadische Fälle beschrieben.

Genetik
Autosomal rezessiver Erbgang. Genort 11p11-q12 (*F2*). Allelie. Beim Typ II handelt es sich um Mutationen im aktiven Thrombinabschnitt oder in den Verbindungssequenzen zum abzuspaltenden Teil des Prothrombins. Ein weiteres Allel 3´UTR führt zu einem gegenteiligen klinischen Effekt mit autosomal dominanter Thromboseneigung (s.a. ▶ *Antithrombin-Defekte*).

Familienberatung
Nachweis durch Messung des Prothrombingehaltes bzw. der Prothrombinzeit. Nach demselben Prinzip auch Heterozygoten-Nachweis möglich. Es kann von einer relativen intrafamiliären Konstanz bei stärkerer interfamiliärer Variabilität der klinischen Erscheinungen ausgegangen werden, wobei es auch klinisch stumme Varianten gibt (elektrophoretisch nachweisbar). Früherkennung und ständige Transfusionsmöglichkeiten wichtig.

Literatur
Degen, S.J.F. and E.W.Davie, Nucleotide sequence of the gene for human prothrombin. Biochemistry *26* (1987) 6165–6177.

Kapur, R.K., L.A.Mills, S.G.Spitzer and M.B.Hultin, A prothrombin gene mutation is significantly associated with venous thrombosis. Arterioscler. Thromb.Vasc.Biol. *17* (1997) 2875–2879.

Lutze, G., U.Frick, G.Topfer und H.Urbahn, Hereditäre Dysprothrombinämie mit geringer Blutungsneigung (Prothrombin Magdeburg). Dtsch.Med. Wschr. *114* (1989) 288–292.

Valls de Ruiz, M., A.Ruiz Arguelles, G.J.Ruiz Arguelles and R.Ambriz, Prothrombin "Mexico City", an asymptomatic autosomal dominant. Am.J.Hematol. *24* (1987) 229–240.

OMIM 176930, 176950

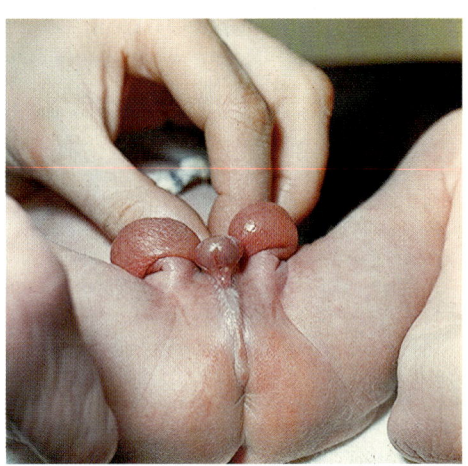

Hypospadie. Dystop mündende Harnröhre, perineale Form mit Skrotum bipartum.

Hypospadie

Verlagerung der Mündung der männlichen Harnröhre unterschiedlicher Ätiologie.

Zugrunde liegen unterschiedliche, meist genetisch bedingte partielle Androgensynthese-Störungen oder Erfolgsorganresistenzen (s.a. ▶ *Eunuchoidismus*; ▶ *Pseudohermaphroditismus masculinus*; ▶ *Hermaphroditismus verus*). Ein Einfluss einer Gestagenexposition der Mutter im 1. Trimenon der Schwangerschaft oder eine fetale Hypoxie (z.B. ▶ *Thalassämie*; ▶ *Hypotransferrinämie*) werden für einen Teil der Fälle vermutet.

Krankheitswert

Angeboren. Im männlichen Geschlecht Mündung der Harnröhre an der ventralen Seite oder an der Basis des Penis bzw. im Skrotum. Klinisch werden unterschieden: H. glandis, penis, penoscrotalis, scrotalis, perinealis. Bei mittel- bis schweren Fällen Impotentia generandi. Häufig bei Hypogonadismus. Syndromatisch bei ▶ *Eunuchoidismus*, ▶ SMITH-LEMLI-OPITZ-*Syndrom* u.a. Typische Kombination von H. und Hypertelorismus, Telekanthus, Oligophrenie sowie fakultativ anderen Fehlbildungen ▶ *BBB-Syndrom*.

Therapiemöglichkeiten

Chirurgische Korrektur mit befriedigendem Erfolg.

Häufigkeit und Vorkommen

Frequenz im männlichen Geschlecht etwa 1:100. Leichte Formen häufig nicht diagnostiziert. In etwa 45% der Fälle noch weitere, in 8% der Fälle extragenitale Auffälligkeiten. Bei 6% Chromosomenaberrationen. 96% der Fälle sporadisch.

Genetik

Ätiologie unterschiedlich. Bei einem kleinen Teil exogen durch Hormongaben (Progesteron) an die Mutter im 1. Trimester der Schwangerschaft bedingt. Symptomatische Formen siehe entsprechende Syndrome. Für die meisten anderen Fälle von isolierter H. wird eine multifaktorielle Genese auf heterogener Grundlage angenommen. Autosomal dominanter, rezessiver oder X-chromosomaler Erbgang in mehreren Sippen beschrieben.

Familienberatung

Für familienprognostische Risikoeinschätzung sind, vor allem wenn noch weitere Auffälligkeiten bestehen, durch Chromosomenanalyse und endokrinologische Untersuchungen zugrunde liegende gonosomale Anomalien sowie ein ▶ *Pseudohermaphroditismus masculinus* auszuschließen. Bei isolierter H. ohne erkennbare exogene Ursache wird das Risiko für Brüder eines Merkmalsträgers empirisch auf 1:10, für Söhne auf 1:15 eingeschätzt.

Literatur

Fung, T.Y., L.T.Kin, L.C.Kong et al., Homozygous α-thalassemia associated with hypospadias in three survivors. Am.J.Med.Genet. *82* (1999) 225–227.

Goldwurm, S. and A.Biondi, Case of congenital hypotansferrinemia suggests that tissue hypoxia during fetal development may cause hypospadia. Am.J. Med.Genet. 95 (2000) 287.

Kaspar, F., A.C.B.Cato, A.Denninger et al., Characterization of two point mutations in the androgen receptor gene of patients with perineoscrotal hypospadia. J.Steroid Biochem.Mol.Biol. 47 (1993) 127–135.

Stoll, C., Y.Alembik, M.P.Roth and B.Dott, Genetic and environmental factors in hypospadias. J.Med.Genet. 27 (1990) 559–563.

Tsur, M., N.Linder and S.Cappis, Hypospadias in a consanguineous family. Am.J.Med.Genet. 27 (1989) 487–489.

OMIM 146450, 241750

Hypospadie-Dysphagie-Syndrom
▶ G-Syndrom

Hypospadie, pseudovaginale perineoskrotale
▶ Pseudohermaphroditismus masculinus

Hypothermie, spontane periodische,
SHAPIRO-Syndrom

Erstmalig 1967 beschriebene rezidivierende Hypothermie und Hyperhidrose bei Corpus-callosum-Agenesie. Hypothermie kann allgemein auf ▶ Corpus-callosum-Agenesie oder ▶ MENKES-Syndrom hinweisen.

Literatur
Segeren, C.M., K.H.Polderman and P.Lips, Agenesis of the corpus callosum associated with paroxysmal hypothermia: SHAPIRO's syndrome. Neth.Med. 50 (1997) 29–35.

Hypothyreosen, genetisch bedingte
Es besteht ein relativer (TSH- u.a. Rezeptormangel, ▶ Struma; ▶ Hypothyreose und ▶ Athyreose) oder in etwa 15% der Fälle absoluter

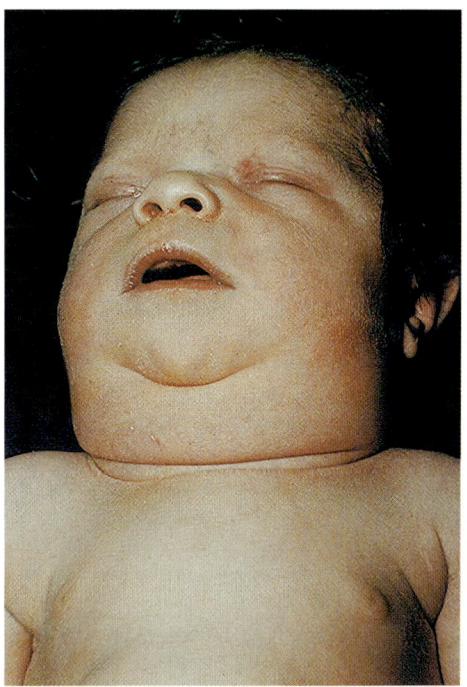

Hypothyreosen, genetisch bedingte. Vier Wochen alter Säugling mit riesiger Struma colli.

Mangel an Schilddrüsenhormonen infolge unterschiedlicher Biosynthese- und Transport-Defekte, womit allerdings noch nicht alle sporadischen und familiären Fälle erklärt werden können. In über 80% der Fälle beruht die H. auf einer Entwicklungsstörung der embryonalen Schilddrüse in Form von ▶ Athyreose oder Hypoplasie bzw. Ektopie. Dabei handelt es sich um einen Defekt entweder des Thyreotropin-Rezeptors der primären Anlage (▶ Hypothyreose durch relativen oder absoluten Thyreotropin-Mangel) oder um Transkriptionsfaktoren, Genprodukte der Homeobox-Gene PAX8; TTF1 und TTF2 (= FKHL15 = FOXE1), als Aktivatoren der Thyroperoxidase bei der Entwicklung der Follikelzellen. Genorte: 2q12-14 (PAX8, OMIM 167415); 14q13 (TTF1, OMIM 600635); 9q22 (TTF2). Familiäres Vorkommen beschrieben (▶ Athyreose; ▶ Struma). Formen mit thyreozytotoxischen Autoantikörpern aus dem mütterlichen Kreislauf kommen vor. Siehe auch ▶ HASHIMOTO-Syndrom. In seltenen Fällen besteht eine pränatale Hypothyreose durch thyreostatische Behandlung (Propylthiouracil) der Mutter. Die Inzidenz der H. einschließlich der

Athyreose und der Schilddrüsendysplasien liegt regional relativ einheitlich bei 1:3 500, bei Afro-Amerikanern seltener. Gehäuft bei anderen Endokrinopathien und beim DOWN-Syndrom (1:140).

Die Irreversibilität vor allem der bereits im frühen Kindesalter einsetzenden geistigen Defekte erfordert eine Früherkennung möglichst durch Screeningprogramme (z.B. TSH-Bestimmung) noch in der Entbindungsklinik und sofortige Substitutions-Therapie. Pränatale Diagnostik durch Hormonbestimmung im Fetalblut (Cordozentese) und Therapie durch intraamniotische Thyroxin-Injektion möglich.

Folgende klinische Symptome weisen auf Bestehen einer Hypothyreose hin: Bei Neugeborenen Übertragung, hohes Geburtsgewicht, vergrößerte hintere Fontanelle, große Zunge, Ödeme, Untertemperatur, Obstipation, Cutis marmorata, Bradykardie und Icterus prolongatus. Später Ossifikationsrückstand.

Bei Säuglingen und Kleinkindern: Bewegungsarmut, Muskelhypotonie, Hernien, Obstipation, typische Fazies mit Makroglossie und gelblich-blasser trockener Haut, Myxödem, persistierende Lanugobehaarung, heisere Stimme, struppiges, spärliches Haar, allgemeine Retardation, Infektanfälligkeit.

Bei der autosomal dominanten Endorganresistenz gegenüber Schilddrüsenhormonen (T_3-Rezeptordefekt) handelt es sich der Pathogenese nach nicht, bei einem Teil der Fälle aber der klinischen Symptomatik nach um eine Hypothyreose.

Literatur

Biebermann, H., T.Schoneberg, H.Krude et al., Mutations of the human thyrotropin receptor gene causing thyroid hypoplasia and persistent congenital hypothyroidism. J.Clin.Endocrinol.Metab. 82 (1997) 3471–3480.

Castanet, M., S.-M.Park, A.Smith et al., A novel loss-of-function mutation in TTF-2 is associated with congenital hypothyroidism, thyroid agenesis and cleft palate. Hum.Molec.Genet. 11 (2002) 2951–2059.

Eposito, C., S.Miccadei, A.Saiardi and D.Civitareale, PAX8 activates the enhancer of the human thyroperoxidase gene. Biochem.J. 331 (1998) 37–40.

Macchia, P.E., P.Lapi, H., M.T.Pirro et al., PAX8 mutations associated with congenital hypothyroidism caused by thyroid dysgenesis. Nature Genet. 19 (1998) 83–86.

Mansouri, A., K.Chowdhury and P.Gruss, Follicular cells of the thyroid gland require PAX8 gene function. Nature Genet. 19 (1998) 87–90.

Moschini, L., P.Costa, E.Marinelli et al., Longitudinal assessment of children with congenital hypothyroidism detected by neonatal screening. Helv.Paediat.Acta 41 (1986) 415–424.

Postellon, D.C. and A.Abdallah, Congenital hypothyroidism: diagnosis, treatment and prognosis. Compr.Ther. 12 (1986) 67–71.

Rovet, J., R.Ehrlich and D.Sorbara, Intellectual outcome in children with fetal hypothyroidism. J.Pediat. 110 (1987) 700-704.

Van Loon, A.J., J.T.M.Derksen, A.F.Bos and C.W.Rouwe, In utero diagnosis and treatment of fetal goitrous hypothyroidism, caused by maternal use of propylthiouracil. Prenatal Diagn. 15 (1995) 599–604.

Weiss, R.E. and S.Refetoff, Thyroid hormone resistance. Ann.Rev.Med. 43 (1992) 363–375.

Hypothyreose durch einen Jodproteindefekt,
Thyreoglobulin-Defekte

Genetisch bedingte Endokrinopathie auf der Grundlage einer Genmutation.

Der Gendefekt manifestiert sich in einem Mangel an biologisch aktivem freien Schilddrüsenhormon (T_3, T_4) und einer erhöhten Jod-Albumin-Konzentration im Serum. Zugrunde liegen heterogene Störungen bei der Synthese oder der Sekretion des Thyreoglobulins (Matrix-Glykoprotein) in den Interzellularraum. Die bei der Hormonsynthese gebildeten Jodtyrosine (Mono- und Dijodtyrosin) lagern sich bei Fehlen von Thyreoglobulin an Albumine an und werden in dieser Form sezerniert. Zu einer Kopplung zu Tri- und Tetrajodthyronin und Anlagerung an Globulin kommt es nicht. Aufgrund des Mangels an physiologischem Schilddrüsenhormon kommt es kompensatorisch zur vermehrten Ausschüttung von thyreotropem Hormon durch die Hypophyse und damit zur Schilddrüsenhyperplasie.

Krankheitswert

Erstmanifestation klinischer Erscheinungen in den ersten Lebensjahren. Unterschiedliche Schweregrade von Hypothyreose und Struma.

Therapiemöglichkeiten
Dauersubstitution mit L-Thyroxin und Trijodthyronin kann die schweren Symptome verhindern und die Entwicklung der Struma mildern.

Häufigkeit und Vorkommen
Selten. Vorkommen in mehreren Geschwisterschaften beobachtet.

Genetik
Autosomal dominanter Erbgang bei Synthese einer defekten Untereinheit, dominant-negativ-Effekt: Heterodimere sind wie die defekten Homodimere nicht voll funktionsfähig, Genort 8q24.2-24.3 (*TG*). Quantitative Synthesestörungen mit Restaktivität autosomal rezessiv. Allelie mit einem Typ des PENDRED-Syndroms?

Familienberatung
Nachweis anhand niedriger Schilddrüsenhormonwerte im Blut und durch elektrophoretische Jod-Albumin-Bestimmung im Serum. Differentialdiagnose zu ▶ *v. BASEDOW-Syndrom*, ▶ *HASHIMOTO-Syndrom* und anderen Thyreopathien mit vermehrtem Jod-Albumin im Serum notwendig.

Literatur
Ahlbom, B.E., M.Yaqoob, P.Gustavsson et al., Linkage analysis identifies the thyroglobulin gene region as a major locus for familial congenital hypothyroidism. Hum.Genet. *110* (2002) 145–147.

Corral, J., C.Martin, R.Perez et al., Thyreoglobulin point mutation associated with nonendemic goiter. Lancet *341* (1993) 462–464.

Ieiri, T., P.Cochaux, H.M.Targovnik et al., A 3-prime splice site mutation in the thyreoglobulin gene responsible for congenital goiter with hypothyroidism. J.Clin.Invest. *88* (1991) 1901–1905.

Ueta, Y., Y.Mitani, A.Yoshida et al., A novel mutation causing complete deficiency of thyroxine binding globulin. Clin.Endocrinol. *47* (1997) 1–5.

OMIM 188450, 274900

Hypothyreose durch Fehlen des Jodkonzentrierungsvermögens in der Schilddrüse

Genetisch bedingte Endokrinopathie auf der Grundlage einer Genmutation.

Der Gendefekt manifestiert sich in einer Unfähigkeit der Schilddrüse, Jod aus dem Blut zu akkumulieren und in einer dem Blut gegenüber 20fachen Konzentration zu binden. Zugrunde liegt ein Defekt des Na^+/J-Symporter-Proteins (NIS, Solute Carrier 5A4, SLC5A4, OMIM 601843). Dadurch kann das Jod nicht durch die basolaterale Plasmamembran in die Schilddrüsenfollikel transportiert werden. Es kommt zu einer funktionellen Hypothyreose und zu einer vermehrten Ausschüttung von thyreotropem Hormon in der Hypophyse und dadurch zu kompensatorischer Schilddrüsenhypertrophie und -hyperplasie.

Krankheitswert
Erstmanifestation klinischer Erscheinungen vom 2. Lebensjahr an. Retardation der geistigen und körperlichen Entwicklung (Kleinwuchs mit Skelettreifungsstörungen, Kretinismus). Entwicklung der Struma im Kindesalter.

Therapiemöglichkeiten
Jodidgaben in hohen Dosen können die Ausbildung der Symptomatik weitgehend verhindern. Dauersubstitution mit L-Thyroxin erfolgreich.

Häufigkeit und Vorkommen
Sehr selten, bisher nur wenige Beobachtungen.

Genetik
Autosomal rezessiver Erbgang. Genort 19p13 (*SLC5A4*).

Familienberatung
Nachweis anhand einer fehlenden Radiojodaufnahme durch die Schilddrüse (Radio-Jod-Test) und niedriger T_3- und T_4-Werte im Serum. Frühzeitige Erkennung und Therapie wichtig, deshalb besondere medizinische Betreuung betroffener Familien notwendig.

Literatur
Cho, J.-Y., R.Leveille, R.Kao et al., Hormonal regulation of radioiodide uptake activity and Na^+/I^- symporter expression in mammary glands. J.Clin.Endocr.Metab. *85* (2000) 2936–2943.

Couch, R.M., H.J.Dean and J.S.D.Winter, Congenital hypothyroidism caused by defective iodide transport. J.Pediat. *106* (1985) 950–953.

Fujiwara, H., K.Tatsum, K.Miki et al., Congenital hypothyroidism caused by a mutation in the Na$^+$/I$^-$ symporter. Nature Genet. 15 (1997) 124–125.

Toyoshima, K., Y.Matsumoto, M.Nishida and H.Yabuuchi, Five cases of absence of iodide concentrating mechanism. Acta Endocrinol. 84 (1977) 527–537.

OMIM 274400, 601843

Hypothyreose durch relativen oder absoluten Thyreotropin-Mangel,
hypophysärer Kretinismus

Genetisch bedingte Endokrinopathie jeweils auf der Grundlage einer Genmutation. Es besteht ein absoluter Mangel an Thyreotropin (TSH) entweder durch eine Synthesestörung in der Hypophyse (quantitativ oder strukturell verändertes TSH, sekundäre H., OMIM 275100, 188530, 188540) oder durch eine verminderte Sekretion infolge eines hypothalamischen Releasing-Hormon-Defektes (tertiäre H., OMIM 188545, 275120). Genort 8q24. Infolge der erhaltenen Basissekretion der Schilddrüse entsprechen die klinischen Ausfallserscheinungen bei Heterozygotie meistens denen einer milden Hypothyreose (ohne Struma) ohne die schweren Auswirkungen auf die Hirnentwicklung (▶ Athyreose). Zur Therapie werden Schilddrüsenhormon-Präparate (L-Thyroxin) in kleineren Dosen als bei Vollsubstitution verwendet. Genorte der TSH-α- und -β-Ketten: 6q12-21 und 1p22-p13. Sporadische und wenige Geschwisterfälle beschrieben. Jeweils autosomal rezessiv bedingt. Relativer TSH-Mangel aufgrund einer rezeptorbedingten Endorganresistenz ebenfalls autosomal rezessiv. Genort des Rezeptors: 14q31 (*ERBA* = β-Thyreotropin-Rezeptor *TSHR*). Es handelt sich um ein Wachstumsfaktor-/Proto-Onkogen, was die Allelie mit einer Form der Hyperthyreose und des familiären malignen Schilddrüsenadenoms erklärt. Je nach Mutation leichte bis sehr schwere Formen (primär Schilddrüsenhypoplasie, sekundär Hyperthyreose mit Schilddrüsenadenom bzw. mit operationsbedürftigem nodulärem Kropf) der angeborenen H. Nachweis und Differentialdiagnose zum autoimmunologisch bedingten ▶ *v. BASEDOW-Syndrom* und zu anderen Formen der Hypo/Hyperthyreose bei Ausschluss anderer Ursachen für einen Thyreotropinmangel durch Bestimmung der peripheren Hormonwerte (Gesamt-Thyroxin, freies Thyroxin) und durch TSH-Test. Frühdiagnose und sofortige Therapie wichtig. Thyreotropin-Mangel wird durch die üblichen Neugeborenen-Screening-Methoden auf Hypothyreose nicht erfasst.

Literatur

Abramowicz, M.J., L.Duprez, J.Parma et al., Familial congenital hypothyroidism due to inactivating mutation of the thyrotropin receptor causing profound hypoplasia of the thyroid gland. J.Clin.Invest. 99 (1997) 3018–3024.

Burman, K.D., Y.Y.Djuh, D.Nicholson et al., Generalized thyroid hormone resistance: Identification of an arginine to cystine mutation in codon 315 of the c-erb A beta thyroid hormone receptor. J.Endocrinol.Invest. 15 (1992) 573–579.

Fuhrer, D., H.-P.Holzapfel, P.Wonerow et al., Somatic mutations in the thyrotropin receptor gene and not in the G(s)α-protein gene in 31 toxic thyroid nodules. J.Clin.Endocrinol.Metab. 82 (1997) 3885–3891.

Hishinuma, A., J.Takamatsu, Y.Kanno et al., Analysis of the promoter of the thyrotropin receptor gene and the entire genomic sequence of thyroid transcription factor-1 in familial congenital hypothyroidism due to thyrotropin unresponsiveness. Thyroid 8 (1998) 305–308.

Krude, H., H.Biermann, W.Göbel and A.Gruters, The gene for the thyrotropin receptor (TSHR) as a candidate gene for congenital hypothyroidism with thyroid dysgenesis. Exp.Clin.Endocrin.Diabetes 104/Suppl4 (1996) 117–120.

Libert, F., E.Passarge, A.Lefort et al., Localization of human thyrotropin receptor gene to chromosome region 14q31 by in situ hybridization. Cytogenet.Cell Genet. 54 (1990) 84–85.

Paschke, R., Constitutively activating TSH receptor mutations as the cause of toxic thyroid adenoma, multinodular toxic goiter and autosomal dominant non autoimmune hyperthyroidism. Exp.Clin.Endocrin.Diabetes 104/Suppl.4 (1996) 129–132.

Rousseau-Merck, M.F., M.Mirahi, H.Loosfelt et al., Assignment of the human thyroid stimulating hormone receptor (TSHR) gene to chromosome 14q31. Genomics 8 (1990) 233–236.

OMIM 188530, 188540, 188545, 275100, 275120, 275200

Hypothyreose durch Störung der Kopplung von Jodtyrosin an Jodthyronin bzw. Thyroxin

Genetisch bedingte Endokrinopathien auf der Grundlage von Genmutationen.
Unterschiedlich verursachte Unfähigkeit der Schilddrüse, Mono- und Dijodtyrosin an Jod zu koppeln (Peroxidase-Defizienz) oder eine stereochemische Anomalie des Thyreoglobulins (▶ *Hypothyreose durch einen Thyreoglobulindefekt*) können zugrunde liegen. Weitere Basisdefekte werden vermutet. Es kommt zu einer Störung der Schilddrüsenhormon-Synthese und dadurch zur vermehrten Ausschüttung von thyreotropem Hormon durch die Hypophyse, was eine sekundäre Hyperplasie bzw. Hypertrophie der Schilddrüse bedingt.

Krankheitswert
Erstmanifestation klinischer Erscheinungen in den ersten Lebensjahren. Kompensatorische Struma. Leichte bis schwere Hypothyreose möglich.

Therapiemöglichkeiten
Dauersubstitution mit Schilddrüsenpräparaten (L-Thyroxin) kann die Entwicklung der Struma mildern und eine Euthyreose erzielen.

Häufigkeit und Vorkommen
Bisher nur wenige sichere Fälle publiziert. Häufung in Inzuchtgebieten in Japan und Brasilien. Auch in Europa vorkommend.

Genetik
Heterogen. Jeweils autosomal rezessiver Erbgang. Genorte: 2p25-p24 (*TPO = TPX*, Thyroid-Peroxidase), Allelie zur ▶ *Hypothyreose durch Jodisationsdefekt*. Siehe auch ▶ *Hypothyreose durch Jodproteindefekt*.

Familienberatung
Nachweis und Differentialdiagnose durch chromatografische Bestimmung von Jodtyrosinen und Jodthyronin in Schilddrüsen- und Speicheldrüsenbioptaten. Peroxidase-Defekte molekulargenetisch nachweisbar. Molekulargenetisches Neugeborenen-Screening möglich. Frühzeitige Erkennung und Therapie wichtig, deshalb besondere medizinische Betreuung betroffener Familien notwendig.

Literatur
Abramowicz, M.J., H.M.Targovnik, V.Varela et al., Identification of a mutation in the coding sequence of the human thyroid peroxidase gene causing congenital goiter. J.Clin.Invest. *90* (1992) 1200–1204.

Gruters, A., B.Kohler, A.Wolf et al., Sreening for mutations of the human thyroid peroxidase gene in patients with congenital hypothyroidism. Exp.Clin.Endocrinol.Diabetes *104* (1996) Suppl.4 121–123.

OMIM 274700

Hypothyreose durch Unfähigkeit der Schilddrüse zur Jodisation

Genetisch bedingte Endokrinopathie auf der Grundlage einer Genmutation.
Der Gendefekt manifestiert sich in einer Unfähigkeit der Schilddrüse, anorganisches Jod in organisches zu überführen. Ein Mangel an der entsprechenden Jod-Peroxidase, eine Störung des Sulfattransportes (Anionentransport-Protein PDS = SLC26A4 für Chlorid und Jodid) bzw. ein Defekt des Jod-bindenden Thyreoglobulins können zugrunde liegen. Es kommt zu einer verminderten Schilddrüsenhormon-Synthese und zu einer vermehrten Ausschüttung von thyreotropem Hormon in der Hypophyse, was kompensatorische Hypertrophie und Hyperplasie der Schilddrüse bedingt.

Krankheitswert
Erstmanifestation klinischer Erscheinungen in den ersten Lebensjahren. Struma unterschiedlicher Größe mit klinischen Zeichen einer Hypothyreose, Oligophrenie und Kleinwuchs. In einem Teil der Familien lediglich rezidivierende Struma.

Therapiemöglichkeiten
Dauersubstitution mit L-Thyroxin und Trijodthyronin kann die schweren geistigen und körperlichen Defekte verhindern und die Entwicklung der Struma hemmen. Bei schweren pränatal diagnostizierten Fällen intraamniotisch oder -umbilikal gegebenes L-Thyroxin erfolgreich.

Hypothyreose durch ungenügende Dejodierung von Jodtyrosinen

Häufigkeit und Vorkommen
Eine der häufigsten genetisch bedingten Hypothyreosen. Inzidenz 1:60.000.

Genetik
Autosomal rezessiver Erbgang. Heterogenie. Genort der Thyreoidperoxidase 2p25-24 (*TPO = TPX*). Multiple Allelie mit unterschiedlicher Restaktivität der Peroxidase für Oxidation, Jodisation und Kopplung mit entsprechender Abstufung in der klinischen Symptomatik ▶ *Hypothyreose durch Störung der Kopplung von Jodtyrosin an Jodthyronin bzw. Thyroxin*. Genetische Beziehungen zum ▶ PENDRED-*Syndrom* (gemeinsames familiäres Vorkommen) in Form von Allelie im Genort 7q31 (*PDS*, Pendrin = *SLC26A4*). Bei letzterem bestehen eine partielle Jodisationsstörung meist ohne Hypothyreose sowie Kretinismus und ▶ *Taubheit* (Allelie zu DFNB14). Es gibt jedoch auch sehr seltene Fälle von PENDRED-Syndrom ohne Taubheit und zwar auch in Familien mit dem Vollbild des Syndroms.

Familienberatung
Nachweis anhand der massiven Ausschwemmung von Radiojod aus der Schilddrüse nach oraler Kaliumthiozyanat- oder -perchlorat-Gabe. Frühzeitige Erkennung und Therapie wichtig, deshalb besondere medizinische Betreuung betroffener Familien notwendig.

Literatur
Bakker, B., H.Bikker, T.Vulsma et al., Two decades of screening for congenital hypothyroidism in the Netherlands: TPO gene mutations in total iodide organification defects (an update). J.Clin.Endocr. Metab. 85 (2000) 3708–3712.

Mangklabruks, A., A.E.Billerbeck, B.Wajchenberg et al., Genetic linkage studies of thyroid peroxidase (*TPO*) gene in families with TPO deficiency. J.Clin.Endocr.Metab. 72 (1991) 471–476.

Wolff, J., Congenital goiter with defective iodide transport. Endocrine Rev. 4 (1983) 240–254.

OMIM 274500, 274600, 605646

Hypothyreose durch ungenügende Dejodierung von Jodtyrosinen

Genetisch bedingte Endokrinopathie auf der Grundlage einer Genmutation.

Der Gendefekt manifestiert sich in einem Mangel an Jodtyrosin-Dehalogenase. Dadurch können Thyroxin nicht zum aktiven Triiodthyronin synthetisiert bzw. Mono- und Dijodtyrosin, die nicht in die Thyroxin- bzw. Trijodthyroninsynthese eingehen, dejodiert werden. Wenn die Störung neben der Schilddrüse auch die Leber und Niere betrifft, werden die Tyrosine mit dem Urin ausgeschieden. Es kommt zum Jodmangel und zur Störung der Schilddrüsenhormonsynthese sowie zu einer vermehrten Ausschüttung von thyreotropem Hormon durch die Hypophyse, was eine kompensatorische Hypertrophie bzw. Hyperplasie der Schilddrüse bedingt. Ein auf die Schilddrüse beschränkter Dejodierungs-Defekt verläuft symptomlos.

Krankheitswert
Erstmanifestation klinischer Erscheinungen in den ersten Lebensjahren. Meist schwere Hypothyreose, Struma.

Therapiemöglichkeiten
Dauersubstitution mit Jod oder L-Thyroxin erfolgreich.

Häufigkeit und Vorkommen
Sehr selten, von Inzuchtgebieten beschrieben.

Genetik
Autosomal rezessiver Erbgang. Genort der Jodthyronin-5'-Dejodogenase 1p33-p32.

Familienberatung
Nachweis anhand der Ausscheidung radioaktiv markierten Dijodtyrosins im Urin. Nach dem gleichen Prinzip nach Dijodtyrosin-Belastung Heterozygotentest möglich. Frühzeitige Erkennung und Therapie wichtig, deshalb besondere medizinische Betreuung betroffener Familien notwendig.

Literatur
Ismail-Beigi, F. and M.Rahimifar, A variant of iodotyrosine-dehalogenase deficiency. J.Clin.Endocr. 44 (1977) 499–506.

Jakobs, T.C., T.Taki, T.Abe et al., Structure of the human type I iodothyronine 5'-deiodinase gene and localization to chromosome 1p32-p33. Genomic 42 (1997) 361–363.

OMIM 274800

Hypothyreose durch generalisierte Endorganresistenz gegenüber Schilddrüsenhormon
▶ Struma, euthyreote;
▶ Athyreose

Hypothyreose, immunologisch bedingte
▶ HASHIMOTO-Syndrom

Hypothyroxinämie
▶ Struma

Hypotonie, orthostatische
▶ SHY-DRAGER-Syndrom

Hypotransferrinämie
▶ Atransferrinämie

Hypotrichosis congenita,
MARIE-UNNA-Syndrom, Hypotrichosis simplex, Trichodysplasia hereditaria (unter Mitarbeit von SALAMON †, Sarajewo)

Störung des Haarwachstums unterschiedlicher Ätiologie.
Es handelt sich entweder um Störungen der Haarfollikelentwicklung und -Funktion, an denen WNT-Signalproteine (P-Cadherin; Lymphozyten Enhancer-binding Faktor 1, LEF1) beteiligt sind oder Haarzyklusstörung. Betroffen ist meist das Anagen. Haaranlagen sind immer nachweisbar. Der Basisdefekt für die Erscheinungen ist meistens noch unbekannt. Bei einer Form mit juveniler Makuladegeneration ist das P-Cadherin (CDH3) betroffen, das normalerweise im Pigmentepithel der Retina und in den Haarfollikeln exprimiert wird und eine regulatorische Funktion ausübt.

Krankheitswert
Entweder in den ersten Lebensmonaten (s.a. ▶ Alopecia congenita universalis) oder erst während der Kindheit (Alopecia simplex) manifest werdende Haarwachstumsstörungen verschiedenen Ausmaßes durch Ausbleiben oder qualitativ und quantitativ mangelhafte Entwicklung der Sekundärhaare nach Ausfall der Primärbehaarung. Es handelt sich um ein pathogenetisch heterogenes Erscheinungsbild mit relativer intrafamiliärer Konstanz. Auf das Kopfhaar beschränkt (Alopecia oder Hypotrichosis simplex, Typ TORIBIO-QUINONES, spanischer Typ, OMIM 146520) oder alle behaarten Körperteile betroffen (Typ MARIE-UNNA). Remissionen sehr selten, eventuell während der Pubertät. H.c. kommt meist symptomatisch bzw. kombiniert mit anderen Symptomen vor.
▶ Monilethrix; ▶ Wollhaare.

Therapiemöglichkeiten
Lokale Behandlung oder interne Kortikosteroidgaben mit wenig Erfolg.

Häufigkeit und Vorkommen
Häufigste der angeborenen Hypotrichosen ist die H.c. MARIE-UNNA. Vorkommen verschiedener Formen in Geschwisterschaften und in bis zu 8 aufeinanderfolgenden Generationen beschrieben.

Genetik
Genetisch heterogen, meistens autosomal rezessiv bedingt. Einzelne Sippen mit dominantem Erbgang bekannt (Typ MARIE-UNNA; PAJTAS; TORIBIO-QUINONES; isolierte H. von Augenbrauen und -wimpern u.a.). Genorte: Alopecia universalis congenita, 8p22-21 (*ALUNC, HR*, OMIM 203655) s.a. ▶ *Alopecia congenita universalis*; 6p21.3, autosomal dominante Hypotrichosis (Alopecia) simplex (OMIM 146520); 16q22.1 (*CDH3*, P-Cadherin, OMIM 601553), autosomal rezessive angeborene Hypotrichose mit zu Blindheit führender juveniler Pigmentdegeneration der Makula; 4q23-25 (*LEF1*, OMIM 153245). Siehe auch ▶ *Ektodermale Dysplasie*, ▶ *hidrotische Hypotrichosis* (unkämmbares Haar), ▶ *Pigmentdystrophie der Retina*, ▶ *Zahnentwicklungsstörungen*, ▶ *Katarakt*, ▶ *Brachydaktylie* und -metakarpie autosomal dominant bedingt.

Familienberatung

Differentialdiagnose zur symptomatischen H. (▶ *Tricho-Rhino-Phalangie-Syndrom;* ▶ *Knorpel-Haar-Hypoplasie*) und zu den verschiedenen Formen der ▶ *Alopezie* wichtig. Im Vordergrund steht die kosmetische Beeinträchtigung der Betroffenen, die nur z. T. durch Perücken kompensiert werden kann. Davon abgesehen bestehen bei isolierter H. keine familienprognostischen Bedenken. Heterozygote eventuell am verzögerten Wachstum der Sekundärhaare zu erkennen.

Literatur

Betz, R.C., Y.-A.Lee, A.Bygum et al., A gene for hypotrichosis simplex of the scalp maps to chromsome 6p21.3. Am.J.Hum.Genet. *66* (2000) 1979–1983.

Gupta, R.D. and E.Fuchs, Multiple roles for activated LEF/TCF tanscription complexes during hair follicle development and differentiation. Development *126* (1999) 4557–4562.

Hamm, H and H.Traupe, Loose anagen hair of childhood: The phenomenon of easily pluckable hair. J.Am.Acad.Derm *20* (1990) 701–707.

Hess, R.O. and H.Uno, Hereditary hypotrichosis of the scalp. Am.J.Med.Genet. *39* (1991) 125–129.

Ibsen, H.H.W., O.J.Clemmensen and F.Brandrup, Familial hypotrichosis of the scalp: autosomal dominant inheritance on four generations. Acta Derm.Venerol. *71* (1991) 349–351.

Oshima H., A.Rochat, C.Kedzia et al., Morphogenesis and renewal of hair follicles from adult multipotent stem cells. Cell *104* (2001) 233–236.

Rogaev, E.I., R.A.Zinchenko, G.Dvoriarchikov et al., Total hypotrichosis: genetic form of alopecia not limited to hairless gene. Lancet *354* (1999) 1097–1098.

Silengo, M., M.Lerone, G.Romea et al., Uncombable hair, retinal pigmentary dystrophy, dental anomalies, and brachydactyly: Report of a new patient with additional findings. Am.J.Med.Genet. *47* (1993) 931–933.

Wirth, G., I.Bindewald, W.Küster und G.Goetz, Hypotrichosis congenita hereditaria MARIE-UNNA. Hautarzt *36* (1985) 577–580.

Sprecher, E., R.Bergman, G.Richard et al., Hypotrichosis with juvenile macular dystrophy is caused by a mutation in CDH3, encoding P-cadherin. Nature Genet. *29* (2001) 134

OMIM 146520, 146530, 146550, 241900

Hypotrichosis mit Hypomelie

▶ Pseudothalidomid-Syndrom

ICF
(Immundefekte, Centromerinstabilität, Faciale Auffälligkeiten)

▶ Immundefekte

Ichthyosen
(bearbeitet von Voss, Leinefelde)

Genetisch bedingte, generalisierte Verhornungsstörungen, die durch Genort, Erbgang, Basisdefekte, Klinik und paraklinische Befunde zu differenzieren sind.
Nach dem Erbgang zu unterscheiden sind:
1. Autosomal dominante Ichthyosen
   1.1 Ichthyosis vulgaris.
   1.2 Erythrodermia congenita ichthyosiformis bullosa (BROCQ).
   1.3 Ichthyosis bullosa (SIEMENS). Autosomal dominanter Erbgang, bisher nur wenige Familien publiziert. Erstmanifestation bei Geburt mit Blasenbildung ähnlich der bei ▶ *1.2.* und dunklen, grauen Hyperkeratosen, besonders an den Extremitäten. Lichenifikation und oberflächlich schuppenfreie Areale ("Mauserung"), keine Erythrodermie. Klinisch molekulargenetische und histologische Abgrenzung von 1.2. möglich. Basisdefekt: Synthesestörung des Typ-II-Keratins in den oberen Epidermisschichten, Genort 12q11-13. (*KRT2A*, OMIM 146800, 600194).
2. X-chromosomale Ichthyosen.
   2.1 Ichthyose, X-chromosomal rezessive.
   2.2 Ichthyose bei ▶ *Chondrodysplasia punctata.*
3. Autosomal rezessive Ichthyosen
   Gruppe seltener Ichthyose-Formen; Abgrenzung untereinander und bisherige Nomenklaturen sehr vielfältig und verwirrend.
   3.1 Ichthyosis congenita gravis RIEKE I (Harlekinfetus).
   3.2 Ichthyosis congenita.
   3.3 Ichthyose bei ▶ SJÖGREN-LARSSON-*Syndrom.*
   3.4 Ichthyose bei ▶ RUD-*Syndrom.*
   3.5 Ichthyose bei ▶ REFSUM-*Syndrom.*
   3.6 Ichthyose bei ▶ BIDS-*Syndrom.*
   3.7 Ichthyose bei ▶ NETHERTON-*Syndrom.*
4. Ichthyosis hystrix gravior
   Autosomal dominante Ichthyosen mit stachligen Hyperkeratosen bzw. Hornstacheln ("Stachelschweinmensch") unterschiedlicher Lokalisation auf der Grundlage von Tonofibrillen-Anomalien (Störung der Präkeratin- oder Desmoplakin-Synthese?) der Keratinozyten. Bisher jeweils nur einzelne Sippen beschrieben. Retrospektiv nicht immer von 1.2. zu unterscheiden
   4.1 Typ LAMBERT. OMIM 146600.
   4.2 Typ CURTH-MACKLIN. OMIM 146590.
   4.3 Typ BÄFVERSTEDT.
   4.4 Typ Rheydt, **Hystrix**-artige Ichthyose mit **Schwerhörigkeit** (HID): Autosomal dominant oder rezessiv. Differentialdiagnose zu einer zweiten frühkindlichen, autosomal dominanten Ichthyose mit Schwerhörigkeit (KID, ▶ *Taubheit*) anhand der Hauterscheinungen.

Literatur

Baden, H.P. and B.R.Bronstein, Ichthyosiform dermatosis and deafness: report of a case and review of the literature. Arch.Derm. *124* (1998) 102–106.

König, A., W.Küster, R.Berger and R.Happle, Autosomal dominant inheritance of HID syndrome (hystrix-like ichthyosis with deafness). Europ.J.Derm. *7* (1997) 554–555.

Lenzner, U., R.Happle, H.Kremer et al., Ichthyosis bullosa of SIEMENS: A distinct type of epidermolytic hyperkeratosis. Eur.J.Dermatol. *6* (1996) 164–167.

McGuire, J., The biologic basis of the ichthyosis. Derm.Clin. *4* (1986) 67–78.

Schnyder, U.W., Die hereditären Ichthyosen. Schweiz. Med. Wschr. *75* (1986) 185–191.

Rothnagel, J.A., H.Traupe, S.Wojcik et al., Mutations in the rod domain of keratin 2e in patients with ichthyosis bullosa of SIEMENS. Nature Genet. *7* (1994) 485–489.

Williams, M.L. and P.M.Elias, Ichthyosis. Genetic heterogeneity, genodermatoses and genetic counselling. Arch.Derm. *122* (1986) 529–531.

Ichthyose, autosomal dominante
▶ Ichthyosis vulgaris

Ichthyose, dominante, mit granulöser Degeneration
▶ Erythrodermia congenita ichthyosiformis bullosa (BROCQ)

Ichthyose, psoriasiforme
▶ NETHERTON-Syndrom

Ichthyose, X-chromosomal rezessive,
(bearbeitet von VOSS, Leinefelde)

Genodermatose auf der Grundlage einer Genmutation.
Bei den meisten Patienten fehlt die Steroidsulfatase- (STS-) bzw. Arylsulfatase-C-Aktivität. Bei den Müttern (Konduktorinnen) ist sie um etwa 50% vermindert, wodurch es in der späten Schwangerschaft zu einem Estrogenmangel kommen kann (s.a. ▶ *Steroidsulfatase-Mangel der Plazenta*).

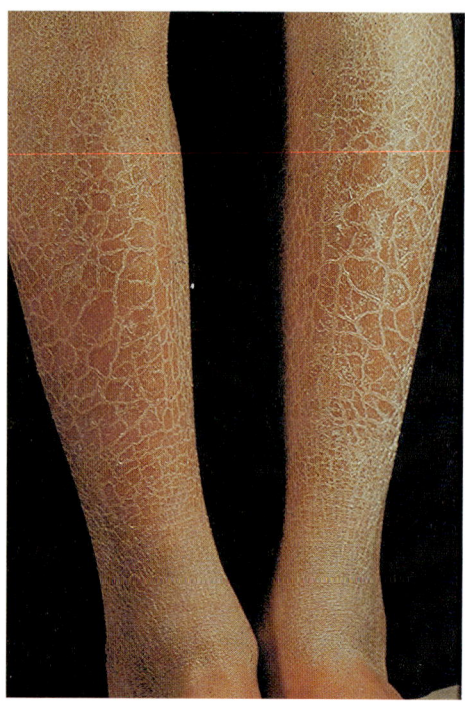

Ichthyose, X-chromosomal rezessive. Großgefelderte dunkle Schuppung prätibial. (M.Voß)

Krankheitswert
Erstmanifestation bei Geburt oder im 1. Lebenshalbjahr, nur bei Knaben. Größere, dunklere und regelmäßiger geformte Schuppen als bei der Ichthyosis vulgaris, großflächige Bezirke neben deutlich schwächer schuppender bzw. schuppenfreier Haut, selten auch generalisiert, Kniekehlen und Ellenbeugen nicht einbezogen. Häufig, aber nicht regelmäßig, Trübungen der tiefen Corneaschichten ohne Beeinträchtigung der Sehschärfe. Selten Kombination mit Hodendystopien bzw. Maldescensus testis (hypogonadotroper Hypogonadismus). Bei der Geburt eines kranken Knaben kann es durch den Estrogenmangel zu Komplikationen kommen (▶ *Steroidsulfatase-Mangel der Plazenta*). Lebenserwartung und Leistungsfähigkeit nicht eingeschränkt, jedoch Beeinträchtigungen durch die negative kosmetische Wirkung bei sensiblen Patienten.

Therapiemöglichkeiten
Externe Pflege im Sinne einer keratolytischen und fettenden Behandlung mit unbefriedigendem Erfolg.

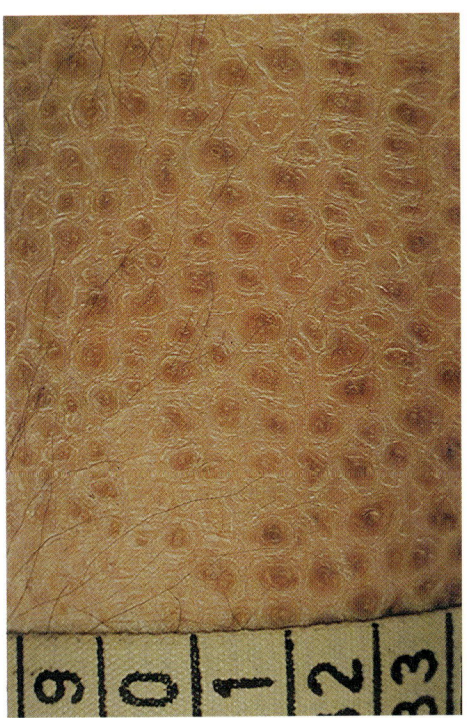

Ichthyose, X-chromosomal rezessive. Größere und dunklere Schuppen als bei der Ichthyosis vulgaris. (M. Voß)

Häufigkeit und Vorkommen

Frequenz auf 1:6.000–2000 im männlichen Geschlecht geschätzt, regional sehr unterschiedlich. Die Nachbarschaft des Gens zur pseudoautosomalen Region auf dem X-Chromosom könnte die relativ hohe Neumutationsrate erklären.

Genetik

X-chromosomal rezessiver Erbgang. Genort Xp22.31 (*STS* = *ARSC1*), enge Kopplung mit den Genen für X-chromosomale ▶ *Chondrodysplasia punctata*, den geschlechtsdeterminierenden Faktor TDF, einen Intelligenzdefekt und ▶ KALLMANN-*Syndrom*. Bei 80-90% der Fälle Deletionen, beim Rest Punktmutationen des Steriodsulfatase-Gens. Geht die Deletion über das Gen für die STS bzw. Ichthyose hinaus, kommt es zu Symptomen der genannten Störungen: contiguous gene syndrome. Ichthyosis follicularis mit Atrichie und Photophobie (Albinismus oculi?) sowie Kleinwuchs, Anfällen, geistiger Behinderung und z.T. leichten Skelettdysplasien (Dermotrichie-Syndrom) ebenfalls X-chromosomal mit Teilmanifestation bei Konduktorinnen (OMIM 308205) gehört wahrscheinlich auch in den Bereich des contiguous gene syndrome.

Familienberatung

Differentialdiagnose, vor allem zur ▶ *Ichthyosis vulgaris* anhand der Familienanamnese, der Art der Schuppung, der fehlenden Keratosis follicularis und unauffälliger Hautlinien. Konduktorinnen teilweise mit diskreten ichthyotischen Hautveränderungen, die mehr der Ichthyosis vulgaris ähneln, und Hornhauttrübungen im Bereich der DESCEMETschen Membran. Heterozygotennachweis durch Bestimmung der Steroidsulfatase-Aktivität in Lymphozyten und molekulargenetisch. Nach dem gleichen Prinzip und anhand einer verminderten Estrogenkonzentration im mütterlichen Blut pränatale Diagnostik möglich.

Literatur

Basler, E., M.Grompe, G.Parenti et al., Identification of point mutations in the steroid sulfatase gene of three patients with X-linked ichthyosis. Am.J.Hum.Genet. *50* (1992) 483–491.

Bonifas, J.M. and E.H.Epstein Jr., Detection of carriers for X-linked ichthyosis by Southern blot analysis and identification of one family with a de novo mutation. J.Invest.Dermatol. *95* (1990) 16–19.

Gohlke, B.C., K.Hauk, M.Fukami et al., Interstitial deletion in Xp22.3 is associated with X linked ichthyosis, mental retardation, and epilepsy. J.Med.Genet. *37* (2000) 600–602.

König, A. und R.Happle, Linear lesions reflecting lyonization in women heterozygous for IFAP syndrome (ichthyosis follicularis with atrichia and photophobia). Amer.J.Med.Genet. *85* (1999) 365–368.

Newman, R.S., N.A.Affara, J.R.W.Yates et al., Physical mapping of deletion breakpoints in patients with X-linked ichthyosis: Evidence for clustering of distal and proximal breakpoints. Proc.Roy. Soc. London B. Biol.Sci. *242* (1990) 231–239.

Voß, M., Das klinische Bild der X-chromosomal-rezessiven Ichthyose. Derm.Mschr. *171* (1985) 25–37.

OMIM 308100

Ichthyosis congenita,

Ichthyosis congenita mitis (RIECKE II), Erythrodermie congénitale ichthyosiforme sèche (BROCQ), rezessive Lamellarichthyose (bearbeitet von Voss, Leinefelde)

Genodermatosen auf der Grundlage von Genmutationen.
Es besteht eine Proliferationshyper- und -parakeratose verschiedenen Grades bei stark rarefiziertem Stratum granulosum. Heterogen. Basisdefekte bestehen in einer Verminderung der Transglutaminase1-Aktivität (TGM1) und damit in einer gestörten Quervernetzung der kovalenten Proteine Involucrin, Loricrin sowie des Small-Prolin-Rich Proteins (SPRP) mit Verhornungsstörung der Epidermis und gestörter enzymatischer Abstoßung der Epidermiszellen (Lamellar-Ichthyose, OMIM 242300) oder einem andersartigen Defekt der Quervernetzung (ε-Lysin-Transglutaminierung) von interzellulären Strukturproteinen der Keratozyten des Stratum corneum und verminderter Stabilität der Epidermis (nichtbullöse ichthyosiforme Erythrodermie, OMIM 242100). Siehe auch
▶ Neutralfett-Speicherkrankheit.

Krankheitswert

Bezüglich der Morphologie der Hautveränderungen, der Schwere und des Verlaufes unterschiedliche Bilder. In den meisten Fällen schweres Krankheitsbild post partum mit Erythrodermie und panzer- bzw. kollodiumartiger Hyperkeratose. Später unterschiedlich schwere Schuppung, von feinen Schuppen (I. simplex) bis zu hornartigen Platten (I. serpentina), die auch zu Ektropien und Gelenkkontrakturen führen können. Oft Hyperkeratosen in Ellenbeugen und Kniekehlen. Erythem, zumindest im Gesicht, typisch gespannte Gesichtshaut. Verstärkte Längskrümmung einzelner, später aller Nägel.
Seit 1985 exakte Differentialdiagnose der verschiedenen Typen auf Grund elektronenmikroskopischer Befunde möglich:
Ichthyosis congenita Typ 1, nichtbullöse Erythrodermia ichthyosiformis (BROCQ), klinisch steht eine Erythrodermie mit feiner Schuppung im Vordergrund (OMIM 242100).
Ichthyosis congenita Typ 2, Klassische Lamellar-Ichthyose. Schwerste Form. Keine oder diskrete Erytheme. Bei Geburt collodiumartige Haut (Kollodium-Baby). Hyperkeratosen ausgeprägter. Meist progredient, aber Abheilung in der Jugend möglich. Typen 1 und 2 mit klinischen Überschneidungen, Grenze fließend.
Ichthyosis congenita Typ 3, Ichthyose mit retikulärer Zeichnung. Verstärkte Ränder der großen Schuppen an Stamm und Extremitä-

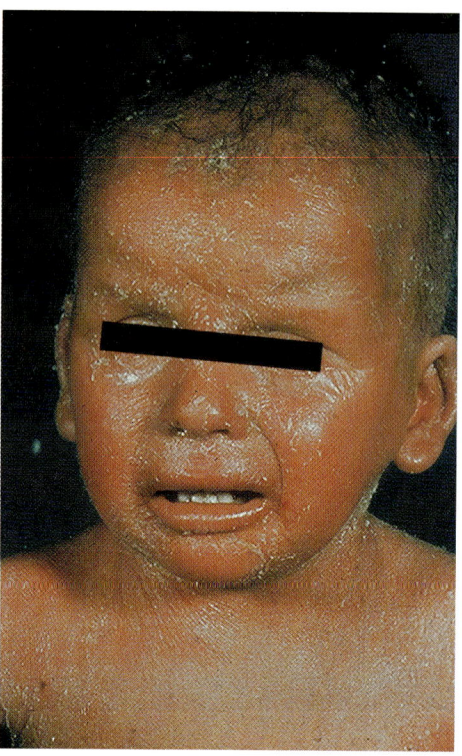

Ichthyosis congenita. Schwere lamelläre Ichthyose: Mäßige Gesichtsrötung, gespannte Haut. (M. Voß)

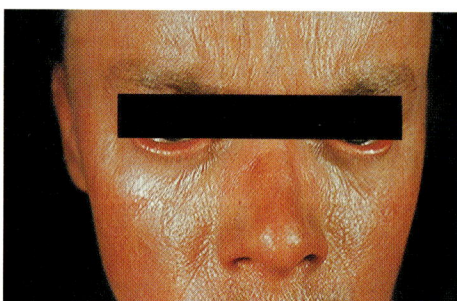

Ichthyosis congenita. Schwere lamelläre Ichthyose, Gesichtrötung, Ektropium. (M. Voß)

Ichthyosis congenita

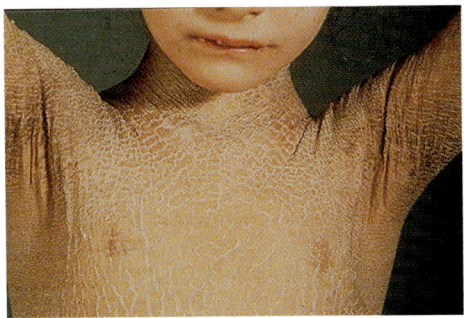

Ichthyosis congenita. Lamellar-Ichthyose: Ausgeprägte Hyperkeratosen im Kindesalter (U.W. Schnyder)

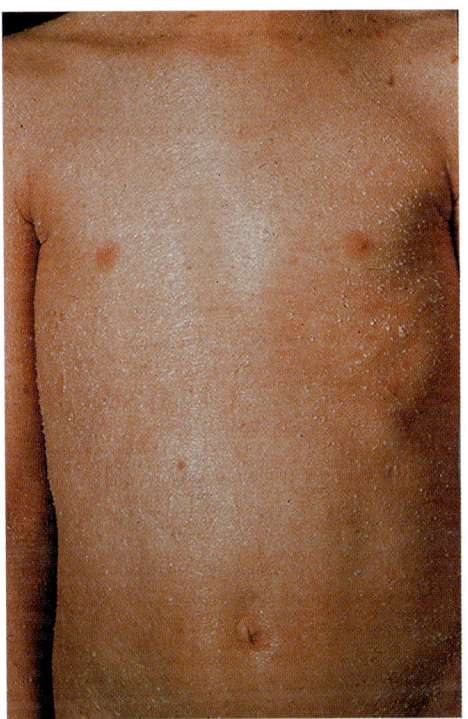

Ichthyosis congenita. Generalisierte Erythrodermie mit feiner Schuppung. (U.W. Schnyder)

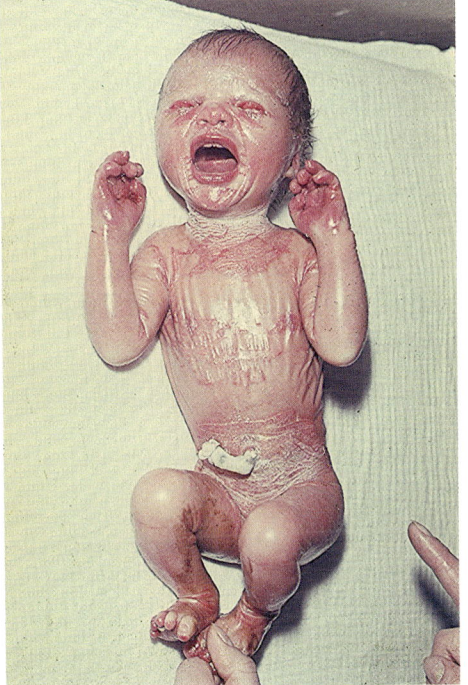

Ichthyosis congenita. Pergamentähnliche, bewegungshemmende unelastische Haut, Erythrodermie, Ektropium. "Kollodium-Baby".

ten, besonders an den Gelenkbeugen. Palmae und Plantae hyperkeratotisch verdickt. Starke interindividuelle Unterschiede im Schweregrad.

Ichthyosis congenita Typ 4 (mit cutaner Mastozytose). Frühgeburtlichkeit, follikuläre Hyperkeratosen. Eosinophilie.

Ichthyosis congenita Typ 5 mit Keratosis linearis an den Extremitätengelenken und sclerosierendem Keratoderma der Palmae (KLICK-Syndrom, OMIM 601952).

Therapiemöglichkeiten
Pflegende Maßnahmen im Sinne einer keratolytischen und fettenden Behandlung mit unterschiedlichem Erfolg. In schweren Fällen orale Retinoidtherapie. Bei Neugeborenen können Kortikosteroide lebensrettend sein.

Häufigkeit und Vorkommen
Frequenz auf 1:1 Mill. bis 150.000 geschätzt, regional unterschiedlich.

Genetik
Heterogen. Autosomal rezessiver Erbgang. In wenigen Sippen autosomal dominanter Erbgang nachgewiesen (TRAUPE et al.: Autosomal dominante Lamellarichthyose, OMIM 146750). Die starke interfamiliäre Variabilität lässt bei den verschiedenen klinischen Typen auf Heterogenie bzw. multiple Allelie schließen. Genorte: Lamellarichthyose 2q33-35 (Nordafrika) und 14q11 (*TGM1*), Typ 1 wahrscheinlich mit dem

selben Genort und gleichem Basisdefekt; 1q21 (*IVL*, Involucrin; *LOR*, Loricrin und *SPRP*), Allelie mit der Erythrokeratodermia figurata variabilis und einem Typ der ▶ *Keratosis palmoplantaris hereditaria mutilans* VOHWINKEL; 19p13.2-p13.1 (nichtlamelläre, nichterythrodermische Form, klinischer Typ 3). Weitere Genorte in 3p21 und 17p.

Familienberatung

Von einer großen interfamiliären Variabilität bei intrafamiliärer Konstanz muss ausgegangen werden. Bei Solitärfällen ist deshalb anfangs nur sehr zurückhaltend prognostisch zu beraten, weil von dem post partum stets schweren Krankheitsbild nicht auf den Verlauf geschlossen werden kann. Genaue klinische, molekulargenetische und eventuell elektronenmikroskopische Befunde und Familienanamnese wegen der Differentialdiagnose zur autosomal dominanten Lamellarichthyose und zur ▶ *X-chromosomal rezessiven Ichthyose* wichtig. Pränatale Diagnostik elektronenmikroskopisch an fetalen Hautbioptaten erst von der 24. Schwangerschaftswoche an oder molekulargenetisch möglich. Siehe auch ▶ *Neutralfett-Speicherkrankheit*.

Literatur

Brusasco, A., C.Gelmetti, F.Tradini and R.Caputo, Ichthyosis congenita type IV: A new case resembling diffuse cutaneous mastocytosis. Br.J.Dermatol. *136* (1997) 377–379.

Fisher, J., A.Faure, B.Bouadjar et al., Two new loci for autosomal recessive ichthyosis on chromosomes 3p21 and 19p12-q12 and evidence for further genetic heterogeneity. Am.J.Hum.Genet. *66* (2000) 904–913.

Krebsová, A., W.Küster, G.G.Lestringant et al., Identification, by homozygosity mapping, of a novel locus for autosomal recessive congenital ichthyosis on chromosome 17p, and evidence of further genetic heterogeneity. Am.J.Hum. Genet. *69* (2001) 216–222.

Laiho, E., J.Ignatius, H.Mikkola et al., Transglutaminase 1 mutations in autosomal recessive congenital ichthyosis: Private and recurrent mutations in an isolated population. Am.J.Hum.Genet. *61* (1997) 529–538.

Parmentier, L., H.Lakhdar, C.Blanchet-Bardon et al., Mapping of a second locus for lamellar ichthyosis to chromosome 2q33-35. Hum.Molec.Genet. *5* (1996) 555–559.

Petit, E., M.Huber, A.Rochat et al., Three novel point mutations in the keratinocyte transglutaminase (TGK) gene in lamellar ichthyosis: Significance for mutant transcript level, TGK immunodetection and activity. Eur.J.Hum.Genet. *5* (1997) 218–228.

Russel, L.J., J.J.DiGiovanna, N.Hashem et al., Linkage of autosomal recessive lamellar ichthyosis to chromosome 14q. Am.J.Hum.Genet. *55* (1994) 1146–1152.

Valquist, A., F.Ponten and A.Pettersson, Keratosis linearis with ichthyosis congenita and sclerosing keratoderma (KLICK). Acta Dermato-Venerol. *77* (1994) 103–106.

Virolainen, E., M.Wessman, I.Hovatta et al., Assignment of a novel locus for autosomal recessive congenital ichthyosis to chromosome 19p13.1-p13.2. Am.J.Hum.Genet. *66* (2000) 1132–1137.

Voß, M., Was ist aus der Ichthyosis congenita geworden? Derm.Mschr. *177* (1991) 349–353.

OMIM 190195, 242100, 242300, 601952

Ichthyosis congenita gravis (RIECKE I), Harlekinfetus

Genodermatose auf der Grundlage einer Genmutation.

Es besteht eine Proliferationshyper- und -parakeratose, die auf einer Synthesestörung des Präkeratins der Tonofibrillen (β-Keratin- anstatt Alpha-Keratinstruktur, gestörte Phosphorylierung von Profilaggrin zu Filaggrin?) in den Keratozyten beruht.

Krankheitswert

Angeboren. Ein Panzer aus dicken, 4–5 cm im Flächendurchmesser großen Hornplatten umgibt den Körper und führt zu schweren Deformitäten der Ohren, Lider, Lippen und Finger mit Harlekin-artigem Eindruck des Gesichtes. Untergewichtige, nur ausnahmsweise mit moderner Therapie am Leben zu erhaltende Neugeborene bzw. Frühgeborene, oft schon intrauterin abgestorben, bei Überleben ichthyosiforme Erythrodermie.

Therapiemöglichkeiten

Neuerdings kann Lebensverlängerung mit Retinoiden versucht werden.

Ichthyosis vulgaris

Häufigkeit und Vorkommen
Geschwisterschaften und Einzelfälle, z.T. aus Verwandtenverbindungen, beschrieben.

Genetik
Autosomal rezessiver Erbgang. Genetisch, biochemisch und histologisch klar von der ▶ *Ichthyosis congenita* abgegrenzt. Genort in 18q21-qter? (ein Fall mit Deletion).

Familienberatung
Differentialdiagnose zu anderen schweren. angeborenen Ichthyosen wichtig. Pränatale Diagnostik elektronenmikroskopisch an fetalen Hautbioptaten ab 22. Schwangerschaftswoche möglich.

Literatur
Arnold, M.L. and I.Anton-Lamprecht, Problems in prenatal diagnosis of the ichthyosis congenita group. Hum.Genet. *71* (1985) 301–311.

Lawlor, F., Progress of a harlequin fetus to nonbullous ichthyosiform erythroderma. Pediatrics *82* (1988) 870–873.

Stewart, H., P.T.Smith, L.Gaunt et al., De novo deletion of chromosome 18q in a baby with harlequin ichthyosis. Am.J.Med.Genet. *102* (2001) 342–345.

OMIM 242500, 135940

Ichthyosis congenita mitis (RIECKE II)
▶ Ichthyosis congenita

Ichthyosis follicularis mit Atrichie und Photophobie
▶ Ichthyose, X-chromosomale

Ichthyosis hystrix
▶ Ichthyosen, 4.

Ichthyosis linearis circumflexa
▶ NETHERTON-Syndrom

Ichthyosis vulgaris,
autosomal dominante Ichthyose
(bearbeitet von Voss, Leinefelde)

Genodermatose aufgrund einer Genmutation.

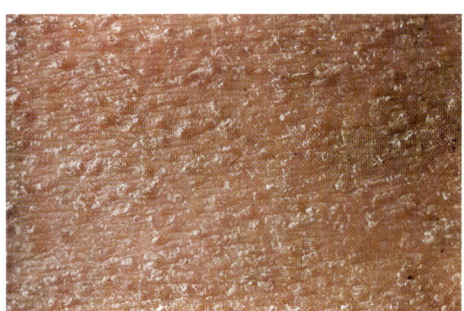

Ichthyosis vulgaris. Trockene Haut mit feinflockigen hellen Schuppen, vorzugsweise an den Streckseiten. (U.W. Schnyder)

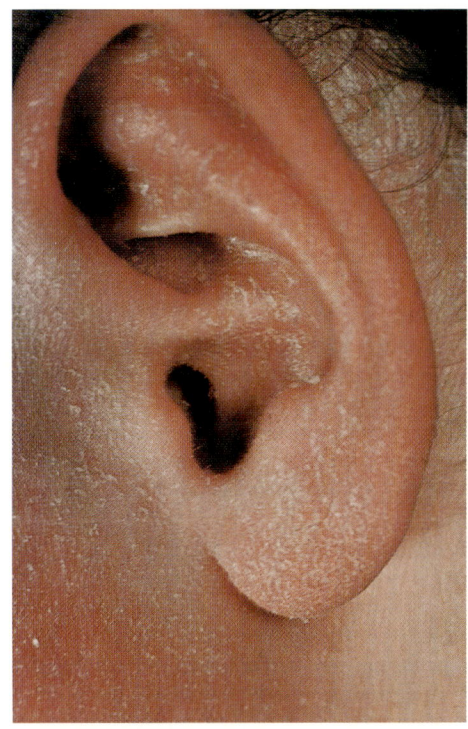

Ichthyosis vulgaris. Differentialdiagnostisch wichtige Schuppung der Ohrmuscheln. (M. Voß)

Der Basisdefekt für die Retentionshyperkeratose mit vermindertem oder fehlendem Stratum granulosum betrifft wahrscheinlich die Filaggrin-Synthese.

Krankheitswert
Erstmanifestation in den ersten Lebensjahren, noch nicht bei Geburt. Progredient bis zur Pu-

bertät, später stationär mit jahreszeitlichen Schwankungen. Diffuse Schuppung unterschiedlicher Intensität (Xerodermie, Ichthyosis simplex, Ichthyosis nitida) mit Betonung der Extremitäten-Streckseiten, wobei die Beugeseiten der großen Gelenke frei bleiben. Häufig mit Keratosis follicularis und atopischem Ekzem kombiniert. Schuppung der Ohren. Lebenserwartung und Leistungsfähigkeit nicht herabgesetzt, jedoch Beeinträchtigung durch die negative kosmetische Wirkung.

Häufigkeit und Vorkommen
Wegen der zahlreichen, kaum zu diagnostizierenden leichten bzw. abweichenden Fälle bei Reihenuntersuchungen Häufigkeit nicht exakt bestimmbar. Als Schätzwerte werden Frequenzen von 1:1 000–300 angegeben. Vorwiegend bei Weißen beschrieben, bei Negroiden und Asiaten äußerst selten.

Therapiemöglichkeiten
Keratolytische und regelmäßige fettende Behandlung mit gutem Erfolg.

Genetik
Autosomal dominanter Erbgang mit intra- und interfamiliär stark schwankender Penetranz und Expressivität. Genort 1q21 (*FLG*) Abzugrenzen ist eine autosomal dominante, auf Palmae und Plantae begrenzte schuppende Dermatose, ▶ *Keratosen, palmoplantare 1.4*.

Familienberatung
Differentialdiagnose zu anderen ichthyosiformen Hautveränderungen anhand der nur bei den Ichthyosen regelmäßig auftretenden Schuppung der Ohren. Zur Abgrenzung der ▶ *X-chromosomal rezessiven Ichthyose* sind in den meisten Fällen das unterschiedliche klinische Bild (Beugeseiten der Gelenke bleiben erscheinungsfrei) und die Familienanamnese ausreichend. Mit einer intrafamiliär stark variierenden Expressivität muss gerechnet werden.

Literatur
Schnyder, U.W., Die hereditären Ichthyosen. Schweiz. Rundschau Med. *75* (1986) 185–191.

Voß, M. und H.Schubert, Schuppung der Ohren – ein Leitsymptom der Ichthyosisgruppe? Derm.Mschr. *168* (1982) 394–397.

Williams, M.L. and P.M.Elias, Ichthyosis: genetic heterogeneity, genodermatoses, and genetic counselling. Arch.Derm. *122* (1986) 529–531.

OMIM 146700

Ichthyosis vulgaris palmoplantaris dominans TAKAHISHI
▶ Keratosen, palmoplantare 1.4

Ichthyosis mit Schwerhörigkeit
▶ Taubheit (Tab. II.R, KID-Syndrom)

Icterus gravis neonatorum
▶ Blutgruppenunverträglichkeit

Icterus intermittens juvenilis
▶ GILBERT-LEREBOULLET-Syndrom

Icterus
s.a.
▶ ROTOR-Syndrom;
▶ DUBIN-JOHNSON-Syndrom;
▶ CRIGLER-NAJJAR-Syndrom

IDDM
▶ Diabetes mellitus

Idiotie, amaurotische familiäre
▶ Gangliosidosen;
▶ GM_1-Gangliosidose

Idiotie, spastische amaurotische axonale (Typ SEITELBERGER)
▶ SEITELBERGER-Syndrom

IgA-Mangel, selektiver
▶ Dysgammaglobulinämie Typ II

IgA-Nephropathie,
BERGER-Syndrom

Im 3. Lebensjahrzehnt manifest werdende primäre Glomerulonephritis. In 30–40% der Fälle langsam progrediente Niereninsuffizienz mit Hämaturie, Proteinurie und Hypertonie. Seit Erstbeschreibung 1968 mehrere 100 Fälle bekannt, häufigste der primären Glomerulonephritiden. Weltweit verbreitet, Frequenz 1–2:100. Regionale und familiäre Häufung. Es besteht eine Hyperimmunglobulinämie mit IgA1- und Immun-IgA1-Komplex-Ablagerungen (IA-1C) in den Glomeruli, deren Ursachen wahrscheinlich unterschiedlich sind und auf Mutationen im Regulations-System des IgA-Clearence beruhen können, z.T. mit Beziehungen zum Fcα-Rezeptor (FCAR, vermindert), MHC und Complementsystem. Außerdem wurden Mutationen im Gen-Cluster der endothelialen Leukozytenadhäsions-Moleküle (Selectine E und L) gefunden. Familiär gehäuft, bei Einbeziehung subklinischer Merkmalsträger ergibt ich ein unregelmäßig dominanter Erbgang. Genorte: 6q22-23; 1q24-25 (SELE, SELL); 19q13.4 (FCAR, OMIM 147045).

Literatur
Gharavi, A.G., F.Scolari, F.P.Schena et al., IgA nephropathy, the most common cause of glomerulonephritis, is linked to 6q22-23. Nature Genet. 26 (2000) 354–359

Li, P.K.-T., A.P.Burns, A.K.L.So et al., Familial IgA nephropathy: A study of HLA class II allogenotypes in a chinese kindred. Am.J.Kidney Dis. 20 (1992) 458–462.

Takei, T., A.Iida, K.Nitta et al., Association between single-nucleotide polymorphisms in selectin genes and immunoglobulin A nephropathy. Am.J.Hum. Genet. 70 (2002) 781–786.

Tsuge, T., T.Shimokawa, S.Horikashi et al., Polymorphism in promotor region of Fcα receptor gene in patients with IgA nephropathy. Hum.Genet. 108 (2001) 128–133.

Waldo, F.B., L.Beischel and C.J.West, IgA synthesis by lymphocytes from patients with IgA nephropathy and their relatives. Kidney Int. 29 (1986) 1229–1233

Welch,T.R., A.Berry and L.S.Beischel, C4 isotype deficiency in IgA nephropathy. Pediat.Nephrol.1 (1987) 136–139.

Yano, N., K.Asakura, M.Endoh et al., Polymorphism in the Iα1 germ line transcript regulatory region and IgA productivity in patiens with IgA nephropathy. J.immunol. 160 (1998) 4936–4942.

OMIM 131210, 153240, 161950

IgM-Syndrom
▶ Dysgammaglobulinämie Typ I

Ikterus, familiärer nichthämolytischer
▶ CRIGLER-NAJJAR-Syndrom

Ikterus, hämolytischer familiärer
▶ Sphärozytose

Ikterus, konstitutioneller nichthämolytischer
▶ DUBIN-JOHNSON-Syndrom

Ikterus
▶ Icterus

Ileitis regionalis
▶ CROHN-Syndrom

Ileitis ulcerosa
▶ CROHN-Syndrom

Ileumatresie
▶ Darmatresie

ILVEN
▶ Naevus, epidermaler entzündlicher linearer verruköser

IMERSLUND-GRÄSBECK-Syndrom
▶ Perniziöse Anämie, familiäre

Iminoglyzinurie Typ I,
Iminodipeptidurie, Prolinurie

Heterogene Gruppe von tubulären Rückresorptionsstörungen für die Iminosäuren Prolin und Hydroxyprolin sowie für Glyzin vor allem aus der Nahrung und aus dem Kollagenabbau.
Das renale Ausscheidungsmuster für die drei Säuren ist bei den einzelnen Fällen bzw. Familien unterschiedlich. Bei Eltern von Kindern mit I. wird z.T. eine Hyperglyzinurie gefunden, so dass Homozygotie für das entsprechende Gen (Iminoglyzinurie Typ II, ▶ *Hyperglyzinämie, ketotische*) vermutet wurde.
Das klinische Bild ist heterogen. Schwere geistige Retardation, angeborene Taubheit aber auch weitgehend symptomloses Bestehen sind beschrieben worden. Autosomal rezessiver Erbgang.
Differentialdiagnostisch müssen ▶ *Hyperprolinämie* bzw. isolierte Prolinurie aufgrund eines ebenfalls autosomal rezessiv bedingten Prolidase-Defektes (Iminopeptidase, Peptidase D, hydrolysiert Di- und Tripeptide mit C-terminalem Prolin oder Hydroxyprolin) ausgeschlossen werden, Genort 19q13.2 (*PEPD*, OMIM 170100). Klinisch bestanden bei den etwa 30 bisher beschriebenen Fällen von Prolinurie eine Bindegewebsschwäche, Neigung zu Infektionen, Hepatosplenomegalie, Oligophrenie sowie Dermatitis und schwere Ulcera crurum. Erstmanifestation im 1. oder 2. Dezennium, kann auch symptomlos bleiben. Eine Beziehung zwischen Restaktivität der Prolidase und klinischen Erscheinungen ließ sich nicht feststellen.

Literatur
Ledoux, P., Ch.Scriver and P.Hechtman, Four novel *PEPD* allels causing prolidase deficiency. Am.J.Hum.Genet. *54* (1994) 1014–1021.

Ledoux, P., C.R.Scriver and P.Hechtman, Expression and molecular analysis of mutations in prolidase deficiency. Am.J.Hum.Genet. *59* (1996) 1035–1039.

Tanoue, A., F.Endo and I.Matsuda, Structural organization of the gene for human prolidase (peptidase D) and demonstration of a partial gene deletion in a patient with prolidase deficiency. J.Biol.Chem. *265* (1990) 11306–11311.

OMIM 170100, 242600

Iminoglyzinurie Typ II
▶ Hyperglyzinämie

Immundefekte, primäre

Über 70 ätiologisch unterschiedliche Defekte des Immunsystems sind bekannt. Die p.I. betreffen Strukturdefekte und Funktionsausfälle immunkompetenter Zellen, die zu einer verstärkten Infektionsanfälligkeit führen. Eins der gebräuchlichen Einteilungsprinzipien geht von der Beteiligung von B- und T-Zellen sowie anderer Abwehrzellen und des Komplementsystems aus.

Kombinierte Immundefekte
▶ ▶ WISKOTT-ALDRICH-Syndrom
▶ ▶ LOUIS-BAR-Syndrom
▶ ▶ Adenosin-Desaminase-Mangel
▶ ▶ *Agammaglobulinämie Typ Schweiz*, SCID
▶ Agammaglobulinämie mit Ossifikationsstörungen ▶ PARROT-Syndrom
▶ ▶ *Immuninsuffizienz, schwere, kombiniert mit Leukopenie* (SCID)
▶ ▶ *Purin-Nukleosid-Phosphorylase-Mangel*
▶ Properdin-Defekte (▶ *Complement-System, Defekte*)
▶ Immundefekt (IgA-Defizienz), Centromer Instabilität, (durch Hypomethylierung der Centromerrepeats vor allem der Chromosomen 1, 9 und 16, multiradiale Figuren), Faziale Auffälligkeiten (ICF), autosomal rezessiv. Genort 20q (*DNMT3B*, **DNA-M**ethyltransferase **3**B), Lymphozytenreifungs- und -funktionsstörung durch Genexpressionsveränderungen. 20 Fälle bekannt. OMIM 242860.

Humorale Abwehrschwäche

▶ ▶ *Agammaglobulinämie Typ* BRUTON
▶ ▶ *Dysgammaglobulinämie Typ I und II*
▶ ▶ *Hypogammaglobulinämie, primäre (erworbene)*

Zelluläre Abwehrschwäche

▶ ▶ *Agranulozytose*
▶ ▶ *Neutropenie, zyklische*
▶ ▶ *Neutrophilen-Funktionsstörung*
▶ ▶ *Granulomatose, letale, des Kindesalters*
▶ ▶ *Lymphoproliferatives Syndrom, X-chromosomales*

Siehe auch ▶ LEINER-*Syndrom*; ▶ SCHIMKE-*Syndrom*, ▶ ABT-LETTERER-SIWE-*Syndrom (*OMENN-*Syndrom)*.

Literatur

Ehrlich, M., K.L.Buchanan, F.Tsien et al., DNA methyltransferase 3B mutations linked to the ICF syndrome cause dysregulation of lymphogenesis genes. Hum.Molec.Genet. *10* (2001) 2917–2931.

Franceschini, P., S.Martino, M.Ciocchini et al., Variability of clinical and immunological phenotype of immunodeficieny-centromeric instability-facial anomalies syndrome. Report of two patients and review of the literature. Eur.J.Pediatr. *154* (1995) 840–846.

Gimelli, G., P.Varone, A.Pezzolo et al., ICF syndrome with variable expression in sibs. J.Med.Genet. *30* (1993) 429–432.

Gupta, S., New concepts in immunodeficieny disease. Immunol.Today. *11* (1990) 344–346.

Lappalainen, I., J.Ollila, C.I.E.Smith and M.Vihinen, Registries of immunodeficiency patients and mutations. Hum.Mutat. *10* (1997) 261–267.

Sawyer, J.R., C.M.Swanson, G.Wheeler and Ch.Cunniff, Chromosomal instability in ICF syndrome: Formation of micronuclei from multibranched chromosomes 1 demonstrated by fluorescence in situ hybridization. Am.J.Med.Genet. *56* (1995) 203–209.

Wijmenga, C., R.S.Hansen, G.Gimelli et al., Genetic variation in ICF syndrome: Evidence for genetic heterogeneity. Hum.Mutat. *16* (2000) 509–517.

Immunglobulin-D-Defekt

▶ Mittelmeerfieber

Immuninsuffizienz, schwere kombinierte (SCID) mit Leukopenie,

Retikuläre Dysgenesie, kongenitale Aleukie, De-VAAL-Syndrom,

Genetisch bedingte Funktionsstörung des Immunsystems auf der Grundlage einer Genmutation.

Zugrunde liegt eine Dysgenesie des gesamten Immunsystems mit Thymusepithelhypoplasie und Lymphopenie aufgrund eines Defektes der γ-Ketten der Lymphokin-Rezeptoren IL-2, -4, -7, -9 und -15 (IL2RG) oder einer γ-Ketten-assoziierten Proteinkinase (Januskinase, Jak-3) in den B-Zellen. Zum Beispiel besteht bei einer Form (der ▶ *Agammaglobulinämie Typ Schweiz*) eine Mutation des Gens für die γ-Kette des Interleukin 2. Dadurch kommt es zum Fehlen zirkulierender T-Lymphozyten bei Anwesenheit von B-Lymphozyten. Außerdem ist (primär oder sekundär) die Differenzierung und Proliferation der myeloischen Zellen gestört, so dass eine Agranulozytose besteht. Die klinische Symptomatik lässt sich davon ableiten. Bei einem selteneren B-Zellen-negativen Typ sind V-D-J-Rekombinasen (*RAG1*, *RAG2*) betroffen, wodurch keine Antigenrezeptoren gebildet werden können.

Krankheitswert

Geringe Lebenserwartung durch Anfälligkeit gegen jede Art von Infektionen von Geburt an. Nur unter gnotobiotischen Bedingungen werden die ersten Lebenswochen überlebt. Neben diesen schweren kombinierten Immunmangelkrankheiten kommen Fälle mit Neigungen zu rezidivierenden Virus-, bakteriellen und Pilzinfektionen vor, die ein Überleben des Kindesalters gestatten. Bei diesen sind T- und B-Zellen unterschiedlich betroffen.

Therapiemöglichkeiten

Vitamin- und Mineralsubstitution unter gnotobiotischen Bedingungen wichtig. Knochenmarktransplantation aussichtsreich.

Häufigkeit und Vorkommen

Von der schweren Form bisher etwa 15 z.T. Geschwisterfälle beschrieben, darunter nur 2 Mädchen. Andere Formen ebenfalls vorwiegend im männlichen Geschlecht.

Immunozytom

Genetik

Heterogen, jeweils mehrere X-chromosomale und autosomal rezessive Formen. Bei einer autosomalen Form fehlen die Genprodukte des MHC-II-Komplexes und wahrscheinlich primär die β2-Mikroglobuline (OMIM 242870). Ebenfalls autosomal rezessiv ist eine letale Form mit Rhizomelie und anderen Skelettdysplasien und eine Form nordamerikanischer Indianer, Genort 10p15-14 (OMIM 602450). B-Zell-negativer Typ, Genorte: 11p13 (*RAG1*, Recombination-Activation-Gen-1, OMIM 601457 und *RAG2*); 19p13.1 (*JAK3*, OMIM 600173). X-chromosomal: ▶ *Agammaglobulinämie Typ Schweiz* (OMIM 300400, Genort Xq13.1, *IL2RG*); Form mit T-Zell-Defekt und fehlendem Leucocyte-adherence-Glykoprotein (OMIM 308220) sowie Einzelbeschreibungen.

Familienberatung

Familienanamnestische Feststellung des Erbganges und Differentialdiagnose zu anderen Immundefekten wichtig. Konduktorinnen der X-chromosomalen Formen an der nicht zufälligen Inaktivierung des X-Chromosoms in den B-Zellen erkennbar. Pränatale Diagnose je nach Typ unterschiedlich mit molekulargenetischen Methoden oder anhand der HLA-Expression in Fruchtwasserzellen möglich.

Literatur

Brooks, E.G., F.C.Schalstieg, D.P.Wirt et al., A novel X-linked combined immunodeficiency disease. J.Clin.Invest. *86* (1990) 1623–1631.

Buckley, R.H., R.I.Schiff, S.E.Schiff et al., Human severe combined immunodeficiency: genetic, phenotypic, and functional diversity in one hundred eight infants. J.Pediatr. *130* (1997) 378–387.

Gougeon, M.L., G.Drean, F.Le Deist et al., Human severe combined immunodeficiency disease: Phenotypic and functional characteristics of peripheral B lymphocytes. J.Immunol. *145* (1990) 2873–2879.

Levinsky,R.J. and K.Tiedemann, Successful bone-marrow transplantation for reticular dysgenesis. Lancet 1983/I, 671–673.

Li, L., D.Drayna, D.Hu et al., The gene for severe combined immunodeficiency disease in Athabascan-speaking native Americans is located on chromosome 10p. Am.J.Hum.Genet. *62* (1998) 136–144.

Macchi, P., A.Villa, S.Giliani et al., Mutations of *Jak-3* gene in Patients with autosomal severe combined immune deficiency (SCID). Nature *377* (1995) 65–68.

McDermot, K.D., R.M.Winter, J.S.Wigglesworth et al., X chromosome linked immunodeficiency. Immunodefic.Rev. *2* (1990) 235–251.

Puck, J.M., Molecular and genetic basis of X-linked immunodeficiency disorder. J.Clin.Immunol. *14* (1994) 81–89.

Puck, J.M., S.M.Deschenes, J.C.Porter et al., The interleukin-2 receptor gamma chain maps to Xq13.1 and is mutated in X-linked severe combined immunodeficiency, SCIDX1. Hum.Mol.Genet. *2* (1993) 1099–1104.

Schwarz, K., G.H.Gauss, L.udwig et al., *RAG* mutations in human B cell-negative SCID. Science *274* (1996) 97–99.

Strobel, Short stature/short limb skeletal dysplasia with severe combined immunodeficiency and bowing of the femora: Report of two patients and review. J.Med.Genet. *28* (1991) 10–17.

OMIM 267500, 308240, 602450

Immunozytom
▶ Makroglobulinämie WALDENSTRÖM;
▶ Plasmozytom

IMPERATO-MCGINLEY-Syndrom
▶ Pseudohermaphroditismus masculinus

Incontinentia pigmenti
▶ BLOCH-SULZBERGER-Syndrom

Incontinentia pigmenti achromians ITO,
Hypomelanosis ITO

Genetisch bedingter uneinheitlicher neurokutane Phänotyp auf unterschiedlicher genetischer Grundlage.

Kein einheitlicher Basisdefekt. Bei den meisten Fällen lässt sich ein Zellmosaik aus normalen und mutierten Zellklonen nachweisen, auf das die Pigmentierungsanomalien hinweisen.

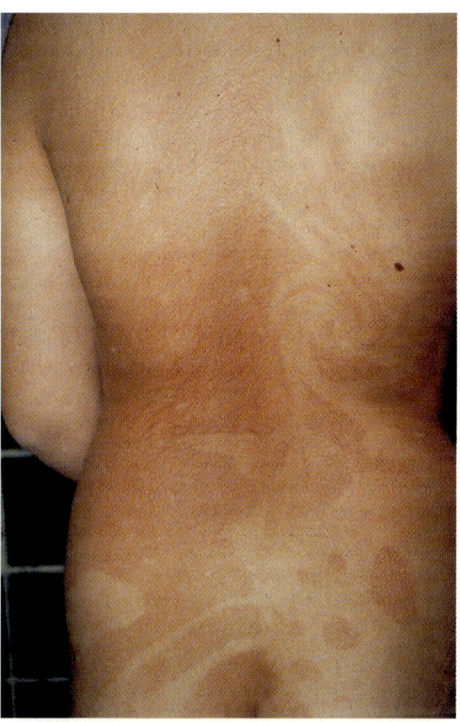

Incontinentia pigmenti achromians Ito. Wirbel- und Blatt-förmige Hypopigmentierung (phyloider Typ nach Happle). Chromosomen-Mosaik 46,XX/47,XX,+13. (D. Horn)

Krankheitswert
Erstmanifestation im frühen Kindesalter. Je nach Zusammensetzung des Mosaiks geistige Retardation, Strabismus, Myopie und andere Augenanomalien. Funktionsstörungen der Skelettmuskulatur, Skelettanomalien. Typische strich- oder girlandenförmige, den BLASCHKO-Linien folgende und an der Mittellinie endende oder wechselnde, seltener blattförmige Hyper-/Hypopigmentierung ohne entzündliches Vorstadium. Zahndysplasien. Hemimegalenzephalus und andere asymmetrische Auffälligkeiten der Hirnstruktur, z.T. mit EEG-Anomalien und epileptischen Anfällen. Weitere sehr unterschiedliche fakultative Symptome.

Therapiemöglichkeiten
Unbekannt.

Häufigkeit und Vorkommen
Seit Erstbeschreibung 1953 mehr als 100 Fälle publiziert. Frequenz 1:8.000. Vorkommen in aufeinanderfolgenden Generationen bekannt, wobei die Abgrenzung vom BLOCH-SULZBERGER-Syndrom retrospektiv nicht immer eindeutig ist. Gynäkotropie 1:2,5.

Genetik
Heterogen. Mosaike bzw. Chimären mit verschiedenen Chromosomenaberrationen (Trisomien 13 und 18, unterschiedliche strukturelle Aberrationen, Monosomien und Trisomien) oder vermutlich auch letalen Genmutationen sowie X-Autosomen-Translokationen. Ob außerdem noch monogene Formen existieren, ist unklar: Autosomaler (9q33) Genort oder Translokation Xq11 (Genort des ▶ BLOCH-SULZBERGER-Syndroms 1)?

Familienberatung
Differentialdiagnose zu ▶ BLOCH-SULZBERGER-Syndrom, ▶ ALBRIGHT-Syndrom und ▶ NAEGELI-Syndrom vor allem anhand der andersartigen und nicht vorwiegend auf den Stamm beschränkten unregelmäßigen Pigmentierungsanomalien ohne entzündliches Stadium im Neugeborenenalter wichtig. Siehe auch ▶ Naevi pigmentosi. Pigmentierungsunterschiede auch im Augenhintergrund erkennbar. Im MRT porenzephalieartig-zystische Aufhellungen. Zytogenetischer Nachweis von Mosaiken sollte möglichst an unterschiedlichen Geweben versucht werden. Ein Risiko besteht nur für Kinder von Merkmalsträgern, wobei prognostisch vor allem die zentralnervösen Störungen in Betracht gezogen werden müssen.

Literatur
Battistelle, P.A., A.Peserico, P.Bertoli et al., Hypomelanosis of ITO and hemimegalencephaly. Child's Nerv.Syst. 6 (1990) 421–423.

Happle, R., Pigmentary patterns associated with human mosaicism: a proposed classification. Eur.J. Dermatol. 3 (1993) 170–174.

Kaiser, M., L.B.Henderson, J.Kreutzman et al., BLASCHKOlinear skin pigmentary variation due to trisomy 7 mosaicism. Am.J.Med.Genet. 95 (2000) 281–284.

Küster, W. and A.König, Hypomelanosis of ITO: No entity, but a cutaneous sign of mosaicism. Am.J. Med.Genet. 85 (1999) 346–350.

Ritter, C.L., M.W.Steele, S.L.Wenger and B.A.Cohen, Chromosome mosaicism in hypomelanosis of ITO. Am.J.Med.Genet. 35 (1990) 14–17.

Rott, H.D., G.E.Lang, W.Huk and R.A.Pfeiffer, Hypomelanosis of Ito (incontinentia pigmenti achromians). Ophthalmological evidence for somatic mosaicism. Ophthalmic Paediatr.Genet. *11* (1990) 273–279.

Vormittag, W., C.Ensinger and M.Raff, Cytogenetic and dermatoglyphic findings in a familial case of hypomelanosis of Ito (incontinentia pigmenti achromians). Clin.Genet. *41* (1992) 309–314.

Willliams, D.W.II and A.D.Elster, Cranial MR imaging in hypomelanosis of Ito. J.Comput.Ass.Tomogr. *14* (1990) 981–983.

OMIM 146150

Incontinentia pigmenti Typ Franceschetti-Jadassohn
▶ Naegeli-Syndrom

Indikanurie
▶ Blue-diaper-Syndrom

Induratio penis plastica
▶ De-la-Peyronie-Syndrom

Infantile Spasmen-Syndrom
▶ Lissenzephalie

Infertilität
▶ Aborte

Insley-Astley-Syndrom
▶ Marshall-Syndrom

Insomnie, fatale familiäre,
Fatale Familiäre Insomnie (FFI)

Von bisher nur wenigen aber sehr großen Sippen beschriebene Schlafunfähigkeit mit Dysautonomie, motorischen Störungen und selektiver Thalamus-Atrophie. Innerhalb weniger Monate zum Tode führend. Prionopathie (▶ Creutzfeldt-Jakob-Syndrom). Molekulargenetisch anhand der Mutation (Codon 178) im Prion-Gen (*PRNP*) nachweisbar. Genetisch noch unklar, da dieselbe Mutation in anderen Sippen zum Creutzfeldt-Jakob-Syndrom führt. Zusammenhang mit einem Polymorphismus im Gen (Codon 129) wird vermutet. Wahrscheinlich lässt sich jedoch die klinische und hirntopographische Trennung zwischen FFI und Creutzfeldt-Jakob-Syndrom nicht aufrechterhalten. Autosomal dominanter Erbgang, Genort 20pter-p12 (*PRNP*).

Literatur
Kretzschmar, H.A. and O.Windl, Spongiforme Enzephalopathien. In Rieß, O. und L.Schöls (Hrsg.) Neurogenetik. Molekulargenetische Diagnostik neurologischer Erkrankungen. Verl. W. Kohlhammer, Stuttgart, 2. Aufl. 2002, S. 145–155.

Lugaresi, E., R.Medori, P.Montagna et al., Fatal familial insomnia and dysautonomia with selective degeneration of thalamic nuclei. New Engl.J.Med. *315* (1996) 997–1004

Medori, R., P.Montagna, H.J.Trischler et al., Fatal familial insomnia: A second kindred with mutation of prion gene at codon 178. Neurology *42* (1992) 669–670.

Nagayama, M., Y.Shinohara, H.Furukawa and T.Kitamoto, Fatal familial insomnia with a mutation at codon 178 of the prion protein gene: First report from Japan. Neurology *47* (1996) 313–316.

Pierluigi, G., P.Parchi, R.B.Petersen et al., Fatal familial insomnia and familial Creutzfeldt-Jakob disease: Clinical, pathological and molecular features. Brain Pathol. *5* (1995) 43–51.

Reder, A.T., A.S.Mednick, P.Brown et al., Clinical and genetic studies of fatal familial insomnia. Neurology *45* (1995) 1068–1074.

OMIM 176640

Insulin-like growth factor (IGF, Somatomedine)
▶ Zwergwuchs-Syndrom, hypophysäres II

Intelligenzdefekte,
Schwachsinn, Oligophrenie, geistige Behinderung

Heterogene, polyätiologische Gruppe von geistiger Minderbegabung mit fließenden Übergängen zur normalen Intelligenz einerseits und zu schwerer Oligophrenie andererseits.

Krankheitswert
Angeboren oder postnatal erworben durch Geburtstraumen sowie postnatale Hirnerkrankungen. IQ und EQ (Intelligenzalter : Lebensalter) unter 70, je nach Schwere Debilität (70–50), Imbezillität (50–20) und Idiotie (unter 20). Meistens bestehen auch somatische Auffälligkeiten und Verhaltensstörungen unterschiedlicher Schwere.

Therapiemöglichkeiten
Je nach Grad der I. Sonderschulförderung bzw. pädagogisch-konservative Maßnahmen mit unterschiedlichem Erfolg. Die Bedeutung individuell gezielter Förderung unter Ausnutzung meist existierender Teilfähigkeiten oder -begabungen ist in der nahen Vergangenheit unterschätzt worden.

Häufigkeit und Vorkommen
Regional unterschiedlich, Frequenz 1:100–33, durchschnittlich 1:70. Etwa 50% der Fälle ohne körperliche Behinderung sind dem ▶ MARTIN-BELL-Syndrom zuzurechnen, Androtropie: 1,5:1.

Genetik
Beteiligung genetischer Faktoren je nach Ätiologie unterschiedlich.
a) Symptomatisch bei Stoffwechseldefekten (autosomal rezessiver oder X-chromosomaler Erbgang) oder anderen monogen bedingten Leiden, z.B. ▶ Hypothyreosen, ▶ JOUBERT-Syndrom.
b) Nach Kernikterus, ▶ Blutgruppenunverträglichkeit.
c) Bei Anomalien des Karyotyps: DOWN-Syndrom, PRADER-WILLI-Syndrom u.a.
d) MARTIN-BELL-Syndrom, 15–20% aller XLMR-Fälle.
e) Spezifische syndromatisch und nicht-syndromatische geistige Retardation. Monogen bedingt zum großen Teil ohne erkennbare physische (ursprünglich als RENPENNING-Syndrom bezeichnet, dieses jetzt eingeengt auf MRX mit leichtem Mikrozephalus, Genort Xp11) oder bisher bekannte biochemische Anomalie (wahrscheinlich zu a) gehörig): Gewöhnlich X-chromosomal, vorwiegend im männlichen Geschlecht. Mehr als 60 Genorte für unspezifische geistige Retardation (MRX, Mentale Retardation auf dem X-Chromosom) und mehr als 130 spezifische syndromatischen Formen (XLMR, X-Linked Mentale Retardation auf dem X-Chromosom) auf dem X-Chromosom bekannt (▶ Tabelle). Ca. 20% der mit der Intelligenzentwicklung zusammenhängenden Gene sind auf dem X-Chromosom lokalisiert. Für die unspezifische, nichtsyndromatische X-chromosomale geistige Behinderung wird eine Frequenz von etwa 1:4000 angenommen. Davon bisher 11 Gene identifiziert: *FACL4, ARHGEF6* (Xq26, Guanin-Nukleotid-Exchange-Faktor), *FMR2* (▶ MARTIN-BELL-Syndrom), *GDI1*(Xq28), *RPS6KA3* (Xp22, ▶ COFFIN-LOWRY-Syndrom), *IL1RAPL* (Xp23-22.13), *TM4SF2, OPHN1* (Xq12, Oligophrenin1), *PAK3* (Xq23), *HOPA* (Xq13), *MECP2* (Xq28, ▶ RETT-Syndrom). Bei Einbeziehung benachbarter Gene in die Mutation kann es zu einer erweiterten Symptomatik (contiguous gene syndrome) und syndromatischen Formen kommen. Die Grenzen zwischen Minderbegabung, unspezifischer isolierter geistiger Behinderung und syndromatischen bzw. symptomatischen Formen sind unscharf.

f) Weitere X-chromosomale Formen mit Begleitsymptomen: LUJAN-Syndrom mit MARFANoidem Habitus (▶ MARFAN-Syndrom OMIM 309520), Typ SNYDER-ROBINSON mit Dystonie und Ataxie (OMIM 309583, s.a. ▶ Kleinhirnhypoplasie: ALLAN-HERNDON-DUDLEY-Syndrom), ▶ BÖRJESON-FORSSMAN-LEHMANN-Syndrom, ▶ WILSON-TURNER-Syndrom (OMIM 309585), ▶ JUBERG-MARSIDI-Syndrom u.a.

g) Unspezifische geistige Entwicklungsverzögerung und Behinderung durch Subtelomer-Defekte.

h) Multifaktoriell bedingt unter Beteiligung X-chromosomaler Gene und ungünstiger Umwelt- bzw. Milieufaktoren: Debilität.

Intelligenzdefekte

Tabelle
Auswahl von Loci auf dem X-Chromosom, die isoliert (MRX) oder syndromatisch (MRXS) die Intelligenzentwicklung beeinträchtigen, nach LUBS et al. 1996 und HÄNE et al. 1996.

Xp22.3-p21.3	SNYDER-ROBINSON-Syndrom (OMIM 309583); GOLTZ-GORLIN-S.
Xp22.3-p21.1	MRX21; ▶ NANCE-HORAN-Syndrom
Xp22.2-p22.1	MRX2
Xp22.2-p22.13	▶ COFFIN-LOWRY-Syndrom
Xp22.12-p11.4	MRX33
Xp22.1-p21.2	MRX36
Xp22	MRX19
Xp22	FRIED-Syndrom: Spast. Diplegie, Hydrozephalus, Basalganglienverkalkung
Xp22	PARRINGTON-Syndrom (OMIM 309510); MRXS1; ▶ BBB-Syndrom
Xp22	AICARDI-Syndrom; ▶ Oro-Fazio-Digitales Syndrom
Xp22	▶ RUD-Syndrom
Xp22	MIDAS (▶ Sklerocornea; Mikrophthalmie)
Xp22.13-p21.1	MRX38: mit Makrozephalus und Anfällen
Xp22.1-p21.1	MRX19
Xp22.1-p21.2	MRX32
Xp21.1-p22.11	MRX15: mit neonataler Hypotonie
Xp21.1-p11.22	PRIETO-Syndrom (OMIM 309610); MRXS2
Xp21-p11	Ataxie, Autismus, Demenz (OMIM 312750)
Xp11	RENPENNING-Syndrom (OMIM 309500)
Xp11.22	▶ AARSKOG-Syndrom
Xp11.2-p11.23	MRX78
Xp21.1-q22	ZOLLINO-Syndrom (OMIM 600100)
Xp21-q22	SUTHERLAND-HAAN-Syndrom (OMIM 309470); MRXS3
Xp22-q27.2	mit isoliertem Wachstumshormon-Mangel (▶ Zwergwuchs, hypophysärer)
Xp22.1-q22	MILES-Syndrom (OMIM 309605); MRXS4
Xq13.3	Oligophrenin1; JUBERG-MARSIDI-Syndrom; MENKES-Syndrom
Xq21.33-q22	MRX26
Xq26-q27	▶ BJÖRESON-FORSSMAN-LEHMANN-Syndrom
Xq24-q26	MRX27
Xq24-q28	▶ SIMPSON-GOLABI-BEHMEL-Syndrom
Xq24-q28	MRX3; MRX6; MRX25; MRX27; MRX35
Xq26-q27.1	PETTIGREW-Syndrom (OMIM 304340)
Xq27-q28	CHRISTIAN-Syndrom mit Skelettdysplasien, Parese des VI. Hirnnnerven (OMIM 309620); ▶ Oto-Palato-Digitales-Syndrom
Xq27.3	Fragile X, ▶ MARTIN-BELL-Syndrom
Xq28	MRX28
Xq28	▶ BLOCH-SULZBERGER-Syndrom II
Xq28	MRX41
Xq28	MRX48
Xq28	▶ Dyskeratosis congenita

i) Exogen bedingt durch intrauterine oder postnatale Infektionen, Anoxie, Traumen oder Intoxikationen: ▶ *Embryofetopathien.*

Familienberatung

Anamnestisch Auschluss exogener Ursachen vor allem bei sporadischen Fällen wichtig. Bei symptomatischen I. infolge von Stoffwechseldefekten, Chromosomenanomalien oder Kernikterus s. entsprechende Krankheitsbilder. Sind in einer Familie vorwiegend Knaben betroffen, muss an eine X-chromosomale Grundlage gedacht werden (▶ *MARTIN-BELL-Syndrom*). Konduktorinnen in diesen Fällen eventuell an einer gering verminderten Intelligenz erkennbar. Das größte Problem stellen die multifaktoriellen familiären Intelligenzdefekte (meist Debilität) dar. Minderintelligente haben gewöhnlich Partner von einer ebenfalls unterdurchschnittlichen Intelligenzstufe (Paarungssiebung). Daraus resultieren sekundär nachteilige Milieufaktoren, die sich mit den genetischen addieren können. Das empirische Risiko für Verwandte 1. Grades eines Merkmalsträgers wird je nach familiärer Situation mit 25 bis 30% angegeben, bei Verwandten 2. Grades mit 10 bis 15%. Eine Schwierigkeit liegt dabei in der unscharfen Grenze zu der noch im Bereich des Physiologischen liegenden Minderbegabung oder Lernbehinderung. Bei Imbezillität und Idiotie ist mit einer stark herabgesetzten effektiven Fruchtbarkeit zu rechnen.

Literatur

Bienvenu, T., V.des Portes, A.Saint Martin et al., Non-specific X-linked semidominant mental retardation by mutations in a Rab GDP-dissociation inhibitor. Hum.Molec.Genet. 7 (1998) 1311–1315.

Claes, S., A.Vogels, M.Holvoet et al., Regional localization of two genes for nonspecific X-linked mental retadation to Xp11.3-p22.2 (MRX49) and Xp11.3-p11.21 (MRX50). Am.J.Med.Genet. 73 (1997) 4 (1997) 474–479.

Glass, I.A., E.M.White, M.J.Pope et al., Linkage analysis in a large family with nonspecific X-linked mental retardation. Am.J.Med.Genet. 38 (1991) 240–243.

Häne, B, R.J.Schroer, J.F.Arena et al., Nonsyndromatic X-linked mental retardation: Review and mapping of MRX29 to Xp21. Clin.Genet. 50 (1996) 176–183.

Kutsche, K., H.Yntema, A.Brandt et al., Mutations in *ARHGEF6*, encoding a guanine nucleotide exchange factor for Rho GTPases, in patients with X-linked mental retardation. Nature Genet. 26 (2000) 247–251.

Lubs, H.A., P.Chiurazzi, J.F.Arena et al., XLMR genes: Update 1996. Am.J.Med.Genet. 65 (1996) 147–157.

Miles, J.H. and N.J.Carpenter, Unique X-linked mental retardation syndrome with fingertip arches and contractures linked to Xq21.31. Am.J.Med.Genet. 38 (1991) 215-223.

Neri, G., F.Gurrieri, A.Gal and H.A.Lubs, XLMR genes: Update 1990. Am.J.Med.Genet. 38 (1991) 186–189.

Pettigrew, A.L., L.G.Jackson and D.H.Ledbetter, New X-linked mental retardation disorder with DANDY-WALKER malformation, basal ganglia disease, and seizures. Am.J.Med.Genet. 38 (1991) 200–207.

Philibert, R.A., S.L.Winfield, P.Damschroder et al., The genomic structure and developmental expression patterns of the human OPA-containing gene (*HOPA*). Hum.Genet. 105 (1999) 174–178.

Samanns, C., R.Albrecht, M.Neugebauer et al., Gene for non-specific mental retardation maps in the pericentric region. Am.J.Med.Genet. 38 (1991) 224–227.

Stevenson, R.E., Splitting and lumping in the nosology of XLMR. Am.J.Med.Genet. 97 (2000) 174–182.

Strain, L., A.F.Wright and D.T.Bonthron, FRIED syndrome is a distinct X linked mental retardation syndrome mapping to Xp22. J.Med.Genet. 34 (1997) 535–540.

Watty, A., F.Prieto, M.Beneyto et al., Gene localization in a family with X-linked syndromal mental retardation (PRIETO syndrome). Am.J.Med.Genet. 38 (1991) 234–239.

Wijsman, E.M., D.Peterson, A.-L.Leutenegger et al., Segregation analysis of phenotypic components of learning disabilities. I. Nonword memory and digit span. Am.J.Hum.Genet. 67 (2000) 631–646.

Intersexualität

▶ Pseudohermaphroditismus masculinus

Irido-Dentale Dysplasie

▶ RIEGER-Syndrom

Iridogoniodysgenesie, Iridogoniale Dysgenesie
▶ Glaukom;
▶ Rieger-Syndrom

Irisaplasie
▶ Aniridie

Ischio-Patella-Dysplasie
▶ Patella-Aplasie, Patella-Hypoplasie

Iso-Kikuchi-Syndrom
▶ Anonychie

Isomerie
▶ Kartagener-Syndrom

Isoniazid-Inaktivierung, verlangsamte

Genetisch bedingter, pharmakogenetisch wirksamer Enzymdefekt auf der Grundlage einer Genmutation.
Der Gendefekt manifestiert sich in einem Mangel an Arylamin-N-Azetyltransferase-II-(AACII-) Aktivität in der Leber. Dadurch wird das vor allem bei der Tuberkulose-Therapie angewandte Isoniazid (im deutschen Schrifttum üblich: Isonikotinsäurehydrazid, INH) nur langsam azetyliert und inaktiviert. Die therapeutische Wirkung des INH wird dadurch nicht beeinflusst. Es kommt jedoch schneller als bei normaler Azetyltransferase-Aktivität zu toxischen Nebenwirkungen, die vor allem in Störungen des Tryptophanstoffwechsels und in peripheren Neuritiden bestehen.

Krankheitswert
Typische, auch für INH-Langzeitbehandlung bekannte Störungen des peripheren Nervensystems, Neuritiden, psychoseartige Verhaltensweisen.

Therapiemöglichkeiten
Die Nebenerscheinungen der INH-Therapie können durch gleichzeitige Pyridoxin-Gaben verhindert werden.

Häufigkeit und Vorkommen
In den einzelnen Rassen unterschiedlich. Bei Weißen und Schwarz-Afrikanern 52–56% mit verlangsamter INH-Inaktivierung, bei Japanern 11%.

Genetik
Autosomal rezessiver Erbgang. Verschiedene Grade auf der Grundlage einer multiplen Allelie. Genort 8p23.1-p21.3 ($AAC2 = NAT2$).

Familienberatung
Nachweis anhand des hohen INH-Gehaltes (nicht azetyliert) in Blut und Harn nach Belastung oder in vitro mit Sulfamethazin oder Coffein als Substrat. Nach dem gleichen Prinzip Heterozygotentest möglich. Der pharmakogenetische Effekt kann durch entsprechende Therapieanordnung vermieden werden.

Literatur
Blum, M., D.M.Grant, W.McBride et al., Human arylamine N-acetyltransferase genes: isolation, chromosomal localization, and functional expression. DNA Cell Biol. 9 (1990) 193–203.

Lin, H.J., C.-Y.Han, B.K.Lin and S.Hardy, Slow acetylator mutations in the human polymorphic acetyltransferase gene in 786 Asians, blacks, Hispanics, and whites. Application to metabolic epidemiology. Am.J.Hum.Genet. 52 (1993) 827–834.

Vatsis, K.P., K.J.Martell and W.W.Weber, Diverse point mutations in the human gene for polymorphic N-acetyltransferase. Proc.Nat.Acad.Sci. 88 (1991) 6333–6337.

OMIM 243400

Isoretinoin-Embryopathie
▶ Retinoid-Embryofetopathie

Isovalerianazidämie

Genetisch bedingter Enzymdefekt auf der Grundlage einer Genmutation.
Der Gendefekt manifestiert sich in einem Mangel an verzweigtkettiger mitochondrialer Isovaleryl-CoA-Dehydrogenase (IVD). Dadurch wird das Isovaleryl-CoA aus dem Leuzinstoffwechsel nicht zu β-Methylcrotonyl-CoA dehydrogenisiert. Es kommt zur starken Erhöhung der Isovaleriansäurekonzentration im Serum mit Ketoazidose und sekundärer Hyperglyzinämie, woraus sich die klinischen Erscheinungen erklären. Bei geringer Leuzinbelastung reicht die Ausscheidung über einen Nebenweg (Konjugation mit Glyzin) zur Kompensation aus.

Krankheitswert
Erstmanifestation in den ersten Lebenstagen. Erbrechen, Dehydratation, lebensgefährliche komaartige Zustände nach Genuss eiweißreicher Speisen. Fakultativ Verzögerung der geistigen und körperlichen Entwicklung. Charakteristischer Körpergeruch nach Butter- und Isovaleriansäure. Thrombo- und Leukozytopenie, Neigung zu Infekten und zu dadurch bedingten ketoazidotischen Episoden. Hämorrhagien. Aversionen gegenüber eiweißreichen Speisen. Verschiedene klinische Typen, von denen ein akuter neonataler (Typ I) und ein chronischer intermittierender (Typ II) die wichtigsten sind.

Therapiemöglichkeiten
Eiweißarme, besonders leuzinarme Diät führt zur Normalisierung der klinischen Erscheinungen. Gaben von Glyzin können ketoazidotische Anfälle mildern.

Häufigkeit und Vorkommen
Seit Erstbeschreibung 1966 mehr als 30 sporadische und Geschwisterfälle publiziert.

Genetik
Autosomal rezessiver Erbgang. Mehrere allele Formen: Neonatale Form mit geringer Lebenserwartung. Chronische Form mit nur anfallsweise klinischen Erscheinungen. Weitere Allele und Compound-Heterozygote. Genort 15q13-15 (*IVD*).

Familienberatung
Diagnose und Nachweis anhand des Geruches und der hohen Isovaleriansäure- und 3-Hydroxyvaleriansäure-Ausscheidung im Urin sowie der Enzymbestimmung in Fibroblasten. Nach dem gleichen Prinzip pränatale Diagnostik aus Chorionzotten, kultivierten Fruchtwasserzellen und Fruchtwasser im ersten oder zweiten Trimenon möglich. Differentialdiagnose zu ▶ *Hyperglyzinämie*, ▶ *Glutar-*, ▶ *3-Methylcrotonylglycin-*, ▶ *Propion-* und ▶ *Methylmalonazidurie* notwendig. Früherkennung und sofortige Einleitung einer entsprechenden Ernährung wichtig.

Literatur
Kleijer, W.J., M.Van der Kraan, J.G.M.Huijmans et al., Prenatal diagnosis of isovaleric acidemia by enzyme and metabolic assay in the first and second trimester. Prenatal Diagn. *15* (1995) 527–533.

Vockley, J., M.Nagao, B.Parimoo and K.Tanaka, The variant human isovaleryl-CoA dehydrogenase gene responsible for type II isovaleric acidemia determines an RNA splicing error leading to the deletion of the entire second coding exon and the production of a truncated precursor protein that interacts poorly with mitochondrial important receptors. J.Biol.Chem. *267* (1992) 2494–2501.

OMIM 243500

IVEMARK-Syndrom,
Asplenie-Syndrom; Milzagenesie

Komplex embryonaler mesodermaler Hemmungsfehlbildungen unklarer Ätiologie.
Die Fehlbildungen gehen auf eine Entwicklungsstörung vor allem der embryonalen Milzanlage und des Atrioventrikularkanals während der 1. Hälfte des 2. Embryonalmonats zurück. Ein Basisdefekt ist unbekannt. Ätiopathogenetische Beziehungen bestehen zum ▶ *Polysplenie-Syndrom* und zum ▶ KARTAGENER-*Syndrom*, indem es sich beim IVEMARK-Syndrom wahrscheinlich um eine Rechts-Isomerie-Sequenz handelt.

Krankheitswert
Milzagenesie oder -hypoplasie, z.T. auch Polysplenie (mehrere akzessorische Milzen). Außerdem verschiedenartige kardiovaskuläre Fehlbil-

dungen mit Zyanose, Dysplasien und Lageanomalien der Baucheingeweide (Situs ambiguus, Situs inversus, Organsymmetrie), Anomalien der Lungenlappung. Tod meistens innerhalb des 1. Lebensjahres infolge der Herzfehler und einer starken Infektanfälligkeit (Sepsis). IVEMARK 2 (OMIM 208530) ▶ *Zystennieren, autosomal rezessive (Reno-Hepato-Pankreas-Syndrom).*

Therapiemöglichkeiten
Chirurgische Korrektur bisher erfolglos. Prophylaktische Antibiotika-Gaben lebensverlängernd.

Häufigkeit und Vorkommen
Über 200 Fälle publiziert. Überwiegend sporadisch, mehrmals Auftreten bei Geschwistern beschrieben. Androtropie.

Genetik
Genetische Grundlage noch unsicher. Aufgrund der Geschwisterfälle, z.T. bei Konsanguinität der Eltern, autosomal rezessiver Erbgang vermutet. In einer Sippe X-chromosomal rezessiver Erbgang nachgewiesen: Genort Xq24-27.1. Abgrenzung zu isoliertem Situs inversus und/oder Dextrokardie mit Isomerie der Lungen nicht klar, kommen gemeinsam in einer Geschwisterschaft vor. Entwicklungsfelddefekt auf gemeinsamer ätiologischer Grundlage? Siehe auch ▶ *Polysplenie-Syndrom.*

Familienberatung
Nachweis durch Computertomografie, Röntgenaufnahmen, Milzszintigrafie und aufgrund des Blutbildes (HOWELL-JOLLY- und HEINZ-Körperchen). Bei familienanamnestischen Erhebungen muss vor allem auf unklare Totgeburten geachtet werden. Das Risiko für Geschwister eines Merkmalsträgers kann empirisch als niedrig (5%) eingeschätzt werden. Bei autosomal rezessiver Asplenie z.T. Milzhypoplasie bei klinisch unauffälligen Heterozygoten ultrasonografisch erkennbar.

Literatur
Baumgartner, A. und G.Grzejsczyk, Das IVEMARK-Syndrom. Zbl. Gynäkol. *108* (1986) 990–994.

Distefano, G., M.G.Romero, S.Grasso et al., Dextrocardia with and without situs viscerum inversus in two sibs. Am.J.Med. Genet. *27* (1987) 929–934.

OMIM 208530, 271400

IVIC
▶ Okulo-Oto-Radiales Syndrom

I-Zellen-Krankheit,
Mukolipidose II, LEROY-Syndrom

Genetisch bedingter Stoffwechseldefekt auf der Grundlage einer Genmutation.

Der Gendefekt manifestiert sich in einer verminderten Aktivität der N-Azetylglukosamin-1-Phosphotransferase (GNPTA, katalytische Untereinheit, s.a. ▶ *Mukolipidose III*). Dadurch unterbleibt die Phosphorylierung der Mannose-Ketten lysosomaler Glykoproteine und ihre Einschleusung in die Lysosomen. Die nicht phosphorylierten mannosereichen Oligosaccharide der Vorstufen lysosomaler Proteine bilden unphysiologische Oligosaccharidkomplexe, und die Proteine bzw. lysosomalen Enzyme werden anstatt in die Lysosomen in die Interzellularräume sezerniert. Dadurch erklärt sich die extrazelluläre Anreicherung lysosomaler Enzyme und anderer Proteine. Typische Zytoplasma-Einschlüsse (Inclusion bodies) in kultivierten Hautfibroblasten konnten elektronenmikroskopisch als abnorme Lysosomen identifiziert werden. Die klinische Symptomatik erklärt sich aus dem Fehlen der entsprechenden Enzyme (Hydrolasen) in den Lysosomen von Bindegewebszellen und der dadurch bedingten Speicherung von Glykosaminoglykanen und Gangliosiden.

Krankheitswert
Angeboren. Hüftluxation. Skelettanomalien (Periostappositionen) mit Einschränkung der Gelenkebeweglichkeit, Verbiegung der langen Röhrenknochen, Kyphoskoliose, Kleinwuchs, Thoraxdeformitäten. Abnorm straffe Haut. Hernien. Gingiva-Hyperplasie. Meist psychomotorische Retardation mit Entwicklungsstillstand ohne die Fähigkeit, laufen und sitzen zu erlernen. Typischer Gesichtsausdruck wie beim Gargoylismus (▶ *Mukopolysaccharidose Typ I*) mit Makroglossie und wulstiger Oberlippe. Kardiomyopathie. Hepatosplenomegalie. Langsam progredient. Lebenserwartung herabgesetzt: Tod meistens in den ersten Lebensjahren.

I-Zellen-Krankheit

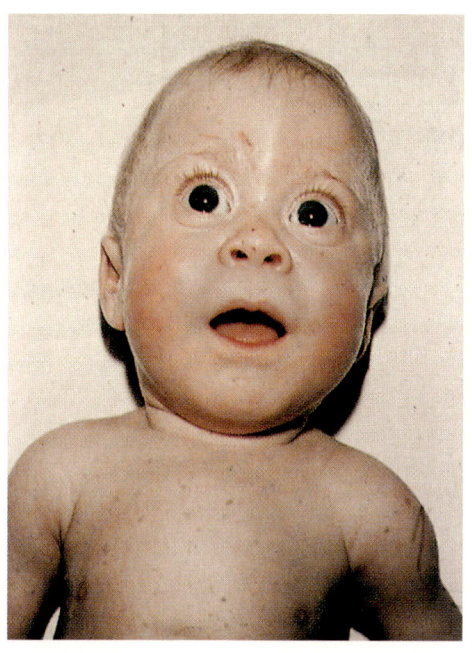

I-Zellen-Krankheit. Typische Fazies, abnorm straffe Haut (Alter 9 Monate).

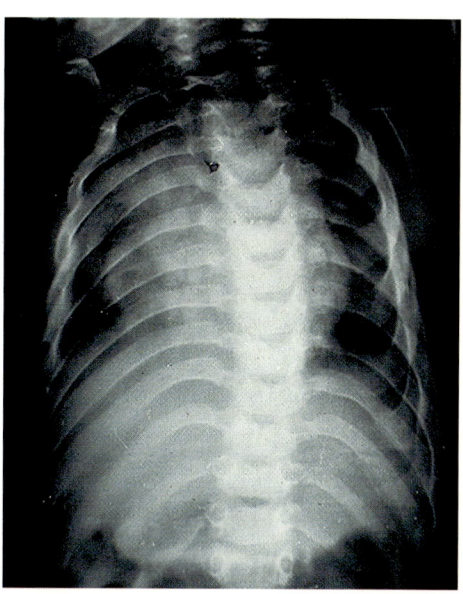

I-Zellen-Krankheit. Skelettveränderungen: Skoliose, verbreiterte Rippen, Kardiomegalie. (G. Seidlitz)

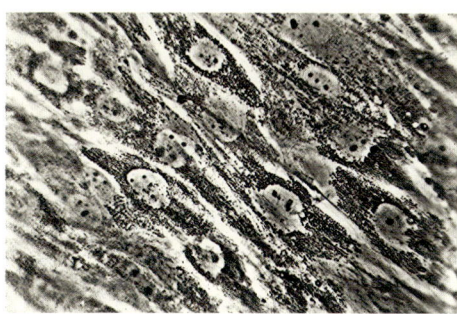

I-Zellen-Krankheit. Fibroblastenkultur: Typische I-Zellen mit Einschlusskörpern (Inclusion-Bodies). (G. Seidlitz)

Therapiemöglichkeiten

Unbekannt. Vitamin-D-Gaben können die Skelettsymptomatik mildern.

Häufigkeit und Vorkommen

Seit Erstbeschreibung 1967 über 100 sporadische und Geschwisterfälle publiziert.

Genetik

Autosomal rezessiver Erbgang. Heterogenie. Mindestens 2 Komplementationsgruppen, wobei für die eine Allelie mit dem Typ B der ▶ *Mukolipidose III* nachgewiesen wurde, Genort 4q21-q23 (*GNPTA*).

Familienberatung

Nachweis und Differentialdiagnose zu ▶ *Mukopolysaccharidose Typ I*; ▶ *Mannosidose*; ▶ *Kohlehydrat-Mangel-Glykoprotein-Syndrom* (gleicher Stoffwechselweg betroffen) und zur generalisierten ▶ *Gangliosidose* aufgrund der normalen Glukosaminoglykan-Ausscheidung im Urin, der erhöhten Plasmakonzentration lysosomaler Enzyme und der I-Zellen (typische Einschlusskörper, Inclusion bodies). Heterozygotennachweis durch Bestimmung von β-D-Glukoronidase, Arylsulfatase A bzw. β-D-Galaktosidase im Serum, sowie der N-Azetylglukosamin-1-Phosphotransferase in kultivierten Fibroblasten. Pränatale Diagnostik anhand der lysosomalen Enzyme im Fruchtwasser (Aktivität erhöht) und in kultivierten Fruchtwasserzellen (verminderte Aktivität) sowie der verminderten Aktivität von β-Galaktosidase und N-Azetylglukosamin-1-Phosphotransferase in kultivierten Fruchtwasser- und Chorionzellen

Literatur

Ben-Yoseph, Y., D.A.Mitchell, R.M.Jager et al., Mucolipidoses II and III variants with normal N-acetylglucosamine I-phosphotransferase activity toward α-methylmannoside are due to nonallelic mutations. Am.J.Hum.Genet. *50* (1992) 137–144.

Poenaru, L., C.Mezard, S.Akli et al., Prenatal diagnosis of mucolipidosis type II on first-trimester amniotic fluid. Prenatal Diagn. (1990) 231–235.

OMIM 252500

J

JACKSON-WEISS-Syndrom
▶ Kraniostenose;
▶ Akrozephalosyndaktylie

JACOBS-Syndrom
▶ Kamptodaktylie

JACOBSEN-Syndrom,
Deletions-Syndrom 11q

Von über 50 Patienten bekannter Symptomenkomplex mit schwerer Entwicklungsretardation, Kleinwuchs, Hypotonie, Trigonozephalie, Hypertelorismus, Epicanthus, Augenfehlbildungen wie Kolobomen, hämatologischen Auffälligkeiten (HERMANSKY-PUDLAK-Symptomatik), Herzfehlern und zahlreichen fakultativen Defekten. Beruht auf einer chromosomalen Deletion 11q23-q25, Bruchpunkt q23.3 (contiguous gene syndrome), s.a. ▶ *Chromosomopathien*. Die Variabilität der Symptomatik ist durch die unterschiedliche Länge der Mikrodeletion und die involvierten Gene bedingt. Der Bruchpunkt liegt offensichtlich in einem Folat-sensitiven fragile site mit einem instabilen (CCG)n-Repeat. Inzidenz 1:100.000. Nachweis durch Fluoreszenz-insitu-Hybridisierung oder mit Mikrosatelliten. Siehe auch ▶ *Trigonozephalus*.

Literatur
Fryns, J.P., A.Kleczkowsky, M.Buttiens et al., Distal 11q monosomy. The typical 11q monosomy syndrome is due to deletion of subband 11q24.1. Clin. Genet. *30* (1986) 255–260.

Jones, C., L.Penny, T.Mattina et al., Association of a chromosome deletion syndrome with a fragile site within the proto-oncogen *CBL2*. Nature *376* (1995) 145–149.

Michaelis, R.C., G.V.N.Velagaleti, C.Jones et al., Most JACOBSEN syndrome deletion breakpoints occur distal to FRA11B. Am.J.Med.Genet. *76* (1998) 222–228.

Pivnick, E.K., G.V.N.Velgaleti, R.S.Wilroy et al., JACOBSEN syndrome: report of a patient with severe eye anomalies, growth hormone deficiency, and hypothyroidism associated with deletion 11(q23q25) and review of 52 cases. J.Med.Genet. *33* (1996) 772–778.

OMIM 147791

JADASSOHN-LEWANDOWSKY-Syndrom
▶ Pachyonychia congenita

JADASSOHN-Naevus-Phakomatose
▶ Naevi, epidermale entzündliche;
▶ lineare Verrukose;
▶ Neavus sebaceus JADASSOHN

JAEKEN-Syndrom
▶ Kohlenhydratmangel-Glykoprotein-Syndrome

JAFFÉ-CAMPANACCI-Syndrom
▶ Neurofibromatose v. RECKLINGHAUSEN

JAFFÉ-LICHTENSTEIN-Syndrom
▶ ALBRIGHT-Syndrom

JAKOB-CREUTZFELDT-Syndrom
▶ CREUTZFELDT-JAKOB-Syndrom

JANCAR-Syndrom
▶ Ektrodaktylie

(Murk-)JANSEN-Syndrom
▶ Metaphysäre Chondrodysplasie Typ JANSEN

JANZ-Syndrom
▶ Myoklonusepilepsie, progressive

JARCHO-LEVIN-Syndrom
▶ Dysostose, spondylocostale

JÄRVI-HAKOLA-NASU-Syndrom
▶ Lipodystrophie, membranöse

Jejunum-Atresie
▶ Darmatresien

JERVELL-LANGE-NIELSEN-Syndrom
▶ Taubheit mit Störungen der Herzfunktion

JEUNE-Syndrom,
Asphyxierende Thoraxdystrophie, Thorax-Pelvis-Phalangen-Syndrom, TPPS

Genetisch bedingte Osteochondrodysplasie auf der Grundlage einer Genmutation.
Der Basisdefekt für die Knochen- und Knorpel-Wachstumsstörung ist unbekannt.

Krankheitswert
Angeborene chondrodysplastische polytope Ossifikationsstörungen vor allem des Thoraxskeletts mit kurzen Rippen und des Beckens. Zapfenepiphysen. Eine starke Reduktion des Atemvolumens führt über Dyspnoe zu Sekundärerkrankungen (Pneumonien) und Missgedeihen und meist perinatal oder innerhalb der ersten beiden Lebensjahre zum Tod. Bei Überleben dieser Periode offenbar Besserung der respiratorischen Symptomatik und der Prognose. Häufig jedoch Komplikationen durch Nierendysplasien (Zystennieren u.a.), Leber- und Pankreasfibrose und -zysten. Disproportionierter Kleinwuchs. In seltenen Fällen ohne Störungen der respiratorischen Funktion bestehend: latente Form. Starke Ähnlichkeit zum ▶ ELLIS-v.-CREVELD-Syndrom, jedoch anderer Genort. Fakultativ Polydaktylie und Retinadystrophie mit Erblindung im Erwachsenenalter.

Therapiemöglichkeiten
O_2-Zufuhr, Antibiotika, Sedativa mit unterschiedlichem Erfolg. Chirurgisch-prothetische Thoraxweitung erfolgversprechend.

Häufigkeit und Vorkommen
Seit Erstbeschreibung 1955 etwa 100 Fälle bekannt, davon etwa 50 Geschwistererkrankungen.

Genetik
Autosomal rezessiver Erbgang. Genort 12p12.2-p11.21, Allelie mit dem Typ III des Thoraxdystrophie-Polydaktylie-Syndroms, Typ VERMA-NAUMOFF (gemeinsames Vorkommen in einer Geschwisterschaft).

Familienberatung
Differentialdiagnose zum ELLIS-v.-CREVELD-Syndrom aufgrund fehlender oder auch an den Füßen bestehender Polydaktylie, zur thanatophoren ▶ Dysplasie und zu anderen ▶ Thoraxdystrophie-Polydaktylie-Syndromen notwendig. Heterozygote z.T. röntgenologisch an Mikrosymptomen erkennbar. Besondere medizinische Betreuung entsprechender Familien und betroffener Neugeborener wichtig. Pränatale Diagnostik ab 2. Trimenon anhand eines verminderten Thoraxdurchmessers möglich.

Literatur
Giorgi, P.L., O.Gabrielli, V.Bonifazi et al., Mild form of JEUNE syndrome in two sisters. Am.J.Hum.Genet. 35 (1990) 280–282.

Ho, N.C., A.C. Francomano and M. van Allen, JEUNE asphyxing thoracic dystrophy and short-rib polydactyly type III (VERMA-NAUMOFF) are variants of the same disorder. Am.J.Med.Genet. 90 (2000) 310–314.

Hudgins, L., S.Rosengren, W.Treem and J.Hyams, Early cirrhosis in survivors with JEUNE thoracic dystrophy. Am.J.Hum.Genet. 47 (1990) Abstr. A61.

Wilson,D.J., R.G.Weleber and R.K.Beals, Retinal dystrophy in JEUNE's syndrome. Arch.Ophthal. 105 (1987) 651–657.

OMIM 208500

JIRASEK-ZUELZER-WILSON-Syndrom
▶ HIRSCHSPRUNG-Krankheit

Job's Syndrom
▶ Hiob-Syndrom

JOHANSON-BLIZZARD-Syndrom

Genetisch bedingtes Dysplasie-Syndrom auf der Grundlage einer Genmutation.
Ein Basisdefekt sowie die Pathogenese sind unbekannt.

Krankheitswert
Primordialer Kleinwuchs, Mikrozephalus, Aplasie der Alae nasi, Schädelmittelliniendefekt mit Aplasia cutis congenita. Schwerhörigkeit. Mikrodontie und symmetrische Zahnaplasien der 2. Dentition. Schilddrüsenfunktionsstörung, exokrine Pankreasinsuffizienz mit Missgedeihen im frühen Kindesalter. Verzögertes Knochenalter, fakultativ Haarwachstumsstörungen und rektal-urogenitale Anomalien (Anus imperforatus, Hydronephrose). Häufig (sekundäre?) Intelligenzdefekte.

Therapiemöglichkeiten
Symptomatische Korrekturen bzw. Substitution mit Pankreasenzymen und Schilddrüsenhormonen mit befriedigendem Erfolg.

Häufigkeit und Vorkommen
Seit Abgrenzung des Syndroms 1971 mehr als 30 sporadische und Geschwisterfälle, z.T. bei Konsanguinität der Eltern, bekannt.

Genetik
Autosomal rezessiver Erbgang.

Familienberatung
Differentialdiagnose zum ▶ *Trypsinogenmangel-Syndrom* und zum ▶ SHWACHMAN-*Syndrom* anhand der morphologischen Auffälligkeiten und frühzeitige Substitutionstherapie wichtig.

Literatur
Swanenburg de Veye, H.F.N. and J.A.Heineman-de-Boer, A child of high intelligence with the JOHANSON-BLIZZARD syndrome. Genet. Counsel. 2 (1991) 21–25.

Zerres, K. and E.-A.Holtgräve, The JOHANSON-BLIZZARD syndrome: report of a new case with special reference to the dentition and review of the literature. Clin.Genet. 30 (1986) 177–183.

OMIM 243800

JOHNSON-MCMILLIN-Syndrom
▶ Taubheit (Tab. III.Q);
▶ Fazialisparese, angeborene

JONES-Syndrom
▶ Fibromatose des Zahnfleisches

JOUBERT-Syndrom,
JOUBERT-BOLTSHAUSER-Syndrom, Vermis-Agenesie, Cerebello-Parenchymale Störung IV

Genetisch bedingte komplexe zentralnervöse Entwicklungs- und Funktionsstörung auf der Grundlage einer Genmutation.
Es bestehen eine Aplasie des Vermis cerebellaris und angrenzender Kleinhirnregionen und bei einem Teil der Fälle chorioretinale Kolobome. Die klinischen Erscheinungen lassen sich davon ableiten. Ein Basisdefekt ist unbekannt.

Krankheitswert
Angeboren. Anfallsweise Hyperpnoe, Tachypnoe und Apnoe. Ataxie. Rhythmische Protrusion der Zunge. Nystagmus. Tremor. Oligophrenie. Okzipitale Meningoenzephalozele. Familienspezifisch Retinadystrophie und Zystennieren (2%). Kolobome von Retina, Chorioidea und N. opticus (4%). Zahlreiche weitere fa-

Juberg-Hayward-Syndrom

kultative Symptome: Mikrozephalus, okzipitales Myelom, Tumoren der Zunge (2%), Holoprosenzephalie, Polydaktylie (8%). Tod im Kindesalter.

Therapiemöglichkeiten
Keine wirksame Behandlung bekannt.

Häufigkeit und Vorkommen
Seit Erstbeschreibung 1969 über 100 sporadische und Geschwisterfälle bekannt, davon mindestens 10 (vorwiegend Knaben) mit Retina-Kolobom.

Genetik
Heterogen. Autosomal rezessiver Erbgang. Da Fälle mit und ohne Kolobom bisher noch nicht gemeinsam in einer Geschwisterschaft beobachtet wurden, werden für beide Formen unterschiedliche Mutationen angenommen. Ein Genort 9q34. Es bestehen genetische und/oder klinische Beziehungen zum ▶ MOHR-Syndrom (Oro-Fazio-Digitales Syndrom VI, VARADI-PAPP-Syndrom), ▶ MECKEL-Syndrom und ▶ SMITH-LEMLI-OPITZ-Syndrom sowie zur ▶ CHARGE-Assoziation. Die nosologische Eigenständigkeit ist noch unklar. Partielle Vermis-Aplasie mit lediglich Ataxie und Nystagmus wahrscheinlich X-chromosomal bedingt. Siehe auch ▶ Kleinhirnhypoplasie; ▶ MARDEN-WALKER-Syndrom.

Familienberatung
Nachweis und pränatale Diagnostik computertomografisch bzw. ultrasonografisch anhand der Vermis-Aplasie. Eine starke intrafamiliäre Variabilität der klinischen Symptomatik muss beachtet werden. Differentialdiagnose zu ▶ RETT-Syndrom und ▶ CHOACH aufgrund des frühen Manifestationsalters.

Literatur
Blair, I.P., R.R.Gibson, C.L.Bennett and P.F.Chance, Search for genes involved in JOUBERT syndrome: Evidence that one or more major loci are yet to be identified and exclusion of candidate genes *EN1*, *EN2*, *FGF8*, and *BARHL1*. Am.J.Med.Genet. *107* (2002) 190–196.

Boltshauser, E., JOUBERT syndrome: more than lower cerebellar vermis hypoplasia, less than a complex brain malformation. Am.J.Med.Genet. *109* (2002) 332.

Cantani, A., P.Lucenti, G.A.Ronzani and C.Santoro, JOUBERT syndrome: Review of the fifty-three cases so far published. Clin.Genet. *38* (1990) 180–186.

Menenzes, M. and S.B.Coker, CHARGE and JOUBERT syndromes: Are they a single disorder? Pediatr. Neurol. *6* (1990) 428–430.

Pellegrino, J.E., M.W.Lensch, M.Muenke and P.F.Chance, Clinical and molecular analysis in JOUBERT syndrome. Am.J.Med.Genet. *72* (1997) 59–62.

Saraiva, J.M. and M.Baraitser, JOUBERT syndrome: A review. Am.J.Med.Genet. *43* (1992) 726–734.

OMIM 213300, 243910

JUBERG-HAYWARD-Syndrom,
Oro-Kranio-Digitales Syndrom

Von bisher etwa 10 Fällen beschriebene, wahrscheinlich autosomal rezessiv bedingte Kombination aus Lippen-Kiefer-Spalte, Mikrozephalus und Auffälligkeiten der Daumen (Aplasie, Hypoplasie, hoch ansetzend) z.T. unter Einbeziehung des Radius, Syndaktylie der Zehen, humero-radiale Synostose. Kleinwuchs. Aufgrund klinischer und radiologischer Überschneidungen Allelie mit dem MALPUECH-Syndrom (▶ *Fronto-Nasale Dysplasie*) vermutet. Differentialdiagnose zum ▶ *Aminopterin-Syndrom* notwendig.

Literatur
Silengo, M. and L.Tornetta, JUBERG-HAYWARD syndrome: report of a case with cleft palate, distally placed thumbs and vertebral anomalies. Clin.Dysmorph. *9* (2000) 127–129.

Verloes, A., M.Le Merrer, J.-C.Davin et al., The oro-craniodigital syndrome of JUBERG and HAYWARD, J. Med.Genet. *29* (1992) 262–265.

OMIM 216100

JUBERG-MARSIDI-Syndrom

X-chromosomal rezessive Form der Oligophrenie mit sensorineuraler Schwerhörigkeit, primordialem Kleinwuchs und Mikrogenitalismus. Tod im Kindesalter. Seit Erstbeschreibung 1980 12 Knaben beschrieben. Transkriptionsfaktor-Defekt, Genort Xq13.3 (*XNP* = ATR-X = XH2, X-chromosomale Helicase), Allelie mit dem ▶ *α-Thalassämie/geistige Retardierungs-Syn drom* (HOLMES-GANG-Syndrom, SMITH-FINEMAN-MYERS-Syndrom, CARPENTER-WASIRI-Syndrom) und einer Form der spastischen ▶ *Spinalparalyse.*

Literatur

Mitsui, H., and S.Hayashida, JUBERG-MARSIDI syndrome: Report of an additional case. Am.J.Med.Genet. *58* (1995) 353–356

Saugier-Veber, P., V.Abadie, A.Moncla et al., The JUBERG-MARSIDI syndrome maps to the proximal long arm of the X chromosome (Xq12-q21). Am.J.Hum.Genet. *52* (1993) 1040–1045.

Villard, L., J.Gecz, J.F.Mattéi et al., *XNP* mutation in a large family with JUBERG-MARSIDI syndrome. Nature Genet. *12* (1996) 359–360.

OMIM 309590

K

Kabuki-(make-up)-Syndrom
▶ NIIKAWA-KUROKI-Syndrom

KAESER-Syndrom
▶ Muskelatrophie, spinale skapuloperoneale

KALLMANN-Syndrom,
DE-MORSIER-KALLMANN-Syndrom,
Olfakto-Genitales Syndrom

Genetisch bedingter neuronaler Migrationsdefekt des mittleren Vorderhirns auf unterschiedlicher genetischer Grundlage.
Es besteht ein hypophysär bzw. hypothalamisch bedingter hypogonadotroper Hypogonadismus (Gonadotropin-Releasinghormon- oder entsprechender Rezeptor-Mangel) mit LEYDIGzell-Aplasie und einer Agenesie des Bulbus olfactorius. Basisdefekte betreffen ein an der Wanderung der Gonadotropin-freisetzenden und der olfaktorischen Neuronen in Vorderhirn und Hypothalamus beteiligtes Adhäsionsprotein (Anosmin, Gen *KAL1*), wodurch die Migration der embryonalen olfaktorischen und GnRH-synthetisierenden Neurone gestört ist, oder den Gonadotropin-Releasing-Hormon-Rezeptor (GNRHR). Betroffen sind die Faszikel des N. olfactorius mit Ausfall der Synapsen zum Vorderhirn. Dadurch können die GnRH-synthetisierenden Neurone nicht zum Hypothalamus gelangen, woraus sich die klinische Symptomatik erklärt.

Krankheitswert
Bereits im Kindesalter erkennbar. Hypogonadismus und -genitalismus sowie Eunuchoidismus im männlichen und primäre Amenorrhoe im weiblichen Geschlecht. Anosmie oder Hyposmie. Fakultativ unilaterale Nierenagenesie, Schwerhörigkeit, Farbsinnstörung, geistiger und körperlicher Infantilismus, Maldescensus testis, in einem Teil der autosomal bedingten Fälle Spaltbildung im Lippen-Kiefer-Gaumen-Bereich und Hypotelorismus. Ohne Therapie Infertilität. Später Osteoporose. In einer Familie bei 4 Brüdern zusätzlich Synkinese der oberen Extremitäten.

Therapiemöglichkeiten
Korrektur des Kryptorchismus. Hormonale Substitution (HCG, FSH, GnRH) partiell erfolgreich, Fertilität kann erreicht werden.

Häufigkeit und Vorkommen
Vorwiegend im männlichen Geschlecht beschrieben. Frequenz im männlichen Geschlecht 1:10.000, im weiblichen 1:50.000. Wahrscheinlich häufig nicht diagnostiziert, unter Patienten mit Hypogonadismus in 4%, mit hypogonadotropem Hypogonadismus in bis zu 50% der Fälle. Verhältnis KS: KLINEFELTER-Syndrom etwa 1:10. 70% der Fälle sporadisch, davon ca. 11% X-chromosomal bedingt.

Genetik
Heterogen. Die Art des familiären Vorkommens mit vorwiegend männlichen Merkmalsträgern und Teilmanifestation der Anosmie im weiblichen Geschlecht spricht für X-chromosomalen Erbgang. Genort Xp22.32 (*KAL1*, KS1), in unmittelbarer Nähe zu den Loci für die Steroidsulfatase bzw. die X-chromosomal rezessive Ichthyose, einen Intelligenzdefekt und die ▶ *Chondrodystrophia punctata*. Gemeinsames Auftreten dieser Syndrome beruht auf Mikrodeletion oder anderen Mutationen im Bereich dieser Gene (contiguous gene syndrome). KS mit Spasti-

647

scher Spinalparese (2 Brüder) erklärt sich auf die gleiche Weise. Außerdem existieren eine autosomal dominante Form (KS2) mit Vater-Sohn-Vererbung ohne Nierensymptomatik (Genort 8p11.2?), eine bisher nur von sporadischen Fällen bekannte Form mit Nasenhypoplasie sowie Kolobom von Iris, Linse und Choroidea (BOSMA-Sequenz) sowie eine autosomal rezessive Form (KS3), Genort 4q21 (*GNRHR*). Bei bisher vier Fällen wurden Autosomen-Translokationen gefunden. Die Symptome treten inter- oder intrafamiliär häufig getrennt auf, was auf unterschiedliche Expressivität eines Gens oder auf Beteiligung eng gekoppelter Loci schließen lässt.

Familienberatung

Differentialdiagnose zum ▶ KLINEFELTER-*Syndrom* zytogenetisch wichtig. Diagnose der Anosmie bei Merkmalsträgern und deren zunächst unauffälligen Verwandten zur Feststellung des jeweils vorliegenden Erbganges notwendig. Scheinbar gesunde Frauen ebenfalls anhand der partiellen oder kompletten Anosmie erkennbar. Im Hinblick auf den großen Anteil sollten alle Fälle von unklarem hypogonadotropem Hypogonadismus auf Anosmie untersucht werden. Die Prognose des isolierten KS ist gut, sofern die Möglichkeit einer Hormonsubstitution gegeben ist.

Literatur

Ballabio, A., G.Sebastio, R.Carrozzo et al., Deletion of the steroid sulphatase gene in "classical" X-linked ichthyosis and in X-linked ichthyosis associated with KALLMANN syndrome. Hum.Genet. *77* (1987) 338–341.

Kroisel, P.M., E.Petek, K.Wagner and P.Kurnik, Complex chromosomal translocation in a patient with KALLMANN syndrome. Am.J.Med.Genet. *91* (2000) 240

Maya-Nunez, G., S.Cuevas-Covarrubias, J.C.Zenteno et al., Contiguous gene syndrome due to deletion of the first three exons of the KALLMANN gene and complete deletion of the steroid sulphatase gene. Clin.Endocrinol. *48* (1998) 713–718.

Parenti, G., M.G.Rizzolo, M.Ghezzi et al., Variable penetrance of hypogonadism in a sibship with KALLMANN syndrome due to a deletion of the *KAL* gene. Am.J.Med.Genet. *57* (1995) 476–478.

Pawlowitzki, I.H., P.Diekstall, A.Schadel and P.Miny, Estimating frequency of KALLMANN syndrome among hypogonadic and among anosmic patients. Am.J.Med. Genet. *26* (1986) 473–479.

Weissortel, R., T.M.Strom, H.G.Dorr et al., Analysis of an interstitial deletion in a patient with KALLMANN syndrome, X-linked ichthyosis and mental retardation. Clin.Genet. *54* (1998) 45–51.

OMIM 147950, 244200, 308700, 308750

Kälte-Urtikaria, familiäre
Multisystem-Entzündungs-Krankheit

Genetisch bedingte Überempfindlichkeit gegen Kälte auf der Grundlage einer Genmutation. Der Basisdefekt betrifft ein nur im Zellkern der Granulozyten und Chondrozyten exprimiertes Autoantigen der b-Box-Familie: Cryopyrin (CIAS1 – Cold-Induced Autoinflammatory Syndrom), das an Entzündungs- und Apoptosevorgängen beteiligt ist. Die klinische Symptomatik lässt sich davon ableiten. In einem Teil der Fälle ist sekundär eine Amyloidose nachzuweisen.

Krankheitswert

Erstmanifestation klinischer Erscheinungen im 1. Lebensjahr. Etwa 30 min. nach Kälteeinwirkungen bzw. -kontakt (nicht durch kalte Getränke oder Speisen) einsetzendes Fieber mit Schüttelfrost, teilweise schmerzhafte Gelenkeschwellungen mit Erythemen der umgebenden Weichteile. Kopfschmerzen. Leukozytose, Quaddeln. Nach mehreren Tagen bei Wärme Besserung. Mit wachsendem Alter Tendenz zu leichterer Symptomatik. Komplikationen durch Amyloid-bedingte Nephropathie kommen vor. Symptomatische Überschneidungen mit der allelen neonatalen Multisystem-Entzündungskrankheit: Schwere Erscheinungen (chronische Meningitis), neurologische Ausfallerscheinungen und chronisch rezidivierenden ödematösen Arthralgien und Fieberschüben.

Therapiemöglichkeiten

Injektionen von Pseudomonas-Polysacchariden und Gaben von Stanozolol sollen die Reaktionen verhindern oder mildern. Behandlung der Schübe durch Wärme (Bäder usw.) oder Penicillin-G-Injektionen mit gutem Erfolg.

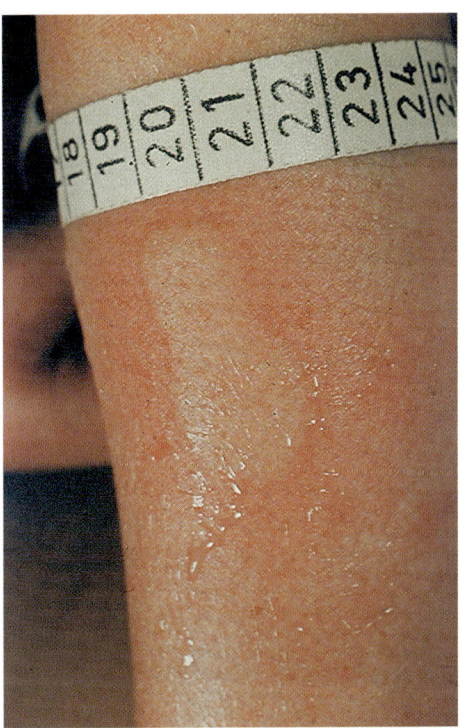

Kälte-Urtikaria, familiäre. Urtikarielle Hautreaktion nach Eiswürfel-Test. (M. Voß)

Häufigkeit und Vorkommen
Mehrere große Sippen mit Merkmalsträgern in aufeinanderfolgenden Generationen beschrieben.

Genetik
Autosomal dominanter Erbgang. Genort 1q44 (*CIAS1*), Allelie zum ▶ MUCKLE-WELLS-*Syndrom*.

Familienberatung
Differentialdiagnose hautbioptisch (entzündliche Neutrophilen-Infiltrate, keine Histamine) und klinisch zur ▶ *nicht durch Kälte induzierten familiären Urtikaria*, zum ▶ QUINCKE-*Syndrom*, zur ▶ *erythropoetischen Protoporphyrie*, zur ▶ *Kryoglobulinämie*, zu Kälte-Hämoglobinurien und zur sporadischen Kälte-Urtikaria notwendig. Im Unterschied zum MUCKLE-WELLS-Syndrom kälteinduziert, kein Hörverlust. Mit einer intra- und interfamiliären relativen Einförmigkeit der Erscheinungen kann gerechnet werden. In Anbetracht der guten Prognose keine familienberaterischen Bedenken.

Literatur
Dodé, C., N.Le Du, L.Cuisset et al., New mutations of *CIAS1* that are responsible for MUCKLE-WELLS syndrome and familial cold urticaria: A novel mutation underlies both syndromes. Am.J.Hum.Genet. *70* (2002) 1498–1506.

Feldmann, J., A.-M. Prieur, P. Quartier et al., Chronic infantile neurological cutaneous and articular syndrome is caused by mutations in *CIAS1*, a gene highly expressed in polymorphonuclear cells and chondrocytes. Am.J.Hum.Genet. *71* (2002) 198–203.

Hoffman, H.M., F.A.wright, D.H.Broide, Identification of a locus on chromosome 1q44 for familial cold urticaria. Am.J.Hum.Genet. *66* (2000) 1693–1698.

Soter, N.A., N.P.Joshi, F.J.Twarog et al., Delayed cold-induced urticaria: a dominantly inherited disorder. J.Allergy Clin.Immun. *59* (1977) 294–297.

Stafford, C.T. and D.M.Jamieson, Cold urticaria associated with C4 deficiency and elevated IgM. Ann.Allergy *56* (1986) 313–316.

Zip, C.M., J.B.Greaves, C.R.Scriver and H.Hailey, Familial cold urticaria. Clin.Exp. Derm. *18* (1993) 338–341.

OMIM 120100

Kalzinose, tumoröse
▶ Lipidcalcinosis progrediens

Kalzium-Gicht
▶ Chondrocalcinosis

Kampomelie
Angeborene Verbiegung langer Röhrenknochen als Ausdruck pränataler Störungen der Knochenentwicklung unterschiedlicher Ätiologie und Pathogenese.
Meist Teilsymptom komplexer Syndrome, ▶ *Tabelle*.

Kampomelie

Ursachen der Kampomelie, nach B.D.Hall und J. Spranger: Congenital bowing of the long bones, Eur.J.Pediat. *133* (1980) 131-138

I. Umschriebene Knochensysteme betroffen; Dysostosen

Fetale Immobilisations-Syndrome
1. ▶ *Oligohydramnion-Syndrome*
2. Durch mütterliche Uterusdysplasien bedingte Anomalien (▶ *Uterus duplex*)
3. Amnion/Chorion-Stränge (▶ *Schnürfurchenbildung*)
4. ▶ *Arthrogryposis multiplex congenita*

Extremitätenhypoplasien
1. Humerus, Femur (▶ *Femur-Anomalien*), Radius (▶ *Radiusdefekte*), Fibula (▶ *Fibula-Anomalien*) usw.

Pseudarthrosen
1. Idiopathische kongenitale Pseudarthrose
2. BEALS-FRASER-Syndrom (Beals and Fraser, 1976)
3. ▶ *Neurofibromatose*

Extremitäten-Pterygien
1. Pterygium (symptomatisch)
2. ▶ *Pterygium-Syndrome*

Andere komplexe Fehlbildungssyndrome
1. Pseudothalidomid-Syndrom (▶ *SC-Syndrom*, ▶ *ROBERTS-Syndrom*)
2. Femur-Hypoplasie-auffällige-Fazies-Syndrom (DAENTL et al., 1975), ▶ *Femur-Anomalien*
3. Durch mütterlichen Diabetes bedingte Dysplasien (z.B. Femurhypoplasie)

II. Skelettdysplasien

Mit generalisierter Osteopenie
1. ▶ *Osteogenesis imperfecta*
2. ▶ *Hypophosphatasie*

Mit normal erscheinender Knochensubstanz
1. ▶ *PARROT-Syndrom*
2. ▶ *Thanatophore Dysplasie*
3. ▶ *Achondrogenesis*
4. Dyssegmentale Dysplasie s.a. ▶ *DESBUQUOIS-Syndrom*
5. ▶ *Chondrodysplasia punctata, rhizomeler Typ*
6. ▶ *Kampomele Dysplasie*
7. ▶ *Diastrophische Dysplasie*
8. ▶ *LARSEN-Syndrom*
9. Mikrognathe Dysplasie (Cortina et al., 1977)
10. ▶ *ROBINOW-Syndrom*
11. ▶ *Mesomeler Zwergwuchs, Typ LANGER*
12. Ulno-fibuläre Dysplasie, Typ REINHARDT-PFEIFFER (▶ *Fibula-Anomalien*)
13. ▶ *Mesomele Dysplasie, NIEVERGELT-Typ*
14. ▶ *MECKEL-Syndrom*
15. ▶ *Pointer-Syndrom*

Literatur

Kaiser,G., und H.Tschäppeler, Differentialdiagnose der Fehlstellungen des Unterschenkels und der Knieregion beim Säugling und Kleinkind. Pädiat.Prax. *29* (1983/84) 665–680.

Kamptodaktylie

Genetisch bedingte Deformation der Finger auf der Grundlage einer Genmutation.
Der Basisdefekt für die isolierte K. ist unbekannt. Beim JACOBS-Syndrom (Arthropathie-Kamptodaktylie-Syndrom, Familiäre hypertrophe Synovitis, Familiäre fibrosierende Serositis, Camptodaktylie-Arthropathie-Coxa-vara-Pericarditis-Syndrom CACP) ist ein sezerniertes Proteoglykan in Knochen und Synovia, Megakaryozytenstimulierender Faktor (MSF), betroffen.

Krankheitswert

Angeborene oder erworbene Beugekontraktur der Interphalangealgelenke. Meistens der Kleinfinger, seltener an anderen Fingern. Symptomatisch in über 40 Syndromen. Kamptodaktylie, Synovia-Hyperplasie, nicht entzündliche Arthropathie, Coxa vara, Perikarditis, Pleuraergüsse: JACOBS-Syndrom. Siehe auch ▶ *Dystelephalangie*.

Therapiemöglichkeiten

Keine Indikation bei isolierter K.. Chirurgische Korrektur ohne anhaltenden Erfolg.

Häufigkeit und Vorkommen

Regional unterschiedlich. In Europa Frequenz etwa 1:1.500. Vom JACOBS-Syndrom seit Erstbeschreibung 1965 mehr als 40 sporadische und Geschwisterfälle bekannt.

Genetik

Autosomal dominanter Erbgang mit unvollständiger Penetranz und variabler Expressivität, seltener autosomal rezessiv oder durch Chromosomenaberrationen bedingt. In Kombination mit anderen Anomalien jeweils in einer oder wenigen Familien beschrieben: Dysplasien des Achsen- oder Extremitätenskeletts; autosomal rezessive faziale Dysmorphien, Mitralklappenprolaps, dermatoglyphische Auffälligkeiten, Muskelhypoplasie bei Tel-Hashomer-Kamptodaktylie (OMIM 211960); JACOBS-Syndrom, OMIM 208250) autosomal rezessiv, Genort 1q25-31 (*MSF*); gynäkotrope K. (Streblodaktylie) mit Aminoacidurie und K. mit Taurinurie jeweils autosomal dominant. Siehe auch

▶ *Guadalajara-Kamptodaktylie-Syndrom;*
▶ *Dysplasie, kampomele;*
▶ *Arthrogryposis multiplex congenita (GORDON-Syndrom).*

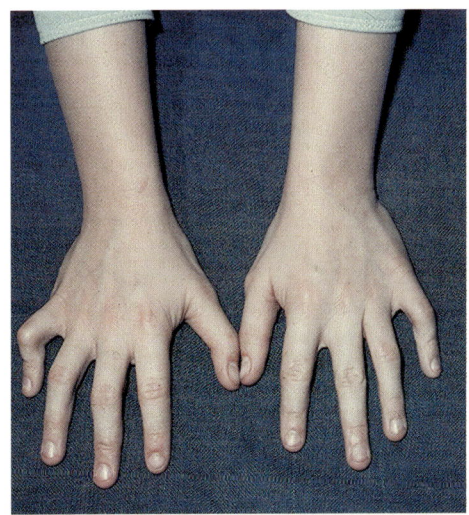

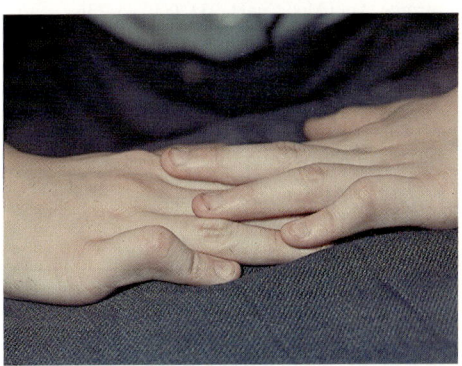

Kamptodaktylie. Beugekontraktur des proximalen Interphalangealgelenkes des 5. Fingers mit Pterygium.

Familienberatung

K. kommt häufig syndromatisch bei verschiedenen Fehlbildungs-Syndromen bzw. kombiniert mit anderen Defekten vor (vor allem bei Ulnardeviation der Finger, ▶ *FREEMAN-SHELDON-Syndrom*, ▶ *Trismus-Pseudokamptodaktylie-Syndrom*, ▶ *Arthrogryposis multiplex congenita*). Die isolierte Form ist wegen des geringen Krankheitswertes kein Gegenstand der Familienberatung.

Literatur
Bahabri, S.A., W.M.Suwairi, R.M.Laxer et al., The camptodactyly-arthropathy-coxa vara-pericarditis syndrome: Clinical features and genetic mapping to human chromosome 1. Arthritis Rheum. *41* (1998) 730–735.

Brancia-Pagnan, N.A., T.R.Gollop and H.Lederman, The Tel Hashomer camptodactyly syndrome: Report of a new case and review of the literature. Am. J.Med.Genet. *29* (1988) 411–417.

Donofrio, P. and P.Ayala, Familial streblodactyly. Acta Dermat.Venerol. *63* (1983) 361–363.

Faivre, L., A.-M.Prieur, M.Le Merrer et al., Clinical variablity and genetic homogeneity of the camptodactyly-Arthopathy-coxa vara-pericarditis syndrome. Am.J.Med.Genet. *95* (2000) 23–236.

OMIM 114150 114200, 208250, 211930

Kanzaki-Syndrom
▶ Seitelberger-Syndrom, Typ Kanzaki

Kaposi-Syndrom,
Sarcoma idiopathicum multiplex haemorrhagicum Kaposi, Angiomatosis Kaposi

Hyperplastische Systemerkrankung der Gefäße unklarer Ätiologie.
Erworbene Immuninsuffizienz und opportunistisch-neoplastisches Geschehen werden diskutiert, wobei eine der HIV-Infektion ähnliche Virusinfektion auf Grund von Parallelen zu AIDS (gleiche Risikogruppen?) zu erörtern ist.

Krankheitswert
Erstmanifestation gewöhnlich im 5. bis 8. Lebensjahrzehnt. Noduläre, flächenhaft konfluierende, stark infiltrierte Veränderungen der Haut, besonders an den Extremitäten, auch auf Skelett- und Magen-Darm-Trakt übergreifend. Polymikroadenie. Kann zu Ödemen, Anämie, Kachexie, Atem- und Kreislaufbeschwerden führen. Meistens progredienter Verlauf.

Therapiemöglichkeiten
Keine kausale Therapie bekannt.

Häufigkeit und Vorkommen
Mehrere 100 Fälle beschrieben. Bis auf etwa 30 Fälle sporadisch. Regional sehr unterschiedlich, meistens bei Italienern und anderen Südeuropäern, Ostjuden und Afrikanern in einer langsam progredienten spätmanifesten und bei AIDS-Patienten sowie jungen Afrikanern in einer schwereren Form auftretend.

Genetik
Beteiligung genetischer Faktoren unklar. Die Art des in höchstens 10 Sippen beschriebenen familiären Vorkommens kann ebenso für eine infektiöse oder toxische Genese wie für die Beteiligung autosomal dominanter oder rezessiver genetischer Faktoren sprechen. In Lymphozyten und Tumorzellen der Patienten lassen sich multiple unspezifische Chromosomenaberrationen feststellen. Eine Assoziation lässt sich erkennen zu einem Interleukin-6-Polymorphismus mit dem Genort 7p21 (*IL6*).

Familienberatung
In Anbetracht der unklaren Ätiologie kann empirisch von einem sehr geringen Wiederholungsrisiko für Verwandte eines Merkmalsträgers ausgegangen werden.

Literatur
Cottoni, F., I.M.Masia, M.V.Masala et al., Familial Kaposi's sarcoma: Case report and review of the literature. Acta Derm.Venereol. *76* (1996) 59–61.

Huber, H.E., C.A.Richards, J.L.Martin and P.J.Wirth, Alterations in tumor angiogenesis associated with stable expression of the HIV gene. Mol.Carcinog. *5* (1992) 293–300.

OMIM 147620, 148000

Kardioenzephalomyopathie, fatale infantile (FICEM)
▶ Cytochrom-C-Oxidase-Mangel

Kardio-Faziales Syndrom,
Asymmetric crying facies, Cayler-Syndrom

Kombination von angeborenem Herzfehler mit meist rechtsseitiger muskulärer (Depressor anguli oris) oder neural (N. facialis, Ramus marginalis

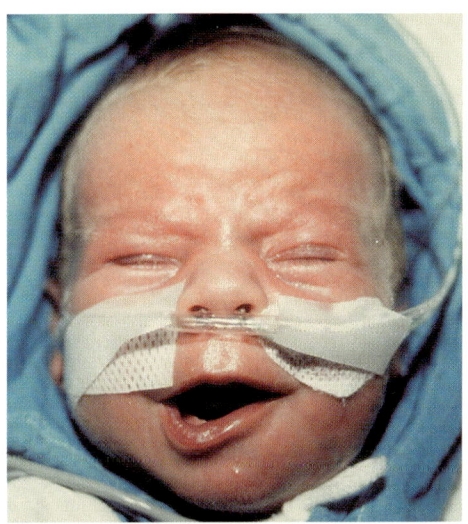

Kardio-Faziales Syndrom. Asymmetrisch verzogener Mund beim Schreien (Hypoplasie des Musculus depressor anguli oris). (S. Tinschert)

mandibulae) bedingter Asymmetrie der Mimik. Unterschiedliche fakultative Anomalien vorwiegend des Skelett- und Urogenitalsystems. Mehr als 80 Fälle beschrieben, darunter eine Sippe mit mehreren Merkmalsträgern. Bei Verwandten gehäuft Teilsymptome. Autosomal dominanter Erbgang mit stark variabler Expressivität bzw. Zugehörigkeit zum ▶ *CATCH22-Komplex* mit Chromosomen-Deletion in 22q11.2 wird für einen Teil der Patienten angenommen. Ob pathogenetische Beziehungen zum MOEBIUS-Syndrom bestehen, ist unklar. Für eine häufigere (Inzidenz 1:150) isolierte einseitige Hypo- oder Aplasie des Depressors anguli oris ist familiäres Vorkommen im Sinne eines autosomal dominanten Erbganges mehrfach beschrieben worden.

Literatur

Lin, D.-S., F.-Y. Huang, S.-P. Lin et al., Frequency of associated anomalies in congenital hypoplasia of depressor anguli oris muscle. A study of 50 patients. Am.J.Med.Genet. *71* (1997) 215–218.

Rauch, A., M. Hofbeck, S. Bähring et al., Monozygotic twins concordant for CAYLER syndrome. Am.J.Med. Genet. *75* (1998) 113–117.

Silengo, M.C., G.L. Bell, A. Guala et al., Asymmetric crying facies with microcephaly and mental retardation. An autosomal dominant syndrome with variable expressivity. Clin.Genet. *30* (1986) 481–484.

Stewart, H.S. and J.C. Smith, Two patients with asymmetric crying face, normal cardiovascular system and deletion of chromosome 22q11. Clin.Dysmorphol. *6* (1997) 165–169.

OMIM 125520

Kardio-Fazio-Kutanes Syndrom,
Cardio-Facio-Cutaneous Syndrome,
CFC-Syndrom

Syndrom aus multiplen angeborenen Anomalien und geistiger Behinderung.
Der Basisdefekt betrifft eine intrazelluläre **P**rotein-**T**yrosin-**P**hosphatase (PTPN11).

Krankheitswert

Angeborener Herzfehler, vor allem Vorhof-Septum-Defekt oder Pulmonalstenose, charakteristische Fazies mit Makrozephalus, hoher schmaler Stirn und angedeutet oxyzephaler Schädelkonfiguration sowie Epikanthus, Ptosis, eingezogener Nasenwurzel und großen Ohrmuscheln. Kleinwuchs. Hypotrichose, spärliches Kräuselhaar. Ichthyotische Hauterscheinungen bis Hyperkeratosen, Pruritus. Hypotonie. Oligophrenie unterschiedlichen Grades (bis auf eine Ausnahme). Fakultativ andere Auffälligkeiten wie Hernien, Hämangiome, Heterotaxie (▶ KARTAGENER-*Syndrom*) und Augenfehler.

Therapiemöglichkeiten

Nur symptomatische Behandlung mit unbefriedigendem Erfolg. Die Herz- und Hautsymptomatik zeigt eine leichte spontane Besserungstendenz.

Häufigkeit und Vorkommen

Seit Abgrenzung 1986 über 60 meist sporadische Fälle aus den USA und Europa publiziert. In einer Sippe Merkmalsträger in 3 Generationen. Diagnostische Abgrenzung sowie Grenze zum NOONAN-Syndrom nicht ganz klar, gemeinsames Vorkommen in einer Familie beschrieben. Bei Neumutationen auffällig hohes durchschnittliches Zeugungsalter der Väter.

Genetik

Aufgrund des sporadischen Auftretens bei Kindern nicht verwandter Eltern werden autosomal dominante Neumutationen oder Mikrodeletion

Kardio-Fazio-Renales Syndrom

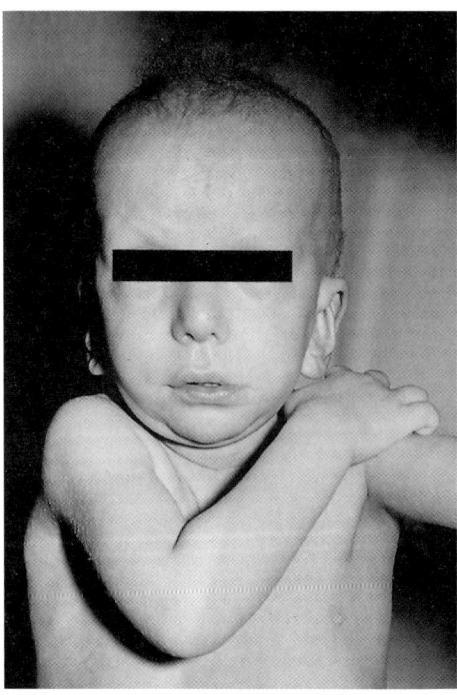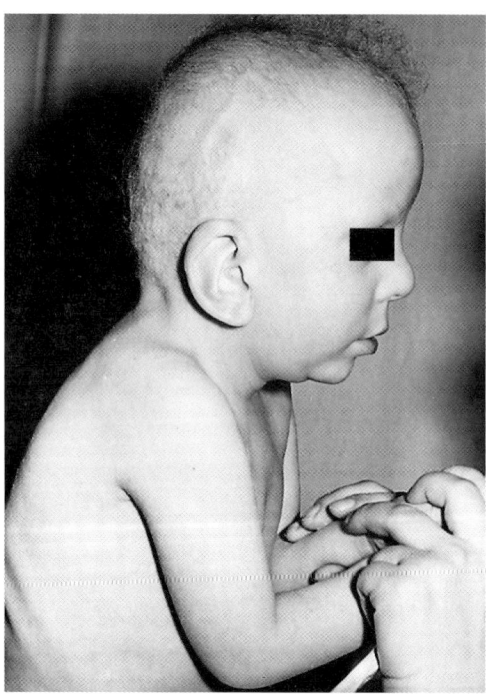

Kardio-Fazio-Kutanes Syndrom. Spärliches gekräuseltes Haar. Typische Fazies mit Hypertelorismus. Große, tiefsitzende Ohren.

angenommen. Genort 12q22-24 (*PTPN11*), Allelie mit dem LEOPARD-Syndrom (▶ *Lentigines*) und dem ▶ NOONAN-*Syndrom*?, interstitielle Deletion und Translokation in dieser Region beschrieben.

Familienberatung

Diagnose bereits bei Neugeborenen an Hand der typischen kranio-fazialen Anomalien bei noch normaler Körperlänge möglich. Leichter Hydrozephalus im CT nicht immer nachweisbar. Differentialdiagnose zum ▶ NOONAN-*Syndrom* und ▶ COSTELLO-*Syndrom* oft unsicher bzw. wegen möglicher alleler Überschneidungen unscharf.

Literatur

Fryns, J.P., P.Volcke and H.van den Berghe, The Cardio-Facio-Cutaneous (CFC) syndrome: Autosomal dominant inheritance in a large family. Genet.Couns. *3* (1992) 19–24.

Legius, E., E.Schollen, G.Matthijs and J.-P.Fryns, Fine mapping of NOONAN/cardio-facio-cutaneous syndrome in a large family. Eur.J.Hum.Genet. *6* (1998) 32–37.

Manoukian, S., F.Lalatta, A.Selicorni et al., Cardio-Facio-Cutaneous (CFC) syndrome: Report of an adult without mental retardation. Am.J.Med.Genet. *63* (1996) 382–385.

Neri, G., M.Zollino and J.F.Reynolds, The NOONAN-CFC controversy. Am.J.Med.Genet. *39* (1991) 367–370.

Rauen, K.A., D.G.Albertson, D.Pinkel and P.D.Cotter, Addtional Patient with del(12)(q21.2q22): further evidence for a candidate region for cardio-facio-cutaneous syndrome? Am.J.Med.Genet. *110* (2002) 51–56.

Rauen, K. and P.D.Cotter, Candidate region for Cardio-Facio-Cutaneous syndrome. Am.J.Med.Genet. *101* (2001) 173.

OMIM 115150

Kardio-Fazio-Renales Syndrom,
Fazio-Kardio-Renales Syndrom,
EASTMAN-BIXLER-Syndrom

Von drei Geschwistern und wenigen sporadischen Fällen beschriebenes Syndrom aus Vitium cordis congenitum, fazialen Auffälligkeiten einschließlich Fehlbildungen der vorderen Augenkammer, Nierenfehlbildungen, schwerer neuromuskulärer Symptomatik und Oligophrenie. Autosomal rezessiver Erbgang wird vermutet.

Literatur
Nevin, N,C., A.E.Hill and D.J.Carson, Facio-cardio-renal (EASTMAN-BIXLER) syndrome. Am.J.Med.Genet. *40* (1991) 31–33.

OMIM 227280

Kardio-Kraniales Syndrom,
Typ PFEIFFER

Von 5 Fällen bekanntes wahrscheinlich autosomal rezessiv bedingtes Syndrom aus Wachstums- und Entwicklungsretardation, Sagittalnaht-Synostosen, Hypertelorismus, Mikrogenie mit Kiefergelenkankylose, Herzfehler, Mikrozephalus, Kryptorchismus und weiteren Defekten.

Literatur
Stratton, R.F., H.Singer and S.Zschiesche, Third case of PFEIFFER-type cardiocranial syndrome. Am.J. Med.Genet. 34 (1989) 587–588.

OMIM 218450

Kardio-Kutanes Syndrom
▶ Lentigines

Kardiomyopathie, hypertrophische familiäre idiopathische; Kardiomyopathie, dilatative familiäre,
idiopathische Subaortenstenose, familiäre Herzvergrößerung, Herzkrankheit

Herzmuskelschwäche mit und ohne Reizleitungsstörungen und Beteiligung der Skelettmuskulatur auf unterschiedlicher genetischer Grundlage.
Nach klinischen Gesichtspunkten werden hypertrophische (Sarkomer-Erkrankungen), dilatative und restriktive Kardiomyopathien unterschieden. Die Basisdefekte überschneiden sich dabei zum Teil und damit auch die unterschiedlichen Systematisierungsversuche. Sie betreffen in etwa 50% der Fälle (hypertrophische K.) die schwere und wahrscheinlich auch die leichte Kette des kardialen β-Myosins (β-MHC, MYH7, OMIM 192600) mit Wirkung auf die Myosin-ATPase-Aktivität, die leichte Kette des ventrikulären regulatorischen Myosins (MYL2), die kardialen Troponine T und I (TNNT, TNNI) in etwa 15% der Fälle, das α-Tropomyosin (αTPM1) in 5%, das Myosin-bindende Protein C (MYBPC3, OMIM 160793, 160794) in etwa 20% der Fälle, die leichte Kette des ventriculären Myosin (vMNC1, OMIM 160781), dessen Regulationskette (vMLC2), das kardiale α-Actin (ACTC, OMIM 102610) und das Titin (TTN, OMIM 188840) in jeweils unter 5% und eventuell noch andere Bestandteile des Myomers oder der Membrankomponenten (K- und Ca^{++}-Ionenkanal-Untereinheiten; Frataxin?) des Muskels. Der Anteil mitochondrialer Mutationen ist noch unklar.

Dilatative Kardiomyopathien beruhen auf Defekten des Dystrophin-Systems, der Kalzium-, Kalium- oder Natriumionenkanäle (QT-Syndrom, ▶ *Taubheit mit Störungen der Herzfunktion*), mitochondrialer Atmungsenzyme und tRNAs (Position 3271, 4295, 4269 4317, 8363, mit Hörverlust und Enzephalopathie) oder der Mitochondrienmembran (Defekt einer Acyltransferase Tafazzin und damit der Phospholipid-Synthese beim Aufbau der Mitochondrienmembran mit Hypocholesterolämie, Dicarboxylazidurie: ▶ *3-Methylglukagonazidurie*, verschiedener anderer Stoffwechselwege und des Immunsystems und wahrscheinlich der Lamine (OMIM 602067). Siehe auch

- ▶ *Carnosin-Mangel-Myopathie;*
- ▶ *Acyl-CoA-Dehydrogenase-Mangel;*
- ▶ *Glykogenosen;*
- ▶ GAUCHER-*Syndrom;*
- ▶ MARFAN-*Syndrom;*
- ▶ *supravalvuläre Aortenstenose;*
- ▶ *Di-*GEORGE-*Syndrom (*SHPRINTZEN-*Syndrom);*
- ▶ FRIEDREICH-*Syndrom;*
- ▶ MALOUF-*Syndrom;*
- ▶ *Endokardfibroelastose;*
- ▶ KARTAGENER-*Syndrom;*
- ▶ NOONAN-*Syndrom;*
- ▶ *Lentigines (LEOPARD-Syndrom);*

Kardiomyopathie, hypertrophische familiäre idiopathische

▶ *Holt-Oram-Syndrom;*
▶ OSLER-*Syndrom;*
▶ *Muskeldystrophien;*
▶ *Endokardfibroelastose.*

Krankheitswert

Erstmanifestation klinischer Erscheinungen je nach Typ unterschiedlich vom Kindesalter (hypertrophische) bis ins 6. Lebensjahrzehnt (dilatative K.) möglich. Klinische Zeichen von Herzmuskelschwäche, Linksherzinsuffizienz und -hypertrophie. Kardiomegalie. **A**rrhythmogene **r**echtsventrikuläre **D**ysplasien (ARVD), Herzmuskelfibrose und -verfettung, frühmanifest mit schlechter Prognose und Gefahr plötzlichen Herztodes. Reizleitungs- bzw. Rhythmusstörungen (CDCD1, **D**ilatative **C**ardiomyopathie mit **C**onduktions**d**efekt). Angina pectoris. Herzanfälle. Leistungsfähigkeit und Lebenserwartung herabgesetzt. Pathologisch-anatomisch uneinheitlich, aus mehreren, nicht genau gegeneinander abgrenzbaren Typen bestehend. Nach klinischen Gesichtspunkten werden bei der primären "idiopathischen" Kardiomyopathie die hypertrophische, kongestiv-dilatative und die obliterative-restriktive Form unterschieden. Lebenserwartung der hypertrophischen K. je nach Typ 5. bis 7. Lebensjahrzehnt, bei dilatativer K. Tod etwa 5 Jahre nach Erstmanifestation. Häufig mit anderen Störungen und Dysplasien (Pterygium colli, Kampto- und Arachnodaktylie, faziale Auffälligkeiten, periphere Muskelfunktionsstörungen bzw. Skelettmuskelerkrankungen u.a.) kombiniert.

Therapiemöglichkeiten

Je nach Typ β-Rezeptorenblocker, Digitalisglykoside, Antiarrhythmika, Antikoagulantien und Herzschrittmacher, in seltenen Fällen Myotomie, Myektomie oder Herztransplantation angebracht.

Häufigkeit und Vorkommen

Die familiäre K. ist meist vom asymmetrisch-linkshypertrophischem Typ, vorwiegend durch β-Myosin- und Troponin-T-Gen-Mutationen bedingt, andere Formen seltener. Von K. bei subvalvulärer Aortenstenose bisher über 250 Fälle, davon 11 Sippen mit Merkmalsträgern in bis zu 4 aufeinanderfolgenden Generationen und etwa 50% sporadische Fälle beschrieben. Dilatative K. ebenfalls familiär gehäuft (20% der Fälle). ARVD wahrscheinlich eine der häufigsten Ursachen für plötzlichen Herztod im Kindes- und Jugendalter. Symptomatisch bei der ▶ *Muskeldystrophie Typ* DUCHENNE. Die familiäre Form hat meistens ein früheres Manifestationsalter und eine auffällig schlechtere Prognose als sporadische Fälle. Inzidenz: 1:15.000

Genetik

Heterogen. Vorwiegend autosomal dominant bedingt. Die klinische Klassifikation ist nicht ätiologisch begründet.
Hypertrophische K. (CMH) autosomal dominant mit unvollständiger Penetranz und variabler Expressivität.
Genorte:

▶ 14q11-12 (*MYH7*, schweren Kette des Myosins) CMH1, OMIM 192600, 160710, 160760;
▶ 2q23-24.3 (*MYL1*, leichte Kette des Myosins), OMIM 160780;
▶ 3p22-p21 und 12q23-24.3 (*MYL3, MYL2*, leichte Ketten des ventrikulären Regulations-Myosins), OMIM 160781, 160780);
▶ 9q13-22 (*TPM2*, Tropomyosin?, cAMP-abhängige Proteinkinase?), OMIM 190990;
▶ 1q32, 19p13 (*TNNT2, TNNT1*, kardiale Troponine 2 (15% der Fälle) und 1), CMH2, OMIM 191041, 191044;
▶ 15q22 (*TPM1*, α-Tropomyosin I), CMH3, OMIM 191010;
▶ 11p11.22 (*MYBPC3,* kardiales Myosin-bindendes C-Protein), OMIM 115200, 600958;
▶ 2q31 (*TTN*, Titin), OMIM 188840;
▶ 10q22-24 (*ACTSA*, kardiales α-Actin), OMIM 102620;
▶ 7q3, mit WOLFF-PARKINSON-WHITE-Syndrom.

Ein Typ der hypertrophischen K. mit Androtropie und betroffenen Kindern vor allem weiblicher Merkmalsträger beruht auf mitochondrialen Mutationen (tRNA-Gene, z.B. A3243G; Defekte des oxidativen Energiestoffwechsels des Herzmuskels, s.a. ▶ KEARNS-SAYRE-*Syndrom*, ▶ *MELAS*).
Dilatative K. (Ventrikelvergrößerung, veränderte Systolen) vorwiegend autosomal dominant (s.a. ▶ *Muskeldystrophie, Gliedergürteltyp 1B*, OMIM 115200, 601154), seltener rezessiv oder X-chromosomal (▶ *3-Methylglukagonazidurie*) bedingt. Für eine dilatative X-chromosomale Form besteht Allelie zur Muskeldystrophie Typ DUCHENNE (Genort Xp21).

Weitere Genorte:
- 14q23-24, (ARVD1); 1q42-43 (ARVD2, *RYR2*, Ryanodin-Rezeptor 2); 14q12-22 (ARDV3); 2q32.1-32.3 (ARDV4); 3p23, 10p14-12 (ARVD) autosomal dominant und 17q21(*SGCA*, Sarcoglykan), autosomal rezessiv, OMIM 107970, 600119, 602086, 600996, 602087;
- 1q21.2-21.3 (*LMNA*, Lamin A/C) spätmanifeste dilatative Cardiomyopathie mit Konduktionsdefekt CDCD1, OMIM 601154, Allelie zu einem Typ der ▶ Muskeldystrophie DREIFUSS-EMERY und einem ▶ *Gliedergürtel-Typ*, dem Typ VI der neuralen Muskelatrophie; der familiären partiellen Lipodystrophie KOEBERLING-DUNNIGAN (▶ *Lipodystrophie, generalisierte angeborene*); der neuralen Muskelatrophie Typ IIB1 und der Mandibulo-Akralen Dysplasie (▶ *Osteolyse, neurogene*);
- 2q14-22 CDCD, OMIM 604288;
- 3p25-22 CDCD2 mit Schwerhörigkeit s.a. ▶ *Taubheit mit Störungen der Herzfunktion*, OMIM 601154;
- 6q23 CDCD3 mit spätmanifester Muskeldystrophie und Skelettsymptomatik, OMIM 602067, Allelie mit der Gliedergürtel-Muskeldystrophie Typ ID?;
- 6q23-24, CDCD mit sensineuraler Hörstörung;
- 10q21-23 CDCD, CMPD3, mit Mitralklappen-Prolaps, OMIM 601493;
- 9q12-13 (*TPM2* - Tropomyosin?) CMPD1, Cardiomyopathie dilatative isolierte, OMIM 600884;
- 1q32 CMPD2, Lamin? OMIM 601494;
- 15q14 (*CTCA* – kardiales α-Actin);
- 2q35 (*DES* -Desmin, intermediäres Filamentprotein der Muskelzelle), OMIM 125660, Allelie mit einem autosomal dominanten Typ der ▶ *Myopathia distalis hereditaria*;
- 6p24 (*DSP*, Desmoplakin), Allelie mit dem Typ WACHTERS der Keratosis palmoplantaris, OMIM 125657, s.a. Naxos-Krankheit (unter ▶ *Keratosis palmoplantaris 2.16*);
- 5q33 (*SGD*, δ-Sarkoglykan, und andere Sarkoglykane), OMIM 601411, Teilsymptom bzw. Allelie mit einem Gliedergürtel-Typ der Muskeldystrophie;
- Xq28.1 (*G4.5* = *TAZ*, Tafazzin) Allelie mit dem BARTH-Syndrom (OMIM 302060): Infantile Kardioskelettale Myopathie, dilatative Kardiomyopathie, Skelettmuskeldystrophie, Klein-

wuchs, Neutropenie, Mitochondrien-Auffälligkeiten, 3-Methylglukagonurie, Tod häufig schon im Kleinkindesalter durch Sepsis oder Herzversagen sowie mit der X-chromosomalen Endokardfibroelastose1 (OMIM 305300) und anderen, z.T. schweren infantilen Kardiomyopathien. Siehe auch ▶ *Muskeldystrophie Typ* DREYFUSS-EMERY, (OMIM 300069); ▶ *Endokardfibroelastose 2*.

Obstruktive bzw. restriktive Kardiomyopathie mit und ohne Septumhypertrophie meist sporadisch mit autoimmunologischer Komponente. Vereinzelt autosomal dominant, das isolierte Vorkommen in Geschwisterschaften spricht außerdem für die Existenz seltener autosomal rezessiver und X-chromosomaler Typen. Genorte: 2q35 (*DES*, Desmin) und 11q22.3-23.1 (*CRYAB*, αB-Crystallin), OMIM 123590, mit Katarakt (Allelie).

BERBERICH-Syndrom: K., grobe Gesichtszüge und ektodermale Auffälligkeiten autosomal rezessiv. Sekundär bei autosomal oder X-chromosomalen Stoffwechseldefekten. Siehe auch ▶ *Amyloidosen: Transthyretin-Defekt*; ▶ MALOUF-*Syndrom*; ▶ *Dystrophia myotonica*, ▶ *Muskeldystrophie, Gliedergürtel-Typ (Typ 1B)*.

Familienberatung

Zur Feststellung des individuellen Risikos asymptomatische Merkmalsträger radiologisch, echokardiografisch, angiografisch oder anhand erhöhter Serumenzyme und des EKG erkennbar. Differentialdiagnose zu symptomatischen oder exogen (infektiös, toxisch) bedingten Formen sowie zu den Glykogenosen, Amyloidosen, WOLFF-PARKINSON-WHITE-Syndrom und zum KEARNS-SAYRE-Syndrom wichtig. In einzelnen Familien erhöhte Muskelenzymaktivität im Serum (ALAT). Das Risiko für die Geburt weiterer Kinder mit K. in der Geschwisterschaft eines sporadischen Merkmalsträgers mit nicht abgegrenztem Typ wird empirisch mit 1:5 bis 1:3 angegeben. Bei schweren monogenen Formen mit bekanntem Genort pränatale Diagnostik molekulargenetisch möglich.

Literatur

Bleyl, S.B., B.R.Mumford, V.Thompson et al., Neonatal, lethal noncompaction of the left ventricular myocardium is allelic with BARTH syndrome. Am.J. Hum.Genet 61 (1997) 868–872.

Bonne, G., L.Carrier, J.Bercovici et al., Cardiac myosin binding protein-C gene splice acceptor site mutation is associated with familial hypertrophic cardiomyopathy. Nature Genet. *11* (1995) 438–440.

Bowles, K., S.E.Abraham, R.Burgada et al., Construction of a high-resolution physical map of the chromosome 10q22-q23 dilated cardiomyopathy locus and analysis of candidate genes. Genomics *67* (2000) 109–127.

D'Adamo, P., L.Fassone, A.Gedeon et al., The X-linked gene *G4.5* is responsible for different infantile dilated cardiomyopathies. Am.J.Med.Genet. *61* (1997) 862–867.

Debrus, S., A.De Meeus, M.-K.Jean et P.Bouvagnet, Génétique des cardiopathies héréditaires. Arch. Mal.Coeur Vaiss. *89* (1996) 619–627.

Flavigny, J., P.Richard, R.Isnard et al., Identification of two novel mutations in the ventricular regulatory myosin light chain gene (*MYL2*) associated with familial and classical forms of hypertrophic cardiomyopathy. J.Mol.Med. *76* (1998) 208–214.

Guenthard, J., E.Buehler, E.Jarggi and E.Wyler, Possible genes for left heart formation on 11q23.3. Ann.Genet. 37 (1994) 143–146.

Kelly, D.P. and A.W.Strauss, Inherited cardiomyopathies. New Engl.J.Med. 330 (1994) 913–919.

Macera, M.J., P.Szabo, R.Wadgaonkar et al., Localization of the gene coding for ventricular myosin regulatory light chain (MYL 2) to human chromosome 2q23-q24.3. Genomics 13 (1992) 829–831.

McMinn, T.R. and J.Ross, Jr., Hereditary dilated cardiomyopathy. Clin.Cardiol. 18 (1995) 7–15.

Messina, D.N., M.C.Speer, M.A.Pericak-Vance and E.M.McNally, Linkage of familial dilated cardiomyopathy with conduction defect and muscular dystrophy to chromosomal 6q23. Am.J.Hum.Genet. *61* (1997) 868–872.

Muntoni, F., A.Di Lenarda, M.Porcu et al., Dystrophin gene abnormalities in two patients with idiopathic dilated cardiomyopathy. Heart *78* (1997) 608–612.

Neuwald, A.F., BARTH syndrome may be due to an acyltransferase deficiency. Current Biol. *7* (1997) R465–466.

Olson, T.M., V.V.Michels, S.N.Thibodeau et al., Actin mutations in dilated cardiomyopathy, a heritable form of heart failure. Science *280* (1998) 750–752.

Ostman-Smith, I., G.Brown, A.Johnson and J.M.Land, Dilated cardiomyopathy due to type II X-linked 3-methylglutaconic aciduria: Successful treatment with pantothenic acid. Br.Heart.J. *72* (1994) 349–353.

Rampazzo, A., A.Nava, P.Erne et al., A. new locus for arrythmogenic right ventricular cardiomyopathy (ARVD2) maps to chromosome 1q42-43. Hum. Molec.Genet. *4* (1995) 2151–2154.

Rampazzo, A, A.Nava, M.Miorin et al., ARVD4, a new locus for arrhythmogenic right ventricular cardiomyopathy, maps to chromosome 2 long arm. Genomics *45* (1997) 259–263.

Richardson, M.E., S.Menahem and J.L.Wilkinson, Familial fixed subaortic stenosis. Int.J.Cardiol. *30* (1991) 351–353.

Sandoval, N., D.Bauer, V.Brenner et al., The genomic organization of a human creatine transporter (CR-TR) gene located in Xq28. Genomics *35* (1996) 383–385.

Schönberger, J. and C.E.Seidman, Many roads lead to broken heart: The genetics of dilated cardiomyopathy. Am.J.Hum.Gnet. *69* (2001) 249–260.

Smart, R.V., B.Yu, H.Le et al., DNA testing in familial hypertrophic cardiomyopathy: clinical and laboratory implications. Clin.Genet. *50* (1996) 169–175.

Sylvius, N., F.Tesson, C.Gayet et al., A new locus for autosomal dominant dilated cardiomyopathy identified on chromosome 6q12-q16. Am.J.Hum.Genet. *68* (2001) 241–246.

Towbin, J.A., J.F.Hejtmancik, P.Brink et al., X-linked dilated cardiomyopathy: Molecular genetic evidence of linkage to the DUCHENNE muscular dystrophy (dystrophin). Circulation *87* (1993) 1854–1865.

Yu, B., J.A.French, L.Carrier et al., Molecular pathology of familial hypertrophic cardiomyopathy caused by mutations in the cardiac myosin binding protein C gene. J.Med.Genet. *35* (1998) 205–210.

Yu, B., J.A.French, R.W.Jeremy et al., Counselling issues in familial hypertrophic cardiomyopathy. J. Med.Genet. *35* (1998) 183–188.

OMIM 107970, 115200, 115250, 212120, 212112, 212110, 302045, 302060

Karditis-Vaskulitis-Syndrom
▶ Rheumatisches Fieber, akutes

Karies
▶ Zahnkaries

Karnitin
▶ Carnitin

Karnosinämie
▶ Carnosinurie

Karnosinurie
▶ Carnosinurie

KARSCH-NEUGEBAUER-Syndrom
▶ Spalthand mit oder ohne Spaltfuß

KARTAGENER-Syndrom,
Sinubronchiales Syndrom, Syndrom der immotilen Zilien; Heterotaxie, Lateralitätsdefekte

Genetisch bedingte Links-Rechts-Achsendefekte auf der Grundlage einer Genmutation.
Der Gendefekt manifestiert sich bei etwa ¼ der Fälle in einer Dys- oder Akinesie oder verminderten Schlagfrequenz von Zilien vor allem der Bronchialschleimhautzellen und der Spermien. Zugrunde liegen verschiedene strukturelle Anomalien der Flagellen (fehlende oder defekte Dyneinarme, Defekt des Zilien-Achsenfadens, fehlerhafte Anordnung der Zilien u.a.). Es ist anzunehmen, dass die viszerale Asymmetrie des Menschen durch den Zilienschlag von Zellen während der Embryogenese bestimmt wird und dass bei Störung dieses Mechanismus die Seitigkeit zufallsgemäß eintritt. Somit erklärt sich das Syndrom der unbeweglichen Zilien ohne Situs inversus und Dextrokardie in etwa 50% der Fälle. Nicht bei allen Patienten lässt sich allerdings eine strukturelle oder funktionelle Anomalie der Zilien nachweisen, und nicht in allen Sippen mit immotilen Zilien kommt Situs inversus vor. Von Situs inversus abweichende Formen der Fehlorientierung innerer Organe (Heterotaxie, Situs ambiguus) sind durch Mutationen unterschiedlicher, an der embryonalen Lateralitätsorganisation beteiligter Gene bedingt: *PITX2; ACTR2; LEFTYA; ZIC3; HEDGEHOG; ACVR2B* (Activin-Rezeptor IIB); *CFC1* (= *EGF-CFC*, Kofaktor für das Nodal-Signal-System, kryptisches Protein).

Krankheitswert
Dextrokardie mit Situs inversus viscerum in etwa 10% der Fälle von angeborenen Herzfehlern. Ausfall der zilienvermittelten Transportfunktion der Bronchialschleimhaut führt zu rezidivierenden Bronchopneumonien, Atelektasen und Bronchiektasien. Chronische Infekte der oberen Luftwege, Pansinusitis, tracheo-ösophageale Fistelbildung. Otitis media durch eine Funktionsstörung der Leukozyten, Polyposis nasi. Bei Heterotaxie immer Herzfehler und Anomalien des Gastrointestinaltraktes und der Milz: Polysplenie, Asplenie (▶ *IVEMARK-Syndrom*) und extrahepatische Gallengangsatresie. Sterilität im männlichen Geschlecht (Unbeweglichkeit der normal gebildeten Spermien) und/oder besonders bei Links- (Polysplenie) oder Rechts- (Asplenie) Isomerie urogenitale Anomalien, Anomalien der Bronchien, der Lungen und des Pankreas, Hiatushernie und Anus imperforatus. Hyposmie.

Therapiemöglichkeiten
Symptomatisch-konservative Behandlung oder chirurgische Korrekturen im Bereich der Luftwege mit unbefriedigendem Erfolg. In schweren Fällen Herz- und Lungentransplantation lebenserhaltend.

Häufigkeit und Vorkommen
Inzidenz etwa 1:10.000, Heterotaxie seltener. Über 700 sporadische und Geschwisterfälle beschrieben. Kompletter Situs inversus sehr selten. Eine Form mit lediglich bronchialer Symptomatik endemisch bei Polynesiern.

Genetik
Heterogen. Autosomal rezessiver Erbgang, selten dominant mit starker intrafamiliärer Variabilität der Merkmalsausbildung und verminderter Penetranz. Gemeinsames Vorkommen von Situs inversus und Situs ambiguus in einer Sippe im Sinne eines autosomal dominanten Erbganges (OMIM 605376) kommen vor. Verschiedene strukturelle Chromosomenaberrationen und Mutationen in mehr als 10 Loci können die Funktionsfähigkeit der Zilien beeinflussen, z.B. 5p (*DNAH5* – eine schwere Kette des γ-Dyn-

ein), 6p, 14qter, 12p, 18p, 9p21-p13 (*DNAI1* – eine intermediäre Kette des Dynein), 19q13.3-qter. In einem Fall von Heterotaxie Translokation t(6;18)(q21;q21.3) beschrieben und Genort 6q21 bestätigt. Zu unterscheiden ist die vorwiegend X-chromosomal rezessiv (Genorte: Xq26.2, OMIM 306955; Xq24-27.1, *ZIC3*, OMIM 300265), seltener autosomal rezessiv bedingte Isomerie, d.h. Symmetrie der inneren Organe (situs ambiquus) mit schweren Mittelliniendefekten. Wahrscheinlich contiguous gene syndrome mit einem Gen für ▶ *Spalthand* mit oder ohne Spaltfuß, *SHFM2*. Heterozygote teilweise anatomisch (Uterus septus) zu erkennen.

Familienberatung
Bei Heterotaxie Chromosomenanalyse zum Ausschluss struktureller Aberrationen notwendig. Differentialdiagnose zu anderen angeborenen Herzfehlern, erworbenen Bronchiektasien, zum ▶ *Polysplenie-* und zum ▶ *IVEMARK-Syndrom* wichtig. Nachweis der Zilienfehlfunktion an der Nasenschleimhaut möglich. Es muss damit gerechnet werden, dass bei 50% der Homozygoten das Syndrom der immotilen Zilien ohne Situs inversus besteht. Vor allem Geschwister von Merkmalsträgern sollten daraufhin untersucht werden. Empirisches Wiederholungsrisiko für Geschwister von Kindern mit Situs inversus unter 5%, mit Isomerie etwas höher. Dabei ist in Anbetracht der variablen Expressivität ein isolierter Herzfehler als genetisches Äquivalent für eine entsprechende Sequenz zu werten. Sicherer Heterozygotennachweis bei autosomalen Formen noch nicht möglich.

Literatur
Aitken, J., A clue to KARTAGENER's syndrome. Nature 353 (1991) 306.

Bamford, R.N., R.Roessler, R.D.Burdine et al., Loss of function mutations in the EGF-CFC gene *CFC1* are accociated with human left-right laterality defects. Nature Genet. *26* (2000) 365–368.

Greenstone, M., A.Rutman, A.Dewar et al., Primary ciliary dyskinesia: Cytological and clinical features. Q.J.Med. *67* (1988) 405–430.

Guichard, C., M.-C.Harricane, J.-J.Lafitte et al., Axonemal dynein intermediate-chain gene (*DNAI1*) mutations result in situs inversus and primary ciliary dyskinesia (KARTAGENER syndrome). Am.J. Hum.Genet. *68* (2001) 1030–1035.

Kato, R., N.Matsumoto, M.Fujimoto et al., FISH mapping of a translocation breakpoint at 6q21 (or 22) in a patient with heterotaxia. Jpn.J.Hum.Genet. *42* (1997) 525–532.

Kato, R., Y.Yamada and N.Niikawa, De novo translocation (6;18)(q21;q21.3) in a patient with heterotaxia. Am.J.Med.Genet. *66* (1996) 184–186.

Olbrich, H., K.Haffner, A.Kispert et al., Mutations in *DNAH5* cause primary ciliary dyskinesia and randomization of left-right asymmetry. Nature Genet. *30* (2002) 143–144.

Penman Split, M., J.Bohn and J.Goodship, Defect in the determination of left-right asymmetry. J.Med. Genet. *33* (1996) 498–503.

Sturges, J.M., M.W.Thompson, E.Czegledy-Nagy and J.A.R.Turner, Genetic aspects of immotile cilia syndrome. Am.J.Med. Genet. *25* (1986) 149–160.

OMIM 242650, 242670, 242680, 244400

KASABACH-MERRITT-Syndrom,
Hämangiom-Thrombozytopenie-Syndrom,
KASABACH-MERRITT-Phänomen

Neuerdings nicht als primäre Entität sondern als sekundäre intravaskuläre Verbrauchskoagulopathie angesehen

Krankheitswert
Ausgedehnter, häufig erst postnatal wachsender gutartiger hämangiomartiger Tumor, der solitär oder multipel, kutan und/oder viszeral auftretend eine (Verbrauchs-)Thrombozytopenie auslösen kann (z.B. ▶ *KAPOSI-Angiom*). Gefahr großflächiger Blutungen durch Thrombozytopenie, Verbrauchsfibrinogenopenie und -koagulopathie im Säuglings- und Kindesalter. Cerebrale, lebenslang bestehende Kavernome können epileptische Anfälle, Hirnblutungen, Migräne und andere neurologische Störungen verursachen.

Therapiemöglichkeiten
Unbefriedigend. In Notsituationen Transfusion von Thrombozyten sowie Gaben von Kortikosteroiden, Interferon oder/und Chemotherapeutika, Strahlentherapie, Exzision oder Lasertherpie je nach Befund bzw. Lokalisation.

Häufigkeit und Vorkommen
Seit Erstbeschreibung 1940 nur sporadische Fälle bekannt.

Genetik
Genetische Grundlage entspricht der Grundkrankheit. Offenbar eigenständig sind cerebrale Kavernome mit autosomal dominantem Erbgang und Genort 7q22. Siehe auch ▶ *Angiomatose, neurocutane*.

Familienberatung
Mit einer Wiederholung innerhalb der Sippe eines Merkmalsträgers ist auf Grund des sporadischen Vorkommens nicht zu rechnen. Differentialdiagnose zum MAFFUCCI-Syndrom (▶ *Knochenchondromatose*) und zum KLIPPEL-TRENAUNAY-Syndrom wichtig.

Literatur
David, T.J., D.I.K.Evans and R.F.Stevens, Haemangioma with thrombocytopenia (KASABACH-MERRITT syndrome). Arch.Dis. Child. *58* (1983) 1022–1023.

Lehmbecher, T., W.Briegel, A.Horwitz et al., KASABACH-MERRITT-Syndrom bei sinusoidaler Hämangiomatose der Milz. Monatsschr.Kinderheilk. *146* (1998) 665–668.

Odell, J.M., J.E.Haas, D.Tapper and D.Nugent, Infantile hemorrhagic angiodysplasia. Pediat.Pathol. *7* (1987) 629–636.

Tanaka, K., S.Shimao, T.Okada and A.Tanaka, KASABACH-MERRITT syndrome with disseminated intravascular coagulopathy treated by exchange transfusion and surgical excision. Dermatologica *173* (1986) 90–94.

OMIM 141000

KAST-Sydrom
▶ Knochenchondromatose

Kataplexie
▶ Narkolepsie

Katarakt,
Grauer Star, Cataracta

Veränderungen der Augenlinse bzw. ihrer Kapsel unterschiedlicher Ätiologie.

Bei der isolierten Katarakt handelt es sich um die Folgen überwiegend lokaler heterogener Entwicklungs- und Stoffwechselstörungen. Die Basisdefekte für die idiopathischen Linsentrübungen bestehen in Anomalien der Linsen-Proteine (α-, β-, δ- und γ-Crystalline), sowie von Linsen-Membran- (Connexine: G**a**p-J**u**nction-Proteine, GJP α-1, -3 und -8, sowie Membranprotein 19) und Zytoskelettproteinen (Vimentin, Felsin, Phakin) oder in Defekten von an der Linsenentwicklung beteiligten Homeoboxgen- und anderen Gen-Produkten (*PAX6, PITX3; FOXE3, EYA1, MAF*).

Krankheitswert
Erstmanifestation klinischer Erscheinungen unterschiedlich je nach Typ im Neugeborenen- bis späten Erwachsenenalter. Sehstörungen bis Blindheit. Teilweise bestehen noch andere Augensymptome. Syndromatisch bei zahlreichen Syndromen (▶ *Tabelle*). Meist beidseitig.

Therapiemöglichkeiten
Chirurgischer Ersatz der Linse mit gutem Erfolg.

Häufigkeit und Vorkommen
Häufigste Ursache für Sehverlust, 80% davon sind senile und präsenile Formen. Je nach Typ unterschiedlich. Große Sippen mit Merkmalsträgern in bis zu 8 aufeinanderfolgenden Generationen beschrieben. Seltener auf Geschwisterschaften oder nur auf das männliche Geschlecht beschränkt. Auffällig gehäuft in Japan.

Genetik
Mindestens 1/3 der Fälle von angeborener K. sind genetisch bedingt. Dabei sind die meisten Formen autosomal dominant, isoliert oder als Hauptsymptom neben anderen Augen- oder systemischen Anomalien. Die entsprechenden Gene sind zum Teil mit ihren Polymorphismen bzw. Allelen an senilen und präsenilen Formen der K. beteiligt.

Klinische Typen und Genort:

Typ VOLKMANN (centrale oder zonuläre K.) 1p36;
Typ pulverulenta 1q21-25 (*GJA8*) und 13q11 (*GJA3*);
Typ COPPOCK und COPPOCK-artige K. 2q33-35 (*CRYGC, -E* und *-D*, γ–C-, -E- und -D-Crystallin);
Typ mit spätmanifester Hornhautdystrophie 11p13 (*PAX6*), Allelie zur Aniridie;
Typ MARNER und hinterer Polstar 16q22.1 (*HSF4*); Typ VOLKMANN 1pter-p22;
vorderer Polstar 17p13;
Zonuläre K. mit Y-Naht-Trübung 17q11; 21q22.3 (*CRYA1*, α1-Crystallin);
himmelblaue K. 17q24 und 22q11.2-q13.1 (*CRYBB2*, β-A2-Crystallin);
10q25 (*PITX3*, ▶ *RIEGER-Syndrom*);
3q21 (*BFSP2*, **B**eaded **F**ilament **S**tructural **P**rotein-2, Fakinin, OMIM 603212);
8q13.3 (*EYA1*, Allelie mit dem ▶ *Branchio-Oto-Renalen Syndrom*;
12q14 (*MIP*, **M**ajor **I**ntrinsic **P**rotein = AQPO, Aquaporin).
15q21-22, angeboren, autosomal rezessiv;
19q13.4 (*LIM2* = *MP19*, **I**ntrisic **M**embran **P**rotein);
19q13.1 (*FTL*, L-Untereinheit des Ferritins, K.pulverulenta, autosomal dominant (OMIM 134790, s.a. ▶ *Hypoferritinämie*).
Xp22.13, NANCE-HORAN-Syndrom
Cataracta congenita totalis, Cataracta congenita mit Mikrocornea autosomal rezessiver, dominanter oder X-chromosomaler Erbgang.
9q13-22, autosomal rezessive Cataracta pulverulaenta des Erwachsenenalters;
17q22-24 (*GALK1*, Galaktokinase, Allelie mit einer Form der ▶ *Galaktosämie*);
18q, angeboren Katarakt, faziale Dysmorphie und Neuropathie bei bulgarischen Zigeunern.
Die Klassifizierung der Katarakt-Formen nach Lokalisation und Morphologie der Linsentrübung lässt sich vom genetischen Gesichtspunkt aus nur zum Teil bestätigen, da verschiedene morphologische Typen einerseits gemeinsam in einer Sippe vorkommen, also genetisch einheitlich sind, und andererseits einförmige klinische Typen unterschiedliche genetische Grundlagen und Basisdefekte zeigen, was für Heterogenie spricht. Ein kausales Einteilungsprinzip und eine entsprechende Nomenklatur fehlen noch. Die zahlreichen Typen der K. gehen sowohl hinsichtlich der Klassifizierung als auch der Benennung (Synonyma) häufig ineinander über. Die Tabelle 10 kann deshalb nur Anhaltspunkte geben.

Siehe auch weitere syndromatische Formen: Galaktosämie, Aminoazidurien, Mannosidose, LOWE-Syndrom, Albinismus totalis, FABRY-Syndrom, WERNER-Syndrom, ROTHMUND-Syndrom, WEILL-MARCHESANI-Syndrom, HALLERMANN-STREIFF-Syndrom, Ichthyosis congenita (SJÖGREN-LARSEN-Syndrom), Myotonia dystrophica, Osteodystrophia hereditaria ALBRIGHT, Chromosomopathien (DOWN-Syndrom, ULLRICH-TURNER-Syndrom, PÄTAU-Syndrom) und im Rahmen anderer Augenerkrankungen (z.B. Retinopathia pigmentosa, Mikrophthalmie, Mikrocornea, Aniridie), MARINESCO-SJÖGREN-Syndrom, MARTSOLF-Syndrom (K., Oligophrenie, Hypogonadismus, Kleinwuchs, Mikrozephalus und andere kraniofaziale Auffälligkeiten, 16 Fälle bekannt – autosomal rezessiv bedingt, OMIM 212720), LENZ Syndrom (▶ *Mikrophthalmie*), Katarakt-Dental-Syndrom (NANCE-HORAN-Syndrom: K., Tonnen-Zähne, Zahnüberzahl u.a. – X-chromosomal, Genort Xp22.13, OMIM 302350); ▶ *Dystrophia myotonica*, ▶ *WARBURG-Syndrom*, periphere Katarakt mit auf das Kindesalter beschränkter benigner Chorea und horizontalem monokulärem Nystagmus ▶ *Huntington-Syndrom*.

Familienberatung

Differentialdiagnose zu exogen bedingter Katarakt, entstanden im Rahmen einer Embryofetopathie (▶ *Zytomegalie-* und ▶ *Röteln-Embryofetopathie*, Ernährungsstörungen der Mutter) oder durch Einwirkung von UV-Strahlung, Infrarot-Strahlung, Blitz, Giften u.a., wichtig. Eine isolierte angeborene Katarakt (ca. 50% aller Fälle von Cataracta congenita) muss mit großer Wahrscheinlichkeit als genetisch bedingt angesehen werden. Genaue familienanamnestische Erhebungen zur Feststellung des jeweils vorliegenden Erbganges wichtig. Auch klinisch unauffällige Sippenangehörige sollten ophthalmologisch untersucht werden. Bei unklarer Ursache sollte ein Defekt des Galaktosestoffwechsels (▶ *Galaktosämie-Syndrome I und II*), auch bei der Mutter, ausgeschlossen werden, da sich im positiven Fall im frühen Kindesalter entscheidende Konsequenzen ergeben. Bei X-chromosomaler K. Heterozygote an Hand subklinischer Linsenanomalien erkennbar. Bei sporadischen

Katarakt

Katarakt, klinische bzw. genetische Typen

a) Cataracta congenita, OMIM	Klinik, Morphologie, Basisdefekt	Erbgang, Genort
C. cong. totalis nuclearis, OMIM 116400, 116700	Isoliert oder symptomatisch Visus stark herabgesetzt, heterogen	autosomal dominant
C. cong., polymorpher Typ, OMIM 601286, 154050	γ-**Cry**stallin1, **M**ajor **I**ntrinsic **P**rotein Linse = **Aq**ua**po**rin)	2q33-35 (*CRYG1*), 12q14 (*MIP24, AQPO*), autosomal dominant
C. zonularis pulverul., I und III, OMIM 116200, 121015, 601885	**C**onne**x**in = **G**ap **J**unction Protein	1q21-25 (*GJA8, CX50;* 13q11, *GJA3, CX46*)
C. zonularis centralis (VOLKMANN), OMIM 115665	Enolase1? Progredient	p36.13 (*ENO1?*), autosomal dominant
C. congenita totalis mit Mikrophthalmie, OMIM 116150, 156850, 212550	Mikrophthalmie, Microcornea, Myopathie oder Nystagmus	16p13.3 (ein Typ, OMIM 156850), autosomal dominant autosomal rezessiv
C. congenita totalis mit Trübung der hinteren Y-Naht bei Konduktorinnen, OMIM 302200, 302300	Kernstar, Visus stark herabgesetzt, bei Konduktorinnen meist subklinische Erscheinungen	X-chromosomal, Xp
C. congenita zonularis suturalis, OMIM 600881	β-Crystallin A1, Trübung der hinteren Y-Naht	17q11.1-12 (*CRYBA1*), autosomal dominant
C. congenita anterior polaris II, OMIM 601202	Polstar, geringe bis starke Sehstörung, z.T. geist. Behinderung, Mikrophth., Nystagmus, Strabismus	14q24, autosomal dominant
C. congenita anterior polaris I, OMIM	autosomal dominant	17q13
C. congenita coerulea I u. II, OMIM 115660, 600929	punktförmig blau; Galaktokinase 1? β-Crystallin B1	17q24 (GALK1?), 22q11.2-12.1 (CRYBB1)
b) Nicht angeborene Katarakt		
C. crystallina koralliformis, OMIM 115800 C. floriformis OMIM 115900	Korallen- oder blumenförmig angeordnete Kristalle in der Achsenregion der Linse	autosomal dominant, seltener rezessiv
C. zonularis MARNER, OMIM 116800	**H**it**z**eschock-Transkriptions-**F**aktor-**4** Infantiler lamellärer und seniler Typ	16q13.3 (*HSF4*); autosomal dominant
C. posterior polaris I, OMIM 116600		1pter-p36.1, autosomal dominant
C. posterior polaris II, OMIM 123590	α-Crystallin A	11q22.3-23.1 (*CRYA2*), autosomal dominant
C. posterior polaris III, OMIM 605387		20p12-q12, autosomal dominant
C. crystallina aculeiformis, OMIM 115700	γ-Crystallin D	2q33-35 (*CRYGD*),autosomal dominant
C. stellata vel suturalis	Sternförmig bzw. den Y-Suturen folgende K., oft ohne klinische Symptome	häufig familiär; Erbgang?, auch bei Heterozygoten des X- chromosomalen Typs
C. coronaris	Ringförmig am Rand der Linse, bei kontrahierter Pupille nicht sichtbar	
C. nuclearis, OMIM 116200, 116400	Präsenile Katarakt, Kernstar, perinukleär, total oder Übergangsformen	1q21-25 (*GJA8, CX50*), Allelie mit der angeb. Form, autosomal autosomal
C. senilis	Verschiedene Typen in Rinde und Kern	Intrafamiliär rel. Konstanz d. Manifestationsalters und des Typs spricht für Beteiligung genetischer Faktoren

Fällen von Cataracta congenita und Ausschluss einer exogenen Ursache wird das Risiko für weitere Geschwister empirisch mit maximal 25% angegeben. Die Beratung richtet sich außerdem nach der Schwere der K. und der Begleiterscheinungen. Pränatale Diagnostik bei bekanntem Genort bzw. Basisdefekt molekulargenetisch möglich.

Literatur

Bergen, A.A.B., J.Ten Brink, E.J.M.Schuurman and E.M.Bleeker-Wagenmakers, NANCE-HORAN syndrome: Linkage analysis in a family from the Netherlands. Genomics *21* (1994) 238–240.

De Jong, P.T.V.M., E.M.Bleeker-Wagenmakers, G.F.J.M.Vrensen et al., Crystalline cataract and uncombable hair: Ultrastructural and biochemical findings. Ophthalmology 97 (1990) 1181–1187.

Eiberg, H., E.Marner, T.Rosenberg and J.Mohr, MARNER's cataract (CAM) assigned to chromosome 16: Linkage to haptoglobin. Clin.Genet. 34 (1988) 272–275.

Eiberg, H., A.M. Lund and M.Warburg, Assignment of congenital cataract Volkmann type (CCV) to chromosome 1p36. Hum.Genet. 96 (1995) 33–38.

Guala, A., V.Germinetti, F.Sebastiani and M.C.Silengo, A syndrome of progressive sensorineural deafness and cataract inherited as an autosomal dominant trait. Clin.Genet. 41 (1992) 293–295.

He, W. and S.Li, Congenital cataracts: gene mapping. Hum.Genet. 106 (2000) 1–13.

Hejmancik, J.F., The genetics of cataract: our vision becomes clearer. Am.J.Hum.Genet. 62 (1998) 520–525.

Hennekam, R.C.M., A.G.van de Meeberg, J.M.van Doorne et al., MARTSOLF syndrome in a brother and sister: Clinical features and pattern of inheritance. Eur.J.Pediat. 147 (1988) 539–543.

Ionides, A., V.Berry, D.Mackay et al., Anterior polar cararact: Clinical spectrum and genetic linkage. Eye 12 (1998) 224–226.

Lieuallen, K., M.Christensen, B.Brandriff et al., Assignment of the human lens fiber cell MP19 gene (LIM2) to chromosome 19q13.4 and adjacent to ETFB. Somatic Cell Mol. Genet. 20 (1994) 67–69.

Litt, M., P.Kramer, D.M.LaMorticella et al., Autosomal dominant congenital cataract associated with a missense mutation in the human alpha crystallin gene CRYAA. Hum.Molec.Genet. 7 (1998) 471–474.

Lund, A.M., H.Eiberg, T.Rosenberg and M.Warburg, Autosomal dominant congenital cataract; linkage relations; clinical and genetic heterogeneity. Clin. Genet. 41 (1992) 65–69.

Pras, E., E.Levy-Nissenbaum, T.Bakhan et al., A missense mutation in the LIM2 gene is associated with autosomal recessive presenile cataract in an inbred Iraqi jewish family. Am.J.Hum.Genet. 70 (2002) 1363–1367.

Semina, E.V., R.E.Ferrall, H.A.Mintz-Hittner et al., A novel homeobox gene PITX3 is mutated in families with autosomal-dominant cataracts and ASMD. Nature Genet. 19 (1998) 167–170.

Toutain, A., B.Dessay, N.Ronce et al., Refinement of the NHS locus on chromosome Xp22.13 and analysis of five candidate genes. Eur.J.Hum.Genet. 10 (2002) 516–520

Van Rens, G.L.M., A.H.M.Geurts Van Kessel and H.Bloemendal, Localization of the A4-Crystalline gene (CRYBA4) on human chromosome 22 in the region q11.2-q13.1. Cytogenet.Cell Genet. 61 (1992) 180–183.

Yokoyama,Y., K.Narahara, K.Tsuji et al., Autosomal dominant congenital cataract and microphthalmia associated with a familial t(2;16) translocation. Hum. Genet. 90 (1992) 177–178.

KATZENAUGEN-Syndrom,
SCHMID-FRACCARO-Syndrom, Cat-eye-Syndrom

Genetisch bedingter Fehlbildungskomplex auf der Grundlage einer Chromosomenaberration. Es ist in allen Zellen ein kleines Extrachromosom vorhanden. Die Entstehungsweise der Chromosomenanomalie sowie der pathogenetische Zusammenhang mit der klinischen Symptomatik sind noch unklar.

Krankheitswert
Analatresie. Iriskolobome. Präaurikuläranhänge. Bei einem Teil der Fälle bestehen noch andere Fehlbildungen der Augen und des Urogenitalsystems sowie Herzfehler, die für die Prognose entscheidend sein können. Zum Teil Oligophrenie.

Therapiemöglichkeiten
Chirurgische Korrektur der Analatresie mit unterschiedlichem Erfolg.

Häufigkeit und Vorkommen
Seit Abgrenzung des Syndroms 1969 über 30 Patienten, sporadische und Geschwisterfälle beschrieben.

Genetik
Bei dem Extrachromosom handelt es sich um ein Isochromosom (Satelliten an beiden Armen) oder um ein Translokationsprodukt mit Tri- oder Tetrasomie inv dup 22pter-q11.2. Entscheidender Genort in 22q11.2 (z.T. deletiert beim ▶ Velo-Kardio-Fazialen Syndrom). In diesem Bereich sind mehrere Gene bekannt, ein Zusammenhang mit der klinischen Symptomatik konnte noch nicht gesehen werden. Das Chromosom lässt sich jedoch nicht bei allen Fällen nachweisen. Ob es sich bei diesen Patienten um ein unerkanntes Mosaik, eine unerkann-

te Translokation oder eine Genmutation handelt, ist noch unklar.

Familienberatung
Voraussetzung ist die Chromosomenanalyse. Meistens imponiert das Extrachromosom als mediozentrisch mit Satelliten an beiden Armen. Ein Risiko für Geschwister eines Merkmalsträgers besteht nur, wenn keine Chromosomenanomalie nachweisbar ist (autosomal rezessiver Erbgang?) oder wenn die Chromosomenaberration außer bei dem Probanden noch bei anderen Sippenmitgliedern auftritt (z.B. als Mosaik bei einem Elternteil).

Literatur
Footz, T.K., B.Birren, S.Minoshima et al., The gene for death agonist BID maps to the region of human 22q11.2 duplicated in cat eye syndrome chromosomes and to mouse chromosome 6. Genomics 51 (1998) 472–475.
Manasse, B., W.M.Pfaffenzeller, N.Gurtunca and T.J.L.de Ravel, Possible isochromosome 22 leading to trisomy 22. Am.J.Med.Genet. 95 (2000) 411–44.
McDermid, H.E., A.M.V.Duncan, K.R.Brasch et al., Characterization of the supernumerary chromosome in cat eye syndrome. Science 232 (1986) 646–648.
McTaggart, K.E., M.L.Budarf, D.A.Driscoll et al., Cat eye syndrome chromosome breakpoint clustering: Identification of two intervals also associated with 22q11 deletion syndrome breakpoint. Cytogenet.Cell Genet. 81 (1998) 3–4.
Mears, A.J., A.M.V.Duncan, M.L.Budarf et al., Molecular characterization of the marker chromosome associated with Cat eye syndrome. Am.J.Hum.Genet. 55 (1994)134–142.
Wenger, S.L., U.Surti, N.A.Nwokoro and M.W.Steele, Cytogenetic characterization of cat eye syndrome marker chromosome. Ann.Genet. 37 (1994) 33–36.

OMIM 115470

Katzenschrei-Syndrom
▶ Cri-du-chat-Syndrom

Kaudale Dysplasie,
Kaudales Regressions-Syndrom, Sakrokokzygeale Agenesie

Vorwiegend teratogene Störung der Skelettentwicklung im Bereich der kaudalen Wirbelsäule und der Oberschenkel.

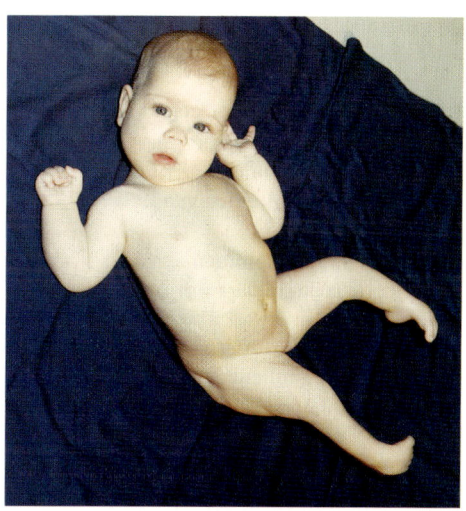

Kaudale Dysplasie. Hypoplasie der unteren Körperhälfte: Schmales Becken, tiefes Hautgrübchen über dem Gesäß, Verkürzung der unteren Extremitäten mit Flexionskontrakturen in Hüft-, Knie- und Fußgelenken. Klumpfüße.

Es handelt sich wahrscheinlich um einen Entwicklungsfelddefekt des Chordablastems. Die pathogenetischen Zusammenhänge sind unklar. Für genetisch bedingte Fälle werden Mutationen in einem *RAS*-homologe Gen (*RHEB*) oder im Homeobox-Gen *HLXB9* mit Störung bei der Endoderm-Neuroektoderm-Trennung vermutet.

Krankheitswert
Angeboren. Agenesie von Steiß- und Kreuzbein. Teilweise auch Agenesie oder Dysplasie von Lendenwirbelkörpern. Nach dem Umfang der Fehlbildungen unterscheidet man lumbo-sakro-kokzygeale, sakro-kokzygeale und sakrale Agenesie. Femurhypoplasie. Schwere Behinderung und Komplikationen durch neurogene Blasendysfunktion mit Urininkontinenz und ständiger Gefahr aufsteigender Infektionen sowie sekundärer Veränderungen an Nieren und oberen Harnwegen. Incontinentia alvi. Parese der Beckenmuskulatur, Flexionskontrakturen der Hüft- und Kniegelenke. Syndaktylien. Klumpfuß, Gehunfähigkeit und andere Symptome einer Querschnittslähmung möglich. Angeborene Herzfehler. Teilweise symptomatische Überschneidung mit der ▶ CURRARINO-Triade. Ganz leichte Formen können auch symptomlos bestehen, wobei das Ausmaß der spinalen Schäden nicht immer genau mit dem der klinischen Erscheinungen korreliert. Kombination mit GOLDENHAR-Syn-

drom wahrscheinlich mit anderer Pathogenese, ► Okulo-Aurikulo-Vertebrale Dysplasie.

Therapiemöglichkeiten
Symptomatische Behandlung der Sekundärerscheinungen in Hinblick auf funktionelle und soziale Adaption unbefriedigend.

Häufigkeit und Vorkommen
Inzidenz 1:20.000–1.000. Androtropie. Über 200 Fälle beschrieben. Etwa 1/3 der Kinder stammen von diabetischen Müttern oder aus Familien mit positiver Familienanamnese für Diabetes mellitus. Familiäres Auftreten kommt vor. Diskordantes Auftreten bei eineiigen Zwillingen beobachtet.

Genetik
Bei der Mehrzahl der Fälle gibt es keinen Anhaltspunkt für genetische Ursachen. In einigen Sippen spricht die Art des familiären Auftretens ohne Diabetes mellitus der Mutter für autosomal dominanten oder autosomal rezessiven Erbgang. Teilweise klinische Überschneidungen mit dem ebenfalls vor allem bei Kindern von Diabetikerinnen auftretenden Femur-Fazies-Syndrom (► Femur-Anomalien). Bei einigen Patienten mit weiteren Fehlbildungen, u.a. Angiomen (Genort 7q), ließ sich eine Deletion des langen Armes des Chromosoms 7 nachweisen. Genort bei autosomal dominantem Erbgang 7q36 (RHEB, HLXB9?) ► Holoprosenzephalie Typ 3, ► CURRARINO-Triade. In Sippen mit nichtdiabetischer familiärer Kreuzbeinagenesie sind ca. 50% der Verwandten 1. Grades ebenfalls betroffen und zwar etwa 1/3 davon schwer, 1/3 mit leichter klinischer Symptomatik und 1/3 mit nur röntgenologisch feststellbaren Anomalien des Kreuzbeins.

Familienberatung
Das Risiko für Kinder manifest diabetischer Mütter liegt empirisch bei 1–2%. Ob eine exakte Einstellung des Blutzuckerwertes vor und während der Schwangerschaft eine prophylaktische Wirkung hat, ist unklar. Das empirische Risiko für Verwandte von Merkmalsträgern aus Familien ohne Diabetes mellitus kann erhöht sein. Bei familienanamnestischen Erhebungen müssen ein autosomal dominanter Erbang erwogen und für familienprognostische Aussagen Verwandte auf subklinische Formen und Teilsymptome röntgenologisch untersucht werden. Pränatale Diagnostik ultrasonografisch möglich.

Literatur
Kozlowski, K., L.Bacha, L.Brahimi and R.Massen, Caudal regression syndrome and spondyloepiphyseal dysplasia in a 6-year-old child. A new syndrome? Pediatr.Radiol. 21 (1990) 75–77.

McInnes, R.R. and J.Michaud, Genetic control of caudal development. Clin.Genet. 61 (2002) 89–96.

Mizuki, I., M.Kimura, S.Ohno et al., Isolation of cDNA and genomic clones of a human Ras-related GTP-binding protein gene and its chromosomal localization to the long arm of chromosome 7, 7q36. Genomics 34 (1996) 114–118.

Riedel, F. and U.Froster-Iskenius, Caudal dysplasia and femoral hypoplasia-unusual facies syndrome: different manifestations of the same disorder? Eur. J.Pediat. 144 (1985) 80–82.

Rodriquez, L., A.Sanchis, A.Villa et al., Ring chromosome 7 and sacral agenesis. Am.J.Med.Genet. 94 (2000) 52–58.

Rodríguez, L., I.Cuadrado Pérez, J. Herrera Montes et al., Terminal deletion of the chromosome 7(q36-qter) in an infant with sacral agenesis and anterior myelomeningocele. Am.J.Med.Genet. 110 (2002) 73–77.

Sadler, L.S., L.K.Robinson and M.E.Msall, Diabetic embryopathy: Possible pathogenesis. Am.J.Med. Genet. 55 (1995) 363–366.

Savage, N.M., N.A.Maclachlan, C.A.Joyce et al., Isolated sacral agenesis in a fetus monosomic for 7q36.1-qter. J.Med.Genet. 34 (1997) 866–868.

Ziereisen, F., W.Courtens, A.Clercx and N.Perlmutter, Maternal diabetes and fetal malformations. Pediat. Radio. 27 (1997) 945–947.

OMIM 142994, 182940, 601293

Kaudale Regression
s.a.
► Okulo-Aurikulo-Vertebrale Dysplasie (axialer mesodermaler Dysplasie-Komplex)

KAUFMAN-MCKUSICK-Syndrom,
Hydrometrokolpos-Syndrom,
MCKUSICK-KAUFMANN-Syndrom

Hydrometrokolpos und Polydaktylie auf der Grundlage einer Genmutation.

Pathogenese und Basisdefekt sind unbekannt (am Proteinprocessing beteiligtes Chaperonin?).

Krankheitswert
Ansammlung von Sekret in Vagina und Uterus durch membranösen Verschluss oder partielle Atresie der Vagina. Kann bereits intrauterin entstehen durch Stimulation der kindlichen Uterusschleimhaut infolge mütterlicher Estrogene. Führt unerkannt und unbehandelt zu schweren Verdrängungserscheinungen im Unterbauch mit Ileus und Dyspnoe. Im männlichen Geschlecht Hypospadie und deutliche mediane Raphe des Skrotums. Postaxiale Polydaktylie. Häufig angeborene Herzfehler.

Therapiemöglichkeiten
Chirurgische Korrektur mit gutem Erfolg.

Häufigkeit und Vorkommen
Seit Erstbeschreibung 1964 mehrere Geschwisterschaften, vor allem aus einem Inzuchtgebiet in den USA publiziert.

Genetik
Autosomal rezessiver Erbgang mit variabler Expressivität. Genetische Beziehungen zum ▶ PALLISTER-HALL-Syndrom und ▶ SMITH-LEMLI-OPITZ-Syndrom werden vermutet. Genort 20p12 (*MKKS*, Chaperonin?), Allelie mit dem Typ 6 des LAURENCE-MOON-BIEDL-BARDET-Syndroms.

Familienberatung
Kann bereits pränatal ultrasonografisch als pelviko-abdominale Zyste auffallen. Unterscheidung zwischen ▶ *LAURENCE-MOON-BIEDL-BARDET-Syndrom* und MKK-Syndrom kann klinisch innerhalb der ersten Lebensjahre schwierig sein, zumal auch molekulargenetische Überschneidungen bestehen. Differentialdiagnose zum ▶ *SMITH-LEMLI-OPITZ-Syndrom* und ▶ *MAYER-v.-ROKITANSKY-KÜSTER-Syndrom* wichtig. Bei Anlageträgern können intrafamiliär unterschiedlich nur Teilsymptome vorhanden sein.

Literatur
Franke, B., Das McKUSICK-KAUFMAN-Syndrom als Ursache eines akuten Adomens im Neugeborenenalter. Zbl.Chir. *113* (1988) 354–356.

Kumar, D., R.A.Primhak and A.Kumar, Variable phenotype in KAUFMAN-McKUSICK syndrome: report of an inbred Muslim family and review of the literature. Clin.Dysmorphol. *7* (1998) 163–170.

Stone, D., R.Agarwala, A.A.Schäffer et al., Genetic and physical mapping of the McKUSICK-KAUFMAN syndrome. Hum.Molec.Genet. *7* (1998) 475–481.

Stone, D., A.Slavotinek, G.G.Bouffard et al., Mutation of a gene encoding a putative chaperonin causes McKUSICK-KAUFMAN syndrome. Nature Genet. *25* (2000) 79–83.

Vince, J.D. and N.J.Martin, McKUSICK-KAUFMAN syndrome: report of an instructive family. Am. J.Med. Genet. *32* (1989) 174–177.

OMIM 236700

Kavernome, cerebrale
▶ KASABACH-MERRITT-Syndrom;
▶ Angiomatose, neurocutane familiäre;
▶ Gefäßfehlbildungen, venöse

KAWASAKI-Syndrom
▶ Taubheit und Störung der Herzfunktion

KAWASHIMA-TSUJI-Syndrom
▶ Taubheit (Tab. II.F)

KAZAKI-Syndrom
▶ SEITELBERGER-Syndrom

KBG-Syndrom,
HERRMANN-PALLISTER-Syndrom

Genetisch bedingtes Fehlbildungssyndrom auf der Grundlage einer Genmutation.
Basisdefekt und Pathogenese sind unbekannt.

Krankheitswert
Erstmanifestation klinischer Erscheinungen innerhalb des 1. Lebensjahres. Kraniofaziale Dysmorphie mit Brachyzephalus, tiefer Nacken-

KBG-Syndrom

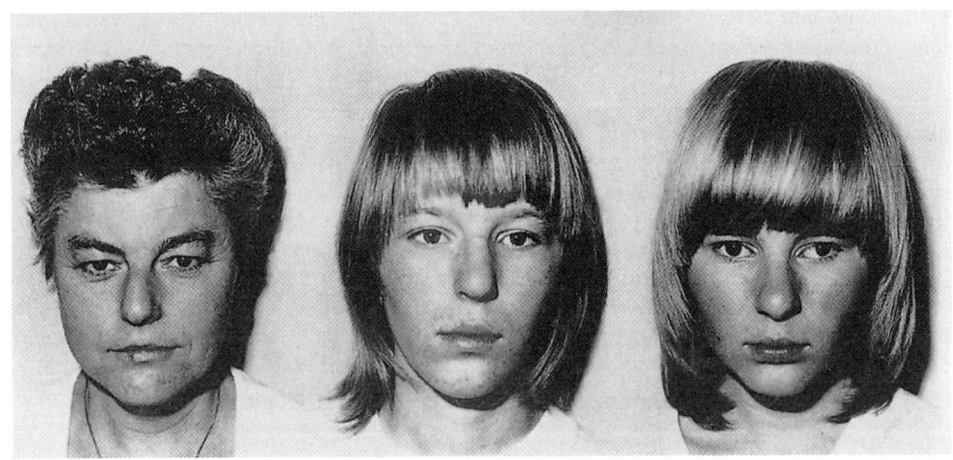

KBG-Syndrom. Mutter mit Töchtern: Auffälliges Gesicht durch breite Stirn, mongoloiden Augenbrauenverlauf, mäßigen Telecanthus und typische Nasenform. (J.P. Fryns)

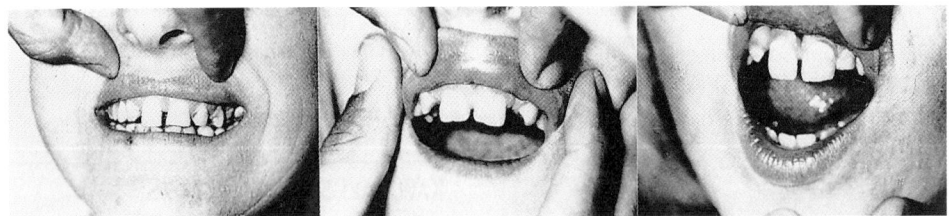

KBG-Syndrom. Große Zähne und Zahn-Nichtanlagen im Oberkiefer, kleine Zähne im Unterkiefer. (J.P. Fryns)

und Stirnhaargrenze, Synophrys, kurzer Oberlippe, großer Nase, Telecanthus und flacher Nasenwurzel. Skelett-, vor allem Wirbelanomalien und Kleinwuchs, kurzer Schenkelhals, Brachymetatarsie und -karpie. Oligo- und Makrodontie der Maxillen, Mikrodontie der Mandibeln. Geistige Retardation nicht obligat.

Therapiemöglichkeiten
Chirurgische Korrekturen mit unbefriedigendem Erfolg.

Häufigkeit und Vorkommen
Seit Erstbeschreibung 1975 wurden 4 Sippen mit über 10 Merkmalsträgern in Geschwisterschaften und aufeinanderfolgenden Generationen publiziert.

Genetik
Wahrscheinlich autosomal dominanter Erbgang mit variabler Expressivität. In einer Sippe könnte auch autosomal rezessiver Erbgang vorliegen, andere Form?

Familienberatung
Differentialdiagnose vor allem zum ▶ *Cornelia-de-LANGE-Syndrom*, zum ▶ *COHEN-Syndrom* und zu den ▶ *Mukopolysaccharidosen* notwendig. Mit einer intrafamiliär variierenden Schwere der Erscheinungen muss gerechnet werden.

Literatur
Fryns, J.P. and M. Haspeslagh, Mental retardation, short stature, minor skeletal anomalies, craniofacial dysmorphism and macrodontia in two sisters and their mother. Another variant example of the KBG syndrome? Clin.Genet. 26 (1984) 69–72.

Smithson, S.F., E.M. Thompson, A.G. McKinnon et al., The KBG syndrome. Clin. Dysmorphol. 9 (2000) 87–91.

OMIM 148050

KEARNS-SAYRE-Syndrom,
KEARNS-SHY-Syndrom, Ophthalmoplegia plus

Komplex neurologischer Ausfallserscheinungen auf der Grundlage von Mutationen im Mitochondriengenom.
Zugrunde liegt ein Ausfall mitochondrial codierter tRNA und Enzyme, die an der Atmungskette und dem Energiestoffwechsel beteiligt sind (▶ *Mitochondriopathien*). Dadurch kommt es vor allem in Geweben bzw. Organen, die eine hohe Energieversorgung benötigen (Muskulatur, Hirn, Leber) je nach Anteil mutierter mtDNA (der Schwellenwert liegt durchschnittlich bei 80%) zum Zelluntergang. Die klinische Symptomatik lässt sich davon ableiten.

Krankheitswert
Erstmanifestation klinischer Erscheinungen meistens innerhalb des 1. oder 2. Lebensjahrzehnts. Chronisch progredient. Externe Ophthalmoplegie. Wahrscheinlich gehört ein Teil der von DRACHMAN unter der Bezeichnung "Ophthalmoplegia plus" zusammengefassten Fälle hierher: Pigmentdegeneration der Retina mit Visusminderung. Hörverlust. Cerebelläre Ataxie. Ptosis und Facies myopathica. Tremor. Neigung zu Stoffwechselentgleisungen und Dyspnoe. Reflexanomalien. Kardiomyopathie und Reizleitungsstörungen des Herzens mit ADAMS-STOKES-Anfällen. Nephrose. Tod häufig infolge Herzstillstandes.

Therapiemöglichkeiten
Herzschrittmacher kann lebenserhaltend sein. Enzymsubstitution (z.B. Ascorbat, Menadion, Riboflavin, Coenzym Q10 und Q38) führt zur biochemischen und auch klinischen Besserung.

Häufigkeit und Vorkommen
Seit Erstbeschreibung 1957 sowohl sporadische Fälle als auch zahlreiche Sippen mit Merkmalsträgern in aufeinanderfolgenden Generationen bekannt.

Genetik
Bei den familiären Fällen lag meistens der von mitochondrialer Vererbung zu erwartende matrokline Erbgang vor: Mitochondrien in der Zygote stammen überwiegend aus der Eizelle. Eine intrafamiliäre Variabilität der Schwere der Erscheinungen basiert auf dem unterschiedlichen Anteil mutierter Mitochondrien (Heteroplasmie, Heterosomie). Das traditionell aufgrund der klinischen Erscheinungen und der Muskelbiopsiebefunde (Ragged red fibers) nur unsicher abgegrenzte Krankheitsbild beruht auf unterschiedlichen Mutationen (meist Duplikationen) im Mitochondriengenom, die Gene sowohl für tRNAs als auch für das oxidative Phosphorylase-System einbeziehen. Dadurch ist eine genaue molekulargenetische Definition und eine Abgrenzung gegenüber anderen Krankheitsbildern mit monogener mitochondrialer Mutation unscharf. Bei MELAS (▶ *Mitochondriopathien*) ist z.B. dasselbe nt3243 betroffen wie bei der einfachen Ophthalmoplegie, der Unterschied besteht nur in der Rate der mutierten Mitochondrien, die bei MELAS wesentlich höher liegt.
Enge ätiopathogenetische Beziehungen bestehen zum ▶ *PEARSON-Syndrom* und zur ▶ *hypochromen sideroblastischen familiären Anämie*: Gleiche Mutation mit anderer Geweberverteilung? Siehe auch ▶ *Mitochondriopathien*. Bei weniger als 15% normaler Mitochondrien in den Muskeln kommt es zum Vollbild der Erkrankungen.

Familienberatung
Differentialdiagnose zu klinisch ähnlichen ▶ *Mitochondriopathien*, zu familiären Ophthalmomyopathien (▶ *Ophthalmoplegie*; ▶ *okuläre Myopathie*), zum ▶ *HUNT-Syndrom* und anderen ▶ *Myoklonusepilepsien* auf der Grundlage von nukleären Genmutationen mit autosomal dominantem oder rezessivem Erbgang anhand der klinischen, computertomografischen und neurologischen Symptomatik und der Familienanamnese wichtig. Nachweis elektronenmikroskopisch anhand abnormer Größe und Cristae der Mitochondrien oder molekulargenetisch. Ein Risiko besteht nur für Nachkommen weiblicher Merkmalsträger. Da der Anteil der defekten Mitochondrien in den Zellen eines Organismus und in den Eizellen variiert, ist das Risiko für Kinder einer Merkmalsträgerin sowie die zu erwartende Schwere der Merkmalsausbildung nur ungenau zu prognostizieren. Theoretisch müssten alle Kinder betroffen sein, erfahrungsgemäß kommt es jedoch nicht bei allen zu klinischen Erscheinungen. Pränatale Diagnostik anhand der Mitochondrien aus Chorion-

biopsien möglich, aber aufgrund der zu erwartenden unklaren Verteilungsdynamik ungenau.

Literatur

Eviatar, L., S.Shanske, B.Gauthier et al., KEARNS-SAYRE syndrome presenting as renal tubular acidosis. Neurology *40* (1990) 1761–1763.

Larsson, N.-G., H.G.Eiken, H.Boman et al., Lack of transmission of deleted mtDNA from a woman with KEARNS-SAYRE syndrome to her child. Am.J.Hum.Genet. *50* (1992) 360–363.

Petruzzella, V., C.T.Moraes, M.C.Sano et al., Extremely high levels of mutant mtDNAs colocalize with cytochrome c oxidase-negative ragged-red fibers in patients harboring a point mutation at nt3243. Hum.Molec.Genet. *3* (1994) 449–454.

Poulton, J., K.J.Morten, K.Weber et al., Are duplications of mitochondrial DNA characteristic of KEARNS-SAYRE syndrome? Hum.Molec.Genet. *3* (1994) 947–951.

Zeviani, M., F.Muntoni, N.Savarese et al., A MERRF/MELAS overlap syndrome associated with a new point mutation in the mitochondrial DNA tRNA^{Lys} gene. Eur.J.Hum.Genet *1* (1992) 80–-87.

OMIM (165100), 530000

KEARNS-SHY-Syndrom
▶ KEARNS-SAYRE-Syndrom

KEIPERT-Syndrom,
Naso-Digito-Akustisches Syndrom

Von bisher zweimal zwei Brüdern beschriebene Symptomenkombination aus eingesunkener Nase, prominenten Stirnknochen, Hypoplasie des Oberkiefers, Schwerhörigkeit und Pulmonalstenose mit verbreiterten Fingerendgliedern bei normalen bis hypoplastischen Endphalangen. Autosomal rezessiv oder X-chromosomal? Differentialdiagnostik zum ▶ *RUBINSTEIN-TAYBI-Syndrom* notwendig.

Literatur
Balci, S. and S.Dagli, KEIPERT syndrome in two brothers from Turkey. Clin.Genet. *50* (1996) 223–228.

OMIM 255980

Keloide

Posttraumatische Bindegewebshyperplasie unklarer Ätiologie.
Ein Basisdefekt für die Hyperplasien wird in einer lokal reaktiv erhöhten Aktivität von Wachstumsfaktoren oder einem Defekt im Regulations-System von Matrix-Proteinen (Kollagene) vermutet.

Krankheitswert
Neigung zu Narbenverdickung, besonders im Pubertätsalter. Meistens ausschließlich kosmetisch störend. Syndromatisch bei ▶ *RUBINSTEIN-TAYBI-Syndrom* und in Kombination mit Torticollis (GOEMINNE-Syndrom, Genort Xq28).

Therapiemöglichkeiten
Örtliche Behandlung mit Kortikosteroiden oder Hyaluronidase. Prophylaxe der Keloidbildung durch operationstechnische Vorkehrungen und Strahlenapplikation in niedrigen Dosen.

Häufigkeit und Vorkommen
Regional und vor allem ethnisch sehr unterschiedlich. In manchen Völkern Afrikas und Asiens Neigung zur Keloidbildung wahrscheinlich aufgrund einer vorausgegangenen Selektion für dieses Merkmal (induzierte K. als Schmuck) sehr häufig.

Genetik
Das Vorkommen einer ausgesprochenen Neigung zu Keloiden in mehreren Generationen spricht für autosomal dominanten Erbgang, wobei autosomal rezessive Vererbung eines Hauptgens nicht ausgeschlossen ist. Es besteht weiterhin eine Abhängigkeit der Manifestation vom Lebensalter und wahrscheinlich vom Endokrinium.

Familienberatung
Familienberaterisch bedeutungslos. Im Falle von Wunden an sichtbaren Körperpartien sollte bei entsprechenden Personen die Möglichkeit einer Prophylaxe erörtert werden.

Literatur
Marneros, A.G., J.E.C.Norris, R.B.Olsen and E.Reichenberger, Clinical genetics of familial keloids. Arch.Derm. *137* (2001) 1429–1434.

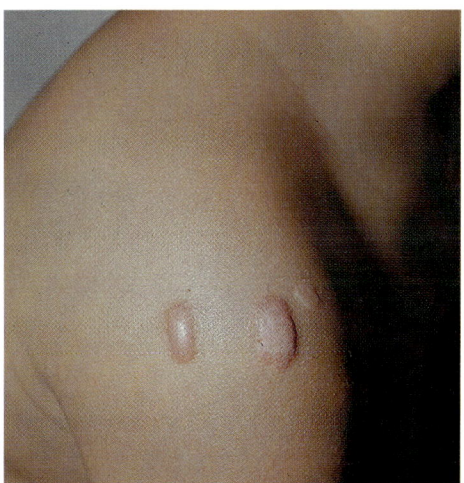

Keloide. Keloidbildung nach Pocken-Vaccination.

Omo Dare, P., Genetic studies on keloid. J.Nat.Med. Ass. *67* (1975) 428–432.
Peltonen, J., L.L.Hsiao, S.Jaakkola et al, Activation of collagen gene expression in keloids: co-localization of type I and VI collagen and transforming growth factor-β1 mRNA. J.Invest.Derm. *97* (1991) 240–248.
Sato, M., O.Shikawa and Y.Miyachi, Distinct patterns of collagen expression are seen in normal and keloid fibroblasts grown in three-dimensional culture. Br.J.Dermatol. *138* (1998) 938–943.

OMIM 148100

KENNEDY-Syndrom
▶ Muskelatrophie, spinale, Typ KENNEDY

KENNERKNECHT-Syndrom
▶ Gonadendysgenesie, reine

KENNY-Syndrom,
KENNY-CAFFEY-Syndrom

Genetisch bedingter Hypoparathyreoidismus auf der Grundlage einer Genmutation.
Der Basisdefekt betrifft ein Chaperon-Protein (TBCE) für die Faltung von α-Tubulin. Es bestehen ein Hypoparathyroidismus mit Hypokalzämie und eine Hyperphosphatämie bei stark erniedrigten Calcitonin- und Parathormon-Spiegeln.

Krankheitswert
Primordialer Kleinwuchs. Diaphysäre Verdickung und medulläre Stenose der langen Röhrenknochen. Dünne oder verdickte Schädelknochen, Makrozephalus, verspäteter Fontanellenschluss. Hyperopie oder Myopie bei Mikrophthalmie und Augenhintergrundsveränderungen. Retardation der Knochenreifung und des Wachstums. Tetanische Anfälle. Kalkeinlagerungen in Cornea, Retina, Basalganglien und Hirn. Onychodystrophie. Immundefekt durch T-Zell-Anomalien (CD8 erhöht, niedriges Helfer- : Suppressorzell-Verhältnis).

Therapiemöglichkeiten
Kalziumsubstitution (freies Ca), Calciferol und Phenobarbitalgaben mit gutem Erfolg.

Häufigkeit und Vorkommen
Seit Erstbeschreibung 1966 mehr als 30 meist familiäre Fälle in Geschwisterschaften aus Verwandtenehen gesunder Eltern oder in aufeinanderfolgenden Generationen publiziert.

Genetik
Autosomal rezessiver oder dominanter (pseudodominanter?) Erbgang. Genort 22q11.2, Teilsymptom des ▶ *CATCH22*? Ein klinisch ähnlicher autosomal rezessiver Typ der Araber (Beduinen) mit **R**etardation der Entwicklung und **D**ysmorphien (**HRD**), SANJAD-SAKATI-Syndrom, Genort 1q43-43 (OMIM 241410, *HRD*), s.a. ▶ *Hypoparathyreodismus, primärer, isolierter.*

Familienberatung
Verdachtsdiagnose im frühen Kindesalter anhand klaffender Schädelnähte und hypokalzämischer tetanischer Anfälle. Differentialdiagnose zum ▶ *primären isolierten Hypoparathyreoidismus* und zur ▶ *Osteodystrophia hereditaria* ALBRIGHT anhand fehlender Brachymetakarpie, Katarakte und Intelligenzdefekte wichtig.

Literatur
Abdel-Al,Y.K., L.T.Auger and F.El-Gharbawy, KENNY-CAFFEY syndrome. Case report and literature review. Clin.Pediat. *28* (1989) 175–179.
Franceschini, P., A.Testa, G.Bogetti et al, KENNY-CAFFEY syndrome in two sibs born to consanguineous parents: evidence for an autosomal recessive variant. Am.J.Med.Genet. *42* (1992) 112–116.

Khan,T.K.S., R.Uma, R.Usha et al., KENNY-CAFFEY syndrome in six Bedouin sibships. Autosomal recessive inheritance is confirmed. Am.J.Med.Genet. 69 (1997) 126–132.

Sabry, M.A., M.Zaki, S.J.Abdul Hassan et al., KENNY-CAFFEY syndrome is part of the CATCH22 haploinsufficiency cluster. J.Med.Genet. 35 (1998) 31–36.

OMIM 127000, 241410, 244460

Keratitis, autosomal dominante
(der Hornhaut)
▶ Aniridie

Keratitis-Ichthyosis-Schwerhörigkeits-Syndrom (KID)
▶ Taubheit, sensorineurale

Keratoderma disseminatum palmare et plantare; Keratodermia palmoplantaris maculosa punctata
▶ Keratosis palmoplantaris papulosa

Keratokonus

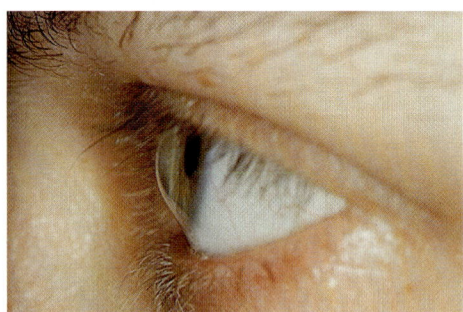

Keratokonus. Kegelförmige Vorwölbung der Hornhaut. (J. Reimann)

Genetisch bedingte Hornhautveränderung auf unterschiedlicher genetischer Grundlage.
Es bestehen degenerative Veränderungen des Hornhautepithels und wahrscheinlich meistens sekundär der BOWMANschen Membran sowie des Hornhautstromas, selten der DESCEMETschen Membran. Ein Basisdefekt betrifft ein Homeobox-Gen-Produkt VSX1.

Krankheitswert
Erstmanifestation im Kindesalter. Progredient über mehrere Jahre bis etwa zum 15. Lebensjahr, selten länger, dann stationär. Visusminderung durch Ektasie der Cornea (sehr selten K. posticus) mit Astigmatismus, Myopie und Pigmentringbildung. Bei schweren Fällen Gefahr der Perforation. Symptomatisch bei Bindegewebserkrankungen wie ▶ EHLERS-DANLOS-Syndrom, ▶ MARFAN-Syndrom, ▶ Faltenhaut-Syndrom, ▶ Osteogenesis imperfecta sowie ▶ Amaurosis congenita Typ LEBER und gelegentlich bei DOWN-Syndrom. Kombiniert teilweise mit Aniridie, Katarakt, Retinopathia pigmentosa, blauen Skleren, allgemeiner Bindegewebsschwäche u.a. Meist beidseitig.

Therapiemöglichkeiten
Medikamentöse Behandlung. Kontaktlinsen, Brillen oder Keratoplastik mit unterschiedlichem Erfolg.

Häufigkeit und Vorkommen
Etwa 20 Sippen mit Merkmalsträgern in 2 oder 3 Generationen publiziert. Daneben Geschwister- und sporadische Fälle. Gynäkotropie 1:2 . Konkordantes Vorkommen bei 4 eineiigen Zwillingspaaren beschrieben.

Genetik
Heterogen. Isolierter K. wahrscheinlich heterogen, z.T. autosomal dominant oder rezessiv bedingt. Unvollständige Penetranz und variable Expressivität. Ein Genort 20p11-q12 (*VSX1*), Allelie mit der ▶ Hornhautdystrophie Typ KOEPPE. Bei syndromatischen Formen vorwiegend Kollagen-Synthesestörungen.

Familienberatung
Bei familienprognostischen Überlegungen muss die variable Expressivität besonders beachtet werden. In betroffenen Familien sollten Personen mit subklinischem K. bzw. Astigmatismus als Anlagenträger angesehen werden. Auch bei dominantem Erbgang kommen merkmalsfreie Überträger vor. K. kann auf andere Augenfehler sowie auf das Bestehen eines EH-

LERS-DANLOS- oder eines MARFAN-Syndroms hinweisen. Ständige ophthalmologische Betreuung entsprechender Familien notwendig. Unter dieser Voraussetzung kann die Prognose als günstig eingeschätzt werden.

Literatur
Fronterre, A., G.P.Portesani, A.Sardi et al., Keratoconus and corneal transplantation: Immunogenetic features. Adv.Ther. *5* (1988) 11–18.

Héon, E., A.Greenberg, K.K.Kopp et al., *VSX1*: A gene for posterior polymorphous dystrophy and keratoconus. Hum.Molec.Genet. *11* (2002) 1029–1036.

Insler, M.S. and J.D.Baumann, Corneal thinning syndromes. Ann.Ophthal. *18* (1986) 74–75.

Nose, W., R.Belfort Jr., T.Giudugli et al., Abnormal blood-aqeous barriers in keratoconus. Cornea *5* (1986) 11–13.

Rabinowitz, Y.S., I.H.Maumenee, M.K.Lundergan et al., Molecular analysis in autosomal dominant keratoconus. Cornea *11* (1992) 302–308.

OMIM 148300, 244500

Keratoma palmoplantaris mutilans
▶ Keratosis palmoplantaris hereditaria mutilans (VOHWINKEL)

Keratosis extremitatum hereditaria transgrediens et progrediens
▶ Mal de Meleda;
▶ Keratosis palmoplantaris progrediens et transgrediens (GREITHER)

Keratosis follicularis DARIER, DARIER-Syndrom,
DARIER-WHITE-disease, Dyskeratosis follicularis vegetans, Morbus DARIER (unter Mitarbeit von SALAMON †, Sarajewo)

Genodermatose auf der Grundlage einer Genmutation.
Der Basisdefekt betrifft eine Ca^{2+}-ATPase (Isoform 2) des sarko-endoplasmatischen Retikulums der Keratozyten, wodurch die interzelluläre Adhäsion der Keratozyten (Desmosomen-Keratin-Filament-Komplex) und die Keratini-

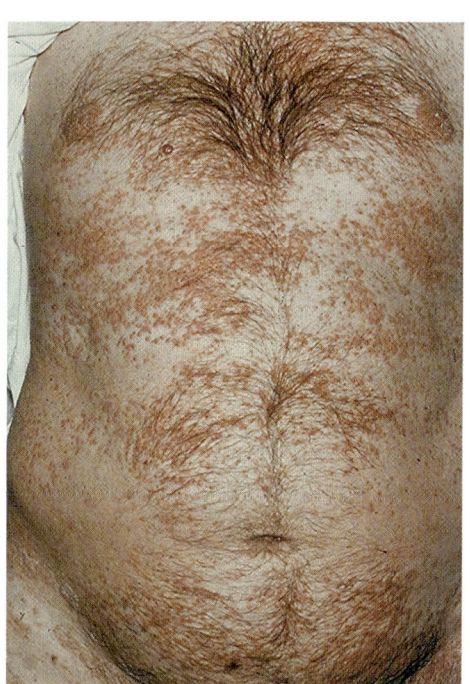

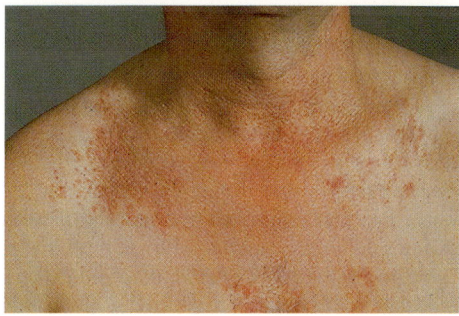

Keratosis follicularis Darier. Hyperkeratotische papulöse Hautveränderungen in typischer Lokalisation. (U.W. Schnyder)

sation gestört sind. Die klinischen Erscheinungen lassen sich z.T. davon ableiten.

Krankheitswert
Erstmanifestation im Kindes- oder Jugendalter. In heftigen Schüben mit vorübergehenden Remissionen auftretende kleine spitze Papeln mit kegelförmigen Hornpfropfen von graubrauner bis brauner Farbe an behaartem Kopf, Gesicht, Achselhöhle, Rückenfurche, prästernal, um den Nabel, in der Scham- und Glutäalgegend. Gleichzeitiges Vorkommen mit Palmoplantarkeratose möglich. Nagelveränderungen in Form

von Rillen und Brüchigkeit, perionychale Hyperkeratosen. Onychogryposis sowie Paronychien. Störender Körpergeruch. Oligophrenie und psychische Störungen bei 10% der Patienten. Die Schleimhäute können befallen sein. Gastrointestinale Beschwerden. Lebenserwartung herabgesetzt.

Therapiemöglichkeiten
Retinoidgaben (Tigason®) und Strahlenbehandlung mit vorübergehendem Erfolg.

Häufigkeit und Vorkommen
Frequenz in Europa etwa 1:50.000. Ungefähr die Hälfte der seit Erstbeschreibung 1889 über 500 publizierten Fälle familiär. Große Sippen mit Merkmalsträgern bis zu 7 Generationen beschrieben.

Genetik
Autosomal dominanter Erbgang mit intra- und interfamiliär stark variierender Expressivität. Penetranz unvollständig. Genort 12q24.1 (ATP2A2).

Familienberatung
Differentialdiagnose vor allem zur ▶ Akrokeratosis verruciformis HOPF und bei bullösen Erscheinungen zum Pemphigus chronicus benignus vulgaris wichtig. Bei erbprognostischen Einschätzungen sind die starke Variabilität der klinischen Erscheinungen und des Erstmanifestationsalters zu beachten. Mikrosymptome in Form von Porokeratose der Palmae und Plantae teilweise auch bei klinisch gesunden Verwandten von Merkmalsträgern vorkommend.

Literatur
Burge, S.M. and J.D.Wilkinson, DARIER-WHITE disease: a review of the clinical features in 163 patients. J.Am.Acad.Derm. *27* (1992) 40–50.

Monk, S., A.Sakuntabhai, S.A.Carter et al., Refined genetic mapping of the DARIER locus to a <1-cM region of chromosome 12q24.1, and construction of a complete, high-resolution contig of the critical region. Am.J.Hum.Genet. *62* (1998) 890–903.

Ruiz-Perez, V.L., S.A.Carter, E.Healy et al., ATP2A2 mutation in DARIER's disease: variant cutaneous phenotypes are associated with missense mutations, but neuropsychiatric features are independent of mutation class. Hum.Molec.Genet. *8* (1999) 1621–1630.

Skuntabhai, A., S.Burgge, S.Monk and A.Hovnenian, Spectrum of novel ATP2A2 mutations in patients with DARIER's disease. Hum.Molec.Genet. *8* (1999) 1611–1619.

Wakem, P., S.Ikeda, A.Haake et al., Localization of the DARIER dieseae gene to a 2-cM portion of 12q23-24.1. J. Invest.Dermatol. *106* (1996) 265–267.

OMIM 124200

Keratosis follicularis spinulosa decalvans cum ophiasi,
SIEMENS-Syndrom

Genetisch bedingte Verhornungsstörung auf der Grundlage einer Genmutation. Der Basisdefekt ist unbekannt (Sperm-Acetyltransferase-Überexpression, SAT?).

Krankheitswert
Erstmanifestation in der Augenregion während der ersten Lebensmonate. Lichtscheu, Keratitis, peripherer Pannus, Ektropium, Hornhautdystrophie mit guter Langzeitprognose. Follikuläre Hyperkeratosen an Hals, Gesicht und Extremitäten, narbig-atrophisch abheilend. Palmoplantarkeratose. Bei Männern außerdem typisch lokalisierter narbiger Ausfall der Kopf- und Barthaare, Augenbrauen und Wimpern. Teilweise Remission der Hauterscheinungen im Pubertätsalter.

Therapiemöglichkeiten
Lokale Behandlung mit unbefriedigendem Erfolg.

Häufigkeit und Vorkommen
Seit Erstbeschreibung 1905 neben wenigen sporadischen Fällen 5 große Sippen mit Merkmalsträgern in bis zu 6 Generationen aus Westeuropa bekannt.

Genetik
X-chromosomaler Erbgang mit leichterer klinischer Manifestation bei Heterozygoten. Wahrscheinlich heterogen, ein Genort Xp22.2-p22.13.

Familienberatung
Bei sporadischen Fällen Differentialdiagnose zu anderen follikulären Keratosen notwendig. Mit

klinisch gesunden Konduktorinnen muss gerechnet werden, molekulargenetisch nachweisbar. Frühdiagnose im männlichen Geschlecht während des 1. Lebensjahres möglich.

Literatur
Oosterwijk, J.C., M.Nelen, P.M.van Zandvoort et al., Linkage analysis of Keratosis follicularis spinulosa decalvans and regional assignment to human chromosome Xp21.2-p22.2. Am.J. Hum.Genet. *50* (1992) 801–807.

Osterwijk, J.C., G.Richard, M.J.R.van der Wielen et al., Molecular genetic analysis of two families with keratosis follicularis spinulosa decalvans: refinement of gene localization and evidence for genetic heterogeneity. Hum.Genet. *100* (1997) 520–524.

OMIM 308800

Keratosis linearis mit Ichthyosis congenita und sklerotisierendem Keratoderma
▶ Ichthyosis congenita

Keratosen, palmoplantare
(bearbeitet von SALAMON †, Sarajewo)

Genetisch bedingte Keratinisationsstörungen der Epidermis, die zu symmetrischen Verdickungen vorwiegend der Handinnenflächen und Fußsohlen führen. Nach Morphologie und Histologie, Begrenzung und assoziierten Symptomen wird zwischen Palmoplantarkeratosen und Akroerythrokeratosen unterschieden. Bei letzteren bestehen zusätzliche Erytheme, die Hautveränderungen betreffen meistens nicht ausschließlich palmoplantare und angrenzende Bereiche. Eine moderne Systematik wird vom Basisdefekt ausgehen und ätiopathogenetische Beziehungen zur ▶ *Epidermolysis bullosa* und zu den ▶ *Ichthyosen* berücksichtigen müssen. Der Basisdefekt betrifft Desmosomenproteine oder die Keratinsynthese. Intermediäre Keratinfilamente als Hauptbestandteile des Zytoskeletts der Keratozyten bestehen aus Heterodimeren saurer und basischer Ketten (s.a. ▶ *Epidermolysis bullosa*). Genorte: 17q12-24 (saure epitheliale Keratine Typ I/9–17, 19, 20 und basische epitheliale Keratine Typ II/1–8, 18). Begleitsymptome werden mit Mutationen benachbarter Gene erklärt (contiguous gene syndrome).

1. Palmoplantarkeratosen
1.1 ▶ *Keratosis palmoplantaris varians* (WACHTERS, SIEMENS).

1.2 Keratosis palmoplantaris areata (TEZUKA): Von einer japanischen Familie beschriebene zirkumskripte Palmoplantarkeratose mit geringem Krankheitswert und autosomal dominantem Erbgang.

1.3 ▶ *Keratosis palmoplantaris papulosa* BUSCHKE-FISCHER-BRAUER.

1.4 Ichthyosis vulgaris palmoplantaris dominans TAKAHASHI: Schuppende Palmoplantarkeratose mit Hypo- bis Anhidrose und Verdickung der Nägel. Autosomal dominanter Erbgang.

1.5 ▶ *Akrokeratoelastoidosis*.

1.6 ▶ *Keratosis palmoplantaris mit Ösophaguskarzinom*.

1.7 Keratodermie und spastische Paraplegie: Von drei Patienten aus einer norwegischen Familie beschriebene palmoplantare Hyperkeratose ohne epidermolytische Veränderungen. Autosomal dominanter Erbgang.

1.8 Keratosis palmoplantaris und CHARCOT-MARIE-Syndrom, RABBIOSI-Syndrom: Palmoplantare Hyperkeratose mit spätmanifesten (5. Dezennium) neurologischen Symptomen. Eine Sippe mit Merkmalsträgern in 5 Generationen beschrieben. Autosomal dominanter Erbgang. OMIM 148360.

1.9 Keratosis palmoplantaris und Pigmentflecken (CANTU): Von einer Sippe beschriebene papulöse Palmoplantarkeratose mit autosomal dominantem Erbgang. OMIM 144190.

1.10 Keratosis palmaris familiaris, Keratosis plantaris familiaris: Entweder nur Handflächen oder – in wenigen Fällen – nur Fußsohlen betroffen. Mehrere Sippen beschrieben, meist autosomal dominanter Erbgang, in einem Fall auch X-chromosomal.

1.11 ▶ *Keratosis palmoplantaris circumscripta sive areata*.

1.12 Keratosis palmoplantaris mit kurzen breiten Händen (THATCHER): Eine Sippe auf der Shetland-Insel Fetlar beschrieben, warzenförmige Palmoplantarkeratose mit hypoplastischen Endphalangen, Uhrglasnägel. Offensichtlich autosomal rezessiver Erbgang.

1.13 Keratosis palmoplantaris, epidermolytische, ▶ *Epidermolysis bullosa.*

2. Akroerythrokeratodermien

2.1 ▶ *Keratosis palmoplantaris diffusa circumscripta* UNNA-THOST.

2.2 ▶ *Keratosis palmoplantaris progrediens et transgrediens.*

2.3 ▶ *Keratosis palmoplantaris hereditaria mutilans (VOHWINKEL).*

2.4 Keratosis palmoplantaris mit Schwerhörigkeit und Leukonychie – ▶ *Fingerknöchelpolster.*

2.5 ▶ *Mal de Meleda.*

2.6 ▶ *Keratosis palmoplantaris mit Periodontopathie.*

2.7 ▶ *Keratosis palmoplantaris cum degeneratione granulosa (VÖRNER).*

2.8 Keratosis palmoplantaris diffusa mit Kampto- bzw. Klinodaktylie (GÜNTHER): Frühmanifeste Palmoplantarkeratose mit Hyperhidrose und autosomal dominantem Erbgang. Wenige Fälle bzw. Sippen bekannt.

2.9 Skleratrophisch-keratotische Genodermatose der Extremitäten, HURIEZ-Syndrom, Sklerotylose: Erstbeschreibung 1963. Angeborene Symptomentrias aus diffuser erythrozyanotischer Skleratrophie der Hände einschließlich Finger, Nageldysplasie und Palmoplantarkeratose mit Neigung zur malignen Entartung. Autosomal dominanter Erbgang. Genort 4q23. 4 Sippen in Frankreich und sporadische Fälle beschrieben. OMIM 181600.

2.10 Erythoderma congenitum symmetricum progressivum (GANS-KOCHS): Erythemosquamöse Dermatose der distalen Extremitätenstreckseiten, Ellenbogen, Knie-, Hand- und Fußgelenke mit verhornenden Rändern und autosomal dominantem Erbgang. Progredienz bis zur Pubertät, später Spontanremission. Eine Sippe bekannt.

2.11 Keratosis palmoplantaris erythematosa congenita SCHMIDT: Bisher in einer Geschwisterschaft beschriebene erythematöse, transgrediente Palmoplantarkeratose mit starker Hyperhidrose. Erbgang unklar.

2.12 ▶ *Pityriasis rubra pilaris.*

2.13 Corneo-Dermato-Ossäres Syndrom: Von drei Sippen beschriebener Symptomenkomplex aus Frühgeburtlichkeit, epithelialen Hornhautveränderungen, transgredienten palmoplantaren Hyperkeratosen, Nageldysplasien, Kleinwuchs, Brachydaktylie und Zahnschmelzdysplasie. Keine Tyrosinämie. Autosomal dominanter Erbgang. OMIM 122440.

2.14 Keratosis palmoplantaris papillomatosa et verrucosa JAKAC-WOLF: Papillomatös-verruköse, auf Unterarm und -schenkel übergreifende Palmoplantarkeratose, die durch Rhagadenbildung, Mazeration und Infektionen besonders an den Füßen zu Peri-Ostitiden bis zur Amputationsbedürftigkeit führt. Mindestens eine jugoslawische Familie beschrieben, wahrscheinlich autosomal rezessiver Erbgang.

2.15 Keratosis palmoplantaris transgrediens mit Hyperhidrose und ektodermaler Dysplasie, Odonto-Onycho-Dermale Dysplasie: Schuppend. Persistierende Milchzähne, trockenes, spärliches Haar, Mittelgesichts-Erythem. Eine Sippe und ein sporadischer Fall beschrieben, wahrscheinlich autosomal rezessiver Erbgang.

2.16 Keratosis palmoplantaris mit arrhythmogener Kardiomyopathie und Kräuselhaar: Ursprünglich von der Insel Naxos beschrieben (Naxos-Krankheit), autosomal dominant, etwa 15 z.T. familiäre Fälle bekannt. Genort 6pter-p21 (*DSP*, Desmoplakin?), OMIM 107970, ▶ *K.p.p. Typ WACHTERS.*

2.17 Nichtepidermolytische Keratosis palmoplantaris. Autosomal dominant. Defekt des Keratin TypI/K16, Genort 17q12-21 (*KRT16*). Allelie zur ▶ *Pachyonychia congenita?*

Siehe auch
▶ *Pachydermoperiostosis;*
▶ *Pachyonychia congenita.*

Literatur

Aguirre-Negrette, M.G., A.Hernandes, S.Ramirez-Soltero et al., Keratosis palmoplantaris with clinodactyly. Dermatologica *162* (1981) 303–308.

Jakac, D. und A.Wolf, Keratosis palmoplantaris papillomatosa et verrucosa. Hautarzt *26* (1975) 25–29.

Küchemeister, B., Ungewöhnliches Keratoma plantare mit geringer Palmarbeteiligung. Z.Hautkr. *60* (1985) 679–680.

Powell, F.C., R.K.Winkelmann and H.Gordon, Keratoderma and spastic paraplegia. Clin.Genet. *24* (1983) 462.

Protonotarius, N., A.Tsatsopoulou, P.Patsourakas et al., Cardiac abnormalities in familial palmoplantar keratosis. Brit.Heart J. *56* (1986) 321–326.

Shamsher, M.K., H.A.Navsaria, H.P.Stevens et al., Novel mutations in keratin 16 gene underly focal nonepidermolytic palmoplantar keratoderma (NEPPK) in two families. Hum.Molec.Genet. *4* (1995) 1875–1881.

Takahashi, S., Ichthyosis vulgaris palmaris and plantaris dominans. A peculiar form of Ichthyosis vulgaris localized on palms and soles. Dermatologica *165* (1982) 627–635.

Tezuka,T., Circumscribed palmplantar keratoderma. Unusual histologic findings. Dermatologica *165* (1982) 30–38.

Vernole, P., A.Terrinono, B.Didona et al., An SRY-negative XX male with HURIEZ syndrome. Clin.Genet. *57* (2000) 61–66.

Keratosis palmaris et plantaris mit Ösophaguskarzinom,

Howel-Evans-Syndrom, Clarke-Syndrom, Tylosis mit Ösophagus-Carcinom (unter Mitarbeit von Salamon †, Sarajewo)

Genetisch bedingte, zu Ösophaguskarzinom prädisponierende Palmoplantarkeratose auf der Grundlage einer Genmutation.
Der Basisdefekt betrifft bei mindestens einem Teil der Familien das Envoplakin, einen Bestandteil der Verankerungsfilamente der Desmosomen und Hüllprotein der epidermalen und ösophagealen Keratozyten. Aus der Verankerungsfunktion des Proteins und dem entstehenden gewebespezifischen Defektes des Zytoskeletts lässt sich die klinische Symptomatik ableiten. Einem Teil der Fälle liegt wahrscheinlich die Mutation jeweils eines Tumorsuppressorgens zugrunde.

Krankheitswert

Diffuse oder fokale Keratose der Handinnenflächen und Fußsohlen mit Hyperhidrose. Erstmanifestation der Hauterscheinungen im 1. Lebensjahrzehnt. Vom 3. Lebensjahrzehnt an Auftreten von Ösophaguskarzinomen mit einer Erkrankungswahrscheinlichkeit von 100% bis zum Alter von 65 Jahren. In einigen Familien nur leichte Palmoplantarkeratose ohne Hyperhidrose. Dabei angeborene Hiatusgleithernie, Dysphagie und frühe Karzinommanifestation.

Therapiemöglichkeiten

Symptomatische Behandlung der Keratosen mit Retinoiden (Tigason®), die zusätzlich antineoplastisch wirken sollen. Ständige prophylaktische endeskopische Überwachung des Ösophagus und frühzeitige Entfernung und Ersatz (isolierte Jejunumschleife) veränderter Teile wichtig.

Häufigkeit und Vorkommen

Bisher mehr als 6 Sippen mit zahlreichen Merkmalsträgern aus bis zu 6 Generationen beschrieben (England, Deutschland, Indien, USA).

Genetik

Wahrscheinlich heterogen. Autosomal dominanter Erbgang. Allelie zur ▶ *Keratosis palmoplantaris diffusa circumscripta*? Bei einem weiteren Typ der autosomal dominanten Keratosis palmoplantaris (punctata) zeigen die Merkmalsträger eine Neigung zu unterschiedlichen Neoplasmen wie Brustkrebs, intestinalen Karzinomen und Lymphomen (Li-Fraumeni-Syndrom, ▶ *Brustkrebs*). Der Zusammenhang zwischen der Keratose und der Kebsentwicklung ist noch unklar. Wahrscheinlich ist bei beiden Formen eine Mutation eines Suppressor-Genlocus einbezogen. Genort 17q25 (*EVPL*, OMIM 601590), ein weiterer separater Locus wird in der dieser Region vermutet: Tylose-Ösophagus-Carcinom, *TOC*.

Familienberatung

Differentialdiagnose zur Keratosis palmoplantaris diffusa circumscripta anhand der Hauterscheinungen schwierig, eventuell molekulargenetisch und aufgrund eines früheren Manifestationsalters und einer Leukoplakie der Mundschleimhaut möglich. Bei allen hautkranken Sippenangehörigen ist ein Ösophaguskarzinom zu erwarten. Prophylaktische Überwachung deshalb wichtig. Hautgesunde Mitglieder betroffener Familien haben keine Ösophaguskarzinome.

Literatur
Moriwaki,S., T.Tanaka, Y.Horiguchi et al., Epidermolytic hereditary palmoplantar keratoma: histologic, ultrastructural, protein-chemical, and DNA analysis in two patients. Arch.Derm. *124* (1988) 555–559.

Risk, J.M., E.S.Field, J.K.Field et al., Tylosis oesophageal cancer mapped. Nature Genet. *8* (1994) 319–321.

Risk, J.M., C.Ruhrberg, H.-C.Hennies et al., Envoplakin, a possible candidate gene for focal NEPPK/esophageal cancer (TOC): The intregration of genetic and physical maps of the *TOC* region on 17q25. Genomics *59* (1999) 234–242.

Ruhrberg, C., J.A.Williamson, D.Sheer and F.M.Watt, Chromosomal localisation of the human envoplakin gene (*EVPL*) to the region of the tylosis oesophageal cancer gene (TOC) on 17q25. Genomics *37* (1996) 381–385.

Stevens, H.P., D.P.Kelsell, I.M.Leigh et al., Punctate palmoplantar keratoderma and malignancy in a four-generation family. Br.J.Dermatol. *134* (1996) 720–726.

OMIM 148500, 601590

Keratosis palmoplantaris areata
SIEMENS
▶ Keratosis palmoplantaris varians (WACHTERS)

Keratosis palmoplantaris circumscripta sive areata,
RICHNER-HANHART-Syndrom, Tyrosinämie II

Genetisch bedingte Tyrosin-Stoffwechselstörung auf der Grundlage einer Genmution. Der Gendefekt manifestiert sich in einer verminderten Aktivität der Tyrosin-Aminotransferase (TAT) der Leber. Dadurch kommt es zur erhöhten Urin- und Serum-Tyrosinkonzentration und zur Ablagerung von Tyrosinkristallen in der Hornhaut, der Haut und anderen Geweben. Die klinische Symptomatik lässt sich davon ableiten.

Krankheitswert
Erstmanifestation im 1. Lebensjahrzehnt. Clavusartige, schmerzhafte Palmoplantarkeratose. Subunguale Hyperkeratosen. Herpetoide Hornhautveränderungen mit Lichtscheu. Fakultative Oligophrenie unterschiedlichen Grades. In späteren Lebensjahren Tremor, Tics, tonisch-klonische Krämpfe, Nystagmus, epileptiforme Anfälle. Leichte Skelettveränderungen. Starke Beeinträchtigung der Leistungsfähigkeit.

Therapiemöglichkeiten
Tyrosin- und phenylalaninarme Diät bringt zumindest die Cornea-Veränderungen zum verschwinden. Unter dieser Diät normale geistige Entwicklung. Die Keratose kann im Erwachsenenalter spontan abheilen, durch aromatische Retinoide gebessert oder auch an den Händen durch Autotransplantation beseitigt werden.

Häufigkeit und Vorkommen
Seit Abgrenzung dieses Syndroms 1947 35 Geschwister- und sporadische Fälle aus Europa und Amerika beschrieben. Meist Konsanguinität der Eltern.

Genetik
Autosomal rezessiver Erbgang. Genort 16q22.1-22.3 (*TAT*). Wahrscheinlich heterogen. Inter- und intrafamiliär stark variable Expressivität. Auch Fälle mit stärker abweichender Symptomatik können auf Tyrosinämie beruhen.

Familienberatung
Nachweis und Differentialdiagnose vor allem zur ▶ *Tyrosinämie I*, zur transitorischen Neugeborenen-Tyrosinämie und zu anderen Palmoplantarkeratosen (▶ *K.p.p. varians*) anhand des klinischen Bildes und der erhöhten Tyrosinkonzentration in Serum und Urin. Früherkennung und sofortige Therapie wichtig. Pränatale Diagnostik molekulargenetisch aus Chorionbioptaten möglich.

Literatur
Hühn, R., H.Stoermer, B.Klingele et al., Novel and recurrent tyrosine aminotransferase gene mutations in tyrosinemia type II. Hum.Genet. *102* (1998) 305–313.

Natt, E., K.Kida, M.Odievre et al., Point mutation in the tyrosine aminotransferase gene in tyrosinemia type II. Proc.Nat.Acad.Sci. USA 89 (1992) 9297–9301.

OMIM 276600

Keratosis palmoplantaris cum degeneratione granulosa (VÖRNER),
Epidermolytische Palmoplantarkeratose (bearbeitet von SALAMON †, Sarajewo)

Genetisch bedingte Keratose auf der Grundlage einer Genmutation.
Der Gendefekt manifestiert sich in einer Synthesestörung des auf Fußsohlen und Handinnenflächen begrenzten Keratins TypI/9 (KTN9) oder Typ II (KTN1), wodurch es zu einer Schädigung des intermediären Filamentnetzwerkes in den Keratozyten und Epithelzellen kommt. Die klinischen Erscheinungen lassen sich davon ableiten.

Krankheitswert
Erstmanifestation in den ersten Lebensmonaten. Massive Hyperkeratosen an Handtellern und Fußsohlen, auf Fersen übergreifend. Erythematöser Randsaum. Spontane epidermolytische Ablösung der dicken Hornplatten 1-2mal pro Jahr. Bei älteren Patienten Fingerknöchelpolster an den proximalen Interphalangealgelenken und Bewegungseinschränkung der Finger. Mäßige palmoplantare Hyperhidrose. Tastgefühl vermindert; schmerzhafte Rhagaden. Nach Traumen Blasenbildung.

Therapiemöglichkeiten
Aromatische Retinoide mit befriedigendem Erfolg.

Häufigkeit und Vorkommen
Seit Erstbeschreibung 1901 über 50 Fälle publiziert. Wahrscheinlich eine der häufigsten Palmoplantarkeratosen.

Genetik
Autosomal dominanter Erbgang. Wahrscheinlich Allelie mit der ▶ *K.p.p. diffusa circumscripta* UNNA-THOST (Patienten haben gemeinsame Vorfahren) und ▶ *K.p.p. progrediens et transgrediens*. Gcnorte 17q21 (*KTN9*); 12q13 (*KTN1*).

Familienberatung
Differentialdiagnose zu anderen Palmoplantarkeratosen z.T. histologisch und molekulargenetisch möglich. Mechanische Reizung kann die Erscheinungen verstärken. Berufsberatung notwendig.

Literatur
Bonifas, J.M., J.W.Bare, M.A.Chen et al., Linkage of the epidermolytic hyperkeratosis phenotype and the region of the type II keratin gene cluster on chromosome 12. J.Invest.Dermatol. 99 (1992) 524–527.

Compton, J.G., Epidermal disease: faulty keratin filaments take their toll. Nature Genet. 6 (1994) 6–7.

Hamm, H., R.Happle, T.Butterfass and H.Traupe, Epidermolytic palmoplantar keratoderma of VÖRNER: Is it the most frequent type of hereditary palmoplantar keratoma? Dermatologica 177 (1988) 138–145.

Reis, A., W.Küster, R.Eckardt and K.Sperling, Mapping of a gene for epidermolytic palmoplantar keratoderma to the region of the acidic keratin gene cluster at 17q12-q21. Hum. Genet. 90 (1992) 113–116.

OMIM 139350, 144200, 607606

Keratosis palmoplantaris diffusa circumscripta,
Tylosis palmoplantaris, UNNA-THOST-Syndrom (bearbeitet von SALAMON †, Sarajewo).

Genetisch bedingte Hyperkeratose auf der Grundlage einer Genmutation.
Den umschriebenen keratotischen Veränderungen liegt eine Synthesestörung eines sauren Keratins Typ I/9 (KTN9) und damit ein gewebespezifischer Defekt des Zytoskeletts und der Verankerung der terminal differenzierten Epidermiszellen von Handflächen und Fußsohlen zugrunde.

Krankheitswert
Perinatal höchstens leichtes Erythem mit unscheinbaren Schuppen an Handtellern und Fußsohlen. Nach dem 3. Lebensmonat erythrokeratotische Veränderungen, zunehmende Hyperkeratosen an Handtellern, Fußsohlen und Beugeseiten der Finger bis zur Bewe-

gungseinschränkung der Phalangen. Scharfe Grenzen gegenüber der Haut der Unterarmbeugeseiten bzw. Rückseiten der Hände und Füße, Transgredienz auf Hand- und Fußrücken selten. Bis zu 1 cm breiter bläulich-rötlicher Randsaum. Rhagaden, Fissuren, schmerzhafte Exazerbationen durch Schuhwerk. Starke Palmoplantarhyperhidrose. Keine Rückbildungstendenz. Beeinträchtigung der Leistungsfähigkeit.

Therapiemöglichkeiten
Aromatische Retinoide (Tigason®) mit befriedigendem Erfolg.

Häufigkeit und Vorkommen
Bei allen großen Rassen bekannt. In Mitteleuropa mehrere große Sippen mit Merkmalsträgern in bis zu 7 aufeinanderfolgenden Generationen beschrieben. Mit der ▶ *K.p.p. cum degeneratione granulosa* (Identität?) zusammen häufigste Palomoplantarkeratose.

Genetik
Autosomal dominanter Erbgang mit vollständiger Penetranz. Genort 17q21 (*KTN9*). Wahrscheinlich Allelie zum Typ VÖRNER und zur K.p.p. progrediens und transgrediens GREITHER.

Familienberatung
Differentialdiagnose zu anderen Palmoplantarkeratosen molekulargenetisch möglich und notwendig. Familienberaterisch sind die subjektive Beeinträchtigung und die lebenslange Behandlungsbedürftigkeit mit nicht nebenwirkungsfreien Medikamenten zu beachten.

Literatur
Nielsen, P.G., Two different clinical and genetic forms of hereditary palmoplantar keratoderma in the northernmost county of Sweden. Clin.Genet. *28* (1985) 361–366.

Reis, A., W.Küster, R.Eckardt and K.Sperling, Mapping of a gene for epidermolytic palmoplantar keratoderma to the region of the acidic keratin gene cluster at 17q12-q21. Hum.Genet. *90* (1992) 113–116.

OMIM 144200

Keratosis palmoplantaris hereditaria mutilans (VOHWINKEL),
Keratoma palmoplantaris mutilans, VOHWINKEL-Syndrom, PARDO-CASTELLO-Syndrom, MESTRE-Syndrom, NOCKEMANN-Syndrom

Genetisch bedingtes Hyperkeratose-Syndrom auf der Grundlage einer Genmutation.
Der Basisdefekt betrifft ein interzelluläres Verbindungsprotein der Keratozyten und von Epithelzellen des Innenohres, Connexin26 (Gap-Junction-Protein β2, *GJB2*), oder ein Hüllprotein (Loricrin) der terminalen Keratozyten, wovon sich ein Teil der Symptome ableiten lässt.

Krankheitswert
Erstmanifestation klinischer Erscheinungen im Kindesalter. Diffuse, wabige Keratose der Handteller und Fußsohlen mit schmerzhaften Fissuren und erythematösem Randsaum. Hand- und Fußrücken, Ellenbogen, Knie, Kniekehle und Rücken können befallen sein. Nach dem 10. Lebensjahr Bildung von Konstriktionen in der Nähe der Interphalangealgelenke, die zur Strangulation und Spontanamputation der distalen Finger- und Zehenanteile führen. Teilweise Ichthyose. Onychodystrophie. Starke Hyperhidrose. Angeborene, progrediente Schwerhörigkeit. Häufig Alopezie. Teilweise ichthyotische Hauterscheinungen.

Therapiemöglichkeiten
Aromatische Retinoide wahrscheinlich erfolgreich.

Häufigkeit und Vorkommen
Seit der Erstbeschreibung 1929 nur wenige Fälle bzw. Sippen mit Merkmalsträgern in aufeinanderfolgenden Generationen bekannt.

Genetik
Heterogen (mit und ohne Ichthyose). Autosomal dominanter Erbgang. Genorte: 13q11-12 (*GJB2*), Allelie mit den Typen DFNA3 und DFNB1 der ▶ *Taubheit*; 1q21 (*LOR*, Loricrin), Allelie mit einer Form der ▶ *Ichthyosis congenita* und der ▶ *Erythrokeratodermia figurata variabilis*. In einigen Sippen mitochondrial bedingt (Mutation in nt7445)?

Familienberatung

Differentialdiagnose zu anderen Palmoplantarkeratosen und zu anderen Formen der Akroosteolyse (▶ AINHUM-Syndrom; ▶ neurogene Akroosteolyse) notwendig. Mit erheblichen Beschwerden muss gerechnet werden. Bei der mitochondrialen Form ist eine Vererbung der Mutationen nur über Frauen zu erwarten.

Literatur

Kelsell, D.P., W.-L.Di and M.J.Houseman, Connexin mutations in skin disease and hearing loss. Am.J.Hum.Genet. 68 (2001) 559–568.

Maestrini, E., B.P.Korge, J.Ocana-Sierra et al., A missense mutation in connexin26, D66H, causes mutilating keratoderma with sensorineural deafness (VOHWINKEL's syndrome) in three unrelated families. Hum.Molec.Genet. 8 (1999) 1237–1243.

Maestrini, E., A.P.Monaco, J.A.McGrath et al., A molecular defect in loricrin, the major component of the cornified cell envelope, underlies VOHWINKEL's syndrome. Nature Genet. 13 (1996) 70–77.

Sensi, A., V.Bettoli, M.R.Zampino et al., VOHWINKEL syndrome (mutilating keratoderma) associated with craniofacial anomalies. Am.J.Med.Genet. 50 (1994) 201–203.

Sevior, K.B., A.Hatamochi, I.A.Stewart et al., Mitochondrial A7445G mutation in two pedigrees with palmoplantar keratoderma and deafness. Am.J. Med.Genet. 75 (1998) 179–185.

Sharland, M., N.R.Bleach, P.D.Goberdhan and M.A. Patton, Autosomal dominant palmoplantar hyperkeratosis and sensorineural deafness in three generations. J.Med.Genet. 29 (1992) 50–52.

OMIM 124500

Keratosis palmoplantaris mit Schwerhörigkeit
▶ K.p.p. mutilans (VOHWINKEL)

Keratosis palmoplantaris mit Periodontopathie,
PAPILLON-LEFÈVRE-Syndrom
(unter Mitarbeit von SALAMON †, Sarajewo)

Genetisch bedingte Keratinisationsstörung mit Parodontose auf der Grundlage einer Genmutation. Der Basisdefekt betrifft eine lysosomale Dipeptidyl-Aminopeptidase, Cathepsin C (CTSC), in immunkompetenten und Epithelzellen.

Krankheitswert

Erstmanifestation der Hauterscheinungen im 1. Lebensjahr. Keratose, Rötung und Schuppung der Handinnenflächen und Fußsohlen, auf Fersen und Fußrücken übergreifend. Selten Ellenbogen und Knie beteiligt. Palmoplantare Hyperhidrose. Zahnstellungsanomalien. Kariesneigung, Gingivitiden, Parodontosen und Alveolaratrophie führen zu vorzeitigem Zahnverlust in beiden Dentitionen mit Ausnahme der Molaren. Bei Erwachsenen spontane Besserung der Hauterscheinungen. 20% der Patienten zeigen Neigung zu Infektionen der Haut, der Leber und der Lungen: Defekt des zellständigen Immunsystems. Beim HAIM-MUNK-Syndrom zusätzlich Arachnodaktylie, Akroosteolyse und Dysplasie der Phalangen sowie Onychodysplasie.

Therapiemöglichkeiten

Perorale Behandlung mit Retinoiden (Tigason®) führt zur Besserung der Hauterscheinungen.

Häufigkeit und Vorkommen

Inzidenz 1–4:1 Mill. Bis 1986 mehr als 200 Fälle publiziert. In ca. 25% der Fälle bestand Konsanguinität der Eltern. Wahrscheinlich häufig von Dermatologen stomatologischer und von Stomatologen dermatologischer Befund übersehen. Androtropie. HAIM-MUNK-Syndrom endemisch in einem religiösen Isolat in Indien (Cochin).

Genetik

Autosomal rezessiver Erbgang. Genort 11q14 (CTSC), Allelie mit dem HAIM-MUNK-Syndrom (OMIM 245010) und der autosomal dominanten oder rezessiven isolierten Paradontitis des Kindesalters. Eine anfangs zur K. mit Paradontopathie gestellte, von 14 Fällen beschriebene Form mit typischen Lidrandzysten, Hypotrichose, Hypodontie der 2. Dentition und Nageldystrophie wird neuerdings als Ektodermale Dysplasie abgetrennt (SCHÖPF-Syndrom, SCHÖPF-SCHULZ-PASSARGE-Syndrom): autosomal dominanter Erbgang mit herabgesetzter Penetranz und variabler Expressivität (in Geschwisterschaften, aber auch bei Halbgeschwistern und in aufeinanderfolgenden Generationen vorkommend).

Familienberatung
Ständige stomatologische Betreuung notwendig. In der Aszendenz eventuell Mikrosymptome feststellbar. Differentialdiagnose zu anderen Palmoplantarkeratosen anhand der oralen Symptomatik wichtig. Bei Patienten mitunter intrakranielle Verkalkungen erkennbar.

Literatur
Amer, M., F.F.Mostafa, Z.Tosson and A.Hegazi, PAPILLON-LEFEVRE syndrome associated with albinism. Clinical and immunological study. J.Eur.Acad.Dermatol.Venereol. 6 (1996) 246–261.

Craigen, W.J., M.L.Levy and R.A.Lewis, SCHÖPF-SCHULZ-PASSARGE syndrome with unusual pattern of inheritance. Am.J.Med.Genet. 71 (1997) 186–188).

Laas, M.W., H.C.Hennies, S.Preis et al., Localisation of a gene for PAPILLON-LEFÈVRE syndrome to chromosome 11q14-q21 by homozygosity mapping. Hum.Genet. 101 (1997) 376–382.

de Mora, M.E.G., S.T.Pueyo, J.Porta u. Mitarb. Keratodermie mit Periodontitis, PAPILLON-LEFEVRE-Syndrom. Zbl.Haut- u. Geschlkr. 151 (1986) 151–154.

DeGiorge, V., L.Martini, F.Prignano et al., PAPILLON-LEFEVRE syndrome in two sisters. J.Eur.Acad.Dermatol.Venereol. 6 (1996) 57–611.

Hart, P.S., Y.Zhang, E.Firatli et al., Identification of cathepsin C mutations in ethically diverse PAPILLON-LEFÈVRE syndrome patients. J.Med.Genet. 37 (2000) 927–932.

Hart, T.C, P.S.Hart, M.D.Michalec et al., HAIM-MUNK syndrome and PAPILLON-LEFÈFRE syndrome are allelic mutations in cathepsin C. J.Med.Genet. 37 (2000) 58–64.

Hart, T.C., A.Stabholz, J.Meyle et al., Genetic studies of syndromes with severe periodontitis and palmoplantar hyperkeratosis. J.Periodontal Res. 32 (1997) 81–89.

Puliyel, J.M. and K.S.S.Iyer, A syndrome of keratosis palmoplantaris congenita, pes planus, onychogryposis, periodontosis, arachnodactyly and a peculiar acro-osteolysis. Brit.J.Derm. 115 (1986) 243–248.

Wehrmann,W., H.Traupe und R.Happle, PAPILLON-LEFEVRE-Syndrom: Keratosis palmoplantaris mit Periodontopathie. Hautarzt 36 (1985) 173–175.

OMIM 245000, 245010

Keratosis palmoplantaris papulosa
BUSCHKE-FISCHER-BRAUER, Keratodermia maculosa symmetrica palmaris et plantaris, Keratodermia punctata disseminata symmetrica, Keratoderma disseminatum palmare et plantare, Disseminated clavus of the hands and feet
(unter Mitarbeit von SALAMON †, Sarajewo)

Genetisch bedingte Keratose auf der Grundlage einer Genmutation.
Der Basisdefekt für die umschriebenen keratotischen Hautveränderungen betrifft den Tumornekrosefator β2 (TNFB2).

Krankheitswert
Erstmanifestation im 2. oder 3. Lebensjahrzehnt. Keratotische warzenförmige Papeln an den Handinnenflächen und Fußsohlen, auf Beugeseiten von Fingern und Zehen übergehend. Kaum subjektive Beeinträchtigungen. Fakultativ gastro-intestinale Ulcera, Nagelveränderungen, Epilepsie.

Therapiemöglichkeiten
Symptomatische Behandlung.

Häufigkeit und Vorkommen
Neben kleineren Familien mehrere große Sippen mit Merkmalsträgern in bis zu 6 aufeinanderfolgenden Generationen beschrieben.

Genetik
Autosomal dominanter Erbgang mit intrafamiliär variabler Expressivität. Genort 6p21.3 (*TNFB2*).

Familienberatung
Differentialdiagnose zu anderen herdförmigen palmoplantaren Keratosen wie ▶ *Akrokeratosis verruciformis (HOPF)*, ▶ *Epidermodysplasia verruciformis*, Verrucae vulgares sowie zu luetischen Clavi und Arsenkeratose wichtig. Bei erbprognostischen Überlegungen sind das späte Manifestationsalter und eine leichtere Symptomatik im weiblichen Geschlecht zu berücksichtigen.

Literatur
Salamon, T., V.Stolic, O.Lazavic-Tepavac and D.Bosnjak, Peculiar findings in a family with Keratodermia palmoplantaris papulosa BUSCHKE-FISCHER-BRAUER. Hum.Genet. *60* (1982) 314–319.

OMIM 148600

Keratosis palmoplantaris progrediens et transgrediens, GREITHER-Syndrom,
Keratosis extremitatum hereditaria transgrediens et progrediens GREITHER

Genodermatose auf der Grundlage einer Genmutation.
Der Basisdefekt für die keratotischen Hautveränderungen betrifft wahrscheinlich das Keratin TypI/9 (KTN9).

Krankheitswert
Erstmanifestation unterschiedlich im 1. Lebensjahr oder im späteren Kindesalter. Progredienz bis ins Erwachsenenalter. Bei späterer Manifestation leichtere Erscheinungen und Regression bis zur Normalisierung bei Erwachsenen. Palmoplantarkeratose unterschiedlicher Schwere. Auf Hand- und Fußrücken übergreifend. Isolierte Herde an Ellenbogen und Knien. Erythematöser Randsaum an Händen und Füßen, Hyperhidrose. Leichte Nagelveränderungen.

Therapiemöglichkeiten
Aromatische Retinoide mit befriedigendem Erfolg.

Häufigkeit und Vorkommen
Mehrere Sippen mit Merkmalsträgern in aufeinanderfolgenden Generationen beschrieben.

Genetik
Autosomal dominanter Erbgang. Aufgrund der klinischen Entsprechungen als dominantes Gegenstück zum ▶ *Mal de Meleda* angesehen. Stark variable Expressivität. Allelie zur K.p.p. diffusa circumscripta und zum Typ VÖRNER, Genorte: 17q21.1 (*KTN9*), 12q13 (*KTN1*).

Familienberatung
Hinsichtlich der Schwere der Erscheinungen bzw. des Erstmanifestationsalters kann von einer relativen intrafamiliären Konstanz ausgegangen werden. Differentialdiagnose zu Mal de Meleda und Keratosis palmoplantaris diffusa circumscripta nicht ganz klar.

Literatur
Salamon,T., Beitrag zur Frage der insel- und streifenförmigen palmo-plantaren Keratodermie. Z.Hautkr. *56* (1981) 571–577.

OMIM 144200

Keratosis palmoplantaris striata sive linearis BRÜNAUER-FUHS
▶ Keratosis palmoplantaris varians (WACHTERS)

Keratosis palmoplantaris varians (WACHTERS),
Keratosis palmoplantaris striata sive linearis BRÜNAUER-FUHS, Keratosis palmoplantaris areata (SIEMENS)
(bearbeitet von SALAMON †, Sarajewo)

Genetisch bedingte Keratose auf der Grundlage einer Genmutation.
Der Basisdefekt besteht in einer Synthesestörung wahrscheinlich des Cadherins Desmoglein1 (DSG1) oder des Desmoplakins (DSP), wesentlicher Bestandteile der Desmosomen. Aus der resultierenden Desmosomenschwäche vor allem der Haut lässt sich die klinische Symptomatik ableiten.

Krankheitswert
Erstmanifestation im 4.–5. Lebensjahr oder später. Papierartige diffuse oder inselförmige bzw. striäre Keratose der Handteller und volaren Fingerseiten sowie der Fußsohlen, zeitweise auch an Ellenbogen, Knien und Fußrücken. Starke palmoplantare Hyperhidrose, Nagelanomalien. In einigen Sippen Kraushaar (s.a. ▶ *Naxos-Krankheit*) und dilatative Kardiomyopathie.

Therapiemöglichkeiten
Vermeidung mechanischer Reizung und Gabe aromatischer Retinoide erfolgreich.

Häufigkeit und Vorkommen
Mehrere Sippen mit Merkmalsträgern in aufeinanderfolgenden Generationen beschrieben.

Genetik
Autosomal dominanter Erbgang. Ob es sich bei dem in einzelnen Sippen vorkommenden Krankheitsbild um eine genetische Einheit oder um Heterogenie bzw. Allelie handelt, ist unklar. Genorte: 18q12.1 (*DSG1*); 6pter-p21 (*DSP*), Form mit Kraushaar und Herzfehler.

Familienberatung
Differentialdiagnose zu anderen Palmoplantarkeratosen, vor allem zum RICHNER-HANHART-Syndrom (▶ *K.p.p. circumscripta sive areata*) wichtig: Keine erhöhte Tyrosinkonzentration im Blut, kein Intelligenzdefekt. Die Belastung ist vergleichsweise gering. Körperliche Arbeit sollte vermieden werden (Berufsberatung!). Während der Gravidität ist mit Besserung zu rechnen.

Literatur
Küchemeister, B. und G. Mehrle, Striäre Keratosis palmoplantaris (Typus WACHTERS). Elektronenmikroskopische Ergebnisse. Z. Hautkr. *60* (1985) 992–999.

Norgett, E.E., S.J. Hatsell, L. Carvajal-Huerta et al., Recessive mutation in desmoplakin disrupts desmoplakin-intermediate filament interactions and cause dilated cardiomyopathy, wooly hair and keratoderma. Hum.Molec.Genet. *9* (2000) 2761–2766.

Rickman, L., D. Simrak, H.P. Stevens et al., N-terminal deletion in a desmosomal cadherin causes the autosomal dominant skin disease striate palmoplantar keratoderma. Hum.Molec.Genet. *8* (1999) 971–976.

OMIM 148700

3-Ketothiolase-Mangel
▶ 2-Methylazetessigazidurie

KEUTEL-Syndrom

Genetisch bedingtes Dysplasie-Syndrom auf der Grundlage einer Genmutation.

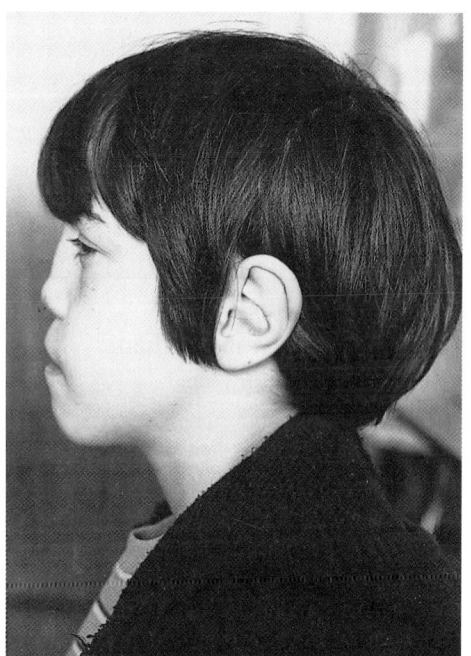
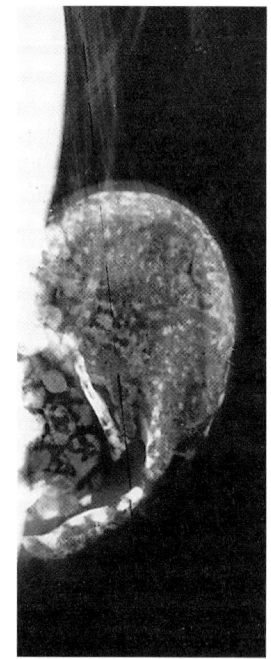

Keutel-Syndrom. Auffällige Nasenform, Kalzifikation des Ohrknorpels. (J.P. Fryns)

Pathogenetisch steht eine abnorm verstärkte Verkalkung des Knorpelgewebes im Mittelpunkt. Der Basisdefekt betrifft ein Matrixprotein.

Krankheitswert
Erstmanifestation im Kindesalter. Progrediente Schwerhörigkeit (▶ *Taubheit*, Tab. VIII.G). Pulmonalstenose. Brachytelephalangie, zunehmende Unbeweglichkeit der Interphalangealgelenke. Typische Fazies mit flacher Nase und Mittelgesichtshypoplasie.

Therapiemöglichkeiten
Keine spezifische Therapie bekannt.

Häufigkeit und Vorkommen
Seit Erstbeschreibung 1972 etwa 15 sporadische und Geschwisterfälle meist aus Verwandtenehen bekannt.

Genetik
Autosomal rezessiver Erbgang. Genort 12p13.1-p12.3 (*MGP*, Matrix-Gamma-Glutaminsäure-Protein). Der Zusammenhang mit der als PRIMROSE-Syndrom von drei sporadischen Fällen beschriebenen Symptomatik, bei der mit wachsendem Alter neuromuskuläre Symptome in den Vordergrund treten, ist unklar.

Familienberatung
Diagnose anhand der typischen, diffusen Verkalkungen des Knorpels vor allem von Ohrmuschel, Kehlkopf, Luftröhre und Bronchien, Alae nasi u.a. Differentialdiagnose zum ▶ *Hyperparathyreoidismus* notwendig.

Literatur
Cormode, E.J., M.Dawson and R.B.Lowry, KEUTEL syndrome: Clinical report and literature review. Am.J.Med.Genet. *24* (1986) 289–294.

Khosroshahi, H.E., O.Uluoglu, R.Olgunturk and C.Basaklar, KEUTEL syndrome: a report of four cases. Europ.J.Ped. *149* (1989) 188–191.

Lindor, N.M., A.D.Hoffman and D.A.Primrose, A neuropsychiatric disorder associated with dense calcification of the external ear and distal muscle wasting: "PRIMROSE syndrome". Clin.Dysmorphol. *5* (1996) 27–34.

Munroe, P.B., R.O.Olgunturk, J.-P.Fryns et al., Mutations in the gene encoding the human matrix Gla protein cause KEUTEL syndrome. Nature Genet. *21* (1999) 142–144.

Teebi, A.S., D.M.Lambert, G.M.Kaye et al., KEUTEL syndrome: Further characterization and review. Am.J.Med.Genet. *78* (1998) 182–187.

OMIM 245150, 259050, 154870

KID
▶ Taubheit, sensorineurale autosomal dominante

Kieferdysplasie, fibroostotische

Wucherungen im Kieferbereich unklarer Ätiologie. Der Basisdefekt für die Dysplasie ist unklar.

Krankheitswert
Erstmanifestation im Kindesalter, beginnend mit Schwellungen im Oberkiefer-, später im Unterkieferbereich. Bewegungseinschränkung des Kiefergelenks, Schmerzen, Zahnstellungsanomalien, vorzeitiger Zahnverlust. Im Erwachsenenalter progredienter, teilweise bösartiger Verlauf mit stark voluminösem Wachstum. Kosmetisch störend. Teilweise noch weitere Hyperostosen.

Therapiemöglichkeiten
Wenn nötig, Radiotherapie, eventuell chirurgische Abtragung und Knochentransplantation.

Häufigkeit und Vorkommen
Meist sporadisch. Vorkommen in aufeinanderfolgenden Generationen beschrieben.

Genetik
Eine dominant bedingte Disposition zur K. kann aufgrund des familiären Vorkommens nicht ausgeschlossen werden. Beziehungen zum ▶ *Cherubismus* unklar.

Familienberatung
Differentialdiagnose zum gutartigen Cherubismus des Kindesalters und zu polyostotisch fibrösen Dysplasien (▶ ALBRIGHT-*Syndrom*) und zum Anfangsstadium der ▶ *Hyperostosis corticalis generalisata* anhand des histologischen Bildes und der Lokalisation notwendig. Familienprognostische Bedenken bestehen im Hinblick auf das überwiegend sporadische Vorkommen kaum. Prophylaktische Überwachung Verwandter 1. Grades von Merkmalsträgern ist jedoch anzuraten.

Literatur
Nakamura, T., N.Yamada, R.Nonaka and M.Sasaki, Autosomal dominant type of endosteal hyperostosis with unusual manifestations of sclerosis of the jaw bones. Skeletal Radiol. *16* (1987) 48–51.

Winiker-Blank, E., F.Biedermann, H.Grimm und B.Rühlmann, Erbliche Komponente bei echten Zystenbildungen sowie pseudozystischen Veränderungen im Kieferknochen. Dtsch.Zahn-, Mund- und Kieferheilk. *60* (1973) 167–177.

Kifafa

Eine bei einem Stamm in Tanzania endemische familiäre Epilepsie-Form unbekannter genetischer Ursache.

Literatur
Neuman, R.J., J.M.Kwon, L.Jilek-Aall, J.T.Rwiza and J.P.Rice, Genetic analysis of Kifafa, a complex familial seizure disorder. Am.J.Hum.Genet. *57* (1995) 902–910.

OMIM 245180

KIMMELSTIEL-WILSON-Syndrom
▶ Diabetes mellitus

Kinderlähmung, zerebrale
▶ LITTLE-Syndrom

KINDLER-Syndrom
▶ Epidermolysis bullosa hereditaria, 1.4.

Kindstod, plötzlicher,
Sudden Infant Death Syndrome (SIDS)

Offensichtlich polyätiologisches Geschehen meist unklarer Ursache, wobei autosomal rezessive oder exogene Ursachen ein Wiederholungsrisiko für Geschwister von ca. 1,3:100, bei Einbeziehung auch nicht plötzlich verstorbener Geschwister im 1. Lebensjahr von 2:100 bedingen. Frequenz 1:1.000. In letzter Zeit hat sich in mehreren Parade-Familien „SIDS" bei bis zu 8 Geschwistern als wiederholte Kindstötung herausgestellt.
▶ *Acyl-CoA-Dehydrogenase-Defekte;*
▶ *malignes Hyperpyrexie-Syndrom;*
▶ *Taubheit mit Störungen der Herzfunktion (LQT);*
▶ *Ondine-Syndrom*
▶ *Hämoglobin F, Persistieren des;*
▶ *Kardiomyopathie;*
▶ *Complement-System-Defekte;*
▶ *GILLES-de-la-TOURETTE-Syndrom;*
▶ *REYE-Syndrom;*
▶ *Cytochrom-C-Oxidase-Mangel.*

Literatur
Walther, J.-U., Wiederholungs-Risiko beim "Plötzlichen Kindstod". Med.Genetik *1* (1991) 21–22.
Thiene, G., D.Corrado, C.Frescura et al., Congenital heart disease and sudden death. New Trends Arrhythmias *8* (1992) 361–373.

KING-(DENBOROUGH)-Syndrom
▶ Hyperpyrexie-Syndrom, malignes

Kinky-hair-Syndrom
▶ MENKES-Syndrom

KIRNERsche-Deformität
▶ Dystelephalangie

KIVLIN-Syndrom
▶ PETERS'-Plus-Syndrom

KJELLIN-Syndrom
▶ Spinalparalysen, spastische

Kleeblattschädel-Syndrom
▶ HOLTERMÜLLER-WIEDEMANN-Syndrom

Kleinhirn-Atrophie, späte,
Cerebelläre Ataxie, Typ HOLMES,
Cerebello-Parenchymale Störung Typ I

Genetisch bedingte Kleinhirndegeneration auf der Grundlage einer Genmutation. Der Basisdefekt für den Degenerationsprozess ist unklar.

Krankheitswert
Erstmanifestation meistens vom 6.–8. Lebensjahrzehnt: Cerebelläre Ataxie mit Gangstörungen, Ruhetremor, Reflexanomalien. Das Krankheitsbild wird als relativ gutartig beurteilt. Angeborene Kleinhirnatrophie ▶ *PEHO*.

Therapiemöglichkeiten
Symptomatisch-konservativ.

Häufigkeit und Vorkommen
Neben sporadischen Fällen mehrere große Sippen mit K. in aufeinanderfolgenden Generationen beschrieben. Leichte Gynäkotropie.

Genetik
Autosomal dominanter Erbgang mit starker intrafamiliärer Variabilität des Erstmanifestationsalters wird angenommen. Form der ▶ *Spinocerebellären Ataxien*? Sporadische Fälle möglicherweise z.T. exogen bedingt: Alkoholismus, Infektionen, Ernährung.

Familienberatung
Die Schwierigkeit für erbprognostische Aussagen liegt in dem späten Manifestationsalter und in der Problematik der Differentialdiagnose, vor allem gegenüber anderen spätmanifesten ▶ *cerebellären Ataxien*. Molekulargenetischer Ausschluss der neu abgegrenzten ▶ *Spinocerebellären Ataxien* notwendig. Pathologisch-anatomische Unterschiede sind vorhanden, Frühdiagnose eventuell computertomografisch möglich. Bei Stammbaumanalysen ist besonders zu berücksichtigen, dass vor dem 6. Lebensjahrzehnt verstorbene Merkmalsträger unentdeckt bleiben und das Erstmanifestationsalter innerhalb einer Familie zwischen dem 1. und 7. Lebensjahrzehnt schwanken kann.

Literatur
Frontali, M., Spadaro, P.Giunti et al., Pure cerebellar ataxia (HOLMES type) is not mapping at 6p. Cytogenet.Cell Genet. *58* (1991) 1910.

Subramony, S.H., J.D.Fratkin, B.V.Manyam and R.D. Currier, Dominantly inherited cerebello-olivary atrophy is not due to a mutation at the spinocerebellar ataxia-I, MACHADO-JOSEPH disease, or dentatorubro-pallido-luysian atrophy locus. Movement Disorders *11* (1996) 174–180.

OMIM 117400

Kleinhirn-Hypoplasie

Angeborene Kleinhirn-Dysplasie unklarer Ätiologie.
Der Basisdefekt für die Entwicklungsstörung des Kleinhirns, teilweise auch der Brücke, ist unbekannt. Eine nosologische Einordnung bzw. Abgrenzung gegenüber anatomisch umrissenen oder molekulargenetisch definierten Ataxieformen (▶ *Hydrocephalie*; ▶ *cerebelläre Ataxie*) steht noch aus.

Krankheitswert
Neonatale Hypotonie. Unterschiedlich starke Retardation der psychischen und motorischen Entwicklung. Cerebelläre, nicht progrediente Ataxie, Dysarthrie und externe Ophthalmoplegie vom Vorschulalter an. Oligophrenie. Intentionstremor, Nystagmus, Hypotonie. Tod meistens im Kindesalter.

Therapiemöglichkeiten
Keine wirksame Therapie bekannt. Sprach- und Physiotherapie mit unbefriedigendem Erfolg.

Häufigkeit und Vorkommen
Sehr selten. Meist sporadische Fälle und wenige Geschwisterschaften beschrieben. In einer großen Sippe mit K., Hypotonie und Oligophrenie vorwiegend männliche Merkmalsträger in 6 Generationen (ALLAN-HERNDON-DUDLEY-Syndrom).

Genetik
Heterogen. Autosomal rezessiver Erbgang der isolierten K. Genorte: 9q34-qter; 11q14-21 (OMIM 213200). Daneben spricht die Art des familiären Vorkommens in einzelnen Sippen (mit normaler geistiger Entwicklung) mit vorwiegend männlichen Kranken auch für X-chromosomale Erbgänge: Genort Xp11.21-q24; mit Mikrozephalus und Myoklonien ▶ *PAINE-Syndrom*, ▶ *SEEMA-*

NOVA-I-Syndrom, OMIM 311400. ALLAN-HERN-DON-DUDLEY-Syndrom ebenfalls X-chromosomal bedingt, Genort Xq21 (OMIM 309600). Mit spastischer Parese, Panzyto- und Thrombozytopenie, Immundefekt und primordialer Kleinwuchs (HOYERAAL-HREIDARSSON-Syndrom) X-chromosomal, Genort Xq28, OMIM 300240. Cerebelläre Agenesie/Hypoplasie mit neonatalem Diabetes autosomal rezessiv (3 Familien).
Bei sporadischen Fällen können exogene Ursachen nicht ausgeschlossen werden. Gemeinsames Auftreten mit Albinismus totalis in mindestens 2 Geschwisterschaften aus verschiedenen Erdteilen spricht für Kopplung.

Familienberatung
Nachweis computer- bzw. magnetresonanztomografisch. Pränatale Diagnostik eventuell ultrasonografisch möglich. Differentialdiagnose zu geburtstraumatischen choreo-athetotischen Zerebralparesen, zum ▶ *Pseudo-TORCH*, zum ▶ *JOUBERT-Syndrom* und anderen Ataxien notwendig. Das Risiko für Geschwister eines sporadischen Falles wird empirisch auf 1:50 eingeschätzt.

Literatur
Bamezai, R., S.A.Husain, S.Misra and A.K.Thacker, Cerebellar ataxia and total albinism. Clin.Genet. *31* (1987) 178–181.
Illarioshkin, S.N., H.Tanaka, E.D.Markova et al., X-linked nonprogressive congenital cerebellar hypoplasia: Clinical description and mapping to chromosome Xq. Ann.Neurol. *40* (1996) 75–83.
Ohga, S., T.Kai, K.Hornada et al., What are essential symptoms in HOYERAAL-HREIDARSSON syndrome? Europ.J.Pediat. *156* (1997) 80–81.
Schwartz, C.E., J.Ulmer, A.Brown et al., ALLAN-HERNDON syndrome. II. Linkage to DNA markers in Xq21. Am.J.Hum.Genet. *47* (1990) 454–458.
Wichmann, A., L.M.Frank and T.E.Kelly, Autosomal recessive congenital cerebellar hypoplasia. Clin. Genet. *27* (1985) 373–382.
Zelnik, N., W.B.Dobyns, S.L.Forem and E.H.Kolodny, Congenital pontocerebellar atrophy in three patients: Clinical, radiologic and etiologic considerations. Neurology *38* (1996) 684–687.

OMIM 213000, 213200, 309600

Kleinwuchs
▶ Zwergwuchs, hypophysärer

KLEIN-WAARDENBURG-Syndrom
▶ WAARDENBURG-KLEIN-Syndrom

KLICK-Syndrom
▶ Ichthyosis congenita

KLINEFELTER-Syndrom

Hypogonadotroper Hypogonadismus des Mannes auf der Grundlage einer numerischen Chromosomenaberration.
Es liegt eine Trisomie der Geschlechtschromosomen (Gonosomen) zugrunde (47,XXY), die durch Nondisjunction (Nichtauseinanderweichen) der Gonosomen während einer Kernteilung bei der Gametogenese bei einem der Eltern entstanden ist. Die Ursachen für das Nondisjunction sind weitgehend unbekannt. Ein Zusammenhang der Chromosomenanomalie mit der klinischen Symptomatik ist insofern noch nicht vollkommen klar, als nach der LYON-Hypothese das 2. X-Chromosom inaktiv und damit ohne Wirkung auf den Phänotyp sein müsste. Wenn bei Vorliegen eines 47,XXY-Karyotyps doch die normale Entwicklung des Mannes gestört ist, lässt das auf eine nicht permanente oder nicht totale Inaktivierung schließen. Von der Inaktivierung ist die pseudoautosomale Region in Xpter-Xp22, die eine Entsprechung auf dem kurzen Arm des Y-Chromosoms hat (z.B. ▶ LERI-WEILL-Syndrom), ausgespart. Beim KLINEFELTER-Syndrom sind deshalb das Skelettwachstum beeinflussende Genprodukte (*SHOX*, ▶ ULLRICH-TURNER-Syndrom) in der pseudoautosomalen Region, die die Skelett-Reifung beeinflussen und den Epiphysenschluss reprimieren, dreifach vorhanden, woraus sich der Hochwuchs erklärt.

Krankheitswert
Im Kindesalter lediglich leichte psychische Symptome: Verhaltensstörungen, Passivität mit neurasthenischen Ausbrüchen, Lernschwierigkeiten mit Legasthenie. In der Pubertät treten Hypogonadismus mit mangelnder Entwicklung der sekundären Geschlechtsmerkmale in den Vordergrund. Eunuchoider

Klinefelter-Syndrom

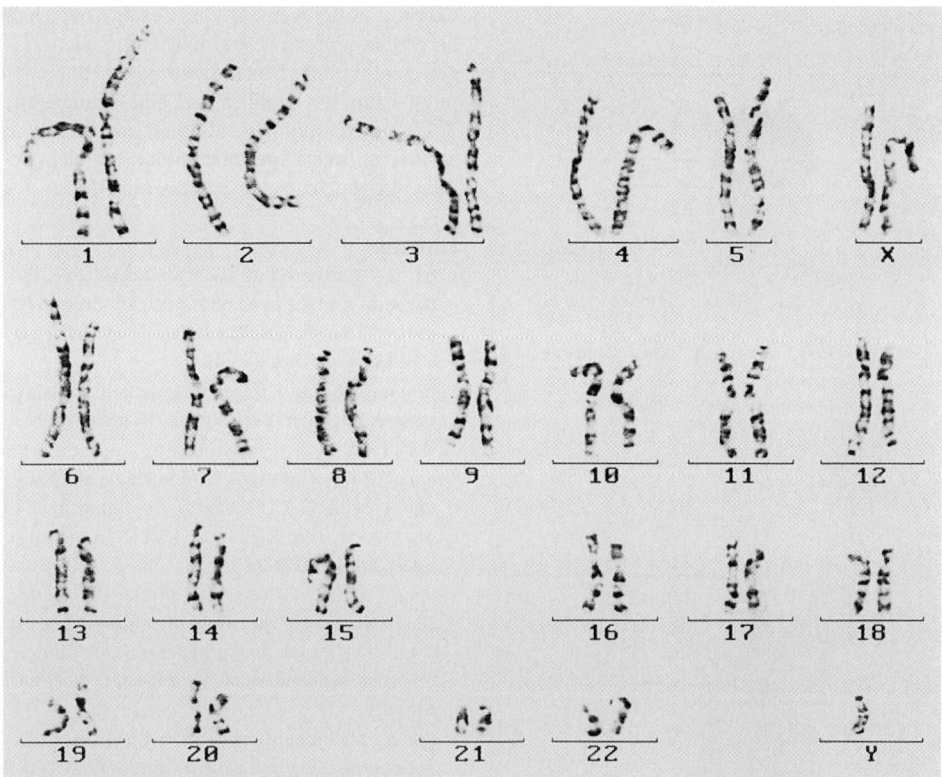

Klinefelter-Syndrom. Karyotyp: 47,XXY. (H. Körner)

Hochwuchs, weiblicher Fettverteilungstyp, z.T. Gynäkomastie. Später Osteoporose. Sterilität (Aspermie). Ulcus cruris.

Therapiemöglichkeiten
Psychiatrische und pädagogische Betreuung im Kindesalter. Ab 11. Lebensjahr hormonelle Substitution (Testosteron) mit im Hinblick auf geistige, verhaltensmäßige und sexuelle Entwicklung befriedigendem Erfolg. Ob damit eine Fertilität erreicht werden kann, ist fraglich. Hormonelle Osteoporose-Prophylaxe notwendig.

Häufigkeit und Vorkommen
Inzidenz im männlichen Geschlecht 1:1.000–500. Frequenz unter Sonderschülern etwa 1:100. Sporadisch.

Genetik
Die Patienten haben anstatt der normalen 46 Chromosomen 47, wobei ein zusätzliches Gonosom vorhanden ist. In selteneren Fällen können auch noch mehr X- bzw. Y-Chromosomen nachweisbar sein (48,XXXY, 48,XXYY, 49,XXXXY usw.), was mit einer schwereren klinischen Symptomatik verbunden ist (▶ *XXXY-Mann*), oder strukturelle Aberrationen vorliegen mit leichter Symptomatik, ohne Hochwuchs. Weist nur ein Teil der Körperzellen den XXY-Status und der Rest andere Karyotypen auf (Mosaik), führt das phänotypisch gewöhnlich zu entsprechenden Zwischen- oder Übergangsformen. Beispiel: 46,XX/47,XXY. Wird gar kein Y-Chromosom gefunden, kann es sich um einen X/Y-Austausch von Genen, besonders des männlich bestimmenden *SRY* handeln (▶ *XX-Mann*). Eine Erblichkeit liegt nicht vor.

Familienberatung
Nachweis und Differentialdiagnose zum Pseudo-KLINEFELTER-Syndrom oder "falschen KLINEFELTER-Syndrom" (ursprünglich von KLINE-

Klippel-Feil-Syndrom

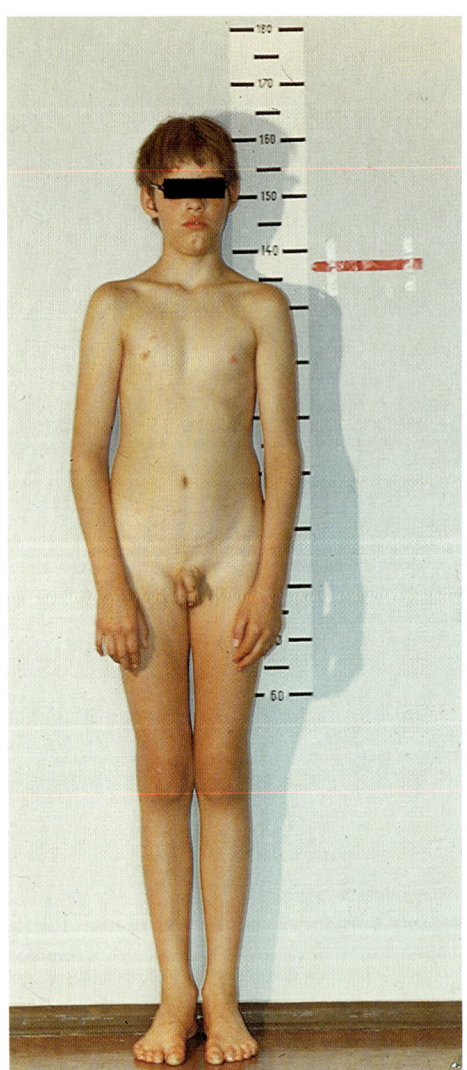

Klinefelter-Syndrom. Hochwuchs mit eunuchoiden Proportionen. Mikroorchie. Alter: 10 Jahre.

FELTER und REIFENSTEIN beschrieben, ▶ *Eunuchoidismus*; ▶ *KALLMANN-Syndrom*) mit normalem Karyotyp, aber fast gleichem klinischen Bild anhand von X- und Y-Chromosomen-Nachweis an Mundschleimhautzellen und der Chromosomenanalyse sowie des histologischen Bildes im Hodenbioptat: Tubulussklerose mit Untergang des Epithels, relative LEYDIGzell-Hyperplasie. Aufgrund des sporadischen Auftretens sind nur dann weitere diagnostische Maßnahmen nötig, wenn in der Geschwisterschaft bereits andere chromosomale Anomalien aufgetreten sind (▶ *DOWN-Syndrom*). Früherkennung kann im Hinblick auf eine erfolgreiche Therapie wichtig sein. Männer mit Mosaiken können teilweise Spermien bilden, Vorsicht bei intrazytoplasmatischer Spermieninjektion!

Literatur

Arps, S., T.Koske-Westphal, P.Meinecke et al., Isochromosome Xq in KLINEFELTER syndrome: Report of 7 new cases. Am.J.Med.Genet. 64 (1996) 580–582.

Fuhrmann, W. und F.Vogel, Genetische Familienberatung. Springer-Verl. Berlin, Heidelberg, New York 1968.

Grammatico, P., U.Bottoni, S.De Sanctis et al., A male patient with 48,XXYY syndrome: Importance of distinction from KLINEFELTER's syndrome. Clin. Genet. 38 (1990) 74–78.

Huang, T.H.-M., F.Greenberg and D.H.Ledbetter, Determination of the origin of nondisjunction in a 49,XXXXY male using hypervariable dinucleotide repeat sequences. Hum.Genet. 86 (1990) 648–650.

Kruse, R., M.Guttenbach, B.Schwartmann et al., Genetic counselling in a patient with XXY/XXXY/XY mosaic KLINEFELTER´s syndrome: estimation in sex chromosome aberrations in sperm before intracytoplasmatic sperm injection. Fertil.Steril. 69 (1998) 482–485.

Ogata, T., M.Matsuo, K.Muroya et al., 47,XXX male: A clinical and molecular study. Am.J.Med.Genet. 98 (2001) 353–356.

Ogata, T., N.Matsuo and G.Nishimura, *SHOX* haploinsufficiency and overdosage: impact of gonadal function status. J.Med.Genet. 38 (2001) 1–6.

KLIPPEL-FEIL-Syndrom

Fehlbildungen des Achsenskeletts heterogener Ätiologie.

Der Basisdefekt für die Segmentationsdefekte von Halswirbeln ist unbekannt. Bei einem Teil der Fälle wird die Mutation eines Gens vermutet, das mit der Polarität und Fusion der Wirbel im Zusammenhang steht. Störung im Notch-Signalsystem durch einen Defekt des Liganden Delta-like3 (DLL3)?

Klippel-Feil-Syndrom

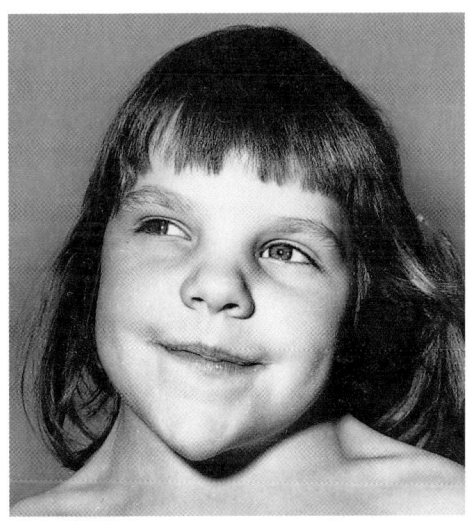

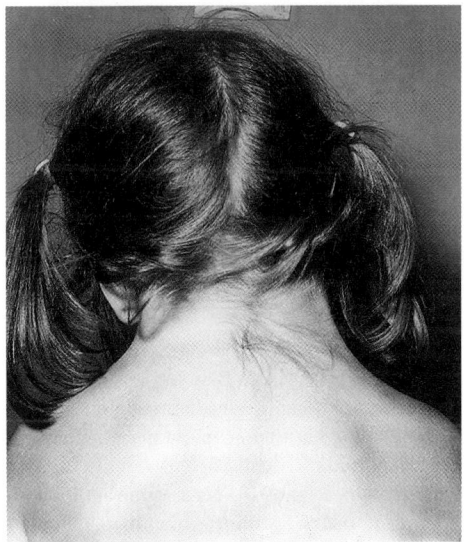

Klippel-Feil-Syndrom. Verkürzter Schiefhals mit Pterygium und tiefem Nackenhaaransatz.

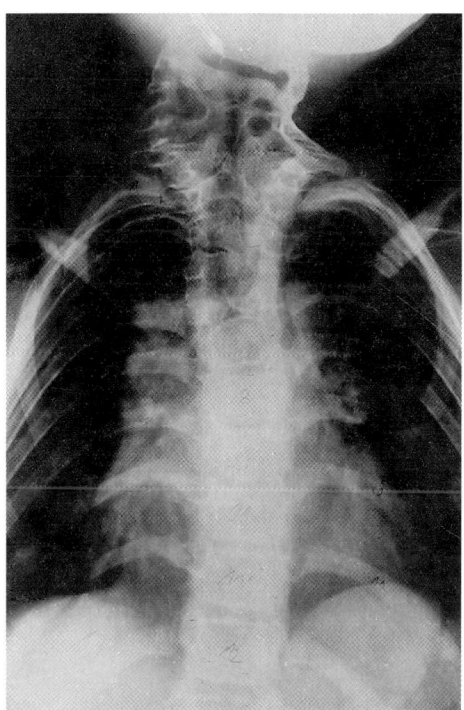

Klippel-Feil-Syndrom. Halb-, Block- und Keilwinkel im Bereich von Hals- und oberer Brustwirbelsäule. Halsrippe links.

Krankheitswert

Nosologisch uneinheitliches Krankheitsbild mit dem Leitsymptom Wirbelfusion, -dys- und -aplasie verschiedener Art und Schwere: Fusion von Hals- und Brustwirbeln, Halb- und Keilwirbel, Spaltbildungen. Dadurch Kurzhals, tiefer Nackenhaaransatz, Bewegungseinschränkungen, fassförmiger Thorax. Mannigfaltige fakultative Begleitsymptome und Komplikationen. In etwa 15% der Fälle Gaumenspalte. Je nach Schwere der Erscheinungen herabgesetzte Leistungsfähigkeit.

Therapiemöglichkeiten

Orthopädisch-symptomatische Behandlung mit unterschiedlichem Erfolg.

Häufigkeit und Vorkommen

Frequenz etwa 1:40.000. Meist sporadisch. Auftreten in Geschwisterschaften oder aufeinanderfolgenden Generationen jedoch vorkommend. Diskordante eineiige Zwillinge beschrieben.

Genetik

Den klinischen Symptomen, nach Art und Schwere der Wirbeldysostosen in drei Typen eingeteilt, liegen offensichtlich verschiedene Entstehungsmechanismen zugrunde. Isolierte Fusionen einzelner Wirbel sind in verschiedenen Familien unterschiedlich einfach autosomal rezessiv (C5-C6) oder dominant (C2-C3) bedingt. Für das Vollbild des K. ist eine embryofetale vaskuläre Unterversorgung des Intersegmentalraumes in der Halswirbelsäule infolge einer Disruptions-Sequenz wahrscheinlich. Vermutete beteiligte Genorte: 17q25,

8q22.2. (*SGM1*, **Seg**mentations-Syndrom1 = *KFSL*, KLIPPEL-FEIL-Syndrom mit Larynx-Fehlbildung); 19q13.1-13.3 (*DLL3*), Allelie mit einer Form der ▶ *spondylocostalen Dysostose*? Siehe auch ▶ WILDERVANCK-*Syndrom*.

Familienberatung
Familienanamnestische Erhebungen und Differentialdiagnose der einzelnen sich ätiologisch voneinander unterscheidenden Formen und zum ▶ *Pterygium-Syndrom* wichtig. Siehe auch ▶ *Dysostose, spondylocostale*; ▶ STILLING-TÜRK-DUANE-*Syndrom*. Familiäres Vorkommen sehr selten, es lassen sich jedoch vereinzelt röntgenologisch für die Erbprognose wichtige Mikrosymptome in der Aszendenz feststellen. Im Neugeborenenalter knorpelig angelegt, jedoch häufig erst nach Kalzifikation röntgenologisch erkennbar. Die empirische Risikoziffer für Geschwister und Kinder sporadischer Fälle wird mit 1:20 angegeben, sind ein Elternteil und ein Kind Merkmalsträger, erhöht sich die Wahrscheinlichkeit auf 1:5.

Literatur
Bavinck, J.N.B. and D.D.Weaver, Subclavian artery supply disruption sequence: Hypothesis of a vascular etiology for POLAND, KLIPPEL-FEIL, and MOBIUS anomalies. Am.J.Med.Genet. *23* (1986) 903–918.

Clarke, R.A., S.Singh, H.McKenzie et al., Familial KLIPPEL-FEIL syndrome and paracentric inversion. Am.J.Hum.Genet. *57* (1995) 1364–1370.

Clarke, R.A., J.H.Kearsley and D.A.Walsh, Patterned expression in familial KLIPPEL-FEIL syndrome. Terotology *53* (1996) 152–157.

Juberg, R.G. and J.J.Gershank, Cervical vertebral fusion (KLIPPEL-FEIL) syndrome with consanguineous parents. J.Med. Genet. *13* (1976) 246–249.

Thompson, E., E.Haan and L.Sheffield, Autosomal dominant KLIPPEL-FEIL anomaly with cleft palate. Clin.Dysmorphol. *7* (1998) 11–15.

OMIM 118100, 148900, 214300

KLIPPEL-TRENAUNAY-Syndrom,
PARKES-WEBER-Syndrom
(bearbeitet von S. TINSCHERT, Berlin)

Malformationen von Venen, Veneolen und Lymphgefäßen unklarer Ätiologie und Pathoge-

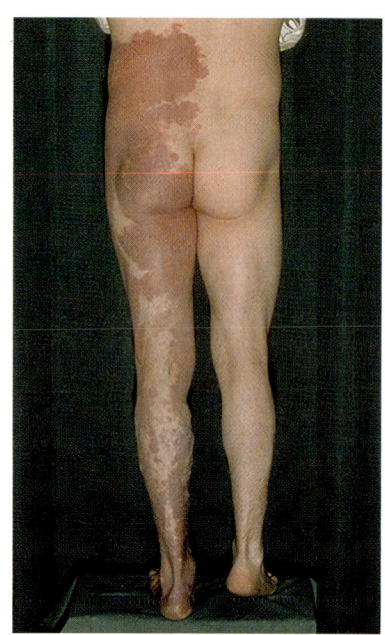

Klippel-Trenaunay-Syndrom. Portweinfarbiger Naevus teleangiectaticus. Varicosis. Linksseitig regional. Beinlängendifferenz.

nese. Somatische Mutation eines Gens für einen Angiogenese-Faktor wird vermutet.

Krankheitswert
Angeborener umschriebener Riesenwuchs in 95% der Fälle an einem Bein infolge einer venösen Malformation mit Nävi flammei und Varizen sowie Malformationen des Lymphsystems. Dadurch sekundär Ödeme, Gelenkveränderungen, Dermatosen, Zyanose, Ulcera. Mono- und oligosymptomatische Formen: Anäviform, osteohypertrophisch oder avarikös. Verminderung der Leistungsfähigkeit. Langsam progredienter Verlauf. Komplikationen durch Aneurysmen, Thrombophlebitiden und Blutungen. Mitunter kombiniert mit ▶ STURGE-WEBER-*Syndrom*.

Therapiemöglichkeiten
Meist nur symptomatische Behandlung möglich. Chirurgische Behandlung, Laserbehandlung. Embolisierung oder Sklerotherapie.

Häufigkeit und Vorkommen
Überwiegend sporadische Fälle. Familiäres Vorkommen des kompletten Syndroms bisher nur für wenige Sippen beschrieben.

Genetik

▶ *Gefäßfehlbildungen, venöse*. Wahrscheinlich Vererbung eines rezessiven Allels, das nur manifest wird, wenn es somatisch zur Homozygotie (somatische Rekombination) kommt. Individuen (Embryonen) mit konstitutioneller Homozygotie sind danach nicht lebensfähig.

Familienberatung

Differentialdiagnose zu ▶ *KASABACH-MERRITT-Syndrom*, ▶ *BANNAYAN-ZONANI-Syndrom* und ▶ *Proteus-Syndrom* notwendig. Gelegentlich treten in der Verwandtschaft von Merkmalsträgern Teilsymptome auf. Das Wiederholungsrisiko für ein Vollbild ist jedoch sehr gering.

Literatur

Aelvoet, G.E., P.G.Jorens and L.M.Roelen, Genetic aspects of the KLIPPEL-TRENAUNAY syndrome. Brit.J. Derm *126* (1992) 603–607.

Berry, S.A., C.Peterson, W.Mize et al., KLIPPEL-TRENAUNAY syndrome. Am.J.Med.Genet. *79* (1998) 319–326.

Cohen, M.M. Jr, KLIPPEL-TRENAUNAY syndrome. Am.J.Med.Genet. *93* (2000) 171–176.

Happle, R., KLIPPEL-TRENAUNAY syndrome: is it a paradominant trait? Brit.J.Derm. *128* (1993) 465.

Viljoen, D.L., KLIPPEL-TRENAUNAY-WEBER syndrome (angio-osteohypertrophy syndrome). J.Med.Genet. *25* (1988) 250–252.

OMIM 149000

Klumpfuß,
Talipes equinovarus

Fehlstellung des Fußes unterschiedlicher Ätiologie.
Pathogenetisch können anatomische, myopathische oder neurologische Störungen bestehen.

Krankheitswert

Meist angeboren. Beeinträchtigung des Wohlbefindens und der Leistungsfähigkeit. Gefahr sekundärer Skelettdeformationen. Heterogenes Krankheitsbild mit sehr unterschiedlichen Schweregraden.

Therapiemöglichkeiten

Meistens orthopädische Maßnahmen erfolgreich, bei schweren Formen chirurgische Korrektur möglich.

Häufigkeit und Vorkommen

Regional unterschiedlich, häufig vor allem bei Eingeborenen mancher pazifischer Inseln. In Europa Inzidenz etwa 1:1.000. Androtropie 2:1. Überwiegend syndromatisch bei Spina bifida (Querschnittslähmung), Arthrogryposis multiplex congenita, komplexen Chromosomopathien und monogen bedingten Syndromen (z.B. ▶ *diastrophische Dysplasie*).

Genetik

Beteiligung genetischer Faktoren je nach pathogenetischem Typ unterschiedlich und von den einzelnen Autoren verschieden interpretiert. Sicher ist für den isolierten K. Heterogenie unter ethnisch unterschiedlicher Beteiligung vor allem autosomal rezessiver Gene oder eines dominanten Hauptgens anzunehmen. Ein Genort 5q31-33 (*DTDST*, Diastrophische-Dysplasie-Sulfat-Transport-Protein), Allelie mit der ▶ *diastrophischen Dysplasie*, der ▶ *metatropischen Dysplasie* u.a.

Familienberatung

Das Risiko allgemein für Geschwister betroffener Mädchen wird empirisch mit 6% und betroffener Knaben mit 1% angegeben, wobei die Wahrscheinlichkeit, dass Geschwister oder Kinder von sporadischen Fällen ebenfalls Merkmalsträger sind, bei etwa 1:50 liegt. Ultrasonografische pränatale Diagnose ab 16. SSW möglich, kann auf Bestehen komplexer Syndrome hinweisen.

Literatur

Eteson, D.J., G.Beluffi, G.R.Burgio et al., Pseudodiastrophic dysplasia: A distinct newborn skeletal dysplasia. J.Pediat. *109* (1986) 635–641.

Hubner, C., S. Odent, S.Rumeur et al., Sulphate transporter gene mutations in apparently isolated club foot. J.Med.Genet. *38* (2001) 191–192.

Wang, J., R.M.Palmer and C.S.Chung, The role of major gene in clubfoot. Am.J.Hum.Genet. *42* (1988) 772–776.

OMIM 119800

Klumphand
▶ Radius-Defekte;
▶ Ulna-Fehlbildungen

KNAPP-KOMROWER-Syndrom,
KOMROWER-Syndrom, Hydroxykinureninurie, Xanthurenacidurie

Genetisch bedingter Enzymdefekt auf der Grundlage einer Genmutation.
Eine zugrunde liegende Verminderung der Kynureninase-Aktivität als auch eine erhöhte Tryptophanpyrrolase-Aktivität werden diskutiert. Es kommt zu einem Mangel an Nicotinsäure und vor allem bei Tryptophan-Belastung zur Ansammlung von Kynurenin und Hydroxykinurenin und zu deren Abbau über einen Seitenweg zur Xanthurensäure. Biochemisch besteht weitgehende Übereinstimmung mit alimentären Vitamin-B_6-Mangelzuständen, da dieses als Koenzym beim Tryptophan-Abbau fungiert.

Krankheitswert
Häufig symptomlos verlaufende Stoffwechselstörung. In betroffenen Familien Neigung zu Allergien, Anämien, vegetativer Dystonie und eventuell Psychosen. Es besteht noch Zweifel über die Identität der beiden Syndrome, da für das KOMROWER-Syndrom nur ein einziger Fall gesichert ist. Möglicherweise handelt es sich um 2 unterschiedliche, aber verwandte Enzymdefekte. Der Fall von KOMROWER zeigte frühkindliches Missgedeihen.

Therapiemöglichkeiten
Hohe Dosen Vitamin B_6 in Kombination mit Vitamin-B-Komplex können den Verlauf günstig beeinflussen. Biochemisch kommt es zur Normalisierung.

Häufigkeit und Vorkommen
Heterozygotenfrequenz 1:200–100.

Genetik
Autosomal rezessiver Erbgang. Stark variable Expressivität wahrscheinlich aufgrund von multipler Allelie und Umweltbeeinflussung (Nahrung).

Familienberatung
Frühdiagnose anhand der Xanthurensäure-Ausscheidung im Harn nach Tryptophan-Belastung und anamnestischem Ausschluss eines alimentären Vitamin-B_6-Mangels wichtig. Frühzeitige Therapie bei Kindern und bei Belastungszuständen für den Tryptophan-Stoffwechsel notwendig: Schwangerschaft, INH-Therapie, Einnahme von Ovulationshemmern. Vorsicht bei Kortikosteroid-Therapie! Heterozygotentest durch Nachweis der Xanthurensäure-Ausscheidung nach Tryptophan-Belastung möglich.

Literatur
Cheminal, R., B.Echenne, H.Bellet and M.Duran, Congenital non-progressive encephalopathy and deafness with intermittent episodes of coma and hyperkynureninuria. J.Inherit.Metab.Dis. *19* (1996) 25–30.

OMIM 236800, 605197

Kniegelenksluxation
▶ LARSEN-Syndrom

Kniepterygium-Syndrom
▶ Lippen-Kiefer-Gaumen-Spalte mit Unterlippenfisteln;
▶ Pterygium-Syndrom

KNIEST-Syndrom,
Metatropische Dysplasie II, KNIEST-Dysplasie II

Genetisch bedingte spondylo-meta-epiphysäre Dysplasie auf der Grundlage einer Genmutation. Es bestehen unphysiologische Ablagerungen bzw. Sekretionsdefekte des Typ-II- und z.T. auch des Typ-X-Kollagens aufgrund einer Mutation im Gen für die α1-Kette des Typ-II-, seltener des Typ-X-Kollagens (COL2A1, COL10A1).

Krankheitswert
Angeboren. Disproportionierter Kleinwuchs, Rhizomelie. Klinische Zeichen einer progredienten Dysplasie des Achsen- und Extremitätenskeletts (Platyspondylie, Arthrosen) mit Kyphosko-

liose und Lendenhyperlordose. Verdickung und Bewegungseinschränkung der Gelenke bis zur Gehunfähigkeit. Flaches Gesicht. Schallleitungsschwerhörigkeit. Myopie mit Netzhautablösung und Katarakt bis zur Erblindung. Osteoporose. Gaumenspalte. Normale Intelligenz.

Therapiemöglichkeiten
Symptomatische Behandlung kann die Progredienz nicht aufhalten.

Häufigkeit und Vorkommen
Mehr als 20 Fälle beschrieben, dabei zweimal in zwei Generationen.

Genetik
Autosomal dominanter Erbgang. In mehreren Sippen autosomal rezessiver Erbgang bei differentialdiagnostisch noch unsicheren schweren bis letalen Fällen mit KNIEST-artigen Skelettdysplasien (OMIM 245160, 245190). Genort 12q13.1-13.3 (*COL2A1*), Allelie zu ▶ *STICKLER-Syndrom I*, ▶ *MARSHALL-Syndrom, Achondrogenesis BII* und *Hypochondrogenesis*; ▶ *Hyaloretinaler Dystrophie Typ WAGNER 2*; ▶ *Dysplasia spondylo-epiphysaria congenita*, ▶ *Dysplasia spondylo-epi-metaphysaria* (einschließlich der Typen Strudwick und Namaqualand) und einer spondylo-peripheren Dysplasie. Nosologische Stellung einer wahrscheinlich autosomal rezessiven Form ohne Verbiegung der langen Röhrenknochen (3 Fälle) noch unklar: BRUTONsche Skelettdysplasie.

Familienberatung
Diagnose und Differentialdiagnose zu ähnlichen Kleinwuchs-Typen, vor allem zur ▶ *Meta-tropischen Dysplasie I*, zur ▶ *Dysplasia spondylo-epiphysaria congenita* und anderen allelen Kollagenopathien sowie zu den ▶ *Mukopoly-saccharidosen* molekulargenetisch und anhand der Keratansulfat-Ausscheidung im Urin, des "Schweizerkäse-artigen" Bildes der Knorpelhistologie sowie typischer Deformitäten der Beckenknochen und der Epi- und Metaphysen der langen Röhrenknochen möglich. Pränatale Diagnostik durch Ultraschall kann versucht werden.

Literatur
Farág, T.I., S.A.Al-Awadi, M.C.Hunt et al., A family with spondylo-epimetaphyseal dwarfism: a 'new' dysplasia or KNIEST disease with autosomal recessive inheritance? J.Med.Genet. *24* (1987) 597–601.

Friede, H., R.Matalon, V.Harris and I.M.Rosenthal, Craniofacial and mucopolysaccharide abnormalities in KNIEST dysplasia. J.Craniofac.Genet.Devel.Biol. *5* (1985) 267–276.

Kerleroux, J., M.S.Roux et X.Cottin, La difficulté de diagnostic antenatal de la maladie de KNIEST. J. Gynecol. Obstet.Biol.Reprod. *23* (1994) 69–74.

Lo, I.F.M., D.J.Roebuck, S.T.S.Lam and K.Kozlowski, BRUTON skeletal Dysplasia: The second report. Am.J.Med.Genet. *79* (1998) 168–171.

OMIM 120140, 156550, 245160, 245190

KNOBLOCH-Syndrom
▶ Hyaloideo-Retinale Degeneration

Knochenchondromatose,
multiple Enchondromatosen;
Spondylo-Enchondromatose, Dyschondroplasie, Osteochondromatose, OLLIER-Syndrom

Polytope chondromartige Knorpelwucherungen unklarer Ätiologie.
Der Basisdefekt für das abnorme Knorpelwachstum wird in einer konstitutiven Aktivierung des Hedgehog-Signalsystems durch eine Defizienz des Parathormon/Parathormon-related Protein-Typ-I-Rezeptors (PTHR1) vermutet.

Krankheitswert
Erstmanifestation klinischer Erscheinungen meistens vom 1. bis 4. Lebensjahrzehnt. Von den Epiphysenfugen ausgehende, zunächst in den Knochen wachsende, später durchbrechende und zu schweren Deformationen führende Wucherungen der Knorpel, gelegentlich verkalkend, in ca. 15% der Fälle sarkomatös oder myxochondromatös entartend. Je nach Lokalisation distal an den Extremitäten, einzelnen Strahlen, einseitig (OLLIER-Sydnrom), an umschriebenen Körperregionen (z.B. karpotarsal), an Wirbeln und Epiphysen (Spondyloenchondromatose, Dysspondyloenchondromatose) oder generalisierend. Mittlere bis schwere Beeinträchtigung durch sekundäre Gelenk- und Skelettveränderungen, Frühinvalidität. Bei Kombination mit Hämangiomen der Haut und innerer Organe (MAFFUCCI-Syndrom) sowie zusätzlich

mit Pigmentierungsstörungen (KAST-Syndrom) Prognose vor allem wegen einer stärkeren Neigung (20% der Fälle) zu maligner Entartung schlechter.

Therapiemöglichkeiten
Chirurgisch-orthopädische Behandlung mit unbefriedigendem Erfolg.

Häufigkeit und Vorkommen
Über 200 Fälle publiziert, davon nur wenige familiär, vorwiegend in aufeinanderfolgenden Generationen. Ca. 80 Fälle mit MAFFUCCI-Syndrom beschrieben.

Genetik
Aufgrund des seltenen familiären Vorkommens wird autosomal dominanter Erbgang mit geringer Penetranz angenommen. Genort 3p22.21.1 (*PTHR1*), OLLIER-Syndrom, Allelie mit den ▶ *metaphysären Chondrodysplasien Typ JANSEN* und Typ BLOMSTRAND (▶ *BLOMSTRAND-Chondrodysplasie*). Die genetischen Beziehungen zum KAST- und zum MAFFUCCI-Syndrom sind unklar (variable Expressivität? Allelie? Contiguous-gene-Syndrom?, s.a. ▶ *Gefäßfehlbildungen, venöse*).

Familienberatung
Das Risiko für Verwandte eines Merkmalsträgers kann aufgrund des meist sporadischen Auftretens als gering angesehen werden, wobei allerdings mit merkmalsfreien Überträgern gerechnet werden muss. Frühdiagnose vor klinischer Manifestation und Nachweis von Mikrosymptomen röntgenologisch möglich und notwendig. Differentialdiagnose zu den multiplen kartilaginären Exostosen, zur ▶ *Metachondromatose* und beim OLLIER- und beim MAFFUCCI-Syndrom zum ▶ *KASABACH-MERRITT-Syndrom* und zum ▶ *Proteus-Syndrom* wichtig.

Literatur
Phelan, E.M.D., H.M.I.Carty and S.Kalos, Generalized enchondromatosis associated with haemangiomas, soft-tissue calcification and hemihypertrophy. Br.J.Radiol. 59 (1986) 69–74.

Sun, T.-C., R.G.Swee, T.C.Shives and K.K.Unni, Chondrosarcoma in MAFFUCCI's syndrome. J.Bone Jt.Surg. 67 A (1985) 1214–1219.

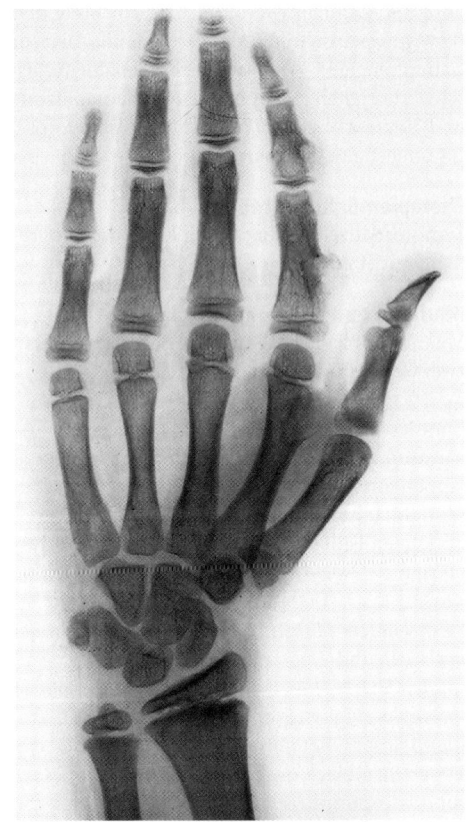

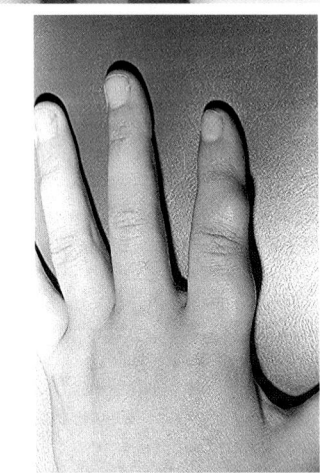

Knochenchondromatose. Derbe kuglige Knochenvorwölbungen im Bereich von Grund- und Mittelphalanx des Zeigefingers.

Zack, P. and P.Beighton, Spondyloenchondromatosis: syndromic identity and evaluation of the phenotype. Am.J.Med.Genet. *55* (1995) 478–482.

OMIM 166000, 168468

Knochengranulom, eosinophiles
▶ ABT-LETTERER-SIWE-Syndrom

Knochennekrosen, aseptische
▶ SCHEUERMANN-Krankheit; THIEMANN-Syndrom;
▶ CALVÉ-LEGG-PERTHES-Syndrom;
▶ Tibia vara

Knochendysplasie, osteosklerotische letale
▶ RAINE-Syndrom

Knochenschwund-Syndrome
▶ Osteolyse, familiäre

Knorpel-Haar-Hypoplasie,
Chondrodysplasia metaphysaria Typ MCKUSICK, MCKUSICK-Syndrom

Genetisch bedingte metaphysäre Chondrodysplasie mit Anomalien des Haarwachstums auf der Grundlage einer Genmutation.
Es besteht eine auf die Metaphysen beschränkte Dysplasie, die mit den anderen Symptomen zunächst nicht in einen pathogenetischen Zusammenhang zu bringen ist. Der Basisdefekt betrifft eine RNA-Untereinheit einer RNAse (RMRP), Mitochondriale RNA-Processing Endonuklease), der Zusammenhang mit der klinischen Symptomatik ist unklar.

Krankheitswert
Erstmanifestation im frühen Kindesalter. Rachitisartige Verbiegung der langen und kurzen Röhrenknochen und Gelenkdeformationen. Besonders das Kniegelenk ist betroffen. Disproportionierter Kleinwuchs. Abnorm dünnes und spärliches Kopfhaar. Leichte Lymphopenie.

Verschiedene Begleitsymptome: Anämie, zyklische Neutropenie mit Infektneigung, Malabsorption, Agangliose. Neigung zu Lymphomen und anderen Malignomen.

Therapiemöglichkeiten
Keine spezifische Therapie bekannt. Siehe
▶ *Metaphysäre Chondrodysplasie.*

Häufigkeit und Vorkommen
Seit Erstbeschreibung 1965 über 150 Fälle bekannt, davon ein großer Teil von einem religiösen Isolat (Amish) in den USA und über 100 Fälle aus Finnland.

Genetik
Autosomal rezessiver Erbgang mit variabler Expressivität. Verminderte Penetranz bei den amerikanischen Familien (durch uniparentale Disomie in sporadischen Fällen bedingt?). Bei europäischen Patienten fehlt der schwere Immundefekt (OMIM 250460). Genort 9p21-p13 (*RMRP*), Allelie beider Formen.

Familienberatung
Differentialdiagnose zu anderen metaphysären Chondrodysplasien und zur spondylo-epi-metaphysäre Dysplasie mit Hypotrichose anhand röntgenologischer und blutchemischer Befunde sowie aufgrund des Erbganges wichtig. Heterozygote eventuell an dünnem, hellem Haar erkennbar.

Literatur
Bonafé, L., K.Schmitt, G.Eich et al., *RMRP* gene sequence analysis confirms a cartilage-hair hypoplasia variant with only skeletal manifestations and reveals a high density of single-nucleotide polymorphisms. Clin.Genet. *61* (2002) 146–151.

Sulisalo, T., O.Mäkitie, P.Sistonen et al., Uniparental disomy in cartilage-hair hypoplasia. Eur.J.Genet. *5* (1997) 35–42.

Sulisalo, T., C.A.Francomano, P.Sistonen et al., High-resolution genetic mapping of the Cartilage-Hair-Hypoplasia (CHH) gene in Amish and Finnish families. Genomics *20* (1994) 347–353.

Van der Burgt, I., A.Haraldsson, J.C.Oosterwijk et al., Cartilage hair hypoplasia, metaphyseal chondrodysplasia type MCKUSICK: description of seven patients and review of the literature. Am.J.Med.Genet. *41* (1991) 371–380.

OMIM 250250

Knuckle-Pads
▶ Fingerknöchelpolster

KOEBBERLIN-DUNNIGAN-Syndrom
▶ Lipodystrophie, generalisierte angeborene

KOHLSCHÜTTER-(TÖNZ-)Syndrom
▶ Zahnschmelzdefekte

Kohlenhydratmangel-Glykoprotein-Syndrome,
JAEKEN-Syndrom, AGAMANOLIS-Syndrom, CDG-Syndrom I bis IV, Olivo-Ponto-Cerebelläre Ataxie Typ I

Gruppe genetisch bedingter Stoffwecheldefekte auf der Grundlage einer Genmutation.
Zugrunde liegen Defekte des Kohlehydrateinbaus in Aminosäuren-gebundene Glykane und damit der Protein-Glykosylierung im endoplasmatischen Retikulum: Typ Ia Phosphomannomutase 2, *PMM2*; Typ Ib Phophomannose-Isomerase, *PMI*; Typen Ic und Id, Glukosyltransferasen *ALG3, ALG6*; Typ Ie Dolychyl-Mannosesynthase, *DPM1*; Typ Ig α-Glycosyltransferase *ALG12*; Typ II Mannosid-Azetylglukosaminyl-Transferase II, *MGAT2*. Vom Mangel an Kohlenhydratgruppen der Glykoproteine sind alle Organsysteme betroffen, woraus sich die Komplexität der Symptomatik ableitet. Typ III und Typ IV mit unbekanntem Basisdefekt.

Krankheitswert
Erstmanifestation im Säuglingsalter. Schwere Gedeih- und Entwicklungsstörungen, hypertrophische Kardiomyopathie, Hypotonie, Ataxie. Periphere Neuropathie. Apoplex-artige Zustände bei Thrombosierung durch verminderte Aktivität gerinnungshemmender Faktoren. Verteilungsauffälligkeiten des subkutanen Fettgewebes, Lipodystrophie mit Vergrößerung der Labia majora im weiblichen Geschlecht und Pseudolipomen. Adipositas, Apfelsinenschalenhaut. Extrovertierte Persönlichkeit. Kleinwuchs. Typische Fazies. Lebenserwartung durch Multiorgan-Insuffizienz herabgesetzt. Typ Ia ohne Retardation, gastrointestinale Symptomatik steht im Vordergrund; Typ II ohne cerebelläre Ataxie und periphere Neuropathie, mit schwerer psychomotorischer Redardation. Typ III vor allem mit Spasmen im frühen Kindesalter und Pigmentierungsstörungen. Typ IV mit Mikrozephalie, Augenfehlbildungen, Hypsarrhythmie und therapieresistenten Anfällen.

Therapiemöglichkeiten
Perorale Mannose-Gaben führen bei Typ Ia zur klinischen und biochemischen Normalisierung.

Häufigkeit und Vorkommen
Seit Erstbeschreibung 1987 mehr als 200 sporadische und Geschwisterfälle vom Typ Ia, und jeweils zwei Familien von den Typen II, III und IV, bekannt. Typ I endemisch in einer Region in Schweden.

Genetik
Heterogenie. Jeweils autosomal rezessiver Erbgang. Genorte: 16p13 (*PMM2*), OMIM 601785; 15q22-qter (*PMI*); 14q21 (*MGAT2*); 1p22.3 (*ALG6*).

Familienberatung
Verdachtsdiagnose im ersten Lebensjahr anhand von Entwicklungsstörungen mit Ataxie, Auffälligkeiten der subkutanen Fettverteilung und retrahierten Mamillen, Leberfibrose und Blutgerinnungsstörungen. Nachweis durch isoelektrische Fokusierung des Serum-Transferrins (Sialsäure-Mangel). Heterozygotentest und pränatale Diagnostik bei gesichertem CDG-Syndrom I molekulargenetisch oder durch Bestimmung der Phosphomannomutase-Aktivität in Fibroblasten bzw. Fruchtwasser- und Chorionzellen oder durch direkte Genanalyse. Differentialdiagnose zu sekundären Formen, z.B. ▶ *Kleinhirnhypoplasie*, ▶ *Galaktosämie*, zu ▶ *I-ZELLEN-Krankheit* und zu den anderen ▶ *Mukolipidosen* (gleicher Stoffwechselweg betroffen) wichtig.

Literatur
Eeg-Olofsson,K.E. and J.Wahlstrom, Genetic and epidemiological aspects of the carbohydrate-deficient glycoprotein syndrome. Acta Pediat.Scand.Suppl. *375* (1991) 63–65.

Jaeken, J., H.Schachter, H.Carchon et al., Carbohydrate deficient glycoprotein syndrome type II: A deficiency in GOLGI localised n-acetyl-glucosamintransferase II. Arch.Dis. Child. *71* (1994) 123-127.

Jaeken, J., H.Stibler and B.Hagberg edit., The carbohydrate-deficient glycoprotein syndrome: a new inherited multisystemic disease with severe nervous system involvement. Acta Paediat.Scand.Suppl.*375* (1991) 1-71.

Jaeken, J., G.Matthijs, R.Barone and H.Carchon, Carbohydrate deficient glycoprotein (CDG) syndrome I. J.Med.Genet. *34* (1997) 73-76.

Lonlay, P., de, N.Seta, S.Barrot et al., A broad spectrum of clinical presentations in congenital disorders of glycosylation I: a series of 26 cases. J.Med. Genet. *38* (2001) 14-19.

Matthijs, G., E.Schollen, J.-J.Cassiman et al., Prenatal diagnosis in CDG1 families: beware of heterogeneity. Eur.J.Hum.Genet.*6* (1998) 99-104.

Niehues, R., M.Hasilik, G.Alton et al., Carbohydrate-deficient glycoprotein syndrome type Ib: phosphomannosidose isomerase deficiency and mannose therapy. J.Clin.Invest. *101* (1998) 1414-1420.

Stibler, H. and B.Cederberg, Diagnosis of the carbohydrate-deficient glycoprotein syndrome by analysis of transferrin in filter paper blood spots. Acta Paediatr. Int.J.Paediatr. *82* (1993) 55-59.

Tan, J., J.Dunn, J.Jaeken and H.Schachter, Mutations in the *MGAT2* gene controlling complex N-glycan synthesis cause carbohydrate-deficient glycoprotein syndrome type II, an autosomal recessive disease with defective brain development. Am.J.Hum. Genet. *59* (1996) 810-817.

OMIM 212065, 212066, 212067, 266265, 601110, 602579, 603147, 603503, 603585, 607091, 607143

Kok-Syndrom

▶ Hyperekplexie

Koilonychie, idiopathische

Genetisch bedingte Nageldysplasie auf der Grundlage einer Genmutation.
Der Basisdefekt sowie die Pathogenese sind unklar.

Krankheitswert
Erstmanifestation im Kindes- oder Erwachsenenalter, häufig nach vorausgegangener Platyonychie. Dünne schüsselförmige, rissige Nägel an Fingern und Zehen. Neben syndromatischen (bei Stoffwechseldefekten, Chromosomenanomalien, kardiovaskulären Erkrankungen, Anämien usw.) idiopathische Formen.

Therapiemöglichkeiten
Unbekannt.

Häufigkeit und Vorkommen
Neben sporadischen Fällen mehrere große Sippen mit Merkmalsträgern in bis zu 6 aufeinanderfolgenden Generationen beschrieben.

Genetik
Autosomal dominanter Erbgang.

Familienberatung
Differentialdiagnose zu symptomatischen Formen notwendig. Die idiopathische K. ohne Begleitsymptome ist familienberaterisch bedeutungslos.

Literatur
Bumbers, R.D. and M.E.Bishop, Familial koilonychia: a current case history. Arch.Derm. *116* (1980) 845.

OMIM 149300

Kokain-Embryofetopathie

Bei abhängigen Frauen wird ein erhöhtes Fehlbildungsrisiko der Kinder vermutet, was jedoch empirisch nicht sicher bestätigt wurde. Es werden eine embryo-plazentare Gefäßschädigung durch das Kokain und in der Konsequenz Ödeme und Disruptionssequenzen mit Hypoxie und Blutungen erwartet. Die Vermutung ließ sich im Tierversuch bei Ratten bestätigen. Beim Menschen kommen bei entsprechenden Neugeborenen gehäuft Dystrophie, kraniofaziale Auffälligkeiten mit Mikrozephalus, Hornhauttrübung, Unreife, Hypoglossie-Hypodaktylie-Komplex, Anus imperforatus und Frühgeburtlichkeit vor, deren Kokainverursachung sich jedoch nicht klar von anderen Faktoren wie Alkoholgenuss und Fehlernährung der Mutter trennen lässt.

Kollagendefekte

Literatur

Fries, M.H., J.A.Kuller, M.E.Norton et al., Facial features of infants exposed prenatally to cocaine. Teratology *48* (1993) 413–420.

Hoyme, H.E., K.L.Jones, S.D.Dixon et al., Prenatal cocaine exposure and fetal vascular disruption. Pediatrics *85* (1990) 743–747.

Koren, G., D.Gladstone, C.Robeson and I.Robieux, The perception of teratogenic risk of cocaine. Teratology *46* (1992) 567–571.

Webster, W.S. and P.D.C.Brown-Woodman, Cocaine as a cause of congenital malformations of vascular origin: Experimental evidence in the rat. Teratology *41* (1990) 689–697.

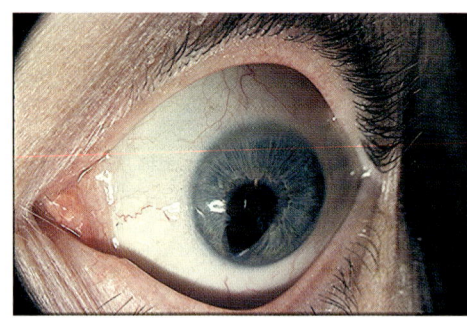

Kolobom der Iris. Typische Hemmungfehlbildung der Iris. (J. Reimann)

Kollagendefekte

Kollagen ist neben Elastin, Fibrillin, den Proteoglykanen und Glykoproteinen der wichtigste Bindegewebsbestandteil in Knochen Sehnen, Haut, Knorpel, Gefäßen, Darm und Basalmembran. Bisher sind 19 verschiedene Kollagene bekannt, deren Defekte bzw. zugrunde liegenden Mutationen zu Autoimmunerkrankungen (▶ *Pemphigus*), Regulationskrankheiten (▶ *Sklerodermie*), ▶ *Chondrodysplasien*, ▶ EHLERS-DANLOS-*Syndrom*, ▶ *Cutis laxa*, ▶ *Osteogenesis imperfecta*, ▶ KNIEST-*Syndrom*, ▶ *Epidermolysis bullosa junctionalis* und ▶ AL-PORT-*Syndrom* u.a. führen. ▶ *Übersicht* (nächste Seite).

Kollodium-Baby

Neugeborenes mit pergamentartigem Überzug der gesamten Haut sowie Lid- und häufig auch Mundektropium. In etwa 10% der Fälle Spontanheilung während der ersten Lebenswochen nach konservativer Behandlung. Ursache unklar bis auf ▶ *Ichthyosis congenita*, s.a. ▶ *Neutralfettspeicherkrankheit*.

Kolobom der Iris

Genetisch bedingte Augenfehlbildung auf der Grundlage einer Genmutation.

Der zu der Fehlbildung (unvollständiger Verschluss der Augenbecherspalte) führende Basisdefekt ist unbekannt. Meistens bestehen noch andere Dysplasien der vorderen Augenkammer wie Mikrophthalmie, Katarakt oder auch systemische Anomalien.

Krankheitswert

Angeboren, ohne große Beeinträchtigung des Sehvermögens, wenn nicht weitere Dysplasien bestehen. Siehe auch ▶ *Kolobom der Makula, Chorioidea und Retina*; ▶ JOUBERT-*Syndrom*; ▶ *Katzenaugen-Syndrom*; ▶ *CHARGE-Assoziation*; ▶ PÄTAU-*Syndrom*; ▶ KALLMANN-*Syndrom* (BOSMA-*Sequenz*), ▶ *Okulo-Aurikulo-Vertebrale Dysplasie*; ▶ LAURENCE-MOON-BIEDL-BARDET-*Syndrom*, ▶ BARAITSER-WINTER-*Syndrom*.

Therapiemöglichkeiten

Nicht notwendig.

Häufigkeit und Vorkommen

Inzidenz 1:12.000. Mehrere Sippen mit zahlreichen Merkmalsträgern beschrieben, meistens jedoch in Kombination mit anderen Fehlbildungen. Teilsymptom von mehr als 100 Syndromen. Bei 6% der Fälle lässt sich eine ▶ *CHARGE-Assoziation* feststellen.

Genetik

Autosomal dominanter Erbgang, seltener autosomal rezessiv oder X-chromosomal (mit Mikrophthalmie). Penetranz etwa 90%. Es bestehen genetische Beziehungen (gemeinsames familiäres Vorkommen) zur ▶ *Aniridie* und

▶ *Mikrophthalmie.* Kombinationen, z.B. mit

Kollagen, Typen, Defekte, Klinik (bearbeitet von H. KNOBLAUCH, Berlin)

Kollagenfasertyp, (exprimiert in)	Prokollagenkette	Lokalisation	Erkrankungen
Fibrilläre Kollagene			
Typ I (*COL1A1*) Knochen, Sehnen, Haut	α1	17q21.3-22.1	▶ *Osteogenesis imperfecta* ▶ *EHLERS-DANLOS Syndrom* ▶ *Osteoporose* Dissektion der Halsarterien
	α2	7q21.3-22.1	▶ *Osteogenesis imperfecta* Dentinogenesis imperfecta ▶ CAPDEPONT-Syndrom ▶ *EHLERS-DANLOS-Syndrom* ▶ *MARFAN-Syndrom, atypisch* ▶ *Osteoporose*
Typ II (*COL2A1*) Knorpel, Auge	α1	12q13	▶ *Achondrogenesis II* ▶ *Hypochondrogenesis* ▶ *Spondyloepiphysäre Dysplasie* - congenita; - Namaqualand; - Strudwick ▶ *Spondylometaphysäre Dysplasie* ▶ *Osteoarthritis mit milder Chondrodysplasie* ▶ *MARSHALL-Syndrom,* ▶ *STICKLER-S. I,* ▶ *KNIEST-Syndrom* ▶ *Hyaloideo-Retinale Degeneration WAGNER*
Typ III (*COL3*) mit *COL1* assoziiert große Arterien Darm	α1	2q31	▶ *EHLERS-DANLOS-Syndrom* ▶ *Aortenaneurysma, abdominelles* ▶ *Aneurysma, arterielles, intrakranielles*
Typ V (*COL5*) Sehnen mit *COL1* assoziiert	α1 α2	9q34 2q31	▶ *EHLERS-DANLOS-Syndrom I, II*
Typ XI (*COL11A1*) Knorpel mit *COL2* assoziiert	α1 α2	1p21 6p21.3	▶ *STICKLER-S. II,* ▶ *Marshall-Syndrom* ▶ *STICKLER-S. III* Otospondylo-Megaepiphysäre Dysplasie ▶ *NANCE-SWEENY-Syndrom* ▶ *Taubheit,* DFN13 ▶ *WEISSENBACHER-ZWEYMÜLLER-Syndrom*
Nicht-fibrilläre Kollagene			
Netzwerk-bildende Kollagene			
Typ IV (*COL4*) Basalmembran	α1/α2 α3/α4 α5/α6	13q34 2q36-q37 Xq22	▶ *ALPORT-Syndrom* benigne familiäre Hämaturie ▶ *Alport-Syndrom, X-chromosomal* + diffuse Leiomyomatose des Ösophagus
Typ VIII (*COL8*) Corneaendothelzellen	α1 α2	3q12-q13.1 1p34-p32	▶ *Hornhautdystrophie posteriore* (KOEPPE, FUCHS)
Typ X (*COL10*) Knorpel (short-chain)	α1	6q21-q22.3	▶ *Metaphysäre Chondrodysplasie SCHMID*

Kolobom der Iris

Kollagen, Typen, Defekte, Klinik (Fortsetzung)

Kollagenfasertyp, (exprimiert in)	Prokollagenkette	Lokalisation	Erkrankungen
FACIT-Kollagene (Fibrillen-assoziierte Kollagene mit unterbrochener Triplehelix)			
Typ IX (COL9) Hyaliner Knorpel	$\alpha 1$ $\alpha 2$ $\alpha 3$	6q12-q14 1p33-p32.3 20q13.3	▶ Multiple Epiphysäre Dysplasie
Typ XII Typ XIV	$\alpha 1$	6q12-13	
Typ XVI Typ XIX	$\alpha 1$	1p35-p34 6q12-13	
Perlschnurartiges Kollagen			
Typ VI (COL6)	$\alpha 1$ $\alpha 2$ $\alpha 3$	21q22.3 21q22.3 2q37	▶ BETHLEM Myopathie ▶ BETHLEM Myopathie ▶ BETHLEM Myopathie
Kollagen der Verankerungsfibrillen			
Typ VII (COL7A1)	$\alpha 1$	3p21.3	▶ Epidermolysis bullosa dystrophica, HALLOPEAU-SIEMENS (AR) PASINI; BART; COCKAYNE-TOURAINE
Kollagene mit Transmembrandomänen			
Typ XIII Typ XVII (COL17A1)	$\alpha 1$ $\alpha 1$	10q22 10q24.3	Bullöses Pemphigoid (Antigen) ▶ Epidermolysis bullosa
Weitere Kollagene			
Typ XV Typ XVIII	$\alpha 1$ $\alpha 1$	9q21-22 21q22.3	KNOBLOCH-Syndrom, ▶ Hyalo-Retinale Degeneration

Arachnodaktylie (▶ BEALS-HECHT-*Syndrom*) oder Mikrocornea und Katarakt ebenfalls autosomal dominant oder X-chromosomal bedingt. Ein Genort 11p13 (*PAX6*), Allelie zur Aniridie.

Familienberatung
50% der Fälle treten sporadisch auf, teilweise wahrscheinlich exogen bedingt. Das Risiko für Geschwister und Kinder von Merkmalsträgern wird generell empirisch mit 1:10–5 angegeben. Kann auf ein komplexeres Syndrom hinweisen. Nur in Kombination mit anderen Fehlbildungen Gegenstand der Familienberatung.

Literatur
Al-Gazali, L.I., Mental retardation, iris coloboma, optic atrophy and distinctive facial appearance in two sibs. Clin.Dysmorphol. *7* (1998) 201–203.

Bard, L.A., Congenital contractural arachnodactyly with ocular coloboma. Birth Def.,Orig.Art.Ser. *13* (1977) 222.

Khalifa, M.M., S.Cappon, D.Soboleski and D.Armstrong, Am.J.Med.Genet. *107* (2002) 237–242.

Lehman, D.M., W.E.Sponsel, R.F.Stratton et al., Genetic mapping of a novel X-linked recessive colobomatous microphthalmia. Am.J.Med.Genet. *101* (2001) 114–119.

Poswillo, D., Pathogenetics of craniofacial syndromes exhibiting colobomata. Trans.Ophthal.Soc.U.K. *96* (1976) 69–72.

OMIM 120200

Kolobom der Makula, Chorioidea und Retina

Genetisch bedingte Augenfehlbildung auf der Grundlage einer Genmutation.
Der zu den isolierten Kolobomen (unvollständiger Verschluss der Augenbecherspalte) führende Basisdefekt ist unbekannt. Nosologische und genetische Abgrenzung zu den Kolobomen anderer Augenabschnitte nicht scharf.

Krankheitswert
Angeboren, sehr selten isoliert vorkommend, häufig kombiniert mit Iris- und N. opticus-Kolobom und meistens kompliziert durch andere Augenfehlbildungen (▶ *Mikrophthalmie*) und Katarakt. Häufig Funktionsunfähigkeit des Auges. Unterschiedlich starke Beeinträchtigung des Sehvermögens. In einem Teil der Fälle geistige Behinderung. Typische Kombination des Makulakoloboms mit Brachydaktylie B und anderen Skelettanomalien (apikale Dystrophie Typ SORSBY I, OMIM 120400), mit Kleinwuchs, Hypogonadismus, präaxialer Polydaktylie und geistiger Retardation (BIEMOND-Syndrom II); mit Nierenhypoplasie (Kolobom-Nierenhypoplasie-Syndrom OMIM 167409) sowie mit ▶ *Naevus sebaceus JADASSOHN*. Teilsymptom der CHARGE-Assoziation und des JOUBERT-Syndroms.

Therapiemöglichkeiten
Konservative Behandlung, chirurgische Möglichkeiten begrenzt.

Häufigkeit und Vorkommen
Bisher nur einzelne Familien mit isoliertem K. und 2 Sippen mit apikaler Dystrophie Typ SORSBY bekannt.

Genetik
Heterogen. Autosomal dominanter Erbgang. Es bestehen genetische Beziehungen zur Aniridie. Gleicher Genort 2pter-p25? Autosomal rezessive

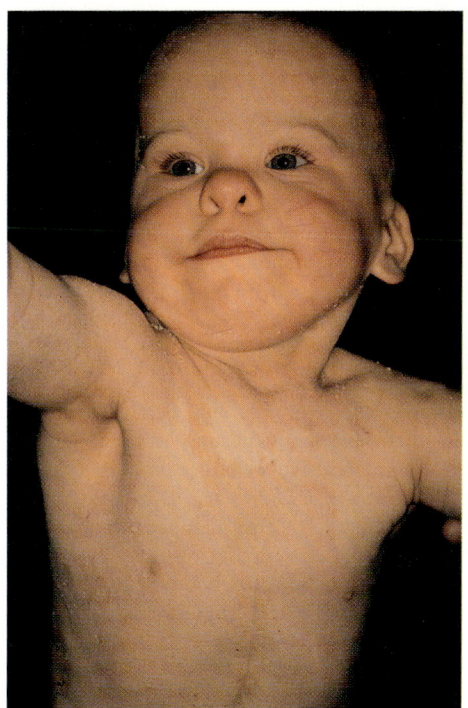

Kolobom der Makula, Chorioidea und Retina. ZUNICH-Syndrom. Hypertelorismus, Epicanthus, breite Nase. Columella breit und lang. (S. Tinschert)

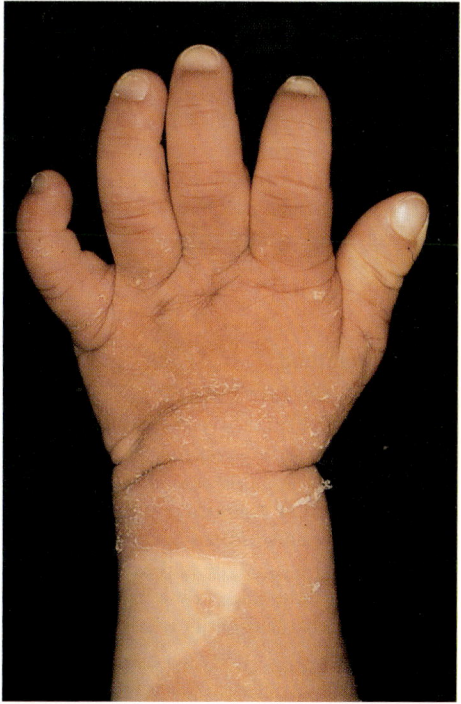

Kolobom der Makula, Chorioidea und Retina. ZUNICH-Syndrom. Ichthyosiforme Erythrodermia, Brachyphalangie. (S. Tinschert)

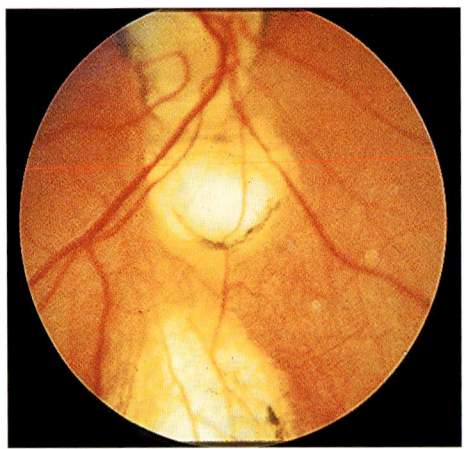

Kolobom der Makula, Chorioidea und Retina. Brückenkolobom, weißer Bezirk im Fundus, kontinuierlich überkreuzt von Netzhautgefäßen. (J. Reimann)

Kombination von K. mit ichthyosiformer Dermatose, Schwerhörigkeit und kraniofazialer Dysmorphie von bisher 6 Fällen beschrieben: CHIME (**Co**lobom, **H**erzfehler, **I**chthyose, **M**entale Retardation, Ohranomalien -**E**ar-) oder ZUNICH-Syndrom. BIEMOND-Syndrom II (OMIM 210350) wahrscheinlich ebenfalls autosomal rezessiv bedingt. In einer großen englischen Sippe autosomal dominante Kombination mit Hörverlust, Hämaturie und Lippen-Gaumen-Spalte (OMIM 120433). Colobom-Nierenhypoplasie-Syndrom autosomal rezessiv, Genort 10q24.3-25.1 (*PAX2*). Ein weiterer Genort 7q36 (*SHH*, **S**onic **h**edge**h**og), autosomal dominant. Abgrenzung des BIEMOND-Syndroms II zum ▶ LAURENCE-MOON-BIEDL-BARDET-Syndrom (BBS3) nicht klar. Genort 3p12?

Familienberatung

▶ *Kolobom der Iris*. Differentialdiagnose zur Chorioretinitis bei Embryofetopathien notwendig. Beim ▶ BIEMOND-*Syndrom II* Differentialdiagnose zum ▶ LAURENCE-MOON-BIEDL-BARDET-*Syndrom* (mit Adipositas und postaxialer Polydaktylie) und ▶ COHEN-*Syndrom* (mit Adipositas, ohne Polydaktylie und Kolobom) nicht immer klar. Starke Einschränkung des Sehvermögens muss berücksichtigt werden.

Literatur

Jaffe, N.S. and H.M.Clayman, Cataract extraction in eyes with congenital colobomata. J.Cataract Refractive Surg. *13* (1987) 54–58.

Leppig, K.A. and R.A.Pagon, Phenotypic correlation of ocular coloboma without known cause. Clin. Dysmorphol. *2* (1993) 322–331.

Pearce, W.G., Corneal involvement in autosomal dominant coloboma/microphthalmos. Can.J.Ophthal. *21* (1986) 291–294.

Ravine, D., N.K.Ragge, D.Stephens et al., Dominant coloboma-microphthalmos syndrome associated with sensorineural hearing loss, hematuria, and cleft lip/palate. Am.J.Med.Genet. *72* (1997) 227–236.

Tinschert, S., I.Anton-Lamprecht, H.Albrecht-Nebe and H.Audring, ZUNICH neuroectodermal syndrome: migratory ichthyosiform dermatosis, colobomas, and other anomalies: ZUNICH-KAYE syndrome. Pediat.Dermatol. *13* (1996) 363–371.

Verloes, A., I.K.Temple, S.Bonnet and A.Bottani, Coloboma, mental retardation, hypogonadism, and obesity: Critical Review of the so-called BIEMOND syndrome type 2, updated nosology, and delineation of three "new" syndromes. Am.J.Med. Genet. *69* (1997) 370–379.

OMIM 120200, 120400, 120433, 280000, 601794

Kolobom des Nervus opticus,
Morning-glory-Syndrom

Genetisch bedingte Störung bei der Differenzierung des Augenbechers und teilweise auch der embryonalen Niere auf der Grundlage einer Homeobox-Genmutation.
Der Basisdefekt betrifft einen DNA-Transkriptionsfaktor (*PAX2*).

Krankheitswert

Angeborene Sehminderung. Gefahr der Makula- bzw. Netzhautablösung mit Erblindung. Häufig besteht ein weitergehendes ▶ *Kolobom der Retina und Chorioidea*. Optikuskolobom-Nierenkrankheit: Sehverlust bzw. Gesichtsfeldausfälle mit chronischer Glomerulonephritis oder Nierenhypoplasie und vesikoureteralem Reflux, z.T. mit Hörverlust und Genitalanomalien.

Therapiemöglichkeiten

Prophylaktische Behandlung zur Vermeidung von Komplikationen mit unbefriedigendem Erfolg.

Häufigkeit und Vorkommen
Sporadische Fälle und Sippen mit Merkmalsträgern in mehreren aufeinanderfolgenden Generationen beschrieben.

Genetik
Autosomal dominanter Erbgang. Ursache bei sporadischem Auftreten nicht klar, Neumutationen? Genort 10q24.3-25.1(*PAX2*), Optikuskolobom-Nierenhypoplasie (OMIM 120330) ebenfalls autosomal dominant, Allelie mit dem ▶ REGENBOGEN-DONNAI-*Syndrom* (Reno-Kolobom-Syndrom)?

Familienberatung
Von einer relativen intrafamiliären Konstanz der Merkmalsausprägung kann ausgegangen werden. In Anbetracht der Schwere der Symptomatik besondere Betreuung und Prophylaxe in betroffenen Familien notwendig.

Literatur
Magli, A., A.Greco, M.C.Alfieri and B.Pignalosa, Hereditary colobomatous anomalies of the optic nerve head. Ophthal.Pediat.Genet. *7* (1986) 127–130.

Schimmenti, L.A., M.E.Pierpont, B.L.M.Carpenter et al., Autosomal dominant optic nerve colobomas, vesicoureteral reflux, and renal anomalies. Am.J. Med.Genet. *59* (1995) 204–208.

Tavassoli, K., W.Rüger and J.Horst, Alternative splicing in *PAX2* generates a new reading frame and an extended conserved coding region at the carboxy terminus. Hum.Genet. *101* (1997) 371–375.

Torban, E. and P.R.Goodyer, Effects of *PAX2* expression in a human fetal kidney (HEK293) cell line. Biochim.Biophys. Acta Mol.Cell Res. *1401* (1998) 53–62.

OMIM 120330, 120430

Kolon-Karzinom
▶ Krebs-Familien-Syndrom;
▶ Polyposis coli

KOMROWER-Syndrom
▶ KNAPP-KOMROWER Syndrom

KONIGSMARK-HOLLANDER-BERLIN-Syndrom
▶ Taubheit (Tab. III.F)

Kopfschmerz, rezidivierender,
Cluster headache
Spezielle unilaterale, über mehrere Wochen oder Monate andauernde kurzzeitige (Minuten bis Stunden) Schmerzattacken in der Orbita-, Suborbita- und Temporalregion mit autonomer Symptomatik unklarer Pathogenese. Sprechen auf Sauerstoffzufuhr und Kopfschmerzmittel, nicht auf Migränemittel an. Die Art der familiären Häufung spricht für autosomal dominanten Erbgang.

Literatur
Russel, B.M., P.G.Andersson, L.L.Thomsen and L.Iselius, Cluster headache is an autosomal dominantly inherited disorder in some families: a complex segregation analysis. J.Med.Genet. *32* (1995) 954–956.

Spiering, E.L.H. and A.J.P.E.Vincent, Familial cluster headache: Occurrence in three generations. Neurology *42* (1992) 1399–1400.

OMIM 119915

Koproporphyrie, familiäre
Genetisch bedingte Hämsynthesestörung auf der Grundlage einer Genmutation.
Der Gendefekt manifestiert sich in einer auf 50% verminderten Aktivität der Coproporphyrinogen-Oxidase in Erythrozyten und anderen Zellen, einer Störung des sechsten Schrittes der Hämsynthese (Koproporphyrinogen III zu Protoporphyrinogen IX) und damit einer starken Vermehrung von Koproporphyrin III in der Leber sowie im Urin und im Stuhl. Zu den klinischen Symptomen kommt es, wenn die Aktivität des Enzyms zum begrenzenden Faktor bei der Hämsynthese wird.

Krankheitswert
Hepatische Porphyrie. In 2/3 der Fälle ohne akute Anfälle bestehend. Nach einer Zusam-

menstellung kommen folgende Symptome, vor allem durch Medikamente ausgelöst, vor: akute Anfälle (35%), Abdominalschmerzen (80%), Erbrechen (34%), UV-Sensibilität (29%), neurologische Symptome (23%), schwere Obstipation (20%), tödliche Respirationszwischenfälle (2%). Kann lebenslang symptomlos bleiben.

Therapiemöglichkeiten
Prophylaktisch Vermeidung von Barbituraten, Tranquilizern, Kontrazeptiva, Sulfonamiden und entsprechenden Medikamenten (▶ *Porphyria acuta intermittens*) kann den Ausbruch der Krankheit verhindern.

Häufigkeit und Vorkommen
Seit Erstbeschreibung 1955 mehr als 30 Sippen mit über 100 Patienten publiziert, wahrscheinlich oft nicht erkannt bzw. manifest. Sippen mit Merkmalsträgern in aufeinanderfolgenden Generationen bekannt. Gynäkotropie.

Genetik
Autosomal dominanter Erbgang. Genort 3q12 (*CPO*). Homozygote haben bereits im Neugeborenenalter schweren Ikterus, Hepatosplenomegalie und hämolytische Anämie.

Familienberatung
Nachweis und Differentialdiagnose zu anderen hepatischen Porphyrien anhand der erhöhten Ausscheidung von ausschließlich Koproporphyrin III in Urin und Stuhl, während der Anfälle auch vermehrte Delta-Aminolävulinsäure- und Porphobilinogen-Ausscheidung. Siehe auch ▶ *ROTOR-Syndrom*. Latente Merkmalsträger anhand der verminderten CP-III-Oxidase-Aktivität in Leukozyten erkennbar. Feststellung latenter Merkmalsträger im Hinblick auf Vermeidung auslösender Medikamente und für erbprognostische Einschätzungen wichtig. Bei Homozygotie (Kinder aus Verbindungen zwischen Anlageträgern) ist mit sehr schwerer Symptomatik zu rechnen. Pränatale Diagnostik durch Enzymbestimmung in Chorion- und Fruchtwasserzellen möglich.

Literatur
Andrews, J., H.Erdjument and D.S.Nicholson, Hereditary coproporphyria incidence in a large English family. J.Med.Genet. *21* (1984) 341–349.

Martasek, P., J.M.Camadro, M.-H.Delfau-Larue et al., Molecular cloning, sequencing, and functional expression of a cDNA encoding human coproporphyrinogen oxidase. Proc. Natl.Acad.Sci.USA *91* (1994) 3024–3028.

OMIM 121300

Koronar-Insuffizienz,
Koronarsklerose, Herzinfarkt

Insuffizienz der Herzkranzgefäße auf meist multifaktorieller Grundlage.
Es liegt eine Durchblutungsstörung der Herzkranzgefäße und häufig auch peripherer Gefäße durch atherosklerotische, spastische oder thrombotische Lumenverengung vor. Genetische Faktoren spielen im Zusammenhang mit dem Blutdruck (Angiotensin-Aktivität, Angiotensin-converting Enzym, *ACE*, OMIM 106150, 106180), immunologischen Veränderungen des Gefäßendothels (Rezeptor- und Adhäsions-Moleküle: Endothelin-System, OMIM 131240) und vor allem bei der atherosklerotischen K. vorwiegend im Zusammenhang mit einer Beeinflussung der Apolipoproteinkonzentration (ApoE, ApoA) im Serum eine Rolle: erhöhte Cholesterol- bzw. Triglyzerid-Konzentration durch Defizienz von an der Cholesterin-Synthese beteiligten regulierenden membrangebundenen Transkriptionsfaktoren (**S**terol **R**egulatory **E**lement **B**inding Protein, SREBP, OMIM 184756), Verminderung der HDL-Konzentration (▶ *Tangier-Syndrom*) und erhöhte Konzentration atherogener oxidierter LDL (Paraoxonasen-Polymorphismus) und des Lp(a)-Lipoproteins im Plasma (▶ *Hyperlipoproteinämie*; ▶ *Abetalipoproteinämie*) sowie Defekte des Endothel-Leukozyten-Adhäsionsmoleküls (Selectin E). Lp(a)Lipoprotein (OMIM 107680) wirkt durch weitgehende Homologie zu Plasminogen als dessen Antagonist bei der Bindung an Fibrin und an Plaminogenrezeptoren der Endothelzellen, wodurch die Fibrinolyse in den Arterienwänden gestört und wahrscheinlich unter Vermittlung von Monozyten die Endothelzellen geschädigt werden.

Krankheitswert
Meistens jenseits des 3., selten bereits während des 1. oder 2. Lebensjahrzehnts Herzbeschwer-

den, Angina pectoris. Gefahr des Herzinfarktes und plötzlichen Herztodes.

Therapiemöglichkeiten
Je nach Typ unterschiedliche, konservative bzw. medikamentöse Maßnahmen mit befriedigendem Erfolg. Prophylaxe vor Einsetzen klinischer Erscheinungen wichtig. Bypass-Op. mit gutem Erfolg.

Häufigkeit und Vorkommen
Schwer einschätzbar. Androtropie. Anzahl der Herzinfarkte pro 1000 Einwohner und Jahr regional unterschiedlich etwa 12–18, bei Männern über 20 Jahre ungefähr 29. Familiär gehäuft, vor allem bei Manifestation im Jugendalter. Zusammenhang mit Serumcholesterol-Konzentration und Blutdruck.

Genetik
Allgemein wird eine genetische Disposition zur K. unter Beteiligung z.B. der Gene für die Apolipoproteine oder den LDL-Rezeptor (▶ *Hyperlipoproteinämie Typ II*) und regional unterschiedlichen Suszeptibilitätsgenen angenommen, auf deren Grundlage exogene Faktoren wie Stress, Rauchen, Bewegungsarmut, Überernährung, chronische Chlamydia-pneumoniae-Infektion (?) sowie endogene Faktoren wie Blutdruck, Cholesterolgehalt des Blutes oder Begleitkrankheiten (Diabetes, Hyperlipoproteinämien, Adipositas) auslösend wirken. Monogen bedingte Hypercholesterolämie mit Koronarsklerose und Infarktneigung ▶ *Hyperlipoproteinämie Typ II*. Erbgang der SREBP-Defizienz wahrscheinlich wegen kompensierender Isoformen nicht klar autosomal dominant oder rezessiv. Genorte: Atherogener Phänotyp 19p13.2 (*LDLR*, LDL-Rezeptor, OMIM 143890*)*; 17p11.2 (*SREBPI*, OMIM 184756); 22q13 (*SREBPII*, OMIM 600481); 11q23 (*APOA*, Apolipoprotein A1, OMIM 107680), 6q26-27 (*LPA*, Apolipoprotein A, OMIM 152200); 7q21-22 (*PON*, Paraoxanasen, OMIM 168820); 1q23-25 (*SELE*, Selektin E, OMIM 1331210), 1p36.3 (*MTHFR* - Methylentetrahydrofolat-Reductase, OMIM 236250*)*; 14q11.2 (*LPL*, Lipoprotein-Lipase, OMIM 238600). Weitere ethnisch unterschiedlich beteiligte Genorte 1p31, 16p13, 3q27, Xq23-26, 2q21.1-22.

Familienberatung
Genetische Faktoren stehen vor allem bei der frühmanifesten K. und im weiblichen Geschlecht im Vordergrund (▶ *Hyperlipoproteinämie Typ II*). Bei höherem Manifestationsalter wirken sich Alters- und Umwelteinflüsse dispositionell unterschiedlich auf die Gefäßveränderungen aus. Bei erkennbarer genetischer Disposition muss in entsprechenden Familien auf eine gesunde Lebens- und Ernährungsweise orientiert werden. Für Verwandte 1. Grades von Infarktpatienten besteht ein um 100% erhöhtes Infarktrisiko.

Literatur
Brown, M.S. and J.L.Goldstein, The SREBP pathway: Regulation of cholesterol metabolism by proteolysis of a membran-bound transkription factor. Cell *89* (1997) 331–340.

Chamberlain, J.C. and D.J.Galton, Genetic susceptibility to atherosclerosis. Br.Med.Bull. *46* (1990) 917–940.

Dahlén, G.H. and H.Stenlund, Lp(a)lipoprotein is a major risk factor for cardiovascular disease: pathogenic mechanisms and clinical significance. Clin.Genet. *52* (1997) 272–280.

Evans, A.E., P.Poirier, F.Kee et al., Polymorphism of the angiotensin-converting-enzyme gene in subjects who die from coronary heart disease. Q.J.Med. *47* (1994) 211–214.

Gudmundson, G., S.E.Matthiasson, H.Arason et al., Localization of a gene for peripheral arterial occlusive disease to chromosome 1p31. Am.J.Med.Genet. *70* (2002) 586–592.

Heinecke, J.W. and A.J.Lusis, Paraoxonase-gene polymorphisms associated with coronary heart disease: Support for the damage hypothesis? Am.J.Hum.Genet. *62* (1998) 20–24.

Ito, T., H.Yasue, M.Yoshimura et al., Paraoxanase gene Gln192Arg (Q192R) polymorphism is associated with coronary artery spasm. Hum.Genet. *110* (2002) 89–94.

Koschinsky, M.L., S.M.Marcovina, l.F.May and B.R.Gabel, Analysis of the mechanism of lipoprotein (a) assembly. Clin.Genet. *52* (1997) 338–346.

Mukherjee, M., S.Joshi, S.Bagadi et al., A low prevalence of the C677T mutation in the methylenetetrahydrofolate reductase gene in asian Indians. Clin. Genet. *51* (2002) 155–159.

Naggert, J.K., A.Recinos III, J.E.Lamertin et al., The artherogenic lipoprotein phenotype is not caused by a mutation in the coding region of the low density lipoprotein receptor gene. Clin.Genet. *51* (1997) 236–240.

Pajukanta, P., M.Cargill, L.Viitanen et al., Two loci on chromosome 2 and X for premature coronary heart disease identified in early- and late-settlement populations of Finland. Am.J.Hum.Genet. *67* (2000) 1481–1493.

Penn, A., ICPEMC Working Paper 7/1/1: Mutational events in the etiology of arteriosclerotic plaques. Mut.Res. *239* (1990) 149–162.

Peyser, P.A., Genetic epidemiology of coronary artery disease. Epidemiol.Rev. *19* (1997) 80–90.

Tregouet, D.-A., S.Barbaux, S.Escolano et al., Specific haplotypes of the *P-selectine* gene are associated with myocardial infarction. Hum.Molec.Genet. *11* (2002) 2015–2023.

Wenzel, K., M.Ernst, K.Rohde et al., DNA polymorphisms in adhesion molecule genes - a new risk factor for early atherosclerosis. Hum.Genet. *97* (1996) 15–20.

Zheng, F., J.A.Chevalier, L.Q.Zhang et al., An HphI polymorphism in the E-selectin gene is associated with premature coronary artery disease. Clin.Genet. *59* (2001) 58–64.

Zwarts, K.Y., S.M.Clee, .A.H.Zwinderman et al., *ABCA1* regulatory variants influence coronary artery disease independent of effects on plasma lipid levels. Clin.Genet. *61* (2002) 115–125.

OMIM 106160, 106180, 106165, 107680, 108725, 131240, 184756

Korsakoff-Syndrom
▶ Enzephalopathie, nekrotisierende infantil-subakute;
▶ Alkoholismus

Kosenow-Syndrom
▶ Dysostose, Scapulo-Iliacale

Kostmann-Syndrom
▶ Agranulozytose, infantile familiäre

Kousseff-Syndrom
▶ CATCH22

Krabbe-Syndrom,
Infantile akute diffuse, familiäre Hirnsklerose, Globoidzell-Leukodystrophie

Genetisch bedingte Gangliosidose auf der Grundlage einer Genmutation.

Der Gendefekt manifestiert sich als Galaktoceramid-β-Galaktosidase- (GALC) und Sulfotransferase-Mangel. Dadurch kommt es zu einer Stoffwechselstörung des Galaktosylceramids, eines Hauptbestandteils des Myelins sowie der Nieren- und intestinalen Epithelzellen, zum Zerfall der Markscheiden, zu einem diffusen Markverlust der weißen Hirnsubstanz (Leukodystrophie) und zur allgemeinen Hirnatrophie mit Cerebrosidspeicherung (z.B. Cerithin, Galaktosylsphingosin u.a.) in mikroglialen multinukleären Globoidzellen, woraus sich die klinische Symptomatik erklärt.

Krankheitswert
Erstmanifestation des Leidens vom 4.-6. Lebensmonat an. Nach anfangs normaler Entwicklung rasch progredienter Verlauf. Irritabilität gegenüber äußeren Stimuli. Neurologische Ausfallserscheinungen mit Muskelstarre, Krämpfen, Ataxie, Sehverlust (Optikusatrophie) bis zur Enthirnungsstarre. Lebenserwartung wenige Jahre. Bei einer spätinfantilen und einer juvenilen Form Überleben bis ins 2. Lebensjahrzehnt, bei einer Erwachsenenform bis ins 8. Lebensjahrzehnt möglich.

Therapiemöglichkeiten
Nichts bekannt. Bei spätmanifesten Formen Knochenmarktransplantation und Östrogen-Gaben erfolgversprechend.

Häufigkeit und Vorkommen
Über 300 sporadische oder Geschwisterfälle gesichert. Anteil spätmanifester Formen regional unterschiedlich. Gehäuft in arabischen Isolaten.

Genetik
Autosomal rezessiver Erbgang. Bei Heterozygoten z.T. leichte Beeinträchtigung der intellektuellen Fähigkeiten. Allelie der frühkindlichen mit später manifesten, protrahiert verlaufenden Formen. Genort 14q31 (*GALC*, Galactosylceraminidase).

Familienberatung
Differentialdiagnose zu klinisch ähnlichen frühkindlichen Hirnschäden (▶ *metachromatische Leukodystrophie*; ▶ *Gangliosidosen*) nur biochemisch möglich. Auffälligkeiten im Computertomogramm (erhöhte Dichte, Verkalkun-

gen) können vor allem bei den später manifesten Formen hinweisend sein. Nachweis und Heterozygoten-Test molekulargenetisch und durch Bestimmung der β-Galaktocerebrosidase-Aktivität in kultivierten Fibroblasten oder Lymphozyten. Nach dem gleichen Prinzip pränatale Diagnostik an Fruchtwasser- und kultivierten Chorionzotten-Zellen möglich. Globoidzellen intra vitam schwer und post mortem nicht immer im Gehirn erkennbar. In Anbetracht der Schwere des Krankheitsbildes medizinische Betreuung in den betroffenen Familien besonders wichtig.

Literatur

Baker, R.H., J.C.Trautmann, B.R.Younge et al., Late juvenile-onset KRABBE's disease. Ophthalmology *97* (1990) 1176–1180.

Cannizzaro, L.A., Y.Q.Chen, M.A.Rafi and D.A.Wenger, Regional mapping of the human galactocerebrosidase gene (*GALC*) to 14q31 by in situ hybridization. Cytogenet.Cell Genet. *66* (1994) 244–245.

DeGasperi, R., M.A.Gama Sosa, E.L.Sartorato et al., Molecular heterogeneity of late-onset forms of globoid-cell leukodystrophy. Am.J.Hum.Genet. *59* (1996) 1233–1242.

Epstein, M.A., R.A.Zimmermann, L.B.Rorke and J.T.Sladky, Late-onset globoid cell leukodystrophy mimicking an infiltrating glioma. Pediatr.Radiol. *21* (1991) 131–132.

Lyon, F., B.Hagberg, P.Evrard et al., Symptomatology of late onset KRABBE's leukodystrophy: the European experience. Develop.Neurosci. *13* (1991) 240–244.

Matsuda, J., M.T.Vanier, Y.Saito et al., Dramatic phenotypical improvement during pregnancy in a genetic leukodystrophy: estrogen appears to be a critical factor. Hum.Molec.Genet. *10* (2001) 2709–2715.

Wenger, D.A., M.A.Rafi and P.Luzi, Molecular genetics of KRABBE disease (globoid cell leukodystrophy): diagnostic and clinical implications. Hum. Mutat. *10* (1997) 268–279.

OMIM 245200

KRABBE-Syndrom

s.a.
▶ Muskelhypoplasie, kongenitale universelle, Typ KRABBE

Kramer-Syndrom
▶ Okulo-Zerebrales Syndrom mit Hypopigmentierung

Kranio-diaphysäre Hyperostose
▶ LENZ-MAJEWSKI-Syndrom

Kraniodigitales Syndrom,
SCOTT-Syndrom

Von 3 Brüdern und einem sporadischen Fall beschriebene Kombination von Syndaktylien, kraniofazialen Auffälligkeiten und Oligophrenie. Aufgrund von isolierten Syndaktylien bei weiblichen Verwandten X-chromosomaler Erbgang vermutet. Siehe auch ▶ *Oto-Palato-Digitales Syndrom* (Identität mit Typ II?), FILIPPI-Syndrom (mit Mikrozephalus, ▶ *Syndaktylie*).

Literatur

Lorenz, P., G.Hinkel, C.Hoffmann and E.Rupprecht, The craniodigital syndrome of SCOTT: report of a second family. Am.J.Med.Genet. *37* (1990) 224–226.

Scott, C.R., J.I.Bryant and C.B.Graham, A new craniodigital syndrome with mental retardation. J.Pediat. *78* (1971) 658–663.

OMIM 312860

Kraniofazio-Taubheit-Hand-Syndrom
▶ WAARDENBURG-KLEIN-Syndrom

Kranio-Fronto-Nasale Dysplasie
▶ Kraniostenose

Kranio-Karpo-Tarsale Dystrophie
▶ FREEMAN-SHELDON-Syndrom

Kranio-Meta-Diaphysäre Dysplasie
▶ Kranio-Tubuläre Dysplasie

Kranio-Metaphysäre Dysplasie
▶ Dysplasie, kranio-metaphysäre

Kranio-Oro-Digitales Syndrom
▶ Oto-Palato-Digitales Syndrom II

Kraniostenose; Kraniosynostose; Skaphozephalus; Turrizephalus; Oxyzephalus

Genetisch bedingte Entwicklungsstörung des knöchernen Schädeldaches auf der Grundlage von Genmutationen.

Der Basisdefekt betrifft u.a. das Produkt eines Meta-Homeobox-Gens (*MSX2*) wahrscheinlich mit gewebeinduktiver Wirkung, einen Transkriptionsfaktor (Twist) oder die Fibroblasten-Wachstumsfaktor-Rezeptoren 2 und 3 (FGFR2; FGFR3). Die Störungen bedingen eine vorzeitige Verknöcherung unterschiedlicher Schädelnähte, wodurch es während des Hirnwachstums zu Verformungen von Hirn- und Gesichtsschädel und zu Hirndruckerscheinungen kommt.

Krankheitswert
Synostose oder frühzeitige Verknöcherung der Schädelnähte führt zu Schädeldysmorphien und teilweise zur Erhöhung des Schädelinnendrucks mit entsprechender neurologischer Symptomatik. Am häufigsten ist die Sagittalnaht betroffen: Dolicho- bzw. Skaphozephalus (mit Syndaktylie: Typ Philadelphia). Koronarnaht: Turrizephalus mit flacher Stirn, Brachyzephalus. Lambdanaht (selten): Turri- oder Skaphozephalus mit gewölbter Stirn. Sutura metopica: Trigonozephalus. In schweren Fällen Beeinträchtigung der Intelligenz und der Lebenserwartung. In etwa 15% der Fälle mit anderen Fehlbildungen kombiniert bzw. Teilsymptom komplexer Syndrome: Bisher mehr als 100 Syndrome bekannt, zu deren Symptomatik die K. gehört. JACKSON-WEISS-Syndrom: K. mit Mittelgesichtshypoplasie (OMIM 123150, s.a. ▶ Akrozephalosyndaktylie); K. mit Radiusdefekten: ▶ BALLER-GEROLD-Syndrom (OMIM 218600); Kranio-Fronto-Nasale Dysplasie bzw.

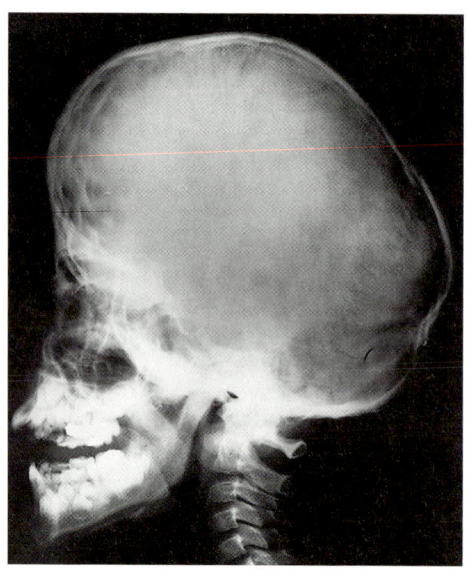

Kraniostenose. Koronarnahtaplasie, Wolkenschädel im Frontalbereich. Quer- und Höhendurchmesser vergrößert, Längendurchmesser vermindert.

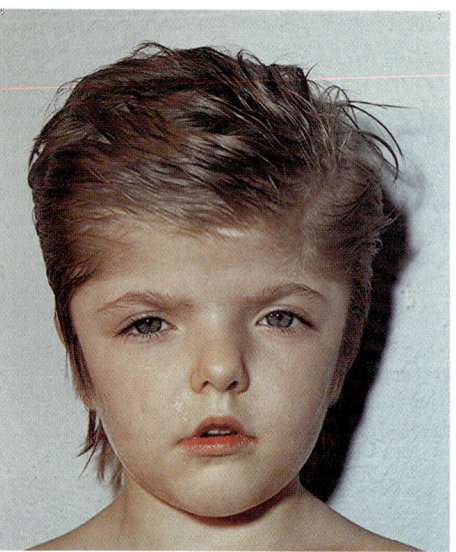

Kraniostenose. Brachyturrizephalus bei Koronarnaht-Synostose: Dreieckiges Gesicht bei breiter vorgewölbter Stirn, tiefem Haaransatz und weitem Augenabstand. Mittelgesichtshypoplasie, kleine Nase, dreieckiger Mund.

Dysostose (▶ *Fronto-Nasale Dysplasie*): Kranznahtsynostose, Brachyzephalus, Mittelgesichtshypoplasie, Hypertelorismus, antimongoloide Lidachsen, gespaltene Nasenspitze, Dysplasien

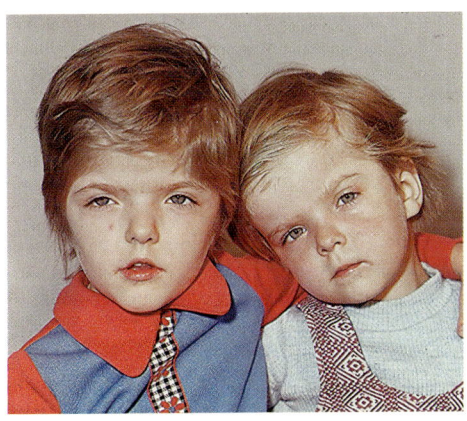

Kraniostenose. Turrizephalus bei Schwestern.

des Extremitäten- und Thoraxskeletts, typisch längsgefurchte Fingernägel, dickes Kräuselhaar, sehr variable Expressivität von pränatal letal im weiblichen Geschlecht bis nur angedeutete Symptomatik, zahlreiche fakultative Symptome. MUENKE-Syndrom: Koronarnahtsynostose mit Auffälligkeiten des peripheren Extremitätenskeletts sowie des Schultergürtels und der Halswirbelsäule (OMIM 134934, OMIM 602849). Siehe auch ▶ Trigonozephalus; ▶ Akrozephalosyndaktylie; ▶ CROUZON-Syndrom; ▶ SHPRINTZEN-GOLDBERG-Syndrom; ▶ Osteogenesis imperfecta (COLE-CARPENTER-Syndrom).

Therapiemöglichkeiten
Chirurgische Korrekturen mit unterschiedlichem Erfolg.

Häufigkeit und Vorkommen
Mehrere 100, teilweise familiäre Fälle beschrieben. Frequenz des Turmschädels in Mitteleuropa 1:1.400. Vom BALLER-GEROLD-Syndrom mindestens 20 Fälle z.T. aus Verwandtenverbindungen bekannt. Von der Kranio-Fronto-Nasalen Dysostose seit Erstbeschreibung 1979 über 36 weibliche und 6 männliche Patienten, mindestens 10 Sippen mit Merkmalsträgern in mehreren Generationen beschrieben. Gynäkotropie, Töchter von Merkmalsträgern sind alle betroffen, Söhne alle gesund.

Genetik
Heterogen. Bei isolierter K. in der Mehrzahl der beschriebenen Familien autosomal dominanter Erbgang, Genorte: 5q34-35 (Homeobox-Gen *MSX2*, Typ Boston, OMIM 123101), Allelie zur nichtsyndromatischen Form der ▶ *Foramina parietalia permagna*; 10q26 (*FGFR2*, JACKSON-WEISS-Syndrom, OMIM 123150), Allelie zu ▶ Akrozephalosyndaktylien, ▶ BEAR-STEVENSON-NEVIN-Syndrom mit Cutis gyrata, ▶ ANTLEY-BIXLER-Syndrom und ▶ CROUZON-Syndrom; 7p21 (*TWIST*), Allelie zu SEATHRE-CHOTZEN-Syndrom und ROBINOW-SORAUF-Syndrom; 4p16 (*FGFR3*, *MSX1*?, Typ Adelaide, OMIM 600593), Allelie zu ▶ Akrozephalosyndaktylie Typ III, ▶ thanatophorer Dysplasie, ▶ PARROT-Syndrom, einem Typ des CROUZON-Syndroms und zum MUENKE-Syndrom (Punktmutation P250R); 11q24.1-qter (▶ Trigonozephalie). K. mit Oligophrenie, proportioniertem Kleinwuchs und Auffälligkeiten des peripheren Extremitätenskeletts (▶ HUNTER-MCALPINE-Syndrom) autosomal dominant bedingt (4 Sippen bekannt), Genort 17q23.1-24.2. Seltener autosomal rezessiv bedingt (BALLER-GEROLD-Syndrom, OMIM 218600). Die Eigenständigkeit des BALLER-GEROLD-Syndrom wird allerdings angezweifelt, indem einzelne Fälle entweder der ▶ VATER-Assoziation oder der ▶ FANCONI-Anämie zugerechnet werden (differentialdiagnostisch hämatologische Untersuchungen notwendig). Die Beteiligung der einzelnen Schädelnähte ist unterschiedlich, intrafamiliär jedoch relativ konstant. Für die Kranio-Fronto-Nasale Dysostose wird X-chromosomaler Erbgang mit schwerer klinischer Manifestation im weiblichen Geschlecht durch metabolische Interferenz (Unverträglichkeit der Genprodukte bei Heterozygoten, Allelenunverträglichkeit) angenommen, Genort Xp22, OMIM 304110.

Familienberatung
Genaue familienanamnestische Erhebungen mit Untersuchung auch klinisch unauffälliger Sippenmitglieder wichtig. Die Beteiligung der einzelnen Schädelnähte und der zugrunde liegenden Mutation ist für die genetisch-nosologische Einordnung weniger bedeutungsvoll als andere begleitende Defekte, wie z.B. Skelettanomalien oder psychiatrisch-neurologische Symptome. Differentialdiagnostisch sind auszuschließen: Hypophosphatämie; HOLTERMÜLLER-WIEDEMANN-Syndrom; GREIG-Syndrom; Pseudothalidomid-Syndrom. Akrozephalosyndaktylie; BALLER-GEROLD-Syndrom und CROUZON-

Syndrom sind wegen klinischer und allelischer Überschneidungen nicht immer klar abgrenzbar. Bei der Kranio-Fronto-Nasalen Dysostose müssen vor allem männliche Verwandte auf Mikrosymptome untersucht werden: Häufig nur Hypertelorismus, breite Großzehen und gefurchte Fingernägel, bei Töchtern ist zu 100% mit schwerer Symptomatik zu rechnen.

Literatur

Ades, L.C., L.L.Morris, D.A.Simpson and E.A.Haan, HUNTER-MCALPINE syndrome: Report of a third family. Clin.Dysmorphol. *2* (1993) 123–130.

Cohen, M.M. and H.V.Toriello, Is there a BALLER-GEROLD syndrome?. Am.J.Med.Genet. *61* (1996) 63–64.

Feldman, G.J., D.E.Ward, E.Lajeunie-Renier et al., A novel phenotypic pattern in X-linked inheritance: craniofrontonasal syndrome maps to Xp22. Hum. Molec.Genet. *6* (1997) 1937–1941.

Flanagan, N., S.A.Boyadjiev, J.Harper et al., Familial craniosynostosis, anal anomalies, and porokeratosis: CAP syndrome. J.Med.Genet. *35* (1998) 763–766.

Galea, P. and J.L.Tolmie, Normal growth and development in a child with BALLER-GEROLD syndrome (craniosynostosis and radial aplasia). J.Med.Genet. *27* (1990) 784–787.

Jabs, E.W., U.Müller, X.Li et al., A mutation in the homeodomain of the human MSX2 gene in a family affected with autosomal dominant craniosynostosis. Cell *75* (1993) 443–450.

Jabs, E.W, X. Li, A.Scott, G.Meyers et al., JACKSON-WEISS and CROUZON syndromes are allelic with mutations in fibroblast growth factor receptor 2. Nature Genet. *8* (1994) 275–279.

Jabs, E.W., Toward understanding the pathogenesis of craniostenosis through clinical and molecular correlates. Clin.Genet. *53* (1998) 79–86.

Kan, S-H., N.Elanko, D.Johnson et al., Genomic screening of fibroblast growth-factor receptor 2 reveals a wide spectrum of mutations in patients with syndromic craniosynostosis. Am.J.Hum.Genet. *70* (2002) 472–486.

Kere, J., A.Ritvanen, E.Marttinen and I.Kaitila, Craniofrontonasal dysostosis: Variable expression in a three-generation family. Clin.Genet. *38* (1990) 441–446.

Kreß, W., H.Collmann, P.Zeitler and T.Grimm, Kraniostenosen – Widerspruch zwischen Genotyp und Phänotyp. Med.Genet. *9* (1996) 310–313.

Lowry, R.B., E.Wang Jabs, G.E.Graham et al., Syndrome of coronal craniosynostosis, KLIPPEL-FEIL anomaly, and SPRENGEL shoulder with and without Pro250Arg mutation in the FGFR3 gene. Am.J.Med. Genet. *104* (2001) 112–119.

Muenke, M., K.W.Gripp, D.M.McDonald-McGinn et al., A unique point mutation in the fibroblast growth factor receptor 3 gene (*FGFR3*) defines a new craniosynostosis syndrome. Am.J.Med.Genet. *60* (1997) 555–564.

Quarrell, O.W.J., E.L.Maltby and C.J.Harrison, BALLER-GEROLD syndrome and FANCONI anaemia. Am.J.Med.Genet. *75* (1998) 228–229.

Robin, N.H., B.Segel, G.Carpenter and M.Muenke, Craniosynostosis, Philadelphia type: a new autosomal dominant syndrome with sagittal craniosynostosis and syndactyly of the fingers and toes. Am.J. Med.Genet. *62* (1996) 184–191.

Thomas, J.A., D.K.Manchester, K.E.Prescott et al., HUNTER-MCALPINE craniosynostosis phenotype associated with skeletal anomalies and interstitial deletion of chromosome 17q. Am.J.Med.Genet. *62* (1996) 372–375.

Warmann, M.L., J.B.Mulliken, P.G.Hayward and U.Muller, Newly recognized autosomal dominant disorder with craniostenosis. Am.J.Med.Genet. *46* (1993) 444–449.

OMIM 123100, 123101, 123150, 218500, 218600, 304110, 600593

Kranio-Tubuläre Dysplasien

▶ *Dysplasien, kranio-tubuläre*

1. ▶ *PYLE-Syndrom*
2. ▶ *Kranio-Metaphysäre Dysplasie Typ JACKSON*
3. Kranio-Diaphysäre Dysplasie: Wenige, differentialdiagnostisch unklare Fälle. Eine Geschwisterschaft sowie Konsanguinität der Eltern eines sporadischen Falles sprechen für autosomal rezessiven Erbgang (OMIM 218300). In einer anderen Sippe mit etwas abweichender Symptomatik Mutter-Kind-Vererbung beschrieben (OMIM 122860). Eigenständigkeit unsicher. ▶ LENZ-MAJEWSKI-*Syndrom.*
4. ▶ *Dysosteosklerose*
5. ▶ *Okulo-Dento-Digitales Syndrom*
6. SCHWARTZ-LELEK-Syndrom: Zwei differentialdiagnostisch angezweifelte sporadische Fälle (OMIM 269300).
7. ▶ *Fronto-Metaphysäre Dysplasie*
8. Kranio-Meta-Diaphysäre Dysplasie, Schaltknochen-Typ ("wormian bone"-Typ). Bis-

her nur eine Geschwisterschaft aus einer Verwandtenverbindung bekannt.

Literatur

Langer, L.O., P.W.Brill, E.Afshani et al., Radiographic features of craniometadiaphyseal dysplasia, wormian bone type. Skeletal Radiol. *20* (1991) 37–41.

Thuirnau, G.R., S.A.Stein, G.B.Schaefer et al., Management and outcome of two pregnancies in a woman with craniodiaphyseal dysplasia. Am.J.Perinatol. *8* (1991) 56–61.

Krebs

Bösartige Wucherungen auf unterschiedlicher genetischer bzw. polyätiologischer Grundlage. Komplexer Vorgang, der mit dem Funktionsausfall oder der Aktivierung bestimmter Gene beginnt, die eine verstärkte Proliferation jeweils spezifischer Zellen bewirken. Es kommt zum Verlust der Kontrolle durch das umgebende Gewebe sowie durch zentrale Koordinationsmechanismen, zu invasivem Wachstum und zur Metastasierung.

Krankheitswert

Mehrere 100 nach Lokalisation, Histiogenese und Dignität unterschiedliche Typen. Breites Spektrum vom relativ gutartigen, nicht metastasierenden Tumor bis zu malignen, schnell metastasierenden, invasiv wachsenden und schnell zum Tode führenden Formen jede klinische Ausprägung möglich. Siehe auch ▶ *Leukosen*.

Therapiemöglichkeiten

Chirurgische Entfernung, Radio- und Chemotherapie mit vom Typ abhängigem, unterschiedlichem Erfolg. Die Überlebensrate ist allgemein, besonders aber bei kindlichen Krebserkrankungen, in den letzten Jahrzehnten infolge verbesserter Therapie gestiegen. Neuerdings wird Gentherapie durch Aktivierung immunkompetenter Killerzellen, Sensibilisierung gegenüber Cancerostatica und unterschiedliche andere Strategien versucht.

Häufigkeit und Vorkommen

Prävalenz 1:4, unter den Todesursachen in Mitteleuropa 4:10. Meistens sporadisch, wobei es bei jedem Krebstyp einen jeweils unterschiedlichen Anteil familiärer, in Klinik und Verlauf leicht abweichender Fälle gibt. Größtenteils familiär in mehreren Generationen oder in Geschwisterschaften kommen z.B. vor: ▶ *Adenomatosen*, gastrointestinale Karzinome im Rahmen von ▶ *Polyposen*, Ösophaguskarzinom im Rahmen einer ▶ *Palmoplantarkeratose*, Colon-Carcinom (▶ *Krebsfamiliensyndrom*), eine Form des ▶ *Brustkrebses* u.a. Bei ca. 10% der nahezu 4.000 monogen bedingten Krankheiten bzw. Defekten des Menschen gehört eine Disposition zu Krebs bzw. Leukosen zur Symptomatik, ▶ *Chromosomen-Bruch-Syndrome*,
▶ *Neurofibromatose v.-Recklinghausen*,
▶ *Werner-Syndrom*,
▶ *Chediak-Higashi-Syndrom*,
▶ *v.-Hippel-Lindau-Syndrom*,
▶ *Xeroderma pigmentosum*,
▶ *Basalzellnaevus-Syndrom*,
▶ *Krebs-Familien-Syndrom*,
▶ *Retinoblastom*;
▶ *Wilms-Tumor*.

Genetik

Zugrunde liegen rezessive, dominante oder Zweischritt-Mutationen entweder von Genen, die eine erhöhte Chromosomenbruchrate induzieren (▶ *Chromosomen-Bruch-Syndrome*), das Immunsystem schwächen (▶ *Immundefekte*), einen DNA-Reparaturdefekt bedingen (▶ *Xeroderma pigmentosum* oder Mismatchreparaturdefekte (▶ *Krebsfamilien-Syndrom I*), eine Stoffwechselsituation induzieren, die streng determiniert zur neoplastischen Proliferation führt (▶ *Polyposen*), oder die jeweils zell-, gewebe- oder organspezifisch mit der Regulation der Zellproliferation in Verbindung stehen: Entweder Onkogene, d.h. aktivierte Protoonkogene, Gene für Zellwachstumsfaktoren und deren Rezeptoren oder Suppressorgene, deren rezessive Mutationen und/oder Deletionen homozygot (Heterozygotie-Verlust) zur Dysregulation von Zellwachstums-, -proliferations- und -differenzierungsvorgängen führen. Durch Punktmutationen, Insertionen von Promotoren z.T. viraler Herkunft, Amplifikationen (im Chromosomenbild als Double-Minutes oder bestimmte homogen färbbare Regionen erkennbar) oder Translokationen werden die Protoonkogene aktiviert und damit zu Onkogenen oder transformierenden Genen. Meisten sind mehrere Gene kaskadenartig an der Krebsentwicklung beteiligt. Bei monogen bedingten Tumortypen werden Familiarität und sporadisches Auftreten ein und desselben Krebstyps mit der Zwei-Mutationen-Theorie (KNUDSON) erklärt. Für die krebsauslösende Wirkung sind zwei Mutations-Schritte in einem Suppressorgen-Locus nötig (▶ *Retinoblastom*, ▶ WILMS-*Tumor*): Ein rezessiv mutiertes Gen kann über die Keimbahn vererbt werden. Zur Expression kommt es erst durch dessen Duplikation oder eine Mutation im homologen Normalallel (Deletion, Heterozygotieverlust), dessen suppressive Wirkung dann wegfällt. Dieser zweite Mutationsschritt kann ebenfalls die Keimbahn betreffen (Familiarität) oder somatisch eintreten (sporadische Neoplasmen). Sekundäre Chromosomenanomalien können den Selektionsvorteil der Krebszellen verstärken. Umweltfaktoren spielen dabei eine individuell unterschiedliche, mit der beschriebenen jeweiligen genetischen Grundlage zusammenhängende, mutationsauslösende Rolle. Dazu gehören Viren (EPSTEIN-BAR-Virus u.a.), ionisierende Strahlen und Chemikalien (Benzpyren usw.), die jedoch in Abhängigkeit von der genetischen Situation nicht bei jedem Exponierten als Karzinogene wirken, wie auch Komponenten der normalen Umwelt (Tageslicht oder Nahrungsbestandteile) bei entsprechender Disposition Krebs auslösen können. Eine wichtige Rolle bei der körpereigenen, individuell unterschiedlichen Aktivierung oder Inaktivierung potentiell kanzerogener Stoffe aus der Umwelt spielen wiederum genetisch bedingte Stoffwechselvorgänge. Zum Beispiel unterschiedlicher Grad der Metabolisierung oder Entgiftung von Umweltstoffen wie Sauerstoffradikale oder aromatische Amine, durch Antioxidantien, Azetyltransferase- und andere Enzympolymorphismen oder durch die unterschiedliche Aktivität von intestinalen Multi-Drug-Resistance-Genen (P-Glykoprotein).

Familienberatung
Siehe entsprechende monogen bedingte Leiden mit Krebsneigung. Für andere, gelegentlich familiär auftretende Neoplasmen werden folgende Risikoziffern angegeben: Verwandte 1. Grades eines sporadischen Falles mit Kolon- oder Rektum-Karzinom, Duodenum-Karzinom, Bronchial-Karzinom oder WILMS-Tumor 1:20, mit ▶ *Brustkrebs* 1:15 (Frauen). Das Risiko erhöht sich bis auf das fünffache bei Auftreten multipler bzw. beidseitiger Primärtumoren und auf das neunfache bei Auftreten vor dem 5. Lebensjahrzehnt bzw. der Menopause. Existieren in einer Familie bereits 2 oder mehr Merkmalsträger, erhöht sich das Risiko für Geschwister auf das Doppelte. Entsprechende Erkrankungen in einer Sippe sollten als Hinweis auf eine Disposition gewertet und als Anlass für Vorsorgeuntersuchungen und Vermeidung krebsauslösender Noxen (Rauchen usw.) genommen werden. Bei Krebserkrankungen in der Kindheit ist, abgesehen von den monogenen Formen, das Risiko für Geschwister auf das Doppelte (1:300) gegenüber der Durchschnittsbevölkerung erhöht. Bei vielen anderen Krebserkrankungen besteht keine sicher erhöhte Wahrscheinlichkeit für Verwandte, ebenfalls zu erkranken. Gonadoblastome und Keimzelltumoren werden übererwartungsgemäß häufig bei Individuen mit Gonadendysgenesie oder Hypogonadismus festgestellt, die ein Y-Chromosom besitzen (45,X/46,XY; 46,XX/46,XY; ▶ *Pseudohermaphroditismus masculinus*). Prophylaktische Gonadektomie bzw. laufende Kontrolle werden empfohlen. Bei einem großen Teil der Tumorarten sind zytogenetisch oder molekulargenetisch spezifische Aberrationen nachweisbar. Entsprechende Untersuchungen im Tumorgewebe können deshalb diagnostisch hilfreich sein. Genetische Konsequenzen einer Therapie in Form einer erhöhten Rate von Chromosomopathien, monogenen Störungen oder Fehlbildungen bei Nachkommen von Krebspatienten haben sich auch nach hochdosierter Chemo- und Radiotherapie nach Krebserkrankung im Kindesalter nicht feststellen lassen.

Literatur
Arao, S., H.Suwa, M.Mandai et al., Expression of multidrug resistance gene and localization of P-glycoprotein in human primary ovarian cancer. Cancer Res. *54* (1994) 1355–1359.

Balansky, R., Z.Mircheva and P.Blagoeva, Modulation of the mutagenic activity of cigarette smoke, cigarette condensate and benzo(a)pyrene in vitro and in vivo. Mutagenesis *9* (1994) 107–112.

Borst, P., A.H.Schinkel, J.J.M.Smit et al., Classical and novel forms of multidrug resistance and the physical functions of P-glycoproteins in mammals. Pharmacol.Ther. *60* (1993) 289–299.

Byrne, J., S.A.Rasmussen, S.C.Steinhorn et al., Genetic disease in offspring of long-term survivors of childhood and adolscent cancer. Am.J.Hum.Genet. *62* (1998) 45–52.

Hein, D.W., R.J.Ferguson, M.A.Doll et al., Molecular genetics of human polymorphic N-acetyltransferase: enzymatic analysis of 15 recombinant wild-type, mutant, and chimeric NAT2 allozymes. Hum. Molec.Genet. 5 (1994) 729–734.

Knudson, A.G.Jr. Genetics of human cancer. J.Cell. Physiol. 129/Suppl. (1986) 7–11.

Parry, D.M., K.Berg, J.J.Mulvihill et al., Strategies for controlling cancer through genetics: report of a workshop. Am.J.Hum.Genet. 41 (1987) 63–69.

Krebs-Familien-Syndrom,

Lynch-Syndrom, Hereditäres Nicht-Polypöses Colon-Carcinom (HNPCC),

Familiäre Häufung von Kolorektalem Karzinom und Neigung zu weiteren Tumortypen.

Die frühere Einteilung in Lynch-Syndrom I und Lynch-Syndrom II ist aufgrund der molekulargenetischen Befunde fallen gelassen worden.

Kolon-Karzinom spezifischer proximaler Lokalisation (3-6% aller Fälle von Kolonkarzinom) mit Risiko für weitere Tumoren von Endometrium, Magen, Duodenum, Leber, Niere, Ureter, Brust, Haut und Ovar u.a. ohne oder mit nur wenigen intestinalen Polypen: Hereditary Nonpolyposis Colorectal Cancer (HNPCC). Abgrenzung zu kolorektalem Karzinom (1% aller Fälle) auf der Grundlage genetisch bedingter ▶ *intestinaler Polyposen* mit dem zugrunde liegenden Gen *APC* (Adenomatöse Polyposis Coli) bzw. *FAP* (Familiär-Adenoides-Polyposis), Suppressor-Gen in 5q21. Bei der Mehrzahl familiärer HNPCC und etwa 15% sporadischer nichtpolypöser colorectaler Carcinome (CRC) liegt eine Mutation in einem der Mismatchreparatur-Gene (*MMR*) zugrunde: meist *hMSH2* (50%), *hMLH1* (30%), *hPMS1* (5%), *hPMS2* (5), selten in *hMSH3* oder *hMSH6* (s.a. ▶ *Muir-Torre-Syndrom*). Diese wirken rezessiv, haben jedoch wie Suppressorgene die Tendenz in einem zweiten somatischen Mutationsschritt (Knudson) homozygot zu werden (LOH, **Loss of Heterozygocity**) und damit destabilisierend auf das Genom zu wirken (Mutator-Phänotyp, **Repair-Error**, RER+, an Mikrosatelliten-Instabilität erkennbar). Auf diese Weise ergibt sich ein autosomal dominanter Erbgang. Es kommt in unterschiedlichen Zellinien (clonale Heterogenie) zu weiteren krebsfördernden oder -auslösenden somatischen Mutationen in anderen Genen (*MCC*, *TP53*) und damit schrittweise zu Adenomen und Carcinomen. Genorte: 2p22-21 (COCA1, *hMSH2*, OMIM 120435); 3p21.3 (COCA2, *hMLH1*, OMIM 120436), Allelie mit ▶ *Muir-Torre-Syndrom*); 2q31-33 (h*PMS1*) und 7p22 (h*PMS2*); 2p16 (*hMSH6*) und 5q11-12 (*hMSH3*). Amsterdam-Kriterien für die Einordnung als HNPCC: Mindestens 3 Verwandte mit histologisch bestätigtem Colon-Ca, von denen einer ein Verwandter 1. Grades der anderen ist; mindestens 2 Generationen sind betroffen; mindestens ein Fall mit manifestem Colon-Ca vor dem 50. Lebensjahr. Frequenz: 1:2.000–1:200.

Autosomal dominanter Erbgang mit 70–80% Penetranz, wobei auch sporadische Kolonkarzinome zum Teil durch somatische Mutationen in den angeführten Genorten bedingt sind. Für Verwandte 1. Grades eines Patienten mit kolorektalem Karzinom ist das Krebsrisiko gegenüber der Durchschnittsbevölkerung auf das Zwei- bis Dreifache erhöht. Molekulargenetischer Ausschluss präsymptomatisch bei Risikopersonen anhand der Mikrosatelliten-Instabilität möglich. Engmaschiges prophylaktisches Krebs-Screening und Aufklärung in betroffenen Sippen wichtig. Unter diesen Bedingungen bei engmaschiger Vorsorgeuntersuchung und rechtzeitiger chirurgischer Intervention günstige Prognose.

Literatur

Bellacosa, A., M.Genuardi, M.Anti et al., Hereditary nonpolyposis colorectal cancer: Review of clinical, molecular genetics, and counseling aspects. Am.J.Med.Genet. 62 (1996) 353–362.

Burt, R.W., D.T.Bishop, H.T.Lynch et al., Risk and surveillance of individuals with heritable factors for colorectal cancer. Bull.WHO 68 (1990) 655–654).

Eshleman, J.R. and S.D.Markowitz, Mismatch repair defects in human carcinogenesis. Hum.Molec.Genet. 5 (1996) 1489–1494.

Friedl, W., L.Buschhausen, R.Kruse and C.Lamberti, Molekulargenetische Diagnostik beim erblichen kolorektalen Karzinom ohne Polyposis (HNPCC). Med.Genet. 8 (1996) 256–262.

Green, R.C., S.A.Narod, J.Morasse et al., Hereditary nonpolyposis colon cancer: Analysis of linkage to 2p15-16 places the COCAI locus telomeric to D2SI23 and reveals genetic heterogeneity in seven Canadian families. Am.J.Hum.Genet. 54 (1994) 1067–1077.

Homfray, T.E.R., S.E.Cottrell et al., Defects in mismatch repair occur after *APC* mutation in the pathogenesis of sporadic colorectal tumours. Hum. Mutat. *11* (1998) 114–120.

Lynch, H.T., T.Smyrk and J.F.Lynch, Overview of natural history, pathology, molecular genetics and management of HNPCC (LYNCH syndrome). Int.J. Canc. *69* (1996) 38–43.

Tannergard, P., E.Zabarovsky, E.Stanbridge et al., Sublocalization of a locus at 3p21.3-23 predisposing to hereditary nonpolyposis colon cancer. Hum. Genet. *94* (1994) 210–214.

Tannergard, P., T.Liu, Weger, A. et al., Tumorigenesis in colorectal tumors from patients with hereditary non-polyposis colorectal cancer. Hum.Genet. *101* (1997) 51–55.

Tomlinson, I.P.M., N.E.Beck, T.Homfray et al., Germline HNPCC gene variants have little influence on the risk for sporadic colorectal cancer. J.Med.Genet. *34* (1997) 39–42.

OMIM 114400, 114500, 120435, 120436, 120460, 120470, 159350, 164790, 175100

Kretinismus
▶ Hypothyreose

Kretinismus, athyreoter
▶ Athyreose

Kretinismus, hypophysärer
▶ Hypothyreose durch isolierten Thyreotropinmangel

Kropf
▶ Struma;
▶ Hypothyreose;
▶ V. BASEDOW-Syndrom

Kryoglobulinämie, essentielle,
MELTZER-Syndrom

Genetisch bedingte Kälteintoleranz auf der Grundlage einer Genmutation.
Im Serum lassen sich unphysiologische IgG-, IgM- und teilweise auch IgA-Globuline (Kryoglobuline) feststellen, die sich bei Kälte an andere Immunglobuline binden und präzipitieren. Die klinische Symptomatik leitet sich davon ab. Der Basisdefekt (Complementstörung?, Induktionsanomalie der Immunglobuline?, persistierende Antigene oder Immunkomplexe?) ist unklar.

Krankheitswert
Erstmanifestation klinischer Symptome vom Kindesalter an. An exponierten Haut- und Schleimhautpartien Quaddeln, Purpura, Nekrosen und Ulzerationen. Teilweise Nierenfunktionsstörungen mit Proteinurie und Hämaturie, Gelenkbeschwerden. Symptomatisch bei Endokarditis, rheumatischem Fieber, Myelomen und lymphatischen Leukosen.

Therapiemöglichkeiten
Prophylaktische Vermeidung von Kälteexpositionen einschließlich kalter Speisen und Getränke mit befriedigendem Erfolg.

Häufigkeit und Vorkommen
Wenige Sippen mit Merkmalsträgern in aufeinanderfolgenden Generationen beschrieben.

Genetik
Autosomal dominanter Erbgang. Keine Assoziation mit dem HLA-System und anderen Blutgruppensystemen.

Familienberatung
Differentialdiagnose zur symptomatischen K. (klinisch kein Unterschied), zur ▶ Kälte-Urtikaria und zur Kälte-Hämoglobinurie notwendig. In Anbetracht der meist guten Prognose kein Gegensand der Familienberatung.

Literatur
Nightingale, S.D. and R.P.Pelley, A shared cryoglobulin antigen in familial cryoglobulinemia. Am.J. Hum.Genet. *33* (1981) 722–734.

OMIM 123550

Kryptophthalmie; Kryptophthalmie-Syndaktylie-Syndrom,
FRASER-Syndrom

Genetisch bedingte Hemmungsfehlbildung der Augen auf der Grundlage einer Genmutation. Der Basisdefekt ist unbekannt. Entsprechende Bilder können tierexperimentell durch Sauerstoff- oder Vitamin-A-Mangel an trächtigen Ratten erzeugt werden.

Krankheitswert
Meist beidseitig. Der gewöhnlich verkleinerte und besonders in seinem vorderen Segment fehlgebildete Bulbus ist verdeckt. Hypoplasie bis Fehlen der Augenlider, Lidspalten, Zilien sowie der Tarsi. ▶ *Mikrophthalmie* mit fließenden Übergängen zu Anophthalmie. Meist kombiniert mit kraniofazialen Fehlbildungen (Meningozele, Lippen-Kiefer-Gaumen-Spalte, Ohrfehlbildungen mit Schwerhörigkeit, Spaltbildung der Nasenflügel, Hypertelorismus, Mikrodontie und andere Zahnanomalien), Syndaktylie, Hypogenitalismus, Pseudohermaphroditismus, Nierendys- und -agenesie (30%), Oligophrenie, Larynxstenose u.a.: Kryptophthalmie-Syndaktylie-Syndrom, FRASER-Syndrom, FRANÇOIS-Syndrom. Häufig totgeborene oder nur kurze Zeit lebensfähige Kinder.

Therapiemöglichkeiten
Nichts bekannt. Operation unmöglich.

Häufigkeit und Vorkommen
Seit Erstbeschreibung 1962 über 90 Fälle mit Kryptophthalmie-Syndaktylie-Syndrom bekannt, davon etwa 50% familiär. Bei 15% bestand Konsanguinität der Eltern.

Genetik
Bei bisher 3 Familien spricht das Vorkommen von ein- oder beidseitiger K. in aufeinanderfolgenden Generationen für autosomal dominanten Erbgang. Isoliert ohne Begleitfehlbildungen vorkommende K. kann auch exogen bedingt sein (▶ *Embryofetopathie*). Kryptophthalmie-Syndaktylie-Syndrom autosomal rezessiv bedingt mit intra- und interfamiliärer Variabilität, wobei die Kryptophthalmie nicht obligat ist. Sklerocornea ohne Kryptophthalmie, Hypertelorismus, Spaltnase, Syndaktylie und Genitalanomalien bisher von einem Kinde beschrieben. Eigenes Syndrom? Die Ursache eines Pseudohermaphroditismus ist unklar. K. kommt außerdem bei Trisomie 13 (▶ *PÄTAU-Syndrom*) und anderen Chromosomopathien vor. Siehe auch ▶ *Anophthalmie* (WAARDENBURG-Anophthalmie-Syndrom), ▶ *Mikrophthalmie*.

Familienberatung
Zytogenetische Diagnostik zum Ausschluss einer Chromosomopathie sollte vor allem bei komplexer Symptomatik durchgeführt werden. Für Differentialdiagnose zur Anophthalmie häufig bildgebende Verfahren notwendig. Pränatale Diagnostik ultrasonographisch von der 19. Schwangerschaftswoche an möglich.

Literatur
Boyd, P.A., J.W.Keeling and R.H.Lindenbaum, FRASER syndrome (cryptophthalmos-syndactyly syndrome): A review of eleven cases with postmortem findings. Am.J.Med.Genet. 31 (1988) 159–168.

Kantraputra, P.N., P.Eiumtrakul, T.Matin et al., Cryptophthalmos, dental and oral abnormalities, and brachymesophalangy of second toes: New syndrome or FRASER syndrome? Am.J.Med.Genet. 98 (2001) 263–268.

Martínez-Frías, M.L., E.Bermejo, T.Sanchez Otero et al., Sclerocornea, hypertelorism, syndactyly, and ambiguous genitalia. Am.J.Med.Genet. 49 (1994) 195–197.

Pankau, R., C.-J.Partsch, U.Jänig and R.Meinecke, FRASER (Cryptophthalmos-Syndactyly) syndrome: A case with bilateral anophthalmia but presence of normal eyelids. Genet.Couns. 5 (1994) 191–194.

Schauer, G.M., L.K.Dunn, L.Godmilow et al., Prenatal diagnosis of FRASER syndrome at 18,5 weeks gestation, with autopsy findings at 19 weeks. Am.J.Med.Genet. 37 (1990) 583–591.

OMIM 123570, 219000

KUFS-Syndrom
▶ Ceroid-Lipofuszinose

Kugelberg-Welander-Syndrom

▶ Muskelatrophie, spinale juvenile (Kugelberg-Welander)

Kuru

▶ Creutzfeldt-Jakob-Syndrom

Kurzdarm-Malrotations-Dysmotilitäts-Syndrom

Bisher von mindestens 20 Knaben bekannte X-chromosomale angeborene Kombination von verkürztem Jejunum, Malrotation und Darmobstruktion. Nachweis und Differentialdiagnose zum Hirschsprung-Syndrom und zum Malrotations-Syndrom ▶ *Malrotation, intestinale* röntgenologisch möglich. Chirurgische Eingriffe sowie spezielle Ernährungsmaßnahmen können ein Überleben der ersten Lebenswochen ermöglichen. Siehe auch ▶ *Megazystis-Mikrokolon-Hypoperistaltik-Syndrom*.

Literatur

Kern, I.B., A.Leece and T.Bohane, Congenital short gut, malrotation, and dysmotility of the small bowel. J.Pediatr.Gastroenterol. *11* (1990) 411–415.

Kurzrippen-Polydaktylie-Syndrom

▶ Thoraxdystrophie-Polydaktylie-Syndrom

Kurzsichtigkeit

▶ Myopie

Kuskokwim-Syndrom

▶ Arthrogryposis multiplex congenita

Kyrle-Syndrom,

Hyperkeratosis follicularis et parafollicularis in cutem penetrans, Hyperkeratosis penetrans.

Keratose unbekannter Ätiologie und Pathogenese.

Krankheitswert

Erstmanifestation klinischer Erscheinungen im Erwachsenenalter. Folliculäre und parafolliculäre, zu Plaques zusammenfließende Papeln vorwiegend an den Extremitäten, auf andere Körperpartien übergehend mit Ausnahme der Palmae und Plantae sowie der Schleimhäute. Vor allem kosmetische Beeinträchtigung.

Theraplemöglichkeiten

Symptomatische Behandlung unbefriedigend.

Häufigkeit und Vorkommen

Seit Erstbeschreibung 1916 etwa 50, bis auf wenige Geschwister überwiegend sporadische Fälle bekannt.

Genetik

Beteiligung genetischer Faktoren unsicher. Aufgrund der Geschwisterfälle wird autosomal rezessiver Erbgang vermutet. Beziehungen zur ▶ *Hyperkeratosis lenticularis perstans* unklar.

Familienberatung

Differentialdiagnose zur ▶ *Hyperkeratosis lenticularis perstans* anhand des histologischen Bildes notwendig. Familienberaterische Konsequenzen ergeben sich nicht.

Literatur

Kocsard, E., G.Palmer and T.J.Constance, Coexistence of hyperkeratosis lenticularis perstans (Flegel) and hyperkeratosis follicularis et parafollicularis in cutem penetrans (Kyrle) in a patient. Acta Derm. Venerol. *50* (1970) 385–390.

OMIM 149500

L

L-Ketten-Krankheit
▶ Plasmozytom

L1-Syndrom
▶ Hydrozephalus infolge Aquäduktstenose;
▶ Daumen, Syndrom des adduzierten (MASA)

LABAND-Syndrom
▶ Fibromatose des Zahnfleisches

Labio-Maxillo-Palato-Bronchiales Syndrom
▶ Lippen-Kiefer-Gaumen-Spalte mit Bronchialfehlbildungen

LADD-Syndrom
▶ Lakrimo-Aurikulo-Dento-Digitales Syndrom

Lagophthalmie
▶ Blepharophimose

Lakrimo-Aurikulo-Dento-Digitales Syndrom (LADD-Syndrom),
Lakrimo-Aurikulo-Radial-Dentales Syndrom (LARD-Syndrom), LEVY-HOLLISTER-Syndrom

Genetisch bedingter Symptomenkomplex auf der Grundlage einer Genmutation.

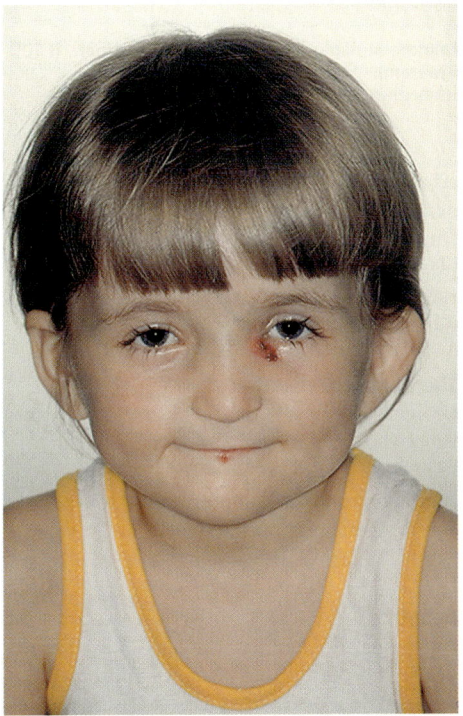

Lakrimo-Aurikulo-Dento-Digitales Syndrom (LADD-Syndrom). Telekanthus, antimongoloide Lidachse, große abstehende Ohren, Dakryozystidis li. (D. Horn)

Der Basisdefekt und die Pathogenese sind unbekannt.

Krankheitswert
Angeboren. Anomalien im Bereich der Tränenwege führen trotz verminderter Tränensekretion zu Tränenträufeln. Teilweise auch Xerophthalmie. Dysplasie der Ohrmuschel mit Schwerhörigkeit. Trockener Mund und Schwierigkeiten beim Essen durch verminderten bis fehlenden Speichelfluss infolge Speicheldrüsenhypo- oder -aplasie bzw. -atresie. Leichte Zahn-

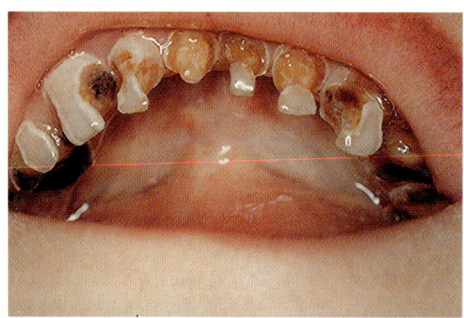

Lakrimo-Aurikulo-Dento-Digitales Syndrom (LADD-Syndrom). Kleine Zähne, schwere Karies (Zahnschmelzhypoplasie). (D. Horn)

schmelzdysplasie, stiftförmige seitliche Schneidezähne. Daumenanomalien (Triphalangie, Duplikation der Endphalanx) und andere Dysplasien des radialen Strahles bzw. des peripheren Extremitätenskeletts. Häufig Nierenfehlbildungen. Kleinwuchs.

Therapiemöglichkeiten
Lediglich symptomatische Korrekturen und Prophylaxe von Komplikationen möglich.

Häufigkeit und Vorkommen
Seit Erstbeschreibung 1967 mehr als 15 vorwiegend familiäre Fälle bekannt.

Genetik
Autosomal dominanter Erbgang. Variable Expressivität. Aufgrund von Symptom-Überschneidungen werden genetische Beziehungen zum EEC-Syndrom (▶ *Lippen-Kiefer-Gaumenspalte mit Spalthand und -fuß*, Allelie?) vermutet.

Familienberatung
Früherkennung im Hinblick auf die Einleitung konservativer Maßnahmen (Entzündungsprophylaxe im Augenbereich) wichtig. Pränatale Diagnostik bei schweren Formen höchstens ultrasonografisch anhand der Auffälligkeiten im Extremitätenskelett möglich. Merkmalsträger müssen mit einem 50%igen Risiko für ihre Kinder rechnen. Für jedes der Teilsymptome ist isoliertes Vorkommen mit autosomal dominantem Erbgang bekannt. Contiguous gene syndrome? Differentialdiagnose zum ▶ *Riley-Day-Syndrom* notwendig.

Literatur
Francannet, Ch., Ph.Vanlieferinghen, P.Dechelotte et al., LADD syndrome in five members of a three-generation family and prenatal diagnosis. Genet.Counsel. 5 (1994) 85–91.

Horn, D. and R.Witkowski, Phenotype and counseling in Lacrimo-Auriculo-Dento-Digital (LADD) syndrome. Genet.Counsel.4 (1993) 305–309.

OMIM 149730

VAN-LAERE-Syndrom
▶ Bulbärparalyse, progressive

Laktasemangel-Syndrom
▶ Laktose-Intoleranz

Laktatdehydrogenase-Mangel

Von seit 1980 über 10 vorwiegend japanischen Patienten beschriebener Mangel des Muskel-LDH-Isoenzyms (LDHA). Die klinische Symptomatik erklärt sich aus einer mangelnden Reoxidation von NADH und damit Störung des Energiestoffwechsels der Muskelzelle. Muskelschwäche mit schneller Ermüdbarkeit. Dadurch Komplikationen bei Entbindungen. Myoglobinurie. Exantheme. Kann jahrzehntelang klinisch unauffällig bestehen. Autosomal rezessiver Erbgang. Genort 11p15-13 (*LDH1*).

Literatur
Maekawa, M., K.Sudo, T.Kanno et al., A novel deletion mutation of lactate dehydrogenase A(M) gene in the fifth family with the enzyme deficiency. Hum.Molec.Genet. 3 (1994) 825–826.

Maekawa, M., K.Sudo, S.S.L.Li and T.Kanno, Genotypic analysis of families with lactate dehydrogenase A(M) deficiency by selective DNA amplification. Hum.Genet. 88 (1991) 34–38.

OMIM 150000

Laktose-Intoleranz,
Alaktasie, Laktasemangel-Syndrom, Disaccharid-Intoleranz II und III

Genetisch bedingter Enzymdefekt auf der Grundlage einer Genmutation. Der Gendefekt manifestiert sich in einem Mangel an Laktase (Lactase-Phlorizinhydrolase LCT, LPH) in der Darmschleimhaut. Dadurch kann der Milchzucker nicht in Galaktose und Glukose gespalten werden. Er wird nicht resorbiert, sondern bakteriell zersetzt. Die resultierenden Zersetzungsprodukte reizen die Darmschleimhaut direkt oder osmotisch, es kommt zur verstärkten Wassersekretion und zu schweren klinischen Symptomen. Normalerweise erlischt bei Säugetieren einschließlich des Menschen die Laktose-Toleranz mit Beendigung des Kindesalters allmählich. Lediglich bei Europiden persistiert die Laktose-Toleranz das Erwachsenenalter über. Bei der angeborenen Laktose-Transportstörung liegt wahrscheinlich eine andere Laktose-Resorptionsstörung vor, die zu der die Symptomatik auslösenden Laktosämie führt.

Krankheitswert
Vier Typen:
I. Angeborene familiäre L., primäre, neonatale Alaktasie: Erstmanifestation in den ersten Lebenswochen. Diarrhoe, Erbrechen, Leibschmerzen, allgemeines Missgedeihen und Entwicklungsverzögerung (Disaccharid-Intoleranz II).
II. Erworbene familiäre L., primäre Hypolaktasie der Erwachsenen: Erstmanifestation in der 2. Hälfte des 2. Lebensjahrzehnts. Allmählich entwickelt sich eine Unverträglichkeit von Milch und Milchprodukten (Disaccharid-Intoleranz III).
III. Sekundäre L.: Entwickelt sich im Gefolge von Darmerkrankungen wie Sprue, Karzinose, toxischer Schleimhautschädigung.
IV. Angeborener gastrointestinaler Transportdefekt für Laktose mit normaler Laktase-Aktivität: Laktosurie, renale tubuläre Azidose, Leberschäden, Katarakte. Schwerste Form.

Therapiemöglichkeiten
Laktosefreie Kost, d.h. Vermeidung von Milch und Milchprodukten. Bei Säuglingen Ernährung mit verdünnter, gesüßter Milch erfolgreich.

Häufigkeit und Vorkommen
Von Typ I etwa 40 Geschwister- und sporadische Fälle beschrieben, fast die Hälfte davon aus Finnland. Typ II vor allem bei Afrikanern, Indern und anderen Asiaten, Frequenz bis zu 1:2. Von der Transportstörung nur wenige, meist familiäre Fälle bekannt.

Genetik
Typ I und II autosomal rezessiv bedingt. Genort 2q21 (*LCT*). Die Annahme, dass es sich bei Typ II um eine adaptiv erworbene Hypolaktasie des Erwachsenenalters handelt, lässt sich nach den neuesten Erkenntnissen nicht mehr halten, offensichtlich entwickelt sich eine verminderte Transkriptionsaktivität des Gens im Erwachsenenalter. Transportstörung wahrscheinlich autosomal dominant bedingt.

Familienberatung
Früherkennung und sofortige Therapie bei Säuglingen wichtig. In Anbetracht der guten Therapiemöglichkeiten kann die Prognose als gut eingeschätzt werden. Nachweis durch Blutglukosemessung nach Laktose-Belastung oder durch ^{14}C-Bestimmung im ausgeatmeten $^{14}CO_2$ nach oralen Gaben von ^{14}C-Laktose.

Literatur
Boll, W., P.Wagner and N.Mantei, Structure of the chromosomal gene and cDNA coding for lactase-phlorizin hydroxylase in humans with adult-type hypolactasia or persistence of lactase. Am.J.Hum. Genet. *48* (1994) 889–902.

Enattah, N.S., T.Sahi, E.Savilahti et al., Identification of a variant associated with adult-type hypolactasia. Nature Genet. *30* (2002) 233–235.

Sahi, T., Genetics and epidemiology of adult-type hypolactasia. Scand.J. Gastroenterol. Suppl. *29* (1994) 7–20.

Savilahti,E., K.Launiala and P.Kuitunen, Congenital lactase deficiency: a clinical study on 16 patients. Arch.Dis.Child. *58* (1983) 246–252.

OMIM 150220, 223000, 233100

Laktoylceramidose
▶ DAWSON-Syndrom

LAMB-Syndrom
▶ Lentigines

Lambotte-Syndrom

Von einer arabischen Geschwisterschaft beschriebene Kombination aus primordialem Kleinwuchs, Mikrozephalus, kraniofazialen Auffälligkeiten, Hirnfehlbildungen mit schwerer neurologischer Symptomatik und zahlreichen fakultativen Abnormitäten. Geringe Lebenserwartung. Wahrscheinlich autosomal rezessiv bedingt.

Literatur
Verloes, A., P.Dodinval, L.Beco et al., Lambotte syndrome: Microcephaly, holoprosencephaly, intrauterine growth retardation, facial anomalies and early lethality – A new sublethal multiple congenital anomaly/mental retardation syndrome in four sibs. Am.J.Med.Genet. 37 (1990) 119–123.

OMIM 245552

Lamellarichthyose, autosomal dominante
▶ Ichthyosis congenita

LAMY-MAROTEAUX-Syndrom
▶ Dystrophie, diastrophische

LANDING-Syndrom
▶ Gangliosidose, generalisierte infantile

LANDOUZY-DÉJÉRINE-Syndrom
▶ Muskeldystrophie, Schultergürtel-Typ

LANGER-GIEDION-Syndrom
▶ Tricho-Rhino-Phalangie-Syndrom Typ II;
▶ Exostosen, multiple cartilaginäre

Langlebigkeit

Die Ursache für das physiologische Altern wird gegenwärtig einerseits in der verminderten Expression von Genen, besonders von Zellzyklus-regulierenden Genen, and andererseits in der zunehmenden Häufung fehlerhaft ablaufender Mitosen vermutet. Der Begriff L. und die Ursachen, wie z.b. Freiheit von lebensbedrohlichen Krankheiten, überdurchschnittliche Vitalität durch verzögertes Altern der Zellen infolge abgeschwächter oder verstärkt auf Tumorzellen gerichteter (p53) Apoptose-Vorgänge sowie DNA-Reparaturmechanismen, mitochondriale Polymorphismen und geringe Giftakkumulation sind gegenwärtig in Diskussion und keineswegs geklärt. Deshalb sei hier auf zusammenfassende Literatur bzw. Arbeiten mit neuen Aspekten verwiesen, in denen aus Tierversuchen auf einzelne die Lebenszeit beeinflussende Gene bzw. Allele und Gensysteme geschlossen wird. Siehe auch ▶ *Hyper-α-Lipoproteinämie*; ▶ *Abetalipoproteinämie*. Ein Genort 4q25.

Literatur
Bérubé, N.G., J.R.Smith and O.M.Pereira-Smith, Genetics of cellular senescence. Am.J.Hum.Genet. 62 (1998) 1015–1019.

Bonafé, M., F. Olivieri, D. Mari et al., p53 codon 72 polymorphism and longevity: additional data on centenarians from continental Italy and Sardinia. Am.J.Hum.Genet. 65 (1999) 1782–1785.

Herskind, A.M., M.McGue, N.V.Holm et al., The heritability of human longevity: A population-based study of 2872 Danish twin pairs born 1870-1900. Hum.Genet. 97 (1996) 319–323.

Ivanova, R., N.Hénon, V.Lepage et al., HLA-DR alleles display sex-dependent effects on survival and discriminate between individual and familial longevity. Hum.Molec.Genet. 7 (1998) 187–194.

Lin, K., H.Hsin, N.Libina and C.Kenyon, Regulation of the Caenorhabditis elegans longevity protein *DAF-16* by insulin/*IGF-1* and germline signaling. Nature Genet. 28 (2001) 139–142.

Nieme, A.-K., A. Hervonen, M. Hurme et al., Mitochondrial DNA polymorphisms associated with longevity in a Finnish population. Hum.Genet. 112 (2003) 29–33.

Perls, T.T., J.Wilmoth, R.Levenson et al., Life-long sustained mortality advantage of siblings of centenarians. Proc.Nat.acad.Sci. 99 (2002) 8442–8447.

Puca, A.A., M.J.Daly, S.J.Brewster et al., A genome-wide scan for linkage to human exceptional longevity identifies a locus on chromosome 4. Proc.Nat. Acad.Sci 98 (2001) 10505–110508.

Schächter, F., Causes, effects, and constrains in the genetics of human longevity. Am.J.Hum.Genet. 62 (1998) 1008–1014.

OMIM 152430, 606460

LARD-Syndrom
▶ Lakrimo-Aurikulo-Dento-Digitales Syndrom

LARON-Zwergwuchs
▶ Zwergwuchs-Syndrom, hypophysäres II

LARSEN-Syndrom

Genetisch bedingter Symptomenkomplex heterogener Ätiologie.
Der Basisdefekt ist unbekannt (Kollagen-Synthesestörung?).

Krankheitswert
Multiple angeborene Gelenkeluxationen bzw. -dislokationen, vor allem der Hüft-, Ellenbogen- und Kniegelenke mit Stellungsanomalien der Tibia. Charakteristischer Gesichtsausdruck mit ausladendem Stirnschädel, teilweise Hydrozephalus und Sattelnase. Gaumenspalte. Skoliose, Spina bifida und andere Anomalien der Wirbelkörper, Brachytelephalangie, akzessorische Mittelhand- und -fußknochen, Osteoporose, Kleinwuchs. Intelligenz und Lebenserwartung normal. Verschiedene fakultative Symptome. Schwerhörigkeit durch Beteiligung der Gehörknöchelchen. Ein als LARSEN-ähnliches, von wenigen sporadischen und Geschwisterfällen beschriebenes Syndrom mit multiplen Luxationen, Tracheomalazie und Lungenhypoplasie perinatal letal.

Therapiemöglichkeiten
Orthopädisch-symptomatische Behandlung bzw. chirurgische Korrekturen der Kniegelenks-Symptomatik mit befriedigendem Erfolg.

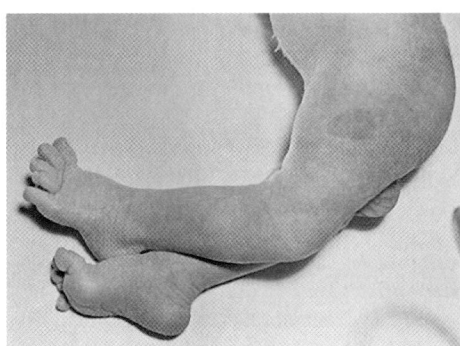

Larsen-Syndrom. Im Neugeborenenalter: Genua recurvata mit vorderer Kniegelenksluxation. (St. Braun)

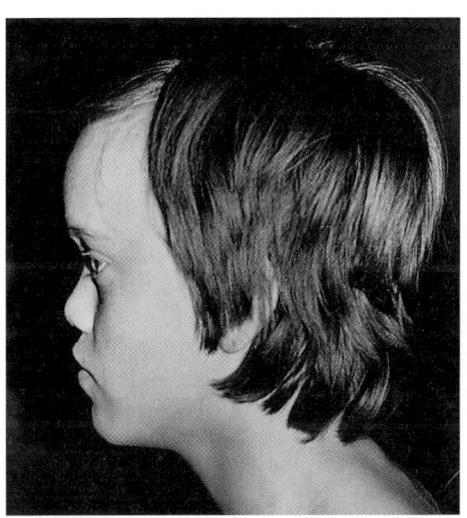

Larsen-Syndrom. Beim Erwachsenen: Typische flache Fazies mit breiter vorgewölbter Stirn; kleine Nase, eingezogene Nasenwurzel. (St. Braun)

Häufigkeit und Vorkommen
Inzidenz etwa 1:100.000. Bisher über 50 vorwiegend sporadische Fälle publiziert. Vereinzelt Geschwisterfälle. In einigen Sippen Merkmalsträger in bis zu 8 aufeinanderfolgenden Generationen beschrieben.

Genetik
Heterogen. Autosomal rezessiv oder dominant mit intrafamiliär variabler Expressivität, wobei erstere die frühkindlichen, schweren Formen sind. Eine auffällige Luxationsneigung lediglich der Patella (z.T. noch des Schultergelenkes) ohne die übrige Symptomatik ist ebenfalls autosomal dominant bedingt (OMIM 169000). Gen-

ort 3p21.1-14.1 (*LAR1*), weiterhin 6pter-p23 oder 1q32-qter?

Familienberatung

Differentialdiagnose zu ▶ *Oto-Palato-Digitalem Syndrom*, ▶ *RUBINSTEIN-TAYBI-Syndrom*, ▶ *mesomelem Zwergwuchs*, ▶ *EHLERS-DANLOS-Syndrom*, ▶ *DESBUQUOIS-Syndrom*, ▶ *Arthrogryposis multiplex congenita* und ▶ *isolierter Gelenkeschlaffheit* anhand der Skelettsymptome notwendig (Wirbelanomalien, Spaltgaumen, Hydrozephalus, vermehrte Ossifikationszentren). Aufgrund einer großen inter- und intrafamiliären Variabilität genaue familienanamnestische Erhebungen einschließlich der röntgenologischen Feststellung von Mikro- und Teilsymptomen bei klinisch gesunden Verwandten eines Merkmalsträgers zur Feststellung von Erbgang und Risiko wichtig. Das Risiko für Geschwister eines sporadischen Falles liegt empirisch unter 1:10. Eine intrafamiliär unterschiedliche Schwere der Erscheinungen von klinisch fast unauffällig bis zu ausgeprägt muss beachtet werden. Pränatale Ultraschall-Diagnostik anhand der Gelenkeauffälligkeiten im zweiten Trimenon kann versucht werden.

Literatur

Becker, R., R.-D.Wegner, J.Kunze et al., Clinical variability of LARSEN syndrome: diagnosis in a father after sonographic detection of a severely affected fetus. Clin.Genet. *57* (2000) 148–150.

Borochowitz, Z., M.Soudry and D.G.Mendes, Familial recurrent dislocation of patella with autosomal dominant mode of inheritance. Clin.Genet. *33* (1988) 1–4.

Frints, S.G.M., L.De Smet, G.Fabry and J.P.Fryns, A young female with asymmetric manifestation of LARSEN syndrome: another example of unilateral somatic cell-line mosaicism. Clin.Dysmorphol. *9* (2000) 273–276.

Knoblauch, H., M.Urban and S.Tinschert, Autosomal recessive versus autosomal dominant inheritance in LARSEN syndrome: report of two affected sisters. Genet.Counsel. *10* (1999) 315–320.

Lutter, L.D., LARSEN syndrome: Clinical features and treatment. J.Pediatr.Orthop. *10* (1990) 270–274.

Perquin, G., N.van Regenmorter, Hayezt-Delatte et al., Two unrelated children with partial trisomy 1q and monosomy 6p presenting with the phenotype of the LARSEN syndrome. Hum.Genet. *87* (1991) 587–591.

Petrella, R., J.G.Rabinowitz, B.Steinmann and K.Hirschhorn, Long-term follow-up of two sibs with LARSEN syndrome possibly due to parental germline mosaicism. Am.J.Med.Genet. *47* (1993) 187–197.

Topley, J.M., E.Varady and G.G.Lestringant, LARSEN syndrome in siblings with consanguineous parents. Clin. Dysmorphol. *3* (1994) 264–265.

Vujik, M., K.Hallstensson, J.Wahlström et al., Localization of a gene for autosomal dominant LARSEN syndrome to chromosome region 3p21.1-14.1 in the proximity of, but distinct from, the *COL7A1* locus. Am.J.Hum.Genet. *57* (1995) 1104–1113.

OMIM 150250, 169000, 245600, 245650

Larynxatresie

Angeborene embryonale Hemmungsfehlbildung unklarer Ätiologie.
Der Basisdefekt ist unbekannt. Die L. wird als Sequenz einer Retention der durch die fetale Lunge produzierten Flüssigkeit angesehen. Der umgekehrte Vorgang, Lungenhypoplasie durch L. ist allerdings auch möglich. Felddefekt im Rahmen des DI-GEORGE-Syndroms.

Krankheitswert

Unterschiedlich schwere Formen von der totalen Atresie mit fetalem Ascites, Lungenhypoplasie und sofortigem Tod der Neugeborenen über partielle L. bis zu kleinen latenten Stenosen bzw. Läsionen mit geringer Beeinträchtigung der Lebensfähigkeit und des Sprechvermögens. Häufig kombiniert mit ▶ *Ösophagusatresie*. Siehe auch ▶ *TORIELLO-CAREY-Syndrom*, ▶ *SHPRINTZEN-GOLDBERG-Syndrom*.

Therapiemöglichkeiten

Chirurgischer Eingriff. Je nach Schwere der Fehlbildung Tracheotomie sofort nach Geburt notwendig und lebenserhaltend.

Häufigkeit und Vorkommen

Sehr selten, meistens sporadische Fälle. Bei partieller L. auch familiäres Vorkommen beschrieben.

Genetik

Autosomal dominanter Erbgang in Familien mit partieller L. und Merkmalsträgern in aufeinanderfolgenden Generationen. Sporadische Fälle von totaler L. möglicherweise ebenfalls durch dominante Mutation bedingt, wegen Letalität nicht nachweisbar. Als Teilsymptom des ▶ DI-GEORGE-Syndroms und des ▶ Velo-Kardio-Fazialen Syndroms I auf einer Mikrodeletion in 22q11.2 beruhend.

Familienberatung
In betroffenen Familien muss die Möglichkeit der pränatalen Ultraschalldiagnostik (Ascites, Hydramnion) und bei Geburten eines sofortigen chirurgischen Eingriffes vorhanden sein. Bei sporadischen Fällen Risiko für Geschwister und andere Verwandte gegenüber der Normalbevölkerung kaum erhöht. Differentialdiagnose zu anderen angeborenen Larynxanomalien (▶ Rekurrensparese des Larynx; ▶ Abduktionsparese des Larynx) mit Atembehinderung notwendig. Bei bestehendem angeborenem Herzfehler Ausschluss von DI-GEORGE- und Velo-Kardio-Fazialem Syndrom molekularzytogenetisch wichtig.

Literatur
Fokstuen, S., A.Bottani, P.F.V.Medeuros et al., Laryngeal atresia type III (glottic web) with 22q11.2 microdeletions: Report of three patients. Am.J.Med. Genet. *70* (1997) 130–133.
Moerman, P., F.De Zegher, K.Vandenberghe et al., Laryngeal atresia sequence as part of the DiGEORGE development field defect. Genet.Couns. *3* (1992) 133–137.
Silver, M.M., W.A.Thurston and J.E.Patrick, Perinatal pulmonary hyperplasia due to laryngeal atresia. Hum.Pathol. *19* (1988) 110–113.
Watson, W.J. and D.P.Munson, Amniotic fluid analysis in a fetus with laryngeal atresia. Prenatal Diagn. *15* (1995) 571–572.

OMIM 150300

Larynx-Spalte
▶ Spaltlarynx

Lateralitäts-Defekte
▶ KARTAGENER-Syndrom

Lateralsklerose, amyotrophische (ALS),
CHARCOT-Syndrom

Symptomentrias aus spinaler Muskelatrophie, Bulbärparalyse und spastischer Spinalparalyse unterschiedlicher Ätiologie.
Es besteht eine Atrophie (Degeneration?) von Vorderhornzellen, motorischen Hirnnervenkernen und Pyramidenbahn bei typischen Sphingomyelin-haltigen Einschlusskörpern in den verbliebenen Zellen. Der Basisdefekt betrifft bei einem familiären Typ und einzelnen sporadischen Fällen die Cu-Zn-Superoxiddismutase (SOD). Der Zusammenhang mit dem selektiven Untergang der motorischen Hirnnerven ist noch unklar. Neuerdings wird aus Tierversuchen auf eine Beteiligung des Vasculären Endothelialen Wachstums (Growth-) Faktors-2 (VEGF2) geschlossen. Dessen Mutation verursacht eine Unterversorgung der motorischen Neuronen mit Sauerstoff und damit eine verminderte Reaktion der Gefäße auf Hypoxie, die die motorischen Neuronen selektiv zum Absterben bringt. Störungen in dem System eines Hypoxie-induzierbaren Faktors mit Ausfall der Reaktion des Endothelzell-Wachstumsfaktors könnten auch für andere Formen der ALS Bedeutung haben. Weiterhin werden diskutiert: Autoimmunerkrankung?, Störung des Glutamat-Gleichgewichtes im Transmittersystem durch einen Defekt eines Glutamat-Transporters, EAAT2 (*SLC1A2*)?

Krankheitswert
Erstmanifestation klinischer Erscheinungen durchschnittlich im 5. Lebensjahrzehnt, selten vor dem 25. Lebensjahr (juvenile ALS). Muskelatrophie an den Händen, auf Arme, Schultergürtel und schließlich Gesicht übergreifend. Reflexanomalien mit Spastik an Armen und Beinen. Muskelflimmern. Bulbärparalyse. Tod innerhalb weniger (1–10) Jahre. Familiäre Fälle mit etwas langsamerem Verlauf als sporadische. Primäre Lateralsklerose mit langsamerem Verlauf, meistens ebenfalls an den oberen, weniger häufig an den unteren Extremitäten oder bulbär beginnend, spastische Parese der Extremitäten- und Gesichtsmuskulatur, Schluckbeschwerden. Dysarthrie.

Lateralsklerose, amyotrophische (ALS)

Therapiemöglichkeiten
Bisher keine wirksame Therapie bekannt. Neuerdings wird eine Kombinationstherapie mit einem Glutamat-Antagonisten (Riluzol®) für aussichtsreich gehalten. In Zukunft eventuell Caspase-Hemmer erfolgreich.

Häufigkeit und Vorkommen
Frequenz in Europa und Nordamerika 1–4:100.000. Von allen größeren Rassen beschrieben. 90–95% der Fälle sporadisch mit Bevorzugung des männlichen Geschlechts (2:1). Familiär bei Geschwistern oder in mehreren aufeinanderfolgenden Generationen mit nahezu gleicher Geschlechtsverteilung sehr selten. Regionale Häufung einer ALS mit ▶ PARKINSON-Syndrom auf bestimmten Pazifik-Inseln (Guam, Neuguinea) und Japan: Motor neuron disease.

Genetik
Heterogen. Für sporadische, klinisch und histopathologisch von familiären leicht unterschiedene Fälle werden exogene Ursachen (Radikalbildung durch Traumen Temperatureinwirkungen, körperliche Anstrengung, Virosen, Lues, immunologische und Ernährungsfaktoren) oder multifaktorielle Genese mit Schwellenwerteffekt eines Suszeptibilitätsgens und auslösenden äußeren Faktoren diskutiert. Die selteneren differentialdiagnostisch gesicherten familiären, untereinander wieder heterogenen Formen sind autosomal dominant oder rezessiv bedingt.
Genorte:
- 21q21-22.2 (*SOD1*), ALS1, dominant-negativ-Mutation, Lou-Gehrig-Syndrom (nach einem weltbekannten Athleten mit frühmanifester ALS benannt, OMIM 105400, 147450), etwa 20% der familiären ALS;
- 9q34, ALS4, juvenile progrediente Form, OMIM 602433, autosomal rezessiv bedingt;
- 2q33-35 (*ALS2*, Alsin, wahrscheinlich Signaltransduktions-Protein), ALS2, juvenile progrediente Form OMIM 205100, mit Demenz, OMIM 205200, Allelie mit einer Form der infantilen autosomal rezessiven Spastischen ▶ *Spinalparalyse*;
- 15q15-21, ALS5, OMIM 602099.
- Eigenständige, autosomal dominante Typen sind charakterisiert durch zusätzliche Beteiligung des Cortex cerebri und Demenz;
- 9q21-22, ALS mit Demenz;
- 17q21.11 (Protein Tau, OMIM 105550), ALS mit Schizophrenie und ▶ PARKINSONismus (Disinhibitations-Syndrom) Allelie mit der einen Form der ▶ *frontotemporalen Demenz*, der pallido-ponto-nigralen Degeneration (▶ PARKINSON-*Syndrom*), einer Form des PICK-Syndroms und der progressiven subkortikalen Gliose. Diesem Typ steht die ALS auf Guam nahe (ALS mit PARKINSONismus und Demenz, OMIM 105500), die zwar eine familiäre Häufung erkennen lässt, für deren Ursache jedoch exogene (Genuss von Cycas circinalis im Jugendalter, Metallintoxikation) Faktoren diskutiert werden, da sie früher auch bei Einwanderern auftrat und mit Nahrungsumstellung seit Ende des 2. Weltkrieges stark an Frequenz abgenommen hat. Eine genetische Disposition ist aus epidemiologischen Gründen fraglich.
- 11q13 (*VEGF2*);
- 11p13-p12 (*SLC1A2*).
- ALS3 ▶ *spastische Spinalparalyse*.
- Weitere Genorte für autosomal dominante ALS (jeweils eine Sippe) 18q21; 22q12.2 (*NFH*, Neurofilament-Untereinheit H).

Bei sporadischen Fällen nur vereinzelt Mutationen in den bisher bekannten Loci. Einen modifizierenden Einfluss auf Erstmanifestationsalter und Verlauf bzw. Schwere übt offensichtlich der Genort für einen neurotropen Faktor aus, Genort 9q12.2 (*CNTF*, **C**iliary **N**eurotrophic **F**actor), dessen Mutationen oder Polymorphismen bei ALS1 die intrafamiliäre Variabilität erklären können und auch bei frühmanifesten sporadischen Fällen nachweisbar sind.

Familienberatung
Genaue familienanamnestische Erhebungen zur Frage der Familiarität wichtig. Bei familiärer L. kann nicht mit einer intrafamiliären Konstanz des Erstmanifestationsalters sowie der Teilsymptome gerechnet werden. Nachweis der verminderten SOD-Aktivität im Serum und molekulargenetisch möglich. Bei negativer Familienanamnese Differentialdiagnose zu Zustand nach Enzephalomyelitiden, Intoxikationen sowie zu Spät-Lues, Leukodystrophien, Syringomyelie, spinalen Muskelatrophien, isolierten Bulbär- und Spinalparalysen oft schwierig. Bei stummer Familienanamnese kann das Risiko für Verwandte als gering angesehen werden.

Literatur

Bailey-Wilson, J.E., C.C.Plato, R.C.Elston and R.M.Garruto, Potential role of an additive genetic component in the cause of amyotrophic lateral sclerosis and PARKINSONism-dementia in the western Pacific. Am.J.Med.Genet. *45* (1993) 66–76.

Gies, R., B.Holtmann, M.Braga et al., Early onset of severe familial amyotrophic lateral sclerosis with a *SOD-1* mutation: Potential impact of *CNTF* as a candidate modifier gene. Am.J.Hum.Genet. *70* (2002) 1277–1286

Hand, C.K., J.Khoris, F.Salachas et al., A novel locus for familial amyotrophic lateral sclerosis on chromosome 18q. Am.J.Hum.Genet. *70* (2002) 251–256.

Kunst, C.B., E.Mezey, M.J.Brownstein and D.Patterson, Mutations in *SOD1* associated with amyotrophic lateral sclerosis cause novel protein interactions. Nature Genet. *15* (1997) 91–94

Li, X. and U.Francke, Assignment of the gene *SLC1A2* coding for the human glutamate transporter EAAT2 to human chromosome 11 bands p13-p12. Cytogenet.Cell Genet. *71* (1995) 212–213.

Oosthuyse, B., L.Moons, E.Storkebaum et al., Deletion of the hypoxia-response element in the vascular endothelial growth factor promotor causes motor neuron degeneration. Nature Genet. *28* (2001) 131–137.

Rothstein, J.D., L.J.Martin and R.W.Kuncl, Decreased glutamate transport by the brain and spinal cord in amyotrophic lateral sclerosis. New Engl.J.Med. *326* (1992) 1464–1468.

Shaw, P.J., Genetic inroads in familial ALS. Nature Genet. *29* (2001) 103–104.

Siddique, T. and H.-X.Deng, Genetics of amyotrophic lateral sclerosis. Hum.Molec.Genet. *5* (1996) 1465–1470.

Skene, J.H.P. and D.W.Cleveland, Hypoxia and Lou Gehring. Nature Genet. *28* (2001) 107–108.

Wilhelmsen, K.C., T.Lynch, E.Pavlou et al., Localization of Disinhibition-Dementia-PARKINSONism-Amyotrophy complex to 17q21-22. Am.J.Hum.Genet. *55* (1994) 1159–1165.

Zhang, Z.X., D.W.Anderson, N.Mantel and G.C.Roman, Motor neuron disease on Guam: Geographic and familial occurrence, 1956-1985. Acta Neurol.Scand. *94* (1996) 51–59.

OMIM 105400, 105500, 105550,147450, 205100, 205200, 602099, 602433

LAUNOIS-BENSAUDE-Syndrom
▶ Lipomatose, multiple symmetrische

LAURENCE-MOON-BIEDL-BARDET-Syndrom,
BIEDL-BARDET-Syndrom

Genetisch bedingte, komplexe Entwicklungsstörung auf der Grundlage einer Genmutation. Die Art der Basisdefekte (Enzymopathie?, Störung der hypothalamo-hypophysären Funktion?, Kinesin-Defekt?) für die klinischen Erscheinungen ist noch unbekannt.

Krankheitswert

Angeboren, Adipositas, Hypogenitalismus und Hypogonadismus (Degeneration der Hoden-Tubuli, LEYDIG-Zell-Hypoplasie, LH, FSH, Serum-Prolactin, HGH und Plasma-Testosteron normal, letzteres mit HCG jedoch nicht weiter stimulierbar). Retinopathia pigmentosa und andere Augenfehler führen zur Erblindung. Diabetes mellitus, Hypertonie. Zahnunterzahl. Polydaktylie der Füße. Geistige und körperliche Retardation, Oligophrenie. Todesursache meist schon im Kindesalter ist häufig eine primäre Nierenhypoplasie mit Pyelonephritis und Urämie. Klinische Unterscheidung von 2 Syndromen gerechtfertigt: LAURENCE-MOON-S. ohne Polydaktylie und Adipositas, mit Paraplegie und Muskelschwäche (OMIM 254800); BIEDL-BARDET-S. mit Polydaktylie, Adipositas und Nierensymptomatik. Zahlreiche fakultative Symptome. Nosologische Abgrenzung zum ▶ ALSTRÖM-*Syndrom* und zum BIEMOND-Syndrom II (mit Iriskolobom) noch unklar.

Therapiemöglichkeiten

Symptomatische Behandlung und Gaben von anabolen Steroiden mit unbefriedigendem Erfolg.

Häufigkeit und Vorkommen

Mehrere 100 Fälle vorwiegend mit dem Typ BIEDL-BARDET aus allen Kontinenten beschrieben. Inzidenz regional unterschiedlich 1:160.000-15.000, je nach Häufigkeit von Verwandtenehen. LAURENCE-MOON-Syndrom wesentlich seltener. Leichte Androtropie. Frequenz in Mitteleuropa etwa 1:160.000, Genfrequenz 1:400. Ca. 80% der Fälle familiär. 50% der Fälle stammen aus Verwandtenverbindungen.

Genetik

Heterogenie. Autosomal rezessiver Erbgang. Genorte für BIEDL-BARDET-Syndrom: 16q21 (BBS2, ca. 27% der Fälle, OMIM 209900); 11q13 (*MYO7A*, BBS1, ca.1/2 der Fälle, OMIM 209901), Allelie mit dem USHER-Syndrom IB und der isolierten autosomal rezessiven ▶ *Schwerhörigkeit DFNB2*; 3p12 (BIEMOND-Syndrom II, BBS3), 15q22.3-23 (BBS4, ca.1/3 der Fälle); 2q31 (BBS5); 20p12 (*MKK*, BBS6), Allelie mit dem ▶ *KAUFMAN-McKUSICK-Syndrom*. Volle Penetranz und intra- sowie interfamiliär variable Expressivität. In einzelnen Familien Teilmanifestation bei Heterozygoten, so dass auch in Abhängigkeit von der Definition von unvollständig dominantem Erbgang gesprochen werden kann. Für das ▶ *BIEMOND-II-Syndrom* mit Kolobom oder Aniridie (BBS3) wird neuerdings nach klinischen Gesichtspunkten eine Differenzierung in 6 Typen vorgeschlagen (Verloes et al. 1997).

Familienberatung

Heterozygote z.T. nur mit Mikro- oder Teilsymptomen. Frühdiagnose von Geburt an möglich und für Prophylaxe der Sekundärerscheinungen wichtig. Bei sporadischen Fällen kann die Unterscheidung zwischen BBS und KAUFMAN-McKusick-Syndrom wegen allelischer Überschneidungen klinisch und molekulargenetisch schwierig sein. Differentialdiagnose zu ▶ *ALSTRÖM-Syndrom*, ▶ *BÖRJESON-FORSSMAN-LEHMANN-Syndrom*, ▶ *PRADER-WILLI-Syndrom*, ▶ *SMITH-LEMLI-OPITZ-Syndrom* und ▶ *COHEN-Syndrom* notwendig. Für die Art des Erbganges kann die Familienanamnese Hinweise geben, wobei die stark variable intrafamiliäre Expressivität zu berücksichtigen ist.

Literatur

Beales, P.L., A.M.Warner, G.A.Hitman et al., BARDET-BIEDL syndrome: a molecular and phenotypic study of 18 families. J.Med.Genet. *34*(1997) 92–98.

Bruford, E.A., R.Riise, P.W.Teague et al., Linkage mapping in 29 BARDET-BIEDL syndrome families confirms loci in chromosomal regions 11q13, 15q22.3-q23, and 16q21. Genomics *41* (1997) 93–99.

Carmi, R., K.Elbedour, E.M.Stone and V.C.Sheffield, Phenotypic differences among patients with BARDET-BIEDL syndrome linked to three different chromosome loci. Am.J.Med.Genet. *59* (1995) 199–203.

Croft, J.B. and M.Swift, Obesity, hypertension, and renal disease in relatives of BARDET-BIEDL syndrome sibs. Am.J.Med.Genet. *36* (1990) 37–42.

Farag, I. and A.S.Teebi, BARDET-BIEDL and LAURENCE-MOON syndromes in a mixed Arab population. Clin.Genet. *33* (1988) 78–82.

Katsanis, N., E.R.Eichers, S.J.Ansley et al., *BBS4* is a minor contributor to BARDET-BIEDL syndrome and may also participate in triallelic inheritance. Am.J.Hum.Genet. *71* (2002) 22–29.

Kwitek-Black, A.E., R.Carmi, G.M.Duyk et al., Linkage of BARDET-BIEDL syndrome to chromosome 16q and evidence for non-allelic genetic heterogeneity. Nature Genet. *5* (1993) 392–396.

Mykytyn, K., T.Braun, R.Carmi et al., Identification of the gene that, when mutated, causes the human abesity syndrome BBS4. Nature Genet. *28* (2001) 188–190.

O'Dea, R.F., P.S.Parfrey, J.D.Harnett et al., The importance of renal impairment in the natural history of BARDET-BIEDL syndrome. Am.J.Kidney Dis. *27* (1996) 776–783.

Slavotinek, A.M. and L.G.Biesecker, Phenotypic overlap of McKUSICK-KAUFMAN syndrome with BARDET-BIEDL syndrome: A literatur review. Am.J.Med.Genet. *95* (2000) 208–215.

Verloes, A., I.K.Temple, S.Bonnet and A.Bottani, Coloboma, mental retardation, hypogonadism, and obesity: Critical review of the so-called BIEMOND syndrome type 2, updated nosology, and delineation of three "new" syndromes. Am.J.Med.Genet. *69* (1997) 370–379.

Young, T.-L., M.O.Woods, P.S.Parfrey et al., Canadian BARDET-BIEDL syndrome family reduces the critical region of BBS3 (3p) and presents with variable phenotype. Am.J.Med.Genet. *78* (1998) 461–467.

OMIM 209900, 209901, 210350, 245800, 600151, 600374, 603650, 605231

LAURIN-SANDROW-Syndrom
▶ SANDROW-Syndrom

Lävulosurie
▶ Fruktosurie

LAWRENCE-Syndrom
▶ Lipodystrophie, generalisierte, angeborene

Lazy-Leukozyten-Syndrom
▶ Neutrophilen-Funktionsstörung

LCAT-Mangel
▶ Lecithin-Cholesterol-Acyltransferase-Mangel

LEBER-Syndrom,
juvenile Optikusatrophie, LEBERsche Hereditäre Opticus-Neuropathie, LHON)

Genetisch bedingte Sehnervendegeneration auf der Grundlage einer Mitochondrienmutation. Die unterschiedlichen mitochondrialen Mutationen betreffen die NADH-Dehydrogenase (Coenzym-Q-Oxidoreduktase, Komplex I), ND4-Protein (Position 11778) oder seltener ND1 (Positionen 7444, 4160, 3460, 4216 und 3394), ND2 (4917, 5244), ND5 (13708, sekundär mit 14484) und ND6 (14484 und 14459, klinisch schwerste Form) und vereinzelt auch anderer Komplexe (Cytochrom-C-Oxidase III und IV, (Positionen 9804 und 9438) und damit die Atmungskette. Es kommt zu ATP-Mangel und Untergang der Nervenzellen. Die Schwere der klinischen Erscheinungen ist von der Mutation und von dem Anteil defekter Mitochondrien abhängig (Heteroplasmie). Ausnahmsweise kann auch die Sequenz für eine tRNA betroffen sein (nt3242 – tRNA^{Leu}). Siehe auch ▶ *Mitochondriopathien*.

Krankheitswert
Erstmanifestation nach der Pubertät, in Ausnahmefällen früher (selbstständige juvenile Form?). Progrediente Verschlechterung des Sehvermögens, teilweise bis zur Erblindung im 5.–6. Lebensjahrzehnt. Präsymptomatisch Degeneration der retinalen Nervenfasern und sichtbare peripapilläre Mikroangiopathie. Gehäuft Herzrhythmusstörungen.

Therapiemöglichkeiten
Unbekannt. Prednison- und Hydroxycobalamin-Gaben wirkungslos.

Häufigkeit und Vorkommen
Inzidenz 1:100.000–50.000. Mehrere 100 familiäre Fälle, besonders eingehend aus Skandinavien, beschrieben. Bei Japanern nur angedeutete, bei Europiden ausgeprägte Androtropie, wobei bevorzugt die Söhne von Schwestern der Merkmalsträger betroffen sind. Die Nachkommen dieser Männer sind weder Merkmalsträger/innen noch Konduktorinnen (LOSSENsche Regel), da Mitochondrien der Spermien nicht in die Zygote und damit in die nächste Generation gelangen. Bei Europiden in 50% und bei Asiaten in mehr als 90% der Fälle Mutation in Position 11778, zweithäufigste Mutationen in nt3460 und nt14484. Mutationen in den anderen Positionen (<5%) sind z.T. noch umstritten.

Genetik
Erbgang noch nicht generell geklärt und wahrscheinlich familienspezifisch unterschiedlich. In Europa ausgeprägte Androtropie (85%), wobei die Anlage mit den Mitochondrien nur durch Frauen vererbt wird und ein vermutetes weiteres beteiligtes Gen als Modifikator auf dem X-Chromosom (Xp21) nicht bestätigt wurde. Bei Konduktorinnen für dieses Gen sollte es danach in Kombination mit der mitochondrialen Mutation nur zur Manifestation kommen, wenn eine ungleichmäßige LYONisierung im 6-Zellstadium die embryonalen Optikusanlage betrifft. Neuerdings werden andere, z.T. nicht genetische Faktoren (Rauchen, Alkoholgenuss) dafür verantwortlich gemacht, dass sich die Mutation nur bei 50% der männlichen und 10% der weiblichen Anlagenträger klinisch manifestiert. Die entsprechende Information mit den defekten Mitochondrien wird theoretisch an alle männlichen und weiblichen Nachkommen einer Konduktorin weitervererbt. Durch die Zufallsverteilung der Mitochondrien bei der Oogenese kommen auch normalsichtige männliche Nachkommen solcher Frauen vor. Meistens besteht Heteroplasmie, d.h. über mehrere Generationen zu verfolgende, von Gewebe zu Gewebe unterschiedliche Mischung normaler und mutierter Mitochondrien, die die starke intrafamiliäre variable Expressivität erklären kann. In anderen Sippen ist der Erbgang autosomal dominant (▶ *Optikusatrophie, isolierte, Typ* KJER).

Familienberatung
Erbprognostische Einschätzungen müssen von dem familienanamnestisch festzustellenden

spezifischen Erbgang in der betreffenden Sippe ausgehen und auch die interfamiliär und intrafamiliär sehr unterschiedliche Expressivität durch unterschiedlich betroffene Mitochondrienpositionen und Heteroplasmie bzw. -somie berücksichtigen. Konduktorinnen lassen sich anhand der Manifestation bei ihren Kindern und z.T. an mikroangiopathischen Augenhintergrundsveränderungen sowie an EKG-Auffälligkeiten (WPW-Syndrom) und molekulargenetisch erkennen. Intrafamiliär unterschiedlich kann es bei Anlageträgern auch zu Symptomen anderer Mitochondriopathien kommen (▶ *Cytochrom-C-Oxidase-Mangel*). Bei der mitochondrialen Form besteht für die Nachkommenschaft männlicher Merkmalsträger kein Risiko, während sich für die Kinder von Konduktorinnen aus dem beschriebenen Vererbungsmodus eine ungünstige Erbprognose ergibt, wobei aber empirisch nicht alle Kinder betroffen sein müssen. Generell ist das Erblindungsrisiko für Söhne abhängig vom Grad der Heteroplasmie bei der Mutter. Eine Eigenprognose aus dem Anteil mutierter Mitochondrien in Lymphozyten gelingt nicht, da die Korrelation zur Merkmalsausbildung nur gering ist. Aus diesem Grund ist auch die pränatale Diagnostik zwar molekulargenetisch möglich aber wenig aussagekräftig. Differentialdiagnose zu anderen Typen der ▶ *Optikusatrophie* wichtig!

Literatur

Bu, X., and J.I.Rotter, LEBER hereditary optic neuropathy: estimation of number of embryonic precursor cells and disease threshold in heterozygous affected females at the X-linked locus. Clin.Genet. *42* (1992) 143–148.

Cavelier, L., U.Gyllensten and N.Dahl, Intrafamilial variation in LEBER hereditary optic neuropathy revealed by direct mutation analysis. Clin.Genet. *43* (1993) 69–72.

Chinnery, P.F., R.M.Andrews, D.M.Turnbull and N.Howell, LEBER hereditary optic neuropathy: Does heteroplasmy influence the inheritance and expression of the G11778A mitochondrial DNA mutation? Am.J.Med.Genet. *98* (2001) 235–243.

Gerbitz, K.-D., A.Paprotta, B.Obermaier-Kusser et al., No genetic differences between affected and unaffected members of a German family with LEBER's hereditary optic neuropathy (LHON) with respect to ten mtDNA point mutations associated with LHON. FEBS Lett. *314* (1992) 251–255.

Handoko, H.Y., P.J.Wirapati, H.A.Sudoyo, Meiotic breakpoint mapping of proposed X linked visual loss susceptibility locus on LEBER´s hereditary optic neuropathy. J.Med.Genet. *35* (1998) 668–671.

Huoponen, K., T.Lamminen, V.Juvonen et al., The spectrum of mitochondrial DNA mutations in families with LEBER hereditary optic neuroretinopathy. Hum.Genet. *92* (1993) 379–384.

Johns, D.R. and J.Berman, Alternative simultaneous complex I mitochondrial DNA mutations in LEBER's hereditary optic neuropathy. Biochem.Biophys.Res.Commun. *174* (1991) 1324–1330.

Oostra, R.J., N.T.Tijmes, J.M.Cobben et al., On the many faces of LEBER optic neuropathy. Clin.Genet. *51* (1997) 388–393.

Vikki, J., M.-L.Savontaus and E.K.Nikoskelainen, Segregation of mitochondrial genomes in a heteroplasmic lineage with LEBER hereditary optic neuroretinopathy. Am.J.Hum.Genet. *47* (1990) 95–100.

OMIM 308905, 535000, 516000, 516001, 516003, 516005, 516006, 516020, 516030, 516050,

Leberfibrose, angeborene

Genetisch-ätiologisch heterogene Gruppe von Erkrankungen mit periportaler Fibrose und Gallengangshyperplasie.
Es ist nicht klar, ob es eine eigenständige isolierte angeborene Leberfibrose gibt oder ob es sich immer um Sekundärerscheinungen komplexerer Krankheitsbilder bzw. Manifestationsformen der autosomal rezessiven polyzystischen Nierenerkrankung (▶ *Zystennieren*), deren obligates Teilsymptom sie ist, handelt. Die jeweiligen Basisdefekte sind unbekannt. Die klinische Symptomatik erklärt sich aus dem durch Stenosen und Dilatationen bedingten Gallenstau und seinen Folgeerscheinungen.

Krankheitswert

Je nach Ausprägungsgrad portale Hypertension. Gelegentlich zusätzliche Erweiterung der großen Gallengänge (CAROLI-Syndrom) mit Cholestase, Gallensteinen, Cholangitis, Septikämie und Abszessen. Im allgemeinen keine Leberfunktionseinschränkung. Krankheitswert und Prognose werden durch die Grunderkrankung bestimmt.

Therapiemöglichkeiten
Symptomatische Behandlung, Shunt-Operation zur Therapie der portalen Hypertension, mit befriedigendem Erfolg. Antibiotika bei Cholangitis.

Häufigkeit und Vorkommen
Entsprechend der Häufigkeit der Grunderkrankung sporadische oder Geschwisterfälle. Mehr als 100 Fälle vom CAROLI-Syndrom publiziert.

Genetik
Autosomal rezessiver Erbgang (Grunderkrankung). CAROLI-Syndrom ebenfalls autosomal rezessiv bedingt.

Familienberatung
Differentialdiagnose mit Hilfe von Ultrasonografie und Oberbauch-CT zu Syndromen mit L. notwendig: ▶ *MECKEL-Syndrom*, ▶ *JEUNE-Syndrom*, ▶ *Thoraxdystrophie-Polydaktylie-Syndrome*, ▶ *Reno-Retinale Degeneration* und ▶ *IVEMARK-Syndrom* Abgrenzung von der ▶ *Zystenleber*, die bei ca. 30% der Patienten mit autosomal dominanter polyzystischer Nierenerkrankung vorliegt, ▶ *Zystennieren*.

Literatur
Bernstein, J., G.B.Stickler and I.V.Neel, Congenital hepatic fibrosis: Evolving morphology. APMIS *96*/Suppl.4. (1988) 17–26.
de Vos, M., F.Barbier and C.Cuvelier, Congenital hepatic fibrosis. J.Hepatol. *6* (1988) 222–228.

OMIM 263200, 600643

LEBERsche Amaurose
▶ Amaurosis congenita

Leberzirrhose, infantile
▶ *Gallengangsatresie, intrahepatische*;
▶ *Fruktose-Intoleranz*;
▶ *Galaktosämie*;
▶ *Hämochromatose*;
▶ *α1-Antitrypsin-Mangel*;
▶ *Glykogenose Typ IV*;
▶ *Tyrosinämie*;

▶ *WILSON-Syndrom*;
▶ *Australia-Antigen*.

Als Ursachen kommen weiterhin Virusinfektionen (Hepatitis C) und Autoimmunvorgänge gegen Lebergewebe in Frage. Genetische Ursachen einer seltenen isolierten familiären Form unklar, Virushepatitis (▶ *Australia-Antigen*)? Wahrscheinlich autosomal rezessive Form endemisch in Indien (SEN-Syndrom, OMIM 215600) und in Tyrol. Ätiopathogenetische Einheitlichkeit unklar, außerhalb dieser Gebiete nur vereinzelt: Kupferstoffwechselstörung durch Synthesestörung des Metallothioneins? Weiterhin eine endemische autosomal rezessive Form bei nordamerikanischen Indianern, Genort 16q22 (OMIM 604901). Neuerdings bei einem kindlichen Patienten Störung des Pentose-Phosphatzyklus durch autosomal rezessiven Transaldolase-Defekt (TALDO1, OMIM 602063) beschrieben.

Literatur
Bétard, C., A.Rasquin-Weber, C.Brewer et al., Localization of a recessive gene for North American Indian Childhood Cirrhosis to chromosome region 16q22 – and identification of a shared haplotype. Am.J.Hum.Genet. *67* (2000) 222–228.
Kumar, D., Genetics in Indian childhood cirrhosis. Trop.Geogr.Med. *36* (1984) 313–316.
Verhoeven, N.M., J.H.J.Huck, B.Roos et al., Transaldolase deficiency: Liver cirrhosis associated with new inborn error in the pentose phophate pathway. Am.J.Hum.Genet. *68* (2001) 1086–1092.
Wijmenga, C., T.Müller, I.S.Murli et al., Endemic Tyrolean infantile cirrhosis is not an allelic variant of WILSON´s disease. Eur.J.Hum.Genet. *6* (1998) 624–628.

OMIM 118900, 215600

Lecithin-Cholesterol-Acyltransferase-Mangel,
LCAT-Mangel, NORUM-Syndrom

Genetisch bedingte Fettstoffwechselstörung auf der Grundlage einer Genmutation.
Der Gendefekt manifestiert sich in einer verminderten Aktivität der HDL- bzw. VLDL- und LDL-Lecithin-Cholesterol-Acyltransferasen und

dadurch in einer Störung der Lipoprotein-Interkonversion im Plasma. Es kommt zu einer Erhöhung der Cholesterol-, Phospholipid- und Triglyzerid-Konzentrationen und einer Verminderung der Plasma-Cholesterolester-Konzentration, sowie zu Lipidablagerungen in verschiedenen Organen, woraus sich die klinische Symptomatik ableitet. Bei einem isolierten Fehlen der HDL-LCAT (Alpha-LCAT) kommt es lediglich zur Hornhauttrübung: "Fischaugen-Krankheit".

Krankheitswert
Erstmanifestation klinischer Erscheinungen innerhalb des 2. Lebensjahrzehnts. Hämolytische Anämie, Proteinurie, Hämaturie und später langsam progredient weitere Nierenfunktionsstörungen. Leberzirrhose. Hornhauttrübung. Mit zunehmendem Lebensalter wahrscheinlich sensorineurale Schwerhörigkeit. Bei der Fischaugen-Krankheit lediglich Hornhauttrübung mit Erhalt des Sehvermögens bis ins Alter.

Therapiemöglichkeiten
Konservative Behandlung der Nieren, eventuell Nierentransplantation. Keratoplastik mit gutem Erfolg.

Häufigkeit und Vorkommen
Endemisch in Norwegen. Seit Erstbeschreibung 1967 mehr als 100 Geschwister- und sporadische Fälle bekannt, darunter amerikanische, japanische und mitteleuropäische. Fischaugenkrankheit kann in mehreren Generationen auftreten.

Genetik
Autosomal rezessiver Erbgang. Bei der Fischaugenkrankheit Heterozygotenmanifestation im Sinne eines autosomal dominanten Erbganges. Genort 16q22 (*LCAT*). Den regional unterschiedlich schweren Formen liegt wahrscheinlich multiple Allelie zugrunde.

Familienberatung
Nachweis und Differentialdiagnose zur ▶ *Sea-blue-Histiozytose* und zu anderen Formen der ▶ *Hornhautdystrophie* anhand der Histiozyten sowie der LCAT- und Lipoproteinbestimmung im Plasma und durch Nierenbiopsie (Apolipoprotein-B-Ablagerungen). Heterozygote nicht immer nachweisbar.

Literatur
Frohlich, J. and P.H.Pritchard, Analysis of familial hypoalphalipoproteinemia syndromes. Mol.Cell.Biochem. *113* (1992) 141–149.

Taramelli, R., M.Pontoglio, G.Candiani et al., Lecithin cholesterol acyltransferase deficiency: Molecular analysis of a mutated allele. Hum.Genet. *85* (1990) 195–199.

Vrabec, M.P., M.B.Shapiro, E.Koller et al., Ophthalmic observation in lecithin cholesterol acyltransferase deficiency. Arch.Ophthal. *106* (1988) 225–229.

OMIM 136120, 245900

Legasthenie
▶ Dyslexie

LEIGH-Syndrom, LEIGH-ähnliches Syndrom

Gruppe progredienter frühkindlicher neurologischer Erkrankungen jeweils auf der Grundlage einer Störung der Atmungskette im Komplex I (NADH-Ubichinon-Oxidoreductase II (Succinat-Ubichinon-Oxidoreductase-Komplex), Komplex II (Succinyldehydrogenase, Flavoprotein-Untereinheit, Genort 5p15, *SDH/FP*), Komplex IV (▶ *Cytochrom-C-Oxidase-Mangel*, *SURF*, Genort 9q34) und V. Siehe auch ▶ *Enzephalopathie, nekrotisierende (mitochondriales ATPase-Gen 6)*; ▶ *Pyruvatdehydrogenase-Mangel*, ▶ *Mitochondriopathien*. Erbgang meist autosomal rezessiv, seltener X-chromosomal oder mitochondrial. Es handelt sich um ein polyätiologisch, nur aufgrund klinischer Gemeinsamkeiten abgegrenztes Syndrom: Durch mitochondrial-energetische Unterversorgung im frühen Kindesalter progrediente Degeneration von Hirnstamm, Dienzephalon und Basalganglien mit Missgedeihen nach unauffälliger Entwicklung in den ersten Lebensmonaten, Regression der Entwicklung, Muskel-Hypotonie und -atrophie, Ataxie, Ophthalmoplegie, Opticusatrophie. Ateminsuffizienz. Tod innerhalb der ersten Lebensjahre. Therapeutisch nicht zu beeinflussen.

Literatur

Parfait, B., D.Chretien, A.Rötig, Compound heterozygous mutations in the flavoprotein gene of the respiratory chain complex in a patient with LEIGH syndrome. Hum.Genet. *106* (2000) 236–243.

Poyau, A., K.Buchet, M.Fouad Bouzidi et al., Missense mutations in *SURF1* associated with deficient cytochrome c oxidase assembly in LEIGH syndrome patients. Hum.Genet. *106* (2000) 194–205.

Tiranti, V., E.Lamantea, G.Uziel and M.Zeviani, LEIGH syndrome transmitted by uniparental disomy of chromosome 9. J.Med.Genet. *36* (1999) 927–928.

Vazquez-Memije, M.E., S.Shanske, F.M.Santorelli et al., Comparative biochemical studies in fibroblasts from patients with different forms of LEIGH syndrome. J.Inherit.Metab.Dis. *19* (1996) 43–50.

OMIM 252010, 256000, 308930, 312170, 516060, 600857

LEINER-Syndrom,
C5-Mangel-Syndrom, letale angeborene Erythrodermie

Genetisch bedingter Immundefekt auf der Grundlage einer Genmutation.

Der Basisdefekt wurde ursprünglich allein in einem Mangel an der Complement-Komponente C5 vermutet, die normalerweise die Phagozytose der Leukozyten aktiviert (s.a. ▶ *Complement-Defekte*). Dadurch kommt es zu einer Störung der Opsonisation von Bakterien und anderen Partikeln durch die Phagozyten. Offensichtlich handelt es sich jedoch um ein ätiologisch heterogenes Syndrom mit oder ohne Immundefekte. Ein relativ häufiger C5-Mangel allein kann die klinische Symptomatik nicht erklären. Neuerdings wird die autosomal rezessive angeborene letale Erythrodermie mit nur leichter Immundefizienz abgetrennt.

Krankheitswert

Erstmanifestation klinischer Erscheinungen im Neugeborenenalter. Generalisierte seborrhoische Dermatitis bzw. Lupus-erythematodes-artige Hauterscheinungen mit flächiger Ablösung der Epidermis. Therapieresistente Diarrhoe. Allgemeine und lokale Abwehrschwäche (gramnegative Bakterien, Gonokokken) mit Neigung zu Meningitis. Neutrophilie und Lymphknoten-

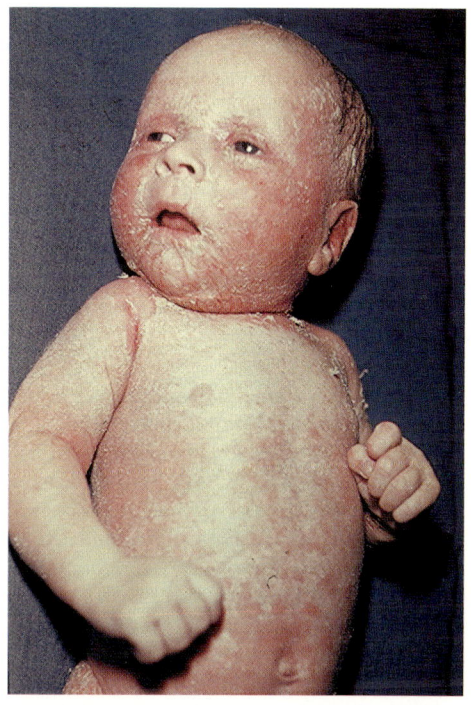

Leiner-Syndrom. Generalisierte seborrhoische Dermatitis mit groblamellöser Schuppung, ausgehend vom Beugefalten-Bereich.

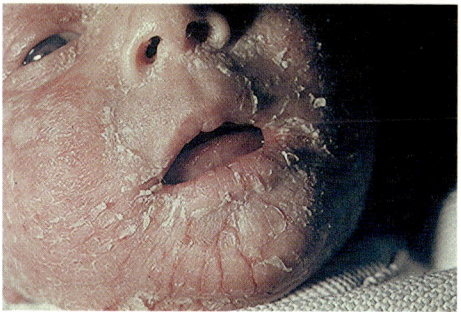

Leiner-Syndrom. Groblamellöse Schuppung im Gesicht.

schwellung. Ohne Therapie Dystrophie und Verfall. In einer weiteren Form lediglich angeborene therapieresistente generalisierte Erythrodermie, innerhalb des ersten Lebensjahres zum Tode führend.

Therapiemöglichkeiten

Frischblut- oder -plasma-Infusion und Antibiotika-Schutz mit gutem Erfolg.

Leiomyome, multiple familiäre, der Haut und anderer Organe

Häufigkeit und Vorkommen
Sporadische und Geschwisterfälle und Sippen mit Merkmalsträgern in mehreren Generationen bekannt.

Genetik
Heterogen. Die Art des familiären Vorkommens spricht in den einzelnen Sippen unterschiedlich für autosomal dominanten oder rezessiven Erbgang. Heterogenie unterschiedlich schwerer Formen. Genort von C5: 9q22-34.

Familienberatung
Nachweis und Differentialdiagnose zu Formen der angeborenen ichthyotischen Erythrodermie und des frühkindlichen Ekzems anhand des Phagozytosetestes mit Hefen durch normale Leukozyten in vitro in Gegenwart von Patientenserum. Differentialdiagnose zu anderen Immundefekten (▶ *Agammaglobulinämie*; ▶ *Granulomatose*) wichtig. Der Erbgang bzw. das Risiko für Verwandte eines Merkmalsträgers müssen jeweils sippenspezifisch aus der Familienanamnese ermittelt werden, wobei auf Todesfälle infolge von Infektionen zu achten ist.

Literatur
Glover, M.T., D.J.Atherton and R.Levinsky, Syndrome of erythroderma, failure to thrive and diarrhoea in infancy: a manifestation of immunodeficiency. Pediatrics 81 (1988) 66–72.

Shild, J.P.H., M.R.Judge, W.Reardon et al, Lethal congenital erythroderma: a newly recognised genetic disorder. Clin.Genet. 41 (1992) 273–277.

OMIM 120900, 227090, 227100

Leiomyome, multiple familiäre, der Haut und anderer Organe

Genetisch bedingte multiple Tumoren auf der Grundlage einer Genmutation.
Bei Haut-L. handelt sich um charakteristisch angeordnete multiple Tumoren im Corium, deren Herkunft von den Musculi arrectores pilorum oder von nervösen Endorganen noch unklar ist. Häufig sind L. der glatten Uterusmuskulatur, die wahrscheinlich durch ein Regulator- bzw. Suppressorgen bedingt sind im Sinne der Zwei-Mutationen-Hypothese von KNUDSON.

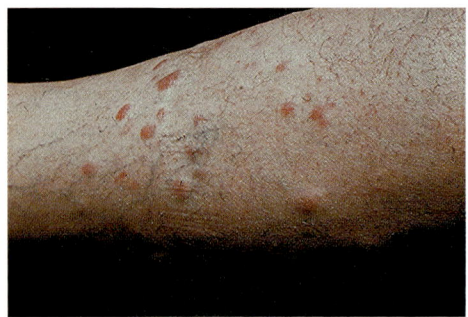

Leiomyome der Haut, multiple familiäre. Im Bereich der Unterarme lokalisierte kleine, derbe intradermale Geschwülste unterschiedlicher Größe, von glatter, roter Haut bedeckt. (U.W. Schnyder)

Ein Basisdefekt der Uterus-Myome betrifft das Produktes des Gens *HMGI-C* (High Mobiliy Group Protein 1), Haut-Leiomyomen mit Uterus-Fibroiden und papillärem Nierenzell-Carcinom liegt die Mutation eines Suppressor-Gens (Fumarat-Hydratase, FH) zugrunde. Siehe auch ▶ *Fumarase-Mangel*.

Krankheitswert
Erstmanifestation in allen Lebensaltern, vorwiegend in den ersten beiden Dezennien. Bis erbsengroße, benigne, allmählich reizempfindlich werdende Tumoren der Haut, vor allem an der oberen Körperhälfte, seltener in anderen Organen (Ösophagus, Vulva). Keine Tendenz zur Bösartigkeit. Bei Patientinnen mit Haut-Leiomyomen und Uterus-Myomen und -Fibromen (REED-Syndrom) Neigung zu Nierenzell-Carcinomen.

Therapiemöglichkeiten
Wenn nötig Abtragung einzelner störender Tumoren.

Häufigkeit und Vorkommen
Über 180 Fälle mit Haut-L. von allen größeren Rassen beschrieben. Androtropie. Sippen mit Merkmalsträgern in mehreren Generationen und organspezifischer Lokalisation bekannt. Frequenz der Uterus-L. bei Frauen >30 Jahre 30%.

Genetik
Heterogen. Die Art des familiären Vorkommens spricht für autosomal dominanten Erbgang mit herabgesetzter Penetranz oder X-chromosomalen Erbgang mit verminderter Expression bei

Konduktorinnen. Ein postulierter rezessiver Erbmodus lässt sich nicht überzeugend belegen. Genorte bzw. Chromosomenbruchpunkte: Uterus-L. 12q13-14 (**High Mobility Group Gene C – HMGI-C**), 7q22-32, 3q21-24, 6p21-23, 13q13-22, 18p11.32? Haut-Leiomyome mit Uterus-Fibroiden und Nierenzell-Carcinom 1q42.3-43 (*MCUL1 = FH*). Es wird vermutet, dass in Kombination mit den Genprodukten eine Virustransformation (EPSTEIN-BARR-Virus) der Zellen der glatten Uterus-Muskulatur zu Tumorzellen stattfindet. Ösophagus-Leiomyomata bei ▶ ALPORT-Syndrom (Genort Xq22), contiguous gene syndrome oder pleiotroper Effekt der Genmutation für die α5-Kette des Typ-IV-Kollagens? In einer großen Sippe Kombination von multiplen SCHWANNomen, Nävi und Leiomyomen der Vagina autosomal oder X-chromosomal dominant.

Familienberatung
Differentialdiagnose zur ▶ *Neurofibromatose v. RECKLINHAUSEN* notwendig. Kosmetisch und infolge der Schmerzempfindlichkeit störend. Bei Patientinnen können Komplikationen während der Schwangerschaft durch die Leiomyome eintreten. Mit frühzeitiger Uterus-Fibrose ist zu rechnen.

Literatur
Alam, N.A., S.Bevan, M.Churchman et al., Localization of a gene (*MCUL1*, Multiple Cutane Uterine Leimyomata) for multiple cutaneous leiomyomata and uterine fibroids to chromosome 1q42.3-q43. Am.J.Hum.Genet. *68* (2001) 1264–1269.
Bullerdiek, J., Leiomyoma – do viruses play the main role? Genes, Chromosomes and Cancer *26* (1999) 181–181.
Catelani, L., M.Risca, P.Soliani et al., I leiomiomi esofagei come malattia ereditaria. Chirurgia *3* (1990) 375–378.
Fan, S.X., C.Sreekantaiah, C.S.Berger et al., Cytogenetic findings in nine leiomyomas of the uterus. Cancer Genet.Cytogenet. *47* (1990) 179–189.
Gorlin, R.J. and I.G.Koutlas, Multiple SCHWANNomas, multiple nevi, and multiple vaginal leiomyomas: A new dominant syndrome. Am.J.Med.Genet. *78* (1998) 76–81.
Hennig, Y., P.Rogalla, S.Wanschura et al., *HMGIC* expressed in a uterine leiomyoma with a deletion of the long arm of chromosome 7 along with a 12q14-15 rearrangement but not in tumors showing del(7) as the sole cytogenetic abnormality. Cancer Genet.Cytogenet. *96* (1997) 129–133.

Hu, J., U.Surti and H.Tobon, Cytogenetic analysis of a uterine lipoleiomyoma. Cancer Genet.Cytogenet. *62* (1992) 200–202.
Kiechle-Schwarz, M., C.S.Berger, U.Surti and A.A. Sandberg, Rearrangement of band 10q22 in leiomyoma and leiomyosarcoma of the uterus. Cancer Genet.Cytogenet. *47* (1990) 95–100.
Multiple Leiomyoma Consortium, Germline mutations in *FH* predispose to dominantly inherited uterine fibroids, skin leiomyomata and papillary renal cell cancer. Nature Genet. *30* (2002) 407–409.

OMIM 150699, 150700, 150800, 308940

Leistenlückenschädel
▶ Neuralrohrdefekte

LEJEUNE-Syndrom
▶ Cri-du-chat-Syndrom

LENNOX-GASTAULT-Syndrom
▶ Epilepsie

Lentigines, Lentiginosis

Nävoide Pigmentflecken der Haut auf noch unklarer genetischer Grundlage.
Der Basisdefekt für die Pigmentanomalien ist unbekannt. Den multiplen Neoplasien des CARNEY-Syndroms liegt eine Suppressorgen-Mutation (*PRKAR1A*) zugrunde. Beim LEOPARD-Syndrom ist eine intrazelluläre Protein-Tyrosin-Phosphatase (PTPN11) betroffen.

Krankheitswert
Verschieden große und unregelmäßig lokalisierte "Leberflecken", klinisch teilweise nicht von Epheliden abgrenzbar. Erstmanifestation in den ersten Lebensjahren, bei den generalisierten Typen gelegentlich schon angeboren. Lentiginosis profusa: Am gesamten Integument mit Aussparung von Mund, Nase oder Gesicht vorkommend (OMIM 51001). Häufig symptomatisch bei angeborenen Herzfehlern (Kardiomy-

opathische Lentiginose oder LEOPARD-Syndrom: **L**entigines, **E**lektrokardiografische **A**nomalien, **O**kulärer Hypertelorismus und **O**bstruktive Kardiomyopathie, lebensbedrohliche **P**ulmonalstenose, **A**bnormes Genitale, **R**etardation des Wachstums, Taubheit bzw. Schwerhörigkeit, engl. **D**eafness – OMIM 151100); mit Kardiomyopathie (▶ *Kardio-Kutanes Syndrom*); Myxomen der Cutis, Subcutis, Schleimhäute, Augenlider und des Herzens sowie endokriner Hypersekretion, vor allem der Nebennieren bei nodulärer Hyperplasie (**NAME**-Syndrom: **N**ävi, **A**trium-Myxom, **M**yxoide Neurofibromatose, Augenlider, engl. **E**yelids bzw. LAMB-Syndrom mit zentrofazialen **L**entigines, **A**trium-Myxom, **M**yxoider Neurofibromatose und **B**lue Naevi; zusätzlich CUSHING-Syndrom, Hoden-Tumoren, Hypophysenadenome und SCHWANNome: CARNEY-Syndrom – OMIM 160980); gehäuft bei ULLRICH-TURNER-Syndrom, NOONAN-Syndrom u.a. Typische Kombinationen auch mit Herzfehler, Hypertelorismus, Schwerhörigkeit und okulomotorischen Störungen oder ▶ *Taubheit* (FORNEY-ROBINSON-PASCOE-Syndrom – OMIM 157800, CAPUTE-RIMOIN-KONIGSMARK-Syndrom). L. mit spondylo-epiphysärer Dysplasie und Immundefizienz ▶ SCHIMKE-*Syndrom*. Außerdem sind die Lentigines ein Bestandteil des Status dysraphicus, d.h. häufig assoziiert mit Pectus carinatum, Umbilikalhernien, Kyphose, Spina bifida, Fovea coccygea, lumbaler Hypertrichose, Oligophrenie und Verhaltensstörungen (Typ TOURAINE, OMIM 151000). Lentiginosis centrofacialis: Auf die obere Nasen- und Wangengegend unter Einbeziehung der Schleimhäute konzentriert. Lediglich teilweise kosmetisch störend.

Therapiemöglichkeiten
Unbekannt. Eventuell Dermabrasio. Bei den komplexen Syndromen symptomatische Behandlung der Teilsymptome.

Häufigkeit und Vorkommen
Lentiginose sowie die Syndrome mit Lentigo meist familiär, wobei Anlagenträger innerhalb einer Sippe häufig nur unterschiedliche Teilsymptome aufweisen.

Genetik
Heterogen. Kein einfacher Erbgang der Lentiginosis. Zwillingsuntersuchungen sprechen für eine genetisch bedingte Neigung des Auftretens, aber nicht der Lokalisation. Bei Lentiginosis profusa, Lentiginosis centrofacialis, CARNEY-Syndrom, NAME, LAMB und beim LEOPARD-Syndrom jeweils autosomal dominanter Erbgang mit inter- und intrafamiliär variabler Expressivität. Genorte: CARNEY-Syndrom 2p16, 17q22-24 (*PRKAR1A*, **P**rotein-**K**inase **A** **R**egulatorische Untereinheit 1-α); LEOPARD-Syndrom, 12q22-24 (*PTPN11*), Allelie zum ▶ *NOONAN-Syndrom* und zum ▶ *Kardio-Fazio-Kutanen Syndrom*.

Familienberatung
Teilweise kosmetisch störend. Aufgrund der häufigen Kombination mit anderen Dysplasien oder neuropsychiatrischen Symptomen sollte bei Vorliegen einer Lentiginose zunächst eine systemische Erkrankung ausgeschlossen werden. Davon abgesehen bestehen keine familienberaterischen Besonderheiten. Differentialdiagnose zur ▶ *Polyposis intestinalis II* notwendig. Bei den komplexen Syndromen müssen Sippenmitglieder mit Teilsymptomen als Anlagenträger angesehen werden.

Literatur
Danoff, A., S.Jormark, D.Lorber and N.Fleischer, Adrenocortical micronodular dysplasia, cardiac myxomas, lentigines and spindle cell tumor. Report of a case. Arch.Int.Med. *147* (1987) 443–448.

Diglio, M.C., E.Conti, A.Sarkozy et al., Grouping of multiple-lentigines/LEOPARD and NOONAN syndromes on the *PTPN11* gene. Am.J.Hum.Genet. *71* (2002) 389–394.

Kirschner, l.S., J.A.Carney, S.D.Pack et al., Mutations of the gene encoding the protein kinase A type I-α regulatory subunit in patients with the CARNEY complex. Nature Genet. *26* (2000) 89–92.

Nwokoro, N.A., M.T.Korytkowski, S.Rose et al., Spectrum of malignancy and premalignancy in CARNEY syndrome. Am.J.Med.Genet. *73* (1997) 369–377.

Peter, J.R. and J.S.Kemp, LEOPARD syndrome: Death because of chronic respiratory insufficiency. Am.J.Med.Genet. *37* (1990) 340–341.

Rhodes, A.S., R.A.Silverman, T.J.Harrist and A.R.Perez-Atayde, Mucocutaneous lentigines, cardiomucocutaneous myxomas and multiple blue nevi: the LAMB syndrome. J.Am.Acad.Derm. *10* (1984) 72–82.

Strakatis, C.A., J.A.Carney, J.-O.Lin et al., CARNEY complex, a familial multiple neoplasia and lentiginosis syndrome: analysis of 11 kindreds and linkage to the short arm of chromosome 2. J.Clin.Invest. *97* (1996) 699–705.

Uhle, P. and S.S.Norvell Jr., Generalized lentiginosis. J.Am.Acad.Derm. *18* (1988) 444–447.

OMIM 150900, 151001, 151100, 157800,160980,

Lentiginosis
▶ Lentigines

LENZ-Syndrom
▶ Mikrophthalmie

LENZ-MAJEWSKI-Syndrom,
Hyperostotischer Zwergwuchs LENZ-MAJEWSKI

Bei seit Erstbeschreibung 1969 7 sporadischen Fällen festgestellte Kombination von kraniodiaphysärer Hyperostose mit progredienter Sklerose von Schädelknochen und Wirbeln, klaffender Fontanelle, verbreiterten Rippen und Schlüsselbeinen, genereller Retardation der Entwicklung, Oligophrenie, dicken Lippen, Hypertelorismus, Cutis laxa, Zahnschmelz-Hypoplasie, proximaler Symphalangie und Syndaktylie der Finger, fehlenden oder kurzen Mittelphalangen, Choanalatresie und anderen Anomalien. Kleinwuchs.
Jeweils autosomal dominante Neumutation wird angenommen. Anhaltspunkte für ein erhöhtes Risiko für Geschwister von Merkmalsträgern gibt es nicht. Differentialdiagnostisch sind ▶ DE-BARSY-Syndrom, ▶ HUTCHINSON-GILFORD-Syndrom und ▶ ENGELMANN-Syndrom auszuschließen. Siehe auch ▶ Cutis laxa.

Literatur
Chrzanowska, K.H., J.P.Fryns, M.Krajewska-Walasek et al., Skeletal dysplasia syndrome with progeroid appearance, characteristic facial and limb anomalies, multiple synostoses, and distinct skeletal changes: a variant example of the LENZ-MAJEWSKI syndrome. Am.J.Med.Genet. *32* (1989) 470–474.

Majewski, F., LENZ-MAJEWSKI hyperostotic dwarfism: Reexamination of the original patient. Am.J.Med.Genet. *93* (2000) 335–338.

Robinow, M.A., J.Johanson and T.H.Smith, The LENZ-MAJEWSKI hyperostotic dwarfism. J.Pediat. *91* (1977) 417–421.

Saraiva, J.M., Dysgenesis of corpus callosum in LENZ-MAJEWSKI hyperostotic dwarfism. Am.J.Med.Genet. *91* (2000) 198–200.

OMIM 151050

LEOPARD-Syndrom
▶ Lentigines

Lepra,
HANSEN-Syndrom

Erkrankung der Haut und darunterliegender Gewebe durch Infektion mit Mycobacterium leprae.
Neben der Intensität des Kontaktes mit einer Infektionsquelle und dem Allgemeinzustand des Individuums spielt eine unterschiedliche Anfälligkeit gegenüber Mycobacterium leprae eine Rolle, die offensichtlich weitgehend von einer genetisch beeinflussten Funktionsfähigkeit von T-Zellen und Makrophagen abhängt. Mehrere Kandidatengene für eine Anfälligkeit gegenüber Lepra sind in Diskussion, z.B. *NRAMP1* (homolog dem *nramp1 der Maus*), HLA-B, HLA-DR2. Für den klinischen Typ sind neuesten Zwillingsuntersuchungen zufolge wahrscheinlich weniger konstitutionelle Faktoren als vielmehr unterschiedliche Stämme von M. leprae bestimmend.

Krankheitswert
Leichtere, nicht ansteckende und auf einzelne, nicht ulzerierende Herde der Haut beschränkte tuberkuloide und schwere, durch Einbeziehung der peripheren Nerven zu trophischen Störungen mit lokaler Analgesie und dadurch schließlich entstellenden Hautveränderungen, Ulcera, Sequestrierung und anderen sekundären Defekten führende lepromatöse Formen.

Therapiemöglichkeiten
Umweltsanierung, allgemein kräftigende Therapie sowie Gaben von Sulfonen erfolgreich.

Häufigkeit und Vorkommen
Vor allem in den tropischen Gebieten Asiens, Afrikas und Südamerikas, z.T. endemisch bis zu einer Fequenz von 1:20. Der Anteil der lepromatösen Form übersteigt 50% in solchen Gebieten nicht, hängt jedoch stark von den Therapiemaßnahmen ab. Familiär gehäuft.

Genetik
Für die bei den Patienten z.T. nachweisbare immunologische Abwehrschwäche lassen sich keine bestimmten genetischen Ursachen erkennen. Die geringe familiäre Häufung beruht mit auf der Beteiligung genetischer Faktoren im Sinne von Suszeptibilitätsgenen. Als Komponente werden dabei regional unterschiedlch u.a. der N-Azetyltransferase-Polymorphismus (▶ *Isoniazid-Inaktivierung, verlangsamte*), Allele des MHC und ein Genort in 10p13 (*NRAMP1*) vermutet.

Familienberatung
Für Mitteleuropa bedeutungslos. Die unterschiedlichen Formen sowie Zwischentypen kommen gewöhnlich gemeinsam in einer Familie vor. Unterscheidung aufgrund der verschiedenen Reaktionen auf subkutan injiziertes Lepromin (FERNANDEZ- und MITSUDA-Reaktion). Die familiäre Häufung der Infektion erklärt sich zum Teil aus der Gleichartigkeit der Milieus, des Ernährungszustandes, der Pflege und des Kontaktes mit Infektionsquellen. In diesem Sinne bestehen bei guten Lebensverhältnissen und Therapiemöglichkeiten keine entscheidend erhöhten Risiken für Verwandte eines Merkmalsträgers. Eine Korrelation zwischen Schwere der Erkrankung und Risiko für Verwandte lässt sich nicht erkennen.

Literatur
Abel, L., F.O.Sanchez, J.Oberti et al., Susceptibility to leprosy is linked to the human *NRAMP1* gene. J.Infect.Dis. *177* (1998) 133–145.

Aber, E. and F.Demenais, Detection of major genes for susceptibility to leprosy and its subtypes in a Caribbean island, Desirade Island. Am.J.Hum.Genet. *42* (1988) 256–266.

Cervino, A.C.L. and R.N.Curnow, Testing genes that may affect susceptibility to leprosy. Int.J.Lepr. *65* (1997) 456–460.

Shields, E.D., D.A.Russell and M.A.Pericak-Vance, Genetic epidemiology of the susceptibility to leprosy. J.Clin.Invest. 79 (1987) 1139–1143.

Siddiqui, M.R., S.Meisner, K.Tosh et al., A mjor susceptibility locus for leprosy in India maps to chromosome 10q13. Nature Genet. *27* (2001) 439–345.

OMIM 246300

Leprechaunismus,
Dysendokrinismus,
DONOHUE-Syndrom

Genetisch bedingtes Kleinwuchs-Syndrom auf der Grundlage einer Genmutation.
Der Gendefekt manifestiert sich in einer Endokrinopathie, die auf Mutationen des Insulin-Rezeptor-Gens beruht, wodurch es zur Insulin-Resistenz und über einen Feedback-Mechanismus zum Hyperinsulinismus kommt. Der pathogenetische Zusammenhang mit den anderen Endokrinopathien ist noch unklar. Es bestehen pathogenetische Parallelen zur generalisierten angeborenen Lipodystrophie.

Krankheitswert
Angeborener disproportionierter Kleinwuchs, charakteristische gnomenhafte ("Leprechaun") Fazies durch negroide Sattelnase, große Ohren und Augen. Hypertrichose bzw. Hirsutismus, Acanthosis nigricans, Dystrophie, Kachexie. Große Hände und Füße. Schwerer insulinresistenter Diabetes mellitus bei Hyperinsulinämie und Inselzellhyperplasie. Hypergenitalismus, Gynäkomastie. Hepatosplenomegalie. Mikrozephalus. Marasmus. Infektanfälligkeit bei zystischer Thymusdegeneration. Psychomotorische Retardation. Tod meistens in den ersten Lebensmonaten, Überleben bis ins Erwachsenenalter jedoch möglich.

Therapiemöglichkeiten
Keine spezielle Therapie bekannt.

Häufigkeit und Vorkommen
Seit Erstbeschreibung 1948 über 50 Einzel- und Geschwisterfälle aus Europa, Amerika und dem Libanon bekannt. Gynäkotropie.

Genetik

Autosomal rezessiver Erbgang. Mehrere Allele für den Genort der α- und der β-Untereinheit des Insulinrezeptors sind bekannt, die mit unterschiedlichen Typen des L. korrelieren. Genort 19p13.2 (*INSR*), Allelie mit ▶ *insulinresistentem Diabetes mellitus* sowie mit ▶ *Diabetes mellitus mit Acanthosis nigricans* und mit dem RABSON-MENDENHALL-Syndrom (mit ähnlichen klinischen Erscheinungen und Epiphysenhyperplasie, OMIM 262190). In einer Sippe L. mit generalisierter Elastolyse und schweren kardio-pulmonalen Komplikationen bei 3 Knaben aus Verwandtenverbindungen wahrscheinlich ebenfalls autosomal rezessiv bedingt.

Familienberatung

Differentialdiagnose zu anderen angeborenen Kleinwuchsformen notwendig. Heterozygote z.T. an partiellem Insulin-Rezeptor-Defekt erkennbar. Nach demselben Prinzip pränatale Diagnostik an Chorion-Bioptaten und Fruchtwasserzellen möglich.

Literatur

AlGazali, L.I., M.Khalil and K.Devadas, A syndrome of insulin resistance resembling leprechaunism in five sibs of consanguineous parents. J.Med.Genet. *30* (1993) 470–475.

Longo, N., S.D.Langley, L.D.Griffin and L.J.Elsas, Reduced mRNA and a nonsense mutation in the insulin-receptor gene produce heritable severe insulin resistance. Am.J.Hum.Genet. *50* (1992) 998–1007.

Reddy, S.S.-K, V.Lauris and C.R.Kahn, Insulin receptor function in fibroblasts from patients with leprechaunism. Differential alterations in binding, autophosphorylation, kinase activity, and receptor-mediated internalization. J.Clin.Invest. *82* (1988) 1359–1365

OMIM 147670, 246200, 2621900

LÉRI-Syndrom,
Melorheostosis

Hyperostose vorwiegend einseitig der Fibula unbekannter Ursache.
Im Röntgenbild streifig-fleckförmige Verdichtungen, allmählich fortschreitend Osteosklerose und Hyperostose. Meist nur eine Extremität betroffen: Schmerzen (Periostreizung), Bewegungseinschränkung, z.T. Veränderungen und Funktionsbehinderung der angrenzenden Weichteile. Erstmanifestation klinischer Erscheinungen im frühen Erwachsenenalter. Bisher über 250 Fälle bekannt. Familiarität und genetische Ursache (Mosaik infolge einer frühen postzygotischen Mutation einer Mesenchym-Zelle?, autosomal rezessiv mit geringer Penetranz?) nicht sicher nachgewiesen.

Literatur

Beauvais, P., C.Faure, J.P.Montagne et al., LERI's melorheostosis: three pediatric cases and a review of the literature. Pediat.Radiol. *6* (1977) 153–159.

Fryns, J.-M., Melorheostosis and somatic mosaicism. Am.J.Med.Genet. *58* (1995) 199.

OMIM 155950

LÉRI-Syndrom,
Pleonosteosis, multiple polytope Dysostose

Genetisch bedingte Dysostose auf der Grundlage einer Genmutation.
Die Art des zu den klinischen Erscheinungen führenden Basisdefektes (Mukopolysaccharidose?) ist noch unklar.

Krankheitswert

Erstmanifestation bei Geburt oder in den ersten Lebensjahren. Skelettdeformitäten mit Kleinwuchs und Einschränkung der Beweglichkeit in den Gelenken. Genua recurvata, Ganganomalien. Kurze dicke Finger, breite Daumen. Mongoloide Fazies, Intelligenzdefekte. Lebenserwartung vor allem bei männlichen Patienten stark herabgesetzt.

Therapiemöglichkeiten

Symptomatische Behandlung unbefriedigend.

Häufigkeit und Vorkommen

Angaben über Anzahl der beschriebenen Fälle retrospektiv wegen Schwierigkeiten bei Abgrenzung gegenüber den Mukopolysaccharidosen I und II nicht möglich. Auftreten in mehreren aufeinanderfolgenden Generationen bekannt.

Genetik
Wahrscheinlich autosomal dominanter Erbgang mit verminderter Penetranz und Expressivität im weiblichen Geschlecht. Androtropie 9:1.

Familienberatung
Differentialdiagnose zu den ▶ *Mukopolysaccharidosen I und II* wichtig. In Anbetracht der Schwere der Symptomatik ist eine besondere medizinische Betreuung betroffener Familien notwendig. Für Mädchen besteht ein wesentlich geringeres Erkrankungsrisiko als für Knaben. In der Aszendenz kommen Mikro- und Teilsymptome vor, auf die bei erbprognostischen Einschätzungen zu achten ist (Röntgenuntersuchung auch klinisch unauffälliger Verwandter).

Literatur
Hilton,R.C. and J.Wentzel, LERI's pleonosteosis. Quart.J.Med. *49* (1980) 419–429.

OMIM 151200

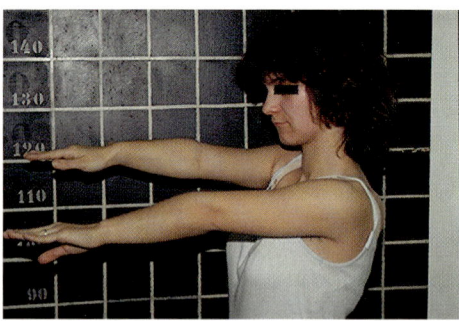

Léri-Weill-Syndrom. Madelungsche Deformität mit Bajonett-Stellung der Hände. (S. Tinschert)

Therapiemöglichkeiten
Chirurgisch-orthopädische Korrekturen mit unbefriedigendem Erfolg.

Häufigkeit und Vorkommen
Über 100 Fälle publiziert. Neben sporadischen Fällen größerer Sippen mit Merkmalsträgern in bis zu 6 Generationen beschrieben. Scheinbare Gynäkotropie durch geschlechtsunterschiedliche Manifestation. Geschwisterfälle vorwiegend gleichgeschlechtlich.

LÉRI-WEILL-Syndrom,
Dyschondrosteose, mesomeler Zwergwuchs

Genetisch bedingter mesomeler Kleinwuchs auf der Grundlage einer Homeobox-Genmutation. Der zu der Chondrohypoplasie führende Basisdefekt betrifft das Genprodukt eines Non-Homeobox-Gens (*SHOX*), das die Skeletreifung beeinflusst und den Epiphysenschluss reprimiert, woraus sich der Kleinwuchs erklärt.

Krankheitswert
Im Kleinkindesalter manifest werdender disproportionierter Kleinwuchs mit Mikromesomelie durch Deformation und Verkürzung der distalen langen Röhrenknochen: Dorsal-Dislokation der Ulna (Bajonett-Stellung), mit Einschränkung der Gelenkefunktionen (▶ *MADELUNGsche Deformität*), Hypo- und Aplasie der Fibula, Verkürzung der Tibia. Wirbelanomalien, Lordose. Lebenserwartung nicht herabgesetzt. Generell leichtere bis lediglich subklinische Manifestation im männlichen Geschlecht.

Genetik
Gonosomal dominanter Erbgang. Genort in der pseudoautosomalen Region des X- und des Y-Chromosoms: Xp22.3, Yp11.3 (*SHOX*,Short Stature **Homeo**box gene auf dem **X**-Chromosom, s.a. ▶ *ULLRICH-TURNER-Syndrom,* ▶ *Osteodystrophia hereditaria ALBRIGHT*), Allelie mit dem ▶ *mesomelen Zwergwuchs Typ LANGER*: Homozygotie. Heterozygote für diesen Zwergwuchs-Typ unterscheiden sich von Patienten mit L. durch eine weitgehend auf Unterarme und Handgelenk beschränkte Symptomatik. Bei etwa 50% der Fälle Mikrodeletion in diesem Bereich, z.T. mit weiteren Symptomen (z.B. Chondrodysplasia punctata, geistige Retardation, Ichthyose, Albinismus oculi, KALLMANN-Syndrom) im Sinne eines contiguous gene syndrome. Nosologische und genetische Beziehung zur isolierten MADELUNGschen Deformität noch unklar, vereinzelt Mutation im selben Gen nachgewiesen. Allelie?

Familienberatung
Starke intrafamiliäre Variabilität der Merkmalsausbildung. Für die Einschätzung des Risikos für Geschwister und Kinder sporadischer

Fälle und klinisch normaler Angehöriger betroffener Personen ist auf röntgenologische Mikrosymptome zu achten. Bei Mikrodeletionen kann es zu schweren Erscheinungen bei Söhnen von Merkmalsträgerinnen kommen. Differentialdiagnostisch s.a.
▶ *Femur-Anomalien,*
▶ *Fibula-Anomlien,*
▶ ROBINOW-*Syndrom,*
▶ NIEVERGELT-*Syndrom.*

Literatur
Baralle, D., L.R.Willatt and J.D.Shears, LÉRI-WEILL syndrome associated with a pseudodicentic X;Y translocation chromosome and skewed X-inactivation: Implication for genetic counselling. Am.J. Med.Genet. 95 (2000) 391–395.

Belin, V., V.Cusin, G.Viot et al., SHOX mutations in dyschondrosteosis (LERI-WEILL syndrome). Nature Genet. 19 (1998) 67–69

Castillo, S., R.Youlton and C.Be, Dyschondrosteosis is controlled by X and Y linked loci. Cytogenet.Cell Genet. 40 (1985) 601–602.

Goldblatt, J., C.Wallis, D.Viljoen and P.Beighton, Heterozygous manifestations of LANGER mesomelic dysplasia. Clin.Genet. 31 (1987) 19–24.

Ogata, T., N.Matsuo and G.Nishimura, SHOX haploinsufficiency and overdosage: impact of gonadal function status. J.Med.Genet. 38 (2001) 1–6.

Shears, D.J., H.J.Vassal, F.R.Goodman et al., Mutation and deletion of the pseudoautosomal gene SHOX cause LERI-WEILL dysosteochondrosis. Nature Genet. 19 (1998) 70–73.

Vassal, H. A.Medeira, I.Cordeiro et al., Terminal deletion of Xp22.3 associated with contiguous gene syndrome: LÉRI-WEIL dyschondrosteosis, developmental delay, and ichthyosis. Am.J. Med.Genet. 99 (2001) 331–334.

OMIM 127300, 312865

LHERMITTE-DUCLOS-Syndrom
▶ COWDEN-Syndrom

LEROY-Syndrom
▶ I-Zellen-Krankheit

LESCH-NYHAN-Syndrom,
Hyperurikose

Genetisch bedingte Enzymopathie auf der Grundlage einer Genmutation.
Der Gendefekt manifestiert sich in einem Mangel an Hypoxanthin-Guanin-Phosphoribosyl-Transferase in Erythrozyten, Leber und Zentralnervensystem. Dadurch kommt es zu einer Störung des Umbaus von Hypoxanthin und Guanin in ihre Purine Inosin- und Guaninmonophosphat und entsprechend einem Feedback-Mechanismus zur gesteigerten Synthese von Purinen, die über Harnsäure abgebaut werden. Aus der Anreicherung von Harnsäure in den Körperflüssigkeiten und Geweben erklärt sich die klinische Symptomatik.

Krankheitswert
Erstmanifestation des Leidens in den ersten Lebensjahren. Spastische Zerebralparese. Choreoathetose. Analgie mit Selbstverstümmelung (Lippen- und Fingerbisse). Aggressivität. Oligophrenie. Gicht (Tophi, Arthralgie). Sekundäre Nierenveränderungen durch Nierensteine bis zum Nierenversagen. Tod ohne Therapie innerhalb weniger Jahre. Bei bisher wenigen Fällen leichterer Verlauf einer Hyperurikämie mit Nephrolithiasis, Gichtsymptomatik und höchstens geringen neurologischen Störungen: juvenile Formen.

Therapiemöglichkeiten
Behandlung mit die Purinsynthese hemmenden Medikamenten (Allopurinol, Adenin) und spezieller Diät höchstens mit Teilerfolgen hinsichtlich der klinischen Symptomatik. 5-Hydroxytryptophan-Gaben können die Athetose bessern und sedativ wirken. Eventuell prophylaktische Milchzahnextraktion nötig. Gentherapie bisher nur in vitro partiell gelungen. Knochenmarktransplantation ohne nachhaltigen Erfolg.

Häufigkeit und Vorkommen
Seit Erstbeschreibung 1964 über 150 Fälle, ausschließlich Jungen, publiziert. Juveniler Typ ebenfalls nur im männlichen Geschlecht. Weltweit verbreitet.

Lesch-Nyhan-Syndrom

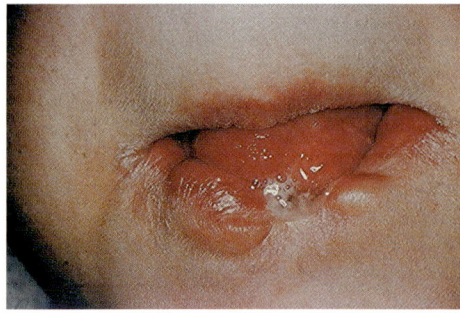

Lesch-Nyhan-Syndrom. Automutilationen in Form von Bissverletzungen an den Lippen. (G. Seidlitz)

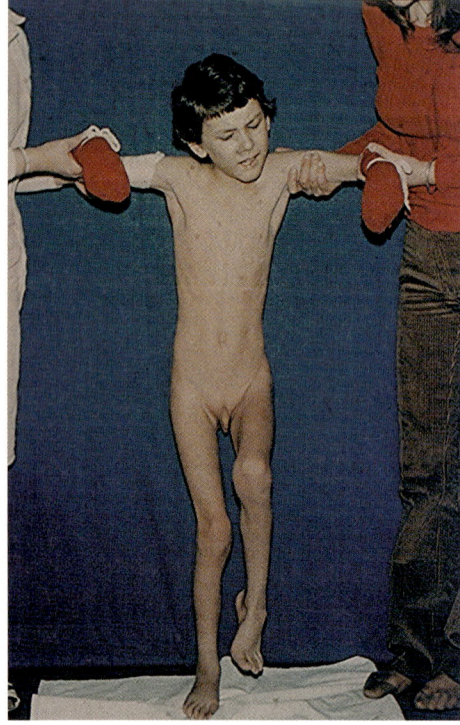

Lesch-Nyhan-Syndrom. Schwere geistige Behinderung mit Choreoathetose (7 Jahre alt). Hände verbunden zur Vermeidung von Automutilationen. (G. Seidlitz)

Genetik

X-chromosomaler Erbgang. Genort Xq27 (*HPRT*), Allelie zur ▶ *Gicht*. Es besteht ein Polymorphismus für die HGPRT, mehr als 70 Allele bekannt. Bei juvenilen Formen nur partieller HGPRT-Mangel. Jeweils familienspezifisch können offensichtlich in Abhängigkeit vom zugrunde liegenden Allel Teilsymptome (Oligophrenie, Automutilation) fehlen. Nicht bei allen Fällen mit der klinischen Symptomatik des L. lässt sich ein HGPRT-Mangel nachweisen. Für solche Formen besteht Heterogenie, die isolierte Hyperurikämie beruht auf anderen, vorwiegend autosomal bedingten Enzymdefekten der Purinsynthese bzw. des Harnsäureabbaus.

Familienberatung

Differentialdiagnose zur sensorischen ▶ *Neuropathie mit Anhidrosis* wichtig. Nachweis durch Bestimmung der Harnsäure Ausscheidung im Urin und der Phosphoribosyl-Transferase-Aktivität in den Erythrozyten und Fibroblasten. Eine Korrelation der Schwere der klinischen Erscheinungen mit der in Erythrozyten gemessenen HGPRT-Restaktivität lässt sich nicht immer erkennen, da instabile Varianten der HGPRT nur in Fibroblasten erfasst werden. Heterozygotentest zur Feststellung von Konduktorinnen molekulargenetisch, anhand des verminderten Einbaus von radioaktivem Hypoxanthin (^{14}C-Hypoxanthin oder auch ^{14}C-Adenin) durch einen Teil der Fibroblasten (Mosaik) in vitro, oder durch Polyacrylamid-Gel-Elektrophorese (Haarwurzellysate). Nach den gleichen Prinzipien pränatale Diagnostik an Fruchtwasserzellen oder Chorionbioptaten bei nachgewiesenen Knabenschwangerschaften möglich. Auf dieser Grundlage ist in Zukunft möglicherweise eine prä- und perinatale Therapie mit Adenin und großen Mengen von Folsäure erfolgreich. Suchtest auf der Grundlage einer erhöhten Aminoimidazolcarbamid-Ausscheidung im Urin.

Literatur

Sculley, D.G., P.A.Dawson, B.T.Emmerson and R.B.Gordon, A review of the molecular basis of hypoxanthine-guanine phosphoribosyltransferase (HPGRT) deficiency. Hum.Genet. 90 (1992) 195–207.

Srivastava, T., J.P. O´Neill, M.Dasouki and A.M.Simckes, Childhood hyperuricemia and acute renal failure resulting from a missense mutation in the *HPRT* gene. Am.J.Med.Genet. 108 (2002) 219–222.

OMIM 308000, 308950

Leukenzephalopathie, vakuolisierende megalenzephale mit subcorticalen Zysten

Genetisch bedingte spongiforme Leukodystrophie auf der Grundlage einer Genmutation. Der Basisdefekt ist unbekannt. Betroffen ist das Myelin der weißen Hirnsubstanz, die supratentoriell diffus geschwollen ist mit Vakuolen zwischen den äußeren Lamellen und mit Zysten temporal und frontoparietal subcortical (MRT).

Krankheitswert
Erstmanifestation klinischer Erscheinungen im Kindes- oder Jugendalter. Episodisch häufig nach Infektionen oder leichten Kopftraumen. Rasche Entwicklung eines Makrozephalus. Retardation der motorischen Entwicklung. Langsam progrediente Ataxie, epileptische Anfälle, Athetose, Dystonie. Intellektuelle Fähigkeiten lange erhalten.

Therapiemöglichkeiten
Unbekannt.

Häufigkeit und Vorkommen
Seit Erstbeschreibung 1995 weltweit über 70 Geschwister- und sporadische Fälle beschrieben. Gehäuft bei libanesischen Juden.

Genetik
Autosomal rezessiver Erbgang. Genort 22qter (*MLC1*, ZNS-Membran-Transporter?), wahrscheinlich ein zweiter Locus (*MLC*) ebenfalls auf 22q.

Familienberatung
Nachweis magnetresonanztomographisch anhand der diffus geschwollenen weißen Hirnsubstanz und der subcorticalen Zysten und histoloisch aufgrund eines spongiformen Bildes Differentialdiagnose zu anderen spongiformen Enzephalopathien anhand der klinischen Symptomatik und der Hirnschwellung.

Literatur
Ben Zeev, B., E.Levy-Nissenbaum, H.Lahat et al., Megalencephalic leukoencephalopathy with subcortical cysts; a founder effect in Israeli patients and a higher than expected carrier rate among Libyan jews. Hum.Genet. *111* (2002) 214–218.

Leegwater, P.A.J., B.Q.Yuan, J.van der Stehen et al., Mutations of *MLC1* (*KIAA0027*), encoding a putative membrane protein, cause megalencephalic leukoencephalopathy with subcortical cysts. Am.J.Hum.Genet. *68* (2001) 831–838.

Topçu, M., C.Gartioux, F.Ribierre et al., Vacuoling megalencephalic leukoencephalopathy with subcortical cysts, mapped to chromosome 22qtel. Am.J.Hum.Genet. *66* (2000) 733–739.

OMIM 604004, 605908

Leukenzephalopathie mit schwindender weißer Substanz,
Ataxie des Kindesalters mit Hypomyelinisation

Genetisch bedingte Leukoenzephalopathie auf der Grundlage einer Genmutation
Ein Basisdefekt betrifft den Eukaryotic Translation Initiation Faktor **2B**, Untereinheiten β oder ε (EIF2B5, EIF2B2). Es besteht eine chronisch progrediente Hypomyelinisation und axonale Degeneration.

Krankheitswert
Erstmanifestation klinischer Erscheinungen im frühen Kindesalter, selten später bis zum frühen Erwachsenenalter. Cerebelläre Ataxie. Spastizität. Langsam progredient, episodisch. Vor allem nach Infekten und leichten Kopftraumen bis zum Koma. Fakultativ Anfälle, Optikusatrophie. Geistige Fähigkeiten länger erhalten

Therapiemöglichkeiten
Unbekannt.

Häufigkeit und Vorkommen
Seit Erstbeschreibung 1993 über 30 sporadische und Geschwisterfälle, z.T. aus Verwandtenehen bekannt.

Genetik
Autosomal rezessiver Erbgang. Genorte: 3q27 (*EIF2B5*, OMIM 603945), 14q24 (*EIF2B2*, OMIM 606454).

Familienberatung
Nachweis klinisch, magnetresonanztomographisch und -spektrographisch: Abnahme der weißen Hirnsubstanz und Ersatz durch Zere-

brospinalflüssigkeit, Laktat- und Glukoseanreicherung.

Literatur
Hanefeld, F., U.Holzbach, B.Kruse et al., Diffuse white matter disease in three children: an encephalopathy with unique features: on magnetic resonance imaging and proton magnetic resonance spectoscopy. Neuropediatrics *24* (1993) 244–248.
Knaap, M.S.van den, P.G.Barth, F.J.M.Gabreels et al., A new leukoencephalopathy with vanishing white matter. Neurology *48* (1997) 845–855
Leegwater, P.A.J., G.Vermeulen, A.A.M.Konst et al., Subunits of the translation initiation factor eiF2B are mutant in leukoencephalopathy with vanishing white matter. Nature Genet. *29* (2001) 383–388.

OMIM 603896

Leukenzephalopathie, sklerosierende
▶ Lipodystrophie, membranöse

Leukenzephalopathie
s.a.
▶ Arteriopathie mit subakuter Multiinfarkt-Demenz und Leukenzephalopathie

Leukodystrophie, metachromatische,
Sulfatid-Lipidose, GREENFIELD-Syndrom, SCHOLZ-Syndrom, familiäre diffuse Hirnsklerose

Genetisch bedingte Sphingolipidosen auf der Grundlage einer Genmutation.
Der Gendefekt manifestiert sich in einer verminderten Aktivität der lysosomalen Arylsulfatase A (ARSA, Ceroidsulfat-Sulfatase) oder eines Spingolipid-Aktivator-Proteins (Saposin B, SAP 1, Prosaposin, atypische m.L., s.a. ▶ *Prosaposin-Mangel*). Dadurch sind der Abbau neu synthetisierter Sulfatide und damit die Regulation des Sulfatideinbaus in das Myelin gestört. Es kommt zu Speicherung von Cerebrosid-Sulfat (Galaktosphingosulfatid) in Lysosomen in ZNS, Nieren und anderen Organen sowie zu Demyelinisierung und Zerfall der Markscheiden in ZNS und peripheren Nerven. Die unterschiedlich schweren Formen sind bedingt durch verschiedene allele Isoenzyme der Arylsulfatase A, die sich durch isolektrische Fokussierung, aber nicht durch Aktivitätsmessung in vitro unterscheiden lassen (z.B. Pseudo-Arylsulfatase-Mangel: Isoenzym mit stark verminderter Stabilität oder verminderter Syntheserate und dadurch geringer messbarer Aktivität ohne entsprechende klinische Manifestation). Bei der juvenilen Sulfatidose, einer weiteren Sulfatid-Lipidose, ist zusätzlich die Aktivität der lysosomalen Arylsulfatase B, der mikrosomalen Arylsulfatase C und bis zu 6 weiterer Sulfatasen vermindert, so dass es außerdem zur Glykosaminoglykanspeicherung mit klinischen Zeichen einer Mukopolysaccharidose und zur Ichthyose kommt.

Krankheitswert
Je nach Erstmanifestation des Leidens Unterscheidung in:
a.) Konnatale m.L., Krankheitsdauer nur wenige Wochen.
b.) Spätinfantile m.L., Erstmanifestation mit Hypotonie, Muskelschwäche und Gangstörungen im 2. Lebensjahr (GREENFIELD-Syndrom). Tod nach 1–2 Jahren.
c.) Juvenile m.L., Erstmanifestation im 4.–10. Lebensjahr, Tod nach 1–8 Jahren.
d.) Adulte m.L., Krankheitsbeginn nach der Pubertät, häufig unter dem Bilde einer Schizophrenie, langsamer, z.T. über viele Jahre gehender Verlauf (s.a. ▶ *PELIZAEUS-MERZBACHER-Syndrom*).
e.) Multiple, juvenile Sulfatidose: Wie c), zusätzlich leichte klinische Symptome der X-chromosomalen Ichthyose und der Mukopolysaccharidosen II, III, IV und VI (▶ *Sulfatidose, juvenile, Typ AUSTIN*).

Zunehmende neurologische Ausfallserscheinungen nach zunächst normaler Entwicklung. Progrediente Symptome eines generalisierten Verfalls des ZNS mit Ataxie, Muskelhypotonie, Spastizität, Krämpfen und Optikusatrophie.

Therapiemöglichkeiten
Unbekannt. Enzymsubstitution bisher nur in vitro erfolgreich. Eventuell Besserung durch Knochenmarktransplantation.

Häufigkeit und Vorkommen
Sporadische und Geschwisterfälle. Am häufigsten ist die spätinfantile L. Inzidenz 1:100.000 bis 40.000. Etwa 200, von Prosapin-Defekt 6 Fälle beschrieben.

Genetik
Jeweils autosomal rezessiver Erbgang. Multiple Allelie. Genorte: Arylsulfatase A 22q13.31-qter (*ARSA*); Arylsulfatase B 5q11-13 (*ARSB*). Wichtigste Allele 0 (geringste Enzymrestaktivität) und R mit unterschiedlichen Compoundheterozygoten. Genort des Prosaposins 10q21 (*SAP*, OMIM 249900, 176801, s.a. ▶ *Prosaposin-Mangel*). Form e) mit anderem Genort, der mit der Regulation der Aktivität oder dem lysosomalen Abbau der Sulfatasen im Zusammenhang steht (▶ *Sulfatidose, juvenile, Typ Austin*).

Familienberatung
Nachweis anhand der metachromatischen Zelleinschlüsse, der Sulfatide im Urinsediment und der Arylsulfatase-Bestimmung aus Urin, Tränenflüssigkeit und kultivierten Fibroblasten oder Leukozyten. Nach demselben Prinzip Heterozygotentest möglich. Die verschiedenen Typen unterscheiden sich nicht in der Arylsulfatase-A-Restaktivität und lassen sich auf diese Weise nicht differenzieren. Pränatale Diagnostik molekulargenetisch und durch Enzymbestimmung in Chorionzotten- und Fruchtwasserzellen möglich. Differentialdiagnose zur Globoidzell-Leukodystrophie ▶ *Krabbe-Syndrom*.

Literatur
Gieselmann, V., An assay for the rapid detection of the arylsulfatase A pseudodeficiency allele facilitates diagnosis and genetic counselling for metachromatic leukodystrophy. Hum.Genet. *86* (1991) 251–255.

Gieselmann, V., J.Zlotogora, A.Harris, et al., Molecular genetics of metachromatic leukodystrophy. Hum. Mutat. *4* (1994) 233–242.

Polten, A., A.L.Fluharty, C.B.Fluharty et al., Molecular basis of different forms of metachromatic leukodystrophy. New Engl.J.Med. *324* (1991) 18–22.

Rafi, M.A., S.Amini, X.Zhang and D.A.Wenger, Correction of sulfatide metabolism after transfer of prosaposin cDNA to cultured cells from a patient with SAP-1 deficiency. Am.J.Hum.Genet. *50* (1992) 1252–1258.

OMIM 156310, 176801, 249900, 250100, 253200

Leukodystrophie, metachromatische atypische
▶ Prosaposin-Mangel

Leukodystrophie,
s.a.
▶ Krabbe-Syndrom (Globoidzell-Leukodystrophie);
▶ Adrenoleukodystrophie;
▶ Enzephalopathie;
▶ Sulfatidose, juvenile, Typ Austin;
▶ Canavan-Syndrom;
▶ Alexander-Syndrom

Leukokeratose, muköse familiäre,
White-sponge-Krankheit (Cannon), Naevus spongiosus albus mucosae, weißer Schwammnävus

Genetisch bedinge Keratose der Schleimhäute auf der Grundlage einer Genmutation
Der Basisdefekt betrifft eine Synthesestörung des Keratins Typ II/K4 oder Typ I/K13. Dadurch kommt es zu Störungen der Keratinisation und ödematösen Veränderungen vor allem der Zellen des Stratum spinosum.

Krankheitswert
Angeboren. Weißlich schimmernde umschriebene Plaques der Schleimhäute von Mund, Vagina, Rectum, Ösophagus und Nase. Keine Belastung.

Therapiemöglichkeiten
Keine.

Häufigkeit und Vorkommen
Familiär, Sippen mit Merkmalsträgern in aufeinanderfolgenden Generationen beschrieben.

Genetik
Autosomal dominanter Erbgang. Genort 12q13 (*KRT4*); 17q21-22 (*KRT13*).

Familienberatung
Nachweis molekulargenetisch und anhand des typischen histologischen Bildes: Zell-in-Zell-Dyskeratose. Differentialdiagnose zur benignen intraepithelialen ▶ *Dyskeratose* aufgrund feh-

lender Augenbeteiligung sowie zu syndromatischen Formen (▶ *Keratosis follicularis* DARIER, ▶ *Pachyonychia congenita* u.a.) notwendig.

Literatur
Rugg, E.L., W.H.McLean, W.E.Allison et al., A mutation in the mucosal keratin K4 is associated with oral white sponge. Nature Genet. *11* (1995) 450–452.

OMIM 193900

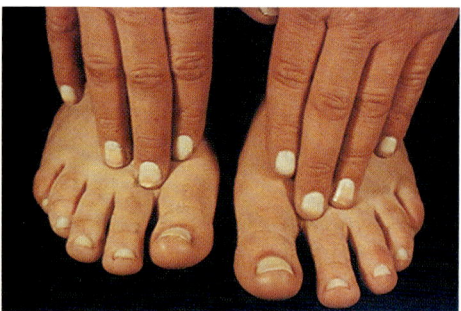

Leukonychie. Finger- und Zehennägel erscheinen homogen weiß. (M. Voß)

Leukonychie

Genetisch bedingte Nagelanomalie auf der Grundlage einer Genmutation.
Der Basisdefekt für die Erscheinungen ist unbekannt. Als pathogenetisch wirksam werden Störungen der Nagelkeratinisation sowie Lufteintritt unter die Nägel mit Totalreflexion des Lichtes angegeben.

Krankheitswert
Trübe Weißfärbung aller oder einiger Nägel an Fingern und/oder Zehen. Klinisch verschiedene, voneinander nicht scharf abgrenzbare Formen: L. punctata (OMIM 151550), L. striata und L. totalis. Erstere häufig exogen bedingt. Eine Beeinträchtigung besteht nicht.

Therapiemöglichkeiten
Unnötig.

Häufigkeit und Vorkommen
Selten isoliert. Mehrere große Sippen mit Merkmalsträgern in aufeinanderfolgenden Generationen beschrieben. Teilweise noch andere Anomalien der Nägel.

Genetik
Autosomal dominanter Erbgang mit herabgesetzter Penetranz. Bei einer Geschwisterschaft aus einer Verwandtenehe autosomal rezessiver Erbgang nicht ausgeschlossen. Zwischen den klinischen Formen bestehen enge genetische Beziehungen. Weiterhin autosomal bedingt: In zwei Sippen Kombination mit Nierensteinen, Pankreatitis und Lipomen der Haut; in einer Sippe Hypotrichose und Palmoplantarkeratose sowie in mehreren Sippen L., Fingerknöchelpolster, angeborene Schwerhörigkeit und Palmoplantar-Keratose: SCHWANN-Syndrom bzw. BART-PUMPHREY-Syndrom (OMIM 149200, ▶ *Fingerknöchelpolster*).

Familienberatung
Kein Gegenstand der Familienberatung. L. kann jedoch auf komplexere Symptomatik hinweisen.

Literatur
Basaran, E., E.Yilmaz, E.Alpsoy and G.G.Yilmaz, Keratoderma, hypotrichosis and leukonychia totalis. Br.J.Dermatol. *133* (1995) 636–638.

Frydman, M. and H.A.Cohen, Leukonychia totalis in two sibs. Am.J.Med.Genet. *47* (1993) 540–541.

Ramer, J.C., D.B.Vasily and R.L.Ladda, Familial leukonychia, knuckle pads, hearing loss, and palmoplantar hyperkeratosis: an additional family with BART-PUMPHREY syndrome. J.Med.Genet. *31* (1994) 68–71.

Slee, J.J., I.S.Wallam and J.Goldblatt, A syndrome of leukonychia totalis and multiple sebaceous cysts. Clin.Dysmorphol. *6* (1997) 229–231.

OMIM 151550, 151600

Leukosen, Lymphome

Hinsichtlich der Beteiligung genetischer Faktoren bei der Entstehung der Leukosen gilt das gleiche wie für ▶ *Krebs*, wobei aber die Aktivierung von als Gene von Wachstumsfaktoren und deren Rezeptoren fungierenden Protoonkogenen durch Chromosomen-Translokationen (vorwiegend bei lymphatischen Leukämien) oder Hybridgenbildung (myeloische Leukämien), im Vordergrund stehen. Eine besondere Disposition zu Leukosen besteht deshalb bei einem Teil der monogen bedingten Leiden mit erhöhter Bruchhäufigkeit und nachfolgenden Translokationen der Chromosomen (Chromosomen-Bruch-Syndrome: z.B. ▶ LOUIS-BAR-Syndrom; ▶ BLOOM-Syndrom; ▶ FANCONI-Anämie; ▶ Agammaglobulinämie; ▶ CHEDIAK-HIGASHI-Syndrom; ▶ WISKOTT-ALDRICH-Syndrom). Siehe auch ▶ DOWN-Syndrom. Eine besondere Rolle bei der Genese der Leukosen spielen wahrscheinlich neben somatischen Mutationen spezielle Störungen des immunproliferativen Systems, die mit Defekten des DNA-Repair-Systems oder einer verminderten Resistenz der Zellen gegenüber auslösenden Umweltfaktoren im Zusammenhang stehen (▶ Xeroderma pigmentosum). Als Umweltnoxen lassen sich sowohl Viren und ionisierende Strahlen als auch Chemikalien nachweisen. Der zytogenetische Nachweis spezifischer Chromosomenaberrationen (insbesondere Translokationen) und nachfolgender Karyotypveränderungen ist differentialdiagnostisch und prognostisch und damit auch für die individuelle Therapiekonzeption von Bedeutung. Bei der CML z.B. haben ca. 90% der Patienten, bei denen sich das Philadelphia(Ph)-Chromosom nachweisen lässt (balancierte Translokation 9;22), eine günstigere Prognose als Patienten ohne Philadelphia-Chromosom. Prognostisch ungünstig wirkt sich das sekundäre Auftreten zusätzlicher Chromosomenaberrationen aus. Siehe a. ▶ BURKITT-Lymphom, ▶ Lymphogranulomatose, ▶ Plasmozytom.

Da es sich meistens um somatische Mutationen handelt, ist familiäres Vorkommen nur bei genetischer Disposition z.B. in Form der ▶ Chromosomen-Bruch-Syndrome oder vereinzelter konstitutioneller Chromosomentranslokationen zu erwarten. Eine erhöhte Umweltbelastung mit Strahlen oder mutagenen Substanzen bedeutet vor allem für solche Personen eine Leukämie-Gefahr.

Literatur

Berger, R., A.Bernheim, M.E.Ochoa-Noguera et al., Prognostic significance of chromosomal abnormalities in acute nonlymphocytic leukemia: A study of 343 patients. Cancer Genet. Cytogenet. 28/2 (1987) 293–298.

Bloomfield, C.D., J.M.Trent and H.van den Berghe, Report of the Committee on structural chromosome changes in neoplasia. Human Gene Mapping, 1987, Paris.

Horwitz, M., E.L.Goode and G.P.Jarvik, Anticipation in familial leukemia. Am.J.Hum.Genet. 59 (1996) 990–998.

Mitelman, F., Catalog of Chromosome Aberrations in Cancer '98. Wisley-Liss Berlin, New York 1998.

Rabbitts, T.H., Chromosomal translocations in human cancer. Nature 372 (1994) 143–149.

Leukozytenadhäsions-Defekt
▶ Neutrophilen-Funktionsstörungen

Leuzinose
▶ Ahornsirup-Syndrom

LEVINE-CRITCHLEY-Syndrom
▶ Akanthose, adulte

LEVY-HOLLISTER-Syndrom
▶ Lakrimo-Aurikulo-Dento-Digitales Syndrom

LEWANDOWSKY-LUTZ-Syndrom
▶ Epidermodysplasia verruciformis

LEWIS-Syndrom
▶ HOLT-ORAM-Syndrom

LEWY-Körperchen-Demenz
▶ PARKINSON-Syndrom

LEYDIGzell-Hypoplasie
▶ Pseudohermaphroditismus masculinus

LHERMITTE-DUCLOS-Syndrom
▶ Cowden-Syndrom

Lichen amyloidosus

Auf die Haut beschränkte Amyloidose unklarer Ätiologie.
Es besteht eine lokale Paraproteinose unbekannter (immunologischer?) Genese.

Krankheitswert
Erstmanifestation im Pubertätsalter. Stecknadelkopf- bis bohnengroße, meistens stark juckende Knötchen in der Haut, vor allem der unteren Extremitäten. Selten spontan abheilend, leicht progredient.

Therapiemöglichkeiten
Symptomatische Behandlung durch Entfernung der Knötchen mit vorübergehendem Erfolg.

Häufigkeit und Vorkommen
Unter Europäern und Nordamerikanern selten, häufiger in Südamerika und Asien. Meist sporadisch, jedoch mehrere Sippen mit Merkmalsträgern in aufeinanderfolgenden Generationen beschrieben.

Genetik
Beteiligung genetischer Faktoren unklar. Das familiäre Vorkommen spricht in einzelnen Sippen für autosomal dominanten, in anderen auch für X-chromosomalen Erbgang. In seltenen Fällen bei interskapulärer Lokalisation Kosegregation mit der ▶ Adenomatose Typ 2A (Mutation des RET-Onkogens in 10q11.2), wahrscheinlich Allelie.

Familienberatung
Es bestehen keine Beziehungen zu den systemischen ▶ Amyloidosen. Interskapulärer L.a. kann im Kindesalter auf das Bestehen einer Adenomatose Typ 2A hinweisen. Bei der isolierten Form keine Belastung.

Literatur
Newton, J.A., A.Jagjivan, B.Bhogal et al., Familial primary cutaneous amyloidosis. Br.J.Derm. *112* (1985) 201–208.

Ozaki, M., Familial lichen amyloidosis. Int.J.Derm. *23* (1984) 190–193.

Partington, M.W. and R.S.A.Prentice, X-linked cutaneous amyloidosis: Further clinical and pathological observations. Am.J.Med.Genet. *32* (1989) 115–119.

Seri, M., I.Celli, N.Betsos et al., A Cys634Gly substitution of the RET proto-oncogene in a family with recurrence of multiple endocrine neoplasia type 2A and cutaneous lichen amyloidosis. Clin.Genet. *51* (1997) 86–90.

OMIM 105250

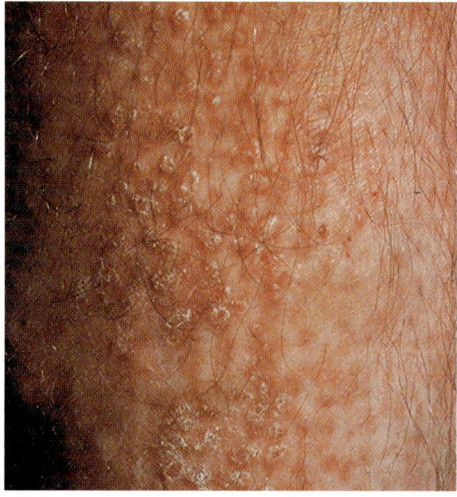

Lichen amyloidosus. Gelbbräunliche, z.T. hyperkeratotische knötchenartige Hautveränderungen prätibial. (U.W. Schnyder)

LIDDLE-Syndrom
▶ Pseudohypoaldosteronismus

LIEBENBERG-Syndrom
▶ Synostosen von Hand- oder/und Fußwurzelknochen

LI-FRAUMENI-Syndrom

Genetisch bedingte Präsisposition zu verschiedenen Tumorerkrankungen.

Zugrunde liegt eine Keimbahnmutation des *TP53*-Suppressor-Gens, das wichtige Funktionen im Zellteilungsgeschehen ausübt: Regulation der Zelltransformation, Zellzyklus-Checkpoint-Kontrolle nach DNA-Veränderung und -reparatur, Apoptose-Mediator bei irreparablen DNA-Schäden. Die essentielle Rolle des Gens bei der Apoptose-Initiation nach DNA-Schäden erklärt die Entstehung der Tumoren bzw. mutipler Primärtumoren.

Krankheitswert
In den betroffenen Familien gehäuft im Kindesalter Sarkome, in der Prämenopause beginnender Brustkrebs, Hirntumoren, Leukämien und Lymphome sowie Nebennieren-Karzinome.

Therapiemöglichkeiten
Entsprechend der jeweiligen Tumorerkrankung. Engmaschige Vorsorge bei Risikopersonen. Chirurgische Tumorresektion, Zytostatika-Nachbehandlung.

Häufigkeit und Vorkommen
Sehr selten. Weniger als 1% der familiären Brustkrebsfälle.

Genetik
Autosomal dominanter Erbgang. In 70% der Familien Keimbahnmutationen in *TP53* nachweisbar. *TP53* ist auch in die Entstehung verschiedener sporadischer Tumoren involviert. Genort 17p13.1.

Familienberatung
Kriterien für die Diagnose: Ein Proband mit Weichteilsarkom vor dem 45. Lebensjahr; ein Verwandter 1. Grades mit Krebs vor dem 45. Lebensjahr und ein Verwandter 1. oder 2. Grades in der selben Linie mit Krebs unter 45 Jahren oder einem Sarkom in jedem Lebensalter. Mehrere Primärtumoren. Molekulargenetischer Nachweis möglich. Engmaschige Untersuchung potentieller Merkmalsträger wichtig.

Literatur
Chompret, A., A.Abel, D.Stoppa-Lyonnet et al., Sensitivity and predictive value of criteria for p53 germline mutation screening. J.Med.Genet. *38* (2001) 43–47.

Frebourg, T., N.Barbier, Y.Yan et al., Germ-line p53 mutations in 15 families with LI-FRAUMENI syndrome. Am.J.Hum.Genet. *65* (1995) 608–615.

Malkin, D., F.P.Li, L.Stong et al., Germline p53 mutations in familial syndrome of breast cancer, sarcomas, and other neoplasms. Science *250* (1990) 1233–1238.

Srivastava, S., Z.Zou, K.Pirollo et al., Germ-line transmission of a mutated p53 gene in a cancer-prone family with LI-FRAUMENI syndrome. Nature *348* (1990) 747–749.

LIGHTWOOD-ALBRIGHT-Syndrom
▶ Azidose, renale tubuläre, II

LIGNAC-Syndrom
▶ ABDERHALDEN-FANCONI-Syndrom

Limb-Mammary-Syndrom,
Glieder-Mamma-Syndrom

Autosomal dominanter Fehlbildungskomplex mit Symptomen des ▶ SCHINZEL-Syndroms, des ADULT-Syndroms bzw. des EEC3-Syndroms (▶ *Lippen-Kiefer-Gaumen-Spalte mit Spalthand und -fuß*) und des Hay-WELLS-Syndroms (▶ *Ankyloblepharon filiforme*): Hand- und Fußfehlbildungen, Hypo- oder Aplasie der Mammae und der Brustwarzen, Gaumenspalte, Hypohidrose, Zahnunterzahl und andere Symptome der ektodermalen Dysplasie. Genort 3q27 (*TP63*), Allelie mit den o.g. Syndromen, klinische Grenze zum ▶ SCHINZEL-Syndrom mit Genort 12q23-24.1 (*TBX3*) teilweise fließend.

Literatur
Propping, P., W.Friedl, T.F.Wienker et al., ADULT syndrome allelic to limb mammary syndrome (LMS)? Am.J.Med.Genet. *90* (2000) 179–182.

van Bokhoven, H., M.Jung, A.P.T.Smits et al., Limb mammary syndrome: a new genetic disorder with mammary hypoplasia, ectrodactyly, and other hand/foot anomalies maps to human chromosome 3p27. am.J.Hum.Genet. *64* (1999) 538–546.

OMIM 603543

LINDAU-Syndrom
▶ v. HIPPEL-LINDAU-Syndrom

Lingua plicata,
Lingua scrotalis, Faltenzunge

Genetisch bedingte Anomalie der Zunge auf der Grundlage einer Genmutation.
Der Basisdefekt ist unbekannt.

Krankheitswert
Angeboren. Tiefe Furchen- und Grubenbildung der Zungenoberfläche, häufig mit L. geographica. Bei isoliertem Vorkommen keine Beeinträchtigung. Symptomatisch bei ▶ MELKERSSON-ROSENTHAL-*Syndrom*, ▶ DOWN-*Syndrom* u.a.

Therapiemöglichkeiten
Unnötig.

Häufigkeit und Vorkommen
Frequenz etwa 5%. Sippen mit Merkmalsträgern in mehreren aufeinanderfolgenden Generationen bekannt.

Genetik
Autosomal dominanter Erbgang oder polygen bedingt.

Familienberatung
Kein Gegenstand der Familienberatung.

Literatur
Kullaa-Mikonen, A., Familiy study of fissured tongue. Scand.J.Dent.Res. *96* (1988) 366–375.

OMIM 137400

Linkshändigkeit
▶ Händigkeit

Linksherz-Hypoplasie
▶ Vorhofseptum-Defekt,
▶ Ventrikelseptum-Defekt

Linsenektopie,
Ectopia lentis; Linsendislokation, Linsenluxation

Lageanomalie der Augenlinse unterschiedlicher Ätiologie.

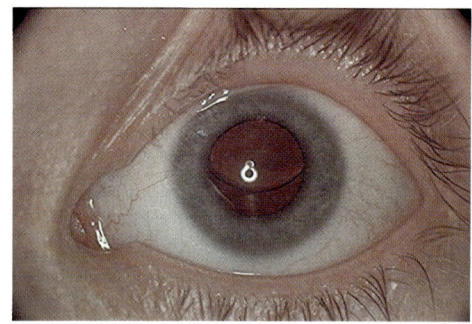

Linsenektopie. Verlagerung der Linse nach oben. (J. Reimann)

Zugrunde liegt bei der Linsendislokation meistens eine Mutation eines Fibrillin-1-Gens. Dadurch ist die Quervernetzung von Kollagen und Elastin in der Zonula ciliaris gestört, woraus sich die Symptomatik erklärt. In bisher wenigen Fällen Sulfitoxidase- bzw. Molybdän-Kofaktor-Defizienz (Pteridin, Kofaktor auch für die Aldehyd- und die Xanthinoxidasen).

Krankheitswert
Meistens angeborene Verlagerung der Linse nach außen oben, führt zu Sehstörungen verschiedenen Grades. Bei stärkerer Ausprägung monokulare Diplopie und Gefahr von Komplikationen (sekundäres Glaukom). Später manifeste Linsenluxation syndromatisch bei ▶ Homozystinurie, ▶ MARFAN-*Syndrom* und ▶ WEILL-MARCHESANI-*Syndrom*. In manchen Familien kombiniert mit Ectopia pupillae (Korektopie). Sulfitoxidase- (Sulfocysteinurie, OMIM 252150, 272300) ▶ *Molybdän-Kofaktor-Defizienz*. Siehe auch ▶ *Sulfatidose, juvenile, Typ* AUSTIN.

Therapiemöglichkeiten
Konservative Behandlung, eventuell Linsen-Extraktion, Glaukom-Prophylaxe.

Häufigkeit und Vorkommen
Selten isoliert, meist syndromatisch. Geschwisterschaften oder Sippen mit Merkmalsträgern in bis zu 5 Generationen beschrieben. Isolierter Sulfitoxidase-Defekt nur von wenigen sporadischen und Geschwisterfällen bekannt.

Genetik
Vorwiegend autosomal dominanter Erbgang bei isolierter Linsenektopie. Ectopia lentis et pupillae autosomal rezessiv bedingt. Zwischen beiden Typen können genetische Beziehungen bestehen, da sie in einzelnen Familien gemeinsam vorkommen. Ätiologische Beziehungen über denselben Fibrillin-1-Genlokus (15q21-31, Allelie) bestehen auch zum ▶ MARFAN-Syndrom. Isolierter Sulfitoxidase-Defekt autosomal rezessiv bedingt.

Familienberatung
Genaue familienanamnestische Feststellung des Erbganges notwendig. Differentialdiagnose zu ▶ syndromatischer L. wichtig.

Literatur
Al-Salem, M., Autosomal recessive ectopia lentis in two Arab family pedigrees. Ophthalmic Paediatr.Genet. *11* (1990) 123-127.

Colley, A., I.C.Lloyd, A.Ridgway and D.Donnai, Ectopia lentis et pupillae: the genetic aspects and differential diagnosis. J.Med.Genet. *28* (1991) 791-794.

Haddad, R., S.Uwaydat, R.Dakroub and E.I.Traboulsi, Confirmation of the autosomal recessive syndrome of ectopia lentis and distinctive craniofacial appearance. Am.J.Med.Genet. *98* (2001) 185-189.

Shawaf, S., Noureddin, B., A.Khouri and E.I.Traboulsi, A family with a syndrome of ectopia lentis, spontaneous filtering blebs, and craniofacial dysmorphism.Ophthal.Genet. *16* (1995) 163-169.

Van der Klei-van Moorsel, J.M., L.M.E. Smit, M.Brockstadt et al., Infantile isolated sulfite oxidase deficiency: Report of a case with negative sulphite test and normal sulphate excretion. Eur.J.Pediatr. *150* (1991) 198-199.

OMIM 129600, 129750, 134797, 225100, 225200, 272300

Linsenkern-Degeneration, familiäre progressive
▶ WILSON-Syndrom

Lip(o)idcalcinosis progrediens,
Lipokalzinogranulomatose, tumoröse Kalzinose, TEUTSCHLÄNDER-Syndrom

Genetisch bedingte Bindegewebstumoren auf der Grundlage einer Genmutation.

Der Gendefekt manifestiert sich in schnell wachsenden verkalkenden Bindegewebstumoren, erhöhten 1,25-Dihydroxycholecalciferol-Werten im Serum und einer Hyperphosphatämie (erhöhte Nierenschwelle oder Rückresorptionsrate für Phosphate, Vitamin-D-Stoffwechselstörung?) bei normalem Kalzium-Serumspiegel. Basisdefekt, Pathogenese sowie biochemische Zusammenhänge sind unklar.

Krankheitswert
Erstmanifestation der Tumoren vom frühen Kindes- bis Jugendalter an. Heterotope, tumoröse Verkalkung des Bindegewebes, vorwiegend periartikulär von den Schleimbeuteln ausgehend oder subkutan. An die Vasculitis allergica erinnernde Exantheme gehen voraus. Polytop, gutartig. Schleimhautbeteiligung: Gingivitis, Heiserkeit. Streifenförmige Kalkeinlagerungen in der Retina. Teilweise auch Verkalkung großer Gefäße. Häufig Sekundärinfektionen. Komplikation durch Verdrängungserscheinungen in den entsprechenden Körperregionen. Besserung nach der Pubertät.

Therapiemöglichkeiten
Nicht auf Parathormon ansprechend. Gaben von Aluminiumhydroxid und phosphorarme Diät mit fraglichem Erfolg. Chirurgische Abtragung störender Tumoren.

Häufigkeit und Vorkommen
Seit Erstbeschreibung 1877 über 200 Fälle bekannt. Zahlreiche Geschwisterschaften, vorwiegend von Afrikanern beschrieben. Regionale Häufung in bestimmten Gegenden Zentralafrikas. In Mitteleuropa nur vereinzelt beschrieben.

Genetik
Autosomal rezessiver Erbgang. Bei bisher einer Sippe mit leicht abweichender Symptomatik autosomal dominant bedingt.

Familienberatung
Differentialdiagnose zur Osteodystrophia hereditaria ALBRIGHT, zur Fibrodysplasia ossificans progressiva (biochemisch und anhand der Lokalisation) und zum Pseudoxanthoma elasticum notwendig. Früherkennung vor Auftreten der ersten Tumoren anhand der Hyperphosphatämie möglich.

Literatur
Metzker, A., B.Eisenstein, J.Oren and R.Samuel, Tumoral calcinosis revisted – common and uncommon features. Eur.J.Pediat. *147* (1988) 128–132.

OMIM 114120, 211900

Lipidosen

Genetisch bedingte Lipidstoffwechselstörungen jeweils auf der Grundlage einer Genmutation.
Die Gendefekte manifestieren sich im Mangel unterschiedlicher Enzyme und damit jeweils in einem Stoffwechselblock, der zur Speicherung bestimmter Lipide führt. Die Klassifikation richtet sich nach der Art der Speichersubstanzen und nach den betroffenen Enzymen. Lipide spielen eine besondere Rolle im Nervensystem, wodurch die neurologische Symptomatik entsprechender Defekte überwiegt.

Lipidose, neuroviszerale
▶ Gangliosidose, generalisierte infantile

Lipidspeicher-Myopathie
▶ Carnitin-Palmityltransferase-Mangel;
▶ Carnitin-Mangel-Myopathie;
▶ Pyruvatdekarboxylase-Mangel;
▶ Glutarazidurie

Lipodystrophie, generalisierte angeborene,
SEIP-Syndrom, BERARDINELLI-Syndrom, lipoatropher Diabetes,

Genetisch bedingte Fettgewebsdystrophie auf der Grundlage einer Genmutation.
Es besteht eine Hypertriglyzeridämie bei insulinresistentem Diabetes mellitus. Die Konzentration freier Fettsäuren im Plasma ist normal. Zugrunde liegt wahrscheinlich ein nukleärer Präreceptordefekt für Hormone (β3-Adrenorezeptor), speziell für Insulin, oder eine Aktivitätsminderung eines an der Triglycerol- und Glycerophospholipid-Synthese beteiligten Enzyms (1-Acylglycerol-3-Phosphat-O-Azyltransferase 2 -AGPAT2). Die Triglyzeridspeicherung in den Adipozyten ist gestört. Eine Störung der Hypothalamus-Funktion wird angenommen. Im Urin lassen sich Substanzen mit Gewebefettmobilisierenden Eigenschaften sowie Insulinantagonisten nachweisen. Es bestehen pathogenetische Ähnlichkeiten zum ▶ *Leprechaunismus*. Beim Typ KOEBBERLING-DUNNIGAN ist das Lamin A/C betroffen, ein Bestandteil der inneren Kernmembran mit Verbindung zum Chromatin.

Krankheitswert
Angeboren. Allgemeine Dystrophie des Fettgewebes. Insulinresistenter Diabetes mellitus, Muskelhypertrophie, Hepatomegalie. Kardiomegalie, Bluthochdruck. Hypertrichose, teilweise mit Acanthosis nigricans. Akromegalie. Nierenversagen. Retardation der geistigen und körperlichen Entwicklung. Lebenserwartung stark herabgesetzt. Bei partieller L. Typ KOEBBERLING-DUNNIGAN Fettgewebsansammlung in der Gesichts-, Rücken- und Halsregion sowie in den großen Labien mit Schwund des subkutanen Fettgewebes am gesamten übrigen Körper vom Pubertätsalter an. Lipodystrophie, zystische Angiomatose der Knochen und polyzystische Ovarien: BRUNZELL-Syndrom. Siehe auch ▶ *STEIN-LEVENTHAL-Syndrom*.

Therapiemöglichkeiten
Kalorien- und kohlenhydratarme Diät lebenserhaltend, eventuell in schweren Fällen Hypophysektomie nach der Pubertät hilfreich.

Häufigkeit und Vorkommen
Über 50 Geschwister- und sporadische Fälle bekannt. Partielle Lipodystrophie vorwiegend bei Frauen.

Genetik
Heterogen. Autosomal rezessiver Erbgang. Genorte 9q34 (*BSCL1*, Congenitale BERARDINELLI-SEIP-Lipodystropie = *AGPAT2*) und 11q13 (*BSCL2*, Seipin). Genetisch und nosologisch identisch bzw. allel mit dem ebenfalls autosomal rezessiven BRUNZELL-Syndrom (272500). Abzutrennen sind eine im Pubertätsalter manifest werdende, nicht familiäre Lipodystrophie

Lipidosen

Speichersubstanzen	Enzymdefekt	Syndrom
einfache Lipide:		
Phytansäure	Phytansäure-Hydroxylase	▶ REFSUM-Syndrom
Triglyzeride, Cholesterolester	Cholesterolester-Hydroxylase	▶ WOLMAN-Syndrom
Cholestanol, Cholestanolester	unbekannt	▶ Xanthomatose, cerebrotendinäre
Cholesterol, Cholesterolester	unbekannt	▶ Tangier-Syndrom
Sphingolipide:		
Ceramid	Ceramidase	▶ FARBER-Syndrom
Sphingomyelin, Cholesterol	Sphingomyelinase Ia	▶ NIEMAN-PICK-S., Infantiler Typ A
	Sphingomyelinase Ib	▶ NIEMAN-PICK-S., Infantilviszeraler Typ B
	Sphingomyelinase II	▶ NIEMAN-PICK-S., Juveniler Typ C
	Sphingomyelinase III	▶ NIEMAN-PICK-S., spätmanifester Typ D
	Sphingomyelinase Ic	▶ NIEMAN-PICK-S., Adulter Typ E, ▶ Sea-blue-Histiozytose
Laktosylceramid	Laktosylceramidase	
Galaktocerebroside	β-Galaktosidase	▶ KRABBE-Syndrom
Galakto- und Laktosulfatid	Arylsulfatase A	▶ Metachromatische Leukodystrophie
Sulfatide, Cholesterolsulfat, Sphingolipide, Glykosaminoglycane	Multiple Sulfatasen,	▶ Sulfatidose, juveniler Typ AUSTIN
Ganglioside, Glukosaminoglykane:		
Ceramidtrihexosid	α-Galaktosidase	▶ FABRY-Syndrom
Glukocerebrosid	saure Glukosidase	▶ GAUCHER-Syndrom
Monosialogangliosid 3, GM3	N-Acetylgalaktosamintransferase	▶ GM3-Gangliosidose
Disialogangliosid 3, GD3	unbekannt	▶ GD3-Gangliosidose
Monosialogangliosid 1, GM1	β-Galaktosidasen A, B, C	▶ Gangliosidose, generalisierte, infantile Typ I
	β-Galaktosidasen B und C	▶ Gangliosidose, generalisierte, spätinfantile, juvenile und adulte Typen II-IV
Monosialogangliosid 2, GM2	Hexosaminidase A	▶ GM2-Gangliosidose, Typ I (TAY-SACHS-S.)
	Hexosaminidase A und B	▶ GM2-Gangliosidose, Typ II (SANDHOFF-S.)
	Hexosaminidase A (vermindert)	▶ GM2-Gangliosidose, Typ III (Spät-TAY-SACHS-S.)
	Hexosaminidase A und B (vermindert)	▶ GM2-Gangliosidose, Typ IV (Spät-SANDHOFF-S.)
Sudanophile Lipide	unbekannt	▶ PELIZAEUS-MERZBACHER-Syndrom
Ceroid-Lipofuszine (Lipopigment)	lysos. Peptidase; Thioesterase	▶ Ceroidlipofuszinosen
Triglyceride in Muskelfasern (Typ I)	Carnitinase	▶ Carnitin- Mangel-Myopathie
Triglyceride in Muskelfasern (Typ II)	Carnitin- Palmityltransferase	▶ Carnitin- Palmityltransferase-Mangel

(erworbener, lipoatrophischer Diabetes mit Hepatosplenomegalie bzw. Leberzirrhose, Acanthosis nigricans und Hyperlipidämie – LAWRENCE-Syndrom) sowie der Lipoatrophische Diabetes bzw. die partiellen Lipodystrophien (KOEBBERLING-DUNNIGAN-Syndrom) mit X-chromosomalem (OMIM 308980) oder autosomal dominantem Erbgang, Genort 1q21-23 (*LMNA*, Lamin A/C, OMIM 151660, 602094), Allelie der autosomalen Form mit der ▶ Muskeldystrophie DREIFUSS-EMERY, dem Typ IIB der neuralen peronealen ▶ Muskelatrophie; dem Typ IB der ▶ Muskeldystrophie, Gliedergürtel-Typ; einem Typ der dilatativen ▶ Kardiomyo

Lipodystrophie, generalisierte angeborene

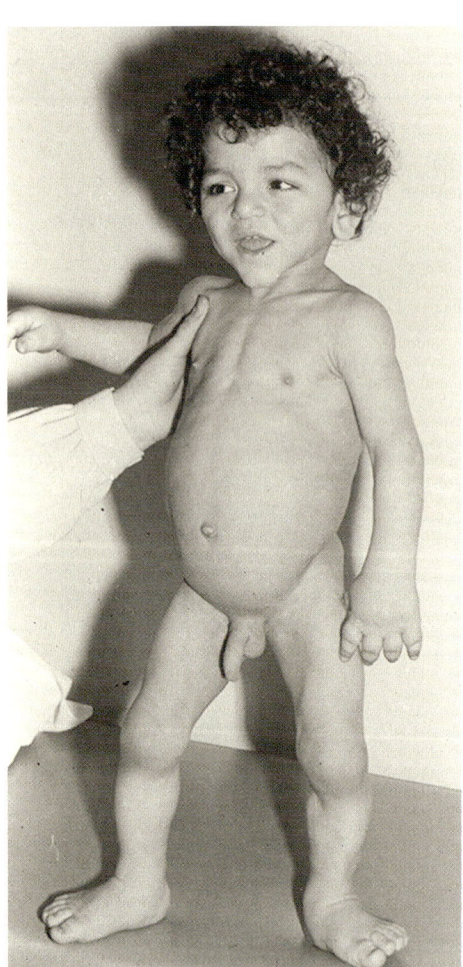

Lipodystrophie, generalisierte angeborene. Generalisierter Schwund des Unterhautfettgewebes, sichtbares Muskelrelief sogar im Gesicht. Makrogenitosomie. Akromegalie-Zeichen: Kinn, Zunge, Ohrmuscheln, Füße und Hände übergroß. (J. Kunze)

pathie mit Reizleitungsstörungen; der neuralen peronealen Muskelatrophie Typ IV und der Mandibulo-Akralen Dysplasie (▶ *Akroosteolyse, neurogene*). Betroffen sind in einzelnen Sippen unterschiedliche Körperregionen: Gesicht; Extremitäten; Gesicht und Stamm, Zephalothorakale L. BARRAQUER-SIMONS; Extremitäten und Stamm mit Muskelhypertrophie und -schwäche, Infertilität sowie Testosteron-bedingter Vermännlichung (DUNNIGAN-Syndrom). Symptomatisch bei einem noch nicht sicher abgegrenzten autosomal rezessiven (OMIM 269880) oder dominanten Symptomenkomplex aus Kleinwuchs (Short), Überstreckbarkeit der Gelenke (Hyperextensibilität), Hernien, Okulärer Symptomatik, RIEGER-Anomalie und Zahnanomalien (Teeth): SHORT-Syndrom (OMIM 151680).

Familienberatung

Nachweis anhand der Triglyzeridämie. Differentialdiagnose zum Leprechaunismus sowie zur partiellen L. mit späterer Manifestation und dominantem Erbgang sowie zu nicht familiären Formen wichtig. Heterozygotennachweis und pränatale Diagnostik eventuell anhand des Rezeptordefekts in Fibroblasten bzw. Fruchtwasserzellen und Chorionbioptaten möglich. Siehe auch Hypertriglyzeridämie bei ▶ *Hyperlipoproteinämien I, IV und V*.

Literatur

Agarwal, A.K., E.Arioglu, S.deAlmeida et al., AGPAT2 is mutated in congenital generalized lipodystrophy linked to chromosome 9q34. Nature Genet. *31* (2002) 21–23.

Brocker, F.M., W.U.Weitbrecht und B.Neundorfer, 'Lipodystrophia progressiva' BARRAQUER-SIMON-Syndrom; Differentialdiagnose und Klinik. Fortschr.Neurol.Psychiat. *54* (1986) 59–67.

Brunzell, J.D., S.W.Shankle, J.E.Bethune, Congenital generalized lipodystrophy and systemic cystic angiomatosis: a simultaneous occurrence of two unusual syndromes in a single family. Ann.Intern.Med. *69* (1968) 501–516.

Haan, E. and L.Morris, SHORT syndrome: distinctive radiographic features. Clin.Dysmorphol. *7* (1998) 103–107.

Jackson, S.N.J., T.A.Howlett, P.G.McNally et al., DUNNINGHAM-KOEBBERLING syndrome: an autosomal dominant form of partial lipodystrophy. QJM., Mon.J.Assoc.Phys. *90* (1997) 27–36.

Kriauciunas, K.M., C.R.Kahn, D.Muller-Wieland et al., Altered expression and function of the insulin receptor in a family with lipoatrophic diabetes. J.Clin.Endocrinol.Metab. *67* (1988) 1284–1293.

Magré, J, M.Deléphine, E.Khallouff et al., Identification of the gene altered in BERARDINELLI-SEIP congenital lipodystrophy on chromosome 11q13. Nature Genet. *28* (2001) 365–367.

Peters, J.M., R.Barnes, L.Bennett et al., Localization of the gene for familial partial lipodystrophy (DUNNIGAN variety) to chromosome 1q21-22. Nature Genet. *18* (1998) 292–295.

Rajab, A., K.Heathcote, S.Joshi et l., Heterogeneity for congenital generalized lipodystrophy in seventeen patients from Oman. Am.J.Med.Genet. *110* (2002) 219–225.

Reardon, W., I.K.Temple, H.Mackinnon et al., Partial lipodystrophy syndromes. A further male case. Clin.Genet. *38* (1990) 391–395.

Rheuben, K.S., R.M.Blizzard, M.A.Parker et al., Hypertrophic cardiopathy in total lipodystrophy. J.Pediat. *109* (1986) 301–302.

Silver, K., J.Walston, L.Plotnick et al., Molecular scanning of 3-ß-adrenergic receptor gene in total congenital lipoatrophic diabetes mellitus. J.Clin.Endocrinol.Metab. *82* (1997) 3395–3398.

Speckmman, R.A., A.Garg, F.Du et al., Mutational and haplotype analyses of families with familial partial lipodystrophy (DUNNIGAN variety) reveal recurrent missense mutations in the globular terminal domain of Lamin A/C. Am.J.Hum.Genet. *66* (2000) 1192–1198.

Spranger, S., M.Spranger, A.-J.Tasman et al., BARRAQUER-SIMONS syndrome (with sensorineural deafness): A contribution to the differential diagnosis of lipodystrophy syndromes. Am.J.Med.Genet. *71* (1997) 397–400.

OMIM 151660, 151680, 269700, 272500, 308980

Lipodystrophie, membranöse,
Polyzystische Lipomatöse Osteodystrophie mit Sklerosierender Leukenzephalopathie (PLOSL), HAKOLA-NASU-Syndrom, JÄRVI-HAKOLA-NASU-Syndrom, Hirn-Knochen-Fett-Krankheit

Genetisch bedingte präsenile Demenz auf der Grundlage einer Genmutation

Sklerosierende Leukenzephalopathie mit zystischer Lipomembran-Osteodysplasie. Der Basisdefekt betrifft ein **Tyro**sinkinase **b**indendes **P**rotein mit Signaltransduktionsfunktion, u.a. in Killer-Zellen: TYROB-Protein.

Krankheitswert
Erstmanifestation von Glieder- und Gelenkeschmerzen im zweiten Lebensjahrzehnt, Schwellung des Hand- und Fußgelenks. Progrediente Knochenbrüchigkeit durch zystische Veränderungen des Knochens. Die Zysten sind mit membranartig angeordneten Kollagen-Fettkonvoluten gefüllt. Ab 4. Lebensjahrzehnt Verhaltensstörungen, Reflexanomalien, epileptiforme Anfälle und progrediente Frontallappen-Demenz auf der Grundlage einer rasch verlaufenden, vor dem 50. Lebensjahr zum Tode führenden sklerosierenden Leukenzephalopathie. Steatorrhoe, Hypothermie. Merkmalsträgerinnen haben eine etwa 8fach erhöhte Wahrscheinlichkeit für Zwillingsgeburten.

Therapiemöglichkeiten
Unbekannt.

Häufigkeit und Vorkommen
Seit Erstbeschreibung 1964 mehr als 160 sporadische und Geschwisterfälle vorwiegend aus mindestens 40 finnischen (NASU-HAKOLA-Syndrom) und japanischen (Osteodystrophie, polyzystische membranöse) Familien, vereinzelt auch aus anderen Ländern bekannt. Foundereffekt in Finnland.

Genetik
Autosomal rezessiver Erbgang. Genort 19q13.1 (*TYROBP = DAP12*), heterogen?, ein zweiter Genort wird in 6p21.1 vermutet.

Familienberatung
Nachweis röntgenologisch anhand der zystischen, epiphysenbetonten Knochenveränderung in Kombination mit im CT erkennbaren, frontal beginnenden Hirnatrophien und einer Basalganglienverkalkung sowie typischen EEG-Veränderungen, des Verlaufes und der Histologie des Zysteninhaltes. Differentialdiagnose zu
▶ *Osteogenesis imperfecta*,
▶ *ALZHEIMER-Syndrom*,
▶ *CREUTZFELDT-JAKOB-Syndrom*,
▶ *PARKINSON-Syndrom*,
▶ *Lipodystrophie, generalisierte angeborene*,
▶ *BRUNZELL-Syndrom*,
▶ *FAHR-Syndrom* und
▶ *PICK-Syndrom* notwendig.

Literatur
Bird, T.D., R.M.Koerker, B.J.Leaird et al., Lipomembranous polycystic osteodysplasia (brain, bone, and fat disease): a genetic cause of presenile dementia. Neurology *33* (1993) 81–86.

Hakola, H.P.A. and A.W.Eriksson, High rate of twins among offspring of mothers with the JARVI-HAKOLA-NASU disease and with comments on disorders associated with twinning. Acta Genet Med.Gemellol. *46* (1997) 37–46.

Kitajima,I., T.Suganuma, F.Murata and K.Nagamatsu, Ultrastructural demonstration of Maclura pomifera agglutinin binding sites in the membranocystic lesion of membranous lipodystrophy (NASU-HAKOLA disease). Virchows Arch. Abt.A Path. Anat.Histopath. *413* (1988) 475–483.

Nylander, P.-O., U.Drugge, F.Holmgren and R.Adolfsson, Polycystic lipomembranous osteodysplasia with sclerosing leukoencephalopathy (PLO-SL): a genealogical study of Swedish families of probable Finnish background. Clin.Genet. *50* (1996) 353–357.

Paloneva, J., M.Kestila, J.Wu et al., Loss-of-function mutations in *TYROBP(DAP12)* results in a presenile dementia with bone cysts. Nature Genet. *25* (2000) 357–360.

Pekkarinen, P., I.Hovatta, P.Hakola et al., Assignment of the locus for PLO-SL, a frontal-lobe dementia with bone cysts, to 19q13. Am.J.Hum.Genet. *62* (1998) 362–372.

Verloes, A., P.Marquet, B.Sadzot, et al., NASU-HAKOLA syndrome: polycystic lipomembranous osteodysplasia with sclerosing leucencephalopathy and presenile dementia. J.Med.Genet. *34* (1997) 753–757.

OMIM 221770, 604142, 605086

Lipodystrophie, partielle
▶ Lipodystrophie, generalisierte angeborene

Lipofuszinose
▶ Ceroid-Lipofuszinose

Lipogranulomatose FARBER
▶ FARBER-Syndrom

Lipoidgranulomatose
▶ ABT-LETTERER-SIWE-Syndrom

Lipoidproteinose,
URBACH-WIETHE-Syndrom, Hyalinosis cutis et mucosae

Genetisch bedingte Stoffwechselstörung auf der Grundlage einer Genmutation.

Der Gendefekt manifestiert sich in einer Ablagerung von Glykoproteinen in mesenchymalen Geweben und Verkalkungen, vor allem der Amygdala. Es bestehen Störungen des Lipid-, Kohlenhydrat- oder Glukosaminoglykan-Stoffwechsels und bindegewebige Degeneration bzw. Protokollagen-Synthesestörung. Zugrunde liegt ein Defekt eines Extra-Zellulären Matrixproteins (ECM1) unklarer Funktion. Die klinischen Erscheinungen erklären sich aus degenerativen Veränderungen in Haut, Schleimhaut und Zentralnervensystem.

Krankheitswert
Erstmanifestation im frühen Kindesalter mit Heiserkeit. Papulöse und keratotische Hautveränderung, narbig abheilend. Atemschwierigkeiten und gastrointestinale Beschwerden durch Beteiligung der Schleimhäute. Geistige Retardation und epileptiforme Anfälle. Zahnanomalien. Langsam progredienter Verlauf mit vorübergehenden Remissionen.

Therapiemöglichkeiten
Keine spezifische Therapie bekannt, eventuell Gaben von Vitaminen der B-Gruppe. Kosmetische Besserung durch Dermabrasio.

Häufigkeit und Vorkommen
Regional verschieden. Vor allem von Weißen beschrieben. In Südafrika häufig, Foundereffekt durch einen deutschen Siedler des 17. Jahrhunderts, auch auf Hottentotten übertragen.

Genetik
Autosomal rezessiver Erbgang. Genort 1q21. Das Vorkommen in aufeinanderfolgenden Generationen in einigen Sippen lässt sich aufgrund von Konsanguinität mit Pseudodominanz erklären. Zu unterscheiden sind die panethnisch von jeweils wenigen Fällen bekannte Infantile Systemische Hyalinose (OMIM 236490) und die Juvenile Hyaline Fibromatose (OMIM 228600): Ebenfalls autosomal rezessiv mit Osteopenie, schmerzhaften Gelenkekontrakturen, knotigen Hautveränderungen, Gingivahypertrophie und geringer Lebenserwartung.

Familienberatung
Frühdiagnose schon im Säuglingsalter aufgrund der Heiserkeit beim Schreien möglich. Nachweis anhand der Ablagerungen in Haut- und Schleim-

hautbioptaten. Bei Heterozygoten eventuell Mikrosymptome erkennbar. Mit lebensbedrohlichen Zuständen durch Ersticken ist zu rechnen. Differentialdiagnose zur ▶ *erythropoetischen Protoporphyrie* notwendig.

Literatur
Hamada, T., W.H.I.McLean, M.Ramsay et al., Lipoid proteinosis maps to 1q21 and is caused by mutations in the extracellular matrix protein 1 gene (ECM1). *11*(2002) 833–840.

Kleinert, R., J.Cervos-Navarro, G.Kleinert et al., Predominantly cerebral manifestation in URBACH-WIETHE's syndrome (lipoid proteinosis cutis et mucosae). A clinical and pathomorphological study. Clin.Neuropath. *6* (1987)43–45.

Ozbek, S.S., S.Akyar and M.Turgay, Case report: computed tomography findings in lipoid proteinosis: Report of two cases. Br.J.Radiol. *67* (1994) 207–209.

Stine, O.C. and K.D.Smith, The estimaton of selection coefficient in Afrikaners: HUNTINGTON disease, porphyria variegata, and lipoid proteinosis. Am.J.Hum.Genet. *46* (1990) 452–458.

Stucki, U., M.A.Spycher, G.Eich et al., Infantile systemic hyalinosis in siblings: clinical report, biochemical and ultrastructural findings, and review of the literature. Am.J.Med.Genet. *100* (2001) 122–129.

OMIM 247100

Lipokalzinogranulomatose
▶ Lip(o)idcalcinosis progrediens

Lipomatose des Pankreas
▶ SHWACHMAN-Syndrom

Lipomatose, enzephalokraniokutane,
FISHMAN-Syndrom

Kombination von unilateralen Hamartomen/Lipomen von Augenlidern und Kopfhaut, darunter liegenden Defekten der Schädelknochen, anderen Augenanomalien, Porenzephalie und intrakraniellen und Rückenmarkslipomen. Anfälle. Seit Erstbeschreibung 1970 bzw. 1978 über 10, ausschließlich sporadische Fälle publiziert. Somatische Mutation eines Letalgens?, Kraniale Form des Proteus-Syndroms?. ▶ *Proteus-Syndrom*; ▶ *Okulo-Zerebro-Kutanes Syndrom*.

Literatur
Fryer, A.E., Scalp lipomas and cerebral malformations – report of a case and review of the literature. Clin. Dysmorph. *1* (1992) 99–102.

Legius, E., R.Wu, M.Eyssen et al., Encephalocraniocutaneous lipomatosis with a mutation in the NF1 gene. J.Med.Genet. *32* (1995) 316–319.

Loggers, H.E., J.C.Oosterwijk, W.C.G.Overweg-Plandson et al., Encephalocraniocutaneous lipomatosis and oculocerebrocutaneous syndrome. A differential diagnostic problem? Ophthalmic Paediatr.Genet. *13* (1992) 171–177.

Nowaczyk, M.J.M., J.R.Mernagh, J.M.Bourgeois et al., Antenatal and postnatal findings in encephalocraniocutaneous lipomatosis. Am.J.Med.Genet. *91* (2000) 261–266).

Lipomatose, multiple symmetrische,
MADELUNG-Syndrom, Fetthals,
LAUNOIS-BENSAUDE-Syndrom

Genetisch bedingte lokale diffuse Hypertrophie des subkutanen Fettgewebes auf der Grundlage mitochondrialer Mutationen.

Als Basisdefekt für die Transformation des normalen Fettgewebes in die diffuse lipomatöse Form werden bei der genetisch bedingten Form ein Mangel an tRNA oder eine Störung der mitochondrialen oxidativen Phosphorylierung angenommen. Die Konzentration der α-Lipoproteine ist erhöht. ▶ *Hyper-α-Lipoproteinämie*.

Krankheitswert
Erstmanifestation vom 3. bis 4. Lebensjahrzehnt. Symmetrische erbsen- bis hühnereigroße Fettansammlungen entweder nur am Hals (Lipomatosis cervicalis) oder bevorzugt an oberen Extremitäten, Stamm und Nacken (multiple L.). Gutartig, im Gegensatz zum ▶ *DERCUM-Syndrom* selten schmerzhaft. Neigung zu peripheren Neuropathien, besonders Muskelatrophien der unteren Extremitäten und Myoklonien bis zur Arbeitsunfähigkeit.

Therapiemöglichkeiten
Eventuell chirurgische Abtragung aus kosmetischen Gründen oder bei Atmungsbehinderung.

Häufigkeit und Vorkommen
Neben sporadischen Fällen über 50 Sippen mit Merkmalsträgern in bis zu 4 Generationen beschrieben. Androtropie, gehäuft in Mittelmeerländern, ein großer Teil der männlichen Patienten hat eine Alkoholanamnese.

Genetik
Mitochondrialer Erbgang, ein Risiko besteht nur für Nachkommen weiblicher Merkmalsträger. Unterschiedliche mitochondriale Mutationen können zum Bild der L. führen, z.B. in nt8344 oder nt12217. Molekulargenetische Gemeinsamkeiten erklären die symptomatischen und histologischen Überschneidungen mit anderen ▶ Mitochondriopathien, vor allem zum MERRF („Lipomatose +", „oligosymptomatisches MERRF"), bei der ebenfalls Lipome vorkommen können. Für einen Teil der sporadischen Fälle werden äußere Ursachen (Alkoholismus) angenommen. Bei autosomal dominant bedingten multiplen Lipomen anderer Körperpartien einschließlich innerer Organe ist eine Chromosomenaberration (Translokationen usw.) in 12q13-14 oder 12q27-28 (Lipoma-Preferred-Partner-Protein *LPP*) in etwa 50% der Fälle nachweisbar.

Familienberatung
Infolge von Heteroplasmie und Heterosomie lässt sich die Höhe des Risikos für Kinder von Merkmalsträgerinnen nicht genau angeben. Theoretisch erben alle Kinder mutierte Mitochondrien, empirisch erkranken jedoch nicht alle, und die Schwere der Erkrankung ist nicht voraussehbar, da sich keine Gesetzmäßigkeit in der Verteilungsdynamik unterschiedlich veränderter und normaler Mitochondrien erkennen lässt. Die Befunde in Leukozyten und Zellen verschiedener Gewebe einschließlich Fruchtwasserzellen geben darüber und damit über die Prognose keinen Aufschluss.

Literatur
Chalk, C.H., K.R.Mills. J.M.Jacobs and M.Donaghy, Familial multiple symmetric lipomatosis with peripheral neuropathy. Neurology *40* (1990) 1246–1250.

Enzi, G., C.Angelini, P.Negrin et al., Sensory, motor and autonomic neuropathy on patients with multiple symmetric lipomatosis. Medicine *64* (1985) 388–393.

Heim,S., N.Mandahl, A.Rydholm et al., Different karyotypic features characterize different clinopathologic subgroups of the benign lipogenic tumors. Int.J.Cancer *42* (1988) 863–867.

Klopstock, T., M.Naumann, P.Seibel et al., Mitochondrial DNA mutations in multiple symmetric lipomatosis. Mol.Cell.Biol.Chem. *174* (1997) 271–275.

Merscher, S., I.Marondel, F.Pedeutour t al., Identification of new translocation breakpoints at 12q13 in lipomas. Genomics *46* (1997) 70–77.

Petit, M.M., R.Mols, E.F.P.M. Schoenmakers et al., *LPP*, the preferred fusion partner gene of *HMGIC* in lipomas, is a novel member of the *LIM* protein gene family. Genomics *36* (1996) 118–129.

Stoll, C., Y.Alembik and M.Truttmann, Multiple familial lipomatosis with neuropathy, an inherited dominant condition. Ann.Genet. *39* (1997) 193–196.

OMIM 151800

Lipomukopolysaccharidose
▶ Mukolipidose I

Lipoprotein-Lipase-Mangel
▶ Hyperlipoproteinämie Typ I

Lippen-Kiefer-Gaumen-Spalte (LKGS)

Nach Kombination mit anderen Fehlbildungen (6–45% der Fälle) bzw. isoliertem Auftreten lassen sich über 300 verschiedene Erscheinungsformen der Spaltbildung im Lippen-Kiefer-Gaumen-Bereich unterscheiden, 70% der Fälle sind allerdings nicht syndromatisch. Die Ätiologie ist uneinheitlich: Typen mit einfach autosomal dominantem, rezessivem, X-chromosomalem oder unklarem Erbgang, isolierte LKGS ohne sichere Kenntnis der genetischen oder anderen Ursachen. Mutationen werden vermutet in 6p23 (*OFC1*), 17q21 (*RARA*), 19q13.2 (*BCL3*),

4p16 (*MSX1*), 4q13-21 (*END1*), 4q25 (*PITX2*), 14q24 (*TGF3*), 14q12-13 (*PAX9*), 1p36.3 (*MTHFR*), 2p13 (*TGFA*), 20p12 (*JAG1*), 19q13.1-13.3 (*TGFB*), 6p21 (*SKI*), 2q32 (*DLX1*), 15q11.2-12 (*GABRB3*), 7q36 (*SHH*). Epidemiologische Untersuchungen sprechen gegen eine Beteiligung von Umweltfaktoren an der Entstehung der Spalten. Die Familienberatung wird individuell in jedem Fall von einer genauen Feststellung des Kombinationstyps und, wenn keinerlei weiteren Symptome existieren, von der Familienanamnese ausgehen müssen. Auf diese Weise lassen sich die oft nur sehr allgemeinen Risikoziffern für eine Wiederholung in der Familie eines Merkmalsträgers präzisieren oder bei bekannten Symptomenkomplexen aus einem gesicherten Erbgang ableiten.

Genetische Beziehungen zur ▶ *Gaumenspalte* mit intakten Lippen und Kiefer lassen sich nur bei einem geringen Teil der Fälle erkennen. Bei isolierter LKGS besteht eine Androtropie (2:1), bei Gaumenspalte eine Gynäkotropie (1:2). Nimmt man für solche Fälle eine heterogene Grundlage (mit autosomal dominantem oder rezessivem Hauptgen) an, so besteht bei LKGS ein höheres statistisches Risiko für Verwandte einer Merkmalsträgerin als für die eines Merkmalsträgers, wobei das Risiko für männliche Verwandte jeweils höher ist als für weibliche.

Literatur

Andersen, O., Segregation analysis of cleft lip with or without cleft palate: a comparison of Danish and Japanese data. Am. J.Hum.Genet. *39* (1986) 603–611.

van den Boogaard, M.-J.H., M.Dorland, F.A.Beemer et al., *MSX1* mutation is associated with orofacial clefting and tooth agenesis in humans. Nature Genet. *24* (1999) 342–343.

Christensen, K., M.M.Schmidt, M.Vaeth and J.Olsen, Absence of environmental effects on the recurrence of facial-cleft defects. New Engl.J.Med. *333* (1995) 161–164.

Hibbert, S.A. and J.K.Field, Molecular basis of familial cleft lip and palate. Oral.Dis. *2* (1996) 238–241.

Machida, J., K-i.Yoshida, C.D.Funkhauser et al., Transforming growth factor-α (*TGFA*): Genomic structure, boundary sequences, and mutation analysis in nonsyndromic cleft lip/palate and cleft palate only. Genomics *61* (1999) 237–242.

Marazita, M.L., L.L.Field, M.E.Cooper et al., Genome scan for loci involved in cleft lip with or without cleft palate in Chinese multiplex families. Am.J.Hum.Genet. *71* (2002) 349–364.

Orioli, I.M., A.R.Vireira, E.E.Castilla et al., Mutational analysis of the *sonic hedgehog* gene in 220 newborns with oral clefts in a South American (ECLAMC) population. Am.J.Med.Genet. *108* (2002) 12–15.

Prescott, N.J., M.M.Lees, R.M.Winter and S.Malcolm, Identification of susceptibility loci for nonsyndromic cleft lip with or without cleft palate in a two stage genome scan of affected sib-pairs. Hum.Genet. *106* (2000) 345–350.

Prescott, N.J., R.M.Winter and S.Malcolm, Maternal *MTHFR* genotype contributes to the risk of non-syndromic cleft lip and palate. J.Med.Genet. *39* (2002) 368–369

Scapoli, L., M.Martinelli, F.Pezetti et al., Linkage disequilibrium between GABRB3 gene and nonsyndromic familial cleft lip with or without cleft palate. Hum.Genet. *110* (2002) 15–20

Schutte, B.C. and J.C.Murray, The many faces and factors of orofacial clefts. Hum.Molec.Genet. *8* (1999) 1853–1859.

Sosen, M.A., K.Suzuki, M.M.Tolarova et al., Mutation of *PVRL1* is associated with sporadic, non-syndromic cleft lip/palate in northern Venezuela. Nature Genet. *29* (2001) 141–142.

Stricker, M., H.Gerard, C.Moret et al., Äes fentes faciales rares. Ann.Chir.Plast.Esthet. *42* (1997) 401–441.

Suzuki, K., D.Hu, T.Bustos et al., Mutations of *PVRL1*, encoding a cell-cell adhhesion molecular/herpesvirus receptor, in cleft lip/palate-ectodermal dysplasia. Nature Genet. *25* (2000) 427–429.

Wong F.K., C.Hagberg, A.Karsten et al., Linkage analysis of candidate regions in Swedish nonsyndromic cleft lip with or without cleft palate families. Cleft Palate-Craniofacial J. *37* (2000) 257–260.

Wyszinsky, D.F., T.H.Beaty and N.E.Maestri, Genetics of nonsyndromic oral cleft revisted. Cleft Palate Craniofac.J. *33* (1996) 406–417.

OMIM 119530, 119540, 303400

Lippenspalte mit oder ohne Spaltgaumen, isolierte

Genetisch bedingte Dysplasien auf polygener Grundlage.

Der Basisdefekt für die Spaltbildungen ist noch unklar. Als disponierend werden Mutationen unterschiedlicher Gene angenommen (▶ *Lippen-Kiefer-Gaumen-Spalte* (Literatur).

Lippenspalte mit oder ohne Spaltgaumen, isolierte

Krankheitswert
Bei der isolierten Lippen-Gaumen-Spalte steht die kosmetische Beeinträchtigung im Vordergrund. Außerdem ergeben sich durch die Fehlbildungen des Mundhöhlendaches Ernährungsschwierigkeiten, besonders im Säuglings- und frühen Kindesalter. Bei mehr als 50% der Fälle weitere Anomalien, 20-30% im Rahmen von Syndromen und Sequenzen. (z.B. ▶ G-Syndrom, ▶ PÄTAU-Syndrom, ▶ Pseudothalidomid-Syndrom). Verminderte effektive Fruchtbarkeit.

Therapiemöglichkeiten
Chirurgische Korrektur und kieferorthopädische Behandlung während des Kindesalters mit gutem kosmetischen Erfolg. Teilweise Sprachschulung und psychologische Betreuung notwendig. Prophylaxe bei festgestelltem Risiko durch Gaben von Vitaminpräparaten, Vitamin A und Folsäure vor und während der Schwangerschaft wird empfohlen.

Häufigkeit und Vorkommen
Inzidenz 1:1000-500, Knaben doppelt so häufig betroffen wie Mädchen. In mitteleuropäischen Ländern, Nordamerika und Japan in den letzten Jahrzehnten Erhöhung der Inzidenz um fast 50%, was wahrscheinlich mit der erhöhten Überlebensrate frühgeborener und behinderter Säuglinge zusammenhängt. Höhere Inzidenz in der mongoloiden und der europiden Rasse als bei Negroiden (Inzidenz 1:3.000-2.500).

Genetik
Ätiologie heterogen unter Beteiligung von Genen für die Signaltransduktion, von Wachstums- und Transkriptionsfaktoren. Genorte ▶ Lippen-Kiefer-Gaumen-Spalte. Die Ergebnisse mancher Untersuchungsreihen werden unter Einbeziehung aller in Frage kommenden Mikrosymptome (z.B. bei Verwandten Dentitionsstörungen, Zahnaplasien oder -stellunganomalien im Spaltbereich) im Sinne eines unregelmäßig autosomal dominanten Erbganges mit variabler Expressivität interpretiert. Eine erhöhte Abortrate in der Geschwisterschaft sporadischer Fälle ist umstritten. Lippen-Kiefer-Gaumen-Spalte mit weiter Lidspalte, Lagophthalmus, Ektropium, Distichiasis, Hypodontie und Onychodystrophie ▶ Blepharo-Cheilo-Dontie-Syndrom. Lippen-Kiefer-Gaumen-Spalte und geistige Behinderung X-chromosomal Xp11.3-q21.3, mit ektodermaler Dysplasie ▶ Lippen-Kiefer-Gaumen-Spalte mit Spalthand und -fuß.

Familienberatung
Die statistische Wahrscheinlichkeit für eine Wiederholung innerhalb einer Geschwisterschaft liegt bei etwa 4%, wenn ein Kind eine Spalte hat, wobei aus der erwähnten Androtropie folgt, dass weibliche Merkmalsträger häufiger Geschwister mit LGS haben als männliche. Wenn außerdem noch ein Elternteil betroffen ist, erhöht sich das Risiko innerhalb einer Geschwisterschaft erfahrungsgemäß auf etwa 14%. Kinder von Merkmalsträgern sind mit 2-3,5%, Onkel, Tanten, Nichten und Neffen mit weniger als 1% und Vettern und Basen 1. Grades mit weniger als 0,5% Wahrscheinlichkeit betroffen. Differentialdiagnose und familienanamnestische Erhebungen sind im Hinblick auf syndromatische Fälle mit anderen Erbgängen wichtig. Die verschiedenen Ausmaße der Spaltbildungen (Lippenspalten verschiedener Schwere, Lippen-Gaumen-Spalte usw.) sind als Ausdruck einer interfamiliär variablen Expressivität aufzufassen. Intrafamiliär weist die Fehlbildung eine relative Konstanz auf, wobei allerdings die Häufung von Asymmetrien im Kieferbogenbereich bei sonst gesunden Verwandten von Merkmalsträgern als Mikrosymptom gewertet werden kann. Pränatale Diagnostik ultrasonografisch ab 20. Schwangerschaftswoche möglich und vor allem als Hinweis auf weitere assoziierte Schädigungen des Feten wertvoll. Eine leichte Zunahme der Häufigkeit von L. mit dem Zeugungsalter des Vaters ist wiederholt beobachtet worden, die Geburtenordnung spielt dabei offenbar keine Rolle. Bei der Beratung der Eltern eines betroffenen Säuglings sind deren psychische Belastung zu beachten und vor allem eine präzise Stellung zu Fragen über Ursachen zu beziehen. Nachweisbare Korrelationen zu Verhaltensweisen der Eltern bzw. der Schwangeren und zu exogenen Noxen haben sich beim Menschen nicht feststellen lassen, entsprechende Analogieschlüsse aus Tierversuchen sind fragwürdig.

Literatur
Crawford, F.C. and J.A.Sofaer, Cleft lip with or without cleft palate: identification of sporadic cases with a high level of genetic predisposition. J.Med.Genet. 24 (1987) 163-169.

Davies, A.F., K.Imaizumi, G.Mirza et al., Further evidence for the involvement of human chromosome 6p24 in the aetiology of orofacial clefting. J.Med.Genet. 35 (1998) 857–861.

Donnai, D., L.J.Heather, P.Sinclair et al., Association of autosomal dominant cleft lip and palate and translocation 6p23;9q22.3. Clin. Dysmorph. 1 (1992) 89–97.

Holder, S.E., G.M.Vintiner, B. Farren et al., Confirmation of an association between RFLPs at the transforming growth factor-α-locus and non-syndromatic cleft lip and palate. J.Med.Genet. 29 (1992) 390–392.

Houdayer, C. and M.Bahuau, Orofacial cleft defects: Inference from nature and nurture. Ann.Genet. 41 (1998) 89–117.

Korula, S., L.Wilson and J.Salomonson, Distinct craniofacial syndrome of lagophthalmia and bilateral cleft lip and palate. Am.J.Med.Genet. 59 (1995) 229–233.

Mitchell, L.E., S.C.Healy and G.Chenevix-Trench, Evidence for a association between nonsyndromic cleft lip with or without cleft palate and a gene located on the long arm of chromosome 4. Am.J. Hum.Genet. 57 (1995) 1130–1136.

Martinelli, M., L.Scapoli, F.Pezzetti et al., Suggestive linkage between markers on chromosome 19q13.2 and nonsyndromic orofacial cleft malformation. Genomics 51 (1998) 177–181.

Mosher, G., Genetic counselling in cleft lip and palate. Ear Nose Throat J. 65 (1986) 330–336.

Pezzetti, F., L.Scapoli, M.Martinelli et al., A locus in 2p13-p14 (OFC2), in addition to that mapped in 6p23, is involved in nonsyndromatic familial orofacial cleft malformation. Genomics 50 (1998) 299–305.

Scapoli, L., F.Pezzetti, F.Carinci et al., Evidence of linkage to 6p23 and genetic heterogeneity in non-syndromatic cleft lip with or without cleft palate. Genomics 43 (1997) 216–220.

Shaw, D., A.Ray, M.Marazita and L.Field, Further evidence of a relationship between the retinoid acid receptor α-locus and nonsyndromatic cleft lip with or without cleft palate (cl ± p). Am.J.Hum.Genet. 53 (1993) 1156–1157.

Stein, I., J.B.Mulliken, S.Stal et al., Nonsyndromatic cleft lip with or without palate: evidence of linkage to BCL3 in 17 multigeneration families. Am.J.Hum. Genet. 57 (1995) 257–272.

OMIM 119530

Lippen-Kiefer-Gaumen-Spalte mit Bronchialfehlbildungen,
Labio-Maxillo-Palato-Bronchiales Syndrom,
SCHARKOFF-Syndrom

Fehlbildungskombination unklarer Ätiologie und Pathogenese.

Krankheitswert
Im Vordergrund steht die kosmetische Beeinträchtigung durch die Spaltbildung im Lippen-Kiefer-Gaumen-Bereich. Außerdem ergeben sich Ernährungsschwierigkeiten im Säuglings- und frühen Kindesalter. Weiterhin bestehen Doppelungen (Spaltungen) von Lappenbronchien, zusätzliche aberrierende Bronchien (z.B. Bronchus cardiacus superior) sowie Bronchiektasen, z.T. segmentär auf die Oberlappen der Lunge begrenzt. Komplikationen unterschiedlich schwer.

Therapiemöglichkeiten
Chirurgische Korrektur der Spaltbildung und der Bronchiektasen mit gutem Erfolg.

Häufigkeit und Vorkommen
Bei etwa 30% der Spaltträger lassen sich Anomalien der Bronchien feststellen. Überwiegend sporadisch.

Genetik und Familienberatung
▶ Lippenspalte mit oder ohne Spaltgaumen

Lippen-Kiefer-Gaumen-Spalte mit Spalthand und -fuß,
BERNDORFER-Syndrom, RÜDIGER-Syndrom,
EEC-Syndrom, EECUT-Syndrom

Fehlbildungskomplex auf der Grundlage einer Genmutation.
Der Basisdefekt betrifft jeweils ein Transkriptionsregulator- oder Signalprotein sowie Wachstumsfaktoren, Genprodukte von an der Differenzierung der embryonalen Ektodermalleiste der Extremitätenknospen und anderen Ektodermbereiche beteiligten Homeobox- und anderen Genen.

Lippen-Kiefer-Gaumen-Spalte mit Spalthand und -fuß

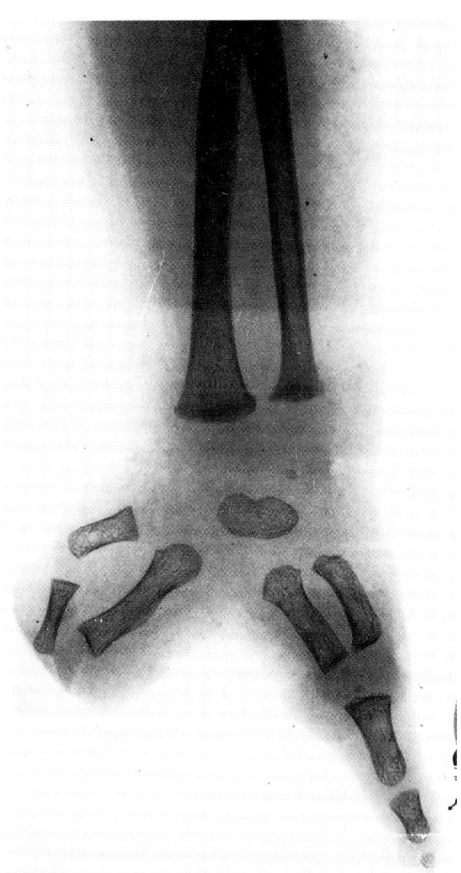

Krankheitswert

Neben der Spaltbildung schwere Anomalien des Hand- und/oder Fußskeletts sowie z.T. ektodermale Dysplasie mit feinem dünnem Haar, fehlenden Wimpern, kleinen, kegelförmigen Zähnen, Tränengangstenose mit Hornhautaffektionen und Hypohidrose: Ectrodactyly- Ectodermal dysplasia-Clefting syndrome (EEC-Syndrom), z.T. Hypogonadotropher Hypogonadismus und Miktionsprobleme durch Dysplasie des Blasenepithels mit schweren Defekten der ableitenden Harnwege (EECUT – Urinary Tract) und Lungenhypoplasie. Meistens niedriges Geburtsgewicht und Entwicklungsrückstand. Besonders schwere Form mit Ohrmuscheldysplasie: Odonto-Trichomele Dysplasie (OMIM 273400).

Therapiemöglichkeiten

Chirurgische Korrektur einzelner Fehlbildungen mit unterschiedlichem Erfolg. Miktionsbeschwerden können medikamentös behoben werden.

Häufigkeit und Vorkommen

Bisher über 70 z.T. familiäre Fälle beschrieben. In mindestens 6 Familien nur Gesichtsspalte mit hypohidrotischer ektodermaler Dysplasie, ▶ Ektodermale Dysplasie Typ RAPP-HODGKIN.

Genetik

Autosomal dominanter Erbgang mit verminderter Penetranz und intrafamiliär variabler Expressivität, wobei bei den Merkmalsträgern einer Sippe unterschiedliche Teilsymptome fehlen können. Genorte: 7q21.3 (EEC1, HOX-Gene *distal-less DLX5* und *6*?), Allelie mit ▶ *Spalthand und -fuß* (SHFM1); 19p13.1-q13.1 (EECUT, EEC2); 3q27 (*P63*, EEC3), Allelie mit ADULT-Syndrom (Acro-Dermato-Ungual-Lacrimal-Tooth-Syndrom, OMIM 103285), einzelnen Fällen mit ▶ *Spalthand und -fuß*, dem ▶ *Limb-Mammary-Syndrom* und dem HAY-WELLS-Syndrom (▶ *Ankyloblepharon filiforme*). Abgrenzung einzelner Typen untereinander, oligosymptomatischer Formen (▶ *Ektrodaktylie*; ▶ *Spalthand mit oder ohne Spaltfuß*) sowie des ebenfalls autosomal dominanten ▶ RAPP-HODGKIN-Syndroms (OMIM 129400) und von Formen des EEC-Syndroms ohne Extremitätenfehlbildungen oder ohne Spalten im Lippen-Kiefer-Gaumen-Bereich (OMIM 129810) ist noch unklar: Contiguous gene syndrome? Poly- oder Syndaktylie anstatt Ektrodaktylie beschrieben (CLPED): autosomal rezes-

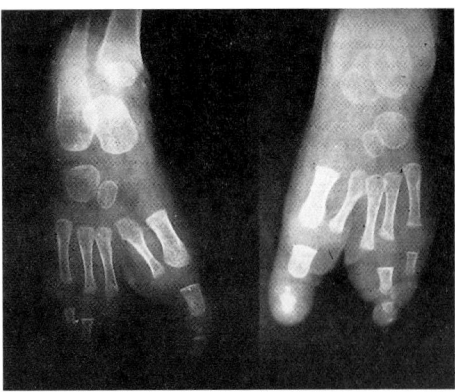

Lippen-Kiefer-Gaumen-Spalte mit Spalthand und -fuß.
Didaktyle Spalthand und -fuß. (Ch. Opitz)

Lippen-Kiefer-Gaumen-Spalte mit Spalthand und -fuß

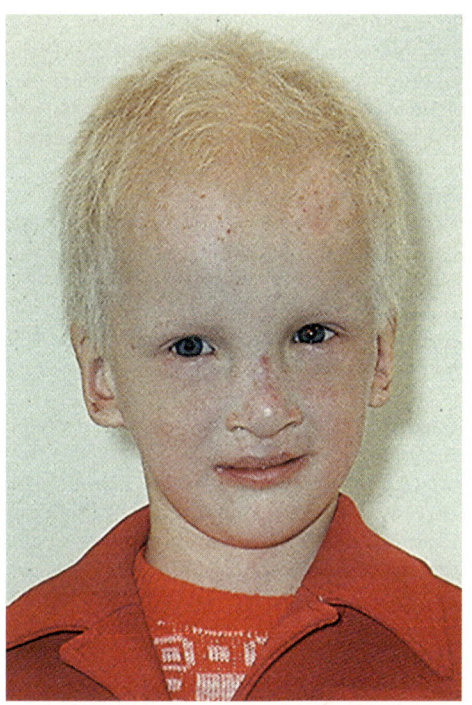
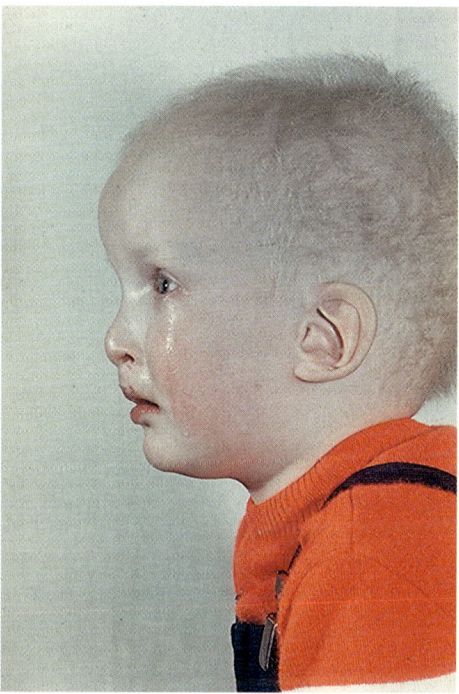

Lippen-Kiefer-Gaumen-Spalte mit Spalthand und -fuß. Symptome der Ektodermalen Dysplasie mit spärlichem Haar und dicken Lippen. Korrigierte Lippen-Kiefer-Gaumen-Spalte. (Ch. Opitz)

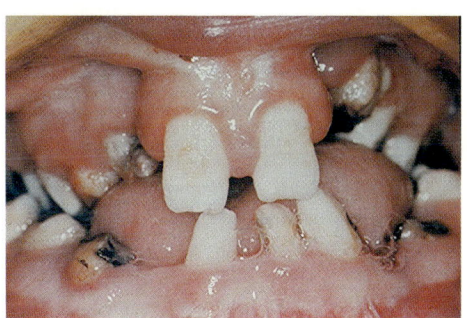

Lippen-Kiefer-Gaumen-Spalte mit Spalthand und -fuß. Operativ korrigierte doppelte Lippen-Kiefer-Gaumen-Spalte. Persistierende Milchzähne bei Oligodontie. (Ch. Opitz)

sives ROSSELLI-GULIENETTI- oder ZLOTOGORA-OGUR-Syndrom mit Oligophrenie (OMIM 225000), Margarita-Insel-Ektodermale Dysplasie (OMIM 225060), Genort 11q23 (*PVRL1*, Nectin-1, Transmembranoberflächen-Zell-Zell-Adhäsionsmolekül, α-Herpesvirus-Rezeptor).

Familienberatung

Erbprognosen müssen spezifisch aus den Familiendaten gestellt werden. Ein Wiederholungsrisiko für Geschwister sporadischer Fälle ist aufgrund der verminderten Penetranz nicht ganz auszuschließen, obwohl sich schwere sporadische Fälle mit stummer Familienanamnese erfahrungsgemäß nicht innerhalb einer Geschwisterschaft bzw. Sippe wiederholen. Von leichteren, nicht letalen Formen sind Stammbäume bekannt mit vollständiger Penetranz, wobei die Söhne von Merkmalsträgerinnen übererwartungsgemäß häufig ebenfalls das Syndrom aufweisen. Aufgrund der variablen Expressivität müssen auch gesunde Verwandte eines Merkmalsträgers auf Mikrosymptome untersucht werden. Pränatale Diagnostik ultrasonografisch möglich.

Literatur

Annerén, G., T.Andersson, P.G.Lindgren and S.Kjartansson, Ectrodactyly-ectodermal dysplasia-clefting syndrome (EEC): the clinical variation and prenatal diagnosis. Clin.Genet. *40* (1991) 257–262.

Bus, P.W., H.E.Hughes and A.Clarke, Twenty-four cases of the EEC syndromes: Clinical presentation and management. J.Med.Genet. *32* (1995) 716–723.

Duijf, P.H.G., K.R.L.Vanmolkot, P.Propping et al., Gain-of-function in ADULT syndrome reveals the presence of a second transactivation domain in p63. Hum.Molec.Genet. *11* (2002) 799–804.

Frick, H., D.M.Münger, J.-C.Fauchère and T.Stallmach, Hypoplastic thymus and T-cell reduction in EECUT syndrome. Am.J.Med.Genet. *69* (1997) 65–68.

Gershoni-Baruch, R., D.Goldscher and Z.Hochberg, Ectrodactyly-ectodermal dysplasia-clefting syndrome and hypothalamo-pituitary insufficiency. Am.J.Med.Genet. *68* (1997) 168–172.

Hasegawa,T., Y.Hasegawa, S.Asamura et al., EEC syndrome (ectrodactyly, ectodermal dysplasia and cleft lip/palate) with a balanced reciprocal translocation between 7q11.21 and 9p12 (or 7p11.2 and 9q12) in three generations. Clin.Genet. *40* (1991) 202–206.

O´Quinn, J.R., R.S.M.Hennekam, L.B.Jorde and M.Bamshad, Syndromic ectrodactyly with severe limb ectodermal, urogenital, and palatal defects maps to chromosome 19. Am.J.Hum.Genet. *62* (1998) 130–135.

Rodini, E.S.O. and A.Richieri-Costa, Autosomal recessive ectodermal dysplasia, cleft lip/palate, mental retardation, and syndactyly: ZLODOGORA-OGUR syndrome. Am.J.Med.Genet. *36* (1990) 473–476.

Tolarova, M.M. and J.Cervenka, Classification and birth prevalence of orofacial clefts. Am.J.Med.Genet. *75* (1998) 126–137.

Tse, K., I.K.Temple and M.Baraitser, Dilemmas in counselling: The EEC syndrome. J.Med.Genet. *27* (1990) 752–755.

OMIM 103285, 129400, 129810, 129900, 225000, 273400, 602077

Krankheitswert
Im Vordergrund steht die kosmetische Beeinträchtigung durch die mediane Spaltbildung. Außerdem ergeben sich dadurch Ernährungsschwierigkeiten im Säuglings- und frühen Kindesalter.

Therapiemöglichkeiten
Chirurgische Korrektur der Spaltbildung und der Syndaktylie mit zufriedenstellendem Erfolg.

Häufigkeit und Vorkommen
Bisher nur wenige isolierte oder familiäre Fälle beschrieben.

Genetik
Autosomal dominanter Erbgang mit herabgesetzter Penetranz und variabler Expressivität. Ob es sich bei den Anlagen für die Spaltbildung einerseits und für die Syndaktylie andererseits um eng gekoppelte Loci oder um eine pleiotrope Genwirkung handelt, ist noch nicht geklärt. Wahrscheinlich identisch bzw. allel mit dem ZLOTOGORA-OGUR-Syndrom, ▶ *Lippen-Kiefer-Gaumen-Spalte* mit Spalthand und -fuß.

Familienberatung
Bei familienprognostischen Einschätzungen ist auf Teil- bzw. Mikrosymptome bei nahen Verwandten zu achten. Es muss mit einem höheren Risiko in Geschwisterschaften oder bei Kindern von Merkmalsträgern gerechnet werden als bei L. ohne Syndaktylie (20– 40% gegenüber höchstens 6%).

Literatur
Ogur, G. and M.Yuksel, Association of syndactyly, ectodermal dysplasia and cleft lip and palate: Report of two sibs from Turkey. J.Med.Genet. *25* (1988) 37–40.

OMIM 225000

Lippen-Kiefer-Gaumen-Spalte mit Syndaktylie

Genetisch bedingte Fehlbildung auf der Grundlage einer Genmutation.
Der Basisdefekt für die zunächst nicht miteinander in einen pathogenetischen Zusammenhang zu bringenden Fehlbildungen ist unbekannt.

Lippen-Kiefer-Gaumen-Spalte mit Unterlippenfisteln,
VAN-DER-WOUDE-Syndrom

Genetisch bedingte Fehlbildungen auf der Grundlage einer Genmutation.
Der Basisdefekt für die zunächst nicht miteinander in einen pathogenetischen Zusammenhang zu bringenden Fehlbildungen im Lippen-Gaumen-Bereich ist unbekannt.

Lippen-Kiefer-Gaumen-Spalte mit Unterlippenfisteln

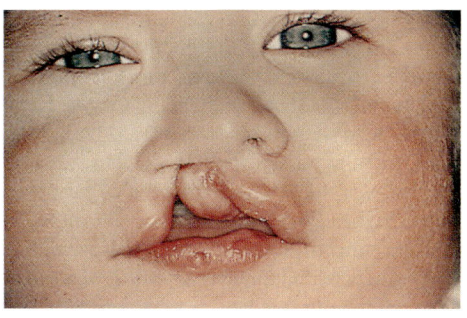

Lippen-Kiefer-Gaumen-Spalte mit Unterlippenfisteln.
LKG-Spalte und paarige, kraterförmige Schleimhautverdickung im Unterlippenrot. (Ch. Opitz)

Krankheitswert
Im Vordergrund steht die kosmetische Beeinträchtigung durch die meist doppelseitigen Spaltbildungen. Außerdem ergeben sich dadurch Ernährungsschwierigkeiten im frühen Kindes- und Säuglingsalter. Die Unterlippengrübchen oder Unterlippenfisteln in der ansonsten intakten Unterlippe sind selten kosmetisch störend, geben jedoch bei Speicheldrüsenheterotopie in dieser Region Anlass für Stasen und Infektionen. Beim DEMARQUAY-RICHET-Syndrom (DRS) Hypodontie der 1. und oft Ausbleiben der 2. Dentition, typische Fazies mit Sattelnase. Infantilismus, Herz- und andere Fehlbildungen. Beim FÈVRE-LANGUEPIN-Syndrom (FLS) Gehbehinderungen und Genitaldysplasien durch Flügelfellbildung in Kniekehlen und Perinealgegend, Ankyloblepharon, Symblepharon, Syndaktylien, Hypoplasie der Phalangen, und verschiedene andere Fehlbildungen (OMIM 119500, ▶ *Pterygium-Syndrom*). Siehe auch ▶ *BARTSOCAS-SAY-Syndrom*.

Therapiemöglichkeiten
Kosmetisch befriedigende Korrektur der Spaltbildungen möglich und notwendig. Die Unterlippenfisteln erfordern meistens keine Behandlung. Bei anderen Fehlbildungen chirurgische Korrekturen mit unterschiedlichem Erfolg.

Häufigkeit und Vorkommen
Frequenz etwa 1:30.000, 2% der Spaltträger. Unterlippenfisteln oder -grübchen können auch isoliert auftreten, Frequenz 1:40.000–15.000. Bisher etwa 70 Sippen mit rund 850 Merkmalsträgern aus allen Kontinenten beschrieben, darunter mehrere Sippen mit DRS in bis zu 5 Generationen und mindestens 32 Familien mit FLS. 70–80% der Patienten mit Unterlippenfisteln sind zum VAN-DER-WOUDE-Syndrom zu rechnen.

Genetik
Bei einfachen Unterlippenfisteln, Kombination von Lippen- und/oder Gaumen-Spalte und Unterlippenfisteln (van-der-WOUDE-Syndrom) und DRS autosomal dominanter Erbgang mit 80% Penetranz und sehr variabler Expressivität. Genorte: 1q32-41 (*PAX1*-Gen?, Renin-Gen?), 2q35-36 (*PAX3*-Gen?). Ob es sich bei den Anlagen für die Unterlippenfisteln einerseits und für die Spaltbildung andererseits um eng gekoppelte Loci oder um eine pleiotrope Genwirkung handelt, ist noch unklar. Genetische Beziehungen zwischen den Syndromen ebenfalls unklar, Allelie? Modifizierende Loci werden vermutet.

Familienberatung
Etwa 2% der Fälle mit Lippen-Kiefer-Gaumen-Spalte weisen zusätzlich Unterlippenfisteln auf, teilweise auch isoliert bei Verwandten. Die Erbprognose ist in dieser Kombination wesentlich ungünstiger als bei einfacher Lippen-Kiefer-Gaumen-Spalte, weshalb eine Differenzierung wichtig ist. Während bei Lippen-Kiefer-Gaumen-Spalte die Wahrscheinlichkeit der Wiederholung in einer Geschwisterschaft oder bei Kindern von Merkmalsträgern nicht höher als 6% liegt, muss bei der Kombination mit Unterlippenfisteln mit einer Wahrscheinlichkeit von 20–50% (Vollbild oder Teilsymptome) gerechnet werden, auch wenn die Fisteln nicht bei dem Probanden selbst, sondern nur in dessen näherer Verwandtschaft auftreten. Die sehr variable Expressivität äußert sich darin, dass intrafamiliär unterschiedliche Teilsymptome (nur Unterlippenfisteln, Spaltbildungen oder Fisteln mit Gaumenspalte usw.) auftreten können. Unterlippenfisteln, Gaumen- und -segelspalte sind deshalb als genetisches Äquivalent für das Vollbild der Syndrome und als Hinweis auf ein Risiko anzusehen. Bei familienprognostischen Einschätzungen muss vor allem auf das Vorkommen von Fisteln in der Aszendenz der Probanden geachtet werden. Das gleiche gilt für andere Teilsymptome.

Lissenzephalie

Literatur

Kenwrick, S., M.Leversha, L.Rooke et al., Localization of the human *PAX1* gene to 1q32.1: a region implicated in microcephaly and Van der Woude syndrome. Hum.Molec.Genet. *2* (1993) 1461–1462.

Klausler, M., A.Schinzel, W.Gnoinski et al. Dominant vererbte Unterlippenfisteln und Gesichtsspalten (VAN-DER-WOUDE-Syndrom). Eine Studie an 52 Fällen. Schweiz.Med.Wschr. *117* (1987) 127–134.

Opitz, C., R.Witkowski und S.Tinschert, Variable Ausprägung der Unterlippenfisteln beim Van-der-WOUDE-Syndrom. Mund Kiefer GesichtsChir. *4* (2000) 222–227.

Pasteris, N.G., B.J.Trask, S.Sheldon and J.L.Gorski, Discordant phenotype of two overlapping deletions involving the *PAX3* gene in chromosome 2q35. Hum.Molec.Genet. *2* (1993) 953–959.

Sander, A., R.Schmelzle and J.Murray, Evidence for a microdeletion in 1q32-41 involving the gene responsible for Van der WOUDE syndrome. Hum.Molec.Genet. *3* (1994) 575–578.

Watanabe, Y., J.C.Murray, B.C.Bjork et al., Matroschka and ectopic polymorphisms: two new classes of DNA sequence variation identified at the Van der WOUDE locus on 1q32-q41. Hum.Mutat. *18* (2001) 422–434.

OMIM 119300, 119500

Lissenzephalie,
Agyrie

Hemmungsfehlbildung des Gehirns heterogener Ätiologie.
Neuronaler Migrationsdefekt der Zellen des Neocortex unterschiedlicher Ätiopathogenese im 3. bis zum 6. Schwangerschaftsmonat führt zu partieller oder vollkommener Agyrie bzw. Pachygyrie der Hirnrinde. In leichteren Fällen nur subkortikale laminäre Hirnheterotopien. An dem komplexen, noch weitgehend unklaren Vorgang sind unterschiedliche Gene, z.T. mit Signaltransduktions-Funktion beteiligt.

Krankheitswert
Angeboren. Mikrozephalus. Schwere neurale Ausfallserscheinungen, Muskelhyper- oder -hypotonus, epileptiforme Anfälle, Ausbleiben jeder statomotorischen Entwicklung. Heterogen. Meist verschiedenartige Begleitfehlbildungen: Lissenzephalie Typ I, contiguous gene syndrome mit geordnetem, dickem, nur aus vier anstatt aus 6 Schichten bestehendem Cortex: NORMAN-ROBERTS-Syndrom (OMIM 257320), MILLER-DIEKER-Syndrom (OMIM 247200) mit Hydramnion, Fehlbildungen innerer Organe und Polydaktylie. Lissenzephalie Typ II mit vollkommen ungeordnetem Cortex, Hydrozephalus und Augenfehlbildungen, ▶ *Muskeldytrophie kongenitale progrediente Typ FUKUYAMA*; ▶ *WARBURG-Syndrom*. Lissenzephalie Typ III ▶ *NEU-LAXOVA-Syndrom*. Pachygyrie, Arthrogryposis congenita, Gesichtsdysmorphie und andere Auffälligkeiten: WINTER-TSUKAHARA-Syndrom; abnorme Gyrierung, Mikrozephalus, Nierenfunktionsstörungen und Missgedeihen mit Tod in den ersten Lebensjahren: GALLOWAY-MOWAT-Syndrom (OMIM 251300)

Therapiemöglichkeiten
Außer geringen symptomatischen Korrekturen keine Therapie bekannt.

Häufigkeit und Vorkommen
Sporadische und Geschwisterfälle beschrieben. Vom GALLOWAY-MOWAT-Syndrom seit Erstbeschreibung 1968 über 25 Fälle bekannt.

Genetik
Klinisch und genetisch heterogen. Für Geschwisterfälle und Kinder aus Verwandtenverbindungen wird autosomal rezessiver Erbgang angenommen, wobei in einzelnen Fällen auch eine Virusfetopathie (Zytomegalie) diskutiert wird. Klassischer Typ 1 Genort 17p13.3 (*LIS1* = *PAFAH1B1* - Thrombozyten-aktivierender-Faktor-Acetyl-Hydroxylase, mikrotubuläre Transportkomponente 1B1), etwa 15% der Fälle. Beim MILLER-DIEKER-Syndrom besteht eine molekulargenetisch bzw. zytogenetisch nachweisbare partielle Monosomie (Mikrodeletion) 17p13.3 im Sinne eines contiguous gene syndrome. Ein homologes Gen (*LIS2*) in 2p11.2. X-chromosomale Form mit klassischer Lissenzephalie (Typ I) oder subkortikale Band-Heterotopie („Doppelcortex"), im männlichen und lediglich subkortikalen laminären Heterotopien im weiblichen Geschlecht, Genort Xq22.3 (*XLIS* = *DCX*, Microtubuli-Stabilisator Doublecortin). Weitere X-chromosomaler Gen-

orte: Xq28 (*FLN1*, Filamin-1, zytoplasmatisches Signaltransduktions-Protein), bilaterale Polymikrogyrie und periventrikuläre noduläre Heterotopie (▶ *Epilepsie*; ▶ *Tuberöse Sklerose*), X-chromosomal dominant mit Letalität der Hemizygoten und Xp22.13 (*ARX*, Aristaless-related Homeobox, X-linked, OMIM 300382) mit Corpus-callosum-Agenesie, Mikrozephalie und Hypogenitalismus (Infantile-Spasmen-Syndrom, s.a. ▶ *Spasmen infantile*, WEST-Syndrom). Genort für L. mit Anomalien von Cerebellum, Hippocampus und Stammhirn 7q22 (*RELN*, Reelin). Bei den bisher wenigen bekannten sporadischen Fällen von WINTER-TSUKAHARA-Syndrom ist die Ätiologie unbekannt. GALLOWAY-MOWAT-Syndrom autosomal rezessiv.

Familienberatung

Intra vitam mit Hilfe von Computer- und Magnetresonanz-Tomografie, pränatal durch Ultrasonografie nachweisbar: Verminderte Gyrierung, Ventrikelerweiterungen, Heterotopien. Pränatale Diagnostik z.T. auch molekulargenetisch möglich. Bei Typ I Chromosomenanalyse bzw. molekulargenetischer Ausschluss einer Deletion 17p notwendig. Bei chromosomal normaler L. empirisches Risiko für Wiederholung in einer Geschwisterschaft bei sporadischen Fällen 1:50, bei Existenz von mehr als einem Merkmalsträger in der Familie oder bei Konsanguinität der Eltern 1:4.

Literatur

Caspi, M., R.Atlas, A.Kantor et al., Interaction between LIS1 and doublecortin, two lissencephaly gene products. Hum.Molec.Genet. 9 (2000) 2205–2213.

Chong, S.S., S.D.Pack, A.V.Roschke et al., A revision of the lissencephaly and MILLER-DIEKER syndrome critical regions in chromosome 17p13.3. Hum.Molec.Genet. 6 (1997) 147–155.

Cooperstone, B.G., A.Friedman and B.S.Kaplan, GALLOWAY-MOWAT syndrome of abnormal gyral patterns and glomerulopathy. Am.J.Med.Genet. 47 (1993) 250–254.

De Rijk-van Andel, J.F., W.F.M.Arts, P.G.Barth and M.C.B.Loonen, Diagnostic features and clinical signs of 21 patients with lissencephaly type I. Dev.Med.Child Neurol. 32 (1990) 707–717.

Des Portes, V., F.Francis, J.M.Pinard et al., Doublecortin is the major gene causing X-linked subcortical laminar heterotopia (SCLH). Hum.Molec.Genet. 7 (1998) 1063–1070.

Des Portes, V., J.M.Pinard, P.Billuart et al., A novel CNS gene required for neuronal migration and involved in X-linked subcortical laminar heterotopia and lissencephaly syndrome. Cell 92 (1998) 51–61.

Dobyns, W.B., C.J.R.Curry, H.E.Hoyme et al., Clinical and molecular diagnosis of MILLER-DIEKER syndrome. Am.J.Hum.Genet. 48 (1991) 584–594.

Dobyns, W.B., E.Andermann, F.Andermann et al., X-Linked malformations of neuronal migration. Neurology 47 (1996) 331–339.

Encha-Razavi, F., J.C.Larroche, J.Roume et al., Lethal familial fetal akinesia sequence (FAS) with distinct neuropathological pattern: type III lissencephaly syndrome. Am.J.Med.Genet. 62 (1996) 16–22.

Gleeson, J.G., K.M.Allen, J.W.Fox et al., *Doublecortin*, a brain-specific gene mutated in human X-linked lissencephaly and double cortex syndrome, encodes a putative signaling protein. Cell 92 (1998) 63–72.

Hirotsune, S., M.W.Fleck, M.J.Cambello et al., Graded reduction of *pafah1b1* (*Lis1*) activity results in neuronal migration defects and early embryonic lethality. Nature Genet. 19 (1998) 33–337.

Hong, S.E., Y.Y.Shugart, D.T.Huang et al. Autosomal recessive lissencephaly with cerebellar hypoplasia is associated with human *RELN* mutations. Nature Genet. 26 (2000) 93–95.

Ledbetter, S.A., A.Kuwano, W.B.Dobyns and D.H. Ledbetter, Microdeletions of chromosome 17p13 as a cause of isolated lissencephaly. Am.J.Hum.Genet. 50 (1992) 182–189.

Miny, P., W.Holzgreve and J.Horst, Genetic factors in lissencephaly syndromes: A review. Child's Nerv.Syst. 9 (1993) 413–417.

Pavone, L., R.Rizzo and W.B.Dobyns, Clinical manifestations and evaluations of isolated lissencephaly. Child's Nerv.Syst. 9 (1993) 387–390.

Pilz, D.T. and O.W.J.Quarrell, Syndromes with lissencephaly. J.Med.Genet. 33 (1996) 319–323.

Sheen, V.L., P.H.Dixon, J.W.Fox et al., Mutations in the X-linked filamin 1 gene cause periventricular nodular heterotopia in males as well as in femals. Hum.Molec.Genet 10 (2001) 1775–1783.

Sossey-Alaoui, K., A.J.Hartung, R.Guerrini et al., Human *doublecortin* (*DCX*) and the homologous gene in mouse encode a putative Ca^{2+}-dependent signaling protein which is mutated in human X-linked neuronal migration defects. Hum.Molec.Genet. 7 (1998) 1327–1332.

OMIM 247200, 251300, 257320

LITTLE-Syndrom,
spastische infantile Diplegie; zerebrale Kinderlähmung, Tetraplegie; spastische Zerebralparese

In der überwiegenden Mehrzahl der Fälle durch exogen intrauterine, perinatale oder frühkindliche Hirnschädigung hervorgerufenes Krankheitsbild ohne erkennbare Stoffwechselstörungen bzw. biochemische Defekte. Für einen Teil der Fälle wird eine Disruptionssequenz infolge fetaler Hirngefäßthrombosierungen durch Anteile eines abgestorbenen Zwillings angenommen. Anhaltspunkte für die Beteiligung genetischer Faktoren gibt es bis auf wenige Geschwisterfälle mit spastischer Zerebralparese nicht. Für diese wird autosomal rezessiver Erbgang vermutet. Ein Genort 2q24-25. Das Risiko für Verwandte eines Merkmalsträgers kann trotzdem aufgrund des vorwiegend sporadischen Auftretens bei stummer Familienanamnese als gering eingeschätzt werden. Bei athetotischer bzw. dystonischer Zerebralparese mit Hemiplegie spricht ein überdurchschnittlich hohes Zeugungsalter der Väter für autosomal dominante Neumutationen.

Literatur
McHale, D.P., S.Mitchell, S.Bundey et al., A gene for autosomal recessive symmetrical spastic cerebral palsy maps to chromosome 2q24-25. Am.J.Hum. Genet. 64 (1999) 526–532.

Petterson, B., F.J.Stanley and D.Henderson, Cerebral palsy in multiple births in Western Australia: Genetic aspects. Am.J.Med.Genet. 37 (1990) 346–351.

Petterson, B., F.J.Stanley and B.J.Gardner, Spastic quadriplegia in Western Australia. II. Pedigrees and family patterns of birthweight and gestational age. Dev.Med.Child Neurol. 35 (1993) 202–215.

OMIM 270600

LOBSTEIN-Syndrom
▶ Osteogenesis imperfecta, Typ LOBSTEIN

VAN LOHUIZEN-Syndrom
▶ Cutis marmorata teleangiectatica congenita

LOU-GEHRING-Syndrom
▶ Lateralsklerose, amyotrophische

LOUIS-BAR-Syndrom,
Ataxie-Teleangiektasie-Syndrom, Dysgammaglobulinämie Typ III; Nijmegen-Bruch-Syndrom, Berlin-Syndrom, SEEMANOVA-II-Syndrom

Genetisch bedingtes Chromosomen-Bruch-Syndrom auf der Grundlage einer Genmutation. Es besteht eine erhöhte Strahlensensibilität (ionisierende Strahlung) im Zusammenhang mit einer Störung der Kontrolle des Zellzyklus in Form einer strahlenresistenten DNA-Synthese mit verminderter Reparaturkapazität. Nach Einwirkung ionisierender Strahlung oder Radiomimetika (Bleomycin) ist die DNA-Syntheserate nicht wie bei normalen Zellen vermindert. Der Basisdefekt und der Zusammenhang mit einem kombinierten Immundefekt in Form einer Störung der B- und T-Zell-Differenzierung sowie niedrigen IgA-, IgG- und IgE-Werten besteht in einer verminderten Phosphatidylinositol-3'Kinase-Aktivität des Genproduktes ATM, das in den Zellzyklus, die Strahlen-Signaltransduktion und wahrscheinlich in den Apoptose-Mechanismus eingreift. Beim Nijmegen-Bruch-Syndrom besteht ein Defekt eines ebenfalls damit im Zusammenhang stehenden Doppelstrang-Bruch-Reparatur-Proteins (Nibrin). Es kommt zur strahleninduzierten Erhöhung der Rate persistierender Mutationen, Chromosomeninstabilitäten und damit auch -umbauten und zu Störungen bei der Immunglobulinsynthese, zu Nervenzelluntergang, Apoptose- und Wachstumsdefiziten sowie Neigung zu Neoplasien.

Krankheitswert
Erstmanifestation in den ersten Lebensjahren unter dem Bild einer progredient verlaufenden cerebellären Ataxie. Sprachstörungen, Defekte der Augenmotorik. Allmählich einsetzende geistige Retardation, Apraxie und spinale Muskelatrophie. Okulokutane Teleangiektasien. Neigung zu Infekten (Dysgammaglobulinämie Typ III: IgA stark vermindert oder fehlend) und Neoplasmen. In 10% der Fälle Neoplasien bereits im Kindesalter. Tod meistens im 2. Lebensjahr-

Louis-Bar-Syndrom

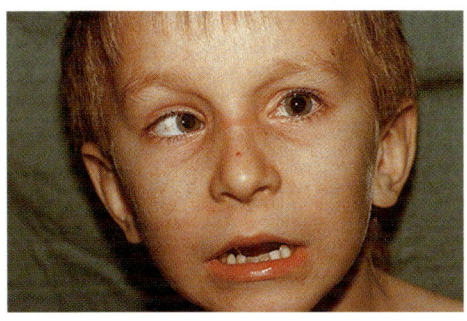

Louis-Bar-Syndrom. Konjunktivale Teleangiektasien. Strabismus. (S. Tinschert)

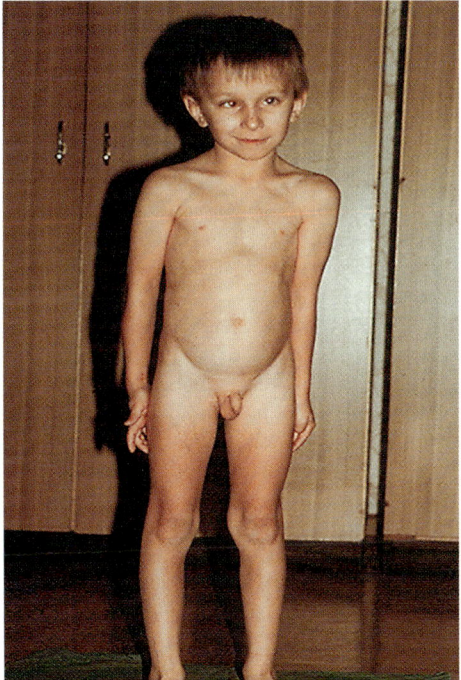

Louis-Bar-Syndrom. Unsicherer Stand im Rahmen einer cerebellären Ataxie. (S. Tinschert)

zehnt. Überleben bis ins 4. und 5. Jahrzehnt jedoch bekannt. Erhöhte Strahlensensibilität der Patienten. Bei Nijmegen-Bruch-Syndrom Mikrozephalus, keine Ataxie und keine Teleangiektasien. Es existieren auch leichtere Formen, die wahrscheinlich häufig nicht erkannt werden.

Therapiemöglichkeiten
Symptomatische Behandlung. Antibiotika und Immunglobuline mit unbefriedigendem Erfolg. Eventuell Thymustransplantation aussichtsreich. Jede Strahlen- und Radiomimetika-Exposition ist zu vermeiden, auch bei Heterozygoten!

Häufigkeit und Vorkommen
Über 250 Geschwister- und sporadische Fälle aus Amerika, Europa und Australien bekannt. Inzidenz ca. 1:300.000, Heterozygotenfrequenz auf 1:150–1:20 eingeschätzt. Über 70 Familien vom Nijmegen-Breakage-Syndrom meistens aus Polen und Tschechien beschrieben.

Genetik
Autosomal rezessiver Erbgang. Ursprünglich wurden experimentell mindestens 4 Komplementations-Gruppen und mehrere Varianten für das Syndrom aus Mikrozephalus, Vogel-Gesicht und starker Neigung zu Malignomen und Leukämie (Nijmegen-Bruch-Syndrom, SEEMANOVA-Syndrom II, Berlin-Bruch-Syndrom, SPERLING-WEGNER-Syndrom, OMIM 251260) und lediglich zytogenetischen Gemeinsamkeiten vermutet. Neuerdings wurde für alle Komplementationsgruppen des LBS ein gemeinsames Gen von 500 kb Länge in 11q22.3 (*ATM*, PI-3-Lipidkinase) festgestellt. Ein weiteres Gen unklarer Funktion (*NPAT*) liegt 0,5 kb entfernt. Bei den Patienten lässt sich eine Neigung zu Chromosomenbrüchen in kultivierten Lymphozyten und Knochenmarkzellen nachweisen ("Chromosomenbruch-Syndrom", s.a. ▶ *BLOOM-Syndrom* und ▶ *FANCONI-Anämie*). Außerdem besteht in 2–5% der T-Lymphozyten und auch in Fibroblasten eine strukturelle Aberration der Chromosomen 11q22.3, 14(q11.2 und q32), 7(p13 und q34), 2(p11 und 12), 17p11 oder 22q11-12, die mit der Neigung zu lymphatischen Leukämien in Zusammenhang steht (▶ *BURKITT-Lymphom*). Eine X-chromosomale Form mit Oligophrenie und T-Zell-Leukämie beruht wahrscheinlich auf einem Reparaturdefekt durch Mangel an DNA-Polymerase (N-"ATM"). Eine differentialdiagnostisch wichtige Form der ▶ *cerebellären Ataxie mit okulomotorischer Apraxie* (OMIM 208920) ist offensichtlich genetisch eigenständig. Für ein bei wenigen Patienten festgestelltes LBS ohne klinischen und immunologisch feststellbaren Immundefekt besteht Allelie in 11q22.3. Das Nijmegen-Bruch-Syndrom mit eigenem Genort in 8q21 (*NBS1*, Nibrin) und Basisdefekt ist als eigenständiges autosomal rezessives Chromosomen-

Bruch-Syndrom anzusehen (*NBS1*: Exon 6 betroffen, slawische Mutation, Foundereffekt).

Familienberatung
Bei den Patienten und auch bei Heterozygoten ist auf eine Prädisposition zu Leukosen und anderen Neoplasien (bilateraler frühmanifester Brustkrebs bei Heterozygoten 9fach erhöht) sowie auf eine erhöhte Strahlensensibilität zu achten. Früherkennung (molekulargenetisch und Nachweis durch Chromosomenanalyse und Alpha-Fetoproteinbestimmung im Serum) im Hinblick auf die Radiosensibilität der Patienten wichtig. Unterscheidung zu anderen Chromosomen-Bruch-Syndromen anhand des klinischen Bildes, der Bleomycin-Sensibilität, einer normalen SCE-Frequenz, auffällig gehäufter Telomerassoziationen sowie der bevorzugten Beteiligung der Chromosomen 7 und 14 an Aberrationen. Zytogenetische pränatale Diagnostik an Chorionbioptaten und kultivierten Fruchtwasserzellen anhand der Chromosomenbrüche und der strahlenresistenten DNA-Synthese möglich. Krebsgefährdete Heterozygote an Strahlensensibilität der G_2-Chromosomen in Lymphozyten in vitro erkennbar.

Literatur
Bay, J.-O., N.Uhrhammer, D.Pernin et al., High incidence of cancer in a family segregating a mutation of the *ATM* gene: Posible role of ATM heterozygosity in cancer. Hum.Mutat. *14* (1999) 485–492.

Borresen, A.-L., T.I.Andersen, S.Tretli et al., Breast cancer and other cancers in Norwegian families with ataxia-telangiectasia. Genes Chromosomes Cancer *2* (1990) 339–340.

van der Burgt, I., K.H.Chrzanowska, D.Smeets and C. Weemaes, Nijmegen breakage syndrome. J.Med. Genet. *33* (1996) 153–156.

Chrzanowska, K.H., W.J.Kleijer, M.Krajewska-Walasek et al., Eleven Polish patients with microcephaly, immunodeficiency, and chromosomal instability: The Nijmegen breakage syndrome. Am.J. Med.Genet. *57* (1995) 462–471.

Hernandez, D., C.M.McConville, M.Stacey et al., A family showing no evidence of linkage between the ataxia telangiectasia gene and chromosome 11q22-23. J.Med.Genet. *30* (1993) 135–140.

Imai, T., Yamauchi, N.Seki et al., Identification and characterization of a new gene physically linked to the ATM gene. Genome Res. *6* (1996) 439–447.

Jaspers, N.G.J., M.Van der Kraan, P.C.M.L.Linssen et al., First-trimester prenatal diagnosis of the Nijmegen breakage syndrome and ataxia teleangiectasia using an assay of radioresistent DNA synthesis. Prenatal Diagn. *10* (1990) 667–674.

Kapp, L.N., R.B.Painter, L.-Ch.Yu et al., Cloning of a candidate gene for ataxia-telangiectasia group D. Am.J.Hum.Genet. *51* (1992) 45–54.

Morell, D., C.L.Chase and M.Swift, Cancers in 44 families with ataxia-telangiectasia. Cancer Genet.Cytogenet. *50* (1990) 119–123.

Saar, K., K.H.Chryzanowska, M.Stumm et al., The gene for ataxia-telangiectasia variant Nijjmegen breakage syndrome, maps to a 1-cM interval on chromosome 8q21. Am.J.Hum.Genet. *60* (1997) 605–610.

Savitsky, K., A.Bau-Shira, S.Gilad et al., A single ataxia telangiectasia gene with a product similar to PI-3 kinase. Science *268* (1995) 1749–1753.

Seemanová, E., E.Passarge, D.Benesková et al., Familial microcephaly with normal intelligence, immunodeficiency and risk for lymphoreticular malignancies: a new autosomal recessive disorder. Am.J. Med.Genet. *20* (1985)

Tchirkov, A., J.-O.Bay, D.Pernin et al., Detection of heterozygous carriers of the ataxia-telangiectasia (ATM) gene by G_2 phase chromosomal radiosensitivity of peripheral blood lymphocytes. Hum.Genet. *101* (1997) 312–316.

Toyoshima, M., T.Hara, H.Zhang et al., Ataxia-Telangiectasia without immunodeficiency: Novel point mutation within and adjacent to the phosphatidylinositol 3-kinase-like domain. Am.J.Med. Genet. *75* (1998) 141–144.

Varon, R., C.Vissinga, M.Platzer et al., Nibrin, a novel DNA double-strand break repair protein, is mutated in Nijmegen breakage syndrome. Cell *93* (1998) 467–476.

Wright, J., S.Teraoka, S.Onengut, A high frequency of distinct ATM gene mutationes in ataxia-telangiectasia. Am.J.Hum.Genet. *59* (1996) 839–846.

OMIM 208900, 2512600, 602667

Lowe-Syndrom,
Okulo-Zerebro-Renales Syndrom

Genetisch bedingte Oligophrenieform auf der Grundlage einer Genmutation.

Der Basisdefekt besteht in einer verminderten Aktivität der Phosphatidylinositol-4,5-Biophosphat-5-Phosphatase (OCRL1) im GOLGI-Apparat der Zelle. Das Enzym ist ein Cofaktor der Phospholipase. Dadurch kommt es zur Störung des Proteintransportes durch die Membran des GOLGI-Apparates. Die klinische Symptomatik lässt sich davon ableiten.

Krankheitswert
Klinische Manifestation der Krankheit in den ersten Lebensmonaten. Oligophrenie, schwere Sehstörungen durch Katarakt und Buphthalmus. Nephrogene Rachitis, Gelenkeschlaffheit, Kyphoskoliose und Gelenkeluxationen, tubuläre Azidose. Hypotonie der Muskulatur mit Fehlen der Sehnenreflexe. Kryptorchismus, Nystagmus. Lebenserwartung herabgesetzt, die meisten Patienten sterben im 1. Lebensjahr an Niereninsuffizienz.

Therapiemöglichkeiten
Symptomatische Behandlung der Azidose und der Augendefekte. Hohe Dosen Vitamin D mit unbefriedigendem Erfolg. Galaktose-arme Diät führt zur biochemischen und sehr bedingt auch zur klinischen Besserung.

Häufigkeit und Vorkommen
Seit Erstbeschreibung 1952 über 100 männliche Patienten bekannt. Sippen mit Merkmalsträgern in bis zu 4 aufeinanderfolgenden Generationen beschrieben. Mehrere weibliche Fälle mit L. sind noch unklar.

Genetik
X-chromosomaler Erbgang. Genort Xq25-26 (*OCRL1*). Starke Variabilität der Symptomatik wahrscheinlich durch multiple Allele. Daneben wird ein autosomal rezessiver Typ diskutiert, wobei weibliche Merkmalsträger auch durch ungleichmäßige, vorwiegend das intakte X-Chromosom betreffende LYONisation erklärbar sind.

Familienberatung
Konduktorinnen an punktförmiger und radialstreifiger Katarakt sowie an Aminoazidurie nach Belastung mit Galaktose erkennbar. Pränatale Diagnostik bei nachgewiesenen Knabenschwangerschaften von Konduktorinnen molekulargenetisch möglich. Katarakte sollen ultrasonografisch ab 19. Schwangerschaftswoche erkennbar sein.

Literatur
Attree,O., I.M.Olivos, I.Okabe et al., The LOWE's oculocerebrorenal syndrome gene encodes a protein highly homologous to inositol polyphosphate-5-phosphatase. Nature *358* (1992) 239–242.

Gazit,E., N.Brand, Y.Harel et al., Prenatal diagnosis of LOWE's syndrome: A case report with evidence of de novo mutation. Prenatal Diagn. *10* (1990) 257–260.

Kubota, T., A.Sakurai, K.Arakawa et al., Identification of two novel mutations in the *OCRL1* gene in Japanese families with LOWE syndrome. Clin.Genet. *54* (1998) 199–202.

Reilly, D.S., R.A.Lewis and R.L.Nussbaum, Genetic and physical mapping of Xq24-26 markers flanking the LOWE oculocerebrorenal syndrome. Genomics *8* (1990) 62–67.

OMIM 309000

LOWRY-Syndrom, LOWRY-MACLEAN-Syndrom
▶ Mikrozephalus

LOWRY-MILLER-MACLEAN-Syndrom
▶ SMITH-LEMLI-OPITZ-Syndrom

LOWRY-WOOD-Syndrom
▶ Dysplasia epiphysaria multiplex

LQT-Syndrom, pseudohypokaliämisches
▶ Taubheit mit Störungen der Herzfunktion

LUBS-Syndrom
▶ Eunuchoidismus, familiärer

LUJAN-Syndrom
▶ Intelligenz-Defekte

LUJAN-FRYNS-Syndrom
▶ MARFAN-Syndrom

Lungenemphysem, familiäres
▶ α1-Antitrypsin-Mangel

Lungenfibrose, familiäre, diffuse

Genetisch bedingte, interstitielle Bindegewebshyperplasie der Lunge auf unterschiedlicher genetischer Grundlage.
Der Basisdefekt für die diffuse Fibrose (Dysproteinämie?, Dysregulation eines Wachstumsfaktors?) ist unbekannt.

Krankheitswert
Erstmanifestation klinischer Erscheinungen im Erwachsenen-, seltener im Kindesalter. Zeichen einer Dyspnoe mit Zyanose und sekundär eines Cor pulmonale. Gefahr einer Pneumokoniose. Trommelschlegelfinger. Progredient, innerhalb von Jahren zum Tode führend. Neigung zu Lungenkarzinom?

Therapiemöglichkeiten
Kortikosteroide mit gutem Erfolg. In fortgeschrittenen Stadien einseitige Lungentransplantation erfolgversprechend.

Häufigkeit und Vorkommen
Auffällige Androtropie. Gewöhnlich Merkmalsträger in mehreren aufeinanderfolgenden Generationen. Frequenz in Europa etwa 1 : 1 Mill–500.000.

Genetik
Wahrscheinlich heterogen. Meistens autosomal dominante Disposition mit exogener Komponente: Rauchen, chronische Infektionen, Staubexposition usw.

Familienberatung
Differentialdiagnose zu exogen bedingter (Silikose, nach Infektionen, Bestrahlung, bestimmten Medikamenten) oder syndromatischer (bei Kollagenosen, M. BOECK u.a.) Lungenfibrose sowie zum ▶ α1-Antitrypsin-Mangel-Syndrom notwendig. Trommelschlegelfinger können den klinischen Erscheinungen vorausgehen. Nosologisch Abgrenzungen zum ebenfalls familiär auftretenden, unregelmäßig dominant bedingten, idiopathischen HAMMAN-RICH-Syndrom noch unklar. Spätes Stadium? In betroffenen Familien sollte vor allem auf die Schädlichkeit des Rauchens hingewiesen werden. Besondere medizinische Betreuung notwendig.

Literatur
Antoniades, H.N., M.A.Bravo, R.E.Avila et al., Platelet-derived growth factor in idiopathic pulmonary fibrosis. J.Clin.Invest. 86 (1990) 1055–1064.
Olson, J., T.V.Colby and C.G.Elliott, HAMMAN-RICH syndrome revisted. Mayo Clin Proc. 65 (1990) 1538–1548.
Marshall, R.P., A.Puddicombe, W.O.C.Cookson and G.J. Laurent, Adult familial cryptogenic fibrosing alveolitis in the United Kingdom. Thorax 55 (2000) 143–146.
Tran Van Nhieu, J., D.Valeyre, M.Rainfray et al., Fibrose pulmonaire idiopathique et syndrome d'hypercalcémie bénigne familiale sans déficit en myéloperoxydase leucocytaire. Presse Méd. 17 (1988) 637–638.

OMIM 178500

Lungenfibrose, familiäre polyzystische

Genetisch bedingte bronchogene polyzystische Lungendysplasie auf der Grundlage einer Genmutation.
Der Basisdefekt für die Fibrose ist unbekannt.

Krankheitswert
Erstmanifestation klinischer Erscheinungen häufig schon im Kindesalter nach bronchopulmonalen Infekten. Dyspnoe, Zyanose, pulmonaler Hochdruck. Geringgradig progredient bis stationär. Neigung zu Infekten und maligner Entartung. Bronchiektasen. Trommelschlegelfinger. Häufig Polyzythämie. Gefahr eines Spontanpneumothorax.

Therapiemöglichkeiten
Je nach Art der Zysten operative Korrektur möglich. Medikamentöse Behandlung, vor allem Infektionsschutz.

Häufigkeit und Vorkommen
Regional unterschiedlich. Vorkommen von Merkmalsträgern in aufeinanderfolgenden Ge-

nerationen beschrieben. Symptomatisch bei der ▶ *Zystischen Pankreasfibrose*.

Genetik
Offensichtlich heterogen. die Art des familiären Vorkommens der isolierten L. spricht in den meisten Fällen für autosomal dominanten Erbgang. Polyzystische Dysplasie autosomal rezessiv bedingt.

Familienberatung
Nachweis, Früherkennung in betroffenen Familien und Differentialdiagnose zu anderen Typen der Lungenfibrose (▶ *Zystenlungen*; ▶ *Lungenfibrose, familiäre, diffuse*) durch Bronchografie und Computertomografie. Nosologische Abgrenzung nicht ganz klar. Erkennen vorklinischer Manifestation und Prophylaxe, Belehrung bzw. Schaffung sofortiger Therapiemöglichkeiten sowie engmaschige Karzinom-Vorsorge-Untersuchung wichtig.

Literatur
Hansell, D.M. and B.Strickland, High-resolution computed tomography in pulmonary cystic fibrosis. Br.J.Radiol. *62* (1989) 1–5.

OMIM 265200

Lungenhypoplasie / -aplasie / -agenesie

Über 250 meist syndromatische Fälle beschrieben, vorwiegend einseitig links. Androtropie. Isolierte Lungenagenesie von wenigen Geschwister- und sporadischen Fällen bekannt. Stridor, Dyspnoe, asthmatische Bronchitis, Infektionsneigung, pulmonale Dekompensation, Lebenserwartung herabgesetzt, bilateral letal. Aufgrund von Konsanguinität der Eltern wird autosomal rezessiver Erbgang vermutet. In 2 Fällen von syndromatischer Lungenhypoplasie lag eine Chromosomenaberration 2p24-21, bei einem Fall eine Deletion 2q33-q35 vor. Siehe auch ▶ *Anophthalmie*; ▶ *Oligohydramnion-Syndrom*; ▶ *Larynx-Atresie*.

Literatur
Cunningham, M.L. and N.Mann, Pulmonary agenesis: A predictor of ipsilateral malformations. Am.J. Med.Genet. *70* (1997) 391–398.

Foxtuen, S. and A.Schinzel, Unilateral lobar pulmonary agenesis in sibs. J.Med.Genet. *37* (2000) 557–559.

Kramer, B.W., T.Martin, W.Henn et al., Lung hypoplasia in a patient with del (2)(q33-q35) demonstrated by chromosome microdissection. Am.J. Med.Genet. *94* (2000) 184–188.

Podlech, J., J.Richter, P.Czygan et al., Bilateral agenesis/aplasia of the lungs: report of a second case in the offspring of one woman. Pediat.Path.Lab.Med. *15* (1995) 781–790.

Say, B. and N.J.Carpenter, Pulmonary agenesis: Importance of detailed cytogenetic studies. Am.J.Med. Genet. *78* (1998) 446.

OMIM 601612

Lungeninsuffizienz, angeborene
▶ Surfaktantdefekte

Lungen-Lymphektasien
▶ HENNEKAM-Syndrom

Lungensegmentationsdefekte

Wahrscheinlich immer im Rahmen komplexer Fehlbildungen.

Literatur
Ellis, I.H., C.Yale, R.Thomas et al., Three sibs with microcephaly, congenital heart disease, lung segmentation defects and unilateral absent kidney: A new recessive multiple congenital anomaly (MCA) syndrome? Clin.Dysmorphol. *5* (1996) 129–134.

OMIM 601355

Lupus erythematodes

Bindegewebserkrankung auf unterschiedlicher immunologischer Grundlage.

Es bestehen entweder eine nichtorganspezifische, systemische Autoimmunität (▶ *Autoimmunkrankheiten*) vorwiegend gegen körpereigene Nukleinsäurekomplexe bzw. Nukleoproteine (Proteinanteil p70 und p80, antinukleäre Fakto

Lupus erythematodes

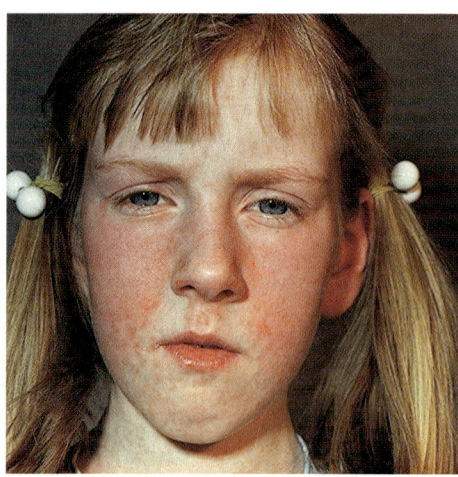

Lupus erythematodes. Hauterscheinungen bei Lupus erythematodes visceralis: Polymorphes Exanthem mit grobfleckiger, z.T. hämorrhagischer, schmetterlingsförmig angeordneter Rötung im Gesicht (2 Jahre vor letalem Ausgang durch Niereninsuffizienz im 13. Lebensjahr).

ren) mit Assoziation zu bestimmten HLA-DR-Typen, Ablagerungen von Immunkomplexen, Vaskulitiden und gestörten Apoptose-Prozessen (**P**rogrammierter Zell-Tod 1, *PD1*), eine veränderte Aktivierung von B- und T-Lymphozyten, ein arzneimittelinduziertes (Hydralazin, Procain u.a.) L.e.-artiges Krankheitsbild oder unterschiedliche Formen eines Complement-Mangels (▶ *Complement-System*). Beteiligt sind weiterhin Fcγ-Rezeptoren, IL-6 und -10, Bcl-2, C1Q, C2 und C4A-null, DNASE1, SPP1. Die Beteiligung von Tumor-Nekrose-Faktoren ist noch unklar.

Krankheitswert

Klinisch heterogen, Erstmanifestation schon im Säuglingsalter möglich, meist jedoch später. L.e. chronicus überwiegend auf die Haut an Gesicht, Kopf, Ohren, Fingern und Mundschleimhaut begrenzt, teilweise durch Sonnenlicht verstärkt. L.e. visceralis, systemischer L.e. mit Beteiligung innerer Organe (Gastrointestinaltrakt, Herz, Muskeln, Leber, Nieren, Lunge sowie Hirn), verschiedener Gelenke und anderer Hautpartien vor allem am Stamm. Kann aber auch ohne Hauterscheinungen verlaufen. Fieberschübe, erhebliche Beeinträchtigung des Allgemeinbefindens und der Leistungsfähigkeit. Übergang von einer Form in die andere möglich. Erhöhte Fotosensibilität und Neigung zu Nierensymptomatik vor allem bei Patienten mit C4-Mangel.

Therapiemöglichkeiten

Kortikosteroide, Resochin, Chlorochin und Cyclosporin mit vorübergehendem Erfolg.

Häufigkeit und Vorkommen

Frequenz etwa 1:2.500. Sporadische und familiäre Fälle. Gynäkotropie 1:9. Bei Negroiden häufiger als bei Europiden.

Genetik

Heterogen. Bei Complementmangel (vor allem C4, ▶ *Complement-System, Defekte*) monogener Erbgang. Autoimmunologisch verursachter L.e. gehäuft in Geschwisterschaften und aufeinanderfolgenden Generationen, wobei Vater-Sohn-Erkrankungen auffällig selten festgestellt wurden. Beteiligung genetischer Faktoren bisher nur als "genetische Disposition" definiert (▶ *Autoimmunkrankheiten*). Ethnisch unterschiedlich Assoziation mit mindestens 12 disponierenden Genbereichen festgestellt: Außer 6p21-11 (HLA-DR2, DR3), 1q31, 16p13.3 (*DNASE1*), 14q21-23, 7p22, 7q21, 20p12.3, 10p13, 7q36, 5p15, 4p16-p15.2 (*SLEB3*), 2q37 (*SLEB2 = PD1*), 11q23 (*ETS1*, Transkriptionsfaktor). Die Familiarität könnte mit dem diaplazentaren Übertritt virusartiger Partikel im Zusammenhang stehen, da sich bei etwa 1/4 der daraufhin untersuchten Fälle Antikörper u.a. gegen doppelsträngige, bei Säugern normalerweise nicht vorhandene RNA nachweisen lassen. Unterschiedlichkeit klinischer Formen in Abhängigkeit von der Verschiedenheit der Viren. Bei anderen Autoimmunkrankheiten lassen sich diese Antikörper nicht nachweisen. Außerdem steht die Beteiligung exogener auslösender Faktoren außer Zweifel. 3–12% der Fälle müssen als medikamentös ausgelöst angesehen werden (Antiarrhythmika, Hydantoine, Isoniazid, Procain), wahrscheinlich auf pharmakogenetischer Grundlage. Für bisher wenige Familien wird eine lymphozytäre Vaskulitis mit L.e.-artigem Erscheinungsbild, guter Ansprechbarkeit auf Chlorochin und autosomal dominantem Erbgang beschrieben.

Familienberatung

Differentialdiagnose besonders im Anfangsstadium zu Rheumatoid-Arthritis und Complement-Mangel (bei Complement-Mangel-Zuständen keine LE-Zellen und antinukleäre Faktoren) wichtig. Nachweis anhand der Autoantikörper und der LE-Zellen, wobei letztere auch bei klinisch Gesunden oder Patienten mit anderen Systemerkrankungen (z.B. Dermatomyositis, Sklerodermie) vorkommen und bei L.e.-Kranken fehlen können. Bei Verwandten von Merkmalsträgern besteht häufig eine Hyperimmunglobulinämie. Empirische Risikoziffern: Bei L.e. visceralis für männliche Verwandte 1. Grades 1:50, für weibliche 1:10, für Geschwister 2–3:100. Bei L.e. chronicus für beide Geschlechter weniger als 1:50. Die Inzidenz anderer Immunkrankheiten (Rheumatoid-Arthritis usw.) in der Verwandtschaft von Merkmalsträgern ist nur unwesentlich gegenüber den Durchschnittswerten erhöht. Säuglinge von Müttern mit L.e. sollten alle auf LE-Zellen und Autoantikörper untersucht werden. Mit einer relativen intrafamiliären Konstanz des Typs und des Erstmanifestationsalters kann gerechnet werden.

Literatur
Arnett, F.C. and J.D.Reveille, Genetics of systemic lupus erythematosus. Rheum.Dis.Clin.North Am. *18* (1992) 893–914.

Clemenceau, S., F.Castellano, M.Montes de Oca et al., C4 null alleles in childhood onset systemic lupus erythematosus. Is there any relationship with renal disease? Pediatr.Nephrol. *4* (1990) 207–212.

Gaffney, P.M., W.A.Ortmann, A.Scott et al., Genomic screening in human systemic lupus erythematosus: Result from a second Minnesota cohort and combined analyses of 187 sib-pair families. Am.J.Hum. Genet. *66* (2000) 547–556.

Magnusson, V., A.-K.Lindquist, C.Catillejo-López et al., Fine Mapping of the *SLEB2* locus involved in susceptibility to systemic lupus erythematosus. Genomics *70* (2000) 307–314.

Moser, K.L., B.R.Neas, J.E.Salmon et al., Genome scan of human systemic lupus erythematosis: Evidence for linkage on chromosome 1q in African-American pedigrees. Proc.Natl.Acad.Sci.USA *95* (1998) 14869–14874.

Nath, S.K., J.A.Kelly, J.Reid et al., *SLEB3* in systemic lupus erythematosus (SLE) is strong related to SLE families ascertained through neuropsychiatric manifestations. Hum.Genet. *111* (2002) 54–58.

Schur, P.H., D.Marcus-Bagley, Z.Awdeh et al., The effect of ethnicity on major histocompatibility complex complement allotypes and extend haplotypes in patients with systemic lupus erythematosus. Arthritis Rheum. *33* (1990) 985–992.

Sturfalt, G., L.Truedsson, P.Johansen et al., Homozygous C4A deficiency in systemic lupus erythematosus: Analysis of patients from a defined population. Clin.Genet. *38* (1990) 427–433.

Sullivan, K.E., L.M.Piliero, T.Dharia et al., 3´ polymorphisms of ETS1 are associated with different clinical phenotype in SLE. Hum.Mutat. *16* (2000) 49–53.

Theophilopoulos, A.N., Genetics of systemic autoimmunity. J.Autoimmun. *9* (1996) 207–210.

Yasumoto, K., T.Horiuchi, S.Kagami et al., Mutation of *DNASE1* in people with systemic lupus erythematosus. Nature Genet. *28* (2001) 313–14.

OMIM 152690, 152700

Lymphangiectasie-Lymphödem-Syndrom
▶ HENNEKAM-Syndrom

Lymphangiomyomatose
▶ Tuberöse Sklerose

Lymphödem, familiäres,
NONNE-MILROY-MEIGE-Syndrom,

Elephantiasis congenita hereditaria; chronisches Trophödem.

Primärer, genetisch bedingter morphogenetischer Defekt von Teilen des lymphatischen Systems auf der Grundlage einer Genmutation.

Der Basisdefekt für die Hypoplasie des Lymphgefäßsystems betrifft bei einem Teil der Fälle einen Lymphgefäß-spezifischen Vaskulären Endothelialen Wachstums- (Growth-) Faktor-Rezeptor 3 (VEGFR3), der als Rezeptor-Tyrosinkinase an der Autophosphorylierung im Endothel-Signalsystem beteiligt ist, Typ NONNE-MILROY. Dem Typ MEIGE liegen Mutationen eines Forkhead-Transkriptionsfaktors (FOXC2) zugrunde.

Krankheitswert
Klinisch heterogen. Im wesentlichen 2 Typen: NONNE-MILROY-Syndrom, konnatal. MEIGE-Syndrom, Erstmanifestation zwischen dem 9. und 18. Lebensjahr. Chronisches Ödem der Unterschenkel, selten auf die Oberschenkel übergehend. Neigung zu Se-

Lymphödem-Distichiasis-Syndrom

kundärinfektionen und Lymphangitiden. Rezidivierende Ödeme auch an anderen Körperteilen sowie Pleura- und Peritoneal-Exsudationen. Teilweise Retardation der psychischen und physischen Entwicklung und Skelettveränderungen. Sippenspezifisch können auch nur einzelne Organe bzw. Körperregionen betroffen sein. Symptomatisch bei TOST-Syndrom (▶ *Distichiasis*); ▶ *NOONAN-Syndrom*;▶ *ULLRICH-TURNER-Syndrom*;▶ *Yellow-nail-Syndrom*; ▶ *HENNEKAM-Syndrom*.

Therapiemöglichkeiten
Chirurgische und symptomatische Behandlung kann eine Progression aufhalten. Druckgradienten-Prothesen mit befriedigendem Erfolg.

Häufigkeit und Vorkommen
Neben sporadischen meist familiäre Fälle. Sippen mit Merkmalsträgern in mehreren aufeinanderfolgenden Generationen bekannt. 80% der Fälle mit Typ MEIGE. Gynäkotropie 1:2.

Genetik
Heterogen. Autosomal dominanter Erbgang mit herabgesetzter Penetranz und variabler Expressivität. Genorte Typ NONNE-MILROY 5q35.3 (*VEGFR3* = *FLT4*). In bisher einer Sippe L. mit Mikrozephalus autosomal rezessiv bedingt; Typ MEIGE 16q24.3 (*FOXC2*).

Familienberatung
Differentialdiagnose zum QUINCKE-Syndrom, HENNEKAM-Syndrom und zu sekundären, syndromatischen (NOONAN-Syndrom, ULLRICH-TURNER-Syndrom) sowie exogenen Formen (Filarien in warmen Ländern, traumatisch, infektiös) aufgrund der Eigenanamnese und des lymphografischen Nachweises von Lymphgefäßaplasie und -hypoplasie wichtig. In der Aszendenz häufig Mikro- bzw. Teilsymptome in Form rezidivierender Ödeme nachweisbar.

Literatur
Crowe, C.A. and L.H.Dickerman, A genetic association between microcephaly and lymphedema. Am.J.Med.Genet. *24* (1986) 131–135.

Holberg, C.J., R.P.Erickson, M.J.Bernas et al., Segregation analyses and a genome-wide linkage search confirm genetic heterogeneity and suggest oligogenic inheritance in some MILROY congenital primary lymphedema families. Am.J.Med.Genet. *98* (2001) 303–312.

Irrthum, A., M.J.Karkkainen, K.Decriendt et al., Congenital hereditary lymphedema caused by a mutation that inactivates *VEGFR3* tyrosin kinase. Am.J. Hum.Genet. *67* (2000) 295–301.

Klemmer, S.H., J.Beninson and E.A.Kull, Hereditary congenital lymphedema-MILROY's: a report of 30 cases in a family. Int.J.Angiol. *6* (1997) 146–151.

Partsch, H. und A.Bollinger, Regionale Hypoplasie dermaler Lymphgefäße – eine neue Variante des kongenitalen Lymphödems. Wien.Klin.Wschr. *98* (1986) 704–708.

Pauwels, R., C.Oomen, W.Huybrechts and M.van der Straeten, Chylothorax in adult age in association with congenital lymphedema. Eur.J.Respir.Dis. *69* (1986) 285–287.

OMIM 153100, 153200

Lymphödem-Distichiasis-Syndrom
▶ Distichiasis

Lymphogranuloma malignum
▶ Lymphogranulomatose

Lymphogranulomatose,
Lymphogranuloma malignum, Morbus HODGKIN

Maligne Erkrankung des lymphatischen Gewebes unter Beteiligung genetischer Faktoren.
Das neoplastische Wachstum geht von B-Lymphozyten aus, die zu STERNBERGschen Riesenzellen (HODGKIN-REED-STERNBERG-Zellen) werden. Es wird vermutet, dass ein Virus (EPSTEIN-BARR-Virus?, Virusgenom wird bei 50–70% der Patienten gefunden) die Apoptosefähigkeit dieser Zellen stört. Es kommt zur Ansammlung anderer Zellen im Sinne einer entzündlichen Reaktion.

Krankheitswert
Erstmanifestation in allen Lebensaltern möglich, mit Bevorzugung des 3. und 7. Dezenniums. Schwellung der Lymphknoten, später Beteiligung anderer Organe. Pruritus, Abgeschlagenheit, Fieberschübe, allgemeiner Kräftever-

fall. Ohne Therapie innerhalb weniger Jahre zum Tode führend.

Therapiemöglichkeiten
Strahlentherapie, neuerdings hochdosierte Kombinations-Chemotherapie mit Bleomycin, Etoposid, Adriamycin Cyclophosphamid, Procarbacid, Prednisolon, Vincristin (BEACOPP) in Kombination mit Granulocyten-Kolonie-stimulierendem Faktor in über 90% der Fälle erfolgreich.

Häufigkeit und Vorkommen
In Industrieländern häufigster lymphatischer Tumor, Erkrankungswahrscheinlichkeit in Mitteleuropa etwa 1:30.000. Leichte Androtropie. Überwiegend sporadisch.

Genetik
▶ Krebs; ▶ Leukosen. Familiäre, meist gleichgeschlechtliche Geschwisterfälle beschrieben, wobei in entsprechenden Familien offenbar eine Häufung auch anderer Krebsarten zu beobachten ist, z.B. Lungen-, Brust-, Ovarialkrebs, WILMS-Tumor, Leukose (▶ Krebsfamilien-Syndrom). Beteiligung eines autosomal rezessiven Faktors – eventuell in Form einer genetisch bedingt verminderten Immunität vom verzögerten Typ und Anfälligkeit einem bestimmten verursachenden Virus gegenüber – ist nicht auszuschließen. Zytogenetisch lassen sich neuerdings eine auf die HODGKIN-REED-STERNBERG-Zellen beschränkte Beteiligung der Chromosomenregion 9p25-24 (JAK2) sowie Amplifikationen und andere strukturelle Veränderungen in 2p13 (REL/BCL11A) feststellen. Assoziationen bestehen zur HLA-Region in 6p21 und wahrscheinlich zur pseudoautosomalen Region in Xp und Yp.

Familienberatung
Differentialdiagnose zu Non-HODGIN-Lymphomen, Lymphadenitiden, und Lymphknotenmetastasen anderer Tumoren anhand der REED-STERNBERG-Zellen möglich und notwendig. In Anbetracht des meist sporadischen Vorkommens bestehen bei stummer Familienanamnese (auch für andere Neoplasmen) kein erhöhtes Risiko für Verwandte eines Merkmalsträgers.

Literatur
Atkin, N.B., Cytogenetics of HODGKIN´s disease. Cytogenet.Cell Genet. 80 (1998) 23–27.

Horowitz, M. and P.H.Wiernik, Pseudoautosomal linkage of HODGKIN disease. am.J.Hum.Genet. 65 (1999) 1413–1422.

Joos, S., C.K.Menz, G.Wrobel et al., Classical Hodgkin Lymphoma is characterized by recurrent copy number gains of the short arm of chromosome 2. Blood 99 (2002) 1381–1387.

Martin-Subero, J.I., S.Gesk, L.Harder et al., Recurrent involvement of the REL and BCL11A loci in classical Hodgkin lymphoma. Blood 99 (2002) 1474–1477.

Offit, K., N.Z.Parsa, S.C.Jhanwar et al., Clusters of chromosome 9 aberrations are associated with clinico-pathologic subsets of non-HODGKIN's lymphoma. Genes Chromosomes Cancer 7 (1993) 1–7.

Stein, H., M.Hummel, T.Marafioti et al., Molecular biology of HODGKIN´s disease. Cancer Surv. 30 (1997) 107–123.

OMIM 236000

Lymphogranulomatosis benigna
▶ Morbus BOECK

Lymphom, Immunglobulin-sezernierendes lymphoplasmozelluläres
▶ Makroglobulinämie WALDENSTRÖM

Lymphome
s.a.
▶ Leukosen

Lymphoproliferatives Syndrom, X-chromosomales (XLP),
Duncan-Syndrom, PORTILO-Syndrom

Genetisch bedingter Immundefekt auf der Grundlage einer Genmutation.
Es liegt ein spezifischer T-Zell-bedingter Immundefekt vor. Der Basisdefekt betrifft ein Transduktionsregulator-Protein für Zellober-

flächenproteine (SH2D1A). Ein Zusammenhang mit der Immunabwehr gegen EBSTEIN-BAR-Virus wird vermutet, auf dessen Grundlage eine Virusinfektion (EPSTEIN-BAR-Virus, Masern-Virus) des lymphatischen Gewebes zu Störungen der Lymphopoese mit Beeinträchtigung der T-Zell-Funktion und unkontrollierter Proliferation von B-Zellen führt.

Krankheitswert
Erstmanifestation klinischer Erscheinungen innerhalb der ersten Lebensjahre. Anfälligkeit gegenüber EPSTEIN-BAR-Virus-Infektion (EBV). Tod häufig an Mononukleose (EBV), bei Überleben Entwicklung von Hypo- oder Agammaglobulinämie, aplastischer Anämie und malignem Lymphom vom BURKITT-Typ mit intestinaler Lokalisation. Lebenserwartung bis zu 40 Jahre.

Therapiemöglichkeiten
Knochenmark- oder Nabelschnur-Stammzelltransplantation mit gutem Erfolg.

Häufigkeit und Vorkommen
Mehr als 200 ausschließlich männliche Geschwister- und Einzelfälle beschrieben.

Genetik
X-chromosomaler Erbgang. Ein X-chromosomaler Genort Xq25 (*SH2D1A*) mit Kontrollfunktion im Immunsystem nachgewiesen, der auch eine Rolle bei der AIDS-Anfälligkeit spielen könnte. Siehe auch ▶ ABT-LETTERER-SIWE-*Syndrom*.

Familienberatung
Differentialdiagnose zu anderen kombinierten ▶ *Immundefekten* und lymphoproliferativen Erkrankungen notwendig. Heterozygotennachweis und pränatale Diagnostik bei erwiesenen Knabenschwangerschaften molekulargenetisch möglich. Nachweis des Immundefektes vor Erstinfektion mit EBV und Einleitung prophylaktischer Maßnahmen können lebenserhaltend sein.

Literatur
Harris, A. and Z.Docherty, X-linked lymphoproliferative disease: A karyotype analysis. Cytogenet.Cell Genet. *47* (1988) 92–94.

Lamartine, J., K.E.Nichols, L.Yin et al., Physical map and cosmid contig encompassing a new interstitial deletion of the X-linked lymphoproliferative syndrome region. Eur.J.Hum.Genet. *4* (1997) 342–351.

Purtilo, D.T. and H.L.Grieson, Methods of detection of new families with X-linked lymphoproliferative disease. Cancer Genet.Cytogenet. *51* (1991) 143–153.

Schuster, V., Molekulargenetische Untersuchungen an fünf Familien mit X-gebundener lymphoproliferativer Erkrankung. Klin.Labor *40* (1994) 473–498.

Vowels, M.R., R.Lam-Po-Tang, V.Berdoukas et al., Correction of X-linked lymphoproliferative disease by transplantation of blood cord-blood stem cells. New Engl.J.Med. *329* (1993) 1623–1625.

Williams, L.l., C.M.Rooney, M.E.Conley et al., Correction of DUNCAN´s syndrome by allogeneic bone marrow transplantation. Lancet *342* (1993) 587–588.

OMIM 308240

LYNCH-Syndrom
▶ Krebs-Familien-Syndrom

Lysinintoleranz
▶ Hyperlysinämie

Lysinurie
▶ Hyperlysinämie

Lysinurie-Protein-Intoleranz,
Aminazidurie, dibasische

Seit Erstbeschreibung 1970 von sporadischen und Geschwisterfällen aus Finnland (33 Familien), seltener aus anderen Regionen Europas und aus Japan beschriebenes autosomal rezessives Proteinintoleranz-Syndrom: Erbrechen, Diarrhoe, Stupor nach proteinreicher Nahrung, Missgedeihen, Niereninsuffizienz, interstitielle Lungenfibrose, Osteoporose, Leberverfettung und -cirrhose sowie progredienter geistiger Verfall und Hirnatrophie. Zugrunde liegt ein Defekt des Carrierproteins für die dibasischen Aminosäuren Lysin, Ornithin und Arginin in der basolateralen Membran der Epithelzellen von Nierentubuli, Darm und Leber und dadurch zu deren verminderter gastrointestinaler

Resorption. Es kommt zu Hyperammonämie, Neutropenie, erhöhter Ausscheidungsrate von Lysin, Ornithin und Arginin mit Mangel von Ornithin und Arginin und damit zur Störungen im Krebszyklus. Substitution mit L-Alanin und Citrullin sowie proteinarme Diät führen zumindest zur biochemischen Normalisierung. Genort 14q11.2 (*SLC7A7,* **Solute Carrier 7 A7**). Differentialdiagnose zur klinisch leichteren ▶ *Hyperlysinämie* anhand des normalen Lysinspiegels im Blut.

Literatur

Incerti, B., G.Andria, G.Parenti et al., Lysinuric protein intolerance: studies on 17 Italian patients. Am.J.Hum.Genet. *53* (1993) /Suppl. 908.

Lauteala, T., N.Horelli-Kuitunen, E.Closs et al., Human cationic amino acid transporter gene *hCAT-2* is associated to 8p22 but is not the causative gene in lysinuric protein intoleranz. Hum.Genet. *100* (1997) 80–83.

Noguchi, A., Y.Shoji, A.Koizumi et al., *SLC7A7* genomic structure and novel variants in three Japanese lysinuric protein intolerance families. Hum. Mutat. *15* (2000) 367–372.

OMIM 222700

M

Machado-Joseph-Syndrom (MJD1)
▶ Spinocerebellare Ataxie Typ 3 (SCA3)

MADELUNGsche Deformität

Genetisch bedingte Stellungsanomalie der Hand auf der Grundlage einer Genmutation. Es besteht eine Chondrohypoplasie mit Wachstumsstörung des Radius. Ein Basisdefekt ist unbekannt.

Krankheitswert
Angeboren, bis zum Ende des Wachstumsalters progredient. Volare Abknickung der Hand gegenüber dem Unterarm mit Bewegungseinschränkung. Schmerzhaft. Ein- oder beidseitig.

Therapiemöglichkeiten
Chirurgische Korrektur möglich.

Häufigkeit und Vorkommen
Meist bei Frauen (1:5). Neben sporadischen Fällen große Sippen mit Merkmalsträgern in bis zu 6 Generationen beschrieben. Teilsymptom der Dyschondrosteose (▶ LERI-WEILL-Syndrom), aber auch isoliert und bei ULLRICH-TURNER-Syndrom vorkommend.

Genetik
Autosomal dominanter Erbgang. Von einigen Autoren als oligosymptomatische Form des LERI-WEILL-Syndroms angesehen. Wahrscheinlich Allelie in X- und Y-chromosomalem Genort Xp22.3 bzw. Yp11.3 (SHOX, Short Stature Homeobox gene auf dem X-Chromosom, pseudoautosomale Region, ▶ LERI-WEILL-Syndrom), was auch den Kleinwuchs und andere ULLRICH-TURNER-Symptome erklären kann.

Familienberatung
Eine ernsthafte Behinderung besteht nicht, Symptome eines LERI-WEILL-Syndrom sollten ausgeschlossen werden. Differentialdiagnose zum ULLRICH-TURNER-Syndrom (gonosomale strukturelle Aberrationen) anhand der Chromosomenanalyse möglich. Bei sporadischen Fällen Risiko für Wiederholung in der betroffenen Geschwisterschaft sehr gering.

Literatur
Felman, A.H. and J.A.Kirkpatrick jun., MADELUNG's deformity: Observation in 17 patients. Radiology 93 (1969) 1037–1042.

Grigelioniene, G., J.Schoumans, L.Neumeyer et al., Analysis of short stature homeobox-containing gene (SHOX) and auxiological phenotype in dyschondrosteosis and isolated MADELUNG defomity. Hum.Genet. 109 (2001) 551–558.

OMIM 127300

MADELUNG-Syndrom
▶ Lipomatose, multiple symmetrische

MAFFUCCI-Syndrom
▶ Knochenchondromatose

MAJEWSKI-Syndrom,
MAJEWSKI-Typ der Thoraxdystrophie
▶ Thoraxdystrophie-Polydaktylie-Syndrom

Makroamylasämie

Hyperamylasämie durch Komplexbildung der normalen Amylase (Molekulargew. 50.000) zu

Makroamylase (150.000–200.000). Letztere ist nur gering nierengängig, so dass es zu einer Konzentrationserhöhung im Plasma und zu verminderten Werten im Urin kommt. Asymptomatisch bestehend.
Bisher etwa 50 ausschließlich sporadische Fälle beschrieben. Kein Anhaltspunkt für genetische Ursachen.

Literatur
Imrie, S.W., J.King and A.R.Henderson, Macroamylasaemia: a report of two cases. Scott.Med.J. *18* (1973) 188–191.

Makrodontie
- ▶ Okulo-Fazio-Kardio-Dentales Syndrom (Radikulomegalie);
- ▶ COHEN-Syndrom;
- ▶ KBG-Syndrom

Makrogenitosomie
- ✦ Makrotestes

Makroglobulinämie WALDENSTRÖM,
Immunozytom

Immunglobulin-sezernierendes lymphoplasmozytoides Lymphom unklarer Ätiologie.
Es besteht eine erhöhte Syntheserate jeweils eines Immunglobulins im IgM-Bereich durch monoklonale abnorme lymphoide Zellen des Knochenmarks und lymphatischen Gewebes. In Zellen aus Knochenmark und peripherem Blut lassen sich für Tumorzellen charakteristische unspezifische Chromosomenaberrationen nachweisen. Identität zwischen den Paraprotein-synthetisierenden und den chromosomal abnormen Zellen wird angenommen.

Krankheitswert
Erstmanifestation meistens vom 4. Lebensjahrzehnt an. Langsam progredienter Verlauf mit letalem Ausgang etwa 4 Jahre nach klinischer Manifestation. Störung des Allgemeinbefindens, hämorrhagische Diathese, Hörschwierigkeiten und Visusverschlechterung (kristalline Hornhautdystrophie). Fakultativ neuropsychiatrische Störungen bei Beteiligung des ZNS (Mikrogliomatose, BING-NEEL-Syndrom). Anämie. Lymphknotenschwellung, SJÖGREN-Symptomentrias (▶ *SJÖGREN-Syndrom*).

Therapiemöglichkeiten
Zytostatika führen nur bei 1/5 der Fälle zu vorübergehenden Remissionen.

Häufigkeit und Vorkommen
Unter den retikulohistiozytären Erkrankungen selten. Androtropie. Sippen mit Merkmalsträgern in aufeinanderfolgenden Generationen und Geschwisterfälle beschrieben.

Genetik
▶ *Krebs*; ▶ *Leukämie*. Eine spezifische zugrunde liegende Chromosomenmutation wird vermutet, konnte jedoch noch nicht gefunden werden. Die bei den Patienten auftretenden, vor allem komplexen Aberrationen müssen als sekundär angesehen werden. Familiäres Vorkommen spricht für eine genetische Disposition, wobei intrafamiliär und auch bei monozygoten Zwillingen das betroffene IgM unterschiedlich sein kann.

Familienberatung
Aufgrund des überwiegend sporadischen Auftretens besteht kein wesentlich erhöhtes Risiko für Verwandte eines Merkmalsträgers. Nachweis durch Immunelektrophorese und Chromosomenanalyse. Differentialdiagnostisch s.a. ▶ *Plasmozytom*.

Literatur
Fine, J.M., J.Y.Muller, D.Rochu et al., WALDENSTRÖM's macroglobulinemia in monozygotic twins. Acta Med.Scand. *220* (1986) 369–373.
Palka, G., A.Spandano, L.Geraci et al., Chromosome changes in 19 patients with WALDENSTRÖM's macroglobulinemia. Cancer Genet.Cytogenet. *29* (1987) 261–269.

OMIM 153600

Makroglossie

Isolierte muskuläre Makroglossie mit autosomal dominantem Erbgang bisher nur von Mexikanischen Sippen beschrieben. In den ersten Lebensjahren Stridor und Schwierigkeiten bei der Nahrungsaufnahme. Gefahr der Cyanose. Besserung mit zunehmendem Lebensalter. Mundatmung möglich. Keine weitere Behinderung, normale Sprachentwicklung. Siehe auch ▶ DOWN-Syndrom; ▶ Glykogenose Typ II; ▶ Hypothyreose; ▶ Mannosidose; ▶ WIEDEMANN-Syndrom; ▶ BJÖRESON-FORSSMAN-LEHMANN-Syndrom. Gelegentlich auch bei Neurofibromatose 1 und Proteus-Syndrom.

Literatur
Reynoso, M.C., H.Hernandez, F.Soto et al., Autosomal dominant macroglossia in two unrelated families. Hum.Genet. 74 (1986) 200–202.

Reynoso, M.C., A.Hernández, L.A.Lizcano-Gil et al., Autosomal dominant congenital macroglossia: Further delineation of the syndrome. Genet. Counsell. 5 (1994) 151–154.

OMIM 153630

Makrophthalmie
▶ Sklerocornea

Makrosomia adiposita
▶ Fettleibigkeit

Makrosomie-Syndrome
▶ PERLMAN-Syndrom;
▶ Cerebraler gigantismus (SOTOS-Syndrom);
▶ SIMPSON-GOLABI-BEHMEL-Syndrom;
▶ WEAVER-Syndrom;
▶ WIEDEMANN-Syndrom;
▶ Mikrozephalie (M. bei Duplikation 4p16.3);
▶ MOMO

Makrotestes
Kombination von Megalorchie und Oligophrenie mit X-chromosomalem Erbgang ▶ MARTIN-BELL-Syndrom.

Makrothrombozytopenie
▶ ALPORT-Syndrom

Makrozephalus,
Megalenzephalus

Schädelfehlbildung mit oder ohne Hirnvergrößerung heterogener Ätiologie.
Es bestehen in den meisten Fällen Verknöcherungsstörungen des Schädeldaches mit Vergrößerung des Hirnvolumens (nicht Hydrozephalus). Ein Basisdefekt ist nur bei syndromatischen Formen bekannt.

Krankheitswert
Kopfumfang >97. Perzentile berechnet auf Alter und Geschlecht. Angeborener idiopathischer Makrozephalus ohne Hydrozephalus (Megalenzephalie). Neurologische Ausfallserscheinungen und epileptiforme Anfälle können bei gleichzeitiger Hirnfehlentwicklung vorkommen. Zum Teil Oligophrenie verschiedenen Grades. Durchschnittliche Lebenserwartung herabgesetzt. In einigen Familien ohne jede weitere klinische Symptomatik (benigner M.). Symptomatisch bei mehreren familienspezifischen Symptomkomplexen sowie bei Organazidopathien und anderen Stoffwechseldefekten, ▶ ALEXANDER-Syndrom, dem PTEN-MATCHS Formenkreis: auf PTEN-Mutationen beruhende Makrozephalie, autosomal dominant, Schilddrüsenerkrankung (Thyroid), Carcinom, Hamartom, Hautanomalien (Skin) mit ▶ RUVALCABA-MYHRE-SMITH-Syndrom / ▶ RILEY-SMITH-Syndrom, OMIM 183480, ▶ Cowden-Syndrom und ▶ BANNAYAN-ZONANA-Syndrom.

Siehe auch
▶ PARROT-Syndrom,
▶ Cerebraler Gigantismus,
▶ Leukenzephalopathie,
▶ Hypochondroplasie,
▶ ROBINOW-Syndrom,
▶ Megalocornea (MMMM),
▶ Dysplasia cleidocranialis,
▶ FG-Syndrom,
▶ multiple epiphysäre Dysplasie (eine Form),
▶ Fronto-metaphysäre Dysplasie,
▶ Cutis marmorata teleangiectatica congenita.

Therapiemöglichkeiten
Spezifische Therapie unbekannt.

Häufigkeit und Vorkommen
Sehr selten. Meistens sporadische Fälle, wenig Geschwisterschaften bekannt. Androtropic.

Sippen mit benignem M. in mehreren Generationen beschrieben.

Genetik
Wahrscheinlich zum großen Teil nicht genetisch bedingt (infektiös, tumorös u.a.). In einzelnen Familien kann autosomal rezessiver Erbgang angenommen werden (vor allem bei Stoffwechseldefekten). Benigner M. meistens als Extrem eines normalen Spektrums heterogen, mit Pseudopapillödem autosomal dominant. Bei vermuteter X-chromosomaler Form Differentialdiagnose zum ▶ *Hydrozephalus* unklar. Syndromatisch familiär autosomal dominant oder rezessiv.

Familienberatung
Differentialdiagnose zum Hydrozephalus durch Computertomografie wichtig. Bei der Geburt eines Kindes mit M. ist mit Geburtskomplikationen zu rechnen. Das Risiko für Geschwister eines sporadischen Falles mit nichtsyndromatischem M. wird auf nicht höher als 1:50 eingeschätzt. Makrozephalie bei einem Kleinkind kann auf einen bestehenden Stoffwechseldefekt hinweisen.

Literatur
Al-Gazali, L.I. and D.Bakalinova, Autosomal recessive syndrome of macrocephaly, multiple epiphyseal dysplasia and distinctive facial appearance. Clin.Dysmorphol. *7* (1998) 177–184.

Arbor, L., G.V.Watters, J.G.Hall and F.C.Fraser, Multifactorial inheritance of nonsyndromatic macrocephaly. Clin.Genet. *50* (1996) 57–62.

DiLiberti, J.H., Correlation of skeletal muscle biopsy with phenotype in the familial macrocephaly syndromes. J.Med.Genet. *29* (1992) 46–49.

DiLiberti, J.H., Inherited macrocephaly-hamartoma syndromes. Am.J.Med.Genet. *79* (1998) 284–290.

Fryns, J.P., A.M.Deremaeker, J.Haegeman and H.van den Berghe, Mental retardation, macrocephaly, short stature and craniofacial dysmorphism in three sisters. A new entity among the mental retardation-macrocephaly syndromes? Clin.Genet. *33* (1988) 293–298.

Gooskens, R.H.J.M., J.Willemse, J.B.Bijlsma and P.W.Hanlo, Megalencephaly: Definition and classification. Brain Develop. *10* (1988) 1–7.

Robertson, S.P., M.Gattas, M.Rogers and L.C.Adés, Macrocephaly - cutis marmorata telangiectatica congenita: report of five patients and a review of the literature. Clin.Genet. *9* (2000) 1–9.

OMIM 153470, 248000

Makuladegeneration, altersabhängige
▶ STARGARDT-Syndrom

Makuladegeneration, familiäre, BEST-Syndrom

Heterogene Gruppe genetisch bedingter tapetoretinaler Degenerationen im Bereich der Macula lutea auf der Grundlage einer Genmutation. Den Degenerationserscheinungen liegen unterschiedliche Synthesestörungen der Fotorezeptorproteine oder Membranproteine – Retinal Outer Membran (ROM); Opticin; Peripherin/RDS (Retinal Dystrophy Slow); Interphotorezeptor-Matrix-Proteo-Glycan-1 (IMPG1) – der Retinazellen, Degeneration des Pigmentepithels oder Defekte der BRUCHschen Membran, Bildung von gelblichen Lipiddrusen (Lipofuszin) mit Gefäßuntergängen und Neovaskularisation zugrunde, die zu Exsudation, Pigmentepithelablösung, Narbenbildung und Atrophien führen. Sekundär besteht eine Nachtblindheit durch vaskuläre Unterversorgung mit Vitamin A. Bei anderen Formen betrifft der Basisdefekt Homeobox-Gene (*CRX*), Gewebeproteinasen (Tissue Inhibitor Metallo-Proteinasen, TIMP, 1-3) oder einen ATP-Bindungs-Cassetten-Transporter (ABCA4). Aufgrund von Allelie, gleichen Basisdefekten bzw. klinischen Überschneidungen sind Terminologie und Abgrenzung zu Retinadystrophien, Chorioretinaler Dystrophie, Chorioretinopathie, Retinopathia pigmentosa und Fundusdystrophie unscharf. Eine Systematik wird von den genetischen Grundlagen ausgehen müssen.

Krankheitswert
Erstmanifestation intrafamiliär unterschiedlich vom Kindes- bis Erwachsenenalter, Nachtblindheit, Zentralskotome und zentrale Visusminderung ab 1. bis 6. Lebensjahrzehnt. Hypermetropie, Farbsinndefekte, Strabismus convergens. Unterschiedlich schnell progredient (z.T. "Altersabhängige M.", ▶ *STARGARDT-Syndrom*). Symptomatisch bei ▶ *Gangliosidosen*.

Therapiemöglichkeiten
Keine wirksame Therapie bekannt. Laserkoagulation mit unbefriedigendem Erfolg. Gaben von Vitamin A können die Nachtblindheit bessern.

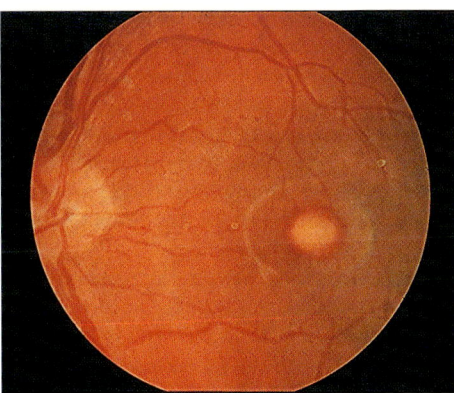

Makuladegeneration, familiäre. Zystenstadium. (J. Reimann)

Häufigkeit und Vorkommen
Seit Erstbeschreibung 1905 mehrere große Sippen mit Merkmalsträgern in aufeinanderfolgenden Generationen bekannt. Eine Sippe mit BEST-Syndrom in Skandinavien (Västerbotten) mit etwa 250 Merkmalsträgern lässt sich in direkter Folge bis ins 18. Jahrhundert zurückverfolgen.

Genetik
Heterogen. Autosomal dominanter Erbgang mit intrafamiliär variabler Expressivität und herabgesetzter Penetranz. Homozygote Merkmalsträger bekannt. Heterogenie oder multiple Allelie, funduskopisch und klinisch unterschiedlicher, teilweise nur für eine Sippe spezifischer Formen:

- Zystische exsudative Fundusdystrophie SORSBY: Zystisches frühmanifestes Makula-Ödem, Hyperopie, bisher 2 Sippen in Holland und Griechenland, SORSBY-Syndrom II, OMIM 153880, Genort 7p21-p15.
- Zentrale areoläre Pigmentepitheldystrophie, nicht progredient, relativ geringer Verlust der zentralen Sehschärfe, Genort 17p, OMIM 215500.
- Autosomal dominante North-Carolina-Makuladystrophie (OMIM 136550), wenige Sippen auch außerhalb der USA bekannt sowie progressive, bifokale chorioretinale Atrophie mit Nystagmus und Myopie, Allelie mit einem Typ des ▶ STARGARDT-Syndroms (STGD3), der ▶ Retinadystrophie (CORD7) und des ▶ Fundus flavimaculatus? Genort 6q14.2-15 (IMPG1,Interphotorezeptor-Matrix-Proteoglykan-1, OMIM 600110).
- Malattia Levantinese (▶ Retinadegeneration Typ DOYNE).
- Atrophia areata, peripapilläre chorioretinale Degeneration, Genort 11p15, in großen isländischen Sippen.

Weitere Genorte:
- 22q13.1 (TIMP3, Inhibitor der Metallo-Proteinase-3): Autosomal dominante Fundusdystrophie Typ SORSBY I, OMIM 136900.
- 8q24, neuerdings in Frage gestellt, frühmanifeste, atypische vitelliforme Makuladystrophie VMD1, OMIM 153840.
- 11q13 (Bestrophin): BEST-Syndrom, Vitelliforme Makuladystrophie 2, VMD2, Västerbotten-Typ, Allelie mit der ▶ familiären exsudativen Vitreoretinopathie, (OMIM 153700, 180721), typische Lipofuszinablagerungen im Pigmentepithel der Retina.
- 6p21 (Peripherin/RDS-Gen), adulte vitelliforme Makuladystrophie 1, OMIM 179605. Allelie zur Retinopathia pigmentosa RP7, zum Fundus flavimaculatus, einer Form der ▶ Retinadystrophie (CORD4), zur schmetterlingsförmigen (OMIM 153860) und zur areolären (OMIM 153870) Makuladystrophie.
- 1p22.1-p21 (ABCA4 = ABCR, OMIM 601691), Allelie mit Typ I des ▶ STARGARDT-Syndroms (STGD1), einem Typ des ▶ Fundus flavimaculatus, der ▶ Retinopathia pigmentosa RP19 und einer ▶ Retinadystrophie (CORD4).
- 19p13 (CRX, OMIM 602225), Allelie zur Retinopatia pigmentosa 11, zur Amaurosis congenita Typ III und zur CORD2.
- 1q31-32 (OPTC, Opticin, Repeat-Protein unbekannter Funktion).

Existenz einer X-chromosomalen Form (OMIM 309100) wegen der unklaren Abgrenzung bzw. Allelie zu den X-chromosomalen Retinopathien (Retinopathia pigmentosa 2 und Zapfendystrophie 1, ▶ Retinadystrophie, COD1) zweifelhaft. Siehe auch ▶ STARGARDT-Syndrom; ▶ Makuladegeneration, senile.

Familienberatung
Differentialdiagnose zu anderen Typen der Makula-Degeneration (STARGARDT-Syndrom) sowie der tapetoretinalen Degeneration und Nachweis merkmalsfreier Anlagenträger anhand typischer, zeitweise zystischer vitelliformer (eigelb-artiger) Fundusveränderungen so

wie durch fluoreszenzangio-, elektrookulo- und elektroretinografische Untersuchungen wichtig (EOG gestört, ERG normal). Nach demselben Prinzip auch Erkennung latenter Merkmalsträger möglich. Für erbprognostische Einschätzungen müssen normalsichtige Familienangehörige mit untersucht werden.

Literatur

Felbor, U., H.Schilling and B.H.F.Weber, Adult vitelliforme macular dystrophy is frequently associated with mutations in the peripherin/RDS gene. Hum.Mutat. *10* (1997) 301-309.

Fossdahl, R., L.Magnusson, J.L.Weber and O.Jensson, Mapping the locus of atrophia areata, a helicoid peripapillary chorioretinal degeneration with autosomal dominant inheritance, to chromosome 11p15. Hum.Molec.Genet. *4* (1995) 479–483.

Friedman, J.S., M.Faucher, P.Hiscott et al., Protein localization in the human eye and genetic screen of opticin. Hum.Molec.Genet. *11*(2002) 1333–1342.

Gehrig, A., U.Felbor, R.E.Kelsell et al., Assessment of the interphotoreceptor matrix proteoglycan-1 (*IMPG1*) gene located to 6q13-q15 in autosomal dominant STARGARDT-like disease (ADSTGD), progressive bifocal chorioretinal atrophy (PBCRA), and north Carolina macular dystrophy (MCDR1). J.Med.Genet. *35* (1998) 641–645.

Graff, C., A.Eriksson, K.Forsman et al., Refined genetic localization of the BEST' disease gene in 11q13 and physical mapping of linked markers on radiation hybrids. Hum.Genet. *101* (1997) 263–270.

Grüning, G., J.M.Millan, M.Meins et al., Mutations in the human peripherin/RDS gene associated with autosomal dominant retinitis pigmentosa. Hum. Mutat. *3* (1994) 321–323.

Lotery, A.J., K.T.Ennis, G.Silvestri et al., Localisation of a gene for central areolar choroidal dystrophy to chromosome 17p. Hum.Molec.Genet. *5* (1996) 705–708.

Pennisi, E., New gene found for inherited macular degeneration. Science *281* (1998) 31.

Petrushkin, K., M.J.Koisti, B.Bakall et al., Identification of the gene responsible for BEST macular dystrophy. Nature Genet. *19* (1998) 241–246

Sauer, C.G., H.D.Schworn, M.Ulbig et al., An ancestral core haplotype defines the critical region harbouring the North Carolina macular dystrophy gene (*MCDR1*). J.Med.Genet. *34* (1997) 961–966.

Weber, B.H.F., Die Genetik der Makuladegeneration. Klin.Monatsbl.Augenheilk. *219* (1997)A9-17.

Weber, B.H.F., D.Walker, B.Müller and L.Mar, BEST's vitelliform dystrophy (VMD 2) maps between D11S903 and PYGM: no evidence for locus heterogeneity. Genomics *20* (1994) 267-274.

Weber, B.H.F., G.Vogt, H.Stöhr et al., High-resolution meiotic and physical mapping of the BEST vitelliform macular dystrophy (VMD 2) locus to pericentromeric chromosome 11. Am.J.Hum.Genet. *55* (1994) 1182-1187.

Weber, B.H.F., G.Vogt, W.Wolz et al., SORSBY's fundus dystrophy is genetically linked to chromosome 22q13-qter. Nature Genet. *7* (1994) 158-161.

Wells, J., J.Wroblewski, J.Keen et al., Mutations in the human retinal degeneration slow (RDS) gene can cause either retinitis pigmentosa or macular dystrophy. Nature Genet. *3* (1993) 213-218.

OMIM 108985, 136550, 136900,153700, 153840, 153870, 153880, 179605, 180721, 309100

Makuladegeneration, juvenile familiäre

▶ STARGARDT-Syndrom

Makuladegeneration, senile altersbedingte

Genetisch bedingte tapetoretinale Degeneration im Bereich der Macula lutea auf der Grundlage einer Genmutation.

Es bestehen eine Degeneration der Photorezeptoren und des Pigmentepithels oder eine Arteriosklerose der Aderhautgefäße, die als Makuladystrophie beginnen und zu einer Dystrophie der Retina führen. Zum Teil lassen sich histologisch eine extrazelluläre Drusenbildung und Ablagerungen in der Lamina basalis erkennen. Die genetische Grundlage ist erst z.T. bekannt.

Krankheitswert

Erstmanifestation klinischer Erscheinungen vom 4. Lebensjahrzehnt an. Verschlechterung des Visus, vor allem der Sehschärfe, Farbsinndefekte, seltener Achromatopsie. Progredient bis zur Erblindung.

Therapiemöglichkeiten

Medikamentöses Vorgehen und Lichtkoagulation können die arteriosklerotischen bzw. exsudativen und hämorrhagischen Veränderungen verzögern.

Häufigkeit und Vorkommen

Etwa 2% der Patienten einer Augenklinik, Inzidenz bei über 65jährigen 20%, häufigste Ursache der Erblindung im Alter. Merkmalsträger meist in aufeinanderfolgenden Generationen.

Genetik

Heterogen. Ophthalmologisch lässt sich eine trockene von einer exsudativen pseudoinflammatorischen (SORSBY-Syndrom I, ▶ *Makuladystrophie, familiäre*) Form unterscheiden, die jedoch intrafamiliär gemeinsam vorkommen, so dass sie eine genetische Einheit bilden. Genetische Beziehungen bzw. Allelie bestehen weiterhin zur früher manifesten ▶ *Chorioidea-Sklerose* und den familiären Makuladegenerationen (z.B. Heterozygotenmanifestation von *ABCA4*-Mutationen in 1p22.1-p21) und zu einem Apolipoprotein-E-Polymorphismus. Der Erbgang ist wegen der Häufigkeit und des hohen Erstmanifestationsalters sowie fließender Übergänge zu altersbedingter Retinaveränderung nur schwer einzuschätzen, am ehesten mit autosomal dominant zu umschreiben. Eine große Sippe mit autosomal dominantem Erbgang, Genort 1q25-31.

Familienberatung

Differentialdiagnose zur ▶ *Retinopathia pigmentosa* und zu anderen Typen der tapetoretinalen Degeneration wichtig. Latente Merkmalsträger schon vor Manifestation klinischer Erscheinungen an Augenhintergrundveränderungen ophthalmoskopisch, fluoreszenzangiografisch bzw. elektroretinografisch erkennbar. Familienberaterisch wegen des meist hohen Erstmanifestationsalters und einer geringen Progredienz bedeutungslos.

Literatur

Klaver, C.C.W., M.Kliffen, C.M.van Duijn et al., Genetic association of apolipoprotein E with age-related macular degeneration. Am.J.Hum.Genet. *63* (1998) 200–206.

Klein, M.L., D.W.Schultz, A.Edwards et al., Age-related macular degeneration: clinical features in a large family and linkage to chromosome 1q. Arch.Ophthal. *116* (1998) 108–1088.

Thomson, E.M. and M.Baraitser, SORSBY syndrome: a report on further generations of the original family. J.Med.Genet. *25* (1988) 313–321.

OMIM 136900, 153800

Makuladegeneration

s.a. ▶ Retinadegeneration;
▶ Fundus flavimaculatus;
▶ Retinadystrophie;
▶ Hyaloideoretinale Degeneration;
▶ Vitreoretinopathie, exsudative

Makuladystrophie, hämorrhagische

▶ Vitreoretinopathie, exsudative, neovaskuläre, inflammatorische

Makuladystrophie, zystische

▶ Makuladegeneration, familiäre

Malattia levantinese

▶ Retinadegeneration Typ DOYNE

Mal de Meleda,

Mljetsche Krankheit, Keratosis extremitatum hereditaria transgrediens, Keratosis hereditaria transgrediens et progrediens (bearbeitet von SALAMON †, Sarajewo)

Genetisch bedingte Akroerythrokeratodermie auf der Grundlage einer Genmutation.
Der Basisdefekt für die umschriebenen keratotischen Veränderungen der Haut betrifft ein Secreted Ly-6/uPAR-Protein SLURP1 mit Funktionen der Signaltransduktion, Zellaktivierung und -adhäsion.

Krankheitswert

Erstmanifestation in den ersten Lebenswochen oder -monaten. Zunächst erythematöse, später keratotische Veränderungen an Handtellern und Fußsohlen, auf Hand- und Fußrücken, Unterarme und Unterschenkel übergehend. Erythrokeratotische Veränderungen an Ellbogen, Knien, Mundwinkeln und Nase. Dermatogene Kontrakturen der Finger mit schwerer Beeinträchtigung. Brachydaktylie. Nagelveränderungen an Fingern und Zehen. Intensive Hyperhidrose. Zahlreiche fakultative Symptome. Normale Lebenserwartung.

Therapiemöglichkeiten
Aromatische Retinoide mit befriedigendem Erfolg.

Häufigkeit und Vorkommen
Endemisch auf der Insel Mljet an der dalmatinisch-kroatischen Küste. Weitere Geschwisterschaften in Mitteleuropa, Nordamerika, Saudi-Arabien und Taiwan beschrieben. Ein klinisch leichterer, ultrastrukturell unterscheidbarer Typ GAMBORG-NIELSEN aus Schweden bekannt.

Genetik
Heterogen. Autosomal rezessiver Erbgang. Auf Mljet Pseudodominanz beschrieben. Den regional unterschiedlichen Typen liegen unterschiedliche Mutationen zugrunde. Foundereffekt in Kroatien und Nordafrika. Genort 8q24.3 (*SLURP*).

Familienberatung
Heterozygotentestung molekulargenetisch möglich. Berufe und Tätigkeiten, die durch mechanische Beanspruchung der Füße und Hände die Erscheinungen verschlechtern, sind zu vermeiden.

Literatur
Fischer, J., B.Bouadjer, R.Heilig et al., Genetic linkage of Meleda disease to chromosome 8qter. Eur.J. Hum.Genet. 6 (1998) 542–447.
Fischer, J., B.Bouadjer, R.Heilig et al., Mutations in the gene encoding SLURP-1 in Mal de Meleda. Hum. Molec.Genet. 10 (2001) 875–880.
Kastl, I., I.Anton-Lamprecht and P.Gamborg Nielsen, Hereditary palmoplantar keratosis of the GAMBORG-NIELSEN type and ultrastructural characteristics of a new type of autosomal recessive palmoplantar keratosis. Arch.Dermatol. 282 (1990) 363–370.
Salamon, T., Hairgrowth over the thenar and the sole in Mal de Meleda. Acta Derm.Venerol. 65 (1985) 352–353.

OMIM 248300

MALOUF-Syndrom

Erstmalig 1985 bei Vater und Tochter und später von noch einem Fall beschriebene Kombination von hypertrophischer Kardiomyopathie mit fazialen Dysmorphien, Blepharophimose, leichten Skelettanomalien, Debilität und ovarieller Dysgenesie. Autosomal dominant bedingt? Contiguous gene syndrome in 3q22.2-25.1 (BPES1 und hypertrophische Kardiomyopathie)? (▶ *Blepharophimose*; ▶ *Kardiomyopathie*.

Literatur
Malouf, J., H.Ratl and V.M.Ter Kaloustian, Apical hypertrophic cardiomyopathy in a father and daughter. Am.J.Med. Genet. 22 (1985) 75–80.
Narahara, K., M.Kamada, Y.Takahashi et al., Case of ovarian dysgenesis and dilated cardiomyopathy supports existence of MALOUF syndrome. Am.J. Med.Genet. 44 (1992) 369–373.

OMIM 212112

MALPUECH-Syndrom
▶ Fronto-Nasale Dysplasie

Malrotation, intestinale

Angeborene Hemmungsfehlbildung des Darmes. Unvollkommene Drehung und nicht regelrechte Fixierungen von Darmanteilen führen zu Volvulus, Stenosierungen und Ileus.
Meist sporadisch. Familiäres Vorkommen in einzelnen Sippen lässt auf Beteiligung genetischer Faktoren schließen. Wiederholungsrisiko für Geschwister jedoch gering. Pränatal durch Ultraschall erkennbar. Symptomatisch bei ▶ *BLOMSTRAND-Syndrom*; ▶ *Kurzdarm-Malrotations-Dysmotilitäts-Syndrom*.

Literatur
Stalker, H.J. and D.Chitayat, Familial intestinal malrotation with midgut volvulus and facial anomalies: A disorder involving a gene controlling the normal gut rotation? Am.J.Med.Genet. 44 (1992) 46–47.

OMIM 193250

Mammakarzinom
▶ Brustkrebs

Mandibulo-Akrale Dysplasie
▶ Akroosteolyse, neurogene

Mandibulo-Faziale Dysostose
▶ FRANCESCHETTI-Syndrom;
▶ TORIELLO-Syndrom

Mandibulo-Faziale Dysostose Typ NAGER
▶ NAGER-Syndrom

Manisch-depressive Psychose
▶ Affektive Psychosen

Mannosidose

Genetisch bedingte Glykoprotein-Stoffwechselstörung auf der Grundlage einer Genmutation.
Der Gendefekt manifestiert sich in einem Aktivitätsverlust der lysosomalen sauren α1,2-Mannosidasen A und B, seltener von β-Mannosidase, in den Lysosomen von Leber- und anderen Zellen. Dadurch kommt es zur Störung des Abbaus von N-gebundenen Oligosacchariden der Glykoproteine und zur lysosomalen Speicherung entsprechender Mannosaminoglykane und anderer mannosereicher Substanzen vor allem in der Leber und im Zentralnervensystem. Die klinische Symptomatik lässt sich davon ableiten.

Krankheitswert
Erstmanifestation klinischer Erscheinungen innerhalb der ersten Lebensjahre. Hör- und Sprachverlust. HURLER-Syndrom-ähnliche Fazies mit Progenie und starken Augenbrauen sowie Skelett-Anomalien. Makroglossie. Leicht progrediente Enzephalopathie mit Oligophrenie, Muskelhypotonie, peripherer Neuropathie und aggressivem Verhalten. Gibbusbildung im Lendenbereich. Hepatosplenomegalie. Angiokeratome. Katarakte. Infektanfälligkeit (Hypoimmunglobulinämie). Tonisch-klonische Anfälle. Gingivahyperplasie. Tod meistens innerhalb des 1. Lebensjahrzehnts, Überleben bis ins Erwachsenenalter jedoch möglich.

Therapiemöglichkeiten
Symptomatische Behandlung unbefriedigend. Zink-Gaben sollen eventuell über eine Restenzym-Aktivierung zur Besserung führen. Knochenmark-Transplantation aussichtsreich.

Häufigkeit und Vorkommen
Seit Erstbeschreibung 1967 über 60 sporadische und Geschwisterfälle mit α-Mannosidose und über 10 Fälle mit β-Mannosidose bekannt.

Genetik
Heterogen. Typ I und II unterschieden. Beide autosomal rezessiv bedingt. Mannosidase A und B sind Isoenzyme, die offensichtlich eine gemeinsame Untereinheit haben. Die interfamiliäre Unterschiedlichkeit in der Schwere der Symptomatik beruht auf Heterogenie und Allelie. Genorte: α-Mannosidase B 19cen-q12 (*MANB*), β-Mannosidase A 4q22-25 (*MANBA*).

Familienberatung
Differentialdiagnose zu ▶ *I-Zellen-Krankheit*, ▶ *Kohlehydratmangel-Glykoprotein-Syndrom*, ▶ *Mukopolysaccharidose I* und zur ▶ *Mukolipidose I* wichtig. Die Gingivahyperplasie kann ein erster diagnostischer Hinweis sein. Nachweis anhand des hohen Mannose-Gehaltes von Urin-Oligo- und -Polysacchariden (Mannosyl-N-Glukosamin), der Speichersubstanz in Histiozyten und funktionsgeminderten Lymphozyten sowie der Enzymbestimmung in Leukozyten und kultivierten Fibroblasten. Heterozygote am Verhältnis von saurer zu intermediärer Mannosidase im Plasma und an einer subklinischen punktförmigen Linsentrübung erkennbar. Pränatale Diagnostik durch Bestimmung der Mannosidase in Chorionbioptaten und molekulargenetisch möglich.

Marchesani-Syndrom

Literatur
Cooper, A., J.E.Wraith, W.J.Savage et al., β-Mannosidase deficiency in a female infant with epileptic encephalopathy. J.Inherit. Metab.Dis. *14* (1991) 18–21.

Frostad Riise, H.M., T.Berg et al., Genomic structure of the human lysosomal α-mannosidase gene (*MANB*). Genomcis *42* (1997) 200–207.

Frostad Riise, H.M., G.M.Hansen, O.K.Tollersrud and O.Nilssen, Characterization of a novel α-mannosidosis causing mutation and its use in leukocyte genotyping after bone marrow transplantation. Hum.Genet. *104* (1999) 106–107.

Petushkova, N.A., T.S.Ivleva and Y.M.Vozniy, Human chorionic β-mannosidase: Comparison with β-mannosidase from human cultured fibroblasts. Prenatal Diagn. *12* (1992) 835–839.

Poenary, L., S.Akli, F.Rocchicciolo et al., Human β-mannosidosis: a 3-year-old boy with speech impairment and emotional instability. Clin.Genet. *41* (1992) 331–334.

OMIM 248500, 248510

MARCHESANI-Syndrom
▶ WEILL-MARCHESANI-Syndrom

MARCUS-GUNN-Phänomen
▶ Ptosis, familiäre

MARDEN-WALKER-Syndrom

Dem ▶ SCHWARTZ-JAMPEL-Syndrom nahestehende Myotonie mit Amimie, angeborenen myogenen Gelenkekontrakturen, Muskelhypoplasie, Missgedeihen, psychomotorischer Retardation, Kyphoskoliose, Arachnodaktylie, Mikrogenie, hohem Gaumen und Blepharophimose. Hydramnion und geringe Kindsbewegungen. Hirnstamm-, cerebelläre und Vermishypoplasie, Corpus-callosum-Agenesie. Bisher mindestens 25 Fälle beschrieben, dabei Geschwisterfälle und eineiige Zwillinge aus Verwandtenverbindungen. Autosomal rezessiver Erbgang. Differentialdiagnose zum SCHWARTZ-JAMPEL-Syndrom, ▶ JOUBERT-Syndrom und Arthrygryposis multiplex congenita (PENA-SHOKEIR-Syndrom I, Allelie?) notwendig. Wahrscheinlich identisch mit dem Van den ENDE-GUPTA-Syndrom.

Literatur
Fryns, J.P., D.Willekens, D.Van Schoubroeck and Ph.Moerman, MARDEN-WALKER syndrome versus isolated distal arthrogryposis: Evidence that both conditions may be variable manifestations of the same mutated gene. Clin.Genet. *54* (1998) 86–89.

Phadke, S.R., R.Gulati and S.S.Agarwal, Further delineation of a new (Van den ENDE-GUPTA) syndrome of blepharophimosis, contractural arachnodactyly, and characteristic face. Am.J.Med.Genet. *77* (1998) 16–18.

Schrander-Stumpel, C., C.de Die-Smuders, M.Krom et al., MARDEN-WALKER syndrome: case report, literature review and nosologic discussion. Clin Genet. *43* (1993) 303–308.

Williams, M.S., K.D.Josephson and D.S.Wargowski, MARDEN-WALKER syndrome: a case report and critical review of the literature. Clin.Dysmorphol. *2* (1993) 211–219.

OMIM 248700

MARFAN-Syndrom

Genetisch bedingter, vor allem das Mesenchym betreffender Symptomenkomplex auf der Grundlage von Genmutationen.
Zugrunde liegen unterschiedliche Mutationen des Gens für ein Bindegewebsprotein, das Fibrillin-1 (OMIM 134797). Aus der Synthese eines defekten Fibrillins als Bestandteil der elastischen Mikrofibrillen der extrazellulären Matrix erklärt sich eine Minderwertigkeit des elastischen Gewebes in den großen Gefäßen, den Aortenklappen, den Ligamenten, der Linsenverankerung, des Knorpels, der Haut und des Periosts und damit die klinische Symptomatik. Bei atypischen Formen können auch die Gene für das Fibrillin-2 (▶ BEALS-HECHT-Syndrom) oder Fibrillin-3, latente TGF-β1-bindende (*LTBP1*) oder Fibrillin-artige Proteine oder die Fibrillin-Sekretion in die extrazelluläre Matrix (neonatales M.) betroffen sein. Ein MARFANOides Syndrom kann auch durch eine Synthesestörung des Laminin-B1 (mit angeborener Cutis laxa, OMIM 150240 – Laminin stabilisiert die

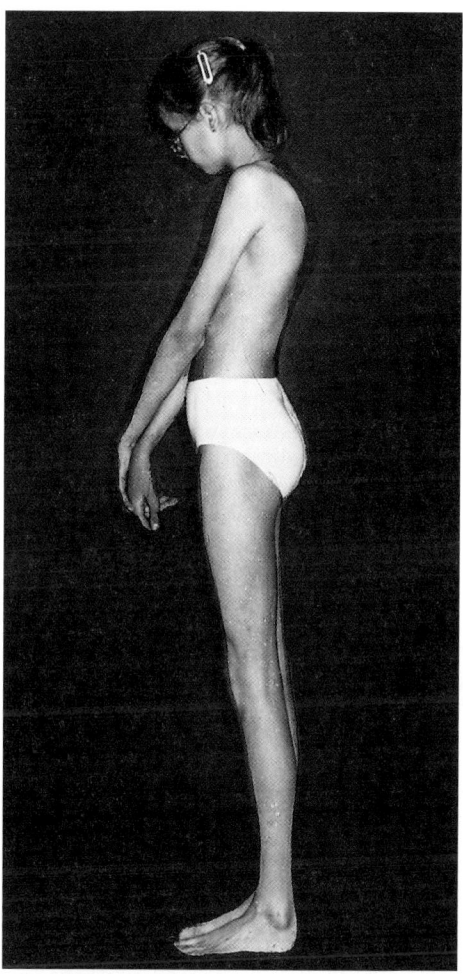

Marfan-Syndrom. Hochwuchs, eunuchoide Proportionen, Unterhautfettgewebe und Muskulatur hypoplastisch.

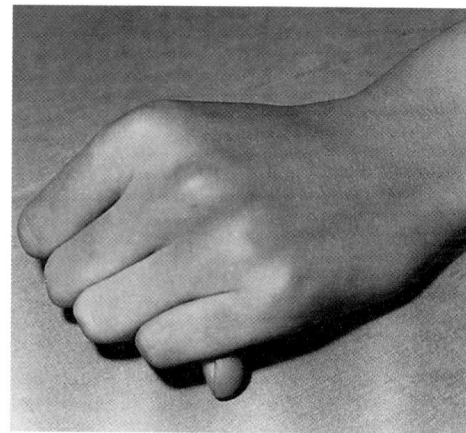

Marfan-Syndrom. Daumenzeichen nach Johnson oder Sternberg: Die Spitze des eingeschlagenen Daumens erscheint bei Faustschluss am ulnaren Handrand. (St. Braun)

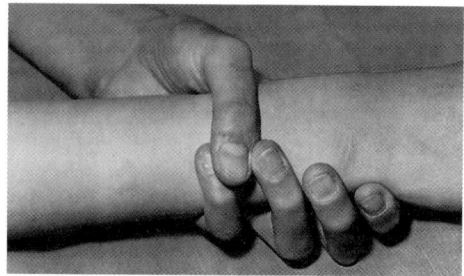

Marfan-Syndrom. Handgelenkzeichen nach Walker-Murdoch: Beim Umfassen des Unterarmes kann die Daumenspitze neben das 5. Fingerendglied gelegt werden. (St. Braun)

Disulfidbrücken des Typ-IV-Kollagens) oder durch Mutation der α-Kette des Typ-I-Kollagens (OMIM 120160, ▶ *Osteogenesis imperfecta*) bedingt sein.

Krankheitswert

Erstmanifestation klinischer Erscheinungen in den ersten Lebensjahren. Schwere neonatale Form bis zu unauffälligem Bestehen. Verschiedenartige Skelettanomalien mit Dolichostenomelie, Hochwuchs, Arachnodaktylie, Skoliose, Kyphose, Trichterbrust usw. Überstreckbarkeit der Gelenke mit Neigung zu Luxationen. Keratokonus-Myopie, Linsenluxation meist ab 3.–4. Lebensjahrzehnt. Neigung zu Glaukomen und anderen Augenfehlern. Auf der Grundlage von Gefäßwandschwächen kardiovaskuläre Anomalien, Aortenektasien und -aneurysmen mit entsprechenden Komplikationen und Gefahr lebensbedrohlicher Rupturen. Verschiedenartige fakultative familien- bzw. mutationsspezifische Symptome. Die Prognose quoad vitam wird weitgehend von den Herz- und Gefäßschäden bestimmt. Lebenserwartung generell herabgesetzt, Überleben bis ins hohe Alter jedoch möglich. Beim neonatalen letalen Marfan-Syndrom (Laminin-Defekt, OMIM 150240) Skelettmuskelatrophie, Kontrakturen der großen Gelenke und Cutis laxa.

Therapiemöglichkeiten

Symptomatische Behandlung vor allem der Augen- und Gefäßsymptomatik mit befriedigendem Erfolg. β-Rezeptoren- und Ca^{2+}-Kanalblocker und in schweren Fällen chirurgischer Gefäßersatz (Aorta) hilfreich.

Häufigkeit und Vorkommen
Frequenz ca. 1:10.000. 9/10 der Fälle familiär, Merkmalsträger in mehreren aufeinanderfolgenden Generationen. Etwa 15% der Fälle Neumutationen. Autosomal rezessive Form mit Mikrozephalus und Glomerulonephritis von etwa 20 Fällen bekannt.

Genetik
Autosomal dominanter Erbgang mit hoher Penetranz und sehr variabler Expressivität beruhend auf durch unterschiedliche Punktmutationen oder Deletionen bedingter multipler Allele des überdurchschnittlich großen Fibrillin1-Gens, Genort 15q21.1 (*FBN1*) oder des weitgehend homologen Fibrillin2-Gens (*FBN2*), Genort 5q25-31 (▶ BEALS-HECHT-*Syndrom*). Eine große Sippe mit Hörverlust, ohne Augensymptomatik, Genort 3p25-p24.2. Teilweise Allele zum BEALS-HECHT-Syndrom, zum familiären ▶ *Aortenaneurysma* und zur Ectopia lentis (▶ *Linsenektopie*). Letalität bei Homozygotie bzw. Compound-Heterozygotie. Die Existenz einer seltenen autosomal rezessiven Form (OMIM 248750) wird angezweifelt. Es handelt sich entweder um Geschwisterfälle bei Gonadenmosaik eines Elternteils oder verminderte Penetranz in der Elterngeneration oder um klinisch ähnliche Entitäten wie z.B. das Syndrom aus Mikrozephalus, frühkindlicher, progredienter fokaler segmentaler Glomerulonephritis und MARFANoidem Habitus. Neonatales letales MARFAN-Syndrom entweder durch Mutation in einer spezifischen Region, durch Homozygotie bzw. Compound-Heterozygotie des Fibrillin-1-Gens oder durch eine Laminin-B1-Mutation bedingt (OMIM 150240, s.a. ▶ *Cutis laxa*), Genort 7q22-31. Bei weiteren autosomal dominanten MARFANoiden Syndromen wie MASS (Mitralklappen-Prolaps, Aortendilatation, Skelett- und Haut(Skin)-auffälligkeiten, OMIM 157700, 154705) ist offensichtlich ebenfalls kein Fibrillin-Lokus betroffen: Homologe fibrillinartige Proteine (z.B. in 2p16) oder latente TGF-β-bindende Proteine (*LTBP*) in 11q12 und 14q24. LUJAN-S., LUJAN-FRYNS-Syndrom: Von mehr als 20 Fällen beschriebene X-chromosomale Kombination von MARFANoidem Habitus mit Debilität und psychotischen Verhaltensauffälligkeiten (OMIM 309520, ▶ *Intelligenzdefekte*). Siehe auch ▶ ACHARD-*Syndrom*, ▶ *Homozystinurie*, ▶ BEALS-HECHT-*Syndrom*.

Familienberatung
Diagnose anhand der klinischen Symptomatik, einer positiven Familienanamnese, der echokardiografisch feststellbaren Dilatation der Aortenwurzel und einer erhöhten Homozystin- sowie Hyaluronsäureausscheidung im Urin. Nachweis und pränatale Diagnostik molekulargenetisch möglich. Arachnodaktylie kann hinweisend sein, differentialdiagnostisch sind jedoch weitere etwa 28 Syndrome mit Arachnodaktylie zu beachten. Differentialdiagnose zu Homozystinurie, BEALS-HECHT-Sydrom, ACHARD-Syndrom, WEILL-MARCHESANI-Syndrom, SHPRINTZEN-GOLDBERG-Syndrom (mit Kraniosynostose), EHLERS-DANLOS-Syndrom sowie isolierten Mesenchymdefekten und MARFANoiden Syndromen notwendig. Vermutlich beruhen auch ein Teil der häufig familiär auftretenden isolierten Formen von ▶ *Aortenaneurysmen* und Aorta dissecans auf Mutationen in einem Fibrillin-Gen. Mit einer inter- und intrafamiliär stark variablen Ausprägung der Symptomatik muss gerechnet werden; bei manchen Merkmalsträgern nur Teil- und Mikrosymptome. Für die klinische Diagnose müssen nach der Gent-Konvention mindestens 2 der 3 beteiligten Organsysteme (Augen, Skelett, Herz-Gefäßsystem) betroffen sein. Bei Verbindungen zwischen Merkmalsträgern sind mit einer Wahrscheinlichkeit von 25% besonders schwere Erscheinungen (Homozygote) zu erwarten. Während der Schwangerschaft muss bei Merkmalsträgerinnen mit kardiovaskulären Komplikationen gerechnet werden.

Literatur
Aoyama, T., U.Francke, Ch.Gasner and H.Furthmayr, Fibrillin abnormalities and prognosis in MARFAN syndrome and related disorders. Am.J.Med.Genet. 58 (1995) 169–176.

Boilleau, C., G.Jondeau, M.-C. Babron et al., Autosomal dominant MARFAN-like connective-tissue disorder with aortic dilatation and skeletal anomalies not linked to the fibrillin genes. Am.J.Hum.Genet. 53 (1993) 46–54.

Collod, G., M.-C.Babron, G.Jondeau et al., A second locus for MARFAN syndrome maps to chromosome 3p24.2-p25. Nature Genet. 8 (1994) 264–268.

De Hert, M., D.Steemanns, P.Theyse et al., LUJAN-FRYNS syndrome in the differential diagnosis of schizophrenia. Am.J.Med.Genet. 67 (1996) 212–214.

Donders, J., H.Toriello and S.van Doornik, Preserved neurobehavioral ability in LUJAN-FRYNS syndrome. Am.J.Med.Genet. 107 (2002) 243–246.

Houlston, R.S., S.Iraggori, V.Murday et al., Microcephaly, focal segmental glomerulonephritis and MARFANoid habitus in two sibs. Clin.Dysmorph. 1 (1992) 111–113.

Ikegawa, S., T.Toda, K.Okui and Y.Nakamura, Structure and chromosomal assignment of the human S1-5 gene (FBNL) that is highly homologous to fibrillin. Genomics 35 (1996) 590–592.

Karttunen, L. M.Raghunath, L.Lönnqvist and L.Peltonen, A compound-heterozygous MARFAN patient: two defective fibrillin alleles result in a lethal phenotype. Am.J.Hum.Genet. 55 (1994) 1083–1091.

Mathews, K.R. and M.Godrey, MARFAN-like phenotype caused by mutations in LTBP-2. Am.J.Hum. Genet. 61/Suppl. (1997) A44.

Peters, K.F., R.Horne, F.Kong et al., Living with MARFAN syndrome II. Medication adherence and physical activity modification. Clin.Genet. 60 (2001) 283–292.

OMIM, 134797, 150240, 154700, 154705, 157700, 248750, 309520

Margarita-Island-Syndrom
▶ Lippen-Kiefer-Gaumen-Spalte mit Spalthand und -fuß

(Pierre-)MARIE-Syndrom
▶ Ataxie

MARINESCO-SJÖGREN-Syndrom

Genetisch bedingte spinocerebelläre Ataxie. Der Basisdefekt für die zunächst nicht in einen Zusammenhang zu bringenden Erscheinungen (lysosomale Stoffwechselstörung?) ist unbekannt.

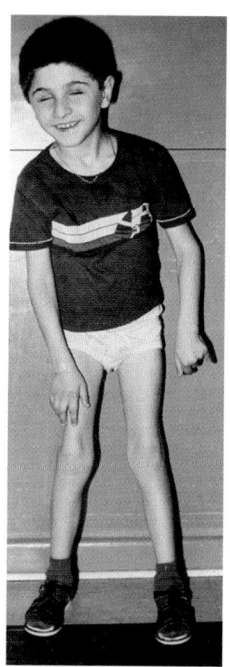

MARINESCO-SJÖGREN-Syndrom. Kleinwüchsiger Knabe mit Oligophrenie, Sehstörungen durch Katarakt, Ataxie und Muskelschwäche. (J. Kunze)

Krankheitswert
Angeboren. Spinocerebelläre Ataxie, Katarakt. Verzögerung der geistigen und körperlichen Entwicklung mit Kleinwuchs und Oligophrenie. Myopathische Muskelschwäche. Stationär, im Erwachsenenalter leicht progredient. Häufig hypergonadotroper Hypogonadismus. Atypische juvenile Form mit schwerer Muskelhypotonie im Neugeborenenalter (OMIM 248810).

Therapiemöglichkeiten
Symptomatisch, keine spezifische Behandlung bekannt.

Häufigkeit und Vorkommen
Bisher etwa 70 Fälle aus ca. 40 Familien beschrieben.

Genetik
Autosomal rezessiver Erbgang. Aufgrund der Kombination mit autosomal rezessivem Hypogonadismus und der interfamiliären Variabilität ist ein contiguous gene syndrome zu vermuten. Eine spätmanifeste autosomal dominante Form der cerebellaren Ataxie mit Kata-

rakt und weiteren, vom M. abweichenden neurologischen Symptomen bisher von einer großen dänischen Sippe beschrieben (Heredopathia ophthalmo-oto-encephalica – OMIM 117300).

Familienberatung
Differentialdiagnose zu anderen ▶ *cerebellären Ataxien* wichtig. In Anbetracht der Schwere des Leidens besondere medizinische Betreuung in entsprechenden Familien notwendig.

Literatur
Superneau, D.W., W.Wertelecki, H.Zellweger and F.Bastian, Myopathy in MARINESCO-SJÖGREN syndrome. Eur.Neurol. *26* (1987) 8–16.

Walker, P.D., M.G.Blitzer and E.Shapira, MARINESCO-SJÖGREN syndrome: evidence for a lysosomal storage disorder. Neurology *35* (1985) 415–419.

OMIM 117300, 248800, 248810

Marker-X-Syndrom
▶ MARTIN-BELL-Syndrom

Markschwammniere,
medulläre Zystenniere, CACCHI-RICCI-Syndrom
(unter Mitarbeit von ZERRES, Aachen)

Differenzierungsstörung der Niere unklarer Ätiologie.
Der Basisdefekt für die zystische Erweiterung der Sammelrohre in einzelnen oder allen Nierenpyramiden einer oder beider Nieren ist unbekannt.

Krankheitswert
Typische blumenkohlförmige Erweiterung der Sammelrohre im Bereich der Pyramiden. Klinisch lange, meist bis ins Erwachsenenalter, symptomlos. Beginnt im 4.–5. Lebensjahrzehnt, beim Typ 2 im frühen Erwachsenenalter mit Hypertonie, später in Hypotonie übergehend. Anäme, Polyurie, Polydipsie. Gefahr von Komplikationen wie Steinbildung und Harnwegeinfektion. In ca. 40% der Fälle Hyperkalziurie im Erwachsenenalter. Urämie, Tod durch Nierenversagen.

Therapiemöglichkeiten
Diuresesteigerung, antibiotische Prophylaxe, bei Komplikationen evtl. Teilresektion, Nephrektomie, Steinentfernung.

Häufigkeit und Vorkommen
Frequenz 1:20.000–5.000. Meist sporadisch, in wenigen Sippen familiär. Mehr als 100 Fälle mit CACCHI-RICCI-Syndrom publiziert.

Genetik
Heterogen. Nur für einige Familien autosomal dominanter Erbgang vermutet. Genorte: 1q21 (*MCKD1*); 16p12 (*MCKD2* = *UMOD*, Uromodulin?) sowie 15q15.3. In den meisten Fällen kein Anhaltspunkt für genetische Grundlagen. Markzystenerkrankung s.a. ▶ *Nephronophthise, juvenile (FANCONI)*.

Familienberatung
Bei Nachweis einer Leberfibrose sollte an eine seltene Manifestation der autosomal rezessiven polyzystischen Nierenerkrankungen (▶ *Zystennieren*) gedacht werden. Differentialdiagnostisch muss auch das Anfangsstadium der autosomal dominanten ▶ *Zystennieren* ausgeschlossen werden. Bei M. mit Hemihypertrophie besteht empirisch kein erhöhtes Risiko für Verwandte. Die nephrologische Untersuchung weiterer Familienmitglieder ist zur Risikoabschätzung notwendig, wobei auch eine bedeutungslose artefizielle Kontrastmittelfüllung der medullären Sammelrohre vorkommen kann. Bei nachweislich negativer Familienanamnese lediglich geringes Wiederholungsrisiko für Geschwister.

Literatur
Christodoulou, K., M.Tsingis, C.Stavrou et al., Chromosome 1 localization of a gene for autosomal dominant medullary cystic kindney disease (ADMCKD). Hum.Molec.Genet. *7* (1998) 905–911.

Fuchshuber, A., S.Kroiss, S.Karle et al., Refinement of the gene locus for autosomal dominant medullary cystic kidney disease type 1 (MCKD1) and construction of physical and partial transcriptional map of the region. Genomics *72* (2001) 278–284.

Solari, F., D.Puzzer, A.Amoroso et al., Identification of a new locus for medullary cystic disease, on chromosome 16p12. Am.J.Hum.Genet. *64* (1999) 1655–1660

Tentscher, M., P.Brühl und G.Libera, Markschwammniere: Pathogenese, Klinik, Diagnostik, Therapie. Med.Klin. 75 (1980) 307–315.

OMIM 174000, 603860

Marmorknochenkrankheit
▶ ALBERS-SCHÖNBERG-Syndrom

MAROTEAUX-LAMY-Syndrom
▶ Pyknodysostosis
▶ Mukopolysaccharidose Typ VI;
▶ Dysplasia spondylo-epiphysaria, pseudoachondroplastische

MARSHALL-Syndrom,
Arthro-Ophthalmopathie

Genetisch bedingte Bindegewebsdysplasien auf der Grundlage einer Genmutation.
Der Basisdefekt besteht meistens in der Synthese einer α1- oder α2-Kette des Typ-XI-Kollagens, woraus sich die Bindegewebsschwäche ableitet. Damit bestehen Überschneidungen mit dem ▶ STICKLER-Syndrom, bei dem ebenfalls das Typ-XI-Kollagen sowie das biochemisch ähnliche Kollagen Typ II betroffen sind. Eine Abgrenzung erfolgt bisher nur klinisch aufgrund zusätzlicher Symptome beim MARSHALL-Syndrom. Allerdings lässt sich nicht in allen Sippen bzw. bei allen Formen ein Kollagen-Defekt nachweisen.

Krankheitswert
Angeborene Hypohidrose. Typische Fazies mit prominenter Stirn, Hypertelorismus und Sattelnase (z.T. an BINDER-Syndrom erinnernd). Zahnanomalien (fehlende, kleine und kegelförmige Zähne). Progredienter Hörverlust. Angeborene Myopie, progrediente Katarakt. MARFANoider Habitus mit beschleunigtem Knochenalter (▶ Spondylo-epiphysäre Dysplasie).

Therapiemöglichkeiten
Nur symptomatische Korrekturen möglich. Rechtzeitige ophthalmologische Versorgung kann eventuell Erblindung verhindern.

Häufigkeit und Vorkommen
Einschätzung wegen der unklaren Abgrenzung der Entitäten unsicher. Vom MARSHALL-Syndrom seit 1959 9 Sippen mit Merkmalsträgern in bis zu 4 aufeinanderfolgenden Generationen beschrieben. STICKLER-Syndrom häufiger, seit Erstbeschreibung 1964 über 100 Fälle, Inzidenz auf 1:10.000–2.000 eingeschätzt.

Genetik
Offensichtlich heterogen. Die nosologische Abgrenzung bzw. Übereinstimmung von MARSHALL-Syndrom, STICKLER-Syndrom, Hyaloideo-Retinaler Degeneration Typ WAGNER und WEISSENBACHER-ZWEYMÜLLER-Syndrom beruht zum Teil auf Allelie. Jeweils autosomal dominanter Erbgang mit variabler Expressivität. Dem MARSHALL-Syndrom mit Neigung zur Schwerhörigkeit, ektodermaler Dysplasie und flachem Gesicht mit Hypertelorismus, dem STICKLER-Syndrom mit Gaumenspalte sowie der von wenigen großen Sippen beschriebenen Hyaloideo-Retinalen Dystrophie, Typ WAGNER (▶ WAGNER-Syndrom), liegen jedoch nicht immer allele Mutationen des COL2A1, des COL11A1- oder des COL11A2-Gens zugrunde, obwohl sie gemeinsam in einer Sippe vorkommen können. Für sporadische oder isolierte Geschwisterfälle Zuordnung aufgrund der großen Variabilität der Symptome unsicher. Klinisch nicht sicher abzutrennen ist eine von über 10 Geschwister- und sporadischen Fällen beschriebene autosomal rezessive Oto-Spondylo-Megaepiphysäre Dysplasie (OSMED, INSLEY-ASTLEY-Syndrom, NANCE-SWEENEY-Syndrom, OMIM 215150) ohne Augensymptomatik mit sensorineuraler Schwerhörigkeit, Mittelgesichtshypoplasie, Osteoarthritis, meist Gaumenspalte, kurzen Extremitäten Wirbelkörperanomalien und genereller epiphysärer Dysplasie, für die Allelie besteht. Genorte: 1p21 (COL11A1, OMIM 120280), MARSHALL-Syndrom im engeren Sinne, OMIM 154780, Allelie zum ▶ STICKLER-II-Syndrom; 6p21.3 (COL11A2, OMIM 120290), Allelie zu OSMED (▶ NANCE-SWEENY-Syndrom), Typ DFNA13 der ▶ Taubheit, WEISSENBACHER-ZWEYMÜLLER-Syndrom und ▶ Stickler-III-Syndrom; 12q13.11-13.3 (COL2A1, OMIM 120140), Allelie zum ▶ STICKLER-I-Syndrom, KNIEST-Syndrom, ▶ Hypo- und ▶ Achondrogenesis (IIB), ▶ Hyaloretinaler Dystrophie Typ WAGNER 2 und Einzelfällen von ▶ Dysplasia spondylo-epiphysaria congenita,

▶ *Dysplasia spondylo-epi-metaphysaria* (einschließlich der Typen Strudwick und Namaqualand); und einer spondylo-peripheren Dysplasie (OMIM 271299); Siehe auch ▶ *WEAVER-Syndrom*.

Familienberatung
Mit einer interfamiliär unterschiedlichen Ausprägung bzw. Beteiligung der einzelnen Symptome muss gerechnet werden. Differentialdiagnose zur ▶ *anhidrotischen Ektodermalen Dysplasie* anhand des normalen Haarwachstums. Nachweis und pränatale Diagnostik molekulargenetisch möglich.

Literatur
Ahmad, N.N., D.M.McDonald-McGinn, E.H.Zackai et al., A second mutation in the type II procollagen gene (COL2AI) causing STICKLER syndrome (arthro-ophthalmopathy) is also a premature termination codon. Am.J.Hum.Genet. *52* (1993) 39–45.

Al Gazali, L.I. and W.Lytle, Otospondylomegaepiphyseal dysplasia: report of three sibs and review of the literature. Clin.Dysmorphol. *3* (1994) 46–54.

Donald, M.R., K.S.Baker and G.B.Schaefer, MARSHALL-STICKLER phenotype associated with von WILLEBRAND disease. Am.J.Med.Genet. *68* (1997) 121–126.

Griffith, A.J., L.K.Sprunger, D.A.Sirko-Osadsa et al., MARSHALL-syndrome accociated with a splicing defect at the *COL11A1* locus. Am.J.Hum.Genet. *62* (1998) 816–823.

Körkkö, J., P.Ritvaniemi, L.Haataja et al., Mutation in type II procollagen (COL2AI) that substitutes aspartate for glycine αI-67 and that causes cataracts and retinal detachment: Evidence for molecular heterogeneity in the WAGNER syndrome and the STICKLER syndrome (arthro-ophthalmopathy). Am.J.Hum.Genet. *53* (1993) 55–61.

Shanske, A.L., A.Bogdanow, R.J.Shprintzen and R.W.Marion, The MARSHALL syndrome: Report of a new family and review of the literature. Am.J.Med.Genet. *70* (1997) 52–57.

Steensel, M.A.M.van, P.Buma, M.C.deWaal Malefijt et al., Oto-spondylo-megaepiphyseal dysplasia (OSMED): Clinical description of three patients homozygous for a missense mutation in the *COL11A2* gene. Am.J.Med.Genet. *70* (1997) 315–323.

OMIM 108300, 120140, 143200, 154780, 184840, 215150

MARSHALL-SMITH-Syndrom

Unter diesem Eponym werden mehrere Entitäten verstanden: MARSHALL-STICKLER-Komplex (▶ *MARSHALL-Syndrom*), das GREIG-Syndrom (Synonym, ▶ *LEIBER*, Die klinischen Syndrome) sowie ein 1971 erstmals und bisher von mehr als 20 Fällen beschriebenes Syndrom aus beschleunigter Skelettreifung und schwerem Entwicklungsrückstand, geringer Lebenserwartung, Infektneigung und respiratorischen Komplikationen.

Literatur
Chatel, C., F.Maazoul, S.Sigaudy et al., Neonatal death in MARSHALL-SMITH syndrome. Genet.Counsel. *9* (1998) 15–18.

Marshall. R.E. and D.W.Smith, A dominantly inherited disorder with normal intelligence. J.Pediatr. *77* (1970) 129–133.

Willimas, D.K., D.R.Cartlon, S.H.Green et al, MARSHALL-SMITH syndrome: the expanding phenotype. J.Med.Genet. *34* (1997) 824–845.

OMIM 602535

MARSHALL-Syndrom,
s.a. ▶ WEAVER-Syndrom

MARTIN-ALBRIGHT-Syndrom
▶ Osteodystrophia hereditaria ALBRIGHT

MARTIN-BELL-Syndrom (MBS),
Syndrom des fragilen X, Marker-X-Syndrom, fra(X)-Syndrom

Genetisch bedingte Oligophrenie, für die ein bisher noch nicht völlig geklärter Zusammenhang mit der Bruchneigung eines umschriebenen Abschnittes eines X-Chromosoms besteht. Zugrunde liegt die Instabilität eines CGG-Tripletts im Exon 1 bzw. der nicht translatierenden Region eines von zwei Genen (*FMR1*). Normalerweise liegt dieses Triplett in 6 bis 51, meistens 40, Wiederholungen (Repeats) vor. Eine Vermehrung auf bis zu 200 Repeats wirkt als Prämutation ohne phänotypische

Auswirkung, geht aber aufgrund mitotischer und vor allem meiotischer Instabilität in der weiblichen Keimbahn in eine Mutation mit mehr als 200 Repeats über. Dadurch kommt es zur Methylierung von CpG-Anfangssequenzen des Gens und zu dessen Inaktivierung. Damit lassen sich die klinischen Erscheinungen korrelieren. In *FMR2* ist ein GCC-Trinukleotid expandiert. Im weiblichen Geschlecht betrifft die Repeatexpansion meistens das inaktivierte X-Chromosom, wodurch es zu einer milderen Symptomatik kommt. Das Genprodukt ist ein zytoplasmatisches ribosomenassoziiertes RNA-bindendes Protein. Durch die Expansion kommt es wahrscheinlich neben der Veränderung der Methylierung der DNA zu anderem Bindungsverhaltens des Proteins.

Krankheitswert

Normales oder leicht überdurchschnittliches Geburtsgewicht der unauffälligen Neugeborenen. Geistige Retardierung ab 2. bis 3. Lebensjahr erkennbar mit erheblicher Störung der Sprachentwicklung, Dyslalie, Logorrhoe, Stottern, Wiederholungen. Hyperaktivität, Konzentrationsschwäche und anderen psychischen Auffälligkeiten. Symptome autistischen Verhaltens (ca. 12%) und Automutilationen, bei 20% der Kinder Krampfleiden. Im Schulalter Makrozephalus (70% der Fälle), Hochwuchs und bei Knaben beginnende Makrotestes, bei Mädchen ödematös vergrößerte Ovarien. Überstreckbarkeit der Fingergelenke und dermatoglyphische Besonderheiten nicht obligat. Gehäuftes Auftreten von Aortendilatationen und Mitralklappenprolaps ohne klinische Wertigkeit. Postpuberal voll ausgeprägtes klinisches Bild mit langem Gesicht, prominentem Kinn, großen Ohren und Makroorchie (Ödeme). IQ zwischen 30 und 70. Lebenserwartung und Fertilität nicht herabgesetzt. Weibliche Anlagenträger (Konduktorinnen) zu 30% oligophren, häufig Neigung zu psychotischen Verhaltensweisen, vorzeitige Menopause (vor dem 40. Lebensjahr). Bei Repeatexpansion in *FMR2* lediglich leichte geistige Behinderung.

Therapiemöglichkeiten

Betreuung in Sonderschuleinrichtungen notwendig.

Häufigkeit und Vorkommen

Seit 1979 aufgrund des X-chromosomalen Markers abgegrenzt und weltweit beschrieben. Mit einer Inzidenz von 1:1.350–1.000 Knaben und

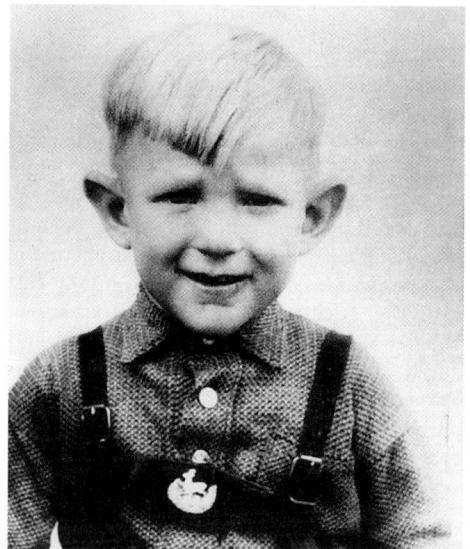

Martin-Bell-Syndrom. Frühes Kindesalter: Große Ohren. (G. Cobet).

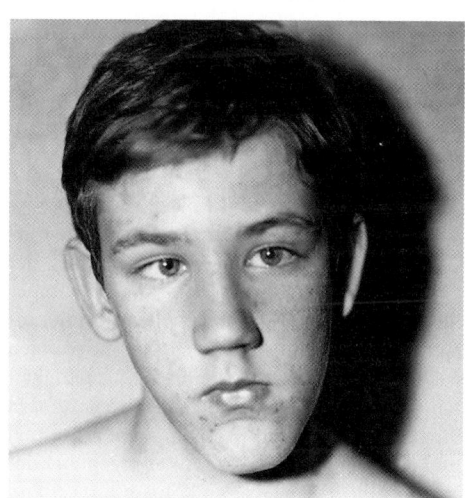

Martin-Bell-Syndrom. Typische Fazies: Ovale, lange Gesichtsform. Vorstehendes Kinn, große Ohren.

1:3.000–2.000 Mädchen eine der häufigsten monogen bedingten Krankheiten. Von allen genetisch bedingten Oligophrenien tritt lediglich das DOWN-Syndrom häufiger auf. Unter männlichen Patienten in Anstalten für geistig Behinderte Frequenz ca. 5% : 4,5% der Debilen und 7% der Imbezillen. Relativ wenige Neumutationen. Scheinbar sporadisch auftretende Sippen mit M. haben sich bei genauer Untersuchung als über viele Generationen mit unauffälliger Prämutation verwandt erwiesen.

Genetik

X-chromosomale Vererbung, wobei sich der Erbgang eindeutig weder als rezessiv noch als dominant definieren lässt. Genort Xq27.3 (*FMR1, FMR2*). Die Verteilung von Anlagen- und Merkmalsträgern innerhalb einer Sippe erklärt sich aus der Dynamik des Repeatzuwachses in der Generationenfolge. Es beginnt mit geistig normalen Prämutationsträgern, die z.T. bereits Mosaike sind, oder Konduktorinnen. Die Töchter von Prämutationsträgern, obligate Konduktorinnen, haben überwiegend durch die Repeat-Expansion in ihrer Keimbahn oligophrene Söhne und zu 20% oligophrene Töchter. Die Schwere der Erscheinungen steigt mit jeder Generation über weibliche Anlagenträger an. In der männlichen Keimbahn ist eine Expansion selten, d.h. keine Progression bei den Kindern.

Familienberatung

Differentialdiagnose zum ▶ BÖRJESON-FORSSMAN-LEHMANN-*Syndrom* notwendig. Diagnose durch Nachweis molekulargenetisch der Repeatsequenzlänge oder des fehlenden Genproduktes. Nachweis eines Bruchs (fragile site) im langen Arm des X-Chromosoms (Bande Xq27.3) nicht mehr üblich. Bei etwa 50% der Konduktorinnen ist ein fragile site in einem X-Chromosom zu erkennen, wobei der Anteil der Lymphozyten mit fragile sites mit zunehmendem Alter der Frau abnimmt. Ältere Konduktorinnen zeigen ähnliche Gesichtsveränderungen wie Patienten. Dermatoglyphische Auffälligkeiten (Erhöhung der Anzahl der Wirbel auf den Fingerbeeren, Fehlen des palmaren Triradius) und ultrasonografisch erkennbar gegenüber der Norm vergrößerte Ovarien können hinweisend sein, ebenso Zwillingsschwangerschaften, die bei Konduktorinnen etwa 4mal häufiger als in einer Normalpopulation vorkommen. Risikoeinschätzung sowie pränatale Diagnostik erfolgen molekulargenetisch anhand der Anzahl der Repeats. Ein Mosaik aus Zellen unterschiedlich stark erhöhter Repeatanzahl bedeutet ein hohes Risiko für Kinder von gesunden Anlageträgerinnen: Knaben zeigen das Syndrom zu 40% und Mädchen zu 10%. Mütter und Töchter von geistig normalen männlichen Anlageträgern sind meistens ebenfalls normal. Die 50% der Söhne mit fra(X) von oligophrenen Anlageträgerinnen sind meistens und die heterozygoten Töchter zu 75% ebenfalls behindert.

Literatur

Butler, M.G., T.Mangrum, R.Gupta and D.N.Singh, A 15-item checklist for screening mentally retarded males for the fragile X syndrome. Clin.Genet. *39* (1991) 347–354.

De Vries, B.B.A., D.J.J.Halley, B.A.Oostra and M.F.Niermeijer, The fragile X syndrome. J.Med.Genet. *35* (1998) 579–589.

Devys, D., Y.Lutz, N.Rouyer et al., The FMR-1 protein is cytoplasmic, most abundant in neurons and appears normal in carriers of a fragile X premutation. Nature Genet. *4* (1993) 335–340.

Fengler, S., S.Fuchs, R.König and J.Arnemann, Mosaicism for *FMR1* und *FMR2* deletion a new case. J.Med.Genet. *39* (2002) 200–201.

Hundscheid, R.D.L., E.A.Sistermans, C.M.G.Thomas et al., Imprinting effect in premature ovarian failure confirmed to paternally inherited fragile X premutation. Am.J.Hum.Genet. *66* (2000) 413–418.

Rousseau, F., D.Heitz, J.Tarleton et al., A multicenter study on genotype-phenotype correlations in the fragile X syndrome, using direct diagnosis with probe StB12.3: The first 2,253 cases. Am.J.Hum. Genet. *55* (1994) 225–237.

OMIM 309548, 309550

MARTSOLF-Syndrom
▶ Katarakt

MASA-Syndrom
▶ Daumen, Syndrom des adduzierten;
▶ Hydrozephalus infolge einer Aquäduktstenose

MASS
(Mitralklappen-Prolaps, Aortendilatation, Skelett- und Hautauffälligkeiten)

▶ MARFAN-Syndrom

MAST-Syndrom
▶ Spinalparalysen, spastische

Mastozytose
▶ Urticaria pigmentosa

Mastzell-Leukämie
▶ Albinismus, partieller

MATTHEW-WOOD-Syndrom
▶ Anophthalmie

MAXWELL-GOLDBERG-Syndrom
▶ Testikuläre Feminisierung

MAY-HEGGLIN-Anomalie,
HEGGLIN-Syndrom, Makrothrombozytopenie

Genetisch bedingte Anomalie der Leukozyten und Thrombozyten auf der Grundlage einer Genmutation.
Der Basisdefekt betrifft die schwere Kette IIA des nichtmuskulären Myosins, MYHIIA = MYH9.

Krankheitswert
Geringe Neigung zu Hämorrhagien infolge einer Makrothrombozytopenie, meistens jedoch nur zu Epistaxis, verlängerte Menstruations- und posttraumatische Blutungen. Normale Blutungs- und Gerinnungszeiten, verlängerte Retraktionszeiten.

Therapiemöglichkeiten
Meistens nicht notwendig. Bei Gefahr unstillbarer Blutungen Splenektomie erfolgreich.

Häufigkeit und Vorkommen
Seit Abgrenzung 1945 mindestens 66 Sippen mit Merkmalsträgern in aufeinanderfolgenden Generationen und über 300 Fälle bekannt.

Genetik
Autosomal dominanter Erbgang. Genort 22q12.3-13.1 (*MYH9*), Allelie zu FECHTNER-Syndrom, EPSTEIN-Syndrom (▶ *ALPORT-Syndrom*), BASTIAN-Syndrom und einer Form der ▶ *Taubheit* (DFNA17).

Familienberatung
Nachweis und Differentialdiagnose zu anderen hämorrhagischen Diathesen anhand typischer RNA-haltiger Einschlusskörper (DÖHLEsche Körperchen, bei Normalpersonen transitorisch während akuter Infektionen auftretend) in neutrophilen Granulozyten, weniger in eosinophilen und Monozyten sowie großen Thrombozyten, z.T. mit Thrombopenie. Korrekte Diagnose wichtig zur Vermeidung von Therapiefehlern. Differentialdiagnose zu den allelen Syndromen anhand der Form der DÖHLE-Einschlusskörper (fehlen bei EPSTEIN-Syndrom) und der Nieren-Symptomatik sowie Schwerhörigkeit bei FECHTNER-Syndrom. Familienberaterisch als nicht progredient und harmlos einzuschätzen.

Literatur
Chong, A.Y.H., G.B.Ismail and T.S.Hoon, The MAY-HEGGLIN anomaly: family report and review. Ann.Acad.Med.Singapore *4* (1975) 279–283.

Greinacher, A., J.Bux, V.Kiefel et al, MAY-HEGGLIN anomaly: a rare cause of thrombocytopenia. Europ.J.Pediat. *151* (1992) 668–671.

Heath, K.E. A.Campos-Barros, A.Toren et al., Non-muscle myosin heavy chain IIA mutations define a spectrum of autosomal dominant macrothrombocytopenias: MAY-HEGGLIN anomaly, and FECHTNER, SEBASTIAN, EPSTEIN, and ALPORT-like syndromes. Am.J.Hum.Genet. *69* (2001) 1033–1045.

Kelley, M.J., W.Jawien, A.Lin et al., Autosomal dominant macrothrombocytopenia with leukocyte inclusions (MAY-HEGGLIN anomaly) is linked to chromosome 22q12-13. Hum.Genet. *106* (2000) 557–564.

Martignetti, J.A., K.E.Heath, J.Harris et al., The gene for MAY-HEGGLIN anomaly localizes to a <1Mb region on chromosome 22q12.3-13.1. Am.J.Hum.Genet. *66* (2000) 1449–1454.

OMIM 155100

MAYER-v.ROKITANSKY-KÜSTER-HAUSER-Syndrom,
Vaginalaplasie; Uterus didelphys

Verschiedene Hemmungsfehlbildungen der MÜLLERschen Gänge unklarer Ätiologie und Pathogenese.

Mayer-v.Rokitansky-Küster-Hauser-Syndrom

Krankheitswert

Meistens Aplasie von Uterus, Cervix und oberem Teil der Vagina oder Vagina solida mit Uterus bipartitus solidus. Primäre Amenorrhoe, Sterilität, Hypoplasie des äußeren Genitale und der Tuben bei im übrigen normaler weiblicher somatischer und psychosexueller Geschlechtsentwicklung. Bei isolierter Vaginalaplasie Abdominalbeschwerden während der "Menses". Isolierte unvollständige Verschmelzung der MÜLLERschen Gänge im Bereich des Uterus unterschiedlichen Grades: U. duplex, didelphys, bipartitus und bicornis; normale Geburten möglich. Teilweise noch andere Anomalien des Urogenitaltraktes. In 30% der Fälle Nierenektopie oder unilaterale Nierenagenesie. Radiushypoplasie. Syndromatisch bei ▶ *Hand-Fuß-Uterus-Syndrom* und bei Nierenagenesie (▶ *Oligohydramnion-Syndrom*). Von bisher 5 sporadischen Fällen beschriebene Kombination mit doppelter Vagina, intersexuellem Genitale, komplexen kardio-pulmonalen Fehlbildungen und männlichem Karyotyp: MEACHAM-Syndrom. Siehe auch ▶ *KAUFMAN-MCKUSICK-Syndrom*.

Therapiemöglichkeiten

Je nach Umfang der Fehlbildung unterschiedliche chirurgische Korrekturen möglich.

Häufigkeit und Vorkommen

Frequenz ca. 1:4.500 im weiblichen Geschlecht. Bei normaler Vagina wahrscheinlich oft unbemerkt bestehend. Vorkommen von Uterus didelphys oder bicornis in aufeinanderfolgenden Generationen und des MAYER-v.-ROKITANSKY-KÜSTER-Syndroms bei Schwestern beschrieben. Isolierte Vaginalaplasie überwiegend sporadisch.

Genetik

Autosomal rezessiver Erbgang des MAYER-v.-ROKITANSKY-KÜSTER-Syndroms und autosomal dominanter Erbgang bei Uterus didelphys bzw. bicornis werden diskutiert, wobei die Art des familiären Vorkommens, Überschneidungen beider Formen, Teilsymptome bei Verwandten und extragenitale Fehlbildungen im Sinne eines Entwicklungsfelddefektes für eine heterogene Genese sprechen. Verschiedene Grade der Aplasie von Anteilen der MÜLLERschen Gänge von der Vaginalaplasie bis zum Fehlen von Cervix, Uterus und Tuben (bei normalen Ovarien) sowie Kombination von Vaginalaplasie, KLIPPEL-FEIL-Syndrom und Schalleitungsschwerhörigkeit (OMIM 148860) wahrscheinlich jeweils autosomal dominant bedingt. Es bestehen Beziehungen zum Oligohydramnion-Syndrom und zum ▶ *MURCS-Komplex*, indem in Sippen und Fällen mit M. gehäuft Nierenagenesie und Skelettanomalien auftreten und die meisten Fälle mit POTTER-Sequenz Symptome des M. aufweisen.

Familienberatung

Differentialdiagnose zur ▶ *Testikulären Feminisierung* und zu anderen Intersexualitätsformen anhand des Karyotyps notwendig. Die Patientinnen haben einen normalen weiblichen Karyotyp. Das Risiko für Schwestern einer Frau mit MAYER-v.-ROKITANSKY-KÜSTER-Syndrom wird empirisch mit 1:50, bei positiver Familienanamnese mit 1:10 angegeben. Zwischen den einzelnen Formen der unvollständigen Uterusverschmelzung bestehen genetische Beziehungen. Merkmalsträgerinnen sollten auf Nierenfehlbildungen und Skelettdysplasien untersucht werden. Bei Verwandten gehäuft Teilsymptome. Im Falle einer isolierten Vaginalaplasie ist nicht mit einer Wiederholung bei Verwandten einer Merkmalsträgerin zu rechnen.

Literatur

Battin, J., D.Lacombe and J.J.Leng, Familial occurrence of hereditary renal adysplasia with MÜLLERian anomalies. Clin.Genet. 43 (1993) 23–24.

Cassia, M., Pavanello de, A. Eigier and P.A.Otto, Relationship between MAYER-v.-ROKITANSKY-KÜSTER (MRK) anomaly and hereditary renal adysplasia (HRA). Am.J.Med.Genet. 29 (1988) 945–949.

Heidenreich, W., Genitale und extragenitale Fehlbildungen beim MAYER-ROKITANSKY-KÜSTER-Syndrom. Dtsch.Med.Wschr. 113 (1988) 1092–1096.

Killeen, O.G., P.Kelehan and W.Reardon, Double vagina with sex reversal, congenital diaphagmatic hernia, pulmonary and cardiac malformations – another case of MEACHAM syndrome. Clin.Dysmorphol. 11 (2002) 25–28.

Strübbe, E.H., S.W.R.J.Cremers, W.N.P.Willemsen et al, The MAYER-ROKITANSKY-KÜSTER-HAUSER (MRKH) syndrome without and with associated features: two separate entities? Clin.Dysmorphol. 3 (1994) 192–199.

OMIM 148860, 158330, 277000

Mazabraud-Syndrom
▶ Albright-Syndrom

McArdle-Syndrom
▶ Glykogenose Typ V

McCune-Albright-Syndrom
▶ Albright-Syndrom

McKusick-Syndrom
▶ Knorpel-Haar-Hypoplasie

McKusick-Kaufman-Syndrom
▶ Kaufman-McKusick-Syndrom

McLeod-Syndrom

Mild verlaufende hämolytische Anämie bei Akanthozytose durch Fehlen der membranstabilisierenden X-chromosomal (Xp21) kodierten Vorstufe der Kell-Blutgruppensubstanz (KX) in Erythrozyten. Da die Membrananomalie ubiquitär ist, lassen sich teilweise auch subklinische Veränderungen an weißen Blutzellen und eine leichte Muskelschwäche mit erhöhten Serum-Creatininkinase-Werten feststellen. Daneben kann eine Deletion auch benachbarter Genorte bestehen mit klinisch im Vordergrund stehender Muskeldystrophie oder chronischer ▶ Granulomatose. Bei isoliertem MLS bestehen keine schweren Behinderungen.

Literatur
Danek, A., J.P.Rubio, L.Rampoldi et al., McLeod neuroacanthocytosis: genotype and phenotype. Am.Neurol. 50 (2001) 755–764.
Hardie, R.J., Acanthosis and neurological impairment. A review. Q.J.Med. 71 (1989) 291–306
Ho,M.F., A.P.Monaco, L.A.J.Blonden et al., Fine mapping of the McLeod locus (*XK*) to a 150-380-kb region in Xp21. Am.J.Hum.Genet. 50 (1992) 317–330.
Oyen, R., M.E.Reid, P.Rubinstein and H.Ralph, A method to detect McLeod phenotype red blood cells. Immunohematology 12 (1996) 160–163.

OMIM 314850

Meacham-Syndrom
▶ Mayer-v.-Rockitansky-Küster-Syndrom

Meckel-Syndrom,
Gruber-Syndrom, Dysencephalia splanchnocystica, Meckel-Gruber-Syndrom

Genetisch bedingtes Dysenzephalie-Syndrom auf der Grundlage einer Genmutation. Der Basisdefekt ist unbekannt.

Krankheitswert
Variable Kombination von mindestens 2 der folgenden Symptome: Enzephalozele, Zystennieren und postaxiale Polydaktylie. Kampomelie in etwa 1/6 der Fälle. Weiterhin Kryptophthalmie, Mikrophthalmie oder andere Augenanomalien, Lippen-Kiefer-Gaumen-Spalte, Anenzephalus, Mikrozephalus. Anomalien des Gesichtsschädels. Spina bifida. Dysgenitalismus, Herzfehler, Leberfibrose. Nur wenige Stunden, Tage oder Wochen lebensfähige Neugeborene. Fließende Übergänge bestehen zum Goldston-Syndrom (OMIM 267010) mit weiteren Dysplasien innerer Organe, Zystenleber und -pankreas sowie Dandy-Walker-Malformation.

Therapiemöglichkeiten
Unbekannt.

Häufigkeit und Vorkommen
Erstbeschreibung durch Meckel 1822. Inzidenz regional sehr unterschiedlich mit 1:140.000–9.000 (Finnland) angegeben. Geschwister- und sporadische Fälle beschrieben.

Genetik
Autosomal rezessiver Erbgang mit stark variabler Expressivität. Heterogen. Genorte: 17q22, finnischer Typ, MKS1; 11q13, arabischer Typ (MKS2, OMIM 603194); 8q24, indischer Typ (MKS3, 607361). Da Fälle mit und ohne Zystennieren gemeinsam in einer Geschwisterschaft vorkommen, gilt die polyzystische Nierendegeneration nicht mehr als Kriterium für das Syndrom. Meckel-ähnliche Syndrome (Cerebro-Reno-Digitales Syndrom) mit weiteren Symptomen werden neuerdings vom Meckel-Syndrom

Medullary cystic disease

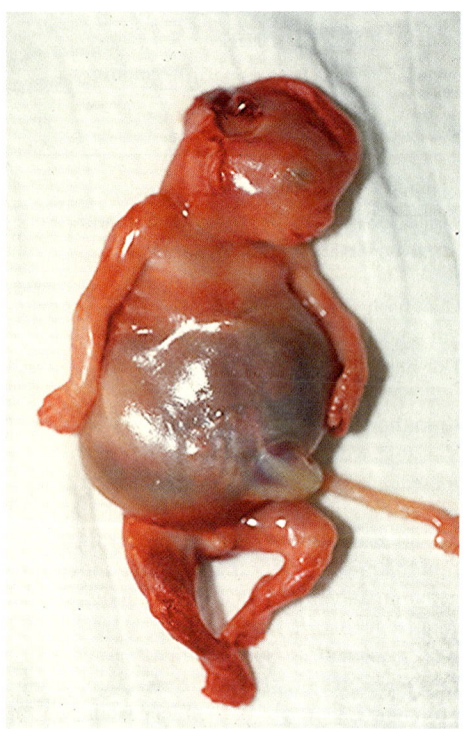

MECKEL-Syndrom. Fet aus dem 2. Trimenon. Aufgetriebenes Abdomen durch Zystennieren, Enzephalozele. (M. Urban)

im engeren Sinne unterschieden (▶ ELEJADE-Syndrom I). Die genetischen Zusammenhänge sind noch unklar. Siehe auch ▶ Hydrolet(h)alus-Syndrom. MECKEL-Syndrom und GOLDSTON-Syndrom wurden gemeinsam innerhalb einer Geschwisterschaft beobachtet.

Familienberatung

Differentialdiagnose zu ▶ PÄTAU-Syndrom, ▶ Hydrolet(h)alus-Syndrom und ▶ SMITH-LEMLI-OPITZ-Syndrom notwendig. Als diagnostisches Kriterium können angeborene Verbiegungen der langen Röhrenknochen verwendet werden. Bei Verwandten eines Merkmalsträgers lassen sich gelegentlich Teil- oder Mikrosymptome wie Spaltbildungen im Lippen-Kiefer-Gaumen-Bereich, Polydaktylie, Hydrozephalus, Augenanomalien u.a. (variable Expressivität oder Heterozygoten-Manifestation?) feststellen. Pränatale Diagnostik durch α-Fetoproteinbestimmung aus dem mütterlichen Blut oder aus Fruchtwasser (teilweise Oligohydramnion), molekulargenetisch und durch (vaginale) Ultraschallaufnahmen möglich. Molekulargenetische pränatale Diagnostik aufgrund vermuteter Heterogenie nur bei nachgewiesener Mutation in der Familie möglich.

Literatur

Gulati, R., S.R.Phadke and S.S.Agarwal, Associated malformations in the family of a patient with MECKEL syndrome: heterozygous expression? J.Med.Genet. *34* (1997) 937–938.

Heriot, R., L.A.Hallam and E.S.Gray, DANDY-WALKER malformation in the MECKEL syndrome. Am.J.Med. Genet. *39* (1991) 207–210.

Moerman, Ph., P.Pauwels, K.Vandenberghe et al., GOLDSTON syndrome reconsidered. Genet. Counsel. *4* (1993) 97–102.

Morgan, N.V., P.Gissen, S.M.Sharif et al., A novel locus for MECKEL-GRUBER syndrome, MKS3, maps to chromosome 8q24. Hum.Genet. *111* (2002) 456–461.

Paavola, P., R.Salonen, A.Baumer et al., Clinical and genetic heterogeneity in MECKEL syndrome. Hum. Genet. *101* (1997) 88–92.

Roume, J., H.W.Ma, M.Le Merrer et al., Genetic heterogeneity of MECKEL syndrome. J.Med.Genet. *34* (1997) 1003–1006.

Salonen, R. and P.Paavola, MECKEL syndrome. J.Med. Genet. *35* (1998) 497–501.

Walpole, I.R., J.Goldblatt, A.Hockey and S.Knowles, DANDY-WALKER malformation (variant), cystic dysplastic kidneys, and hepatic fibrosis: a distinct entity or MECKEL syndrome? Am.J.Med.Genet. *39* (1991) 294–298.

OMIM 249000, 267010, 603194

Medullary cystic disease
▶ Nephronophthise, juvenile;
▶ Markschwammniere

Megacystis-Mikrokolon-Hypoperistaltik-Syndrom

Genetisch bedingte viszerale Dysplasie auf der Grundlage einer Genmutation.
Es besteht eine Degeneration der glatten Muskulatur. Der Basisdefekt betrifft wahrscheinlich ein Ionenkanalgen: Neuronaler Nicotin-Cholin-Rezeptor, CHRNA3.

Krankheitswert
Angeborene intestinale Pseudoobstruktion mit stark verkürztem Colon, fehlender Peristaltik und Dilatationen besonders im Bereich des Duodenums. Die dilatierte Blase kann den gesamten Bauchraum ausfüllen. Kardiale Rhabdomyome kommen vor. Lebenserwartung gering, Tod häufig bereits prä- oder perinatal.

Therapiemöglichkeiten
Parenterale Ernährung der Neugeborenen notwendig. Chirurgische Korrekturen wenig aussichtsreich.

Häufigkeit und Vorkommen
Sporadische und Geschwisterfälle beschrieben.

Genetik
Heterogen. Autosomal rezessiver Erbgang. Ein Genort 15q24 (*CHRNA3*). Eine viszerale Myopathie mit leichterer gastrointestinaler Symptomatik und Megazystis autosomal dominant bedingt.

Familienberatung
Differentialdiagnose zu Prune-belly-Syndrom (▶ *Bauchdeckenaplasie-Syndrom*), ▶ Hirschsprung-*Krankheit* und zu den viszeralen ▶ *Myopathien* wichtig. Letztere anhand elektronenmikroskopischer Veränderungen der intestinalen glatten Muskelzellen nachweisbar. Pränatale Diagnostik durch Ultrasonografie möglich.

Literatur
Anneren, G., S.Meurling and L.Olsen, Megacystis-microcolon-intestinal hypoperistalsis syndrome (MMIHS), an autosomal recessive disorder: clinical reports and review of the literature. Am.J.Med. Genet. *41* (1991) 251–254.

Camilleri, M., L.D.Carbone and M.D.Schuffler, Familial enteric neuropathy with pseudoobstruction. Digest.Dis.Sci *36* (1991) 1168–1171.

OMIM 155310, 249210

Megakolon-Syndrom
▶ Hirschsprung-Krankheit

Megaloblasten-Anämie
▶ Perniziöse Anämie;
▶ Anämie, Thiamin-responsive

Megalocornea
Genetisch bedingte Vergrößerung des Hornhautdurchmessers auf der Grundlage einer Genmutation.
Es liegt eine Entwicklungsanomalie des vorderen Abschnittes des Augapfels vor, für die ein Basisdefekt unbekannt ist.

Krankheitswert
Angeboren. Primär keine Visusbeeinträchtigung. Im weiteren Verlauf jedoch Komplikationen möglich: ▶ *Linsenluxation,* ▶ *Glaukom.*

Therapiemöglichkeiten
Primär unnötig.

Häufigkeit und Vorkommen
Sehr selten isoliert. Familien mit Merkmalsträgern in aufeinanderfolgenden Generationen bekannt. Androtropie. Meist syndromatisch.

Genetik
Heterogenie. Isolierte M. überwiegend X-chromosomal (Genort Xq21.3-22, OMIM 309300), seltener autosomal rezessiv bedingt. Symptomatisch bei ▶ Marfan-*Syndrom,* ▶ Weill-Marchesani-*Syndrom* und ▶ Down-*Syndrom.* Seit 1975 20 Fälle aus mehreren Sippen mit Assoziation von M. mit Irishypoplasie, Retardation, Hypotonie, Anfällen, großen Ohren und Zerebralparese beschrieben, autosomal rezessiv bedingt (Neuhäuser-Syndrom, M1, etwa 20 Fälle bekannt, OMIM 249310). Assoziation mit Kamptodaktylie, Skoliose und Kleinwuchs (Frank-Temtamy-Syndrom, M2) autosomal rezessiv; mit schwerer Hypotonie und Makrozephalus (Typ Verloes, M3) autosomal rezessiv. Vom MMMM-Syndrom (Megalocornea, Mentale Retardation, Motorische Retardation, Makrozephalus, M4) mit Adipositas (Typ Frydman) bisher 20 überwiegend sporadische Fälle bekannt, autosomal rezessiv?

Familienberatung
Bei guter ophthalmologischer Betreuung betroffener Familien besteht bei der isolierten Form kaum eine Belastung. Für erbprognostische Einschätzungen bei syndromatischen Formen Feststellung des jeweils vorliegenden Erbganges wichtig. Heterozygote bei X-chromoso-

maler M. anhand eines gegenüber den Normalwerten geringgradig vergrößerten Cornea-Durchmessers erkennbar.

Literatur
Barisic, I., I.Ligutic and L.Zergollern, Megalocorneamental retardation syndrome: report of a new case. J.Med.Genet. *33* (1996) 882–883.
Gibbs, M.L., A.O.M.Wilkie, R.M.Winter et al., Megalocornea, developmental retardation and dysmorphic features: two further patients. Clin.Dysmorphol. *3* (1994) 132–138.
Mackey, D.A., R.G.Buttery, G.M.Wise and M.J.Denton, Description of X-linked megalocornea with identification of the gene locus. Arch.Ophthal. *109* (1991) 829–833.
Santalaya, J.M., A.Grijalbo, A.Delgado and G.Erdozain, Additional case of Neuhauser megalocornea and mental retardation syndrome with congenital hypotonia. Am.J.Med.Genet. *43* (1992) 609–611.
Sarkozy, A., R.Mingarelli, F.Brancati and B.Dallapiccola, Primary hypothyroidism and osteopenia associated with Neuhauser syndrome. Am.J.Med.Genet. *111* (2002) 412–414.
Verloes, A., H.Journel, C.Elmer et al., Heterogeneity versus variability in megalocornea-mental retardation (MMR) syndromes: Report of new cases and delineation of 4 probable types. Am.J.Med.Genet. *46* (1993) 132–137.

OMIM 249300, 249310, 309300

Meier-Gorlin-Syndrom,
Ohr-Patella-Kleinwuchs-Syndrom

Seit Erstbeschreibung 1959 von über 25 sporadischen und Geschwisterfällen beschriebenes, autosomal rezessiv bedingtes Syndrom aus proportioniertem primordialem Kleinwuchs, Mikrotie, Patella-Aplasie oder -Hypoplasie, Gelenküberstreckbarkeit, Urogenitalfehlbildungen und spezifischer Fazies mit Mikrogenie, Mikrostomie, hohem oder gespaltenem Gaumen.

Literatur
Borngers, E.M.H.F., J.M.Opitz, A.Fryer et al., Meier-Gorlin syndrome: report of eight additional cases and review. Am.J.Med.Genet. *102* (2001) 115–124.
Cohen, G.B., I.K.Temple, J.C.Symons et al., Microtia and short stature: a new syndrome. J.Med.Genet. *26* (1991) 786–790.
Fryns, J.P., Meier-Gorlin syndrome: the adult phenotype. Clin.Dysmorphol. *7* (1998) 231–232.
Gorlin, R.J., Microtia, absent patella, short stature, micrognathia syndrome. J.Med.Genet. *29* (1992) 516–517.
Selvaag, E., Breast hypoplasia and disproportionate short stature in the ear, patella, short stature syndrome: expansion of the phenotype? J.Med.Genet. *37* (2000) 719–721.

OMIM 224690

Megalorchie
▶ Makrotestes

Megalenzephalie
▶ Makrozephalie

MEHMO
▶ Mikrozephalus

Mehrlingsgeburten
▶ Zwillingsgeburten

Meige-Syndrom
▶ Lymphödem, erbliches

Melanom, malignes

Bösartiger Tumor neuroektodermaler Provenienz auf der Grundlage einer polygenen Disposition.

Der Tumor entsteht durch Entartung von Prämelanozyten bzw. Melanozyten auf klinisch normaler Haut (Lentigo maligna) oder auf dem Boden von normalen oder dysplastischen Nävuszellnävi (s.a. ▶ *Melanose, neurokutane*, ▶ *Naevi pigmentosi*), sowie anderer Genodermatosen.

Krankheitswert
Erstmanifestation im Kindes- und Jugendalter selten (▶ *Melanose, neurokutane*), gewöhnlich vom 4. Lebensjahrzehnt an. Schnelles Wachstum und hohe Metastasierungsneigung. Nur bei Früherkennung Überleben möglich. Bei Uvea-Melanom bessere Prognose.

Therapiemöglichkeiten
Exzision von Primärtumor, Lymphknoten und Metastasen vielfach erfolglos. Prophylaktische Entfernung konnataler und dysplastischer Nävi im Kindesalter je nach Lage und Größe wird empfohlen. Erfolge ergänzender Immun-, Zytostatika- und Anti-Estrogen-Behandlung umstritten.

Häufigkeit und Vorkommen
Jährliche Inzidenz in Europa etwa 6:100.000, bei Europiden nordeuropäischer Provenienz zunehmend. Erkrankungswahrscheinlichkeit bis zum 74. Lebensjahr in den USA 1:15. 90–95% der Fälle sporadisch. Familiär vorwiegend in Sippen mit dem ebenfalls familiärem "Syndrom" der dysplastischen Nävi (Inzidenz 2–5%, BK-Mole-Syndrom).

Genetik
Für sporadische Fälle werden somatische Mutationen bei bereits bestehender polygener Disposition als auslösend angesehen. Eine solche Disposition besteht auch bei Personen mit dem autosomal dominant bedingten "Syndrom" der dysplastischen Nävi (ca. 50% der familiären Fälle, Suppressorgen, Gen für den cyclinabhängigen – **d**ependend – **K**inasehemmer *CDKN2A*= *MLM* = P16), Genort 9p21, d.h. mit multiplen, vom 2. Lebensjahrzehnt an erscheinenden, nach Entstehung, Morphologie und Lokalisation atypischen Nävi (BK-Mole-Syndrom, FAMM-Syndrom – Familiäre, Atypische Melanotische Mäler OMIM 155600), wobei das Melanomrisiko durch Melanocortin1-Rezeptorvarianten (*MC1R*) modifiziert wird. Bei einer weiteren autosomal dominant bedingten Neigung zu Melanomen (Genort 1p36, *CDK4*, *CMM1*, gleiche Region wie ▶ *Neurale Muskelatrophie Typ II*), für Personen mit heller Komplexion, mit ▶ *neurocutaner Melanose* sowie für Personen mit dem Allel für die Komplementations-Gruppe D (Genort 19q13) des ▶ *Xeroderma pigmentosum*. Bei sporadischen Melanomen tritt die Mutation im Gen für P16 erst in einem späteren Stadium auf, d.h. es disponiert zu M., verursacht die Tumorentstehung jedoch nicht. Beteiligt sind offensichtlich weiterhin Gene der Chromosomen bzw. Chromosomenregionen 2p25.3, 3q21 (*NCK*), 6p (*WAF1*, P21), 5, 7 und 10q, wobei Mutationen (Heterozygotie-Verlust) in 1p36 (*CDK4*), 9p22-21 (*CDKN2A*, *CDKN2B*) und im *MYB*-Gen in 6q22-23 eine Schlüsselrolle zukommt. Das Uvea-Melanom entsteht wahrscheinlich auf anderer genetischer Grundlage (Chromosom 3?)

Familienberatung
In Anbetracht der schlechten Prognose Früherkennung durch ständige und Eigenüberwachung gefährdeter Personen wichtig. Histologischer Nachweis anhand typischer melanomassoziierter Antikörper. Dysplastische Nävi können eine genetische Disposition und damit ein Risiko anzeigen, vor allem wenn sie familiär auftreten und bereits Melanompatienten aus der Sippe bekannt sind. Das Risiko steigt mit jedem weiteren Merkmalsträger. Familiarität ist jedoch nicht auf Sippen mit dysplastischen Nävi beschränkt bzw. nicht in jeder dieser Sippen müssen Melanome auftreten. 10–20% der Melanome entstehen über eine Melanosis circumscripta praeblastomatosa DUBREUILH. Konnatale, d.h. bis zu Ende des 1. Lebensjahres vorhandene Nävuszellnävi (Inzidenz 1%) entarten mit einer Wahrscheinlichkeit von etwa 3–5% (kleine und mittelgroße, Durchmesser unter 20 mm) nach der Pubertät, Riesen-Nävuszellnävi (Tierfell-Nävi) im Kindesalter von 8–10%. Auftreten des Melanoms vor dem 40. Lebensjahr, multiple Primär-Tumoren, Junction-Nävi und helle Komplexion (Rothaarigkeit) vor allem bei familiärem Melanom. In normaler Anzahl vorhandene erworbene Nävuszellnävi stellen kein erhöhtes Risiko dar. Zu vermeidende exogene Faktoren bei genetischer Disposition sind Sonnenlichtexposition und mutagene Substanzen (Medikamente).

Literatur
Cannon-Albright, L.A., D.E.Goldgar, L.J.Meyer et al., Assignment of a locus for familial melanoma, MLM to chromosome 9p13-p22. Science *258* (1992) 1148–1152.

Gruis, N.A., P.A.van der Velden, L.A.Sandkujil et al., Homozygotes for CDKN2 (p16) germline mutations in Dutch familial melanoma kindreds. Nature Genet. *10* (1995) 351 353.

Haluska, F.G. and F.S.Hodi, Molecular genetics of familial cutaneous melanoma. J.Clin.Oncol 16 (1998) 670–682.

Holland, E.A., S.C.Beatson, B.G.Edwards et al., Loss of heterozygosity and homozygous deletion on 9p21-22 in melanoma. Oncogene 9 (1994) 1361–1365.

Lynch, H.T., R.M.Fusaro, A.A.Sandberg et al., Chromosome instability and the FAMM syndrome. Cancer Genet.Cytogenet. 71 (1993) 27–39.

Puig, S., A.Ruiz, T.Castel et al., Inherited susceptibility to several cancers but absence of linkage between dysplastic nevus syndrome and CDKN2A in a melanoma family with a mutation in the CDKN2A (P16) gene. Hum.Genet. 101 (1997) 359–364.

Schnyder, U.W., B.V.Schneider, O.Maie u. Mitarb., Kongenitale Naevuszellnaevi als Melanompraekursoren der Haut. Mschr.Kinderheilk. 135 (1987) 259–264.

Soufir, N., M.-F.Avril, A.Chompret et al., Prevalence of p16 and CDK4 germline mutations in 48 melanoma-prone families in France. Hum.Molec.Genet. 7 (1998) 209–216.

Walker, G.J., J.F.Flores, J.M.Glendening et al., Virtually 100% of melanoma cell lines harbor alterations at the DNA level within CDKN2A, CDKN2B, or one of their downstream targets. Genes Chromosomes Cancer 22 (1998) 157–163.

Welch, D.R. and S.E.Goldberg, Molecular mechanisms controlling human melanoma progression and metastasis. Pathology 65 (1997) 311–330.

White, V.A., B.K.McNeil and D.E.Horsman, Acquired homozygosity (isodisomy) of chromosome 3 in uveal melanoma. Cancer Genet.Cytogenet. 102 (1998) 40–45.

OMIM 155600, 155700, 155720

Melanose, neurokutane

Phakomatose unklarer Ätiologie.
Es bestehen ausgedehnte Pigmentnävi der Haut sowie leptomeningeale Melanosen verschiedener Hirnpartien. Pathogenetisch wird eine partielle embryonale Dysplasie der Neuralleiste in Form einer verstärkten Produktion von Melanoblasten auf der Grundlage der somatischen Mutation eines Letalgens angenommen. Ein Basisdefekt ist unbekannt.

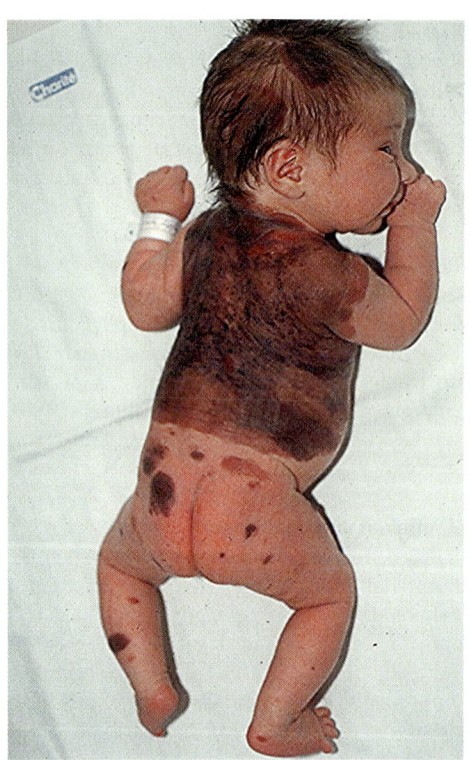

Melanose, neurokutane. Ausgedehnter melanozytärer Naevus mit weiteren kleinen Pigmentnaevi (Satelliten-Naevi). (S. Tinschert)

Krankheitswert
Ausgedehnte multiple Pigmentnävi der Haut an Kopf und Hals mit Tendenz zur malignen Entartung (Melanom) bereits während der ersten Lebensjahre. Neurale Ausfallserscheinungen. Epileptische Anfälle. Häufig Hydrozephalus (Beteiligung von Pia und Arachnoidea), Mikrozephalus. Lebenserwartung herabgesetzt. Tod häufig bereits im frühen Kindesalter, vorwiegend durch neurologische Komplikationen oder Melanom. Kann jedoch auch ohne weitere Behinderungen mit normaler Lebenserwartung bestehen.

Therapiemöglichkeiten
Unbekannt.

Häufigkeit und Vorkommen
Nur wenige sichere Fälle bekannt, nicht familiär.

Genetik
Beteiligung genetischer Faktoren in Form somatischer onkogener Mutationen wird vermutet.

Familienberatung
Das Risiko für eine Wiederholung in einer Geschwisterschaft oder Familie ist gering.

Literatur
Ellis, D.S., W.H.Spencer and C.M.Stephenson, Congenital neurocutaneous melanosis with metastatic orbital malignant melanoma. Ophthalmology 93 (1986) 1639–1642.

OMIM 249400

Melanosis universalis

Genetisch bedingte Überpigmentierung der Haut auf der Grundlage einer Genmutation. Der Basisdefekt für die verstärkte Pigmentbildung ist unbekannt.

Krankheitswert
Angeborene Hyperpigmentierung mechanisch beanspruchter Körperpartien oder in Form später konfluierender Flecken des gesamten Integumentes. Häufig ausgedehnte Pigmentnävi. Höchstens kosmetisch störend.

Therapiemöglichkeiten
Unbekannt und unnötig.

Häufigkeit und Vorkommen
Über 100 Fälle beschrieben. Große Sippen mit Merkmalsträgern in mehreren aufeinanderfolgenden Generationen bekannt.

Genetik
Autosomal dominanter Erbgang. In einzelnen Familien könnte das Auftreten von lediglich Geschwisterfällen auch für autosomal rezessiven Erbgang sprechen.

Familienberatung
Differentialdiagnose zur Melanodermie fotosensibilisierter Haut (nach Einwirkung verschiedener chemischer Noxen, bei Porphyrie oder Nebenniereninsuffizienz) notwendig.

Literatur
Debao, L. and L.Ting, Familial progressive hyperpigmentation: a family study in China. Brit.J.Derm. 125 (1991) 607.

OMIM 155800

Melanosomen-Krankheit, ektodermale
▶ Elejalde-Syndrom II

MELAS
▶ Mitochondriopathien

Meleda-Syndrom
▶ Mal de Meleda

Melkersson-Rosenthal-Syndrom

Charakeristischer Symptomenkomplex unklarer Ätiologie.
Ein Basisdefekt sowie die Pathogenese der klinischen Erscheinungen sind weitgehend unbekannt (Amyloidose?).

Krankheitswert
Erstmanifestation vom 2. Lebensjahrzehnt an, selten eher. Rezidivierende Paresen des N. facialis, gelegentlich auch anderer Hirnnerven. Rezidivierende angioneurotisch-ödematöse Schwellungen vor allem im Oberlippen-Gesichts-Bereich. Lingua plicata. Selten Vollbild des Syndroms.

Therapiemöglichkeiten
Kortikosteroid-Behandlung kann die Anfälle abbrechen aber nicht verhindern.

Häufigkeit und Vorkommen
Etwa 200 Fälle von allen Erdteilen beschrieben. Meist sporadisches Vorkommen.

Melnick-Fraser-Syndrom

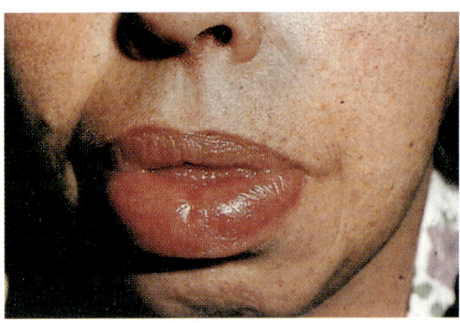

MELKERSSON-ROSENTHAL-Syndrom. Periphere Fazialisparese links, Unterlippenödem, Lingua plicata. (M. Meisel-Stosiek)

Genetik
Die Beteiligung genetischer Faktoren wird in Zusammenhang mit den unterschiedlichen Ansichten über die Ätiologie verschieden beurteilt. Die Art des familiären Vorkommens, vor allem oligosymptomatischer Fälle in mehreren aufeinanderfolgenden Generationen, lässt auf unregelmäßig dominanten Erbgang schließen. Genort 9p11? Wahrscheinlich heterogen bedingte Disposition, wobei Infektionen (Tuberkel-Bakterium), Allergien u.a. auslösend wirken können.

Familienberatung
Bei familienanamnestischen Erhebungen ist auf Teil- und Mikrosymptome in der Aszendenz zu achten. Für sicher sporadische Fälle ist das Risiko des Auftretens weiterer Merkmalsträger innerhalb der Familie als gering einzuschätzen.

Literatur
Butenschoen, H., MELKERSSON-ROSENTHAL-Syndrom im Kindesalter. Hautarzt 27 (1976) 544–547.
Smeets, E., J.P.Fryns and H.Van den Berghe, MELKERSSON-ROSENTHAL syndrome and de novo autosomal t(9;21)(p11p11) translocation. Clin.Genet. 45 (1994) 323–324.

OMIM 155900

MELNICK-FRASER-Syndrom
▶ Branchio-Oto-Renale Dysplasie

MELNICK-NEEDLES-Syndrom,
Osteodysplastie

Genetisch bedingter genereller Bindegewebsdefekt auf der Grundlage einer Genmutation. Der Basisdefekt für die gestörte Knorpel- und Knochenentwicklung ist unbekannt.

Krankheitswert
Erstmanifestation klinischer Erscheinungen im 1. Lebensjahr. Im männlichen Geschlecht starke Beeinträchtigung durch multiple Skelettdysplasien und schmerzhafte Arthrosen mit Gehbeschwerden und Einschränkung der Beweglichkeit des Achsenskeletts und anderer Gelenke. Typische Fazies durch Exophthalmie, tiefsitzende Ohren, große Stirn, Zahnstellungs- und Kieferanomalien. Rauhe Stimme. S-förmige Verbiegung der langen Röhrenknochen. Kyphoskoliose. Tintenlöscherfüße. Kleinwuchs. Dysplasien der Metaphysen, des Beckens, der Rippen (Konstriktionen) und der Schlüsselbeine. Leichtere Symptomatik im weiblichen Geschlecht.

Therapiemöglichkeiten
Orthopädische Maßnahmen mit unbefriedigendem Erfolg.

Häufigkeit und Vorkommen
Seit Erstbeschreibung 1966 mehrere Sippen mit Merkmalsträgern in aufeinanderfolgenden Generationen und sporadische Fälle bekannt. Gynäkotropie.

Genetik
Heterogen. X-chromosomal dominanter Erbgang mit stark variabler Expressivität und Semiletalität im männlichen Geschlecht. Aufgrund symptomatischer Überschneidungen wird Allelie mit dem ▶ *Oto-Palato-Digitalen Syndrom* und der ▶ *fronto-metaphysären Dysplasie* angenommen: Fronto-Oto-Palato-Digitale Osteodysplasie. Genort Xq28. Bei einem 2. Typ (DANKS, MAYNE, KOZLOWSKY, OMIM 259270) autosomal rezessiver Erbgang mit schwerer Symptomatik in beiden Geschlechtern. Abgrenzung gegenüber den Typen I und III der ▶ *Atelosteogenesis* unsicher.

Familienberatung

Differentialdiagnose zu Oto-Palato-Digitalem Syndrom II und fronto-metaphysärer Dysplasie wegen allelischer Überschneidungen und klinischer Variabilität unsicher. Siehe auch ▶ TER-HAAR-*Syndrom* und ▶ PYLE-*Syndrom*. In Anbetracht der Schwere der Erscheinungen besondere medizinisch-genetische Betreuung in entsprechenden Familien wichtig. Bei Merkmalsträgerinnen Schnittentbindung notwendig.

Literatur

Donnenfeld, A.E., K.A.Conrad, N.R.Roberts et al., MELNICK-NEEDLES syndrome on males: A lethal multiple congenital anomalies syndrome. Am.J. Med.Genet. 27 (1987) 159–173.

Exner, G.U., Serpentine fibula – polycystic syndrome. A variant of the MELNICK-NEEDLES syndrome or a distinct entity? Eur.J.Pediat. 147 (1988) 544–546.

Fryns, J.P., A.Schinzel and H.van den Berghe, Hyperlaxity in males with MELNICK-NEEDLES syndrome. Am.J.Med.Genet. 29 (1988) 607–611.

Nishimura, G., T.Horiuchi, O.H.Kim and Y.Sasamoto, Atypical skeletal changes in otopalatodigital syndrome type II: Phenotypic overlap among otopalatodigital syndrome type II, Boomerang dysplasia, atelosteogenesis type I and type III, and lethal male phenotype of MELNICK-NEEDLES syndrome. Am.J. Med.Genet. 73 (1997) 132–138.

Robertson, S., T.Gunn, B.Allen et al., MELNICK-NEEDLES syndrome and oto-palato-digital syndrome type II allelic? Observation in a four-generation kindred. Am.J.Med.Genet. 71 (1997) 341–347.

OMIM 249420, 309350

Melorheostosis
▶ LERI-Syndrom

MELTZER-Syndrom
▶ Kryoglobulinämie, essentielle

MEMR-Syndrom
▶ Exostosen, multiple cartilaginäre;
▶ Tricho-Rhino-Phalangie-Syndrom II

MEN
▶ Adenomatose, endokrine hereditäre

MENDES-DA-COSTA-Syndrom
▶ Erythrokeratodermia figurata variabilis

MENGEL-KONIGSMARK-BERLIN-MCKUSICK-Syndrom
▶ Taubheit (Tab. II.E)

MENIÈRE-Krankheit

Anfallsweise cochleo-vestibuläre Erkrankung unklarer Ätiologie.
Endolymphatischer Hydrops durch Sekretions- und Rückresorptionsstörungen der Endolymphe führt sekundär zu Vertigo, Hörverlust und Tinnitus. Migräne kommt bei einem Teil der familiären Fälle vor bzw. steht im Vordergrund. Frequenz 1:5.000–1:500, 90% der Fälle sind sporadisch. Das familiäre Vorkommen bei den restlichen spricht für autosomal dominanten Erbgang. Vermuteter Genort 14q12-13 (*COCH*, Cochlin, extrazelluläres Matrixprotein der Cochlea, OMIM 603196), Allelie mit einer Form der ▶ *Taubheit*, DFNA9. Isolierte paroxysmale Vertigo mit Migräne wahrscheinlich autosomal dominant.

Literatur

Fransen, E., M.Verstreken, W.I.M.Verhagen et al., High prevalence of symptoms of MENIER´s disease in three families with a mutation in the *COCH* gene. Hum.Molec.Genet. 8 (1999) 1425–1429.

Oh, A.K., H.Lee, J.C.Jen et al., Familial benign recurrent vertigo. Am.J.Med.Genet. 100 (2001) 287–291.

OMIM 156000

MENKES-Syndrom,
Kinky-hair-Krankheit, Trichopoliodystrophie

Genetisch bedingte Kupfertransportstörung auf der Grundlage einer Genmutation.

Menkes-Syndrom

Der Gendefekt manifestiert sich in einem Defekt einer Kupfer-Bindungsregion einer ATPase vom P-Typ (ATP7A) und damit in einem generellen Defekt des Cu-Transportes in der Zelle und durch die Zellmembran, was eine Störung der intestinalen Kupfer-Absorption und einen intrazellulären Cu-Mangel (Leber, Hirn) zur Folge hat bei Speicherung in Blutgefäßen, Gliazellen und Zytosolen. Es kommt zu einer Aktivitätsminderung Cu-abhängiger Enzyme. Die klinischen Symptome lassen sich daraus ableiten. Die abnorme Keratin- und Elastin-Zusammensetzung beruht z.B. auf einer Synthesestörung infolge einer herabgesetzten Aktivität der Lysyloxidase.

Krankheitswert

Erstmanifestation klinischer Erscheinungen im 3. bis 4. Lebensmonat. Corpus-callosum-Agenesie. Atrophien verschiedener Hirnpartien mit neuralen Ausfallserscheinungen und Anfällen. Gefäßanomalien. Entwicklungsstillstand. Ataxie. Kleinwuchs. Trichorrhexis nodosa, Monilethrix, Pili torti. Tod häufig schon in den ersten Lebensjahren an Hypothermie und Zirkulationsstörungen. Bei unterschiedlichen, z.T. später manifesten und milderen Typen Lebenserwartung bis zum 2. Lebensjahrzehnt. Leichteste Formen: Okzipitalhorn-Syndrom (▶ EHLERS-DANLOS-*Syndrom, IX; Cutis laxa*).

Therapiemöglichkeiten

Parenterale Cu-Substitution (Cu-Azetat, Cu-EDTA, Cu-Sulfat, Cu-Histidin) führte bisher lediglich bei einem Teil der frühmanifesten Fälle zur Besserung. Frühzeitige parenterale Kupfer-Histidin-Gaben mit gutem Erfolg hinsichtlich der intellektuellen Entwicklung und partiell auch hinsichtlich der Bindegewebs- bzw. Gefäßsymptomatik.

Häufigkeit und Vorkommen

Seit Erstbeschreibung 1962 mehrere 100 Sippen mit männlichen Merkmalsträgern bekannt. Inzidenz in Europa 1:300.000–250.000, in Australien 1:35.000.

Genetik

X-chromosomaler Erbgang. Genort Xq13.3 (*ATP7A*). Allelie leichterer Verlaufsformen einschließlich des Okzipitalhorn-Syndroms in Abhängigkeit von geringen Mengen des normalen Genproduktes. Es besteht eine Homologie zum WILSON-Syndrom, bei dem ebenfalls eine ATPase mit über 75%iger Aminosäurehomologie betroffen ist.

Familienberatung

Die klinische Diagnose gestaltet sich bei Säuglingen schwierig, da vor Einsetzen des Haarwachstums das charakteristischste Symptom fehlt. Nachweis auf Grund der verminderten Coeruloplasmin-Konzentration im Serum. Differentialdiagnose zum frühkindlichen WILSON-Syndrom notwendig. Pränatale Diagnostik molekulargenetisch und durch Messung des Cu-Gehaltes im Fruchtwasser sowie in kultivierten Chorion- und Fruchtwasserzellen. Nach demselben Prinzip Heterozygotennachweis möglich. Fast 50% der Konduktorinnen sind an Pili torti erkennbar.

Literatur

Bull, P.C. and D.W.Cox, WILSON disease and MENKES disease: new handles on heavy-metal transport. Trends in Genetics *10* (1994) 246–252.

Christodoulou, J., D.M.Danks, B.Sarkar et al., Early treatment of MENKES disease with parenteral cooper-histidine: Long-term follow-up of four treated patients. Am.J.Med.Genet. *76* (1998) 154–164.

Dagenais, S.L., A.N.Adam, J.W.Innis and T.W.Glower, A novel frameshift mutation in exon 23 of *ATP7A* (MNK) results in occipital horn syndrome and not in MENKES disease. Am.J.Hum.Genet. *69* (2001) 420–427.

Moller, I.B., Z.Tümer, C.Lund et al., Similar splice-site mutations of the *ATP7A* gene lead to different phenotypes: classical MENKES disease or occipital horn syndrome. Am.J.Hum.Genet. *66* (2000) 1211–1220.

Nadal, D. and K.Baerlocher, MENKES' disease: Long-term treatment with copper and D-Penicillamine. Eur.J.Pediat. *147* (1988) 621–625.

Sander, C., H.Niederhoff and N.Horn, Life-span and MENKES' kinky hair syndrome: report of a 13-year course of this disease. Clin.Genet. *33* (1988) 228–233.

Tonnesen,T., A.M.Gerdes, E.Damsgaard et al., First-trimester diagnosis of MENKES' disease: Intermediate copper values in chorionic villi from three affected male fetuses. Prenatal Diagn. *9* (1989) 159–165.

Tonnesen, T., W.J.Klejer and N.Horn, Incidence of MENKES disease. Hum.Genet. *86* (1991) 408–410.

Tumer, Z. and N.Horn, MENKES disease: Recent advances and new aspects. J.Med.Genet. *34* (1997) 265–274.

OMIM 309400

Merosinopathie
▶ Muskeldystrophie, progressive infantile, Typ DUCHENNE (DMD)

MERRF
▶ Mitochondriopathien

Mesomeler Zwergwuchs
▶ NIEVERGELT-Syndrom;
▶ Zwergwuchs, mesomeler, Typ LANGER;
▶ LERI-WEILL-Syndrom;
▶ Tibia-Aplasie

MESTRE-Syndrom
▶ Keratosis palmoplantaris hereditaria mutilans (VOHWINKEL)

Metachondromatose

Generalisierte Knochendysplasie, vor allem der Röhrenknochen mit metaphysär-epiphysenbetonten cartilaginären Exostosen der kleinen Gelenke, aber auch an den Wirbeln und den Beckenknochen (Crista iliaca). Komplikationen vor allem durch Beteiligung von Femurkopf und -hals. Spontanremissionen im Jugendalter kommen vor.
Seit Erstbeschreibung 1971 etwa 20 z.T. familiäre Fälle beschrieben, autosomal dominanter Erbgang mit variabler Expressivität.
Differentialdiagnose zu ▶ *multiplen cartilaginären Exostosen* (bei diesen Hände und Füße weniger betroffen), ▶ *Knochenchondromatose*, ▶ *Dysplasia epiphysaria hemimelica* und ▶ *CALVÉ-LEGG-PERTHES-Syndrom* anhand einer Remissionstendenz sowie ausbleibender Gelenke- und Knochendeformationen notwendig. Wegen der variablen Expressivität und der Spontanremissionen ist für die Familienberatung die röntgenologische Untersuchung auch klinisch unauffälliger Verwandter wichtig. Punktförmige Verkalkungen im Knorpelbereich können diagnostisch hilfreich sein.

Literatur
Hunter, A.G.W., K.Kozlowski and O.Hochberger, Metachondromatosis. Can.Assoc.Radiol.J. *46* (1995) 202–208.

OMIM 156250

Metaphysäre Chondrodysplasie mit Pankreasinsuffizienz und Neutropenie
▶ SHWACHMAN-Syndrom

Metaphysäre Chondrodysplasie Typ JANSEN,
(Murk-)JANSEN-Syndrom, Dysostosis enchondralis metaphysaria (Murk JANSEN)

Genetisch bedingte spondylo-metaphysäre Chondrodysplasie auf der Grundlage einer Genmutation.
Es besteht eine Aktivitätsveränderung des Parathormon-verwandten Peptidrezeptors (PTH/PTHR) mit einer Liganden-unabhängigen Adenosin-3',5'-Monophosphat-Anreicherung in den Zellen, was die Hyperkalzämie und Hypophosphatämie, eine erhöhte Knochenresorption, die Pseudomangelrachitis sowie die enchondrale Knochendysplasie erklären kann.

Krankheitswert
Erstmanifestation in den ersten Lebensjahren. Schwere Gelenkedeformationen und rachitisartige Verbiegung der langen Röhrenknochen. Wirbelsäule mitbetroffen. Disproportionierter Kleinwuchs (<125 cm). Verzögerung der körperlichen Entwicklung bei normaler Intelligenz. Zunehmende arthrotische Beschwerden im Erwachsenenalter mit Hörverlust durch Sklerose der Schädelknochen.

Therapiemöglichkeiten
Orthopädische Beratung. Nach Ende der Wachstumsperiode eventuell chirurgische Korrektur der Hüftgelenkverformungen und der O-Beine vorteilhaft.

Häufigkeit und Vorkommen
Seit Erstbeschreibung 1934 etwa 20 sporadische Fälle und Merkmalsträger in aufeinanderfolgenden Generationen publiziert.

Genetik
Autosomal dominanter Erbgang. Genort 3p22-p21.1 (*PTHR*, OMIM 168468), Allelie zur ► *Knochenchondromatose (OLLIER)* und zur ► BLOMSTRAND-*Chondrodysplasie*. Interfamiliäre Variabilität der Schwere der Erscheinungen durch Allelie.

Familienberatung
Differentialdiagnose anhand der röntgenologischen (Schädelsklerose im Erwachsenenalter) und blutchemischen (alkalische Serumphosphatase, Hyperkalzämie und -urie, erhöhte Phosphat- und cAMP-Ausscheidung) Befunde zu anderen Chondrodysplasien bzw. Rachitis und Vitamin-D-resistenten Rachitisformen (► *Hypophosphatämie*; ► *Hypophosphatasie*; ► *Hyperparathyreoidismus*) zur Vermeidung von Therapieschäden wichtig. Siehe auch Knochenchondromatose. Im Hinblick auf später zu erwartende Beschwerden Berufsberatung nötig. Das Risiko für eine Wiederholung in der Geschwisterschaft eines Merkmalsträgers ist gering, wenn keiner der Eltern Merkmalsträger ist.

Literatur
Schipani, E., K.Kruse and H.Juppner, A constitutively active mutant PTH-PTHRP receptor in JANSEN-type metaphyseal chondrodysplasia. Science *268* (1995) 98–100.

Schipani, E., C.B.Langman, A.M.Parfitt et al., Constitutively activated receptors for parathyroid hormone and parathyroid hormone-related peptide in JANSEN's metaphyseal chondrodysplasia. New Engl. J.Med. *335* (1996) 708–714.

Silverthorn, K.G., C.S.Houston and B.P.Duncan, Murk JANSEN's metaphyseal chondrodysplasia with long-term follow up. Pediat.Radiol. *17* (1987) 119–123.

OMIM 156400, 168468

Metaphysäre Chondrodysplasie Typ McKusick
► Knorpel-Haar-Hypoplasie

Metaphysäre Chondrodysplasie Typ Schmid

Genetisch bedingte metaphysäre Chondrodysplasie auf der Grundlage einer Genmutation. Der Gendefekt manifestiert sich in einem Synthesedefekt des Typ-X-Kollagens (homotrimere α1-Kette) in den Chondrozyten. Dadurch ist die enchondrale Ossifikation gestört, woraus sich die auf die Metaphysen der langen Röhrenknochen beschränkte Dysplasie erklärt.

Krankheitswert
Erstmanifestation im Säuglingsalter. Gelenkedeformitäten, später arthrotische Beschwerden. Coxa vara und Genua valga. Disproportionierter Kleinwuchs (etwa 150 cm). Verzögerte statische Entwicklung. Charakteristischer watschelnder Gang. Schädel normal.

Therapiemöglichkeiten
Orthopädische Beratung. Nach Ende der Wachstumsperiode Osteotomien zur Korrektur von Coxa vara und Genua valga ratsam.

Häufigkeit und Vorkommen
Seit Erstbeschreibung etwa 70 Fälle bekannt. Neben sporadischen Fällen Sippen mit Merkmalsträgern in mehreren aufeinanderfolgenden Generationen publiziert.

Genetik
Autosomal dominanter Erbgang mit variabler Expressivität. Genort 6q21-22 (*COL10A1*). Daneben zwei Geschwisterschaften mit typischer Symptomatik beschrieben, bei der aufgrund der Konsanguinität merkmalsfreier Eltern eine autosomal rezessive Mutation vermutet wird (Typ SPAHR, OMIM 250400).

Familienberatung
Differentialdiagnose anhand der Familienanamnese sowie der röntgenologisch (ab 2. Lebensjahr: Vergrößerte Femurkopf-Epiphyse mit

Dysplasie vor allem der distalen Femurepiphyse, Coxa vara, Auffälligkeiten an den vorderen Rippenbögen bei normaler Wirbelsäule) und der normalen blutchemischen Befunde zu anderen Chondrodysplasien bzw. Rachitis und Vitamin-D-resistenten Rachitisformen zur Vermeidung von Therapiefehlern wichtig. Pränatale und präsymptomatische Diagnose molekulargenetisch möglich. Im Hinblick auf im Erwachsenenalter zu erwartende Beschwerden Berufsberatung notwendig.

Literatur

Dharmavaran, R.M., M.A.Elberson, M.Peng et al., Identification of a mutation in type X collagen in a family with SCHMID metaphyseal chondrodysplasia. Hum.Molec.Genet. 3 (1994) 507–509.

Farag, T.I. and A.S.Teebi, The second family with SPAHR-type metaphyseal chondrodysplasia: autosomal recessive inheritance confirmed. Clin.Genet. 38 (1990) 237–239.

Lachman, R.S., D.L.Rimoin and J.Spranger, Metaphyseal chondrodysplasia, SCHMID type. Clinical and radiographic delineation with review of the literature. Pediat.Radiol. 18 (1988) 93–102.

Milunski, J., T.Maher, R.Lebo and A.Milunsky, Prenatal dianosis for SCHMID metaphyseal chondrodysplasia in twins. Fetal Diagn.Ther. 13 (1998) 167–168.

OMIM 120110, 156500, 250400

Metaphysäre Chondrodysplasie Typ SPAHR

▶ Metaphysäre Chondrodysplasie Typ SCHMID

Metaphysäre Chondrodysplasie Typ VAANDRAGER-PENA

Genetisch bedingte metaphysäre Dysplasie auf der Grundlage einer Genmutation. Es besteht eine Osteochondrodysplasie, für die ein Basisdefekt unbekannt ist.

Krankheitswert

Im Kindesalter manifester Kleinwuchs, Gelenkveränderungen vor allem an Knien und Unterarmen sowie an den Händen führen höchstens zu geringen Beschwerden.

Therapiemöglichkeiten
Unbekannt.

Häufigkeit und Vorkommen
Bisher nur 5 Fälle, darunter Geschwister und konkordante eineiige Zwillinge, beschrieben.

Genetik
Wahrscheinlich autosomal rezessiver Erbgang. Für mehrere sporadische oder Geschwisterfälle mit schwererer kindlicher metaphysärer Chondrodysplasie und den charakteristischen schwammartigen Veränderungen der Metaphysen mit zusätzlich unterschiedlichen Begleitsymptomen werden ebenfalls autosomal rezessive Mutationen vermutet (Typ SEDAGHATIAN, ▶ Dysplasie, spondylo-metaphysäre Typ SEDAGHATIAN, OMIM 250220).

Familienberatung
Differentialdiagnose zu anderen metaphysären und spondylometaphysären Dysplasien notwendig. Da bisher nur Kinder beschrieben wurden, ist die Prognose für das Erwachsenenalter noch ungewiss.

Literatur

Khaldi, F., B.Bennaceur et M.Hamza, Une novelle forme de Chondrodysplasie métaphysaire. Arch. Fr.Pédiat. 44 (1987) 115–117.

Opitz, J.M., J.W.Spranger, H.R.Stoss et al., Brief clinical report: SEDAGHATIAN congenital lethal metaphyseal chondro-dysplasia – observation in a second Iranian family and histopathological studies. Am.J.Med.Genet. 26 (1987) 583–590.

OMIM 250300

Metaphysäre Chondrodysplasie

s.a.
▶ Agammaglobulinämie, Typ Schweiz;
▶ SHWACHMAN-Syndrom

Metaphysäre Dysplasie Typ BRAUN-TINSCHERT

Von einer großen deutschen Sippe ursprünglich als HÖHLE-BRAUN-Syndrom (▶ PYLE-Syndrom) beschriebene Modellierungsstörung der langen

Röhrenknochen mit Erlmeyerkolben-Form der distalen Metaphysen der Femora und Varusdeformität der Radii. Autosomal dominanter Erbgang.

Literatur
Braun, H.-St., P.Nürnberg and S.Tinschert, Metaphyseal dysplasia: A new autosomal dominant type in a large kindred. Am.J.Med.Genet. *101* (2001) 74–77.

OMIM 605946

Metaphysäre Dysplasie
s.a.
▶ PYLE-Syndrom

Metatropischer Zwergwuchs II
▶ KNIEST-Syndrom

Methämoglobinämie-Syndrom, enzymopathisches

Genetisch bedingter Enzymdefekt auf der Grundlage einer Genmutation.
Der Gendefekt manifestiert sich in einem Mangel oder in einer herabgesetzten Aktivität (Typ II) oder Instabilität (Typ I) der NADPH-Cytochrom-b5-Reductase, der Diaphorase-1 oder der Methämoglobin-Reductase (Cytochrom-b5-Reduktase-System) der Erythrozyten. Dadurch kommt es zu einer verminderten Reduktion des physiologischerweise im Blut bzw. in der Hämopoese (Typ I, Typ II) entstehenden Methämoglobins und zu dessen Anreicherung auf das 20- bis 50fache des Normaltiters. Bei zusätzlicher zentralnervöser Symptomatik besteht ein NADH-Cytochrom-b5-Reduktase-Mangel auch außerhalb der Erythrozyten, z.B. im Hirn und in Lymphozyten. Da Cytochrom b5-Reductase auch an der 17α-Hydroxylation von 17α-Progesteron zu Androstendion beteiligt ist, kann es außerdem zu einem Pseudohermaphroditismus masculinus kommen (Typ IV).

Krankheitswert
Erstmanifestation bei Geburt in Form einer persistierenden Zyanose. Im Säuglingsalter Gefahr lebensbedrohlicher Zustände. Später sind Lebenserwartung und körperliche Leistungsfähigkeit kaum herabgesetzt. Oligophrenie, Herz- und Augenfehler sowie Pseudohermaphroditismus in einem Teil der Fälle (Typen II und IV).

Therapiemöglichkeiten
Nur in Krisen nötig in Form von Methylenblauinjektionen. Vitamin-C- bzw. Ascorbinsäuregaben eventuell auch aus kosmetischen Gründen günstig.

Häufigkeit und Vorkommen
Seit Abtrennung von der ▶ hämoglobinopathischen Methämoglobinämie 1948 über 200 Fälle publiziert. Frequenz 1:1 Mill. bis 1:500.000. Vor allem für die nördliche Hemisphäre beschrieben. Gehäuft bei Eskimos in Alaska.

Genetik
Autosomal rezessiver Erbgang, in einigen Sippen auch Manifestation bei Heterozygoten im Sinne eines autosomal dominanten Erbganges. Den unterschiedlichen Formen liegt Allelie zugrunde. Genorte: 22q13.31 (*DIA1*, Cytochrom-5-Reduktase, Typen I und II), 18q23 (*CYB5*, Typ IV) und 7p22.1-q21 (*DIA2*).

Familienberatung
Früherkennung anhand der Zyanose. Differentialdiagnose wichtig: induzierte Methämoglobinämien durch Nitrat-haltiges Wasser und Gemüse oder durch bestimmte Medikamente (Chlorochin und andere Antimalariamittel, Neomycin, Heterozygote besonders gefährdet), hämoglobinopathische Formen, bei Neugeborenen Vitium cordis cong. Möglichkeiten der Therapie müssen ständig vorhanden sein. Heterozygotentest durch Diaphorase- oder NADH-Bestimmungen in Hämolysaten, wobei zu berücksichtigen ist, dass es eine mildere Form der enzymopathischen Methämoglobinämie gibt, die sich auch im Blut von Homozygoten in Form einer 25-prozentigen Enzymaktivität nachweisen lässt. Vorsicht mit Methämoglobinämie fördernden Stoffen bzw. Medikamenten (Nitrate - Brunnenwasser-M., Anti-Malariamittel, Sulfonamide), auch bei klinisch normalen Heterozygoten!

Literatur
Aalfs, C.M., G.B.Salieb-Beugelaar, R.J.A.Wanders et al., A case of methemoglobinemia type II due to NADH-cytochrome 5b reductase deficiency: Hum.Mutat. *16* (2000) 18–22.

Giordano, S.J., A.Kaftory and A.W.Steggles, A splicing mutation in the cytochrome b5 gene from a patient with congenital methemoglobinemia and pseudohermaphroditism. Hum.Genet. 3 (1994) 568–570.

Schwartz, J.M. and E.R.Jaffe, Hereditary methemoglobinemia with deficiency of NADH methemoglobin reductase. In: Stanbury, J.B. et al., The Metabolic Basis of Inherited Disease. McGraw-Hill, 5th Edit. New York 1983, S. 1654–1665.

Tanishima, K., K.Tanimoto, A.Tomoda et al., Hereditary methemoglobinemia due to cytochrome b(5) reductase deficiency in blood cells without associated neurological and mental disorder. Blood 66 (1985) 1288–1291.

OMIM 250700, 250790, 250800

Methämoglobin-Syndrom, hämoglobinopathisches

Genetisch bedingter Strukturproteindefekt auf der Grundlage unterschiedlicher Genmutationen.
Durch Missensmutationen kommt es zu Aminosäuresubstitutionen in der α- oder der β-Globin-Kette in der Nähe der Hämgruppe und dadurch zur erhöhten Spontanoxidation des Fe_{II} zu Fe_{III}. Das Hämeisen liegt im Methämoglobin permanent in dreiwertiger Form vor, wodurch keine Affinität mehr zu Sauerstoff besteht und der O_2-Transport gestört ist. Es kommt zu einer verminderten Reduktion des physiologischerweise im Blut entstehenden Methämoglobins und zu dessen Anreicherung auf ein Mehrfaches des Normaltiters. Die klinischen Erscheinungen lassen sich damit erklären.

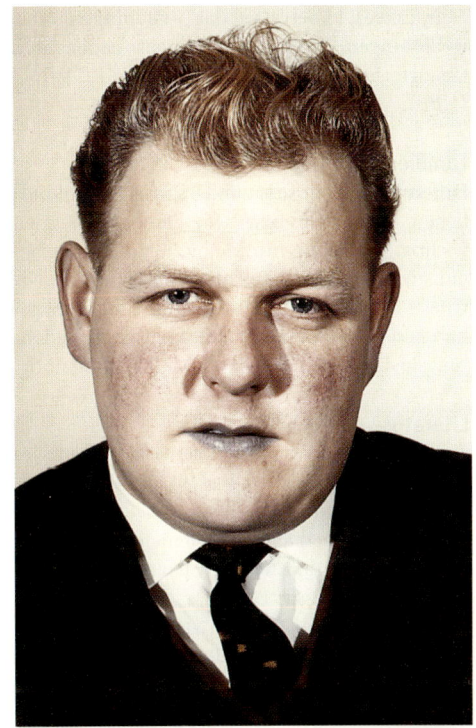
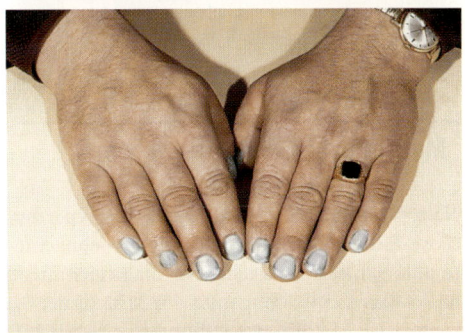

Methämoglobin-Syndrom. Methämoglobinopathische Zyanose, besonders an Lippen und Nägeln erkennbar. (E. Kleihauer)

Krankheitswert
Je nachdem, ob die Mutation eine α- oder eine β-Kette des Globins betrifft, Erstmanifestation der Methämoglobinämie bereits bei oder mehrere Wochen nach der Geburt. Ständige graubraune Zyanose ohne weitere klinische Symptome und ohne Beeinträchtigung von Wohlbefinden und Lebenserwartung. Lediglich bei einigen Varianten (HbM Hydepark und HbM Saskatoon) leichte hämolytische Anämie, verstärkt durch die Einnahme von Sulfonamiden.

Therapiemöglichkeiten
Selten nötig. Methylenblau-Injektion wirkungslos.

Häufigkeit und Vorkommen
Frequenz 1:1 Mill. bis 500.000.

Genetik
Autosomal dominanter Erbgang. Bisher sind >20 verschiedene Punktmutationen für das Hämoglobin M bekannt (z.B. Hb M Boston, Iwate,

Milwaukee), 11 betreffen das β-Globingen, 7 das α-Globingen. Homozygote nicht beobachtet. Genorte: 16p13.33-13.11 (*HBA*) und 11p15.5 (*HBB*).

Familienberatung
Differentialdiagnose zu andersartigen frühkindlichen Zyanosen bzw. Methämoglobinämien wichtig. Vorsichtig mit Methämoglobinämie begünstigenden Medikamenten (Sulfonamide, Nitrite, Phenothiazine) und diagnostischen Maßnahmen! In Anbetracht der klinischen Bedeutungslosigkeit keine weiteren Maßnahmen nötig.

Literatur
Carver, M.F.H. and A.Kutlar, International Hemoglobin Information Center Variant List. Hemoglobin *18* (1994) 77-161.

Kleihauer, E., Methämoglobinämien. Pädiatrische Hämatologie. In: Kleihauer, E. und A.E.Kulozik. Enke-Verl. Stuttgart 1994.

Kulozik, A.E., Hemoglobin variants and the rarer hemoglobin disorders. In Lilleyman, J.S., I.M.Hann and P.Blanchet, Edit., Pediatric hematology. 2nd Edit, Churchill, Livingstone London 1999.

OMIM 141800, 141900

Methimazol-Embryofetopathie

Nach Methimazol-Einnahme (Anti-Hyperthyreose-Mittel) durch die Schwangere beobachtete unterschiedliche leichte Normabweichungen und Aplasia cutis congenita der Mittellinie. Ob weitere bei Methimazol-exponierten Feten aufgetretene Anomalien (Choanalatresie, Anfälle, Haar- und Nagelwachstums-Störungen) mit der Medikation im Zusammenhang stehen, ist unklar. Bisher etwa 20 Fälle beschrieben.

Literatur
Al-Gazali, L.I., Z.Hamid, J.Hertecant et al., An autosomal recessive syndrome of choanal atresia, hypothelia/athelia and thyroid gland anomalies overlapping BAMFORTH syndrome, ANOTHER syndrome and methimazole embryopathy.

Martin-Denavit, T., P.Edery, H.Plauchu et al., Ectodermal abnormalities associated with methimazole intrauterine exposure. Am.J.Med.Genet. *94* (2000) 338-340.

Methioninämie
▶ Hypermethioninämie

Methotrexat-Embroyfetopathie
▶ Zytostatika-Embryofetopathie

α-Methylazetessigazidurie,
β-Ketothiolase-Mangel, 3-Oxothiolase-Mangel

Genetisch bedingte Organazidurie. Störung des Isoleuzinabbaus durch verminderte Aktivität der mitochondrialen β-Ketothiolase (Azetazetyl-CoA-Thiolase, ACAT). Dadurch unterbleibt die Spaltung von α-Methylazetyl-CoA in Propionyl-CoA und Azetyl-CoA. Erstmanifestation im 2. Lebenshalbjahr. Rezidivierende schwere ketotische Azidose mit Erbrechen und Koma, in einigen Fällen auch leichtere Azidose, Lethargie und Hypotonie bzw. klinisch unauffällig. Gute Therapiechancen bei Behandlung der Ketazidose und der Dehydratation. Seit Erstbeschreibung 1971 über 25 sporadische und Geschwisterfälle bekannt. Autosomal rezessiver Erbgang. Heterogen. Genort 11q22.3-23.1 (*ACAT*). Nachweis, Differentialdiagnose (▶ *Hyperglycinämie*) und Heterozygotentest durch Bestimmung von Triglycin, 2-Methylazetessig- und 2-Methyl-3-Hydroxybuttersäure (Gaschromatografie, Massenspektrometrie) im Urin sowie der 3-Ketothiolase-Aktivität in Leukozyten. Pränatale Diagnostik molekulargenetisch möglich.

Literatur
Fukao,T., S.Yamaguchi, M.Kano et al., Molecular cloning and sequence of the complementary DNA encoding human mitochondrial acetoacetyl-coenzyme A thiolase and study of the variant enzymes in cultured fibroblasts from patients with 3-ketothiolase. J.Clin.Invest. *86* (1990) 2086-2092.

Fukao, T., S.Yamaguchi, T.Orii et al., Molecular basis of 3-ketothiolase deficiency: identification of an AG to AC substitution at the splice acceptor site of intron 10 causing exon 11 skipping. Biochem.Biophys. Acta Mol.Basis Dis. *139* (1992) 184-188.

Sovik, O., Mitochondrial 2-methylacetoacetyl-CoA thiolase deficiency: An inborn error of isoleucine and ketone body metabolism. J.Inherit.Metab.Dis. *16* (1993) 46–54.

Wajner, M., M.T.Sanseverino, R.Giugliani et al., Biochemical investigation of a Brazilian patient with a defect in mitochondrial acetoacetyl-coenzyme-A thiolase. Clin.Genet.*41* (1992) 202–205.

OMIM 203750

α-Methylbutyrylglycinurie
▶ Acyl-CoA-Dehydrogenase-Mangel

3-Methylcrotonylglyzinurie

Genetisch bedingte Organazidurie auf der Grundlage einer Genmutation.
Bisher nur bei wenigen Patienten nachgewiesene Störung im Leuzinabbau. Es besteht eine verminderte Aktivität der mitochondrialen 3-Methylcrotonyl-CoA-Carboxylase (MCC), teilweise auch der Propionyl-CoA-Carboxylase. Koenzym für beide ist das Biotin. Das durch den Stoffwechselblock angereicherte 3-Methylcrotonyl-CoA wird zu 3-Methylcrotonylglyzin und 3-Hydroxyisovaleriansäure umgewandelt und im Urin ausgeschieden. Als Basisdefekt lässt sich entweder ein Transportdefekt des Biotins (biotinresponsive Form) oder ein Mangel an Holocarboxylase (biotinrefraktäre Form), die die Bindung des Biotins an das Apoenzym katalysiert, vermuten. Siehe auch ▶ *Carboxylase-Mangel, multipler neonataler, Biotin-responsibler*; ▶ *Biotinidase-Mangel*.

Krankheitswert
Erstmanifestation klinischer Erscheinungen im Säuglingsalter, Brechattacken, Missgedeihen, Infektanfälligkeit. Teilweise Ekzeme und Alopezie. Charakteristischer Uringeruch. Progrediente Muskelhypotonie und -atrophie mit motorischer Retardation. Ataxie. Ohne Therapie innerhalb weniger Monate zum Tode führend.

Therapiemöglichkeiten
Hohe Dosen von Biotin führen in einem Teil der Fälle zur biochemischen und klinischen Normalisierung. Mit leuzinarmer Diät wird höchstensbiochemische Normalisierung erreicht.

Häufigkeit und Vorkommen
Seit Erstbeschreibung 1970 nur wenige Kasuistiken bekannt. Nach dem Ergebnis von Screeninguntersuchungen jedoch häufiger, meist nicht erkannt. Regional häufigste Organazidurie.

Genetik
Autosomal rezessiver Erbgang. MCC ist ein Heteromer, Genorte: 3q25-27 (*MCCA*) und 5q12-13 (*MCCB*).

Familienberatung
Nachweis anhand der Enzymaktivität in Leukozyten und Fibroblasten sowie der Ausscheidung von 3-β-Methylcrotonylglyzin und 3-Hydroxyisovaleriansäure im Urin (Gaschromatografie) und der 3-Hydroxyisovaleryl-Carnitin-Werte im Blut. Nach dem gleichen Prinzip Heterozygotentest möglich. Differentialdiagnose zur ▶ *progressiven spinalen Muskelatrophie* im Hinblick auf Therapiemöglichkeiten wichtig!

Literatur
Elpeleg, O.N., S.Havkin, V.Barash et al., Familial hypotonia of childhood caused by isolated 3-methylcrotonyl-coenzyme A carboxylase deficiency. J.Pediat. *121* (1992) 407–410.

Gallardo, M.E., L.R.Desviat, J.M.Rodríguez et al., The molecular basis of 3-methylcrotonylglycinuria, a disorder of leucine catabolism. Am.J.Hum.Genet. *68* (2001) 334–346.

Page, T. and W.L.Nyhan, Separation of the intermediates of leucine catabolism by high performance liquid chromatography. Biochem.Med. *34* (1985) 297–303.

OMIM 210200, 210210

3-Methylglutaconylazidurie

Genetisch bedingte Organazidurie. Störung des Leuzinabbaus durch verminderte Aktivität der 3-Methylglutaconyl-CoA-Hydratase (*AUH*). Retardation der Sprachentwicklung. Bei einer zweiten, X-chromosomalen Form (Typ II, ▶ *Kardiomyopathie*, ▶ *BARTH-Syndrom*) und dem Typ III (COSTEFF-Syndrom, endemisch bei irakischen Juden, ▶ *Optikusatrophie 5 plus*, Genort 19q13.2-13.3.) ist dieses Enzym normal. Klinische Zeichen einer frühkindlichen progredienten Enzephalopathie mit Spastizität, Choreoathetose, Hepatomegalie, dilatativer Kardiomyopathie, metabolischer Azidose, Optikusatrophie und körperlichem sowie geistigem Verfall. Wenige Fälle bekannt, heterogen, Typ I autosomal rezessiv bedingt. Nachweis durch Bestimmung der 3-Methylglutaconsäure im Urin sowie bei Typ I der Enzymaktivität in Fibroblasten. Teilsymptome können durch Panthenolgaben gebessert werden.

Literatur

Gibson, K.M., W.L.Nyhan, L.Sweetman et al., 3-Methylglutaconic aciduria: A phenotype in which activity of 3-methylglutaconyl-coenzyme A hydratase is normal. Eur.J.Pediat. *148* (1988) 76–82.

Nystuen, A., H.Costeff, O.N.Elpeleg et al., Iraqi-jewish kindreds with opticus atrophy plus (3-methylglutaconic aciduria type 3) demonstrate linkage disequilibrium with the CTG repeat in the 3´untranslated region of the myotonic dystrophy protein kinase gene. Hum.Molec.Genet. *6* (1997) 561–569.

OMIM 258501, 250950, 250951

Methylmalonazidurie

Genetisch bedingte Organazidurie auf der Grundlage einer Genmutation.

Es besteht ein Stoffwechselblock bei der Umwandlung von Methylmalonyl-Coenzym-A in Succinyl-Coenzym-A. Dabei lassen sich mehrere genetisch und klinisch distinkte Typen unterscheiden. Entweder ist die D-Methylmalonyl-CoA:L-Methylmalonyl-CoA-Racemase oder die Methylmalonyl-CoA-Mutase (Typ mut) betroffen. Als Cofaktor für das letztere Enzym fungiert 5'-Desoxyadenosyl-B_{12} (Adenosyl-Cobalamin), das als Vitamin B_{12} aus dem Darm absorbiert und über mehrere Schritte synthetisiert wird. Ein Block in jedem dieser Syntheseschritte, sowie eine Absorptions- oder Transportstörung (Typ cbl) des Vitamins B_{12} (▶ *Perniziöse Anämie*) kann somit zur Methylmalonazidurie führen. Die klinische Symptomatik erklärt sich in erster Linie aus dem Rückstau von aus dem Aminosäure- (Isoleuzin, Valin, Methionin, Threonin), Fettsäure- und Cholesterol-Abbau stammenden organischen Säuren sowie von unphysiologischen Metaboliten der Methylmalonsäure und damit aus Azidose, Hyperammonämie und Ketose.

Krankheitswert

Erstmanifestation klinischer Erscheinungen unterschiedlich in den ersten Lebenstagen oder -monaten. Erbrechen, Exsikkose, Missgedeihen, Lethargie. Schwere psychomotorische Retardation. Dyspnoe. Leichte faziale Auffälligkeiten: langes Gesicht, hohe Stirn, verstrichenes Philtrum, Ohrmuscheldysplasie. Tod innerhalb weniger Tage bis Jahre.

Therapiemöglichkeiten

Unterschiedlich. Bei Vitamin-B_{12}-Malabsorption und einem Teil der Synthesestörungen parenterale bzw. perorale Gaben von Vitamin B_{12} bzw. verschiedenen Cobalamin-Derivaten – teilweise in hohen Dosen – erfolgreich. Eiweißarme Diät führt kaum zur Besserung.

Häufigkeit und Vorkommen

Bisher seit Erstbeschreibung 1967 nur ca. 30 Fälle, z.T. Geschwister, bekannt.

Genetik

Heterogen. Bisher sind Mutationen von mindestens 10 verschiedenen Loci bekannt, die zur M. führen können. Für die meisten Fälle ist autosomal rezessiver Erbgang anzunehmen. Genort der Methylmalonyl-CoA-Mutase 6p21.2-12 (*MCM*).

Familienberatung

Nachweis und Differentialdiagnose zur Hyperglyzinämie und Homocystinurie anhand der erhöhten Methylmalonsäure-Ausscheidung im Urin notwendig. Pränatal durch Methylmalonsäure-Bestimmung im Fruchtwasser oder während des 2. Trimenons bereits an der Methylmalonsäure-Ausscheidung der Mutter erkennbar. Prä- und postnataler Nachweis auch anhand der Messung des ^{14}C-Propionat-Einbaus durch kultivierte Fruchtwasserzellen bzw. Fibroblasten möglich oder durch Bestimmung der Methylmalonyl-CoA-Mutase in Chorionbioptaten. Frühdiagnostik im Hinblick auf erfolgreiche Therapie wichtig.

Literatur

Adjalla, C.E., A.R.Hosack, B.M.Gilfix et al., Seven novel mutations in *mut* methylmalonic aciduria. Hum.Mutat. *11* (1998) 270–274.

Crane, A.M., L.S.Martin, D.Valle and F.D.Ledley, Phenotype of disease in three patients with identical mutations in methylmalonyl CoA mutase. Hum.Genet. *89* (1992) 259–264.

Ogasawara, M., Y.Matsubara, H.Mikami and K.Narisawa, Identification of two novel mutations in the methylmalonyl-CoA mutase gene with decreased levels of mutant mRNA in methylmalonic acidemia. Hum.Molec.Genet. *3* (1994) 867–872.

Raff, M.L., A.M.Crane, R.Jansen et al., Genetic characterization of a *MUT* locus mutation discriminating heterogeneity in mut(0) and mut(-) PT-PT methylmalonic aciduria by interallelic complementation. J.Clin.Invest. *87* (1991) 203–207.

OMIM 251000, 251100, 251110, 251120, 277380, 277400, 277410

Methyl-Tetrahydrofolat-Cyclohydrolase-Mangel
▶ Folatstoffwechselstörungen

Methylen-Tetrahydrofolat-Reduktase-Mangel
▶ Folatstoffwechselstörungen

Mevalonazidurie

Genetisch bedingte Organazidurie.
Störung der Isoprenoid- bzw. Cholesterol-Biosynthese durch verminderte Aktivität der peroxisomalen Mevalonatkinase (MVK).
Missgedeihen, Anämie, Hepatosplenomegalie, Thrombozytopenie, Ataxie, Hypotonie, therapieresistente Diarrhoe, Zentralstar, Arthralgien, Infektionsneigung mit Lymphadenopathie und periodischem Fieber. Dysmorphien: Dreieckiges Gesicht, Balkonstirn, Mikrogenie. Autosomal rezessiver Erbgang. Genort 12q24 (*MVK*), Allelie mit dem Niederländischen periodischen Fieber, Hyper-IgD-Syndrom, ▶ *Mittelmeerfieber*. Nachweis, Heterozygotentest und pränatale Diagnostik durch Bestimmung der Mevalonsäure in Blut und Urin bzw. der Mevalonatkinase in Fibroblasten, Fruchtwasserzellen und Chorionbioptat. Seit Erstbeschreibung 1985 etwa 50 Fälle bekannt. Siehe auch ▶ *Desmosterolose*; ▶ Sᴍɪᴛʜ-Lᴇᴍʟɪ-Oᴘɪᴛᴢ-*Syndrom* (gleicher Stoffwechselweg).

Literatur

De Klerk, J.B.C., M.Duran, L.Dorland et al., A patient with mevalonic aciduria presenting with hepatosplenomegaly, congenital anaemia, thrombocytopenia and leukocytosis. J.Inherit.Metab.Dis. *11*/Suppl.2 (1988) 233–236.

Hoffmann, G.F., C.Carpentier, E.Mayatepek et al., Clinical and biochemical phenotype in 11 patients with mevalonic aciduria. Pediatrics *91* (1993) 915–921.

Houten, S.M., J.Frenkel, G.T.Rijkers et al., Temperature dependence of mutant mevalonate kinase activity as a pathogenic factor in hyper-IgD and periodic fever syndrome. Hum.Mol.Genet. *11* (2002) 3115–3124.

Houten, S.M., G.J.Romeijn, J.Koster et al., Identification and characterization of three novel missense mutations in mevalonate kinase cDNA causing mevalonic aciduria, a disorder of isoprene biosynthesis. Hum.Molec.Genet. *8* (1999) 1523–1528.

Schafer, B.L., R.W.Bishop, V.J.Kratunis et al., Molecular cloning of human mevalonate kinase and identification of a missense mutation in the genetic disease mevalonic aciduria. J.Biol.Chem. *267* (1992) 13229–13238.

OMIM 251170, 260920

Mᴇʏᴇʀ-Sᴄʜᴡɪᴄᴋᴇʀᴀᴛʜ-Wᴇʏᴇʀ-Syndrom
▶ Okulo-Dento-Digitales Syndrom

Mɪʙᴇʟʟɪ-Syndrom
▶ Porokeratosis Mɪʙᴇʟʟɪ

Michelin-Reifen-Syndrom
▶ Syndrom der multiplen gutartigen ringförmgen Hauteinschnürungen

Mɪᴄʜᴇʟs-Syndrom
▶ Rᴇᴇsᴇ-Syndrom

Micro-Syndrom
▶ WARBURG-Syndrom

MIDAS-Syndrom (Mikrophthalmie, Dermale Aplasie, Sklerocornea)
▶ Sklerocornea;
▶ Mikrophthalmie

Migräne, idiopathische

Endogen, unter Beteiligung genetischer Faktoren, und exogen bedingte rezivierende anfallsartige Kopfschmerzen.
Es handelt sich um ein heterogenes Krankheitsbild mit verschiedenen, untereinander schwer abgrenzbaren Formen von anfallsartigen Kopfschmerzen mit diffusen Begleiterscheinungen, in deren Ätiologie die genetische Komponente eine unterschiedlich große Rolle spielt. Für die hemiplegische M. ist als Basisdefekt eine Störung der α1-Untereinheit des Ca^{2+}-Kalziumionenkanals (CACNL1A4) nachgewiesen, für einen zweiten Genort wird ebenfalls ein Defekt eines Kalziumionenkanals vermutet. Pathogenetisch werden vaskuläre und/oder neuronale (cortical spreading depression) Besonderheiten vermutet.

Krankheitswert
Erstmanifestation im Kindes- oder Erwachsenenalter. Anfallsartige, meist einseitige stunden- bis tagelange Kopfschmerzattaken von verschiedener Heftigkeit mit z.T. schwerer Beeinträchtigung des Allgemeinbefindens und mannigfaltigen Nebenerscheinungen (Übelkeit, Erbrechen, Photophobie, Phonophobie usw.). Klinisch lassen sich abgrenzen: M. mit visueller Aura (Migraine accompagnée), ophthalmische M., ophthalmoplegische M., hemiplegische M. mit Ataxie oder epileptischen Anfällen, hemihypästhetische M.

Therapiemöglichkeiten
Symptomatische Behandlung oder Prophylaxe der teilweise periodisch auftretenden Anfälle durch Medikamente (Kopfschmerzmittel wirken bei häufiger Einnahme paradox, β-Rezeptorenblocker, Ergotamintartrat usw.), regelmäßigen, aber nicht zu langen Schlaf, Vermeidung von Nikotin, Alkohol, monoaminhaltigen Nahrungsmitteln und anderen häufig empirisch gefundenen individuell unterschiedlichen auslösenden Faktoren.

Häufigkeit und Vorkommen
Gynäkotropie 2:3. Frequenz 1,5–5,4:10.000, bei Einbeziehung aller, auch unsicherer Formen wesentlich höher: 1:5, bei Kindern 4:100. In etwa 50% der Fälle familiär. Häufigste Form M. ohne Aura. Symptomatisch bei unterschiedlichen Gefäßanomalien (▶ KASABACH-MERRITT-Syndrom) und Stoffwechselkrankheiten.

Genetik
In den meisten Fällen wird eine heterogene Disposition angenommen. Das weitgestreute Erstmanifestationsalter weist auf endogene wie auch exogene Faktoren hin, und zwar ist bei Kindermigränen (50% migräneleidende Verwandte) ein stärkerer genetischer Einfluss anzunehmen als bei Spätmanifestation (4% Verwandte), bei der exogene Faktoren (z.B. Stress, tyraminhaltige Nahrungsmittel, Schädeltraumen) eine größere Rolle spielen. Eine häufige Besserung oder ein Schwinden in der Menopause sprechen für endokrine Einflüsse. Für die unterschiedlichen Formen der M. werden verschiedene Erbgänge vermutet: Autosomal dominante hemiplegische M. mit langsam progredienter Ataxie und andere Formen der M. mit und ohne Aura, Genort 19p13.1 (CACNL1A4, OMIM 141500), Allelie zur ▶ Episodischen Ataxie Typ 2 und zur ▶ Spino-cerebellären Ataxie 6; ein weiterer Genort der hemiplegischen M. mit epileptischen Anfällen und verminderter Penetranz 1q21-32; autosomal dominante M. ohne Aura 4q24 und 14q21-22.3; bei cerebral-kavernöser Grundlage, rezessiv mit unterschiedlicher Penetranz 7q. Ein X-chromosomaler Locus für Migräne-Neigung, der die Gynäkotropie z.T. erklärt, wird in Xq27 vermutet. Genetische Beziehungen bestehen zur ▶ MENIÈRE-Krankheit (Vertigo) und zur Epilepsie, wobei es jedoch nur ausnahmsweise Anhaltspunkte dafür gibt, dass eine Migräne die heterozygote Manifestationsform einer homozygoten Epilepsie darstellt.

Familienberatung
Differentialdiagnostisch Ausschluss symptomatischer Kopfschmerzanfälle (z.B. bei Glau-

kom-Krisen) durch EEG, Rheographie und Kernspin-Tomografie notwendig. Bei Sippenuntersuchungen ist darauf zu achten, dass auch einzelne Formen der ▶ *Epilepsie* und symptomlos verlaufende EEG-Veränderungen als Äquivalente der M. genetische Hintergründe haben. Generell keine Kontraindikation für Schwangerschaft. Das empirische Risiko für Kinder von Merkmalsträgern wird mit etwa 50% angegeben, wenn ein Elternteil, und mit 83%, wenn beide Eltern das Leiden aufweisen.

Literatur

Gardner, K. and E.P.Hoffman, Current status of genetic discoveries in migraine: Familial hemiplegic migraine and beyond. Curr.Opin.Neurol. *11* (1998) 211–216.

Haan, J., G.M.Termindt and M.D.Ferrari, Genetics of migraine. Neurol.Clin. *15* (1997) 43–60.

Joulet, A., M.-G.Bousser, V.Biousse et al., A gene for familial hemiplegic migraine maps to chromosome 19. Nature Genet. *5* (1993) 40–45.

Kalfakis, N., M.Panas, D.Vassilopoulos and S.Malliara-Loulakaki, Migraine with aura: Segregation analysis and heritability estimation. Headache *36* (1996) 320–322.

May, A., R.A.Ophoff, G.M.Terwindt et al., Familial hemiplegic locus on 19p13 is involved in the common forms of migraine with and without aura. Hum.Genet. *96* (1995) 604–608.

Mochi, M., S.Sangiorgi, P.Cortelli et al., Testing models for genetic determination in migraine. Cephalalgia *13* (1993) 389–394.

Nyholt, D.R., R.P.Curtain and L.R.Griffith, Familial typical migraine: significant linkage and localization of a gene to Xq24-28. Hum.Genet *107* (2000) 18–13.

Ophoff, R.A., R.van Eijk, L.A.Sankuijl et al., Genetic heterogeneity of familial hemiplegic migraine. Genomic *22* (1994) 21–26.

Ophoff, R.A., G.M.Terwindt, M.N.Vergouwe, R. van Eijk et al., Familial hemiplegic migraine and episodic Ataxia Type-2 are caused by mutations in the Ca^{2+} cannal gene *CACNL1A4*. Cell *87* (1996) 543–552.

Soranga, D., A.Vettori, G.Carraro et al., A locus für migraine without aura maps on chromosome 14q21.2-q22.3. Am.J.Hum.Genet. *72* (2003) 161–167.

Ulrich, V., M.B.Russell, S.Ostergaard and J.Olesen, Analysis of 31 families with an apparently autosomal-dominant transmission of migraine with aura in the nuclear family. Am.J.Med.Genet. *74* (1997) 395–397.

Wessman, M., M.Kallela, M.A.Kaunisto et al., A susceptibility locus for migraine with aura on chromosome 4q24. Am.J.Hum.Genet. *70* (2002) 652–662.

OMIM 141500, 157300, 300125

Mikroblepharie

▶ Distichiasis

Mikrocornea

▶ Sklerocornea

Mikrodontie

Heterogene Gruppe von Anomalien der Zahngröße unterschiedlichen Charakters, selten isoliert. Verschiedene Typen jeweils nur in einer Sippe beobachtet, autosomal dominant bedingt: Hypoplasie aller Zähne bei Hypoplasie der Kiefer; Mikrodontie infolge einer Dentinhypoplasie oder einer Schmelzhypoplasie (mit Verfärbung, "generalisierte Mikrodontie", s.a. ▶ *Dentinhypoplasie*, ▶ *Dentinogenesis imperfecta*, ▶ CAPDEPONT-*Syndrom*). Symptomatisch bei den ▶ *Ektodermalen Dysplasien*, ▶ *hypophysärem Zwergwuchs*, ▶ BLOCH-SULZBERGER-*Syndrom*, WILLIAMS-BEUREN-Syndrom (▶ *Aortenstenose, subvalvuläre*) und anderen monogen bedingten Syndromen, kann diagnostisch hinweisend für diese Syndrome sein. Zum Teil teratogen bedingt, z.B. bei ▶ *Valproat-Syndrom*. Da die normale Zahngröße offensichtlich von mehreren Genen beeinflusst ist, lassen sich fließende Übergänge von normal großen zu auffällig kleinen Zähnen feststellen. Familiäres Vorkommen von besonders kleinen, weitstehenden Zähnen erklärt sich von daher auf polygener Grundlage. Siehe auch ▶ *Zahnschmelzdefekte, hypoplastische Form*.

Literatur

Lyngstadaas, S.P., H.Nordbo, T.Gedde-Dahl Jr. and P.S.Thrane, On the genetics of hypodontia and microdontia: synergism or allelism of major genes in a family with six affected members. J.Med.Genet. *33* (1996) 137–142.

Thesleff, I., A.Vaahtokari and A.M.Partanen, Regulation of organogenesis. Common molecular mechanisms regulating the development of teeth and other organs. Int J.Develop. Biol. *39* (1995) 35–50.

OMIM 104530

Mikrogastrie-Extremitätenreduktions-Defekt

Seit Erstbeschreibung 1842 von mehr als 15 meist sporadischen Fällen beschriebene Fehlbildungskombination (Reduktion vor allem des peripheren Skeletts der oberen Extremitäten) mit unterschiedlichen weiteren Symptomen. Mit Ausnahme von Fällen mit Fehlbildungen des ZNS nur sporadisch, autosomal dominante Neumutationen oder bei Asymmetrien möglicherweise auch Disruptionssequenz? Bei Fällen mit Hirnfehlbildungen Konsanguinität der Eltern und Geschwistererkrankung beobachtet: Autosomal rezessiv? Zum Teil chirurgisch korrigierbar.

Literatur
Al-Gazali, L.I., M.Bakir, A.Dawodu et al., Recurrence of the severe form of microgastria-limb reduction defect in a consanguineous family. Clin.Dysmorph. *8* (1999) 25–258).

Meinecke, P., C.G.Bonnemann and R.Laas, Microgastria-hypoplastic upper limb association: a severe expression including microphthalmia, single nostril and arhinencephaly. Clin.Dysmorph.*1* (1992) 43–46.

Ramos, C.T., Lawrence Moss, R. and C.A.Musemeche, Microgastria as an isolated anomaly. J.Pediat.Surg. *31* (1996) 1445–1447.

OMIM 156810

Mikrohydranzephalie
▶ Mikrozephalie

Mikrokorie, angeborene

Genetisch bedingte Anomalie der Pupille auf wahrscheinlich unterschiedlicher genetischer Grundlage.

Es liegt meistens eine Anomalie des Musculus dilatator pupillae zugrunde. Ein Basisdefekt ist unbekannt.

Krankheitswert
Angeborene, meist beidseitige Starre der Pupille bei geringem Durchmesser (ca. 2 mm bei diffusem Tageslicht und Blick auf einen entfernten Gegenstand). Gelegentlich abnorme Lage und Form der Pupille. Teilweise noch andere Augenfehler: Myopie, Mikrocornea, Irisatrophie, Goniodysgenesie usw. In Abhängigkeit davon verschiedene Grade der Visusminderung und Glaukomrisiko.

Therapiemöglichkeiten
Pupillenerweiternde Mittel unwirksam. Behandlung der Begleitsymptome.

Häufigkeit und Vorkommen
Selten. Meist familiär. Sippen mit Merkmalsträgern in aufeinanderfolgenden Generationen beschrieben.

Genetik
Überwiegend autosomal dominant bedingt, ebenso Anisokorie. Teilweise durch Müdigkeit verstärkt. Genort 13q31-32.

Familienberatung
Die Beratung muss sich nach der Schwere der in der betroffenen Familie und außerdem bestehenden Augenfehlern richten. Anisokorie symptomatisch bei ▶ HORNER-*Syndrom*, kann aber auch auf neoplastisches Geschehen im Auge hinweisen.

Literatur
Cheng, M.M.P. and R.A.Catalano, Fatigue-induced familial anisocoria. Am.J.Ophthal. *109* (1990) 480–481.

Mazzeo, V., G.Gaiba and A.Rossi, Hereditary cases of congenital microcoria and goniodysgenesis. Ophthal.Paediat.Genet. *7* (1986) 121–125.

Rouillac, C., O.Roche, D.Marchant, L.Bachner et al., Mapping of a congenital microcoria locus to 13q31-q32. Am.J.Hum.Genet. *62* (1998) 1117–1122.

OMIM 106240, 156600

Mikrophthalmie,
Nanophthalmus

Augenfehlbildung heterogener Ätiologie. Es besteht eine Entwicklungsstörung des Augapfels unterschiedlicher Ätiopathogenese. Neben intrauterin exogenen Ursachen (Rubella- oder Cytomegalievirus-Infektion, Toxoplasmose der Mutter u.a.) sind vor allem Homeobox-Genprodukte und Transkriptionsfaktoren an der Entstehung beteiligt.

Krankheitswert
Vermindertes bis fehlendes Sehvermögen durch fehlgebildet kleines Auge, von der ▶ *Hyperopie* über ▶ *Kryptophthalmie* bis zur scheinbaren "klinischen" ▶ *Anophthalmie* alle Schweregrade vorkommend. Ein- oder beidseitig, meist mit anderen Fehlbildungen vor allem des Auges sowie mit Oligophrenie kombiniert: Kolobom, Katarakt, Kryptophthalmie, Anophthalmie, Mikrocornea u.a. Symptomatisch bei über 150 Syndromen (etwa 80% der Fälle), wie z.B. ▶ *Norrie-Syndrom*, ▶ *Hallermann-Streiff-Syndrom*, Cross-Syndrom (▶ *Okulo-Zerebrales Syndrom*), ▶ *Okulo-Dento-Digitales Syndrom*, ▶ *Okulo-Aurikulo-Vertebrale Dysplasie*, ▶ *Branchio-Okulo-Faziales Syndrom*, ▶ *Pätau-Syndrom*, ▶ *Myhre-Syndrom*.

Therapiemöglichkeiten
Symptomatische Korrekturen, frühzeitige Ballonierung der Orbita mit unterschiedlichem Erfolg.

Häufigkeit und Vorkommen
Inzidenz 1,2–1,8:10.000. Mehrere 100 Fälle beschrieben, meistens jedoch im Rahmen von Fehlbildungskomplexen. Isolierte M. außerordentlich selten. Überwiegend sporadisch.

Genetik
Heterogen. Bei genetisch bedingten Formen Erbgang in den einzelnen Sippen unterschiedlich. Eine klinische Klassifizierung nach Schweregrad und Begleitfehlbildungen entspricht nicht immer den genetischen Verhältnissen, da einerseits verschiedene morphologische Typen in einer Sippe gemeinsam vorkommen, also genetisch einheitlich sind, und andererseits einförmige klinische Typen unterschiedliche Erbgänge zeigen können. Ein kausales Einteilungsprinzip für die verschiedenen Typen von M. fehlt noch.

Autosomal dominanter Erbgang: Genort 3p14.1-p12 (*MITF* = *WS2A*, Mikrophthalmie-Transkriptionsfaktor), Allelie mit dem ▶ *Waardenburg-Syndrom Typ 2* und dem Tietz-Syndrom; einzelne größeren Sippe mit Myopie und Glaukom (Genort 11p13, *PAX6*, OMIM 156900); mit Mikrocornea und Katarakt (OMIM 156850); mit Colobom, Genorte: 15q12-15); 7q36 (*SHH*); 10q24.3-25.1 (*PAX2*); 3q28-29 (*HRY*, OMIM 139605).

Rezessiver Erbgang bei Geschwisterschaften mit M., Katarakt und Irisanomalien (OMIM 251600, Genort 14q24, *CHX10*, retinales Non-Homeobox-Gen); M. und Oligophrenie (OMIM 251500); hochgradige M. mit Colobom-Cysten und Glaukom (OMIM 251505); M. mit Truncus arteriosus, Genitalfehlbildungen und fazialen Dysmorphien sowie bei M. mit Retinadegeneration, Makrophakie und Zahnanomalien (OMIM 251700); Micro-Syndrom mit **M.**, **Mikro**cornea, **Mikro**zephalie, Optikusatrophie, Corpus-callosum-Agenesie und cerebellärer Hypoplasie (▶ *Warburg-Syndrom*). Siehe auch ▶ *Anophthalmie* (Anophthalmie-plus-Syndrom Fryns).

X-chromosomal bedingt sind das Mikrophthalmie-Syndrom von Lenz (mit Mikrozephalus, Wirbelanomalien, schmalen Schultern, angeborenem Herzfehler, Dysplasien der Zähne, der Ohrmuscheln und des Urogenitaltraktes, Lippen-Gaumen-Spalte sowie geistiger Retardation, ca. 20 ausschließlich männliche Patienten bekannt (Genorte: Xq27-28, Xp21.2-11.4, OMIM 309800); die isolierte M. mit Colobom (Genort Xp11.4-q11.1), M. mit Hautdefekten und Sklerocornea, MIDAS (Mikrophthalmie, Dermale Aplasie, Sklerocornea) und ein Typ Happle von M. mit linearen Hautdefekten an Hals und Kopf sowie Hornhauttrübung (MLS – Mikrophthalmie-Lineare-Haut-Streaks-Syndrom), X-Deletion oder X-chromosomal dominant mit Letalität der Hemizygoten (OMIM 309801), Genort Xp22.31 (HCCS), der Basisdefekt betrifft eine **Holocytochrom-C-Typ-Synthetase**, zusammen mit dem Aicardi-Syndrom und dem Goltz-Gorlin-Syndrom an einem contiguous gene syndrome beteiligt, *SRY* kann einbezogen sein. ▶ *XX-Mann*.

Mikrophthalmie

Familienberatung

Differentialdiagnose zur embryopathischen M. nach Toxoplasmose oder Röteln der Mutter notwendig. Aufgrund der klinischen und genetischen Uneinheitlichkeit müssen für jede Familie Erbmodus und Risikofaktoren speziell ermittelt werden. Eine starke intrafamiliäre Variabilität der Merkmalsausprägung erschwert prognostische Aussagen. Für erbprognostische Einschätzungen sollten auch klinisch normale Verwandte ophthalmologisch vor allem auf das Vorliegen von Kolobomen untersucht werden. Wahrscheinlich beruhen einige der Symptomkomplexe mit M. auf Mikrodeletion (contiguous gene syndrome), die molekularzytogenetisch nachgewiesen werden kann. Eine genetische Abgrenzung gegenüber der ▶ Anophthalmie ist nicht immer möglich, da beide Störungen gemeinsam in einer Familie bzw. bei einer Person auftreten können. Das Vorliegen eines ▶ NORRIE-Syndroms sowie einer Chromosomenanomalie (Chromosomenanalyse notwendig) muss bei syndromatischen Formen ausgeschlossen werden. Der Anteil der genetisch bedingten M. an allen Fällen wird auf 50% geschätzt. Das empirische Risiko für Verwandte 1. Grades von sporadischen Merkmalsträgern liegt statistisch bei 1:8. Konduktorinnen-Nachweis bei X-chromosomal rezessiven Formen außer bei MLS-Syndrom nur molekulargenetisch möglich. Ultrasonografischer Nachweis pränatal ab 2. Trimenon kann versucht werden.

Literatur

Altintas, A.K., M.A.Acar, I.S.Yalvac et al. Autosomal recessive nanophthalmos. Acta Ophthalmol.Scand. 75 (1997) 325–328.

Digilio, M.C., B.Marino, A.Giannotti and B.Dallapiccola, Conotruncal heart defect/microphthalmia syndrome: delineation of an autosomal recessive syndrome. J.Med.Genet. 34 (1997) 927–929.

Kono, T., T.Migita, S.Koyama and I.Seki, Another observation of microphthalmia in an XX male: microphthalmia with linear skin defects syndrome without linear skin lesions. J.Hum.Genet. 44 (1999) 63–68.

Lindsay, E.A., A.Grillo, G.B.Ferrero et al., Microphthalmia with linear skin defects (MLS) syndrome: Clinical, cytogenetic, and molecular characterization. Am.J.Med.Genet. 49 (1994) 229–234.

Morlé, L., M.Bozon, J.-C.Zech et al., A locus for autosomal dominant colobomatous microphthalmia maps to chromosome 15q12-q15. Am.J.Hum.Genet. 67 (2000) 1592–1597.

Ng, D., D.W.Hardley, C.D.Trifft and L.G.Biesecker, Genetic heterogeneity of syndromic X-linked recessive microphthalimia-anophthalmia: Is LENZ mikrophthalmia a single disorder? Am.J.Med.Genet. 110 (2002) 308–314.

Pavone, P., E.Parano, A.Polizzi and R.R.Trifeletti, Colobomatous microphthalmia, microcephaly with cerebellar hypoplasia: Association or new syndrome? Am.J.Med.Genet. 92 (2000) 278–280.

Pellerin, P., F.Mouriaux, S.Dhellemmes-Defoort et F.Guilbert, Le traitment chirurgical des syndromes microphthalmiques. Ann.Chir.Plast.Esthet. 42 (1997) 537–546.

Percin, E.F., L.A. Ploder, J.J.Wu et al., Human microphthalmia associated with mutations in the retinal homeobox gene $CHX10$. Nature Genet. 25 (2000) 397–401.

Schaefer, L., A.Ballabio and H.Y.Zoghbi, Cloning and characterization of a putative human holocytochrome c-type synthetase (HCCS) gene isolated from the critical region for microphthalmia with linear skin defects (MLS). Genomics 34 (1996) 166–172.

Seemanová, E. and I.Lesny, X-linked microcephaly, microphthalmia, microcornea, congenital cataract, hypogenitalism, mental deficiency, growth retardation, spasticity: Possible new syndrome. Am.J.Med.Genet. 66 (1996) 179–183.

Stratton, R.F., C.A.Walter, B.R.Paulgar et al., Second 46,XX male with MLS syndrome. Am.J.Med.Genet. 76 (1998) 37–41.

Traboulsi, E.I., W.Lenz, M.Gonzales-Ramos et al., The LENZ microphthalmia syndrome. Am.J.Ophthal. 105 (1988) 40–45.

Tsutomu, O., K.Wakui, K.Muroya et al., Microphthalmia with linear skin defects syndrome in a mosaic female infant with monosomy for the Xp22 region: molecular analysis of the Xp22 breakpoint and the X-inactivation pattern. Hum.Genet. 103 (1998) 51–56.

Vingolo, E.M., K.Steindl, R.Forte et al., Autosomal dominant simple microphthalmos. J.Med.Genet. 31 (1994) 721–725.

Warburg, M., Classification of microphthalmos and coloboma. J.Med.Genet. 30 (1993) 664–669.

OMIM 156850, 156900, 157100, 251500, 251505, 251600, 251700, 309700, 309800, 309801, 600165

Mikrostomie
▶ FINE-LUBINSKY-Syndrom,
▶ NAGER-Syndrom;
▶ FREEMAN-SHELDON-Syndrom;
▶ MEIER-GORLIN-Syndrom

Mikrotie

Genetisch bedingte Dysplasie der Ohrmuschel auf der Grundlage einer Genmutation. Ein Basisdefekt ist unbekannt.

Krankheitswert
Angeboren. Ohrmuscheldysplasie. Unterschiedliche Schweregrade bis zur Anotie. Ein- oder beidseitig. Bei schweren Formen Meatusatresie und Beteiligung von Mittel- und Innenohr mit Taubheit. Symptomatisch bei ▶ FRANCESCHETTI-Syndrom, GOLDENHAR-Syndrom (▶ Okulo-Aurikulo-Vertebrale Dysplasie), ▶ TORIELLO-CAREY-Syndrom, ▶ Branchio-Oto-Renalem Syndrom, ▶ MEIER-GORLIN-Syndrom u.a.

Therapiemöglichkeiten
Chirurgisch-kosmetische Korrekturen möglich.

Häufigkeit und Vorkommen
Inzidenz regional unterschiedlich 1:3.000–1.000. Isolierte M. selten. Meist beidseitig, bei Einseitigkeit rechte Seite bevorzugt. Große Sippen mit Merkmalsträgern in aufeinanderfolgenden Generationen beschrieben. Androtropie.

Genetik
Meistens autosomal dominant, M. mit Meatusatresie autosomal rezessiv oder dominant bedingt, z.T. unilateral in mehreren Generationen. In über 30% der Fälle syndromatisch. Kombination von M., Patellaaplasie, Kleinwuchs und Mikrognathie und weitere Auffälligkeiten wahrscheinlich autosomal rezessiv bedingt: Ohr-Patella-Kleinwuchs-Syndrom, ▶ MEIER-GORLIN-Syndrom, OMIM (224690). Symptomatisch bei Thalidomid- und Vitamin-A-Embryofetopathie (▶ Retinoid-Embryofetopathie).

Familienberatung
Kein Gegenstand familienberaterischer Betreuung, sofern das Hörvermögen nicht wesentlich eingeschränkt ist. Von einer intrafamiliären Konstanz des Schweregrades kann ausgegangen werden. Meatusatresie kann als genetisches Äquivalent der M. angesehen werden.

Literatur
Cohen, B., I.K.Temple, J.C.Symons et al., Microtia and short stature: a new syndrome. J.Med.Genet. *28* (1991) 786–790.

Harris, J., B.Källén and E.Robert, The epidemiology of anotia and microtia. J.Mol.Genet. *33* (1996) 809–813.

Orstavik, K.H., S.Medbo and I.W.S.Mair, Right-sided microtia and conductive hearing loss with variable expressivity in three generations. Clin.Genet. *38* (1990) 117–120.

Mastroiacovo, P., C.Corchia, l.D.Botto and R.Lanni, Epidemiology and genetics of microtia-anotia: a registry based study on over one million births. J.Med.Genet. *32* (1995) 453–457.

OMIM 224690, 243440, 251800

Mikrozephalie-Lymphödem-Syndrom
▶ Mikrozephalus

Mikrozephalus

Abnorm kleiner Hirnschädel unterschiedlicher Ätiologie.
Es besteht eine Entwicklungsstörung des knöchernen Hirnschädels mit fliehender Stirn bei meist normalem Gesichtsschädel. Neben exogenen bzw. teratogenen Ursachen (Virusembryopathien: Rubeola, Zytomegalie, Parvoviren; Protozoen: Toxoplasmose; Intoxikationen: O_2-Mangel, CO-Vergiftung, Hyperphenylalaninämie der Mutter, Vitamin-A- bzw. Isoretinoid-Embryofetopathie) können Stoffwechseldefekte (PELIZAEUS-MERZBACHER-S., Phenylketonurie, Amaurotische Idiotien u.a.), andere monogene Störungen oder Chromosomenaberrationen zugrunde liegen. Für echten, nicht durch Retardation der Hirnentwicklung bedingten familiären

Mikrozephalus

Mikrozephalus (Mikrocephalia vera) ist der Basisdefekt unbekannt.

Krankheitswert
Meistens bereits von Geburt an bestehend, seltener geburtstraumatisch oder durch Enzephalitiden ausgelöst. Intelligenzminderung verschiedenen Grades nicht obligat, z.T. mit epileptischen Anfällen und Spasmen. Ventrikelsystem kann normal oder erweitert bis zum Hydrocephalus internus sein. Teilsymptom komplexer Syndrome bzw. vielfältige andere Störungen möglich: ▶ Katarakt, ▶ Chorio-Retinopathie und Mikrophthalmie, Lippen-Kiefer-Gaumen-Spalten, Genitalfehlbildungen mit Störung oder Fehlen der generativen Fähigkeit, spastische Tetraplegie und Reflexanomalien. Lebenserwartung herabgesetzt. Bei der Microcephalia vera keine Intelligenzminderung, neurologischen Ausfallserscheinungen und keine weiteren Fehlbildungen.

Therapiemöglichkeiten
Bis auf wenige chirurgische Korrekturen unbekannt.

Häufigkeit und Vorkommen
Inzidenz in Mitteleuropa 1:10.000–2.000, primärer M. 1:250.000 bis 1:30.000. Etwa 1/6 davon als genetisch bedingt angesehen. Frequenz der Mikrocephalia vera auf 1:250.000 eingeschätzt, gehäuft in Isolaten.

Genetik
Heterogen. Autosomal rezessiv bedingt: Mikrocephalia vera, primärer M. (OMIM 251200), Genorte: 8p23 (MCPH1, Microcephalin), 19q13 (MCPH2), 9q34 (MCPH3), 15p21-13 (MCPH4), 1q25-32 (MCPH5); Mikrozephalus bei zugrunde liegendem Stoffwechseldefekt und Kombination von M. mit Katarakt; M. mit Oligophrenie, Lymphödem und Chorioretinopathie (Pseudotoxoplasmose, PseutoTORCH, OMIM 251270; M. mit schwerer neurologischer Symptomatik (OMIM 251280); M. mit Hiatushernie und nephrotischem Syndrom (OMIM 251300), M. mit Kyphose und Einschränkung der Gelenkebeweglichkeit (GALLOWAY-Syndrom, OMIM 226960, LOWRY-Syndrom – 2 Geschwisterschaften bekannt); M. mit Kraniostenose, Kleinwuchs, Glaukom, Herzfehler und Zwerchfelldefekt (LOWRY-MACLEAN-Syndrom); M. mit Hydrozephalus internus und gastrointestinalen Fehlbildungen (MUTCHINICK-Syndrom); M. mit angeborenem Herzfehler. Micro-Syndrom mit M., Mikrocornea, Mikrophthalmie, Optikusatrophie, Corpus-callosum-Agenesie und cerebellärer Hypoplasie (▶ WARBURG-Syndrom). Ein Gen für M. und Oligophrenie in 1q32.1 (TAX-1-Gen?). Mikrohydroanenzephalie mit Kleinwuchs (OMIM 236600) in einer türkischen Inzucht-Sippe, Genort 16p13.3-p12.1.
Autosomal dominant bedingt: M. mit primordialem Kleinwuchs, kraniofazialen Dysmorphien und geistiger Retardation: PITT-ROGERS-DANKS-Syndrom, OMIM 262350, seit 1984 11 Fälle bekannt, Genort 4p16.3, Mikrodeletion, zum WOLF-Syndrom gehörig, neuerdings Identität beider Syndrome postuliert (▶ Deletions-Syndrom des kurzen Armes eines Chromosoms 4), überlappende Symptomatik, gleiche Region betroffen. Duplikation in 4p16.3 ebenfalls bekannt, mildere Symptomatik, Makrosomie. Mikrozephalie-Mesobrachyphalangie- Okulo-Digito-Ösophago-Duodenal-Syndrom ▶ (MODED) mit Tracheo-Ösophagus-Fistel, typischer Fazies mit kurzer Lidspalte, Duodenalatresie und Retardation der Entwicklung; Mikrozephalie-Lymphödem-Syndrom (ca. 20 Fälle bekannt) sowie M. mit Chorio-Retinopathie.
In wenigen Sippen X-chromosomaler Erbgang: Normale Intelligenz, Kleinwuchs (OMIM 156580); eine Form mit geistiger Behinderung, Epilepsie, Hypogonadismus und Adipositas (Mentale Retardation, Epilepsie, Hypogonadismus und -genitalismus, Mikrozephalie, Obesitas, MEHMO, Genort Xp22.13-p21.1) sowie Oligophrenie und Chorio-retinale Dysplasie OMIM 156590). Siehe auch ▶ Vogelkopf-Zwergwuchs, ▶ HOWARD-YOUNG-Syndrom, ▶ LOUIS-BAR-Syndrom (SEEMANOVA-II-Syndrom), ▶ PAINE-Syndrom, ▶ SMITH-MAGENIS-Syndrom.

Familienberatung
Zunächst müssen anamnestisch alle Möglichkeiten einer ▶ Embryofetopathie sowie einer perinatalen oder anderen frühkindlichen Schädigung ausgeschlossen werden. Eventuell Chromosomenanalyse zur Verifizierung einer Chromosomenanomalie (z.B. Deletion 1q oder partielle Monosomie 4p und 5p, ▶ Cri-du-chat-Syndrom) und biochemische Untersuchungen zum Ausschluss eines Stoffwechseldefektes und Differentialdiagnose zur

▶ *Kraniostenose* notwendig. Meistens bestehen noch Begleitsymptome unterschiedlicher, z.T. familienspezifischer Art, die auf contiguous gene syndrome oder autosomal rezessiven Erbgang hinweisen können. Ergibt sich kein Anhaltspunkt für die Ursache der M., so besteht für Geschwister sporadischer Fälle ein empirisches Risiko von 1:50. Pränatale Diagnostik durch Ultraschall nur bei frühmanifesten Formen möglich.

Literatur

Al-Torki, N.A., M.A.Sabry, S.A.Al-Awadi and N.Al-Tarkeit, LOWRY-MACLEAN syndrome with osteopenic bones and possible and autosomal dominant inheritance in a Bedouin family. Am.J. Med.Genet. 73 (1997) 491–492.

Battaglia, A., and J.C.Carey, WOLF-HIRSCHHORN syndrome and PITT-ROGERS-DANKS syndrome. Am.J.Med.Genet. 75 (1998) 541.

Doerfler, W., D.Wieczorek, G.Gillessen-Kaesbach et al., Three brothers with mental and physical retardation, hydrocephalus, microcephaly, internal malformations, speech disorder, and facial anomalies: MUTCHINICK syndrome. Am.J.Med.Genet. 73 (1997) 210–216.

Genderen, van, M.M., J.Schuil and F.M.Meire, Microcephaly with chorioretinopathy. A report of two dominant families and three sporadic cases. Ophthalmic Genet. 30 (1998) 1–10.

Evans, D.G.R., Dominantly inherited microcephaly, hypotelorism and normal intelligence. Clin.Genet. 39 (1991) 178–180.

Fryns, J.-P., E.Smeets and E.Van den Berghe, On the nosology of the "primary true microcephaly, chorioretinal dysplasia, lymphoedema" association. Clin.Genet. 48 (1995) 131–133.

Hennekam, R.C.M., A.van Rhijn and F.A.M.Hennekam, Dominantly inherited microcephaly, short stature and normal intelligence. Clin.Genet.41 (1992) 248–252.

Jackson, A.P., H.Eastwood, S.M.Bell et al., Identification of microcephalin, a protein implicated in determining the size of the human brain. Am.J.Hum. Genet. 71 (2002) 136–142.

Jackson, A.P., D.P.McHale, D.A.Campbell et al., Primary autosomal recessive microcephaly (MCPH1) maps to chromosome 8p22-pter. Am.J.Hum.Genet. 63 (1998) 541–546.

Kavaslar, G.N., S.Önengüt, O.Derman et al., The novel genetic disorder microhydranencephaly maps to chromosome 16p13.3-12.1. Am.J.Hum.Genet. 66 (2000) 1705–1709.

Kennedy, S.J., K.-J.Lee, B.W.McCrindle and A.S.Teebi, Microcephaly-cardiomyopathy syndrome: confirmation of the phenotype. J.Med.Genet. 36 (1999) 854–855.

Partington, M.W., K.Fagan, V.Soubjaki and G.Turner, Translocation involving 4p16.3 in three families: deletion causing the PITT-ROGERS-DANKS syndrome and duplication resulting in a new overgrowth syndrome. J.Med.Genet. 34 (1997) 719–728.

Sadler, L.S. und L.K.Robinson, Chorioretinal dysplasia-microcephaly-mental retardation syndrome: Report of an American family. Am.J.Med.Genet. 47 (1993) 65–68.

Silengo, M., M.Lerone, M.Martinelle et al., Autosomal recessive microcephaly with early onset, seizures and spasticity. Clin. Genet. 42 (1992) 152–155.

Steinmüller, R., D.Steinberger and U.Müller, MEH-MO (mental retardation, epileptic seizures, hypogonadism and -genitalism, mircrocephaly, obesity), a novel syndrome: assignment of disease locus to Xp21.1-p22.13. Eur.J.Hum.Genet. 6 (1998) 201–206.

Strenge, S. and U.G.Froster, Microcephaly-lymphedema syndrome: Report of a family with short stature as additional manifestation. Am.J.Med.Genet. 80 (1998) 506–509.

Vries, B.B.A.de, W.G.van´t Hoff, R.A.H.Surtees and R.M.Winter, Diagnostic dilemmas in four infants with nephrotic syndrome, microcephaly and severe developmental delay. Clin.Dysmorphol. 10 (2001) 115–121.

OMIM 156580, 156590, 206500, 226960, 236600, 251200, 251270, 251280, 251300, 262350,

MILLER-Syndrom
▶ GENÉE-WIEDEMANN-Syndrom

MILLER-DIEKER-Syndrom
▶ Lissenzephalie

MILLER-FINEMAN-SMITH-Syndrom
▶ Tränengangsdefekte

MILLER-MCKUSICK-MALVAUX-Syndrom
▶ MMM-Syndrom

Milzagenesie
▶ IVEMARK-Syndrom

Minamata-Krankheit

Durch Abwässer der Chemie-Fabrik Chisso in der Bucht von Minamata in Südjapan verursachte schwere bis tödliche Quecksilbervergiftung durch Fischgenuss. Das anorganische Hg wurde durch Bakterien in organisches Quecksilber methyliert und zunächst von Fischen aufgenommen. Von Neugeborenen werden Hirnschäden beschrieben. Gegenwärtig kann der Genuss von mit Quecksilbersalzen gebeiztem Getreide zu ähnlichen Erscheinungen führen. Amalgamzahnfüllungen bedeuten wegen der minimalen Konzentration keine Gefahr für den Fet.

Literatur
Spielmann, H., Bewertung des embryotoxischen Risikos von Industriechemikalien in der Schwangerschaft. Geburtsh.u.Frauenheilk. 46 (1986) 335–339.

MINKOWSKI-CHAUFFARD-GÄNSSLEN-Syndrom
▶ Sphärozytose

MIOSHI-Myopathie
▶ Myopathia distalis hereditaria (WELANDER)

MIRHOSSEINI-HOLMES-WATSON-Syndrom
▶ COHEN-Syndrom

Misoprostol-Embryofetopathie

Misoprostol als synthetisches Analogon von Prostaglandin E wird als Medikament bei gastrointestinalem Ulcus, aber auch zur Abortinduktion (Uteruskontrahierung) verwendet. Bei Überleben des Feten kommt es zu schweren Gefäßschäden und Symptomen einer Disruptionssequenz: MÖBIUS-Syndrom mit Klumpfuß und Hirnnervenparese; Arthrogrypose, Amyoplasie, Amnionstränge, Syndaktylie, Hydrozephalus.

Literatur
Coelho, K.-E.F.A., M.v.F.Sarmento, C.M.Veiga et al., Misoprostol embryotoxicity: Clinical evaluation of fifteen patients with arthrogryposis. Am.J.Med. Genet. 95 (2000) 297–301.

Vargas, F.R., L.Schuler-Faccini, D.Brunoni et al., Prenatal exposure to misoprostol and vascular defects: A case-control study. Am.J.Med.Genet. 95 (2000) 302–306.

Mitochondriopathien

Die Zelle besitzt 1.000–100.000 Mitochondrien mit mehreren mitochondrialen homologen circulären "Chromosomen". Eine solche DNA-Schleife enthält 37 kodierende Gene: 22 tRNA-Gene, 2 rRNA-Gene und 14 Gene der β-oxidativen Phosphorylierung der Fettsäuren (Komplexe I, III, IV und V) zur Energiegewinnung über ATP (ATPasen). Die Gene haben einen spezifischen Code und im Unterschied zu den nukleären Genen keine Introns und nur wenige nichtkodierende flankierende Sequenzen. An der oxidativen Phosphorylierung (Atmungskette) sind 5 Enzymkomplexe mit mehr als 80 nukleär und 13 mitochondrial codierten Genen beteiligt. Störungen dieses energieliefernden Systems wirken sich vorwiegend an energieintensiven Organen aus: ZNS, Herz, Skelettmuskulatur, Niere, Leber, Endokrinium, Pankreas. Bisher sind über 50 mitochondriale Punktmutationen und Hunderte Umbauten (Rearrangements) bekannt.

Die Art der klinischen Manifestation richtet sich nach dem betroffenen Gen, der Anzahl der Mutationen und nach dem Verhältnis von normaler zu mutierter mtDNA (Heterosomie, Heteroplasmie) in den einzelnen Geweben, was die starke phänotypische Variabilität der M. erklärt, wobei die somatische Verteilungsdynamik und eine Wechselwirkung mit nukleären

Genen von Einfluss ist. So kann sich die Mutation in einem tRNA-Gen beim Syndrom der **Mitochondrialen Enzephalopathie, Laktazidose, Stroke (MELAS)** z.B. vorwiegend in einer Kardiomyopathie manifestieren, wenn nur im Herzmuskel der Anteil mutierter Mitochondrien hoch ist. Bei der postzygotischen Verteilung der verschiedenen Mitochondrienpopulationen spielen offensichtlich Selektionsvorgänge eine Rolle.

Krankheitswert

Klassische Mitochondriopathien: Erstmanifestation klinischer Erscheinungen im 1.–3. Lebensjahrzehnt.
- MELAS: Mitochondriale Enzephalopathie, Laktazidose, Stroke (Apoplex)
- LHON: LEBERsche Hereditäre Okticus-Neuropathie (▶ *LEBER-Syndrom*)
- CPEO: ▶ *Chronisch Progrediente Externe Ophthalmoplegie*
- MERRF: Myoklonus-Epilepsie, Ragged-Red-Fasern
- ▶ *KEARNS-SAYRE-Syndrom*
- ▶ *PEARSON-Syndrom*

Weitere charakteristische Symptome mitochondrialer Mutationen: Kleinwuchs, Schwerhörigkeit (50% der Fälle von Schwerhörigkeit), Ophthalmoplegie, Ptose, Migräne, Diabetes mellitus (1% der Fälle), Ataxie, Myopathien, hypertrophische Kardiomyopathie, juveniler Apoplex, tubuläre Nephropathie, Nebenniereninsuffizienz, Hypoparathyreoidismus. Missgedeihen, Entwicklungsretardation, chronische Obstipation, Diarrhoe, ▶ *LEIGH-Syndrom*, Aborte, wiederholte Totgeburten kommen vor.

Therapiemöglichkeiten

Vitamine und Ubichinon mit wenig Erfolgsaussichten aber ohne schädliche Nebenwirkungen, leichtes Muskeltraining hilfreich. Gentherapie im in-vitro-Versuchsstadium: Antigenom-Peptide, Aktivierung ruhender Muskelzellvorstufen durch Setzen lokaler Nekrosen.

Häufigkeit und Vorkommen

Frequenz etwa 1:8.000–7.000. Unregelmäßiges Auftreten in mehreren Generationen.

Genetik

Da bei der Befruchtung das Zytoplasma nur der Eizelle in die Zygote eingeht, ist der Erbgang matroklin, wobei die Verteilung ungleichmäßig sein kann, so dass nicht alle Kinder einer Anlagenträgerin die Mutation erben bzw. klinische Symptome aufweisen müssen. Die Merkmalsausprägung ist aufgrund einer immer vorliegenden Heteroplasmie intra- und interfamiliär stark variabel, je nach ursprünglichem Anteil und somatischer Vermehrungs- und Selektionsdynamik der Mitochondrienpopulationen bzw. der entsprechenden Zellen (replikative Segregation). Zu klinischen Erscheinungen kommt es, wenn die Schwelle eines gewebespezifischen Mindestbedarfs der Zelle am Genprodukt (etwa 15%) unterschritten wird. Dieser ist am höchsten in Zentralnervensystem und in der Muskulatur. Die Mutationsrate liegt in der mtDNA etwa 5mal über der nukleärer DNA, was mit dem Fehlen unmittelbarer Schutzproteine (Histone), der Konzentration von freien Radikalen durch die oxydative Phosphorylierung und einem vergleichsweise schwachen Reparatursystem erklärt wird. Es kann also zur Akkumulation mehrerer, sich in ihrer negativen Wirkung addierenden Mutationen im Laufe der Ontogenese kommen. Mutationen in dem 12S-rRNA-Gen (nt1555) verändern die Aminoglykosid-Bindung der rRNA, wodurch es zur toxischen Wirkung von glykosidischen Medikamenten, vor allem von Antibiotika, kommt. Es kann bei entsprechender Behandlung schon im ersten Lebensjahr zur Taubheit kommen (27% der Fälle von nicht syndromatischer Taubheit).

Mutationen in Genen für die tRNA: Punktmutation in mtDNA nt8344 und nt8356 tRNA^{Lys} bei geistiger Retardation, Myoclonus-Epilepsie, Ragged Red Fibers MERRF; nt3243 tRNA^{Leu} und nt3271 bei Mitochondrialer Myopathie, Enzephalopathie, Lactatazidose and Apoplex- (Stroke-) artigen Anfällen, MELAS, ▶ *KERNS-SAYRE-Syndrom* und frühkindlichen Enzephalopathien; nt8993 (ATPase6) bei *LEIGH-Syndrom*. Bei den meisten Patienten handelt es sich um oligosymptomatische Formen, z.B. ist nt3243 auch bei der ▶ *progredienten externen Ophthalmoplegie* und beim ▶ *Typ-II-Diabetes mit Taubheit* betroffen, der Unterschied besteht nur in der Rate der mutierten Mitochondrien, die bei MELAS wesenlich höher liegt. Bei MERRF und MELAS bestehen Einzelbasenpaarsubstitutionen. Bei Punktmutation in nt8356, tRNA^{Lys} kommt es zu Symptomen sowohl von MERRF als auch von MELAS. Bei einer als EKBOM-Syndrom bezeichneten cerebellären Ataxie mit Photomyoklonus und Lipomen sowie bei der multiplen symmetrischen ▶ *Lipomatose* ist wahrscheinlich dieselbe tRNA betroffen wie bei MERRF. Mitochondriale Deletionen sind immer sporadisch. Siehe auch ▶ *Cytochrom-C-Oxidase-Mangel*; ▶ *DIDMOAD*.

Familienberatung

Dem gezielten molekulargenetischen Nachweis mitochondrialer Mutationen müssen biochemische (Glukosetoleranz, Laktat in Blut und Liquor, CK), elektrophysiologische (EKG, Echokardiografie, EEG, CT, MRT), mikroskopische und elektronenmikroskopische Histologie sowie familienanamnestische Erhebungen und differentialdiagnostischer Ausschluss z.B. von USHER-Syndrom, HUNTINGTON-Syndrom, neuraler Muskelatrophie, angeborener Myasthenie sowie durch nukleäre Mutationen bedingte Krankheitsbilder mit gleicher Symptomatik vorausgehen. Bei Punktmutationen ist sowohl die Familienprognose wie die Eigenprognose unsicher. Eine pränatale Diagnostik ist durch molekulargenetische Analyse der Mitochondrien aus Chorionbiopsien im Prinzip möglich, jedoch wegen der nicht einzuschätzenden Verteilungsdynamik mutierter Mitochondrien während der Ontogenese problematisch. Ein Risiko für Nachkommen männlicher Antragenträger besteht nicht. Cave Antibiotika! „angeborene" oder „nach Infekten erworbene" Taubheit kann auf mitochondriale Mutation hinweisen, Differentialdiagnose familienprognostisch vor allem für Geschwister wichtig.

Literatur

Chomyn, A., Mitochondrial genetics '98. The myoklonic epilepsy and ragged-red fiber mutation provides new insights into human mitochondrial function and genetics. Am.J.Hum.Genet. *62* (1998) 745–751.

Hammans, S.R., M.G.Sweeney, D.A.G.Wicks et al., A moleculargenetic study of focal histochemical defects in mitochondrial encephalomyopathies. Brain *115* (1992) 343–365.

Harding, A.E., I.J.Holt, M.G.Sweeney et al., Prenatal diagnosis of mitochondrial DNA8993^{T-G} disease. Am.J.Hum.Genet. *50* (1992) 629–633.

Masucci, J.P., E.A.Schon and M.P.King, Point mutations in the mitochondrial tRNA(Lys) gene: Implication for pathenogenesis and mechanism. Mol. Cell.Biochem. *174* (1997) 215–219.

Matthews, P.M., J.Hopkins, R.M.Brown et al., Comparison of the relative levels of the 3243 (A–G) mtDNA mutation in heteroplasmic adults. J.Med. Genet. *31* (1994) 41–44.

Mcfarland, R., K.M.Clark, A.A.M.Morris et al., Multiple neonatal deaths due to a homoplasmic mitochondrial DNA mutation. Nature Genet. *30* (2002) 145–146.

Petruzzella,V., C.T.Moraes, M.C.Sano et al., Extremely high levels of mutant mtDNAs colocalize with cytochrome c oxidase-negative ragged-red fibers in patients harboring a point mutation at nt 3243. Hum. Molec.Genet. *3* (1994) 449–454.

Rahman, S., J.Poulton, D.Marchington and A.Suomalainen, Decrease of 3243 A-G mtDNA mutation from blood in MELAS syndrome: A longitudinal study. Am.J.Hum.Genet. *68* (2001) 238–240.

Saudubray, J.M., D.Martin, F.Poggi-Travert et al., Clinical presentations of inherited mitochondrial fatty acid oxidation disorders: An update. Int.Pediatr. *12* (1997) 34–40.

Schon, E.A., M.Hirano and S.DiMauro, Mitochondrial encephalomyopathies: Clinical and molecular analysis. J.Bioenerg.Biomembr. *26* (1994) 291–299.

Schon, E.A., E.Bonilla and S.DiMauro, Mitochondrial DNA mutations and pathogenesis. J.Bioenerg. Biomembr. *29* (1997) 131–149.

Schork, N.J. and S.W.Guo, Pedigree models for complex human traits involving the mitochondrial genome. Am.J.Hum. Genet. *53*(1993) 1320–1337.

Sternberg, D., C.Danan, A.Lombés et al., Exhaustive scanning approach to screen all the mitochondrial tRNA genes for mutations and its application to the investigation of 35 independent patients with mitochondrial disorders. Hum.Mut.Genet. *7* (1998) 33–42.

Tatuch, Y., R.A.Pagon, B.Vlcek et al., The 8993 mtDNA mutation: heteroplasmy and clinical presentation in three families. Eur.J.Hum.Genet. *2* (1994) 35–43.

Taylor, R.W., P.F.Chionery, K.M.Clark et al., Treatment of mitochondrial disease. J.Bioenerg. Biomembr. *29* (1997) 195–205.

Traff, J., E.Holme, K.Ekbom and B.Y.Nilsson, EKBOM's syndrome of photomyoklonus, cerebellar ataxia and cervical lipoma is associated with the tRNA(Lys) A8344G mutations in mitochondrial DNA. Acta Neurol.Scand.*92*(1995) 394–397.

Wallas, D.C., Mitochondrial DNA variation in human evolution, degenerative diseases, and aging. Am.J.Hum.Genet. *57* (1995) 201–223.

OMIM 516003, 540000, 545000, 545000, 590050, 590060

Mitralklappen-Prolaps, Aortendilatation, Skelett- und Hautauffälligkeiten (MASS)
▶ MARFAN-Syndrom

Mittelgesichtsspalten-Syndrom
▶ Fronto-Nasale Dysplasie

Mittellinien-Spalt-Syndrom
▶ Holoprosenzephalie (HPE 2)

Mittelmeerfieber,
Polyserositis, rezidivierende familiäre

Genetisch bedingte Immun- und Proteindefekte jeweils auf der Grundlage einer Genmutation. Auf autoimmuner Grundlage rezidivierende Fieberschübe mit Entzündungen und häufig Paraproteinose (periretikuläre Amyloidose), die vor allem viszerale Organe befallen. Der Basisdefekt betrifft ein vorwiegend im Zellkern der Granulozyten exprimiertes Autoantigen der b-Box-Familie: Pyrin (*MEFV*).

Krankheitswert
Erstmanifestation im Kindesalter (70% der Fälle vor dem 10. Lebensjahr), chronisch, in Form von kurzzeitigen Fieberschüben, Pleuritis, Synovialitis und Peritonitis, begleitet von Schmerzen in Gelenken, Muskeln und Abdomen. Erysipelartige schmerzhafte Hauterscheinungen während der Schübe bei etwa der Hälfte der Patienten. Abdominelle Koliken. Klinische Erscheinungen einer reaktiven, sekundären Amyloidose je nach ethnischer Zugehörigkeit bei 12–40% der Fälle: Nephrotisches Syndrom mit Tod häufig bereits im Kindesalter. Ohne Amyloidose Lebenserwartung kaum herabgesetzt. Über Monate und Jahre sowie während der Schwangerschaft klinisch erscheinungsfreie Perioden. Neben diesem klassischen Typ gibt es noch einen autosomal rezessiven, holländischen (Hyper-Immunglobulin-D-Syndrom, OMIM 260920) und einen autosomal dominanten benignen amyloidfreien iberischen TNF-Rezeptor-assoziierten (OMIM 142680) Typ des periodischen Fiebers sowie weitere sippenspezifische dominante Formen (OMIM 134610).

Therapiemöglichkeiten
Zum Teil, vor allem bei Armeniern, auf fettarme Diät ansprechend. Colchicin-Gaben können die prognostisch ungünstige Amyloidose mildern und Schübe verhindern. Verlangsamung der Progredienz der Nierensymptomatik durch Heparin und Azothioprin. Nierentransplantation mit vorübergehendem Erfolg.

Häufigkeit und Vorkommen
Vor allem im Mittelmeergebiet, bei Nordafrikanern, Armeniern, und sephardischen Juden, Frequenz 1:2.000, Heterozygotenfrequenz regional bis 1:5, unbekannter Heterozygotenvorteil? Zum Teil Founder-Effekt vor mehr als 2000 Jahren, seltener bei Ashkenasim, Arabern und Türken. In anderen Ländern und Völkern nur ganz vereinzelt (5% der Fälle). Für Mitteleuropa bedeutungslos. Androtropie.

Genetik
Autosomal rezessiver Erbgang mit herabgesetzter Penetranz. In mehreren europäischen und arabischen Sippen wahrscheinlich auch autosomal dominant bedingt. Den etwas unterschiedlichen klinischen Erscheinungen in den einzelnen Populationen liegen verschiedene Mutationen zugrunde. Die ▶ *Amyloidose* ist sekundär und steht nicht mit einem der Amyloidose-Gene in direkter Verbindung. Genorte: 16p13.3-13.1 (*MEFV*, Marenostrin = Pyrin), 17q. Erhöhte Chromosomenbrüchigkeit, wahrscheinlich durch endogene Radikale. Genorte des iberischen periodischen Fiebers 12p13.2 (*TNFRSF14*, **Tumor-Nekrose-Faktor-Rezeptor 1A**) und des Hyper-Immunglobulin-D-Syndroms 12q24 (*MVK*, **Mevalonatkinase**), Allelie mit der Mevalonazidurie. Siehe auch ▶ MUCKLE-WELLS-Syndrom.

Familienberatung
Die Diagnose ist nur klinisch, nicht anhand von Laborparametern zu sichern. Nachweis aufgrund der Familienanamnese, ethnischen Zugehörigkeit, der klinischen Erscheinungen sowie der bioptisch festgestellten Amyloidose. Differentialdiagnose zu chronischen Darmerkrankungen (Mb. WHIPPLE), Zustand bei akuter Appendizitis, Lupus erythematodes, Porphyrien,

zur Rheumatoid-Arthritis, Rheumatischem Fieber und anderen Spondylo-Arthropathien im Hinblick auf Vermeidung von Therapiefehlern notwendig. Siehe auch ▶ MUCKLE-WELLS-Syndrom und ▶ Kälteurticaria sowie ▶ Colitis ulcerosa und ▶ CROHN-Syndrom: Die Ähnlichkeit zwischen den Syndromen beruht wahrscheinlich auf Homologien der zugrunde liegenden Gene.

Literatur

Asentijewich, I.L., J.Galon, M.Soares et al., The tumornecrosis-factor receptor-associated periodic syndrome: new mutations in *TNFRSF1A*, ancestral origin, genotype-phenotype studies, and evidence for further genetic heterogeneity of periodic fever. Am.J.Hum.Genet. *69* (2001) 301–314.

Asentijewich, I., L.Grubenberg, E.Pras et al., Evidence of linkage of the gene causing familial mediterranean fever to chromosome 17q in non-Ashkenasim jewish families: second locus or type I error? Hum. Genet. *91* (1993) 527–534.

Bernot, A., C.da Silva, J.-L.Petit et al., Non-founder mutations in the *MEFV* gene establish this gene as the cause of familial Mediterranean fever (FMF). Hum.Molec.Genet. *7* (1998) 1317–1325.

Böck, A.G. und F.Simbruner, Monosymptomatisches familiäres Mittelmeerfieber als Ursache eines Fiebers unbekannter Ursache. Mschr.Kinderhk. *141* (1993) 782–785.

Centola, M., I.Aksentijevich and D.L.Kastner, The hereditary periodic fever syndromes: molecular analysis of a new family of inflammatory diseases. Hum.Molec.Genet. *7* (1998) 1581–1588.

Dodé, C., C.Pécheux, C.Cazeneuve et al., Mutations in the *MEFV* gene in a large series of patients with a clinical diagnosis of familial Mediteranean Fever. Am.J.Med.Genet. *92* (2000) 241–246.

Emerit, I., R.Arutyunyan, T.Sarkisian et al., Oxyradical-mediated chromosome damage in patients with familial Mediterranean fever. Free Radic.Biol.Med. *15* (1993) 265–271.

Fishel-Ghodsian, N., X.Bu, T.R.Prezant et al., Regional mapping of the gene of familial mediterranean fever on human chromosome 16p13. Am.J.Med.Genet. *46* (1993) 689–693.

McDermott, M.F., E.M.McDermott, K.A.Quane et al., Exclusion of the familial Meterranean fever locus as a susceptibility region for autosomal dominant familial Hibernian fever. J.Med.Genet. *35* (1998) 432–434.

Zemmer, D. und O.S.Better, Familiäres Mittelmeerfieber. Dtsch.Med.Wschr. *116* (1991) 548–552.

OMIM 249100

Miyasato-Krankheit
▶ α2-Plasmin-Inhibitor-Defekt

MIYOSHI-Myopathie
▶ Myopathia distalis hereditaria

Mljetsche Krankheit
▶ Mal de Meleda

MMM-Syndrom,
3M-Syndrom (MILLER-MCKUSICK-MALVAUX-Syndrom, Dolichospondyläre Dysplasie, Gloomy-face-Syndrom)

Genetisch bedingtes Kleinwuchs-Syndrom auf der Grundlage einer Genmutation.
Der Basisdefekt ist unbekannt.

Krankheitswert
Niedriges Geburtsgewicht, später Kleinwuchs (Dolichospondylie). Typische dreieckige Fazies mit dicken Lippen, spitzem Kinn, Anomalien des Gaumens und der Zahnstellung. Kurzer, breiter Hals mit prominentem Trapezius-Muskel, Deformität des Sternums, transversale Furche über dem unteren Thorax, Scapulae alatae, Rektusdiastase. Gelenkeschlaffheit. Normale Intelligenz. Fälle mit typisch "düsterem" (gloomy) Gesichtsausdruck als "Gloomy-Face-Syndrom" abgetrennt.

Therapiemöglichkeiten
Unbekannt. Wachstumshormon-Gaben hinsichtlich der erreichten Endgröße erfolgreich.

Häufigkeit und Vorkommen
Seit Erstbeschreibung 1975 über 34 sporadische und Geschwisterfälle bekannt. Vom Gloomy-Face-Syndrom 9 Fälle aus 4 Geschwischaf-

ten beschrieben, von denen 3 aus Verwandtenverbindungen stammten.

Genetik
Autosomal rezessiver Erbgang.

Familienberatung
Differentialdiagnose zum ULLRICH-TURNER-Syndrom (Chromosomenanalyse), NOONAN-Syndrom und SILVER-RUSSELL-Syndrom aufgrund der anderen Gesichtsmorphologie und der Thoraxdeformität wichtig.

Literatur
Elliott, A.M., J.M.Graham Jr., C.J.R.Curry et al., Spectrum of dolichospondylic dysplasia: Two new patients with distinctive findings. Am.J.Med.Genet. *113* (2002) 351–361.

Le Merrer, M., R.Brauner and P.Maroteaux, Dwarfism with gloomy face: A new syndrome with features of 3-M syndrome. J.Med.Genet. *39* (1991) 172–177.

Winter, R.M., M.Baraitser, D.B.Grant et al., The 3-M syndrome. J.Med.Genet. *31* (1984)

OMIM 273750, 231520

MMMM-Syndrom
▶ Megalocornea

MODED,
FEINGOLD-Syndrom

Mikrozephalie-Okulo-Digito-Esophagus-Duodenum-Syndrom mit Mikrozephalie, Brachydaktylie A, geistiger Retardation, Kleinwuchs, Duodenalatresie, offenem Ductus arteriosus, Hallux valgus, Bewegungseinschränkung der kleinen und großen Gelenke der oberen Extremitäten, sowie Amesophalangie und Syndaktylie der Zehen. Kurze Lidspalten. Von fünf Familien beschrieben. In Teilsymptomen autosomal dominant, sehr variabel. Genort 2p24-p23, wahrscheinlich Allelie mit ODED-Syndrom, ▶ *Ösophagus-Atresie*.

Literatur
Courtens, W., S.Levi, F.Verbelen et al., FEINGOLD syndrome: Report of a new family and review. Am.J.Med.Genet. *73* (1997) 55–60.

Feingold, M., B.D.Hall, Y.Lacassie and M.-L.Martínez-Frías, Syndrome of microcephaly, facial and hand abnormalities, tracheoesophageal fistula, duodenal atresia, and developmental delay. Am.J.Med.Genet. *69* (1997) 245–249.

Frydman, M., M.Katz, S.G.Cabot et al., MODED: Microcephaly-oculo-digito-esophageal-duodenal syndrome. Am.J.Med.Genet. *71* (1997) 251–257.

OMIM 164280

MODY
▶ Diabetes mellitus

MOEBIUS-Syndrom
▶ Fazialisparese, angeborene

MOHR-Syndrom,
Oro-Fazio-Digitales Syndrom II, OFD-Sydrom II

Genetisch bedingter Fehlbildungskomplex auf der Grundlage einer Genmutation.
Der Basisdefekt ist unbekannt.

Krankheitswert
Angeboren. Anomalien des distalen Extremitätenskeletts mit postaxialer Polydaktylie der Hände und präaxialer Polydaktylie der Füße sowie Brachy- und Syndaktylie. Lappung der Zunge und Ankyloglossum. In einigen Fällen Larynxhypoplasie und ZNS-Anomalien. Intelligenz meist normal. Schallleitungsschwerhörigkeit. Andere Symptome bis auf die der Haut sowie auf die Haarwachstumsstörungen und meist die Gaumenspalte weitgehend denen des ▶ *Oro-Fazio-Digitalen Syndroms I* entsprechend. Angeborene Herzfehler. Eventuell abzutrennen sind eine Kombination mit postaxialer Polydaktylie der Hände und Füße, Augenfehlbildungen, Zungenhamartomen und Muskel-

atrophie oder Myoklonien sowie Oligophrenie (Typ III, SUGARMAN-Syndrom, OMIM 258850) sowie mit prä- und postaxialer Polydaktylie, verkürzten Gliedmaßen (Tibia-Dysplasie) und kurzen Rippen (Typ IV, MOHR-MAJEWSKI-Syndrom; BURN-BARAITSER-Syndrom, OMIM 258860), klinisch überlappend mit dem ▶ *Thoraxdystrophie-Polydaktylie-Syndrom, Typ MAJEWSKI*, sowie Typ V, THURSTON-Syndrom und Typ VI (VARADI-PAPP-Syndrom, OMIM 277170, identisch dem ▶ *JOUBERT-Syndrom* und dem ▶ *OPITZ-Trigonozephalie-Syndrom*?) mit schweren cerebellären Fehlbildungen, DANDY-WALKER-Zyste und einer mesoaxialen Polydaktylie (Bifurkation des Metakarpale). Differentialdiagnose zum PALLISTER-HALL- und zum Hydroletalus-Syndrom notwendig. Weitere Klassifikation und Typen s. auch ▶ *Oro-Fazio-Digitale Syndrome*.

Therapiemöglichkeiten
Symptomatische Korrekturen einzelner Fehlbildungen mit unterschiedlichem Erfolg.

Häufigkeit und Vorkommen
Seit Erstbeschreibung 1941 über 50 sporadische und Geschwisterfälle gesichert.

Genetik
Heterogen. Jeweils autosomal rezessiver Erbgang. Ob der Ähnlichkeit des Typs IV mit dem ▶ *Kurzrippen-Polydaktylie-Syndrom Typ MAJEWSKI* eine Mutation des selben Gens zugrunde liegt, ist unklar.

Familienberatung
Differentialdiagnose zum Oro-Fazio-Digitalen Syndrom I anhand der Polydaktylie, einer breiten oder gespaltenen Nasenspitze, meist Fehlen der mittleren Schneidezähne und der Schwerhörigkeit im Hinblick auf den anderen Vererbungsmodus wichtig. Differentialdiagnostisch s.a. ▶ *Fronto-Nasale Dysplasie*. Pränatale Diagnose durch Ultrasonografie (Extremitätenfehlbildungen) noch unsicher.

Literatur
Anneren, G., K.-H.Gustavson, S.Jozwiak et al., Abnormalities of the cerebellum in oro-facio-digital syndrome II (MOHR syndrome). Clin.Genet. *38* (1990) 69–73.

Meinecke, P. and H.Hayek, Orofaciodigital syndrome type IV (MOHR-MAJEWSKI syndrome) with severe expression expanding the known spectrum of anomalies. J.Med.Genet. *27* (1990) 200–202.

Silengo, M.C., G.L.Bell, M.Biagioli and P.Franceschini, Oro-facio-digital syndrome II. Transitional type between the MOHR and the MAJEWSKI syndromes: report of two new cases. Clin.Genet. *31* (1987) 331–336.

Stephan, M.J., K.L.Brooks, D.C.Moore et al., Hypothalamic hamartoma in Oral-facial-digital syndrome type VI (VARADI syndrome). Am.J.Med.Genet. *51* (1994) 131–136.

Toriello, H.V., J.C.Carey, E.Suslak et al., Six patients with oral-facial-digital syndrome IV: The case for heterogeneity. Am.J.Med.Genet. *69* (1997) 250–260.

OMIM 252100, 258850, 258860, 277170

MOHR-MAJEWSKI-Syndrom
▶ MOHR-Syndrom

MOHR-TRANEBJAERG-Syndrom,
Taubheit-Dystonie-Syndrom

Ursprünglich von einer großen norwegischen Sippe beschriebene X-chromosomal rezessive Kombination unterschiedlicher, nicht in einen pathogenetischen Zusammenhang zu bringender Symptome aus frühkindlicher progredienter, sensorineuraler Schwerhörigkeit, Visusverlust, Dystonie, Spastizität, Dysphagie, Frakturen, schizoaffektiver Psychose und Demenz. Genort Xq21.3-q22, contiguous gene syndrome unter Beteiligung der Gene für für eine X-chromosomale Form des ▶ *Taubheit* (DFN1) und *DDP1* (Deafness-Dystonie-Protein 1) / *TIMM8a* (Translocase der Inneren Mitochondrien-Membran 8a)?

Literatur
Jin, H., E.Kendall, T.C.Freeman et al., The human family of deafness/dystonia peptid (DDP) related mitochondrial import proteins. Genomics *61* (1999) 259–267.

Jin, H., M.May, L.Tranebjaerg et al., A novel X-linked gene, *DDP*, shows mutations in families with deafness (DFN-1), dystonia, mental deficiency and blindniss. Nature Genet. *14* (1996) 177–180.

Orstavik, K.H., R.E.Orstavik, K.Eiklind and L.Tranebjaerg, Inheritance of skewed X chromosome inactivation in a large family with an X-linked recessive deafness syndome. Am.J.Med.Genet. *64* (1996) 31–34.

Roesch, K., S.P.Curran, L.Tranebjaerg and C.M.Koehler, Human deafness dystonia syndrome is caused by a defect in assembly of the DDP1/TIMM8a-TIMM13 complex. Hum.Molec.Genet. *11* (2002) 477–486.

OMIM 304700

Mola hydatidosa
▶ Blasenmole

MOLDENHAUER-GORDON-Syndrom
▶ Arthrogryposis multiplex congenita

Molybdän-Kofaktor-Defizienz,
Sulfitoxidase-Defizienz

Gruppe monogen bedingter Stoffwechseldefekte auf der Grundlage unterschiedlicher Genmutationen.
Es besteht eine Störung der Synthese des Kofaktors Molybdopterin und damit eine Ativitätsminderung der Enzyme Sulfitoxidase, Xanthindehydrogenase (▶ *Xanthinurie*) und Aldehydoxidase. Drei Komplementations-Gruppen entsprechen den Syntheseschritten des Molybdän-Kofaktors: Betroffen sind ein Neurotransmitter-Rezeptor-Clustering-Protein, Gephyrin, sowie Molybdopterin-Synthase (MOCS1A) und Molybdopterin-Synthese-Sulfur-Transferase, Enzyme für die Umwandlung einer Vorstufe in Molybdopterin (MOCS2B).

Krankheitswert
Erstmanifestation im Neugeborenenalter bei einigen Formen auch später. Therapieresistente tonisch-klonische Anfälle, Opisthotonus und faziale Auffälligkeiten. Hypotonie, Hyperreflexie. Bindegewebsdefekte, Linsenluxation. Allgemeine Gedeihstörungen. geringe Lebenserwartung. Bei Xanthinoxidase-Defizienz nur Xanthinstcinc.

Therapiemöglichkeiten
Molybdat-Supplementation bei einem Teil der Patienten mit gutem Erfolg.

Häufigkeit und Vorkommen
Mehr als 100 vorwiegend Geschwisterfälle bekannt, meist Typ MOCS1.

Genetik
Heterogen, jeweils autosomal rezessiver Erbgang. Genorte: 6p21.3 (*MOCS1*), 5q11 (*MOCS2*); 14q24 (*GPH*, Gephyrin). Isolierte Defizienz von Sulfitoxidase kann zu den gleichen biochemischen und klinischen Symptomen führen.

Familienberatung
Nachweis anhand der erhöhten Serum-Harnsäure-Werte und des Molybdopterins in kultivierten Fibroblasten. Pränatale Diagnostik molekulargenetisch und durch Sulfitoxidase-Bestimmung in Chorionbioptaten und Fruchtwasserzellen.

OMIM 252150, 252160, 603707, 603708, 603930

Literatur
Hughes, E.F., L.Fairbanks, H.A.Simmonds and R.O.Robinson, Molybdenium cofactor deficiency – phenotypic variability in a family with late-onset variant. Dev.Med.Child Neurol. *40* (1998) 57–61.

Johnson, J.L., K.E.Coyne, K.V.Rajagopalan et al., Molybdopterin synthase mutations in a mild case of molybdenum cofactor deficiency. Am.J.Med.Genet. *104* (2001) 169–173.

Reis, J., Genetics of molybdenum cofactor deficiency. Hum.Genet. *106* (2000) 157–163.

Reis, J., S.Gross-Hardt, E.Christensen et al., A mutation in the gene for neurotransmitter receptor-clustering protein gephyrin causes a novel form of molybdenum cafoctor deficiency. Am.J.Hum.Genet. *68* (2001) 208–213.

OMIM 603707, 603708, 603930

MOMO (Makrosomie, Obesitas, Makrozephalie, Okuläre Anomalien)

Seit 1973 von mindestens 3 sporadischen Fällen beschriebenes Makrosomie-Syndrom mit geistiger Behinderung. Aufgrund der Konsanguität der Eltern bei 2 Fällen autosomal rezessiver Erbgang vermutet.

Literatur

Moretti-Ferreira, D., C.P.Koiffmann, M.Listik et al., Macrosomia, obesity, macrocephaly and ocular abnormalities (MOMO Syndrom) in two unrelated patients: delineation of a newly recognized overgrowth syndrome. Am.J.Med.Genet. 46 (1993) 555–558.

Zannolli, R., R.Mostardini, T.Hadjistilianou et al., MOMO syndrome: a possible third case. Clin.Dysmorphol. 10 (2000) 281–284.

OMIM 157980

Mongoloidismus
▶ Down-Syndrom

Monilethrix

Genetisch bedingte Haarerkrankung auf der Grundlage einer Genmutation.
Der Basisdefekt für die Haardystrophie besteht bei einem Teil der Fälle in einer Synthesestörung eines Keratins Typ II/6b und II/1b in den Trichozyten und damit im Cortex des Haarschaftes und anderer Hautanhangsgebilde. Die klinischen Erscheinungen lassen sich davon ableiten.

Krankheitswert

Erstmanifestation meistens im Kindesalter. Unregelmäßig eingeschnürte, dicht über dem Haarboden abbrechende Spindelhaare, bevorzugt auf dem Kopf, seltener Augenbrauen und -wimpern oder die gesamte Körperbehaarung betroffen. Häufig bestehen weitere ektodermale Dystrophien: Zahnanomalien (fehlende oder kegelförmige Zähne), Nagelwachstumsstörungen, Keratosis follicularis sowie Intelligenzdefekte oder neurologische Symptome. Vorwiegend kosmetisch störend.

Therapiemöglichkeiten

Gaben von Kortikosteroiden mit vorübergehendem, unbefriedigendem Erfolg. Spontane Besserung bei manchen Betroffenen in der Pubertät, der Schwangerschaft oder im Alter.

Häufigkeit und Vorkommen

Mehrere 100 Fälle beschrieben, darunter große Sippen mit Merkmalsträgern in bis zu 7 Generationen.

Genetik

Autosomal dominanter Erbgang mit variabler Expressivität und herabgesetzter Penetranz. Aufgrund von Geschwisterfällen bei Konsanguinität erscheinungsfreier Eltern wird auch für einige Familien autosomal rezessiver Erbgang angenommen. Genort der Keratine 12q13 (*KRT1*, *KRT6*). Pseudo-Monilethrix: Von mindestens vier Sippen beschriebene ebenfalls autosomal dominante Form mit anderer Haarmorphologie, Trichorrhexis nodosa und Pili torti (OMIM 177750).

Familienberatung

Differentialdiagnose anhand der Haarmorphologie zur ▶ *Ektodermalen Dysplasie*, Trichorrhexis nodosa (▶ *BIDS*), ▶ *Hypotrichose* sowie zu den ▶ *Pili anulati* und ▶ *Pili torti* notwendig. Bei familienanamnestischen Erhebungen muss darauf geachtet werden, dass bei älteren Personen eine frühere M. häufig nur noch schwer nachweisbar ist, teilweise wird die Anomalie auch bei jüngeren Merkmalsträgern nicht auffällig. Die starke psychische Belastung bei Kahlköpfigkeit bereits im Kindesalter sollte beachtet werden. Haarprothesen notwendig. Hinsichtlich der Begleitsymptome kann von einer relativen intrafamiliären Konstanz ausgegangen werden.

Literatur

Renwick, J.H. and M.M.Izatt, Linkage data on monilethrix. Cytogenet.Cell Genet. 47 (1988) 513–521.

Richard, G., P.Itin, J.P.Lin et al., Evidence for genetic heterogeneity in monilethrix. J.Invest.Dermatol. 107 (1996) 812–814.

Schaap, T., Z.Even-Paz, M.E.Hodes et al., The genetic analysis of monilethrix in a large inbred kindred. Am.J.Med.Genet. 11 (1982) 469–474.

Stevens, H.P., D.P.Kelsell, S.P.Bryant et al., Linkage of monilethrix to the trichocyte and epithelial keratin cluster 12q11-q13. J.Invest.Dermatol. 106 (1996) 795–797.

Winter, H., M.A.Rogers, L.Langbein et al., Mutations in the hair cortex keratin *hHb6* cause the inherited hair disease monilethrix. Nature Genet. *16* (1997) 372–378.

OMIM 252200, 158000, 177750, 602153, 601928

Moniliasis
▶ Candidiasis, chronische mukokutane;
▶ Endokrinopathie, juvenile

Mononeuritis multiplex der oberen Extremitäten
▶ Neuritis, rezidivierende des Plexus brachialis

Moon-Biedl-Bardet-Syndrom
▶ Laurence-Moon-Biedl-Bardet-Syndrom

Moore-Federman-Syndrom
▶ Weill-Marchesani-Syndrom;
▶ Dysplasie, geleophysische

Morbus Boeck,
Boecksche Sarkoidose, Lymphogranulomatosis benigna, Besnier-Boeck-Schaumann-Syndrom, Sarkoidose

Gutartige chronische Granulomatose unklarer Ätiologie.
Der Basisdefekt sowie die Pathogenese für die generalisierten Granulomatose sind noch nicht geklärt. Eine Beziehung zur Tuberkulose im Sinne einer genetisch bedingten Verminderung der Abwehrfähigkeit der Granulozyten und/oder der Lymphozyten oder eine veränderte Reaktionsnorm wie bei Kollagenosen werden vermutet. Es besteht eine Assoziation zum HLA-DRB1-Locus.

Krankheitswert
Erstmanifestation klinischer Erscheinungen vom 2. Lebensjahrzehnt an, subklinisch meistens schon eher bestehend. Multiple benigne Granulome vor allem in den mediastinalen und hilären Lymphknoten, dem Lungenparenchym, aber auch in Leber, Milz, Nieren, Muskulatur, Endokrinium, Haut (Lupus pernio), ZNS, Augengewebe, teilweise mit Skelettbeteiligung. Unterschiedliche Beschwerden und Beeinträchtigung je nach Schwere der Ausprägung an den befallenen Organen (z.B. Erblindungsgefahr, Dyspnoe usw.). Selbstheilungstendenz.

Therapiemöglichkeiten
Kortikosteroide und Chlorochin mit gutem Erfolg. In über 50% der Fälle spontane Remission.

Häufigkeit und Vorkommen
Regional unterschiedlich, Frequenz von 1:100.000 (Nordschweden) bis 1:1000. Meist sporadisch bei Europiden, familiäre Häufung bei Negriden. 120 familiäre Fälle beschrieben. Bei Schwarz-Afrikanern etwa 10mal häufiger als bei Weißen. Hohe Konkordanz bei eineiigen Zwillingen. Beide Geschlechter gleich häufig betroffen.

Genetik
Aufgrund des familiären Vorkommens vor allem bei Geschwistern und Zwillingen wird eine genetische Disposition sowohl zu der Krankheit wie auch zum jeweiligen Lokalisationstyp auf polygener, seltener rezessiver Grundlage angenommen. Eine in verschiedenen Populationen unterschiedliche Assoziation zu bestimmten HLA-DRB1-Typen lässt auf Autoimmunvorgänge schließen. Infantile Sarkoidose (Blau-Syndrom) ▶ *Granulomatose, letale des Kindesalters*.

Familienberatung
Nachweis und Differentialdiagnose zu ▶ *Tuberkulose*, ▶ *familiärer diffuser Lungenfibrose*, Lymphogranulomatose, Bronchial-Ca, Blau-Syndrom u.a. histologisch anhand von Biopsiematerial (Epitheloidzellgranulome) und Kveim-Test. Im Hinblick auf eine erfolgreiche Therapie und für erbprognostische Erhebungen muss vor allem auf subklinische Erscheinungsformen geachtet werden. In Anbetracht des meist sporadi-

schen Vorkommens besteht für Verwandte eines Merkmalsträgers kein entscheidend erhöhtes Wiederholungsrisiko.

Literatur
Abe, S., E.Yamaguchi, S.Makimura et al., Association of HLA-DR with sarcoidosis: Correlation with clinical course. Chest 92 (1987) 488–490.
Grufferman, S., J.W.Barton III and N.L.Eby, Increased sex condordance of sibling pairs with BEHÇET's disease, HODGKIN's disease, multiple sclerosis and sarcoidosis. Am.J.Epidemiol. 126 (1987) 365–369.
Kronauer, C.M., T.C.Medici und E.W.Russi, Familiäre Sarkoidose: 4 Fälle aus 2 Familien. Schweiz. Med.Wschr. 118 (1988) 1482–1486.
Manouvrier-Hanu, S., B.Puech, F.Piette et al., BLAU syndrome of granulomatous arthritis, iritis, and skin rash: A new family and review of the literature. Am.J.Med.Genet. 76 (1998) 217–221.
Nowack, D. and K.M.Goebel, Genetic aspects of sarcoidosis. Class II histocompatibility antigens and a family study. Arch.Intern.Med 147 (1987) 481–483.
Rybicki, B.A., D.Harrington, M.Major et al., Heterogeneity of familial risk in sarcoidosis. Genet.Epidemiol. 13 (1996) 23–33.

OMIM 181000

Morbus BOWEN
▶ Epidermodysplasia verruciformis

Morbus CROHN
▶ CROHN-Syndrom

Morbus DARIER
▶ Keratosis follicularis DARIER

Morbus haemolyticus neonatorum
▶ Blutgruppenunverträglichkeit

Morbus HODGKIN
▶ Lymphogranulomatose

Morbus Langdon-DOWN
▶ DOWN-Syndrom

Morbus MENIÈRE
▶ MENIÈRE-KRANKHEIT

Morbus PRINGLE
▶ Tuberöse Sklerose

Morbus REITER
▶ REITER-Syndrom

Morbus SCHEUERMANN
▶ SCHEUERMANN-Krankheit

MORGAGNI-Syndrom,
Hyperostosis frontalis interna

Endokrinopathie unklarer Ätiologie.
Der Basisdefekt für die in einem bisher noch nicht ganz geklärten Zusammenhang stehenden Symptome ist unbekannt. Es liegt eine hormonale Regulationsstörung vor (Hyperprolactinämie).

Krankheitswert
Erstmanifestation klinischer Erscheinungen vom Pubertätsalter an. Hyperostosis frontalis interna. Adipositas, Virilismus, Hirsutismus. Häufig außerdem zentralnervöse Erscheinungen wie Gleichgewichtsstörungen, epileptiforme Anfälle u.a. Galaktorrhoe.

Therapiemöglichkeiten
Symptomatisch. Keine spezifische Therapie bekannt.

Häufigkeit und Vorkommen
Sehr selten, fast nur bei älteren Frauen voll ausgeprägt, meistens familiär. Sippen mit Merkmalsträgern in bis zu 4 Generationen bekannt.

Genetik

Die Art des familiären Vorkommens spricht für einen dominanten Erbgang, entweder autosomal mit bevorzugter Manifestation im weiblichem Geschlecht oder X-chromosomal. Beteiligung exogener Faktoren ist nicht auszuschließen.

Familienberatung

In Anbetracht des späten Manifestationsalters und einer guten Prognose kein Gegenstand der Familienberatung. Bei Homozygotie (Verwandtenverbindungen) sind allerdings schwerere Erscheinungen zu erwarten.

Literatur

Pawlikowski, M. and J.Komorowski, Hyperostosis frontalis, galactorrhoe/hyperprolactinemia and MORGAGNI-STEWART-MOREL syndrome. Lancet 1983/I 474.

OMIM 144800

Morning-glory-Syndrom
▶ Kolobom des Nervus opticus

MORQUIO-Syndrom
▶ Mukopolysaccharidose Typ IV

MORRIS-Syndrom
▶ Testikuläre Feminisierung

DE-MORSIER-Syndrom
▶ KALLMANN-Syndrom;
▶ Optikusatrophie, isolierte

Motor neuron disease
▶ Lateralsklerose, amyotrophische

MOUNT-REBACK-Syndrom
▶ Choreoathetose, paroxysmale dystone

MOWAT-WILSON-Syndrom
▶ HIRSCHSPRUNG-Syndrom

Moyamoya,
NISHIMOTO-Syndrom

Lokale Gefäßanomalie unklarer Ätiologie.
Wahrscheinlich infolge von Verschluss oder Stenose der A. carotis interna entsteht ein hämangiomartiges Gefäßnetz an der Schädelbasis, mit dessen Ausbreitung es zur Dilatation eines großen Arterienstammes und zur Stenosierung der Aa. cerebri media und anterior sowie der übrigen Basisarterien kommt. Es entwickelt sich ein intra- und/oder extrakranieller Kollateralkreislauf, so dass die intrakranielle Blutversorgung nur noch über die Aa. carotis externa und vertebralis erfolgt, woraus sich die klinische Symptomatik ableiten lässt.

Krankheitswert

Erstmanifestation klinischer Erscheinungen unterschiedlich ab 1. Lebensjahrzehnt. Uni- oder bilaterale Hirnnervenparesen, anhaltender Kopfschmerz, Dysphasien. Teilweise epileptiforme Anfälle. Bewusstseinsstörungen, Demenz. Über Jahre rezidivierend, progredient. Subarachnoidale Blutungen mit lebensbedrohlichen Zuständen. Kann jedoch auch völlig symptomlos bestehen. Häufig noch andere Gefäßanomalien, überzufällig häufig bei Neurofibromatose 1.

Therapiemöglichkeiten

Gefäßerweiternde Medikation und periarterielle Sympathektomie mit unterschiedlichem Erfolg.

Häufigkeit und Vorkommen

Sporadische und Geschwisterfälle zunächst aus Japan, in letzter Zeit wiederholt auch aus Europa und anderen Erdteilen beschrieben. Gynäkotropie.

Genetik

Wahrscheinlich ätiologisch heterogen. Für einen Teil der Fälle, vor allem bei Geschwistererkrankungen oder bei Konsanguinität der Eltern wird autosomal rezessiver Erbgang angenommen. Durch verbesserte Nachweismethoden und Erfassung asymptomatischer Merkmalsträger auch autosomal dominanter Erbgang vermutet. Als Ursachen werden weiterhin Infektionen, Traumen, immunologische Reaktionen, Koagulopathien oder lokale Dysplasien bzw. Phakomatosen diskutiert. Genorte: 3p26-p24.2; 17q25.

Familienberatung

Vermeidung von Antikoagulantien und hormonellen Kontrazeptiva bei Patienten wichtig. Nachweis magnetresonanztomo- oder -angiografisch. Für erbprognostische Aussagen sind aufgrund einer variablen Expressivität auch symptomlose Verwandte magnetresonanztomographisch als Merkmalsträger auszuschließen.

Literatur

Ellison, P.H., J.A.Largent and A.J.Popp, Moya-moya disease associated with renal artery stenosis. Arch. Neurol. 38 (1981) 467.

Ikeda, H., T.Sasaki, T.Yashimoto et al., Mapping of a familial Moyamoya disease gene to chromosome 3p26-p24.2. Am.J.Hum.Genet. *64* (1999) 533–537.

Yamauchi, T., M.Tada, K.Houkin et al., Linkage of familial moyamoya disease (spontaneous occlusion of the circle of Willis) to chromosome 17q25. Stroke 31 (2000) 930–935.

OMIM 252350, 607151

MOYNAHAN-Syndrom
▶ Alopecia congenita universalis

Mselini-Gelenke-Krankheit

Unter der Zulu-Bevölkerung Südafrikas endemische progrediente degenerative Arthropathie. Familiär gehäuft. Ursache unklar.

MUCKLE-WELLS-Syndrom

Genetisch bedingte Kombination von Taubheit und Urtikaria auf der Grundlage einer Genmutation.

Der Basisdefekt betrifft ein vorwiegend im Zellkern der Granulozyten exprimiertes Autoantigen der B-Box-Familie: Cryopyrin (CIAS1 – Cold-Induced Autoinflammatory Syndrom), das an Entzündungs- und Apoptosevorgängen beteiligt ist. Die klinische Symptomatik lässt sich davon ableiten. In den meisten Fällen ist sekundär eine Amyloidose nachzuweisen.

Krankheitswert

Erstmanifestation klinischer Erscheinungen im Pubertätsalter. Rezidivierende Fieberanfälle mit Urtikaria, Schüttelfrost, angioneurotischem Ödem, Rigor und Schmerzen in den Beinen. Pes cavus. Progrediente sensorineurale und Schallleitungsschwerhörigkeit (Taubheit, Tab. VII.C). Meistens chronische Nephritis (Amyloidose der Nieren). Fakultativ Impotenz und Hodenatrophie. Lebenserwartung herabgesetzt (Tod durch Urämie).

Therapiemöglichkeiten

Colchicin-Gaben mit befriedigendem Erfolg im Hinblick auf die Nierensymptomatik.

Häufigkeit und Vorkommen

Seit Erstbeschreibung 1962 mindestens 3 Sippen mit Merkmalsträgern in bis zu 5 Generationen bekannt.

Genetik

Autosomal dominanter Erbgang. Genort 1q44 (*CIAS1*) Allelie mit der ▶ *Kälte-Urtikaria*, einschließlich der Multisystem-Entzündungs-Krankheit. Interfamiliär variable Expressivität. Genetische Beziehungen zum ▶ *Mittelmeerfieber* auf der Grundlage weitgehend homologer Pyrin-Gene. Kein Zusammenhang mit den Genen für die primären ▶ *Amyloidosen*.

Familienberatung

Differentialdiagnose zu anderen Typen der ▶ *Amyloidose* wichtig. Im Unterschied zur ▶ *Kälte-Urtikaria* Hörverlust, nicht kälteinduziert. Im Hinblick auf die Progredienz Berufsberatung der Merkmalsträger notwendig.

Literatur

Dodé, C., N.Le Du, L.Cuisset et al., New mutations of *CIAS1* that are responsible for MUCKLE-WELLS syndrome and familial cold urticaria: A novel mutation underlies both syndromes. Am.J.Hum.Genet. *70* (2002) 1498–1506.

Feldmann, J., A.-M.Prieur, P.Quartier et al., Chronic infantile neurological cutaneous and articular syndrome is caused by mutations in *CIAS1*, a gene highly expressed in polymorphonuclear cells and chondrocytes. Am.J.Hum.Genet. *71* (2002) 198–203.

Hoffman, H.M., J.L.Mueller, D.H.Broide et al., Mutation of a new gene encoding a putative pyrin-like protein causes familial cold autoinflammatory syndrome and MUCKLE-WELLS syndrome. Nature Genet. *29* (2001) 301–303.

Legent, F., A.Prost, C.Beauvillain et al., La surdité dans le syndrome de MUCKLE et WELLS. Ann.Oto-Laryng. *93* (1976) 355–365.

Thomas, P.K., Genetic factors in amyloidosis. J.Med.Genet. *12* (1975) 317–326.

OMIM 191900

MUENKE-Syndrom
▶ Kraniostenose

MUIR-TORRE-Syndrom

Kombination von Keratoakanthomen und seborrhoischer Adenomatose der Haut (Adenoma sebaceum) mit multiplen vorwiegend intestinalen Tumoren auf der Grundlage einer autosomal dominanten Mismatchreparatur-Gen-Mutation. Familiäres Vorkommen mehrfach beschrieben, autosomal rezessiver Erbgang der Mutation. Bei einem zweiten somatischen Mutationsschritt (second hit) kommt es zur klinischen Manifestation. Allelie mit dem ▶ Krebsfamilien-Syndrom (LYNCH-Syndrom). Genort 2p22-p21 (*hMSH2*). Die Hauterscheinungen können auf die Gefahr von intestinalen Tumoren hinweisen.

Literatur

Hall, N.R., V.A.Murday, P.Chapman et al., Genetic linkage in MUIR-TORRE syndrome to the same chromosomal region as cancer family syndrome. Eur.J.Cancer *30* (1994) 180–182.

Kolodner, R.D., N.R.Hall, J.Lipford et al., Structure of the human *MSH2* locus and analysis of two MUIR-TORRE kindreds for *msh2* mutations. Genomics *24* (1994) 516–526.

Lynch, H.T., R.M.Fusaro, L.Roberts et al., MUIR-TORRE syndrome in several members of a family with variant of the cancer family syndrome. Br.J.Derm. *113* (1985) 295–301.

Narita, H., T.Kanzaki, M.Yokota and S.Matsuba, MUIR-TORRE syndrome. J.Dermatol. *19* (1992) 105–108.

OMIM 158320

Mukolipidosen,
Sialidosen, Glykoproteinosen

Gruppe von Stoffwechselkrankheiten, denen die unphysiologische Speicherung von Sialinsäure-(Neuraminsäure-)reichen Sphingolipiden und sauren Mukopolysacchariden (Glukosaminoglykane) gemeinsam ist.

Zugrunde liegt jeweils die mangelnde Aktivität einer lysosomalen Neuraminidase (Sialidase), wodurch es zur Ablagerung Neuramin-(Sialin-)säure-reicher Substanzen vor allem im Mesenchym und zur Ausscheidung Sialinsäure-reicher Oligosaccharide im Urin kommt. Daraus erklärt sich die klinische Ähnlichkeit mit den ▶ *Mukopolysaccharidosen*. Differentialdiagnostisch und nosologisch abzugrenzen ist die ▶ *Sialurie*, bei der freie Sialinsäure ausgeschieden wird. Eine verminderte Neuraminidase-Aktivität zusammen mit einer herabgesetzten Aktivität der β-Galaktosidase besteht bei der Galaktosialidose (GOLDBERG-Syndrom, OMIM 256540) mit Hepatosplenomegalie, Dysostosis multiplex und kardiovaskulären Störungen. Zugrunde liegt der Defekt eines gemeinsamen lysosomalen protektiven oder aktivierenden Phosphoglykoproteins (Cathepsin A, Genort 20q13.1, *PPGB* = *CTSA*). Je nach Restaktivität des Proteins klinisch unterschiedlich schwere frühkindliche bis blande juvenile Formen mit Hydrops, Mukopolysaccharidose-artiger Symptomatik, Angiokeratomen, Hämangiomen, Teleangiektasien, kirschrotem Fleck der Makula und neurologischen Ausfallserscheinungen.

Im Unterschied zu den Mukopolysaccharidosen erfolgt keine erhöhte Glukosaminoglykan-Ausscheidung im Urin. Die Mukolipidosen lassen sich durch Neuraminidase-Bestimmung, anhand erhöhter Konzentration lysosomaler Enzyme im Plasma (bei Typ II und III) oder elektronenmikroskopisch anhand typischer, die Speichersubstanzen enthaltende Einschluss-(inclusion) Körper (I-Zell-Phänomen) in kultivierten Fibroblasten und pränatal in kultivierten Chorion- und Fruchtwasserzellen nachweisen.

Die Zuordnung einzelner Speicherkrankheiten außer den Mukolipidosen I-III – zu dieser Gruppe wird noch unterschiedlich gehandhabt. So können definitionsgemäß auch die Mannosidose, Aspartylglukosaminurie und andere Sialidosen hierher gerechnet werden. Andererseits werden die Typen I und IIIA nach einer neuen Klassifikation zu den Sialidosen gerechnet, wobei beim Typ I der Mukolipidosen die Sialidosen Typ I und II unterschieden werden. Unterschiedliche Neuraminidase-Aktivität wahrscheinlich durch Allelie. Mannosidosen, Fukosidose und Aspartylglukosaminurie werden zu den Glykoproteinosen zusammengefasst. Danach bleiben als Mukolipidosen im engeren Sinne nur noch II und III. Typ II ▶ *I-Zellen-Krankheit*.

Literatur

Hoogeveen, A.T., F.W.Verheijen, F.W.d'Azzo and H.Galjaard, Genetic heterogeneity in human neuraminidase deficiency. Nature 285 (1980) 500–502.

Richard, C., J.Tranchemontagne, M.-A.Elslinger et al., Molecular pathology of galactosialidosis in a patient affected with two new frameshift mutations in the cathepsinA/protective protein gene. Hum.Mutat. *11* (1998) 461-469.

Strisciuglio, P., W.S.Sly, W.E.Dodson et al., Combined deficiency of α-galactosidase and neuraminidase: Natural history of the disease in the first 18 years of an American patient with late infantile onset form. Am.J.Med.Genet. 37 (1990) 573-577.

Zammarchi, E., M.A.Donati, A.Morrone et al., Early infantile galactosialoidosis: Clinical, biochemical, and molecular observation in a new patient. Am.J. Med.Genet. *64* (1996) 453-458.

Zhou, X.Y., N.J.Galjart, R.Willemsen et al., A mutation in a mild form of galactosialidosis impairs dimerization of the protective protein and renders it instable. EMBO J. *10* (1991) 4041-4048.

Mukolipidose I,
Lipomukopolysaccharidose, Sialidose Typ I und II (dysmorpher Typ), Neuraminidase-1-Mangel

Genetisch bedingte lysosomale Speicherkrankheit auf der Grundlage einer Genmutation.

Der Gendefekt manifestiert sich in einer verminderten Aktivität an α-N-Azetylneuraminidase (Sialidase). Dadurch kommt es zur Speicherung von Neuramin-(Sialin-)säure-reichen Sphingolipiden und Glukosaminoglykanen in mesenchymalen und anderen Geweben und beim nephropathischen Typ von Sialooligosacchariden in den Nierenzellen. Die klinische Symptomatik lässt sich davon ableiten.

Krankheitswert

Erstmanifestation klinischer Erscheinungen innerhalb der ersten Lebensjahre. HURLER-Syndrom-artige Fazies und Retardation der psychomotorischen Entwicklung. Multiple dysostotische Skelettveränderungen. Später neurale Ausfallserscheinungen mit progredienter Muskelhypotonie und -atrophie, ataktischen Erscheinungen, Choreoathetose und epileptiformen Anfällen. Kleinwuchs. Hörverlust. Hornhauttrübung. Kirschroter Fleck im Fundus oculi. Neuerdings Typ I mit Erstmanifestation zwischen 8. und 25. Lebensjahr und lediglich zentralnervösen Erscheinungen (Myoklonien, geistige Retardierung, Neuropathien, Anfälle, kirschroter Fleck) vom Typ II mit dem Vollbild, angeboren (konnatale Form) oder frühkindlich manifest (infantile Form, Nephrosialidose) unterschieden. Bei letzterer pränatal Aszites, Perikardergüsse. Glomeruläre Nephropathie, Proteinurie. Tod innerhalb der ersten Lebensjahre.

Therapiemöglichkeiten

Symptomatische Behandlung mit unbefriedigendem Erfolg.

Häufigkeit und Vorkommen

Mehrere sporadische und Geschwisterfälle beschrieben. Sichere Abgrenzung zur ▶ *Mannosidose* bei einem Teil der Fälle retrospektiv nicht mehr möglich.

Genetik

Autosomal rezessiver Erbgang. In Manifestationsalter und Restaktivität der Neuraminidase unterschiedliche allele Typen lassen sich erkennen. Genort 6p21.3 (*NEU*), Allelie mit Typ IIIA und zum ▶ *Myoklonus-Syndrom mit kirschrotem Fleck der Makula*.

Familienberatung
Diagnose und Differentialdiagnose zu anderen frühkindlichen Glomerulopathien (▶ *Nephrotisches Syndrom*) und vor allem zu den ▶ *Mukopolysaccharidosen* anhand der normalen Mukopolysaccharid-Ausscheidung im Urin, der Einschlusskörper (Inclusion-bodies) in den Leukozyten und Fibroblasten und eines kirschroten Fleckes im Augenhintergrund (Makula) möglich. Pränatale Diagnostik durch Bestimmung der Neuraminidase-Aktivität in kultivierten Fruchtwasserzellen und in Chorionbioptaten durchführbar.

Literatur
Clements, P.R., J.A.Taylor and J.J.Hopwood, Biochemical characterization of patients and prenatal diagnosis of sialic acid storage disease for three families. J.Inherit.Metab. Dis. *11* (1988) 30–44.

Lukong, K.E., M.-A.Elslinger, Y.Chang et al., Characterization of the sialidase molecular defects in sialidosis patients suggests the structural organization of the lysosomal multienzyme complex. Hum. Molec.Genet. *9* (2000) 1075–1085.

Roth, K., J.C.Chan, N.R.Ghatak, Acid α-Neuraminidase deficiency: a nephropathic phenotype? Clin. Genet. *34* (1989) 185–194.

OMIM 256550

Mukolipidose II
▶ I-Zellen-Krankheit

Mukolipidose III,
Pseudo-HURLER-Polydystrophie

Genetisch bedingte lysosomale Speicherkrankheit auf der Grundlage unterschiedlicher Genmutationen.

Der Gendefekt manifestiert sich in einer verminderten Aktivität verschiedener die Lysosomenfunktion beeinflussender Enzyme in Bindegewebszellen: Sialidase (N-Azetylneuraminidase Typ A), N-Azetylglukosamin-1-Phosphotransferase (Typ B, Allelie zu I-Zellen-Krankheit), Azetyl-CoA: α-Glukosamin-N-Azetyltransferase (Typ C) oder Glukosamin-6-Sulfatase (Typ D). Dadurch kommt es zur Degeneration der Lysosomen („Einschlusskörper" – Inclusion bodies – in I-Zellen), zur Sekretion der lysosomalen Enzyme ins Plasma und zur Speicherung von unterschiedlichen Gangliosiden (sialinsäurereiche Sphingolipide) und mannosereichen Oligosacchariden, deren Einschleusung in die Lysosomen unterbleibt. Sie werden in die Interzellularräume mesenchymaler Gewebe ausgeschieden, woraus sich die klinische Symptomatik ableiten lässt. Pathogenese s.a. ▶ *I-Zellen-Krankheit*.

Krankheitswert
Erstmanifestation klinischer Erscheinungen vom 2. Lebensjahr an. Sehr variable, an das HURLER-Syndrom oder andere ▶ *Mukopolysaccharidosen* erinnernde Symptomatik. Unterschiedliche, leichte bis mittelschwere Skelettveränderungen im Sinne einer Dysostosis multiplex mit Kurzhals, Kyphoskoliose, Kleinwuchs (Platyspondylie und andere Dysplasien des Achsenskeletts) und progredienten Flexionskontrakturen der Gelenke, vorübergehend schmerzhaft. Kraniale Hyperostose. Dysplasie der Tarsalia und Carpalia mit Carpaltunnel-Syndrom und Kontrakturen der Fingergelenke. Hernien. Hornhauttrübung. Komplikationen durch kardiovaskuläre Beteiligung. Geistige Entwicklung nicht obligat eingeschränkt.

Therapiemöglichkeiten
Symptomatische Korrekturen unbefriedigend.

Häufigkeit und Vorkommen
Seit Erstbeschreibung 1966 mehrere 100 Fälle bekannt, einzelne Typen regional unterschiedlich häufig. Durchschnittlich am häufigsten auch in Mitteleuropa sind Typen A und B.

Genetik
Autosomal rezessiver Erbgang mit interfamiliär unterschiedlich schwerer Symptomatik. Vier verschiedene Komplementationsgruppen, unterschiedliche Domänen der Azetyl-Phosphotransferase (Typ B), Genort 4q21-q23 (*GNPTA*),

Mukolipidose IV

Allelie mit der Mukolipidose II (▶ *I-Zellen-Krankheit*); Genort der Sialidase Typ A: 6p21.3 (*NEU*), Allelie mit Typ I.

Familienberatung
Differentialdiagnose zu den Mukopolysaccharidosen (Mukopolysaccharid-Ausscheidung im Urin nicht erhöht, typische, den REILLY-Körperchen vergleichbare Einschlüsse in Lympho- und Granulozyten, erhöhte Konzentration lysosomaler Enzyme im Plasma) sowie anderen Mukolipidosen (Enzymbestimmungen in Fibroblasten und Serum) wichtig. Nach dem gleichen Prinzip Heterozygotennachweis möglich. Mit einer starken intrafamiliären Variabilität der Merkmalsausprägung muss gerechnet werden. Pränatale Diagnostik molekulargenetisch und durch Enzymbestimmung in kultivierten Chorion- und Fruchtwasserzellen sowie im Fruchtwasser je nach Typ unterschiedlich durchführbar (Siehe auch ▶ *I-Zellen-Krankheit*).

Literatur
Ben-Yoseph, Y., D.A.Mitchell, R.M.Yageret al., Mucolipidoses II and III variants with normal N-acetylglucosamine 1-phosphotransferase activity toward α-methylmannoside are due to non-allelic mutations. Am.J.Hum.Genet. *50* (1992) 137–144.

Ben-Yoseph, Y., B.A.Pack, D.A.Mitchell et al., Characterization of the mutant N-acetylglucosaminylphosphotransferase in I-cell disease and Pseudo-HURLER polydystrophy: complementation analysis and kinetic studies. Enzyme *35* (1986) 106–116.

Ranieri, E., B.Paton and A.Poulos, Preliminary evidence for a processing error in the biosynthesis of GAUCHER activator in mucolipidosis disease types II and III. Biochem.J. *233* (1986) 763–772.

OMIM 252600, 252605

Mukolipidose IV,
Sialidose Typ II

Genetisch bedingte lysosomale Speicherkrankheit auf der Grundlage einer Genmutation. Es besteht ein erhöhter Lipid-Einstrom bei der Endozytose in die Lysosomen durch einen Defekt eines Rezeptor-stimulierten lysosomalen Kationen-Kanal-Proteins (Mucolipidin, Polycystin-Familie) mit zusätzlicher Lipaseaktivität, woraus sich die lysosomale Speicherung von Glukosaminoglykanen und Glykolipiden in mesenchymalen und anderen Geweben und die klinische Symptomatik ableiten lässt.

Krankheitswert
Angeborene Hornhauttrübung. Psychomotorische Retardation ab 2. Lebensjahr. Später Sehverlust durch Retinadegeneration und Optikusatrophie. Faziale Dysmorphien mit Lidschwellungen. Hypotonie. Corpus-callosum-Anomalien, Dysmyelinisierung. Leichtere Formen mit später Manifestation bekannt.

Therapiemöglichkeiten
Nur symptomatische Korrekturen möglich. Hornhaut- und Konjunktiva-Transplantation mit befriedigendem Erfolg.

Häufigkeit und Vorkommen
Seit Erstbeschreibung 1974 über 100 Fälle publiziert, 90% davon Ashkenasim (Foundereffekt).

Genetik
Autosomal rezessiver Erbgang. Genort 19p13.3-p13.2 (*MCOLN1* = *ML4*, Mukolipidin).

Familienberatung
Nachweis und pränatale Diagnostik molekulargenetisch oder mikroskopisch und elektronenmikroskopisch anhand typischer autofluoreszierender Granula bzw. konzentrischer lysosomaler Einschlüsse in Haut- und Konjunktiva-Bioptaten, Fibroblasten bzw. kultivierten Fruchtwasserzellen sowie erhöhter Serumgastrinwerte bei Anazidität.

Literatur
Chitayat, D., C.M.Meunier, K.A.Hodgkinson et al., Mucolipidosis type IV: Clinical manifestations and natural history. Am.J.Med.Genet. *41* (1991) 313–318.

Sun, M., E.Goldin, S.Stahl et al., Mucolipidosis type IV is caused by mutations in gene encoding a novel transient receptor potential channel. Hum.Molec. Genet. *9* (2000) 2471–2478.

Zeigler, M., R.Bargal, V.Suri et al., Mucolipidosis type IV: Accumulation of phospholipids and gangliosides in cultured amniotic cells. A tool for prenatal diagnosis. Prenatal Diagn. *12* (1992) 1037–1042

OMIM 252650

Mukopolysaccharidosen

Gruppe monogen bedingter Stoffwechselkrankheiten, denen die unphysiologische Speicherung von sauren Mukopolysacchariden (Glukosaminoglykane) in den Lysosomen gemeinsam ist. Zugrunde liegt jeweils eine Abbaustörung der sauren Mukopolysaccharide, bedingt durch die mangelnde Aktivität eines der beteiligten lysosomalen Enzyme.

Glukosaminoglykane sind über ein Trisaccharid sowie Threonin und Serin an Proteine gebundene Aminodisaccharide. Sie spielen eine Rolle als Strukturelemente des Mesenchyms. Störungen im Katabolismus wirken sich deshalb primär am Skelettsystem und an den bindegewebigen Anteilen von Haut und inneren Organen (Leber) aus. Gespeichert und durch den Urin in erhöhten Mengen ausgeschieden werden vor allem Dermatansulfat (Chondroitinsulfat B), Heparansulfat (Heparitinsulfat) und Keratansulfat.

Die Einteilung in die einzelnen Typen erfolgte zunächst 1966 nach klinischen und genetischen Gesichtspunkten. Die inzwischen erfolgte Aufklärung der jeweiligen Basisdefekte hat diese Systematik im wesentlichen bestätigt, wobei allerdings Allelie für Typ I und V besteht, d.h. bei beiden Typen der gleiche Locus bzw. das gleiche Enzym betroffen sind. Dagegen haben sich die Typen II und IV als heterogen erwiesen, indem Mutationen in mindestens 4 Loci zum klinischen Bild des SANFILIPPO-Syndroms und in 2 Loci zu dem des MORQUIO-Syndroms mit jeweils verschiedenen Basis- bzw. Enzymdefekten führen. Ein ursprünglich noch abgegrenzter Typ VIII hat sich nicht bestätigt.

Mukopolysaccharidose Typ I,
HURLER-Syndrom, Gargoylismus Typ I, SCHEIE-Syndrom, Spät-HURLER, ULLRICH-SCHEIE-Syndrom Typ I, PFAUNDLER-HURLER-Syndrom

Genetisch bedingte Mukopolysaccharidosen auf der Grundlage einer Genmutation.

Der Gendefekt manifestiert sich in einer Verminderung der Aktivität einer lysosomalen β-Galaktosidase (α-L-**Idu**ronidase, IDUA) in verschiedenen Organen, wodurch es zu einer intra- und interzellulären Ablagerung von sauren Glukosaminoglykanen im Bindegewebe und sekun-

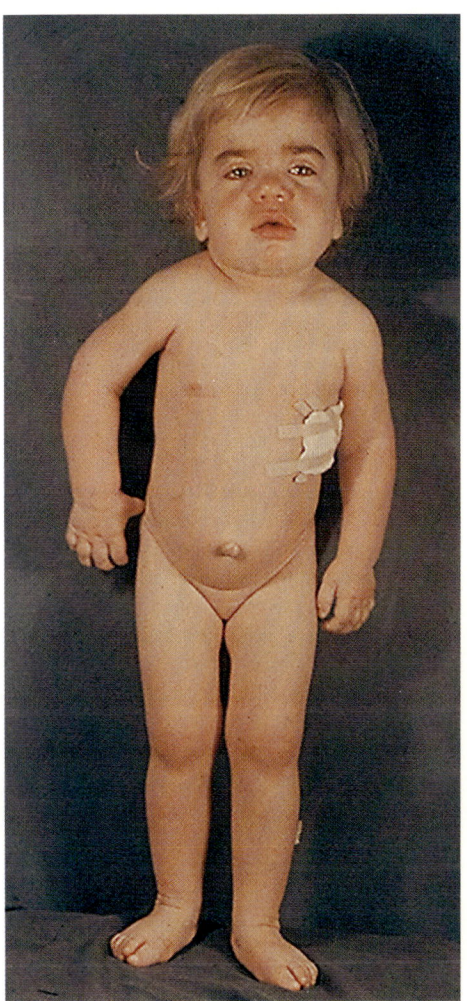

Mukopolysaccharidose Typ I. Makrozephalus, dichtes Kopfhaar, charakteristische Fazies: Eingesunkene Nasenwurzel, breite Nasenspitze mit großen Nasenöffnungen, wulstige aufgeworfene Lippen (Wasserspeier-Gesicht, "Gargoylismus") (3 ½ Jahre). (G. Seidlitz)

där zu einer Lipidspeicherung (Ganglioside) im Gehirn kommt. Daraus lassen sich die Symptome an Skelett, Bindegewebe und Zentralnervensystem ableiten.

Krankheitswert
Schwerste der Mukopolysaccharidosen. Erstmanifestation klinischer Erscheinungen in den ersten Lebensmonaten (HURLER-S.) oder im Kindesalter (SCHEIE-S.). Multiple Skelettanomalien mit Kleinwuchs, Kyphose und Kontrakturen großer und kleiner Gelenke mit Krallenhänden. Charak-

Mukopolysaccharidose Typ II

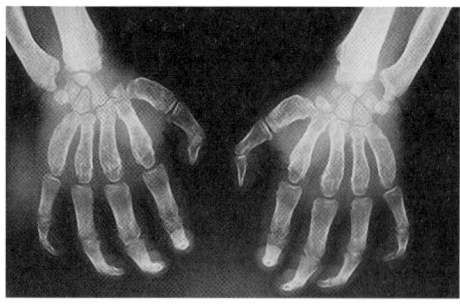

Mukopolysaccharidose Typ I. Röntgenaufnahme der Hände ("Klauenhände"): Beugekontrakturen der distalen Interphalangealgelenke. (G. Seidlitz)

teristischer (wasserspeierähnlicher) Gesichtsausdruck mit Makroglossie. Hepatosplenomegalie, Hernien. Beim SCHEIE-Syndrom Hornhauttrübung, kardiovaskuläre Komplikationen, höchstens leichte Intelligenzminderung und normale Lebenserwartung, Hörstörungen. Beim HURLER-Syndrom schwere psychomotorische Retardation, Intelligenzdefekte bis zur Imbezillität. Lebenserwartung gewöhnlich nicht über 12 Jahre. Patienten mit HURLER-SCHEIE-Syndrom (Mukopolysaccharidose Typ I – HS) liegen in der Symptomatik zwischen HURLER- und SCHEIE-Syndrom.

Therapiemöglichkeiten
Symptomatische Korrekturen unbefriedigend. Frühe Knochenmarktransplantation aussichtsreich. Bei einem Teil eventuell Besserung durch Gentamycin-Gaben (Suppression von Stop-Mutationen durch Aminoglykoside).

Häufigkeit und Vorkommen
Frequenz des HURLER-Syndroms 1:100.000, SCHEIE-Syndrom seltener. HURLER-SCHEIE-Syndrom bei mehr als 20 Patienten gesichert.

Genetik
Autosomal rezessiver Erbgang. Es besteht Allelie zwischen dem Typ HURLER und dem Typ SCHEIE (ehemaliger Typ V). Genort 4p16.3 (*IDUA = IDA*). Compound-Heterozygote: HURLER-SCHEIE-Syndrom.

Familienberatung
Hernien im 1. Lebenshalbjahr können auf das Syndrom hinweisen. Nachweis anhand der vermehrten Ausscheidung von Heparan- und Dermatansulfat im Urin sowie der α-L-Iduronidase-Aktivitäts-Bestimmung in Fibroblasten und Leukozyten. Nach dem gleichen Prinzip Heterozygotennachweis. Verschiedene Screeningtests bekannt. Pränatale Diagnostik durch Bestimmung der α-L-Iduronidase in Chorionbioptaten und Fruchtwasserzellen sowie durch Bestimmung des Heparansulfatgehaltes im Fruchtwasser oder molekulargenetisch möglich. Differentialdiagnose zu ▶ *Fukosidose*, ▶ *KBG-Syndrom* und ▶ *FRANÇOIS-Syndrom* notwendig.

Literatur
Bunge, S., W.J.Kleijer, C.Steglich et al., Mukopolysaccharidosis type I: identification of 8 novel mutations and determination of the frequency of the two common α-L-iduronidase mutations (W402X and Q70X) among European patients. Hum.Molec.Genet. *3* (1994) 861–866.

Colavita, N., C. Orazi, A. Fileni et al., A further contribution to the knowledge of mukopolysaccharidosis I H/S compound. Presentation of two cases and review of the literature. Austr.Radiol. *30* (1986) 142–149.

Hugh-Jones, K., Psychomotor development of children with mucopolysaccharidosis type 1-H following bone marrow transplantation. Birth.Def., Orig.Art.Ser. *22* (1986) 25–29.

KEELING, K.M., D.A.Brooks, J.J.Hopwood et al, Gentamycin-mediated suppression of HURLER syndrome stop mutation restores a low level of α-L-iduronidase activity and reduces lysosomal glycosaminoglycan accumulation. Hum.Molec.Genet. *10* (2001) 291–299.

Scott, H.S., P.V.Nelson, A.Cooper et al., Mucopolysaccharidosis type I (HURLER syndrome): linkage disequilibrium indicates the presence of a major allele. Hum.Genet. *88* (1992) 701–702.

OMIM 252800

Mukopolysaccharidose Typ II, HUNTER-Syndrom

Genetisch bedingte Mukopolysaccharidose auf der Grundlage einer Genmutation. Der Gendefekt manifestiert sich in einer verminderten Aktivität der lysosomalen α-L-Iduronatsulfatase (IDS) in verschiedenen Geweben,

Mukopolysaccharidose Typ II

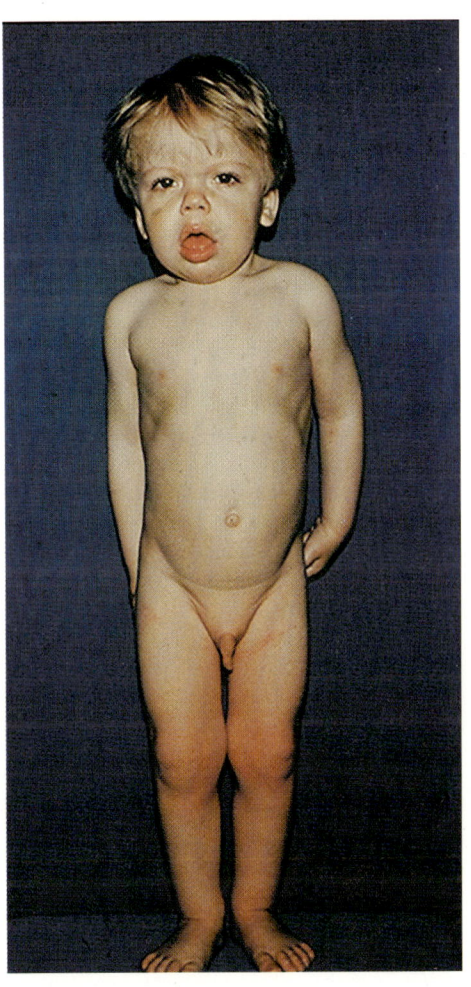

Mukopolysaccharidose Typ II. Leichte Verlaufsform, typische Fazies mit flacher Nasenwurzel und "Wasserspeiermund". (G. Seidlitz)

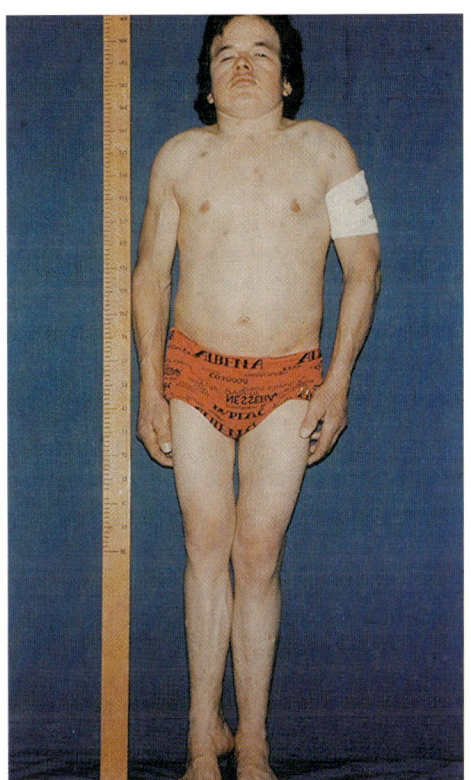

Mukopolysaccharidose Typ II. Leichte Verlaufsform mit Kleinwuchs und Gelenkekontrakturen im Erwachsenenalter. (G. Seidlitz)

wodurch es zu einer intra- und interzellulären Ablagerung von sauren Glukosaminoglykanen im Bindegewebe und sekundär zu einer Lipidspeicherung (Gangliosidose) im Gehirn kommt. Die Symptome an Skelett, Bindegewebe und Zentralnervensystem lassen sich davon ableiten.

Krankheitswert

Erstmanifestation klinischer Erscheinungen ab 2. Lebensjahr. Vergröberung der Gesichtszüge. Hernien. Hepatosplenomegalie. Retardation der psychomotorischen Entwicklung und des Wachstums. Kleinwuchs. Progrediente Einschränkung der Gelenkebeweglichkeit. Schwerhörigkeit. Generell leichterer Verlauf als Typ I mit Erreichen der Schulreife, in Ausnahmefällen der Hochschulreife. Kompliziert teilweise durch kardiovaskuläre Insuffizienz. Sehr leichte Form mit Fertilität und Überleben bis ins Alter (adulter Typ) sowie sehr schwere Form mit geringer Lebenserwartung beschrieben. 2% der Konduktorinnen weisen ebenfalls leichte klinische Symptome auf.

Therapiemöglichkeiten

Symptomatische Korrekturen unbefriedigend. Knochenmarktransplantation mit unterschiedlichem Erfolg.

Häufigkeit und Vorkommen

Fast ausschließlich bei Knaben. Frequenz auf 1:120.000 eingeschätzt. Klassischer Typ gehäuft bei Juden (Frequenz 1:34.000).

Mukopolysaccharidose Typ III

Genetik
X-chromosomaler Erbgang. Genort Xq27.3 (*IDS*). Die unterschiedlich schweren Formen beruhen auf multipler Allelie (Deletionen, Punktmutationen, Rekombinationen) oder auf der modifizierenden Wirkung eines anderen Gens. Es wurde ein autosomal rezessiver, in beiden Geschlechtern vorkommender Typ des Iduronatsulfatasemangels mit HUNTER-Symptomatik vermutet, dem aber wahrscheinlich ein ▶ *Biotinidase-Mangel* zugrunde liegt.

Familienberatung
Weiße, feste, symmetrisch angeordnete Papeln der Haut in der Axilla-Scapula-Region können ein erster diagnostischer Hinweis sein. Nachweis und Differentialdiagnose zu anderen Mukopolysaccharidosen anhand der fehlenden Hornhauttrübung, der erhöhten Ausscheidung von Chondroitinsulfat B und Heparansulfat im Urin und durch Bestimmung der Iduronatsulfat-Sulfatase-Aktivität in Haarschaftzellen, Leukozyten und im Serum. Nach dem gleichen Prinzip und molekulargenetisch Heterozygotentest möglich. Differentialdiagnose in klinisch schweren Fällen zum autosomal rezessiven ▶ *Biotinidase-Mangel*, bei dem auch eine verminderte Aktivität der Iduronatsulfatase besteht, kann schwierig sein. Pränatale Diagnostik durch Enzymbestimmung in Chorionbioptat, Fruchtwasserzellen und Fruchtwasser oder molekulargenetisch bei erwiesenen Knabenschwangerschaften. Bei weiblichen Patienten ist eine X-chromosomale Aberration mittels Chromosomenanalyse auszuschließen.

Literatur
Bunge, S., C.Steglich, M.Beck et al., Mutation analysis of the iduronate-2-sulfatase gene in patients with mucopolysaccharidosis type II (HUNTER syndrome). Hum.Molec.Genet. *1* (1992) 335–339.

Hopwood, J.J., S.Bunge, C.P.Morris et al., Molecular basis of mucopolysaccharidosis type II: Mutations in the iduronate-2-sulphatase gene. Hum.Mut. *2* (1993) 435–442.

Timms, K.M., F.J.Edwards, J.W. Belmont et al., Reasassment of biochemically determined HUNTER syndrome carrier status by DNA testing. J.Med.Genet. *35* (1998) 646–649.

Timms, K.M., L.E.Huckett, J.W.Belmont et al., DNA deletion confined to the iduronate-2-sulfatase promotor abolishes IDS gene expression. Hum.Mutat. *11* (1998) 121–126.

OMIM 309900

Mukopolysaccharidose Typ III, SANFILIPPO-Syndrom

Genetisch bedingte Mukolpolysaccharidose auf der Grundlage einer Genmutation.

Der Gendefekt manifestiert sich in einer Störung des Heparansulfat-Abbaus durch Verminderung der Aktivität entweder der lysosomalen Heparansulfat-Sulfatase (*HSS*, Typ III A), der lysosomalen N-Azetyl-α-D-**Glu**kosaminidase (NAGLU, Typ III B), der α-N-Azetyltransferase (Typ III C) oder der N-Azetylglukosamin-6-Sulfatase (Typ III D) und dadurch in einer intra- und extrazellulären Ansammlung von Glukosaminoglykanen, vor allem Heparansulfat, in Lysosomen des Bindegewebes und sekundär in einer Lipidspeicherung im Gehirn. Aus diesen biologischen Verschiebungen lassen sich leichte Bindegewebsschäden und die geistige Beeinträchtigung erklären.

Krankheitswert
Manifestation der Krankheit vom 2. Lebensjahr an. Somatische Defekte unerheblich (Visceromegalie, leichte Skelettanomalien mit Gelenkekontrakturen, selten Hornhauttrübung). Hepatosplenomegalie. Verlangsamte geistige Entwicklung mit Stillstand etwa auf der Stufe eines 4jährigen Kindes. Motorische Unruhe. Allmählicher Verfall der motorischen Fähigkeiten. Tod meist an Infektionen noch im 1. oder 2. Lebensjahrzehnt.

Therapiemöglichkeiten
Leukozyten- und Plasmainfusionen ohne Erfolg. Fragliche Besserung durch Knochenmarktransplantation.

Häufigkeit und Vorkommen
Inzidenz ca. 1:25.000. Wahrscheinlich häufigste Mukopolysaccharidose (1/3 aller Mukopolysaccharidosefälle), aber nicht immer diagnostiziert. Sporadische und Geschwisterfälle. Typ D bisher nur von wenigen Kindern bekannt.

Genetik
Autosomal rezessiver Erbgang. Die Mutationen von 4 Loci können über unterschiedliche Enzymdefekte zum klinischen Bild der M. führen. Klinisch ist Typ A frühmanifest und sehr schwer, für Typ B gibt es mehrere Allele mit un-

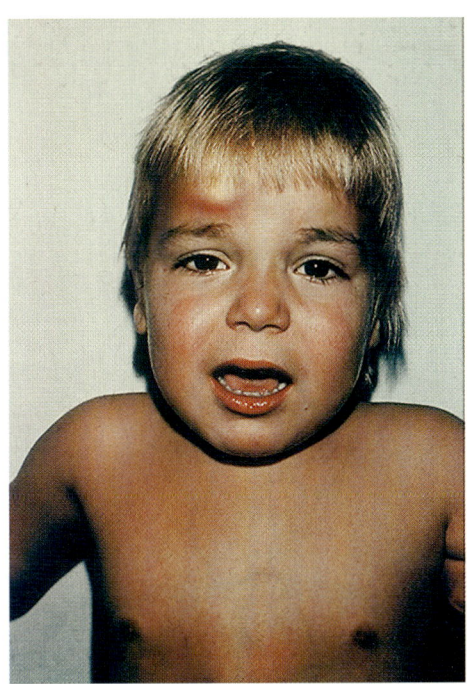

Mukopolysaccharidose Typ III. Flache Nasenwurzel, volle Lippen, dichte Augenbrauen, leicht vergröberte Gesichtszüge (5 Jahre). (G. Seidlitz)

terschiedlich schwerer klinischer Manifestation. Typ D relativ mild verlaufend, erwachsene Patienten bekannt. Genorte: Typ III A 17q25.3 (*HSS*); Typ III B 17q21(*NAGLU*); Typ III D 12p14 (*GNS*); Typ III C 14.

Familienberatung

Nachweis anhand erhöhter Heparansulfat-Ausscheidung im Urin. Siebtest, Früherkennung, Heterozygotentest und pränatale Diagnostik durch Enzymbestimmung in Fibroblasten bzw. Fruchtwasserzellen und Chorionbioptaten (Messung des 4-Methylumbelliferyl-N-Azetylglukopyranosid- oder des $^{35}SO_4$-MPS-Mukopolysaccharid-Abbaus). Bei Typ III B Enzymbestimmung auch aus dem Serum möglich (Homo- und Heterozygote).

Literatur

Kaplan, P. and L.S.Wolfe, SANFILIPPO syndrome type D. J.Pediat. *110* (1987) 267–271.

Minelli, A., C.Danesino, F.Lo Curto et al., First trimester prenatal diagnosis of SANFILIPPO disease (MPS III) type B. Prenatal Diagn. *8* (1988) 47–52.

Stone, J., A.Brimble and C.A.Pennock, Carrier detection for SANFILIPPO A syndrome. J.Inherit.Metab. Dis. *13* (1990)184–186.

OMIM 252900, 252920, 252930, 252940

Mukopolysaccharidose Typ IV,
MORQUIO-Syndrom

Genetisch bedingte Mukopolysaccharidose auf der Grundlage einer Genmutation.

Der Gendefekt äußert sich über eine enzymatische Störung (verminderte Aktivität) der lysosomalen Galactose-6-Sulfatase (GALNS, Typ IV A) oder der N-Azetylgalaktosamin-6-Sulfat-Sulfatase (β-Galaktosidase, GLB1, Typ IV B) des Glukosaminoglykan-Abbaus und einer Erhöhung des Glukosaminoglykan-Gehaltes verschiedener Bindegewebe und (altersabhängig) des Urins (Keratansulfat). Die klinische Symptomatik lässt sich davon ableiten. Bei einem noch unklaren Typ C sind beide Enzyme normal. β-Galaktosidasen sind auch bei der ▶ GM_1-*Gangliosidose* betroffen. Der Unterschied zur Mukopolysaccharidose Typ IV A erklärt sich aus unterschiedlichen Substratspezifitäten der β-Galaktosidase-Isoenzyme.

Krankheitswert

Erstmanifestation klinischer Erscheinungen nach dem 1. Lebensjahr. Starke körperliche Beeinträchtigung durch Skelettdeformitäten der Wirbelsäule und des Thorax (spondylo-epiphysäre Dysplasien) mit disproportioniertem Kleinwuchs, Pectus carinatum, Genua valga und Bewegungseinschränkung der großen Gelenke bei meist normaler Intelligenz. Später Corneatrübung. Schwerhörigkeit. Langsam progredient, Lebenserwartung herabgesetzt (kardiovaskuläre Beteiligung und Rückenmarkkompressionen, Dyspnoe). Abtrennung des MORQUIO-BRAILSFORD-S. als eigene klinische Krankheitseinheit ohne Hornhauttrübung ist noch umstritten, Typ IV B mit generell leichterer Symptomatik, im Gegensatz zu Typ A ohne Zahnanomalien. Ein Typ C mit nur angedeuteter MORQUIO-Symptomatik ohne Keratansulfaturie und normalen Enzymaktivitäten (OMIM 252300) wird noch diskutiert.

Mukopolysaccharidose Typ IV

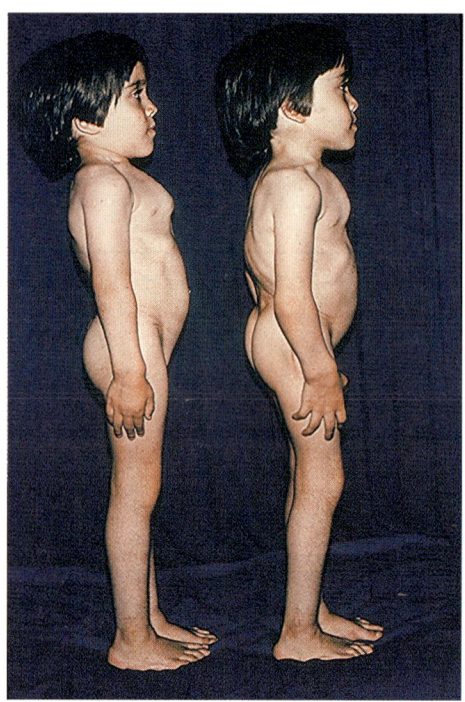

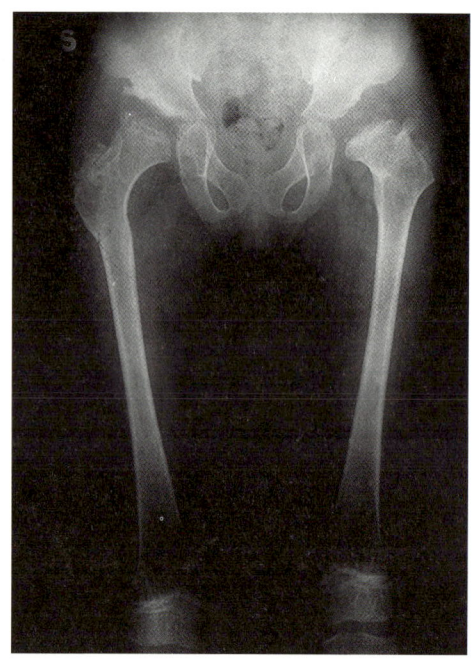

Mukopolysaccharidose Typ IV. Becken- und Hüftgelenkveränderungen. (G. Seidlitz)

Mukopolysaccharidose Typ IV. Zwillinge, 7 Jahre alt. Disproportionierter Kleinwuchs. Pectus carinatum. (G. Seidlitz)

Therapiemöglichkeiten
Beschränken sich auf symptomatische Korrekturen.

Häufigkeit und Vorkommen
Seit Erstbeschreibung 1929 über 150 Fälle bekannt. Inzidenz auf 1:300.000 eingeschätzt.

Genetik
Autosomal rezessiver Erbgang. Heterogenie. Für den Typ B besteht Allelie mit der GM_1-Gangliosidose. Multiple Allelie beider Typen: Mindestens drei Allele für Typ A mit unterschiedlicher Restaktivität der Sulfatase und Schwere der klinischen Symptomatik. Genorte: Typ A: 16q24.3 (*GALNS*), Typ B: 3p21.33 (*GLB1*).

Familienberatung
Differentialdiagnose vor allem zu den ▶ *spondylo-epiphysären Dysplasien* sowie zu anderen ▶ *Mukopolysaccharidosen* bzw. ▶ *Mukolipidosen* und zum ▶ *KNIEST-Syndrom* anhand der Enzymaktivitäten in Lymphozyten und Fibroblasten, einer erhöhten Oligosaccharid- und beim

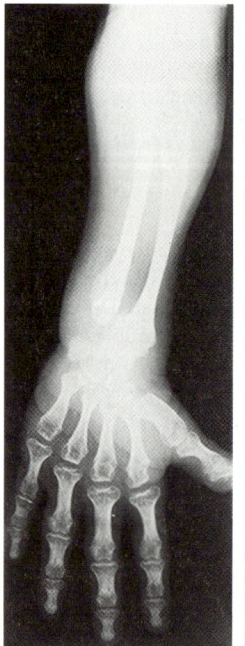
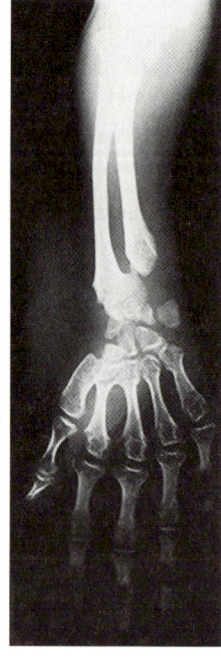

Mukopolysaccharidose Typ IV. Deformationen im Unterarm- und Handskelett. (G. Seidlitz)

Typ A Keratansulfat-Ausscheidung im Urin sowie röntgenologisch anhand einer typischen Platyspondylie wichtig. Pränatale Diagnostik molekulargenetisch und durch Enzymbestimmung in kultivierten Chorion- und Fruchtwasserzellen möglich. Metachromatische Zelleinschlüsse nur bei einem Teil der Fälle nachweisbar.

Literatur

Beck, M., J.Glössl, A.Grubisic and J.Spranger, Heterogeneity of MORQUIO disease. Clin.Genet. *29* (1986) 325–331.

Nelson, J., D.Broadhead and J.Mossman, Clinical findings in 12 patients with MPS IV A (MORQUIO's disease). Further evidence for heterogeneity. Part I: clinical and biochemical findings. Clin.Genet. *33* (1988) 111–120.

Sukegawa, K., H.Nakamura, Z.Kato et al., Biochemical and stuctural analysis of missense mutations in N-acetylgalaktosamin-6-sulfatase causing mucopolysaccharidoss IV A producing mutations in GALNS gene. Hum.Molec.Genet. *9* (2000) 1283–1290.

OMIM 252300, 253010

Mukopolysaccharidose Typ V
▶ Mukopolysaccharidose Typ I

Mukopolysaccharidose Typ VI,
MAROTEAUX-LAMY-Syndrom

Genetisch bedingte Mukopolysaccharidose auf der Grundlage einer Genmutation.
Der Gendefekt manifestiert sich in einer Verminderung der Aktivität der Arylsulfatase B (ARSB, N-Acetylgalaktosamin-4-Sulfatase) und dadurch in einer Erhöhung des Glukosaminoglykan-Gehaltes verschiedener Bindegewebe sowie in einer Ausscheidung großer Mengen von Chondroitin-B-Sulfat im Urin. Die klinische Symptomatik lässt sich durch dessen Ablagerung in den betroffenen Geweben erklären.

Krankheitswert
Erstmanifestation klinischer Erscheinungen im Kindesalter. Kleinwuchs, Gelenkveränderungen mit Bewegungseinschränkung. Vergröberte, HURLER-Syndrom-artige Gesichtszüge. Kyphose, Hüftdysplasie. Schwerhörigkeit. Hornhauttrübung. Höchstens geringe Intelligenzminderung. Sehr unterschiedliche Schwere der Merkmalsausprägung. Bei schwerer Form Hydrozephalus, kardiale Beteiligung und stark herabgesetzte Lebenserwartung: Typ VI A. Mildere Form: Typ VI B.

Therapiemöglichkeiten
Symptomatische Korrekturen der Skelett- und kardiovaskulären Symptomatik möglich. Eventuell Knochenmarktransplantation und in Zukunft Eigentransplantation genmanipulierter Knochenmarkzellen. Keratoplastik erfolgreich.

Häufigkeit und Vorkommen
Seit Abgrenzung 1963 über 70 sporadische und Geschwisterfälle gesichert, ¼ davon aus Verwandtenverbindungen.

Genetik
Autosomal rezessiver Erbgang. Genort 5q13.3 (*ARSB*). Heterogen, wahrscheinlich Allelie der beiden klinischen Typen.

Familienberatung
Nachweis anhand der erhöhten Chondroitin-B-Sulfat-Ausscheidung im Urin, metachromatischer Einschlüsse in Leukozyten und der erniedrigten Arylsulfatase-B-Aktivität möglich. Differentialdiagnose zur ▶ *Mukolipidose III* und zum ▶ *CALVÉ-LEGG-PERTHES-Syndrom* wichtig. Heterozygotennachweis und pränatale Diagnostik molekulargenetisch und durch Enzymbestimmung in Leukozyten, Serum, Fibroblasten bzw. Chorionbioptaten und kultivierten Fruchtwasserzellen.

Literatur
Isbrandt, D., G.Arlt, D.A.Brooks et al., Mucopolysaccharidosis VI (MAROTEAUX-LAMY syndrome): Six unique Arylsulfatase B gene alleles causing variable disease phenotypes. Am.J.Hum.Genet. *54* (1994) 454–463.

Krivit, W., M.E.Pierpont, K.Ayaz et al., Bone-marrow transplantation in the MAROTEAUX-LAMY syndrome (mucopolysaccharidosis type VI): biochemical and clinical status 24 month after transplantation. New Engl.J.Med. *311* (1984) 1606–1611.

Sanguinetti, N., J.Marsh, M.Jackson et al., The arylsulfatases of chorionic villi: Potential problems in the first-trimester diagnosis of metachromatic leucodystrophy and MAROTEAUX-LAMY disease. Clin. Genet. *30* (1986) 302–308.

OMIM 253200

Mukopolysaccharidose Typ VII,
SLY-Syndrom, β-Glukuronidase-Mangel

Genetisch bedingte Mukopolysaccharidose auf der Grundlage einer Genmutation. Der Gendefekt manifestiert sich in einer verminderten lysosomalen β-Glukuronidase-Aktivität in verschiedenen Geweben und im Serum. Dadurch kommt es zur intra- und interzellulären Ablagerung von teilabgebauten, Glucuronsäurerest-reichen Glukosaminoglykanen im Bindegewebe und sekundär zur Lipidspeicherung. Die klinische Symptomatik lässt sich davon ableiten.

Krankheitswert
Erstmanifestation innerhalb des 1. Lebensjahres. Leichte HURLER-Syndrom-artige kraniofaziale Dysmorphie. Hepatosplenomegalie. Multiple dysostotische Veränderungen mit thorakalen Deformitäten, Kyphose und Kleinwuchs. Hornhauttrübung. Infektneigung. Psychomotorische Retardation. Hydrops kann vorkommen.

Therapiemöglichkeiten
Symptomatische Behandlung mit unbefriedigendem Erfolg. Knochenmarktransplantation aussichtsreich. Gentherapie in Vorbereitung.

Häufigkeit und Vorkommen
Seit Erstbeschreibung 1973 über 25 sporadische und Geschwisterfälle bekannt.

Genetik
Autosomal rezessiver Erbgang. Genort 7q21.1-22.1 (*GUSP*). Stark variable Expressivität aufgrund von multipler Allelie.

Familienberatung
Nachweis und Heterozygotentest anhand der Enzymbestimmung in Haarschaftzellen, Leukozyten und Fibroblasten. Nach dem gleichen Prinzip und molekulargenetisch pränatale Diagnostik an Chorionbioptaten und Fruchtwasserzellen möglich.

Literatur
Kyle, J.W., E.H.Birkenmeier, B.Gwynn et al., Correction of murine mucopolysaccharidosis VII by a human β-glucuronidase transgene. Proc.Nat.Acad.Sci. *87* (1990) 3914–3918.

Tomatsu, S., S.Fukuda, K.Sukegawa et al., Mucopolysaccharidosis type VII: Characterization of mutations and molecular heterogeneity. Am.J. Hum.Genet. *48* (1991) 89–96.

OMIM 253220

Mukopolysaccharidose Typ VIII

Nur bei einem Patienten mit HURLER-Syndrom-Symptomatik vermutete Glukosamin-6-Sulfat-Sulfatase-Defizienz. Hat sich nicht bestätigt.

OMIM 253230

Mukopolysaccharidose Typ IX,
Hyaluronsäure-Speicherkrankheit

Der Basisdefekt besteht in einer Hyaluronidase-Defizienz. Dadurch kommt es zu einer Störung des Glukosaminoglykan-(Hyaluronan-)Abbaus mit schmerzhaften periartikulären Weichteilschwellungen an den Extremitäten und Gelenkergüssen bei Erhalt der Beweglichkeit. Kleinwuchs. Autosomal rezessiver Erbgang, Genort 3p21.3-p21.2 (*HYAL1*, Hyaluronidase).

Literatur
Natowicz, M.R., M.P.Short, Y.Wang et al., Clinical and biochemical manifestations of hyaluronidase deficiency. New Engl.J.Med. *335* (1996) 1029–1033.

OMIM 601492, 607071

Mukosulfatidose
▶ Sulfatidose, juvenile, Typ AUSTIN

Mukoviszidose
▶ Pankreasfibrose, zystische

"MULIBREY"-Zwergwuchs,
PERHEENTUPA-Syndrom

Genetisch bedingtes Kleinwuchs-Syndrom auf der Grundlage einer Genmutation.
Der Basisdefekt für die mesenchymalen Defekte betrifft ein ubiquitär exprimiertes multifunktionelles peroxisomales Zinkfingerprotein (Ring-B-box-Coiled-coil-Protein TRIM37) unterschiedlicher Funktion.

Krankheitswert
Extremer primordialer Kleinwuchs mit folgenden Kardinalsymptomen: **Mu**skelhypotonie und Kardiomyopathie mit Perikardkonstriktion (**mu**scle), Hepatomegalie (**li**ver), neurologische und PEG-Anomalien (**br**ain), charakteristische gelblich pigmentierte Augenhintergrundveränderungen (**ey**e). Unterschiedliche endokrine Störungen. Intelligenz an der unteren Normgrenze. Dreieckige Gesichtsform, hohe Stimme. Fibrose der langen Röhrenknochen, vor allem der Tibia. Naevi flammei. Die Prognose wird von der unterschiedlich schweren kardialen Symptomatik (Pericarditis constrictiva) bestimmt. Bei 4% der Fälle WILMS-Tumor.

Therapiemöglichkeiten
Behandlung einzelner Symptome möglich.

Häufigkeit und Vorkommen
Seit Erstbeschreibung 1970 etwa 100 Fälle, darunter 4 Geschwisterschaften, vorwiegend aus Finnland (80%) publiziert. Vereinzelt auch Patienten außerhalb Finnlands beschrieben.

Genetik
Autosomal rezessiver Erbgang. Variable Expressivität. Genort 17q22-23 (*MUL = TRIM37*).

Familienberatung
Differentialdiagnose zu anderen Kardiomyopathien (▶ *Aortenstenose, supravalvuläre*) notwendig. Diagnostisch hinweisend kann eine typische J-förmige Sella sein.

Literatur
Blackman, M.S., Growth failure with pericardial constriction. The syndrome of MULIBREY nanism. Am.J.Dis.Child. *130* (1976) 1146–1148.

Kallijärvi, J., K.Avela, M.Lipsanen-Nyman et al., The *TRIM37* gene encodes a peroxisomal Ring-B-Box-Coiled-Coil protein: classification of MULIBREY nanism as a new peroxisomal disorder. Am.J.Hum.Genet. *70* (2002) 1215–1228.

Lapunzina, P., J.I.Rodriguez, A. de Matteo et al., Mulibrey nanism: three additional patients and a review of 39 patiens. Am.J.Med.Genet. *55* (1995) 349–355.

OMIM 253250

MÜLLERsche Gänge, persistierende,
Interner Pseudohermaphroditismus

Genetisch bedingtes Persistieren der MÜLLERschen Gänge im männlichen Geschlecht auf der Grundlage einer Genmutation.
Der Gendefekt manifestiert sich entweder in einer Synthesestörung des Ovidukt-Suppressors in den SERTOLI-Zellen oder einer Endorganresistenz (Defekt des TGF-Rezeptors, TGFβR) des Oviduktsuppressors (Anti-MÜLLERsches Hormon, Transformierender Wachstumsfaktor β, *TGFβ*) oder seiner aktivierenden Protease PC5 im embryonalen bzw. fetalen Hoden. Dadurch unterbleibt die Regression der MÜLLERschen Gänge während der 8. bis 10. Embryonalwoche, und es kommt zur Ausdifferenzierung von Tuben, Uterus und Vagina beim Mann. Wahrscheinlich ist auch der Descensus testis Oviduktsuppressor-abhängig, woraus sich der Kryptorchismus erklärt.

Krankheitswert
Kann asymptomatisch bestehen. Abkömmlinge der MÜLLERschen Gänge wie Uterus und Tuben können in Hernien, Skrotum oder erweiterten Prostatazysten zu Komplikationen führen. Teilweise Kryptorchismus und Sterilität. Siehe auch ▶ *MURCS-Assoziation*.

Therapiemöglichkeiten
Chirurgische Entfernung.

Häufigkeit und Vorkommen
Mehr als 100 Fälle publiziert. Sporadisch oder bei Brüdern auftretend.

Multicore-Myopathie

Genetik
Autosomal rezessiver Erbgang. Genorte: 19p13.3 ($AMH = MIF$, Oviduktsuppressor) und 12q13 (TGFβ- oder Activin-Typ2-Rezeptor), mehrere Allele des Oviduktsuppressors oder seines Rezeptors bekannt. Bei bisher drei sporadischen männlichen Fällen primärer Kleinwuchs, Polydaktylie und schwere Lymphektasien, Tod innerhalb der ersten Lebensmonate, URIOSTE-Syndrom. Ätiologie unklar (OMIM 235255).

Familienberatung
Nachweis des Oviduktsuppressors im Serum bis zur Pubertät möglich. Bei Rezeptordefekt Konzentration normal. Gute Prognose, kein Gegenstand familienberaterischer Betreuung.

Literatur
Bellini, C., E.Bonioli, N.Josso et al., Persistence of mullerian derivatives and intestinal lymphangiectasis in two newborn brothers: confirmation of the URIOSTE syndrome. Am.J.Med.Genet. *104* (2001) 69–74.

Carré-Eusèbe, S.Imbeaud, M.Harbison et al., Variants of the anti-MÜLLERian hormone gene in a compound heterozygote with the persistent MÜLLERian duct syndrome and his family. Hum.Genet. *90* (1992) 389–394.

Imbeaud, S., C.Belville, L.Messika-Zeitoun et al., A 27 base-pair deletion of the anti-MÜLLERian type II receptor gene is the most common cause of the persistent MÜLLERian duct syndrome. Hum.Molec. Genet. *5* (1996) 1269–1277.

Imbeaud, S., E.Faure, I.Lamarre al., Insensitivity to anti-MÜLLERian hormone due to a mutation in the human anti-MÜLLERian hormone receptor. Nature Genet. *11* (1995) 382–388.

Rosenthal, I.M., Molecular basis for persistent MULLERian duct syndrome. Int.Pediatr. *7* (1992) 53–56.

OMIM 235255, 261550

Multicore-Myopathie,
Minicore Myopathie

Genetisch bedingte Myopathie auf der Grundlage einer Genmutation.
Die charakteristischen pathologischen Veränderungen der Myofibrillen, vor allem der Muskelfasern Typ I sind offensichtlich das verbindende Merkmal für unterschiedliche Entitäten. Ein Basisdefekt betrifft den Ryanodin-Rezeptor 1 (RYR1).

Krankheitswert
Erstmanifestation einer generellen Hypotonie und Muskelschwäche im Neugeborenenalter. Bevorzugung der proximalen Extremitätenmuskulatur. Torticollis, Ophthalmoplegie, Ptosis. Nicht immer progredient, Gehfähigkeit kann erhalten bleiben. Im Erwachsenenalter z.T. leichte Besserung.

Therapiemöglichkeiten
Physiotherapeutische Maßnahmen mit fraglichem Erfolg.

Häufigkeit und Vorkommen
Seit Erstbeschreibung 1966 nur wenige sporadische und Geschwisterfälle bekannt, darunter einmal eineiige Zwillinge.

Genetik
Autosomal rezessiver Erbgang klinisch schwerer Formen mit unterschiedlichen Begleitsymptomen und Tod im Kindesalter. In einzelnen Sippen mit leichter, nicht progredienter Symptomatik spricht das Vorkommen in mehreren Generationen mit Vater-Sohn-Vererbung auch für die Existenz eines autosomal dominanten Typs. Genort 19q13.1 (*RYR1*), Allelie bzw. Identität mit der ▶ *Central core Myopathie* und einem Typ der ▶ *Hyperpyrexie*.

Familienberatung
Differentialdiagnose zu anderen Myopathien und Muskeldystrophien bzw. -atrophien anhand der typischen histologischen Veränderungen (Muskelbiopsie) und normaler Serumenzymwerte wichtig. Hyperthermiegefahr bei Anästhesie (▶ *Hyperpyrexie*) muss beachtet werden! Genetische Beziehungen zur ▶ *Central-core-Myopathie* und zur ▶ *Nemaline-Myopathie* noch nicht ganz geklärt.

Literatur
Edström, L., W.G.P.Mair, R.Wroblewski et al., Type distribution of muscle fibres and their ultrastructure related to intracellular elemental composition as revealed by energy dispersive X-ray microanalysis. A study of multicore myopathy. J.Neurol.Sci. *76* (1986) 31–48.

Ferreiro, A., N.Monnier, N.B.Romero et al., A recessive form of central core disease, transiently presenting as multi-minicore disease, is associated with a homozygous mutation in the ryanodine receptor type 1 gene. Ann.Neurol. 51 (2002) 750–759.

OMIM 117000, (157550), 180901

Multiple endokrine Neoplasien (MEN)
▶ Adenomatose, endokrine hereditäre

Multiple Sklerose
▶ Sklerose, multiple

Multiinfarkt-Demenz
▶ Arteriopathie mit subakuter Multiinfarkt-Demenz und Leukenzephalopathie

Multisystem-Entzündungs-Krankheit
▶ Kälte-Urticaria, familiäre

MULVIHILL-SMITH-Syndrom

Von 7 sporadischen Fällen beschriebene Kombination von progerieartigem Gesichtsausdruck (rarifiziertes Unterhautfettgewebe mit schmalem Untergesicht), hoher Stimme, Immundefekt, Kleinwuchs, Mikrozephalus, Innenohrschwerhörigkeit und multiplen Nävi. Aufgrund von Konsanguinität der Eltern in einem Fall autosomal rezessiver Erbgang vermutet.

Literatur
Bartsch, O., D.Ludwig, E.Schwinger and K.-D.Tymper, Severe complications and gastric carcinoma in MULVIHILL-SMITH syndrome. J.Med.Genet. 36 (1999) 175.

Ohashi, H., M.Tsukahara, I.Mutano et al., Premature aging and immunodeficiency: MULVIHILL-SMITH syndrome? Am.J.Med. Genet. 45 (1993) 597 600.

Silva, D.C.de, D.N.Wheatley, R.Herriot et al., MULVIHILL-SMITH progeria-like syndrome: A further report with delineation of phenotype, immunologic deficits, and novel observation of fibroblast abnormalities. Am.J.Med.Genet. 69 (1997) 56–64.

OMIM 176690

MÜNCHMEYER-Syndrom
▶ Fibrodysplasia ossificans progressiva

MURCS-Association,
Mullerian duct aplasia/hypoplasia, unilaterale Renal aplasia/ectopia, Cervicothoracic Somite (Spinal) dysplasia

Assoziation von Dysplasien im Sinne eines Entwicklungsfelddefektes. Zahlreiche fakultative Begleitsymptome bekannt. Im männlichen Geschlecht ähnliche Symptomatik mit KLIPPEL-FEIL-Anomalie, Nierenagenesie bzw. -hypoplasie, Hypogonadismus und Azoospermie beschrieben: WO(WOLFFscher Gang)CS. Seit Erstbeschreibung 1979 durch DUNCAN über 50 überwiegend sporadische Fälle bekannt. Wahrscheinlich Disruptions-Sequenz zum Formenkreis des ▶ MAYER-V.-ROKITANSKY-KÜSTER-Syndroms gehörig bzw. frühembryonal teratogen bedingt.

Literatur
Braun-Quentin, C., Chr.Billes, B.Böwing and D.Kotzot, MURCS association: case report and review. J.Med.Genet. 33 (1996) 618–620.

Colavita, N., C.Orazi, C.Logroscino et al., Does MURCS association represent an actual nonrandom complex of malformations? Diagn.Imagine Clin.Med. 55 (1986) 172–176.

Greene, R.A., M.J.Bloch, D.S.Shuff and R.V.Ioszo, MURCS association with additional congenital anomalies. Hum.Pathol. 17 (1986) 88–91.

Meschede, D., S.Kliesch, J.Horst and W.Nieschlag, Azoospermia and segmentation abnormalities of the cervicothoracic spine („MURCS") in a male. Clin.Dysmorphol. 7 (1998) 59–60.

OMIM 601076

(Murk)-JANSEN-Syndrom
▶ Metaphysäre Chondrodysplasie Typ JANSEN

Muskel-Augen-Hirn-Syndrom
▶ WARBURG-Syndrom

Muskelatrophie, bulbo-spinale
▶ Muskelatrophie Typ KENNEDY

Muskelatrophie, neurale, peroneale,
CHARCOT-MARIE-TOOTH-Syndrom, CMT, Hereditäre Motorische und Sensorische Neuropathie Typ I (HMSN I), Typ II (HMSN II), Typ IV (HMSN IV) und X-chromosomaler Typ (HMSN)

Gruppe von genetisch bedingte Neuropathien (Myelinopathien) auf der Grundlage jeweils einer Genmutation.
Der Degeneration peripherer Nerven und Vorderhornzellen, die sekundär zu einer Muskelatrophie führt, liegt bei Typ I mit verlangsamter Nervenleitgeschwindigkeit, eine veränderte Proteinzusammensetzung des Myelins (vermehrt Peripheres Myeloprotein 22, *PMP22*, OMIM 118220, Typ IA; Myeloprotein 0, *PMP0*, OMIM 159440, 118200, Typ IB) oder eines anderen an der frühen Myelinisierung beteiligten Proteins (*EGR2*-Protein – Early Growth-Response 2, bei einem Teil der Fälle mit Typ IA) oder ein Defekt des Connexin 32 mit Demyelinisierung der peripheren Nerven (SCHWANNsche Zellen) zugrunde. Eine Veränderung der Apoptose der SCHWANNschen Zellen wird vermutet. Bei Typ II handelt es sich um Axonopathien mit meist normaler Nervenleitgeschwindigkeit. Hirnnerven sind selten betroffen. Die Typen IV sind aufgrund des rezessiven Erbganges abgetrennt und teilweise allel mit entsprechendem Basisdefekt zu den Typen I und II. HMSN III ▶ *Neuropathie, hypertrophische progressive Typ DÉJÉRINE-SOTTAS*. Siehe Übersicht.

Krankheitswert
Erstmanifestation klinischer Erscheinungen im Kindesalter (autosomal rezessive Formen) oder im 2. bis 3. Lebensjahrzehnt, selten später. Beginnt mit Gehbeschwerden bei Atrophie und Lähmungserscheinungen der Fuß- und Unterschenkelmuskulatur ("Steppergang", "Storchenbeine"). Symmetrische langsam progrediente Schwäche und Atrophie distaler Muskeln, meistens unter Aussparung der Oberschenkel auf die oberen Extremitäten übergreifend. Verminderte oder fehlende Sehnenreflexe, Fußdeformitäten, Pes cavus. Klinische Zeichen einer Beteiligung weiterer sensorischer und motorischer Nervenanteile: Sensibilitätsstörungen, Parästhesien, sekundäre trophische Störungen. Fibrilläre Zuckungen. Lebenserwartung selten vermindert. Verlust der Geh- und körperlichen Arbeitsfähigkeit unterschiedlich, meist vom 3. Lebensjahrzehnt an. Fakultativ kindliche Glomerulosklerose mit Proteinurie, Ataxie, Skoliose und Tremor, seltener ADIE-Syndrom und bei Typ IA Kolonkarzinom.

Therapiemöglichkeiten
Orthopädisch-konservative Behandlung mit unterschiedlichem Effekt hinsichtlich eines protrahierten Verlaufes. Zu beachten ist eine pharmakogenetisch bedingte Überempfindlichkeit gegenüber Vincristin.

Häufigkeit und Vorkommen
Weltweit verbreitet. Regional unterschiedlich. Frequenz in Mitteleuropa auf 1:50.000–2.500 geschätzt. Große Sippen mit Merkmalsträgern in bis zu 6 aufeinanderfolgenden Generationen beschrieben. Häufigster Typ IA: 50% aller Fälle.

Genetik
Heterogen. 70% der Fälle autosomal dominant (hypertrophischer, demyelinisierender Typ I und neuronaler, axonaler Typ II OMIM 118210) sowie Formen mit unterschiedlichen Begleiterscheinungen aus wenigen Sippen (OMIM 118230, 118300, 118301), der Rest autosomal rezessiv (Typ IV, OMIM 214400) oder X-chromosomal bedingt. Die Formen mit verschiedenem Erbgang sind in sich nochmals heterogen. Verschiedene intrafamiliär relativ konstante Begleitsymptome (z.B. Optikusatrophie), andere klinische Besonderheiten und Verlaufsformen reichen zur genauen Abgrenzung vor allem der autosomal dominanten Formen noch nicht aus. Familienspezifische Begleitsymptome wie Schwerhörigkeit, PARKINSONismus, geistiger Retardation oder

Nephritis kommen bei allen 3 Vererbungstypen vor. Neben den genetisch-ätiopathogenetischen bestehen elektrophysiologische Unterschiede.

Übersicht

Typ I autosomal dominant, hypertrophisch, Myelinopathie (Myelin betroffen) mit erniedrigter Nervenleitgeschwindigkeit (20–38 m/s), periphere sensorisch und motorische Nerven betroffen:

- IA Genort 17p11.2 (*PMP22*, Überexpression durch Tandem-Duplikation), Allelie mit ▶ *Polyneuropathie mit Druckparesen* (Deletion) und zur ▶ *hypertrophischen Neuropathie* DÉJÉRINE-SOTTAS (Punktmutationen), gekoppelt mit einem Gen für das nichtpolypöse Kolon-Karzinom (*HNPCC*), OMIM 112200, 118220, 601097.
- IB Genort 1q21.3-23 (*PMP0*), Allelie ebenfalls mit Polyneuropathie mit Druckparesen und mit der hypertrophischen progressiven Neuropathie DÉJÉRINE-SOTTAS, OMIM 118200, 159440.
- IC Genort 16p13.1-p12.3 (*EMP2*, Epithel-Membran-Protein 2)?
- ID Genort 10q21-22 (*EGR2*, Early Growth Response 2, Transkriptionsfaktor), Allelie mit einem intermediären Typ, IIIB, der ▶ *hypertrophischen progressiven Neuropathie DÉJÉRINE-SOTTAS* und einer schweren rezessiven Form einer großen bulgarischen Familie in Russe (HMSNR), OMIM 129010, 601098.

Typ II autosomal dominant, Axonopathie mit normaler oder nur leicht erniedrigter Nervenleitgeschwindigkeit (>38–45 m/s).

- IIA Genort 1p36-p35 (*KIF1Bβ*, Kinesin = *MPTP*, axonales Motor-Protein-Transport-Protein), Synapsenfunktionsstörung, Autosomal dominant oder rezessiv, gleiche Region wie ein Melanom-disponierendes Gen (*CDK4*), eventuelles Risiko bei Patienten ist zu beachten, OMIM 118210, 605995.
- IIB1 Genort 1q21.2-21.3 (*LMNA*, Lamin A/C), Allelie zum Typ HAUPTMANN-THANNHAUSER der ▶ *Muskeldystrophie* DREIFUSS-EMERY und dem Typ IB der ▶ *Gliedergürtel-Muskeldystrophie*; der familiären partiellen Lipodystrophie KOEBBERLING-DUNNIGAN (▶ *Lipodystrophie, generalisierte angeborene*); der ▶ *dilatativen Kardiomyopathie* mit Reizleitungsstörungen und der Mandibulo-Akralen Dysplasie

(▶ *Akroosteolyse, neurogene*). OMIM 600882, 601154.

- IIB2 Genort 19q13.3, autosomal rezessiv, 1 Sippe in Costa Rica, Allelie mit der Idiopathischen Ventrikulären Fibrillation (*IVF*)?, OMIM 603829.
- IIC Genort 3q13-22. Zwerchfell- und Stimmbandschwäche, OMIM 158580, 605995.
- IID Genort 7p14, distale Form, beginnt an Händen, später Füße, Allelie mit der ▶ *spinalen distalen Muskelatrophie*? OMIM 601472.
- IIE Genort 8p21 (*NEFL* = NF-L, Neurofilament-Light). OMIM 162280, 214400 (russische Sippe).
- IIF Typ Marocco, Genort 21q21.2-21.3.

Intermediäre Typen, bei denen die Nervenleitgeschwindigkeit intrafamiliär variiert, normal bis schwer reduziert (25–45 m/s) ist, Erbgang autosomal dominant oder intermediär: Genorte: 19p13.2-p12; 10q24.1-25.1; 10q21-22 (*EGR2*, Early Growth Response 2, Transkriptionsfaktor), Allelie mit Typen ID und IIIB, normale Nervenleitgeschwindigkeit, OMIM 129010, 601098. Weitere intermediäre Typen allel zu IB (1q21.3-23), IIE (8p21).

Typ III autosomal dominant oder rezessiv, Myelon betroffen.

- IIIA ▶ *Neuropathie, hypertrophische progressive DÉJÉRINE-SOTTAS*; PMP22, PMP0, EGR2 mutiert. OMIM 145900, 159440, 601097.
- IIIB Angeborene Hypomyelinisierung, *PMP0* oder *EGR2* mutiert, OMIM 159440.0013, 605253.

Typ IV autosomal rezessiv, Myelopathien (außer Typ IVC), z.T. mit schweren spinalen Deformitäten.

- IVA Genorte: 8q13.1-21 (*GDAP1*, Gangliosid-iduziertes Differenzierungs-assoziiertes Protein-1, OMIM 606598; 17p12-p11.2 (*PMP22*), tunesische Sippe, OMIM 214400.
- IVB1 Genort 11q22 (*MTMR2*, Myotubularin-Related Protein 2, Phosphatase-Aktivität), OMIM 601382, 603557, s.a. ▶ *Myopathie, zentronukleäre*.
- IVB2 Genort 11p15, Phosphatase. OMIM 604563, tunesische Sippe.
- IVC Genort 5q23-33 (*NRG2*, Neuregulin-2), Axonopathie, mit schweren Wirbelsäulendeformitäten, OMIM 601596, algerische Sippe.

Muskelatrophie, neurale, peroneale

▶ IVD Genort 8q24 (*NDRG1*, N-myc Downstream Related-1, zytoplasmatisch, axonal) HMSNLOM, mit Taubheit, Roma-Sippe bei Lom, s.a. ▶ *Neuropathie, motorische sensorische Typ Lom* OMIM 601455, 601596, 605262.
▶ IVE Genort 10q21-22 (*EGR2*), s. intermediärer Typ, Typen IIIA und B.
▶ IVF Genort 19q13.1-13.3 (*PRX*, Periaxin, Allelie mit einer Form des DÉJÉRINE-SOTTAS-Syndroms), SCHWANNsche Zellen betroffen, OMIM 145900, 605725, Libanon. Weiterhin Genort 1q21.2-21.3 (*LMNA*, Lamin A/C), Axonopathie, Algerische Sippe, Allelie mit dem Typ IIB, der HAUPTMANN-THANNHAUSER-Typ der ▶ *Muskeldystrophie DREIFUSS-EMERY*; ▶ dilatativer Kardiomyopathie mit Reizleitungsstörungen; der familiären partiellen Lipodystrophie KOEBBERLING-DUNNIGAN (▶ *Lipodystrophie, generalisierte angeborene*) und der Mandibulo-Akralen Dysplasie (▶ *Akroosteolyse, neurogene*).

X-chromosomale Typen
▶ CMX1 Genort Xq13.1 (*GJB1*, Connexin 32), X-chromosomal dominant, auch im weiblichen Geschlecht, OMIM 302800, 304040, 314090.
▶ CMXT2 Genort Xp22.2, rezessiv, OMIM 302801.
▶ CMTX3? Genort Xq26, OMIM 302802.

Familienberatung
Differentialdiagnose zu ▶ *Muskeldystrophien* bzw. ▶ *Neuropathien*, zur ▶ *hypertrophischen Neuropathie Typ DÉJÉRINE-SOTTAS* und zum ▶ *ROUSSY-LÉVY-Syndrom* sowie Früherkennung anhand des EMG (erniedrigte Nervenleitgeschwindigkeit bei Typ I, durch molekulargenetischen Nachweis, Muskelbiopsien und Serumenzymbestimmung möglich. Von einer intrafamiliär relativen Konstanz der Symptomatik und des Verlaufs kann ausgegangen werden. Dabei hat die in Europa seltenste neurale Muskelatrophie mit rezessivem Erbgang das niedrigste Manifestationsalter (teilweise noch vor dem 6. Lebensjahr) sowie den schnellsten Verlauf mit Invalidität im 3. Lebensjahrzehnt. Das durchschnittlich höchste Manifestationsalter und der geringste Krankheitswert sind bei der autosomal dominanten neuralen Muskelatrophie zu erwarten, dabei können Merkmalsträger gewöhnlich selbst aus eigener Erfahrung bzw. Kenntnis der Familie die Belastung und die Zumutbarkeit für die Nachkommen abschätzen.

Heterozygote bzw. latente Merkmalsträger molekulargenetisch und eventuell an Nervenleitgeschwindigkeit erkennbar. Bei Anlagenträgern kommt es im Sinne einer verminderten Penetranz nicht immer zu klinischen Erscheinungen. X-chromosomal dominante und rezessive Formen am sichersten molekulargenetisch zu unterscheiden. Eine Berufsberatung im Hinblick auf eine Vermeidung körperlicher Tätigkeit kann hilfreich sein.

Literatur
Ben Othmane, K., F. Hentati, F. Lennon, C. Ben Hamida, S. Blei, A.D. Roses and M.A. Pericak-Vance, Linkage of a locus (CMT4A) for autosomal recessive CHARCOT-MARIE-TOOTH disease to chromosome 8q. Hum. Molec. Genet. *2* (1993) 1625–1628.

Berger, P., S. Bonneick, S. Willi et al., Loss of phosphatase activity in myotubularin-related protein 2 is associated with CHARCOT-MARIE-TOOTH disease type 4B1. Hum. Molec. Genet. *11* (2002) 1569–1579.

Cochrane, S., J. Bergoffen, N.D. Fairweather et al., X-linked CHARCOT-MARIE-TOOTH disease (CMTX1): a study of 15 families with 12 highly informative polymorphisms. J. Med. Genet. *31* (1994) 193–196.

Delague, V., C. Bareil, S. Tuffery et al., Mapping of a new locus for autosomal recessive demyelinating CHARCOT-MARIE-TOOTH disease to 19q13.1-13.3 in a large consanguineous Lebanese family: Exclusion of *MAG* as a candidate gene. Am. J. Hum. Genet. *67* (2000) 236–243.

Fabretti, E., P. Edomi, C. Brancolini and C. Schneider, Apoptotic phenotype induced by overexpression of wildtype gas3/PMP22: Its relation to the demyelinating peripheral neuropathy CMT1A. Genes Dev. *9* (1995) 1846–1856.

Hoogendijk, J.E., G.W. Hensels, I. Zorn et al., The duplication in CHARCOT-MARIE-TOOTH disease type 1A spans at least 12100 kb on chromosome 17p11.2. Hum. Genet. *88* (1991) 215–218.

Ionasescu, V., Ch. Searby, V.C. Sheffield et al., Autosomal dominant CHARCOT-MARIE-TOOTH axonal neuropathy mapped on chromosome 7p (CMT2D). Hum. Molec. Genet. *5* (1996) 1373–1375.

Ippel, E.F., D. Wittebol-Post, F.G.I. Jennekens and J.B. Bijlsma, Genetic heterogeneity of hereditary motor and sensory neuropathy type VI. J. Child Neurol. *10* (1995) 459–463.

Kwon, J.M., J.L. Elliott, W.-C. Yee et al., Assignment of a second CHARCOT-MARIE-TOOTH type II locus to chromosome 3q. Am. J. Hum. Genet. *57* (1995) 853–858.

LeGuern, E., A.Guilbot, M.Kessali et al., Homozygosity mapping of an autosomal recessive form of demyelating CHARCOT-MARIE-TOOTH disease to chromosome 5q23-q33. Hum.Molec.Genet. *5* (1996) 1685–1688.

Lopes, J., N.Ravisé, A.Vandenberghe et al., Fine mapping of *de novo* CMT1A and HNPP rearrangements within CMT1A-REPs evidences two distinct sex-dependent mechanisms and candidate sequences involved in recombination. Hum.Molec.Genet. *7* (1998) 141–148.

Malcolm, S., CHARCOT-MARIE-TOOTH disease type I. J.Med.Genet. 29 (1992) 3–4.

Manoukian, S., V.Briskioli and F.Lalatta, Malignant melanoma and CHARCOT-MARIE-TOOTH disease: a further case. Am.J.Med.Genet. *68* (1997) 242.

Niewiadomski, L.A. and T.E.Kelly, X-linked CHARCOT-MARIE-TOTH disease: Molecular analysis of interfamilial variability. Am.J.Med.Genet. *66* (1996) 175–178.

Priest, J.M., K.H.Fischbeck, N.Nouri and B.J.B.Keats, A locus for axonal motor-sensory neuropathy with deafness and mental retardation maps to Xq24-q26. Genomics *29* (1995) 409–412.

Rautenstrauß, B., J.Lupski und V.Timmerman, Europäische Leitlinien zur molekulargenetischen Diagnostik der CHARCOT-MARIE-TOOTH´schen Erkrankung des Typs 1A sowie der tomakulösen Neuropathie. Medgen *13* (2001) 309–314.

Rogers, T., D.Chandler, D.Angelicheva et al., A novel locus for autosmal recessive peripheral neuropathy in the *EGR2* region on 10q23. Am.J.Hum.Genet. *67* (2000) 664–671.

Sghirlanzoni, A., D.Pareyson, M.R.Balestrini et al., HMSN III phenotype due to homozygous expression of a dominant HMSN II gene. Neurology *42* (1992) 2201-2203.

Silander, K., P.Meretoja, H.Pihko et al., Sceening for connexin 32 mutations in CHARCOT-MARIE-TOOTH disease families with possible X-linked inheritance. Hum.Genet. *100* (1997) 391–397.

Suter, U. and P.I.Patel, Genetic basis of inherited peripheral neuropathies. Hum.Mutat. *3* (1994) 95–102.

Warner, L.E., M.J.Hitz, S.H.Appel et al., Clinical phenotypes of different MPZ (PO) mutation may include CHARCOT-MARIE-TOOTH type 1B, DEJERINE-SOTTAS, and congenital hypomyelination. Neuron *17* (1996) 451–460.

OMIM 118200, 118210, 118220, 118230, 118300, 118301, 159440, 214370, 214380, 214400, 302800, 302801, 302803, 302900, 304040, 310490

Muskelatrophien, spinale, SMA

(unter Mitarbeit von ZERRES, Aachen)

Gruppe neuromuskulärer Erkrankungen durch Degeneration von Vorderhornzellen des Spinalmarkes. Die Muskelatrophie wird begleitet von einer progredienten Paralyse von Rumpf und Extremitäten. Die Abgrenzung einzelner Typen der progressiven spinalen Muskelatrophie erfolgt klinisch aufgrund folgender Kriterien. Typ I (WERDNIG-HOFFMANN): Sitzen nicht erlernt; Typ II (intermediärer Typ): Sitzen erlernt, Gehen nicht; Typ III (KUGELBERG-WELANDER): Gehen erlernt. SMA Typ IV (adulte SMA): Beginn jenseits des 30. Lebensjahres. Die klinischen Typen stellen keine genetischen Entitäten dar, d.h. es gibt Überschneidungen bzw. gemeinsames Vorkommen ähnlicher Typen in einer Familie.

Die überwiegende Mehrheit der proximalen Formen folgt einem autosomal rezessiven Erbgang. Daneben gibt es wahrscheinlich jeweils eine infantile sowie adulte autosomal dominante Form.

Muskelatrophie, spinale fazio-skapulo-humerale

Nach klinisch-genetischen Gesichtspunkten ergibt sich folgende Systematik:

Bezeichnung	Erbgang
Proximale Formen:	
akute infantile Form (WERDNIG-HOFFMANN), ▶ *SMA I*	autosomal rezessiv
chronische spätinfantile, juvenile, adulte Formen ▶ *SMA II–IV*	autosomal rezessiv, autosomal dominant
SMA-plus ▶ *Muskelatrophie, spinale infantile progressive*	autosomal rezessiv
Brasilianischer Typ	autosomal dominant
Distale Formen:	
juvenile Form(en)	autosomal rezessiv
adulte Form	autosomal dominant
Formen mit speziellem Verteilungsmuster	
▶ *Bulbärparalyse, progressive*	autosomal rezessiv, autosomal dominant
Bulbärparalyse mit Taubheit	autosomal rezessiv
▶ *Muskelatrophie, skapulo-peroneale*	autosomal dominant
(Muskelatrophie, fazio-skapulo-humerale aut.rezessiv)	autosomal dominant
SMA, juvenile distale segmentale	sporadisch
Sonderformen:	
Typ KENNEDY, ▶ *SBMA*, bulbo-spinale M., mit Stimmbandlähmung (wenige Familien bekannt)	X-chromosomal autosomal dominant
SMA-plus ▶ *Muskelatrophie, spinale infantile progressive*	autosomal rezessiv
SMA-plus mit Diaphragmalähmung (diaphragmatische SMA mit respiratory distress, SMARD)	autosomal rezessiv
SMA-plus mit cerebellärer Hypoplasie	autosomal rezessiv
SMA-plus mit Arthrogryposis	autosomal rezessiv, X-chromosomal

Literatur
Zerres, K. and S.Rudnick-Schöneborn, Spinal muscular atrophies. In Rimoin, D.L., J.M.Connor, R.E.Pyeritz and B.R.Korf (Edit.), Principles and Practice of Medical Genetics, 4th Ed., Churchill Livingstone, London (2002) 3349–3372.

Muskelatrophie, spinale fazio-skapulo-humerale
(bearbeitet von ZERRES, Aachen)

Eigenständigkeit dieser auch als STARK-KAESER-Typ bezeichneten Form weiterhin unklar. Bei einem Teil der Familien dürfte es sich um Manifestationen der Fazio-Skapulo-Humeralen Muskeldystrophie handeln (▶ *Muskeldystrophie, Schultergürtel-Typ*). Siehe auch ▶ *Muskelatrophie, spinale skapulo-peroneale*. Bei entsprechendem Verteilungstyp sollten differentialdiagnostisch darüber hinaus erwogen werden: Untypischer Beginn einer proximalen spinalen ▶ *Muskelatrophie*, Amyotrophische ▶ *Lateralsklerose*, Muskelatrophien mit gleichem Verteilungsmuster und weitere ▶ *Muskelatrophien* (distale; nicht genetisch bedingte unilaterale distale segmentale des männlichen Geschlechtes; unilaterale skapulo-humerale, Typ VULPIAN-BERNHARDT).

Literatur
Zerres,K., Klassifikation und Genetik spinaler Muskelatrophien Thieme-Verl. Stuttgart 1989.

Muskelatrophie, spinale hypertrophische, Typ DÉJÉRINE-SOTTAS

✦ Neuropathie, hypertrophische progressive

Muskelatrophie, spinale adulte,
Spinale Muskelatrophie Typ IV, SMA Typ IV

Genetisch bedingte spinale Muskelatrophie auf unklarer Grundlage.
Der Basisdefekt für den Untergang der motorischen spinalen Vorderhornzellen, der sekundär zu einer Muskeldegeneration führt, ist unbekannt.

Krankheitswert
Proximale Muskelgruppen betroffen. Krankheitsbeginn meistens zwischen dem 30. und 50. Lebensjahr, juvenile Formen mit Erstmanifestation vor dem 20. Lebensjahr jedoch bekannt. Verlauf meist gutartig, in einzelnen Fällen jedoch rasch progredient mit schnellem Verlust der Gehfähigkeit. Progredienz z.T. phasenhaft. Lebenserwartung gering vermindert.

Therapiemöglichkeiten
Keine wirksame Behandlung bekannt.

Häufigkeit und Vorkommen
Jeweils nur wenige sichere sporadische und Geschwisterfälle sowie Sippen mit Merkmalsträgern in mehreren Generationen bekannt.

Genetik
Heterogen, wahrscheinlich autosomal rezessiver und dominanter Erbgang. Stark variable Expressivität, unterschiedlich rasch progrediente und früh manifeste Formen kommen innerhalb einer Familie vor. Der überwiegende Anteil der wahrscheinlich autosomal rezessiven Fälle weist keine Deletion des *SMN*-Gens (▶ *Muskelatrophie, spinale infantile progressive*) auf. Autosomal dominante Formen ebenfalls nicht auf Chromosom 5q lokalisiert.

Familienberatung
Genaue familienanamnestische Feststellung des Erbganges wichtig. Differentialdiagnose zu anderen spätmanifesten Typen der SMA aber auch der ▶ *Amyotrophischen Lateralsklerose* oft schwierig und erst im Verlauf möglich. Siehe auch ▶ *Muskelatrophie Typ* KENNEDY.

Literatur
Kausch, K., C.R.Muller, T.Grimm et al., No evidence for linkage of autosomal dominant proximal spinal muscular atrophies to chromosome 5q markers. Hum.Genet. 86 (1991) 317–318.

OMIM 158590

Muskelatrophie, spinale adulte
s.a. ▶ Muskelatrophie, spinale skapulo-peroneale

Muskelatrophie, spinale „diaphragmatische"
▶ Muskelatrophie, spinale infantile

Muskelatrophie, spinale distale,
distale Hereditäre Motorische Neuronopathie, dHMN (bearbeitet von ZERRES**, Aachen)**

Genetisch bedingte heterogene Gruppe von Muskelatrophien unklarer Ätiologie.
Es besteht eine Degeneration der spinalen Vorderhornzellen. Der Basisdefekt ist unbekannt.

Krankheitswert
Die Eigenständigkeit dieser Gruppe wird hinsichtlich der Zuordnung des Einzelfalls weiterhin kontrovers diskutiert, insbesondere ist die Abgrenzung zur Gruppe der Hereditären Motorischen Neuropathien (HMN) unklar. Es werden gegenwärtig 7 Formen nach Krankheitsbeginn, Erbgang und der Verteilung der Muskelschwäche unterschieden. Krankheitsbeginn unterschiedlich im Kindes- oder Erwachsenenalter zunächst distal (Gangveränderungen, Gehverlust). Im weiteren Krankheitsverlauf ist die proximale Muskulatur ebenfalls betroffen. Langsam progredient. Lebenserwartung wahrscheinlich nicht herabgesetzt.

Therapiemöglichkeiten
Lediglich symptomatische Behandlung mit unbefriedigendem Erfolg.

Häufigkeit und Vorkommen
Wahrscheinlich weltweit verbreitet, die Diagnose wird jedoch selten gestellt. Heterozygotenfrequenz der autosomal rezessiven Form in Mitteleuropa weniger als 1:100.

Genetik
Heterogen. Für die distalen SMA-Formen sowohl dominanter wie rezessiver Erbgang bekannt.

Muskelatrophie, spinale distale, mit Stimmbandlähmung

Mehrere Gene wurden bisher kartiert, eine Form auf 12q24 (dHMNII) zeigt Ähnlichkeit mit der ▶ *neuralen peronealen Muskelatrophie*. Weiterhin 7p15 (dHMNV, autosomal dominant), Allelie mit der neuralen peronealen Muskelatrophie IID? 11q13-21, (dHMNVI, autosomal rezessiv); 2q14 (dHMNVII, autosomal dominant); 9p21.1-p12 (Typ JERASH, autosomal rezessiv).

Familienberatung

Differentialdiagnose vor allem im Anfangsstadium zu anderen ▶ *Muskelatrophien* (skapulo-peroneale; juvenile distale segmentale) sowie zur ▶ *Amyotrophischen Lateralsklerose* und den ▶ *neuralen peronealen Muskelatrophien* notwendig. Die endgültige Diagnose kann meist erst nach langjährigem Verlauf sicher gestellt werden. Bei Vorliegen einer Blutsverwandtschaft der Eltern oder bei Geschwistererkrankungen und fehlender Symptomatik der Eltern sollte von autosomal rezessivem Erbgang ausgegangen werden. Bei sporadischem Auftreten liegt das Wiederholungsrisiko für Geschwister empirisch bei 1:4, für Kinder bei 1:8. Mikrosymptome bei den Eltern müssen ausgeschlossen werden.

Literatur

Christodoulou, K., T.Kyriakides, A.H.Hristova et al., Mapping of a distal form of spinal muscular atrophy with upper limb predominance to chromosome 7p. Hum.Molec.Genet. *4* (1995) 1629–1632.

McEntagart, M., N.Norton, H.Williams et al., Localization of the gene for distal hereditary neuropathy VII (dHMN-VII to chromosome 2q14. Am.J.Hum.Genet. *68* (2001) 1270.

Timmerman, V., P.DeJongghe, S.Simokovic et al., Distal hereditary motor neuropathy type II (distal HMN II): mapping of a locus to chromosome 12q24. Hum.Molec.Genet. *5* (1996) 1065.

Zerres, K., Klassifikation und Genetik spinaler Muskelatrophien. Thieme-Verl. Stuttgart 1989.

OMIM 158590

Muskelatrophie, spinale distale, mit Stimmbandlähmung
(bearbeitet von ZERRES, Aachen)

In bisher wenigen Familien beschrieben. Autosomal dominanter Erbgang mit variabler Expressivität. Vorwiegend distale SMA. Differentialdiagnose zu anderen spinalen Muskelatrophien, zu neuralen Muskelatrophien (vor allem dem Typ IIC der ▶ *neuralen peronealen Muskelatrophie*) und zur ▶ *Amyotrophischen Lateralsklerose* im Anfangsstadium schwierig.

Literatur

Boltshauser, E., W.Land, T.Spillmann and E.Hof, Hereditary distal muscular atrophy with vocal cord paralysis and sensorineural hearing loss: a dominant form of spinal muscular atrophy? J.Med.Genet. *26* (1989) 105–108.

Pridmore, C., M.Baraitser, E.M.Brett and A.E.Harding, Distal spinal muscular atrophy with vocal cord paralysis. J.Med.Genet. *29* (1992) 197–199.

OMIM 158580

Muskelatrophie, spinale infantile progressive,
Typ I und II, WERDNIG-HOFFMANN-Syndrom, SMA I und II

Genetisch bedingte spinale Muskelatrophie auf der Grundlage einer Genmutation.

Der Basisdefekt für den Untergang der motorischen spinalen Vorderhornzellen, der sekundär zu einer Muskeldegeneration führt, wird im Fehlen vor allem des Survival-Motor-Neuron- (SMN)-Proteins gesehen sowie zusätzlich des Neural Apoptosis-Inhibitory-Protein (NAIP) bei Typ I. Ein weiteres benachbartes Gen für die p44-Untereinheit des Basaltranskriptionsfaktors II (Multicopy-Reparaturgen, *BTF2p44*) ist in etwa 15% der Fälle zusätzlich betroffen.

Krankheitswert

Erstmanifestation klinischer Erscheinungen pränatal bis wenige Monate postnatal und Tod innerhalb der beiden ersten Lebensjahre an Respirationsinsuffizienz, aber auch späterer Beginn und protrahierter Verlauf über mehrere Jahre bis Jahrzehnte ohne Erreichen der Gehfähigkeit (intermediärer Typ, Typ II). Muskelhypotonie (floppy baby), schwere Atrophie der proximalen Muskulatur, rasch generalisierend, führt zu Bewegungsarmut, Dyspnoe und entsprechenden Sekundärerscheinungen. Es besteht Identität mit der auch als Myatonia congenita (Amyotonia congenita OPPENHEIM, OPPENHEIM-Krankheit) bezeichneten Form.

Muskelatrophie, spinale infantile progressive

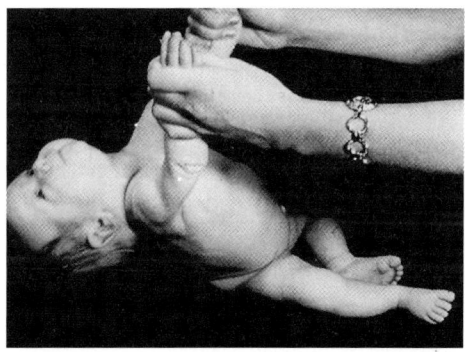

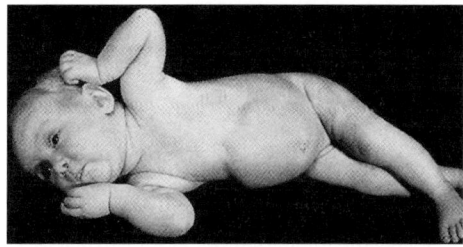

Muskelatrophie, spinale infantile progressive. Angeborene generelle Muskelhypotonie, paradoxe Zwerchfellatmung mit vorgewölbtem Abdomen. (W. Hoffmann, F.H. Herrmann)

Therapiemöglichkeiten
Keine wirksame Therapie bekannt. Physiotherapie unbefriedigend.

Häufigkeit und Vorkommen
Weltweit verbreitet. Inzidenz etwa 1:10.000–6.000, „Heterozygoten"-Frequenz 1:50. Häufigste Todesursache des frühen Kindesalters.

Genetik
Autosomal rezessiver Erbgang. Enge Kopplung der Gene für SMN und NAIP auf einem Inversions-duplizierten Abschnitt in 5q13.3, wobei letzteres wahrscheinlich nur modifizierend wirkt. SMN liegt in zwei bis auf ein Nukleotid (Spleißing-Mutation) homologen Loci (*SMN1* = *SMNT* Telomer und *SMN2* = *SMNC* Centromer) vor. Bei Typ I sind meistens *SMN* und z.T. *NAIP* homozygot deletiert, bei Typ II und Typ III (▶ *Muskelatrophie, spinale juvenile*) liegen auch andere Mutationen, Compoundheterozygotie, Punktmutationen und Konversionen in *SMN1/SMN2* vor. *SMN2* und *NAIB* bewirken eine Modifikation im Sinne einer leichteren klinischen Manifestation bei Fehlen eines *SMN1*-Produktes. Da die klinische Manifestation geschlechtsunterschiedlich im männlichen Geschlecht schwerer ist, vermutet man noch einen modifizierenden geschlechtsabhängigen Faktor. Eine genaue Genotyp-Phänotyp-Korrelation ist nicht immer erkennbar, z.B. gibt es seltene Fälle mit lediglich einer homozygoten *SMN2*-Deletion. Die zwei unterschiedlichen klinischen Verlaufsformen sind nicht immer intrafamiliär konstant, wobei bei Typ-II-Patienten Compound-Heterozygotie oder Hybridgene vorliegen. Bei einzelnen Patienten mit ▶ *Arthrogryposis multiplex congenita* konnte eine *SMN*-Deletion nachgewiesen werden. In einzelnen Familien liegt ein X-chromosomaler Erbgang vor. Differentialdiagnostisch müssen so genannte SMA-plus-Formen von der progressiven SMA unterschieden werden: Perinatal letal, mit ▶ *Arthrogryposis multiplex congenita* (X-chromosomal rezessiv, Genort Xp11.3-q11.2 nicht bestätigt oder Allelie bzw. Deletion in 5q13); mit olivopontocerebellärer Atrophie (Genort nicht in 5q); mit primärer respiratorischer Insuffizienz durch Paralyse des Zwerchfells sowie Eventration und Betonung distaler Muskeln der oberen Körperhälfte (diaphragmatische spinale Muskelatrophie, **S**pinale **M**uskel-**A**trophie mit **r**espiratorischer **D**istress (SMARD1), Genort 11q13-21 (*IGHMBP2*, Immunglobulin-μ-bindendes Protein-2), OMIM 253300, 604320.

Familienberatung
Differentialdiagnose zu frühkindlichen Myopathien und anderen Muskelatrophien sowie zu schweren Formen der ▶ *Glykogenosen* molekulargenetisch und anhand von Muskelbioptaten, des EMG und von Serumenzymkonzentrationen wichtig. Pränatale Diagnostik molekulargenetisch möglich. Wegen der Duplikation des betroffenen Chromosomenabschnittes müssen Eltern nicht obligate „Heterozygote" sein. In seltenen Fällen Neumutation. Bei Arthrogryposis des Feten Schwierigkeiten bei Geburt durch Unbeweglichkeit des Kindes mit Gefahr von Frakturen können zu der ▶ *Osteogenesis imperfecta* ähnlichen Bildern führen. Siehe auch ▶ *Arthrogryposis multiplex congenita*.

Literatur
Battaglia, G., A.Princivalle, F.Forti et al., Expression of the *SMN* gene, the spinal muscular atrophy determining gene, in the mammalian central nervous system. Hum.Molec.Genet. 6 (1997) 1961–1971.

Brzustowicz, L.M., C.Merette, P.W.Kleyn et al., Assessment of nonallelic genetic heterogeneity of chronic (Type I and II) spinal muscular atrophy. Hum.Hered. *43* (1993) 380–387.

Carter, T.A., C.G.Bönnemann, C.H.Wang et al., A multicopy transcription-repair gene, *BTF2p44*, maps to the SMA region and demonstrates SMA associated deletions. Hum Molec.Genet. *6* (1997) 229–236.

Courtens, W., A.-B.Johansson, B.Dachy et al., Infantile spinal muscular atrophy variant with congenital fractures in a female neonate: evidence for autosomal recessive inheritance. J.Med.Genet. *39* (2002) 74–77.

Grohmann, K., M.Schuelke, A.Diers et al., Mutations in the gene encoding immunoglobulin µ-binding protein 2 cause spinal muscular atrophy with respiratory distress type 1. Nature Genet. *29* (2001) 75–77.

Hahnen, E., J.Schönling, S.Rudnik-Schöneborn and K.Zerres, Missense mutations of the exon 6 in the survival motor neuron gene in patients with spinal muscular atrophy (SMA). Hum.Molec.Genet. *6* (1997) 821–825.

Martin, Y., A.Valero, E.del Catillo et al., Genetic study of SMA patients without homozygous *SMN1* deletions: identification of compound heterozygotes and characterisation of novel intragenic *SMN1* mutations. Hum.Genet. *110* (2002) 257–263.

Matthijs, G., E.Schollen, E.Legius et al., Unusual molecular findings in autosomal recessive spinal muscular atrophy. J.Med.Genet. *33* (1996) 469–474.

Nevo, Y., U.Kramer, C.Legum et al., SMA type 2 unrelated to chromosome 5q13. Am.J.Med.Genet. *75* (1998) 193–195.

Novelli, G., F.Capon, L.Tamisari et al., Neonatal spinal muscular atrophy with diaphragmic paralysis is unlinked to 5q11.2-q13. J.Med.Genet. *32* (1995) 216–219.

Ogino, S. and R.B.Wilson, SMN dosage analysis and risk assessment for spinal muscular atrophy. Am.J.Hum.Genet. *70* (2002) 1596–1598.

Srivastava, S., M.Mukherjee, I.Panigrahi et al., *SMN2*-Deletion in childhood-onset spinal muscular atrophy. Am.J.Med.Genet. *101* (2001) 198–202.

Zerres, K., Klassifikation und Genetik spinaler Muskelatrophien. Thieme-Verl. Stuttgart 1989.

Zerres, K., M.Quast, S.Rudnick-Schöneborn und M.Rietschel, Die psychosoziale Situation von Familien mit spinaler Muskelatrophie. Med.Genet. *5* (1993) 264–268.

OMIM 205000, 253300, 253550

Muskelatrophie, spinale juvenile (KUGELBERG-WELANDER),

SMA Typ III, KUGELBERG-WELANDER-Syndrom, WOHLFAHRT-KUGELBERG-WELANDER-Syndrom, Atrophia musculorum spinalis pseudomyopathica

Genetisch bedingte spinale Muskelatrophie auf der Grundlage einer Genmutation.
Der Basisdefekt für den Untergang der motorischen spinalen Vorderhornzellen, der sekundär zu einer Muskeldegeneration führt, besteht im Fehlen eines Survival-Motor-Neuron-Proteins (SMN). ▶ *SMA I und II*.

Krankheitswert

Erstmanifestation klinischer Erscheinungen vor dem 30. Lebensjahr, bei ¾ der Fälle innerhalb der ersten 4 Lebensjahre oder im späten Kindesalter. Je später die Manifestation, desto leichter ist in der Regel der Verlauf. Muskelschwäche und -hypotonie, Faszikulationen, Gehbeschwerden bis Verlust der Gehfähigkeit und Bettlägerigkeit. Ptosis. Sekundär Gelenkekontrakturen. Mit Frühinvalidität bei einem Teil der Patienten muss gerechnet werden. Allgemein nur gering herabgesetzte Lebenserwartung.

Therapiemöglichkeiten

Symptomatisch-orthopädische Behandlung mit unbefriedigendem Erfolg.

Häufigkeit und Vorkommen

Weltweit verbreitet, Frequenz ca. 1:20.000. Androtropie.

Genetik

Genort 5q13.3 (*SMN*), Allelie mit der ▶ *infantilen progressiven Muskelatrophie*. Die Art des familiären Vorkommens in einigen "atypischen" Stammbäumen (in Geschwisterschaften, Eltern normal, aber Merkmalsträger unter entfernten Verwandten) ist weder mit autosomal rezessivem noch dominantem Erbgang ohne Hilfshypothesen voll vereinbar und beruht wahrscheinlich auf der Wirkung eines benachbartes Gens für die p44-Untereinheit des Basaltranskriptionsfaktors II (Multicopy-Reparaturgen, *BTF2p44*), des ebenfalls benachbarten modifizierenden Neuralen Apoptosis-Inhibitory-Protein (*NAIP*) oder auf Compound-Heterozygotie, wobei unterschiedliche Mutationen in den beiden benachbarten SMN-Loci (Konversion, nur 1 Gen betroffen usw.) vorliegen können. Wenige Sippen mit autosomal dominantem Erbgang.

Familienberatung
Differentialdiagnose zu Muskeldystrophien und bei Spätmanifestation zur ▶ *Amyotrophischen Lateralsklerose* anhand von Muskelbioptaten, des EMG, der Faszikulationen und von Serumenzymen sowie molekulargenetisch wichtig. Aufgrund der intrafamiliären Variabilität der Erscheinungen ist eine Prognose vor der Geburt oder im frühen Kindesalter nur unsicher zu stellen. Von einer intrafamiliären Konstanz des Erstmanifestationsalters kann nur in weiten Grenzen ausgegangen werden. Teilweise, vor allem im weiblichen Geschlecht, nur subklinische Symptome vorhanden (in EMG und Muskelbioptat erkennbar). Wiederholungsrisiko für Geschwister eines Probanden 1:5, für Kinder 1:10.

Literatur
Burghes, A.H.M., When is a deletion not a deletion? When it is converted. Am.J.Hum.Genet. *61* (1997) 9–15.

Rudnik-Schöneborn, S., B.Wirth and K.Zerres, Evidence of autosomal dominant mutations in childhood-onset proximal muscular atrophy. Am.J. Hum.Genet.55 (1994) 112–119.

Zerres,K., and T.Grimm, Genetic counselling in families with spinal muscular atrophy type KUGELBERG-WELANDER. Hum.Genet. *65* (1983) 74–75.

OMIM 253400, 158600

Muskelatrophie, spinale skapulohumerale,
Typ VULPIAN-BERNHARDT (bearbeitet von ZERRES, Aachen)

Unter dieser Bezeichnung wird die monoparetisch erscheinende oder zumindest stark asymmetrisch ausgeprägte Atrophie und Schwäche der Schultergürtel-Oberarm-Muskulatur verstanden. Im weiteren Verlauf kommt es nach Jahren meist zu einer Ausbreitung auf die Gegenseite sowie auf die distalen Muskeln der oberen Extremitäten. Sekundäre Generalisationsformen kommen gleichfalls vor. Die Eigenständigkeit des Krankheitsbildes ist fraglich. Unter der Bezeichnung Typ VULPIAN-BERNHARDT werden vorwiegend Fälle mit Poliomyelitis, Polyradikulitis und Amyotrophischer Lateralsklerose beschrieben. Darüber hinaus müssen andere Formen spinaler Muskelatrophie berücksichtigt werden. Siehe auch ▶ *Neuritis, rezidivierende, des Plexus brachialis*.

Literatur
Zerres, K., Klassifikation und Genetik spinaler Muskelatrophien, Georg Thieme Verlag, Stuttgart, New York 1989.

Muskelatrophie, spinale skapuloperoneale,
**adulte spinale Muskelatrophie,
Skapuloperoneale Amyotrophie,
Skapuloperoneale Myopathie**

Gruppe differentialdiagnostisch nicht klar abgegrenzter genetisch bedingter spinaler Muskelatrophien auf der Grundlage jeweils einer Genmutation.

Der Basisdefekt für die Amyotrophie bzw. Atrophie von motorischen spinalen Vorderhornzellen und motorischen Hirnnervenkernen, die sekundär zu einer Muskelatrophie führen, ist unbekannt. Differentialdiagnostisch ist die Abgrenzung von myopathischen Formen, z.B. der ▶ *Muskeldystrophie* DREIFUSS-EMERY klinisch unscharf. Die Eigenständigkeit des Krankheitsbildes ist fraglich.

Krankheitswert
Erstmanifestation im 2. bis 4. Lebensjahrzehnt. Langsam progrediente Muskelschwäche und -hypotonie, beginnend an den unteren Extremitäten (Achillessehnen-Verkürzung) auf Schulter- und Oberarmmuskulatur übergreifend. Mitunter Schluckbeschwerden, später Dyspnoe und Kardiomyopathie. Lebenserwartung höchstens gering herabgesetzt.

Therapiemöglichkeiten
Orthopädisch-konservative Behandlung mit unbefriedigendem Erfolg.

Häufigkeit und Vorkommen
Einzelne Sippen mit Merkmalsträgern in bis zu 5 Generationen aus Europa und Amerika be-

Muskelatrophie, spinale skapulo-peroneale

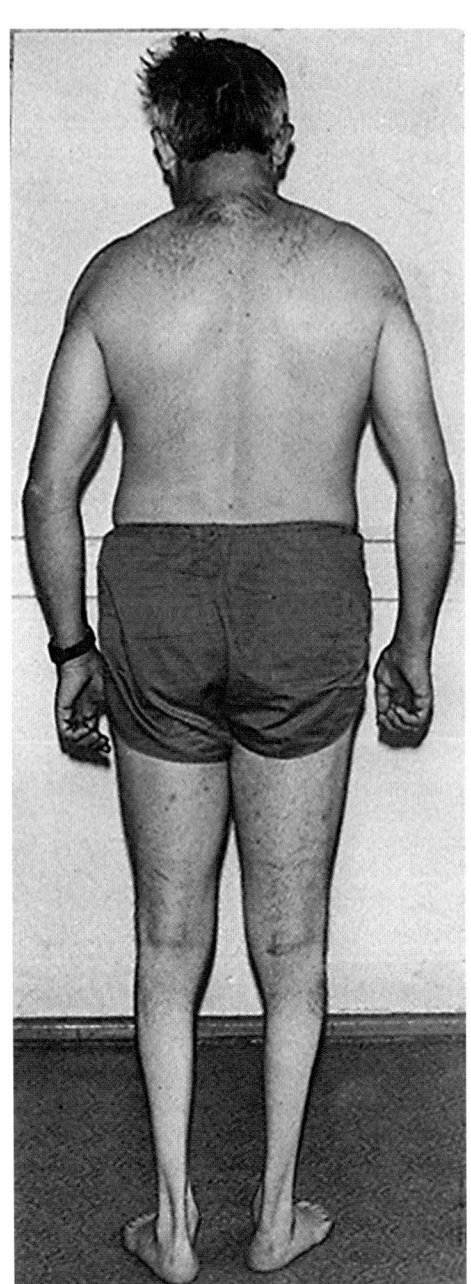

Muskelatrophie, spinale skapulo-peroneale. Muskelatrophie der Unterschenkel und Füße. (S. Endler)

schrieben. In einem Teil der Sippen, vor allem aus Japan, nur Männer betroffen. Sporadische und Geschwisterfälle selten.

Genetik

Autosomal dominanter Erbgang. Von einigen Autoren als autosomal dominante, sich spät manifestierende Form der ▶ *juvenilen, spinalen Muskelatrophie* angesehen. Genetische Beziehungen zu dieser nicht nachweisbar, keine Allelie in 5q. Einzelne sippenspezifische Formen nicht genau abgrenzbar: Skapulo-Humero-Peroneale Amyotrophie Typ DAVIDENKOW (OMIM 181400); neurogene Skapulo-Peroneale Amyotrophie (KAESER-Syndrom, OMIM 181400, Genort 12q24.1-24.31); Variante der hypertrophischen Neuropathie oder Allelie zur ▶ *neuralen Muskelatrophie*? Differentialdiagnose zur ▶ *X-chromosomalen Muskeldystrophie Typ DREIFUSS-EMERY* wichtig.

Familienberatung

Differentialdiagnose und Nachweis eventuell vor klinischer Manifestation anhand von Serumenzymbestimmungen, EMG und Muskelbioptaten. Klinische Abgrenzung zu anderen Formen der Muskelatrophie (▶ *neurale Muskelatrophie*) und benignen ▶ *Muskeldystrophien, vor allem zum Schultergürtel-Typ* aufgrund von Überlappungen in der Symptomatik anhand der frühen Kontrakturen und der Herzbeteiligung, häufig jedoch nicht möglich. Die Eigenständigkeit bleibt unklar. Die erbprognostischen Aussagen werden durch das hohe Erstmanifestationsalter erschwert.

Literatur

Isozumi, K., R.DeLong, J.Kaplan et al., Linkage of scapuloperoneal spinal muscular atrophy to chromosome 12q24.1-q24.31. Hum.Molec.Genet. 5 (1996) 1377–1382.

Kaeser, H.E., Die familiäre scapuloperoneale Muskelatrophie. Dtsch.Z.Nervenheilk. 186 (1964) 379–394.

Ronen, G.M., N.Lowry, J.H.Wedge et al., Hereditary motor sensory neuropathia type I presenting as scapuloperoneal atrophy (DAVIDENKOW syndrome). Electrophysiological and pathological studies. Can.J.Neurol.Sci. 13 (1986) 264–266.

Wehner, M., V.Timmerman, P.Spoelders et al., Further evidence supporting linkage of hereditary neural amyotrophy to chromosome 17. Neurology 48 (1997) 1719–1721.

OMIM 181350, 181400, 181405

Muskelatrophie, spinale, mit distalem Schwerpunkt,

Typ DUCHENNE-ARAN (bearbeitet von ZERRES, Aachen)

Als Typ DUCHENNE-ARAN werden progressive spinale Muskelatrophien bezeichnet, die an einer Hand, häufig der Arbeitshand, beginnen und auch dominieren. Die Ausbreitung ist in der Mehrzahl der Fälle perifokal von der Thenar- bzw. Hypothenarmuskulatur ausgehend, Schwund der Mm.interossei zumindest im Bereich der betroffenen Hand (monoparetischer Beginn), des Unterarmes, schließlich des Schultergürtels später auf die andere Hand übergehend. Nach jahrelangem Verlauf ist Generalisation möglich.

Die Bezeichnung dieses Krankheitsbildes ist fragwürdig, die Terminologie ist im angelsächsischen Sprachgebrauch nicht üblich. Im überwiegenden Teil der Fälle handelt es sich wahrscheinlich um beginnende Stadien einer ▶ *Amyotrophischen Lateralsklerose*. In einem weiteren Teil der Fälle wird eine Zuordnung zu einem anderen Krankheitsbild möglich sein, z.B. Frühsymptom einer späteren proximalen SMA (▶ *juvenile, segmentale SMA*).

Die Diagnose sollte lediglich als Lokalisationstyp und nicht als Krankheitsentität verstanden werden.

Literatur

Rudnik-Schöneborn, S., B.Wirth and K.Zerres, Evidence of autosomal dominant mutations in childhood-onset proximal muscular atrophy. Am.J. Hum.Genet.55 (1994) 112–119.

Zerres, K., Klassifikation und Genetik spinaler Muskelatrophien. Thieme-Verl. Stuttgart 1989.

Muskelatrophie, spinale, Typ KENNEDY,

Bulbo-spinale Muskelatrophie (bearbeitet von ZERRES, Aachen)

Genetisch bedingte spinale Muskelatrophie auf der Grundlage einer Genmutation, die in einer CAG-Repeatsequenz-Expansion des ersten Exons des Androgenrezeptor-Gens besteht. Der Zusammenhang mit der klinischen Symptomatik und der von Mutationen desselben Gens bedingten ▶ *Testikulären Feminisierung* ist noch weitgehend unklar.

Krankheitswert

Krankheitsbeginn oft erst im 4. Lebensjahrzehnt. Vor allem im Anfangsstadium sehr variabel und uncharakteristisch. Episodische Muskelschwäche kann vor anderen Symptomen auftreten. Langsam progredient. Die Gehfähigkeit bleibt lange erhalten. Dysarthrie, nasale Sprache. Faszikulationen, vor allem der perioralen Muskulatur. Tremor. Krämpfe. Gynäkomastie, Hodenatrophie. Verlust der Libido. Diabetes mellitus. Hyperlipidämie. Lebenserwartung normal.

Therapiemöglichkeiten

Symptomatische Behandlung mit unbefriedigendem Erfolg.

Häufigkeit und Vorkommen

Seit Erstbeschreibung 1966 mehrere hundert Fälle aus verschiedenen Erdteilen publiziert. Nur bei Männern. Sippen mit Merkmalsträgern in mehreren Generationen bekannt.

Genetik

X-chromosomaler Erbgang. Genort Xq11 (*AR*, Androgen-Rezeptor). Die Mutation besteht in einer somatisch konstant expandierten CAG-Repeatsequenz (normal 11–39, bei Merkmalsträgern 40–62 Repeats) im Exon 1 der codierenden Region des Androgen-Rezeptor-Gens, wobei eine Korrelation zwischen Schwere der Erscheinungen und Anzahl der überzähligen Repeats nicht feststellbar ist. Allelie zur ▶ *Testikulären Feminisierung*.

Familienberatung

Differentialdiagnose zu anderen spätmanifesten spinalen Muskelatrophien molekulargenetisch und anhand einer bulbären Symptomatik. Das Krankheitsbild kann innerhalb einer Familie außerordentlich variabel sein, die Diagnose ist oft erst auf dem Hintergrund der Familienanamnese möglich. Konduktorinnen-Nachweis und pränatale Diagnostik molekulargenetisch möglich. Da erfahrungsgemäß eine weitgehende meiotische und vor allem somatische Stabilität der Repeatsequenz-Länge innerhalb einer Sippe besteht, sind im Gegensatz zu anderen

Repeatsequenz-Expansions-Syndromen prognostische Aussagen möglich.

Literatur
Amato, A., T.W.Prior, R.Barohn et al., KENNEDY´s disease: a clinicopathologic correlation with mutations in the androgen receptor gene. Neurology *43* (1993) 791–794.
Jedele, K-B., D.Wahl, S.Chahrokh-Zadeh et al., Spinal and bulbar atrophy (SMBA): Somatic stability of an expanded CAG repeat in fetal tissue. Clin.Genet. *54* (1998) 148–151.
Kreß, W., T.Grimm and C.H.Müller, Molekulargenetische Diagnostik bei der X-chromosomal rezessiven bulbo-spinalen Muskelatrophie (Typ KENNEDY). Med.Genet. *5* (1993) 269–270.
Lim, H.N., H.Chen, S.McBride et al., Longer polyglutamine tracts in the androgen receptor are associated with moderate to severe undermasculinized genitalia in XY males. Hum.Molec.Genet. *9* (2000) 829–834.

OMIM 313200, 313700

Muskel-Augen-Hirn-Syndrom
▶ Muskeldystrophie, kongenitale progrediente, Typ FUKAYAMA

Muskeldystrophie, angeborene (mit Beteiligung des Zwerchfells)
▶ Muskeldystrophie, progrediente, infantile Typ DUCHENNE;
▶ Muskeldystrophie, kongenitale, progrediente, Typ FUKUYAMA;
▶ WALKER-WARBURG-Syndrom;
▶ Muskel-Augen-Hirn-Syndrom

Muskeldystrophie angeborene Typ ULLRICH
▶ Myopathie BETHLEM

Muskeldystrophie, angeborene mit steifem Rücken,
Rigid-Spine-Muskeldystrophie

Angeborene Muskeldystrophie, die aufgrund einer Kontraktur (Fibrose) der Mm. extensor spinales zu Versteifung der Wirbelsäule als typischem Merkmal führt. Andere Gelenke sind mitbetroffen. Zunächst Muskelhypotonie. Nicht progredient. Sekundär Skoliose und Ateminsuffizienz. Seit Erstbeschreibung mehrere Geschwisterfälle meistens aus Verwandtenehen beschrieben. Heterogen, ein Genort 1p36-35 (*SEPN1*, Selenoprotein N, OMIM 606210). Es wird angenommen, dass Selenoprotein als Sauerstofffänger eine Rolle bei der Redox-Stabilität der Muskelzelle spielt. Das Symptom des steifen Rückens kommt auch bei anderen Muskeldystrophien vor: Nemaline Myopathie; Muskeldystrophie, Schultergürteltyp. Siehe auch ▶ *Rigid-Spine-Syndrom*.

Literatur
Flanigan, K.M., L.Kerr et al., Congenital muscular dystrophy with rigid spine syndrome: a clinical, pathological, radiological, and genetic study. Ann.Neurol. *47* (2000) 152–161
Moghadaszadeh, B., N.Petit, C.Jaillard et al., Mutations in *SEPN1* cause congenital muscular dystrophy with spinal rigidity and restrictive respiratory syndrome. Nature Genet. *29* (2001) 17–18.

OMIM 602771

Muskeldystrophie, congenitale atonisch-sclerotische ULLRICH
▶ Myopathie BETHLEM

Muskeldystrophie, fazio-skapulo-humerale
▶ Muskeldystrophie, Schultergürtel-Typ

Muskeldystrophie, Gliedergürtel-Typ, Typ LEYDEN-MÖBIUS, Limb-Girdle-Muscular Dystrophy (LGMD), Typ ERB, Adhalinopathien

Genetisch bedingte Myopathien auf der Grundlage jeweils einer Genmutation.
Der Basisdefekt für die Dystrophie der Muskelfasern betrifft unterschiedliche Dystrophin-assoziierte Proteine des Dystrophin-Glykoprote-

inkomplexes im Sarkolemma und der Zell- und Kernmembranen (▶ *Übersicht*). Die Systematik folgt noch den Vererbungstypen, wodurch es zu Überschneidungen hinsichtlich gemeinsamer Loci und Basisdefekte kommt.

Krankheitswert

Erstmanifestation klinischer Erscheinungen bei Typ II zwischen dem 2. und 15. Lebensjahr, selten früher (autosomal rezessiv), bei Typ I meist im Erwachsenenalter. Allmählich einsetzende Muskelschwäche des Beckengürtels, auf die oberen Extremitäten übergreifend. Teilweise auch umgekehrt, im Schultergürtel beginnend. Kontrakturen. Unterschiedlich progredient, innerhalb von 10 bis 40 Jahren zur Gehunfähigkeit führend. Lebenserwartung herabgesetzt. Je nach Typ weitere Symptome: Hörverlust, Dysarthrie, Kardiomyopathie.

Therapiemöglichkeiten

Physiotherapeutisch-orthopädische Maßnahmen mit meist geringem Erfolg.

Häufigkeit und Vorkommen

Frequenz regional unterschiedlich, Typ II gehäuft aus Founder- bzw. Inzuchtpopulationen bekannt. Geschwister- und sporadische Fälle, seltener Merkmalsträger in aufeinanderfolgenden Generationen. Früher offensichtlich differentialdiagnostisch nicht klar gegenüber anderen Myopathien abgegrenzt.

Genetik

Heterogenie. Mit autosomal rezessivem Erbgang lassen sich etwa 60% der Fälle erklären (Typ II). In einigen Familien auf ein Geschlecht beschränkte spätmanifeste Erkrankungen mit Merkmalsträgern in aufeinanderfolgenden Generationen: Autosomal dominanter Erbgang mit geschlechtsbegrenzter Manifestation bei Männern und autosomal oder X-chromosomale Vererbung mit ausschließlicher Manifestation im weiblichen Geschlecht bzw. Letalität für Hemizygote? OMIM 159000 (309950). Bei einem Teil der autosomal rezessiv bedingten Fälle wird ▶ *distale Myopathie* als Heterozygotenmanifestation angenommen.

Übersicht

Autosomal dominant (LGMD1, OMIM 159000): Ca. 10% der Fälle. Erstmanifestation meist im

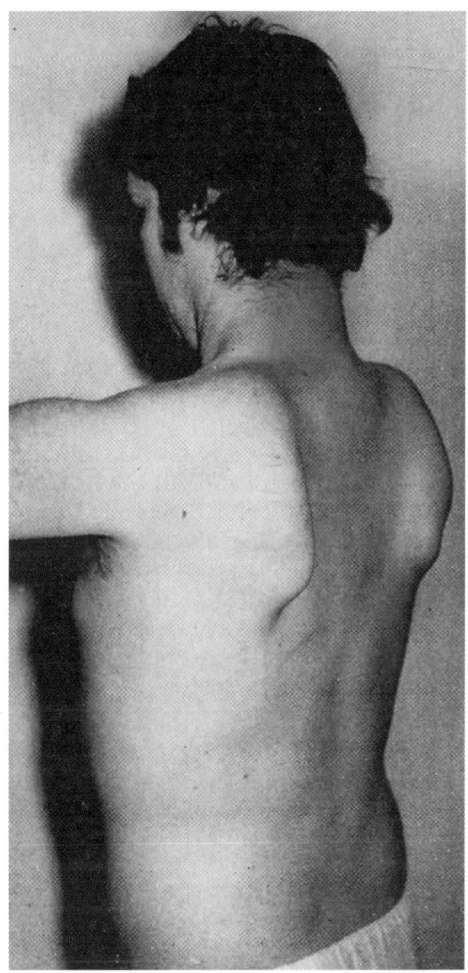

Muskeldystrophie, Gliedergürtel-Typ. Dystrophie der Schultermuskulatur mit Scapulae alatae. (W. Hoffmann, F.H. Herrmann)

Erwachsenenalter. Häufig Kontrakturen, CK-Werte normal.

▶ IA Genort 5q31-33 (Myotilin, α-Actinin-bindendes Sarkomer-Protein), Achillissehnenkontrakturen, Schwäche von Hüft- und Schultergürtel, Dysarthrie. Eine nordamerikanische Sippe;

▶ IB Genort 1q21.2 (*LMNA*, Lamin A/C, OMIM 601154), mit Herzbeteiligung, Allelie mit HAUPTMANN-THANNHAUSER-Typ der ▶ *Muskeldystrophie* DREIFUSS-EMERY; ▶ *dilatativer Kardiomyopathie* mit Reizleitungsstörungen; der familiären partiellen Lipodystrophie KOEBBERLING-DUNNIGAN (▶ *Lipodys-*

trophie, generalisierte angeborene); der neuralen Muskalatrophie Typ IIB1 und der Mandibulo-Akralen Dysplasie (*Akro-osteolyse, neurogene*);
▶ IC Genort 3p25 (*CAV3*, Caveolin-3, Membranprotein, OMIM 601253), Wadenhypertrophie, proximale Muskelschwäche und Krämpfe, Myalgien;
▶ ID Genort 6q23, mit ▶ *dilatativer Kardiomyopathie*, Allelie;
▶ IE Genort 7q;
Autosomal rezessiv (LGMD2): Dystrophin-assoziierte Glykoproteine betroffen. Erstmanifestation meist im ersten oder zweiten Lebensjahrzehnt. Schwerer als Typ I;
▶ IIA Genort 15q15.1-15.34 (*CAPN3*, Calpain-3, Ca-abhängige muskelspezifische Protease, OMIM 114240, 253600), Beginn mit Muskelschwäche im Schultergürtel, Gehunfähigkeit nach 10–20 Jahren;
▶ IIB Genort 2p13.3 (*DYSF*, Dysferlin, Membranassoziiertes Protein, OMIM 153601), Allelie mit einem Teil der Fälle einer ▶ *distalen Myopathie* – MIYOSHI-Myopathie (▶ *Myopathia distalis hereditaria*), starke CK-Erhöhung;
▶ IIC Genort 13q12 (*SARCG*, γ-Sarkoglykan, OMIM 153700);
▶ IID Genort 17q12-21.33 (*SARCA*, α-Sarkoglykan, Adhalin, Dystrophin-Glykoprotein-Komplex, OMIM 253700, 600119), sehr schwere kindliche nordafrikanische "DUCHENNE-ähnliche" Form, z.T. mit ▶ *sensorineuraler Schwerhörigkeit*, contiguous gene syndrome?
▶ IIE Genort 4q12 (*SARCB*, β-Sarkoglykan, OMIM 600900);
▶ IIF Genort 5q33-34 (*SRRCD*, δ-Sarkoglykan, OMIM 601287, 601411);
▶ IIG Genort 17q11-12 (Theletonin, Sarkomer-Protein, OMIM 601954), Brasilien;
▶ IIH Genort 9q31-34.1 (*TRIM32*, Tripartite-Motif Containing Gen, OMIM 254110), Sippe aus einem nordamerikanischen Inzuchtgebiet, frühkindlich manifest, langsam progredient;
▶ III (= 2I) Genort 19q13.3 (*FKRP*, Fukutin-related Protein), Allelie mit einem Typ der angeborenen Muskeldystrophie (MDC1C, ▶ *Muskeldystrophie Typ* DUCHENNE);
▶ Weitere Dystrophin-assoziierte Proteine ohne bisher bekannte pathogene Mutationen: α-Dystrobrevin (Genort 18q12.1-12.2); Syntrophine (Genorte: 16q22-23; 8q23-24; 20q11.2); ζ-Sarkoglykan (Genort 7q21).

Familienberatung

Familienanamnestische Feststellung des Erbganges und Differentialdiagnose zu anderen Muskeldystrophien, vor allem zum Typ DUCHENNE und zum Typ II der ▶ *Glykogenosen* wichtig (Gesichtsmuskulatur nicht beteiligt, nicht immer Pseudohypertrophien). Siehe auch ▶ *Myopathien*. Merkmalsträger vor klinischer Manifestation anhand der Muskelhistologie und erhöhter Serumenzym-Werte und molekulargenetisch erkennbar. Heterozygotentest und pränatale Diagnostik molekulargenetisch möglich. Mit einer starken intra- und interfamiliären Variabilität des Erstmanifestationsalters und der Progredienz muss gerechnet werden.

Literatur

Allamand, V., O.Broux, N.Bourg et al., Genetic heterogeneity of autosomal recessive limb-girdle muscular dystrophy in a genetic isolate (Amish) and evidence for a new locus. Hum.Molec.Genet. *4* (1995) 459–463.

Brockington, M., Y.Yuva, P.Prandini et al., Mutations in the fukutin-related protein gene (*FKRP*) identify limb girdle muscular dystrophy 2I as a milder allelic variant of congenital muscular dystrophy (MDC1C). Hum.Molec.Genet. *10* (2001) 2851–2859.

Davis, D.B., A.J.Delmonte, C.T.Ly and E.M.McNally, Myoferlin, a candidate gene and potential modifier of muscular dystrophy. Hum.Molec.Genet. *9* (2000) 217–226

Duggan, D.J., J.R.Gorospe, M.Fanin et al., Mutations in the sarcoglycan genes in patients with myopathy. New Engl.J.Med. *336* (1997) 618–624.

Fanin, M., D.J.Duggan, M.L.Mostacciuolo et al., Genetic epidemiology of muscular dystrophies resulting from sarcoglycan gene mutations. J.Med.Genet. *34* (1997) 973–977.

Hauser, M.A., S.K.Horrigan, P.Salmikangas et al., *Myotilin* is mutated in limb girdle muscular dystrophy 1A. Hum.Molec.Genet. *9* (2000) 2141–2147.

Kress, W., W.Mortier, C.R.Müller und T.Grimm, Muskeldystrophien. In Rieß, O. und L.Schöls, Neurogenetik, Molekulargenetische Diagnostik neurologischer und psychiatrischer Erkrankungen. W. Kohlhammer, Stuttgart, 2. Aufl. 2002, S. 470–487.

Lim, L.E., F.Duclos, O.Broux et al., β-sarcoglycan: characterization and role in limb-girdle muscular dystrophy linked to 4q12. Nature Genet. *11* (1995) 257–268.

Liu, J., M.Aoki, I.Illa et al., Dysferlin, a novel skeletal muscle gene is mutated in MIYOSHI myopathy and limb girdle muscular dystrophy. Nature Genet. *20* (1998) 31–36.

Minetti, C., F.Sotgia, C.Bruno et al., Mutations in the caveolin-3 gene cause autosomal dominant limb-girdle muscular dystrophy. Nature Genet. *18* (1998) 365–368.

Moreira, W.E., T.J.Wiltshire, G.Faulkner et al., Limb-girdle muscular dystrophy type 2G is caused by mutations in the gene encoding the sarcomeric protein telethonin. Nature Genet. *24* (2000) 163–165

Nigro, V., E.de Sá Moreira, G.Piluso et al., Autosomal recessive limb-girdle muscular dystrophy, LGMD2F, is caused by a mutation in the δ-sarcoglycan gene. Nature Genet. *14* (1996) 194–198.

Öxle, K., R.Herrmann, C.Dode et al., Neurosensory hearing loss in secondary adhalinopathy. Neuropediatrics *27* (1996) 32–36.

Passons Bueno, M.R., E.S.Moreira, M.Vainzof et al., A common missense mutation in the adhalin gene in three unrelated Brazilian families with a relatively mild form of autosomal recessive limb-girdle muscular dystrophy. Hum.Molec.Genet. *4* (1995) 1163–1167.

Richard, I., O.Broux, V.Allamand et al., Mutations in the proteolytic enzyme calpain 3 cause limbgirdle muscular dystrophy type 2A. Cell *81* (1995) 27–40.

Stec, I., W.Kress, G.Meng et al., Estimate of severe autosomal recessive limb-girdle muscular dystrophy (LGMD2C, LGMD2D) among sporadic muscular dystrophy males: a study of 415 families. J.Med. Genet. *32* (1995) 930–934.

Wheeler, M., S.Zarnegar and E.M.McNally, ζ-Sarcoglcan, a novel component of the sarcoglycan complex, is reduced in muscular dystrophy. Hum. Molec.Genet. *11* (2002) 2147–2154.

OMIM 114240,158810, 159000 (309950),159001, 253600, 253601, 353700, 600506, 600119, 601954

Muskeldystrophie, Typ DREIFUSS-EMERY

Genetisch bedingte Myopathie auf der Grundlage einer Genmutation.

Der Dystrophie der Muskelfasern liegt eine Synthesestörung eines ubiquitär exprimierten Kern- und Kernmembranproteins (Emerin) bei der X-chromosomalen oder eines Laminin-assoziierten nukleären Proteins (Lamin A/C) bei der autosomalen Form zugrunde. Emerin reagiert mit der nukleären Lamina, woraus sich die klinische Ähnlichkeit der beiden Formen erklärt. Pathogenetisch lässt sich eine neurogenspinale Komponente erkennen, wodurch bei einzelnen Formen die Grenze zur ▶ *scapulo-peronealen Muskelatrophie* unscharf ist.

Krankheitswert

Erstmanifestation klinischer Erscheinungen meistens im Vorschulalter. Schwäche der Beinmuskulatur. Zehen-, später Watschelgang. Auf Schultergürtel übergreifend. Gelenkekontrakturen, vor allem der Ellenbeugen teilweise bereits vor der Muskelschwäche, verstärkte Lumballordose, Achillessehnen-Kontraktur, z.T. progrediente Rückenversteifung (rigid spine). Beteiligung der Herzmuskulatur mit atrioventrikulären Reizleitungsstörungen, Sinusbradykardie und AV-Blöcken und entsprechenden Komplikationen mit Gefahr plötzlichen Herztodes. Langsam progredient.

Therapiemöglichkeiten

Physiotherapeutische Maßnahmen mit geringem Erfolg. Herzschrittmacher kann lebenserhaltend sein.

Häufigkeit und Vorkommen

Seit Abgrenzung 1966 über 20 Sippen mit mehr als 140 ausschließlich männlichen Merkmalsträgern gesichert. Inzidenz auf ca. 1:1 Mill. geschätzt. Vom autosomalen Typ seit Erstbeschreibung 1941 über 12 familiäre Fälle bekannt z.T. wegen ihrer neurogenen Komponente in ihrer Zuordnung unsicher (OMIM 181350).

Genetik

X-chromosomaler Erbgang. Genort Xq28 (Emerin). Wahrscheinlich muss noch eine weitere X-chromosomale Form abgetrennt werden (präpuberaler Typ, Typ MABRY OMIM 310000, Typ BERGIA), ebenfalls mit kardialer Beteiligung, jedoch ohne Kontrakturen und mit Pseudohypertrophie der Wadenmuskulatur. Eine intrafamiliäre Variabilität der Schwere der Muskelsymptomatik ist bisher nicht erklärt. Autosomal rezessive oder dominante Form Genort 1q21.2 (*LMNA*, Lamin A/C, OMIM 601154), Typ HAUPTMANN-THANNHÄUSER, Allelie zum Typ 1B der Gliedergürtel-Muskeldystrophie; der neuralen Muskelatrophie Typ IIB1; dem Typ KOEB-

BERLING-DUNNIGAN der ▶ *generalisierten angeborenen Lipodystrophie*; einem Typ der dilatativen Kardiomyopathie mit Reizleitungsstörung und der Mandibulo-Akralen Dysplasie (▶ *Akroosteolyse, neurogene*). Siehe auch ▶ *spinale skapulo-peroneale Muskelatrophie* (KAESER-Syndrom).

Familienberatung

Differentialdiagnose zu anderen X-chromosomalen Muskeldystrophien klinisch aufgrund der fehlenden Pseudohypertrophie der Wadenmuskulatur, der frühen Kontrakturen sowie der kardialen Symptomatik wichtig. Konduktorinnen bis zum 2. Lebensjahrzehnt an erhöhten Serumenzym-Werten erkennbar. Später können leichte Herzsymptome auftreten. Molekulargenetische präsymptomatische bzw. pränatale und Heterozygotendiagnostik möglich.

Literatur

Bione, S., E.Maestrini, S.Rivella et al., Identification of a novel X-linked gene responsible for EMERY-DREIFUSS muscular dystrophy. Nature Genet. 8 (1994) 323–327.

Bione, S., K.Small. V.A.M.Aksmanovic et al., Identification of new mutations in the EMERY-DREIFUSS muscular dystrophy gene and evidence for genetic heterogeneity of the disease. Hum.Molec.Genet. 4 (1995) 1859–1863.

Cartegni, L., M.R. diBarletta, R.Barresi et al., Heart-specific localization of emerin: new insights into EMERY-DREIFUSS muscular dystrophy. Hum.Molec. Genet. 6 (1997) 2257–2264.

Kress, W., W.Mortier, C.R.Müller und T.Grimm, Muskeldystrophien. In Rieß, O. und L.Schöls, Neurogenetik, Molekulargenetische Diagnostik neurologischer und psychiatrischer Erkrankungen. W. Kohlhammer, Stuttgart, 2. Aufl. 2002, S. 470–487.

Kress, W., C.R.Müller and T.Grimm, Molekulargenetische Diagnostik bei der X-chromosomal rezessiv vererbten EMERY-DREIFUSS-Muskeldystrophy (EMD). Med.Genet. 9 (1997) 580–582.

Manilal, S., D.Recan, C.A.Sewry et al., Mutations in EMERY-DREIFUSS dystrophy and their effects on emerin protein expression. Hum.Mol.Genet. 7 (1998) 855–864.

Raffaele di Barletta, M., E.Ricci, G.Galluzzi et al., Different mutations in the LMNA gene cause autosomal dominant and autosomal recessive EMERY-DREIFUSS muscular dystrophy. Am.J.Hum.Genet. 66 (2000) 1407–1412.

Rudenskaya, G.E., E.K.Ginter, A.N.Petrin and N.A.Djomina, EMERY-DREIFUSS syndrome: Genetic and clinical varieties. Am.J.Med.Genet. 50 (1994) 228–233.

OMIM 181350, 181430, 31000, 310300

Muskeldystrophie, progressive gutartige, Typ BECKER-KIENER (BMD)

Genetisch bedingte Myopathie auf der Grundlage einer Genmutation.
Der Basisdefekt für den muskeldystrophischen Prozess betrifft ein Membranprotein (Dystrophin) und damit eine Funktionsstörung eines Ca^{++}-Ionen-Kanals der Muskelzellmembran. Es ist dasselbe Gen wie bei der Muskeldystrophie Typ DUCHENNE betroffen, wobei es sich vorwiegend um in-frame-Mutationen handelt. Pathogenese siehe dort. Etwa die Hälfte der normalen Länge des Gens reicht dabei noch für eine vergleichsweise milde Symptomatik aus.

Krankheitswert

Erstmanifestation sehr unterschiedlich, zwischen dem 3. und 20. Lebensjahr, meistens im Beginn des 2. Dezenniums. Vorher bereits Quadrizeps-Schwäche, Muskelkrämpfe und Myalgien bei Anstrengung. Leichte Ermüdbarkeit und Schwierigkeiten beim Treppensteigen sind die ersten Symptome. Zunächst Beckengürtel-, dann Oberschenkelmuskulatur betroffen, später Unterschenkelmuskulatur mit deutlicher Pseudohypertrophie der Waden. Zuletzt wird der Schultergürtel befallen. Sehr langsame Progredienz. Herzmuskelbeteiligung bei etwa 20% der Anlageträger, 15% von ihnen zeigen eine intellektuelle Leistungsminderung. Verlust der Gehfähigkeit im 3. Lebensjahrzehnt. Die durchschnittliche Lebenserwartung liegt bei etwa 45 Jahren, es wurden aber Patienten beschrieben, die älter als 70 Jahre geworden sind.

Therapiemöglichkeiten

▶ *Typ DUCHENNE*

Häufigkeit und Vorkommen

In allen größeren Rassen beschrieben. Wesentlich seltener als der Typ DUCHENNE (1:10). Inzidenz auf 1:20.000 Knabengeburten geschätzt.

Genetik

X-chromosomal rezessiver Erbgang. Es besteht Allelie mit dem ▶ Typ DUCHENNE. Genort Xp21.2. Die klinische Manifestation der beiden Typen korreliert nur bedingt mit der Art der zugrunde liegenden Mutation, wobei beim Typ BECKER zu fast 90% der Allele ein verändertes Dystrophin durch In-frame-Deletionen, Punktmutationen und Duplikationen codieren, während beim Typ DUCHENNE aufgrund von Frameshift-Mutationen höchstens geringe Mengen eines veränderten Dystrophins gefunden werden. Der Dystrophin-Defekt betrifft bei einem Teil der Allele wahrscheinlich auch die Nervenzellen in einer Weise, die die Intelligenzminderung erklären kann (anderer Promotor, Promotormutation?). Ein wiederholt beschriebener X-chromosomaler kardialer Typ sowie ein Typ der dilatativen ▶ Kardiomyopathie beruhen ebenfalls auf Mutationen des DMD-Gens (OMIM 309930).

Familienberatung

Siehe auch ▶ Muskeldystrophie Typ DUCHENNE. Früherkennung im präklinischen Stadium durch Serum-CK-Erhöhung, Muskelsonografie und Muskel-Computer-Tomografie. Differentialdiagnose zu anderen Muskelerkrankungen durch klinischen Verlauf, EMG, Verifizierung des Befallsmusters, bildgebende Verfahren, Histologie, Dystrophin-Bestimmung sowie molekulargenetisch möglich. Konduktorinnen durch Serum-CK-Bestimmung, bildgebende Verfahren, Dystrophin-Bestimmung und molekulargenetisch meist erkennbar. Pränatale Diagnostik ▶ Muskeldystrophie Typ DUCHENNE. Abbruch der Schwangerschaft beim Vorliegen eines betroffenen männlichen Feten und damit pränatale Diagnostik jedoch umstritten, da bei einer durchschnittlichen Lebenserwartung von fast 50 Jahren davon ausgegangen werden kann, dass in der Zwischenzeit mit erfolgversprechenden Therapiemöglichkeiten zu rechnen ist. Betroffene Männer (reproduktive Fitness = 0,7) haben aufgrund des Erbganges immer merkmalsfreie Kinder. Alle Töchter sind Konduktorinnen. Eine möglichst frühe Diagnose ist für eine Berufsberatung von Wichtigkeit. Differentialdiagnose zum ▶ Glieder-Gürtel-Typ und bei relativ schweren Formen zum Typ DUCHENNE molekulargenetisch und durch Dystrophin-Bestimmung möglich.

Literatur

Kress, W., W.Mortier, C.R.Müller und T.Grimm, Muskeldystrophien. In Rieß, O. und L.Schöls, Neurogenetik, Molekulargenetische Diagnostik neurologischer und psychiatrischer Erkrankungen. W. Kohlhammer, Stuttgart, 2. Aufl. 2002, S. 470–487.

Passos-Bueno, M.R., M.Vainzof, S.K.Marie and M.Zatz, Half the dystrophin gene is apparently enough for a mild clinical course: confirmation of its potential use for gene therapy. Hum.Molec. Genet. 3 (1994) 919–923.

OMIM 309930, 310200

Muskeldystrophie, progressive infantile, Typ DUCHENNE (DMD),

DUCHENNE-Syndrom, X-chromosomaler Typ der Muskeldystrophie; angeborene autosomal rezessive Muskeldystrophie

Genetisch bedingte Myopathie auf der Grundlage einer Genmutation.
Es besteht eine Störung im Dystrophin-Glykoprotein-Komplex durch Fehlen des Membranproteins Dystrophin, die zu einem Defekt eines Calciumkanals vorwiegend der Muskelzellen und zu einer exzessiven intrazellulären Akkumulation von Ca^{++} sowie zu einer erhöhten Serumkonzentration der aus der Muskulatur stammenden Enzyme Creatin-Kinase, Pyruvatkinase, LDS-Isoenzyme, Aldolase, Transaminasen u.a. führt. Dadurch kommt es zunächst zur Apoptose der Muskelzellen, zu Degenerations-/Regenerations-Prozessen und dann zur Nekrose. Aufgrund der Muskeldegeneration vermehrte Ausscheidung von Creatin und 3-Methyl-Histidin im Urin. Die Creatinin-Ausscheidung im Urin ist vermindert. Für immunologische Begleitprozesse sprechen eine erhöhte Expression des HLA-Klasse-1-Antigens und eine Zunahme von T-Suppressor-Zellen bei Patienten. Modifizierend auf die klinische Ausprägung wirken Proteine des Zytoskeletts wie β-Spektrin, Utrophin und α-Actinine. Zu ähnlichen Erscheinungen kommt es bei normalem Dystrophin, wenn Membran- bzw. Dystrophin-assoziierte Glykoproteine betroffen sind. Basisdefekte betreffen u.a. das Merosin (Laminin-α2-Kette) oder das Fukutin-Related Protein (FKRP). Siehe auch

Muskeldystrophie, progressive infantile, Typ Duchenne (DMD)

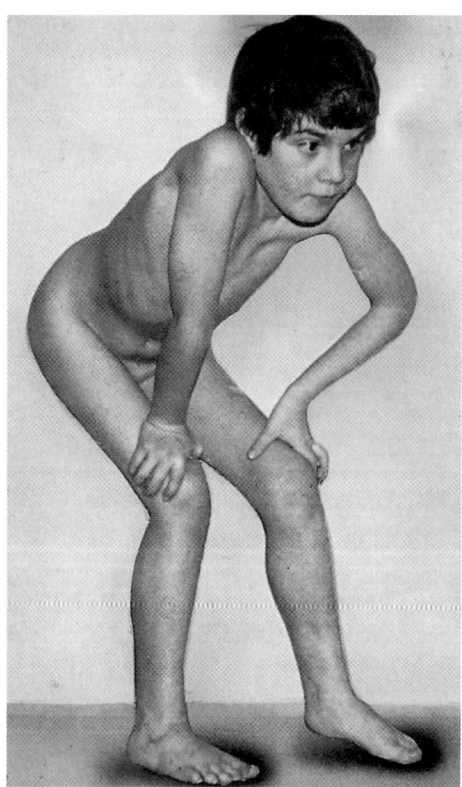

Muskeldystrophie, progressive infantile, Typ DUCHENNE. Typisches Verhalten beim Aufrichten (GOWERsches Zeichen), kompensatorische Lendenhyperlordose beim Gehen. Pseudohypertrophie der Wadenmuskulatur (7jähriger Junge). (W.Hoffmann, F.H. Herrmann)

▶ *Muskeldystrophie, Gliedergürtel-Typ*, schwere autosomal rezessive Formen.

Krankheitswert

Erstmanifestation klinischer Erscheinungen in den ersten beiden Lebensjahren, selten später: Verzögerte statomotorische Entwicklung, leichte Ermüdbarkeit, häufiges Stolpern u.a. Dystrophische Veränderungen im Beckenbereich und an den Oberschenkeln. Schnelle Progression mit Zehengang, Watscheln und positivem GOWERschen Zeichen, Pseudohypertrophie der Waden und ausgeprägter Lordose. Häufig und charakteristisch ist eine Pseudohypertrophie der Zungenmuskulatur. Relativ spät werden Schultergürtel und Arme befallen. Mit zunehmender Inaktivität Ausbildung von Gelenkekontrakturen, Gehunfähigkeit tritt zwischen dem 8. und 12. Lebensjahr auf. Die Patienten sind dann entweder extrem dystrophisch ("Gandhi"-Typen) oder hochgradig adipös ("Buddha"-Typen). 50% der Patienten zeigen eine Herzbeteiligung mit entsprechenden EKG- und echokardiografischen Veränderungen. Ein Drittel der Betroffenen hat eine intellektuelle Leistungsminderung. Lebenserwartung stark herabgesetzt. Tod im 2. oder 3. Lebensjahrzehnt meist infolge einer kardiorespiratorischen Insuffizienz. Bei der angeborenen autosomal rezessiven M. (Merosinopathie) steht eine Versteifung der Wirbelsäule (rigid spine) mit im Vordergrund.

Therapiemöglichkeiten

Orthopädische Maßnahmen und Physiotherapie lediglich symptomatisch wirksam. Muskuläre Belastungen zum "Training der Restmuskulatur" umstritten. Medikamentöse Therapieversuche, z.B. durch Laevadosin und Allopurinol (vermehrte Energiebereitstellung für die Muskelzellen), anabole Steroide und andere Hormone ohne bleibenden Erfolg. Medikamentöse Blockierung des Ca^{++}-Influxes durch Nifedipine ebenfalls unwirksam. Therapie mit Cortison erfolgversprechend. Gentherapie durch Aktivierung der Utrophingen-Expression in Vorbereitung.

Häufigkeit und Vorkommen

Häufigste Form der Muskeldystrophie. Fast ausschließlich im männlichen Geschlecht vorkommend und in allen größeren Rassen beschrieben. Inzidenz bei Knaben 1:6.000–3.000. Eine erhöhte Mutationsrate im männlichen Geschlecht (Keimbahn des Großvaters mütterlicherseits) wird vermutet, wahrscheinlich infolge der Größe des Gens. 1/3 der Fälle tritt sporadisch auf, wovon ca. 10% autosomal rezessiv bedingt sind (bisher etwa 100 Geschwisterfälle beschrieben) und nicht im engeren Sinne zum Typ DUCHENNE gehören (▶ *Muskeldystrophie, Gliedergürtel-Typ*), der Rest beruht zum großen Teil auf Neumutationen.

Genetik

X-chromosomal rezessiver Erbgang. Genort Xp21.2, Allelie zum Typ BECKER-KIENER. Bei den publizierten weiblichen Patienten handelt es sich entweder um diagnostisch nicht sicher geklärte Fälle bzw. autosomal rezessive Formen (Gliedergürtel-Typ), um Patientinnen mit gonosomalen Anomalien (z.B. ULLRICH-TURNER-Syndrom, 45,X) oder Translokationen zwischen dem X-Chromosom und einem Autosom (Bruchpunkt in Xp21), um leichtere Teilmanifestation der X-chromosomal rezessiven Mutation aufgrund ungleicher Lyonisierung oder die autosomal rezessive DUCHENNE-artige angeborene Muskeldystrophie. Die beobachtete klinische Variabilität der DMD und die vergleichsweise schwere Symptomatik lassen sich aus unterschiedlichen Lokalisationen der Mutation innerhalb des *DMD-BMD*-Locus und durch die Frameshift-Mutationen erklären (60–65% Deletionen), durch die ein zwar weniger verkürztes aber stark verändertes Genprodukt entsteht. Der Genort repräsentiert mit über 3.000 kb einen vergleichsweise langen DNA-Abschnitt. Die Intelligenzdefekte sind wahrscheinlich ebenfalls als Wirkung von Mutationen in einem bestimmten Abschnitt des Gens zurückzuführen. Die klinisch ähnliche schwere frühkindliche oder angeborene Muskeldystrophie (OMIM 253700) mit autosomal rezessivem Erbgang bei Mangel an Dystrophin-assoziierten Matrix-Glykoproteinen ist heterogen. Genorte: 6q22-23 (*LAMA2*, Laminin α2, schwere Kette, Merosin, Bestandteil des extrazellulären Matrixproteins), OMIM 156225; 19q13.3 (**FKRP**, **F**ukutin-**r**elated **P**rotein), Allelie zum Typ 2I der Gliedergürtel-Muskeldystrophie und 12q13 (ITGA7, zellulärer Rezeptor für Laminin 1, **Integrin α-7**), sowie ein weitere Genort in 1p42 mit noch unklarem Genprodukt und sekundär erniedrigten Laminin-Werten. Siehe auch ▶ *Muskeldystrophie, Gliedergürtel-Typ* und ▶ *Muskeldystrophie, kongenitale, progrediente Typ FUKUYAMA*. Es existiert ein autosomales Gen (Genort 6q24, *DRP1*, **D**ystrophin-**r**elated **P**rotein), dessen Dystrophin-ähnliches Genprodukt Utrophin (DRP1) ubiquitär mit dem des Dystrophin-Genes exprimiert wird, jedoch im Sarkolemm nur im Fetalstadium sowie bei Dystrophinmangel, ohne diesen kompensieren zu können (OMIM 128240). Ein weitere Dystrophin-homologes Protein mit Thyrosinase-Substrat-Eigenschaft: Genort Xq22 (*DRP2*).

Familienberatung

Früherkennung schon im Säuglingsalter durch Serum-CK- (etwa 10fach erhöht) und Dystrophin-B-Bestimmung. Screeningprogramme auf DMD sind wegen fehlender Therapie einerseits und der Möglichkeit einer Frühdiagnose, die für die genetische Beratung wichtig ist, andererseits umstritten. Differentialdiagnose zu anderen Muskelerkrankungen molekulargenetisch, anhand des klinischen Verlaufes, des EMG, der Serumenzymerhöhung, mittels bildgebender Verfahren (Ultrasonografie, Computertomografie), Histologie und Dystrophin-Bestimmung möglich. Vor allem bei sporadischen Fällen durch Dystrophinbestimmung oder molekulargenetisch Ausschluss autosomal rezessiver Formen für Familienprognose wichtig: Immunhistochemischer Ausschluss einer Merosinopathie (angeboren bis später manifest). Siehe auch ▶ *Myopathie BETHLEM* und ▶ *Typ ULLRICH*. Da verspätetes Laufenlernen ein Kardinalsymptom ist, sollte bei allen Knaben, die mit 16 Monaten noch nicht frei laufen können, eine Serum-CK-Bestimmung durchgeführt werden, wobei differentialdiagnostisch eine autosomale idiopathische Hyper-CKämie mit lediglich erhöhter ▶ *Hyperpyrexie-Neigung* zu beachten ist. Konduktorinnendiagnostik im frühen Kindesalter durch Serumenzym-Bestimmung (CK), muskelsonografisch und molekulargenetisch möglich. Aufgrund ungleicher Lyonisierung sind durch CK-Bestimmung nur etwa 70% der Konduktorinnen zu erfassen, wobei eine negative Korrelation zwischen Serum-CK-Erhöhung und zunehmendem Alter der Frauen besteht. Während der Schwangerschaft sind die Serum-CK-Werte erniedrigt. Die Sonografie und Computer-Tomografie der Muskulatur wird mit zunehmendem Alter der Frauen aussagefähiger. Durch rechnergestützte Kombinationen der Ergebnisse aller genannten Methoden und des a-priori-Risikos lässt sich mit hoher Sicherheit der Konduktorinnenstatus bestätigen oder ausschließen. Mütter sporadischer Fälle sind häufig Konduktorinnen, so dass ein Wiederholungsrisiko für Brüder des Probanden zu beachten ist. Pränatale Diagnostik in 2 Schritten: 1. Geschlechtsdiagnostik. 2. Bei Vorliegen eines männlichen Feten ist durch molekulargenetische Diagnostik je nach Art der Mutation (Punktmutation, Deletion) mit hoher Sicherheit bzw. einem Restrisiko bis zu 5% eine Aussage möglich. Bei Versagen dieser Methoden kann u.U. eine fetale Muskelbiopsie und Dystrophinbestimmung aus dem Bioptat durchgeführt werden.

Literatur

Brockington, M., Y.Yuva, P.Prandini et al., Mutations in the fukutin-related protein gene (FKRP) identify limb girdle muscular dystrophy 2I as a milder allelic variant of congenital muscular dystrophy (MDC1C). Hum.Molec.Genet. *10* (2001) 2851–2859

El Kerch, F., A.Sefiani, K.Azibi et al., Linkage analysis of families with severe childhood autosomal recessive muscular dystrophy in Marocco indicates genetic homogeneity of the disease in North Africa. J.Med.Genet. *31* (1994) 342–343.

Frydman, M., R.Straussberg, R.Shomrat et al., DUCHENNE muscular dystrophy and idiopathic hyperCKemia segregating in a family. Am.J.Med.Genet. *58* (1995) 209–212.

Guicheney, P., N.Vignier, X.Zhang et al., PCR based mutation screening of the laminin α2 chain gene (LAMA2): application to prenatal diagnosis and search for founder effects in congenital muscular dystrophy. J.Med.Genet. *35* (1998) 211–-217.

Hayashi, Y.K., F.-L.Chou, E.Engvall et al., Mutations in the integrin alpha gene cause congenital myopathy. Nature Genet. *19* (1998) 94–97.

Helbling-Leclerc, A., X.Zhang, H.Topaloglu et al., Mutations in the laminin α2-chain gene (LAMA2) cause merosin-deficient congenital muscular dystrophy. Nature Genet. *11* (1995) 216–218.

Jones, K.J., G.Morgan, H.Johnston et al., The expanding phenotype of laminin α2 chain (merosin) abnormalities: case series and review. J.Med.Genet. *38* (2001) 649–657.

Mayer, U., G.Saher, R.Fassler et al., Absence of integrin alpha-7 causes a novel form of muscular dystrophy. Nature Genet. *17* (1997) 318–323.

Moghadaszadeh, B., I.Desguerre, H.Topaloglu et al., Identification of a new locus for a peculiar form of congenital muscular dystrophy with early rigidity of the spine, on chromosome 1p35-36. Am.J.Hum. Genet. *62* (1998) 1439–1445.

Sewry, C.A., J.Philpot, L.M.Sorokon et al., Diagnosis of merosin (laminin-2) deficient congenital muscular dystrophy by skin biopsy. Lancet *347* (1996) 582–584.

OMIM 156225, 128240, 253700, 310200

Muskeldystrophie, kongenitale progrediente, Typ FUKUYAMA,
Zerebro-Muskuläre Dystrophie, Muskeldystrophie mit Beteiligung des Zentralnervensystems, Lissenzephalie Typ II

Genetisch bedingte Myopathie mit Lissencephalie auf der Grundlage einer Genmutation. Muskeldystrophie und Hirnfehlbildung aufgrund eines neuronalen Migrationsdefektes der Zellen des Neocortex. Der Basisdefekt betrifft ein an der (α-Dystroglykan-)Proteinglykolysation beteiligtes Enzym, Fukutin.

Krankheitswert
Klinische Zeichen einer schweren Hirnfehlbildung mit cerebellärer und corticaler Mikrogyrie, Pachygyrie oder Agyrie. Angeborene generelle schwere Muskelschwäche. Meistens wird Gehfähigkeit nicht erreicht. Mikrozephalus, Hydrozephalus, Augenanomalien, Oligophrenie. Epileptische Anfälle. Progredient, geringe Lebenserwartung.

Therapiemöglichkeiten
Unbekannt.

Häufigkeit und Vorkommen
Seit Erstbeschreibung 1960 mehrere 100, meist Geschwisterfälle aus Japan (Inzidenz 1:10.000, Founder-Effekt, eine der häufigsten autosomal rezessiven Krankheiten), bekannt. Vereinzelt auch bei Europiden.

Genetik
Autosomal rezessiver Erbgang. Genort 9q31 (FCMD, Fukutin, OMIM 607440). Vorwiegend Compound-Heterozygote bekannt, Homozygotie wahrscheinlich meist frühembryonal letal, nicht bei der japanischen Foundermutation (ursprüngliche Retrotransposon-Insertion vor ca. 300 Jahren). Pathogenetische Beziehungen zu den klinisch ähnlichen, ebenfalls angeborenen WARBURG-Syndrom und Muskel-Augen-Hirn-Syndrom (OMIM 253280) infolge gleichartiger Glykolisationsdefekte.

Familienberatung
Klinische und wahrscheinlich auch pathogenetische Überlappungen bestehen mit den beiden anderen angeborenen Muskeldystrophien mit

Beteiligung des Zentralnervensystems, dem
▶ WARBURG-Syndrom und dem aus Finnland
beschriebenen Muskel-Augen-Hirn-Syndrom
(Genort 1p34-p32). Es bestehen nur quantitative Unterschiede in der Merkmalsausprägung.
Siehe auch ▶ Lissenzephalie. Differentialdiagnose zu anderen Formen der angeborenen Muskeldystrophie (▶ Muskeldystrophie, Gliedergürtel-Typ) wichtig. Pränatale Diagnostik eventuell
ultrasonografisch anhand der Bewegungsarmut
und der Schädel-Hirn-Konfiguration sowie molekulargenetisch möglich.

Literatur
Colombo, R., A.A.Bignamini, A.Carobene et al., Age and origin of the FCMD 3'-untranslated-region retrotransposal insertion mutation causing FUKUYAMA-type congenital muscular dystrophy in the Japanese population. Hum.Genet. *107* (2000) 559–567.

Matsumura, L., I.Nonaka and K.P.Campbell, Abnormal expression of dystrophin-associated proteins in FUKUYAMA-type congenital muscular dystrophy. Lancet 1993/I 521–522.

Saito, K., E.Kondo-Iida, Y.Kawakita et al., Prenatal diagnosis of FUKUYAMA type congenital muscular dystrophy in eight Japanese families by haplotype analysis using new markers closest to the gene. Am.J.Med.Genet. *77* (1998) 310–316.

Terasawa, K., Muscle regeneration and satellite cells in FUKUYAMA type congenital muscular dystrophy. Muscle Nerv. *9* (1986) 465–475.

OMIM 156225, 253800

Muskeldystrophie mit Beteiligung des Zentralnervensystems
▶ Muskeldystrophie, kongenitale progrediente, Typ FUKUYAMA;
▶ WARBURG-Syndrom; Muskel-Augen-Hirn-Syndrom

Muskeldystrophie, okulopharyngeale
▶ Myopathie, okulo-pharyngeale

Muskeldystrophie, Schultergürtel-Typ; Muskeldystrophie, Fazio-Skapulo-Humerale;
LANDOUZY-DÉJÉRINE-Syndrom, ERB-Syndrom

Genetisch bedingte Myopathie auf der Grundlage einer Genmutation.
Der Basisdefekt für die Dystrophie der Muskelfasern (Membrandefekt?) ist meistens unbekannt. Bei einer Form der Skapulo-peronealen Muskeldystrophie liegt eine Störung im Komplex III der mitochondrialen Atmungskette vor.

Krankheitswert
Erstmanifestation klinischer Erscheinungen vom 7. Lebensjahr an möglich, meistens im 2. Lebensjahrzehnt. Allmählich einsetzende Beschwerden durch Dystrophie der Muskulatur im Gesichts- und/oder Schultergürtel-Oberarmbereich. Absteigend auf die Beckengürtel- und Oberschenkelmuskulatur übergreifend: Sehr langsam progredient, Geh- und Arbeitsfähigkeit bis ins Alter erhalten. Visusverlust durch vaskuläre Retinopathie. Langsam progrediente Schwerhörigkeit. Bei einer infantilen Form schwere Muskeldystrophie, cochleare Schwerhörigkeit und herabgesetzte Lebenserwartung.

Therapiemöglichkeiten
Symptomatisches Muskeltraining.

Häufigkeit und Vorkommen
Große Sippen mit Merkmalsträgern in bis zu 8 Generationen beschrieben. Frequenz regional wahrscheinlich unterschiedlich, mit 1:500.000–20.000 angegeben. Inzidenz ca. 1:20.000. Von allen größeren Rassen bekannt. 10–30% der Fälle beruhen auf Neumutation.

Genetik
Autosomal dominanter Erbgang mit geschlechtsunterschiedlicher Penetranz und Expressivität. Leichtere und spätere Manifestation klinischer Erscheinungen im weiblichen Geschlecht, teilweise merkmalsfreie weibliche Anlagenträger. Genort In 90–95% der Sippen 4q35 (3,3-Kb-Tandemrepeat-Sequenz-Deletion, 1–10 Repeats, normal 10–100, *D4Z4*). Es existiert eine nahezu homologe Repeatsequenz in 10q2, mit

Muskeldystrophie, Schultergürtel-Typ

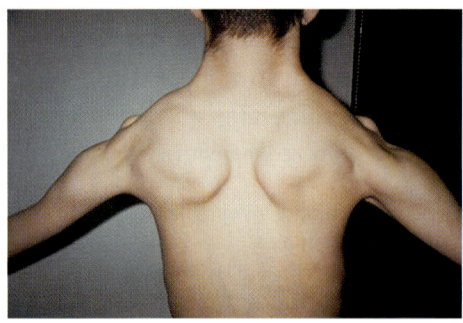

Muskeldystrophie, Schultergürtel-Typ. Dystrophie der Schultergürtelmuskulatur mit Scapulae alatae und Atrophie der Oberarmmuskulatur. (M. Urban)

der interchromosomale Austauschprozesse stattfinden, was wahrscheinlich zur klinischen Variabilität beiträgt und die hohe Neumutationsrate erklären kann. Bei sporadischen oder scheinbar autosomal rezessiven Geschwisterfällen z.T. Mutation bereits im Mosaik in der Elterngeneration, vorwiegend bei der klinisch gesunden Mutter, nachweisbar. Die Schwere der klinischen Erscheinungen korreliert mit der Anzahl der deletierten Repeats und dem Mosaikstatus beim Patienten. Für wenige infantile Fälle mit rasch progredientem Verlauf wird bei gesicherter Diagnose Homozygotie angenommen. Für die von wenigen Fällen beschriebene, ebenfalls autosomal dominante Skapulo-humerale M. besteht wahrscheinlich Allelie in 4q35. Einer weiteren autosomal dominanten, intrafamiliär sehr variablen Form mit nur geringer Beteiligung der Gesichtsmuskulatur (Skapulo-peroneale M.) liegt vermutlich die Mutation eines Gens im Genort 12q13.3-q15 zugrunde. Sporadische Fälle lassen sich z.T. als Phänokopien (traumatisch, Läsion des Sympathicus?) erklären.

Familienberatung

Differentialdiagnose (Serumenzymwerte nur gering erhöht) zu anderen Muskeldystrophien und zu Muskelatrophien sowie zur Dystrophia myotonica wichtig. Korrelation der molekulargenetischen Befunde mit Erstmanifestationsalter und Schwere der Erscheinungen kann für die Beratung hilfreich sein. Dabei ist auf die geschlechtsunterschiedliche Langzeitprognose und die verminderte Penetranz zu achten. Schwerste Erscheinungen sind bei sporadischen Fällen zu erwarten. Pränatale Diagnostik bei gesicherter Mutation in 4q35 molekulargenetisch möglich aber wegen unklarer ontogenetischer Mosaikverteilungsdynamik unsicher. Intrafamiliär kann nur innerhalb einer Geschwisterschaft von relativ konstantem Erstmanifestationsalter und Verlauf ausgegangen werden. Das Krankheitsbild kann sich innerhalb einer Sippe in leichten Teilsymptomen bis zur vollen Symptomatik ausprägen. Berufsberatung im Hinblick auf zu erwartende Gehbeschwerden (sitzende Tätigkeit usw.) wichtig.

Literatur

Bakker, E., M.J.R.van der Wielen, E.Voorhoeve et al., Diagnostic, predictive, and prenatal testing for facioscapulohumeral muscular dystrophy: diagnostic approach for sporadic and familial cases. J.Med.Genet. 33 (1996) 29–35.

Cacurri, S., N.Piazzo, E.Deidda et al., Sequence homology between 4qter and 10qter loci faciliates the instability of subtelomeric *KpnI* repeat units implicated in facioscapulohumeral muscular dystrophy. Am.J.Hum.Genet. 63 (1998) 181–190.

Hoffmann, W. und F.H.Herrmann, Neuromuskuläre Erkrankungen – Diagnostik, Klinik, Therapie und Genetik. VEB G. Thieme-Verl. Leipzig 1985.

Jardine, P.E., M.Upadhyaya, J.Maynard et al., A scapular onset muscular dystrophy without facial involvement: possible allelism with facioscapulohumeral muscular dystrophy. Neuromusc.Disord. 4 (1994) 477–482.

Köhler, J., B.Rupilius, M.Otto et al., Germline mosaic in 4q35 facioscapulohumeral muscular dystrophy (FSHD1A) occurring predominantly in oogenesis. Hum.Genet. 98 (1996) 485–490.

Lunt, P.W., P.E.Jardine, M.Koch et al., Phenotypic- genotypic correlation will assist genetic counselling in 4q35-facioscapulohumeral muscular dystrophy. Muscle Nerve 18 Suppl.2 1995 103–109.

Maarel, S.M.van der, G.Deidda, R.J.L.F.Lemmers et al., De novo facioscapulohumeral muscular dystrophy: Frequent somatic mosaicism, sex-dependent phenotype, and the role of mitotic transchromosomal repeat interaction between chromosomes 4 and 10. Am.J.Hum.Genet. 66 (2000) 26–35.

Wilhelmsen, K.C., D.M.Blake, T.Lynch et al., Chromosome 12-linked autosomal dominant scapuloperoneal muscular dystrophy. Ann.Neurol. 39 (1996) 507–520.

Zatz, M., S.K.Marie, A.Cerqueira et al., The facioscapulohumeral muscular dystrophy (FSHD1) gene affects males more severely and more frequently than females. Am.J.Med.Genet. 77 (1998) 155–161.

OMIM 158900, 158901, 181430, 600416

Muskeldystrophie Typ HAUPTMANN-THANNHAUSER
▶ Muskeldystrophie, gutartige, Typ DREIFUSS-EMERY

Muskeldystrophie, Typ MABRY,
▶ Muskeldystrophie, gutartige, Typ DREIFUSS-EMERY

Muskeldystrophie mit Epidermolysis bullosa
▶ Epidermolysis bullosa 1.8

Muskeldystrophie, X-chromosomaler Typ
▶ Muskeldystrophie, progressive Typ DUCHENNE;
▶ Muskeldystrophie Typ BECKER-KIENER

Muskelhypoplasie, kongenitale universelle, Typ KRABBE,
Hypoplasia musculorum generalisata congenita

Genetisch bedingte Myopathie auf der Grundlage einer Genmutation.
Es besteht eine Entwicklungsstörung der Muskelfasern. Ein Basisdefekt ist unbekannt.

Krankheitswert
Angeboren. Allgemeine Muskelhypotonie und -schwäche. Beeinträchtigung der motorischen Entwicklung und der Leistungsfähigkeit. Gehbeschwerden.

Therapiemöglichkeiten
Physiotherapie und medikamentöse Behandlung mit unbefriedigendem Erfolg.

Häufigkeit und Vorkommen
Differentialdiagnostisch zu anderen Muskelhypotonien (▶ *Central-core-Myopathie* und ▶ *Nemaline-Myopathie*) schwer abgrenzbar. Bisher nur bei wenigen Familien gesichert. Symptomatisch bei Tel-Hashomer-Kamptodaktylie (mit Skelettdysplasien, Kamptodaktylie und Auffälligkeiten der Dermatoglyphen, OMIM 211960, s.a. ▶ *Kamptodaktylie*) sowie ▶ *Arthrogryposis multiplex congenita* und ▶ *Pterygium-Syndrom*.

Genetik
Wahrscheinlich heterogen. Mitochondrial, autosomal dominanter oder rezessiver Erbgang.

Familienberatung
Differentialdiagnose zu anderen Myopathien wichtig, teilweise nur elektronenmikroskopisch möglich (Persistieren embryonaler Muskelfasern). Mit einer Progredienz ist nicht zu rechnen.

Literatur
Pelias, M.Z. and T.F.Thormon, Congenital universal muscular hypoplasia; evidence for autosomal recessive inheritance. Am.J.Hum.Genet. 31 (1979) 1756.
Yoshioka, M., S.Kuroki, K.Ohkura et al., Congenital myopathy with type II muscle fiber hypoplasia. Neurology 37 (1987) 860–863.

OMIM 159100, 211960

MUTCHNIK-Syndrom
▶ Mikrozephalus

Myasoto-Krankheit
▶ Plasminogen-Mangel

Myasthenien,
ERB-GOLDFLAM-Syndrom

Ätiologisch heterogene Gruppe von Neuropathien unterschiedlicher Pathogenese.
Es besteht eine Störung der Azetylcholinrezeptor-Funktion bei der neuromuskulären Reizübertragung in den Endplatten durch Defekte seiner Untereinheiten bzw. synaptischer, präsynaptischer oder postsynaptischer Proteine auf genetischer oder autoimmuner Grundlage. Bekannt sind Autoantikörper gegen Azetylcholin-Rezeptoren (Myasthenia gravis), ein kreuzreagierendes Lungen-Ca.-Antigen (LAMBERT-

Myasthenien

EATON-Myasthenie), Azetylcholin-(Rezeptor-) Synthesestörungen oder Defekte spezieller reagierender Proteine.

Vorwiegend autosomal rezessiver infantiler Typ I:
- Synthesestörungen des Acetylcholins oder verminderte Acetylcholinfreisetzung (Acetylcholin-Esterase-Defekt) bei der angeborenen familiären infantilen Myasthenie Typ Ia, OMIM 254200: präsynaptische Cholinazetyltransferase (*CHAT*, OMIM 118490), synaptische Azetylcholinesterase, Kollagen Q-(*COLQ*-) Anteil, OMIM 100740, 254210, 603033, Typ Ic (s.a. ▶ *Succinylcholin-Überempfindlichkeit*)
- Defekt einer β-Untereinheit des spannungsaktivierten Ca^{2+}-Kanals (*CACNB2*) der Neuronen und Muskelzellen auf der postsynaptischen Seite der motorischen Endplatte unter Beteiligung der Schilddrüse: angeborene Myasthenie, Gliedergürtel-Typ, Typ Ib, OMIM 159400.
- Synthesestörungen des postsynaptischen Endplatten-Azetylcholin-Rezeptors (verschiedene Ketten eines $\alpha_2\beta\delta\epsilon$-Pentamers, assoziiertes Kollagen *COLQ*, OMIM 100725, 254210). Postsynaptisches Slow-Channel-Syndrom mit Funktionsstörungen des Rezeptors in Form veränderter Kanalöffnungszeiten (angeborene infantile Myasthenie) oder anderer assoziierter Proteine, z.B. postsynaptisches Rapsyn (OMIM 601592): Typ Id.

Autosomal dominante klassische M., Typ II. Sporadische Fälle außer M. gravis., TypIII.

Krankheitswert

Erstmanifestation in allen Lebensaltern möglich. Abgrenzung infantiler stationärer oder progredienter von den juvenilen und adulten Formen. Beginnt gewöhnlich mit der Muskulatur des Schultergürtels und der Finger. Bei M. gravis pseudoparalytica im weiblichen Geschlecht klinische Erscheinungen vom 3.–4. und im männlichen vom 5.–6. Lebensjahrzehnt an. Starke und schnelle Erschöpfbarkeit der Muskeln bis zu Lähmungserscheinungen. Beginnend meistens mit den äußeren Augen- und den Schluck- und Kaumuskeln. Ptosis der Augenlider. Chronischer Verlauf. Ohne Therapie innerhalb von wenigen Jahren zum Tode führend. Gefahr tödlicher myasthenischer, apnoischer Krisen im Kindesalter, vor allem bei infantilen Formen, teilweise verstärkt durch Infektionen. Bei Überleben des ersten Lebensjahres meist gute Prognose. Sekundär Facies myopathica. Intelligenzdefekte selten. Hypo- und Hyperthyreose. Thymushyperplasie wirkt verstärkend. Ganz selten kommen myopathische Veränderungen einzelner Muskelbereiche vor (OMIM 159400, 254300).

Therapiemöglichkeiten

Cholinergika (Anticholinesterase), Immunsuppressiva (Cyclosporin A) oder Kortikosteroide mit gutem Erfolg. Eventuell Thymektomie hilfreich.

Häufigkeit und Vorkommen

Weltweit verbreitet, Frequenz schwer einschätzbar, 1:200.000–15.000. M. gravis überwiegend sporadisch, Gynäkotropie. Bei der infantilen M. Geschwisterfälle und konkordantes Auftreten bei eineiigen Zwillingen bekannt, z.T. vorwiegend männliche Merkmalsträger.

Genetik

Für die Beteiligung genetischer Faktoren an der M. gravis s.a. ▶ *Autoimmunkrankheiten*. Familiäres Vorkommen beruht auf genetischer Disposition, wobei eine Assoziation mit HLA-DR 1–5 und HLA-DQ erkennbar ist. Kinder von auch klinisch unauffälligen Merkmalsträgerinnen mit Myasthenia gravis und Anti-Azetylcholin-Rezeptor-Antikörpern haben ein hohes, bis zu 100%iges Risiko für Symptome einer ▶ *Arthrogryposis multiplex congenita, Typ PENA-SHOKEIR*. Angeborene M. autosomal rezessiv bedingt. Heterogen, Genorte: 17p12-p11 (Azetylcholinrezeptor-ε, OMIM 100725, Synaptobrevin-2?, Typ 1d); 2q24-q32 (Azetylcholinrezeptor-α); 7q22 (Azetylcholinesterase, OMIM 118490, 254200, Typ 1a); 10q11.2 (Azetylcholintransferase); 11p11 (Rapsyn, OMIM 601592); 3p24.2 (*COLQ*, OMIM 603033, Typ 1c); 10p12 (*CACNB2*, OMIM 159400, Typ 1b), LAMBERT-EATON, autosomal dominant. Eine leichte, reversible Form wird bei disponierten Personen durch D-Penicillamin provoziert.

Familienberatung

Diagnose und Differentialdiagnose zu anderen Myopathien und zwischen verschiedenen Formen durch Prostigmintest und EMG wichtig. Latente Merkmalsträger eventuell an Überempfindlichkeit gegen Curare und an EMG-Anomalien zu erkennen. Positiver Curaretest kann auch auf subklinische Verlaufsformen ("Myasthenia levis") hinweisen. Cave Curare-Medikation! Kinder von Merkmalsträgerinnen können durch den diaplazentaren Übertritt des Azetylcholin-Rezeptor-Autoantikörpers, also nicht genetisch bedingt, bei Geburt Zeichen einer fetalen Akinese in Form einer Arthrogryposis multiplex congenita oder im Neugeborenenalter eine transitorische Myasthenie aufweisen. Das genetische Risiko für Verwandte von Patienten mit M. gr. kann als gering angesehen werden, liegt aber etwas über dem für Autoimmunkrankheiten allgemein.

Literatur
Brueton, L., S.Huson, E.Thompson et al., Myasthenia gravis: an important cause of the PENA-SHOKEIR phenotype. Abstr.J.Med.Genet. *31* (1994) 167.
Christodoulou, M.Tsingis, F.Deymeer et al., Mapping of the familial infantile myasthenia (congenital myasthenic syndrome type Ia) gene to chromosome 17p with evidence of genetic homogeneity. Hum.Molec.Genet. *6* (1997) 636–639.
Engel, A.G., K.Ohno, C.Bouzat et al., End-plate acetylcholine receptor deficiency due to nonsense mutations in the ε-subunit. Ann.Neurol. *40* (1997) 810–817.
Kerzin-Storrar, L., R.A.Metcalfe, P.A.Dyer et al., Genetic factors in myasthenia gravis: A family study. Neurology *38* (1988) 38–42.
Middleton, L.T.Congenital myasthenic syndromes. Report of the 34th ENMC International Workshop 1995. Neuromusc.Disord. *6* (1996) 133–136.
Ohno, K., A.G.Engel, X.-M.Shen et al., Rapsyn mutations in humans cause endplate acetylcholin-receptor deficiency and myasthenic syndrome. Am.J. Hum.Genet. *70* (2002) 875–885.
Pascuzzi, R.M., A.Sermas, L.M.Philipps and T.R. Johns, Familial autoimmune myasthenia gravis and thymoma: occurrence in two brothers. Neurology *36* (1986) 423–427.

OMIM 254195, 252400, 254210, 254300

Myatonia congenita
▶ Muskelatrophie, infantile progressive spinale

Mycosis fungoides,
ALIBERT-BAZIN-Syndrom

T-Zell-Lymphom der Haut unklarer Ätiologie und Pathogenese.
Siehe auch ▶ *Leukosen*.

Krankheitswert
Erstmanifestation vom 3. Lebensjahrzehnt an. Zunächst meist uncharakteristische juckende Exantheme, die in ein infiltratives Stadium übergehen. Nach Jahren oder Jahrzehnten große schwammartige, zerfallende Tumoren, Kachexie und Tod.

Therapiemöglichkeiten
Nur supportive und palliative symptomatische Behandlung möglich.

Häufigkeit und Vorkommen
Mehrere hundert Fälle beschrieben, darunter nur wenige Geschwister oder Merkmalsträger in aufeinander folgenden Generationen.

Genetik
Sporadisches Vorkommen und die Art der familiären Häufung in wenigen Sippen sprechen gegen einen monogenen Erbgang. Bisher nur unspezifische Chromosomenaberrationen bekannt.

Familienberatung
Das Risiko für Verwandte eines Merkmalsträgers für M. kaum, unter Einbeziehung anderer Hämoblastosen jedoch leicht erhöht. Differentialdiagnose zum SEZARY-Syndrom notwendig (keine SEZARY-Zellen, keine Erythrodermie). Nachweis durch Analyse der β-Kette des T-Zell-Rezeptors in monoklonalen T-Zellen der Lymphknoten.

Literatur
Berger, R. and A.Bernheim, Cytogenetic studies of SEZARY cells. Cancer Genet.Cytogenet. *27* (1987) 79–87.
Kern, D.E., P.G.Kidd, R.Moe et al., Analysis of T-cell receptor gene rearrangement in lymph nodes of patients with mycosis fungoides: Prognostic implications. Arch.Dermatol. *134* (1998) 158–164.
Pedrazzini, E. and I.R.Slavutsky, Ag-NOR staining and satellite association in bone marrow cells from patients with mycosis fungoides. Hereditas *123* (1995) 9–15.

OMIM 254400

Myelom, multiples
▶ Plasmozytom

Myelomeningocele
▶ Neuralrohrdefekte

Myelinopathien
▶ Muskelatrophien, neurale peroneale

DE-MYER-Syndrom
▶ Fronto-Nasale Dysplasie

MYHRE-Syndrom

Seit Erstbeschreibung 1981 bis 1993 bei 6 nicht verwandten Patienten beschriebene Symptomenkombination aus im Kindesalter manifestem, Röhrenknochen-bedingtem Kleinwuchs, Herzfehler, Schallleitungsschwerhörigkeit, Blepharophimose, Progenie, kurzem Philtrum, Muskelhypertrophie, eingeschränkter Gelenkebeweglichkeit, Brachydaktylie, dicken Schädelknochen, breiten Rippen, hypoplastischen Beckenschaufeln und Oligophrenie. Aufgrund erhöhten Zeugungsalters der Väter autosomal dominante Neumutationen angenommen. Für eine unter der Bezeichnung GOMBO-Syndrom (Growth retardation, Okuläre Anomalien, Mikrozephalie, Brachydaktylie, Oligophrenie) publizierte, wahrscheinlich identische Symptomenkombination wurde bei einem Geschwisterpaar eine kryptische Chromosomentranslokation unter Einbeziehung der Telomerregionen t(3;22)(p25;13) nachgewiesen.

Literatur
Bottani, A. and A.Verloes, MYHRE-GOMBO syndromes: Possible lumping of two "old" new syndromes? Am.J.Med.Genet. 59 (1995) 523–524.
Farrell, S.A., Microphthalmia, marked short stature, hearing loss, and developmental delay: extension of the phenotypes of GOMBO syndrome? Am.J.Med. Genet. 72 (1997) 18–23.
Garcia-Cruz, D., L.E.Figuera, A.Feria-Velazco et al., The MYHRE syndrome: report of two cases. Clin. Genet. 44 (1993) 203–207.
Verlois, A., S.Lesenfants, M.Jamar et al., GOMBO syndrome: Another „pseudorecessive" disorder due to a cryptic translocation. Am.J.Med.Genet. 95 (2000) 185–186.

Whiteford, M.L., W.B.Doig, P.A.M.Raine et al., A new case of MYHRE syndrome. Clin.Dysmorphol. 10 (2001) 135–140.

OMIM 139210, 233270

Myofibrome, multiple konnatale
▶ Fibromatose, kongenitale generalisierte

Myofibromatose, infantile
▶ Fibromatose, kongenitale generalisisierte

Myogene Ophthalmoplegie
▶ Myopathie, okuläre;
▶ KEARNS-SAYRE-Syndrom

Myofibrose
▶ Fibromatose, kongenitale generalisierte

Myoglobinurie
▶ Cytochrom-C-Oxidase-Mangel;
▶ Laktatdehydrogenase-Mangel;
▶ Phosphoglyzeratmutase-Mangel

Myoklonien, familiäre essentielle

Genetisch bedingte Muskelzuckungen auf der Grundlage einer Genmutation.
Der Basisdefekt betrifft entweder ein Epsilon-Sarcoglycan (SGCE) oder den Dopamin-Rezeptor D2 (DRD2).

Krankheitswert
Erstmanifestation für alle Lebensjahre beschrieben, meist jedoch für das 2. Lebensjahrzehnt. Faszikulationen einzelner Muskeln oder Muskelfaserbündel vorzugsweise im Gesicht oder an den Extremitäten, auf andere Körperteile übergreifend, teilweise mit Dystonie und/oder Tremor. Gelegentlich emotional ausgelöst. Gutar-

tig, stationär. Während des Schlafes meist sistierend, in einigen Fällen jedoch auch verstärkt.

Therapiemöglichkeiten
Spricht auf Ethylalkohol und Clonazepam an, andere Sedativa unwirksam.

Häufigkeit und Vorkommen
Isolierte M. sehr selten, nur wenige Familien bekannt. Meistens als symptomatische M. auftretend.

Genetik
Die starke interfamiliäre Variabilität der beteiligten Muskeln, des Erstmanifestationsalters und der klinischen Erscheinungsformen spricht für Heterogenität. Genorte: 11q23 (*DRD2*); 7q12 (*SGCE*), siehe auch ▶ *Torsions-Dystonie*. Erbgang jeweils autosomal dominant mit herabgesetzter Penetranz. Symptomatisch bei der ▶ *Dentato-Rubro-Pallido-Luysischen Atrophie*, ▶ *generalisierten Muskelatrophie Typ* KENNEDY, ▶ *mitochondrialen Myopathien* und ▶ *Lipomatose, multiple symmetrische*.

Familienberatung
Differentialdiagnose zu symptomatischen Myoklonien bei Enzephalitiden, infektiösen herdförmigen Läsionen und vor allem bei Auftreten im Kindesalter zu Frühformen der ▶ *Myoklonusepilepsie* und der ▶ *Torsionsdystonie* wichtig. Bei gesicherter Diagnose kann von einer guten Prognose ausgegangen werden.

Literatur
Pueschel, S.M., J.H.Friedman and T.Shetty, Myoclonic dystonia. Child's Nerv.Syst. *8* (1992) 61–66.

OMIM 159900

Myoklonus-Dystonie
▶ Myoklonien, familiäre essentielle
▶ Torsionsdystonie

Myoklonusepilepsie, baltische
▶ Myoklonusepilepsie, progressive

Myoklonusepilepsie mit Ragged Red Fibers (MERRF)
▶ Mitochondriopathien

Myoklonusepilepsie, progressive,
UNVERRICHT-LUNDBORG-Syndrom, Myoklonusepilepsie Typ UNVERRICHT-LUNDBORG; Typ LAFORA

Genetisch bedingtes Anfallsleiden mit Myoklonie auf der Grundlage einer Genmutation.
Der Basisdefekt für die Degenerationserscheinungen im Zentralnervensystem (vorwiegend Substantia nigra, Nucleus dentatus, Thalamus und Großhirnrinde) ist meist unklar. Bei der juvenilen p.M. (UNVERRICHT-LUNDBORG, EPM1) besteht eine verminderte Syntheserate des Cystatin B (*CSTB*), eines Cystein-Proteinase-Inhibitors oder ein Defekt der α7-Untereinheit des neuronalen Nicotin-Azetylcholin-Rezeptors (*CHRNA7*). Die intra- und extrazelluläre Speicherung von Glukosaminoglykanen bzw. Polyglukosan beim Typ LAFORA (LAFORA-Körperchen in verschiedenen Anteilen des Zentralnervensystems, in Herzmuskel, Milz, Leber, Niere und anderen Organen) sowie die erhöhte Ausscheidung von Heparansulfat bzw. Dermatansulfat beruhen wahrscheinlich auf einer Defizienz der Protein-Tyrosinphosphatase (Laforin, *EPM2A*), die an der Translations-Regulation und damit an der Proteinfaltung beteiligt ist, woraus sich die Ablagerungen erklären könnten.

Krankheitswert
Erstmanifestation im 2. Lebensjahrzehnt meistens mit emotional beeinflussten und provozierten generalisierten epileptiformen Anfällen und Wesensveränderungen (juvenile M., JANZ-Syndrom, OMIM 254770), später mit myoklonischen Zuckungen besonders der proximalen Extremitäten- und der Hals- sowie Gesichtsmuskulatur beim Aufwachen. Stimmungslabilität. Rasch progredienter Verlauf. Zunehmende Demenz. Marasmus. Tod meistens innerhalb der folgenden 10 Jahre. Von dieser Verlaufsform (Typ LAFORA, OMIM 254780) werden zwei weitere juvenile Typen, Typ UNVERRICHT-LUNDBORG (OMIM 254800) und ein weiterer Typ ohne LAFORA-Körperchen mit niedrigerem

Erstmanifestationsalter (6 bis 12 Jahre), leichteren Erscheinungen und protrahiertem Verlauf unterschieden.

Therapiemöglichkeiten

Beschränken sich auf symptomatische, antikonvulsive (Valproat, Vitamine als Antioxidantien; Phenytoin kann den Zustand verschlechtern) und antibiotische Behandlung.

Häufigkeit und Vorkommen

Frequenz ca. 1:140.000, Typ UNVERRICHT-LUNDBORG in Nordeuropa häufiger ("Baltische Myoklonusepilepsie", in Finnland Inzidenz 1:20.000). Mediterrane Form ▶ HUNT-Syndrom. Von allen größeren Rassen beschrieben. Über 100 Geschwister- und sporadische Fälle bekannt.

Genetik

Autosomal rezessiver Erbgang. Heterogen. Genorte: 21q22.3 (*EPM1* = *CSTB*), Punktmutationen und unstabile Expansion eines Di- oder Tri-Tandem-Dodecamer-Repeats auf 30–75 Repeats (Prämutation 12–17, OMIM 601145), Typ EPM1, UNVERRICHT-LUNDBORG (OMIM 254800) ohne Korrelation mit der Schwere der Erscheinungen, Allelie mit dem ▶ HUNT-Syndrom (mediterraner Typ); 6q24 (*MELF* = *EPM2A*, Laforin), Typ LAFORA (OMIM 254780); 6p21.3, 6p13 (*JME1*, OMIM 254770), JANZ-Syndrom, juvenile Myoklonusepilepsie; 15q14? (*CHRNA7*) Allelie zur Rolando-Epilepsie mit Sprachdyspraxie, OMIM 601085 und 5q34-35 (*GABRA1*, γ-Aminobuttersäure-Rezeptor α1), autosomal dominante juvenile M.; 8q24, autosomal dominante benigne M. des Erwachsenenalters, OMIM 601068 (▶ *M. Typ HARTUNG*); 16p13, autosomal dominante febrile M. des Neugeborenenalters; 2q24 (*SCN1A*, Kaliumionenkanal), sporadische schwere Myoklonusepilepsie des frühen Kindesalters, Allelie mit einer Form der ▶ *Epilepsie* (GEFS+, OMIM 604233). In mindestens zwei Familien mit myopathischen Symptomen und Ragged-Red Fibers wurde X-chromosomaler Erbgang vermutet, später als mitochondrial (8344, tRNA^{Lys}) nachgewiesen (▶ *KEARNS-SAYRE-Syndrom*). Myoklonusepilepsie mit Retinopathia pigmentosa und Muskelschwäche ebenfalls mitochondrial (MERRF, ▶ *Mitochondriopathien*, OMIM 545000). Die Variabilität der klinischen Erscheinungen in diesen Sippen erklärt sich aus der Heterosomie der Mitochondrien.

Familienberatung

Differentialdiagnose (EEG, Glukosaminoglykanausscheidung, Nachweis der LAFORA-Körperchen in Leber- und Muskelbioptaten) gegenüber den anderen rezessiven Formen sowie symptomatischer M. (bei den meisten Enzephalopathien, z.B. Gangliosidosen, Ceroid-Lipofuszinosen, Sialidosen usw.), ▶ *HUNT-Syndrom*, ▶ *Epilepsie* und vor allem der autosomal dominanten ▶ *M., Typ HARTUNG* wichtig. LAFORA-Körperchen kommen auch bei der Mukopolysaccharidose IV und einem Typ der Amyotrophischen Lateralsklerose vor. Frühdiagnostik und bedingt auch Heterozygotentests beim Typ LAFORA anhand der Glukosaminoglykan-Ausscheidung und der LAFORA-Körperchen in Hautbioptaten sowie molekulargenetisch sind zu versuchen. In Anbetracht der Schwere des Krankheitsbildes besondere medizinisch-genetische Betreuung entsprechender Familien notwendig.

Literatur

Bespalova, I.N., S.Adkins, M.Pranzatelli and M.Burmeister, Novel cystatin B mutation and diagnostic PCR assay in an UNVERRICHT-LUNDBORG progressive myoclonus epilepsy patient. Am.J.Med.Genet. 74 (1997) 467–471.

Cossette, P., L.Liu, K.Brisbois et al., Mutation of *GABRA1* in an autosomal dominant form of juvenile myoclonic epilepsy. Nature Genet. 21 (2002) 184–188.

Elmslie, F.V., M.Rees, M.P.Williamson et al., Genetic mapping of a major susceptibility locus for juvenile myoclonic epilepsy on chromosome 15q. Hum. Molec.Genet. 6 (1997) 1329-1334.

Ganesh, S., A.V.Delgado-Escueta, T.Suzuki et al., Genotype-phenotype correlation for *EPM2A* mutations in LAFORA's progressive myoclonus epilepsy: exon 1 mutations associate with an early-onset congenital deficit subphenotype. Hum.Molec.Genet. 11 (2002) 1263–1271.

Greenberg, D.A., M.Durner, M.Keddache et al., Reproducibility and complications in gene searches: Linkage on chromosome 6, heterogeneity, association, and maternal inheritance in juvenile myoclonic epilepsy. Am.J.Hum.Genet. 66 (2000) 508–516.

Kuwano, A., F.Takakubo, Y.Morimoto et al., Benign adult familial myoclonus epilepsy (BAFME): an autosomal dominant form not linked to the dentatorubral pallidoLUYSian atrophy (DRPLA) gene. J.Med.Genet. *33* (1996) 80–81.

Lalioti, M.D., H.S.Scott, C.Buresi et al., Dodecamer repeat expansion in cystatin B gene in progressive myoclonus epilepsy. Nature *386* (1997) 847–851.

Lalioti, M.D., H.S.Scott, P.Genton et al., A PCR amplification method reveals instability of the dodecamer repeat in progressive myoclonus epilepsy (EPM1) and no correlation between the size of the repeat and age at onset. Am.J.Hum.Genet. *62* (1998) 842–847.

Minassian, B.A., J.R.Lee, J.-A.Herbrick et al., Mutations in a gene encoding a novel protein tyrosine phosphatase cause progressive myoclonus epilepsy. Nature Genet. *20* (1998) 171–174.

Pennacchio, L.A., A.-E.Lehesjoki, N.E.Stone et al., Mutations in the gene encoding cystatin B in progressive myoclonus epilepsy (EPM1). Science *27* (1996) 1731–1734.

Serratosa, J.M., A.V.Delgado-Escueta, I.Posada et al., The gene for progressive myoclonus epilepsy of the LAFORA type maps to chromosome 6q. Hum.Molec.Genet. *4* (1995) 1657–1663.

Vries, D.D.de, I.J.deWijs, G.Wolff et al., X-linked myoclonus epilepsy explained as a maternally inherited mitochondrial disorder. Hum.Genet. *91* (1993) 51–54.

Zara, F., E.Gennaro, M.Stabile et al., Mapping of a locus for a familial autosomal recessive idiopathic myoclonic epilepsy of infancy to chromosome 16p13. Am.J.Hum.Genet. *66* (2000) 1552–1557.

OMIM 254770, 254780, 254800, 545000

Myoklonusepilepsie Typ HARTUNG

Genetisch bedingtes Anfallsleiden mit Myoklonien auf der Grundlage einer Genmutation. Der Basisdefekt für die neurologischen Veränderungen ist unbekannt. Hinweise auf eine Störung des Glukosaminoglykanstoffwechsels (▶ *Myoklonusepilepsie, progressive*) bestehen nicht.

Krankheitswert

Die Symptome entsprechen denen bei der M. UNVERRICHT-LUNDBORG, allerdings mit generell leichterem Verlauf und starker Variabilität des Manifestationsalters und der Ausprägung. Zusätzlich cerebelläre Symptome: Ataxie, Intentionstremor, Dysarthrie. Lebenserwartung herabgesetzt.

Therapiemöglichkeiten

Beschränken sich auf symptomatische, antikonvulsive Behandlung.

Häufigkeit und Vorkommen

Sehr selten, bei einigen großen Sippen beschrieben.

Genetik

Autosomal dominanter Erbgang mit variabler Expressivität. Allelie mit der M. UNVERRICHT-LUNDBORG? In bisher 2 Sippen mit progredienter Form bei cerebellärer Beteiligung X-chromosomaler Erbgang beobachtet (OMIM 310370). Eine benigne spätmanifeste ebenfalls autosomal dominante Form aus Japan beschrieben, Genort 8q23.3-24.1 (OMIM 601068).

Familienberatung

Differentialdiagnose zur progressiven M. (keine erhöhte Glukosaminoglykan-Ausscheidung und keine LAFORA-Körper), zu den ▶ *Spinocerebellären Ataxien* und zum ▶ *HUNT-Syndrom* wichtig. Mit großer intrafamiliärer Variabilität der Merkmalsausprägung muss gerechnet werden. Merkmalsträger müssen auf das Risiko für eigene Kinder hingewiesen werden.

Literatur

Diebold,K., Die erblichen myoklonisch-epileptisch-dementiellen Kernsyndrome. Springer-Verl. Berlin, Heidelberg, New York 1973.

Vienker, T.F., G.M.von Reutern and H.H.Ropers, Progressive myoclonus epilepsy: a variant with probable X-linked inheritance. Hum.Genet. *49* (1979) 83–89.

OMIM 159600, 310370

Myoklonusepilepsie Typ LAFORA
▶ Myoklonusepilepsie, progressive

Myoklonusepilepsie Typ UNVERRICHT-LUNDBORG
✦ Myoklonusepilepsie, progressive

Myoklonusepilepsie
s.a. ▶ HUNT-Syndrom;
▶ KEARNS-SAYRE-Syndrom;
▶ Mitochondriopathien (MERRF)

Myoklonus-Syndrom mit kirschrotem Fleck der Makula

Genetisch bedingte Stoffwechselstörung auf der Grundlage einer Genmutation.
Der Gendefekt manifestiert sich lokal in einer verminderten Aktivität einer sauren, lysosomalen α-N-Azetyl-Neuraminidase (Sialidase). Dadurch kommt es zur Speicherung von Neuramin-(Sialin-)säure-reichen Substanzen in den Neuronen und Zellen anderer Gewebe. Die klinische Symptomatik und der kirschrote Fleck der Makula lassen sich davon ableiten.

Krankheitswert
Erstmanifestation klinischer Erscheinungen in jedem Lebensalter möglich. Myoklonien. Myoklonusepilepsie. Ataxie. Sehverlust. Progredient, Lebenserwartung herabgesetzt.

Therapiemöglichkeiten
Antiepileptika mit 5-Hydroxytryptophan hilfreich.

Häufigkeit und Vorkommen
Seit Abgrenzung innerhalb der letzten Jahre über 20 sporadische und Geschwisterfälle beschrieben.

Genetik
Autosomal rezessiver Erbgang. Genort 6p21.3 (*NEU*, Neuraminidase). Den interfamiliär verschieden schweren Formen liegt offensichtlich multiple Allelie mit unterschiedlicher Restaktivität der Sialidase zugrunde. Allelie mit der ▶ *Mukolipidose Typ I*. Bei einer Form mit angeborener Ataxie mit Vermeshypoplasie, Myoklonusenzephalopathie, Makuladegeneration und unbekanntem Basisdefekt X-chromosomaler Erbgang (Genort Xp22.33).

Familienberatung
Nachweis und Differentialdiagnose zu anderen Myoklonusepilepsien und Lipidosen sowie der spinalen Muskelatrophie Typ KENNEDY bei Fehlen anderer somatischer Anomalien anhand des kirschroten Fleckes der Makula und bei einem Teil der Fälle einer erhöhten Ausscheidung von Neuraminsäure-reichen Oligo- und Mukopolysacchariden im Urin sowie von Sialinsäure-reichen Einschlusskörpern aus dem Rektum-Bioptat möglich.

Literatur
Harzer, K., M.Crantz, A.C.Sewell et al., Normomorphic sialidosis in two female adults with severe neurologic disease and without sialyl oligosacchariduria. Hum.Genet. 74 (1986) 209–214.

Des Portes, V., L.Bachner, T.Brüls et al., X-linked neurodegenerative syndrome with congenital ataxia, late-onset progressive myoclonic encephalopathy and selective macular degeneration, linked to Xp22.33-pter. Am.J.Med.Genet. 65 (1996) 69–72.

OMIM 256550

Myokymie
▶ Ataxie, episodische

Myopathien, angeborene stationäre

Übersicht nach SAUER, M., R. BECKMANN und U.P. KETELSEN, Diagnostik bei stationären kongenitalen Myopathien. Pädiat.Prax. 20 (1978) 351–360.
Strukturanomalien der Muskelfasern:
▶ ▶ *Central-core-Myopathie*
▶ ▶ *Multi-core-Myopathie*
▶ ▶ *Nemaline Myopathie*

Störungen der muskulären oder neuromuskulären Differenzierung:
▶ Myotubuläre Myopathie mit Atrophie der Typ-I-Fasern
▶ Myopathie mit Fasertyp-Disproportionen (▶ *Myopathie, zentronukleäre*)
▶ Myopathie mit Fasertyp-II-Atrophie

Mitochondriale M. und Stoffwechselanomalien mit M.:
▶ Pleokoniale Myopathie
▶ Megakoniale Myopathie,
▶ *Myopathie, mitochondriale*

- Myopathien mit Ophthalmoplegie
  (▶ *Myopathie, okuläre*)
- Lipidspeichermyopathie mit und ohne mitochondriale Veränderungen
  (▶ *Carnitin-Mangel-Myopathie*,
  ▶ *Carnitin-Palmityltransferase-Mangel*)

Myopathia distalis juvenilis hereditaria
▶ Myopathia distalis tarda hereditaria

Myopathia distalis hereditaria,
Myopathia distalis juvenilis hereditaria, Biemond-Syndrom I; Desminopathien

Genetisch bedingte Muskeldystrophie auf der Grundlage einer Genmutation.
Der Basisdefekt für die dystrophischen Veränderungen der peripheren Muskulatur besteht beim progredienten Typ in der Synthese eines unphysiologischen Desmins (muskelspezifisches intermediäres Filament-Protein, Integrator der Kontraktionen, OMIM 610419) und seiner Ablagerung im Sarkoplasma der Muskulatur zusammen mit α-Crystallin, α-Actin, Nebulin, Gelsolin, Ubiquitin und Dystrophin. Zu ähnlichen granulär-filamentären Akkumulationen kann es auch durch eine Synthesestörung anderer beteiligter Proteine kommen, z.B. von α-Crystallin (Desmin-assoziiertes Chaperonin). Es kommt zu Autophagie der Zellen mit Bildung typischer geränderter Vakuolen nach myofibrillärer Degeneration und Aktivierung lysosomaler Enzyme.

Krankheitswert
Erstmanifestation klinischer Erscheinungen vom 3.–8., meist im 5. Lebensjahrzehnt. Greif- und Gehbeschwerden durch Atrophie distaler Extremitätenmuskeln. Gutartig, meist langsam progredient (Typ Welander). In einer holländischen Sippe ähnliches Krankheitsbild mit Erstmanifestation im Kindes- und Jugendalter beschrieben: M.d. juvenilis hereditaria (Biemond-Syndrom I). Bei Desmin- oder Desmin-ähnlichem Defekt distale M. z.T. mit ▶ *Kardiomyopathie* (Typ Fardeau) und später Beteiligung der Gesichts-, velopharyngealen und Atemmuskulatur (Typ Markesbery) sowie aszendierende distalen Muskeldystrophien, innerhalb von 10 bis 15 Jahren Gehunfähigkeit und Tod führend. Eine weitere, im 3. oder 4. Lebensjahrzehnt beginnende distale Myopathie mit Schwerpunkt im M. tibialis anterior und typischen geränderten (rimmed) Vakuolen in den Muskelfasern führt innerhalb von 10 Jahren zur Gehunfähigkeit.

Therapiemöglichkeiten
Physiotherapeutische Maßnahmen mit unklarem Ergebnis.

Häufigkeit und Vorkommen
Typ Welander vor allem für Schweden beschrieben und da besondere Häufung in einem Isolat sowie für eine Region in Finnland. Außerhalb dieser Gebiete außerordentlich selten, meist klinisch abweichend. Andere Formen weltweit verbreitet, jeweils nur von wenigen Familien bekannt.

Genetik
Heterogen. Autosomal dominanter Erbgang unterschiedlich schwerer Typen: Adulter Typ 1, Welander, Adulter Typ 2, Genort 2q33 (*DES*, Desmin, Desminopathien, OMIM 601419), Allelie mit einer Form der ▶ *dilatativen Kardiomyopathie*; Genort 11q21-23 (α-Crystallin). Mit Stimmband- und Pharynxschwäche; Genort 5q31 (Myotilin?, Allelie zu einer Form des ▶ *Gliedergürtel-Typs der Muskeldystrophie?*). Autosomal rezessiver Erbgang bei frühadultem Typ Miyoshi, OMIM 254130, Genort 2p13.3 (*DYSF*, Dysferlin), Allelie mit mit einer Form der ▶ *Muskeldystrophie, Gliedergürtel-Typ*, LGMD2B. Autosomal rezessive (frühadulte) oder dominante (mit Manifestation im 4.–7. Dezennium) Formen mit geränderten (rimmed) Vakuolen (Nonaka-Myopathie der tibialen Muskeldystrophie): M. tibialis anterior (spätadulter Typ, UDD-Myopathie (OMIM 600334), Genort 2q24.3 (*TTN*), sowie mit Kardiomyopathie, Genort 9p12-q13 (UDP-N-Azetylglukosamin-2-Epimerase/N-Azetylmannosamin-Kinase?), Allelie mit der ▶ *Einschlusskörper-Myopathie*.

Familienberatung
Differentialdiagnose zu anderen, klinisch ähnlichen neuromuskulären Erkrankungen und

Früherkennung vor klinischer Manifestation anhand des Muskelsonogramms, MRT, der Serumenzyme, der Muskelbiopsie (typische geränderte „rimmed" Vakuolen und granulo-filamentärer Einschlüsse) und des EMG wichtig. Desmin histochemisch in Muskelbioptaten nachweisbar. Bei Partnerschaften zwischen Merkmalsträgern (Verwandte) kann ein erhöhtes Risiko für Kinder bestehen.

Literatur

Ahlberg, G., K.Borg, L.Endstrom and M.Anvret, WELANDER hereditary distal myopathy, a molecular genetic comparison to hereditary myopathies with inclusion bodies. Neuromuscular Disord. 8 (1998) 111-114.

Bachmann, H., A.Wagner, L.von Rohden et al., Familienuntersuchungen bei distalen Spätmyopathien – Langzeitbeobachtungen und Frühdiagnose. Zschr. Klin.Med. 43 (1988) 481-484.

Barohn, R.J., A.A.Amato and R.C.Griggs, Overview of distal myopathies: from the clinical to the molecular. Neuromuscular Disord. 8 (1998) 309-316.

Borg, K., G.Ahlberg, M.Anvret and L.Edstrom, WELANDER distal myopathy. An overview. Neuromuscular Disord. 8 (1998) 115-118.

Cupler, E.J., S.Bohlega, R.Hessler et al., MIYOSHI myopathy in Saudi Arabia: Clinical, electrophysiological, histopathological and radiological features. 8 (1998) 321-326.

Hackmann, P., A.Vihola, H.Haravuori et al., Tibial muscular dystrophy is a titinopathy caused by mutations in TTN, the gene encoding the giant skeletal-muscle protein titin. Am.J.Hum.Genet. 71 (2002) 492-500.

Horowitz, S.H. and H.Schalbruch, Autosomal dominant distal myopathy with desmin storage: A clinicopathologic and electrophysiologic study of a large kinship. Muscle Nerve 17 (1994) 151-160.

Linssen, W.H.D., M.De Visser, N.C.Notermans et al., Genetic heterogeneity in MIYOSHI-type distal muscular dystrophy. Neuromusc.Disord. 8 (1998) 317-320.

Liu, J., M.Aoki, I.Illa et al., Dysferlin, a novel skeletal muscle gene is mutated in MIYOSHI myopathy and limb girdle muscular dystrophy. Nature Genet. 20 (1998) 31-36.

Nonaka, I., N.Murakami, Y.Suzuki and M.Kawai, Distal myopathy with rimmed vacuoles. Neuromuscular Disord. 8 (1998) 333-337.

Park, K.-Y., M.C.Dalakas, C.Semino-Mora et al., Sporadic cardiac and skeletal myopathy caused by a de novo desmin mutation. Clin.Genet. 57 (2000) 423-429.

Partanen, J., V.Laulumaa, L.Paljavi et al., Late onset foot-drop muscular dystrophy with rimmed vacuoles. J.Neurol.Sci. 125 (1994) 158-167.

Udd, B., H.Haravuori, H.Kalimo et al., Tibial muscular dystrophy - from clinical description to linkage on chromosome 2q31. Neuromusc.Disord. 8 (1998) 327-332.

Vicart, P., J.-M.Dupret, J.Hazan et al., Human desmin gene: cDNA sequence, regional localization and exclusion of the locus in a familial desmin-related myopathy. Hum.Genet. 98 (1996) 422-429.

OMIM 158800, 160500, 253600, 600334

Myopathia tibialis anterior
▶ Myopathia distalis hereditaria

Myopathie BETHLEM,
Myopathie, benigne connatale mit Kontrakturen; Muskeldystrophie, connatale Typ ULLRICH, Muskelatrophie, atonisch-sklerotische angeborene

Genetisch bedingte Muskeldystrophie auf der Grundlage einer Genmutation.
Der Basisdefekt betrifft die α1- und wahrscheinlich auch die α2- und α3-Ketten des Typ-VI-Kollagens. Es wird eine Bindefunktion dieses fibrillären Kollagens zwischen der Muskelzellmembran und der interzellulären Matrix vermutet.

Krankheitswert

Erstmanifestation klinischer Erscheinungen im frühen Kindesalter. Leichte, langsam progrediente proximal beginnende Schwäche und Atrophie der Muskulatur des Stammes und der Extremitäten. Kontrakturen vor allem der Ellbogen- und Interphalangealgelenke (2.-5. Strahle), Torticollis. Beim Typ ULLRICH distale Fingergelenke überstreckbar, atonisch, proximale Kontrakturen.

Therapiemöglichkeiten
Unbekannt

Häufigkeit und Vorkommen
Mindestens 10 Sippen mit Merkmalsträgern in mehreren Generationen aus Europa bekannt. Vom Typ ULLRICH seit Erstbeschreibung 1930 mehrere Geschwisterschaften beschrieben.

Genetik
Autosomal dominanter Erbgang. Die interfamiliären Unterschiede in der Merkmalsausprägung erklären sich wahrscheinlich aus der unterschiedlichen Beteilung unterschiedlich mutierter α-Ketten des Typ-VI-Kollagens. Genorte: 21q22.3 (COL6A1, COL6A2), 2q37 (COL6A3). Beim autosomal rezessiven Typ ULLRICH Homozygotie oder Compound-Heterozygotie.

Familienberatung
Diagnostik elektrophysiologisch (Nervenleitgeschwindigkeit normal), durch EMG, CT und Klinik. CK-Werte normal. Differentialdiagnose zur Muskeldystrophie Typ DREIFUSS-EMERY anhand der leichteren Symptomatik, fehlender Herzmuskelbeteiligung und des Torticollis. Verteilungstyp der beteiligten Muskeln entspricht etwa dem der Muskeldystrophie Typ DUCHENNE, wobei die Symptomatik wesentlich leichter ist.

Literatur
Demir, E., P.Sabatelli, V.Allamand et al., Mutations in COL6A3 cause severe and mild phenotypes of ULLRICH congenital muscular dystrophy. Am.J.Hum. Genet. 70 (2002) 1446–1458.

Speer, M.C., R.Tandan, P.Nagesh Rao et al., Evidence for locus heterogeneity in the BETHLEM myopathy and linkage to 2q37. Hum.Molec.Genet. 5 (1996) 1043–1946.

OMIM 158810

Myopathie, megakoniale
▶ Myopathie, mitochondriale

Myopathie, mitochondriale; mDNA-Depletion-Myopathie

Gruppe genetisch bedingter Myopathien, jeweils auf der Grundlage entweder einer nukleären oder mitochondrialen Genmutation.

Gemeinsam ist der klinisch heterogenen Gruppe von Muskelerkrankungen das pathologische Substrat in Form morphologisch veränderter, vergrößerter (megakoniale m.M.) oder vermehrter (pleokoniale m.M.) Mitochondrien in den Muskelzellen. Zugrunde liegen unterschiedliche Mutationen der Mitochondrien in Form von tRNA-Gen- oder mitochondrialen bzw. nukleären Atmungskettenenzym-Gen-Mutationen (Komplex I, seltener III, OMIM 124000, IV und V) oder Mutationen von Genen des mitochondrialen Proteintransports (OMIM 251945) und damit eine Energie-Insuffizienz des Muskels. Eine Korrelation der unterschiedlichen genetischen Typen mit dem klinischen Bild lässt sich nicht erkennen. Andere Organe sind selten betroffen (s.a. ▶ *Enzephalopathie, nekrotisierende*; ▶ *Myopathie, okuläre*). Bei einer weiteren mitochondrialen Myopathie, Mitochondriale DNA-Depletions- (Verarmungs-) Myopathie (OMIM 251880), verarmen die betroffenen Organe an mitochondrialer DNA durch Defizienz eines mitochondrialen Transkriptionsfaktor A, der mitochondrialen Desoxyguanosin-Kinase (OMIM 601465), eines nukleären Respirationsfaktors, eines mDNA-Bindungsproteins, einer Endonuklease G, einer mitochondrialen Thymidin-Kinase (OMIM 188250) oder einer Thymidin-Phosphorylase (Neuro-gastro-intestinale Enzephalomyopathie, OMIM 603041).

Krankheitswert
Erstmanifestation einer generellen Muskelschwäche unterschiedlicher Schwere im Säuglings- oder Kindesalter. Myoglobinurie. Teilweise Dyspnoe und Infektionen der Luftwege mit lebensbedrohlichen Zuständen im frühen Kindesalter. Bei einem Teil der Fälle Ophthalmoplegie. Meistens nicht progredient. Bei einer Form Niereninsuffizienz. Bei der Mitochondrialen DNA-Depletion-Myopathie Hypotonie, meist noch andere Organe betroffen: Leber, Nieren, Hirn (Enzephalopathie), Herz, DNA der nicht betroffenen Organe normal, rasch progredient, Lebenserwartung je nach Typ wenige Wochen bis Jahre.

Therapiemöglichkeiten
Unbekannt.

Häufigkeit und Vorkommen
Seit Erstbeschreibung 1966 mehrere Formen mit jeweils nur wenigen sporadischen oder familiären Fällen publiziert.

Myopathie, myotubuläre

Genetik
Heterogen. Neben mitochondrialem autosomal rezessiver (nukleäre Gene betroffen; DNA-Depletions-Myopathie) Erbgang, bei mindestens 2 Formen dominanter Erbgang. Die Mitochondrien-Mutationen werden nur von der Mutter mit hoher Wahrscheinlichkeit auf alle Kinder vererbt.

Familienberatung
Differentialdiagnose zu anderen Myopathien und Muskeldystrophien sowie zum ▶ *Cytochrom-C-Oxidase-Mangel* sowie anderen ▶ *Enzephalopathien* durch das EMG, elektronenmikroskopisch anhand der Mitochondrienanomalien in Muskelbioptaten sowie molekulargenetisch wichtig. Die verschiedenen mitochondrialen Normabweichungen können gemeinsam in einer Sippe bzw. bei einem Patienten auftreten. Bei Vorliegen einer mitochondrialen Mutation ist ausschließlich Mutter-Kind-Vererbung zu erwarten, wobei infolge der Heterosomie (unterschiedlicher Anteil mutierter und normaler Mitochondrien in den Körperzellen und Oozyten) die Merkmalsausbildung intrafamiliär sehr variabel sein kann. Siehe auch ▶ KEARNS-SAYRE-*Syndrom*. Bei der DNA-Depletion-Myopathie meist Leberfunktionsstörung, Tubulopathie und Enzephalopathie, in betroffenen Organen bis zu fast gänzlichem Verlust der mDNA.

Literatur
Keightley, J.A., R.Anitori, M.D.Burton et al., Mitochondrial encephalomyopathy and complex III deficiency associated with a stop-codon in the cytochrome b gene. Am.J.Hum.Genet. *67* (2000) 1400–1410.

Mandel, H., R.Szargel, V.Labay et al., The deoxyguanosine kinase gene is mutated in individuals with depleted hepatocerebral mitochondrial DNA. Nature Genet. *29* (2001) 337–341.

Nishino, I., O.Kobayashi, Y.-I.Goto et al., A new congenital muscular dystrophy with mitochondrial structural abnormalities. Muscle Nerve *21* (1998) 40–47.

Petty, R.K.H., A.E.Harding and J.A.Morgan-Hughes, The clinical features of mitochondrial myopathy. Brain *109* (1986) 915–938.

Saada, A., A.Shaag, H.Mandel et al., Mutant mitochondrial thymidine kinase in mitochondrial DNA depletion myopathy. Nature Genet. *29* (2001)342–345.

Suomalainen, A. and J.Kaukonen, Diseases caused by nuclear genes affecting mtDNA stability. Am.J.Med.Genet. *106* (2001) 53–61.

Wijburg, F.A., P.G.Barth, W.Ruitenbeek et al., Familial NADH:Q(1) oxidoreductase (complex I) deficiency: variable expression and possible treatment. J.Inherit.Metab.Dis. *12*/Suppl. 2 (1989) 349–351.

Zanssen, S., M.Molnar, J.M.Schroder and G.Buse, Multiple mitochondrial tRNA(Leu[UUR]) mutations associated with infantile myopathy. Mol.Cell.Biochem. *174* (1997) 231–236.

OMIM 124000, 157650, 251900, 251880, 251945

Myopathie, myotubuläre
▶ Myopathie, zentronukleäre

Myopathie, nemaline
▶ Nemaline Myopathie

Myopathie, okuläre,
okulo-pharyngeale Myopathie

Heterogene Gruppe genetisch bedingter Muskeldystrophien des Augenbereiches auf der Grundlage mitochondrialer oder nukleärer Mutationen.
Es lassen sich elektronenmikroskopisch Anomalien der Mitochondrien (mitochondriale Myopathie) oder typische faserförmige Einschlüsse in den Zellkernen (LEVY-Körper = Polyalanin-Akkumulate) erkennen. Letztere bestehen zum großen Teil aus verändertem (GCG-Repeatsequenz-expandiertem) **Poly-A-Bindendem Protein 2 (PABP2)**, das wahrscheinlich hemmend auf die Poly(A)-RNA wirkt.

Krankheitswert
Erstmanifestation klinischer Erscheinungen unterschiedlich im frühen Kindes- oder Erwachsenenalter meist mit Ptosis. Bewegungseinschränkung bis Bewegungslosigkeit der Augen durch Parese der entsprechenden Muskeln. Bei okulo-pharyngealer Form Dystrophie der Pharynx-Muskulatur mit Schluckbeschwerden und Dysphagie. In einem Teil der Fälle auf die

übrigen Gesichts- und Halsmuskeln übergreifend: Amimie. Schultergürtel- und andere proximale Muskelpartien können beteiligt sein. Stationär bis langsam progredienter Verlauf. Okulo-pharyngeale Myopathie spätmanifest (>40. Lebensjahr). Bei einzelnen Fällen bzw. Familien Kombination mit Retinopathia pigmentosa, Hypogonadismus oder anderen Myopathien.

Therapiemöglichkeiten
Korrektur der Ptosis. Cricopharyngeale Myotomie kann die Dysphagie vorübergehend bessern.

Häufigkeit und Vorkommen
Aus Kanada, Europa, Japan und Amerika bekannt. Große Sippen mit Merkmalsträgern der spätmanifesten M. (Erstmanifestation nach dem 50. Lebensjahr) in bis zu 11 Generationen beschrieben. Eine große Anzahl kanadischer Fälle lässt sich von einem französischen Einwandererpaar aus dem 16. Jahrhundert herleiten.

Genetik
Offenbar heterogen. Je nach den Begleitsymptomen lassen sich verschiedene genetische Typen erkennen. Mitochondrialer Erbgang, wobei eine Vererbung der Mutation mit den Mitochondrien nur über die Mutter erfolgen kann. Okulopharyngeale Myopathie autosomal rezessiv oder dominant: GCG-Repeatsequenzexpansion, Genort 14q11.2-13 (*PABP2*), normal $(GCG)_6$, rezessive Form $(GCG)_7$ homozygot, bzw. $(GCG)_{<7}/(GCG)_{>6}$, schwere dominante Form $(GCG)_7/(GCG)_{>7}$ compound-heterozygot oder $(GCG)_6/(GCG)_{8-14}$, andere Muskelgruppen beteiligt, z.B. die autonome glatte Muskulatur von Magen und Darm mit entsprechenden gastrointestinalen Komplikationen, Pseudoobstruktion usw. (OMIM 277320, differentialdiagnostisch nicht ganz sicher). Siehe auch ▶ *Okulo-Oto-Radiales Syndrom*; ▶ *Ophthalmoplegie*.

Familienberatung
Abgrenzung zur neurogen bedingten ▶ *Ophthalmoplegie* oft schwierig. Differentialdiagnostisch sind auch die ▶ *zentronukleäre Myopathie*, das ▶ KEARNS-SAYRE-*Syndrom* und andere ▶ *mitochondriale Myopathien*, bei denen die okuläre M. als Symptom auftreten kann, zu beachten. Erkennung von Anlageträgern vor klinischer Manifestation problematisch. Differentialdiagnose z.T. molekulargenetisch oder anhand der LEVY-Körper möglich. Kann intrafamiliär unterschiedlich mit Ptosis oder Dysphagie beginnen. Von einer großen intrafamiliären Variabilität der Symptomatik, die von der leichten Ptosis bis zur ausgedehnten Muskeldystrophie reichen kann, muss bei mitochondrialen Mutationen aufgrund der Heterosomie ausgegangen werden.

Literatur
Brais, B., J.-P.Brouchard, J.-G.Xi et al., Short GCG expansion in the *PABP2* gene cause oculopharyngeal muscular dystrophy. Nature Genet. *18* (1998) 164–167.

Calado, A., F.M.S.Tomé, B.Brais et al., Nuclear inclusions in oculopharyngeal muscular dystrophy consist of poly(A)binding protein 2 aggregates which sequester poly(A) RNA. Hum.Molec.Genet. *9* (2000) 2321–2328.

Grewal, R.P., R.Cantor, G.Turner et al., Genetic mapping and haplotype analysis of oculopharyngeal muscular dystrophy. Neuroreport *9* (1998) 961–965.

Kreß, W., H.Porschke, T.Grimm und C.R.Müller, Die okulopharyngeale Muskeldystrophie. Medgen *11* (1999) 531

Pauzner, R., I.Blatt, M.Mouallem et al., Mitochondrial abnormalities in oculopharyngeal muscular dystrophy. Muscle Nerve *14* (1991) 947–952.

Porschke, H., W.Kress, H.Reichmann et al., Oculopharyngeal muscular dystrophy in a northern German family linked to chromosome 14q, and presenting carnitine deficiency. Neuromuscular Disord. *7*/Suppl.1 (1997) 57–62.

Reynier, P., D.Figarella-Boranger, G.Serratrice et al., Association of deletion and homoplasmic point mutation of the mitochondrial DNA in an ocular myopathy. Biochem.Biophys.Res.Commun *202* (1994) 1606–1611.

Stajich, J.M., J.M.Gilchrist, F.Lennon et al., Confirmation of linkage of oculopharyngeal muscular dystrophy to chromosome 14q11.2-q13 in American families suggests the existence of a second causal mutation. Neuromuscular Disord *7*/Suppl.1 (1997) 75–81.

Uyma, E., O.Nohira, D.Chateau et al., Oculopharyngeal muscular dystrophy in two unrelated Japanese families. Neurology *46* (1996) 773–778.

OMIM 164300, 164310, 257950

Myopathie, pleokoniale
▶ Myopathie, mitochondriale

Myopathie, proximale myotone,
Ricker-Syndrom

Seit Erstbeschreibung 1994 bekannte autosomal dominante Myopathie mit Myotonie, nicht obligat mit episodischen Schmerzen, Katarakt, kardialen Reizleitungsstörungen und Muskelschwäche. Erstmanifestation im Erwachsenenalter, langsam progredient, gutartig. Von mehreren Sippen mit Merkmalsträgern in aufeinanderfolgenden Generationen bekannt. Im Unterschied zur ▶ *Dystrophia myotonica* ist die Muskelsymptomatik vorwiegend proximal an den unteren Extremitäten, keine auffällige Fazies und keine geistige Beeinträchtigung. Heterogen, wenigstens z.T. Allelie mit der ▶ *Dystrophia myotonica 2*, Genort 3q13.3-24. Variable intrafamiliäre Expressivität, kann auch monosymptomatisch oder klinisch unauffällig bestehen.

Literatur
Eger, K., W.J.Schulte-Mattler und S.Zierz, Proximale myotone Myopathie (PROMM). Nervenarzt *68* (1997) 839–844.

Ranum, L.P.W., P.F.Rasmussen, K.A.Benzow et al., Genetic mapping of a second myotonic dystrophy locus. Nature Genet. *19* (1998) 196–198.

Ricker, K., M.C.Koch, F.Lehmann-Horn et al., Proximal myotonic myopathy. Clinical features of a multisystem disorder similar to myotonic dystrophy. Arch.Neurol. *52* (1995) 25–31.

Thornton, C.A., R.C.Griggs and R.T.Moxley, Myotonic dystrophy with no trinucleotide repeat expansion. Ann.Neurol. *35* (1994) 269–272

OMIM 600109

Myopathie, viszerale
▶ Megacystis-Mikrokolon-Hypoperistaltik-Syndrom;
▶ Hirschsprung-Krankheit;
▶ Myopathie, mitochondriale

Myopathie, zentronukleäre,
myotubuläre Myopathie, Myotilinopathie

Gruppe genetisch bedingter Myopathien jeweils auf der Grundlage einer Genmutation.
Zugrunde liegt eine muskuläre oder neuromuskuläre Differenzierungsstörung (persistierende Desmin- und Vimentin-Färbung der fetalen Muskelfasern). Gemeinsam ist der genetisch und klinisch heterogenen Gruppe von nicht oder langsam progredienten Muskelerkrankungen das pathologische Substrat in Form einer zentralen Position der Kerne in den Muskelfasern. Um die Kerne liegt ein Myofibrillen-freier Hof. Es besteht eine Hypotrophie oder Atrophie der Muskelfasern vom Typ I und teilweise eine Hypertrophie der Typ-II-Muskelfasern. Die ätiologische Bedeutung dieser Anomalien ist unklar. Wahrscheinlich sind diese Myopathien identisch mit denen bei "Disproportion der Muskelfasern", da beide Formen gemeinsam in einer Sippe vorkommen. Altersabhängigkeit des histologischen Bildes? Als Basisdefekt wurde bei der X-chromosomalen Myotubulären Myopathie (MTM1) eine Synthesestörung einer an der Reifung der Muskelfasern beteiligten Protease, Phosphatidylinositol-3Phosphat (PI3P, Myotubularin) identifiziert.

Krankheitswert
Erstmanifestation klinischer Erscheinungen meist bereits bei Geburt, seltener im Säuglings- bis Erwachsenenalter. Angeborenen Formen (Floppy baby) mit vorausgehendem Hydramnion, kaum Kindsbewegungen, lange Finger, überdurchschnittliche Körperlänge, großer Kopfumfang, langes schmales Gesicht, Dyspnoe mit lebensbedrohlichen Zuständen und meist geringer Lebenserwartung (wenige Monate, häufig Totgeburten). Bei späterer Manifestation und protrahiertem Verlauf ebenfalls generelle Muskelschwäche und Respirationsinsuffizienz (kann sich später bessern), schwerfälliger Gang, schnelle Ermüdbarkeit, "Schläfriger Gesichtsausdruck" durch Ptosis und Beteiligung anderer Gesichtsmuskeln, Skoliose, weiterhin kommen Pylorusstenose, Nierensteine, Leberfunktionsstörungen u.a. vor. Normale Intelligenz.

Therapiemöglichkeiten
Physiotherapeutische Maßnahmen mit geringem Erfolg.

Häufigkeit und Vorkommen

Seit Erstbeschreibung 1969 über 200 Sippen mit männlichen Merkmalsträgern in mehreren Generationen publiziert.

Genetik

Heterogen. X-chromosomal rezessiver Erbgang (MTM1), frühmanifest, schwerer Verlauf, Genort Xq28 (*PI13P = MTM*, Myotubularin), 60–70% der Fälle. In einzelnen Sippen unterschiedlich entweder autosomal rezessiver (intermediär) oder dominanter (spätmanifest, generell leichter Verlauf) Erbgang vermutet. Genorte unbekannt. Von mindestens 8 bisher bekannten homologen autosomalen Genen (*MTMR*, Myotubular-Related) ist wahrscheinlich die Mutation nur von *MTMR2* klinisch relevant, ▶ *neurogene Muskelatrophie*, HMSN4B.

Familienberatung

Innerhalb der zentronukleären M. weisen schwere neonatale Formen mit Hydramnion auf X-chromosomalen Erbgang hin. Konduktorinnen molekulargenetisch und nicht immer an typischen Veränderungen im Muskelbioptat nachweisbar. Molekulargenetische pränatale Diagnostik im 1. Trimenon möglich. Differentialdiagnostik vor allem zur angeborenen Dystrophia myotonica und zur ▶ *spinalen infantilen progressiven Muskelatrophie* wichtig. Bei etwas milderer autosomal rezessiver Form Heterozygote meist muskelbioptisch und an leichten klinischen Symptomen erkennbar. Differentialdiagnose zur Glykogenose Typ II und zu anderen Muskelerkrankungen anhand der normalen Serumenzyme sowie der typischen histologischen Veränderungen im Muskelgewebe möglich. Autosomal dominante Form im Schulalter beginnend, sehr langsam progredient. Von einer starken intra- und interfamiliären Variabilität der klinischen Erscheinungen muss ausgegangen werden.

Literatur

Appel, S., K.Reichwald, W.Zimmermann et al., Identification and localization of a new human myotubularin-related protein gene *MTMR8*, on 8p22-p23. Genomics 75 (2001) 6–10.

Ferrer, X., C.Vital, M.Coquet et al., Myopathie centronucleaire autosomique dominante. Rev.Neurol. 148 (1992) 622–630.

Gerdes, A.M., M.B.Petersen, H.D.Schroder et al., Congenital myopathy with fiber type disproportion: a family with a chromosomal translocation t(10;17) may indicate candidate gene regions. Clin.Genet. 45 (1994) 11–16.

Herman, G.E., K Kopacz, W.Zhao et al., Characterization of mutations in fifty North American patients with X-linked myotubular myopathy. Hum.Mutat. 19 (2002) 114–121.

Laporte, J., P.Kiochis, N.Dahl et al., A gene mutated in X-linked myotubular myopathy defines a new putative tyrosine phosphatase family conserved in yeast. Nature Genet. 13 (1996) 175–182.

Liechti-Gallati, S., G.Wolff, U.-P.Ketelsen and S.Braga, Prenatal diagnosis of X-linked centronuclear myopathy by linkage analysis. J.Pediatr.Orthop. 13 (1993) 210–213.

Tanner, S.M., J.Laporte, Chr. Guiraud-Chaumeil and S.Liechti-Gallati, Confirmation of prenatal diagnosis results of X-linked recessive myotubular myopathy by mutational screening, and description of three new mutations in the *MTM1* gene. Hum. Mutat. 11 (1998) 62–68.

Wallgren-Pettersson, C., A.Clarke, F.Samson et al., The myotubular myopathies: differential diagnosis of the X linked recessive, autosomal dominant, and autosomal recessive forms and present state of DNA studies. J.Med.Genet. 32 (1995) 673–679.

OMIM 160150, 255200, 310400

Myopie,
Kurzsichtigkeit

Refraktionsanomalie des Auges auf meist multifaktorieller Grundlage.

Es besteht ein Missverhältnis zwischen der Brechkraft von Cornea und Linse einerseits und der Länge der Augenachse andererseits. Dadurch liegt der Focus parallel einfallender Strahlen vor der Retina, und auf dieser entsteht ein unscharfes Bild, ohne dass eine Möglichkeit der Kompensation durch Akkomodation wie bei Weitsichtigkeit besteht. Die Ätiologie sowohl für die häufigere Achsenmyopie (abnorme Verlängerung des Augapfels durch erhöhten Innendruck oder abnorme sklero-corneale Dehnbarkeit während der Entwicklung im Rahmen einer allgemeinen Bindegewebsschwäche?) als auch für die Brechungsmyopie ist noch unklar.

Myopie

Krankheitswert

Teilweise schon im Neugeborenenalter erkennbar. Erstmanifestation klinischer Erscheinungen meist im Schulalter. Beeinträchtigung des Sehvermögens sehr unterschiedlich von der leichten, meist stationären subjektiven Behinderung bis zu sehr schweren Formen mit Frühinvalidität, Erblindung und Gefahr sekundärer Komplikationen durch die Dehnung des Augapfels: Myopischer Konus, Aderhautatrophie, Makuladegeneration, Netzhautablösung, gelegentlich Blutungen in den Glaskörper u.a. Symptomatisch bei ▶ MARFAN-Syndrom, ▶ MARSHALL-Syndrom, ▶ DOWN-Syndrom, ▶ Dysplasia spondylo-epiphysaria congenita, ▶ Hyaloideo-Retinaler Degeneration (KNOBLOCH-Syndrom) und anderen Syndromen mit Bindegewebsschwäche. Teilweise kombiniert mit ▶ Hemeralopie, Myotonie (▶ SCHWARTZ-JAMPEL-Syndrom) oder sehr selten mit Innenohrschwerhörigkeit (ELDRIDGE-BERLIN-MONEY-McKUSICK-Syndrom, ▶ Taubheit, Tab. IV.C).

Therapiemöglichkeiten

Korrektur durch Brillen mit im Hinblick auf die Sehschärfe gutem Erfolg. Prophylaktische Maßnahmen bei Früherkennung durch Dispensairebetreuung und Schulärzte sowie im Erwachsenenalter zur Vermeidung von Sekundärerscheinungen wichtig.

Häufigkeit und Vorkommen

Regional sehr unterschiedlich, bei der Landbevölkerung durchschnittlich seltener als in der Stadt. Häufigster Augenfehler des Menschen. Frequenz in Europa bei Neugeborenen 1:50, bei Erwachsenen 1:7. Auffällig häufig (70–85% der Bevölkerung) in Japan, besonders selten in einigen Staaten der USA, in Osteuropa deutlich vom Norden nach dem Süden zu abnehmend.

Genetik

Heterogen. Meist multifaktoriell bedingt im Sinne einer genetischen Disposition. Als auslösende bzw. beeinflussende Umweltfaktoren werden u.a. Frühgeburtlichkeit, Keratitiden und andere Sehfehler im Kindesalter sowie aufgrund der spezifischen regionalen Verbreitung spezielle Ernährungsbedingungen (Mangel an Spurenelementen) vermutet. Für einzelne Familien mit meist komplexen Augenfehlern und schwerer Myopie wird jeweils autosomal dominanter Erbgang angenommen (kindliche Form, >5 Dioptrien, ohne Bindegewebsschwäche), Genorte: 18p11.31, MYP2 (OMIM 160700); 12q22.3, MYP3 (OMIM 603212). ELDRIDGE-BERLIN-MONEY-McKUSICK-Syndrom) autosomal rezessiv (OMIM 221200). Seltener X-chromosomaler Erbgang (MYP1, Augenkrankheit Bornholm mit Astigmatismus und Opticushypoplasie, Genort Xq28, OMIM 310460) sowie mit ▶ Hemeralopie (Genort Xp11.3, OMIM 310500). Unter Schülern mit überdurchschnittlichen Leistungen ist die Myopie häufiger als in gleichaltrigen Vergleichsgruppen, und bei Verwandten von Personen mit hohem IQ tritt Myopie gehäuft auf. Eine die Hirnentwicklung fördernde Wirkung eines an der Myopie beteiligten Gens wird deshalb vermutet.

Familienberatung

Früherkennung und Einleitung prophylaktischer Maßnahmen im Hinblick auf eine normale Persönlichkeitsentwicklung im Schulalter wichtig. Die Beratung wird durch die relativ hohe Frequenz und auch durch die unscharfen Grenzen der prognostisch gutartigen "Schulmyopie" zur Emmetropie einerseits und zu schwereren Formen (>6 Dioptrien) andererseits erschwert. Außerdem muss mit einer starken intrafamiliären Variabilität gerechnet werden. Folgende empirische Risikoziffern werden angegeben: Bei hochgradiger Myopie (>6 Dioptrien) eines Merkmalsträgers besteht für Geschwister ein Risiko von 1:10–6 (je nach Schweregrad), eine Myopie in gleicher Schwere zu entwickeln. Die gleiche Wahrscheinlichkeit kann auch für Kinder eines Merkmalsträgers angenommen werden, sie verdoppelt sich, wenn beide Eltern eine Myopie aufweisen. Sind ein Elternteil und ein Kind oder zwei Geschwister Merkmalsträger, muss das Risiko für weitere Kinder auf ¼ eingeschätzt werden. Es sollte also zur Vermeidung von Folgeerscheinungen auf das Risiko mit Konsequenz einer frühkindlichen Diagnostik hingewiesen werden, wenn beide Partner eine hochgradige Myopie aufweisen oder wenn nur der eine myop ist, der andere aber aus einer Familie mit mehreren Merkmalsträgern stammt. Eine besondere ophthalmologisch-genetische Betreuung betroffener Familien sowie auch eine entsprechende Berufsberatung sind von Wichtigkeit.

Literatur

Guggenheim, J.A., G.Kirov, S.A.Hodson et al., The heritability of high myopia: a reanalysis of GOLDSCHMIDT's data. J.Med.Genet. *37* (2000) 227–231.

Kolata, G., What causes nearsightedness? Science *229* (1985) 1249–1250.

von Norden, G.K. and R.A.Lewis, Ocular axial length in unilateral congenital cataracts and blepharoptosis. Invest.Ophthal.Visual Sci. *28* (1987) 750–752.

Teikari, J.M., J.O'Donnell, J.Kaprio and M.Koskenvuo, Impact of heredity in myopia. Hum.Hered. *41* (1991) 151–156.

Wu, M.M.-M. and M.H.Edwards, The effect of having myopic parents: An analysis of myopia in three generations. Optom.Vis.Sci. *76* (1999) 387–392.

Young, T.L., S.M.Ronan, L.A.Drahozal et al., Evidence that a locus for familial high myopia maps to chromosome 18. Am.J.Hum.Genet. *63* (1998) 109–119.

OMIM 160700, 221200, 225500, 310460, 310500

Myositis ossificans progressiva
▶ Fibrodysplasia ossificans progressiva

Myotonia congenita,
THOMSEN-Syndrom; hypertrophische generalisierte Myotonie, Typ BECKER

Genetisch bedingte neuromuskuläre Störung auf der Grundlage einer Genmutation.

Den klinischen Erscheinungen liegt ein Defekt des spannungsregulierten Chloridionenkanals (CLCNL1) der Muskelfasermembran zugrunde. Dadurch ist die Schwelle für deren elektrophysiologische Reizbarkeit herabgesetzt, so dass es zu repetitiver Überreaktion und Aktivierung kommt. Bei juvenilen und adulte Typen kann auch die α-Untereinheit des Natriumionenkanals (SCN4A) betroffen sein. Aus den daraus resultierenden Anomalien der Muskelfasermembran erklären sich die klinischen Erscheinungen.

Krankheitswert
Angeboren. Häufig Hydramnion, verminderte Kindsbewegungen. Schmerzlose myotonische Starre nach willkürlicher Muskelkontraktion, schlaffe Lähmung. Die gesamte quergestreifte Muskulatur kann betroffen sein. Teilweise verstärkt durch Kälteeinwirkung, Emotionen, Schreck usw. Hypertrophie bzw. -plasie der Muskulatur. Stationär. Lebenserwartung und bedingt auch Leistungsfähigkeit kaum beeinträchtigt. Der Typ BECKER ist ab 1. Lebensjahrzehnt manifest, teilweise ausgelöst durch Kalium- oder physische Belastung (▶ *Periodische Paralysen*; ▶ *BRODY-Syndrom*).

Therapiemöglichkeiten
Kaliumarme Diät. Chinin und Alkohol führen zu vorübergehender Besserung. Kombinierte Gaben von Tocainid, Cortison und Chlorothiazid (Kaliumentzug) erfolgreich.

Häufigkeit und Vorkommen
Regional unterschiedlich. In Europa Frequenz ca. 1:300.000–150.000. Weltweit verbreitet. Große Sippen mit Merkmalsträgern in bis zu 8 Generationen beschrieben. Über 100 sporadische und Geschwisterfälle mit Typ BECKER bekannt. Androtropie.

Genetik
Entweder autosomal dominanter (Typ THOMSEN) oder autosomal rezessiver (Typ BECKER) Erbgang. Klinisch unterscheidet sich die rezessive M. von der schon lange bekannten dominanten durch eine spätere (3.–10. Lebensjahr) und generell schwerere Manifestation der Erscheinungen mit Muskelhypertrophien, biochemisch durch die Fettsäurezusammensetzung der Muskelphosphatide. Eine weitere Differenzierung der dominanten M. hat BECKER aufgrund von jeweils sippenspezifischen Unterschieden in der Symptomatik durchgeführt: Mit Muskelschmerz, Kältesensibilität, Muskelhypertrophie ohne Gesichtsbeteiligung. Genorte: Typ THOMSEN und Typ BECKER 7q35 (*CLCN1*), autosomal dominant oder rezessiv, Allelie mit einer leichteren, als M. levior bekannten Form; 17q23.1-24 (*SCN4A*), später manifester Typ Thomsen (M. permanens), Allelie mit einer angeborenen Azetazolamid-responsiven Form, einem Typ fluctuans, der ▶ *Paramyotonia congenita EULENBURG* sowie mit der ▶ *hyperkaliämischen Periodischen Paralyse*. Bei Frühmanifestation Differentialdiagnose zum ▶ *SCHWARTZ-JAMPEL-Syndrom* notwendig. Siehe auch ▶ *Dystrophia myotonica* (*CURSCHMANN-STEINERT*); ▶ *BRODY-Syndrom*.

Familienberatung

Vorsicht mit Anästhetika! (▶ *Hyperpyrexie*). Differentialdiagnose zu anderen Myopathien molekulargenetisch, im EMG und anhand der Serumenzymbestimmung möglich (s.a. ▶ *Paramyotonia congenita*). Bei autosomal rezessiver M. Heterozygote eventuell molekulargenetisch, an erhöhten Serum-CK-Werten und an Mikrosymptomen bei Belastung sowie im EMG erkennbar. Mit einer intrafamiliären Variabilität der Schwere der Erscheinungen muss gerechnet werden. Merkmalsfreie Überträger kommen bei der autosomal dominanten M. vor, molekulargenetisch und elektromyografisch erkennbar. Die Symptomatik ist generell im weiblichen Geschlecht leichter.

Literatur

Bulman, D.E., Phenotype variation and newcomers in ion channel disorders. Hum.Molec.Genet. *6* (1997) 1679–1685.

Heine, R., A.L.George Jr., U.Pika et al, Proof of a non-functional muscle chloride channel in recessive myotonia congenita (BECKER) by deletion of a 4 base pair deletion. Hum.Molec.Genet. *3* (1994) 1123–1128.

Lehmann-Horn, F., V.Mailänder, R.Heine and A.L.George, Myotonia levior is a chloride channel disorder. Hum.Molec.Genet. *4* (1995) 1397–1402.

Lorenz, C., C.Meyer-Kleine, K.Steinmeyer et al., Genomic organization of the human muscle chloride channel CLC-1 and analysis of novel mutations leading to BECKER-type myotonia. Hum.Molec. Genet. *3* (1994) 941–946.

Plassart-Schiess, E., A.Gervais, B.Eymard et al., Novel muscle chloride channel gene (*CLCN1*) mutations in myotonia congenita with various modes of inheritance including incomplete dominance and penetrance. Neurology *50* (1998) 1176–1179.

Pusch, M., Myotonia caused by mutations in the muscle chloride channel gene *CLCN1*. Hum.Mutat. *19* (2002) 423–434.

Ricker, K., R.T.Moxley, R.Heine and F.Lehmann-Horn, Myotonia fluctuans, a third type of muscle sodium channel disease. Arch.Neurol. *51* (1994) 1095–1102.

Rosenfeld, J., K.Sloan-Brown and A.L.Jr.George, A noval muscle sodium channel mutation causes painful congenital myotonia. Ann.Neurol. *42* (1997) 811–814.

Streib, E.W., Successful treatment with tocainide of recessive generalized congenital myotonia. Ann.Neurol. *19* (1986) 501–504.

OMIM 118425, 160800, 255700

Myotonie, chondrodystrophische
▶ SCHWARTZ-JAMPEL-Syndrom

Myotonie, dystrophische Typ CRUSHMANN-STEINERT
▶ Dystrophia myotonica

Myotonie, hypertrophische, Typ BECKER
▶ Myotonia congenita

Myotonie
s.a. ▶ Periodische Paralyse, hyperkaliämische;
▶ Paramyotonia congenita

Myotonie und Myopie
▶ SCHWARTZ-JAMPEL-Syndrom

Myxome
▶ Lentigines

N

N-Syndrom
▶ LOUIS-BAR-Syndrom

Nablus Mask-like Facial Syndrome
▶ Blepharophimose

Nachtblindheit
▶ Hemeralopie

Nackenblase
▶ ULLRICH-TURNER-Syndrom

NAEGELI-Syndrom,
Incontinentia pigmenti Typ FRANCESCHETTI-JADASSOHN, FRANCESCHETTI-JADASSOHN-Syndrom

Genetisch bedingter ektodermaler Symptomenkomplex auf der Grundlage einer Genmutation. Aufgund klinischer und genetischer Unterschiede durch FRANCESCHETTI und JADASSOHN vom ▶ BLOCH-SULZBERGER-Syndrom abgetrennt. Ein Basisdefekt ist noch unbekannt (Keratin-TypI-Defekt?).

Krankheitswert
Im Unterschied zum BLOCH-SULZBERGER-Syndrom Erstmanifestation der retikulären Pigmentierungsanomalien ohne vorhergehende Hauterscheinungen im 2. Lebensjahr, im Erwachsenenalter abblassend. Schwere, persistierende Hypohidrose. Hyperkeratosis palmoplantaris, Keratosis punctata. Blasenbildung an den Füßen, Hypotrichose, Nageldystrophie, Hautatrophien im Gesicht. Gelbfärbung normal geformter, zu Karies und frühem Verfall neigender Zähne. Fehlen der Dermatoglyphen. Fakultativ Herzfehler.

Therapiemöglichkeiten
Keine spezifische Therapie bekannt.

Häufigkeit und Vorkommen
Sowohl im männlichen als auch im weiblichen Geschlecht vorkommend. Wenige Sippen mit Merkmalsträgern in (14 in der von NAEGELI ursprünglich 1927 beschriebenen) aufeinanderfolgenden Generationen bekannt.

Genetik
Autosomal dominanter Erbgang. Genort 17q12-21.

Familienberatung
Für familienprognostische Einschätzungen Differentialdiagnose vor allem zum BLOCH-SULZBERGER-Syndrom, zur ▶ *Incontinentia pigmenti ITO* und zum autosomal rezessiv bedingten ▶ BERLIN-*Syndrom* (Leukomelanoderma, Canities praematura, dünne Augenbrauen, spärliche Axillar- und Pubesbehaarung, Zahndysplasien, Palmoplantarkeratose, Hypogenitalismus, Kleinwuchs, Oligophrenie – OMIM 246500) und zu anderen ▶ *Palmoplantarkeratosen* und Ektodermalen Dysplasien mit Pigmentierungsanomalien wichtig.

Literatur
Itin, P.H., S.Lautenschlager, R.Meyer, B.Mevorah and T.Rufli, Natural history of NAEGELI-FRANCESCHETTI-JADASSOHN syndrome and further delineation of its clinical manifestations. Am.Acad.Derm. *28* (1993) 942–950.

Naevi, dysplastische

Sparrow, G.P., P.D.Samman and R.S.Wells, Hyperpigmentation and hypotrichosis (the NAEGELI-FRANCESCHETTI-JADASSOHN syndrome): report of a family and review of the literature. Clin.Exp.Derm. *1* (1976) 127–140.

Tsermias, C., A.Zioga and I.Hatzis, Reticular pigmented genodermatosis with milia a special form of NAEGELI-FRANCESCHETTI-JADASSOHN syndrome or a new entity. Clin.Exp.Dermatol. *20* (1995) 331–335.

Wittock, N.V., C.M.Coleman, W.H.I.McLean et al., The gene for NAEGELI-FRANCESCHETTI-JADASSOHN syndrome maps to 17q21. J.Invest.Derm *115* (2000) 694–698.

OMIM 161000, 246500

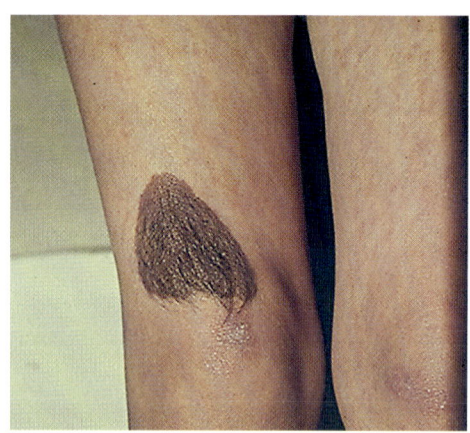

Naevi pigmentosi. Behaarter Pigmentnaevus am Knie. (T. Salamon †)

Naevi, dysplastische
▶ Melanom, malignes

Naevi pigmentosi,
Naevi spili, Nävuszellnävus, Café-au-lait-Flecken

Umschriebene hyperpigmentierte Dysplasien der Haut unklarer Ätiologie.
Es bestehen lokale Melanozytenwucherungen, ein Basisdefekt ist unbekannt.

Krankheitswert
Flache pigmentierte Flecken unterschiedlicher Größe (N. spili, Lentigo simplex, Café-au-lait-Flecken) oder über das Niveau der Haut erhabene Nävuszellnävi (Naevi pigmentosi), z.T. behaart (Naevi pilosi), selten flächig ausgebreitet (Naevus giganteus, OMIM 137550). Meistens lediglich ästhetisch störend. Es besteht jedoch vor allem bei bestimmten atypischen Pigmentmälern (Familiäre Atypische Melanotische Mäler, FAMM, OMIM 155600, mit atypischen Melanozyten) ein erhöhtes Risiko für maligne Entartung (s.a. ▶ *Melanom*; ▶ *neurokutane Melanose*).

Therapiemöglichkeiten
Bei besonderer kosmetischer Indikation bzw. Gefahr der Entartung chirurgische Entfernung.

Häufigkeit und Vorkommen
Erwachsene und etwa 3% der Neugeborenen haben N.pigmentosi. Naevi spili vor allem bei ULLRICH-TURNER-Syndrom, Café-au-lait-Flecken bei Patienten mit ▶ *Neurofibromatose v. RECKLINGHAUSEN*. Siehe auch ▶ *Lentiginose* (LEOPARD-Syndrom)

Genetik
Unklar. Zwillings- und Familienuntersuchungen haben eine familiäre Tendenz zur Bildung von Pigmennävi in bestimmten Lokalisationen ergeben. Der Einfluss von Umweltfaktoren wird dabei von den Autoren unterschiedlich beurteilt. FAMM autosomal dominant bedingt, Genort 9p12. Naevi gigantei und andere sporadisch auftretende Nävi entstehen wahrscheinlich durch autosomal dominante somatische Mutationen. Als organoid postpubertär hamartös wachsend unter Einbeziehung glatter Muskeln wird der unilaterale pigmentierte behaarte epidermale Nävus mit weiteren, vor allem Skelett-Hemihypoplasien (BECKER-Nävus-Syndrom) abgetrennt. Wahrscheinlich ebenfalls durch somatische Mutation (Rekombinationen) bedingt, bisher mehr als 20 ausschließlich sporadische Fälle beschrieben.

Familienberatung
Differentialdiagnostischer Ausschluss von Frühsymptomen einer Neurofibromatose v. RECKLINGHAUSEN und eines ULLRICH-TURNER-Syndroms sowie anderer Pigmentanomalien der Haut und bei plötzlichem Wachstum

von Anfangsstadien des ▶ *Melanoms* notwendig. Bei FAMM Risiko von 5% für Entartung zum Melanom, Differentialdiagnose und regelmäßige Untersuchung der Familie wichtig: Im 2. Lebensjahrzehnt auftretend, meist am oberen Stamm, unregelmäßig begrenzt und pigmentiert, häufig mit entzündlichem Rand. Entsprechende Bedenken bestehen bei den typischen N. nicht. Wegen der prophylaktischen Entfernung einzelner Nävi sollte ein Dermatologe konsultiert werden.

Literatur

Happle, R. and R.J.J.Koopman, BECKER nevus syndrome. Am.J.Med.Genet. 68 (1997) 357–361.

Hundeiker, M., Nävi und Tumoren des Pigmentsystems. 1. Benigne Nävi und Neubildungen. Chir. Prax. 34 (1985) 357–367.

Hundeiker, M., Nävi und Tumoren des Pigmentsystems. 2. Prämaligne und maligne Neubildungen. Chir.Prax. 34 (1985) 471–485.

Rogers, M., Epidermal nevi and the epidermal nevus syndromes: A review of 233 cases. Pediatr.Dermatol. 9 (1992) 342–344.

OMIM 137550, 155600, 162900

Naevi spili
▶ Naevi pigmentosi

Naevi teleangiectatici,
Feuermäler; Naevus flammeus; Naevus UNNA

Angeborene kapilläre Blutgefäßfehlbildungen unklarer Ätiologie.
In den meisten Fällen bestehen ein regionaler Ausfall β-adrenerger Rezeptoren der Haut und eine neurovaskuläre Überleitungsstörung, die eine permanente Weitstellung der Gefäße bedingt. Andersartige vasomotorische Ausfälle sind selten, z. B. traumatisch, durch Kälteeinwirkung usw. Siehe auch ▶ *Glomustumoren*.

Krankheitswert
Umschriebene blass- bis lividrote Flecken. Entweder median, überwiegend im Nacken (Naevus UNNA, persistierend), in der Sakralregion, auf der Nase, der Stirn oder den Augenlidern

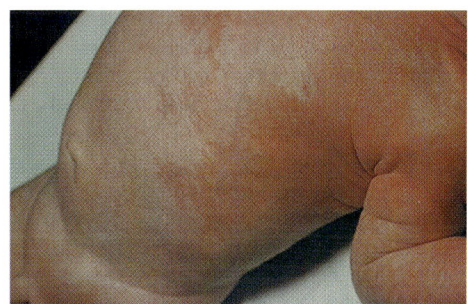

Naevi teleangiectatici. Laterales Feuermal am Stamm: Ausgedehnter roter Fleck (unter Spateldruck abblassend). Manifestation der monosymptomatischen Form des STURGE-WEBER-Syndroms.

("Storchenbiss"), gewöhnlich innerhalb der ersten 2 Lebensjahre spontan abblassend, oder lateral, teilweise den Versorgungsgebieten einzelner peripherer Nervenäste folgend, persistierend und proportional dem Körperwachstum an Größe zunehmend (Feuermäler, Portweinfarben-Naevus). Besonders bei zentrofazialer Lokalisation bilden sich Weichteilhypertrophien und Angiomknoten aus (tumoröse Transformation). Naevi flammei können vor allem im Gesicht kosmetisch störend wirken, Teilsymptom des ▶ *STURGE-WEBER-* und des ▶ *KLIPPEL-TRENAUNAY-Syndroms*. Siehe auch ▶ *Angiomatose, neurokutane*.

Therapiemöglichkeiten
Naevi teleangiectatici gewöhnlich spontan abblassend. Für Naevus flammeus frühzeitige Laserbehandlung (Farbstofflaser u.a.) mit gutem Erfolg. Kosmetische Besserung eventuell durch spezielles Make-up möglich aber unbefriedigend.

Häufigkeit und Vorkommen
Inzidenz für N. teleangiectatici mit 2–6:10 angegeben. Frequenz infolge der Spontanheilung wesentlich geringer. Inzidenz der N.t. laterales (flammei, Portweinfarben-Naevus) 1:200. Meist sporadisch. Sippen mit Merkmalsträgern in mehreren aufeinanderfolgenden Generationen beschrieben.

Genetik
Heterogen, nach Ätiologie und Verlauf uneinheitlich. Die Art des familiären Vorkommens spricht bei einem Teil der Entitäten für autosomal dominanten Erbgang (Genort 5q13-15, Naevi flammei, Portweinfarben-Naevus, OMIM 163000), während in anderen Fällen nur eine ge-

Naevus flammeus

ringe familiäre Tendenz zu erkennen ist. Aufgrund des diskordanten Auftretens von Feuermälern bei eineiigen Zwillingen werden hier jeweils somatische Neumutationen angenommen.

Familienberatung
Von Bedeutung sind nur die lateralen N.: Ausschluss von ▶ STURGE-WEBER- bzw. ▶ KLIPPEL-TRENAUNAY-Syndrom, ▶ KASABACH-MERRITT-Syndrom, ▶ MAFFUCCI-Syndrom und ▶ Glomus-Tumoren notwendig. Familienanamnestische Erhebungen zur Ermittlung des Erbganges erforderlich. Bei sporadischen Fällen von N. flammei wird das Risiko für Verwandte 1. Grades empirisch mit ca. 1:50 eingeschätzt, wobei mit einer intrafamiliären Variabilität der Größe und der Lokalisation des Nävus zu rechnen ist.

Literatur
Breugem, C.C., M.Alders, G.B.Salieb-Beugelaar et al., A locus for hereditary capillary malformations mapped on chromosome 5q. Hum.Genet. *110* (2002) 343–347.

Eerola, I., L.M.Boon, S.Watanabe et al., Locus for susceptibility for familial capillary malformation („port-vine stain") maps to 5q. Eur.J.Hum.Genet. *10* (2002) 375–380.

Hand, J.L. and I.J.Frieden, Vascular birthmarks of infancy: resolving nosologic confusion. Am.J.Med.Genet. *108* (2002) 257–264.

Hundeiker, M., Teleangiektatische Nävi, Pädiat.Praxis. *33* (1986), 451–464.

Pasyk, K.A., Familial multiple lateral telangiectatic nevi (port-wine stains of nevi flammei). Clin.Genet. *41* (1992) 197–201.

Shamir, R., G.Kohn and A.Metzker, Nevus flammeus. Discordance in monozygotic twins. Am.J.Dis.Child. *145* (1991) 85–86.

OMIM 163000, 163100

Naevus flammeus
▶ Naevi teleangiectatici

Naevus, epidermaler entzündlicher linearer verruköser, ILVEN

Von bisher etwa 100 sporadischen Fällen beschriebener Inflammatorischer, Linearer, Verruköser, Epidermaler Nävus (ILVEN) auf unklarer genetischer Grundlage. Hamartose? Differentialdiagnose zum Naevus sebaceus bei ▶ SCHIMMELPENNIG-FEUERSTEIN-MIMS-Syndrom und zum Nävus im Rahmen des CHILD-Syndroms (▶ *Chondrodysplasia punctata*) wichtig.

Literatur
Hamm, H. and R.Happle, Inflammatory linear verrucous epidermal nevus (ILVEN) in a mother and her daughter. Am.J. Med.Genet. *24* (1986) 685–690.

Kousseff, B.G., Hypothesis: JADASSOHN nevus phakomatosis: a paracrinopathy with variable phenotype. Am.J.Med.Genet. *43* (1992) 651–661.

Nuno,K., M.Mihara and S.Shimao, Linear sebaceous nevus syndrome. Dermatologica *181* (1990) 221–223.

OMIM 163200

Naevus lipomatosus cutaneus superficialis (HOFFMANN-ZURHELLE)

Seit Erstbeschreibung bei etwa 25 ausschließlich sporadischen Fällen publizierte Lipomatose. Einseitig, vorwiegend am unteren Stamm, etwa den BLASCHKO-Linien folgend. Stecknadelkopf- bis haselnussgroße Lipome unklarer Ätiologie und Pathogenese. Kaum belastend. Kein Anhaltspunkt für ein Wiederholungsrisiko bei Verwandten des Merkmalsträgers. Differentialdiagnose zu anderen Lipomtypen, zum ▶ *Xanthoma tuberosum* und zum ▶ GOLTZ-GORLIN-Syndrom notwendig. Somatische Mutation?

Literatur
Finley, G. and L.A.Musso, Naevus lipomatosus cutaneus superficialis (HOFFMANN-ZURHELLE), Br.J.Derm. *87* (1984) 557–564.

Stenger,D. und F.A.Bahmer, Naevus lipomatosus cutaneus (HOFFMANN-ZURHELLE). Z.Hautkr. *61* (1984) 50–56.

Naevus sebaceus JADASSOHN, SCHIMMELPENNING-MIMS-Syndrom, FEUERSTEIN-MIMS-Syndrom

Neurokutanes Syndrom im Sinne einer Phakomatose unklarer Ätiologie.

Naevus-Syndrom, epitheliales, behaartes

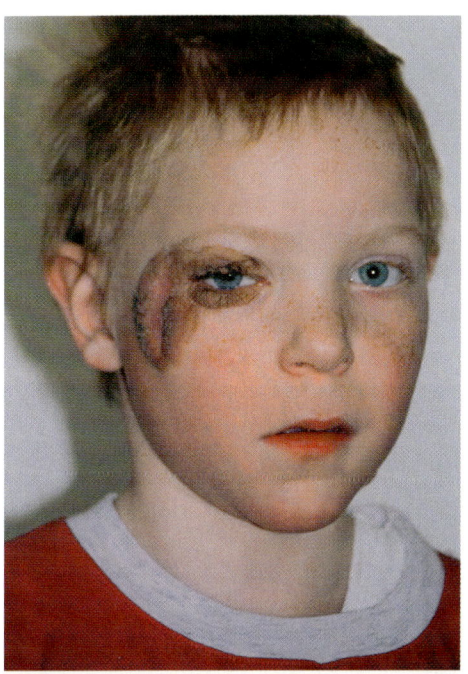

Naevus sebaceus JADASSOHN. Schwammartige Konsistenz und gelbbraune Farbe des Naevus. Schwierige Lokalisation vom Augenlidbereich bis zur Jochbeinregion herabreichend.

Basisdefekt (paracrine Wachstumsregulationsstörung?) und Pathogenese sind unbekannt.

Krankheitswert

Angeborener einseitiger orange-gelber, den BLASCHKO-Linien folgender Nävus an Kopf oder Hals, im Erwachsenenalter verruköser Naevus sebaceus, zur malignen Entartung neigend. Teilweise das Auge einbezogen. Gleichseitige umschriebene Alopezie, Hemimegalenzephalie mit Hirnektopien, Porenzephalie und Asymmetrie des Ventrikelsystems. Hypertonie, Epilepsie, psychomotorische Retardation, Oligophrenie. Skelettdysplasien in Form von Schädelasymmetrie und Skoliose sowie lokale Hyper- oder Hypoplasien kommen vor. Lebenserwartung herabgesetzt.

Therapiemöglichkeiten

Antikonvulsiva. Keine spezifische Behandlung möglich.

Häufigkeit und Vorkommen

Seit Erstbeschreibung 1895 über 50, bis auf wenige Familien nur sporadische Fälle bekannt. Diskordanz bei eineiigen Zwillingen.

Genetik

Jeweils eine autosomal dominante Neumutation bei sporadischen Fällen bzw. Mosaik für ein letales Gen nach frühembryonaler somatischer Mutation werden vermutet.

Familienberatung

Nachweis anhand des typisch gelblich-lipomatösen Naevus und der Hirnsymptomatik computertomografisch. Für Geschwister eines Probanden besteht bei negativer Familienanamnese empirisch kein erhöhtes Risiko. Siehe auch
▶ *Naevus, epidermaler entzündlicher linearer verruköser.*

Literatur

Fritzch, C., R.König und J.Jacobi, Das SCHIMMELPENNING-FEUERSTEIN-MIMS-Syndrom und seine neurologische Symptomatik. 6 eigene Kasuistiken und Literaturübersicht. Klin.Pädiatr. *207* (1995) 288–297.

Grebe, T.A., M.E.Rimsza, S.F.Richter et al., Further delineation of the epidermal nevus syndrome. Am. J.Med.Genet. *47* (1993) 24–30.

Kousseff, B.G., Hypothesis: JADASSOHN nevus phakomatosis: A paracrinopathy with variable phenotype. Am.J.Med.Genet. *43* (1992) 651–661.

Sahl, W.J.Jr., Familial naevus sebaceus of JADASSOHN in three generations. J.Am.Acad.Derm. *22* (1990) 853–854.

Schworn, H.D., K.B.Jedele, E.Holinski et al., Discordant monozygotic twins with the SCHIMMELPENNING-FEUERSTEIN-MIMS syndrome. Clin.Genet. *50* (1996) 393–397.

OMIM 163200, 165630

Naevus spongiosus albus mucosae
▶ Leukokeratose, muköse familiäre

Naevus-Syndrom, epitheliales, behaartes
▶ Naevi pigmentosi

Naevus UNNA
▶ Naevi teleangiectatici

Naevus
s.a. ▶ Nävus

Nagel-Patella-Syndrom,
Osteo-Onycho-Dysplasie,
TURNER-KIESER-Syndrom

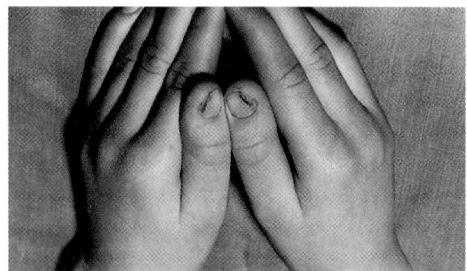

Nagel-Patella-Syndrom. Dystrophische Daumennägel. (St. Braun)

Genetisch bedingte mesenchymale Dysplasie auf der Grundlage einer Genmutation.
Der Basisdefekt betrifft ein Non-Homeobox-Gen-Produkt (Homeodomäne LIM1β/*LMX1B*, OMIM 602575) mit Transkriptionsfaktor-Funktion, das die Expression von Genen für Kollagene, vor allem für die Typ IV Kollagen-Ketten in der Basalmembran der Glomeruli reguliert. Die klinische Symptomatik lässt sich teilweise davon ableiten.

Krankheitswert
Aplasie oder Hypoplasie der Patella mit Luxationen. Nageldystrophien unterschiedlich starker Ausprägung, bevorzugt am 1. Strahl. Daneben andere mesenchymale Dysplasien, in 50% der Fälle Niereninsuffizienz, Protein- und Hämaturie mit Hypertonie im Erwachsenenalter. Glaukom. Davon abgesehen kaum Beeinträchtigung der allgemeinen Leistungsfähigkeit. Lebenserwartung nicht herabgesetzt. Von lediglich diagnostischer Bedeutung sind lokale Knochenverdickungen an den Beckenschaufeln ("Beckenhörner") und eingeschränkte Pronation und Supination der Unterarme. In einer Sippe antecubitale Pterygien beschrieben.

Therapiemöglichkeiten
Symptomatisch-konservative Behandlung.

Häufigkeit und Vorkommen
Frequenz etwa 1:50.000. Die Mutationsrate steigt offensichtlich mit dem Zeugungsalter des Vaters. Homozygote Merkmalsträger sind bisher nicht bekannt.

Genetik
Autosomal dominanter Erbgang mit vollständiger Penetranz. Genort 9q34 (*LMX1B*). Eine stark vari-

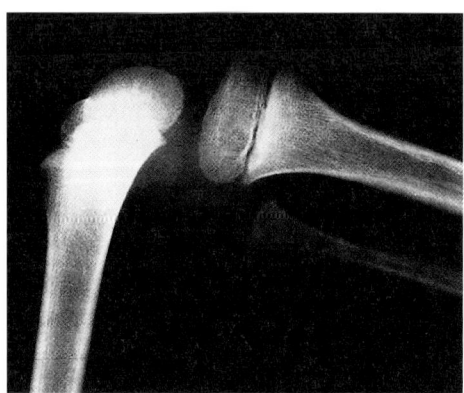

Nagel-Patella-Syndrom. Fehlende Patella. (St. Braun)

ierende Expressivität (mit oder ohne Nierenbeteiligung) beruht auf multipler Allelie. Die in einigen Familien beobachtete Assoziation mit Glaukom ist in ihrer genetischen Grundlage noch unklar (Kopplung?). Kopplung mit den Genorten für das AB0-Blutgruppen-System und die Adenylatkinase. Isolierte Patellahypo- oder -aplasie selten, ebenfalls autosomal dominant bedingt ohne genetische Beziehung zum Nagel-Patella-Syndrom, Genort 17q22 (OMIM 168860), wahrscheinlich Allelie zum Small-Patella-Syndrom (SCOTT-TAOR-Syndrom, Ischio-Patella-Dysplasie, Coxo-Podo-Patella-Syndrom OMIM 147891) mit Beckenfehlbildungen und Fußdeformitäten (große Sandalenlücke, verkürzte 4. und 5. Strahle). Genito-Patella-Syndrom: Patellaa- bzw. -hypoplasie mit Scrotumhypoplasie, Kraniofaziale Dysmorphie, Lungenhypoplasie, Zystennieren, Brachydaktylie. ▶ *Patella-Aplasie*, *Patella-Hypoplasie*.

Familienberatung
Nachweis und Differentialdiagnose klinisch und molekulargenetisch. Auf die Möglichkeit einer

Niereninsuffizienz sollte hingewiesen werden. Aufklärung der betroffenen Familien vor allem über Gefahren (chron. Glomerulonephritis, Hämaturie usw.) ist erforderlich. Bei Homozygotie sind sehr schwere Erscheinungen zu erwarten.

Literatur

Mangino, M., O.Sanchez, I.Torrente et al., Localization of a gene for familial patella aplasia-hypoplasia (PTLAH) to chromosome 17q21-22. Am.J.Hum. Genet. 65 (1999) 441–447.

McIntosh, I., S.D.Dreyer, M.V.Clough et al., Mutation analysis of *LMX1B* gene in nail-patella syndrome patients. Am.J.Hum.Genet. 63 (1998) 1651–1658.

Morello, R., G.Zhou, S.D.Dreyer et al., Regulation of glomerular basment membrane collagen expression by *LMX1B* contributes to renal disease in nail patella syndrome. Nature Genet. 27 (2001) 205–208.

Rizzo, R., L.Pavone, G.Micali and J.G.Hall, Familial bilateral antecubital pterygia with severe renal involvement in nail-patella syndrome. Clin.Genet. 44 (1993) 1–7.

Vollrath, D., V.L.Jaramillo-Babb, M.V.Clough et al., Loss-of-function mutations in the *LIM* homeodomain gene, *LMX1B*, in nail-patella syndrome. Hum.Molec.Genet. 7 (1998) 1091–1098.

OMIM 161200

NAGER-Syndrom,
Mandibulo-Faziale Dysostose Typ NAGER, Akrofaziale präaxiale Dysostose Typ NAGER

Komplex von Fehlbildungen auf der Grundlage einer Genmutation.
Der Basisdefekt ist unbekannt.

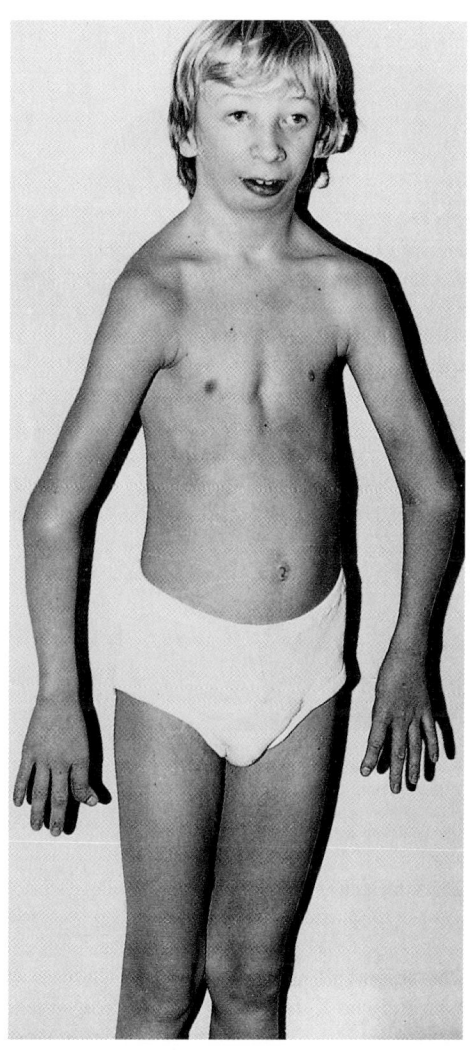

NAGER-Syndrom. Kurze, antimongoloid verlaufende Lidspalten, Hypoplasie von Ober- und Unterkiefer (Pierre-ROBIN-Sequenz). (Ch. Opitz)

Krankheitswert

Angeborene mandibulo-faziale Dysostose wie beim FRANCESCHETTI-Syndrom mit antimongoloiden Lidachsen, Fehlen der Augenwimpern am medianen Drittel der Unterlider, PIERRE-ROBIN-Sequenz, Dys- oder Aplasie des Kiefergelenkes, Gaumenspalte. Skelettfehlbildungen der oberen Extremitäten: Unterschiedliche Grade der Radiushypoplasie bis zur Aplasie, Daumenhypo- oder aplasie. Radio-ulnare Synostose, Funktionseinschränkung des Ellenbogengelenkes. Reduktionsdefekte auch an den unteren

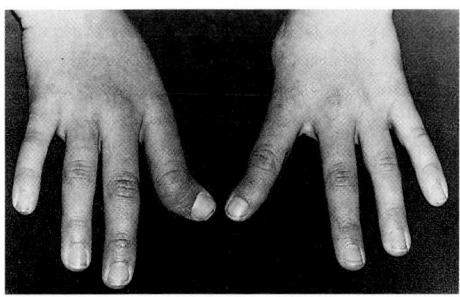

NAGER-Syndrom. Hypo- und Aplasie der 1. und Dysplasie der 2. Strahle (Ch. Opitz)

Nager-Syndrom

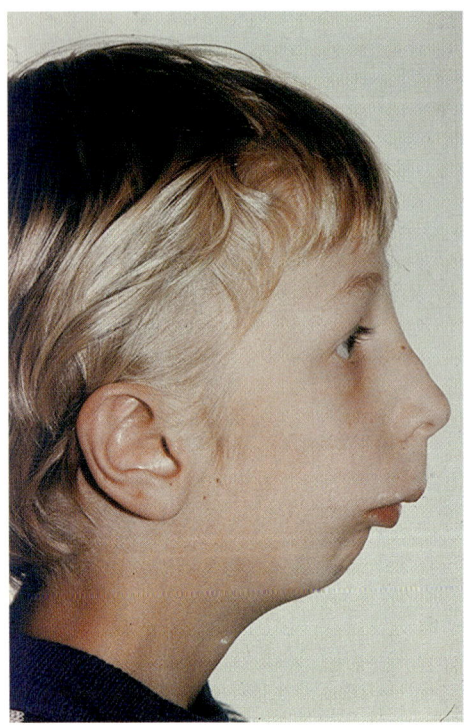

NAGER-Syndrom. Mandibulofaziale Dysostose mit kurzen antimongoloid veralufenden Lidspalten, flachem Stirn-Nasenwinkel und Hypoplasie von Ober- und Unterkiefer (Pierre-ROBIN-Sequenz). (Ch. Opitz)

Extremitäten, vor allem des 1. Strahles. Gehörgangshypoplasie.

Therapiemöglichkeiten
Chirurgische Korrekturen mit befriedigendem Erfolg, durch Mundöffnungsbehinderung erschwert.

Häufigkeit und Vorkommen
Seit Erstbeschreibung 1948 über 40 Fälle bekannt. Wahrscheinlich gehört ein Teil der Fälle, die früher als FRANCESCHETTI-Syndrom eingestuft wurden, hierher. Vorkommen bei Geschwistern, z.T. aus Verwandtenverbindungen, differentialdiagnostisch nicht ganz sicher.

Genetik
Unklar. Da das Zeugungsalter der Väter einiger Patienten überdurchschnittlich hoch liegt und bei Verwandten Mikro- bzw. Teilsymptome vorkommen können, wird autosomal dominanter Erbgang angenommen. Genort 9q32? Die Akrofazialen Dysostosen (AD) gelten als heterogene Felddefekte mit unterschiedlichem Erbgang. Es gehören noch dazu die postaxiale AD (▶ GENÉE-WIEDEMANN-Syndrom; ▶ Akro-callosum-Syndrom; ▶ CURRY-HALL-Syndrom) sowie die autosomal rezessiven Typen KELLY, RICHIERI-COSTA, REYNOLDS-IDAHO, PATTERSON-STEVENSON-FOUNTAIN; ARENS oder Tel Aviv; Catania (X-chromosomal?, mit Oligophrenie, Mikrocephalie, spondylocostalen Auffälligkeiten, typischer Fazies, kurzem Daumen und Zahnanomalien OMIM 101805) und der genetisch unklare Typ RODRIGUEZ oder Madrid (letal, schwere Skelettfehlbildungen der Schulter- und Beckengürtel, Tod durch Respirationsinsuffizienz, OMIM 201170). Siehe auch ▶ Akrofaziale Dysostosen. Genetische Beziehungen zum ▶ FRANCESCHETTI-Syndrom unklar, Mutation eng gekoppelter Gene?

Familienberatung
Differentialdiagnose zu ▶ FRANCESCHETTI-Syndrom, ▶ GENÉE-WIEDEMANN-Syndrom, den anderen Mandibulo-Fazialen bzw. Akrofazialen ▶ Dysostosen, ▶ Okulo-Aurikulo-Vertebraler Dysplasie und zu chromosomal bedingten Fehlbildungskomplexen anhand der Extremitätenfehlbildungen und der Chromosomenanalyse notwendig. Das Risiko für Geschwister oder Kinder eines Merkmalsträgers muss als erhöht angesehen werden, vor allem wenn Verdacht auf weitere Anlagenträger in der Familie besteht. Auf Mikrosymptome ist zu achten. Pränatale Diagnostik ultrasonografisch möglich.

Literatur
Bonthron, D.T., D.F.Macgregor and D.G.D.Barr, NAGER acrofacial dysostosis: minor familial manifestations supporting dominant inheritance. Clin. Genet. 43 (1993) 127–131.

Chemke, J., B.M.Mogilner, I.Ben-Itzhak et al., Autosomal recessive inheritance of NAGER acrofacial dysostosis. J.Med. Genet. 25 (1988) 230–232.

Kindoh, T., M.Ito, A. Ariyama et al., A NAGER acrofacial dysostosis syndrome patient with severe respiratory distress syndrome (RDS). Jpn.J.Hum.Genet. 42 (1997) 445–449.

Opitz, J.M., F.Mollica, G.Sorge et al., Acrofacial dysostoses: Review and report of a previously undescribed condition: The autosomal or X-linked dominant Catania form of acrofacial dysostosis. Am.J.Med.Genet. 47 (1993) 660–678.

Preis, S., I.Raymaekers-Buntinx and F.Majewski, Acrofacial dysostosis of unknown type: Nosology of the acrofacial dysostoses. Am.J.Med.Genet. 56 (1995) 155–160.

Zori, R.T., B.A.Gray, A.Bent-Williams et al., Preaxial acrofacial dysostosis (NAGER syndrome) associated with an inherited and apparently balanced X;9 translocation: Prenatal and postnatal late replication studies. Am.J.Med.Genet. 46 (1993) 379–383.

OMIM 101805, 154400, 201170

NAGUIB-RICHIERI-COSTA-Syndrom,
Akro-Fronto-Fazio-Nasale Dysplasie

Von 2 Geschwisterschaften aus Brasilien und Kuweit bekanntes Hypertelorimus-Hypospadie-Syndrom mit Mikrobrachyzephalie und Polysyndaktylie. Autosomal rezessiv bedingt. Differentialdiagnose zum ▶ BBB-Syndrom notwendig.

Literatur
Richieri-Costa, A., M.L.Guion-Almeida and N.A.B. Pagnan, Acro-fronto-facio-nasal dysostosis: Report of a new Brazilian family. Am.J.Med.Genet. 44 (1992) 800–802.

Teebi, A.S., NAGUIB-RICHIERI-COSTA syndrome: Hypertelorism, hypospadias, and polysyndactyly syndrome. Am.J.Med.Genet. 44 (1992) 115–116.

OMIM (201181), 239710

Namaqualand-Typ der Spondylo-epi-metaphysären Dysplasie
▶ Hüftgelenksluxation;
▶ Dysplasia spondylo-epi-metaphysaria

NAME-Syndrom
▶ Lentigines

NANCE-HORAN-Syndrom
▶ Katarakt

NANCE-SWEENEY-Chondrodysplasie,
Oto-Spondylo-Mega-Epiphysäre Dysplasie (OSMED), INSLEY-ASTLEY-Syndrom

Von 10 Geschwisterschaften und sporadischen Fällen beschriebene, autosomal rezessiv oder dominant bedingte Kombination von disproportioniertem Kleinwuchs, Gaumenspalte und subkutanen Verkalkungen. Genort 6p21.3 (COL11A2, α-2Kette des TypXI-Kollagens), Allelie mit dem STICKLER-III-Syndrom, dem Typ DFNA13 der ▶ Taubheit und dem WEISSENBACHER-ZWEYMÜLLER-Syndrom, ▶ Marshall-Syndrom?

Literatur
Rosser, E.M., C.M.Hall, J.Harper et al., NANCE-SWEENEY chondroplasia – a further case? Clinical Dysmorph. 5 (1996) 207–212.

OMIM 215150

Nanophthalmie
▶ Mikrophthalmie

Nanozephalus
▶ Vogelkopf-Zwergwuchs

Narkolepsie,
GÉLINEAU-Syndrom; Hypersomnie, Schlafzwang

Zentralnervöse Störung der Schlafregulation, die in einer idiopathischen Form auf genetischer Grundlage oder symptomatisch als Begleiterscheinung anderer exogen oder genetisch bedingter Erkrankungen entsteht.

Es handelt sich um einen Defekt des Schlafregulationssystems des lateralen Hypothalamus wahrscheinlich durch eine Funktionsstörung des schlafregulatorischen Peptidhormons Hypocretin (Orexin) oder seiner Rezeptoren (z.T. autoimmunologische Zerstörung Hypocretin-haltiger Zellen des Hypothalamus?).

Krankheitswert
Erstmanifestation der Krankheit meistens zwischen dem 10. und 30. Lebensjahr. Schlafanfälle mit atypischer REM-Verteilung, Hypersomnie, Schlafparalyse, kataplektischer Tonusverlust, Tag- und Halbschlafträume, hypnagoge Halluzinationen. Wachanfälle, ständiges Gefühl der Müdigkeit. Zum Teil emotional oder durch Stress ausgelöst. Wesensänderung, herabgesetzte Leistungsfähigkeit. Anfangs progredient, später stationär. Prognose quoad sanationem schlecht.

Therapiemöglichkeiten
Medikamentöse (Amphetamine, Ephedrin, Neosecatropin, Ritalin®) und komplexe physio- und psychotherapeutische Behandlung sowie Regelung des Nachtschlafes mit unterschiedlichem Erfolg.

Häufigkeit und Vorkommen
Frequenz etwa 1:2.000–1.500, häufiger in Ostasien. Nach verschiedenen Erhebungen werden unterschiedlich 3–30% der Fälle als familiär angesehen. Androtropie. Diskordanz bei einiigen Zwillingen trotz konkordantem HLA-DR2 beschrieben.

Genetik
Heterogen. Enge genetische Beziehungen zur Kataplexie. N. mit und ohne Kataplexie offensichtlich genetisch einheitlich. Sporadische Fälle unklar, autosomal dominanter Erbgang bei familiärem Auftreten. In manchen Populationen nahezu 100% Assoziation mit HLA-DQ6/DQB1und DR2/DRB1), wobei die meisten Personen mit diesem Gewebetyp keine Zeichen von Narkolepsie zeigen. Eine pathogenetische Rolle wird dem hypothalamischen Hypocretin (Orexin) und seinen Rezeptoren 1 und 2 zugeschrieben, ein Genort für Narkolepsie in 4p13-q21 weist jedoch auf einen anderen Basisdefekt. Genetische Beziehungen zwischen N. und Hypersomnie im Sinne einer variablen Expressivität lassen sich in einzelnen Familien nachweisen.

Familienberatung
Nachweis im Schlaf-Latenzzeit-Test. Bei familiären Fällen können die Schwere und die Art der einzelnen Symptome innerhalb einer Familie stark schwanken. Merkmalsfreie Überträger eventuell pupillografisch erkennbar. Das durchschnittliche Risiko für Verwandte 1. Grades liegt empirisch bei 9%. Bei autosomal dominanter N. präsymptomatische Diagnostik an Hand der HLA-Bestimmung möglich. Berufsberatung kann wichtig sein.

Literatur
Billard, M., V.Pasquie-Magnetto, M.Heckman et al., Family studies in narcolepsy. Sleep 17 (1994) Suppl. 54–59.

Hayduk, R., P.Flodman, M.A.Spence et al., HLA-haplotypes, polysomnography, and pedigrees in a case series of patients with narcolepsy. Sleep 20 (1997) 850–857.

Lock, C.B, A.M.I.So, K.I.Welsh et al., MHC class II sequences of an HLA-DR2 narcoleptic. Immunogenetics 27 (1988) 449–455.

Mignot, E., Behavioural genetics '97. Genetics of narkolepsy and other sleep disorders. Am.J.Med.Genet. 60 (1997) 1289–1302.

Mignot, E., Genetic and familial aspects of narcolepsy. Neurology 50/Suppl.1 (1998) 16–22.

Mignot, E., L.Lin, W.Rogers et al., Complex HLA-DR and -DQ interactions confer risk of narcolepsy-cataplexy in three ethnic groups. Am.J.Hum.Genet. 68 (2001) 686–699.

Nakayama, J., M.Miura, M.Honda et al., Linkage of human narcolepsy with HLA association to chromosome 4p13-q21. Genomics 65 (2000) 84–86.

Planelles, D., N.Puig, A.Beneto et al., HLA-DQA, -DQB and -DRB allele contribution to narcolepsy susceptibility. Eur.J.Immunogenet. 24 (1998) 409–421.

Pollmacher, T., H.Schulz, P.Geisler et al., DR2-positive monozygotic twins discordant for narcolepsy. Sleep 13 (1990) 336–343.

OMIM 161400

Naso-Digito-Akustisches Syndrom
▶ Keipert-Syndrom

Nasu-Hakola-Syndrom
▶ Lipodystrophie, membranöse

Nävuszellnävus
▶ Naevi pigmentosi

Naxos-Krankheit
▶ Keratosis palmoplantaris, Übersicht 2.16

Nebennierenrindenhyperplasie, angeborene
▶ Adrenogenitale Syndrome

Nebennierenrindeninsuffizienz, angeborene,
familiäres ADDISON-Syndrom, angeborener Glukokortikoid-Mangel, FANCONI-PRADER-Syndrom

Nebennierenrindenhypoplasie oder primäre -dystrophie auf heterogener Grundlage.
Es besteht ein absoluter Mangel an Nebennierenrinden-Hormonen durch verminderte Stimulation durch die Hypophyse (Nebennierenhypoplasie, isolierter ACTH-Mangel OMIM 201400) oder Aldosteron-Mangel durch verminderte Syntheserate infolge unterschiedlicher Enzymdefekte: 18-Hydroxylation des Corticosterons (Corticosteronylmethyl-Oxidase, CMO, OMIM 203400), Aldosteronsynthase, CYP11B2 (OMIM 124080) u.a. oder ACTH-Releasinghormon-Mangel (OMIM 122560).

Krankheitswert
Erstmanifestation klinischer Erscheinungen im Neugeborenenalter. Lebensbedrohliche ADDISON-Krisen mit oder ohne Salzverlust-Syndrom. Ohne Therapie Tod häufig schon innerhalb der ersten Lebenstage. Hypogonadismus. Muskelschwäche. Da aus dem ACTH-Präcursor-Gen noch andere verwandte Hormone entstehen können, teilweise kombiniert mit anderen Endokrinopathien (▶ *Endokrinopathie, juvenile familiäre Typ II*, SCHMIDT-Syndrom). Siehe auch ▶ *Adrenoleukodystrophie*; ▶ *PALLISTER-HALL-Syndrom*.

Therapiemöglichkeiten
Substitution mit Glukokortikoiden und teilweise auch mit NaCl-reicher Kost mit befriedigendem Erfolg.

Häufigkeit und Vorkommen
ACTH-Mangel nur von wenigen sporadischen und Geschwisterfällen beschrieben.

Genetik
Heterogen. ACTH-Synthesestörungen jeweils autosomal rezessiv bedingt. Genort des Proadrenocorticotropin-Endorphin-Gens: 2p23.3 (*POC2*, OMIM 176830, 201400), des Corticotropin-Releasinghormons: 8q13 (*CRH*, OMIM 122560); Cytochrom-C-Oxidase: 19q13.1 (*COX6B*, OMIM 124089). Nebennierenhypoplasie oder Unterfunktion mit anderen endokrinen Störungen aufgrund von Autoimmunvorgängen ▶ *Endokrinopathie, juvenile familiäre*. Mutationen in dem X-chromosomalen Genort für Glycerolkinase Xp21(*GK*) wirken wahrscheinlich nur im Zusammenhang mit einem benachbarte Gene umfassenden contiguous gene syndrome (▶ *Nebennierenrindeninsuffizienz, Nebennierenhypoplasie*).

Familienberatung
Differentialdiagnose zu anderen Formen der Nebennierenrindeninsuffizienz und des ADDISON-Syndroms ultrasonografisch, endokrinologisch (ACTH-Bestimmung) und aufgrund des frühen Erstmanifestationsalters möglich. X-chromosomaler Typ an spezifischen Anomalien im histologischen Bild und z.T. der erhöhten Glycerol-Konzentration in Urin und Blut nachweisbar. Bei diesem Typ pränatale Diagnostik bei nachgewiesenen Knabenschwangerschaften molekulargenetisch und anhand einer erhöhten Glycerol-Konzentration und verminderter Glycerolkinase-Aktivität in Fruchtwasser- bzw. Chorionzellen möglich.

Literatur
Kletter, G.B., J.L.Gorski and R.P.Kelch, Congenital adrenal hypoplasia and isolated gonadotropin deficiency. Trends Endocr. Metab. *2* (1991) 123–128.

Peter, M., L.Fawaz, S.L.S.Drop et al., A prismatic case: Hereditary defect in biosynthesis of aldosterone – aldosterone synthetase deficiency. J.Clin.Endocrinol.Metab. *82* (1997) 3525–2528.

Sjarif, D.R., R.J.Sinke, M.Duran et al., Clinical heterogeneity and novel mutations in the glycerol kinase gene in three families with isolated glycerol kinase deficiency. J.Med.Genet. *35* (1998) 650–656.

Stuhrmann, M., H.Heilbronner, A.Reis et al., Characterisation of a Xp21 microdeletion syndrome in a 2-year-old boy with muscular dystrophy, glycerol kinase deficiency and adrenal hypoplasia congenita. Hum.Genet. *86* (1991) 414–415.

OMIM 122560, 124089, 176830, 201400, 203400, 240200, 307030

Nebennierenrindeninsuffizienz,
Nebennierenhypoplasie,
Nichtansprechbarkeit auf ACTH,
Glukokortikoid-Defizienz, familiäre (FDG)

Genetisch bedingte Endokrinopathie auf der Grundlage einer Genmutation.
Es besteht eine Insuffizienz der Nebennierenrinde, die auf einer Störung der Induktion der fetalen Cortexentwicklung beruht, entweder durch den Defekt eines an der Entwicklung der Nebennierenrinde beteiligten Rezeptors mit Transkriptionsfaktor-Funktion (DAX-1-Genprodukt: *DSS, AHC,* X-Chromosom) oder infolge eines nukleären G-Protein gekoppelten Hormonrezeptordefekts für ACTH (Melanocortin-Rezeptor 2, MC2R) der Nebennierenrinde, Gonaden, Hypophyse und Hypothalamus (FGD). Durch die Nichtansprechbarkeit des Gewebes auf ACTH bzw. Melanocortin 2 kommt es zu einer Entwicklungsstörung der Nebenniere (Cytomegalie) und zur verminderten Ausschüttung von Nebennierenrindenhormonen mit Ausnahme des Aldosterons, dessen Sekretion nicht durch ACTH gesteuert wird. Über einen feedback-Mechanismus wird die Aktivität der Hypophyse, vor allem die Ausschüttung von ACTH bzw. des Melanozyten-stimulierenden Hormons (MHS) gesteigert. Aus der resultierenden Störung des Eiweiß- und Kohlenhydrat-Stoffwechsels sowie der Nierenfunktion lässt sich die klinische Symptomatik ableiten. Zu ähnlichen Erscheinungen und zusätzlich Symptomen eines Hypoaldosteronismus kommt es bei angeborener Nebennierenhypoplasie anderer Ursache (▶ *angeborene Nebennierenrindeninsuffizienz*).

Krankheitswert
Frühkindliches ADDISON-Syndrom mit Hyperpigmentierung, hypoglykämischen Zuständen usw. Hypogonadismus. Kein Salzverlust-Syndrom. Bei Einbeziehung des Glycerolkinase-Gens Hyperglycerolämie und Glycerolurie mit gastrointestinalen Beschwerden, Azidose und Hypoglykämie. Gedeihstörungen.

Therapiemöglichkeiten
Dauersubstitution mit Glukokortikoiden (hCG) erfolgreich.

Häufigkeit und Vorkommen
Über 50 sporadische und Geschwisterfälle beschrieben. Androtropie.

Genetik
Heterogen. Autosomal rezessiver Erbgang, Genort 18pter-p11.21 (*MC2R*) oder X-chromosomal, Genort Xp21.2 (*DAX1* = *AHX*, Adrenale Hypoplasie, X-chromosomal, OMIM 300200), dem der Muskeldystrophie Typ DUCHENNE, dem für Glycerolkinase-Mangel und dem für eine X-chromosomale Schwerhörigkeit benachbart. Bei Mikrodeletionen in diesem Bereich können die Patienten deshalb auch Symptome einer Muskeldystrophie sowie Schwerhörigkeit aufweisen (contiguous gene syndrome). Bei einer Sippe größere Mikrodeletion des entsprechenden Chromosomenabschnitts unter Einbeziehung der Gene für Chorioideremie, anhidrotische Ektodermale Dysplasie, Glycerolkinase und Akrokeratosis verruciformis mit Zahnanomalien sowie eines die Intelligenz beeinflussenden Gens beschrieben: van-den-BOSCH-Syndrom. Ein weiteres contiguous gene syndrome in Xp21.3-p21.2: Gene für die Muskeldystrophie Typ DUCHENNE/BECKER, Glycerolkinase sowie einen Dosis-Sensitiven Sexreversal-Locus (*DSS*). In einer Familie autosomal dominante ACTH-Resistenz beschrieben. Für die meisten autosomal rezessiv bedingten Fälle sind Genort (8q?) und Basisdefekt unklar.

Familienberatung
Differentialdiagnose zum erworbenen ADDISON-Syndrom, zur juvenilen familiären ▶ *Endokrinopathie*, zur ▶ *angeborenen Nebennierenrindeninsuffizienz* und zu anderen Formen der kindlichen Nebennierenrindeninsuffizienz aufgrund des frühen Manifestationsalters, der Riesenzellen und Desorganisation der Rindenstrukturen sowie des fehlenden Salzmangel-Syndroms und erhöhter ACTH-Werte im Serum möglich. Frühdiagnose im Hinblick auf Therapie notwendig. Genaue familienanamnestische Ermittlung des vorliegenden Erbganges wichtig. Molekulargenetische pränatale Diagnostik möglich.

Literatur

Hamaguchi, K., M.Arikawa, S.Yaunaga et al., Novel mutation of the *DAX1* gene in a patient with X-linked adrenal hypoplasia congenita and hypogonadotropic hypogonadism. Am.J.Med.Genet. *76* (1998) 62–66.

Phelan, J.K. and E.R.B.McCabe, Mutations in *NROB1* (DAX1) and *NR5A1* (SF1) responsible for adrenal hypoplasia congenita. Hum.Mutat. *18* (2001) 472–487.

Slavotinek, A.M., J.A.Hurst, D.Dunger and A.O.M. Wilkie, ACTH receptor mutation in a girl with familial glucocorticoid deficiency. Clin.Genet. *53* (1998) 57–62.

Weber, A. and A.J.L.Clark, Mutations of the ACTH receptor gene are only one cause of familial glucocorticoid deficiency. Hum.Molec.Genet. *3* (1994) 585–588.

Zanaria, E., F.Muscate III, B.Bardoni, T.M.Strom et al., An unusual member of the nuclear hormone receptor superfamily responsible for X-linked adrenal hypoplasia congenita. Nature *372* (1994) 635–641.

OMIM 103230, 202200, 300200

Nemaline Myopathie,
Stäbchenkörper-Myopathie

Genetisch heterogene Gruppe angeborener, im Kindes- oder im frühem Erwachsenenalter manifester Muskelerkrankungen, denen gemeinsam elektronendichte stabförmige eosinophile Sarcomer-Einschlüsse (Rods) sind.

Der Basis-Defekt betrifft das Actinin der Z-Banden, das Troponin-1, das Nebulin (Myofibrillen-Protein) oder das α-Tropomyosin. Namensgebend sind α-Actin-2-, Troponin-, Nebulin- und Tropomyosin-haltige stäbchenförmige Einschlüsse (nemaline rods) im Skelettmuskel. Es besteht eine Imbalance der Fasertypen mit Hypotrophie der Faser-1- und Hypertrophie der Faser-2-Typen.

Krankheitswert

Schwere angeborene, intermediäre angeborene, milde infantile bis juvenile und Erwachsenenformen. Stationäre oder langsam progrediente Muskelschwäche, kann bis ins Erwachsenenalter unauffällig bestehen oder nur als ▶ Kardiomyopathie imponieren mit Gefahr plötzlichen Herztodes. Tremor, Kontrakturen. Schwere Form bereits im frühen Kindesalter letal infolge Insuffizienz der Atemmuskulatur.

Therapiemöglichkeiten

Physiotherapie mit Konzentration vor allem auf Hypoxie und Ateminsuffizienz. Gefahr lebensbedrohlicher Hyperthermie bei Anästhesie!

Häufigkeit und Vorkommen

Wahrscheinlich nicht immer erkannt. Sippen mit Merkmalsträgern in mehreren Generationen und Geschwisterfälle (vor allem aus Finnland und den USA) publiziert. Troponin-1-Typ in einem religiösen Isolat (Amish) in den USA Inzidenz 1:500. Gynäkotropie.

Genetik

Gemeinsames Vorkommen mit der ▶ *Central core disease* spricht für Allelie bzw. Identität. Siehe auch ▶ *Multicore Myopathie*. Heterogen. Autosomal dominanter Erbgang: NEM1, Genorte: 1q42 (*NEM1* = *ACTA1*, α-Actin), Allelie mit der angeborenen Myopathie mit Myofilamentüberschuss, Actinopathien; 1q22-q23 (*TPM3*, α-Tropomyosin); oder rezessiver Erbgang: NEM2, Genorte: 19p13.4 (*TNNT1*, α-Troponin-T1 und *TPM4*, Tropomyosin 4), schwerer, angeborener Amish-Typ; 2q21.2-22 (*NEB*, Nebulin, OMIM 161056). Relationen des Genortes oder des Vererbungstyps zur Schwere der Erkrankungen lassen sich nicht immer erkennen.

Familienberatung

Histologisch nachweisbar anhand der typischen fibrillären Ablagerungen (nemaline rods) der Z-Banden der Muskelfasern. Bei latenten Merkmalsträgern bzw. Heterozygoten lassen sich z.T. ebenfalls diese strukturellen Veränderungen nachweisen. Für die Familienprognose wichtige Feststellung des vorliegenden Erbganges molekulargenetisch oder familienanamnestisch möglich.

Literatur

Corbett, M.A., C.S.Robinson, G.F.Dunglison et al., A mutation in α-tropomyosin $_{slow}$ affects muscle strength, maturation and hypertrophy in a mouse model for nemaline myopathy. Hum.Molec.Genet. *10* (2001) 317–328.

Ilkovski, B., S.T.Cooper, K.Nowak et al., Nemaline myopathy caused by mutations in the muscle α-skeletal-actin gene. Am.J.Hum.Genet. *68* (2001) 1333–1343.

Johnston, J.J., R.I.Kelley, T.O.Crawford et al., A novel nemaline myopathy in the Amish caused by a mutation in Troponin T1. Am.J.Hum.Genet. *67* (2000) 814–821.

Laing, N.G., B.T.Majda, P.A.Akkari et al., Assignment of a gene (*NEMI*) for autosomal dominant nemaline myopathy to chromosome 1. Am.J.Hum.Genet. *50* (1992) 576–583.

Nowak, K.J., D.Wattanasirichaigoon, H.H.Goebel et al., Mutations in the skeletal muscle α-actin gene in patients with actin myopathy and nemaline myopathy. Nature Genet. *23* (1999) 208–211.

Nroth, K.N., N.G.Laing, C.Wallgren-Pettersson et al., ENMC Internat.Consort.Nem.Myopath., Nemaline myopathy: current concepts. J.Med.Genet. *34* (1997) 705–713.

Pelin, K., M.Ridanpää, K.Donner et al., Refined localisation of the genes for nebulin and titin on chromosome 2q allows the assignment of nebulin as a candidate gene for autosomal recessive nemaline myopathy. Eur.J.Hum.Genet. *5* (1997) 229–234.

OMIM 102610, 161800, 191010, 256030

Neoplasie, multiple endokrine
▶ Adenomatose, endokrine familiäre

Neoplasmen
▶ Krebs

Nephritis, familiäre
▶ ALPORT-Syndrom;
▶ Glomerulopathie mit Fibronektinspeicherung

Nephroblastom
▶ WILMS-Tumor

Nephroblastomatose
▶ PERLMAN-Syndrom

Nephrolithiasis
▶ Nierensteine

Nephronophthise juvenile,
Nephronophthise FANCONI

Genetisch bedingte Nephropathie auf der Grundlage einer Genmutation.

Der Basisdefekt besteht im Fehlen oder der Veränderung eines Proteins (Nephrozystin) mit einer SH3-Domäne (Typ I) in der tubulären Basalmembran. Es kommt zur tubulointerstitiellen Nephropathie mit Verdickung der Basalmembran, Disruption, Lymphozyteninfiltration und corticomedullären Zystenbildung und dadurch zur chronischen Tubulusatrophie mit gestörter Rückresorption in den proximalen Tubuli, woraus sich die klinische Symptomatik erklärt. Der Basisdefekt beim DENT-Syndrom besteht in einem Funktionsverlust des Chloridionenkanals-5 (*CLCN5*) in den proximalen Tubuli und Sammelkanälchen.

Krankheitswert
Erstmanifestation klinischer Symptome in Form von Gedeihstörung, progredienter Nierenfunktionseinschränkung, Anämie, renalem Salzverlust, Polydipsie, Polyurie, Enuresis und Hypertonie häufig im 1. Lebensjahrzehnt. Nieren verkleinert und narbig verändert mit lymphozyten- und plasmazellreichem Interstitium und bei ca. 76% der Patienten bis zu 5 mm große Zysten in Nierenmark und kortikomedullärem Übergang. Hypophosphatämische Osteomalazie und Rachitis. Azidose. Tod innerhalb der ersten beiden Lebensjahrzehnte. Infantiler Typ II mit Mikrozysten, Lebenserwartung sehr gering. Außerhalb Europas spätmanifeste medulläre Zystennieren (Medullary cystic disease) mit weitgehend gleicher Symptomatik, und einem durchschnittlichen Erkrankungsbeginn von ca. 30 Jahren. Zusätzlich Hyperkalziurie, Nierensteine und Nephrokalzinose, Verbiegung der langen Röhrenknochen: DENT-Syndrom.

Therapiemöglichkeiten
Lediglich konservative Therapie bekannt: Korrektur von Exsikkose, Salzverlust und Azidose. Später auch Behandlung von Anämie und Knochensymptomatik sowie Hämodialyse und Nierentransplantation.

Häufigkeit und Vorkommen
Seit Erstbeschreibung 1951 ca. 300 sporadische und Geschwisterfälle publiziert. 5–10% der

Nephronophthise juvenile

chronisch nierenkranken Kinder leiden an der juvenilen Nephronophthise. 2/3 der Fälle gehören dem Typ I an. Häufigkeit wahrscheinlich unter 1:100.000. Medullary cystic disease in Europa praktisch nicht bekannt. Merkmalsträger in aufeinanderfolgenden Generationen. Über 20 sporadische und familiäre Fälle mit DENT-Syndrom beschrieben.

Genetik

Autosomal rezessiver Erbgang: Juvenile Nephronophthise, Genorte: Juveniler Typ I 2q13 (*NPHP1*, Nephrozystin, Deletionen teilweise unter Einbeziehung weiterer Gene wie *MALL* (Maturationsassoziiertes Protein der T-Lymphozyten - like) und Punktmutationen, Compound-Heterozygote (OMIM 256100). Infantiler Typ II 9q22-31 (*NPHP2*), Basisdefekt unbekannt (OMIM 602088). Keine Allelie mit SENIOR-LOKEN-Syndrom (▶ *Renal-Retinale Degeneration*) und mit N. mit okulomotorischer Apraxie. Jugendlicher Typ III 3q21-22 (*NPHP3*, OMIM 604387), Allelie mit SENIOR-LOKEN-Syndrom II? Typ IV 1p36 *NPHP4*, Nephroretinin (OMIM 607215. Autosomal dominanter Erbgang: Spätmanifeste Formen, medulläre Zytennieren (▶ *Markschwammniere*), Markzystenerkrankung (Nephrophthisis-Zystennieren-Komplex), Genorte: 1q21; 15q15.3, s.a. ▶ *Nephropathie, juvenile hyperuricämische familiäre*. Beim DENT-Syndrom keine Vater-Sohn-Vererbung bekannt, schwerere Symptomatik im männlichen Geschlecht: X-chromosomaler Erbgang, Deletion in Xp11.22 (*CLCN5*, Chloridionenkanal, OMIM 310468), Allelie mit X-chromosomal rezessiver ▶ *Hypophosphatämie* (Typ II), X-chromosmal rezessiver Nephrolitiasis, einer Form der Proteinurie in Japan und mit ▶ *normokalzäми-schen Hyperkalziurie*. Von wenigen sporadischen und Geschwisterfällen aus Verwandtenehen beschriebene Kombination von angeborener, schnell zum Tode führender N. mit Arthrogryposis multiplex congenita und Cholestase (Ikterus) autosomal rezessiv bedingt (OMIM 208085); ebenso eine letale Kombination von tubulärer Dysgenesie mit Hypoplasie der Schädelknochen.

Familienberatung

Diagnostik anhand von Proteinurie, Aminoazidurie und z.T. Glykosurie sowie der Histologie. Differentialdiagnose zur ▶ *Renal-Retinalen Degeneration* und zu anderen Syndromen mit vorwiegend renaler Symptomatik notwendig. Die Abgrenzung zu wahrscheinlich mehreren eigenständigen autosomal rezessiv bedingten renoretinalen Dysplasie-Syndromen (Allelie, SENIOR-LOKEN-Syndrom) ist meistens noch unklar. Von einer intrafamiliären relativen Konstanz der Merkmalsausprägung kann ausgegangen werden. Heterozygote eventuell an einem verminderten Harnkonzentrierungsvermögen erkennbar. Bei einem Teil der Fälle (vor allem Typ II) infantile Zystennieren, wobei N. mit und ohne Zystennieren innerhalb einer Geschwisterschaft auftreten kann (alters- und verlaufsabhängig?). Bei späterem Beginn (3. Lebensjahrzehnt) sollten autosomal dominanter Erbgang in Betracht gezogen und eine nephrologische Untersuchung von weiteren Familienmitgliedern durchgeführt werden (Existenz sporadischer Fälle zweifelhaft). Ein geschlechtsgebundener Erbgang ist außer beim DENT-Syndrom extrem selten, wenn nicht fraglich.

Literatur

Christodoulou, K., M.Tsingis, C.Stavrou et al., Chromosome 1 localization of a gene for autosomal dominant medullary cystic kidney disease (ADMCKD). Hum.Mol.Genet. *7* (1998) 905–911.

Haider, N.B., R.Carmi, H.Shalev et al., A Bedouin kindred with infantile nephrophthisis demonstrates linkage to chromosome 9 by homozygosity mapping. Am.J.Hum.Genet. *63* (1998) 1404–1410.

Hildebrandt, F., R.Waldherr, R.Kutt and M.Brandis, The nephronophthisis complex: Clinical and genetic aspects. Clin.Invest. *70* (1992) 802–808.

Hildebrandt, F., E.Otto, C.Rensing et al., A novel gene encoding an SH3 domain protein is mutated in nephronophthisis type 1. Nature Genet. *17* (1997) 149–153

Horslen, S.P., O.W.J.Quarrell and M.S.Tanner, Liver histology in the arthrogryposis multiplex congenita, renal dysfunction, and cholestasis (ARC) syndrome: Report of three new cases and review. J.Med.Genet. *31* (1994) 62–64.

Konrad, M., S.Saunier, L.Heidet et al., Large homozygous deletion of the 2q13 region are a major cause of juvenile nephronophthisis. Hum.Molec.Genet. *5* (1996) 367–371.

Lichter-Konecki, U., K.W.Broman, E.B.Blau et al., Genetic and psysical mapping of the locus for autosomal dominant renal FANCONI syndrome, on chromosome 15q15.3. Am.J.Hum.Genet. *68* (2001) 264–268.

Nothwang, H.G., M.Stubanus, J.Adolphs et al., Construction of a gene map of the nephronophthisis type 1 (*NPHP1*) region on human chromosome 2q12-q13. Genomics *47* (1998) 276-285.

Omran, H., C.Fernandez, M.Jung et al., Identification of a new gene locus for adolescent nephrolithiasis, on chromosome 3q22 in a large Venezualan pedigree. Am.J.Hum.Genet. *66* (2000) 118-127.

Parvari, R., A.Shnaider, A.Basok et al., Clinical and genetic characterization of an autosomal dominant Nephropathy. Am.J.Med.Genet. *99* (2001) 204-209.

Pook, M.A., O.Wrong, C.Wooding et al., DENT's disease, a renal FANCONI syndrome with nephrocalcinosis and kidney stones, is associated with a microdeletion involving DXS255 and maps to Xp11.22. Hum.Molec.Genet. *2* (1993) 2129-2134.

Schuermann, M.J., E.Otto, A.Becker et al., Mapping of gene loci for nephronophthisis type 4 and SENIOR-LOKEN syndrome, to chromosome 1p36. Am.J. Hum.Genet. *70* (2002) 1240-1246.

Tanaka, K., S.E.Fisher and I.W.Craig, Characterization of novel promotor and enhancer elements of the mouse homoloque of the DENT disease gene (*CLCN5*, implicated in X-linked hereditary nephrolithiasis. Genomics *58* (1999) 281-292.

OMIM 134600, 208085, 256100, 310468, 602088

Nephropathie, autosomal dominante, adulte
▶ Nephronophthise, juvenile

Nephropathie, juvenile hyperuricämische familiäre

Genetisch bedingte Tubulopathie auf der Grundlage einer Genmutation.
Es besteht eine Hyperurikämie mit Gicht-Arthritis und progredienter tubulärer Nephropathie, Basisdefekt und Pathogenese sind unklar.

Krankheitswert
Erstmanifestation klinischer Erscheinungen im späten Kindesalter. Progrediente Niereninsuffizienz. Ohne Therapie nach wenigen Jahren dialysepflichtig, Lebenserwartung herabgesetzt. Die Hyperurikämie und Gichtsymptomatik können jedoch auch ohne Nephropathie lebenslang bestehen.

Therapiemöglichkeiten
Allopurinol kann den Verlauf positiv beeinflussen, bereits bestehende Schäden sind aber irreversibel. Nierendialyse.

Häufigkeit und Vorkommen
Weltweit verbreitet, mehr als 50 Sippen mit Merkmalsträgern in mehreren Generation bekannt.

Genetik
Erbgang autosomal dominant. Genort 16p11.2.

Familienberatung
Diagnose und Differentialdiagnose zu anderen juvenilen Nephropathien anhand der Hyperuricämie und verminderten Uratausscheidung und ultrasonographisch der Nephrophthise, z.T. Uratablagerungen. Früherkennung und präsymptomatische Diagnostik bei erscheinungsfreien Geschwistern und anderen Verwandten eines Merkmalsträgers in Hinblick auf die Therapiemöglichkeiten wichtig.

Literatur
Moro, F., C.S.Ogg, H.A.Simmonds et al., Familial juvenile gouty nephropathy with renal urate hyperexcretion preciding renal disease. Clin. Nephrol. *35* (1991) 263-269.

Saeki, A., T.Hosoya, H.Okabe et al., Newly discovered familial juvenile gouty nephropathy in a Japanese family. Nephron *70* (1995) 359-366.

Stiburková, B., J.Majewski, I.Sebesta et al., Familial juvenile hyperuricemic nephropathy: Localization of the gene on chromosome 16p11.2 - and evidence for genetic heterogeneity. Am.J.Hum.Genet. *66* (2000) 1989-1994.

OMIM162000

Nephropathie mit Schwerhörigkeit
▶ ALPORT-Syndrom

Nephropathie
s.a. ▶ Renal-Retinale Degeneration;
▶ Balkan-Nephropathie;

▶ IgA-Nephropathie;
▶ Mukolipidose Typ I;
▶ Glomerulopathie mit Fibronektinspeicherung;
▶ Gonadendysgenesie, partielle;
▶ WILMS-Tumor

Nephrotisches Syndrom, familiäres

Genetisch bedingte Nephropathie wahrscheinlich auf der Grundlage einer Genmutation.
Es besteht eine chronische Glomerulonephritis mit Glomerulosklerose. Basisdefekte betreffen bei Typ I (Finnischer Typ) das Nephrin und beim Kortikoid-resistenten Typ II das Podocin (Membranprotein der Podozyten der Glomeruli). Aus dem dadurch bedingten Versagen der glomerulären Proteinfiltration lassen sich die klinischen Symptome ableiten.

Krankheitswert

Proteinurie, Hypertonie, Ödeme. Unter den Zeichen der Niereninsuffizienz innerhalb weniger Monate oder Jahre zum Tode führend. 2 Typen: 1. Finnischer, mikrozystischer Typ, konnatales nephrotisches Syndrom: Pränatale Manifestation, Frühgeburtlichkeit, Untergewichtigkeit, Tod im frühen Kindesalter. 2. Frühkindlicher Typ, Erstmanifestation im frühen Kindesalter. Überleben bis ins Erwachsenenalter selten. Hypoalbuminämie, Hypercholesterolämie.

Therapiemöglichkeiten

Konnatales nephrotisches Syndrom nicht beeinflussbar. Fälle mit späterer Manifestation teilweise sehr gut auf Kortikoide oder immunsuppressive Therapie (Cyclosporin) ansprechend. Nierentransplantation auch beim kortikoidresistenten Typ erfolgreich.

Häufigkeit und Vorkommen

Vorwiegend sporadische und Geschwisterfälle beschrieben. Androtropie. Etwa 5% aller Nephrosefälle im Kindesalter sind familiär. Häufung des konnatalen nephrotischen Syndroms in Finnland (Inzidenz 1:10.000) bzw. bei amerikanischen Familien finnischer Provenienz (Finnischer Typ).

Genetik

Zwei jeweils autosomal rezessive Typen, die sich im Erstmanifestationsalter, der Schwere, der Verlaufsform bzw. Ansprechbarkeit auf Medikamente und im histologischen Bild unterscheiden. Frühkindlicher Typ möglicherweise wiederum heterogen, wobei ein Teil der Fälle durch intrauterine Infektion bedingt sein kann. Unterschiedliche, jeweils nur für einzelne Geschwisterschaften oder Sippen spezifische Formen des nephrotischen Syndroms mit verschiedenen Begleitsymptomen und histologischen Bildern beruhen wahrscheinlich auf anderen Mutationen. Beispiele: Nephrosklerose; angeborenes nephrotisches Syndrom mit Mikrozephalus von über 20 sporadischen und Geschwisterfällen bekannt, autosomal rezessiv, ▶ *Mikrozephalus* (GALLOWAY-Syndrom, OMIM 226900). Genort des Finnischen Typs 19q13.1 (*NPHS1*, Nephrin, glomeruläres Zelladhäsionsprotein, OMIM 256300), Allelie mit einer autosomal dominanten fokalen segmentalen ▶ *Glomerulosklerose*? des idiopathischen, kortikoidresistenten Typs 1q25-31 (*NPHS2*, Podocin). Differentialdiagnostisch sind im Kindesalter manifest und im Erwachsenenalter dialysepflichtig werdende interstitielle tubuläre Nephritiden, z.T. mit ALPORT-ähnlichen Erscheinungen, zu unterscheiden, die offenbar mitochondrial (nt5656, nt3243) oder durch eine Mutation eines nukleären Gens der Atmungskette (Complex III, *BCS1L*, autosomal rezessiv, neonatal, mit Leberschädigung und Enzephalopathie) bedingt sind. Siehe auch ▶ *Mittelmeerfieber*. Erwachsenenformen einer fokalen segmentalen ▶ *Glomerulosklerose* autosomal dominant, Genorte: 11q21-22 (mit Hypertonie); 19q13 (*ACTN4*).

Familienberatung

Diagnose anhand der massiven, teilweise schon pränatalen Proteinurie und einer vergrößerten Plazenta. Ausschluss des Vorliegens eines exogen bedingten nephrotischen Syndroms, eines angeborenen ▶ *Lupus erythematodes*, eines ▶ *Kohlenhydratmangel-Glykoprotein-Syndroms* oder eines Stoffwechseldefektes mit vorwiegend renaler Symptomatik (▶ *Diabetes insipidus*, ▶ ABDERHALDEN-FANCONI-*Syndrom*, ▶ *Mukolipidose I*) wichtig. Bei rasch progredientem frühkindlichem N. sollte wegen mehrfach beobachteter Assoziation ein ▶ WILMS-*Tumor* (DRASH-Syndrom, Suppressorgen-Mutation in 11p) ausgeschlossen werden. Siehe auch ▶ *juvenile Nephronophthise*.

Nachweis molekulargenetisch oder anhand des Nierenbioptats. Empirisches Risiko für Geschwister eines sporadischen Falles von kindlichem nephrotischen Syndrom 1:16. Von einer intrafamiliären Konstanz des Typs kann ausgegangen werden. Finnischer Typ pränatal anhand einer erhöhten α-Fetoprotein-Konzentration in Fruchtwasser und mütterlichem Blut diagnostizierbar.

Literatur

Boute, N., O.Gribouval, S.Roselli et al., *NPHS2*, encoding the glomerular protein podocin, is mutated in autosomal recessive steroid-resistant nephrotic syndrome. Nature Genet. *24* (2000) 349-356.

Carson,R.W., D.Bedi, T.Cavallo and T.D.DuBose, Familial adult glomerulosclerotic kidney disease. Am.J.Kidney Dis. *9* (1987) 154-165.

Fuchshuber, A., G.Jean, O.Gribouval et al., Mapping a gene (*SRN1*) to chromosome 1q25-q31 in idiopathic nephrotic syndrome confirms a distinct entity of autosomal recessive nephrosis. Hum.Molec.Genet. *4* (1995) 2155-2158.

Garty, B.Z., B.Eisenstein, J.Sandbank et al., Microcephaly and congenital nephrotic syndrome owing to diffuse mesangial sclerosis: an autosomal recessive syndrome. J.Med.Genet. *31* (1994) 121-125.

Glastre, C., P.Cochat, R.Bouvier et al., Familial infantile nephrotic syndrome with ocular abnormalities. Pediatr. Nephrol. *4* (1990) 340-342.

Kestilä, M., U.Lenkkeri, M.Männikkö et al., Positional cloned gene for a novel glomerular protein - nephrin - is mutated in congenital nephrotic syndrome. Molec.Cell. *1* (1998) 575-582.

Liu, L., S.Cotta Doné, J.Khoshnoodi et al., Defective nephrin trafficing caused by missense mutations in the *NPHS1* gene: insight into the mechanisms of congenital nephrotic syndrome. Hum.Molec.Genet. *10* (2001) 2637-2644.

Lonlay, P.de, I.Valnot, A.Barrientos et al., A mutant mitochondrial respiratory chain assembly protein causes complex III deficiency in patients with tubulopathy, encephalopathy and liver failure. Nature Genet. *29* (2001) 57-61

Koziell, A., V.Grech, S.Hussain et al., Genotype/phenotype correlations of *NPHS1* and *NPHS2* mutations in nephrotic syndrome advocate a functional inter-relationship in glomerular filtration. Hum. Molec.Genet. *11* (2002) 379-388.

Massengill, S.F., G.A.Richard and W.H.Donnelly, Infantile systemic lupus erythematosus with onset simulating congenital nephrotic syndrome. J.Pediatr. *24* (1994) 27-31.

Mathis, B.J., S.H.Kim, K.Calabresse et al., A locus for inherited focal segmental glomerulosclerosis maps to chromosome 19q13. Kidney Int. *53* (1998) 282-286.

Schumacher, V., K.Scharrer, E.Wuhl et al., Spectrum of early onset nephrotic syndrome associated with WT1 missense mutationen. Kidney Int. *53* (1998) 1594-1600.

Seppala, M., J.Rapola, P.Huttunen et al., Congenital nephrotic syndrome: prenatal diagnosis and genetic counselling by estimation of amniotic-fluid and maternal serum α-fetoprotein. Lancet 1976/II 123-124.

Vries, B.B.A.de, W.G.van´t Hoff, R.A.H.Surtes and R.M.Winter, Diagnostic dilemmas in four infants with nephrotic syndrome, microcephaly and severe developmental delay. Clin.Dysmorphol. *10* (2001) 115-121.

Zsurka, G., J.Ormos, B.Iványi et al., Mitochondrial mutation as a probable causative factor in familial progressive tubulointerstitial nephritis. Hum.Genet. *99* (1997) 484-487.

OMIM 256300, 256350, 256370, 600995, 602716, 603278, 603965

NETHERTON-Syndrom,
Ichthyosis linearis circumflexa, psoriasiforme Ichthyose (bearbeitet von Voss, Leinefelde, und Salamon †, Sarajewo)

Genodermatose auf der Grundlage einer Genmutation.

Der Basisdefekt betrifft einen Leukozyten-Serin-Protease-Inhibitor von Thymus, Haut und Schleimhäuten und damit die Proteinase-vermittelte, IgE-abhängige Reaktion auf Allergene (Proteine), woraus sich die Atopie-Symptomatik erklärt.

Krankheitswert

Erstmanifestation klinischer Erscheinungen im 1. Lebensjahr mit diffusen oder fleckförmigen Rötungen, in landkartenartige, ichthyotische Hyperkeratosen wechselnder Konfiguration (Ichthyosis linearis circumflexa) übergehend. Pruritus, Haarwachstumsstörungen: Diffuse Alopezie, Trichorrhexis invaginata (Bambushaare), spärliche Augenbrauen und Wimpern. In 50% der Fälle Atopien, Ekzem, Urtikaria,

Bronchialasthma, seltener angioneurotische Ödeme.

Therapiemöglichkeiten
PUVA-Behandlung, aromatische Retinoide (intern, Gefahr der Verschlechterung der Hauterscheinungen) und Glukokortikoide (extern) mit unbefriedigendem Erfolg.

Häufigkeit und Vorkommen
Seit Erstbeschreibung 1958 über 50 Einzel- und Geschwisterfälle z. T. bei Konsanguinität der Eltern gesichert. Gynäkotropie (Haarveränderungen auffälliger?).

Genetik
Autosomal rezessiver Erbgang. Genort 5q31 (*SPINK5*, Serin-Protease-Inhibitor Kazal 5).

Familienberatung
Differentialdiagnose zur ▶ *Ichthyosis congenita*, zu Mykosen und zur Dermatitis herpetiformis wichtig. Je nachdem, ob die Hauterscheinungen oder die Haarsymptomatik im Vordergrund steht, mit Ichthyosis linearis circumflexa oder NETHERTON-Syndrom bezeichnet, zusammenfassend: psoriasiforme Ichthyose. Bei Verwandten von Merkmalsträgern kommen gehäuft Atopien vor (Heterozygotie?).

Literatur
Chavanas, S., C.Bodemer, A.Rochat et al., Mutations in *SPINK5*, encoding a serine protease inhibitor, cause NETHERTON syndrome. Nature Genet. 25 (2000) 141–142.
Greene, S.L. and S.A.Muller, NETHERTON's syndrome. Report of a case and review of the literature. J.Am. Acad.Derm. 13 (1985) Suppl. II 329–337.
Kassis,V., J.M.Nielsen, H.Klem-Thomsen et al., Familial NETHERTON's disease. Cutis 38 (1986) 175–178.
Song, K.H., K.H.Kim and G.Y. Joh, Ichthyosis linearis circumflexa. Ann.Dermatol. 8 (1996) 51–56.
Walley, A.J., S.Chavanas, M.F.Moffatt et al., Gene polymorphism in NETHERTON an common atopic disease. Nature Genet. 29 (2001) 175–178.

OMIM 256500, 605010

NETTLESHIP-Syndrom
▶ Urticaria pigmentosa

NETTLESHIP-FALLS-Albinismus
▶ Albinismus oculi

Netzhautablösung, erbliche
▶ Retinaablösung, primäre

NEUHÄUSER-Syndrom
▶ Megalocornea

NEU-LAXOVA-Syndrom,
Lissenzephalie III

Genetisch bedingtes Fehlbildungssyndrom auf der Grundlage einer Genmutation.
Basisdefekt und Pathogenese (Fett- oder Eisenstoffwechselstörung?) sind unklar.

Krankheitswert
Schwere pränatal beginnende lissenzephale Hypoplasie von Hirn und Lungen. Corpus-callosum-Agenesie. Mikrozephalus, fliehende Stirn, Exophthalmus, Gaumenspalte, Mikroretrogenie. Primordialer Kleinwuchs. Ödeme, vor allem im Kopfbereich, dadurch Lidschluss nicht möglich. Kamptodaktylie und andere Flexionskontrakturen im Sinne einer Arthrogrypose. Rocker-bottom-Füße. Syndaktylien. Auffällig kurzer Hals. Hypogenitalismus. Ichthyotische Hauterscheinungen. Totgeborene oder nur kurze Zeit lebensfähige Neugeborene. Kurze Nabelschnur. Atypische Form mit abweichenden Skelettfehlbildungen beschrieben: Cerebro-Osseo-Digitales Syndrom.

Therapiemöglichkeiten
Unbekannt.

Häufigkeit und Vorkommen
Seit Erstbeschreibung 1971 mehr als 30 Geschwister- und sporadische Fälle publiziert.

Genetik
Autosomal rezessiver Erbgang.

Familienberatung

Differentialdiagnose zum prognostisch quoad vitam günstigeren ▶ *Cerebro-Okulo-Fazio-Skeletalen Syndrom* aufgrund der Hauterscheinungen, der Ödeme und des kurzen Halses sowie zum ▶ *Cerebro-Facio-Cardialen Syndrom* notwendig. Pränatale Diagnostik ultrasonografisch anhand der schweren Wachstumsretardation, des Mikrozephalus sowie der Ödeme und Bewegungsarmut möglich.

Literatur

Attia-Sobol, J., F.Encha-Razavi, M.Hermier et al., Lissencephaly type III, stippled epiphyses and loose, thick skin: A new recessively inherited syndrome. Am.J.Med-Genet. *99* (2001) 14–20.

Elliott, A.M., M.Gonzales, J.-C.Hoeffel et al., Cerebro-osseous-digital syndrome: Four new cases of a lethal skeletal dysplasia - distinct from Neu-Laxova syndrome. Am.J.Med.Genet. *109* (2002) 139–148.

Fitch, N., L.Resch and L.Rochon, The Neu-Laxova syndrome: comments on syndrome identification. Am.J.Med.Genet. *15* (1983) 515–518.

Seemanova, E. and R.Rudolf, Neu-Laxova syndrome. Am.J.Med. Genet. *20* (1985) 13–15.

Shapiro, I., Z.Borochowitz, S.Degani, H.Dar, I.Ibschitz and M.Sharf, Neu-Laxova syndrome: prental ultrasonographic diagnosis, clinical and pathological studies, and new manifestations. Am.J.Med.Genet. *43* (1992) 602–603.

OMIM 256520, 601160

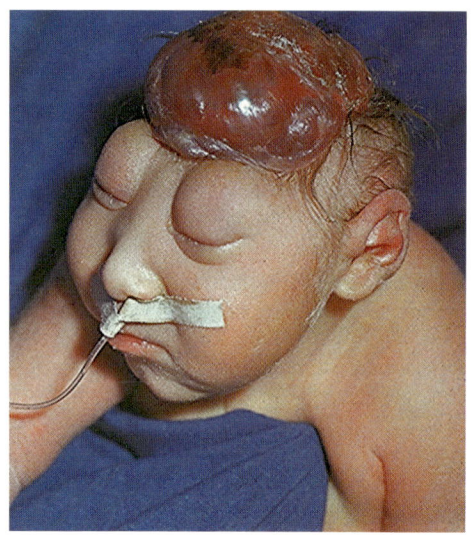

Neuralrohrdefekte. Anenzephalus.

Neuralrohrdefekte,
Anenzephalus, Spina bifida
(bearbeitet von Tinschert, Berlin)

Anenzephalus und/oder Spina bifida aperta unklarer Ätiologie.

Die Defekte entstehen in der 3. bis 4. Embryonalwoche durch unvollständigen Schluss des Neuralrohres. Die Fehlbildungen von Gehirn, Rückenmark und der sie umgebenden Bindegewebe lassen sich davon ableiten. Ein gemeinsamer Basisdefekt ist unbekannt. Beteiligt sind nach noch nicht sicheren Untersuchungsergebnissen in einem heterogenen System der Homocystein-Stoffwechsel mit den Genen für die Methionin-Synthase, Cystathionin-β-Synthase sowie die folatabhängige 5,10-Methylentetrahy-

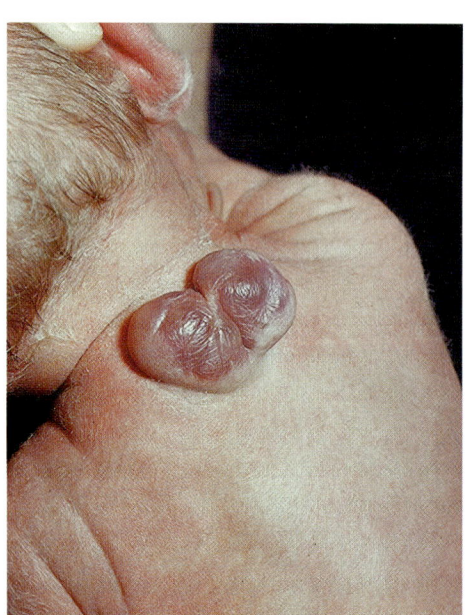

Neuralrohrdefekte. Zervikale Meningozele.

drofolat-Reduktase und entsprechende Rezeptoren (▶ *Folatstoffwechselstörungen*), deren Defekt durch Folsäure kompensierbar ist sowie andere Faktoren (Proteinkinase C – MARCKS-Protein – in Analogie zur Maus T-Protein u.a.). Kraniale Schlussstörungen des Neuralrohres führen zu Anenzephalus, Enzephalozele und kranialer Meningozele. Kaudale Läsionen werden als Spina bifida aperta zusammengefasst, wobei diese Bezeichnung im erweiterten Sinn auch für Enzephalozelen und kraniale Meningozelen gebraucht wird.

Krankheitswert
Anenzephalus: Fehlen großer Teile des Vorderhirns. In der Mehrzahl Totgeborene, bei Lebendgeborenen nur kurze Überlebensdauer. Neurologisch ähnlich jedoch mit intaktem mikrozephalem Schädel ist die Aprosencephalie (atelenzephale Mikrozephalie).

Spina bifida: Spaltbildung der Wirbelsäule (und des Schädels). Das Nervengewebe ist entweder bloßgelegt (Rhachischisis oder Myelozele) oder herniiert (Meningomyelozele, Enzephalozele) mit Ausnahme der Meningozele. Geschlossene Spina bifida aperta bei häutiger Deckung (20–25% der Fälle) oder offene Spina bifida aperta bei freiliegendem bzw. nur mit dünner Membran bedecktem Nervengewebe. Unterschiedliche Schweregrade in Abhängigkeit von Lokalisationshöhe, Ausdehnung und Art des Defekts. Relativ gute Prognose bezüglich körperlicher und geistiger Normalität nach chirurgischer Versorgung bei Meningozele. Deutlich bessere Prognose der geschlossenen gegenüber den offenen Läsionen. Totgeburtenrate bei offener Spina bifida aperta etwa 15%. Trotz gestiegener Überlebenschancen durch verfeinerte Operationstechniken und Antibiotikaeinsatz erreichen nur 60% der Betroffenen das 2. Lebensjahr, meist schwere Behinderungen. Abhängig von der Beteiligung des Rückenmarkes motorische und sensible Ausfälle kaudal des Defektes: Myoplegien und -paralysen, Sensibilitätsstörungen, Inkontinenz von Blase und Mastdarm. Als Begleitfehlbildungen kommen vor: Hydrozephalus (meist bei ARNOLD-CHIARI-Komplex) in 80–90% der Fälle, Klumpfüße, Kniekontrakturen, Hüftluxationen. In 30% der Fälle Intelligenzminderung. Herabgesetzte effektive Fruchtbarkeit. Gehäuft bei Kindern mit Chromosomenaberrationen.

Therapiemöglichkeiten
Durch verbesserten Infektionsschutz Überlebensraten gestiegen. Symptomatische orthopädische und andere rehabilitative Maßnahmen mit unterschiedlichem Erfolg. Chirurgische Korrekturen nur bei bestimmten Formen der Sp.b. aperta erfolgreich. Orthopädische Behandlung und Infektionsschutz sowie Dispensaire-Betreuung nötig. Prophylaxe durch prä- und postkonzeptionelle Folsäure- oder Multivitaminpräparatgaben an die Schwangere bei erhöhtem Risiko z.T. erfolgreich.

Häufigkeit und Vorkommen
Inzidenz geografisch unterschiedlich, Nord-Irland (Belfast) 10, Südwales 8, London 3, Frankreich 1, Mitteleuropa 1–2 auf 1000 Neugeborene. Verhältnis Anenzephalus zu Spina bifida aperta 1:1. Ethnische Unterschiede, in den USA regionale Inzidenzen bei Weißen 0,2–8,0 pro 1000, bei Schwarzen 0,3 pro 1000. Niedrige Inzidenz bei Juden. Gynäkotropie. Überwiegend sporadisch (90–95%). Konkordanz eineiiger Zwillinge 11%, zweieiiger 3%. Familiärcs Vorkommen in mehreren Generationen und in Geschwisterschaften bekannt. Nicht zu den Neuralrohrdefekten in diesem Sinne wird die Spina bifida occulta gerechnet: Frequenz bei Kindern über 75%, bei Erwachsenen 10–25% (normale Variation des 5. Lumbal- und 1. Sakralwirbels).

Genetik
Beteiligung genetischer Faktoren unklar, vermutet werden Mutationen oder Polymorphismen, meist in Analogie zu Befunden bei der Maus, Genorte: 2q35 (*PAX3*); 6p24-p23 (*JMJ*, Neuralrohrdefekt-verursachendes Gen *Jmj* bei Mäusen); 7p22 (*PDGFRA*); 1q22-23 (*LP*, *lp* der Maus). Wahrscheinlich vorwiegend genetische Disposition unter Beteiligung anderer Faktoren (Vitamin-Mangel?, Feto-Fetale-Störungen bei ursprünglich Zwillingsschwangerschaften?, Knorpel-Proteine?, Folat- bzw. Homozystein-Stoffwechselstörungen). In einzelnen Sippen spricht jedoch die Art des familiären Auftretens unterschiedlich für autosomal rezessiven, dominanten oder X-chromosomalen Erbgang. Diskordanz bei eineiigen Zwillingen sowie eine niedrige Konsanguinitätsrate der Eltern widersprechen allerdings generell einem einfach autosomal rezessivem Erbgang. Für Aprosenzephalie gibt es Hinweise für eine chromosomale (Chromosom 13, Aprosenzephalie und periphere Extremitätendefekte ▶ *XK-Aprosenzephalie*) oder eine autosomal rezessive Ursache. Hydranenzephalus mit Ersatz der Hemisphären durch Liquor und schwerer frühfetaler Arthrogrypose-Sequenz hat eine andere Pathogenese und ist

jedenfalls bei einem Teil der Fälle (Typ FOWLER) autosomal rezessiv bedingt.

Familienberatung

Ausschluss monogener und durch Chromosomenaberration bedingter komplexer Syndrome mit N. notwendig. Das empirische Wiederholungsrisiko in Geschwisterschaften sinkt generell mit der Inzidenz in der Population. In Mitteleuropa 2–3%, wenn ein Merkmalsträger in der Familie existiert, bei weiteren Merkmalsträgern Erhöhung des Risikos. Das empirische Risiko steigt auch mit Spontanaborten der Mutter und vermindert sich mit der Anzahl der Normalgeburten. Pränatales Screening auf offene N. durch Bestimmung der α-Fetoproteinkonzentration im mütterlichen Serum während der 16.–18. SSW. Bei erhöhten Werten AFP- und Acetyl-Cholinesterase-Bestimmung im Fruchtwasser. Häutig gedeckte Defekte (5–10% der Fälle) nicht auf diese Weise erfassbar. Vereinzelt kommt auch eine autosomal dominante lebenslange Persistenz des α-Fetoproteins ohne Neuralrohrfehlbildungen vor (▶ *α-Fetoprotein, persistierendes*), die pränatal differentialdiagnostisch zu beachten ist. Bei Risikoschwangerschaften gezielte Ultraschall-Diagnostik und α-Fetoprotein-Bestimmung möglich.

Literatur

Bergé-Lefranc, J-l., P.Jay, A.Massacrier et al., Characterization of the human jumonji gene. Hum.Molec. Genet. *5* (1996) 1637–1641.

Chen, J., S.Chang, S.A.Duncan et al., Disruption of the Mac MARCKS gene prevents cranial neural tube closure and results in anencephaly. Proc.Natl. Acad.Sci.USA *93* (1996) 6275–6279.

Eskes, T.K.A.B. and R.P.M.Steegers-Theunissen, Primary prevention of neural-tube defects with folic acid. Eur.J.Obstet.Gynecol.Reprod.Biol. *53* (1994) 147–152.

Florell, S.R., J.J.Townsend, E.C.Klatt et al., Aprosencephaly and cerebellar dysgenesis in sibs. Am.J. Med.Genet. *63* (1996) 542–548.

Goldbloom, R., R.N.Battista, G.Anderson et al., Periodic health examination, 1994 update: 3. Primary and secondary prevention of neural tube defects. Can.Med.Assoc.J.*151* (1994) 159–166.

Hol, F.A., N.M.J.van der Put, M.P.A Geurds et al., Molecular genetic analysis of the gene encoding the trifunctional enzyme MTHFD (methylentetrahydrofolate-dehydrogenase, methenylentetrahydrofolate-cyclohydrolase, formyltetrahydrofolate synthetase) in patients with neural tube defects. Clin.Genet. *53* (1998) 119–125

Holmes-Siedle, M., R.H.Lindebaum and A.Galliard, Recurrence of neural tube defect in a group of at risk women: a 10 year study of Pregnavite Forte F. J.Med.Genet. *29* (1992) 134–135.

Koch, M.C., K.Stegmann, A.Ziegler et al., Evaluation of the MTHFR gene locus in a German spina bifida population. Eur.J.Pediatr. *157* (1998) 487–492.

Körner, H., L.Rodriguez, J.L.Fernandez Yero et al, Maternal serum a-fetoprotein screening for neural tube defects and other disorders using an ultramicro-ELISA. Hum. Genet. *73* (1986) 60–63.

Mornet, E., F.Müller, A.Lenvois-Furet et al., Screening of the C677T mutation on the methylenetetrahydrofolate reductase gene in French patients with neural tube defects. Hum Genet. *100* (1997) 512–514.

Motulsky, A.G., Nutritional ecogenetics: Homocysteine-related arteriosclerotic vascular disease, neural tube defects, and folic acid. Am.J.Hum.Genet. *58* (1996) 17–20.

Ou, C.Y., R.E.Stevenson, V.K.Brown et al., 5,10 methylenetetrahydrofolate reductace. Genetic polymorphism as a risk factor for neural tube defects. Am.J.Med.Genet. *63* (1996) 610–614.

Put, van der N.M.J., F.Gabrieels et al., A second common mutation in the methylenetetrahydrofolate reductase gene: An additional risk factor for neural-tube defect? Am.J.Hum.Genet. *62* (1998) 1044–1052.

Rietberg, C.C.T. and D.Lindhout, Adult patients with spina bifida cystica: Genetic counselling, pregnancy and delivery. Eur.J.Obstet.Gynecol.Reprod.Biol. *52* (1993) 63-70.

Shaffer,L.G., M.Marazita, J.Bodurtha et al., Evidence for a major gene in familial anencephaly. Am.J. Med.Genet. *36* (1990) 97–101.

Steinhaus, K.A., R.Bernstein and M.E.Bocian, Importance of accurate diagnosis in counselling for neural tube defects diagnosed prenatally. Clin.Genet. *39* (1991) 355–361.

Wald, N.J., A.K.Hackshaw, R.Stone and N.A.Sourial, Blood folic acid and vitamin B12 in relation to neural tube defects. Br.J.Obstet.Gynaecol. *103* (1996) 319–324.

OMIM 182940, 206500, 301410

Neuraminidase-Mangel
▶ Mukolipidose

Neuritis, hypertrophische progressive
▶ Neuropathie, hypertrophische progressive, Typ DÉJÉRINE-SOTTAS

Neuritis, rezidivierende, des Plexus brachialis,
Mononeuritis multiplex der oberen Extremitäten, Brachialplexus-Neuropathie, familiäre neuralgische Amyotrophie (HNA)

Genetisch bedingte Neuritis auf der Grundlage einer Genmutation.
Der Basisdefekt (Defekt der SCHWANNschen Zellen?, Neigung zu hyperergen Reaktionen?) ist unbekannt.

Krankheitswert
Erstmanifestation meistens im Kindesalter. Episodisch auftretende schmerzhafte Neuritis vorwiegend des Plexus brachialis mit Sensibilitätsverlust und regionaler Muskelschwäche und -atrophie, z.T. ausgelöst durch Infektionen oder Schwangerschaft. Beginn meist einseitig mit starken Schmerzen der Schultermuskulatur. Untere Extremitäten und Gesichtsnerven nur in schweren Fällen mitbetroffen. Komplikationen durch Beteiligung des autonomen Systems und des N. laryngeus mit Heiserkeit und Schluckbeschwerden. Zwischen den mehrere Monate dauernden Attacken besteht Erscheinungsfreiheit. Besserung mit steigendem Lebensalter. In einem Teil der Sippen faziale Dysmorphie (Hypotelorismus, Epicanthus, mongoloide Lidspalten, Mikrostomie, Gesichtsasymmetrie), Kleinwuchs und partielle Syndaktylie.

Therapiemöglichkeiten
Physiotherapeutische Maßnahmen können die Dauer der Attacken verkürzen.

Häufigkeit und Vorkommen
Sporadische Fälle sowie mehrere Sippen mit Merkmalsträgern in aufeinanderfolgenden Generationen beschrieben.

Genetik
Autosomal dominanter Erbgang mit interfamiliär variabler Erxpressivität. Genort 17q25, Allelie der Formen mit und ohne Dysmorphien.

Familienberatung
Diagnostik klinisch und histopathologisch anhand des Nervenbioptats. Differentialdiagnose zu exogen bedingten Formen bei sporadischen Fällen und zur rezidivierenden familiären ▶ Polyneuropathie mit Neigung zu Druckparesen, zur spinalen skapulo-humeralen ▶ Muskelatrophie und zum Schultergürteltyp der Muskelatrophie wichtig. Mit in den einzelnen Sippen unterschiedlichen Begleitsymptomen muss gerechnet werden.

Literatur
Airaksinen, E.M., M.Iivanainen, P.Karli et al., Hereditary recurrent brachial plexus neuropathy with dysmorphic features. Acta Neurol.Scand. 71 (1985) 309–316.

Chance, P.F. and J.A.Windebank, Hereditary neuralgic amyotrophy. Curr.Opin.Neurol. 9 (1996) 343–347.

Meuleman, J., G.Kohlenbäumer, D.Audenaert et al., Mutation analysis of 4 candidate genes for hereditary neuralgic amyotrophy (HNA). Hum.Genet. 108 (2001) 390–393.

Pellegrino, J.E., R.A.V.George, J.Biegel et al., Hereditary neuralgic amyotrophy: evidence for genetic homogeneity and mapping to chromosome 17q25. Hum.Genet. 101 (1997) 277–283.

Thomas, P.K. and I.E.C.Ormerod, Hereditary neuralgic amyotrophy associated with relapsing multifocal sensory neuropathy. J.Neurol.Neurosurg.Psychiat. 56 (1993) 107–109.

OMIM 162100

Neuroakanthozytose
▶ Akanthocytose, adulte

Neuroarthromyodysplasie
▶ Arthrogryposis multiplex congenita

Neurodermitis disseminata
▶ Atopien

Neuro-Fazio-Digito-Renales Syndrom

Bisher von zwei Brüdern und einem sporadischen weiblichen Fall beschriebene Kombination von schwerer geistiger und motorischer Entwicklungsstörung, angeborenem Herzfehler, Nierenfunktionsstörungen, Auffälligkeiten des peripheren Extremitätenskeletts und kraniofazialen Dysmorphien. Autosomal rezessiv bedingt?

Literatur
Rump, P., M.Y.C.Gruijters and S.J.A.M.van der Burgt, A female patient with neurological, facial, digital and renal abnormalities: another case of the neurofaciodigital (NFDR) syndrome? Clin.Dysmorphol. 6 (1997) 337–340.

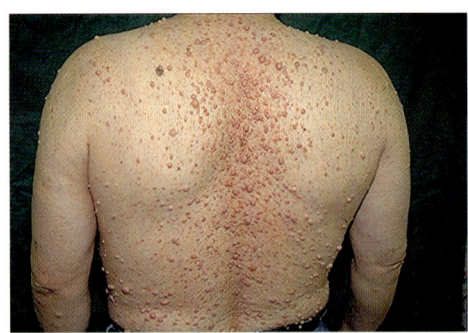

Neurofibromatose 1. Zahlreiche, z.T. gestielte Neurofibrome im Rückenbereich. (S. Tinschert)

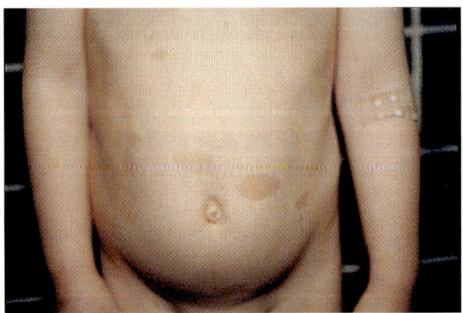

Neurofibromatose 1. Pigmentflecken vom Café-au-lait-Typ bei einem Kind. (S. Tinschert)

Neurofibromatosen, Neurofibromatose v. RECKLINGHAUSEN,
v. RECKLINGHAUSEN-Syndrom, Neurofibromatose 1 (NF1); bilaterales Akustikusneurinom, Neurofibromatose 2 (NF2)
(bearbeitet von Tinschert, Berlin)

Genetisch bedingte Erkrankungen mit Tumoren des Nervensystems auf der Grundlage jeweils einer Suppressorgenmutation.
Der Basisdefekt bei der NF1 (OMIM 162200) betrifft das *NF1*-Gen-Produkt Neurofibromin, dessen Guanosin-Triphosphatase-Aktivität (GAP) die Aufspaltung und damit die Hemmung der zellteilungsaktivierenden Wirkung eines Komplexes von Produkten der *RAS*-Protoonkogene mit Guanosin-Triphosphat (*GTP-RAS*-Komplex) bewirkt. Bei Aktivitätsminderung des Neurofibromins werden die RAS-Proteine in ihrer zellteilungsfördernden Funktion aktiviert, es wirkt also als negativer Regulator der Zellteilungs-aktivierenden Funktion dieser Proteine. Für das tumoröse Wachstum der SCHWANNschen und anderer Zellen ist eine Mutation des zweiten NF1-Allels (second hit) notwendig. Weitere, von dieser *RAS*-Signalwirkung unabhängige Funktionen des Neurofibromins sind zu vermuten.

Das Produkt des Tumorsuppressorgens (Merlin, Schwannomin), dessen Mutationen zur NF2 (OMIM 101000) führen, gehört zu einer Proteinfamilie, die als Bindeglied zwischen Zytoskelett und Zellmembran fungiert und normalerweise unphysiologische Zellproliferation, -migraton und -adhäsion verhindert. Es existieren mehrere nacheinander in der Ontogenese aktive Isoformen (Unterschied in der Exon-16-Expression) mit unterschiedlicher Bindungsaktivität zu βII-Spectrin. Bei mutativer Veränderung des SCHWANNomins ist diese Bindung gestört, was sich über eine veränderte Actin-Bindung in einen Defekt des Zytoskeletts fortsetzt, wodurch die Wirkung von *NF2* als Tumor-Suppressorgen erklärt werden kann.

Krankheitswert

Erstmanifestation klinischer Erscheinungen der NF1 meist schon bei Geburt in Form von Café-au-lait-Flecken und bei 5–10% der Merkmalsträger in diffusen plexiformen Neurofibromen. Später, vor allem während der Pubertät, Entwicklung einer ephelidenartigen Fleckung (Freckling) in den großen Körperfalten und multipler kutaner, subkutaner und seltener nodulärer plexiformer Neurofibrome. Je nach Lokalisation vorwiegend ästhetisch störend. Bei über 50% der Patienten klinisch relevante neurologische (Lernschwierigkeiten, Makrozephalus, epileptische Anfälle, schmerzhafte Neurofibrome, Paresen, Paralysen, Sensibilitätsstörungen, Megakolon), orthopädische (Skoliose, Knochenbrüche, Pseudarthrose) oder (6%) onkologische (Optikusastrozytome, Neurofibrosarkome, Wilms-Tumor, Rhabdomyosarkom, Leukosen) Probleme. Hochdruckkrisen durch Phäochromozytome bzw. Nierenbeteiligung. Intelligenzminderung nicht obligat. Herabgesetzte effektive Fruchtbarkeit.

Bei NF2 progrediente Schwerhörigkeit und Ataxie durch bilaterale vestibuläre Schwannome und Meningeome vom zweiten Lebensjahrzehnt an sowie Rückenmarkastrozytome, Ependymome, -Schwannome. Im Gegensatz zur NF1 kaum maligne Entartung. Katarakte und andere Augensymptome.

Therapiemöglichkeiten

Symptomatische Behandlung durch chirurgische Entfernung einzelner störender Tumoren unbefriedigend. Regelmäßige interdisziplinäre Betreuung zur Früherkennung alterspezifischer Komplikationen notwendig.

Häufigkeit und Vorkommen

Frequenz der NF1 etwa 1:3.000, NF2 etwa 1:35.000. Familien mit Merkmalsträgern in aufeinanderfolgenden Generationen beschrieben. Bei ca. 50% der Fälle stumme Familienanamnese. Vorkommen der NF2 in aufeinander folgenden Generationen, in etwa 50% der Fälle sporadisch auftretend.

Genetik

Jeweils autosomal dominanter Erbgang mit vollständiger Penetranz und variabler Expressivität. Genort der NF1: 17q11.2 (*NF1*), bisher über 200 Allele (Deletionen, Insertionen, Punktmutationen) bekannt, die aber nicht die starke Variabilität der Merkmalsausbildung erklären. Die Suppressorgenmutation ist rezessiv, kommt jedoch durch eine 2. somatische Mutation im gleichen Genort (Heterozygotie-Verlust) zur klinischen Expression. Bei einem Teil der sporadischen Fälle lässt sich aufgrund der sektorialen Anordnung der Tumoren eine primäre somatische Mutation wahrscheinlich machen (segmentale NF). Bei 5–10% der Fälle liegt eine über das *NF1* hinausgehende Deletion vor unter Einbeziehung von 10 weiteren Genen, was sich relativ einheitlich in zusätzlichen Symptomen äußert: Retardation der geistigen Entwicklung, geistige Behinderung, faziale Dysmorphie, erhöhtes Tumorrisiko.

Die isolierten beideitigen Neurome (vestibuläre Schwannome) im Bereich des Nervus acusticus (NF2) sind ebenfalls autosomal dominant bedingt. Genort der NF2: 22q11 (*NF2*), ca. 20 Allele bekannt. Den Schwannomen liegt Heterozygotieverlust oder Compound-Heterozygotie ebenfalls eines als Tumorsuppressorgen fungierenden Gens zugrunde. Genetische Beziehungen dieser als zentrale Neurofibromatose klassifizierten Form zur peripheren NF1 bestehen nicht. Etwa 1/3 der sporadischen Meningiome und 40% der Mesotheliome weisen somatische Mutationen im Sinne eines Heterozygotie-Verlustes im NF2-Gen auf. Dazu gehört auch die Schwannomatose ohne vestibuläre Beteiligung.

Café-au-lait-Flecke können autosomal dominant in mehreren Generationen ohne sichere genetische Beziehung zur Neurofibromatose 1 auftreten (OMIM 114030). Osteofibromatose mit Knochenbrüchigkeit (Jaffe-Campanacci-Syndrom) wahrscheinlich autosomal dominant bedingt. Für das bei mehreren sporadischen Fällen und Sippen mit Merkmalsträgern in mehreren Generationen beobachtete gemeinsame Vorkommen von Symptomen der NF1 und des Noonan-Syndroms: Neurofibromatose-Noonan-Syndrom, Watson-Syndrom (OMIM 193520) mit Café-au-lait-Flecken, Pulmonalstenose und Debilität besteht Allelie in *NF1*. Eine genetische Beziehung zum

▶ NOONAN-*Syndrom* mit anderem Genort besteht nicht.

Familienberatung
Diagnose entsprechend einem NIH-Consensus nach folgenden Kriterien:

Neurofibromatose 1:
- Mindestens 6 Café-au-lait-Flecken, über 5 mm vor und 15 mm groß nach dem Pubertätsalter.
- 2 oder mehr Neurofibrome oder ein plexiformes Neurofibrom.
- Ephelidenartige Pigmentflecken in den Axillar- und Inguinalregionen.
- Opticus-Gliom.
- 2 oder mehr LISCHsche Knötchen (symptomlos bestehende, mit der Spaltlampe deutlich erkennbare Hamartome) der Iris.
- Bestimmte Knochenveränderungen wie Dysplasie des Keilbeins oder Verdickung der Cortex langer Röhrenknochen.
- Ein Verwandter 1. Grades mit entsprechenden Symptomen.

Bei leerer Familienanamnese werden die NIH-Kriterien im Kindesalter wegen der altersabhängigen Merkmalsausprägung häufig nicht erfüllt, obwohl eine NF1 vorliegt.

Neurofibromatose 2:
- Bilaterale tumoröse Veränderungen im Bereich des Nervus acusticus (erkennbar im CT oder MRT).
- 2 der folgenden Tumoren: Neurofibrom, Meningeom, Gliom, SCHWANNom oder juvenile subkapsuläre Linsentrübung sowie ein Verwandter 1. Grades mit NF2.

Präsymptomatischer Ausschluss mittels bildgebender Verfahren ist unsicher, beweisend ist nur die molekulargenetische Analyse. Außer bei Deletionen ist keine Korrelation zwischen Mutation und Schwere der klinischen Erscheinungen zu erkennen. Aufgrund einer großen intrafamiliären Variabilität lassen sich auch keine dahingehenden Prognosen stellen, erbprognostisch sind Personen mit Mikro- oder Teilsymptomen als Merkmalsträger anzusehen. Mit einer Exazerbation der Erscheinungen bei Merkmalsträgerinnen während der Schwangerschaft muss gerechnet werden.

Für Nachkommen von Patienten mit sektorialer Anordnung der Tumoren bei NF1, für die eine somatische Mutation wahrscheinlich gemacht werden kann, besteht gegenüber der Durchschnittsbevölkerung ein gering erhöhtes Risiko. Bei Homozygotie, d.h. Verbindungen zwischen Merkmalsträgern, ist mit besonders schweren Erscheinungen zu rechnen.

Literatur

Allanson, J.E., M.Upadhyaya, G.H.Watson et al., WATSON syndrome: is it a subtype of type 1 neurofibromatosis? J.Med.Genet. 28 (1991) 752–756.

Baser, M.E., V.-F.Mautner, N.K.Ragge et al., Presymptomatic diagnosis of neurofibromatosis 2 using linked genetic markers, neuroimaging, and ocular examinations. Neurology 47 (1996) 1269–1277.

Bourn, D., A.Carter, S.Mason et al., Germline mutations in the neurofibromatosis type 2 tumour suppressor gene. Hum.Molec.Genet. 3 (1994) 813–816.

Colley, A., D.Donnai and D.G.R.Evans, Neurofibromatosis/NOONAN phenotype: a variable feature of type 1 neurofibromatosis. Clin.Genet. 49 (1996) 59–64.

Evans, D.G.R., S.M.Huson, D.Donai et al., A genetic study of type 2 neurofibromatosis in the United Kingdom. I. Prevalence, mutation rate, fitness, and confirmation of maternal transmission effect on severity. J.Med.Genet. 29 (1992) 841–846. II. Guidlines for genetic counselling. Ibid. 847–852.

Friedman, J.M. and P.H.Birch, Type 1 neurofibromatosis: a discriptive analysis of the disorder in 1,728 patients. Am.J.Med.Genet. 70 (1997) 138–143.

Gutmann, D.H., D.E.Wright, R.T.Geist and W.D.Snider, Expression of the neurofibromatosis 2 (NF2) gene isoforms during rat embryonic development. Hum.Molec.Genet. 4 (1995) 471–478.

Gutmann, D., A.Aylsworth, J.Carley et al., The diagnostic evaluation and multidisciplinary management of neurofibromatosis 1 and neurofibromatosis 2. JAMA 278 (1997) 51–57.

Kluwe, L., S.Bayer, M.E.Baser et al., Identification of NF2 germ-line mutations and comparison with neurofibromatosis 2 phenotypes. Hum.Genet.98 (1996) 534–538.

Pykett, M.J., M.Murphy, P.R.Harnish and D.L.George, The neurofibromatosis 2 (NF2) tumor suppressor gene encodes multiple alternatively spliced transcripts. Hum.Molec.Genet. 3 (1994) 559–564.

Jacoby, L.B., D.Jones, K.Davis et al., Molecular analysis of the *NF2* tumor-suppressor gene in SCHWANNomatosis. Am.J.Hum.Genet. 61 (1997) 1293–1302.

Mautner, V.-F., S.Munus-Scheller, J.Köppen und U.Heise, Diagnose der von-RECKLINGHAUSENschen Neurofibromatose. Dtsch. Med.Wschr. *113* (1988) 1149–1151.

Mayfrank, L., B.Wullich, G.Wolff et al., Neurofibromatosis 2: A clinically and genetically heterogeneous disease? Report on 10 sporadic cases. Clin.Genet. *38* (1990) 362–370.

Tassabehji, M., T.Strachan, M.Sharland et al., Tandem duplication within a neurofibromatosis type I (NFI) gene exon in a family with features of WATSON syndrome and NOONAN syndrome. Am.J.Hum. Genet. *53* (1993) 90–95.

OMIM 101000, 114030, 162200, 162260, 162270, 193520

Neuroichthyose
▶ RUD-Syndrom;
▶ SJÖGREN-LARSSON-Syndrom;
▶ REFSUM-Familien-Syndrom;
▶ NETHERTON-Syndrom

Neuropathie, bulbospinale, X-chromosomal rezessive
▶ Muskelatrophie Typ KENNEDY

Neuropathie, familiäre radikuläre sensorische,
Hereditäre Sensorische (Autonome) Neuropathie (HSN Typ I, HSAN Typ I), lumbosakrale Syringomyelie, Trophoneurose, ulcero-mutilierende Akropathie

Heterogene Gruppe von sensorischen Neuropathien jeweils auf der Grundlage einer Genmutation.
Es besteht ein axonal betonter Untergang der sensiblen Wurzeln peripherer Nerven, teilweise mit Gefäßdegeneration. Zugrunde liegt ein Defekt der Serin-Palmitoyltransferase-Untereinheit-1 mit resultierender starker Glykosyl-Ceramid-Synthese, die zur Apoptose von Nervenzellen führt, woraus sich die klinische Symptomatik ableiten lässt.

Krankheitswert
Erstmanifestationsalter und klinische Symptome in den einzelnen Familien unterschiedlich im zweiten oder dritten Lebensjahrzehnt. Gemeinsam ist allen ein Sensibilitätsverlust bis zur Analgesie mit sekundären mutilierenden Ulzerationen an Händen, Füßen und Unterschenkeln und Amptatationen einzelner Phalangen. Muskelschwäche Dazu kommen intrafamiliär relativ spezifische Verluste des Hörvermögens, Reflexanomalien, Atrophien von Fußmuskeln, Parästhesien, Migräne, Paresen, Spastik u.a. neurologische Ausfallserscheinungen. Meistens langsam progredienter Verlauf, zu Frühinvalidität führend. Herabgesetzte Lebenserwartung. Abgrenzung gegenüber der ulzerierenden Akropathie (Akroostcolyse ulcero-mutilans, THEVENARD) und der neurogenen ▶ *Akro-osteolyse* (HSAN II) bei manchen Fällen unscharf.

Therapiemöglichkeiten
Symptomatische Behandlung der trophischen Störungen mit vorübergehendem Erfolg.

Häufigkeit und Vorkommen
Mehrere große Sippen mit Merkmalsträgern in aufeinanderfolgenden Generationen beschrieben. Englisch-australischer Founder-Effekt in einer großen Sippe.

Genetik
Heterogen. Es bestehen große klinische Unterschiede zwischen den einzelnen Sippen. Meistens autosomal dominanter oder unregelmäßig dominanter, seltener rezessiver (neuerdings als ▶ *sensorische progressive Neuropathie des Kindesalters* abgegrenzt) Erbgang. Genort 9q22.1-22.3 (*SPTLC1*, Untereinheit-1 der Serin-Palmitoyltransferase, lange Kette, OMIM 605712), Allelie mit der ▶ *sensorischen Neuropathie mit Anhidrose* und der sensorischen progressiven ▶ *Neuropathie des Kindesalters.*

Familienberatung
Von einer relativen intrafamiliären Konstanz des Erstmanifestationalters, der klinischen Symptomatik und des Verlaufs kann ausgegangen werden. Genaue familienanamnestische Erhebungen zur Sicherung des Erbganges wichtig. Besondere medizinisch-genetische Betreuung betroffener Familien notwendig. Differentialdiagnose zur angeborenen ▶ *Analgie,* zu den

▶ *Amyloidosen* und zur ▶ *neurogenen Akroosteolyse* anhand der pathologisch-anatomischen Substrate wichtig.

Literatur

Blair, I.P., J.L.Dawkins and G.A.Nicholson, Fine mapping of the hereditary sensory neuropathy type I locus on chromosome 9q22.1-q22.3. Cytogenet.Cell Genet. *78* (1997) 140–144.

Danon, M.J. and S.Carpenter, Hereditary sensory neuropathy: biopsy study of an autosomal dominant variety. Neurology *35* (1985) 1226–1229.

Dawkins J.L., D.J.Hulme, S.B.Brahmhat et al., Mutations in *SPTLC1*, encoding serine palmitoyltransferase, long chain base subunit-1, cause hereditary sensory neuropathy type I. Nature Genet. *27* (2001) 309–312.

Nicholson, G.A., J.L.Dawkins, I.P.Blair et al., The gene for hereditary sensory neuropathy type I (HSN-I) maps to chromosome 9q22.1-q22.3. Nature Genet. *13* (1996) 101–104.

Nicholson, G.A., J.L.Dawkins, I.P.Blair et al., Hereditary sensory neuropathy type I: Haplotype analysis shows founders in Southern England and Europe. Am.J.Hum.Genet. *69* (2001) 655–659.

OMIM 162400, 605712

Neuro(no)pathie, motorische hereditäre distale (dHMN)

▶ Muskelatrophie, spinale distale

Neuropathie, hypertrophische progessive,

Typ Déjérine-Sottas, Déjérine-Sottas-Syndrom, hypertrophische progressive Neuritis (Hereditäre Motorische und Sensorische Neuropathie Typ III, HMSN III)

Gruppe genetisch bedingter peripherer Neuropathien auf der Grundlage jeweils einer Genmutation.
Es handelt sich um eine Gruppe von Myelopathien, die ihren Basisdefekten nach qualitativ weitgehend den Neuralen peronealen Muskelatrophien entsprechen, wobei sich die klinischen Symptome aufgrund unterschiedlicher alleler Mutationen und der Erbgänge unterscheiden. Der Verdickung und Degeneration der peripheren Nervenstränge, die sekundär zu einer Muskelatrophie führen, liegen Defekte der Myelinscheiden der Nervenzellen durch Synthesestörung der peripheren Myelinproteine 22 (PMP22) oder 0 (PMP0) oder Periaxin (PRX) oder eines Early-Growth-Response-Proteins-2 zugrunde, wovon sich der Untergang peripherer Nerven und die klinische Symptomatik ableiten lassen. Die Abgenzung gegenüber weiteren Myelopathien ist unscharf.

Krankheitswert

Erstmanifestation klinischer Erscheinungen im Kindesalter. Symmetrische Muskelschwäche und -atrophie an den Füßen führt zur Equinovarusstellung und Verkrüppelung. Später auch Hand- und Unterarmmuskeln betroffen. Fibrilläre Zuckungen, Sensibilitätsstörungen, Schmerzhaftigkeit. Reflexanomalien. Ataxie, Tremor, Nystagmus, Kyphoskoliose. Nävi und subkutane Neurofibrome. Unterschiedliche, geringe bis schwere Beeinträchtigung mit Frühinvalidität und herabgesetzter Lebenserwartung. Siehe auch HMSN I und II unter ▶ *neurale peroneale Muskelatrophie* und bei leichterer Symptomatik ▶ *Roussy-Lévy-Syndrom*.

Therapiemöglichkeiten

Medikamentöse und physiotherapeutisch-orthopädische Behandlung mit unbefriedigendem Erfolg.

Häufigkeit und Vorkommen

Von allen Kontinenten beschrieben. Leichte Androtropie. Merkmalsträger in mehreren aufeinanderfolgenden Generationen kommen vor.

Genetik

Heterogen. Die Art des familiären Vorkommens und die molekulargenetischen Befunde sprechen für autosomal rezessiven Erbgang. Genorte: Typ A 17p12-11.2 (*PMP22*) Allelie (Punktmutationen) mit der neuralen peronealen Muskelatrophie Typ 1A (Duplikation des Gens) und der ▶ *Polyneuropathie mit Neigung zu Druckparesen* (Deletion des Gens) oder Typ B 1q22-23 (*PMP0*), Allelie mit der neuralen peronealen Muskelatrophie Typ 1B; 19q13.13-13.2 (*PRX*), Allelie mit der neuralen Muskelatrophie Typ IV;

Typ C 10q21.1-22 (*EGR2,* Early Growth Response 2, Transkriptionsfaktor), Allelie mit einem intermediären, Typ IIIB der neuralen peronealen Muskelatrophie, OMIM 129010, 601098. Abzugrenzen ist eine ebenfalls im Kindesalter manifeste autosomal dominante, aufsteigende episodische temperatursensitive (>38°C) Neuropathie mit anderem Genort.

Familienberatung
Differentialdiagnose anhand der Hypertrophie der Nervenstränge, abnormer Pupillarreaktion und molekulargenetisch besonders gegenüber den autosomal dominanten neuralen peronealen ▶ *Muskelatrophien* (*HMSN I* und ▶ *HSMN III*) notwendig. Weiterhin Ausschluss primärer ▶ *Myopathien* und des ▶ ROUSSY-LEVY-*Syndroms* durch Serumenzymbestimmungen, Muskelhistologie und EMG wichtig. Mit einer intrafamiliär sehr stark variierenden Schwere der Symptomatik (häufig nur Teilsymptome) muss gerechnet werden. Besondere medizinisch-genetische Betreuung betroffener Familien ist angezeigt.

Literatur
Boerkoel, C.F., H.Takashima, P.Stankiewicz et al., Periaxin mutations cause recessive DEJERINE-SOTTAS neuropathy. Am.J.Hum.Genet. *68* (2001) 325–333.

Magy, L., N.Birouk, J.M.Vallat et al., Hereditary thermosensitive neuropathy: an autosomal dominant disorder of the peripheral nervous system. Neurology *48* (1998) 1684–1690.

Patel, P.I. and J.R.Lupski, CHARCOT-MARIE-TOOTH disease: a new paradigm for the mechanism of inherited disease. Trends in Genetics *4* (1994) 128–133.

Sghirlanzoni, A., D.Pareyson, M.R.Balestrini et al., HMSNIII phenotype due to homozygous expression of a dominant HMSNII gene. Neurology *42* (1992) 128–133.

OMIM 118200, 118220, 145900, 601098, 605253

Neuropathie mit Riesenaxonen,
Giant axonal neuropathy

Genetisch bedingte Neuropathie auf der Grundlage einer Genmutation.
Es besteht ein Defekt der sensorischen und motorischen peripheren und zentralen Nervenfasern durch eine axonale Akkumulation von Neurofilamenten. Der Basisdefekt betrifft ein proteinkoordinierendes Protein des Zytoskeletts, Gigaxonin.

Krankheitswert
Erstmanifestation klinischer Erscheinungen im frühen Kindesalter. Progrediente distale Polyneuropathie, im frühen Erwachsenenalter zum Tode führend. Auffälliges diagnostisch wichtiges Kraushaar. Geistige Behinderung. Teilweise cerebelläre Ataxie und Pyramidenbahnzeichen.

Therapiemöglichkeiten
Unbekannt.

Häufigkeit und Vorkommen
Seit Erstbeschreibung 1972 über 150 meist Geschwisterfälle beschrieben, vorwiegend aus Verwandtenehen.

Genetik
Autosomal rezessiver Erbgang. Genort 16q24.1 (*GAN,* Gigaxonin), Allelie schwerer und leichter Formen, mit und ohne Kraushaar.

Familienberatung
Nachweis anhand des Nervenbioptates: Verdickte Axonen.

Literatur
Bomont, P., L.Cavalier et al., The gene encoding gigaxonin, a new member of the cytoskeletal BTB/kelch reapeat family, is mutated in giant axonal neuropathy. Nature Genet. *26* (2000) 370–374.

Timmermann, V., P.De Jonghe and Chr. Van Broeckhoven, Of giant axons and curly hair. Nature Genet. *26* (2000) 254–255.

OMIM 256850, 256851

Neuropathie, motorische, sensorische von Lom (HMSNL), Typ KALAYDJEVA

Eine im Nordwesten Bulgariens (Ort Lom) unter Roma endemische (Foundereffekt) demyelinisierende axonale periphere Neuropathie. Erstmanifestation im ersten Lebensjahrzehnt, langsam progredient. Muskelatrophie führt zu

Hand- und Fußdeformitäten. Später Hörverlust. Areflexie. Autosomal rezessiv, Genort 8q24-qter (*NDRG1*, **N**-myc **D**ownstream **R**elated-1, zytoplasmatisches Signalprotein), identisch mit der ▶ *neuralen peronealen Muskelatrophie Typ IVD*.

Literatur

Baethmann, M., G.Gohlich-Ratmann, J.M.Schröder et al., HMSNL in a 13-year-old Bulgarian girl. Neuromuscular Disord. *8* (1998) 90–94.

Kalaydjeva, L., D.Gresham, R.Gooding et al., *N-myc Downstream-Regulated Gene 1* is mutated in hereditary motor and sensory neuropathy-Lom. Am.J.Hum.Genet. *67* (2000) 47–58.

Kalaydjeva, L., J.Hallmayer, D.Chandler et al., Gene mapping in gypsies identifies a novel demyelinating neuropathy on chromosome 8q24. Nature Genet. *14* (1996) 214–217.

OMIM 601455, 601596, 605262

Neuropathie, motorische sensorische von Russe

▶ Muskelatrophie, neurale peroneale, Typ IVD

Neuropathie, motorische sensorische adulte

s.a. ▶ REFSUM-Syndrom

Neuropathie, oligomotorische

▶ Arthrogryposis multiplex congenita I

Neuropathie, periphere

▶ Muskelatrophie;
▶ Porphyrie;
▶ Amyloidosen;
▶ Leukodystrophie;
▶ Corpus-callosum-Agenesie (ANDERMANN-Syndrom)

Neuropathie, sensorische, mit Anhidrosis,

Hereditäre Sensorische (Autonome) Neuropathie (HSN Typ II, HSAN Typ IV), familiäre Dysautonomie II.

Bisher nur bei wenigen Geschwisterfällen beschriebene angeborene sensorische Neuropathie mit schweren Fieberschüben im Säuglingsalter, geistiger Retardation, Anhidrose, Analgesie und Neigung zur Selbstverstümmelung. In zwei Familien auch Cataracta congenita. Autosomal rezessiver Erbgang. Zugrunde liegt ein Defekt der Serin-Palmitoyltransferase-Untereinheit-1 mit resultierender starker Glykosyl-Ceramid-Synthese, die zur Apoptose von Nervenzellen führt, woraus sich die klinische Symptomatik ableiten lässt. Genort 9q22.1-22.3 (*SPTLC1*, Untereinheit-1 der Serin-Palmitoyltransferase lange Kette), Allelie mit der ▶ *sensorischen progressiven Neuropathie des Kindesalters* und der ▶ *familiären radikulären sensorischen Neuropathie*.
Differentialdiagnose zu ▶ RILEY-DAY-*Syndrom*, zu ▶ LESCH-NYHAN-*Syndrom*, ▶ *angeborener Analgie*, ▶ *Akroosteolyse* und ▶ *familärer radikulärer Neuropathie* notwendig.

Literatur

Courtney, K.B. and D.L.Freedenberg, A new variant of hereditary sensory neuropathy type IV: anhydrosis, pain insensitivity, and normal intelligence. Am.J.Hum.Genet. *47* (1991) Abst.53.

Dawkins, J., D.J.Hulme, S.B.Brahmbhatt et al., Mutations in *SPTLC1*, encoding serin palmitoyltransferase, long chain base subunit-1, cause hereditary sensory neuropathy type I. Nature Genet. *27* (2001) 309–312.

Heckmann, J.M., J.A.Carr and N.Bell, Hereditary sensory and autonomic neuropathy with cataracts, mental retardation, and skin lesions: Five cases. Neurology *45* (1995) 1405–1408.

Wood, J.N., No pain, some gain. Nature Genet. *13* (1996) 382–397.

OMIM 256800

Neuropathie, sensorische progressive, des Kindesalters
(Hereditäre Sensorische Neuropathie, HSN Typ III)

Genetisch bedingte Neuropathie auf der Grundlage einer Genmutation.
Es besteht eine Hypoplasie peripherer sensibler Nerven mit Verlust der A-Nervenfasern. Der Basisdefekt betrifft Untereinheit-1 der Serin-Palmitoyltransferase.

Krankheitswert
Erstmanifestation klinischer Erscheinungen im Kindesalter. Distal beginnender Verlust der Schmerz-, Temperatur- und Berührungsempfindung. Langsam progredient, bis zum Stamm fortschreitend. Reflexanomalien. Ulzerationen und Akromutilation mit Verlust einzelner Phalangen. Teilweise Hörverlust. Zur Frühinvalidität führend.

Therapiemöglichkeiten
Symptomatische Behandlung trophischer Störungen mit vorübergehendem Erfolg.

Häufigkeit und Vorkommen
Sporadische und Geschwisterfälle beschrieben.

Genetik
Autosomal rezessiver Erbgang. Wird neuerdings als allel (Zustand bei Homozygotie) mit der ▶ *familiären sensorischen radikulären Neuropathie* (HSN I) angesehen. Genort 9q22.1-22.3 (*SPTLC1*, Untereinheit-1 der Serin-Palmitoyltransferase, lange Kette), Allelie mit der ▶ *sensorischen Neuropathie mit Anhydrose*.

Familienberatung
Differentialdiagnose zur ▶ *angeborenen Analgesie*, zur ▶ *neurogenen Akroosteolyse* (klinisch noch unsicher) und zu anderen ▶ *Neuropathien*, vor allem zu einer nicht progredienten, ebenfalls autosomal rezessiv bedingten, angeborenen sensorischen Neuropathie anhand des allgemeinen Sensibilitätsverlustes und des Verlaufes wichtig.

Literatur
Sghirlanzoni, A., D.Pareyson, M.R.Balestrini et al., HMSN III phenotype due to homozygous expression of a dominant HMSN II gene. Neurology *42* (1992) 2201–2203.

OMIM 162400, (201300)

Neuropathie, tomakulöse
▶ Polyneuropathie mit Neigung zu Druckparesen

Neuropathie
s.a. ▶ Polyneuropathie;
▶ Amyloidosen

Neurosen
(bearbeitet von KULAWIK †, Berlin)

Störungen der Personen-Umwelt-Beziehung auf multifaktorieller Grundlage.
Es handelt sich nur um quantitative Abweichungen vom Normalen, wobei das Empfinden oder Erleben des Betroffenen das entscheidende Kriterium für die Abgrenzung als Krankheit ist. Prinzipiell sind neurotische Reaktionen von neurotischen Entwicklungen zu unterscheiden, wobei viele Autoren nur letztere zu den eigentlichen Neurosen rechnen. In enger gefassten Neurose-Definitionen wird der Krankheitsbegriff eingeengt auf solche Störungen, die ätiopathogenetisch auf eine im wesentlichen unbewusste intrapsychische Konflikthaftigkeit zurückzuführen sind.

Krankheitswert
Erstmanifestation meistens im Erwachsenenalter. Nachhaltige erlebnisbedingte Störungen, die sich in verschiedenen physischen und psychischen Erscheinungen äußern: Situations-, Objekt-, Noso- und auf bestimmte Körperfunktionen gerichtete Phobien, anankastische Symptome wie Zwangsdenken, Zwangsantrieb und Zwangshandlungen, hypochondrische, neurasthenische, hysterische und depressive Syndrome, Beschäftigungsneurosen (z.B. Schreib- und Musikerkrampf) u.a. In den letzten Jahrzehnten ist es zu einer zunehmenden Somatisie-

rung neurotischer Beschwerden gekommen, wobei 2 Typen zu unterscheiden sind: Diversiforme Somatisierung mit häufigen vorübergehenden Beschwerden (Kopf- und andere Schmerzzustände) und Neigung zu Alkoholismus. "Asthenische" Somatisierung mit selteneren Bagatellerkrankungen und Introvertiertheit. Erschwerte soziale Integration.

Therapiemöglichkeiten
Ambulante und/oder stationäre Psychotherapie mit unterschiedlichem Erfolg.

Häufigkeit und Vorkommen
Frequenz regional und milieubedingt (und auch definitionsabhängig) sehr unterschiedlich von 1:1000–5 eingeschätzt. Eine Untersuchung ermittelte z.B., dass jeder 3. Patient, der einen allgemeinpraktischen Arzt aufsucht, nicht an organpathologischen sondern an funktionellen und neurotischen Störungen leidet.

Genetik
Es besteht eine wahrscheinlich weitgehend polygen bedingte dispositionelle Bereitschaft zu neurotischer Verarbeitung von Umwelteinflüssen und -belastungen, wobei der genetische Anteil an dispositionellen Persönlichkeitsmerkmalen noch unterschiedlich eingeschätzt wird. Genotypisch erfassbare Dispositionen sind insbesondere in Persönlichkeitsstörungen in Form von Abnormitäten des Temperaments und der allgemeinen somatischen Ausstattung, z.B. der asthenischen Konstitution, gegeben.

Familienberatung
Bei Verwandten von Merkmalsträgern lässt sich eine leicht erhöhte Frequenz von Zuständen wie Depressionen, Angst, Phobien, Aggressionen sowie von Alkoholismus erkennen. Bei dispositioneller Bereitschaft genügen ubiquitäre Belastungssituationen, um Neurosen auszulösen. Prophylaxe in Form von Vermeidung neurosebegünstigender Umweltkonstellationen bzw. Einflussnahme auf die Erziehung der Kinder deshalb wichtig. Schwere oder extreme Belastungen können auch bei nicht disponierten Personen Neurosen hervorrufen.

Literatur
Cloninger, C.R., A.-L.von Knorring, S.Sigvardsson and M.Bomman, Symptom patterns and causes of somatization in men: II. Genetic and environmental independance from somatization in women. Genet.Epidemiol. *3* (1986) 171–185.

Katz, K. and P.McGuffin, Neuroticism in familial depression. Psychol.Med. *17* (1987) 155–161.

Kwendler, K.S., A.Heath, N.G.Masrtyin and L.J.Evans, Symptoms of anxiety and depression in a volunteer twin population. The etiologic role of genetic and environmental factors. Arch.Gen.Psychiatry *43* (1986) 213–221.

Mackinnon, A.J., A.S.Henderson and G.Andrews, Genetic and environmental determination of the lability of trait neuroticism and the symptoms of anxiety and depression. Psychol.Med. *20* (1990) 581–590.

Neutralfett-Speicherkrankheit,
Nichtbullöses Congenitales Ichthyosiformes Erythroderma (NCIE), Triglyzerid-Speicherkrankheit, Chanarin-Dorfman-Syndrom

Generelle Neutralfettspeicherung (Triglyzeride) bei gestörter Leberfunktion und Glukosetoleranz.

Der Basisdefekt betrifft zwei Lipoxygenasen, Lipoxygenase 3 (ALOXE3) und Lipoxygenase 12B(ALOX12B in Epithelzellen und Keratozyten oder eine α/β-Hydroxylase (Esterase/Lipase/Thioesterase, CGI-58). Vermutlich ist der Einbau von aus dem Fettstoffwechsel stammenden Mono- und Diacylglycerolen in Phospholipide gestört. Die klinische Symptomatik lässt sich von dem Defekt des Lipidstoffwechsels ableiten.

Krankheitswert
Erstmanifestation z.T. bei Geburt als Kollodium-Baby. Ichthyosiforme Hauterscheinungen. Später unterschiedlich Hepatomegalie, Muskelschwäche, Ataxie, Hörverlust, Catarakt, geistige Behinderung.

Therapiemöglichkeiten
Fettmangeldiät mit gutem Erfolg.

Häufigkeit und Vorkommen
Seit Erstbeschreibung 1966 über 30 sporadische und Geschwisterfälle vor allem bei Arabern bekannt.

Genetik
Heterogen. Autosomal rezessiver Erbgang. Genorte: 17p13.1 (*NCIE1* = *ALOXE3*; *ALOX12B*), die homozygote Mutation jeweils eines der eng gekoppelten Gene kann zu der klinischen Symptomatik führen; 3p21 (*NCIE2* = *CGI-58*).

Familienberatung
Diagnose anhand von Triglycerol-Vakuolen in den Lymphozyten, leicht erhöhten Leberenzymwerten, Fettspeicherung in der Leber sowie durch Lipid-Dünnschichtchromatografie von Hautgewebe (Lipidkonzentration 25–35fach erhöht). Differentialdiagnose zum ▶ WOLMAN-*Syndrom* und zur ▶ *Carnitin-Mangel-Myopathie* sowie zum ▶ *Carnitin-Palmityltransferasemangel* anhand der Ichthyose wichtig.

Literatur
Jobard, F., C.Lefèvre, A.Karaduman et al., Lipoxygenase-3 (*ALOXE3*) and 12R-lipoxygenase (*ALOX12B*) are mutated in non-bullous congenital ichthyosiform erythroderma (NCIE) linked to chromosome 17p13.1. Hum.Molec.Genet. *11* (2002) 107–113.

Lefèvre, C., F.Jobard, F.Caux et al., Mutations in *CGI-58*, the gene encoding a new protein of the esterase/lipase/thioesterase subfamily, in CHANARIN-DORFMAN syndrome. Am.J.Hum.Genet. *69* (2001) 1002–1012.

Musumeci, S., A.D´Agata, C.Romano et al., Ichthyosis and neutral lipid storage disease. Am.J.Med.Genet. *29* (1988) 377–382.

Williams, M.L., T.K.Koch, J.J.O´Donnell et al., Ichthyosis and neutral lipid storage disease. Am.J.Med.Genet. *20* (1995) 711–726.

OMIM 275630

Neutropenie, chronische familiäre gutartige

Genetisch bedingte Störung der Granulozytenbildung auf der Grundlage einer Genmutation. Der Basisdefekt (Defekt der Leukozyten-Formylpeptid-Rezeptoren?) für die Störung ist unbekannt.

Krankheitswert
Erstmanifestation klinischer Erscheinungen vom späten Kindesalter an. Es werden nur 30–35% der normalen Granulozytenmenge gebildet, teilweise besteht eine Hyperimmunglobulinämie. Eine Neigung zu rezidivierenden leichten Infekten, Gingivitiden und Paradontopathien führt nicht zu einschneidenden subjektiven Beschwerden. Gelegentlich allgemeine Abgeschlagenheit.

Therapiemöglichkeiten
Lediglich symptomatische Behandlung möglich.

Häufigkeit und Vorkommen
Wahrscheinlich oft nicht diagnostiziert. Mehrere Familien mit Merkmalsträgern in aufeinander folgenden Generationen beschrieben.

Genetik
Autosomal dominanter Erbgang. Fragile site in Chromosom 10(q25)?

Familienberatung
Nachweis und Differentialdiagnose zu anderen Neutropenien (s.a. ▶ *Agranulozytose, infantile familiäre*) anhand der konstanten Neutropenie im Blut, wobei im Knochenmark keine Veränderungen zu sehen sein müssen. Eine chronische Paradontopathie kann hinweisend sein. Schwere Belastung nur bei Homozygotie.

Literatur
Coulombel, L., N.Morardet, F.Veber et al., Granulopoietic differentiation in long-term bone marrow cultures from children with congenital neutropenia. Am.J.Haemat. *27* (1988) 93–98.

Kirstila, V., L.Sewon and J.Laine, Periodontal disease in three siblings. With familial neutropenia. J.Periodont. *64* (1993) 566–570.

Perez, H.D., E.Kelly, F.Elfman et al., Defective polymorphonuclear leukocyte formyl receptor(s) in juvenile periodontitis. J.Clin.Invest. 87 (1991) 971–976.

OMIM 162700, 170650

Neutropenie, infantile familiäre
▶ Agranulozytose, infantile familiäre

Neutropenie, schwere angeborene X-chromosomale

▶ WISKOTT-ALDRICH-Syndrom

Neutropenie, zyklische;
periodische familiäre Granulozytopenie, zyklische rezidivierende Agranulozytose

Genetisch bedingte Störung der Leukopoese auf der Grundlage einer Genmutation.
Zugrunde liegt eine Mutation im Gen der Neutrophilen-Elastase (*ELA2*). Klinisch relevant wird von der zyklisch unterbrochenen Differenzierung der Stammzellen vor allem die beeinträchtigte Granulozytenbildung.

Krankheitswert
Erstmanifestation klinischer Erscheinungen im Kindesalter. Regelmäßige, in konstanten Perioden von 2 bis 4 Wochen einsetzende und 4 bis 10 Tage anhaltende Granulozytopenie führt zu einer Beeinträchtigung des Allgemeinbefindens, herabgesetzter allgemeiner Leistungsfähigkeit, zu Schleimhautulcera, Infektionen, vor allem Pyodermien, und Fieberschüben. Zeitweise lebensbedrohlich. Dazwischen jeweils erscheinungsfreie Intervalle. Besserung nach der Pubertät, Fieberschübe bis zur völligen Remission.

Therapiemöglichkeiten
Blut- und Leukozytentransfusionen, Antibiotika- und Kortikosteroidgaben mit unterschiedlichem Erfolg. Eventuell Milzexstirpation oder Gaben von Granulozyten-Kolonie-stimulierendem Faktor (GCSF) hilfreich.

Häufigkeit und Vorkommen
Über 50 Fälle publiziert, Sippen mit Merkmalsträgern in aufeinanderfolgenden Generationen beschrieben.

Genetik
Wahrscheinlich autosomal dominanter, in einigen Fällen auch autosomal rezessiver Erbgang. Genort 19p13.3 (*ELA2*), Allelie mit der autosomal dominanten Neutropenie und einem Typ der angeborenen infantilen Agranulozytose?

Familienberatung
Nachweis und Differentialdiagnose anhand des zyklischen Auftretens der Granulozytopenie bei gleichzeitiger Monozytose und Eosinophilie in Blutbild und Knochenmarkausstrich. Differentialdiagnostisch s.a. ▶ *Agranulozytose, infantile familiäre*; ▶ WISKOTT-ALDRICH-*Syndrom*. Bei Verbindung zwischen zwei Merkmalsträgern muss mit einer erhöhten Wahrscheinlichkeit für schwere Erscheinungen bei Kindern gerechnet werden.

Literatur
Brandt, L., O.Forssman, F.Mitelman et al., Cell production and cell function in human cyclic neutropenia. Scand.J.Haemat. *15* (1975) 228–240.
Dale, D.C., R.E.Person, A.A.Bolyard et al., Mutations in the gene encoding neutrophil elastase in congenital and cyclic neutropenia. Blood *96* (2000) 2317–2322.
Palmer, S.E., K.Stephens and D.C.Dale, Genetics, phenotype, and natural history of autosomal dominant cycle hematopoiesis. Am.J.Med.Genet. *66* (1996) 413–422.

OMIM 162800

Neutropenie
s.a. ▶ WHIM-Syndrom

Neutrophilen-Funktionsstörung,
Chemotaxisstörung der Neutrophilen, Lazy-Leukozyten-Syndrom, Leukozyten-Adhäsionsdefekt (LAD) I

Heterogene Gruppe von Leukozyten-Funktionsstörungen auf unterschiedlicher genetischer Grundlage.
Es besteht entweder eine Störung der Beweglichkeit (mit Neutropenie, Actin-Synthesestörung?, OMIM 257150), der Chemotaxis (Defekt des Glykoprotein 130?, Immunreaktion gegen Membranbestandteile? OMIM 162820) oder der Membranadhäsionsfähigkeit der polymorphkernigen Granulozyten (LAD, Leukozyten-Adhäsions–Defizienz, Neutrophilen-Adhäsionsdefekt-Syndrom I) und unterschiedlicher anderer weißer Blutzellen. Beim Defekt der Zelladhä-

sionsproteine (Glykoproteine) CR3, LFA-1 und p150.90 sind meistens das Gen für die gemeinsame β-Untereinheit (CD18, β2-Integrin, OMIM 116920, LADI) oder ein Gen für einen GDP-Fucose-Transporter und damit einen Mangel an fucosylierten Zelloberflächenglykanen (Lektinliganden LADII, ▶ Rambam-Hasharon-Syndrom) betroffen. Bei Typ I erfolgt keine Assoziation mit der α-Untereinheit und es kommt zu unterschiedlichen Funktionsstörungen der weißen Blutelemente, besonders der Chemotaxis und Phagozytose. Die bakterizide Fähigkeit der Granulozyten ist erhalten.

Krankheitswert
Erstmanifestation klinischer Erscheinungen in Form von Nabelinfektionen. Rezidivierende Otitiden, Stomatitiden, Fieberschübe sowie pyogene und Pilzinfektionen der Hände. Außerdem bei einzelnen Patienten unterschiedlich bakterielle Ekzeme, Asthmaanfälle oder ichthyosiforme Hyperkeratosen.

Therapiemöglichkeiten
Symptomatische Behandlung unbefriedigend. Knochenmarktransplantation mit sehr gutem Erfolg.

Häufigkeit und Vorkommen
Seit Erstbeschreibung 1971 Störung der Chemotaxis und der Beweglichkeit nur von sporadischen Fällen bekannt. Adhäsionsdefekte bei Geschwistern.

Genetik
Heterogen. Für Störungen der Chemotaxis (Genort 7q22-qter? *GP130*, Granulozyten-Protein) und Beweglichkeit Ursache unklar, autosomal dominant? Bei Adhäsionsdefekten entweder Mutation im Gen des β-Kettenpräkursors des β2-Integrin (Genort 21q22.1-qter) oder posttranslationale Defekte. Jeweils autosomal rezessiver Erbgang.

Familienberatung
Differentialdiagnose zu syndromatischen Formen (▶ *Hiob-Syndrom*; ▶ CHEDIAK-HIGASHI-*Syndrom*; ▶ *Granulomatose, letale, des Kindesalters*; ▶ *Agranulozytose, infantile familiäre*) notwendig. Beim autosomal rezessiven Typ Heterozygote an verminderter Synthese der Adhäsionsproteine erkennbar.

Literatur
Corbi, A.L., A.Vara, A.Ursa et al., Molecular basis for a severe case of leukocyte adhesion deficiency. Eur.J.Immunol. *22* (1992) 1877–1881.

Kühn, K., M.K.Wild, M.Eckhardt et al., The gene defective in leukocyte adhesion deficiency II encodes a putative GDP-fucose transporter. Nature Genet. *28* (2001) 69–73

Takai, S., K.Yamada, N.Hirayama et al., Mapping of the human gene encoding the mutual signal-transducing subunit (β-chain) of granulocyte-macrophage colony-stimulating factor (GM-CSF), interleukin-3 (IL-3), and interleukin-5 (IL-5) receptor complexes to chromosome 22q13.1. Hum.Genet. *93* (1994) 198–200.

Wardlaw, A.J., M.L.Hibbs, S.A.Stacker and T.A.Springer, Distinct mutations in two patients with leukocyte adhesion deficiency and their functional correlates. J.Exp.Med. *172* (1990) 335–345. (1990) 335–345.

OMIM 116920, 150550, 162820, 257150

NEVO-Syndrom
▶ Cerebraler Gigantismus

NICOLAS-MOUTOT-CHARLET-Syndrom
▶ Epidermolysis bullosa hereditaria 3.7.

NIELSEN-Syndrom
▶ Arthrogryposis multiplex congenita

NIEMANN-PICK-Syndrom,
Sphingomyelinlipidose

Genetisch bedingte Lipidspeicherkrankheit auf der Grundlage einer Genmutation.

Der Gendefekt manifestiert sich in einer lysosomalen Anhäufung vor allem von Sphingolipiden bzw. Gangliosiden und Cholesterol aus LDL-Proteinen in Nerven-, Leber-, Milz-, Nieren-, Lungen- und retikuloendothelialen Zellen infolge einer Störung des enzymatischen Sphingomyelinabbaus (Spingomyelinase-Mangel,

Niemann-Pick-Syndrom

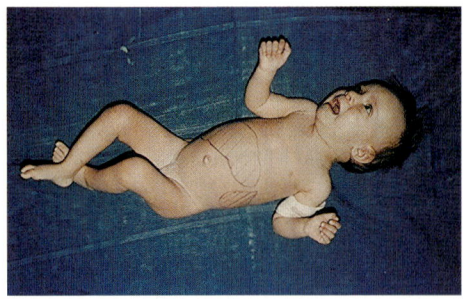

NIEMANN-PICK-Syndrom. Entwicklungsstillstand, Hepatosplenomegalie (verstorben mit 2 6/12 Jahren). (G. Seidlitz)

Typ A und B) oder von Cholesterolveresterung und -transport (Typ C und D). Zugrunde liegt bei den 5 bisher bekannten Typen eine unterschiedlich verminderte Aktivität mehrerer lysosomaler Sphingomyelinase-Isoenzyme: Typen A und B Enzyme Ia und Ib, Typ C Enzym II, Typ D Enzym III, Typ E Enzym Ic (?).

Krankheitswert

Erstmanifestation, Verlauf sowie neurologische und viszerale Symptomatik je nach Typ unterschiedlich:

Typ A: Akut neuropathischer Typ: Schwere viszerale Symptomatik und neurologische Ausfallserscheinungen, meistens innerhalb der ersten 3 Lebensjahre zum Tode führend.

Typ B: Chronisch viszeraler Typ ohne neurologische Symptomatik: Beginnend im frühen Kindesalter. Hepatomegalie, Ikterus.

Typ C: Chronisch neuropathischer Typ: Erstmanifestation in den ersten Lebensjahren, neonatale Hepatitis, epileptiforme Anfälle, progrediente Ataxie und sekundärer Sprachverlust. Blickparalyse. Ikterus, Hepatomegalie. Tod zwischen dem 5. und 15. Lebensjahr. Sehr unterschiedliche Schwere und Progredienz, z.T. mit Lungensymptomatik.

Typ D: Nova-Scotia-Typ: Erstmanifestation im Kindesalter. Langsam progrediente neurologische Symptomatik bis zum völligen Verfall. Ikterus.

Typ E: Adulter neuropathischer Typ: Erstmanifestation im Erwachsenenalter. Hepatosplenomegalie. Heterogen, weitgehend identisch mit der ▶ Sea-blue-Histiozytose.

Mehrere weitere sippenspezifische Formen, z.T. als Typ F abgegrenzt.

Atypisches N. ▶ Prosaposin-Mangel.

Therapiemöglichkeiten

Bisher nur Knochenmarktransplantation mit unterschiedlichem Erfolg.

Häufigkeit und Vorkommen

Über 100 Fälle, vor allem europäischer Herkunft, publiziert. 1/3 bis 1/2 der Merkmalsträger jüdischer Abstammung. 85% dieser Fälle gehören zum Typ A. Typ D endemisch bei einer Gruppe französischer Einwanderer in Halifax und Neu-Schottland (Kanada), die sich alle von gemeinsamen Vorfahren ableiten.

Genetik

Autosomal rezessiver Erbgang. 3 Komplementationsgruppen: Für die Typen A, B und E besteht Allelie, Genort 11p15 (*SMPD1*, lysosomale saure **S**phing**o**myelin-**P**hosph**o**diesterase **1**); für die Typen C und D zwei Komplementationsgruppen, Genorte: 18q11-12 (*NPC1*, OMIM 257220) und 14q24.3 (*HE1*, Sekretor-Protein – *NPC2*, OMIM 601015). Vom Typ C mehrere klinische Formen bekannt, wobei sich keine Korrelation zum Genotyp erkennen lässt.

Familienberatung

Frühdiagnose anhand der Sphingomyelinspeicherung (SMITH-DIETRICH-Färbung) in charakteristischen Sea-blue-Histiozyten und PICKschen Schaumzellen des Blutes und anderer Organe, des kirschroten Fleckes und anderer Makulaveränderungen (nicht bei allen Fällen) sowie molekulargenetisch und der Enzym-Bestimmung in kultivierten Fibroblasten wichtig. Nach dem gleichen Prinzip Heterozygotentests möglich. Pränatale Diagnostik durch Bestimmung der Sphingomyelinase-Aktivität und bei Typ C der Cholesterolveresterung in kultivierten Chorion- und Fruchtwasserzellen möglich. Eine Familienberatung hat besonders unter Beachtung der familienspezifischen Verlaufsformen zu erfolgen.

Literatur

Bembi, B., M.Comelli, B.Scaggiante et al., Treatment of sphingomyelinase deficiency by repeated implantations of amniotic epithelial cells. Am.J.Med. Genet. *44* (1992) 527–533.

Ribeiro, I., A.Marcao, O.Amaral et al., NIEMANN-PICK type C disease: *NPC1* mutations associated with severe and mild cellular cholesterol trafficking alterations. Hum.Genet. *109* (2001) 24–2.

Steinberg, S.J., C.P.Ward and A.H.Fensom, Complementation studies in NIEMANN-PICK disease type C indicate the existence of a second group. J.Med.Genet. *31* (1994) 317–320.

Vanier, M.T., C.Rodriguez-Lafrasse, R.Rousson et al., Prenatal diagnosis of NIEMANN-PICK type C disease: Current strategy from an experience of 37 pregnancies at risk. Am.J.Hum.Genet. *51* (1992) 111–122.

Vanier, M.T., D.A.Wenger, M.E.Comley et al., NIEMANN-PICK disease group C: clinical variability and diagnosis based on defective cholesterol esterification. Clin.Genet. *33* (1988) 331–348.

Vanier, M.T., S.Duthel, C.Rodriguez-Lafrasse et al., Genetic heterogeneity in NIEMANN-PICK C disease: a study using somatic cell hybridization and linkage analysis. Am.J. Hum.Genet. *58* (1996) 118–125.

OMIM 257200, 257220, 257250

NIEMANN-PICK-Syndrom Typ E
s.a. ▶ Sea-blue-Histiozytose

NIEMANN-PICK-Syndrom, atypisches
▶ Prosaposin-Mangel

Niere, polyzystische
▶ Nierendysplasie;
▶ Zystennieren

Nierenagenesie
▶ Oligohydramnion-Syndrom

Nierendysplasie, multizystische
Zystennieren Typ POTTER II, polyzystische Niere, dysgenetische Zystenniere

Frühembryonale Differenzierungsstörung der Niere unklarer Genese.
Ein Basisdefekt soll einen Upstream-Stimulations-Faktor (USF2) betreffen. Das pathologisch-anatomische Substrat sind embryonale Strukturen, primitive Gänge und in einem Teil der Fälle ektopische Knorpelbildung. Je nach Einsetzen und Umfang Spektrum der Störungen von der bilateralen Nierenagenesie bis zu geringgradigen zystischen Veränderungen im Bereich des Cortex mit z.T. hydronephrotischen Strukturen.

Krankheitswert
Erstmanifestation klinischer Erscheinungen unterschiedlich. Häufig einseitig. Davon abhängig Bild des nicht lebensfähigen Neugeborenen mit POTTER-Sequenz (▶ *Oligohydramnion-Syndrom*) bis zum Fehlen jeder klinischen Symptomatik im Falle einseitiger Veränderungen. Syndomatisch bei ▶ *Bauchdeckenaplasie-Syndrom*, ▶ *Branchio-Oto-Renalem Syndrom*, ▶ *Cerebro-Hepato-Renalem Syndrom* und ▶ *Thoraxdystrophie-Polydaktylie-Syndrom*. Siehe auch ▶ PALLISTER-HALL-*Syndrom*, ▶ BARTSOCAS-PAPAS-*Syndrom*.

Therapiemöglichkeiten
In Abhängigkeit von der Schwere der Erscheinungen keine erfolgreiche Behandlung möglich oder konservative Behandlung bis zu Nierendialyse und -transplantation.

Häufigkeit und Vorkommen
Isolierte N. überwiegend sporadisch. Inzidenz 1:4.300. Im Rahmen der autosomal dominanten Adysplasie sowie komplexer Syndrome auch familiär.

Genetik
Eine genetische Grundlage ist nicht in jedem Fall bekannt. In einzelnen Familien „Adysplasie" autosomal dominant mit variabler Expressivität und unvollständiger Penetranz. Genort 19q13.1 (*USF2*)? Einseitige polyzystische Nierendysplasie aufgrund des Vorkommens bei einer Frau und ihren beiden Kindern auch als autosomal dominant eingeschätzt.

Familienberatung
Bei nachweislich einseitiger Nierendysplasie und negativer Familienanamnese (Ultrasonografie der Eltern) Wiederholungsrisiko für Geschwister eines Merkmalsträgers höchstens minimal erhöht. Bei bilateraler Nierenagenesie/Dysplasie mit POTTER-Sequenz Wiederholungsrisiko weniger als 5%. Ausschluss von Syndromen und Chromosomenstörungen bei zusätzlichen Befunden in jedem Falle notwendig. Bei

Nierensteine

Nachweis weiterer Merkmalsträger in der Sippe Risiko höher (bis zu 50%, ▶ *Oligohydramnion-Syndrom*). Ultrasonografischer Nachweis der frühembryonal einsetzenden Störung meistens bereits pränatal ab 2. Trimenon möglich.

Literatur
Alsaadi, A.A., M.Yoshimoto, R.Bree et al., A family study of renal dysplasia. Am.J.Med.Genet. *19* (1984) 669–677.

Bankier, A., M.de Campo, R.Newell et al., A pedigree study of perinatally lethal renal disease. J.Med. Genet. *22* (1985) 104–111.

Battin, J., D.Lacombe and J.-J.Leng, Familial occurrence of hereditary renal adysplasia with MULLERian anomalies. Clin.Genet. *43* (1993) 23–24.

Moerman, P., J.-P.Fryns, S.H.Sastrowijoto et al., Hereditary renal adysplasia: New observations and hypotheses. Pediatr.Pathol. *14* (1994) 405–410.

McPherson, E., J.Carey, A.Kramer et al., Dominantly inherited renal adysplasia. Am.J.Med.Genet. *26* (1987) 863–872.

Srivastava, T., R.E.Garola and S.Hellerstein, Autosomal dominant inheritance of multicystic dysplastic kidney. Pediatr.Nephrol. *13* (1999) 481–483.

OMIM 143400, 600390

Nierensteine

- ▶ Xanthinurie;
- ▶ Adenin-Phosphoribosyltransferase-Mangel;
- ▶ Gicht;
- ▶ Glyzinurie;
- ▶ Cystinurie;
- ▶ Hyperoxalurie;
- ▶ Hyperparathyreoidismus;
- ▶ Hyperphosphatämie;
- ▶ Nephronophthise FANCONI: DENT-Syndrom;
- ▶ Hyperkalziurie

Literatur
Ombra, M.N., P.Forabosco, S.Casula et al., Identification of a new candidate locus for uric acid nephrolithiasis. Am.J.Hum.Genet. *68* (2001) 1119–1129

Scheiman, J.S., M.A.Pook, C.Wooding et al., Mapping the gene causing X-linked recessive nephrolithiasis to Xp11.22 by linkage studies, J.Clin.Invest. *91* (1993) 2351–2357.

Nierenzell-Carcinom
▶ v. HIPPEL-LINDAU-Syndrom

NIERHOFF-HÜBNER-Syndrom
▶ Dysostose, enchondrale, Typ NIERHOFF-HÜBNER

NIEVERGELT-Syndrom,
mesomeler Zwergwuchs

Genetisch bedingte Osteochondrodysplasie auf der Grundlage einer Genmutation. Der Basisdefekt für die Skelettfehlbildungen ist unbekannt.

Krankheitswert
Angeborene Dysplasie der Unterschenkelknochen, Kniegelenke und Fußgelenke. Hypoplasie der Fußknochen mit Equinovarus-Stellung. Radioulnare Synostosen und Luxationen sowie Dysplasie der Ellenbogengelenke. Intelligenz und Lebenserwartung nicht auffällig vermindert. Kleinwuchs (Typ NIEVERGELT). Typ LANGER außerdem mit Mandibula-Hypoplasie. (▶ *Zwergwuchs, mesomeler Typ LANGER*). Beim Typ REINHARDT-PFEIFFER nur geringer Kleinwuchs, Dysplasie vor allem von Ulna und Fibula (s.a. ▶ *Fibula-Anomalien*).

Therapiemöglichkeiten
Lediglich symptomatisch-orthopädische Behandlung mit unbefriedigendem Erfolg.

Häufigkeit und Vorkommen
Neben wenigen sporadischen Fällen ein Vater mit 3 Söhnen von 3 verschiedenen Frauen (Typ NIEVERGELT) und auch Geschwisterfälle beschrieben.

Genetik
Heterogen. Autosomal dominanter Erbgang.

Familienberatung
Differentialdiagnose der einzelnen Typen untereinander und zu ähnlichen Skelettfehlbildungs-Syndromen (▶ *Achondrogenesis*, ▶ *LERI-WEILL-Syndrom*) anhand der typischen rhomboiden Tibia- und Fibula-Verformung möglich.

Mit einer intrafamiliären Konstanz des Fehlbildungstyps kann gerechnet werden. Besonders schwere Symptomatik beim NIEVERGELT-Syndrom im engeren Sinne (Typ NIEVERGELT) und beim Typ REINHARDT-PFEIFFER (obere Extremitäten).

Literatur
Cremin, B.J. and P.Beighton, Dwarfism in the newborn: the nomenclature, radiological features and genetic significance. Br.J.Radiol. *47* (1974) 77–93.

Fryns, J.P., G.Hokens, G.Fabry and H.van den Berghe, Isolated mesomelic shortening of the forearm in father and daughter: A new entity in the group of mesomelic dysplasias. Clin.Genet. *33* (1988) 57–59.

Urban, M. and S.Kruger, Alice Vance („Das Baerenweib"): a historical case of NIEVERGELT syndrome. Am.J.Med.Genet. 76 (1998) 145–149.

OMIM 163400, 191400

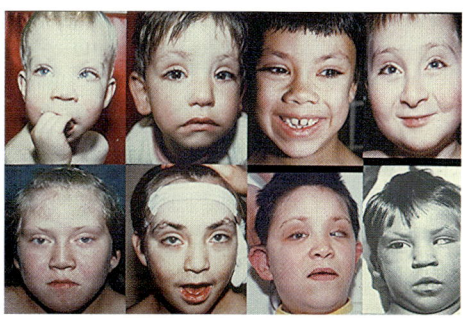

NIIKAWA-KUROKI-Syndrom. Typische Fazies mit spitzbogig hochgezogenen Augenbrauen, langen antimongoloid verlaufenden Lidspalten mit lateralem Unterlidektropium, dreieckigem Stirnhaaransatz und Ptosis der Augenlider. (S. Tinschert)

NIIKAWA-KUROKI-Syndrom,
Kabuki-(make-up-)Syndrom

Kleinwuchs-Retardierungs-Syndrom unklarer Ätiologie und Pathogenese.

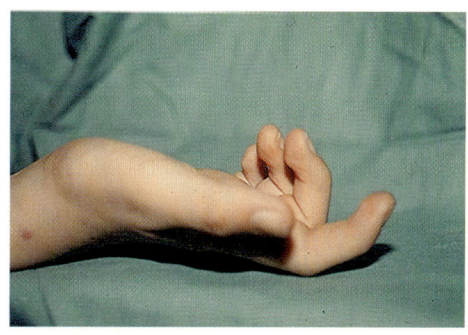

NIIKAWA-KUROKI-Syndrom. Charakteristische Fingerbeerenpolster (Pads). (S. Tinschert)

Krankheitswert
Angeboren. Psychomotorische Retardation und geistige Behinderung, postnataler Kleinwuchs. Typische, wie Schauspieler im japanischen Kabuki-Theater wirkende Fazies durch lange Lidspalten, laterales Unterlid-Ektropium und hohe bogige, nach lateral rarifizierte Augenbrauen. Große Ohrmuscheln. Infektanfälligkeit (Otitiden) im Kindesalter, Schwerhörigkeit. Herzfehler bei 30% der Patienten. Skelettanomalien im Bereich der Wirbelsäule (Skoliose), des Hüftgelenkes und der Phalangen (kurzen Finger, fehlender Triradius C oder D, 2. Zehe zurückversetzt). Überzufallsgemäß häufig Gallengangsatresie. Zwerchfellbuckel. Trichorrhexis nodosa. Zahnanomalien und Gaumenspalte. Zahlreiche fakultative Symptome.

Therapiemöglichkeiten
Unbekannt.

Häufigkeit und Vorkommen
Seit Erstbeschreibung 1981 über 100 sporadische Fälle aus Japan und mehr als 90 nicht-japanische Patienten bekannt. Inzidenz in Japan und wahrscheinlich auch in Europa 1:32.000. In bisher fünf Familien 2 Generationen betroffen.

Genetik
Bisher kein sicherer Anhaltspunkt für eine genetische Ursache. Aufgrund von Ähnlichkeiten im Erscheinungsbild bei einem Elternteil wird autosomal dominanter Erbgang vermutet. Bei mindestens 13 Patienten wurden unterschiedliche Chromosomenaberrationen gefunden.

Familienberatung
Diagnose aufgrund des typischen Aussehens, einer breiten eingedrückten Nasenspitze (Hypoplasie des Nasenseptums) und einer charakteristischen persistierenden Schwellung der Finger-

beeren (pads). Das Wiederholungsrisiko für Geschwister kann aufgrund des vorwiegend sporadischen Vorkommens als nicht erhöht angesehen werden.

Literatur
Braun, O.H. und E.Schmid, Niikawa-Kuroki-Syndrom (sog. Kabuki-make-up-Syndrom). Klin.Pädiat. *198* (1986) 65–68.

Courtens, W., A.Rassart, J.-J.Stene et al., Further evidence for autosmal dominant inheritance and ectodermal abnormalities in Kabuki syndrome. Am.J.Med.Genet. *93* (2000) 244–249.

Lo, I.F.M., L.Y.K.Cheung, A.Y.Y.Ng and S.T.S.Lam, Interstitial dup(1p) with findings of Kabuki make-up syndrome. Am.J.Med.Genet. *78* (1998) 55–57.

Lynch, S.A., K.A.Ashcroft, S.Zwoliski et al., Kabuki syndrome-like features in monozygotic twin boys with pseudodicentric chromosome 13. J.Med.Genet. *32* (1995) 227–230.

Sakuragawa, N., Inheritance in Kabuki make-up (Niikawa-Kuroki) syndrome. Am.J.Med.Genet. *61* (1996) 92–93.

Say, B., L.McCutcheon, C.Todd and J.V.D.Hough, Kabuki make-up syndrome and hearing impairment. Clin. Dysmorphol. *2* (1993) 68–70.

Schrander-Stumpel, C., P.Meinecke, G.Wilson et al., The Kabuki (Niikawa-Kuroki) syndrome: further delineation of the phenotype in 29 non-Japanese patients. Eur.J.Pediatr. *153* (1994) 438–445.

Tsukahara, M., Y.Kuroki, K.Imaizumi et al., Dominant inheritance of Kabuki make-up syndrome. Am.J.Med.Genet. *73* (1997) 19–23.

Wessels, M.W., A.S.Brooks, J.Hoogeboom et al., Kabuki syndrome: a review study of three hundred patients. Clin. Dysmorphol. *11* (2002) 95–102.

OMIM 147920

Nijmegen-Chromosomeninstabilitäts-Syndrom
▶ Louis-Bar-Syndrom

Nishimoto-Syndrom
▶ Moyamoya

NOACH-Syndrom
▶ Albinismus

Noack-Syndrom
▶ Akrozephalosyndaktylie-Syndrom

Nockemann-Syndrom
▶ Keratosis palmoplantaris hereditaria mutilans (Vohwinkel)

Nonne-Milroy-Meige-Syndrom
▶ Lymphödem, familiäres

Noonan-Syndrom,
Halspterygium-Syndrom, Pseudo-Turner-Syndrom, Ullrich-Turner-Syndrom bei Knaben, Bonnevie-Ullrich-Syndrom

Genetisch bedingter Fehlbildungskomplex auf der Grundlage einer Genmutation.
Die Symptomatik entspricht weitgehend der des ▶ Ullrich-Turner-Syndroms, ohne dass eine Chromosomenanomalie erkennbar ist. Der Basisdefekt betrifft eine intrazelluläre Protein-Tyrosin-Phosphatase (PTPN11/SHP2).

Krankheitswert
Angeboren. Pterygium colli, Kleinwuchs (maximal im männlichen Geschlecht 168 cm, im weiblichen 153 cm), Anomalien des Sternums, Cubitus valgus. Angeborene Herzfehler (meistens Pulmonalklappenstenose oder hypertrophische Kardiomyopathie). Leichte Blutungsneigung, vor allem Faktor-XI-Mangel. Lymphödem, pränatal z.T. Hydrops, Hygroma colli und Hydramnion. Ptosis der Oberlider, Hypertelorismus, Ohrmuscheltiefstand. Intelligenzdefekte. Im männlichen Geschlecht Hypogonadismus und Kryptorchismus. Bei Frauen keine Gonadendysgenesie. In wenigen Sippen zusätzlich Café-au-lait-Flecken (Watson-Syndrom).

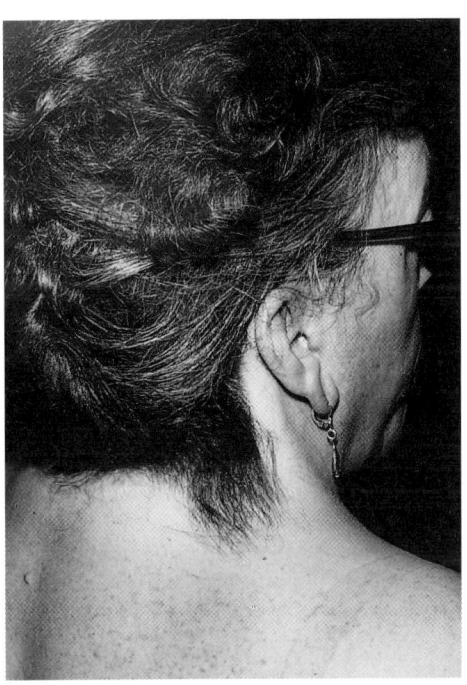

NOONAN-Syndrom. Kurzer Hals, Pterygium und tiefer Nakkenhaaransatz bei einer fertilen Frau. (St. Braun)

Therapiemöglichkeiten
Außer symptomatischer Behandlung (Pulmonalklappenplastik) keine effektive Therapie bekannt.

Häufigkeit und Vorkommen
Inzidenz 1:2.500–1.000, etwa ein Fünftel aller Fälle mit klinischer Symptomatik des ULLRICH-TURNER-Syndroms. Geschwisterschaften sowie Sippen mit Merkmalsträgern in aufeinander folgenden Generationen beschrieben.

Genetik
Offensichtlich heterogen mit unterschiedlichen Erbgängen. Nosologische Abgrenzung innerhalb des ▶ *Pterygium-Syndroms*, zu anderen Fehlbildungskomplexen mit Pterygium colli (s.a. ▶ *Hydantoin-Syndrom*) sowie zum LEOPARD-Syndrom (▶ *Lentigines*) noch unscharf. Siehe auch ▶ *Hyperpyrexie-Syndrom* (KING-Syndrom). Für Sippen mit Merkmalsträgern in mehreren Generationen wurde X-chromosomaler Erbgang angenommen, da das Syndrom meistens einen matroklinen Erbgang zeigte (Männer häufig infertil).

Es konnte jedoch auch Vater-Sohn-Vererbung nachgewiesen werden, was zumindest für die Existenz auch eines autosomal dominanten Typs mit variabler Expressivität und verminderter Penetranz spricht: Genort 12q24 (*PTPN11*), Allelie mit dem LEOPARD-Syndrom (▶ *Lentigines*) und dem ▶ *Kardio-Fazio-Kutanen Syndrom*? Das Vorkommen in Geschwisterschaften bei Konsanguinität der Eltern spricht außerdem für einen autosomal rezessiven Typ mit Kardiomyopathie. Beim WATSON-Syndrom, Neurofibromatose-NOONAN-Syndrom (OMIM 193520) Allelie zur ▶ *Neurofibromatose Typ 1* in 17q11.2 (z.B. Exon-Tandemduplikation). Die NOONAN-Symptomatik bei diesen Allelen ist pathogenetisch nicht geklärt. NOONAN-artige Symptomatik mit Riesenzelldestruktion vor allem der Kieferknochen bei wenigen Sippen autosomal dominant bedingt (OMIM 163955), Allelie in 12q24 nicht geklärt.

Familienberatung
Zum Ausschluss eines ULLRICH-TURNER-Syndroms zytogenetische Untersuchung (Chromosomen) notwendig. Siehe auch ▶ *Lentigines*, ▶ *BARAITSER-WINTER-Syndrom*, ▶ *BARBER-SAY-Syndrom*, ▶ *COSTELLO-Syndrom*. Genaue familienanamestische Feststellung des jeweils vorliegenden Erbganges wichtig. Bei Neugeborenen können Zeichen eines Herzfehlers hinweisend sein. Von einer relativen intrafamiliären Konstanz der Merkmalsausprägung und der Schwere des Krankheitsbildes kann ausgegangen werden. Pränatal im Ultrasonogramm an Nackenhygromen (nur 12./13. Schwangerschaftswoche), typischem Herzfehler, Hydrops und Hydramnion nicht immer erkennbar. Bei der Vorbereitung von Operationen ist die zu erwartende Blutungsneigung und eventuell Gefahr einer Hyperpyrexie zu beachten.

Literatur
Bertola, D.R., C.A.Kim, A.C.Pereira et al., Are NOONAN syndrome amd NOONAN-like/multiple giant cell lesion syndrome distinct entity? Am.J.Med.Genet. **98** (2001) 230–234.

Burgt, I, van der and H.Brunner, Genetic heterogeneity in NOONAN syndrome: Evidence for an autosomal recessive form. Am.J.Med.Genet. **94** (2000) 46–51.

Legius, E., E.Schollen, G.Matthijs and J.-P.Fryns, Fine mapping of NOONAN/cardio-facio-cutaneous syndrome in a large family. Eur.J.Hum.Genet. **6** (1998) 32–37.

Sharland, M., M.Morgan, G.Smith et al., Genetic counselling in NOONAN syndrome. Am.J.Med.Genet. *45* (1993) 437–440.

Tartaglia, M., K.Kalidas, A.Shaw et al., *PTPN11* mutations in NOONAN syndrome: molecular spectrum, genotype-phenotype correlation, and phenotypic heterogeneity. Am.J.Hum.Genet. *70* (2002) 1555–1563.

Tassabehji, M., T.Strachan, M.Sharland et al., Tandem duplication within a neurofibromatosis type I (NfI) gene exon in a family with features of WATSON syndrome and NOONAN syndrome. Am.J.Hum.Genet. *53* (1993) 90–95.

Tonoki, H., S.Saitoh and K.Kobayashi, Patient with del(12)(q12q13.12). Manifesting abnormalities compatible with NOONAN syndrome. Am.J.Med.Genet. *75* (1998) 416–418.

OMIM 163950, 163955, 193520

NORMAN-ROBERTS-Sydrom
▶ Lissenzephalie

NORMAN-WOOD-Syndrom
▶ Ceroid-Lipofuszinose

NORRIE-Syndrom,
NORRIE-WARBURG-Syndrom, Atrophia bulborum hereditaria, Pseudogliom

Genetisch bedingter Symptomenkomplex mit Pseudotumor auf der Grundlage einer Genmutation.

Der Basisdefekt für die klinischen Erscheinungen liegt in der gestörten Synthese eines Mucins (NDP, Norrin) mit neuroektodermaler Wachstumsfaktor-Aktivität, das offensichtlich an der Gefäßbildung der Retina beteiligt ist.

Krankheitswert
Angeboren. Blindheit durch beidseitige pseudogliomatöse Hyperplasie der Retina. Katarakt, progrediente Hornhauttrübung und Bulbusatrophie. Fortschreitende cochleare Schwerhörigkeit bis Taubheit. Bei etwa der Hälfte der Fälle Intelligenzdefekte und Verhaltensstörungen (sekundär?). Bei einem Teil der Fälle kommt es jedoch nicht zur Taubheit und zur Erblindung: COATS-Krankheit (OMIM 300216) (unilaterale retinale Teleangiektasie), Gefäßfehlbildungen der Retina, subretinale Exsudation und Retinaablösung, progredient, von einer Region ausgehend, nachfolgend Sehverlust.

Therapiemöglichkeiten
Unbekannt.

Häufigkeit und Vorkommen
Seit Erstbeschreibung 1959 über 240 überwiegend familiäre Fälle bekannt. Vor Abgrenzung durch WARBURG 1961 wahrscheinlich häufig unter anderer Diagnose beschrieben: Pseudogliom, Mikrophthalmie, Blindheit von Episkopi (Zypern). Große Sippen mit Merkmalsträgern in 5 und mehr Generationen aus Skandinavien und anderen europäischen sowie außereuropäischen Ländern publiziert. Bis auf wenige Ausnahmen nur im männlichen Geschlecht vorkommend. COATS-Syndrom immer sporadisch im männlichen Geschlecht, meist einseitig, einmal bei der Mutter eines Sohnes mit NORRI-Syndrom.

Genetik
X-chromosomaler Erbgang. Genort Xp11.4-p11.2 (*NDP*), Allelie mit einer Form der ▶ *Vitreo-Retinopathie* (*EVR2*) und dem COATS-Krankheit, bei dem wahrscheinlich jeweils eine somatische Mutation vorliegt. Bei atypischen, schweren Formen (Oligophrenie, Hypotonie, Hyperreflexie, Mikrozephalus, Kryptorchismus) besteht eine Deletion einschließlich benachbarter Sequenzen: Contiguous gene syndrome. Ein Teil der Fälle von ▶ BLOCH-SULZBERGER-*Syndrom* weist ebenfalls ein Pseudogliom auf, Genort in Xp11.2-p11.3 inbegriffen? Daneben existieren noch andere Formen der angeborenen Netzhautablösung bzw. Pseudogliombildung, die differentialdiagnostisch teilweise schwer vom N. abzutrennen, jedoch autosomal rezessiv bedingt sind. Siehe auch ▶ *Hyaloideo-Retinale Degeneration*, ▶ REESE-*Syndrom*.

Familienberatung
Familienanamnestische Erhebungen zur Sicherung eines X-chromosomalen Erbganges wichtig. Konduktorinnen eventuell im BEKESY-Audiogramm erkennbar. Genaue Differentialdiagnose zum ▶ *Retinoblastom*, zu anderen Retinopathien (▶ *Retinadystrophie*) und zu exogen bedingten Pseudogliomen (durch Traumen, Entzündungen usw., häufig einseitig und nicht angeboren) wichtig. Konduktorinnennachweis

und pränatale Diagnostik (Chorionbiopsie) molekulargenetisch möglich.

Literatur
Berger, W., D.van de Pol, M.Warburg et al., Mutations in the candidate gene for NORRIE disease. Hum. Molec.Genet. *1* (1992) 461–465.

Black, G.C.M., R.Perveen, R.Bonshek et al., COATS' disease of the retina (unilateral retinal telangiectasis) caused by somatic mutation in the NDP gene: a role for norrin in retinal angiogenesis. Hum.Molec. Genet. *8* (1999) 2031–2035.

Gal, A., B.Wieringa and D.F.C.M.Smeets, Submicroscopic interstitial deletion of the X-chromosome explains a complex genetic syndrome dominated by NORRIE disease. Cytogenet.Cell Genet. *42* (1986) 219–224.

Ravia, Y., O. Braier-Goldstein, K.M.Bat-Miriam et al., X-linked recessive primary retinal dysplasia is linked to the NORRIE disease locus. Hum.Molec. Genet. *2* (1993) 1295–1297.

OMIM 310600

NORRIE-WARBURG-Syndrom
▶ NORRIE-Syndrom

NORUM-Syndrom
▶ Lecithin-Cholesterol-Acyltransferase-Mangel

Nyktalopie
▶ Hemeralopie

Nystagmus

Unwillkürliche rhythmische Augenbewegung unterschiedlicher Ätiologie. Bei den isolierten Formen sind Basisdefekt und morphologisches Substrat unbekannt.
Der Nystagmus ist meist Teilsymptom komplexer Störungen (▶ *PELIZAEUS-MERZBACHER-S.*, ▶ *DÉJÉRINE-SOTTAS-Syndrom* u.a.) oder kommt kombiniert mit anderen okulären Defekten (▶ *Katarakt,* ▶ *Farbenblindheit,* ▶ *Hereralopie,* okulärer ▶ *Albinismus,* ▶ *LEBERsche Amaurose,* ▶ *Achromatopsie,* ▶ *Opticus-Hypoplasie,* ▶ *Aniridie*) vor. Für den isolierten angeborenen N. ist die Pathogenese über eine zentalnervöse Störung oder einen Defekt des Bewegungssystems des Auges unklar. Siehe auch ▶ *Okulo-Zerebrales Syndrom mit Hypopigmentierungen.*

Krankheitswert
Überwiegend angeboren, horizontal, seltener rotatorisch oder diagonal. Isolierter N. gewöhnlich mit Verminderung der Sehschärfe verbunden. Stationär.

Therapiemöglichkeiten
Keine effektive Therapie bekannt. In Abhängigkeit vom Typ eventuell chirurgische Maßnahmen erfolgreich.

Häufigkeit und Vorkommen
Frequenz ca. 1:1000 im männlichen und 1:2.800 im weiblichen Geschlecht. Sippen mit Merkmalsträgern in mehreren aufeinanderfolgenden Generationen beschrieben. Regelmäßig bei ▶ *Albinismus oculi.*

Genetik
Isolierter angeborener N. meistens X-chromosomal bedingt mit einer intrafamiliär teilweise variablen Expressivität und verminderter Penetranz im weiblichen Geschlecht, Genort Xp26-27. Autosomal rezessiver oder dominanter Erbgang (Genort 6p12) selten.

Familienberatung
N. bei Neugeborenen kann auf das Vorliegen einer komplexen Entwicklungsstörung hinweisen und als Frühsymptom mehrerer Syndrome dienen. Beim isolierten N. besteht außer einer verminderten Sehschärfe keine Behinderung.

Literatur
Dell'Osso, L.F., B.M.Weissman, R.J.Leigh et al., Hereditary congenital nystagmus and gaze-holding failure: the role of the neural integrator. Neurology *43* (1993) 1741–1749.

Spooner, S.N., J.B.Bateman and R.D.Yee, Congenital nystagmus in identical twins: Discordant features. J.Pediat.Ophthal. Strabismus *23* (1986) 115–119.

OMIM 164100, 164150, 257400, 310700

O

Occipito-Facio-Cervico-Thoraco-Abdomino-Digitale Dysplasie
▶ Dysostose, spondylocostale

Ochoa-Syndrom
▶ Fazialisparese, angeborene

ODD-Syndrom; ODDD
▶ Okulo-Dento-Digitales Syndrom

ODED-Syndrom
▶ Ösophagus-Atresie

Odonto-Hypophosphatasie
▶ Hypophosphatasie

Odonto-Onycho-Dermale Dysplasie
▶ Keratosen palmoplantare 2.15

Odonto-Trichomele Dysplasie
▶ Lippen-Kiefer-Gaumen-Spalte mit Spalthand und -fuß

OEIS, Omphalozele-Exstrophie-Imperforierter Anus-Spinaldefekte
▶ Omphalozele

OFD-Syndrom
▶ Oro-Fazio-Digitales Syndrom I;
▶ Mohr-Syndrom

OFCD-Syndrom
▶ Okulo-Fazio-Kardio-Dentales Syndrom

Oguchi-Syndrom

Genetisch bedingte Retinopathie auf der Grundlage einer Genmutation.
Es bestehen angeborene Anomalien der Retina vor allem hinsichtlich der Stäbchenanordnung und -struktur und des Pigmentepithels. Zugrunde liegen Defekte des rhodopsinbindenden Arrestins (S-Antigen; retinales Arrestin 3) bzw. der Rhodopsinkinase (RHOK) und damit des Rhodopsin-Photorezeptor- bzw. -adaptionssystems.

Krankheitswert
Angeboren. Nachtblindheit durch stark verzögerte Dunkeladaptation. Herabgesetzte Sehschärfe im zentralen Gesichtsfeld. Stationär mit relativ guter Prognose für das Tagsehen.

Therapiemöglichkeiten
Unbekannt.

Häufigkeit und Vorkommen
Vor allem aus Japan beschrieben, außerhalb Japans sehr selten. Sporadische und Geschwisterfälle, hohe Konsanguinitätsrate der Eltern.

Genetik
Autosomal rezessiver oder X-chromosomaler Erbgang. Genorte: Xqcen-21 (*ARR3*, OMIM 301770)?; 2q37.1 (*SAG*, OMIM 181031, japani-

scher Typ I); 13q34 (*RHOK*, OMIM 180381, europäischer Typ II).

Familienberatung
Differentialdiagnose gegenüber anderen Typen der ▶ *Hemeralopie* bei ▶ *Retinopathia pigmentosa*, ▶ *Vitamin-A-Mangel* usw. anhand einer gelblichen Verfärbung des Fundus mit Ausnahme des hinteren Augenpols, die sich erst nach mehreren Stunden in der Dunkelheit normalisiert. Familienanamnestische Feststellung des Erbganges bzw. des Typs notwendig. In Anbetracht des gut erhaltenen Tagsehvermögens familienprognostisch unerheblich.

Literatur
François, J., G.Verriest et A.de Rouck, La maladie d'OGUCHI. Ophthalmologica *131* (1969) 1–40.
Fuchs, S., M.Nakazawa, M.Maw et al., A homozygous 1-base pair deletion in the arrestin gene is a frequent cause of OGUCHI disease in Japanese. Nature Genet. *10* (1995) 360–362.
Maw, M.A., S.John, S.Jablonska and B.Müller, OGUCHI disease: suggestion of linkage to markers on chromosome 2q. J.Med.Genet. *32* (1995) 396–398.
Yamamoto, S., K.C.Sippel, E.L.Berson and T.P.Dryja, Defects on the rhodopsin kinase gene in the OGUCHI form of stationary night blindness. Nature Genet. *15* (1997) 175–178.

OMIM 180381, 181031, 258100, 301770

OHAHA-Syndrom
▶ Spino-cerebelläre Ataxie mit Ophthalmoplegie

OHDO-Syndrom
▶ Blepharophimose

Ohr-Patella-Kleinwuchs-Syndrom
▶ MEIER-GORLIN-Syndrom

OKIHIRO-Syndrom
▶ Akro-Renales Syndrom

Okulo-Aurikuläres Syndrom
▶ Okulo-Aurikulo-Vertebrale Dysplasie

Okulo-Aurikulo-Fronto-Nasale Dysplasie
▶ Okulo-Aurikulo-Vertebrale Dysplasie

Okulo-Aurikulo-Vertebrale Dysplasie,
GOLDENHAR-Syndrom,
Fazio-Aurikulo-Vertebrales Syndrom;
Okulo-Aurikuläres Syndrom,
WEYERS-THIER-Syndrom,
Okulo-Vertebrales Syndrom

Kranio-fazio-vertebrales Fehlbildungs-Syndrom unklarer Ätiologie.
Es besteht ein pathogenetisch heterogener embryonaler Entwicklungfeld-Defekt (Disruptions-Sequenz?, Migrationsdefekt embryonaler Zellen aus der Neuralleiste?) vor allem im Kieferbereich. Ein Basisdefekt ist unbekannt.

Krankheitswert
Angeboren. GOLDENHAR-Syndrom: Epibulbäre Dermoide, teilweise mit Augenfehlbildungen (Kolobome des Oberlides, Mikrophthalmie). Präaurikularanhänge und -fisteln. Mikrotie und Deformitäten des äußeren Ohres bei meist normalem Gehör. Hemihypoplasie des Gesichtes, Mikroretrogenie. Wirbelanomalien. Angeborene Herzfehler. Lebenserwartung normal. WEYERS-THIER-Syndrom: Einseitige Mikrophthalmie verschiedenen Grades mit Anomalien der angrenzenden Skelett-Teile und Fehlbildungen der Wirbelsäule mit Kyphoskoliose. Beide Fehlbildungskomplexe werden neuerdings aufgrund von Übergangsformen und gemeinsamem familiärem Vorkommen als Varianten eines Syndroms (Okulo-Aurikulo-Vertebrale Dysplasie, Syndrom des 1. und des. 2. Kieferbogens) aufgefasst. Ein Teil der ursprünglich als WEYERS-THIER-Syndrom eingeordneten Fälle einschließlich des Originalfalles hat sich als dem ▶ *AICARDI-Syndrom* zugehörig herausgestellt.
Okulo-Aurikulo-Fronto-Nasale Dysplasie: Kombination von Symptomen des der Fronto-Nasalen Dysplasie (▶ *Frontonasale Dysplasie*)

Okulo-Aurikulo-Vertebrale Dysplasie

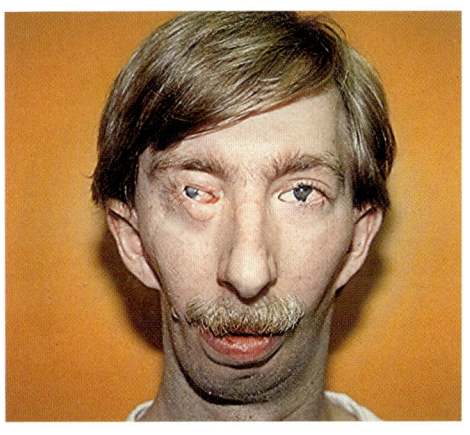

Okulo-Aurikulo-Vertebrale Dysplasie. Asymmetrisches Gesicht. Mikroretrogenie, Jochbeinhypoplasie. Zustand nach Operation einer horizontalen Gesichtsspalte. (S. Tinschert)

mit Symptomen des WEYERS-THIER-Syndroms. Zahlreiche fakultative Symptome einschließlich intrakranieller Anomalien (Balkenlipome, Hydrozephalus), Lippen-Gaumenspalte und Anophthalmie.
Kombination von GOLDENHAR-Syndrom und kaudaler Regression mit Nierendysplasie, Analanomalien und Dysplasien der unteren Extremitäten: Axialer mesodermaler Dysplasie-Komplex.

Therapiemöglichkeiten
Lediglich chirurgische Korrektur möglich.

Häufigkeit und Vorkommen
Über 300, meist sporadische Fälle bekannt. Frequenz auf ca. 1:45.000 eingeschätzt. Sippen mit Merkmalsträgern in aufeinanderfolgenden Generationen beschrieben. Bei eineiigen Zwillingen meistens diskordant (13/16). Vom axialen mesodermalen Dysplasie-Komplex 9 sporadische Fälle unterschiedlicher Schwere publiziert. Okulo-Aurikulo-Fronto-Nasale Dysplasie von 23 sporadischen und zwei Geschwistern beschrieben.

Genetik
Beteiligung genetischer Faktoren noch unklar. Offensichtlich heterogen. Die Art des Vorkommens in mehreren Familien, Konkordanz bei eineiigen Zwillingen sowie Konsanguinität der Eltern einiger Fälle lassen auf autosomal rezessiven Erbgang schließen. In einigen Sippen wahrscheinlich autosomal dominant bedingt. Teilsymptome der Trisomie 22. Einzelfälle auch mit Aberrationen der Chromosomen bzw. Chromosomenarme 5p, 6q, 7, 8q, 9, 18q und 22 beschrieben.

Familienberatung
Differentialdiagnose zum AICARDI-, FRANCESCHETTI-, Branchio-Oto-Renalen und zum NAGER-Syndrom notwendig. Es muss von einer starken intra- und interfamiliären Variabilität der Merkmalsausprägung ausgegangen werden, wobei zwischen einzelnen Typen pathogenetische Beziehungen bestehen. Bei Verwandten 1. Grades von Merkmalsträgern eventuell Mikrosymptome erkennbar. Empirisches Risiko für Geschwister sporadischer Fälle unter 6%.

Literatur
Bini, R., D.A.Danti, M.Materassi and I.Pela, Report of a new case of axial mesodermal dysplasia complex. Clin.Genet. 50 (1996) 407–410.

Hathout, E.H., E.Elmendorf and J.Bartley, Hemifacial microsomia and abnormal chromosome 22. Am.J.Med.Genet. 76 (1998) 71–73.

Ishmael, H.A., M.L.Begleiter, E.J.Regier and M.G.Butler, Oculoauriculofrontonasal syndrome (OAFNS) in a nine-month-old male. Am.J.Med.Genet. 107 (2002) 169–173.

Kaye, C.I., A.O.Martin, B.R.Rollnick et al., Oculoauriculovertebral anomaly: Segregation analysis. Am.J.Med.Genet. 43 (1992) 913–917.

Kumar, A., J.M.Friedman, G.P.Taylor and M.W.H.Peterson, Pattern of cardiac malformation in oculoauriculovertebral spectrum. Am.J.Med.Genet. 46 (1993) 423–426.

Morrison, P.J., H.C.Mulholland, B.G.Craig and N.C.Nevin, Cardiovascular abnormalities in the oculo-auriculo-vertebral spectrum (GOLDENHAR syndrome). Am.J.Med.Genet. 44 (1992) 425–428.

Pridjian, G., W.L.Gill and E.Emmanuel, GOLDENHAR sequence and mosaic trisomy 22. Am.J.Med.Genet. 59 (1995) 411–413.

Schrander-Stumpel, C.T.R.M., C.E.M.de Die-Smulders, R.C.M.Hennekam et al., Oculoauriculovertabral spectrum and cerebral anomalies. J.Med.Genet. 29 (1992) 326–331.

Stoll, C., B.Viville, A.Treisser and B.Gasser, A family with dominant oculoauriculovertebral spectrum. Am.J.Med.Genet. 78 (1998) 345–349.

Toriello, H.V., J.V.Higgins and R.Mann, Oculoauriculofrontonasal syndrome: report of another case and review of differential diagnosis. Clin.Dysmorphol. 4 (1995) 338–346.

OMIM 164210 (25770)

Okulodentales Syndrom
▶ Okulo-Dento-Digitales Syndrom

Okulo-Dento-Digitales Syndrom,
ODD-Syndrom,
MEYER-SCHWICKERATH-WEYERS-Syndrom,
Okulo-Dento-Ossäres Syndrom,
Okulo-Dento-Digitale Dysplasie (ODDD);
Okulodentales Syndrom

Genetisch bedingter Fehlbildungskomplex auf der Grundlage einer Genmutation.
Der Basisdefekt betrifft das Connexin 43 (Gap-Junction Protein).

Krankheitswert
Mikrophthalmie, Aniridie mit Glaukom, atrophische Papille, chorio-retinale Degeneration und Hornhautdystrophie. Charakteristisch geformte schmale Nase, kleine Nares, Hypoplasie der Nasennebenhöhlen und prominenter Nasensteg. Syndaktylie und Kamptodaktylie IV/V der Finger, III/IV der Zehen, Aplasie der Mittelphalangen der Zehen II-V. Zahnschmelzdys- und -hypoplasie, Mikrodontie, Adontie, Gaumenspalte, Hypotrichose. Rezidivierende Unterschenkelödeme. Normale Lebenserwartung und Intelligenz. Okulodentales Syndrom mit schwerer Mikrophthalmie und Oligodontie (mit Nichtanlage der 2. Dentition). Vom 4. Lebensjahrzehnt an spastische Paresen der Beine, Ataxie u.a. neurologische Symptome mit zerebralen leukodystrophischen Veränderungen.

Therapiemöglichkeiten
Symptomatische Behandlung einzelner Fehlbildungen.

Häufigkeit und Vorkommen
Seit Erstbeschreibung 1963 über 50 Fälle aus Europa, Amerika und Afrika bekannt. Sporadische

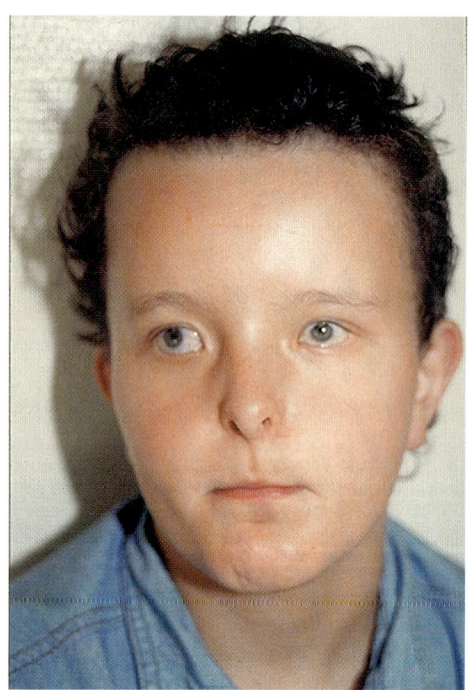

Okulo-Dento-Digitales Syndrom. Schmale Nase, hypoplastische Alae nasi, Mikrophthalmus links mit schmaler Lidspalte. (S. Tinschert)

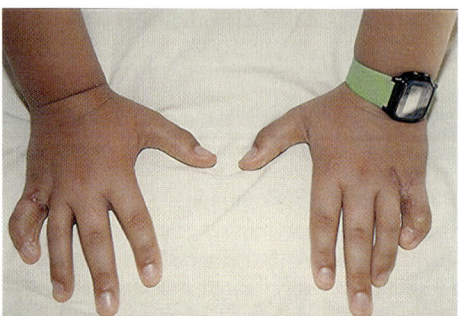

Okulo-Dento-Digitales Syndrom. Syndaktylie IV/V (Zustand nach chirurgischer Trennung). Kamptodaktylie, Phalangen-Hypoplasie. (S. Tinschert)

und Geschwisterfälle sowie Sippen mit Merkmalsträgern in aufeinanderfolgenden Generationen. Neumutationsrate offenbar mit dem Zeugungsalter des Vaters ansteigend.

Genetik
Autosomal dominanter Erbgang, Antizipation? Genort 6q22-23.2 ($CX43 = GJP1$). Heterogen? Variable Expressivität. In einigen Sippen mit beson-

ders schwerer Symptomatik bei Geschwistern autosomal rezessiv oder X-chromosomal bedingt. Okulodentales Syndrom wahrscheinlich autosomal rezessiv bedingt.

Familienberatung
Differentialdiagnose zur ▶ *Okulo-Aurikulo-Vertebralen Dysplasie* und zum ▶ HALLERMANN-STREIFF-*Syndrom* (breite Rippen, plumpe Metaphysen) wichtig. Familienprognostische Aussagen sind durch eine starke intrafamiliäre Variabilität der Symptomatik erschwert. Gesunde Verwandte von Merkmalsträgern sollten auf Mikro- oder Teilsymptome untersucht werden.

Literatur
Gladwin, A., D.Donnai, K.Metcalfe et al., Localization of a gene for oculodentodigital syndrome to human chromosome 6q22-q24. Hum.Molec.Genet. *6* (1997) 123–127.
Norton, K.K., J.C.Carey and D.Gutmann, Oculodentodigital dysplasia with cerebral white matter abnormalities in a two-generation family. Am.J.Med.Genet. *57* (1995) 458–461.
Patton, M.A. and K.M.Laurence, Three new cases of oculodentodigital (ODD) syndrome: development of the facial phenotype. J.Med.Genet. *22* (1985) 386–389.
Shapiro, R.E., J.W.Griffin and O.C.Stine, Evidence for genetic anticipation in the oculodentodigital syndrome. Am.J.Med.Genet. *71* (1997) 36–41.
Warburg, M., An update on microphthalmos and coloboma. A brief survey of genetic disorders with microphthalmos and coloboma. Ophthalm.Paediatr.Genet. *12* (1991) 57–63.

OMIM 164200, 257850

Okulo-Digito-Ösophago-Duodenales Syndrom (ODED)
▶ Ösophagus-Atresie

Okulo-Ektodermales Syndrom
▶ Aplasia cutis congenita

Okulo-Fazio-Kardio-Dentales Syndrom

1980 erstmalig beschriebenes, von 9 weiblichen Patienten bekanntes, X-chromosomal dominantes Syndrom mit angeborener Katarakt, Mikrophthalmie, sekundärem Glaukom, Herzfehler (ASD, VSD), Radikulomegalie (vor allem der Canini), Oligodontie, verspäteter und persistierender 1. Dentition und typischer Fazies: Schmales Gesicht, auffällige Nasenform.

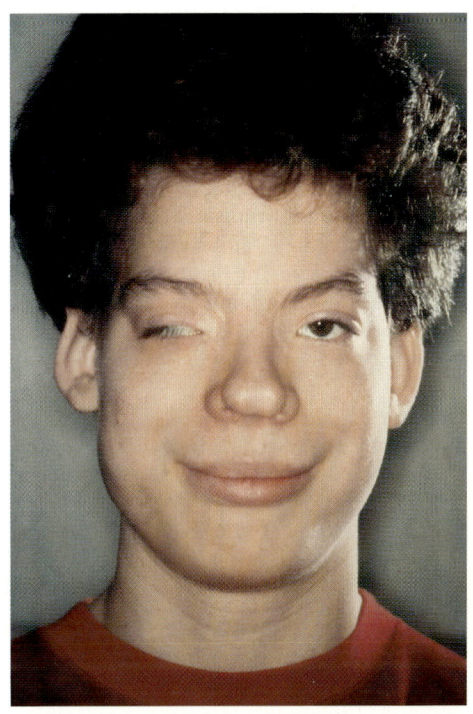

Okulo-Fazio-Kardio-Dentales Syndrom. Auffällig schmales Gesicht. Mikrophthalmie. Nasenformanomalie mit gespaltenem Nasenspitzenknorpel. (Ch. Opitz)

Literatur
Gorlin, R.J., A.H.Marashi and H.L.Obwegeser, Oculo-facio-cardio-dental (OFCD) syndrome. Am.J.Med.Genet. *63* (1996) 290–292.
Obwegeser, H.L. and R.J.Gorlin, Oculo-facio-cardio-dental (OFCD) syndrome. Clin.Dysmorphol. *6* (1997) 281–283.
Opitz, Ch., D.Horn, R.Lehmann et al., Oculo-facio-cardio-dental (OFCD) syndrome. J.Orofac.Orthop.Fortschr.Kieferorthop. *59* (1998) 178–185.

OMIM 300166

Okulo-Genito-Laryngeales Syndrom
▶ BBB-Syndrom

Okulo-Maxillo-Faziales Syndrom
▶ Schnürfurchenbildung

Okulo-Oto-Radiales Syndrom,
IVIC (Instito Venezolano de Investigaciones Cientificas)

Von mehreren Sippen europäischer Provenienz beschriebene, in ihrer Schwere sehr variable autosomal dominante Kombination von Augenmuskelfunktionsstörungen, Schwerhörigkeit, Fehlbildungen des Radius mit Daumen und Thrombozytopenie. Die Beratung ist erschwert durch die große intrafamiliäre Variabilität der Symptomatik. Differentialdiagnose zum ▶ *Thrombozytopenie-Syndrom* notwendig.

Literatur
Elcioglu, N and A.C.Berry, Monozygotic twins discordant for the Oculo-oto-radial syndrome (IVIC syndrome) Genet.Couns. 8 (1997) 201–206.
Neri, G. and V.Sammito, IVIC syndrome by Czeisel et al. Am.J.Med.Genet. 33 (1989) 284.

OMIM 147750

Okulo-Palato-Cerebrales Syndrom

Von wenigen Geschwistern und einem sporadischen Fall, beschriebene, wahrscheinlich autosomal rezessive Kombination von primordialem Kleinwuchs, Glaskörper-bedingtem Mikrophthalmus, Gaumenspalte, großen Ohren, kleinen Händen und Füßen, Gelenkeüberstreckbarkeit, cerebraler Atrophie und Corpus-callosum-Hypoplasie. Pseudo-Trisomie-13-Syndrom. Differentialdiagnose zum ▶ *Pätau-Syndrom* und zum ▶ *Norrie-Syndrom* notwendig. Siehe auch ▶ *Reese-Syndrom*.

Literatur
Pellegrino, J.E., J.M.Engel, D.Chavez and D.Day-Salvatore, Oculo-palatal-cerebral syndrome: A second case. Am.J.Med.Genet. 99 (2001) 200–203.

OMIM 257910

Okulo-Palato-Skelettales Syndrom (Michels-Syndrom)
▶ Reese-Syndrom

Okulo-Pharyngeales Syndrom
▶ Myopathie, okuläre

Okulo-Vertebrales Syndrom
▶ Okulo-Aurikulo-Vertebrale Dysplasie

Okulo-Zerebrales Syndrom mit Hypopigmentierungen,
Cross-Syndrom,
Kramer-Syndrom

Genetisch bedingter Symptomenkomplex auf der Grundlage einer Genmutation.
Pathogenese und Basisdefekt sind unbekannt.

Krankheitswert
Angeboren. Okulokutane Hypopigmentierung, silberblondes Haar. Postnatale Wachstumsverzögerung, Kleinwuchs. Oligophrenie, Ataxie, spastische Tetraplegie, athetoide Bewegungsmuster und andere neurologische Auffälligkeiten. Epileptische Anfälle. Unterschiedliche Augenanomalien: Nystagmus, Mikrophthalmie, Hornhautdystrophie, Katarakt, Strabismus. Fibromatose des Zahnfleisches. Urogenitale Fehlbildungen, Herzfehler.

Therapiemöglichkeiten
Keine wirksame Behandlung bekannt.

Häufigkeit und Vorkommen
Seit Erstbeschreibung 1967 mehrere Geschwisterschaften und sporadische Fälle beschrieben.

Genetik
Autosomal rezessiver Erbgang. Variable Expressivität.

Familienberatung
Differentialdiagnose zu anderen, weniger schweren Hypopigmentierungs-Sydromen (▶ *Albinismus*) wichtig.

Literatur

Fryns, J.P., A.H.Dereymaeker, G.Heremanns et al., Oculocerebral syndrome with hypopigmentation (CROSS syndrome): Report of two siblings, born to consanguineous parents. Clin.Genet. *34* (1988) 81–84.

Lerone, M., A.Pessagno, A.Taccone et al., Oculocerebral syndrome with hypopigmentation (CROSS syndrome): report of a new case. Clin.Genet. *41* (1992) 87–89.

Tezcan, I., E.Demir, E.Asan et al., A new case of oculocerebral hypopigmentation syndrome (CROSS syndrome) with additional findings. Clin.Genet. *51* (1997) 118–121.

OMIM 257800

Okulo-Zerebro-Kutanes Syndrom,
DELLEMAN-Syndrom

Syndrom mit vorwiegend asymmetrischen oder einseitigen intraorbitalen und zerebralen Zysten, Hautanhängen im Augen-Wangen-Bereich, Mikrophthalmie bzw. Augenkolobomen oder Anophthalmie, umschriebenen Hautdefekten und variablen anderen Dysplasien. Oligophrenie. Seit Erstbeschreibung 26 sporadische Fälle publiziert. Ätiologie unbekannt. Exogene Ursache (fetale Infektion?; feto-amniale Adhäsionen (▶ *Schnürfurchenbildungen*)?, Disruptionssequenz oder somatische Mutation eines Letalgens? Differentialdiagnose zum ▶ *Okulo-Aurikulo-Vertebralen Syndrom* oder aufgrund der Gleichartigkeit der Hauterscheinungen zum ▶ *Goltz-Gorlin-Syndrom* notwendig. Beziehungen zu ▶ *Branchio-Okulo-Fazialem Syndrom*, ▶ *enzephalokraniokutaner Lipomatose*, ▶ *Disorganisations-Syndrom* und ▶ *Proteus-Syndrom* unklar.

Literatur

Angle, B. and J.H.Hersh, Anophthalmia, intracerebral cysts, and cleft lip/palate: Expansion of the phenotype in oculocerebrocutaneous syndrome? Am.J.Med.Genet. *68* (1997) 39–42.

Loggers, H.E., J.C.Oosterwijk, W.C.G.Overweg-Plandsoen et al., Encephalocraniocutaneous lipomatosis and oculocerebrocutaneous syndrome. A differential diagnostic problem? Ophthalm. Paediatr.Genet. *13* (1992) 171–177.

McCandless, S.E. and N.H.Robin, Severe oculocerebrocutaneous (DELLEMAN) syndrome: Overlap with GOLDENHAR anomaly. Am.J.Med.Genet. *78* (1998) 282–285.

Moog, U., C.de Die-Smulders, J.M.J.Systermans and J.M.Cobben, Oculocerebrocutaneous syndrome: report of three additional cases and aetiological considerations. Clin.Genet. *52* (1997) 219–225.

OMIM 164180

Okulo-Zerebro-Renales Syndrom
▶ LOWE-Syndrom

Okzipitalhorn-Syndrom
▶ EHLERS-DANLOS-Syndrom Typ IX;
▶ MENKES-Syndrom

Olfakto-Genitales Syndrom
▶ KALLMANN-Syndrom

Oligodaktylie-Syndrom Typ WEYERS,
Fibula-Ulna-Hypo/Aplasie

Von wenigen sporadischen und familiären Fällen z.T. unter anderen Bezeichnungen beschriebene Kombination von ein- oder beidseitiger Reduktion der ulnaren und fibulären Strahle und Hydronephose, z.T. mit Mitteliniendefekten. Sehr variabel, ätiologisch wahrscheinlich heterogen. 2 Brüder beschrieben mit einseitiger Oligodaktylie, bei denen zusätzlich Fehlbildung der Ulna und Zytennieren bestanden.

Literatur

Elejalde, B.R., M.M.de Elejalde, C. Booth et al., Prenatal diagnosis of WEYERS'syndrome (deficient ulnar and fibular ray with bilateral hydronephrosis) Am.J.Med.Genet. *21* (1985) 439–444.

Turnpenny, P.D., J.C.S.Dean, P.Duffy et al., WEYERS' ulnar ray/oligodactyly syndrome and the association of midline malformations with ulnar ray defects. J.Med.Genet. *29* (1992) 659–662.

OMIM 228940, 256050, 602418

Oligodaktylie
▶ Ektrodaktylie

Oligodontie
▶ Zahnunterzahl

Oligohydramnion-Syndrom,
POTTER-Syndrom, POTTER-Sequenz, POTTER-I-Syndrom, Dysplasia renofacialis, Urogenitale Adysplasie
(bearbeitet von ZERRES, Aachen)

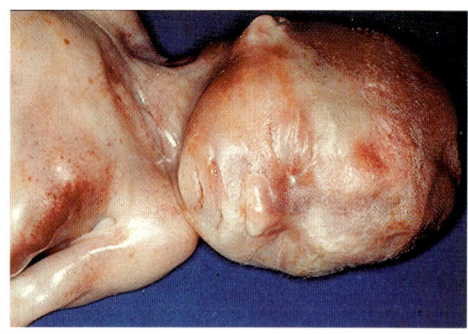

Oligohydramnion-Syndrom. POTTER-Sequenz bei einem Feten im 2. Trimenon: Typische Fazies mit abgeflachter Nase und Mikroretrogenie. (S. Tinschert)

Folgezustand einer langanhaltenden An-/Oligohydramnie unterschiedlicher Ätiologie: Überwiegend bilaterale Nierenagenesie, Nierendysplasie und Zystennieren Typ POTTER II (▶ *Nierendysplasie*). Frühe Manifestationsformen der autosomal rezessiven ▶ *Zystennieren* sowie im Rahmen zahlreicher anderer Syndrome.

Krankheitswert
Je nach Ursache meist bereits in der 1. Schwangerschaftshälfte nachweisbare An-/Oligohydramnie. Typische Facies renalis ('POTTER-facies') mit Hypertelorismus, Verbreiterung und Abflachung der Nasenwurzel, Epicanthus, Lidwinkelwangenfalte, Mikroretrogenie, tiefsitzenden dysplastischen Ohrmuscheln mit mangelhafter Knorpelbildung. Daneben (fakultativ) Klumpfüße, 'plumpe Hände', Wirbelsäulenfehlbildungen, Gelenkekontrakturen und primär im Sinne eines Felddefektes Vagina-, Uterus- bzw. Samenblasenfehlbildungen. Tod meist postnatal infolge der obligaten Lungenhypoplasie. Persistierende bukko-pharyngeale Membran, Polydaktylie, Gaumenspalte, Herzfehler und gastrointestinale Fehlbildungen: HOLZGREVE-WAGNER-REHDER-Syndrom (OMIM 236110); ohne Polydaktylie mit Lippen-Gaumen-Spalte: THOMAS-Syndrom (OMIM 236110).

Therapiemöglichkeiten
Keine.

Häufigkeit und Vorkommen
Inzidenz 1:3.000, Geschwister- und sporadische Fälle.

Genetik
Im Falle bilateraler Nierenagenesie/-dysplasie (▶ *Nierendysplasie, Typ POTTER II*) ist die Beteiligung genetischer Faktoren unklar. Multifaktorielle Genese wahrscheinlich. In einzelnen Familien mit 'adysplasia' (unterschiedliche Kombinationen von uni- bzw. bilateraler Nierenagenesie und -dysplasie) wird ein autosomal dominanter Erbgang mit unvollständiger Penetranz und variabler Expressivität diskutiert. Ein vermuteter beteiligter Genort 6p21-cen. Variable Expressivität. Daneben einzelne Familien mit autosomal rezessivem oder X-chromosomalem Erbgang. Im Rahmen komplexer Syndrome und monogen bedingter polyzystischer Nierenerkrankungen deren Erbgang folgend. Sporadische einseitige Nierenagenesie kann auch als Disruptionssequenz vorkommen. HOLZGREVE-WAGNER-REHDER-Syndrom und THOMAS-Syndrom wahrscheinlich autosomal rezessiv.

Familienberatung
Abklärung des Nierenbefundes bzw. differentialdiagnostische Syndrom-Zuordnung (z.B. zu ▶ *Chromosomopathien*, ▶ *MECKEL-Syndrom*, ▶ *Cerebro-Okulo-Fazio-Skelettalem Syndrom*, ▶ *Branchio-Oto-Renalem Syndrom*, ▶ *Bauchdeckenaplasie-Syndrom*, ▶ *VATER-Assoziation*) unter Berücksichtigung der Familienanamnese in jedem Fall notwendig. Bei bilateraler Nierenagenesie bzw. dysplastischen Nierenveränderungen (Typ POTTER II, kein POTTER-Syndrom II!) und regelrechten Ultraschallbefunden von Eltern und Geschwistern sowie Ausschluss von Syndromen bzw. Chromosomenaberrationen empirisches Wiederholungsrisiko ca. 5%.

Bei positiver Familienanamese (z.B. unilaterale Nierenagenesie/-dysplasie oder weiteres Kind mit Oligohydramnion-Syndrom) deutlich höher (bis zu 50%). Pränatale Ultraschalldiagnose (bei Nierenagenesie bzw. -dysplasie) ab 2. Trimenon möglich, im Rahmen von Syndromen oder autosomal rezessiven und autosomal dominanten Zystennieren z.T. unsicher bzw. fraglich. Bei monogenen Formen molekulargenetische pränatale Diagnostik möglich. Verdopplung der Großzehe kann ein Hinweis auf Diabetes mellitus der Mutter sein.

Literatur

Alsaadi, A.A., M.Yoshimoto, R.Bree et al., A family study of renal dysplasia. Am.J.Med.Genet. *19* (1984) 669–677.

Bankier, A., M.de Campo, R.Newell et al., A pedigree study of perinatally lethal renal disease. J.Med. Genet. *22* (1985) 104–111.

Battin, J., D.Lacombe and J.-J.Leng, Familial occurrence of hereditary renal adysplasia with MULLERian anomalies. Clin.Genet. *43* (1993) 23–24.

Curry, C.J.R., K.Jensen, J.Holland et al., The POTTER sequence: a clinical analysis of 80 cases. Am.J. Med.Genet. *19* (1984) 679–702.

Moerman, P., J.-P.Fryns, S.H.Sastrowijoto et al., Hereditary renal adysplasia: New observations and hypotheses. Pediatr.Pathol. *14* (1994) 405–410.

Thomas, L.T., F.M.Honore. T.Jewett et al., HOLZGREVE syndrome: recurrence in sibs. Am.J.Med.Genet. *45* (1993) 767–769.

Zlotogora, J., I.Ariel, A.Ornoy et al., THOMAS syndrome: POTTER sequence with cleft lip/palate and cardiac anomalies. Am.J.Med.Genet. *62* (1996) 224–226.

OMIM 236110, 191830

Oligophrenie
▶ Intelligenzdefekte

Olivo-Ponto-Cerebelläre Atrophie
▶ Cerebelläre Ataxie Typ MENZEL;
▶ Muskelatrophie, spinale infantile progressive

Olivo-Ponto-Cerebelläre Ataxie Typ I
▶ Cerebelläre Ataxie Typ MENZEL;
▶ Spino-cerebelläre Ataxie Typ 1

Olivo-Ponto-Cerebelläre Ataxie Typ II
▶ Cerebelläre Ataxie Typ DÉJÉRINE-THOMAS

Olivo-Ponto-Cerebelläre Ataxie Typ III
▶ Spino-cerebelläre Ataxie Typ 7

Olivo-Ponto-Cerebelläre Ataxie Typ IV
▶ Cerebelläre Ataxie Typ MENZEL (SCHÜT-HAYMAKER)

Olivo-Ponto-Cerebelläre Ataxie Typ V
▶ Cerebelläre Ataxie Typ MENZEL

OLLIER-Syndrom
▶ Knochenchondromatose

OMENN-Syndrom
▶ ABT-LETTERER-SIWE-Syndrom

Omodysplasie

Rhizomeler Kleinwuchs mit distal hypoplastischen Humeri, radio-ulnarer Diastase und typischer Fazies: autosomal dominant. Schwere Form mit Fehlbildungen der unteren Extremitäten autosomal rezessiv bedingt. Seit Erstbeschreibung 1989 nur wenige Fälle bekannt. Siehe auch ▶ *Femur-Anomalien*. Differentialdiagnose zum ▶ *ROBINOW-Syndrom* notwendig.

Literatur

Borochowitz, Z., E.Sabo, I.Misselevitch and J.H.Boss, Autosomal-recessive omodysplasia. Prenatal diagnosis and histomorphometric assessment of the physeal plates of the long bones. Am.J.Med.Genet. *76* (1998) 238–244.

Boxavá, A., P.Maroteaux, J.Barosová and I.Netriová. Parental consanguinity in two sibs with omodysplasia. Am.J.Med.Genet. *49* (1994) 263–265.

Maroteaux, P., J.Sauvegrain, J.Chrispin and J.P.Farriaux, Omodysplasty. Am.J.Med.Genet. 32 (1989) 371–375.

OMIM 164745

Omphalozele

In etwa 50% der Fälle im Rahmen multipler Fehlbildungen oder komplexer Syndrome vorkommend, z.B. ▶ Wiedemann-Syndrom; Omphalozele, Exstrophie der Kloake, Imperforierter Anus, Spinale Defekte (OEIS-Komplex, OMIM 258040), autosomal rezessiv; Omphalozele-Unilaterale-Radius-Aplasie (OURA)-Assoziation, bisher nur von männlichen Merkmalsträgern bekannt, X-chromosomal? Inzidenz ca. 1:2.000 unter Lebend- und Totgeborenen. Isolierte O. vorwiegend sporadisch, wobei aber mindestens 10 Sippen mit Merkmalsträgern in mehreren Generationen im Sinne eines autosomal dominanten Erbganges beschrieben sind. Klinisch nicht immer gegen die ▶ Gastroschisis abzugrenzen, ätiologisch-pathogenetisch wahrscheinlich jedoch verschieden. OEIS Inzidenz ca. 1:100.000. Differentialdianose zur ▶ VATER-Assoziation notwendig. Pränatal ultrasonografisch erkennbar. Prognose bei chirurgischer Korrektur gut.

Literatur

Bohring, A., OEIS complex, VATER, and the ongoing difficulties in terminology and delineation. Am.J.Med.Genet. 107 (2002)72–76.

Calzolari, E., S.Volpato, F.Bianchi et al., Omphalocele and gastroschisis: A collaborative study of five Italian congenital malformation registries. Teratology 47 (1993) 47–55.

DiLiberti, J.H., Familial omphalocele: analysis of risk factors and case report. Am.J.Med.Genet. 13 (1982) 263–268.

Kanagawa, S.L., M.L.Begleiter, D.J.Ostlie et al., Omphalocele in three generations with autosomal dominant transmission. J.Med.Genet. 39 (2002) 184–185.

Kant, S.G., M.M.Bartelings, R.E.Kibbelaar and A.van Haeringen, Severe cardiac defect in a patient with the OEIS complex. Clin.Dysmorphol. 6 (1997) 371–374.

Keppler-Noreuil, OEIS complex (omphalocele-exstrophy-imperforate anus-spinal defects): a review of 14 cases. Am.J.Med.Genet. 99 (2001) 271–279.

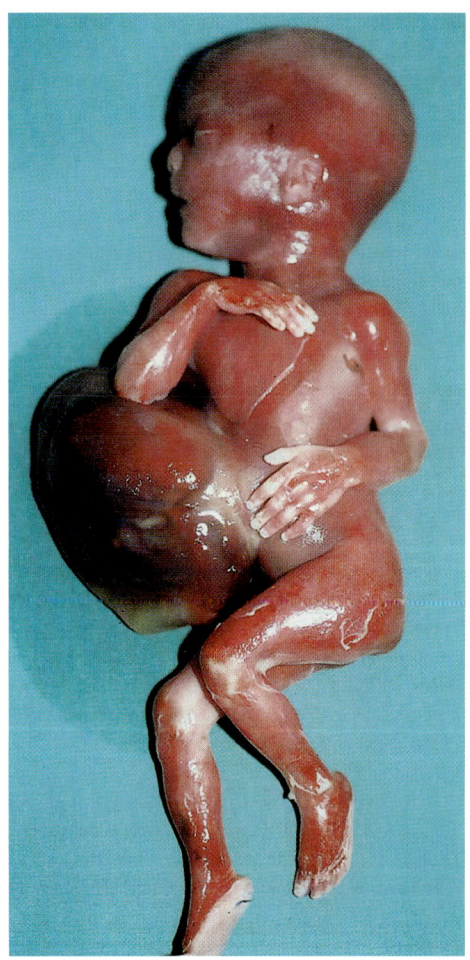

Omphalozele. Omphalozele bei einem Feten in der 23. Schwangerschaftswoche. (S.Tinschert)

Martinez-Frias, M.L., E.Bermejo, E.Rodriguez-Pinilla and J.L.Frias, Exstrophy of the chloaca and exstrophy of the bladder: two different expressions of a primary developmental field defect. Am.J.Med.Genet. 99 (2001) 261–269.

Pryde, P.G., A.Greb, N.B.Isada et al, Familial omphalocele: considerations in genetic counseling. Am.J.Med.Genet. 44 (1992) 624–627.

Smith, N.M., H.M.Chambers, M.E.Furnes and E.A.Haan, The OEIS complex (omphalocele-exstrophy-imperforate anus-spinal defects): recurrence in sibs. J.Med.Genet. 29 (1992) 730–732.

Yang, P., T.H.Beaty, M.J.Khoury et al., Genetic-epidemiologic study of omphalocele and gastroschisis: Evidence for heterogeneity. Am.J.Med.Genet. 44 (1992) 668–675.

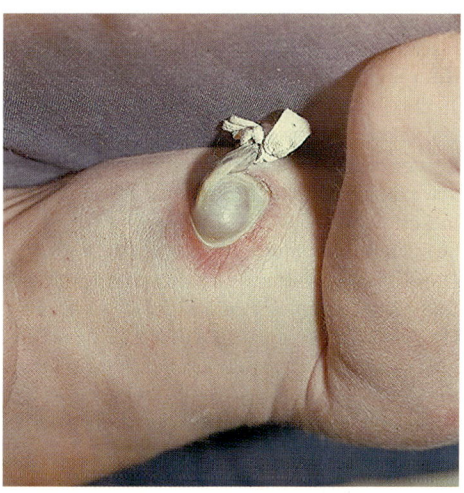

Omphalozele. Nabelbruch bei einem Neugeborenen.

OMIM 164750, 258040, 258320, 310980

ONDINE-Syndrom,

Hypoventilations-Syndrom, idiopathisches congenitales zentrales

Angeborenes zentrales Hypoventilations-Syndrom durch Anomalien des autonomen Nervensystems ohne erkennbares pulmonales, neuromuskuläres und Hirnstammsubstrat oder durch Tumoren bzw. andere Funktiondefizite der Neuralleiste. Heterogen. Familiäres Vorkommen beschrieben, autosomal unregelmäßig dominanter Erbgang. Unterschiedliche zugrunde liegende Basisdefekte oder Genmutationen werden vermutet: Glial-Derived Neurotroper Faktor (*GDNF*) und sein Rezeptor-A; *RET*-Protoonkogen; *SOX10*; RET-Rezeptor-Tyrosinkinase. In ca. 15% der Fälle Assoziation mit dem ▶ HIRSCHSPRUNG-*Syndrom* (HADDAD-Syndrom) und dem ▶ WAARDENBURG-SHAH-*Syndrom* auf der Grundlage von Allelie in den Genen für Endothelin 3 bzw. von Defekten im Endothelin 3/Endothelin-Rezeptor-B-Gen u.a. Genorte: 1p34 (*END3*, Endothelin-3); 22q13.2-13.3 (*SOX10*); 13q22 (*ENDRB*, Endothelin-B-Rezeptor), 10q11.2 (*RET*-Protoonkogen); 5p13.1-p12 (*GDNF*); 10q25 (*GDNFRA*).

Literatur

Bolk, S., M.Angrist, J.Xi et al., Endothelin-3 frameshift mutation in congenital central hypoventilation syndrome. Nature Genet. *13* (1996) 395–396.

Marazita, M.L., B.S.Maher, M.E.Cooper et al., Genetic segregation analysis of autonomic nervous system dysfunction in families of probands with idiopathic congenital central hypoventilation syndrome. Am. J.Med.Genet. *100* (2001) 229–236

Verloes, A., C.Elmer, D.Lacombe et al., ONDINE-HIRSCHSPRUNG syndrome (HADDAD syndrome). Further delineation in two cases and review of the literature. Eur.J.Pediatr. *152* (1993) 75–77.

Weese-Mayer, D.E., S.Bolk, J.M.Silvester and A.Chakravarti, Idiopathic congenital central hypoventilation syndrome: evaluation of brain-derived neurotrophic factor genomic DNA sequence variation. Am.J.Med.Genet. *107* (2002) 306–310.

Yasuma, F., H.Hirose, T.Abe and A.Seki, Congenital central alveolar hypoventilation (ONDINE's curse): a case report and a review of the literature. Europ.J. Pediat. *146* (1987) 81–83.

OMIM 131242, 131244, 209880

Onychodystrophie
▶ Anonychie, angeborene

Onycho-Tricho-Dysplasie
▶ BIDS-Syndrom

Ophthalmo-Akromelie-Syndrom
▶ Anophthalmie

Ophthalmoplegia plus
▶ KEARNS-SAYRE-Syndrom

Ophthalmoplegie

Neurogene oder myopathische Parese einzelner oder aller Augenmuskeln unterschiedlicher Ätiologie.

Der Basisdefekt für die genetisch bedingten neurogenen (Schädigung der Hirnnervenkerne oder supranukleärer Hirnregionen) und muskulären Ophthalmoplegien betrifft in einem Teil der Fälle die Mitochondrien: Defekte der oxidativen Phosphorylierung oder der tRNA-Synthese, wobei die Häufung der mitochondrialen Deletionen durch ein Funktionsdefizit nukleärer Genprodukte bedingt ist. Myogene O. s.a. ▶ *Myopathie, okuläre*; ▶ KEARNS-SAYRE-*Syndrom*; ▶ *Mitochondriopathien*.

Krankheitswert

Erstmanifestation perinatal oder vom 2. Lebensjahrzehnt an. Bewegungseinschränkung bis Bewegungslosigkeit der Augen. Ptosis. Pupillenstarre und Einschränkung der Akkomodationsfähigkeit unterschiedlichen Grades. Der fixierte Blick in eine Richtung bzw. Ebene wird durch Kopfbewegung kompensiert. Teilweise kombiniert mit Astigmatismus, Kolobom und anderen Augenfehlern, Strabismus. Stationär, ganz vereinzelt progredient auf Gesichts-, Hals- und Augenmuskulatur übergreifend, weitehin Ataxie, Hörverlust, Herzbeschwerden. Siehe auch ▶ *Spinocerebellare Ataxie mit Ophthalmoplegie und Bulbärparalyse* (OHAHA-Syndrom).

Therapiemöglichkeiten

Keine spezielle Therapie bekannt.

Häufigkeit und Vorkommen

Familiäres Vorkommen in mehreren aufeinander folgenden Generationen oder in Geschwisterschaften selten. Meistens symptomatisch nach Traumen, Infektionen, Intoxikationen oder Tumoren.

Genetik

Isolierte O. heterogen, überwiegend autosomal dominant (progressive externe, interne und totale O., OMIM 165000), mitochondrial (mitochondriale Punkt- oder Mikrodeletion) oder autosomal oder X-chromosomal (mit Myopie, OMIM 311000) rezessiv bedingt. Häufig sippenspezifische Begleitsymptome. Ein Genort der autosomal dominanten O. mit angeborener Fibrose der betroffenen Muskeln 12p11.2-q12 (OMIM 135700), ▶ *Fibrose, angeborene, der extraokulären Augenmuskulatur*. Bei der autosomal dominanten Progressiven Externen Ophthalmoplegie (PEO) Gene betroffen, deren Mutationen zu Deletionen in der mitochondrialen DNA disponieren. Genorte: 10q24.3 (adPEO I, finnischer Typ); 3p21.2-p14.1 (arPEO II, italienischer Typ); 4q34-35 (*ANT1* **A**denin-**N**ukleotid-**T**ranslator, adPEO III, italienischer Typ), 15q25 (*POLG*, **Pol**ymerase γ der Mitochondrien-DNA, autosomal dominanter japanischer Typ). Bei der mitochondrialen chronischen progressiven externen O. sind Mutationen in mindestens in 6 mitochondrialen tRNA-Genen bekannt. Siehe auch ▶ *Einschlusskörper-Myositis*; ▶ *Okulo-Oto-Radiales Syndrom* (mit Schwerhörigkeit und Radius-Daumen-Fehlbildungen). Bei MELAS (▶ *Mitochondriopathien*) ist z.B. dasselbe nt3243 betroffen wie bei der einfachen Ophthalmoplegie, der Unterschied besteht nur in der Rate der mutierten Mitochondrien, die bei MELAS wesentlich höher liegt.

Familienberatung

Nachweis anhand des histologischen Bildes. Differentialdiagnose zur ▶ *syndromatischen O.*, zum ▶ KEARNS-SAYRE-*Syndrom*, zur meist progredient verlaufenden, prognostisch ungünstigeren ▶ *okulären Myopathie* sowie zum ▶ STILLING-TÜRK-DUANE-*Syndrom* und zur ▶ *progressiven Bulbärparalyse* und Formen der ▶ *Ptosis* notwendig. Für erbprognostische Einschätzungen genaue familienanamnestische Feststellung des Erbganges wichtig. Ptosis kann aufgrund einer variablen Expressivität im Vordergrund stehen und hinweisend sein. Die Beratung richtet sich nach der Schwere der Begleiterscheinungen. Konduktorinnen in Familien mit X-chromosomaler O. z.T. an Reflexanomalien erkennbar. Die mitochondrialen Mutationen werden nur von Frauen vererbt (▶ *Mitochondriopathien*).

Literatur

Chen, X.J., Induction of an unregulated channal by mutations in adenine nucleotide translocase suggests an explanation for human ophthalmoplegia. Hum.Molec.Genet. *11* (2002) 1835–1843.

Engle, E.C., I.Marondel, W.A.Houtman et al., Congenital fibrosis of the extraocular muscles (autosomal dominant congenital external ophthalmoplegia): Genetic homogeneity, linkage refinement, and physical mapping on chromosome 12. Am.J.Hum.Genet. *17* (1995) 1086–1094.

Houtman,W.A., T.W.van Weerden, P.H.Robinson et al., Hereditary congenital external ophthalmoplegia. Ophthalmologica *193* (1986) 207–218.

Kaukonen, J.A., P.Amati, A.Suomalainen et al., An autosomal locus predisposing to multiple deletions of mtDNA on chromosome 3p. Am.J. Hum.Genet. *58* (1996) 763–769.

Sahashi, K., M.Yoneda, K.Ohno et al., Functional characterisation of mitochondrial tRNA^{Tyr} mutation (5877G->A) associated with familial chronic progressive external ophthalmoplegia. J.Med.Genet. *38* (2001) 703–705.

Seibel, P., J.Lauber, T.Klopstock et al., Chronic progressive external ophthalmoplegia is associated with a novel mutation in the mitochondrial tRNA (Asn) gene. Biochem.Biophys.Res.Commun. *204* (1994) 482–489.

Suomalainen, A., J.Kaukonen, P.Amati et al., An autosomal locus predisposing to deletions of mitochondrial DNA. Nature Genet. *9* (1995) 145–151.

Van Goethem, G., B.Dermaut, A.Löfgren et al., Mutation of *POLG* is associated with progressive external ophthalmoplegia characterized by mtDNA deletions. Nature Genet. *28* (2001) 211–212.

OMIM 135700, 152740, 165000, 165098, 258120, 258450, 311000, 590010

Ophthalmoplegie, kongenitale
▶ Fibrose, angeborene, der extraokulären Augenmuskulatur

Opitz-Syndrom
▶ BBB-Syndrom

Opitz-Frias-Syndrom
▶ G-Syndrom

Opitz-G/BBB-Syndrom
▶ G-Syndrom

Opitz-Trigonozephalie-Syndrom
▶ C-Syndrom

Oppenheim-Krankheit
▶ Muskelatrophie, spinale infantile progressive

Opsismodysplasie

Von wenigen kindlichen Patienten beschriebener autosomal rezessiver Kleinwuchs aufgrund einer extrem verlangsamten Knochenreifung, wahrscheinlich auf der Grundlage eines Kollagendefektes.

Literatur
Beemer,F.A. and K.S.Kozlowski, Additional case of opsismodysplasia supporting autosomal recessive inheritance. Am.J. Med.Genet. *49* (1994) 344–347.

Santos, H.G. and M.Saraiva, Opsismodysplasia: another case and literature review. Clin.Dysmorphol. *4* (1995) 222–226.

OMIM 258480

Optiko-Oto-Diabetisches Syndrom
▶ DIDMOAD

Optikusaplasie
▶ Optikusatrophie

Optikusatrophie, isolierte

Genetisch bedingte Sehnervenatrophie bzw. -degeneration oder -hypoplasie auf unterschiedlicher genetischer Grundlage.
Der zu der Atrophie führende Basisdefekt ist unbekannt. Pathologisch-anatomisches Substrat im Hirn (Hypothalamus) nur selten erkennbar.

Krankheitswert
Schwere autosomal rezessive Form der O. bereits bei Geburt vorhanden oder in den ersten

Optikusatrophie, isolierte

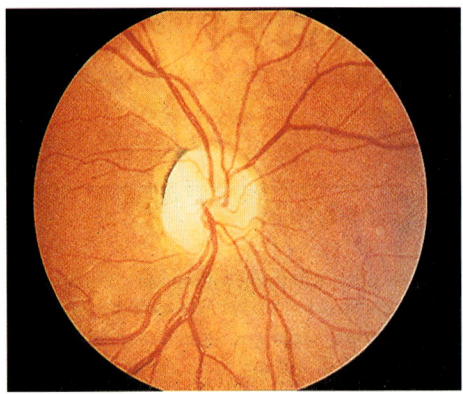

Optikusatrophie, isolierte. Blasse Papille. (J. Reimann)

Lebensjahren eintretend. Progredient, meistens zum völligen Verlust des Sehvermögens führend. Nystagmus. Bei einer zweiten ebenfalls frühkindlichen Form mit peripheren Skotomen bleibt bei geringer Progredienz ein gewisses zentrales Sehvermögen erhalten. Blau-Gelb-Achromatopsie oder Rot-Grün-Schwäche. O. kommt außerdem symptomatisch bei einer Reihe neurologischer Syndrome bzw. Stoffwechselkrankheiten vor (z.B. ▶ *Ataxien*, ▶ *Gangliosidosen*, ▶ *Muskelatrophien*, HMS-NVI). Komplizierte O. ▶ *BEHR-Syndrom* und ▶ *LEBER-Syndrom*. In einzelnen Familien Kombination mit Katarakt, Diabetes und/oder Taubheit beobachtet, OMIM 165199, 258650, 311070) oder Kombination von Optikushypoplasie und Aplasie des Septum pellucidum und Brachydaktylie B (Septum-Optikus-Dysplasie, Septum-Optikus-Hypophysen-Dysplasie, DE-MORSIER-Syndrom, OMIM 182230), Mittellinienfelddefekt mit hypothalamischem Hypopituitarismus. Bei Optikushypoplasie stark herabgesetzte Sehschärfe, stationär.

Therapiemöglichkeiten

Palliative medikamentöse Behandlung z.B. mit Vitaminen oder gefäßerweiternden Mitteln ohne Erfolg. Bei Septum-Optikus-Dysplasie hormonelle Substituierung (STH, ACTH) hilfreich.

Häufigkeit und Vorkommen

Sporadisch oder familiär. Am häufigsten sind die autosomal dominanten Typen der O., Frequenz 1:50.000–12.000. Schwere, zur Erblindung führende Formen überwiegen.

Genetik

Heterogen. Nach FRANÇOIS (1976) lassen sich folgende genetische Typen der Optikusatrophie unterscheiden:

1. Angeborene O., autosomal rezessiv (OMIM 258500);
2. Infantile O., autosomal rezessiv (OMIM 258500) oder autosomal dominant (Typ KJER, OPA1 OMIM 165500, Genorte: 3q28-29 (*OPA1*, mitochondriale Dynamin-verwandte GTPase), 2p?, 18q12.2-12.3 (*OPA4*), Allelie zur Tritanopie (▶ *Farbenblindheit*)?, sehr variable Expressivität, z.T. mit Glaukom, bei einem autosomal dominanten Typ Schwerhörigkeit, unspezifische Myopathie mit Ptosis, Opthalmoplegie und Dystaxie;
3. ▶ *LEBER-Syndrom*, juvenile O. (OMIM 308900);
4. ▶ *Komplizierte O.*, ▶ *BEHR-Syndrom* (OMIM 210000);
5. Optikusatrophie plus (OPA3), 3-Methylglutaconylazidurie, infantile O. mit Ataxie, choreoformen Bewegungsanomalien und später einsetzender spastischer Parese, endemisch bei irakischen Juden. Autosomal rezessiv, Genort 19q13.2-13.3 (*OPA3*, OMIM 258501), ▶ *3-Methylglutaconylazidurie*. COSTEFF-Syndrom;
6. BARJON-LESTRADET-LABANGE-Syndrom (OMIM 222300), ▶ *DIDMOAD*;
7. X-chromosomale O. (OPA2), nur in wenigen Sippen mit jeweils unterschiedlicher neurologischer Begleitsymptomatik (OMIM 311050, 311070 – ROSENBERG-CHUTORIAN-Syndrom, 311100). Genort Xp11.4-p11.2 (*OPA2*). Siehe auch ▶ *KALLMANN-Syndrom*.

Optikushypoplasie wahrscheinlich autosomal dominant bedingt (OMIM 165550). Bei der einseitigen Optikusaplasie gibt es nur in wenigen Fällen betroffene Geschwister bei Konsanguinität der Eltern: Autosomal rezessiv, Disruptionssequenz? Septum-Optikus-Dysplasie autosomal rezessiv oder dominant, Genort 3p21.2-p21.1? (Non-Homeobox-Gen *HESX1*, OMIM 608002), Heterozygote mit Teilmanifestation: Hypophysenhypoplasie. Siehe auch ▶ *GAPO*; ▶ *Glaukom*.

Familienberatung

Familienanamnestische Feststellung des Erbganges und bei sporadischen Fällen Ausschluss exogener Ursachen (Hirntumoren, Meningitis,

Traumen, Arachnoiditis, Intoxikationen) notwendig. Differentialdiagnose vor allem gegenüber symptomatischen Formen und dem LEBER-Syndrom für die Erbprognose wichtig. Bei der rezessiven O. kein erhöhtes Risiko für Kinder aus Verbindungen von Merkmalsträgern oder deren Angehörigen mit auf andere Weise sehgestörten Partnern. Beide Formen sind jedoch nicht immer anhand des Erstmanifestationsalters und der klinischen Ausprägung zu unterscheiden.

Literatur

Alexander, C., M.Votruba, U.E.A.Pesch et al., *OPA1*, encoding a dynamin-related GTPase, is mutated in autosomal dominant optic atrophy linked to chromosome 3q28. Nature Genet. *26* (2000) 211–214

Assink, J.J.M., N.T.Tijmes, J.B.ten Brink et al., A gene for X-linked optic atrophy is closely linked to the Xp11.4-Xp11.2 region of the X chromosome. Am.J. Hum.Genet. *61* (1997) 934–939.

Aung, T., L.Ocaka, N.D.Ebenezer et al., Investigating the association between *OPA1* polymorphsim and glaucoma: Comparison between normal tension and high tension primary open angle glaucoma. Hum.Genet. *119* (2002) 513–514.

Dattani, M.T., J.-P.Martinez-Barbera, P.Q.Thomas et al., Mutations in the homeobox gene *HESX1/Hesx1* associated with septo-optic dysplasia in human and mouse. Nature Genet. *19* (1998) 125–133.

Eilberg, H., B.Kjer, P.Kjer and T.Rosenberg, Dominant optic atrophy (OPA1) mapped to chromosome 3q. I.Linkage analysis. Hum.Molec.Genet. *3* (1994) 977–980.

Kormann, B.A., H.Schuster, T.A.Berninger and B.Leo-Kottler, Detection of the G to A mitochondrial DNA mutation at position 11778 in German families with LEBER's hereditary optic neuropathy. Hum.Genet. *88* (1991) 98–100.

Lubinsky, M.S., Hypothesis: Septo-optic dysplasia is a vascular disruption sequence. Am.J.Med.Genet. *69* (1997) 235–236.

Neetens, A. and J.J.Martin, The hereditary familial optic atrophies. Neuroophthalmology *6* (1986) 277–297.

Nystuen, A., H.Costeff, O.N.Elpeleg et al., Iraqui-jewish kindreds with optic atrophy plus (3-methylglutaconic aciduria type 3) demonstrate linkage disequilibrium with the CTG repeat in the 3'untranslated region of the myotonic dystrophy protein kinase gene. Hum.Molec.Genet. *6* (1997) 563–569.

Seller, M.J., J.T.Behnam, C.M.Lewis et al., Linkage studies in dominant optic atrophy, KJER type: possible evidence for heterogeneity. J.Med.Genet. *34* (1997) 967–972.

Votruba, M., A.T.Moore and S.S.Bhattacharya, Clinical features, molecular genetics, and pathophysiology of dominant optic atrophy. J.Med.Genet. *35* (1998) 793–800.

Thomas, P.Q., M.T.Dattani, J.M.Brinckman et al., Heterozygous *HESX1* mutations associated with isolated congential pituitary hypoplasia and septo-optic dysplasias. Hum.Molec.Genet. *10* (2001) 39–45.

Ykizane, S., Y.Kimura, Y.Yamashita et al., Growth hormone deficiency of hypothalamic origin in septo-optic dysplasia. Eur.J.Pediatr. *150* (1990) 30–33.

OMIM 165199, 165500, 165550, 182230, 258500, 258501, 258650, 311050, 311070, 311100

Optikusatrophie, juvenile
▶ LEBER-Syndrom

Optikusatrophie, komplizierte familiäre
▶ BEHR-Syndrom

Optikushypoplasie
▶ Optikusatrophie, isolierte

Optikus-Kolobom-Nierenkrankheit
▶ Kolobom des Nervus opticus

Oregon-Augenkrankheit
▶ Albinismus oculi

Organoazidopathien
(bearbeitet von COBET, Berlin)

Von den Aminoazidopathien (Phenylketonurie u.a.) abzugrenzende Gruppe genetisch

Ornithinämie

bedingter Stoffwechselstörungen mit Anreicherung und vermehrter Ausscheidung von aminogruppenfreien organischen Säuren (Karbonsäuren) in Blut und Urin. Kombinierte Inzidenz ca. 1:10.000. Es bestehen vielfältige, erfolgversprechende Therapiemöglichkeiten. Deshalb ist möglichst frühe Diagnostik wichtig. Ohne Therapie meist infauste Prognose, Tod im frühen Kindesalter häufig unter dem Bild einer akut bedrohlichen Symptomatik wie Intoxikation, Nahrungsunverträglichkeit, Enzephalitis und Sepsis („REYE-Syndrom", „LEIGH-Syndrom").

Krankheitswert
Symptome, die auf eine Organoazidopathie bei Neugeborenen und Säuglingen hinweisen: Hyperventilation, Krampfanfälle, Hypotonie der Muskulatur, Bewusstseinseinschränkungen (Lethargie, Koma), Erbrechen, Nahrungsverweigerung, körperliche Retardation, besonderer Körpergeruch.
Die klinisch wichtigsten Organoazidopathien:
N-Acetylaspartic-Azidurie (▶ *Spongiöse Degeneration des Zentralnervensystems*),
Acetyl-CoA-Carboxylase-Defekt (▶ *Biotinidase-Defekt*),
▶ *Biotinidase-Defekt*,
Ethylmalonazidurie,
▶ *Glutarazidurie Typ I und Typ II*,
Glycerinazidurie,
▶ *Hawkinsinurie*,
Holocarboxylase-Defekt (▶ *Carboxyle-Mangel, multipler*),
4-Hydroxybutyrazidurie,
▶ *3-Hydroxy-3-Methylglutaryl-CoA-Lyase-Defekt*,
3-Hydroxybutyrazidurie,
▶ *Isovalerianazidurie*,
2-Ketoadipinazidurie,
3-Ketothiolase-Defekt (▶ *Methylazetessigazidurie*),
Methylcrotonyl-CoA-Carboxylase-Defekt (▶ *β-Methylcrotonylglyzinurie*),
▶ *3-Methylglutaconylazidurie*,
▶ *Methylmalonazidurien*,
▶ *Mevalonazidurie*,
▶ *Orotazidurien*,
▶ *Hyperoxalurien*,
Propionazidurien (▶ *Hyperglyzinämie*),
Pyroglutamatazidurien (▶ *Glutathionsynthetase-Mangel*),
▶ *Refsum-Syndrom*.

Übersicht nach Cobet, G. und E.Münch, Die genetisch bedingten Organazidopathien – bisher meist nicht erkannt? Z.Klin.Med. 46 (1991) 411–416.

Familienberatung
Siehe bei den einzelnen Krankheitsbildern. Orientierende Laboruntersuchungen und die damit erfassbaren Veränderungen bei Organoazidopathien:
Blutgasanalyse: Metabolische Azidose
Blutglukose: Hypoglykämie
Blutbild: Anämie, Leukopenie, Thrombozytopenie
Elektrolyte im Serum: Anionendefizit
Ammoniak im Serum: Hyperammonämie
Ketone im Harn: Ketoazidose
Gerinnungsstatus: Faktorenmangel

Ornithinämie
▶ Hyperammonämie;
▶ Chorio-Retinale Atrophie, gyrierte

Oroakrales Syndrom
▶ Aglossie-Adaktylie-Syndrom

Oro-Fazio-Digitale Syndrome,
Ankyloglossum superius-Syndrom

Neben den klassischen OFD-Syndromen I und II (▶ *MOHR-Syndrom*) werden noch weitere Typen zu diesem Komplex zusammengefasst:
Typ III, SUGARMAN-Syndrom, OMIM 258850, mit Augenfehlbildungen, Zungenhamartom, Polydaktylie, Muskeldystrophie, Myoklonien und Oligophrenie. Autosomal rezessiv.
Typ IV, BURN-BARAITSER-Syndrom, OMIM 258860, mit zusätzlich Epicanthus, Mikrogenie, tiefsitzenden Ohren, cerebralen und renalen Dysplasien, Analatresie, Dislokationen an Ellenbogen und Kniegelenken und Polydaktylie von Händen und Füßen, bisher etwa 10 Fälle bekannt oder zusätzlich mit verkürzten Rippen und Gliedmaßen: MOHR-MAJEWSKI-Syndrom, ▶ *MOHR-Syndrom*). Autosomal rezessiv.

Typ V, THURSTON-Syndrom, OMIM 174300, lediglich mit Lippenspalte und postaxialer Polydaktylie an Händen und Füßen. Autosomal rezessiv.
Typ VI, VARADI-PAPP-Syndrom, OMIM 277170. Typisches OFD-Syndrom mit präaxialer Polysyndaktylie der Zehen und postaxialer bzw. zentraler Polydaktylie der Finger, cerebellärer Dysplasie mit Vermishypo- oder -aplasie. Autosomal rezessiv, identisch mit dem ▶ JOUBERT-Syndrom?
Typ VII, WHELAN-Syndrom mit angeborener Hydronephrose, dickem Haar und Präaurikularanhängen. Einmal von Mutter und Tochter beschrieben.
Typ VIII, Mittelliniensyndrom mit Corpus-callosum-Agenesie, Hypertelorismus, gespaltener Nasenspitze, Lippenspalte, Zungenlappung oder -hamartomen, Frenula-Hyperplasie, Milien, Gaumenspalte, Polydaktylie an Händen und Füßen. X-chromosomal rezessiv.
Typ IX mit verschiedenen Teilsymptomen des OFD-Syndroms sowie Kolobom und Retinadystrophie. Seit 1992 6 Fälle bekannt.
Die Abgrenzung dieser Typen untereinander und zu anderen Syndromen mit Polydaktylie wie z.B. ELLIS-VAN-CREVELD-, Akro-callosum-, MAJEWSKI-, Carpenter-, PALLISTER-HALL-Syndrom u.a. ist unscharf. Symptomatische Überschneidungen und fakultative Symptome sind häufig.

Literatur

Nagai, K., M.Nagao, M.Nagao et al., Oral-facial-digital syndrome type IX in a patient with DANDY-WALKER malformation. J.Med.Genet. 35 (1998) 324–344.

Nevin, N.C., J.Silvestri, D.C.Kernohan and W.M.Hutchinson, Oral-facial-digital syndrome with retinal abnormalities: OFD type IX. A further case. Am.J. Med.Genet. 51 (1994) 228–231.

Toriello, H.V., Oral-facial-digital syndromes 1992. Clin.Dysmorphol. 2 (1993) 95–105.

Oro-Fazio-Digitale Syndrome II–IV
s.a. ▶ MOHR-Syndrom

Oro-Fazio-Digitales Syndrom I,
OFD-Syndrom I,
PAPILLON-LÉAGE-PSAUME-Syndrom

Genetisch bedingter Fehlbildungskomplex auf der Grundlage einer Genmutation.

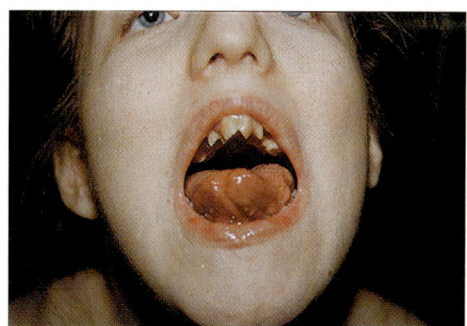

Oro-Fazio-Digitales Syndrom I. Zungenlappung, Zahnstellungsanomalien. (Ch. Opitz)

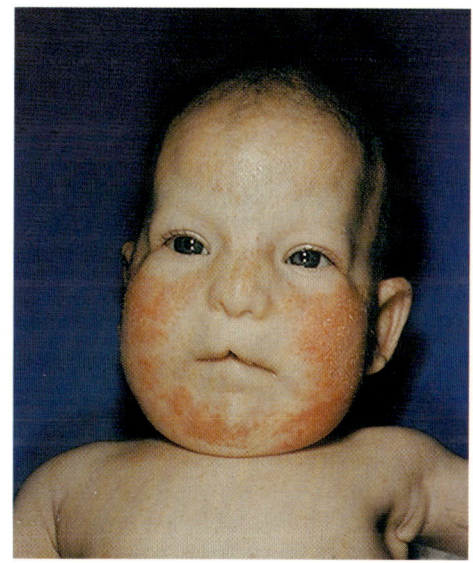

Oro-Fazio-Digitales Syndrom I. Kleine asymmetrische Nase bei Pseudospaltenbildung der Oberlippe, breite Nasenwurzel. Alopezie, trockene Haut. (Ch. Opitz)

Der Basisdefekt betrifft ein Protein mit einer Coiled-coil-α-Helix-Domäne (OFD1), der Zusammenhang mit der klinischen Symptomatik ist noch unklar.

Krankheitswert

Angeboren. Charakteristische Fazies durch Hypertelorismus, Verkürzung des mittleren Teiles der Oberlippe bei Pseudospaltbildung und schmaler Nase, Alopecia areata. Komedonen-Nävi, Zungenspalte bzw. -lappung, Ankyloglossum, Hypertrophie der Frenula, paramediane Gaumenspalte, Syn-, Poly- und Kamptodaktylie. Zahnstellungsanomalien, Hyperdontie (seit-

Oro-Fazio-Digitales Syndrom I

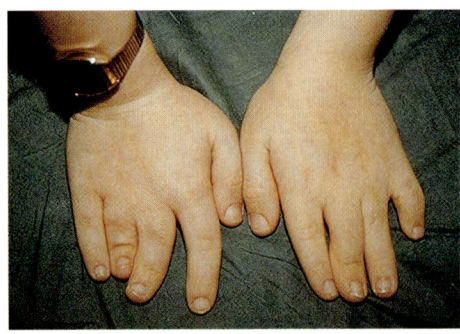

Oro-Fazio-Digitales Syndrom I. Brachydaktylie und Klinodaktylie V. Hypoplasie, Form- und Strukturanomalien im Handskelett. (S. Tinschert)

liche Schneidezähne), Kariesanfälligkeit. Kieferkerben. Schädelbasiskyphose. Tremor. In 50% der Fälle Debilität. Zahlreiche fakultative Symptome. Zystennieren. Wahrscheinlich identisch mit dem GROB-Syndrom (Dysplasia linguofacialis). Bei schweren Fällen Tod häufig bereits im frühen Kindesalter. Häufig Totgeburten durch Merkmalsträgerinnen.

Therapiemöglichkeiten
Chirurgische Korrektur einzelner Symptome erfolgreich.

Häufigkeit und Vorkommen
Inzidenz 1:50.000. Bisher über 150 Fälle beschrieben, ca. 1/5 davon familiär. Große Sippen mit Merkmalsträgern in mehreren aufeinanderfolgenden Generationen publiziert. Bis auf wenige, differentialdiagnostisch nicht ganz klare Ausnahmen ausschließlich im weiblichen Geschlecht oder bei Männern mit mehr als einem X-Chromosom (47,XXY, ▶ KLINEFELTER-Syndrom) bekannt. Inzidenz unter Mädchen 1:80.000.

Genetik
X-chromosomal dominanter Erbgang mit Letalität für Hemizygote. Genort Xp23-p22 (OFD1 = Cxorf5). In betroffenen Geschwisterschaften ist das Geschlechtsverhältnis zugunsten des weiblichen Geschlechts verschoben (2:1), außerdem werden gehäuft Aborte beobachtet, was für eine frühembryonale Letalität bei allen männlichen Merkmalsträgern (durchschnittlich 50% der männlichen Früchte) spricht. Die starke Variabilität der Merkmalsausbildung, die innerhalb einer Geschwisterschaft bereits von schwerster Schädigung bis zum Auftreten nur von Teilsymptomen (Zahnstellungsanomalien) reichen kann, lässt sich mit der LYON-Hypothese (▶ *Einführung*) erklären. Pränatale Diagnostik molekulargenetisch möglich.

Familienberatung
Eine Familiarität ist nur über Merkmalsträgerinnen zu erwarten. Aufgrund der starken Variabilität der Symptomatik muss bei potentiellen, auch klinisch unauffälligen, Anlageträgerinnen genau auf Mikro- und Teilsymptome geachtet werden. Die Merkmalsausprägung kann innerhalb einer Familie bzw. einer Geschwisterschaft unterschiedlich sein, so dass eine Patientin mit nur leichten Anomalien schwer geschädigte Töchter haben kann. Differentialdiagnose zu den in beiden Geschlechtern vorkommenden ▶ *W-Syndrom* und ▶ *MOHR-Syndrom* sowie den anderen OFD-Syndromen wichtig: Typisches irreguläres Mineralisationsmuster von Hand- und Fußskelett nur bei OFD I.

Literatur
Edwards, M., D.Mulcahy and G.Turner, X-linked recessive inheritance of an orofaciodigital syndrome with partial expression on females and survival of affected males. Clin.Genet. *34* (1988) 325–332.

Feather, S.A., A.S.Woolf, D.Donnai et al., The oral-facial-digital syndrome type 1 (OFD1), a cause of polycystic kidney disease and associated malformations, maps to Xp22.2-Xp22.3. Hum.Mol.Genet. *6* (1997) 1163–1167.

Ferrante, M.I., G.Giorgio, S.A.Feather et al., Identification of the gene for oral-facial-digital type 1 syndrome. Am.J.Hum.Genet. *68* (2001) 569–576

Goodship, J., J.Platt, R.Smith and J.Burn, A male with type I orofacialdigital syndrome. J.Med.Genet. *28* (1991) 691–694.

Rakkolainen, A., S.Ala-Mella, P.Kristo et al., Four novel mutations in the *OFD1* (*Cxorf5*) gene in Finnish patients with oral-facial-digital syndrome 1. J.Med.Genet. *39* (2002) 292–296.

Salinas, C.F., G.S.Pai, C.L.Vera et al., Variability of expression of the orofaciodigital syndrome type I in black females: Six cases. Am.J.Med.Genet. *38* (1991) 574–582.

OMIM 311200

Oro-Kranio-Digitales Syndrom
▶ Juberg-Hayward-Syndrom

Oro-Mandibuläre und Extremitäten-Hypoplasie
▶ Hanhart-Syndrom II

Orotazidurie

Genetisch bedingter Defekt des Pyrimidinstoffwechsels auf der Grundlage einer Genmutation. Es handelt sich um Mutationen eines Gens für ein bifunktionelles Enzym Uridinmonophosphat-Synthetase (UMPS), das 2 aufeinanderfolgende Syntheseschritte der Pyrimidine katalysiert. Meist sind sowohl die Orotidyl-5-Pyrophosphorylase- als auch die Orotidyl-5-Phosphat-Dekarboxylase-Aktivität vermindert (Typ I), in einzelnen Fällen nur letztere (Typ II). Zu einer erhöhten Ausscheidung von Orotsäure im Urin kommt es auch durch verminderte Aktivität der Ornithin-Transcarbamylase (▶ *Hyperammonämie*) und der Nucleosid-Phosphorylase (▶ *Purin-Nucleosid-Phosphorylase-Mangel*). Durch den Enzymmangel wird die Synthese von Uridin und Cytidin gestört, und es kommt über einen Feed-back-Mechanismus zu einer vermehrten Produktion von Orotsäure aus Asparaginsäure. Die klinische Symptomatik erklärt sich weitgehend aus der Störung der Hämsynthese durch das Defizit an Pyrimidinen.

Krankheitswert
Erstmanifestation klinischer Erscheinungen innerhalb des 1. Lebensjahres. Retardation der körperlichen und geistigen Entwicklung. Neigung zu Infekten. Hypochrome Megaloblasten-Anämie mit Anisozytose. Ohne Therapie z.T. lebensbedrohliche Zustände durch Hyperammonämie. In einem Fall auch normale psychische und physische Entwicklung beschrieben.

Therapiemöglichkeiten
Pyrimidinsubstitution in Form von oralen Uridingaben führt zur klinischen Normalisierung und zur Verminderung der Orotsäureausscheidung. Unter dieser Voraussetzung auch normale kindliche Entwicklung möglich.

Häufigkeit und Vorkommen
Seit Erstbeschreibung 1959 über 20 Fälle vor allem vom Typ I gesichert.

Genetik
Autosomal rezessiver Erbgang. Genort 3q13 (*UMPS*). Pleiotroper Effekt eines Gens, dessen eine Domäne die Phosphorylase und die andere die Dekarboxylase codieren.

Familienberatung
Früherkennung anhand der Orotsäureausscheidung im Hinblick auf eine erfolgreiche Therapie wichtig. Nach dem gleichen Prinzip nach Proteinbelastung oder durch enzymatische Bestimmungen an in vitro kultivierten Zellen sowie molekulargenetisch Heterozygoten-Nachweis möglich. Screeningtest auf Homo- und Heterozygote bekannt. Pränatale Diagnostik durch Orotsäure-Bestimmung im Fruchtwasser sowie durch Bestimmung der Enzymaktivität in den Fruchtwasserzellen möglich.

Literatur
Bensen, J.T., L.H.Nelson, M.J.Pettenati et al., First report of management and outcome of pregnancies associated with hereditary orotic aciduria. Am.J. Med.Genet. 41 (1991) 426–431.

Suttle, D.P., B.Y.Bugg, J.K.Winkler and J.J.Kanalas, Molecular cloning and nucleotide sequence for the complete region of human UMP synthase. Proc. Nat.Acad.Sci.USA 85 (1988) 1754–1758.

OMIM 258900, 258920

Osler-Syndrom,
Teleangiectasia hereditaria haemorrhagica, Rendu-Osler-Weber-Syndrom

Genetisch bedingte teleangiektatische Gefäßanomalien auf der Grundlage einer Genmutation. Es bestehen eine mangelnde Kontraktionsfähigkeit und arteriovenöse Fehlbildungen kleiner Gefäße infolge eines Defektes der elastischen Komponente der Gefäßwände (der Endothelzellen und auch der Muskeln). Zugrunde liegen Defekte im TGF-β-Signalsystem, die die Rezeptoren für TGF-β, Transmembran-Proteine, Endoglin ENG (Typ 1) oder die Activin-Rezeptor-like-Kinase 1, ALK-1 (Typ 2) betreffen.

Krankheitswert

Erstmanifestation der Teleangiektasien im Kindesalter, Vollbild des Syndroms vom 2.–3. Lebensjahr an. Teleangiektasien der Haut im Gesicht und an den Händen sowie der Schleimhäute mit starker Neigung zu Nasenbluten. Betroffen sind vor allem der Magen sowie die Darm-, Bronchial- und Blasenschleimhaut. Arteriovenöse Fisteln in der Lunge sowie Aneurysmen und Neigung zu zirrhotischen Leberveränderungen. Sekundäre Anämie, Polyzythämie. Phlebektasien. Progredienter Verlauf, Mattigkeit, Beeinträchtigung der Leistungsfähigkeit.

Therapiemöglichkeiten

Estrogengaben bei schweren, anders nicht zu beherrschenden Fällen in Kombination mit Progesteron meistens erfolgreich, wobei aber ein entgegengesetzter Effekt bei einem Teil der Fälle nicht auszuschließen ist. Bluttransfusionen und Eisensubstitution nötig. Korrektur von Aneurysmen und arteriovenösen Fisteln kann lebenserhaltend sein.

Häufigkeit und Vorkommen

Frequenz unter Europäern 1:20.000–10.000, unter Juden wahrscheinlich etwas höher. Mehrere 100 Sippen beschrieben. Sporadische Fälle sehr selten.

Genetik

Autosomal dominanter Erbgang mit nahezu vollständiger Penetranz und stark variabler Expressivität. Heterogen, Genorte: Typ I, 9q34.1 (*ENG*, Endoglin, TGF-β-I-Rezeptor, HHT1); 12q13 (*ALK-1*, TGF-β-III-Rezeptor, β-Glykan, HHT2); ein weiterer Typ, 3p22 (TGF-β-II-Rezeptor)? Siehe auch ▶ *Gefäßfehlbildungen, venöse*; ▶ *Angiomatose, neurokutane*; ▶ *Naevi teleangiectatici*; ▶ Kasabach-Meritt-*Syndrom*; ▶ *Glomus-Tumoren, multiple*.

Familienberatung

Früh- und Differentialdiagnose zur benignen ebenfalls familiären Form der Teleangiektasien mit ähnlichem Verteilungstyp anhand der Gefäß-Ultrastruktur sowie zu anderen Syndromen mit Teleangiektasien (CREST, ▶ *Sklerodermie*; ▶ Louis-Bar-*Syndrom*) anhand einer positiven Familienanamnese, des klinischen Bildes und angiografisch wichtig. Bei Homozygotie sehr schwere Erscheinungen mit Tod noch im Kindesalter. Teleangiektasie der Haut und Skleren sowie Neigung zu Nasenbluten können auf Bestehen des Syndroms hinweisen, wobei es auch eine gutartige autosomal dominante Form der Häufung von Teleangiektasien der Haut ohne Beteiligung der Schleimhäute bzw. innerer Organe gibt (OMIM 187260). Bei familienprognostischen Einschätzungen ist besonders die stark variable Expressivität zu beachten, so dass Spätmanifestation bzw. lediglich Mikrosymptome bei Anlageträgern vorkommen können. Hinsichtlich der Lokalisation der Teleangiektasien kann mit einer gewissen Familienspezifität gerechnet werden.

Literatur

Berg, J.N., C.J.Gallione, T.T.Stenzel et al., The activin receptor kinase 1 gene: genomic structure in hereditary hemorrhagic telangiectasia type 2. Am.J. Hum.Genet. *61* (1997) 60–67.

Johnson, D.W., J.N.Berg, M.A.Baldwin et al., Mutations in the activin receptor-like kinase 1 gene in hereditary haemorrhagic telangiectasia type 2. Nature Genet. *13* (1996) 189–195.

Kjeldsen, A.D., K.Brusgaard, L.Poulsen et al., Mutations in the *ALK-1* gene and the phenotype of hereditary hemorrhagic telangiectasia in two large Danish families. Am.J.Med.Genet. *98* (2001) 298–302.

Piantanida, M., E.Buscarini, C.Dellavecchia et al., Hereditary haemorrhagic telangiectasia with extensive liver involvement is not caused by either HHT1 or HHT2. J.Med.Genet. *33* (1996) 441–443.

Tsianakas, P., D.Teillac-Hamel, S.Fraitag et al., Etude ultrastructurale des télangièctasies héréditaires benignes. Un diagnostic differentiel de la maladie de Rendu-Osler. Ann.Dermatol.Venereol. *122* (1995) 517–520.

Vincent, P., H.Plauchu, J.Hazan et al., A third locus for hereditary haemorrhagic telangiectasia maps to chromosome 12q. Hum.Molec.Genet. *4* (1995) 945–949.

OMIM 187300, 600376, 601101

OSMED, Oto-Spondylo-Megaepiphysäre Dysplasie

▶ Marshall-Syndrom;
▶ Nance-Sweeny-Chondrodysplasie

Ösophagus-Atresie,
Ösophagus-Bronchialfistel,
Ösophagus-Tracheal-Fistel

Angeborene Hemmungsfehlbildungen im Ösophagusbereich unterschiedlicher Ätiologie und unklarer Pathogenese.

Krankheitswert
In etwa 50% der Fälle Hydramnion und in 40% Frühgeburtlichkeit. Meist Kombination von Ösophagus-Tracheal- oder -Bronchialfistel mit mehr oder weniger ausgeprägter Ösophagusatresie. Lebensbedrohliche Zustände bei Neugeborenen während der Nahrungsaufnahme. Hustenanfälle. Asphyxien durch Aspiration, Stridor, Meteorismus. Ösophagus-Tracheal-Fisteln ohne Atresien können lange Zeit klinisch unauffällig bestehen. Neigung zu Aspirationspneumonien. In 50% der Fälle weitere gastrointestinale und auch kardiovaskuläre Dysplasien. In bisher mindestens 8 Fällen Kombination mit unilateraler Mikrophthalmie, Syndaktylie (2/3 und 4/5) und Mesobrachyphalangie (2 und 5) der Zehen und selten Duodenalatresie beschrieben: Okulo-Digito-Esophago-Duodenal-Syndrom (ODED, FEINGOLD-Syndrom OMIM 164280). Symptomatisch bei ▶ *Chromosomopathien*, ▶ *DI-GEORGE-Syndrom* und ▶ *G-Syndrom*. Siehe auch ▶ *VATER-Assoziation*; ▶ *CHARGE-Assoziation*, ▶ *BARTSOCAS-PAPAS-Syndrom*.

Therapiemöglichkeiten
Sofortige operative Korrektur nach Geburt lebenserhaltend, bei reifen Neugeborenen ohne schwere Begleitfehlbildungen mit gutem Erfolg.

Häufigkeit und Vorkommen
Häufigste Ösophagus-Fehlbildung. Inzidenz 1:2.700–2.000. Überwiegend sporadisch. Gehäuft bei Trisomien (▶ *DOWN-Syndrom*; ▶ *EDWARDS-Syndrom*). Mindestens 20 Geschwisterschaften sowie auch Auftreten in aufeinanderfolgenden Generationen bekannt. Übererwartungsgemäß häufig bei Zwillingen, meist diskordant.

Genetik
Die Art des familiären Vorkommens und die Variabilität der Symptomatik sprechen für eine multifaktorielle Genese auf heterogener Grundlage. ODED Genort 2p22.3, autosomal dominant mit stark variabler intrafamiliärer Expressivität, wahrscheinlich identisch bzw. allel mit ▶ *MODED*. Für Ö. mit Herzfehler und komplexen anderen Fehlbildungen und Dysmorphien in mehreren Fällen Deletionen in 17q beschrieben.

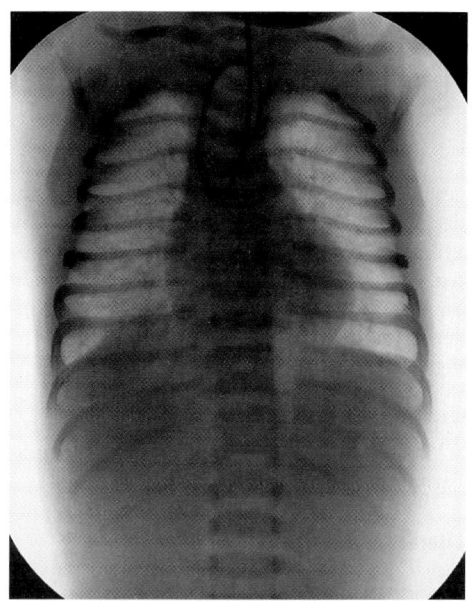

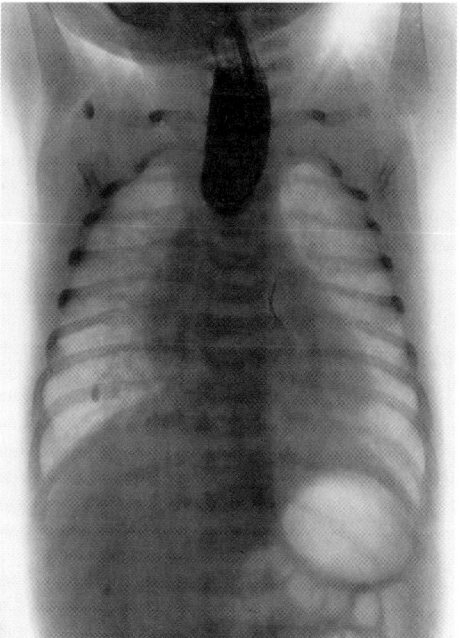

Ösophagus-Atresie. Die Sonde markiert den Bereich der Atresie.

Ösophagus-Bronchialfisteln

Familienberatung
Sofortige Diagnose bei Neugeborenen (Sondierung) wichtig. Nachweis röntgenologisch oder endoskopisch. Das Risiko für Verwandte eines Merkmalsträgers kann aufgrund des überwiegend sporadischen Vorkommens als gering eingeschätzt werden (2–3% für Verwandte 1. Grades), wobei bei Verwandten gehäuft andere Symptome der ▶ *VATER-Assoziation* auftreten. Ö. kann auf eine komplexere Symptomatik hinweisen. Bestehen noch andere Fehlbildungen, eventuell Chromosomenanalyse notwendig. Autosomal dominante ODED und MODED mit 50%igem Risiko für Kinder, auch bei nur vorhandenen Teilsymptomen, sind auszuschließen. Pränatale Diagnostik ultrasonografisch (Hydramnion) möglich.

Literatur
Celli, J., E.van Beusekom, R.C.M.Hennekam et al., Familial syndromic esophageal atresia maps to 2p23-p24. Am.J.Hum.Genet. 55 (2000) 436–444.
Doray, B., F.Becmeur, F.Girard-Lemaine et al., Esophageal and duodenal atresia in a girl with a 12q3-qter deletion. Clin.Genet. 61 (2002) 468–471.
Kosloske, A.M., P.F.Jewell and K.C.Cartwright, Crucial bronchoscopic findings in esophageal atresia and tracheoesophageal fistula. J.Pediat.Surg. 23 (1988) 466–470.
McMullen, K.P., P.S.Karnes, Ch.R.Moir and V.V. Michels, Familial recurrence of tracheooesophageal fistula and associated malformations. Am.J. Med.Genet. 63 (1996) 525–528.
Piersall, L.D., S.B.Dowton, W.H.Alister et al., Vertebral anomalies in a new family with ODED syndrome. Clin.Genet. 57 (2000) 444–448.
Pohlson, E.C., R.T.Schaller and D.Tapper, Improved survival with primary anastomosis in the low birth weight neonata with esophageal atresia and tracheooesophageal fistula. J.Pediat.Surg. 23 (1988) 418–421.
Rokitansky, A., Analysis of 309 cases of esophageal atresia for associated congenital malformations. Am.J.Perinatol. 11 (1994) 123–128.
Von der Oelsnitz, G., A.Arzberger und H.Gitter, Therapie postoperativer Komplikationen bei langstreckigen Ösophagusatresien. Langenbecks Arch. Klin.Chir. 372 (1987) 723.
Whalen,T.V.Jr., D.M.Albin and M.M.Woolley, Esophageal atresia and tracheoesophageal fistula in twins. Anatomic variants. Ann.Surg. 205 (1987) 322–323.

OMIM 164280, 189960

Ösophagus-Bronchialfisteln
▶ Ösophagus-Atresie

Osteoarthritis, frühzeitige, mit milder spondyloepiphysärer Dysplasie
▶ Dysplasie, spondylo-epiphysäre mit Osteoarthritis

Osteoarthropathie, primäre, idiopathische hypertrophische
▶ Pachydermoperiostosis

Osteoarthrose der Fingergelenke
▶ Heberden-Arthrose

Osteochalasis desmalis familiaris
▶ Hyperostosis corticalis deformans juvenilis

Osteochondrom, benignes
▶ Dysplasia epiphysaria hemimelica

Osteochondromatose
▶ Knochenchondromatose

Osteo-Chondro-Muskuläre Dystrophie mit Myotonie
▶ Schwartz-Jampel-Syndrom

Osteochondrosis deformans coxae juvenilis
▶ Calvé-Legg-Perthes-Syndrom

Osteochondrosen
► Calvé-Legg-Perthes-Syndrom;
► Thiemann-Syndrom;
► Tibia vara

Osteochondrosis deformans tibiae
► Tibia vara

Osteochondrosis spinalis adolescentium
► Scheuermann-Krankheit

Osteo-Dermo-Neurologisches Syndrom
► Dysosteosklerose

Osteodysplasie, Fronto-Oto-Palato-Digitale
► Melnick-Needles-Syndrom I;
► Fronto-metaphysäre Dysplasie und
► Oto-Palato-Digitales Syndrom II, neuerdings zur
► Fronto-Oto-Palato-Digitalen Osteodysplasie zusammengefasst (Allelie?).

Osteodysplasie, polyzystische mit Leukenzephalopathie
► Lipodystrophie, membranöse

Osteodysplastie
► Melnick-Needles-Syndrom

Osteodystrophia deformans
► Paget-Syndrom

Osteodystrophia fibrosa generalisata
► Hyperparathyreoidismus, primärer

Osteodystrophia hereditaria Albright,
Martin-Albright-Syndrom (Pseudohypoparathyreoidismus),
Brachymetakarpales Zwergwuchs-Syndrom (Pseudo-Pseudohypoparathyreoidismus, normo- und hypokalzämischer)

Genetisch bedingte hormonelle Störung auf der Grundlage unterschiedlicher Genmutationen. Zugrunde liegen entweder ein Defekt der α-Untereinheit des membrangebundenen, Guaninnukleotid-bindenden N-(Gs-α)-Proteins, das die Aktivierung der Adenylatcyclase durch Hormone und Nukleotide vermittelt (Typ Ia), die Synthese eines biologisch inaktiven Parathormons, eine Synthesestörung des gemeinsamen Rezeptors (z.B. vasoaktiver intestinaler Peptid-Rezeptor) oder die Existenz von Parathormon-Autoantikörpern bzw. -Antagonisten (Typ Ib). Aus der resultierenden Endorganresistenz gegenüber Parathormon (und bei der X-chromosomalen Form auch gegenüber anderen Hormonen) bzw. dem absoluten Mangel an wirksamem Parathormon lässt sich die klinische Symptomatik bei einem großen Teil der Merkmalsträger ableiten. Bei Typ II wird ein Postrezeptordefekt des cAMP vermutet. Die Endorganresistenz kann auch andere endokrine Funktionen, z.B. die der Schilddrüse, betreffen, woraus sich das gleichzeitige Auftreten entsprechender Symptome erklärt. Siehe auch ► Albright-Syndrom, ► Hypokalzämie; ► Hypoparathyreoidismus.

Krankheitswert
Manifestation im Kleinkindesalter. 2 früher als getrennte Krankheitsbilder aufgefasste Unterformen:
1. Pseudohypoparathyreoidismus: Kleinwuchs mit Adipositas, Zahnschmelzhypoplasie, Weichteilverkalkungen, z.T. mit Exostosen. Chronische Tetanie im Kindesalter mit epileptiformen Anfällen und Katarakt, Brachymetakarpie IV, Pachydermie. Oligophrenie. Hypokalzämie. Hyperphosphatämie.

2. Pseudo-Pseudohypoparathyreoidismus: Im Gegensatz zu 1. normale Blut-Kalzium-Konzentration, dadurch mildere Symptomatik, außer Kleinwuchs, Brachymetakarpie und -tarsie besonders der 4. und 5. Strahle. Teilweise Gonadendysgenesie, fließende Übergänge zum ▶ ULLRICH-TURNER-Syndrom.

Therapiemöglichkeiten
Symptomatische Behandlung der Mineralstoffwechselstörungen, Vitamin-D- bzw. Benemid-Gaben mit Teilerfolgen. Calcitoningaben erfolgreich.

Häufigkeit und Vorkommen
Etwa 250 Fälle publiziert. Vorwiegend familiär bis auf die Fälle mit Gonadendysgenesie. Gynäkotropie 1:2.

Genetik
Heterogen. Gemeinsames Vorkommen beider klinischer Formen in einer Familie bzw. nacheinander bei einer Person spricht für verschieden starke Expressivität des gleichen genetischen Defektes, durch väterliches oder mütterliches Imprinting erklärbar. Bis auf Typ II autosomal dominant, bei Typ Ia schwerere Erscheinungen, wenn das betroffene Gen von der Mutter geerbt wurde, Typ Ib, wenn die Mutation vom Vater stammt. Genorte: Typ Ia 20q13.11 (Gs-α, *GNAS1*, Allelie zum ▶ ALBRIGHT-Syndrom, verminderte Aktivität), Typ Ib 20q13.11 (Allelie mit Typ Ia, Imprinting-Unterschiede); 2q37.3 (*STK25*, Peptidrezeptor im G-Protein-Signalsystem, Mikrodeletion beschrieben); 3p24.2-p21.1 (Parathormonrezeptor). Typ II Postrezeptordefekt des cAMP, X-chromosomal. Bei Patientinnen mit X-chromosomalem Symptomen des Pseudo-Pseudohypoparathyreoidismus keine Mineralstoffwechselstörung erkennbar, häufig Gonosomenanomalien, meist Mosaike (45,X/46,XX; 45,X/46,X,rX usw.), die mit ▶ ULLRICH-TURNER-Syndrom und ▶ LERI-WEILL-Syndrom gemeinsame Skelettsymptomatik erklärt sich z.T. aus Allelie in Xq22.3 (*SHOX*).

Familienberatung
Nachweis und Differentialdiagnose zu Fibrodysplasia ossificans progressiva, ULLRICH-TURNER-Syndrom, FAHR-Syndrom, Hypomagnesämie, primärem isolierten Hypoparathyreoidismus, KENNY-Syndrom, Akrodysostose und zur Brachydaktylie E molekulargenetisch, biochemisch, anhand der Chromosomenanalyse und der morphologischen Symptome. Beim Pseudohypoparathyreoidismus Nachweis der Parathormonresistenz mit dem ELLISWORTH-HOWARD-Test nicht immer positiv. Mit einer starken Variabilität oder Merkmalsausbildung muss gerechnet werden, so dass für die Differenzierung der Typen untereinander die familienanamnestische Feststellung des Erbganges von Wichtigkeit ist.

Literatur
Cohen, M.M.Jr., Fibrous dysplasia is a neoplasm. Am.J.Med.Genet. 98 (2001) 290–293.

Craigen, W.J., E.Lindsay, J.T.Bricker et al., Deletion of chromosome 22q11 and pseudohypoparathyroidism. Am.J.Med.Genet. 72 (1997) 63–65.

Davids, M.S., E.Crawford, S.Weremowicz et al., *STK25* is a candidate gene for pseudopseudohypoparathyroidism. Genomics 77 (2001) 2–4.

Gelbert, L., E.Schipani, H.Juppner et al., Chromosomal localization of the parathyroid hormone/parathyroid hormone-related protein receptor gene to human chromosome 3p21.1-p24.2. J.Clin.Endocrinol.Metab. 79 (1994) 1046–1048.

Hayward, B.E. and D.T.Bonthron, An imprinted antisense transcript at the human *GNAS1* locus. Hum.Molec.Genet. 9 (2000) 835–841.

Juppner, H., E.Schipani, M.Bastepe et al., The gene responsible for pseudohypoparathyroidism type 1b is paternally imprinted and maps in four unrelated kindreds to chromosome 20q13.3. Proc.Nat.Acad.Sci. 95 (1998) 11798–11803.

Levine, M.A., T.G.Ahn, S.F.Klupt et al., Genetic deficiency of the α-subunit for the guanine nucleotide-binding protein G(s) as the molecular basis for ALBRIGTH's hereditary osteodystrophy. Proc.Nat.Acad.Sci.USA 85 (1988) 617–621.

Power, M.M., R.S.James, J.C.K.Barber et al., RDCl, the vasoactive intestinal peptide receptor: a candidate gene for the features of ALBRIGHT hereditary osteodystrophy associated with deletion of 2q37. J.Med.Genet. 34 (1997) 287–290.

Weinstein, L.S., P.V.Gejman, E.Friedman et al., Mutations of the G(s) α-subunit gene in ALBRIGHT hereditary osteodystrophy detected by denaturing gradient gel electrophoresis. Proc.Nat.Acad.Sci. USA 87 (1990) 8287–8290.

OMIM 103580, 103581, 139320, 203330, 300800

Osteodystrophie, polyzystische lipomatöse
▶ Lipodystrophie, membranöse

Osteogenesis imperfecta tarda, Typ Lobstein,
Lobstein-Syndrom, Osteogenesis imperfecta Typen I, III und IV; Typ Vrolik, Vrolik-Syndrom, Osteogenesis imperfecta Typ II, Glasknochenkrankheit

Genetisch bedingte Knochenbrüchigkeit bei allgemeiner Mesenchymschwäche auf der Grundlage jeweils einer Genmutation.
Den nach klinischen Kriterien abgegrenzten Typen liegen mit wenigen differentialdiagnostisch unklaren Ausnahmen (OMIM 259440) Mutationen der Gene für die Pro-α_1- (90% der Fälle, OMIM 120150) oder Pro-α_2-Ketten (OMIM 120160), COL1A1, COL1A2, des Typ-I-Prokollagens zugrunde. Es kommt zur Störung der Triple-Helix-Struktur und der Reifung des Typ-I-Prokollagens, zu einer verminderten Sekretion des abnormen Polypeptids aus der Zelle und zu Verschiebungen in der Zusammensetzung der extrazellulären Matrix in Knochen, Knorpel und anderen Bindegeweben, woraus sich die verschiedenartige klinische Symptomatik erklärt.

Krankheitswert
Typ II: Bei Geburt bereits bestehende Brüche, besonders der Extremitäten und Rippen mit Pseudomikromelie. Gebogene Femora. Weiches Schädeldach mit klaffenden Nähten und weiten Fontanellen. Meist Totgeburten oder Tod innerhalb der ersten Lebenstage an Dyspnoe, zentralnervösen Hämorrhagien, Rückenmarkkompressionen u.a. (Typ II A). Überleben vereinzelt bei einem Untertyp bis ins späte Kindesalter möglich (Typ II B). Dentinogenesis imperfecta. Blaue Skleren. Infektneigung. Kleinwuchs. Je nach Art der Knochenmorphologie, der Fehlbildungen von Femora, Tibiae und Rippen sowie einer begleitenden Augensymptomatik bis zu 5 klinische Unterformen unterschieden, darunter einer mit angeborenen Dislokationen großer Gelenke.

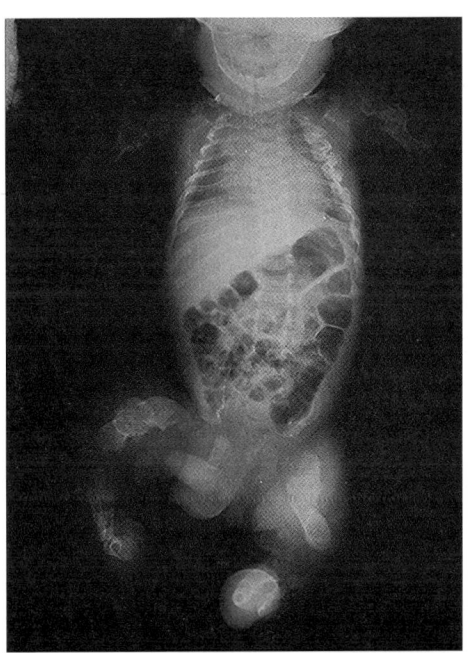

Osteogenesis imperfecta. Röntgenaufnahme eines Neugeborenen (42 cm). Multiple, intrauterin entstandene Frakturen langer Röhrenknochen. Frische und ältere Frakturen mit Kallusbildung.

Typen I, III und IV: Erstmanifestation klinischer Erscheinungen im frühen Kindesalter. Knochenbrüche, Bänderschwäche und Überstreckbarkeit der Gelenke mit Luxationen und Subluxationen. Erhöhte Vulnerabilität der Haut. Blaue Skleren, Keratokonus. Dentinogenesis imperfecta. Teilweise im 3. Lebensjahr beginnende otosklerotische, später gemischte Schwerhörigkeit (van-der-Hoeve-Syndrom, Typ I). Bei dem seltenen schweren infantilen Typ I B sekundär durch häufige Knochenbrüche Verkürzung der proximalen langen Röhrenknochen und Pseudarthrosen. Gute Heilungstendenz der Frakturen. Mit steigendem Lebensalter ist mit einer Verminderung der Bruchhäufigkeit (wachsende Vorsicht?), aber mit zunehmender Verbiegung zu rechnen. Vom Typ I werden klinisch der Typ III (nach Sillence et al.) mit progredienten Extremitätendeformitäten, Dentinogenesis imperfecta, schwerer Skoliose, Kleinwuchs, normalen Skleren und normalem Hörvermögen und der Typ IV mit schwerer angeborener Knochenbrüchigkeit und Dentinogenesis imperfecta abgetrennt. Siehe

Osteogenesis imperfecta tarda, Typ Lobstein

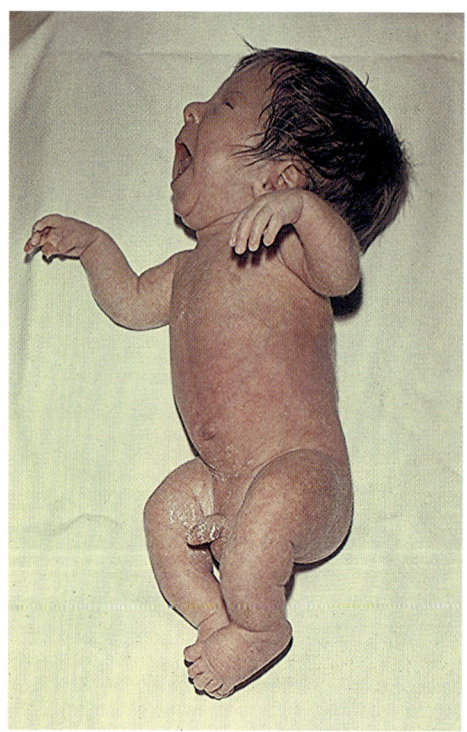

Osteogenesis imperfecta. Verkürzte und gestauchte Extremitäten durch multiple, intrauterin entstandene Frakturen der langen Röhrenknochen.

auch ▶ *Arthrogryposis multiplex congenita* (BRUCK-Syndrom).

Therapiemöglichkeiten

Vor allem Vermeidung von zu Frakturen führenden Traumen. Vitamin-D-Gaben. Otosklerose chirurgisch korrigierbar. Neuerdings Bisphoshonat-Präparate (unter stomatologischer Kontrolle) und regelmäßige Calcitonin-Gaben erfolgreich.

Häufigkeit und Vorkommen

Weltweit verbreitet. Inzidenz von Typ II in Mitteleuropa ca. 1:40.000. Hohe Konsanguinitätsrate der Eltern. Überwiegend sporadisch, jedoch auch Geschwisterfälle bekannt. Frequenz anderer Typen in Mitteleuropa ca. 1:25.000. Große Sippen mit Merkmalsträgern in mehreren aufeinander folgenden Generationen beschrieben. Bei sporadischen Fällen erhöhtes durchschnittliches Zeugungsalter des Vaters.

Genetik

Genetisch verwischen sich teilweise die Grenzen zwischen den klinische Typen I-VI. Die Typen I (OMIM 166200, 166240), van der HOEVE, O.i. tarda levis, EDDOWE-Syndrom), III (OMIM 166210, 259400) und Typ IV (OMIM 166220, LOBSTEIN, Osteopsathyrosis idiopathica) vorwiegend autosomal dominant mit starker intrafamiliärer Variabilität der Symptomatik, Typ III (OMIM 259420, O.i. tarda gravis congenita, Periost-Dysplasie, periostale Dysplasie) unterschiedlich als autosomal dominant oder rezessiv beurteilt. Bei Geschwisterfällen mit gesunden Eltern wird Gonadenmosaik eines Elternteils angenommen. Bei Typ II Erbgang wegen der Letalität schwer feststellbar. Aufgrund einer hohen Konsanguinitätsrate bei Eltern und der vorkommenden Geschwisterfälle als autosomal rezessiv eingeschätzt. Innerhalb der einzelnen Typen besteht variable intra- und interfamiliare Expressivität durch multiple Allelie (>200 Mutationen bekannt), Compound-Heterozygotie und z.T. Heterogenie, so dass wahrscheinlich jede Sippe ihr eigenes Allel hat. Molekulargenetisch handelt es sich nicht um abgegrenzte Typen, sondern um Homozygote oder Compound-Heterozygote verschiedener Allele der gleichen Loci. Deshalb wird für alle klinischen Formen der O. definitorisch ein autosomal dominanter Erbgang postuliert. Dafür spricht, dass bei den meisten Fällen die Synthese zweier Prokollagen-(I-)Typen in Geweben von Merkmalsträgern feststellbar ist. Genorte: Pro-α_1-Kette 17q21.3-22.05 (Allelie mit dem EHLERS-DANLOS-Syndrom VIIA), Pro-α_2-Kette 7q21.3-22.1 (Allelie mit EHLERS-DANLOS-Syndrom VIIB). Die Schwere des klinischen Bildes wird bestimmt durch Dominant-negativ-Effekte und die Art der Mutation, die bei leichteren Formen die Syntheserate einer Prokollagen-Kette und bei schweren Formen unterschiedliche Domänen, z.T. Punktmutationen (Glycin-Proteoglykan-Bindungsstellen), in der Kette betreffen. Ein neu beschriebener, klinisch dem Typ IV ähnlicher autosomal dominanter Typ V ohne blaue Skleren und Zahnanomalien mit hyperplastischem Kallus beruht nicht auf Mutationen des Typ-I-Kollagens (erhöhte Werte für alkalische Phosphatase im Serum und Kollagen-Abbauprodukte im Urin).

Familienberatung

Genaue Differenzierung der Typen und Untertypen und damit Erbprognose nur kollagenchemisch und molekulargenetisch möglich. Differentialdiagnose zur Hypophosphatasie und zu Zustand nach Kindesmisshandlung wichtig. Siehe auch ▶ *Osteoporose*; ▶ *Osteoporose-Pseudoglioma-Syndrom*; ▶ *Dysosteosklerose*; ▶ *Hyperostosen*; ▶ *Hyperparathyreoidismus*; ▶ *membranöse Lipodystrophie*; ▶ EHLERS-DANLOS-*Syndrom* (VII), ▶ ANTLEY-BIXLER-*Syndrom*, ▶ *Osteokraniosynostose*, ▶ *Doughnut-Läsion des Schädels*, ▶ COLE-CARPENTER-*Syndrom*. Aufgrund der Heterogenität und der Wahrscheinlichkeit eines parentalen Mosaiks ist das Wiederholungsrisiko für Geschwister eines Merkmalsträgers, auch wenn die Eltern gesund und nicht verwandt sind, gegenüber der Normalbevölkerung erhöht (etwa 1:15), bleibt jedoch unter 25%. Die intrafamiliäre Variabilität kann sehr groß sein. Bei stummer Familienanamnese sollten die Eltern sorgfältig röntgenologisch auf Mikrosymptome untersucht werden. Mit einem intra- und interfamiliär stark schwankenden Spektrum der Manifestationsschwere von subklinischen Formen bzw. Teilsymptomen (blaue Skleren) bis zu hoher Knochenbrüchigkeit muss gerechnet werden. Für Kinder von Merkmalsträgern der Typen I und IV ist die Prognose bei Frühdiagnose und Gewährleistung einer guten Dispensairebetreuung günstig, wobei allerdings bei Homozygotie, d.h. Kinder aus Verbindungen zwischen Merkmalsträgern, sehr schwere Erscheinungen zu erwarten sind (in Belgien erfolgreiche ICSI und Präimplantationsdiagnostik in einer solchen Partnerschaft durchgeführt). Pränatale Diagnostik durch Kollagen-Analyse im Chorionbioptat und bei schweren Formen ultrasonografisch ab 2. Trimenon möglich. Molekulargenetische Diagnostik aus Chorionzotten wegen der starken Heterogenität wahrscheinlich nur in einzelnen großen Sippen durchführbar. Bei schwangeren Merkmalsträgerinnen muss infolge von Knochendeformitäten mit der Notwendigkeit von Schnittentbindungen gerechnet werden. Berufsberatung nötig.

Literatur

Blumsohn, A., S.J.McAllion and C.R.Paterson, Excess paternal age in apparently sporadic osteogenesis imperfecta. Am.J.Med.Genet. *100* (2001) 280–286.

Brady, A.F. and M.A.Patton, Osteogenesis imperfecta with arthrogryposis multiplex congenita (BRUCK syndrome) – Evidence for possible autosomal recessive inheritance. Clin.Dysmorphol. *6* (1997) 329–336.

Cohen-Solal, L., J.Bonaventure and P.Maroteaux, Dominant mutations in familial lethal and severe osteogenesis imperfecta. Hum.Genet. *87* (1991) 297–301.

Constantinou,C.D., M.Pack, S.B.Young and D.J.Prockop, Phenotypic heterogeneity in osteogenesis imperfecta: The mildly affected mother of a proband with a lethal variant has the same mutation substituting cysteine for α1-glycine 904 in a type procollagen gene (*COL1A1*). Am.J.Hum.Genet. *47* (1990) 670–679.

Dent, J.A. and C.R.Paterson, Fractures in early childhood: Osteogenesis imperfecta or child abuse? J.Pediatr.Orthop. *11* (1991) 184–186.

De Vos, A., K.Sermon, H.Van de Velde et al., Two pregnancies after preimplantation genetic diagnosis for osteogenesis imperfecta type I and type IV. Hum.Genet. *106* (2000) 605–613

Edwards, M.J., R.J.Wenstrup, P.H.Byers and D.H.Cohn, Recurrence of lethal osteogenesis imperfecta due to parental mosaicism for a mutation in the *COL1A2* gene of type I collagen. The mosaic patient exhibits phenotypic features of a mild form of the disease. Hum.Mut. *1* (1992) 47–54.

Glorieux, F.H., F.Rauch, H.Plotkin et al., Type V osteogenesis imperfecta: A new form of brittle bone disease. J.Bone Min.Res. *15* (2000) 1650–1658.

Körkkö, J., L.Ala-Kokko, A.De Paepe et al., Analysis of the *COL1A1* and *COL1A2* genes by PCR amplification and scanning by conformation-sensitive gel electrophoresis identifies only *COL1A1* mutations in 15 patients with osteogenesis imperfecta type I: Identification of common sequences of null-allele mutation. Am.J.Hum.Genet. *62* (1998) 98–110.

Nicholls, A.C., J.Oliver, D.V.Renouf et al., The molecular defect in a family with mild atypical osteogenesis imperfecta and extreme joint hypermobility: exon skipping caused by an 11-bp deletion from an intron in one *COL1A2* allele. Hum.Genet. *88* (1992) 627–633.

Nishi, Y., K.Hamamoto, M.Kajimyama et al., Effects of long-term calcitonin therapy by injection and nasal spray on the incidence of fractures in osteogenesis imperfecta. J.Pediatr. *121* (1992) 477–480.

Wallis, G.A., B.J.Starman, M.F.Schwartz and P.H.Byers, Substitution of arginine at position 847 in the triple-helical domain of the α1(I) chain of type I collagen produces lethal osteogenesis imperfecta. Molecules that contain one or two abnormal chains differ in stability and secretion. J.Biol.Chem. *265* (1990) 18628–18633.

OMIM 120150, 120160, 166200, 166210, 166220, 166230, 166240, 259400, 259420, 259440

Osteogenesis imperfecta mit Gelenkekontrakturen (BRUCK-Syndrom)
▶ Arthrogryposis multiplex congenita

Osteogenesis imperfecta mit Hydrops und Pseudofrakturen
▶ Hydrops fetalis

Osteogenesis imperfecta mit Kraniosynostose
▶ COLE-CARPTENER-Syndrom

Osteokraniostenose

Von bisher 12 Totgeborenen oder perinatal gestorbenen Neugeborenen z.T. aus Verwandtenehen beschriebene, wahrscheinlich autosomal rezessiv bedingte „Skelettdysplasie mit grazilen Knochen": Dünne Diaphysen der langen Röhrenknochen mit Frakturen, dünne Rippen und Claviculae. Milzhypoplasie. Wenig mineralisierte Schädelknochen. Allelie zum Typ HERVA der
▶ *Arthogryposis multiplex congenita*?

Literatur
Costa, T., E.M.Azouz, J.Fitzpatrick et al., Skeletal dysplasias with gracile bones: Three new cases, including two offspring of a mother with a dwarfing condition. Am.J.Med.Genet. *76* (1998) 125–132.

OMIM 602361

Osteolyse, familiäre, carpo-tarsale; Osteolyse, multizentrische,
Knochenschwund-Syndrome

Heterogene Gruppe idiopathischer Osteolysen auf der Grundlage jeweils einer Genmutation. Es besteht eine Osteoporose bei regionaler Resorption der Knochensubstanz und Cortex-Verdickungen. Basisdefekt und Pathogenese sind unklar bis auf einen autosomal rezessiven arabischen Typ mit subkutanen palmoplantaren Knötchen und auffälliger Fazies, bei dem eine Metalloproteinase (MMP2, Kollagenase IV, Gelatinase A) betroffen ist.

Krankheitswert
Erstmanifestation arthritischer Beschwerden je nach Typ unterschiedlich, vom 1. Lebensjahr an möglich. Beginnt meist an den Carpal-, Tarsal- und Interphalangealgelenken mit schmerzhaften Weichteilschwellungen in der Region des betroffenen Röhrenknochens und endet mit lokalisierter osteoporotischer Destruktion. Ausbreitung bis zu benachbarten Gelenken und periartikulären Geweben. Gelenkdeformationen und Verbiegung der langen Röhrenknochen führen zu schweren Behinderungen. Unterschiedliche Begleitsymptome, meist Mikrogenie und kleine Nase. Klinisch 6 Typen unterschieden: I, multizentrisch, familiär (THIEFFRY-KOHLER-Syndrom, OMIM 166300); II, multizentrisch, schwere Form mit Kontrakturen der großen Gelenke und anderen Auffälligkeiten (TORG-Syndrom, OMIM 259600; 259610); III, mit Nephropathie (Glomerulonephritis und Hypertonie, OMIM 166300), unizentrische Form mit Hämangiomatose (OMIM 166300, GORHAM-Syndrom); V, mit generalisierter Osteoporose und Gelenkedestruktion (▶ WINCHESTER-*Syndrom*) und Expansive familiäre O. (OMIM 174810, 602080) mit anderer Pathogenese (▶ PAGET-*Syndrom*): Ausweitung des Markraums durch fokal erhöhte Aktivität der Osteoclasten (Rezeptor-Aktivator eines nukleären Faktors κRANK betroffen, ▶ PAGET-*Syndrom Typ 2*). Beginnt im 1. Lebensjahrzehnt mit Schwerhörigkeit. Später Knochenschmerzen und Frakturen, Zahnverlust durch Zahnhalsresorption. Schädel und Wirbelsäule normal.

Therapiemöglichkeiten
Unbekannt. Bei Typ III Nierentransplantation erforderlich, keine Besserung der Knochensymptomatik.

Häufigkeit und Vorkommen
Typ I und III familiär in aufeinanderfolgenden Generationen, Typ II von 3 Geschwisterschaften bekannt und Typ IV sporadisch.

Genetik
Autosomal dominanter Erbgang bei Typ I, Typ III und der expansiven familiären O. Genorte: 16q12-21 (*MMP21*); 18q21.1-22 (*TNFRSF11A*), Allelie zum PAGET-Syndrom Typ II, wenige Sippen u.a. aus Deutschland, USA und Nordirland bekannt; Typ II heterogen, jeweils autosomal rezessiv; Typ IV unbekannt. Mehrere weitere Symptomassoziationen mit osteolytischen Veränderungen beschrieben, die sich nur unsicher in die bisherigen Typen einordnen lassen. Eine sichere Systematik wird sich erst bei Kenntnis der jeweiligen Genorte erstellen lassen.

Familienberatung
Feststellung des jeweils vorliegenden Typs familienanamnestisch, klinisch und röntgenologisch sowie in den Anfangsstadien Differentialdiagnose zu Rheumatoid-Arthritiden und zum ▶ *PAGET-Syndrom* wichtig. Klinische Symptome setzen vor röntgenologischen Auffälligkeiten ein. Siehe auch ▶ *Akroosteolyse, neurogene;* ▶ *WINCHESTER-Syndrom;* ▶ *Osteoporose;* ▶ *FRANÇOIS-Syndrom,* ▶ *HAJDU-CHENEY-Syndrom.*

Literatur
Al Aqeel, A., W.Al Sawairi, B.Edress et al., Inherited multicentric osteolysis with arthritis: A variant resembling TORG syndrome in a Saudi family. Am.J.Med.Genet. *93* (2000) 11–18.

Al-Mayouf, S.M., M.Majeed, C.Hugosson and S.Bahabri, New form of idiopathic osteolysis: Nodulosis, arthropathy and osteolysis (NAO) syndrome. Am.J.Med.Genet. *93* (2000) 5–10

Cody, J.D., F.R.Singer, G.D.Roodman et al., Genetic linkage of PAGET disease of the bone to chromosome 18q. Am.J.Hum.Genet. *61* (1997) 1117–1122.

Martignetti, J.A., A.Al Aqeel, W. Al Sewairi et al., Mutation of the matrix metalloproteinase 2 gene (*MMP2*) causes a multicentric osteolysis and arthritis syndrome. Nature Genet. *28* (2001) 261–265.

Pai, G.S. and R.I.McPherson, Idiopathic multicentric osteolysis. Am.J.Med.Genet. *29* (1988) 929–936.

Ros, P., E.Pelaez, N.Gallego et al., Carpal osteolysis: an unusual entity treated by renal transplantation. Nephron *55* (1990) 434–435.

Shinohara, O., C.Kubota, M.Kimura and S.Takahashi, Essential osteolysis associated with nephropathy, corneal opacity, and pulmonary stenosis. Am.J.Med.Genet. *41* (1991) 482–486.

Urlus, M., P.Roosen, J.Lammers et al., Carpo-tarsal osteolysis case report and review of the literature. Genet.Counsel. *4* (1993) 25–36.

OMIM 166300, 174810, 259600; 259610

Osteolyse
s.a. ▶ Akroosteolyse, neurogene

Osteomalazie, hypophosphatämische onkogene (OHO)
▶ Hypophosphatämie

Osteomesopyknose
▶ ALBERS-SCHÖNBERG-Syndrom

Osteo-Onycho-Dysplasie
▶ Nagel-Patella-Syndrom

Osteopathia hyperostotica (scleroticans) multiplex infantilis
▶ ENGELMANN-Syndrom

Osteopathia striata
▶ Osteopoikilose

Osteopetrosis
▶ ALBERS-SCHÖNBERG-Syndrom

Osteopoikilose,
Osteopathia striata

Symptomlos bestehende Knochenverdichtungen vor allem in den Extremitäten, nur röntgenologisch als runde Verschattungen und longitudinale Metaphysenstreifung nachweisbar. Häufig besteht gleichzeitig eine Dermatofibrosis lenticularis disseminata (▶ BUSCHKE-OLLENDORFF-*Syndrom*). Von manchen Autoren wird ein Zusammenhang mit Gelenkschmerzen vermutet. Teilweise Knochen der Schädelbasis und des Gesichtsschädels mitbetroffen. Autosomal dominanter Erbgang. Differentialdiagnose zu neoplastischen und tuberkulösen Veränderungen nötig. Familienberaterische Konsequenzen ergeben sich nicht. In 2 Sippen Osteopoikilose, Bindegewebsnävi und Pubertas praecox (▶ ALBRIGHT-*Syndrom*?) und in einer Sippe Osteopoikilose mit Dacryocystitis ebenfalls autosomal dominant bedingt (OMIM 166705). Longitudinale Streifung der Beckenschaufeln und der Metaphysen der langen Röhrenknochen mit Kraniosclerose, typischer Fazies, Wirbelanomalien, breiten, flachen Rippen, Schwerhörigkeit, geistiger Behinderung, Herzfehler und Gaumenspalte, bisher von 10 Sippen mit mehr als 35 Fällen beschrieben autosomal dominanter oder aufgrund des Vorkommens bei fünf Brüdern auch X-chromosomaler Erbgang vermutet, Allelie zu ▶ BUSCHKE-OLLENDORFF-*Syndrom*?

Literatur

Günal, I., S.Seber, N.Basaran et al., Dacryocystitis associated with osteopoikilosis. Clin.Genet. *44* (1993) 211–213.

König, R., Ch.Dukiet, A.Dörries et al., Osteopathia striata with cranial sclerosis: Variable expressivity in a four generation pedigree. Am.J.Med.Genet. *63* (1996) 68–73.

Pelegrino, J.E., D.M.McDonald-McGinn, A. Schneider and R.L.Markowitz, Further clinical delineation and increased morbidity in males with Osteopathia striata with cranial sclerosis: An X-linked disorder? Am.J.Med.Genet. *70* (1997) 159–165.

Sarralde, A., D.Garcia-Cruz, Z. Nazara and J.Sanchez-Corona, Osteopoikilosis: Report of a familial case. Genet.Counsel. *5* (1994) 373–375.

Savarirayan, R., J.Nance, L.Morris et al., Osteopathia striata with cranial sclerosis: Highly variable phenotypic expression within a family. Clin.Genet. *52* (1997) 199–205.

Viot, G., D.Lacombe, A.David et al., Osteopathia striata cranial sclerosis: non-random X-inactivation suggestive of X-linked dominant. Am.J.Med.Genet. *107* (2002) 1–4.

OMIM 166500, 166700, 166705

Osteoporose

Knochenveränderung unterschiedlicher, z.T. unklarer Ätiologie.
Es besteht eine Verminderung der Knochenmasse mit Erweiterung der Markräume auf Kosten der Kompakta des Knochens unterschiedlicher Ursachen: Alterserscheinung (Involutionsosteoporose, u.a. durch konstitutionellen 1,25-Dihydroxyvitamin-D3-Rezeptor-Mangel, LDL-Rezeptor-Mangel, Estrogenmangel, Kollagen-Typ-I-Polymorphismus, Eisenverarmung in Abhängigkeit vom Haptoglobin-Typ) oder bei jungen Patienten Symptom eines anderen Stoffwechseldefektes (Aminoazidurien, Malabsorptionen, Hyperglyzinämie u.a.), Estrogenrezeptordefekt (OMIM 259750), andere hormonelle Dysregulationen (▶ *Hyperparathyreoidismus*, ▶ KLINEFELTER-*Syndrom*, ▶ *Triplo-X-Frau*), Störung der Osteoblasten-Osteoclasten-Regulation durch TGF-β1 oder Protegerin, eine Reifungsstörung der Osteoblastenvorstufen (Bone morphogenic proteins; Transkriptionfaktor für die Gene von alkalischer Phosphatase, Kollagen Typ I, Osteopontin, Osteokalzin – **Core-binding** Factor *CBFA1*) oder Demineralisierung (s.a. ▶ *Cerebro-Okulo-Fazio-Skelettales Syndrom*). Gynäkotropie 12:40 (40:100 bei Frauen >80 Jahre). An einem multifaktoriellen Geschehen mit Umweltkomponente (z.B. Bewewegungsarmut) kann neben dem Vitamin-D-Rezeptor Interleukin 6 beteiligt sein. Daneben wird die Existenz einer idiopathischen juvenilen Osteoporose mit unbekanntem Basis- bzw. Stoffwechseldefekt (endokrine Ossifikationsstörung durch Calcitoninmangel?, OMIM 114130) und autosomal rezessivem Erbgang vermutet. Sie beginnt meist vor der Pubertät mit Kno-

chen- und Gelenkschmerzen und führt zu Knochenbrüchigkeit, Kyphose und Stammverkürzung. Therapeutisch im Gegensatz zu den spätmanifesten Formen (Bisphosphonat- und eventuell Parathormongaben, Bewegung) nicht zu beeinflussen. Nach wenigen Jahren allmählich einsetzende Remission. Über 20 sporadische und Geschwisterfälle beschrieben. Bei Heterozygoten ist eine Verminderung der Knochenmasse nachweisbar. Kombination von frühkindlicher osteoporotischer Knochenbrüchigkeit und Pseudogliombildung mit Erblindung und leichter geistiger Retardation ebenfalls autosomal rezessiv bedingt (▶ *Osteoporose-Pseudoglioma-Syndrom*). Differentialdiagnose zur ▶ *Osteogenesis imperfecta* wichtig. Für die postklimakterische O. und auch die O. älterer Männer besteht wahrscheinlich eine genetisch bedingte Disposition, die auf einem Polymorphismus im der α1-Kette des Typ-I-Kollagens (*COL1A1*) beruht. Siehe auch

- ▶ *Geroderma osteodysplasticum*;
- ▶ *Nephronophthisis* FANCONI;
- ▶ *Akroosteolyse*;
- ▶ *Hyperparathyreoidismus*;
- ▶ *Osteolysen*;
- ▶ *Cerebro-Okulo-Faziales Syndrom* und
- ▶ *Spondylo-Okuläre Syndrome*.

Literatur

Anon., Detection of a mutant collagen gene and its potential as a diagnostic for genetic predisposition for osteoporosis. Curr.Opin.Ther.Path. 3 (1993) 1529–1530.

Asman, J.A., Vitamin D receptor gene variant: Implications for therapy. Curr.Opin.Genet.Dev. 6 (1996) 361–365.

De Paepe, A., J.G.Leroy, L.Nuytinck et al., Osteoporose-pseudoglioma syndrome. Am.J.Med.Genet. 45 (1993) 30–37.

Econs, M.J. (Edit.), The Genetics of Osteoporosis and metabolic Bone disease. Human Press 2000, 462 S.

Giguère, Y. and F.Rousseau, The genetics of osteoporosis: „complexities and difficulties". Clin. Genet. 57 (2000) 161–169.

Gilsanz, V., Phenotype and genotype of osteoporosis. Trends Endocrinol.Metab. 9 (1998) 184–190.

Grant, S.F.A. and S.H.Ralston, Genes and osteoporosis. Trends Endokrinol.Metab. 8 (1997) 232–236.

Hobson, E.E. and S.H.Ralston, The genetics of osteoporosis. Endocrinologist 7 (1997) 429–435.

Langdahl, B.L., S.H.Ralston, S.F.A.Grant and E.F.Eriksen, An Sp1 binding site polymorphism in the *COL1A1* gene predicts osteoporotic fractures in both men and women. J.Bone Miner.Res. *13* (1998) 1384–1389.

Pescarmona, G.P., P.D'Amelio, E.Morra and G.C.Isaia, Haptoglobin genotype as a risk factor for postmenopausal osteoporosis. J.Med.Genet. *38* (2001) 636–538.

Sano, M., S.Inoue, S.Hosoi et al., Association of estrogen receptor dinucleotide repeat polymorphism with osteoporosis. Biochem.Biophys.Res.Commun. *217* (1995) 378–383.

Struan, F.A., D.M.Raid, G.Blake et al., Reduced bone density and osteoporosis associated with polymorphic Sp1 binding site in the collagen type I α1 gene. Nature Genet. *14* (1996) 203–205.

OMIM 114130, 120150, 120160, 166710, 259750

Osteoporose-Pseudoglioma-Syndrom,
Osteogenesis imperfecta, okuläre Form

Genetisch bedingter Bindegewebsdefekt auf der Grundlage einer Genmutation.
Es besteht eine osteomalazieartige Störung der Knochenmineralisation unter Beteiligung der Osteoblasten. Der Basisdefekt betrifft ein Low density lipoprotein Receptor-related Protein-5 (LRP5).

Krankheitswert

Erstmanifestation im 1. Lebensjahr. Schwere Knochenbrüchigkeit. Erblindung durch Mikrophthalmie. Pseudogliomatöse Netzhautablösung, Synechien, Glaskörperdegeneration und Hornhautdystrophie. Intelligenz meist normal. Muskelhypotonie, Bänderschlaffheit.

Therapiemöglichkeiten

Symptomatische Korrekturen mit geringen Erfolgsaussichten.

Häufigkeit und Vorkommen

Über 30 sporadische und Geschwisterfälle beschrieben, vor allem aus dem Mittelmeergebiet.

Genetik

Autosomal rezessiver Erbgang. Genort 11q13.4 (*LRP5*).

Osteopsathyrosis idiopathica

Familienberatung
Differentialdiagnose zum ▶ *Retinoblastom* und zur ▶ *Osteogenesis imperfecta* notwendig: Die Knochensymptomatik imponiert klinisch als Osteogenesis imperfecta, hat histologisch-elektronenmikroskopisch jedoch eine andere Grundlage. Bei Heterozygoten Osteoporose und eine leichte Neigung zu Knochenbrüchen beschrieben. Wegen der schweren Behinderung ist in betroffenen Familien besondere genetische Betreuung notwendig.

Literatur
Capoen, J., A.De Paepa and H.Lauers, The osteoporosis pseudoglioma syndrome. J.Belge Radiol. *76* (1993) 224–225.

Gong, Y., R.B.Slee, N.Fukai et al., LDL receptor-related protein 5 (LRP5) affedts bone accrual and eye development. Cell *107* (2001) 513–523.

Gong, Y., M.Vikkula, L.Boon et al., Osteoporosis-pseudoglioma syndrome, a disorder affecting skeletal strength and vision, is assignet to chromosome region 11q12-13. Am.J.Hum.Genet. *59* (1996) 146–151.

Neuhauser, G., E.G.Kaveggia and J.M.Opitz, Autosomal recessive syndrome of pseudogliomatous blindness, osteoporosis and mild mental retardation. Clin.Genet. *9* (1976) 324–332.

OMIM 259770

Osteopsathyrosis idiopathica
▶ Osteogenesis imperfecta tarda

Osteosclerosis fragilis generalisata
▶ Albers-Schönberg-Syndrom

Ostitis deformans
▶ Paget-Syndrom

Ostitis fibrosa generalisata
▶ Hyperparathyreoidismus

Oto-Fazio-Cervicales Syndrom
▶ Fára-Chlupáčková-Hrivnáková-Syndrom

Oto-Palato-Digitales Syndrom

Genetisch bedingter Fehlbildungskomplex auf der Grundlage einer Genmutation.
Der Basisdefekt für die Skelettanomalien betrifft ein Actin-bindendes Protein, Filamin A (FLNA).

Krankheitswert
Charakteristische kraniofaziale Dysmorphie mit vorspringenden Orbitae, breiter Nasenwurzel, Gaumenspalte und ausladendem Hinterkopf. Kleinwuchs. Anomalien der Extremitätengelenke und des distalen Extremitätenskeletts mit Brachydaktylie, besonders der ersten Strahle. Beim schweren Typ II (Kranio-Oro-Digitales Syndrom, Fazio-Palato-Ossäres Syndrom, Pseudotrisomie-18-Syndrom) Fibulahypo- oder -aplasie und Verbiegung der langen Röhrenknochen. Ektrodaktylie der Zehen. Kurze breite Daumen und Großzehen. Syndaktylie und übergeschlagene Finger wie bei der Trisomie 18. Trichterbrust. Fakultativ Schalleitungs-Schwerhörigkeit bis Taubheit sowie Retardation der geistigen Entwicklung und der Sprachbildung. Zahlreiche weitere Defekte. Generell leichtere Symptomatik im weiblichen Geschlecht.

Therapiemöglichkeiten
Lediglich symptomatische Korrekturen möglich.

Häufigkeit und Vorkommen
Seit Erstbeschreibung 1962 mehr als 70 sporadische und familiäre Fälle bekannt, darunter eine Sippe mit Merkmalsträgern in 5 Generationen. Vom Typ II über 20 Fälle publiziert.

Genetik
X-chromosomaler Erbgang. Genort Xq28. Vom klassischen Typ I (Genort Xq28, OMIM 311300) wird der im männlichen Geschlecht schwerere allele Typ II unterschieden (OMIM 304120). Allelie mit periventrikulärer Heterotopie (▶ *Lissenzephalie*), ▶ *Frontometaphysärer Dysplasie* und ▶ Melnick-Needles-*Syndrom*. Abzutrennen ist eine bisher nur bei wenigen Fällen beschriebene Kombination von Gaumenspalte bzw. Pierre-Robin-Sequenz und Hyperphalangie sowie Kamptodaktylie des Zeigefingers. Die Ursache ist hier unbekannt. Siehe auch ▶ *Kranio-Digitales Syndrom*.

Oto-Palato-Digitales Syndrom

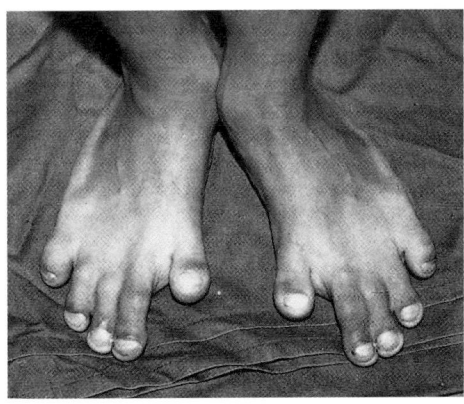

Oto-Palato-Digitales Syndrom. Kurze Großzehen, häutige Syndaktylien. (D. Horn)

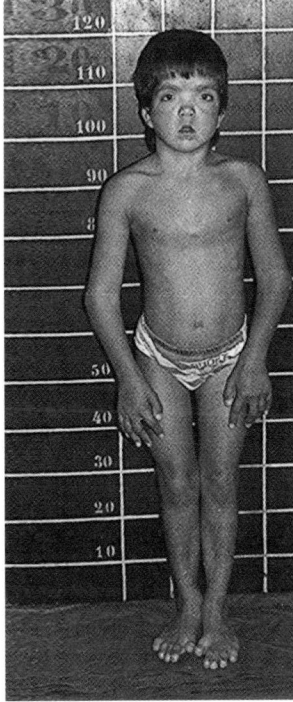

Oto-Palato-Digitales Syndrom. Pectus excavatum, Beugehaltung der Ellenbogen bei humero-radialer Subluxation. Balkonstirn, prominente Suborbitalwülste, tiefsitzende dysplastische Ohren, breite Finger, kurze Daumen. Zustand nach Korrektur häutiger Syndaktylien. (D. Horn)

Familienberatung

Klinische Abgrenzung gegenüber ▶ LARSEN-Syndrom (autosomal dominant), ▶ Atelosteogenesis I (Bumerang-Dysplasie) und III sowie dem schweren Typ des MELNICK-NEEDLES-Syndrom und der fronto-metaphysären Dysplasie wegen allelischer Überschneidungen schwierig. Neuerdings werden MELNICK-NEEDLES-Syndrom, Fronto-metaphysärer Dysplasie und Oto-Palato-Digitales Syndrom zur Fronto-Oto-Palato-Digitalen Osteodysplasie zusammengefasst. Differentialdiagnose vor allem auch zu ▶ RUBINSTEIN-TAYBI-Syndrom, ▶ CORNELIA-DE-LANGE-Syndrom, ▶ Hand-Fuß-Uterus-Syndrom, ▶ YUNIS-VARON-Syndrom (Dysplasia cleidocranialis) und ▶ PYLE-Syndrom anhand der Skelettveränderungen (kurze Großzehen, Knochenfusionen im Fußgelenk, metakarpale und -tarsale Pseudoepiphyse des 2. Strahles, verdickte Schädelbasis, Wirbelanomalien) notwendig. Potentielle weibliche Anlageträger sollten auf Mikro- und Teilsymptome untersucht werden.

Literatur

Biancalana, V., B.LeMarec, S.Odent et al., Oto-palato-digital syndrome type I: further evidence for assignment of the locus to Xq28. Hum.Genet. *88* (1991) 228–230.

Holder, S.E. and R.M.Winter, Otopalatodigital syndrome type II. J.Med.Genet. *30* (1993) 310–313.

Nishimura, G., T.Horiuchi, O.H.Kim and Y.Sasamoto, Atypical skeletal changes in otopalatodigital syndrome type II: Phenotypic overlap among otopalatodigital syndrome type II, Boomerang dysplasia, atelosteogenesis type I and type III, and lethal male phenotype of MELNICK-NEEDLES syndrome. Am.J.Med.Genet. *73* (1997) 132–138.

Preis, S., H.Kemperdick and F.Majewski, Oto-palato-digital syndrome type II in two unrelated boys. Clin.Genet. *45* (1994) 154–161.

Robertson, S.P., S.R.F.Twigg, A.J.Sutherland-Smith et al., Localized mutations in the gene encoding the cytoskeletal protein filamin A cause diverse malformations in humans. Nature Genet. *33* (2003) 487–491.

Stoll, C. and Y.Alembik, Oto-palato-digital syndrome type II. Genet.Counsel. *5* (1994) 61–66.

Superti-Furga, A. and F.Gimelli, Fronto-metaphyseal dysplasia and the oto-palato-digital syndrome. Dysmorphology. Clin.Genet. *1* (1987) 2–5.

Verlois, A., S.Lesenfants, M.Barr et al., Fronto-Oto-palatodigital Osteodysplasia: Clinical evidence for a single entity encompassing MELNICK-NEEDLES syndrome, Otopalatodigital syndrome types 1 und 2, and frontometaphyseal dysplasia. Am.J.Med.Genet. *90* (2000) 407–422.

OMIM 300017, 304120, 311300

Otosklerose

Genetisch bedingte Mittelohrschwerhörigkeit auf unterschiedlicher genetischer Grundlage. Es besteht eine Sklerosierung der Labyrinthkapsel mit Ankylosierung des Stapes. Hörnerv und CORTIsches Organ können mitbetroffen sein. Ein Basisdefekt ist unbekannt (lokaler Kollagenase-Inhibitor-Defekt?, Knorpelmatrix-Protein Aggrecan?). Annahmen einer generalisierten oder lokalen Bindegewebsanomalie haben sich bei biochemischen Analysen des Kollagens und der Glukosaminoglykane nicht bestätigt.

Krankheitswert

Erstmanifestation einer Schallleitungs-Schwerhörigkeit oder einer sensorineuralen Schwerhörigkeit durch eine Anomalie der Cochlea im Kindesalter möglich, meistens jedoch im 3.–5. Lebensjahrzehnt. Progredient, zur Taubheit führend. Subjektiv Ohrgeräusche. Symptomatisch bei bzw. kombiniert mit ▶ *Osteogenesis imperfecta* (VAN-DER-HOEVE-Syndrom).

Therapiemöglichkeiten

Stapes-Transplantation mit unterschiedlich gutem Erfolg.

Häufigkeit und Vorkommen

Eine der häufigsten Ursachen für Schwerhörigkeit im Erwachsenenalter. Weltweit verbreitet. Große Sippen mit Merkmalsträgern in mehreren aufeinanderfolgenden Generationen. 40–50% der Fälle jedoch sporadisch. Gynäkotropie. Inzidenz in Europa 1:3.000–1.000, lebenslange Erkrankungswahrscheinlichkeit 1:100–50.

Genetik

Heterogen. Autosomal dominanter Erbgang mit nur ca. 40% Penetranz und variabler Expressivität oder vor allem bei Altersformen genetische Disposition mit Umweltkomponente. In einem Teil der Sippen autosomal rezessiver Erbgang vermutet. Genorte autosomal dominanter Formen: 15q25-26 (OTSC1); 7q34-36 (OTSC2).

Familienberatung

Differentialdiagnose zu eventuell exogener O. (Masern-Virus?, chronische Lärmexposition) wichtig. Nachweis und Differentialdiagnose zu anderen Formen der Schwerhörigkeit durch Tympanotomie. Mit klinisch gesunden Anlageträgern muss gerechnet werden. Das empirische Risiko für Kinder eines Merkmalsträgers liegt bei etwa 1:4. Von einer intrafamiliären Konstanz des Erstmanifestationsalters und des Verlaufs kann ausgegangen werden.

Literatur

van den Bogaert, K., P.J.Govaerts, I.Schatterman et al., A second gene for otosclerosis, *OTSC2*, maps to chromosome 7q34-34. Am.J.Hum.Genet. *68* (2001) 495–500.

Oxlund, H., U.Pedersen, C.C.Danielsen et al., Is otosclerosis a generalized connective tissue disorder? (Biophysical and biochemical studies of skin biopsies from patients with otosclerosis). J.Laryngol.Otol. *101* (1987) 307–311.

Sabitha, R., R.Ramalingam, K.K.Ramalingam et al., Genetics of otosclerosis. J.Laryngol.Otol. *111* (1997) 109–112.

Thalmann, I., G.Thallinger and R.Thalmann, Otosclerosis: A local manifestation of a generalized tissue disorder? Am.J. Otolaryngol.Head Neck Med.Surg. *8* (1987) 303–316.

Tomek, M.S., M.R.Brown, S.R.Mani et al., Localization of a gene for otosclerosis to chromosome 15q25-q26. Hum.Molec.Genet. *7* (1997) 285–290.

OMIM 166800

Oto-Spondylo-Megaepiphysäre Dysplasie (OSMED)
▶ MARSHALL-Syndrom
▶ NANCE-SWEENEY-Syndrom

Otozephalie
▶ Agnathie

Oudtshoorn-Krankheit
▶ Erythrokeratolysis hiemalis

OURA-Assoziation
▶ Omphalozele

Ovalozytose
▶ DRESBACH-Syndrom

Oxoacyl-CoA-Thiolase-Mangel
▶ Cerebro-Hepato-Renales Syndrom

OWREN-Syndrom
▶ Faktor-V-Mangel

Oxoprolinurie
▶ Glutathionsynthase-Mangel

Oxalat-Nierensteine
▶ Hyperoxalurie Typ II

Oxyzephalus
▶ Kraniostenose

Oxalose-Syndrom
▶ Hyperoxalurie Typ I

Pachydermoperiostosis,
Osteoarthropathie, primäre oder idiopathische, hypertrophische; TOURAINE-SOLENTE-GOLÉ-Syndrom; Pachydermodaktylie

Genetisch bedingte Bindegewebserkrankung auf der Grundlage einer Genmutation.
Der Basisdefekt wird in einer erhöhten Freisetzung des Thrombozytenwachstumsfaktors (PDGF) und in einer verstärkten Aggregation der Thrombozyten vermutet, was zu Mikrothrombosierungen führt.

Krankheitswert
Erstmanifestation klinischer Erscheinungen im Pubertätsalter. Verdickung der Haut, des subkutanen Bindegewebes und des Periosts an den Extremitäten und im Gesicht (Cutis verticis gyrata). Trommelschlegelfinger. Schmerzhafte Verknöcherungen an Händen und Füßen, sowie an Unterarmen und Unterschenkeln. Gelenkbeschwerden und Bewegungseinschränkungen. Subfebrile Temperaturen. Ektropien. Hyperhidrose, Hyperkeratosis palmaris et plantaris. Spondylose.

Therapiemöglichkeiten
Keine spezifische Therapie bekannt.

Häufigkeit und Vorkommen
Von allen größeren Rassen bekannt. Vorkommen in Geschwisterschaften und in mehreren aufeinanderfolgenden Generationen beschrieben. Über 100 Fälle publiziert. Androtropie 10:1.

Genetik
Wahrscheinlich heterogen. Die Art des familiären Vorkommens spricht in einem Teil der Sippen für autosomal dominanten Erbgang mit verminderter Penetranz und bei anderen für autosomal rezessiven Erbgang. Geschlechtsunterschiedliche Expressivität. Zu den ebenfalls vorwiegend im männlichen Geschlecht familiär vorkommenden isolierten Trommelschlegelfingern (OMIM 119900) bestehen wahrscheinlich keine genetischen Beziehungen. Die bisher von 15 vorwiegend sporadischen männlichen Fällen bekannte Pachydermodaktylie ist in ihrer Ursache unklar.

Familienberatung
Familienanamnestische Feststellung des jeweils vorliegenden Erbgangs wichtig. Dabei ist eine wesentlich leichtere Manifestation im weiblichen Geschlecht zu berücksichtigen sowie auf subklinische Teil- und Mikrosymptome zu achten.

Literatur
Dickinson, C.J., The aetiology of clubbing and hypertrophic osteoarthropathy. Eur.J.Clin.Invest. 23 (1993) 330–338.
Pramatarov, K., L.Daskarev, L.Schurliev und S.Tonev, Pachydermoperiostose. (TOURAINE-SOLENTE-GOLE-Syndrom). Z.Hautkr. 63 (1988) 55–56.
Russo, F., A.Rodriquez-Pichardo and F.Camacho, Familial pachydermodactyly. Acta Derm.Venerol. 74 (1994) 386–387.

OMIM 167100

Pachygyrie
▶ Lissenzephalie

Pachyonychia congenita,
JADASSOHN-LEWANDOWSKY-Syndrom

Genetisch bedingte Verhornungsstörungen auf der Grundlage einer Genmutation.

Pachyonychia congenita

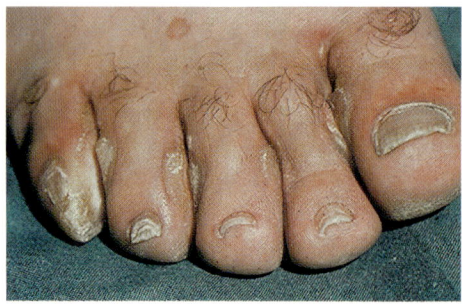

Pachyonychia congenita. Verdickte harte Fußnägel und interdigitale Hornplatten. (U.W. Schnyder)

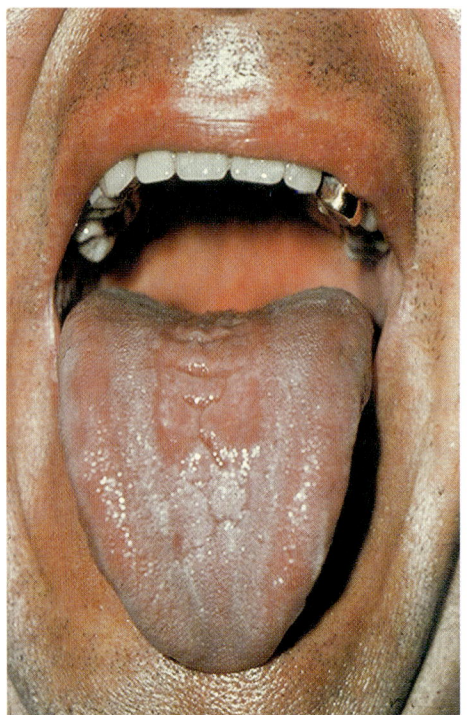

Pachyonychia congenita. Leukoplakie der Zunge. (U.W. Schnyder)

subungualen Hyperkeratosen. Hyperkeratosen an Knien und Ellenbogen. Keratosis palmoplantaris areata mit Hyperhidrose. Follikuläre Keratosen, Pigmentierungsstörungen. Fakultativ Intelligenzdefekte und Atresie der Tränengänge. Leukoplakie (Typ I). Von diesem Typ der Pachyonychia congenita mit Leukoplakie werden ein Typ II (JACKSON-LAWLER) mit palmoplantarer Blasenbildung, Dentes natales und Epidermiszysten (Steatozytome), ein Typ III mit Hornhautdystrophie, Cheilosis und Katarakten und ein Typ IV mit Larynx-Dysplasie (Heiserkeit) und Haarwachstumsstörungen abgegrenzt. Pachyonychie kann auch isoliert ohne andere Symptome familiär auftreten.

Therapiemöglichkeiten
Keine spezielle Therapie bekannt. Symptomatische Behandlung mit unbefriedigendem Erfolg.

Häufigkeit und Vorkommen
Seit Erstbeschreibung 1904 über 200 Fälle publiziert. Große Sippen mit Merkmalsträgern in bis zu 6 aufeinanderfolgenden Generationen bekannt.

Genetik
Autosomal dominanter Erbgang der Typen I–VI. Daneben autosomal rezessiver Erbgang in bisher 3 Familien nachgewiesen. Genorte: 17q12-21 (Typ-I-Keratine), 12q11-13 (Typ-II-Keratine).

Familienberatung
Von einer relativen intrafamiliären Konstanz der Merkmalsausprägung kann ausgegangen werden. Bei Homozygotie (Verwandtenverbindungen) ist eine sehr schwere Symptomatik zu erwarten. Bei Typ II Differentialdiagnose zur ▶ *Epidermolysis bullosa* im Kindesalter wichtig.

Literatur
Bowden, P.E., J.L.Haley, A.Kansky et al., Mutation of a type II keratin gene (K6a) in pachyonychia congenita. Nature Genet. 10 (1995) 363–365.

Feinstein, A., J.Friedman, and M.Schewach-Millet, Pachyonychia congenita. J.Am.Acad.Derm. 19 (1988) 705–711.

McLean, W.H.I., E.L.Rugg, D.P.Lunny et al., Keratin 16 and keratin 17 mutations cause pachyonychia congenita. Nature Genet. 9 (1995) 273–278.

Der Basisdefekt besteht in Synthesestörungen des Keratins Typ I/16 oder Typ II/6a, JADASSOHN-LEWANDOWSKY-Typ, und I/17 oder Typ II/6b, JACKSON-LAWLER-Typ, woraus sich die klinische Symptomatik ableiten lässt.

Krankheitswert
Erstmanifestation klinischer Erscheinungen im Kindesalter. Angeborene Pachyonychie mit

Price, D.W. and J.L.Verbov, A family with pachyonychia congenita affecting the nails only. Clin.Exp.Dermatol. *19* (1994) 521–522.

Smith, F.J.D., M.F.Jonkman, H.Van Goor et al., A Mutation in human keratin K6b produces a phenocopy of the K17 disorder pachyonychia congenita type 2. Hum.Molec.Genet. *7* (1998) 1143–1148.

OMIM 167200, 167210, 260130.

PACK

(**P**rimäre Leberzirrhose, **A**ntizentromer-Antikörper, **C**REST Syndrom, **K**eratokonjunktivitis)
▶ *Sklerodermie*

PAGET-Syndrom,
Ostitis deformans, Osteodystrophia deformans

Chronische Knochenerkrankung unklarer Ätiologie.

Es bestehen Anomalien der Osteoclasten wie Überaktivität, Vielkernigkeit, übernormale Größe und Paramyxovirus-artige Kerneinschlüsse. Es kommt z.T. zur Ausweitung des Markraums. Der genaue Zusammenhang mit typischen Knochenveränderungen in Form von Pachy- und Periostosen, Atrophien und Hyperostosen sowie deren Pathogenese sind jedoch noch nicht geklärt. Bei seltenen familiären Formen ist das NF-κ-Signalsystem der Osteoclasten betroffen: erhöhte Knochenresorption, kombiniert mit erhöhter aber desorganisierter Neuformation des Knochens durch einen Defekt des Rezeptor-Aktivators eines nukleären Faktors κRANK bei Typ 2 und des Ubiquitin-bindenden Protein Sequestosom-1 bei Typ 3.

Krankheitswert
Erstmanifestation klinischer Erscheinungen gewöhnlich vom 5. Lebensjahrzehnt an. Haltungsveränderungen durch Deformation der langen Röhrenknochen. Knochenbrüchigkeit. Gelenkbeschwerden. Knochenschmerz. Knochenverdickungen, die im Bereich des Schädels zu Einengungen der Hirnnervenausgänge und entsprechenden neurologischen Ausfallserscheinungen, wie z.B. Visusverschlechterung, führen können. Bei 30–40% der Fälle Hörverlust. Tendenz zu sarkomatösen Veränderungen. Beeinträchtigung der Leistungsfähigkeit und des Allgemeinbefindens.

Therapiemöglichkeiten
Symptomatische Behandlung unbefriedigend. Gaben von Diphosphonaten können zur Besserung führen.

Häufigkeit und Vorkommen
Röntgenologisch lassen sich subklinische Symptome in 2–3% der Bevölkerung jenseits des 40. Lebensjahres nachweisen. Davon entwickelt jedoch nur ein Teil klinische Erscheinungen. Androtropie 2:1. 60–85% der Fälle sporadisch. Sippen mit Merkmalsträgern in mehreren aufeinanderfolgenden Generationen beschrieben. Familiäres Vorkommen bei Beachtung subklinischer Formen in etwa 40% der Fälle.

Genetik
Genetische Ursache unsicher. Heterogen. Autosomal dominanter Erbgang in 2–3% der Bevölkerung mit geringer Penetranz und variabler Expressivität oder auch Virus-Ätiologie werden vermutet. Andererseits sind auch Fälle von diskordantem Vorkommen bei eineiigen Zwillingen beschrieben. Genorte bei autosomal dominantem Erbgang: 6p21.3 (PDB1, OMIM 167250); 18q21.1-22 (*TNFRSF11A*, PDB2, OMIM 605080), Allelie zur ▶ *familiären, carpo-tarsalen (expansilen) Osteolyse*; 5q35-qter (*SQSTM1 = P62*, PDB3, OMIM 602080, auch sporadische Fälle); 5q31 (PDB4, OMIM 606263); 9p21.1-q12: P. mit Muskeldystrophie und unterschiedlichen zentralnervösen Ausfallserscheinungen. Suszeptibilitätsgene weiterhin in 2q36, 10p13 und einem weiteren Locus in 18q23 (Cadherin?) vermutet.

Familienberatung
Nachweis röntgenologisch aufgrund der typischen Knochenveränderungen. Differentialdiagnose zu Formen der ▶ *Osteolyse*, zur ▶ *Hyperostosis corticalis deformans juvenilis* und zum ▶ *ALBERS-SCHÖNBERG-Syndrom* wichtig. Das Risiko für Nachkommen eines sporadischen Merkmalsträgers mit klinisch manifesten Erscheinungen wird empirisch mit 1:30 angegeben.

Paget-Syndrom, juveniles

Literatur

Cody, J.D., F.R.Singer, G.D.Roodman et al., Genetic linkage of PAGET disease of the bone to chromosome 18q. Am.J.Hum.Genet. *61* (1997) 1117–1122.

Good, D.A., F.Busfield, B.H.Fletcher et al., Linkage of PAGET disease of bone to a novel region on human chromosome 18q23. Am.J.Hum.Genet. *70* (2002) 517–525.

Haslam, S.I., W.V.Hul, A.A.Morales-Piga et al., PAGET´s disease of bone: Evidence for a susceptibility locus on chromosomes 18q and for genetic heterogeneity. J.Bone Miner.Res. *13* (1998) 911–917.

Hocking, L.J., C.A.Herbert, R.K.Nicholls et al., Genomewide search in familial PAGET disease of bone shows evidence of genetic heterogeneity with candidate loci on chromosomes 2q36, 10p13, and 5q35. Am.J.Hum.Genet. *69* (2001) 1055–1061.

Kools, P., G.Van Imschoot and F.van Roy, Characterization of three novel human cadherin genes (*CDH7, CDH19,* and *DDH20*) clustered on chromosome 18q22 23 and with high homology to chicken cadherin-7. Genomics *68* (2000) 283–295.

Laurin, N., J.P.Brown, J.Morisette and V.Raymond, Recurrent mutation of the gene encoding sequestosome 1 (*SQSTM1/p62*) in PAGET disease of bone. Am.J.Med.Genet. *70* (2002) 1582–1588.

Nance, M.A., F.Q.Nuttal, M.J.Econs et al., Heterogeneity in PAGET disease of the bone. Am.J.Med.Genet. *92* (2000) 303–307.

Waggoner, B., M.J.Kovach, M.Winkelman et al., Heterogeneity in familial dominant PAGET disease of bone and muscular dystrophy. Am.J.Med.Genet. *108* (2002) 187–191.

Wu, R.K., T.E.Trumble and P.A.Ruwe, Familial incidence of PAGET's disease and secondary osteogenesis sarcoma: a report of three cases from a single family. Clin.Orthop.Related Res. *265* (1991) 306–309.

OMIM 167250

PAGET-Syndrom, juveniles
▶ Hyperostosis corticalis deformans juvenilis

PAGON-Syndrom
▶ WARBURG-Syndrom

PAINE-Syndrom

Genetisch bedingte olivo-ponto-cerebelläre Hypoplasie auf der Grundlage einer Genmutation. Der Basisdefekt ist unbekannt (Aminosäure-Stoffwechselstörung?).

Krankheitswert
Angeboren. Mikrozephalus, Myoklonien. Reflexanomalien. Ataxie. Spastische Tetraplegie. Schwere Oligophrenie.

Therapiemöglichkeiten
Keine spezifische Therapie bekannt.

Häufigkeit und Vorkommen
Seit Erstbeschreibung 1960 nur wenige befallene Knaben bekannt. Familiär.

Genetik
X-chromosomaler Erbgang wird angenommen. Ein ähnliches Syndrom allerdings ohne cerebelläre Symptomatik beschrieben SEEMANOVA et al. von 6 Knaben in einer großen Sippe (SEEMANOVA-Syndrom I). Siehe auch ▶ *Cerebelläre Ataxie Typ MENZEL*; ▶ *Kleinhirn-Hypoplasie*; ▶ *PEHO*.

Familienberatung
Differentialdiagnose zu anderen Typen der ▶ *Ataxie* notwendig. Bei Auftreten eines Merkmalsträgers muss mit einem Risiko für weitere Knaben in der Familie gerechnet werden.

Literatur
Seemanová, E., I.Lesny, J.Hyanek et al., X-chromosomal recessive microcephaly with epilepsy, spastic tetraplegia, and absent abdominal reflexes. New variety of "PAINE-Syndrom"? Humangenetik *20* (1973) 113–117.

OMIM 311400

PAJTAS-Typ
▶ Hypotrichosis congenita

Palato-Digitales Syndrom
▶ Oto-Palato-Digitales Syndrom

Pallido-Ponto-Nigrale Degeneration
▶ Demenz, frontotemporale

PALLISTER-HALL-Syndrom

Genetisch bedingtes Fehlbildungssyndrom auf der Grundlage einer Onkogen-Mutation. Zugrunde liegt die Mutation (Deletionen) des Zinkfinger-Transkriptionsregulator-Gens (*GLI3*, amplifiziert in **Gli**omen), der Zusammenhang mit der klinischen Symptomatik ist unklar.

Krankheitswert
Angeboren. Meist nicht lebensfähige Neugeborene, jedoch auch leichtere Symptomatik bekannt. Anus imperforatus. Nierendys- oder -aplasie. Nebenniereninsuffizienz. Postaxiale oder zentrale Polysyndaktylie, Brachytelephalangie und Nagelhypoplasie. Hirnfehlbildungen, Hypothalamus-Hamartome und Hamartoblastome mit Pubertas praecox. Hypopituitarismus mit Hypogenitalismus, Mikropenis. Multiple Frenula, Epiglottis- oder Larynx-Spalte. Schwere weitere Fehlbildungen und kraniofaziale Dysplasien. Intelligenz kann normal sein. Einige Autoren vermuten auch in Anbetracht der überlappenden Symptomatik mit dem SMITH-LEMLI-OPITZ-Syndrom eine zugrunde liegende kryptische Chromosomenaberration (Inversion?).

Therapiemöglichkeiten
Chirurgische Korrekturen je nach Ausgangs-Symptomatik unterschiedlich erfolgreich.

Häufigkeit und Vorkommen
Etwa 100 Fälle bekannt. Vorkommen bei Vater und Sohn sowie bei Geschwistern beschrieben und in einer leichten Ausprägung bei 22 Mitgliedern einer Sippe bekannt.

Genetik
Autosomal dominanter Erbgang, Genort 7p13 (*GLI3*), Allelie zum ▶ GREIG-Syndrom; zur postaxialen ▶ *Polydaktylie A*, zur prä- und postaxialen Polydaktylie 4 sowie komplexeren Formen (Polydaktylie, Anus Imperforatus, Vertebrale Anomalien, PIV, OMIM 174100).

Familienberatung
Differentialdiagnose zu ▶ SMITH-LEMLI-OPITZ-Syndrom II, den ▶ Oro-Fazio-Digitalen Syndromen, ▶ VATER-Assoziation und zur Pseudotrisomie 13 wichtig.

Literatur
Biesecker, L.G., M.Abbott, J.Allen et al., Report from the workshop on PALLISTER-HALL syndrome and related phenotypes. Am.J.Med.Genet. 65 (1996) 76–81.

Galasso, C., G.Scirè, F.Fabbri et al., Long-term treatment with growth hormone improves final height in a patient with PALLISTER-HALL syndrome. Am.J.Med.Genet. 99 (2001) 128–131

Grebe, T.A. and C.Clericuzio, Autosomal dominant inheritance of hypothalamic hamartoma associated with polysyndactyly: Heterogeneity or variable expressivity? Am.J.Med.Genet. 66 (1996) 129–137.

Kang, S., M.Rosenberg, V.D.Ko and L.G.Biesecker, Gene structure and allelic expression assay of the human *GLI3* gene. Hum.Genet. 101 (1997) 154–157.

Killoran, C.E., M.Abbott, V.A.McKusick et al., Overlap of PIV syndrome, VACTERL and PALLISTER-HALL syndrome: clinical and molecular analysis. Clin.Genet. 58 (2000) 26–30.

Thomas, H.M., P.J.Todd, D.Heaf and A.E.Fryer, Recurrence of PALLISTER-HALL syndrome in two sibs. J.Med.Genet. 31 (1994) 145–147.

Topf, K.F., G.B.Kletter, R.P.Kelch et al., Autosomal dominant transmission of the PALLISTER-HALL syndrome. J.Pediatr. 123 (1993) 943–946.

Wild, A., M.Kalff-Suske, A.Vortkamp, et al., Point mutations in human *GLI3* cause GREIG syndrome. Hum.Molec.Genet. 6 (1997) 1979–1984.

OMIM 146510

PALLISTER-KILLIAN-Syndrom,
PALLISTER-Mosaik-Syndrom

Charakteristische Symptomenassoziation auf der Grundlage eines Chromosomenmosaiks. Es besteht ein Mosaik von Zellen mit normalem Karyotyp und solchen mit dem Karyotyp 47,XY,+i(12p) oder 47,XX,+i(12p), entstanden wahrscheinlich aus einer aneuploiden Zygote mit postzygotischem mitotischem Verlust des Extrachromosoms. Kultivierte Lymphozyten haben fast ausschließlich einen normalen Chro-

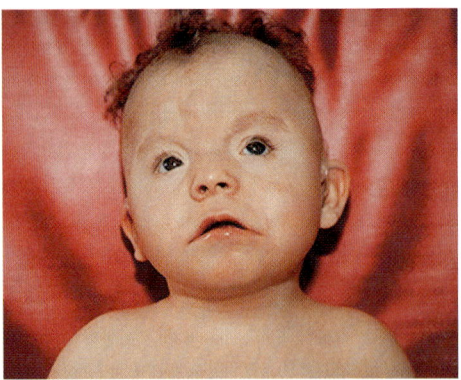

PALLISTER-KILLIAN-Sydnrom. Im Alter von 1 Jahr hoher Haaransatz, frontotemporale Alopezie, Hypopigmentierung. Hypertelorismus. Kurze Nase, breiter Mund mit abwärts weisenden Mundwinkeln. (D. Horn)

mosomensatz, Fibroblasten die Tetrasomie 12p. Die der partiellen Trisomie 12p ähnliche Symptomatik leitet sich daraus ab. Ein morphologisch gleiches Isochromosom 12p ist typisch für Keimzelltumoren, der Zusammenhang ist noch unklar.

Krankheitswert
Angeboren. Typisches Gesicht mit hoher, zentral vorgewölbter Stirn, kurzer Nase und breitem Nasenrücken, Telecanthus und kleinen dysplastischen Ohren. Spärlicher Haarwuchs mit nach hinten verschobener, unregelmäßiger Stirnhaargrenze. Fingerstellungsanomalien. Schwere psychomotorische Retardation. Epileptiforme Anfälle. Bei 50% der schweren, pränatal diagnostizierten Fälle Zwerchfellhernie.

Therapiemöglichkeiten
Unbekannt.

Häufigkeit und Vorkommen
Seit Erstbeschreibung 1981 30 sporadische Fälle bekannt. Erhöhtes durchschnittliches Gebäralter der Mutter.

Genetik
Die Entstehung des Mosaiks ist noch unklar. Wahrscheinlich geht während der Ontogenese und in Lymphozyten das ursprünglich vorhandene Isochromosom verloren und/oder Isochromosom-haltige Lymphozyten und andere schnellproliferierende Zellen unterliegen einem Selektionsnachteil.

Familienberatung
Das Syndrom entgeht offenbar häufig der Diagnose, da routinemäßig nur Lymphozyten zytogenetisch untersucht werden. Kenntnis der klinischen Symptomatik ist deshalb für den Nachweis in der Fibroblastenkultur von Wichtigkeit. Auch pränatal besteht bereits ein Mosaik, das weniger im Blut und Chorionzellen als in Fruchtwasserzellen nachweisbar sein kann (ca. 30% der Zellen). Ein erhöhtes Risiko für Geschwister von Merkmalsträgern besteht nicht. Differentialdiagnose zum ▶ FRYNS-Syndrom notwendig.

Literatur
Horn, D., F.Majewski, B.Hildebrandt and H.Körner, PALLISTER-KILLIAN syndrome: Normal karyotype in prenatal chorionic villi, in postnatal lymphocytes and in slowly growing epidermal cells, but mosaic tetrasomy 12p in skin fibroblasts. J.Med.Genet. *32* (1995) 68–71.

Mowery-Rushton, P.A., M.P.Stalder, S.J.Kochmar et al., The use of FISH for prenatal diagnosis of PALLISTER-KILLIAN syndrome. Prenatal. Diagn. *17* (1997) 255–265.

Schinzel, A., Tetrasomy 12p (PALLISTER-KILLIAN syndrome). J.Med.Genet. *28* (1991) 122–125.

Schinzel, A., Catalogue of Unbalanced Chromosome Aberrations in Man, W. de Gruyter, Berlin, New York, Second Edit. 2001.

Takakuwa, K., I.Hataya, M.Arakawa et al., A case of mosaic tetrasomy 12p (PALLISTER-KILLIAN syndrome) diagnosed prenatally: Comparison of chromosome analysis of various cells obtained from the patient. Am.J.Perinatol. *14* (1997) 641–643.

Veldman, A., R.Schlösser, A.Allendorf et al., Bilateral congenital diaphragmatic hernia: differentiation between PALLSTER-KILLIAN and FRYNS syndromes. Am.J.Med.Genet. *111* (2002) 86–87.

OMIM 601803

Pallister-W-Syndrom
Schwere Form des ▶ Oro-Fazio-Digitalen Syndroms I?

Palmar-Syndrom
▶ Erythema palmare et plantare (LANE)

Palmoplantarkeratose
▶ Keratosen, palmoplantare

Palmoplantarkeratose, epidermolytische
▶ Epidermolysis bullosa simplex 1.7

Panhypopituitarismus,
Hypopituitarismus III und IV

Hypophysenvorderlappen-Insuffizienz unterschiedlicher Ätiologie.
Zugrunde liegt die Mutation von hypophysenspezifischen Transkriptionsfaktoren (OMIM 173110). Bekannt sind ein Transkriptionsaktivator für die Entwicklung der Zellen des Hypophysenvorderlappens (hypophysenspezifischer Transkriptions-Faktor (PIT-1, *POUF1F1*, Non-Hox-Gen), der für die Synthese bzw. Sekretion von GH, Prolactin und TSH verantwortlich ist und ein weiterer (PROP1) in gleicher Weise für FSH und LH. Mutationen in diesen Genen sowie weiteren Genen für die Synthese oder Sekretion von Hormonen (LIM-Homeodomäne-Transkriptionsfaktor, LHX) bewirken eine verminderte Sekretion von Wachstumshormon sowie von anderen Hormonen des Hypophysenvorderlappens (Wachstumshormon-Releasing-Hormon, OMIM 139190; seines Rezeptors, OMIM 139191; Gonadotropine). Zu den gleichen Erscheinungen kommt es auch durch nukleäre Hormon-Rezeptordefekte oder eine Agenesie oder eine Degeneration des Hypophysenvorderlappens, woraus sich die klinische Symptomatik ableiten lässt.

Krankheitswert
Erstmanifestation klinischer Erscheinungen bei schweren Formen perinatal oder im Kindesalter. Kleinwuchs, fakultativ Debilität. Klinische Symptome eines Hypothyreoidismus und eines Hypoadrenalismus mit Hypogonadismus und sexuellem Infantilismus. Mikrodontie. Lebenserwartung unterschiedlich, unerkannte perinatale männliche Todesfälle bis nicht herabgesetzt.

Therapiemöglichkeiten
Hormonelle Substitution mit befriedigendem Erfolg.

Häufigkeit und Vorkommen
Meist sporadisch, exogen bedingt durch traumatische (perinatale), infektiöse oder neoplastische Läsionen der Hypophyse. Selten in Geschwisterschaften ohne nachweisbare Beteiligung exogener Faktoren. Häufung in verschiedenen Isolaten (Schweiz, USA).

Genetik
Familiäre Form mit autosomal rezessivem Erbgang und starker intra- und interfamiliärer Variabilität hinsichtlich der betroffenen Hormone (Wachstumshormon, Wachstumshormon-Releasing-Hormon, Gonadotropine, Thyreotropin, Prolactin). Beziehungen zum ebenfalls rezessiv bedingten HANHARTschen heredodegenerativen Zwergwuchs mit Dystrophia adiposogenitalis (endemisch auf einer Adria-Insel) unklar, eventuell Allel des gleichen Genortes. Genorte: 20q11.2 (*GHRF*, Wachstumshormon-Releasing-Hormon); 20p11.23-p13? (*GHRFR*, Wachstumshormon-Releasing-Hormon-Rezeptor); 7p21-13 (*POUF1F1*); 3p11-3q (*PROP1*); 9q34 (*LHX3*, LIM-Homeobox 3); 1q25 (*LHX4*). In mehreren Sippen X-chromosomaler Erbgang, Xq21.3-22, Hypopituitarismus IV, nukleärer Hormon-Rezeptordefekt. Allelie mit der ▶ *juvenilen familiären Endokrinopathie*? Xq25-26, ▶ *hypophysäres Zwergwuchs-Syndrom III*, Wachstumshormon-Mangel und geistige Retardation.

Familienberatung
Differentialdiagnose zu anderen ▶ *hypophysären Zwerwuchsformen* anhand der Hypothyreose und des Hypogonadismus notwendig. Bei stummer Familienanamnese Ausschluss exogener Ursachen für familienprognostische Aussagen wichtig. Bei sporadischen Fällen ohne bekannte genetische oder exogene Ursachen wird das Risiko für Geschwister eines Probanden empirisch mit 1:20 angegeben.

Literatur
Brown, M.R., J.S.Parks, M.E.Adess et al., Central hypothyroidism reveals compound heterozygous mutations in the PIT-1 gene. Horm.Res. 49 (1998) 98–102.

Fofanova, O.V., N.Takamura, E.Kinoshita et al., Rarity of *PIT1* involvement in children from Russia with combine pituitary hormone deficiency. Am.J.Med.Genet. 77 (1998) 360–365.

Hanhart, E, Die Rolle der Erbfaktoren bei den Störungen des Wachstums. Schweiz.Med.Wschr. 83 (1953) 198–203.

Hol, F.A., M.T.Schepens, S.E.C.van Beersum et al., Identification and characterization of an Xq26-q27 duplication in a family with spina bifida and panhypopituitarism suggests the involvement of two distict genes. Genomics 69 (2000) 174–181.

Lagerström-Fermér, M.Sundvall, E.Johnsen, et al., X-linked recessive panhypopituitarism associated with a regional duplication in Xq25-26. Am.J.Hum.Genet. 60 (1997) 910–916.

Machinis, K., J.Pantel, I.Netchine et al., Syndromic short stature in patients with a germline mutation in the LIM Homeobox LHX4. Am.J.Hum.Genet. 69 (2001) 961–968.

McArthur,R.G., K.Morgan, J.A.Phillips et al.., The natural history of familial hypopituitarism. Am.J. Med. Genet.22 (1985) 553–566.

Netchine, I., M. L.Sobier, H.Krude et al., Mutations in LHX3 result in a new syndrome revealed by combined pituitary homone deficiency. Nature Genet. 25 (2000) 182–185

Wu, W., J.D.Cogan, R.W.Pfäffle et al., Mutations in PROP1 cause familial combined pituary hormone deficiency. Nature Genet. 18 (1998) 147–149.

OMIM 173110, 262600, 139190, 139191

Pankreas-Anomalien,
Pancreas anulare, Pankreashypoplasie, Pankreasaplasie, Pankreasheterotopien, Pancreas divisum

Fehlbildungen des Pankreas unterschiedlicher Ätiologie und Pathogenese.

Der Pankreasagenesie liegt ein Defekt eines Transkriptions-Proteins auf der Grundlage einer HOX-Genmutation (IPF1 = IDX1 = STF1 = PDX1) zugrunde, das die Pankreasentwicklung sowie das Insulin-Gen in den β-Zellen des Pankreas steuert. Siehe auch ▶ KARTAGENER-Syndrom.

Krankheitswert
Erstmanifestation klinischer Erscheinungen im Kindes-, z.T. auch erst im Erwachsenenalter. Bei Pancreas anulare klinische Zeichen einer Duodenalstenose infolge Einengung des absteigenden Dünndarms durch das ringförmig umgreifende Pankreas. Symptomatisch beim DOWN-Syndrom. Bei Pankreasaplasie Fehlen aller Pankreasenzyme und schwerer angeborener Diabetes mellitus, Lebenserwartung ohne Therapie gering. Unterschiedlich abgeschwächte Symptomatik bei Pankreashypoplasie und -heterotopien. Bei isolierter Inselzell-Agenesie angeborener insulinpflichtiger Diabetes mellitus.

Therapiemöglichkeiten
Gastro- oder Duodenojejunostomie bei Pancreas anulare mit gutem Erfolg. Die anderen Anomalien lassen sich unterschiedlich gut durch Substitution mit Pankreasenzymen und Insulin behandeln. Auch bei Pankreasagenesie kann so Erscheinungsfreiheit erlangt werden.

Hautigkeit und Vorkommen
Vorwiegend sporadisch. In mindestens einer Sippe mit Pancreas anulare Merkmalsträger in 2 aufeinanderfolgenden Generationen beobachtet. Acht sporadische und Geschwisterfälle mit Pankreasagenesie bekannt. Isolierte Inselzell-Agenesie von mehr als 30 Neugeborenen beschrieben.

Genetik
Das familiäre Vorkommen des Pancreas anulare lässt auf Existenz zumindest eines autosomal dominanten Typs schließen. Pankreashypo- und -aplasie autosomal rezessiv, bei Heterozygoten nichtinsulin-pflichtiger Diabetes mellitus (NIDDM). Genort 13q12.1. Isolierte Inselzell-Agenesie autosomal rezessiv?, Genort Chromosom 6? OMIM 600090.

Familienberatung
Nachweis röntgenologisch durch Röntgen-Kontrastaufnahme bzw. computertomografisch, endoskopisch und biochemisch. Differentialdiagnose zum ▶ SHWACHMAN-Syndrom und zur ▶ Zöliakie notwendig. Bei Pancreas divisum selten klinische Symptome, als anatomische Normvariante eingeschätzt (▶ KARTAGENER-Syndrom). Für Pankreasagenesie ist perinatale Diagnose (Ultraschall) und sofortige Substitutionstherapie lebensrettend, Differentialdiagnose zum ▶ transienten neonatalen Diabetes mellitus wichtig.

Literatur

Blum, D., H.Dorchy, T.Mouraux et al., Congenital absence of insulin cells in a neonate with diabetes mellitus and mutase-deficient methylmalonic acidaemia. Diabetologia 36 (1993) 352–357.

Hendricks, S.K. and V.P.Sybert, Association of anular pancreas and duodenal obstruction – evidence for MENDELian inheritance? Clin.Genet. 39 (1991) 386–390.

Qualman, S., D.Caniano, D.King and Zipf, Ectopic pancreas and the islet cell dysmaturational syndrome. Ann.Clin.Lab.Sci. 199 (1991) 19–25.

Stoffers, D.A., N.T.Zinkin, V.Stanojevic et al., Pancreatic agenesis attributable to a single nucleotide deletion in the human IPF1 gene coding sequence. Nature Genet. 15 (1997) 106–109.

Sugawa, C., A.J.Walt, D.C.Nunez and H.Masayama, Pancreas divisum: is it a normal anatomic variant? Am.J.Surg. 153 (1987) 62–67.

OMIM 167750, 260370, 260450

Pankreasfibrose, zystische,
ANDERSEN-Syndrom, Mukoviszidose, Cystische Fibrose (CF)

Genetisch bedingter Membrandefekt auf der Grundlage einer Genmutation.
Der Gendefekt manifestiert sich in der Synthesestörung eines Transmembran-Transport-Regulatorproteins (ABCC7-Transporter für HCO_3^-, cAMP-regulierter Chloridkanal; Cystic Fibrosis Transmembrane conductance Regulator, CFTR) der exokrinen Drüsenzellen. Das Protein hat u.a. die Funktion eines Chloridionenkanals bzw. eines Regulators von Chloridkanälen. Dadurch kommt es zu einer Verminderung des Bikarbonat- und Kaliumtransportes in die Zelle und anderen Störungen und damit zu pathogenetisch relevanten qualitativen Veränderungen (z.B. gesteigerte Viskosität – "Mukoviszidose") der Sekrete. Betroffen sind vor allem Lunge, Pankreas, Darm, Schweißdrüsen und Leber.

Krankheitswert
Erstmanifestation klinischer Erscheinungen in den ersten Lebenswochen. Mekoniumileus, schlechtes Gedeihen mit Malabsorptions-Symptomen (Verminderung des Trypsingehaltes im Duodenalsaft), Chronische Bronchitis, Neigung zu Infekten, Leberzirrhose, Rektumprolaps. Tod häufig vor dem 6. Lebensjahr an Infekten und kardiopulmonaler Insuffizienz. Mit modernen Betreuungs- und Behandlungsmethoden überleben ca. 30% der Patienten das 20. Lebensjahr. Komplikationen durch Pneumothorax, Hämoptoe, portalen Hochdruck und Diabetes mellitus. Häufig Amenorrhoe und trotz normaler Spermiogenese Sterilität (Agenesie der Vasa deferentia). Bei milden Formen kann eine Agenesie des Vas deferens das einzige klinische Symptom sein und nur durch Impotentia generandi auffallen. Augenhintergrundveränderungen. Interfamiliär unterschiedliche Schwere der Symptomatik: Bei früher Manifestation, vorausgegangenem Mekoniumileus und pulmonalem Typ schwerer, beschleunigter Verlauf. Spätformen mit leichtem Verlauf ohne die typische CF-Symptomatik können auf Heterozygotie, Compound-Heterozygotie bzw. auf routinemäßig nicht erfassten seltenen Mutationen in CFTR beruhen: Chronisch rezidivierende Bronchitiden, Neigung zu Ulcus duodeni, Pankreasunterfunktion (idiopathische rezidivierende Pankreatitis), Aspermie, Leberzirrhose, Asthma, Neugeborenen-Hypertrypsinämie (Mutation L997F).

Therapiemöglichkeiten
Symptomatische Behandlung mit Antibiotika, Pankreas-, Vitamin- und Jodpräparaten, sekretverflüssigenden Mitteln und spezieller Diät (fettarm, eiweiß-, vitamin- und salzreich) möglichst vor Einsetzen irreversibler Lungenveränderungen lebensverlängernd und mit Teilerfolgen hinsichtlich der allgemeinen körperlichen Entwicklung. In Notsituationen chirurgische Eingriffe. Gentherapie durch Inhalation des an einen viralen Vektor gekoppelten Gens wenig erfolgreich. Bei Sterilität durch Vas-deferens-Agenesie kann Intra-Celluläre Spermien-Injektion (ICSI) versucht werden.

Häufigkeit und Vorkommen
In Mitteleuropa und unter der weißen Bevölkerung der USA häufigste letale monogene Krankheit des Kindesalters: Inzidenz 1:5.000–1.000, Genfrequenz ca. 1:30, Heterozygotenhäufigkeit 1:20–15. Bei Negroiden, Juden und Asiaten wesentlich seltener, ebenso in Nord- und Südeuropa: Frequenz bei Afro-Amerikanern etwa 1:17.000, in der mongoloiden Rasse 1:90.000. Die große Häufigkeit trotz Letalität Homozygoter

lässt bei der weißen Bevölkerung einen Vorteil Heterozygoter in der Vergangenheit vermuten (erhöhte Resistenz gegenüber Tuberkulose?).

Genetik

Autosomal rezessiver Erbgang. Den klinisch interfamiliär unterschiedlichen Typen liegt Allelie zugrunde, wobei die intrafamiliäre Variabilität der klinischen Erscheinungen nur z.T. durch unterschiedliche Mutationen bzw. Compound-Heterozygotie erklärt werden kann. Isolierte angeborene bilaterale Aplasie des Vas deferens kann die leichteste Form der P. auf der Grundlage vorwiegend von Compound-Heterozygotie, seltener Homozygotie oder Heterozygotie einer Deletion im Exon 9 des Gens (Poly-T-Sequenz, 5T, normalerweise 7 oder 9 Thymidine) sein, OMIM 277189. Genort 7q31 (*CFTR*), bisher über 500 Allele bekannt, Korrelation zum klinischen Typ teilweise erkennbar, jedoch durch Compound-Heterozygotie vielfach verwischt. Regional unterschiedlich 50–80% der Mutationen bestehen in einer Deletion eines Tripletts (δF508, wahrscheinlich ATP-bindende Domäne).

Familienberatung

Differentialdiagnose zu ▶ *arteriohepatischer Dysplasie*, ▶ *intrahepatischer Gallengansatresie*, ▶ SHWACHMAN-*Syndrom* und zu ▶ *α1-Antitrypsin-Mangel* notwendig. Frühdiagnose und -therapie vor Einsetzen einer schweren klinischen Symptomatik für das Überleben des Säuglings wichtig. Nachweis bei Neugeborenen anhand erhöhter Albuminkonzentration im Mekonium mittels Teststreifen und von Trypsinogen in angetrockneten Blutstropfen. Nach diesem Prinzip auch Massenscreening möglich. Später Nachweis durch Schweißelektrolytbestimmung. Mekoniumileus kann prä- und perinatal hinweisend sein. Bisher Heterozygotentest nur molekulargenetisch anhand der Haplotypenverteilung (Screening-Methode) oder DNA-Sequenzierung möglich. Pränatale Diagnostik ebenfalls molekulargenetisch in Chorionbioptaten und Fruchtwasserzellen durchführbar. Die genaue Identifikation der Mutation erlaubt eine ungefähre klinische Prognose und Therapieeinstellung. Beratung und Prophylaxe in betroffenen Familien wichtig. Bei dem Typ mit Mekoniumileus übersteigt das empirische Risiko für Geschwister eines Merkmalsträgers die theoretische Wahrscheinlichkeit von 25%. Schwangerschaften bei Merkmalsträgerinnen bedeuten ein erhöhtes Risiko für die Mutter und müssen speziell betreut werden. Wegen der Schwere und Chronizität des Leidens ist eine psychologische Betreuung der Familien bzw. heranwachsenden Patienten zu empfehlen. Männer mit Vas-deferens-Agenesie sollten auf eine Mutation in *CFTR* untersucht werden.

Literatur

Cheng, S.H., R.J.Gregory, J.Marshall et al., Defective intracellular transport and processing is the molecular basis for most cystic fibrosis. Cell *63* (1990) 827–834.

Dean, M. and G.Santis, Heterogeneity in the severity of cystic fibrosis and the role of CFTR gene mutations. Hum.Genet. *93* (1994) 364–368.

Donat, R., A.S.McNeill, D.R.Fitzpatrick and T.B.Hargraeve, The incidence of cystic fibrosis gene mutations in patients with congenital bilateral absence of the vas deference in Scotland. Br.J.Urol. *79* (1997) 74–77.

Duri, P., M.Corey, P.Kristidis et al., The range of exocrine pancreatic disease and specific CF gene mutations. Pediatr.Pulmonol. *8*/Suppl. (1992) 240.

Lissens, W., B.Mercier, H.Tournaye et al., Cystic fibrosis and infertility caused by congenital bilateral absence of the vas deferens and related clinical entities. Hum.Reprod. *11*/Suppl.4 (1996) 55–80

Young, H.K. and P-L-Pedersen, Frontiers in research on cystic fibrosis: Understanding ist molecular and chemical basis and relationship to the pathogenesis of the disease. J.Bioenerg.Biochembr. *29* (1997) 417–427.

OMIM 219700

Pankreas-Insuffizienz, exokrine
▶ SHWACHMAN-Syndrom

Pankreatitis, familiäre, chronisch rezidivierende

Genetisch bedingte Achylia pancreatica auf der Grundlage einer Genmutation.

Der Basisdefekt besteht in der Synthese eines veränderten kationischen Trypsinogens (PRSS1), eines veränderten Trypsin-Sekretionsinhibitors des Pankreas (Pancreatic Secretory Trypsin Inhibitor, PSTI/SPINK) oder der Serinprotease. Dadurch ist der Feedback bei der Autoinaktivierung des Trypsinogens durch Trypsin gestört, es kommt zur unkontrollierten Synthese von Trypsin, das das Pankreasgewebe angreift. Aus dessen Verkalkung und dem Untergang erklärt sich die klinische Symptomatik. Bei einem Teil der Fälle besteht auch eine seltene Mutation im Gen (*CFTR*) für die zystische ▶ *Pankerasfibrose* (Mukoviszidose).

Krankheitswert
Erstmanifestation klinischer Erscheinungen im 1. oder 2. Lebensjahrzehnt. Rezidivierende schwere Abdominalkoliken. Symptome einer langsam progredienten (langsamer als bei der alkoholbedingten) Pankreasinsuffizienz. Erhöhte Serum-Amylase-Konzentration. Entweder Kalzium- oder Protein-Steine (Lithostatin) in den Pankreasgängen. Neigung zu Diabetes mellitus und Pankreas-Karzinom. Davon abgesehen Lebenserwartung kaum herabgesetzt. Zum Teil alkoholabhängig.

Therapiemöglichkeiten
Symptomatische Behandlung der Koliken. Milderung durch fettarme Diät, Alkoholabstinenz und Substitution mit Pankreasenzymen. Chirurgische Maßnahmen mit fraglichem Erfolg, bei schwer zu beherrschenden Formen operative Pankreato-Jejunostomie hilfreich.

Häufigkeit und Vorkommen
Seit Erstbeschreibung 1952 über 100 z.T. große Sippen vorwiegend aus den USA publiziert. Etwa 1/4 der chronischen Pankreatitis-Fälle.

Genetik
Heterogen. Autosomal dominanter Erbgang mit herabgesetzter Penetranz, wobei scheinbar merkmalsfreie Anlagenträger häufig erst im hohen Alter erkranken oder zu anderen gastrointestinalen Erkrankungen neigen. Der Erbgang eines 2. später manifesten, familiären Typs ist noch unklar. Außerdem besteht auch für die exogen ausgelöste Pankreatitis eine genetische Disposition auf polygener Grundlage. Genorte: 7q35 (*PRSSI*, OMIM 276000, juvenile Form); Chromosom 5 (*SPINK1* = *PSTI*, Serin-Protease Typ KAZAL, OMIM 607790, juvenile, tropische Ca-steinbildende Form mit Diabetes mellitus); 7q22-31 (*CFTR*, heterozygote oder Compound-Heterozygote Mutation L997F).

Familienberatung
Differentialdiagnose zur später manifesten exogenen Pankreasinsuffizienz (alimentär – meist durch Alkohol, toxisch, infektiös) sowie zur familiären ▶ *Endokrinopathie*, zum ▶ SHWACHMAN-*Syndrom*, zur zystischen ▶ *Pankreasfibrose* und zum ▶ *Hyperparathyreoidismus* anhand der Anamnese, des Erbganges und der typischen, röntgenologisch feststellbaren Kalkablagerungen im Pankreas wichtig.

Literatur
Chandak, G.R., M.M.Idris, D.N.Reddy et al., Mutations in the pancreatic secretory trypsin inhibitor gene (*PSTI/SPINK1*) rather than the cationic trypsinogen gene (*PRSS1*) are significantly associated with tropical calcific pancreatitis. J.Med.Genet. *39* (2002) 347–351.

Dasouki, M., J.Cogan, M.L.Summar et al., Heterogeneity in hereditary pancreatitis. Am.J.Med.Genet. *77* (1998) 47–53.

Gorry, M.C., D.Gabbaizedeh, W.Furey et al., Mutations in the cationic trypsinogen gene are associated with recurrent acute and chronic pancreatitis. Gastroenterology *113* (1997) 1063–1068.

Le Bodic, L., J.-D.Bignon, O.Raquénès, B.Mercier, T.Georgelin, M.Schnee et al., The hereditary pancreatitis gene maps to long arm of chromosome 7. Hum.Mutat.Genet. *5* (1996) 549–554.

Makela, P. and M.Aarimaa, Pancreatography in a family with hereditary pancreatitis. Acta Radiol. *26* (1985) 63–66.

Sarles, H., J.Camarena, J.P.Bernard et al., Two forms of hereditary chronic pancreatitis. Pancreas *12* (1966) 138–141.

Teich, N., J.Mössner und V.Keim, Mutations of the cationic trypsinogen in hereditary pancreatitis. Hum.Mutat. *12* (1998) 39–43.

Whitcomb, D.C., M.C.Gorry, R.A.Preston et al., Hereditary pancreatitis is caused by a mutation in the cationic trypsinogen gene. Nature Genet. *14* (1996) 141–145.

Witt, H., W.Luck, H.C.Hennies et al., Mutations in the gene encoding the serin protease inhibitor, Kazal type 1 are associated with chronic pancreatitis. Nature Genet. *25* (2000) 213–216.

OMIM 167800, 276000

Panmyelopathie FANCONI
▶ FANCONI-Anämie

PAPA-Syndrom,
Pyogene sterile Arthritis, Pyoderma gangrenosum, Akne; Arthritis, familiäre rezidivierende

Kombination entzündlicher Erkrankungen wahrscheinlich auf autoentzündlicher Grundlage. Autosomal dominanter Erbgang. Genort 15q24-26.1 (*CD2BP1*, **CD2-b**indendes **P**rotein-**1** = *PSTPIP1*).

Literatur
Yeon, H.B., M.N.Lindor, J.G.Seidman and C.E.Seidman, Pyogenic arthritis, pyoderma gangrenosum, and acne syndrome maps to chromosome 15q. Am.J.Hum.Genet. 66 (2000) 1443–1448.
Wise, C.A., J.D.Gillum, Ch.E.Seidenman et al., Mutations in *CD2BP1* disrupt binding to PTP PEST and are responsible for PAPA syndrome, an autoinflammatory disorder. Hum.Molec.Genet. *11* (2002) 961–969.

OMIM 604416

PAPILLON-LÉAGE-PSAUME-Syndrom
▶ Oro-Fazio-Digitales Syndrom (I)

PAPILLON-LEFÈVRE-Syndrom
▶ Keratosis palmoplantaris mit Periodontopathie

Paradontitis
▶ Periodontitis

Parafibrinogenämien
▶ Fibrinogen-Varianten

Paragangliome
▶ Glomustumoren, multiple

Parahämophilie
▶ Faktor-V-Mangel

Paralysis agitans
▶ PARKINSON-Sydrom

Paramyotonia congenita,
EULENBURG-Syndrom

Genetisch bedingte Myopathie auf der Grundlage einer Genmutation.
Die Genmutation manifestiert sich als Strukturanomalie der Muskelfasermembran in Form eines Defektes der α-Untereinheit des Natriumionen-Kanal-Proteins (SCN4A). Dadurch ist der Kaliumtransport durch die Zellmembran verändert. Wahrscheinlich handelt es sich bei dem veränderten Protein um eine temperaturabhängige Mutante. Die klinischen Erscheinungen erklären sich aus der Hyperkaliämie und einer Störung des neuromuskulären Übertragungsmechanismus.

Krankheitswert
Angeboren. Unter Kälteeinwirkung einsetzende Paralyse vorwiegend der Gesichts- und Kaumuskulatur. Je nach Länge und Stärke der Kälteeinwirkung auch auf die Extremitätenmuskulatur übergehend und schließlich generalisierend. Intermittierende schlaffe Paresen. Bei Vermeidung von Kälte, anhaltender körperlicher Anstrengung und Hunger harmlos. Nicht progredient.

Therapiemöglichkeiten
Prophylaktische Vermeidung von Kälte (auch Speiseeisgenuss) und von Kaliumzufuhr wichtig. Wärme kann die paramyotonischen Anfälle beenden. Chlorothiazid-Gaben (Kaliumentzug durch Diurese) erfolgreich.

Häufigkeit und Vorkommen
Große Sippen mit Merkmalsträgern in bis zu 9 aufeinanderfolgenden Generationen beschrieben.

Genetik
Autosomal dominanter Erbgang mit vollständiger Penetranz und variabler Expressivität. Gen-

ort 17q23.1-24 (*SCN4A*). Allelie zu einer seltenen Form ohne Kälteparalyse (OMIM 168350), zur ▶ *hyperkaliämischen Periodischen Paralyse* und zu einem Spättyp der ▶ *Myotonia congenita* Typ BECKER, Kopplung mit dem Gen für das Wachstumshormon-Cluster (▶ *Zwergwuchs-Syndrom, hypophysäres I*).

Familienberatung
Differentialdiagnose zur ▶ *Myotonia congenita* anhand der fehlenden Muskelhypertrophie sowie zu den ▶ *periodischen Paralysen* und zur ▶ *Dystrophia myotonica* anhand der Kälteabhängigkeit notwendig, wegen allelischer Überschneidungen jedoch oft schwierig. Bei Kindern aus Partnerschaften zwischen Anlageträgern mit Mutationen im selben Gen (Homozygotie oder Compound-Heterozygotie) kann es zu sehr schweren Erscheinungen kommen. Berufsberatung im Hinblick auf Vermeidung von Kälteexposition und körperlicher Anstrengung wichtig.

Literatur
Heine, R., U.Pika and F.Lehmann-Horn, A novel *SCN4A* mutation causing myotonia aggravated by cold and potassium. Hum.Molec.Genet. *2* (1993) 1349–1353.
Koch, M.C., K.Baumbach, A.L.George and K.Ricker, Paramyotonia congenita without paralysis on exposure to cold: a novel mutation in the *SCN4A* gene (Val1293Ile). Neuroreport *6* (1995) 2002–2004.
Koch, M., K.Ricker, M.Otto et al., Linkage data suggesting allelic heterogeneity for paramyotonia congenita and hyperkalemic periodic paralysis on chromosome 17. Hum.Genet. *88* (1991) 71–74.
McClatchey, A., P.van den Bergh, M.A.Pericak-Vance et al., Temperature-sensitive mutations in the III-IV loop region of the skeletal muscle sodium channel gene in paramyotonia congenita. Cell *86* (1992) 769–774.

OMIM 168300, 168350, 170500

Paraplegie, spastische
▶ Spastische Spinalparalysen

PARC
▶ ROTHMUND-THOMSON-Syndrom

PARDO-CASTELLO-Syndrom
▶ Keratosis palmoplantaris hereditaria mutilans (VOHWINKEL)

PARENTI-FRACCARO-HOUSTON Syndrom
▶ Achondrogenesis Typ BI

PARKES-WEBER-Syndrom
▶ KLIPPEL-TRENAUNAY-Syndrom

PARKINSON-Syndrom,
Paralysis agitans, PARKINSONismus

Extrapyramidale Systemerkrankung heterogener Ätiologie.
Es besteht eine Degeneration im Bereich von Substantia nigra, Hypothalamus, Hippocampus, Basalganglien und Olfactorius, die arteriosklerotisch bzw. hypoxisch, toxisch, infektiös (Lues, Enzephalitis usw.) bedingt oder Teilsymptom eines bekannten Stoffwechseldefektes (z.B. Gangliosidose) sein kann. Beim idiopathischen P. (50% der Fälle) weisen eosinophile Zytoplasmaeinschlüsse (LEWY-Körperchen mit αSynuclein und Ubiquitin) und α-Synuclein-reiche Amyloidplaques auf eine Dopamin-bedingte präsynaptische Proteinabbaustörung hin mit Untergang dopaminerger Neuronen. Ein verminderter Gehalt an biogenen Aminen (vor allem Transmittern: Dopamin, Noradrenalin, 5-Hydroxytryptamin) bzw. bei einigen Fällen eine verminderte Tyrosinhydroxylase-Aktivität (Dopamin-responsiv), mitochondriale Mutationen (Atmungskette, Komplex I) oder eine Folatstoffwechselstörung lassen sich in bestimmten Hirnregionen nachweisen. Unterschiedliche Basisdefekte betreffen α-Synucleinstoffwechselstörungen, bei der juvenilen Form mit selektiver Degeneration der dopaminergen Neuronen der Zona compacta in der Substantia nigra eine Superoxid-Dismutase-2-Defizienz (?) oder die Defizienz einer am Proteinabbau beteiligten Ubiquitin:Protein-Ligase (Parkin, *PARK2*).

Krankheitswert
Erstmanifestation meistens vom 5. Lebensjahrzehnt an, durchschnittlich bei sporadischen Fäl-

len eher als bei familiären. Rigor der Extremitäten, Tremor, Brady- bis Akinese und Amimie mit allgemeiner Störung der Bewegungsabläufe, Ruhetremor, Paresen. Teilweise Anosmie. Schwere Haltungsanomalien. Persönlichkeitsveränderung. Progredienter Verlauf. Dystonie-PARKINSON-Syndrom: Erwachsenen-Myotonie mit später einsetzender PARKINSON-Symptomatik oder Frümanifestation mit unterschiedlichen klinischen Verlaufsformen. Auf L-DOPA ansprechender PARKINSONismus (SEGAWA-Syndrom) z.T. bereits im Kindesalter manifest, oder in einer anderen Form im 5. Lebensjahrzehnt mit schnellem, etwa 9jährigem Verlauf, ohne Tremor: LEWY-Körperchen-Demenz (OMIM 168601). Erste klinische Erscheinungen des juvenilen P. (OMIM 600116) vor dem 4. Lebensjahrzehnt, des frühmanifesten Typs im 4 oder 5. Lebensjahrzehnt.

Therapiemöglichkeiten

Medikamentös (L-DOPA, Anticholinergika, Parasympatikolytika, Vitamin B_6, Chloramphenikol, β-Rezeptorenblocker, Tolcapon als DOPA-Abbauhemmer usw.) mit unterschiedlichem, meist nicht anhaltendem Erfolg. In Zukunft eventuell Gaben von Nervenwachstumsfaktor oder Anti-p53-Antikörper. Physio- und Psychotherapie. Pallidotomie umstritten. SEGAWA-Syndrom normalisiert sich unter L-DOPA-Gaben. Injektion oder Neurotransplantation (Minipumpe) genmanipulierter oder fetaler, zur Expression von Tyrosinhydroxylase und damit zur Synthese von L-DOPA bzw. Dopamin fähigen Substantia-nigra-Zellen ins Hirn nach Versagen anderer Behandlungsmethoden in Vorbereitung bzw. nicht allgemein akzeptiert und einsetzbar.

Häufigkeit und Vorkommen

Frequenz etwa 1:2.000–1.500, unter Personen über 50 Jahre 1:600. Lebenslange Erkrankungswahrscheinlichkeit 2%. Etwa 25% der Fälle familiär. Von allen Kontinenten bekannt, wobei vielfach die Familienanamnese beider Eltern eines Merkmalsträgers positiv ist. Konkordantes Auftreten bei eineiigen Zwillingen nicht häufiger als in der Normalbevölkerung. Dystonie-PARKINSON-Syndrom nur im männlichen Geschlecht, endemisch auf den Philippinen (Foundereffekt). Eine Form mit ▶ Amyotrophischer Lateralsklerose und Demenz (Motor neuron disease) endemisch auf Guam, in Japan und Neuguinea. Von den L-DOPA-responsiven Formen jeweils mehrere große Sippen bekannt.

Genetik

Heterogen. Autosomal dominante oder heterogen genetisch bedingte Disposition werden bei der spätmanifesten Form diskutiert (OMIM 168600). Peristatische Faktoren können offensichtlich manifestationsfördernd wirken und erklären das gleichzeitige Auftreten der Erkrankungen bei mehreren Sippenangehörigen unterschiedlichen Alters, z.B. bei Genuss N-Methyltetrahydropyridin-haltiger Drogen. Der genetische Faktor könnte dann lediglich in der unterschiedlichen Detoxikations-Potenz polymorpher teilweise mitochondrial codierter Enzyme bestehen (OMIM 556500). Pathogenetische Beziehungen über eine Superoxiddismutase-Defizienz lassen sich zur ▶ amyotrophischen Lateralsklerose erkennen, indem beide gemeinsam auftreten können (OMIM 105500, ▶ Lateralsklerose, amyotrophische mit PARKINSON-Syndrom und Demenz) und auch zusammen mit Demenz gehäuft bei Verwandten eines Patienten vorkommen. Bei etwa 2% der Fälle von P. ist eine postenzephalitische Genese nachweisbar, wobei auch hier eine familiäre Tendenz festzustellen ist, die mit einer genetisch-konstitutionell bedingten Abwehrschwäche erklärt werden kann. Idiopathische Form mit Früherkrankung (2. Lebensjahrzehnt) und protrahiertem Verlauf oder Manifestation etwa im 5. Lebensjahrzehnt und schnellem Verlauf (seltener L-DOPA-responsiver LEWY-Körperchen-Typ) autosomal dominant. Genorte: Bei einigen großen Sippen 4q21-23 (*SNCA*, α-Synuclein, OMIM 168601, 602404, PD1); 4p14 (*PARK5*, Hydroxylase L1, OMIM 191342, PD5) und bei sporadischen und auch familiären Fällen 2p13 (*PARK3*, OMIM 602404, PD3); 4p16-p14 (*PARK4*, OMIM 605543, PD4). Autosomal rezessives, vereinzelt auch dominantes juveniles P. ohne LEWY-Körperchen (OMIM 600116) 6q25.2-27 (*PARK2*, Parkin, Ubiquitin-Protein-Ligase mit Ubiquitin-Domäne und Zinkfingermotiv, z.T. unter Einbeziehung des MnSOD-Locus in 6q25.3 autosomal dominant?, OMIM 168100, 602544, Typ HUNT mit Dystonie PD2); bei jeweils einer Sippe mit frühmanifestem autosomal rezessivem P.1p36-p35 (*PARK6*, OMIM 605909) und 1p36 (*PARK7*, 606324). Eine weitere frühmanifeste Form mit geistiger Retardation, epileptischen

Anfällen und Makrozephalie X-chromosomal bedingt, Genort Xq28 (WAISMAN-Syndrom, OMIM 311510). Dystonie-PARKINSON-Syndrom autosomal dominant (OMIM 128235) oder X-chromosomal bedingt, Genort Xq13.1 (OMIM 314250, s.a. ▶ *Torsionsdystonie*, DYT3). Die auf DOPA ansprechende autosomal dominante Form zeigt eine deutliche Progression und Antizipation (Repeatsequenz-Expansion?). Im ersten Lebensjahrzehnt manifeste diurnale, extremitätenbetonte Dystonie mit PARKINSON-Symptomatik (autosomal dominantes SEGAWA-Syndrom, OMIM 128230), Genort 14q22.1-22.2 (*GTPCH1*, **GTP-C**yclohydrosylase-1, ▶ *Torsionsdystonie* DYT5), bei verminderter Tyrosinhydroxylase-Aktivität autosomal rezessiv bedingt mit verminderter Penetranz, Genort 11p (*TH*, Tyrosin-Hydroxylase). DOPA-resistente spätmanifeste schnell progrediente Depression, alveolare Hypoventilation mit pallido-ponto-nigraler Degeneration und PARKINSON-Syndrom (eine Sippe und mehrere andere Fälle) autosomal dominant bedingt (PERRY-Krankheit, OMIM 168605), Genort 17q21.11 (mikrotubuläres Protein Tau), Allelie mit einer subcortikalen Gliose sowie mit einer Form des wiederum heterogenen Disinhibitions-Demenz-PARKINSON-Amyotrophie-Komplexes (WILHELMSEN-LYNCH-Krankheit, s.a. ▶ *PICK-Syndrom*): In ca. 13 Sippen unter unterschiedlichen Bezeichnungen beschriebene spätmanifeste ▶ *fronto-temporale Demenz* mit Verhaltensstörungen (Disinhibition: beginnend im frühen Erwachsenenalter: Alkoholismus, auffälliges Sexualverhalten, Hyperphagie u.a.), PARKINSONismus und Amyotrophie autosomal dominant bedingt.

Familienberatung

Differentialdiagnose zum ▶ *ALZHEIMER-Syndrom*, ▶ *PICK-Syndrom*, ▶ *WILSON-Syndrom* (Pseudo-PARKINSON-Syndrom) und zum ▶ *FAHR-Syndrom* wichtig. Bei erbprognostischen Überlegungen müssen zunächst alle in Frage kommenden exogenen Ursachen ausgeschlossen werden. Schwierigkeiten bestehen in der unscharfen Abgrenzung einzelner alleler Formen und dem relativ hohen Erstmanifestationsalter, so dass frühverstorbene Familienmitglieder sowie Personen vor dem 7. Lebensjahrzehnt einen Unsicherheitsfaktor darstellen. Das Risiko für Verwandte eines sporadischen Falles kann empirisch als gering eingeschätzt werden. Auch bei positiver Familienanamnese ist die Erkrankungswahrscheinlichkeit geringer als bei regelmäßig autosomal dominantem Erbgang, sofern es sich nicht um die frühmanifeste Form handelt.

Literatur

Bailey-Wilson, J.E., C.C.Plato, R.C.Elston and R.M.Garruto, Potential role of additive genetic component in the cause of amyotrophic lateral sclerosis and parkinsonism-dementia in the Western Pacific. Am.J.Med.Genet. *45* (1993) 68–76.

DeStefano, A.L., M.F.Lew, L.I.Golbe et al., *PARK3* influences age of onset in PARKINSON disease: A genome scan in the *gene*PD study. Am.J.Hum.Genet. *70* (2002) 1089–1095.

Duijn, C.M.van, M.C.J.Dekker, V.Bonifati et al., *PARK7*, a novel locus for autosomal recessive early-onset parkinsonism, on chromosome 1p36. Am.J. Hum.Genet. *69* (2001) 629–634.

Duvoisin, R.C., Recent advances in the genetics of PARKINSON's disease. Acta Neurol. *69* (1996) 33–40.

Gasser, T. und B.Müller-Myhsok, Genetik des PARKINSON-Syndroms. Med.Genet. *10* (1998) 387–390.

Gasser, T., B.Müller-Myhsok, Z.K.Wszolek et al., A susceptibility locus for PARKINSON´s diesease maps to chromosome 2p13. Nature Genet. *18* (1998) 262–265.

Gregg, R.G., A.B.Metzenberg, K.Hogan et al., WAISMAN syndrome, a human X-linked recessive basal ganglia disorder with mental retardation: Localization to Xq27.3-qter. Genomics *9* (1991) 701–706.

Hattori, N., H.Yoshino, M.Tanaka et al., Genotype in the 24-kDa subunit gene (NDUFV2) of mitochondrial complex I and susceptibility of PARKINSON disease. Genomics *49* (1998) 52–58.

Hedrich, K., M.Kann, A.J.Lanthaler et al., The importance of gene dosage studies: mutational analysis of the *parkin* gene in early-onset parkinsonism. Hum.Molec.Genet. *10* (2001) 1649–1656.

Jones, A.C., Y.Yamamura, L.Almasy et al., Autosomal recessive juvenile PARKINSONism maps to 6q25.2-q27 in four ethnic groups: Detailed genetic mapping of the linked region. Am.J.Hum.Genet. *63* (1998) 80–87.

Kosaka, K. and E.Iseki, Dementia with LEWY bodies. Curr.Opin.Neurol. *9* (1996) 271–275.

Lüdecke, B. and K.Bartholomé, Frequent sequence variant in the human tyrosine hydroxylase gene. Hum.Genet. *95* (1995) 716.

Lynch, T., M.Sano, K.S.Marder et al., Clinical characteristics of a family with chromosome 1-linked disinhibition-dementia-parkinsonism-amyotrophy complex. Neurology *44* (1994) 1878–1884.

Maher, N.E., L.J.Currie, A.M.Lazzarini et al., Segregation analysis of PARKINSON disease revealing evidence for a major causative gene. Am.J.Med.Genet. *109* (2002) 191-197.

Majoor-Krakauer, D., R.Ottman, W.G.Johnson and L.P.Rowland, Familial aggregation of amyotrophic lateral sclerosis, dementia, and PARKINSON's disease: Evidence of shared genetic susceptibility. Neurology *44* (1994) 1872-1877.

Morrison, P.J., R.B.Godwin-Austern and J.A.Ruben, Familial autosomal dominant DOPA responsive PARKINSON's disease in three living generations showing extreme anticipation and childhood onset. J.Med.Genet. *33* (1996) 504-506.

Németh, A.H., D.Nolte, E.Dunne et al., Refined linkage disequilibrium and psysical mapping of the gene locus for X-linked dystonia-Parkinsonism (DYT3). Genomic *60* (1999) 320-329.

Pankratz, N., W.C.Nichols, S.K.Uniacke et al., Genome sceening to identify susceptibility genes for PARKINSON disease in a sample without *parkin* mutations. Am.J.Hum.Genet. *71* (2002) 124-135.

Parker, W.D., Jr. and R.H.Swerdlow, Mitochondrial Genetics '98. Mitochondrial dysfunction in idiopathic PARKINSON disease. Am.J.Hum.Genet. *62* (1998) 758-762.

Polymeropoulos, M.H., C.Lavedan, E.Leroy et al., Mutations in the α-Synuclein gene identified in families with PARKINSON´s disease. Science *276* (1997) 2045-2047.

Saito, M., H.Matsumine, H.Tanaka et al., Refinement of the locus for autosomal recessive juvenile PARKINSONism (AR-JP) on chromosome 6q25.2-27 and identification of markers exhibiting linkage disequilibrium. J.Hum.Genet. *43* (1998) 22-31.

Schapira, A.H.V., Nuclear and mitochondrial genetics in PARKINSON's disease. J.Med. Genet. *32* (1995) 411-414.

Shimura, H., N.Hattori, S.-I.Kubo et al., Familial PARKINSON disease gene product, parkin, is a ubiquitin-protein ligase. Nature Genet. *25* (2000) 302-305.

Tassin, J., A.Dürr, T. de Broucker et al., Chromosome 6-linked autosomal recessive early-onset PARKINSONism: Linkage in European and Algerian families, extension of the clincal spectrum, and evidence of a small homozygous deletion in one family. Am.J.Hum.Genet. *63* (1998) 88-94.

Valente, E.M., A.R.Bentivoglio, P.H.Dixon et al., Localization of a novel locus for autosomal recessive early-onset Parkinsonism, *PARK6*, on human chromsome 1p35-p36. Am.J.Hum.Genet. *68* (2001) 895-900.

Wijker, M., Z.K.Wszolek, E.C.H.Wolters et al., Localization of the gene for rapidly progressive autosomal dominant PARKINSONism and dementia with pallido-ponto-nigral degeneration to chromosome 17q21. Hum.Molec.Genet. *5* (1996) 151-154.

Wilhelmsen, K.C., Disinhibitions-dementia-PARKINSONism-amyotrophy complex (DDPAC) is a non-ALZHEIMER´s frontotemporal dementia. J.Neural. Transm.Suppl. *49* (1997) 269-275.

Wilhelmsen, K.C., T.Lynch, E.Pavlou et al., Localization of disinhibition-dementia-PARKINSONism-amyotrophy complex to 17q21-22. Am.J.Hum.Genet. *55* (1994) 1159-1165

Yamaoka, L.H., K.A.Welsh-Bohmer, Ch.M.Hulette et al., Linkage of frontotemporal dementia to chromosome 17: Clinical and neuropathological characterization of phenotype. Am.J.Hum.Genet. *59* (1996) 1306-1312.

OMIM 128230,128235, 168100, 168600, 168601, 168605, 314250, 311510, 556500, 600116

Parotitis, chronisch rezidivierende
▶ Speicheldrüsenerkrankungen und -defekte

Paroxysmale Lähmung
▶ Periodische Paralysen

PARROT-Syndrom,
Achondroplasie, Chondrodysplasie

Genetisch bedingter disproportionierter Kleinwuchs auf der Grundlage einer Genmutation. Der Basisdefekt betrifft den Fibroblasten-Wachstumsfaktor-Rezeptor-3 (FGFR3) in den Gelenke-Chondrozyten. Dadurch kommt es zu einer Veränderung des Fibroblasten-Wachstumsfaktor-induzierten Ca-Signals und zu einer Dysregulation der endochondralen Ossifikation. Die klinische Symptomatik lässt sich davon ableiten.

Krankheitswert
Typische Knorpel-Knochen-Wachstumsstörungen mit primordialem disproportioniertem

Parrot-Syndrom

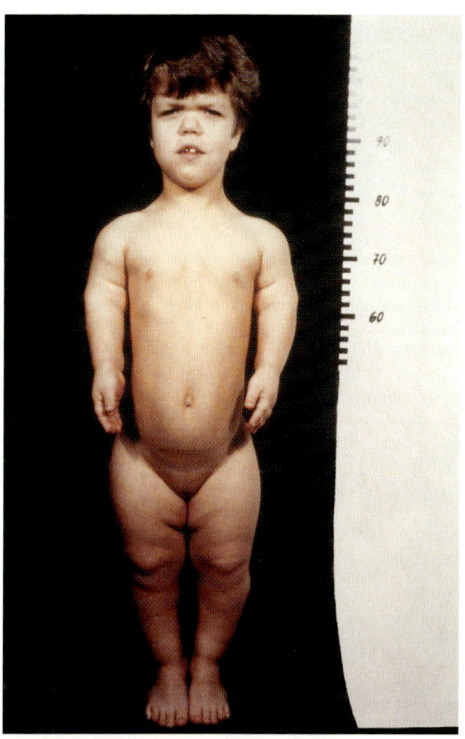

PARROT-Syndrom. Disproportionierter Kleinwuchs, Mikromelie. (Ch. Opitz)

Kleinwuchs, bereits bei Geburt erkennbar. Lebenserwartung nur gering herabgesetzt. Kraniofaziale Dysostose, Mikromelie, Kyphose.

Therapiemöglichkeiten
Symptomatisch-konservative Behandlung.

Häufigkeit und Vorkommen
Inzidenz in einzelnen Ländern verschieden: Skandinavien etwa 1:10.000, Nordamerika 1:30.000. Möglicherweise von dem regional unterschiedlichen durchschnittlichen Heiratsalter der Männer abhängig (s.u.). 1/7 bis 1/5 der Fälle sind familiär, 7/8 werden als durch Neumutationen bedingt angesehen, wobei die Mutation immer das väterliche Gen betrifft.

Genetik
Autosomal dominanter Erbgang mit nur geringen Expressivitätsschwankungen. Wenige Familien (einer von 10 sporadischen Fällen) mit scheinbar rezessivem Erbgang (Geschwisterfälle bei normalen Eltern), lässt sich durch somatisches bzw. Gonaden-Mosaik für die entsprechende Mutation oder einen mikroskopisch nicht erkennbaren Chromosomenumbau (balancierte Translokation oder Insertion) in der Elterngeneration erklären. Klinische und röntgenologische Unterschiede zu den dominant bedingten Fällen bestehen nicht. Die Neumutationsrate nimmt signifikant mit dem Zeugungsalter des Vaters innerhalb von 20 Jahren (20.–40. Lebensjahr) um das 10fache zu. Homozygote Merkmalsträger sterben zum großen Teil prä- oder perinatal. Klinisch und röntgenologisch nicht eindeutig abzugrenzen ist die allele, ebenfalls autosomal dominant bedingte ▶ *Hypochondroplasie* mit leichterer Symptomatik, geringem Kleinwuchs und normaler Schädelform. Kombination einer dem PARROT-Syndrom ähnlichen ▶ *metaphysären Dysplasie mit Agammaglobulinämie Typ Schweiz* (OMIM 200900) autosomal rezessiv bedingt. Genort 4p16.3 (jeweils Mutation G1138A oder C). Allelie zur Hypochondroplasie, zum ▶ *CROUZON-Syndrom* mit Acanthosis nigricans, zu einer schweren Form der ▶ *Achondroplasie* mit Akanthosis nigricans (Mutation K650M, s.a. ▶ *Dysplasie, thanatophore*), zu einer Form der Koronar-Synostose (▶ *Kraniostenose*) und zur ▶ *Thanatophoren Dysplasie*.

Familienberatung
Differentialdiagnose zur Thanatophoren Dysplasie und zu den ▶ *spondylo-epiphysären Dysplasien* notwendig. Wenn gesunde, nicht blutsverwandte Eltern ein Kind mit PARROT-Syndrom oder Hypochondroplasie haben, wird die Wahrscheinlichkeit für weitere Kinder, ebenfalls Merkmalsträger zu sein, nach einer kanadischen Studie auf 1:443, nach anderen Angaben auf 1:40 eingeschätzt. Bei Frauen mit PARROT-Syndrom Schnittentbindung notwendig. Die Patienten haben gewöhnlich eine herabgesetzte Fertilität und Fortpflanzungsrate. Trotzdem ist eine Verbindung zwischen Anlageträgern im selben Genort wegen der Gefahr der Homozygotie problematisch. Bei Partnerschaft eines Merkmalsträgers mit einem andersartig kleinwüchsigen Partner besteht kein erhöhtes Risiko für extrem schwere Formen. Pränatale Diagnostik molekulargenetisch und im 3. Trimenon durch bildgebende Verfahren möglich.

Parry-Romberg-Syndrom

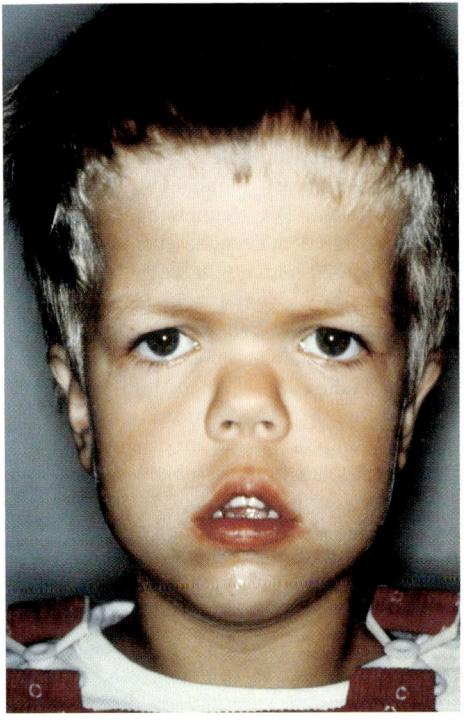 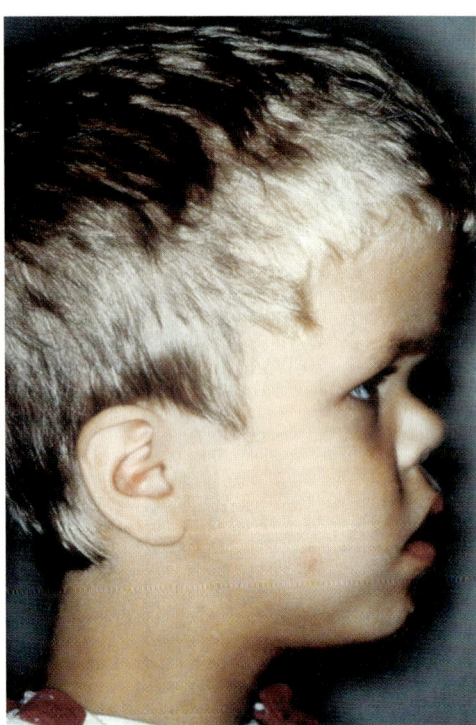

Parrot-Syndrom. Kraniofaziale Dysostose: Makrocephalie, vorgewölbte Stirn, eingezogene Nasenwurzel, Mittelgesichtshypoplasie. (Ch. Opitz)

Literatur

Mettler, G. and F.C.Fraser, Recurrence risk for sibs of children with „sporadic" achondroplasia. Am.J. Med.Genet. *90* (2000) 250–251.

Rosseau, F., J.Bonaventure, L.Legeai-Mallet et al., Mutations in the gene encoding fibroblast growth factor receptor-3 in achondroplasia. Nature *371* (1994) 252–254.

Sobetzko, D., S.Brag, A.Rüdenberg and A.Superti-Furga, Achondroplasia with the *FGFR3* 1138gα-(G380R) mutation in two sibs sharing a 4p haplotype derived from their father. J.Med.Genet. *37* (2000) 958–959.

Stanescu, R., V.Stanescu and P.Maroteau, Homozygous achondroplasia: Morphologic and biochemical study of cartilage. Am.J.Med.Genet. *37* (1990) 412–421.

Thompson, J.N, G.B.Schaefer Jr., E.C.Conley and C.G.N.Mascie-Taylor, Achondroplasia and parental age. New Engl.J.Med. *314* (1986) 521–522.

OMIM 100800, 200900

Parry-Romberg-Syndrom
▶ Hemiatrophia faciei progressiva

Parthenogenese
▶ Teratom

Pasini-Syndrom
▶ Epidermolysis bullosa dystrophica (Pasini)

Pasqualini-Syndrom
▶ Eunuchoidismus, familiärer

Pätau-Syndrom,
Trisomie 13, D_1-Trisomie

Fehlbildungskomplex auf der Grundlage einer numerischen Chromosomenaberration.
Es liegt eine Trisomie des Chromosoms 13 (Trisomie D_1; 47,XY,+13 oder 47,XX,+13) zugrunde, die durch Nondisjunction (Nichtauseinanderweichen homologer Chromosomen) während einer mitoti-

Pätau-Syndrom

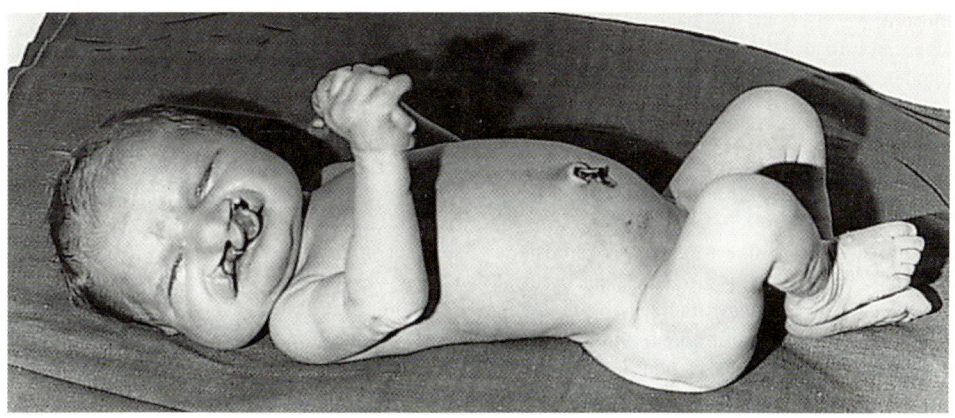

PÄTAU-Syndrom. Doppelseitige Lippen-Kiefer-Gaumenspalte. Mikrophthalmie, postaxiale Hexadaktylie.

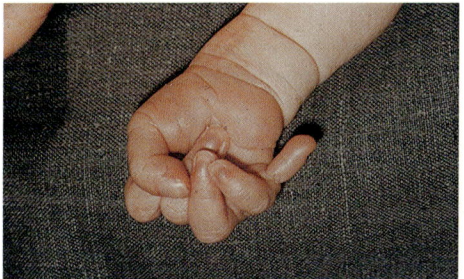

PÄTAU-Syndrom. Postaxiale Hexadaktylie.

schen oder meiotischen Kernteilung entsteht. Der genaue Zusammenhang der klinischen Symptomatik mit der Trisomie sowie mit einer Persistenz von Hämoglobin F ist noch unklar.

Krankheitswert

Charakteristischer Fehlbildungskomplex aus meist doppelter Lippen-Kiefer-Gaumen-Spalte, verschiedenen Augendefekten (Mikro- bis Anophthalmie, Kolobome), Ohrdysplasien, Taubheit, Anomalien des distalen Extremitätenskeletts mit Hexadaktylie. Kardiovaskuläre Fehlbildungen, Zystennieren, Hydronephrose, Arhinenzephalie und andere Anomalien des Gehirns. Krampfanfälle, Hypotonie der Muskulatur. Vielfältige fakultative Symptome. Schwere Entwicklungsstörungen. Tod meistens innerhalb der ersten Lebensmonate. Überleben des 1. Lebensjahres selten.

Therapiemöglichkeiten

Außer geringen symptomatischen Korrekturen nichts bekannt.

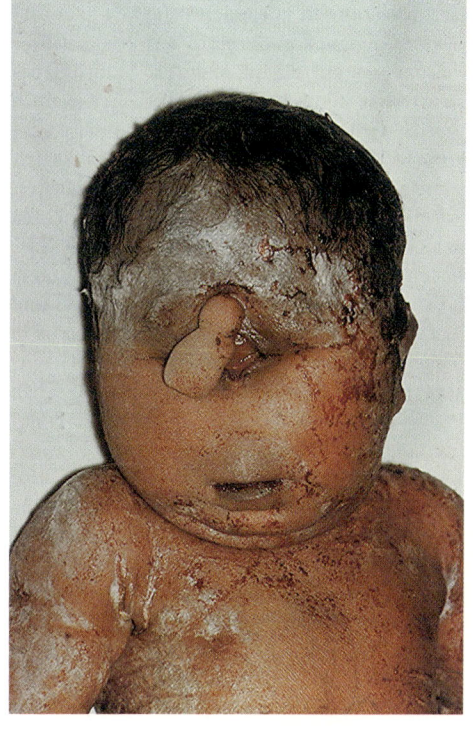

PÄTAU-Syndrom. Holoprosenezphalie (E. Thiele)

Häufigkeit und Vorkommen

Inzidenz unterschiedlich mit 1:15.000–4 000 angegeben. Familiäres Vorkommen sehr selten.

Genetik

Die Patienten haben anstatt der normalen 46 Chromosomen 47, wobei ein zusätzliches Chromosom der Gruppe D, nach internationaler Übereinkunft als D_1 oder Nr. 13 bezeichnet, vorhanden ist. Diese reguläre Trisomie liegt bei einer überwiegenden Mehrzahl der Fälle mit 47 Chromosomen vor. Bei etwa 5% der Patienten setzt sich der Körper aus Zellen mit 47 Chromosomen und solchen mit normalem Karyotyp zusammen: Mosaik. In seltenen Fällen besteht eine Translokation des überzähligen Chromosoms mit einem anderen Autosom (meistens in Form einer Fusion in der Zentromerregion mit einem Chromosom 14 oder mit einem anderen Chromosom der D-, selten der C- oder E-Gruppe). Es sind dann scheinbar nur 46 Chromosomen vorhanden, wobei jedoch eine funktionelle bzw. effektive Trisomie 13 besteht. Dabei kann Familiarität auftreten, indem die Translokation balanciert (die klinisch normalen Personen haben 45 Chromosomen, wovon eines aus einem Chromosom 13 und einem anderen Autosom besteht) über klinisch normale Personen weitervererbt wird. Theoretisch müssten in der Nachkommenschaft solcher Personen ebenso viel trisome wie monosome, normale und balanciert normale Kinder vorhanden sein, tatsächlich ist jedoch das Verhältnis stark zugunsten der Normalen bzw. der Träger einer balancierten Translokation verschoben, da Monosomie immer und Trisomie in mindestens 50% der Fälle bereits in frühen Stadien der Keimesentwicklung letal wirken. Einem oligosymptomatischen atypischen PÄTAU-Syndrom kann auch eine partielle Trisomie zugrunde liegen, d.h. nur ein mehr oder weniger großes Fragment eines überzähligen Chromosoms einschließlich des Zentromers ist vorhanden. Dieses Fragment kann wiederum transloziert sein (dann meist ohne Zentromer) oder ein Ringchromosom bilden. Neben den bereits gut durchschaubaren Vererbungsverhältnissen lässt sich in einigen Familien eine ihrer Natur nach noch nicht geklärte Neigung zum Nondisjunction und damit zur Trisomie erkennen. Die Symptomatik mit Holoprosenzephalie, Lippen-Kiefer-Gaumenspalte, Polydaktylie und anderen Symptomen der Trisomie 13 wurde auch bei Fällen mit normalem Karyotyp beobachtet (Pseudotrisomie-13-Syndrom, OMIM 264480), wahrscheinlich autosomal rezessiv bedingt. Siehe auch

▶ REESE-*Syndrom*,
▶ *Hydroletalus-Syndrom*,
▶ *Okulo-Palato-Cerebrales Syndrom*.

Familienberatung

Nachweis und Differentialdiagnose (z.B. zu ▶ MECKEL-*Syndrom*, ▶ *Hydroletalus-Syndrom*) anhand der Chromosomenanalyse. Liegen bei einem sporadischen Fall eine freie bzw. partielle Trisomie oder ein Mosaik und bei den Eltern ein normaler Karyotyp vor, so ist das Risiko für Geschwister und andere Verwandte nur sehr gering erhöht gegenüber Kindern anderer Mütter des gleichen Alters. Es steigt aber mit dem Alter der Mutter an. Die Translokationstrisomie zeigt in ihrer Inzidenz keine Abhängigkeit vom Gebäralter. Sie erhöht das Risiko für Geschwister eines Probanden nur dann auf ca. 4–10%, wenn sich die Translokation auch bei einem Elternteil nachweisen lässt. Klinisch normale Verwandte solcher Eltern sollten ebenfalls im Hinblick auf eigene Nachkommenschaft auf die Möglichkeit der balancierten Translokation aufmerksam gemacht werden.

Literatur

Amor, D.J. and C.G.Woods, Pseudotrisomy 13 syndrome in siblings. Clin.Dysmorphol. 9 (2000) 115–118.

Borgaonkar, D.S., Chromosomal Variation in Man. A Catalog of Chromosomal Variants and Anomalies. 8th Edit. Wiley-Liss, New York, Chichester, Brisbane, Toronto, Singapore 1997.

Lurie, I.W. and E.A.Wulfberg, "Holoprosencephaly-polydactyly" (pseudotrisomy 13) syndrome: Expansion of the phenotypic spectrum. Am.J.Med. Genet. 47 (1993) 405–409.

Ramos-Arroyo, M.A., C. de Miguel, A.Valiente and S.Moreno-Laguna, Further delineation of pseudotrisomy 13 syndrome: A case without polydactyly. Am.J.Med.Genet. 50 (1994) 177–179.

Schinzel, A., Catalogue of Unbalanced Chromosome Aberrations in Man. Walter de Gruyter, Berlin, New York, Second Edit. 2001.

Patella-Aplasie, Patella-Hypoplasie

Isolierte Patella-Hypo- oder -Aplasie selten, autosomal dominant bedingt ohne genetische Beziehung zum ▶ *Nagel-Patella-Syndrom*, Genort 17q22 (OMIM 168860), 6 Sippen mit Merkmalsträgern in mehreren Generationen beschrieben. Es besteht wahrscheinlich Allelie zum Small-Patella-Syndrom (SCOTT-TAOR-Syndrom, Ischio-Patella-Dysplasie, Coxo-Podo-Patella-Syndrom OMIM 147891) mit Verknöcherungsstörungen im Beckenbereich und Fußdeformitäten (große Sandalenlücke, verkürzte 4. und 5. Strahle), etwa 50 meist familiäre Fälle bekannt, autosomal dominanter Erbgang.

Genito-Patella-Syndrom: Patellaa/hypoplasie mit Scrotumhypoplasie, Kraniofazialer Dysmorphie, Flexionskontrakturen in Fuß-, Knie- und Hüftgelenken, Lungenhypoplasie, Zystennieren, Brachydaktylie, schweren Entwicklungsstörungen, geringe Lebenserwartung. Mehrere Geschwisterschaften bekannt, autosomal rezessiver Erbgang.

Siehe auch ▶ *Nagel-Patella-Syndrom*, ▶ MEIER-GORLIN-*Syndrom*, ▶ COFFIN-SIRIS-*Syndrom*, ▶ *Trisomie 8*.

Literatur
Bongers, E.M.H.F., H.van Bokhoven, N.V.A.M.Knoers et al., Evidence for genetic heterogeneity in familial isolated patella aplasia-hypoplasia. Am.J.Med.Genet. *108* (2002) 78–79.

Bongers, E.M.H.F., H.van Bokhoven, M.N.van Thienen et al., The small patella syndrome: descrisption of five cases from three families and examination of possible allelism with familial patella aplasia-hypoplasia and nail-patella syndrome. J.Med.Genet. *38* (2001) 209–213.

Cormier-Daire, V., M.-L.Chauvet, S.Lyonnet et al., Genitopatellar syndrome: a new condition comprising absent patellae, scrotal hypoplasia, renal anomalies, facial dysmorphism, and mental retardation. J.Med.Genet. *37* (2000) 520–524.

Mangino, M., O.Sanchez, I.Torrente et al., Localization of a gene for familial patella aplasia-hypoplasia (PTLAH) to chromosme 17q21-22. Am.J.Hum.Genet. *65* (1999) 441–447.

OMIM 147891, 168860

Patella-Aplasie, Patella-Hypoplasie
s.a. ▶ Nagel-Patella-Syndrom

Patella, Luxation der
▶ LARSEN-Syndrom;
▶ Gelenke-Schlaffheit

PATTERSON-STEVENSON-FOUNTAIN-Syndrom

Von zwei Sippen beschriebene autosomal dominante Schallleitungsschwerhörigkeit mit Dysmorphien der Ohrmuschel, Oligosyndaktylie und weiteren, variablen Dysmorphien.

Literatur
Wilkie, A.O.M. and T.E.E.Goodacre, PATTERSON-STEVENSON-FOUNTAINE syndrome: 30-year follow-up and clinical details of a further affected case. Am.J.Med.Genet. *69* (1997) 433–434.

OMIM 183700

PEARSON-Syndrom,
Anämie, hypochrome sideroblastische familiäre

Genetisch bedingte Anämie auf der Grundlage einer mitochondrialen Mutation.

Der Basisdefekt besteht im Ausfall von vor allem mitochondrial codierten Enzymen der Atmungskette (oxidative Phosphorylierung) in peripheren Blutzellen, weniger in Gewebezellen.

Krankheitswert
Erstmanifestation klinischer Erscheinungen im ersten Lebensjahr durch Missgedeihen, später chronische Diarrhoe und Laktazidose sowie Neutropenie, refraktäre sideroblastische makrozytäre Anämie und Symptome einer Pankreasinsuffizienz und eines Hypoparathyroidismus. Multiorganschäden. Lebenserwartung herabgesetzt, Tod meist im Kindesalter, bei leichterer Symptomatik und Überleben Übergang zu der Symptomatik eines KEARNS-SAYRE-Syndroms.

Therapiemöglichkeiten
Symptomatische Behandlung der Azidose (Dichlorazetat, Bikarbonat), der Neutropenie und des Hypoparathyroidismus (Vitamin D, Kalzium) mit gutem Erfolg.

Häufigkeit und Vorkommen
Seit Erstbeschreibung 1979 mehrere sporadische und Geschwisterfälle beschrieben.

Genetik

Meist große mitochondriale Deletionen von über 1000 Nukleotiden (häufigste Deletion betrifft 4977 bp zwischen nt848 und nt13460), seltener Duplikationen. Heteroplasmie und -somie. Eine genaue molekulargenetische Definition ist dadurch nicht möglich, Abgrenzung gegenüber Krankheitsbildern mit überschneidenden mitochondrialen Mutationen unscharf. Enge ätiopathogenetische Beziehungen bestehen zum ▶ KEARNS-SAYRE-*Syndrom*. Gleiche Mutation mit anderer Gewebeverteilung? Siehe auch ▶ *Mitochondriopathien*.

Familienberatung

Frühzeitige Diagnose und Therapie ist entscheidend. Differentialdiagnose zum ▶ SHWACHMAN-*Syndrom* anhand fehlender Knochensymptomatik sowie des Blutbildes, zur ▶ *hypochromen sideroblastischen familiären Anämie* und zur zystischen ▶ *Pankreasfibrose* wichtig. Molekulargenetische Diagnose aus Blutzellen möglich.

Literatur

Muraki, K., N.Sakura, H.Ueda et al., Clinical implications of duplicated mtDNA in PEARSON syndrome. Am.J.Med.Genet. *98* (2001) 205–209.

Rötig, A., T.Bourgeron, D.Chretien et al., Spectrum of mitochondrial DNA rearrangements in the PEARSON marrow-pancreas syndrome. Hum.Molec.Genet. *4* (1995) 1327–1330.

Seneca, S., L.De Meirleir, J.De Schepper et al., PEARSON marrow pancreas syndrome: a molecular study and clinical management. Clin.Genet. *51* (1997) 338–342.

Tóth, T., J.Bókay, B.Nagy and Z.Papp, Detection of mtDNA deletion in PEARSON syndrome by two independent PCR assays from GUTHRIE card. Clin.Genet. *53* (1998) 210–213.

OMIM 557000

PEHO,
Progressive Encephalopathie mit Ödemen, Hypsarrhythmie und Opticusatrophie

Anhand von über 20 Fällen 1991 abgegrenztes autosomal rezessives Enzephalopathie-Syndrom mit angeborener progredienter cerebellärer Symptomatik, frühkindlichen peripheren Ödemen, Blindheit (Optikusatrophie), Spasmen, epileptischen Anfällen, Muskelhypotonie, Gingiva-Hypertrophie und Missgedeihen auf der Grundlage einer cerebellären und Hirnstammatrophie. Entwicklungsstillstand im frühen Säuglingsalter. Kopfumfang bei Geburt normal, später Mikrozephalus. Basisdefekt und biochemische Abweichungen unbekannt. Oligosymptomatische Form ohne das typische MRT-Bild ebenfalls autosomal rezessiv. Siehe auch ▶ PAINE-*Syndrom*.

Literatur

Chitty, L.S., S.Robb, C.Berry, D.Silver and M.Baraitser, PEHO or PEHO-like syndrome? Clin.Dysmorphol. *5* (1996) 143–152.

Salonen, R., M.Somer, M.Haltia et al., Progressive encephalopathy with edema, hypsarrhythmia, and optic atrophy (PEHO syndrome). Clin.Genet. *39* (1991) 287–293.

Somer, M., Diagnostic criteria and genetics of the PEHO. J.Med.Genet. *30* (1993) 932–936.

OMIM 260565

Pektoralisdefekt
▶ POLAND-Syndrom

PELGER-HUET-Anomalie

Genetisch bedingte Anomalie der Granulozyten auf der Grundlage einer Genmutation.
Die Genmutation manifestiert sich in einer Segmentierungshemmung der Granulozytenkerne durch einen Defekt des Lamin-B-Rezeptors (LBR), ein kausaler Zusammenhang ist noch unklar. Der gegenteilige Defekt liegt bei der ▶ UNDRITZ-*Anomalie* vor.

Krankheitswert

Angeboren. Morphologische Anomalie der Granulozyten in Form einer Hyposegmentierung des grobstrukturierten Zellkernes. Keine klinischen Symptome, bei einzelnen bekannten Homozygoten Skelettdysplasien (Brachymetacarpie und -daktylie), Herzfehler u.a.? Symptomatisch bei Lymphogranulomatose.

Pelizaeus-Merzbacher-Syndrom

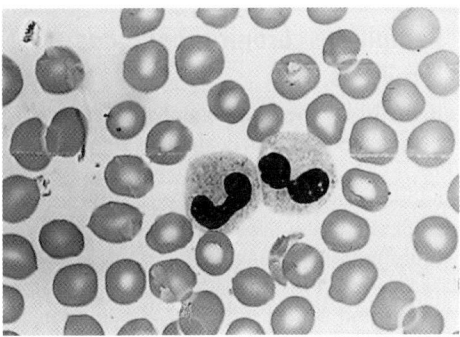

Pelger-Huet-Anomalie. Die reifen neutrophilen Granulozyten mit "Zwicker-förmigen", maximal zweisegmentierten Kernen. Die Kernstruktur ist schollig, die Substanz verstärkt angefärbt.

Therapiemöglichkeiten
Unnötig.

Häufigkeit und Vorkommen
Regional sehr unterschiedlich. Frequenz durchschnittlich 1:50.000–10.000, in Isolaten bis zu 1:100 (Gelenau in Sachsen; Nordschweden, Zusammenhang mit einer Schlacht während des 30jährigen Krieges vermutet). Von allen Erdteilen beschrieben. Bisher nur einzelne Homozygote bekannt. Sippen mit Merkmalsträgern in bis zu 6 Generationen beschrieben.

Genetik
Autosomal dominanter Erbgang mit verstärkter Manifestation bei Homozygotie. Genort 1q41 (*LBR*).

Familienberatung
Familienberaterisch bedeutungslos. Alle anfangs vermuteten Korrelationen zu bestimmten Krankheitsbildern, vor allem des ZNS, haben sich nicht bestätigen lassen.

Literatur
Hoffmann, K., C.K.Dreger, A.L.Olins et al., Mutations in the gene encoding the lamin B-receptor produce an altered nuclear morphology in granulocytes (Pelger-Huet anomalie. Nature Genet.*31* (2002) 410–414.

Ware, R., J.Kurtzberg, J.Brazy, and J.M.Falletta, Congenital Pelger-Huet anomaly in triplets. Am.J. Hemat. *27* (1988) 226–227.

OMIM 169400

Pelizaeus-Merzbacher-Syndrom,
Familiäre diffuse Sklerose, chronische Form

Genetisch bedingte diffuse Hirnsklerose auf der Grundlage einer Genmutation.
Der Gendefekt manifestiert sich in einer Synthesestörung oder erhöhten Syntheserate (Duplikation des Gens *PLP*) des Myelin-Proteolipidproteins PLP (Lipophilin, wichtigstes Protein des ZNS-Myelins) und damit des Myelins, woraus sich der Entmarkungsprozess im Gehirn erklärt. Die klinischen Erscheinungen und die Ähnlichkeiten mit leukodystrophischen Erkrankungen (▶ *Leukodystrophie, metachromatische*) lassen sich davon ableiten.

Krankheitswert
Erstmanifestation in den ersten Lebensmonaten (Typ Merzbacher, Typ Seitelberger) oder beim Erwachsenen (Typ Camp-Löwenberg-Hill) im 3.–4. Lebensjahrzehnt. Zunächst rotatorische Kopfbewegungen und Nystagmus, später wieder verschwindend. Entwicklungsstillstand, Sprachstörungen, Ataxie der Arme, Spastizität der Extremitäten, Athetosen, Reflexanomalien. Zur Kyphose führende Wirbelveränderungen. Teilweise Demenz. Rasch progredienter Verlauf. Bei perinataler Manifestation Tod im Kindesalter. Bei Typ Seitelberger Lebenserwartung etwa 20 Jahre, beim Erwachsenentyp darüber.

Therapiemöglichkeiten
Keine spezifische Behandlung bekannt.

Häufigkeit und Vorkommen
Über 150 männliche Merkmalsträger aus allen Kontinenten beschrieben. Neben sporadischen Fällen große Sippen mit männlichen Merkmalsträgern in bis zu 5 Generationen publiziert. Vereinzelt familiäres Vorkommen auch mit Beteiligung des weiblichen Geschlechtes bekannt.

Genetik
X-chromosomaler Erbgang. Genort Xq21-22 (*PLP*). Allelie mit einer X-chromosomalen Form der ▶ *spastischen Spinalparalyse*, wobei noch keine Korrelationen zwischen Gendeletionen, -duplikationen und anderen Mutationen auf der einen Seite und klinischem Typ auf der anderen Seite erkennbar sind. Autosomal dominant be-

dingt ist eine pathogenetisch noch unklare spätmanifeste Form mit den ähnlichen klinischen und hirnanatomischen Befunden (OMIM 169500). Außerdem sind von einigen Familien PELIZAEUS-MERZBACHER-ähnliche Krankheitsbilder mit autosomal rezessivem oder X-chromosomalen Erbgang bekannt, bei denen keine Mutation in *PLP* vorlag.

Familienberatung
Interfamiliär variabel, von einer intrafamiliären Konstanz des Typs und des Verlaufs kann ausgegangen werden. Differentialdiagnose zur ▶ *metachromatischen Leukodystrophie* und bei der autosomal dominanten Form zur ▶ *Multiplen Sklerose* notwendig. Metachromatische Einschlüsse in kultivierten Lymphozyten und Fibroblasten sowie frühe MRT-Auffälligkeiten können bei der Diagnose hilfreich sein. Bei Konduktorinnen eventuell leichte klinische Symptome und Auffälligkeiten im MRT, Heterozygotentest auch molekulargenetisch möglich. Nach dem gleichen Prinzip pränatale Diagnostik bei erwiesenen Knabenschwangerschaften an Chorionbioptaten und Fruchtwasserzellen durchführbar.

Literatur
Andre, M., P.Monin, C.Moret et al., PELIZAEUS-MERZBACHER disease. Contribution of magnetic resonance imaging to an early diagnosis. J.Neuroradiol. *17* (1990) 216–221.

Doll, R., M.R.Natowicz, R.Schiffmann and F.I.Smith, Molecular diagnostics for myelin proteolipide protein gene mutations in PELIZAEUS-MERZBACHER disease. Am.J.Hum.Genet. *51* (1992) 161–169.

Hodes, M.E. and S.R.Dlouhy, The proteolipid protein gene: double, double, and trouble. Am.J.Hum.Genet. *59* (1996) 12–15.

Inoue, K., H.Osaka, N.Sugiyama et al., A duplicated PLP gene causing Pelizaeus-Merzbacher disease detected by comparative multiplex PCR. Am.J. Hum.Genet. *59* (1996) 32–39.

Saugier-Veber, P., A.Munnich, D.Bonneau et al., X-linked spastic paraplegia and PELIZAEUS-MERZBACHER disease are allelic disorders at the proteolipid protein. Nature Genet. *6* (1994) 257–262.

OMIM 169500, 260600, 312080, 311601

PELLETIER-LEISTI-Syndrom
▶ Floating-Harbor-Syndrom

Pemphigus chronicus benignus familiaris,
HAILEY-HAILEY-Syndrom; Pemphigus vulgaris; Pemphigus foliaceus; Pemphigus vulgaris

Genodermatosen jeweils auf der Grundlage einer Genmutation. Zwei weitere Formen durch Autoimmunität bedingt.
Der Gendefekt manifestiert sich in einer Akantholyse und in der Bildung intraepidermaler Blasen der Haut. Der Basisdefekt betrifft wahrscheinlich veränderte Desmosomen-Zell-Zell-Adhäsions-Proteine der Cadherin-Familie an der Keratozytenoberfläche: Desmogleine. Bei P. foliaceus besteht Autoimmunität gegen die Isoform Desmoglein 1 (DMS1) im Suprabasalbereich der Epidermis, bei P. vulgaris gegen Desmoglein 3 (DMS3) in tieferen Schichten.

Krankheitswert
Erstmanifestation klinischer Erscheinungen im 2.–3. Lebensjahrzehnt, selten früher oder später. Konfluierende, zu Krustenbildung und Erosionen neigende, rezidivierende Bläschen vor allem am Nacken, in den Axillen und anderen großen Körperfalten, verstärkt durch Candida-Superinfektionen. Geringe Schleimhautbeteiligung. Schwitzen, UV-Licht, Druck, Infektionen und bestimmte Medikamente können auslösend wirken. Ohne Narbenbildung abheilend. Außer lokalen Schmerzempfindungen und Juckreiz keine Beeinträchtigung. Die autoimmunen Formen sind großflächiger und schwerer.

Therapiemöglichkeiten
Gaben von Antibiotika führen zu schnellerer Abheilung. Hautregionen, die auf diese Weise nicht nachhaltig gebessert werden können, lassen sich mittels Hauttransplantation heilen. Bei anderen Formen Kortikosteroide hilfreich.

Häufigkeit und Vorkommen
Über 170 meist familiäre Fälle von P. chronicus benignus vor allem von Europäern und Afrikanern, selten von Asiaten beschrieben. P. vulgaris gehäuft bei Juden, selten familiär.

Genetik
Autosomal dominanter Erbgang mit variabler Expressivität und hoher Penetranz. Genort 18q12.1 (*DMS1, DMS2, DMS3*). Bei P. vulgaris und foliaceus

bestehen ethnisch unterschiedliche Assoziationen, bei Europiden mit HLA-B16 bzw. DRβ in 6p12-11, multifaktoriell bedingt, meist sporadisch; bei Pemphigus chronicus benignus (HAILEY-HAILEY) ist eine Ca-Transport-ATPase (ATP2C1) betroffen (OMIM 604384), Genort 3q21-24, autosomal dominant.

Familienberatung

Sporadische Fälle der familiären benignen Form selten gesichert. Merkmalsfreie Überträger wurden wiederholt beschrieben, wobei allerdings in Anbetracht einer intrafamiliär unterschiedlichen Expressivität mit klinisch unauffälligen Verlaufsformen bzw. Spätmanifestationen gerechnet werden muss. Für erbprognostische Aussagen sollten also alle Familienmitglieder genau untersucht werden. Präsymptomatischer Nachweis molekulargenetisch, durch UV-Provokationstest oder lokalen Unterdruck (Schröpfen) möglich.

Literatur

Adam, M.J., M.B.Reicheel, I.A.King et al., Characterization of the regulatory regions in the human desmoglein genes encoding the pemphigus foliaceous and pemphigus vulgaris antigens. Biochem.J.*329* (1998) 165–174.

Delgado, J.C., A.Hameed, J.J.Yunis et al., Pemphigus vulgaris autoantibody response is linked to HLA-DQB1*0503 in Pakistani patients. Hum.Immunol. *57* (1997) 110–119.

Hu, Z., J.M.Bonifas, J.Beech et al., Mutations in ATP2C1, encoding a calcium pump, cause HAILEY-HAILEY disease. Nature Genet. *24* (2000) 61–65.

Hunt, D.M., V.K.Sahota, K.Taylor et al., Clustered cadherin genes: A sequence-ready contig for the desmosomal cadherin locus on human chromosome 18. Genomics *62* (1999) 445–455.

Ikeda, S., E.A.Welsh, A.M.Peluso et al., Localization of the gene whose mutations underlie HAILEY-HAILEY disease to chromosome 3q. Hum.Molec.Genet. *3* (1994) 1147–1150.

Mobini, N., E.J.Yunism, C.A.Alper et al., Identical MHC markers in Non-Jewish Iranian and Ashkenazi jewish patients with pemphigus vulgaris: Possible common Central Asian ancestral origin. Hum. Immunol. *57* (1997) 62–67.

Richard, G., R.Linse und W.Harth, Morbus HAILEY-HAILEY. Früherfassung von Merkmalstägern durch einen UV-Provokationstest. Klinische Relevanz der Methode. Hautarzt *44* (1993) 376–379.

Starzycki, Z., T.P.Chorzelski and S.Jablonska, Familial pemphigus vulgaris in mother and daughter. Int.J.Dermatol. *97* (1998) 211–214.

OMIM 125670, 169600, 169610, 169615

PENA-SHOKEIR-Syndrom I
▶ Arthrogryposis multiplex congenita

PENA-SHOKEIR-Syndrom II
▶ Cerebro-Okulo-Fazio-Skelettales Syndrom

PENDRED-Syndrom,
Taubheit-Kropf-Syndrom

Genetisch bedingter Enzymdefekt auf der Grundlage einer Genmutation.

Der Gendefekt manifestiert sich in einer Defizienz eines in der Schilddrüse exprimierten Anionentransport-Proteins für Chlorid und Jodid, Pendrin (PDS = SLC26A4, OMIM 605646), und damit eines Thyroxinrezeptors. Es kommt zur ungenügenden Organifikation von anorganischem Jod und dadurch zur kompensatorischen Hyperplasie bzw. Hypertrophie der Schilddrüse, wobei meistens eine Euthyreose, seltener eine Hypothyreose besteht. Die Innenohrschwerhörigkeit lässt sich durch eine Beteiligung der Cochlea erklären, in der der Rezeptor ebenfalls exprimiert wird.

Krankheitswert

In den ersten Lebensjahren manifeste sensorineurale bzw. Innenohrschwerhörigkeit bis Taubheit (Typ MONDINI). Entwicklung einer kompensatorischen Struma vom 6. Lebensjahr an. Teilweise Oligophrenie. Gefahr der malignen Entartung des Kropfes.

Therapiemöglichkeiten

Frühzeitige hormonelle Substitution (Thyroxin) erfolgreich, chirurgische Korrektur des Kropfes ratsam. Schwerhörigkeit nicht beeinflussbar, Hörhilfen notwendig.

Häufigkeit und Vorkommen

Frequenz regional unterschiedlich 1:100.000–15.000. Auf 10% aller Fälle von angeborener Schwerhörigkeit eingeschätzt. Meist sporadische oder Geschwisterfälle.

Genetik

Autosomal rezessiver Erbgang. Genort 7q31 (*PDS*), Allelie mit Formen der sensorineurale

Schwerhörigkeit (DFNB4 und DFNB13 ▶ *Taubheit*) und der ▶ *Hypothyreose mit Jodisations-Defekt*. Ein weiteres Gen in 8q24?, Allelie mit der ▶ *Hypothyreose durch einen Jodproteindefekt ohne Schwerhörigkeit*?, können gemeinsam in einer Familie vorkommen.

Familienberatung
Biochemischer Nachweis für einen Teil der Fälle durch Perchlorattest und Radiojod-Zweiphasentest: Perchlorat oder Kalziumthiozyanat schwemmen anorganisches Jod aus der Schilddrüse aus. Nach vorheriger Gabe radioaktiven Jods besteht bei P. eine subnormale (20–80%) Radioaktivität der Schilddrüse. Mit dem gleichen Test Heterozygoten-Nachweis möglich. Differentialdiagnose zu anderen Formen der ▶ *Hypothyreose* wichtig. Für Kinder aus einer Verbindung eines Merkmalsträgers mit einem Partner, der an einer anderen Form der Taubheit oder Schwerhörigkeit leidet, besteht ein kaum ein erhöhtes Risiko.

Literatur
Billerbeck, A.E.C., H.Cavaliere, A.C.Goldberg et al., Clinical and molecular genetic studies in PENDRED's syndrome. Thyroid *4* (1994) 279–284.
Campbell, C., R.A.Cucci, S.Prasad et al., PENDRED syndrome, DFNB4, and *PDS/SLC26A4*. Identification of eight novel mutations and possible genotype-phenotype correlations. Hum.Mutat. *17* (2001) 403–411.
Coyle, B., R.Coffrea, J.A.L.Armour et al., PENDRED syndrome (goitre and sensorineural hearing loss) maps to chromosome 7 in the region containing the nonsyndromatic deafness gene *DFNB4*. Nature Genet. *12* (1996) 421–423.
Coyle, B., W.Reardon, J.-A.Herbrick et al., Molecular analysis of the PDS gene in PENDRED syndrome (sensorineural hearing loss and goitre). Hum. Molec.Genet. *7* (1998) 1105–1112.
Everett, L.A., B.Glaser, J.C.Beck et al., PENDRED syndrome is caused by mutations in a putative sulphate transporter gene (*PDS*). Nature Genet. *17* (1997) 411–422.
Forrest, D., l.C.Erway, L.Ng et al, Thyroid hormone receptor β is essential for development of auditory function. Nature Genet.*13* (1996) 354–357.
Jamal, M.N., M.A.Armaout and R.Jarrar, PENDRED's syndrome: A study of patients and relatives. Ann.Otol.Rhinol.Laryngol. *104* (1995) 957–962.

Lange, K., M.Gross und E.Spormann-Lagodzinski, PENDRED-Syndrom. Med.Gen. *14* (2002) 23–27.
Reardon, W. and R.C.Trembath, PENDRED syndrome. J.Med.Genet. *33* (1996) 1037–1040.
Van Wouwe, J.P., M.C.Wijnands, P.E.C.Mouradbaars et al., Brief clinical report: a patient with dup(10p)del(8q) and PENDRED syndrome. Am.J.Med.Genet. *24* (1986) 211–217.

OMIM 274600

Pentalogie CANTRELL
▶ Thorako-Abdominales Syndrom

Penta-X-Frau
▶ Tetra-X-Frau

Pentosurie

Genetisch bedingter Enzymdefekt auf der Grundlage einer Genmutation.
Der Gendefekt manifestiert sich in einer verminderten Aktivität eines Isoenzyms der L-Xylulose-Dehydrogenase. Dadurch kommt es zur Störung des Glukuronsäurezyklus und zur Ausscheidung großer Mengen von L-Xylulose im Urin.

Krankheitswert
Angeboren. Ohne jede klinische Erscheinung.

Therapiemöglichkeiten
Nicht notwendig.

Häufigkeit und Vorkommen
Frequenz 1:50.000–40.000, gehäuft bei Juden (Ashkenasim).

Genetik
Autosomal rezessiver Erbgang.

Familienberatung
Nachweis papierchromatografisch anhand der Xylose im Urin. Nach dem gleichen Prinzip Heterozygotentest nach Belastung (Glukuronolakton). Bei Urinuntersuchungen Abgrenzung ge-

genüber Diabetes mellitus (reduzierende Substanzen) wichtig. Familienberaterisch bedeutungslos.

Literatur
Lane, A.B., On the nature of L-xylulose reductase deficiency in essential pentosuria. Biochem.Genet. *23* (1985) 61–72.

OMIM 260800

Perifolliculitis capitis
▶ Acne inversa

Periodische Paralyse, hyperkaliämische,
GAMSTORP-Syndrom,
Adynamia episodica hereditaria

Genetisch bedingte periodische Muskellähmung auf der Grundlage einer Genmutation. Der Gendefekt manifestiert sich in einer Strukturanomalie der Muskelfasermembran in Form eines Defektes der α-Untereinheit des Natriumionenkanal-Proteins (SCN4A). Es kommt zum Austritt von Kalium aus der Zelle (Hyperkaliämie) und zu einer Störung im neuromuskulären Übertragungsmechanismus.

Krankheitswert
Erstmanifestation meistens bei Kindern bis zum 5. Lebensjahr. Periodisch auftretende, 1–4 Tage dauernde generalisierte Muskelschwäche mit klassischen adynamischen Attacken. Fakultativ Beteiligung des Herzmuskels. Leichte Myotonie. Gute Prognose.

Therapiemöglichkeiten
Prophylaxe der Anfälle durch Vermeidung einer Provokation (Ruhe nach starker Bewegung, Kalium, Kälte) und durch Kohlenhydrat- sowie Thiazid- bzw. Azetazolamidgaben (Kaliumentzug) erfolgreich. Anfälle können durch Kalziumglukonat gemildert bzw. unterbrochen werden.

Häufigkeit und Vorkommen
Seit Erstbeschreibung bzw. Abgrenzung 1956 große Sippen mit Merkmalsträgern in aufeinanderfolgenden Generationen bekannt. Androtropie.

Genetik
Autosomal dominanter Erbgang mit vollständiger Penetranz. Genort 17q23.1-24(*SCN4A*), Allelie zur ▶ *Paramyotonia congenita* und zu einem Spättyp der ▶ *Myotonia congenita Typ* BECKER und wahrscheinlich auch zu einer Form der ▶ *Hyperpyrexie*. Kopplung mit dem Gen für das Wachstumshormon-Cluster (▶ *hypophysäres Zwergwuchs-Syndrom I*). Expressivität im männlichen Geschlecht stärker als im weiblichen.

Familienberatung
Differentialdiagnose zu sekundärer Form bei ▶ *Hypothyreose*, zu ▶ *Pseudohypoaldosteronismus* und zu anderen periodischen Paralysen anhand der Kaliumwerte im Serum während des Anfalles oder durch Provokation durch orale Kaliumbelastung bzw. Glukokortikoidgaben, zur ▶ *Paramyotonia congenita* und zu den ▶ *Myotonien* molekulargenetisch möglich. Genaue Unterrichtung der betroffenen Familien über Provokation und Prophylaxe der Anfälle notwendig.

Literatur
Fontaine, B., T.S.Khurana, E.P.Hoffman et al., Hyperkalemic periodic paralysis and the adult muscle sodium channel α-subunit gene. Science *250* (1990) 1000–1002.

Koch, M.C., K.Ricker, M.Otto et al., Linkage data suggesting allelic heterogeneity for paramyotonia congenita and hyperkalemic periodic paralysis. Hum.Genet. *88* (1991) 71–74.

Moslehi, R., S.Langlois, I.Yam and J.M.Friedman, Linkage of malignant hyperthermia and hyperkalemic periodic paralysis to the adult skeletal muscle sodium channel (*SCN4A*) in a large pedigree. Am.J.Med.Genet. *76* (1998) 21–27.

OMIM 170500

Periodische Paralyse, hypokaliämische,
Paroxysmale Lähmung, WESTPHAL-Syndrom

Genetisch bedingte periodische Muskellähmung auf der Grundlage einer Genmutation.

Der Basisdefekt besteht in einer Synthesestörung der α1-Untereinheit des Dihydropyridin-(DHP)-Rezeptors des Calciumionenkanals (CACNL1A3) der Muskelfasermembranen. Dadadurch ist der Kaliumtransport durch die Zellmembran gestört, woraus sich die typische Hypokaliämie während der Anfälle erklärt. Schilddrüsenerkrankungen (▶ v. BASEDOW-Syndrom) können das Auftreten der Anfälle begünstigen. Pathogenetisch abzutrennen ist eine allgemeine Störung von Ionenkanälen sowohl der Skelett- als auch der Herzmuskulatur (▶ Taubheit mit Störungen der Herzfunktion) mit hypo- als auch hyperkaliämisch provozierten Anfällen von Paralyse und verlängerten QT-Intervallen, teilweise lebensbedrohlichen Herzanfällen und auffälliger Fazies: ANDERSEN-Syndrom.

Krankheitswert
Erstmanifestation gewöhnlich während der Pubertät. Mehrstündige bis -tägige proximal beginnende vollständige (außer Gesichts- und Atemmuskulatur) Muskellähmung mit teilweise lebensbedrohlichen Zuständen. Außerdem vegetative Störungen. Bei Frauen leichtere klinische Symptome. Syndromatisch, wahrscheinlich in Abhängigkeit vom HLA-Typ beim ▶ v. BASEDOW-Syndrom. Bei ANDERSEN-Syndrom ist die QT-Intervallverlängerung meist klinisch unauffällig und kann überhaupt das einzige Symptom sein, aber auch zu schweren lebensbedrohlichen Komplikationen führen.

Therapiemöglichkeiten
Prophylaxe der Anfälle durch Vermeidung einer Provokation (Ruhe nach starker Bewegung, Kälte, kohlenhydratreiche Nahrung, Kortikosteroide, Alkoholgenuss, Insulin und andere Medikamente). Azetazolamid- und KCl-Gaben erfolgreich. Anfälle können mit KCl gemildert bzw. unterbrochen werden.

Häufigkeit und Vorkommen
Frequenz etwa 1:100.000. Androtropie (12:1). Häufigste der Periodischen Paralysen. Große Sippen mit Mermalsträgern in bis zu fünf Generationen bekannt. Vom ANDERSEN-Syndrom ebenfalls Sippen mit Merkmalsträgern in aufeinander folgenden Generationen bekannt.

Genetik
Autosomal dominanter Erbgang mit verminderter Penetranz und Expressivität im weiblichen Geschlecht. Genort 1q32 (*CACNL1A3*). ANDERSEN-Syndrom ebenfalls autosomal dominant mit variabler Expressivität. Genort unbekannt.

Familienberatung
Diagnose und Differentialdiagnose zu anderen Formen der P. anhand der Kaliumwerte im Serum während des Anfalls und durch Provokation mit Glukose-Insulin-Salz-Belastung sowie der bei Asiaten vorkommenden Thyreotoxischen P. Schwangerschaft kann auslösend wirken. Genaue Unterrichtung der betroffenen Familien über Provokationen und Prophylaxe der Anfälle wichtig. Beim ANDERSEN-Syndrom können plötzliche kardial bedingte Todesfälle in der Verwandtschaft hinweisend sein.

Literatur
Cannon, S.C. and S.M.Strittmatter, Functional expression of sodium channel mutations identified in families with periodic paralysis. Neuron *10* (1993) 317–326.

Cattaneo, E.A., Hypokaliämische periodische Paralyse: Neue Erkenntnisse. Schweiz.Med.Wschr *128* (1998) 297–301.

Fontaine, B., J.Vale-Santos, K.Jurkat-Rott et al., Mapping of the hypokalaemic periodic paralysis (HypoPP) locus to chromosome 1q31-32 in three European families. Nature Genet. *6* (1994) 267–272.

Fouad, G., M.Dalakas, S.Servidi et al., Genotype-phenotype correlations of DHP receptor α1-subunit gene mutations causing hypokalemic periodic paralysis. Neuromuscular Disord. *7* (1997) 33–38.

Sansone, V., R.Griggs, G.Meola et al., ANDERSEN´s syndrome: a distinct periodic paralysis. Ann.Neurol. *42* (1997) 307–312.

OMIM 170390, 170400

Periodische Paralyse, normo-kaliämische

Genetisch bedingte periodische Muskellähmung auf der Grundlage einer Genmutation. Der zu den paralytischen Erscheinungen führende Basisdefekt ist unbekannt. Das Krankheitsbild zeigt Eigenheiten sowohl der hypo- als auch der hyperkaliämischen periodischen Paralysen, typisch ist jedoch die Normokaliämie während der Anfälle. Elektronenoptisch lässt sich eine Dilatation des sarkoplasmatischen Retikulums erkennen.

Krankheitswert
Erstmanifestation im Kindesalter. Mehrtägige bis -wöchige vollständige Muskellähmung (außer Gesichts- und Eingeweidemuskulatur), nach längerer Ruhe und Ruhe nach starker Bewegung. Weiterhin durch Kälte und KCl provoziert. Störung des Allgemeinbefindens, jedoch Lebenserwartung und Arbeitsfähigkeit außerhalb der Anfälle kaum herabgesetzt.

Therapiemöglichkeiten
Prophylaxe der Anfälle durch Vermeidung einer Provokation. Anfälle können mit NaCl oder medikamentös (Azetolamid, Fluorhydrocortison) gemildert bzw. unterbrochen werden.

Häufigkeit und Vorkommen
Abtrennung von anderen periodischen Paralysen als eigenes Krankheitsbild noch unsicher. Einschätzung deshalb nicht möglich.

Genetik
Autosomal dominanter Erbgang mit vollständiger Penetranz und gleicher Expressivität in beiden Geschlechtern. Allelie jeweils zu einer der beiden anderen Formen der periodischen Paralyse?

Familienberatung
Differentialdiagnose zu anderen Formen der P. anhand der Kaliumwerte im Serum während des Anfalls. Früherkennung latenter Merkmalsträger anhand des Muskelbioptats (charakeristische elektronenmikroskopisch erkennbare Anomalien) möglich. Genaue Unterrichtung der betroffenen Familien über Provokationen und Prophylaxe der Anfälle wichtig. Differentialdiagnostisch s.a. ▶ BRODY-Syndrom.

Literatur
Martin, A.R. and S.R.Levinson, Contribution of the Na^+-K^+ pump to membrane potential in familial periodic paralysis. Muscle Nerv. 8 (1985) 359–362.

OMIM 170600

Periodontitis (Paradontits) des Kindesalters
▶ Keratosis palmoplantaris mit Periodontopathie

Periodontitis (Paradontitis), juvenile
▶ Periodontose

Periodontose, idiopathische,
juvenile Paradontitis

Chronische Wurzelhauterkrankung heterogener Ätiologie, teilweise wahrscheinlich auf der Grundlage einer Genmutation.
Es besteht eine Degeneration und Rarefizierung der SHARPEYschen Fasern mit Zerstörung der angrenzenden Alveolar-Knochensubstanz. Dabei kommt es zu Ödemen und Entzündungen des Paradontiums und zur Lockerung der Zähne. Bakterielle Infektionen im Sinne einer Paradontitis sind bei den einzelnen Formen unterschiedlich stark beteiligt, wobei Immundefekte (HLA-A-Assoziationen) bzw. Neutrophileninsuffizienz aufgrund einer verminderten Peptidstimulierbarkeit (Granulozyten-Rezeptor-Defekt, Formyl-Peptid-System FPR1, FPRL1) als Grundlage vermutet werden. Der Basisdefekt bei der autosomal dominanten Form betrifft ein an der Dentin-Synthese und Mineralisation beteiligtes saures Sialophosphoprotein (DSPP) und damit nur sekundär das Paradontium. Bei der schweren rezessiven Form ist das Cathepsin C (CTSC) betroffen, ein Zell-Zell-Adhäsionsprotein des Paradonts, woraus sich die klinische Symptomatik ableiten lässt.

Krankheitswert
Bei der idiopathischen Periodontose Erstmanifestation im Kindes- oder Jugendalter. Lokale Form mit den Incisivi und 1. Molaren beginnend, bei der generalisierten Form auf das gesamte Gebiss übergreifende Lockerung der Zähne, teilweise schon des Milchgebisses. Frühzeitiger Zahnverlust. Voraus gehen schmerzhafte Paradontitiden und Gingivitiden. Unterschiedlich schnell progredient. Syndromatisch bei ▶ *Keratosis palmplantaris mit Periodontopathie,* ▶ *Hypophosphatasie,* ▶ *zyklischer Neutro-*

penie, ▶ Dentindysplasie und ▶ EHLERS-DAN-LOS-*Syndrom Typ VIII*.

Therapiemöglichkeiten
Konservative Behandlung erfolglos. Prothesen.

Häufigkeit und Vorkommen
Frequenz bei Europiden etwa 1:600, in anderen Rassen z.T. darüber. Wahrscheinlich häufig nicht erkannt. Mehr als 20 Geschwisterschaften und auch Sippen mit Merkmalsträgern in aufeinanderfolgenden Generationen beschrieben. Gynäkotropie.

Genetik
Heterogen. Autosomal rezessiver oder dominanter Erbgang wird zumindest für einen Teil der Fälle angenommen. Ob außerdem noch ein X-chromosomal bedingter Typ existiert, ist unklar. Genort 4q21.3 (*DSPP*, saures **D**entin-**S**ialo-**P**hospho-**p**rotein), Allelie mit der Dentinogenesis imperfecta II/III (▶ CAPDEPONT-*Syndrom*), autosomal dominant; 11q14, (*CTSC*), Allelie mit der ▶ *Keratosis palmoplantaris mit Periodontopathie* und dem HAIM-MUNK-Syndrom Chr. 19 (*FPRH1*).

Familienberatung
Differentialdiagnose zwischen einer Paradontose im engeren Sinne und den verschiedenen Paradontitiden sowie zu symptomatischen bzw. sekundären Formen der Paradontose (Histiozytose, Leukosen, ektodermale Dysplasien usw.) schwierig. Eine Palmoplantarkeratose sollte ausgeschlossen werden.

Literatur
Hart, T.C., M.L.Marazita, K.M.McCanna et al., Reevaluation of the chromosome 4q candidate region for early onset periodontitis. Hum.Genet. *91* (1993) 416–422.

Hart, T.C., P.S.Hart, M.D.Michalec et al., Localisation of a gene for prepuberal periodontitis to chromosome 11q14 and identification of a cathepsin C gene mutation. J.Med.Genet. *37* (2000) 95–101.

Hart, T.C., M.L.Marazita, H.A.Schenkein and S.R. Diehl, Equal sex ratio in juvenile periodontitis after correction for clinical ascertainment. J.Periodontol. *62* (1991) 745–749.

Marazita, M.L., J.A.Burmeister, J.C.Gunsolley et al. Evidence for autosomal dominant inheritance and race-specific heterogeneity in early-onset periodontitis. J.Periodontol. *65* (1994) 623–630.

Ozcelik, T., P.M.Murphy and U.Francke, Chromosomal assignment of genes for a formyl peptide receptor (FPR1) and a structural homologue of the formyl peptide receptor (FPRL1) and a low affinity interleukin 8 receptor (IL8RA) in humans. Cytogenet. Cell Genet. *58* (1991) 2023–2024.

Perez, H.D., E.Kelly, F.Elfman et al., Defective polymorphonuclear leukocyte formyl receptor(s) in juvenile periodontitis. J.Clin.Invest. *87* (1991) 971–976.

Pullara, T.J. and K.S.Sridharan Iyer, A syndrome of keratosis palmoplantaris congenita, pes planus, onychogryposis, periodontosis, arachnodactyly, and a peculiar acro-osteolysis. Br.J.Derm. *115* (1986) 243–248.

OMIM 170650, 260950, 311750

PERLMAN-Syndrom

Bei seit 1970 ca. 20 Geschwister- und sporadischen Fällen beschriebenes fetales bzw. angeborenes Makrosomie-Syndrom. Kombination von pränatalem Hydramnion, fetalem Aszites, zystischer Nephromegalie mit Nephroblastomatose, renalen Hamartomen, Abdominalmuskelhypoplasie und Neigung zu WILMS-Tumor. Viszeromegalie, Makrozephalus, Zwerchfellhernie, Herzfehler, Kryptorchismus und spezifische Fazies. Hypotonie. Inselzellhyperplasie. Tod meistens schon innerhalb des ersten Lebensjahres an Ateminsuffizienz. Differentialdiagnose zu anderen Makrosomie-Syndromen wie ▶ WIEDEMANN-*Syndrom* (keine Makroglossie und Omphalozele), ▶ SIMPSON-GOLABI-BEHMEL-*Syndrom* (X-chromosomal) und zum ▶ FRYNS-*Syndrom* (Makrosomie) sowie anderen Syndromen mit ▶ WILMS-*Tumor* (keine Aniridie) notwendig. Autosomal rezessiver Erbgang. Genort benachbart dem des WIEDEMANN- Syndroms auf 11p?

Literatur
Coppin, B., I.Morre and E.Hatchwell, Extending the overlap of three congenital overgrowth syndromes. Clin.Genet. *51* (1997) 375–378.

Grundy, R.G., J.Pritchard, M.Baraitser et al., PERLMAN and WIEDEMANN-BECKWITH syndromes: Two distinct conditions associated with WILMS' tumour. Eur.J.Pediatr. *151* (1992) 895–898.

Schilke, K., F.Schäfer, R.Waldherr et al., A case of PERLMAN syndrome: fetal gigantism, renal dysplasia, and severe neurological defecits. Am.J.Med. Genet. *91* (2000) 29–33

OMIM 267000

Perniziöse Anämie,
BIERMER-Syndrom;
idiopathische Vitamin-B_{12}-Mangelanämie

Genetisch bedingtes Malabsorptions-Syndrom auf der Grundlage einer Genmutation.
Der Gendefekt manifestiert sich in einem Mangel des Intrinsic-Factor, der die Resorption des Vitamin-B_{12} vermittelt, woraus sich die klinischen Erscheinungen ableiten lassen. Die Ursachen für die verminderte oder fehlende Sekretion des Intrinsic-Factor durch die Magendrüsen sind unterschiedlich. Meistens besteht eine Insuffizienz bzw. Atrophie oder Dysgenesie der Mukosa (Adulte P.). Häufig lassen sich Autoantikörper gegen die sezernierenden Zellen und in 50% der Fälle gegen den Intrinsic-Factor nachweisen (OMIM 240300). Eine Vitamin-B_{12}-Mangelanämie bei normalem Intrinsic-Factor kann jedoch auch auf der Grundlage einer stoffwechselbedingten Malabsorption der Mukosa (Juvenile P., IMERSLUND-GRÄSBECK-Syndrom, OMIM 261100) oder durch einen Synthesedefekt des Intrinsic-Factor (angeborene P., OMIM 261000) entstehen. Siehe auch ▶ *Methylmalonazidurie*.

Krankheitswert
Erstmanifestation je nach Typ unterschiedlich. Angeborene infantile bzw. juvenile P. selten. Gastrointestinale Beschwerden mit Unverträglichkeit bestimmter Speisen und Diarrhoe bei Achylie, Blässe, frühzeitiges Ergrauen des Kopfhaares und Nagelveränderungen. Allgemeines Unwohlsein, Verminderung der Leistungsfähigkeit. Proteinurie. Makrozytäre Anämie. Neurologische Störungen, z.B. Lähmungserscheinungen, Reflexanomalien, ataktische Bewegungsabläufe. Neigung zu Magen-Karzinom. Bei nicht behandelter angeborener P. Debilität.

Therapiemöglichkeiten
Je nach Ursache des Mangels an Intrinsic-Factors parenterale oder perorale Gaben von Vitamin B_{12} mit sehr gutem Erfolg.

Häufigkeit und Vorkommen
Gynäkotropie 1:2. In Europa unter Erwachsenen Frequenz etwa 1:10.000. Vom GRÄSBECK-IMERSLUND-Syndrom etwa 180 sporadische und Geschwisterfälle vor allem aus Norwegen und Finnland bekannt.

Genetik
Heterogene Gruppe von Störungen der Intrinsic-Factor-Sekretion oder -Wirksamkeit bzw. des Vitamin-B_{12}-Transportes. Angeborener Synthesedefekt des Intrinsic-Factors, juvenile Vitamin-B_{12}-Resorptions-Störung bei intaktem Intrinsic-Factor und autoimmunologische Erwachsenenform jeweils autosomal rezessiv bedingt. Letztere tritt jedoch auch als klassische Form familiär in aufeinanderfolgenden Generationen ohne erkennbaren MENDELschen Erbgang und im Rahmen anderer Autoimmunerkrankungen auf (OMIM 170900, s.a. ▶ *Autoimmunkrankheiten* OMIM 240300). Interfamiliär unterschiedlich schwere klinische Typen. Genort des Intrinsic-Factors: 11q13, des Resorptionsdefektes (IMERSLUND-GRÄSBECK-Syndrom) 10p12.2.

Familienberatung
Erkrankungsrisiko für Verwandte 1. Grades eines Merkmalsträgers mit der Erwachsenenform wird empirisch mit 1:10 angegeben, weitere 10% entwickeln eine hypochrome Anämie. Für familienanamnestische Erhebungen sind genaue hämatologische und immunologische Familienuntersuchungen notwendig. Hinsichtlich des Erstmanifestationsalters bzw. des Krankheitswertes kann mit einer gewissen intrafamiliären Konstanz gerechnet werden. Differentialdiagnose zum alimentären bzw. durch gastrointestinale Erkrankungen bedingten Vitamin-B_{12}-Mangel und zu anderen Anämien wichtig.

Literatur
Aminoff, M., E.Tahvanainen, R.Gräsbeck, Selective intestinal malabsorption of vitamin B_{12} displays recessive Mendelian inheritance: Assignment of a locus to chromosome 10 by linkage. Am.J.Hum. Genet. *57* (1995) 824–831.

Celep, F., A.Karagüzel, F.M.Aynaci and E.Erduran, A case report of 46,XXdel(21)(q22) de novo deletion associated with IMERSLUND-GRASBECK syndrome. Clin.Genet. *50* (1996) 248–250.

Hewitt, J.E., M.M.Gordon, R.T.Taggart et al., Human gastric intrinsic factor: Characterization of cDNA and genomic clones and localization to human chromosome 11. Genomics *10* (1991) 432–440.

Walser, A., H.Eigenmann und A.Gut, Selektive Vitamin-B-12-Malabsorption bei einer 19-jährigen Patientin. Schweiz. Med.Wschr. *119* (1989) 1053–1056.

OMIM 240300, 261000, 261100,

Peromelie

Angeborene distale transversale Hemimelie mit Stummelbildung unklarer Ätiologie und Pathogenese. Wahrscheinlich keine eigenständige Fehlbildung. Disruptions-Sequenz?, zugrunde liegende Thrombophilie?

Krankheitswert
Starke Behinderung durch symmetrisches oder einseitiges Fehlen mehr oder weniger großer Teile der Hände, Unterarme, Füße oder Unterschenkel.

Therapiemöglichkeiten
Prothesen.

Häufigkeit und Vorkommen
Isolierte Peromelie immer sporadisch. In Kombination mit anderen Fehlbildungen (▶ HANHART-Syndrom II; ▶ Aplasia cutis congenita u.a.) vereinzelt auch familiär.

Genetik
Kein Anhaltspunkt für genetische Ursache bei isolierter P. Bei Kombination mit ▶ Aplasia cutis congenita (ADAMS-OLIVER-Syndrom) spricht das familiäre Auftreten für autosomal rezessiven Erbgang, bei isolierter P. für vaskuläre Disruptionssequenz durch einen abgestorbenen Zwilling oder Thrombophilie.

Familienberatung
Differentialdiagnose zur ▶ Acheiropodie, zu Formen der intrauterinen Amputation durch ▶ Schnürfurchenbildung und zum ▶ Aglossie-Adaktylie-Syndrom und ▶ HANHART-Syndrom II notwendig. Siehe auch ▶ Pseudothalidomid-Syndrom. Bei isolierter P. besteht erfahrungsgemäß kein Wiederholungsrisiko.

Literatur
Hunter, A.G.W., A pilot study of the possible role of familial defects in anticoagulation as a cause for terminal limb reduction malformations. Clin.Genet. *57* (2000) 197–204.

Murray, R.S., J.Keeling, P.M.Ellis and D.R.FitzPatrick, Symmetrical upper limb peromelia and lower limb phocomelia associated with a de novo apparently balanced reciprocal translocation: 46,XX,t(2;12)(p25.1;q24.1) Clin.Dysmorphol. *11* (2002) 87–90.

OMIM 103300

Peroxisomopathien

Stoffwechselstörungen, die auf Defekten von Biosynthese oder Funktionen der Oxidasen- und Katalase-haltigen ubiquitären, membrangebundenen Peroxisomen beruhen. Betroffen sind mehr als 40 Proteine (Peroxine), davon 8 Matrixproteine und mindestens (>12 z.T. in sich wieder heterogene Komplementationsgruppen) 23 Gene, die an der Biogenese oder am Proteinimport beteiligt sind (*PEX 1–23*), darunter mindestens 3 Peroxisomen-Membranprotein-Gene (*PEX 13, 3* und *19*, nach einer anderen Nomenklatur *PEXD, PEXG, PEXJ*) und damit sowohl die anabole (Plasmalogen-Synthese, Gallensäure) als auch die katabole (β-Oxidation mittel- und langkettiger Fettsäuren >C22, Pipecol- und Phytansäure, Atmungskette, H_2O_2-Metabolismus, Glyoxalat-Stoffwechsel und Polyamin-Abbau) β-Oxidation.

Störungen der Biogenese mit weitgehendem Fehlen der Matrixproteine und funktionsfähiger Peroxisomen und damit Verlust der Aktivität eines großen Teils der Funktion peroxisomaler Enzyme:
- ▶ *Cerebro-Hepato-Renales Syndrom*
- ▶ *Adrenoleukodystrophie, neonatale autosomal rezessive*
- ▶ *REFSUM-Syndrom, infantiles*
- Hyperpipecolazidämie (▶ *Cerebro-Hepato-Renales Syndrom*)
- ▶ *Amaurosis congenita*
- ▶ *Chondrodysplasia punctata, rhizomeler Typ* (Rezeptordefekt für peroxisomale Enzyme)

Reduzierte Peroxisomenbildung mit Funktionsstörungen mehrerer peroxisomaler Enzyme

(Plasmalogen-Synthese und Phytansäure-Oxidation gestört):
- ▶ Hyperpipecolazidämie
  - ▶ Cerebro-Hepato-Renales Syndrom)

Störung eines peroxisomalen Enzym-Systems oder eines Carrierproteins der Peroxisomenmembran bei normaler Biogenese:
- ▶ ▶ Adrenoleukodystrophie, X-chromosomale Formen
- ▶ ▶ REFSUM-Syndrom, adultes klassisches
- ▶ ▶ Pseudo-Zellweger-Syndrom (β-Thiolase-Mangel) ▶ Cerebro-Hepato-Renales Syndrom
- ▶ ▶ Akatalasämie
- ▶ ▶ Hyperoxalurie Typ I
- ▶ ▶ Xanthomatose, zerebrotendinäre (?)
- ▶ Acyl-CoΛ Dehydrogenase-Mangel (▶ Adrenoleukodystrophie)
- ▶ ▶ Glutarazidurie III
- ▶ ▶ Mevalonazidurie
- ▶ Thiolase-Mangel

Literatur

Barth, P.G., R.J.A.Wanders, R.B.H.Schutgens et al., Peroxisomal β-oxidation defect with detectable peroxisomes: A case with neonatal onset and progressive course. Eur.J.Pediatr. 149 (1990) 722–726.

Distel, B., R.Erdmann, S.J.Gould et al., A unified nomenclature for peroxisome biogenesis factors. J.Cell Biol. 135 (1996) 1–3.

Maser, H.W., S.J.Mihalik and P.A.Watkins, Adrenoleucodystrophy and other peroxisomal disorders that affect the nervous system, including new observations on L-pipecolic acid oxidase in primates. Brain Devel. 11 (1989) 80–90.

Moser, A.B., M.Rasmussen, S.Naidu et al., Phenotype of patients with peroxisomal disorders subdivided into sixteen complementation groups. J.Pediat. 127 (1995) 13–22.

McGuinnes, M.C., A.B.Moser, H.W.Moser and P.A.Watkins, Peroxisomal disorders: Complementation analysis using β-oxidation of very long chain fatty acids. Biochem.Biophys.Res.Commun. 172 (1990) 364–369.

Schuttgens, R.B.H., G.Schrakamp, R.J.A.Wanders et al., Prenatal and perinatal diagnosis of peroxisomal disorders. J.Inherit.Metab.Dis. 12/Suppl. 1 (1989) 118–134.

Valle, D. and J.Gärtner, Penetrating the peroxisome. Nature 361 (1993) 682–683.

Warren, D.S., B.D.Wolfe and S.J.Gould, Phenotype-genotype relationships in PEX10-deficient peroxisome biogenesis disorder patients. Hum.Mutat. 15 (2000) 509–521.

PERRAULT-Krankheit
▶ Gonadendysgenesie, reine

PERRY-Krankheit
▶ PARKINSON-Syndrom

PERTHES-Krankheit
▶ CALVÉ-LEGG-PERTHES-Syndrom

PETERSsche Defektbildung

Dysplasie der vorderen Augenkammer in Form von irido-lenticulo-cornealen Synechien und Hornhauttrübung meist assoziiert mit anderen Defekten des Auges. Sekundär Glaukom. Siehe auch ▶ PETERS-Plus-Syndrom.
Heterogen. Meist sporadisch. Autosomal rezessiver Erbgang. Der Basisdefekt betrifft bei einem Teil der Fälle als PAX6-Homeobox-Genprodukt, einen Transkriptionsfaktor, der für die Organisation der vorderen Augenkammer verantwortlich ist. Allelie mit ▶ Aniridie-2 und einer Form von Anophthalmie im Genort 11p13 (PAX6), oligosymptomatische Form des PETERS-Plus-Syndroms. Außerdem kann eine Allelie mit dem RIEGER-Syndom-I in 4q25 (Homeobox-Gen RIEG1) oder eine Mutation des Gens für einen Transkriptionsfaktor in 1p32 (FOXE3) oder 4q25 (PITX2) vorliegen. Weiterhin 2p21 (CYP1B1), Allelie mit einer Form des Glaukoms GLC3A).

Literatur

Churchill, A.J., A.P.Booth, R.Anwar and A.F. Markham, PAX6 is normal in most cases of PETERS'anomaly. Eye 12 (1998) 299–303.

Hanson, I.M., J.M.Fletcher, T.Jordan et al., Mutations at the PAX6 locus are found in heterogeneous anterior segment malformations including PETERS' anomaly. Nature Genet. 6 (1994) 168–171.

Prosser, J. and V.Heyningen, *PAX6* mutations reviewed. Hum.Mutat. *11* (1998) 93–108.

Vincent, A., G.Billingsley, M.Priston et al., Phenotypic heterogeneity of *CYP1B1*: mutations in a patient with PETERS´ anomaly. J.Med.Genet. *38* (2001) 324–326.

OMIM 261540

PETERS-Plus-Syndrom,
KIVLIN-Syndrom

Fehlbildungs-Syndrom auf der Grundlage einer (*PAX6*-) Homeobox-Genmutation.

Krankheitswert
▶ PETERS´sche Defektbildung, Mittelgesichtsauffälligkeiten, meist Lippen-Gaumen-Spalte, Kleinwuchs, kurze Extremitäten, kurze Hände und Füße. Entwicklungsverzögerung. Fakultative Fehlbildungen.

Therapiemöglichkeiten
Unbekannt.

Häufigkeit und Vorkommen
Seit Abgrenzung 1984 sind mehr als 20 sporadische und Geschwisterfälle z.T. aus Verwandtenverbindungen bekannt geworden.

Genetik
Autosomal rezessiver Erbgang. Wahrscheinlich handelt es sich um die gleiche Entität wie das KIVLIN-Syndrom. Genort 11p13 (*PAX6*), Allelie mit der autosomal dominanten Aniridie-2 und einer Form der Anophthalmie, vereinzelt auch 4q25 (*RIEG1*).

Familienberatung
Differentialdiagnose zum ▶ CORNELIA-DE-LANGE-*Syndrom*, ▶ RIEGER-*Syndrom* und zum ▶ WEILL-MARCHESANI-*Syndrom* notwendig.

Literatur
Hennekam, R.C.M., M.J.van Schooneveld, H.H.Ardinger et al., The PETERS'-Plus syndrome: description of 16 patients and review of the literature. Clin.Dysmorphol. *2* (1993) 283–300.

Prosser, J. and V.Heyningen, *PAX6* mutations reviewed. Hum.Mutat. *11* (1998) 93-108.

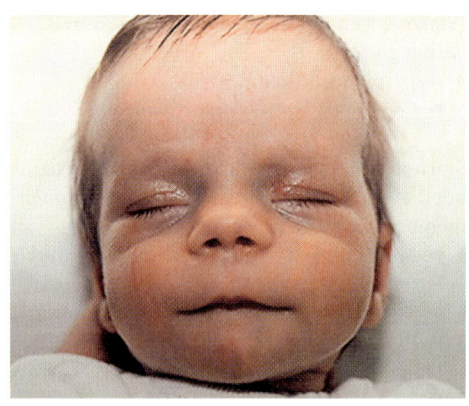

PETERS-Plus-Syndrom. Rundes Gesicht mit Hypertelorismus bei kurzer Lidspalte, langem Philtrum und Cupidobogen-förmig geschwungenem Mund. (S. Tinschert)

Thompson, E.M., R.M.Winter and M.Baraitser, KIVLIN syndrome and PETERS'-Plus syndrome: are they the same disorder? Clin.Dysmorphol. *2* (1993) 301–316.

Trabouldi, E.I. and I.H.Maumenee, PETERS' anomaly and associated congenital malformations. Arch. Ophthalmol. *110* (1992) 1739–1742.

OMIM 106210, 261540

PEUTZ-JEGHERS-Syndrom
▶ Polyposis intestinalis II

DE-LA-PEYRONIE-Syndrom,
Induratio penis plastica

Genitalerkrankung des Mannes unklarer Ätiologie.
Es besteht eine dorsale umschriebene fibröse Verhärtung des Penis wahrscheinlich auf autoimmunologischer Grundlage mit Assoziation zum HLA-System (HLA-B 27, A1, DR3, DQw2, B7).

Krankheitswert
Erstmanifestation klinischer Erscheinungen vom 4. Lebensjahrzehnt an. Abknickung des erigierten Penis, teilweise Impotentia coeundi. In etwa 10% der Fälle kombiniert mit ▶ DUPUYTREN-*Syndrom* und anderen Fibromatosen. Progredient.

Therapiemöglichkeiten

Gaben von Vitamin A mit nachfolgender Röntgenbestrahlung, immunsuppressive Behandlung, eventuell Exzision oder gerinnungshemmende Therapie mit unterschiedlichem, unbefriedigendem Erfolg.

Häufigkeit und Vorkommen

Schwer einschätzbar, in Mitteleuropa etwa 1:500–300. Sippen mit männlichen Merkmalsträgern in mehreren aufeinanderfolgenden Generationen bekannt, wobei Frauen lediglich eine DUPUYTRENsche Kontraktur aufweisen können.

Genetik

Es ist anzunehmen, dass nur ein Teil der Fälle dem Arzt bekannt wird. Aus diesem Grunde und wegen des späten Manifestationsalters ist die Art des familiären Vorkommens noch weitgehend unbekannt. Im Hinblick auf die Assoziation mit dem ▶ DUPUYTREN-Syndrom (autosomal bedingt) und auf das Vorkommen von Merkmalsträgern in aufeinanderfolgenden Generationen bzw. Geschwisterschaften wird ein autosomal dominanter Erbgang angenommen.

Familienberatung

Familienberaterisch bedeutungslos.

Literatur

Bias, W.B., L.M.Nyberg Jr., M.C.Hochberg and P.C.Walsh, PEYRONIE's disease: a newly recognized autosomal-dominant trait. Am.J.Med.Genet. *12* (1982) 227–235.

Somers, K.D., B.A.Winters, D.M.Dawson et al., Chromosome abnormalities in PEYRONIE's disease. J.Urol. *137* (1987) 672–675.

OMIM 171000

PFAUNDLER-HURLER-Syndrom
▶ Mukopolysaccharidose Typ I und II

PFEIFFER-Syndrom
▶ Akrozephalosyndaktylie

PFEIFFER Kardiokraniales Syndrom
▶ Kardiokraniales Syndrom PFEIFFER

PHACE

Posteriore Fossa-Fehlbildung, **H**ämangiome, kraniale und vertebrale **A**rterienanomalien (einschließlich der Carotis), **C**oarctation der Aorta, **C**ardiale Defekte, Augen- (**E**ye)-Anomalien

Von bisher über 40 sporadischen Fällen beschriebene Assoziation von DANDY-WALKER-Fehlbildung, Aortenisthmusstenose, Hirnarterienfehlbildungen, Gesichtshämangiomen, Herz- und Augenfehlbildungen. Differentialdiagnose zu anderen Gefäßfehlbildungen wichtig, ▶ *Aneurysmen, intrakranielle*. In einigen Fällen Fehlbildungen des Sternums und supraumbilikale Raphe. Identisch mit dem Sternum-Fehlbildung/Gefäßdysplasie-Syndrom (OMIM 140850, ▶ *Sternumdefekte*)? Siehe auch ▶ *DI-George-Syndrom*.

Literatur

Frieden, I.J., V.Reese and D.Cohen, PHACE syndrome: The association of posterior fossa brain malformation, hemangiomas, arterial anomalies, coacrtation of the aorta and cardia defects, and eye abnormalities. Arch.Derm. *132* (1996) 307–311.

Slavotinek, A.M., E.Dubovsky, H.C.Dietz and F.Lacbawan, Report of a child with aortic aneurysm, orofacial clefting, hemangioma, upper sternal defect, and marfanoid fetures: Possible PHACE syndrome. Am.J.Med.Genet. *110* (2002) 283–288.

OMIM 606519

Phäochromozytom

Tumor des Nebennierenmarks unterschiedlicher Ätiologie.

Die klinische Symptomatik erklärt sich aus einer hormonellen Überproduktion (Adrenalin und/oder Noradrenalin) in den zum großen Teil aus chromaffinem Gewebe bestehenden Tumoren des Nebennierenmarks. Die genetische Grundlage ist heterogen.

Krankheitswert
Meistens nicht metastasierende Tumoren. Anfälle von Hypertonie, Tachykardie, Kopfschmerz und Atemnot mit entsprechenden Sekundärerscheinungen. Langsam progredienter Verlauf, ohne Therapie schlechte Prognose. Teilweise kombiniert mit anderen Adenomen (der Thyreoidea usw., ▶ *Adenomatose, endokrine, hereditäre Typ I*; ▶ *v. HIPPEL-LINDAU-Syndrom*; ▶ *Neurofibromatose Typ I*).

Therapiemöglichkeiten
Nach Möglichkeit chirurgische Entfernung oder Behandlung mit Radiojodpräparaten.

Häufigkeit und Vorkommen
90% der Fälle solitär, isoliert, unilateral, meistens sporadisch. Bei familiärem Vorkommen in Geschwisterschaften und aufeinanderfolgenden Generationen bilateral, meistens syndromatisch.

Genetik
Im Rahmen von Syndromen (Adenomatose usw.) autosomal dominant bedingt oder autosomal dominante Neigung zu P. Bei isoliertem ein- und beidseitigem P. auf der Grundlage von autosomal rezessiven Suppressorgen-Mutationen kann es ebenfalls gemäß der Zwei-Mutationen-Theorie von KNUDSON zu einem dominanten Erbgang kommen: ▶ *Adenomatose, endokrine familiäre Typ II*, ▶ *v. HIPPEL-LINDAU-Syndrom*; ▶ *Neurofibromatose 1*. Es gibt Anhaltspunkte dafür, dass die Progression durch Suppressorgen-Mutationen (Heterozygotie-Verlust) an verschiedenen Loci unterhalten wird. Genorte: 3p25.5 (*VHL*, Allelie mit dem v. HIPPEL-LINDAU-Syndrom) und 10q11.2. (*RET*, sowie dessen Ligand *GDNF*, Allelie mit der endokrinen hereditären Adenomatose II, s.a. ▶ *HIRSCHSPRUNG-Syndrom*). Weitere Suszeptibilitäts-Gene: 11q22.3-23 (*SDHB* und D, Succinate Dehydrogenase-Untereinheiten B und D, mitochondrialer Komplex II, Cytochrom b558), Allelie zu ▶ *Glomus-Tumoren*.

Familienberatung
Nachweis und Differentialdiagnose zu anderen Hochdruckursachen, klimakterischen Erscheinungen, Hyperthyreose, apoplektischen Zuständen und vor allem zur ▶ *endokrinen hereditären Adenomatose* anhand des Regitintests, erhöhter Noradrenalin-Ausscheidung und der vergrößerten Nebenniere (Ultrasonografie, Szintigrafie) notwendig. Aufgrund des meist sporadischen Auftretens besteht bei stummer Familienanamnese für unilaterales P. kein erhötes Risiko für Verwandte. Prophylaktische Überwachung Verwandter 1. Grades eines Merkmalsträgers mit bilateralem P. ist anzuraten.

Literatur
Allen, H.A.III, B.W.Holmes jr. and J.D.Hopkins, Bilateral ectopic pheochromozytomas: Computed tomographic and sonographic correlation. Urol.Radiol. *9* (1988) 228–230.

Astuti, D., F.Latif, A.Dallol et al., Gene mutation in the succinate dehydrogenase subunit SDHB cause susceptibility to familial pheochromocytoma and to familial paraganglioma. Am.J.Hum.Genet. *69* (2001) 49–54.

Crossey, P.A., Ch.Eng et al., Molecular genetic diagnosis of von HIPPEL-LINDAU disease in familial phaeochromocytoma. J.Med.Genet. *32* (1995) 885–886.

Khosla, S., V.M.Patel, I.D.Hay et al. Loss of heterozygosity suggests multiple genetic alterations in pheochromocytomas and medullary thyroid carcinoma. J.Clin Invest. *87* (1991) 1691–1699.

Richard, F.M., A.R.Webster, R.McMahon et al., Molecular genetic analysis of von HIPPEL-LINDAU disease. J.Intern.Med. *243* (1998) 527–533.

Woodward, E.R., C.Eng, R.McMahon et al., Genetic predisposition to phaeochromocytoma: analysis of candidate genes *GDNF, RET, VHL*. Hum.Molec. Genet. *6* (1997) 1051–1056.

OMIM 171300, 171350.

PHAVER
▶ Pterygium-Syndrom

PHC-Syndrom
▶ Ergrauen des Kopfhaares

Phenylbrenztraubensäure-Schwachsinn
▶ Phenylketonurie

Phenylketonurie,
FÖLLING-Syndrom
(unter Mitarbeit von COBET, Berlin)

Genetisch bedingter Stoffwechseldefekt auf der Grundlage einer Genmutation.
Der Gendefekt manifestiert sich bei der „klassischen" Form in einer Störung der Hydroxylation des Phenylalanins zu Tyrosin in der Leber. Zugrunde liegt eine verminderte Phenylalaninhydroxylase-Aktivität. Sie führt zur Ansammlung von Phenylalanin in Körperflüssigkeiten und Geweben und zu dessen induktivem Abbau zu Phenylbrenztraubensäure und anderen unphysiologischen Substanzen. Die Symptomatik leitet sich aus der Anreicherung von Phenylalanin und dessen toxisch wirkenden Metaboliten ab. Es kommt zu einer kompetitiven Hemmung verschiedener Enzyme, z.B. des Tyrosinstoffwechsels und damit zur Störung der Pigmentbildung, sowie zur Störung des Aminosäurentransportes durch die Zellmembranen. Aus beiden Störfaktoren sind eine herabgesetzte enterale Resorption von Aminosäuren und vor allem ein Aminosäurenmangel in den Nervenzellen abzuleiten.
Anstelle des Defektes der Phenylalaninhydroxylase kann ein Mangel ihres Kofaktors Tetrahydrobiopterin die Ursache für die „atypische" Phenylketonurie sein. Der Tetrahydrobiopterin-Mangel entsteht durch einen Block in der Synthese durch verminderte Aktivität eines der beteiligten Enzyme (Guanosintriphosphat-Cyclohydroxylase I, 6-Pyruvoyl-Tetrahydrobiopterin-Synthase, 7,8-Dihydrobiopterin-Synthase) oder durch einen Defekt des Regenerationsenzyms (Dihydropteridin-Reduktase) u.a. Da Tetrahydrobiopterin auch als Kofaktor der Tyrosin- und Tryptophanhydroxylase für die Synthese von Dopamin, Norepinephrin und Serotonin notwendig ist, kommt es bei Mangelzuständen zu schweren neurologischen Ausfallserscheinungen, besonders zu früh auftretenden Krampfanfällen.

Krankheitswert
Manifestation im ersten Lebensjahr. Oligophrenie aller Schweregrade, Krampfanfälle, helle Komplexion, ekzematöse Hauterscheinungen, herabgesetzte Lebenserwartung. Etwa 5% der Betroffenen mit der klassischen Phenylketonurie sind auch ohne Therapie annähernd geistig normal oder nur wenig geschädigt (eventuell durch leichte Hyperphenylalaninämie bei nur leicht verminderter Phenylalaninhydroxylase-Aktivität).

Therapiemöglichkeiten
Bei Phenylalaninhydroxylase-Mangel sehr gute Erfolge durch Beginn einer streng eiweißarmen Diät und Ergänzung mit industriell aufbereiteten phenylalaninfreien Aminosäurengemischen in den ersten Lebenstagen (Modellbeispiel für die diätetische Behandlung von genetisch bedingten Stoffwechselkrankheiten). Bei Tetrahydrobiopterin-Mangel ist die diätetische Behandlung unwirksam. Stattdessen kann Substitution mit Tetrahydrobiopterin, 5-Hydroxytryptophan, Carbidopa und L-Dopa biochemische und klinische Besserung hervorrufen.

Häufigkeit und Vorkommen
Inzidenz in Mitteleuropa 1:10.000. Frequenz 1:18.000 bis 15.000, Heterozygote etwa 1:50. Unter schwer geistig Behinderten vor Einführung des Screening- und Diätprogrammes 0,5 bis 0,8%, unter leicht Oligophrenen 0,1%. Bei Asiaten und Negroiden wesentlich seltener. Tetrahydrobiopterin-Mangel insgesamt nur von wenigen Fällen beschrieben (höchstens 1% aller Phenylketonurie-Patienten).

Genetik
Autosomal rezessiver Erbgang. Genorte: 12q24.1 (*PHA*, Phenylalaninhydroxylase, über 30 Allele bekannt), 14q22.1-22.2 (*GCH1*, Guanosintriphosphat-Cyclohydroxylase I) und 4p15.31 (*DHPR*, Dihydropteridin-Reduktase, OMIM 161630). Heterogen. Die verschiedenen Schweregrade der klassischen Phenylketonurie bzw. Hyperphenylalaninämie sind Ausdruck einer multiplen Allelie im Phenylalaninhydroxylase-Locus, wobei die Fälle bei Europiden zum großen Teil auf wenige Mutationen zurückzuführen sind.

Familienberatung
Diätetische Behandlung so früh wie möglich, mindestens vor der Manifestation klinischer Erscheinungen, die größtenteils als irreversibel anzusehen sind. Späterer Diätbeginn bringt deshalb nur Teilerfolge. Individuell einzustellende und konsequent durchzuführende Diät

unter laufender Kontrolle des Phenylalaninserumspiegels bei Vermeidung eines Aminosäurenmangelzustandes ist notwendig. Die ab 10. Lebensjahr mögliche allmähliche Liberalisierung der Diätvorschriften ist in ihrem Umfang noch umstritten. Eine Kapillarblutuntersuchung ab dem 5. Lebenstag im Rahmen eines Neugeborenen-Screening-Programmes ist die einzige sichere Voraussetzung für eine rechtzeitige Früherkennung, wobei sich methodisch neben dem GUTHRIE-Test die dünnschichtchromatographische Aminosäurenbestimmung und eine fluorometrische Phenylalaninbestimmung bewährt haben. Bei jeder Hyperphenylalaninämie ist eine leichte transitorische Form (Enzymreifungsstörung) und ein Tetrahydrobiopterin-Mangel auszuschließen. Letzterer wird durch Messung der Dihydrobiopterin-Reduktase-Aktivität sowie von Neopterin und Biopterin und durch eine probeweise Tetrahydrobiopterin-Gabe erfasst. Heterozygotentest bei der klassischen Form durch Bestimmung des Verhältnisses von Phenylalanin zu Tyrosin nach Phenylalaninbelastung durch überlappenden Grenzbereich nicht immer aussagekräftig, molekulargenetisch möglich. Vor und während der Schwangerschaft ist von homozygoten Merkmalsträgerinnen die phenylalaninarme Diät besonders konsequent einzuhalten, um die Frucht vor der Schädigung durch das erhöhte transplazentare Phenylalanin-Angebot des mütterlichen Blutes zu schützen. Kinder unbehandelter Frauen mit Phenylketonurie können eine allgemeine Retardation (Kleinwuchs), Organfehlbildungen (Mikrozephalus, Herzfehler) und neurologische Störungen (Krampfanfälle, Zerebralparesen) aufweisen. Pränatale Diagnostik bei Phenylalaninhydroxylase-Mangel nur molekulargenetisch, bei Tetrahydrobiopterin-Mangel biochemisch nach Amniozentese im 2. Trimenon möglich. Abruptio bei der klassischen Phenylketonurie im Hinblick auf die Therapiemöglichkeit höchstens bis zur 12. Schwangerschaftswoche vertretbar.

Literatur

Dhondt, J.-L. and J.-P.Farriaux, Atypical cases of phenylketonuria. Eur.J.Pediat. *146*/Suppl.1 (1987) A38–A43.

Gütler, F., A.G.DiLella, F.D.Ledley et al., Molecular biology of phenylketonuria. Eur.J.Pediat.*146*/Suppl.1 (1987) A5–A11.

Kayaalp, E., E.Treacy, P.J.Waters et al., Human phenylalanine hydroxylase mutations and hyperphenylalanineamia phenotypes: A metanalysis of genotype-phenotype correlation. Am.J.Hum.Genet. *61* (1997) 1309–1317.

Saudubray, J.M., F.Rey, H.Ogler et al., Intellectual and school performances in early-treated classical PKU patients. The French Collaborative study. Eur.J.Pediatr. *146*/Suppl1 (1987) A20–A22.

Thöny, B., W.Leinbacher, N.Blau et al., Hyperphenylalaninemia due to defects in tetrahydropterin metabolism: molecular characterization of mutations in 6-pyruvoyl-tetrahydropterin synthase. Am.J. Hum.Genet. *54* (1994) 782–792.

Thöny, B., F.Neuheiser, L.Kierat et al., Hyperphenylalaninaemia with high levels of 7-biopterin is associated with mutations in the *PCBD* gene encoding the bifunctional protein pterin-4a-carbinolamine dehydratase and transcriptional coactivator (DCoH). Am.J.Hum.Genet. *62* (1998) 1302–1311.

OMIM 233910, 261580, 261600, 261630, 261640, 261690

Phenytoin-Embryofetopathie
▶ Hydantoin-Embryofetopathie

PHILIPP-Syndrom

Von wenigen Fällen beschriebene Kombination von Mikrozephalus, geistiger Behinderung, hoher Nasenwurzel und Polysyndaktylie. Abgrenzung zum ▶ *Smith-Lemli-Opitz-Syndrom* unklar.

Phokomelie
▶ Pseudothalidomid-Syndrom

Phosphatdiabetes
▶ Hypophosphatämie

Phosphofruktokinase-Mangel
▶ Glykogenose Typ VII

Phosphoglukoaminosäure-Diabetes
▶ De-TONI-DEBRÉ-FANCONI-Syndrom

Phosphoglukose-Isomerase-Mangel
▶ Glukosephosphat-Isomerase-Mangel

Phosphoglyzeratkinase-Mangel,
ATP:3-Phosphoglycerat-1-Phosphotransferase-Mangel

Genetisch bedingte Enzymopathie auf der Grundlage einer Genmutatation. Der Gendefekt manifestiert sich in einer Verminderung der Aktivität der Phosphoglyzeratkinase in Erythrozyten und Leukozyten. Dadurch kommt es zu einer Störung der Glykolyse (EMDEN-MEYERHOF-Weg) und damit des Energiehaushaltes der Erythrozyten, woraus sich die klinische Symptomatik z.T. ableiten lässt.

Krankheitswert
Erstmanifestation klinischer Erscheinungen im Kindesalter. Nichtsphärozytäre hämolytische Anämie, Splenomegalie, leichte Oligophrenie und Verhaltensstörungen im männlichen Geschlecht. Frauen zeigen höchstens eine leichte hämolytische Anämie.

Therapiemöglichkeiten
Bluttransfusionen führen zu vorübergehender Besserung der Anämie.

Häufigkeit und Vorkommen
Seit Entdeckung 1968 mehr als 10 männliche Merkmalsträger bekannt.

Genetik
X-chromosomaler Erbgang. Genort Xq13 (*PGK1*, Isoenzyme auf Chromosomen 6 und 19). Die interfamiliär unterschiedlich schweren Formen beruhen auf multipler Allelie bzw. auf Heterogenie verschiedener Isoenzyme. Für einen Teil der Fälle mit ▶ *hypochromer sideroblastischer Anämie* wurde eine Kopplung mit dem Phosphoglyzeratkinase-Genort in Xq13 festgestellt. Allelie?

Familienberatung
Differentialdiagnose zu anderen erythrozytären Enzymdefekten mit Anämie, vor allem zum Glukose-6-Phosphat-Dehydrogenase-Mangel wichtig. Heterozygoten-Nachweis enzymatisch oder anhand einer leichten hämolytischen Anämie der Konduktorinnen. Von einer intrafamiliär relativen Konstanz der Schwere der Erscheinungen kann ausgegangen werden. Pränatale Diagnostik molekulargenetisch in Chorionbioptat- oder kultivierten Fruchtwasserzellen möglich.

Literatur
Maeda, M. and A. Yoshida, Molecular defect of a phosphoglycerate kinase variant (PGK Matsue) associated with hemolytic anemia: leu-to-pro substitution caused by T/A to C/G transition in exon 3. Blood 77 (1991) 1348–1352.

OMIM 311800

3-Phosphoglyzeratdehydrogenase-Mangel

Durch eine fehlende oder verminderte 3-Phosphoglyzeratdehydrogenase-Aktivität ist die Umwandlung von 3-Phosphoglyzerat in 3-Phosphohydroxypyruvat und damit die L-Serin-Synthese gestört. L-Serin ist ein Baustein für Proteine, Membranlipide, Purine und Pyrimidine und eine Ausgangssubstanz für D-Serin und Glycin. Aus seinem Mangel lässt sich die zentralnervöse und komplexe Symptomatik ableiten.

Krankheitswert
Angeborener Mikrozephalus, schwere geistige Retardation, Anfalls-Symptomatik. Geringe Lebenserwartung.

Therapiemöglichkeiten
Unbekannt.

Häufigkeit und Vorkommen
Seit 1996 6 Geschwister- und sporadische Fälle bekannt.

Genetik
Autosomal rezessiver Erbgang. Genort 1q12 (*PHGDH*)

Phosphoglyzeratmutase-Mangel

Familienberatung
Nachweis durch Serinbestimmung in Serum und Liquor nach mehrstündiger Fastenperiode und molekulargenetisch.

Literatur
Klomp, L.W.J., T.J.de Konig, H.E.M.Malingré et al., Molecular characterization of 3-phosphoglycerate dehydrogenase deficiency – a neurometabolic disorder associated with reduced L-serine biosynthesis. Am.J.Hum.Genet. 67 (2000) 1389–1399.

OMIM 6018153

Phosphoglyzeratmutase-Mangel

Von über 10 vorwiegend afro-amerikanischen Patienten beschriebene Myopathie durch Störung der Muskelglykolyse bei der Umwandlung von 2-Phosphoglyzerat zu 3-Phosphoglyzerat durch das Muskelisoenzym der entsprechenden Mutase. Muskelschwäche und -Krämpfe, Myoglobinurie, Myalgie. Autosomal rezessiver Erbgang. Genort 7p13-p12 (*PGM-M*).

Literatur
Tsujino, S., S.Shanske, S.Sakoda et al., Molecular genetic studies in muscle phosphoglycerate mutase (PGAM-M) deficiency. Muscle Nerve 18/Suppl.3 (1995) 50–53.

OMIM 261670

Phosphohexose-Isomerase-Mangel
▶ Glukosephosphat-Isomerase-Mangel

Phosphoribosyl-Pyrophosphat-Synthase-Mangel
▶ Gicht

Pick-Syndrom,
präsenile Demenz, unspezifische familiäre Demenz

Genetisch bedingte umschriebene Hirnatrophie im frontotemporalen Bereich auf der Grundlage einer Genmutation.

Der zu dem Hirnprozess führende Basisdefekt betrifft wahrscheinlich bei den meisten Fällen das mikrotubuläre Protein Tau in den Neuronen, das hier eine Schutz- bzw. stabilisierende Funktion ausübt. Das zunächst nur klinisch definierte Pick-Syndrom gehört damit zusammen mit der frontotemporalen ▶ *Demenz*, dem Disinhibitions-Demenz-Parkinson-Amyotrophie-Komplex (▶ *Parkinson-Syndrom*) und einem Typ des ▶ *Alzheimer-Syndroms* zu den Tauopathien.

Krankheitswert
Erstmanifestation vom 4.–5. Lebensjahrzehnt an, selten eher. Beginnt mit unspezifischen Persönlichkeitsveränderungen, Antriebsarmut und Sprachstörungen und endet mit völligem geistigen und körperlichen Verfall durchschnittlich 7 (1–11, selten mehr) Jahre nach Auftreten der ersten Symptome. Von den umschriebenen Hirnatrophien können unterschiedliche Bezirke vor allem der Hirnrinde (Lobus frontalis, Lobus parietalis) befallen sein. Amyotrophie durch Schädigung der Motoneurone kann vorkommen. Entsprechend, aber nicht genau korreliert, variiert die klinische Symptomatik. Teilweise mit Ausfallserscheinungen anderer Hirnregionen kombiniert.

Therapiemöglichkeiten
Bisher therapeutisch nicht zu beeinflussen.

Häufigkeit und Vorkommen
Wahrscheinlich regional sehr unterschiedlich, schwer einschätzbar, da entsprechende systematische Erhebungen weitgehend fehlen und eine Abgrenzung gegenüber dem ▶ *Alzheimer-Syndrom* und der ▶ *Arteriopathie mit subcorticaler Multiinfarkt-Demenz* (CADASIL) sowie zur ▶ *membranösen Lipodystrophie* retrospektiv nicht möglich ist. Nach Sjögren und Mitarb. in Schweden Erkrankungsrisiko etwa 1:4.000, 15–20% familiäre Fälle. Mehrere eindrucksvolle Sippen mit Pick-Syndrom in bis zu 10 Generationen beschrieben.

Genetik
Autosomal dominanter Erbgang mit vollständiger Penetranz bzw. genetische Disposition in Form eines dominanten Hauptgens und modifizierender Nebengene je nach klinischer Fassung des Syndroms. Genorte: Heterogenie, wobei Kriterien für

eine klinische Abgrenzung verschiedener unspezifischer Demenzformen auf molekulargenetischer Grundlage noch fehlen bzw. aufgrund allelischer Überschneidungen unsicher sind. Genorte: 17q21.11 (*TAU*, mikrotubuläres Protein Tau), ▶ PARKINSON-*Syndrom*, ▶ *amyotrophische Lateralsklerose*, ▶ ALZHEIMER-*Syndrom*; 3p12-q12, Antizipation bei Vererbung über den Vater; 19q13.1, präsenile Demenz und polyzystische schmerzhafte Knochendysplasie der Extremitätengelenke vom 3. Lebensjahrzehnt an, autosomal rezessiv bedingt: Vor allem in Finnland und Japan, NASU-HAKOLA-*Syndrom*, Lipomembranöse polyzystische Osteodysplasie (finn.), ▶ *membranöse Lipodystrophie* (jap.).

Familienberatung
Differentialdiagnose vor allem zum ▶ ALZHEIMER-*Syndrom* und anderen presenilen und senilen Demenzformen aufgrund der Frontalhirn-betonten Demenz und des Fehlens eines spezifischen histopathologischen Substrates wichtig, meist aber erst post mortem anhand der PICKschen Zellen mit LEWY-Einschlusskörpern und fehlender Plaque-Bildung abzusichern, wobei die Abgrenzung aufgrund gemeinsamer genetischer Grundlagen unsicher ist. Die Schwierigkeit für erbprognostische Einschätzungen besteht in dem späten Manifestationsalter. Prämanifester Nachweis nur aufwendig molekulargenetisch möglich, erste subklinische Symptome eventuell durch EEG und Computertomografie erkennbar. Familienspezifischer Vererbungsmodus muss anhand eines Stammbaumes ermittelt werden. Aufgrund des eindrucksvollen Krankheitsbildes kann bei sicher diagnostizierten Fällen hinsichtlich früherer Generationen auf schriftliche oder mündliche Aussagen zurückgegriffen werden.

Literatur
Brown, J., A.Ashworth, S.Gydesen et al., Familial nonspecific dementia maps to chromosome 3. Hum.Molec.Genet. 4 (1995) 1625–1628.
Constantinidis, J., Syndrome familial: Association de maladie de PICK et sclérose latérale amyotrophique. Encéphale 13 (1987) 285–293.
Groen, J.J. and L.J.Endtz, Hereditary PICK's disease: second re-examination of a large family and discussion of other hereditary cases, with particular reference to electroencephalography and computerized tomography. Brain 105 (1982) 443–459.

Ludolph, A.C., A.Sperfeld, B.M.Collatz et al., Taupathies – a new class of neurodegenerativ diseases. Nervenarzt 72 (2001) 78–85.
Morris, J.C., M.Cole, B.Q.Banker, and D.Wright, Hereditary dysphasic dementia and the PICK-ALZHEIMER spectrum. Ann.Neurol. 16 (1984) 455–466.
Pickering-Brown, S., M.Baker, S.H.Yen et al., PICK´s disease is associated with mutations in the tau gene. Ann.Neurol. 48 (2000) 859–867.

OMIM 172700

Piebald-Albinismus
▶ Albinismus, partieller

PIERRE-MARIE-Syndrom
▶ Ataxie

PIERRE-ROBIN-Anomalie,
PIERRE-ROBIN-Sequenz, PIERRE-ROBIN-Anomalade

Anomalie des Kiefer-Gaumen-Bereiches unterschiedlicher Ätiologie.
Entwicklungsdefekt des Mittelgesichtes meist im Rahmen von Syndromen. Der Basisdefekt ist unbekannt.

Krankheitswert
Angeborene Retromikrogenie. Hypoplasie des Kiefergelenkes. Gaumenspalte verschiedenen Ausmaßes. Glossoptose. Lebensbedrohliche Zustände im Neugeborenenalter durch Rückfall der schlaffen Zunge in den Hypopharynx mit asphyktischen Anfällen. Stridor. Sekundär Missgedeihen durch erschwerte Nahrungsaufnahme, Erbrechen, Aspirationspneumonien. Fakultativ weitere Fehlbildungen, besonders des Herzens, der Nieren und des Skeletts. Klinisch besteht ein kontinuierlicher Übergang zur isolierten Gaumenspalte. Teilsymptom von ca. 20 Syndromen.

Therapiemöglichkeiten
Chirurgische-kieferorthopädische Korrektur der Fehlbildungen mit sehr gutem Erfolg. Intu-

bation allerdings schwierig wegen Mundöffnungsbehinderung. Im Neugeborenenalter prophylaktisch Vermeidung der Rückenlage, Fixierung der Zunge, in Notsituationen eventuell Tracheotomie.

Häufigkeit und Vorkommen
Seit Erstbeschreibung 1822 über 1000 Fälle bekannt, wobei es sich meist um Patienten mit einem komplexeren genetisch bedingten Syndrom handelt. Androtropie.

Genetik
Das Vorkommen von isolierter P. bei Geschwistern aus Verbindungen klinisch gesunder, z.T. miteinander verwandter Eltern spricht zunächst für autosomal rezessiven Erbgang. Andererseits lassen sich oft bei einem Elternteil subklinische Teilsymptome (z.B. Gaumenspalte) feststellen, so dass man in Abhängigkeit von der Definition auch von einem unregelmäßig dominanten Erbgang mit stark variabler Expressivität, Heterozygotenmanifestation oder Polygenie sprechen kann. In einer Sippe mit Rippen- und Scapuladysplasien autosomal dominant (OMIM 602196). Für einige Familien mit ausschließlich männlichen Merkmalsträgern wird X-chromosomaler Erbgang vermutet (OMIM 311895). Siehe auch ▶ KLIPPEL-FEIL-Syndrom, ▶ CAREY-FINEMAN-ZITER-Syndrom, ▶ MARSHALL-SMITH-Syndrom, ▶ NAGER-Syndrom, ▶ CATEL-MANZKE-Syndrom.

Familienberatung
Differentialdiagnose komplexer Syndrome mit P. (vor allem STICKLER-Syndrom) wichtig. Bei familienanamnestischen Erhebungen ist auf Mikro- und Teilsymptome in der Aszendenz eines Merkmalsträgers zu achten. Aufgrund des meist sporadischen Auftretens wird das Risiko für Geschwister eines Merkmalsträgers bei stummer Familienanamnese empirisch mit 1:20 angegeben. Früherkennung und sofortige Einleitung prophylaktischer bzw. chirurgischer Maßnahmen kann lebenswichtig sein. Deshalb besondere medizinisch-genetische Betreuung betroffener Familien und eventuell pränatale Diagnostik durch Ultrasonografie wichtig. Siehe auch ▶ Gaumenspalte.

Literatur
Chitayat, S., C.Meunier, K.A.Hodgkinson and M.E.Azouz, ROBIN sequence with facial and digital anomalies in 2 half-brothers by the same mother. Am.J.Med.Genet. *40* (1991) 167–172.

Cohen, M.M.Jr., ROBIN sequences and complexes: causal heterogeneity and pathenogenetic/phenotypic variability. Am.J.Med.Genet. *84* (1999) 311–315.

Pilu, G., R.Romero, E.A.Reece et al., The prenatal diagnosis of ROBIN anomalad. Am.J.Obstet.Gynecol. *154* (1986) 630–632.

Sheffield, L.J., J.A.Reiss, K.Strohm, and M.Gilding, A genetic follow-up study of 64 patients with the Pierre ROBIN complex. Am.J.Med.Genet. *28* (1987) 24–36.

OMIM 261800, 311895, 311900

Pigmentdegeneration der Retina
▶ Retinopathia pigmentosa

Pigmentflecken-Polyposis
▶ Polyposis intestinalis II

Pili anulati,
Ringelhaar

Genetisch bedingte Haaranomalie auf der Grundlage einer Genmutation.
Es handelt sich um eine Haarwachstumsstörung, bei der das Haar gasgefüllte Abschnitte aufweist. Ein Basisdefekt ist unbekannt und die Pathogenese noch unklar.

Krankheitswert
Erstmanifestation klinischer Erscheinungen in den ersten Lebensjahren, selten später. Brüchiges, abschnittsweise hell und dunkel gefärbtes Haar. Gelegentlich mit anderen ektodermalen Dysplasien (Haar-Nagel-Typ) kombiniert. Vor allem kosmetisch störend.

Therapiemöglichkeiten
Unbekannt. Tendenz zur spontanen Besserung.

Häufigkeit und Vorkommen
Selten. Sippen mit Merkmalsträgern in mehreren aufeinanderfolgenden Generationen vor allem aus Europa und Amerika beschrieben.

Genetik
Autosomal dominanter Erbgang.

Familienberatung
Die bei Pili anulati bestehende Haarwachstumsstörung kann auf eine komplexere Symptomatik hinweisen. Isolierte P.a. können als harmlos angesehen werden.

Literatur
Price,V.H., R.S.Thomas, and F.T.Jones, Pili anulati: optic and electron microscope studies. Arch.Derm. 98 (1986) 640–647.

OMIM 180600

Pili torti

Genetisch bedingte Haaranomalie auf der Grundlage einer Genmutation.
Es handelt sich um eine Haarwachstumsstörung, bei der die Haare abschnittsweise abgeflacht und um die Längsachse jeweils um 180° gedreht sind. Basisdefekt und Pathogenese sind unklar (Cu-Transportstörung?).

Krankheitswert
Erstmanifestation klinischer Erscheinungen in den ersten Lebensjahren. Dünnes, glanzloses und kurz abbrechendes Haar. Bei isoliertem Auftreten lediglich kosmetisch störend. Gelegentlich kombiniert mit anderen ektodermalen Dysplasien (Keratosen, Zahnanomalien), Onychodysplasien (Haar-Nagel-Typ) und/oder mit Schwerhörigkeit (▶ *Taubheit*, Tab. III.J, BJÖRNSTAD-Syndrom). Symptomatisch bei einigen weiteren Syndromen, ▶ *MENKES-Syndrom*.

Therapiemöglichkeiten
Unbekannt. Gelegentlich Besserung im Pubertätsalter.

Häufigkeit und Vorkommen
Selten. Merkmalsträger in aufeinanderfolgenden Generationen wie auch lediglich in Geschwisterschaften bei Konsanguinität der Eltern beschrieben. Über 20 z.T. familiäre Fälle mit BJÖRNSTAD-Syndrom publiziert.

Genetik
Heterogenie. Isolierte P. zeigen meistens einen autosomal dominanten, seltener rezessiven Erbgang. In Kombination mit ▶ *sensorineuraler Taubheit* (Tab: III.J; BJÖRNSTAD-S.) autosomal dominant, Genort 2q34-36, mit Corpus-callosum-Agenesie (▶ *MENKES-Syndrom*) X-chromosomaler Erbgang.

Familienberatung
Familienanamnestische Feststellung des Erbganges sowie Differentialdiagnose zu artefizieller Form (durch Dauerwelle usw.) notwendig. Siehe auch ▶ *Monilethrix*. Pili torti können auf das bestehen komplexerer Syndrome hinweisen, bei isoliertem Vorkommen sind sie als harmlos einzuschätzen.

Literatur
Barbareschi, M., S.Cambiaghi, A.C.Crupi and G.Tardini, Family with „pure" hair-nail ectodermal dysplasia. Am.J.Med.Genet. 72 (1997) 91–93.
Colomb, D., J.P.Ortonne et J.Pernod, La pilitortose. Lyon Méd. 229 (1973) 559–565.
Kurwa, A.R. and A.H.M.Abdel Aziz, Pili torti: congenital and acquired. Acta Derm.Venerol. 53 (1973) 385–392.
Neto, J.F.L., L.Lu, R.D.Eavey et al., The BJÖRNDTAD syndrome (sensorineural hearing loss and pili torti) disease gene maps to chromosome 2q34-36. Am.J.Hum.Genet. 62 (1998) 1107–1112.

OMIM 261900, 262000

Pilo-Dentale Dysplasie
▶ Ektodermale Dysplasie, hidrotische

Pilo-Dento-Unguilare Dysplasie
▶ Ektodermale Dysplasie, hidrotische

Pilzunverträglichkeit,
Trehalase-Mangel, Trehalose-Intoleranz

Wahrscheinlich genetisch bedingter Enzymdefekt auf der Grundlage einer Genmutation.

Der Gendefekt manifestiert sich in einer stark verminderten Aktivität der intestinalen Trehalase in der Darmschleimhaut. Dadurch kann das Disaccharid Trehalose in den Pilzen (2%) nicht hydrolysiert werden. Es kommt zum bakteriellen Abbau mit Schleimhautreizung durch Zersetzungsprodukte und zur verstärkten Wassersekretion, woraus sich die klinischen Symptome erklären.

Krankheitswert
Nach Pilzgenuss abdominelle Schmerzen, Diarrhoe, allgemeines Unwohlsein. Besserung nach etwa 24 Stunden.

Häufigkeit und Vorkommen
Meistens von sporadischen Fällen beschrieben, z.T. bei Pankreasinsuffizienz. Endemisch bei Eskimos auf Grönland.

Therapicmöglichkeiten
Vermeidung von Pilzgenuss.

Genetik
Das Vorkommen von 5 sonst gesunden Merkmalsträgern in 2 Generationen einer Sippe lässt autosomal dominanten Erbgang oder Pseudodominanz vermuten.

Familienberatung
Differentialdiagnose zu akuten Pilzvergiftungen wichtig. Da Trehalose fast ausschließlich in niederen Pflanzen und Insekten vorkommt und somit keinen Bestandteil der üblichen menschlichen Nahrung darstellt, sollte nur vor Pilzgenuss gewarnt werden.

Literatur
Madzarovová Nohejlová, J., Trehalase deficiency in a family. Gastroenterology 65 (1973) 130–133.
Sasai-Takedatsu, M., S.Taketani, N.Nagata et al., Human trehalase: characterization, localization, and its increase in urine by renal proximal tubular damage. Nephron 73 (1996) 179–185.

OMIM 275360

Pitt-Rogers-Danks-Syndrom
▶ Mikrozephalus;
▶ Deletions-Syndrome des kurzen Armes des Chromosoms 4

Pityriasis rubra pilaris,
Devergie-Syndrom

Genodermatose auf unklarer Grundlage.
Der zu den Verhornungsstörungen führende Basisdefekt (Keratin-Synthesestörung?) und die Pathogenese sind unbekannt.

Krankheitswert
Erstmanifestation klinischer Erscheinungen meist im Kindes- und Jugendalter, jedoch in allen Lebensaltern möglich. Follikuläre, papulöse oder erythrosquamöse Hautveränderungen vor allem im Gesicht, am Stamm und an den Streckseiten der Extremitäten. Generalisation vorkommend. Fakultativ Nagelveränderungen, palmoplantare Keratosen. Tendenz zur Selbstheilung.

Therapiemöglichkeiten
Gaben von Vitamin A und Retinoiden mit gutem Erfolg, jedoch vor und während einer Schwangerschaft kontraindiziert.

Häufigkeit und Vorkommen
Seit Erstbeschreibung 1835 über 1000 Fälle bekannt. Meistens sporadisch.

Genetik
Ursachen wahrscheinlich heterogen. Autosomal dominanter Erbgang mit unvollständiger Penetranz und inter- und intrafamiliär variabler Expressivität werden für einen Ichthyoseartigen Typ angenommen. Daneben vermuten einige Autoren aufgrund häufig vorkommender sporadischer Fälle eine nicht genetisch bedingte, erworbene, durch Infektionen ausgelöste Form der P. mit später Manifestation, schwerem Verlauf und Therapieresistenz gegenüber Vitamin A. Als Alternative wird multifaktorielle Genese diskutiert, die sowohl die Variabilität der Erscheinungen als auch die Art des familiären Vorkommens erklärt.

Familienberatung
In den meisten Fällen kann von einer günstigen Prognose der familiären P. ausgegangen werden. Differentialdiagnose zu ▶ Psoriasis, Keratosis pilaris (▶ Keratosis palmoplantaris, Tab. 2.12), Ichthyose und endogenem Ekzem notwendig.

Plasminogen-Mangel

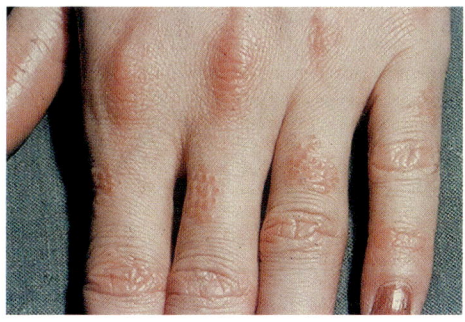

Pityriasis rubra pilaris. Charakteristische Effloreszenzen in typischer Lokalisation: Braunrötliche harte, vom Haar durchbohrte Papeln an den Fingerrücken. (U.W. Schnyder)

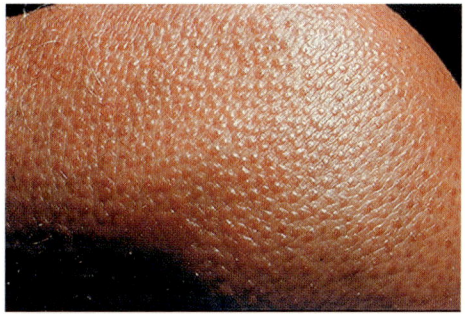

Pityriasis rubra pilaris. Braunrötliche harte Papeln im Kniebereich. (U.W. Schnyder)

Literatur

Küster, W. und R.Happle, Genetik der Pityriasis rubra pilaris: Autosomal dominante oder polygene Vererbung? Acta. Derm. *11* (1985) 25–28.

Vanderhooft, S.L., S.J.Francis, J.S.Holbrook et al., Familial pityriasis rubra pilaris. Arch.Dermatol. *131* (1995) 448–453.

OMIM 173200

Plasmin-Inhibitor-Defekt
▶ Plasminogen-Mangel

Plasminogen-Mangel,
Plasmin-Mangel

Genetisch bedingte Blutgerinnungsstörungen jeweils auf der Grundlage einer Genmutation. Es besteht ein Mangel entweder an dem Proenzym Plasminogen (bzw. Synthese eines defekten Plasminogens) oder an einem seiner Aktivatoren (Urokinase, Gewebe-Plasminogenaktivator), so dass ungenügend Plasmin gebildet wird. Dadurch ist die fibrinolytische Wirkung des Plasmins gestört, woraus sich die klinische Symptomatik erklärt. Das zweikettige Enzym Plasmin entsteht bei der enzymatischen Spaltung der Plasminogenkette durch den Plasmin-Aktivator in den Gefäßwänden.

Zu einer klinisch entgegengesetzten Wirkung kommt es durch Defekte des Plasmin-Inhibitors (α2-Plasmin-Inhibitor) und wahrscheinlich auch der Plasminogen-Aktivator-Inhibitoren 1 und 2, PLANH1.

Krankheitswert
Erstmanifestation einer Thromboseneigung vom 2. Lebensjahrzehnt an. Gefahr von Embolien. Bei Plasminogen- oder Plasmin-Inhibitor-Defekt (Myasato-Krankheit) klinisches Bild einer Hämophilie.

Therapiemöglichkeiten
Prophylaktische Vermeidung gerinnungshemmender und vasokonstriktiver Zustände und Medikamente (Vasopressin). Körperliche Bewegung und Physiotherapie hilfreich.

Häufigkeit und Vorkommen
Seit Erstbeschreibung 1978 jeweils mehrere Sippen mit Merkmalsträgern in aufeinanderfolgenden Generationen bekannt.

Genetik
Heterogen. Jeweils autosomal dominanter Erbgang. Genorte: Gewebstyp-Plasminogen-Aktivator 8p12 (*TPA*, OMIM 173370), Plasminogen 6q26-27 (*PLG*, OMIM 173350), Plasminaktivator-Inhibitor1 7q21-22 (*PAI1* = *PLANH1*, OMIM 173360) und -Inhibitor2 18q21.2-22 (*PAI2*, OMIM 173390). Plasmin-Inhibitor-Defekt 17pter-p12 (*PLI*, OMIM 262850) autosomal rezessiv bedingt. Unterschiedliche Allele sowohl für Plasminogen als auch für Plasmin-Aktivator bekannt. Die verminderte Plasmin-Aktivität bei myeloproliferativen Erkrankungen erklärt sich z.T. durch eine zugrundeliegende Deletion 8p12ter-p11 mit dem Aktivator-Gen.

Familienberatung

Diagnose und Differentialdiagnose zu anderen Formen der Thrombophilie und zum erworbenen Plasminogen-Mangel (Leukosen, Leberschäden, Medikamente) bzw. Formen der Blutungsneigung durch Plasminogen- und Plasmin-Bestimmung im Blut. Betreuung entsprechender Familien im Hinblick auf prophylaktische Maßnahmen wichtig. Siehe auch ▶ *Antithrombin-III-Defekte*.

Literatur

Fay, W.P., A.D.Shapiro, J.L.Shih et al., Complete deficiency of plasminogen-activator inhibitor type I due to a frameshift mutation. New Engl.J.Med. *327* (1992) 1729–1733.

Hedner, U. and L.Tengborn, Characterizing hereditary and acquired defects of plasminogen. Haemostasis *18*/Suppl.1 (1988) 87–92.

Ichinose, A., E.S.Espling, J.Takamatsu et al., Two types of abnormal genes for plasminogen in families with a predisposition for thrombosis. Proc.Nat.Acad.Sci.USA *88* (1991) 115–119.

Kato, A., Y.Nakamura, O.Miura et al., Assignment of the human α2-plasmin inhibitor gene (*PLI*) to chromosome region 18q11.1-q11.2 by in situ hybridization. Cytogenet.Cell Genet. *47* (1988) 209–211.

Leebeek, F.W.G., J.Stibbe, E.A.R.Knot et al., Mild haemostatic problems associated with congenital heterozygous α2-anti-plasmin deficiency. Thromb. Haemostasis *59* (1988) 96–100.

Leifheit, H.-J., A.G.Gathof und H.Cleve, Plasminogen (PLG)-Typisierung mittels isoelektrischer Fokussierung auf Agarose-Gelen und Immunofixation. Ärztl.Lab. *33* (1987) 10–12.

Mayr, W.R., Genetic polymorphism of plasminogen. Haemostasis *18*/Suppl.1 (1988) 73–75.

Scharrer, I., V.Hach-Wunderle, R.C.Wohl et al., Congenital abnormal plasminogen, Frankfurt I, a cause for recurrent venous thrombosis. Haemostasis *18*/Suppl.1 (1988) 77–86.

Schwartz, C.E., P.Stanislovitis, M.C.Phelan et al., Deletion mapping of plasminogen activator inhibitor, type I (PLANH1) and β-glucuronidase (GUSB) in 7q21-q22. Cytogenet.Cell Genet. *51* (1991) 152–153.

Silverman, F.A., J.I.Jockel, P.H.Domer et al., Yeast artificial chromosome cloning of a two-megabase-size contig within chromosomal band 18q12 establishes physical linkage between *BCL2* and plaminogen activator inhibitor type-2. Genomics *219* (1991) 219–228.

Skoda, U., S.F.Goldmann, C.Handler et al., Plasminogen hemizygosity. Detection of a silent allele in 7 members of a family by determination of plasminogen phenotypes, antigen levels, and functional activity. Vox Sang. *54* (1988) 210–214.

OMIM 173350, 173360, 173370, 173390, 262850

Plasmozytom,
multiples Myelom,
monoclonale Gammopathie

Monoklonale neoplastische Plasmazellproliferation mit exzessiver Bildung eines homogenen Immunglobulins unter Beteiligung genetischer Faktoren.

Es besteht eine vom Knochenmark ausgehende destruktive Wucherung von Plasmazellen mit einer monoklonalen Hyperimmunglobulinämie. Das Paraprotein gehört den Klassen IgG (ca. 70%), IgA (ca. 29%), IgD (ca. 1%) oder extrem selten IgE an. In einem Teil der Fälle dominiert das nur aus L-Ketten bestehende BENCE-JONES-Paraprotein, selten sammeln sich auch lediglich defekte H-Ketten (H-Ketten-Krankheit, Heavy-chain-disease, FRANKLIN-Krankheit) an.

Krankheitswert

Auftreten meist im höheren Lebensalter, Gipfel im 7. Dezennium. Leistungsabfall, Schwäche, Müdigkeit, Anämie. Knochenschmerzen und -frakturen. Infektanfälligkeit. Hämorrhagien. Niereninsuffizienz ("Plasmozytomniere"). Hyperkalzämie und -urie. Innerhalb von Monaten oder Jahren, zum Tode führend. Kann jedoch auch protrahiert ohne klinische Manifestation verlaufen. Bei H-Ketten-Krankheit Ödeme im hinteren Gaumenbereich.

Therapiemöglichkeiten

Je nach Verlauf Zytostatikakombination, Strahlenbehandlung, Knochenmarktransplantation.

Häufigkeit und Vorkommen

Erkrankungswahrscheinlichkeit in Mitteleuropa etwa 1:30.000. Meist sporadisch. Geschwisterfälle selten. Vorkommen in aufeinanderfolgenden Generationen nur vereinzelt. H-Ketten-Krankheit fast nur von Männern beschrieben.

Genetik

Aufgrund des teilweise familiären Vorkommens wird die Beteiligung eines autosomal rezessiven Faktors am Zustandekommen des P. vermutet. Chromosomenanalysen der Plasmozytomzellen ergeben häufig eine Translokation 11q14q. Es besteht ein Zusammenhang mit dem Genort für die H-Ketten (14q32). Inaktivierung und Deletionen von Tumorsuppressor-Genen auf 13q14 (neben *RB1* noch weitere vermutet) und 17p13 (*TP53*) prognostisch ungünstig.

Familienberatung

Nachweis und Differentialdiagnose zu anderen Tumorerkrankungen, Dysproteinämien, osteolytischen Metastasen, Osteoporose, Dysgammaglobulinamie (▶ *Makroglobulinämie* WALDENSTRÖM) anhand der Plasmozytomzellen im Knochenmarkausstrich und der Immunglobuline im Serum (extrem beschleunigte Senkung, Hyperproteinämie) sowie BENCE-JONES-Protein im Urin. Familienberaterische Konsequenzen ergeben sich aufgrund des meist hohen Erstmanifestationsalters nicht.

Literatur

Dao, D.D., J.R.Sawyer, J.Epstein et al., Deletion of the retinoblastoma gene in multiple myeloma. Leukemia *8* (1994) 1280–1284.

Lai, J.L., J.Y.Mary, F.Bernardi et al., Improved cytogenetics in multiple myeloma: a study of 151 patients including 117 patients at diagnosis. Blood *85* (1995) 2490–2497.

OMIM 254500

Pleonosteosis
▶ LÉRI-Syndrom

PLOTT-Syndrom
▶ Abduktionsparese des Larynx, familiäre isolierte

Pneumothorax

Gehäuft bei Cystischer Pankreasfibrose oder systemischen Bindegewebsschwächen wie z.B. beim MARFAN-Syndrom. Isolierte Neigung zu Pneumothorax bei Erwachsenen in wenigen Sippen familiär, autosomal dominant mit leichterer Manifestation im weiblichen Geschlecht.

Literatur

Abolnik, I.Z., I.S.Lossos, J.Zlotogora and R.Brauer, On the inheritance of primary spontaneous pneumothorax. Am.J.Med.Genet. *40* (1991) 155–158.

Sugiyama, Y., H.Maeda, H.Yotsumoto and F. Takaku, Familial spontaneous pneumothorax. Thorax *41* (1986) 969–970.

OMIM 173600

Poikilodermie, akrokeratotische
▶ Epidermolysis bullosa simplex 1.4

Pointer-Syndrom

Fehlbildungs-Syndrom mit namensgebender Streckung des Zeigefingers.
Kamptodaktylie der Finger bis auf den Zeigefinger, Kampomelie und andere vor allem metaphysäre Skelettauffälligkeiten, Anomalien der Knochenstruktur mit Frakturneigung. Missgedeihen. Von einem Fall beschrieben. Aufgrund der Konsanguinität der Eltern autosomal rezessiver Erbgang vermutet.

Literatur

Mahbubul Hugh, A.H.M., R.M.Braverman, F.Greenberg et al., The Pointer syndrome: a new syndrome with skeletal abnormalities, camptodactyly, facial anomalies, and feeding difficulties. Am.J.Med.Genet. *68* (1997) 225–230.

POLAND-Syndrom,
POLAND-Sequenz

Entwicklungsfelddefekt unklarer Ätiologie und Pathogenese.

Krankheitswert

Einseitige Symphalangie bzw. Symbrachydaktylie. Homolaterale Aplasien im Schulter-Brust-

Bereich, vorwiegend des sternalen Kopfes des M. pectoralis. Beeinträchtigung relativ gering, allerdings können einseitige Extremitätenverkürzung, Amastie, Lungenhypoplasie, Nierendysplasie sowie spondylo-costale Anomalien vorkommen. Einbeziehung des regionalen Nervensystems führt zu neurologischen Symptomen (Epilepsie, MOEBIUS-Syndrom u.a.).

Therapiemöglichkeiten
Wenn nötig chirurgische Korrekturen erfolgreich.

Häufigkeit und Vorkommen
Mehrere 100 meist sporadische Fälle beschrieben. Frequenz 1:50.000-30.000. Sippen mit Merkmalsträgern in mehreren Generationen bekannt. Bisher nur ein Fall mit bilateralem P. publiziert, differentialdiagnostisch unklar.

Genetik
Aufgrund des familiären Vorkommens in aufeinanderfolgenden Generationen bei mehreren Sippen oder bei Geschwistern wird autosomal dominanter, rezessiver oder polygener Erbgang diskutiert. Es kann sich aber auch um eine Disruptions-Sequenz handeln, wobei die familiären Fälle mit Familiarität von Zwillingsschwangerschaften oder umschriebenen Gefäßanomalien zu erklären sind. Auf dieser Basis besteht eine ätiologische Beziehung zum MOEBIUS-Syndrom (▶ *Fazialisparese*), ▶ *KLIPPEL-FEIL-Syndrom* und zum ADAMS-OLIVER-Syndrom (▶ *Aplasia cutis congenita*).

Familienberatung
Aufgrund des überwiegend sporadischen Vorkommens kann das Wiederholungsrisiko für Geschwister und Kinder von Merkmalsträgern als gering eingeschätzt werden. Differentialdiagnose zum Fazio-Audio-Symphalangie-Syndrom notwendig.

Literatur
Bavinck, J.N.B. and D.D.Weaver, Subclavia artery supply disruption sequence: Hypothesis of a vascular etiology for POLAND, KLIPPEL-FEIL, and MÖBIUS anomalies. Am.J.Med.Genet. *23* (1986) 903-918.
Cohen, A., S.Zecca, A.Dassori et al., POLAND sequence in two siblings suggesting an autosomal inheritance transmission. Clin.Genet. *50* (1996) 93-95.
Der Kaloustian, V.M., H.E.Hoyme, H.Hogg et al., Possible common pathogenetic mechanism for POLAND sequence and ADAMS-OLIVER syndrome. Am.J.Med.Genet. *38* (1991) 69-73.
Hennekam, R.C.M. and N.Hofstee, Familial liability to intrauterine vascular impairments. Pediatrics *86* (1990) 326-327.
Karnack, I., F.C.Tanyel, E.Tunkbilek et al., Bilateral POLAND anomaly. Am.J.Med.Genet. *75* (1998) 505-507.

OMIM 173800

Poliodystrophia cerebri progressiva
▶ ALPERS-Syndrom

Poliosis circumscripta
▶ Albinismus, partieller

POLLITT-Syndrom
▶ BIDS-Syndrom

Polyadenomatose
▶ Adenomatose, endokrine hereditäre

Polyarthritis, akute
▶ Rheumatisches Fieber, akutes

Polyarthritis, chronische
▶ Rheumatoid-Arthritis

Polyarthritis, rheumatoide
▶ Rheumatoid-Arthritis

Polycythaemia benigna,
Erythrocytosis benigna, familiäre Polyglobulie

Genetisch bedingte Überproduktion ausschließlich roter Blutelemente auf der Grundlage einer Genmutation.

Die Ursache für die isolierte, gesteigerte Erythropoese liegt in der Kompensation einer funktionellen Schwäche der Erythrozyten, die heterogen bedingt ist: Entweder besteht eine primäre Störung der neurohypophysären Regulation (Erythropoetin-Dysregulation; Erfolgsorganresistenz der Nieren durch Erythropoetin-Rezeptordefekt) oder es liegen bei sekundären Formen ein abnormes Hämoglobin (Hb Chesapeake, Hb Yakima, Thalassämie) oder unterschiedliche enzymopathische Störungen (2,3-DPG-Defizienz) vor.

Krankheitswert
Erstmanifestation einer gutartigen starken Rötung der Haut und Schleimhäute vom Neugeborenenalter an. Meist keine weiteren klinischen Erscheinungen, je nach Typ kommen allerdings Komplikationen wie Bluthochdruck oder Thrombophilie vor. Thrombo- und Leukozyten sowie Blutchemie normal.

Therapiemöglichkeiten
Meist nicht erforderlich. Sollte ein Grad der Behandlungsbedürftigkeit erreicht werden, kann die Anzahl der Erythrozyten durch Aderlässe normalisiert werden.

Häufigkeit und Vorkommen
Selten. Meist familiäres Vorkommen. Von allen Kontinenten beschrieben.

Genetik
Heterogenie. Bei den Hämoglobinopathien und bei Rezeptordefekten handelt es sich jeweils um autsosomal dominante Mutationen (▶ *Hämoglobinopathien*). Andere Typen der P. mit noch nicht genau bekannter Pathogenese und Vorkommen in Geschwisterschaften autosomal rezessiv bedingt. Genort des Erythropoetin-Rezeptors 19p13.2 (*EPOR*, OMIM 133171).

Familienberatung
Differentialdiagnose zur ▶ *Polycythaemia rubra vera* anhand des Blutbildes wichtig. Es kann von einer gutartigen Prognose ausgegangen werden.

Literatur
Budarf, M., K.Huebner, B.Emanuel et al., Assignment of the erythropoietin receptor (EPOR) gene to mouse chromosome 9 and human chromosome 19. Genomics *8* (1990) 575–578.

De la Chapelle, A., A.L.Traskelin and W.Juvonen, Truncated erythropoietin receptor causes dominantly inherited benign human erythrocytosis. Proc.Nat.Acad.Sci.USA *90* (1993) 4495–4499.

Percy, M.J., M.F.McMullin, A.W.W.Roques et al., Erythrocytosis due to a mutation in the erythropoietin receptor gene. Br.J.Haematol. *100* (1998) 407–410.

Prchal, J.T. and L.Sokol, "Benign erythrocytosis" and other familial and congenital polycythemias. Eur.J.Haematol. *57* (1996) 263–268.

OMIM 133100, 133170, 133171, 263400

Polycythaemia rubra vera,
Vaquez-Osler-Syndrom, Erythrämie; Erythroleukämie, Di-Guglielmo-Krankheit

Klonale Überproduktion roter und anderer Blutelemente heterogener Ätiologie.
Es besteht eine Überproduktion an roten Blutzellen, wobei z.T. auch die Entwicklung der Leukozyten und Thrombozyten verändert ist. Beteiligt ist wahrscheinlich ein Apoptose-regulierendes Gen (*BCLX*) in den erythroiden Stammzellen. Ob die Erythroleukämie pathogenetisch abzugrenzen ist oder in jedem Fall ein fortgeschrittenes Stadium der P. darstellt, ist nicht klar.

Krankheitswert
Erstmanifestation vom Kindesalter an, meist im 6.–7. Lebensjahrzehnt. Rötung des Gesichtes und der Schleimhäute. Funktionelle Herzfehler mit Apoplexieneigung. Durchblutungsstörungen. Unterschiedlich starke Störungen des Allgemeinbefindens. Vermehrung aller geformten Blutelemente mit Gefahr des Überganges in Leukosen (Folge der ^{32}P-Therapie?). Psychische Störungen, z.T. Anomalien des Extremitäten- und Schädelskelettes. Lebenserwartung herabgesetzt.

Häufigkeit und Vorkommen
Überwiegend sporadisch vorkommend, familiäre Fälle selten.

Therapiemöglichkeiten
Zytostatika- oder ^{32}P-Gaben erfolgreich, aber wahrscheinlich nicht ohne Nebenwirkungen.

Aderlässe. Eventuell anti-erythrozytäre Antikörper (Anti-A usw.) aussichtsreich.

Genetik
Heterogen. Häufig ▶ *Autoimmunkrankheit*, deren Vorkommen sowohl in isolierten Geschwisterschaften als auch in aufeinanderfolgenden Generationen weder einem rezessiven noch einem dominanten Erbgang zugeordnet werden kann, wobei das familiäre Auftreten bei der Polycythaemia rubra vera mehr für autosomal dominanten Erbgang und das der Erythroleukämie für eine autosomal rezessive Disposition sprechen. Gehäuft vorkommende Chromosomenbrüche wahrscheinlich infolge der ^{32}P-Therapie. Bei Übergang in akute Leukämie oder Myelofibrose, in über 85% der Fälle klonale Monosomie 20q, 5q, 7, 3q, Trisomie 8, 9, 1q oder Entwicklung anderer Klone.

Familienberatung
Da die meisten Fälle sporadisch auftreten, wird das Risiko für Verwandte 1. Grades eines Merkmalsträgers auf nicht höher als 1:30 eingeschätzt. Differentialdiagnose zu benignen Formen der P. mit isolierter Erythrozytose (▶ *Polycythaemia benigna*) und zu angeborenen Herzfehlern anderer Ursache anhand des Blutbildes und der zytogenetischen Auffälligkeiten wichtig. Regelmäßige prophylaktische Untersuchung der Patienten auf frühe Formen der Leukose wichtig. Prognostisch von Bedeutung sind dabei Aberrationen der Chromosomen 1, 5 und 7, sowie Zellklone mit komplexeren oder für Leukosen typischen Chromosomenaberrationen im Knochenmark. Nachweis zytogenetisch.

Literatur
Chen, Z., M.Notohamiprodjo, X.-Y.Guan et al., Gain of 9p in the pathogenesis of polycythemia vera. Genes, Chromosomes and Cancer *22* (1998) 321–324.

Duarte, M.H.O., L.G.Tone, L.R.M.Soares and S.A.Santos, Cytogenetic study of a case of childhood erythroleukemia. Cancer Genet.Cytogenet. *49* (1990) 25–30.

Kadam, P.R., B.R.Balsara, K.Z.Zafaraullah et al., Cytogenetic features of erythroleukemia (EL): A study of 11 cases. Cancer Genet.Cytogenet. *50* (1990) 89–96.

Novik, P., D.F.Makower and P.H.Wiernik, Familial erythroleukemia: A distinct clinical and genetic type of familial leukemias. Leuk.Lymphoma *30* (1998) 395–401.

Rege-Cambrin, G., C.Mecucci, G.Tricot et al., A chromosomal profile of polycythemia vera. Cancer Genet.Cytogenet. *25* (1987) 233–245.

Swolin, B., A.Weinfeld and J.Westin, Trisomy 1q in polycythemia vera and its relation to disease transition. Am.J.Hemat. *22* (1986) 155–167.

OMIM 133180, 263200

Polydaktylie

Heterogene Gruppe von peripheren Extremitätenfehlbildungen, vorwiegend genetisch bedingt.

Den Skelett- und Weichteilfehlbildungen liegt eine Störung in der a/p-Musterbildung der Extremitätenknospe mit programmiertem Zelltod (Apoptose) in den späteren Interdigitalräumen zugrunde unter Beteiligung des Homoeobox-4-(*HOX4*-)Genkomplexes und anderer *HOX*- bzw. ("Disorganisations-Gen-artige") *HOX*-Gen-Target-Gene sowie von Transkriptionsfaktor-(*DACH*)- und Transkriptions-Regulator-(*GLI3*-)Genen mit Störungen der Gefäßbildung sowie von Genen des Retinoid-Stoffwechsels (Zinkfinger-Gene), der Retinoidrezeptoren und des ectodermal-maintenance-Faktors.

Auf dieser Grundlage wurde eine neue Klassifikation vorgeschlagen (s. folgende Seite): Polysyndaktylie und Synpolydaktylie (▶ *Syndaktylie*) sind häufig nicht scharf zu trennen. Die Begriffe werden z.T. gleichsinnig gebraucht.

Krankheitswert
Angeborene Sechs- (selten Mehr-)fingrigkeit bzw. -zehigkeit. Postaxiale P.: Verdopplung des 5. Fingers, entweder vom Skelett ausgehend oder nur in Form eines häutigen Anhanges. Präaxiale P.: Verdopplung des Daumens (und Großzehs), Typ 1, oder selten des Zeigefingers (Typ 3). Dabei kann der Daumen triphalangeal fingerartig ausgebildet sein (Typ 2, ▶ *Triphalangie des Daumens*). Gelegentlich Polysyndaktylien (Typ 4). Entsprechende Formen kombiniert oder isoliert gleichartig oder ausnahmsweise gekreuzt auch am Fußskelett. Bei isolierter P. bestehen kaum Beeinträchtigungen. Teilweise mit Fibula- und/oder Tibiadefekten kombiniert (▶ *Tibiaaplasie*).

Polydaktylie

Polydaktylie (z.T. mit abnormer Digitalseparation)	
- Präaxial	Präax.P. Typ 1 Syndromatisch: ▶ *Howard-Young-Syndrom*; Robinow-Sorauf-Syndrom, (▶ *Akrozephalopolysyndaktylie*); F-Syndrom.
- Mesoaxial	Synpolydaktylie (Syndaktylie Typ 2), Genort 2q13 Syndromatisch: Halux duplex und Kraniosynostose: ▶ Robinow-Sorauf-S.
Postaxial	Postax. P. Typen A und B, Genort 7p13; 13q21 (*DACH*) Syndromatisch: Trisomie 13
Post- und Mesoaxial	Syndromatisch: ▶ *Pallister-Hall-Syndrom*, Genort 7p13 (*GLI3*)
Prä- und Postaxial	Präax.P. Typ 4 Syndromatisch: Greig-S. Genort 7p13 (*GLI3*)
Abnorme Muster	Polydaktylie des 2. Fingers, Präax. P. Typ 3 mit Triphangie des Daumens, Präax. P. Typ 2 (Genort 7q36, OMIM 190605)
Symmetrische Überzahl von Fingern, Mirror-Polydaktylie, Spiegel-Hände/-Füße	Syndromatisch: ▶ *Sandrow-Syndrom*, OMIM 135750)
Prä- und postaxiale P. mit abnormer Digitalseparation, Syndaktylie Typ 4	Syndromatisch: Haas-Typ (▶ *Sandrow-Syndrom*)
Ungeordnete Poly- und Syndaktylie	Syndromatisch: ▶ *Cenani-Lenz-Syndrom*; ▶ *Thoraxdystrophie-Polydaktylie-Syndrom*; ▶ *Akrozephalopolysyndaktylie*

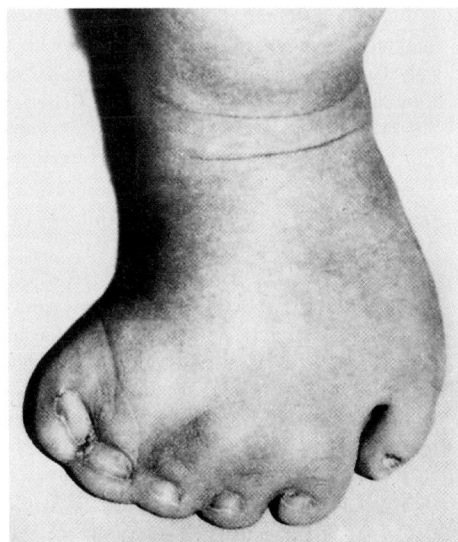

Polydaktylie. Polysyndaktylie des Fußes eines 3jährigen Kindes. (St. Braun)

Polysyndaktylie symptomatisch bei
▶ *Akrozephalopolysyndaktylie*,
▶ *Greig-Syndrom*,
▶ *Thoraxdystrophie-Polydaktylie-Syndrom*,
▶ *Cenani-Lenz-Syndrom*,
▶ *Howard-Young-Syndrom*.

Therapiemöglichkeiten
Zum Teil chirurgische Abtragung möglich.

Häufigkeit und Vorkommen
Inzidenz in Europa etwa 1:2.500. Am häufigsten Duplikation des 1. (vor allem bei Indianern: Frequenz ca. 1:800) oder des 5. Strahles (vor allem bei Schwarz-Afrikaner, in Nigeria Frequenz 2,28:100). 7 Fälle mit Spiegel-Polydaktylie der Hände und Füße, in vier weiteren Fällen mit zusätzlich Wirbel- und Extremitätenfehlbildungen (*HOX* -Genmutation?) bekannt.

Genetik
Heterogen. Symptomatisch bei einigen autosomal rezessiv (▶ *Ellis-van-Creveld-Syndrom*,

Polydaktylie

▶ *HOWARD-YOUNG-Syndrom,* ▶ *LAURENCE-MOON-BIEDL-BARDET-Syndrom,* ▶ *Akro-callosum-Syndrom,* ▶ *Hydrolethalus-Syndrom,* ▶ *SMITH-LEMLI-OPITZ-Syndrom,* u.a.) oder dominant (GREIG-Syndrom, PALLISTER-HALL einschließlich PIV: Polydaktylie, Anus Imperforatus, Vertebrale Anomalien; CURRY-HALL-Syndrom, akrofaziale Dysostose WEYERS) bedingten Syndromen, Trisomie oder partieller Trisomie des Chromosoms 13 (PÄTAU-Syndrom). Komplette Duplikation des 5. Fingers dominant mit unvollständiger Penetranz, häutige Duplikation heterogen. Präaxiale P. an Händen und/ oder Füßen autosomal dominant bedingt (Zeigefinger, OMIM 174600; Daumen, OMIM 174400; z.T. Triphalangeal, OMIM 174500, 190605). Bei manchen Formen (triphalangealer opponierbarer oder nicht opponierbarer Daumen bzw. doppelter Zeigefinger mit postaxialer Polydaktylie) spricht das Vorkommen in aufeinanderfolgenden Generationen für unregelmäßig dominanten bzw. autosomal dominanten Erbgang mit stark variabler Expressivität: Innerhalb einer Sippe breites Spektrum der Daumenanomalien von der Hypoplasie und Thenarmuskelhypoplasie mit eingeschränkter Flexion im Grundgelenk (FROMONT-Anomalie) bis zur kompletten Verdopplung. Gekreuzte P. unterschiedlich prä- oder postaxial an Händen und Füßen autosomal dominant. Bei sporadischem, vor allem einseitigem Vorkommen sind intrauterin peristatische Faktoren als Ursache nicht auszuschließen. Spezifische Kombination von P. mit gespaltenen Endphalangen an Daumen und Großzehe und Oxyzephalus sowie P. mit Lippen-Kiefer-Gaumen-Spalte (OMIM 174300) autosomal dominant bedingt. P., Wirbelanomalien und Anus imperforatus bisher nur von wenigen Patienten bekannt, wahrscheinlich autosomal dominant (OMIM 174100). Isolierte Polydaktylie und Polysyndaktylie kann auch autosomal rezessiv bedingt sein (OMIM 263450), ▶ *Syndaktylie.* Genorte einiger autosomal dominanter Formen: Präaxiale Synpolydaktylie 2q31 (*HOXD13* mit GCG-Repeatsequenz-Expansion?); Präaxiale Polydaktylie Typ 2 7q36 (*LMBR1*?); Präaxiale Polysyndaktylie Typ 2, 2q31 (*HOXD13*); Postaxialer Typ A und präaxialer Typ 4 7p13 (*GLI3,* Transkriptions-Regulatorgen, OMIM 174200) Allelie mit dem ▶ *Greig-Syndrom* und ▶ *PALLISTER-HALL-Syndrom;* Postaxialer Typ 2A 13q21-32 (*DACH,* **Dach**shund), OMIM 174200, OMIM 602085. Spiegelpolydaktylie und Polysyndaktylie 7q36 (*SHH* Sonic hedghog oder *LMBR1,* Sonic-hedgehog-Regulator?) und 14q13? (OMIM 606850).

Familienberatung

Mit einer großen Vielfalt der Formen muss gerechnet werden, so dass fast Fall- bzw. Sippenspezifität besteht. Häutige und komplette Duplikationen des 5. Fingers kommen gemeinsam in Sippen vor, wobei es allerdings auch Familien gibt, in denen die erstere nur allein auftritt. Bei der Risikoeinschätzung ist zu beachten, dass der Typ der P. innerhalb einer Sippe häufig variiert und auch andere Hand- bzw. Fußfehlbildungen auftreten können.

Literatur

Ayres, J.A., L.Shum, A.Nurten Akarsu et al., *DACH*: Genomic characterization, evaluation as a candidate for postaxial polydactyly type A2, and developmental expression pattern of the mouse homologue. Genomics *77* (2001) 18–21

Goldstein, D.J., M.Kambouris and R.E.Ward, Familial crossed polysyndactyly. Am.J.Med.Genet. *50* (1994) 215–223.

Heus, H.C., A.Hing, M.J.van Baren et al., A physical and transcriptional map of the preaxial polydactyly locus on chromosome 7q36. Genomics *57* (1999) 342–351.

Johnson, K.R., H.O.Sweet, L.R.Donahue et al., A new spontaneous mouse mutation of *Hoxd13* with a polyalanine expansion and phenotype similar to human synpolydactyly. Hum.Molec.Genet. *7* (1998) 1033–1038.

Kim, K.C., K.Wakui, A.Yamagishi et al., Tetramelic mirror-image polydactyly and a de novo balanced translocation between 2p23.3 and 14q13. Am.J.Med.Genet. *68* (1997) 70–73.

Radhakrishna, U., D.Bornholdt, H.S.Scott et al., The phenotypic spectrum of *GLI3* morphopathies includes autosomal dominant preaxial polydactyly type-IV and distaxial polydactyly type-A/B; no phenotype prediction from the position of *GLI3* mutations. Am.J.Hum.Genet. *65* (1999) 645–655.

Radhakrishna, U., A.S.Multani, J.V.Salanki and V.C.Shah, Polydactyly: a study of a five generation Indian family. J.Med.Genet. *30* (1993) 296–299.

Sinha, A.K. and R.S.Verma, Polydactyly in four generations of an Algerian family with variable metacarpo-phalangeal relationship in an individual. Ann.Genet. *33* (1990) 159–161.

Tskurov, O., A.Boehmer, J.Flynn et al., A complex bilateral polysyndactyly disease locus maps to chromosome 7q36. Nature Genet. *6* (1994) 282–286.

Vargas, F.R., E.Roessler, K.Gaudenz et al., Analysis of the *Sonic Hedgehog* coding and promotor regions in sacral agenesis, triphalangeal thumb, and mirror polydactyly. Hum.Genet. *102* (1998) 387–392.

Warm, A. C.di Pietro, F.d'Agrosa et al., Non-opposable triphalangeal thumb in an Italian family. J.Med.Genet. *25* (1988) 337–339.

Wild, A., M.Kalff-Suske, A.Vortkamp, Point mutations in human *GLI3* cause GREIG syndrome. Hum.Molec.Genet. *6* (1997) 1979–1984.

Winter, R.M. and C.Tickle, Syndactylies and Polydactylies: Embryological overview and suggested classification. EJHG *1* (1993) 72–79.

OMIM 174100, 174200, 174400, 174500, 174600, 174700, 263450

Polydysspondylie
▶ Dysostose, spondylocostale

Polyendokrinopathie
▶ Endokrinopathathie, endokrine familiäre;
▶ Thrombozytopenie, X-chromosomale

Polyglobulie, familiäre
▶ Polycythaemia rubra vera

Polymastie
▶ Polythelie

Polyneuritis, interstitielle hypertrophische
▶ Neuropathie, hypertrophische

Polyneuropathie, rezidivierende familiäre, mit Neigung zu Druckparesen,
tomakulöse Neuropathie, HNA

Genetisch bedingte sensorisch-motorische Neuropathie der Extremitäten auf der Grundlage einer Genmutation.

In den betroffenen Regionen lässt sich eine Verdickung der Markscheiden und später eine segmentale Entmarkung der Nerven erkennen. Zugrunde liegt bei einem Teil der Sippen eine Synthesestörung des peripheren Myeloprotein 22 (PMP22), woraus sich die klinische Symptomatik zum Teil ableiten lässt. Die klinische Überschneidung mit Symptomen der neuralen Muskelatrophie Typ A1 und der hypertrophischen Neuropathie erklärt sich aus der Gleichartigkeit des Basisdefektes.

Krankheitswert
Erstmanifestation klinischer Erscheinungen zwischen dem 1. und 3. Lebensjahrzehnt. Stunden bis Monate dauernde Parästhesien und/oder Paresen der Hände, Unterarme und Unterschenkel (N. ulnaris, N. peronaeus). Intervalle von Wochen oder Jahren fast oder völlig erscheinungsfrei. Meistens durch mechanischen Druck auf die Nerven oder seltener durch Mikrotraumen oder Kälte ausgelöst. Reflexanomalien. Beeinträchtigung kaum oder nur gering (manuelle Tätigkeiten) durch Atrophie der entsprechenden Muskelpartien. Stationär bis gering progredient.

Therapiemöglichkeiten
Kortikosteroide können die Symptomatik vorübergehend bessern. Prophylaktische Vermeidung provozierender Faktoren.

Häufigkeit und Vorkommen
Etwa 65 Fälle aus 10 Sippen, darunter eine mit Merkmalsträgern in 5 Generationen, beschrieben.

Genetik
Autosomal dominanter Erbgang. Genort bei einer Form 17p12-11.2 (*PMP22, HMSN1*), Allelie zur neuralen peronealen Muskelatrophie Typ 1A (HMSN1) und zur motorischen und hypertrophischen progressiven Neuropathie Typ I (DÉJÉRINE-SOTTAS). Es besteht eine Gen-Deletion im Bereich, der bei HMSN I dupliziert ist und in dem bei der hypertrophischen progressiven Neuropathie Typ DÉJÉRINE-SOTTAS (HMSN III) Punktmutationen vorliegen. Differentialdiagnostisch abzutrennen ist die episodische neurale Brachialplexus-Amyotrophie mit episodischer Brachialgie, Sensibilitätsstörungen, regionaler Muskelatrophie und -schwäche sowie

Polyneuropathie

gelegentlich fazialer Dysmorphie (Hypotelorismus, mongoloide Lidspalten), ▶ *Neuritis, rezidivierende, des Plexus brachialis*, OMIM 162100.

Familienberatung

Differentialdiagnose zu anderen Krankheitsbildern mit neuropathischen Erscheinungen wie Abetalipoproteinämie, Amyloidosen, Porphyria acuta intermittens, amyotrophischer Lateralsklerose, Leukodystrophien usw. anhand der lokalisierten leichten klinischen Symptome und der normalen Laborwerte. Erkennung potentieller Merkmalsträger vor klinischer Manifestation anhand einer herabgesetzten Nervenleitgeschwindigkeit in den Unterarmen möglich. Berufsberatung im Hinblick auf Vermeidung manueller Tätigkeiten angebracht. Episoden bei der Brachialplexus-Amyotrophie häufig ausgelöst durch Infekte, Impfungen oder Schwangerschaft. Es kann von einer günstigen Prognose ausgegangen werden.

Literatur

Chance, P.F. and J.A.Windebank, Hereditary neuralgic amyotrophy. Curr.Opin.Neurol. 9 (1996) 343–347.

Feistner, H., K.Weissenborn, H.-J.Heinze und U.Pätzold, Familiäre Polyneuropathie mit Disposition zu Druckparesen. Ein Beitrag zur Differentialdiagnose der Mononeuropathien. Nervenarzt 57 (1986) 654–657.

Le Guern, E., F.Sturtz, M.Gugenheim et al., Detection of deletion within 17p11.2 in 7 French families with hereditary neuropathy with liability to pressure palsies. Cytogenet.Cell Genet. 65 (1994) 261–264.

Nicholson, G.A., L.J.Valentijn, A.K.Cherryson et al., A frame shift mutation in the PMP22 gene in hereditary neuropathy with liability to pressure palsies. Nature Genet. 6 (1994) 263–266.

Rautenstrauss, B., T.Liehr, C.Fuchs et al., Molekulargenetische Diagnostik der CHARCOT-MARIE-TOOTH´schen Erkrankung (CMT) sowie der tomakulösen Neuropathie (HNPP). Med.Genet. 3 (1997) 501–504.

Sessa, M., R.Nemni, A.Quattrini et al., Atypical hereditary neuropathy with liability to pressure palsies (HNPP): the value of direct DNA diagnosis. J.Med.Genet. 34 (1997) 889–892.

Stögbauer, F., P.Young, V.Timmerman, et al., Refinement of the hereditary neuralgic amyotrophy (HNA) locus to chromosome 17q24-25. Hum.Genet. 99 (1997) 685–687.

OMIM 162500

Polyneuropathie

s.a. ▶ REFSUM-Syndrom;
▶ Muskelatrophien;
▶ Amyloidosen;
▶ Neuropathien

Polyostotische fibröse Dysplasie

▶ ALBRIGHT-Syndrom

Polyposis coli, juvenile

▶ Polyposis intestinalis I

Polyposis gastrointestinalis

▶ CRONKHITE-CANADA-Syndrom

Polyposis intestinalis I,
Familiäre Adenomatöse Polypose (FAP); juvenile Polyposis coli

Genetisch bedingte Dispositionskrankheiten zu multiplen kolorektalen Adenomen jeweils auf der Grundlage einer Genmutation.

Zugrunde liegen bei etwa 75% der Fälle der FAP Mutationen eines Suppressorgens (Gen für die Adenomatöse Polyposis Coli, *APC*). Dieses Gen wird offensichtlich in seiner Wirksamkeit von weiteren Genen, z.B. für die Phospholipase A2 und die N-Azetyltransferase (schnelle Azetylierung ▶ *Polyposis coli III*) sowie durch β-Catenin (E-Catenin-assoziiertes Protein des Zelladhäsions-Systems) reguliert, was die unterschiedliche Schwere der P. und seine Tendenz zur Malignisierung beeinflusst. Bisher sind über 800 unterschiedliche Mutationen des Gens bekannt, für die außerdem jeweils Korrelationen zur Art der klinischen Erscheinungen (Erstmanifestation, Lokalisation, Entartungstendenz) vermutet werden. Den unterschiedlichen Formen der juvenilen Polypose liegen ebenfalls Suppressorgen-Mutationen zugrunde: des *SMA4*-Gens (*MADH4* = *DP4*) oder des *BMPR1A*-Gens. Siehe auch ▶ PEUTZ-JEGHERS-Syndrom.

Krankheitswert

Auf Kolon und Rektum beschränkte millimeter- bis mehrere Zentimeter im Durchmesser große adenomatöse Polypen führen zu verschiedenartigen intestinalen Beschwerden. Bei einem Teil der Patienten (Langsam-Azetylierer) Tendenz zur malignen Entartung, bis zum 30. Lebensjahr bei 50% der Patienten Adenokarzinome feststellbar. Extraintestinale Neoplasmen in etwa 13% der Fälle: Desmoide, Osteome, Adenome, Epidermoid-Zysten, Leber- und Drüsentumoren sowie Blasen-Karzinom. Zahnanomalien, symptomlose Hypertrophie des Retina-Epithels. Polypen vor allem bei der als eigener Typ abgetrennten Juvenilen familiären Polypose von Kindheit an bestehend, Manifestation klinischer Erscheinungen (Blutstühle) meistens vom 2. Lebensjahrzehnt an. Karzinome treten bei diesem Typ nicht regelmäßig auf, da hier primär Hamartosen vorliegen können.

Therapiemöglichkeiten

Vorsorgemaßnahmen ab dem 10. Lebensjahr für alle Risikopersonen: Einmal jährlich gründliche körperliche Untersuchung, molekulargenetischer Nachweis, Recto-Sigmoido-Skopie aller 1–2 Jahre bis zum Alter von 40 Jahren, augenärztliche Untersuchung. Je nach familienanamnestisch bekanntem und klinischem Typ Totalresektion der betroffenen Darmabschnitte (prophylaktisch) ratsam bzw. notwendig. Chirurgische, chemotherapeutische und radiologische Behandlung der Karzinome.

Häufigkeit und Vorkommen

Frequenz ca. 1:10.000, wahrscheinlich teilweise subklinisch bestehend. Große Sippen mit Merkmalsträgern in mehreren aufeinanderfolgenden Generationen beschrieben.

Genetik

Autosomal dominanter Erbgang. Genort 5q21-22 (*APC*, **A**denomatöse-**P**olyposis-**C**oli), schwere und leichtere „attenuierte" (in Abhängigkeit vom Allel oder keine *APC*-Mutation nachweisbar) Formen. Allelie mit P.c. III. Mutationen in etwa 50% der Fälle bzw. Familien nachweisbar. Bei Homozygotie frühere und besonders schwere klinische Manifestation. Heterozygotieverlust in 5q21 (Homozygotie oder Nullisomie des in diesem Zusammenhang rezessiv wirksamen Allels) bewirkt Malignisierung, auch bei sporadischen Kolon-Karzinomen. Das Erstmanifestationsalter und die Schwere der Erscheinungen zeigen eine interfamiliäre Variabilität auch wenn die selbe Mutation vorliegt, wofür modifizierende Gene angenommen werden: 1p36-p35 (*PLA2*, Phospholipase A2); 3p22 (*CTNB*, β-Catenin). Eng gekoppelte Gene (*MCC* – **M**utated in **C**olorectal **C**arcinoma, *HP* – **H**eterozygot in **P**olyposis) regulieren offensichtlich auch das *c-MYC*-Onkogen. Weiterhin tragen eine Deletion des Gens für das Transformations-assoziierte Protein TP53 (Tumorsuppressor-Gen, Deletionen in 17p13), das *PTEN*-Suppressorgen (**P**hosphatase mit **Ten**sin-Homologie, Genort 10q23) und *K-RAS2*-Onkogen-Mutationen zur Malignisierung bei. Bioptisch gewonnene Zellen zeigen in vitro eine auffällige Tetraploidisierungstendenz und eine schnelle Transformierbarkeit. Abzugrenzen ist eine ebenfalls frühmanifeste familiäre Form des Kolon-Karzinoms ohne Polypose (LYNCH-Syndrom ▶ *Krebsfamilien-Syndrom*). Genorte der ebenfalls autosomal dominanten familiären juvenilen Polypose 18q21.1 (*SMAD4/DPC4* = *MADH4* - Inhibitor im intrazellulären TGFβ-Signalsystem) oder 10q22-23 (*BMPR1A*, **B**one **M**orphogentic **P**rotein **R**eceptor mit ähnlicher Funktion, leichtere Form), der juvenilen hamartösen multiplen Polypose 10q23.31 (*PTEN*), allel bzw. identisch mit dem ▶ *Cowden-Syndrom* und dem ▶ *BANNAYAN-ZONANA-Syndrom*. Die nur in wenigen Sippen beschriebene gemischte Polypose, ebenfalls mit Neigung zu Adenomen und Kolon-Karzinom, ist charakterisiert durch atypische, juvenile Polypen mit abweichender Histologie. Genort 6q21. Eine Mutation im Codon 1924 des *APC*-Gens führt zu multiplen Desmoiden ohne Polyposis: Autosomal dominante Desmoid-Krankheit (OMIM 135290).

Familienberatung

Nachweis molekulargenetisch, rektoskopisch, röntgenologisch und durch Biopsie. Screening in betroffenen Familien und Frühdiagnose sowie Differentialdiagnose zu anderen ▶ *intestinalen Polyposen* im Hinblick auf Einleitung prophylaktischer Maßnahmen wichtig. Diagnostisch wichtig kann eine Hypertrophie des retinalen Pigmentepithels sein. Maligner Typ präsymptomatisch anhand der Familienanamnese, der Retinahypertrophie und molekulargenetisch feststellbar. Im Zusammenhang damit ständige medizinisch-genetische Betreuung betroffener Familien notwendig. Von einer interfamiliär variablen, intrafamiliär jedoch relativ konstanten Schwere der Symptomatik kann ausgegangen werden. Mit dem Auftreten bösartiger Tumoren bis ins hohe Alter ist zu rechnen. Andererseits wurden Familien beschrieben, in denen bei P. keine Malignisierungen vorkamen.

Literatur

Burt, J., P.Chapman, J.Delhanty et al., The UK Northern Region genetic register for familial adenomatous polyposis coli: Use of age of onset, congenital hypertrophy of the retinal pigment epithelium, and DNA markers in risk calculation. J.Med.Genet. *28* (1991) 289–296.

Dunlop, M.G., A.H.Wyllie, C.M.Steel et al., Linked DNA markers for presymptomatic diagnosis of familial adenomatous polyposis. Lancet *337* (1991) 313–316.

Eccles, D.M., R.van der Luijt, C.Breukel et al., Hereditary desmoid disease due to a frameshift mutation at codon 1924 of the *APC* gene. Am.J.Hum.Genet. *59* (1996) 1193–1201.

Friedl, W., R.Caspari R., Sengteller, M. et al., Can *APC* mutation analysis contribute to therapeutic decissions in familial adenomatous polyposis? Experience from 680 FAP families. Gut *48* (2001) 515–521.

Heyen, F., D.G.Jagelman, A.Roania et al., Predictive value of congenital hypertrophy of the retinal pigment epithelium as a clinical marker for familial adenomatous polyposis. Dis.Colon Rectum *33* (1990) 1003–1008.

Howe, J.R., J.C.Ringold, R.W.Summers et al., A gene for familial juvenile polyposis maps to chromosome 18q21.1. Am.J.Hum.Genet. *62* (1998) 1129–1136.

Maher, E.R., D.E.Barton, R.Slatter et al., Evaluation of molecular genetic diagnosis in the management of familial adenomatous polyposis coli: a population based study. J.Med.Genet. *30* (1993) 675–678.

Petersen, G.M., C.Francomano, K.Kinzler and Y.Nakamura, Presymptomatic direct detection of adenomatous polyposis coli (*APC*) gene mutations in familial adenomatous polyposis. Hum.Genet. *91* (1993) 307–311.

Petersen, G.M., J.Söack and Y.Nakamura, Screening guidelines and premorbid diagnosis of familial adenomatous polyposis using linkage. Gastroenterology *100* (1991) 1658–1664.

Soravia, C., T.Berk, L.Madlensky et al., Genotype-phenotype correlations in attenuated adenomatous polyposis coli. Am.J.Hum.Genet. *62* (1998) 1290–1301.

Spirio,L., B.Otterud, D.Stauffer et al., Linkage of a variant or attenuated form of adenomatous polyposis coli to the adenomatous polyposis coli. Am.J.Hum.Genet. *51* (1992) 92–100.

Thomas, H.J.W., S.C.Whitelaw, S.E.Cottrell et al., Genetic mapping of the hereditary mixed polyposis syndrome to chromosome 6q. Am.J.Hum.Genet. *58* (1996) 770–776.

Tomlinson, I.P.M., K.Neale, I.C.Talbot et al., A modifying locus for familial adenomatous polyposis may be present on chromosome 1p35-p36. J.Med.Genet. *33* (1996) 268–273.

Tops, C.M.J., C.Breukel, H.M.van der Klift et al., A new deletion polymorphism at D5S71 raises the linkage information on adenomatous polyposis coli: implications for presymptomatic diagnosis. Hum.Genet. *86* (1991) 365–368.

OMIM 135290, 174900, 175100

Polyposis intestinalis II,
PEUTZ-JEGHERS-Syndrom, Pigmentfleckenpolypose; Hamartom-Carcinom-Sequenz.

Genetisch bedingte neural-mesenchymale Hamartose auf der Grundlage einer Suppressorgen-Mutation.

Der Gendefekt manifestiert sich pleiotrop in 2, zunächst nicht in einen pathogenetischen Zusammenhang zu bringenden Symptomen. Zugrunde liegen Tumorsuppressor-Gen-Mutationen (Serin-Threonin-Kinase, *LKB1/STK11*), die am intrazellulären TGFβ-Signalsystem beteiligt sind.

Krankheitswert

Erstmanifestation klinischer Erscheinungen vom Kindesalter an, kann aber auch lange völlig stumm verlaufen. Koliken, Abdominalschmerz. Ausgedehnte hamartöse Polyposis des Gastrointestinaltraktes, vor allem des Dünndarmes, in 50% auch im Dickdarm und bei 25% im Magen, kann zu Komplikationen führen: Rectumprolaps, Invaginationen und Obturationen bis zum Ileus mit Abdominalschmerz, Blutungen in den Magen-Darm-Kanal und sekundärer Anämie, Hysterie- und Hyperemesis-gravidarum-ähnliche Bilder. Teilweise auch in Nase, Uterus, Herz, Niere, Lunge, Gallenblase und Blase beobachtet. Neigung zu gastrointestinalen Tumoren sowie erhöhtes Risiko für Ovarial- (Granulosazell-), Cervix-, Hoden-, Pankreas-, Lungen- und Brustkrebs. Eine Haut- und Schleimhautpigmentierung (Freckling) vor allem oral und perioral, an der Vulva sowie an Fingern und Zehen besteht in vielen Fällen schon bei Geburt und verliert sich vom 3. Lebensjahrzehnt an. Hamartöse Polyposis intestinalis mit Makrozephalus, Pigmentfleckung des Penis und Myopathie (RUVALCABA-MYHRE-SMITH-Syndrom) ▶ *Makrozephalus*.

Therapiemöglichkeiten
Chirurgische Eingriffe (Polypektomien) zur Prophylaxe und Therapie der Sekundärerscheinungen mit guter Prognose. Engmaschiges Screening der Anlagenträger auf Neoplasmen vom zweiten Lebensjahrzehnt an wichtig.

Häufigkeit und Vorkommen
Mehrere 100 Fälle aus allen Kontinenten beschrieben. Sippen mit Merkmalsträgern in mehreren Generationen.

Genetik
Autosomal dominanter Erbgang mit vollständiger Penetranz und variabler Expressivität eines rezessiven Suppressorgens (Zweischritt-Mutation mit Heterozygotie-Verlust). Kann in Teilsymptomen bestehen: z.B. nur Pigmentierung. Vorkommen merkmalsfreier Überträger noch umstritten. Genort 19p13.3 (*LKB1/STK11*, Serin-Threonin-Kinase), wahrscheinlich existieren noch ein weiterer Genort in 19q13.4 bei gleichem klinischen Bild sowie ein modifizierender Genort in 2q36 (*LIP1*, Zytoplasma-Protein).

Familienberatung
Frühdiagnose und Differentialdiagnosen zu anderen ▶ *intestinalen Polyposen* vor allem anhand der Schleimhautpigmentierung und zum LEOPARD-Syndrom (▶ *Lentigines*) anhand der Polypen und andersartigen Pigmentierung sowie molekulargenetisch möglich und notwendig. Klassisches Beispiel für Familien, die "mit Magen- und Darmerkrankungen belastet sind". Es ist wichtig für die Erbprognose, Merkmalsträger, bei denen das Syndrom stumm verläuft oder nur in einem Teilsymptom besteht, zu erkennen. Bei Merkmalsträgern muss mit einem 60%igen Risiko für Krebserkrankung bis zum 60. Lebensjahr gerechnet werden (Krebsrisiko 20mal höher als in der Durchschnittsbevölkerung). Präsymptomatische Diagnostik und engmaschige Durchuntersuchung erwachsener Merkmalsträger deshalb gerechtfertigt.

Literatur
Abed, A., K.Günther, C.Kraus et al., Mutation screening at the RNA level of the *STK11/LKB1* gene in PEUTZ-JEGHERD syndrome reveals complex splicing abnormalities and a novel mRNA isoform (*STK11*c.597``598insIVS4). Hum.Mutat. *18* (2001) 397–410.

Freeman, H.J., New evidence for germline mutations in intestinal polyposis syndromes and the hamartoma-carcinoma sequence. J.Gastroenterol. *12* (1998) 257–258.

Hemminki, A., I.Tomlinson, D.Markie et al., Localization of a susceptibility locus for PEUTZ-JEGHERS syndrome to 19p using comparative genomic hybridization and targeted linkage analysis. Nature Genet. *15* (1997) 87–90.

Jenne, D., H.Reimann, J.Nezu et al., PEUTZ-JEGHERS syndrome is caused by mutations in a novel serine threonine kinase. Nature Genet. *18* (1998) 38–43.

Mehenni, H., J.-L.Blouin, U.Radhakrishna et al., PEUTZ-JEGHERS syndrome: Confirmation of linkage to chromosome 19p13.3 and identification of a potential second locus, on 19q13.4. Am.J.Hum.Genet. *61* (1997) 1327–1334.

Nakagawa, H., K.Koyama, Y.Miyoshi et al., Nine novel germline mutations of *STK11* in ten families with PEUTZ-JEGHERS syndrome. Hum.Genet. *81998) 168–172.

Olschwang, S., D.Markie, S.Seal et al., PEUTZ-JEGHERS disease: most, but not all, families are compatible with linkage to 19p13.3. J.Med.Genet. *35* (1998) 42–44.

Smith, D.P., S.I.Rayter, C.Niederlander et al., LIP1, a cytoplasmic protein functionally linked to the PEUTZ-JEGHERS syndrome kinase LKB1. Hum. Molec.Genet. *10* (2001) 2869-28-77.

Tomlinson, I.P.M. and R.S.Houlston, PEUTZ-JEGHERS syndrome. J.Med.Genet. *34* (1997) 1007–1011.

OMIM 175200

Polyposis intestinalis III,
GARDNER-Syndrom,
Familiäre Adenomatöse Polypose (FAP)

Genetisch bedingte adenomatöse Polypose Grundlage einer Genmutation.

Polyposis intestinalis

Der Gendefekt manifestiert sich in einer obligaten Präkanzerose des Darmepithels. Zugrunde liegen Mutationen eines Suppressorgens (Gen für die **A**denomatöse **P**olyposis **C**oli, *APC*), das in seiner phänotypischen Wirksamkeit durch weitere Suppressor- und andere Gene (N-Azetyltransferase, schnelle Azetylierer) beeinflusst wird. Das GARDNER-Syndrom wird aufgrund der molekulargenetischen Befunde zusammen mit der intestinalen Polypose I zu der familiären adenomatösen Polypose zusammengefasst.

das *c-MYC*-Onkogen. Weiterhin sind wahrscheinlich Mutationen des Gens für das Transformations-assoziierte Protein TP53 (Tumorsuppressor-Gen, Deletionen in 17p13) und *RAS*-Onkogen-Mutationen beteiligt. Bioptisch gewonnene Epithelzellen zeigen in vitro eine Tetraploidisierungstendenz (Endomitosen). Existenz eines eigenständigen autosomal dominant oder rezessiv bedingten Typs der intestinalen Polypose mit Tumoren des Zentralnervensystems (TURCOT-Syndrom, OMIM 276300) ist noch unklar, Genort nicht in 5q.

Krankheitswert
Erstmanifestation der klinischen Erscheinungen gewöhnlich im 2. bis 4. Lebensjahrzehnt, selten früher oder später. Multiple adenomatöse Rektum- bzw. Kolon-Polypen mit ausgesprochener Tendenz zur malignen Entartung (mindestens 50% der Fälle). Atherome, Epidermoidzysten, Desmoide, Lipome (Rücken), Osteome und Osteofibrome vor allem der Schädelknochen und der Extremitäten, häufig bereits vor Manifestation der Polypen. Hyperdontie.

Therapiemöglichkeiten
Vorsorgemaßnahmen ab dem 10. Lebensjahr für alle Risikopersonen: einmal jährlich gründliche körperliche Untersuchung, molekulargenetische Untersuchung, Recto-Sigmoido-Skopie aller 1–2 Jahre bis zum Alter von 40 Jahren, augenärztliche Untersuchung. Je nach familienanamnestisch bekanntem und klinischem Typ Totalresektion der betroffenen Darmabschnitte (prophylaktisch) ratsam bzw. notwendig. Chirurgische, chemotherapeutische und radiologische Behandlung der Karzinome.

Häufigkeit und Vorkommen
Inzidenz ca. 1:14.000. Mehr als 160 Sippen mit Merkmalsträgern in bis zu 6 Generationen beschrieben.

Genetik
Autosomal dominanter Erbgang mit voller Penetranz und variabler Expressivität. Genort 5q21-q22 (*APC*). Allelie zum adulten Typ I. Mindestens fünf weitere eng gekoppelte Gene tragen wie beim Typ I zur Malignisierung bei. Die entsprechenden Gene regulieren offenbar

Familienberatung
Für Früherkennung Zahnüberzahl, mandibuläre Osteome, Tetraploidisierung von in-vitro-Zellen und bei einem Teil der Fälle angeborene Hypertrophien des Pigmentepithels der Retina im Hinblick auf Prophylaxe bedeutungsvoll. Differentialdiagnose zu anderen ▶ *intestinalen Polyposen* wichtig. Die entsprechenden Familien sind als "Krebsfamilien" anzusehen. Früherkennung und chirurgische Entfernung der Polypen je nach Ausdehnung bis zur Kolektomie noch vor der malignen Entartung sind anzubieten (Überweisung zum Chirurgen). Nachweis, High-risk-Screening und präsymptomatische Diagnose molekulargenetisch möglich.

Literatur
Eckert, W.A., C.Jung and G.Wolff, Presymptomatic diagnosis in families with adenomatous polyposis using highly polymorphic dinucleotide CA repeat markers flanking the *APC* gene. J.Med.Genet. *31* (1994) 442–447.

Lynch, H.T. and T.C.Smyrk, Classifiacation of familial adenomatous polyposis: a diagnostic nightmare. Am.J.Hum.Genet. *62* (1998) 1288–1289.

Scott, R.J., W.Taeschner, K.Heinemann et al., Association of extracolonic manifestations of familial adenomatous polyposis with acetylation phenotype in a large FAP kindred. Eur.J.Hum.Genet. *5* (1997) 43–49.

OMIM 175100, 276300

Polyposis intestinalis
s.a. ▶ CRONKHITE-CANADA-Syndrom

Polyposis nasi

Bei einem Teil der Fälle Compound-Heterozygotie im Gen für die ▶ *cystische Pankreasfibrose* nachgewiesen: Monosymptomatische Form der Mukoviszidose. Siehe auch ▶ KARTAGENER-*Syndrom*.

Literatur
Varon, R., K.Magdorf, D.Staab et al., Recurrent nasal polyps as a monosymptomatic form of cystic fibrosis associated with a novel in-frame deletion (591del18) in the CFTR gene. Hum.Molec.Genet. *4* (1995) 1463–1464.

Polyserositis, paroxysmale
▶ Mittelmeerfieber

Polysomie des X-Chromosoms
▶ Triplo-X-Frau;
▶ Tetra-X-Frau;
▶ KLINEFELTER-Syndrom

Polysplenie-Syndrom

Intestinaler Fehlbildungskomplex unklarer Ätiologie.
Es besteht eine Tendenz zur symmetrischen Ausbildung normalerweise asymmetrischer innerer Organe wie Bronchien, Lunge, Leber und Magen (Situs ambiguus). Die Milz ist dabei doppelt angelegt. Der pathogenetische Zusammenhang mit den kardiovaskulären Anomalien (primär?) sowie ein Basisdefekt sind unbekannt. Ätiopathogenetische Beziehungen zum ▶ IVEMARK-*Syndrom*. Siehe auch ▶ KARTAGENER-*Syndrom* (Heterotaxie).

Krankheitswert
Erstmanifestation klinischer Erscheinungen meistens innerhalb des 1. Lebensjahres. Zeichen eines angeborenen Herzfehlers mit Zyanose und Dyspnoe unterschiedlicher Schwere. In Abhängigkeit von den kardiovaskulären Fehlbildungen häufig bereits im frühen Kindesalter zum Tode führend. In dieser Form Überschneidungen mit dem ▶ IVEMARK-*Syndrom* (contiguous gene syndrome?). P. ohne Herz- und Gefäßanomalien kann symptomlos bestehen. Teilweise Atresie der Gallenblase. Keine erhöhte Infektanfälligkeit.

Therapiemöglichkeiten
Chirurgische Korrektur der Vitien mit unterschiedlichem Erfolg.

Häufigkeit und Vorkommen
Sporadische und Geschwisterfälle beschrieben. Teilweise gemeinsam mit Asplenie in einer Sippe vorkommend.

Genetik
Die Art des familiären Vorkommens bei Geschwistern und das Auftreten von Teilsymptomen bei anderen Verwandten lässt auf autosomal rezessiven Erbgang oder auf unterschiedliche Mikrodeletionen als Ursache für einen Felddefekt schließen.

Familienberatung
Asplenie und ▶ IVEMARK-*Syndrom* müssen genetisch als Äquivalente des P. angesehen werden. Differentialdiagnose zum ▶ KARTAGENER-*Syndrom* notwendig, wobei bei der Heterotaxie ebenfalls symptomatische Überschneidungen aufgrund pathogenetischer Gemeinsamkeiten bestehen. Genaue röntgenologische und kardiologische Untersuchung Verwandter eines Merkmalsträgers auf Teil- und Mikrosymptome wichtig.

Literatur
Arnold, G.L., D.Bixler and D.Girod, Probable autosomal recessive inheritance of polysplenia, situs inversus and cardiac defects in an Amish family. Am.J.Med.Genet. *16* (1983) 35–42.
De la Monte, S.M. and G.M.Hutchins, Sisters with polysplenia. Am.J.Med.Genet. *21* (1985) 171–173.
Niikawa, N., S.Kohsaka, M.Mizumoto et al., Familial clustering of situs inversus totalis and polysplenia syndromes. Am.J.Med.Genet. *16* (1983) 43–47.

OMIM 208530

Polysyndaktylie
▶ Polydaktylie;
▶ Syndaktylie

Polythelie, Polymastie

Meistens lediglich kosmetisch störende Fehlbildung in Form überzähliger Brustwarzen mit oder ohne entsprechendes Drüsengewebe oder sehr selten überzähliger Mammae ohne Brustwarzen. Frequenz regional unterschiedlich 1:150–1:50, Gynäkotropie, in etwa 10% der Fälle familiär. Aufgrund des Vorkommens in mehreren aufeinanderfolgenden Generationen einschließlich Vater-Sohn-Vererbung wird autosomal dominanter Erbgang vermutet. Bei Europiden lässt sich eine schwache Assoziation zu Nierenanomalien einschließlich renalem Adenocarcinom erkennen.

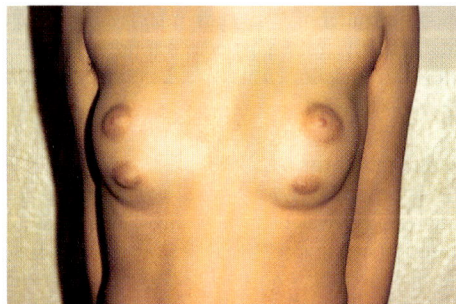

Polythelie. Zusätzliche Mamille ohne Drüsengewebe.

Literatur
Hersh, J.H., A.S.Bloom, A.O.Cromer et al., Does a supernumerary nipple/renal field defect exist? Am.J.Dis.Child. *14* (1987) 989–991.

Leung, A.K.C., Family supernumerary nipples. Am.J.Med.Genet. *31* (1988) 631–635.

Mehes, K., Familial association of supernumerary nipple with renal cancer. Cancer Genet.Cytogenet. *86* (1996) 129–130.

Mehes, K., E. Szuler, F.Torzok and V.Meggyessy. Supernumerary nipples and urologic malignancies. Cancer Genet.Cytogenet. *24* (1987) 185–188.

Orioli, I.M., M.Goncales Ribeiro and E.E.Castilla, Male to male transmission of supernumerary nipples. Am.J.Med.Genet. *73* (1997) 100.

Robertson,A., P.Sale and P.Sathyanaraan, Lack of association of supernumerary nipples with renal anomalies in black infants. J.Pediat. *109* (1986) 502–503.

Tsukahara, M., M.Uchida, S.Uchino et al., Male to male transmission of supernumerary nipples. Am.J.Med.Genet. *69* (1997) 194–195.

OMIM 163700

POMPE-Syndrom
▶ Glykogenose Typ II

Porokeratosen, Porokeratosis MIBELLI, MIBELLI-Syndrom

Genodermatose auf der Grundlage einer Genmutation.
Es besteht eine lokal begrenzte Verhornungsstörung der Haut und der Schleimhäute. Ein Basisdefekt ist unbekannt.

Krankheitswert
Erstmanifestation klinischer Erscheinungen meist im Pubertätsalter. Scharf wallartig-akanthotisch begrenzte atrophisch-dyskeratotische Herde unregelmäßiger Anordnung auf den Schleimhäuten und auf der Haut vorwiegend der Extremitäten, teilweise auf die Nägel übergreifend. Anomalien der Zähne, Hornhauttrübung. Langsam progredient, im späteren Erwachsenenalter stationär mit vorübergehenden Abheilungen. Kaum Beschwerden, geringe Lichtempfindlichkeit. Maligne Veränderungen in den Herden besonders der Extremitäten kommen bei etwa 7% der Fälle vor (Folge erhöhter Strahlensensibilität?).

Therapiemöglichkeiten
Symptomatische Behandlung der Keratosen mit unbefriedigendem Erfolg.

Häufigkeit und Vorkommen
Über 250 meist familiäre Fälle von allen größeren Rassen bekannt. In Europa vor allem bei Personen italienischer Abstammung. Häufigste Form ist die lineare P.

Genetik
Heterogen. Neuerdings werden fünf klinisch unterschiedliche Typen der Porokeratose unterschieden: Neben der klassischen P. MIBELLI die

Porokeratosis punctata palmoplantaris (OMIM 175800), eine lineare P., eine **D**isseminierte **S**uperfizielle **A**ctinische **P**soralen- (UV-Licht-)induzierte (DSAP, OMIM 175900) und die P. palmoplantaris et disseminata (OMIM 175860). Die Typen können auch kombiniert auftreten. Jeweils autosomal dominanter Erbgang mit unvollständiger Penetranz. Androtropie 3:1. Chromosomeninstabilität (Chromosomenbruch-Syndrom). Die Chromosomenbruch-Frequenz wird durch ionisierende Strahlen überdurchschnittlich gesteigert. Die Anordnung der Hauterscheinungen bei der linearen Form wird durch somatische Mutationen, Rekombination und Klon-Bildung erklärt.

Familienberatung

Für erbprognostische Einschätzungen ist eine genaue Untersuchung der betreffenden Familie notwendig. In kultivierten Fibroblasten ist eine erhöhte Strahlensensibilität an Chromosomenbrüchen nachweisbar. Schutz vor UV-Strahlung (starkes Sonnenlicht) ist zu empfehlen. Mit klinisch merkmalsfreien bzw. -armen Überträgern kann in seltenen Fällen gerechnet werden.

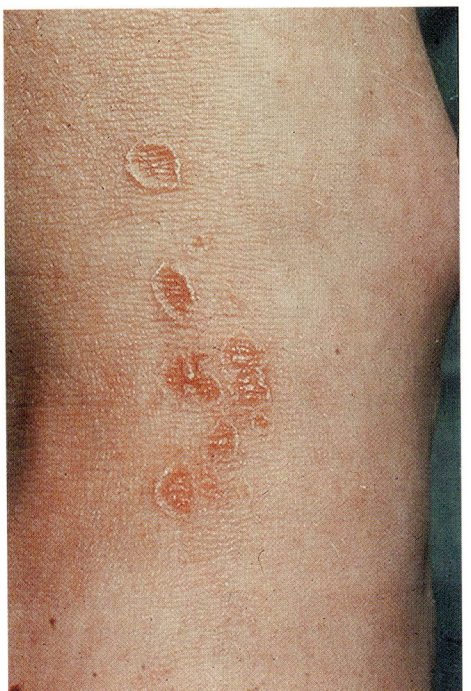

Porokeratosis MIBELLI**.** Runde, zentimetergroße Plaques mit keratotischem Randwall und atrophischem Zentrum an den unteren Extremitäten. (U.W. Schnyder)

Literatur

Happle, R., Somatic recombination may explain linear porokeratosis associated with disseminated superficial actinic porokeratosis. Am.J.Med.Genet. *39* (1991) 237.

Lestringant, G.G. and T.Berge, Porokeratosis punctata palmaris et plantaris. A new entity? Arch.Derm. *125* (1989) 816–819.

Lozinske, A.Z., B.K.Fisher, J.B.Walter and P.J.Fitzpatrick, Metastatic squamous cell carcinoma in linear porokeratosis of M IBELLI. J.Am.Acad.Derm. *16*/Suppl. (1987) 448–451.

Watanabe, R., Y.Ishibashi and F.Otsuka, Chromosomal instability and cellular hypersensitivity to X-radiation of cultured fibroblasts derived from porokeratosis patients' skin. Mutat.Res. *230* (1990) 273–278.

OMIM 175800, 175850, 175860, 175900

Porphyrien

Es handelt sich bei den meisten Formen um monogen bedingte Krankheitsdispositionen, die durch eine Reihe von auslösenden Umwelt-, seltener endogenen, Faktoren eine klinische Manifestation bedingen.

Porphyria acuta intermittens,
Schwedische Porphyrie

Genetisch bedingte Hämsynthesestörung auf der Grundlage einer Genmutation.
Der Gendefekt manifestiert sich in einer auf ca. 50% verminderten Aktivität der Uroporphyrinogen-I-Synthase (URO-S, Porphobilinogen-Deaminase, Hydroxymethylbilan-Synthase) ubiquitär oder nur in den Erythrozyten. Dadurch kommt es zu einer Störung der Uroporphyrinogen-I- und damit des dritten Schrittes der Häm-Synthese und über einen feedback-Mechanismus zur verstärkten Produktion von Porphyrin-Vorstufen, deren noch unbekannte Metaboliten toxisch auf Leber und Nervensystem wirken. Die klinische Symptomatik lässt sich daraus ableiten.

Porphyria acuta intermittens

Übersicht

Symptomatik der Porphyrien (nach Dean,G., The porphyrias. A story of inheritance and environment. 2nd Edit. 1971)

	Porphyria variegata (Südafrikanischer Typ)	Intermittierende akute P. (Schwedischer Typ)	Koproporphyrie
Lichtempfindlichkeit der Haut	meist empfindlich (Blasen an unbedeckten Stellen, erysipelartige Rötungen), Hautersch. zeitl. Teilweise den abdominalen voraus	nicht empfindlich, kann aber dunkel pigmentiert sein	nicht empfindlich
Porphyrinwerte im Stuhl	gewöhnlich erhöht (Protoporphyrin mehr als Koproporphyrin)	normal oder annähernd normal	gewöhnlich erhöht Koproporphyrin mehr als Protoporphyrin
Porphyrinwerte im Urin	leicht erhöht, Uroporphyrin mehr als Koproporph.	normal oder leicht erhöht	leicht erhöht Koproporphyrin mehr als Uroporphyrin
Watson-Schwartz-Test	positiv nur während des akuten Anfalls	positiv bei Erwachsenen im akuten Anfall	positiv nur während des akuten Anfalls
Erbgang bzw. Ursache	autosomal dominant	autosomal dominant	autosomal dominant
Auslöser für Attacken	Barbiturate, Sulfonamide, Anilin, Blei	Barbiturate, Sulfonamide, Östrogene, Librium	Barbiturate und Sulfonamide

Krankheitswert

Hepatische Porphyrie. Erstmanifestation klinischer Erscheinungen im 2. bis 3. Lebensjahrzehnt, selten früher. Keine Hautsymptomatik. Rezidivierende gastrointestinale Beschwerden mit teilweise tagelang anhaltenden kolikartigen Leibschmerzen. Neuropsychiatrische Symptome: Unruhe, Halluzinationen, Parästhesien. Paralysen, Lähmungen, Persönlichkeitsveränderung. Chronischer Verlauf, Verminderung der Leistungsfähigkeit. Gelegentlich lebensbedrohliche Zustände, herabgesetzte Lebenserwartung, kann aber auch lebenslang symptomlos bestehen. Bei Homo- bzw. Compound-Heterozygoten besonders schwere Symptomatik.

Therapiemöglichkeiten

Strikte Vermeidung von Alkohol, hormonellen Kontrazeptiva (Estrogene), Barbituraten, Sulfonamiden sowie anderen auslösenden Medikamenten. Parenterale Flüssigkeits-, Kohlenhydrat-, Hämatin- und Elektrolytzufuhr sowie Chlorpromazin- und Vitamin-E-Gaben (Tokopherylazetat) können Anfälle mildern oder verhindern und zur biochemischen Normalisierung führen. Eventuell Gaben von Gonadotropin- bzw. Gonadotropin-Releasing-Hormon-Agonisten hilfreich. Nur pflanzliche Sedativa. Chelate mit fraglichem Erfolg.

Häufigkeit und Vorkommen

Häufigste der akuten hepatischen Porphyrien. Regional unterschiedlich. In Schweden Frequenz etwa 1:60.000, in Lappland bis 1:1000. Im übrigen Europa selten. Genfrequenz verhältnismäßig höher, etwa 1:1.500 (mit herabgesetzter Expressivität). Von allen größeren Rassen beschrieben. Gynäkotropie 2:3. Bei einer großen Sippe aus Chester Symptome sowohl der akuten intermittierenden als auch der P. variegata.

Erythropoetische P.	Symptomatische P.	Protoporphyrie erythropoetitische	Porphyria cutanea tarda	Porphyrie akute hepatische
Empfindlichkeit schon in der Kindheit Urtikaria-artige Bilder (Sonnenurtikaria, auch Hyperkeratosen)	reagiert stark entzündl., bei Kindern gelegentlich Hyperpigmentierung der Haut und Hypertrichose im Gesicht	Urtikaria, Erytheme, Ödeme ohne Narben abheilend	Blasenbildung mit Atrophien abheilend	nicht empfindlich
Koproporphyrin	keine oder nur geringe Erhöhung	Protoporphyrin	kaum erhöht	leicht erhöht
Rosafärbung von Zähnen und Knochen	Urin ist dunkel durch massive P.-Ausscheidung	normal	Uroporphyrin	stark erhöht
positiv	positiv	negativ	positiv	positiv
rezessiv unter starker Beteiligung exogener Faktoren. In Einzelfällen dominant	nicht genetisch bedingt	autosomal dominant	autosomal dominant	autosomal rezessiv
	Alkohol, Hepatitis, Syphilis u.a. Infektionen, u.a. Intoxikationen, Anämien, Retikulose		Alkohol, Barbiturate, Griseofulvin, Östrogene	Alkohol, Blei, Barbiturate

Genetik

Eine der wenigen autosomal dominant bedingten Enzymopathien. Herabgesetzte Expressivität in Abhängikeit von auslösenden Faktoren. Genort 11q24.1-24.2 (*HMBS*, Hydroxymethylbilan-Synthase), Allelie zweier Isoenzyme, durch Promotor-Mutation meist beide Enzyme betroffen, in ca. 5% der Fälle nur das nichterythrozytäre. Ein weiterer Locus in 11q23 liegt wahrscheinlich einer anderen akuten Porphyrie zugrunde mit einem Mangel sowohl an Phorphobilinogen-Deaminase als auch an Protoporphyrinogen-Oxidase (Chester-Porphyrie). Stark variable Penetranz und Expressivität durch multiple Allele und Compound-Heterozygotie. Die Empfindlichkeit gegenüber Drogen variiert mit der Penetranz bzw. der URO-S-Aktivität. Eine Identität des Genortes mit dem der ▶ *P. variegata* liegt nicht vor.

Familienberatung

Nachweis und Differentialdiagnose zu anderen Porphyrien aufgrund des Porphobilinogens im Urin. Frühdiagnose vor Auftreten klinischer Erscheinungen anhand der URO-S-Aktivität in Lymphozyten oder molekulargenetisch mit Hilfe intragenischer Sonden im Hinblick auf prophylaktische Vermeidung von Alkohol und auslösenden Medikamenten (▶ *Tabelle*) sowie entsprechende Aufklärung betroffener Familien entscheidend. Nach dem gleichen Prinzip pränatale Diagnostik in Chorion- und Fruchtwasserzellen. Identifikation latenter Merkmalsträger als Screeningtest vom 1. Lebenstag an durch vereinfachte URO-S-Bestimmung aus Erythrozyten möglich, wobei aber nicht in allen Fällen die Erythrozyten-URO-S-Aktivität vermindert ist. Die Gefahr einer folgenschweren Fehldiagnose der abdominalen Symptomatik ist bei negativer Familienanamnese besonders groß, La-

Porphyria acuta intermittens

Medikamente, die eine Porphyrie auslösen können
(Nach Bankett and Cope, Proc.Roy.Soc.Med. *64* (1971) 408)

Generalisierte Attacken auslösend	Fotosensibilisierend	experimentell erprobt
Barbiturate	Barbiturate	Leberzellkultur:
Sulfonamide	Alkohol	Methylprylon (Noludar)
Sulfonal	Sexualhormone	Carbromal (Adalin)
Apronal (Sedormid)	Tolbutamid (Orabet)	Troxidon
Hydantoine (Phenytoin)	Griseofulvin	Nicethamid (Nizethamid)
Succinimide (Suxilep)	Chloroquin (Chlorochin)	Bemegrid (Ahypnon)
Chlordiazepoxid	Chlorpropamid	Theophyllin
(Librium, Radepur, Timosin)	Hexachlorbenzol	Coffein
Dichloralphenazone	Sulfonal	Chloramphenicol
Meprobamat		Pyrazinamid
Carisoprodol (Myorelaxans)		Metyrapon
Glutethimid (Doriden, Elrodorm)		Menthol
Alkohol		In vivo Rattenleber:
Aminopyrin (Aminophenazon)		Pentazocine
Sexualhormone		(Pentazocinum)
Antibabypillen		Hydrocortison
Methyldopa		
Tolbutamid (Orabet)		
Antihistaminika		
Griseofulvin		
Chloroquin (Chlorochin)		
Mutterkornpräparate		

Präparate, die als Therapeutika bei Porphyrie für anwendbar gelten

Kinisch erprobt	Experimentell erprobt
Chlorpromazin (Propaphenin)	Phenylbutazon
Chloralhydrat	Reserpin (Rausedan)
Paraldehyd	Dicumarin (Dicumarol)
Morphine	
Pethidin (Dolcontral)	
Methadon (Metadon, Mecodin)	
Acid. Acetylosalicylicum	
Acid. Mefenamicum	
Penicillin	

paratomien können durch Anwendung auslösender Anästhetika zu lebensbedrohlichen Zuständen führen. Mit einer von Familie zu Familie sehr unterschiedlich großen Anzahl klinisch symptomfreier, seltener biochemisch lebenslang normaler Überträger, vor allem im männlichen Geschlecht, muss gerechnet werden. Die Schwere der Erscheinungen korreliert mit dem je nach Allel unterschiedlichen Aktivitätsverlust der URO-S. Es besteht eine Beziehung zum Endokrinium, besonders Estrogene können auslösend wirken, so dass Frauen während der Menses und vorzugsweise während der Schwangerschaft stark gefährdet sind. In solchen Situationen können Anti-Estrogene hilfreich sein. Unterrichtung betroffener Familien hinsichtlich der schädlichen Wirkung vor allem von Alkohol und Barbituraten (▶ *Tabelle*) sowie der Schwere der Erscheinungen bei Homozygotie (25% der Kinder aus Verbindungen zwischen Merkmalsträgern) wichtig.

Literatur

Anderson, K.E., I.M.Spitz, C.W.Bardin and A.Kappa, A gonadotropin releasing hormone analogue prevents cyclical attacks of porphyria. Arch.Intern.Med. *150* (1990) 1469–1474.

Kauppinen, R., L.Peltonen, A.Paltie and P.Mustajoki, RFLP analysis of three different types of acute intermittent porphyria. Hum.Genet. *85* (1990) 160–164.

Mustajoki, S., H.Pihlaja, H.Ahola et al., Three splicing defects, an insertion, and two missense mutations responsible for acute intermittent porphyria. Hum.Genet. *102* (1998) 541–548.

Norton, B., W.G.Lanyon, M.R.Moore et al, Evidence for involvement of a second genetic locus on chromosome 11q in porphyrin metabolism. Hum.Genet. *91* (1993) 576–578.

Ong, P.M.L, W.G.Lanyon, G.Graham et al., Acute intermittent porphyria: The in vitro expression of mutant hydroxymethylbilane synthase. Mol.Cell. Probes. *11* (1997) 293–296.

Whatley, S.D., A.G.Roberts, D.H.Llewellyn et al., Non-erythroid form of acute intermittent porphyria caused by promoter and frameshift mutations distant from the coding sequence of exon 1 of the *HMBS* gene. Hum.Genet. *107* (2000) 243–248.

OMIM 176000, 176010

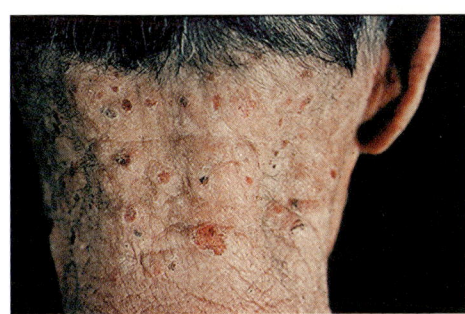

Porphyria cutanea tarda. Blasenbildung an lichtexponierter Region des Halses, narbig abheilend. (M. Voß)

Porphyria cutanea tarda

Störung der Hämsynthese auf der Grundlage einer Genmutation.

Der Gendefekt manifestiert sich in einer verminderten Aktivität der Uroporphyrinogen-Dekarboxylase-Aktivität (UROD) in der Leber (Typ I) oder zusätzlich noch in anderen Geweben und den Erythrozyten (Typ II). Dadurch sind die Dekarboxylierung von Uroporphyrinogen III zu Koproporphyrinogen III und damit die Hämsynthese gestört. Vor allem bei alkoholischer Vorschädigung kommt es zur Ablagerung von Porphyrinderivaten in der Haut und anderen Organen und zur vermehrten Ausscheidung im Urin und im Stuhl, woraus sich die klinische Symptomatik ableiten lässt.

Krankheitswert

Erstmanifestation klinischer Erscheinungen vom 4. Lebensjahrzehnt an, selten später. Frühere Manifestation (Porphyria cutanea praematura) durch hormonelle Kontrazeptiva (Estrogene). Klinische Erscheinungen meistens durch chronischen Alkoholabusus, Barbiturate, Griseofulvin, Eisen und andere Intoxikationen, seltener durch Hepatitiden ausgelöst. Blasenbildung unter Sonnenlichteinstrahlung (SORET-Bande) und bei mechanischer Reizung, mit Atrophien abheilend. Hyperpigmentierung. Klinische Symptome eines Leberschadens mit Neigung zur Zirrhose. Hypertrichosis. Bei Beachtung der Diät nur geringe Beeinträchtigung des Allgemeinbefindens und der Leistungsfähigkeit. Hämosiderose.

Therapiemöglichkeiten

Voraussetzung ist Alkoholabstinenz. Aderlässe, Lichtschutz, Chlorochin, Vitamin-B-Komplex mit vorübergehendem Erfolg. Leberschutzdiät.

Häufigkeit und Vorkommen

Regional unterschiedlich, von allen großen Rassen beschrieben. Merkmalsträger mit Typ II in bis zu 3 aufeinanderfolgenden Generationen beobachtet. Androtropie. Typ I vorwiegend sporadisch (OMIM 176090).

Genetik

Autosomal dominanter Erbgang bei dem häufigeren Typ II. Genort 1p34 (*UROD*). Allelie mit einer hepatoerythropoetischen P, unsicher auch mit Typ I, der nur bei Compoundheterozygotie oder verstärkter Provokation klinisch manifest wird. Für die Manifestierung klinischer Erscheinungen stehen exogene Faktoren im Vordergrund. Verstärkend wirken Mutationen bzw. Polymorphismen anderer Gene, z.B. *HFE* (Gen der Hämochromatose durch Eisenbelastung und Cytochrom P450). Homozygotie für Typ II bewirkt ein sehr schweres, der ▶ *P. erythropoetica congenita* vergleichbares Krankheitsbild: Hepatoerythropoetische Porphyrie.

Familienberatung

Nachweis anhand der Uroporphyrinwerte im Urin und der Uroporphyrinogen-Dekarboxylase-Aktivität in Erythrozyten. Suchtest durch eine HCl-Reaktion mit Uroporphyrin auf Filterpapier (Roter Ring-Test nach BRUGSCH) möglich. Differentialdiagnose zur Porphyria variegata anhand der normalen δ-Aminolävulinsäure- und Porphobilinogen-Ausscheidung im Urin. Unterrichtung betroffener Familien hinsichtlich der schädlichen Wirkung vor allem von Alkohol und Barbituraten (▶ *Tabelle*) sowie der Schwere der Erscheinungen bei Homozygotie (25% der Kinder aus Verbindungen zwischen Merkmalsträgern) wichtig.

Literatur
Christiansen, L., A.Bygum, A.Jensen et al., Association between CYP1A2 polymorphism and susceptibility to porphyria cutanea tarda. Hum.Genet. *107* (2000) 612–614.

Garey, J.R., L.M.Harrison, K.F.Franklin et al., Uroporphyrinogen decarboxylase: a splice site mutation causes the deletion of exon 6 in multiple families with porphyria cutanea tarda. J.Clin.Invest. *86* (1990) 1416–1422.

Roberts, A.G., G.H.Elder, R.G.Newcombe et al., Heterogeneity of familial porphyria cutanea tarda. J.Med.Genet. *25* (1988) 669–676.

OMIM 176090, 176100

Porphyria erythropoetica congenita (GÜNTHER)

Genetisch bedingte Störung der Porphyrinsynthese auf der Grundlage einer Genmutation.
Der Gendefekt manifestiert sich in einem Mangel einer Porphobilinogen-Isomerase (**Uroporphyrinogen-III-Cosynthase, UROS**) in den Erythroblasten, wodurch im 4. Schritt der Häm-Synthese aus Porphobilinogen auf Kosten des Uroporphyrins II große Mengen Uroporphyrin I gebildet werden. Durch einen Mangel an End- oder Zwischenprodukten kommt es wahrscheinlich zusätzlich noch über einen Rückkopplungsmechanismus zu einer Beschleunigung der ersten Hämsyntheseschritte und dadurch zu einer weiteren Vermehrung des Uroporphyrins. Die klinischen Erscheinungen lassen sich aus der Ablagerung sekundär entstehender, stark lichtabsorbierender Porphyrine vor allem in der Haut erklären.

Krankheitswert
Erstmanifestation klinischer Erscheinungen bei Neugeborenen bzw. innerhalb der ersten Lebensjahre. Hohe Sonnenlichtempfindlichkeit: Blasenbildung, narbig abheilende Ulzerationen bis zur Verstümmelung. Hypertrichose, Erythrodontie. Hämolytische Anämie und Hepatosplenomegalie. Infektneigung. Hyperpigmentierung. Lebenserwartung herabgesetzt. Intrafamiliär konstanter milder spätmanifester Typ ohne Hypertrichose kommt vor.

Therapiemöglichkeiten
Lebenslange Bluttransfusionen notwendig. Prophylaktischer Lichtschutz und Splenektomie unbefriedigend. Karotinoide (Betacaroten), Hämatin, Cholestyramin, Deferoxamin und Chlorochin mit unterschiedlichem vorübergehendem Erfolg.

Häufigkeit und Vorkommen
Je nach Einbeziehung unsicherer Fälle bisher 60–100 Patienten beschrieben.

Genetik
Autosomal rezessiver Erbgang. Genort 10q25.2-26.3 (*UROS*).

Familienberatung
Nachweis und Differentialdiagnose zu anderen Porphyrien, besonders zu homozygoter P. variegata, P. intermittens und P. cutanea tarda (Hepatoerythropoetische P.) durch Bestimmung von Uroporphyrin und Koproporphyrin (vermehrt) sowie Porphobilinogen (fehlend) in Erythrozyten, Urin und Stuhl. Früherkennung bei Neugeborenen an der Rotfärbung des Urins bzw. der Windeln kann im Hinblick auf einen sofort einzuleitenden Sonnenschutz lebensrettend sein. Screening-Test mit HCl-Reaktion auf Uroporphyrin (Roter-Ring-Test) möglich. Heterozygoten-Nachweis und pränatale Diagnostik durch Cosynthase-Bestimmung in Erythrozyten bzw. Chorion- und Fruchtwasserzellen und molekulargenetisch durchführbar.

Literatur
Astrin, K.H., C.A.Warner, H.-W.Yoo et al, Regional assignment of the human uroporphyrinogen III synthase (UROS) gene to chromosome 10q25.2-26.3. Hum.Genet. *87* (1991) 18–22.

Fontanellas, A., M.Bensidhoum, R.Enriquez de Salamanca et al., A systematic analysis of the mutations of the Uroporphyrinogen III synthase gene in congenital erythropoietic porphyria. Eur.J.Hum.Genet. *4* (1996) 274–282.

Rank, J.M., J.G.Straka, M.K.Weimer et al., Hematin therapy in late onset congenital erythropoietic porphyria. Brit.J.Haemat. 75 (1990) 617–618.

OMIM 263700

Porphyria variegata,
Südafrikanische Porphyrie

Genetisch bedingte Hämsynthesestörung auf der Grundlage einer Genmutation.
Der Gendefekt manifestiert sich in einer auf 50% verminderten Aktivität der **Pro**toporphyrinogen-**Ox**idase (PROX) in Lymphozyten, Haut, Leber und anderen Geweben und damit in einer Überproduktion von δ-Aminolävulinsäure in der Leber. Neben δ-Aminolävulinsäure und Protobilinogen lassen sich auch vermehrt Porphyrinderivate feststellen, was die Fotosensibilität der Haut erklärt. Der Zusammenhang des biochemischen Defekts mit anderen durch Alkohol, Barbiturate, Estrogene, Sulfonamide usw. (Tabelle 14–16) auslösbaren klinischen Symptomen erklärt sich teilweise aus deren porphyrinogener Wirkung.

Krankheitswert
Hepatische Porphyrie: Außer abdominalen und neuropsychiatrischen Symptomen, die weitgehend denen bei der ▶ *P. acuta intermittens* entsprechen, Fotosensibilität der Haut mit Blasenbildung, Erythemen und Ödemen an belichteten Stellen. Hyperpigmentierung und Hypertrichose. Ohne Alkohol- und Medikamentenzufuhr lediglich erhöhte mechanische Verletzlichkeit der Haut. Normale Lebenserwartung.

Therapiemöglichkeiten
▶ *P. acuta intermittens*. Prophylaxe wichtig.

Häufigkeit und Vorkommen
In Südafrika etwa 8.000 Merkmalsträger, Nachkommen eines einzigen holländischen Einwandererpaares aus dem 17. Jahrhundert. In Europa nur noch in Finnland bedeutend, außerhalb und aus anderen Erdteilen nur von einzelnen Sippen bekannt.

Genetik
Autosomal dominanter Erbgang mit interfamiliär stark unterschiedlicher Penetranz und Expressivität. Die Empfindlichkeit gegenüber Arzneimitteln variiert mit der Penetranz. Homozygotie bewirkt ein sehr schweres an die ▶ *P. erythropoetica congenita* erinnerndes Krankheitsbild. Eine Allelie besteht weder mit dieser noch mit der P. acuta intermittens. Genort 14q32 (Kopplungsanalyse in betroffenen Familien) oder 1q22 (*PROX*)?, Widerspruch noch unklar.

Familienberatung
Nachweis und Differentialdiagnose anhand der erhöhten Proto- und Koproporphyrinausscheidung in Stuhl und Urin, hoher Uroporphyrinausscheidung im Urin während der abdominalen Attacken sowie der verminderten Protoporphyrinogen-Oxidase-Aktivität in Lymphozyten. Im übrigen ▶ *P. acuta intermittens*. Lichtschutz notwendig. Unterrichtung betroffener Familien hinsichtlich der schädlichen Wirkung vor allem von Alkohol und Barbituraten (▶ *Tabelle*) sowie der Schwere der Erscheinungen bei Homozygotie (25% der Kinder aus Verbindungen zwischen Merkmalsträgern) wichtig.

Literatur
Deybach, J.-C., H.Puy, A.-M.Robreau et al., Mutations in the protoporphyrinogen oxidase gene in patients with variegate porphyria. Hum.Molec.Genet. 5 (1996) 407–410.

Kushner, J.P., Laboratory diagnosis of the porphyrias. New Engl.J.Med. *324* (1991) 1432–1434.

Lam, H., L.Dragan, H.C.Tsou et al., Molecular basis of variegate porphyria: a de novo insertion mutation in the protoporphyrinogen oxidase gene. Hum. Genet. *99* (1997) 126–129.

Mustajoki, P., R.Tenhunen, K.M.Niemi et al., Homozygous variegate porphyria. A severe skin disease of infancy. Clin.Genet. *32* (1987) 300–305.

Roberts, A.G., S.D.Whatley, J.Daniels et al., Partial characterization and assignment of the gene for protoporphyrinogen oxidase and variegate porphyria to human chromosome 1q32. Hum.Molec. Genet. *4* (1995) 2387–2390.

OMIM 176200, 600923

Porphyrie, akute hepatische, durch Mangel an δ-Aminolävulinsäure-Dehydratase

Genetisch bedingte Hämsynthesestörung auf der Grundlage einer Genmutation.
Der Gendefekt manifestiert sich in einer verminderten Aktivität der δ-Aminolävulinsäure-Dehydrogenase (ALAD). Dadurch sind die Synthese von Porphobilinogen aus Aminolävulinsäure und damit der 1. (2.) Schritt der Hämsynthese gestört. Siehe auch ▶ *Anämie, hypochrome sideroblastische familiäre*.

Krankheitswert
Erstmanifestation einer akuten hepatischen Porphyrie wie bei der ▶ *Porphyria acuta intermittens* ab 2. Lebensjahrzehnt. Bei Heterozygoten treten klinische Symptome nur bei Blei-Exposition (Enzymhemmer) auf.

Therapiemöglichkeiten
▶ *Porphyria acuta intermittens*

Häufigkeit und Vorkommen
Seit Erstbeschreibung 1979 nur wenige Geschwisterschaften publiziert.

Genetik
Autosomal rezessiver Erbgang. Genort 9q34 (*ALAD*).

Familienberatung
Nachweis und Heterozygotentest anhand der Enzymaktivität in Erythrozyten und der Porphyrin- und δ-Lävulinsäureausscheidung im Urin sowie molekulargenetisch möglich. Aufgrund der Blei-Sensibilität Berufsberatung auch bei Heterozygoten wichtig.

Literatur
Hassoun, A., L.Verstreaten, R.Mercelis and J.J.Martin, Biochemical diagnosis of an hereditary aminolaevulinate dehydrogenase deficiency in a 63-year-old man. J.Clin.Chem.Clin.Biochem. *27* (1989) 781–786.

Plewinska, M., S.Thunell, L.Holmberg et al., δ-aminolevulinate dehydrogenase deficient porphyria: identification of the molecular lesions in a severely homozygote. Am.J.Hum.Genet. *49* (1991) 167–174.

Sassa, S., H.Fujita, M.Doss et al., Hereditary porphyria due to homozygous δ-aminolevulinic acid dehydratase deficiency: studies in lymphocytes and erythrocytes. Europ.J.Clin.Invest. *21* (1991) 244–248.

OMIM 125270

Porphyrie, hepatoerythropoetische
▶ Porphyria cutanea tarda

Porphyrien
s.a. ▶ Protoporphyrie;
▶ Koproporphyrie

PORTILO-Syndrom
▶ Lymphoproliferatives Syndrom

Portweinfarben-Nävus
▶ Naevi teleangiectatici

POTOCKI-SCHAFFER-Syndrom, DEFECT 11

Zugrunde liegt eine Mikrodeletion im Chromosom 11 (p11.2) unter Einbeziehung der Gene *EXT2* und *ALX4* (▶ *Exostosen, multiple cartilaginäre*; ▶ *Foramina parietalia magna*). Entsprechend contiguous deletion syndrome aus biparietalen Foramina magna, multiplen Exostosen und Kleinwuchs. Mehrere familiäre Fälle bekannt, darunter eine Sippe mit Merkmalsträgern in vier Generationen. Autosomal dominante Vererbung der Deletion.

Literatur
Hall, C.R., Y.Wu, L.G.Schaffer and J.L.Hecht, Familial case of POTOCKI-SCHAFFER syndrome associated with microdeletion of *EXT2* and *ALX4*. Clin.Genet. *60* (2001) 356–359.

OMIM 601224

POTTER-Sequenz
▶ Oligohydramnion-Syndrom

POTTER-Syndrom
▶ Oligohydramnion-Syndrom;
▶ Zystennieren

PRADER-WILLI-Syndrom,
PRADER-LABHART-WILLI-FANCONI-Syndrom

Entwicklungsstörung, der Genmutationen bzw. ein mutationsbedingter Fehler im Imprinting-Mechanismus des Chromosoms 15 zugrunde liegt. Es besteht eine Inaktivität vom Vater geerbter Gene und Fehlen der Genprodukte, der Splicosomen-Proteine Small-Nuclear-Ribonucleinproteine N (Transkriptionseinheit *SNRPN* und *SNURF*) sowie weiterer benachbarter Gene aufgrund eines Imprintingsdefektes, einer Deletion, einer uniparentalen Disomie des mütterlichen Chromosoms oder einer Genmutation. Der pathogenetische Zusammenhang der klinischen Symptomatik mit den einzelnen Genen ist noch unklar.

Krankheitswert
Bei Neugeborenen ausgeprägte Muskelhypotonie, später Normalisierung. Trink- und Schreischwäche. Ernährungsschwierigkeiten, allmählich während der ersten Lebensjahre in Polyphagie übergehend. Stammfettsucht, Kleinwuchs, Strabismus, Oligophrenie. Helle Komplexion. Geistiger und körperlicher Infantilismus mit hypogonadotropem Hypogonadismus und -genitalismus. Krampfanfälle, hypoglykämische präkomatöse Zustände, später Insulin-resistenter Diabetes mellitus (Insulinantagonisten teilweise nachweisbar). Herabgesetzte Lebenserwartung. Androtropie. Form mit Kamptodaktylie und Osteoporose als URBAN-ROGERS-MEYER-Syndrom abgegrenzt.

Therapiemöglichkeiten
Keine wirksame Therapie bekannt. Gaben von Clomiphen-Zitrat im Hinblick auf den Hypogonadismus erfolgreich.

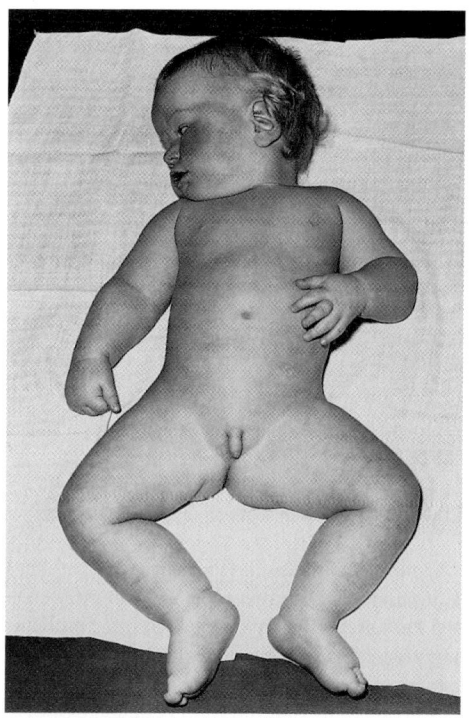

PRADER-WILLI-Syndrom. 3 6/12jährig, Muskelhypotonie, noch kein Laufbeginn. Kurze Extremitäten, Akromikrie, polsterartige Verdickungen der Hand- und Fußrücken, Hypogenitalismus.

Häufigkeit und Vorkommen
Inzidenz ca. 1:15.000–10.000. Vorwiegend sporadische sowie einige Geschwister- bzw. familiäre Fälle beschrieben.

Genetik
Bei über 70% der Fälle lässt sich eine Chromosomenanomalie del(15)(q11-13) in Form einer Translokation oder interstitiellen Mikrodeletion nachweisen. Dieser Abschnitt unterliegt dem Imprinting, normalerweise werden nur die väterlichen Gene exprimiert, die beim PWS deletiert bzw. mutiert sind: Zinkfinger-Gen 127 (*ZNF127*), Nectin-Gen (*NDN*), die Gene für Small Nuklear Ribonukleoprotein N (*SNRPN*) und Small Nuclear Upstream Reading Frame (*SNURF*) sowie ein weiteres imprintiertes Gen (*IPW*), ein Testes-spezifisches Melanom-Antigen-Like Gen (*MAGEL2*) und Fragmente (*PAR1* und *PAR5*). Zu fehlenden Genprodukten dieser Region kommt es auch bei Ausfall des väterlichen Imprinting oder bei Ersatz des väterlichen

Prader-Willi-Syndrom

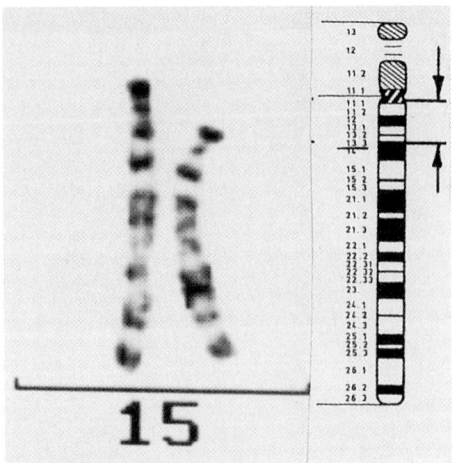

PRADER-WILLI-Syndrom. Deletion 15(q11-13). (B. Belitz)

Chromosoms 15 durch ein zweites mütterliches (uniparentale Disomie, etwa 30% der Fälle). Ob bei Patienten ohne zytogenetisch oder molekularzytogenetisch erkennbare Deletion eine wegen geringen Umfanges nicht nachweisbare Deletion oder eine Genmutation (Versagen des väterlichen Imprinting, autosomal rezessiv bedingt) innerhalb dieses Bereiches vorliegt, ist nur molekulargenetisch zu erkennen. In die Deletion einbezogen können weitere benachbarte Genorte sein (z.B. Gen für ▶ *Albinismus*), was die Symptomatik erweitern bzw. eine Variabilität der klinischen Merkmalsausprägung erklären kann: Contiguous gene syndrome. Klinische Unterschiede zwischen Fällen mit und ohne nachweisbare Deletion bestehen generell nicht. Bei dem proximalen Abschnitt des langen Armes des Chromosoms 15 handelt es sich offensichtlich um eine durch repetitive Sequenzen bedingte instabile Region. Es besteht ein Zusammenhang mit dem Gen für das ▶ ANGELMAN-*Syndrom*. Die unterschiedliche klinische Symptomatik ist durch unterschiedliche Imprinting-Defekte im Bereich des *SNRPN*-Gens in der väterlichen oder mütterlichen Keimbahn bedingt. Bei einem dem PWS ähnlichen Krankheitsbild mit überschneidender Symptomatik allerdings ohne die schwere Hypotonie im frühen Kindesalter bestehen Deletionen in 6q14.2-23.1 (drei Fälle). Das URBAN-ROGERS-MEYER-Syndrom hat eine andere genetische Grundlage und ist autosomal rezessiv bedingt (OMIM 264010).

Familienberatung

Bei Verdacht auf PWS sollte immer eine Chromosomenanalyse (high resolution) einschließlich Fluoreszens-in-situ-Hybridisierung durchgeführt werden: Die Deletion (15)(q11-13) gilt als Beweis, eine negatives Ergebnis muss jedoch molekulargenetisch durch Bestimmung der Methylierung (Imprinting) im *SNRPN* abgesichert werden. Das Risiko für Geschwister eines Merkmalsträgers wird empirisch im Hinblick auf das meist sporadische Vorkommen als gering eingeschätzt. Eine genaue Risikoeinschätzung und pränatale Diagnostik lassen sich molekulargenetisch und bei den Fällen mit Chromosomenanomalie durch Ausschluss einer uniparentalen Disomie und bei der autosomal rezessiven, monogenen imprinting bedingten Form durch Methylationsanalyse durchführen. Pränatale Diagnose molekulargenetisch möglich. Differentialdiagnose zu ▶ BÖRJESON-FORSSMAN-LEHMANN-*Syndom*, ▶ COHEN-*Syndrom* und ▶ LAURENCE-MOON-BIEDL-BARDET-*Syndrom* notwendig.

Literatur

Curfs, L.M.G., F.C.Verhulst and J.P.Fryns, Behavioral and emotional problems in youngsters with PRADER-WILLI syndrome. Genet. Counsel. *2* (1991) 33–41.

Descheemaeker, M.J., A.Swillen, L.Plissart, et al., The PRADER-WILLI syndrome: A self supporting program for children, youngsters and adults. Genet.Counsel. *5* (1994) 199–205.

Dittrich, B., K.Buiting, B.Korn et al., Imprint switching on human chromosome 15 may involve alternativ transcripts of the *SNRPN* gene. Nature Genet. *14* (1996) 163–170.

Kennerknecht, I., Differentiated recurrence risk estimated in the PRADER-WILLI syndrome. Clin.Genet. *41* (1992) 303–308.

Lee, S.-T., R.D.Nicholls, S.Bundey et al., Mutations of the P gene in oculocutaneous albinism, ocular albinism and PRADER-WILLI syndrome plus albinism. New Engl.J.Med. *330* (1994) 529–534.

MacDonald, H.R. and R.Wevrick, The nectin gene is deleted in PRADER-WILLI syndrome and is implicated in human and mouse. Hum.Molec.Genet. *6* (1997) 1873–1878.

McEntagart, M.E., T.Webb and H.C.King, Familial PRADER-WILLI syndrome: case report and a literature review. Clin.Genet. *58* (2000) 216–223.

Olander, E., J.Stamberg, L.Steinberg and E.A.Wulfsberg, Third PRADER-WILLI syndrome phenotype due to maternal uniparental disomy 15 with mosaic trisomy 15. Am.J.Med.Genet. *93* (2000) 215–218.

Pagnan, N.A.B. and T.R.Gollop, PRADER-WILLI habitus, osteopenia and camptodactyly (URBAN- ROGERS-MEYER syndrome): A probable second report. Am.J.Med.Genet. *31* (1988) 787–792.

Rivera, H., O.Zuffardi and L.Gargantini, Nonreciprocal and jumping translocations of 15q1-qter in PRADER-WILLI syndrome. Am.J.Med.Genet. *37* (1990) 311–317.

Slater, H.R., C.Vaux, M.Pertile et al., Prenatal diagnosis of PRADER-WILLI syndrome using PW71 methylation analysis - uniparental disomy and the significance of residual trisomy 15. Prenatal Diagn. *17* (1997) 109–113.

Stein, C.K., S.E.Stred, L.L.Thomson, et al., Interstitial 6q deletion and PRADER-WILLI-like phenotype. Clin.Genet. *49* (1996) 306–310.

Wirth, J., E.Back, A.Hüttenhofer et al., A translocation breakpoint cluster disrupts the newly defined 3′ end of the *SNURF-SNRPN* transcription unit on chromosome 15. Hum.Molec.Genet. *10* (2001) 210–210.

OMIM 176270, 264010

Präeklampsie/Eklampsie,
Proteinurische Hypertonie, Gestose

Schwangerschaftsinduzierter Symptomenkomplex unklarer Ätiologie und Pathogenese. Entsteht wahrscheinlich durch Störung der Plazentation mit arterieller Mangeldurchblutung unter Beteiligung des Gerinnungssystems (Thrombophilie), des Gefäßendothels und der Thrombozyten sowie auf der Grundlage einer Hypertonie-Neigung (Angiotensinogen, OMIM 106150, Angiotensin-Rezeptoren). In einigen daraufhin untersuchten Fällen bestand eine möglicherweise damit im Zusammenhang stehende Hyperhomozystinämie, wahrscheinlich durch eine veränderte Methylentetrahydrofolat-Reduktase-Aktivität. Davon ausgehend wird eine toxische Wirkung vor allem auf die Nieren der Schwangeren vermutet. Diskutiert wird auch eine Funktionsstörung der lokalen Gefäßendothelzellen, die einen erniedrigten NO Spiegel bedingt z.B. durch einen Stickoxid-Synthase-Mangel. Dadurch wird die vasodilatatorische Wirkung des NO abgeschwächt. Nach anderen Theorien bestehen ein Defekt von Progesteron-Rezeptoren mit nachfolgender Salzretention der Niere oder eine Schädigung mütterlicher Blutgefäße durch Substanzen aus der Plazenta, z.B. Neurokinin B (NKB), oder eine mangelnde Detoxifikationskapazität der Plazenta (z.B. Epoxid-Hydrolase- und Glutathion-S-Transferase-Mangel).

Krankheitswert
Betrifft fast ausschließlich die erste Schwangerschaft. Bei Präeklampsie (Spätgestose) nach der 20. SSW einsetzende Hypertonie, Proteinurie und Ödeme mit Übelkeit und Schwindelanfällen. Gefahr des Überganges in die für Mutter und Kind lebensbedrohliche Eklampsie mit tonisch-klonischen Krämpfen und Koma, HELLP (Hemolysis, Elevated Liver Enzymes, Low Platelets), in der Spätschwangerschaft auch bleibenden Nierenschäden und Gefahr der Hypoxie und der Entwicklungsstörung des Fetus. Häufigste Ursache der Müttersterblichkeit in Industrieländern.

Therapiemöglichkeiten
Bettruhe, Blutdrucksenkende Mittel und spezielle Nierendiät können eine Progredienz verhindern. Bei Eklampsie Spasmolyse und Sympatikolyse. Sofortige Geburtseinleitung.

Häufigkeit und Vorkommen
Komplikation in 1–10% der Erstschwangerschaften, 7% aller Schwangerschaften mit Hypertonie. Familiäres Vorkommen bekannt, allerdings auch diskordantes Vorkommen bei eineiigen Zwillingsschwestern.

Genetik
Aufgrund eines gelegentlich familiären Vorkommens wird unterschiedlich autosomal rezessiver oder dominanter Erbgang mit verminderter Penetranz vermutet. Es ist jedoch nicht sicher, ob die Störungen von fetalen (väterlichen) oder mütterlichen Genen oder von beiden ausgehen. Symptomlosigkeit beim Mann und die Beschränkung der Symptomatik auf die erste Schwangerschaft erschweren genetische Untersuchungen. Genorte regional unterschiedlich: 7q36 (*eNOS,* Endothel-**NO**-Synthase), 1q42-43 (*AGT*, Angiotensinogen), 2p12 (*PREG1*,

Präeklampsie-Eklampsie-Gen 1, Island); 2p25 (Finnland), 2q23 (Australien). Molekulargenetische Untersuchungen weisen auch auf verursachende Genregionen in 4q25-35 und 9p13 (Finnland, China) hin.

Familienberatung
Schwangerschaftsüberwachung und eine rechtzeitige Diagnose bei Auftreten der Teilsymptome notwendig. Differentialdiagnose zur essentiellen Hypertonie wichtig (vor der Schwangerschaft bestehend). Das Wiederholungsrisiko innerhalb einer Sippe kann empirisch als nicht entscheidend erhöht angesehen werden, es besteht ein leicht erhöhtes Wiederholungsrisiko für die älteste Tochter einer Merkmalsträgerin (?).

Literatur
Arngrímsson, R., H.Bjornsson and R.T.Geirsson, Analysis of different inheritance patterns in pre-eclampsia/eclampsia syndrome. Hypertension Pregnancy *14* (1997) 27–38.

Arngrímsson, R., C.Haywadr, S.Nadaud et al., Evidence for a familial pregnancy-induced hypertension locus in the *eNOS*-gene region. Am.J.Hum. Genet. *61* (1997) 354–362.

Cooper, D.W., S.P.Brennecke and A.N.Wilton, Genetics of pre-eclampsia. Hypertension Pregnancy *12* (1993) 1–23.

Guo, G., J.A.Lade, A.N.Wilton et al., Genetic susceptibility to pre-eclampsia and chromosome 7q36. Hum.Genet. *105* (1999) 641–647.

Harrison, G.A., K.E.Humphrey, N.Jones et al., A genomewide linkage study of preeclampsia/eclampsia reveals evidence for a candidate region on 4q. Am.J.Hum.Genet. *60* (1997) 1158–1167.

Hilby, S.E., M.Lough, E.B.Keverne et al., Paternal monoallelic expression of *PEG3* in human placenta. Hum.Molec.Genet. *10* (2001) 1093–1100.

Kobashi, G., H.Yamada, K.Ohta et al., Endothelial nitric oxid synthase gene (*NOS3*) variant and hypertension in pregnancy. Am.J.Med.Genet. *103* (2001) 241–244.

Laivuori, H., P.Lahermo, V.Ollikainen et al., Susceptibility loci for preeclampsia on chromosomes 2p25 and 9p13 in Finnish families. Am.J.Hum.Genet. *72* (2003) 168–177.

Morgan, L., S.Crawshaw, P.N.Baker et al., Distortion of maternal-fetal angiotensin II type 1 receptor allele transmission in pre-eclampsia. J.Med.Genet. *35* (1998) 632–636.

Moses, E.K., J.A.Lade, G.Guo et al., A genome scan in families from Australia and New Zealand confirms the presence of a maternal susceptibility locus for pre-eclampsia, on chromosome 2. Am.J.Hum.Genet. *67* (2000) 1581–1585.

O´Shaughnessy, K.M., B.Fu, S.Downing and N.H.Morris, Thrombophilic polymorphism in pre-eclampsia: altered frequency of the functional 98C>T polymorphism of glycoprotein IIIa. J.Med.Genet. *38* (2001) 775–777.

Ros Salonen, H., P.Lichtenstein, L.Lipworth et al., Genetic effects on the liability of developing pre- eclampsia and gestational hypertension. Am.J. Med.Genet. *91* (2000) 256–260.

Sohda, S., T.Arinami, H.Hamada et al., Methylentetrahydrofolate reductase polymorphism and pre-eclampsia. J.Med.Genet. *34* (1997) 525–526.

Thornton J.G. and J.L.Onwude, Pre-eclampsia: discordance among identical twins. Br.Med.J. *303* (1991) 1241–1242.

Zusterzeel, P.L.M., R.te Morscher, M.T.M.Raijmakers er al., Paternal contribution to the risk for pre-eclampsia. J.Mol.Genet. *39* (2002) 44–45.

Zusterzeel, P.L.M., W.H.M.Peters, W.Visser et al., A polymorphism in the gene for microsomal epoxide hydrolase is associated with pre-eclampsia. J.Med. Genet. *38* (2001) 234–237.

OMIM 106150,189800

Prieto-Syndrom
▶ Intelligenz-Defekte

Prionenkrankheiten
▶ Creutzfeldt-Jakob-Syndrom;
▶ Gerstmann-Sträussler-Scheinker-Syndrom;
▶ Insomnie, familiäre fatale

Progeria adultorum
▶ Werner-Syndrom

Progerie; Progeroid-Syndrom
▶ Hutchinson-Gilford-Syndrom

Prognathie, mandibuläre;
Progenie

Genetisch bedingte Anomalie der Mandibula auf Grund einer Genmutation.
Die Pathogenese ist unbekannt.

Krankheitswert
Vorstehender Unterkiefer mit Malokklusion der vorderen Zähne. Keine Beeinträchtigung, bei schweren Formen lediglich kosmetisch störend. Teilweise besteht außerdem oder nur eine Makrocheilie. Symptomatisch bei MARTIN-BELL-Syndrom, gonosomalen Polysomien und WILLIAMS-BEUREN-Syndrom (große hängende Unterlippe, ▶ supravalvuläre Aortenstenose).

Therapiemöglichkeiten
Gewöhnlich nicht notwendig. Eventuell kieferorthopädische Maßnahmen.

Häufigkeit und Vorkommen
Inzidenz 2–4%. Große Sippen mit Merkmalsträgern in mehreren aufeinanderfolgenden Generationen bei Negroiden und Weißen ("Habsburger Unterkiefer" bzw. "Unterlippe") bekannt.

Genetik
Autosomal dominanter Erbgang mit variabler Expressivität und hoher Penetranz, fließende Übergänge zum Normalzustand.

Familienberatung
Beschwerden sind bei isolierter P. nicht zu erwarten. Bei Personen mit geistiger Behinderung ist der Ausschluss einer gonosomalen Polysomie (▶ *Triplo-X-Frau*, ▶ *XXXY-Mann*, ▶ *Tetra-X-Frau*) und eines fragilen X-Chromosoms (▶ *MARTIN-Bell-Syndrom*) anzuraten.

Literatur
Neumann, H.-J., Über den Ursprung des Habsburger Familientypus. Sudhoffs Archiv *70* (1986) 77–83.
Thompson, E.M. and R.M.Winter, Another family with the "Habsburg jaw". J.Med.Genet. *25* (1988) 838–842.
Wolff, G., T.F.Wienker and H.Sander, On the genetics of mandibular prognathism: analysis of large European noble families. J.Med.Genet. *30* (1993) 112–115.

OMIM 176700

Proktokolitis, unspezifische hämorrhagische
▶ Colitis ulcerosa

Prolinurie
▶ Iminoglyzinurie Typ I

Properdin-Defekt
▶ Complement-System-Defekte

Propionazidämie
▶ Hyperglyzinämie

Prosaposin-Mangel

Sphingolipidspeicherkrankheiten durch Mangel des Saposin-Präkursors Prosaposin, das als Sphingolipid-Aktivatorprotein fungiert.
Der Gendefekt manifestiert sich in einer Synthesestörung des Prosaposins als Vorstufe der Saposine 1 und 2. Diese wirken als Aktivatoren (Carrier und Bindungsproteine) für folgende Enzyme: Cerebrosidsulfatase (SAP B), β-Glukosylceramidase, Galactosylceramidase (SAP A und SAP C), Sphingomyelindiphosphoesterase (SAP D). Durch den Ausfall dieser Aktivatorproteine kommt es nicht zur vollen Wirkung der Sphingolipidasen und dadurch zu einem klinischen Bild, das dem der jeweiligen Sphingolipidose entspricht: ▶ *Atypische metachromatische Leukodystrophie*, ▶ atypisches NIEMANN-PICK-*Syndrom*, ▶ atypisches GAUCHER-*Syndrom* u.a.
Genort 10q21-22 (*PSAP*), wenige Fälle bekannt, wahrscheinlich jeweils autosomal rezessiv bedingt. Differentialdiagnose zur entsprechenden Enzymopathie biochemisch (normale Enzymaktivität) und molekulargenetisch möglich und für therapeutische Konsequenzen wichtig.

Literatur

Bradová, V., F.Smíd, B.Ulrich-Bott et al., Prosaposin deficiency: further characterization of the sphingolipid activator protein-deficient sibs. Hum.Genet. *92* (1993) 143–152.

Schnabel, D., M.Schröder, W.Furst et al., Simultaneous deficiency of sphingolipid activator proteins 1 and 2 is caused by a mutation in the initiation codon of their common gene. J.Biol.Chem. *267* (1992) 3312–3315.

OMIM 176801

Prostata-Karzinom

Maligner Tumor wahrscheinlich auf heterogener genetischer Grundlage.
Basisdefekt und Pathogenese sind unbekannt.

Krankheitswert
Erstmanifestation klinischer Erscheinungen bei etwa 80% der Patienten nach dem 65. Lebensjahr. Mittleres Diagnose-Alter 72 Jahre. Die Dignität der Tumoren ist sehr unterschiedlich, bei einigen Patienten schnelle Metastasierung und Tod innerhalb eines Jahres, bei anderen über viele Jahre lokales Tumorwachstum.

Therapiemöglichkeiten
Nach Vorbehandlung chirurgische Entfernung der Tumoren und palliative Hormontherapie mit unterschiedlichem Erfolg. Keine prognostische Differenzierung möglich. Etwa ein Drittel der Patienten sterben an der Erkrankung.

Häufigkeit und Vorkommen
Etwa einer von 20 Männern erkrankt. Häufigstes Malignom im männlichen Geschlecht (1:500). Familiäres Vorkommen in etwa 5–10% der Fälle.

Genetik
Heterogen. In einigen Familien autosomal dominanter oder X-chromosomaler Erbgang. Bisher keine Kandidaten-Gene gefunden. Offenbar differente Gene in unterschiedlichen ethnischen Gruppen und geografischen Regionen. Kopplung nachgewiesen: Xq27-28 (*HPCX* - Hereditäres Prostata-Carcinom auf dem X-Chromosom), 1q24-25 (*HPC1*), 1q42-43 (*PCAP*), 20q13 (*HPC20*), jeweils nicht in allen Studien bestätigt.

Familienberatung
Das Erkrankungsrisiko steigt mit der Anzahl der betroffenen Angehörigen und umgekehrt mit dem Verwandtschaftsgrad und dem Erkrankungsalter. Kriterien für ein familiäres P.: drei oder mehr betroffene Familienangehörige, P. in drei aufeinanderfolgenden Generationen, zwei Verwandte vor dem 55. Lebensjahr. Besonders in solchen Familien Vorsorgeuntersuchungen bei Männern ab dem 45. Lebensjahr wichtig (Tastbefunde, Ultraschall und Bestimmung des Prostata-spezifischen Antigens, PSA).

Literatur
Abate-Shen, C and M.M.Shen, Molecular genetics of prostate cancer. Genes.Dev. *14* (2000) 2410–2434

Dahse, R., K.Junker, U.Claussen et al., Harnblasen- und Prostata-Kazinome. Med.Gen. *14* (2002) 260–264.

Berthon, P., A.Valeri, A.Cohen-Akenine et al., Predisposing gene for early-onset prostate cancer, localized on chromosome 1q42.2-43. Am.J.Hum.Genet. *62* (1998) 1416–1424.

Lange, E.M., H.Chen, K.Brierley et al., Linkage analysis of 153 prostate cancer families over a 30-cM region containing the putative susceptibility locus *HPCX*. Clin.Cancer Res. *5* (1999) 4013–4020.

Xu, J., Combined analysis of hereditary prostate cancer linkage to 1q24-25: results from 772 hereditary prostate cancer families from the International Consortium for Prostate Cancer genetics. Am.J.Hum.Genet. *66* (2000) 945–957.

Protanomalie, Protanopie
▶ Farbenblindheit, partielle

Protein-C-Mangel; Protein-S-Mangel

Genetisch bedingte Thrombophilien auf der Grundlage jeweils einer Genmutation.
Es besteht ein Mangel an aktivem, antikoagulant wirkendem, Vitamin-K-abhängigem Prote-

in C (Kofaktor II des Heparins) oder an seinem ebenfalls Vitamin-K-abhängigen Kofaktor Protein S im Plasma. Dadurch kommt es zur Hemmung der aktivierten Faktoren V und VIII des Blutgerinnungssystems. Aus deren verminderter fibrinolytischer Aktivität lassen sich die klinischen Erscheinungen erklären. Zu dem gleichen Effekt kann es durch eine Mutation in den Domänen der Faktoren V und VIII des Blutgerinnungssystems kommen, die als Kofaktoren für Protein C wirken (APC-Resistenz).

Krankheitswert
Neigung zu venösen thrombotischen Krankheiten je nach Allel vom 1.–4. Lebensjahrzehnt an. Oberflächliche Thrombophlebitiden, tiefe sowie Hirn- und mesenteriale Venenthrombosen, Lungenembolien, Herzinfarkt. Bei Frauen Abortneigung. Bei Homozygoten meistens perinatale Purpura fulminans und massive Thrombosen mit letalem Ausgang.

Therapiemöglichkeiten
Prophylaktische Langzeitgaben von Cumarinderivaten nicht ohne Probleme wegen Gefahr von Hämorrhagien und Nekrosen, Behandlung von Thrombosen mit Streptokinase erfolgreich. Eine Heparinresistenz betrifft nicht das therapeutisch applizierte Heparin. In Notsituationen Plasmapherese oder Faktor-IX-Gaben aussichtsreich. In Zukunft eventuell Lebertransplantation im Kindesalter.

Häufigkeit und Vorkommen
Frequenz 1:36.000–16.000. Sippen mit Merkmalsträgern in mehreren Generationen aus Europa, Asien und Amerika beschrieben. Wahrscheinlich häufig nicht erkannt.

Genetik
Heterogenie. Es besteht weitgehende Übereinstimmung der DNA-Sequenzen für Protein C (Genort 2q13-14, *PROC*), Protein S (Genort 3p11.1-q11.2, *PSA*), Faktor IX (Genort Xq26-27) und Faktor X (Genort 13q34). Autosomal dominanter Erbgang. Allelie schwerer bis subklinischer Formen („rezessiv") mit besonders schwerer frühkindlicher Symptomatik bei Homozygoten bzw. Compound-Heterozygoten (Purpura fulminans der Neugeborenen).

Familienberatung
Nachweis und Differentialdiagnose zu anderen Thrombophilien (▶ *Antithrombin-Defekte*; ▶ *Faktor-V-Mangel*; ▶ *Plasminogen-Mangel*) durch Bestimmung von Protein C und Protein S im Blut für prophylaktische und therapeutische Konsequenzen wichtig. Pränatale Diagnostik nach der gleichen Methode aus fetalem Blut nur bei Risiko für Homozygotie gerechtfertigt. Schwangerschaften aus Verbindungen zwischen Merkmalsträgern (25% bis 50% der Kinder sind Compoundheterozygote bzw. Homozygote) bedürfen besonderer Fürsorge.

Literatur
Aiach, M., D.Borgel, P.Gaussen et al., Protein C and protein S deficiencies. Semin.Hematol. *34* (1997) 205–217.

Edson, J.R., J.M.Vogt and D.A.Huesman, Laboratory diagnosis of inherited protein S deficiency. Am.J.Clin.Pathol. *94* (1990) 176–186.

Gandrille, S., M.Gossens and M.Aiach, Scanning method to establish the molecular basis of protein C deficiencies. Hum.Mutation *4* (1994) 20–30.

Girolami, A., P.Simioni, A.R.Lazzaro et al., Heterozygous protein-S deficiency: A study of a large kindred. Acta Haematol. *84* (1990) 162–168.

Hallam, P.J., P.Mannucci, A.Tripodi et al., Three novel *PROC* gene lesions causing protein C deficiency. Clin.Genet. *54* (1998) 231–233.

Jespersen, J., J.Gram, and R.M.Bertina, The risk of thrombosis in hereditary protein S deficiency in a Scandinavian family. Fibrinolysis *3* (1989) 37–40.

Millar, D.S., B.Johanson, E.Berntorp et al., Molecular genetic analysis of severe protein C deficiency. Hum.Genet. *106* (2000) 646–653.

Miyata, T., Y.-Z.Zheng, T.Sakata et al., Three missense mutations in the protein C heavy chain causing type I and type II protein deficiency. Thromb. Haemost. *71* (1994) 32–37.

Schäfer,H.P. und A.von Felten, Protein-S-Mangel bei jüngeren Patienten mit thrombotischen Hirninfarkten. Schweiz.Med. Wschr. *119* (1989) 489–492.

OMIM 176860, 176880, 176940, 176990, 176991, 176992, 176993

Proteinose, alveoläre
▶ Surfactant-Defekte

Proteus-Syndrom
(bearbeitet von TINSCHERT, Berlin)

Syndrom mit partiellem Gigantismus wahrscheinlich auf der Grundlage somatischer Mutationen.
Pathogenese ▶ *Gefäßfehlbildungen, venöse.*

Krankheitswert
Partieller Riesenwuchs der Hände und/oder Füße und Hemihypertrophie sehr variabler Ausprägung führen zum Teil zu schweren Behinderungen. Hamartöse Weichteilhyperplasie verschiedenster Gewebe, Lipomatose bzw. gemischte Bindegewebsverdickungen (typisch an Palmae und Plantae), Lymphangiome. Gefahr von Komplikationen durch abdominell-viszerale Lipomatose, Lymphangiomatose und z.T. enormen Gigantismus. Multiple, den BLASCHKO-Linien folgende Epidermal-Nävi, Nävi flammei, Exostosen, Skoliose. In den ersten Lebensjahren akzeleriertes Wachstum, in etwa 10% der Fälle Makrozephalus. Abgrenzung zum BANNAYAN-ZONANA-Syndrom (▶ *Makrozephalus*), zum ▶ *Cowden-Syndrom*, zur ▶ *enzephalokraniokutanen Lipomatose* und zum isolierten Makrodaktylos (OMIM 155500) noch unklar. Siehe auch ▶ *Okulo-Zerebro-Cutanes Syndrom*. Dermale und Fettgewebshypoplasien kommen vor.

Therapiemöglichkeiten
Chirurgische Korrekturen des Riesenwuchses unbefriedigend, da die Wunde unter erneuten starken Wucherungen abheilt. Abtragung der gutartigen Tumoren je nach deren Lokalisation und Wachstumsintensität jedoch notwendig.

Häufigkeit und Vorkommen
Seit Abgrenzung des Syndroms 1983 (Erstbeschreibung im vorigen Jahrhundert) etwa 250 fast ausschließlich sporadische Fälle bekannt.

Genetik
Somatisches Mosaik auf der Basis jeweils autosomal dominanter somatischer Neumutationen (Wachstumsfaktoren oder deren Rezeptoren?) oder einer somatischen Rekombination unter Annahme rezessiver Letalgene werden vermutet. Mutationen in *PTEN* (Phosphatase- und

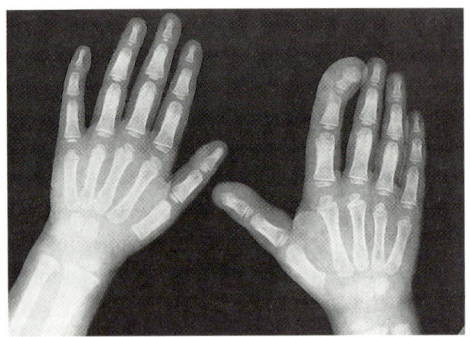

Proteus-Syndrom. Makrodaktylie II rechts.

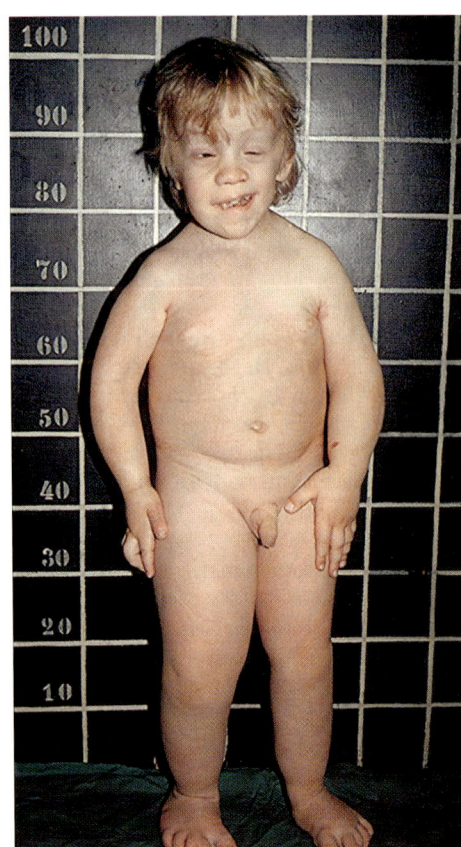

Proteus-Syndrom. Gesichtsasymmetrie, Hyperplasie rechts und Hypoplasie links, gekreuzte Extremitäten-Hyperplasie. Epidermale Naevi (den BLASCHKO-Linien folgend) an den Unterarmen. Teleangiektatische Naevi. (S. Tinschert)

Tensin-homolog deletiert auf Chromosom 10) unklar, vgl. BANNAYAN-ZONANA-Syndrom, Cowden-Syndrom.

Familienberatung

Differentialdiagnose zu ▶ KLIPPEL-TRENAUNAY-, ▶ OLLIER- und ▶ MAFUCCI-Syndrom sowie bei überlappender Symptomatik zum autosomal dominant bedingten Formenkreis des BANNAYAN-RILEY-RUVALCABA-SMITH-Syndroms (neuerdings zusammengefasst als ▶ BANNAYAN-ZONANA-Syndrom, OMIM 153480) nicht in allen Fällen eindeutig. Gemeinsame Pathogenese auf der Grundlage einer somatischen Mutation? Es steht hier neben partiellem Riesenwuchs ohne Makrodaktylie, Makrozephalus und multiplen Lipomen eine polytope Hämangiomatose im Vordergrund. Beim Proteus-Syndrom kann das Wiederholungsrisiko für Geschwister als nicht erhöht eingeschätzt werden.

Literatur

Bialer, M.G., M.J.Riedy, and W.G.Wilson, Proteus syndrome versus BANNAYAN-ZONANA syndrome: A problem in differential diagnosis. Eur.J.Pediat. 48 (1988) 122–125.

Caracao, M., S.I.Blaser, R.M.Grant et al., MRI findings in macrocephaly-cutis marmorata telangiectatica congenita. Am.J.Med.Genet. 76 (1998) 165–167.

Gorlin, R.J., M.M.Cohen jr., L.M.Condon and B.A.Burke, BANNAYAN-RILEY-RUVALCABA syndrome. Am.J.Med.Genet. 44 (1992) 307–314.

Happle, R., P.M.Steijlen, U.Theile et al., Patchy dermal hypoplasia as a characteristic feature of Proteus syndrome. Arch.Dermatol. 133 (1997) 77–80.

Lacombe, D., A.Teieb, P.Vergnes et al., Proteus syndrome in 7 patients: clinical and genetic considerations. Genet. Counsel. 2 (1992) 93–102.

McCall, S., M.I.Ramzy, J.K.Cure and G.S.Pai, Encephalocraniocutaneous lipomatosis and the proteus syndrome: Distinct entities with overlapping manifestations. Am.J.Med.Genet. 43 (1992) 662–668.

Reardon, W., B.Harding, R.M.Winter and M.Baraitser, Hemihypertrophy, hemimegalencephaly, and polydactyly. Am.J.Med.Genet. 66 (1996) 144–149.

Rudolph, G., W.F.Blum, E.W.Jenne et al., Growth hormone (GH), insulin-like growth factors (IGFs), and IGF-binding protein-3 (IGFBP-3) in a child with Proteus syndrome. Am.J.Med. Genet. 50 (1994) 204–210.

Zhou, X.-P., D.J.Marsh, H.Hampel et al., Germline and germline mosaic PTEN mutations associated with a Proteus-like syndrome of hemihypertrophy, lower limb asymmetry, arteriovenous malformations and lipomatosis. Hum Molec.Genet. 9 (2000) 765–768.

OMIM 153480, 176920

Protoporphyrie, erythropoetische,
erythrohepatische Protoporphyrie

Genetisch bedingte Hämsynthesestörung auf der Grundlage einer Genmutation.
Der Basisdefekt besteht in einer verminderten Aktivität bzw. einer Instabilität der Hämsynthase (Protohäm-Ferro-Chelatase, FECH). Dadurch kommt es zu einer Störung des letzten Schrittes der Hämsynthese während der Erythropoese d.h. des Einbaus des Eisenions in das Protoporphyrin IX, und zur Anreicherung von Proto- und Koproporphyrin außer in erythrozytärem Gewebe in Serum, Stuhl und Galle sowie zu Ablagerungen der schwer löslichen Protoporphyrine in Haut und Leber, woraus sich die klinischen Erscheinungen erklären. Ob es sich bei der in einzelnen Fällen beschriebenen erythropoetischen Koproprotoporphyrie um einen selbstständigen, abgrenzbaren Stoffwechseldefekt handelt, konnte bisher noch nicht entschieden werden.

Krankheitswert

Erstmanifestation klinischer Erscheinungen im Kindesalter. Pseudourtikaria, Erythem- und Ödembildung nach UV-Licht-Einstrahlung (SORET-Bande), ohne Narben abheilend. Später hepatobiliäre Beschwerden durch Gallensteine und Leberzirrhose. Kann aber auch lebenslang symptomlos bestehen.

Therapiemöglichkeiten

Bei ausreichend Sonnenschutz symptomlos. Gaben von β-Karotinen (Möhrensaft) im Hinblick auf Sonnenlicht-Toleranz erfolgreich. Eisengaben führen nur bei einem Teil der Patienten zur Besserung, bei anderen zur Verschlechterung.

Häufigkeit und Vorkommen

Seit Erstbeschreibung 1953 mehrere 100 Fälle publiziert. Sippen mit Merkmalsträgern in mehreren aufeinanderfolgenden Generationen bekannt. Wahrscheinlich häufigste Porphyrie in Mitteleuropa.

Genetik

Autosomal dominanter Erbgang mit stark variabler Expressivität durch multiple Allelie.

Genort 18q21.3 (*FECH*). Die in einem Teil der Sippen beobachtete, lediglich subklinische Manifestation bei Heterozygoten und schweren klinischen Erscheinungen bei Homozygotie entsprechen hier der Definition eines autosomal rezessiven Erbganges (Allelie).

Familienberatung
Nachweis und Differentialdiagnose zur ▶ *Porphyria erythropoetica congenita* klinisch und zur ▶ *Lipoidproteinose* anhand des hohen Protoporphyringehaltes im Stuhl bei normaler Ausscheidung im Urin. Die Protohäm-Ferro-Lyase-Aktivität korreliert nur ungenau mit dem klinischen Bild. Das erbprognostische Risiko muss sippenspezifisch in Abhängigkeit vom Erbgang bzw. der Schwere der Symptomatik eingeschätzt werden. Die Prognose kann meistens – sippenspezifisch auch für Homozygote – als gut eingeschätzt werden.

Literatur
Brenner, D.A., J.M.Didier, F.Frasier et al., A molecular defect in human protoporphyria. Am.J.Hum.Genet. *50* (1992) 1203–1210.
Milligan, A., R.A.C.Graham-Brown, I.Sarkany and H.Baker, Erythropoietic protoporphyria exacerbated by oral iron therapy. Br.J.Derm. *119* (1988) 63–66.
Nakahashi, Y., H.Miyazaki, Y.Kadota et al., Molecular defect in human erythropoietic protoporphyria with fatal liver failure. Hum.Genet. *91* (1993) 303–306.
Norris, P.G., A.V.Nunn, J.L.M.Hawk and T.M.Cox, Genetic heterogeneity in erythropoietic protoporphyria: A study of the enzymatic defect in nine affected families. J.Invest. Dermatol. *95* (1990) 260–263.
Rüfenacht, U.B., L.Gouya, X.Schneider-Yin et al., Systematic analysis of molecular defects in the ferrochelatase gene from patients with erythropoietic protoporphyria. Am.J.Hum.Genet. *62* (1998) 1341–1352.

OMIM 177000

Prune-belly-Syndrom
▶ Bauchdeckenaplasie-Syndrom

Pseudoachondroplasie
▶ Dysplasia spondylo-epiphysaria, pseudoachondroplastische

Pseudoaminopterin-Syndrom
▶ Aminopterin-Syndrom

Pseudoanodontie
▶ Zahnretention, multiple familiäre

(Pseudo-)Cholinesterase-Mangel
▶ Succinylcholin-Überempfindlichkeit

Pseudo-CROUZON-Syndrom
▶ CROUZON-Syndrom

Pseudodiastrophische Dysplasie
▶ Dysplasie, diastrophische

Pseudoeunuchoidismus
▶ Eunuchoidismus, familiärer

Pseudogliom
▶ NORRIE-Syndrom

Pseudohämophilie, hereditäre
▶ v. WILLEBRAND-JÜRGENS-Syndrom

Pseudohermaphroditismus femininus

▶ *Adrenogenitale Syndrome*. In seltenen sporadischen Fällen mit Urogenitalfehlbildungen und Opticus-Kolobom Ursache unklar. *PAX2*-Mutation? (▶ *Kolobom des Nervus opticus*).

Pseudohermaphroditismus, interner
▶ MÜLLERschen Gänge, Persistieren der

Pseudohermaphroditismus masculinus,
Testikuläre Regressions-Sequenz

Genetisch bedingte Intersexualitätsformen jeweils auf der Grundlage einer Genmutation. Der Gendefekt manifestiert sich in einem bereits im Fetalstadium wirksamen absoluten Testosteron- und/oder Dihydrotestosteron-Mangel. Ein Pseudohermaphroditismus masculinus kann auch bei relativem Androgenmangel in Form einer Endorganresistenz entstehen (▶ *Testikuläre Feminisierung*). Zugrunde liegt der Mangel entweder an einem 17-Hydroxysteroid-Dehydrogenase-Isoenzym, an 17-Ketosteroid-Reduktase (OMIM 264300) oder an $\delta^{4,5}\alpha$-Reduktase 2 (OMIM 264600) u.a. Dadurch kommt es über eine verminderte Testosteron- bzw. Dihydrotestosteron-Synthese vor allem im Hoden bei normaler Cortison-Synthese der Nebenniere (▶ *Adrenogenitale Syndrome*) zu Störungen der primären und sekundären Geschlechtsentwicklung im männlichen Geschlecht. Mit der Pubertät normalisiert sich der Enzymspiegel, so dass es zu einer normalen Virilisierung kommt. Beim 5α-Reduktase2-Mangel ist nur die Synthese von Dihydrotestosteron aus Testosteron gestört, es besteht also kein Testosteronmangel. Der Virilisierungsdefekt bezieht sich deshalb vorwiegend auf das äußere Genitale bei nahezu normaler männlicher Pubertätsentwicklung und männlichem sexuellem und Selbstidentifizierungsgeschlecht: Pseudovaginale perineoskrotale Hypospadie (PPH), IMPERATO-McGINLEY-Syndrom, Inkomplette Testikuläre Feminisierung Typ II). Da die hypothalamische Prägung bei Geburt bereits abgeschlossen ist, bleibt das psychische Geschlecht von der Normalisierung des Enzym- und damit des Testosteronspiegels unbeeinflusst. Nicht alle Formen des Pseudohermaphroditismus masculinus mit intersexuellem äußeren und inneren Genitale sind über die Androgensynthese- oder -wirkungsstörung zu erklären. Bei der Testikulären Regressionssequenz (▶ *Gonadendysgenesie, reine*) vollzieht sich offenbar eine andersartige Gonadentwicklungsstörung, bei der LEYDIGzell-Hypoplasie besteht ein Defekt des Luteotropin-Choriongonadotropin-Rezeptors (OMIM 152790).

Krankheitswert
Angeboren. Intersexuelles äußeres Genitale verschiedener Ausprägung im männlichen Geschlecht. Hoden im Leistenkanal oder in einem schamlippenartigen Skrotum. Normale Regression der MÜLLERschen und Entwicklung der WOLFFschen Gänge. Selbstidentifizierungsgeschlecht häufiger männlich als weiblich, meist erst im Pubertätsalter sicher. Gynäkomastie. Sterilität. Gewöhnlich starke psychische Belastung im Zusammenhang mit Problemen der sozialen Einordnung. Pubertas tarda. Bei der PPH blind endende kurze Vagina, Scrotum bifidum, Sinus urogenitalis, zur Pubertät normales Peniswachstum, normale sekundäre und tertiäre Geschlechtsentwicklung ohne Gynäkomastie. Rarefizierte Bart- und Körperbehaarung, weibliche Stirn-Haar-Grenze, männliches Selbstidentifizierungsgeschlecht. Bei der Testikulären Regressionssequenz zusätzlich intersexuelle Ausprägung der MÜLLERschen und WOLFFschen Gänge mit stark degeneriertem Hodengewebe.

Therapiemöglichkeiten
Psychologische Führung von Kind an wichtig. Testosterongaben können die physische Entwicklung in die männliche Richtung unterstützen. Chirurgische Korrekturen des Genitales in der gewünschten männlichen oder weiblichen Richtung hilfreich. Exstirpation der Hoden nach dem 2. Lebensjahrzehnt mit entsprechender hormonaler Substitution wird im Hinblick auf oft beobachtete maligne Entartung empfohlen. Bei der PPH können Dihydrotestosteronpropionat-Gaben die Pubertätsentwicklung (Bartwachstum) günstig beeinflussen.

Häufigkeit und Vorkommen
Frequenz der Testosteron-Synthesestörungen ca. 1:10.000, gehäuft bei Arabern. 5α-Reduktase-Mangel endemisch in einem Gebiet der Dominikanischen Republik, in Europa nur einzelne Patienten beschrieben. Meistens sporadische oder Geschwisterfälle.

Genetik
Heterogenie. Jeweils autosomal rezessiver Erbgang. Genorte: 17β-**Hydroxysteroid-Dehydroge-**

nasen 17q12-21 (*HSD17B1*), 9q22 (*HSD17B3*); Steroid-5α-Reduktase 2 2p23 (*SRD5A2*); Luteotropin-Choriongonadotropin-Rezeptor 2p21 (*LHCRG*). Pseudohermaphroditismus kann auch Teilsymptom komplexer Syndrome sein: Typ VERLOES (mit geistiger Retardation, Adipositas und Kleinwuchs); s.a. ▶ *kampomele Dysplasie*; ▶ WILMS-*Tumor* (WAGR; DRASH-Syndrom).

Familienberatung

Frühdiagnose (zytogenetischer Ausschluss eines weiblichen Karyotyps) bereits im Neugeborenenalter im Hinblick auf die soziale Einordnung und Erziehung als Mädchen oder Junge wichtig. Das Selbstidentifizierungsgeschlecht lässt sich postnatal nicht mehr verändern. Differentialdiagnose vor allem zu morphologisch ähnlichen Intersexualitätsformen (▶ *Adrenogenitale Syndrome*; ▶ *echter Hermaphroditismus*; inkomplette ▶ *Testikuläre Feminisierung Typ I*; ▶ *reine und gemischte Gonadendysgenesie*; ▶ *Anorchie*) aufgrund klinisch-morphologischer, endokrinologischer (bei Testosteron-Synthesestörung 17-Hydroxy-Progesteron- oder Androstendion-Werte im Plasma erhöht, Testosteronkonzentration im Blut vermindert, bei PPH Testosteronwerte hoch, Dihydrotestosteron-Konzentration niedrig) und zytogenetischer Untersuchungen notwendig. PPH pränatal anhand der 5α-Reduktase-Aktivität und des α-Hydroxytestosteron-Rezeptors in Fruchtwasserzellen diagnostizierbar. Heterozygotennachweis anhand der Hormonwerte möglich. Bei feststehender Diagnose ist für die Einordnung als Mann oder Frau das psychosexuelle Selbstidentifizierungsgeschlecht ausschlaggebend, zu dessen Ermittlung bereits im Vorschulalter sorgfältige psychologische Untersuchungen notwendig sind. Bei chirurgischen Korrekturen sollte beachtet werden, dass das Selbstidentifizierungsgeschlecht pränatal geprägt wird und zur Pubertät zum Ausdruck kommt. Vorsicht beim 5α-Reduktase-Mangel: Das psychische Geschlecht ist männlich im Gegensatz zur Testikulären Feminisierung! Eine plastische Operation des Genitales in weiblicher Richtung liegt zwar aus chirurgischen Gründen nahe, kann aber bei psychisch männlicher Prägung verhängnisvoll sein.

Literatur

de Die-Smulders, C., H.Van Chrojenstein Lantman-de Valk and J.P.Fryns, Confirmation of a new MR/male pseudohermaphroditism syndrome, VERLOES type. Genet. Counsel. *5* (1994) 73–75.

Hiort, O., G.H.G.Sinnecker, H.Willenbring et al., Nonisotopic strand conformation analysis of the 5α-reductase deficiency. J.Clin.Endocrin.Metab. *81* (1996) 3415–3418.

Hochberg, Z., R.Chayen, N.Reis et al., Clinical, biochemical and genetic findings in a large pedigree of male and female patients with 5α-reductase 2 deficiency. J.Clin.Endocrin.Metab. *8* (1996) 2821–2827.

Laue, S., M.Wu, M.Kudo et al., A nonsense mutation of the human luteinizing hormone receptor gene in LEYDIG cell hypoplasia. Hum.Molec.Genet. *4* (1995) 1429–1433.

Marcantonio, S.M., P.Y.Fechner, C.J.Migeon et al., Embryonic testicular regression sequence: A part of the clinical spectrum of 46,XY gonadal dysgenesis. Am.J.Med.Genet. *49* (1994) 1–5.

MacLean, H.E., G.l.Warne and J.D.Zajac, Intersex disorders: Shedding light on male sexual differentiation beyond *SRY*. Clin.Endocrinol. *46* (1997) 101–108.

Rosler, A., Steroid 17ß-hydroxysteroid dehydrogenase deficiency in man: An inherited form of male pseudohermaphroditism. J.Steroid Biochem.Mol.Biol. *43* (1992) 989–1002.

Vilchis, F., P.Canto, B.Chávez et al., Molecular analysis of the 5α-steroid reductase type 2 gene in a family with deficiency of the enzyme. Am.J.Med.Genet. *69* (1997) 69–72.

Winquist, R., H.Peltonen, V.Isomaa et al., The gene for 17-ß-hydroxysteroid dehydrogenase maps to human chromosome 17, bands q12-q21, and shows an RFLP with ScaI. Hum.Genet. *85* (1990) 473–476.

OMIM 152790, 264300, 264600, 273250

Pseudohermaphroditismus masculinus, inkompletter, Typ I

▶ Testikuläre Feminisierung;
▶ Eunuchoidismus, familiärer

Pseudohermaphroditismus masculinus

s.a. ▶ WILMS-Tumor (DRASH-Syndrom)

Pseudo-Hurler-Polydystrophie
▶ Mukolipidose III;
▶ Gangliosidose, generalisierte

Pseudohypoadrenokortizismus
▶ Pseudohypoaldosteronismus

Pseudohypoaldosteronismus,
Pseudohypoadrenokortizismus

Genetisch bedingte Resistenz der Nierentubuli gegenüber Aldosteron auf der Grundlage einer Genmutation.
Der Gendefekt manifestiert sich in einer isolierten partiellen Unwirksamkeit des Aldosterons auf die Nierentubuli, z.T. auch andere Organe, durch einen Aldosteron- bzw. Ionenkanal-Defekt (epitheliale Amilorid-sensitive Natriumionenkanäle, Untereinheiten β und γ (*SCNN1B, SCNN1G*), einen Mineralcorticoid-Rezeptordefekt (Typ I, Liddle-Syndrom) oder eine tubuläre Störung der Kaliumausscheidung bei erhöhter Chloridreabsorption (Typ II, Gordon-Syndrom, familiäre Hyperkaliämie mit Bluthochdruck, OMIM 145260) der Nieren. Es kommt bei Typ I zu Hypernatriämie und einer hypokaliämischen Alkalose sowie zu einer reaktiv veränderten Renin- und z. T. auch Aldosteron-Konzentration im Plasma. Bei Typ II besteht nur eine Hyperkaliämie und hyperchlorämische Azidose mit normalem Aldosteronspiegel. Die klinische Symptomatik lässt sich daraus ableiten. Der Plasma-Renin-Spiegel ist bei beiden Typen niedrig.

Krankheitswert
Typ I klinisch heterogen. Bei schwerer Form Erstmanifestation eines Salzverlust-Syndroms bereits im Neugeborenenalter mit schweren Dehydratations-Symptomen, Brech- und Fieberattacken, Hypotonie, weiteren gastrointestinalen Beschwerden und Missgedeihen. Kleinwuchs. Blutdruck unterschiedlich erhöht. Leichtere Form (Rezeptordefekt) später manifest, mit steigendem Lebensalter Besserung. Bei Typ II Hypertonie, verminderte Aldosteronsekretion und z.T. Symptome einer ▶ *hyperkaliämischen Periodischen Paralyse*.

Therapiemöglichkeiten
Medikamentöse Behandlung, Ameliorid-Gaben und kochsalzarme Kost führen bei Typ I zu schneller Besserung. Salzregulierte Kost wichtig. Bei Typ II Diuretika hilfreich.

Häufigkeit und Vorkommen
Sporadische und familiäre bzw. Geschwisterfälle vorwiegend bei Konsanguinität der Eltern beschrieben.

Genetik
Aufgrund einer leichten, teilweise nur aus dem frühen Kindesalter erinnerlichen und durch natriumarme Diät provozierbaren Symptomatik bei jeweils einem Elternteil der Kinder kann der Erbgang bei Typ I als autosomal dominant eingeschätzt werden. Allerdings gibt es auch Familien mit der schweren Form, in denen sich kein Rezeptordefekt in der Elterngeneration nachweisen lässt und bei denen von einem autosomal rezessiven Erbgang ausgegangen werden sollte. Hyperkaliämischer Typ II autosomal dominant bedingt, Genorte: Typ II 1q31-q42 (*PHA2A*, OMIM 145260), 17p11-q21 (*PHA2B*, OMIM 601844), 12p13.3 (*PHA2C*); Typ I 16p13. (*SCNN1G*, OMIM 600761); 16p13.3 (*SCNN1B*, 600760); 4q31.1 (*MCR*, Mineralkortikoid-Rezeptor, OMIM 600983).

Familienberatung
Frühdiagnose im Säuglingsalter entscheidend. Differentialdiagnose zum ▶ *Hypoaldosteronismus* mit klinisch gleichartiger Symptomatik anhand der normalen oder erhöhten Plasmaaldosteronkonzentration und zu den ▶ *Adrenogenitalen Syndromen* mit Genitalanomalien und beim Typ II zur ▶ *hyperkaliämischen Periodischen Paralyse* wichtig. Bei adäquaten Therapiebedingungen besteht in Anbetracht der guten Prognose keine Notwendigkeit einer familienberaterischen Betreuung.

Literatur
Disse-Nicodèm, S., J.-M.Achard, I.Desitter et al., A new locus on chromosome 12p13.3 for pseudohypoaldosteronism type II, an autosomal dominant form of hypertension. Am.J.Hum.Genet. *67* (2000) 302–310.

Geller, D.S., J.Rodriguez-Soriano, A.Vallo Boada et al., Mutations in the mineralcorticoid receptor gene cause autosomal dominant pseudohypoaldosteronism type I. Nature Genet. *19* (1998) 279–281.

Jackson, S.N.J., B.Williams, P.Houtman and R.C. Trembath, The diagnosis of Liddle syndrome by identification of a mutation in the β-subunit of the epithelial sodium channel. J.Med.Genet. 35 (1998) 510–512.

Kunle, U., Pseudohypoaldosteronism: Mutation found, problem solved? Mol.Cell Endocrinol. 133 (1997) 77–80.

Mansfield, T.A., D.B.Simon, Z.Farfel et al., Multilocus linkage of familial hyperkalaemia and hypertension, pseudohypoaldosteronism type II, to chromosomes 1q31-42 and 17p11-q21. Nature Genet. 16 (1997) 202–205.

Morrison, N., S.B.Harrap, J.L.Arriza et al., Regional chromosomal assignment of the human mineralocorticoid receptor gene to 4q31.1. Hum.Genet. 85 (1990) 130–132.

Take, C., K.Ikeda, T.Kurasawa and K.Kurasawa, Increased chloride reabsorption as an inherited renal tubular defect in familial type II pseudohypoaldosteronism. New Engl.J.Med. 324 (1991) 472–476.

Tamura, H., L.Schild, N.Enomoto et al., Liddle disease caused by a missense mutation of β subunit of the epithelial sodium channel gene. J.Clin.Invest. 97 (1996) 1780–1784.

Trockmorton, D.C. and M.J.Bia, Pseudohypoaldosteronism: case report and discussion of the syndrome. Yale J.Biol.Med. 24 (1991) 247–254.

OMIM 145260 (Typ II), 177735, 264350, 601844, 600280, 600760

Pseudohypoparathyreoidismus
▶ Osteodystrophia hereditaria Albright

Pseudo-Klinefelter-Syndrom
▶ Eunuchoidismus, familiärer

Pseudomangelrachitis, hypokalzämische,
Vitamin-D-abhängige Rachitis

Genetisch bedingter Stoffwechseldefekt auf der Grundlage einer Genmutation.
Der Gendefekt manifestiert sich in einer verminderten Aktivität der 25-Dihydroxycholecalciferol-1α-Hydroxylase, wodurch die Umwandlung von Cholecalciferol (Vitamin D 3) in das biologisch aktive 1,25-Dihydroxy-P-Cholecalciferol in den Nieren unterbleibt. Dadurch kommt es zu einer Störung des Kalziumtransportsystems mit Hypokalzämie und Hypoparathyreoidismus sowie klinischen Symptomen, die denen der Vitamin-D-Mangel-Rachitis gleichen (Typ I). Zu den gleichen Erscheinungen kommt es durch eine Endorganresistenz gegenüber 1,25-Dihydroxy-P-Cholecalciferol aufgrund unterschiedlicher Defekte des Vitamin-D-Rezeptors (Vitamin-D-resistente Rachitis Typ II). Siehe auch ▶ Hypophosphatämie.

Krankheitswert
Erstmanifestation im 1. Lebensjahr. Tetanie. Muskelhypotonie, Osteomalazie, rachitische Skelettveränderungen. Kleinwuchs. Zahnschmelzdefekte. Mindestens 2 klinische Typen (Typ I: Prader, OMIM 264700; Typ II: Royer, OMIM 277440) unterschieden. Beim Typ IIa Alopezie (OMIM 277420). Siehe auch ▶ Hypophosphatämie.

Therapiemöglichkeiten
Ständige 1,25-(OH)2D3- bzw. Vitamin-D-Gaben in sehr hohen Dosen (100fach höhere Dosis als bei Vitamin-D-Mangel-Rachitis) bei Typ I und IIb mit gutem Erfolg. Bei Typ IIa führen Kalzium-Infusionen zur Besserung.

Häufigkeit und Vorkommen
Bisher etwa 50 sporadische und Geschwisterfälle, teilweise bei Konsanguinität der Eltern, beschrieben.

Genetik
Heterogen. Vorkommen in Geschwisterschaften bei Erscheinungsfreiheit bzw. Konsanguinität der Eltern spricht für jeweils autosomal rezessiven Erbgang. Genort 12q13.3 (PDDR, Pseudo-Vitamin-D-Dependent Rachitis), 2 eng gekoppelte Loci für die Hydroxylase und den Rezeptor, d.h. die Typen I und II.

Familienberatung
Differentialdiagnose zu Vitamin-D-resistenten Rachitisformen (▶ Hypophosphatämie, X-chromosomal) und zur ▶ Mukopolysaccharidose Typ IV wichtig. Früherkennung mit entsprechenden therapeutischen Konsequenzen ist entscheidend. Nachweis anhand einer stark erniedrigten Ca- und einer leicht erniedrigten P-Serumkonzentration bei Therapieresistenz

gegenüber normalen Dosen von Vitamin D. Besondere medizinisch-genetische Betreuung betroffener Familien im Hinblick auf Früherkennung und wirksame Frühtherapie wichtig.

Literatur
Bliziotes, M., A.L.Yergey, M.S.Nanes et al., Absent intestinal response to calciferol in hereditary resistance to 1,25 dihydroxy-vitamin D: documentation and effective therapy with high dose intravenous calcium infusions. J.Clin.Endocrin.Metab. 66 (1988) 294–300.
Hewison, M., A.R.Rut, K.Kristjansson et al., Tissue resistance to 1,25-dihydroxyvitamin D without a mutation of the vitamin D receptor gene. Clin.Endocrinol. 39 (1993) 663–670.
Kitanaka, S., K.-I.Takeyama, A.Murayama et al., Inactivating mutations in the 25-hydroxyvitamin D_3 1α-hydroxylase gene in patients with pseudovitamin D-deficiency rickets. New Engl.J.Med. 338 (1998) 653–661.
Labuda, M., T.M.Fujiwara, M.V.Ross et al., Two hereditary defects related to vitamin D metabolism map to the same region of human chromosome 12q13-14. J.Bone Miner.Res. 7 (1993) 1447–1454.

OMIM 264700, 277420, 277440

Pseudo-Monilethrix
▶ Monilethrix

Pseudo-MORQUIO-Syndrom
▶ DYGGVE-MELCHIOR-CLAUSEN-Syndrom

Pseudoobstruktion, neuronale intestinale
▶ HIRSCHSPRUNG-Syndrom

Pseudopolydystrophie
▶ Mukolipidose III

Pseudo-Pseudohypoparathyreoidismus
▶ Osteodystrophia hereditaria ALBRIGHT

Pseudorheumatische Dysplasie, progressive, spondylo-epiphysäre
▶ Dysplasia spondylo-epiphysaria tarda

Pseudosklerose, spastische
▶ CREUTZFELDT-JAKOB-Syndrom

Pseudothalidomid-Syndrom,
SC-Syndrom, ROBERTS-Syndrom, APPELT-GERKEN-LENZ-Syndrom; Tetra-Amelie-Syndrom

Genetisch bedingter Komplex schwerer Fehlbildungen auf der Grundlage einer Genmutation. Der Basisdefekt für die Hemmungsfehlbildungen ist unbekannt. Möglicherweise ist ein Genprodukt betroffen, an dem auch das Thalidomid angreift. Ein verlangsamter Zellzyklus in vitro und Auffälligkeiten bei der Chromosomenteilung (vorzeitige Zentromer-Separation, Premature centromere separation, PCS) sowie das Vorkommen von Megakaryozyten lassen auf einen Zell- bzw. Kernteilungsdefekt schließen. Bei Formen mit vertebralen Segmentierungsanomalien und entsprechenden intestinalen Fehlbildungen und Spiegelbild-Polydaktylie (▶ *Polydaktylie*) werden *PAX*- oder *HOX*-Gen-Mutationen vermutet.

Krankheitswert
Mikro- bis Phokomelie der oberen Extremitäten, Reduktionen und Kontrakturen der unteren Extremitäten, weitere Skelettanomalien und unterschiedliche andere Auffälligkeiten: Hämangiome, Hornhautdystrophie, Haarwachstumsstörungen, Adenome, Herzfehler, Gaumenspalte oder doppelte Spalten im Lippen-Kiefer-Gaumen-Bereich. Häufig Totgeborene oder nicht lebensfähige Neugeborene. Phokomelie mit Spiegelbild-Polydaktylie, intestinalen Atresien und vertebralen Segmentationsdefekten perinatal letal.

Therapiemöglichkeiten
Chirurgische Korrekturen, Prothesen, Physiotherapie.

Pseudothalidomid-Syndrom

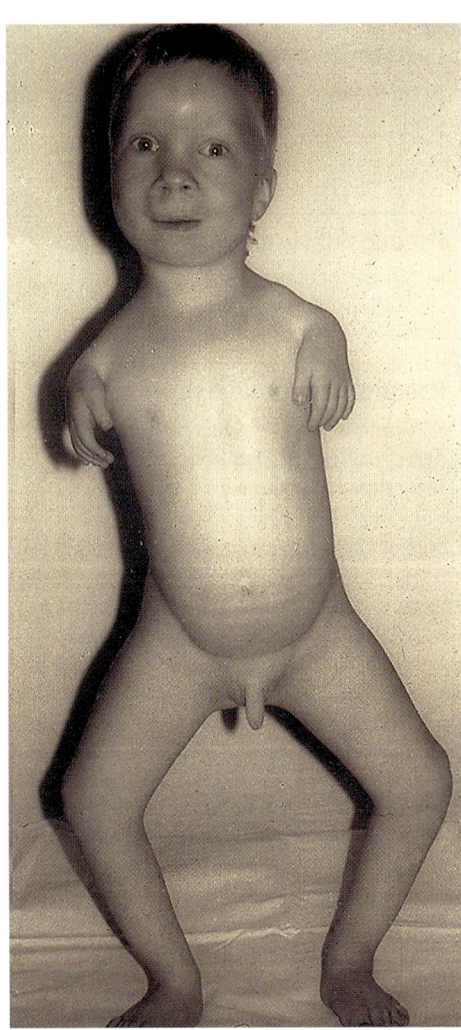

Pseudothalidomid-Syndrom. Phokomelie der oberen Extremitäten, Flexionsdeformität der unteren Extremitäten. Makrogenitosomie. Kraniofaziale Auffälligkeiten: Operativ korrigierte Lippen-Kiefer-Gaumen-Spalte, hypoplastische Alae nasi. Dünnes blondes Haar.

Häufigkeit und Vorkommen
Über 100 Geschwister- und sporadische Fälle beschrieben. Teilweise Konsanguinität der Eltern. Tetraamelie wesentlich seltener, Inzidenz ca. 1:100.000.

Genetik
Wahrscheinlich heterogen, in den einzelnen Familien genetisch wie klinisch jeweils unterschiedliche Fehlbildungskomplexe. Autosomal rezessiver Erbgang. Kombination von Tetraphokomelie, Lippen-Kiefer-Gaumen-Spalte, Genitalhyperplasie, Exophthalmie und Hypertelorismus (APPELT-GERKEN-LENZ-Syndrom, ROBERTS-Syndrom, OMIM 268300) ursprünglich dem Pseudothalidomid- oder SC-Syndrom (OMIM 269000) ohne Gesichtsspalte mit Hornhauttrübung und besserer Überlebensfähigkeit gegenübergestellt. Klinische Überschneidungen und gemeinsames Vorkommen innerhalb einer Geschwisterschaft sprechen gegen die Trennung der beiden Syndrome und für eine gemeinsame genetische Grundlage. Beziehung zum ▶ konnatalen Thrombopenie-Syndrom (Megakaryozyten) noch unklar. Phokomelie mit Enzephalozele, Thrombozytopenie, Diaphragmaagenesie und weiteren Fehlbildungen ebenfalls autosomal rezessiv: DK-Phokomelie (OMIM 223340).

Tetraamelie isoliert oder mit ektodermaler und intestinaler Dysplasie sowie schweren Entwicklungsstörungen autosomal rezessiv bedingt (OMIM 273390). Amelie der oberen Extremitäten mit Gesichtsspalten und Nierenhypoplasie (4 Fälle bekannt) wahrscheinlich ebenfalls autosomal rezessiv bedingt. Von mehr als 12 sporadischen und familiären Fällen (Feten oder nicht lebensfähige Neugeborene) bei z.T. Konsanguinität der Eltern beschriebene Tetra-Amelie mit Gesichtsspalten, Hirnfehlbildungen, Atresia ani, splenogonadaler Fusion, Lungen- und Lungenvenen-Hypoplasie, Mikrogenie sowie fehlenden Ohren und Nase (Phokomelie Typ ZIMMER) autosomal rezessiv oder X-chromosomal (in einer Sippe 6 ausschließlich männliche, über weibliche Familienangehörige mit einander verwandte Feten) bedingt (OMIM 301090). Reduktionsdefekte der oberen Extremitäten mit Mikrogastrie, Hirn- und unterschiedlichen anderen Fehlbildungen (OMIM 156810): 17 sporadische Fälle bekannt, Ätiologie unklar. Da sich bei diesen Fällen z.T. ebenfalls eine vorzeitige Zentromer-Separation nachweisen lässt, sind sie als Extremfälle des ROBERTS-Komplexes anzusehen (bestätigt durch gemeinsame Complementations-Gruppe).

Familienberatung
Ausschluss eines arzneimittelbedingten teratogenen Defektes (Thalidomide) und Differentialdiagnose auch zur ▶ Achondrogenesis wichtig.

Bei Auftreten eines Merkmalsträgers genetische Betreuung notwendig. Pränatale Diagnostik durch Ultrasonografie und anhand spezifischer chromosomaler Anomalien (Centromer-Splitting, Bahnschienen-artige Chromosomenformen) in kultivierten Chorion- und Fruchtwasserzellen möglich.

Literatur

Froster, U.G., J.Briner, R.Zimmermann et al., Bilateral brachial amelia, facial clefts, encephalocele, orbital cyst and omphalocele: a recurrent fetal malformation pattern coming into focus. Clin.Dysmorph. *3* (1998) 171–174.

Gershoni-Baruch, R., A Drugan, M.Bronshtein and E.Z.Zimmer, ROBERTS syndrome or "X-linked amelia"? Am.J.Med.Genet. *37* (1990) 569–572.

Kosaki, K., M.C.Jones and C.Stayboldt, ZIMMER phokomelia: Delineation by principal coordinate analysis. Am.J.Med.Genet. *66* (1996) 55–59.

Martínez-Frías, M.L., E.Bermejo, P.Aparicio et al., Amelia: Analysis of its epidemiological and clinical characteristics. Am.J.Med.Genet. *73* (1997) 189–193.

McDaniel, L.D., R.Prueitt, L.C.Probst et al., Novel assay for ROBERTS syndrome assigns variable phenotype to one complementation group. Am.J.Med.Genet. *92* (2000) 223–229.

Michaud, J., D.Filiatrault, L.Dallaire and M.Lambert, New autosomal recessive form of amelia. Am.J.Med.Genet. *56* (1995) 164–167.

Ohdo, S., T.Sonoda and K.-I.Ohba Natural history and postmortem anatomy of a patient with tetra-amelia, peculiar face, and developmental retardation. J.Med.Genet. *31* (1994) 980–981.

Ravel, T.J.L.de, M.D.Seftel and C.A.Wright, Tetraamelie and splenogonadal fusion in ROBERTS syndrome. Am.J.Med.Genet. *68* (1997) 185–189.

Robins, D.B., R.L.Ladde, G.A.Thieme et al., Prenatal detection of ROBERTS SC phocomelia syndrome: Report of 2 sibs with characteristic manifestations. Am.J.Med.Genet.*32* (1989) 390–394.

Rosenak, D., I.Ariel, J.Arnon et al., Recurrent tetraamelia and pulmonary hypoplasia with multiple malformations in sibs. Am.J.Med.Genet. *38* (1991) 25–28.

Sinha, A.K., R.S.Verma and V.J.Mani, Clinical heterogeneity of skeletal dysplasia in ROBERTS syndrome: A review. Hum.Hered. *44* (1994) 121–126.

Stanley, W.S., G.S.Pai, E.O.Horger III et al., Incidental detection of premature centromer separation in amniocytes associated with a mild form of ROBERTS syndrome. Perinatal Diagn. *8* (1988) 565–569.

Van den Berg, D.J. and U.Francke, ROBERTS syndrome: A review of 100 cases and a new rating system for severity. Am.J.Med.Genet. *47* (1993) 1104–1123.

Zimmer, E.Z., E.Taub, Y.Sova et al., Tetra-amelia with multiple malformations in six male fetuses of one kindred. Eur.J.Pediat. *144* (1996) 412–414.

OMIM 268300, 269000, 273390, 301090

PseudoTORCH
▶ Mikrozephalus;
▶ Embryofetopathien

Pseudotoxoplasmose
▶ Mikrozephalus;
▶ Embryofetopathien

Pseudotrisomie-13-Syndrom
▶ PÄTAU-Syndrom;
▶ REESE-Syndrom;
▶ Holoprosenzephalie;
▶ Okulo-Palato-Skelettales Syndrom

Pseudo-Trisomie-18-Syndrom
▶ Arthrogryposis multiplex congenita;
▶ Oto-Palato-Digitales Syndrom II;
▶ Hydrolet(h)alus-Syndrom

Pseudotumor cerebri
▶ Hypertonie, intrakranielle benigne

Pseudo-TURNER-Syndrom
▶ NOONAN-Syndrom

Pseudoxanthoma elasticum,
GRÖNBLAD-STRANDBERG-Syndrom

Genetisch bedingter Bindegewebsdefekt auf der Grundlage einer Genmutation.
Es besteht eine Degeneration der elastischen, z.T. auch der kollagenen Fasern verschiedener

Pseudoxanthoma elasticum

Organe und Gefäße mit Kalkeinlagerungen, woraus sich die klinische Symptomatik ableiten lässt. Ein Basisdefekt betriff einen ABC-(**A**TP-**B**indende **C**assette-)Transmembran-Transporter der Drug-Resistance-Gruppe C (ABCC6). Der Zusammenhang mit den biochemischen Verschiebungen, die die Veränderungen der elastischen Fasern und die Verkalkungen hervorrufen, ist unklar.

Krankheitswert

Erstmanifestation der Hauterscheinungen vom Kindesalter an. Pseudoxanthomatische, "apfelsinenschalenartige", in Atrophien übergehende Veränderungen der Schleimhäute und der Haut besonders am Hals (Plaques, Papeln), an den Ellenbeugen und anderen großen Beugefalten. Cutis laxa. Später charakteristische Augenhintergrundveränderungen (Angoid Streaks, Makula-Hämorrhagie) mit Visusverschlechterung. Vom 3. Lebensjahrzehnt an Symptome arteriosklerotischer Gefäßveränderungen wie Durchblutungsstörungen, gastrointestinale Blutungen, Myokarditis, Angina pectoris, Infarktgefahr, Hypertonie und andere entsprechende Komplikationen. Klinische Symptome intrakranialer Hämorrhagien. Purpura.

Therapiemöglichkeiten

Keine kausale Therapie bekannt. Symptomatische Behandlung mit unbefriedigendem Erfolg.

Häufigkeit und Vorkommen

Von allen Erdteilen und größeren Rassen beschrieben. Inzidenz 1:160.000–70.000. Meistens Geschwisterschaften aber auch größere Sippen mit Merkmalsträgern in aufeinanderfolgenden Generationen bekannt. Etwa 400 Fälle publiziert.

Genetik

Heterogen. Autosomal rezessiver (über 90% der Fälle), in manchen Familien jedoch auch autosomal dominanter Erbgang, wobei aufgrund klinischer Unterschiede 3 autosomal rezessive und 2 autosomal dominante Typen abgegrenzt werden: Typ I rezessiv klassischer Typ; Typ II ohne Gefäß- und Augensymptome, Typ III (in Belgien und endemisch in Südafrika – Founder-Effekt) mit milden Haut- und Gefäßsymptomen, rascher Visusverschlechterung vom 3. Lebensjahr an und Erblindung mit ca. 50 Jahren; dominanter Typ I mit schwerer Haut- und Augensymptomatik und Typ II mit schlaffer Haut, Arthrochalasis und blauen Skleren. Genort 16p13.1 (*ABCC6* = *MRP6*), autosomal dominant und rezessiv, Allelie der unterschiedlichen, z.T. gemeinsam in einer Familie auftretenden Typen.

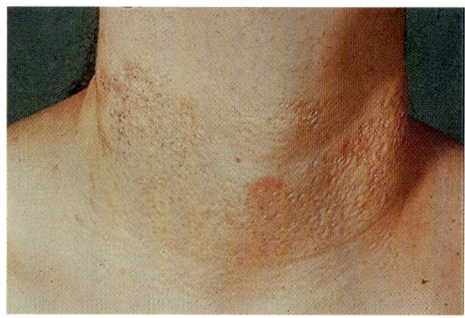

Pseudoxanthoma elasticum. Gelbliche Plaques und rundliche Atrophien im Halsbereich, "apfelsinenschalenartige" Hautveränderungen. Frühes Krankheitsstadium. (U.W. Schnyder)

Familienberatung

Familienanamnestische Feststellung des jeweils vorliegenden Erbganges wichtig. Nachweis histologisch und angiografisch anhand der Bindegewebsveränderungen. Präklinisch und bei gesunden Verwandten (Heterozygote?) von Merkmalsträgern elektronenmikroskopisch z.T. Veränderungen an den elastischen Fasern sichtbar. Nachweis und pränatale Diagnostik molekulargenetisch möglich. Von einer starken Variabilität der Erscheinungen mit nur leichten Symptomen bis schwerer Symptomatik bei Mitgliedern einer Sippe muss ausgegangen werden. Auf Teilsymptome vor allem im männlichen Geschlecht muss geachtet werden. Differentialdiagnostisch ▶ *Lipidcalcinosis progrediens*; ▶ BUSCHKE-OLLENDORFF-*Syndrom*.

Literatur

Christiano, A.M., M.G.Lebwohl, C.D.Boyd and J.Uitto, Workshop on pseudoxanthoma elasticum: molecular biology and pathology of elastic fibers. Jefferson Medical College, Philadelphia, Pennsylvania 1992. J.Invest.Derm. 99 (1992) 660–663.

De Paepe, A., D.Viljoen, M.Matton et al., Pseudoxanthoma elasticum: similar autosomal recessive subtype in Belgian and Africaner families. Am. J.Med. Genet. *38* (1991) 16–20.

Hauser, I. and I.Anton-Lamprecht, Early preclinical diagnosis of dominant pseudoxanthoma elasticum by specific ultrastructural changes of dermal elastic and collagen tissue in a family at risk. Hum.Genet. *87* (1991) 693–700.

Le Saux, O., K.Beck, C.Sachsinger et al., A spectrum of *ABCC6* mutations is responsible for pseudoxanthoma elasticum. Am.J.Hum.Genet. *69* (2001) 749–764.

Struk, B., K.H.Neudner, V.S.Rao et al., Mapping of both autosomal recessive and dominant variants of pseudoxanthoma elasticum to chromosome 16p13.1. Hum.Molec.Genet. *6* (1997) 1823–1828.

Torrington, M. and D.L.Viljoen, Founder effect in 20 African kindreds with pseudoxanthoma elasticum. S.Afr.Med.J. *79* (1991) 7–11.

OMIM 177850, (177860), 264800, (264810)

Pseudo-ZELLWEGER-Syndrom
▶ Cerebro-Hepato-Renales Syndrom (ZELLWEGER)

Psoriasis,
Schuppenflechte

Genodermatose auf noch unklarer genetischer Grundlage.
Es besteht eine inflammatorisch gesteigerte Epidermopoese unter Beteiligung des Coriums und der Basalschichten der Epidermis mit Gefäßerweiterungen und -proliferation, Leukozyteninfiltration sowie Makrophagen-, LANGERHANS- und T-Zell-Aktivierung. Für die auch in vitro nachweisbar erhöhte Teilungsrate der Hautfibroblasten sind in den letzten Jahren unterschiedliche Erklärungen angegeben worden, die sich alle nicht bestätigt haben. Gegenwärtig nimmt man pathenogenetisch die Wirkung von Suszeptibilitätsgenen, Onkogenprodukten (Transforming Growth Factor, TGF) und mehreren anderen Proteinen (u.a. Psoriasin) bzw. eine verminderte cAMP-Bindungskapazität (verminderte Aktivität) der Proteinasen oder Autoimmunprozesse an. Die auf klinischer Ebene unterschiedlichen Erscheinungsformen zeigen spezifische HLA-Assoziationen. Eine überlappende Symptomatik mit (anderen) Autoimmunkrankheiten erklärt sich aus gemeinsamen Suszeptibilitätsgenen.

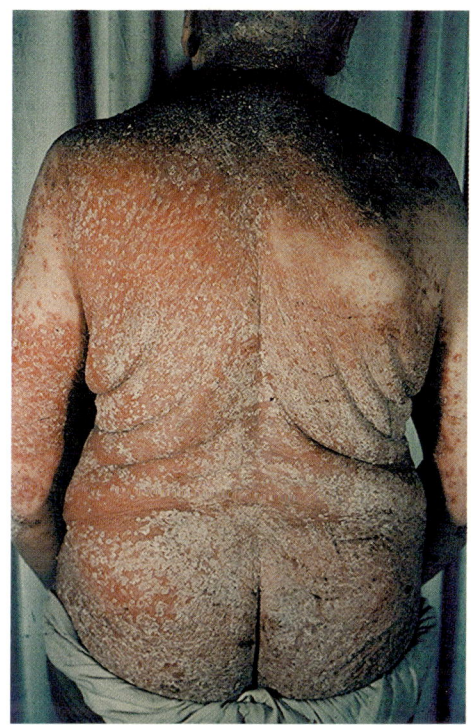

Psoriasis. Erythrodermie bei Psoriasis pustulosa. (M. Voß)

Krankheitswert
Erstmanifestation der Hauterscheinungen vom Kindesalter an. Meist schubweise auftretend. Klinisch mehrere unterschiedliche Formen vorkommend:
a) P. vulgaris: Scharf begrenzte Herde parakeratotischer Schuppung der Haut am gesamten Körper mit Bevorzugung der Extremitäten und des behaarten Kopfes. Außer kosmetischer Beeinträchtigung wenig subjektive Beschwerden, jedoch Möglichkeit des Übergangs zur Erythrodermie. Mehr als 90% der Fälle.
b) P. arthropathica: Schuppenflechte mit Gelenkbeteiligung. Arthritische und spondylarthritische Beschwerden unterschiedlicher Stärke. 5–10% der Fälle.

c) P. pustulosa: Pustulöse Form der Exantheme mit Tendenz zu akuten erythrodermatischen Schüben und häufig Gelenkbeteiligung.
d) Palmoplantar- und Nagelpsoriasis.

Bei einem Viertel der Patienten charakteristische Nagelveränderungen. Gewöhnlich chronischer Verlauf mit nur geringer Beeinträchtigung der Leistungsfähigkeit, bei Form b) und c) jedoch Frühinvalidität und lebensbedrohliche Zustände vorkommend. Meistens kosmetisch störend. Androtropie.

Therapiemöglichkeiten
Lokale symptomatische Behandlung. Gaben von Kortikosteroiden, Vitaminpräparaten, Antibiotika, Zytostatika, balneologische Maßnahmen, UV-A-Bestrahlung in Kombination mit 8-Methoxypsoralen-Gaben (PUVA-Behandlung), gentechnisch hergestelltes Alefecapt® (Immunsuppressivum), Elektrotherapie sowie Einhalten bestimmter Diätvorschriften mit vorübergehendem Erfolg.

Häufigkeit und Vorkommen
Regional unterschiedlich. Frequenz bei Europiden, Asiaten und Arabern 2,5–3%, davon ungefähr 11% mit Gelenkbeteiligung. P. pustulosa selten. Bei Negriden Frequenz ca. 1:1000. Selten bei Ostasiaten. Familiär gehäuft.

Genetik
Aufgrund des familiären Vorkommens der P. sind verschiedene Vererbungstheorien aufgestellt worden: Additive Polygenie rezessiv wirksamer Gene, Polygenie mit Schwellenwerteffekt, autosomal dominanter Erbgang mit zusätzlicher Wirkung von Modifikatorgenen bzw. herabgesetzter Penetranz (60%) und stark variabler Expressivität. Neuere Arbeiten neigen vor allem zu der letzten Möglichkeit, wobei zunächst neben peristatischen Faktoren (Nahrung, Infekte u.a.) eine genetische Disposition angenommen wird und die phänogenetische Entwicklung sowie die Form der P. weitgehend vom allgemeinen genetischen Milieu bzw. Suszeptibilitätsgenen (z.B. bestimmten HLA-Typen, vor allem I Cw6, I B57, I B39, I B13 und I Bw17, bei P. arthropathica HLA-B27 und HLA-BW38 sowie ein mit diesen gekoppeltes Gen in 6p21, *PSORS1* = *HCR*, α-Helix-Coiled Coil Rod Homolog, Psoriasis-Susceptibili-täts-Gen 1, OMIM 177900) abhängen soll. Weitere disponierende Loci: 17q24.3 (*PSORS2*, s.a. ▶ *Atopien*; ▶ *Rheumatoid-Arthritis*); 4qter (*PSORS3*), 1q21 (*PSORS4*, s.a. ▶ *Atopien*), 3q21(*PSORS5*, s.a. ▶ *Atopien*; ▶ *Rheumatoid-Arthritis*) sowie 2q, 8q, 14q31-32 (s.a. ▶ *v. BASEDOW-Syndrom*; ▶ *Diabetes mellitus*, IDDM), 16p (s.a. ▶ *Colitis ulcerosa*), 19p13.3, 20p (s.a. ▶ *Atopien*), 1p. Genetische Beziehungen der einzelnen Formen der P. untereinander lassen sich nachweisen. Genort des Psoriasins (*S100A7*, auch bei anderen keratohypertrophen Dermatosen verstärkt exprimiert) im Epidermis-Differenzierungskomplex 1cen-q21.

Familienberatung
Folgende empirische Risikoziffern werden angegeben: Das Risiko für Kinder ist abhängig von der Häufigkeit in der Population 1:5–3, wenn ein Elternteil, und 1:3–1,5, wenn beide Eltern betroffen sind. Ist bereits ein betroffenes Kind vorhanden, verdoppelt sich das Risiko. Für die Geschwister eines Merkmalsträgers liegt die Erkrankungswahrscheinlichkeit bei 1:6, wenn beide Eltern gesund sind. Aufgrund der starken intrafamiliären Variabilität des Krankheitsbildes kann keine erbprognostische Einschätzung der Schwere und der Form der P. gegeben werden. Bei Familienuntersuchungen muss vor allem auf Mikro- und Teilsymptome bei klinisch unauffälligen Personen geachtet werden. Von einer relativen intrafamiliären Konstanz des Erstmanifestationsalters kann ausgegangen werden. Da ein sekundäres leichtes Folatdefizit besteht, wird eine entsprechende Substitution während der Schwangerschaften von schwer betroffenen Patientinnen zur Prophylaxe von Neuralrohrdefekten empfohlen. Davon abgesehen gibt es keine Anhaltspunkte für teratogene, therapiebedingte Defekte bei den Kindern, auch nicht nach PUVA-Therapie der Mutter.

Literatur
Asumalahti, K., C.Veal, T.Laitinen et al., Coding haplotype analysis supports HCR as the putative susceptibility gene for psoriasis at the MHC PSORS1 locus. Hum.Molec.Genet. *11* (2002) 589–597.

Dertinger, H., Hochwirksame Elektrotherapie gegen Schuppenflechte. Spektr.Wissensch. (2000) 15–17.

Elder, J.T., G.J.Fisher, P.B.Lindquist et al., Overexpression of transforming growth factor α in psoriatic epidermis. Science *243* (1989) 811–814.

Ellis, C.N. and G.G.Krueger, Treatment of chronic plaque psoriasis by selective targeting of memory effector T lymphocytes. New Engl.J.Med. *345* (2001) 248–255.

Jenisch, S., T.Henseler, R.P.Nair et al., Linkage analysis of human leukocyte antigen (HLA) markers in familial psoriasis: strong disequilibrium effects provide evidence for a major determinant in the HLA-B/-C region. Am.J.Hum.Genet. *63* (1998) 191–199.

Leder, R.O., J.N.Mansbridge, J.Hallmayer and S.E.Hodge, Familial psoriasis and HLA-B: unambiguous support for linkage in 97 published families. Hum.Hered. *48* (1998) 198–211

Matthews, D., L.Fry, A.Powles, Evidence that a locus for familial psoriasis maps to chromosome 4q. Nature Genet. *14* (1996) 231–233.

Nair, R.P., T.Henseler, St.Jenisch et al., Evidence for two psoriasis susceptibility loci (HLA and 17q) and two novel candidate regions (16q and 20p) by genome-wide scan. Hum.Molec.Genet. *6* (1997) 1349–1356.

Swanbeck, G., A.Inerot, T.Martinsson et al., Genetic counselling in psoriasis: Empirical data on psoriasis among first´degree relatives of 3095 psoriatic probands. Brit.J.Dermatol. *137* (1997) 939–942.

Veal, C.D., R.L. Clough, R.C.Barber et al., Identification of a novel psoriasis susceptibility locus at 1p and evidence of epistasis between *PSORS1* and candidate Loci. J.Med.Genet. *38* (2001) 7–13.

OMIM 177900

Psychosen, affektive
▶ Affektive Psychosen

Psychosen, schizoaffektive
▶ Schizoaffektive Psychosen

PTA-Mangel
▶ Faktor-XI-Mangel

Pterygium-Syndrome

Genetisch bedingte Bindegewebsanomalien auf heterogener genetischer Grundlage.

Gruppe von etwa 15 Entitäten, denen eine Deformitäts-Sequenz auf der Grundlage fetaler meist zentralnervös bedingten Inaktivitätshypotrophien gemeinsam ist. Ein Basisdefekt ist unbekannt.

Krankheitswert

1. Multiples Pterygium-Syndrom, ROSSI-Syndrom; ESCOBAR-Syndrom (OMIM 265000); Pterygien des Halses, der Axillen, Ellenbeugen, Kniegelenke, Oberschenkel und Finger mit Kontrakturen bzw. Arthrogrypose der betroffenen und anderer Gelenke. Typische flache Fazies mit Hypomimie, Mikrogenie, offenem Mund, langem Philtrum und antimongoloider Lidachsenstellung. Gaumenspalte. Hörverlust. Skoliose, Blockwirbelbildungen der HWS, Kleinwuchs, tiefer Nackenhaaransatz. Tintenlöscherfüße. Kryptorchismus, Hypoplasie der großen Labien, Penis- bzw. Klitorishypertrophie und Scrotum bifidum. Unterschiedlich schwere Behinderung oder Totgeborene bzw. lebensunfähige Neugeborene (klinisch 3 letale Formen). Pränatal Nackenhygrome und Hydrops. Atrophie der Zwerchfellmuskulatur.

2. Kniepterygium-Syndrome (OMIM 119500): Vorwiegend Kniekehlen betroffen. Typ FÈVRE-LANGUEPIN: Im Vordergrund steht die kosmetische Beeinträchtigung durch meist doppelseitige Lippen-(100%), Gaumen-(40%) und Kieferspalten. Außerdem ergeben sich im Säuglings- und frühen Kindesalter Ernährungsschwierigkeiten durch Syngnathie und orale Synechien. Ankyloblepharon. Unterlippenfisteln in der ansonsten intakten Unterlippe sind von diagnostischer Bedeutung. Syndaktylien, Hypoplasien der Phalangen, Genitalanomalien. Schwere, meist letale Formen (Typ BARTSOCAS ▶ BARTSACOS-PAPAS-*Syndrom*; Typ GORLIN; Typ GILLIN-PRYSE-DAVIS) mit Mikrozephalus, geistiger Retardation, Cornea- und Daumenaplasie, Ankyloblepharon, fehlende Augenwimpern und -brauen, Mandibula-Hypoplasie, Lippen-Kiefer-Gaumenspalten, Herzfehler, Ödeme, Hygrome, Hydrops. Nasenhypoplasie sowie Synostosen an Händen und Füßen.

3. Hals-Pterygium-Syndrom ▶ NOONAN-Syndrom. P. mit angeborenem Herzfehler, Ver-

tebralen Anomalien, Ohr- (Ear)fehlbildungen und Radiusdefekten: PHAVER

Therapiemöglichkeiten
Physiotherapeutische Maßnahmen und chirurgische Korrekturen mit unterschiedlichem Erfolg.

Häufigkeit und Vorkommen.
1. Über 50 sporadische und Geschwisterfälle, teilweise bei Konsanguinität der Eltern bekannt. Daneben verschiedene Sippen mit jeweils spezifischen Symptomenkombinationen und Merkmalsträgern in mehreren Generationen publiziert.
2. Mehrere Geschwisterschaften und sporadische Fälle, mit Typ BARTSOCAS etwa 10 Patienten beschrieben. Vom FÈVRE-LANGUEPIN-Syndrom über 30 Sippen mit Merkmalsträgern in bis zu 5 Generationen bekannt, Inzidenz 1:300.000.

Genetik.
1. Heterogen, autosomal rezessiver Erbgang mit variabler Expressivität (autosomal dominant?, OMIM 178110) oder X-chromosomaler (?) Erbgang (OMIM 265000, 312150).
2. Heterogen, jeweils autosomal rezessiver Erbgang, Typ BARTSOCAS (OMIM 263650), Typ GILLIN-PRYSE-DAVIS (mit Skelettanomalien, OMIM 253290), PHAVER bis auf das autosomal dominant bedingte FÉVRE-LANGUEPIN-Syndrom. Genort dieses Syndroms 1q32-41, Allelie mit dem Van der WOUDE-Syndrom? (▶ Lippen-Kiefer-Gaumen-Spalte mit Unterlippenfisteln). Daneben mehrere Sippen beschrieben, in denen jeweils spezifisch Pterygien unterschiedlicher Regionen isoliert (z.B. antekubitales Pterygium und fehlende Furchen der terminalen Phalangealgelenke, OMIM 178200) oder kombiniert mit anderen Auffälligkeiten (geistige Retardation, OMIM 177980) auftreten und offensichtlich autosomal dominanter Erbgang vorliegt. Eine genaue Abgrenzung zur ▶ Arthrogryposis multiplex congenita wird erst nach Aufklärung der molekulargenetischen Grundlagen möglich sein.

Familienberatung
Differentialdiagnose vor allem zu Arthrogryposis multiplex congenita, FRYNS-Syndrom, KLIPPEL-FEIL-Syndrom, ULLRICH-TURNER-Syndrom,
NOONAN-Syndrom sowie innerhalb der Pterygium-Syndrom-Gruppe und genaue familienanamnestische Erhebungen für Familienprognose wichtig. Die Pterygien sind als Symptom anzusehen, das aufgrund einer starken intra- und interfamiliären Variabilität bei Anlageträgern der Grundkrankheit auch fehlen kann.

Literatur
Aslan, Y., E.Erduran and N.Kutlu, Autosomal recessive multiple pterygium. Am.J.Med.Genet. *93* (2000) 194–197.

Froster, U.G., T.Stallmach, J.Wisser et al., Lethal multiple pterygium syndrome: suggestion for a consistent pathological workup and review of reported cases. Am.J.Med.Genet. *68* (1997) 82–85.

Khalifa, M.M. and G.Graham, New dominant syndrome of pterygium colli, mental retardation, and digital anomalies. Am.J.Med.Genet. *52* (1994) 55–57.

Lees, M.M., R.M.Winter, S.Malcolm et al., Popliteal pterygium syndrome: a clinical study of three families and report of linkage to the Van der WOUDE syndrome locus on 1q32. J.Med.Genet. *36* (1999) 888–892.

Powell, C.M., R.S.Chandra and H.M.Saal, PHAVER syndrome: An autosomal recessive syndrome of limb pterygia, congenital heart anomalies, vertebral defects, ear anomalies, and radial defects. Am.J.Med.Genet. *47* (1993) 807–811.

Wallis, C.E., M.Shun-Shin, and P.N.Beighton, Autosomal dominant antecubital pterygium: syndromatic status substantiated. Clin.Genet. *34* (1988) 64–69.

OMIM 119500, 177980, 178110,178200, 253290, 265000, 312150

Pterygium-Syndrom
s.a. ▶ NOONAN-Syndrom

Ptosis des Oberlides, familiäre,
Blepharoptosis

Herabhängen des Oberlides unterschiedlicher Ätiologie.
Der Störung liegt entweder eine Fehlinnervation (Störung im Oculomotorius-Kerngebiet) des Levator palpebrae oder eine Muskeldystrophie bzw. -lähmung zugrunde. Ein Basisdefekt ist unbekannt.

Ptosis des Oberlides, familiäre

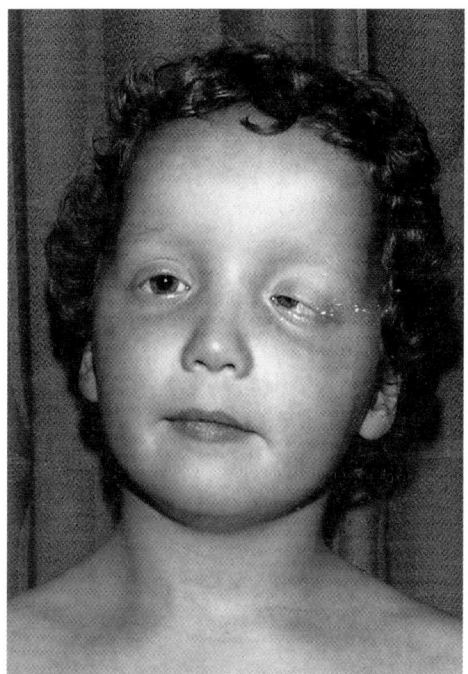

Ptosis des Oberlides, familiäre. Linksseitige angeborene Ptose mit Strabismus convergens concomitans.

Krankheitswert
Ein- oder beidseitig isolierte Ptosis meist angeboren. Pupille selten bedeckt, sonst lediglich kosmetisch störend. Symptomatisch bei POTTER-Gesicht, ▶ HORNER-Syndrom, MOEBIUS-Syndrom (▶ Fazialisparese), ▶ ULLRICH-TURNER-Syndrom, ▶ NOONAN-Syndrom, ▶ BARAITSER-WINTER-Syndrom, ▶ Myasthenien, ▶ Myotonien u.a. Teilweise kombiniert mit ▶ Ophthalmoplegie, Epikanthus, ▶ Purpura simplex oder Blepharophimose.

Therapiemöglichkeiten
Chirurgische Korrektur unterschiedlich erfolgreich.

Häufigkeit und Vorkommen
Isolierte P. selten, Kombinationsformen jeweils nur bei wenigen Sippen vorkommend.

Genetik
Unterschiedliche Formen bis auf wenige Ausnahmen (OMIM 265050, 300245) jeweils autosomal dominant bedingt, ohne genetische Beziehungen untereinander:

- Angeboren, beid- oder einseitig: Mit Epikanthus und ▶ Blepharophimose (PBES). Herabgesetzte Fertilität im weiblichen Geschlecht.
- Angeboren isoliert, ein- oder beidseitig, muskulär bedingt. Genort 1p34.1-p32, OMIM 178300 oder Xq24-27.1 (Zink-Finger-Homeodomäne 4, *ZFH4*?, OMIM 300245), X-chromosomal dominant.
- Angeboren, Pathogenese unklar. In einer Sippe konnte Kopplung von autosomal dominanter Ptosis mit dem MNS-Blutgruppen-Locus (4q28.2-31.1) wahrscheinlich gemacht werden.
- Angeboren, mit externer ▶ Ophthalmoplegie, Genort 12p11.2-q12.
- Angeboren, einseitig mit Synkinese des Oberlides bei Kaubewegungen (MARCUS-GUNN-Phänomen, OMIM 154600).
- Postnatal progredient bei Myopathien und Neuropathien: Dystrophia myotonica, Hirnnervenparalysen, Myasthenie u.a.
- Schwere Form mit Einbeziehung anderer Muskeln: Rectusdiastase, Strabismus, Abdominalmuskelhypoplasie, Hüftluxation. In einer Sippe wahrscheinlich autosomal rezessiv (OMIM 265050). Zwei ähnliche Fälle, ROCA-WIEDEMANN-Syndrom: **R**etardation der Entwicklung, **O**kuläre Ptose, **C**ardiale Defekte, **A**nalatresie.

Familienberatung
Differentialdiagnose zur exogen bedingten P. nach Traumen, Entzündungen usw. wichtig. Bei isolierter P. geringe Belastung. P. kann auf das Bestehen komplexer Syndrome hinweisen, deren Prognose durch die assoziierten Symptome bestimmt ist.

Literatur
Carnevale, F., G.Krajewska, R.Fischetto et al., Ptosis of eyelids, strabismus, diastasis recti, cryptorchism, and developmental delay in two sibs. Am.J.Med. Genet. 33 (1989) 186–189.

Engle, E.C., A.E.Castro, M.E.Macy et al., A gene for isolated congenital ptosis maps to a 3-cM region within 1p32-p34.1. Am.J.Hum.Genet. 60 (1997) 1150–1157.

McMullan, T.F.W., A.R.Collin, A.G.Tyers et al., A novel X-linked dominant condition: X-linked congenital isolated ptosis. Am.J.Med.Genet. 66 (2000) 1455–1460.

McMullan, T.F.W., J.A.Crolla, S.G.Gregory et al., A candidate for congenital bilateral isolated ptosis identified by molecular analysis of a de novo balanced translocation. Hum.Genet. 110 (2002) 244–250.

McPherson, E., C.Robertson, A.Cammarano and J.G.Hall, Dominantly inherited ptosis, strabismus, and ectopic pupils. Clin.Genet. *10* (1976) 21–26.

Zampino, G., F.Balducci, P.Mariotti et al., Growth and developmental retardation, ocular ptosis, cardiac defect, and anal atresia: confirmation of the ROCA-WIEDEMANN syndrome. Am.J.Med.Genet. *90* (2000) 358–360.

OMIM 154600, 178300, 178330, 265050

Pubertas praecox,
Testotoxikose

Anomalie der Geschlechtsentwicklung unterschiedlicher Ätiologie.

Der Endokrinopathie liegen entweder peristatische Störungen der hypothalamischen Regulation (Entzündungen, raumfordernde Prozesse, Störung der Epiphysenfunktion) oder Genmutationen zugrunde, die eine verstärkte, durch erhöhte LH-Sekretion (OMIM 176400) oder einen LH/hCG-Rezeptor-Defekt (OMIM 152790) bedingte Testosteronsynthese bewirken mit LEYDIGzell-Aktivierung bei fehlender primärer LH-Stimulation. Es kann bei der auf das männliche Geschlecht begrenzten P.c. auch eine Konformationsänderung des konstitutiv inaktiven Testosteronrezeptors in eine frühzeitig aktive Form oder eine andersartig vorzeitige Stimulation der Testosteronproduktion (OMIM 176410) bestehen.

Krankheitswert

Vor dem 4. (weibliches Geschlecht) bzw. 11. (männliches Geschlecht) und teilweise bereits vom 2. Lebensjahr an einsetzende, im übrigen aber normale sexuelle Pubertätsentwicklung. Beschleunigtes Körperwachstum, verminderte Endgröße durch vorzeitigen Epiphysenschluss, teilweise bei Hydrozephalus. Von der echten P. sind abzugrenzen eine transiente P. sowie Formen der prämaturen Thelarche und Adrenarche.

Therapiemöglichkeiten

Neben psychologischer Betreuung Gaben von Gestagenen zur Vermeidung des Kleinwuchses oder je nach endokrinem Status andersartige hormonelle Behandlung erfolgreich. Eventuell Antiandrogene (Estrogen-Syntheseblocker). Bei Mädchen Depot-LH-RH-Analoga.

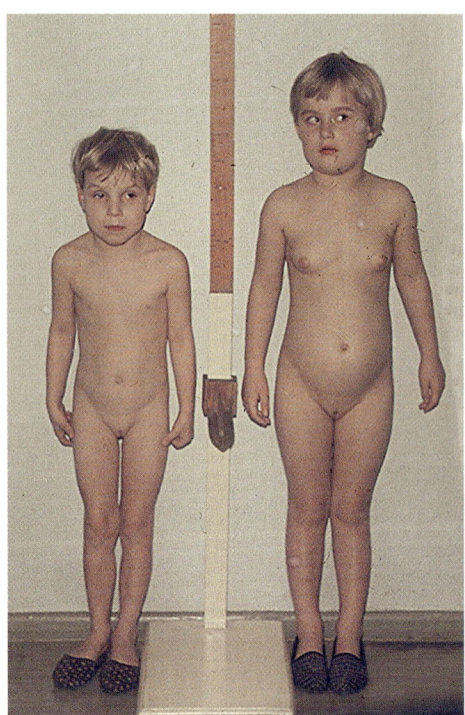

Pubertas praecox. Gesteigertes Längenwachstum und Zeichen der isosexuellen Pubertas präcox bei 4jährigem Mädchen (mit gesundem Vergleichskind).

Häufigkeit und Vorkommen

Im weiblichen Geschlecht überwiegend exogen bedingt oder Teilsymptom des ▶ ALBRIGHT-*Syndroms*. Symptomatisch auch bei Optikushypoplasie (▶ *Optikusatrophie*) und Adrenogenitalem Syndrom. Bei Knaben Merkmalsträger in mehreren aufeinanderfolgenden Generationen (Vater-Sohn-Vererbung) bekannt.

Genetik

Heterogen. Autosomal dominanter Erbgang bei geschlechtsbegrenzter Manifestation im männlichen Geschlecht mit normalen weiblichen Überträgerinnen. Genort des LH-Rezeptors 2p21 (*LHR*), Allelie zur LEYDIGzell-Hypoplasie (▶ *Pseudohermaphroditismus masculinus*). Es sind auch Sippen bekannt, in denen beide Geschlechter betroffen sind.

Familienberatung

Bei Knaben Differentialdiagnose zum ▶ *Adrenogenitalen Syndrom* und bei sporadischen Fällen Ausschluss einer Tumorgenese (Hypothalamus-Hamartom, Nebennierentumoren) mit Hilfe bildgebender Verfahren wichtig. Überträgerinnen nicht immer erkennbar. Bei nachgewiesener echter P. gute Prognose.

Literatur
Evans, B.A.J., D.J.Bowen, P.J.Smith et al., A new point mutation in the luteinising hormone receptor gene in familial and sporadic male limited precocious puberty: genotype does not always correlate with phenotype. J.Med.Genet. *33* (1996) 143–147.

Monasco, P.K., M.E.Girton, R.L.Diggs et al., A novel testis-stimulating factor in familial male precocious puberty. New Engl.J.Med. *324* (1991) 227–231.

OMIM 152790, 176400, 176410, 182820

Pulmonale Hypertonie, primäre
▶ Bluthochdruck, pulmonaler primärer

Pulmonalstenose, angeborene,
Pulmonalklappenstenose

Stenose oder Fehllage der Semilunarklappen der Arteria pulmonalis unklarer Ätiologie und Pathogenese.

Krankheitswert
Erstmanifestationsalter unterschiedlich, von der Schwere des Defektes abhängig. Alle Schweregrade vom subklinischen Bestehen bis zur schwersten Beeinträchtigung der körperlichen Leistungsfähigkeit und Tod im Kindesalter möglich. Teilsymptom von ▶ FALLOTscher Tetralogie, LEOPARD-Syndrom (▶ *Lentigines*); ▶ *supravalvulärer Aortenstenose*; GREGG-Syndrom (▶ *Röteln-Embryofetopathie*); ▶ KEUTEL-Syndrom; WATSON-(▶ *Neurofibromatosen*) bzw. ▶ *NOONAN-Syndrom* u a.

Therapiemöglichkeiten
Chirurgische Korrektur (Valvuloplastik) mit meistens gutem Erfolg, wenn der Druckgradient zwischen rechtem Ventrikel und Arteria pulmonalis über 50 mm Hg liegt.

Häufigkeit und Vorkommen
Neben überwiegend sporadischen Fällen Vorkommen in Geschwisterschaften und aufeinanderfolgenden Generationen beschrieben.

Genetik
Meist syndromatisch, dem Erbgang der Grunderkrankung folgend. Die Art des familiären Vorkommens einer isolierten P. spricht in einigen Sippen für autosomal dominanten oder auch (Geschwisterschaften, Konsanguinität der Eltern) rezessiven und X-chromosomalen (Kopplung mit Hämophilie?) Erbgang.

Familienberatung
Nachweis echokardiografisch, röntgenologisch und an Hand des EKG (Rechtsherzhypertrophie). Ausschluss exogener Ursachen notwendig (Endokarditis, Rötelnembryofetopathie). Für erbprognostische Aussagen familienanamnestische Erhebungen einschließlich der Untersuchung klinisch gesunder Personen wichtig. Das Risiko für Kinder eines Merkmalsträgers bzw. für Geschwister eines sporadischen Falles wird empirisch auf 1:40 eingeschätzt. Besteht der Defekt bei einem Elternteil und einem Kind oder bei 2 Geschwistern, so erhöht sich das Risiko auf 1:10. Von einer relativen intrafamiliären Konstanz des Typs und des Schweregrades kann ausgegangen werden. Pränatale Diagnostik echokardiografisch möglich. Kann auf eine komplexere Symptomatik hinweisen

Literatur
Ackerman, Z., G.Koren, M.Gotsman and A.Eldor, Pulmonary valve stenosis and hemophilia A. Report of three cases and discussion of a possible genetic linkage. Arch.Intern.Med. *146* (1986) 2233–2234.

Ciuffo, A.A., E.Cunningham and T.A.Traill, Familial pulmonary valve stenosis, atrial septal defect, and unique electrocardiogram abnormalities. J.Med.Genet. *22* (1985) 311–313.

Todros, T., P.Presbitero, P.Paglioti and D.Demaris, Pulmonary stenosis with intact ventricular septum: Documentation of development of the lesion echocardiographically during fetal life. Int.J.Cardiol. *19* (1988) 355–360.

OMIM 178650, 265500

Purin-Nucleosidphosphorylase-Mangel

Genetisch bedingter Immundefekt auf der Grundlage einer Genmutation.
Der Gendefekt manifestiert sich in einer verminderten Aktivität der Purin-Nucleosidphosphorylase (PNP) in den Erythrozyten. Dadurch kommt es zu einer Störung des Purinkatabolismus, indem die Purine Inosin, Guanosin und Xanthosin nicht zu den entsprechenden Purinbasen dephosphoryliert und zu Harnsäure abgebaut werden. Es bestehen eine Hypourikämie und -urikosurie mit entsprechender Anreicherung der Purine im Harn. In den T-Zellen kommt es zur Anreicherung von Dioxyguanosintriphosphat, das wahrscheinlich die Ribonukleotidreduktase und damit die Zellproliferation hemmt. Der Zusammenhang mit den zentralnervösen Störungen ist unklar (allmähliche Intoxikation durch Metaboliten?).

Krankheitswert
Schwere Immuninsuffizienz mit fehlender T- und veränderter B-Zell-Funktion. Erstmanifestation rezidivierender Infektionen, vor allem des Respirationstraktes, in den ersten Lebensmonaten. Stationär. Autoimmunkrankheiten, teilweise hypochrome Anämie. In einigen Fällen bzw. Familien stehen spastische Paresen, Ataxie und Verhaltensauffälligkeiten im Vordergrund. Neigung zu Malignomen. Tod im 1. oder 2. Lebensjahrzehnt.

Therapiemöglichkeiten
Symptomatische Behandlung mit vorübergehendem, unbefriedigendem Erfolg. Knochenmarktransplantation erfolgreich.

Häufigkeit und Vorkommen
Seit Erstbeschreibung 1975 über 30 sporadische und Geschwisterfälle publiziert.

Genetik
Autosomal rezessiver Erbgang. Multiple Allelie mit jeweils unterschiedlicher Restaktivität und Kinetik der PNP. Genort 14q11.2 (*PNP*).

Familienberatung
Nachweis anhand der Lymphopenie, der gestörten T-Zell- bei autoimmuner B-Zell-Funktion sowie der Purine im Harn. Heterozygotennachweis nach dem gleichen Prinzip möglich. Pränatale Diagnostik molekulargenetisch und durch Enzymbestimmung aus kultivierten Fruchtwasserzellen und Chorionbioptaten durchführbar. Die Beratung richtet sich nach der Schwere der beim Probanden auftretenden Erscheinungen, für die eine relative intrafamiliäre Konstanz angenommen werden kann. Differentialdiagnose zum ▶ *Adenosindesaminase-Mangel* anhand der erhaltenen B-Zell-Funktion notwendig.

Literatur
Aust, M.R., L.G.Andrews, M.J.Barrett and C.J.Norby-Slycord, Molecular analysis of mutations in a patient with purine nucleoside phosphorylase deficiency. Am.J.Hum.Genet. *51* (1992) 763–772.

Klejer, W.J., L.M.Mussarts-Odijk, F.J.Los et al., Prenatal diagnosis of purine nucleoside phosphorylase deficiency in the first and second trimester of pregnancy. Prenatal Diagn. *9* (1989) 401–407.

Markert, M.L., B.D.Finkel, T.M.McLaughlin et al., Mutations in purine nucleoside phosphorylase deficiency. Hum.Mutat. *9* (1997) 118–121.

Sasaki, Y., M.Iseki, S.Yamaguchi et al., Direct evidence of autosomal recessive inheritance of Arg24 to termination codon in purine nucleoside phosphorylase gene in a family with a severe combined immunodeficiency patient. Hum.Genet. *103* (1998) 81–85.

Simmonds, H.A., J.A.Duley, L.D.Fairbanks and M.B.McBride, Genetic metabolism disorders of purine metabolism: problems of diagnosis and implications for treatment. Int.Pediatr. *12* (1997) 41–47.

OMIM 164050

Purpura fulminans
▶ Protein-C-Mangel

Purpura, idiopathische thrombozytopenische;
essentielle Thrombozytopenie,

Thrombozytopenie heterogener Ätiologie. Pathogenetisch lassen sich bei normo- oder hypomegakaryozytischem Knochenmark unterschiedliche Störungen der Thrombozytenbildung, -funktion, -morphologie oder -überlebenszeit feststellen. Defekt des Thrombozytenglykoproteins 1b? Bei einem Teil der Fälle besteht Autoimmun-Reaktivität gegen Thrombozyten.

Krankheitswert
Erstmanifestation klinischer Erscheinungen meistens im Kindesalter. Neigung zu Haut- und Schleimhautblutungen, Epistaxis, Menor- und Metrorrhagien sowie sekundär zu hämolytischer Anämie. Splenomegalie. Akut oder chronisch (im Erwachsenenalter) einsetzend. Lebensbedrohliche Zustände durch Menorrhagien bei jungen Mädchen oder durch innere Blutungen selten. Besserung, z.T. Spontanheilung mit steigendem Lebensalter. Bei einem Teil der Fälle Ekzemneigung.

Therapiemöglichkeiten
Blut- und Plasmatransfusionen, Kortikosteroidgaben oder immunsuppressive Behandlung mit in den einzelnen Fällen bzw. je nach Typ unterschiedlichem, z.T. vorübergehendem gutem Erfolg. Splenektomie und eventuell Hämodialyse erfolgreich. Prophylaxe bei Operationen und Entbindungen wichtig.

Häufigkeit und Vorkommen
Selten. Sporadisch, in Geschwisterschaften oder aufeinanderfolgenden Generationen. Je nach Typ unterschiedlich Gynäko- oder Androtropie.

Genetik
Heterogen. Aufgrund des familiären Vorkommens wird eine Beteiligung genetischer Faktoren am Zustandekommen der essentiellen Thrombozytopenie angenommen. In einzelnen Familien lässt sich dabei unterschiedlich ein autosomal dominanter (leichte bis klinisch unauffällige Form, OMIM 188000) oder vereinzelt auch rezessiver (im Rahmen einer aplastischen Anämie) sowie X-chromosomaler Erbgang (Allelie mit dem WISKOTT-ALDRICH-Syndrom?) erkennen. Ein autosomaler Genort 10p12-p11.2 (THC2 = WASP2), Allelie mit der autosomal rezessiven Form des ▶ WISKOTT-ALDRICH-Syndroms? Siehe auch ▶ Autoimmunkrankheiten; ▶ Thrombozytopenie-Syndrom; familiäre Thrombasthenie, ▶ Hämolytisch-urämisches Syndrom. T. kann auf eine ▶ Hämochromatose hinweisen.

Familienberatung
Differenzierung in essentielle, symptomatische (▶ WISKOTT-ALDRICH-Syndrom, ▶ Thrombozytopenie-Radiusaplasie-Syndrom, ▶ Sea-blue-Histiozytose) und allergische, teilweise exogen bedingte (WERLHOF-Syndrom; bei Infektionen, Allergien, Vergiftungen, Panmyelophthisen und bösartigen Knochenmarkerkrankungen sowie Milzerkrankungen u.a.) Thrombozytopenien mit normaler Funktion und Überlebenszeit der Thrombozyten wichtig. Familienanamnestische Erhebungen zur Feststellung des Erbganges notwendig. Die Familienberatung wird durch die nosologisch noch vielfach unklare Stellung verschiedener Typen der Thrombozytopenie erschwert. Differentialdiagnostisch s.a. ▶ Thrombasthenie, familiäre.

Literatur
Daghistani, D., J.J.Jimenez, J.L.Moake et al., Familial infantile thrombotic thrombocytopenic purpura. J.Pediatr.Hematol.Oncol. *18* (1996) 171–174.

Furihata, K., J.Hunter, R.H.Aster et al., Human anti-PI(EL) antibody recognizes epitopes associated with the α-subunit of platelet glycoprotein 1b. Br.J.Haemat. *68* (1988) 103–110.

Killick, S., S.Jeffry, M.Otter et al., Thrombotic thrombocytopenic purpura in a patient with genetic haemochromatosis, liver cirrhosis and an iron free focus. Br.J.Haematol. *99* (1997) 839–841.

Law, I.P., Familial thrombocytopenia in seven members of three generations. Postgrad.Med.J. *63* (1978) 136–141.

Matsuoka,T., H.Tamura, M.Fujishita et al., Thrombocytopenic purpura in a carrier of human T-cell leukemia virus type I. Am.J.Hemat. *27* (1988) 142–143.

Najean, Y. and T.Lecompte, Genetic thrombocytopenia with autosomal dominant transmission: a review of 54 cases. Brit.J.Haemat. *74* (1990) 203–208.

OMIM 188030

Purpura simplex

Genetisch bedingte hämorrhagische Diathese auf der Grundlage einer Genmutation.

Es besteht eine verminderte Kapillarresistenz unter Beteiligung hormoneller Faktoren. Ein Basisdefekt ist unbekannt.

Pyknoachondrogenesis

Krankheitswert
Erstmanifestation im Kindesalter. Spontane oder posttraumatisch auftretende Haut- und Schleimhautblutungen, Epistaxis. Menor- und Metrorrhagien. Anfangs leicht progredient, nach der Pubertät stationär, bei Frauen regelabhängig. Besserung nach dem Klimakterium. Keine Beeinträchtigung der Leistungsfähigkeit und des Allgemeinbefindens.

Therapiemöglichkeiten
Keine kausale Therapie bekannt.

Häufigkeit und Vorkommen
Sehr selten. Sippen mit Merkmalsträgern in mehreren aufeinanderfolgenden Generationen bekannt. Fast ausschließlich bei Frauen vorkommend.

Genetik
Heterogen. Autosomal dominanter Erbgang mit partieller Geschlechtsbegrenzung oder X-chromosomaler Erbgang mit Letalität bei Hemizygotie werden vermutet. Bisher in einer Sippe Kombination von P. mit Ptosis bei Merkmalsträgern in aufeinanderfolgenden Generationen mit Vater-Sohn-Vererbung beschrieben: autosomal dominanter Erbgang.

Familienberatung
Nachweis anhand der verlängerten Blutgerinnungszeit und verminderter Kapillar-Resistenz (RUMPEL-LEEDE-Test). Differentialdiagnose zur ▶ thrombozytopenischen Purpura notwendig.

Literatur
Lehman, W., Morbus DAVIS (familiäre hereditäre Purpura simplex). Thromb.Diath.Haemorrh., Suppl. 60 (1968) 65–67.

OMIM 179000

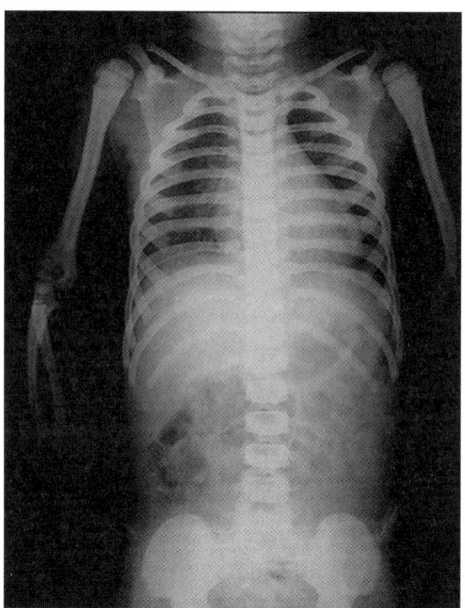

Pyknodysostosis. Generalisierte Osteosklerose, Verkürzung der langen Röhrenknochen.

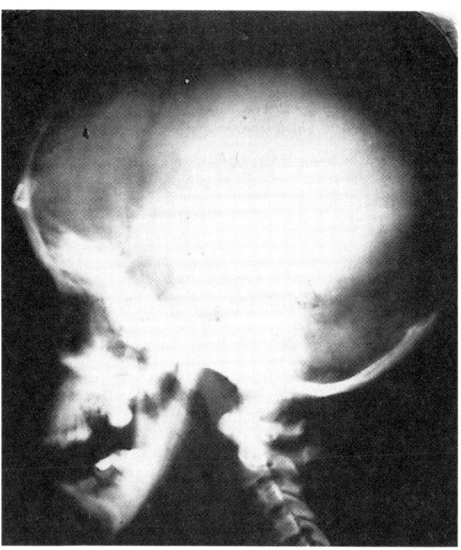

Pyknodysostosis. Verdichtete Schädelbasis, vorgewölbtes Os frontale, verzögerter Nahtschluss, offene Fontanelle. Unterkieferhypoplasie mit gestrecktem Kieferwinkel.

Pyknoachondrogenesis
▶ Achondrogenesis

Pyknodysostosis,
MAROTEAUX-LAMY-Syndrom

Genetisch bedingte Knochenresorptionsstörung auf der Grundlage einer Genmutation.

Der Basisdefekt der Osteopetrose betrifft das Cathepsin K, eine in Osteoclasten exprimierte Cysteinprotease. Während die Demineralisation im Knochen durch die Osteoclasten normal

Pyknodysostosis

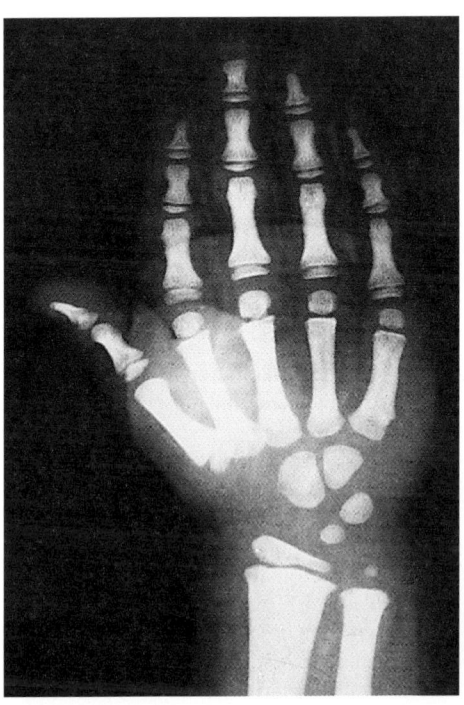
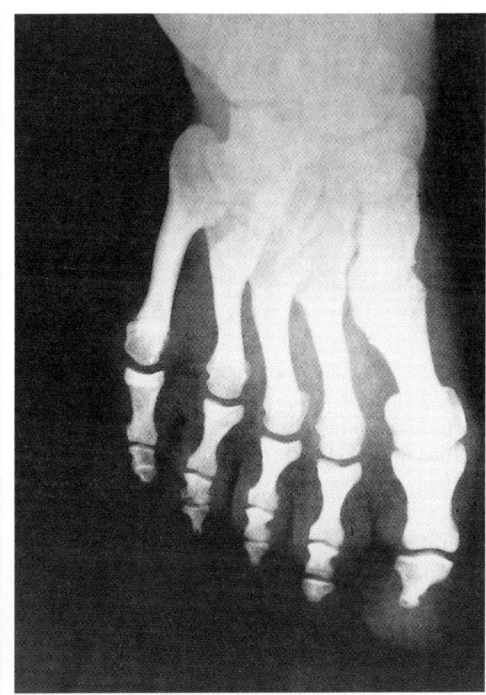

Pyknodysostosis. Verkürzung des Hand- und Fußskeletts, besonders im Bereich der Endphalangen.

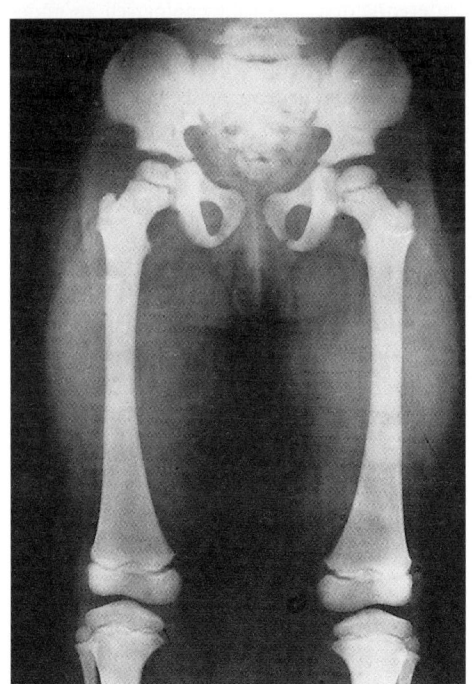

Pyknodysostosis. Generalisierte Osteosklerose.

abläuft, ist der Abbau des organischen Materials (Kollagen, Matrixproteine) gestört.

Krankheitswert

Disproportionierter Kleinwuchs bei starker Verkürzung der Extremitätenknochen, vor allem der terminalen Phalangen. Partielle Aplasien (Randstrahle) der Hand- und Fußknochen. Akroosteolyse. Verknöcherungsstörungen am Schädel mit Erweiterung der Schädelnähte und persistierender Fontanelle sowie Unterkieferhypoplasie. Anomalien der Zahnentwicklung mit starker Kariesneigung. Osteosklerose mit erhöhter Knochenbrüchigkeit. Intelligenz normal. In einigen Fällen Hepatospleno- (und Viszero-) -megalie, Anämie oder rachitische Knochenveränderungen. Siehe auch ▶ *ALBERS-SCHÖNBERG-Syndrom*.

Therapiemöglichkeiten

Keine spezifische Behandlung bekannt.

Häufigkeit und Vorkommen

Seit Abgrenzung des Syndroms 1962 über 80 Geschwister- und sporadische Fälle beschrieben. Hohe Konsanguinitätsrate der Eltern (46%). Von allen großen Rassen bekannt. Krankheit des Malers Toulouse-Lautrec?

Genetik
Autosomal rezessiver Erbgang. Genort 1q21 (*CTSK*, OMIM 601105), ein Fall durch uniparentale Disomie eines heterozygoten Vaters.

Familienberatung
Differentialdiagnose zur Osteogenesis imperfecta und zum ALBERS-SCHÖNBERG-Syndrom wichtig. Familienberaterisch muss davon ausgegangen werden, dass die Einschränkung der körperlichen Leistungsfähigkeit kompensiert werden kann, subjektive Beschwerden jedoch bleiben.

Literatur
Gelb, B.D. J.P.Willner, T.M.Dunn et al., Paternal uniparental disomy for chromosome 1 revealed by molecular analysis of a patient with pyknodysostosis. Am.J.Hum.Genet. *62* (1998) 848–854.,
Edelson, J.G., S.Obad, R.Geiger et al., Pyknodysostosis: orthopedic aspects with a description of 14 new cases. Clin.Orthop. *280* (1992) 263–276.
Haagerup, A., J.M.Hertz, M.F.Christensen et al., Cathepsin K gene mutations and 1q21 haplotypes in patients with pycnodysostosis in an outbred population. Europ.J.Hum.Genet. 8 (2000) 431–436.
Maroteau, P., La maladie de Tolouse-Lautrec. Presse Méd. *23* (1993) 1635–1640.
Santhanakrishnan, B.R., S.Panneerselvam, S.Ramsh and M.Panchatcharam, Pycnodysostosis with visceral manifestations and rickets. Clin.Pediat. *25* (1986) 416–418.

OMIM 265800, 601105

PYLE-Syndrom

Genetisch bedingte kranio-tubuläre Dysplasie auf der Grundlage einer Genmutation.
Es bestehen eine sklerotisch-fibrotische Dysplasie der tubulären Metaphysen sowie eine leichte Hyperostose der Schädelkalotte, für die ein Basisdefekt unbekannt ist.

Krankheitswert
Erstmanifestation klinischer Erscheinungen im Kindesalter. Behinderung durch Verformung der langen Röhrenknochen infolge Erlenmeyerkolben-förmiger Auftreibungen der Metaphysen vor allem der Femora. Verformung der Tibiae. Genua valga. Symptomlose Verdickung von Beckenknochen, Rippen und Schlüsselbeinen. Wirbelanomalien mit Skoliose. Knochenbrüchigkeit. Schwerhörigkeit. Nur während des Kindesalters leicht progredient.

Therapiemöglichkeiten
Wenn nötig, chirurgische Korrekturen.

Häufigkeit und Vorkommen
Über 20 sporadische und Geschwisterfälle beschrieben.

Genetik
Heterogen. Autosomal rezessiver Erbgang. Die in einer großen Sippe mit leicht abweichender leichterer Symptomatik und varusförmig-kolbiger Dysplasie des distalen Radius als HÖHLE-BRAUN-Syndrom beschriebene Dysplasie wurde inzwischen als ▶ *Metaphysäre Dysplasie BRAUN-TINSCHERT* charakterisiert.

Familienberatung
Differentialdiagnose röntgenologisch zu anderen ▶ *kranio-tubulären Dysplasien* notwendig. Bei Heterozygoten röntgenologische Mikrosymptome vor allem an den Femora erkennbar. Bei gesicherter Diagnose kann von einer günstigen Prognose und relativer Gutartigkeit ausgegangen werden.

Literatur
Beighton, P., PYLE disease (metaphyseal dysplasia). J.Med. Genet. *24* (1987) 321–324.
Braun, H.S., P.Nurnberg and S.Tinschert, Metaphyseal dysplasia: a new autosomal dominant type in a large German kindred. Am.J.Med.Genet. *101* (2001) 74–77.
Höhle, B. und H.-St.Braun, Ein neue Form der familiären metaphysären Dysplasie. Helv.Paediat.Acta *37* (1982) 151–160.

OMIM 265900, 605946

Pylorusatresie

Genetisch bedingte Hemmungsfehlbildung auf der Grundlage eine Genmutation.

Es besteht eine Anomalie im Bereich des Pylorus ventriculi meistens in Form einer Obliteration des Lumens durch eine Membran, seltener durch komplette Unterbrechung (Atresie, Aplasie) bei lediglich bindegewebiger Verbindung. Ein Basisdefekt ist unbekannt.

Krankheitswert
Vor der Geburt meistens Hydramnion. Membranöser Verschluss, Atresie oder Pylorusaplasie. Erbrechen, Stuhlverhaltung vom 1. Lebenstag an. Missgedeihen, ohne Therapie schnell zum Tode führend. Symptomatisch bei ▶ *Epidermolysis bullosa junctionalis* HERLITZ-PEARSON.

Therapiemöglichkeiten
Sofortige chirurgische Anastomosierung mit unterschiedlichem Erfolg.

Häufigkeit und Vorkommen
Inzidenz 1:100.000. Mindestens 8 Geschwisterschaften beschrieben.

Genetik
Autosomal rezessiver Erbgang.

Familienberatung
Nachweis und Differentialdiagnose zur ▶ *Pylorusstenose* und zu anderen Atresien des Magen-Darm-Traktes (▶ *Darmatresien*) wichtig. Die membranöse und die komplette Form der P. können gemeinsam innerhalb einer Geschwisterschaft auftreten. Pränatale Diagnostik mittels Ultraschall im 2. Trimenon möglich.

Literatur
Rosenbloom, M.R. and M.Ratner, Congenital pyloric atresia and epidermolysis bullosa letalis in premature siblings. J.Pediat.Surg. 22 (1987) 374–376.

OMIM 265950

Pylorusstenose, angeborene hypertrophische

Genetisch bedingte Verengung des Magenausganges.
Es besteht eine Assoziation mit Allelen der neuronalen Nitritoxid-Synthase (NOS1), die über das entsprechende Nitrit an der Muskelrelaxation beteiligt ist. Eine verminderte Aktivität kann zu einem Pylorospasmus oder einer Hypertrophie der glatten Muskulatur bei der Pylorusstenose führen.

Krankheitswert
Angeboren. Von der 3. Lebenswoche an starkes Erbrechen nach Nahrungsaufnahme. Gewichtsverlust, Pseudoobstipation, Infektanfälligkeit, Missgedeihen. Ohne chirurgischen Eingriff häufig zum Tode führend, selten unerkannt bestehend.

Therapiemöglichkeiten
Chirurgische Erweiterung des Magenausganges mit sehr gutem Erfolg.

Häufigkeit und Vorkommen
Inzidenz in Mitteleuropa ca. 3:1000, zeitlich und regional stark schwankend. Ausgeprägte Androtropie 5:1. Bei Juden (Ashkenasim) häufig (3mal häufiger als in den anderen Populationen), seltener bei Afrikanern und Asiaten. Konkordanz bei eineiigen Zwillingen etwa 40%.

Genetik
Galt als Musterbeispiel eines polygenen Erbganges. Wahrscheinlich heterogen, unterschiedliche Suszeptibilitätsgene bzw. Hauptgene, z.B. lokale Defizienz der neuronalen Nitrit-Oxid-Synthetase 1, Genort 12q24.2-24.31 (*NOS1*). Unterschiedliche Manifestation in beiden Geschlechtern durch Einwirkung zusätzlicher genetischer oder intrauterin-peristatischer Faktoren?

Familienberatung
Empirische Risikoziffern für Verwandte 1. Grades (nach CARTER und EVANS): Bei einem männlichen Merkmalsträger für Brüder 1:25, Schwestern 1:33, Söhne 1:12 und Töchter 1:50. Bei einem weiblichen Merkmalsträger für Brüder 1:10, Schwestern 1:25, Söhne 1:5 und Töchter 1:15. Kann auf familiäres Risiko für Brustkrebs und Endometriose hinweisen? Ultrasonografische Differentialdiagnose zum Pylorospasmus ohne Muskelhypertrophie und zur ▶ *Pylorusatresie* notwendig. Im Hinblick auf frühzeitige Diagnose und Behandlung besondere medizinisch-genetische Betreuung betroffener Familien notwendig. Bei adäquater Therapie gute Prognose.

Pyoderma gangrenosum

Literatur
Chung, E., D.Curtis, G.Chen et al., Genetic evidence for the neuronal nitric oxide synthase gene (*NOS1*) as a susceptibility locus for infantile pyloric stenosis. Am.J.Hum.Genet. *58* (1996) 363–370.

Henrich, M.H., Morphologische Gegebenheiten bei der hypertrophischen Pylorusstenose (Pylorospasmus). Langenbecks Arch. Chir. *372* (1987) 731–733.

Lide, A., T.Pal, M.Mitchhel and S.A.Narod, Delineation of a new syndrome: clustering of pyloric stenosis, endometriosis, and breast cancer in two families. J.Med.Genet. *37* (2000) 794–796.

Maraschio, P., E.Maserati, L.Seghezzi and R.Tupler, Involvement of 9q22.1-31.3 region in pyloric stenosis. Clin.Genet. *54* (1998) 159–160.

Mitchell, L.E. and N.Risch, The genetics of infantile hypertrophic pyloric stenosis: A reanalysis. Am.J. Dis.Child. *147* (1993) 1203–1211.

Schlechter, R., C.P.Torfs and T.F.Bateson, The epidemiology of infantile hypertrophic pyloric stenosis. Paediatr.Perinat.Epidemiol. *11* (1997) 407–427.

OMIM 163731, 179010

Pyoderma gangrenosum
▶ PAPA

Pyridinämie, familiäre
▶ Dihydropyrimidin-Dehydrogenase-Mangel

Pyridoxin-abhängige Krämpfe

Genetisch bedingte Krampfneigung auf der Grundlage einer Genmutation.
Der Basisdefekt besteht in einer Aktivitätsminderung der Glutaminsäure-Dekarboxylase? (neuerdings angezweifelt). Dadurch kommt es zur Synthesestörung der α-Aminobuttersäure, die im Gehirn als Neurotransmitter-Inhibitor fungiert. Pyridoxalphosphat kann als Coferment die Stoffwechselstörung kompensieren, wobei 2 von unterschiedlichen Genen codierte Formen der Glutaminsäure-Dekarboxylase unterschiedlich starke Reaktionen zeigen.

Krankheitswert
Schwere epileptiforme Anfälle bereits im Fetalstadium mit lebensbedrohlichen Zuständen. Übererregbarkeit, Hyperakusis. Ohne Therapie Tod oft bereits in den ersten Lebensmonaten.

Therapiemöglichkeiten
Gaben von Vitamin B_6 führen zur sofortigen klinischen und elektroenzephalografischen Normalisierung.

Häufigkeit und Vorkommen
Seit Erstbeschreibung 1954 bzw. 1964 mindestens 15 Geschwisterschaften bekannt.

Genetik
Autosomal rezessiver Erbgang. Genort 2q31 (*GAD1*) und 10p11.23 (*GAD2*). Neuerdings wird aufgrund molekulargenetischer Untersuchung die Beteiligung der Dekarboxylase-Gene angezweifelt und dafür ein andere pyridoxinabhängige Störung im Transmitterstoffwechsel vermutet. Vermuteter Genort 5q31.2-31.3.

Familienberatung
Früherkennung und sofortige Therapie wichtig und lebenserhaltend. In Anbetracht dessen besondere medizinisch-genetische Betreuung betroffener Familien notwendig.

Literatur
Cormier-Daire, V., N.Dagoneau, R.Nabbout et al., A gene for pyridoxine-dependent epilepsy maps to chromosome 5q31. Am.J.Hum.Genet. *67* (2000) 991–993.

Edelhoff, S., C.E.Grubin, A.E.Karlsen, et al., Mapping of glutamic acid decarboxylase (GAD) genes. Genomics *17* (1993) 93–97.

Erlander, M.G., N.J.Tillakaratne, S.Feldblum et al., Two genes encode distinct glutamate decarboxylase. Neuron *7* (1991) 91–100.

OMIM 266100

Pyrimidinämie, familiäre
▶ Dihydropyrimidin-Dehydrogenase-Mangel

Pyroglutaminoazidurie
▶ Glutathionsynthase-Mangel

Pyruvatdehydrogenase-Mangel,
Pyruvatcarboxylase-Mangel

Gruppe genetisch bedingter Stoffwechseldefekte auf der Grundlage einer Genmutation.
Der Gendefekt manifestiert sich in einer Aktivitätsminderung eines mitochondrialen Enzyms entweder des Pyruvatdehydrogenase-Komplexes aus Pyruvat-Dekarboxylase (E1, Heterotetramer aus den Untereinheiten α und β), Dihydrolipoyl-Transazetylase (E2) und Dihydrolipoyl-Dehydrogenase/Lipoamid-Dehydrogenase (E3) (alternative Stoffwechselwege) oder regulatorischer Enzym-E1-Kinase- und Phospho-E1-Phosphatase-Isoenzyme. Andere Enzyme (z.B. Ketoglutaratdehydrogenase) können beteiligt sein. Es kommt zu Störungen der oxidativen Decarboxylierung von Pyruvat zu Azetyl-CoA und damit der Glukoneogenese, der Transmittersynthese und des Zitronensäure-Zyklus mit einer erhöhten Konzentration unterschiedlicher Metaboliten wie Milchsäure, Glutaminsäure, Alanin und Prolin in Plasma und Urin, bei einem Teil der Fälle (französischer Typ) auch zu Hyperammonämie und Citrullinämie, sowie zu Abweichungen bei der Glukosetoleranz. Die klinische Symptomatik lässt sich daraus ableiten.

Krankheitswert

Erstmanifestation klinischer Erscheinungen innerhalb der ersten Lebenswochen bis -jahre. Laktazidose, teilweise im Kleinkindesalter lebensbedrohlich. Psychomotorische Retardation, Kleinwuchs. Muskelhypotonie. Epileptiforme Anfälle. Durch Belastung oder Fieberschübe ausgelöste intermittierende Choreoathetose, intermittierende Ataxie und andere enzephalomyopathische Symptome (LEIGH-Syndrom, ▶ Enze-phalopathie, nekrotisierende, infantil-subakute). Lebenserwartung je nach Typ unterschiedlich, bei der schwersten Form Tod bereits im Neugeborenenalter, Überleben der heterozygoten Anlagenträgerinnen bei der X-chromosomalen Form bis ins Erwachsenenalter jedoch möglich.

Therapiemöglichkeiten

Unterschiedlich. Ein Teil der Fälle spricht auf Vitamin-B6- und -B2- sowie Dichlorazetat- und Carnitin-Gaben an. Steuerung über dosierte Kohlenhydrat- und Fett-Diät z.T. auch möglich. Meistens jedoch therapieresistent. Bikarbonat-, Citrat- und Aspartat-Gaben können zunächst lebensrettend wirken und zu einer biochemischen, kaum aber klinischen Besserung führen.

Häufigkeit und Vorkommen

Über 170 sporadische und Geschwisterfälle beschrieben, die Mehrheit mit der X-chromosomalen Form (etwa 130 Fälle).

Genetik

Heterogenie. Meist X-chromosomal dominanter Erbgang durch Mutationen des Gens für E1α in Xp22 (*PDHA1*, OMIM 312170). Weitere Genorte des Pyruvatdehydrogenase-Komplexes: 11p12-13 (*PDH2*, E2, OMIM 208800, 266150), 3p13-23 (*PDHB1*, E1β, OMIM 179060) und 11p11 (*PDX1*, Componente X, E3-bindendes Protein); 7q31-32 (*PDH3*, E3, OMIM 246900), autosomal rezessiv oder mitochondrial (Lipoamid-Dehydrogenase). Die genetische Grundlage des komplexen Zusammenhanges jeweils mehrerer Enzyme ist noch unklar (gemeinsame Untereinheit?, gemeinsame Regulationsmechanismen?).

Familienberatung

Diagnostik aufgrund der Unterschiedlichkeit und Unspezifität der Symptomatik schwierig. Verdacht sollte entstehen in Fällen von Ataxie mit Laktazidose. Differentialdiagnose zu anderen Formen der ▶ *nekrotisierenden Enzephalopathie*, zur Glykogenose Typ I, zum Fruktose-1,6-Diphosphatase-Mangel, zur Methylmalonazidurie und zur Hyperammonämie wichtig. Unterscheidung der einzelnen Typen anhand der Pyruvat-, Laktat- und Alanin-Konzentration in Serum und Urin. Nachweis durch Enzymbestimmung in kultivierten Fibroblasten und molekulargenetisch möglich. Nach dem gleichen Prinzip Heterozygotentest und pränatale Diagnostik in Chorionbioptaten durchführbar. Von einer interfamiliär sehr unterschiedlichen, intrafamiliär jedoch relativ konstanten Symptomatik muss ausgegangen werden.

Literatur

Brown, R.M., R.A.Head and G.K.Brown, Pyruvate dehydrogenase E3 binding protein deficiency. Hum.Genet. *110* (2002) 187–191.

Carbone, M.A., N.Mackay, M.Ling et al., Amerindian pyruvate carboxylase deficiency is associated with two distinct missense mutations. Am.J.Hum.Genet. *62* (1998) 1312–1319.

Carbone, M.A., D.A.Applegarth and B.H.Robinson, Intron retention and frameshift mutations result in severe pyruvate carboxylase deficiency in two male siblings. Hum.Mutat. *20* (2002) 48–56.

Elpeleg, O.N., A.Shaag, J.Z.Glustein et al., Lipoamide dehydrogenase deficiency in Ashkenazi jews: An insertion mutation in the mitochondrial leader sequence. Hum.Mutat. *10* (1997) 256–257.

Ito, M., E.Naito, I.Yokota et al., Molecular genetic analysis of a female patient with pyruvate dehydrogenase deficiency: Detection of a new mutation and differential expression of mutant gene product in cultured cells. J.Inherit.Metab.Dis. *18* (1995) 547–557.

Lissens, W., L.DeMeirleir, S.Seneca et al., Mutation in the X-linked pyruvate dehydrogenase (E1) α subunit gene (PDHA1) in patients with a pyruvate dehydrogenase complex deficiency. Hum.Mutat *15* (2000) 29–219.

Marsac, C., C.Benelli, I.Desguerre et al., Biochemical and genetic studies of four patients with pyruvate dehydrogenase E1α-deficiency. Hum.Genet. *99* (1997) 783–792.

Scherer, S.W., G.Otulakowski, B.H.Robinson and L.-C.Tsui, Localization of the human dihydrolipoamide dehydrogenase gene (DLD) to 7q31-q32. Cytogenet.Cell Genet. *56* (1991) 176–177.

Sperl, W., W.Ruitenbeek, C.M.C.Kerkhof et al., Deficiency of the α and β subunits of pyruvate dehydrogenase in a patient with lactic acidosis and unexpected sudden death. Eur.J.Pediatr. *149* (1990) 487–492.

OMIM 179060, 208800, 246900, 266150, 312170

Pyruvatkinase-Mangel-Syndrom

Genetisch bedingter Enzymdefekt auf der Grundlage einer Genmutation.

Der Gendefekt manifestiert sich in einer verminderten Pyruvatkinase-Aktivität in den Erythrozyten und z.T. in der Leber, während 3 Isoenzyme in anderen Geweben gewöhnlich eine normale Aktivität aufweisen. Es kommt über eine Störung der Glykolyse und des Energiehaushaltes der Erythrozyten, zu deren verkürzter Lebenszeit und hämolytischem Zerfall. Bei verminderter Aktivität des Enzyms in den Leukozyten entsteht zusätzlich eine Abwehrschwäche (vor allem gegen Streptokokken).

Krankheitswert

Erstmanifestationszeit und Schwere des Krankheitsbildes sehr unterschiedlich. Teilweise besteht eine progrediente hämolytische Anämie bereits im Neugeborenenalter. In anderen Fällen treten klinische Erscheinungen erst bei Erwachsenen auf. Knochenanomalien und Kleinwuchs können vorkommen. Neigung zu Nierensteinen.

Therapiemöglichkeiten

Transfusionen und Splenektomie mit guter Prognose. Inosin- und Adenin-Infusionen erfolgreich. Hormonelle Kontrazeptiva sollten vermieden werden.

Häufigkeit und Vorkommen

Weltweit verbreitet, vor allem aus Mittel- und Nordeuropa beschrieben. Heterozygotenfrequenz 1:200, Homozygotenfrequenz 1:200.000.

Genetik

Autosomal rezessiver Erbgang. Vereinzelt Heterozygotenmanifestation im Sinne eines autosomal dominanten Erbganges. Heterogenie. Keine Kompensation durch Isoenzyme. Den verschiedenen klinischen Formen liegen Mutationen eines von 2 Loci zugrunde. Genort der Erythrozyten/Leber-PK 1q21-22 (*PK1*), für die in Muskeln exprimierte Form 15q22 (*PK4*). Die Isoenzyme entstehen durch differentielles Splicing. Eine intrafamiliäre Variabilität lässt sich z.T. auf Compound-Heterozygotie zurückführen.

Familienberatung

Nachweis durch Bestimmung der Pyruvatkinase-Aktivität in den Erythrozyten. Nach dem gleichen Prinzip Heterozygotentest möglich. Im Säuglingsalter Differentialdiagnose und Transfusionen lebenserhaltend. Mit einer intra- und interfamiliär stark variablen Schwere der klinischen Erscheinungen muss gerechnet werden.

Literatur

Beutler, E., L.Forman and E.Rios-Larrain, Elevated pyruvate kinase activity in patients with hemolytic anemia due to red cell pyruvate kinase "deficiency". Am.J.Med. *83* (1987) 899–904.

Neubauer, B., M.Lakomek, H.Winkler et al., Point mutation in the L-type pyruvate kinase deficiency. Blood *77* (1991) 1871–1875.

Zanella, A., M.B.Colombo, R.Miniero et al., Erythrocyte pyruvate kinase deficiency. 11 new cases. Br.J.Haematol. *69* (1988) 399–404.

OMIM 179050, 266200

Q

QT-Syndrom, pseudohypokaliämisches

▶ Taubheit mit Störungen der Herzfunktion;
▶ hypokaliämische Periodische Paralyse (ANDERSEN-Syndrom)

QUINCKE-Syndrom,
Angioneurotisches Syndrom

Genetisch bedingte Neigung zu Ödemen auf der Grundlage einer Genmutation.
Der Gendefekt manifestiert sich entweder in einer Aktivitätsminderung (Typ II) oder bei Typ I in einer verminderten Syntheserate des Inaktivators (α2-Neuraminoglykoprotein) der Complement-1-Esterase (▶ *Complement-System*). Dadurch kommt es zur verminderten Hemmung der Complement-Aktivierung (C1) sowie anderer Plasma-Mediator-Systeme und dadurch zu einer Erhöhung der Gefäßpermeabilität und zu den klinischen Erscheinungen.

Krankheitswert

Erstmanifestation im Kindesalter. Periodisches bzw. durch Stress, Traumen, chirurgische Eingriffe, Insektenstiche, Menstruation, Infektionen oder Antikonzeptiva ausgelöstes Auftreten von subkutanen und -mukösen Ödemen vorzugweise im Gesicht, an den Extremitäten und am Genitale. Gastrointestinale Beschwerden. Störung des Allgemeinbefindens. Ödeme im Bereich der Atemwege (Glottis, Larynx) führen zu lebensbedrohlichen Zuständen. Selten symptomlos bestehend. Lebenserwartung ohne Therapie herabgesetzt. Kein klinischer Unterschied zwischen einzelnen genetischen Typen.

Therapiemöglichkeiten

Medikamentöse Behandlung (attenuierte Androgene: Danazol®, Stanozolol®) mit guter Prognose. Bei akuten Schüben bzw. bevorstehenden chirurgischen Eingriffen und Entbindungen Gaben von C1-Esterase-Inhibitor oder Frischbluttransfusionen hilfreich. Hormonelle Antikonzeptiva sind kontraindiziert.

Häufigkeit und Vorkommen

Frequenz etwa 1:50.000. Über 650 meist familiäre Fälle beschrieben. Etwa 85% der Fälle Typ I. Androtropie.

Genetik

Autosomal dominanter Erbgang mit unvollständiger Penetranz und variabler Expressivität. Genort 11p11.2-q13 (*C1NH*, Complement-1-**Inh**ibitor), Allelie, bei Typ I besteht die Mutation in einer Gendeletion bzw. in einem Kettenabbruch, bei Typ II in Basensubstitutionen.

Familienberatung

Nachweis immunelektrophoretisch (C1-Esterase), molekulargenetisch oder mit Hilfe des C1-Esterase-Inhibitortests. Nach dem gleichen Prinzip Differentialdiagnose zu erworbenen lymphatischen (Lymphome, akutes Abdomen), allergischen und immunologischen Formen wichtig. Differentialdiagnostisch siehe auch ▶ *Kälte-Urtikaria*, ▶ *MELKERSSON-ROSENTHAL-Syndrom*. Frühdiagnose, genaue Unterrichtung und ständige medizinische Betreuung betroffener Familien notwendig. Mit merkmalsfreien Überträgern muss gerechnet werden.

Literatur

Bowen, B., J.J.Hawk, S.Sibunka et al., A review of the reported defects in the human C1 esterase inhibitor gene producing hereditary angioedema including four new mutations. Clin.Immuno. *98* (2001) 157–163.

Göring, H.-D., K.Bork, P.J.Späth et al., Untersuchungen zum hereditären Angioödem im deutschsprachigen Raum. Hautarzt *49* (1998) 114–122.

McPhaden, A.R., G.D.Birnie and K.Whaley, Restriction fragment length polymorphism analysis of the C1-inhibitor gene in hereditary C1-inhibitor deficiency. Clin.Genet. *39* (1991) 161–171.

Nzeako, U.C., E.Frigas and W.J.Tremaine, Hereditary angioedema: a broad review for clinicians. Arch.Intern.Med. *161* (2001) 2417–2429.

Parad, R.B., J.Kramer, R.C.Strunk et al., Dysfunctional C1 inhibitor Ia; Deletion of Lys-251 results in acquisition of an N-glycosylation site. Proc.Nat.Acad.Sci.USA *87* (1990) 6786–6790.

Siddique, Z., A.R.McPhaden and K.Whaley, Type II hereditary angio oedema associated with two mutations in one allele of the C1-inhibitor gene around the reactive site coding region. Hum.Hered. *42* (1992) 198–301.

OMIM 106100

RAAS-ROTHSCHILD-Syndrom
▶ AL-AWADI/RAAS-ROTHSCHILD-Syndrom

RABBIOSI-Syndrom
▶ Keratosen, palmoplantare, 1.8

RABSON-MENDENHALL-Syndrom
▶ Diabetes mellitus

Rachitis, Vitamin-D-resistente
▶ Hypophosphatämie;
▶ Hypophosphatasie;
▶ Pseudomangelrachitis

Radikulomegalie (der Schneidezähne)
▶ Okulo-Fazio-Kardio-Dentales Syndrom

Radio-Ulnare Synostose

Dysplasie des Unterarmskeletts unterschiedlicher Ätiologie.
Es besteht eine Synostose zwischen Radius und Ulna, meist im Bereich der Tuberositas radii. Ein Basisdefekt ist unbekannt.

Krankheitswert
Angeborene, meist beidseitige Bewegungseinschränkung der Hand durch fehlendes Rotationsvermögen (Supination und Pronation) im Unterarm. Fixierte Pronationsstellung. Geringe Behinderung. Symptomatisch bei X-chromosomalen Polysomien (▶ *Tetra-X-Frau*). Andere Skelettfehlbildungen der oberen Extremitäten, vor allem Teile des Handskeletts, können im Sinne eines Felddefektes einbezogen sein.

Therapiemöglichkeiten
Chirurgische Trennung mit vorübergehendem Erfolg.

Häufigkeit und Vorkommen
Etwa 80% der Fälle beidseitig. Seit Erstbeschreibung 1793 mehr als 300 Fälle publiziert. Meist sporadisch. Familiäres Auftreten in mehreren Generationen sowohl für die beidseitige als auch für die einseitige Form beschrieben.

Genetik
Bei einem Teil der Fälle, auch mit komplexeren Fehlbildungen, autosomal dominant bedingt mit unvollständiger Penetranz. Syndromatische Formen z.T. X-chromosomal.

Familienberatung
Radio-Ulnare Synostosen können Hinweise auf eine ▶ *X-chromosomale Polysomie,* ▶ *Cornelia-de-LANGE-Syndrom,* ▶ *Alkohol-Embryofetopathie,* ▶ *Retinoid-Embryofetopathie,* ▶ *NAGER-Syndrom* oder komplexere Symptomatik sein. Deshalb Ausschluss entsprechender Syndrome notwendig. Die isolierte Form bietet kaum Behinderungen.

Literatur
Manouvrier, S., A.Moerman, A.Coeslier et al., Radioulnar synostosis, radial ray abnormalities, and severe malformations in the male: a new X-linked dominant multiple congenital anomalies syndrome? Am.J.Med.Genet. *90* (2000) 351–355.

Richter, R., Fr.-J.Krause und H.-J.Schulz, Die kongenitale radioulnare Synostose. Fortschr.Med. *104* (1986) 692–694.

Rizzo, R., V.Pavone, G.Corsello et al., Autosomal dominant and sporadic radio-ulnar synostosis. Am.J.Med.Genet. *68* (1997) 127–134.

OMIM 179300

Radius-Aplasie mit Thrombozytopenie
▶ Thrombozytopenie-Syndrom

Radius-Defekte

Angeborene Anomalien des Radius unterschiedlicher Ätiologie.
Ein Basisdefekt bzw. die Pathogenese sind bei den meisten Typen unbekannt.

Krankheitswert
Behinderung unterschiedlichen Grades durch ein- (bevorzugt rechts) oder beidseitige Dys-, Hypo- oder Aplasie des Radius unter variabler Beteiligung von Handwurzelknochen, Daumen- oder anderen Skelettanteilen sowie entsprechenden Muskeln. Häufig Verbiegung der Ulna und Klumphandstellung. Meistens bestehen noch andere Anomalien. **Ra**dius-, Daumen- und **Pat**ellaaplasie, hoher/gespaltener Gaumen (**Pa**late), chronische **Di**arrhoe und Infektneigung, Gelenke-**Dis**lokationen, Kleinwuchs (**li**ttle), schmale **Li**dspalten, rarefizierte seitliche Augenbrauen, Extremitäten- (**li**mb) Fehlbildungen, **no**rmale Intelligenz: RAPADILINO-Syndrom.

Therapiemöglichkeiten
Je nach Schwere orthopädische Korrekturen möglich. Physiotherapeutische Maßnahmen können hilfreich sein.

Häufigkeit und Vorkommen
Mehrere 100 sehr verschiedenartige Fälle mit R. publiziert. Inzidenz isolierter Radius-Defekte etwa 1:5.500. Meistens sporadisch, seltener in Geschwisterschaften oder aufeinanderfolgenden Generationen. Androtropie. Vorwiegend syndromatisch z.B. bei ▶ HOLT-ORAM-*Syndrom*; ▶ *Hand-Fuß-Uterus-Syndrom*; MAYER-v.-ROKITANSKY-KÜSTER-*Syndrom*; ▶ EDWARDS-*Syndrom*; ▶ *Cornelia-de-*LANGE-*Syndrom*; ▶ *angeborenes Thrombozytopenie-Syndrom*; ▶ FANCONI-*Anämie*; ▶ *VATER-Assoziation*; ▶ *multiplen cartilaginären Exostosen*; OKIHIRO-Syndrom (▶ STILLING-TÜRK-DUANE-*Syndrom*), OURA-Assoziation (▶ *Omphalozele*); ▶ BALLER-GEROLD-*Syndrom*; mit Nierenanomalien (Dysplasien, Aplasie) assoziiert (Reno-Radiales Syndrom, OMIM 179280); mit Ophthalmoplegie und Schwerhörigkeit Okulo-Oto-Radiales Syndrom (▶ *IVIC*). RAPADILINO-Syndrom von mindestens 12 sporadischen und Geschwisterfällen z.T. bei Konsanguinität der Eltern vorwiegend aus Finnland beschrieben.

Genetik
Heterogen. Meistens besteht bei isolierten Formen kein Anhaltspunkt für genetische Ursachen. In einigen Sippen spricht jedoch Konsanguinität bzw. familiäres Vorkommen für autosomal rezessiven oder dominanten Erbgang. RAPADILINO-Syndrom autosomal rezessiv bedingt.

Familienberatung
Ausschluss symptomatischer Formen, die dann jeweils dem Erbgang des Syndroms folgen, wichtig. Für erbprognostische Einschätzungen bei isolierten Radius-Defekten sollten klinisch normale Familienangehörige auf Mikrosymptome untersucht werden. Risikoziffern müssen aufgrund der Heterogenität für jede Familie individuell ermittelt werden. Siehe auch ▶ *Humero-Radiale Synostose*; ▶ *Radio-Ulnare Synostose*; ▶ *Zwergwuchs, mesomeler*.

Literatur
Cox, H., G.Viljoen, G.Versfeld and P.Beighton, Radial ray defects and associated anomalies. Clin.Genet. *35* (1989) 322–330.

Kant, S.G., M.Baraitser, P.J.Milla and R.M. Winter, RAPADILINO syndrome – a non-Finnish case. Clin.Dysmorphol. *7* (1998) 135–138.

Spranger, St., M.Weber, J.Tröger et al., Bilateral radial deficiency with lower limb involvement. Am.J.Med.Genet. *63* (1996) 193–197.

Vargas, F.R., J.C.C.DeAlmeida, J.C.Llerena Jr. and D.F.Reis, RAPADILINO syndrome. Am.J.Med.Genet. *44* (1992) 716–719.

OMIM 179280

RAINE-Syndrom,
Osteosklerotische Knochendysplasie, letale

Seit Erstbeschreibung 1989 von 10 sporadischen und Geschwisterfällen z.T. aus Verwandtenehen beschriebene generalisierte Osteosklerose mit intrakranieller Verkalkung, kraniofazialen Dysplasien (Mikrozephalie, Exophthalmie, Gaumenspalte, Mittelgesichtshypoplasie, hypoplastische Nase, Choanalstenose), pränatalen Frakturen, Lungenhypoplasie und Lückenrippen. Nicht lebensfähige Neugeborene (respiratorische Insuffizienz bei Lungenhypoplasie). Wahrscheinlich autosomal rezessiv. Abgrenzung zum SMITH-LEMLI-OPITZ-Syndrom und zur ▶ *Desmosterolose* (keine Desmosterolspeicherung) nicht sicher. Siehe auch ▶ *Cerebro-Costo-Mandibuläres Syndrom*; ▶ *ALBERS-SCHÖNBERG-Syndrom*.

Literatur
Acosta, A.X., L.C.Peres, L.C.Chimelli and J.M.Pina-Neto. RAINE dysplasia: A Brazilian case with a mild radiological involvement. Clin.Dysmorphol. 9 (2000) 99–101.
Al Mane, K., R.K.Coates and P.McDonald, Intracranial calcification in RAINE syndrome. Pediatr.Radiol. 26 (1996) 55–58.
Kan, A.E. and K.Kozlowski, New distinct lethal osteosclerotic bone dysplasia (RAINE syndrome). Am.J.Med.Genet. 43 (1992) 860–864.
Mahafza, T., H.El-Shanti and H.Omari, RAINE syndrome: report of a case with hand and foot anomalies. Clin.Dysmorphol. 10 (2001) 227–229.
Rejjal, A., RAINE syndrome. Am.J.Med.Genet. 78 (1998) 382–385.

OMIM 259775

Rambam-Hasharon-Syndrom,
Neutrophilen-Adhäsionsdefekt-Syndrom II

Von zwei arabischen Familien beschriebener autosomal rezessiver Defekt der Fukosilierung von Proteoglycanen (Defizienz der Fukosyltransferasen). Dadurch kommt es zum Fehlen des Zelloberflächen-Lektinliganden CD15 und damit einer Störung der Leukozytenadhäsion, sowie anderer Sialylglykoproteine (LEWIS-Faktor bzw. der Blutgruppenvorstufe H und damit der Blutgruppensubstanzen des AB0-Systems auf den Erythrozyten, Typ Bombay). Klinisch stehen eine corticale Atrophie mit Mikrozephalie, Anfälle und Oligophrenie sowie eine Infektneigung durch Neutropenie im Vordergrund. Weiterhin typische Fazies, Hypotonie, Kleinwuchs. Siehe auch ▶ *Leukozyten-Adhäsionsdefekt I* (Neutrophilen-Funktionsstörung).

Literatur
Frydman, M., D.Vardimon, E.Shalev and J.B.Orlin, Prental diagnosis of Rambam-Hasharon syndrome. Prenatal Diagn. 16 (1996) 266–269.
Karsan, A., C.J. Cornejo, R.K.Winn et al., Leucoyte adhesion deficiency type II is a generalized defect of de novo GDF-fucose biosynthesis: endothelial cell fucosylation is not required for neutrophil rolling on human nonlymphoid endothelium. J.Clin.Invest. 101 (1998) 2438–2445.

OMIM 266265

RAMON-Syndrom
▶ Cherubismus

Ramsey-HUNT-Syndrom
▶ HUNT-Syndrom

RAPADILINO-Syndrom
▶ Radius-Defekte

RAPP-HODGKIN-Syndrom
▶ Ektodermale Dysplasie Typ RAPP-HODGKIN

RASMUSSEN-Syndrom

Seit Erstbeschreibung 1979 von der Originalfamilie mit 6 Merkmalsträgern und einem sporadischen Fall beschriebene bilaterale symmetrische subtotale Meatusatresie mit Fehlbildungen des Fußskeletts, Hypertelorismus und weiteren Dysmorphien. Schallleitungsschwerhörigkeit. Autosomal dominanter Erbgang wird angenommen.

Literatur

Julia, S., J.M.Predespan, P.Boudard et al., Association of external auditory canal atresia, vertical talus, and hypertelorism: confirmation of RASMUSSEN syndrome. Am.J.Med.Genet. *110* (2002) 179–181.

OMIM 133705

RATHBUN-Syndrom
▶ Hypophosphatasie

RAYNAUD-Syndrom,
RAYNAUD-Phänomen

Lokale Durchblutungsstörung der Extremitäten unklarer Ätiologie.
Pathogenetisch werden Anomalien in der sympathischen Innervierung oder eine Übererregbarkeit der Arteriolen-Muskulatur, Veränderungen der Blutviskosität, Autoimmunprozesse sowie verschiedene andere Vorgänge als Ursache für die arterielle Durchblutungsstörung angenommen. Ein Basisdefekt ist unbekannt.

Krankheitswert
Erstmanifestation klinischer Erscheinungen im 2. oder 3. Lebensjahrzehnt. Anfallsweise, durch Kälte oder Emotionen ausgelöste Vasokonstriktionen meistens an den Fingern, Handflächen und Zehen können jedoch mit betroffen sein. Schmerzhaft. Parästhesien. Nach wenigen Minuten Besserung. Progredient, zu Nageldystrophien, Hautatrophien und Ulzerationen führend. Gangrän selten. Symptomatisch bei der CREST-Assoziation (▶ *Sklerodermie*).

Therapiemöglichkeiten
Prophylaktische Vermeidung von Kälte wichtig. Gefäßerweiternde Mittel gewöhnlich unwirksam. In schweren Fällen eventuell Sympathektomie angebracht.

Häufigkeit und Vorkommen
Frequenz ca. 1:100. Meistens sporadisch. Gynäkotropie 1:5. Sippen mit Merkmalsträgern in aufeinanderfolgenden Generationen mit gleicher Geschlechtsverteilung jedoch beschrieben.

Genetik
Ätiologisch offenbar heterogen. Existenz einer autosomal dominanten Form ist anzunehmen. Für andere Fälle ist eine genetische Disposition wahrscheinlich. R. kann auf die Entstehung einer CREST-Assoziation hinweisen. R. mit Mikroangiopathie der Retina und Nephropathie autosomal dominant. Genort 3p21.3-p21.2.

Familienberatung
Differentialdiagnose zur ▶ *Kryoglobulinämie* notwendig. Bei negativer Familienanamnese ist das Risiko für Verwandte eines Merkmalsträgers als gering einzuschätzen.

Literatur
Brickman, C.M., G.C.Tsokos, J.E.Balow et al., Immunoregulatory disorders associated with hereditary angioedema. I. Clinical manifestations of autoimmune disease. J.Allergy Clin. Immunol. *77* (1986) 749–757.

Ophoff, R.A., J.DeYoung, S.K.Service et al., Hereditary vascular retinopathy, cerebroretinal vasculopathy, and hereditary endotheliopathy, nephropathy, and stroke map to a single locus on chromosome 3p21.1-p21.3. Am.J.Hum.Genet. *69* (2001) 447–453.

OMIM 179600

REAR-Dysplasie
▶ Anus imperforatus

v. RECKLINGHAUSEN-Erkrankung
▶ Neurofibromatose

Red Hands
▶ Erythema palmare et plantare (LANE)

REED-Syndrom
▶ Leiomyome, multiple familiäre der Haut und anderer Organe

REESE-Syndrom,
Retina-Dysplasie-Syndrom

Bei dem von REESE und verschiedenen anderen Autoren beschriebenen Syndrom liegt eine weitgehende Übereinstimmung der Symptomatik mit dem 1960 anhand der zugrunde liegenden Chromosomenanomalie (Trisomie D₁) abgegrenzten ▶ PÄTAU-Syndrom vor. Identität ist anzunehmen. Allerdings wurde seit 1978 bei bisher 6 Fällen eine autosomal rezessive Kombination von Anomalien des vorderen Augensegmentes mit Lippen-Kiefer-Gaumen-Spalte, Blepharophimose und -ptose, Epikanthus inversus und Nabelanomalien beschrieben, das als Genokopie angesehen werden kann und dem REESE-Syndrom entsprechen könnte: MICHELS-Syndrom, Pseudotrisomie-13-Syndrom (OMIM 257920) ▶ *Okulo-Palato-Skelettales Syndrom.* Siehe auch ▶ NORRIE-Syndrom.

Literatur

Al Gazali, L.I., J.Al Talabani, A.Mosawi and W.Lytle, Anterior segment anomalies of the eye, clefting and skeletal abnormalities in two sibs of consanguineous parents: MICHELS syndrome or new syndrome? Clin.Dysmorphol. *3* (1994) 238–244.

Guion-Almeida, M.L. and E.S.O.Rodini, MICHELS syndrome in a Brazilian girl born to consanguineous parents. Am.J.Med.Genet. *57* (1995) 377–379.

Irwig, M., Zur Problematik der Retinadysplasie, morphologische Identität des Retina-Syndroms (REESE) mit dem D(13-15)-Trisomie-Syndrom (PÄTAU). *112* (1969) 462–505.

OMIM 257920, 266400

REFETOFF-Syndrom
▶ Struma, euthyreote

REFETOFF-DE-WIND-DE-GROOT-Syndrom
▶ Taubheit (Tab. VIII.B)

Reflux, vesiko-ureteraler
▶ Vesiko-ureteraler Reflux

REFSUM-Syndrom,
Heredopathia atactica polyneuritiformis

Genetisch bedingte Peroxisomopathie auf der Grundlage einer Genmutation.

Der Gendefekt manifestiert sich als Störung in der Biogenese der Peroxisomen durch Fehlen eines Membranproteins vor allem in Hepatozyten (infantiles R.) oder als Aktivitätsverlust der peroxisomalen Oxygenase Phytanoyl-CoA-α-Hydroxylase (adultes R.). Dadurch sind der α-oxidative Fettsäure-Abbau, beim adulten R. der Phytansäure-Katabolismus gestört und es kommt beim infantilen R. zur Speicherung sehr langkettiger Fettsäuren, von Pipecolinsäure und anderen Fettsäurekataboliten und beim adulten Typ der verzweigtkettigen Phytansäure. Die klinische Symptomatik erklärt sich aus der Speicherung dieser Substanzen in Leber, Niere und anderen Organen sowie aus einem Produktmangel betroffener Stoffwechselwege. Eine klare Grenze, vor allem des infantilen Typs zu anderen Peroxysomopathien lässt sich weder klinisch noch pathenogenetisch ziehen, da teilweise die Ausfälle der gleichen Enzyme zugrunde liegen (▶ *Adrenoleukodystrophie;* ▶ *Peroxisomopathien;* ▶ *Cerebro-Hepato-Renales Syndrom*).

Krankheitswert

Erstmanifestation klinischer Erscheinungen bei der infantilen Form innerhalb der ersten Lebenswochen, bei der adulten im 2. oder 3. Lebensjahr, selten später. Hepatomegalie, Verdauungsstörungen (Gallensäure-Stoffwechselstörung), Missgedeihen, geistige Retardation und Skelettdysplasien, Polyneuropathie mit cerebellären Ausfallserscheinungen, Ataxie. Paresen der Extremitäten, Muskelatrophie. Nystagmus, Hemeralopie, Visusverlust (Retinopathia pigmentosa). Sensorineurale Schwerhörigkeit. Auffällig verlängerte 2. Zehe. Verschiedenartige fakultative Symptome wie Ichthyose, Herzfehler u.a. Leicht progredienter Verlauf. Gefahr der Fettembolie. Lebenserwartung herabgesetzt.

Therapiemöglichkeiten

Diätetische Behandlung unter Vermeidung phytol- bzw. chlorophyllhaltiger Nahrung (Butter, Gemüse) und der Mobilisierung körpereigener Fette bei Vitaminsubstitution und Plasmapherese führen meist zur biochemischen und klinischen Besserung.

Häufigkeit und Vorkommen

Seit Erstbeschreibung 1945 und des infantilen R. 1982 über 60 sporadische und Geschwisterfälle publiziert. Adultes R. vor allem von Skandinavien bekannt (Founder-Effekt?).

Genetik
Autosomal rezessiver Erbgang. Heterogen. Genorte: 10pter-p11.2 (*PTS2* = *PAHX* = *PHYH*, Phytanol-Targetting-Signal-Protein, Phytanoyl-CoA-α-Hydroxylase), adultes R.; 6q23-24 (*PEX3*, peroxisomales Membranprotein der Complementations-Gruppe 3, OMIM; 603164), infantiles R., Allelie mit dem Typ 1 des ZELLWEGER-Syndroms (▶ *Cerebro-Hepato-Renales Syndrom*). Symptomatische Überschneidungen mit anderen Peroxisomopathien erklären sich aus partiell gemeinsamen Peroxisomendefekten bzw. Allelie.

Familienberatung
Nachweis anhand langkettiger Fettsäuren bzw. der Phytansäurekonzentration im Serum. Pränatale Diagnostik und Heterozygotennachweis durch Bestimmung der Phytansäure-α-Hydroxylase-Aktivität und des Gehaltes an langkettigen Fettsäuren und an Phytansäure in kultivierten Chorion- und Fruchtwasserzellen sowie Hautfibroblasten möglich. Differentialdiagnose zu anderen Peroxisomopathien und zum ▶ *RUD-Syndrom* notwendig, gelingt aber beim infantilen Typ biochemisch nur ungenau. Frühzeitige Diagnose im Hinblick auf sofort einzusetzende Diät bzw. Therapie wichtig. Screening-Test durch Serum-Phytansäure-Bestimmung nach Belastung.

Literatur
Dickson, N., J.G.Mortimer, J.M.Faed et al., A child with REFSUM's disease: Successful treatment with diet and plasma exchange. Dev.Med.Child Neurol. *31* (1989) 92–97.
Ferdinandusse, S., S.Denis, P.T.Clayton et al., Mutations in the gene encoding peroxisomal α-methyl-acyl-CoA racemase cause adult-onset sensory motor neuropathy. Nature Genet. *24* (2000) 188–199.
Hochner, I., J.F.Blickle et J.M.Brogard, La maladie de REFSUM. Rev.Méd. Interne *17* (1996) 391–398.
Jansen, G.A., E.M.Hogenhout, S.Ferdinandusse et al., Human phytanoyl-CoA hydroxylase: resolution of the gene structure and the molecular basis of REFSUM's disease. Hum.Molec.Genet. *9* (2000) 1195–1200.
Jansen, G.A., R.Ofman, S.Ferdinandusse et al., REFSUM disease is caused by mutations in the phytanoyl-CoA hydroxylase gene. Nature Genet. *17* (1997) 190–193.
Mihalik, S.J., J.C.Morrell, D.Kim et al., Identification of *PAHX*, a REFSUM disease gene. Nature Genet. *17* (1997) 185–190.
Mukherhi, M., W.Chien, N.J.Kershaw et al., Structure-function analysis of phytanoyl-CoA 2-hydroxylase mutations causing REFSUM´s disease- Hum.Molec. Genet. *10* (2001) 1971–1982.
Nadal, N., M.-O.Rolland, Chr.Tranchant et al., Localization of REFSUM disease with increased pipecolic acidaemia to chromosome 10p by homozygosity mapping and carrier testing in a single nuclear family. Hum.Molec.Genet. *4* (1995) 1963–1966.
Plant, G.R., D.M.Hansell, F.B.Gibbert and M.C.Sidey, Skeletal abnormalities in REFSUM's disease (heredopathia atactica polyneuritiformis). Br.J.Radiol. *63* (1990) 537–541.

OMIM 266500, 266510

REGENBOGEN-DONNAI-Syndrom

Als einheitliche Entität erkannter Symptomenkomplex aus dem Fazio-Okulo-Akustiko-Renalen Formenkreis (FOARD) und dem Syndrom von Diaphragmahernie, Exomphalos, Corpus-callosum-Agenesie, Hypertelorismus, sensorineuraler Schwerhörigkeit und Myopie. Beim Reno-Kolobom-Syndrom ist ein Homeoboxgen (*PAX2*) betroffen.

Krankheitswert
Angeboren. Klaffende Fontanelle, Hypertelorismus, Irishypoplasie und -kolobom, Myopie, Netzhautablösung, Katarakt, Schwerhörigkeit, Zwerchfellhernien oder -agenesie, Exomphalos, Corpus-callosum-Agenesie. In schweren Fällen Tod im Neugeborenenalter, jedoch normale psychomotorische Entwicklung möglich. Oligosymptomatische Form aus Nierenhypoplasie und Kolobom des Nervus opticus: Reno-Kolobom-Syndrom (OMIM 120330).

Therapiemöglichkeiten
Nur symptomatische Korrekturen möglich.

Häufigkeit und Vorkommen
Nur wenige sporadische und Geschwisterfälle, z.T. bei Konsanguinität der Eltern, bekannt. Vom Reno-Kolobom-Syndrom familiäres Vorkommen in mehreren Generationen beschrieben.

Genetik

Wahrscheinlich autosomal dominanter oder rezessiver Erbgang? Autsomal dominanter Erbgang mit starker intrafamiliärer Variabilität der Merkmalsausbildung (pränatal letal bis subklinisch) des Reno-Kolobom-Syndroms. Genort 10q24 (*PAX2*-Gen).

Familienberatung

Diagnostisch hinweisend kann eine Proteinurie sein.

Literatur

Donnai, D. and M.Barrow, Diaphragmatic hernia, Exomphalos, absent corpus callosum, hypertelorism, myopia, and sensorineural deafness: a newly recognized autosomal recessive disorder? Am.J.Med. Genet. 47 (1993) 679–682.

Ford, B., R.Rupps, D.Lireman et al., Renal-coloboma syndrome: Prenatal detection and clinical spectrum in a large family. Am.J.Med.Genet. 99 (2001) 137–141.

Gripp, K.W., The diaphragmatic hernia-exomphalos-hypertelorism syndrome: a new case and further evidence of autosomal recessive inheritance. Am.J.Med.Genet. 68 (1997) 441–444.

Opitz, J.M., Editorial comment. Am.J.Med.Genet. 69 (1997) 44.

Schowalter, D.B., R.A.Pagon, R.E.Kalina and R.McDonald, Facio-oculo-acoustic-renal (FOAR) syndrome. Case report and review. Am.J.Med.Genet. 69 (1997) 45–49.

OMIM 222448, 120330

Regressionssequenz, testikuläre
▶ Pseudohermaphroditismus masculinus;
▶ Anorchie

REIFENSTEIN-Syndrom
▶ Eunuchoidismus, familiärer

REILLYsche Leukozytenanomalie
▶ ALDERche Granulozyten-Anomalie

REINHARDT-PFEIFFER-Syndrom
▶ Fibula-Anomalien;
▶ NIEVERGELT-Syndrom

REITER-Syndrom,
Morbus REITER

Polytope Entzündungskrankheit unklarer Ätiologie.

Es liegt ein postinfektiöser, meist postenteritischer Reaktionszustand vor. Ob es sich um allergisch-toxische Vorgänge im Zusammenhang mit einem verursachenden Mikroorganismus bzw. Virus oder virusartigem Agens oder um eine Autoimmunreaktion auf durch die Infektion entstandene körpereigene Stoffe handelt, ist unklar. Es besteht eine Assoziation mit dem Gewebeantigen HLA-B27; Kreuzreaktion mit einem infizierenden Agens oder ein anderweitig disponierender Faktor?

Krankheitswert

Subakute Entzündungen der Schleimhäute (Konjunktivitis, Iridozyklitis, Urethritis, Prostatitis, Vulvitis, Kolitis, Pharyngitis, Rhinitis usw.) sowie der serösen Häute (Endokarditis, Meningitis, Polyarthritis). Pustulöse Effloreszenzen der Haut. Unterschiedliche Beteiligung innerer Organe. Starke Beeinträchtigung des Wohlbefindens und der Leistungsfähigkeit. Rezidivierend mit unterschiedlich langen Remissionsperioden.

Therapiemöglichkeiten

Gaben von entzündungshemmenden Medikamenten (Aspirin, Phenylbutazon sowie Kortikosteroide) mit unbefriedigendem Erfolg.

Häufigkeit und Vorkommen

Frequenz etwa 1:1000. Androtropie 12:1. Überwiegend sporadisch, Schwachformen wahrscheinlich nicht immer erkannt. 80% der Patienten (Durchschnittsbevölkerung 4%) haben HLA-B27.

Genetik

Es besteht offenbar eine multifaktoriell bedingte Disposition zu speziellen Reaktionen auf verschiedenartige, vor allem bakterielle Enteritiden, die mit HLA-B27 im Zusammenhang stehen dürfte.

Familienberatung
Mit einer starken Variabilität der klinischen Erscheinungen muss gerechnet werden, wobei es selten zu schweren Arthritiden bzw. arthrotischen Veränderungen kommt. Differentialdiagnose vor allem zur rheumatischen und Gonokokken-Arthritis notwendig. HLA-Typisierung kann sowohl für die Eigen- als auch die Familienprognose hilfreich sein. 88% der Mütter und 60% der Väter der Patienten weisen Symptome einer HLA-B27-assoziierten Krankheit auf: Rheumatoid-Arthritis, Iridozyklitis, rezidivierende Harnwegs-Infektionen usw.

Literatur
Ness, D.B. and F.C.Grumet, New polymorphism of HLAB27 and other B locus antigens detected by RFLP using a locus specific probe. Hum.Immunol. *18* (1987) 65–73.

Rekurrensparese des Larynx, familiäre isolierte,
GERHARDT-Syndrom

Genetisch bedingte Funktionseinschränkung der Mm. crico-arytaenoidei post. et lat. durch Parese des N. laryngeus inferior recurrens des Kehlkopfes. Teilweise noch weitere Hirnnervenäste betroffen.
Rekurrensparesen treten im Rahmen komplexer Syndrome auf. Abduktor-, seltener Adduktor-Paralyse. Isolierte, angeborene Heiserkeit und Atemnot bei körperlicher Anstrengung aufgrund einer R. nur von wenigen Sippen bekannt. Funktionsstörung der Stimmbänder. Gefahr der Asphyxie mit lebensbedrohlichen, Tracheotomie-bedürftigen Zuständen. Intelligenzminderung wahrscheinlich sekundär. Die Art des familiären Vorkommens spricht für autosomal dominanten oder X-chromosomalen (▶ *Abduktionsparese des Larynx,* ▶ PLOTT-*Syndrom mit Oligophrenie* und ▶ *Larynx-Atresie*) Erbgang, wobei in zwei Familien bei Konsanguinität der Eltern auch autosomal rezessiver Erbgang nicht sicher auszuschließen ist. Kopplung mit dem HLA-System wird diskutiert. Siehe auch ▶ *Myopathie, distale.* Prognose günstig bei guter chirurgischer Behandlungsmöglichkeit.

Literatur
Cunningham, M.J., R.D.Eavey, and D.C.Channon, Familial vocal cord dysfunction. Pediatrics *76* (1985) 750–753.
Gacek, R.R., Hereditary abductor vocal cord paralysis, Ann. Otol. *85* (1987) 90–93.
Koppel, R., S.Friedman and S.Fallet, Congenital vocal cord paralysis with possible autosomal recessive inheritance. Case report and review of the literature. Am.J.Med.Genet. *64* (1996) 485–487.
Schinzel, A., E.Hof, P.Dangel and W.Robinson, Familial congenital laryngeal abductor paralysis: Different expression in a family with one male and three femals affected. J.Med.Genet. *27* (1990) 516–517.

OMIM 150260, 308850

Renal-Coloboma syndrome,
Reno-Kolobom-Syndrom

▶ REGENBOGEN-DONNAI-Syndrom

Renal-Retinale Degeneration,
SENIOR-LOKEN-Syndrom

Heterogene Gruppe genetisch bedingter okulorenaler Syndrome jeweils auf der Grundlage einer Genmutation.
Der Basisdefekt für die Degenerationen entspricht denen bei der juvenilen ▶ *Nephronophthise.*

Krankheitswert
Erstmanifestation klinischer Symptome bei Geburt oder innerhalb des 1. Lebensjahrzehnts. Progrediente interstitielle Nephritis bzw. zystische Nierenveränderungen, innerhalb weniger Jahre zum Tode führend. Retinaaplasie vom Typ LEBER (▶ *Amaurosis congenita*) oder später einsetzende tapeto-retinale Degeneration bzw. exsudative Retinopathie (SENIOR-LOKEN-Syndrom). In einigen Familien zusätzlich Leberfibrose mit oder ohne Augensymptomatik (BOICHIS-Syndrom) oder meta-epiphysäre Dysplasie (Zapfenepiphysen) und cerebelläre Ataxie oder Schwerhörigkeit.

Therapiemöglichkeiten
Hämodialyse und Nierentransplantation können lebensverlängernd wirken.

Häufigkeit und Vorkommen
Seit Erstbeschreibung 1961 über 100 sporadische und Geschwisterfälle bekannt.

Genetik
Heterogen. Jeweils autosomal rezessiver Erbgang. Die Nierensymptomatik entspricht der bei der ▶ *Nephronophthise* FANCONI, Allelie mit Typ 3 im Genort 3q21-22, dem Typ 1 im Genort 2q13 oder contiguous gene syndrome?

Familienberatung
Nachweis anhand des ERG und des Nierenbioptats. Differentialdiagnose zu anderen okulo-renalen Syndromen (▶ *ALPORT-Syndrom*, ▶ *LOWE-Syndrom*, ▶ *REGENBOGEN-DONNAI-Syndroms*) notwendig. Heterozygote eventuell elektroretinografisch erkennbar. Von einer intrafamiliären Konstanz des Erstmanifestationsalters und der Symptomatik kann ausgegangen werden. In Anbetracht der Schwere des Krankheitsbildes besondere medizinisch-genetische Betreuung entsprechender Familien wichtig.

Literatur
Blanc, Ph., P.Sinnassamy, D.Brackman et A.Bensman, Néphronophthise chez un enfant dont le père a une atteinte oculaire isolée. Arch.Fr.Pédiat. 46 (1989) 203–204.

Clarke, M.P., T.J.Sullivan, C.Francis et al., SENIOR-LOKEN syndrome: case report of two siblings and association with sensorineural deafness. Brit.J.Ophthal. 76 (1992) 171–172.

Schuman, J.S., K.V.Lieberman, A.H.Friedman et al., SENIOR-LOKEN syndrome, familial renal-retinal dystrophy and COATS' disease. Am.J.Ophthal. 100 (1985) 822–827.

OMIM 266900

RENDU-OSLER-WEBER-Syndrom
▶ OSLER-Syndrom

Reno-Hepato-Pankreatisches Syndrom
▶ Zystennieren, autosomal rezessive

Reno-Tubuläres Syndrom (FANCONI)
▶ De-TONI-DEBRÉ-FANCONI-Syndrom

RENPENNING-Syndrom
▶ Intelligenz-Defekte

Repeatsequenz-Expansions-Syndrome

Zugrunde liegt eine Genmutation in Form einer Expansion von meist Trinukleotid-Sequenzen innerhalb oder in der Nähe des Gens. Dadurch entsteht entweder ein qualitativ oder quantitativ verändertes Genprodukt oder von den CAG-Repeats wird ein Polyglutamin synthetisiert, das durch Aggregation vor allem die Neuronen schädigende intrazelluläre Einschlüsse bildet. Bis 2000 über 15 derartige Syndrome bekannt. ▶ *Dentato-Rubro-Pallido-LUYsisches Syndrom*; ▶ *Dystrophia myotonica*; ▶ *FRIEDREICH-Syndrom*; ▶ *HUNTINGTON-Syndrom*; ▶ *MARTIN-BELL-Syndrom*; ▶ *Muskelatrophie, spinale Typ KENNEDY*; ▶ *Spino-cerebelläre Ataxien*; ▶ *Myopathie, okulo-pharyngeale*; ▶ *Spastische Spinalparalyse* (SPG4, FSP2); ▶ *Syndaktylie* (Typ II); ▶ *JACOBSEN-Syndrom*; ▶ *Tremor, essentieller familiärer*; ▶ *CREUTZFELDT-JAKOB-Syndrom*. Aufgrund der für diese Syndrome typischen Antizipation werden Repeatsequenz-Expansionen auch bei einigen familiären psychiatrischen Erkrankungen vermutet.

Literatur
Cummings, C.J. and H.Y.Zoghbi, Fourteen and counting: unreveling trinucleotide repeat diseases. Hum.Molec.Genet. 9 (2000) 909–916.

Hackem, A.S., C.L.Wellington and M.R.Hayden, The fatal attraction of polyglutamine-containing proteins. Clin.Genet. 53 (1998) 233–242.

Respiratory-Distress-Syndrom
▶ Surfactant-Defekte

Restless-legs-Syndrom
▶ Akromelalgie

RETHORÉ-Syndrom
▶ Syndrom der partiellen Trisomie des Chromosoms 9

Retikuläre Dysgenesie
▶ Immuninsuffizienz, schwere, kombiniert mit Leukopenie

Retikulose, hämophagozytäre
▶ ABT-LETTERER-SIWE-Syndrom

Retikuloendotheliose, maligne infektiöse
▶ ABT-LETTERER-SIWE-Syndrom

Retinaablösung, primäre,
familiäre Netzhautablösung (ohne Myopie)

Genetisch bedingte Retinopathie auf der Grundlage einer Genmutation.
Der zu den Retinaveränderungen (Degeneration) führende Basisdefekt ist noch unbekannt.

Krankheitswert
Isolierte angeborene totale R. oder später manifeste primäre R. (primäres Nichtanliegen der Retina): Retina hängt falten- oder sichelförmig (Ablatio falciformis) oder als retrolentale Masse in den Glaskörper, fehlende Lichtempfindlichkeit, Mikrophthalmie, Nystagmus; kann schon in der Kindheit zur totalen Ablösung führen. Ein- oder beidseitig, endet mit Blindheit.

Therapiemöglichkeiten
Lokale Behandlung der Netzhautablösung (Lichtkoagulation, operativ) kann besonders bei spätmanifester R. erfolgreich sein.

Häufigkeit und Vorkommen
Sippen mit Merkmalsträgern in aufeinander folgenden Generationen und Geschwisterschaften beschrieben. Ablatio falciformis und primäre Retinaablösung können gemeinsam in einer Sippe oder bei einem Patienten auftreten.

Genetik
Spätmanifeste primäre R. autosomal dominant bedingt. Ablatio falciformis, primäre R. und totale R. in einzelnen Sippen unterschiedlich autosomal dominant oder rezessiv bedingt. Genort der autosomal rezessiven R. 10q21 (OMIM 221900).

Familienberatung
Differentialdiagnose zu Retinaablösung nach pränataler Toxoplasmose, Virusembryopathie oder Sauerstoffbehandlung (Frühgeburt, retrolentale Fibroplasie) vor allem bei sporadischen Fällen und Ausschluss syndromatischer Formen (▶ NORRIE-Syndrom; ▶ BLOCH-SULZBERGER-Syndrom; ▶ Retinopathia pigmentosa; ▶ MARSHALL-Syndrom; ▶ STICKLER-Syndrom; ▶ Osteoporose-Pseudogliom-Syndrom (Pseudogliom, Osteoporose und Platyspondylie); ▶ Myopie; ▶ EHLERS-DANLOS-Syndrom, ▶ Retinoschisis) wichtig. Bei isolierter R. Feststellung des Vererbungsmodus nur familienanamnestisch möglich. In Anbetracht der Schwere der Erscheinungen besondere Betreuung betroffener Familien notwendig.

Literatur
Ghiasvand, N.M., A.B.Kanis, C.Helms et al., Nonsyndromic congenital retinal nonattachment gene maps to human chromosome band 10q21. Am.J.Med.Genet. 90 (2000) 165–168.

Ghiasvand, N.M., E.Shirzad, M.Naghavi et al., High incidence of autosomal recessive nonsyndromal congenital retinal nonattachment (NCRNA) in an Iranian founding population. Am.J.Med.Genet. 78 (1999) 226–232.

Gorlin, R.J. and H.Knobloch, Syndromes of genetic juvenile retinal detachment. Zschr.Kinderheilk. 113 (1972) 81–93.

Warburg, M., Heterogeneity of congenital retinal non-attachment, falciform folds, and retinal dysplasia. A guide to genetic counselling. Hum.Hered. 26 (1976) 137–148.

OMIM 180050, 180070, 221900, 312530

Retina-Aplasie
▶ Amaurosis congenita, Typ LEBER I und II

Retinadegeneration, kristalline
▶ Retinadegeneration Typ BIETTI

Retinadegeneration Typ BIETTI,
kristalline Retinadegeneration, Typ MAUMANEE

Ursprünglich durch BIETTI 1937 beschriebene chorioideo-retinale Degeneration. Erstmanifestation klinischer Erscheinungen im 3. Lebensjahrzehnt. Beginnt mit Retinaatrophie und glitzernden kristallinen Cholesterol- oder Cholesterolester-Ablagerungen am Fundus. Gefäßatrophie. Progredient, Nachtblindheit, Gesichtsfeldeinengung. Teilweise Cornea beteiligt. Siehe auch ▶ *Makuladegeneration, vitelliforme.* Vorwiegend aus China und Japan bekannt. Unter Europäern seit Erstbeschreibung 1937 nur wenige Fälle festgestellt. Autosomal rezessiver Erbgang.

Literatur
Harrison, R.J., R.R.Acheson, and J.C.Dean-Hart, BIETTI's tapetoretinal degeneration with marginal corneal dystrophy (crystalline retinopathy): Case report. Brit.J.Ophthal. *71* (1987) 220–223.
Wilson, D.J., R.G.Weleber, M.L.Klein et al., BIETTI's crystalline dystrophy: a clinicopathologic correlative study. Arch.Ophthal. *107* (1989) 213–221.

OMIM 210370

Retinadegeneration Typ DOYNE,
wabenförmige Retinadystrophie,
Drusen der BRUCHschen Membran

In der Kindheit beginnende und wesentlich später zu Visusminderungen führende Retinadegeneration mit multiplen radiär zur Makula angeordneten punktförmigen Drusen und Kolloideinlagerungen der BRUCHschen Membran, sich allmählich wabenartig berührend. Autosomal dominanter Erbgang mit vollständiger Penetranz. Heterogen. Genorte: 2p21-p16, Typ Tessin; 11q13.1-13.2 (*EFEMP2*, Fibrillinartiges Extrazelluläres Matrixprotein der Retina mit Ca^{2+}-gebundenen EGF-Domänen); 6q14 (*EFEMP1*). Mehrere Familien in England, offensichtlich alle

Retinadegeneration Typ DOYNE. Drusen der BRUCHschen Membran im Bereich der Makula. (J. Reimann)

auf einen gemeinsamen Vorfahren zurückgehend, eine große Sippe im Tessin ("Malattia levantinese"). Jeweils mit spezifischen Augenhintergrundsveränderungen, auf unterschiedlicher genetischer Grundlage. ▶ *Makuladegeneration, vitelliforme.*

Literatur
Evans, K., C.Y.Gregory, S.D.Wijesuriya et al., Assessment of the phenotypic range seen in DOYNE honeycomb retinal dystrophy. Arch.Ophthal. *115* (1997) 904–910.
Heon, E., B.Piguet, F.Munier et al., Linkage of autosomal dominant radial drusen (malattia leventinese) to chromosome 2p16-21. Arch.Ophthal. *114* (1996) 193–198.
Katsanis, N., S.Vanable and J.R.Smith, Isolation of a paralog of the DOYNE honeycomb retinal dystrophy gene from multiple retinopathy critical region on 11q13. Hum.Genet. *106* (2000) 66–72.
Streicher,T. und K Krcméry, Das fluoreszenzangiographische Bild der hereditären Drusen. Klin.Mbl. Augenheilk. *169* (1976) 22–30.
Tarttelin, E.E., C.Y.Gregory-Evans, A.C.Bird et al., Molecular genetic heterogeneity in autosomal dominant drusen. J.Med.Genet. *38* (2001) 381–384.

OMIM 126600, 126700

Retinadegeneration, wabenförmige
▶ Retinadegeneration Typ DOYNE

Retinadegeneration
s.a. ▶ Hyaloideo-Retinale Degeneration

Retinadysplasie-Syndrom
▶ REESE-Syndrom

Retinadysplasie, primäre
▶ NORRIE-Syndrom

Retinadystrophie, Zapfen- und/oder Stäbchendystrophie

Heterogene Gruppe von genetisch bedingten, meist progredienten Formen der Photorezeptordegeneration noch nicht abgeschlossener Klassifikation.
Bisher wurden über 120 Genorte nachgewiesen (etwa 60 Gene isoliert), deren Mutationen zu Retinaerkrankungen führen. Dabei werden über 50 mit Funktionsverlust vorwiegend der Stäbchen, zentripedaler Gesichtsfeldeinengung und Pigmentanomalien der Retina der ▶ Retinopathia pigmentosa zugeordnet. Dagegen betrifft die Retinadystrophie Zapfen und Stäbchen mit zentralem Sehverlust einschließlich der ▶ Makuladegeneration. Der teilweise unterschiedlich starke Untergang von Zapfen und Stäbchen und die Altersabhängigkeit der klinischen Erscheinungen erklärt die mit der Analyse der genetischen Grundlagen festgestellte vielfache „Allelie" mit Makuladegeneration, Farbsehdefekten (▶ Farbenblindheit), Retinopathia pigmentosa und ▶ Hemeralopie. Umschriebe die Makula betreffend ▶ Makuladegeneration. Isolierte Stäbchendystrophie ▶ Hemeralopie. Stationäre Zapfendystrophie (COD) meist mit Fotophobie, Nystagmus, Farbsehschwäche und verminderter Sehschärfe (▶ Farbenblindheit), progrediente Zapfendystrophie z.T. mit Makulaatrophie.
Zapfen-Stäbchendystrophie (CORD) beruht auf Mutationen einer Photorezeptor-spezifischen Homeobox von Transkriptionsfaktor-Genen und von Genen des Recoverins, des Peripherin-Gens u.a., deren veränderte Expression die Zapfen und Stäbchen betrifft. Bei progredienten Formen Atrophie des Pigmentepithels (Retina-Pigment-Epithel-spezifisches Protein, *RPE*). Weitere Basisdefekte bestehen in Synthesestörungen der Retina-Membranproteine ROM (Retinal Outer Membrane). Symptomatisch bei autosomal dominanter Ataxie, STARGARDT-Syndrom und Amelogenesis imperfecta (▶ *Zahnschmelzdefekte*).

Krankheitswert
Bei progredienter R. Erstmanifestation klinischer Erscheinungen innerhalb des 1. Lebensjahrzehnts. Progredienter Verlust des Licht- und/oder des Farbsehvermögens mit Fotophobie, Myopie, Verlust der Sehschärfe und Fixierungsanomalien. Bei der Zapfen-Dystrophie zunächst Verlust des zentralen bei Erhalt des peripheren Sehvermögens, bei Zapfen-Stäbchen-Dystrophie auch periphere Gesichtsfeldausfälle. Im Laufe von ca. 4 Jahrzehnten zur Erblindung führend.

Therapiemöglichkeiten
Unbekannt.

Häufigkeit und Vorkommen
Heterogen. Frequenz ca. 1:10.000. Zum Teil erst neuerdings als eigene Typen von den ▶ Makuladegeneration abgegrenzt. Sippen mit Merkmalsträgern in mehreren aufeinander folgenden Generationen beschrieben.

Genetik
Autosomal dominanter Erbgang
Genorte:
Zapfen-Stäbchen-Dystrophie, Cone-Rod Dystrophie, CORD, OMIM 120970:
▶ 18q21.1-21.3 **CORD1**, mit geistiger Retardation, OMIM 600624;
▶ 19q13.4 **CORD2** (*CRX*, Cone-Rod Homeobox-Gen der Photorezeptoren, Tubby *TULP 2*, OMIM 602093 602225), Allelie mit der Retinopathia pigmentosa Typ 11, der Amaurosis congenita III LEBER und einer Form der Makuladegeneration, OMIM 120970, 602225;
▶ 1p22.1-p21 **CORD3** (*ABCR* = *ABCA4*, ATP-binding Casette Transporter der Retina, Allelie mit dem STARGARDT-Syndrom Typ 1, der Retinapathia pigmentosa Typ 19, einer Form

der altersabhängigen Makuladegeneration und des Fundus flavimaculatus;
▶ 6p21.3-p21.1 **CORD4** (*TUB*, Tubulin β), Peripherin/*RDS* –Retina Dystrophy slow, Allele mit der Retinopathia pigmentosa Typ 7, der adulten vitelliformen u.a. Formen der Makuladegeneration und einem Typ des Fundus flavimaculatus, OMIM 179605;
▶ 17p13.1 **CORD5** (*RCV1*, Recoverin), Allele zu COD4 und Retinopathia pigmentosa Typen 9, in der gleichen Region wie das Gen für die Guanylat-Cyclase bei der Amaurosis congenita?, OMIM 179618, 601251;
▶ 17p13-p12 **CORD6** (RETGC1/GUCY2D, OMIM 601777, 600179), Allele mit der ▶ *Amaurosis congenita*;
▶ 6q14.2-15 **CORD7** (*IMPG1*, Interphotorezeptor-Matrix-Proteoglykan1), Allele mit einer Form des STARGARDT-Syndrom (STGD3) und einer progredienten Makuladegeneration (North-Carolina-Typ).
Zapfendystrophie, **Co**ne **D**ystrophy, COD. Genorte:
▶ 6q25-26, **COD1**, OMIM 180020;
▶ 6p21.1, **COD3** (*GUCAP1A*, **Gu**anylatcyclase-**A**ktivator-**P**rotein-**1A**), in Allelen auch CORD, OMIM 602093, 600364;
▶ 17p13.1-12 **COD4** (*RCV1*, Recoverin), Allele mit CORD5, Retinopathia pigmentosa RP9 und RP13 , OMIM 600977, 601251;
▶ CORD, OMIM 602093, 600364;
Progrediente Formen mit rezessivem oder X-chromosomalem Erbgang, wiederum heterogen, z.T. sippenspezifisch.
X-chromosomaler Erbgang
Genorte:
▶ Xp21.1-11.4, (*PRGR*, Retinitis Pigmentosa GTPase-Regulator), Zapfen-Dystrophie, Myopie und Makuloatrophie mit progredientem zentrifugalem Farbseh- und Visusverlust, später Beteiligung der Stäbchen, Allele mit der familiären ▶ *Makuladegenera-tion*, der ▶ *Retinopathia pigmentosa 3* und dem Typ 2 der Hemeralopie, OMIM 304020, 312600;
▶ Xq28 (Opsin), angeborene progrediente Protanopie, später Makuloatrophie mit zentraler Achromatopsie, Allele zur ▶ *Farbenblindheit*;
▶ Xq27, **COD2** OMIM 304020 Periphere Zapfendystrophie, später diffus, Visusminderung, Makuloatrophie, Zapfen-Stäbchen-Dystrophie, OMIM 303800.
▶ Xp22.23-p22.11, **COD3**;

autosomal rezessiver Erbgang
Genorte:
▶ 1p31 (*RPE65*), Juvenile, autosomal rezessive Retinadystrophie, Allele mit der Amaurosis congenita LEBER Typ II;
▶ 3p13-p12, Zapfendystrophie mit Ataxie, heterogen, autosomal rezessiv oder dominant bedingt mit starker intrafamiliärer Variabilität, Allele mit der ▶ *Spinocerebellären Ataxie Typ 7*.

Weitere Genorte: 11q, 15, 16q21. Klinisch und elektrophysiologisch sind die einzelnen Typen schwer oder gar nicht abgrenzbar.

Familienberatung

Familienanamnestische Feststellung des Erbganges wichtig. Differentialdiagnose zur Retinopathia pigmentosa (zunächst nur Stäbchen betroffen), zur Farbenblindheit und zu den primär auf den hinteren Augenpol beschränkten Makuladegenerationen (▶ *familiäre Makuladegeneration*; ▶ STARGARDT-*Syndrom*) funduskopisch (z.T. Pigmentepithel im Zentralbereich erhalten), elektroretinografisch, elektrookulografisch und adaptometrisch wegen der Altersabhängigkeit der Symptomatik und allelischer Überschneidungen schwierig. Konduktorinnen bei X-chromosomalen Formen mit den gleichen Methoden nicht immer nachweisbar. Auf die teilweise unaufhaltsame Progredienz des Leidens muss hingewiesen werden. Präsymptomatische bzw. pränatale Diagnostik und Heterozygotennachweis bei bekanntem Genort molekulargenetisch möglich.

Literatur

Bergen, A.A.B., F.Meire, E.J.M.Schuurman and J.W.Delleman, DNA carrier detection in X-linked progressive cone dystrophy. Clin.Genet. *45* (1994) 236–240.

Bergen, A.A.B. and A.J.L.G.Pinckers, Localization of a novel X-linked progressive cone dystrophy gene to Xq27: Evidence for genetic heterogeneity. Am.J.Hum.Genet. *60* (1997) 1468–1473.

Chen, S., Q.-L.Wang, S.Xu et al., Functional analysis of cone-rod homeobox (CRX) mutations associated with retinal dystrophy. Hum.Molec.Genet. *11* (2002) 873–884.

Everdingen, J.A.M.van, L.N.Went, J.E.E.Keunen et al., X linked progressive cone dystrophy with specific attention to carrier detection. J.Med.Genet. *29* (1992) 291–294.

Freund, C.L., C.Y.Gregory-Evans, T.Furukawa et al., Cone-rod dystrophy due to mutation in a novel photoreceptor-specific homeobox (*CRX*) essential for maintenance of the photoreceptor. Cell *91* (1997) 543–553.

Hong, H.-K., R.E.Ferrell and M.B.Gorin, Clinical diversity and chromosomal localization of X-linked cone dystrophy (CODI). Am.J.Hum.Genet. *55* (1994) 1173–1181.

Maugeri, A., B.J.Klevin, K.Rohrschneider et al., Mutations in the *ABCA4* (*ABCR*) gene are the major cause of autosomal recessive cone-rod dystrophy. Am.J.Hum.Genet. *67* (2000) 960–966.

Neetens, A., J.J.Martin, J.Libert and P.Van den Ende, Autosomal dominant cone dystrophy-cerebellar atrophy (ADCOCA) (modified ADCA HARDING II). Neuroophthalmology *10* (1990) 261–275.

Paine, A.M., S.M.Downes, D.A.R.Bessant et al., A mutation in guanylate activator 1A (*GUCA1A*) in an autosomal dominant cone dystrophy pedigree mapping to a new locus on chromosome 6p21.1. Hum.Molec.Genet. *7* (1998) 273–277.

Warburg, M., O.Sjo, L.Tranebjaerg and H.C.Fledelius, Deletion mapping of a retinal cone-rod dystrophy: Assignment to 18q21.1. Am.J.Med.Genet. *39* (1991) 288–293.

Went, L.N., M.J.van Schooneveld and J.A.Oosterhuis, Late onset dominant cone dystrophy with early blue cone involvement. J.Med.Genet. *29* (1992) 295–298.

Wilkie, S.E., L.Yang, E.D.Deery et al., Identification and functional consequences of a new mutation (E155G) in the gene for GCAP1 that causes autosomal dominant cone dystrophy. Am.J.Hum.Genet. *69* (2001) 471–480.

Yang, Z., N.S.Peachey, D.M.Moshfeghi et al., Mutations in the *RPGR* gene cause X-linked cone dystrophy. Hum.Molec.Genet. *11* (2002) 605–611.

OMIM 120970, 179605, 180020, 304020, 304030

Retinadystrophie, kindliche

Heterogene Gruppe von Störungen der Zapfen- und Stäbchenfunktion in der Retina.
Angeborene R. ▶ *Amaurosis congenita* LEBER. Später manifeste R. ▶ *Retinopathia pigmentosa*; ▶ *Retinadystrophie, Zapfen und/oder Stäbchendystrophie*.

Retinadystrophie (Zapfendystrophie) mit Ataxie
▶ STARGARDT-Syndrom

Retinitis pigmentosa
▶ Retinopathia pigmentosa

Retinoblastom

Genetisch bedingter bösartiger neuroektodermaler Tumor der Netzhaut auf der Grundlage einer Suppressorgen-Mutation.
Betroffen ist das Retinoblastom-Gen (*RB1*), dessen Produkt (pRB) den Zellzyklus in der G1-Phase bremst und auch die Transkription anderer Gene kontrolliert. Aus einer Derepression dieses Gens lässt sich die neoblastische Transformation und die unkontrollierte Proliferation ableiten.

Krankheitswert
Tumor des frühen Kindesalters, meistens vor dem 8. Lebensjahr manifest. Ein- oder beidseitig (60 bzw. 40% der Fälle) auftretender Tumor, der rasch zum Verlust des Sehvermögens und zur Zerstörung des Auges führt. Er kann exophytisch nach vorn ausbrechen oder infiltrativ wachsen, in Siebbein, Nasen- und Kieferhöhle eindringen, metastasieren und ohne Behandlung rasch zum Tode führen. In etwa 10% bereits bei Geburt, in etwa 50% der Fälle im 1. Lebensjahr nachweisbar. Nach dem 6. Lebensjahr kaum mehr zu erwarten. Bei etwa 1/4 der Patienten Daumendysplasien und charakteristische Fazies mit breiter Nasenwurzel, langem Philtrum und großem Mund. Gehäuft auch Mikrozephalus, Mikrophthalmie, Fehlbildungen des Skeletts und des Urogenitaltraktes sowie Gaumenspalte im Sinne eines contiguous gene syndrome. Bei Fällen von beidseitigem R. Neigung zu Primärtumoren außerhalb des Augapfels, besonders Osteosarkomen.

Therapiemöglichkeiten
Lichtkoagulation, Kryotherapie. Bestrahlung. Enukleation des Auges. Chirurgische Entfernung des Tumorgewebes. Erfolgschancen von

Retinoblastom

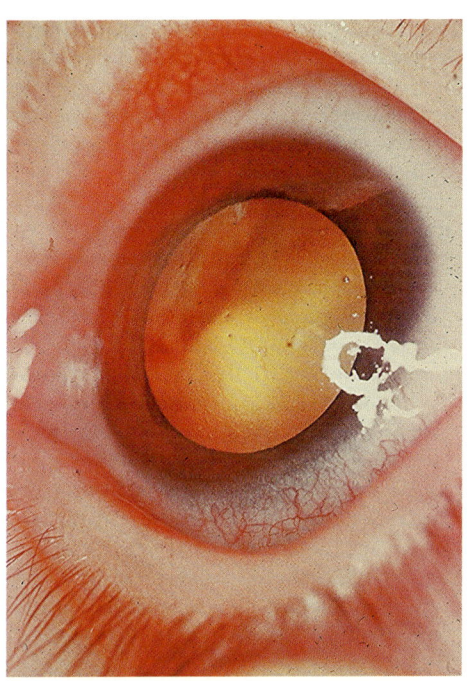

Retinoblastom. Der Tumor ist hinter der Linse bereits erkennbar, "amaurotisches Katzenauge". (J. Reimann)

Früherkennung und Lokalisation abhängig. Spontanheilung beschrieben.

Häufigkeit und Vorkommen

Inzidenz etwa 1:20.000–15.000. Etwa 60% der R-kranken Kinder entwickeln einseitige Tumoren (sporadische Fälle), in etwa 40% Tumorherde in beiden Augen (beidseitiges R.), von letzterem sind etwa 25% der Fälle familiär.

Genetik

Zugrunde liegt eine rezessive Mutation des *RB1*-Gens im Chromosom 13q14.12-14.2, dessen Homo- oder Hemizygotie zur Tumorentstehung disponiert. Die Unterschiedlichkeit des familiären Auftretens erklärt sich durch den unterschiedlichen Charakter der Homozygotie bzw. Hemizygotie. Das verursachende rezessive Allel kann über die Keimbahn eines Elternteils vererbt werden. Es kann entsprechend der Zwei-Mutationen-Theorie von KNUDSON durch Mutation des Normallels compoundheterozygot bzw. homozygot oder durch dessen Deletion hemizygot werden (Heterozygotie-Verlust). Zur Familiarität kommt es durch Vererbung des rezessiven Gens und jeweils somatischen Heterozygotie-Verlust. Das verursachende Gen wirkt nur bedingt gewebespezifisch, da bei den Anlageträgern eine Disposition auch zu extraokulären Zweittumoren (u.a. Osteosarkome, Epiphysentumoren, maligne Melanome) besteht. Ein Heterozygotieverlust des *RB1*-Gens lässt sich auch in Osteosarkomen von Patienten ohne Retinoblastom und bei anderen Tumoren sowie in manchen Leukämie-Zellen nachweisen. Bei etwa 5% der Patienten lassen sich lichtmikroskopisch Deletionen im Chromosomabschnitt 13q14 unter Einbeziehung benachbarter Gene erkennen: Contiguous gene syndrome.

Familienberatung

Frühdiagnose ophthalmoskopisch, ultrasonografisch und computertomografisch. Für erbprognostische Einschätzungen ophthalmologische Untersuchung klinisch gesunder Verwandter im Hinblick auf Merkmalsträger mit Restnekrosen nach Spontanheilung notwendig. Molekulargenetischer Nachweis möglich. Bei bilateralem R. liegt mit hoher Wahrscheinlichkeit eine Keimbahnmutation vor. Für Kinder dieser Patienten besteht ein Erkrankungsrisiko von nahezu 50%. Für weitere Kinder nicht erkrankter Eltern beträgt das Risiko 2%. Für Patienten mit einseitigem R. besteht nach DRAPER et al. ein Risiko von 2–3%, Träger einer Keimbahnmutation zu sein (unvollständige Penetranz). Das Erkrankungsrisiko für Geschwister von Patienten mit isoliert einseitigem R. beträgt 1%. Sind bei einseitigem R. noch weitere Merkmalsträger in der Familie bekannt, liegt das Erkrankungsrisiko für Kinder von Mutationsträgern empirisch bei 38%. In betroffenen Familien ist eine ständige ophthalmologische Überwachung aller Kinder unter 6 Jahren für eine Früherkennung und rechtzeitige Therapie wichtig. In über 85% der familiären Fälle ist eine Mutationsanalyse erfolgreich und dadurch eine Präzisierung der Risikosituation möglich. Bei sporadischen Fällen ist die Untersuchung von Tumorgewebe unbedingt notwendig, um die dort gefundenen Mutationen im Blut nachweisen bzw. ausschließen zu können. Da bei Patienten mit beidseitigem R. ein erhöhtes Risiko für bösartige Zweittumoren vorliegt, sind eine Röntgenexposition möglichst zu vermeiden und lebenslange engmaschige Kontrollen besonders auf osteogene Sarkome anzuraten.

Retino-Hepato-Endokrines Syndrom

Literatur

Draper, G.J., B.M.Sanders, P.A.Brounsbill et al., Patterns of risk of hereditary retinoblastoma and applications to genetic counselling. Brit.J.Cancer (1992) 211–219.

Gallie, B.L., Predictive testing for retinoblastoma comes of age. Am.J.Hum.Genet. *61* (1997) 279–281.

Horsthemke, B., Genetics and cytogenetics of retinoblastoma. Cancer Genet.Cytogenet. *63* (1993) 1–7.

Mateu, E., F.Sánchez, C.Nájera et al., Genetics of Retinoblastoma: A study. Cancer Genet.Cytogenet. *95* (1997) 40–50.

Naumova, A. and C.Sapienza, The genetics of retinoblastoma, revisted. Am.J.Hum.Genet. *54* (1994) 264–273.

Onadim, Z.O., C.D.Mitchell, P.C.Rutland et al., Application of intragenic DNA probes in prenatal screening for retinoblastoma gene carriers in the United Kingdom. Arch.Dis.Child. *65* (1990) Suppl. 651–656.

OMIM 180200

Retino-Hepato-Endokrines Syndrom
▶ Farbenblindheit, totale

Retinoid-Embryofetopathie,
Isoretinoin-Embryopathie

Embryofetopathisches Dysplasie-Syndrom auf exogener Grundlage.
Retinol (Vitamin A_1) und seine Derivate (aromatische Retinoide, Retinsäuren) greifen an unterschiedlichen Stellen in den Stoffwechsel ein, u.a. bei der Biosynthese von Glukosaminoglykanen und Keratinen, was die komplexe Symptomatik erklärt. Natürlich vorkommende und synthetisch hergestellte Formen werden deshalb erfolgreich zur Therapie von Hautkrankheiten, vor allem von Ichthyosen, Palmoplantarkeratosen und Acne eingesetzt: Tigason® (Etritinat), Neotigason® (Acitretin), Tretinoin®, Raccacutan® (Isoretinoin, 13-cis-Retinsäure). Während des ersten Trimenons der Schwangerschaft wirken erhöhte Konzentrationen von Retinoiden teratogen. Es kommt bei etwa 25% der Kinder zu Dysplasien der Ohrmuschel und des Gehörganges, Augen- und Hirnfehlbildungen, Mikro- oder Hydrozephalus und/oder kardiovaskulären und Extremitätenfehlbildungen. Anamnestisch-diagnostisch und prognostisch ist eine etwa 2jährige Halbwertszeit zu beachten, während der die Retinoide im Fettgewebe abgelagert werden. Absetzen des Medikamentes lange vor der Konzeption bzw. sehr strenge Indikationsstellung bei jungen Frauen sind deshalb wichtig.

Literatur

De Die-Smulders, C.E.M., M.C.J.M.Sturkenboom, J.Veraart et al., Severe limb and craniofacial anomalies in a fetus conceived during acitretin therapy. Teratology *52* (1995) 215-219.

Jiang, H., M.Gyda III, D.C.Harnish et al., Teratogenesis by retinoic acid analogs positively correlates with elevation of retinoid acid receptor-β2 mRNA levels in treated embryos. Teratology *50* (1994) 38-43.

Lammer, E.J., D.T.Chen, R.M.Hoar et al., Retinoic acid embryopathy. New Engl.J.Med. *313* (1985) 837-841.

Lynberg, M.C., M.J.Khoury, F.E.J.Lammer et al., Sensitivity, specitivity, and positive predictive value of multiple malformations in isoretinoin embryopathy surveillance. Teratology *42* (1990) 513-519.

Retinol-bindende Plasmaproteine, Mangel an

Bisher in einer Familie genauer untersuchter autosomal dominant bedingter Mangel plasmatischer Transportproteine für Retinol. Genorte: 10q11.2, 10q23-24 und 3q21-22. Klinisch Neigung zu Keratomalazie und Carotinämie bei infektionsbedingt verminderter intestinaler Vitamin-A-Resorption. Mehr als 10 solcher Proteine identifiziert.

Literatur

Matsuo,T., S.Noji, S.Taniguchi and N.Matsuo, No major defect in the gene of familial hyporetinol-binding proteinemia. Jpn.J.Ophthalmol. *34* (1990) 320–324.

OMIM 180250, 180280, 180290

Retinopathia pigmentosa,
Retinitis pigmentosa

Genetisch bedingte Pigmentdegeneration der Netzhaut auf unterschiedlicher genetischer Grundlage.

Retinopathia pigmentosa

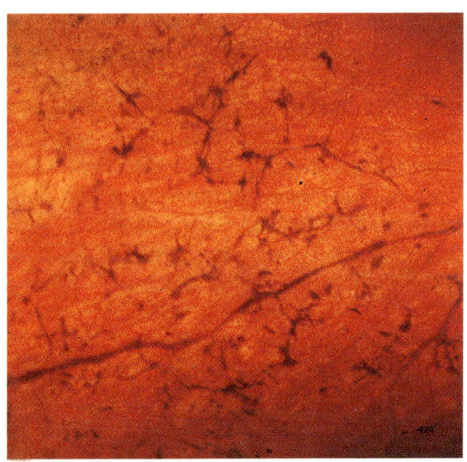

Retinopathia pigmentosa. Charakteristische Veränderungen: Knochenkörperchen-ähnliche Pigmentierung der Netzhaut. (J. Reimann)

Es besteht eine von der Peripherie ausgehende Degeneration der Retina mit Untergang zunächst der Stäbchen (Typ I) oder gleichzeitig von Stäbchen und Zapfen (Typ II), meist mit nachfolgender klumpiger knochenkörperchenförmiger Pigmentablagerung in den inneren Schichten, Sklerosierung der Gefäße und Optikusatrophie. Keine Entzündung („Retinitis"). Es sind mehrere Basisdefekte, vorwiegend der Strukturproteine sowie der Pigmente und Rezeptorproteine der Fotorezeptions- und -tranduktionskaskade der Stäbchen und Zapfen, bekannt: Rhodopsin-Defekt (30% der autosomal dominanten Fälle und eine rezessive Form), α-Untereinheit des Photorezeptor-CMP-regulierten Kanals, Photorezeptor-cGMP-Phosphodiesterase α- und Stäbchen-β-Untereinheit (Transmembranproteine), Opsonin, Peripherin (2–4% der autosomal dominanten Fälle), Recoverin u.a. Von einigen ist nur die Gensequenz bzw. Homologie zu den Sequenzen anderer Spezies bekannt: Gene *Tubby*, *TUB1* und *2*. Die Abgrenzung zur zentral beginnenden ▶ *Retinadystrophie* (Zapfen- und Stäbchendystrophie) anhand fehlender Pigmentablagerungen ist nicht immer scharf, was genetisch aufgrund von Allelie und identischer Pathogenese zu erklären ist.

Krankheitswert

Erstmanifestation klinischer Erscheinungen im Kindesalter, selten später, Nachtblindheit, allmähliche zentripedale Gesichtsfeldeinengung ("Tunnelsehen"), häufig zur Erblindung führend. Die Mehrzahl der Typen ist nicht syndromatisch. Symptomatisch bzw. Teilsymptom bei ▶ *Abetalipoproteinämie*, ▶ *REFSUM-Syndrom*, ▶ *LAURENCE-MOON-BIEDL-BARDET-Syndrom*, ▶ *USHER-Syndrom*, ▶ *FLYNN-AIRD-Syndrom*, ▶ *COCKAYNE-Syndrom*, ▶ *ALSTRÖM-Syndrom* u.a. Komplikationen teilweise durch Katarakt oder Glaukom. Häufig Hörstörungen (▶ *Taubheit*, Tab. IV.B). In Kombination mit spinocerebellärer Ataxie, Schwerhörigkeit (▶ *Taubheit*, Tab. IV.F), geistiger Retardation und Verhaltensstörungen vor allem aus Skandinavien beschrieben, HALGREN- oder v. GRAEFE-SJÖGREN-Syndrom (GSS).

Therapiemöglichkeiten

Symptomatische Behandlung ohne Erfolg. Dunkelbrillen.

Häufigkeit und Vorkommen

Frequenz 1:5.000–3.000. Vorwiegend sporadisch (40–50% der Fälle), familiäres Vorkommen bei Geschwistern (5–20% der Fälle) und in aufeinanderfolgenden Generationen.

Genetik

Heterogenie. 80% der familiären Fälle autosomal rezessiv, 4-9% dominant und ca. 3–10% X-chromosomal bedingt. Die Formen mit unterschiedlichem Erbgang sind in sich wiederum heterogen. Die bisherige klinische Systematik wird zunehmend durch ein genetisches System nach Genorten und Allelen abgelöst, wobei sich die bisher bekannten Typen und weiteren Formen auf klinischem Niveau nicht immer trennen und von verschiedenen Typen der ▶ *Nachtblindheit*, ▶ *Amaurose* und ▶ *Retinadystrophie* (unterschiedliche Stadien oder Allele) abgrenzen lassen.

Genorte:

RP1: 8q11-21 (*PRKCG*, **P**roteinkinase C?), autosomal dominanter adulter Typ, OMIM 603937;

RP2: Xp11.23 (*RP2*), Cofaktor C für die β-Tubulin-Faltung (Chaperonin) der Stäbchenzellen X-chromosomal. OMIM 312600;

RP3: Xp21.1 (*RPGR*, **R**etinitis-**p**igmentosa-**GT**Pase-**R**egulator = *RCC*, **R**egulator der **C**hromosomen-**C**ondensation), X-chromosomal, Allelie zu einem Typ der angeborenen stationären Hemeralopie CSNB2 und der Zapfendystrophie

Retinopathia pigmentosa

CORD1 (▶ *Retinadystrophie*). 70% der X-chromosomalen Fälle. Bei Konduktorinnen metallisch schillernde Augenhintergrundsreflexe, häufigste der X-chromosomalen Formen, OMIM 312610;
RP4: 3q21 (*RHO*, Rhodopsin), Transducin-aktivierendes Protein, autosomal rezessiv oder dominant, Allele zum Typ 1 der stationären ▶ *Hemeralopie*, spätmanifester milder diffuser Typ II und zum Typ V der Amaurosis congenita LEBER, OMIM 180380;
RP5: Nicht mehr existent als RP5;
RP6: Xp21.3-p21.2, OMIM 312612;
RP7: 6p21.3-p21.1(*TUB*, Tubulin β, Peripherin/ *RDS*- (Retina-Dystrophie Slow), z.T. Digenie mit *ROM1* (Rod Outer Segment Membrane Proteine 1, Genort 11q13). Fotorezeptorprotein, autosomal rezessiver oder dominanter spätmanifester Typ, Allele mit Formen der Retina- (CORD4) und der Makuladegeneration/ Fundus flavimaculatus. Etwa 25% der autosomal dominanten und <5% der autosomal rezessiven R.p.-Fälle, OMIM 179605, 180271;
RP8: 9q32-36. Mit Hörverlust. Mehrere meist sippenspezifische Kombinationen mit anderen Symptomen mit unterschiedlichen Erbgängen beschrieben. V. GRAEFE-SJÖGREN-Syndrom, GSS, autosomal rezessiv bedingt; OMIM 180103;
RP9: 17p13.1 (*RCV1*, Recoverin), autosomal dominant mit verminderter Penetranz, Südafrikanischer Typ, weiterhin britische und USA-Sippen, Allele mit CORD5 und COD4 (▶ *Retinadystrophie*), OMIM 607331;
RP10: 7q31.3 (*IMPDH1*, Inosin-Monophosphat-Dehydrogenase1), autosomal dominanter frühmanifester Typ;
RP11: 19q13.4, (*CRX*, Tubby *TULP* 2-Bestandteil der Splicosomen = Splicing-Faktor *PRPF31*), Allele mit der Amaurosis congenita III LEBER, einer Form der Retinadystrophie (CORD2), der Amaurosis congenita LEBER Typ III und einer Form der Makuladegeneration, autosomal dominant mit verminderter Penetranz (bimodaler Typ: Anlagenträger sind entweder merkmalsfrei oder voll betroffen, Einfluss des Wildtyp-Allels?), zweithäufigster autosomal dominanter Typ, OMIM 120970, 600138, 602093, 602225;
RP12: 1q31-32.1 (*RGS16*, Regulator des G-Protein-Signals = *CRB1*, **Crubs**-homologes Protein, OMIM 604210) Allele mit der Amaurosis congenita LEBER Typ VII, autosomal rezessiv;
RP13: 17p13.3 (*PRPC8*, Splicing-Faktor 8), autosomal dominanter adulter südafrikanisch-englischer Typ;
RP14: 6p21.3 (*TULP1*), autosomal rezessiv, endemisch in der Dominikanischen Republik, sonst selten, Allele mit einer Form der Makuladegeneration/Fundus flavimaculatus und einer Form der Retinadystrophie: CORD4;
RP15: Xp22.1-p11.4, X-chromosomal;
RP16: Nicht mehr existent als RP16;
RP17: 17q22, autosomal dominant, weiterer südafrikanischer Typ, OMIM 600852;
RP18: 1p13-q23 (*HPRP3*, Prä-mRNA-Splicing-Faktor), autosomal dominant;
RP19: 1p22.1-p21 (*ABCR* = *ABCA4*, **ATP-bin**ding **c**assette transporter der **R**etina), autosomal rezessiv, Allele mit dem STARGARDT-Syndrom 1, einem Typ der Retinadystrophie (CORD) und einem Typ des Fundus flavimaculatus bzw. der juvenilen Makuladegeneration. Weitere Allele sind für Altersschwachsichtigkeit verantwortlich, OMIM 600138;
RP21: 9q32-34, autosomal dominant mit Schwerhörigkeit, OMIM 601850;
RP22: 16p12.3-p12.1, autosomal rezessiv, aus Indien beschrieben, Allele mit einer Form der Hemeralopie;
RP23: Xp22;
RP24: Xq26-27, X-chromosomal, Allele mit Retinadystrophie COD2?, OMIM 300155;
RP25: 6cen-q13 (*ELOVL4*, **El**ongation **V**ery **L**ong Fettsäuren, Transmembranprotein der Photorezeptoren, OMIM 123825;
RP26: 2q31-33, S-Antigen? Allele zum ▶ *OGUCHI-Syndrom*?, autosomal rezessiv, OMIM 180071;
RP27: autosomal rezessiv;
RP28: 2p16-p11, autosomal rezessiv;
RP29: 4q32-4, autosomal rezessiv.

Weitere Genorte: (2q14 (*MERTK*); 3p21-24 (Transducin, autosomal dominanter frühmanifester klinischer Typ I), Allele mit einem Typ der Amaurosis congenita LEBER?; 16q13-21 (*CNGB1*, β-Untereinheit des Stäbchen-cGMB-kontrollierten Kanals); 15q22-24 (*PNR*, **P**hotorezeptorzellspezifischer **K**ernrezeptor, Krypto-Juden); 5q31-34 und 4p16.3, autosomal rezessiv (cGMP-Phosphodiesterase, α-, β- und γ-Kette, *PDEA*, *PDEB*), Allele mit dem Typ 3 der autosomal dominanten stationären ▶ *Nachtblindheit* (CSNB3); eine autosomal rezessive Form mit Defekt des zellulären

Retinaldehyd-bindenden Proteins CRALBP (*RLBP1*) in 15q26. RP mit Ataxie mitochondrial (nt 8993) oder autosomal rezessiv (Genort 1q31-32). Siehe auch ▶ *Ataxie mit Vitamin-E-Mangel.*

Familienberatung

Nachweis und Differentialdiagnose im Kindesalter zum ▶ REFSUM-*Syndrom*, später zur ▶ *Chorioideremie* sowie zu anderen tapetoretinalen Degenerationen bzw. Retinopathien anhand der typischen Augenhintergrundveränderungen. Frühdiagnose vor ophthalmoskopischer Manifestation und prognostische Aussagen sowie Unterscheidung einzelner Formen meistens aus dem ERG und durch Dunkeladaptationsmessung möglich. Ausschluss syndromatischer Formen wichtig. Der schwerste Verlauf ist bei autosomal rezessiver R. zu erwarten, während bei dominantem Erbgang mit späterer Erblindung bzw. mit geringen zentralen Sehresten im Alter zu rechnen ist. Bei der X-chromosomalen R. lassen sich die klinisch meist normalsichtigen Konduktorinnen an der verlängerten Dunkeladaptationszeit und an typischen Augenhintergrundbefunden erkennen: Glitzernde Streifen und Flecken ("tapetal reflexes") radiär um die Makula. Ein Heterozygoten-Nachweis gelingt auch in einem Teil der Familien mit autosomal rezessiver R. Pränatale Diagnostik und Heterozygotennachweis bei bekanntem Genort molekulargenetisch möglich.

Literatur

Bardien, S., R.Ramesar, S.Bhattacharya and J.Greenberg, Retinitis pigmentosa locus on 17q (RP17): fine localization to 17q22 and exclusion of the *PDEG* and *TIMP2* genes. Hum.Genet. *101* (1997) 13–17.

Browne, S.J., L.S.Sullivan, S.H.Blanton et al., Mutations in the inosine monophosphate dehydrogenase 1 gene (IMPDH1) cause the RP10 form of autosomal dominant retinitis pigmentosa. Hum.Molec. Genet. *11* (2002) 559–568.

Chakarova, C.F., M.M.Hims, H.Bolz et al., Mutations in *HPRP3*, a third member of pre-mRNA splicing factor genes, implicated in autosomal dominant retinitis pigmentosa. Hum.Molec.Genet. *11* (2002) 87–92.

Dahl, N., M.Sundvall, U.Pettersson et al., Genetic mapping of loci for X-linked retinitis pigmentosa. Clin.Genet. *40* (1991) 435–440.

Finckh, U., S.Xu, G.Kumaramanickavel et al., Homozygosity mapping of autosomal recessive retinitis pigmentosa locus (RP22) on chromosome 16p12.1-p12.3. Genomics *48* (1998) 341–345.

Gal, A., Y.Li, D.A.Thompson et al., Mutations in *MERKTK*, the human orthologue of the RCS rat retinal dystrophy gene, cause retinitis pigmentosa. Nature Genet. *26* (2000) 270–274.

Gal, A., U.Orth, W.Behr et al., Heterozygous missense mutation in the rod cGMP phosphodiesterase ß-subunit gene in autosomal dominant stationary night blindness. Nature Genet. *7* (1994) 64–68.

Gerber, S., J.-M.Rozet, S.-I.Takezawa et al., The photoreceptor cell-specific nuclear receptor gene (*PNR*) accounts for retinitis pigmentosa in the Crypto-Jews from Portugal (Marranos), survivors from Spanish inquisition. Hum.Genet. *107* (2000) 276–284.

Greenberg, J., R.Goliath, P.Beighton and R.Ramesar, A new locus for autosomal dominant retinitis pigmentosa on the short arm of chromosome 17. Hum. Molec.Genet. *3* (1994) 915–918.

Hagstrom, S., M.A.North, P.M.Nishina et al., Recessive mutations in the gene encoding the tubby-like protein TULP1 in patients with retinitis pigmentosa. Nature Genet. *18* (1998) 174–179.

Inglehearn, C.F., R.Bashir, D.H.Lester et al., A 3-bp deletion in the rhodopsin gene in a family with autosomal dominant retinitis pigmentosa. Am.J. Hum.Genet. *48* (1991) 26–30.

Inglehearn, C.F., S.A.Carter, T.J.Keen at al., A new locus for autosomal dominant retinitis pigmentosa on chromosome 7p. Nature Genet. *4* (1993) 51–53.

Jordan, S.A., G.J.Farrar, P.Kenna et al., Localization of an autosomal dominant retinitis pigmentosa gene to chromosome 7q. Nature Genet. *4* (1993) 54–58.

Maw, M, B.Kennedy, A.Knight et al., Mutation of the gene encoding cellular retinaldehyd-binding protein in autosomal recessive retinitis pigmentosa. Nature Genet. *17* (1997) 198–200.

McGee, T.L., M.Devoto, J.Ott, E.L.Berson and T.P.Dryja, Evidence that the penetrance of mutations at the RP11 locus causing dominant retinitis pigmentosa is influenced by a gene linked to the homologous RP11 allele. Am.J.Hum.Gent. *61* (1997) 1059–1066.

McLaughlin, M.E., M.A.Sandberg, E.I.Berson and T.P.Dryja, Recessive mutation in the gene encoding the β-subunit of rod phosphodiesterase in patients with retinitis pigmentosa. Nature Genet. *4* (1993) 130–134.

Musarella, M.A., L.Anson-Cartwright, S.M.Leal et al., Multipoint linkage analysis and heterogeneity testing in 20 X-linked retinitis pigmentosa families. Genomics *8* (1990) 286–296.

Ponjavic, E., N.Abrahamson, S.Andreasson et al., A mild phenotype of autosomal dominant retinitis pigmentosa is associated with the rhodopsin mutation pro-267-leu. Ophthalmic Genet. *18* (1997) 63–70.

Ruiz, A., S.Borrego, I.Marcos and F.Antinolo, A major locus for autosomal recessive retinits pigmentosa on 6q, determined by homozygosity mapping of chromosomal regions that contain gamma-aminobutyric acid-receptor clusters. Am.J.Hum.Genet. *62* (1998) 1452–1459.

Saleem, R.A., and M.A.Walter, The complexities of ocular genetics. Clin.Genet. *61* (2002) 79–88.

Schwahn, U., N.Paland, S.Technitz et al., Mutations in the X-linked *RP2* gene cause intracellular misrouting and loss of the protein. Hum.Molec.Genet. *10* (2001) 1177–1183.

Schwahn, W., S.Lenzner, J.Dong et al., Positional cloning of the gene for X-linked retinitis pigmentosa 2. Nature Genet. *19* (1998) 327–329.

Sohocki, M.M., S.P.Daiger, S.J.Browne et al., Prevalence of mutations causing retinitis pigmentosa and other inherited retinopathies. Hum.Mutat. *17* (2001) 42–51.

Van Soest, S., L.I.Van den Born, A.Galet al., Assignment of a gene for autosomal recessive retinitis pigmentosa (RP12) to chromosome 1q31-q32 in an inbred and genetically heterogeneous disease population. Genomics *22* (1994) 499–504.

Wichmann, A.F., G.Akots, J.A.Hammarbak et al., Genetic and physical mapping of human recoverin: A gene expressed in retinal photoreceptors. Invest.Ophthalmol.Vis.Sci. *35* (1994) 325–331.

OMIM 123825, 179605, 180072, 180100, 180103, 180104 180200, 180380, 180721, 203310, 212612, 268000, 312600, 312610

Retinoschisis, juvenile

Genetisch bedingte Retinopathie auf der Grundlage einer Genmutation.
Es bestehen pseudozystische Veränderungen der Retina, die zur Spaltung, Ablösung, Atrophie und Sklerose der inneren Lage führen. Zugrunde liegt ein Defekt eines extrazellulären in den Photorezeptorzellen synthetisierten Zell-Adhäsionsproteins, Retinoschisin1, dessen intrazelluläre Retension die Erscheinungen erklärt.

Krankheitswert

Erstmanifestation klinischer Erscheinungen im 1. oder 2. Lebensjahrzehnt. Gesichtsfeldausfälle. Langsam progrediente Visusminderung (0,1–0,6) bis zur Erblindung. Daneben unterschiedliche weitere Komplikationen wie Nystagmus, Hämorrhagien, Retinaablösung.

Therapiemöglichkeiten

Lokale Behandlung der Netzhautablösung (Lichtkoagulation, chirurgisch) mit unterschiedlichem Erfolg.

Häufigkeit und Vorkommen

Über 600 männliche Patienten beschrieben, etwa die Hälfte davon aus einem Inzuchtgebiet in Finnland (Region von Pori), Frequenz 1:30–15.000. Eine homozygote Frau bekannt.

Genetik

X-chromosomaler Erbgang. Genort Xp22.2 (*XRLS1 = RS1*), gekoppelt mit Muskeldystrophie DUCHENNE/BECKER und Xg-Blutgruppe. In bisher einer Sippe R. mit etwas anderem Augenhintergrund autosomal dominant (OMIM 180270). Genetische Beziehungen zur sporadischen senilen R. bestehen nicht.

Familienberatung

Früherkennung vor klinischer Manifestation im ERG möglich. Differentialdiagnose zu ▶ STARGARDT-*Syndrom*, ▶ *Retinaablösung*, Periphlebitis retinae im Kindesalter sowie zu ▶ *Hyaloretinaler* und ▶ *Makuladegeneration* notwendig. Teilweise Mikrosymptome (Myopie, Pigmentierungsanomalien des Augenhintergrundes) bei Konduktorinnen, zur Feststellung von Heterozygoten jedoch wegen der starken Variabilität und der Altersabhängigkeit der Erscheinungen ungeeignet. Nach anderer Ansicht fehlt bei Konduktorinnen jedes diagnostische Zeichen (SORSBY). Neuerdings Heterozytogennachweis und präsymptomatische bzw. pränatale Diagnostik molekulargenetisch möglich.

Literatur

Alitalo, T., T.A.Kruse and A.de la Chapelle, Refined localization of the gene causing X-linked juvenile retinoschisis. Genomics *9* (1991) 505–510.

Grayson, C., S.N.M.Reidl, J.A.Ellis et al., Retinoschisin, the X-linked retinoschisis protein, is a secreted photoreceptor protein, and is expressed and released by Weri-Rb1 cells. Hum.Molec.genet. *9* (2000) 1873–1879.

Hotta, Y., K.Fujiki, M.Hayakawa et al., Japanese juvenile retinoschisis is caused by mutations of the XLRS1 gene. Hum.Genet. *103* (1998) 142–144.

Kaplan, J., A.Pelet, H.Hentati et al., Contribution to carrier detection and genetic counselling in X linked retinoschisis. J.Med.Genet. *28* (1991) 383–388.

Sauer, Ch.G., A.Gehring, R.Warneke-Wittstock et al., Positional cloning of the gene associated with X-linked juvenile retinoschisis. Nature Genet. *17* (1997) 154–170.

Wang, T., C.T.Waters, A.M.K.Rothman et al., Intracellular retention of mutant retinoschisin is pathological mechanism underlying X-linked retinoschisis. Hum.Molec.Genet. *11* (2002) 3097–3105.

OMIM 180270, 312700

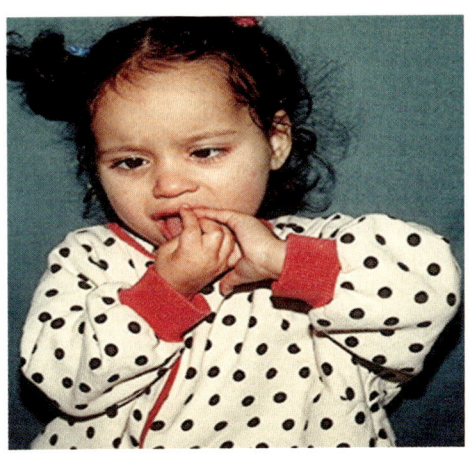

R<small>ETT</small>-Syndrom. Typische wringende Handstellung. (S. Tinschert)

R<small>ETT</small>-Syndrom

Progrediente neurodegenerative Erkrankung auf Grundlage einer Genmutation.
Der Basisdefekt für die progredienten neurologischen, vorwiegend extrapyramidalen Störungen mit Großhirnatrophie betrifft das **Me**thyl-**C**pG-bindende **P**rotein**2** (MECP2). Es handelt sich um ein ubiquitäres Transkriptions-regulierendes Protein, das selektiv an methylierte CpG-Dinukleotide in den Promotorregionen wahrscheinlich nur bestimmter Gene bindet und zusammen mit einer Histonacetylase und einem Corepressor (SIN3A) geninaktivierend wirkt. Es ist beteiligt an der Heterochromatinbildung und am Imprinting. Bei Mutation kommt es wahrscheinlich zur Überexpression und damit zur verstärkten Inaktivierung von Genen.

Krankheitswert

Erstmanifestation klinischer Erscheinungen vom 6.–18. Lebensmonat an. Nach bis dahin unauffälliger Entwicklung Verlust bereits erworbener motorischer Fähigkeiten, Sprachverlust, soziale und psychomotorische Regression. Autistische Verhaltensstörungen mit Apraxie und typisch ringend-knetenden Stereotypien der Handbewegungen. Hypo- bis Amimie, Ataxie, Alalie. Aerophagie, Hyperventilation. Epileptische Anfälle mit EEG-Anomalien. Zunehmende Skoliose, Sistieren des Längen- und Kopfwachstums mit Paresen bis zur Tetraspastik und völligem Verfall.

Therapiemöglichkeiten

Bisher nur antikonvulsive und orthopädische Behandlung möglich, ohne Einfluss auf die Progredienz. Geringe Beeinflussbarkeit des Autismus (Musiktherapie usw.). Substitution mit Carnitin erfolgreich?

Häufigkeit und Vorkommen

Seit Erstbeschreibung 1966 über 1000 weibliche Patienten bekannt. 95% der Fälle sporadisch, familiäres Auftreten bei Schwestern, Halbschwestern, eineiigen Zwillingsschwestern, Mutter und Tochter, Tante und Nichte sowie in mehreren Generation bei milder Symptomatik der Anlageträgerinnen. Inzidenz 1:15.000–10.000 im weiblichen Geschlecht. Keine gehäuften Aborte der Mutter, normales Geschlechtsverhältnis der Geschwister.

Genetik

X-chromosomal dominant mit Letalität der Hemizygoten oder erhöhter Mutationsrate des Gens während der väterlichen Spermiogenese? Überwiegend Neumutationen, mehrere Mutations-Hotspots. Genort Xq28 (*MECP2*). Allele R<small>ETT</small>-Varianten mit relativ leichter oder sehr schwerer, angeborener Symptomatik. Bei Allelen mit lediglich Intelligenzminderung im weiblichen Geschlecht ist Überleben männlicher Anlagenträger mit abweichender Symtomatik wie perinataler letaler Enzephalopathie oder schwerer geistiger Behinderung und neurologischer Symptomatik oder auch unter dem Bild eines ▶ P<small>RADER</small>-W<small>ILLI</small>-*Syndroms* beschrieben.

Familienberatung

Diagnose anhand der typischen und spezifischen neurologisch-psychiatrischen Symptomatik und der Verminderung von Transmittermetaboliten im Liquor. Nachweis molekulargenetisch durch Mutations-Screening. Aufgrund der variablen Expressivität sind *MECP2* -Mutationen auch in Fällen X-chromosomaler geistiger Behinderung sowie im männlichen Geschlecht nicht ausgeschlossen. Differentialdiagnose zu ▶ *JOUBERT-Syndrom,* ▶ *MARTIN-BELL-Syndrom* und ▶ *PRADER-WILLI-Syndrom* wichtig. Das empirische Risiko für Verwandte eines Mädchens mit typischem RETT-Syndrom ist sehr gering.

Literatur

Akesson, H.O., B.Hagberg and J.Wahlström, RETT syndrome, classical and atypical: Genealogical support for common origin. J.Med.Genet. *33* (1996) 764-766.

Anvret, M., RETT syndrome: random X chromosome. Clin.Genet. *45* (1994) 274-275.

Huppke, P., F.Laccone, N.Krämer et al., RETT syndrome: analysis of *MECP2* and clinical characterization of 31 patients. Hum.Molec.Genet. *9* (2000) 1369-1375.

Meloni, I., M.Bruttini, I.Longo et al., A mutation in the RETT syndrome gene, *MECP2*, causes X-linked mental retardation and progressive spasticity in males. Am.J.Hum.Genet. *67* (2000) 982-985.

Plochl, E., W.Sperl, B.Wermuth and J.P.Colombo, Carnitinmangel und Carnitintherapie bei einer Patientin mit RETT-Syndrom. Klin.Pädiatr. *208* (1996) 129-134.

Schanen, N.C., E.J.Roth Dahle, F.Capozzoli et al., A new RETT syndrome family consistent with X-linked inheritance expands the X chromosome exclusion map. Am.J.Hum.Genet. *61* (1997) 634-641.

Wan, M., S.S.J.Lee, X.Zhang et al., RETT syndrome and beyond: recurrent spontneous and familial *MECP2* mutations at CpG hotspots. Am.J.Hum.Genet. *65* (1999) 1520-1529.

Webb, T., A.Clarke, F.Hanefeld et al., Linkage analysis in RETT syndrome families suggests that there may be a critical region at Xq28. J.Med.Genet. *35* (1998) 997-1003.

Webb, T. and F.Latif, RETT syndrome and the *MECP2* gene. J.Med.Genet. *38* (2001) 217-223.

Witt-Engerström, I. and M.Forslund, Mother and daughter with RETT syndrome. Dev.Med.Child Neurol. *34* (1992) 1022-1023.

Xiang, F., S.Buervenich, P.Nicolao et al., Mutation screening in RETT syndrome patients. J.Med.Genet. *37* (2000) 250-255.

OMIM 312750

REYE-Syndrom

Klinisch relativ einheitliche enzephalitische Erkrankung des frühen Kindesalters mit Koma, Fettleber und Hirnödem, die sich als ätiologisch heterogen erwiesen hat. Offensichtlich können sowohl eine Stoffwechselstörung (▶ *Hyperammonämie;* c *Carnitin-Mangel-Myopathie;* ▶ *Acyl-CoA-Dehydrogenase-Mangel;* ▶ *Cytochrom-C-Oxidase-Mangel;* ▶ *Hydroxy-3-Methylglutarylazidurie,* ▶ *Pyruvatdehydrogenase-Mangel,* ▶ *3Hydroxy-Acyl-CoA-Reduktase-Mangel* einschließlich der ▶ *Organazidopathien*) als auch eine Virusinfektion (z.B. durch Influenza-B-Viren) oder eine Intoxikation (Aflatoxine) zu den Symptomen eines REYE-Syndroms führen.

Literatur

Corey, L., R.J.Rubin, M.A.W.Hattwick, et al., A nationwide outbreak of REYE's syndrome. Its epidemiologic relation to influenza B. Am.J.Med. *61* (1976) 615-625.

Elpeleg, O.N., E.Christensen, H.H.Gurvitz and D.Branski, Recurrent, familial REYE-like syndrome with a new complex amino and organic aciduria. Eur.J.Pediatr. *149* (1990) 709-712.

Rowe, P.C., D.Valle and S.W.Brusilow, Inborn errors of metabolism in children referred with REYE's syndrome. A changing pattern. J.Am.Med.Ass. *260* (1988) 3167-3170.

Rhabdomyosarkom, alveoläres

▶ WAARDENBURG-KLEIN-Syndrom

Rh_{null}-Krankheit

Genetisch bedingte Amorphie für Rh auf unklarer genetischer Grundlage.

Es kann weder ein Genprodukt der C-Reihe (C, c, C^w) noch der E-Reihe (E, e) und auch nicht D nachgewiesen werden. Symbol in der CDE-Nomenklatur: —/— oder Rh_{null}. Es besteht eine Mutation im *RH*-Genort (amorpher Typ OMIM 268150) oder in anderen regulatorischen Genorten Rh_{mod}, *RHAG, RH50A* (regulatorischer Typ, RH50, CD47, LW, Glykophorin, OMIM 111700), deren allele Genprodukte z.T. als Suppressoren oder Regulatoren für *RH* wirken. Die klinische Symptomatik erklärt sich durch einen Defekt des Rh-Komplexes aus Polypeptiden und assoziierten Glykoproteinen in der Erythrozytenmembran (Veränderungen der Membraneigenschaften, Störung des Na-K- und des Ca-Transportes).

Krankheitswert
Erstmanifestation klinischer Erscheinungen im Kindesalter. Hämolytische Krisen mit Anämie. Ikterus. Stomatozytose, peristierendes Hämoglobin F.

Therapiemöglichkeiten
Konservative Behandlung. Splenektomie aussichtsreich.

Häufigkeit und Vorkommen
Frequenz auf 1:100 Mill. bis 6 Mill. eingeschätzt. Über 40 Fälle, darunter Geschwister, beschrieben. Etwa 10% sind vom amorphen Typ.

Genetik
Autosomal rezessiver Erbgang. Genorte: 3cen-q22, 1p36.2-p34 (Rh, amorpher Typ), 6p21.1-p11 (*RH50A*).

Familienberatung
Nachweis und Differentialdiagnose zu anderen hämolytischen Anämien aufgrund des Fehlens aller Rh-Rezeptoren, wobei gelegentlich auch eine Schwäche im MNSs-System besteht. Heterozygote (z.B. CDe/— oder cDE/—) z.T. durch Dosisbestimmung erkennbar.

Literatur
Cherif-Zahar, B., V.Raynal, P.Gane et al., Candidate gene acting as a suppressor of the RH locus in most cases of Rh-deficiency. Nature Genet. *12* (1996) 168–173.

Huang, C.H., G.-J.Cheng, M.E.Reid and Y.Chen, Rh_{mod} syndrome: A family study of the translation-inhibitor mutation in the Rh50 glycoprotein gene. Am.J.Hum.Genet. *64* (1999) 108–117.

Matassi, G., B.Chérif-Zahar, V.Raynal et al., Organization of the human RH50A gene (*RHAG*) and evolution of base composition of the RH gene family. Genomics *47* (1998) 286–293.

Miller, Y.E., G.L.Daniels, C.Jones and D.K.Palmer, Identification of a cell-surface antigen produced by a gene on human chromosome 3 (cen-q22) and not expressed by Rh(null) cells. Am.J:Hum.Genet. *41* (1987) 1061–1070.

Nash, R. and A.M.Shojania, Hematological aspects of Rh deficiency syndrome: a case report and a review of the literature. Am.J.Hemat. *24* (1987) 267–275.

OMIM 111700, 268150

Rheumatisches Fieber, akutes,
Akute Polyarthritis, Akuter Gelenkrheumatismus, Rheumatismus verus

Allergisch-hyperergische Mesenchymerkrankung auf multifaktorieller Grundlage.
Induziert durch Infektion mit β-hämolysierenden Streptokokken der Gruppe A läuft eine gewebsalterierende pathologische Immunreaktion ab mit Bildung von kreuzreagierenden Antikörpern, Immunkomplexen sowie Autoantikörpern gegen Herzmuskelgewebe (Karditis-Vaskulitis-Syndrom). Weitere bevorzugte Lokalisation an Hirn und Gelenken (Synovialflüssigkeit).

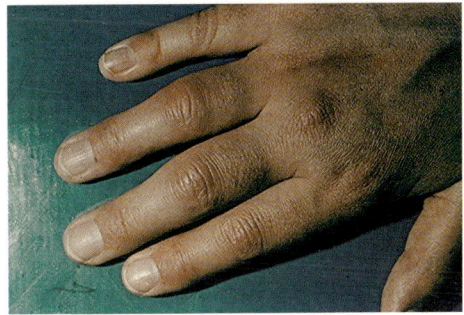

Rheumatisches Fieber, akutes. Polyarthritis bei rheumatischem Fieber. Rötung und Schwellung der proximalen Interphalangealgelenke 3 und 4.

Krankheitswert
Erstmanifestation klinischer Erscheinungen vorzugsweise im Schulkindalter 1 bis 3 Wochen nach einer Streptokokkeninfektion im Tonsillen-Pharynx-Bereich, die auch latent verlaufen

Rheumatismus verus

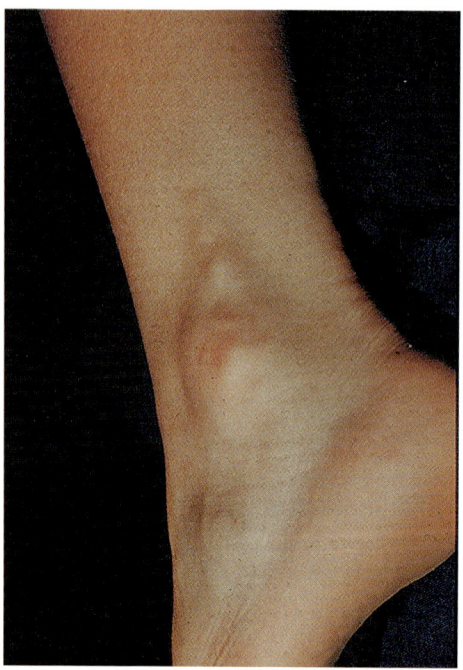

Rheumatisches Fieber, akutes. Polyarthritis. Subkutan gelegene Noduli rheumatici über dem Fußgelenk.

kann. Akut auftretendes, oft hohes Fieber und Arthritissymptomatik (Arthralgien oder schmerzhafte Rötung und Schwellung) bei 50–80% der Fälle. Gleichzeitiger Befall mehrerer, vorzugsweise großer Gelenke. In den folgenden Wochen allmählich zunehmend Symptome einer Karditis (in 60–80%), die im weiteren Verlauf das klinische Bild und die Prognose bestimmt. Seltener nachweisbar sind Hautveränderungen (flüchtiges Erythema anulare, kurzfristig bestehende subkutane Rheumaknötchen) und zerebrale Beteiligung im Bereich des extrapyramidalen Systems in Form der Chorea minor (SYDENHAM), die sich erst ab 3. Krankheitsmonat manifestiert. Grundsätzlich ist eine Beteiligung des Gefäßbindegewebes in jedem Organ möglich (Lunge, Pleura, Skelettmuskulatur). Bei rechtzeitiger Behandlung heute generell leichter Verlauf, Defektheilungen mit persistierenden Herzklappenveränderungen sind möglich. Die Arthritis heilt defektlos aus.

Therapiemöglichkeiten

Antiphlogistische und antiinfektiöse Therapie (Salizylate, Aminophenazon, Kortikoste-roide, Penizillin) sowie Rezidivprophylaxe mit Penizillin-Langzeitpräparaten mit gutem Erfolg.

Häufigkeit und Vorkommen

Inzidenz unterschiedlich angegeben, wegen fehlender Erfassung nur Schätzwerte. In Europa rückläufig. Regional abhängig von sozialen und anderen die Streptokokkeninfektion beeinflussenden Faktoren. Nach Streptokokkenracheninfektionen in 1%, unter Epidemiebedingungen bis zu 3% Erkrankungen. Familiär gehäuft.

Genetik

Für die pathologische Immunreaktion wird eine genetische Disposition angenommen, wobei Umweltbedingungen (Klima, soziale bzw. Wohnbedingungen) die Manifestation beeinflussen. Es besteht eine Assoziation zum MHC-Komplex. Nach Ansicht anderer Autoren einfach autosomal rezessiver Erbgang.

Familienberatung

Nachweis anhand klinischer Symptomatik, unspezifischer Entzündungsreaktionen und spezifischer Immunreaktionen (Erhöhung des Antistreptolysin-O-Titers). Frühdiagnose und -therapie wichtig. Mit einer relativen intrafamiliären Konstanz der Manifestationsart kann gerechnet werden. Das empirische Risiko für Verwandte 1. Grades eines Merkmalsträgers ist gegenüber der Durchschnittsbevölkerung etwa um das 4fache erhöht. In entsprechenden Familien ärztliche Überwachung sowie abhärtende Maßnahmen und eventuell Umweltsanierung wichtig.

Literatur

Geiler, G., Pathologische Anatomie und Pathologie der entzündlichen rheumatischen Erkrankungen. Z.Ärztl.Fortb. 83(1987) 359–362.

Sit, K.H., Rheumatic fever susceptibility in four ascertainments: regressive segregation on a geometric ascertainment pattern. J.Hered. 81 (1990) 428–433.

OMIM 268240

Rheumatismus verus
▶ Rheumatisches Fieber, akutes

Rheumatoid-Arthritis,
chronische rheumatoide Polyarthritis, progrediente bzw. progressiv chronische Polyarthritis, primär chronischer Gelenkrheumatismus

Autoimmun-infektiöse Erkrankung auf multifaktorieller Grundlage. Chronisch entzündliche Systemerkrankung des Bindegewebes unklarer Ätiologie mit bevorzugter Lokalisation im Bereich der Gelenke (Synovialmembran) durch Zerstörung des Gelenkknorpelkollagens bei vermehrter Synthese von Kollagenase durch synoviale Fibroblasten. Der Mechanismus der Stimulation der Kollagenase-Synthese ist vielfältig. Pathogenetisch lassen sich folgende Mechanismen mit Autoimmuncharakter erkennen: Initiale Virusinfektion oder anderes ubiquitäres Antigen (mit Störung der zellvermittelten Immunität?) als Auslösermechanismus für pathologische Immunreaktionen mit gewebsalterierenden, entzündungsunterhaltenden und -verstärkenden Wirkungen bei genetisch Prädisponierten; Bildung von Immunglobulinen mit Antikörperspezifität gegen autologes IgG (Rheumafaktoren, OMIM 180300, 180330) und z.T. gegen Leukozytenantigene (bei schweren Formen Interleukin I beteiligt), DNA und Kollagen; Bildung von IgG-IgG-Immunkomplexen, Komplementaktivierung, Freisetzung lysosomaler Enzyme, Knorpelzerstörung, Kollagenfreisetzung u.a.m.

Krankheitswert
Erstmanifestation klinischer Erscheinungen schleichend, im weiblichen Geschlecht durchschnittlich eher als im männlichen. Verlauf schubweise mit Remissionen, Gelenkentzündung mit schmerzhafter Kapselschwellung, kleinen Ergüssen und Funktionseinbuße beginnend an Grund- und Mittelgelenken der Finger und Zehen, allmählich auf mittlere und große Gelenke und die Wirbelsäule übergreifend. Charakteristisches Syndrom: "morgendliche Steifheit" der befallenen Gelenke, Stunden anhaltend. Zunehmende Gelenkzerstörung mit charakteristischen Deformitäten, Subluxationen, Luxationen, Kontrakturen und Ankylosen. Unterschiedliche extraartikuläre Manifestationen (Tendosynoviitis, BAKERzysten, Rheumaknoten, Muskelatrophie, Haut- und Gefäßveränderungen, periphere Neuropathien) sowie Augen- und viszerale Beteiligung (Niere, Herz, Lunge). Allgemeinbefinden und Leistungsfähigkeit beeinträchtigt, zunehmende Körperbehinderung. Komplikationen durch Nierenbeteiligung und Amyloidose sowie durch Arzneimittelnebenwirkungen. Bei juveniler R. Krankheitsbeginn bis zum 16. Lebensjahr, Altersgipfel im 2.–4. und 8.–12. Jahr, systemische (STILL-Syndrom) oder überwiegend mono- und oligoarthritische (bis zu 4 Gelenke beteiligt) Verlaufsformen, Kniegelenk am häufigsten, kleine Gelenke nur ausnahmsweise betroffen. Mit Splenomegalie und Neutropenie FELTY-Syndrom (OMIM 134750). Meist sog. "seronegative" Formen, in chronische Rheumatoid-Arthritis übergehend.

Therapiemöglichkeiten
Medikamentöse Behandlung mit Basistherapeutika (Goldsalze, D-Penicillamin, Chlorochindiphosphat), analgetisch-antiphlogistischen Präparaten (Aminophenazon, Salizylate, Phenylbutazon, Indometazin, Ibuprofen, Diclofenac, Piroxicam, Kortikosteroide), Immunsuppressiva (Azothioprin, Cyclophosphamid, Amethopterin), sog. Immunmodulatoren (Levisamol) sowie chirurgische Eingriffe (Synovektomie und rekonstruktive Maßnahmen), Physio-, Ergo- und Kurorttherapie mit unterschiedlichem, meist unbefriedigendem Erfolg.

Häufigkeit und Vorkommen
In Europa im Erwachsenenalter Frequenz 5–20:1000, unter Kindern und Jugendlichen 2–8:100.000. 4–7% der Fälle beginnen vor dem 16. Lebensjahr. Regional unterschiedlich mit Nordwest-Südost-Gefälle in Europa. Bei Japanern und Afrikanern selten. Gynäkotropie 1:3. Überwiegend sporadisch.

Genetik
Beteiligung genetischer Faktoren unklar. Gesichert ist die hohe Assoziation mit HLA (DRB1, DRB4) und einem zweiten Genort im MHC-Bereich, besonders bei schweren Formen. Weitere beteiligte Genorte werden auf den Chromosomen 1, 2 (Interleukin1-Cluster in 2q13), 17 und X vermutet. Bei familiärer Häufung Umweltkomponente (noch unbekannte Noxen) im Sinne einer gemeinsamen Exposition nicht auszuschließen. Rheumafaktoren lassen sich z.T. auch bei

klinisch gesunden Verwandten von Merkmalsträgern nachweisen, wobei in einzelnen Sippen das familiäre Auftreten für autosomal dominant oder polygen bedingte Disposition spricht.

Familienberatung
Differentialdiagnose zu anderen Arthritisformen (Akutes rheumatisches Fieber, Kollagenosen, infektbedingte Arthritiden, Vaskulitiden, Agammaglobulinämie u.a.) erforderlich, siehe auch ▶ *Dysplasia spondyloepiphysaria tarda*. Früherkennung im Hinblick auf Therapieerfolge wichtig. Das empirische Risiko für Verwandte eines Merkmalsträgers ist gegenüber der Durchschnittsbevölkerung um das Doppelte erhöht, es liegt für Kinder eines HLA-DR4-Homozygoten bei durchschnittlich fast 50% (höher für Mädchen als für Knaben), von Heterozygoten bei 1:10.

Literatur
Barton, A., S.Eyre, A.Myerscough et al., High resolution linkage and association mapping identifies a novel rheumatoid arthritis susceptibility locus homologous to one linked to two rat models of inflammatory arthritis. Hum.Molec.Genet. *10* (2001) 1901–1906.

Gao, X., N.J.Olsen, T.Pincus and P.Stastny, HLA-DR alleles with naturally occurring amino acid substitutions and risk for development of rheumatoid arthritis. Arthritis Rheum. *33* (1990) 939–946.

Illonen, J., H.Reijonen, H.Arvilommi et al., HLA-DR antigens and HLA-DQ β-chain polymorphism in susceptibility to rheumatoid arthritis. Ann.Rheum.Dis. *49* (1990) 494–496.

Jawaheer, D., W.Li, R.R.Graham et al., Dissecting the genetic complexity of the association between human leukocyte antigens and rheumatoid arthritis. Am.J.Hum.Genet. *71* (2002) 585–594.

Leadbetter, E.A., L.R.Rifkin, A.M.Hohlbaum et al., Chromatin-IgG complexes activate B cells by dual engagement of IgM and Toll-like receptors. Nature *416* (2002) 603–607

McDaniel, D.O., R.T.Acton, B.O.Barger et al., Molecular genetic studies of rheumatoid arthritis. Am.J.Med. *85* (1988) 53–55.

Ten Wolde, S., F.C.Breedveld, R.R.P.Vries et al., Influence of non-inherited maternal HLA antigen on occurrence of rheumatoid arthritis. Lancet 1993/II 200-202.

Weyand, C.M. and J.J.Goronzy, The molecular basis of rheumatoid arthritis. J.Mol.Med. *75* (1997) 11–12.

OMIM 134750, 180300, 180330

Rhinitis pollinosa
▶ Atopien

Rhombencephalosynapsis

Schwere Hirnfehlbildung in Form von Vermis-Agenesie, Fusionen beider Kleinhirn-Hemisphären und z.T. auch der Nuclei dentati in der Mittellinie. Entwicklungsretardation und Oligophrenie je nach Umfang der Hirnanomalien. Leichte faziale Dysmorphien, Ataxie, Dysarthrie, Apraxie und weitere neurologische Ausfallserscheinungen. Intra vitam nur mit bildgebenden Verfahren erkennbar. Seit Erstbeschreibung 1914 über 20 ausschließlich sporadische Fälle bekannt. Autosomal dominante Neumutationen oder autosomal rezessiv? Differentialdiagnose zum ▶ *JOUBERT-Syndrom* und anderen Vermishypo- und -aplasie-Syndromen notwendig.

Literatur
Truwit, C.L., A.J.Barkovich, R.Shanahan and T.V.Maroido, MR imaging of rhombencephalosynapsis: report of three cases and review of the literature. A.J.N.R. *12* (1991) 957–965.

Romanengo, M., P.Tortori-Donati and M.Rocco, Rhombencephalosynapsis with facial anomalies and probable autosomal recessive inheritance: a case report. Clin.Genet. 52 (1997) 184–186.

RIBBING-Syndrom
▶ ENGELMANN-Syndrom

RIBBING-FAIRBANK-Syndrom
▶ Dysplasia epiphysaria multiplex

RICHARDS-RUNDLE-Syndrom
▶ Taubheit (Tab. V.D)

Riechfähigkeit
▶ Anosmie

RICHNER-HANHART-Syndrom
▶ Keratosis palmoplantaris circumscripta sive areata

RICKER-Syndrom
▶ Myopathie, proximale myotone

RIEGER-Syndrom,
Irido-Dentale Dysplasie, AXENFELD-Syndrom, RIEGER-AXENFELD-Syndrom

Genetisch bedingte mesodermale Hemmungsfehlbildung auf der Grundlage einer Genmutation. Der Basisdefekt betrifft beim RIEGER-Syndrom-I (RS1) ein Homeobox-Gen (*RIEG1, PTX2,*) und damit einen in den betroffenen Geweben (periokuläres und proximales Extremitäten-Mesenchym, Zahnleiste, Nabelschnur, Kieferepithel) embryonal exprimierten Transkriptionsfaktor (Solurshin) oder einen Forkhead-Transkriptionsfaktor (FOX-C1).

Krankheitswert
Angeborene Irisdysplasien in Form von Lochbildungen, Kolobomen, Hypoplasien mit langgezogener Pupille und Synechien. Mikrocornea. Dadurch und durch Verdickungen im Kammerwinkel-Bereich (SCHWALBEscher Grenzring) Glaukom. Unterschiedliche andere Anomalien der vorderen Augenkammer, seltener Mikrophthalmie. Zahnanomalien: Oligodontie, Mikrodontie, vor allem Fehlen der oberen Schneidezähne, Stellungsanomalien und Hypoplasie des Ober- und Unterkiefers. Störung der Nabelinvolution. Ossifikationsstörungen des Extremitätenskeletts. Mit eingeschränkter Augenbewegung (Abduzensparaese, Fibrose von Augenmuskeln), typischer flacher Fazies, Dysostosen und leichter Retardation der Entwicklung und Hydrozephalus: CHITTY-Syndrom (OMIM 109120).

Therapiemöglichkeiten
Symptomatische Korrekturen mit unbefriedigendem Erfolg.

Häufigkeit und Vorkommen
Meist familiär in aufeinanderfolgenden Generationen.

Genetik
Autosomal dominanter Erbgang. Heterogen und interfamiliär sehr variabel. Genorte: RS1 4q25 (*RIEG1, PITX2,* Pituitary Homeobox, OMIM 601542), Allelie zu einer Form der Irishypoplasie (▶ *Glaucoma simplex*) und zur Iridogonialen Dysgenesie (ohne extrazephale Symptome). RS2 ohne Nabelsymptomatik mit Schwerhörigkeit, eine Familie, 13q14 (*RIEG2,* eine Sippe, OMIM 601499), weitere Genorte in 6p25 (Forkhead Homolog-like *FKHL7 = FOX-C1,* OMIM 601090), RIEGER-AXENFELD-Syndrom oder -Anomalie ohne extraokuläre Symptomatik; 6q24 (*FOX-C2,* OMIM 602402)?; 11p13 (*PAX6,* OMIM 106210), Allelie mit der ▶ *Aniridie*. Intrafamiliär konstant bestehen teilweise weitere Anomalien: Myotonische Dystrophie; Faziale Dysmorphien; Endokrinopathien; Schwerhörigkeit; Hypertelorismus und geistige Retardation; angeborener Herzfehler; Anosmie und Schwerhörigkeit u.a. Fließende Übergänge zum ebenfalls autosomal dominant bedingten Syndrom der Dysgenesie des vorderen Augensegmentes (OMIM 107250, gleiche Region wie *RIEG1* auf dem langen Arm des Chromosoms 4 betroffen, contiguous gene syndrome). Siehe auch ▶ PETERS-*Plus-Syndrom;* ▶ *Glaukom.* CHITTY-Syndrom autosomal dominant, bisher eine Familie und ein sporadischer Fall bekannt.

Familienberatung
Charakterisierung einzelner Formen sowie Differentialdiagnose zum Katzenaugen-Syndrom und ▶ PÄTAU-*Syndrom* durch Chromosomenanalyse möglich. Siehe auch ▶ REESE-*Syndrom;* ▶ SHORT. Genaue familienanamnestische Erhebungen zur Feststellung des Erbganges und des Krankheitswertes wichtig. Von einer relativen intrafamiliären Konstanz der Merkmalsausprägung kann ausgegangen werden.

Literatur
Alward, W.L., E.V.Semina, J.W.Kalenak et al., Autosomal dominant iris hypoplasia is caused by a mutation in the RIEGER syndrome (*RIEG*/*PITX2*) gene. Am.J.Ophthal. 125 (1998) 98–100.

Amendt, B.A., L.B.Sutherland, E.V.Semina and A.F. Russo, The molecular basis of RIEGER syndrome. Analysis of *Pitx2* homeodomain protein activities. J.Biol.Chem. 273 (1998) 2066–2072.

Chitty, L.S., R.McCrimmon, I.K.Temple et al., Dominantly inherited syndrome comprising partially absent eye muscles, hydrocephaly, skeletal abnormalities, and a dinstinctive facial phenotype. Am.J.Med.Genet. *40* (1991) 417–420

Daele, S.van, R.N.Van Coster, F.Meire et al., Fibrotic eye muscles, AXENFELD anomaly, flat face, and mild developmental retardation: A new example of the CHITTY syndrome. Am.J.Med.Genet. *65* (1996) 205–208.

Legius, E., C.E.M. de Die-Schmulders, F.Verbraak et al., Genetic heterogeneity in RIEGER eye malformation. J.Med.Genet. *31* (1994) 340–341.

Lines, M.A., K.Kozlowski and M.A.Walter, Molecular genetics of AXENFELD-RIEGER malformations. Hum.Molec.Genet. *11* (2002) 1177–1184.

Nishimura, D.Y., R.E.Swiderski, W.L.M.Alward et al., The forkhead transcription factor gene *FKHL7* is responsible for glaucoma phenotypes which map to 6p25. Nature Genet. *19* (1998) 140–147.

Phillips, J.C., E.A.DelBono, J.L.Haines et al., A second locus for RIEGER syndrome maps to chromosome 13q14. Am.J.Hum.Genet. *59* (1996) 613–619.

Smith, R.S., A.Zabaleta, T.Kume et al., Haploinsufficiency of the transcription factors FOXC1 and FOXC2 results in aberrant ocular development. Hum.Molec.Genet. *9* (2000) 1021–1032.

OMIM 137600, 180500, 109120

Riesenthrombozyten-Syndrom
▶ BERNARD-SOULIER-Syndrom

Riesenzell-Chondrodysplasie
▶ Atelosteogenesis

Riesenzelldestruktion der Kieferknochen
▶ NOONAN-Syndrom

Riesenzellhepatitis
▶ Hämochromatose

Riesenzellhepatitis, neonatale
▶ Hepatitis neonatorum, familiäre

Rigid-Spine-Syndrom

1965 erstmalig beschriebene syndromatische Steifheit der überstreckten Wirbelsäule, meist mit Skoliose und Kontrakturen großer Gelenke. Erstmanifestation im Kindesalter. Mindestens 50 Fälle bekannt, familiäres Vorkommen spricht für autosomal rezessiven, weniger für X-chromosomalen Erbgang. Eigenständigkeit bzw. Einheitlichkeit des Syndroms und Abgrenzung einzelner Fälle gegenüber dem ▶ DREIFUSS-EMERY-*Syndrom* (HAUPTMANN-THANNHÄUSER-Syndrom) und anderen frühkindlichen autosomal rezessiven Muskeldystrophien unklar. Siehe auch ▶ *Muskeldystrophie, angeborene mit steifem Rücken.*

Literatur
Köhler, S., W.Kreß, T.Voit and T.Grimm, „Rigid-Spine-Syndrom". Ein eigenständiges Krankheitsbild. Med.Genet. *5* (1993) 326.

RILEY-DAY-Syndrom,
Dysautonomie (Hereditäre Sensorische und Autonome Neuropathie HSAN, Typ III)

Genetisch bedingte Dysautonomie auf der Grundlage einer Genmutation.
Der Basisdefekt betrifft eine verminderte Aktivität bzw. Phosphorylierung des IKB-Kinase assoziierten Proteins. Es bestehen Störungen der zentralen autonomen und der sensorischen Nervensysteme mit Schwinden der nichtmyelinisierten Neuronen. Der Zusammenhang zwischen Basisdefekt, Pathogenese und klinischer Symptomatik ist unklar.

Krankheitswert
Erstmanifestation des Leidens im Kindesalter. Periphere sensorische Neuropathie mit herabgesetzter Schmerzempfindung. Stark verminderte emotionale Tränensekretion, Speichelfluss. Neigung zu starkem Schwitzen. Gastrointestinale und respiratorische Komplikationen.

Vasomotorische und emotionale Instabilität. Oligophrenie. Skoliose. Lebenserwartung herabgesetzt (50% der Patienten erreichen das 30. Lebensjahr). Diagnostisch wichtig ist das Fehlen der Papillae fungiformes der Zunge. Reflexanomalien.

Therapiemöglichkeiten
Medikamentöse Behandlung (Azetylcholin, Betanechol, Urecholin) kann zur Besserung führen.

Häufigkeit und Vorkommen
Mit wenigen Ausnahmen nur bei Juden vorkommend (Foundereffekt bei Ashkenasim). Bei diesen Frequenz etwa 1:4.000, Genfrequenz 3%. Die wenigen Fälle bei Nichtjuden zeigen leichte Abweichungen in der klinischen Symptomatik.

Genetik
Autosomal rezessiver Erbgang. Leichte Manifestation bei Heterozygoten im Alter. Genort 9q31 (*DYS = IKBKAP,* IKAP, IKB-Kinase assoziiertes Protein).

Familienberatung
Differentialdiagnose zu ▶ *peripheren Neuropathien,* ▶ *Lakrimo-Aurikulo-Dento-Digitalem Syndrom,* ▶ SHY-DRAGER-*Syndrom* und zur ▶ *angeborenen Analgie* mit Hilfe des intradermalen Histamintestes und der Miosis nach lokaler Methylcholinchlorid-Gabe wichtig. Heterozygotennachweis und pränatale Diagnose molekulargenetisch möglich. Pharmakogenetische Besonderheiten bei der Applikation bestimmter Medikamente, vor allem von Katecholaminen, sind zu beachten.

Literatur
Anderson, S.L., R.Coli, I.W.Daly et al., Familial dysautonomia is caused by mutations of the IKAP gene. Am.J.Hum.Genet. *68* (2001) 753–758.
Blumenfeld, A., F.B.Axelrod, J.A.Trofatter et al., Exclusion of familial dysautonomia from more than 60% of the genome. J.Med.Genet. *30* (1993) 47–53.
Blumenfeld, A., S.A.Slaugenhaupt, F.B.Axelrod et al., Localization of the gene for familial dysautonomia on chromosome 9 and definition of DNA markers for genetic diagnosis. Nature Genet. *4* (1993) 160–164.
Maayan, Ch., E.Kaplan, Sh.Shachar et al., Incidence of familial dysautonomia in Israel 1977-1981. Clin.Genet. *32* (1987) 106–108.

Slaugenhaupt, S.A., A.Blumenfeld, S.P.Gill et al., Tissue-specific expression of a splicing mutation in the *IKBKAP* gene causes familial dysautonomia. Am.J.Hum.Genet. *68* (2001) 598–605.

OMIM 223900, 603722

RILEY-SMITH-Syndrom
▶ Makrozephalus;
▶ BANNAYAN-ZONANA-Syndrom

Rindenblindheit
▶ Amaurosis congenita

Ringelhaar
▶ Pili anulati

Rippen-Lücken-Syndrom
▶ Cerebro-Costo-Mandibuläres Syndrom

RITSCHER-SCHINZEL-Syndrom
▶ Dysplasie, Cranio-Cerebello-Cardiale

ROBERTS-Syndrom
▶ Pseudothalidomid-Syndrom

ROBIN-MILLER-BENSIMON-Syndrom
▶ Taubheit (Tab. III.L)

ROBINOW-Syndrom,
Fetal-face-Syndrom

Genetisch bedingter Komplex multipler Dysplasien auf der Grundlage einer Genmutation. Der Basisdefekt für die zunächst nicht in einen pathogenetischen Zusammenhang zu bringen-

Robinow-Syndrom

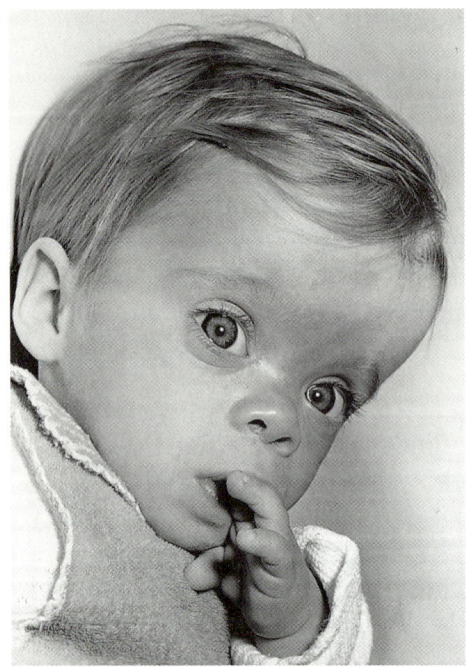
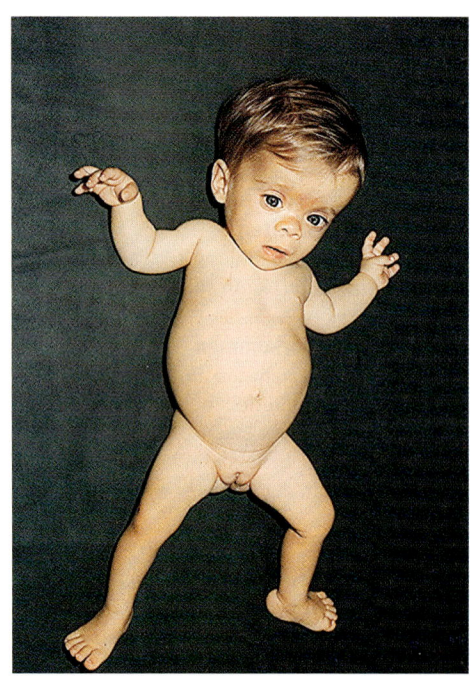

ROBINOW-Syndrom. "Fetale" Gesichtsform: Relativ großer Hirnschädel mit prominenter Stirn, kleinem dreieckigem Gesicht, weiten Lidspalten, eingezogener Nasenwurzel, aufgestellter Nase, kleinem dreieckigem Mund.

ROBINOW-Syndrom. Mesomele Mikromelie der oberen Extremitäten. Die im Alter von 7 Jahren erreichte Körperlänge betrug 87 Zentimeter.

den Fehlbildungen betrifft beim autosomal rezessiven Typ eine Rezeptor-Tyrosinkinase.

Krankheitswert
Während der ersten Lebensjahre manifest werdender Kleinwuchs. Mesomele Verkürzung vor allem der oberen Extremitäten. Leichte Kampomelie. Beim autosomal rezessiven Typ Skoliose durch Wirbelanomalien: Hemivertebrae, Wirbel- und Rippenfusionen, Brachydaktylie. Hypoplastisches Genitale im männlichen Geschlecht. Im Kindesalter bezogen auf die Körperlänge Makrozephalus mit gewölbter Stirn, Hypertelorismus, Mittelgesichtshypoplasie, Hypoplasie des Unterlides (Pseudoexophthalmos), weiten Lidspalten, dreieckigem Mund, Mikrogenie und kleiner Nase („Fetal Face"). Zahnfleischhyperplasie, Zahnstellungsanomalien, V-förmige, eingezogene Oberlippe. Im Erwachsenenalter Endgröße unwesentlich vermindert, Behinderung gering.

Therapiemöglichkeiten
Lediglich symptomatische Korrekturen möglich.

Häufigkeit und Vorkommen
Seit Erstbeschreibung 1969 über 100 z.T. familiäre Fälle bekannt, 1/4 der Fälle mit autosomal rezessivem Typ aus der Türkei, autosomal dominanter Typ gehäuft in der Karibik und in Japan.

Genetik
Autosomal dominanter (Form ohne Wirbelanomalien, generell leichtere Symptomatik) oder rezessiver Erbgang. Genorte: 7q32-qter (*ROR1*)?, rezessiver Typ 9q22 (*ROR2*), Allelie zur autosomal dominanten Brachydaktylie B. Siehe auch ▶ *Dysostose, spondylocostale.*

Familienberatung
Differentialdiagnose zu anderen mesomelen Kleinwuchs-Syndromen zu Omodysplasie und zum ▶ AARSKOG-*Syndrom* und bei der rezessiven Form zur spondylocostalen Dysplasie röntgenologisch wichtig. Ein Teil der Fälle hat charakteristische Spaltbildungen terminaler Phalangen der Finger und Zehen. Siehe auch ▶ LÉRI-WEILL-*Syndrom*; ▶ NIEVERGELT-*Syndrom.*

Literatur

Afzal, A.R., A.Rajab, C.D.Fenske et al., Recessive ROBINOW syndrome, allelic to dominant brachydactyly type B, is caused by mutation of *ROR2*. Nature Genet. *25* (2000) 419–423.

Aksit, S., H.Aydinlioglu, G.Dizdarer et al., Is the frequency of ROBINOW syndrome relatively high in Turkey? Four more case reports. Clin.Genet. *52* (1997) 226–230.

Balci, S., M.D.Ercal, B.Say and M.Atasü, ROBINOW syndrome: with special emphasis on dermatoglyphics and hand malformations (split hand). Clin.Dysmorphol. *2* (1993) 208–210.

Patton, M.A. and A.R.Afzal, ROBINOW syndrome. J.Med.Genet. *39* (2002) 305–310.

Robinow, M., The ROBINOW (fetal face) syndrome – a continuing puzzle. Clin.Dysmorph. *2* (1993) 199–207.

Schwabe, G.C., S.Tinschert, C.Buschow et al., Distinct mutations in the receptor tyrosine kinase gene *ROR2* cause brachydactyly type b. Am.J.Hum.Genet. *67* (2000) 822–831

Teebi, A.S., Autosomal recessive ROBINOW syndrome. Am.J.Med.Genet. *35* (1990) 64–68.

OMIM 180700, 268310

ROBINOW-SORAUF-Syndrom
▶ Akrozephalosyndaktylie (SAETHRE-CHOTZEN-Syndrom)

ROBINSON-MILLER-WIRTH-Syndrom
▶ Tricho-Dento-Ossäres Syndrom

ROCA-Syndrom
▶ Ptosis des Oberlides, familiäre

ROGERS-Syndrom
▶ Anämie, Thiamin-responsive

ROIFMAN-Syndrom

Von 5 männlichen Fällen beschriebenes Syndrom aus spondyloepiphysärer Dysplasie, Immundefizienz, kraniofazialer Dysmorphie, Retinadystrophie, Kleinwuchs, Gonadendysgenesie und Oligophrenie. Wahrscheinlich X-chromosomal rezessiv.

Literatur

Robertson, S.P., C.Rodda and A.Bankier, Hypogonadotrophic hypogonadism in ROIFMAN syndrome. Clin.Genet. *57* (2000) 435–438.

Roifman, C.M., Immunological aspects of a novel immune deficiency syndrome that includes antibody deficiency with normal immunoglobulins, spondyloepiphyseal dysplasia, growth retardation and developmental delay and retinal dysplasia. J.Allerg.Clin.Immunol. *2* (1997) 94–98.

ROMANO-WARD-Syndrom
▶ Taubheit mit Störung der Herzfunktion

v. ROMBERG-Krankheit
▶ Hemiatrophia faciei progressiva

ROSENBERG-CHUTORIAN-Syndrom
▶ Opticusatrophie, isolierte

ROSENTHAL-Syndrom
▶ Faktor-XI-Mangel

ROSENTHAL-KLÖPFER-Syndrom
▶ Cutis verticis gyrata

ROSENWATER-Syndrom
▶ Eunuchoidismus, familiärer

ROSSELLI-GULIENETTI-Syndrom
▶ Lippen-Kiefer-Gaumen-Spalte mit Spalthand und -fuß

ROSSI-Syndrom
▶ Pterygium-Syndrom

Rotblindheit

▶ Farbenblindheit, partielle

Röteln-Embryopathie,
GREGG-Syndrom

Embryopathisches Fehlbildungs-Syndrom auf vorwiegend exogener Grundlage.
Eine Rötelninfektion der Schwangeren mit Virämie kann in Abhängigkeit von der Schnelligkeit der Antikörperbildung zur Infektion der Plazenta und weiter über die Blutbahn auch des Embryos führen. Es kommt zu Zellteilungsstörungen und zu entzündlichen Reaktionen in den betroffenen Organen bzw. Organanlagen. Die späteren Fehlbildungen entstehen in Abhängigkeit von der Lokalisation und vom Stadium der Organogenese.

Krankheitswert
Angeboren. Katarakt, Mikrophthalmie und andere Augenanomalien. Ohrfehlbildungen mit Innenohrschwerhörigkeit oder Taubheit. Hemmungsfehlbildungen des Herzens, vor allem Ventrikel-Septum-Defekt. Dysplasien des distalen Extremitätenskeletts. Zahnanomalien. Gaumenspalte, geistige Retardation, epileptiforme Anfälle. Häufig Aborte oder Totgeburten. Hohe Letalität innerhalb des 1. Lebensjahres.

Therapiemöglichkeiten
Prophylaxe wichtig. Symptomatische Korrekturen mit unterschiedlichem Erfolg. Rehabilitationsmaßnahmen aussichtsreich.

Häufigkeit und Vorkommen
Sporadisch. Inzidenz von regionaler Frequenz der Rötelnerkrankungen abhängig.

Genetik
Ein Einfluss genetischer Faktoren ist bisher nicht bekannt.

Familienberatung
Das Risiko für das Kind ist abhängig vom Antikörpertiter der Mutter und vom Schwangerschaftsstadium bei der Infektion. Erfahrungsgemäß weisen 35% der Kinder schwere Fehlbildungen auf, wenn die Mutter innerhalb des 1. Trimenons an Röteln erkrankt. Eine Erkrankung während der 12.–16. Schwangerschaftswochen führt in 10% der Fälle zu Hördefekten und geistiger Retardation. Danach ist keine Schädigung des Kindes mehr zu erwarten. Die Auswirkungen einer Rötelninfektion unmittelbar vor und nach der Konzeption sind unklar. Eine Sicherheitsspanne von 2–4 Monaten wird deshalb empfohlen. Bei Rötelnkontakt Frühschwangerer sollten sofort Rötelnantikörper-Bestimmungen (Hämagglutinationstest) durchgeführt werden. Verdacht auf Erkrankung der Mutter und damit auf Gefährdung des Kindes besteht bei Anstieg des Titers von mindestens 1:16 auf höhere Titerstufen. Im Falle eines positiven Befundes sind speziellere immunologische Untersuchungen (Röteln-IgM) notwendig. Differentialdiagnose bei Säuglingen durch Virusnachweis aus Rachenabstrich und Liquor sowie anhand von Rubella-IgM-Antikörpern in Serum bzw. Nabelschnurblut. Prophylaxe durch Rötelschutzimpfung aller Mädchen, bei denen eine vorausgegangene Rötelninfektion nicht sicher ist, zu Beginn des Fortpflanzungsalters (nicht während der Schwangerschaft!) sollte durchgeführt werden. Reinfektionen nach überstandener Rötelninfektion bzw. Impfung sind selten, können aber nicht ausgeschlossen werden. Pränatale Diagnostik eventuell durch Virusnachweis und Immunglobulinbestimmung im fetalen Blut sowie molekulargenetisch durch Hybridisationstest auf Virus-RNA im Chorionbioptat möglich.

Literatur
Cradock-Watson, J.E., E.Miller et al., Detection of rubella virus in fetal and placental tissues and in the throats of neonates after serologically confirmed rubella in pregnancy. Prenatal Diagn. 9 (1989) 91–96.

Freij, B.J., M.A.South and J.L.Sever, Maternal rubella and the congenital rubella syndrome. Clin.Perinatol. 15 (1988) 247–257.

Jones, K.L., K.A.Johnson and C.D.Chambers, Offspring of women infected with varicella during pregnancy: A prospective study. Teratology 49 (1994) 29–32.

Saule, H., G.Enders, J.Zeller, and U.Bernsau, Congenital rubella infection after previous immunity of the mother. Eur.J.Pediat. 147 (1988) 195–196.

Rothaarigkeit
▶ Haar-/Hautfarbe (HCL2)

ROTHMUND-THOMSON-Syndrom,
ROTHMUND-Syndrom, THOMSON-Syndrom

Genodermatose auf der Grundlage einer Genmutation.
Der zugrunde liegende Basisdefekt betrifft einen DNA-Reparaturdefekt durch verminderte Aktivität einer nukleären Helicase (RECQL4, RECQ4), was die genomische Instabilität und die dadurch bedingte klinische Symptomatik erklärt.

Krankheitswert
Erstmanifestation der Hauterscheinungen (Atrophie, Pigmentanomalien, Teleangiektasien) im 1. Lebensjahr. Vorzeitiges Ergrauen und Ausfall des Haares. Im Erwachsenenalter in einigen Fällen warzige Hyperkeratosen, zur malignen Entartung neigend, Nageldystrophien, Mikrodontie, Kariesneigung, Extremitätenreduktionsfehlbildungen. Hypogonadismus, Ovarialinsuffizienz durch Gonadotropinresistenz, primäre Amenorrhoe. Vorzeitige Arteriosklerose, Kleinwuchs. Das ROTHMUND-Syndrom unterscheidet sich vom THOMSON-Syndrom vor allem durch im 4.–6. Lebensjahr auftretende Katarakte und eine angeborene Sattelnase. Die Grenzen verwischen sich jedoch vielfach, so dass beide Syndrome meistens zu einem zusammengefasst werden. Lebenserwartung leicht vermindert. Beim Typ THOMSON Neigung zu Malignomen, vor allem Osteosarkomen.

Therapiemöglichkeiten
Symptomatische Behandlung unbefriedigend. Lichtschutz der Haut notwendig.

Häufigkeit und Vorkommen
Seit 1868 mehr als 200 Fälle in der Literatur beschrieben, von denen die meisten europäischer Herkunft sind. Für einen Teil der amerikanischen Familien mit dem Typ ROTHMUND lässt sich eine Abstammung von Walsertaler Mennoniten nachweisen, zu denen auch die ursprünglich von ROTHMUND (1868) beschriebene Familie gehörte. Gynäkotropie 1:2.

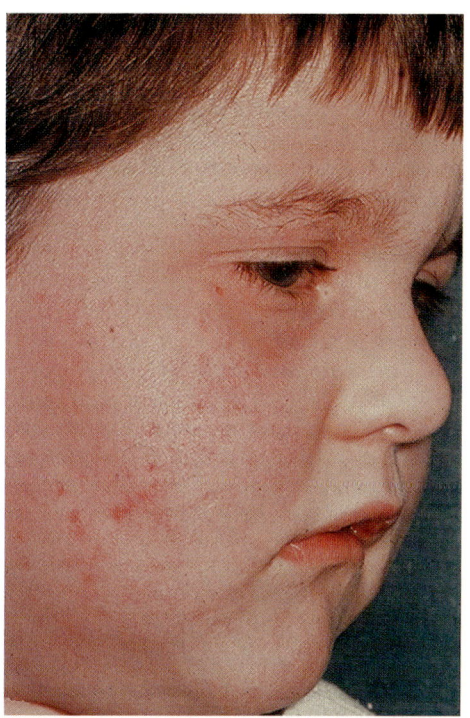

ROTHMUND-THOMSON-Syndrom. Frühes Krankheitsstadium: Marmorierte Erytheme, Teleangiektasien und punktförmige Atrophien im Bereich der Wangen. (U.W. Schnyder)

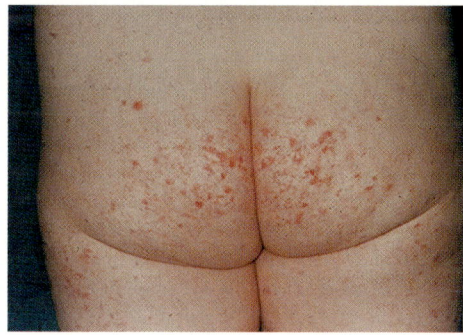

ROTHMUND-THOMSON-Syndrom. Hauterscheinungen im Bereich der Nates. (U.W. Schnyder)

Genetik
Autosomal rezessiver Erbgang. Genort 8q24.3 (*RECQ4*, OMIM 603780). Wahrscheinlich herabgesetzte Penetranz im männlichen Geschlecht. Expressivität bei beiden Geschlechtern gleich variabel. Von einigen Autoren wird eine von WODNIANSKY beschriebene Kombination von Poikilodermie mit Skelettanomalien, Klein-

wuchs und geistiger Retardation in 2 Generationen als 3. Typ zum ROTHMUND-THOMSON-Syndrom gestellt. Ebenfalls autosomal dominant ist ein Syndrom aus Poikilodermie, Alopezie, Retrogenie und Spalt-(Cleft)Gaumen (PARC). Siehe auch ▶ *BLOOM-Syndrom* (*RECQ2*); ▶ *WERNER-Syndrom* (*RECQ3*).

Familienberatung
Nachweis molekulargenetisch und anhand der Chromosomeninstabilität in kultivierten, UV-bestrahlten Lymphozyten. Charakteristische Chromosomenbrüche bei Heterozygoten nicht induzierbar. Gelegentlich in den Familien auftretende Teilsymptome (Kleinwuchs) können nicht als Anhaltspunkte für Heterozygotie gewertet werden. Besondere medizinische Betreuung betroffener Familien ist notwendig.

Literatur
Der Kaloustian, V.M., J.J.McGill, M.Vekemans and H.R.Kopelman, Clonal lines of aneuploid cells in ROTHMUND-THOMSON syndrome. Am.J.Med.Genet. *37* (1990) 336–339.

Kitao, S., N.M.Lindor, M.Shiratori et al., ROTHMUND-THOMSON syndrome responsible gene, *RECQL4*: Genomic structure and products. Genomics *61* (1999) 268–276.

Lindsor, N.M., E.M.G.Devries, V.V.Michels et al., ROTHMUND-THOMSON syndrome in siblings: evidence for acquired in vivo mosaicism. Clin.Genet. *49* (1996) 124–129.

Pujol, L.A., R.P.Erickson, R.A.Heidenreich and C.Cunniff, Variable presentation of ROTHMUND-THOMSON syndrome. Am.J.Med.Genet. *95* (2000) 204–207.

Vennos, E.M., M.Collins and W.D.James, ROTHMUND-THOMSON syndrome: Review of the world literature. J.Am.Acad.Dermatol. *27* (1992) 750–762.

Verloes, A., M.Soyeur-Broux, J.Arrese-Estrada et al., Poikiloderma, alopecia, retrognathism and cleft palate: the PARC syndrome. Is this an undescribed dominantly inherited syndrome? Dermatologica *181* (1990) 142–144.

Wang, l.L., K.Worley, A.Gannavarapu et al., Intron-size constraint as a mutational mechanism in ROTHMUND-THOMSON syndrome. Am.J.Hum.Genet. *71* (2002) 165–167.

OMIM 268400

ROTOR-Syndrom,
idiopathische Hyperbilirubinämie Typ ROTOR, Hyperbilirubinämie Typ III

Genetisch bedingte Stoffwechselstörung auf der Grundlage einer Genmutation.
Es bestehen eine verminderte Aktivität der Leber-Glutathion-S-Transferase in den Hepatozyten und damit eine herabgesetzte Sekretionsfähigkeit für konjugiertes Bilirubin, das ins Plasma und in den Urin gelangt. Im Unterschied zum ▶ *DUBIN-JOHNSON-Syndrom* kommt beim R. kein lipochromes braunes Pigment in der Leber vor.

Krankheitswert
Nichthämolytischer Ikterus (konjugiertes Bilirubin im Blut), verstärkt bei Infektionskrankheiten. Keine subjektiven Beeinträchtigung.

Therapiemöglichkeiten
Keine spezielle Therapie notwendig.

Häufigkeit und Vorkommen
Bisher nur wenige Fälle publiziert.

Genetik
Autosomal rezessiver Erbgang. Allelie zum ▶ *DUBIN-JOHNSON-Syndrom*?

Familienberatung
Nachweis und Heterozygoten-Test anhand einer erhöhten Koproporphyrin-I-Ausscheidung im Urin. Differentialdiagnose zu ikterischen Erscheinungen anderer Genese (Leberkrebs; unkonjugierte Hyperbilirubinämien ▶ *CRIGLER-NAJJAR-Syndrom* und ▶ *GILBERT-LEREBOULLET-Syndrom*; Blutgruppenunverträglichkeit) wichtig. Die Prognose kann als günstig eingeschätzt werden.

Literatur
Adachi, Y. and T.Yamamoto, Partial defect in hepatic glutathione S-transferase activity in a case of ROTOR's syndrome. Gastroenterol. *22* (1987) 34–38.

Nowicki, M.J. and J.R.Poley, The hereditary hyperbilirubinaemias. Baillere´s Clin.Gastroenterol. *12* (1998) 355–367.

OMIM 237450

ROUSSY-LÉVY-Syndrom,
areflektorische Dysstasie

Spinocerebelläre Ataxie auf der Grundlage einer Genmutation.
Es handelt sich um eine Polyneuropathie mit veränderter Proteinzusammensetzung des Myelins. Betroffen sind das periphere Myeloprotein 22 (PMP22, OMIM118220) oder 0 (PMP0, OMIM 159440). Dadurch kommt es zur Degeneration peripherer Nerven und Vorderhornzellen, woraus sich die klinische Symptomatik z.T. erklärt.

Krankheitswert
Erstmanifestation meist im frühen Kindesalter. Leichte cerebelläre Ataxie mit Unsicherheit im Gehen. Reflexanomalien. Sensibilitätsverlust. Im Erwachsenenalter stationär bis auf eine leichte Muskelatrophie vor allem an den Unterschenkeln (Peroneus), der ▶ neuralen Muskelatrophie vergleichbar. Hohlfuß, Hand-Tremor. Im Vergleich zu anderen Ataxien wenig Beeinträchtigung, keine cerebelläre Symptomatik. Lebenserwartung kaum herabgesetzt. Klinische Abgrenzung zu allelen Myelopathien (▶ Muskelatrophie, neurale, peroneale; ▶ Neuropathie, hypertrophische progressive, Typ DÉJÉRINE-SOTTAS) anhand der Ataxie und einer leichteren Symptomatik.

Therapiemöglichkeiten
Medikamentös mit Anticholinesterase-, Aminosäuren- und Vitamin-B-Präparaten. Außerdem physiotherapeutische und orthopädische Maßnahmen zufriedenstellend.

Häufigkeit und Vorkommen
Seit Erstbeschreibung 1926 außer sporadischen Fällen etwa 25 größere Familien beschrieben.

Genetik
Autosomal dominanter Erbgang. Genorte: 17p11.2-12 (*PMP22*); 1q21.3-23 (*PMP0*), Allelie zur ▶ Polyneuropathie mit Druckparesen, zur ▶ neuralen peronealen Muskelatrophie Typen IA und IB und zur ▶ hypertrophischen Neuropathie DÉJÉRINE-SOTTAS.

Familienberatung
Differentialdiagnose zu anderen ▶ Ataxien, ▶ Neuropathien und ▶ Muskelatrophien wichtig, meist schon aufgrund der positiven Familienanamnese in Kombination mit dem niedrigen Erstmanifestationsalter und dem klinischen Bild möglich. Nachweis molekulargenetisch möglich.

Literatur
Aksu, P., H.J.Christen und F.Hanefeld, Progrediente und distale Muskelatrophie – Differentialdiagnostische Überlegungen zum ROUSSY-LÉVY-Syndrom. Klin.Pädiat. 198 (1986) 114–118.

Auer-Grumbach, M., S.Strasser-Fuchs, K.Wagner et al., ROUSSY-LEVY syndrome is a phenotypic variant of CHARCOT-MARIE-TOOTH syndrome 1A associated with a duplication on chromosome 17p11.2. J. Neurol.Sci. 154 (1998) 72–75.

Schöls, L., M.W.Sereda and K.-A.Nave, Hereditäre Neuropathien. In: Rieß, O. und L.Schöls (Hrsg.), Neuogenetik. Molekulargenetische Diagnostik neurologischer und psychiatrischer Erkrankungen 2. Aufl., W. Kohlhammer Stuttgart 2002, S. 452.

OMIM 180800

ROWLEY-Syndrom
▶ Schwerhörigkeit mit Präaurikularfisteln

RUBINSTEIN-TAYBI-Syndrom

Genetisch bedingte Entwicklungsstörung auf der Grundlage einer Genmutation.
Der Basisdefekt besteht in der Synthesestörung des cAMP-regulierten (Enhancer)-Bindungsproteins (CREB) mit Histon-Acyltransferase-Aktivität, das in phosphorylierter Form als Transkriptionsfaktor bzw. als Koaktivator bei der cAMP-regulierten Genexpression wirkt. Der Zusammenhang mit der klinischen Symptomatik ist unklar.

Krankheitswert
Angeborene kraniofaziale Dysmorphie mit antimongoloider Lidachsenstellung und charakteristisch gebogener Nase. Breite Daumenendglieder und Großzehen. Mikrozephalus. Kleinwuchs. Retardation der Entwicklung, Oligophrenie. Neigung zu Keloiden. Wirbelanomalien. Pulmonalstenose. Obstipationen. Charakteristischer Gang. Teilweise Schalskrotum und Maldescensus testis.

Therapiemöglichkeiten
Korrektur einiger Dysplasien möglich.

Rubinstein-Taybi-Syndrom

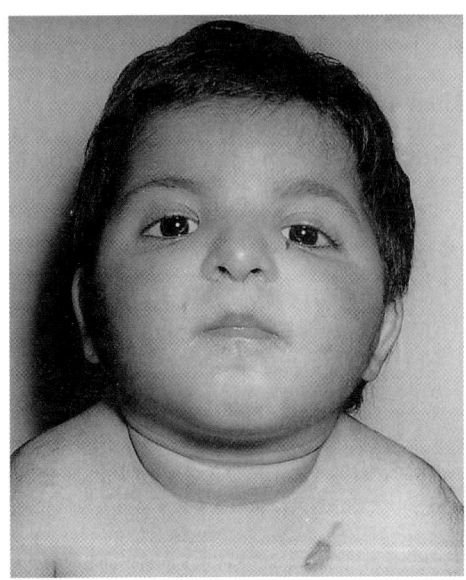

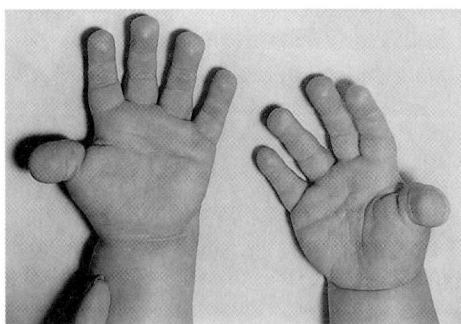

RUBINSTEIN-TAYBI-Syndrom. Radial abgewinkelte breite Daumen. (L. Borbolla)

RUBINSTEIN-TAYBI-Syndrom. Mikrozephalus, auffallende Fazies: Antimongoloide Lidachsenstellung, Epikanthus, breite Nasenwurzel, vorspringender Nasensteg. (L. Borbolla)

Kriterium gewertet werden (s.a. ▶ *Akrozephalosyndaktylie Typ V*). Ein zytogenetischer Nachweis einer Mikrodeletion sollte in jedem Fall versucht werden. Differentialdiagnose zu ▶ *Oto-Palato-Digitalem Syndrom*, ▶ *Floating-Harbor-Syndrom* und ▶ *LARSEN-Syndrom* notwendig. Empirisches Wiederholungsrisiko für Geschwister eines Merkmalsträgers 1%.

Häufigkeit und Vorkommen

Seit Erstbeschreibung 1957 ca. 600 Fälle von allen großen Rassen bekannt. Von 4 Kindern von Merkmalsträgern hatten 2 ebenfalls ein R. In 12 von 13 eineiigen Zwillingen Konkordanz.

Genetik

Es besteht eine dominante Genmutation oder eine Mikrodeletion in der Chromosomenregion 16p13.3 (*CREB*) unter unterschiedlicher Einbeziehung benachbarter Gene im Sinne eines contiguous gene syndrome, was die Variabilität der klinischen Symptomatik (RUBINSTEIN-artiges Syndrom mit normaler Intelligenz) erklärt. Bei nicht nachweisbarer Mikrodeletion vermutet man autosomal dominante Punktmutationen, Mosaike, Heterogenie oder Phänokopie. Wesentliche Unterschiede zwischen Fällen mit und ohne nachweisbare Mikrodeletion: Mikrozephalus, partielle Duplikation der Großzehe, Anomalien des Basisgelenkes von Daumen und Großzehe.

Familienberatung

Gelegentliche Mikrosymptome (charakteristische Morphologie der Daumen, Oligophrenie) in der Verwandtschaft. Breite Daumen und Großzehen können aber nicht immer als diagnostisches

Literatur

Ghanem, Q. and S.Dawod, Monozygotic twins concordant for RUBINSTEIN-TAYBI syndrome. Clin. Genet. *37* (1990) 429–434.

Hennekam, R.C.M., RUBINSTEIN-TAYBI syndrome: a history in pictures. Clin.Dysmorphol. *2* (1993) 87–92.

Hennekam, R.C.M., E.J.P.Lommen, J.L.M.Strengers et al., RUBINSTEIN-TAYBI syndrome in a mother and son. Eur.J.Pediat. *148* (1989) 69–82.

Hennekam, R.C.M., M.Tilanus, B.C.J.Hamel et al., Deletion at chromosome 16p13.3 as a cause of RUBINSTEIN-TAYBI syndrome: Clinical Aspects. Am.J.Hum.Genet. *52* (1993) 255–262.

Murata, T., R.Kurokawa, A.Krones et al., Defect of histone acetyltransferase activity of the nuclear transcriptional coactivator CBP in RUBINSTEIN-TAYBI syndrome. Hum.Mutat.Genet. *10* (2001) 1071–1076.

Rubinstein, J.H., Broad thumb-hallux (RUBINSTEIN-TAYBI) syndrome 1957-1988. Am.J.Med.Genet. *6/* Suppl. (1990) 3–16.

Stevens, C.A., J.C.Carey and B.L.Blackburn, RUBINSTEIN-TAYBI syndrome: A natural history study. Am.J.Med.Genet. *6/* Suppl. (1990) 30–37.

OMIM 180849, 180850, 600140

RUD-Syndrom
(unter Mitarbeit von Voss, Leinefelde)

Genetisch bedingte neuroektodermale Dysplasie auf der Grundlage einer Genmutation.
Gehört zum Formenkreis der Neuroichthyosen. Wahrscheinlich handelt es sich um ein heterogenes Krankheitsbild mit den Symptomen Hypogonadismus und Ichthyose, dessen Eigenständigkeit angezweifelt wird. Beziehungen zum ▶ SJÖGREN-LARSSON-Syndrom und zur ▶ Ichthyosis congenita unklar, teilweise wird Identität angenommen.

Krankheitswert
Erstmanifestation klinischer Erscheinungen im 1. Lebensjahr. Ichthyose, Pseudoacanthosis nigricans. Palmoplantare Hyperkeratose und Hyperhidrose. Meist epileptische Anfälle. Schwere Oligophrenie, Hypophysenfunktionsstörung mit Eunuchoidismus, Hypogonadismus und Fehlen der Axillar- und Schambehaarung. Leichte Muskelatrophien und Polyneuritis. Retinopathia pigmentosa mit Visusverlust.

Therapiemöglichkeiten
Außer symptomatischer Behandlung nichts bekannt.

Häufigkeit und Vorkommen
Seit Erstbeschreibung 1927 bis 1983 28 Fälle publiziert. Androtropie 2:1.

Genetik
Offenbar heterogen. Autosomal rezessiv, Allelie mit dem ▶ SJÖGREN-LARSSON-Syndrom in 17p11.2 (FADH)? Für einige Fälle auch X-chromosomaler rezessiver Erbgang vermutet, Genort Xp22.3, in der Nähe der Gene für X-chromosomal rezessive Ichthyose, Retinopathia pigmentosa und für Chondrodysplasia punctata (gemeinsames Symptom: Ichthyose), contiguous gene syndrome?

Familienberatung
Differentialdiagnose zum ▶ REFSUM-Syndrom, zum ▶ SJÖGREN-LARSSON-Syndrom und zu anderen Formen der Ichthyose wichtig. Heterozygotennachweis nur bei der X-chromosomalen Form möglich.

Literatur
Münke, M., K.Kruse, M.Goos et al., Genetic heterogeneity of the ichthyosis, hypogonadism, mental retardation and epilepsy syndrome: clinical and biochemical investigations on two patients with RUD syndrome and review of the literature. Eur.J.Pediat. *8* (1983) 8–13.

Rajagopalan, B., Non-bullous ichthyosiform erythroderma associated with retinitis pigmentosa. Am.J.Med.Genet. *99* (2001) 181–184.

Traupe, H., Ichthyosis and hypogonadism: reflections on the so-called RUD's syndrome. In: The Ichthyoses: A Guide to Clinical Diagnosis, Genetic Counselling, and Therapy. Springer-Verl. Heidelberg, New York 1989.

OMIM 308200

RÜDIGER-Syndrom
▶ Lippen-Kiefer-Gaumen-Spalte mit Spalthand und -fuß

RUSSELL-Syndrom
▶ SILVER-Syndrom

RUTHERFORD-Syndrom
▶ Zahnretention, multiple familiäre

RUTLEDGE-Syndrom
▶ SMITH-LEMLI-OPITZ-Syndrom

Rutilismus
▶ Haar-/Hautfarbe

RUVALCABA-MYHRE-SMITH-Syndrom
▶ Makrozephalus;
▶ BANNAYAN-ZONANA-Syndrom

S

Sabina-Haar-Syndrom
▶ BIDS-Syndrom

Saccharose-Isomaltose-Intoleranz,
Disaccharid-Intoleranz I

Kombinierte Enzymdefekte auf der Grundlage einer Genmutation.
Es besteht ein Mangel mehrerer intestinaler Disaccharidasen (Isomaltase bzw. Saccharase-Isomaltase) durch Synthese- oder Transportdefekt in den intestinalen Bürstensaum. Dadurch können aus der Nahrung stammende Saccharose sowie geringe Mengen beim Stärkeabbau entstehender Isomaltose nicht weiter abgebaut und resorbiert werden. Es kommt zur bakteriellen Zersetzung und damit durch Reizung der Darmschleimhaut zu den klinischen Erscheinungen.

Krankheitswert
Erstmanifestation am Ende der Stillzeit. Diarrhoe, Gedeihstörungen. Wachstumsretardation. Malabsorptionssymptome. Vom 4. Lebensjahr an spontane Besserung bis zur Normalisierung. Bei einem spätmanifesten Typ leichterer Verlauf mit Diarrhoe im Erwachsenenalter bei Belastung.

Therapiemöglichkeiten
Saccharose-freie Diät im frühen Kindesalter, eventuell Gaben von Hefe (Saccharase-reich). Später normale Nahrung meist möglich. Stärke in normalen Mengen wird vertragen.

Häufigkeit und Vorkommen
Sporadische und Geschwisterfälle. Gehäuft bei Eskimos (Frequenz regional bis 1:10).

Genetik
Wahrscheinlich heterogen. Autosomal rezessiver Erbgang. Genort 3q25-26 (*SI*). Das kombinierte Fehlen der Aktivität mehrerer Enzyme auf monogener Grundlage ist genetisch verschieden zu interpretieren (gemeinsamer Hemmfaktor oder Regulator?, Fehlen einer gemeinsamen Komponente?, ein Enzymprotein mit verschiedenartigen Aktivitäten bzw. Domänen?), ohne dass in diesem Fall schon zugunsten einer Erklärungsmöglichkeit entschieden werden kann.

Familienberatung
Nachweis anhand der Blut-Fruktose-Kurve nach Saccharose-Belastung und der Enzymbestimmung in Dünndarmschleimhautbioptaten. Früherkennung, sofortige Ernährungsumstellung und Aufklärung notwendig. Unter diesen Voraussetzungen gute Prognose.

Literatur
Birkenmeier, E.H., L.B.Rowe, L.L.Leeper and S.J.Henning, The Sucrase-Isomaltase structural gene (Si-s) and a regulatory gene (Si-r) are closely linked to esterase-26 (Es-26) on mouse chromosome 3. Genome *4* (1993) 531–536.

Gudmand-Hoyer, E., H.J.Fenger, P.Kern-Hansen and P.Rorbaek Madsen, Sucrase deficiency in Greenland. Incidence and genetic aspects. Scand.J.Gastroenterol. *22* (1987) 24–28.

Naim, H.Y., J.Roth, E.E.Stercchi et al., Sucrase-isomaltase deficiency in humans. Different mutations disrupt intracellular transport, processing, and function of an intestinal brush border enzyme. J.Clin.Invest. *82* (1988) 667–679.

West, L.F., M.B.Dabis, F.R.Green et al., Regional assignment of the gene coding for human sucrase-isomaltase (SI) to chromosome 3q25-26. Ann.Hum.Genet. *52* (1988) 57–61.

OMIM 222900

SAETHRE-CHOTZEN-Syndrom
▶ Akrozephalosyndaktylie

Sakro-Kokzygeale Agenesie
▶ Kaudale Dysplasie

Sakrum-Defekte, komplexe
▶ CURRARINO-Triade

SALAMON-Syndrom
▶ Wollhaare

SALDINO-NOONAN-Typ der Thoraxdystrophie
▶ Thoraxdystrophie-Polydaktylie-Syndrom

Salla-Krankheit
▶ Sialurie

SALONEN-HERVA-NORIO-Syndrom
▶ Hydrolet(h)alus-Syndrom

SANDHOFF-Syndrom
▶ GM$_2$-Gangliosidose

SANDROW-Syndrom,
LAURIN-SANDROW-Syndrom,
Spiegel-Polydaktylie

Von mehreren Sippen und Einzelfällen (zuammen 9 Fälle) beschriebener autosomal dominant bedingter Fehlbildungskomplex aus spiegelbildlicher Poly(syn)daktylie an Händen und/oder Füßen (jeweils 9 Zehen und Finger), Dimelie von Fibula und Ulna bei Hypo- oder Aplasie von Tibia und Radius, sowie Dysplasie der Columella mit Vertiefung in der Nasenspitze und Hypoplasie der Nares. Arthrosen und zahlreiche andere fakultative Auffälligkeiten. Genetische Beziehungen zum Tibia-Hemimelie-Polysyndaktylie-Daumentriphalangie-Komplex (▶ *Daumen, triphalangealer*; ▶ *HAAS-Syndrom*; ▶ *Tibia-Aplasie*) unklar, Allelie in 7q36 (*HOXD13?*) oder *HOXB8*-Mutation? Aufgrund eines Translokationsbruchpunktes ein Genort in 14q13 vermutet.

Literatur
Hatchwell, E. and N.Dennis, Mirror hands and feet: a further case of LAURIN-SANDROW syndrome. J.Med.Genet. *33* (1996) 426–428.
Kantraputra, P.N., LAURIN-SANDROW syndrome with additional associated manifestations. Am.J.Med.Genet. *98* (2001) 210–215.
Martínez-Frías, M.L., M.Alcaraz, P.Espejo et al., LAURIN-SANDROW syndrome (mirror hands and feet and nasal defects): description of a new case. J.Med.Genet. *31* (1994) 410–412.

OMIM 135750

SANFILIPPO-Syndrom
▶ Mukopolysaccharidose Typ III

SANJAD-SAKATI
▶ Hypoparathyreodismus, primärer isolierter;
▶ KENNY-Syndrom

Sarcoma idiopathicum multiplex haemorrhagicum KAPOSI
▶ KAPOSI-Syndrom

Sarkoidose
▶ Morbus BOECK

Sarkosinämie
▶ Hypersarkosinämie

Satoyoshi-Syndrom

Bisher bis auf drei Ausnahmen von Nichteuropiden beschriebene Kombination aus progredienten, schmerzhaften intermittierenden Spasmen, Malabsorptions-Symptomatik, Amenorrhoe und anderen endokrinen Ausfallserscheinungen, Alopezie, Kleinwuchs und sekundären Skelettauffälligkeiten. Ursache unbekannt.

Literatur
Ehlayel, M.S. and Y.Lacassie, SATOYOSHI syndrome: An unusual postnatal multisystemic disorder. Am. J.Med.Genet. 57 (1995) 620–625.

Satoyoshi, E. and K.Yamada, Recurrent muscle spasms of central origin: a report of two cases. Arch.Neurol. 16 (1967) 254–267.

OMIM 600705

Say-Syndrom

Von seit Erstbeschreibung 1975 2 Familien und 3 isolierten Fällen bekannte Kombination aus primordialem Kleinwuchs mit verzögertem Knochenalter, Brachydaktylie, Mikrozephalie, Gaumenspalte, großen Ohren und Nierenanomalien. Autosomal dominant?

Literatur
Abu-Libdeh, B., A.Fujimoto, M.Ehinger et al., Syndrome of cleft palate, microcephaly, large ears, short stature (SAY syndrome). Am.J.Med.Genet. 45 (1993) 358–360.

OMIM 181180

SBLA-Syndrom
▶ Krebs-Familien-Syndrom

SC-Syndrom
▶ Pseudothalidomid-Syndrom

Scheie-Syndrom
▶ Mukopolysaccharidose Typ I

Schereschewskij-Turner-Syndrom
▶ Ullrich-Turner-Syndrom

Scheuermann-Krankheit,
Morbus SCHEUERMANN, Osteochondrosis spinalis adolescentium, Adoleszentenkyphose

Form der aseptischen Knochennekrose unklarer Ätiologie.
Es besteht eine Wachstumsstörung an der Bandscheibengrenze vorwiegend von Brustwirbeln. Pathogenese und Basisdefekt sind unbekannt.

Krankheitswert
Während der Pubertät bis zum Wachstumsabschluss vor sich gehende irreversible schmerzhafte Veränderung der Wirbelkörper. Bildung von Keilwirbeln und Bandscheibenvorfall führen zu juveniler Kyphose und eingeschränkter Belastbarkeit der Wirbelsäule. Meistens unbemerkt bestehend.

Therapiemöglichkeiten
Krankengymnastik bei Früherkennung aussichtsreich. Redression der Kyphose (Rumpfgips, Korsett) langwierig. Bei starker Progredienz chirurgische Behandlung notwendig.

Häufigkeit und Vorkommen
Frequenz etwa 8%, Androtropie. Deshalb und wegen diagnostischer Schwierigkeiten nach Abschluss des Prozesses vor allem bei leichtem Verlauf Familiarität schwer einschätzbar. Sippen mit Merkmalsträgern in mehreren Generationen jedoch bekannt.

Genetik
Die Art des familiären Vorkommens lässt auf eine heterogene, z.T. autosomal dominante Grundlage schließen, wobei sich ein autosomal dominantes Hauptgen nur zu höchstens 50% im weiblichen Geschlecht manifestiert und idiopathische Skoliose als genetisches Äquivalent sowie exogene Faktoren wie Überbelastung bei verminderter Belastbarkeit verstärkend wirken.

Familienberatung
Frühdiagnose wichtig, jedoch wegen der geringen röntgenologischen Auffälligkeiten zunächst

erschwert. Bei Kindern und Geschwistern eines Merkmalsträgers sollte gezielt untersucht werden. Im fortgeschrittenen Stadium Nachweis anhand von typischen SCHMORLschen Knorpelkörperchen an den Wirbelkörperdeckplatten. Befreiung vom Schulsport sollte so weit wie möglich vermieden werden, da Bewegung den Grad der Behinderung mildern soll. Auch Leistungssportler können eine Sch. haben, wobei allerdings einseitige Belastung der Wirbelsäule nachteilig wirkt.

Literatur
Axenovich, T.I., A.M.Zaidman, I.V.Zorkoltseva et al., Segregation analysis of SCHEUERMANN disease in ninety families from Sibiria. Am.J.Med.Genet. *100* (2001) 275–279.
Findley, A., A.N.Connor and J.M.Connor, Dominant inheritance of SCHEUERMANN's juvenile kyphosis. J.Med.Genet. *26* (1989) 400–403.
McKenzie, L. and D.Sillence, Familial SCHEUERMANN disease: a genetic and linkage study. J.Med.Genet. *29* (1992) 41–45.
Nielsen, O.G. and P.Pilgaard, Two hereditary spinal diseases producing kyphosis during adolescence. Acta Paediat.Scand. *76* (1987) 133–136.

OMIM 181440

SCHEUTHAUER-MARIE-SAINTON-Syndrom
▶ Dysplasia cleidocranialis

Schiefhals
▶ Torticollis

SCHILBACH-ROTT-Syndrom
▶ Gaumenspalte ohne Lippen- und Kieferspalte

Schilddrüsenadenom, familiäres
▶ Adenomatose, endokrine, Typ II

Schilddrüsenagenesie
▶ Athyreose

Schilddrüsen-Hormon-Resistenz
▶ Struma, euthyreote, infolge Endorganresistenz;
▶ Athyreose

Schilddrüsenkarzinom, medulläres
▶ Adenomatose, endokrine familiäre, Typ II

SCHILDER-ADDISON-Syndrom
▶ Adrenoleukodystrophie

SCHIMKE-Syndrom,
Immuno-ossäre Dysplasie

Angeborene spondylo-epiphysäre Dysplasie, Lymphopenie, Störung der zellulären Immunität (T-Zell-Defekt), Hypothyreose, typische Fazies, multiple Lentigines, Kleinwuchs, durch Arteriosklerose und Gefäßfehlbildungen Neigung zu zerebralen Infarkten und progredienter Niereninsuffizienz (Glomerulosklerose). Nierendialyse noch im Kindesalter, später Transplantation notwendig. Tod bei der angeborenen Form meist im Kindesalter, juvenile Form mit etwas besserer Prognose. Geistige Entwicklung normal. Seit Erstbeschreibung 1976 über 25 sporadische und Geschwisterfälle bekannt, autosomal rezessiver Erbgang. Genort 2q35 (*SMARCAL1*, **S**WI/**S**NF2-related, **M**atrix-associated, **A**ctin-dependent **R**egulator of **C**hromatin, **a**-like **1**), Allele unterschiedlich schwerer Formen bei relativer intrafamiliärer Konstanz der Merkmalsausbildung.

Literatur
Boerkoel, C.F., H.Takashima, J.John et al., Mutant chromatin remodeling protein SMARCAL1 causes SCHIMKE immuno-osseous dysplasia. Nature Genet. *30* (2002) 215–220.
Boerkoel, C.F., M.J.M.Nowaczyk, S.I.Blaser et al., SCHIMKE immunoosseous dysplasia complicated by moya-moya phenomenon. Am.J.Med.Genet. *78* (1998) 118–122.
Castriota-Scanderbeg, A., R.Mingarelli, G.Caramia et al., Spondylo-mesomelic-acrodysplasia with joint dislocations and severe combined immunodeficiency: a newly recognised immuno-osseous dysplasia. J.Med.Genet. *34* (1997) 854–856.

Hashimoto, K., A.Takeuchi, A.Ieshima et al., Juvenile variant of SCHIMKE Immunoosseous dysplasia. Am.J.Med.Genet. *49* (1994) 266–269.

Kaitila, I., E.Savilahti and T.Örmälä, Autoimmune enteropathy in SCHIMKE immunoosseous dysplasia. Am.J.Med.Genet. *77* (1998) 427–430.

Spranger, J., G.K.Hinkel, H.Stoss et al., SCHIMKE immuno-osseous dysplasia: a newly recognized multisystem disease. J.Pediat.*119* (1991) 64–72.

OMIM 242900

SCHIMMELPENNING-FEUERSTEIN-MIMS-Syndrom
▶ Naevus sebaceus JADASSOHN

SCHINDLER-Syndrom
▶ SEITELBERGER-Syndrom, Typen SCHINDLER I und II

SCHINZEL-Syndrom,
Ulna-Mamma-Syndrom,
Ulnary-Mammary-Syndrom (PALLISTER)

Genetisch bedingter Symptomenkomplex auf der Grundlage einer Genmutation.
Der Basisdefekt für die Fehlbildungen betrifft einen Transkriptionsfaktor (T-Box-Gen *TBX3*), der an der Morphogenese der betroffenen Organe wahrscheinlich über die epithelial-mesodermale Interaktion beteiligt ist.

Krankheitswert
Hypogenitalismus mit Kryptorchismus, kurzem Penis, Pubertas tarda im männlichen Geschlecht, verminderter Libido und Fertilität, Adipositas, Hypoplasie der apokrinen Drüsen mit Hypohidrose, Athelie, bei Frauen Fehlen der Brustdrüsen, Defekte der ulnaren Strahle an Händen und der fibulären Strahle an den Füßen mit unterschiedlichen Graden von Verkürzung und Bewegungseinschränkung bis Aplasie unter Einbeziehung des 4. Strahles. Fakultativ Pylorusstenose, Analstenose, Subglottisstenose.

Therapiemöglichkeiten
Chirurgische Korrekturen und hormonelle Substitution möglich.

Häufigkeit und Vorkommen
Seit Erstbeschreibung 1976 mehr als 80 familiäre Fälle aus jeweils mehreren Generationen, darunter eine Sippe mit mehr als 30 Merkmalsträgern, beschrieben.

Genetik
Autosomal dominanter Erbgang mit voller Penetranz und variabler Expressivität. Genort 12q23-24.1. (*TBX3*, T-BOX-Gen), Allelie mit den NOONAN- und dem KARDIO-Fazio-Kutanen Syndrom?, eng gekoppelt mit *TBX5* für ▶ HOLT-ORAM-Syndrom. In einer holländischen Sippe mit Spalthand und -fuß Genort 3q27, ▶ *Spalthand mit oder ohne Spaltfuß*; ▶ *Limb-Mammary-Syndrom*.

Familienberatung
Diagnose anhand der charakteristischen Symptomenkombination. Mit einer starken intrafamiliären Variabilität der Merkmalsausbildung muss gerechnet werden, die klinische Grenze zum Limb-Mammary-Syndrom ist fließend.

Literatur
Bamshad, M., S.Root and J.C.Carey, Clinical analysis of a large kindred with the PALLISTER ulnar-mammary syndrome. Am.J.Med.Genet. *65* (1996) 325–331.

Bamshad, M., P.A.Krakowiak, W.S.Watkins et al., A gene for ulnar-mammary syndrome maps to 12q23-q24.1. Hum.Molec.Genet. *4* (1995) 1973–1977.

Bamshad, M., R.C.Lin, D.J.Law et al., Mutations in human *TBX3* alter limb, apocrine and genital development in ulnar-mammary syndrome. Nature Genet. *16* (1997) 311–315.

Bokhoven, H.van, M.Jung, A.P.T.Smits et al., Limb mammary syndrome: A new genetic disorder with mammary hypoplasia, ectrodactyly, and other hand/foot anomalies maps to human chromosome 3q27. Am.J.Hum.Genet. *64* (1999) 538–546.

Sasaki, G., T.Ogata, T.Ishii et al., Novel mutation of *TBX3* in a Japanese family with ulnar-mammary syndrome: implication for impaired sex development. Am.J.Med.Genet. *110* (2002) 365–369.

Schinzel, A., R.Illig and A.Prader, The ulnar-mammary syndrome: an autosomal dominant pleiotropic gene. Clin.Genet. 32 (1987) 425.

OMIM 181450, 601621

SCHINZEL-Syndrom
s.a. ▶ Akro-callosum-Syndrom

SCHINZEL-GIEDION-Syndrom

Von seit Erstbeschreibung 1978 über 20 vorwiegend sporadischen Fällen beschriebene Kombination von Balkonstirn, Mittelgesichtshypoplasie, Hypertelorismus, Exophthalmus, kleiner Nase, Hypertrichose, Herz- und Nierenfehlbildungen mit Hydronephrose, Genitaldysplasien und Skelettdysplasien. Klaffende Schädelnähte, Choanalatresie, kurzer Hals. Breite Rippen, Verdickung der Schädelbasis- und langen Röhrenknochen, verkürzter erster Strahl der Hände, in wenigen Fällen auch postaxiale Polydaktylie, Hypoplasie des Os pubis. Schwere Entwicklungsretardation, epileptische Anfälle. Tod innerhalb der ersten Lebenswochen oder Jahre. Differentialdiagnose zu den Mukopolysaccharidosen und zum LENZ-MAJEWSKI-Syndrom anhand der klinischen und radiologischen Merkmale möglich. Genetische Grundlage unklar, aufgrund mehrer Geschwisterschaften ist autosomal rezessiver Erbgang anzunehmen.

Literatur
Elliott, A.M., K.Meagher-Villemure, K.Oudjhane and V.M. der Kaloustian, SCHINZEL-GIEDEON syndrome: further delineation of the phenotype. Clin.Dysmorphol. *5* (1996) 135–142.
Labrune, P., S.Lyonnet, V.Zupan et al. Three new cases of the SCHINZEL-GIEDEON syndrome and review of the literature. Am.J.Med.Genet. *50* (1994) 90–93.
Spranger, S. und J.Tröger, Retrospektive postmortale Diagnose des SCHINZEL-GIEDEON-Syndroms bei zwei Brüdern einer Ratsuchenden. Med.Genet. *8* (1996) 134–136.

OMIM 269150

SCHINZEL-RITSCHER-Syndrom
▶ Dysplasie, Cranio-Cerebello-Cardiale

Schizenzephalie

Hirnfehlbildung auf der Grundlage einer Homeobox-Genmutation (*EMX2*). Durch den Ausfall eines für die Proliferation der Vorstufen der Neuronen im Bereich der Hirnrinde zuständigen Transkriptionsfaktors kommt es zu unterschiedlichen Graden der Spalten zwischen den beiden Hirnhemisphären und bei Beidseitigkeit zu einer Kommunikation der Ventrikel. Entsprechend unterschiedliche Schwere von klinisch unauffällig über leichte Formen mit Epilepsie und Hemiparesen bis zu schwersten Entwicklungsstörungen, spastischer Quadriplegie und geringer Lebenserwartung.
Nur wenige sporadische Fälle und zwei Brüder bekannt. Autosomal dominanter oder rezessiver Erbgang, Allelie unterschiedlich schwerer Formen. Genort 10q26.1.

Literatur
Brunelli, S., A.Faiella, V.Capra et al., Germline mutations in the homoeobox gene *EMX2* in patients with severe schizencephaly. Nature Genet. *12* (1996) 94–96.
Faiella, A., S.Brunelli, T.Granata et al., A number of schizencephaly patients including 2 brothers are heterozygous for germline mutations in the homeobox gene *EMX2*. Nature Genet. *12* (1996) 94–96.

OMIM 269160, 600035

Schizoaffektive Psychosen
(bearbeitet von ZERBIN-RÜDIN, München)

Heterogene und wichtigste Gruppe atypischer Psychosen unklarer Ätiopathogenese mit unscharfer nosologischer Abgrenzung zu den Schizophrenien einerseits und den affektiven Psychosen andererseits.
Basisdefekte betreffen wahrscheinlich die Dopamin- und Serotonin-Transmittersysteme. Pathogenetische Zusammenhänge sind unklar.

Krankheitswert
Erstmanifestationsalter unterschiedlich, generell ähnlich wie bei Schizophrenien. Klinisches Bild polymorph hinsichtlich Art und Schwere der Symptome. Charakteristisches gleichzeitiges oder alternierendes Auftreten sowohl schizophrener als auch affektiver (manischer und depressiver) Erscheinungen. Verläufe meist leichter, in Schüben, Remissionen und klinische Heilung häufiger als bei klassischen Schizophrenien.

Therapiemöglichkeiten

Medikamentöse Behandlung mit Lithium und/oder atypische Neuroleptika (neuerdings vor allem Olanzapin) je nach initialer oder vorherrschender Symptomatik erfolgreich. Bei Therapieresistenz Schockbehandlung erfolgversprechend. Unterstützende Psychotherapie, Rehabilitationsmaßnahmen.

Häufigkeit und Vorkommen

Infolge unscharfer Definition und uneinheitlicher Diagnostik unterschiedliche Häufigkeitsangaben zwischen 4–9% aller psychiatrischen und 4–20% nur der psychotischen Erstaufnahmen. Die Diagnose wird heute häufiger gestellt als früher, entweder infolge wachsender diagnostischer Sensibilität oder infolge eines spontanen oder medikamentös induzierten Symptomwandels. Gynäkotropie.

Genetik

Die Art des familiären Vorkommens und intrafamiliäre Beziehungen zu Schizophrenien und affektiven Psychosen sprechen für eine heterogene Grundlage unter unterschiedlicher Beteiligung von Genen, die auch am Zustandekommen dieser beiden Psychosen beteiligt sind. So sind etwa 50% der Fälle der schizoaffektiven Psychosen als Varianten dieser Psychosen anzusehen, ein kleiner Teil als Mischpsychosen. Gleichartige Symptomatik bei mehreren Mitgliedern einer Sippe und eineiigen Zwillingen selten.

Familienberatung

Differentialdiagnose zu anderen Psychosen wichtig. Empirisches Psychosenrisiko für Verwandte 1. Grades eines Merkmalsträgers 15–20%. Darüber hinaus besteht ein erhöhtes Risiko für sonstige psychische Störungen.

Literatur
▶ Schizophrenien

Schizophrenien
(unter Mitarbeit von ZERBIN-RÜDIN, München)

Auf genetischer Grundlage, unter Beteiligung von Umweltfaktoren entstehende endogene Psychosen.

Der Weg von den offenbar heterogenen genetischen Grundlagen bis zur klinischen Symptomatik der Schizophrenien ist noch unklar. Vermutet werden primär Anomalien von Rezeptoren für Transmitter und Synapsine und damit Störungen in deren Verteilungsmuster.

Krankheitswert

Heterogenes Krankheitsbild, dessen Untergruppen (hebephrene, katatone, paranoide und Simplex-Formen) sich zwar hinsichtlich Symptomatik, Erkrankungsalter, Verlauf und Schwere unterscheiden, aber doch nicht klar voneinander abgrenzen lassen. Erstmanifestation meist zwischen dem 15. und 40. Lebensjahr. Beginn allmählich oder akut, Verlauf chronisch, progredient oder schubweise. Symptomatik variabel, Schwere unterschiedlich. Vollremissionen kommen vor, Teilremissionen sind nicht selten, besonders zu Anfang der Erkrankung. Bei etwa 25% der Kranken Ausgang in schweren psychischen Defektzustand. Lebenserwartung herabgesetzt. Suizidgefahr.

Therapiemöglichkeiten

Medikamentöse Behandlung (Neuroleptika, besonders Perphenazine und Butyrophenone und/oder atypische Neuroleptika (neuerdings vor allem Olanzapin) kann Symptome mildern oder verhindern. Psychotherapie allein nur selten erfolgreich, als unterstützende Maßnahme jedoch wichtig. Rehabilitative Maßnahmen, Arbeitstherapie.

Häufigkeit und Vorkommen

Eine der häufigsten psychischen Erkrankungen. Erkrankungswahrscheinlichkeit in der Durchschnittsbevölkerung etwa 1%, in Isolaten z.T. wesentlich höher. Effektive Fruchtbarkeit auf 1/3 bis 1/4 des Durchschnitts herabgesetzt, in den letzten Jahren steigend infolge der Therapieerfolge, weniger restriktiver Behandlungsmethoden oder auch seltenerer Anwendung der Geburtenkontrolle durch die Schizophrenen.

Genetik

Heterogene Krankheitsgruppe. Trotz der unstreitig vorhandenen nichtgenetischen Einflüsse haben die Schizophrenien eine genetische Grundlage. Deren genaue Identifizierung scheiterte bisher an der ätiopathogenetischen Heterogenität der Schizophrenien, für die es keine si-

Schizophrenien

Erkrankungsrisiko an Schizophrenie, zusammengestellt aus den wichtigsten Untersuchungen verschiedener Autoren (aus ZERBIN-RÜDIN 1971)

Verwandtschaftsgrad zu einem Schizophrenen	Erkrankungswahrscheinlichkeit (korrigierte Prozentziffern)	
Eltern	5–10	(6,3 ± 0,3)
Kinder	9–16	(13,7 ± 1,0)
Geschwister	8–14	(10,4 ± 0,3)
ZZ	5–16	
EZ	20–75	
Kinder zweier erkrankter Eltern	40–68	
Halbgeschwister	1–7	(3,5 ± 1,7)
Stiefgeschwister	1–8	
Enkel	2–8	(3,5 ± 0,7)
Vettern und Basen	2–6	(3,5 ± 0,4)
Neffen und Nichten	1–4	(2,6 ± 0,3)
Onkel und Tanten	2–7	(3,6 ± 0,3)
Großeltern	1–2	(1,6 ± 0,5)
Durchschnittsbevölkerung	0,86	

In Klammern stehen die aus allen verfügbaren Untersuchungsergebnissen errechneten Mittelwerte.

cheren klinischen Äquialente gibt, so dass in unterschiedlichen Sippen von unterschiedlichen beteiligten Genen ausgegangen werden muss und statistische Querschnittsuntersuchungen zu falschen Ergebnissen führen. Die Häufigkeit ist bei den Kindern von Merkmalsträgern größer, als es dem Durchschnitt entspricht, auch bei früher Trennung von den biologischen Eltern. Von Schizophrenen adoptierte Kinder gesunder Eltern haben kein erhöhtes Erkrankungsrisiko. Konkordanzrate bei eineiigen Zwillingen 50–60%, bei zweieiigen 10–15%. Ein "gesunder" Zwillingspartner kann Mikrosymptome aufweisen, die jedoch unerkannt bleiben oder eine Schizophreniediagnose nicht rechtfertigen oder er kann erst viele Jahre später erkranken. Heterogene genetisch bedingte Suszeptibilität, Vulnerabilität bzw. Anfälligkeit gegenüber bestimmten Umweltfaktoren werden vermutet, wobei weder die Anlage noch die Umweltfaktoren genauer definiert sind. Die verschiedenen Schizophrenie-Typen sind in ihrer Systematik und den klinischen Kriterien zwischen den einzelnen Schulen umstritten und trotz einer gewissen intrafamiliären Homotypie genetisch nicht scharf voneinander zu trennen, da sie auch gemeinsam in einer Familie vorkommen können. Nach der Systematik von LEONHARD zeigen von den 5 Typen vor allem die Schizophrenie im engeren Sinne und die unsystematische Schizophrenie eine familiäre Häufung. Ein monogener Erbgang und ein Genort lassen sich im Sinne einer Erkrankungsdisposition in einzelnen Sippen erkennen, jedoch meistens nicht auf andere Sippen und vor allem Regionen und Populationen übertragen: 1q32.2; 3q13.3 (Dopamin-Rezeptor 3, OMIM 126451); 4p15.33-p15.1 (Dopamin-Rezeptor 5, OMIM 126453); 5q13 (SCZD1, Dopamin-Rezeptor 1A, OMIM 109760, 181510); 5q33.2; 6p23-21 (SCZD3, NOTCH4, CTG-Repeat? OMIM 600511); 6p22.3 (DTNBP1, Dysbindin); 6q13-21 (Serotonin-Rezeptor 1B, OMIM 182131); 7q22 (Finnland); 8p22-21; 9p; 11q21-24 (Dopamin-Rezeptoren 2 und 4, OMIM 126450, 26452); 13q21 (Serotonin-Rezeptor 2A, OMIM 182135); 12q13; 15q15 (periodische Katatonie); 19p13 (SCZD2, OMIM 181500); 20p; 21q21.1; 22q11.2-13 (SCZD4, periodische Katatonie, Catechol-Methyl-Transferase? Synapsin?, Allelie zum Kardio-Velo-Fazialen Syndrom?, OMIM 600850). Eine Suche nach gemeinsamen verursachenden Mutationen ist bisher gescheitert, wahrscheinlich an der Heterogenität und Sippenspezifität des Krankheitsbildes. Versuche, bestimmte Genorte mit bestimmten Typen einer Klassifikation in Beziehung zu setzen, stehen erst am Anfang.

Familienberatung

Feststellung latenter Anlagenträger durch psychologische oder biochemische Testverfahren noch nicht möglich. Risikoziffern s. Tabelle. Das empirische Risiko für Kinder von Merkmalsträgern liegt mit 9–16% etwa 13mal höher als die Erkrankungswahrscheinlichkeit in der Durchschnittsbevölkerung (auch wenn die Kinder adoptiert worden und getrennt von ihren schizophrenen Eltern aufgewachsen sind), sind beide Eltern erkrankt, bei etwa 46%. Die Erkrankungswahrscheinlichkeit für Verwandte 2. Grades beträgt 2–6%. Dabei ist das Risiko für die Kinder von Trägern schwerer und früh auftretender Schizophrenieformen (Hebephrenie und Katatonie) größer als für die Kinder von paranoiden und späterkrankten Schizophrenen. Es erhöht sich mit jedem weiteren Merkmalsträger in der Familie. Für Kinder von Geschwistern oder Nachkommen von Schizophrenen mit einem gesunden Partner bestehen keine Bedenken, allerdings haben die Geschwister und Nachkommen eines Schizophrenen selbst ein gewisses Erkrankungsrisiko vor sich, dessen Höhe sich nach der Länge der noch nicht durchlaufenen Risikoperiode richtet, also vom Lebensalter abhängig ist. Dabei kann von einer leichten Antizipation ausgegangen werden. Für Kinder aus Verwandtenverbindungen ist das Risiko leicht erhöht, wenn in der Sippe mehrmals Schizophrenien aufgetreten sind, auch wenn beide Partner als gesund imponieren. Ist eine Schizophrene schwanger und nach Gutachten eines erfahrenen Psychiaters zur Abgabe einer rechtsgültigen Erklärung (Wunsch eines Schwangerschaftsabbruches) fähig, kann einer Abruptio nicht widersprochen werden.

Literatur

Baron, M., Genetics of schizophrenia and the new milenium: Progress and pitfalls. Am.J.Hum.Genet. 68 (2001) 299–312.

Bassett, A.S. and W.G.Honer, Evidence for anticipation in schizophrenia. Am.J.Hum.Genet. 54 (1994) 864–870.

Cloninger, C.R., Turning point in the design of linkage studies of schizophrenia. Am.J.Med.Genet. 54 (1994) 83–92.

Cloninger, C.R., C.A.Kaufmann, S.V.Farone et al., Genome-wide search for schizophrenia susceptibility loci: The NIMH genetics initiative and millenium consortium. Am.J.Med.Genet., Neuropsychiat. Genet. 81 (1998) 275–281.

Farone, S.V., T.Matise, D.Svrakic et al., Genome scan of European-American schizophrenia pedigrees: Results of the NIMH genetics initiative and millenium consortium. Am.J.Med.Genet., Neuropsychiat.Genet. 81 (1998) 290–295.

Franzek, E. and H.Beckmann, Different genetic background of schizophrenia spectrum psychoses: A twin study. Am.J.Psychiatry 155 (1998) 76–83.

Gottesman, I.I. and S.Moldin, Schizophrenia genetics at the millenium: cautious optimism. Clin.Genet. 52 (1997) 404–407.

Gurling, H.M.D., G.Kalsi, J.Brynjolfson et al., Genomewide genetic linkage analysis confirms the pre-sence of susceptibility loci for schizophrenia, on chromosome 1q32.2, 5q33.2, and 8p21-22 and provides support for linkage to schizophrenia, on chromosomes 11q2.3-24 and 20q12.1-11.23. Am.J.Hum.Genet. 68 (2001) 661–673.

Kao, H.-T., B.Porton, A.J.Czernik et al., A third member of the synapsin gene family. Proc.Nat.Acad.Sci. 95 (1998) 4667–4672.

Karlsson, J.L., Partly dominant inheritance of schizophrenia. Neurol.Psychiatry Brain Res. 1 (1992) 13–16.

Kaufmann, C.A., B.Suares, D.Malaspina et al., NIMH genetics initiative millenium consortium. Linkage analysis of African-American pedigrees. Am.J.Med. Genet., Neuropsychiat. Genet. 81 (1998) 282–289.

Portin, P. and Y.O.Alanen, A critical review of genetic studies of schizophrenia. II. Molecular genetic studies. Acta Psychiatr. Scand. 95 (1997) 73–80.

Schwab, S., J.Hallmeyer, M.Albus et al., Further evidence for a susceptibility locus on chromosome 10p14-p11 in 72 families with schizophrenia by nonparametric linkage analysis. Am.J.Med.Genet., Neuropsychiat. Genet. 81 (1998) 302–307.

Stöber, G., K.Saar, F.Rüschendorf et al., Splitting schizophrenia: Periodic catatonia-susceptibility locus on chromsome 15q15. am.J.Hum.Genet. 67 (2000) 1201–1207.

Straub, R.E., Y.Jiang, C.J.MacLean et al., Genetic variation in the 6p22.3 gene DTNBP1, the human ortholog of the mouse dysbindin gene, is associated with schizophrenia. Am.J.Hum.Genet. 71 (2002) 337–338.

Straub, R.E., C.J.MacLean, F.A.O'Neill et al., A potential vulnerability locus for schizophrenia on chromosome 6p24-22: evidence for genetic heterogeneity. Nature Genet. 11 (1995) 287–293.

Tsuang, M.T. and S.V.Faraone, The frustrating search for schizophrenia genes. Am.J.Med Genet. 97 (2000) 1–3.

Wie, J. and G.Hemmings, The NOTCH4 locus is associated with susceptibility to schizophrenia. Nature Genet. 25 (2000) 376–377.

OMIM 104760, 181500, 181510

Schlafwandeln
▶ Somnambulismus

Schlafzwang
▶ Narkolepsie

Schlaganfall
▶ Apoplexie

Schleimhaut-Neurom-Syndrom
▶ Adenomatose, endokrine hereditäre Typ III

Schmeckfähigkeit

Die Schmeckfähigkeit wird durch Geschmacksrezeptoren auf der Oberfläche epithelialer Zellen in den Geschmacksknospen der Geschmackspapillen der Zunge und des Gaumens vermittelt. Die fünf Geschmacksqualitäten sauer, süß, salzig, bitter und umani (Mononatriumglutamat) werden auf unterschiedlichem Weg entweder direkt über Ionenkanäle oder Transmembranproteine zu den afferenten Neuronen geleitet. Geschmeckt werden schließlich neben den auf diesem Wege ankommenden Qualitäten ergänzende Geruchs- und sensomotorische, taktile Qualitäten. Individuell unterschiedliche Schmeckfähigkeit und Geschmacksempfindungen lassen sich durch verschiedene Allele und Allelkombination der Rezeptoren bzw. der Ionenkanal- und der Signaltransduktions-G-Proteine (7TM, Sieben-Transmembran-Proteine) erklären.

Literatur
Adler, E., M.A.Hoon, K.L.Mueller et al., A novel family of mammalian taste receptors. Cell *100* (2000) 693–702.

Matsunami, H., J.P.Montmayeur and l.B.Buck, A family of cancidate tast receptors in human and mouse. Nature *404* (2000) 601–604.

Mombaerts, P., Better tast through chemistry. Nature Genet. *25* (2000) 130–132.

Schmid-Syndrom
▶ Metaphysäre Chondrodysplasie Typ Schmid

Schmid-Fraccaro-Syndrom
▶ Katzenaugen-Syndrom

Schmidt-Syndrom
▶ Endokrinopathie, juvenile familiäre, Typ II

Schnarchen

Habituelles Schnarchen kann zu Schlafstörungen führen bzw. Ausdruck von Schlafstörungen sein, vor allem wenn es von obstruktiver Schlafapnoe begleitet ist. Letztere bietet die Gefahr von Leistungsbeeinträchtigung durch Übermüdung, Hypertonie und kardiovaskulären Komplikationen, im frühen Kindesalter möglicherweise auch eine Ursache für plötzlichen Kindstod.

Frequenz der Schlafapnoe etwa 5%, familiär gehäuft. Wahrscheinlich multifaktoriell bedingt: Genetisch heterogene Abweichungen im Schlafzentrum des ZNS, Beteiligung von Umweltfaktoren, anatomische Besonderheiten im Bereich der oberen Luftwege, Adipositas, Alkoholismus usw.

Literatur
Ferini-Strambi, L., G.Calori, A.Oldani et al., Snoring in twins. Respir.Med. *89* (1995) 337–340.

Hori, A. and G.Hirose, Twin studies on parasomnia. Jpn.J.Psychiatr.Neurol. *24A* (1995) 324.

Redline, S. and V.P.Tishler, The genetics of sleep apnea. Sleep.Med.Rev. *4* (2000) 583–602.

Redline, S., V.P.Tishler and T.D.Toteson, The familial aggregation of obstructive sleep apnea. Am.J.Respir.Crit.Care Med. *151* (1995) 682–687.

OMIM 107650

Schneidezähne, Fehlen der

Genetisch bedingte Form der Hypodontie auf der Grundlage einer Genmutation (s.a. ▶ *Zahnunterzahl*).

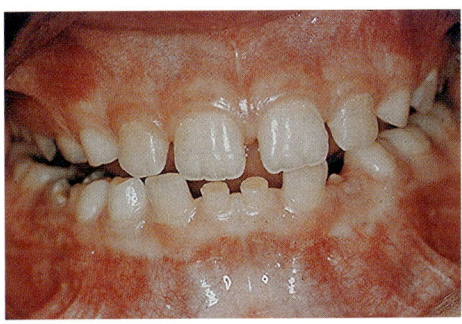

Schneidezähne, Fehlen der. Isolierte Nichtanlage der mittleren unteren Schneidezähne, persistierende Milchzähne. (Ch. Opitz)

Der Basisdefekt für die Aplasie der Zahnanlagen ist unbekannt (Trankriptionsfaktoren?).

Krankheitswert
Fehlen oder Hypoplasie der oberen seitlichen, seltener der unteren oder oberen mittleren Schneidezähne. Gelegentlich auch Hypoplasie anderer Zahnanlagen. Vor allem 2. Dentition betroffen, wobei entsprechende Milchzähne bis ins Erwachsenenalter persistieren können. Symptomatisch bei ▶ *Holoprosenzephalie* und ▶ RIEGER-*Syndrom*.

Therapiemöglichkeiten
Kieferorthopädische Behandlung sowie symptomatisch-prothetische Korrektur kosmetisch und im Hinblick auf die Vermeidung von Zahnstellungsanomalien erfolgreich.

Häufigkeit und Vorkommen
Fehlen der oberen seitlichen Schneidezähne regional unterschiedlich. Frequenz mit 1:200-20 angegeben. Sippen mit Merkmalsträgern in mehreren aufeinanderfolgenden Generationen beschrieben. Isoliertes Fehlen der unteren mittleren Schneidezähne nur von einzelnen Sippen oder Regionen, vorwiegend japanischer und häufiger südafrikanischer Provenienz, bekannt.

Genetik
Heterogenie. Jeweils autosomal dominanter Erbgang mit herabgesetzter Penetranz und variabler Expressivität. Bei bisher einer Familie X-chromosomaler Erbgang für Fehlen der mittleren Inzisivi vermutet (s.a. ▶ *Zahnunterzahl*). Vermutete Genorte: 4p16.1 (*MSX1*); 5q34-35 (*MSX2*); 1p36.2-p36.12 (*PAX7*); 14q12-13 (*PAX9*).

Familienberatung
Bei familienanamnestischen Erhebungen sollte auf die variable Expressivität des Gens geachtet werden. Personen mit Mikrodontie müssen in entsprechenden Sippen als Anlageträger angesehen werden. Symmetrisches Fehlen von Schneidezähnen bedeutet generell kein Risiko für eine erweiterte Symptomatik beim Merkmalsträger und seinen Verwandten, lediglich ein einzelner mittlerer oberer Schneidezahn kann auf ein Risiko für Holoprosenzephalie hinweisen.

Literatur
Grahnen, H., Hypodontia in the permanent dentition, Odont. Rev. *7* (1965) Suppl. 419–421.

Tesleff, I., Two genes for missing teeth. Nature Genet. *13* (1996) 379–380.

Vastardis, H., N.Karimbux, N.Guthua et al., A human *MSX1* homeodomain missense mutation causes selective tooth agenesis. Nature Genet. *13* (1996) 417–421.

OMIM 147330

Schnürfurchenbildung,
Intrauterine Amputationen, ADAM-Sequenz (Amnion-Deformität, Adhäsionen, Mutilationen)

Angeborene Disruptionssequenz infolge von Abschnürungen von Körperteilen durch Amnionstränge oder Fetus-Amnion-Verschmelzungen unklarer Ursache.

Krankheitswert
Es werden 3 Typen unterschieden:
1. Zirkuläre Einschnürungen der Weichteile und häufig auch des darunter liegenden Knochens bis zur Amputation. Vorwiegend an Fingern, Zehen und anderen Extremitätenpartien (Adaktylie, Acheirie, Hemimelie, Amelie), seltener an Brust, Abdomen, Gesicht und Kopf bis zur Exenzephalie. Syndaktylie abgeschnürter Phalangen, Klumpfuß. Meistens multipel aber ohne andersartige Fehlbildungen oder röntgenologische Auffälligkeiten außer Lippen-Kie-

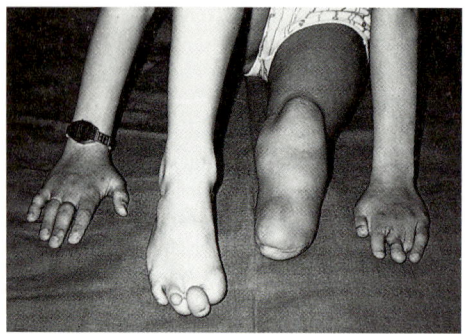

Schnürfurchenbildung. Alle vier Extremitäten betroffen mit zirkulären Schnürfurchen und Amputationen. (St. Braun)

fer-Gaumen-Spalten. Je nach Lokalisation und Art der Abschnürung keine bis schwere Beeinträchtigung. 2. Fehlbildungen durch Adhäsionen an die Amnionwand und nachfolgende Disruptionssequenz. Schwere kraniofaziale Defekte, Enzephalozelen, Gesichtsspalten. 3. Adhäsionen mit komplexen Extremitäten-Körperoberflächendefekten.

Therapiemöglichkeiten
Chirurgische Korrekturen und prothetische Versorgung mit befriedigendem Erfolg.

Häufigkeit und Vorkommen
Inzidenz 1:100.000–15.000, überwiegend sporadisch. Familiäres Vorkommen bei Geschwistern oder Verwandten in verschiedenen Generationen jedoch beschrieben.

Genetik
Die Entstehung wird erklärt durch Ruptur des Amnions und Austritt entsprechender Teile des Feten durch die sich bildende Öffnung oder durch einfache Verschmelzung. Beim Kontakt mit der äußeren Amnionoberfläche kommt es zur Bildung von fibrösen Strängen und zu Umschlingungen. Familiäres Vorkommen wäre denkbar aufgrund einer genetisch bedingten verminderten Festigkeit des Amnions. Formen mit Schnürfurchen-artigen Dysplasien des Gesichts und teilweise Amputationen werden aufgrund der gehäuften Konsanguinität der Eltern als autosomal rezessiv bedingt angesehen: Okulo-Maxillo-Faziale Dysplasie. Neuerdings wird für die Typen 2 und 3 auch ein autosomal dominantes Gen vermutet, das dem Maus-Disorganisationsgen (mouse disorganization gene - D_s) homolog

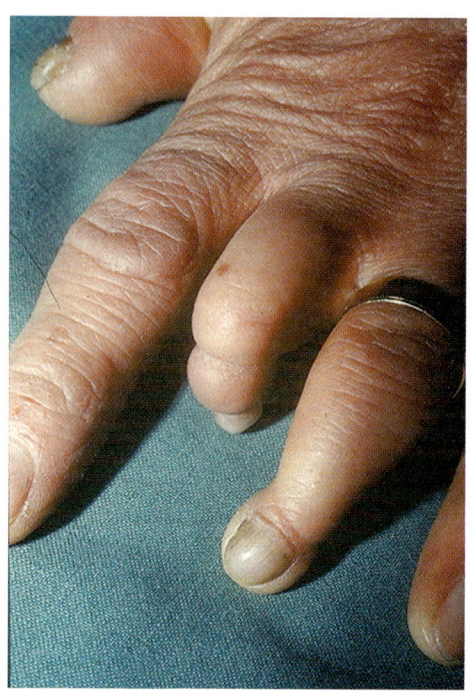

Schnürfurchenbildung. Abschnürungsspuren an Mittel- und Ringfinger, Hypoplasie der distalen Fingerglieder. (M. Urban)

sein könnte. Ein ähnliches Bild kann durch eine andersartige Disruptions-Sequenz entstehen, für deren familiäres Auftreten eine Erklärung ebenfalls unsicher ist (▶ *Aglossie-Adaktylie-Syndrom*), u.a. werden autosomal rezessive Stoffwechseldefekte oder ▶ *Thrombophilie*, z.B. Methylentetrahydrofolat-Reduktase-Defizienz vermutet. Ob auch eine Chorionbiopsie während des ersten Trimenons und nachfolgende Blutungen, Hämatome und Blutgerinnsel (J.E. Jírasek, 1997, Pers. Mitt.) zu transversalen Defekten führen kann, ist nicht gesichert. Vorwiegend einseitige transversale Defekte des peripheren Extremitätenskeletts sollen gehäuft nach pränatal diagnostischer Chorionbiopsie vorkommen.

Familienberatung
Differentialdiagnose zu Schnürfurchen anderer Genese (▶ *Keratosis palmoplantaris hereditaria mutilans* VOHWINKEL-NOCKEMANN-*Syndrom*, ▶ AINHUM-*Syndrom*, ▶ *Mal de Meleda*), anderen angeborenen terminalen Defektbildungen (▶ *Aglossie-Adaktylie-Syndrom*; ▶ HANHART-*Syndrom II*; ▶ *Aplasia cutis congenita* – ADAMS-

OLIVER-Syndrom; ▶ *Peromelie*; ▶ *Ektrodaktylie*; ▶ *Disorganisations-Syndrom*) und Amputationen (▶ *Akroosteolyse*) anderer Ursache anhand der Asymmetrie, bei Geburt dem betroffenen Körperteil anhaftender fibröser Stränge, fehlender zentralnervöser Symptome und fehlender Progredienz. Mit einer Wiederholung bei Verwandten eines Merkmalsträgers muss bei pathogenetisch gesicherter Diagnose aufgrund des überwiegend sporadischen Vorkommens nicht gerechnet werden.

Literatur
Bamforth, J.S., Amniotic band sequence: STREETER's hypothesis reexamined. Am.J.Med.Genet. *44* (1992) 280–287.
Bodamer, O.A.F., E.J.Popek and C.Bacino, Atypical presentation of amniotic band sequence. Am.J.Med.Genet. *100* (2001) 100–102.
Botto, L.D., R.S.Olney, P.Mastroiacovo et al., Chorionic villus sampling and transverse digital deficiencies: evidence for anatomic and gestational-age specifity of the digital deficiencies in two studies. Am.J.Med.Genet. *62* (1996) 173–178.
Froster, U.G. and P.A.Baird, Amniotic band sequence and limb defects: data from a population-based study. Am.J.Med.Genet. *46* (1993) 497–500.
Michelena, M.I.de and A.Stachurska, Multiple anomalies possibly caused by a human homologue to the mouse disorganization (Ds) gene. Clin.Dysmorphol. *2* (1993) 131–134.
Neumann, L., J.Pelz and J.Kunze, Unilateral terminal aphalangia in father and daughter. Exogenous or genetic cause? Am.J.Med.Genet. *78* (1998) 366–370.
Pauli, R.M., R.M.Lebovitz and R.D.Meyer, Familial recurrence of terminal transverse defect of the arm. Clin.Genet. *27* (1985) 555–563.
Richieri-Costa, A. and R.J.Gorlin, Oblique facial clefts: Report on 4 Brazilian patients. Evidence for clinical variability and genetic heterogeneity. Am.J.Med.Genet. *53* (1994) 222–226.
Shashi, V., A.Rickheim and M.J.Pettenati, Maternal homozygosity for the common *MTHFR* mutation as a potential risk factor for offspring with limb defects. Am.J.Med.Genet. *100* (2001) 25–29.

OMIM 217100

SCHOLZ-BIELSCHOWSKY-HENNEBERG-Syndrom, SCHOLZ-Syndrom
▶ Leukodystrophie, metachromatische

SCHÖPF-Syndrom, SCHÖPF-SCHULZ-PASSARGE-Syndrom
▶ Keratosis palmoplantaris mit Paradontopathie

Schreckkrankheit
▶ Hyperekplexie

Schreib-Lese-Schwäche
▶ Dyslexie

Schulterblatt-Hochstand,
SPRENGELsche Deformität

Entwicklungsstörung im Bereich des Schulterblattes unklarer Ätiologie.
Es liegt offenbar eine Störung des Descensus scapulae während der Embryonalentwicklung vor, wofür der Basisdefekt unbekannt ist.

Krankheitswert
Angeboren. Überwiegend (ca. 90% der Fälle) einseitiger Schulterblatthochstand, meist kombiniert mit Anomalien der Wirbelsäule, Kyphoskoliose, Spina bifida, Schiefhals, Wirbelanomalien: Bewegungseinschränkung im entsprechenden Schultergelenk, Asymmetrien im Schädelbereich. Rippen- und Muskeldefekte. Fehlbildungen und Hypoplasien der Extremitäten.

Therapiemöglichkeiten
Rechtzeitige chirurgische Korrektur mit gutem, symptomatisch-orthopädische Behandlung mit unbefriedigendem Erfolg.

Häufigkeit und Vorkommen
Frequenz 1:3.000–2.000. Vorwiegend sporadisch. Einzelne Sippen mit Merkmalsträgern in Geschwisterschaften oder aufeinanderfolgenden Generationen beschrieben. Mehrere hundert Fälle publiziert, davon 1/3 ohne weitere Anomalien.

Genetik
Ätiologie heterogen. Genetische Grundlage noch unklar. Meist syndromatisch. Bei dem sel-

tenen familiären Vorkommen des isolierten unilateralen oder bilateralen Sch. lässt sich ein autosomal dominanter Erbgang erkennen. Intrauterin exogene Ursachen sind bei sporadischen Fällen nicht auszuschließen.

Familienberatung
Differentialdiagnose zur ▶ *Myotonia congenita* und zur ▶ *Dystrophia myotonica* anhand des Vererbungstypes, der typischen klinischen Symptomatik und des Röntgenbefundes wichtig. Siehe auch ▶ KLIPPEL-FEIL-*Syndrom*.

Literatur
Frydman, M., H.A.Cohen, A.Ashkenazi and I.Varsano, Familial segregation of cervical ribs, SPRENGEL anomaly, preaxial polydactyly, anal atresia und urethral obstruction: a new syndrome? Am.J.Med. Genet. *45* (1993) 717–720.

Lowry, R.B., and G.M.Amundson, Syndrome of SPRENGEL's shoulder, macrocephaly and penile anomalies: an autosomal dominant trait. 7th ICHG Berlin 1986, Abstr. GI.40, S.262.

OMIM 184400

Schuppenflechte
▶ Psoriasis

Schwachsinn
▶ Intelligenzdefekte

Schwammnaevus, weißer
▶ Leukokeratose, muköse familiäre

Schwammniere
▶ Markschwammniere

SCHWANN-Syndrom
▶ Fingerknöchelpolster;
▶ Leukonychie

Schwanz
▶ Steißbeinfortsatz

SCHWARTZ-JAMPEL-Syndrom,
Myotonische Chondrodystrophie, ABERFELD-Syndrom, Spondylo-Epi-Metaphysäre Dysplasie mit Myotonie, Osteo-Chondro-Muskuläre Dystrophie mit Myotonie, Chondrodystrophia myotonica

Genetisch bedingte Chondrodystrophie mit Myotonie auf der Grundlage einer Genmutation. Zugrunde liegt ein Defekt von Basalmembranen und der extrazellulären Matrix des Knorpels durch eine Synthesestörung einer ihrer Hauptbestandteile, des multifunktionellen Heparansulfat-Proteoglykans Perlecan. Von dessen Rolle bei Zellwachstum und Differenzierung lässt sich zumindest die Skelettsymptomatik ableiten.

Krankheitswert
Erstmanifestation im Kindesalter (Typ 1) ähnlich dem ▶ KNIEST-*Syndrom* oder bei dem schwereren letalen Typ 2 mit PYLE-artiger Knochendysplasie perinatal (Typ SILVERMAN-HANDMAKER, ▶ DESBUQUOIS-*Syndrom*). Generelle myotonische Schwäche und Hypotrophie der Muskulatur mit Hypomimie, Urininkontinenz, respiratorischen Komplikationen und Gehbeschwerden. Typische Fazies bei Bleparophimose, Mikrostomie und Myopie. Kleinwuchs, epimetaphysäre Dysplasie mit Verbiegung der langen Röhrenknochen, Gelenkekontrakturen, Pectus carinatum, Lordose oder Kyphose, angeborene Hüftluxation.

Therapiemöglichkeiten
Symptomatische Korrekturen. Carbamazepin- oder Procainamidgaben führen zur Besserung der Muskelsymptomatik.

Häufigkeit und Vorkommen
Seit Erstbeschreibung 1951 mehr als 50 Geschwister- und sporadische Fälle bekannt, davon ca. 20 mit dem neonatalen Typ.

Genetik
Autosomal rezessiver Erbgang. Genort 1p36.1-p34 (*HSPG2*, Perlacan), schwerer frühkindlicher Typ SILVERMAN-HANDMAKER mit 0-Mutation ▶ DESBUQUOIS-*Syndrom*.

Familienberatung
Differentialdiagnose zu ▶ *Myotonia congenita*, ▶ MARDEN-WALKER-Syndrom, ▶ *Arthrogryposis multiplex congenita* und zur ▶ *Dystrophia myotonica* anhand des Vererbungsmodus, der typischen klinischen Symptomatik und des Röntgenbefundes (generelle Platyspondylie, epimetaphysäre Dysplasie mit verdickten Gelenken und gebogenen langen Röhrenknochen, Deformation des Thorax-Skeletts, erhöhte Knochendichte) wichtig. Mit abgeschwächter Symptomatik bei Heterozygoten ist zu rechnen. Heterozygote eventuell auch an Auffälligkeiten im EMG erkennbar. Pränatale Diagnostik ab 2. Trimenon ultrasonografisch aufgrund von Bewegungsarmut, kurzen Femora und Beugekontrakturen der Finger unsicher.

Literatur
Arikawa-Hirasawa, E., A.H.Le, I.Nishino et al., Structural and functional mutations of the Perlecan gene cause SCHWARTZ-JAMPEL syndrome, with myotonic myopathy and chondrodysplasia. Am.J.Hum.Genet. *70* (2002) 1368–1375.
Giedion, A., E.Boltshauser, J.Briner et al., Heterogeneity in SCHWARTZ-JAMPEL chondrodystrophic myotonia. Eur.J.Pediatr. *156* (1997) 214–223.
Nicole, S., Ch.Ben Hamida, P.Beighton et al., Localization of the SCHWARTZ-JAMPEL syndrome (SJS) locus to the chromosome 1p34-p36.1 by homozygosity mapping. Hum.Molec.Genet. *4* (1995) 1633–1636.
Nicole, S., C.-S.Davoine, H.Topaloglu et al., Perlecan, the major proteoglycan of basement membranes, is altered in patients with SCHWARTZ-JAMPEL syndrome (chondrodystrophic myotonia). Nature Genet. *26* (2000) 480–483.
Superti-Fuerga, A., R.Tenconi, M.Clementi et al., SCHWARTZ-JAMPEL syndrome type 2 and STÜVE-WIEDEMANN syndrome: A case for „lumping". Am.J.Med.Genet. *78* (1998) 150–154.

OMIM 224410, 255800

SCHWARTZ-LELEK-Syndrom
▶ Kranio-Tubuläre Dysplasien

Schwedische Porphyrie
▶ Porphyria intermittens

Schwerhörigkeit und Präaurikularfisteln

Genetisch bedingte Hörstörung auf der Grundlage einer Genmutation.
Es liegt entweder eine Innenohrschwerhörigkeit bis -taubheit (FOURMAN-FOURMAN-Syndrom) oder eine kombinierte konduktive (abnorme Stapes-Fixation) und sensorineurale Hörstörung (ROWLEY-Syndrom) vor. Der Zusammenhang mit den anderen Symptomen sowie ein Basisdefekt sind unbekannt.

Krankheitswert
Erstmanifestation des Hörverlustes im frühen Kindes- oder im Erwachsenenalter. Präaurikular- und teilweise unilaterale Halsfisteln. Beim ROWLEY-Syndrom deformierte Ohrmuscheln. In einer Sippe auch Nierenbeteiligung beschrieben.

Therapiemöglichkeiten
Chirurgische Maßnahmen mit unterschiedlichem Erfolg.

Häufigkeit und Vorkommen
Jeweils nur wenige, z.T. große Sippen mit Merkmalsträgern in mehreren aufeinanderfolgenden Generationen publiziert.

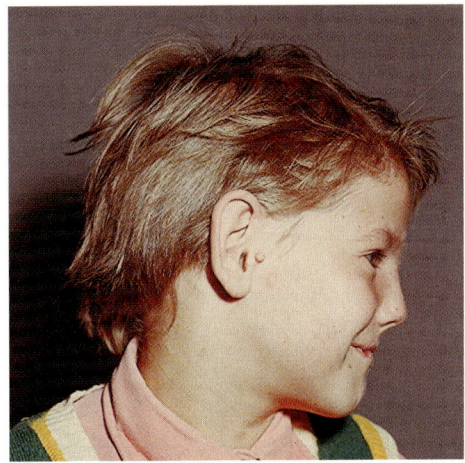

Schwerhörigkeit und Präaurikularfisteln. FOURMAN-FOURMAN-Syndrom: Innenohrtaubheit, Präaurikular-Anhänge und -fisteln.

Schwerhörigkeit

Genetik
Wahrscheinlich heterogen. Meist autosomal dominanter Erbgang mit stark variierender Expressivität und unvollständiger Penetranz. Es ist unklar, ob dem Symptomenkomplex jeweils die pleiotrope Wirkung eines einzigen Gens oder die Wirkung eng benachbarter Gene zugrunde liegt. Ob ein genetischer Zusammenhang zwischen den interfamiliär etwas differierenden Syndromen oder Allelie besteht, ist noch unbekannt. In einzelnen Familien mit unterschiedlichen Ohrfehlbildungen autosomal rezessiver Erbgang. Genetische Beziehungen werden auch zur Dysplasia renofacialis (▶ *Oligohydramnion-Syndrom*) vermutet.

Familienberatung
Bei erbprognostischen Einschätzungen muss von der variablen Expressivität ausgegangen werden. Innerhalb einer Sippe können die Teilsymptome getrennt auftreten, wobei z.B. Personen mit Fisteln als Anlageträger anzusehen sind.

Literatur
Slack, R.W.T. and P.D.Phelps, Familial mixed deafness with branchial arch defects (earpits-deafness syndrome). Clin. Otolaryngol. *10* (1985) 271–277.

Strisciuglio, P., A.Ballabio and G.Parenti, Microtia with meatal atresia and conductive deafness: Mild and severe malformations within the same sibship. J.Med.Genet. *23* (1986) 459–460.

OMIM 125100

Schwerhörigkeit
s.a. ▶ Taubheit

SCID
(Severe Combined Immune Deficiency)

- ▶ Immundefekte;
- ▶ Adenosindesaminase-Mangel;
- ▶ Agammaglobulinämie Typ Schweiz;
- ▶ Immuninsuffizienz, schwere, kombinierte mit Leukopenie

Scimitar-Syndrom

Kardiopulmonale Fehlbildung unklarer Ätiologie. Es besteht eine Gefäßanomalie in Form einer Lungenvene, die das Blut aus der rechten Lunge in die Vena cava inferior zurückleitet. Diese Vene bildet sich krummsäbelförmig ("Scimitar") auf Thoraxaufnahmen als Schatten rechts neben dem Herzen ab. Der pathogenetische Zusammenhang mit verschiedenartigen anderen Fehlbildungen im Herz-Lungenbereich (Lungenhypoplasie, Gefäß- und Bronchialanomalien, Positionsanomalien des Herzens) ist noch unklar.

Krankheitswert
Erstmanifestation je nach Ausmaß der Fehlbildung in jedem Lebensalter möglich. Zeichen einer Lungen- und Herzinsuffizienz mit Zyanose, Dys- und Tachypnoe. Pulmonale Hypertension. Infektion der Atemwege. Missgedeihen und später verminderte Leistungsfähigkeit. Kann auch symptomlos bleiben. Tod jedoch teilweise schon perinatal oder im Kindesalter. Im Erwachsenenalter bessere Prognose.

Therapiemöglichkeiten
Chirurgische Korrekturen durch Transkatheter-Gefäßplastik und -Ballonierung mit zufriedenstellendem Erfolg.

Häufigkeit und Vorkommen
Etwa 150 Fälle beschrieben, familiäres Vorkommen selten.

Genetik
Unklar. Das Auftreten von Merkmalsträgern in 2 oder 3 Generationen bei wenigen Sippen lässt eine autosomal dominante Grundlage vermuten. Genort 4q12-13?

Familienberatung
Nachweis und Differentialdiagnose röntgenologisch oder angiokardiografisch. Das Riskio für Verwandte eines Merkmalsträgers kann im Hinblick auf das meist sporadische Vorkommen als gering eingeschätzt werden.

Literatur
Clements, B.S. and J.O.Warner, The crossover lung segment: Congenital malformation associated with a variant of scimitar syndrome. Thorax *42* (1987) 417–419.

Heron, S.W., A.L.Pozniak, G.J.S.Hunter and N.M.Johnson, Case report: Anomalous systemic venous drainage occurring in association with the hypogenetic lung syndrome. Clin.Radiol. *39* (1988) 446–449.

Ruggieri, M., M.Abbate, E.Parano et al., Scimitar vein anomaly with multiple cardiac malformations, craniofacial, and central nervous system abnormalities in a brother and sister: Familial scimitar anomaly or new syndrome? Am.J.Med.Genet. *116* (2003) 170–175.

OMIM 103700.

Sclerosteose

Genetisch bedingte kranio-tubuläre Hyperostose auf der Grundlage einer Genmutation. Der Basisdefekt für die Knochenwachstumsanomalien betrifft ein Sekretions-Signalprotein bei der Knochenbildung (SOST).

Krankheitswert
Angeborene häutige oder knöcherne Syndaktylie des 2. und des 3. Fingers mit Nageldystrophie und Radialabweichung der Endphalangen. Ab 6. Lebensjahr beginnende Hyperostose des Schädeldaches, der Schädelbasis und vor allem des Unterkiefers führt zu Gefäß- und Nervenkompressionen mit Hörverlust, Fazialisparese und schweren Hirndruckzeichen (therapieresistente Kopfschmerzattacken). Teilweise Erblindung. Monströser Gesichtsausdruck. Hyperostose und diaphysäre Dysplasie der langen Röhrenknochen. Tod meistens innerhalb des 2. Lebensjahrzehnts.

Therapiemöglichkeiten
Chirurgische Korrektur der Kompression ohne nachhaltigen Erfolg.

Häufigkeit und Vorkommen
Über 70 Fälle gesichert, davon überwiegend südafrikanische Weiße niederländischer Abstammung (Founder-Effekt) sowie weitere Afrikaner und Einzelfälle aus Amerika, Japan und Europa.

Genetik
Autosomal rezessiver Erbgang. Genetische Beziehungen zu den anderen kortikalen ▶ *Hyperostosen* unklar. Genort 17q12-21 (*SOST*), wahrscheinlich keine genetische Beziehung zur Hyperostosis corticalis generalisata.

Familienberatung
Früherkennung bei Geburt und Differentialdiagnose zur Hyperostosis corticalis generalisata (van BUCHEM) anhand der bei dieser fehlenden Handfehlbildungen, zu den anderen kraniotubulären sowie den kraniodia- und kraniometaphysären Dysplasien und zum ▶ *ALBERS-SCHÖNBERG-Syndrom* vor allem anhand der Syndaktylie sowie später der Lokalisation der Hyperostosen möglich.

Literatur
Brunkow, M.E., J.C.Gardner, J.van Ness et al., Bone dysplasia sclerosteosis results from loss of the *SOST* gene product, a novel cystine knot-containing protein. Am.J.Hum.Genet. *68* (2001) 577–589.

Freire de Paes Alves, A., J.L.C.Rubim and M.M.Rabelo, Sclerosteosis: a marker of Dutch ancestry? Rev.Brasil.Genet. *4* (1982) 825–834.

Nager, G.T. and H.Hamersma, Sclerosteosis involving the temporal bone: Histopathologic aspects. Am.J.Otolaryngol. Head Neck Med.Surg. *7* (1986) 1–16.

Tacconi, P., P.Ferrigno, L.Cocco et al., Sclerosteosis: report of a case in a black African man. Clin.Genet. *53* (1998) 497–501.

OMIM 269500

Scott-Syndrom
▶ Kranio-Digitales Syndrom

Scott-Taor-Syndrom
▶ Patella-Aplasie; Patella-Hypoplasie

Sea-blue-Histiozytose,
NIEMANN-PICK-Syndrom Typ E

Genetisch bedingte Speicherkrankheit der Histiozyten auf der Grundlage einer Genmutation. Der Basisdefekt besteht in einer verminderten Aktivität der lysosomalen sauren Sphingomyelinase (Isoenzym Ic). Dadurch kommt es zur Speicherung von Sphingolipiden in verschiedenen Geweben, u.a. auch in Makrophagen (charakteristisch blau färbbare Sphingolipideinschlüsse, Sea-blue-Histiozyten). Die klinische Symptomatik lässt sich durch die Schädigung der betroffenen Organe erklären (▶ NIEMANN-PICK-Syndrom).

Krankheitswert
Erstmanifestation im Erwachsenenalter. Splenomegalie. Durch Hypersplenismus bedingte Thrombozytopenie mit hämorrhagischer Diathese und Purpura. Teilweise Leukopenie und Infektneigung. Vereinzelt Hepatomegalie, gastrointestinale Symptome, Lungeninfiltrate oder Beteiligung des Zentralnervensystems mit Ataxie, Demenz und Anfällen. Kann jedoch auch vollkommen symptomlos bestehen (Heterozygote?). Keine oder nur geringe Progredienz. Café-au-lait-Flecke.

Therapiemöglichkeiten
Wenn nötig Splenektomie mit fraglichem Erfolg.

Häufigkeit und Vorkommen
Seit Erstbeschreibung 1947 über 70 sporadische und Geschwisterfälle, teilweise aus Verwandtenverbindungen, publiziert. Häufung in Malariagebieten?

Genetik
Autosomal rezessiver Erbgang. Genort 11p15 (*SMPD1*, lysosomale saure Sphingomyelin-Phosphodiesterase 1), Allelie zum ▶ NIEMANN-PICK-Syndrom Typ A und B. Eine Sea-blue-Histiozytose kann auch durch Lipidablagerungen auf der Grundlage einer Apoprotein-E-Mutation, Genort 19q13.3 (*APOE*), entstehen.

Familienberatung
Nachweis durch Enzymbestimmung und anhand der Sea-blue-Histiozyten in Knochenmark, Haut, Muskeln und Leber. Nach dem gleichen Prinzip kann auch Heterozygotennachweis versucht werden. Sea-blue-Histiozyten treten allerdings auch bei anderen hämatologischen Erkrankungen (Leukosen, Anämien) und beim ▶ *Lecithin-Cholesterol-Acyltransferase-Mangel* auf.

Literatur
Viana, M.B., R.Giugliani, V.H.R. Leite et al, Very low levels of high density lipoprotein cholesterol in four sibs of a family with non-neuropathic NIEMANN-PICK disease and sea-blue histiocytosis. J.Med.Genet. *27* (1990) 499–504.

OMIM 269600, 607616

SECKEL-Syndrom
▶ Vogelkopf-Zwergwuchs

SEEMANOVA-Syndrom I
▶ Kleinhirnhypoplasie

SEEMANOVA-Syndrom II
▶ Chromosomen-Bruch-Syndrome,
▶ LOUIS-BAR-Syndrom (Nijmegen-Bruch-Syndrom)

SEGAWA-Syndrom
▶ PARKINSON-Syndrom

Seidenstraßenkrankheit
▶ BEÇET-Syndrom

SEIP-Syndrom
▶ Lipodystrophie, generalisierte

SEITELBERGER-Syndrom,
neuro-axonale Dystrophie im Kindesalter; spastische amaurotische axonale Idiotie (Typ SEITELBERGER), α-Galaktosidase-B-Defekt

Genetisch bedingte axonale Dystrophie auf der Grundlage einer Genmutation.
Der Basisdefekt für die Degenerationserscheinungen betrifft entweder die gleiche Stoffwechselstörung, die dem ▶ HALLERVORDEN-SPATZ-Syndrom zugrunde liegt (**Pan**thotenatkinase, PANK2, im Zentralnervensystem) oder die lysosomale Hydrolase Alpha-N-Azetylgalaktosaminidase (NAGA), deren verminderte Aktivität über eine Störung des hydrolytischen Kohlehydratabbaus zu einem dem SEITELBERGER-Syndrom vergleichbaren klinischen und histologischen Bild führt. Es entsteht ein abnormes Muster der Oligosaccharid- und Glykopeptidausscheidung im Urin. Der Zusammenhang mit der

klinischen Symptomatik ist unklar. Beim Typ SEITELBERGER kommt es zur Anreicherung von Cystein und Glutathion-Cystein-Disulfid vor allem im Globus pallidus, in der Substantia nigra, der Medulla oblongata bis ins Rückenmark und zum Mangel an α-Aminobuttersäure. Das akkumulierte Cystein wirkt als Chelatbildner für Eisenionen. Es besteht eine Eisenablagerung im Gehirn, vorwiegend in den Basalganglien. Die dabei entstehenden freien Radikale wirken toxisch auf die Hirnsubstanz, woraus sich die neurodegenerative Symptomatik ableitet.

Krankheitswert

Erstmanifestation klinischer Erscheinungen in den ersten Lebensjahren. Nach normaler Entwicklung im Säuglingsalter psychomotorische Retardation. Allgemeine Muskelhypotonie. Neurologische Ausfallserscheinungen mit Optikusatrophie, Erblindung und Verlust des Hörvermögens. Reflexanomalien. Epileptiforme Anfälle. Progrediente spastische Parese. Tod innerhalb weniger Jahre bei vollkommenem geistigen und körperlichen Verfall. Neuerdings werden von diesem klassischen, infantilen Typ der neuroaxonalen Dystrophie (Typ SEITELBERGER, Typ SCHINDLER I OMIM 104170) außer dem ▶ HALLERVORDEN-SPATZ-Syndrom noch ein juveniler Typ (Typ ROZDILSKY) mit Erstmanifestation im 2. Lebensjahrzehnt und schwerer Myoklonusepilepsie und ein spätmanifester Typ (KANZAKI, SCHINDLER-Syndrom Typ II) mit Angiokeratomen ohne neurologische Ausfallserscheinungen abgegrenzt.

Therapiemöglichkeiten

Unbekannt.

Häufigkeit und Vorkommen

Seit Erstbeschreibung 1952 durch SEITELBERGER und später der anderen klinischen Formen jeweils nur wenige Geschwister- bzw. Zwillingsfälle bekannt.

Genetik

Heterogen, jeweils autosomal rezessiver Erbgang. Beim Typ SEITELBERGER z.T. Allelie mit dem HALLERVORDEN-SPATZ-Syndrom in Genort 20p13-p12.3 (PANK2). Zwischenformen lassen Compound-Heterozygotie vermuten, wobei auch bei derselben molekulargenetischen Grundlage die Symptomatik unterschiedlich von sehr schwer bis leicht reichen kann. Genort der Typen SCHINDLER I und II, KANZAKI und z.T. SEITELBERGER 22q11 (NAGA).

Familienberatung

Diagnostik und Differentialdiagnose zum HALLERVORDEN-SPATZ-Syndrom und beim spätmanifesten Typ zum FABRY-Syndrom biochemisch anhand der Oligosaccharidausscheidung (vor allem Sialylglykopeptide) im Urin, der Vakuolisierung von Endothelzellen und Fibroblasten und der Enzymbestimmung in Fibroblasten, Plasma und Leukozyten, des Magnetresonanztomogramms und des klinischen Verlaufes sowie histologisch (Autopsie- oder Hirnbiopsiematerial) anhand der Schwellung und Degeneration von Achsenzylindern im Gehirn und Rückenmark und typischen eisenpositiven Pigmentablagerungen im Pallidum und in neuromuskulären Bioptaten (Sphäroid-Körper axonaler Provenienz). Beim juvenilen Typ fehlt diese Hyperpigmentierung im Pallidum.

Literatur

Kanzaki, T., A.M.Wang and R.J.Desnick, Lysosomal α-N-acetylgalactosaminidase deficiency, the enzymatic defect in angiokeratoma corporis diffusum with glycopeptiduria. J.Clin.Invest. 88 (1991) 707–711.

Keulemanns, J.L.M., A.J.J.Reuser, M.-A.Kroos et al., Human α-N-acetylgalactosaminidase (αNAGA) deficiency: new mutations and the paradox between genotype and phenotype. J.Med.Genet. 33 (1996) 458–464.

Schindler, D., D.F.Bishop, D.E.Wolfe et al., Neuroaxonal dystrophy due to lysosomal αN-acetylgalactosaminidase deficiency. New Engl.J.Med. 320 (1989) 1735–1740.

Wang, A.M., D.Schindler and R.J.Desnick, SCHINDLER disease: The molecular lesion in the αN-acetylgalactosaminidase gene that causes an infantile neuroaxonal dystrophy. J.Clin.Invest. 86 (1990) 1752–1756.

OMIM 104170, 256600

SEN-Syndrom

▶ Leberzirrhose, infantile;
▶ FINLEY-MARKS-Syndrom

SENER-Syndrom
▶ Fronto-Nasale Dysplasie

SENIOR-LOKEN-Syndrom
▶ Renal-Retinale Degeneration

SENSENBRENNER-Syndrom
▶ Dysplasie, kranio-ektodermale

Septum-Optikus-Hypophysen-Dysplasie, Septo-Optische Dysplasie
▶ Optikusatrophie, isolierte

Serositis, familiäre fibrosierende
▶ Kamptodaktylie (JACOBS-Syndrom)

Serpentin-Fibula-Syndrom
▶ Fibula-Anomalien;
▶ neurogene Akroosteolyse (HAJDU-CHENEY-Syndrom)

SETLEIS-Syndrom
▶ Dysplasie, fokale faziale dermale

SHAPIRO-Syndrom
▶ Hypothermie, spontane periodische

SHA-WAARDENBURG-Syndrom
▶ WAARDENBURG-Syndrom

SHOKEIR-Syndrom
▶ Alopecia areata

SHORT-Syndrom
▶ Lipodystrophie, generalisierte angeborene

Short-Rib-Polydaktylie-Syndrom
▶ Thoraxdystrophie-Polydaktylie-Syndrom

SHPRINTZEN-Syndrom
▶ Velo-Kardio-Faziales Syndrom I

SHPRINTZEN-GOLDBERG-MARFANoides Syndrom, Montefiore-Syndrom

Seit Erstbeschreibung 1982 von etwa 20 sporadischen und familiären Fällen bekannte Kombination von MARFANoidem Habitus, Pectus excavatum, Skoliose, kraniofazialer Dysmorphie mit Kraniosynostose, Exophthalmus und großen Ohrmuscheln, CHIARI-Fehlbildung, Dilatation der Lateralventrikel. Fußdeformitäten. Dünne Haut mit rarifiziertem subkutanem Fettgewebe. Entwicklungsretardation, Intelligenz meistens normal. Autosomal dominanter Erbgang, Fibrillin-ähnliches Matrixprotein mit *EGF*-Motiv betroffen? Genort 15q21.1 (*FBN1*), Allelie zum ▶ MARFAN-Syndrom?

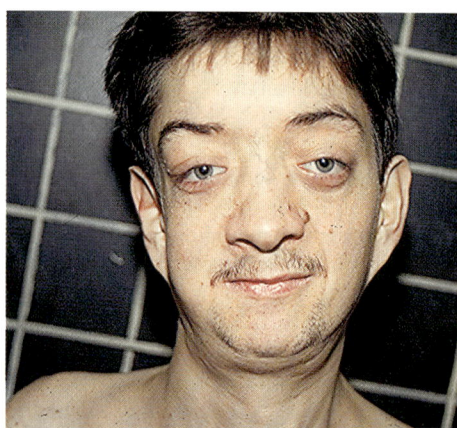

SHPRINTZEN-GOLDBERG-MARFANoides Syndrom. Schädel-/Gesichtsasymmetrie. Große tiefsitzende dysplastische Ohrmuscheln. Hypertelorismus, nach lateral abfallende Lidachsen. Exophthalmus. Maxilläre und mandibuläre Hypoplasie. (S. Tinschert)

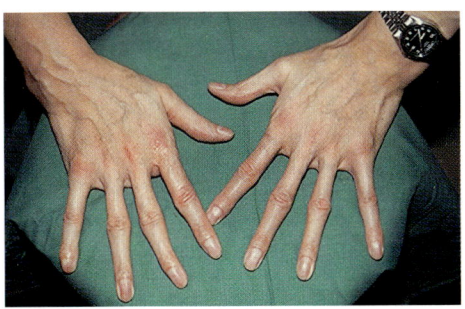

SHPRINTZEN-GOLDBERG-MARFANoides Syndrom. Arachnodaktylie. (S. Tinschert)

Literatur

Ades, L.C., L.L.Morris, R.G.Power et al., Distinct skeletal abnormalities in four girls with SHPRINTZEN-GOLDBERG syndrome. Am.J.Med.Genet. *57* (1995) 565–572.

Saal, H., D.I.Bulas, J.Fonda Allen et al., Patient with craniosynostosis and MARFANoid phenotype (SHPRINTZEN-GOLDBERG-syndrome) and cloverleaf skull. Am.J.Med.Genet. *57* (1995) 573–578.

Stoll, C., SHPRINTZEN-GOLDBERG marfanoid syndrome: A case followed up for 24 years. Clin.Dysmorphol. *11* (2002) 1–7.

Watanabe, Y., S.Yano and Y.Koga, P1148A in fibrillin-1 is not a mutation leading to SHPRINTZEN-GOLDBERG syndrome. Hum.Mutat. *10* (1997) 326–327.

OMIM 182212

SHPRINTZEN-GOLDBERG-Omphalocele-Syndrom,
Pharynx-Larynx-Hypoplasie mit Omphalozele

Von einem Vater und zwei Töchtern beschriebene Kombination von Pharynx- und Larynx-Hypoplasie, dadurch bedingte hohe Stimme, mit Omphalozele, Hernien, Skoliose und Debilität. Auffällige Fazies. Wahrscheinlich autosomal dominant.

Literatur

Shprintzen, R.J. and R.B.Goldberg, Dysmorphic facies, omphalocele, laryngeal and pharyngeal hypoplasia, spinal anomalies, and learning disabilities in a new dominant malformation syndrome, Birth Def.Orig. Art.Ser. XV(5B) (1979) 347–353.

OMIM 182210

SHWACHMAN-Syndrom,
SHWACHMAN-DIAMOND-Syndrom, SHWACHMAN-BODIAN-Syndrom (SBDS), Pankreasinsuffizienz, exokrine; Lipomatose des Pankreas

Genetisch bedingte Pankreasinsuffizienz auf der Grundlage einer Genmutation.
Es bestehen eine angeborene exokrine Pankreasinsuffizienz und eine damit noch nicht in einen pathogenetischen Zusammenhang zu bringende Neutropenie sowie metaphysäre Dysplasien. Der Basisdefekt ist unbekannt.

Krankheitswert

Erstmanifestation klinischer Erscheinungen in den ersten Lebenswochen. Symptome einer exokrinen Pankreasinsuffizienz: Fettstühle, Durchfall. Missgedeihen. Knochenmarkhypoplasie mit Neutropenie, Infekt- und Leukoseneigung. Gehäuft tubuläre Nierenerkrankungen. Bei einem Teil der Fälle charakteristisch metaphysäre Dysplasien des Hüftbereichs bzw. der Extremitäten mit Kleinwuchs und Dyspnoe durch sehr kurze Rippen (BURKE-Syndrom). Auffällige Karies. Verminderte Glukosetoleranz. Ohne Therapie Lebenserwartung infolge der Ernährungsstörungen und sekundärer Komplikationen herabgesetzt. Symptomatik bessert sich im Erwachsenenalter.

Therapiemöglichkeiten

Substitution mit Pankreasenzymen beseitigt die Ernährungsstörungen. Antibiotika-Gaben. Symptomatisch-orthopädische Behandlung der Knochendysplasien. Ein Patient zeigte als Weltmeister im Eiskunstlauf, wie gut die Krankheit therapeutisch zu beherrschen ist.

Häufigkeit und Vorkommen

Wahrscheinlich nicht sehr selten, da seit Erstbeschreibung 1963 bis 1972 bereits 44 Einzel- und Geschwisterfälle gesichert wurden.

Genetik

Autosomal rezessiver Erbgang. Genort 7q11 (*SBDS*)?, Neigung zu Chromosomenbrüchen?

Familienberatung

Differentialdiagnose zum ▶ *Trypsinogenmangel-Syndrom* wichtig. Nachweis durch Bestimmung der Pankreasenzyme nach einer Testmahlzeit. Rippenknorpelaufweichungen wie bei rachitischem Rosenkranz. Differentialdiagnose zur ▶ *zystischen Pankreasfibrose* anhand der normalen Schweiß-Elektrolyt-Konzentration notwendig. Besondere medizinisch-genetische Betreuung betroffener Familien im Hinblick auf Frühdiagnose und sofortige Therapie wichtig. Computertomografie (Leberlipomatose) kann bei der Diagnostik hilfreich sein.

Literatur
Boocock, G.R.B., J.A.Morrison, M.Popvic et al., Mutations in *SBDS* are associated with SHWACHMAN-DIAMOND syndrome. Nature Genet. *33* (2003) 97–101.

Dror, Y., P.Durie, P.Marcon and M.H.Freedman, Duplication of distal thumb phalanx in SHWACHMAN-DIAMOND syndrome. Am.J.Med.Genet. *78* (1998) 67–69.

Ginsberg, H., J.Shin, L.Ellis et al., Segregation analysis in SHWACHMAN-DIAMOND syndrome: Evidence for recessive inheritance. Am.J.Hum.Genet. *66* (2000) 1413–1416.

Marra, G., S.C.Appiani, L.Romeo et al., Renal tubular acidosis in a case of SHWACHMAN's syndrome. Acta Paediat.Scand. *75* (1986) 682–684.

Wiggins, J. and D.M.Geddes, Respiratory aspects of SHWACHMAN's syndrome in adults. Eur.Respir.J. *2* (1989) 285–288.

Wulfeck, B., D.Trauner, D.Marsden et al., Neurobehavioral profiles in two sisters with SHWACHMAN-DIAMOND syndrome. Dysmorph.Clin.Genet. *5* (1991) 15–22.

OMIM 260400

SHY-DRAGER-Syndrom,
Orthostatische Hypotonie

Neurodegeneratives Leiden unklarer Ätiologie Es besteht eine Degeneration melanin- und catecholaminhaltiger Zellen des Hirnstammes unklarer Ursache wahrscheinlich auf der Grundlage einer Noradrenalin-Synthesestörung (Dopamin-β-Hydroxylase-Defekt?). Die klinischen Erscheinungen lassen sich davon ableiten.

Krankheitswert
Erstmanifestation klinischer Erscheinungen meist im Erwachsenenalter. Dysautonomie mit orthostatischer Hypotonie, Urin-, teilweise auch Stuhl-Inkontinenz, Impotenz, Anhidrose, verminderter Speichel- und Tränensekretion. Amyotrophie, weitere neurologische Ausfallserscheinungen, verschiedenartige Bewegungsstörungen. Progredient, innerhalb weniger Jahre zum Tode führend.

Therapiemöglichkeiten
Gaben von Dihydroxyphenylserin sollen in manchen Fällen zur Besserung führen.

Häufigkeit und Vorkommen
Androtropie. Meist sporadisch, jedoch Vorkommen in mehreren Generationen beschrieben.

Genetik
Unklar. Heterogen? Infektiöse Genese oder autosomal dominante Mutation werden diskutiert. Genort der Dopamin-β-Hydroxylase (*DBH*) 9q34.

Familienberatung
Differentialdiagnose zum ▶ *RILEY-DAY-Syndrom* und anderen Hirnerkrankungen mit vegetativer Symptomatik (infektiös, Alkohol-Intoxikation, Tumoren) notwendig. Aufgrund weniger familiärer Fälle ist ein Risiko für Kinder von Merkmalsträgern nicht ganz auszuschließen.

Literatur
Man in't Veld, A.J., F.Boosma, P.Moleman and M.Schalekamp, Congenital dopamine-beta-hydroxylase deficiency: a novel orthostatic syndrome. Lancet 1987/I 183–188.

Mathias, C.J., R.B.Bannister, P.Cortelli et al., Clinical, autonomic and therapeutic observations in two siblings with postural hypotension and sympathetic failure due to an inability to synthesize noradrenaline from dopamine because of a deficiency of dopamine beta hydroxylase. Quart.J.Med. *75* (1990) 617–633.

OMIM 146500, 223360

Sialadenitis
▶ Speicheldrüsenerkrankungen und -defekte

Sialidose Typ I und Typ II
▶ Mukolipidose I

Sialidose Typ III
▶ Mukolipidose IV

Sialurie,
Azetylneuraminsäure-Speicherkrankheit, Salla-Krankheit; Infantile Neuraminsäure-Speicherkrankheit (SSDI)

Zugrunde liegt beim finnischen Typ ein Defekt des Transportsystems (Transportprotein für die freie Sialinsäure, SLC17A5) für die normal aufgenommene Sialinsäure (Acetylneuraminsäure) aus den Lysosomen. Beim französischen Typ liegt eine Feedbeck-Hemmung eines Syntheseschrittes vor. Dadurch kommt es zur lyosomalen Speicherung von freier N-Acetylneuraminsäure, zum Zelluntergang in unterschiedlichen Geweben und zur Sialurie, woraus sich die klinische Symptomatik ergibt. Zur Sialurie („französischer Typ") kommt es auch bei einer Feedback-Störung der Sialinsäure-Synthese durch einen Defekt der regulierenden Cytidin-Monophosphat-N-Acetylneuraminsäure.

Krankheitswert
Erstmanifestation klinischer Erscheinungen nach dem 1. Lebensjahr, im Erwachsenenalter (finnischer Typ, Salla-Krankheit) oder innerhalb der ersten Lebenswochen (infantiler Typ). Entwicklungsstillstand bzw. psychomotorische Retardation, Ataxie, Athetose, Spastizität mit generalisierter Hypertonie. Vergröberung der Gesichtszüge. Hepatosplenomegalie. Beim infantilen Typ Tod innerhalb der ersten Lebensjahre, beim finnischen und beim französischen Typ Lebenserwartung nicht entscheidend herabgesetzt.

Therapiemöglichkeiten
Unbekannt.

Häufigkeit und Vorkommen
Salla-Krankheit endemisch in einer nordöstlichen Region Finnlands (Salla). Seit Erstbeschreibung 1979 über 50 Geschwister- und sporadische Fälle bekannt, Heterozygotenfrequenz 1:40. Infantiler Typ von einzelnen Patienten und Geschwistern in Europa und Übersee, französischer Typ von 8 Fällen beschrieben, wegen leichter klinischer Symptomatik wahrscheinlich häufig nicht erkannt.

Genetik
Autosomal rezessiver Erbgang. Für den Salla- und den infantilen Typ besteht Allelie. Genort 6q14-15 (*SLC17A5*). Französischer Typ autosomal dominant.

Familienberatung
Nachweis anhand der normalen Neuraminidase-Aktivität und hochdruckflüssigkeitsgaschromatografisch der auf das bis 100fache (Salla-Krankheit) oder bis 1000fache erhöhten Konzentration freier Sialinsäure (N-Azetylneuraminsäure) in Fibroblasten sowie im Urin und in anderen Körperflüssigkeiten. Nach dem gleichen Prinzip und molekulargenetisch Heterozygoten-Nachweis sowie pränatale Diagnostik aus Fruchtwasserzellen und Chorionbioptaten möglich. Differentialdiagnose zu den Sialidosen (▶ *Mukolipidosen*) wichtig.

Literatur
Aula, N., P.Salomäki, R.Timonen et al., The spectrum of *SLC17A5*-Gene mutation resulting in free sialic acid storage disease indicates some genotype-phenotype correlation. Am.J.Hum.Genet. *67* (2000) 832–840.

Baumkotter, J., M.Cantz, K.Mendla et al., N-acetylneuraminic acid storage disease. Hum.Genet. *71* (1985) 155–159.

Berra, B., R.Gornati, W.Rapelli et al., Infantile sialic acid storage disease: Biochemical studies. Am.J. Med.Genet. *58* (1995) 24–31.

Clements, P.R., J.A.Taylor and J.J.Hopwood, Biochemical characterization of patients and prenatal diagnosis of sialic acid storage disease for three families. J.Inherit.Metab.Dis. *11* (1988) 30–44.

Haataja, L., J.Schleutker, A.-P.Laine et al., The genetic locus for free sialic acid storage disease maps to the long arm of chromosome 6. Am.J.Hum.Genet. *54* (1994) 1042–1049.

Leroy, J.G., R.Seppala, M.Huizing et al., Dominant inheritance of sialuria, an inborn error of feedback inhibition.Am.J.Hum.Genet. *68* (2001) 1419–1427.

Schleutker, J., P.Sistonen and P.Aula, Haplotype analysis in prenatal diagnosis and carrier identification of Salla disease. J.Med.Genet. *33* (1996) 36–41.

OMIM 269920

Sicca-Krankheit
▶ SJÖGREN-Syndrom

Sichelzell-Erkrankung,
Sichelzell-Anämie, Hämoglobin-S-Krankheit, Drepanozyten-Anämie, HERRICK-Syndrom
(bearbeitet von KULOZIK, Berlin)

Genetisch bedingter Strukturdefekt der β-Globinkette im Hämoglobin auf der Grundlage einer Punktmutation.

Der Gendefekt manifestiert sich in einem fehlerhaften Einbau von Valin anstatt Glutaminsäure an Position 6 der β-Ketten des Hämoglobinmoleküls. Dadurch kommt es zu einer Störung der Ladungsverhältnisse an der Oberfläche des Hämoglobin-A-Moleküls und zu einer abnormen Reaktion bei Sauerstoffentzug. Unter hypoxischen Bedingungen ist das HbS weniger wasserlöslich als HbA, die Deoxy-HbS-Moleküle neigen deshalb zu einer linearen Aggregation, es entsteht ein polymeres Gel. Daraus erklärt sich die zunächst reversible und dann irreversible charakteristische Formveränderung (Sichelform) der Erythrozyten, ihre verminderte Flexibilität und ihr hämolytischer Zerfall. Die Mikrozirkulation wird in dem hypoxischen Milieu durch eine erhöhte Viskosität des Blutes und eine verstärkte Neigung der Erythrozyten zur Haftung am Endothel zusätzlich beeinträchtigt, so dass es zu Gefäßverschlusskrisen und chronischen Gewebs- und Organschäden kommt.

Krankheitswert
Erstmanifestation klinischer Erscheinungen in den ersten Lebensjahren. Variable Multiorganerkrankung mit altersabhängiger Symptomatik. Im Säuglingsalter erhöhte Mortalität durch Milzsequestration und Infektionsneigung. Bei Kleinkindern akutes Thoraxsyndrom, Schmerzkrisen und Dactylitis in Form eines Hand-Fuß-Syndroms mit Schwellungen besonders an Hand- und Fußrücken durch Mikrozirkulationsstörungen der Knochen. Turmschädel (Bürstenschädel). Aseptische Knochennekrosen vor allem des Femurkopfes mit Komplikationen des ▶ CALVÉ-LEGG-PERTHES-Syndroms. Bei 5–10% der Patienten Schlaganfälle mit hoher Rezidivgefahr. Bei Knaben Priapismus. Lebenslang Neigung zu abdominellen Schmerzanfällen, Gelenkergüssen, Infarkten verschiedener Organe (Nieren usw.), Osteomyelitis und Osteoporose. Durch Ischämie der Retina Neigung zu proliferativer Retinopathie. In tropischen Regionen häufig Ulcera crura. Chronische hämolytische Anämie, Hepatosplenomegalie und hämolytische Krisen gemildert in Fällen mit HbF-Persistenz. Lebenserwartung vermindert.

Therapiemöglichkeiten
Infektionsprophylaxe durch Schutzimpfung und Penizillingaben. Konsequente Rehydratation und Analgesie bei vasookklusiven Krisen. In Notsituationen Transfusionen, Austauschtransfusion. Prophylaktische Vermeidung von Sauerstoffmangel (hohe Berge usw.) wichtig. Eventuell Knochenmarktransplantation hilfreich. Medikamentöse Behandlung z.B. mit Hydroxyharnstoff. In Zukunft hofft man auf gentherapeutische Maßnahmen durch Genersatz in vitro mittels Lentiviren als Carrier und Retransplantation.

Häufigkeit und Vorkommen
Endemisch in West- und Ostafrika, im zentralen Hochland Indiens, in Saudiarabien und lokal begrenzt in Griechenland. Heterozygotenfrequenz in einigen dieser Gebiete bis zu 40%. Infolge Sklavenhandels und postkolonialer Völkerwanderungen gehäuft in entsprechenden ethnischen Gruppen in der Karibik und in Nordamerika. Die Häufigkeit in den genannten Ländern war bestimmt durch den Heterozygotenvorteil (Sichelzellmerkmal) gegenüber Malariainfektionen. Bei Abnahme eines entsprechenden Selektionsdruckes auf dem amerikanischen Kontinent auch Abnahme der Genfrequenz. Durch Bevölkerungsbewegungen auch in West- und Mitteleuropa nicht mehr selten, in Deutschland etwa 300 Patienten bekannt.

Genetik
Autosomal rezessiver Erbgang. Genort 11p15.5 (HBB). Die starke Schwankung in den HbS-Werten aufgrund des unterschiedlichen HbF-Anteils steht offensichtlich mit der jeweiligen Aktivität des Gamma-Ketten-Locus in Zusammenhang. Häufigste Compound-Heterozygote: Sichelzell-HbC-Krankheit, Sichelzell-β-Thalassämie, seltener mit anderen anomalen Hämoglobinen. Bei Homozygoten besteht das Hämo-

globin abgesehen von kleinen Mengen an HbA2 und unterschiedlichen Mengen an HbF ausschließlich aus HbS.

Familienberatung
Nachweis anhand der Hämoglobinelektrophorese. Nach dem gleichen Prinzip Heterozygotennachweis möglich. Screening auf Homozygotie bereits aus dem Nabelschnurblut durchführbar und für Länder mit hoher Inzidenz wichtig. Pränatale Diagnostik molekulargenetisch aus Chorionbioptaten und Fruchtwasserzellen möglich. In entsprechenden Familien besondere pädiatrische und genetische Betreuung notwendig: Anbindung an ein hämatologisches Zentrum, Aufklärung der Eltern über auslösende Ursachen von Krisen (Kälte, Dehydration, geringer Sauerstoffdruck z.B. auf Bergen), regelmäßige Kontrollen zur Früherkennung chronischer Komplikationen, ständige Bereitschaft zur Infektionsbehandlung, perioperative Supportivtherapie, psychosoziale Unterstützung.

Literatur
Kulozik, A.E., Die Sichelzellerkrankung. Klinisches Bild und Behandlungsprinzipien. In: Kleihauer, E. und A.E. Kulozik, Pädiatrische Hämatologie, Enke-Verl. Stuttgart 1994.
Weatherall, D.J., Bone marrow transplantation for thalassaemia and other inherited disorders of hemoglobin. Blood 80 (1992) 1379–1381.

OMIM 141900

SIDS
(Sudden Infant Death Syndrome)

▶ Kindstod, plötzlicher

SIEMENS-Syndrom
▶ Keratosis follicularis spinulosa decalvans cum ophiasi

SIEMERLING-CREUTZFELDT-Syndrom
▶ Adrenoleukodystrophie

SILVER-Syndrom
▶ Spinalparalysen, spastische, Typ 17 (SPG17)

SILVER-RUSSELL-Syndrom,
SILVER-Syndrom, RUSSELL-Syndrom

Kleinwuchs, z.T. mit lateraler Asymmetrie unklarer Ätiologie.
Der zu den Anomalien führende Basisdefekt und die Pathogenese (Endokrinopathie?, Mosaizismus bzw. Chimärismus von Zellen unterschiedlicher Wachstums- bzw. Teilungsrate?) sind noch unklar. In einer kritischen Chromosomenregion liegen mehrere imprimierte, väterlich oder mütterlich exprimierte Wachstumsgene.

Krankheitswert
Primordialer Kleinwuchs mit mehr oder weniger stark ausgeprägter genereller oder lokaler lateraler Asymmetrie. Etwa ein Drittel der Patienten erreicht eine normale Endgröße. Verzögerung des Knochenalters. Kamptodaktylie. Kraniofaziale Dysmorphie (dreieckige Gesichtsform, nach unten weisende Mundwinkel, breiter Mund, spitzes Kinn, Asymmetrie), Hypoglykämieneigung. Variante mit höchstens angedeuteter Körper-Asymmetrie als RUSSELL-Syndrom bekannt. Intelligenz meistens normal. Kann im Erwachsenenalter abgesehen vom Kleinwuchs nahezu unauffällig bestehen. Bei einem Teil der Fälle umschriebene Hyperpigmentierungen (innerhalb der Somitengrenzen).

Therapiemöglichkeiten
Gaben von Wachstumshormon ohne Erfolg. Vermeidung hypoglykämischer Zustände wichtig.

Häufigkeit und Vorkommen
Seit Erstbeschreibung 1953 über 360 Fälle von allen größeren Rassen publiziert. Meist sporadisch, nur wenige familiäre oder Geschwisterfälle bekannt.

Genetik
Heterogen. Aufgrund von Teilsymptomen bei Verwandten von Merkmalsträgern werden autosomal rezessiver oder dominanter Erbgang mit variabler Expressivität und Mi-

Silver-Russell-Syndrom

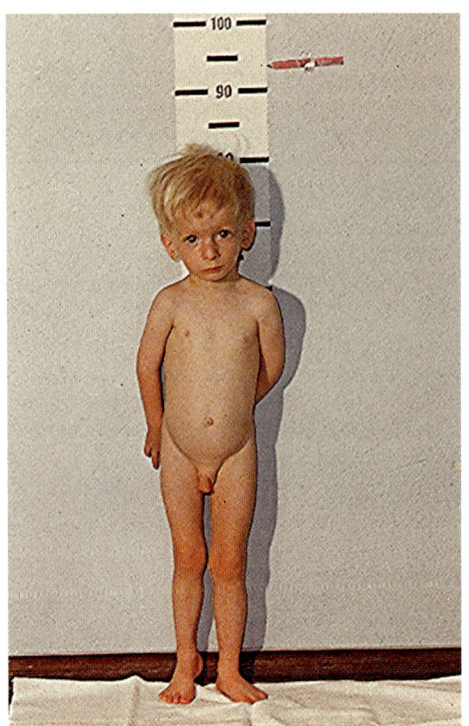

Silver-Russell-Syndrom. Proportionierter Kleinwuchs. Relativ großer Hirnschädel und kleines dreieckiges Gesicht. Mikrogenie.

krodeletionen diskutiert. Genorte mit unklaren Kandidaten-Genen vermutet in 15q26; 8q12; 17q23-25 und 20q13. Sicher sind mütterlich imprimierte Gene *PEG1, MEST* (**P**aternal **E**xprimiertes **G**en, **M**esoderm-**S**pezifisches **T**ranskript) in 7q32 und *GRB10* (**W**achstumsfaktor-**R**ezeptor-**g**ebundenes **P**rotein **10**) in 7p12-p11.2. Chromosomenaberrationen im Chromosom 7 sind mehrfach beschrieben. Bei ca. 10% der Fälle totale oder segmentale maternale uniparentale Disomie 7, spricht für Imprinting, weniger wahrscheinlich für Hyperexpression eines mütterlichen Gens. Vermutet wurden auch X-chromosomaler Erbgang (Mütter sporadischer Fälle weisen häufig Teilsymptome auf, bisher noch kein Fall einer Vater-Sohn-Vererbung bekannt) oder aufgrund von Plazentainsuffizienz ein Chromosomen-Mosaik in der Plazenta oder postnatales Mosaik mit Pigmentierungsanomalien. Ob es sich bei den sporadischen Fällen um Neumutationen oder um ein nicht genetisch bedingtes Syndrom handelt, kann noch nicht entschieden werden. Diskordantes Auftreten bei eineiigen Zwillingen spricht gegen eine monogene Ursache.

Familienberatung

Diagnostik wegen der Heterogenität und der unsicheren nosologischen Abgrenzung des Syndroms schwierig. Differentialdiagnose zu embryo-fetalem Alkohol-Syndrom, Floating-Harbor-Syndrom und anderen Formen des angeborenen proportionierten Kleinwuchses notwendig. Zunächst kann eine Chromosomenanalyse, eventuell mit Ausschluss einer mütterlichen uniparentalen Disomie 7 hilfreich sein. Fälle mit intersexuellem Genitale und Fälle mit Chromosomenanomalien anders als Chromosom 7 (z.B. Mosaik mit Trisomie 13) sollten dem Syndrom nicht zugerechnet werden. Das Risiko der Geschwister sporadischer Merkmalsträger für das Vollbild des Syndroms kann als gering angesehen werden, wobei in familienanamnestischen Erhebungen auf Teilsymptome (Kleinwuchs, Gesichtsform u.a.) zu achten ist.

Literatur

Abu-Amero, S., S.Price, E.Wakeling et al., Lack of hemizygosity for the insulin-like growth factor I receptor gene in a quantitative study of 33 Silver-Russel syndrome probands and their families. Eur.J.Hum.Genet. *5* (1997) 235–241.

Dörr, S., M.Schlicker and I.Hansmann, Genomic structure of karyopherin α2 (*KPNA2*) within a low-copy repeat on chromsome 17q23-q24 and mutation analysis in patients with Silver-Russel syndrome. Hum.Genet. *109* (2001) 479–486.

Duncan, P. A., J.G.Hall, L.R.Shapiro and B.P.Vibert, Three generation dominant transmission of Silver-Russel syndrome. Am.J.Med.Genet. *35* (1990) 235–245.

Eggermann, T., K.Eggermann, S.Mergenthaler et al., Paternally inherited deletion of CSH1 in a patient with Silver-Russel syndrome. J.Med.Genet. *35* (1998) 784–786.

Eggermann, T., K.Eggermann, S.Mergenthaler et al., Silver-Russel-Syndrom (SRS): Stand der Forschung und Indikation zur Untersuchung auf uniparentale Disomie 7 (UPD7). Medgen *12* (2000) 348–352.

Kobayashi, S., T.Kohda, N.Miyoshi et al., Human PEG1/MES, an imprinted gene on chromosome 7. Hum.Molec.Genet. *6* (1997) 781–786.

Kotzot, D., S.Schmitt, F.Bernasconi et al., Uniparentale disomy 7 in SILVER-RUSSELL syndrome and primordial growth retardation. Hum.Molec. Genet. *4* (1995) 583–587.

Miyoshi, N., Y.Kuroiwa, T.Kohda et al., Identification if the *Meg1/Grb 10* imprinted gene in mouse proximal chromosome 11, a candidate for SILVER-RUSSELL syndrome gene. Proc.Nat.Acad.Sci. *95* (1998) 1107–1107.

Samn, M., K.Lewis and B.Blumberg, Monozygotic twins discordant for RUSSELL-SILVER syndrome. Am.J.Med.Genet. *37* (1990) 543–545.

Tamura, T., T.Tohma, T.Ohta et al., Ring chromosome 15 involving deletion of the insulin-like growth factor 1 receptor gene in a patient with features of SILVER-RUSSELL syndrome. Clin.Dysmorphol. *2* (1993) 106–113.

OMIM 180860

SILVERMAN-HANDMAKER-Syndrom
▶ DESBUQUOIS-Syndrom;
▶ SCHWARTZ-JAMPEL-Syndrom

SIMPSON-GOLABI-BEHMEL-Syndrom,
GOLABI-ROSEN-Syndrom, Dysplasie-Gigantismus-Syndrom

Genetisch bedingtes Makrosomie-Syndrom auf der Grundlage einer Genmutation.
Basisdefekt besteht in einer Funktionsstörung des Glypicans 3, GPC3, eines extrazellulären Heparansulfat-Proteoglycans, das mit dem IGF2 einen Komplex bildet und dessen Expression beeinflusst. Die klinischen Erscheinungen und symptomatischen Überschneidungen mit dem ▶ WIEDEMANN-*Syndrom* erklären sich auf diese Weise aus einer Veränderung der IGF2-Wirksamkeit. Für GPC3 wird außerdem eine Beteiligung an Apoptosevorgängen angenommen.

Krankheitswert
Angeborene Makrosomie, Endgröße über 180 cm, plumpe Figur, grobe Gesichtszüge (Bulldoggen-Gesicht). Große Zunge. Breite, kurze Hände. Unterlippen-Spalte. Splanchnomegalie mit großen, dysplastischen Nieren. Hernien. Neonatal Hypoglykämie. Im Kindesalter lebensbedrohliche Zustände durch Herzarrhythmien. Makrozephalus. Fakultativ postaxiale Polydaktylie und Gaumenspalte. Kryptorchismus, Hypospadie, Polythelie. Intelligenz meist normal. Hypoplasie des Nagels des Zeigefingers. Zu Embryonaltumoren wie WILMS-Tumor, Neuroblastom, Leberzell-Carcinom und Rhabdomyosarkom neigend. Lebenserwartung herabgesetzt.

Therapiemöglichkeiten
Lediglich symptomatische Behandlung möglich.

Häufigkeit und Vorkommen
Seit Erstbeschreibung 1975 über 30 ausschließlich männliche Merkmalsträger publiziert, wobei weibliche Verwandte eine abgeschwächte Symptomatik zeigen können. Meist familiär, Sippen mit Merkmalsträgern in bis zu fünf Generationen bekannt.

Genetik
X-chromosomaler Erbgang. Genorte: Xq26 (*GPC3*); Xp22, schwere frühkindlich letale Form mit Hydrops fetalis und multiplen Dysplasien.

Familienberatung
Differentialdiagnose zu anderen Makrosomie-Syndromen notwendig, ▶ WIEDEMANN-*Syndrom,* ▶ SOTOS-*Syndrom,* ▶ PERLMAN-*Syndrom,* ▶ WEAVER-*Syndrom.* Siehe auch ▶ W-*Syndrom.* Konduktorinnen eventuell an körperlichen Mikrosymptomen erkennbar. Von einer intrafamiliären Konstanz des Intelligenzniveaus kann ausgegangen werden. Pränatal molekulargenetisch und ultrasonografisch anhand erhöhter mütterlicher Alpha-Fetoprotein-Konzentration und an Makrosomie bei normaler Kopfgröße sowie Hydramnion erkennbar. Eine Neigung zu embryonalen Tumoren ist bei einigen Merkmalsträgern beobachtet worden und sollte beachtet werden.

Sinubronchiales Syndrom

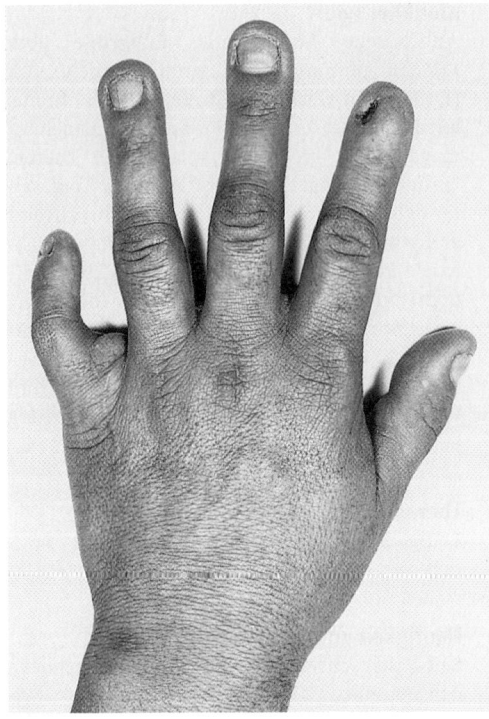
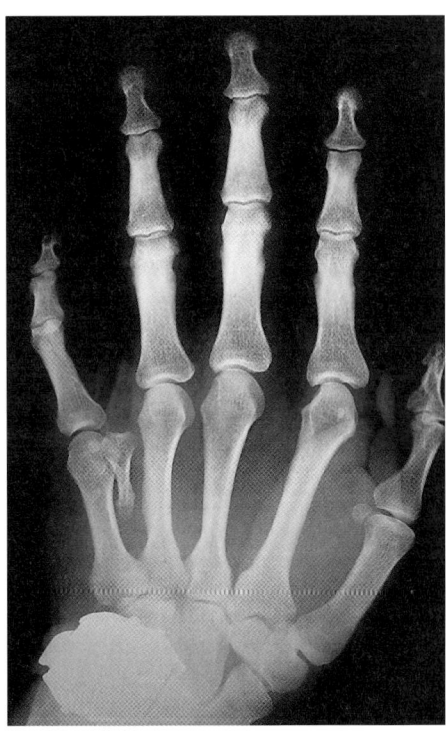

Simpson-Golabi-Behmel-Syndrom. Typisch breite kurze Hand eines Erwachsenen mit Restzustand nach Korrektur einer Hexadaktylie. Nageldysplasie des 2. Strahles. (U. Langenbeck)

Literatur

Brzustowicz, M., S.Farrell, M.B.Khan et al., Mapping of a new SGBS locus to chromsome Xp22 in a family with a severe form of Simpson-Golabi-Behmel syndrome. Am.J.Hum.Genet. 65 (1999) 779–783

Cole, T., Growing interest in overgrowth. Arch.Dis. Child. 78 (1998) 200–203.

Gonzales, A.D., M.Kaya, W.Shi et al., OCI-5/GPC3, a glypican encoded gene that is mutated in Simson-Golabi-Behmel overgrowth syndrome, induces apoptosis in a cell-line-specific manner. J.Cell.Biol. 141(1998) 1407–1414.

Hughes-Benzie, R.M., J.L.Tolmie, M.Mcnay and A.Patrick, Simpson-Golabi-Behmel syndrome: Disproportionate fetal overgrowth and elevated maternal serum α-feto-protein. Prenatal Diagn. 14 (1994) 313–318.

König, R., S.Fuchs, C.Kern and U.Langenbeck, Simpson-Golabi-Behmel syndrome with severe cardiac arrhythmias. Am.J. Med.Genet. 38 (1991) 244–247.

Li, M., J.A.Squire and R.Weksberg, Overgrowth syndromes and genomic imprinting: from mouse to man. Clin.Genet. 53 (1998) 165–170.

Neri, G., F.Gurrieri, G.Zanni and A.Lin, Clinical and molecular aspects of the Simpson-Golabi-Behmel syndrome. Am.J.Med.Genet. 79 (1998) 279–283.

Pilia, G., R.M.Hughes-Benzie, A.MacKenzie et al., Mutations in *GPC3*, a glypican gene, cause the Simson-Golabi-Behmel syndrome. Nature Genet. 12 (1996) 241–247.

OMIM 300037, 300209, 312870

Sinubronchiales Syndrom
▶ Kartagener-Syndrom

Sipple-Syndrom
▶ Adenomatose, endokrine familiäre, Typ II

Sirenomelie,
Symmelie, Sympodie, DUHAMEL-Anomalie

Schwere kaudale Regressions-Sequenz unklarer Ätiologie und Pathogenese.

Krankheitswert
Es handelt sich fast ausschließlich um Totgeborene oder um nicht lebensfähige Neugeborene. Sympodie verschiedenen Grades bis zur Monopodie bei unterschiedlich starker Beteiligung der langen Röhren- und der Beckenknochen sowie der kaudalen Wirbelsäule. Defektbildungen der Weichteile bzw. der inneren Organe. Analatresie. Nierenagenesie, fließende Übergänge zum ▶ Oligohydramnion-Syndrom und zur ▶ VATER-Assoziation.

Therapiemöglichkeiten
Unbekannt.

Häufigkeit und Vorkommen
Etwa 330 Fälle publiziert. Inzidenz 1:100.000. Überwiegend sporadisch auftretend. Übererwartungsgemäß häufig bei Kindern diabetischer Mütter und bei eineiigen Zwillingen, wobei jedoch von 33 Zwillingsgeburten nur 2 konkordant waren. In einer Sippe mit Anus imperforatus in 2 Generationen 2 Geschwister mit S. beschrieben, in einer anderen Familie 4 Geschwister betroffen.

Genetik
Anhaltspunkte für gehäufte Familiarität oder das Vorliegen primärer Chromosomenanomalien gibt es nicht. Chromosomenanalysen von Zellen aus dem Fehlbildungsbereich erbrachten strukturelle Anomalien, besonders Brüche, die aber wahrscheinlich sekundär entstanden sind. Aufgrund von Tierexperimenten werden intrauterine lokale Hypoxien als Ursachen für S. vermutet (Disruptions-Sequenz?).

Familienberatung
Ein erhöhtes Risiko für Geschwister und andere Verwandte von Merkmalsträgern besteht erfahrungsgemäß nicht, wenn keine Mikrosymptome bei Verwandten erkennbar sind.

Literatur
Hoyme, H.E., The pathenogenesis of sirenomelia. An editorial comment. Teratology 38 (1988) 485–489.

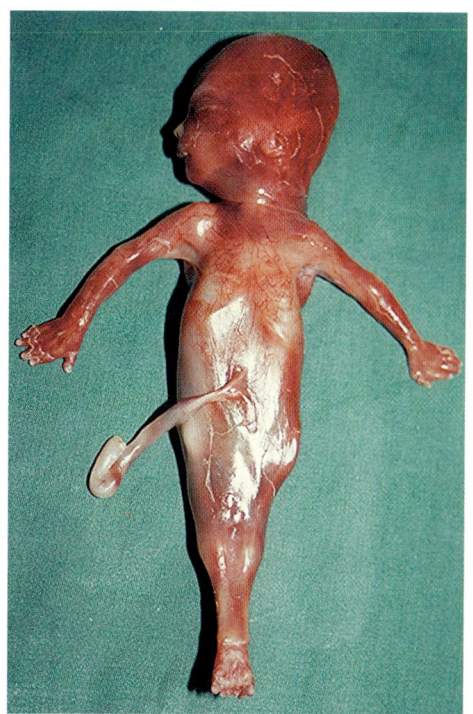

Sirenomelie. Symmelie, Sympodie und fehlendes äußeres Genitale bei nicht lebensfähigem Fetus. (M. Urban)

Rudd, N.L. and M.L.Klimek, Familial caudal dysgenesis: Evidence for a major dominant gene. Clin.Genet. 38 (1990) 170–175.

Salvadore, S.J., B.L.Salvadore and R.A.Clark, Sirenomelia without POTTER syndrome. MR characteristics. J.Comput.Ass. Tomogr. 13 (1989) 689–691.

Selig, A.M., B.Benacerraf, M.F.Greene et al., Renal dysplasia, megalocystis, and sirenomelia in four siblings. Teratology 47 (1993) 65–71.

Sitosterolämie
▶ Xanthomatose, zerebro-tendinäre

SJÖGREN-Syndrom,
MIKULICZsches Syndrom

Chronisch-entzündliche exokrine Endokrinopathie unklarer Ätiologie.

Es wird eine ▶ *Autoimmunität* auf der Grundlage eines vorwiegend den GOLGI-Komplex betreffenden organspezifischen Autoantigens mit Homologien zu dem Zytoskelett-Protein α-Fodrin vermutet. Die B- und T-Zell-Proliferation ist erhöht mit verstärkter Interleukin-2- und γ-Interferon-Produktion (sialotrope Viren, HTLV1?). Antinukleäre und Rheumafaktoren sind nachweisbar. Pathogenetische und klinische Beziehungen zu anderen Autoimmunkrankheiten (Sicca-Syndrom), besonders zum HASHIMOTO-Syndrom, lassen sich erkennen. Es besteht eine Störung der Lymphozytenfunktion, die Ähnlichkeit mit der bei Virusinfektionen hat. Der Zusammenhang mit der chronisch-entzündlichen Infiltration und Destruktion exokriner Drüsen ist noch unklar.

Krankheitswert

Erstmanifestation im Erwachsenen-, ganz selten im Kindesalter. Beschwerden durch allgemeine Trockenheit der Schleimhäute: Keratokonjunktivitis, Rhinitis, Pharyngitis, Bronchitis und Vaginitis sicca. Klinische Symptome einer Achylie. Xerostomie, Zahnverfall. Alacrimie und Xerophthalmie. Ichthyosiforme, ekzematische und pellagroide Hautveränderungen. Chronische Arteriitis mit Arthralgien. Bei einem Teil der Fälle interstitielle Nephritis mit verschiedenen Nierenfunktionsstörungen. Neigung zu Lymphomen (▶ *Makroglobulinämie WALDENSTRÖM*).

Therapiemöglichkeiten

Vermeidung von Keratokonjunctivitis durch künstliche Tränenflüssigkeit. Kurzfristig Kortikosteroid- sowie immunsuppressive Behandlung mit Zytostatika oder Antilymphozyten-Serum ohne befriedigenden Erfolg.

Häufigkeit und Vorkommen

Frequenz unter Einbeziehung leichter Formen etwa 1:25. Überwiegend sporadisch, nur wenige Geschwisterfälle beschrieben. Ausgeprägte Gynäkotropie (1:9).

Genetik

Die wenigen familiären Fälle lassen auf nur geringe Beteiligung genetischer Faktoren am Zustandekommen des S. schließen. Es bestehen rassenspezifische Assoziationen: Bei Europiden zu HLA-Dw3 und 4, bei Japanern zu HLA-Dw53. Siehe auch ▶ *Autoimmunität*.

Familienberatung

Nachweis anhand der Lippendrüsenhistologie (Biopsie). Differentialdiagnose zu retroviralen Infektionen, Sarkoidose, Rheumatischer Polyarthritis und Lymphomatose wichtig. Mit einer großen Variabilität der Merkmalsausprägung und einem beträchtlichen Anteil di- und monosymptomatischer Formen kann gerechnet werden. Das Risiko für Verwandte eines Merkmalsträgers ist in Anbetracht des überwiegend sporadischen Vorkommens gering. Bei Verwandten jedoch gehäuft Autoimmunerkrankungen.

Literatur

Dörner, T., Ätiologische und immunpathogenetische Aspekte des SJÖGREN-Syndroms. Akt.Rheumatol. *23* (1998) 69-77.

Griffith, K.J., E.K.L.Chan, C.-C.Lund et al., Molecular cloning of a novel 97-Kd GOLGI complex autoantigen associated with SJÖGREN´s syndrome. Arthritis Rheumat. *40* (1997) 1693-1702.

Haneji, N., T.Nakamura, K.Takio et al., Identification of α-Fodrin as a candidate autoantigen in primary SJÖGREN's syndrome. Science *276* (1997) 604-607.

Jabs, D.A., F.C.Bias, and M.G.Beale, Familial abnormalities of lymphocyte function in a large SJÖGREN's syndrome kindred. J.Rheumatol. *13* (1986) 320-326.

Jouquan, J., P.LeGoff, P.Fauqert et al., Étude comparative des polyarthrites rheumatoides avec et sans syndrome de GOUGEROT-SJÖGREN. 54 observations. Rev.Rhum.Mal.Ostéo-Articulaires *53* (1986) 691-695.

Legras, F., T.Martin, A.-M.Knapp and J.-L.Paqualini, Infiltrating T cells from patients with primary SJÖGREN's syndrome express restricted or unrestricted T cell receptor Vβ regions depending on the stage of the disease. Eur.J.Immunol. *24* (1994) 181-185.

Moriuchi, J., Y.Ichikawa, M.Takaya et al., Association between HLA and SJÖGREN's syndrome in Japanese patients. Arthritis Rheum. *29* (1986) 1518-1521.

Talal, N., H.M.Moutsopoulos and S.S.Kassan, SJÖGREN's Syndrome. Clinical and Immunological Aspects. Springer-Verl. Berlin, Heidelberg, New York, London, Paris, Tokyo 1987.

Vyse, T.J. and J.A.Todd, Genetic analysis of autoimmune disease. Cell *85* (1996) 311-318.

OMIM 270150

SJÖGREN-LARSSON-Syndrom

Genetisch bedingte neuroektodermale Dysplasie auf der Grundlage einer Genmutation. Zugrunde liegt eine verminderte Aktivität der Fettalkohol-Adenindinukleotid-Oxidoreduktase (Fett-Aldehyddehydrogenase 10, FALDH) für die langkettigen Fettalkohole. Dadurch können diese nicht zu Fettsäuren umgewandelt werden und es kommt zu deren Akkumulation in den Geweben und im Plasma. Der Zusammenhang mit der klinischen Symptomatik ist noch unklar.

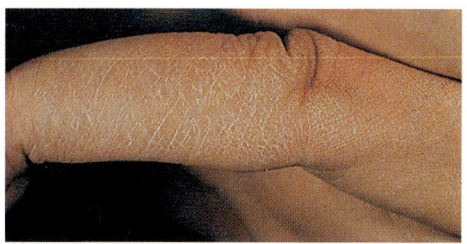

Sjögren-Larsson-Syndrom. 4. Lebensmonaat. Ichthyosiforme Hautveränderung. (M. Voß)

Krankheitswert
Erstmanifestation der Hautveränderungen (ähnlich denen der ▶ *Ichthyosis congenita*) konnatal oder im 1. Lebensjahr. Später einsetzende neurologisch-psychiatrische Störung mit Demyelinisierung und Degenerationserscheinungen im Zentralnervensystem: spastische Di- oder Tetraplegie mit Muskelatrophie, fakultativ Augenhintergrundveränderungen (30%), Sprachstörungen (50%), Epilepsie, Mikrozephalus, Oligophrenie, Kleinwuchs. Zahnschmelzanomalien. Progredienter Verlauf. Lebenserwartung herabgesetzt.

Therapiemöglichkeiten
Symptomatische Behandlung und spezielle Triglyzerid-Diät (ungesättigte Fettsäuren) mit unsicherem Erfolg.

Häufigkeit und Vorkommen
Erstbeschreibung 1956. Endemisches Vorkommen in der nordschwedischen Provinz Västerbotten mit einer Heterozygotenfrequenz von etwa 2%. Alle 58 dort daraufhin geprüften Fälle sind auf eine einzige Mutation vor mehr als 700 Jahren in Nordschweden zurückführbar. Daneben Einzelbeobachtungen in verschiedenen Populationen. Die Verbreitung des Gens entlang der schwedischen Heerstraßen während des Dreißigjährigen Krieges lässt auch in anderen Ländern auf den selben Founder schließen.

Genetik
Autosomal rezessiver Erbgang. Allelie mit dem ▶ *RUD-Syndrom* (?) und einer dem SLS entsprechenden Ichthyose ohne zentralnervöse Symptomatik (ebenfalls aus Schweden). Genort

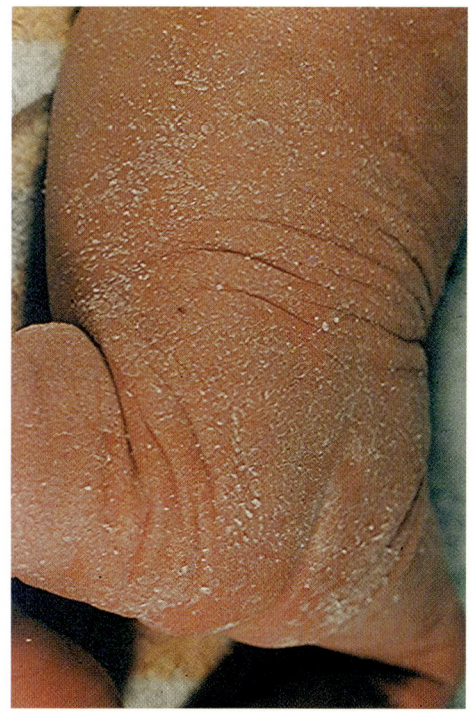

Sjögren-Larsson-Syndrom. Zweiter Lebenstag, Erythrodermie. (M. Voß)

17p11.2 (*FALDH*). Über 40 Allele erklären die interfamiliär unterschiedliche Schwere der Erscheinungen.

Familienberatung
Schwere Hautsymptomatik ist offenbar mit einem höheren Grad der psychischen Behinderung verbunden. Differentialdiagnose zum ▶ *RUD-Syndrom*, zum ▶ *REFSUM-Syndrom* und zu anderen Ichthyosen, Nachweis und Heterozygotentest molekulargenetisch und

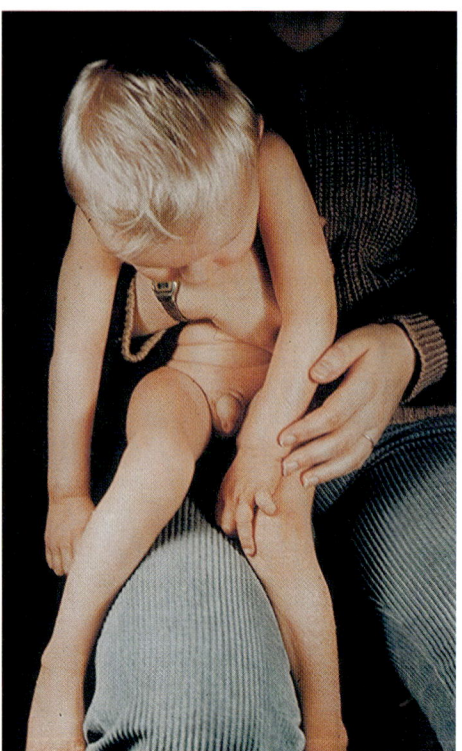

SJÖGREN-LARSSON-Syndrom. Spastische Tetraplegie im 2. Lebensjahr. (M. Voß)

anhand der NAD-Oxidoreduktase-Aktivität in kultivierten Hautfibroblasten. Nach den gleichen Prinzipien pränatale Diagnostik aus Chorion- oder Fruchtwasserzellen möglich. In Anbetracht der Schwere der Krankheit intensive medizinisch-genetische Betreuung in betroffenen Familien wichtig.

Literatur

Braun-Quentin, C., K.D.Bathja und R.A.Pfeiffer, Das SJÖGREN-LARSSON-Syndrom in Deutschland. Dtsch. Ärzteblatt *93* (1998) 925–928.

Iselius, L. and S.Jagell, SJÖGREN-LARSSON syndrome in Sweden: Distribution of the gene. Clin.Genet. *35* (1989) 272–275.

Lake, B.D., V.V.Smith, M.R.Judge et al., Hexanol dehydrogenase activity shown by enzyme histochemistry on skin biopsies allows differentiation of SJÖGREN-LARSSON syndrome from other ichthyoses. J.Inherit.Metab.Dis. *14* (1991) 338–340.

Rizzo, W.B., G.Carney and Z.Lin, The molecular basis of SJÖGREN-LARSSON syndrome: Mutation analysis of the fatty aldehyde dehydrogenase gene. Am.J.Hum.Genet. *65* (1999) 1547–1560..

Rizzo, W.B., and D.Craft, SJÖGREN-LARSSON syndrome: deficient activity of the fatty aldehyd component of fatty alcohol:NAD+ oxidoreductase in cultured fibroblasts. J.Clin.Invest. *88* (1991) 1643–1648.

Sillén, A., S.Jagell and C.Wadelius, A missense mutation in the *FALDH* gene identified in SJÖGREN-LARSSON syndrome patients originating from the northern part of SWEDEN. Hum.Genet. *100* (1997) 201–203.

Sillén, A., G.Holmgren and C.Wadelius, First prenatal diagnosis by mutation analysis in a family with SJÖGREN-LARSSON syndrome. Prenatal Diagn. *17* (1997) 1151–1157.

Tsukamoto, N., C.Chang and A.Yoshida, Mutations associated with SJÖGREN-LARSSON syndrome. Ann.Hum.Genet. *61* (1997) 235–242.

OMIM 270200, 270220

Skaphozephalus
▶ Kraniostenose

Skelettreifung, akzelerierte
▶ MARSHALL-Syndrom

Sklerocornea

Genetisch bedingte Differenzierungsstörung des vorderen Augenpols auf der Grundlage einer Genmutation.
Die Grenze zwischen Sklera und Cornea ist verwischt. Dadurch kommt es zur peripheren Hornhauttrübung bzw. Mikrocornea (Durchmesser <11 mm). Seltener ist der gesamte Hornhautbereich betroffen.

Krankheitswert
Angeboren. Trübung peripher bis zentral. Herabgesetzte Sehschärfe und Refraktionsanomalien. Symptomatisch bei ▶ *Cornea plana*. Teilweise nicht scharf von Mikrocornea zu unterscheiden.

Therapiemöglichkeiten
Keratoplastik mit in Abhängigkeit von der Schwere unterschiedlichem Erfolg.

Häufigkeit und Vorkommen
Sowohl Geschwisterschaften als auch Sippen mit Merkmalsträgern in aufeinanderfolgenden Generationen beschrieben.

Genetik
Heterogen. Schwere Form autosomal rezessiv, prognostisch gutartige partielle Form autosomal dominant bedingt. Komplexe Fehlbildungen mit Mikrophthalmie, linearen Dermalen Aplasien, Sklerocornea (MIDAS) und Herzfehler X-chromosomal bedingt, contiguous gene syndrome, in das auch die Gene für das AICARDI-Syndrom und das GOLTZ-GORLIN-Syndrom einbezogen sein können. Genort Xp22.3. Mikrocornea bei Makrophthalmie und Colobom, in bisher zwei Familien beschrieben, autosomal dominant.

Familienberatung
Differentialdiagnose zu anderen Hornhautdystrophien und -Leukomen sowie zu Zustand nach angeborener Varicellen-Infektion notwendig. Von einer intrafamiliären Konstanz der Schwere der Erscheinungen kann ausgegangen werden.

Literatur
Lindor, N.M., V.V.Michels, D.A.Hoppe et al., Xp22.3 microdeletion syndrome with microphthalmia, sclerocornea, linear skin defects, and congenital heart defects. Am.J.Med.Genet. 44 (1992) 61–65.
Pallotta, R., P.Fusilli, G.Sebastiano et al., Confirmation of the colobomatous microphthalmia with microcornea syndrome: report of another family. Am.J.Med.Genet. 26 (1998) 252–254.
Spranger, S., H.Stute, A.Blankenagel et al., MIDAS-Syndrom – eine X-chromosomale Erkrankung. Differentialdiagnose zum kongenitalen Varizellensyndrom. Mschr.Kinderheilk. 146 (1998) 716–765.

OMIM 181700, 269400, 309801

Sklerodermie

Bindegewebskrankheit auf unklarer genetischer Grundlage.

Es bestehen entweder eine Autoimmunität gegen körpereigene Zellkernbestandteile (Antikörper gegen Zentromerbestandteile der Chromosomen, M2-Antikörper) mit Assoziation zu bestimmten HLA-Typen, ein durch chemische Umweltbestandteile (Vinylchlorid, Quarzstaub u.a.) induzierter Prozess oder Besonderheiten im ▶ *Complementsystem*. Vermutet wird auch eine Immunreaktion gegen im mütterlichen Organismus persistierende fetale Zellen. Die Syntheserate und interzelluläre Ablagerung von Kollagen, Fibronektin und Proteoglykanen durch Fibroblasten wird offenbar durch Kontakt mit Zellen des Immunsystems verstärkt. Aus der dadurch bedingten Wandfibrose der Gefäße mit Devaskularisation erklärt sich die klinische Symptomatik.

Krankheitswert
Erstmanifestation der systemischen S. meist im Erwachsenenalter. Zunächst umschriebene oder diffuse Rötung und Verdickung der Haut (▶ *RAYNAUD-Phänomen*) vor allem an Armen und Händen. Alle anderen Körperteile einschließlich des Gesichtes können jedoch betroffen sein. Pigmentanomalien. Später Atrophien und Verhärtung von Haut und Unterhautfettgewebe mit Mutilation der darunterliegenden Knochen. Sekundäre Kamptodaktylie. Progredient. Beteiligung innerer Organe (Lunge, Niere, Myokard, Gastrointestinal-System) bei der diffusen Form lebensbegrenzend. CREST-Assoziation: Calcinose, RAYNAUD-Phänomen, Ö(E)sophagus-Komlikationen, Sklerodaktylie, Teleangiektasien; PACK-Assoziation: Primäre Leberzirrhose, Antizentromer-Antikörper, CREST-Assoziation, Keratoconjunctivitis sicca. Lineare zirkumskripte Sklerodermie beginnt im Kindesalter, rasch progredient mit Generalisierungstendenz (therapieresistent).

Therapiemöglichkeiten
Durchblutungsfördernde antiphlogistische Maßnahmen mit mäßigem Erfolg: Physiotherapie. Kortikosteroide, Urodeoxycholsäure.

Häufigkeit und Vorkommen
Frequenz 1:500.000. Sporadisch oder familiär. Gynäkotropie 1:3.

Genetik
Kein monogener Erbgang erkennbar. Bei familiären Fällen lässt sich eine heterogene Disposi-

tion feststellen mit Assoziationen zum HLA-System und zum Complement-System: HLA-A1, Cwf-B8, DR5 (DRw11); C4AO, -BO und weitere -O-Allele. Bei CREST vor allem HLA-DR5, DRw11 und DR1. Erhöhte Chromosomen-Brüchigkeit, auch bei Verwandten im Sinne eines dominanten Erbganges. Bei umweltbedingter S. erkranken nichtverwandte exponierte Personen gleichartig, woraus auf eine sehr schwache genetische Komponente zu schließen ist.

Familienberatung
Nachweis immunologisch anhand von Autoantikörpern möglich. Differentialdiagnose zum ▶ RAYNAUD-Syndrom ohne Hautveränderungen, zu den isolierten genetisch bedingten ▶ Teleangiektasien und zur ▶ Hemiatrophia faciei notwendig. Das Risiko für Verwandte eines Merkmalsträgers bei sporadischem Auftreten liegt unter 5%, wobei allerdings gehäuft andere Autoimmun- bzw. Bindegewebskrankheiten (▶ Rheumatoid-Arthritis; Dermatomyositis) auftreten.

Literatur
Bianchi, D.W., Fetomaternal cell trafficking: a new cause of disease? Am.J.Med.Genet. 91 (2000) 22–28.
Deguchi, Y., N.Shibata and S.Kishimoto, Elevated transcription of heat shock protein gene in scleroderma fibroblasts. Clin.Exp.Immunol. 81 (1990) 97–100.
Dunckley, H., E.C.Jazwinska, P.A.Gatenby and S.W.Serjeantson, DNA-DR typing shows HLA-DRw11 RFLPs are increased in frequency in both progressive systemic sclerosis and CREST variants of scleroderma. Tissue Antigens 33 (1989) 418–420.
Göring, H.-D., M.Panzer, W.Lakotta und A.Ziemer, Koinzidenz von Sklerodermie und primärer biliärer Zirrhose. Ergebnisse einer systematischen Studie im dermatologischen Krankengut. Hautarzt 49 (1998) 361–366.
McColl, G.J. and R.R.C.Buchanan, Familial CREST syndrome. J.Rheumat. 21 (1994) 754–756.
Sasaki,T., K.Denpo, H.Ono and H.Nakajima, HLA in systemic sclerodrma (PSS) and familial scleroderma. J.Dermatol. 18(1991) 18–24.

OMIM 181750

Sklerose, familiäre diffuse
▶ PELIZAEUS-MERZBACHER-Syndrom

Sklerose, multiple (MS)

Polyätiologische, ihrer Natur nach unklare chronische Erkrankung des Nervensystems. Es setzt ein Zerfall der Markscheiden der Nervenfasern ein, der auf einer autoimmunologisch-entzündlichen Reaktion auf unterschiedliche Komponenten des Myelins (Myelin-Basisproteine) mit Untergang der Oligodendrozyten beruht. Dadurch wird die Leitfähigkeit der Nervenfasern zerstört, der Nerv verliert seine Funktionsfähigkeit. Der Basisdefekt betrifft wahrscheinlich den HLA-Komplex, vor allem DR, DQ und DP sowie T-Zell-Rezeptoren (TcR, α- und β-Untereinheit) und/oder unterschiedliche Myeloproteine und Cytokine.

Krankheitswert
Erstmanifestation klinischer Erscheinungen zwischen dem 3. und 5. Lebensjahrzehnt. Sensibilitätstörungen, Tremor, intermittierender Visusverlust, Gemütsschwankungen. Über Lähmungserscheinungen, Koordinationsstörungen, Sprach- und Schluckbeschwerden schleichend oder in Schüben zu völligem geistigem und körperlichem Verfall führend.

Therapiemöglichkeiten
Therapiekonzepte bauen auf einer Immunsuppression auf, die Erfolge sind unbefriedigend. Kortison und rekombinantes β1b- und β1a-Interferon (Betaferon®) können, vor allem im Frühstadium gegeben, die Anzahl und die Schwere der Schübe vermindern und den Ausbruch der vollen Symptomatik verzögern. Immunmodulation mit Copolymer-1 oder Cholesterol-senkendes Mittel Statin® aussichtsreich?

Häufigkeit und Vorkommen
Erkrankungswahrscheinlichkeit in Europa etwa 1:1000, in warmen Ländern teilweise höher (abhängig von Umweltfaktoren oder disponierenden Genen?). Gynäkotropie 1:2.

Genetik
Direkte genetische Ursachen konnten für die MS anhand von Zwillingsserien und aufgrund des sporadischen Vorkommens weitgehend ausgeschlossen werden. Es besteht zwar eine erhöhte Konkordanz bei Zwillingen, aber ohne Unterschied zwischen eineiigen und

zweieiigen Zwillingen. Trotzdem dürfte eine genetische Disposition im Sinne einer Anfälligkeit gegenüber den bisher nicht völlig aufgeklärten, verursachenden Faktoren vorliegen: Genetisch bedingte Anfälligkeit bei Autoimmunreaktion unter Beteiligung eines spezifischen neurotropen Virus?, T-Zellen-Rezeptor-Defekt?, Complement-Defekt?, Stoffwechselstörung ungesättigter Fettsäuren?, Hyperergische Reaktion auf Masernvirus?, Myelinprotein-Polymorphismus? Untersuchungen zur Anfälligkeit gegenüber MS haben regional unterschiedliche, z.T. populationsspezifische Beziehungen bzw. Assoziationen zu anderen Autoimmunkrankheiten und den Merkmalen bzw. Genorten des MHC (HLA-DRB1, -DQw6 -DQA1, -DQB1 -DPw4); IDDM1 (▶ *Diabetes mellitus*, Genort 6p); IDDM2 (Genort 11p15); IDDM4 (Genort 11q13); IDDM5 (Genort 6q25); IDDM8 (Genort 6q27); Rezeptor Typ C (Genort 11q31-32; *PTPRC*, **P**rotein-**T**yrosin-**P**hosphatase-**R**ezeptor **C**, CD45); Apolipoprotein E (Genort 19q13, *APOE*, OMIM 107741) u.a. erbracht. Beteiligung von Myeloprotein- (Chromosom 18) bzw. Myeloglykoprotein-Genen (Chromosom 6p), des Tumornekrose-Faktors (Genort 6p21), eines T-Zell-Rezeptorgens β-Kette (Chromosom 7q), sowie von Genen in 5p14-p12, 12p12, 12q23-24; 13q33; 16p13, 7q21-22, und 17q22-24 oder eines Immunglobulin-Gens an der Entstehung der MS werden vermutet.

Familienberatung

Nachweis durch Kernspin- und Computertomographie. Das Risiko für Verwandte 1. Grades eines Merkmalsträgers ist empirisch auf das 30fache gegenüber der Normalbevölkerung erhöht. Es sind auch Sippen bekannt mit Merkmalsträgern in mehreren Generationen und autosomal dominantem Erbgang einer differentialdiagnostisch nicht ganz sicheren MS. Vermehrtes Vorkommen von leichten neurologischen Anomalien und präseniler Demenz unter den Verwandten von Merkmalsträgern sind beschrieben worden. Mit Exazerbation während der Schwangerschaft muss nicht gerechnet werden. Differentialdiagnostischer Ausschluss von spätmanifesten ▶ *Leukodystrophien*, ▶ *KRABBE-Syndrom*, ▶ *Folatstoffwechselstörungen*, ▶ *Mitochondriopathien*, ▶ *WILSON-Syndrom* ▶ *und Optikusatrophie* wichtig.

Literatur

Alperovitch, A., J.Hots, O.Lyon-Caen et al., Multiple sclerosis in 54 twinships: Concordance rate is independent of zygosity. Ann.Neurol. *32* (1992) 724–727.

Dyment, D.A., A.Dessa Sadnovich and G.C.Ebers, Genetics of multiple sclerosis. Hum.Molec.Genet. *6* (1997) 1693–1698.

Hartung, H.-P., R.G.Will, D.Francis et al., Familial multiple sclerosis. J.Neurol.Sci. *83* (1988) 259–268.

Hemmer, B. und J.T.Epplen, Multiple Sklerose. In: Rieß, O. and L.Schöls (Hrsg.): Neurogenetik. Molekulargenetische Diagnostik neurologischer Erkrankungen. W. Kohlhammer-Verl. Stuttgart, 2. Aufl. 2002, S.298–309

Haines, J.L., Y.Bradford. M.E.Garcia et al., Multiple susceptibility loci for multiple sclerosis. Hum. Molec.Genet. *11* (2002) 2251–2256.

Hockertz, M., D.W.Paty and S.S.Beall, Susceptibility to relapsing-progressive multiple sclerosis is associated with inheritance of genes linked to the variable region of the TcRß locus: Use of affected family based controls. Am.J.Hum.Genet. *62* (1998) 372–385.

Jacobsen, M., D.Schweer, A.Ziegler et al., A point mutation in *PTPRC* is associated with the development of multiple sclerosis. Nature Genet. *26* (2000) 495–499.

Natowicz, M.R. and B.Bejjani, Genetic disorders that masquerade as multiple sclerosis. Am.J.Med.Genet. *49* (1994) 149–169.

Saarela, J., M.Schoenberg Fejzo, D.Chen et al., Fine mapping of a multiple sclerosis locus to 2,5 Mb on chromosome 17q22-q24. Hum.Molec.Genet. *11* (2002) 2257–2267.

Vitale, E., S.Cook, R.Sun et al., Linkage analysis conditional on HLA status in a large North American pedigree supports the presence of a multiple sclersis susceptibility locus on chromosome 12p12. Hum.Molec.Genet. *11* (2002) 295–300.

OMIM 126200

Sklerose, multiple diaphysäre
▶ ENGELMANN-Syndrom

Sklerose, tuberöse
▶ Tuberöse Sklerose

Sklerotylosis
▶ Keratosen, palmoplantare 2.9

Skoliose, idiopathische

Seitliche Verbiegung der Wirbelsäule heterogener Ätiologie and Pathogenese.
Die Pathogenese ist unterschiedlich in Abhängigkeit vom Basisdefekt. Bei einem Teil der Fälle besteht eine Synthesestörung des Fibrillin1 (▶ MARFAN-Syndrom). Endokrine Ursachen und Anomalien des Knorpelwachstums der Zwischenwirbelscheiben oder der Kollagenzusammensetzung der Wirbelligamente haben sich nicht feststellen lassen. Möglicherweise ist bei einigen Formen die Elastizität der Zwischenwirbelscheiben infolge einer lokalen Glukosaminoglykan-Stoffwechselstörung verändert. Eine angeborene Skoliose kann durch knöcherne Anomalien der Wirbelsäule bedingt sein.

Krankheitswert
Erstmanifestation im Kindesalter, Wirbelsäulenverkrümmung unterschiedlicher Schwere und Progredienz. Herabgesetzte Leistungsfähigkeit durch Sekundärerscheinungen wie Dyspnoe u.a. Skoliose tritt bei etwa 40 genetisch bedingten Syndromen auf. Angeborene S. siehe auch ▶ Synostosen (Spondylocarpotarsale Synostose).

Therapiemöglichkeiten
Orthopädische Frühbehandlung mit unterschiedlich gutem Erfolg.

Häufigkeit und Vorkommen
Frequenz der Skoliose allgemein unter Einbeziehung leichter Formen auf etwa 1:20 geschätzt, davon 20% sporadische Fälle. Hohe Konkordanz sowohl bei ein- als auch bei zweieiigen Zwillingen. Gynäkotropie 1:9.

Genetik
Heterogen. Das Vorkommen von Merkmalsträgern in mehreren aufeinanderfolgenden Generationen spricht in den einzelnen Sippen für autosomal dominanten Erbgang mit geschlechtsunterschiedlicher Manifestation und Abhängigkeit von exogenen Faktoren. Bei Defekten des Fibrillin1 besteht Allelie mit dem ▶ MARFAN-Syndrom im Genort 15q21-31. Ein weiterer Genort 17p11.2? (▶ SMITH-MAGENIS-Syndrom).

Familienberatung
Differentialdiagnose zu syndromatischen (z.B. Ataxien; neuromuskuläre Erkrankungen; PRADER-WILLI-Syndrom, LARSEN-Syndrom, spondylocostale Dysplasie, MARFAN-Syndrom, EHLERS-DANLOS-Syndrom u.a.) und exogen bedingten (traumatisch, rachitisch, statisch, infektiös) Formen notwendig. Genaue familienanamnestische Erhebungen für die Ermittlung von Risikoziffern wichtig. Generell ist die Wahrscheinlichkeit einer Vererbung über Frauen größer als über Männer. Ständige Vorsorgeuntersuchungen von Risikokindern bzw. kindlichen Verwandten von Merkmalsträgern sowie Einleitung orthopädisch-gymnastischer Maßnahmen sind anzuraten.

Literatur
Axenovich, T.I., I.R.Semjonov, E.Ch.Ginsburg i A.M.Saiman, Analyse der Vererbung der Skoliose (russisch). Genetika 24 (1988) 2056–2063.

Imaizumi, K., M.Masuno, T.Ishii, et al., Congenital scoliosis (hemivertebra) associated with de novo balanced reciprocal translocation 46,XX,t(13;17)(q34;p11.2). Am.J.Med.Genet. 73 (1997) 244–246.

Lester, D.K., G.L.Painter, A.T.Berman and S.R.Skinner, "Idiopathic" scoliosis associated with congenital upper-limb deficiency. Clin.Orthop.Relat.Res. 202 (1986) 205–210.

Milewicz, D.M., Identification of defects in the fibrillin gene and protein in individuals with MARFAN syndrome and related disorders. Tex.Heart Inst.J. 21 (1994) 22–29.

Rucker, R., W.Opsahl, U.Abbott et al., Animal model of human disease. Scoliosis in chickens. A model for inherited form of adolescent scoliosis. Am.J.Pathol. 123 (1986) 585–588.

OMIM 181800

Skoliose
s.a. ▶ Dysostose, spondylocostale

SLY-Syndrom
▶ Mukopolysaccharidose Typ VII

SMA
▶ Muskelatrophie, spinale

Small-Patella-Syndrom
▶ Patella-Aplasie, Patella-Hypoplasie

SMITH-FINEMAN-MYERS-Syndrom
▶ Thalassämie, X-chromosomale

SMITH-LEMLI-OPITZ-Syndrom,
RSH-Syndrom (OPITZ)

Genetisch bedingtes Fehlbildungs-Syndrom auf der Grundlage von Genmutationen.
Der Basisdefekt besteht in einer verminderten Aktivität der 7β-Hydroxysteroid-δ7-Sterol-Reduktase (DHCR7) und damit in einem Block des letzten Schrittes der Cholesterol-Synthese aus δ7-Dehydroxycholesterol. Es resultieren ein niedriger Plasmacholesterol-Spiegel und Anreicherung von δ7-Dehydrosterol und anderen Vorstufen im Plasma. Im Gegensatz zu anderen Stoffwechseldefekten findet keine Kompensation des Cholesterolmangels über den mütterlichen Kreislauf statt, so dass es bereits zu pränatalen Fehlbildungen und Dysplasien kommt. Eine fetale und frühkindliche Myelinisierungsstörung im ZNS kann einen Teil der Symptomatik erklären. Die Schwere der klinischen Erscheinungen korreliert mit der Schwere des Plasmacholesterol-Mangels und reicht von lediglich geistiger Retardation und Syndaktylie 2/3 bis zu den schweren Formen des Typs II. Siehe auch
▶ *Desmosterolose*: gleicher Stoffwechselweg betroffen, ähnliche Symptomatik.

Krankheitswert
Angeborene Anomalien des Schädel- und Extremitätenskeletts mit Zahnstellungsanomalien, Mikrozephalus und Polydaktylie. Syndaktylie 2/3 der Zehen. Epikanthus, breite Nasenspitze, Ptosis der Augenlider. Hypogenitalismus und -gonadismus im männlichen Geschlecht. Hypotonie. Augenanomalien. Schwere geistige (Polymikrogyrie) und körperliche Behinderung, Fehlen der Sprachentwicklung. Teilweise Pylorusstenose, Zystennieren und Cholelithiasis. Tod bei einer seit 1986 als letaler Typ II abgegrenzten Form mit Pseudohermaphroditismus masculinus (weibliches äußeres Genitale und chromosomal männliches Geschlecht), Herzfehler, Gaumenspalte, Katarakt, HIRSCHSPRUNG-Krankheit, Pylorusstenose, Nierenagenesie, Lungendysplasie, Nebennieren- und Inselzellhyperplasie sowie postaxialer Polydaktylie prä-

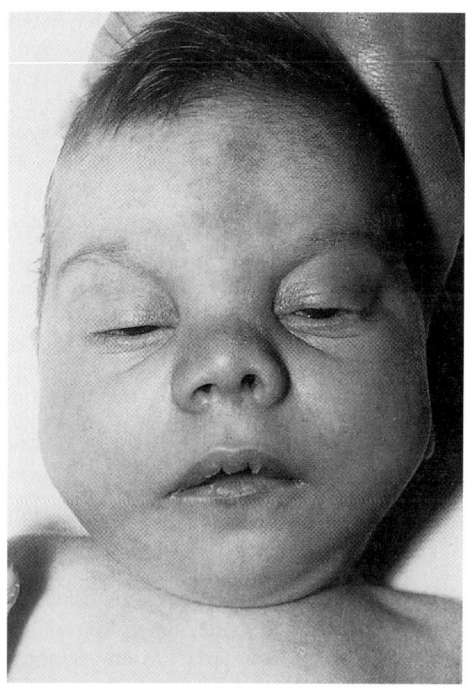

SMITH-LEMLI-OPITZ-Syndrom. Mikrozephalus, Epikanthus, Lidptose beidseits, breite, aufwärts gerichtete Nase, Mikrogenie. (G. Schwanitz)

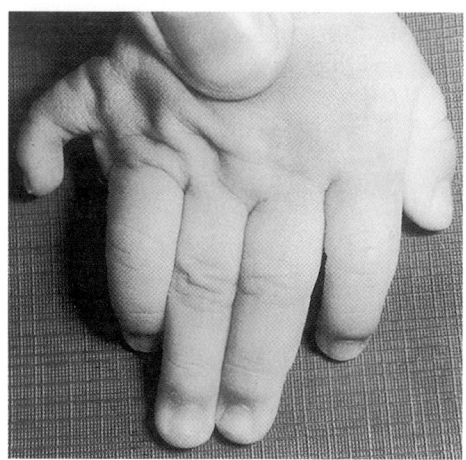

SMITH-LEMLI-OPITZ-Syndrom. Postaxiale Polydaktylie. (G. Schwanitz)

oder perinatal, spätestens innerhalb der ersten Lebensjahre. Identisch mit dem RUTLEDGE-Syndrom oder LOWRY-MILLER-MACLEAN-Syndrom (Acrodysgenitaler Zwergwuchs, OMIM 268670). Stellung des ▶ *Genito-Palato-Kardialen Syndroms* (GARDNER-SILENGO-WACHTEL-Syndrom) ohne Polydaktylie unsicher. Siehe auch ▶ *PALLISTER-HALL-Syndrom* (contiguous gene syndrome?); ▶ *Desmosterolose*.

Therapiemöglichkeiten
Besserung von Verhaltensauffälligkeiten, Wachtumsretardation und Widerstandsfähigkeit durch Gaben von Cholesterol mit und ohne Gallensäuren bei frühem Therapiebeginn?

Häufigkeit und Vorkommen
Seit Erstbeschreibung 1964 mehr als 250, vom Typ II über 50 Geschwister- und sporadische Fälle publiziert, vorwiegend Knaben, da offensichtlich im weiblichen Geschlecht schwerer diagnostizierbar. Inzidenz unter Europiden 1:40.000–1:10.000, in anderen Rassen seltener.

Genetik
Autosomal rezessiver Erbgang. Genort 7q32.1 (*DHCR7*), Allelie der Typen I und II, klinisch besteht ein Kontinuum zwischen beiden Typen. Klinische Überschneidungen mit dem autosomal dominanten ▶ *PALLISTER-HALL-* und dem ▶ *KAUFMAN-McKUSICK-Syndrom*, jedoch bei normaler Cholesterol-Biosynthese. Nosologische und genetische Abgrenzung gegenüber dem ▶ *ULLRICH-FEICHTIGER-Syndrom* (Typus Rostockiensis) retrospektiv unsicher.

Familienberatung
Differentialdiagnose vor allem zum fetalen Alkohol-Syndrom, zum ▶ *Cornelia-de-LANGE-Syndrom* und zur Trisomie des Chromosoms 13 (▶ *PÄTAU-Syndrom*), beim Typ II zum ▶ *C-Syndrom*, ▶ *Cerebro-Hepato-Renalen Syndrom*, ▶ *Hydrolethalus-Syndrom*, ▶ *Oro-Fazio-Digitalem Syndrom*, ▶ *Holoprosenzephalie-Polydaktylie-Syndrom*, ▶ *PALLISTER-HALL-Syndrom* und ▶ *MECKEL-Syndrom* ultraviolett-spektrofotometrisch oder gaschromatografisch anhand der Plamasterole (angetrocknete Bluttropfen) wegen der z.T. unterschiedlichen Erbgänge und Wiederholungsrisiken wichtig. Pränatale Diagnostik eventuell ultrasonografisch anhand der Wachstumsretardation und des Mikrozephalus sowie molekulargenetisch durch Mutationsanalyse, biochemisch durch δ7-Dehydrosterol-Bestimmung in Fruchtwasser und Chorionbioptat, anhand unphysiologischer Steroide im mütterlichen Urin oder eines erniedrigten mütterlichen Plasma-Estriolspiegels möglich.

Literatur
Guzzetta, V., E.De Fabiani, G.Galli et al., Clinical and biochemical screening for SMITH-LEMLI-OPITZ syndrome. Acta Paediatr.Int.J.Paediatr. *85* (1996) 937-942.

Krajewska-Wlasek, M., One more case of a severe lethal condition resembling the SMITH-LEMLI-OPITZ type II syndrome. Genet.Counsel. *2* (1991) 221–225.

McGaughhran, J.M., P.T.Clayton, K.A.Mills et al., Prenatal diagnosis of SMITH-LEMLI-OPITZ syndrome. Am.J.Med.Genet. *56* (1995) 269–271.

Opitz, J.M. and F.de la Cruz, Cholesterol metabolism in the RSH/SMITH-LEMLI-OPITZ syndrome: Summary of an NICHD conference. Am.J.Med.Genet. *50* (1994) 326–338.

Wassif, C.A., C.Maslen, S.Kachilele-Linjewile et al., Mutations in the human sterol delta-7-reductase gene at 11q12-13 cause SMITH-LEMLI-Opitz syndrome. Am.J.Hum.Genet. *63* (1998) 55–62.

Witsch-Baumgartner, M., J.Löffler and G.Utermann, Mutations in the human *DHCR7* gene. Hum.Mutat. *17* (2001) 172–182.

OMIM 268670, 270400

SMITH-MAGENIS-Syndrom

Seit Erstbeschreibung 1982 von über 100 Patienten beschriebenes contiguous gene syndrome auf der Grundlage einer Deletion 17p11.2-p11.2. unter Einbeziehung einer Sequenz für nukleäre RNA, jeweils eines Gens für eine Cytosol-Serin-Hydroxymethyltransferase, die Topoisomerase 3, einen Transkriptionsfaktor-Regulator, eine COP9-Signalosom-Untereinheit (*COPS3*) und wahrscheinlich eines Microfibrillen-assoziierten interzellulären Glykoproteins. Diesem DNA-Bereich benachbart liegt auch der Abschnitt für die Neurale Muskelatrophie Typ 1A (▶ *CMT1A*).

Klinisch kraniofaziale Dysmorphie mit Brachyzephalie, flachem Mittelgesicht, Telekanthus und Progenie, Brachydaktylie. Strabismus, BRUSHFIELDsche Flecke der Iris. Allgemeine, vor allem Sprach-Retardation, heisere Stimme, z.T. Schwerhörigkeit. Erethismus und Verhaltensauffälligkeiten, vor allem Schlafzyklus-Störungen mit stark verkürztem Nacht- und ausgedehntem Tagschlafbedürfnis sowie REM-Schlafauffälligkeiten. Aggressionsschübe und Autoaggression mit Selbstmutilationen, Oligophrenie. Unterschiedliche Fehlbildungen des Skeletts, des Urogenitalsystems und des Herzens. Bei Duplikation in 17p12 leichtere Symptomatik.

Melaningaben sollen die Schlafrhythmusstörungen mildern.

Meist sporadisch, bei einem Elternteil der Merkmalsträger kann die Deletion jedoch als Mosaik vorliegen mit Wiederholungsrisiko bei den Kindern. Nachweis der Mikrodeletion molekularzytogenetisch.

Literatur
Chevillard, C., D.Le Paslier, E.Passarge et al., Relationship between CHARCOT-MARIE-TOOTH 1A and SMITH-MAGENIS regions. snU3 may be a candidate gene for the SMITH-MAGENIS syndrome. Hum. Molec.Genet. *2* (1993) 1235–1243.

Elsea, S.H., R.C.Juyal, S.Jiralerspong et al., Haploinsufficiency of cytosolic serin hydroxymethyltransferase in SMITH-MAGENIS syndrome. Am.J.Hum. Genet. *57* (1995) 1342–1350.

Juyal, R.C., A.Kuwano, I.Kondo et al., Mosaicism for del(17)(p11.2p11.2) underlying the SMITH-MAGENIS syndrome. Am.J.Med.Genet. *66* (1996) 193–196.

Livet, M.O., A.Moncla, B.Delobel et al., Le syndrome de SMITH-MAGENIS. Arch. Pédiatr. *4* (1997) 1231–1237.

Natacci, F., L.Corrado, M.Pierri et al., Patient with large 17p11.2 deletion presenting with SMITH-MAGENIS syndrome and JOUBERT syndrome phenotype. Am.J.Med.Genet. *95* (2000) 467–472.

Potocki, L., K.-S.Chen, S.-S.Park et al., Molecular mechanisms for duplication 17p11.2 – the homologous recombination reciprocal of the SMITH-MAGENIS microdeletion. Nature Genet. *24* (2000) 84–87.

Potocki, L., D.Glaze, D.-X.Tan et al., Circadian rhythm abnormalities of melatonin in SMITH-MAGENIS syndrome. J.Med.Genet. *37* (2000) 428–433.

Smith, A.C.M., E.Dykens and F.Greenberg, Sleep disturbance in SMITH-MAGENIS syndrome (del17p11.2). Am.J.Med.Genet. Neuropsychiatr.Genet. *81* (1998) 186–191.

Zori, R.T., J.R.Lupski, Z.Heju et al., Clinical, cytogenetic, and molecular evidence for an infant with SMITH-MAGENIS syndrome born from a mother having a mosaic 17p11.2p12 deletion. Am.J.Med. Genet. *47* (1993) 504–511.

OMIM 182290

SMITH-McCORT-Syndrom
▶ DYGGVE-MELCHIOR-CLAUSEN-Syndrom

Somnambulismus,
Schlafwandeln

Parasomnie auf vorwiegend genetischer Grundlage. Es besteht eine Störung des Schlaf-Wach-Systems mit periodischen Beinbewegungen meist in enger Beziehung mit Schlafsprechen und mit genetisch-pathophysiologischen Beziehungen zu Alpträumen und Enuresis nocturna. Inzidenz 1–5% bei Kindern, meist Normalisierung im Erwachsenenalter. Erbgang nicht klar, multifaktoriell bedingt oder autosomal dominanter Erbgang einer Disposition. Nicht therapiebedürftig.

Literatur
Hori, A. and G.Hirose, Twin studies on parasomnias. Sleep Res.Suppl. *24A* (1995) 324.

Hublin, C., J.Kaprio, M.Partinen et al., Prevalence and genetics of sleepwalking: a population based twin study. Neurology *48* (1997) 177–181.

SORSBY-apikale-Dystrophie
▶ Kolobom der Makula, Chorioidea und Retina

SORSBY-Syndrom I
▶ Makuladegeneration, senile

SORSBY-Syndrom II
▶ Makuladegeneration, familiäre vitelliforme

Sotos-Syndrom
▶ Cerebraler Gigantismus

Spaltfuß
▶ Spalthand

Spalthand mit oder ohne Spaltfuß

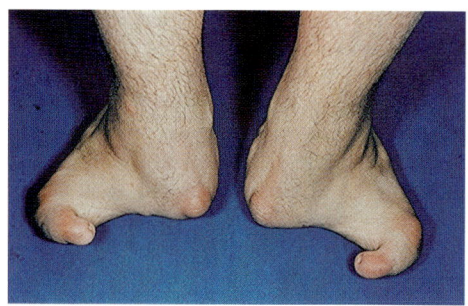

Spalthand mit oder ohne Spaltfuß. Spaltfuß, monodaktyler Typ.

Genetisch heterogene Fehlbildung des distalen Extremitätenskeletts auf der Grundlage jeweils einer Genmutation.
Der Basisdefekt betrifft jeweils ein Transkriptionsregulator- oder Signalprotein sowie Wachstumsfaktoren, Genprodukte von an der Differenzierung der embryonalen Ektodermalleiste der Extremitätenknospen beteiligten Homeobox- und anderen Genen.

Krankheitswert
Angeboren. Zwei Haupttypen:
1. Fehlen der Zentralstrahle, ▶ *Ektrodaktylie*, Syndaktylie und Opponierbarkeit der restlichen Handhälften (Hummern-Klaue), entsprechend auch an Füßen vorkommend.

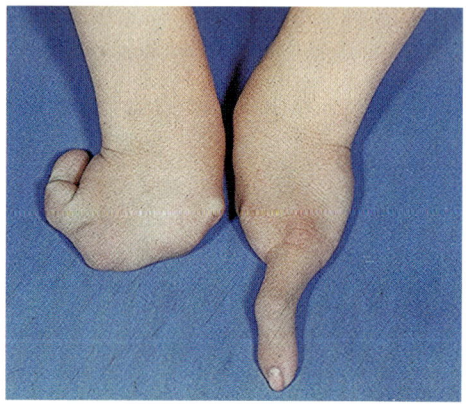

Spalthand mit oder ohne Spaltfuß. Spalthand, monodaktyler Typ.

2. Fehlen der radialen Strahle mit Monodaktylie gewöhnlich nur des 4. und/oder des 5. Strahles. Einzelne Extremitäten sehr unterschiedlich (auch intrafamiliär) betroffen. Verschiedene Abstufungen und Übergangsformen zwischen den Haupttypen kommen vor. In einigen Familien kombiniert mit Lippen-Kiefer-Gaumen-Spalte, Taubheit, Nystagmus und weiteren Augenanomalien (KARSCH-NEUGEBAUER-Syndrom, OMIM 183800), ▶ *Tibiaaplasie* (OMIM 119100) sowie mit anderen Fehlbildungen.

Therapiemöglichkeiten
Chirurgische Korrektur gewöhnlich erfolglos. Kompensation durch prothetische Versorgung.

Häufigkeit und Vorkommen
Inzidenz ca. 1:100.000–1:20.000. Bis 1965 etwa 70 größere Sippen mit Merkmalsträgern in aufeinander folgenden Generationen sowie auch isolierte Geschwisterfälle aus Verbindungen gesunder, nicht verwandter Eltern beschrieben. Einseitige S. meist sporadisch. Vom KARSCH-NEUGEBAUER-Syndrom seit Erstbeschreibung 1936 10 familiäre Fälle bekannt, darunter zweimal Geschwister mit merkmalsfreien Eltern.

Genetik
Heterogen. Spalthand in Kombination mit Spaltfuß wie auch mit Taubheit ist autosomal dominant bedingt mit unvollständiger Penetranz, wobei die Söhne von Merkmalsträgern übererwartungsgemäß häufig (über 50%) ebenfalls Merkmalsträger sind. In bisher einer Sippe X-chromosomaler Erbgang über 7 Generationen, Genort Xq26.1 (SHFM2), contiguous gene syndrome mit ventralem Mittliniendefekt, Situs inversus bzw. Isomerie und Polysplenie (s.a. ▶ *KARTAGENER-Syndrom*). Autosomale Genorte: 7q21.3 (SHFM1, *HOX*-Gene *distal-less* DLX5 und 6?), Schwerhörigkeit durch Ohrfehlbildungen und Hypodontie kommen vor, Allelie mit EEC1 (▶ *Lippen-Kiefer-Gaumenspalte mit Spalthand und -fuß*); 10q24-25 (*DAC,* Dactylin?,

SHFM3); 3q27 (*P63*, SHFM4), einzelne Fälle, Allelie mit EEC3 (▶ *Lippen-Kiefer-Gaumenspalte mit Spalthand und -fuß*), ADULT-Syndrom (Acro - Dermato - Ungual - Lacrimal - Tooth-Syndrom, OMIM 103285), dem ▶ *Limb-Mammary-Syndrom* und dem HAY-WELLS-Syndrom (▶ *Ankyloblepharon filiforme*). 6q21 (ulnarer Strahl betroffen). Spalthand mit nur gelegentlicher Spaltbildung des Fußes unregelmäßig dominant, Expressivität (unterschiedliche Beteiligung der Metakarpalia und -tarsalia) variabel. Zwischen beiden Typen bestehen genetische Beziehungen, indem sie gemeinsam in einer Familie bzw. bei einer Person auftreten können. 2q24.1-32.2 (*HOXD*-Gen-Cluster, Mikrodeletionen), z.T. mit penoskrotaler Hypoplasie, s.a. ▶ *Synpolydaktylie* (Syndaktylie Typ 2). Ungeklärt ist bei Spalthand/Spaltfuß und bei den Kombinationsformen wie KARSCH-NEUGEBAUER-Syndrom noch das häufige Vorkommen merkmalsfreier Überträger sowie von isolierten Geschwisterfällen (Ausdruck variabler Expressivität?, autosomal rezessive Form?, Gonadenmosaik?). Klinische Abgrenzung zum ebenfalls autosomal dominant bedingten BERNDORFER-Syndrom (▶ *Lippen-Kiefer-Gaumen-Spalte mit Spalthand und -fuß*) wegen Allelie einiger Typen und der großen Variabilität der Merkmalsbildung häufig unsicher. 12q23-24.1. (*TBX3*, T-BOX-Gen), Allelie mit den NOONAN- und dem KARDIO-Fazio-Kutanen Syndrom?, eng gekoppelt mit *TBX5* für ▶ *HOLT-ORAM-Syndrom*. In einer holländischen Sippe mit Spalthand und -fuß Genort 3q27. Siehe auch ▶ SCHINZEL-*Syndrom*; ▶ *Ektrodaktylie*; ▶ *Syndaktylie*.

Familienberatung

Feststellung des Typs und des familienspezifischen Erbganges ist Voraussetzung, wobei möglichst viele Verwandte auf röntgenologische Mikrosymptome untersucht werden sollten. Zu beachten ist die große intrafamiliäre Variabilität der Merkmalsausprägung hinsichtlich der Schwere und auch der betroffenen Extremitäten und zusätzlicher Symptome. Differentialdiagnose zum Syndrom der Lippen-Kiefer-Gaumenspalte mit Spalthand und -fuß ist deshalb wichtig. Mit merkmalsfreien Überträgern bzw. mit mehreren betroffenen Kindern merkmalsfreier Eltern muss trotz des dominanten Erbganges gerechnet werden. Fälle, bei denen nur eine Extremität betroffen ist (Disruptions-Sequenz),

und atypische Formen sind gewöhnlich nicht familiär, das Risiko für Geschwister und Nachkommen ist also gering. Die Schwere und die Inzidenz der Fehlbildungen sollen in den betroffenen Familien mit dem Gebäralter der Mutter bzw. mit der Geburtenordnung wachsen. Pränatale Diagnostik ultrasonografisch möglich.

Literatur

Crackower, M.A., S.W.Scherer, J.M.Rommens et al., Characterization of the split hand/split foot malformation locus *SHFM1* at 7q21.3-q22.1 and analysis of a candidate gene for its expression during limb development. Hum.Molec.Genet. *5* (1996) 571–579.

Faiyez ul Haque, M., S. Uhlhaas, M.Knapp et al., Mapping of the gene for X-chromosomal split-hand/split-foot anomaly to Xq26-q26.1. Hum.Genet. *91* (1993) 17–19.

Genuardi, M., F.Gurrieri and G.Neri, Genes for split hand/split foot and laterality defects on 7q22.1 and Xq24-27.1. Am.J.Med.Genet. *50* (1994) 101.

Haberlandt, E., J.Löffler, A.Hirst-Stadlmann et al., Split hand/split foot malformation associated with sensorineural deafness, inner and middle ear malformation, hypodontia, congenital vertical talus, and deletion of eight microsatellite markers in 7q21.1-q21.3. J.Med.Genet.*38* (2001) 405–409

Ianakiev, P., M.W.Kilpatrick, I.Toudjarska et al., Split-hand/split-foot malformation is caused by mutations in the p63 gene in 3q27. Am.J.Hum.Genet. *67* (2000) 59–66.

Nunes, M.E., G.Schutt, R.P.Kapur, et al., A second autosomal split hand/split foot locus maps to chromosome 10q24-q25. Hum.Molec.Genet. *4* (1995) 2165–2170.

Propping, P., W.Friedl, T.Wienker et al., ADULT syndrome allelic to limb mammary syndrome (LMS)? Am.J.Hum.Genet. *90* (2000) 179–182.

Raas-Rothschild, A., S.Manouvrier, M.Gonzales et al., Refined mapping of a gene for split hand-split foot malformation (SHFM3) on chromosome 10q25. J.Med.Genet. *33* (1996) 996–1001.

Sifakis, S., D.Basel, P.Ianakiev et al., Distal limb malformations: underlying mechanisms and clinical associations. Clin.Genet. *60* (2001) 165–172.

Wallis, C.E., Ectrodactyly (split-hand/split-foot) and ectodermal dysplasia with normal lip and palate in a four-generation kindred. Clin.Genet. *34* (1988) 252–257.

Wong, S.C., J.M.Cobben, S.Hiemstra et al., KARSCH-NEUGEBAUER syndrome in two sibs with unaffected parents. Am.J.Med.Genet. *75* (1998) 207–210.

OMIM 119100, 183600, 183800, 31335

Spalt-Larynx,
Larynxspalte

Angeborene Hemmungsfehlbildung unklarer Ätiologie.
Es besteht eine Spaltbildung, die, meist dorsal, nur den Ringknorpel betrifft, aber auch bis zur Trachea bzw. Carina reichen kann (persistierende Ösophagus-Trachea). Der Basisdefekt ist unbekannt.

Krankheitswert
Erstmanifestaton klinischer Erscheinungen im Neugeborenenalter. Atemschwierigkeiten und Zyanose während der Nahrungsaufnahme mit lebensbedrohlichen Zuständen durch Aspiration. Stridor. Stimmabnormitäten, z.T. Aphonie. Neigung zu Pneumonien. Häufig bestehen noch weitere Fehlbildungen. Siehe auch ▶ PALLISTER-HALL-Syndrom ▶ Ösophagus-Atresie; ▶ G-Syndrom; ▶ BBB-Syndrom.

Therapiemöglichkeiten
Chirurgische Korrekturen möglich, Erfolg von der Größe des Spaltes, den Begleitfehlbildungen und Komplikationen abhängig. Ernährung vor der Operation durch Gastrostoma. Tracheotomie in Notsituationen.

Häufigkeit und Vorkommen
Mehr als 50 Fälle bekannt. Wahrscheinlich häufig nicht diagnostiziert. Überwiegend sporadisch. Eine Sippe mit 6 Merkmalsträgern in 2 Geschwisterschaften beschrieben.

Genetik
Wahrscheinlich autosomal rezessiver Erbgang.

Familienberatung
Differentialdiagnose röntgenologisch, computertomografisch oder chirurgisch zur Choanalatresie (Nasen-Katheter) und zur ▶ Ösophagus-Atresie notwendig. In Familien mit einem oder mehreren Merkmalsträgern sollten bei Geburten Möglichkeiten zu einem chirurgischen Eingriff vorhanden sein.

Literatur
Lyons,T.Y. and S.Variend, Posterior cleft larynx associated with hamartoma: A case report and literature review. J.Laryngol.Otol. *102* (1988) 471–472.

Schild,M.H. and M.F.Maffee, Ventral cleft of the larynx in an adult. Case report. Ann.Otol.Rhinol.Laryngol. *98* (1989)/I 66–69.

Tyler,D.C., Laryngeal cleft: report of eight patients and a review of the literature. Am.J.Med.Genet. *21* (1985) 61–75.

OMIM 215800

Spasmen, infantile,
WEST-Syndrom

Spezieller Typ infantiler Anfälle mit Hypsarrhythmie und geistiger Retardation. ACTH-Gaben führen zu schneller Normalisierung der Spasmen oder progredient, therapieresistent. Mehrere Sippen mit männlichen Merkmalsträgern in aufeinanderfolgenden Generationen beschrieben.
X-chromosomaler Erbgang, Genort Xp22.13 (*ARX, aristaless*, Homeobos-Gen). Intelligenz-Gen beteiligt? Siehe auch ▶ *Lissenzephalie*.

Literatur
Claes, S., K.Devriend, L.Lagae et al., The X-linked infantile spasms syndrome (OMIM 308350) maps to Xp11.4-Xpter in two pedigrees. Ann. Neurol. *42* (1997) 360–364.

Stromme, P., E.M.Mangelsdorf, M.A. Shaw et al., Mutations in the human ortholog of Aristaless cause X-Linked mental retardation and epilepsy. Nature Genet. *30* (2002) 441–445.

Stromme, P., K.Sunder, C.Mork et al., X-linked mental retardation and infantile spasms in a family: New clinical data and linkage to Xp11.4-Xp22.1. J.Med.Genet. *36* (1999) 374–378.

OMIM 300382, 308350

Spastische Paraplegie
▶ Spinalparalysen, spastische

Spät-HURLER
▶ Mukopolysaccharidose Typ I

Spätrachitis, Vitamin-D-resistente
▶ Hypophosphatämie;
▶ Hypophosphatasie;
▶ Pseudomangel-Rachitis

Speicheldrüsenerkrankungen und -defekte

Ätiologisch unterschiedliche Anomalien der Entwicklung und Funktion der Speicheldrüsen. Meist sporadisch, familiäres Vorkommen jedoch gesichert.
- Hypoplasie, Aplasie oder Unterfunktion der Speicheldrüsen mit Aptyalismus. Häufig assoziiert mit Alacrimie, meist syndromatisch,
  ▶ *Lakrimo-Aurikulo-Dento-Digitales Syndrom*;
  ▶ SJÖGREN-*Syndrom*. Autosomal dominanter Erbgang. OMIM 180920.
- Sialadenitis/Parotitis, chronische, rezidivierende. Schmerzhaft. Vor allem im Kleinkindes- bis Jugendalter klinisch auffällig. Autosomal dominanter Erbgang. Differentialdiagnose zu Mumps aufgrund des Verlaufes. OMIM 168800.
- Aptyalismus durch Speichelsteinbildung. Meist sporadisch. In wenigen Sippen chronisch rezidivierend, autosomal dominanter Erbgang. Androtropie. OMIM 181010.
- Polyzystische Veränderungen des Speichelausführgangsystems. Störung unter beteiligung von Activin, Follistatin und TGFβ während der Morphogenese des Drüsengewebes. Kaum belastend. In einigen Sippen autosomal dominanter Erbgang.

Differentialdiagnostisch ▶ SJÖGREN-*Syndrom*.

Literatur
Milunsky, J.M., V.W.Lee, B.S.Siegel and A.Milunsky, Agenesis or hypoplasia of major salivary and lacrimal glands. Am.J.Med.Genet. *37* (1990) 371–374.
Reid, E., F.Douglas, Y.Crow, A.Hollmann and J.Gibson, Autosomal dominant juvenile recurrent parotitis. J.Med.Genet. *35* (1998) 417–419.
Smyth, A.G., R.P.Ward-Booth and A.S.High, Polycystic disease of the parotid glands: two familial cases. Brit.J.Oral Maxillofac.Surg. *31* (1993) 38–40.
Wiedemann, H.-R., Salivary gland disorders and heredity. Am.J.Med.Gent.*68* (1997) 222–224.

OMIM 168800, 180920, 181010

SPERLING-WEGNER-Syndrom
▶ Chromosomen-Bruch-Syndrom;
▶ LOUIS-BAR-Syndrom

Sphärophakie-Brachymorphie-Syndrom
▶ WEILL-MARCHESANI-Syndrom

Sphärozytose,
MINKOWSKI-CHAUFFARD-GÄNSSLEN-Syndrom, familiärer hämolytischer Ikterus, familiäre hämolytische Anämie

Genetisch bedingte Anämie auf der Grundlage einer Genmutation.
Es besteht eine Anomalie der Erythrozytenmembran, die vor allem auf einer herabgesetzten osmotischen Resistenz beruht. Zugrunde liegen unterschiedliche Synthesestörungen, verminderte Stabilität oder Bindungskapazität von Membranproteinen wie Ankyrin, Spektrin (α- oder β-Kette, αβ-Tetramere) oder eines spektrinbindenden Proteins-2 (Erythrozyten-Bande 4.2). Sekundär wird ungenügend ATP gebildet, so dass die intrazelluläre K-Konzentration nicht aufrechterhalten werden kann, wodurch es zur Hämolyse kommt. Mangel an Phosphofruktokinase, Enolase und Transketolase lässt sich nachweisen. Die kugelförmigen Sphärozyten haben eine herabgesetzte Überlebenszeit und werden vorzeitig in der Milz abgebaut. Die Gallenstein-Bildung erklärt sich aus der verstärkten Hämolyse.

Krankheitswert
Erstmanifestation klinischer Erscheinungen im Kindesalter, häufig bereits im 1. Lebensjahr. Anämie mit z.T. infektiös ausgelösten hämolytischen Krisen, Ikterus, Splenomegalie, Hämochromatose und ab 2. Lebensjahrzehnt Gallensteine. Neigung zu Infekten. Häufig Anomalien des Schädel- und Extremitätenskeletts, Zahnstellungs- und Augenanomalien, Schwerhörigkeit. Lebenserwartung und effektive Fruchtbarkeit meistens nicht herabgesetzt.

Therapiemöglichkeiten

Splen- und Cholezystektomie vom 2. bis 5. Lebensjahrzehnt an mit gutem Erfolg. Bluttransfusionen während aplastischer Krisen, weiterhin Vitamin-B_{12} in hohen Dosen und Vermeidung von Stresssituationen erfolgreich.

Häufigkeit und Vorkommen

Frequenz 1:20.000–5.000, ca. 1/4 der Fälle sporadisch. Sippen mit Merkmalsträgern in bis zu 6 Generationen beschrieben. Häufigste familiäre hämolytische Anämie in Nordeuropa.

Genetik

Heterogen. Autosomal rezessiver oder dominanter Erbgang mit variabler Expressivität, wobei mehrere Genorte betroffen sein können: Typ II 8p11.2 (*ANK1,* Ankyrin, OMIM 182900); schwerer frühkindlicher rezessiver Typ III 1q21-23 (*SPTA1,* α-Spektrin-Kette, OMIM 182860, 270970), Allelie zur Elliptozytose Typ 2; Typ I 14q22-24.2 (*SPTB,* β-Spektrin-Kette, OMIM 182870, 182900), Allelie zur Elliptozytose Typ 3; Typ IV 5q15 (*EPB42,* Erythrozyten-Protein-Bande 4.2, OMIM 270970). Siehe auch ▶ *Elliptozyose* (DRESBACH-Syndrom), ▶ *Stomatozytose.*

Familienberatung

Nachweis und Differentialdiagnose zu anderen hämolytischen Anämien sowie zu Hämoglobinopathien und Ikterusformen anhand des Blutbildes, der verminderten osmotischen Resistenz der Erythrozyten, der Vermehrung des direkten Bilirubins im Blut und molekulargenetisch möglich. Grenzen zu den Elliptozytosen durch Allelie z.T. fließend. Aufgrund der unterschiedlichen Expressivität ist bei autosomal dominanten Formen mit klinisch erscheinungsfreien Merkmalsträgern in der Aszendenz von Patienten zu rechnen. Homozygotie bei den dominanten Formen wirkt wahrscheinlich letal.

Literatur

DeGiudice, E.M., M.Francese, B.Nobili et al., High frequency of de novo mutations in ankyrin gene (ank1) in children with hereditary spherocytosis. J.Pediat. *132* (1998) 117–120.

Delaunay, J., N.Alloisio, L.Morle et al., Molecular genetics of hereditary elliptocytosis and hereditary spherocytosis. Ann.Génét. *39* (1996) 209–221.

Eber, S.W., J.M.Gonzales, M.L.Lux et al., Ankyrin-1 mutations are a major cause of dominant and recessive hereditary spherocytosis. Nature Genet. *13* (1996) 214–218.

Hanspal, M., S.-H.Yoon, H.Yu et al., Molecular basis of spectrin and ankyrin deficiencies in severe hereditary spherocytosis: Evidence implicating a primary defect of ankyrin. Blood *77* (1991) 165–173.

Kotula, L., L.D.Laury-Kleintop, L.Showe et al., The exon-intron organization of the human erythrocyte α-spectrin gene. Genomics *9* (1991) 131–140.

Lux, S.E., W.T.Tse, J.C.Menninger et al., Hereditary spherocytosis associated with deletion of human erythrocyte ankyrin gene on chromosome 8. Nature *345* (1990) 736–739.

OMIM 182860 182870, 182900, 270970

Sphingomyelinlipidose
▶ NIEMANN-PICK-Syndrom

Spiegel-Polydaktylie
▶ SANDROW-Syndrom;
▶ Polydaktylie

SPIEGLER-BROOKEsche Tumoren
▶ Epithelioma adenoides cysticum

SPIEGLERsche Tumoren
▶ Epithelioma adenoides cysticum

SPIELMEYER-VOGT-Syndrom
▶ Ceroid-Lipofuszinose

Spina bifida
▶ Neuralrohrdefekte

Spinalparalysen, spastische,
Spastische Paraplegie, ERB-CHARCOT-Syndrom, v. STRÜMPELL-LORRAIN-Syndrom, ERB-CHARCOT-v. STRÜMPELL-Syndrom, Bohoroor

Gruppe genetisch bedingter spastischer Spinalparalysen auf der Grundlage jeweils einer Genmutation.
Es besteht eine vom Lumbalmark ausgehende Degeneration der Pyramidenbahn, die auf andere Stränge übergreifen und in seltereren Fällen andere Nervenstrukturen einbeziehen kann. Basisdefekte sind bei den komplizierten X-chromosomalen Formen eine Synthesestörung eines Proteolipidproteins (PLP) und eines Neuralzellen-Adhäsionsproteins (L1CAM), bei der rein spastischen Form des mitochondrialen Proteins Paraplegin (Metalloprotease) sowie bei den rein dominanten Formen des Atlastins und des Spastins.

Krankheitswert
Erstmanifestation klinischer Erscheinungen unterschiedlich, von den ersten Lebensjahren bis ins Alter möglich. Leichte Ermüdbarkeit, Hyperreflexie und schließlich Spastik der unteren Extremitäten führen zu Gehbehinderung und später z.T. zu Gehunfähigkeit. Sekundär Beugekontrakturen. Sphincterdysfunktion. Obere Extremitäten gelegentlich beteiligt. Reflexanomalien. Bei komplizierten Formen weitere neurologische Symptome (Ataxie), Oligophrenie und epileptische Anfälle. Sehr langsam progredient oder stationär ("reine" S.). Lebenserwartung kaum herabgesetzt, z.T. Frühinvalidität. Symptomatisch bei ▶ BEHR-*Syndro*m.

Therapiemöglichkeiten
Medikamentöse, orthopädische und physiotherapeutische Behandlung mit unterschiedlichem Erfolg. Chirurgische Verlängerung von betroffenen Sehnen kaum hilfreich.

Häufigkeit und Vorkommen
Inzidenz ca. 1:10.000. Weltweit verbreitet. Über 80 Sippen mit Merkmalsträgern in mehreren aufeinanderfolgenden Generationen und mindestens ebenso viele Geschwisterschaften beschrieben. Geringe Androtropie.

Genetik
Den verschiedenen interfamiliär hinsichtlich des Erstmanifestationsalters und der Begleitsymptomatik stark variierenden, intrafamiliär aber relativ konstanten klinischen Typen liegt Heterogenie bzw. multiple Allelie zugrunde. Autosomal dominanter (70–80% der Fälle der rein spastischen Form, Typ v. STRÜMPELL, OMIM 182600), rezessiver (20–30% der Fälle, OMIM 270800) oder X-chromosomaler (SPG1 und -2, SPG16, OMIM 312900, 312920, 300266, vereinzelt mit Taubheit, OMIM 312910.) Erbgang. Ein Teil der Formen wurde nur in einer Sippe gefunden (Foundereffekt, private Mutation).

Genorte:
Komplizierte und reine X-chromosomale Formen:
- Xq28 (*L1CAM*), **SPG1,** Allele zum Hydrozephalus bei Aquäduktstenose und zum MASA-Syndrom, ▶ *Daumen, adduzierter*), OMIM 312900;
- Xp21.3-p2.1 (*PLP,* Proteolipoprotein, *Rumpshaker*-Mutation), **SPG2,** komplizierte oder unkomplizierte, rein spastische Form, Allele zum PELIZAEUS-MERZBACHER-Syndrom, OMIM 312080, 312920;
- Xq11.2 **SPG16**, mit NOR-Insertion, unkomplizierte Form;
- Xq13.3 (*XH2,* **X**-chromosomal Helicase 2 = ATR-X = XNP, Transkriptiondefekt), mit geistiger Behinderung, Allele mit ▶ *X-chromosomaler Thalassämie,* ▶ JUBERG-MARSIDI-*Syndrom*, CARPENTER-WAZIRI-Syndrom, HOLMES-GANG-Syndrom und SMITH-FINEMAN-MYERS-Syndrom, OMIM 300032.

Rein spastische autosomal dominante Formen, Familiäre Spastische Spinalparalyse, FSP (70–80% der Fälle):
- 12q 13 (*KIF5A,* Kinesin 5A), **SPG10,** OMIM 604187;
- 19q13 **SPG12,** OMIM 604805;
- 2q33.1 (*HSPD1,* mitochondriales Chaperonin Hsp60), eine französische Sippe, **SPG13,** OMIM 118190, 605280;
- 14q11.2-24.3 (*SPG3A,* Atlastin, GTPase), **SPG3A,** FSP1;
- 2p22 (CAG-Repeatsequenzexpansion 48–60 Repeats) und komplizierte Form mit Epilepsie und Demenz); **SPG3B,** FSP2, dänische Familien;

Spinalparalysen, spastische

- 2p22-p21 (*SPG4*, Spastin, AAA-ATPase) **SPG4**, häufigste autosomal dominante Form, OMIM 182601, 604277;
- 15q11.1 **SPG6**, FSP3, OMIM 600363;
- 8q23-24 **SPG8**, OMIM 603563;
- 9q33-34 **SPG19**, OMIM 607152.

Komplizierte autosomal dominante Formen:
- 11q12-14 **SPG17**, SILVER-Syndrom, mit Amyotrophie der Handmuskeln, OMIM 270685;
- 10q23.3-24.2, mit Katarakt, Amyotrophie und gastrointestinalen Komplikationen, **SPG9**, OMIM 601162.

Reine rezessive Formen:
- 8p12-8q12 **SPG5A**, (5B Genort unbekannt), OMIM 270800;
- 16q24.3 (Paraplegin-Defekt, mitochondriale Metalloproteinase, Chaperonin?), auch komplizierte Form, **SPG7**, OMIM 602783;
- 15q13-15 **SPG11**, OMIM 604360;
- 13q **SPG16**.

Komplizierte, rezessive Form:
- 3q27-28 **SPG14**, mit geistiger Retardation, Italienische Sippe.
- 14q **SPG15**, mit Makuladegeneration, Dysarthrie, distaler motorischer Neuropathie und geistiger Behinderung.

Weiterhin komplizierte autosomal dominante Formen:
- mit sensorineuraler Taubheit und Nephropathie (OMIM 182690);
- mit extrapyramidaler Symptomatik (OMIM 182800);
- mit Optikusatrophie und Demenz, frühmanifest (OMIM 182830);
- mit Myoklonus im Kieferbereich.

Autosomal rezessive komplizierte Formen:
- mit Symptomen der Amyotrophischen ▶ Lateralsklerose 2, Genort 2q33-35 (ALS2, Alsin);
- mit Dysarthrie und Retinadegeneration (KJELLIN-Syndrom, OMIM 270700);
- mit Retinitis pigmentosa und geistiger Retardation (OMIM 270950);
- mit Pseudobulbärparalyse, Muskelschwund, Dysarthrie und emotionaler Labilität (frühmanifester Typ Troyer der Amish-Population, OMIM 275900), Genort 13q12.3 (*SPG20*);
- mit Demenz, Dysarthrie und Athetose (Mast-Syndrom der Amish-Population, OMIM 248900);
- mit Oligophrenie (OMIM 270600);
- mit sensorischer Neuropathie (OMIM 256840);
- mit komplexer neurologische Symptomatik, Canities, Vitiligo und anderen Pigmentierungsanomalien (Typ LISON, OMIM 270680, 270750);
- Formen mit Diplegie, z.T. als LITTLEsche Krankheit (▶ *LITTLE-Syndrom*) beschrieben, können ebenfalls autosomal rezessiv bedingt sein (OMIM 270600).

Bestehen klinische Zeichen einer Degeneration lediglich der Pyramidenbahn bei relativ leichter Symptomatik, liegt meist autosomal dominanter Erbgang vor, teilweise mit unvollständiger Begrenzung der Manifestation auf das männliche Geschlecht. Intrafamiliär ist in manchen Sippen eine Antizipation zu erkennen. Auf diese Weise lassen sich früher getrennte frühmanifeste (vor dem 35. Lebensjahr) und später manifeste Falle zu einem Typ zusammenführen. Innerhalb der autosomal rezessiven S. ist ebenfalls ein infantiler, ein juveniler und ein seltener adulter Typ zu erkennen. Der Verlauf ist dabei generell weniger protrahiert, wobei intrafamiliär relativ konstant Begleitsymptome auftreten.

Familienberatung

Differentialdiagnose zu anderen Syndromen mit S. wichtig: Leukodystrophie, zerebrale Diplegien, LESCH-NYHAN-Syndrom, Spinocerebelläre Ataxie, PELIZAEUS-MERZBACHER-Syndrom, Amyotrophische Lateralsklerose, MASA-Syndrom, SJÖGREN-LARSSON-Syndrom, neurogene Muskelatrophie u.a. Genaue familienanamnestische Feststellung des vorliegenden Erbganges wichtig. Bei Manifestation im frühen Kindesalter Verdacht auf autosomal rezessive Form. Bei sporadischen Fällen müssen exogene Ursachen wie Tumoren, Myelitis und andere Rückenmarkerkrankungen ausgeschlossen werden. Von einer relativen intrafamiliären Konstanz der Symptomatik und des Erstmanifestationsalters (besonders in Geschwisterschaften) kann ausgegangen werden. Die Beratung muss sich nach dem klinischen Typ richten. Berufsberatung im Hinblick auf eine zu erwartende Gehunfähigkeit wichtig. Bei den X-chromosomalen S. können sich die Typen 1 und 2 innerhalb einer Geschwisterschaft in ihren Symptomen überschneiden. Leichte neurologische Symptome bei Konduktorinnen sind beschrieben worden.

Literatur

Bonneau, D., J.-M.Rozet, Ch.Bulteau et al., X linked spastic paraplegia (SPG2): clinical heterogeneity at a single gene locus. J.Med.Genet. *30* (1993) 381–384.

Bürger, J., H.Metzke, C.Paternotte et al., Autosomal dominant spastic paraplegia with anticipation maps to a 4-cM interval on chromosome 2p21-p24 in a large German familiy. Hum.Genet. *98* (1996) 371–375.

Ciccarelli, F.D., M.A.Patton, V.A.McKusick and A.H. Crosby, SPG20 is mutated in Troyer syndrome, a hereditary spastic paraplegia. Nature Genet. *31* (2002) 347–348.

De Michele, G., M. De Fusco, F.Ciarmatori et al., Spastic paraplegia and OXPHOS impairment caused by mutations in paraplegin, a nuclear-encoded mitochondrial metalloprotease. Cell *93* (1998) 973–983.

Errico, A., A.Ballabio and E.I.Rugarli, Spastin, the protein mutated in autosomal dominant hereditary spastic paraplegia, is involved in microtubule dynamics. Hum.Molec.Genet. *11* (2002) 153–163.

Eymard-Pierre, E., G.Lesca, S.Dollet et al., Infantile-onset ascending hereditary spastic paralysis is associeted with mutations in the alsin gene. Am.J. Med.Genet. *71* (2002) 518–527.

Fink, J.K. and T.Heiman-Patterson, Hereditary spastic paraplegia: Advances in genetic research. Neurology *46* (1996) 1507–1514.

Hansen, J.J., A.Dürr, I.Cournu-Rebeix et al., Hereditary spastic paraplegia SPG13 is associated with a mutation in the gene encoding the mitochondrial chaperonin Hsp60. Am.J.Hum.Genet. *70 (2002)* 1328–1332.

Heinzlef, O., C.Paternotte, F.Mahieux et al., Mapping of a complicated familial spastic paraplegia to locus SPG4 on chromosome 2p. J.Med.Genet. *35* (1998) 89–93.

Lizcano-Gil, L.A., D.Garcia-Cruz and M.del Pilar Bernal-Beltrán, Association of late onset spastic paraparesis and dementia: Probably an autosomal dominant form of complicated paraplegia. Am.J.Med.Genet. *68* (1997) 1–6.

Naidy, S., S.R.Dlouhy, M.T.Geraghty and M.E.Hodes, A male child with the rumpshaker mutation, X-linked spastic paraplegia/PELIZAEUS-MERZBACHER disease and lysinuria. J.Inherit.Metab.Dis. *20* (1997) 811–816.

Nicolaides, P., M.Baraitser and E.M.Brett, Two siblings with mental retardation and progressive spasticity. Clin.Genet. *43* (1993) 312–314.

Osaka, H., C.Kawanishi, K.Inoue et al., Novel nonsense proteolipid protein gene mutation as a cause of X-linked spastic paraplegia in twin males. Biochem.Biophys.Res.Commun. *215* (1995) 835–841.

Patel, H., P.E.Hart, T.T.Warner et al., The SILVER syndrome variant of hereditary spastic paralysis maps to chromosome 11q12-q14, with evidence for genetic heterogeneity within this subtype. Am.J.Hum. Genet. *69* (2001) 209–215.

Reid, E., Pure hereditary spastic paraplegia. J.Med. Genet. *34* (1997) 499–503.

Saugier-Veber, P., A.Munnich, D.Bonneau et al., X-linked spastic paraplegia and PELIZAEUS-MERZBACHER disease are allelic disorders at the proteolipid protein locus. Nature Genet.*6* (1994) 257–260.

Sauter, S., B.Miterski, S.Klimpe et al., Mutation analysis of the spastin gene (SPG4) in patients in Germany with autosomal dominant hereditary spastic paraplegia. Hum.Mutat. *20* (2002) 127–132.

Sauter, S., J.Neesen, W.Paulus und W.Engel, Hereditäre spastische Paraplegie. Deutsches Ärzteblatt *99* (2002) 434–442.

Zhao, X., D.Alvarado, S.Rainier et al., Mutations in a newly identified GTPase gene cause autosomal dominant hereditary spastic paraplegia. Nature Genet. *29* (2001) 326–330.

OMIM 182600, 182600, 182690, 182800, 182830, 256840, 270600, 270680, 270700, 270750, 270950, 248900, 275900, 312080, 312900, 312910, 312920

Spinocerebelläre Ataxien

Gruppe Olivo-Ponto-Cerebellärer Ataxien mit im Vordergrund stehender cerebellärer Symptomatik und unterschiedlicher spinaler Komponente

Bisher sind 17 verschiedene Genorte für klinische, sich in ihrer Symptomatik teilweise überschneidende Spinocerebelläre Ataxien (SCA1-17) bekannt. SCA1, 4 und 6 entsprechen dem Typ 1-3 der autosomal dominanten ▶ cerebellären Ataxie (ADCAI). Für SCA1-3, 6, 7, 12 und 17 sind Mutationen in Form von CAG- und für SCA8 von CTG- sowie für SCA10 von ATTCT-Repeatsequenz-Expansionen nachgewiesen. Für SCA5 und SCA10 werden Repeatsequenzexpansionen aufgrund von Antizipation vermutet. Die Natur der Genprodukte, Ataxine, ist bis auf die bei Typ 6 (Ca-Ionenkanal) unbekannt. Das durch die Verlängerung der Repeatsequenz CAG entstehende Polyglutamin der Ataxine präzipitiert und bringt die betroffenen Zellen zum Absterben (Apoptose), womit die klinische Symptomatik erklärt wird.

Genorte: 6p24.2-p23.05 (▶ *SCA1*); 12q23-24 (▶ *SCA2, Typ Holquin*); 14q32.1 (SCA3); 16q22.1 (mit sensorischer Neuropathie, SCA4); 11q13 (SCA5), eine Sippe in den USA, die auf Abraham Lincoln zurückgeht; 19p13.1 (SCA6); 3p13-p21.1 (SCA7); 10q24 (SCA8); 22q13 (SCA10); 15q14-21.3 (SCA11), britische Sippen; 5q31-33 (SCA12); 19q13.3-13.4 (SCA13); 19q13.4-qter (SCA14); 8q22-24.1 (SCA16). Die normale Repeatsequenzlänge ist in den Typen unterschiedlich. Die über die jeweilige physiologische Grenze hinausgehenden Repeatsequenzlängen stehen im umgekehrten Verhältnis zum klinischen Manifestationsalter. Da innerhalb der Keimbahn eine Veränderung (meist Expansion) der Repeatsequenzlänge stattfinden kann, können die Symptome auch innerhalb eines Typs und innerhalb einer Sippe in unterschiedlichen Lebensaltern einsetzen und unterschiedlich progredient sein (Anizipation und Progression). Siehe auch ▶ *Friedreich-Syndrom*.

Literatur
Rieß. O. und L.Schöls, Direkte Gendiagnostik und Mutationstypen: Expression repetitiver DNA-Sequenzen als Ursache genetisch bedingter Erkrankungen. In Rieß, O. und L.Schöls (Hrsg.), Neurogenetik, molekulargenetische Diagnostik neurologischer Erkrankungen. Springer-Verlag Heidelberg 1998, S.30–34.

Schöls, L. und R.Rieß, Spinozerebelläre Ataxien. In Rieß, O. und L.Schöls (Hrsg.), Neurogenetik, molekulargenetische Diagnostik neurologischer und psychiatrischer Erkrankungen. Kohlhammer-Verl. Stuttgart 2002, 2.Aufl.S. 367–385.

Spinocerebelläre Ataxie Typ 1 (SCA1), Autosomal Dominante Cerebelläre Ataxie Typ I (ADCAI), Olivo-Ponto-Cerebelläre Ataxie Typ I (OPCAI)

Genetisch bedingte Olivo-Ponto-Cerebelläre Ataxie auf der Grundlage einer Genmutation (Repeatsequenz-Expansion).
Der Basisdefekt besteht in der Synthesestörung eines seiner Natur nach noch unbekannten Proteins: Ataxin-1.

Krankheitswert
Erstmanifestation meist im 4. Lebensjahrzehnt, selten bereits im Jugendalter mit Ataxie. Progredient, später cerebelläre Dysarthrie, Amyotrophie, Ophthalmoparese, Spastizität und andere extrapyramidale Symptome sowie Demenz. Innerhalb von durchschnittlich 15 Jahren zum Tode führend.

Therapiemöglichkeiten
Unbekannt.

Häufigkeit und Vorkommen
Neuerdings aufgrund der molekulargenetischen Grundlage definiert, retrospektiv gegenüber anderen familiären Formen der spinocerebellären und cerebellären Ataxien schwer abgrenzbar. Große Sippen mit Merkmalsträgern in mehreren Generationen bekannt. Etwa 6% der Fälle mit familiärer spinocerebellärer Ataxie, in Deutschland 10%.

Genetik
Autosomal dominanter Erbgang. Genort 6p24.2-p23.05 (Ataxin-1). Bei der Mutation handelt es sich um eine Verlängerung (Expansion) einer CAG-Repeatsequenz auf über 40 Repeats hinaus, im Vergleich zur Normallänge von bis zu 39 Repeats. Die Repeatsequenzlänge variiert intrafamiliär, wobei bei Vererbung über Männer teilweise eine Verlängerung und über Frauen eine Verkürzung vorkommen. Erstmanifestationsalter und Verlauf sind umgekehrt proportional der Repeatlänge. Siehe auch ▶ *cerebelläre Ataxie Typ Menzel*.

Familienberatung
Differentialdiagnose zu anderen Formen der autosomal dominanten Ataxien aufgrund klinischer Überschneidungen teilweise nur molekulargenetisch anhand der Repeatsequenzexpansion möglich. Nach dem gleichen Prinzip präsymptomatische und pränatale Diagnostik bei gesichertem Genort durchführbar.

Literatur
Matilla,T., V.Volpini, D.Genis et al., Presymptomatic analysis of spinocerebellar ataxia type 1 (SCA1) via the expansion of the SCA1 CAG-repeat in a large pedigree displaying anticipation and parental male bias. Hum.Molec.Genet. *2* (1993) 2123–2128.

OMIM 164400

Spinocerebelläre Ataxie Typ 2, (SCA2),
Kubanischer Typ Holguin, Autosomal Dominante Cerebelläre Ataxie Typ II (ADCA II)

Autosomal dominante Ataxie mit einer an das ▶ *Machado-Joseph-Syndrom* erinnernden Symptomatik sowie Demenz und Neuropathien, jedoch mit anderem Genort 12q23-24.1 (Ataxin-2), Repeatsequenzexpansion in Exon1 >34– >200 Repeats (normal bis 31 CAG-Repeats). Die Schwere der klinischen Erscheinungen korreliert mit der Repeatsequenzlänge von <10 Jahre bei >55 Repeats und >50 Jahre bei <40 Repeats. Die Repeatsequenzlänge ist meiotisch instabil, wobei eine Verlängerung vor allem in der männlichen Keimbahn eintritt. Auffällige Variabilität der Länge in den männlichen Gonaden. Relativ leichte Ataxie nach früh einsetzender Hyporeflexie, Myoklonien, Ophthalmoplegie, choreatischen Erscheinungen, Demenz und Amyotrophie bis schwere progrediente Ataxie mit Choreoathetose. Endemisch in der Kubanischen Provinz Holguin (Founder-Effekt, über 500 Merkmalsträger), aber auch von anderen Populationen bekannt, etwa 13% der Fälle mit familiärer Spinocerebellärer Ataxie in Deutschland. Differentialdiagnose zu anderen Typen der ▶ *Spinocerebellären Ataxien* nur molekulargenetisch sicher.

Literatur
Geschwind, D.H., S.Perlman, C.P.Figueroa et al., The prevalence and wide clinical spectrum of the spinocerebellar ataxia type 2 trinucleotide repeat in patients with autosomal domaninant cerebellar ataxia. Am.J.Hum.Genet. *60* (1997) 842–850.

Imbert, G., F.Saudou, G.Yvert et al., Cloning of the gene for spinocerebellar ataxia 2 reveals a locus with high sensitivity to expanded CAG/glutamine repeats. Nature Genet. *14* (1996) 285–291.

Mao, R., A.S.Aylsworth, N.Potter et al., Childhood-onset ataxia: Testing for large CAG-repeats in SCA2 and SCA7. Am.J.Med.Genet. *110* (2002) 338–345.

Pulst, S.-M., A.Nechiporuk, T.Nechiporuk et al., Moderate expansion of a normally biallelic trinucleotide. Nature Genet. *14* (1996) 269–275.

Schols, L., S.Gispert, M.Vorgerd et al., Spinocerebellar ataxia type 2: Genotype and phenotype in German kindreds. Arch.Neurol. *54* (1997) 1073–1080.

OMIM 183090

Spinocerebelläre Ataxie Typ 3 (SCA3),
Machado-Joseph-Syndrom, Autosomal Dominante Cerebelläre Ataxie Typ I (ADCAI)

Genetisch bedingte spinocerebelläre Degeneration mit Einbeziehung der Basalganglien auf der Grundlage einer Genmutation (Repeatsequenzexpansion). Der Basisdefekt betrifft ein Ataxin-3 genanntes Protein unklarer Funktion.

Krankheitswert
Klinische Zeichen einer spino-ponto-cerebellären Degeneration mit cerebellärer Ataxie, Dystonie, progredienter externer Ophthalmoplegie, Exophthalmus, peripherer Amyotrophie, extrapyramidalen und Pyramidenbahn-Symptomen, Myokymie. Erstmanifestation klinischer Erscheinungen im 3.–4. Lebensjahrzehnt, völliger neurologischer Verfall innerhalb von 15–20 Jahren. Starke Variabilität der Symptomatik. Klinisch 4 Typen unterschieden, die jedoch gemeinsam in einer Familie auftreten können.

Häufigkeit und Vorkommen
Seit Erstbeschreibung 1972 zunächst aus Portugal, den Azoren und Japan (Azorenkrankheit, MJD1, OMIM 183085) bekannt. Später auch in anderen Ländern festgestellt (MJD2, OMIM 109150). Große Sippen mit Merkmalsträgern in mehreren Generationen beschrieben. Etwa 26% der Fälle von SCA.

Genetik
Autosomal dominanter Erbgang. Genort 14q32.1 (*MJD1*, Ataxin-3), Allelie von MJD1 und MJD2. Repeatsequenzverlängerungen (CAG) von 13–40 auf 68–79.

Familienberatung
Differentialdiagnose zu anderen autosomal dominanten Spinocerebellären Ataxien nur molekulargenetisch möglich. Die Repeatsequenzlänge steht in direktem Zusammenhang mit der Schwere der Erscheinungen und ist umgekehrt proportional dem Erstmanifestationsalter. Eine Repeatsequenzverlängerung findet vor allem in der männlichen Meiose statt, wobei das Allel in der nächsten Generation wahrscheinlich auf mehr als 50% der Nachkommen vererbt wird

und eine Abhängigkeit der Frequenz des Normalallels von der Repeatsequenzlänge besteht. Familienprognostische Aussagen lassen sich entsprechend präzisieren: Das Risiko kann auf diese Weise unterschiedlich sein.

Literatur

Gaspar, C., I.Lopes-Cendes, S.Hayes et al., Ancestral origins of the Machado-Joseph disease mutation: a worldwide haplotype study. Am.J.Hum.Genet. *68* (2001) 523–528.

Igarashi, S., Y.Takiyama, G.Cancel et al., Intergenerational instability of the CAG repeat of the gene for Machado-Joseph disease (MJD1) is affected by the genotype of the normal chromosome: Implications for the molecular mechanisms of the instability of the CAG repeat. Hum.Molec.Genet. *5* (1996) 923–932.

Ikeuchi, T., S.Igarashi, Y.Takiyama et al., Non-Mendelian transmission in dentatorubral-pallido-Luysian atrophy and Machado-Joseph disease: The mutant allele is preferentially transmitted in male meiosis. Am.J.Hum.Genet. *58* (1996) 730–733.

Twist, E.C., L.K.Casaubon, M.H.Ruttledge et al., Machado-Joseph disease maps to the same region of chromosome 14 as the spinocerebellar ataxia type 3 locus. J.Med.Genet. *32* (1995) 25–31.

OMIM 109150, 183085

Spinocerebelläre Ataxie Typ 4 (SCA4)

Autosomal dominante Spinocerebelläre Ataxie. Genort 16q22.1. Von mehreren großen Sippen u.a. aus den USA beschrieben. Der Basisdefekt ist unbekannt. Erstmanifestation klinischer Erscheinungen zwischen dem 20. und 60. Lebensjahr. Reflexanomalien, Sprechschwierigkeiten, Ataxie. Langsam progredient bis zur Rollstuhlpflichtigkeit.

Literatur

Gardner, K., K.Alderson, B.Galster et al., Autosomal dominant spinocerebellar ataxia: Clinical description of a distinct hereditary ataxia and genetic localization to chromosome 16 (SCA4) in a Utah kindred. Neurology *44* /Suppl.2 (1994) A361.

OMIM 183086

Spinocerebelläre Ataxie Typ 5 (SCA5),
"reine" Autosomal Dominante Cerebelläre Ataxie (ADCAIII)

Entspricht der reinen Cerebellären Ataxie Typ III (Harding). Genort 11q13. Vorwiegend cerebelläre Symptomatik, relativ gutartig. Erstmanifestationsalter 10 bis >60 Jahre. Schwere Manifestation mit Beteiligung der Pyramidenbahn bei Beginn im Kindesalter, Erwachsenenform mit normaler Lebenserwartung. Repeatsequenz-Expansion aufgrund einer Antizipation wahrscheinlich vorwiegend über die mütterliche Keimbahn vermutet. Eine 10-Generationen-Sippe aus den USA beschrieben, die sich von den Großeltern von Abraham Lincoln ableitet.

Literatur

Ranum, L.W.P., L.J.Schut, J.K.Lundgren et al., Spinocerebellar ataxia type 5 in a family descended from the grandparents of President Lincoln maps to chromosome 11. Nature Genet. *8* (1994) 280–284.

OMIM 600224

Spinocerebelläre Ataxie Typ 6 (SCA6),
Autosomal Dominante Cerebelläre Ataxie Typ III (ADCAIII)

Betroffen ist das Gen für die Alpha-Untereinheit eines spannungsregulierten Ca-Ionenkanals. Genort 19p13.1(*CACNA1A*, α1A-Ca-Ionenkanal), Allelie zum Typ 2 der episodischen Ataxien (20 Repeats, Missense-Mutation) und zur familiären hemiplegischen ▶ *Migräne*. Milde, ab 4. Lebensjahrzehnt manifeste rein cerebelläre Ataxie bei langsam progredienter cerebellärer Atrophie unter Beteiligung des Hirnstammes. Entspricht klinisch der ADCAI und III (50% der Fälle). CAG-Repeatsequenz-Expansion von normal 4–18 auf >20 (21–50) Repeats, interfamiliär unterschiedlich, intrafamiliär jedoch konstant mit unterschiedlicher Symptomatik von lediglich Nystagmus bis schwerer Ataxie, von der Anzahl der Repeats und von Heterozygotie, Homozygotie oder Compound-Heterozygotie abhängig. In Europa selten, in Japan nach SCA3 zweithäufigste SCA.

Literatur

Ishikawa, K., H.Tanaka, M.Saito et al., Japanese families with autosomal dominant pure cerebellar ataxia map to chromosome 19p13.1-p13.2 and are strongly associated with mild CAG expansion in the spinocerebellar ataxia type 6 gene in chromosome 19p13.1. Am.J.Hum.Genet. 61 (1997) 336–346.

Jodice, C., E.Mantuano, L.Veneziano et al., Episodic ataxia type 2 (EA2) and spinocerebellar ataxia type 6 (SCA6) due to CAG repeat expansion in the CACNA1A gene on chromosome 19p. Hum.Mol. Genet 6 (1997) 1973–1978.

Matsumura, R., N.Futamura, Y.Fujimoto et al., Spinocerebellar ataxia type 6: Molecular and clinical features of 25 Japanese patients including one homozygous for the CAG repeat expansion. Neurology 49 (1997) 1238–1243.

Yue, Q., J.C.Jen, S.F.Nelson and R.W.Baloh, Progressive ataxia due to a missense mutation in a calcium-channel gene. Am.J.Hum.Genet. 61 (1997) 1078–1087.

OMIM 183086

Spinocerebelläre Ataxie Typ 7 (SCA7),
Autosomal Dominate Cerebelläre Ataxie Typ II (ADCAII)

Entspricht der autosomal dominanten cerebellären Ataxie ADCAII, (OPCA II, HARDING) mit Pigmentdegeneration der Makula, Ophthalmoplegie und unterschiedlichen anderen neurologischen Ausfallserscheinungen. Genort 3p13-p12 (Ataxin-7). Normal 4-18 CAG-Repeats, somatisch hochvariabel 38->200, Expansion bzw. Antizipation vor allem über die väterliche Keimbahn. Beginnt mit Visusverlust je nach Länge der Repeatsequenz im Kleinkindes- bis Erwachsenenalter.

Literatur

David, G., A.Dürr, G.Stevanin et al., Molecular and clinical correlations in autosomal dominant cerebellar ataxia with progressive macular dystrophy (SCA7). Hum.Molec.Genet. 7 (1998) 165–170.

Del-Favero, J., L.Krols, A.Michalik et al., Molecular genetic analysis of autosomal dominant cerebellar ataxia with retinal degeneration (ADCA type II) caused by CAG triplet repeat expansion. Hum. Molec.Genet. 7 (1998) 177–186.

Gouw, l.G., M.A.Castaneda, C.K.McKenna et al., Analysis of the dynamic mutation in the SCA7 gene shows marked parental effects on CAG repeat transmission. Hum.Molec.Genet. 7 (1998) 525–532.

Johansson, J., l.Forsgren, O.Sandgren et al., Expanded CAG repeats in Swedish spinocerebellar ataxia type 7 (SCA7) patients: effect of CAG repeat length on the clinical manifestation. Hum.Molec.Genet. 7 (1998) 171–176.

Krols, L., J.-J.Martin, G.David et al., Refinement of the locus for autosomal dominant cerebellar ataxia type II to chromosome 3p21.1-14.1. Hum.Genet. 99 (1997) 225–232.

OMIM 164500

Spinocerebelläre Ataxie Typ 8 (SCA8),
infantile Spinocerebelläre Ataxie, Infantile Olivo-Ponto-Cerebelläre Ataxie (IOPCA)

Finnischer Typ der infantilen Spinocerebellären Ataxie. Genort 10q24, autosomal rezessiver Erbgang. Erstmanifestation in den ersten Lebensjahren. Vorwiegend cerebelläre Ataxie mit einem Komplex anderer neurologischer Ausfallserscheinungen: periphere sensorische Neuropathie, Hörverlust, Athetose, Ophthalmoplegie, Optikusatrophie, epileptische Anfälle. Seit Erstbeschreibung ca. 20 Fälle ausschließlich aus Karelien (Finnland, Foundereffekt) bekannt.

Als SCA8 wird eine weitere, autosomal dominante SCA des Erwachsenenalters bezeichnet. Genort 13q21 (Ataxin-8), nicht translatiertes CTG-Repeat, Expansion von 16-27, maximal 91 Repeats auf 107–800, starke Instabilität. Zusammenhang allerdings noch unsicher, da die Expansion auch bei erscheinungsfreien Personen vorkommt. Mehrere große Sippen mit zusammen mehreren 100 Merkmalsträgern beschrieben. Expansion in der mütterlichen, Kontraktion in der väterlichen Keimbahn, dadurch scheinbar verminderte Penetranz über den Vater.

Literatur

Koob, M.D., M.L.Moseley, L.J.Schutt et al., An untranslated CTG expansion causes a novel form of spinocerebellar ataxia (SCA8). Nature Genet. 21 (1999) 379–384.

Moseley, M., L.J.Schut, T.D.Bird et al., Large, expanded repeats in *SCA8* are not confined to patients with cerebellar ataxia. Nature Genet. *24* (2000) 214–215.

Nikali, K., J.Isosomppi, T.Lönnqvist et al., Toward cloning of a novel ataxia gene: Refined asignment and physical map of the OPCAI locus on chromosome 10q24. Genomics *39* (1997) 185–191.

OMIM 271245

Spinocerebelläre Ataxie Typ 10 (SCA10),
Autosomal Dominante Cerebelläre Ataxie (ADCA III)

Erwachsenenform, Erstmanifestation jenseits des 25. Lebensjahres. Genort 22q13 (Ataxin-10), ATTCT-Pentanukleotid-Expansion in 5 mexikanischen Familien. Normal 10–22 Repeats, Expansion auf >500 bis >4000, Antizipation. Zum Teil epileptische Anfälle und andere neurologische Symptome.

Literatur
Andrew, S.E., The expanding world of spinocerebellar ataxia: pentanucleotide repeats expand in SCA10. Clin.Genet. *59* (2001) 80–83.

Zu, L., K.P.Figueroa, R.Grewal and St.-M.Pulst, Mapping of a new autosomal dominant spinocerebellar ataxia to chromosome 22. Am.J.Hum.Genet. *64* (1999) 594–599.

OMIM 603516

Weitere Spino-cerebelläre Ataxie-Typen:
- SCA11, Genort 15q14-21.3, reine Ataxie, Erwachsenenform, leichte Dysarthrie. OMIM 604432.
- SCA12, Genort 5q31-33, (*PP2A*, Phosphoproteinphosphatase), OMIM 604326 eine Sippe deutscher Provenienz mit Tremor, Diadochokinese Hyperreflexie, Augenbewegungsstörung, Demenz. CAG-Reapeat-Expansion, von normal <29 Repeats auf >65. OMIM 604326.
- SCA13, Genort 19q13.3-13.4, eine französische Sippe mit leichter geistiger Behinderung, Nystagmus und Pyramidenbahn-Zeichen. OMIM 605259.
- SCA14, Genort 19q13.4-qter, eine japanische Sippe. OMIM 605361.
- SCA15, OMIM 606658.
- SCA16, Genort 8q22.1-q24.1, OMIM 606364.
- SCA17, Genort 6q27 (TATA-bindendes Protein, Transkriptionsfaktor), autosomal dominant. CAG-Expansion, normal 29–42 Repeats, Expansion auf 47–55. Japanische Sippen mit Dystonie, PARKINSONismus, Spastik und Demenz.
- SCA19, Genort 1p21-q21, eine Niederländische Sippe mit relativ leichter Symptomatik. OMIM 607346.
- SCA21, Genort 7p21.3-p15.1, eine französische Sippe, schwere frühmanifeste Form, OMIM 607454.

Literatur
Bert, A., G.Stevanin, J.-C.Netter et al., Mapping of spinocerebellar ataxia 13 to chromsome 19q13.3-q13.4 in a family with autosomal dominant cerebellar ataxia and mental retardation. Am.J.Med.Genet. *67* (2001) 229–235.

Herman-Bert, A., G.Stevanin, J.-C.Netter et al., Mapping of spinocerebellar ataxia 13 to chromosome 19q13.3-q13.4 in a family with autosomal dominant cerebellar ataxia and mental retardation. Am.J. Hum.Genet. *67* (2000) 229–235.

Nakamura, K., S.-Y.Jeong, T.Uchihara et al., SCA17, a novel autosomal dominant cerebellar ataxia caused by an expanded polyglutamine in TATA-binding protein. Hum.Molec.Genet. *10* (2001) 1441–1448.

Schöls, L. und R.Rieß, Spinocerebelläre Ataxien. In Rieß, O. und L.Schöls (Hrsg.), Neurogenetik, molekulargenetische Diagnostik neurologischer und psychiatrischer Erkrankungen. W.Kohlhammer-Verl. Stuttgart 2002, 2.Aufl. S. 367–385.

Spinocerebelläre Ataxie mit Ophthalmoplegie

Genetisch bedingte Ataxie auf der Grundlage einer mitochondrialen Mutation. Betroffen ist die Atmungskette (Komplex III, ATPase 6, Cytochrom b). Siehe auch ▶ *Mitochondriopathien*; ▶ *Ophthalmoplegie*; ▶ *DIDMOAD*.

Krankheitswert
Dem ▶ *FRIEDREICH-Syndrom* vergleichbare Ataxie kombiniert mit Ophthalmoplegie unterschiedlichen Typs, Manifestationsalters und Verlaufs. In einzelnen Familien unterschiedliche weitere Symptome: Epilepsie, PARKINSONismus, Optikusatrophie, Ptosis, Tubulopathie, Diabetes mellitus und/oder Muskelschwäche.

Therapiemöglichkeiten
Unbekannt.

Häufigkeit und Vorkommen
Bisher nur wenige, in der Symptomatik sehr unterschiedliche sporadische oder familiäre Fälle bekannt.

Genetik
Nachgewiesen ist eine Duplikation im Mitochondrien-Genom, die in unterschiedlichen Organen einen unterschiedlichen Anteil der Mitochondrien betreffen kann (Heteroplasmie). Dadurch kommt es zu der stark variierenden Merkmalsausbildung und zu klinischen Überschneidungen mit anderen Mitochondriopathien. Da Mitochondrien nur über die Eizelle vererbt werden, besteht ein matrokliner Erbgang. Das autosomal rezessive Syndrom aus Ophthalmoplegie, Muskel-Hypotonie, Ataxie, Hypakusis und Athetose (OHAHA-Syndrom, OMIM 258120) ist wahrscheinlich als nukleäre Entsprechung anzusehen.

Familienberatung
Nachweis der mitochondrialen Mutation molekulargenetisch. Nach dem gleichen Prinzip pränatale Diagnostik möglich aber wegen der Variabilität der klinischen Schwere bzw. der nicht zu prognostizierenden Heteroplasmie und -somie nicht aussagekräftig. Differentialdiagnose zu anderen Mitochondriopathien (▶ *KEARNS-SAYRE-Syndrom*) und zum familienprognostisch unterschiedenen OHAHA-Syndrom wichtig (▶ *Ophthalmoplegie*). Aufgrund der unterschiedlichen Verteilung mutierter Mitochondrien (Heterosomie) ist eine Prognose des Risikos für Nachkommen weiblicher Merkmalsträger und für die Schwere der Symptomatik nicht zu treffen. Für Nachkommen männlicher Merkmalsträger besteht kein erhöhtes Risiko.

Literatur
Kallio, A.-K. and T.Jauhiainen, A new syndrome of ophthalmoplegia, hypoacusis, ataxia, hypotonia and athetosis (OHAHA). Adv.Audio. 3 (1985) 85–90.

Rötig, A., J.-L.Bessis, N.Romero et al., Maternally inherited duplication of the mitochondrial genome in a syndrome of proximal tubulopathy, diabetes mellitus and cerebellar ataxia. Am.J.Hum.Genet. 50 (1992) 364–370.

OMIM 258120

Spinocerebelläre Ataxie mit chorioretinaler Dystrophie und Hypogonadismus,
BOUCHER-NEUHÄUSER-Syndrom

Genetisch bedingte Triade aus Ataxie, chorioretinaler Dystrophie und Hypogonadismus auf der Grundlage einer Genmutation.
Basisdefekt und Pathogenese sind unklar. Ein LHRH-Mangel (Luteinisierungshormon-Releasinghormon) erklärt den Hypogonadismus. In einem Fall wurde eine mitochondriale Deletion nachgewiesen, die den Komplex 1 der Atmungskette betrifft.

Krankheitswert
Zentraler Sehverlust vom 1. Lebensjahrzehnt an bis zur Erblindung. Hypogonadotroper Hypogonadismus mit Pubertas tarda und Azoospermie. Symptome einer gering progredienten Ataxie im Erwachsenenalter.

Therapiemöglichkeiten
LHRH-Gaben können die Gonadotropinkonzentration und Testosterongaben die sekundäre Geschlechtsentwicklung fördern, Fertilität und Besserung der anderen Symptome werden jedoch nicht erreicht.

Häufigkeit und Vorkommen
Seit Erstbeschreibung 1969 mindestens 20 sporadische und Geschwisterfälle, z.T. aus Verwandtenverbindungen beschrieben. Spinocerebelläre Ataxie mit Hypogonadismus ohne Augensymptomatik ist bereits länger bekannt, offensichtlich häufiger.

Genetik
Heterogen. Autosomal rezessiver oder mitochondrialer Erbgang. Intrafamiliär konstant mit oder ohne Augensymptomatik, contiguous gene syndrome? Autosomal dominante Olivo-Ponto-Cerebelläre Ataxie mit Retinadegeneration s.a. ▶ *Cerebelläre Ataxie Typ* MENZEL (OMIM 164500); ▶ *Spinocerebelläre Ataxie Typ 7*, identisch bzw. allel (?).

Familienberatung
Von einer starken interfamiliären Variabilität des Erstmanifestationsalters vor allem der neu-

rologischen Symptomatik muss ausgegangen werden. Im Kindesalter kann die chorioretinale Dystrophie hinweisend sein.

Literatur

Baroncini, A., N.Franco and A.Forabosco, A new family with chorioretinal dystrophy, spinocerebellar ataxia and hypogonadotrophic hypogonadism (BOUCHER-NEUHÄUSER syndrome. Clin.Genet. *39* (1991) 274–277.

Barrientos, A., J.Casademont, D.Genís et al., Sporadic heteroplasmic single 5.5 kb mitochondrial deletion associated with cerebellar ataxia, hypogonadotropic hypogonadism, choroidal dystrophy, and mitochondrial respiratory chain complex I deficiency. Hum.Mutat. *10* (1997) 212–216.

Fok, A.C.K., M.C.Wong and J.S.Cheah, Syndrome of cerebellar ataxia and hypogonadotropic hypogonadism: evidence for pituitary gonadotropin deficiency. J.Neurol.Neurosurg.Psychiatry *52* (1989) 407–409

Rump, P., B.C.J.Hamel, A.J.L.G.Pinckers and P.A.van Dop, Two sibs with chorioretinal dystrophy, hypogonadotrophic hypogonadism, and cerebellar ataxia: BOUCHER-NEUHÄUSER syndrome. J.Med. Genet. *34* (1997) 767–771.

OMIM 212840

Spinocerebelläre Ataxie

s.a. ▶ Ataxien;
▶ Cerebelläre Ataxie

Splenogonadale Fusion

Bisher von mehr als 20 ausschließlich sporadischen Fällen beschriebene Verwachsung der Milz mit den Gonaden. Meist schwere weitere Fehlbildungen, vor allem der Extremitäten, und Mikrogenie (▶ *Pseudothalidomid-Syndrom*). Bei Fusion der Gonaden mit akzessorischem Milzgewebe keine weiteren Fehlbildungen. Lebenserwartung nicht herabgesetzt. Ursachen sind unklar, Disruptions-Sequenz.

Literatur

Moore, P.J., E.P.Hawkins, C.A.Galliani and M.L.Guerry-Force, Splenogonadal fusion with limb deficiency and micrognathia. South.Med.J. *90* (1997) 1152–1155.

OMIM 183300

SPONASTRIME

▶ Dysplasie, spondylo-nasale

Spondylitis ankylopoetica,
v. BECHTEREW-v. STRÜMPELL-MARIE-Syndrom

Chronische Entzündung und Verkrümmung der Wirbelsäule auf noch nicht genau bekannter genetischer Grundlage.
Der Basisdefekt für die entzündliche Arthritis (Autoimmunprozess?) ist unbekannt. Es besteht eine Assoziation mit dem Histokompatibilitäts-Antigen HLA-B27: 92% der Patienten (bei Afrikanern 48%) sind HLA-B27-positiv (Durchschnittsbevölkerung 4%), wobei nur 0,8–5% aller Personen mit HLA-B27 eine S. aufweisen.

Krankheitswert

Erstmanifestation vom 2. Lebensjahrzehnt an. Vor allem Achsenskelett und angrenzende Gelenke betroffen. Lunge, große Gefäße, Sehnen und Auge können beteiligt sein. Fortschreitende Wirbelsäulenversteifung mit starker Kyphose des Brustbereiches. Neuralgien. Teilweise Beteiligung der Schulter- und Hüftgelenke. Erschwerte Atmung. Häufig chronische Iridozyklitis. Starke Beeinträchtigung der Leistungsfähigkeit und des Allgemeinbefindens. Heterogenes Krankheitsbild. Im weiblichen Geschlecht leichtere Erscheinungen.

Therapiemöglichkeiten

Symptomatisch-konservative orthopädische und medikamentöse (entzündungshemmende) Behandlung sowie Estrogengaben und Röntgenstrahlen mit mäßigem Erfolg.

Häufigkeit und Vorkommen

Starke Androtropie. Frequenz unter Erwachsenen ca. 1:2000–400. Häufig familiär. Eineiige Zwillinge sind nicht immer konkordant erkrankt.

Genetik

Heterogene Genese mit oligogener Disposition wird angenommen, wobei entzündliche Vorgänge offenbar auslösend für einen Komplex von überlappenden Krankheiten (Hereditary Multifocal Relapsing Inflammations: HEMRI) wirken, die in ätiologisch-genetischer Beziehung zueinanderstehen: S., Iridozyklitis, periphere Arthropathien, infektiöse Darmerkrankungen, Sakroiliitis und Psoriasis arthropathica. Für die sippenspezifische Neigung zu S., zu S. und Iridozyklitis sowie ein erhöhtes Erkrankungsrisiko für ▶ *Rheumatoid-Arthritis* werden verschiedene Erklärungen diskutiert: mit HLA-B27 gekoppeltes Gen bzw. Allel (z.B. HLA-B60) oder Wirkung weiterer Gene, worauf molekulargenetische Untersuchungen hinweisen. Neben der HLA-Konstitution (Genort 6p21) Assoziation zu weiteren Suszeptibilitätsgenen in 1p, 2q, 9q, 10q, 16q, 19q, 22q (*CYP2D6*) und X.

Familienberatung
Röntgenologische Frühdiagnose anhand von Veränderungen der Wirbelkörper vor klinischer Manifestation möglich. Erkrankungswahrscheinlichkeit klinisch gesunder Verwandter von Merkmalsträgern: Das Risiko für HLA-B27-negative Personen ist gering, bei HLA-B27-Antigenität um das 90fache erhöht. Trotzdem kommen in entsprechenden Familien HLA-B27-positive gesunde Personen und HLA-B27-negative Patienten vor, so dass die HLA-B27-Antigenität allein zur Erklärung der Krankheitsentstehung und für familienprognostische Aussagen nicht ausreicht. Orthopädisch-prophylaktische Maßnahmen wichtig. Erbprognostische Einschätzungen haben in Abhängigkeit von familienanamnestischen Daten meistens von Risikoziffern wie bei einem autosomal dominanten Erbgang mit verminderter Penetranz auszugehen, wobei das Erkrankungsrisiko für Verwandte weiblicher Merkmalsträger wesentlich höher ist (50% für Verwandte 1. Grades) als männlicher. Bei Verwandten 1. Grades lässt sich in 10% der Fälle eine asymptomatische Sakroiliitis nachweisen. Von einer Konstanz des Erstmanifestationsalters kann ausgegangen werden.

Literatur
Brown, M.A., S.Edwards, E.Hyole et al., Polymorphisms of the *CYP2D6* gene increase susceptibility to ankylosing spondylitis. Hum.Molec.Genet. *9* (2000) 1563–1566.
Calin, A. and J.Elswood, Relative role of genetic and environmental factors in disease expression: sib pair analysis in ankylosing spondylitis. Arthritis Rheum. *32* (1989) 77–81.
Gran, J.T. and G.Husby, HLA-B27 and spondyloarthropathy: value for early diagnosis? J.Med.Genet. *32* (1995) 497–501.
Haar, D. and F.K.Mathiesen, The frequency of rheumatoid arthritis among relatives of probands with definite ankylosing spondylitis. Scand.J.Rheumatol. *16* (1987) 281–284.
Laval, S.H., A.Timms, S.Edwards et al., Whole-genome screening in ankylosing spondylitis: Evidence of non-MHC genetic susceptibility loci. Am.J.Hum.Genet. *68* (2001) 918–926.
Marker-Hermann, E., B. Sucke und K.-H. Meyer Zum Buschenfelde, Neue Aspekte zur Pathogenese des Morbus BECHTEREW. Z.Rheumatol. *55* (1996) 4–18.
Suarez-Almazor, M.E. and A.S.Russell, B27 homozygosity and ankylosing spondylitis. J.Rheumatol. *14* (1987) 302–304.

OMIM 106300

Spondylocarpotarsale Synostosen
▶ Synostosen von Hand- oder/und Fußwurzelknochen

Spondylo-Costale Dysplasie
▶ Dysostose, spondylocostale

Spondyloenchondromatose
▶ Knochenchondromatose

Spondylo-Epi-Metaphysäre Dysplasie mit Myotonie
▶ SCHWARTZ-JAMPEL-Syndrom

Spondylo-Epiphysäre Dysplasie Typ RIBBING-FAIRBANK
▶ Dysplasia epiphysaria multiplex

Spondylo-Humero-Femorale Hypoplasie
▶ Atelosteogenesis

Spondylo-Metaphysäre Dysplasie
▶ Dysplasia spondylo-epi-metaphysaria
(KOZLOWSKI)

Spondylo-Okuläre Syndrome
▶ STICKLER-Syndrom;
▶ Spondylitis ankylopoetica;
▶ Osteoporose-Pseudogliom-Syndrom;
▶ Osteoporose
 (Pseudogliom, Osteoporose und Platyspondylie)

Spondylo-Thorakale Dysplasie
▶ Dysostose, spondylocostale

Spongiöse Degeneration des Zentralnervensystems van-BOGAERT-BERTRAND, CANAVAN-Syndrom

Genetisch bedingte Leukodystrophie auf der Grundlage einer Genmutation.
Der Gendefekt manifestiert sich in einer verminderten Aktivität der Aspartoacylase. Dadurch kommt es zu einer Störung des Abbaus der N-Acetylaspartylsäure, die normalerweise in relativ hohen Konzentrationen im Gehirn vorkommt. Der Zusammenhang mit der klinischen Symptomatik ist noch unklar.

Krankheitswert
Erstmanifestation klinischer Erscheinungen etwa ab 6. Lebensmonat nach bis dahin normaler Entwicklung. Stillstand der psychischen und motorischen Entwicklung. Allgemeine Hypotonie, in zunehmende Spastizität übergehend. Unfähigkeit, den Kopf zu halten. Tonisch-klonische Krämpfe. Progrediente, neurologische Ausfallserscheinungen, Optikus-Atrophie, Verlust der Hörfähigkeit. Relativ großer Kopf. Nystagmus. Tod gewöhnlich innerhalb der ersten Lebensjahre an zentraler Atemlähmung. Überleben bis ins spätere Kindesalter selten.

Therapiemöglichkeiten
Unbekannt.

Häufigkeit und Vorkommen
Abgrenzung 1967 durch van BOGAERT und BERTRAND. Ca. 150 Fälle bekannt, vorwiegend europäischer, arabischer bzw. ostjüdischer (60% der Fälle) Herkunft, Heterozygotenfrequenz unter Ashkenasim 1:37. Sporadische oder Geschwisterfälle. Hohe Konsanguinitätsrate der Eltern.

Genetik
Autosomal rezessiver Erbgang. Genort 17pter-p13 (*ASPA*). Mehrere jeweils populationsspezifische Allele bekannt.

Familienberatung
Diagnose intra vitam anhand des relativ einförmigen klinischen Bildes und der Acetylaspartylsäure-Ausscheidung im Urin. Nachweis post mortem histologisch möglich, wobei die spongiforme Degeneration auch unspezifischer Ausdruck einer anderen Grundkrankheit sein kann. Biochemische Differentialdiagnose zu ▶ ALEXANDER-Syndrom, ▶ Gangliosidosen, ▶ Adrenoleukodystrophie und anderen ▶ Leukodystrophien wichtig. Heterozygote an der vermehrten Ausscheidung der Acetylaspartylsäure im Urin erkennbar. Pränatale Diagnostik durch Bestimmung von N-Acetylaspartat im Fruchtwasser unsicher. Molekulargenetische Diagnostik ermöglicht eine allelspezifische Prognose sowie Heterozygotenbestimmung und pränatale Diagnostik.

Literatur
Bennet, M.J., K.M.Gibson, W.G.Sherwood et al., Reliable prenatal diagnosis of CANAVAN disease (aspartoacylase deficiency): comparison of enzymatic and metabolic analysis. J.Inher.Metab.Dis. 16 (1993) 831–836.

Kaul, R., K.Balamurugan, G.P.Gao and R.Matalon, CANAVAN disease: Genomic organization and localization of human ASPA to 17p13-ter and conservation of the ASPA gene during evolution. Genomics 21 (1994) 364–370.

Matalon, R., R.Kaul, J.Casanova et al., Aspartoacylase deficiency. The enzyme defect in CANAVAN disease. J.Inherit.Metab.Dis. 12 Suppl.2 (1989) 329–331.

Shaag, A., Y.Anikster, E.Christensen et al., The molecular basis of CANAVAN (aspartoacylase deficiency) disease in European non-Jewish patients. Am.J. Hum.Genet. 57 (1995) 572–580.

OMIM 271900

SPRANGER-WIEDEMANN-Syndrom
▶ Dysplasia spondylo-epiphysaria congenita

Sprech- und Sprachstörungen
▶ Dysphasie, isolierte

SPRENGELsche Deformität
▶ Schulterblatthochstand

Stäbchenkörper-Myopathie
▶ Nemaline Myopathie

Stammganglienverkalkung, familiäre isolierte
▶ FAHR-Syndrom;
▶ Enzephalopathie mit zerebraler Verkalkung und Leukodystrophie

STARGARDT-Syndrom,
Makuladegeneration, juvenile familiäre

Genetisch bedingte tapeto-retinale Degeneration im Bereich der Macula lutea mit Fundus flavimaculatus auf der Grundlage einer Genmutation. Der Basisdefekt für die Netzhautveränderungen betrifft ein Photorezeptorzell-spezifisches ATP-bindendes (Casette) Transport-Protein der Retina (ABCR, ATB-bindendes Transmembran-Transportprotein der Photorezeptoren, STGD1) oder ein Interphotorezeptor-Matrix-Proteoglykan (STGD3, *IMPG1*) der Stäbchen, wodurch zunächst die Stäbchen und sekundär auch die Zapfen degenerieren mit subretinalen Ablagerungen von Fuszin-Pigmenten, woraus sich die klinische Symptomatik ableiten lässt.

Krankheitswert
Erstmanifestation klinischer Erscheinungen im Kindesalter (8–15 J.). Ausfall der zentralen Sehschärfe, Zentralskotome, Farbsehstörungen. Außerdem Symptome einer Optikusatrophie.

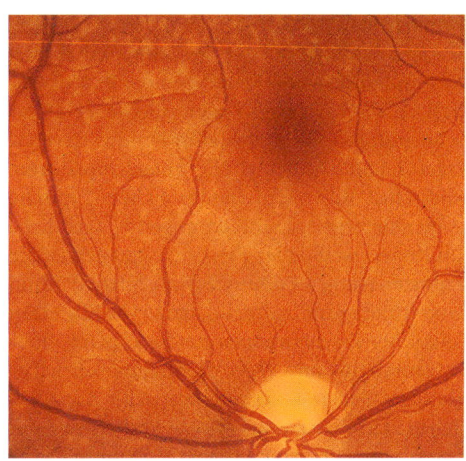

STARGARDT-Syndrom. Makuladegeneration; Fundus flavimaculatus. (J. Reimann)

Progredient zur Erblindung führend. Häufig Oligophrenie. Teilweise mit Symptomen einer spinocerebellären oder cerebellären Ataxie (OMIM 272600).

Therapiemöglichkeiten
Keine wirksame Therapie bekannt.

Häufigkeit und Vorkommen
Erstbeschreibung 1909. Eine der häufigsten Formen der Makuladegeneration im Kindesalter. Überwiegend bei sporadischen oder Geschwisterfällen.

Genetik
Autosomal rezessiver oder seltener dominanter Erbgang. In einzelnen Sippen mit Merkmalsträgern in mehreren Generationen ist das S. differentialdiagnostisch nicht sicher. Genorte: 1p22.1-p21 (*ABCA4* = *ABCR*, STGD1, OMIM 248200, 601691) autosomal rezessiv, selten dominant, Allelie zu Retinopathia pigmentosa RP19, einem Typ des Fundus flavimaculatus, einem autosomal rezessiven Typ der Zapfen-Stäbchen-Dystrophie (CORD3) und einem Typ der altersabhängigen Makuladegeneration; 13q34 (STGD2) und 6q14.2-15 (*IMPG1*, *ELOVL4*?, STGD3, OMIM 600110) autosomal dominant, Allelie zur Retinadystrophie CORD7 und einem Typ des ▶ *Fundus flavimaculatus*. Grundlage der Kombination mit Hypotrichose bei einer Form (autosomal rezessiver Typ WAGNER) unklar, eng gekoppelte Gene? Allelie?

Familienberatung

Differentialdiagnose zur ▶ *Retinopathia pigmentosa* und zu anderen Typen der ▶ *Makuladegeneration* wichtig, wegen allelischer Überschneidungen besonders zum Fundus flavimaculatus und altersabhängig unterschiedlichem klinischen Bild nicht immer sicher: Typische Augenhintergrundveränderungen (gelbliche Infiltrate, weißliche Flecken, unregelmäßige Pigmentierung – Fundus flavimaculatus) schon vom frühen Kindesalter an, lange vor Einsetzen klinischer Erscheinungen funduskopisch, fluoreszenzangio- und elektroretinografisch nachweisbar. Für familienprognostische Aussagen genaue familienanamnestische Feststellung des Erbganges und Untersuchung auch normalsichtiger Familienangehöriger wichtig.

Literatur

Allikmets, R., N.Singh, H.Sun et al., A photoreceptor cell-specific ATP-binding transporter gene (ABCR9) is mutated in recessive STARGARDT macular dystrophy. Nature Genet. *15* (1997) 236–244.

Allikmets, R., N.F.Shroyer, N.Singh et al., Mutation of the STARGARDT disease gene (*ABCR*) in age-related macular degeneration. Science *277* (1997) 1805–1807.

Gehring, A., U.Felbor, R.E.Kelsell et al., Assessment of the interphotoreceptor matrix proteoglycan-1 (IMPG1) gene localised to 6q13-q15 in autosomal dominant STARGARDT-like disease (ADSTGD), progressive bifocal chorioretinal atrophy (PBCRA). and North Carolina macular dystrophy (MCDR1). J.Med.Genet. *35* (1998) 641–645.

Hoyng, C.B., F.Poppelaars, T.J.R.van de Pol et al., Genetic fine mapping of the gene for recessive STARGARDT disease. Hum.Genet. *98* (1996) 500–504.

Rivera, A., K.White, H.Stöhr et al., A comprehensive survey of sequence variation in the *ABCA4* (*ABCR*) gene in STARGARDT disease and age-related macular degeneration. Am.J.Hum.Genet. *67* (2000) 800–813..

Rozet, J.-M., S.Gerber, E.Souied et al., Spectrum of ABCR gene mutations in autosomal recessive macular dystrophies. Eur.J.Hum.Genet. *6* (1998) 291–295.

Shroyer, N.F., R.A.Lewis, A.N.Yatsenko et al., Cosegregation and functional analysis of mutant ABCR (*ABCA4*) alleles in families that manifest both STARGARDT disease and age-related macular degeneration. Hum.Molec.Genet. *10* (2001) 2671–2678.

Souied, E., P.Amalric, M.-L.Chauvet et al., Unusual association of juvenile macular dystrophy with congenital hypotrichosis: occurrence in two siblings suggesting autosomal recessive inheritance. Ophthal.Genet. *16* (1995) 11–15.

Yates, J.R.W. and A.T.Moore, Genetic susceptibility to age related macular degeneration. J.Med.Genet. *37* (2000) 83–87.

Zhang, K., M.Kniazeva, M.Han et al., A 5-bp deletion in *ELOVL4* is associated with two related forms of autosomal dominant macular dystrophy. Nature Genet. *27* (2001) 89–91

OMIM 153900, 248200, 272600

Status degenerativus Amstelodamensis
▶ Cornelia-de-l ANGE-Syndrom

Status degenerativus Rostockiensis
▶ ULLRICH-FEICHTIGER-Syndrom;
▶ SMITH-LEMLI-OPITZ-Syndrom

Status marmoratus
▶ VOGT-Syndrom

Steatocystoma multiplex, Talgzysten

Genetisch bedingte Hautzysten auf der Grundlage einer Genmutation.
Der Basisdefekt für die Zystenbildung sowie die Pathogenese sind noch unklar, Keratin-Synthese-Störung?

Krankheitswert
Erstmanifestation im Kindesalter. Multiple (100–2.000) kleine, mit Lipiden gefüllte Zysten in der Haut des Stammes, der Extremitäten, der Axillen, selten des behaarten Kopfes, der Handinnenflächen und der Fußsohlen. Häufig Nagelwachstumsstörungen. Lediglich kosmetisch störend. Gutartig.

Therapiemöglichkeiten
Eventuell Entfernung einzelner störender Zysten.

Häufigkeit und Vorkommen
Seit Erstbeschreibung 1898 neben etwa 20 sporadischen Fällen mehrere Sippen mit Merkmalsträgern in aufeinanderfolgenden Generationen bekannt.

Genetik
Autosomal dominanter Erbgang. Genort 17q12-21 (*KRT17*, Keratin 17), Allelie mit der ▶ *Pachyonychia congenita*?

Familienberatung
Letalität bei Homozygotie wird aufgrund von Todesfällen bei Kindern aus einer Partnerschaft zweier Merkmalsträger vermutet.

Literatur
Barone, J.G., A.S.Brown, S.D.Gisser and L.R.Barot, Steatocystoma multiplex with bilateral preauricular sinuses in four generations. Ann.Plast.Surg. *21* (1988) 55–57.

Cuccia-Belvedere, M., V.Brazzelli, M.Martinetti et al., Familial steatocystoma multiplex: HLA, Gm, Km genotyping and chromosomal analyses in two unrelated families. Clin.Genet. *36* (1989) 136–140.

Sonnenblick, E.B., M.R.Buchness and J.H.M.Austin, CT demonstration of steatocystoma multiplex. J.Comput.Assist.Tomogr. *10* (1986) 185–189.

OMIM 148069, 184500

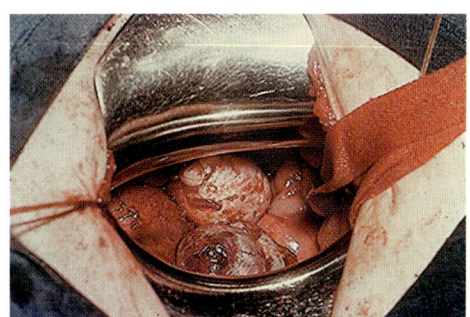

STEIN-LEVENTHAL-Syndrom. Große, zystisch veränderte Ovarien. (E. Thiele)

STEINERT-Syndrom
▶ Dystrophia myotonica

STEINFELD-Syndrom
▶ Holoprosenzephalie

STEIN-LEVENTHAL-Syndrom,
Ovarhyperthekose

Endokrinopathie unterschiedlicher Ätiologie und Pathogenese.
Es bestehen eine Störung des Regelkreises zwischen Hypothalamus und Ovar unterschiedlichen Charakters mit erhöhter Serumtestosteron-, -androstendion- und LH-Konzentration durch erhöh-

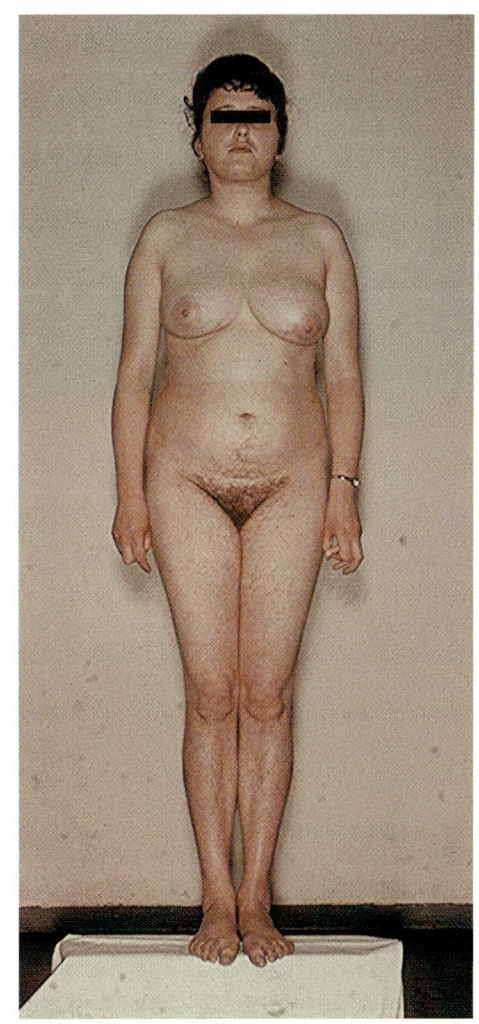

STEIN-LEVENTHAL-Syndrom. Weibliches Erscheinungsbild, Hirsutismus. (E. Thiele)

te Syntheserate in Granulosa- und Theca-Zellen des Ovars bzw. in der Nebenniere oder Anomalien in der Steroid-Biosynthese (z.B. Cytochrom P450, CYP11a, CYP17, Insulinrezeptor, CYP21).

Krankheitswert
Oligo- bis sekundäre Amenorrhoe bzw. anovulatorische Blutungen bei polyzystischen Ovarien und Sterilität. Stirnglatze in beiden Geschlechtern. Hirsutismus. Bei Männern Überbehaarung und vorzeitige Stirnglatze. Adipositas. Hyposexualität. Unterschiedliche somatische Symptome des ULLRICH-TURNER-Syndroms. Adipositas.

Therapiemöglichkeiten
Behandlung mit Hormonen (Gonadotropine, Clomiphen) oder Keilexzisionen der Ovarien können zu vorübergehenden Menses und zur Fertilität führen.

Häufigkeit und Vorkommen
Frequenz bei Frauen etwa 1:20. Teilweise nicht diagnostiziert. Häufig familiär.

Genetik
Heterogen. Je nach Genese der hypothalamisch-ovariellen Regulationsstörung existieren ätiologisch unterschiedliche Typen: mit oder ohne Beteiligung der Nebenniere (verstärkte Synthese von 5α-Reduktase), Synthesestörung einzelner Hormone durch Enzymmangel (Glukosehomeostase-Störungen), erhöhte Steroid-Syntheserate. Davon abhängig und nach Art des familiären Vorkommens in den einzelnen Sippen kann man bei einigen Fällen auf X-chromosomalen oder autosomal dominanten Erbgang schließen, meistens jedoch besteht unter Einbeziehung subklinischer Formen eine Familiarität, die mit einfachem Erbgang nicht zu erklären ist. Beteiligte Genorte: 15q24 (*CYP11A*); 6p15 (*CYP21*); 10q24.3 (*CYP17*).

Familienberatung
Differentialdiagnose zu anderen Formen des Hyposexualismus bzw. der Virilisierung (▶ *Adrenogenitale Syndrome*; ▶ *generalisierte angeborene Lipodystrophie*) endokrinologisch oder ultrasonografisch (polyzystische Ovarien) wichtig. Bei Verwandten von Merkmalsträgern lassen sich mit einer Häufigkeit von 3–90% sippenspezifisch unterschiedlich Mikro- oder Teilsymptome feststellen: Oligomenorrhoe, Hirsutismus, Glatze. Genaue Familienanamnese und Untersuchung auch äußerlich normaler Verwandter von Merkmalsträgern zur Ermittlung des Erbganges notwendig.

Literatur
Carey, A.H., K.L.Chan, F.Short et al., Evidence for a single gene effect causing polycystic ovaries and male pattern baldness. Clin.Endocrinol. *38* (1993) 657–658.

Franks, S., N.Gharani, D.Waterwort et al., The genetic basis of polycystic ovary syndrome. Hum.Reprod. *12* (1997) 2641–2648

Gharani, N., D.M.Waterworth, S.Batty et al., Association of the steroid synthesis gene CYP11a with polycystic ovary syndrome and hyperandrogenism. Hum.Molec.Genet. *6* (1997) 397–402.

Jahanfar, S., J.A.Eden, P.Warren et al., A twin study of polycystic ovary syndrome. Fertil.Steril.*63* (1995) 478–486.

Lunde, O., P.Magnus, L.Sandvik and S.Hoglo, Familial clustering in the polycystic ovarian syndrome. Gynec.Obstet.Invest. *28* (1989) 23–30.

Stewart, P.M., C.H.L.Shakleton, G.H.Beastall and C.R.W.Edwards, 5α-reductase activity in polycystic ovary syndrome. Lancet 1990/II 431–433.

OMIM 184700

Steißbeinfortsatz,
Schwanz

Harmlose lumbosakrale Verlängerung der Wirbelsäule ohne Beteiligung des Rückenmarks. In der modernen Literatur etwa 50 sporadische Fälle beschrieben. Symptomatisch beim ▶ *GOLTZ-GORLIN-Syndrom*.

Literatur
Spiegelmann, R., E.Schinder, N.Mintz and A.Blakstein, The human tail: A benign stigma. Case report. J.Neurosurg. *63* (1985) 461–462.

Sterilität

Heterogene, polyätiologische Gruppe von Defekten, die bei der Frau und/oder beim Mann zur Unfruchtbarkeit führen.

Sterilität

Krankheitswert
Isoliert oder in Kombination mit anderen Defekten bestehende Unfruchtbarkeit. Abgesehen von der meistens unerwünschten Kinderlosigkeit werden die Beeinträchtigungen durch vielfältige Begleiterscheinungen bestimmt. Definitorisch abzutrennen ist die Infertilität, bei der es zwar zur Bildung befruchtungsfähiger Gameten und zur Befruchtung, nicht aber zur Austragung der Frucht kommt.

Therapiemöglichkeiten
Je nach Ursache der Unfruchtbarkeit sehr verschiedenartige Maßnahmen mit unterschiedlichem Erfolg.

Häufigkeit und Vorkommen
Trotz körperlich scheinbar gesunder Partner bleiben mindestens 10% aller Partnerschaften in Mitteleuropa kinderlos. Ca. 50% davon sind durch Sterilität (Zeugungsunfähigkeit) oder Infertilität des Mannes bedingt. 5–10% der männlichen Sterilitätsfälle lassen sich durch sichtbare Chromosomenanomalien, 10% durch chronische Erkrankungen, ein weiterer Teil durch eine Mutation im Gen für die zystische Fibrose und bis zu 7% der Männer mit Azoospermie durch Mutation bzw. Mikrodeletion im Y-Chromosom erklären. Bei Frauen ovarielle Sterilität meist mit primärer Amenorrhoe. Kann zu schweren psychischen Belastungen bis zur Suizidalität führen.

Genetik
Beteiligung genetischer Faktoren je nach Ätiologie unterschiedlich:
- Exogen bedingt durch Infektionen (Gonorrhoe, Tbc, Parotitis epid., Mycoplasma u.a.), Traumen (Sport usw.), Operationen, Intoxikationen, Narben, Infiltrate, Verschlussaspermien, Tubenverschlüsse, vorübergehend durch regionale Strahlentherapie (nach Hoden-Tumor) usw.
- Allergisch bzw. durch offenbar erworbene Spermaantikörper der Frau.
- Bei gonosomalen Chromosomenanomalien, (▶ KLINEFELTER-*Syndrom*; ▶ *Triple-X-Syndrom*; ▶ ULLRICH-TURNER-*Syndrom*; ▶ *Gonadendysgenesie* usw.) oder durch frühembryonales Absterben der Frucht infolge autosomaler Chromosomenaberrationen (Infertilität). Letztere können auch familiär auftreten (▶ *Trisomien*; ▶ *Deletions-Syndrome*; ▶ *Aborte*; ▶ *Blasenmolen*; ▶ *Teratome*).
- Bei allen Intersexualitätsformen.
  - ▶ *Pseudohermaphroditismus masculinus*;
  - ▶ *echter Hermaphroditismus*;
  - ▶ *Testikuläre Feminisierung*.
- Symptomatisch bei Systemerkrankungen und monogen bedingten Syndromen, z.B. bei zystischer Pankreasfibrose (▶ *CF*). Congenitale **B**ilaterale **A**plasie der **V**asa **D**eferentia (CBAVD) in Abhängigkeit vom Allel auch bei sonst unauffälligen heterozygoten Männern: Homozygotie oder Compound-Heterozygotie eines T5-Repeat (anstatt T7) im Splice-site Intron 8/Exon 9.
- Komplette Keimzellaplasie des Mannes durch Mutation (Deletion) der **A**zoospermiefaktoren a, b oder c (AZF a, b, c) auf dem Y-Chromosom, Yq11: SERTOLI-**C**ell-**O**nly-Syndrom (SCO).

Familienberatung
Die Beratung richtet sich nach der jeweils vorliegenden Ursache der St. und nach der Diagnose des Gynäkologen bzw. Andrologen. Bei klinisch-diagnostisch unklaren Formen Chromosomenanalyse zum Ausschluss einer Chromosomenaberration in der Elterngeneration sowie molekulargenetischer Ausschluss der Mutation im CF-Gen und in der Fertilitätsfaktor-Region des Y-Chromosoms notwendig. In Abhängigkeit von der Ursache und der Dringlichkeit des Kinderwunsches kann In-vitro-Fertilisation bzw. heterogene Insemination (bei Mutationen in der Region des Fertilitätsfaktors) oder **I**ntra-**C**ytoplasma-**S**permium-**I**njektion (ICSI), besonders bei Mutationen im CF-Gen, hilfreich sein. Auf die Möglichkeit der Adoption kann hingewiesen werden.

Literatur
Burrello, N., A.E.Calogero, A.De Palma et al., Chromosome analysis of epididymal and testicular spermatozoa in patients with azoospermia. Eur.J.Hum.Genet. *10* (2002) 362–366.

Kamp, C., P.Hirschmann, H.Voss et al., Two long homologous retroviral sequence blocks in proximal Yq11 cause AZFa microdeletions as a result of intrachromosomal recombination events. Hum.Molec.Genet. *9* (2000) 2563–2572

Layman, L.C, Human gene mutations causing infertility. J.Med.Genet. *39* (2002) 153–161.

Meschede, D. and J.Horst, Genetic counselling for infertile male patients. Int.J.Androl. *20*/Suppl. (1997) 20–30.

Tsujimura, A., M.Ota, Y.Katsuyama et al., Susceptibility gene for non-obstructive azoospermia located near HLA-DR and -DQ loci in the HLA class II region. Hum.Genet. *110* (2002) 192–197

Sternum-Fehlbildung/ Gefäßdysplasie-Syndrom

▶ Sternumdefekte;
▶ PHACE

Sternumdefekte

Unterschiedliche Fehlbildungen des Sternums. Symptomatisch bei ▶ *PHACE*. Partielles oder komplettes Spaltsternum embryonal angelegt, Teilsymptom beim Sternum-Fehlbildung/Gefäßdysplasie-Syndrom (OMIM 140850) mit kutanen Gefäßfehlbildungen, Aortenaneurysma und supraumbilikaler Raphe. Genetische Abgrenzung zu PHACE unklar. Etwa 18 sporadische Fälle und einmal Geschwister bei Konsanguinität der Eltern beschrieben. Autosomal rezessiv? Disruptionssequenz? Das Aortenaneurysma ist im Unterschied zu dem bei MARFAN- und EHLERS-DANLOS-Syndrom sowie anderen Bindegewebsschwächen nicht progredient und kann symptomlos bleiben. Frühzeitige Korrektur deshalb umstritten.

Literatur

James, P.A. and J.McGaughran, Complete overlap of PHACE syndrome and sternal malformation - vascvular dysplasia association. Am.J.Med.Genet. *110* (2002) 78–84.

Raas-Rothschild, A., A.Nir, R.Gillis and A.J.J.T.Rein, Giant congenital aortic aneurysm with cleft sternum, supraumbilical raphé, and hemangiomatosis: Report and Review. Am.J.Med.Genet. *90* (2000) 243–245.

OMIM 140850

Steroidhormon-Synthese, Störungen der

Wichtige betroffene Enzyme:

▸ 20-Hydroxylase
▸ 20,22-Desmolase
▸ 3-β-Hydroxysteroid-Dehydrogenase   ▶ *Adrenogenitale Syndrome*
▸ 21-Hydroxylase
▸ 11β-Hydroxylase

▸ 17-Hydroxylase
▸ 18-Hydroxylase   ▶ *Hypoaldosteronismus*
▸ 18-Dehydrogenase
▸ 2-Corticosteron-Methyloxidase

▸ 17-Hydroxysteroid-Dehydrogenase
▸ 17-Ketosteroid-Reduktase   ▶ *Pseudohermaphroditismus*
▸ 5-α-Reduktase

▸ ▶ *Steroidsulfatase*

Steroidsulfatase-Mangel der Plazenta

Genetisch bedingter Enzymdefekt auf der Grundlage einer Genmutation.
Der Gendefekt manifestiert sich in einer verminderten Aktivität der 3β-OH-Steroidsulfatase bzw. der Arylsulfatase C im Trophoblasten (Chorionzotten, Amnion) im Falle einer Knabenschwangerschaft. Dadurch ist die Estriolkonzentration in Plasma und Urin bei Schwangeren erniedrigt. Die Schwierigkeiten beim Geburtsvorgang lassen sich davon ableiten.

Krankheitswert
In vereinzelten Fällen verzögert einsetzende und schwache Wehen. Meistens jedoch symptomlos. Bei den entsprechenden Söhnen Ichthyose (▶ *X-chromosomale Ichthyose*).

Therapiemöglichkeiten
Den Geburtsvorgang unterstützende bzw. einleitende Maßnahmen ausreichend.

Häufigkeit und Vorkommen
▶ *X-chromosomal rezessive Ichthyose*. Nur bei Konduktorinnen in Schwangerschaften mit männlichen Anlageträgern.

Genetik
X-chromosomal bedingt. Genort Xp22.32 (*STS = ARSC2*), Teilsymptom bzw. Allelie mit der X-chromosomalen rezessiven Ichthyose. Pseudoautosomale Region des X-Chromosoms, deshalb abweichend von anderen X-chromosomalen Genen keine LYONisierung.

Familienberatung
Besondere Vorkehrungen bei schwangeren Konduktorinnen für die Geburt notwendig. Ein Risiko für ▶ *X-chromosomal rezessive Ichthyose* besteht bei Söhnen und anderen über Frauen verwandten männlichen Sippenangehörigen.

Literatur
Basler, E., M.Grompe, G.Parenti, et al., Identification of point mutations in the steroid sulfatase gene of three patients with X-linked ichthyosis. Am.J.Hum. Genet. *50* (1992) 483–491.

OMIM 308100

STICKLER-Syndrom,
Arthro-Ophthalmopathie

Genetisch bedingtes Syndrom aus Arthritis, Schwerhörigkeit und Defekten des Sehapparates auf der Grundlage einer Genmutation.
Der Basisdefekt betrifft die α-Kette des Typ-II-Kollagens (Typ 1, OMIM 108300), des Typ-XI-Kollagens (Typ 2, OMIM 184840) oder die β-Kette des Typ-II-Kollagens (Typ 3). Die allgemeine Bindegewebsschwäche lässt sich davon ableiten.

Krankheitswert
Angeborene typische Fazies mit flachem Mittelgesicht, antevertiertem Nasenboden, flacher Nasenwurzel, kurzer Nase und Mikrogenie. Gaumenspalte. Leichte spondylo-epiphysäre Dysplasie mit Osteoarthritis vom 3.–4. Lebensjahrzehnt an. Leichte sensineurale Schwerhörigkeit. Sehverlust durch vitreohyaline Dysplasie mit Myopie, Glaucom, Katarakt und Gefahr der Netzhautablösung und Erblindung. Arachnodaktylie. Gelenkeschlaffheit im Kindesalter. Mitralklappenvorfall. Normale Intelligenz. Typ 1 und Typ 2 mit unterschiedlichen Glaskörper-Anomalien, Typ 3 fließender Übergang zum ▶ *MARSHALL-Syndrom*.

Therapiemöglichkeiten
Ständige Überwachung der Augensymptomatik, Haftschalen, eventuell prophylaktische Retinopexie. Versorgung der Gaumenspalte. Förderung in Spezialschulen für Sehgeschädigte. Symptomatische Behandlung anderer Beschwerden.

Häufigkeit
Frequenz etwa 1:10.000–2.000, wahrscheinlich häufig nicht erkannt.

Genetik
Autosomal dominanter Erbgang mit inter- und intrafamiliärer Variabilität der Merkmalsausbildung. Genorte: 12q13.11-13.2 (*COL2A1*), STICKLER-I-Syndrom, Allelie mit WEISSENBACHER-ZWEYMÜLLER-Syndrom, ▶ *KNIEST-Syndrom*, ▶ *MARSHALL-Syndrom*, ▶ *Hypo-* und ▶ *Achondrogene-sis*, ▶ *Hyaloretinaler Dystrophie Typ WAGNER* sowie Dysplasia spondylo-epiphysaria tarda und Einzelfällen von D.s.p. congenita; 1p21(*COL11A1*), STICKLER-II-Syndrom, Allelie mit dem MARSHALL-Syndrom. Siehe auch ▶ *WEAVER-Syndrom*; 6p21.3 (*COL11A2*), Alle-

lie mit ▶ MARSHALL-Syndrom, WEISSENBACHER-ZWEYMÜLLER-Syndrom (OMIM 215150, ▶ MARSHALL-Syndrom), ▶ NANCE-SWEE-NEY-Syndrom und dem Typ DFNA13 der ▶ Taub-heit.

Familienberatung
Grenze zu den allelen Syndromen fließend. Klinische Diagnostik anhand der Kombination der Augensymptome mit der Gelenksymptomatik. Molekulargenetischer Nachweis sehr aufwändig, deshalb pränatale Diagnostik nur durch Kopplungsanalyse in großen Sippen möglich. Im zweiten Trimester eventuell an Gaumenspalte und Mikrogenie im Ultraschall erkennbar. Frühdiagnostik und augenärztliche Betreuung wichtig. Die große Variabilität der Symptomatik erschwert prognostische Aussagen.

Literatur
Freedi, S., R.Savarirayan and J.F.Bateman, Molecular diagnosis of STICKLER syndrome: A COL2A1 stop codon mutation screening strategy that is not compromised by mutant mRNA instability. Am.J. Med.Genet, 90 (2000) 398–406.

Melkoniemi, M., H.G.Brunner, S.Manouvrier et al., Autosomal recessive disorder otospondylomegaepiphyseal dysplasia is associated with loss-of-function mutations in the COL11A2 gene. Am.J. Hum.Genet. 66 (2000) 368–377.

Richards, A.J., D.M.Baguley, J.R.W.Yates et al., Variation in the vitreous phenotype of STICKLER syndrome can be caused by different amino acid substitutions in the X position of the type II collagen Gly-X-Y triple helix. Am.J.Hum.Genet. 67 (2000) 1083–1094.

Snead, M.P. and J.R.W.Yates, Clinical and molecular genetics of STICKLER syndrome. J.Med.Genet. 36 (1999) 353–359.

OMIM 108300, 120140, 120280, 184840, 604841

Stiff-baby-Syndrom, Stiff-man-Syndrom
▶ Hyperekplexie

STILL-Syndrom
▶ Rheumatoid-Arthritis

STILLING-TÜRK-DUANE-Syndrom,
DUANE-Syndrom, OKIHIRO-Syndrom

Genetisch bedingte Augenbewegungs-Störungen auf der Grundlage einer Genmutation. Es besteht eine Innervationsstörung der Augenmuskulatur, Mm. rectus und lateralis, durch Äste des VI. (Abducens) und des III. Hirnnervs (Oculomotorius), für die ein Basisdefekt unbekannt ist, Homeobox-D-Cluster?

Krankheitswert
Angeboren. Störung der horizontalen Augenbewegung. Strabismus infolge meist völlig fehlender Abduktions- und verminderter Adduktionsfähigkeit des Auges. Erweiterung der Lidspalte bei Abduktions- und Verengung mit Bulbusretraktion bei Adduktionsversuchen. Häufig noch weitere Auffälligkeiten des Auges und angeborene Schwerhörigkeit (▶ WILDERVANCK-Syndrom). S. mit Radius-Defekten und Schwerhörigkeit: OKIHIRO-Syndrom, ▶ Akro-Renales Syndrom. Beziehungen zum ▶ KLIPPEL-FEIL-Syndrom. Siehe auch ▶ Katzenaugen-Syndrom, ▶ Akro-Reno-Okuläres Syndrom (Akro-Renales Syndrom).

Therapiemöglichkeiten
Frühbehandlung zur Vermeidung von Amblyopie wichtig. Chirurgische Korrektur mit unbefriedigendem Erfolg.

Häufigkeit und Vorkommen
Frequenz 1:1000. Gynäkotropie 1:2. Der Anteil an allen Strabismusfällen liegt bei 1–5%. Mehrere 100 Fälle publiziert, 10% familiär, darunter Sippen mit Merkmalsträgern in bis zu 4 aufeinanderfolgenden Generationen.

Genetik
Bei familiärer Form autosomal dominanter Erbgang mit unvollständiger, geschlechtsabhängiger Penetranz. Genort 2q31. Weibliche Merkmalsträger haben mehr betroffene Kinder als männliche. OKIHIRO-Syndrom ebenfalls autosomal dominant bedingt. Offensichtlich heterogen, auch teratogen bedingt (Thalidomidembryopathie usw.) bzw. von der Wirkung exogener Faktoren beeinflusst. Über Beziehung zu KLIPPEL-FEIL-Syndrom und Taubheit siehe auch ▶ WILDERVANCK-Syndrom. Bei Kombination mit Urogenitalfehlbildungen Chromosomen-Aberrationen

in 22pter-q11 (z.T. Extra-Markerchromosomen, ▶ *Katzenaugen-Syndrom*, s.a. ▶ *Velo-Kardiales Syndrom*) oder 8q12.2-21.2 (mit ▶ *Branchio-Oto-Renaler Dysplasie*) contiguous gene syndromes. Siehe auch ▶ *Akro-Renales Syndrom*.

Familienberatung
Mit schweren Begleitfehlbildungen ist zu rechnen. Von einer geschlechtsabhängigen Penetranz muss ausgegangen werden. Differentialdiagnose zur ▶ *neurogenen Ophthalmoplegie*, zur angeborenen Fibrose der extraokulären Augenmuskulatur und zu syndromatischen Formen (s.a. ▶ *KEARNS-SAYRE-Syndrom*; *Myopathie, okuläre*) wichtig.

Literatur
Appukuttan, B., E.Gillanders, S.-H.Juo, Localization of a gene for DUANE retraction syndrome to chromosome 2q31. Am.J.Hum.Genet. *65* (1999) 1639–1646.
Calbrese, G., L.Stuppia, E.Morizio et al., Detection of an insertion deletion of region 8q13-q21.2 in a patient with DUANE syndrome: Implications for mapping and cloning DUANE gene. Eur.J.Hum.Genet. *6* (1998) 187–193.
Collins, A., M.Baraitser and M.Pembrey, OKIHIRO syndrome: Thenar hypoplasia and DUANE anomaly in three generations. Clin.Dysmorphol. *2* (1993) 237–240.
Cruysberg, J.R.M., A.T.Mande, K.U.Duinkerke-Eerola and L.M.Huygen, Congenital adduction palsy and synergistic divergence: A clinical and electro-neurographic study. Brit.J. Ophthal. *73* (1989) 68–75.
McGowam, K.F. and R.A.Pagon, OKIHIRO syndrome. Am.J.Med.Genet. *51* (1994) 89.
Stoll, C., Y.Alembik and B.Dott, Association of a DUANE anomaly with mental retardation, cardiac and urinary abnormalities: a new autosomal recessive condition? Ann.Genet. *37* (1994) 207–209.
Tibiletti, M.G., E.Sala, D.Colombo et al., Chromosome 22 marker in a child with DUANE syndrome and urogential abnormalities. Ann.Génét. *39* (1996) 168–172.
Versteegh, F.G.A., J.S.von Lindern, J.Kemper et al., DUANE retraction syndrome, a new feature in 22q11 deletion syndrome? Clin.Dysmorphol. *9* (2000) 135–137.
Vincent, C., V.Kalatzis, S.Compain et al., A proposed new contiguous gene syndrome on 8q consists of branchio-oto-renal (BOR) syndrome, DUANE syndrome, a dominant form of hydrocephalus and trapez aplasia; implications for the mapping of the BOR gene. Hum.Molec.Genet. *3* (1994) 1859–1866.

OMIM 102490, 126800

Stimmungslage, allgemeine

Nach den Ergebnissen von Zwillingsuntersuchungen besteht eine genetische Grundlage für eine pessimistische, depressive oder optimistische Grundstimmung. Als genetisch-biochemisches Substrat sind Dopamin- und Serotonin-Stoffwechsel und -konzentration im Gehirn zu vermuten. Dopamin gilt als euphorisierend, Serotonin als stimmungssenkend, wobei Antidepressiva z.T. auf dieser Basis wirken. Positive oder negative Umweltereignisse (plötzlicher Geldgewinn, Krankheiten), Sozialstatus, Bildungsgrad sowie Erziehung und Kindheitserlebnisse sollen auf die Grundstimmung kaum einen Einfluss haben, werden aber individuell optimistisch oder pessimistisch verarbeitet. Siehe auch ▶ *Affektive Psychosen*.

Literatur
Costa, P., R.McCrane and A.Zonderman, Environmental and dispositional influences on well-being: A longitudinal follow-up of an American national sample. Brit.J.Psychol. *78* (1987) 299–306.
Hamer, D.H., The heritability of happiness. Nature Genet. *14* (1996) 125–126.
Lykken, D. and A.Tellegen, Happiness is a stochastic phenomenon. Psychol.Sci. *7* (1996) 186–189.

STOCK-SPIELMEYER-VOGT-Syndrom
▶ *Ceroid-Lipofuscinose*

Stomatozytose

Heterogene Gruppe hämolytischer Anämien, jeweils auf der Grundlage einer Genmutation. Der Basisdefekt betrifft ein Membranprotein der Erythrozyten mit Ionenkanalcharakter: Stomatin (Protein-Bande 7.2b der Erythrozyten, *EPB72*). Es kommt zu Funktionsanomalien der Kationenpumpe, Permeabilitätsveränderungen, veränderter osmotischer Resistenz (meist vermindert, Typ I oder erhöht Typ 2) und Elastizitätsverlust, Erhöhung der Na^+-Konzentration und niedrigem K^+-Spiegel der Erythrozyten und schließlich zu deren verminderter Überlebenszeit. Siehe auch ▶ *Sphärozytose, DRESBACH-Syndrom*; ▶ *Ovalozytose*.

Krankheitswert
Chronische hämolytische Anämie unterschiedlicher Schwere, häufig bereits im Säuglingsalter. Teilweise Austauschtransfusions-bedürftiger Icterus neonatorum prolongatus. Splenomegalie. Selten nur bei Kälte manifest (OMIM 181520).

Therapiemöglichkeiten
Austauschtransfusionen im Neugeborenenalter. Später Bluttransfusionen und Splenektomie mit unbefriedigendem Erfolg.

Häufigkeit und Vorkommen
Seit Erstbeschreibung 1961 zahlreiche, meist familiäre Fälle bekannt.

Genetik
Autosomal dominanter Erbgang mit unterschiedlich starker Heterozygotenmanifestation. Genort des Stomatins: 9q34.1 (*EPB72*). Ob seltenen Fällen mit teilweise nur leichter, subklinischer Anämie, Ikterus und Gallensteinen bei Heterozygoten und dem Vollbild bei Homozygoten (OMIM 185010) sowie einer kälteinduzierbaren Form (OMIM 185020) Allelie im selben Genort oder Heterogenie zugrunde liegt, ist unklar.

Familienberatung
Diagnose und Differentialdiagnose anhand der typischen geformten, meist ovalen Erythrozyten mit zentraler, spaltförmiger Aufhellung (Stomatozyten). Stomatozyten kommen aber auch bei anderen Membrandefekten der Erythrozyten vor, z.B. ▶ Rh_{null}-Krankheit. Von einer intrafamiliären Konstanz der Schwere der Erscheinungen kann ausgegangen werden. Bei Homozygotie (Verwandtenverbindung) sind besonders schwere Erscheinungen zu erwarten.

Literatur
Eber, S.W., W.M.Lande, T.Iarocci, et al., Hereditary stomatocytosis: consistent association with integral membrane protein deficiency. Brit.J.Haemat. *72* (1991) 1–9.

Kanzaki, A. and Y.Yawata, Hereditary stomatocytosis: phenotypical expression of sodium transport and band 7 peptides in 44 cases. Brit.J.Haemat. *7* (1992) 133–141.

Stewart, G.W., A.C.Argent and B.C.J.Dash, Stomatin: a putative cation transport regulator in the red cell membrane. Biochim.Biophys.Acta *1225* (1993) 15–25.

OMIM 185000, 185010, 185020

Storm-Syndrom
▶ WERNER-Syndrom

Stottern
Sprachablaufstörung auf unklarer genetischer Grundlage.
Tonische oder klonische Sprachstörung auf der Grundlage von Diskontinuitäten zwischen verschiedenen, mit der Sprache im Zusammenhang stehenden Hirnregionen und mit neuromuskulärem Substrat im Bereich von Rachen, Kehlkopf und anschließenden Atemwegen. Ein Basisdefekt ist unbekannt.

Krankheitswert
Erstmanifestation mit der Sprachentwicklung, meist auf dem Boden eines Entwicklungsstotterns. Unterbrechung des Redeflusses, charakterisiert durch Schweigen und hörbare unwillkürliche Wiederholung oder Verlängerung (Stammeln) von Tönen, Silben und Wörtern. Meist angeboren. Unterbleibt beim Singen, rhythmischen und langsamen Sprechen, Wispern, Einatmen, verstärkt durch Emotionen, Angst, Stress. In 40–80% Spontanheilung während der Kindheit vorwiegend im weiblichen Geschlecht.

Therapiemöglichkeiten
Sprach- und Sprechtherapie meistens erfolgreich, bessere Prognose im weiblichen Geschlecht.

Häufigkeit und Vorkommen
Frequenz in der Kindheit bei Knaben 5%, bei Mädchen 2%. 30% der Fälle familiär. Bei 1–1,5% persistierend bis ins Alter. Frequenz im Erwachsenenalter 0,7–1%. Konkordanzrate bei eineiigen Zwillingen 80%, bei zweieiigen Zwillingen 20%.

Genetik
Heterogen. Erbgang mit dominantem Hauptgen und Schwellenwerteffekt. Hinsichtlich der Prognose werden zwei Typen unterschieden, die jedoch gemeinsam in einer Familie vorkommen können.

Familienberatung
Nachweis durch unterschiedliche Sprachtests. Differentialdiagnose zu anderen Sprachstörungen (Aphasien, Dysphonien, Aphonien, Palilalie

u.a.) notwendig. Etwa 15% der Verwandten 1. Grades eines Probanden sind ebenfalls Stotterer, Wiederholungsrisiko für Geschwister 20%. Bei therapieresistenten Fällen psychologische Betreuung und Berufsberatung wichtig.

Literatur
Ambrose, N.G., N.J.Cox and E.Yari, The genetic basis of persistence and recovery in stuttering. J.Speach Lang.Res. *40* (1997) 567–580.

Janssen, P., S.Kloth, F.Kraaimaat and G.J.Brutten, Genetic factors in stuttering: A replication of AMBROSE; YAIRI, and COX's (1993) study with adult probands. J.Fluency Disord. *21* (1996) 105–108.

Ludlow, C.L. and A.G.Dooman, Genetic aspects of idiopathic speech and language disorders. Otolaryngol.Clin.North Am. *25* (1992) 979–994.

Mellon, C.D., F.Umar and M.L.Hanson, Stuttering as a phenotype for behavioral genetics research. Am.J.Med.Genet. *48* (1993) 179–183.

Sommer, M., M.Kock, W.Paulus et al., Disconnection of speech-relevant brain areas in persistent developmental stuttering. Lancet *360* (2002) 380–383.

OMIM 184450

Strabismus

Meistens besteht ein Strabismus concomitans (Begleitschielen), der auf einer Störung des binokularen Sehens und/oder der Augenbewegung beruht. Selten liegt ein Lähmungsschielen durch Funktionseinschränkung der Augenmuskeln infolge Lähmung oder Fehlinnervation (N. oculomotorius, OMIM 136480) vor. Siehe auch ▶ STILLING-TÜRK-DUANE-*Syndrom*; angeborene ▶ *Fibrose der äußeren Augenmuskulatur*; ▶ *Ophthalmoplegie*.

Krankheitswert
Transitorisch infolge der noch unentwickelten binokulären Sehfähigkeit häufig in den ersten Lebensmonaten. Nachweisbar erst nach dem 1. Lebensjahr. Bei 50% der Fälle bestehen noch andere Augenfehler. Ohne rechtzeitige Behandlung zur Amblyopie führend. Außerdem kosmetische Beeinträchtigung.

Therapiemöglichkeiten
Rechtzeitige pleoptische bzw. orthoptische Maßnahmen, eventuell auch chirurgische Korrekturen im Hinblick auf die ästhetische Wirkung und die Prophylaxe der Schielschwachsichtigkeit mit meist gutem Erfolg.

Häufigkeit und Vorkommen
Frequenz 2%, unter Schulkindern 3,5–4%. Häufig familiär. In Anbetracht der Therapieerfolge kann auf eine noch höhere Inzidenz geschlossen werden.

Genetik
Heterogen. Die Art des familiären Vorkommens und eine hohe Konkordanzrate bei eineiigen Zwillingen gegenüber zweieiigen sprechen für genetische Disposition und Beteiligung von peri- und postnatalen Umweltfaktoren. Abnormes binokuläres Sehen, Amblyopie und Refraktionsanomalien können unabhängig von S. familiär auftreten.

Familienberatung
Im Hinblick auf eine erfolgreiche Therapie systematische Früherfassung, vor allem von Kindern in betroffenen Familien, wichtig. Nachweis im frühen Kindesalter anhand von Hornhautreflexbildern. Für Verwandte 1. Grades eines Merkmalsträgers mit Str. convergens wird das Risiko mit 1:7 angegeben. Sind beide Eltern, 2 Geschwister oder ein Elternteil und ein Kind betroffen, steigt das empirische Risiko für weitere Kinder auf 1:2. Für den Str. divergens liegen die entsprechenden Risikoziffern mit 1:10 bzw. 1:4 etwas niedriger. Für familienprognostische Einschätzung Differentialdiagnose zum Lähmungsschielen wichtig. Sch. kann auf schwerwiegendere andere Augenfehler hinweisen.

Literatur
Aust, W., Früherkennung und Prophylaxe von Augenfehlern bei Kindern. Präv.Med 4/5 (1970) 72–78.

Richter, S., Zur Heredität des Strabismus concomitans. Humangenetik *3* (1967) 235–243.

OMIM 136480, 185100

STRASBURGER-HAWKINS-ELDRIDGE-Syndrom

▶ Fazio-Audio-Symphalangie-Syndrom

Struma, euthyreote, infolge einer Endorganresistenz gegenüber Schilddrüsenhormon,
REFETOFF-Syndrom,
generalisierte Schilddrüsenhormon-Resistenz

Genetisch bedingte Schilddrüsenhyperplasie auf der Grundlage einer Genmutation.
Es besteht eine relative Hyperthyreose mit erhöhter Plasma-Thyreotropin- und -Tyrosin-Konzentration infolge von Defekten des Rezeptorsystems (Hormon-bindende Domäne, Rezeptor-β1-Gen – *ERBA2*) für Trijodthyronin (T3) in den Zellkernen der Erfolgsorgane (Endorganresistenz) und des Hypophysenvorderlappens.

Krankheitswert
Angeborene Struma mit Euthyreose und klinischen Symptomen einer Hypothyreose und teilweise auch einer Hyperthyreose in Abhängigkeit vom Grad des Rezeptordefektes. Beschleunigtes Größenwachstum. Entweder nur verzögerte Entwicklung mit Sprachretardation mit lediglich Konzentrationsschwäche und normaler Intelligenz oder alle Übergänge zu eu- und hypometabolischem, die Atemwege einengendem Kropf, Oligophrenie mit Sprachanomalien, Schwerhörigkeit und Kleinwuchs.

Therapiemöglichkeiten
Hohe T3- und T4-Gaben mit unterschiedlichem Erfolg. Partielle Strumektomie kann bei lokalen Komplikationen notwendig werden.

Häufigkeit und Vorkommen
Über 200 meist familiäre Fälle in Geschwisterschaften und aufeinanderfolgenden Generationen beschrieben.

Genetik
Heterogen. In den einzelnen Sippen unterschiedlich autosomal rezessiver (Gendeletion) oder vorwiegend dominanter (Missense-Interferenz, dominant-negativ-Mutation) Erbgang. Genort 3p24.1-p22 (*ERBA2*-Protoonkogen = Thyroidhormon-Rezeptor β1). Je nach Allel können Hypothyreose bis nahezu Athyreose vorkommen (Transmembran-Domäne homozygot betroffen).

Familienberatung
Nachweis anhand einer erhöhten Plasmakonzentration von freien Schilddrüsenhormonen bei normalem oder erhöhtem TSH-Spiegel ohne klinische Zeichen einer Hyperthyreose. Keine Vermehrung des Geschlechtshormon-bindenden Globulins nach T3-Gaben. Genaue familienanamnestische Feststellung des Erbganges und Differentialdiagnose zu anderen Ursachen der Struma (s.a. ▶ v. BASEDOW-*Syndrom*; ▶ *Hypothyreose*) notwendig. Nachweis molekulargenetisch möglich.

Literatur
Jaffiol, C., F.De Boisvilliers, L Baldet and J.Torresani, Thyroid hormone generalized resistance. Hormon Res. *38* (1992) 62–65.

Polenz, J., S.Wirth, A.Winterpracht et al., Phenotypic variability in patients with generalised resistance to thyroid hormone. J.Med.Genet. *32* (1995) 393–395.

Refetoff, S., Resistance to thyroid hormone: an historical overview. Thyroid *4* (1994) 345–349.

OMIM 188570, 190160, 274300

Struma, euthyreote, knotige, durch Anomalien des Thyroxin-bindenden Globulins

Genetisch bedingte Schilddrüsenhyperplasie auf der Grundlage einer Genmutation.
Der Basisdefekt besteht meistens in einer Synthesestörung des Thyroxin-bindenden Globulins (TBG) in der Leber. Seine biologische Aktivität im Serum ist entweder vermehrt oder seltener vermindert (veränderte Stabilität oder Bindungskapazität). Es handelt sich um ein Thyroid-Hormon-Transportprotein. Aufgrund des bestehenden Gleichgewichtes zwischen freien, wirksamen und gebundenen Schilddrüsenhormonen bzw. Jod (99,9%) sowie der normalen Konzentration anderer thyroxinbindender Proteine (Präalbumin, Albumin) kommt es meistens zu keiner Störung des Hormonhaushaltes der Schilddrüse. Eine Hypothyreose wird durch die Hyperplasie ausgeglichen. Die biochemischen Verschiebungen entstehen auch bei Defekten der Jod-Albumin-Bindung und der Thyroxin-Albumin-Bindung (40% von Thyro-

Struma, euthyreote, knotige, durch Anomalien des Thyroxin-bindenden Globulins

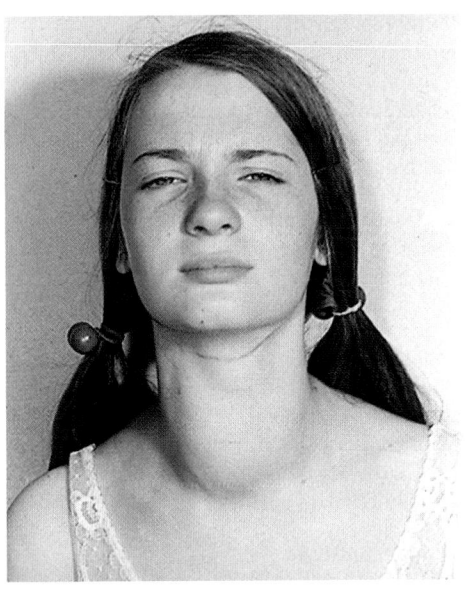

Struma, euthyreote, knotige. Juvenile, familiäre euthyreote Struma.

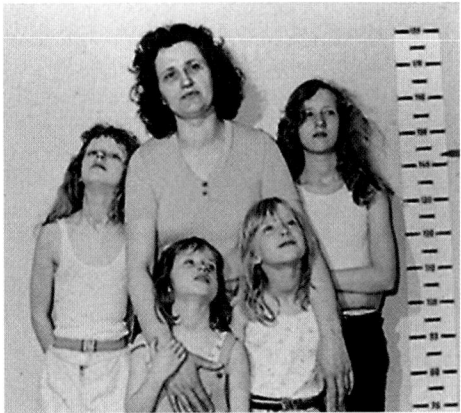

Struma, euthyreote, knotige. Familiäre Struma: Mutter mit Töchtern.

xin und der überwiegende Teil von Trijodthyroxin sind an Albumin gebunden, OMIM 103600). Nicht alle Formen sind jedoch mit diesen Störungen erklärt.

Krankheitswert
Angeborene euthyreote knotige Struma. Höchstens kosmetisch störend. Keine weitere Belastung.

Therapiemöglichkeiten
Keine Hypothyreose-Therapie notwendig. Substitution problematisch.

Häufigkeit und Vorkommen
Von allen großen Rassen bekannt. Inzidenz 1:5.000. Gynäkotropie 1:5. Synthesestörungen der Albumin- und Präalbumin-Varianten wahrscheinlich seltener. Fequenz einer leichten nodulären Struma regional unterschiedlich, auch in Nichtjodmangelgebieten ca. 1%. Große Sippen mit Merkmalsträgern in mehreren aufeinanderfolgenden Generationen bekannt.

Genetik
X-chromosomaler Erbgang. Starke intrafamiliäre Variabilität der Knotenbildung. Leichtere Manifestation im weiblichen Geschlecht. Genort Xq22.2. Vereinzelt auch autosomal dominant bedingt mit gleicher Geschlechtsbeteiligung, wobei ein Zusammenhang mit der Estrogen-Konzentration besteht (gemeinsames Regulatorprotein betroffen?). Ein autosomaler Genort 14q11-13 (OMIM 138800). Dysalbuminämische Hypothyroxinämie autosomal dominant bedingt.

Familienberatung
Nachweis durch quantitative Bestimmung des Thyroxin-bindenden Globulins im Serum möglich. Differentialdiagnose zur ▶ Jodmangel-Struma, zum ▶ nichtmedullären Schilddrüsen-Carcinom und den ▶ Hypothyreosen im Hinblick auf die Therapie wichtig. Kann bei der Schilddrüsendiagnostik zu falschen Interpretationen führen und im Neugeborenen-Screening eine Hypothyreose vortäuschen. Im Vergleich dazu gute Prognose.

Literatur
Bignell, G.R., F.Canzian, M.Shayeghi et al., Familial nontoxic multinodular thyroid goiter locus maps to chromosome 14q but does not account for familial nonmedullary thyroid cancer. Am.J.Hum.Genet.61 (1997) 1123–1130.

Carvalho, G.A., R.E.Weiss, A.O.Vladutin and S.Refetoff, Complete deficiency of thyroxine-binding globulin (TBG-CD Buffalo) caused by a new nonsense mutation in the thyroxine-binding globuline gene. Thyroid 8 (1998) 161–165.

Reutrakul, S., A.Dumitrescu, P.E.Macchia et al., Complete thyroxin-binding globulin (TBG) deficiency in two families without mutations in coding or promotor regions of the TBG genes: In virto demonstration of exon skipping. J.Endocrin.Metabol. *87* (2002) 1045–1051.

Jensen, I.W. and J.Faber, Familial dysalbuminaemic hyperthyroxinaemia: a review. J.Roy.Soc.Med. *81* (1988) 34–37.

OMIM 103600, 138800, 188600, 314200

Struma lymphomatosa
▶ Hashimoto-Syndrom

v. Strümpell-Lorrain-Syndrom
▶ Spinalparalysen, spastische

Stuart-Prower-Faktor-Defekt
▶ Faktor-X-Mangel

Sturge-Weber-Syndrom
(bearbeitet von Tinschert, Berlin)

Neurokutane Phakomatose basierend auf einer Gefäßfehlbildung unklarer Ätiologie.
Es bestehen Gefäßfehlbildungen der Haut und im Gehirn (mit Beteiligung der Chorioidea und der Meningen), woraus sich die klinische Symptomatik erklären lässt. Basisdefekt ▶ *Gefäßfehlbildungen, venöse.*

Krankheitswert
Angeboren. Naevus flammeus, meist einseitig, vor allem im Trigeminusbereich. Leptomeningeale und chorioideale Gefäßfehlbildungen, teilweise mit Augenbeteiligung und Glaukom. Epileptiforme Anfälle und andere zentralnervöse Erscheinungen. Hemiparesen. Bei schweren Formen Oligophrenie und herabgesetzte Lebenserwartung. Zum Teil mono- und oligosymptomatische Formen. Korrelation zum ▶ *Klippel-Trenaunay-Syndrom.*

Therapiemöglichkeiten
Symptomatische Behandlung der Gefäßfehlbildungen, des Glaukoms und der Anfälle. Laserbehandlung der Naevi flammei. Eventuell chirurgische Korrekturen (z.T. Exzisionen an den Hirnhäuten), im ganzen unbefriedigend.

Häufigkeit und Vorkommen
Von allen größeren Rassen beschrieben. In Europa Inzidenz des Vollbildes ca. 1:230.000, mono- und oligosymptomatische Formen 1:5.000.

Genetik
Familiarität des Vollbildes des Syndroms bisher noch nicht beschrieben. Es handelt sich offensichtlich ausschließlich um somatische Mutationen, die als Keimbahnmutationen letal wirken. Ein Genort 9p21?

Familienberatung
Bei erbprognostischen Einschätzungen ist besonders auf mono- und oligosymptomatische Merkmalsträger sowie auf Mikrosymptome bei klinisch gesunden Sippenmitgliedern zu achten. Zur Feststellung der Hirnbeteiligung Computer- oder Magnetresonanztomografie notwendig. Das Risiko für Verwandte eines Merkmalsträgers kann als gering eingeschätzt werden. Differentialdiagnostisch ▶ *Klippel-Trenaunay-Syndrom.*

Literatur
Braffman, B.H., L.T.Bilaniuk and R.A.Zimmerman, The central nervous system manifestations of phakomatoses on MR. Radiol. Clin.North Amer. *26* (1988) 755–772.

Hug, A.HMM, D.C.Chugani, B.Hukku and F.J.Serajee, Evidence of somatic mosaicism in Sturge-Weber syndrome. Neurology *59* (2002) 780–782.

Lee, S., Psychopathology in Sturge-Weber syndrome. Can.J. Psychiatry *35* (1990) 674–678.

Roach, E.S., Diagnosis and management of neurocutaneous syndromes. Semin.Neurol. *8* (1988) 83–96.

OMIM 185300

Stüve-Wiedemann-Syndrom
▶ Dysplasie, kamp(t)omele

Subaortenstenose idiopathische
▶ Kardiomyopathie, hypertrophische familiäre idiopathische

Subarachnoidalblutung

▶ Aneurysma, intrakranielles

Succinylcholin-Überempfindlichkeit,
(Pseudo-)Cholinesterase-Mangel,
Butyrylcholinesterase-Mangel

Genetisch bedingte, pharmakogenetisch bedeutsame Enzymdefekte auf der Grundlage von Punktmutationen.
Die Gendefekte manifestieren sich in einer Verminderung der Serum-Pseudocholinesterase-Aktivität. Normalerweise bestehen keinerlei klinische oder nur ganz geringe myopathische Symptome. Bei der Applikation des Muskelrelaxans Succinylcholin unterbleibt jedoch dessen sofortige Hydrolyse. Aus der resultierenden protrahierten Wirkung des Pharmakons erklären sich die schweren Komplikationen. Siehe auch ▶ Hyperpyrexie-Syndrom, malignes.

Krankheitswert
Schwere Zwischenfälle bei der anästhesiologischen Anwendung des Muskelrelaxans Succinylcholin. Verlängerung des normalerweise nur 2 - 3°min. dauernden Atemstillstandes auf mehrere Stunden. Muskellähmung (erschwerte Intubation), Tachykardie mit Herzstillstand, Myoglobinurie und -ämie und Zyanose. Lebensbedrohliche Zustände, die vor allem im Kindesalter in etwa 20% der Fälle letal ausgehen.

Therapiemöglichkeiten
Prophylaxe wichtig. Vermeidung von Succinylcholin bei entsprechenden Merkmalsträgern durch Ausweichen auf andere Medikamente (z.B. Succinyldithiocholin, Neostigmin) oder präoperative Transfusionen möglich. Bei bereits bestehender Komplikation sofortige Diagnose notwendig. Abbruch der Anästhesie und Blut- bzw. Plasma-Transfusionen sowie andere unterstützende Maßnahmen aussichtsreich.

Häufigkeit und Vorkommen
Frequenz in Europa 1:2.800, *CHE1*-Mutanten gehäuft unter Eskimos in Alaska, selten bei Afrikanern. Die Frequenz von *E2+*-Personen liegt in Europa bei etwa 10%.

Genotypen, Phänotypen und Frequenz bei Cholinesterasemangel (nach LEHMANN and LIDELL sowie HARRIS)

Genotyp		Phänotyp des Enzyms	klinisch (Sensibilität gegenüber Succinylcholin)	Frequenz
Nomenklatur nach GOEDDE und BAITSCH	Nomenklatur nach Motulsky			
$Ch_1^U Ch_1^U$	$E_1^U E_1^U$	normal	Normal F., gering sensibel	in 1:3.200
$Ch_1^D Ch_1^D$	$E_1^a E_1^a$	atypisch	stark sensibel	1:2.800
$Ch_1^F Ch_1^F$	$E_1^f E_1^f$	fluoridres.	mäßig sensibel	1:300.000
$Ch_1^S Ch_1^S$	$E_1^s E_1^s$	nicht nachweisbar	stark sensibel	1:140.000*)
$Ch_1^U Ch_1^D$	$E_1^u E_1^a$	normal + atypisch	meistens normal, gering sensib.	1:26; 1:500
$Ch_1^U Ch_1^F$	$E_1^u E_1^f$	norm. + fluoridres.	meistens normal, ger. sensibel	1:280; 1:200
$Ch_1^U Ch_1^S$	$E_1^u E_1^s$	normal	unbek., wahrsch. normal	1:190
$Ch_1^D Ch_1^S$	$E_1^a E_1^s$	dibucainres.+ atyp.	stark sensibel	1:20.000
$Ch_1^D Ch_1^F$	$E_1^a E_1^f$	atypisch	stark sensibel	1:29.000
$Ch_1^F Ch_1^S$	$E_1^f E_1^s$	fluoridresistent	stark sensibel	1:200.000

*) 33 Fälle bekannt, 17 von einem Eskimoisolat in Alaska. Die Frequenz-Angaben beruhen teilweise auf noch unsicheren Schätzungen. D bzw. d: Dibucain-resistent; F. bzw. f: Fluoridresistent; U bzw. u: normal.

Genetik

Genorte: 3q25.2-qter (*CHE1*), multiple Allelie, mindestens 12 Allele des Gens (quantitative Varianten H, K, J, S u.a.; qualitativ A) sind bekannt, weitere werden vermutet; 16q11-23 (*CHE2*), determiniert u.a. eine elektrophoretische Variante mit um etwa 30% erhöhter Aktivität (*E2+*) ohne klinische Konsequenzen. Genotypen sowie Frequenz und phänotypische Manifestation ▶ *Tabelle* (HARRIS sowie LEHMANN und LIDDELL, britische Population, Nomenklatur von LA DU et al. 1991, nach molekulargenetischen Gesichtspunkten modifiziert). Es besteht eine Kopplung zwischen dem Transferrin- und dem *E1*-Locus und zwischen dem Haptoglobin- und dem *E2*-Locus. Die Allele *E1u*, *E1a* und *E1f* können als kodominant und *E1s* als rezessiv angesehen werden.

Familienberatung

Bestimmung der Sensibilität vor allem in betroffenen Familien vor Anästhesie wichtig. Vorsicht mit Personen bzw. Familien, bei denen bereits myopathische Symptome aufgetreten sind! Nachweis durch Bestimmung der Esteraseaktivität in vitro. Unterscheidung einzelner Varianten, Heterozygoten- sowie Screeningteste anhand der Empfindlichkeit der Cholinesterase gegenüber bestimmten Inhibitoren (E1a – resistent gegen Dibucain, E1f-resistent gegenüber Fluorid, E1s "silent", nur ganz minimale Restaktivität nachweisbar, E1u – Normalallel). Gute Kenntnis und Unterrichtung der entsprechenden Familien sowie Verfügbarkeit prophylaktischer Maßnahmen können lebenserhaltend sein. Musterbeispiel eines pharmakogenetischen Defektes. Wurde erkannt, nachdem das Succinylcholin vor etwa 40 Jahren breiten Eingang in die Anästhesie fand.

Literatur

Bartels, C.F., K.James and B.N.La Du, DNA mutations associated with the human butyrylcholinesterase J-variant. Am.J.Hum.Genet. *50* (1992) 1104–1114.

Bartels, C.F., F.S.Jensen, O.Lockridge et al., DNA mutation associated with the human butyrylcholinesterase K-variant and its linkage to the atypical variant mutation and other polymorphic sites. Am.J.Hum.Genet. *50* (1992) 1086–1103.

La Du, B.N., C.F.Bartels, C.P.Nogueira et al., Proposed nomenclature for human butyrylcholinesterase genetic variants identified by DNA sequencing. Cell Mol.Neurobiol. *11* (1991) 79–89.

Nogeira, C.P., C.F.Bartels. M.C.McGuire et al., Identification of two different point mutations associated with the fluoride-resistant phenotype for human butyrylcholinesterase. Am.J.Hum.Genet. *51* (1992) 821–828.

OMIM 177400, 177500, 177600

Sucht

Neigung zu bzw. Abhängigkeit von Tabak-, Alkohol- oder Kaffee-Genuss zeigen eine lose Assoziation, die als psychoneurogene genetische Disposition angesehen wird, wobei eine Umweltkomponente nicht zu übersehen ist. Bei der Drogenabhängigkeit nehmen wahrscheinlich die Opoid-Rezeptoren, vor allem μ und δ (OPRM1 und OPRD1) eine Schlüsselstellung ein, die in ihrem Polymorphismus unterschiedliche Reaktionen auf Morphine (vor allem bei Schwarzen), Opiate, Kokain, Alkohol und andere Suchtmittel hervorrufen: Euphorie, Toleranz, Abhängigkeit usw. Genorte: 6q24-25 (*OPRM1*, OMIM 600018); 1p36.1-34.3 (*OPRD1*, OMIM 165195) weiterhin 6q14-15 (*CNR1*, Cannabis-Rezeptor). An einer genetischen Disposition sind populationsunterschiedlich multiple weitere Gene beteiligt. Bei aller Schwierigkeit der Erhebung lässt sich eine leichte familiäre Neigung und eine etwas höhere Konkordanz eineiiger gegenüber zweieiigen Zwillingen erkennen. Siehe auch ▶ *Alkoholismus*.

Literatur

Carmelli, D., G.E.Swan, D.Robinette and R.Fabsik, Genetic influence on smoking – a study of male twins. New Engl.J.Med. *327* (1992) 829–833.

Franke, P. und W.Maier, Genetik von substanzgebundenen Abhängigkeitserkrankungen. Med.Genet. *10* (1998) 398–401.

Gelernter, J. and H.R.Kranzler, Variant detection at the δ opoid receptor (OPRD1) locus and population genetics of a novel variant affecting protein sequence. Hum.Genet. *107* (2000) 86–88.

Nestler, E.J., Genes and addiction. Nature Genet. *26* (2000) 277–280.

Shi, J., L.Hui, Y.Xu et al., Sequence variation in the Mu-opoid receptor gene (*OPRM1*) associated with human addiction to heroin. Hum.Mut., Mutation in Brief 497 (2001) Online.

Swan, G.A., D.Carmelli and L.R.Cardon, The consumption of tabacco, alcohol, and coffee in caucasian male twins. J.Subst.Abuse 8 (1996) 19–31.

Tsai, S.-J., Y.-C.Wang and C.-J.Hong, Association study between cannabinoid receptor gene (CNR1) and pathogenesis and psychotic symptoms of mood disorders. Am.J.Med.Genet. (Neuropsychiat.Genet.) 105 (2001) 219–221.

Yu, K., X-h Li, S.Nagarajan et al., Relationship of the delta-opioid receptor gene to heroin abuse in a large Chinese case/control sample. Am.J.Med.Genet. 110 (2002) 45–50.

Südafrikanische Porphyrie
▶ Porphyria variegata

SUGARMAN-Syndrom
▶ MOHR-Syndrom;
▶ Oro-Fazio-Digitale Syndrome

SUGIO-KAJII-Syndrom
▶ Tricho-Rhino-Phalangie-Syndrom Typ I

Sulfatase-Mangel, multipler
▶ Sulfatidose, juvenile, Typ AUSTIN

Sulfatid-Lipidose
▶ Leukodystrophie, metachromatische

Sulfatidose, juvenile, Typ AUSTIN,
Multipler Sulfatase-Mangel, Mukosulfatidose

Genetisch bedingter Mangel an mehreren Sulfatasen auf der Grundlage einer Genmutation Betroffen sind eine wechselnde Anzahl von mitochondrialen und mikrosomalen Sulfatasen: Arylsulfatase A, B und C, Steroidsulfatase, Iduronatsulfatase, Heparansulfamidase, N-Acetylgalaktosamin-6-Sulfatsulfatase und β-Galaktosidase. Dadurch kommt es zur Speicherung von Sulfatiden, Glukosaminoglykanen, Sphingolipiden sowie Steroidsulfaten in Geweben und Körperflüssigkeiten und klinisch zu einer Kombination von Symptomen, die jeweils beim isolierten Mangel der einzelnen beteiligten Enzyme auftreten, d.h. von ▶ Mukopolysaccharidosen und ▶ metachromatischer Leukodystrophie. Die Aktivitätsminderung verschiedener Enzyme erklärt sich durch das Versagen eines gemeinsamen monogenen Co- oder Posttranslations-Processings.

Krankheitswert
Erstmanifestation klinischer Erscheinungen innerhalb des 1. Lebensjahres. Symptome der ▶ Mukopolysaccharidosen Typ II, IIIA, IVA, VI, der ▶ metachromatischen Leukodystrophie und der ▶ X-chromosomalen Ichthyose. Rasch progredient, geringe Lebenserwartung.

Therapiemöglichkeiten
Unbekannt.

Häufigkeit und Vorkommen
Seit Erstbeschreibung 1965 mehr als 20 sporadische und Geschwisterfälle bekannt.

Genetik
Autosomal rezessiver Erbgang.

Familienberatung
Nachweis, Heterozygotentest und pränatale Diagnostik anhand der Bestimmung der verschiedenen Sulfatase-Aktivitäten in Urin, Leukozyten, Fibroblasten, Chorion- und Fruchtwasserzellen sowie anhand des Speicherungs- und Ausscheidungsmusters von Glykosaminoglykanen und Sulfatiden. Differentialdiagnose vor allem zur Mukopolysaccharidose II und zur metachromatischen Leukodystrophie wichtig.

Literatur
Kepes, J.J., A. Berry III and D.L.Zacharias, Multiple sulfatase deficiency: Bridge between neuronal storage disease and leukodystrophies. Pathology 20 (1988) 285–291.

Patrick, A.D., E.Young, C.Ellis and C.H.Rodeck, Multiple sulphatase deficiency: Prenatal diagnosis using chorionic villi. Prenatal Diagn. 8 (1988) 303–306.

OMIM 272200

Sulfatidose, Sulfatid-Lipidose
s.a. ▶ Leukodystrophie, metachromatische

Sulfitoxidase-Mangel
▶ Linsenektopie;
▶ Molybdän-Kofaktor-Mangel

Sulfocysteinurie
▶ Linsenektopie

SUMMITT-Syndrom
▶ Akrozephalosyndaktylie (CARPENTER-Syndrom)

Suprabulbärparese, angeborene,
WORSTER-DROUGHT-Syndrom

Lähmung der motorischen Anteile vor allem des X. und des XII. Hirnnervs unklarer Ätiologie.
Der Basisdefekt ist unbekannt.

Krankheitswert
Betroffen ist der Musculus orbicularis oris. Bewegungseinschränkung der Zunge und des weichen Gaumens. Dysarthrie. Dysphagie durch Beteiligung von Pharynx- und Larynxmuskulatur. Angeboren, Besserung mit zunehmendem Lebensalter. Bei etwa der Hälfte der Patienten Intelligenzdefekte, weniger häufig Epilepsie. Siehe auch ▶ *Dysphasie, isolierte*.

Therapiemöglichkeiten
Symptomatische Behandlung wenig erfolgreich.

Häufigkeit und Vorkommen
Mehr als 200 meist sporadische Fälle beschrieben.

Genetik
Die Art des bisher in 8 Sippen beschriebenen familiären Vorkommens spricht für autosomal dominanten Erbgang mit stark variabler Expressivität und verminderter Penetranz.

Familienberatung
Meist nur neurologische Teilsymptome vorhanden. Differentialdiagnose zur ▶ *isolierten Dysphasie* und zur ▶ *okulo-pharyngealen Myopathie* wichtig. Bei der Risikoeinschätzung für Verwandte eines Merkmalsträgers muss die stark verminderte Penetranz (merkmalsfreie Überträger!) beachtet werden.

Literatur
Patton, M.A., M.Baraitser and E.M.Brett, A family with congenital suprabulbar paresis (WORSTER-DROUGHT syndrome). Clin. Genet. *29*(1986) 147–150.

OMIM 185480

Surfactantdefekte,
Respiratory-Dystress-Syndrom

Respiratorische Anpassungsstörung der Neugeborenen bedingt durch Mangel an oberflächenaktivem Lungen-Surfactant, zusammengesetzt aus Phospholipiden und spezifischen Proteinen (SFTP). Tritt bei einem Teil der unreifen Neugeborenen auf, kann aber auch durch verminderte Quantität oder veränderte Qualität bei zum Termin Geborenen vorkommen. Das im Alveolarepithel gebildete Surfactant vermindert die Oberflächenspannung in den Alveolen, erhält die Permeabilität der Lungen und verhindert Fibrinablagerungen (hyaline Membranen) in den Aveolen. Prophylaktisch pränatal bei drohender Frühgeburt gegebene Glukokortikoide und perinatale Surfactant-Substitution können lebensbedrohliche Ateminsuffizienz, Atelektasen und sekundäre Infektionen verhindern. Heterogen, kann u.a. durch Allele in den Surfactant-Protein-A- und -B-Loci bedingt sein. Genorte: 10q22-23 (*SFTPA1*, *SFTPA2*); 2p12-p11.2 (*SFTPB*). Jeweils autosomal rezessiver Erbgang. Pränatale Diagnostik durch Surfactant-Bestimmung im Fruchtwasser möglich.

Literatur
Haataja, R., R.Marttila, P.Uimari et al., Respiratory distress syndrome: evaluation of genetic susceptibility and protection by transmission disequilibrium test. Hum.Genet. *109* (2001) 351–355.

Haataja, R., M.Rämet, R.Marttila et al., Surfactant proteins A and B as interactive genetic determinants of neonatal respiratory distress. Hum.Molec. Genet. 9 (2000) 2751–2760.

Rämet, N., R.Haataja, R.Marttila et al., Association between the surfactant protein A (SP-A) gene locus and respiratory-distress syndrome in the Finnish population. Am.J.Hum.Genet. 66 (2000) 1569–1579.

Tretano, M., R.M.van Elburg, A.G.Kaspers et al., Compound SFTPB 1549C->GAA (121ins2) and 457delC heterozygosity in severe congenital lung disease and surfactant protein B (SP-B) deficiency. Hum. Mutat. 14 (1999) 502–509.

OMIM 178640, 267450

SWYER-Syndrom
▶ Gonadendysgenesie, reine

Symmelie
▶ Sirenomelie

Symphalangie

Genetisch bedingte Ankylose der Interphalangeal-Gelenke auf der Grundlage einer Genmutation. Der Basisdefekt betrifft in einem Teil der familiären Fälle ein morphogenetisches Protein des Knorpels (Noggin, NOG).

Krankheitswert
Steifheit der Finger (z.T. auch der Zehen), vor allem der 2. und 5. Strahle, infolge einer knöchernen oder fibrösen Ankylose des distalen oder – häufiger – des proximalen Interphalangeal-Gelenkes. Teilweise kombiniert mit anderen Skelettanomalien der Extremitäten, z.B. Brachydaktylie, Syndaktylie, Karpalsynostosen, humeroradiale Synostosen (FUHRMANN-Syndrom, ▶ Fibula-Anomalien), Nephropathie, Kleinwuchs oder Schallleitungsschwerhörigkeit. Behinderung bei manueller Tätigkeit. Symptomatisch bei ▶ diastrophischer Dysplasie, ▶ Brachydaktylie Typ B, C und D, ▶ POLAND-Syndrom.

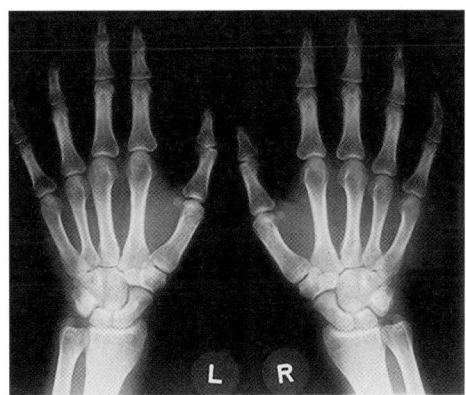

Symphalangie. Synostose von Mittel- und Endphalangen. (M. Urban)

Therapiemöglichkeiten
Keine effektive Behandlungsmöglichkeit bekannt.

Häufigkeit und Vorkommen
Isolierte S. selten. Einige größere Sippen mit Merkmalsträgern in aufeinanderfolgenden Generationen (englische Talbot-Familie) beschrieben. Mehrere Sippen mit S. und unterschiedlichen sippenspezifischen Begleitfehlbildungen oder unterschiedlicher Beteiligung der Phalangen bekannt.

Genetik
Heterogen, jeweils autosomal dominanter Erbgang mit unvollständiger Penetranz. Den einzelnen intrafamiliär konstanten Kombinationsformen liegt wahrscheinlich Heterogenie zugrunde. Kombination von S. mit Schwerhörigkeit (▶ Fazio-Audio-Symphalangie-Syndrom) und ▶ multiplen Synostosen ebenfalls autosomal dominant bedingt, Allelie in 17q21-22 (NOG) POLAND-Syndrom meist sporadisch. Siehe auch ▶ Synostosen von Hand- und/oder Fußwurzelknochen und ▶ Fibrodysplasia ossificans progressiva.

Familienberatung
Bei Kombinationsformen muss mit einer großen Variabilität der Begleitsymptome gerechnet werden.

Literatur
Cremers, C., E.Thennissen and W.Kuijpers, Proximal symphalangia and stapes ankylosis. Arch.Otolaryngol. 111 (1985) 765–767.

Symphalangie-Brachydaktylie-Syndrom

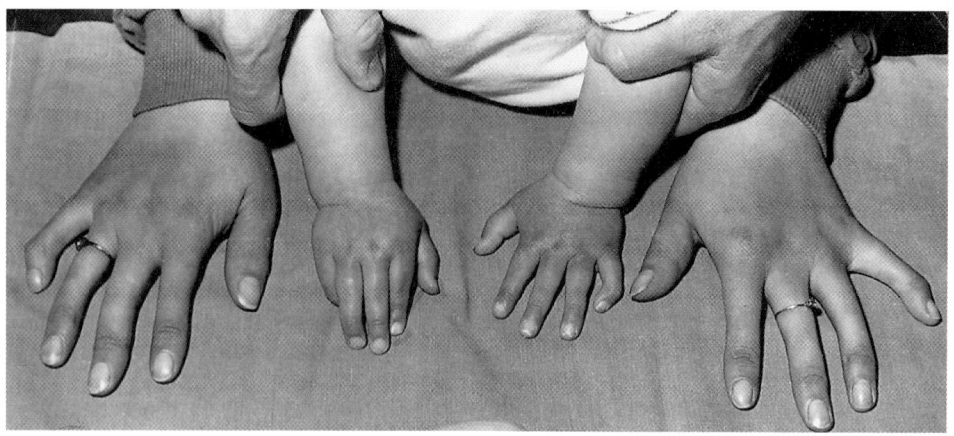

Symphalangie. Steife Finger ohne Mittelgelenkfalten durch Fehlen der proximalen Interphalangealgelenke bei Mutter und Kind. (St. Braun)

Matthews, S., S.Farnish and I.D.Young, Distal symphalangism with involvement of the thumbs and great toes. Clin.Genet. *32* (1977) 375–378.

Takahashi, T., I Takahashi, M.Komatsu et al., Mutations of the *NOG* gene in individuals with proximal symphalangism and multiple synostosis syndrome. Clin.Genet. *60* (2001) 447–451.

OMIM 185600, 185650, 185700, 185750, 185800

Symphalangie-Brachydaktylie-Syndrom
▶ Fazio-Audio-Symphalangie-Syndrom

Sympodie
▶ Sirenomelie

Syndaktylie

Genetisch bedingte Gruppe von Anomalien der Finger und Zehen auf der Grundlage von Homeobox-(*HOX*-) Genmutationen.
Bei den betroffenen Genprodukten handelt es sich um Trankriptionsfaktoren.

Krankheitswert
Angeboren. Nach McKusick mehrere Typen klinisch und genetisch unterscheidbar:

Typ I: Zygodaktylie, häutige partielle oder komplette Verwachsung der 3. und 4., selten weiterer Finger, und/oder der 2. und 3. Zehen (OMIM 185900). Gelegentlich mit Fusion der distalen Phalangen. Häufigster Typ.

Typ II: Synpolydaktylie, vor allem 3. und 4. Finger sowie 4. und 5. Zehe (OMIM 186000). Genort 2q31.1- 34, *HOXD13*-Mutationen in Form von mit der Schwere der Erscheinungen korrelierender Expansion eines aminoterminalen Polyalanin-Trinukleotids (Typ VORDINGBORG), Allelie mit dem ▶ *Hand-Fuß-Uterus-Syndrom*. Zum Teil Mikrodeletionen, die sich mit anderen Mikrodeletionen des *HOXD*-Clusters überschneiden, so dass die Grenze zu einem Typ von Spalthand und Fuß bzw. Monodaktylie nicht sicher zu ziehen ist. Allelie mit Typ IV? Siehe auch ▶ NAGUIB-RICHIERI-COSTA-*Syndrom*.

Typ III: Gewöhnlich komplette Verwachsung der 4. und 5. Finger mit Fusion der distalen Phalangen. Kleinfinger verkürzt infolge Hypoplasie der Mittelphalanx. Teilsymptom des ▶ *Okulo-Dento-Digitalen Syndroms* (OMIM 186100).

Typ IV: Häutige Synpolydaktylie aller 6 Strahle der Hand und des Fußes. Genort 2q31.1 (*HOXD13*, Typ HAAS, OMIM 186200), Allelie mit Typ II?

Typ V: Syndaktylie der 2. und 3. oder 3. und 4. Strahle an den Händen und der 2. und 3. Strahle an den Füßen unter Einbeziehung verschiedener Metakarpalia und -tarsalia (OMIM 186300). Fließende Übergänge zur Synbrachydaktylie. Synpolydaktylie und Polysyndaktylie sind häu-

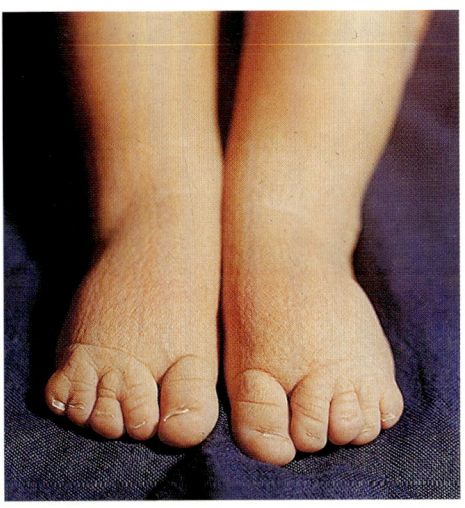

Syndaktylie. Syndaktylie 2/3 und 4/5 der Zehen.

fig nicht scharf zu trennen und werden z.T. gleichsinnig gebraucht. Typ HERRMAN mit Symphalangie und Taubheit.
Symptomatisch bei
- *Akrozephalosyndaktylie,*
- *Okulo-Dento-Digitalem Syndrom,*
- *Akro-callosum-Syndrom,*
- *Cenani-LENZ-Syndrom;*
- *FILIPPI-Syndrom;*
- *CARNEVALE-Syndrom,*
- *SMITH-LEMLI-OPITZ-Syndrom,*
- *Pterygium-Syndrom,*
- *GOLTZ-GORLIN-Syndrom,* FRASER-Syndrom (▶ *Kryptophthalmie*),
- *PALLISTER-HALL-Syndrom,*
- *Triploidie,*
- *Thoraxdystrophie-Polydaktylie-Syndrom,*
- *triphangealem Daumen* und anderen komplexen sowie chromosomal bedingten Syndromen. Siehe auch ▶ *Kryptophthalmie.*

Therapiemöglichkeiten
Chirurgische Trennung einzelner Finger bzw. Zehen mit unterschiedlichem Erfolg.

Häufigkeit und Vorkommen
Häufigste Handfehlbildung des Menschen. Inzidenz 1:3.000–2.000. Vom Typ I Sippen mit Merkmalsträgern in bis zu 6 aufeinanderfolgenden Generationen beschrieben. Bei Typ II Androtropie, über 300 Fälle publiziert. Von Typ III (17% aller Fälle) ebenfalls große Sippen bekannt. Vom Typ IV nur 1 Sippe, vom Typ V wenige Sippen publiziert. FILIPPI-Syndrom seit Erstbeschreibung 1985 von 4 Geschwisterschaften und einem sporadischen Fall bekannt.

Genetik
Heterogen. Autosomal dominanter Erbgang mit variabler Expressivität und teilweise herabgesetzter Penetranz. Keine genetischen Beziehungen zwischen den meisten Typen. Jeweils variable Expressivität und unvollständige Penetranz mit merkmalsfreien Übertragern. Generell 5–7% familiär, 48% bilateral, bei 35% auch Füße betroffen. Syndaktylie 3/5 der Finger und 2/4 der Zehen, lange Großzehen, Kleinwuchs, Mikrozephalus und Oligophrenie autosomal rezessiv bedingt (FILIPPI Syndrom, OMIM 272440). Genorte: Typ I 2q34-36; Typ II und IV HOXD13 2q31, ein weiterer Genort 22q13.3.; Typ III: 6q22-24; Syndaktylie und multipler, triphalangealer Daumen 7q36, Allelie mit präaxialer Polydaktylie. Synpolydaktylie mit Makrozephalus und cutis marmorata ▶ *Cerebraler Gigantismus.* Syndaktylie 3/4 ▶ *Triploidie.*

Familienberatung
Mit intrafamiliär sehr unterschiedlichem Ausprägungsgrad muss gerechnet werden, Anlageträger z.T. nur röntgenologisch erkennbar. Siehe auch ▶ *Polydaktylie;* ▶ *Brachydaktylie;* ▶ *Schnürfurchenbildung.*

Literatur
Bosse, K., R.C.Betz, Y.-A.Lee et al., Localization of a gene for syndactyly type 1 to chromosome 2q34-q36. Am.J.Hum.Genet. *67* (2000) 492–497.

De Smet, L., T.Mulier and G.Fabry, Syndactyly of the ring and small finger. Genet.Counsel. *5* (1994) 45–49.

Gillessen-Kaesbach, G. and F.Majewski, Bilateral complete polysyndactyly (type IV HAAS). Am.J. Med.Genet. *38* (1991) 29–31.

Goodman, F.R., F.Majewski, A.L.Collins and P.J.Scambler, A 117-kb microdeletion removing *HOXD9-HOXD13* and *EVX2* causes synpolydactyly. Am.J.Hum.Genet. *70* (2002) 547–555.

Goodman, F.R., S.Mundlos, Y.Muragaki et al., Synpolydactyly phenotypes correlate with size of expansion in HOXD13 polyalanine tract. Proc.Natl. Acad.Sci. *94* (1997) 7458–7463.

Hayek, O.A., An additional case of craniodigital syndrome: variable expression of the FILIPPI syndrome? Clin.Genet. *52* (1997) 175–179.

Kjaer, K.W., J.Hedeboe, M.Bugge et al., *HOXD13* polyadenin tract expansion in classical synpolydactyly typ VORDINGBORG. Am.J.Med.Genet, *110* (2002) 116–121

Lenz, W. und F.Majewski, Fehlbildungen der Gliedmaßen. In: SCHINZ, Radiologische Diagnostik in Klinik und Praxis. Bd.VI/2. Aufl. Thieme-Verl. Stuttgart New York 1991. S. 948–984.

Meinecke, P., Short stature, microcephaly, characteristic face, syndactyly and mental retardation: the FILIPPI syndrome. Report on a second family. Genetic Counsel. *4* (1993) 147–151.

Sarfarazi, M., A.Nurten Akarsu and B.S.Sayli, Localization of the syndacty type II (synpolydactyly) locus to 2q31 region and identification of tight linkage to *HOXD8* intragenic marker. Hum.Molec.Genet. *4* (1995) 1453–1458.

Winter, R.M. and C.Tickle, Syndactylies and Polydactylies: Embryological overview and suggested classification. Eur.J.Hum.Genet. 1 (1993) 96–104.

OMIM 185900, 186000, 186100, 186200, 186300, 272440

Syndrom der dysplastischen Nävi
▶ Melanom, malignes

Syndrom der immobilen Zilien
▶ KARTAGENER-Syndrom

Syndrom der infantilen Spasmen
▶ Lissenzephalie;
▶ Spasmen, infantile

Syndrom der multiplen gutartigen ringförmigen Hauteinschnürungen,
Michelin-Reifen-Syndrom

Genetisch bedingtes Dysplasie-Syndrom auf der Grundlage einer Genmutation.
Der Basisdefekt für die Anomalien ist unbekannt.

Krankheitswert
Angeboren: Ringförmige Fettgewebseinschnürungen vor allem an Extremitäten und Fingern

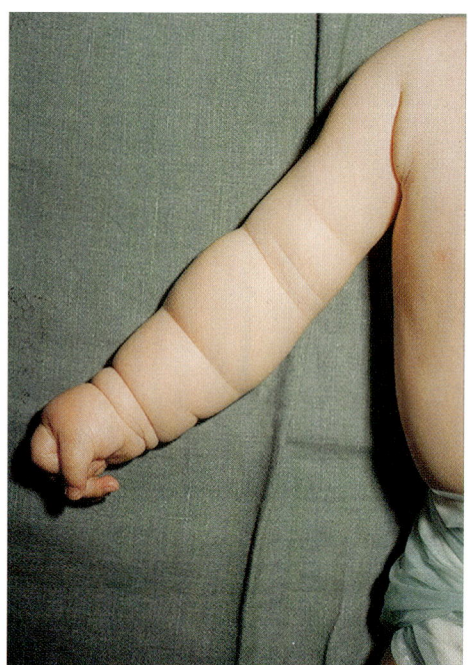

Syndrom der multiplen gutartigen ringförmigen Hauteinschnürungen. Typische ringförmige Hautfalten an den Armen außerhalb der Gelenke. (U. Kroll)

außerhalb der Beugefalten. Verschwinden im Laufe des Kindesalters weitgehend. Gaumenspalte. Weitere Auffälligkeiten ohne Krankheitswert, wie Epikanthus, mongoloider Lidachsenverlauf, Hypertelorismus. Fakultativ leichte Retardation der geistigen Entwicklung oder schwere Entwicklungsstörungen.

Therapiemöglichkeiten
Lediglich Gaumenspalte korrekturbedürftig.

Häufigkeit und Vorkommen
Mehrere Sippen mit Merkmalsträgern in aufeinanderfolgenden Generationen sowie sporadische Fälle bekannt.

Genetik
Autosomal dominanter Erbgang. Offenbar heterogen. Bei einzelnen Fällen auch verschiedene Augen- oder Ohrdysplasien sowie Genital- und Hirnfehlbildungen mit Intelligenzminderung.

Familienberatung
Diagnostik im Kindesalter anhand der namensgebenden Einschnürungen. Bei Erwachsenen

häufig nur noch andeutungsweise zu erkennen. Differentialdiagnose zu sporadisch auftretenden asymmetrischen Schnürfurchen infolge intrauteriner Amnionstrang-Abschnürungen notwendig. Keine Weichteil- und Skelettbeteiligung mit Amputationen und keine weiteren Komplikationen zu erwarten. Bei den von Ross beschriebenen lipomatösen Hauteinschnürungen handelt es sich offensichtlich um ein anderes, sporadisch auftretendes Krankheitsbild.

Literatur

Bass, H.N., S.Caldwell and B.S.Brooks, Michelin tire baby syndrome: familial constriction bands during infancy and early childhood in four generations. Am.J.Med.Genet. *45* (1993) 370–372.

Cohen, M.M.Jr., R.J.Gorlin, R.Clark et al., Multiple circumferential skin folds and other anomalies: a problem in syndrome delineation. Clin.Dysmorphol. *2* (1993) 39–46.

Elliott, A.M., M.Ludman and A.S.Teebi, New syndrome?: MCA/MR syndrome with multiple circumferential skin creases. Am.J.Med.Genet. *62* (1996) 23–25.

Ross, C.M., Generalized folded skin with an underlying lipomatous nevus. "The Michelin tire baby". Arch.Derm. *100* (1969) 320–323.

OMIM 156610

Syndrom der partiellen Trisomie des Chromosoms 9,
Rethoré-Syndrom

Fehlbildungskomplex auf der Grundlage einer Chromosomen-Mutation.
Es besteht eine Trisomie des kurzen Armes des Chromosoms Nr. 9 (9pter-q1), meist aufgrund einer Translokation des entsprechenden Chromosomenabschnittes auf ein anderes Chromosom. Vereinzelt treten auch eine intrachromosomale Duplikation oder ein Extrachromosom 9p mit deletiertem langem Arm auf.

Krankheitswert
Kraniofaziale Dysmorphien mit Mikrodolichozephalus, gewölbter Stirn, antimongoloider Lidachse, Hypertelorismus, kurzer breiter Nase, Enophthalmie, Mikroretrogenie und dysplastischen Ohren. Geistige Retardation. Kleinwuchs.

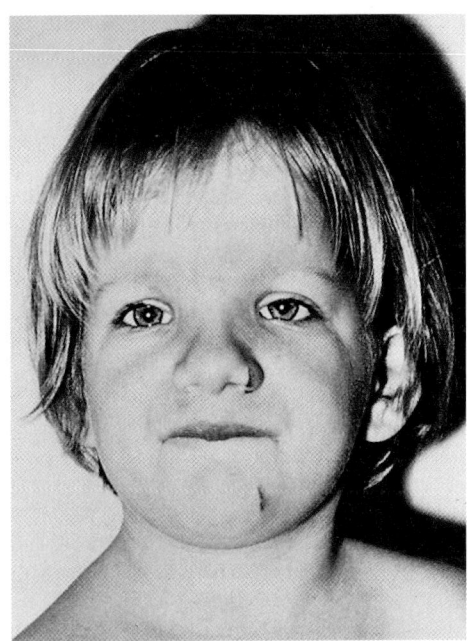

Syndrom der partiellen Trisomie des Chromosoms 9. Mädchen, 2 5/12jährig. Partielle Trisomie 9(p22p13). Kraniofaziale Dysmorphie: hohe gewölbte Stirn, Hypertelorismus, Epikanthus, antimongoloider Lidachsenverlauf. Große, tief angesetzte dysplastische Ohren. (J.P. Fryns)

Dysonychie. Urogenital- und Herzfehlbildungen. Verzögerte Knochenreifung, Pseudoepiphysen an den Metakarpalia 1, 3 und 4.

Therapiemöglichkeiten
Lediglich symptomatische Korrekturen mit unbefriedigendem Erfolg.

Häufigkeit und Vorkommen
Seit Erstbeschreibung 1970 über 100 Fälle bekannt. Häufig familiär.

Genetik
Der überzählige Arm des Chromosoms 9 ist gewöhnlich auf ein anderes Chromosom transloziert. Eine solche Translokation ist ursprünglich reziprok und balanciert, d.h. es findet ein Stückaustausch zwischen zwei Chromosomen statt ohne Stückverlust und ohne Wirkung auf den Phänotyp. Zur partiellen Trisomie kommt es bei der Reifeteilung, wenn die beiden Translokations-Chromosomen getrennt weitervererbt werden. Bei bisher über 15 Fällen mit schwerer Symptoma-

tik und Lippen-Kiefer-Spalten Tetrasomie 9p durch ein zusätzliches Isochromosom festgestellt.

Familienberatung
Nachweis anhand der Chromosomenanalyse. Das Risiko für Geschwister eines Probanden ist erhöht, wenn die Translokation bei einem der Eltern bereits (balanciert) vorliegt. Eine solche Translokation kann durch unterschiedliche Segregation der beiden beteiligten Chromosomen auch zu anderen Chromosomenimbalancen und damit Fehlbildungskomplexen bzw. zu Spontanaborten führen.

Literatur
Dhandha, S., W.A.Hogge, U.Surti and E.McPherson, Three cases of tetrasomy 9p. Am.J.Med.Genet. *113* (2002) 375–380.
Leichtmann, L.G., J.L.Zackowski, P.D.Storto and A.Newlin, Non-mosaic tetrasomy 9p in a liveborn infant with multiple congenital anomalies: case report and comparison with trisomy 9p. Am.J.Med.Genet. *63* (1996) 434–437.
Preus, M., A.Schinzel, S.Ayme and K.Kajser, Trisomy 9(pter-q1 to q3): the phenotype as an objective aid to karyotypic interpretation. Clin.Genet. *26* (1984) 52–55.
Schinzel, A., Catalogue of Unbalanced Chromosome Aberrations in Man. Walter de Gruyter, Berlin, New York, Second Edit. 2001.

Syndrom des fragilen X
▶ MARTIN-BELL-Syndrom

Syndrom X
▶ Diabetes mellitus

Synostose, humero-radiale
▶ Humero-Radiale Synostose

Synostosen von Hand- oder/und Fußwurzelknochen,
Spondylokarpotarsale Synostosen

Verschmelzungen verschiedener Hand- und Fußwurzelknochen untereinander oder mit angrenzenden Skelettelementen. Heterogen, rheumatisch, traumatisch oder postinfektiös erworben oder angeboren. Bei einem Teil der Fälle lässt sich ein autosomal dominanter Erbgang nachweisen. Mehrere große Sippen und sporadische Fälle seit Erstbeschreibung 1972 bekannt. Die Synostosen sind dann gewöhnlich symmetrisch und quer verlaufend, umfassen 2, selten mehr Knochen (BANKI-Syndrom, OMIM 109300) und treten zusammen mit anderen Fehlbildungen auf: Symphalangien, humero-radiale Synostose, Dysplasien einzelner Strahle, Spaltbildungen, Fibuladefekte (OMIM 186400). Symptomatisch bei ▶ NIEVERGELT-*Syndrom* und ▶ *Hand-Fuß-Uterus-Syndrom*. Beteiligung einzelner Skeletteile teilweise sippenspezifisch (OMIM 186570, 186850). Je nach Art der Synostosen unterschiedliche Bewegungseinschränkungen der Hand-, Fuß- und Fingergelenke. Carpale Synostosen mit Brachydaktylie, Dysonychie, Fehlbildungen der knöchernen Anteile der Ellenbogen und Bewegungseinschränkung der beteiligten Gelenke von einer großen südafrikanischen und einer weiteren Sippe beschrieben: 1973 LIEBENBERG-Syndrom (OMIM 186550). S. mit Beteiligung der Mittelohrknöchelchen (Schwerhörigkeit) und Anteilen der langen Röhrenknochen, vor allem des Ellenbogengelenkes, sowie typischer Fazies (große Nase mit dickem Septum, kurzes Philtrum, dünne Oberlippe, Progenie) ▶ *Fazio-Audio-Symphalangie-Syndrom* (OMIM 186500). S. mit mesomeler Dysplasie, Nabel- und Gaumenanomalien autosomal dominant: ▶ *Akroskyphodysplasie*, VERLOES-Syndrom. Siehe auch ▶ *Symphalangie*. S. bei mesomelem Kleinwuchs und typischer Fazies in einer Familie wahrscheinlich autosomal dominant. Von über 20 sporadischen und Geschwisterfällen beschriebene Spondylokarpotarsale Synostose mit Blockwirbelbildung, angeborener Skoliose, Instabilität der Wirbelsäule, Hyperlordose, Zahnanomalien und Schwerhörigkeit autosomal rezessiv bedingt.

Literatur
Coelho, K.-E., E.S.Ramos, T.M.Felix et al., Three new cases of spondylocarpotarsal synostosis syndrome: clinical and radiographic studies. Am.J.Med.Genet. *77* (1998) 12–15.
Edwards, M.J., L.Rowe and V.Petroff, HERRMANN multiple synostosis syndrome with neurological complications caused by spinal canal stenosis. Am.J.Med.Genet. *95* (2000) 118–122.

Honeywell, C., L.Langer and J.Allanson, Spondylocarpotarsal synostosis with epiphyseal dysplasia. Am. J.Med.Genet. *109* (2002) 318–322.

Langer, L.O.Jr, R.J.Gorlin, D.Donnai et al., Spondylocarpotarsal synostosis syndrome (with and without unilateral unsegmented bar). Clin.Genet. *51* (1994) 1–8.

Schumacher, K.A., M.Wolf und J.M.Friedrich, Komplexes Symphalangie-Syndrom mit Brachydaktylien, humeroradialer Synostose sowie weiteren multiplen Gelenkedysplasien. Röntgen-Bl. *41* (1988) 211–214.

Seaver, L. and E.Boyd, Spondylocarpotarsal synostosis syndrome and cervical instability. Am.J.Med.Genet. *91* (2000) 340–344.

Steiner, C.E., Torriani, M., D.Y.Janovitz Norato and A.P.Marques-de Faria, Spondylocarpotarsal synostosis with ocular findings. Am.J.Med.Genet. *91* (2000) 131–134.

Verloes, A. and A.David, Dominant mesomelic shortness of stature with acral synostoses, umbilical anomalies, and soft palate agenesis. Am.J.Med.Genet. *55* (1995) 205–212.

OMIM 109300, 186400, 186500, 186550, 186570, 186850

Synostosen, multiple
s.a. ▶ Fazio-Audio-Symphalangie-Syndrom

Synovitis, familiäre hypertrophe
▶ Kamptodaktylie

Syringome,
Hidradenome

Epitheliale Tumoren der Schweißdrüsen unklarer Ätiologie.
Ein Basisdefekt ist unbekannt.

Krankheitswert
Erstmanifestation meistens nach dem Pubertätsalter. Multiple stecknadelkopfgroße, gelbbraune gutartige Tumoren der Haut vor allem in der Augenregion, am Hals, in der Schlüsselbeingegend und am Abdomen. Maligne Entartung sehr selten. Gynäkotropie. Lediglich kosmetische Beeinträchtigung.

Therapiemöglichkeiten
Bei kosmetischer Belastung chirurgische Entfernung.

Häufigkeit und Vorkommen
Mehrere 100, meist sporadische Fälle und eine große Sippe mit Merkmalsträgern in 4 aufeinander folgenden Generationen beschrieben.

Genetik
Beteiligung genetischer Faktoren im Sinne einer autosomal dominanten Disposition wird angenommen.

Familienberatung
Differentialdiagnose zu Milien (intraepidermale Zysten) notwendig. Familienberaterisch bedeutungslos.

Literatur
Yesudian, P. and A.Thambiah, Familial syringoma. Dermatologica *150* (1975) 32–35.

OMIM 186600

Syringomyelie

Anlagestörung des Zentralnervensystems auf genetischer Grundlage.
Es besteht eine Spalt- und Höhlenbildung unterschiedlicher Lokalisation mit Gliawucherungen im Rückenmark, aus der sich die klinische Symptomatik erklärt. Der Basisdefekt ist unbekannt.

Krankheitswert
Erstmanifestation klinischer Erscheinungen im 2. bis 3. Lebensjahrzehnt, selten eher. Symptome je nach Lokalisation unterschiedlich. Sensibilitätsstörungen (Thermanästhesie, Parästhesien, Analgesie) und andere neurologische Ausfallserscheinungen, Muskelatrophien, Durchblutungsstörungen, Arthropathien, Atrophien im Extremitätenbereich. Paresen, Spasmen. Progredienter Verlauf, Lebenserwartung etwa 35 Jahre. Häufig weitere Skelettanomalien, z.B. Spina bifida. Symptomatisch bei komplexen Fehlbildungs-Syndromen.

Syringomyelie

Therapiemöglichkeiten

Physiotherapie und Röntgentherapie der Gliose ohne nachhaltigen Erfolg.

Häufigkeit und Vorkommen

Regional unterschiedlich, in Nordeuropa seltener als in Mitteleuropa. Meist sporadische Fälle. Geschwisterschaften sowie Sippen mit Merkmalsträgern in aufeinanderfolgenden Generationen jedoch beschrieben.

Genetik

Autosomal dominanter, selten rezessiver Erbgang einer latenten Anlage wird angenommen, wobei zur klinischen Manifestierung die Einwirkung peristatischer Faktoren wie Traumen, Infektionen, Intoxikationen sowie schwere körperliche Arbeit notwendig ist. Daraus erklärt sich die Androtropie. Unilaterale S. ▶ *Neuropathie, familiäre radikuläre sensorische*.

Familienberatung

Mit latenten, klinisch gesunden Merkmalsträgern muss bei erbprognostischen Einschätzungen gerechnet werden. Ausschluss magnetresonanztomografisch möglich. Bei rezessivem Erbgang sollen die klinischen Erscheinungen schwerer sein als bei dominantem. Auf Teil- und Mikrosymptome (Status dysraphicus) bei nahen Verwandten ist zu achten. Differentialdiagnose zur ARNOLD-CHIARIschen Fehlbildung (▶ *Hydrozephalus*), den ▶ *sensorischen Neuropathien*, den ▶ *Amyloidosen* und zum ▶ *Tangier-Syndrom* notwendig, Aufgrund der schlechten Prognose besondere medizinisch-genetische Betreuung betroffener Familien wichtig.

Literatur

Brunberg, J.A., R.E.Latchaw, E.Kanal et al., Magnetic resonance imaging of spinal dysraphism. Radiol.Clin.N.Am. 26 (1988) 181–205.

OMIM 186700, 272480

T

TABATZNIK-Syndrom
▶ HOLT-ORAM-Syndrom

Tagblindheit
▶ Farbenblindheit, totale

TAJARO-PINHEIRO-Syndrom
▶ Ektodermale Dysplasie, hidrotische

TAKAHARA-Krankheit
▶ Akatalasie

TAKAYASU-Syndrom
▶ Aortenbogen-Syndrom

Talgzysten
▶ Steatozytoma multiplex

Talipes equinovarus
▶ Klumpfuß

Tangier-Syndrom,
Analphalipoproteinämie

Defekt des Lipid-Stoffwechsels auf der Grundlage einer Genmutation.

Der Gendefekt manifestiert sich in einer starken Verminderung der Plasma-Cholesterol- und -Phospholipid-Konzentration (High-Density Lipoprotein, HDL-C) bei gleichzeitiger Ablagerung von Cholesterol und Cholesterol-Estern im retikulo-endothelen System der Zellen verschiedener Organe, woraus sich die klinische Symptomatik weitgehend erklären lässt. Ursächlich handelt es sich um einen Defekt eines Transportproteins (**ATP-Binding Casette Transporter 1, ABCA1**). Dadurch ist der Transport von Cholesterol und Phospholipiden vom GOLGI-Apparat zur Plamamembran und schließlich aus der Zelle in die Leber gestört.

Krankheitswert
Manifestation im Kindesalter. Hepatosplenomegalie, Lymphknotenvergrößerung (große, orangefarbene Tonsillen), Hauterscheinungen. Keine große Beeinträchtigung des Allgemeinbefindens und der Leistungsfähigkeit. Bei Erwachsenen Symptome einer peripheren Neuropathie mit Abschwächung der Kälte- und Schmerzempfindlichkeit und progredienter Muskelschwäche. Vorzeitig einsetzende Arteriosklerose bzw. Koronarsklerose.

Therapiemöglichkeiten
Nicht bekannt.

Häufigkeit und Vorkommen
Bisher etwa 40 Familien und sporadische Fälle gesichert. Erstbeschreibung 1961 bei Siedlern der Insel Tangier in der Chesapeake-Bay an der Ostküste der USA (Founder-Effekt), inzwischen auch in anderen Regionen Amerikas und Europa festgestellt.

Genetik
Autosomal rezessiver Erbgang. Genort 9q31 (*ABCA1*); je nach Mutation Teilmanifestation

(Koronarsklerose) bei Heterozygoten, Allelie mit der klinisch unauffälligen autosomal dominanten familiären HDL-Defizienz (OMIM 107680).

Familienberatung
Nachweis elektrophoretisch anhand der Analphalipoprotein- und der Hypocholesterolämie notwendig. Differentialdiagnose unterschiedlicher allelischer Varianten molekulargenetisch möglich. Differentialdiagnose zu den ▶ *Hyperlipoproteinämien*, anderen ▶ *Neuropathien* und zur ▶ *Syringomyelie* wichtig. Heterozygoten-Nachweis aufgrund einer um 50% herabgesetzten Plasma-Alphalipoprotein- bzw. HDL-Konzentration möglich.

Literatur
Ng, D.S., L.A.Leiter, C.Vezina et al., Apolipoprotein A-I A(-2)X causing isolated apolipoprotein A-I deficiency in a family with analphalipoproteinemia. J.Clin.Invest. *93* (1994) 223–229.
Rust, S., M.Walter, H.Funke et al., Assignment of Tangier disease to chromosome 9q31 by a graphical linkage exclusion strategy. Nature Genet. *20* (1998) 96–98.
Schmitz, G., H.Fischer, M.Beuck et al., Dysregulation of lipid metabolism in Tangier monocyte-derived macrophages. Arteriosclerosis *10* (1990) 1010–1019.
Zwarts, K.Y., S.M.Clee, A.H.Zwinderman et al., *ABCA1* regulatory variants influence coronary artery disease independent of effects on plasma lipid levels. Clin.Genet. *61* (2002) 115–125.

OMIM 205400, 600046, 604091

Tapeto-Chorioideale Degeneration, progressive
▶ Chorioideremie

Tapeto-Retinale Degeneration
▶ Stargardt-Syndrom

TAR
▶ Thrombopenie-Syndrom, kongenitales

Taubheit, Schwerhörigkeit
(Übersicht)

Neben unterschiedlichen genetisch bedingten Formen (▶ *Tabelle*) tritt angeborene Schwerhörigkeit bzw. Taubheit als Symptom von Embryofetopathien auf. Siehe ▶ *Rötelnembryopathie*. Bei der postnatal erworbenen T. können auch exogene Faktoren beteiligt sein, die z.T. als auslösend auf der Grundlage einer genetisch (mitochondrial) bedingten Disposition anzusehen sind. Entsprechend kann es zu familiärem Auftreten, z.B. bei Lärmschwerhörigkeit kommen. Der Antibiotika-Aminoglykosid-induzierten Taubheit (Streptomycin, Dihydrostreptomycin) liegt eine mitochondriale 12SrRNA-Mutation an der Aminoglykosid-Bindungsstelle ntA1555G zugrunde. Entsprechend antibiotikabehandelte Anlagenträger erkranken signifikant früher als unbehandelte. In solchen Sippen sind molekulargenetische Sicherung, prophylaktische Maßnahmen wie Berufsberatung und Vorsicht bei bestimmten Medikamenten von Wichtigkeit. Auch bei Altersschwerhörigkeit (Presbyakusis) wird eine lokale Zunahme von somatischen Mitochondrienmutationen als Ursache vermutet. Bei etwa 50% der Fälle von kindlicher Taubheit lassen sich genetische Ursachen erkennen, die wahrscheinlich zum großen Teil Gene für die Entwicklung des sensorischen Neuroepithels des Innenohrs betreffen: Sensorineurale Schwerhörigkeit bzw. Taubheit. Über 60% der Fälle von Schwerhörigkeit/Taubheit sind nichtsyndromatisch, etwa 30% Teil eines von etwa 40 genetisch bedingten Syndromen. 15–20% der europäischen Population entwickelt im Laufe des Lebens eine erkennbare Hörminderung. Frequenz 1:2.000.

Von den nichtsyndromatischen genetisch bedingten Hörminderungen sind reichlich 75% autosomal rezessiv bedingt: sensorineural, meist stationär, prälingual.
Genorte:
▶ 13q12 – DFNB1 häufigste Form der genetisch bedingten Hörstörungen, Defekt des **Gap-Junction-Proteins Connexin26 (*GJB2*) der Cochlea-Zellen, Allelie zu DFNA3 und zur Keratosis palmoplantaris mutilans Vohwinkel. OMIM 220290;

▶ 11q13.5 – DFNB2 (z.T. postlingual), Defekt des Myosin VIIA (*MYO7A*), Allelie mit Usher-

Syndrom IB, einem Typ der Vitreoretinopathie, dem LAURENCE-MOON-BIEDL-BARDET-Syndrom BBS1und DFNA11. OMIM 600060;
- 17p11.2-q12 – DFNB3, unkonventionelles Myosin XV (*MYO15, shaker-2*). OMIM 600316;
- 7q31 – DFNB4, Pendrin (*PDS*), Allelie zu DFNB14, DFNB17 und zu einem Typ des ▶ PENDRED-*Syndroms*. OMIM 600791;
- 14q12 – DFNB5. OMIM 600792;
- 3p21-p14 – DFNB6. OMIM 600971;
- 9q13-21 – DFNB7, **Transmembran-Cochleäres Gen 1**, (*TMC1*), Allelie zu DFNB11und DFNA36. OMIM 600974;
- 21q22.3 – DFNB8. Transmembransprotein SS3 (*TMPRSS3*), Allelie mit DNFB10. OMIM 601072;
- 2p23-p22 – DFNB9, Otoferlin (*OTOF*). OMIM 601071;
- 21q22.3 – DFNB10, Transmembransprotein SS3 (*TMPRSS3*), Allelie mit DNFB8. OMIM 605316;
- 9q13-21 – DFNB11, **Transmembran-Cochleäres Gen 1**, (*TMC1*), Allelie zu DFNB7 und DFNA36;
- 10q21-22 – DFNB12, **Cadherin-like Gen 23** (*CDH23*), Allelie zu ▶ USHER-*Syndrom ID* und DNFA19. OMIM 601386;
- 7q3-36 – DFNB13, OMIM 603098;
- 7q31 – DFNB14, Pendrin (*PDS*), Allelie mit dem PENDRED-Syndrom, DFNB 4 und 17
- 3q21.3-25.2 – DFNB15, Clarin (*USH3A*) Allelie mit dem ▶ USHER-*Syndrom IIIA*/19p13.3-p13.1 – OMIM 601869;
- 15q15 – DFNB16, Stereocilin (*STRC*), OMIM 603720;
- 7q31 – DFNB17, Pendrin (*PDS*), Allelie zu DFNB4, DFNB14 und einem Typ des PENDRED-Syndroms, OMIM 603010;
- 11p14.3 – DFNB18, Harmonin, Allelie zum ▶ USHER-*Syndrom IC*. OMIM 602092;
- 18p11 – DFNB19;
- 11q25-qter – DFNB20, OMIM 604060;
- 11q23-24 – DFNB21, α-Tectorin (*TECTA*), Allelie mit DFNA 8 und 12. OMIM 601317, 601842, 603629;
- 10q21 – DFNB23, Protocadherin 15 (*PCDH15*), Allelie mit dem ▶ USHER-*Syndrom 1F*. OMIM 602083;
- 11q23 – DFNB24;
- 4p15.3-q12 – DNFB25;
- 4q31 – DFNB26, dominanter Modifikator (*DFNM1*) in 1q24. OMIM 605428, 605429;
- 2q23-31 – DFNB27, OMIM 605818;
- 22q13 – DFNB28;

- 21q22 – DFNB29, Claudin 14 (*CLDN14*). OMIM 605608;
- 9q32-34 – DFNB31, OMIM 607084;
- 10p – DFNB30, OMIM 607101;
- 9q34.3 - DFNB33, OMIM 607239.

Über 20% sind autosomal dominant bedingt: sensorineural, meist postlingual einsetzende progrediente Schwerhörigkeit.
Genorte:
- 5q31 – DFNA1, Profilin-Ligand für Rho bei der Regulation der Actin-Polymerisation im Zytoskelett der Haarzellen des Innenohres (*DIAPH1*)?; Antiquitin?, Transkriptions-Elongationsfaktor B *TCEB1L*? (meist einseitig, (Typ MONGE). OMIM 124900, 602121;
- 1p34 – DFNA2, Heterogen: **Kaliumionen Canal** (*KCNQ4*), Kopplung mit dem juvenilen Typ des BARTTER-Syndroms. Connexin 31 (*GJB3*), Allelie mit der Erythrokeratodermia figurata variabilis, sowie ein weiteres Gen in 1p34. Progredient, beginnend mit hohen Tönen. OMIM 600101, 603324;
- 13q11-12 – DFNA3, **Gap-Junction-Protein Connexin26** (*GJB2*), Allelie zu DFNB1 und Keratosis palmplantaris mutilans VOHWINKEL. OMIM 220290, 601544, 604418;
- 19q13 – DFNA4. OMIM 600652;
- 7p15 – DFNA5. OMIM 600994;
- 4p16.3 – DFNA6, Wolframin (*WFS1*), Allelie mit WOLFRAM-Syndrom (▶ *DIDMOAD*), DFNA14 und DFNA38. OMIM 600965;
- 1q21-23 – DFNA7. OMIM 601412;
- 11q22-24 – DFNA8. α-Tectorin (*TECTA*), Allelie mit DFNB21 und DFNA12. OMIM 601543;
- 14q12-13 – DFNA9. Cochleäres Gen Cochlin (*COCH*). Lokale Mukopolysaccharidose?, Allelie zum MENIÈRE-Syndrom?, OMIM 603196;
- 6q22.3-23.2 – DFNA10. Gen *Eyes absent* (*EYA4*). OMIM 601316;
- 11q13.5 – DFNA11, Myosin VIIA(*MYO7A*), Allelie zu DFNB2, einem Typ der ▶ *Vitreoretinopathie*, dem ▶ LAURENCE-MOON-BIEDL-BARDET-*Syndrom* BBS1und dem ▶ USHER-*Syndrom IB*) OMIM 601317;
- 11q22-24 – DFNA12; α-Tectorin (*TECTA*), Allelie mit DFNB21 und DFNA8, prälingual, OMIM 601842;
- 6p21.3 – DFNA13. α2-Kette des Typ-XI-Kollagens (*COL11A2*), Allelie mit dem MARSHALL-Syndrom und einem Typ des STICKLER-Syndroms. OMIM 161868;

- 4p16.3 – DFNA14, Wolframin (*WSF1*), Allelie mit WOLFRAM-Syndrom (▶ *DIDMOAD*), DFNA6 und DFNA38
- 5q31 – DNFA15, Transkriptionsfaktor 3 (*POU4F3*). OMIM 602459, 602460;
- 2q23-24.3 - DFNA16, OMIM 603964;
- 22q13 – DFNA17, Myosin, schwere Kette 9 (*MYH9*), Allelie mit MAY-HEGGLIN-Syndrom und dem FECHTNER-Syndrom, SEBASTIAN-Syndrom und EPSTEIN-Syndrom (▶ *ALPORT-Syndrom*). OMIM 155100, 153640, 603622;
- 3q22 – DFNA18, OMIM 606012;
- 10q21-22 – DFNA19, **Ca**dherin-like Gen 23 (*CDH23*), Allelie zu DFNB12 und ▶ *USHER-Syndrom ID*, OMIM 601067;
- 17q25 – DFNA20, Allelie mit DFNA26 und ▶ *USHER-Syndrom IG*, OMIM 604717;
- 6p22-p21 – DFNA21;
- 6q13 – DFNA22, Myosin 6 (*MYO6*). OMIM 600970;
- 14q21-22 – DFNA23, OMIM 605192;
- 4q35-qter – DFNA24, OMIM 606282;
- 12q21-24 – DFNA25, OMIM 605583;
- 17q25 – DFNA26, Allelie mit DFNA20 und ▶ *USHER-Syndrom IG*, OMIM 604717;
- 8q22 – DFNA28, Transkriptionfaktor (*TFCP2L3*);
- 15q26 – DFNA30, OMIM 606451;
- 9q13-21 – DFNA36, Trans**m**embran-Cochleäres Gen **1**, (*TMC1*), Allelie zu DFNB7 und 11;
- 4p16.3 –- DFNA38, Wolframin (*WFS1*), Allelie mit WOLFRAM-Syndrom (▶ *DIDMOAD*), DFNA6 und DFNA14, OMIM 600965;
- 4q21.3 – DFNA39, Dentin-Sialoprotein (*DSPP*), Allelie zur Typ III des CAPDEPONT-Syndroms, OMIM, 605594;
- 3q28-29 - DFNA44, OMIM 607453.

1–2% der Fälle sind X-chromosomal bedingt (OMIM 304500): meist sensorineural prälingual, progredient oder stationär:
- Xq22 – DFN1, Deafness-Dystonie-Protein 1 (*DDP1*)/Translocase der Inneren Mitochondrien-Membran 8a (*TIMM8a*), Allelie zum ▶ *MOHR-TRANEBJAERG-Syndrom*?, OMIM 304700, 304500;
- Xq22 – DFN2/MTS (einschließlich Mikrodeletionen, ▶ *MOHR-TRANEBJAERG-Syndrom*). OMIM 304500;
- Xq21.1 – DFN3, Transkriptionsfaktor Non-Homeobox-Gen POU3F4, gemischte T. mit perilymphatischem Erguss bei Stapes-Op. OMIM 300039, 304400;
- Xp21.2 – DFN4. OMIM 300030;
- Xp22 – DFN6 (postlingual). OMIM 300066.

Weniger als 1% der Fälle sind mitochondrial bedingt:
Mitochondrienmutationen mit oder ohne Aminoglykosid-Induktion, nur über die mütterliche Keimbahn vererbt:
12SrRNA A1555G (*MTNR1*), nichtsyndromatische aminoglycosid-induzierte Ototoxizität, ohne Antibiotika spätmanifeste Schwerhörikeit. OMIM 221745, 580000, 561000.
Weitere Mutationen: tRNA T7511C; tRNA T7510C, tRNA T7512C; 12SrRNA T1095; tRNA A7445G; 7472insC, T1420C, letztere auch syndromatisch. OMIM 590080.
Bei syndromatischen Formen weitere Nukleotide betroffen (▶ *MELAS*,
- *Diabetes mellitus*,
- *Mitochondriopathien*,
- *KEARNS-SAYRE-Syndrom*,
- *Myoklonusepilepsie*,
- *Kardiomyopathien*).

Systematik syndromatischer Typen nach klinischen Gesichtspunkten s. Tabelle.

Literatur

Camp, G.van, P.Coucke, W.Balemans et al., Localization of a gene for non-syndromatic hearing loss (DFNA5) to chromosome 7p15. Hum. Molec.Genet. *4* (1995) 2159–2163.

Camp, G.van, P.J.Willems and R.J.H.Smith, Nonsyndromatic hearing impairment: Unparalleled heterogeneity. Am.J.Hum.Genet. *60* (1997) 758–764.

Camp, G.van, P.J.Willems, H.Kunst et al., Review paper: Recent developments in genetic hearing impairment. J.Audiol.Med. *7* (1998) 120–133.

Campbell, D.A., D.P.McHale, K.A.Brown et al., A new locus for non-syndromal, autosomal recessive sensorineural hearing loss (DFNB16) maps to human chromosome 15q21-q22. J.Med.Genet. *34* (1997) 1015–1017.

Chen, A.H., Li Ni, K.Fukushima et al., Linkage of a gene for dominant non-syndromatic deafness to chromosome 19. Hum.Molec.Genet. *4* (1995) 1073–1076.

Das, V.K., Aetiology of bilateral sensorineural deafness in children. J.Laryng.Otol. *102* (1988) 975–980.

Fischel-Ghodsian, N., Y.Bykhovskaya, K.Taylor et al., Temporal bone analysis of patients with presbyacusis reveals high frequency on mitochondrial mutations. Hear.Res. *110* (1997) 147–154.

Tabelle
Genetisch bedingte Typen der Taubheit bzw. Schwerhörigkeit
Klassifikation nach B.W.Konigsmark (New Engl.J.Med. *281* (1969) 713-720, 774-778, 827-832 und Clin.Delineation of Birth Def. IX. The Ear. New York 1971), modifiziert nach McKusick,V.A. (Mendelian Inheritance in Man, 8th Edit., Johns Hopkins University Press, Baltimore, London 1989), von den Autoren erweitert.

I. Hörstörungen ohne weitere Anomalien

A. Autosomal dominante angeborene schwere Schwerhörigkeit bzw. Taubheit (▶ *Taubheit, sensorineurale*, OMIM 124580)
B. Autosomal dominante progrediente sensorineurale Schwerhörigkeit im hohen Frequenzbereich (▶ *Taubheit, sensorineurale*, OMIM 124800), Genort 1p32, DFNA2
C. Autosomal dominante einseitige Taubheit (OMIM 125000)
D. Autosomal dominante Schwerhörigkeit in den unteren Frequenzbereichen (▶ *Taubheit, sensorineurale*, OMIM 124700, 124910), Typ MONGE, Genort 5q31, DFNA15
R. Autosomal dominante Schwerhörigkeit in den mittleren Frequenzbereichen (▶ *Taubheit, sensorineurale*, OMIM 124700)
F. ▶ *Otosklerose* (OMIM 166800)
G. Autosomal rezessive angeborene schwere Schwerhörigkeit bzw. Taubheit (▶ *Taubheit bzw. Schwerhörigkeit, angeborene rezessive*, OMIM 220700)
H. Autosomal rezessive früheinsetzende Innenohrschwerhörigkeit (▶ *Taubheit bzw. Schwerhörigkeit, angeborene rezessive*, OMIM 220800)
I. Autosomal rezessive leichte Schwerhörigkeit (OMIM 221500)
J. X-chromosomale Schwerhörigkeit bzw. Taubheit mit Stapesfixation (▶ *Taubheit, perzeptive, angeborene*, OMIM 304400)
K. X-chromosomale früheinsetzende Schwerhörigkeit (▶ *Taubheit, perzeptive, angeborene*, OMIM 304500)
L. X-chromosomale progrediente Schwerhörigkeit (OMIM 304700)
M. Autosomal rezessive progressive Schallleitungsschwerhörigkeit mit Stapesfixation.

II. Hörstörungen in Kombination mit Fehlbildungen des äußeren Ohres

A. Autosomal dominante Schwerhörigkeit mit Präaurikular- und/oder Halsfisteln (ROWLEY-Syndrom, FOURMAN-FOURMAN- Syndrom, ▶ *Schwerhörigkeit, mit Präaurikularfisteln*, OMIM 125100)
B. Autosomal dominante abnorme Stapes-Incus-Verbindung mit Ohrläppchenhyperplasie. ESCHER-HIRT-Syndrom. Vier Familien bekannt (OMIM 128980)
C. Autosomal dominante Schallleitungs-Schwerhörigkeit mit Ohrmuschelfehlbildung. ▶ *FARA-CHLUPACKOVA-HRIVNAKOVA-Syndrom*, (OMIM 166780)
D. Autosomal dominante Schwerhörigkeit bei fazio-zervikaler Dysplasie (▶ *Okulo-Aurikulo-Vertebrale Dysplasie*, OMIM 164210)
E. Autosomal rezessive Mittelohr-Schwerhörigkeit mit tiefsitzenden deformierten Ohren. MENGEL-KONIGSMARK-BERLIN-McKUSICK-Syndrom (OMIM 221300)
F. Autosomal dominante Taubheit mit Ohrmuscheldysplasie, Skelettfehlbildungen und Debilität (KAWASHIMA-TSUJI-Syndrom, OMIM 156620)

Taubheit, Schwerhörigkeit

Tabelle
Genetisch bedingte Typen der Taubheit bzw. Schwerhörigkeit
Klassifikation nach B.W.Konigsmark (New Engl.J.Med. *281* (1969) 713-720, 774-778, 827-832 und Clin.Delineation of Birth Def. IX. The Ear. New York 1971), modifiziert nach McKusick,V.A. (Mendelian Inheritance in Man, 8th Edit., Johns Hopkins University Press, Baltimore, London 1989), von den Autoren erweitert.

III. Hörstörungen in Kombination mit Hauterkrankungen

A. ▶ WAARDENBURG-KLEIN-*Syndrom* (OMIM 193500)
B. Autosomal dominante angeborene Taubheit mit Albinismus, TIETZ-Syndrom, Allelie zum WAARDENBURG-Syndrom (*MITF*, OMIM 103500)
C. Okulärer Albinismus und Schwerhörigkeit, autosomal dominant (OMIM 103470) oder X-chromosomal (OMIM 300650, ▶ *Albinismus oculi*)
D. LEOPARD-Syndrom (▶ *Lentigines*, OMIM 151100)
E. X-chromosomale Pigmentanomalien mit angeborener Innenohr-Taubheit. WOOLF-DOLOWITZ-ALDOUS-Syndrom. ZIPRKOWSKI-MARGOLIS-Syndrom (▶ *Albinismus, partieller*, OMIM 300700),
F. Autosomal rezessive atopische Dermatitis mit Innenohr-Schwerhörigkeit. KONIGSMARK-HOLLANDER-BERLIN-Syndrom (OMIM 221700)
G. Autosomal dominante Anhidrosis mit progredienter Innenohr-Schwerhörigkeit (HELWEG-LARSEN-Syndrom, ▶ *Ektodermale Dysplasie, anhidrotische*, OMIM 125050)
H. Autosomal rezessive ektodermale Dysplasie mit Entwicklungsstörungen der ektodermalen sensorischen Zellen des CORTIschen Organs
I. Autosomal dominante Keratopachydermie, Schnürfurchen an den Fingern und Innenohr-Schwerhörigkeit. (NOCKEMANN-Syn-drom, ▶ *Keratosis palmoplantaris hereditaria mutilans VOHWINKEL*, OMIM 124500)
J. Autosomal rezessive Schwerhörigkeit und Pili torti (▶ *Pili torti*). BJÖRNSTAD-Syndrom (OMIM 262000)
K. Autosomal dominante Fingerknöchelpolster, Leukonychie und angeborene Innenohr-Taubheit (OMIM 149200, SCHWANN-Syndrom, ▶ *Fingerknöchelpolster*)
L. Autosomal dominante Onychodystrophie, kegelförmige Zähne und Innenohr-Schwerhörigkeit bzw. -Taubheit. ROBIN-MILLER-BENSIMON-Syndrom (OMIM 124480)
M. Autosomal rezessive Onychodystrophie und Innenohr-Schwerhörigkeit bzw. -Taubheit. FEINMESSER-ZELIG-Syndrom (▶ *Anonychie*, OMIM 220500)
N. Autosomal rezessive angeborene sensorineurale Schwerhörigkeit mit Onycho-Osteo-Dystrophie und geistiger Retardation, DOOR-Syndrom (▶ *Anonychie*, OMIM 220500)
O. Autosomal rezessive Schwerhörigkeit mit ▶ *Epidermolysis bullosa hereditaria* (3.9.) GEDDE-DAHL (OMIM 220700)
P. ▶ NORRIE-*Syndrom* (OMIM 31060)
Q. Autosomal dominantes Alopezie-Anosmie-Taubheits-Syndrom mit Hypohidrose (JOHNSON-McMILLIN-Syndrom, Neuroektodermales Syndrom, OMIM 147770)
R. Keratitis-Ichthyosis-Schwerhörigkeit (Deafness)-Syndrom (KID-Syndrom, OMIM 148210): Fakultativ Keratits der Augen, Erythrokeratodermie und Schwerhörigkeit, autosomal dominant. Ichthyosis hystrix Typ Rheidt mit Taubheit

Taubheit, Schwerhörigkeit

Tabelle
Genetisch bedingte Typen der Taubheit bzw. Schwerhörigkeit
Klassifikation nach B.W.Konigsmark (New Engl.J.Med. *281* (1969) 713-720, 774-778, 827-832 und Clin.Delineation of Birth Def. IX. The Ear. New York 1971), modifiziert nach McKusick,V.A. (Mendelian Inheritance in Man, 8th Edit., Johns Hopkins University Press, Baltimore, London 1989), von den Autoren erweitert.

IV. Hörstörungen in Kombination mit Augenerkrankungen

A. Autosomal dominante Myopie, Sattelnase, Katarakt und angeborene progrediente Schwerhörigkeit bzw. Taubheit (▶ MARSHALL-*Syndrom*, OMIM 154780)
B. Autosomal dominante Myopie, angeborene Innenohr-Schwerhörigkeit bzw. Taubheit, periphere Neuropathie und Skelettanomalien. FLYNN-AIRD-Syndrom (OMIM 136300)
C. Autosomal rezessive Myopie und angeborene progrediente Schwerhörigkeit. ELDRIGDE-BERLIN-MONEY-MCKUSICK-Syndrom (OMIM 221200)
D. Autosomal rezessive Retinopathia pigmentosa und angeborene Schwerhörigkeit (▶ USHER-*Syndrom*, OMIM 276900)
E. ▶ *CHARGE-Assoziation* (OMIM 214800)
F. Autosomal rezessive Taubheit, Ataxie und Retinopathia pigmentosa (möglicherweise unterschieden vom USHER-Syndrom). v. GRAEFE-SJÖGREN-Syndrom (▶ *Retinopathia pigmentosa*, OMIM 276900)
G. Autosomal dominante angeborene Taubheit mit spätmanifester Optikusatrophie (OMIM 125250)
H. ▶ REFSUM-*Syndrom* (OMIM 266500)
I. Autosomal rezessive Retinadegeneration, Diabetes, Fettsucht und progrediente Innenohr-Schwerhörigkeit (▶ ALSTRÖM-*Syndrom*, OMIM 203800)
J. Autosomal rezessive Retinopathia pigmentosa, spastische Diplegie, Skelettanomalien und Schwerhörigkeit
K. Autosomal rezessive Retinopathie, Schwerhörigkeit, Muskelatrophie und Oligophrenie
L. Autosomal rezessive Optikusatrophie, progrediente sensoneurinale Schwerhörigkeit und Diabetes juvenilis (BARJON-LESTRADET-LABANGE-Syndrom, ▶ *DIDMOAD*, OMIM 222300)
M. Autosomal rezessive Schwerhörigkeit mit Polyneuropathie und Optikusatrophie (▶ *Optikusatrophie*; ▶ *Neuropathie, familiäre radikuläre*, OMIM 258650)
N. Autosomal rezessive Degeneration von N. opticus, N. cochlearis und Nucleus dentatus (OMIM 258700)
O. Autosomal rezessive Hornhautdystrophie und Schwerhörigkeit (▶ *Hornhautdystrophie, angeborene hereditäre*, OMIM 217700)
P. Lacrimo-Auriculo-Dento-Digitales Syndrom (▶ *LADD*, OMIM 149730)
Q. Autosomal dominante progressive sensorineurale Taubheit mit Katarakt
R. X-chromosomale progrediente Schwerhörigkeit, Erblindung, Ataxie, Oligophrenie und Psychose
S. ▶ MOHR-TRANEBJAERG-*Syndrom*
T. ▶ STICKLER-*Syndrom*

Taubheit, Schwerhörigkeit

Tabelle
Genetisch bedingte Typen der Taubheit bzw. Schwerhörigkeit
Klassifikation nach B.W.Konigsmark (New Engl.J.Med. *281* (1969) 713-720, 774-778, 827-832 und Clin.Delineation of Birth Def. IX. The Ear. New York 1971), modifiziert nach McKusick,V.A. (Mendelian Inheritance in Man, 8th Edit., Johns Hopkins University Press, Baltimore, London 1989), von den Autoren erweitert.

V. Hörstörungen in Kombination mit Erkrankungen des Nervensystems

A. Autosomal dominante Acusticus-Neurinome (▶ *Neurofibromatose NF2*, OMIM 101000)
B. ▶ *Sensorische radikuläre familiäre Neuropathie* (OMIM 124950)
C. Autosomal dominante Photomyoklonie, Innenohr-Schwerhörigkeit, Diabetes mellitus und Nephropathie. HERRMANN-AGUILAR-SACKS-Syndrom (OMIM 172500)
D. Autosomal rezessive Taubheit, Oligophrenie, Ataxie und Hypogonadismus. (RICHARDS-RUNDLE-Syndrom, OMIM 245100)
E. HURLER-Syndrom (▶ *Mukopolysaccharidose Typ I*, OMIM 252800)
F. HUNTER-Syndrom (▶ *Mukopolysaccharidose Typ II*, OMIM 309900)
G. MAROTEAUX-LAMY-Syndrom (▶ *Mukopolysaccharidose Typ IV*, OMIM 253000)
H. ▶ *FRIEDREICH-Syndrom* (OMIM 229300)
I. ▶ *GREENFIELD-Syndrom* (OMIM 250100)
J. ▶ *MOEBIUS-Syndrom* (▶ *Fazialis-Parese*, OMIM 157900)
K. X-chromosomale oder autosomal dominante Schwerhörigkeit mit Dystonie ▶ *Torsions-Dystonie*,
L. X-chromosomale Schwerhörigkeit mit Kleinwuchs, Oligophrenie und Mikrogenitalismus ▶ *JUBERG-MARSIDI-Syndrom* (OMIM 309590)
M. Taubheit, Optikusatrophie, Mikrozephalus und schwere neurologische Symptomatik ▶ *GUSTAVSON-Syndrom* (OMIM 309555)
N. ▶ *MELAS*
O. ▶ *Muskelatrophie, neurale peroneale*

Tabelle
Genetisch bedingte Typen der Taubheit bzw. Schwerhörigkeit
Klassifikation nach B.W.Konigsmark (New Engl.J.Med. *281* (1969) 713-720, 774-778, 827-832 und Clin.Delineation of Birth Def. IX. The Ear. New York 1971), modifiziert nach McKusick,V.A. (Mendelian Inheritance in Man, 8th Edit., Johns Hopkins University Press, Baltimore, London 1989), von den Autoren erweitert.

VI. Hörstörungern in Kombination mit Skelettanomalien

A. Proximale Symphalangie und Schalleitungs-Schwerhörigkeit, STRASBURGER-HAWKINS-ELDRIGDE-Syndrom (▶ *Symphalangie,* ▶ *Fazio-Audio-Symphalangie-Syndrom,* OMIM 186500)
B. ▶ *CROUZON-Syndrom* (OMIM 123500)
C. TREACHER-COLLINS-FRANCESCHETTI-Syndrom (▶ *FRANCESCHETTI-Syndrom,* OMIM 154500)
D. ▶ *MOHR-Syndrom* (OMIM 252100)
E. ▶ *X-chromosomales Oto-Palato-Digitales Syndrom* (OMIM 311300)
F. Autosomal rezessive ▶ *Tibia-Aplasie* und Taubheit (CARRARO-Syndrom, OMIM 275230)
G. Autosomal rezessive Spalthand und -fuß mit Taubheit (▶ *Spalthand mit oder ohne Spaltfuß,* OMIM 220600)
H. ▶ *ENGELMANN-Syndrom* (OMIM 131300)
I. ▶ *PAGET-Syndrom* (OMIM 167250)
J. ▶ *Hyperostosis corticalis generalisata* (van BUCHEM) (OMIM 239100)
K. Osteopetrosis (▶ *ALBERS-SCHÖNBERG-Syndrom,* OMIM 259700)
L. ▶ *PYLE-Syndrom* (OMIM 265900)
M. ▶ *Kraniometaphysäre Dysplasie* (OMIM 218400)
N. ▶ *Osteogenesis imperfecta* (OMIM 16620-166240)
O. Autosomal dominante sensorineurale Hörstörung mit Skelettanomalien und Anus imperforatus (OMIM 107480, TOWNES-BROCKS-Syndrom, ▶ *Anus imperforatus*)
P. ▶ *KLIPPEL-FEIL-Syndrom* (OMIM 149000)
Q. ▶ *Dysplasie, fronto-metaphysäre* (OMIM 305620)
R. ▶ *Hypophosphatämie* (OMIM 307800)
S. ▶ *FOUNTAIN-Syndrom*
T. ▶ *KEUTEL-Syndrodrom* (OMIM 245150)

VII. Hörstörungen in Kombination mit Nierenerkrankungen

A. ▶ *ALPORT-Syndrom* (OMIM 203780)
B. Autosomal dominante Nephritis, Ichthyosis, Schwerhörigkeit und Prolinurie (▶ *Hyperprolinämie,* OMIM 239500)
C. Autosomal dominante Urtikaria, Amyloidose, Nephritis und Schwerhörigkeit. ▶ MUCKLE-WELLS-*Syndrom* (OMIM 191900)
D. Autosomal rezessive Nieren- und Genitalanomalien und Schalleitungs-Schwerhörigkeit. WINTER-KOHN-MELLMANN-WAGNER-Syndrom (OMIM 267400)
E. Autosomal rezessive ▶ *Schwerhörigkeit mit Acidosis renalis* (OMIM 267200)
F. ▶ *Branchio-Oto-Renale Dysplasie* (OMIM 113650)
G. Autosomal rezessive Kombination aus Kleinwuchs (Short stature), Atresie des Gehörganges (Auditory canal), Mandibuläre Hypoplasie, Sklettanomalien: SAMS
H. ▶ *BARTTER-Syndrom*

Tabelle
Genetisch bedingte Typen der Taubheit bzw. Schwerhörigkeit
Klassifikation nach B.W.Konigsmark (New Engl.J.Med. *281* (1969) 713-720, 774-778, 827-832 und Clin.Delineation of Birth Def. IX. The Ear. New York 1971), modifiziert nach McKusick,V.A. (Mendelian Inheritance in Man, 8th Edit., Johns Hopkins University Press, Baltimore, London 1989), von den Autoren erweitert.

VIII. Hörstörungen in Kombination mit anderen Erkrankungen

A. ▶ PENDRED-*Syndrom* (OMIM 274600)
B. Autosomal rezessive Kropfbildung, Vermehrung des proteingebundenen Jods, Dystrophia epiphysaria punctata und Taubheit, REFETOFF-deWIND-deGROOT-Syndrom (OMIM 274300)
C. ▶ *Taubheit mit Störungen der Herzfunktion* (JERVELL-NIELSEN-Syndrom OMIM 220400)
D. Autosomal dominante Mitralinsuffizienz, Synostosen und Schallleitungs-Schwerhörigkeit. FORNEY-ROBINSON-PASCOE-Syndrom (OMIM 157800)
E. ▶ *Hydroxyprolinämie* (OMIM 237000)
F. X-chromosomale Taubheit, Hypogonadismus und Oligophrenie (OMIM 304350)
G. PERRAULT-Syndrom (mit reiner ▶ *Gonadendysgenesie*, OMIM 233400)
H. Embryofetopathien, ▶ *Röteln-Embryofetopathie*; ▶ *Toxoplasmose-Embryofetopathie*
I. ▶ JOHANSON-BLIZZARD-*Syndrom* (OMIM 243800)

Syndromatisch weiterhin bei Chromosomopathien, unterschiedlichen Nephro- und Neuropathien sowie bei spondylo-metaphysären Dysplasien.

Gardner, J.C., R.Goliath, D.Viljoen et al., Familial streptomycin ototoxicity in a South African family: a mitochondrial disorder. J.Med.Genet. *34* (1997) 904–906.

Hélias, J., J.Pacalon et J.C.Lafon, Etiologies rares de surdités congénitales. Arch.Fr.Pédiat. *42* (1986) 503–506.

Hu, D.-N., W.-Q.Qiu, B.-T.Wu et al., Genetic aspects of antibiotic induced deafness: Mitochondrial inheritance. J.Med.Genet. *28* (1991) 79–83.

Hughes, D.C., P.K.Legan, K.P.Steel and G.P.Richardson, Mapping of the α-tectorin gene (*TECTA*) to mouse chromosome 9 and human chromosome 11: A candidate for human autosomal dominant nonsyndromatic deafness. Genomics *48* (1998) 46–51.

Jacobs, H.T., Mitochondrial deafness. Ann.Med. *29* (1997) 483–491.

Kok, Y.J.M.de, C.W.R.J.Cremers, H.-H.Ropers and F.P.M.Cremers, The molecular basis of X-linked deafness type 3 (DFN3) in two sporadic cases: Identification of a somatic mosaicism for a POU3F4 missense mutation. Hum.Mutat. *10* (1997) 207–211.

Kotzot, D., C.Schlegel, W.Wichman and A.Schinzel, ESCHER-HIRT syndrome. Clin.Dysmorphol. *6* (1997) 315–321.

Kubisch, C., Autosomal dominante nicht-syndromale Hörstörungen. Med.Gen. *14* (2002) 30–36.

Kubka, S., Schwerhörigkeit basierend auf Mutationen in mitochondriell kodierten Genen. Med.Gen. *14* (2002) 48–52.

Lange, K., M.Gross und M.E.Spormann-Lagodzinski, Genetik syndromaler Hörstörungen – ein kurzer Überblick. Med.Gen. *14* (2002) 2–9.

Lench, N.J., A.F.Markham, R.F.Mueller et al., A Maroccan family with autosomal recessive sensorineural hearing loss caused by a mutation in the gap junction protein gene connexin 26 (*GJB6*). J.Med.Genet. *35* (1998) 151–152.

Lynch, E.D., M.K.Lee, J.E.Morrow et al., Nonsyndromatic deafness DFNA1 associated with mutation of a human homolog of the Drosophila gene diaphanous. Science *178* (1997) 1315–1318.

Majumder, P.P., A.Ramesh, and D.Chinappen, On the genetics of prelingual deafness. Am.J.Hum.Genet. *44* (1989) 86–99.

Matthijs, G., S.Claes, B.Longo-Mbenza and J.-J.Cassiman, Non-syndromatic deafness associated with a mutation and a polymorphism in the mitochondrial 12S ribosomal RNA gene in a large Zairean pedigree. Eur.J.Hum.Genet. *4* (1996) 46–51.

Newton,V.E., Genetic counselling for isolated hearing loss. J.Otolaryngol.Otol. *103* (1989) 12–15.

Prezant, T.R., J.V.Agapian, M.C.Bohlman et al., Mitochondrial ribosomal RNA mutation associated with both antibiotic induced and non-syndromatic deafness. Nature Genet. *4* (1993) 289–294.

Petit, C., Genes responsible for human hereditary deafness: symphony of a thousand. Nature Genet. *14* (1996) 385–391.

Resendes, B.L., R.E.Williamson and C.C.Morton, At the speed of sound: Gene discovery in the auditory system. Am.J.Hum.Genet. *69* (2001) 923–935.

Sill, A.M., M.J.Stick, V.L.Prenger et al., Genetic epidemiologic study of hearing loss in an adult population. Am.J.Med.Genet. *54* (1994) 149–153.

Steel, K.P. and S.D.M.Brown, Genes and deafness. TIG *10* (1994) 429–435.

Thies, C., M.Handrock, K.Sperling and A.Reis, Possible autosomal recessive inheritance of progressive hearing loss with stapes fixation. J.Med.Genet. *33* (1996) 597–599.

Tsuiki, T., K.Murai, K Kitamura et al., Audiologic features of hearing loss due to the 1,555 mutation of mitochondrial DNA. Ann.Otol..Rhinol.Laryngol. *106* (1997) 643–648.

Taubheit, prälinguale, angeborene rezessive

Genetisch bedingtes Fehlen der Hörfähigkeit auf der Grundlage einer Genmutation.
Es handelt sich um eine heterogene Gruppe mit unterschiedlichem und oft unklarem pathologisch-anatomischem Substrat, für das der Basisdefekt nur z.T. bekannt ist (▶ *Übersicht*).

Krankheitswert
Idiopathische, angeborene Schwerhörigkeit meist im Bereich der hohen Töne oder prälinguale Taubheit mit den entsprechenden sekundären Sprachstörungen.

Therapiemöglichkeiten
Taubheit weitgehend therapieresistent. Spezielle Sprachanbildung in Gehörlosenschulen mit Erfolg.

Häufigkeit und Vorkommen
Etwa 50% aller Hörstörungsfälle und fast 70% der Fälle mit angeborener Taubheit haben eine genetische Grundlage, 3/4 davon sind autosomal rezessiv bedingt. Heterozygotenfrequenz in der Normalbevölkerung ca. 6%. Die Homozygotenfrequenz ist aufgrund der Heterogenie im Vergleich dazu unverhältnismäßig niedrig.

Genetik
Heterogenie, mindestens 100 Loci werden angenommen. Genorte s. Übersicht. Doppelheterozygote haben ein normales Hörvermögen. Aus einer Verbindung zwischen 2 Homozygoten können aufgrund der Heterogenie sowohl normale als auch taube Kinder hervorgehen, wenn ein Partner für einen Genort heterozygot ist, für den der andere homozygot ist.

Familienberatung
Aufgrund der Spezialerziehung und der Eigenart schwerer frühkindlicher Hörstörungen sind über 95% der Partner von Tauben ebenfalls Merkmalsträger oder stammen aus betroffenen Familien. Es kann davon ausgegangen werden, dass aufgrund der Heterogenie nur aus etwa 15% der Verbindungen zwischen 2 Tauben ausschließlich taube und aus 2/3 ausschließlich normal hörende Kinder hervorgehen. Heterozygote sind nicht oder nur mit audiometrischen Spezialmethoden und zunehmend auch molekulargenetisch erkennbar. Nachweis audiometrisch. Bei sporadischen Fällen Differentialdiagnose zu nicht genetisch bedingten, intrauterin erworbenen Typen wichtig (ophthalmologische Untersuchung auf Embryofetopathien). Eine Differenzierung der genetisch unterschiedlichen Typen gelingt bis auf Formen mit Begleitsymptomen oder syndromatischen Hörstörungen (PENDRED-Syndrom, USHER-Syndrom usw., s. Tabelle) nur molekulargenetisch oder familienanamnestisch, so dass man auf eine besonders sorgfältige Familien- und Schwangerschaftsanamnese angewiesen ist. Früherkennung im Hinblick auf sofortige Sprachtherapie wichtig. Empirische Risikoziffern generell für Kinder 2:7, wenn ein Elternteil ein sporadischer Merkmalsträger ist 1:7, wenn beide sporadische Merkmalsträger sind 1:10, beide mit familiärer Form 1:3. Existieren bereits ein taubes Kind 2:3, 2 taube Kinder 3:4, bei drei 1 (falls keine normalhörenden Kinder in der Geschwisterschaft vorhanden sind). Das Risiko für Kinder aus Verbindungen von normal hörenden Angehörigen betroffener Familien wird niedriger als 1:200 eingeschätzt, wenn keine Verwandtenverbindung eingegangen wird. Das Risiko für weitere Merkmalsträger in der Geschwisterschaft eines sporadischen Falles unklaren Typs wird mit 1:6 angegeben. Bei Verwandtenverbindungen ist das Risiko wesentlich höher, da hier

Taubheit-Dystonie-Syndrom

nicht mit Heterogenie, sondern mit einem gleichen autosomal rezessiven Allel gerechnet werden muss. Bei männlichen Merkmalsträgern und stummer Familienanamnese Differentialdiagnose zur X-chromosomalen Taubheit (▶ *Taubheit, sensorineurale, angeborene*) notwendig. Bei spätmanifesten Formen der Schwerhörigkeit präsymptomatische Diagnose bei bekannter Mutation molekulargenetisch möglich.

Literatur
Chen, A.H., R.F.Muller, S.D.Prasad et al., Presymptomatic diagnosis of nonsyndromic hearing loss by genotyping. Arch.Otolaryng.-Head/Neck Surg. *124* (1998) 20–24.

Das, V.K., Aetiology of bilateral sensoneural deafness in children. J.Laryng.Otol. *102* (1988) 975–980.

Majumder, P.P., A.Ramesh, and D.Chinnappan, On the genetics of prelingual deafness. Am.J.Hum. Genet. *44* (1989) 86–99.

Marres, W.A.M. and S.W.R.J.Cremers, Autosomal recessive nonsyndromic profound childhood deafness in a large pedigree. Audiometric features of the affected persons and the obligate carriers. Arch.Otolaryngol.Head Neck Surg. *115* (1989) 591–595.

OMIM 220700, 220800

Taubheit-Dystonie-Syndrom
▶ Mohr-Tranebjearg-Syndrom

Taubheit-Kropf-Syndrom
▶ Pendred-Syndrom

Taubheit mit Störungen der Herzfunktion,
Syndrom von Jervell und Lange-Nielsen; Romano-Ward-Syndrom, pseudohypokaliämisches LQT-Syndrom, Kawasaki-Syndrom

Heterogene Gruppe genetisch bedingter Kombinationen von Taubheit und spezifischer Störung der Herzfunktion (Verlängerung des QT-Intervalls) auf der Grundlage jeweils einer Genmutation.

Mehrere Basisdefekte für die beiden zunächst nicht in einen Zusammenhang zu bringenden Symptome betreffen die Funktion von Ionenkanälen. Bei Romano-Ward-Syndrom (Long-QT-Syndrom, LQT-Syndrom) und beim Jervell-Lange-Nielsen-Sndrom führt ein Defekt der Herzmuskel-Natrium- und Kaliumkanäle (KCNQ1, HERG, SCN5A, regulierende Untereinheiten KCNE) zu Depolarisierungen, Arrhythmien und Synkopen. Weiterhin gibt es Hinweise auf Synthesestörungen Guanin-bindender bzw. von Gap-Junction-Proteinen (Connexin 40), auf die vor allem der N. statoacusticus reagiert.

Krankheitswert
Jervell-Nielsen-Syndrom: Angeborene Schwerhörigkeit bzw. Taubheit mit pathologisch-anatomischem Substrat im Labyrinth. Vom 1. Lebensjahr an besonders nach Stress schwere, in 50% der Fälle schon im Kindesalter zum Tode führende synkopale Anfälle maligner ventrikulärer Arrhythmie bis zur Fibrillation mit kurzem Bewusstseinsverlust und charakteristischen EKG-Anomalien (Verlängerung des QT-Intervalls, >440 msec). Bei Überleben des Kindesalters ist mit Besserung bzw. Verschwinden der kardialen Symptomatik zu rechnen. Charakteristisches LQT-Syndrom ohne Hörstörung: Romano-Ward-Syndrom. Abzugrenzen sind familiäre spätmanifeste Kardiomyopathien bei atrioventrikulärer Reizleitungsstörung und Schwerhörigkeit (▶ *Kardiomyopathien*). LQT-Symptomatik und Extremitätenfehlbildungen ▶ *Holt-Oram-Syndrom*.

Therapiemöglichkeiten
Spezifische Therapie unbekannt. Medikamentöse Behandlung (Propanolol, Digitalis, Kalium bei LQT Syndrom) der kardialen Symptomatik und prophylaktische Einstellung auf β-Rezeptorenblocker hilfreich. Eventuell Herzschrittmacher und Sympathektomie notwendig.

Häufigkeit und Vorkommen
In England bzw. Nordeuropa Inzidenz etwa 1:15.000–1:10.000. Frequenz aufgrund der hohen Mortalität wesentlich geringer. Unter tauben Schulkindern geringer als 1%. Weltweit verbreitet, wahrscheinlich ursprünglich nordeuropäischer Provenienz. Vom Romano-Ward-Syndrom bisher über 90 vorwiegend familiäre Fälle publiziert.

Genetik

Bei JERVELL-LANGE-NIELSEN-Syndrom z.T. autosomal rezessiver, bei ROMANO-WARD-Syndrom autosomal dominanter Erbgang (dominant-negativ-Effekt), variable Expressivität. Der genetische Zusammenhang beider Syndrome besteht in Allelie der Ionenkanal-Defekte. Genorte: 11p15.5 (*KCNQ1* = *KVLQT1*, kardialer Kaliumionenkanal), LQT1 (OMIM 192500), Allelie auch mit dem im extrakardialen Gewebe exprimierten, imprimierten Gen für das WIEDEMANN-Syndrom?, Kopplung mit dem *H-RAS*-Onkogen. Genorte weiterer autosomal dominanten LQT-Syndrome: 7q35-36 (*HERG = KCNH2*, kardialer spannungsregulierter Kaliumionenkanal, α-Untereinheit), LQT2, mit Bradykardie und Rhythmusstörungen auch dominant (OMIM 152427); 3p21 (*SCN5A*, kardialer spannungsregulierte Natriumionenkanal, α-Untereinheit), LQT3, (OMIM 600163, Allelie mit dem ▶ BRUGADA-*Syndrom*); 4q25-27, LQT4, mit Sinus-Bradykardie, nur eine Sippe (OMIM 600919); 21q22.1 (*KCNE1* kardialer spannungsregulierter Kaliumionenkanal, β-Untereinheit *HERGB*) LQT5; 21q22.1 (*KCNE2*), LQT6; 19q (Ca-bindendes Protein?); 1p1-1q1, autosomal dominante spätmanifeste dilatative ▶ *Kardiomyopathie* mit Schwerhörigkeit. Wahrscheinlich sind Mutationen und Polymorphismen der Ionenkanalgene auch am Entstehen einer exogen induzierten LQT-Symptomatik im Sinne einer Anfälligkeit beteiligt.

Familienberatung

Differentialdiagnose zu medikamentös oder zentralnervös induzierten Arrhythmien und zu anderen frühkindlichen Herzleiden anhand des EKGs wichtig. Heterozygote an einer leichten Verlängerung des QT-Intervalls erkennbar. Pränatale Diagnostik echokardiografisch ab 2. Trimenon möglich. Beim ROMANO-WARD-Syndrom sollte für erbprognostische Überlegungen auf Verwandte von Merkmalsträgern mit EKG-Anomalien ohne Anfallsanamnese und auf unklare kindliche Todesfälle geachtet werden. Nachweis teilweise nur im Belastungs-EKG möglich. Differentialdiagnostisch ▶ *Kardiomyopathien*.

Literatur

Donger, C., I.Denjoy, M.Berthet et al., *KVLQT1* C-terminal missense mutation causes a forme fruste long-QT syndrome. Circulation 96 (1997) 2778–2781.

Duggal, P., M.R.Vesely, D.Wattanasirichaigoon, D. et al., Mutation of the gene for IsK associated with both JERVELL and LANGE-NIELSEN and ROMANO-WARD forms of long-QT syndrome. Circulation 97 (1998) 142–146.

Franek, A., H.Bocker und A.Busam. Das QT-Syndrom – eine Familienstudie über vier Generationen. Mschr.Kinderheilk. 137 (1989) 411–414.

Haack, B und S.Kupka, Long-QT-Syndrome und molekulargenetische Diagnostik. Med.Gen. 14 (2002) 18–22.

Haverkamp, W., E.Schulze-Bahr, M.Hördt und H.Wedekind, QT-Syndrome. Aspekte zur Pathogenese, molekularen Genetik, Diagnostik und Therapie. Dtsch.Ärzteblatt 94 (1997) 534–549.

Jiang, Ch., D.Atkinson, J.A.Towbin et al., Two long QT syndrome loci map to chromosome 3 and 7 with evidence for further heterogeneity. Nature Genet. 8 (1994) 141–147.

Kass, S., C.MacRae, H.L.Graber et al., A gene defect that causes conduction system disease and dilated cardiomyopathy maps to chromosome 1p1-1q1. Nature Genet. 7 (1994) 546–551.

Mannens, M. and A.Wilde, *KVLQT1*, the rhythm of imprinting. Nature Genet. 15 (1997) 113–115.

Roberts, R., R.Brugenda, Genetic aspects of arrhytmias. Am.J.Med.Genet. 97 (2000) 310–318.

Schott, J., F.Charpentier, S.Peltier, et al., Mapping of a gene for QT syndrome to chromosome 4q25-27. Am.J.Hum.Genet. 57 (1995) 1114–1122.

Till, J.A., E.A.Shinebourne, J.Pepper et al., Complete denervation of the heart in a child with congenital long QT and deafness. Am.J.Cardio. 62 (1988) 1319–1321.

Towbin, J.A., Molecular genetic aspects of the ROMANO-WARD long QT syndrome. Tex.Heart Inst.J. 21 (1994) 42–47.

Wang, Q., J.Shen, Z.Li et al., Cardiac sodium channel mutations in patients with long QT syndrome, an inherited cardiac arrhythmia. Hum.Molec.Genet. 4 (1995)1603-1607.

Weintraub,R.G., R.M.Gow and J.L.Wilkinson, The congenital long QT syndromes in childhood. J.Am.Coll.Cardiol. 16 (1990) 674–680.

Weitkamp, L.R., A.J.Moss, R.A.Lewis et al., Analysis of HLA and disease susceptibility: chromosome 6 genes and sex influence long QT phenotype. Am.J.Hum.Genet. 55 (1994) 1230–1241.

Wollnik, B., B.C.Schroeder, C.Kubisch et al., Pathophysiological mechanisms of dominant and recessive KVLQT1 K^+ canal mutations found in inherited cardiac arrhythmias. Hum.Mutat.Genet. 6 (1997) 1943–1949.

OMIM 192500, 152427, 220400, 600163, 600919

Taubheit, perzeptive angeborene, X-chromosomale

Genetisch bedingtes Fehlen des Hörvermögens auf der Grundlage einer Genmutation. Es handelt sich um eine sensorineural bedingte Taubheit, für die ein Basisdefekt bei den meisten Formen unbekannt ist (▶ *Taubheit*, ▶ *Schwerhörigkeit*, Übersicht).

Krankheitswert
Angeborene, seltener erst später manifeste, idiopathische Taubheit mit entsprechendem sekundären Sprachausfall.

Therapiemöglichkeiten
Taubheit therapieresistent, spezielle Sprachanbildung notwendig.

Häufigkeit und Vorkommen
Einzelne größere Sippen von allen Erdteilen beschrieben, fast ausschließlich im männlichen Geschlecht. 1,5% der genetisch bedingten Fälle von Taubheit und 5% der Fälle von angeborener Taubheit zeigen einen X-chromosomalen Vererbungsmodus.

Genetik
X-chromosomaler Erbgang. Zu unterscheiden ist eine bisher nur für wenige Sippen beschriebene, gemischte Taubheit mit Stapes-Fixation und perilymphatischem Erguss durch abnorme Durchgängigkeit des Aquaeductus cochlearis. Genort Xq21.1-21.3 (DFN3). Bei Einbeziehung weiterer benachbarter Loci in eine Deletion sippenspezifisch unterschiedlich geistige Behinderung und/oder Chorioderemie, contiguous gene syndrome. Weitere Loci in Xp21.2 (DFN4), Xp22 (DFN6) Xq22 (DFN2), Xq21.3-22 (DFN1), einschließlich Mikrodeletionen, ▶ MOHR-TRANEBJAERG-Syndrom, DFN2/MTS), Xq13-21.

Familienberatung
Früherkennung im Hinblick auf rechtzeitig einsetzende Sprachtherapie wichtig. Aus einer Verbindung zwischen einem Merkmalsträger und einer Partnerin mit einem autosomalen Typ der Taubheit sind normale Kinder zu erwarten. Für erbprognostische Aussagen familienanamnestische Sicherung des X-chromosomalen Erbgangs deshalb wichtig. Konduktorinnen molekulargenetisch und gelegentlich audiometrisch erkennbar. Das Risiko für weitere Merkmalsträger in der Geschwisterschaft eines sporadischen Falles unklaren Typs wird mit 1:6 angegeben. Bei der Form mit Stapes-Fixation muss chirurgische Mobilisierung des Stapes wegen des zu erwartenden unstillbaren Lymphflusses vermieden werden.

Literatur
Bach,I., H.G.Brunner, P.Beighton et al., Microdeletion in patients with gusher-associated, X-linked mixed deafness (DFN3). Am.J.Hum.Genet. *50* (1992) 38–44.

Bach,I., D.Robinson, N.Thomas et al., Physical fine mapping of genes underlying X-linked deafness and non fra(X)-X-linked mental retardation at Xq21. Hum.Genet. *89* (1992) 620–624.

OMIM 300030, 300039, 300047, 300064, 304400, 304500, 304590, 304600

Taubheit, sensorineurale postlinguale progrediente,
progredienter Hörverlust; KID

Genetisch bedingter Verlust der Hörfähigkeit auf der Grundlage einer Genmutation. Es handelt sich um eine heterogene Gruppe von sensorineural bedingter Schwerhörigkeit oder Taubheit, für die meistens ein Basisdefekt unbekannt ist. Für einen Teil der Fälle mitochondriale tRNA-Mutationen gesichert (▶ *Übersicht*).

Krankheitswert
Erstmanifestation im Kindesalter nach Erlernen des Sprechens. Bei Ausbleiben einer entsprechenden Erziehung sekundärer Sprachverlust. Beginnend je nach Typ in verschiedenen Frequenzbereichen. Progredienter Verlauf bis zur völligen Taubheit im Erwachsenenalter.

Therapiemöglichkeiten
Taubheit therapieresistent. Spracherhaltende Maßnahmen erfolgreich. Hörprothesen notwendig.

Häufigkeit und Vorkommen

Von 4 Haupttypen (Hoch-, Mittel- und Nieder-Frequenz) jeweils mehrere große Sippen beschrieben. 3–8% der genetisch bedingten Fälle von Hörverlust im Kindesalter werden als autosomal dominant angesehen.

Genetik

Heterogen. Autosomal dominanter Erbgang. Den nach Erstmanifestationsalter, Verlauf, Frequenzbereich und Begleitsymptomen klinisch unterschiedlichen Typen (▶ *Tabelle*) liegt Heterogenie zugrunde, wobei die einzelnen klinischen Typen wiederum in sich uneinheitlich sind (Allelie). Ein einseitiger Typ ebenfalls autosomal dominant bedingt (OMIM 125000). Genorte s. Übersicht. Mitochondriale matrokline Formen (d.h. mit den Mitochondrien nur über die Mutter vererbt) sind z.T. Antibiotika- (Aminoglykoside) induzierbar, teilweise pathogenetisch kombiniert mit nukleären Genprodukten. KID, **K**eratitis, **I**chthyosiforme Hautveränderungen und Schwerhörigkeit (**D**eafness) in wenigen bisher beschriebenen Familien unterschiedlich autosomal rezessiv oder dominant bedingt. T. mit Katarakt autosomal dominant.

Familienberatung

Früherkennung und spracherhaltende Maßnahmen wichtig. Unterscheidung der hinsichtlich des Erstmanifestationsalters, des Frequenzbereiches und des Verlaufes unterschiedlichen genetischen Typen bis auf wenige Ausnahmen familienanamnestisch und audiografisch möglich. Für familienprognostische Einschätzungen Differentialdiagnose zu exogen bedingten Formen notwendig, wobei eine Disposition zur Reaktion auf ototoxische Substanzen (z.B. Antibiotika) ebenfalls genetisch bedingt ist. In solchen Fällen ist von einem autosomal dominanten oder mitochondrialen Erbgang auszugehen bei Vermeidung der entsprechenden Noxe. Das Risiko für Kinder von Merkmalsträgern mit autosomal dominanter Taubheit liegt bei 50%, auch wenn der Partner Taubheit eines anderen genetischen Typs aufweist. Das Risiko für weitere Merkmalsträger in der Geschwisterschaft eines sporadischen Falles unklaren Typs wird empirisch mit 1:6 angegeben.

Literatur

Casano, R.A.M.S., Y.Bykhovskaya, D.F.Johnson, et al., Hearing loss due to the mitochondrial A1555G mutation in Italian families. Am.J.Med.Genet. *79* (1998) 388–391.

Guala, A., V.Germinetti, F.Sebastiani and M.C.Silengo, A syndrome of progressive sensorineural deafness and cataract inherited as an autosomal dominant trait. Clin.Genet. *41* (1992) 293–295.

Higashi, K., Heterogeneity of dominant high-frequency sensorineural deafness. Clin.Genet. *33* (1988) 424–428.

Hu, D.-N., W.-Q.Qiu, B.-T. Wu et al., Genetic aspects of antibiotic induced deafness: Mitochondrial inheritance. J.Med.Genet. *28* (1991) 79–83.

Lamprecht, A. und M.Keulen, Vestibularis und erbliche Schwerhörigkeit. Laryngol.Rhinol.Otol. *67* (1988) 286–288.

Langer, K., K.Konrad and K.Wolff, Keratitis, ichthyosis and deafness (KID)-syndrome: Report of three cases and a review of the literature. Br.J.Dermatol. *122* (1990) 689–697.

Nazzaro,V., C.Blanchet-Bardon, G.Lorette and J.Civatte, Familial occurrence of KID (keratitis, ichthyosis, deafness) syndrome. Case report of a mother and daughter. J.Am.Acad. Dermatol. *23/* Suppl. II (1990) 385–388.

Reid,F.M., G.A.Vernham and H.T. Jacobs, A novel mitochondrial point mutation in a maternal pedigree with sensorineural deafness. Hum.Mutat. *3* (1994) 243–247.

Taubheit-Hand-Syndrom
▶ WAARDENBURG-Syndrom

Taubheit
s.a. ▶ Schwerhörigkeit

TAY-Syndrom
▶ BIDS-Syndrom

TAY-SACHS-Syndrom
▶ GM_2-Gangliosidose

TDO-Syndrom
▶ Tricho-Dento-Ossäres Syndrom

TEEBI-Hypertelorismus
▶ Frontonasale Dysplasie

Teleangiectasia hereditaria haemorrhagica
▶ OSLER-Syndrom

Teleangiektasie, unilaterale der Retina (COATS-Krankheit)
▶ NORRIE-Syndrom

Tel-Hashomer-Kamptodaktylie
▶ Muskelhypoplasie, kongenitale universelle, Typ KRABBE;
▶ Kamptodaktylie

TEMTAMY-Syndrom

1996 von drei Geschwistern bei Konsaguinität der Eltern beschriebene Kombination von Corpus-callosum-Agenesie, Kolobomen und Kraniofazialen Dysmorphien: Makrodolichozephalie, Retrogenie, Hypertelorismus, antimongoloide Lidachsen. Wahrscheinlich autosomal rezessiver Erbgang.

Literatur
Chan, A.K.J., A.V.Levin and A.S.Teebi, Craniofacial dysmorphism, agenesis of the corpus callosum and ocular colobomas: TEMTAMY syndrome? Clin.Dysmorphol. 9 (2000) 223–226.

OMIM 218340

Teratogene Noxen
▶ Embryofetopathien

Teratom, ovarielles, benignes reifes cystisches

Angeborene, meist organoid aus allen 3 Keimblättern bestehende Geschwulst.
Das Teratom geht aus parthenogenetisch entwickelten Eizellen hervor. Dabei besteht Digynie (Chromosomen: 46,XX) oder Trigynie (Chromosomen 69,XXX), indem bei der Oogenese eine Zellteilung während der Meiose I oder II (heterozygot) unterbleibt oder nach der regelrechten Meiose eine Duplikation des haploiden Chromosomensatzes der Oozyte eintritt. Da während der normalen Embryogenese die Entwicklung des Embryos vorwiegend unter dem Einfluss des mütterlichen Haplotyps steht (Imprinting) und die des Trophoblasten die Gegenwart des väterlichen Haplotyps erfordert, unterbleibt in Abwesenheit des letzteren die Ausbildung der Eihüllen. Meist entsteht ein gutartiges reifes, zystisches Gewebe innerhalb des Ovars. Eine Weiterentwicklung unterbleibt, da dafür die väterlich imprimierten Gene fehlen. In 1% der Fälle entstehen Teratokarzinome. Siehe auch ▶ Blasenmole. Kann symptomlos bestehen. Chirurgische Abtragung aus prophylaktischen Gründen indiziert. Ein Wiederholungsrisiko besteht nicht. Familiäres Teratom ▶ CURRARINO-Triade.

Literatur
Miura, K., M.Obama, K.Yun et al., Methylation imprinting of H19 and SNRPN genes in human benign ovarian teratomas. Am.J.Hum.Genet. 65 (1999) 1359–1367.
Surti,U., L.Hoffner, A.Chakravarti and R.E.Ferrell, Genetics and biology of human ovarian teratomas. I. Cytogenetic analysis and mechanism of origin. Am.J.Hum.Genet. 47 (1990) 635–643.

OMIM 166950

Testikuläre Feminisierung Typ I,
Hairless women, MORRIS-Syndrom, MAXWELL-GOLDBERG-Syndrom, Androgeninsensitivitäts-Syndrom

Genetisch bedingte Intersexualitätsform auf der Grundlage einer Genmutation.

Testikuläre Feminisierung Typ I

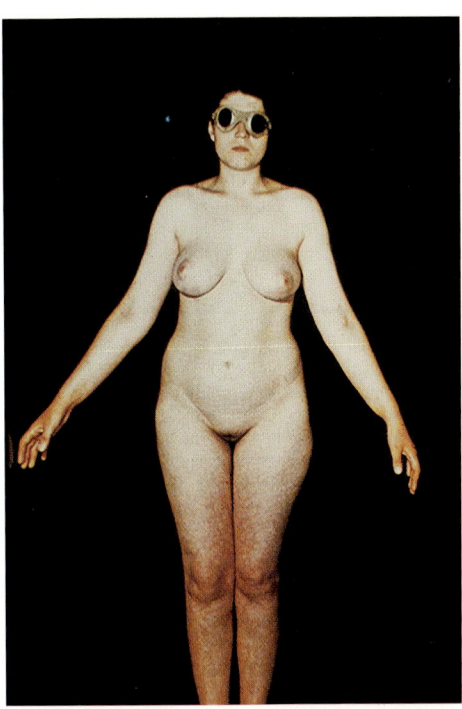

Testikuläre Feminisierung Typ I. Weibliches Erscheinungsbild, nur auffällig spärliche Sekundärbehaarung.

Der Gendefekt manifestiert sich in einer bereits im Embryonalstadium einsetzenden Störung der Steroidwirkung auf die Geschlechtsentwicklung. Es besteht eine Nichtansprechbarkeit der Erfolgsorgane auf in den männlichen Gonaden normal synthetisierte Geschlechtshormone. Zugrunde liegen Androgen-Rezeptordefekte (AR) in den 3 unterschiedlichen Domänen für die Bindung bzw. den Transport von Testosteron (komplette T.) und/oder Dihydrotestosteron (inkomplette T.) in den Zellkernen der Erfolgsorgane. Dadurch unterbleibt die normale Entwicklung männlicher primärer und sekundärer Geschlechtsmerkmale einschließlich des hypothalamisch gesteuerten psychischen Geschlechtes (siehe auch ▶ *Pseudohermaphroditismus masculinus*).

Krankheitswert

Komplette T.: Bei Geburt klinisch unauffälliger weiblicher Aspekt. Im Kindesalter teilweise an Leistenhernien mit hervortretenden Testikeln erkennbar. "Primäre Amenorrhoe", Sterilität. Psyche weiblich. Bei partiellem Rezeptormangel breites Spektrum möglich: Von rein weiblichem Aspekt über inkomplette T. Typ I mit pseudovaginaler perineo-skrotaler Hypospadie, kleinem Phallus ("Klitorishypertrophie"), Scrotum bifidum, stark rarefizierter Sekundärbehaarung und vollem Kopfhaar bis unauffällig männlich mit Fertilität. Typ II ▶ *Pseudohermaphroditismus masculinus*.

Therapiemöglichkeiten

Außer einer psychischen Belastung, die eine besondere psychiatrische Führung im 2. Lebensjahrzehnt bei den meistens überdurchschnittlich intelligenten Patientinnen erfordert, und einer Infertilität keine Beschwerden. Exstirpation der Hoden nach dem 2. Lebensjahrzehnt mit entsprechender hormonaler Substitution wird im Hinblick auf Gefahr maligner Entartung (Seminome oder tubuläre Hodenadenome jenseits des 30. Lebensjahres) empfohlen. Bei partiellem Rezeptormangel können hohe Androgengaben im frühen Kindesalter ein Peniswachstum bewirken. Vorsicht jedoch bei der Erziehung als Junge im Hinblick auf das meist weibliche Selbstidentifizierungsgeschlecht!

Häufigkeit und Vorkommen

Frequenz auf 1:20.000–2.000 geschätzt. Über 200 Fälle publiziert. Familiäre Fälle in Geschwisterschaften oder aufeinanderfolgenden Generationen beschrieben.

Genetik

Heterogen. Jeweils X-chromosomaler Erbgang. Je nach Allel starke intrafamiliäre Variabilität. Genort des gemeinsamen Androgenrezeptors Xq11(*AR*). Allelie mit der ▶ *spinobulbären Muskalatrophie Typ* KENNEDY.

Familienberatung

Differentialdiagnose des inkompletten Typs I zum ▶ *Pseudohermaphroditismus masculinus* im Kindesalter endokrinologisch und familienanamnestisch anhand älterer Merkmalsträger möglich. Bei feststehender Diagnose, d.h. komplett fehlenden Virilisierungszeichen ist mit einem eindeutig weiblichen psychosexuellen Selbstidentifizierungsgeschlecht nach der Pubertät zu rechnen. Die Patienten sollten als weiblich behandelt und geführt werden. Konduktorinnen lassen sich an einer rarefizierten Achsel- und Schambehaarung erkennen. Bei inkomplettem

Typ muss mit starker intrafamiliärer Variabilität gerechnet werden, frühkindliche Einordnung als weiblich oder männlich und Prognose für die Ausprägung bei weiteren Brüdern eines Merkmalsträgers problematisch. Konduktorinnen-Nachweis und pränatale Diagnostik durch Rezeptor-Bestimmung an Fruchtwasserzellen und molekulargenetisch möglich. Bei erbprognostischen Einschätzungen sollten weibliche Sippenangehörige zur Feststellung weiterer Anlagenträger untersucht werden.

Literatur
Evans, B.A.J., I.A.Hughes, C.L.Bevan et al., Phenotypic diversity in siblings with partial androgen insensitivity syndrome. Arch.Dis.Child 76 (1997) 529–531.
Marcelli, M., W.D.Tilley, C.M.Wilson et al., Definition of the human androgen receptor gene structure permits the identification of mutations that cause androgen resistance: Premature termination of the receptor protein at amino acid residue 588 causes complete androgen resistance. Mol.Endocrinol. 4 (1990) 1105–1116.
Prior, L., S.Bordet, M.A.Trifiro et al., Replacement of arginine 773 by cysteine or histidine in the human androgen receptor causes complete androgen insensitivity with different receptor phenotypes. Am.J.Hum.Genet. 51 (1992) 143–155.
Ris-Stalpers, C., G.G.J.M.Kuiper, P.W.Faber et al., Aberrant splicing of androgen receptor mRNA results in synthesis of a nonfunctional receptor protein in a patient with androgen insensitivity. Proc.Nat.Acad.Sci.USA 87 (1990) 7866–7870.
Sweet, C.R., M.A.Behzadian and P.G.McDonough, A unique point mutation in the androgen receptor gene in a family with complete androgen insensitivity syndrome. Fertil.Steril. 58 (1992) 703–707.

OMIM 313700

Testikuläre Feminisierung, inkomplette, Typ II
▶ Pseudohermaphroditismus masculinus

Testikuläre Regressionssequenz; Testikuläres Regressions-Syndrom
▶ Pseudohermaphroditismus masculinus

Tetraamelie
▶ Pseudothalidomid-Syndrom

Tetraplegie
▶ LITTLE-Syndrom

Tetraploidie
▶ Triploidie

Tetra-X-Frau; Penta-X-Frau

Entwicklungsstörungen auf der Grundlage einer numerischen Chromosomenaberration. Es besteht eine Polysomie des X-Chromosoms (48,XXXX oder 49,XXXXX), die durch sukzessives Nondisjunction (Nichtauseinanderweichen) der X-Chromosomen während der Gametogenese in der Elterngeneration, wahrscheinlich vorwiegend bei der Mutter, oder durch Nondisjunction bei zygotischen bzw. postzygotischen Teilungen entstanden ist. Die Ursache für das Nondisjunction ist noch unklar, wobei sich eine geringe Beziehung zum Gebäralter der Mutter erkennen lässt. Der Zusammenhang mit der klinischen Symptomatik bleibt noch problematisch insofern, als nach der LYON-Hypothese (▶ Einführung) alle überzähligen X-Chromosomen genetisch inaktiv sind und sich deshalb phänotypisch nicht auswirken dürften. Wenn das doch der Fall ist, so lässt das auf eine unvollständige Inaktivierung (pseudoautosomaler Abschnitt in Xpter-p22) oder nicht ständige Inaktivierung beim Menschen schließen. In der pseudoautosomalen Region liegt u.a. ein Gen für das Größenwachstum, was den Hochwuchs erklärt.

Krankheitswert
Sehr variabel. Meistens Intelligenzminderung unterschiedlichen Grades. Teilweise Hypogenitalismus und -gonadismus mit Sterilität. Eunuchoider Hochwuchs mit leichten Skelettanomalien, vor allem radio-ulnaren Synostosen, Fehlstellung der 5. Zehen, Brachydaktylie. Kyphoskoliose, Genua valga und schmaler Thorax. Typische Fazies durch Strabismus, Hypertelorismus und Epikanthus.

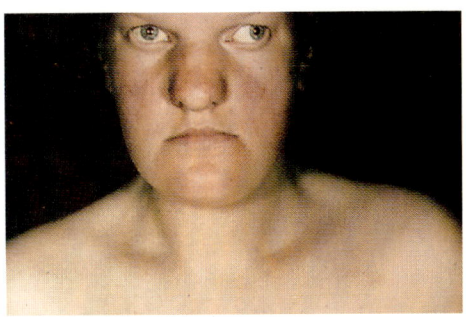

Tetra-X-Frau. Vergröberte Gesichtszüge, Strabismus.

Häufig epileptiforme Anfälle. Leistungsfähigkeit unterschiedlich stark eingeschränkt.

Therapiemöglichkeiten
Symptomatische Korrekturen z.T. möglich.

Häufigkeit und Vorkommen
Bisher über 30 Fälle mit reiner Tetrasomie X und ca. 25 Fälle mit Pentasomie X beschrieben. Außerdem noch verschiedene Mosaiktypen bekannt.

Genetik
Die Patientinnen haben anstatt der normalen 46 Chromosomen 48 bzw. 49, wobei zusätzliche X-Chromosomen vorhanden sind. Weist nur ein Teil der Körperzellen überzählige X-Chromosomen und der Rest andere Karyotypen auf (Mosaik, z.B. 45,X/46,XX/47,XXX/48,XXXX/49,XXXXX), führt das phänotypisch gewöhnlich zu entsprechenden Zwischenformen.

Familienberatung
Nachweis durch molekularzytogenetische Interphasekerndiagnostik aus Mundschleimhautzellen und durch Chromosomenanalyse. Eine Familiarität ist nicht bekannt, es besteht also kein Wiederholungsrisiko für Verwandte einer Merkmalsträgerin.

Literatur
Deng, H.-X, K.Abe, I.Kondo et al., Parental origin and mechanism of formation of polysomy X: an XXXXX case and four XXXXY cases determined with RFLPs. Hum.Genet. 86 (1991) 541–544.

Hassold,T., D.Pettay, K.May and A.Robinson, Analysis of non-disjunction in sex chromosome tetrasomy and pentasomy. Hum.Genet. 85 (1990) 648–650.

Huang,T.H.-M., F.Greenberg and D.H.Ledbetter, Determination of the origin of nondisjunction in a 49,XXXXY male using hypervariable dinucleotide repeat sequences. Hum.Genet. 86 (1991) 619–620.

Schinzel, A., Catalogue of Unbalanced Chromosome Aberrations in Man. Walter de Gruyter, Berlin, New York, Second Edit. 2001.

TEUTSCHLÄNDER-Syndrom
▶ Lipoidcalcinosis progrediens

Thalassämie-Syndrome
(unter Mitarbeit von KULOZIK, Berlin)

Gruppe genetisch bedingter Hämoglobinopathien jeweils auf der Grundlage einer Genmutation.

Der Gendefekt manifestiert sich im Fehlen oder in einer Verminderung der Syntheserate normaler α-(α-Thalassämie)- oder β-(β-Thalassämie)Globinketten infolge einer Deletion oder einer Punktmutation der α- oder β-Globingene. Bei der β-Th. kommt es infolge des Mangels an β-Globin-Ketten zum Substratmangel bei der Hämoglobinsynthese und bei homozygot Betroffenen zum Überschuss an α-Ketten. Die freien α-Ketten sind vermindert wasserlöslich und präzipitieren bereits in den erythroiden Vorläufern im Knochenmark. Daraus erklärt sich die ineffektive Erythropoese mit intramedullärer Hämolyse und Anämie. Diese führt zu einer Erythropoetin-vermittelten erythroiden Hyperplasie des Knochenmarks und schließlich zu Skelettdeformitäten (Facies thalassaemica) und zu erhöhtem Folat- und Energiebedarf.

Der Locus für die α-Globin-Kette umfasst zwei eng miteinander gekoppelte, in hohem Maße homologe α-Globingene. Die verschiedenen Mutationsmöglichkeiten in den beiden Loci erklären die unterschiedlich schweren Formen. Durch totalen oder partiellen Mangel an α-Globin bei den α-Thalassämien können die α-Ketten-haltigen Hämoglobine entweder gar nicht oder nur vermindert gebildet werden. Aus dem entstehenden Überschuss an γ- und β-Ketten bilden sich die Homotetramere Hämoglobin BART's (γ4) und später das Hämoglobin H (β4). Beide zeigen keinen kooperativen Effekt bei der

Thalassämie-Syndrome

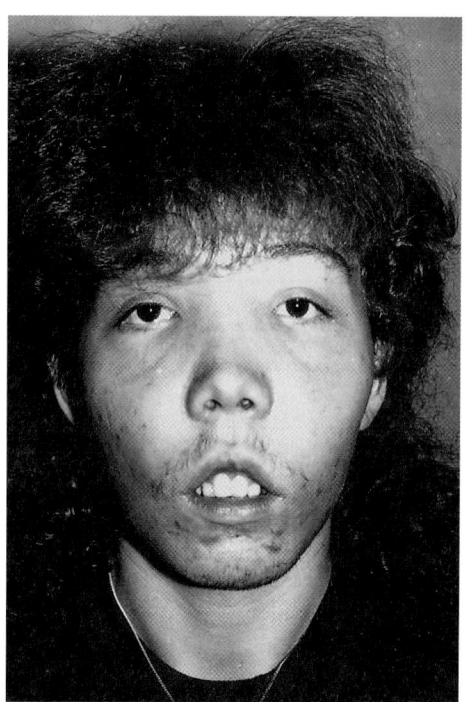

Thalassämie-Syndrome. Fazies thalassaemica. (A.E. Kulozik)

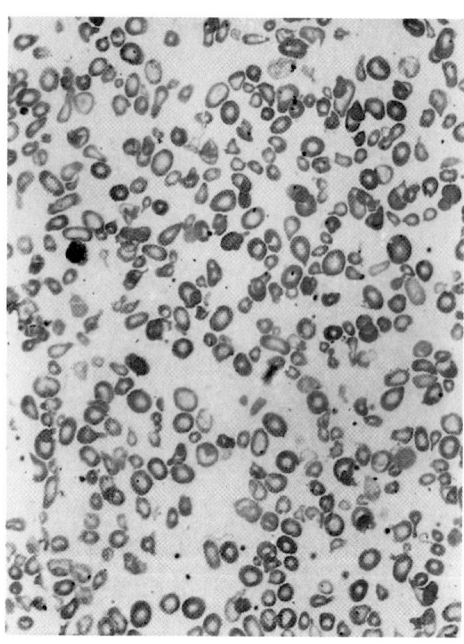

Thalassämie-Syndrome. Blutausstrich. (A.E. Kulozik)

Sauerstoffbindung und funktionieren daher nicht als Sauerstofftransporter. Ihre Löslichkeit in den erythroiden Zellen ist geringer als die des HbA. Es kommt zur Ausfällung und zur Schädigung der Erythrozytenmembran mit hämolytischer Anämie. Das klinische Bild wird durch die Anzahl der noch funktionierenden α-Globingene bestimmt. Das Spektrum umfasst den intrauterinen Fruchttod bei Ausfall aller 4 α-Globingene (Hb BART´s, Hydrops fetalis), die Thalassaemia intermedia bei Ausfall von 3 Genen (HbH-Krankheit), die Thalassaemia minor bei 2 funktionierenden Genen und eine klinisch und hämatologisch nicht fassbare Thalassaemia minima bei erhaltener Funktion von 3 α-Globingenen. Die klinische Symptomatik erklärt sich aus der Störung des Sauerstofftransportes und aus verminderter Resistenz und Überlebenszeit der Erythrozyten. Wahrscheinlich sind dadurch auch die in seltenen Fällen vorkommenden terminalen Reduktionsfehlbildungen der Extremitäten (Disruptions-Sequenz) erklärbar.

Ebenfalls eine HbH-Ausfällung besteht bei dem α-Thalassämie/geistige Retardierungs-Syndrom, das auf einem Defekt einer X-chromosomalen globalen Transkriptase mit Helicase- und Zinkfingerdomänen beruht und mit der klassischen Thalassämie lediglich ein symptomatisch untergeordnete α-Thalassämie gemeinsam hat (XNP = X-chromosomales Nukleoprotein). Wahrscheinlich beeinflussen Mutationen des Gens u.a. die α-Globin-Synthese.

Krankheitswert

Erstmanifestation der homozygoten β-Thalassämie meist im 1. oder 2. Lebensjahr. Ausgeprägte Blässe durch chronische mikrozytäre hämolytische oder Dyserythropoetische Anämie sehr unterschiedlicher Schwere, Infektneigung, Hepato-Splenomegalie. Danach lebenslanger Transfusionsbedarf und Notwendigkeit der medikamentösen Eisenelimination zur Vermeidung der Transfusionssiderose. Hb BART´s Hydrops fetalis: schwerste Anämie und Hydrops bereits intrauterin. HbH-Krankheit: hämolytische Anämie meist ohne Transfusionsbedarf. Heterozygote sind bis auf seltene Ausnahmen nicht klinisch manifest erkrankt. Zu den heute weitgehend ersetzten, jedoch teilweise noch gebräuchlichen Krankheitsbezeichnungen und ihren molekulargenetischen und klinischen Entsprechungen ▶ *Tabelle*.

Thalassämie-Syndrome

Tabelle
Thalassämie-Syndrome (modifiziert nach Klein, D., Genetik in der medizinischen Praxis, Thieme-Verlag Stuttgart, New York 1988, S. 147ff.)

Thalassämie-Typ	Genetische Grundlage	Symptomatik
α-Thalassämien		
Hydrops fetalis-Syndrom	völliges Fehlen funktionsfähiger α-Ketten, kein fetales (α2, γ2) Hb. Bildung von Hb-BART´s (γ4), Hb H (β4) und Hb-Portland (δ2,ε2)	Hydrops fetalis, Kardiomegalie, Hepatosplenomegalie. Totgeburten, Erythroblastose, Anisozytose, Poikilozytose.
Hb-H-Krankheit	Von 4 vorhandenen α-Globingenen kodiert nur eines eine α-Kette. Hb-BART´s. Perinatal dann HbH-Synthese	Mittelschwere hämolytische Anämie. Splenomegalie. Mikrozytose, Anisozytose, Hypochromasie.
α-Thalassaemia minor	2 von 4 α-Globingenen sind aktiv	Klinisch symptomlos, leichte hypochrome Anämie.
α-Thalassaemia minima (silent carrier)	Heterozygotie für die Mutation in einem von 2 α-Globingenorten	Symptomlos
β-Thalassämien		
β-Thalassaemia major, COOLEY-Anämie	Fehlen funktionsfähiger β-Ketten. Keine HbA-Synthese, Selektion von HbF-haltigen Erythoblasten	Blässe, Apathie, Ikterus. Facies leontina, Bürstenschädel. Kleinwuchs. Hepatosplenomegalie. Osteoporose. Hämochromatose. Ohne Therapie Tod im Kindesalter.
β-Thalassaemia minor	Heterozygotie des β-Ketten-Locus	Klinische Zeichen einer hypochromen Anämie.
Kombinationsformen	Compound-Heterozygote des β-Thalassämie-Allels mit Hb-S Hb-C, Hb-E, Hb-Lepore u.a. Allelen.	Abhängig von der Transβ-Globingen-Mutation.

Therapiemöglichkeiten

Bei Hb BART´s und Hydrops fetalis intrauterine Transfusion. Danach lebenslange Transfusions- und Eiselimination wie bei homozygoter β-Thalassämie. Symptomatische Behandlung endokriner und kardialer Komplikationen. Eventuell Knochenmarktransplantation.

Häufigkeit und Vorkommen

Aufgrund der Letalität bei Homozygoten in der Vergangenheit und der geografischen Verbreitung der T. wird die teilweise hohe Frequenz mit einem Heterozygotenvorteil in Form einer erhöhten Malariaresistenz erklärt. Daher endemisch in Malariagebieten, Genfrequenzen bis zu 70%: vor allem Mittelmeerraum, Südostasien, Indien, Pakistan, Westafrika. Relativ häufig auch noch in Populationen entsprechender Abstammung (Afroamerikaner). In West- und Mitteleuropa β-Thalassämie infolge postkolonialer Bevölkerungsverschiebungen in letzter Zeit nicht mehr selten.

Genetik

Genorte: α-Thalassämie 16p13.33, meist Deletionen, bei Fällen mit geistiger Behinderung und Genitalanomalien (ATR1, α-Thalassämie-Retadierungs-Syndrom 1) besteht wahrscheinlich ein contiguous gene syndrome unter Beteiligung eines benachbarten Gens (SOX8); β-Thalassämie 11p15.5, vorwiegend Punktmutationen bekannt. Deletionen im β-Globinlokus können den benachbarten γ-Ketten-Lokus insofern einbeziehen, als die Hämoglobin-F-Synthese postnatal persistiert, wodurch die klinischen Erscheinungen gemildert werden. Erworbenes α-Thalassämie-artiges Bild bei Myelodysplasie.

X-chromosomaler Erbgang einer Thalassämie durch HbH-Akkumulation vor allem in Erythrozyten (α-Thalassämie/geistige Retardation auf dem X-Chromosom, ATR-X) mit schwerer geistiger Retardation, Dysgenitalismus und typischer Fazies (offener Mund, große Zunge), Genort Xq13 (ATRX = NPX), Allele mit weiteren Syndromen ohne HbH-Auffälligkeiten denen eine schwere gestige Behinderung, Mikrozephalie, Kleinwuchs, Genitalanomalien und kraniofaziale Anomalien gemeinsam sind: ▶ JUBERG-MARSIDI-Syndrom, CARPENTER-WAZIRI-Syndrom, SMITH-FINEMAN-MYERS-Syndrom (5 Fälle, OMIM 309580); HOLMES-GANG-Syndrom (OMIM 309530) und einer Form der ▶ spastischen Spinalparalyse. Konduktorinnen sind klinisch unauffällig, offensichtlich besteht eine ungleiche LYONisierung der X-Chromosomen, so dass in 99% der Zellen das X-Chromosom mit der Mutation inaktiviert ist.

Familienberatung

Nachweis nach klinischer Verdachtsdiagnose anhand der Überschusshämoglobine bzw. -globinketten, der typischen Anisozytose und Poikilozytose sowie Targetzellen und Erythroblasten im Blutbild. Differentialdiagnose und Unterscheidung der verschiedenen Typen durch Hämoglobinbestimmung notwendig. Screening-Untersuchung mittels Hb-Elektrophorese und anderer Methoden in Gebieten mit hoher Frequenz möglich. Pränatale Diagnostik molekulargenetisch ab 1. Trimenon in Chorionbioptaten oder danach in Fruchtwasserzell-DNA durchführbar, wobei die Heterogenität der genetischen Grundlage und der klinischen Schwere sowie die Tatsache, dass eine Person Träger mehrerer Mutationen in verschiedenen Hb-Loci sein kann, zu beachten sind. Risikoeinschätzung für Verwandte eines Merkmalsträgers anhand der molekulargenetischen Befunde und der Familienanamnese möglich.

Literatur

Chen, C.-P., Severe terminal transverse limb reduction defects in homozygous Southern-Asian α-thalassaemia-1. Clin.Dysmorphol. 9 (2001) 71–73.

Craig, J.E., R.A.Barnetson, J.Prior et al., Rapid detection of deletions causing βδ-thalassemia and hereditary persistence of fetal hemoglobin by enzymatic amplification. Blood 83 (1994) 1673–1682.

Gibbons, R.J., G.K.Suthers, A.O.M.Wilkie et al., X-linked α-thalassemia/mental retardation (ATR-X) syndrome: Localization to Xq12-q21.31 by X inactivation and linkage analysis. Am.J.Hum.Genet. 51 (1992) 1136–1149.

Gibbons, R.J. and D.R.Higgs, The α-thalassemia/mental retardation syndromes. Medicine 75 (1996) 45–52.

Homes, L.B. and D.L.Gang, An X-linked mental retardation syndrome with craniofacial abnormalities, microcephaly and club foot. Am.J.Med.Genet. 17 (1984) 375–382.

Higgs, D.R., α-Thalassaemia. In: Higgs, D.R. and D.J.Weatherall, Baillières Clinical Haematology. 6 (1993) 117–1150.

Huisman,T.H.J., The β- and δ-thalassemia repository. Hemoglobin 16 (1992) 237–258.

Kulozik, A.E., Die β-Thalassämie: Grundlagen, derzeitige Therapieempfehlungen und Perspektiven. In: Kleihauer, E. und A.E. Kulozik, Pädiatrische Hämatologie, Enke-Verl. Stuttgart 1994.

Lefort, G., J.Taib, A.Toutain et al., X-linked α-thalassemia/mental retardation (ATR-X) syndrome. Report of three male patients in a large French family. Ann.Genet. 36 (1994) 200–205.

Luccarelli, G., M.Galimberti, P.Polchi et al., Bone marrow transplantation in patients with thalassemia responsive to iron chelation therapy. New Engl.J.Med. 330 (1993) 840–844.

Pfeifer, D., F.Poulat, E.Holinski-Feder et al., The SOX8 gene is located within 700 kb of the tip of chromosome 16p and is deleted in a patient with ATR-16 syndrome. Genomics 63 (2000) 108–116.

Stevenson, R.E., F.Abidi, C.E.Schwartz et al., HOLMES-GANG syndrome is allelic wit XLMR-hypotonic face syndrome. Am.J.Med.Genet. 94 (2000) 383–385.

Villard, L., M.Fonès, L.C.Adès and J.Gecz, Identification of a mutation in the XNP/ATR-X gene in a family reported as SMITH-FINEMAN-MYERS syndrome. Am.J.Med.Genet. 91 (2000) 83–85.

Weatherall, D.J. and J.B.Clegg, The Thalassaemia Syndromes. Blackwell Scientific Publications 1993.

OMIM 141800, 141850, 141860, 141900, 142000, 142100, 142270, 142240, 187550

Thalidomid-Embryopathie,
Contergan-Embryopathie

Embryopathisches Fehlbildungssyndrom auf exogener Grundlage.
1960 bis 1962 besonders in Westeuropa und Japan epidemisch nach Einnahme des Medikamentes Contergan (α-Phthalimidoglutarimid) durch Schwangere aufgetreten. Teratogene Wirkung vor allem zwischen dem 20. und 40. Schwangerschaftstag. Wirkungsmechanismus unklar.

Krankheitswert
Schwere Extremitätenfehlbildungen von der Brachy- bis zur Phokomelie. Präaxiale Polydaktylie oder Ektrodaktylie. Angeborene Herzfehler. Fakultativ Anomalien der Ohren, Nieren, Augen, der Genitalorgane und des Gastrointestinaltraktes.

Therapiemöglichkeiten
Symptomatische Korrekturen, Prothesen und Körpertraining unbefriedigend.

Häufigkeit und Vorkommen
Mehrere 1.000 Fälle bekannt.

Genetik
Genetische Faktoren spielen als Ursache keine Rolle, wobei sich eine pharmakologisch-genetische Unterschiedlichkeit in der Schwere der Wirkung nicht ausschließen lässt. Das betrifft auch neuropathische Erscheinungen nach Einnahme des Medikamentes.

Familienberatung
Differentialdiagnose vor allem zum ▶ *Pseudothalidomid-Syndrom* und zum ▶ HOLT-ORAM-Syndrom. Ein erhöhtes genetisches Risiko für Kinder der Patienten besteht nicht.

Literatur
Newman, C.G.H., The thalidomide syndrome: Risks of exposure and spectrum of malformations. Clin.Perinatol. *13* (1986) 555–573.

Smithells, R.W. and C.G.H.Newman, Recognition of thalidomide defects. J.Med.Genet. *29* (1992) 716–723.

OMIM 273600

THATCHER-Syndrom
▶ Keratosen palmoplantare 1.12

THIEFFRY-KOHLER-Syndrom
▶ Osteolyse, hereditäre carpo-tarsale

THIEMANN-Syndrom,
THIEMANNsche Erkrankung, Akrodysplasia epiphysaria

Genetisch bedingte periphere Dysostose der Phalangen auf unklarer genetischer Grundlage.

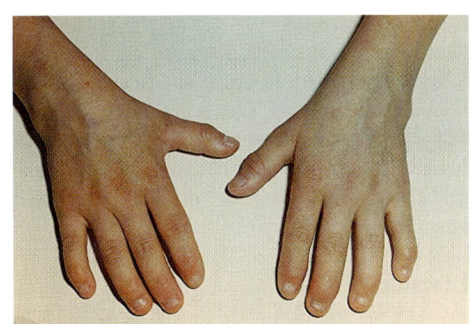

Thiemann-Syndrom. Rötung und Schwellung der distalen Interphalangealgelenke (14jährige Patientin).

Die klinischen Erscheinungen basieren auf umschriebenen aseptischen avaskulären Nekrosen der Epiphysen der Phalangen, für die ein Basisdefekt unbekannt ist.

Krankheitswert
Erstmanifestation klinischer Erscheinungen im Pubertätsalter, röntgenologisch Knochenveränderungen schon im Kindesalter nachweisbar. Beidseitige Deformitäten der Epiphysen mit Knochennekrosen, -resorption und -reduktion führen zu Wachstumsstörungen sowie zu Auftreibungen der Interphalangealgelenke mit Weichteilschwellungen. Betroffen sind meist Mittel- und Endgelenke mehrerer Finger beider Hände sowie der ersten Tarsometatarsalgelenke und der Grundgelenke der Großzehen. Subluxationen, Deformitäten, arthrotische Veränderungen. Außer Bewegungseinschränkungen und gelegentlichen Schmerzen kaum Beschwerden. Nach einigen Jahren teilweise spontane Besserung.

Therapiemöglichkeiten
Unbekannt.

Häufigkeit und Vorkommen
Sippen mit Merkmalsträgern in bis zu 6 Generationen aus der Schweiz beschrieben. Wahrscheinlich häufig nicht erkannt.

Genetik
Die Art des familiären Vorkommens spricht für autosomal dominanten Erbgang.

Familienberatung

Serologisch Differentialdiagnose zu rheumatischen, traumatischen oder infektiösen Gelenkveränderungen und röntgenologisch zu den ▶ peripheren Dysostosen notwendig. Röntgenologische Frühdiagnostik bei potentiellen Merkmalsträgern im Hinblick auf die Berufswahl wichtig.

Literatur
Hasegawa,T. und R.A.Pfeiffer, Die THIEMANNsche Krankheit. Chir.Prax. *20* (1975/1976) 595–599.
Rubinstein, H.M., THIEMANN's disease: a brief reminder. Arthr.Rheum. *18* (1975) 357–360.

OMIM 165700

THOMAS-Syndrom
▶ Oligohydramnion-Syndrom

THOMSEN-Syndrom
▶ Myotonia congenita

THOMSON-Syndrom
▶ ROTHMUND-THOMSON-Syndrom

Thorako-Abdominales Syndrom,
CANTRELLsche Pentalogie

X-chromosomal bedingter Felddefekt der ventralen Mittellinie in Form von Bauchwanddefekten im weiblichen und zusätzlich antero-lateralen Zwerchfell-Hernien, schweren Herzfehlern mit Transposition der großen Gefäße und Lungenhypoplasie im männlichen Geschlecht. Sporadische und familiäre Fälle bekannt. Genort Xq25-26 (*HOX*-Gen?).

Literatur
Martin, R.A., C.Cunniff, L.Erickson and K.L. Jones, Pentalogy of CANTRELL and ectopia cordis, a familial developmental field complex. Am.J.Med.Genet.*42* (1992) 839–841.

Parvari, R., Y.Weinstein, S.Ehrlich, Linkage localization of the thoraco-abdominal syndrome (TAS) gene to Xq25-26. Am.J.Med.Genet. *49* (1994) 431–434.

OMIM 313850

Thorako-Laryngo-Pelvo-Iliacale Dysplasie
▶ Dysostose, Scapulo-Iliacale

Thorax-Becken-Dysplasie
▶ Dysostose scapulo-iliacale

Thoraxdystrophie, asphyxierende
▶ JEUNE-Syndrom

Thoraxdystrophie-Polydaktylie-Syndrom, MAJEWSKI und SALDINO-NOONAN,
Kurzrippen-Polydaktylie-Syndrom

Genetisch bedingte Fehlbildungs-Syndrome jeweils auf der Grundlage einer Genmutation. Der Basisdefekt für die schweren osteochondroplastischen und anderen Fehlbildungen ist unbekannt.

Krankheitswert
Primordialer Kleinwuchs. Mesomele Brachymelie bei schweren Ossifikationsstörungen. Schädel- und Achsenskelett weniger betroffen. Thoraxdystrophie mit kurzen Rippen. Multiple Fehlbildungen innerer Organe einschließlich des Herzens und des Urogenitaltraktes. Lungenhypoplasie. Teilweise Zystennieren. Dentitio praecox. Totgeborene oder nicht lebensfähige Neugeborene. Beim Typ MAJEWSKI (OMIM 263520) außerdem Pseudo-Lippen-Spalte, Lippen-Kiefer-Gaumen-Spalte, hypoplastische Epiglottis und Larynx sowie stark verkürzte Tibiae, post- und präaxiale Polydaktylie (6-7strahlig). Typ I, SALDINO-NOONAN (OMIM 263530) nur mit

Thoraxdystrophie-Polydaktylie-Syndrom

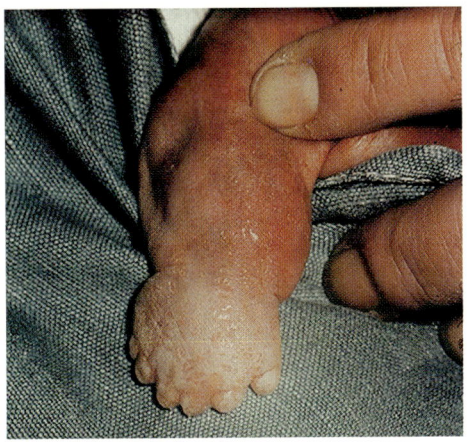

Thoraxdystrophie-Polydaktylie-Syndrom, MAJEWSKI und SALDINO-NOONAN. Heptasyndaktylie.

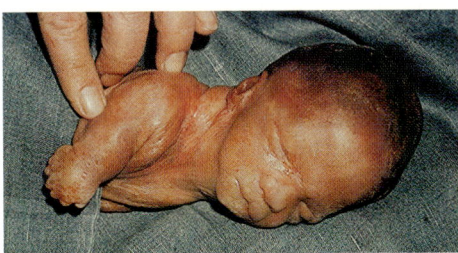

Thoraxdystrophie-Polydaktylie-Syndrom, MAJEWSKI und SALDINO-NOONAN. Hochgradige mesomele Brachymelie, Pseudo-Oberlippenspalte, Heptosyndaktylie.

postaxialer Brachypolydaktylie und Nageldysplasie, starker Verkürzung und spornartiger Ausziehung der metaphysären Begrenzung der langen Röhrenknochen. Ein Typ III, VERMA-NAUMOFF (OMIM 263510) mit verkürzter Schädelbasis und horizontal-dreizackiger Begrenzung des Os ilium, vom Typ SALDINO-NOONAN nicht sicher abgrenzbar. Weiterhin ein Typ IV, BEEMER-LANGER (OMIM 209970) mit Hydrops, Makrozephalus, kurzen Fingern meist ohne Polydaktylie, medianer Lippen-Gaumen-Spalte sowie ein Typ LE MAREC, ein Typ YOUNG und ein weiterer Typ MAJEWSKI, Typ II, beschrieben.

Therapiemöglichkeiten
Unbekannt.

Häufigkeit und Vorkommen
Vom Typ MAJEWSKI über 40, vom Typ SALDINO-NOONAN über 20 und vom Typ VERMA-NAUMOFF mindestens 8 Fälle, darunter Geschwister mit Konsanguinität der Eltern, vom Typ BEEMER-LANGER 9 Fälle beschrieben.

Genetik
Heterogen, jeweils autosomal rezessiver Erbgang. Ob bei der Gleichartigkeit der Symptomatik dem Typ MAJEWSKI und dem Typ IV des Oro-Fazio-Digitalen Syndroms (MOHR-Syndrom-MAJEWSKI-Syndrom ▶ MOHR-Syndrom Typ IV) Allelie zugrunde liegt, ist unklar. Ein Genort 12p12.2-p11.21, Typ VERMA-NAUMOFF, Allelie mit dem JEUNE-Syndrom (gemeinsames Vorkommen in einer Geschwisterschaft).

Familienberatung
Differentialdiagnose zu anderen letalen Kleinwuchs-Syndromen (▶ Achondrogenesis; ▶ thanatophore Dysplasie; ▶ MECKEL-Syndrom; ▶ MOHR-Syndrom Typ MOHR-MAJEWSKI; ▶ JEUNE-Syndrom) sowie zu ▶ SMITH-LEMLI-OPITZ-Syndrom und ▶ ELLIS-van-CREVELD-Syndrom und Unterscheidung zwischen den verschiedenen Typen anhand des röntgenologischen Bildes durchführbar. Pränatale Diagnostik ab 2. Trimenon mittels Ultrasonografie und Amniofetografie möglich.

Literatur
Erzen, M., R.Stanescu, V.Stanescu and P.Maroteaux, Comparative histopathology of the growth of cartilage in short-rib polydactyly syndromes type I and type III and in chondroectodermal dysplasia. Ann.Genet. 31 (1988) 144–150.

Lurie, I.W., Further delineation of the BEEMER-LANGER syndrome using concordance rates in affected sibs. Am.J.Med.Genet. 50 (1994) 313–317.

Ho, N.C., C.A.Francomano and M. van Allen, JEUNE asphyxiating dystrophy and short-rib polydactyly type III (VERMA-NAUNOFF) are variants of the same disorder. Am.J.Med.Genet. 90 (2000) 310–314.

Van Maldergem, L., Y.Gillerot, E.Salmin et al., Lethal short-rib syndrome with median cleft and without polydactyly: A fourth case. Pediatr.Radiol. 20 (1990) 367–368.

Yang, S.S., J.A.Roth and L.O.Langer Jr., Short rib syndrome BEEMER-LANGER type with polydactyly: A multiple congenital anomalies syndrome. Am.J.Med.Genet. 39 (1991) 243–246.

OMIM 209970, 263510, 263520, 263530

Thorax-Pelvis-Phalangen-Syndrom
▶ JEUNE-Syndrom

Thrombasthenie, familiäre,
GLANZMANN-Syndrom

Genetisch bedingte Funktionsschwäche der Thrombozyten auf der Grundlage einer Genmutation.
Es bestehen eine herabgesetzte Aggregations- und Adhäsionsfähigkeit sowie eine Anisozytose der in normaler Anzahl vorhandenen Thrombozyten. Obwohl verschiedene biochemische Verschiebungen im Thrombozytenstoffwechsel festgestellt werden können (verminderte Aktivität der Glyzeraldehyd-3-Phosphatdehydrogenase und der Pyruvatkinase, verminderte ATP-Konzentration), liegt der Basisdefekt in Veränderungen des heterodimeren Membranglykoproteins IIb/IIIa (Integrin), das als Rezeptor für die zytoadhäsiven Proteine (Thrombozyten-Fibrinogen) der Thrombozytenoberfläche fungiert. Die hämatologische Symptomatik lässt sich davon ableiten.

Krankheitswert
Erstmanifestation im Neugeborenenalter mit erhöhter Blutungsneigung: Petechien, Menorrhagien, Nasenbluten und Blutungen anderer Schleimhäute. Posttraumatische Blutungen können im Kleinkindesalter zu lebensbedrohlichen Zuständen führen, mit zunehmenden Alter jedoch Besserung.

Therapiemöglichkeiten
Lokale Blutungsbehandlung. Thrombozytentransfusion oder ATP-Infusion mit gutem Erfolg. Die Thrombozytenfunktion beeinflussende Medikamente wie Salizylate, Butazon, Chinin, Papaverin u.a. sollten vermieden werden. Knochenmarktransplantationen in schweren Fällen möglich und erfolgreich.

Häufigkeit und Vorkommen
Meistens Geschwister betroffen. In etwa 10% der Fälle besteht Konsanguinität der Eltern. Merkmalsträger in aufeinanderfolgenden Generationen selten.

Genetik
Überwiegend autosomal rezessiv (2 Typen), in einigen Familien auch autosomal dominant (Heterozygotenmanifestation) bedingt. Genort (Glykoprotein-Untereinheiten IIb und IIIa): 17q21.32 (*ITGA2B*, *ITGB3*, Integrin α2b, Intergin β3). Kombination mit Innenohrschwerhörigkeit und Triphalangie des Daumens ▶ *Daumen, triphalangealer*).

Familienberatung
Familienanamnestische Feststellung des Erbganges notwendig. Differentialdiagnose zu anderen hämorrhagischen Syndromen (verzögerte Retraktionszeit, Flow-Zytometrie u.a.) bzw. Thrombasthenien (▶ HERMANSKY-PUDLAK-*Syndrom*; ▶ v. WILLEBRAND-JÜRGENS-*Syndrom*; ▶ BERNARD-SOULIER-*Syndrom*: anderer Membran-Glykoproteindefekt der Thrombozyten) wichtig. Heterozygotennachweis durch modifizierten Retraktionstest und durch Bestimmung der Membranglykoproteine IIb und IIIa möglich. Ständige medizinische Betreuung der Neugeborenen und Kleinstkinder in betroffenen Familien nötig.

Literatur
Bray, P.F., G.Barsh, J.-P.Rosa et al., Physical linkage of genes for platelet membrane glycoproteins IIb and IIIa. Proc.Nat.Acad.Sci.USA 85 (1988) 8683–8687.

Coller, B.S., D.A.Cheresh, E.Asch and U.Seligsohn, Platelet vitronectin receptor expression differentiates Iraqi-Jewish from Arab patients with GLANZMANN thrombasthenia in Israel. Blood 77 (1991) 75–83.

OMIM 187800, 273800

Thrombopathie, konstitutionelle
▶ v. WILLEBRAND-JÜRGENS-Syndrom

Thrombophilie,
Thromboseneigung

Mehr als 60% der Fälle mit Thrombose (Venenthrombosen, Lungenembolie) beruhen auf einer genetisch bedingten Thromboseneigung. Zugrunde liegen meist Allele von Genen der Gerinnungskaskade. Deren Mutationen führen meistens zu einer erhöhten Blutungsneigung. Aktivitäts- oder Syntheserate-erhöhende Polymorphismen können aber auch das Gegenteil bewirken: Faktor-V (Typ Leiden, Frequenz 1:20) als häufigste Ursache der familiären Thrombophilie sowie die Faktoren II (Prothrombin), VII, VIII, IX, XI, XII und ▶ *von Willebrandt* sowie Plasminogen-Aktivator, aktiviertes ▶ *Protein C,* ▶ *Antithrombin-Defekte,* ▶ *Fibrinogen-Varianten*; Fibrinolyse-Inhibitor, ▶ *Plasminogen-Mangel.* Verstärkend bzw. auslösend wirken exogene Faktoren wie Bewegungsarmut, Frakturen und chirurgische Eingriffe, Hormone (Kontrazeptiva), Schwangerschaft u.a. Siehe auch ▶ *Kohlenhydratmangel-Glykoprotein-Syndrom*; ▶ *Homozystinurie* (Methylentetrahydrofolat-Reduktase); ▶ *Hypoprothrombinämie*; ▶ *Polycythaemia benigna.*

Literatur
Appleby, R.D. and R.J.Olds, The inherited basis of thrombosis. Pathology 29 (1997) 341–347.

Franco, R.F. and P.H.Reitsma, Genetic risk factors of venous thrombosis. Hum.Genet. 109 (2001) 369–384.

Soria, J.M., L.Almasy, J.C.Souto et al., A quantitative-trait locus in the human factor XII gene influences both plama factor XII levels and susceptibility to thrombotic disease. Am.J.Hum.Genet. 70 (2002) 567–574.

Souto, J.C., L.Almasy, M.Borrell et al., Genetic susceptibility to thrombosis and its relationship to physiological risk factors: The gait study. Am.J.Hum.Genet. 67 (2000) 1452–1459.

Thrombozytendystrophie, kongenitale
▶ BERNARD-SOULIER-Syndrom;
▶ Thrombozytopenie, X-chromosomale

Thrombozytopenie, angeborene, thrombozytopenische mit Neigung zu acuter myeloischer Leukämie

Mutationen in unterschiedlichen Loci für an der Thrombo- und Erythropoese beteiligten Faktoren können nach klinisch stummen oder leichten Anämien und/oder Thrombopenien zu einer Leukämie disponieren, z.B. Mutationen des Hämopoese-Transtriptionsfaktors zu AML1 (*AML1* = *CBFA2*, OMIM 601399, Genort 21q21.1-21q22.2), autosomal dominant oder des Thrombopoetin-Rezeptors (*MPLR*, OMIM 159530, Genort 1p34) autosomal rezessiv.

Literatur
Ho, C.Y., B.Otterud, R.D.Legare et al., Linkage of familial platelet disorder with a propensity to develop myeloid malignancies to human chromosome 21q21.1-22.2. Blood 87 (1996) 5218–5224.

Song, W.-J., M.G.Sullivan, R.D.Legare et al., Haploinsufficiency of *CBFA2* causes familial thrombocytopenia with propensity to develop acute myologenous leukemia. Nature Genet. 23 (1999) 166–169.

OMIM 601399

Thrombozytopenie-Syndrom, angeborenes,
Thrombopenie-Radiusaplasie-Syndrom, TAR (Thrombocytopenia-Absent-Radius)

Genetisch bedingte Kombination von hypoplastischer Thrombopenie und Skelettfehlbildungen auf der Grundlage einer Genmutation. Der Basisdefekt ist unbekannt.

Krankheitswert
Angeboren. Leukozytose, Eosinophilie. Im frühen Kindesalter hämorrhagische Diathese infolge einer transitorischen Megakaryozytopenie. Hohe Sterblichkeit vor allem männlicher Säuglinge, später bessere Prognose. Aplasie des Radius, seltener auch der Ulna (TAU) bis zur Phokomelie. Handstellungsanomalien. Innenrotation der Tibiae. Fakultativ angeborene Herzfehler und Nierenfehlbildungen, die die Schwere der Symptomatik bestimmen. Davon abgesehen keine merkliche Verminderung von Leistungsfähigkeit und Lebenserwartung erwachsener Patienten.

Häufigkeit und Vorkommen
Vorwiegend bei Geschwistern. 15 von 42 Fällen familiär. Seit Erstbeschreibung 1929 über 150 Fälle publiziert. Inzidenz in Europa 1:1 Mill. bis 500.000.

Thrombozytopenie-Syndrom, angeborenes

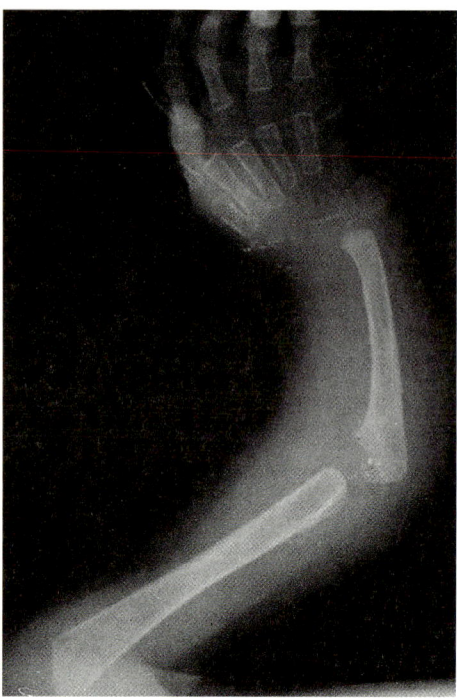

Thrombozytopenie-Syndrom, angeborenes. Radiusaplasie bei erhaltenem Daumen.

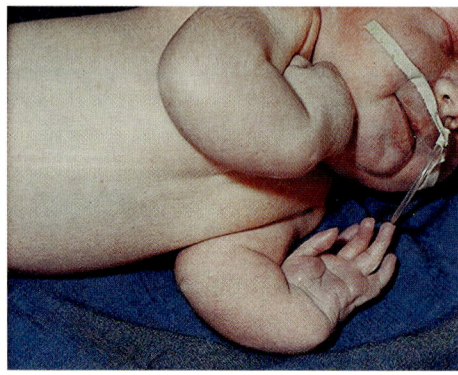

Thrombozytopenie-Syndrom, angeborenes. Neugeborenes mit Fehlbildung der Unterarme und Klumphänden. Radiusaplasie bei erhaltenem Daumen.

Therapiemöglichkeiten
Symptomatische Behandlung bzw. chirurgische Korrekturen. Im Säuglingsalter Bluttransfusionen lebenserhaltend.

Genetik
Autosomal rezessiver Erbgang. Interfamiliär stark variable Expressivität. Abgrenzung zur ▶ FANCONI-*Anämie* und bei schweren Formen zum ROBERTS-Syndrom (▶ *Pseudothalidomid-Syndrom*) unscharf (Allelie?). Das seltene Auftreten von TAR in 2 Generationen kann unterschiedlich als Heterozygotenmanifestation einer schweren Form oder autosomale Dominanz gedeutet werden, wobei X-chromosomaler Erbgang nicht immer auszuschließen ist. Zu unterscheiden sind eine von zwei Familien festgestellte autosomal dominante Kombination von amegakaryozytische Thrombozytopenie mit proximaler radio-ulnarer Synostose, bedingt durch Punktmutationen in 7p15-p14.2 (Homeobox-Gen *HOXA11*, OMIM 142958, 605432) und unterschiedliche Formen von familiären Thrombopoesestörungen und Thrombozytopenie mit verschiedenen Erbgängen und Genorten, z.B. 10p12-p11.1 (OMIM 188000).

Familienberatung
Differentialdiagnose hämatologisch und blutgerinnungsphysiologisch gegenüber anderen Thrombozytopenien und gegenüber der prognostisch wesentlich ungünstigeren FANCONI-Anämie notwendig. Differentialdiagnostisch müssen auch andere Syndrome mit ▶ *Radiusdefekten* ausgeschlossen werden, wobei der normal ausgebildete Daumen ein wichtiges Kriterium darstellt. Von einer starken intrafamiliären Variabilität der Merkmalsausprägung muss ausgegangen werden. Pränatale Diagnostik durch Ultrasonografie und Fetalblutuntersuchung innerhalb des 2. Trimenons möglich. Das Risiko für Geschwister eines Merkmalsträgers sollte beachtet werden. Für Nachkommen von Merkmalsträgerinnen besteht kein erhöhtes Risiko, bei Homozygotie (Partnerschaften zwischen Merkmalsträgern) sind allerdings theoretisch sehr schwere bis letale Formen zu erwarten. Bei Entbindungen von Merkmalsträgerinnen sind in Anbetracht eines zu erwartenden hohen Blutverlustes besondere Vorkehrungen notwendig.

Literatur
Hedberg, V.A. and J.M.Lipton, Thrombocytopenia with absent radii: A review of 100 cases. Am.J.Pediat.Hematol.Oncol. *10* (1988) 51–64.

LeMarec, B., S.Odent, H.Bracq et al., Genetic counselling in a case of TAR syndrome where the father presented malformations of the feet. Clin.Genet. *34* (1988) 104–108.

Savoia, A., M.Del Vechio, A.Totaro et al., A autosomal dominant thrombocytopenia gene maps to chromosomal region 10p. Am.J.Hum.Genet. 65 (1999) 1401–1405.

Stoll, C., S.Finck, B.Janser, et al., TAU syndrome (thrombocytopenia and absent ulna) with mental retardation and facial dysmorphology. Genet. Couns. 3 (1992) 41–47.

Thompson, A.A., K.Woodruff, S.A.Feig et al., Congenital thrombocytopenia and radio-ulnar synostosis: a new familial syndrome. Brit.J.Haemat. 113 (2001) 866–870.

OMIM 274000

Thrombozytopenie

s.a. ▶ Purpura, idiopathische, thrombozytopenische;
▶ May-Hegglin-Anomalie;
▶ Alport-Syndrom (Fechtner-Syndrom);
▶ Wiskott-Aldrich-Syndrom;
▶ Abt-Letterer-Siwe-Syndrom (Canale-Smith-Syndrom).

Unterschiedliche, meist sippenspezifische Typen autosomal dominant bedingt. In einzelnen Familien nichtsyndromatische, z.T. zyklische T. mit autosomal rezessivem, dominantem oder X-chromosomalem Erbgang beschrieben. Allelie zum ▶ Wiskott-Aldrich-Syndrom.

OMIM 188000, 188020, 273900, 313900

Thrombozytose,

Thrombozythämie, genetisch bedingte.

Nur von wenigen Sippen beschriebene essentielle familiäre verstärke Thrombozytenbildung der meist normal großen Thrombozyten ohne klinische Symptomatik oder kompliziert durch Thrombophilie oder Hämorrhagien. Thrombopoetin-induzierte verstärkte Proliferation der Megakaryozyten. Genort 3q27 (Thrombopoetin). Differentialdiagnose zu reaktiver T. bei Blutungen und zu T. bei Neoplasien notwendig. Autosomal dominant bedingt. Ausschluss von Chromosomenaberrationen in Knochenmarkzellen als Zeichen einer Präleukämie wichtig: 21q, 3q.

Literatur

Cohen, N., D.Almoznino-Sarafian, J.Weissgarten et al., Benign familial microcytic thrombocytosis with autosomal dominant transmission. Clin.Genet. 52 (1997) 47–50.

Wiestner, A., R.Schlemper, A.van der Maas and R.Skoda, An activating splice mutation in the thrombopoietin gene causes hereditary thrombocythaemia. Nature Genet. 18 (1997) 49–52.

OMIM 161977, 187950

Thurston-Syndrom
▶ Oro-Fazio-Digitale Syndrome (V)

Thymin-Uracilurie
▶ Dihydropyrimidin-Dehydrogenase-Mangel

Thymo-Renal-Anal-Pulmonales Syndrom
▶ Di-George-Syndrom

Thymusaplasie
▶ Di-George-Syndrom

Thyreoglobulin-Defekte
▶ Hypothyreose durch einen Jodprotein-Defekt

Thyreoiditis, lymphomatöse
▶ Hashimoto-Syndrom

Thyreotoxikose
▶ v. Basedow-Syndrom

Thyroxinbindendes Globulin, Varianten
▶ Struma, euthyreote, knotige, durch Anomalien des Thyroxin-bindenden Globulins

Tibia-Aplasie,
Tibia-Hypoplasie, Tibia-Hemimelie; Tibia-Duplikation

Extremitätenfehlbildung unterschiedlicher Ätiologie und Pathogenese.

Krankheitswert
Schwere Behinderung durch Krümmung und Verkürzung des Unterschenkels und Funktionsstörung von Knie- und Sprunggelenk. Klumpfußstellung. Beid- oder einseitig (Hemimelie, OMIM 275220). Häufig kombiniert mit anderen Extremitätenfehlbildungen, vor allem mit Syndaktylie, Femurdysplasie und Polydaktylie (OMIM 188740) sowie mit postaxialer Polydaktylie und Triphalangie des Daumens (EATON-McKUSICK-Syndrom, "WERNER-Syndrom", OMIM 188770), Triphalangealer-Daumen-Polysyndaktylie-Tibia-Hemimelie-Komplex (OMIM 190605, 188770); mit angeborener Taubheit (CARRARO-Syndrom, OMIM 275230), ▶ Spalthand mit oder ohne Spaltfuß (OMIM 119100) bzw. Ektrodaktylie.

Therapiemöglichkeiten
Chirurgische Korrekturen mit unbefriedigendem Erfolg. Krankengymnastik, Prothetik.

Häufigkeit und Vorkommen
Meist sporadisch, selten in Geschwisterschaften bei Konsanguinität der Eltern. Auftreten sowohl von Tibia-Aplasie als auch von Tibia-Hypoplasie mit Polydaktylie und Triphalangie des Daumens in aufeinanderfolgenden Generationen beschrieben. Etwa 200 Fälle mit Triphalangealer-Daumen-Polysyndaktylie-Tibia-Hemimelie-Komplex bekannt.

Genetik
Die Art des familiären Vorkommens spricht bei isolierter bilateraler T. für autosomal rezessiven, bei T. mit Spalthand und -fuß oder Ektrodaktylie für autososomal dominanten oder rezessiven und bei T. mit Polydaktylie und triphalangealem Daumen für autosomal dominanten Erbgang mit variabler Expressivität, wobei bei einzelnen Anlageträgern nur Teilsymptome (Polydaktylie, triphalangealer Daumen) des Triphalangealer-Daumen-Polysyndaktylie-Tibia-Hemimelie-Komplexes auftreten können,

Genort 7q36, Allelie oligo- und polysymptomatischer Formen wird aufgrund gemeinsamen intrafamiliären Vorkommens angenommen. Tibia-Hypo/Aplasie mit Polydaktylie und retrocerebellärer Arachnoidalcyste und CARRARO-Syndrom jeweils autosomal rezessiv bedingt. Bei den meistens sporadischen isolierten oder Kombinationsformen kein Anhaltspunkt für genetische Ursache.

Familienberatung
Genaue familienanamnestische Erhebungen zur Feststellung des Erbganges notwendig. Verwandte mit Teilsymptomen müssen als Merkmalsträger angesehen werden. Pränatale Diagnostik innerhalb des 2. Trimenons ultrasonografisch möglich.

Literatur
Adamsbaum,C., G.Kalifa, R.Seringe and J.-C.Bonnet, Minor tibial duplication: A new cause of congenital bowing of the tibia. Pediatr.Radiol. *21* (1991) 185–188.

Basel, D. and J.Goldblatt, Tibia aplasia – VACTERL association, a new syndrome? Clin.Dysmorphol. *9* (2000) 205–208.

Holmes, I.B., R.W.Redline, D.L.Brown et al., Absence/hypoplasia of tibia, polydactyly, retrocerebellar arachnoid cyst, and other anomalies: an autosomal recessive disorder. J.Med.Genet. *32* (1995) 896–900.

Kantraputa, P., and P.Chalidapong, Are triphalangeal thumb-polysyndacyly syndrome (TPTPS) and tibial hemimelia-polysyndactyly-triphalangeal thumb syndrome (THPTTS) identical? A father with (TPTPS) and his daughter with (THPTTS) in a Thai family. Am.J.Med.Genet. *93* (2000) 126–131.

Kitoh, H., H.Nogami and T.Hattori, Congenital anterolateral bowing of the tibia with ipsilateral polydactyly of the great toe. Am.J.Med.Genet. *73* (1997) 404–407.

Kohn,G., R.El Shawwa and M.Grunebaum, Aplasia of the tibia with bifurcation of the femur and ectrodactyly: Evidence for an autosomal recessive type. Am.J.Med.Genet. *33* (1989) 172–175.

Majewski, F., Tibiahypoplasie mit Polydaktylie. Med.Genetik *3* (1991) 36–38.

Majewski, F., T.Goecke and P.Meinecke, Ectrodactyly and absence (hypoplasia) of the tibia: Are there dominant and recessive types? Am.J.Med.Genet. *63* (1996) 185–189.

Ramirez. M., J.T.Hecht. S.Taylor and I.Wilkins, Tibial hemimelia syndrome: prenatal diagnosis by realtime ultrasound. Prenatal Diagn. *14* (1994) 167–171.

Tüysüz, B., B.D.Beker, T.Centel et al., Unilateral tibial agenesia with preaxial polysyndactyly and renal disorder in two patients: a new syndrome? Clin.Dysmorphol. *10* (2001) 37–40.

OMIM 119100, 188740, 188770, 275220, 275230

Tibia-Hypoplasie
▶ Tibia-Aplasie

Tibia vara,
BLOUNT-Syndrom,
Osteochondrosis deformans tibiae

Aseptische lokale Osteochondronekrose unterschiedlicher Ätiologie.
Es besteht eine umschriebene Wachstumsstörung von Anteilen der proximalen Tibiametaphyse. Ein Basisdefekt ist unbekannt.

Krankheitswert
Erstmanifestation klinischer Erscheinungen unterschiedlich. Vorwiegend beidseitig. Infantiler Typ: Genua vara vom frühen Kindesalter an mit Kompensationsstellung der Femurenden und Rekurvation der Knie. Ganganomalien durch die Varusstellung und Instabilität der Kniegelenke (OMIM 259200). Meist Besserung mit steigendem Lebensalter. Juveniler Typ: Beginn im Pubertätsalter, häufig einseitig, langsam progredient. Hinkender Gang. Siehe auch ▶ *Kampomelie*.

Therapiemöglichkeiten
Chirurgisch-orthopädische Korrekturen mit unterschiedlichem Erfolg.

Häufigkeit und Vorkommen
Meist sporadisch, jedoch Sippen mit Merkmalsträgern in mehreren aufeinanderfolgenden Generationen für den infantilen Typ beschrieben. Juveniler Typ seltener als infantiler, vorwiegend bei Südafrikanern.

Genetik
Heterogen. Infantiler Typ zumindest in einem Teil der Fälle autosomal dominant oder rezessiv bedingt. Juveniler Typ häufig traumatisch entstanden. Nur in wenigen Geschwisterschaften Hinweis auf autosomal rezessive Grundlage.

Familienberatung
Differentialdiagnose zum Genu varum rachitischer oder komplexer (▶ *Kampomelie*; ▶ *Chondrodystrophia punctata*) Genese sowie zu ▶ *Tibia-Torsion*, ▶ WEISMANN-NETTER-*Syndrom* und ▶ LÉRI- WEILL-*Syndrom* notwendig. Gute Prognose der familiären Form.

Literatur
Duncan, P.A., L.R.Shapiro, M.B.Brust and R.M.Klein, Heterogeneity of the BLOUNT disease. Proc.Greenwood Genet.Center 2 (1983) 106–107.

Ikegawa, S., A.Nagano and K.Nakamura, Chondrodysplasia punctata mimicking BLOUNT's disease: a case report. Acta Orthop.Scand. *61* (1990) 580–581.

Megarbane, A., K.Kharrat and G.Keichati, Four sibs with dislocated elbows, bowed tibiae, scoliosis, deafness, cataract, microcephaly, and mental retardation: a new MCA/MR syndrome. J.Med.Genet. *35* (1998) 755–758.

Siebert, J.R. and P.T.Bray. Probable dominant inheritance in BLOUNT's disease. Clin.Genet. *11* (1977) 394–396.

OMIM 188700, 259200

Tic douloureux
▶ Trigeminusneuralgie;
▶ GILLES-De-la-TOURETTE-Syndrom

Tierfellnävus
▶ Naevi pigmentosi;
▶ Melanom

TIETZ-Syndrom
▶ Taubheit (Tab. III.B);
▶ Albinismus und Taubheit

TKCR-Syndrom
▶ Tortikollis

Torg-Syndrom
▶ Osteolyse, familiäre carpo-tarsale

Toribio-Quinones-Typ der Hypotrichose
▶ Hypotrichosis congenita

Toriello-Bauserman-Typ der Arthogryposis

▶ Arthrogryposis multiplex congenita 6.

Toriello-Syndrom

Seit 1985 von 11 Fällen beschriebene Kombination von mandibulofazialer Dysostose mit Mikrozephalie, Ohrfehlbildungen, Schwerhörigkeit, Herzklappen-Fehler und leichten extrazephalen Skelettdysplasien. Familiäres Vorkommen bekannt, Erbgang unklar.

Literatur
Puri, R.D. and S.R.Phadke, Further delineation of mandibulofacial dyostosis: Toriello type. Clin. Dysmorphol. *11* (2002) 91–93.

Toriello, H.V., J.V.Higgins, J.Abrahamson et al., X-linked syndrome of branchial arch and other defects. Am.J.Med.Genet. *21* (1985) 137–142.

Zelante, L., L.Vigliaroli, R.Mingarelli and B.Dallapiccola, Confirmation of the mandibulofacial dysostosis, Toriello type. Am.J.Med.Genet. *45* (1993) 534–535.

OMIM 301950

Toriello-Carey-Syndrom

Seit Erstbeschreibung 1988 bisher von 15 z.T. Geschwisterfällen beschriebene Kombination von Pierre-Robin-Sequenz, Anomalien im Larynx-Hypopharynx-Bereich, Herzfehler, Entwicklungsretardation, Hypotonie, Corpus-callosum-Agenesie, Cutis laxa und kraniofazialen Auffälligkeiten (Hypertelorismus, kurze Lidspalten, kleine Nase, Mikrotie). Anterior verlagerter Anus. Wahrscheinlich autosomal rezessiv bedingt oder X-chromosomal? Androtropie, geringe Lebenserwartung, leichtere Symptomatik im weiblichen Geschlecht.

Literatur
Aftimos, S. and J.McGaughran, Torillo-Carey syndrome. Case report with additional finding. Am.J.Med.Genet. *98* (2001) 273–276.

Camera, G., E.Righi and G.Romagnoli, Toriello-Carey syndrome: report of a new case. Clin.Dysmorphol. *2* (1993) 260–263.

Czarnecki, P., D.Lacombe and L.Weiss, Toriello-Carey syndrome: Evidence for X-linked inheritance. Am.J.Med.Genet. *65* (1996) 291–294.

Jespers, A., I.Buntinx, K.Melis et al., Two siblings with midline field defects and Hirschsprung disease: Variable expression of Toriello-Carey or new syndrome? Am.J.Med.Genet. *47* (1993) 299–302.

OMIM 217980

Torsions-Dystonie,
Dystonia musculorum deformans, Ziehen-Oppenheim-Syndrom

Genetisch bedingte Degeneration des extrapyramidalen motorischen Nerven-Systems auf der Grundlage einer Genmutation.

Der zu den Störungen in Putamen und Pallidum führende Basisdefekt betrifft beim Typ 1, (DYT1) ein ATP-bindendes Chaperon-Protein, Torsin A (*TOR1A*) der dopaminergen Neuronen des Gehirns (L-DOPA-responsiver Typ). Bei einem seltenen Dopamin-responsiven Typ (DYT5) besteht eine Verarmung des Striatums an Dopamin infolge einer verminderten Aktivität der GTP-Cyklohydrolase-I (*GTPCH*), wodurch die Synthese von Tetrahydrobiopterin, Kofaktor der Tyrosinhydroxylase und damit die Dopamin-Synthese gestört ist (s.a. ▶ *Parkinson-Syndrom*). Der allen Formen gemeinsame Dopamin-Mangel führt zu einer gestörten Dopamin-Transmission in den Basalganglien, woraus sich die klinische Symptomatik ableiten lässt.

Krankheitswert
Erstmanifestation klinischer Erscheinungen gewöhnlich zwischen dem 7. und 13. Lebensjahr (kindliche, Gliederform, DYT1), selten früher

(frühkindliche Form) oder später (bis zum 40. Lebensjahr, cranio-cervicale Form, DYT6). Schwere Beeinträchtigung der willkürlichen Bewegungen durch Zwangsbewegungen oder -stellungen infolge von Tonusstörungen der Muskulatur vor allem bei multifokalen oder generalisierten Formen. Im Kindesalter Beginn in den Extremitäten, Entwicklungsstörungen, progredienter Verlauf. Später Dauerkrämpfe, Lordose, Skoliose, Athetose, Gangstörungen und Beeinträchtigung des Sprechens und Schluckens mit schlechter Prognose. Frühkindliche Form mit Bei Erstmanifestation im Erwachsenenalter sehr langsame Progredienz meist segmental bzw. fokal in der oberen Körperhälfte mit Tortikollis, Blepharospasmus oder Schreibkrampf.

Therapiemöglichkeiten
Symptomatisch-konservative, psycho-physiotherapeutische und medikamentöse (Injektion von Botulismus-Toxin) Behandlung befriedigend. Zwei Typen auf L-DOPA ansprechend.

Häufigkeit und Vorkommen
Über 100 gesicherte idiopathische familiäre Fälle beschrieben. Frequenz der häufigsten fokalen Erwachsenenform 1:3.500. Außer wenigen großen Sippen mit bis zu 6 Generationen (DOPA-responsiver Typ) meist Geschwister- oder sporadische Fälle. Von allen größeren Rassen bekannt.

Genetik
Heterogen, bisher mehr als 12 Loci bekannt.
Autosomal dominant frühmanifeste generalisierte Form, (DYT1) mit geringer Penetranz (0,6) vor allem bei Juden (Ashkenasim, Inzidenz 1:23.000, Nichtjuden 1:30.000), Genort 9q34, Chaperonin-Protein Torsin A (OMIM 128100);
Autosomal rezessive Form (DYT2) (OMIM 224500);
X-chromosomale, auf den Philippinen endemische Form, mit Symptomen des PARKINSON-Syndroms, und eine weitere X-chromosomal bedingte DOPA-responsive Form mit Taubheit (DYT3), Genorte: Xp11.2-21.3 (OMIM 305050), Xq13.1 (OMIM 314250), ▶ PARKINSON-Syndrom;
Autosomal dominante adulte fokale Form (DYT4), Genort 18p (OMIM 128101, 602124);
Autosomal dominantes DOPA-responsives Dystonie-Taubheit-Syndrom (DYT5), Genort 14q22.1-22.2 (GTPCH1, **GTP-Cyclohydroxylase-1**), Allelie zu einem Typ der Phenylketonurie,

mit Symptomen des ▶ PARKINSON-Syndroms, auch bei sporadischen Fällen (dominantes SEGAWA-Syndrom, OMIM 128230, 600225);
Autosomal dominante cranio-cervicale adulte Form (DYT6) in zwei großen Inzucht-Sippen in den USA: Genort 8p21-q22 (OMIM 602629);
Autosomal dominante kindliche DOPA-responsive Form mit plötzlichem Beginn (DYT7), Genort 19q13 (OMIM 128230);
Autosomal dominante Bewegungs-induzierte paroxysmale Phenytoin-responsible Dystonie mit Spastizität, verminderte Penetranz, DYT9. Genort 1p (OMIM 601042);
Autosomal dominante Clonazepam-responsible paroxysmale dystone Choreoathetose (DYT10), Genort 16p11.2-q12.1, (OMIM 128200);
Autosomal dominante, Alkohol-induzierte Myoclonus-Dystonie, DYT11, Genort 7q21 (SGCE, Sarcoglycan ε) OMIM 159900, 604149;
Autosomal dominantes Dystonie-PARKINSON-Syndrom, DYT12 (OMIM 128235), Genort 19q13, OMIM128235;
Autosomal dominante kranio-zervikale Dystonie mit Beteiligung der oberen Gliedmaßen, DYT13. Genort 1p;
Autosomal rezessives Dystonie-PARKINSON-Syndrom mit diurnaler Fluktuation (rezessives SEGAWA-Syndrom), ▶ PARKINSON-Syndrom, OMIM 128230, 191290), Genort 11p15.5 (TH, Tyrosinhydroxylase).

Familienberatung
Die frühkindliche Form ist klinisch die schwerste. Sie beginnt an Händen und Füßen. Später manifeste Form vom Kopf bzw. Hals ausgehend. Differentialdiagnose zur ▶ Chorea HUNTINGTON sowie zu nichtgenetisch (Asphyxie, Alkohol, Drogen, Traumen) bedingter zentralnervöser Schädigung, vor allem der Basalganglien, notwendig. Voraussetzung für erbprognostische Einschätzungen sind die anamnestische Differenzierung von häufiger auftretenden syndromatischen Typen (nach Geburtstraumen, Neoplasmen, frühkindlichen Infektionen; ▶ Triosephosphat-Isomerase-Mangel, ▶ HALLERVORDEN-SPATZ-S. u.a.) und die Feststellung des jeweils vorliegenden Erbganges. Es kann von einer intrafamiliären Konstanz der Schwere des Krankheitsbildes und des Erstmanifestationsalters ausgegangen werden. Aufgrund der verminderten Penetranz besteht die Gefahr, dass Familiarität scheinbar sporadischer Fälle übersehen wird.

Literatur

Almasy, L., S.B.Bressman, D.Raymond et al., Idiopathic torsion dystonia linked to chromosome 8 in two Mennonite families. Ann.Neurol. *42* (1997) 670–73.

Brandmann, O. und U.Müller, Dystonien. In. Rieß, O. und L.Schöls (Hrsg.) Neurogenetik. Molekulargenetische Diagnostik neurologischer und psychiatrischer Erkrankungen, W. Kohlhammer-Verl. Stuttgart. 2. Aufl. 2002, S. 338–347.

Hayes, M.W., R.A.Ouvrier, W.Evans et al., X-linked dystonia-deafness syndrome. Mov.Disord. *13* (1998) 303–308.

Hewett, J., C.Gonzales-Agosti, D.Slater et al., Mutant torsin A, responsible for early-onset torsion dystonia, forms membrane inclusions in cultured neural cells. Hum.Molec.Genet. *9* (2000) 1403–1413.

Ichinose, H. and T.Nagatsu, Molecular genetics of hereditary dystonia. Mutations in the GTP cyclohydrolase I gene. Brain Res.Bull. *43* (1997) 35–38.

Imaiso, Y., T.Taniwaki, T.Yamada et al., A novel mutation of the GTP1 cyclohydrolase I gene in a patient with hereditary progressive dystonia/dopa-responsive dystonia. Neurology *50* (1998) 517–519.

Jarman, P.R. and T.T.Warner, The dystonia. J.Med. Genet. *35* (1998) 314–318.

Klein, C., M.F.Michell, D.de Leon et al., De novo mutation (*GAG* deletion) in the *DYT1* gene in two non-Jewish patients with early-onset dystonia. Hum.Molec.Genet. *7* (1998) 1133–1136.

Knappskog, M., T.Flatmark, J.Mallet et al., Recessively inherited L-DOPA-responsive dystonia caused by a point mutation (Q381K) in the tyrosine hydroxylase gene. Hum.Molec.Genet. *4* (1995) 1209–1212.

Laube, B., D.Rudnicki, T.Ratzlaff et al., Idiopathic torsion dystonia: assignment of a gene to chromosome 18 in a German family with adult onset, autosomal dominant inheritance and purely focal distribution. Hum.Molec.Genet. *5* (1996) 1673–1677.

Mostofski, S.H., P.A.Blasco, I.J.Butler and W.B.Dobyns, Autosomal dominant torsion dystonia with onset in infancy. *15* (1996) 245–248.

Muller, U., D.Steinberger and A.H.Nemeth, Clinical and molecular genetics of primary dystonias. Neurogenetics *1* (1998) 165–177.

Nygaard, T.G., K.D.Wilhelmsen, N.J.Risch et al., Linkage mapping of dopa-responsive dystonia (DRD) to chromosome 14q. Nature Genet. *5* (1993) 386–391.

Ozelius, L.J., J.W.Hewett, C.E.Page et al., The early-onset torsion dystonia gene (*DYT1*) encodes an ATP-binding protein. Nature Genet. *17* (1997) 40–48.

Zimprich, A., M.Grabowski, F.Asmus et al., Mutations in the gene encoding ε-sarcoglycan cause myoclonus-dystonia syndrome. Nature.Genet. *29* (2001) 66–69.

OMIM 128100, 128101, 128200, 128235, 224500, 224600, 305050, 314250

Tortikollis,
Schiefhals

Fehlhaltung des Kopfes unterschiedlicher Genese, teilweise Gesichtsassymmetrie.

▶ Muskulär: Hypoplasie der Muskulatur einer Halsseite, besonders des M. sternocleidomastoideus. Autosomal dominant oder rezessiv bedingt oder bei sporadischen Fällen auch prä- oder perinatal traumatisch (Hämatom?, Muskelriss?). Begünstigt durch Beckenendlage? Bei der myopathischen Form cave ▶ *Hyperpyrexie* im Falle operativer Korrektur!

▶ Ossär: Angeborene Skelettanomalien, z.B. Block- und Keilwirbelbildung (▶ KLIPPEL-FEIL-*Syndrom*) der Halswirbelsäule. Peri- oder postnatal manifest, teilweise mit Gesichts- und Schädelasymmetrie kombiniert.

▶ Spastisch: Frühsymptom der ▶ *Torsions-Dystonie*.

▶ GOEMINNE-Syndrom (OMIM 314300): Muskulärer T., Keloidneigung, Varicosis, Cryptorchismus, Renale Dysplasie und Gesichtsasymmetrie (TKCR-Syndrom). Wenig Fälle beschrieben. X-chromosomal bedingt. Genort Xq28.

▶ Symptomatisch auch bei verschiedenen komplexen Fehlbildungs-Syndromen.

Literatur

Dubousset, J., Torticollis in children caused by congenital anomalies of the atlas. J.Bone Jt.Surg. Ser.A *68* (1986) 78–188.

Froster-Iskenius, U.G., J.R.Waterson and J.G.Hall, A recessive form af congenital contracture and torticollis associated with malignant hyperthermia. J.Med.Genet. *25* (1988) 104–112.

Thompson, F., S.McManus and J.Colville, Familial congenital muscular torticollis: Case report and review of the literature. Clin.Orthop.Relat.Res. *202* (1986) 193–196.

OMIM 189600, 314300

TOST-Syndrom
▶ Distichiasis

TOURAINE-SOLENTE-GOLE-Syndrom
▶ Pachydermoperiostosis

de-la-TOURETTE-Syndrom
▶ GILLES-De-la-TOURETTE-Syndrom

TOWNES-Syndrom
▶ Anus imperforatus

TOWNES-BROCKS-Syndrom
▶ Anus imperforatus

Toxopachyosteose, diaphysäre
▶ WEISMANN-NETTER-Syndrom

TPPS
▶ JEUNE-Syndrom

Trachea, Stenose der
▶ Ösophagus-Atresie

Tracheo-Ösophagus-Fistel
▶ Ösophagus-Atresie

Tränengangsdefekte

Lokale Fehlbildung der Augengegend unklarer Ätiologie.
Es bestehen entweder Atresien oder (bei Anomalien der Orbita) Dysplasien der Tränenpunkte bzw. des Ductus nasolacrimalis. Ein Basisdefekt für die nicht syndromatischen T. ist unbekannt.

Krankheitswert
Erstmanifestation klinischer Erscheinungen im 1. Lebensjahr. Tränenträufeln. Gefahr sekundärer Veränderungen und Komplikationen am Auge. Syndromatisch beim BERNDORFER-Syndrom (▶ *Lippen-Kiefer-Gaumen-Spalte mit Spalthand und -fuß*); Tetraamelie (▶ *Pseudothalidomid-Syndrom*); ▶ *Lakrimo-Aurikulo-Dento-Digitalen Syndrom*; ▶ ZINSSER-ENGMAN-COLE-Syndrom; MILLER-FINEMAN-SMITH-Syndrom und bei anderen komplexen Fehlbildungs-Syndromen und ektodermalen Dysplasien.

Therapiemöglichkeiten
Künstliche Kanalisierung möglich.

Häufigkeit und Vorkommen
Selten, meist sporadisch. Jedoch mehrere Sippen mit Merkmalsträgern in aufeinanderfolgenden Generationen beschrieben.

Genetik
Heterogen. Die Art des familiären Vorkommens spricht in einigen Sippen für autosomal dominanten Erbgang.

Familienberatung
Bei stummer Familienanamnese kann das Risiko für Verwandte eines Merkmalsträgers als gering eingeschätzt werden.

Literatur
Fujimoto, A., M.Lipson, R.V.Lacro et al., New autosomal dominant branchio-oculo-facial syndrome. Am.J.Med.Genet. *27* (1987) 943–951.
Ohdo, S., H.Madokoro, T.Sonoda et al., Association of tetra-amelia, ectodermal dysplasia, hypoplasia of lacrimal ducts and sacs opening toward the exterior, peculiar face, and developmental retardation. J.Med.Genet. *24* (1987) 609–612.

OMIM 149700, 273390

Tränenlosigkeit, angeborene
▶ Alacrimia congenita

Transient bullous dermolysis of the newborn
▶ Epidermolysis bullosa des Neugeborenen

Transposition der großen Gefäße
▶ Herzfehler, angeborene

Transsexualismus, Transvestitismus

Sexualdeviation unter Beteiligung genetischer Faktoren.
Es besteht eine Abweichung bei der Differenzierung der hypothalamischen Sexualitäts- und Erotisierungszentren mit biologischem Substrat in der Stria terminalis. Grundlage ist ein relativer oder absoluter Androgenmangel während einer bestimmten Determinierungsphase der Fetalentwicklung. Dadurch kommt es zu einer gegengeschlechtlichen Hypothalamusdifferenzierung, die postnatal nach Gaben von Estrogenen (Presomen) im Releasing-Hormon-Feedback an Veränderungen der LH-Sekretion nachgewiesen werden kann.

Krankheitswert
Während des Kindes- oder Pubertätsalters zunehmend manifest werdende, dem genetischen, gonadalen und somatischen Geschlecht entgegengesetzte Identifizierung im psychischen Verhalten und Erleben, in der Sozialrolle und später im Sexualverhalten, z.T. mit homosexuellen Kontakten bei normaler somatischer Geschlechtsentwicklung. Ein Teil der Transsexuellen wünscht operative Korrektur auch mit dem Ziel intimer Partnerbeziehungen. Aus der Konflikthaftigkeit des Erlebens folgt die Neigung zu aktiven Verstimmungen bis hin zur Suizidalität mit entsprechenden erpresserischen Androhungen, insbesondere wenn dem Anliegen der erwünschten Personenstands- und Namensänderung sowie geschlechtskorrigierenden Operationen nicht stattgegeben wird. Beim Transvestitismus wird die gegengeschlechtliche Kleidung zum Sexualobjekt. In der vorwiegend autoerotischen Sexualphantasie bzw. bei masturbatorischen Handlungen spielt – insbesondere bei männlichen Transvestiten – die eigene gegengeschlecht-

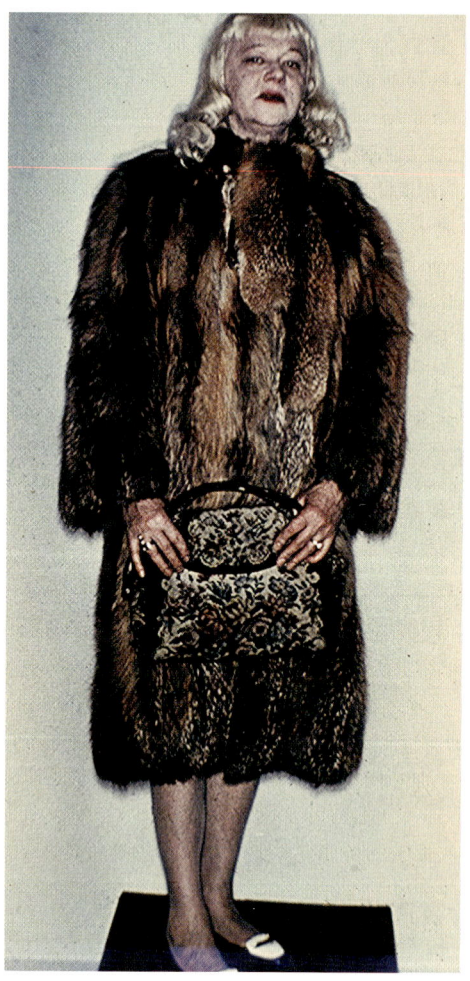

Transsexualismus, Transvestitismus. Transvestitismus bei genetisch männlichem Geschlecht.

liche Unterwäsche eine wesentliche Rolle. Dabei bestehen z. T. weder eine gegengeschlechtliche Identifizierung noch der Wunsch, die Rolle des anderen Geschlechtes einzunehmen. Fließende Übergänge sind möglich.

Therapiemöglichkeiten
Keine psychotherapeutische oder endokrinologische Behandlungsmöglichkeit. Unter bestimmten Voraussetzungen (Alter; feste Partnerbindung; somatische Faktoren, die der erwünschten Rolle entsprechen), kann eine chirurgische Umwandlung mit Korrekturen der primären und sekundären Geschlechtsmerkmale vorgenommen werden. Die Auffassungen dar-

Tremor, essentieller familiärer

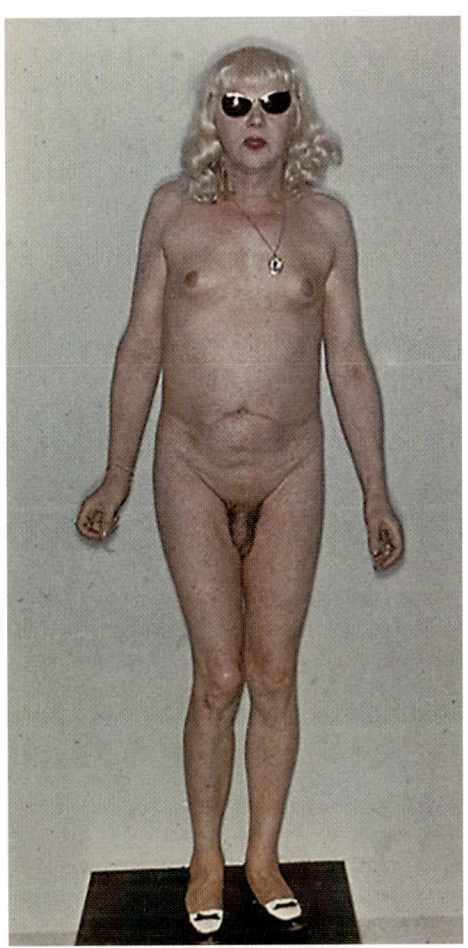

Transsexualismus, Transvestitismus. Männliche Körperproportionen, leichte Gynäkomastie, Behaarung kosmetisch korrigiert.

über sind umstritten bei auf Dauer zweifelhaftem Erfolg.

Häufigkeit und Vorkommen
Frequenz 1:100.000–30.000. Sporadische und Geschwisterfälle.

Genetik
Multifaktoriell bedingt. Beteiligung genetischer Faktoren in Form der Beeinflussung der pränatalen Androgenkonzentration. Ein weiteres beteiligtes Gen wird in Xq28 bzw. Yq11 vermutet. Postnatale Umwelteinflüsse wie Anerziehung einer Geschlechterrolle vor dem 4.–5. Lebensjahr sind unerheblich. Gleiches gilt auch für eine Hormonbehandlung. Bei einem Teil der Fälle finden sich gonosomale Aberrationen.

Familienberatung
Genaue psychiatrische, zytogenetische und endokrinologische Diagnostik und Differentialdiagnose zu Homosexualität, neurotischen Fehlhaltungen, beginnender Psychose und anders motivierten Wünschen zur Geschlechtsumwandlung besonders vor den gewünschten chirurgischen Eingriffen wichtig. Das Risiko für Verwandte eines Merkmalsträgers kann als gering eingeschätzt werden. Kein Gegenstand der Familienberatung.

Literatur
Dörner, G., Hormone-dependent brain development and neuroendocrine prophylaxis. Exp.Clin.Endocrin. *94* (1988) 4–22.
Sabalis, R.F., A.Frances, S.M.Appenzeller and W.R.Moseley, The three sisters: transsexual male siblings. Am.J.Psychiat. *131* (1974) 907–909.
Videla, E. and N.Progoschin, Female transsexualist with abnormal karyotype. Lancet 1976/II 1081.
Zhou, J.-N., M.A.Hofman, L.J.G.Gooren and D.F.Swaab, A sex difference in the human brain and its relation to transsexuality. Nature *378* (1995) 68–70.

TREACHER-COLLINS-Syndrom
▶ FRANCESCHETTI-Syndrom

Trehalase-Mangel,
Trehalose-Intoleranz

▶ Pilzunverträglichkeit

Tremor, essentieller familiärer

Genetisch bedingtes Zittern auf der Grundlage einer Genmutation.
Es besteht ein pathologisch-anatomisches Substrat für die klinischen Erscheinungen vor allem im Endhirn. Ein Basisdefekt betrifft ein Protein (FET) unklarer Funktion. Es besteht ein erhöhter Blutfluss vor allem im Cerebellum im Zu-

sammenhang mit einer Dysregulation der entsprechenden Muskulatur. Siehe auch ▶ *Triosephosphat-Isomerase-Mangel*.

Krankheitswert
Erstmanifestation in allen Lebensaltern möglich, durchschnittlich im 50. Lebensjahr. Zittern der Hände und Unterarme, seltener der Beine, der Lippen, des Kopfes, des Rumpfes, des Kinns (Genospasmus) und der Zunge. Stationär, verstärkt durch Anstrengungen, Ermüdung oder Erregungs- und Angstzustände, zeitlich begrenzte Remissionen. Mit Nystagmus assoziierter Kopftremor frühmanifest, isolierter Tremor des Kinnes (Kontraktionen des M. mentalis, Myoklonien?) bereits im Säuglingsalter. Besserung mit steigendem Lebensalter. Klinisch heterogen, teilweise mit Torticollis assoziiert. Erhöhte Lebenserwartung? Syndromatisch bei PARKINSON-Syndrom; spinaler Muskelatrophie Typ KENNEDY.

Therapiemöglichkeiten
Gaben von Vitamin B_6, Sedativa und β-Rezeptorenblockern mit gutem Erfolg. Kurzfristige Besserung auch durch Alkohol mit Gefahr der Abhängigkeit.

Häufigkeit und Vorkommen
Frequenz in Europa 1:1.000–700, bei über 65jährigen 8–13, regional bis 60:100, meistens familiär. Große Sippen mit Merkmalsträgern in mehreren aufeinanderfolgenden Generationen. Kinntremor (OMIM 190100) von mehreren Sippen bekannt, teilweise mit spätmanifester Otosklerose assoziiert.

Genetik
Heterogen. Multiple Allelie, Heterogenie und Einfluss des genetischen Hintergrundes. Autosomal dominanter (OMIM 190300, 190310), vereinzelt auch rezessiver Erbgang mit variabler Expressivität. Typ bzw. Frequenz von Begleiterscheinungen und Lokalisation des Tremors auffällig familienspezifisch. Genorte: Autosomal dominanter Essentieller T. (ETMI) mit CAG-Repeat-Expansion und Antizipation, 3q13 (*ETM1* = *FET1*, Familiärer Tremor, Essentieller) OMIM 190300; ETMII 2p25-p22 (*ETM2*), OMIM 602134; im Kleinkindesalter beginnender, emotional und durch Stress ausgelöster Tremor von Kinn und Unterlippe – Geniospasmus 9q13-21 (OMIM 190100).

Familienberatung
Für erbprognostische Überlegungen muss das oft hohe Erstmanifestationsalter beachtet werden. Differentialdiagnose zu T. bei WILSON-Syndrom, beginnendem PARKINSON-Syndrom, Dystonien, Ataxien und zu Alkoholismus-bedingtem T. wichtig. T. kann hinweisend sein. Mit einer schwereren Merkmalsausprägung bei Homozygoten muss erfahrungsgemäß nicht gerechnet werden. Von einer intrafamiliären Konstanz des Erstmanifestationsalters und der Merkmalsausprägung kann ausgegangen werden. Eventuelle Berücksichtigung bei der Berufswahl potentieller Merkmalsträger notwendig.

Literatur
Alsager, D.E., P.Bowen and J.S.Bamforth, Trembling chin – a report of this inheritable dominant character in a four-generation Canadian family. Clin.Genet. *40* (1991) 186–189.

Busenbark, K.L., J. Nash, S.Nash et al., Is essential tremor benigne? Neurology *41* (1991) 1982–1983.

Danek, A., M.Gams and C.Garner, Erbliches Kinnmuskelzittern ("Geniospasmus"). Akt.Neurol. *18* (1991) 124–127.

Destee, A., F.Cassim, L.Defèbre and J.D.Guieu, Hereditary chin trembling or hereditary chin myoclonus? J.Neurol.Neurosurg.Psychiatry *63* (1997) 804–807.

Gulcher, J.R., P.Jónsson A.Kong et al, Mapping of a familial essential tremor gene, *FET1*, to chromosome 3q13. Nature Genet. *17* (1997) 84–87.

Higgins, J.J., L.T.Pho and L.E.Nee, A gene (*ETM*) for essential tremor maps to chromosome 2p22-p25. Mov.Disord. *12* (1997) 859–864.

Jankovic, J., J.Beach, M.Pandolfo and P.I.Patel, Familial essential tremor in 4 kindreds: Prospects for genetic mapping. Arch.Neurol. *54* (1997) 289–294.

Jarman, P.R., N.W.Wood, M.T.Davis et al., Hereditary geniospasm. Linkage to chromosome 9q13-q21 and evidence for genetic heterogeneity. Am.J.Hum. Genet. *61* (1997) 928–933.

Louis, E.D. and R.Ottman, How familial is familial tremor? Neurology *46* (1996) 1200–1205.

Schöls, L., Tremor. In. Rieß, O. und L.Schöls (Hrsg.) Neurogenetik. Molekulargenetische Diagnostik neurologischer und psychiatrischer Erkrankungen, W. Kohlhammer-Verl. Stuttgart. 2. Aufl. 2002, S. 335–337.

Sutterland, J.M., V.E.Edwards and M.J.Eadie, Essential (hereditary or senile) tremor. Med.J.Aust. 1975/ II 44–47.

OMIM 190100, 190300, 190310, 602134

TREVOR-Krankheit
▶ Dysplasia epiphysaria hemimelica

Tricho-Dento-Ossäres Syndrom,
ROBINSON-MILLER-WORTH-Syndrom,
TDO-Syndrom

Genetisch bedingte ektodermale Dysplasie auf der Grundlage einer Homeoboxgen-Mutation. Der Basisdefekt betrifft das Produkt des Gens *DLX3* (analog zu *distal less 3*).

Krankheitswert
Erstmanifestation klinischer Erscheinungen im Kindesalter. Hypoplastischer Zahnschmelz, Taurodontie, Kariesneigung. Dichtes Kräuselhaar. Dicke, brüchige Nägel. Leichte symptomlose Osteosklerose, vor allem der Schädelknochen. Teilweise Makrozephalus oder Dolichozephalus. Beeinträchtigung gering. Klinisch heterogen in Bezug auf die Knochensymptomatik, die Art der Haardysplasie und der Amelogenesis.

Therapiemöglichkeiten
Behandlung lediglich der stomatologischen Symptomatik möglich und notwendig.

Häufigkeit und Vorkommen
Seit Erstbeschreibung 1966 mehr als 50 Fälle, davon 19 in 4 Generationen einer Sippe publiziert.

Genetik
Autosomal dominanter Erbgang. Aufgrund leichter interfamiliärer klinischer Unterschiede werden 3 Formen abgegrenzt, für die wahrscheinlich Allelie besteht. Genort 17q21 (*HOX*-Gen *DLX3* – *Distal-less, Dlx*), Allelie zur isolierten unreifen ▶ Zahnschmelzhypoplasie? Eine von wenigen familiären Fällen beschriebene autosomal dominante Tricho-Dentale Dysplasie unterscheidet sich klinisch sowohl in der

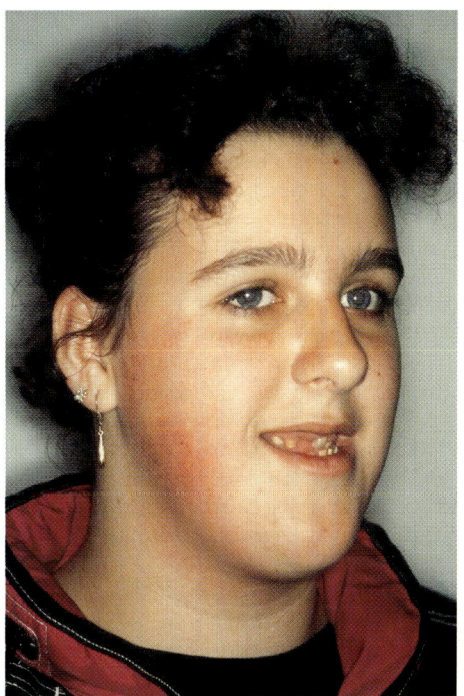

Tricho-Dento-Ossäres Syndrom. Verlängertes Untergesicht, mandibuläre Prognathie. Dichtes Kräuselhaar. (Ch. Opitz)

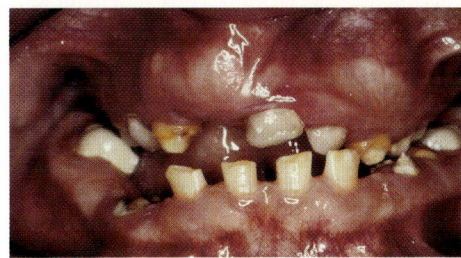

Tricho-Dento-Ossäres Syndrom. Hypodontie, Zahnschmelzstrukturstörungen und Kariesanfälligkeit. (Ch. Opitz)

Haar- (Hypotrichose) als auch in der dentalen Symptomatik (Zahnunterzahl und -formabweichungen), kann also nicht als oligosymptomatische Form angesehen werden und ist dem Formenkreis der ektodermalen Dyplasien zuzurechnen.

Familienberatung
Differentialdiagnose zu anderen ▶ ektodermalen Dysplasien (s.a. ▶ Zahnschmelzdefekte) notwendig. Nicht progredient, Intelligenz normal.

Tricho-Dermo-Dysplasie

Literatur

Gianotti, A., M.C.Digilio, G.Albertini et al., Sporadic trichodental dysplasia with microcephaly and mental retardation. Clin.Dysmorph. *4* (1995) 334–337.

Hart, T.C., D.W.Bowden, J.Bolyard et al., Genetic linkage of the tricho-dento-osseous syndrome to chromosome 17q21. Hum.Molec.Genet. *6* (1997) 2279–2284.

Kula, K., K.Hall, T.Hart and J.T.Wright, Craniofacial morphology of the tricho-dento-osseous syndrome. Clin.Genet. *50* (1996) 446–454.

Quattromani, F., S.D.Shapiro, R.S.Young, et al., Clinical heterogeneity in the tricho-dento-osseous syndrome. Hum.Genet. *64* (1983) 116–121.

Price, J.A., D.W.Bowden, J.T.Wright et al., Identification of a mutation in *DLX3* associated with tricho-dento-osseous (TDO) syndrome. Hum.Molec.Genet. *7* (1998) 563–569.

Seow, W.K., Tricho-dento-osseous (TDO) syndrome, case report and literature. Pediatr.Dent. *15* (1993) 355–361.

Shapiro, S.D., F.L.Quattromani, R.J.Jorgenson, and R.S. Young, Tricho-dento-osseous syndrome: heterogeneity or clinical variability. Am.J.Hum.Genet. *16* (1983) 225–236.

Wright, J.T., K.Kula, K.Hall, et al., Analysis of the tricho-dento-osseous syndrome. Genotype and phenotype. Am.J.Med.Genet. *72* (1997) 197–204.

Wright, J.T., M.W.Roberts, A.R.Wilson and F.Kudhail, Tricho-dento-osseous syndrome. Features of the hair and teeth. Oral Surg.Oral Med.Oral Pathol. *77* (1994) 487–493.

OMIM 190320, 600525

Tricho-Dermo-Dysplasie
▶ BIDS

Trichodysplasia hereditaria
▶ Hypotrichosis congenita

Tricho-Entero-Hepatisches Syndrom
▶ Hämochromatose, primäre hepatische

Trichoepithelioma
▶ Epithelioma adenoides cysticum

Tricho-Hepato-Enterisches Syndrom
▶ Hämochromatose, primäre hepatische

Tricho-Odonto-Onycho-Dysplasie
▶ Ektodermale Dysplasie, anhidrotische;
▶ BIDS-Syndrom

Tricho-Okulo-Dermo-Vertebrale Dysplasie (ALVES-Syndrom)
▶ Arthrogryposis multiplex congenita

Tricho-Onychodysplasien

Subgruppe der ▶ ektodermalen Dysplasien, die auf Nägel und Haare beschränkt sind. Bisher 19 Entitäten abgegrenzt.

Literatur

Freie-Maia, N. and M.Pinheiro, Ectodermal dysplasias - a review of the conditions described after 1984 with an overall analysis of all the conditions belonging to this nosologic group. Rev.Brasil.Genet. *10* (1992) 403–414.

Pinheiro, M. and N.Freie-Maia, Hair-nail dysplasia – a new pure autosomal dominant ectodermal dysplasia. Clin.Genet. *41* (1992) 296–298.

Tricho-Phalangie-Syndrom
▶ Tricho-Rhino-Phalangie-Syndrom

Trichopoliodystrophie
▶ MENKES-Syndrom

Trichorrhexis nodosa
▶ Monilethrix;
▶ BIDS

Tricho-Rhino-Phalangie-Syndrom Typ I, TRPS

Genetisch bedingte Osteochondrodysplasie auf der Grundlage einer Gen- bzw. Chromosomenmutation.

Tricho-Rhino-Phalangie-Syndrom Typ I, TRPS

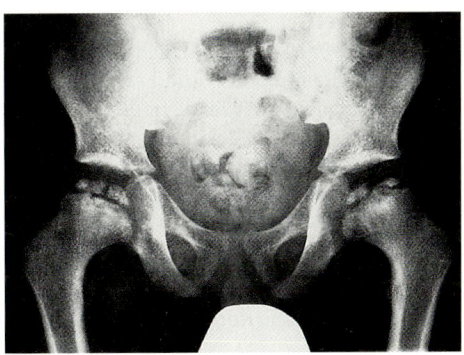

Tricho-Rhino-Phalangie-Syndrom Typ I. Flache Femurkopfepiphysen, Perthes-ähnliche Veränderungen.

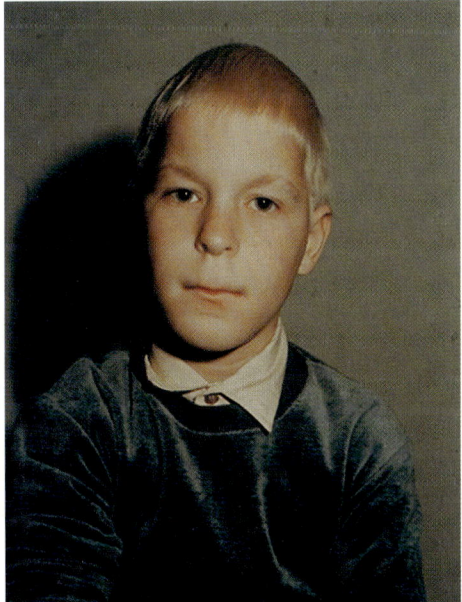

Tricho-Rhino-Phalangie-Syndrom Typ I. Birnenförmige Nase, langes, nach unten sich verbreiterndes Philtrum, dünne Oberlippe. Spärliches, helles Kopfhaar. (St. Braun)

Es besteht eine periphere epiphysäre Dysplasie, die sich mit den anderen Symptomen zunächst nicht in einen pathogenetischen Zusammenhang bringen lässt. Der Basisdefekt betrifft Helicase-Untereinheiten eines Trankriptionsinitiationsfaktors (TFIIH) für die Transkription und die DNA-Reparatur (Nukleotid-Excisions-Reparatur nach UV-Einwirkung), woraus sich die Multisystem-Symptomatik und die Ähnlichkeit zu anderen Syndromen mit Reparatur-Defekten erklären.

Krankheitswert

In den ersten Lebensjahren Haar- und Nagelwachstumsstörungen und -brüchigkeit. Später Brachyphalangie und Verformung der Finger und Zehen aufgrund konischer Veränderungen der Epiphysen (Zapfenepiphysen) und entsprechender metaphysärer Deformitäten (▶ *Dysostose, periphere*). Behinderungen durch osteoarthrotische Veränderungen auch in anderen Bereichen möglich. Charakteristische große birnenförmige Nase mit hohem Philtrum. Teilweise Kleinwuchs. In einigen Fällen nur Knochendysplasien mit Haarwachstumsstörungen (Tricho-Phalangie-Syndrom). Hämatologische Symptome einer β-Thalassämie. Im Unterschied zu Xeroderma pigmentosum keine Pigmentierungsanomalien und Hautkrebsgefahr. Bei Typ III Brachmetacarpie und Kleinwuchs, keine Exostosen.

Therapiemöglichkeiten

Keine kausale Behandlung bekannt. Sonnenschutz wichtig.

Häufigkeit und Vorkommen

Seit Abgrenzung des Syndroms 1956 über 150 Fälle, darunter mehrere Geschwisterschaften und Fälle in aufeinanderfolgenden Generationen, publiziert.

Genetik

Zunächst aufgrund der Geschwisterfälle als autosomal rezessiv eingeschätzt. Später wurden jedoch auch Sippen mit dominantem Erbgang beschrieben, so dass autosomal dominanter Erbgang mit variabler Epressivität angenommen wurde. Genort 8q24.1 (TFIIH-stabilisierende Untereinheit XPB oder XPD, neuerdings wieder umstritten), beteilig am contiguous gene syndrome bei Typ II. Die Verschiedenheit des familiären Vorkommens und die unscharfe nosologische Abgrenzung zum ▶ *Tricho-Rhino-Phalangie-Syndrom II* erklärt sich durch eine zugrunde liegende chromosomale Mikrodeletion, die sich mit zytogenetischen und molekulargenetischen Spezialmethoden in den meisten Fällen darstellen lässt. Somit ist das TRPSI ein Bestandteil des TRPS II. Ob es sich bei den restlichen Fällen um eine wegen zu geringen Umfanges bzw. nur im Mosaik vorhandene nicht erkannte Deletion oder eine Genmutation in diesem Bereich handelt, ist häufig nicht klar. Es besteht Allelie mit einem autosomal dominanten Typ III (SUGIO-KAJII-Syndrom) mit normaler Intelligenz, schwerer Brachydaktylie und Brachymetakarpie und -tarsie.

Familienberatung
Familienanamnestische Feststellung des in der jeweiligen Sippe vorliegenden Erbganges und molekularzytogenetischer Ausschluss einer Deletion notwendig (Differentialdiagnose zu Typ II). Ein negatives Ergebnis der Chromosomenanalyse kann jedoch nicht als Ausschluss gewertet werden. Mit Behinderungen, besonders infolge der Hand- und Hüftsymptomatik muss gerechnet werden. Differentialdiagnose zum TRP-Syndrom Typ II wichtig.

Literatur
Lüdecke, H.J., Johnson, C.M.J.Wagner et al., Molecular definition of the shortest region of deletion overlap in the LANGER-GIEDION syndrome. Am.J.Hum.Genet. 49 (1991) 1197–1206.

Lüdecke, H.-J., J.Schaper, P.Meinecke et al., Genotypic and phenotypic spectrum in tricho-rhino-phalangeal syndrome types I and III. Am.J.Hum.Genet. 68 (2001) 81–91.

Nagai, T., G.Nishimura, H.Kasai et al., Another family with tricho-rhino-phalangeal syndrome type III (SUGIO-KAJII syndrome). Am.J.Med.Genet. 49 (1994) 278–280.

Schmidt, O., D.von Holtum, S.Groß et al., The *EIF3S3* gene encoding the p40 subunit of the translation initiation factor eLF3 has eight exons and maps to the LANGER-GIEDION syndrome chromosome region on 8q24, but is not the *TRPS1* gene. Hum.Genet. *1105* (1999) 662–664.

OMIM 190350, 190351

Tricho-Rhino-Phalangie-Syndrom Typ II,
LANGER-GIEDION-Syndrom, ALECALO-Syndrom, TRPS II

Genetisch bedingtes Osteochondrodysplasie-Syndrom auf der Grundlage einer chromosomalen Mikrodeletion: Contiguous gene syndrome. Es besteht eine Assoziation verschiedener Symptome, deren zugrunde liegende Gene von der Deletion betroffen sind. Basisdefekte sind unbekannt.

Krankheitswert
▶ TRP-Syndrom Typ I. Zusätzlich Mikrozephalus, geistige Retardierung und bereits im Vorschulalter manifest werdende multiple Exostosen mit progredienten Sekundärerscheinungen bzw. Behinderungen. Häufig Cutis laxa und andere fakultative Symptome. **Multiple Exostosen, Mentale Retardation – MEMR.**

Therapiemöglichkeiten
Nur symptomatische Korrekturen möglich.

Häufigkeit und Vorkommen
Seit Erstbeschreibung 1961 mehr als 50 meistens sporadische Fälle bekannt.

Genetik
Zugrunde liegt eine Deletion des langen Armes des Chromosoms 8 im Bereich q22.2-24.2. Da diese Deletion neben bis zu 24 anderen Genen auch die für TRPS I (8q24.12) und eine ▶ multiple cartilaginäre Exostose (*EXT1*) umfasst, erklärt sich der Zusammenhang beider Syndrome (contiguous gene syndrome). Der unterschiedliche Umfang der Deletion bei den verschiedenen Fällen bedingt die interfamiliäre Variabilität der Symptomatik. Die Deletion kann auch durch Translokation oder Inversion bedingt sein.

Familienberatung
Nachweis der Chromosomenaberration durch High-Resolution-Technik oder molekulargenetisch notwendig. Bei positivem Befund und normalem Chromosomenstatus der Eltern besteht kein Wiederholungsrisiko für Geschwister. Die Deletion, auch in Form einer Translokation oder Inversion, dient als Nachweis, als Grundlage für die pränatale Diagnostik und zur Abgrenzung gegenüber dem prognostisch günstigeren TRPS Typ I sowie zur genetischen Risiko-Einschätzung. Differentialdiagnose zum ▶ TRPS I, zu den ▶ multiplen kartilaginären Exostosen und zur ▶ *Fibrodysplasia ossificans progressiva* wichtig.

Literatur
Hilton, M.J., L.Gutiérrez, L.Zhang et al., An integral physical map of 8q22-q24: use in positional cloning and deletion analysis of LANGER-GIEDION syndrome. Genomics *71* (2001) 192–199.

Lüdecke,H.-J., C.Johnson, M.J.Wagner et al., Molecular definition of the shortest region of deletion overlap in the LANGER-GIEDION syndrome. Am.J.Hum.Genet. *49* (1991) 1197–1206.

Parish, J.E., M.J.Wagner, J.T.Hecht et al., Molecular analysis of overlapping chromosomal deletions in patients with LANGER-GIEDION syndrome. Genomics *11* (1991) 54–61.

OMIM 150230

Trichorrhexis nodosa
▶ BIDS-Syndrom

Trichorrhexis nodosa mit Oligophrenie
▶ BIDS-Syndrom

Trichoskyphodysplasie
▶ Akroskyphodysplasie

Trichothiodystrophie
▶ BIDS-Syndrom

Trigeminusneuralgie, paroxysmale,
Tic douloureux, FOTHERGILL-Syndrom

Schmerzparoxysmus unterschiedlicher Ätiologie.
Neben syndromatischer T. (bei verschiedenen Stoffwechselkrankheiten, Neuropathien, Infekten usw.) existiert ein genetisch bedingter idiopathischer Typ mit unklarem Basisdefekt (Supersensibilität der Dopamin-Rezeptoren?, Katecholamin-Stoffwechselstörung?, Purinstoffwechselstörung?).

Krankheitswert
Erstmanifestation im Erwachsenenalter. Kurze, sich häufig wiederholende starke Schmerzanfälle mit Gesichtsverzerrungen im Bereich des Trigeminus. Unwillkürliche stereotype Muskelzuckungen (Tic douloureux). Meist einseitig. Starke Beeinträchtigung des Allgemeinbefindens.

Therapiemöglichkeiten
Anästhetika mit vorübergehendem Erfolg. Glycerol- oder Alkoholinjektionen in den entsprechenden Nervenast, in schweren Fällen chirurgische Eingriffe im Kerngebiet (z.B. nach JANETTA) erfolgreich. Langzeitgaben von Haloperidol in niedrigen Dosen erfolgversprechend.

Häufigkeit und Vorkommen
Meist sporadisch, jedoch zahlreiche Sippen mit Merkmalsträgern in mehreren Generationen beschrieben.

Genetik
Bei familiärer, dann meist bilateraler, Form autosomal dominanter Erbgang mit leicht verminderter Penetranz.

Familienberatung
Differentialdiagnose zu symptomatischen Formen bzw. psychomotorischen und hysterischen Erscheinungen sowie zum ▶ GILLES-De-la-TOURETTE-Syndrom wichtig. Das Risiko für Kinder auch eines sporadischen Falles ist erhöht. In Anbetracht guter Therapieerfolge günstige Prognose.

Literatur
Braga, F.M., A.de Padua Bonatelli, I.Suriano and M.Canteras, Familial trigeminal neuralgia. Surg. Neurol. *26* (1986) 405–408.

Coffey, R.J. and G.H.Fromm, Familial trigeminal neuralgia and CHARCOT-MARIE-TOOTH neuropathy: Report of two families and review. Surg.Neurol. *35* (1990) 49–53.

OMIM 190400

Triglyzerid-Speicherkrankheit
▶ Neutralfettspeicherkrankheit

Trigonozephalie-Syndrom
▶ C-Syndrom

Trigonozephalus

Schädelfehlbildung unterschiedlicher Ätiologie. Es besteht eine vorzeitige Fusion und Verknöcherungsstörung der Sutura metopica, wofür ein Basisdefekt unbekannt ist.

Krankheitswert
Angeboren. Dreieckige Schädelform infolge vorspringender Stirn und Fehlen der Tubera frontalia bis zum Oxyzephalus. Schräger Lidachsenverlauf mit Hypotelorismus. Intelligenz sehr unterschiedlich. Selten isoliert, meist Teilsymptom eines Fehlbildungskomplexes: Mit Trigonomikrozephalie, Mikrogenie, Herzfehler, Café-au-lait-Flecken und Syndaktylie, Akrokraniofaziale Dysostose; mit Lippen-Kiefer-Gaumen-Spalte, Retinadysplasie, Exophthalmus u.a., BOHRING-OPITZ-Syndrom (OMIM 605039); mit Ptose und anderen Augenanomalien, Fronto-Okuläres Syndrom. Siehe auch ▶ Kranioste-nose; ▶ C-Syndrom.

Therapiemöglichkeiten
Chirurgische Korrektur mit lediglich kosmetischem Effekt.

Häufigkeit und Vorkommen
Isolierte T. sehr selten. Familiäres Vorkommen beschrieben.

Genetik
Heterogen. Meist Teilsymptom verschiedener Chromosomopathien und des ▶ C-Syndroms. Für isolierten T. wird aufgrund des Vorkommens in Geschwisterschaften oder aufeinanderfolgenden Generationen bei einem Teil der Fälle autosomal rezessiver oder autosomal dominanter Erbgang vermutet. Ein Genort 11q24-qter. X-chromosomaler Erbgang bei T. mit Kleinwuchs nicht gesichert. Fronto-Okuläres Syndrom wahrscheinlich autosomal dominant. Generelle Aussagen sind aufgrund der Heterogenität nicht möglich.

Familienberatung
Richtet sich nach der Schwere der Begleitfehlbildungen und nach der Art des familiären Vorkommens. Differentialdiagnose zu T. im Rahmen komplexer Fehlbildungssyndrome, z.B. bei Chromosomopathien, Chromosomenanalyse wichtig: Partielle Monosomie 11q23-qter (▶ JACOBSEN-Syndrom); partielle Trisomie 3q23-qter; partielle Monosomie 4p (▶ Deletions-Syndrom des kurzen Armes eines Chromosoms 4) u.a.

Literatur
Al-Sannaa, N., C.R.Forrest and A.S.Teebi, Trigonomicrocephaly, severe micrognathia, large ears, atrioventricular septal defect, symmetrical cutaneous syndactyly of hands and feet, and multiple café-au-lait spots: new acrocraniofacial dysostosis syndrome? Am.J.Med.Genet. *101* (2001) 279–282.

Bialasiewicz, A.A., U.M.Mayer und F.H.Meyerthaler, Ophthalmologische Befunde bei 11q-Deletionssyndrom. Klin.Mbl.Augenheilk. *190* (1987) 524–526.

Dorr, U., Das klinische Erscheinungsbild der partiellen Monosomie von Chromosom 11q. Mschr. Kinderheilk. *134* (1986) 808–811.

Hennekam, R.C.M. and M.-J.Van den Boogaard, Autosomal dominant craniosynostosis of the sutura metopica. Clin.Gen. *38* (1990) 374–377.

Lajeune, E., M.Le Merrer, D.Marchac and D.Renier, Syndromal and nonsyndromal primary trigonocephaly: Analysis of a series of 237 patients. Am.J. Med.Genet. *75* (1998) 211–215.

Lewanda, A.F., S.Morsey, C.S.Reid et al., Two craniosynostotic patients with 11q deletions, and reviews of 48 cases. Am.J.Med.Genet.*59* (1995) 193–198.

Nakane, T., T.Kubota, Y.Fukushima et al., OPITZ trigonocephaly (C)-like syndrome, or BOHRING-OPITZ syndrome: another example. (Letter) Am.J.Med. Genet. *92* (2000) 361–362.

Preus, M., M.Vekemans and P.Kaplan, Diagnosis of chromosome 3 duplication q23-qter deletion p25-pter in a patient with the C (trigonocephaly) syndrome. Am.J.Med.Genet. *23* (1986) 935–943.

Schneider, E.N., A.Bogdanow, J.T.Goodrich et al., Fronto-ocular syndrome: Newly recognized trigonocephaly syndrome. Am.J.Med.Genet. *93* (2000) 89–93.

OMIM 190440, 275600, 314320

Trigonozephalie OPITZ
▶ C-Syndrom

Trimethadion-Syndrom

Fetopathisches Dysplasie-Syndrom bei Kindern von mit Trimethadion und anderen Oxazolidin-Derivaten während der Schwangerschaft behandelten Epileptikerinnen.

Differentialdiagnose zum ▶ Hydantoin-Syndrom und zum ▶ Cornelia-de-LANGE-Syndrom anhand der Anamnese und der klinischen Symptomatik: V-förmige Position der Augenbrauen, Epikanthus, tiefsitzende, deformierte Ohrmuscheln, Gaumen- und Zahnanomalien, teilweise Kleinwuchs, Mikrozephalus, Herzfehler, Anomalien des Urogenitaltraktes u.a. Debilität.

Literatur
Vorhees, C.V., Fetal anticonvulsant exposure: effects on behavioural and physical development. Ann.New York Acad.Sci. *477* (1986) 49–62.

Trimethylaminurie,
Fischgeruch-Syndrom

Genetisch bedingte Stoffwechselstörung auf der Grundlage einer Genmutation.

Das geruchsverursachende Trimethylamin entsteht im Darm beim bakteriellen Abbau von Cholin (Leber, Niere) und aus Trimethylamin-N-Oxid (Salzwasserfische) sowie bei der NADPH-abhängigen Detoxifikation Stickstoff-, Schwefel- und Phosphor-haltiger Chemikalien. Es wird resorbiert, normalerweise in der Leber durch unspezifische Oxidasen in Trimethylaminoxid überführt und im Urin ausgeschieden. Der Trimethylaminurie liegt ein Defekt einer flavinhaltigen **Mo**no-**O**xygenase **3** (*FMO3*, hepatische N-Oxidation) zugrunde. Zu den gleichen klinischen Erscheinungen kommt es bei einer Defizienz der mitochondrialen **Dim**ethyl**g**lycin-**D**ehydrogenase (DMGDH), ebenfalls im Cholinstoffwechsel durch Block bei der Umwandlung von Dimethylglycin in Sarcosin.

Krankheitswert
Erstmanifestation klinischer Erscheinungen im Neugeborenenalter. Bei Genuss von Fisch, Eigelb sowie Stickstoff-, Schwefel- und Phosphorhaltigen Medikamenten und Nahrungsmitteln, auch der stillenden Mutter, Körpergeruch bzw. Geruch von Atem, Schweiß, Urin und Vaginalsekret nach Fisch, ist in den meisten Fällen das einzige klinische, psychosozial allerdings sehr belastende Symptom. Bei DMGDH-Defizienz leichte generalisierte Muskelschwäche.

Therapiemöglichkeiten
Unbekannt. Diätetische Vermeidung von Trimethylamin-Vorstufen (Ei- und Fischprotein, Käse) in der Nahrung kann die Geruchsbelastung mildern, aber nicht beseitigen.

Häufigkeit und Vorkommen
Seit Erstbeschreibung 1970 über 20 Fälle bekannt.

Genetik
Autosomal rezessiver Erbgang. Genort 1q23-25 (*FMO3*).

Familienberatung
Diagnose anhand des typischen Geruches schon im Säuglingsalter und durch Bestimmung der Trimethylamin- bzw. der Dimethylglycin-Ausscheidung im Urin (Gaschromatographie, Massenspektrophotometrie) möglich. Nach demselben Prinzip Heterozygotennachweis nach oraler Trimethylaminbelastung durchführbar.

Literatur
Al-Waiz, M., R.Ayesh, S.C.Mitchell et al., Trimethylaminuria: The detection of carriers using a trimethylamine load test. J.Inherit.Metab.Dis. *12* (1989) 80–85.

Ayesh, R., S.C.Mitchell, A.Zhang and R.L.Smith, The fish odour syndrome: biochemical, familial, and clinical aspects. Brit.Med.J. *307* (1993) 655–657.

Binzak, B.A., R.A.Wevers, S.H.Moolenaar et al., Cloning of dimethylglycine dehydrogenase and a new inborn error of metabolism, dimethylglycin dehydrogenase deficiency. Am.J.Hum.genet. *68* (2001) 839–847.

Dolphin, C.T., A.Janmohamed, R.L.Smith et al., Missense mutation in flavin-containing mono-oxygenase 3 gene, *FMO3*, underlies fish-odour syndrome. Nature Genet. *17* (1997) 491–494

Hollinger, M.A. and B.Sheikholislam, Effect of dietary alteration on trimethylaminuria as measured by mass spectrometry. J.Int.Med.Res. *19* (1991) 63–66.

OMIM 136132, 602079

Triosephosphat-Isomerase-Mangel

Genetisch bedingter Stoffwechseldefekt auf der Grundlage einer Genmutation.

Der Gendefekt manifestiert sich in einer verminderten Aktivität der **Triose**p**hosphat-Isomerase-1** (TPI1) in Erythrozyten und anderen Blutzellen sowie in Muskulatur und Zentralnervensystem. Dadurch entsteht ein Stoffwechselblock bei der Umwandlung von Dihydroxyazeton-Phosphat in Glyzeraldehyd-3-Phosphat (EMBDEN-MEYERHOF-Weg). Es kommt zur Störung der Glykolyse und damit des Energiehaushaltes der betroffenen Zellen. Die klinische Symptomatik lässt sich z.T. daraus und aus einer Anreicherung von Dihydroazeton-Phosphat ableiten.

Krankheitswert
Erstmanifestation klinischer Erscheinungen innerhalb des 1. Lebensjahres. Akute Anfälle von nichtsphärozytärer hämolytischer Anämie, besonders in der Folge von Infektionen. Infektneigung durch Lymphozyteninsuffizienz. Kleinwuchs. Herzfehler. Intelligenzdefekte. Progrediente neuro-muskuläre Ausfallserscheinungen, vor allem Spastizität und Dystonie bis zum Tod im Kindesalter, selten später.

Therapiemöglichkeiten
Unbekannt.

Häufigkeit und Vorkommen
Seit Erstbeschreibung 1965 über 30 sporadische und Geschwisterfälle publiziert.

Genetik
Autosomal rezessiver Erbgang. Genort 12p12.2-p12.1 (*TPI1*). Mehrere Isoenzyme auf der Grundlage multipler Allelie bekannt.

Familienberatung
Differentialdiagnose zu den Myopathien und anderen Anämien mit neurologischer Symptomatik und anderem Vererbungsmodus (▶ *Phosphoglyzeratkinase-Mangel*; ▶ *Glutathion-reduktase-Mangel*; ▶ *Glutathionsynthase-Mangel*) wichtig. Heterozygotennachweis molekulargenetisch und anhand einer um 50% verminderten Triosephosphat-Isomerase-Aktivität in den Erythrozyten möglich. Nach demselben Prinzip pränatale Diagnostik aus fetalem Blut am Ende des 2. Trimenons durchführbar.

Literatur
Arya, R., M.R.A.Lalloz, A.J.Bellingham and D.M.Layton, Evidence for founder effect of the Glu104Asp substitution and identification of new mutations in triosephosphate isomerase deficiency. Hum.Mutat. *10* (1997) 290–294.

Bellingsham, A.J., and A.N.Lestas, Prenatal diagnosis of triose phophate isomerase deficiency. Lancet 1990/I 230

Eber, S.W., A.Pekrun, A.Bardosi et al., Triosephosphate isomerase deficiency: haemolytic anaemia, myopathy with altered mitochondria and mental retardation due to a new variant with accelerated enzyme catabolism and diminished specific activity. Europ.J.Pediat. *150* (1991) 761–766.

Hollan, S., H.Fujiik, A.Hirono et al., Hereditary triosephosphate isomerase (TPI) deficiency: two severely affected brothers one with and one without neurological symptoms. Hum.Genet. *92* (1993) 486-490.

Poinsot, J., D.Alix, R.Rosa et al., Le déficit en triose phosphate isomérase: enquête familiale et dépistage anténatal. Arch.Fr.Pédiat. *44* (1987) 365–369.

OMIM 190450

Triphalangie des Daumens
▶ Daumen, triphalangealer

Triple-A-Syndrom
▶ Achalasie

Triploidie; Tetraploidie

Fehlbildungskomplex auf der Grundlage einer Genommutation.

Ein triploider Keimling kann theoretisch entstehen durch Doppelbefruchtung einer Eizelle mit zwei Spermien, durch Einbeziehung eines Polkörpers in die Zygote, durch Beteiligung einer diploiden Gamete (vorwiegend Meiose-II-Störung) an der Befruchtung oder durch eine abnormale zygotische bzw. postzygotische Kernteilung. Der verhältnismäßig kleine Anteil von XYY-Individuen (ca. 3%) scheint zunächst für die mütterliche Herkunft des überzähligen haploiden Chro-

Triploidie

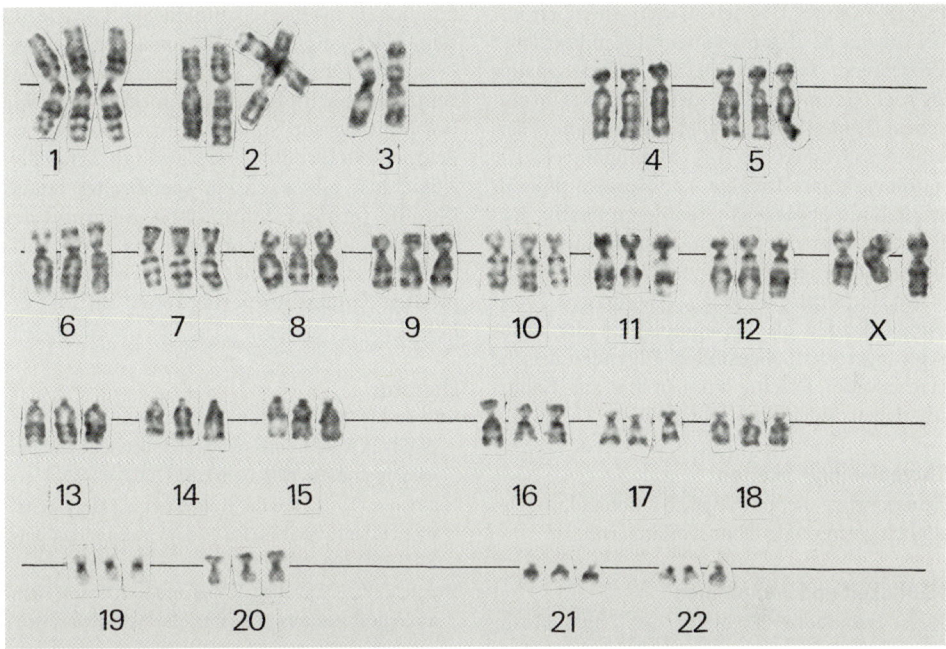

Triploidie. Triploider Karyotyp, 69,XXX. (H. Körner)

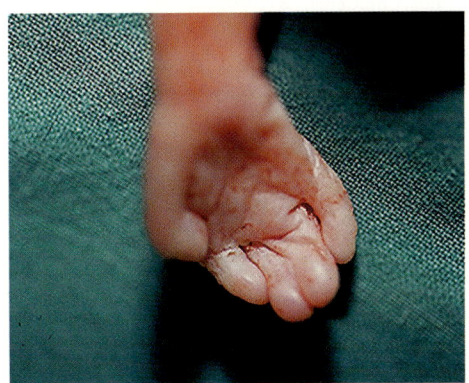

Triploidie. Diagnostisch hinweisend: Syndaktylie 3/4. (D. Horn)

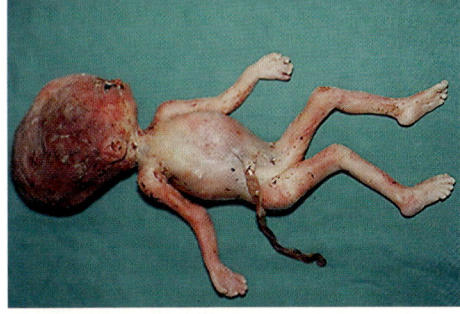

Triploidie. Dystropher disproportionierter Fetus mit dünnen Armen und Beinen. (M. Urban)

mosomensatzes zu sprechen. Dabei ist allerdings eine stark verminderte Vitalität von XYY-Embryonen bereits in den ersten Wochen zu berücksichtigen. Bei diandrischer Triploidie (Typ I) induziert der überwiegend väterliche Anteil des Genoms eine Hyperplasie des Trophoblasten im Sinne einer partiellen hydatiformen ▶ *Blasenmole* (Imprinting-Effekt). Plazentahypoplasie mit intrauteriner Entwicklungsretardation, relativer Makrozephalus, größere intrauterine Überlebenschancen und weiblicher Karyotyp lassen Digynie (Typ II) vermuten. Tetraploidie entsteht meistens durch eine Zellteilungsstörung der Zygote (92,XXXX oder 92,XXYY), seltener durch Trispermie (z.B. 92,XXXY).

Krankheitswert

Übergewichtige, hydatiform degenerierte oder hypoplastische Plazenta (partielle Blasenmole), häufig Hydramnion (Typ I). Totgeborene oder nicht lebensfähige unreife Neugeborene mit schweren Fehlbildungen: Bei reiner Triploidie mehrmonatiges Überleben wahrscheinlich nur bei Digynie (2 Chromosomensätze mütterlicher Provenienz, Typ II) möglich. Mikrozephalus, Agyrie. Gaumenspalte, deformierte Ohrmuscheln. Hypertelorismus, Mikrophthalmie, Kolobome, Syndaktylie 3/4, Meningomyelozele, kardiovaskuläre Defekte u.a. Mosaike diploid/triploid mit etwas leichterer Symptomatik, größeren Überlebenschancen, ausnahmsweise bis ins Erwachsenenalter, und teilweise asymmetrischen Körperproportionen. Triandrische Tetraploide werden als Blasenmolen in der Frühschwangerschaft abgestoßen. Digyndiandrische (tetraploide) Früchte können bis zur Geburt überleben. Meist stark fehlgebildet.

Therapiemöglichkeiten
Konservative neonatologische Behandlung lediglich geringfügig lebensverlängernd.

Häufigkeit und Vorkommen
Meist Frühaborte. Frequenz der Triploidie für menschliche Zygoten auf 1–3:100 und Inzidenz für Neugeborene auf 1:60.000 geschätzt. Ca. 12% der frühen Spontanaborte sind Triploidien. In Frühaborten überwiegt Typ I (meist infolge Dispermie), später Typ II. Seit Erstbeschreibung 1960 über 100 Lebendgeborene mit kompletter Triploidie und etwa 20 Fälle mit Mosaik triploid/diploid publiziert. Verhältnis 69,XXY : 69,XXX etwa 1,6:1. Wegen der besseren intrauterinen Überlebensfähigkeit meist digyne Neugeborene. Mindestens 8 Neugeborene mit Tetraploidie und 12 mit Tetraploidie-Mosaik beschrieben.

Genetik
Die Individuen haben anstatt der normalen 46 Chromosomen 69, meist mit dem Karyotyp 69,XXY, seltener 69,XXX, bzw. 92 Chromosomen, Karyotyp 92,XXYY oder 92,XXXX. Da aufgrund des Imprinting-Effektes während der frühen Embryogenese der Trophoblast vorwiegend vom väterlichen und der Embryoblast vom mütterlichen Haplotyp gesteuert wird, entstehen je nach Zusammensetzung des Genoms bei Triploidie unterschiedliche Phänotypen. Für Familiarität besteht kein Anhaltspunkt.

Familienberatung
Verdachtsdiagnose anhand der hypoplastischen oder hydatiform veränderten Plazenta in Kombination mit den Fehlbildungen möglich. Hinweisend kann die Syndaktylie 3/4 sein. Nachweis durch Chromosomenanalyse. Pränatale Diagnose ultrasonografisch (Plazenta) mit nachfolgender Amniozentese sowie Bestimmung von Superoxiddismutase und α-Fetoprotein (erhöht) und Karyotyp. Schnellen Aufschluss gibt auch ein spezifisches fetales Blutbild (große Erythrozyten). Aufgrund des meist sporadischen Vorkommens ist das Risiko für Verwandte eines triploiden oder tetraploiden Kindes nur gering (etwa auf 2%) erhöht.

Literatur
Guc-Scekic, M., J.Milasin, M.Stevanvic et al., Tetraploidy in a 26-month-old girl (cytogenetic and molecular studies). Clin.Genet. 61 (2002) 62–65.

Hasegawa, T., N.Harada, K.Ikeda et al., Digynic triploid infant surviving for 46 days. Am.J.Med.Genet. 87 (1999) 306–310.

Hohlfeld, P., F.Forestier, Y.Vial and J.-T.Tissot, Hematological features of fetal triploidy. A report of 11 cases. Biol.Neonate 72 (1997) 279–283.

McFadden, D.E. and S.Langloid, Parental and meiotic origin of triploidy in the embryonic and fetal periods. Clin.Genet. 58 (2000) 192–200.

Miny, P., B.Koppers, B.Dworniczak et al., Parental origin of the extra haploid chromosome set in triploidies diagnosed prenatally. Am.J.Med.Genet. 57 (1995) 102–106.

Lopez Pajares, I., A.Delicado, A.D.de Bustamante et al., Tetraploidy in a liveborn infant. J.Med.Genet. 27 (1990) 782–783.

Rubinstein, J.B., L.C.Swayne, C.A.Dise et al., Placental changes in fetal triploidy syndrome. J.Ultrasound Med. 5 (1986) 545–550.

Schwaibold, H., I.Dulich, Ch.Wittekind et al., Triploidy syndrome in a liveborn female. Teratology 42 (1990) 309–315.

Zagaroza, M.V., U.Surti, R.W.Raymond et al., Parental origin and phenotype of triploidy in spontaneous abortions: predominance of diandry and association with the partial hydatiform mole. Am.J.Hum.Genet. 66 (2000) 1807–1820.

Triplo-X-Frau,
Polysomie des X-Chromosoms

Klinisch uneinheitliches Syndrom auf der Grundlage einer Chromosomenmutation.

Es besteht lediglich eine ätiologische Einheit, indem eine Polysomie des X-Chromosoms (47,XXX), die durch Nondisjunction (Nichtauseinanderweichen) der X-Chromosomen während einer Kernteilung in der Gametogenese eines Elternteils entstanden ist, zugrunde liegt. Die Ursachen für das Nondisjunction sind noch unbekannt. Ein Zusammenhang mit der klinischen Symptomatik ist insofern nicht direkt zu sehen, als nach der LYON-Hypothese (▶ *Einführung*) alle überzähligen X-Chromosomen genetisch inaktiv sind und sich deshalb phänotypisch nicht auswirken dürften. Wenn das doch der Fall ist, so liegt das daran, dass beim Menschen diese Inaktivierung nicht permanent und nicht total ist, d.h. das gesamte X-Chromosom betrifft, ausgespart ist die pseudoautosomale Region in Xpter-Xp22, die eine Entsprechung auf dem kurzen Arm des Y-Chromosoms hat (z.B. ▶ *LERI-WEILL-Syndrom*). Aus einer dreifachen Dosis des *SHOX*-Homeobox-Genproduktes (▶ *ULLRICH-TURNER-Syndrom*, Genort Xpter-p22.32), das die Östrogenwirkung auf die Skelettreifung abschwächt und den Schluss der Epiphysenfugen reprimiert, erklärt sich der Hochwuchs und die Skelett-Symptomatik.

Krankheitswert
Sehr variabel. In 2/3 der Fälle ohne klinische Symptome. Teilweise Zeichen einer ovariellen Insuffizienz mit unregelmäßigen Regelblutungen und früh einsetzendem Klimakterium. 2/3 der Fälle geistig und körperlich unauffällig, gelegentlich mit Neigung zu Psychosen. Fertilität unterschiedlich. Offenbar auch vollkommen unauffällige geistige Entwicklung möglich.

Therapiemöglichkeiten
Gewöhnlich nicht nötig.

Häufigkeit und Vorkommen
Inzidenz etwa 1:1000–800 bei Frauen. Frequenz unter leicht debilen Frauen 1:150–50. Sporadisch, wahrscheinlich häufig unauffällig und unerkannt.

Genetik
Die Patienten haben anstatt der normalen 46 Chromosomen 47, wobei ein zusätzliches X-Chromosom vorhanden ist. In einzelnen Fällen wurden auch mehr X-Chromosomen beschrieben (▶ *Tetra-X-Frau*). Wenn nur ein Teil des Körperzellen 3 X-Chromosomen und der Rest andere Karyotypen aufweist (Mosaik), führt das klinisch gewöhnlich zu entsprechenden Zwischenformen. Beispiel: 45,X/47,XXX, Zeichen einer Gonadendysgenesie (▶ *ULLRICH-TURNER-Syndrom*). Eine Familiarität liegt nicht vor. Die Frauen haben bis auf wenige Ausnahmen Kinder mit normalem Karyotyp.

Familienberatung
Nachweis zytogenetisch durch Interphasekern-Diagnostik aus Mundschleimhautzellen und Chromosomenanalyse. Eine radio-ulnare Synostose kann hinweisend sein. Bei pränataler Diagnose eines Triplo-X-Syndroms ist in Anbetracht des zu erwartenden geringen Krankheitswertes eine Interruptio nicht gerechtfertigt.

Literatur
Mueller-Henbach, E., K.L.Garver and M.Ciocco, Prenatal diagnosis of trisomy X: its implications for genetic counselling. Am.J.Obstet.Gynec. *127* (1977) 211–212.

Ogata, T., N.Matsuo and G.Nishimura, *SHOX* haploinsufficiency and overdosage: impact of gonadal function status. J.Med.Genet. *38* (2001) 1–6.

Zizka, J., P.Balicek and J.Nielsen, XXYY son of a triple X mother. Humangenetik *26* (1975) 159–160.

Schinzel, A., Catalogue of Unbalanced Chromosome Aberrations in Man. Walter de Gruyter, Berlin, New York, Second Edit. 2001.

Trismus-Pseudokamptodaktylie-Syndrom,
HECHT-Syndrom

Genetisch bedingte umschriebene Anomalien von Muskeln und Sehnen auf der Grundlage einer Genmutation.
Basisdefekt und Pathogenese sind unbekannt.

Krankheitswert
Angeboren. Weichteilbedingte Unfähigkeit zur vollständigen Öffnung des Mundes führt zu Schwierigkeiten bei der Speiseaufnahme: Mikrostomie. Pseudokamptodaktylie der Fingergrundgelenke bei Dorsalflexion des Handgelenkes und der Interphalangealgelenke durch verkürzte Sehnen. In etwa 12% der Fälle muskelbe-

Trisomie 8, Syndrom der

dingte Fußdeformitäten (Klumpfuß, Hammerzehe u.a.). Kleinwuchs.

Therapiemöglichkeiten
Wenn erforderlich, physiotherapeutische Maßnahmen mit fraglichem Erfolg.

Häufigkeit und Vorkommen
Seit Erstbeschreibung 1950 über 300 Fälle, u. a. aus großen Sippen meist niederländischer Provenienz publiziert. In den USA und Kanada Foundereffekt (Anfang 18. Jahrh.), aber auch japanische Patienten bekannt.

Genetik
Autosomal dominanter Erbgang mit intrafamiliär stark variabler Expressivität.

Familienberatung
Aufgrund der variablen Merkmalsausprägung sind in betroffenen Sippen auch Angehörige mit Teilsymptomen als Anlageträger anzusehen. Differentialdiagnose zur ▶ *Arthrogryposis multiplex congenita, distaler Typ II E* notwendig. Außer seltenen leichten Hüftgelenkkontrakturen beim T. keine weiteren großen Gelenke beteiligt.

Literatur
Hall, J.G., S.D.Reed and G.Greene, The digital arthrogryposes: Delineation of new entities. Review and nosologic discussion. Am.J.Med.Genet. *11* (1982) 185–239.

Tsukahara, M., F.Shinozaki and T.Kaji, Trismuspseudocamptodactyly syndrome in a Japanese family. Clin.Genet. *28* (1985) 247–250.

OMIM 158300

Trisomie 8, Syndrom der

Fehlbildungskomplex auf der Grundlage einer numerischen Chromosomenanomalie. Es besteht eine Trisomie des Chromosoms 8 (47,XY,+8 oder 47,XX,+8), die durch Nondisjunction (Nichtauseinanderweichen homologer Chromosomen) während einer mitotischen oder meiotischen Kernteilung entstanden ist. Die Ursachen für das Nondisjunction sowie der pathogenetische Zusammenhang der klinischen Symptomatik mit der Trisomie sind noch unklar.

Krankheitswert
Kraniofaziale Dysmorphie mit dysplastischen Ohren, dicker Unterlippe, Hypertelorismus, breiter Nase und aufwärts weisenden Nares. Hoher Gaumen, Mikroretrogenie. Hornhauttrübung. Corpus-callosum-Agenesie. Charakteristische Skelettanomalien: Spina bifida occulta, Blockwirbel, Kyphose und/oder Skoliose, Patellahypo- oder -aplasie, breite Rippen, Kamptodaktylie, Klinodaktylie, Gelenkekontrakturen. Geistige Behinderung. Bei Mosaik normal/Trisomie 8 leichtere und sehr variable Symptomatik.

Therapiemöglichkeiten
Nur symptomatische Korrekturen möglich.

Häufigkeit und Vorkommen
Sporadisch. Über 120, meist Mosaikfälle, beschrieben. 8 Fälle ohne Mosaik publiziert, wobei nur wenige Zellen aus z.T. nur einem Gewebe untersucht worden waren.

Genetik
Die Patienten haben in einem Teil der Körperzellen anstatt der normalen 46 Chromosomen 47, wobei ein zusätzliches Chromosom Nr. 8 vorhanden ist. Bei den Mosaikfällen setzt sich der Körper aus Zellen mit normalem Karyotyp und solchen mit Trisomie zusammen (46,XY/47,XY,+8). Beziehungen zu einem Typ des ▶ *Velo-Kardio-Fazialen Syndrom*?

Familienberatung
Siehe auch Einführung und ▶ *Down-Syndrom*. Verdachtsdiagnose anhand auffällig tiefer Furchung der Palmae und Plantae sowie einer Sandalenlücke und einer tiefen Furche, ausgehend vom Zwischenraum zwischen Groß- und 2. Zehe, auf der Fußsohle möglich. Nachweis durch Chromosomenanalyse. Bei Mosaiken nimmt der Anteil der Körperzellen mit Trisomie 8 im Laufe des Lebens ab. Das Risiko für Geschwister eines Probanden ist nicht erhöht, wenn bei beiden Eltern keine Trisomie bzw. kein Trisomie-Mosaik vorliegt, was nicht mit 100%iger Sicherheit auszuschließen ist.

Literatur
Camurri, L., L.Caselli and W.Manenti, True mosaicism and pseudomosaicism in second trimester fetal karyotyping. A case of mosaic trisomy 8. Prenatal Diagn. *8* (1988) 168.

Diglio, M.C., A.Giannotti, F.Floridia et al., Trisomy 8 syndrome owing to isodicentric 8p chromosomes: regional assignment of a presumptive gene involved in corpus callosum development. J.Med. Genet. 31 (1994) 238–241.

Habecker-Green, J., R.Naem, W.Goh et al., Reproduction in a patient with trisomy 8 mosaicism: Case report and literature review. Am.J.Med.Genet. 75 (1998) 382–385.

Jordan, M.A., I.Marques, J.Rosendorff and T.J.L.De Ravel, Trisomy 8 mosaicism: A further five cases illustrating marked clinical and cytogenetic variability. Genet. Counsel. 9 (1998) 139–146.

Kozlowski, K., J.Collis, M.Suter and D.Sillence, The rib gap anomaly in partial or mosaic trisomy 8. Skeletal Radiol. 17 (1988) 251–254.

Schinzel, A., Catalogue of Unbalanced Chromosome Aberrations in Man. Walter de Gruyter, Berlin, New York, Second Edit. 2001.

Trisomie 9, partielle
▶ Syndrom der partiellen Trisomie des Chromosoms 9

Trisomie 13
▶ Pätau-Syndrom

Trisomie 18
▶ Edwards-Syndrom

Trisomie 21
▶ Down-Syndrom

Trisomie D_1
▶ Pätau-Syndrom

Trisomie E
▶ Edwards-Syndrom

Tristichiasis
▶ Distichiasis

Tritanomalie, Tritanopie
▶ Farbenblindheit, partielle

Troisier-Hanot-Chauffard-Syndrom
▶ Hämochromatose, primäre idiopathische

Trommelschlegelfinger
▶ Pachydermoperiostosis

Trophoneurose
▶ Neuropathie, familiäre radikuläre sensorische

Trophödem
▶ Lymphödem, familiäres

Troyer-Syndrom
▶ Spinalparalysen, spastische

TRPS
▶ Tricho-Rhino-Phalangie-Syndrom

Trypsinogenmangel-Syndrom

Genetisch bedingte Stoffwechseldefekte auf der Grundlage jeweils einer Genmutation.
Der Gendefekt manifestiert sich in einem Mangel an Trypsinogen und folglich auch Trypsin. Sekundär ist damit die Aktivität von Lipase Chymotrypsin, Elastase und Carboxypeptidase herabgesetzt, zu deren Aktivierung Trypsin not-

wendig ist. Zugrunde liegen können auch Defekte der Proenterokinase und Enterokinase (Enteropeptidase, OMIM 226200) als Trypsinogen-Aktivator im Bürstensaum des Dünndarms. Die klinische Symptomatik erklärt sich aus Störungen der Proteinverdauung und Resorption im Dünndarm aufgrund der verminderten Wirksamkeit der Pankreasenzyme.

Krankheitswert
Von Geburt an schwere Verdauungsstörungen mit Erbrechen, Diarrhöe, Missgedeihen und Eiweiß-Malabsorptions-Erscheinungen wie Ödemen und Hypoproteinämie. Anämie. Ohne Therapie nur geringe Lebenserwartung.

Therapiemöglichkeiten
Eiweißhydrolysat-Diät und Pankreas-Extrakte (Pankreatin) mit gutem Erfolg.

Häufigkeit und Vorkommen
Seit Erstbeschreibung um 1965 jeweils nur wenige sporadische und Geschwisterfälle bekannt.

Genetik
Heterogen. Jeweils autosomal rezessiver Erbgang. Genorte: 7q35 (*TRY1*, Trypsinogen); 21q21 (*ENTK*, Proenterpeptidase, Enterokinase).

Familienberatung
Differentialdiagnose zum SHWACHMAN-Syndrom (Fettstühle) und zur zystischen Pankreasfibrose (Schweißelektrolytbestimmung) notwendig. Rechtzeitige Erkennung und sofortige Einleitung diätetischer Maßnahmen wichtig. Unter dieser Voraussetzung ist mit einer günstige Prognose zu rechnen.

Literatur
Emi, M., Y.Nakamura, M.Ogawa et al., Cloning, characterization and nucleotide sequence of two cDNAs encoding human pancreatic trypsinogens. Gene *41* (1986) 305–310.

Holzinger, A., E.M.Maier, C.Bück et al., Mutations in the proenteropeptidase gene are the molecular cause of congenital enteropeptidase deficiency. Am.J.Hum.Genet. *70* (2002) 20–25.

Honey, N.K., A.Y.Sakaguchi, C.Quinto et al., Assignment of the human genes for elastase to chromosome 12, and for trypsin and carbopeptidase A to chromosome 7. Cytogenet.Cell.Genet. *37* (1984) 492.

OMIM 226200, 276000

Tuberkulose

Erkrankung unterschiedlicher Organe durch Infektion mit Mycobacterium tuberculosis.

Die bei verschiedenen Personen unterschiedliche Anfälligkeit gegenüber Mycobacterium tuberculosis beruht wahrscheinlich in erster Linie auf einer Funktionsschwäche des zellständigen Immunsystems. Die Identifizierung entsprechender Gene steht noch am Anfang. In Afrika, Kanada (Urbevölkerung) und Japan wurden allelische Varianten eines Makrophagenproteins (Natural-Resistance-Associated-Macrophage-Protein (NRAMP1) als ein Faktor wahrscheinlich gemacht.

Krankheitswert
Je nach betroffenem Organ (Lunge, Urogenitalsystem, Lymphknoten, Knochen u.a.) unterschiedliche Beeinträchtigung. Ohne Behandlung innerhalb weniger Jahre zum Tode führend.

Therapiemöglichkeiten
Bei rechtzeitiger Therapie durch konservative Maßnahmen, Hospitalisierung sowie Tuberkulostatika-Gaben meistens Ausheilung möglich.

Häufigkeit und Vorkommen
Innerhalb der letzten Jahrzehnte in Industrieländern infolge durchgreifender prophylaktischer Maßnahmen (z.B. Impfung), sozialer Veränderungen sowie guter Therapieerfolge stark im Abnehmen begriffen. Trotzdem rechnet man mit einer Erkrankungswahrscheinlichkeit der Weltbevölkerung von etwa 30%. In manchen Ländern eine der häufigsten Todesursachen.

Genetik
Multifaktoriell bedingt, wobei genetische und sozioökonomische Faktoren sowie die Mycobacterium-Exposition zusammenwirken. Für die Infektionsanfälligkeit bzw. Resistenz, die Lokalisation bzw. die Art des Leidens und den Krankheitsverlauf spielt eine genetisch bedingte Disposition, die vor allem durch das Funktionieren des zellständigen Abwehrsystems bestimmt wird, eine entscheidende Rolle. Zwillingsuntersuchungen sowie andere familienanamnestische Erhe-

bungen haben gezeigt, dass bei Familiarität eine gleiche Exposition den genetischen Hintergrund nicht nur vortäuscht. Vollgeschwister von Merkmalsträgern sind z. B. signifikant häufiger betroffen als Halbgeschwister. Eine Assoziation besteht zum HLAII-System, zu Vitamin-D-Rezeptor-Polymorphismen und zu Interleukin-β. Genort des NRAMP1 2q35 (*NRAMP*).

Familienberatung

Die Gefahr für Verwandte eines Merkmalsträgers verstärkt sich nicht nur durch die Exposition, sondern auch durch entsprechende Disposition. In betroffenen Familien genaue Überwachung notwendig. Mit einer intrafamiliären Konstanz des Typs bzw. des betroffenen Organsystems kann gerechnet werden.

Literatur

Abel, L., and J.-L.Casanova, Genetic predisposition to clinical tuberculosis: bridging the gap between simple and complex inheritance. Am.J.Hum.Genet. *67* (2000) 274–277.

Cox, R.A., M.Down, R.E.Neimers et al., Immunogenetic analysis of human tuberculosis. J.Infect.Dis. *158* (1988) 1302–1308.

Greenwood, C.M., T.M.Fujiwara, L.J.Boothroyd et al., Linkage of tuberculosis to chromosome 2q35 loci, including *NRAMP1*, in a large aboriginal Canadian family. Am.J.Hum.Genet. *67* (2000) 405–416.

Manning, P. and L.Lancy, HLA typing in a family with sarcoidosis and tuberculosis. Ir.J.Med.Sci. *156* (1987) 16–17.

Stead, W.W., Genetics and resistance to tuberculosis: Could resistance be enhanced by genetic engineering? Ann.Intern.Med. *116* (1992) 937–941.

Tuberöse Sklerose,

BOURNEVILLE-Syndrom, EPILOIA (epilepsy, anoia – epilepsy, low intelligence, adenoma sebaceum), Morbus PRINGLE

Genetisch bedingtes neurokutanes Syndrom auf der Grundlage einer Genmutation.
Produkte unterschiedlicher Gene führen zu der relativ einheitlichen klinischen Symptomatik. Gemeinsam ist den Genprodukten Hamartin und Tuberin ihre Funktion als negative Regulatoren in verschiedenen Stadien des DNA-Replikations-Zyklus.

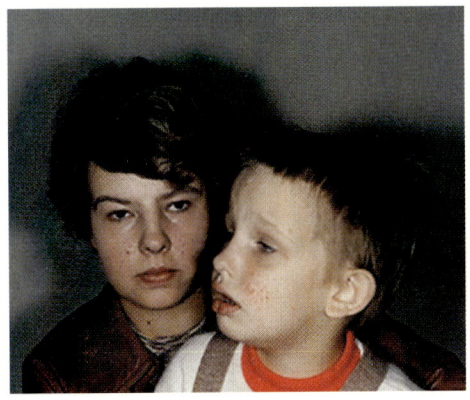

Tuberöse Sklerose. Mutter mit 7jährigem Jungen: Hautfarbene stecknadelkopf- bis erbsgroße Knötchen in charakteristischer schmetterlingsförmiger Gruppierung (Adenoma sebaceum).

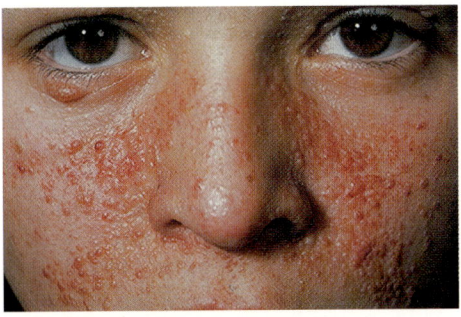

Tuberöse Sklerose. Adenoma sebaceum. (U.W. Schnyder)

Krankheitswert

Erstmanifestation klinischer Erscheinungen vom 1. Lebensjahr an. Epileptiforme Anfälle, BNS-Krämpfe. In etwa 50% der Fälle fortschreitender Verfall intellektueller Fähigkeiten bis zur Oligophrenie. Lähmungserscheinungen. Adenoma sebaceum (Angiofibrome). Gutartige, selten entartende Fibrome (Hamartome) der Niere, Lunge, Leber, Milz, Retina, des Herzens (Rhabdomyome) u.a. mit entsprechenden klinischen Erscheinungen. Ein Teil der Fälle mit ▶ Zystennieren. Schmerzhafte peri- und subunguale Fibrome. Neurologische Ausfallserscheinungen infolge intrazerebraler Verkalkungen. Visusverlust durch Retinatumoren und Sehnervenatrophie. Verhaltensauffälligkeiten bis zum Autismus. Generell leichtere Symptomatik bei Typ I. Zahlreiche fakultative Begleitsymptome. Häufig nur Teilsymptome vorhanden ("formes frustes"). Beim Vollbild der Krankheit Tod oft bereits im Kindesalter,

Lebenserwartung 20–25 Jahre. Oligosymptomatische Form: Lymphangiomyomatose vorwiegend der Lungen, kann auch zusammen mit anderen Symptomen der TSC vorkommen.

Therapiemöglichkeiten
Keine spezifische Therapie bekannt. Konservative Behandlung der Hamartome nur bei Komplikationen (Arrhythmien, Epilepsie usw.). Bei Lymphangiomyomatose lediglich Lungentransplantation hilfreich.

Häufigkeit und Vorkommen
Über 600 Fälle beschrieben, meistens von Europiden, seltener von anderen Rassen. Frequenz mit 1:20.000–15.000 angegeben. Inzidenz in Europa 1:10.000–6.000. 70% der Fälle sporadisch. Lymphangiomyomatose nur im weiblichen Geschlecht jenseits des 30. Lebensjahres bekannt, Familiarität nicht nachgewiesen.

Genetik
Heterogen. Jeweils autosomal dominanter Erbgang mit hoher Penetranz und stark variabler Expressivität. Die intrafamiliäre Variabilität der Merkmalsausbildung lässt sich wahrscheinlich durch Imprinting erklären. Genorte: 9q34 (*TSC1*, Tumor-Suppressorgen Genprodukt "Hamartin"), 30–50% der Fälle, OMIM 191100, Kopplung mit dem AB0-Blutgruppensystem und dem *ABL*-Potooncogen, OMIM 191090); 16p13.3 (*TSC2*, Tumorsuppressorgen, Genprodukt "Tuberin", 30–50% der Fälle, GTPase aktivierendes Protein, OMIM 191092), Allelie mit Lymphangiomyomatose; 12q22-24.1 (*TSC3*, OMIM 191091); 11q22-23, (*TSC4*, Region des Dopamin-Rezeptor-Gens, bei Heterozygotieverlust Nierenzell-Carcinom). Gemeinsames Vorkommen von TSC und Zysstennieren beruht auf einer Mutation beider gekoppelter Gene (*TSC2* und *PKD1*) in 16p13.3, contiguous gene syndrome. In Fibroblasten Häufung von Chromosomenanomalien: Zentromer-Splitting, Brüche, Dicentrics, Polyploidien.

Familienberatung
Auf Teilsymptome (Adenoma sebaceum, epileptiforme Anfälle, Hypsarrhythmie, Auffälligkeiten im Computertomogramm) bei anscheinend gesunden Verwandten ist besonders zu achten. Bei positivem Befund müssen diese erbprognostisch als Merkmalsträger angesehen werden. Auf diese Weise erweisen sich manche der relativ häufigen scheinbar sporadischen Fälle als familiär. Merkmalsträger z. T. bereits im Neugeborenenalter an Vitiligo-artigen hypomelanotischen blattförmigen Flecken (Melanisierungsstörung der Melanosomen) im WOOD-Licht und später computertomografisch an periventrikulären Verkalkungen sowie echokardiografisch an den Rhamdomyomen erkennbar. Problematisch wird die Risikoeinschätzung für Geschwister eines Probanden, wenn beide Eltern keinerlei charakteristische dermatologische (UV-Licht), fundusskopische, röntgenologische (Skelett), nephrologische (Ultrasonografie), zenralnervöse (CT, MRT) oder stomatologische (typische punktförmige Zahnschmelzhypoplasien) Zeichen aufweisen. Das empirische Risiko für Geschwister solcher Fälle wird mit 1:10 angegeben, da es sich um Neumutationen, aber auch bei einem Elternteil um einen infolge der variablen Expressivität unerkannten Anlagenträger handeln kann. Nachweis und Differentialdiagnose zwischen den Typen 1 und 2 molekulargenetisch (Protein-truncation-Test u.a.), Nierensymptomatik spricht für Typ 2. Pränatal können Arrhythmien und ultrasonografisch erkennbare Rhabdomyome auf eine TSC. hinweisen. Bei bekanntem Genort genomische Diagnostik möglich. Bei *TSC4*-Mutation ist eine Neigung zu Nierenzell-Carcinomen zu beachten, bei *TSC2* das Vorkommen von Zystennieren auszuschließen. Charakteristische Hypopigmentierungen am Unterschenkel, Cutis laxa der Nackenhaut und Fehlen von ungualen Fibromen sprechen für Genort 11q22 (*TSC4*). Differentialdiagnose zur X-chromosomal dominanten (Genort Xq27.3-28), durch einen neuronalen Migrationsdefekt bedingten periventrikulären nodulären Heterotopie mit Epilepsie, cerebellärer Hypoplasie, Syndaktylie und Oligophrenie anhand der fehlenden Depigmentierungen und der typischen Heterotopie ohne Verkalkungen im CT und MRT (s.a. ▶ Epilepsie, ▶ Lissenzephalie) wichtig.

Literatur
Cheadle, J.P., M.P.Reeve, J.R.Sampson and D.J.Kwiatkowski, Molecular genetic advances in tuberous sclerosis. Hum.Genet. *107* (2000) 97–114.

Dabora, S.L., S.Jozwiak, D.N.Franz et al., Mutational analysis in a cohort of 224 tuberous sclerosis patients indicates increased severity of *TSC2*, compared with *TSC1*, disease in multiple organs. Am.J.Hum.Genet. *6* (2001) 64–80.

Dobyns, W.B., E.Andermann, F.Andermann et al., X-linked malformations of neuronal migration. Neurology 47 (1996) 331–339.

Fahsold, R., H.-D.Rott and P.Lorenz, A third gene locus for tuberous sclerosis is closely linked to the phenylalanine hydroxylase gene locus. Hum.Genet. 88 (1991) 85–90.

Jardine, P.E., M.A.Clarke and M.Super, Familial bilateral periventricular nodular heterotopia mimics tuberous sclerosis. Arch.Dis.Child. 74 (1996) 244–246.

Maheshwar, M.M., J.P.Cheadle, A.C.Jonas et al., The GAP-related domain to tuberin, the product of the TSC2 gene, is target for missense mutations in tuberous sclerosis. Hum.Mol.Genet. 6 (1997) 1993–1996.

Miloloza, A., M.Rosner, M.Nellist et al., The TSC1 gene product, hamartin, negatively regulates cell proliferation. Hum.Molec.Genet. 9 (2000) 1721–1727.

Niida, Y., A.O.Stemmer-Rachamimov, M.Logrip et al., Survey of somatic mutations in tuberous sclerosis complex (TSC) hamartomas suggests different genetic mechanisms for pathogenesis of TSC lesions. Am.J.Hum.Genet. 69 (2001) 493–503

Smolarek, T.A., L.L.Wessner, F.X.McCormack et al., Evidence that lymphangiomyomatosis is caused by TSC2 mutations: Chromosome 16p13 loss of heterozygosity in angiomyolipomas and lymph nodes from women with lymphangiomyomatosis. Am.J. Hum.Genet. 62 (1998) 810–815.

Van Slegtenhorst, M., R.De Hoogt, C.Hermans et al., Identification of the tuberous sclerosis gene TSC1" on chromosome 9p34. Science 277 (1997) 805–808.

OMIM 191090, 191091, 191092, 191100

Tumoren
▶ Krebs

Turban-Tumoren
▶ Epithelioma adenoides cysticum

Turcot-Syndrom
▶ Polyposis intestinalis III

Turner-Kieser-Syndrom
▶ Nagel-Patella-Syndrom

Turrizephalus
▶ Kraniostenose

Tylosis palmoplantaris
▶ Keratosis palmoplantaris diffusa circumscripta

Tyrosinämie I und III, hepato-renale

Genetisch bedingte Störungen des Tyrosin-Stoffwechsels auf der Grundlage jeweils einer Genmutation.
Die Gendefekte manifestieren sich in einer Störung des Phenylalanin/Tyrosin-Abbaus. Zugrunde liegt eine verminderte Aktivität der Fumarylazetazetat-Hydrolase (schwerer, hepatorenaler Typ I) oder der 4-Hydroxyphenylpyruvatdioxigenase (Typ III) in Leber, Lymphozyten, Fibroblasten und Nieren. Durch die Fumarylazetazetat-Hydroxylase-Defizienz unterbleibt die Spaltung von Fumarylazetazetat (FAA) in Fumarat und Azetazetat. Seine Konzentrationserhöhung wirkt spindelschädigend, es kommt zu Anomalien der Chromosomenteilung, Störung der Mitose und Zelluntergang bzw. -entartung und dadurch schließlich zu Schädigung der Leber einschließlich maligner Entartung. Über Nebenwege entstehen toxische Kataboliten des Tyrosins (über Fumaryl- und Maleylazetazetat, Succinylazeton und -azetazetat u.a.) die u.a. die Phosphobilinogen-Synthese hemmen, wodurch es zur erhöhten Ausscheidung von α-Lävulinsäure im Urin kommt. Die 4-Hydroxyphenylpyruvatdioxigenase-Defizienz (HPD, zweites Enzym des Tyrosin-Abbaus) hat eine ähnliche biochemische Wirkung. Der genaue Zusammenhang mit der Nierensymptomatik ist noch unklar. Typ II ▶ *Keratosis palmoplantaris circumscripta sive areata* (Tyrosin-Aminotransferase-Defekt).

Krankheitswert
Erstmanifestation klinischer Erscheinungen in den ersten Lebenswochen. Leberinsuffizienz und -zirrhose mit Hepatosplenomegalie und Leberzell-Karzinom innerhalb der ersten Lebensjahre. Missgedeihen. Niereninsuffizienz. Infolge einer tubulären Nierenfunktionsstörung Vitamin-D-resistente Rachitis. Hypoglykämie. Azidose. Erhöhte α-Fetoprotein-Konzentration im Blut. Verlauf unterschiedlich, akut, progredient-chronisch

oder oligosymptomatisch. Ohne Therapie Tod im Kindesalter. Bei Typ III neurologische Ausfallserscheinungen und geistige Behinderung, noch kein einheitliches Krankheitsbild erkennbar.

Therapiemöglichkeiten
Tyrosin- und Phenylalanin-arme Diät (ähnlich der bei der Phenylketonurie) führt zur leichten Besserung vor allem der renalen bzw. rachitischen Erscheinungen. Hohe Dosen Vitamin D sowie Vitamin K- und Elektrolytgaben mit unterschiedlichem Erfolg. In Notsituationen Bluttransfusionen. Lebertransplantation lediglich im Hinblick auf Lebersymptomatik aussichtsreich. Bei Überleben des Kindesalters eventuell Nierentransplantation notwendig. Bei Typ I N-Azetyl-Cystein-Gaben oder andere Hemmer der Synthese von Vorstufen des Enzymdefektes erfolgreich.

Häufigkeit und Vorkommen
Über 200 Fälle vom Typ I vor allem aus skandinavischen und nordamerikanischen Inzuchtgebieten (Quebec, Inzidenz 1:1846) beschrieben. Frequenz in Mitteleuropa ca. 1:170.000. Vom Typ III bisher nur wenige Fälle gesichert.

Genetik
Heterogenie. Autosomal rezessiver Erbgang. Genorte: Typ I 15q23-25 (*FAH*), klinische identische Erscheinungen ohne nachweisbare Mutation in *FAH*, Pseudotyrosinämie, in ihrer genetischen Grundlage noch unklar, Allelie mit einem Pseudo-Mangel-Gen?; 12q14-qter (*HPD*).

Familienberatung
Nachweis anhand der erhöhten Tyrosin- und Methionin- sowie Succinylazeton- und α-Fetoprotein-Konzentration im Blut, der vermehrten Ausscheidung von p-Hydroxy-Phenylbrenztraubensäure, α-Phenylmilchsäure und α-Phenylessigsäure im Urin sowie des Leberbioptats. Differentialdiagnose zu ▶ *De-Toni-Debré-Fanconi-Syndrom*, ▶ *Tyrosinämie II*, Tyrosinose (anderer Tyrosinstoffwechseldefekt, bisher nur bei 4 Erwachsenen beschrieben), frühkindlichen Hepatomen sowie einer transitorischen Tyrosinämie Neugeborener notwendig. Heterozygotentest durch Bestimmung der Fumarylazetazetase in Lymphozyten und Fibroblasten. Früherkennung zur Einleitung einer wirksamen Therapie notwendig. Screeningtest Leber-ultrasonografisch und fluorometrisch aus auf Filterpapier getrocknetem Blut möglich. Pränatale Diagnostik durch Bestimmung der Succinylazetonkonzentration in Fruchtwasser sowie von Fumarylazetazetase in kultivierten Fruchtwasserzellen und in Chorionbioptaten durchführbar.

Literatur
Grompe, M. and M.Al-Dhalimy, Mutations of the fumarylacetate hydrolase gene in four patients with tyrosinemia, type I. Hum. Mutat. *2* (1993) 85–93.

Jorquera, R. and R.M.Tanguay, Fumarylacetoacetate, the metabolite accumulating in hereditary tyrosinemia, activates the ERK pathway and induces mitotic abnormalities and genomic instability. Hum.Molec.Genet. *10* (2001) 1241–1752.

Kvittingen, E.A., T.Talseth, S.Halvorsen et al., Renal failure in adult patients with hereditary tyrosinaemia type I. J.Inherit.Metab.Dis. *14* (1991) 53–62.

Lindstedt, S., E.Holm, E.A.Lock et al., Treatment of hereditary tyrosinaemia type I by inhibition of 4-hydroxyphenylpyruvate dioxygenase. Lancet 1992/II 813–317.

McCormack, M.J., E.Walker, R.G.Gray et al., Fumarylacetoacetase activity in cultured and noncultured chorionic villous cells, and assay in two high-risk pregnancies. Prenatal Diagn. *12* (1992) 807–813.

Phaneuf, D., Y.Labelle, D.Berube et al., Cloning and expression of the cDNA encoding human fumarylacetoacetate hydrolase, the enzyme deficient in hereditary tyrosinemia: Assignment of the gene to chromosome 15. Am.J.Hum.Genet. *48* (1991) 525–535.

Ruetschi, U., R.Cerone, C.Pérez-Cerda et al., Mutations in the 4-hydroxyphenylpyruvate dioxygenase gene (*HPD*) in patients with tyrosinemia type III. Hum.Genet. *106* (2000) 654–662.

St-Louis, M. and R.M.Tanguay, Mutations in the fumarylacetoacetate hydrolase gene causing hereditary tyrosinemia type I: Overview. Hum.Mutat. *9* (1997) 291–299.

Tanguay, R.M., J.P.Valet, A.Lescault et al., Different molecular basis for fumarylacetoacetate hydrolase deficiency in the two clinical forms of hereditary tyrosinemia (type 1). Am.J.Hum.Genent. *47* (1990) 308–316.

OMIM 276700, 276710

Tyrosinämie II
▶ Keratosis palmoplantaris circumscripta sive areata

Tyrosinose
▶ Tyrosinämie

U

Ulcus duodeni, Ulcus ventriculi

Ulcus-Erkrankungen vorwiegend auf der Grundlage einer genetischen Disposition, ausgelöst durch exogene Faktoren (Stress, Fehlernährung, Helicobacter pylori usw.).
Biochemische Grundlagen und Pathogenese sind noch nicht vollkommen klar. Helicobacter produziert ein Antigen (CagA), das die Tyrosinphosphorylierung von Proteinen der Epithelzellen verändert und eine entzündliche Reaktion hervorruft. Es besteht eine Assoziation mit dem MALT- (Mucosa-Assoziiertes Lympoides Gewebe, engl. Tissue)Lymphom und Adenomkarzinomen des Magen-Darm-Traktes.

Krankheitswert
Erstmanifestation meistens vom 3. Lebensjahrzehnt an. Gastritis, Geschwüre im Magen-Dünndarm-Bereich, rezidivierend mit Gefahr der Chronizität, der Perforation und z.T. auch der malignen Entartung: Magen-Karzinom, MALT-Lymphom. Übelkeit, Nüchternschmerz und andere belastende gastrointestinale Beschwerden. Komplikationen durch Blutungen, Vernarbungen und Stenosen.

Therapiemöglichkeiten
Konservative und antibakterielle Behandlung gegen Helicobacter sowie Stressbeseitigung mit unterschiedlich nachhaltigem Erfolg. Prophylaktische Maßnahmen wichtig.

Häufigkeit und Vorkommen
Häufig, Familiarität nicht immer erkennbar. Androtropie 4:1. Monogen bedingte Formen betreffen nur einen kleinen Teil der Patienten. Sippen mit Merkmalsträgern in aufeinander folgenden Generationen beschrieben. U. duodeni 4mal häufiger als U. ventriculi.

Genetik
Multifaktoriell. Genetisch bedingte Disposition z.B. zu Helicobacter-pylori-Infektionen mit Bevorzugung von Personen mit der Blutgruppe O, Nonsekretor und einem Lewis-b-Antigen (Ee-b) als Hp.-Epithelrezeptor. Autosomal dominanter Typ des Ulcus duodeni mit Hyperpepsinogenämie I (OMIM 126850,169700, teilweise mit Hypergastrinämie) und generell niedrigem Erstmanifestationsalter. Genort eines Pepsinogen-I-Genclusters 11q13. Weitere genetisch bedingte autosomal dominante Formen als Teilsymptome eines komplexen Syndroms ▶ *endokrine hereditäre Adenomatose*; ▶ *ZOLLINGER-ELLISON-Syndrom*. Assoziationen von U. duodeni mit Tremor und Nystagmus (OMIM 190310) oder mit Hiatushernien, Pigmentflecken, Myopie und Hypertelorismus (OMIM 137270) ebenfalls autosomal dominant bedingt.

Familienberatung
Ein erhöhtes Risiko für Verwandte besteht sowohl bei multifaktoriell als auch bei monogen bedingten Typen. Differentialdiagnose durch Bestimmung von Pepsinogen I und anhand von Begleitsymptomen wichtig. Eine Helicobacter-Infektion sollte im Hinblick auf Therapiemöglichkeiten und Prophylaxe maligner Entartung immer ausgeschlossen werden. Manifestation im 1. oder 2. Lebensjahrzehnt spricht für monogene Ursache. Bei potentiellen Merkmalsträgern sollte eine frühzeitige Prophylaxe versucht werden. Gegen Schwangerschaften bestehen auch bei erhöhtem Risiko im Hinblick auf die relativ gute Prognose keine Bedenken.

Literatur
Boren, T., P.Falk, K.A.Roth et al., Attachment of Helicobacter pylori to human gastric epithelium mediated by blood group antigens. Science *262* (1993) 1892–1895.

Ullrich-Feichtiger-Syndrom

Greeves, L.G., D.J.Carson and J.A.Dodge, Peptic ulceration and phenylketonuria? Gut *29* (1988) 691–692.

Halal, F., M.-H.Gervais, J.Baillargeon and R.Lesage, Gastro-cutaneous syndrome: peptic ulcer, hiatal hernia, multiple lentigines-café-au-lait spots, hypertelorism, and myopia. Am.J.Med.Genet *11* (1982) 161–176.

Mendall, M.A. and T.C.Northfield, Transmission of Helicobacter pylori infection. Gut *37* (1995) 1–3.

Richardson, C.T., Pathogenetic factors in peptic ulcer disease. Am.J.Med. *79* (1985) 1–7.

Odenbreit, S., J.Püls, B.Sedlmaier et al., Translocation of Helicobacter pylori CagA into gastric epithalial cells by type IV secretion. Science *287* (2000) 1497–1502.

Sumii, K., A.Inbe, N.Uemura et al., Multiplicative effect of hyperpepsinogenemia I and non-secretor status on the risk of duodenal ulcer in siblings. Gastroenterol.Jpn. *25* (1990) 157–161.

OMIM 126850, 137270, 169700, 190310

ULLRICH-FEICHTIGER-Syndrom,
Dyskranio-Pygo-Phalangie-Syndrom, Status degenerativus Typus Rostockiensis

Komplex multipler Fehlbildungen unklarer Ätiologie und Pathogenese.

Krankheitswert
Hexadaktylie, Klumpfüße. Typischer Gesichtsausdruck mit Mikrogenie, hypoplastischen Ohrmuscheln und Augenanomalien. Dysgenitalismus: Hypospadie und dysplastisches Skrotum bzw. Vagina septata und Uterus bicornis. Tod meist perinatal oder innerhalb des 1. Lebensjahres.

Therapiemöglichkeiten
Lediglich symptomatische Korrekturen möglich.

Häufigkeit und Vorkommen
Anzahl bisher publizierter Fälle aufgrund differentialdiagnostischer Schwierigkeiten retrospektiv nicht zu ermitteln. Nur sporadische Fälle gesichert.

Genetik
Aufgrund klinischer Ähnlichkeiten mit dem ▶ PÄTAU-Syndrom wurde zunächst partielle Trisomie D vermutet, jedoch nicht nachgewiesen. Identität mit dem ▶ SMITH-LEMLI-OPITZ-Syndrom ist anzunehmen.

Familienberatung
▶ SMITH-LEMLI-OPITZ-Syndrom.

Literatur
Pfeiffer, R.A. und H.Slavaykoff, Gibt es ein Syndrom nach ULLRICH und FEICHTIGER? Klin.Pädiat *187* (1975) 176–180.

ULLRICH-SCHEIE-Syndrom
▶ Mukopolysaccharidose-Syndrom Typ I

ULLRICH-TURNER-Syndrom,
Gonadendysgenesie-Syndrom, SCHERESCHEWSKIJ-TURNER-Syndrom

Fehlbildungskomplex mit Gonadendysgenesie auf der Grundlage einer gonosomalen numerischen oder strukturellen Chromosomenanomalie.

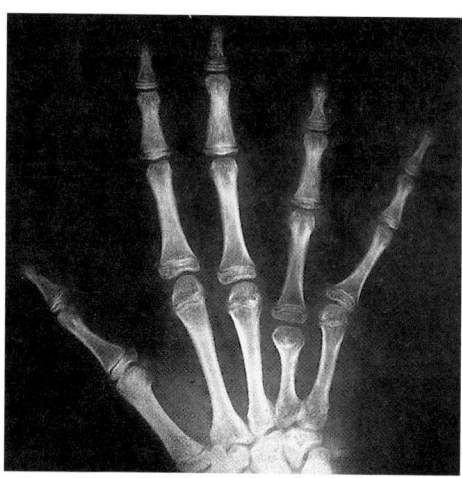

ULLRICH-TURNER-Syndrom. Brachymetakarpie des 4. Strahles.

Es liegt meistens eine Monosomie der Geschlechtschromosomen (Gonosomen) vor (45,X), die durch Nondisjunction (Nichtauseinanderweichen der Chromosomen) während einer meiotischen oder mitotischen Kernteilung entsteht. Infolge der

Ullrich-Turner-Syndrom

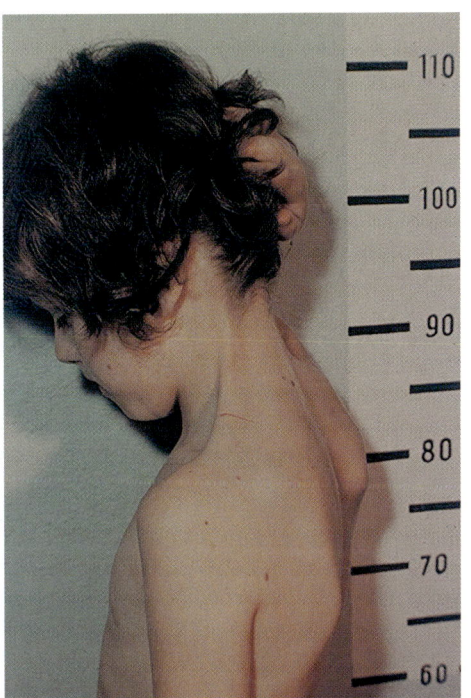
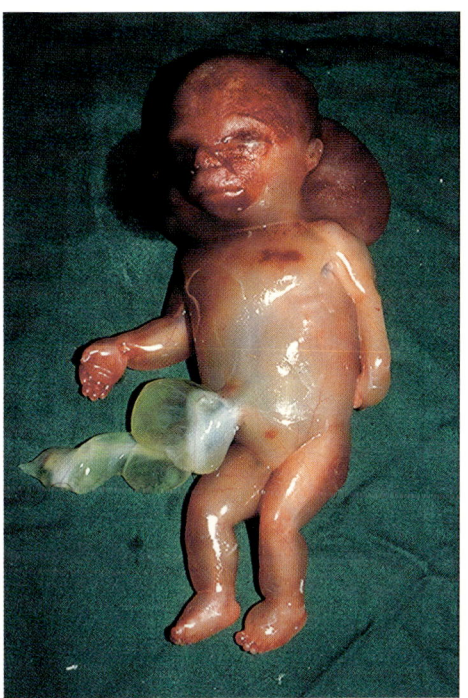

ULLRICH-TURNER-Syndrom. 9 Jahre alt: Kleinwuchs. Pterygium colli, aufwärts weisender Nackenhaaransatz. Nävi spili.

ULLRICH-TURNER-Syndrom. Fetus aus dem 2. Trimenon: Hygroma colli, hydropische Extremitäten, Nabelschnur-Hygrom. (M. Urban)

Monosomie bzw. eines unvollständigen 2. X-Chromosoms tritt bis zur Geburt eine Degeneration der sich bis zum 3. Embryonalmonat normal entwickelnden Ovarien zu Stranggonaden mit Atresie der Follikel ein, woraus sich die mit dem sexuellen Infantilismus im Zusammenhang stehende Symptomatik bei gleichzeitiger Differenzierung in weiblicher Richtung erklärt. Die Ursache einer hohen intrauterinen Sterblichkeit ist noch nicht völlig klar, vor allem da nach der LYON-Hypothese (▶ *Einführung*) jedes 2. X-Chromosom der Frau genisch inaktiv ist und sich deshalb sein Fehlen phänotypisch nicht auswirken dürfte. Wenn das beim Menschen doch der Fall ist, so lässt sich das mit einer nicht permanenten oder mit der nicht totalen Inaktivierung erklären. Ausgespart ist die pseudoautosomale Region in Xpter-Xp22, die eine Entsprechung auf dem kurzen Arm des Y-Chromosoms hat (z.B. ▶ *LERI-WEILL-Syndrom*). Der Kleinwuchs bzw. die Skelett-Symptomatik beim ULLRICH-TURNER-Syndrom ist durch Hemizygotie bzw. Mutation eines Homeobox-Gens (*SHOX*, **S**hort Stature **H**omeobox gene auf dem X-Chromosom) in dieser Region, das normalerweise den Schluss der Epiphysenfugen und die Skelettreifung reprimiert, zu erklären. Es gibt Hinweise dafür, dass Embryonen mit dem Karyotyp 45,X nur überleben, wenn zunächst ein Mosaik mit zytogenetisch normalen Zellen vorliegt und wenn das vorhandene X-Chromosom von der Mutter stammt.

Krankheitswert

Angeboren. Pränatal Erweiterung der Lymphgefäße mit Lymphödemen, Hygroma colli, später Pterygium colli, bei Geburt Lymphödeme besonders an den Füßen. Typische Fazies mit Ptosis der Augenlider, tiefer Nackenhaaransatz. Cubitus valgus. Pigmentnävi. Nahezu normale äußere und infantile innere Sexualorgane, Ovarialinsuffizienz (Streak-Gonaden ohne Follikel), keine Mammaentwicklung, primäre Amenorrhoe, Sterilität, bei Mosaiken auch Dysmenorrhoe und sekundäre Amenorrhoe. Später Gefahr der Osteoporose. Skelettanomalien mit Kleinwuchs, kurzem Hals, verkürztem Metacarpale 4 und Schildthorax. Intelligenz im Normbereich, Minderbegabung für Mathematik aufgrund leichter

Raumorientierungsstörungen und Körperschema-Irritationen. Häufig angeborene kardiovaskuläre Anomalien (Aortenisthmusstenose, Aneurysmen) und Nierenfehlbildungen (Hufeisenniere). Neigung zu chronisch infektiösen Darmerkrankungen und Adipositas.

Therapiemöglichkeiten
Substitution mit Estrogenen sowie Gaben von anabolen Steroiden vor und im Pubertätsalter aus psychologischen Gründen zu Erreichen sekundärer Geschlechtsmerkmale (Brustentwicklung, Monatsblutungen) und im Hinblick auf die endokrine Symptomatik (Osteoporose-Prophylaxe), erfolgreich. Mit frühen Estrogen- und Wachstumshormongaben kann die Endgröße erhöht werden. Eventuell chirurgische Korrekturen. Oozyten- bzw. Embryonentransfer zur Kompensation der Unfruchtbarkeit mit hoher Komplikationsrate, Fehlgeburten und geringen Chancen für die Geburt eines lebensfähigen Kindes. Bei Patienten mit dem Chromosomenmosaik 45,X/46,XY sollten wegen Gefahr der malignen Entartung rudimentär vorhandene Gonaden prophylaktisch entfernt werden.

Häufigkeit und Vorkommen
Inzidenz im weiblichen Geschlecht ca. 1:2.500. Bei Knaben sehr selten. Bis auf ganz wenige Ausnahmen sporadisch. 98% der Embryonen mit dem Karyotyp 45,X werden bereits im 1. Trimenon spontan abortiert.

Genetik
Die Patienten haben anstatt der normalen 46 Chromosomen nur 45, wobei nur ein Gonosom in Form eines meistens (85%) mütterlichen X-Chromosoms vorhanden ist. In etwa 15% der Fälle existiert noch ein zweites X-Chromosom, das jedoch strukturelle Aberrationen aufweist: Isochromosom des langen Armes oder einfache Deletion des kurzen Armes führen zu einer geringen, Deletion des langen Armes zu einer stärkeren Abschwächung der klinischen Symptomatik mit fließenden Übergängen zur reinen ▶ *Gonadendysgenesie*. Bei etwa 30% der Patienten hat nur ein Teil der Körperzellen den Karyotyp 45,X, der Rest kann sehr verschiedenartig sein: Mosaik. Beispiele: X/XY (teilweise mit intersexuellem Genitale, gemischte ▶ *Gonadendysgenesie*), X/XX, X/XX/XXX. Die anderen Zelllinien manifestieren sich phänotypisch z.T. ebenfalls, so dass mannigfaltige Übergangs- und Zwischenformen möglich sind. Ein Mosaik, an dem ein Y-Chromosom beteiligt ist (meistens X/XY) kann zu einem TURNER-Syndrom bei männlichem Phänotyp führen. Meistens jedoch haben Knaben mit der entsprechenden Symptomatik durchgehend den Karyotyp 46,XY (kryptisches Mosaik?). Sie werden dann - wie auch Frauen mit diesen Symptomen und normalem weiblichem Karyotyp - dem genetisch abzutrennenden ▶ NOONAN-*Syndrom* oder dem ▶ *Pterygium-Syndrom* zugerechnet. Eine Besonderheit liegt vor, wenn ein 2. X-Chromosom in Form eines Ringchromosoms existiert: 46,XrX. Da ein solches Ringchromosom aufgrund einer mitotischen Instabilität häufig während mitotischer Teilungen verlorengeht, besteht bei entsprechenden Personen immer ein Mosaik 45,X/46,XrX. Je nach Dynamik der Mosaik-Entwicklung und der mit der Ringbildung verbundenen Deletion kann eine solche Chromosomenkonstitution zu Phänotypen führen, die fließende Übergänge zur ▶ *Osteodystrophia hereditaria* ALBRIGHT zeigen. Entscheidend für die Gonadendysgenesie ist wahrscheinlich ein Abschnitt in Xq13-26, z.B. Xq22 (*DIAPH2*), während eine Deletion in Xq28 nur zu Dysmenorrhoe führt und ein Sterilitätsfaktor-Gen zumindest im männlichen Geschlecht nahe der pseudoautosomalen Region Yq11 liegt (▶ *Sterilität*). Nahe dem pseudoautosomalen Bereich Xp22.1-p11.2 vermutet man auch Gene für die neurocognitiven, visuospatialen Fähigkeiten und für das Lymphgefäß-System. Genort des *SHOX* (**S**hort Stature **Ho**meobox gene auf dem **X**-Chromosom) Xp22.3 bzw. Yp11.3, Allelie zu ▶ LERI-WEILL-*Syndrom* und dem X-chromosomalen Typ der ▶ *Osteodystrophia hereditaria* ALBRIGHT.

Familienberatung
Nachweis und Differentialdiagnose (besonders zu NOONAN-Syndrom und Pterygium-Syndrom) anhand zytogenetischer Untersuchungen (molekularzytogenetische Interphasekern-Untersuchung an Mundschleimhaut-Zellen, Chromosomenanalyse) notwendig. Mit einem Wiederholungsrisiko in der Familie ist beim Karyotyp 45,X nicht zu rechnen. Eine deutliche Abhängigkeit der Häufigkeit vom Gebäralter der Mutter wie bei autosomalen Trisomien lässt sich ebenfalls nicht erkennen. Vom 2. Trimenon an ultrasonografisch erkennbare Nackenblasen und Ödeme weisen auf ein U. des Kindes hin, wobei ein Hygroma colli auch Teilsymptom an-

derer Syndrome (z.B. ▶ *kampomele Dysplasie*) sein oder isoliert (autosomal rezessiv bedingt?) auftreten kann. Patientinnen selbst sind nur in ganz wenigen Ausnahmefällen fertil, für ihre Kinder besteht ein erhöhtes Risiko für angeborene Anomalien und Spontanaborte. In Partnerschaften sollte auf die zu erwartende Kinderlosigkeit hingewiesen werden. Psychologische Betreuung wegen sekundärer Minderwertigkeitsgefühle und depressiver Zustände ist häufig indiziert.

Literatur
Bates, A. and P.J.Howard, Distal long arm deletions of the X chromosome and ovarian failure. J.Med.Genet. *27* (1990) 722–723.

Boucher, C.A., C.A.Sargent, T.Ogata and N.A.Affara, Breakpoint analysis of TURNER patients with partial Xp deletions: implications for the lymphoedema gene location. J.Med.Genet. *38* (2001) 591–598.

Clement-Jones, M., S.Schiller, E.Rao et al., The short stature homeobox gene *SHOX* is involved in skeletal abnormalities in TURNER-syndrome. Hum. Molec.Genet. *9* (2000) 695–702.

Crock, P, G.A.Werther and H.N.B.Wettenhall, Oxandrolone increases final height in TURNER syndrome. J.Paediatr.Child Health *26* (1990) 221–224.

Foudila, T., V.Sonderstrom-Anttila and O.Hovatta, TURNER´s syndrome and pregnancies after oocyte donation. Hum.Reprod. *14* (1999) 532–535.

Jacobs, P., P.Dalton, R.James et al., TURNER syndrome: A cytogenetic and molecular study. Ann.Hum.Genet. *61* (1997) 471–483.

Lespinasse, J., C.Gicquel, M.Robert and Le Bouc, Phenotypic and genotypic variability in monozygotic triplets with TURNER syndrome.Clin.Genet. *54* (1998) 56–59.

Nielsen, J., T.Larsen, B.Konradsen et al., Edit. 1. International TURNER contact Group Meeting. Aarhus, Dänemark 1988, 101 S.

Ogata, T., N.Matsuo and G.Nishimura, *SHOX* haploinsufficiency and overdosage: impact of gonadal function status. J.Med.Genet. *38* (2001) 1–6.

Swillen, A., J.P.Fryns, A.Kleczkowa et al., Intelligence, behaviour and psychosocial development in TURNER syndrome. A cross-sectional study of 50 preadolescent and adolescent girls (4–20 years). Genet.Counsel. *4* (1993) 7–18.

Sybert, V.P., Phenotypic effects of mosaicism for a 47,XXX cell line in TURNER syndrome. J.Med.Genet. *39* (2002) 217–220.

Tarani, L., S.Lampariello, G.Raguso et al., Pregnancy in patients with TURNER´s syndrome: six new cases and review of literature. Gynecol.Endocrinol. *12* (1998) 83–87.

Therman, E., R.Laxova and B.Susman, The critical region of the human Xq. Hum.Genet. *85* (1990) 455–461.

Tricoire, J., M.F.Sarramon, M.Rolland and G.Lefort, Familial cystic hygroma. Report of 8 cases in 3 families. Genet.Counsell. *4* (1993) 265–269.

Wieacker, P., Genetische Aspekte der Ovarialinsuffizienz. Medgen *13* (2001) 3–8.

Zinn, A.R., V.S.Tonk, Z.Chen et al., Evidence for a TURNER syndrome locus or loci at Xp11.2-p22.1. Am.J.Hum.Genet. *63* (1998) 1757–1766.

ULLRICH-TURNER-Syndrom bei Knaben
s.a. ▶ NOONAN-Syndrom

Ulna-Fehlbildungen,
ulnare Klumphand

Hypoplasie der Ulna unterschiedlichen Grades bis zur Aplasie autosomal dominant oder rezessiv (OMIM 191440). Meist andere Skelettanteile beteiligt: Postaxiale Strahle der Hand, Fibula, Femur, Tibia, Radius (OMIM 194020), X-chromosomaler Typ mit Spalthand unsicher (OMIM 314360). In ¾ der Fälle unilateral. Teilsymptome unterschiedlicher Fehlbildungs-Syndrome. ▶ *Multiple kartilaginäre Exostosen*; ▶ *AL-AWADI/RAAS-ROTHSCHILD-Syndrom, Femur-Fibula-Ulna-Syndrom* (▶ *Fibula-Anomalien*), ▶ *NIEVERGELT-Syndrom*; ▶ *Mesomele Dysplasie*; ▶ *SCHINZEL-Syndrom*; ▶ *kongenitales Thrombozytopenie-Syndrom* (TAU); ▶ *LÉRI-WEILL-Syndrom*; ▶ *Oligodaktylie-Syndrom Typ WEYERS*; ▶ *mesomeler Zwergwuchs Typ LANGER*. Behinderung leicht durch Klumphandstellung bis schwer durch Aplasie angrenzender Teile des Handskeletts. Wesentlich seltener als ▶ *Fehlbildungen des Radius*. Ein verursachendes Gen wird aufgrund von übereinstimmender Symptomatik bei interstieller Deletion des Chromosoms 4 (4q-terminale-Deletions-Syndrom) in 4q33 vermutet.

Ulna-Fibula-Hypoplasie

Literatur
Johnson, J.J. and G.E.Omer, Congenital ulnar deficiency. Natural history and therapeutic implications. Hand Clin. *1* (1985) 499–510.

Keeling S.L., L.Lee-Jones and P.Thompson, Interstitial deletion 4q32-34 with ulnar deficiency: 4q33 may be the critical region in 4q terminal deletion syndrome. Am.J.Med.Genet. *99* (2001) 94–98.

Kohn, G., G.Malinger, R.Eishwa et al., Bilateral ulna hypoplasia, club feet, and mental retardation: A new mesomelic syndrome. Am.J.Med.Genetic *56* (1995) 132–135.

Rigault, P., Ph.Touzet, J.P.Padovani et al., Les hypoplasies et aplasies du cubitus chez l'enfant. Ectomélies longitudinales internes du membre supérieur. Etude de 38 cas chez 31 enfants. Chirurgie Mem.Acad.Chir. *111* (1985) 692–700.

OMIM 191420, 191440, 314360

Ulna-Fibula-Hypoplasie
▶ NIEVERGELT-Syndrom

Ulnary-Mammary-Syndrom
▶ SCHINZEL-Syndrom

UNDRITZ-Anomalie der Granulozyten

Genetisch bedingte Kern-Hypersegmentation der polymorphkernigen Granulozyten auf der Grundlage einer Genmutation.

Klinisch symptomlos bestehende Vier- und Mehrfach-Segmentierung der Kerne der neutrophilen Granulozyten mit entsprechender Rechtsverschiebung im Blutbild. Autosomal dominant bedingt, bei Homozygoten besonders stark ausgeprägt. Wahrscheinlich nicht selten, jedoch meist nicht diagnostiziert. Ein gegenteiliges Bild liegt bei der ▶ PELGER-HUET-Anomalie vor.

Literatur
Davidson,W.M., Inherited variations in leucocytes. Brit.Med. Bull. *17* (1961) 190–195.

OMIM 191500

Unkämmbares Haar, Syndrom des
▶ Wollhaare;
▶ Hypotrichosis congenita

UNNA-Syndrom
▶ Hypotrichosis congenita

UNNA-THOST-Syndrom
▶ Keratosis palmoplantaris diffusa circumscripta

Unterlippenfisteln
▶ Lippen-Kiefer-Gaumen-Spalte mit Unterlippenfisteln

UNVERRICHT-LUNDBORG-Syndrom
▶ Myoklonusepilepsie, progressive;
▶ HUNT-Syndrom

URBACH-WIETHE-Syndrom
▶ Lipoidproteinose

URBAN-Syndrom, URBAN-ROGERS-MEYER-Syndrom
▶ PRADER-WILLI-Syndrom

Urofaziales Syndrom (OCHOA-Syndrom)
▶ Fazialisparese, angeborene;
▶ Hydronephrose

Urolithiasis
▶ Xanthinurie;
▶ Adenin-Phosphoribosyltransferase-Mangel;
▶ Cystathioninurie;
▶ Glyzinurie;
▶ Hyperparathyreoidismus;
▶ Hyperoxalurie;
▶ Hypophosphatasie;
▶ Pyruvatkinase-Mangel;

▶ Gicht;
▶ Hypercalcämie (Hypercalciurie).

Urticaria pigmentosa,
Mastozytose, NETTLESHIP-Syndrom

Systemerkrankung mit starker Vermehrung der Mastzellen unklarer Ätiologie.
Der Basisdefekt besteht bei einem Teil der Fälle in einem Protoonkogen-(*KIT*-)bedingten Mangel eines Rezeptors für die Tyrosinkinase des Mast- und Stammzell-Wachstumsfaktors. Es findet eine vermehrte Histaminsynthese und -freisetzung statt, woraus sich die klinische Symptomatik z.T. erklären lässt.

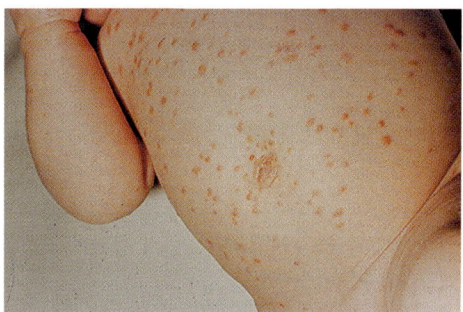

Urticaria pigmentosa. Persistierende gelbbräunliche makulo-papulöse Effloreszenzen, bevorzugt am Stamm.

Krankheitswert
Erstmanifestation klinischer Erscheinungen entweder im frühen Kindesalter, häufig mit Spontanremission nach mehreren Jahren oder im Pubertätsalter. Zirkumskripte oder diffuse urtikarielle Hauterscheinungen mit Pruritus und Überpigmentierung. Bei systemischer Mastozytose Hepatosplenomegalie, Lymphknotenschwellungen. Starke Vermehrung der Mastzellen in der Haut und in inneren Organen, selten leukämisch entartend. Paroxysmale Kopfschmerzen und Tachykardien. Gastrointestinale Beschwerden. Hämorrhagien. Osteoporose und Osteosklerose. Beeinträchtigung sehr unterschiedlich. Hauterscheinungen können in seltenen Fällen ganz fehlen.

Therapiemöglichkeiten
Lokal-konservative Behandlung mit unbefriedigendem Erfolg.

Häufigkeit und Vorkommen
Seit Erstbeschreibung 1869 mehrere 100, meist sporadische Fälle und mehr als 50 Sippen mit familiärem Vorkommen in aufeinanderfolgenden Generationen bekannt. Eineiige Zwillinge meistens konkordant. Gynäkotropie.

Genetik
Heterogen. Klinisch wird das X-chromosomale NETTLESHIP-Syndrom von der Mastozytose unterschieden. Die Art des familiären Vorkommens spricht in den jeweiligen Sippen unterschiedlich für autosomal dominanten, rezessiven oder in einer Familie auch für X-chromosomalen Erbgang. Ein Genort 4q12.3 (*KIT*), Allelie zur Mastzellleukämie, gastrointestinalen Stroma-Tumoren und zu einem Typ des ▶ *partiellen Albinismus*. Beim NETTLESHIP-Syndrom handelt es sich wahrscheinlich um Allelie im Genort für einen anderen Rezeptor Xp22.3 (*GPCR*, **G**-**P**rotein **C**upled **R**eceptor, ▶ *Albinismus oculi*) der Melanosomen.

Familienberatung
Differentialdiagnose zu anderen Formen der Urtikaria (▶ *Kälte-Urtikaria*; ▶ *MUCKLE-WELLS-Syndrom* u.a.) und zum Xeroderma pigmentosum vor allem bei frühkindlichen Fällen wichtig. Nachweis anhand einer vermehrten Ausscheidung von freiem Histamin im Urin. Von einer relativen intrafamiliären Konstanz der Erscheinungen und des Erstmanifestationsalters kann ausgegangen werden, wobei allerdings das empirische Risiko für Verwandte eines Merkmalsträgers in Anbetracht des meist sporadischen Vorkommens als gering einzuschätzen ist.

Literatur
Anstey, A., D.G.Lowe, J.D.Kirby and M.A.Horton, Familial mastocytosis: a clinical, immunophenotypic, light and electron microscopic study. Brit.J.Derm. *125* (1991) 583–587.

Beghini, A., M.Tibiletti, G.Roversi et al., Germline mutation in the juxtamembrane domain of the KIT gene in a family with gastrointestinal stromal tumors and urtivaria pigmentosa. Cancer *92* (2001) 657–662.

Clark, D.P., L.Buescher and A.Harvey, Familial urticaria pigmentosa. Arch.Intern.Med. *150* (1990) 1742–1744.

Fritsche-Polanz, R., J.-H.Jordan, A.Feix et al., Mutation analysis of C-KIT in patients with myelodysplastic syndromes without mastocytosis and cases of systemic mastocytosis. Brit.J.Haemat. *113* (2001) 357–364.

Oku, T., H.Hashizune, R.Yokote et al., The familial occurrence of bullous mastocytosis (diffuse cutaneous mastocytosis). Arch.Derm. *126* (1990) 1478–1484.

OMIM 154800, 300500

Urofaziales Syndrom (OCHOA-Syndrom)

▶ Fazialisparese, angeborene

USHER-Syndrom

Heterogene Gruppe genetisch bedingter Kombinationen von Taubheit und Retinopathia pigmentosa auf der Grundlage jeweils einer Genmutation. Der Basisdefekt für die beiden nicht immer in einen pathogenetischen Zusammenhang zu bringenden Symptome betrifft vorwiegend Membran- oder Transmembran-Proteine der Retina- und Cochleahaarzellen, teilweise auch der SERTOLI- und proximalen Nierentubuli-Zellen, woraus sich die klinische Symptomatik ableiten lässt und die Allelie zu nicht syndromatischen Typen der Taubheit erklärt.

Krankheitswert

Angeborene bzw. frühkindliche Innenohr-Taubheit mit entsprechendem Fehlen der Sprachentwicklung. Im Kindesalter beginnende, zu Visusverschlechterung und Erblindung führende Pigmentdegeneration der Netzhaut. Gehschwierigkeiten durch Gleichgewichtsstörungen (Vestibularis-Funktionsstörung). Fakultativ Oligophrenie, Neigung zu Psychosen und Diabetes mellitus. Frühinvalidität ab 4. Lebensjahrzehnt. Von diesem schwersten Typ I werden klinisch ein Typ II mit angeborener Schwerhörigkeit, postpuberaler Pigmentdegeneration der Retina und fakultativer Ataxie, ein progredienter Typ III mit postlingual einsetzender Schwerhörigkeit und beginnendem Sehverlust mit Hemeralopie und progredienter Gesichtsfeldeinengung ab 2. Lebensjahrzehnt und ein fraglicher X-chromosomaler Typ IV abgetrennt.

Therapiemöglichkeiten

Symptomatische Behandlung der Netzhautdegeneration mit unbefriedigendem Erfolg. Sprachanerziehung notwendig.

Häufigkeit und Vorkommen

Nach skandinavischen Erhebungen Inzidenz etwa 1:30.000. In Europa vor allem Juden betroffen. Regionale Häufung bei Lappen und in einer Population in Kanada. Häufigste Ursache von Erwachsenen-Taubblindheit. Grundlage für 3–6% der Fälle von Taubheit im Kindesalter. Am häufigsten werden Typ II (>50% der Fälle) und Typ I (vorwiegend IB) diagnostiziert. Typ IV ist nur von einer Sippe beschrieben.

Genetik

Autosomal rezessiver Erbgang mit variabler Expressivität. Die interfamiliären Unterschiede des Schweregrades bzw. Manifestationsalters der Hauptsymptome beruhen auf Heterogenie. Es sind 11 Loci bekannt für drei klinisch unterschiedliche Typen I–III. Zum Teil handelt es sich um „private" Formen, d.h. Mutationen aus Inzucht- oder Founder-Populationen, die nur bei einer Sippe festgestellt wurden.
Genorte:

USHER Typ I

- IA 14q32 (Zytoplasma-Dynein?), französischer Typ, OMIM 276900;
- IB 11q13.5 (*MYO7A*, Myosin VIIa), Allelie mit der isolierten Schwerhörigkeit bzw. ▶ *Taubheit* DFNA11 und DFNB2, einem Typ der ▶ *Vitreoretinopathie* und dem ▶ LAURENCE-MOON-BIEDL-BARDET-*Syndrom* BBS1, häufigste Form, 60% aller Fälle. OMIM 276903;
- IC 11p14.3 (Harmonin mit *PDZ*-Domäne), in den sensorischen Haarzellen der Cochlea exprimiert, Allelie mit einem Typ der autosomal rezessiven ▶ *Taubheit* (DFNB18), contiguous gene syndrome unter Einschluss von *ABCC8* und *KCNJ11* mit Hyperinsulinismus und Enteropathie. OMIM 276904, 602092;
- ID 10q21-22 (*CDH23*, Cadherin-like 23), Allelie mit der autosomal dominanten (DFNA19) und der rezessiven (DFNB12) ▶ *Taubheit*. OMIM 601067;
- IE 21q21 OMIM 602097;
- IF 10q21.1 (*PCDH15*, Protocadherin 15), Allelie mit ▶ *Taubheit* DFNB23. OMIM 602083;
- IG 17q24-25, Allelie mit Taubheit DFNA20 und DFNA26. OMIM 606943;

USHER Typ II

- IIA 1q41 (Usherin, mit Laminin- und Fibronektin-III-Domäne), schwere Form, weitge-

hende Sequenzhomologie mit dem X-chromosomalen Gen für ▶ *Chorioderemie*? OMIM 276901, kann auch in alleler Form ohne Taubheit vorkommen. OMIM 276901;
▶ IIB 3p24.2-p23. OMIM 276905;
▶ IIC 5q14.3-21.3. OMIM 605472;

Usher Typ III
▶ IIIA 3q24-25 (*USH3A*, Clarin-1, Transmembranprotein der sensorischen Haarzellen der Cochlea), finnischer Typ, Allelie mit ▶ *Taubheit* DFNB15? OMIM 276902, 606397.

Familienberatung
Differentialdiagnose zu ▶ ALSTRÖM-*Syndrom*, ▶ *Mitochondriopathien* und ▶ *Peroxisomopathien* (Peroxin-Gen-Mutationen) notwendig. Früherkennung im ERG Hörgestörter im Hinblick auf größtmögliche Ausnutzung noch vorhandenen Sehvermögens wichtig. Differentialdiagnose zu anderen Typen der Taubheit anhand der meist noch subklinischen Retinopathia pigmentosa im Kindesalter elektroretinografisch möglich. Nach dem gleichen Prinzip sowie audiometrisch Heterozygote nicht sicher feststellbar. Ophthalmologische Screening-Untersuchung gehörloser Kinder wichtig. Besondere medizinisch-genetische Betreuung betroffener Familien in Anbetracht der Schwere des Krankheitsbildes notwendig. Bei der Berufswahl muss die zu erwartende Blindheit beachtet werden. In Verbindungen von Merkmalsträgern bzw. deren Verwandten und Partnern mit anderen Taubheitsformen besteht bei Ausschluss einer Allelie kein erhöhtes Risiko für Kinder. Bei erbprognostischen Überlegungen muss auf Teil- und subklinische Mikrosymptome der Verwandten von Merkmalsträgern geachtet werden.

Literatur
Adato, A., S.Vreugde, T.Joensuu et al., *USH3A* transcripts encode clarin-1, a four-transmembrane-domain protein with possible role in sensory synapses. Eur.J.Hum.Genet. *10* (2002) 339–350.

Ahmed, Z.M., S.Riazuddin, S.L.Bernstein et al., Mutations of the protocadherin gene *PCDH15* cause USHER syndrome type 1F. Am.J.Hum.Genet. *69* (2001) 25–34.

Astudo, L.M., J.M.Bork, M.D.Weston et al., *CDH23* mutation and phenotype heterogeneity: A profile of 107 diverse families with USHER syndrome and nonsyndromic deafness. Am.J.Hum.Genet. *71* (2002) 262–275.

Astudo, L.M., M.D.Weston, C.A.Carney et al., Genetic heterogeneity of USHER syndrome: analysis of 151 families with USHER type 1. Am.J.Hum.Genet. *67* (2000) 1569–1574.

Bittner-Glindzicz, M., K.J.Lindley, P.Rutland et al., A recessive contiguous gene deletion causing infantile hyperinsulinism, enteropathy and deafness identifies the USHER type 1C gene. Nature Genet. *26* (2000) 54–57.

Bolz, H., B.v.Brederlow, A.Ramirez et al., Mutation of *CDH23*, encoding a new member of the cadherin gene family, causes USHER syndrome type 1d. Nature Genet. *27* (2001) 108–111.

Bolz, H. und A.Gal, Genetik des USHER-Syndroms. Med.Gen. *14* (2002) 10–14.

Bonne-Tamir, B., A.Nystuen, E.Seroussi et al., USHER syndrome in the samaritans: Strength and limitations of using inbred isolated populations to identify genes causing recessive disorders. Am.J.Phys.Anthropol. *104* (1997) 193–200.

Eudy, J.D., M.D.Weston, S.Yao et al., Mutation of a gene encoding a protein with extracellular matrix motifs in USHER syndrome type IIa. Science *280* (1998) 1753-17–1755.

Gasparini, P., A.De Fazio, A.I.Croce et al., USHER syndrome type III (USH3) linked to chromosome 3q in an Italian family. J.Med.Genet. *35* (1998) 666–667.

Kaplan, J., S.Gerber, D.Bonneau et al., A gene for USHER syndrome type I (USH1A) maps to chromosome 14q. Genomics *14* (1992) 979–987.

Mustapha, M, E.Chouery, D.Torchard-Pagnez et al., A novel locus for USHER syndrome type I, USH1G, maps to chromosome 17q24-25. Humgenet. *110* (2002) 348–350.

Ouyang, X., X.J.Xia, E.Verpy et al., Mutations in the alternative splicing exons of *USH1C* cause nonsyndromatic recessive deafness. Hum.Genet. *111* (2002) 26–30.

Smith, R.J.H., E.C.Lee, W.J.Kimberling et al., Localization of two genes for USHER syndrome type I to chromosome 11. Genomics *14* (1992) 995–1002.

Tamayo, M.L., J.E.Bernal, G.E.Tamayo et al., USHER syndrome: results of a screening program in Columbia. Clin.Genet. *40* (1991) 304–311.

Verpy, E., M.Leibovici, I.Zwaenepoel et al., A defect in harmonin, a *PDZ* domain-containing protein expressed in the inner ear sensory hait cells, underlies USHER syndrome type 1C. Nature Genet. *26* (2000) 51–53.

OMIM 276900, 276901, 276902, 276903, 276904, 276905, (31265)

Uterus didelphys, duplex, bipartitus, bicornis

▶ Mayer-v.-Rokitansky-Küster-Syndrom

V

de-VAAL-Syndrom
▶ Immuninsuffizienz, schwere, kombiniert mit Leukopenie

Vaginalaplasie
▶ MAYER-v.ROKITANSKY-KÜSTER-Syndrom

Valinämie
▶ Hypervalinämie

Valproat-Syndrom,
Valproat-Embryofetopathie

Embryofetopathisches Syndrom auf exogener Grundlage.
Die Na- und Ca-Salze der Valproinsäuren, allein oder besonders in Kombination mit anderen Antiepileptika während der Schwangerschaft verabreicht, können ein umschriebenes Schädigungsmuster beim Kind verursachen. Siehe auch ▶ Hydantoin-Syndrom; ▶ Embryofetopathien.

Krankheitswert
Symptomatik unspezifisch, sehr variabel. Kraniofaziale Dysmorphien mit flachem Gesicht, kurzer Nase, breiter, teilweise gespaltener Nasenwurzel, median rarifizierten Augenbrauen, Epikanthus, kleinem Mund mit evertierter Unterlippe, verstrichenem Philtrum und hohem mikrozephalem, trigonozephalem Schädel. Polydaktylie und andere Extremitätenanomalien, Herzfehler (rechts ansetzende Pulmonalarterie), Tracheomalazie, Arachnodaktylie, Hypogenitalismus und verschiedene andere unspezifische extrazephale Anomalien. Geistige Retardation. 3–4% der Valproat-exponierten Feten haben einen offenen Neuralrohrdefekt. Kleinwuchs, z.T. auch Hochwuchs. Lebenserwartung herabgesetzt.

Therapiemöglichkeiten
Symptomatische Behandlung unbefriedigend. Prophylaktische Umstellung auf andere Medikamente bzw. auf eine Minimaldosis eines einzelnen Antiepileptikums vor oder während der Schwangerschaft soll das Risiko vermindern.

Häufigkeit und Vorkommen
Seit Einführung der Valproate als Antiepileptika und Abgrenzung des Syndroms 1978 (USA) bzw. 1984 über 70 Fälle im internationalen Schrifttum publiziert.

Genetik
Ob eine individuell unterschiedliche pharmakogenetische Disposition für die teratogene Wirkung der Valproate besteht, ist noch unklar.

Familienberatung
Differentialdiagnose zu ▶ C-Syndrom; ▶ Alkohol-Embryofetopathie und ▶ spondylo-nasaler Dysplasie notwendig. Nachweis nur anamnestisch möglich. Medikamentöse Umstellung möglichst vor Eintritt einer Schwangerschaft wichtig. Pränatale Untersuchung auf ▶ Neuralrohrdefekte (Alpha-Fetoproteinbestimmung, Ultrasonografie) sollten bei exponierten Schwangeren ab 2. Trimenon durchgeführt werden.

Literatur
Aulthouse, A.L. and D.C.Hitt, The teratogenic effects of valproic acid in human chondrogenesis in vitro. Teratology 49 (1994) 208–217.

Clayton-Smith, J. and D.Donnai, Fetal valproate syndrome. J.Med.Genet. 32 (1995) 724–727.

Kozma, C., Valproic acid embryopathy: Report of two siblings with further expansion of the phenotypic abnormalities and a review of the literature. Am.J.Med.Genet. *98* (2001) 168–175.

Martinez-Frias, M.L., Clinical manifestation of prenatal exposure to valproic acid using reports and epidemiologic information. Am.J.Med.Genet. *37* (1990) 277–282.

Mo, C.N. and E.J.Ladusans, Anomalous right pulmonary artery origins in association with the fetal valproate syndrome. J.Med.Genet. *36* (1999) 83–84.

Okada, T., T.Tomoda, H.Hisakawa and T.Kurashige, Fetal valproate syndrome with reduction deformity of limb. Acta Paediatr.Jpn.Overs.Ed. *37* (1995) 58–60.

Rodríquesz-Pinilla, E., I.Arroyo, J.Fondevilla et al., Prenatal exposure to valproic acid during pregnancy and limb deficiencies: A case-control study. Am.J.Med.Genet. *90* (2000) 376–381.

Van-ALLEN-MYHRE-Syndrom
▶ GOLTZ-GORLIN-Syndrom

Van-den-Bosch-Syndrom
▶ Chorioideremie

van-den-ENDE-GUPTA-Syndrom
▶ BEALS-HECHT-Syndrom;
▶ MARDEN-WALKER-Syndrom

Van-der-WOUDE-Syndrom
▶ Lippen-Kiefer-Gaumen-Spalte mit Unterlippenfisteln

Van-LOHUIZEN-Syndrom
▶ Cutis marmorata teleangiectatica congenita

VASQUEZ-Syndrom
▶ Fettleibigkeit

VAQUEZ-OSLER-Syndrom
▶ Polycythaemia rubra vera

VARADI-PAPP-Syndrom
▶ Oro-Fazio-Digitale Syndrome (VI);
▶ MOHR-Syndrom

Variköser Symptomenkomplex, Varizen

Erweiterung bestimmter Venen auf der Grundlage einer genetisch bedingten Disposition unter Beteiligung nicht genetischer Faktoren.
Eine altersabhängige Erweiterung großer Venen entwickelt sich auf der Basis einer anlagebedingten Schwäche der Venenklappen und Gefäßwände, denen unterschiedliche biochemische Veränderungen (Kollagen- und Fibrillin-Zusammensetzung usw.) zugrunde liegen.

Krankheitswert
Erstmanifestation meistens vom 2. Lebensjahrzehnt an. Krampfadern gewöhnlich an den unteren Extremitäten, z.T. Hämorrhoiden. Beeinträchtigung durch Schmerzhaftigkeit und vor allem durch Sekundärerscheinungen wie Durchblutungsstörungen, Ulzera und Infektionen.

Therapiemöglichkeiten
Prophylaxe bei bestehender Prädisposition in Form von Gefäßtraining, Vermeidung von Stasen usw. Varizenverödung und operative Entfernung mit zufriedenstellendem Erfolg.

Häufigkeit und Vorkommen
In Mitteleuropa häufig. Gynäkotropie. Symptomatisch bei MARFAN-Syndrom, EHLERS-DANLOS-Syndrom, KLIPPEL-TRENAUNAY-Syndrom, Tyrosinstoffwechselstörungen (▶ *Homozystinurie*) u.a.

Genetik
Genetisch bedingte Disposition unter Beteiligung dominanter und wahrscheinlich auch X-chromosomaler Gene. Konkordanzrate bei 70 Zwillingspaaren 85% : 38% (Varizen). Hämorrhoiden treten z.T. unabhängig von Varizen auf. Ihnen liegt ebenfalls eine genetische Disposition zugrunde.

Familienberatung
Risikoziffern für Kinder von Merkmalsträgern entsprechen etwa einem dominanten Verer-

bungsmodus, wobei Töchter durchschnittlich doppelt so häufig betroffen sind wie Söhne und das Risiko für Kinder von männlichen Merkmalsträgern höher ist als das von weiblichen. Familienberaterisch sind in schweren Fällen prophylaktische Maßnahmen bzw. Rücksichten bei der Berufswahl anzuraten.

Literatur

Brondel, H. et M.Gondran, Facteurs prédisponants liés à l'hérédité et à la profession dans la maladie hémorroidaire. Arch.Fr.Mal.Appar.Dig. 65 (1976) 541–550.

Matousek, V. and I.Prerovsky, A contribution to the problem of the inheritance of primary varicose veins. Hum.Hered. 24 (1974) 225–235.

Niermann, H., Erbliche Dispositionskrankheiten. In: Jadassohn, J., Handbuch der Haut- u. Geschlechtskrankheiten. Ergänzungswerk, Bd. VII. Herausg. Gottron, H.A. und U.W.Schnyder, Springer-Verl. Berlin Heidelberg New York 1966.

OMIM 192200

Varizen
▶ Variköser Symptomenkomplex

Vas deferens, Aplasie bilaterale angeborene
▶ Cystische Pankreasfibrose;
▶ Sterilität

VATER-Assoziation,
VACTERL-Assoziation

Gruppe von Fehlbildungen, die gehäuft assoziiert bei einem Patienten auftreten. Es bestehen unterschiedliche Felddefekte. Die Ursache des gemeinsamen Vorkommens ist unklar und definitionsgemäß heterogen. Möglicherweise handelt es sich um multiple Disruptions-Sequenzen infolge von embryo-fetalen Gefäßthrombosierungen z.B. durch einen (abgestorbenen) Zwilling oder es kann ein Signaltransduktions-System (Sonic Hedgehog) betroffen sein mit Mutationen in Transkriptionsfaktor-Genen (*GLI*, ▶ *Holoprosenzephalie*). Bei einem Teil der Fälle wurden weitere Mutationen in unterschiedlichen Genen oder strukturelle Chromosomenaberrationen festgestellt (z.B. Deletionen in 13q). Wahrscheinlich handelt es sich um eine vorläufige nosologische Zusammenstellung unterschiedlicher genetisch bedingter und sich überschneidender Fehlbildungskomplexe.

Krankheitswert

Ursprünglich als VATER-Assoziation beschrieben, später auf VACTERL erweitert. Akronym für:

Vertebrale* und **V**askuläre Anomalien (Agenesie einer Nabelarterie)

Anale und **A**urikuläre Fehlbildungen: Analatresie*, Ohrmuscheldysplasie u.a.

Cardiale Fehlbildungen, vor allem Ventrikel-Septum-Defekt

Tracheo-Ösophagus-Fistel

E(Ö)sophagus-Atresie*

Radiusdefekte*, **R**enale Fehlbildungen*, Rippenanomalien

Limb-(Extremitäten-)Fehlbildungen

Die Kombination von mindestens 3 der 5 mit * bezeichneten typischen Symptome bei einem Patienten berechtigt zur Einordnung in die Assoziation. Geistige Entwicklung primär nicht beeinträchtigt.

Therapiemöglichkeiten

Chirurgische Korrekturen in Abhängigkeit von der Art der Fehlbildungen mit unterschiedlichem Erfolg. Rehabilitative Maßnahmen im Hinblick auf normale intellektuelle Entwicklung wichtig.

Häufigkeit und Vorkommen

Seit Erstbeschreibung 1972 bereits mehr als 100 Fälle publiziert. Frequenz etwa 1:80.000. Vorwiegend sporadisch. Androtropie. Bei Kombination mit Hydrozephalus Geschwisterfälle beschrieben.

Genetik

Unklar. Ein Teil der seltenen familiären Fälle könnten mit Familiarität der Disruptions-Sequenz infolge von wiederholten Zwillingsschwangerschaften (▶ *Zwillinge*) oder infolge einer genetisch bedingten pränatalen Thrombo-

VATER-Assoziation

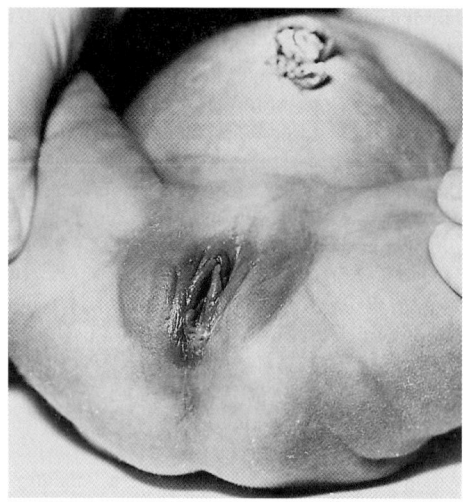

seneigung (▶ *Thrombophilie*) erklärt werden. Ätiopathogenetisch abzutrennen sind Formen mit Aquäduktstenose und Hydrozephalus, bei denen Geschwisterfälle vorkommen und ein autosomal rezessiver (DAVID-O'CALLAGHAN-Syndrom, OMIM 276950) oder ein X-chromosomaler Erbgang (HUNTER-MacMURRAY-Syndrom, OMIM 314390) nachgewiesen ist: VACTERL-H (OMIM 276950).

Familienberatung

Bei Auftreten eines der Symptome bei einem Neugeborenen sollte gezielt nach den anderen gesucht werden. Postnatale Untersuchung der Plazenta auf Reste eines Zwillings (Fetus papyraceus) ist ratsam. Ein erhöhtes Risiko für Verwandte eines Merkmalsträgers besteht nach den bisherigen Erfahrungen mit Ausnahme der Fälle mit Hydrozephalus nicht, wobei beachtet werden muss, dass einzelne Symptome der Assoziation (z.B. ▶ *Analatresie*, ▶ *Ventrikel-Septum-Defekt*) bei isoliertem Vorkommen oder in anderen Kombinationen ein anderes genetisches Risiko haben. ▶ *Anus imperforatus*; ▶ *Radiusdefekte*; ▶ *Ösophagus-Atresie*, ▶ *G-Syndrom*. Ultrasonografisch pränataler Ausschluss einiger Symptome möglich, Oligohydramnion kann hinweisend sein.

Literature.

Botto, L.D., M.J.Khoury, P.Mastroiacovo et al., The spectrum of congenital anomalies of the VATER association: An international study. Am.J.Med. Genet. *71* (1997) 8–15.

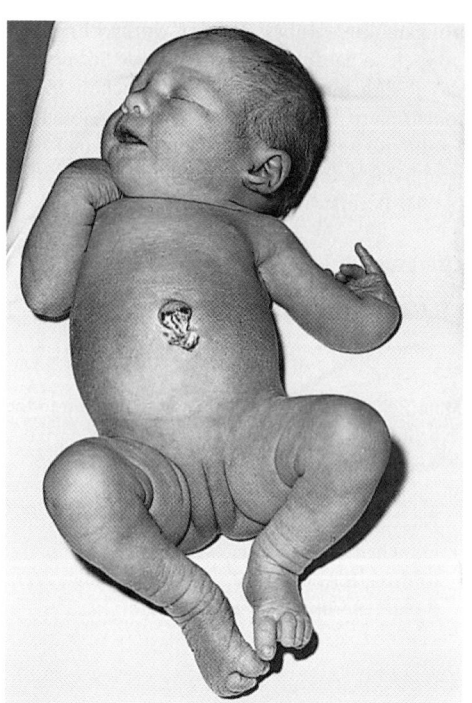

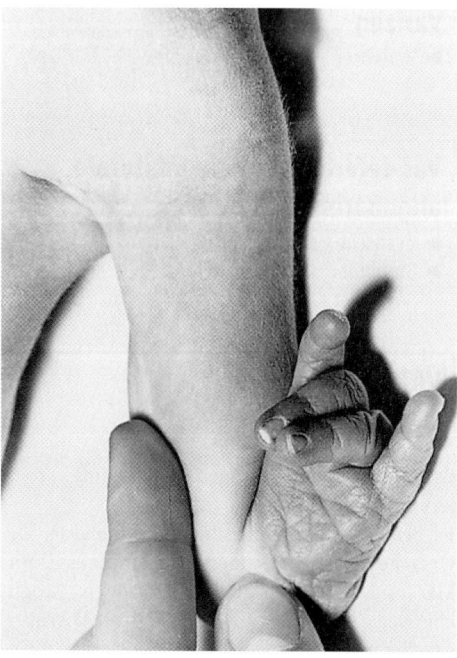

VATER-Assoziation. Neugeborenes mit Analatresie und Radiusaplasie einschließlich Aplasie des 1. Strahles.

Froster, U.G., S.J.Wallner, E.Reusche et al., VATCTERL with hydrocephalus and branchial arch defects: Prenatal, clinical, and autopsy findings in two brothers. Am.J.Med.Genet. 62 (1996) 169–172.

Herster, J.H., M.Jaworski, R.E.Solinger et al., TOWNES' syndrome: A distinct multiple malformation syndrome resembling VACTERL association. Clin.Pediat. 25 (1986) 100–102.

Källén, K., P.Mastroiacovo, E.E.Castilla et al., VATER non-random association of congenital malformations: study based on data from four malformation registers. Am.J.Med.Genet. 101 (2001) 26–32.

Kim, J.H., P.C.W.Kim and C.-cHui, The VACTERL association: lessons from the sonic hedgehog pathway. Clin.Genet. 59 (2001) 306–315.

Lomas, F.E., J.E.Dahlstrom and J.H.Ford, VACTERL with hydrocephalus: family with X-linked VACTERL-H. Am.J.Med.Genet. 76 (1998) 74–78.

Lurie, I.W. and C.Ferencz, VATER-hydrocephaly, DK-phocomelia, and cerebro-cardio-radio-reno-rectal community. Am.J.Med.Genet. 70 (1997) 144–149.

Martinez-Frias, M.-L., J.L.Frias and J.M.Opitz, Errors of morphogenesis and developmental field theory. J.Med.Genet. 76 (1998) 291–296.

Nezarati, N.M. and D.R.McLeod, VACTERL manifestation in two generations. Am.J.Med.Genet. 82 (1999) 40–42.

Rittler, M., J.E.Paz and E.E.Castilla, VACTERL association, epidemiologic definition and delineation. Am.J.Med.Genet. 63 (1996) 529–536.

Walsh, L.E., G.H.Vance and D.D.Weaver, Distal 13q deletion syndrome and the VACTERL association: case report, literature review, and possible implications. Am.J.Med.Genet. 98 (2001) 137–144.

Wang, H., A.G.W.Hunter, B.Clifford et al., VACTERL with hydrocephalus: spontaneous chromosome breakage and rearrangement in a family showing apparent sex-linked recessive inheritance. Am.J.Med.Genet. 47 (1993) 114–117.

OMIM 192350, 276950, 314390

Veitstanz
▶ HUNTINGTON-Syndrom

Velo-Kardio-Faziales Syndrom,
SHPRINTZEN-Syndrom, Deletion-22q-Syndrome

Genetisch bedingtes Syndrom aus multiplen Fehlbildungen und Debilität auf der Grundlage einer Genmutation bzw. Mikrodeletion. Basisdefekte (▶ *CATCH22*). Es handelt sich um einen von zephalen Neuralleistenzellen der Kieferbögen und Kiemenspalten ausgehenden Entwicklungsfelddefekt mit genetischen und klinischen Überschneidungen mit dem ▶ *Di-GEORGE-Syndrom*, wobei Mikrodeletionen im Sinne eines contiguous gene syndrome offenbar unterschiedliche Gene der selben Region betreffen. Die von der Neuralleiste stammenden Zellen sind an der Entwicklung von Herz, Thymus, Parathyreoidea und Bindegewebe in diesen Bereichen beteiligt. Eines der betroffenen, hemizygoten Gene codiert ein Clathrin (schwere Kette) und wird vorwiegend in der Muskulatur exprimiert, wodurch ein Teil der velo-pharyngo-kardialen Symptomatik erklärt ist.

Krankheitswert
Retardation der Sprachentwicklung, Lernschwierigkeiten. Charakteristische Fazies durch Mittelgesichtshypoplasie (im Extrem bis zur Holoprosenzephalie), schmale, Nase mit breiter Nasenwurzel und in seltenen Fällen angedeutet gespaltener Nasenspitze, Retrogenie. Gaumenspalte unterschiedlicher Schwere, sekundär teilweise Schwerhörigkeit. Symptome des ▶ *Hypoparathyroidismus*, Ösophagusatresie und einer T-Zell-Schwäche. Herzfehler: ▶ VSD, ▶ FALLOTsche Tetralogie u.a. Augenhintergrundveränderungen, Katarakt. Häufig Mikrozephalus, Kleinwuchs und Hernien. Psychotische Verhaltensauffälligkeiten.

Therapiemöglichkeiten
Chirurgische Korrekturen möglich.

Häufigkeit und Vorkommen
Seit Erstbeschreibung 1968 bzw. Abgrenzung 1978 über 120 z.T. familiäre Fälle bekannt. Inzidenz ca. 1:4.000. Bisher nur einmal Vater-Sohn-Vererbung beschrieben. Beide Geschlechter gleich betroffen, aber bei kindlichen Probanden ist auffällig selten der Vater Merkmalsträger.

Genetik
Autosomal dominanter Erbgang mit stark variabler Expressivität. Genort 22q11.21, Deletionen betreffen den gleichen Bereich wie die beim ▶ *Di-GEORGE-Syndrom*. Es handelt sich um ein contiguous gene syndrome (▶ *CATCH22*), was die symptomatischen Überschneidungen beider Syndrome erklärt. In Fällen ohne Deletion 22q

wurden Aberrationen in 8pter-p23.1, 4q34.2 oder 10p14-p13 gefunden. Ein zweites Deletions-Syndrom 22q betrifft die Region q13.3 (Synapsen-assoziiertes Protein 2, ProSAP2?). Klinisch bestehen eine schwere Sprachstörung, leichte geistige Retardation und Dysmorphien. Abzutrennen ist die autosomal dominante velopharyngeale Insuffizienz mit Dysphasie und nasaler Sprache durch Dysplasie des Gaumens ohne 22q-Deletion (Genort 8q21?).

Familienberatung
Von starker Variabilität der Merkmalsausbildung muss ausgegangen werden. Nachweis molekularzytogenetisch mittels entsprechender Sonden für die betroffene Chromosomenregion. Bei geistiger Retardation und Herzfehler sollte eine Deletion 22q ausgeschlossen werden. Zur Risikoeinschätzung sollten auch anscheinend gesunde Verwandte eines Probanden untersucht werden. Als pathognomonisch gelten nur die geistige Retardation und der typische Gesichtsausdruck. Differentialdiagnose zum ▶ MARSHALL-Syndrom notwendig.

Literatur
Bonaglia, M.C., R.Giorda, R.Borgatti et al., Disruption of the ProSAP2 gene in a t(12;22)(q24.1;q13.3) is associated with the 22q13.3 deletion syndrome. Am.J.Hum.Genet. 69 (2001) 261–268.

Daw, S.C.M., C.Taylor, M.Kraman et al., A common region of 10p deleted in DiGeorge and velocardiofacial syndromes. Nature Genet. 13 (1996) 458–461.

Devriendt, K., K.DeMars, P.DeCock et al., Terminal deletion in chromosome region 8p23.1-8pter in a child with features of velo-cardio-facial syndrome. Ann.Genet. 38 (1995) 228–230.

Digilio, M.C., B.Marimo, P.Bagolan et al., Microdeletion 22q11 and oesophageal atresia. J.Med.Genet. 36 (1999) 137–139.

Driscoll, D.A., J.Salvin, B.Sellinger et al., Prevalence of 22q11 microdeletions in DiGeorge and velocardiofacial syndromes: implications for genetic counselling and prenatal diagnosis. J.Med.Genet. 30 (1993) 813–817.

Meinecke, P., F.A.Beemer, A.Schinzel and T.Kushnick, The velo-cardio-facial (SHPRINTZEN) syndrome. Eur.J.Pediat. 145 (1986) 539–544.

Mitnick, R.J., J.A.Bello and R.J.Shprintzen, Brain anomalies in Velo-Cardio-Facial syndrome. Am.J. Med. Genet. 54(1994) 100–106.

Sirotkin, H., B.Morrow, R.DasGupta, R.Goldberg et al., Isolation of a new clathrin heavy chain gene with muscle-specific expression from the region commonly deleted in velo-cardio-facial syndrome. Hum.Molec.Genet. 5 (1996) 617–624.

OMIM 192430

Venenfehlbildungen
▶ Gefäßanomalien, venöse

Ventrikel-Septum-Defekt; Ventrikel-Hypoplasie
▶ Vorhof-Septum-Defekt; Ventrikel-Septum-Defekt

Verkalkung, zerebrale
▶ Dysosteosklose

VERLOES-Syndrom
▶ Akroskyphodysplasie, metaphysäre

Vermis-Agenesie
▶ JOUBERT-Syndrom

Verrucosis generalisata aut disseminata
▶ Epidermodysplasia verruciformis

Vertigo
▶ MENIÈRE-Krankheit

Vesiko-Ureteraler Reflux, familiärer

Funktionsstörung im Bereich der ableitenden Harnwege unterschiedlicher Ätiologie. Es bestehen eine Ostiuminsuffizienz, eine Anomalie der Muskulatur oder Verlaufsdefekte der Ureteren, wodurch es zu einem Rückfluss des Urins aus der Blase bis in die Nierenbecken kommt. Zugrunde liegende anatomische Besonderheiten im vesiko-ureteralen Übergangsbereich (primärer R.) oder auch rezidivierende Harnwegsinfektionen (sekundärer Reflux).

Krankheitswert
Wahrscheinlich meistens im Kindesalter klinisch symptomlos bestehend oder durch Harnwegsinfektion auffällig, im Erwachsenenalter Proteinurie, Bluthochdruck und Niereninsuffizienz (Refluxnephropathie). Ob die bei den Merkmalsträgern teilweise anzutreffenden gehäuften aufsteigenden Infektionen als Folge eines Refluxes anzusehen sind, ist umstritten. Gefahr einer Pyelonephritis mit Nierenbeteiligung als Spätfolge deshalb unklar. Teilsymptom multipler Fehlbildungs-Syndrome: Optikuskolobom-Nieren-Syndrom (*PAX2*-Mutation) bzw. häufig Begleitsymptom bei Dysplasien des Urogenitaltraktes. Siehe auch ▶ *WILMS-Tumor* (WTI).

Therapiemöglichkeiten
Bei erfolgreicher Behandlung auslösender Harnwegeinfektionen verschwindet der Reflux. Bei primären R. chirurgische Korrektur (Ostiumplastik) zur Vermeidung von Folgesymptomen wichtig. Häufig wahrscheinlich spontane Remission, vor allem im Säuglings- und Kleinkindesalter.

Häufigkeit und Vorkommen
Frequenz etwa 1%, seltener bei Afrikanern. 15% der Fälle von Nierenversagen im Endstadium. Familiär. In einigen Sippen nur im männlichen Geschlecht. Im Säuglingsalter sehr häufig, wahrscheinlich nicht als unphysiologisch anzusehen. Häufig familiär. Gynäkotropie.

Genetik
Heterogen. In einzelnen Sippen spricht die Art des familiären Auftretens für autosomal dominanten, vereinzelt auch für X-chromosomalen Erbgang. Genorte: 10q24.3-25.1 (*PAX2*, Pairedbox); 6p21 (HLA-gekoppelt); 1p13, Xq (*AT2R2*, Angiotensin-II-Rezeptor 2).

Familienberatung
Das Risiko für Verwandte eines Merkmalsträgers liegt zwischen 10 und 40%. Geschwister von Patienten und andere enge Verwandte sollten deshalb aus prophylaktischen Gründen mit untersucht und eventuell behandelt werden. In Anbetracht der guten Prognose bietet der V. bei adäquater Therapie jedoch keinen Anlass zur Sorge.

Literatur
Chapman, C.J., R.R.Bailey, E.D.Janus et al., Vesicoureteric reflux: segregation analysis. Am.J. Med.Genet. *20* (1985) 577–584.
Choi, K.-L., L.A.McNoe, M.C.French et al., Absence of *PAX2* gene mutations in patients with primary familial vesicoureteric reflux. J.Med.Genet. *35* (1998) 338–339.
Eccles, M.R., R.R.Bailey, G.D.Abbott and M.J.Sullivan, Unravelling the genetics of vesicoureteric reflux: a common familial disorder. Hum.Molec.Genet. *5* (1996) 1425–1429.
Feather, S.A., S.Malcolm, A.S.Woolf et al., Primary, nonsyndromic vesicoureteric reflux and its nephropathy is genetically heterogeneous, with a locus on chromosome 1. Am.J.Hum.Genet. *66* (2000) 1420–1425.
Peeden, J.N.Jr. and H.N.Noe, Is it practical to screen for familial vesicoureteral reflux within a private pediatric practice? Pediatrics *89* (1992) 758–760.

OMIM 193000, 314550

VICI-Syndrom
▶ Albinismus totalis I

Vitamin-B$_{12}$-Mangelanämie, idiopathische
▶ Perniziöse Anämie

Vitamin-D-resistente Spätrachitis
▶ Hypophosphatämie;
▶ Hypophosphatasie;
▶ Pseudomangel-Rachitis

Vitamin-E-Mangel-Ataxie
▶ Ataxie mit Vitamin-E-Mangel

Vitamin-K-abhängige Gerinnungsdefekte

Bei bisher 12 sporadischen oder Geschwisterfällen beschriebene autosomal rezessive Koagulopathie durch Störung der Carboxylierung von Glutaminresten Vitamin-K-abhängiger Gerinnungsfaktoren (Faktoren III, VII, IX, X, Protein C und Protein S). Schwere, Vitamin-K-responsive Blutungen, z.T. intrazerebrale Blutungen bereits im Neugeborenenalter, ▶ *Chondrodysplasia punctata* mit entsprechender klinischer Symptomatik, leichte Skelettdysplasien. Der gleiche Stoffwechselweg ist beim ▶ *Warfarin-Syndrom* gestört, woraus sich die übereinstimmende Symptomatik ergibt. Frühdiagnose im Neugeborenenalter und sofortige Gaben hoher Dosen von Vitamin K (Kofaktor) sind lebensrettend. Genorte: 2p12 (*GGCX*, γ-Glutamyl-Carboxylase); 16p12-q21.

Literatur
Brenner, B., S.Tavori, A.Ziverlin et al. Hereditary deficiency of all vitamin K-dependent coagulants and anticoagulants. Brit.J.Haemat. 75 (1990) 537–542.

Fregin, A., S.Rost, W.Wolz et al., Homozygosity mapping of a second gene locus for hereditary combined deficiency of vitamin K-dependent clotting factors to the centromeric region of chromosome 16. Blood 100 (2002) 3229–3232.

Furie, B. and B.C.Furie, Molecular basis of vitamin K-dependent gamma-carboxylation. Blood 75 (1990) 1753–1762.

OMIM 277450

Vitiligo

Pigmentierungsstörungen der Haut unklarer Ätiologie und Pathogenese.
Es besteht eine erworbene lokale Pigmentlosigkeit der Haut, des Auges und des Innenohres, die entweder auf einen Enzymdefekt in den unverändert vorhandenen Melanozyten, auf eine Funktionsstörung der peripheren Nervenendigungen oder in Anbetracht der Assoziation zu Autoimmunkrankheiten auf eine lokale Autoimmunreaktion gegen Melanosomen oder Melanozyten der Haut zurückgeführt wird.

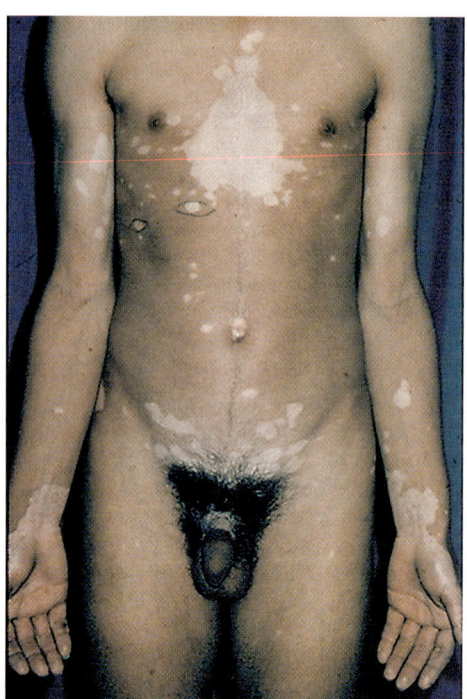

Vitiligo. Scharf begrenzte pigmentlose Hautareale, unregelmäßig konfiguriert, generalisiert verteilt, z.T. symmetrisch angeordnet, klein- bis großflächig an Stamm, Extremitäten und Handinnenflächen. (U.W. Schnyder)

Krankheitswert
Erstmanifestation in den ersten Lebensjahren, meistens jedoch im Pubertätsalter. Runde oder ovale, scharf begrenzte und ineinander fließende, meist allmählich an Größe zunehmende depigmentierte Flecken auf der Haut, vorzugsweise bilateral-symmetrisch an den oberen Extremitäten und an den Körperöffnungen beginnend. Bei etwa 1/4 der Patienten Retina mitbetroffen. Neigung zu Uveitis. Langsam progredient. Meistens lediglich kosmetisch störend.

Therapiemöglichkeiten
Symptomatische Behandlung durch Fotochemotherapie (Psoralen + UV-Bestrahlung) unbefriedigend. Schminken kosmetisch störender Stellen.

Häufigkeit und Vorkommen
Von allen Erdteilen und größeren Rassen beschrieben. Frequenz etwa 1:100. Ein scheinbares Überwiegen des weiblichen Geschlechts dürfte kosmetisch-subjektive Gründe haben.

Genetik

2/3 der Fälle sporadisch. Vorkommen in mehreren aufeinanderfolgenden Generationen und bei eineiigen Zwillingen spricht für Beteiligng eines dominanten genetischen Faktors, wobei Erstmanifestationsalter und Lokalisation intrafamiliär variieren können. Bei Autoimmunität Assoziation mit regional unterschiedlichen HLA-Typen, Genort 6p21.4-p21.3 sowie mit 1p32.2-p31.3 (*AIS1*, **A**uto-**I**mmun **S**usceptibility **1**). Eine klinisch als V. oder ▶ *Albinismus partialis* imponierende Pigmentierungsstörung (Hermelin-Typ, Pigmentlosigkeit mit dunklen Strähnen und Flecken) mit Schwerhörigkeit fraglich autosomal rezessiv bedingt (OMIM 227010).

Familienberatung

Differentialdiagnose zu Formen des ▶ *partiellen Albinismus* (Piebald-Albinismus) und im frühen Kindesalter zur ▶ *tuberösen Sklerose* anhand der Lokalisation und der relativ späten Manifestation notwendig. Bei familiärem Vorkommen muss mit starken Expressivitätsschwankungen gerechnet werden. Gutartig, kosmetische Beratung jedoch bei manchen Fällen wichtig.

Literatur

Alkhateeb, A., G.L.Stetler, W.Old et al., Mapping of an autoimmunity susceptibility locus (*AIS1*) to chromosome 1p31.3-p32.2. Hum.Molec.Genet. *11* (2002) 661–667.

Bhatia, P.S., L.Mohan, O.N.Pandey et al., Genetic nature of vitiligo. J.Dermatol.Sci. *4* (1992) 180–184.

Lacour, J.P. et J.P.Ortonne, Génétique du vitiligo. Ann.Dermatol.Venereol. *122* (1995) 167–171.

D'Oherty, N.J. and R.J.Gorlin, The ermine phenotype: Pigmentary, hearing loss heterogeneity. Am.J.Med. Genet. *30* (1988) 945–952.

Majumder, P.P., J.J.Nordlund and S.K.Nath, Pattern of familial aggregation of vitiligo. Arch.Dermatol. *129* (1993) 994–998.

Mandry, R.C., L.J.Ortiz, A.Lugo-Somolinos and J.L.Sanchez, Autoantibodies in vitiligo patients and their relatives. Int.J.Dermatol. *35*(1996) 18–21.

Nath, S.K., P.P.Majumder and J.J.Nordlund, Genetic epidemiology of vitiligo: Multilocus recessivity cross-validated. Am.J.Hum.Genet. *55* (1994) 181–190.

OMIM 193200, 227010

Vitreo-Retinale Degeneration
▶ Hyaloideo-Retinale Degeneration

Vitreo-Retinopathie, erosive
▶ Hyaloideo-Retinale Degeneration Typ WAGNER

Vitreo-Retinopathie, exsudative; neovaskuläre inflammatorische,
CRISWICK-SCHEPENS-Krankheit, periphere Retina-Neovaskularisation

Genetisch bedingte vaskuläre Irido-Retinopathie auf der Grundlage einer Genmutation. Der Basisdefekt wird u.a. in der Synthesestörung eines äußeren Stäbchen-Membranproteins (**R**etinal **O**uter **M**embrane) ROM-1 vermutet. Es bestehen charakteristische periphere avaskuläre Bereiche der Retina, an die Retinopathie der Frühgeborenen erinnernd. Die Störungen der Angiogenese führen zu Neovaskularisationen mit Verschluss der peripheren Netzhautgefäße und Pigmentfleckenbildung, abnormem Gefäßwachstum in den Glaskörper und sekundär zu Entzündungen, zystischem Ödem der Makula, sub- und intraretinalen Exsudaten, Retinaablösung und Katarakt, woraus sich die klinischen Erscheinungen ableiten lassen.

Krankheitswert

Erstmanifestationsalter und Verlauf unterschiedlich. Frühkindliche Formen führen schon im Jugendalter zur Erblindung, bei späterer Manifestation langsamer Verlauf, kann auch lebenslang symptomlos bestehen. Komplikationen in Form von Neovaskularisationen, Katarakt, Netzhautablösung, Glaskörperblutungen, chronische Uveitis und Glaukom.

Therapiemöglichkeiten

Konservative Therapie mit unbefriedigendem Erfolg.

Häufigkeit und Vorkommen

Seit Abgrenzung 1969 große Sippen mit Merkmalsträgern in mehreren Generationen beschrieben.

Genetik

Heterogen. Den unter verschiedenen Bezeichnungen klinisch nur wenig unterschiedlichen Typen der ▶ *Hyaloideo-Retinalen Degenerationen* liegen Heterogenie und multiple Allelie zugrunde. Autosomal dominanter Erbgang mit voller Penetranz und variabler Expressivität, Genorte: 11q13-23, (EVR1), familiäre Exsudative Vitreo-Retinopathie (OMIM 133780, 180721, 193235), Allelie zum BEST-Syndrom unwahrscheinlich (▶ *familiäre Makuladystrophie*), 11q12-13 (VRNI, *ROM1*?), Vitreo-Retinopathie, Neovaskuläre Inflammatorische; 11p13-p12 (EVR3); X-chromosomaler Erbgang, Genort Xp11.3, (EVR2), Allelie zum NORRIE-Syndrom OMIM 305390, 310600). Weitere als autosomal rezessiv (OMIM 601813) oder X-chromosmal bedingt beschriebene Fälle differentialdiagnostisch nicht gesichert. Allelie eines Typs besteht wahrscheinlich zum Typ 1B des ▶ *USHER-Syndroms* (Synthesestörung des Myosin VIIA) im Genort 11q13.5; 5q14.3, Allelie zu einem Typ der ▶ *Hyaloideo-Retinalen Degeneration*?

Familienberatung

Präsymptomatischer Nachweis biomikroskopisch, ophthalmoskopisch und fluoreszenzangiografisch möglich. Später schneeflockenförmige Glaskörpertrübungen erkennbar. Differentialdiagnose vor allem zur retrolentalen Fibroplasie nach Sauerstoffexposition Frühgeborener wegen der symptomatischen Ähnlichkeit am sichersten anamnestisch, zur diabetischen Retinopathie, zur ▶ *Retinopathia pigmentosa* und zur falziformen Netzhautablösung wichtig.

Literatur

Bascom, R.A., L.Liu, P.Humphries et al., Polymorphisms and rare sequence variants at the ROM1 locus. Hum.Molec.Genet. *2* (1993) 1975–19977.

Benson, W.E., Familial exudative vitreoretinopathy. Trans.Am.Ophthalmol.Soc. *93* (1995) 473–521.

Downey, L.M., T.J.Keen, E.Roberts et al., A new locus for autosomal dominant familial exudative vitreoretinopathy maps to chromosome 11p12-13. Am.J.Hum.Genet. *68* (2001) 778–781.

Kondo, H., K.Ohno, T.Tahira et al., Delineation of the critical interval for the familial exudative vitreoretinopathy gene by linkage and haplotype analysis. Hum.Genet. *108* (2001) 368–375.

Müller, B., U.Orth, C.E.van Nouhuys et al., Mapping of the autosomal dominant exudative vitreoretinopathy locus (EVR1) by multipoint linkage analysis in four families. Genomics *20* (1994) 317–319.

Shatry, B.S., M.K.Hartzer and M.T.Trese, Familial exsudative vitreoretinopathy: multiple modes of inheritance. Clin.Genet. *44* (1993) 275–276.

OMIM 133780, 180721, 193235, 305390, 310600

Vogelkopf-Zwergwuchs,
Nanozephalus, SECKEL-Syndrom

Genetisch bedingter primordialer Kleinwuchs auf der Grundlage einer Genmutation.
Der Basisdefekt für die Fehlbildungen ist unbekannt.

Krankheitswert

Schwerer primordialer Kleinwuchs. Charakteristisches vogelkopfartiges Aussehen durch Anomalien des Schädelskeletts. Mikrozephalus, große Augen, Exophthalmus, Retrogenie. Hypogonadismus. Intelligenzdefekte und neurologische Symptomatik. Lebenserwartung herabgesetzt. Bei bisher 2 Geschwisterschaften vorzeitiges Altern, Glatzenbildung und normales Geburtsgewicht (Montreal-Typ, OMIM 210700). Daneben 3 SECKEL-artige Typen eines mikrozephalen primordialen Vogelkopfzwergwuchses mit weiteren Skelettanomalien abgegrenzt: Osteodysplastischer primordialer Zwergwuchs Typ I: Mikromelie durch verkürzte Humeri und Femora, dysplastische Beckenknochen (OMIM 210710). Typ II: Mikromelie, Mikrodontie, epi-metaphysäre Femurdysplasie und andere Skelettanomalien (Cephalo-Skeletale Dysplasie nach LINDNER und TAYBI, OMIM 210720, 247400). Typ III (einschließlich der Form Caroline Crachami): zusätzlich mit Platyspondylie , Oligophrenie, Kniekontrakturen, pseudosenilem Aussehen, Osteoporose, Zapfenepiphysen und multiplen weiteren Skelettdysplasien (OMIM 210730). Siehe auch ▶ *HANHART-Syndrom*.

Therapiemöglichkeiten

Lediglich symptomatische Korrekturen mit unbefriedigendem Erfolg.

Häufigkeit und Vorkommen

Schon seit VIRCHOW bekannt. Etwa 60 sporadische und Geschwisterfälle gesichert. Vom Typ

SECKEL sporadische Fälle, 7 Geschwisterschaften, davon 2 mit Konsanguinität der Eltern, sowie mehrere Fälle aus zwei Inzuchtsippen bekannt. Osteodysplastische Formen: von Typ I mehr als 20 Fälle, Typ II 17 Fälle, davon 2 Geschwister, Typ III 9 Fälle bekannt.

Genetik

Autosomal rezessiver Erbgang, Genort des SECKEL-Syndroms1: 3q22.1-24 (*ATR*, **A**taxie-**T**eleangiectasie-verwandt, OMIM 601215). Heterogen. Osteodysplastische Typen wahrscheinlich auch autosomal rezessiv bedingt, wobei die Unterschiedlichkeit der Typen I und III nicht sicher ist. Typ III ist in sich wiederum heterogen, wobei in 3 Fällen extremer primordialer Kleinwuchs bei nur geringer Intelligenzminderung vorlag (Typ Caroline Crachami, Diagnose bzw. Alter aufgrund des Zahnstatus neuerdings angezweifelt). Identität mit dem HANHART-Syndrom II? Genorte: 1q21-24?; 2q34?; 18p11.31-q11.2, SECKEL-Syndrom, OMIM 606744.

Familienberatung

Differentialdiagnose zu anderen Kleinwuchs-Syndromen, vor allem zum ▶ *HALLERMANN-STREIFF-Syndrom* und zum ▶ *NOONAN-Syndrom* anhand der Skelettsymptomatik notwendig. Pränatale Diagnostik ultrasonografisch an Mikrozephalus und Retrogenie im 2. Trimenon erkennbar.

Literatur

Berger, A., N.Haschke, C.Kohlhauser et al., Neonatal cholestasis and focal medullary dysplasia of the kidney in a case of microcephalic osteodysplastic primordial dwarfism. J.Med.Genet. *35* (1998) 61–64.

Bergovitz, B.K.B, C.Grigson and M.C.Dean, Caroline Crachami, the Sicilian dwarf (1815–1824). Was she really nine years old at death? Am.J.Med.Genet. *76* (1998) 343–348.

Boscherine, B., F.Colabucci, C.Galasso et al., Clinical and roentgenographic findings in a patient with primordial microcephalic dwarfism type Caroline Crachami. Am.J.Med.Genet. *66* (1996) 269–272.

Goodship, J., H.Gill, J.Carter et al., Autozygosity mapping of a SECKEL syndrome locus to chromosome 3q22.1-q24. Am.J.Hum.Genet. *67* (2000) 498–503.

Howanietz, H., H.Frisch, Jedlicka-Köhler und H.Steger, Über den SECKELschen Zwergwuchs anhand einer eigenen Beobachtung. Klin.Pädiat. *201* (1989) 139–141.

Kantaputra, P.N., Apparently new osteodysplastic and primordial short stature with severe microdontia, opalescent teeth, and rootless molars in two siblings. Am.J.Med.Genet. *111* (2002) 420–428.

Majewski, F. and T.O.Goecke, Microcephalic osteodysplastic primordial dwarfism type II: Report of three cases and review. Am.J.Med.Genet. *80* (1998) 23–31.

Majewski, F., Caroline Crachami and the delineation of osteodysplastic primordial dwarfism type III, an autosomal recessive syndrome. Am.J.Med.Genet. *44* (1992) 203–209.

Meinecke, P. and E.Passarge, Microcephalic osteodysplastic dwarfism type I/III in sibs. J.Med.Genet. *28* (1991) 795–800.

Shanske, A., D.G.Caride, L.Menasse-Palmer et al., Central nervous system anomalies in SECKEL syndrome: Report of a new family and review of the literature. Am.J.Med.Genet. *70* (1997) 155–158.

Taybi, H. and D.Lindner, Congenital familial dwarfism with cephaloskeletal dysplasia. Radiology *89* (1989) 275–281.

Van Maldergem, L., Y.Gillerot, M.Godhaird et al., Primordial osteodysplastic dwarfism type I in association with corneal clouding: Evidence for autosomal recessive inheritance. Clin.Genet. *38* (1990) 359–361.

Verloes, A., L.Lambrechts, J.Santerre und C.Lambotte, Microcephalic osteodysplastic dwarfs (type II-like) in siblings. Clin.Genet. *32* (1987) 88–94.

OMIM 210600, 210700, 210710, 210720, 210730

VOGT-SPIELMEYER-Syndrom
▶ Ceroid-Lipofuszinose

VOGT-Syndrom,
Idiopathische doppelseitige Athetose, Status marmoratus

Genetisch bedingte, zentralnervös verursachte Bewegungsstörung auf der Grundlage einer Genmutation.

Den klinischen Erscheinungen liegt eine Verdickung der Markscheiden in verschiedenen Hirnregionen zugrunde. Der Basisdefekt ist unbekannt.

Krankheitswert
Erstmanifestation in den ersten Lebensjahren. Hyperkinesen und athetotische Bewegungsstörungen vor allem in der oberen Körperhälfte. Veränderungen der Muskelrigidität. Bei etwa der Hälfte der Fälle Oligophrenie. In den ersten Jahren progredient, später stationär. Lebenserwartung etwa 20 Jahre.

Therapiemöglichkeiten
Keine spezifische Behandlung bekannt.

Häufigkeit und Vorkommen
Selten, von allen Kontinenten beschrieben. Über 100 Fälle publiziert.

Genetik
Ätiologie wahrscheinlich heterogen. Nosologisch nicht klar umrissen, einzelne Fälle offensichtlich anderen zentralnervösen Krankheitsbildern zugehörig, retrospektiv nicht mehr abgrenzbar. Die Art des familiären Vorkommens spricht bei einigen Sippen für autosomal dominanten, bei anderen für rezessiven Erbgang. Genetische Disposition unter Beteiligung eines dominanten Hauptgens wird diskutiert, wobei exogene Einflüsse eine Rolle spielen könnten (ausgelöst durch Infektionen, Asphyxien usw.). Siehe auch ▶ *Choreoathetose, paroxysmale*; ▶ *Torsionsdystonie*.

Familienberatung
In Anbetracht der Schwere des Krankheitsbildes besondere medizinisch-genetische Betreuung und Prophylaxe in betroffenen Familien notwendig.

Literatur
Koch, G., Krankheiten mit vorwiegender Beteiligung des extrapyramidalen Systems. In: Becker, P.E., Humangenetik, Ein kurzes Handbuch in fünf Bänden. Band V/I, Thieme-Verlag, Stuttgart 1966.

VOGT-Syndrom
s.a. ▶ Akrozephalosyndaktylie

VOHWINKEL-Syndrom
▶ Keratosis palmoplantaris hereditaria mutilans (VOHWINKEL)

Vorhofseptum-Defekt, Ventrikelseptum-Defekt

Angeborene Herzfehler unterschiedlicher Ätiologie und Pathogenese.

Es bestehen unterschiedlich schwere Defekte in der Vorhof- (ASD) oder der Kammerscheidewand (VSD) des Herzens, bei ASD in Form eines Foramen ovale (Sekundum-Typ) oder eines Endokardkissendefektes (Primum-Typ, s.a. ▶ *Atrioventrikularkanal, Defekt des*), bei VSD membranös oder muskulär. Bei einem Teil der familiären Fälle lassen sich Mutationen unterschiedlicher Homeobox-Gene (vorwiegend Transkriptionsfaktor-Gene), die an der Entwicklung des Herzens beteiligt sind, nachweisen: *TBX5, NKX2.5*.

Krankheitswert
Je nach Schwere des Defektes und begleitender anderer Herzfehler (persistierender Ductus arteriosus) herabgesetzte Leistungsfähigkeit und Lebenserwartung. Bei Kombination mit Reizleitungsstörungen (verlängerter PQ-Intervall) Gefahr plötzlichen Herztodes. Isolierter VSD mit guter Prognose. Etwa ¾ der Fälle syndromatisch bei ▶ DOWN-*Syndrom* und anderen ▶ *Chromosomopathien*, ▶ IVEMARK-*Syndrom*, ▶ ELLIS-VAN-CREVELD-*Syndrom*, ▶ HOLT-ORAM-*Syndrom*, ▶ KARTAGENER-*Syndrom*, ▶ Röteln- und anderen Embryopathien. Teilsymptom der ▶ FALLOTschen Tetralogie. Siehe auch ▶ *Atrioventrikular-kanal, Defekt des*.

Therapiemöglichkeiten
Beim muskulärem VSD häufig Spontanverschluss. Chirurgische Korrektur je nach Ausmaß des Defektes durch Naht- oder Patch-Technik erfolgreich. Bei Reizleitungsstörungen eventuell Schrittmacher notwendig.

Häufigkeit und Vorkommen
Häufigste angeborene Herzfehler. Inzidenz 1–4:1.500. Meistens sporadische Fälle, jedoch große Sippen mit Merkmalsträgern in aufeinanderfolgenden Generationen beschrieben. Gynäkotropie. Erworbener VSD hauptsächlich nach Herzfehler ohne genetische Grundlage.

Genetik
Heterogen. Die Art familiären Vorkommens spricht für genetische Disposition unter Beteili-

gung eines dominanten Hauptgens. Für mehrere größere Sippen konnte autosomal dominanter (Sekundum-Typ mit oder ohne Reizleitungsstörungen, selten mit rechter Ventrikel-Hypoplasie bei normaler Pulmonalarterie) oder rezessiver (Primum-Typ) Erbgang wahrscheinlich gemacht werden. Genorte autosomal dominanter Formen: 12q24.1 (*TBX5*), Allelie mit einer Form des HOLT-ORAM-Syndroms; 14q3 (Meta-Homeobox-Gen *NKX2.5*), VSD mit AV-Block und weiteren schweren Herzfehlern, 5q34 (Meta-Homeobox-Gen *CSX,* OMIM 600584). Eine weitere autosomal dominante Form gekoppelt mit dem MHC-Bereich, Genort 6p21.3?

Familienberatung
Ausschluss symptomatischer Formen (HOLT-ORAM-Syndrom) wichtig. Die empirischen Risikoangaben für Geschwister bzw. Kinder eines Merkmalsträgers sind innerhalb der letzten Jahrzehnte in den Statistiken mit der Verdopplung der Inzidenz stark gestiegen und liegen gegenwärtig bei 10%, ist der Indexpatient männlich oder sind 2 Merkmalsträger vorhanden, entsprechend darüber. Die Ursache für diesen Anstieg ist unklar, gestiegene effektive Fruchtbarkeit durch Erhöhung der Lebenserwartung infolge der verbesserten chirurgischen Korrektur ist unwahrscheinlich. Teratogene Faktoren auf multifaktorieller Grundlage werden diskutiert, vollständigere Erfassung der Merkmalsträger ist nicht ausgeschlossen.

Literatur
Gold, R.J.M., V.Rose and Y.Yau, Severity and recurrence risk of congenital heart defects exemplified by atrial septal defect secundum. Clin.Genet. *32* (1987) 148–155.

Gunal, N., N.Gul and O.Kahramanyol, Familial atrial septal defect with prolonged atrioventricular conduction. Acta Paediat.Jpn.Overs.Ed. *39* (1997) 634–636.

Li Volt, S., G.Distefano, R.Gorazzo et al., Autosomal dominant atrial septal defect of ostium secundum type: report of three families. Ann.Genet. *34* (1991) 14–18.

Shiojima, I., I.Komuro, J.Inazawa et al., Assignment of cardiac homeobox gene *CSX* to human chromosome 5q34. Genomics *27* (1995) 204–206.

Seidman, C.E. and J.G.Seidman, Congenital heart disease caused by mutations in the transcriptions factor *NKX2-5*. Science *281* (1998) 108–111.

Vaughan, C.J., and C.T.Basson, Molecular determinants of atrial and ventricular septal defects and patent ductus arteriosus. Am.J.Med.Genet. *97* (2001) 304–309.

OMIM 108800, 108900, 209400

Vrolik-Syndrom
▶ Osteogenesis imperfecta letalis, Typ VROLIK

W

W-Syndrom,
Pallister-V-Syndrom

Seit Erbeschreibung 1974 von 7 familiären und zwei sporadischen männlichen Fällen beschriebenes Syndrom mit Oligophrenie, Anfällen, Spastizität, Kleinwuchs und craniofazialen, an einen Mops erinnernden Dysmorphien: breite flache Nase, hohe Stirn, prominentes Kinn, Strabismus sowie Fehlen der oberen lateralen Schneidezähne und Lippenspalte. Leichte Skelettdysmorphien. X-chromosomal dominanter Erbgang mit leichterer Symptomatik im weiblichen Geschlecht wird vermutet. Differentialdiagnose zum ▶ SIMPSON-GOLABI-BEHMEL-*Syndrom* und zum ▶ *Oro-Fazio-Digitalen Syndrom* notwendig.

Literatur
Bottani, A. and A.Schinzel, A third patient with median cleft upper lip, mental retardation and pugilistic facies (W syndrome): corroboration of a hitherto private syndrome. Clin.Dysmorphol. 2 (1993) 225–231.

Groizet, C., D.Bonneau and D.Lacombe, W.Syndrome: Report o three cases and review. Am.J.Med. Genet. 87 (1999) 446–49.

OMIM 311450

WAARDENBURG-Anophthalmie-Syndrom
▶ Anophthalmie

WAARDENBURG-KLEIN-Syndrom,
KLEIN-WAARDENBURG-Syndrom

Genetisch bedingter Symptomenkomplex auf der Grundlage jeweils einer Genmutation.

Den klinischen Erscheinungen liegt eine Störung der Migration von Melanozytenvorstufen und z.T. auch Neuronen aus der embryonalen Neuralleiste zugrunde, die auf Defekten unterschiedlicher regulatorischer Faktoren und DNA-bindender Transkriptions-Proteine beruhen: WS1 und WS3: *PAX3*-Homeobox-Genprodukt; ein Teil der Fälle von WS2: **Melanozyten- und Mikrophthalmie-Transkriptionsfaktor B** (*MITF*), der die Expression des Tyrosinase-Gens steuert und damit auch an der Melanozytenentwicklung beteiligt ist. Dadurch kommt es neben Anomalien des Schädelskeletts zum Fehlen der Melanozyten in der Stria vascularis des Innenohres und bei bestimmten Allelen des Tyrosinase-Lokus zusätzlich zu einem ▶ *okulären Albinismus*. Da *PAX3*- und *SOX-10*-Genprodukte, den *MITF*-Promotor aktivieren (Transkriptionsmodulatoren der Gliazellen), erklärt sich die Kombination von Schwerhörigkeit und Albinismus. Bei einer Kombination von WS2 mit der ▶ HIRSCHSPRUNG-*Krankheit*, WAARDENBURG-SHA-Syndrom (WS4) liegt die Mutation eines Endothelin-3-Gens, des Endothelin-B-Rezeptor- oder eines *SOX10*-Gens vor, deren Produkte ebenfalls an der Entwicklung der Neuralleiste beteiligt sind.

Krankheitswert
Angeboren. Innenohrschwerhörigkeit bis Taubheit. Pigmentierungsstörungen vom Piebald-Typ (▶ *Albinismus, partieller*): Weiße Haarsträhne, Heterochromia iridis, Synophrys, Leukodermie, Anomalien der Fundus-Pigmentierung. Telekanthus mit Blepharophimosis, vorstehende Nasenwurzel, Hypoplasie der Nasenflügel und andere faziale Anomalien. Mikrozephalus. Kleinwuchs. Fakultativ bzw. typenabhängig weiterhin Lippen- und andere Gesichtsspalten, Visusminderung durch verschiedene Augenanomalien,

Waardenburg-Klein-Syndrom

HIRSCHSPRUNG-Krankheit, epileptiforme Anfälle, Neuralrohrdefekte u.a. Klinisch vier Typen unterschieden: WS1 mit und WS2 ohne Dystopia canthorum; WS3, KLEIN-WAARDENBURG-Syndrom mit Dystopia canthorum, mit einseitiger Ptosis des Augenlides, Ohrmuschelhypoplasie, Flexionskontrakturen und Syndaktylien an den oberen Extremitäten sowie Synostosen der Carpalia; WS4, WAARDENBURG-SHA-Syndrom mit HIRSCHSPRUNG-Krankheit. W. mit Hypoventilation ▶ ONDINE-Syndrom.

156845, 193510, 600308), WS2A, Allelie mit einem Typ der Mikrophthalmie und dem TIETZ-Syndrom, ▶ Albinismus und ▶ Taubheit; 1p21-p13.3, WS2B (OMIM 600193); 8pter-p21, WS2C; 1p34 (*END3*, **End**othelin-3), 13q22 (*ENDRB*, **End**othelin-B-Rezeptor) oder 22q13 (*SOX10*, Allelie mit einem Jemenitischen Taubheit-Blindheit-Hypopigmentierungs-Syndrom, OMIM 277580) oder 5p13-p12 (*GDNF*, **G**lial **C**ell **L**ine **D**erived **N**eurotrophic **F**actor): WS4 (OMIM 131242, 131244, 602229).

Therapiemöglichkeiten
Lediglich symptomatische Behandlung und Korrekturen möglich. Hörhilfen notwendig.

Häufigkeit und Vorkommen
Regional unterschiedlich. Über 100 Fälle beschrieben. Relativ häufig in Südaustralien, alle Fälle hier wahrscheinlich auf ein Siedlerehepaar zurückgehend. Von Afrikanern, Weißen und anderen Rassen bekannt. Inzidenz in Europa etwa 1:45.000.

Genetik
Heterogen. Autosomal dominanter Erbgang mit unvollständiger Penetranz und variabler Expressivität. WS4 und ein Teil der Fälle mit WS3 autosomal rezessiv (OMIM 277580), Heterozygote z.T. mit Teilssymptomen: Pigmentierungsanomalien, HIRSCHSPRUNG-Krankheit. Vom WS3 seit Erstbeschreibung 1950 nur wenige, bis auf eine Familie, sporadische Fälle bekannt (OMIM 148820, 193500). In dieser Familie traten WS3 beim Vater und WS1 beim Sohn auf. Allelie bzw. Einbeziehung benachbarter Gene in Deletionen (contiguous gene syndrome, α-Kette des Typ-IV-Kollagens?) wird vermutet. Homozygotie bei dominantem Erbgang führt zu sehr schweren Erscheinungen. WS2 z.T. digen bedingt unter Beteiligung von Allelen für den autosomal rezessiven Albinismus. Genorte: 2q35 (*PAX3*, OMIM 148820, 193500) bei den meisten Sippen mit WS1 und WS3 und einigen mit WS2, Allelie mit dem HIRSCHSPRUNG-Syndrom, dem alveolären Rhambdomyosarkom (OMIM 268220), wahrscheinlich auch Allelie zu Kranio-Fazio-Taubheit-Hand-Syndrom (OMIM 122880) mit kleiner Nase durch A- oder Hypoplasie der Nasenknochen, Hypertelorismus, Blepharophimose, Anomalien der Handwurzelknochen, Ulnardeviation der Finger und Taubheit; 3p13 (*MITF*, OMIM

Familienberatung
Früherkennung bei Neugeborenen teilweise an weißer, in Ausnahmefällen auch dunkler Haarsträhne möglich. Dieses Symptom kann sich später verlieren. Von einer starken Variabilität der Merkmalsausbildung muss ausgegangen werden. Es werden gewöhnlich nur intrafamiliär unterschiedliche Teilsymptome manifest, das Vollbild des Syndroms ist vergleichsweise selten. Merkmalsfreie Überträger kommen vor. Bei familienprognostischen Einschätzungen ist auf oligosymptomatische Formen zu achten.

Literatur
Amiel, J., P.M.Watkin, M.Tassabehji et al., Mutation of the *MITF* gene in albinism-deafness syndrome (TIETZ syndrome). Clin.Dysmorphol. 7 (1998) 17–20.

Asher, J.H., A.Sommer, R.Morell and T.B.Friedman, Missense mutation in the paired domain of *PAX3* causes craniofacial deafness-hand syndromes. Hum.Mut. 7 (1996) 30–35.

Baldwin, C.T., N.R.Lipsky, C.F.Hoth et al., Mutations in *PAX3* associated with WAARDENBURG syndrome type I. Human Mutation 3 (1994) 205–211.

Bondurand, N., V.Pingault, D.E.Goerich et al., Interaction among *SOX10, PAX3* and *MITF*, three genes altered in WAARDENBURG syndrome. Hum.Molec.Genet. 9 (2000) 1907–1917.

Edery, P., T.Attie, J.Amiel et al., Mutation in the endothelin-3 gene in the WAARDENBURG-HIRSCHSPRUNG disease (SHAH-WAARDENBURG syndrome). Nature Genetics 12 (1996) 442–444.

Fortin, A.F., D.A.Underhill and P.Gros, Reciprocal effect of WAARDENBURG syndrome mutations on DNA binding by the *PAX-3* paired domain and homeodomain. Hum.Molec.Genet. 6 (1997) 1781–1790.

Li, R., R.A.Spritz, L.Ho, J.Perpont et al., Apparent digenic inheritance of WAARDENBURG syndrome type 2 (WS2) and autosomal recessive ocular albinism (AROA). Hum.Molec.Genet. 6 (1997) 659–664.

Nye, J.S., N.Balkin, H.Lucas et al., Myomeningocele and WAARDENBURG syndrome (type 3) in patients with interstitial deletions of 2q35 and the *PAX3* gene: Possible digenic inheritance of a neural tube defect. Am.J.Med.Genet. *75* (1998) 401–408.

Pfister, M. und S.Kupka, WAARDENBURG-Syndrom. Med.Gen.*14* (2002) 15–17.

Pingault, V., N.Bondurand, K.Kuhlbrodt et al., *SOX10* mutations in parents with WAARDENBURG-HIRSCHSPRUNG disease. Nature Genet.*18* (1998) 171–173.

Selicorni, A., S.Guerneri, A.Ratti and A.Pizzuti, Cytogenetic mapping of a novel locus for type II WAARDENBURG syndrome. Hum.Genet.*110* (2002) 64–67.

Tekin, M., J.N.Bodhurtha, W.E.Nance et al., WAARDENBURG syndrome type 3 (KLEIN-WAARDENBURG syndrome) segregating with a heterozygous deletion in the paired box domain of *PAX3*: a simple variant or a true syndrome? Clin.Genet. *60* (2001) 301–304.

Van Camp, G., M.N.Van Thien, I.Handing et al., Chromosome 13q deletion with WAARDENBURG syndrome: Further evidence for a gene involved in neural crest function on 13q. J.Med.Genet. *32* (1995) 531–536.

Watanabe, A., K.Takeda, B.Ploplis and M.Tachibana, Epistatic relationship between WAARDENBURG syndrome genes *MITF* and *PAX3*. Nature Genet. *18* (1998) 283–286.

Zlotogora, J., I.Lerer, S.Bar-David et al., Homozygosity for WAARDENBURG syndrome. Am.J.Hum.Genet. *56* (1995) 1173–1178.

OMIM 122880, 131242, 131244, 148820, 193500, 193510, 268220, 277580

Wackelkopfpuppen-Syndrom,
BOBBLE-HEAD-DOLL-Syndrom

Spezifisches Hydrozephalus-Syndrom unklarer Ätiologie und Pathogenese (Kompression des Hypothalamuskernes?).

Krankheitswert
Postnatal langsam progredienter Verschluss-Hydrozephalus der Seitenventrikel durch Arachnoidalzyste im Bereich des 3. Ventrikels und Aquäduktstenose. Retardierung der psychomotorischen Entwicklung. Typische na-mensgebende nickende Kopfbewegungen (2–3/sec), z.T. unter Einbeziehung des Oberkörpers, verstärkt durch Emotionen, bei Konzentration kurzzeitig sistierend. Unterschiedliche Komplikationen.

Therapiemöglichkeiten
Ventrikulozisternotomie, ventrikulo-peritonealer Shunt und andere neurochirurgische Interventionen können eine Regression der neurologischen Symptomatik bewirken.

Häufigkeit und Vorkommen
Seit Erstbeschreibung 1966 etwa 30 ausschließlich sporadische Fälle publiziert.

Genetik
Kein Anhaltspunkt für genetische Ursachen.

Familienberatung
Nachweis durch Computertomographie. Mit einem Wiederholungsrisiko für Verwandte eines Merkmalsträgers ist in Anbetracht des sporadischen Vorkommens nicht zu rechnen.

Literatur
Notholf-Heerich, B., D.Körholz, Th.Voit und Ch.Lumenta, Das BOBBLE-HEAD-DOLL-Syndrom. Klin.Pädiat. *199* (1987) 77–79.

WAGENMANN-FROBOESE-Syndrom
▶ Adenomatose, endokrine hereditäre, Typ IIB

WAGNER-Syndrom
▶ Hyaloideo-Retinale Degeneration Typ WAGNER

WAGR-Assoziation
▶ WILMS-Tumor

WAISMAN-Syndrom
▶ PARKINSON-Syndrom

WALKER-WARBURG-Syndrom
▶ WARBURG-Syndrom

"Walt-Disney-Zwerg"
▶ Geroderma osteodysplasticum

WARBURG-Syndrom,
WALKER-WARBURG-Syndrom, CHEMKE-Syndrom, Cerebro-okuläre Dysgenesie mit Muskeldystrophie, HARD-Syndrom, PAGON-Syndrom

Genetisch bedingte Lissenzephalie bei Hydrozephalus und anderen Dysplasien auf der Grundlage einer Genmutation.
Der Basisdefekt betrifft eine Protein-O-Mannoside-N-Azetylglukosaminyl-Transferase (POMT1) und damit eine Störung der Protein-Glykolysation, woraus sich die Muskel- und zentralnervöse Störung ableitet.

Krankheitswert
Klinische Zeichen eines Hydrozephalus durch Aquäduktstenose, einer Agyrie bzw. Mikropolygyrie mit Hirnheterotopien (Lissenzephalie II), Mikrophthalmie mit Retina-Dysplasie, mit oder ohne Enzephalozele (HARD + oder – E) sowie Oligophrenie. Angeborene Muskeldystrophie. Katarakte, Netzhautablösung, Kolobome, Hirnnervenhypoplasien. Lebenserwartung wenige Monate.

Therapiemöglichkeiten
Unbekannt.

Häufigkeit und Vorkommen
Innerhalb der letzten 20 Jahre mehr als 40 Geschwister- und sporadische Fälle beschrieben.

Genetik
Autosomal rezessiver Erbgang. Genort 9q34.1 (*POMPT1*). Biochemisch verwandt mit dem in Finnland endemischen Muskel-Augen-Hirn-Syndrom, Genort 1p34-p32 (*POMGnT1*, Protein-O-Mannose-β-1,2-N-Azetyl-Glucosaminyl-Transferase 1), OMIM 253280 und dem Cerebro-Okulo-Dystrophie/Muskel-Dystrophie-Syndrom (COD-MD), s.a. ▶ *Muskeldystrophie, kongenitale progressive Typ* FUKUYAMA.

Familienberatung
Differentialdiagnose zur angeborenen progredienten ▶ *Muskeldystrophie, Typ* FUKUYAMA und dem Muskel-Augen-Hirn-Syndrom molekulargenetisch und anhand der schweren Augensymptomatik und geringeren Lebenserwartung unsicher sowie zum ▶ MILLER-DIEKER-*Syndrom* (▶ *Lissenzephalie*, mit Mikrozephalus, ohne Augensymptomatik), ▶ NEU-LAXOVA-*Syndrom* und ▶ *Cerebro-Okulo-Fazio-Skelettalen Syndrom* wichtig. Pränatale Diagnostik ultrasonografisch möglich: Hydrozephalus, Mikrophthalmie. Mit dem Namen WARBURG sind noch mindestens 2 weitere Syndrome mit schwerer Augensymptomatik verbunden, die jedoch Einzelbeobachtungen geblieben und nur unsicher abgegrenzt sind: Yemenitisches Taub-Blind-Hypopigmentierungs-Syndrom (▶ WAARDENBURG-*Syndrom*) und das rezessive WARBURG-Micro-Syndrom mit Mikrozephalie, Mikrophthalmie, Microcornea, angeborener Katarakt, Optikusatrophie, Genitalanomalien und Oligophrenie (OMIM 600118, s.a. ▶ *XK-Syndrom*).

Literatur
Cormand, B., K.Avela, H.Pihko et al., Assignment of the muscle-eye-brain disease gene to 1p32-p34 by linkage analysis and homozygosity mapping. Am.J.Hum.Genet.*64* (1999) 126–135.
Farrell, S.A., A.Toi, M.L.Leadman et al., Prenatal diagnosis of retinal detachment in WALKER-WARBURG syndrome. Am.J.Med. Genet.*28* (1987) 619–624.
Gasser, B., V.Lindner, M.Dreyfus et al., Prenatal diagnosis of WALKER-WARBURG syndrome in three sibs. Am.J.Med.Genet. *76* (1998) 107–110.
Hennekam, R.C.M. and R.J.Gorlin, Confirmation of Yemenite (WARBURG) deaf-blind hypopigmentation syndrome. Am.J.Med.Genet. *65* (1996) 146–148.
Kanoff, R.J., R.G.Curless, C.Petito et al., WALKER-WARBURG syndrome: Neurologic features and muscle membrane structure. Pediatr.Neurol.*18* (1998) 76–80.
Rodgers, B.L., L.V.Vanner, G.S.Pai and M.A.Sens, WALKER-WARBURG syndrome: Report of three affected sibs. Am.J.Med.Genet. *49* (1994) 198–201.
Santavuori, P., H.Pihko, K.Sainio et al., Muscle-eye-brain syndrome and WALKER-WARBURG syndrome. Am.J.Med.Genet. *36* (1990) 371–372.
Warburg, M., O.Sjo, H.C.Fledelius and S.A.Pedersen, Autosomal recessive microcephaly, microcornea, congenital cataract, mental retardation, optic atrophy, and hypogenitalism: micro syndrome. Am.J.Dis.Child. *147* (1993) 1309–1312

OMIM 236670, 253280

Warfarin-Syndrom,
WARKANY-Syndrom

Embryopathisches Fehlbildungs-Syndrom auf exogener Grundlage.
Warfarin wie auch andere orale Antikoagulantien auf Dikumarol-Basis (Falithrom®) werden zur Therapie und Prophylaxe thromboembolischer Komplikationen bei kardialen Erkrankungen und auch bei Varikosis angewandt. Sie wirken als Vitamin-K-Antagonisten und führen zu embryonalen und fetalen Blutungen sowie zur Synthesestörung Vitamin-K-abhängige Proteine, z.B. Prothrombin, oder Proteinen, die an der Verknöcherung des Nasenknorpels und Kalkeinlagerungen in anderen Knorpelregionen beteiligt sind, woraus sich die Symptomatik ableitet. Eine Embryotoxizität wird vor allem im 2. Schwangerschaftsmonat vermutet. Siehe auch ▶ *Vitamin-K-Mangel*.

Krankheitswert
Typische faziale Dysmorphie, mopsartiges Gesicht mit eingesunkener Nasenwurzel. Ektopische Verkalkungen. Wirbeldysplasien. Leichte intrauterine Wachstumsretardation. Mikrozephalus. Brachytelephalangie. Hypotonie, Spastizität. Oligophrenie.

Therapiemöglichkeiten
Unbekannt. Prophylaxe durch Ersatz von Cumarin-Derivaten durch Heparin während der Schwangerschaft wichtig.

Häufigkeit und Vorkommen
Sporadisch. Zunächst vor allem aus den USA beschrieben. Jedoch auch aus Europa bekannt.

Genetik
Kein Anhaltspunkt für Beteiligung genetischer Faktoren, wobei es allerdings starke pharmakogenetische Schwankungen in der individuellen Reaktion auf Warfarin gibt: Autosomal dominante Resistenz durch Vitamin-K-Rezeptorgen-Mutation (OMIM 122700), beschleunigte oder verlangsamte Cumarin-Clearance und damit unterschiedliche Sensitivität in Abhängigkeit von CYP4502C9.

Familienberatung
Es besteht ein starke Ähnlichkeit zur ▶ *Chondrodysplasia punctata*, wahrscheinlich war ein Teil der als CONRADI-HÜNERMANN-Typ beschriebenen Fälle durch Antikoagulantien bedingt. Wirksame Prophylaxe durch Vermeidung von Dikumarol-Gaben an sicher oder auch möglicherweise schwangere Frauen notwendig. Eine Gefahr für das Kind besteht vor allem während des 1. Trimenons, später soll keine Schädigung erfolgen. Differentialdiagnose zu autosomal rezessiven, die Vitamin-K-Wirkung beeinflussenden Enzymdefekten mit Wiederholungsrisiko für Geschwister (▶ *Vitamin-K-Mangel*) und dem Warfarin-Syndrom vergleichbarer Symptomatik wichtig (z.B. Vitamin-K-Epoxid-Reduktase-Defekt, CYP2A, OMIM 122720).

Literatur
Howe, A.M., A.H.Lipson, M.de Silva, et al., Severe cervical dysplasia and nasal cartilage calcification following prenatal Warfarin exposure. Am.J.Med. Genet. 71 (1997) 391–396.

Pauli, R.M. and J.M.Haun, Intrauterine effects of coumarin derivatives. Dev.Brain Dysfunct. 6 (1993) 229–247.

Stewaed, D.H., R.L.Haining, K.R.Henne et al., Genetic association between sensitivity to warfarin and expression of CYP2Cp·3. Pharmacogenetics 7 (1997) 361–367.

Van Driel, D., J.Wesseling, F.R.Rosendaal et al., Growth until puberty after in utero exposure to coumarins. Am.J.Med.Genet.95 (2000) 438–443.

WARKANY-Syndrom
▶ Warfarin-Syndrom

WATSON-Syndrom
▶ Neurofibromatose 1

WEAVER-Syndrom,
WEAVER-SMITH-Syndrom

Genetisch bedingtes Makrosomie-Syndrom auf der Grundlage einer Genmutation.
Der Basisdefekt betrifft einen Transkriptionsfaktor, Nuclear reception Set-Domain Protein-1 (NSDP1).

Weber-Cockayne-Syndrom

Krankheitswert
Bereits pränatale Wachstumsakzeleration, postnatal Knochenwachstum beschleunigt. Überdurchschnittliche Endgröße. Typische Fazies mit vorgewölbter Stirn, eingesunkener Nasenwurzel, Hypertelorismus, langem Philtrum, Mikrognathie und Makrozephalus. Muskelhypotonie, Kamptodaktylie und Kontrakturen anderer Gelenke, Fahrradlenker-förmige claviculae, Fingerkuppen-Polster (Pads), breite Daumen, schlaffe Haut an Hals und Extremitäten, Hernien. Psychomotorische Entwicklung leicht verzögert. Tiefe, heisere Stimme. Bei bisher 4 Fällen Neoplasien im Kindesalter.

Therapiemöglichkeiten
Symptomatische Behandlung mit unbefriedigendem Erfolg. Gaben von Estrogenen können eventuell eine vor allem bei Mädchen unerwünschte überdurchschnittliche Endgröße mildern.

Häufigkeit und Vorkommen
Seit Erstbeschreibung 1974 über 20 sporadische und Geschwisterfälle aber auch Vorkommen in zwei Generationen in mehreren Familien bekannt. Androtropie (3:1).

Genetik
Autosomal dominant bedingt. Variable Expressivität, z.T. abgeschwächte Symptomatik in der Elterngeneration bei scheinbar sporadischen Fällen beschrieben. Genort 5q35 (*NSD1*, OMIM 606681), Allelie mit dem SOTOS-Syndrom (▶ *Cerebraler Gigantismus*). Eine WEAVER-artige Symptomatik wurde auch bei Fällen mit Neurofibromatose 1 und einer großen Deletion im Bereich des Gens in 17q11.2. gefunden.

Familienberatung
Differentialdiagnose zu anderen Makrosomie-Syndromen (▶ *Cerebraler Gigantismus*; ▶ *WIEDEMANN-Syndrom*) aufgrund der Makrozephalie, der typischen Fazies, verbreiterter Metaphysen und einer distalen Femurauftreibung. Siehe auch ▶ *MARSHALL-Syndrom*. Pränatale Diagnostik im Ultraschall anhand der pränatalen Makrosomie möglich. Mit sehr unterschiedlicher Schwere der Merkmalsausbildung von klinisch unauffälligen bis zu letalen Formen muss gerechnet werden. Familienanamnestische Erhebungen sind dadurch und durch Veränderung des Erscheinungsbildes während des Kindesalters erschwert.

Literatur
Cole, T.R.P., N.R.Dennis and H.E.Hughes, WEAVER syndrome. J.Med.Genet. *29* (1992) 332–337.

Douglas, J., S.Hanks, I.K.Temple et al., NSD1 mutations are the major cause of SOTOS syndrome and occur in some cases of WEAVER syndrome but are rare in other overgrowth phenotypes. Am.J.Hum.Genet. *72* (2003) 132–143.

Fryer, A., C.Smith, L.Rosenbloom and T.Cole, Autosomal dominant inheritance of WEAVER syndrome. J.Med.Genet. *34* (1997) 418–419.

Greenberg, F., W.Wasiewski, and E.R.McCabe, WEAVER syndrome: The changing phenotype in an adult. Am.J.Med.Genet. *33* (1989) 127–129.

Huffman, C., D.McCandless, R.Jasty et al., WEAVER syndrome with neuroblastoma and cardiovascular anomalies. Am.J.Med.Genet. *99* (2001) 252–255.

Imaizumi, K., J.Kimura, M.Matsuo et al., SOTOS syndrome associated with a de novo balanced reciprocal translocation t(5;8)(q35;q24.1). Am.J.Med.Genet. *107* (2002) 58–60.

Opitz, J.M., D.W.Weaver and J.F.Reynolds Jr., The syndromes of SOTOS and WEAVER: Reports and review. Am.J.Med.Genet. *79* (1998) 294–304.

Proud, V.K., S.R.Braddock, L.Cook and D.D.Weaver, WEAVER syndrome: autosomal dominant inheritance of the disorder. Am.J.Med.Genet. *79* (1998) 305–310.

Van Asperen, C.J., W.C.G.Overweg-Plandsoen, M.H.Cnossen et al., Familial neurofibromatosis type 1 associated with an overgrowth syndrome resembling WEAVER syndrome. J.Med.Genet. *35* (1998) 323–327.

OMIM 117590

WEBER-COCKAYNE-Syndrom
▶ Epidermolysis bullosa simplex (WEBER-COCKAYNE)

WEILL-MARCHESANI-Syndrom,
MARCHESANI-Syndrom, Sphärophakie-Brachymorphie-Syndrom, Dystrophia mesodermalis congenita hereditaria

Genetisch bedingter Komplex mesodermaler Abartigkeiten auf der Grundlage einer Genmutation.

Der Basisdefekt ist unbekannt.

Krankheitswert
Angeboren. Mikrosphärophakie mit Myopie, Linsendislokation sowie häufig sekundär Glaukom und Katarakt, Brachydaktylie, kurze Hände und Füße. Kleinwuchs, Brachyzephalus, Zahnstellungs- und Kieferanomalien. Gelenkesteifheit. Teilweise angeborene Herzfehler. Nicht obligat Intelligenzdefekte.

Therapiemöglichkeiten
Lediglich symptomatische Behandlung, vor allem der Augen, möglich.

Häufigkeit und Vorkommen
Über 40 Fälle vorwiegend aus Familien europäischer Provenienz beschrieben. Hohe Konsanguinitätsrate (ca. 70%) der Eltern. Meistens sporadisch oder in Geschwisterschaften, in einigen Sippen jedoch Merkmalsträger in mehreren aufeinander folgenden Generationen.

Genetik
Heterogen. Autosomal rezessiver Erbgang. Genort 19p13.3-p13.2. Teilmanifestation bei Heterozygoten in Form von Sphärophakie oder Brachydaktylie kommt vor. Die etwas abweichende, z.T. leichtere Symptomatik in solchen Sippen hat zur Abtrennung autosomal dominanter Syndrome geführt: Glaucom, Linsen-Ektopie, Mikrosphärophakie, Steifheit, Kleinwuchs (engl. shortness)-Syndrom (GEMSS-Syndrom, OMIM 137765) und MOORE-FEDERMAN-Syndrom (Kleinwuchs, eingeschränkte Gelenkebeweglichkeit, Augenanomalien, OMIM 127200, s.a. ▶ geleophysische Dysplasie). Es ist bemerkenswert, dass die Merkmale des W. etwa die des ▶ MARFAN-Syndroms betreffen, allerdings mit einer diesem polar entgegengesetzten Ausprägung. Genort 15q21.1 und Allelie zum MARFAN-Syndrom und zur Ectopia lentis wurden jedoch nicht bestätigt, möglicherweise heterogen mit einem zweiten Genort für den dominanten Typ?

Familienberatung
Differentialdiagnose und Familienanamnese zur Feststellung des Erbganges wichtig. Siehe auch ▶ PETERS-plus-Syndrom. Verwandte eines Merkmalsträgers sollten auf Mikrosymptome untersucht werden.

Literatur
Faivre, L., A.Mégarbané, A.Alswaid et al., Homozygosity mapping of a WEILL-MARCHESANI syndrome locus to chromosome 19p13.3-p13.2. Hum.Genet.*110* (2002) 366–370.

Mégarbané, A., M.Mustapha, J.Bleik et al., Exclusion of chromosome 15q21.1 in autosomal-recessive WEILL-MARCHESANI syndrome in an inbred Lebanese family. Clin.Genet. *58* (2000) 473–478.

Verloes, A., J.-P.Hermia, A.Galand et al., Glaucoma-lens ectopia-microspherophakia-stiffness-shortness (GEMSS) syndrome: a dominant disease with manifestation of WEILL-MARCHESANI syndromes. Am.J.Med.Genet.*44* (1992) 48–51.

Winter, R.M., M.A.Patton, J.Challener et al., MOORE-FEDERMAN syndrome and acromicric dysplasia: are they the same entity? J.Med.Genet.*26* (1989) 320–325.

Wirtz, M.K., J.R.Samples, P.L.Krauer et al., WEILL-MARCHESANI syndrome. Possible linkage of the autosomal dominant form to 15q21.1. Am.J.Med.Genet.*65* (1996) 68–75.

OMIM 127200, 137765, 277600

WEISMANN-NETTER-Syndrom,
diaphysäre Toxopachyosteose,

Kleinwuchs-Syndrom wahrscheinlich auf der Grundlage einer Genmutation.
Der Basisdefekt für die diaphysäre Dysplasie ist unbekannt.

Krankheitswert
Erstmanifestation klinischer Erscheinungen im frühen Kindesalter. Motorische und z.T. auch geistige Retardation. Disproportionierter Kleinwuchs. Typische beidseitige diaphysäre Verbiegung von Tibia und Fibula nach vorn bei intakten Gelenken. Leichte weitere Anomalien des Extremitäten- und Achsenskeletts mit kompensatorischer Lateralverbiegung der Femora.

Therapiemöglichkeiten
Keine spezielle Therapie bekannt.

Häufigkeit und Vorkommen
Seit Erstbeschreibung 1954 über 70, z.T. familiäre Fälle bekannt.

Genetik
Die Art des familiären Vorkommens in einigen Sippen spricht für autosomal dominanten Erbgang.

Familienberatung
Röntgenologische Differentialdiagnose zu syphilitischen oder rachitischen und pseudorachitischen Knochenveränderungen ("Säbelscheidenbeine") anhand der typischen dünnen Vorder- und verdickten Rückseite der betroffenen Diaphysen und einer Verkalkung der Dura mater notwendig. Siehe auch ▶ *Tibia vara*.

Literatur
Nores, J.M., M.H.Monsegu, V.De Masfrand et al., Identification and classification of tibioperoneal diaphyseal toxopachyosteosis (WEISMANN-NETTER-STUHL syndrome): Based on two new cases and a review of the literature. Eur.J.Radiol. 24 (1997) 71–76.

Robinow, M. and G.F.Johnson, The WEISMANN-NETTER syndrome. Am.J.Med.Genet. 29 (1988) 573–579.

OMIM 112350

WEISSENBACHER-ZWEYMÜLLER-Syndrom
▶ MARSHALL-Syndrom

WERDNIG-HOFFMANN-Syndrom
▶ Muskelatrophie, spinale infantile progressive

WERMER-Syndrom
▶ Adenomatose, endokrine hereditäre, Typ I

WERNER-Syndrom,
Progeria adultorum

Genetisch bedingte Bindegewebsdystrophie auf der Grundlage einer Genmutation. Zugrunde liegt der Defekt eines an der DNA-Replikation und -Reparatur beteiligten nukleären Proteins mit Exonuklease- und Helicase-Domänen (RECQL3-DNA-Helicase, **RecQ**-like Helicase, RECQ3). Unterschiedliche Anomalien auf biochemischer, chromosomaler (erhöhte Bruchrate, vor allem nach Einwirkung von Mutagenen und UV-Licht, unterschiedliche Translokationen) und zytologischer (verminderte, der alter Zellen vergleichbare Proliferationskapazität und Instabilität) Ebene, vor allem des Bindegewebes, lassen sich darauf zurückführen.

Krankheitswert
Erstmanifestation der klinischen Erscheinungen im 2. bis 4. Lebensjahrzehnt. Vorzeitiges Altern: Progrediente, generalisierte Hautatrophie vor allem an den unteren Extremitäten, Hyperkeratosen, Neigung zu Ulcera, Ergrauen und Ausfall des Kopfhaares, Hyperpigmentierungen, Katarakte, Retinadegeneration, vorzeitige Arteriosklerose, Osteoporose, Muskelatrophie. Insulinresistenter Diabetes, Hypogonadismus und andere endokrine Dysfunktionen. Kleinwuchs. Herabgesetzte Lebenserwartung. Tod meistens vor dem 6. Lebensjahrzehnt durch Herzinfarkt. Neigung zu Malignomen (10% der Fälle), besonders zu Osteosarkomen.

Therapiemöglichkeiten
Lediglich symptomatisch-konservative Behandlung möglich. Lichtschutz notwendig.

Häufigkeit und Vorkommen
Mehrere 100, in der Mehrzahl familiäre Fälle beschrieben. Meistens bei Weißen und Japanern, weniger bei Afrikanern beobachtet.

Genetik
Autosomal rezessiver Erbgang. Expressivität im weiblichen Geschlecht etwas geringer als im männlichen. Genort 8p12-p11.2 (*RECQ3*). Neigung zu Chromosomenbrüchen und somatischen Chromosomenmutationen. Mehrere Familien mit oligosymptomatischen "WERNER-artigen" Formen und z.T. autosomal dominantem Erbgang bekannt, sicher abgrenzbar: Storm-Syndrom mit Mitralklappenverkalkung (autosomal dominant in einer Sippe, OMIM 185069) und kombinierter Wachstumsfaktor-Defekt autosomal rezessiv (OMIM 233805).

Familienberatung
Differentialdiagnose zu den anderen Syndromen mit Helicase-Defekten, BLOOM-Syndrom (*RECQ2*)

und ROTHMUND-THOMSON-Syndrom (*RECQ4*) notwendig. Nachweis molekulargenetisch. In der Aszendenz werden gelegentlich Mikro- bzw. Teilsymptome beobachtet (Heterozygote?). Bei erbprognostischen Erwägungen ist das späte Manifestationsalter zu berücksichtigen.

Literatur
Meißlitzer, C., W.Ruppitsch, H.Weirich-Schwaiger et al., WERNER syndrome: Characterization of mutations in the *WRN* gene in an affected family. Eur.J.Hum.Genet. *5* (1997) 364–370.
Passarino, G., P.Shen, J.B.van Kirk et al., The WERNER syndrome gene and global sequence variation. Genomics *71* (2001) 118–122.
Yu, Ch.-E., J.Oshima, K.A.B.Goddard et al., Linkage discquilibrium and haplotype studies of chromosome 8p11.1-21.1 markers and WERNER syndrome. Am.J.Hum.Genet. *55* (1994) 356–364.

OMIM 233805, 277700, 185069

WERNER-Syndrom
s.a. ▶ Tibia-Aplasie: EATON-McKUSICK-Syndrom

WERNICKE-Syndrom
▶ Alkoholismus;
▶ Enzephalopathie, nekrotisierende infantilsubakute

WEST-Sndrom
▶ Spasmen, infantile

WESTPHAL-Syndrom
▶ Periodische Paralyse, hypokaliämische

WESTPHAL-v.-STRÜMPELL-Syndrom
▶ WILSON-Syndrom

WEYERS akrofaziales Syndrom
▶ CURRY-HALL-Syndrom

WEYERS-Oligodaktylie-Syndrom
▶ Oligodaktylie-Syndrom Typ WEYERS

WEYERS-THIER-Syndrom
▶ Okulo-Aurikulo-Vertebrale Dysplasie

WHELAN-Syndrom
▶ Oro-Fazio-digitale Syndrome (VII)

WHIM-Syndrom

Von wenigen Sippen beschriebene periphere Neutropenie und hyperzelluläres Knochenmark durch einen Defekt bei der Ausschwemmung aus dem blutbildenden Gewebe. Warzen, auch der Genitalschleimhäute, Hypogammaglobulinämie, Infektionsneigung, Myelokathexis. Hypermature Neutrophile mit auffälliger Kernmorphologie im Knochenmark. Autosomal dominant.

Literatur
Gorlin, R.J., B.Gelb, G.A.Diaz et al., WHIM syndrome, an autosomal dominant disorder: Clinical, hematological, and molecular studies. Am.J.Med.Genet.*91* (2000) 368–376.

OMIM 193670

Whistling-face-Syndrom
▶ FREEMAN-SHELDON-Syndrom

WHITAKER-Syndrom
▶ Endokrinopathie, juvenile, familiäre, Typ I

White-sponge-Krankheit
▶ Leukokeratose, muköse familiäre

WIEACKER-WOLFF-Syndrom
▶ Apraxie, okulomotorische

WIEDEMANN-Syndrom,
Exomphalos-Makroglossie-Gigantismus-Syndrom EMG-Syndrom, BECKWITH-WIEDEMANN-Syndrom, WBS

Genetisch bedingtes dienzephales Syndrom auf der Grundlage von Genmutationen und epigenetischen Imprinting-Defekten.
Es besteht eine Nukleomegalie sowie Hyperplasie von Zellen, Geweben und Organen. Zugrunde liegen Genmutationen und Strukturumbauten in der Chromosomenregion 11p15.5, die über Imprinting-Veränderungen zu Expressionsänderungen eines Clusters von imprimierten Genen führen: *LITI* (paternal exprimiert, OMIM 604115), *H19* (nicht translatierte maternal exprimierte mRNA, reguliert die IGF2-Expression, OMIM 103280); *IGF2* (Insulin-like-Wachstumsfaktor 2, paternal exprimiert OMIM 144770), *IGF2R* (IGF2-Rezeptor); $p57^{KIP2}$ = *CDKN1C* (**C**yclin-abhängiger **Kin**ase-Inhibitor, maternal exprimiert, OMIM 600856); *KVLQTI* (spannungsregulierter Kaliumionen-Kanal, maternal exprimiert) sowie *TH* (Tyrosinhydroxylase, OMIM 190290); *INS* (Insulin, OMIM 176730), *WT2* (WILMS-Tumor 2, OMIM 194071). Verursachend für die Überexpression des *IGF2*-Gens sind eine väterliche uniparentale Disomie (UDP) bzw. Duplikation dieses Abschnittes (UDP des gesamten Chromosoms 11 wirkt letal, kommt aber im Mosaik vor) oder ein Versagen des mütterlichen Imprintings infolge Deletion bzw. Strukturumbau oder veränderter Methylation in *H19*, woraus sich die bereits fetal einsetzende Makrosomie erklärt. Ebenfalls an der Makrosomie sowie an Defekten der Bauchwand und des Gaumens sind die maternal verursachten Anomalien des Cyclinabhängige Kinase-Inhibitors beteiligt (ebenfalls nur im Mosaik bekannt), der normalerweise eine wachstumshemmende Wirkung hat. Bei Patienten mit Hemihyperplasie und ▶ WILMS-*Tumor* sind *IGF2* und *H19* überexprimiert (paternale UPD). Die Aufklärung der Wechselwirkung der Genprodukte dieses Chromosomenabschnittes und des Zusammenhang mit den Tumorgenen *WT2 und WT1* (Genort 11p15.3) steht noch am Anfang.

Krankheitswert
Großer Nabelschnurbruch und andere Hernien, Rectumdiastase. Makroglossie und angeborene

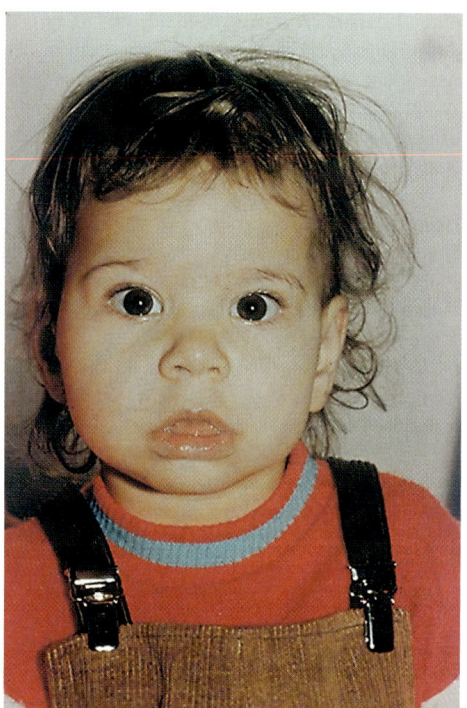

WIEDEMANN-Syndrom. Mittelgesichtshypoplasie, eingesunkene Nasenwurzel, Zunge nach operativer Verkleinerung. (Ch. Opitz)

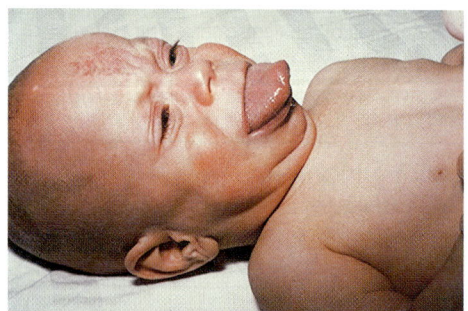

WIEDEMANN-Syndrom. Makroglossie im Säuglingsalter. Mittelgesichtshypoplasie. Naevi teleangiectatici. (Ch. Opitz)

Übergewichtigkeit mit beschleunigtem postnatalem Wachstum bei meist normaler Endlänge. Akzeleration des Knochenalters. Visceromegalie, besonders von Nebenniere, Pankreas, Nieren und Leber. Eine sekundäre Störung des Kohlenhydrathaushaltes (Pankreatomegalie, Hyperinsulinismus) kann im Neugeborenenalter zu schweren Hypoglykämien mit apnoischen Anfällen und damit zum Tode oder irreversiblen zerebralen Schäden führen. Herabgesetzte effektive Fruchtbarkeit im männlichen Geschlecht. Davon abgesehen meist statisch sowie geistig normale Entwicklung bei Milderung der Symptomatik während des Kindesalters. Hemihypertrophie bei etwa 20% der Fälle. In etwa 10% der Fälle (40% der Fälle mit Hemihypertrophie) Neigung zu embryonalen Tumoren der Nieren und Nebennieren (vor allem ▶ WILMS-Tumor, OMIM 194071), der Leber, seltener Rhabdomyosarkome, OMIM 268210). Polyzythämie.

Therapiemöglichkeiten
Sofortige Operation der Omphalozele und symptomatische Behandlung der Hypoglykämie im Neugeborenenalter mit gutem Erfolg. Engmaschiges Tumorscreening im Kindesalter, chirurgische Entfernung von Tumoren und nachfolgende Chemotherapie wichtig. Ebenfalls notwendig für eine normale geistige Entwicklung ist eine Kontrolle der Blutzuckerwerte. Kieferorthopädische Betreuung der Makroglossie (normalisiert sich mit dem Kieferwachstum, chirurgische Zungenverkleinerung deshalb unterschiedlich beurteilt).

Häufigkeit und Vorkommen
Inzidenz etwa 1:15.000–8.000. Seit Abgrenzung des Syndroms 1964 über 500 Fälle bekannt, 15% der Fälle familiär.

Genetik
Vererbung der Anlage vorwiegend über gesunde Mütter. Bei etwa 2% der untersuchten sporadischen Fälle lässt sich eine UPD und bei 1–2% eine strukturelle Chromosomenaberration meist in Form einer Translokation (mütterlicher Herkunft) und/oder Duplikation im homologen Chromosom (väterlicher Herkunft, partielle Isodisomie) nachweisen. 40% der familiären Fälle haben eine Mutation im mütterlichen *CDKN1C*. Es besteht ein Imprinting-Effekt, wobei die ererbte Mutation von der Mutter stammt. Paternale partielle Isodisomie entsteht meist durch postzygotische homologe Rekombination und kommt dann im Mosaik vor, was zu der Asymmetrie führen kann und eine interfamiliär unterschiedlich schwere Ausprägung der Symptomatik bewirkt. Aus der Isodisomie erklären sich die Tumorneigung (Heterozygotie-Verlust, Verlust eines maternalen Tumorsuppressorgens *BW1SCR1* und 2, *WT2*, *CDKN1C*, p57^{KIP2}) sowie andere Symptome (*KVLQT1* und *H19*) und bei Homozygotie paternal exprimierter Gene (*IGF2*; *INS*) die Makrosomie und die Hypoglykämie. Bei Fällen, in denen weder chromosomale Strukturumbauten noch paternale Isodisomie nachweisbar sind, vermutet man ein monogen bedingtes Versagen vorwiegend des maternalen Imprintings oder eine unterschiedliche Chromosomen-Region: 11p13 (*WT1*, *BW2SC*), Allelie mit dem WILMS-Tumor-Gen1.

Familienberatung
Differentialdiagnose zu ▶ *Myxödem,* ▶ *Zustand bei Diabetes mellitus der Mutter,* ▶ WILMS-*Tumor,* ▶ *Velo-Kardio-Fazialem Syndrom,* ▶ *Gastroschisis,* ▶ *Cerebralem Gigantismus,* ▶ PERLMAN-*Syndrom,* X-chromosomalem ▶ SIMPSON-GOLABI-BEHMEL-*Syndrom* und anderen Makrosomie-Syndromen wichtig. Bei Kombination von Omphalozele und Makroglossie sollte bei Neugeborenen sofort an die Gefahr von Hypoglykämien gedacht werden. Von deren Behandlung hängt weitgehend die geistige Entwicklung des Kindes ab. Diagnostisch hilfreich sind eine harmlose Falte/Kerbe im Ohrläppchen ("Kerbenohr") und Fisteln (pits) in der Ohrmuschel. Chromosomenanalyse (high resolution) bei Merkmalsträgern und Verwandten kann hinweisend sein, ein normaler Befund ist jedoch nicht als Ausschluss zu werten. Entscheidend für die Diagnose und die Risikoeinschätzung ist die molekulargenetische Analyse. Anlageträger können merkmalsfrei sein, vor allem wenn die Mutation vom Vater geerbt wurde. Das empirische Wiederholungsrisiko für Geschwister eines sporadischen Falles von 5% kann durch molekulargenetische Untersuchung präzisiert werden und liegt zwischen 50% (*CDKN1C*-Mutation bei der Mutter) und nicht erhöht (UDP). Merkmalsträger sollten bis zum Erreichen des Schulalters engmaschig ultrasonografisch auf Tumoren im Bauchraum (Nieren, Leber) untersucht werden. Pränatale Diagnostik bei bekannter familiärer Mutation molekulargenetisch und nach der 22. Schwangerschaftswoche ultrasonografisch anhand von Omphalozele, Größe, Hydramnion und vergrößerter Plazenta wichtig in Hinblick auf geburtsvorbereitende und perinatale Maßnahmen.

Literatur

Bilek, J., S.M.Maas, J.M.Ruijter et al., Increased tumour risk for BWS patients correlates with aberrant *H19* and not *KCNQ10T1* hypomethylation: Occurrence of *KCNQ10T1* hypomethylaton in familial cases of BWS. Hum.Molec.Genet. *10* (2001) 467–476.

Catchpoole, D., W.W.K.Lam, D.Valler et al., Epigenetic modification and uniparental inheritance of H19 in BECKWITH-WIEDEMANN syndrome. J.Med.Genet. *34* (1997) 353–359.

Cerrato, F., M.Vernucci, P.V.Pedone et al., The 5´end of the *KCNQ10T1* gene is hypomethylated in the BECKWITH-WIEDMANN syndrome. Hum.Genet. *111* (2002) 105–107.

Crider-Miller, S.J., L.H.Reid, M.J.Higgins et al., Novel transcribed sequences within BWS/WT2 Region in 11p15.5: tissue specific expression correlates with cancer type. Genomics *46* (1997) 355–362.

DeBaun, M.R., E.L.Niemitz, D.E.McNeil et al., Epigenetic alterations of *H19* and *LIT1* distinguish patients with BECKWITH-WIEDEMANN syndrome with cancer and birth defects. Am.J.Hum.Genet. *70* (2002) 604–611.

Engel, J., A.Smallwood, A.Harper et al., Epigenotype-phenotype correlation in BECKWITH-WIEDEMANN syndrome. J.Med.Genet. *37* (2000) 921–926.

Ferguson-Smith, A.C., Imprinting moves to the centre. Nature Genet. *14* (1996) 119–120.

Hunter, A.G.W. and J.E.Allanson, Follow-up study of patients with WIEDEMANN-BECKWITH syndrome with emphasis on the change in facial appearance over time. Am.J.Med.Genet. *51* (1994) 102–107.

Krajewska-Walasek, M., A.Gutkowska, M.Mospinek-Krasnopolska and K.Chrzabowska, A new case of BECKWITH-WIEDEMANN syndrome with an 11p15 duplication of paternal origin (46,XY,-21,+der(21)-,t(11;21)(p15.2;q22.3)pat). Acta Med.Gemellol. *45* (1996) 245–250.

Lamm, W.W.K., I.Hatada, S.Ohishi et al., Analysis of germline *CDKN1C* (p57^{KIP2}) mutations in familial and sporadic BECKWITH-WIEDEMANN syndrome (BWS) provides a novel genotype-phenotype correlation. J.Med.Genet. *36* (1999) 518–523.

Li, M., J.A.Squire and R.Weksberg, Molecular genetics of WIEDEMANN-BECKWITH syndrome. Am.J.Med. Genet. *79* (1998) 253–259.

Mannens, M., J.M.N.Hoovers, E.Redeker et al., Parental imprinting of human chromosome region 11p15.3-pter involved in the BECKWITH-WIEDEMANN syndrome and various human neoplasia. Eur.J.Hum.Genet. *2* (1994) 3–23.

Moutou, C., C.Jumien, I.Henry and C.Bonaiti-Pellié, BECKWITH-WIEDEMANN syndrome: a demonstration of the mechanisms responsible for the excess of transmitting females. J.Med.Genet. *29* (1992) 217–220.

Reish, O., I.Lerer, A.Amiel et al., WIEDEMANN-BECKWITH syndrome: further prenatal characterization of the condition. Am.J.Med.Genet. *107* (2002) 209–213.

Schneid, H., D.Seurin, M.-P.Vazquez et al., Parental allele specific methylation of the human insulin-like growth factor II gene and BECKWITH-WIEDEMANN syndrome. J.Med.Genet. *30* (1993) 353–362.

Spavotinek, A., L.Gaunt and D.Donnai, Paternally inherited duplication of 11p15.5 and BECKWITH-WIEDEMANN syndrome. J.Med.Genet. *34* (1997) 819–826.

Tomerup, N., C.A.Brandt, S.Pedersen et al., Sex dependent transmission of BECKWITH-WIEDEMANN syndrome associated with a reciprocal translocation t(9,11) (p11.2;p15.5). J.Med.Genet. *30* (1993) 958–961.

OMIM 130650

WIEDEMANN-RAUTENSTRAUCH-Syndrom
▶ HUTCHINSON-GILFORD-Syndrom

WILDERVANCK-Syndrom,
Cervico-Okulo-Akustikus-Syndrom

Genetisch bedingte Kombination multipler Fehlbildungen auf der Grundlage einer Genmutation.

Der Basisdefekt ist unbekannt.

Krankheitswert

Angeborene sensorineurale Taubheit kombiniert mit ▶ *KLIPPEL-FEIL-Syndrom* und ▶ *STILLING-TÜRK-DUANE-Syndrom*. Außerdem verschiedene Begleitfehlbildungen. Einseitige Gesichtshypoplasie, Zahnstellungsanomalien. Lebenserwartung herabgesetzt. Starke Beeinträchtigung.

Therapiemöglichkeiten

Lediglich chirurgische Korrektur einzelner Fehlbildungen möglich.

Häufigkeit und Vorkommen
Sehr selten. Fast ausschließlich im weiblichen Geschlecht vorkommend.

Genetik
Erbgang unklar. Contiguous gene syndrome in 8q21.2-22.2? Aufgrund der ausgeprägten Gynäkotropie können auch X-chromosomaler Erbgang mit Letalität der Hemizygoten oder autosomal dominanter Erbgang mit geschlechtsbegrenzter Manifestation im weiblichen Geschlecht vermutet werden. Die statistische Auswertung der bisher bekannten Fälle lässt diese Möglichkeiten offen. Die wenigen männlichen Merkmalsträger müssen dann als "Durchbrenner" angesehen werden.

Familienberatung
Bei familienprognostischen Überlegungen ist auf Mikro- und Teilsymptome (röntgenologisch, ophthalmologisch, otologisch) bei klinisch normalen Verwandten von Merkmalsträgern zu achten.

Literatur
Balci, S., K.K. Oguz, M.M.Firat and K.Boduroglu, Cervical diastematomyelia in cervico-oculo-acoustic (WILDERVANCK) syndrome: MRI findings. Clin. Dysmorphol. *11* (2001) 125–128.

Regenbogen, L., Cervico-oculo-acustic syndrome. Ophthalmic Paediat.Genet. *6* (1985) 183–187.

OMIM 314600

WILHELMSEN-LYNCH-Syndrom
▶ Demenz, fronto-temporale

---

v. WILLEBRAND-JÜRGENS-Syndrom,
hereditäre Pseudohämophilie; konstitutionelle Thrombopathie, Angiohämophilie

Genetisch bedingte Blutgerinnungsstörung auf der Grundlage einer Genmutation.
Der Basisdefekt betrifft die Vorstufe des multimeren v. WILLEBRAND-JÜRGENS-Faktors (Prä-Pro-v.WJF). Er wird in den Endothelzellen und Megakaryozyten entweder in veränderter Quantität (Typ I und III) oder veränderter Qualität synthetisiert, so dass seine Polymerisierung gestört ist und er als monomere, wenig reaktionsfähige (Typ IIA) oder unbeständige (Typ IIB) Variante im Plasma vorliegt. Dadurch kommt es zum Funktionausfall bei der Aufrechterhaltung der Ristocetin-vermittelten Thrombozytenaggregation und -adhäsivität an die Subendothelzellen und der normalen Kapillarstruktur sowie bei der Komplexbildung mit dem X-chromosomal kontrollierten antihämophilen Globulin (Faktor VIII). Die klinischen Erscheinungen lassen sich aus den unterschiedlichen Defekten des Faktors ableiten.

Krankheitswert
Erstmanifestation klinischer Erscheinungen im Pubertäts-, selten schon im Kleinkindesalter. Neigung zu unterschiedlich starken Nasen-, Haut-, Schleimhaut-, gastrointestinalen und posttraumatischen Blutungen. Menorrhagien. Verzögerte Wundheilung. Erhöhte Kapillarfragilität (RUMPEL-LEEDE-Phänomen kann positiv sein), Tendenz zu Hämatombildung. Teleangiektasien. Intra- und vor allem interfamiliär stark schwankende Schwere des Krankheitsbildes, außerdem Abhängigkeit von der Jahreszeit (ausgeprägter im Frühling und im Herbst) und von einem gleichzeitig bestehenden Faktor-VIII-Mangel (▶ *Hämophilie A*). Hämarthrosen nur bei schweren Formen. Bei Typ IIB Thrombozytopenie.

Therapiemöglichkeiten
Je nach Typ Blut- und Plasmatransfusionen bzw. Gaben von Plasmapräparaten, Faktor-VIII-Konzentraten oder Vasopressin bzw. Vasopressin-Analoga (nicht bei Typ IIB) mit gutem Erfolg. Prophylaktisch Vermeidung Salicylat-haltiger Medikamente.

Häufigkeit und Vorkommen
Regional unterschiedlich. Endemisch auf den Aland-Inseln und in einem Gebiet in Finnland. In Schweden Frequenz 1:10.000, im übrigen Europa seltener diagnostiziert. Trotzdem eines der häufigsten Blutungsleiden mit einer Heterozygotenfrequenz (einschließlich subklinischer Formen) von bis zu 5%. 80% der Patienten haben den klinisch leichten Typ I, 1% den schweren Typ III ohne vWJ-Faktor-Aktivität.

Genetik

Heterogen, definitionsabhängig autosomal dominanter oder rezessiver Erbgang mit gesteigerter Expressivität im weiblichen Geschlecht, wobei je nach Typ bei Heterozygoten nur eine leichte oder medikamentös (Salicylsäure) provozierte Blutungsneigung vorliegen kann. Genort 12pterp12 (*VWF*). Multiple Allelie mit Compound-Heterozygotie. Klinisch und biochemisch mindestens 11 unterschiedliche Formen: Typ I, IIA, IIB, IIC (autosomal rezessiv), IID, IIE, IIF, IIG, IIH, Typ Normandy, Typ III (autosomal rezessiv) sowie Kombination mit Hämophilie A bekannt. Bei Typ I (heterozygote Deletionen) lediglich subklinische Symptome im Sinne einer autosomal rezessive Form mit leichter Heterozygoten-Manifestation. Besonders schwere Symptomatik bei Homozygotie, Typ III z.T. homo- oder compoundheterozygote Form von Typ I.

Familienberatung

Nachweis anhand der verlängerten Blutungszeit bei normaler Gerinnungszeit und Thrombozytenzahl. Differentialdiagnose zum ▶ BERNARD-SOULIER-Syndrom (Thrombozyten morphologisch nur submikroskopisch wenig verändert), zu Thrombasthenien und zur Hämophilie A wegen überlappender biochemischer Grundlagen nicht immer sicher, Beachtung des Erbganges notwendig. Blutgerinnungs-hemmende und Salicylsäure-haltige Medikamente sind zu vermeiden. Prophylaktische Maßnahmen vor Operationen und Zahnextraktionen wichtig. Mit zunehmendem Alter ist mit einer allmählichen Besserung der Symptomatik zu rechnen. Pränatale Diagnostik und Heterozygotentest molekulargenetisch möglich.

Literatur

Ginsburg, D., The von WILLEBRAND factor and genetics of von WILLEBRAND's disease. Mayo Clin.Proc. 66 (1991) 506–515.

Zhang, Z.P., G.Falk, M.Blombäck et al., Identification of a new nonsense mutation in the von WILLEBRAND factor gene in patients with von WILLEBRAND disease type III. Hum.Molec.Genet. *1* (1992) 61–62.

OMIM 193300

WILLIAMS-BEUREN-Syndrom
▶ Aortenstenose, supravalvuläre isolierte

WILLIAMS-CAMPBELL-Syndrom
▶ Bronchiektasien, angeborene

WILMS-Tumor

Embryonaler Mischtumor der Niere. Zugrunde liegen unterschiedliche Mutationen des WILMS-Tumor-Suppressorgens (*WT1*) und mindestens dreier weiterer Gene.

Krankheitswert

Entstehung der histologisch unterschiedlichen Tumoren pränatal oder in den ersten Lebensjahren (80%), bei Erwachsenen selten. Häufig bei Kindern mit bestimmten Fehlbildungen: ▶ Hemihypertrophie, ▶ *Aniridie*, ▶ WIEDEMANN-*Syndrom* u.a. Contiguous gene syndrome: WILMS-Tumor, Aniridie, Genitoureterale Dysmorphien und/oder geistige Retardation: WAGR-Komplex (OMIM 194070, 194072); DRASH-Syndrom, DENYS-DRASH-Syndrom (OMIM 194070, 194080): frühmanifeste Nephropathie, Pseudohermaphroditismus (partieller Androgen-Rezeptormangel) und WILMS-Tumor. Etwa 50% der Fälle mit beidseitigen Tumoren haben auch noch andere Dysplasien im Gegensatz zu 30% bei einseitigem Befall. Symptomatisch bei ▶ *Neurofibromatose1*, ▶ *PERLMAN-Syndrom*, ▶ *LI-FRAUMENI-Syndrom*, WIEDEMANN-Syndrom.

Therapiemöglichkeiten

Präoperative Kombinations-Chemotherapie, chirurgische Entfernung. Gegebenenfalls postoperative Bestrahlung oder Zytostatika. Bei 85% der Kinder ereignisfreies Überleben drei Jahre nach Diagnose, nur selten infauste Prognose. Beim DRASH-Syndrom mit männlichem Karyotyp sind wegen der Gefahr der Entartung Gonaden bzw. Streak-Gonaden zu entfernen.

Häufigkeit und Vorkommen

Frequenz ca. 1:50.000, Inzidenz im Kindesalter 1:10.000. 10% aller kindlichen Malignome. 5–10% der Fälle beidseitig und dann überwiegend familiär. Unilateraler W. zu 90–95% sporadisch. Vom DRASH-Syndrom seit Erstbeschreibung 1970 mehr als 150 Fälle bekannt, wahrscheinlich häufig nicht erkannt.

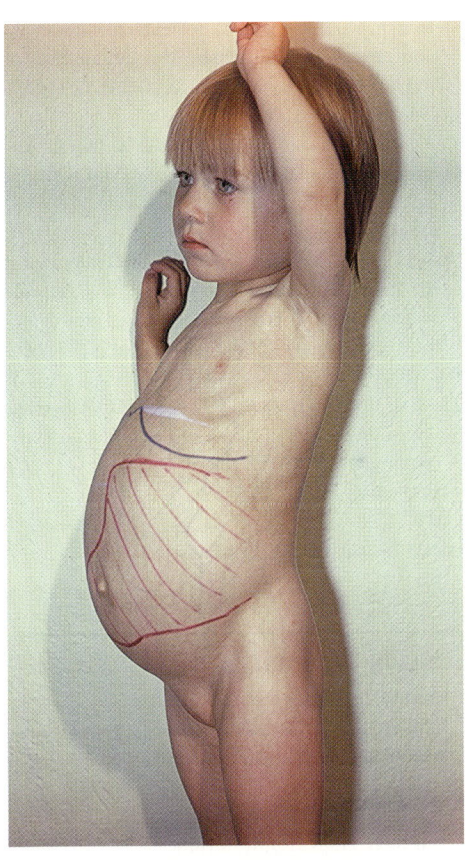

Wilms-Tumor. Vierjähriges Mädchen, Abdomen groß und aufgetrieben durch Nierentumor.

Genetik

Meistens kein einfacher Erbgang. Entsprechend der Zweimutationen-Theorie der Krebsentstehung (▶ *Retinoblastom*) werden die einseitige wie die beidseitige Form als Folge von zwei Mutationen in einem Genort erklärt. Genorte für den nicht familiären Typ: 11p13 (*WT1*, OMIM 194070), 11p15,5 (*WT2*, OMIM 194071) und 16q25-27 (*WT3*, Insulin-like growth factor 2-Rezeptor, *IGFR2*, OMIM 194090) sowie familiär 17q12-21 (*FWT1*). Ein weiterer Genort in 2q37.1? Disponierend wirken rezessive Keimbahn-Mutationen in verschiedenen Wilms-Tumor-Suppressor-Genen, die im Sinne des Heterozygotieverlustes je nach Allel zu den angeführten Formen führen. Das *WT1* kodiert ein Protein, das die Expression von Genen reguliert, die an der Entwicklung und Differenzierung der Niere und des Urogenitalsystems beteiligt sind.

Das Zusammenwirken mit den IGF- und IGFR-Loci ist noch unklar. Es spielen dabei unterschiedliche Imprinting-Vorgänge der beteiligten Loci eine Rolle, wobei das *WT1*- oder das *WT2*-Gen des von der Mutter ererbten Chromosoms meist mutiert bzw. deletiert (▶ *Wiedemann-Syndrom*) oder inaktiviert ist (Heterozygotie- oder Allelenverlust). Beim WAGR-Komplex und z. T. auch teilweise in Zellen von isolierten Wilms-Tumoren lässt sich eine Mikrodeletion im *WT1*-Bereich erkennen: Benachbarte, den Bau der Iris (*PAX6*) und des Urogenitalsystems sowie die geistige Leistungsfähigkeit beeinflussende Gene sind mitbetroffen, contiguous gene syndrome. Ein Gen für ▶ *multiple cartilaginäre Exostosen* (*EXT2*) kann ebenfalls einbezogen sein. Die teilweise beobachtete Adipositas ist durch die disponierenden Gene dieser Region (▶ *Fettleibigkeit*) erklärbar. Heterozygotie-Verlust (väterliches *WT1*-Gen betroffen) wurde auch beim Denys-Drash-Syndrom nachgewiesen: Allelie oder contiguous gene syndrome, Allelie auch mit dem ▶ *Frasier-Syndrom*. Die Nähe des Gens für das ▶ *Wiedemann-Syndrom* in 11p15.5 erklärt das gehäufte Vorkommen von WT bei diesem Syndrom sowie die Assoziation von WT und Hemihypertrophie. Beim Denys-Drash-Syndrom können nur 2 der 3 Kardinalsymptome vorhanden sein. Die in den Wilms-Tumoren gehäuft vorkommenden strukturellen Chromosomenaberrationen außerhalb der WT-Regionen können als sekundär angesehen werden.

Familienberatung

Chromosomenanalyse zur Feststellung des genetischen Geschlechtes notwendig. Nachweis mit Hilfe bildgebender Verfahren sowie molekulargenetisch durch entsprechende Sonden. Nach dem gleichen Prinzip auch präsymptomatische bzw. pränatale Diagnostik möglich. Ein frühmanifestes nephrotisches Syndrom kann erstes Symptom sein und auf einen WT hinweisen. Differentialdiagnose zu gutartigen frühkindlichen Neoplasien der Niere (fetales renales Hämangiom, epitheliales Nephroblastom u.a.) sowie Ausschluss eines ▶ *v. Hippel-Lindau-Syndroms*, eines ▶ *Frasier-Syndroms* ohne WT, des ▶ *Perlman-Syndroms* und eines ▶ *Wiedemann-Syndroms* wichtig. Empirisches Risiko für Geschwister eines sporadischen Falles 2–5%, für Kinder eines Patienten mit einseitigem W. 2–4%, mit bilateralem oder multifokalem WT wahrscheinlich wesentlich höher. Auch Kinder gesunder Verwandter 1. Grades von Patienten haben bei familiärem Vorkommen ein Risiko von mindestens 10%, an WT zu erkranken. Keimbahnmutationen des Suppressorgens können molekulargenetisch nachgewiesen werden. Ein leicht erhöhtes Risiko soll auch für andere Malignome bei Verwandten eines Merkmalsträgers bestehen.

Literatur

Amor, D.J., Morbid obesity and hyperphagia in the WAGR syndrome. Clin.Dysmorphol. *11* (2002) 73–74.

Baird, P.N., A.Santos, N.Groves et al., Constitutional mutation in the WT1 gene in patients with DENYS-DRASH syndrome. Hum.Molec.Genet.*1* (1992) 301–306.

Coppens, M.J., V.Huff and J.Pelletier, DENYS-DRASH syndrome: relating a clinical disorder to genetic alterations in the tumor-suppressor gene WT1. J.Pediatr.*123* (1993) 673–678.

Gessler, M., A.König, K.Arden et al., Infrequent mutation of the WT1 gene in 77 WILMS' tumors. Hum.Mutat. *3* (1994) 212–222.

Hastie, N.D., Dominant negative mutations in the WILMS tumour (WT1) gene causeDENYS-DRASH syndrome - proof that a tumour-suppressor gene plays a crucial role in normal genitourinary development. Hum.Molec.Genet.*1* (1992) 293–295.

Jadresic, L., J.Leake, I.Gordon et al., Clinicopathologic review of twelve children with nephropathy, WILMS tumor and genital abnormalities (DRASH syndrome). J.Pediatr. *117* (1990) 717–725.

Little, M.H., J.Clarke, J.Byrne et al., Allelic loss on chromosome 11p is a less frequent event in bilateral than in unilateral WILMS' tumours. Eur.J.Cancer A, Gen.Top. *28* (1992) 1876–1880.

Little, M.H., N.D.Hastie and R.C.Davies, Identification of WTAP, a novel WILMS´ tumour 1-associating protein. Hum.Mol.Genet.*9* (2000) 2231–2239.

Mueller, R.F., The DENYS-DRASH syndrome. J.Med.Genet. *31*(1994) 471-477.

Poulat, F., D.Morin, A.Konig et al., Distinct molecular origins for DENYS-DRASH and FRASIER syndromes. Hum.Genet. *91* (1993) 285–286.

Rahman, N., L.Arbour, P.Tonin et al., Evidence for familial WILMS' tumour gene (*FWT1*) on chromosome 17q12-q21. Nature Genet. 13 (1996) 461–463.

Schumacher, V., K.Scharer, E.Wuhl et al., Spectrum of early onset nephrotic syndrome associated with WT1 missense mutations. Kidney Int.*53* (1998) 1594–1600

Steenman, M., B.Redeker, M.deMeulenmeester et al., Comparative genomic hybridization analysis of WILMS tumors. Cytogenet.Cell Genet.*77* (1997) 296–303.

Viot-Szoboszlai, G., J.Amiel, F.Doz et al., WILMS´ tumor and gonadal dysgenesis in a child with the 2q37.1 deletion syndrome. Clin.Genet.*53* (1998) 278–289.

Wang, Z.Y., S.L.Madden, T.F.Deuel and F.J.Rauscher III, The WILMS' tumor gene product, WT1, represses transcription of the platelet-derived growth factor A-chain gene. J.Biol.Chem. *267* (1992) 21999–22002.

Xu, Y-Q., P-Grundy and C.Polychronakos, Aberrant imprinting of the insulin-like growth factor II receptor gene in WILMS´ tumor. Oncogene*14* (1997) 1041–1046.

OMIM 194070, 194071, 194072, 194080, 194090

WILSON-Syndrom,
Hepato-Zerebrale Degeneration; familiäre progressive Linsenkern-Degeneration, WESTPHAL-v.-STRÜMPELL-Syndrom

Genetisch bedingter Stoffwechseldefekt auf der Grundlage einer Genmutation.

Der Basisdefekt betrifft die Kupferbindungsregion einer ATPase (ATP7B) vor allem in Leber, Hirn und Niere. Dadurch kommt es zu einer Kupfertransport-Störung und zur toxischen Kupferspeicherung in Leber, Niere, Augen (KAYSER-FLEISCHERscher Corneal-Ring) und im Gehirn. Die bei erniedrigter Gesamtserumkupfer-Konzentration vorliegende Konzentrationserhöhung des an Albumin gebundenen Kupfers und eine verminderte Kupferausscheidung mit der Galle sind als Ursache für vermehrte Ablagerung von Kupfer in diesen Organen anzusehen. Die klinische Symptomatik erklärt sich aus den toxischen Wirkungen des Kupfers und unphysiologischer Stoffwechselprodukte vor allem auf die Leber und die Basalganglien. Die Coeruloplasmin-Serumkonzentration (α2-Globulin) bzw. die Coeruloplasminsynthese ist vermindert.

Krankheitswert

Erkrankung des Kindes- bzw. frühen Jugendalters. Ikterus, Leberzirrhose. Hämolytische An-

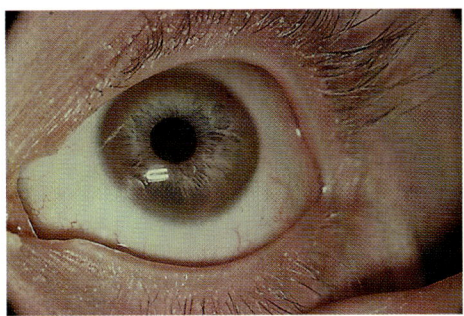

WILSON-Syndrom. KAISER-FLEISCHER-Ring der Cornea. (J. Reimann)

ämie. Die Krankheit wird meist erst beim Auftreten neurologischer Symptome vom Pseudo-PARKINSON-Typ bzw. Pseudosklerose-Typ (WESTPHAL-v.-STRÜMPELL-Syndrom) mit Tremor und psychischen Veränderungen erkannt, kann aber auch unter dem Bilde einer chronischen Hepatitis verlaufen. Ohne Therapie Tod innerhalb weniger Jahre, bei Typ a) auch Monate nach Auftreten der klinischen Symptome. Nach der Klinik lassen sich 3 Typen unterscheiden: a) Juveniler Typ. Bei Heterozygoten normale Coeruloplasmin-Konzentration im Serum. Erstmanifestation unter 16 Jahren. Häufig Lebererkrankung ohne neurologische Zeichen, Gefahr juveniler Leberzirrhose. Vor allem in Westeuropa. b) Jüdisch-osteuropäischer Typ. Höheres Erstmanifestationsalter, vorwiegend neurologische Symptomatik, teilweise normale Serum-Coeruloplasmin-Konzentration. Vor allem im slawischen Sprachbereich. c) Mischtyp. Klinisch wie Typ a), aber niedrige Serum-Coeruloplasmin-Konzentration bei Heterozygoten.

Therapiemöglichkeiten
Dauerbehandlung mit D-Penicillamin, Triäthylentetramin oder Zinkazetat führt zum weitgehenden Verschwinden der Symptome bzw. verhindert oder verzögert im asymptomatischen Stadium ihr Auftreten. Kontrolle der Kupferausscheidung durch die Niere zur Therapieeinstellung ist erforderlich. D-Penicillamin kann auch während der Schwangerschaft gegeben werden, bei Kindern von Patientinnen keine Gefahr der Teratogenität. Neuerdings Lebertransplantation in schweren Fällen mit fulminantem Verlauf erfolgreich.

Häufigkeit und Vorkommen
Weltweit verbreitet. Inzidenz etwa 1:35.000.

Genetik
Autosomal rezessiver Erbgang. Genort 13q14.3 (*ATP7B*). Es besteht eine Homologie zum ▶ MENKES-*Syndrom*, bei dem eine andere ATPase mit über 70%iger Sequenzhomologie betroffen ist.

Familienberatung
Frühdiagnose und sofortige Therapie wichtig. Im Kindesalter sollte jeder Fall von unklarer Lebererkrankung auf WILSON-Syndrom untersucht werden. Die Diagnose stützt sich auf erhöhte Kupferwerte in Urin und Leber, eine erniedrigte Serum-Coeruloplasmin-Konzentration sowie auf den KAYSER-FLEISCHER-Ring der Iris (Spaltlampe). Diese Veränderungen sind bereits im asymptomatischen Stadium nachweisbar. Bei unsicheren Werten ist die Ermittlung der Syntheserate des Coeruloplasmins anhand der Inkorporation von ^{64}Cu in die Untersuchung einzubeziehen. Nach dem gleichen Prinzip Heterozygoten-Nachweis möglich. Präsymptomatische und pränatale Diagnostik anhand der Kopplung mit der Esterase D bzw. molekulargenetisch an Chorionbioptaten und Fruchtwasserzellen möglich. Bei frühkindlicher Erkrankung Differentialdiagnose zu in Indien und in Tyrol endemischen Formen der ▶ *infantilen Leberzirrhose* notwendig.

Literatur
Bull, P.C., G.R.Thomas, J.M.Rommens et al., The WILSON disease gene is a putative copper transporting P-type ATPase similar to the MENKES gene. Nature Genet. *5* (1993) 327–337.

Bull, P.C. and D.W.Cox, WILSON disease and MENKES disease: new handles on heavy-metal transport. TIG *10* (1994) 246–247.

Danks, D.M., F.Metz, R.Sewell and E.Prewett, WILSON's disease in adults with cirrhosis but no neurological abnormalities. Brit.Med.J. *301* (1990) 331–332.

Forbes, J.R. and D.W.Cox, Copper-dependent trafficking of WILSON disease mutant ATP7B proteins. Hum.Molec.Genet. *9* (2000) 1927–1935.

Lehr, H., Haemolytic anaemia as initial manifestation of WILSON's disease. Blut *65* (1988) 45–46.

Messner, U., H.-H.Gunter und S.Niesert, Morbus WILSON und Schwangerschaft: Literaturübersicht und kasuistische Mitteilung. Z.Geburtshilf. Neonatol. *202* (1998) 77–79.

OMIM 277900

Wilson-Mikity-Syndrom,
chronisch interstitielle Pneumonie,
diffuses Frühgeborenenemphysem

Lungenerkrankung Neugeborener unbekannter Ätiologie und Pathogenese (Immundefekt?, Differenzierungsstörung der Lungenparenchymzellen?). Das Syndrom wird als Entität in Frage gestellt.

Krankheitswert
Erstmanifestation klinischer Erscheinungen in den ersten Lebenstagen oder -wochen. Dyspnoe, Apnoe sowie Zyanose mit lebensbedrohlichen Zuständen. Sekundäre kardiale Dekompensation. In etwa 2/3 der Fälle innerhalb des 1. Lebensjahres zum Tode führend. Bei Überleben dieser akuten Phase bessere Prognose und Normalisierung.

Therapiemöglichkeiten
Nur konservative Maßnahmen möglich.

Häufigkeit und Vorkommen
Über 80 Fälle beschrieben, meist sporadisch. Geschwisterfälle bzw. Vorkommen in aufeinanderfolgenden Generationen bekannt. Fast ausschließlich bei Frühgeborenen.

Genetik
Beteiligung genetischer Faktoren unklar. Die Art des familiären Vorkommens in einer Sippe lässt autosomal dominanten Erbgang mit variabler Expressivität vermuten.

Familienberatung
Diagnose und Differentialdiagnose zu anderen Erkrankungen des Respirationstraktes im frühen Kindesalters wichtig. Bei stummer Familienanamnese ist das Risiko für Verwandte eines Merkmalsträgers als gering einzuschätzen.

Literatur
Lindroth, M. and W.Mortensson, Long-term follow-up of ventilator treated low birthweight infants. I. Chest X-ray, pulmonary mechanics, clinical lung disease and growth. Acta Paediat.Scand. 75 (1986) 819–826.

Winchester-Syndrom

Genetisch bedingte Bindegewebserkrankung auf der Grundlage einer Genmutation.
Zugrunde liegt offenbar eine Funktionsstörung der Fibroblasten. Als Basisdefekt wurde zunächst aufgrund einer Speicherung metachromatischer Substanzen eine Störung im Mukopolysaccharid-Stoffwechsel angenommen. Diese Vermutung hat sich jedoch nicht bestätigt. Neuerdings wird eine Kollagensynthese-Störung vermutet.

Krankheitswert
Erstmanifestation klinischer Erscheinungen im frühen Kindesalter. Arthralgien, osteogene Flexionskontrakturen und Bewegungseinschränkung großer und kleiner Gelenke bis zur Bewegungsunfähigkeit. Proximal konisch zulaufende Metacarpalia. Visusverschlechterung durch periphere Hornhauttrübung. Umschriebene, symmetrische Verdickung der Haut mit Hyperpigmentierung und Hypertrichose im Gesicht, am Stamm und an den Extremitäten. Dentitionsanomalien. Generelle Osteoporose, Destruktion kleiner Gelenke, Osteolysen. Kleinwuchs.

Therapiemöglichkeiten
Symptomatische Korrekturen und Physiotherapie mit unbefriedigendem Erfolg.

Häufigkeit und Vorkommen
Seit Erstbeschreibung 1969 über 10 sporadische und Geschwisterfälle publiziert.

Genetik
Autosomal rezessiver Erbgang.

Familienberatung
Differentialdiagnose zu Rheumatoid-Arthritis, Torg-Syndrom (▶ *Osteolyse, familiäre carpotarsale*) und zu den ▶ *Mukopolysaccharidosen* anhand der Ausscheidung eines Fukose-2-Galaktose-Trisaccharids im Urin wichtig. Nach dem gleichen Prinzip Heterozygoten-Nachweis möglich.

Literatur
Dunger, D.B., C.Dicks-Mireaux, P.O'Priscoll et al., Two cases of Winchester syndrome: With increased urinary oligosaccharide excretion. Eur.J. Pediat. 146 (1987) 615–619.

Maranjan, M.N., S.Nirmala and B.Bharucha, Carpal-tarsal osteolysis in monozygotic twins with a new finding. Clin.Dysmorph. *10* (2001) 281–283.

Winter, R.M., WINCHESTER syndrome. J.Med.Genet. *26* (1989) 772–775.

OMIM 277950

Wintererythem, keratolytisches
▶ Erythrokeratolysis hiemalis

WINTER-KOHN-MELLMANN-WAGNER-Syndrom
▶ Taubheit (Tab. VII.D)

WINTER-TSUKAHARA-Syndrom
▶ Lissenzephalie

WISKOTT-ALDRICH-Syndrom

Genetisch bedingter Symptomenkomplex auf der Grundlage einer Genmutation.
Der Basisdefekt betrifft ein WISKOTT-ALDRICH-Protein (WASP) und ein weiteres interagierendes Protein (WIP) der Blutzellen, die als Multidomän-Gerüstprotein an der Actin-Filament-Bildung und damit an der Aufrechterhaltung der Zellarchitektur und -Oberfläche einschließlich ihrer Immunkompetenz beteiligt sind.

Krankheitswert
Erstmanifestation im frühen Kindesalter. Petechien, Meläna und Blutstühle bei angeborener Thrombozytopenie. Ekzem. Gehäuft Virus-Infekte, Dermatitiden, multiple Abszesse, Otitiden und Pneumonien. Letztere meist Todesursache innerhalb der ersten Lebensjahre. Neigung zu vorwiegend lymphoretikulären Neoplasien (10% der Fälle). Lebenserwartung nicht mehr als 10 Jahre (eine Ausnahme über 30 Jahre).

Therapiemöglichkeiten
Antibiotisch kaum zu beeinflussen. Passive Immunisierung wenig wirksam. Eventuell Knochenmarktransplantation oder Transferfaktor-Gaben erfolgreich.

Häufigkeit und Vorkommen
Seit Erstbeschreibung 1954 bis 1966 etwa 60, bisher über 300 Fälle bekannt, fast ausschließlich bei Knaben. 2/3 familiäre Fälle.

Genetik
X-chromosomaler Erbgang. Genort Xp11.23 (*WAS*, Mutation innerhalb Exon 3–7), Allelie mit einer angeborenen X-chromosomalen Thrombozytopenie und nur vorübergehenden Ekzemen ohne weitere Symptome des W. (Exon 1 oder 3 betroffen) und einer schweren angeborenen Neutropenie und Immundefizienz (GTPase bindende Domäne betroffen). Das vereinzelte Vorkommen der Symptomatik im weiblichen Geschlecht bei intakten X-Chromosomen könnte für einen autosomal rezessiven Typ sprechen.

Familienberatung
Klinisch gesunde Konduktorinnen an verminderter Thrombozytenzahl bzw. abnormer Thrombozyten-Aggregation bei Adrenalingaben erkennbar. Heterozygotennachweis und pränatale Diagnostik auch molekulargenetisch möglich.

Literatur
Ariga, T., M.Yamada, S.Ito et al., Characterization of a deletion mutation involving exons 3 - 7 of the *WASP* gene detected in a patient with WISKOTT-ALDRICH syndrome. Hum.Mutat. *10* (1997) 310–316.

Conley, M.E., W.C.Wang, O.Parolini et al., Atypical WISKOTT-ALDRICH syndrome in a girl. Blood *80* (1992) 1264–1269.

Devriendt, K., A.S.Kim, G.Mathijs et al., Constitutively activating mutation in *WASP* causes X-linked severe congenital neutropenia. Nature Genet. *21* (2001) 313–317.

Zhu, Q., M.Zhang, R.M.Blaese et al., The WISKOTT-ALDRICH syndrome and X-linked congenital thrombozytopenia are caused by mutations of the same gene. Blood *86* (1995) 3797–3804.

Zhu, Q, C.Watanabe, T.Liu et al., WISKOTT-ALDRICH syndrome/X-linked thrombocytopenia: WASP gene mutations, protein expression, and phenotype. Blood *90* (1997) 2680–2689.

OMIM 277970, 301000, 602357

Witkop-Brearley-Gentry-Syndrom
▶ Zahnschmelz-Defekte

Witkop-Zahn-Nagel-Syndrom
▶ Zahnunterzahl

Wittmaack-Ekbom-Syndrom
▶ Akromegalie

WL-Syndrom
▶ Fazio-Audio-Symphalangie-Syndrom

WOCS
(Wolffscher Gang und Cervico-Thoracale Somitendysplasie)
▶ MURCS-Assoziation

Wohlfahrt-Kugelberg-Welander-Syndrom
▶ Muskelatrophie, spinale juvenile

Wolcott-Rallison-Syndrom
▶ Dysplasia epiphysaria multiplex

Wolf-Syndrom
▶ Deletions-Syndrom des kurzen Armes eines Chromosoms Nr. 4

Wolf-Hirschhorn-Syndrom
▶ Deletions-Syndrom des kurzen Armes eines Chromosoms Nr. 4

Wolff-Parkinson-White-Syndrom, WPW-Syndrom

Herzfunktionsstörung durch fehlerhafte Erregungsausbreitung unklarer Ätiologie.
Es besteht eine Anomalie der Reizleitung vom Vorhof zur Kammer in Form einer vorzeitigen Erregung eines Teiles der Kammermuskulatur. Ein anatomisches Substrat (abnorme muskuläre Brückenbildung, Kentsches Bündel?) lässt sich nicht immer feststellen, ein Basisdefekt ist bei syndromatischen Formen mit ▶ *hypertrophischer Kardiomyopathie* bekannt. Bei einem anderen familiären Typ ist eine γ2-regulatorische Untereinheit der AMP-aktivierten Proteinkinase (PRKAG2) betroffen.

Krankheitswert
Erstmanifestation in allen Lebensaltern möglich. Kurzzeitige Herzrhythmusstörungen. Lebensbedrohliche paroxysmale Tachykardien. Oft mit Herzfehlern (Kardiomyopathien u.a.) kombiniert. Teilweise zu Frühinvalidität führend oder auch latent ohne Beeinträchtigung bestehend.

Therapiemöglichkeiten
Gaben von Antiarrhythmika mit unterschiedlichem Erfolg. Herzschrittmacher. Eventuell chirurgische Korrektur möglich.

Häufigkeit und Vorkommen
Frequenz etwa 1:600. Neben sporadischen Fällen häufig familiäres Vorkommen in aufeinanderfolgenden Generationen beschrieben.

Genetik
Genetische Disposition des isolierten WPW-Syndroms wird vermutet. Autosomal dominant bei ▶ *hypertrophischer Kardiomyopathie*. Autosomal dominante Form Genort 7q36 (*PRKAG2*), OMIM 602743.

Familienberatung
Nachweis im EKG anhand einer stark verkürzten Überleitungszeit. Ausschluss entsprechender erworbener Anomalien notwendig. Die Schwere der Erscheinungen richtet sich nach den begleitenden bzw. verursachenden Herzfehlern.

Literatur

Arad, M., D.W.Benson, A.R. Atayde et al., Constitutively active AMP kinase mutations cause glycogen storage disease mimicking hypertrophic cardiomyopathy. J.Clin.Invest. *109* (2002) 357–362.

MacRae, C.A., N.Ghaisas, S.Kass, S.Donnelly et al., Familial hypertrophic cardiomyopathy with WOLFF-PARKINSON-WHITE syndrome maps to a locus on chromosome 7q3. J.Clin.Invest. *96* (1995) 1216–1220.

Page, P.L., L.C.Pelletier, W.Kaltenbrunner et al., Surgical treatment of the WOLFF-PARKINSON-WHITE syndrome. Endocardial versus epicardial approach. J.Thorac.Cardiovasc.Surg. *100* (1990) 83–87.

Vidaillet, H.J.Jr., J.C.Pressley, E.Henke et al., Familial occurrence of accessory atrioventricular pathways (preexcitation syndrome). New Engl.J.Med. *317* (1987) 65–69.

OMIM 194200

WOLFRAM-Syndrom
▶ DIDMOAD

Wollhaare,
Kraushaar

Genetisch bedingte Haaranomalie auf der Grundlage einer Genmutation.
Der Basisdefekt für die heterogenen Haarwachstums-Störungen ist bei den meisten Formen unbekannt. Bei W. mit dilatativer ▶ *Kardiomyopathie* und ▶ *Keratosis palmoplantaris varians* liegt eine Desmoplakin-Mutation zugrunde.

Krankheitswert
Erstmanifestation in den ersten Lebensjahren. Starke, spiralige, an Negerhaar erinnernde Kräuselung des Kopfhaares, der Augenbrauen und der spärlichen Achsel- und Schambehaarung. Meistens dichter, jedoch nur etwa 10 cm erreichender Haarwuchs. Keinerlei Beeinträchtigung. Abzugrenzen ist das "unkämmbare Haar" des frühen Kindesalters, das aufgrund der an Glaswolle erinnernden Beschaffenheit (Pili triangulati oder Pili canaliculi, OMIM 191480) ein eigenes Bild zeigt mit Besserung bis zum Pubertätsalter.

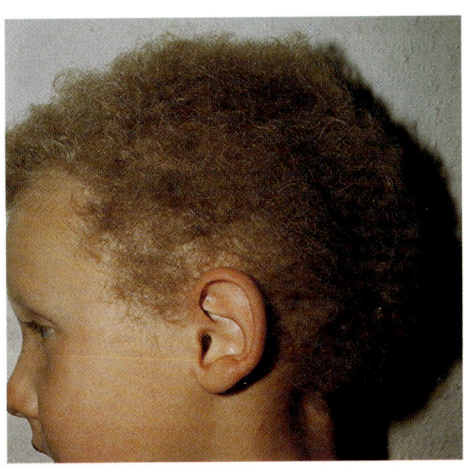

Wollhaare. Kurzes, spiralig gekräuseltes, fellähnliches Kopfhaar. (T. Salomon †)

Therapiemöglichkeiten
Unnötig und unbekannt.

Häufigkeit und Vorkommen
Sporadische und Geschwisterfälle sowie große Sippen mit Merkmalsträgern in bis zu 6 Generationen in Europa beschrieben. Teilweise familienspezifisch mit anderen Ektodermalen Dysplasien (s.a. ▶ *Zahnschmelzdefekte*).

Genetik
Autosomal dominanter Erbgang (OMIM 194300), rezessiver Erbgang nicht gesichert (OMIM 278150). "Syndrom des unkämmbaren Haares" autosomal dominant bedingt. Syndromatisch bei zwei Sippen mit unkämmbarem Haar, Retinopathia pigmentosa und anderen Augenanomalien, Brachymetakarpie sowie Zahnunter- und -überzahl: BORK-Syndrom, autosomal dominant (OMIM 191482). Nur für wenige Geschwisterschaften mit ausgeprägtem W. und anderen Anomalien der Körperbehaarung wird Rezessivität angenommen: Alopezie; abstehende Ohren, hängende Unterlippe – SALAMON-Syndrom (OMIM 278200). Kräuselhaar (Curly Hair)-Ankyloblepharon-Nagel-Dysplasie-Syndrom (CHANDS, OMIM 214350). Es bestehen offensichtlich ätiologische und genetische Differenzen zur Kräuselung bei Negroiden. W. mit dilatativer Kardiomyopathie und Keratosis palmoplantaris autosomal dominant, Genort 18q12.1-12.2 (*DGS1*, Desmoglein1), Allelie zur ▶ *Keratosis palmoplantaris varians*.

Familienberatung
Differentialdiagnose zum Kräuselhaar der Schwarzafrikaner anhand der Familienanamnese und der im Kindesalter meistens helleren Pigmentierung der W. möglich.

Literatur
Ferrando, J., R.Fontarnau, M.R.Gratacos et J.M.Mascaro, Pili canaliculi ("cheveux incoiffables" ou "cheveux en fibre de verre"). Dix nouveaux cas avec étude au microscope-électronique a balayage. Ann.Derm.Vénérol. *107* (1980) 243–248.

Gollob, M.H., M.S.Green and R.Roberts, A gene responsible for familial WOLFF-PARKINSON-WHITE syndrome. (Letter) New Eng.J.Med. *345* (2001) 1063–1064.

Mortimer, P.S., Unruly hair. Brit.J.Derm. *123* (1985) 467–473.

Salamon, T., Über eine Familie mit Kraushaarigkeit, Hypotrichose und anderen Anomalien. Hautarzt *14* (1963) 540–544.

Silengo, M., M.Lerone, G.Romero, Uncombable hair, retinal pigmentary dystrophy, dental anomalies, and brachydactyly: report of a new patient with additional findings. Am.J.Med.Genet. *47* (1993) 931–933.

Walbaum, R., F.Piette, P.Agache et al., Le syndrome des "cheveux incoiffable" ou "cheveux en verre filé". Ann.Pédiat. *32* (1985) 757–758.

OMIM 191480, 191482, 194300, 214350, 278150, 278200

WOLMAN-Syndrom

Genetisch bedingter Enzymdefekt auf der Grundlage einer Genmutation.
Der Gendefekt manifestiert sich in einer verminderten Aktivität einer lysosomalen sauren Lipase (Cholesterylester-Hydrolase) mit Triglyzerid- und Cholesteryloleat-Substrat in Leber- und anderen Zellen. Es kommt zur Speicherung von freien und veresterten Cholesterolen sowie Triglyzeriden in den Lyosomen vorwiegend der Makrophagen (Schaumzellen), im RES von Leber, Milz, Darm, Nebennieren und in den Gefäßwänden sowie zur Störung der Gallensäure-Synthese. Xanthomatöse Veränderung in den inneren Organen sowie auch der Haut, des Augenhintergrundes und des ZNS. Außerdem entstehen Nekrosen mit nachfolgenden Kalkablagerungen in den Nebennieren. Die klinische Symptomatik lässt sich davon ableiten. Bei einem anderen Typ betrifft der Defekt wahrscheinlich nur ein Isoenzym der lysosomalen sauren Lipase in den Hepatozyten, so dass es zur Cholesterolablagerung ausschließlich in diesen Zellen kommt: Cholesterolester-Speicherkrankheit.

Krankheitswert
Erstmanifestation nach normaler Entwicklung im Alter von wenigen Wochen. Diarrhöe, Erbrechen. Allgemeine Dystrophie mit Schwund des subkutanen Fettgewebes und der Muskeln durch Malabsorption (Beteiligung der Schleimhäute). Psychomotorische Entwicklungshemmung. Hepatosplenomegalie. Anämie. Tod innerhalb der ersten Lebensmonate. Bei Cholesterolester-Speicherkrankheit lediglich Hepatosplenomegalie und eventuell pulmonaler Bluthochdruck ohne weitere klinische Symptome.

Therapiemöglichkeiten
Spezialmilch- und Sojabohnen-Diät und Enzym-Substitutions-Therapie mit noch unklarem Erfolg. Neuerdings Lovastatin-Gaben (kompetitive 3-Hydroxy-3-Methylglutaryl-CoA-Reduktase-Hemmung) erfolgreich.

Häufigkeit und Vorkommen
Seit Erstbeschreibung 1961 über 40 Fälle von allen Erdteilen bekannt. Cholesterolester-Speicherkrankheit bisher nur bei wenigen familiären Fällen gesichert.

Genetik
Autosomal rezessiver Erbgang. Genort 10q23.2-25 (*LIPA*, saure Lipase A). Übergangsformen in der Schwere der Symptomatik und Cholesterolester-Speicherkrankheit durch Allelie und Compound-Heterozygotie erklärbar. Bei Heterozygoten für WOLMAN-Syndrom leichte Auffälligkeiten, Neigung zu Gefäßveränderungen mit Arteriosklerose.

Familienberatung
Nachweis und Differentialdiagnose gegenüber anderen Fettstoffwechselstörungen (vor allem ▶ NIEMANN-PICK-S., ebenfalls Schaumzellen im Knochenmark; ▶ *Neutralfett-Speicherkrankheit*; ▶ *Carnitin-Palmitoyltransferase-Mangel*) anhand der Lipidspeicherung (Nitrat-Fluoreszenz) in Leukozyten und Fibroblasten. Heterozygoten-Nachweis und pränatale Diagnostik auf-

grund der Lipidspeicherung und der geringen Aktivität der sauren Lipase in kultivierten Fibroblasten bzw. Fruchtwasserzellen und Chorionbioptaten sowie molekulargenetisch möglich.

Literatur

Anderson, R.A., R.S.Byrum, P.M.Coates and N.G.Sando, Mutations at the lysosomal acid cholesteryl ester hydroxylase gene locus in WOLMAN disease. Proc.Nat.Acad.Sci. *91* (1994) 2718–2722.

Tarantino, M.D., D.J.McNamara, P.Granstrom et al. Lovastatin therapy for cholesterol ester storage disease in two sisters. J.Pediatr. *118* (1991) 131–135.

Yokoyama, S. and E.McCoy, Long-term treatment of a homozygous cholesteryl ester storage disease with combined cholestyramine and lovastatin. J.Inherit.Metab.Dis. *15* (1992) 291–292.

OMIM 278000

WOODHOUSE-SAKATI-Syndrom

Von 10 Fällen aus 3 Inzuchtfamilien in Saudi Arabien und der Türkei mit Diabetes mellitus, Hypogonadismus, psychomotorischer Retardation, Schwerhörigkeit, Dysarthrie, dünnem Haar und auffälliger Fazies beschreiben. Autosomal rezessiver Erbgang.

Literatur

Gül, D., M. Özata, H.Mergen et al., WOODHOUSE and SAKATI syndrome (MIM 241080): report of a new patient. Clin.Dysmorphol. *9* (2000) 123–125.

Woodhouse, N.J.Y. and N.A.A.Sakati, A syndrome of hypogonadism, alopecia, diabetes mellitus, mental retardation, deafness and ECG abnormalities. J.Med.Genet. *20* (1983) 216–219.

OMIM 241080

WOOLF-DOLOWITZ-ALDOUS-Syndrom
▶ Albinismus, partieller

WORSTER-DROUGHT-Syndrom
▶ Suprabulbärparese, angeborene

Wortblindheit
▶ Dyslexie

WORTH-Syndrom
▶ Hyperostosis corticalis generalisata

WPW-Syndrom
▶ WOLFF-PARKINSON-WHITE-Syndrom

Wrinkly-skin-Syndrom
▶ Faltenhaut-Syndrom

Xanthinurie

Genetisch bedingte Purinstoffwechselstörung auf der Grundlage einer Genmutation.
Der Gendefekt manifestiert sich in einer verminderten Xanthinoxidase-Aktivität (= Xanthindehydrogenase XDH) in Leber und Darmschleimhaut. Dadurch werden Xanthin und Hypoxanthin vorwiegend direkt und nicht mehr über Harnsäure im Urin ausgeschieden. Es kommt zur Hypourikämie und -urie sowie zur Hyperxanthinämie und Xanthinurie, die zu den klinischen Erscheinungen in den ableitenden Harnwegen führen. Xanthinkristalle werden auch in der Skelettmuskulatur abgelagert. Zu ähnlichen Verschiebungen kommt es bei einer verminderten Aktivität des Cofaktors der Xanthindehydrogenase. Da dieser, der Molybdän-Kofaktor (MOCS1, Pterin), auch noch die Sulfitoxidase aktiviert, entstehen bei seinem Fehlen Symptome des Sulfitoxidase-Mangels (OMIM 272300) mit schweren zentralnervösen Symptomen (▶ *Molybdän-Kofaktor-Defizienz*).

Krankheitswert
Erste klinische Erscheinungen aufgrund von Xanthinsteinen in Galle und Nieren und Xanthinkristall-Ablagerungen in anderen Organen (Muskeln) im Erwachsenenalter, seltener bei Kindern. Neigung zu chronischen Pyelonephritiden, Myalgien und gichtartigen Gelenkbeschwerden. Kann jedoch auch symptomlos bestehen. Bei Pterin-Mangel (▶ *Molybdän-Kofaktor-Defizienz*) schwere neurologische Symptome, Anfälle, Tetraparese. Linsenluxation. Tod im frühen Kindesalter.

Therapiemöglichkeiten
Symptomatische Behandlung des Steinleidens. Vitamin-B_6-Gaben zur Steigerung der enzymatischen Restaktivität. Prophylaxe durch reichlich Flüssigkeitszufuhr und eventuell Diät mit befriedigendem Erfolg.

Häufigkeit und Vorkommen
Seit Erstbeschreibung 1954 über 40 Fälle publiziert, davon einmal Geschwister. Androtropie 5:1.

Genetik
Wahrscheinlich autosomal rezessiver Erbgang. Genorte: 6p21.3 (*MOCS1*, Pterin); 2p23-p22 (*XDH*).

Familienberatung
Frühdiagnose anhand des Fehlens einer Xanthinoxidase-Aktivität im Kolostrum bzw. im Leberbioptat sowie der Harnsäurekonzentration in Serum und Urin und der erhöhten Xanthin- und Hypoxanthinkonzentration im Urin im Hinblick auf einzuleitende prophylaktische Maßnahmen wichtig. Molybdän-Kofaktor-Defekt pränatal durch Sulfitoxidase-Bestimmung in Chorionbioptaten und Fruchtwasserzellen diagnostizierbar.

Literatur
Aukett, A., M.J.Bennett and G.P.Hosking, Molybdenum cofactor deficiency: an easily missed inborn error of metabolism. Develop.Med.Child.Neurol. *30* (1988) 531–535.

Fildes, R.D. Hereditary xanthinuria with severe urolithiasis occurring in infancy as renal tubular acidosis and hypocalciuria. J.Pediat. *115* (1989) 277–280.

Gray, R.G.F., A.Green, S.N.Basu et al., Antenatal diagnosis of molybdenum cofactor deficiency. Am.J.Obstet.Gynec. *163* (1990) 1203–1204.

Ichida, K., Y.Amaya, K.Noda et al., Cloning of the cDNA encoding human xanthine dehydrogenase (oxidase): structural analysis of the protein and chromosomal location of the gene. Gene *133* (1993) 279–284.

OMIM 252150, 272300, 278300

Xanthomatose, hypercholesterolämische
▶ Hyperproteinämie Typ II

Xanthomatose, zerebro-tendinäre,
zerebro-tendinäre Cholesterolose/ Cholestanolose, Sitosterolämie

Genetisch bedingte Stoffwechselstörungen auf der Grundlage einer Genmutation.
Zugrunde liegt ein Defekt des Gallensäuremetabolismus (Cholsäure, Chenodeoxicholsäure) durch eine stark verminderte Oxidation von Cholesterol-Seitenketten infolge der verminderten Aktivität der C(27)-Steroid-26-Hydroxylase (P450 27, CYP27) in den Mitochondrien der Leberzellen. Es kommt zu einer erhöhten Konzentration von Cholestanol (5α-Cholestan-3β-ol) im Plasma und zu einer Ablagerung von Cholesterol und Cholestanol in allen Geweben, vor allem in Cerebellum, großen Sehnen sowie der Lunge, woraus sich die klinische Symptomatik ableitet. Zu tuberösen Xanthomen mit Anämie, Gefäßkomplikationen und Gelenkbeschwerden kommt es auch bei β-Sitosterolämie (OMIM 210250, Phytosterolämie, Hyper-β-Lipoproteinämie), bei Störung von intestinaler Absorption pflanzlicher Sterole und Transport in Darm und Galle durch die ABCG-Transporter 5 und 8, Sterolin-1 und -2 oder durch eine verminderte Aktivität der 3-Hydroxy-3-Methylglutaryl-CoA-Reduktase (HMG-CoA-Reduktase, s.a. ▶ *Hyperlipoproteinämie Typ II*).

Krankheitswert
Erstmanifestation klinischer Erscheinungen im späten Kindesalter mit Katarakten und Lipidablagerungen (Xanthome) in den Sehnen, vor allem in der Achillessehne, und im Bereich der Tuberositas tibiae. Xanthelasmen. Geistige Behinderung mit zunehmendem Verfall geistiger Funktionen. Bis zum 30. Lebensjahr Entwicklung der gesamten Symptomatik: Ataxie, Epilepsie, spastische Paresen. Lebenserwartung ohne Therapie herabgesetzt, Infarktgefahr. Xanthombildung mit Gefäßkomplikationen auch bei Sitosterolämie.

Therapiemöglichkeiten
Diät sowie Gaben von Chol- und Chenodeoxicholsäure (Benzafibrat) können die Ausbildung der Symptomatik auf biochemischer und klinischer Ebene verhindern bzw. vollkommen rückgängig machen. Bei β-Sitosterolämie führen pflanzenfettarme Diät und Gaben von Cholestyramin zur biochemischen und klinischen Besserung.

Häufigkeit und Vorkommen
Seit Erstbeschreibung 1937 über 100 sporadische und Geschwisterfälle, vor allem von sephardischen Juden, beschrieben. Wenige sporadische und Geschwisterfälle mit β-Siterosterolämie europäischer Provenienz bekannt.

Genetik
Jeweils autosomal rezessiver Erbgang. Variable Expressivität. Genorte: 2q35 (*CYP27A1*, OMIM 606530), 5q13.3-14 (*HMCR*, HMG-CoA-Reduktase), 2p21(*ABCG5, ABCG8 = STSL,* Sterolin-1 und -2, OMIM 605460, 605459).

Familienberatung
Nachweis anhand der 5- bis 10fach erhöhten Cholestanol-Konzentration bei normalen Cholesterol-Werten im Serum sowie der gaschromatografischen Bestimmung des 5β-Cholestan-3,7,12,23,25-Pentols im Harn. Nach dieser Methode und molekulargenetisch Heterozygotentestung nach Cholestyraminbelastung (Aktivierung der endogenen Gallensäuresynthese) möglich. Bei β-Siterosterolämie Konzentration pflanzlicher Sterole im Plasma erhöht.

Literatur
Grahlke, B.K., Xanthoma der Achillessehne als Kardinalsymptom der Sitosterolämie. Dtsch.Med. Wschr. *116* (1991) 335–338.

Lamon-Fava, S., E.J.Schaefer, R.Garuti et al., Two novel mutations in the sterol 27-hydroxylase gene causing cerebrotendinous xanthomatosis. Clin.Genet. *61* (2002) 1985–191.

Leitersdorf, E., A.Reshef, V.Meiner et al., Frameshift and splice-junction mutations in the sterol 27-hydroxylase gene cause cerebrotendinous xanthomatosis in Jews of Moroccan origin. J.Clin.Invest. *91* (1993) 2488–2496.

Lu, K., M.-H.Lee, S.Hazard et al., Two genes that map to the *STSL* locus cause sitosterolemia: Genomic structure and spectrum of mutations involving sterolin-1 and sterolin-2, encoding by *ABCG5* and *ABCG8*, respectively. Am.J.Hum.Genet. *69* (2001) 278–290.

Patel, S.B., G.Salen, H.Hidaka et al., Mapping a gene involved in regulating dietary cholesterol absorption. The sitosterolemia is found at chromosome 2p21. J.Clin.Invest. *102* (1998) 1041–1044.

Verrips, A., G.C.H.Steenbergen-Spanjers, J.A.F.M. Luyten et al., Exon skipping in the sterol 27-hydroxylase gene leads to cerebrotendinous xanthomatosis. Hum.Genet. *100* (1997) 284–286.

Wolters, B.G., J.C.Van der Molen, H.Walrecht and L.F.G.M.Hesselmans, Reduction of urinary bile alcohol excretion and serum cholestanol in patients with cerebrotendinous xanthomatosis after oral administration of deoxycholic acid. Clin.Chim.Acta *193* (1990) 113–118.

OMIM 142910, 210250, 213700

Xanthonychie
▶ Yellow-nail-Syndrom

Xanthurenazidurie
▶ KNAPP-KOMROWER-Syndrom

Xeroderma pigmentosum,
Xerodermoid, pigmentiertes

Genodermatose auf molekulargenetischer Grundlage.
Es besteht eine Störung des Nukleotid-Exzisions-Reparatur-Mechanismus (NER) durch einen Endonuklease-Defekt (Helicase, Excissions-Reparatur-Complex C (ERCC 1, 2, 3, 5 und 6, XPF, XPD, XPB, XPG, Typ SANCTIS-CACCHIONE, ursprünglich postuliertes XPH allel zu XPD) oder bei einem anderen Typ eine postreplikatorische DNA-Rekombinations-Störung nach Einwirkung von UV-Strahlen, die den Ersatz von Basen und nicht die Reparatur von Brüchen der DNA-Stränge betrifft (**D**NA-**D**amage **B**inding **P**rotein *DDB?*, XPE?). Daraus erklärt sich die Neigung zur Entartung sonnenexponierter Hautpartien. Ob durch derartige somatische Mutationen bereits direkt Karzinomzellen entstehen oder ob der Mechanismus der Karzinogenese über die erhöhte Sensibilität der betroffenen Zellen gegenüber trans-

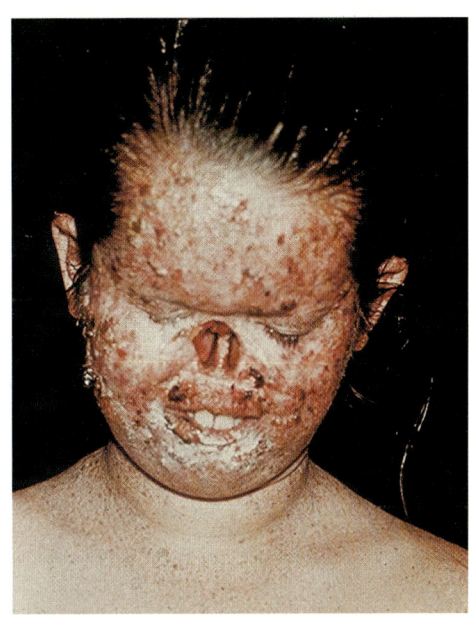

Xeroderma pigmentosum. Fortgeschrittenes Stadium: Multiple Hautneoplasmen, im Nasenbereich Karzinom-bedingte Mutilation.

formierenden Agenzien (Viren?) führt, ist noch unklar. Die verminderte DNA-Reparaturkapazität bedingt wahrscheinlich auch eine verminderte Lebenszeit der Neuronen, wodurch es zu peripheren und zentralnervösen Atrophien und neurologischen Ausfallserscheinungen kommt. Genetische und pathogenetische Zusammenhänge bestehen mit ▶ *COCKAYNE-Syndrom* und ▶ *BIDS-Syndrom*.

Krankheitswert
Erstmanifestation der Hauterscheinungen in den ersten Lebensjahren. An sonnenlichtexponierten Hautbezirken rezidivierende Eryrtheme, später Blasenbildung und flächige Hyperpigmentierungen mit Atrophien und degenerativen Veränderungen. Beteiligung der Schleimhäute führt zu Ektropien, Konjunktivitiden und Atresien. Schließlich Keratosen und Ulzera sowie multiple Karzinome, Basaliome, Melanome usw. Progredienter Verlauf, meist vor dem fortpflanzungsfähigen Alter zum Tode führend. Häufig Intelligenzminderung und progrediente neurologische Symptomatik: Tremor, Ataxie, Hörverlust, Dysarthrie, Nystagmus, Sensibilitätsstörungen u.a.

Xeroderma pigmentosum

Therapiemöglichkeiten
Sonnen- und Lichtschutz in jeder Form notwendig. Außerdem symptomatische Behandlung der Hauterscheinungen geringfügig lebensverlängernd. Medizinische Strahlenexposition und Chemotherapeutika müssen vermieden werden. Isoretinoin-Gaben führen zu leichter Besserung mit toxischen Nebenwirkungen.

Häufigkeit und Vorkommen
Inzidenz ca. 1:250.000, häufiger in Japan und Ägypten. Mehrere 100 Fälle von allen größeren Rassen beschrieben. Konsanguinitätsrate der Eltern 25–50%. Am häufigsten sind die Komplementationstypen C (Europide) und A (Japaner, Araber).

Genetik
Heterogen. Durch in-vitro-Komplementation lassen sich bisher außer dem Typ ▶ De SANCTIS und CACCHIONE und einem noch nicht ganz gesicherten, klinisch leichteren, autosomal dominanten Typ (pigmentiertes Xerodermoid mit Manifestation im Erwachsenenalter und normaler Lebenserwartung, Genort Chromosom 13) 7 autosomal rezessive Komplementations-Gruppen und mehrere Varianten erkennen: A-G. Innerhalb der Gruppen besteht eine starke Variabilität der klinischen Manifestation bis zum Bild des COCKAYNE-Syndroms (XPB, XPD, XPG), des BIDS-Syndroms (XPD) und des ▶ Cerebro-Okulo-Fazio-Skelettalen Syndroms, die die Unterschiede zwischen den einzelnen Typen und eine Korrelation zur Rest-DNA-Reparaturkapazität verwischt. Bei Typ D vor allem Melanome, bei Typ E Basalzell-Karzinome. Genorte: Typ A: 9q34.1-34.3 und 8, (*ERCC1*, OMIM 126380, 278700). Typ B: 2q21 (*ERCC3*, OMIM 133510), Allelie mit ▶ COCKAYNE-*Syndrom Typ A* und ▶ *BIDS-Syndrom Typ C*. Typ C: 3p25.1 (OMIM 278720). Typ D bzw. H: 19q13 (*ERCC2* OMIM 126340, 278730) Allelie mit BIDS-Syndrom Typ A und COCKAYNE-Syndrom Typ C. Typ E: 11p12-p11, 11p13-p12 (*DDB 1* und *2?* OMIM 600045, 600811). Typ F: 16p13.3 (*ERCC4*, OMIM 278760); Typ G: 13q32-33 (*ERCC5*, OMIM 133530, 216410), Xeroderma-pigmentosum-COCKAYNE-Syndrom (-Komplex); 10q11-21 (*ERCC6*, OMIM 133540), Xeroderma pigmentosum Typ DeSANCTIS-CACCHIONE (OMIM 133540), Allelie mit ▶ COCKAYNE-*Syndrom Typ B* und dem ▶ *Cerebro-Okulo-Fazio-Skelettalen Syndrom*.

Familienberatung
Heterozygoten-Nachweis anhand klinischer Symptome (Hyperpigmentierungen) unsicher, molekulargenetisch und eventuell auf der Grundlage einer erhöhten Transformierbarkeit der in-vitro-Zellen durch entsprechende Viren und der Chromosomen-Bruch-Frequenz nach UV-Bestrahlung. Differentialdiagnose zu COCKAYNE-Syndrom (ohne Tendenz zur malignen Entartung) und Trichothiodystrophie (BIDS) klinisch und auch molekulargenetisch wegen allelischer Überschneidungen und Compoundheterozygotie nicht immer sicher, bei den allelen Typen können Symptome von XP mit solchen dieser Syndrome gemeinsam vorkommen. Pränatale Diagnostik durch Nachweis des Reparatur-Defektes an Fruchtwasser- und Chorionzellen möglich.

Literatur
Broughton, B.C., M.Berneburg, H. Fawcett et al., Two individuals with features of both xeroderma pigmentosum and trichothiodstrophy highlight the complexity of the clinical outcomes of mutations in the *XPD* gene. Hum.Molec.Genet. *10* (2001) 2539–2547.

Cleaver, J.E., L.H.Thompson, A.S.Richardson and J.C.States, A summary of mutations in the UV-sensitive disorders: Xeroderma pigmentosum, COCKAYNE syndrome, and Trichithiodystrophy. Hum. Mutat. *14* (1999) 9–22

Hamel, B.C.J., A.Raams, A.R.Schuitema-Dijkstra et al., Xeroderma pigmentosum-COCKAYNE syndrome complex: a further case. J.Med.Genet. *33* (1996) 607–610.

Kaur, G.P. and R.S.Athwal, Complementation of DNA repair defect in xeroderma pigmentosum cells of group C by the transfer of human chromosome 5. Somatic Cell Mol.Genet. *19* (1993) 83–93.

Legerski, R.J., P.Liu, L.Li et al., Assignment of xeroderma pigmentosum group C (XPC) gene to chromosome 3p25. Genomics *21* (1994) 266–269.

Mallery, D.L., B.Tanganelli, S.Colella et al., Molecular analysis of mutations in the *CSB* (*ERCC6*) gene in patients with COCKAYNE syndrome. Am.J.Hum.Genet. *62* (1998) 77–85.

Matsumara, Y., C.Nishigori, T.Yagi et al., Characterization of molecular defects in xeroderma pigmentosum group F in relation on its clinically mild symptoms. Hum.Molec.Genet. *7* (1998) 969–974.

Robbins, A., Xeroderma pigmentosum complementation group H is withdrawn and reassigned to group D. Hum.Genet. *88* (1991) 242.

Riou, L., L.Zeng, O.Chevallier-Lagente et al., The relative expression of mutated *XPB* genes results in xeroderma pigmentosum/COCKAYNE´s syndrome or trichothiodystrophy cellular phenotypes. Hum.Molec.Genet. *8* (1999) 1125–1133.

Sijbers, A.M., P.C.Van Voost Vader, J.W.Snoek et al., Homozygous R788W point mutation in the XPF gene of a patient with xeroderma pigmentosum and late-onset neurologic disease. J.Invest.Dermatol. *110* (1998) 832–836.

OMIM 194400, 278700, 278720, 278730, 278740, 278750 278760, 278780, 278810

Xeroderma pigmentosum, Typ De SANCTIS und CACCHIONE,
Xerodermische Idiotie

Genetisch bedingte Kombination von Xeroderma pigmentosum mit zentralnervösen Ausfallserscheinungen auf der Grundlage einer Genmutation.
Über den molekulargenetischen Defekt ▶ *Xeroderma pigmentosum*. Die verminderte DNA-Reparaturkapazität bedingt wahrscheinlich auch eine verminderte Lebenszeit der Neuronen und anderer Zellen, wodurch es zu den neurologischen Störungen sowie den weiteren Symptomen kommt.

Krankheitswert
▶ *Xeroderma pigmentosum*. Außerdem Oligophrenie unterschiedlicher Schwere mit Sprachstörungen. Paresen. Anfälle, ataktische Koordinationsstörungen, Choreoathetose (Olivo-Ponto-Cerebelläre Atrophie). Mikrozephalus. Kleinwuchs. Hypogenitalismus. Überleben bis ins Erwachsenenalter möglich.

Therapiemöglichkeiten
Lokaler Sonnenschutz mit Paraaminobenzoesäure sowie Gaben von 5-Fluorouracil mit befriedigendem Erfolg.

Häufigkeit und Vorkommen
Seit Erstbeschreibung durch NEISSER 1883 mindestens 30 Fälle beschrieben.

Genetik
Autosomal rezessiver Erbgang. Wahrscheinlich kein eigenständiger Typ, Allelie bzw. Compound-Heterozygotie der verschiedenen X.p.-Komplementations-Typen, meist den Typen A, B oder D.

Familienberatung
In der näheren Verwandtschaft von Merkmalsträgern gehäuft Psychopathien (Heterozygoten-Manifestation?). Pränatale Diagnostik anhand der Chromosomenbrüchigkeit in Chorion- und Fruchtwasserzellen möglich.

Literatur
Reed, W.B., G.I.Sugarman and R.A.Mathis, De SANCTIS-CACCHIONE syndrome: a case report with autopsy findings. Arch.Derm. *113* (1977) 1561–1563.

Kanda, T., M.Oda, M.Yonezawa et al., Peripheral neuropathy in xeroderma pigmentosum. Brain *113* (1990) 1025–1044.

OMIM 278800

Xeroderma-Talipes-Zahnschmelz-Syndrom
▶ Zahnschmelz-Defekte

Xerodermische Idiotie
▶ Xeroderma pigmentosum Typ De SANCTIS und CACCHIONE

Xerodermoid, pigmentiertes
▶ Xeroderma pigmentosum

XK-Syndrom,
Aprosenzephalie, GARCIA-LURIE-Syndrom

Von seit Erstbeschreibung 1979 10 sporadischen Fällen beschriebenes chromosomales Deletions-Syndrom mit Aprosenzephalie bei normalem Schädeldach, angeborenem Herzfehler, urogenitalen Fehlbildungen, humero-radialen und Daumendysplasien sowie typischer Fazies durch

Mikrophthalmie und andere Augensymptome, flachem Nasenrücken, Mikrognathie und Pterygium colli (s.a. ▶ WARBURG-*Micro-Syndrom*). Deletion 13q32-qter. Nachweis zytogenetisch oder bei sehr kleiner Deletion molekulargenetisch. Für familienprognostische Einschätzung zytogenetische Untersuchung der Eltern auf Vorliegen einer balancierten Translokation notwendig.

Literatur
Al-Gazali, L.I., D.Bakalinova, M.Bakir and K.N.R.Nath, XK aprosencephaly. Clin.Dysmorphol. *7* (1998) 143–147.

Guala, A., C.Dellavecchia, S.Mannarino et al., Ring chromosome 13 with loss of the region D13S317-D13S285: Phenotypic overlap with XK syndrome. Am.J.Med.Genet. *72* (1997) 319–323.

Lurie, J.W., M.K.Nedzved, G.I.Lazjuk, Aprosencephaly-atelencephaly and the aprosencephaly (XK) syndrome. Am.J.Med.Genet. *3* (1997) 303–309

OMIM 207770

Xte-Syndrom
▶ Zahnschmelz-Defekte

XX-Mann

Störung der Sexualentwicklung auf unterschiedlicher chromosomaler Grundlage.

Zugrunde liegt wahrscheinlich meistens eine X-Y-Translokation in der pseudoautosomalen Region, wobei Y-chromosomale DNA durch Crossing over zwischen einem kurzen homologen Abschnitt der kurzen Arme des X- und des Y-Chromosoms während der vorangegangenen Meiose in der väterlichen Keimbahn auf ein X-Chromosom gelangt ist. Davon ist auch das in der Nähe liegende Gen (*SRY*, *ZFY*) für den Testes-determinierende Faktor (TDF) betroffen. Eine Spermiogenese kann nicht eintreten, da dafür ein Fertilitäts-Faktor (Azoospermie-Faktor AZF) notwendig ist, der von Genen in Yq11 codiert wird.

Krankheitswert
Hypogonadismus in Form dysgenetischer orthotoper Testes. Mangelnde Entwicklung der sekundären Geschlechtsmerkmale. Männlicher Habitus, kein Hochwuchs. Azoospermie. Sterilität. Teilweise Hypospadie.

Therapiemöglichkeiten
Hormonelle Substitution mit Teilerfolgen im Hinblick auf die Ausprägung der männlichen Geschlechtsmerkmale.

Häufigkeit und Vorkommen
Überwiegend sporadisch. In einer Sippe 4 Merkmalsträger in 2 Generationen. Frequenz 1:20.000.

Genetik
Gonosomal bedingt. Genort Yp11.3 (*SRY*, *ZFY*) bzw. Xp22.3-p21.2 (*ZFX*), proximal des terminalen homologen "pseudoautosomalen" Bereiches beider Chromosomen, wahrscheinlich mit Neigung zu Crossing over. In seltenen Fällen sind benachbarte Gene (lineare Hautdefekte, ▶ *Mikrophthalmie*, MLS-Syndrom) im Sinne eines contiguous gene syndrome in die Mutation/Translokation einbezogen. In einigen Fällen konnte ein schwaches oder lokales Mosaik mit Zellen, die ein vollständiges oder deletiertes Y-Chromosom enthalten, oder eine Yp-Translokation nachgewiesen werden. Vereinzelt Vorkommen bei Geschwistern im Sinne eines autosomal rezessiven Erbganges. Gemeinsames Vorkommen mit echtem ▶ *Hermaphroditismus* innerhalb einer Familie lässt auf eine gleiche genetische Grundlage schließen.

Familienberatung
Differentialdiagnose zum ▶ KLINEFELTER-*Syndrom*, ▶ *Pseudohermaphroditismus masculinus* und zum echten ▶ *Hermaphroditismus* durch zytogenetische, immunchemische oder molekulargenetische Untersuchung des Patienten und eventuell des Vaters nötig: Chromosomenanalyse, X- und Y- chromosomale Sonden am Interphasekern. Ergeben sich keine Anhaltspunkte für das Vorliegen eines Chromosomen-Mosaiks, kann das Risiko für männliche Verwandte eines Merkmalsträgers als gering eingeschätzt werden.

Literatur
Andersson, M., D.C.Page, D.Pettay et al., Y autosome translocations and mosaicism in the aetiology of 45,X maleness: Assignment of fertility factor to distal Yq11. Hum.Genet. *79* (1988) 2–7.

Muller, G. and W.Schempp, Mapping the human *ZFX* locus to Xp21.3 by in situ hybridization. Hum.Genet. *82* (1989) 82–84.

López, M., L.Torres, J.P.Méndez et al., Clinical traits and molecular findings in 46,XX males. Clin.Genet. *48* (1995) 29–34.

Ramos, E.-S., C.A.Moreiro-Filho, Y.A.M.V.A.Vicente et al., SRY-negative true hermaphrodites and an XX male in two generations of the same family. Hum.Genet. *97* (1996) 596–598.

Reddy, P.P., P.R.Papenhausen, Y.Suh et al., XX sex reversal: Molecular analysis of the *SRY/ZFY* regions. J.Urol. *158* (1997) Suppl. 1305–1307.

Schiebel, K., M.Winkelmann, A.Mertz et al., Abnormal XY interchange between a novel isolated protein kinase gene, *PRKY*, and its homologue, *PRKX*, accounts for one third of all (Y+)XX males and (Y-) XY females. Hum.Molec.Genet. *6* (1997) 1985–1989.

Stratton, R.F., C.A.Walter, B.R.Paulgar et al., Second 46,XX male with MLS syndrome. Am.J.Med.Genet. *76* (1998) 37–41.

Wachtel, S.S., X-linked sex-reversing genes. Cytogenet. Cell Genet. *80* (1998) 222–225.

Weil, D., I.Wang, A.Dietrich et al., Highly homologous loci on the X and Y chromosomes are hotspots for ectopic recombinations leading to XX maleness. Nature Genet. *7* (1994) 414–419.

OMIM 278850

XXX-Frau
▶ Triplo-X-Frau

XXXX-Frau
▶ Tetra-X-Frau

XXXY-Mann, XXXXY-Mann

Fehlbildungskomplex auf der Grundlage einer Chromosomenanomalie.
Es besteht eine Polysomie des X-Chromosoms (48,XXXY bzw. 49,XXXXY), die durch sukzessives Nondisjunction (Nichtauseinanderweichen) der X-Chromosomen während der Gametogenese bei der Mutter oder durch Nondisjunction bei zygotischen bzw. postzygotischen Teilungen entstanden ist. Die Ursache für das Nondisjunction ist noch unklar. Eine Beziehung zum Gebäralter der Mutter lässt sich bei 48,XXXY- und 49,XXXXY-Männern nicht erkennen. Der Zusammenhang mit der klinischen Symptomatik bleibt noch problematisch insofern, als nach der ▶ LYON-*Hypothese* (s. Einführung) alle überzähligen X-Chromosomen genetisch inaktiv sind und sich deshalb phänotypisch nicht auswirken dürften. Wenn das doch der Fall ist, so lässt sich das mit unvollständiger Inaktivierung durch Aussparung der pseudoautosomalen Zone auf dem X- und Y-Chromosom (Xp und Yp) erklären. In diesem Bereich ist u.a. ein Gen für das Größenwachstum lokalisiert, dessen additive Dosis den Hochwuchs erklärt.

Krankheitswert
Hypergonadotroper Hypogonadismus, Hypogenitalismus, Hypospadie und Sterilität. Kraniofaziale Dysmorphien mit kleinem Kopf, Epikanthus, mongoloider Fazies, Progenie, kurzem Hals und großen Ohrmuscheln. Kardiovaskuläre Anomalien. Eunuchoider Hochwuchs. Einschränkung der Beweglichkeit in den Ellenbogen durch radioulnare Synostosen, Brachydaktylie V. Teilweise Myopie. Hypotonie der Muskulatur, sekundär Kyphoskoliose und epiphysäre Dysplasie mit Coxa valga. Oligophrenie (IQ <70, Retardation vor allem im verbalen Bereich) und Verhaltensstörungen. Epileptiforme Anfälle. Generell schwerere Symptomatik bei 49,XXXXY-Männern.

Therapiemöglichkeiten
Symptomatische Korrekturen z.T. möglich.

Häufigkeit und Vorkommen
Mehr als 30 Fälle mit 48,XXXY und über 100 Fälle mit 49,XXXXY beschrieben. Die überraschend höhere Inzidenz von XXXXY-Männern beruht offensichtlich auf der größeren Wahrscheinlichkeit für die Entstehung von XXXX-Gameten durch sukzessives Nondisjunction gegenüber XXX-Gameten während der Oogenese. Die überzähligen X-Chromosomen stammten in allen daraufhin untersuchten Fällen von der Mutter.

Genetik
Die Patienten haben anstatt der normalen 46 Chromosomen 48 oder 49, wobei 2 bzw. 3 zu-

sätzliche X-Chromosomen vorhanden sind. Weist nur ein Teil der Körperzellen die entsprechenden und der Rest andere Karyotypen auf (Mosaik), führt das phänotypisch gewöhnlich zu Zwischenformen. Familiarität reiner Polysomien nur bei konkordanten Zwillingen beschrieben.

Familienberatung

Nachweis zytogenetisch durch Chromosomenanalyse oder molekularzytogenetisch mit X- und Y-chromosomalen Sonden am Interphasekern.

Literatur

Borghgraef, N., J.P.Fryns, E.Smeets et al., The 49,XXXXY syndrome. Clinical and psychological follow-up data. Clin.Genet. *33* (1988) 429–434.

Maaswinkel-Mooij, P.D., P.van Zwieten, P.Mollevanger et al., A girl with 71,XXXY karyotype. Clin.Genet. *41* (1992) 96–99.

Peet, J., D.D.Weaver and G.H.Vance, 49,XXXXY: a distinct phenotype. Three new cases and review. J.Med.Genet. *35* (1998) 420–424.

Villamar, M., E.Benitez, F.Fernandez et al., Parental origin of chromosomal nondisjunction in a 49,XXXXY male using recombination-DNA techniques. Clin.Genet. *36* (1989) 152–155.

XY-Gonadendysgenesie
► Gonadendysgenesie, reine

XYY-Syndrom
► YY-Syndrom

Y

Yellow-nail-Syndrom,
Syndrom der gelben Fingernägel, Xanthonychie

Wahrscheinlich genetisch bedingte Hypoplasie des Lymphsystems. Bei einem Teil der Fälle betrifft der Basisdefekt einen Transkriptionsfaktor MTH1 (*FOXC2*).

Krankheitswert
Erstmanfestation meistens zwischen dem 2. und 5. Lebensjahrzehnt. Dysplasie und gelb-grünliche Verfärbung der Finger- und Zehennägel. Ödeme vor allem der Fußgelenke bzw. Unterschenkel, teilweise auch der Hände, des Gesichts, des Genitales und der Stimmbänder. Neigung zu Pleuraergüssen und Bronchiektasien. In seltenen sehr schweren Fällen wahrscheinlich bereits pränatal als nicht immun bedingter Hydrops manifest.

Therapiemöglichkeiten
Symptomatische Behandlung der Ödeme und der Pleuraexsudate. Eventuell Diuretika, Tokopherol- und Zinkgaben hilfreich.

Häufigkeit und Vorkommen
Seit Erstbeschreibung 1964 über 25 Fälle beschrieben, darunter eine Sippe mit 8 Merkmalsträgern. Zweimal Hydrops und Chylothorax bei Feten bzw. Neugeborenen von Müttern mit dem Syndrom.

Genetik
Autosomal dominanter Erbgang wird angenommen. Ein Genort 16q24.3 (*FOXC2*), Allelie mit dem Typ MEIGE des familiären ▶ Lymphödems, OMIM 602402.

Familienberatung
Früherkennung anhand der meist vor den Ödemen einsetzenden Nagelverfärbung (Pilzinfektion durch lymphatische Abflussstörung?) im Hinblick auf prophylaktische Maßnahmen wichtig. Differentialdiagnose zum ▶ QUINCKE-*Syndrom*, zum genetisch bedingten ▶ *Lymphödem* und zu neoplastisch bedingten Ödematosen notwendig. Mit einer inter- und intrafamiliären Variabilität des Erstmanifestationsalters und der Schwere der Erscheinungen muss gerechnet werden.

Literatur
Hausmann, M. und R.Keller, Das Yellow-Nail-Syndrom. Pneumologie *48* (1994) 30–33.
Slee, J., J.Nelson, J.Dickinson et al., Yellow nail syndrome presenting as non-immune hydrops: second case report. Am.J.Med.Genet. *93* (2000) 1–4.

OMIM 153200, 153300

YOUNG-SIMPSON-Syndrom
▶ Blepharophimose

YUNIS-VARON-Syndrom
▶ Dysplasia cleidocranialis

YY-Syndrom,
XYY-Syndrom

Hochwuchs des Mannes auf der Grundlage einer numerischen Chromosomenanomalie.
Es liegt eine Trisomie der Geschlechtschromosomen (Gonosomen) zugrunde (47,XYY), die durch Nondisjunction (Nichtauseinanderweichen) der Gonosomen während der Kernteilung in der Spermiogenese des Vaters entstanden ist. Die Ursachen für das Nondisjunction sind weit-

gehend unbekannt. Der Zusammenhang der Chromosomenanomalie mit der klinischen Symptomatik ist nur zum Teil klar. Auf dem kurzen Arm des Y-Chromosoms und des X-Chromosoms liegt u.a. ein Gen für das Größenwachstum, dessen dreifache Dosis den Hochwuchs erklärt.

Krankheitswert

Hochwuchs, bei Erwachsenen mindestens 180 cm, schon im Kindesalter erkennbar. Motorische Entwicklung verzögert. Radio-ulnare Synostose. Lese- und Sprachschwierigkeiten bei normaler oder leicht unterdurchschnittlicher Intelligenz können sekundär zu emotionalen Störungen führen. Wahrscheinlich auch dadurch gehäuft psychische oder neurotische Symptome. Die Symptomatik verstärkt sich bei Männern mit mehr als 2 Y-Chromosomen ohne erkennbare Genotyp-Phänotyp-Korretion.

Therapiemöglichkeiten

Frühzeitige individuelle pädagogisch-psychologische Führung bei Lernschwierigkeiten können Verhaltensstörungen vorbeugen.

Häufigkeit und Vorkommen

Inzidenz im männlichen Geschlecht auf ca. 1:900 geschätzt. Häufig wegen der körperlichen Unauffälligkeit übersehen. Etwa 20 Fälle mit 48,XYYY und 10 Fälle mit 49,XYYYY beschrieben. Zur Tri- und Tetrasomie Y-chromosomaler Anteile mit entsprechender Symptomatik kann es auch durch Bildung dizentrischer Extra-Y-Chromosomen kommen.

Genetik

Die Patienten haben anstatt der normalen 46 Chromosomen 47, wobei ein zusätzliches Gonosom vorhanden ist. Bei mehreren Fällen mit ähnlichem Phänotyp wurden ein Iso-Y-Chromosom oder weitere zusätzliche Y-Chromosomen festgestellt: Karyotyp 48,XYYY oder 49,XYYYY. Es kann auch noch ein zweites X-Chromosom nachweisbar sein (48,XXYY), was sich phänotypisch in zusätzlichen Symptomen des ▶ KLINEFELTER-*Syndroms* ausdrückt. Eine Vererbung der gonosomalen Anomalie vom Vater auf den Sohn ist bisher noch nicht sicher nachgewiesen worden, obwohl aus Meiose-Untersuchungen auf die vereinzelte Bildung von YY- oder XY-Spermien geschlossen werden kann. Die bei einem Teil der Patienten festgestellte emotionale Unausgeglichenheit kann auch bei Verwandten mit normalem Karyotyp auftreten.

Familienberatung

Nachweis anhand der Chromosomenanalyse und doppelter Y-chromosomaler Signale im Interphasekern. Ein erhöhtes Risiko für Verwandte eines Merkmalsträgers besteht nach den bisherigen Erfahrungen nicht, sofern es sich nicht um Iso-Y-Chromosomen handelt. Aufgrund der guten psychologischen Prognose bei verständnisvoller Umwelt hat sich das Bild des Syndroms mit wachsender Kenntnis seiner Besonderheiten gewandelt. Da Intelligenzdefekten und aggressiven Verhaltensweisen vorgebeugt werden kann, sollte bei entsprechendem pränatalem Befund eine Abruptio nicht befürwortet werden. Psychologische Hilfestellung für Eltern und Lehrer ist bei der Erziehung jedoch anzuraten.

Literatur

Hori, N., T.Kato, Y.Sugimura et al., A male subject with 3 Y chromosomes (48,XYYY): a case report. J.Urol. *139* (1988) 1059–1061.

Mazauric-Stuker, M., G.Kordt and D.Brodersen, Y aneuploidy: a further case of a male patient with a 48,XYYY karyotype and literature review. Ann. Genet. 35 (1992) 237–240.

Z

Zahnkaries
(unter Mitarbeit von Zuhrt †, Berlin)

Exogen ausgelöster Zerstörungsprozess in den Zahnhartsubstanzen auf der Grundlage einer genetisch mitbedingten Disposition.
Die Art und Reihenfolge des Befalls der einzelnen Zahntypen stehen im Zusammenhang mit morphologischen Merkmalen der Zähne, dem Aufbau der Zahnhartsubstanzen, dem biochemischen Milieu der Mundhöhle und dem Erhaltungszustand der Gingiva. Für die Schmelzkaries stellen Kauflächenrelief und Approximalflächen Prädilektionsstellen dar. Bei erhaltenem Zahnschmelz kann es mit zunehmendem Lebensalter und Retraktion der Gingiva besonders an freiliegenden Zahnhälsen zur Wurzelkaries kommen. Begünstigend bzw. auslösend sollen über einen noch nicht vollkommen geklärten Mechanismus weiche Beläge auf der Zahnoberfläche und deren selektive Besiedlung mit säurebildenden und proteolytischen Mikroorganismen sowie aus der Nahrung stammende, die Mikroorganismen unterhaltende Kohlenhydrate wirken. Genetisch beeinflusst sind dabei die Zahnformen, die Qualität des Zahnschmelzes und der Gingiva und die Zusammensetzung des Speichels, dessen antibakterielle Wirkung sowie das Gesamtsystem der Speichel-, Zahnoberflächen- und Zahnschmelzbeziehungen.

Krankheitswert
1. und 2. Dentition betroffen. Zahnverfall, der in fortgeschrittenen Stadien zu Schmerzzuständen, Zahnverlust, zur Erschwerung der Nahrungsaufnahme mit sekundären Verdauungsstörungen sowie zur ästhetischen Beeinträchtigung führt.

Therapiemöglichkeiten
Prophylaxe der Schmelzkaries durch regelmäßige und sachkundige Zahn- und Mundpflege sowie durch Ernährungsdisziplin (vor allem Vermeidung kontinuierlichen Genusses von Zucker) und tägliche Fluoranwendung (Trinkwasser, Zahncreme) in gewissen Grenzen möglich. Bei Wurzelkaries zahnfleischerhaltende Maßnahmen wichtig. Konservierende Behandlung mit unterschiedlichem Erfolg. Prothesen.

Häufigkeit und Vorkommen
Frequenz im Erwachsenenalter annähernd 100%. Während des Lebens sukzessiver Befall einzelner bis aller Zähne.

Genetik
Multifaktorielle Genese. Die Art des familiären Auftretens der Z. spricht für eine von Ess- und Lebensgewohnheiten unabhängige genetisch bedingte Disposition. Die Bedeutung des Zuckers für die Kariesentwicklung lässt sich am gesunden Gebiss von Personen mit Disaccharid-Intoleranz (▶ *Fruktose-Intoleranz*) erkennen.

Familienberatung
In schweren Fällen Differentialdiagnose zu Zahnschmelz- und Dentindefekten (▶ Capdepont-Syndrom, ▶ *Zahnschmelzdefekte*, ▶ *Tricho-Dento-Ossäres Syndrom*, ▶ Zinsser-Engman-Cole-Syndrom) notwendig. Hinsichtlich der Erstmanifestation und der Schwere der Erscheinungen lässt sich eine intrafamiliäre Konstanz erkennen. Prophylaxe wichtig.

Literatur
Wucherpfennig, G. und P.Gängler, Karies - eine einheitliche Erkrankung? Med.aktuell *14* (1988) 212–213.

Yu, P.-I., D.Bixler, P.A.Goodman et al., Human parotid proline-rich proteine: Correlation of genetic polymorphisms to dental caries. Genet.Epidemiol. 3 (1986) 147–152.

Zahnretention, multiple familiäre,
Pseudoanodontie

Genetisch bedingtes Ausbleiben des Zahndurchbruches auf der Grundlage einer Genmutation.
Pathogenetisch können eine Entwicklungsstörung oder Versprengung des Zahnkeimes, seine ungenügende Verankerung im Knochen oder Anomalien des Druchbruchsweges oder -ortes und eine Gingivahypertrophie sein. Es besteht eine leichte Hypoplasie des Mittelgesichtes, vor allem in der Region des Oberkiefers und des Jochbogens sowie eine Unterentwicklung der Alveolarfortsätze, die wahrscheinlich z.T. sekundär durch den fehlenden Zahndurchbruch verstärkt wird. Ein Basisdefekt (Synthesestörung des Zements?) ist unbekannt.

Krankheitswert
Verzögerte 1. Dentition. Persistieren der Milchzähne teilweise bis ins Erwachsenenalter. Partieller oder ausbleibender Durchbruch aller oder einzelner komplett angelegter Zähne des bleibenden Gebisses. Syndromatisch bei der ▶ *Dysplasia cleidocranialis* und bei der ▶ *Osteodystrophia hereditaria* ALBRIGHT.

Therapiemöglichkeiten
Kieferchirurgische und konservative Maßnahmen mit unbefriedigendem Erfolg.

Häufigkeit und Vorkommen
Meist sporadisch, familiäres Auftreten in Geschwisterschaften bzw. aufeinanderfolgenden Generationen bekannt.

Genetik
Heterogen. In einer Sippe spricht die Art des familiären Vorkommens für autosomal dominanten Erbgang. Kombination mit Genua valga und anderen leichten Dysplasien wahrscheinlich autosomal rezessiv (OMIM 273050, Genort 16q12.1); mit Hornhautdystrophie und Gingiva-Hypertrophie in einer Sippe autosomal dominant (RUTHERFORD-Syndrom, OMIM 180900); mit Zahnunterzahl und anderen Gebissanomalien (OMIM 602639) autosomal rezessiv bedingt.

Familienberatung
Differentialdiagnose zur ▶ *Zahnunterzahl*, zur scheinbaren Z. bei Gingivahyperplasie (Antiepileptika-Behandlung) und zur traumatisch bedingten Z. notwendig. Z. kann erster Hinweis auf eine Dysplasia cleidocranialis sein. In Anbetracht guter prothetischer Korrekturmöglichkeiten gute Prognose.

Literatur
Fuks, A., A.Rosenmann and A.Chosack, Pseudoanodontia, cranial deformity, blindness, alopecia, and dwarfism: a new syndrome. J.Dent.Child 45 (1978) 51–53.
Raghoebar, G.M., L.P.Ten Kate and C.A.Hazenberg, Secondary retention of permanent molars: a report of five families. J.Dent. 20 (1992) 277–282.
Stoelinga, P.J.W., H.A.de Koomen and G.B.Davis, Multiple nonerupting teeth, maxillo-zygomatical hypoplasia and other congenital defects: an autosomal recessive disorder. Clin.Genet. *10* (1976) 222–225.

OMIM 157950, 180900, 273050, 602639

Zahnschmelzdefekte,
Amelogenesis imperfecta

Heterogene Gruppe genetisch bedingter Dysplasien des Zahnschmelzes auf der Grundlage jeweils einer Genmutation.
Die Genmutationen manifestieren sich in einer Zahnschmelzhypoplasie (punktförmig, rillenförmig, generell glatt oder rauh), einer Hypomineralisierung oder in einer fehlerhaften Synthese und Sekretion eines Matrixproteins (Amelogenin, Ameloblastin, Enamelin, Tuftelin) in die extrazelluläre Matrix und damit einer gestörten Kristallbildung des Zahnschmelzes durch die ektodermalen Ameloblasten der Zahnanlagen während früher Stadien der Odontogenese. Bei Kalziummangel-Formen besteht vermutlich eine Störung des Kalziumstoffwechsels.

Zahnschmelzdefekte

Krankheitswert
1. und 2. Dentition sind betroffen. Infolge der Zahnschmelzdys- und -agenesie Minderwertigkeit und früher Verlust morphologisch normaler Zähne.

Therapiemöglichkeiten
Symptomatisch konservativ bzw. prothetisch. Fluoridapplikation und Ernährungsdisziplin können unterstützend und günstig wirken.

Häufigkeit und Vorkommen
Inzidenz regional unterschiedlich mit 1:14.000–1:700 angegeben. Einzelne Typen jeweils sehr selten, jedoch große Sippen mit Merkmalsträgern in mehreren aufeinanderfolgenden Generationen bekannt.

Genetik
Heterogenie, 14 verschiedene genetische Typen bekannt: 2 X-chromosomal, 8 autosomal dominant, 4 autosomal rezessiv.
- Unreife Form: Weicher, weißer Zahnschmelz – X-chromosomal (OMIM 301100). Genort Xp22.3-p22.1 (AIH1, Amelogenin, OMIM 301200) und homologer Genort auf dem Y-Chromosom, Yp11 (pseudoautosomale Region, OMIM 410000), Heterozygote an horizontalen Rillen erkennbar. Differentialdiagnose zur Fluorose notwendig. Xq24-27.1 (AIH3, OMIM 301201), unreife hypoplastische Form, Zahnschmelz ist von normaler Qualität, aber in ungenügender Stärke ausgebildet, dadurch kleine, auseinanderstehende Zähne;
- Kalziummangelform: Autosomal dominanter unreif-hypoplastischer Typ (OMIM 104500), mit Taurodontie (OMIM 104510), Zahnschmelz ist in normaler Quantität ausgebildet, aber durch ungenügende Kalziumeinlagerung weich und wenig haltbar, Genorte: 4q21 (AIH2 = AMBN, Ameloblastin) und 4q11-21 (Enamelin);
- Kombination dieser Form mit Onycholyse, Hypohidrose und Seborrhoe (Amelo-Onycho-Hypohidrotisches Syndrom, WITKOP-BREARLEY-GENTRY-Syndrom) ebenfalls autosomal dominant bedingt (OMIM 104570);
- Pigmentierte unreife Form: Der Zahnschmelz ist weich und enthält ein seiner Natur nach unbekanntes Pigment – aufgrund weniger familiärer Fälle wird autosomal rezessiver Erbgang angenommen (OMIM 204700);
- Gelbe Zähne, variable neurologische Ausfallserscheinungen, vor allem epileptiforme Anfälle mit frühkindlicher Demenz: KOHLSCHÜTTER-TÖNZ-Syndrom, autosomal rezessiv (OMIM 226750), endemisch in der Schweiz;
- Xeroderma-Talipes-Zahnschmelz (Enamel) -Defekte (XTE-Syndrom): Kombination der unreifen, pigmentierten Form mit Klumpfuß, hypohidrotischer ektodermaler Dysplasie und Oligophrenie, wahrscheinlich Manifestation bei Homozygotie eines heterozygot nur zu Zahnschmelzdefekten führenden autosomalen Gens. Genort 1q21-31 (Tuftelin);
- Lokal hypoplastischer autosomal rezessiver Typ (OMIM 204650);
- Hypoplastischer autosomal dominanter Typ (OMIM 104530), klinisch und ätiopathogenetisch heterogen.

In bisher wenigen Sippen mit Merkmalsträgern in bis zu 6 Generationen Kombination von Zahnschmelz-Hypoplasie, leicht erhöhter Knochendichte, Onychodystrophie und Kräuselhaar autosomal dominant bedingt: ▶ Tricho-Dento-Ossäres Syndrom. A. mit Nephrokalzinose (OMIM 204690) in wenigen Geschwisterschaften autosomal rezessiv; A. mit sensorineuraler Schwerhörigkeit und Onychodysplasie (HEIMLER-Syndrom, ▶ Taubheit, Tab. VIII/J (OMIM 234580), autosomal rezessiv. Siehe auch ▶ COSTELLO-Syndrom, ▶ Ektodermale Dysplasien, ▶ Hypophosphatämie.

Familienberatung
Konduktorinnen lassen sich bei den X-chromosomalen Formen an Streifen abnormen Zahnschmelzes erkennen. Besondere stomatologisch-prophylaktische Betreuung betroffener Familien ist wichtig. Mit einer starken inter- und intrafamiliären Variabilität der Symptomatik muss gerechnet werden.

Literatur
Aldred, M.J., P.J.M.Crawford, E.Roberts et al. Genetic heterogeneity in X-linked amelogenesis imperfecta. Genomics 14 (1992) 567–573.

Backman, B. and U.Adolfsson, Craniofacial structure related to inheritance pattern in amelogenesis imperfecta. Am.J.Orthod.-Dentofacial Orthop. 105 (1994) 575–582.

Zahnüberzahl

Crawford, P.J.M. and M.J.Aldred, Amelogenesis imperfecta with taurodontism and the tricho-dento-osseous syndrome: Separate conditions or a spectrum of disease? Clin.Genet. *38* (1990) 44–50.

Deutsch, D., A.Palmon, L.Dafni et al., Cloning, sequencing, and characterization of tuftelin: a novel acidic enamel protein. Connect.Tissue Res. *27* (1992) 121.

Guazzi, G., S.Palmeri, A.Malandrini et al., Ataxia, mental deterioration, epilepsy in a family with dominant enamel hypoplasia: A variant of KOHLSCHÜTTER-TÖNZ syndrome? Am.J.Hum.Genet. *50* (1994) 79–83.

Karrman, C., B.Backman, M.Dixon et al., Mapping of the locus for autosomal dominant amelogenesis imperfecta (AIH2) to a 4-Mb YAC contig on chromosome 4q11-q21. Genomics *39* (1997) 164–170.

Mardh, C.K., B.Bäckman, G.Holmgren et al., A nonsense mutation in the enamelin gene causes local hypoplastic autosomal dominant amelogenesis imperfecta (AIH2) Hum.Molec.Genet. *11* (2002) 1069–1074.

McDougall, M., B.R.DePont, D.Simmons et al., Ameloblastin gene (*AMBN*) maps within the critical region for autosomal dominant amelogenesis imperfecta at chromosome 4q21. Genomics *41* (1997) 115–118.

Rajpar, M.H., K.Harley, C.Laing et al., Mutation of the gene encoding the enamel-specific protein, enamelin, causes autosomal-dominant amlogenesis imperfecta. Hum.Molec.Genet. *10* (2001) 1673–1677.

Saldino, E.C., P.H.Yen, K.Koprivnikar et al., The human enamel protein gene amelogenin is expressed from both the X and the Y chromosome. Am.J. Hum.Genet. *50* (1992) 303–316.

Tischkowitz, M., C.Clenagghan, S.Davies et al., Amelogenesis imperfecta, sensorineural hearing loss, and BEAU´s lines: a second case report of HEIMLER´s syndrome. J.Med.Genet. *36* (1999) 941–943.

Zlotogora, J., A.Fuks, Z.Borochowitz and Y.Tal, KOHLSCHÜTTER-TONZ syndrome: Epilepsy, dementia, and amelogenesis imperfecta. Am.J.Med.Genet. *46* (1993) 453–454.

Zahnüberzahl

▶ Dysplasia cleidocranialis

Zahnunterzahl,

Anodontie; Oligodontie; Hypodontie (HYD)

Genetisch bedingte Ektodermale Dysplasie auf der Grundlage von Genmutationen.

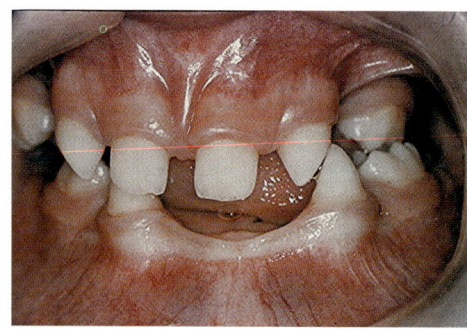

Zahnunterzahl. Permanentes Gebiss bei Oligodontie, Seitenabweichung des Unterkiefers. (Ch. Opitz)

6 3 1 1 3 6
6 3   3 6

Der Basisdefekt für die mangelhafte Ausbildung der Zahnanlagen betrifft die EGF-Signaltransduktion (Epidermis-Wachstumsfaktor und sein Rezeptor), Sonic-Hedgehog-Gene (*SHH*), den Fibroblasten-Wachstumsfaktor-3 (FGF3) und Transkriptionsfaktoren auf der Grundlage von Homeobox-Genmutationen (*PAX7, PAX9, MSX1, MSX2*).

Krankheitswert

Hypodontie (Fehlen von weniger als 6 permanenten Zähnen, Schneidezähnen, der Prämolaren oder der Molaren, OMIM 106600) oder Oligodontie (regelloses Fehlen von 6 oder mehr Zähnen, im Extrem Anodontie, OMIM 6044625) in beiden Dentitionen oder nur bei den bleibenden Zähnen. Beeinträchtigung der Sprach- und Kaufunktion sowie des ästhetischen Eindrucks. Häufig ▶ *Mikrodontie*. In einigen Sippen kombiniert mit Nageldysplasie (Zahn-Nagel-Syndrom, WITKOP-Syndrom, OMIM 189500). Syndromatisch bei anhidrotischer ▶ *Ektodermaler Dysplasie* u.a.

Therapiemöglichkeiten

Symptomatisch-prothetische Korrektur und kieferorthopädische Behandlung. Prothesen.

Häufigkeit und Vorkommen

Frequenz in Europa und Nordamerika etwa 1:25–1:10, Gynäkotropie. Oligodontie 1:2000–1000. Gehäuft bei Personen und Sippen mit Lippen-Kiefer-Gaumen-Spalte. Fehlen der mittleren unteren Schneidezähne auffällig bei Schwarz-Südafrikanern und Finnen. Eine große chinesische Sippe mit isolierter Oligo-/Anodontie in 6 Generationen beschrieben.

Genetik
Heterogenie. Autosomal dominanter oder X-chromosomaler Erbgang. Bei letzterem Hypodontie im weiblichen und Oligodontie im männlichen Geschlecht. Starke intrafamiliäre Variabilität der Merkmalsausprägung (OMIM 313500). In einigen Sippen Anodontie der 2. Dentition bei intakter 1. Dentition autosomal rezessiv mit Hypodontie bei Heterozygoten (OMIM 150400, 206780). Dominanzeffekt eines dominanten Gens? Eine Sippe mit X-chromosomalem Fehlen der mittleren Incisivi ohne weitere Auffälligkeiten über 3 Generationen beschriebt HUSKINS (OMIM 302400, s.a. ▶ *Schneidezähne, Fehlen der*). Autosomal dominantes Fehlen der Molaren (OMIM 194100), Fehlen der Canini (OMIM 114600), der seitlichen Incisivi (OMIM 150400, Dominanz-Effekt: Anodontie, OMIM 206780) und der 3. Molaren und 2. Prämolaren (OMIM 106600, *MSX1, MSX2* oder *PAX7*-Mutationen). Genorte: 4p16.1 (HYD1, *MSX1*), 1 Familie, Fehlen der 2. Prämolaren und der 3. Molaren, z.T. mit Spalte, Allelie mit dem WITKOP-Syndrom; 5q34-35 (*MSX2*); 4q25-27 (*EGF*); 7p14-12 (*EGFR*); 1p36.2-p36.12 (*PAX7*); 14q12-14 (*PAX9*), Fehlen der permanenten Molaren und z.T. der unteren zentralen Schneidezähne bei normaler 1 Dentition; 11q13 (*FGF3*); 7q36 (*SHH*), nur ein mittlerer oberer Schneidezahn, Allelie oder Mikrosymptom der ▶ *Holoprosenzephalie HPE3*; 10q11.2; 16q12.1 (HYD2), eine autosomal rezessive Form. Z. mit „unkämmbaren Haaren", Brachymetakarpie, Retinopathia pigmentosa u.a. Auffälligkeiten: BORK-Syndrom ▶ *Wollhaare*.

Familienberatung
Unterscheidung zu symptomatischen Formen wichtig. Bei Vorliegen einer isolierten Zahnunterzahl sollte frühzeitig kieferorthopädisch behandelt und auf Prothesen orientiert werden.

Literatur
Ahmad, W., V.Brancolini, M.Fayal ul Haque et al., A locus for autosomal recessive hypodontia with associated dental anomalies maps to chromosome 16q12.1. Am.J.Hum.Genet. *62* (1998) 987–991.

Das, P., D.W.Stockton, C.Bauer et al., Haploinsufficiency of *PAX9* is associated with autosomal dominant hypodontia. Hum.Genet. *110* (2002) 371–376.

Hoo, J.J., Anodontia of permanent teeth (OMIM # 206780) and pegged/missing maxillary lateral incisors (OMIM # 150400) in the same family) Am.J.Med.Genet. *90* (2000) 326–327.

Jumlongras, D., M.Bei, J.M.Stimson et al., A nonsense mutation in *MSX1* causes WITKOP syndrome. Am.J.Hum.Genet. *69* (2001) 67–74.

Nanni, L., J.E.Ming, Y.Du et al., *SHH* mutation is associated with solitary median maxillary central incisor: A study of 13 patietns and review of the literature. Am.J.Med.Genet. *102* (2001) 1–10.

Pirinen, S., A.Kentala, P.Nieminen et al., Recessively inherited lower incisor hypodontia. J.Med.Genet. *38* (2001) 551–556.

Thesleff, I., Two genes for missing teeth. Nature Genet. *13* (1996) 379–380.

Vastardis, E., N.Karimbux, S.W.Guthua et al., A human *MSX1* homeodomain missense mutation causes selective tooth agenesis. Nature Genet. *13* (1996) 417–421.

Wang, H., S.Zhao, W.Zhao et al., Congenital absence of all permanent teeth in a sex-generation Chinese kindred. Am.J.Med.Genet. *90* (2000) 193–198.

Witkop, C.J.jr, Agenesis of succedaneous teeth: An expression of the homozygous state of the gene for the pegged or missing maxillary lateral incisor trait. Am.J.Med.Genet. *26* (1986) 431–436.

OMIM 106600, 114600, 150400, 194100, 206780, 302400, 313500

Zapfen-Stäbchen-Dystrophie
▶ Retina-Dystrophie

ZELLWEGER-Syndrom
▶ Cerebro-Hepato-Renales Syndrom

Zentralfibrillen-Myopathie
▶ Central-core-Myopathie

Zentromerdefekte
▶ Immundefekte, primäre (ICF)

Zerebralparese
▶ Fazialisparese

Zerebralparese, spastische
▶ LITTLE-Syndrom

Zerebro-Fazio-Thorakale Dysplasie
▶ Dysostose, spondylocostale

Zerebro-Muskuläre Dystrophie
▶ Muskeldystrophie, kongenitale progrediente, Typ FUKUYAMA

Zerebro-Okuläre Dysgenesie
▶ WARBURG-Syndrom

ZIEHEN-OPPENHEIM-Syndrom
▶ Torsions-Dystonie

ZIMMER-Syndrom
▶ Pseudothalidomid-Syndrom

ZIMMERMAN-LABAND-Syndrom
▶ Fibromatose des Zahnfleisches

Zink-Mangel-Syndrom
▶ Akrodermatitis enteropathica

ZINSSER-ENGMAN-COLE-Syndrom, Dyskeratosis congenita

Genetisch bedingte Hautdystrophie auf der Grundlage einer Genmutation. Der den Dyskeratosen zugrunde liegende Basisdefekt betrifft ein nukleäres Phosphoprotein (Dyskerin, DKC1, OMIM 300126) mit noch unklarer Funktion wahrscheinlich im Zellzyklus. Durch die Mutationen sind vor allem die schnell proliferierenden Zellen des Epithels und des blutbildenden Gewebes betroffen.

Krankheitswert
Erstmanifestation zwischen dem 4. und 10. Lebensjahr, selten später. Netzförmige Hauterscheinungen, bes. Hyperkeratosen, Teleangiektasien und Pigmentanomalien, Leukoplakien der Schleimhäute. Atresie der Tränengänge mit Tränenträufeln, Blepharitis und Ektropien. Hyperhidrosis. Nageldystrophie. Glanzloses spärliches Haar, Alopecia diffusa und praematura. Kariesneigung und frühzeitiger Zahnverlust. Leberzirrhose, schmerzhafte Diarrhoen, Hepatosplenomegalie. Hypogenitalismus. Knochenbrüchigkeit. Geistige Retardation. Intrakranielle Verkalkungen. Panzytopenie infolge einer Knochenmarkhypoplasie, Neigung zu Infektionen und Malignomen. Lebenserwartung herabgesetzt.

Therapiemöglichkeiten
Symptomatische Behandlung, Kortikosteroid- und Testosterongaben mit unbefriedigendem Erfolg. Eventuell Nabelschnurblut oder Knochenmarktransplantation erfolgreich.

Häufigkeit und Vorkommen
Seit Erstbeschreibung 1906 über 100 Fälle bekannt, darunter nur 12 weibliche.

Genetik
X-chromosomaler Erbgang. Genort Xq28 (*DKC1*, OMIM 300126). Die wenigen weiblichen Fälle beruhen wahrscheinlich auf ungleicher bzw. fehlerhafter LYONisierung oder es werden autosomal dominante (OMIM 127550) und bei Konsanguinität der Eltern rezessive (OMIM 224230) Formen vermutet, wobei die Differentialdiagnose zur ▶ FANCONI-Anämie und bei der leichteren dominanten Form zur ektodermalen Dysplasie noch nicht klar ist. Genort der klinisch etwas abweichenden autosomal dominanten Form 3q21-28 (*TERC*, Telomerase?), OMIM 602322. Erhöhte Schwesterchromatid-Austausch- und -Bruchrate der Chromosomen, verstärkt durch Bleomycin.

Familienberatung
Konduktorinnen bzw. Heterozygote eventuell an Pigmentanomalien und Bleomycin-induzierter

erhöhter Bruchrate erkennbar. Eine erhöhte Strahlensensibilität muss beachtet werden. Pränatale Diagnostik bei erwiesenen Knabenschwangerschaften molekulargenetisch möglich.

Literatur
Davidson, H.R. and J.M.Connor, Dyskeratosis congenita. J.Med.Genet. 25 (1988) 843–846.
DeBauche, D.M., G.Shashidhar Pai and W.S.Stanley, Enhanced G2 chromatid radiosensitivity in dyskeratosis congenita fibroblasts. Am.J.Hum.Genet. 46 (1990) 350–357.
Devriendt, K., G.Matthijs, E.Legius et al., Skewed X-chromosome inactivation in female carriers of Dyskeratosis congenita. Am.J.Hum.Genet. 60 (1997) 581–587.
Drachtman, R.A. and B.P.Alter, Dyskeratosis congenita: Clinical and genetic heterogeneity: Report of a new case and review of the literature. Am.J.Pediatr.Hematol.Oncol. 14 (1992) 297–304.
Heiss, N.S., A.Girod, R.Salowsky et al., Dyskeratin localizes to the nucleolus and its mislocalization is unlikely to play a role in the pathogenesis of dyskeratosis congenita. Hum.Molec.Genet. 8 (1999) 2515–2524.
Heiss, N.S., S.W.Knight, T.J.Vulliamy et al., X-linked dyskeratosis congenita is caused by mutations in a highly conserved gene with putative nucleolar function. Nature Genet. 19 (1998) 32–38.
Montanaro, L., A.Chilla, D.Tvere et al., Increased mortality rate and not impaired ribosomal biogenesis is responsible for proliferative defect in dyskeratosis congenita cell lines. J.Invest.Derm. 118 (2002) 193–198.
Nobili, B., G.Rossi, P.De Stefano et al., Successful umbilical cord blood transplantation in a child with dyskeratosis congenita after a fludarabine-based reduced-intensity conditioning regimen. (Letter) Brit.J.Haemat. 119 (2002) 573–574.
Pai, G.S., S.Morgan and C.Whetsell, Etiologic heterogeneity in dyskeratosis congenita. Am.J.Med.Genet. 32 (1989) 63–66.

OMIM 127550, 224230, 305000

Ziprkowski-Margolis-Syndrom
▶ Albinismus, partieller

Zlotogora-Ogur-Syndrom
▶ Lippen-Kiefer-Gaumen-Spalte mit Spalthand und -fuß;
▶ Ektodermale Dysplasie, hydrotische

Zöliakie,
Heubner-Herter-Syndrom

Chronische Enteropathie unklarer Ätiologie. Es besteht wie auch bei der Dermatitis herpetiformis eine Unverträglichkeit gluten(gliadin)-haltiger Nahrungsmittel. Aufgrund einer verminderten IgA-Konzentration und präzipitierender Antikörper gegen Mehlextrakte im Serum wird eine immunologische Ursache mit T-Zell-Sensibilisierung in der Darmschleimhaut vermutet (erhöhter Gliadin-Antikörper-Titer durch Kreuzreaktivität mit Virus-Proteinen?).

Krankheitswert
Erstmanifestation klinischer Erscheinungen meistens wenige Tage bis Monate nach Genuss weizenmehlhaltiger Nahrung, d.h. innerhalb des 1. Lebensjahres. Klinische Symptome einer Enteropathie und Malabsorption mit Anorexie, Dystrophie, Wachstumsretardation, Diarrhoe, Steatorrhoe, Stimmungslabilität, rachitischen Knochenveränderungen, Anämie und Gefahr von Ödemen. Neigung zu einer speziellen Form der Epilepsie mit cerebraler Verkalkung. Ohne Therapie schweres Missgedeihen.

Therapiemöglichkeiten
Glutenfreie Diät führt zur allmählichen Normalisierung.

Häufigkeit und Vorkommen
Frequenz in Abhängigkeit von Diagnostik und Erfassung und regional unterschiedlich auf 1:3.000–200 eingeschätzt. Damit zusammenhängend familiäres Vorkommen je nach Erfassung subklinischer Fälle mit 1/40 bis 1/8 der untersuchten Patienten angegeben. Gynäkotropie.

Genetik
Ein monogener Erbgang lässt sich nicht erkennen, so dass aufgrund der familiären Häufung ein Zwei-Gen-Modell angenommen wird. Dazu gehört eine Assoziation zu den HLA-Typen DR3 und DR7 (DR3/DQA1, DR3/DQA2, DR3/DR4, 95% der Patienten gegenüber etwa 25% in der Durchschnittsbevölkerung), über die auch eine genetische Beziehung zur Dermatitis herpetiformis besteht. Genort 6p21. Kandidatenregionen auf dem Chromosom 4, 5, 6, 7 und 15 haben sich nur populationsspezifisch bestätigt. Gene-

tische (wie auch immunologische) Beziehungen zu den Atopien bestehen offenbar nicht.

Familienberatung
Screeningtest mit Hilfe der Bestimmung von IgA, IgG und Anti-Gliadin-Antikörpern im Serum. Nachweis durch Xylose-Test und Dünndarmschleimhautbiopsie (Zottenatrophie). Bei Verwandten von Merkmalsträgern können subklinische Symptome einer Z. oder eine Dermatitis herpetiformis bei entsprechendem HLA-DR-Phänotyp bestehen. Unter der Voraussetzung frühzeitiger Diagnose und Therapie bestehen keine entscheidenden zu erwartenden Beschwerden. Das theoretische und empirische Risiko für Kinder und Geschwister eines Probanden liegt unter Einbeziehung von Fällen mit Dermatitis herpetiformis bei 10–15%, im Falle eines identischen HLA-DR-Typs (auch heterozygot) bei 30%. Epileptische Anfälle können erstes Symptom sein, durch sofortiges Einsetzen der Diät-Therapie ist Erscheinungsfreiheit zu erreichen.

Literatur
Balas, A., J.L.Vicario, A.Zambrano et al., Absolute linkage of celiac disease and dermatitis herpetiformis to HLA-DQ. Tissue antigen *50* (1997) 52–56.
Gobbi, G., F.Bouquet, L.Greco et al., Coeliac disease, epilepsy, and cerebral calcifications. Lancet *340* (1992) 439–443.
Liu, J., S.-H Juo, P.Holopainen et al., Genomewide linkage analysis of celiac disease in Finnish families. Am.J.Hum.Genet. *70* (2002) 51–59.
Neuhausen, S.L., M.Feolo, N.J.Camp et al., Genomewide linkage analysis for celiac disease in North American families. Am.J.Med.Genet. *111* (2002) 1–9.
Petronzelli, F., M.Bonamico, P.Ferrante et al., Genetic contribution of the HLA region to the familial clustering of coeliac disease. Ann.Hum.Genet. *61* (1997) 307–317.
Popat, S., S.Bevan, C.P.Braegger et al., Genome screening of coeliac disease. J.Med.Genet. *39* (2002) 328–331.
Wolley, N., P.Holopainen, V.Ollikainen et al., A new locus for coeliac disease mapped to chromosome 15 in a population isolate. Hum.Genet. *111* (2002) 40–45.
Zhong, F., C.C.McCombs, J.M.Olson et al., An autosomal screen for genes that predispose to celiac disease in the western countries of Ireland. Nature Genet. *14* (1996) 3289–330.

OMIM 212750

ZOLLINGER-ELLISON-Syndrom

Inselzell-Adenomatose unklarer Ätiologie, wahrscheinlich oligosymptomatische Form der multiplen endokrinen Adenomatose.
Es besteht ein Neoplasma der Inselzellen des Pankreas, das meistens kein Insulin, aber Gastrin oder einen Stoff von gastrinartiger Wirksamkeit sezerniert, woraus sich die Hypersekretion und Hyperazidität des Magensaftes und andere klinische Symptome ableiten. In etwa 20% der Fälle Teilsymptom der endokrinen hereditären ▶ *Adenomatose Typ I*.

Krankheitswert
Erstmanifestation klinischer Erscheinungen meistens im Erwachsenenalter. Hyperazidität. Schwere, zu Rezidiven neigende Ulcera des Magendarmtraktes, vor allem des Duodenums. Diarrhoe. Symptome eines wahrscheinlich reaktiven Hyperparathyreoidismus. Teilweise treten noch andere Adenome auf. In diesen Fällen Abgrenzung zur multiplen Adenomatose unscharf. Beeinträchtigung durch gastrointestinale Beschwerden und Schmerzen. Tumoren teilweise maligne entartend.

Therapiemöglichkeiten
Lebenslange Gaben von Rezeptor-Antagonisten führen zur Besserung. Totale Gastrektomie mit unterschiedlichem Erfolg.

Häufigkeit und Vorkommen
Isoliertes Z. meist sporadisch. Im Rahmen der endokrinen hereditären Adenomatose familiär.

Genetik
▶ *Adenomatose, endokrine, hereditäre, Typ I.*
Für das isolierte Z. sind Ursachen nicht bekannt.

Familienberatung
Genaue endokrinologische Durchuntersuchung auch klinisch normaler Verwandter notwendig. Erkennung bereits vor klinischer Manifestation durch Biopsie anhand einer G-Zell-Hyperplasie möglich. Differentialdiagnose zu Ulcera anderer Genese, zum ▶ *primären Hyperparathyreoidismus*, zu multiplen ▶ *endokrinen Adenomatosen* sowie zum Zustand bei Pankreasmetastasen wichtig. Bei isoliertem Z. geringes Wiederholungsrisiko für Verwandte eines Merkmalsträgers.

Literatur
Van Heerden, J.A., S.L.Smith and L.J.Miller, Management of the ZOLLINGER-ELLISON syndrome in patients with multiple endocrine neoplasia type I. Surgery 100 (1986) 971–977.

OMIM 131100

Zuckerkrankheit
▶ Diabetes mellitus

ZUNICH-Syndrom
▶ Kolobom der Makula, Chorioidea und Retina

Zwerchfelldefekte; unilaterale Diaphragma-Agenesie; angeborene Zwerchfellhernien

Hemmungsfehlbildung unklarer Ätiologie.
Bei der Agenesie fehlt meistens auf der linken Körperseite der größte Teil des Zwerchfells. Aus der Verlagerung von Magen, Leber, Milz und Teilen des Darmes in den Brustraum und der Verdrängung der Brustorgane lässt sich die klinische Symptomatik erklären. Bei Hernien leichtere Symptomatik. Ein Basisdefekt ist unbekannt.

Krankheitswert
Angeboren. Infolge einer sekundären Hypoplasie der Lunge Zyanose. Enterothorax. Dyspnoe. Bei Aplasie Totgeburten bzw. Tod innerhalb der ersten Lebensstunden. Überwiegend unilateral. Zwerchfellhernien: Meist (75% der Fälle) linksseitig, posterolateral, selten (3%) bilateral, ipsilaterale Reduktionsfehlbildung des radialen Strahles kommt vor. In 3/4 der Fälle Hydramnion. Gefahr von Komplikationen und dadurch schlechte Prognose im frühen Kindesalter. 80% der Kinder sterben in Abhängigkeit von der Größe der Hernie und von Begleitfehlbildungen perinatal.

Therapiemöglichkeiten
Diaphragma-Agenesie nicht korrigierbar. Hernien sind erfolgreich zu operieren.

Häufigkeit und Vorkommen
Agenesie überwiegend sporadisch. Bisher jedoch auch mindestens 9 Geschwisterschaften beschrieben. In 2 davon kam je ein Fall mit bilateraler Z. vor. Familiäres Auftreten von Zwerchfellhernien ebenfalls sehr selten, Inzidenz ca. 1:5000–3.000, von der bilateralen Form nur 13 Fälle bekannt. Symptomatisch bei komplexen Fehlbildungs-Syndromen, z.B. EDWARDS-Syndrom, PALLISTER-KILLIAN-Syndrom und anderen Chromosomopathien; ▶ Thorako-Abdominales Syndrom; ▶ REGENBOGEN-DONNAI-Syndrom, ▶ Pierre-ROBIN-Anomalie; LOWRY-McLACLEAN-Syndrom (▶ Mikrozephalus). Siehe auch ▶ FRYNS-Syndrom. Zwerchfellagenesie, -hernien und andere -anomalien können gemeinsam in einer Geschwisterschaft auftreten.

Genetik
Heterogen. Aufgrund der Geschwisterfälle wird autosomal rezessiver (Genort 1q32.3-42.3?) Erbgang, auch einer von anderen Zwerchfelldefekten unterschiedlichen unilateralen Diaphragma-Agenesie (OMIM 222400) diskutiert. Hernien wahrscheinlich heterogen, z.T. autosomal rezessiv bedingt (OMIM 142340, Allelie zum FRYNS-Syndrom?), wobei allerdings das Auftreten bei 2 Brüdern und deren Onkel mütterlicherseits in einer Sippe auch für X-chromosomalen Erbgang sprechen könnte. Aufgrund von mehreren Fällen mit Deletionen Genorte in 8p23.1 (Homeobox-Gen HFZ6 mit Imprinting-Effekt?) und 15q24 vermutet. Kombination mit Hypertelorimus und in die Stirn reichender großer Fontanelle, Omphalozele und Iriskolobom autosomal rezessiv bedingt: Diaphragma-Hernien-Exomphalos-Hypertelorismus-Syndrom (OMIM 222448), neuerdings als identisch mit dem Fazio-Okulo-Akustiko-Renalen Syndrom angesehen und zum ▶ REGENBOGEN-DONNAI-Syndrom zusammengefasst. Geschlechtsumkehr in weiblicher Richtung bei zwei Geschwistern mit XY-Gonosomen und Agonadismus beschrieben.

Familienberatung
Das empirische Wiederholungsrisiko für Geschwister liegt bei 2–5% und soll mit der Schwere des Defektes steigen. Bei Auftreten eines Merkmalsträgers besteht ein erhöhtes Risiko für Geschwister, wenn bereits Aborte vorausgegangen sind. Differentialdiagnose (Autopsie,

Chromosomenanalyse) zu Zwerchfelldefekten im Rahmen komplexer Fehlbildungs-Syndrome für Erbprognose wichtig. Zwerchfellhernien ultrasonographisch, röntgenologisch und auskultatorisch am Fehlen von Atemgeräuschen erkennbar. Sie können auch zunächst durch Leber und Milz gedeckt sein und erst nach mehreren Jahren klinisch manifest (Enterothorax) werden. Pränatale Diagnostik durch Ultrasonografie möglich und im Hinblick auf Geburtsvorbereitung wünschenswert.

Literatur
Bettelheim, D., M.Hengstschläger, R.Drahonsky et al., Two cases of prenatally diagnosed diaphragmatic hernia accompanied by the same undescribed chromosomal deletion (15q24 de novo). Clin.Genet. 53 (1998) 319–320.
Carmi, R., I.Meizner and M.Katz, Familial congenital diaphragmatic defect and associated midline anomalies: Further evidence for an X-linked midline gene? Am.J.Med.Genet. 36 (1990) 313–315.
Donnai, D. and M.Barrow, Diaphragmatic hernia, exomphalos, absent corpus callosum, hypertelorism, myopia, and sensorineural deafness. Am.J.Med.Genet. 47 (1993) 679–682.
Enns, G.M., V.A.Cox, R.B.Goldstein et al., Congenital diaphragmatic defects and associated syndromes, malformations, and chromosome anomalies: a retrospective study of 60 patients and literature review. Am.J.Med.Genet. 79 (1998) 215–225.
Froster, I., P.Kolditz, J.Wisser et al., Diaphragmatic defects, limb deficiencies, and ossification defects of the skull: a distinctive malformation syndrome. Am.J.Med.Genet. 62 (1996) 48–53.
Lerone, M., M.Sliani, D.Corea et al., Congenital diaphragmatic hernia associated with ipsilateral upper limb reduction defects: Report of a case with thumb hypoplasia. Am.J.Med.Genet. 44 (1992) 827–829.
Manouvrier, S., R.Besson, L.Cousin et al., Sex reversal and diaphragmatic hernia in phenotypically femal sibs with normal XY chromosomes. J.Med.Genet. 37 (2000) 315–318.
Narajan, H., R.De Chazal, M.Barrow et al., Familial congenital diaphragmatic hernia: Prenatal diagnosis, management, and outcome. Prenatal Diagn. 13 (1993) 893–901.
Opitz, J.M., Editorial comment. Am.J.Med.Genet. 69 (1997) 45–49.
Torfs, C.P., C.J.R.Curry, T.F.Bateson and L.H.Honore, A population-based study of congenital diaphragmatic hernia. Teratology 46 (1992) 555–565.

Veldman, A., R.Schlösser, A.Allendorf et al., Bilateral congenital diaphragmatic hernia: differentiation between PALLSTER-KILLIAN and FRYNS syndromes. Am.J.Med.Genet. 111 (2002) 86–87.

OMIM 142340, 222400, 222448

Zwergwuchs, akrodysgenitaler
▶ Genito-Palato-Kardiales Syndrom

Zwergwuchs, akromesomeler
▶ Dysplasie, akromesomele

Zwergwuchs, diastrophischer
▶ Dysplasie, diastrophische

Zwergwuchs, geleophysischer
▶ Dysplasie, geleophysische

Zwergwuchs, hyperostotischer
▶ LENZ-MAJEWSKI-Syndrom

Zwergwuchs, mesomeler, Typ LANGER,
mesomele Dysplasie Typ LANGER

Genetisch bedingte Osteochondrodysplasie auf der Grundlage einer Genmutation.
Der Basisdefekt betrifft ein Transkriptionsprotein, Genprodukt eines Homeobox-Gens (*SHOX*), das die Skeletreifung beeinflusst und den Epiphysenschluss reprimiert, woraus sich der Kleinwuchs erklärt.

Krankheitswert
Disproportionierter Kleinwuchs (135 cm) durch Verkürzung der langen Röhrenknochen, Mikromelie mit Hypoplasie vor allem von Ulna und Fibula und Verbiegung des Radius bei Fehlen der entsprechenden Epiphysen. Fakultativ Mikroretrogenie. Keine Gehbehinderung.

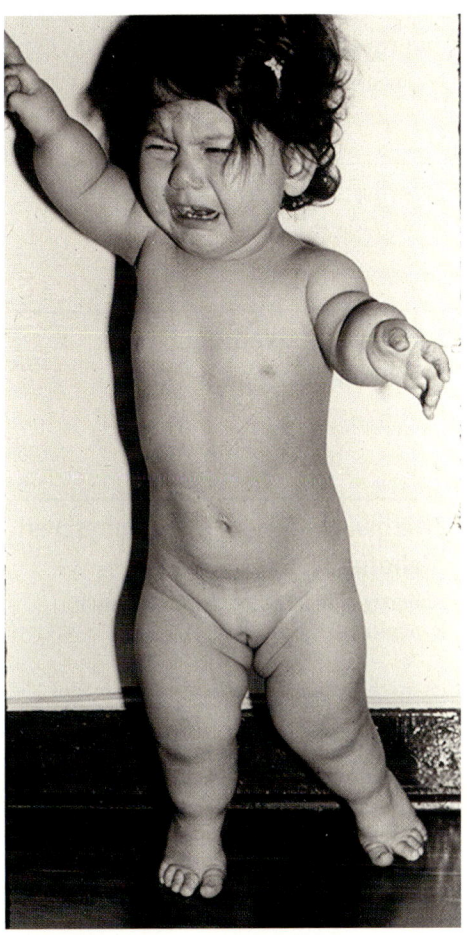

Zwergwuchs, mesomeler, Typ LANGER. Disproportionierter Kleinwuchs durch Verkürzung und Verbiegung der distalen langen Röhrenknochen. (J. Kunze)

Therapiemöglichkeiten
Unbekannt.

Häufigkeit und Vorkommen
Sporadische und Geschwisterfälle beschrieben.

Genetik
Gonosomal rezessiver Erbgang. Genort in der pseudoautosomalen Region des X- und des Y-Chromosoms: Xp22.3, Yp11.3 (*SHOX*, Short Stature Homeobox gene auf dem X-Chromosom, SHOXY, OMIM 312865, 400020, s.a. ▶ ULLRICH-TURNER-Syndrom, ▶ Osteodystrophia hereditaria ALBRIGHT), Allelie mit dem dominanten ▶ LÉRI-WEILL-Syndrom. Heterozygote unterscheiden sich z.T. von Patienten mit LÉRI-WEILL-Syndrom durch eine weitgehend auf Unterarme und Handgelenk beschränkte Symptomatik: Lediglich verkürzte Unterarme mit MADELUNG-ähnlicher Deformität bei ansonsten normalem Habitus.

Familienberatung
Differentialdiagnose zu anderen mesomelen Kleinwuchsformen (▶ NIEVERGELT-Syndrom; ▶ LÉRI-WEILL-Syndrom; ▶ Femur-Anomalien; ▶ Fibula-Anomalien) röntgenologisch vor allem anhand der disproportionierten Ulna-Fibula-Verkürzung. Pränatale Diagnostik ultrasonografisch ab 2. Trimenon möglich.

Literatur
Al-Gazali, L.I., M.Bakir, Z.Hamid et al., Micromelic dwarfism - humerus, femur and tibia type. Clin. Dysmorphol. *10* (2001) 25–28.

Baxova, A., K.Kozlowski, I.Netriova and D.Sillence, Mesomelic dysplasia: LANGER type. Australian Radiol. *38* (1994) 58–60.

Evans, M.I., I.E.Zador, F. Qureshi et al., Ultrasonographic prenatal diagnosis and fetal pathology of LANGER mesomelic dwarfism. Am.J.Med.Genet. *31* (1988) 918–920.

Goldblatt, J., C.Wallis, D.Viljoen and F.Beigthon, Heterozygous manifestations of LANGER mesomelic dysplasia. Clin.Genet. *31* (1987) 19–24.

Shears, D.J., E.Guillen-Navarro, M.Sempere-Miralles et al., Pseudodominant inheritance of LANGER mesomelic dysplasia caused by a *SHOX* homeobox missense mutation. Am.J.Med.Genet. *110* (2002) 153–157.

Zinn, A.R., F.Wie, L.Zhang et al., Complete *SHOX* deficiency cause LANGER mesomalic dysplasia. Am.J.Med.Genet. *110* (2002) 158–163.

OMIM 156230, 249700

Zwergwuchs, mesomeler
s.a. ▶ LÉRI-WEILL-Syndrom;
▶ NIEVERGELT-Syndrom;
▶ ROBINOW-Syndrom

Zwergwuchs, metatropischer
▶ Dysplasie, metatropische;
▶ KNIEST-Syndrom

Zwergwuchs – MULIBREY
▶ MULIBREY-Zwergwuchs

Zwergwuchs, osteodysplastischer primordialer
▶ Vogelkopf-Zwergwuchs

Zwergwuchs, parastremmatischer

Genetisch bedingte Osteochondrodysplasie auf der Grundlage einer Genmutation.
Der Basisdefekt ist unbekannt (Störung der Knorpelentwicklung?).

Krankheitswert
Bei Geburt auffällige Unbeweglichkeit der Gelenke und Wirbelanomalien. Später Kleinwuchs (Endgröße 115 cm) durch Verbiegung, Verdrehungen (parastremma = gedreht) und Verkürzung der langen Röhrenknochen, schwere Kyphoskoliose und Platyspondylie. Gehschwierigkeiten bis -unfähigkeit durch Deformation und Unbeweglichkeit vor allem der Knie- und Hüftgelenke. Kurzer Hals, Deformität des Stammes und vergrößerter a.p.-Durchmesser des Thorax.

Therapiemöglichkeiten
Unbekannt.

Häufigkeit und Vorkommen
Seit Erstbeschreibung des Syndroms 1970 6 Fälle publiziert, darunter einmal bei Vater und Tochter.

Genetik
Wahrscheinlich autosomal dominanter Erbgang.

Familienberatung
Differentialdiagnose zu anderen Kleinwuchsformen bzw. spondylo-meta-epiphysären Dysplasien röntgenologisch anhand der unregelmäßigen Ossifikation mit "flockigen" Knochenstrukturen. Pränatale Diagnostik ultrasonografisch möglich.

Literatur
Horan, F. and P.Beighton, Parastremmatic dwarfism. J.Bone Jt. Surg. *58*B (1976) 343–346.

OMIM 168400

Zwergwuchs, rhizomeler
▶ Omodysplasie

Zwergwuchs, thanatophorer
▶ Dysplasie, thanatophore

Zwergwuchs-Syndrom, brachymetakarpales
▶ Osteodystrophia hereditaria ALBRIGHT

Zwergwuchs-Syndrom, hypophysäres I, ateliotisches;
isolierter Mangel an Wachstumshormon, Hypopituitarismus

Genetisch bedingte Endokrinopathie auf der Grundlage einer Genmutation.
Der Gendefekt manifestiert sich in einem isolierten, absoluten Mangel an Wachstumshormon, während andere Hormone des Hypophysenvorderlappens normal sezerniert werden (sexueller Typ I und II). Asexueller Typ III
▶ *Panhypopituitarismus.*

Krankheitswert
Erstmanifestation eines proportionierten Kleinwuchses innerhalb der ersten Lebensmonate. Akromikrie. Verzögertes Knochenalter und verspätete Pubertätsentwicklung. Normale Schilddrüsenfunktion. Neigung zu hypoglykämischen Zuständen und Adipositas.

Therapiemöglichkeiten
Gaben von hochgereinigtem menschlichem oder gentechnisch gewonnenem Wachstumshormon mit gutem Erfolg. Bei durch Gendeletion bedingten Fällen allerdings Gefahr der Antikörperbildung.

Häufigkeit und Vorkommen
Mehrere Geschwisterschaften aus Europa und Amerika beschrieben. Vereinzelt auch Merkmalsträger in bis zu 4 aufeinanderfolgenden Generationen beobachtet.

Genetik
Autosomal rezessiver (Typ I), dominanter (Typ II) oder X-chromsomaler Erbgang (Typ III). Genort des Clusters für die Wachstumshormone 17q23.1-24 (*GH1, GH2*), Deletion autosomal rezessiv (Typ I), Genmutation mit dominant negativer Wirkung, autosomal dominant (Typ II). Isolierter Wachstumshormon-Mangel mit geistiger Retardation X-chromosomal, Genort Xq25-26 (Typ III, s.a. ▶ *Panhypopituitarismus*).

Familienberatung
Differentialdiagnose (radioimmunologische Bestimmung des Wachstumshormons) zu anderen, exogen (bei Entbindung aus Beckenlage, Traumen, Meningitisfolge sowie Tumoren) oder genetisch bedingten Kleinwuchsformen (▶ *RUSSEL-SILVER-Syndrom*; ▶ *ROBINOW-Syndrom*) im Hinblick auf Substitutionstherapie wichtig. Durch Insulin-induzierte Hypoglykämie, Arginininfusion oder körperliche Anstrengung lässt sich keine Hormonsekretion stimulieren. Liegt dem Hormonmangel eine Deletion zurgrunde (Typ I) ist die klinische Symptomatik schwerer als bei Punkt- bzw. Splice-site-Mutationen (Typ II). In Anbetracht der Paarungssiebung Kleinwüchsiger ist auch mit Compound-Heterozygoten zu rechnen. Heterozygote zeigen ein normales Größenwachstum, jedoch teilweise intermediäre Wachstumshormonwerte.

Literatur
Cogan, J.D., J.A.Philips III, S.S.Schenkman et al., Familial growth hormone deficiency: A model of dominant and recessive mutations affecting a monomeric protein. J.Clin.Endocrin.Metab. *79* (1994) 1261–1265.

Philips, J.A. and J.D.Cogan, Genetic basis of endocrine disease 6: Molecular basis of familial human growth hormone deficiency. J.Clin.Endocr.Metab. *78* (1994) 11–16.

Raynaud, M., N.Ronce, A.-D.Ayrault et al., X-linked mental retardation with isolated growth hormone deficiency is mapped to Xq22-Xq22.2 in one family. Am.J.Med.Genet. *76* (1998) 255–261.

Ruiz-Pacheco, R., P.Chatelain, P.C.Sizonenko et al., Genetic and molecular analysis of familial isolated growth hormone deficiency. Hum.Genet. *92* (1993) 273–281.

Takahashi, I, T.Takahashi, M.Komatsu et al., An exonic mutation of the GH-1 gene causing familial isolated growth hromone deficiency type II. Clin. Genet. *61* (2002) 222–225.

OMIM 139250, 262400

Zwergwuchs-Syndrom, hypophysäres II, sexuelles;
(Hypopituitarismus), LARON-Zwergwuchs, Wachstumshormon-Resistenz-Syndrom

Genetisch bedingte Endokrinopathie auf der Grundlage einer Genmutation.

Der Gendefekt manifestiert sich in einer verminderten Syntheserate des Somatomedins C (Peptidhormon, Insulin-like Growth Factor, IGF1, Mediatorhormon für STH und hGH) oder seines Rezeptors, eines Wachtumshormon-Promotors (Releasingfaktor, Pit1), des Wachstumshormon-Segregationsfaktors (OMIM 601898) oder des Wachstumshormon-Releasinghormon-Rezeptors in Leber und Niere. Dadurch kann das Wachstumshormon nicht wirksam werden, es kommt zur Endorganresistenz. Der gleiche Effekt tritt beim LARON-Zwergwuchs durch einen hGH-Rezeptordefekt (Serumprotein) ein. Die Bezeichnungen "hypophysär" und "Hypopituitarismus" sind damit nicht mehr zutreffend.

Krankheitswert
Entspricht dem bei isoliertem Mangel an Wachstumshormon (▶ *Zwergwuchs-Syndrom, hypophysäres I, ateliotisches*). Schmales Gesicht und Mikrogenie, dadurch scheinbar großer Hirnschädel. Adipositas. Unterschiedliche Behinderungen durch Skelettdysplasien im Erwachsenenalter.

Therapiemöglichkeiten
Substitution mit menschlichem Wachstumshormon und Gaben von anabolen Steroiden mit geringem Erfolg. Beim LARON-Zwergwuchs Gaben von IGF-I erfolgreich, aber nicht ohne Nebenwirkung: Adipositas.

Häufigkeit und Vorkommen
Über 100 meistens Geschwisterfälle, vor allem bei Juden und in einer Provinz in Ecuador

(Founder-Effekt), aber auch von Europiden und Arabern vor allem aus Inzuchtpopulationen ("Zwerge von Sindh" in Pakistan, GH-Releasing-Hormon-Rezeptor-Defekt) beschrieben.

Genetik
Heterogen. Jeweils autosomal rezessiver Erbgang. Genort des Somatomedin C: 12q22-24.1 (*IGF1*, OMIM 147440); seines Rezeptors: 15q25-26 (*IGF1R*, OMIM 147370), des hGH-Rezeptors 5p13-p12 (*GHR*, OMIM 262500, 600946), Allele mit einer isolierten autosomal dominanten (dominant-negative Wirkung einer anderen betroffenen Domäne) Form des familiären Kleinwuchses ohne faziale Symptome. Genort des Releasinghormon-Rezeptors 7p14 (*GHRHR*, OMIM 139191), des Wachstumshormon-Releasingfaktors 20q11.2 (*GHRF*, OMIM 139190) und des Wachstumshormon-Transkriptionsfaktors-1 3p11 (*PIT1*, *pituitary* der Maus, OMIM 173110).

Familienberatung
Differentialdiagnose zu anderen hypophysären Kleinwuchsformen (▶ *Zwergwuchs-Syndrom, hypophysäres I*; ▶ *Panhypopituitarismus*, ▶ ULLRICH-TURNER-*Syndrom*) durch immunologischen Nachweis einer hohen Wachstumshormon-Serumkonzentration bei fehlender biologischer Wirksamkeit (N-Retention, Kalziurie, verminderte Lipolyse usw.) bzw. einer verminderten IGF-Konzentration. Normales Größenwachstum heterozygoter Anlagenträger. Heterozygoten-Nachweis anhand vermehrter oder verminderter (LARON-Zwergwuchs) hGH-Bindungs-Kapazität im Serum.

Literatur
Aguirre, A., M. Donnadieu and J.-C.Job, High-affinity serum growth-hormone-binding protein absent in LARON-type dwarfism, is diminished in heterozygous parents. Horm.Res. *34* (1990) 4-8.

Arden, K.C., J.-M.Boutin, J.Djiane et al., The receptors for prolactin and growth hormone are localized in the same region of human chromosome 5. Cytogenet.Cell Genet. *53* (1990) 161-165.

Ayling, R.M., R.Ross, P.Towner et al., A dominant-negative mutation of the growth hormone receptor causes familial short stature. Nature Genet. *16* (1997) 13-14.

Baumann, G. and H.Maheshwari, The Dwarfs of Sindh: Severe growth hormone (GH) deficiency caused by a mutation in the GH-releasing hormone receptor gene. Acta Paediatr.Int.J.Paediat.Suppl. *86* (1997) 33-38.

Berg, M.A., J.A.S.Chernausek, R.Gracia et al., Diverse growth hormone receptor gene mutations in LARON syndrome. Am.J.Hum.Genet. *52* (1993) 851-853.

Bkum, W.F., A.M.Cotterill, M.C.Postel-Vinay et al., Improvement of diagnostic criteria in growth hormone insensitivity syndrome: Solutions and pitfalls. Acta Paediatr.Int.J.Paediat.Suppl. *83* (1994) 117-124.

Krzisnik, C. and T.Battelino, Five year treatment with IGF-I of a patient with LARON syndrome in Slovenia (a follow-up report). J.Pediatr.Endocrinol.Metab. *10* (1997) 443-447.

Ohta, K., Y.Nobukuni, H.Mitsubuchi et al., Mutations in the *Pit-1* gene in children with combined pituitary hormone deficiency. Biochem.Biophys.Res. Commun. *189* (1992) 851-855.

Rosenbloom, A.L., J.G.Aguirre, R.G.Rosenfeld and P.J.Fielder, The little women of Loja – Growth hormone-receptor deficiency in an inbred population of southern Ecuador. New Engl.J.Med. *323* (1990) 1367-1374.

OMIM 139190, 139191, 147440, 147370, 173100, 173110, 262500, 601898.

Zwergwuchs-Syndrom, hypophysäres
s.a. ▶ Panhypopituitarismus

Zwergwuchs-Syndrom, kamptomeles
▶ Dysplasie, kamptomele

Zwillingsgeburten, Mehrlingsgeburten

Die Ätiologie für das Zustandekommen sowohl eineiiger als auch zweieiiger Zwillingsschwangerschaften ist weitgehend unklar. Es besteht offensichtlich eine Beteiligung genetischer Faktoren, die bei zweieiigen Zwillingen sicher mit hormonellen Einflüssen in Verbindung stehen. So wurden in den letzten Jahren wahrscheinlich

Marcos, S.F. and M.Ö.Lobb, The antenatal diagnosis by ultrasonography of type III congenital cystic adenomatoid malformation of the lung. Case report. Brit.J.Obstet.Gynecol. *93* (1986) 1002–1005.

Petit, P., M.Bossens, D.Thomas et al., Type III congenital cystic adenomatoid malformation of the lung: another cause of elevated α-fetoprotein? Clin.Genet. *32* (1987) 172–174.

OMIM 219600

Zystennieren, autosomal dominante, adulte (ADPKD),
polyzystische Nierenerkrankung, Zystennieren Typ POTTER III
(unter Mitarbeit von ZERRES, Aachen)

Genetisch bedingte Erkrankung auf der Grundlage einer Genmutation.

Typ POTTER III beschreibt morphologische Veränderungen, deren Nachweis bei der autosomal dominant bedingten polyzystischen Nierenerkrankung obligat, die jedoch auch im Rahmen zahlreicher Syndrome nachweisbar sind. Zysten in unterschiedlichem Ausmaß in allen Teilen von Nephron und Sammelrohr. Der Basisdefekt besteht bei ADPKD1 in der Synthesestörung eines den Zell-Zell- und Zell-Matrix-Kontakt regulierenden Transmembranglykoproteins Polycystin-1 (*PKD1*) in den Desmosomen oder bei ADPKD2 in einem mit diesem zusammen wirkenden und z.T. homologen Protein Polycystin-2 (*PKD2*) als Teil eines spannungsregulierten Ca-Ionenkanals. Es kommt bei bisher nicht vollständig verstandener Pathogenese zu Matrixstörungen mit einer Zell-Zell-Interaktion, die schließlich zur Zystenbildung führt. Betroffen sind dabei die Basalmembran sowie Gefäße auch der Leber.

Krankheitswert
Manifestation klinischer Erscheinungen meist zwischen dem 30. und 50. Lebensjahr, aber auch später (9. Dezennium) oder früher (Neugeborenenalter) möglich. In seltenen Fällen ▶ *Oligohydramnion-Syndrom* ("POTTER-Syndrom"). Nierenzysten stets bilateral, der Beginn kann jedoch über Jahre asymmetrisch sein. Schmerzen (Lendengegend, Abdomen), Symptome der Niereninsuffizienz/Urämie, Proteinämie, Hämaturie, Pyelonephritis, gastrointestinale Symptome (Kolon-Divertikel), Herzklappenfehler, Hernien. Bei 50–70% der Patienten Hypertonie und bei ca. 30% Hirnbasisaneurysmen. Etwa 10% sterben an den Folgen einer intrakraniellen Gefäßruptur meist vor Beeinträchtigung durch die Nierensymptomatik. In ca. 30% der Fälle meist symptomlose Leberzysten. Schwerhörigkeit. Die seltene autosomal dominant bedingte ▶ *Zystenleber* ist wahrscheinlich ein eigenständiges Krankheitsbild. Zystennieren Typ POTTER III kommen im Rahmen komplexer Fehlbildungs-Syndrome wie ▶ MECKEL-*Syndrom*, verschiedenen Chromosomopathien sowie seltener bei ▶ *tuberöser Sklerose*, ▶ EHLERS-DANLOS-*Syndrom*, ▶ *Oro-Fazio-Digitalem Syndrom* und ▶ *v.* HIPPEL-LINDAU-*Syndrom* vor.

Therapiemöglichkeiten
Konservative Therapie mit konsequenter Infektionsbehandlung und antihypertensiven Maßnahmen über lange Jahre erfolgreich. Prognose von Dialysebehandlung und Transplantation ist im Vergleich zu anderen Nierenerkrankungen günstig. Diagnostik und prophylaktische chirurgische Korrektur stummer intrakranieller Aneurysmen mit modernen Techniken ist zu empfehlen.

Häufigkeit und Vorkommen
Mit einer Häufigkeit von ca. 1:1000 eine der häufigsten monogen bedingten Erkrankungen überhaupt.

Genetik
Autosomal dominanter Erbgang mit vollständiger Penetranz. Genorte: 16p13.31- (*PKD1*, Polycystin-1, ADPKD1, etwa 85% der Fälle, OMIM 173900, 601313), schwerere Form, und 4q22-23 (*PKD2*, Polycystin-2, ADPKD2 leichtere und später manifeste Form mit fast normaler Lebenserwartung abgesehen von der Gefahr der Aneurysmen, OMIM 173910). Ein dritter Genort ist noch nicht lokalisiert, Doppelheterozygotie von *PKD1*- und *PKD2*-Allelen?, OMIM 600666). In 16p13.31-13.12 liegt ein Gen für Tuberöse Sklerose Typ 2 benachbart, was bei einer gemeinsamen Deletion zum Syndrom der Zystennieren mit Tuberöser Sklerose führt. Für Aneurysmen lässt sich eine leichte intrafamiliäre Konstanz beobachten, die wahrscheinlich im Zusammenhang mit bestimmten Allelen oder

Polymorphismen in den Polycystin-Genen steht. Abzutrennen sind autosomal dominante oder sporadisch vorkommende glomeruläre Zystennieren (OMIM 137920) mit frühkindlicher Manifestation, hypoplastischen oder normal großen Nieren, sehr langsamer Progredienz und anderem Genort.

Familienberatung

Differentialdiagnose zu anderen Formen zystischer Nierenerkrankungen notwendig: Autosomal rezessive polyzystische Nierenerkrankung; Typ POTTER II, (▶ *Oligohydramnion-Syndrom*): Nicht familiär, Nachweis der Leberfibrose. Zystennieren im Rahmen von komplexen Syndromen, erworbene Zystennieren ('acquired cystic kidneys') bei lange bestehender Niereninsuffizienz bzw. Dialysebehandlung, Nieren praktisch immer verkleinert. Die ultrasonografische Diagnose gelingt bis zum 20. Lebensjahr bei mehr als 90% der Patienten. Präsymptomatische Diagnose molekulargenetisch prinzipiell möglich, jedoch nur in Ausnahmefällen (z.B. bei Transplantationswünschen innerhalb der Familie) notwendig. Ähnlichkeit der Krankheitsverläufe und Erstmanifestationsalter innerhalb einer Familie oft größer als bei Patienten unterschiedlicher Familien, im Einzelfall sehr unterschiedliche Verläufe jedoch innerhalb einer Sippe möglich. Geschwister eines Kindes mit frühmanifester Form (meistens PKD1) zeigen eine Tendenz ebenfalls zu frühem Manifestationsalter (45% der Anlageträger). Eine Schwangerschaft beeinflusst das Krankheitsbild bei ausreichender Nierenfunktion in der Regel nicht. Mit Ausnahme seltener frühmanifester Formen im Rahmen von Familien mit PKD1 (ca. 2% der Anlageträger) innerhalb einer Familie ähnlicher Verlauf. Pränatale Diagnose ultrasonografisch nur in sehr seltenen Fällen extremer Frühmanifestation, sonst molekulargenetisch möglich.

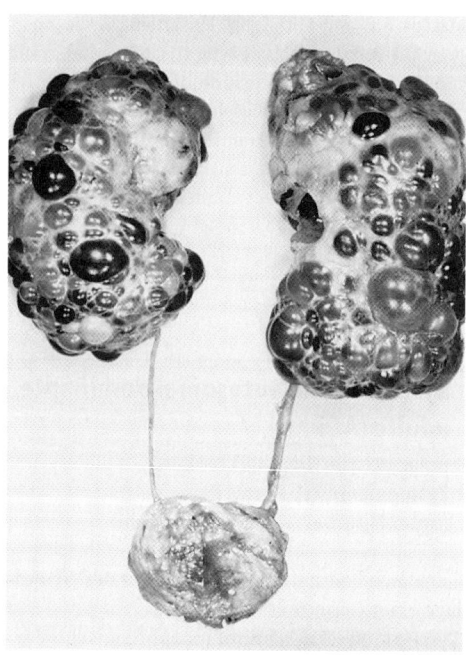

Zystennieren, autosomal dominante. Zysten unterschiedlicher Größe in allen Teilen von Nephronen und Sammelrohren. (K. Zerres)

Literatur

Deltas, C.C., Mutations of the human polycystic kidney disease 2 (PKD2) gene. Hum.Mutat. *18* (2001) 13–24.

Elles, R.G., N.P.Hodgkinson, N.P.Mallick et al., Diagnosis of adult polycystic disease by genetic markers and ultrasonographic image in a voluntary family register. J.Med.Genet. *31* (1994) 115–120.

Eussen, B.H.J., G.Bartalini, L.Bakker at el., An unbalanced submicroscopic translocation t(8;16)(q24.3;p13.3)pat associated with tuberous sclerosis complex, adult polycystic kidney disease, and hypomelanosis of ITO. J.Med.Genet. *37* (2000) 287–291.

European Polycystic Kidney Disease Consortium, The polycystic kidney disease 1 gene encodes a 14 kb transcript and lies within a duplicated region on chromosome 16. Cell *77* (1994) 881–894.

Harris, P.C., Autosomal dominant polycystic kidney disease: A genetic perspective. Nephrology *3* (1997) 387–395.

Kimberling, W.L., S.Kumar, P.A.Gabow, et al., Autosomal dominant polycystic kidney disease: Localisation of the second gene to chromosome 4q13-23. Genomcis *18* (1993) 467–472.

Koptides, M. and C.C.Deltas, Autosomal dominant polycystic kidney disease: molecular genetics and molecular pathogenesis. Hum.Genet. *107* (2000) 115–126.

McConnell, R.S., D.C.Rubinsztein, T.F.Fannin et al., Autosomal dominant polycystic kidney disease unlinked to the *PKD1* and *PKD2* loci presenting as familial cerebral Aneurysm. J.Med.Genet. *38* (2001) 238–239.

Pei, Y., A.D.Paterson, K.R.Wang et al., Bilineal disease and trans-heterozygotes in autosomal dominant polycystic kidney disease. Am.J.Hum.Genet. *68* (2001) 355–363.

Pirson, Y., J.L.Christophe and E.Goffin, Outcome of renal replacement therapy in autosomal dominant polycystic kidney disease. Nephrol.Dial.Transplant. *11*/Suppl.6 (1996) 29–33.

Ravine, D., R.G.Walker, R.N.Gibson et al., Phenotype and genotype heterogeneity in autosomal dominant polycystic kidney disease. Lancet *340* (1992) 1330–1333.

Sessa, A., F.Conte, M.Meroni and G.Battini, Hereditary Kidney Disease. Contributions to Nephrology Series V. 122. Karger, Basel 1997.

Sharp, C.K., X.M.Bergman, J.M.Stockwin et al., Dominantly transmitted glomerulocystic kidney disease. A distinct genetic entity. J.Am.Soc.Nephrol. *8* (1997) 77–84.

Watnick, T., B.Phakdeekitcharoen, A.Johnson et al., Mutation detection of *PKD1* identifies a novel mutation common to three families with aneurysms and/or very-early-onset disease. Am.J.Hum.Genet. *65* (1999) 1561–1571.

Zerres, K., S.Rudnik-Schönborn, F.Deget et al., Childhood onset autosomal dominant polycystic kidney disease in sibs: clinical picture and recurrence risk. J.Med.Genet. *30* (1993) 583–588.

OMIM 173900, 173910

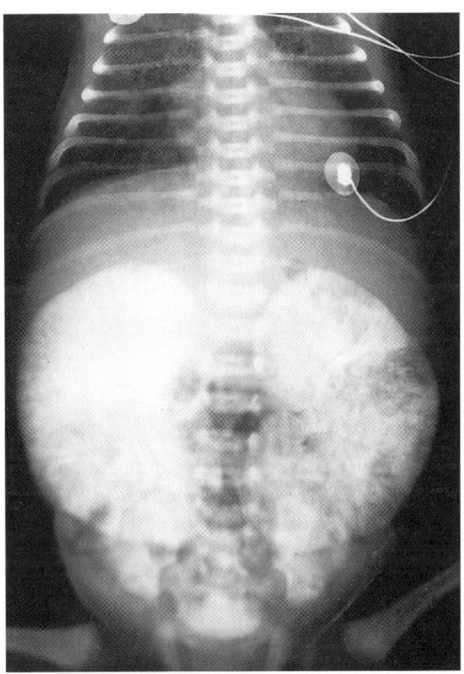

Zystennieren, autosomal rezessive. Neugeborenes, stark vergrößerte Nieren, radiär angeordnete Rö.-Kontrastmittelgefüllte Sammelrohre. (K. Zerres)

Zystennieren, autosomal rezessive,
infantile polyzystische Nierenerkrankung,
Zystennieren Typ POTTER I
(unter Mitarbeit von ZERRES, Aachen)

Genetisch bedingte Nephropathie auf der Grundlage einer Genmutation.
Die Zysten entstehen durch Erweiterung der Sammelrohre. Obligater Bestandteil ist die angeborene Leberfibrose. Als Basisdefekt wird ein sehr langes Rezeptorprotein mit den Plexinen homologen Domänen, Fibrocystin, in Leber, Niere und Pankreas vermutet (PKHD1).

Krankheitswert
Angeboren. Manifestation klinischer Erscheinungen vom frühen Kindesalter an. In Abhängigkeit vom Anteil erweiterter Sammelrohre breites Symptomenspektrum mit Hypertonie, Niereninsuffizienz/Urämie, Hämaturie, Nierenvergrößerung und portalem Hochdruck. Stets bilateral. In Einzelfällen ▶ *Oligohy-dramnion-Syndrom*. Selten ausgeprägte Leberfibrose und Pankreasinsuffizienz bereits im Kleinkindesalter. Minimale Leberfibrose im Jugend-/Erwachsenenalter (▶ *Tabelle*). Terminale Niereninsuffizienz häufig bereits im Kindes- oder Jugendalter. Ätiopathogenetisch abzutrennen ist das heterogene Reno-Hepato-Pankreatische Syndrom mit Pankreasinsuffizienz und Situs inversus mit oder ohne Leberfibrose (OMIM 208540).

Therapiemöglichkeiten
Konservative Therapie (konsequente Infektionsbehandlung, Antihypertensiva) zunächst erfolgreich. Transplantation trotz obligater Leberbeteiligung im allgemeinen nicht kontraindiziert. Eventuell Shuntoperation zur Therapie der portalen Hypertension.

Häufigkeit und Vorkommen
Häufigkeitsangaben unsicher, Inzidenz ca. 1:40.000 bis 1:10.000, wobei der überwiegende Teil auf die perinatale Gruppe entfällt (▶ *Tabelle*).

Zystennieren, autosomal rezessive

Tabelle
Manifestationsformen der autosomal rezessiv bedingten polyzystischen Nierenerkrankungen (in Anlehnung an BLYTH und OCKENDEN 1971)

Gruppe	perinatal	neonatal	infantil	juvenil
Anteil der erweiterten Nierentubuli	90%	60%	20%	10%
Ausmaß der Leberfibrose	minimal	mild	moderat	ausgeprägt
Symptomatik	Dyspnoe Niereninsuffizienz	Niereninsuffizienz	Niereninsuff. Leberfibrose	Leberfibrose Niereninsuffizienz
Überlebenszeit (ohne Therapie)	Stunden	Wochen/ Monate	Monate/ Kindesalter	bis Erwachsenenalter

Genetik
Autosomal rezessiver Erbgang mit intrafamiliär relativ konstanter Expressivität. Großes Manifestationsspektrum wird mit multipler Allelie und Compound-Heterozygotie erklärt. Genort 6p21-p12 (PKHD1, Polycystic Kidney and Hepatic Disease). Kombination von Zystennieren mit charakterstischer Fazies (Mikrozephalus, Telekanthus, flache Nase, nach hinten rotierte dysplastische Ohrmuscheln), Wirbel- und Beckenknochen-Dysplasie sowie Brachymelie und andere Dysplasien ebenfalls autosomal rezessiv bedingt, (OMIM 263210). Reno-Hepato-Pankreatisches Syndrom wahrscheinlich heterogen, Geschwisterfälle lassen z.T. autosomal rezessiven Erbang vermuten (s.a. ▶ KARTAGENER-Syndrom).

Familienberatung
Differentialdiagnose zu anderen Formen zystischer Nierenerkrankungen wichtig: Nierendysplasie (Zystenniere Typ POTTER II, ▶ Nierendysplasie): frühe embryonale Störung mit unterschiedlichen z. T. sehr großen Einzelzysten, meist stumme Niere, häufig asymmetrisch. Autosomal dominante polyzystische Nierenerkrankung (▶ Typ POTTER III): häufig größere Einzelzysten, positive Familienanamnese. Siehe auch ▶ MECKEL-Syndrom; ▶ Cerebro-Hepato-Renale Dysplasie. Die Möglichkeiten der pränatalen ultrasonografischen Diagnostik sind mit Zurückhaltung zu beurteilen, eine frühe pränatale Diagnostik nach vorangegangenem betroffenem Kind anhand vergrößerter Nieren mit erhöhter Echodichte des Nierenparenchyms und Oligo/Anhydramnion sollte nur dann erwogen werden, wenn in einer vorangegangenen Schwangerschaft Veränderungen pränatal nachweisbar waren. Die Veränderungen können aber auch selbst in solchen Fällen in der 1. Schwangerschaftshälfte fehlen. Häufig typische Zeichen erst in der 2. Schwangerschaftshälfte. In Fällen ohne bekannte Familienanamnese ist die Ultraschalldiagnostik oft nicht zweifelsfrei möglich, insbesondere sind sehr seltene frühmanifeste Formen der autosomal dominanten polyzystischen Nierenerkrankung, komplexe Fehlbildungs-Syndrome (MECKEL-Syndrom, Cerebro-Hepato-Renale Dysplasie u.a.) und weitere Fehlbildungen nicht sicher abgrenzbar. Molekulargenetischer Nachweis bei zweifelsfreier klinisch/pathologisch-anatomischer Diagnose meist indirekt möglich. Nach Identifizierung der verantwortlichen Mutation eventuell direkter Mutationsnachweis.

Literatur
Gillessen-Kaesbach, G., P.Meinecke, C.Garrett et al., New autosomal recessive lethal disorder with polycystic kidneys type POTTER I, characteristic face, microcephaly, brachymelia, and congenital heart defect. Am.J.Med.Genet. 45 (1993) 511–518.

Hallermann, C., G.Mücher, N.Kohlschmidt et al., Syndrome of autosomal recessive polycystic kidneys with skeletal and facial anomalies is not linked to the ARPKD gene locus on chromosome 6p. Am.J. Med.Genet. 90 (2000) 115–119.

Onuchic, L.F., L.Furu, Y.Nasagawa et al., PKHD1, the polycystic kidney and hepatic disease 1 gene, encodes a novel large protein containing multiple immunoglobulin-like plexin-transcription-factor domains and parallel beta-helix 1 repeats. Am.J.Hum. Genet. 70 (2002) 1305–1317.

Ward, C.J., M.C.Hogan, S.Rossetti et al., The gene mutated in autosomal recessive polycystic kidney disease encodes a large receptor-like protein. Nature Genet. *30* (2002) 259–269.

Zerres, K., G.Mücher, L.Bachner et al., Mapping of the gene for autosomal recessive polycystic kidney disease (ARPKD) to chromosome 6p21-cen. Nature Genet. *7* (1994) 429–432.

Zerres, K., S.Schonborn, C.Steinkamm and G.Mücher, Autosomal recessive polycystic disease. Nephrol.Dial.Transplant. *11*/Suppl.6 (1996) 29–33.

Zerres, K., G.Mücher, J.Becker et al., Prenatal diagnosis of autosomal recessive polycystic kidney disease (ARPKD): Molecular genetics, clinical experience, and fetal morphology. Am.J.Med.Genet. *76* (1998) 137–144.

OMIM 263200, 263210

Zystennieren, dysgenetische
▶ Nierendysplasie

Zystennieren, glomerulocystische
▶ Diabetes mellitus (MODY5)

Zystennieren, medulläre
▶ Markschwammniere;
▶ Nephronophthise, juvenile

Zystennieren Typ POTTER II
▶ Nierendysplasie

Zystinose
▶ ABDERHALDEN-FANCONI-Syndrom

Zystinurie
▶ Cystinurie

Zystische Fibrose
▶ Pankreasfibrose, zystische

Zytomegalie-Virus-Embryofetopathie

Fetopathisches Fehlbildungssyndrom auf vorwiegend exogener Grundlage.
Eine Zytomegalie-Infektion der Schwangeren kann über die Plazenta zur Infektion des Embryos führen. Es kommt zur Verminderung der Zellteilungsfrequenz. Die späteren fetopathischen Symptome entstehen in Abhängigkeit von der Lokalisation und dem Zeitpunkt der Infektion während der Schwangerschaft bzw. der IgM-Bildung des Fetus.

Krankheitswert
Symptome einer zerebralen und viszeralen Schädigung bei Neugeborenen: Mikro- oder Makrozephalus, subependymale Verkalkung und lymphozytäre Meningitis mit geistiger Retardation, Krampfanfällen und Chorioretinitis. Hepatosplenomegalie und Cholestase mit Icterus prolongatus. Neugeborenensepsis. Anämie. Thrombozytopenische Purpura. Häufig Schwerhörigkeit oder Taubheit. Meist nur Teilsymptome.

Therapiemöglichkeiten
Symptomatische Behandlung der Neugeborenen mit befriedigendem Erfolg.

Häufigkeit und Vorkommen
Frequenz von Zytomegalie-Virus-Immunität unter Erwachsenen auf 50–60% eingeschätzt. 1% der Neugeborenen zeigt einen positiven Zytomegalie-Virus-Titer, davon weisen jedoch nur 10% klinische Zeichen einer Schädigung auf.

Genetik
Einfluss genetischer Faktoren nicht bekannt.

Familienberatung
Eine Zytomegalie-Infektion bei der Mutter besteht meistens symptomlos bzw. mit unspezifischer Symptomatik: Mononukleose, Lymphadenitis, leichte Hepatitis, Thrombopenie, un-

klare Fieberschübe. Bestätigung anhand von IgM-Antikörpern prä- oder postnatal aus kindlichem Blut bzw. durch Virusnachweis in Serum und Harn. Pränatale Diagnostik molekulargenetisch (Polymerase-Kettenreaktion) des Virus im Fruchtwasser möglich. Die Krankheit kann auch von serologisch immunen Schwangeren übertragen werden, so dass Geschwistererkrankungen nicht auszuschließen sind. Der Wert prophylaktischer Immunglobulingaben ist unklar.

Literatur
Ahlfors, K., M.Forsgren, P.Griffith and C.M.Nielsen, Comparison of four serological tests for the detection of specific immunoglobulin M in cord sera of infants congenitally infected with cytomegalovirus. Scand.J.Infect.Dis. *19* (1987) 303–308.

Bauman, N.M., L.J.Kirby-Keyser, K.D.Dolan et al., MONDINI dysplasia and congenital cytomegalovirus infection. J.Pediatr. *124* (1994) 71–78.

Catanzarite, V. and W.M.Danker, Prenatal diagnosis of congenital cytomegalovirus infection: False-negative amniocentesis at 20 weeks gestation. Prenatal Diagn. *13* (1993) 1021–1025.

Strauss, M., Human cytomegalovirus labyrinthitis. Am.J.Otolaryngol.Head Neck Med.Surg. *11* (1990) 292–298.

Woolf, N.K., Experimental congenital cytomegalovirus labyrinthitis and sensorineural hearing loss. Am.J.Otolaryngol. Head Neck Med.Surg. *11* (1990) 299–303.

Zytostatika-Embryofetopathie

Aufgrund theoretischer Erwägungen und einzelner Kasuistiken vermutete Schädigung der Frucht durch Einnahme hoher Dosen von Methotrexat und anderen Zytostatika im ersten und zweiten Trimenon. Kleinwuchs und Kraniofaziale Dysmorphien. Intelligenz nicht obligat beeinträchtigt. Andererseits bringen hoch mit Zytostatika belastete Frauen, z.B. nach Nierentransplantation, gesunde, unauffällige Kinder zur Welt.

Fachwort- und Abkürzungserklärung

Allelenverlust
▶ *Heterozygotieverlust*

Anteposition, Antizipation
Von familiär auftretenden genetisch bedingten Krankheiten beschriebenes Sinken des Erstmanifestationsalters bei Merkmalsträgern aufeinanderfolgender Generationen. Bei einigen dominant bedingten Erkrankungen z.B. bei HUNTINGTON-Syndrom und MARTIN-BELL-Syndrom durch ▶ *Repeatsequenz-Expansion* zu erklären. Zu einer scheinbaren A. kann es auch durch Selektion kommen, indem bei schweren Schäden nur relativ leicht betroffene Merkmalsträger mit hohem Erstmanifestationsalter zur Fortpflanzung kommen, deren Kinder jedoch wieder ein durchschnittliches und damit niedrigeres Erstmanifestationsalter aufweisen (Beispiel: BLOCH-SULZBERGER-Syndrom). Siehe auch ▶ *Progression*.

Apoptose
Physiologisches, genetisch gesteuertes Absterben von Zellen entweder im Rahmen der ontogenetischen Entwicklung oder bei Degenerationsprozessen und irreversiblen genetischen Veränderungen.

BARR-Körper
▶ *X-Chromatin*

Compound-Heterozygotie
Heterozygotie für zwei Defekt-Allele in einem Genort. Phänotypisch sind Symptome beider Allele im Sinne von Zwischenformen zu erwarten. Beispiele: HURLER-SCHEIE-Syndrom; Sichelzell-HbC-Krankheit.

Contiguous gene syndrome
Syndrom auf der Grundlage der Mutation mehrerer zusammenhängender Strukturgene. Die Mutation besteht meistens in einer submikroskopischen Deletion (Mikrodeletion). In der klassischen Genetik unter der Bezeichnung Blockmutation postuliert.

Dimerie
Gleichbedeutend mit Digenie. Erbgänge oder Merkmale, die von zwei Loci bestimmt bzw. geprägt werden.

Diskordanz, diskordant
Verschiedenartigkeit hinsichtlich der Ausprägung eines Merkmals bei Zwillingen.

Disruptionssequenz
▶ *Sequenz*

Dominant-negativ-Mutation
Mutation eines Gens, die heterozygot wirksam wird, indem das Genprodukt Teil eines komplexeren Proteins ist, z.B. eine von drei Ketten eines trimeren Kollagens. Ein veränderter Proteinanteil bzw. eine veränderte Kette kann die biologische Wertigkeit und Funktion des gesamten Proteins einschließlich des Produktes des Normal-Allels beeinträchtigen.

Doppelheterozygote
Klinisch gesunde Heterozygote für rezessive Defekt-Allele in zwei Genorten, die beide das gleiche Merkmal beeinflussen. Beide Eltern können dabei in jeweils einem anderen Genort homozygote Merkmalsträger sein. Beispiel: Verschiedene Typen des autosomal rezessiven Albinismus oder der autosomal rezessiven Taubheit.

Durchbrenner
Individuen, die aufgrund ihres Genotyps einen letalen Defekt aufweisen müßten, der sich jedoch klinisch nicht manifestiert.

Erkrankungswahrscheinlichkeit
Aufgrund von bevölkerungsstatistischen und genetischen Daten empirisch ermittelte Wahrscheinlichkeit für eine Person, zu erkranken.

Expressivität
Phänotypische Manifestationsstärke eines Gens. Quantitative und davon abhängig z.T. auch qualitative Unterschiede in der Ausprägung eines Merkmals können unterschiedliche genetische Ursachen haben: Einfluss anderer Loci bzw. des gesamten genetischen Milieus, Einfluß von Umweltfaktoren, Imprinting, Mutationsinstabilität (▶ *Repeatsequenz-Expansion*), bei X-chromosomalen Genen der ▶ *LYON-Effekt*, sekundär phänotypische Regulationsmechanismen u.a. Häufig liegt auch einer klinisch als variable Expressivität imponierenden Erscheinung ▶ *multiple Allelie* zugrunde. Diese Situation entspricht nicht mehr der eigentlichen Definition, die sich auf die Wirkungsstärke eines Gens bezieht, lässt sich jedoch nicht immer klar davon unterscheiden

Familie
Verwandte 1. Grades in zwei Generationen, d.h. Eltern und Kinder. Siehe auch ▶ *Sippe*.

Founder-Effekt
Ausbreitung einer Mutation in einer Population ausgehend von einer Ausgangsperson (Founder), bei der die Neumutation stattgefunden hat.

Frequenz
Maß für die Häufigkeit eines Merkmals bzw. eines Defektes in einer Population. Verhältnis der Anzahl der Merkmalsträger zu der Gesamtpersonenzahl. Siehe auch ▶ *Inzidenz*.

Genokopie
▶ *Heterogenie*

Hemizygote, Hemizygotie, hemizygot
Personen, die anstelle eines Paares homologer Gene nur ein Gen besitzen. Beim Menschen z.B. im Hinblick auf X-chromosomale Loci für normale Männer zutreffend, wenn auf dem Y-Chromosom keine denen des X-Chromosoms homologen Gene existieren.

Heterogenie, Genokopie
Phänotypisch gleiche Beeinflussung oder Ausprägung eines monogen bedingten Merkmals durch jeweils einen anderen Locus. Am leichtesten lässt sich H. oder Genokopie beim Menschen erkennen, wenn ein scheinbar gleicher Defekt unterschiedlich entweder autosomal oder X-chromosomal bedingt ist. Meistens werden dabei die betreffenden Loci an einer gemeinsamen Gen-Phän-Wirkungskette beteiligt sein.

Heterozygoten-Vorteil
Vorteil, den eine rezessive Mutation ihrem Träger im heterozygoten Zustand verleiht, während sie homozygot nachteilig wirkt. Bekanntestes Beispiel ist das heterozygote Sichelzell-Merkmal, das bis zu einem gewissen Grad eine Resistenz gegenüber Malaria verleiht, während sich die Mutation homozygot als Sichelzell-Anämie manifestiert.

Heterozygotieverlust, Allelenverlust, Loss of heterozygosity (LOH)
Die Heterozygotie eines Genortes kann durch Deletion oder somatische rekombinante Verdopplung eines Allels verloren gehen. Auf diese Weise wird ein verbliebenes rezessives Gen phänotypisch wirksam werden bzw. ein dominantes Allel verliert seine Wirkung. Bedeutung hat diese Erscheinung vor allem bei der Krebsentstehung: Durch LOH in einem Suppressorgenort wird unkontrollierte Proliferation der Zelle induziert oder unterhalten.

Homeobox-Gene
▶ *HOX-Gene*

HOX-Gene
Genfamilie für transkriptionsregulierende Proteine, mit einer jeweils spezifisch DNA- oder auch RNA-bindenden Homeodomäne von ca. 60 Aminosäureresten. Die Proteine sind auf diese Weise u.a. während der Ontogenese Expressions-Regulations-Faktoren für weitere Gene, die wiederum Regulatorgene sein können. Es sind vier HOX-Gen-Cluster mit bisher etwa 40 Genen bekannt: *HOXA – HOXD*, wobei die vom 3'-Ende gesehen ersten Homeodomänen jeweils die Segmentierung der apikalen Region mit Hirn und Kieferbogen, die zentralen die Stammregion und die am 5'-Ende die Lumbosakral- und Genitoanalregion kontrollieren. Beispiele: *HOXD13* – beteiligt an der Entwicklung des peripheren Extremitätenskeletts. Bei Mutation: Synpolydaktylie. *EMX2* – Schizenzephaly. Siehe auch ▶ *RIEGER-Syndrom*, ▶ *Zahnunterzahl*, ▶ *Fazialisparese*.

ICHG
International Congress of Human Genetics

ICSI
Intra-Celluläre Spermium Injektion. Bei Oligospermie oder Aspermie des Partnes Befruchtung einer Eizelle durch mikromanipulatorische Injektion eines (bioptisch gewonnenen) Spermiums.

Imprinting
Von manchen Genen bekannte Prägung in Abhängigkeit von der durchlaufenen mütterlichen oder väterlichen Keimbahn, meistens in Form einer Methylierung. Dadurch kann sich eine Mutation eines vom Vater geerbten Gens anders auswirken als die eines maternalen Gens. Beispiel: PRADER-WILLI-Syndrom, väterliches Gen betroffen.

Inzidenz
Maß für die Häufigkeit des Auftretens eines Merkmals oder eines Defektes in einer Popula-

tion, bezogen auf eine Zeiteinheit bzw. eine Altersklasse. Hier gebraucht als Anteil von Merkmalsträgern unter Neugeborenen, ausgedrückt in Verhältniszahlen. Da bei vielen genetischen Störungen nur eine geringe Lebenserwartung für Merkmalsträger besteht, gibt die Inzidenz oft einen besseren Einblick in das Vorkommen bestimmter Schäden bzw. Gene in der Bevölkerung als die ▶ *Frequenz*, die alle Lebensalter erfaßt und dadurch bei letalen Krankheitsbildern wesentlich niedriger liegt.

IvF

In-vitro-Fertilisation, Extracorporale Befruchtung

Kodominanz, kodominant

Wirkung verschiedener dominanter Allele eines Locus, die sich nebeneinander und voneinander unabhängig an der Ausbildung eines Merkmals beteiligen.

Konduktorin

Phänotypisch normale, gesunde Frau, die heterozygot für ein rezessives X-chromosomales Gen ist. Sie vererbt dieses Allel mit 50% Wahrscheinlichkeit an ihre Kinder, wobei die Mädchen wieder Konduktorinnen und die Jungen Merkmalsträger sind.

Konkordanz, konkordant

Gleichartigkeit hinsichtlich der Ausprägung eines Merkmals bei Zwillingen, ausgedrückt in % (Anzahl der konkordanten Zwillingspaare zur Gesamtzahl der untersuchten, Konkordanzwert).

Konkordanzrate

Verhältnis der Konkordanzwerte zwischen eineiigen und zweieiigen Zwillingen.

Konsanguinitätsrate

Verhältnis von Verwandtenverbindungen zur Gesamtzahl der in eine Untersuchung einbegriffenen Partnerschaften in %.

Letalität, letal

Eine Letalität liegt dann vor bzw. ein Defekt wirkt dann letal, wenn das Individuum vor Erreichen des fortpflanzungsfähigen Alters verstirbt. Der Inhalt des Begriffes unterscheidet sich im genetischen Sprachgebrauch damit von dem in der Medizin üblichen.

LOH

▶ *Heterozygotieverlust*

LYON-Hypothese, LYON-Effekt

Mutmaßlicher Dosiskompensationsmechanismus für die Wirkung X-chromosomaler Gene im weiblichen Geschlecht beim Menschen bzw. bei Säugetieren. Die Frau besitzt im Unterschied zum Mann zwei X-Chromosomen und damit jeweils zwei homologe X-chromosomale Gene. Dabei lässt sich jedoch in den meisten Loci keine additive Genwirkung erkennen. Es findet eine Dosiskompensation statt, die nach der Hypothese von Mary LYON in einer Inaktivierung großer Teile eines von Zelle zu Zelle unterschiedlichen X-Chromosoms besteht. Dieses X-Chromosom erscheint als ▶ *X-Chromatin* an der Membran des Interphasekernes. Phänotypisch wird in den einzelnen Zellen jeweils unterschiedlich eines der beiden vorhandenen X-Chromosomen unwirksam, wodurch für X-chromosomale Loci heterozygote Frauen in ihrer Merkmalsausbildung eine Zwischenstellung zwischen den Phänotypen hemizygoter Männer mit den entsprechenden X-chromosomalen Loci einnehmen, d.h. meistens eine gegenüber der beim Mann abgeschwächte Symptomatik zeigen. Die Lyonisierung spart den distalen Abschnitt des kurzen Armes des X-Chromosoms aus, die entsprechenden Genorte sind homolog denen auf dem kurzen Am des Y-Chromosoms (▶ *pseudoautosomale Region*).

Modifikatorgenwirkung

Wirkung von Genen auf die Manifestationsstärke und Art eines nicht allelen anderen Gens.

Monomerie, monomer

Gleichbedeutend mit Monogenie bzw. monogen. Erbgang oder Merkmale, die von einem einzigen Locus bestimmt bzw. geprägt werden.

Monosomie monosom

Es fehlt im Chromosomensatz ein Chromosom, für das dann nicht wie normalerweise Di-, sondern Monosomie besteht.

Monosomie, partielle

▶ *partielle Monosomie*

Mosaik, Mosaizismus

Zusammensetzung des Körpers aus genetisch unterschiedlichen Zellen. Mosaike entstehen durch somatische Gen- oder Chromosomenmutationen. Am besten bekannt sind Mosaike aus Zelltypen, die sich in ihrer sichtbaren Chromosomenstruktur voneinander unterscheiden. Phänotypisch manifestiert sich entweder nur einer der vorhandenen Genotypen, oder es kommt zur Ausprägung eines Zwischentyps bzw. zur sektoriellen Ausbildung bestimmter Abartigkeiten. Über die Vererbung entscheidet der Genotyp der Gonaden.

Multiple Allelie

Existenz mehrerer Zustandsformen eines Gens. Ein Gen kodiert eine Polypeptidkette aus mehreren hundert bis tausend Aminosäuren. Es kann potentiell in sehr unterschiedlicher Weise mutieren, wobei jeweils eine Aminosäure oder mehr oder weniger große Teile der entsprechenden Polypeptidkette betroffen sind. Bei jeder Mutation entsteht ein Allel, das sich je nach Position und Art der Veränderung in seiner phänotypischen Wirkung von anderen Allelen bzw. von Normalallelen des gleichen Locus unterscheiden kann. Klinisch äußert sich multiple Allelie gewöhnlich in qualitativen und quantitativen Unterschieden bei der Ausprägung eines Merkmals. Es wird z.B. die Polypeptidkette eines Enzyms kodiert, die in Abhängigkeit von den einzelnen Allelen Abweichungen in ihrer Aminosäurezusammensetzung und damit eine Veränderung der Enzymaktivität aufweist. In der Praxis können Schwierigkeiten bei der für die Erbprognose wichtigen Entscheidungen zwischen multipler Allelie, variabler ▶ *Expressivität* eines Gens und ▶ *Heterogenie* bestehen. Als Hinweis auf multiple Allelie kann eine interfamiliäre Variabilität bei intrafamiliärer Konstanz der Ausprägung des entsprechenden Merkmals dienen. Da die Anzahl der möglichen Mutationen in einem Locus außerordentlich groß ist, bringt meistens eine Neumutation ein neuartiges Allel hervor. Jede Sippe besitzt somit ihr eigenes „privates" Allel für einen bestimmten Defekt bzw. „ihre eigene Krankheit". Das bedeutet andererseits für Personen mit genau demselben Allel meist die Abstammung von einem gemeinsamen Vorfahren.

OMIM

Online Mendelian Inheritance in Man, A Catalog of Human Genes and Genetic Disorders. McKusick, V.A., The Johns Hopkins University Press, Baltimore, London. Bis zur 12. Auflage erfolgten die Ausgaben in Buchform mit Nummerierung der Einträge alphabetisch in sechsstelligen Zahlen, wobei 1….. autosomal dominant, 2….. autosomal rezessiv, 3….. X-chromosomal, 4…..Y-chromosomal und 5….. mitochondrial bedeutet. Von da an werden diese Einträge zusammen mit den neu aufgefundenen Genorten bzw. den klinischen Entsprechungen, die chronologisch mit 6….. nummeriert sind, nur noch Online publiziert.

Onkogene

Aktivierte Protoonkogene. Wachstum und Proliferation der Zellen induzierende und unterhaltende Gene. Genprodukte sind z.B. Wachstumsfaktoren. Bei mutativ erhöhter Expressionsrate kommt es zur gesteigerten Zellteilungsrate meist in Form von Leukosen.

Paarungssiebung

Partnerwahl, bei der besondere gemeinsame Eigenschaften eine Rolle spielen, z.B. Kleinwuchs, Taubheit, Blindheit.

Partielle Monosomie; partielle Trisomie

Ein Teil eines Chromosoms fehlt oder ist zusätzlich im Karyotyp vorhanden. Für diesen Teil besteht partielle Monosomie oder partielle Trisomie.

PAX-Gene

Bezeichnung in Analogie zu ▶ *HOX* aus der Drosophila-Genetik. *PAX*-Gene kodieren Transkriptionsfaktoren mit einer 128 Aminosäuren umfassenden „Paired box"-Domäne. Beim Menschen sind erst wenige nicht geclusterte *PAX*-Gene festgestellt worden, die bekanntesten sind das während der Embryonalentwicklung im Kopfbereich (Augen, Nase) aktive *PAX6*-Gen (▶ *Aniridie*), das in die Schilddrüsenwicklung involvierte *PAX8*-Gen (▶ *Hypothyreose*; ▶ *Athyreose*) und das *PAX2*-Gen (▶ REGENBOGEN-DONNAI-Syndrom).

Penetranz

Manifestationshäufigkeit oder Manifestationswahrscheinlichkeit eines Gens. Das Zahlenverhältnis zwischen Merkmalsträgern und merkmalsfreien Personen entspricht bei vielen monogen bedingten Eigenschaften nicht vollkommen dem aus den MENDELschen Gesetzen zu erwartenden Proportionen. Die Diskrepanz zwischen dem theoretisch postulierten und dem tatsächlichen Wert wird mit Penetranz umschrieben und in Prozentzahlen angegeben, wobei eine 100%ige oder vollständige Penetranz eine Übereinstimmung beider Größen bedeutet. Der Begriff wird vor allem für die autosomal dominante Vererbung angewendet. Unvollständige Penetranz kann unterschiedliche Ursachen haben: z.B. Frühletalität der Merkmalsträger, Einfluß der Umwelt oder anderer Loci auf die Manifestation des entsprechenden Gens. Mit wachsender Beteiligung der letztgenannten beiden Faktoren entspricht der dominante Vererbungsmodus mit stark herabgesetzter Penetranz kausal einer polygenen Vererbung. Der Begriff wurde vom Phänotyp her konzipiert. Je nach Grad der Genauigkeit, mit dem der Phänotyp erfaßt wird – in diesem Rahmen klinisch oder paraklinisch, Berücksichtigung von Mikro- und Teilsymptomen – werden sich die empirisch ermittelten Werte für die Penetranz ändern. Bei unvollständiger Penetranz werden die aus dem Erbgang ursprünglich ermittelten Risikoziffern kleiner, es ist jedoch auch bei dominanter Vererbung mit merkmalsfreien Überträgern zu rechnen. Siehe auch ▶ *Expression.*

Private Mutation
Private, d.h. nur von einer Sippe bekannte Mutation.

Progression
Von autosomal dominanten Krankheiten beschriebene, von Generation zu Generation steigende Schwere der phänotypischen Merkmalsausprägung. Bei einigen dominant bedingten Erkrankungen, z.B. bei HUNTINGTON-Syndrom und MARTIN-BELL-Syndrom, durch ▶ *Repeatsequenz-Expansion* zu erklären. Zu einer scheinbaren P. kann es auch kommen, indem bei schweren Schäden nur relativ leicht betroffene Merkmalsträger zur Fortpflanzung kommen, deren Kinder wieder durchschnittlich schwere Krankheitserscheinungen zeigen. Siehe auch ▶ *Anteposition.*

Pseudoautosomale Region
Distaler Abschnitt des kurzen Armes des X-Chromosoms, der nicht der Lyonisierung (▶ *Lyon-Hypothese*) unterliegt und dessen Gene homolog zu denen des kurzen Armes des Y-Chromosoms sind und entsprechend zur phänotypischen Wirkung kommen (▶ *LÉRI-WEILL-Syndrom*, ▶ *ULLRICH-TURNER-Syndrom*).

Pseudodominanz
Scheinbare Dominanz eines rezessiv wirksamen Gens bzw. scheinbar dominanter Erbgang eines rezessiven Merkmals. Beim Menschen festgestellte Pseudodominanz beruht meistens auf mehrfachen Heterozygotenpaarungen in Isolaten. In Inzuchtgebieten ist die Heterozygotenfrequenz erhöht. Dadurch kann es zu wiederholten Verbindungen zwischen heterozygoten Anlageträgern in einer Sippe und somit zum Auftreten homozygoter Merkmalsträger in mehreren Generationen kommen, was einen dominanten Erbgang vortäuscht.

Punktmutation
Genmutation, die in der Veränderung nur einer Base bzw. eines Triplets in der DNA besteht. Kann den Austausch einer Aminosäure in der vom entsprechenden Locus kodierten Polypeptidkette bedingen.

Repeatsequenz-Expansion
Verlängerung einer in einem Gen oder seiner unmittelbaren Nachbarschaft normalerweise vorkommenden Repeatsequenz. Von klinischem Interesse sind interindividuell unterschiedlich lange aber bis auf geringe somatische Variationen in der Keimbahn konstante Trinukleotid-Sequenzen, die aus unbekannter Ursache über eine kritische Länge hinaus expandieren und dann zur Ursache von vorwiegend neurodegenerativen Erkrankungen werden. ▶ *HUNTINGTON-Syndrom, Spinocerebelläre Ataxie, MARTIN-BELL-Syndrom, Muskelatrophie Typ KENNEDY, Dystrophia myotonica, Dentato-Rubro-Pallido-LUYsische Atrophie.* Die Expansion ist abhängig vom parentalen Geschlecht, beim HUNTINGTON-Syndrom erfolgt sie vorwiegend in der väterlichen, bei der Dystrophia myotonica und beim MARTIN-BELL-Syndrom in der mütterlichen Keimbahn. Siehe auch ▶ *Antizipation;* ▶ *Progression.*

RFLP, Restriktions-Fragment-Längen-Polymorphismus
Polymorphismus der durch Restriktionsenzyme in der DNA erzeugten Schnittstellen. Es entstehen individuell unterschiedlich große DNA-Fragmente, die nach elektrophoretischer Auftrennung und Hybridisierung mit Gen-Sonden als Marker

für gekoppelte Gene bzw. Allele oder Mutationen verwendet werden. Ist von einem Probanden die Kopplung des Defekt-Allels mit einem Restriktionsfragment bekannt, kann unter der Voraussetzung der Heterozygotie für diesen Polymorphismus bei den Eltern anhand des RFLP präsymptomatisch bzw. pränatal auf die genotypische Situation und damit auf das Erkrankungsrisiko bei Kindern und Verwandten geschlossen werden.

Robertson-Translokation
Sondertyp einer Translokation bei akrozentrischen Chromosomen. Es findet eine Fusion der langen Arme zweier akrozentrischer Chromosomen im Zentromer statt. Die kurzen Arme gehen verloren. Zu phänotypischen Verschiebungen kommt es dadurch nicht. Von den zwei entstehenden Translokationschromosomen besitzt meistens nur das eine ein funktionsfähiges Zentromer, so dass es sich in der mitotischen Teilung wie ein normales Chromosom verhält. Bei der Meiose kommt es zur Paarung mit den ursprünglichen homologen Chromosomenabschnitten und dadurch teilweise zu Fehlverteilungen des genetischen Materials auf die Gameten.

Schwesterchromatid-Austausch
▶ Sister-Chromatid-Exchange

Sequenz
Während der Ontogenese entstehende, pathogenetisch von einer gemeinsamen Störung ausgehende und sich einander kausal bedingende Fehlbildungen bzw. Defekte oder Anomalien. Disruptionssequenz: Sequenz, die sich auf ein umschriebenes, die normale Entwicklung unterbrechendes Ereignis zurückführen lässt. Beispiel: intrauterine Thrombosierung von Gefäßen führt zum Aglossie-Adaktylie-Syndrom.

Sex-Chromatin
▶ X-Chromatin.

Sippe
Gesamtheit der Verwandten aus drei und mehr Generationen. Siehe auch ▶ Familie

Sister-Chromatid-Exchange (SCE)
Folge eines somatischen Crossing overs zwischen den Chromatiden. Wird als Maß für die Bruchfrequenz und Bruchneigung der Chromosomen bzw. Chromatiden verwendet.

SOX-Gene
Bezeichnung in Analogie zu *HOX*. Genfamilie mit einer *SRY*-Box für den testesdeterminierenden Faktor. Die bisher bekannten 20 *SOX*-Gene kodieren Transkriptionsfaktoren, die die Gonadendifferenzierung und -entwicklung und auch die Chromatinstruktur mit beeinflussen.

Suppressorgen
Die DNA-Replikation bzw. Zellteilungsrate regulierendes Gen. Bei Mutation von S. Neigung zu unkontrollierter Proliferation und bestimmten, meist soliden Tumoren. Beispiele: Retinoblastom-Gen, Neurofibromatose-Gen.

Suszeptibilitäts-Gen
Bei Dispositionskrankheiten mit Umweltkomponente für deren Wirkung entscheidende, für sich allein jedoch nicht nachteilig wirkende Gene bzw. Allele.

TP53
Tumor-Protein 53, Suppressor-Gen-Produkt, bei dessen Fehlen oder mutativer Veränderung sich unterschiedliche maligne Primärtumoren entwickeln.

Translokation
Strukturelle Chromosomenaberration, die in der Lageveränderung eines Chromosomenabschnittes im gleichen Chromosom, in der Verlagerung auf ein anderes Chromosom oder im Stückaustausch zwischen zwei Chromosomen besteht.

Translokation, balancierte
Translokation ohne Stückverlust innerhalb des Chromosomensatzes und meistens ohne phänotypische Auswirkung.

Translokation, unbalancierte
Translokation mit Stückverlust oder -zuwachs innerhalb des Chromosomensatzes. Entsteht gewöhnlich zunächst als balancierte Translokation, wobei später während einer Reduktionsteilung zwei an der Translokation beteiligte Chromosomen auf verschiedene Tochterzellen verteilt werden.

Trisomie
Der Chromosomensatz enthält neben den beim Menschen normalen 46 Chromosomen ein zusätzliches 47. Chromosom, das den Chromosomen eines der 23 Paare homolog ist. Für das entsprechende Chromosom besteht dann eine Trisomie.

Unipartale Disomie
Es besteht scheinbar eine normale Disomie für ein Chromosom oder einen Chromosomenabschnitt, wobei jedoch beide Chromosomen von einem Elternteil stammen unter Verlust des Chromosoms vom anderen Elternteil. Wahrscheinlich ursprünglich aus Trisomie entstanden. Phänotypische Folgen sind Homozygotie nachteilig wirkender rezessiver Mutationen oder veränderte Auswirkung des ▶ *Imprintings*.

X-Chromatin; BARR-Körper; Sexchromatin
Mit Kernfärbemitteln speziell anfärbbarer Chromatin-Körper an der Kernmembran. Morphologisches Äquivalent eines aufgrund des LYON-Effektes (▶ *LYON-Hypothese*) inaktiven X-Chromosoms. Die Anzahl dieser Partikel liegt um eins niedriger als die der vorhandenen X-Chromosomen. Somit bildet die Zelle des chromosomal normalen Mannes nie X-Chromatin, wohl aber die der Frau. Deshalb kann anhand des X-Chromatins auf das Geschlecht der Zelle bzw. des Trägers geschlossen werden („Sex-Chromatin"). Das gilt jedoch nur für normale Karyotypen, da auch Männer mit mehreren X-Chromosomen (z.B. 47, XXY) X-Chromatin aufweisen.

Y-Chromatin
Mit Fluoreszenzfarbstoffen anfärbbares Körperchen im Inneren des Interphasekernes beim Mann. Entspricht dem großen, konstitutionell heterochromatischen Teil des langen Armes eines Y-Chromosoms. Wurde zusammen mit dem ▶ *X-Chromatin* zur Geschlechtsdiagnostik verwendet werden.